G — Spezielle rettungsdienstliche Maßnahmen — 557

26	Medizinische Grundlagen	561
27	Kardiozirkulatorische Notfälle	577
28	Respiratorische Notfälle	621
29	Akutes Abdomen und gastrointestinale Notfälle	637
30	Endokrinologische Notfälle	649
31	Traumatologische Notfälle	661
32	Schock und Störungen des Flüssigkeitshaushalts	713
33	Neurologische Notfälle	729
34	Gynäkologische Notfälle und Geburtshilfe	757
35	Pädiatrische Notfälle	779
36	Nephrologische und urologische Notfälle	799
37	Ophthalmologische Notfälle	817
38	HNO-Notfälle	827
39	Psychiatrische Notfälle	835
40	Toxikologische Notfälle	847
41	Infektionsnotfälle	875
42	Thermische Notfälle	893
43	Tauch- und Ertrinkungsnotfälle	921
44	ABC-Notfälle	937
45	Sterben und Tod im Rettungsdienst	949

H — Algorithmen und Einsatzkonzepte — 971

46	Einsatzkonzepte	973
47	Behandlungsalgorithmen (SOP – Standard Operation Procedures)	1003
48	Strukturierung von Abläufen	1013

I — Organisation und Struktur — 1027

49	Organisation des Gesundheitswesens in Deutschland	1029
50	Organisation von Gefahrenabwehr und Rettungsdienst in Deutschland	1045
51	Rettungsdienstsysteme der deutschen Nachbarländer, in Großbritannien und den USA	1067
52	Luft-, Berg- und Wasserrettung	1085
53	Fahrzeuge	1113
54	Funk- und Kommunikationsmittel	1129

J — Qualitätsmanagement und Recht — 1149

55	Qualitätsmanagement	1151
56	Grundlagen staatlicher Ordnung	1165
57	Rechtliche Rahmenbedingungen des Rettungsdienstes	1179

Anhang — 1213

Muster-Algorithmen zur Umsetzung des Pyramidenprozesses im Rahmen des NotSanG	1215
Abkürzungsverzeichnis	1255
Literaturverzeichnis	1263
Abbildungs- und Tabellennachweis	1274
Sachregister	1277
Arzneimittelregister	1297

J. Luxem, K. Runggaldier, H. Karutz, F. Flake (Hrsg.)
Notfallsanitäter Heute

Jürgen Luxem, Klaus Runggaldier,
Harald Karutz, Frank Flake (Hrsg.)

Notfallsanitäter Heute

6., neu konzipierte und komplett überarbeitete Auflage

Mitbegründer und Herausgeber der 1.–5. Auflage „Rettungsdienst heute": D. Kühn

Mit Beiträgen von: C. Armgart, M. Behns, V. Blank-Gorki, O.A. Blankenheim, C. Buschmann, S. Casu, G. Conrad, C. Cordes, S. Dönitz, S. Dreesen, F. Flake, H. Forster, M. Grönheim, D. Häske, C. Hausmann, B. Hoffmann, H. Karutz, M. Klausmeier, O. Kolbeck, D. Lentz, S. Linck, J. Luxem, T. Moeser, S. Neppl, C. Niehues, M. Ohder, O. Peters, C. Pietsch, K. Püschel, C. Redelsteiner, M. Rhiem, K. Runggaldier, T. Sellmann, T. Semmel, H. Shah, A. Thamm, M. Thöle, T. Uhing, U. Wagner, M. Wilhelm

In Teilen basierend auf Beiträgen von Autoren der 1.–5. Auflage „Rettungsdienst heute" (siehe S. XII)

Mit Geleitworten von: Prof. Dr. med. Dr. rer. nat. Alex Lechleuthner und Deutscher Berufsverband Rettungsdienst (DBRD)

ELSEVIER

Zuschriften an:
Elsevier GmbH, Urban & Fischer Verlag, Hackerbrücke 6, 80335 München
E-Mail: rettungsdienst@elsevier.com

Wichtiger Hinweis für den Benutzer
Die Erkenntnisse im Rettungsdienst und in der Medizin unterliegen laufendem Wandel durch Forschung und klinische Erfahrungen. Herausgeber und Autoren dieses Werkes haben große Sorgfalt darauf verwendet, dass die in diesem Werk gemachten therapeutischen Angaben (insbesondere hinsichtlich Indikation, Dosierung und unerwünschter Wirkungen) dem derzeitigen Wissensstand entsprechen. Das entbindet den Nutzer dieses Werkes aber nicht von der Verpflichtung, anhand weiterer schriftlicher Informationsquellen zu überprüfen, ob die dort gemachten Angaben von denen in diesem Werk abweichen, und seine Verordnungen und Entscheidungen in eigener Verantwortung zu treffen.

Für die Vollständigkeit und Auswahl der aufgeführten Medikamente übernimmt der Verlag keine Gewähr.

Geschützte Warennamen (Warenzeichen) werden in der Regel besonders kenntlich gemacht (®). Aus dem Fehlen eines solchen Hinweises kann jedoch nicht automatisch geschlossen werden, dass es sich um einen freien Warennamen handelt.

Bibliografische Information der Deutschen Nationalbibliothek
Die Deutsche Nationalbibliothek verzeichnet diese Publikation in der Deutschen Nationalbibliografie; detaillierte bibliografische Daten sind im Internet über www.d-nb.de/ abrufbar.

Alle Rechte vorbehalten
6. Auflage 2016
1. Auflage 1997
Die 1.–5. Auflage sind erschienen unter dem Titel „Rettungsdienst heute".

© Elsevier GmbH, München
Der Urban & Fischer Verlag ist ein Imprint der Elsevier GmbH.

17 18 19 20   5 4 3 2

Für Copyright in Bezug auf das verwendete Bildmaterial siehe Abbildungsnachweis.

Das Werk einschließlich aller seiner Teile ist urheberrechtlich geschützt. Jede Verwertung außerhalb der engen Grenzen des Urheberrechtsgesetzes ist ohne Zustimmung des Verlages unzulässig und strafbar. Das gilt insbesondere für Vervielfältigungen, Übersetzungen, Mikroverfilmungen und die Einspeicherung und Verarbeitung in elektronischen Systemen.

Um den Textfluss nicht zu stören, wurde bei Patienten und Berufsbezeichnungen die grammatikalisch maskuline Form gewählt. Selbstverständlich sind in diesen Fällen immer Frauen und Männer gemeint.

Planung: Anna-Marie Seitz, München
Projektmanagement: Petra Eichholz, Dagmar Wiederhold, München
Abbildungsredaktion: Julia Stängle, München
Herstellung: Johannes Kressirer, München
Redaktion: Dr. Nikola Schmidt, Berlin und mimo-booxx|textwerk – Büro für Verlagsdienstleistungen:
Michaela Mohr/Michael Kraft, Augsburg
Satz: abavo GmbH, Buchloe/Deutschland; TnQ, Chennai/Indien
Druck und Bindung: Printer Trento, Trento/Italien
Umschlaggestaltung: SpieszDesign, Neu-Ulm
Titelfotografien: Tobias Gruber, Hamburg

ISBN Print   978-3-437-46195-8
ISBN e-Book   978-3-437-29347-4

Aktuelle Informationen finden Sie im Internet unter www.elsevier.de und www.elsevier.com

Geleitwort

Der Notfallsanitäter löst den Rettungsassistenten ab. Man könnte meinen, dass die jetzt dreijährige Ausbildung zum Notfallsanitäter eine organische Weiterentwicklung der zweijährigen Rettungsassistentenausbildung sei. Das ist aber weit gefehlt. Die zweijährige Ausbildung zum Rettungsassistenten enthielt Verkürzungsmöglichkeiten, die letztlich nur einen Rumpf von etwa sieben bis acht Monaten theoretisch-praktischer Ausbildung an der Schule beinhaltete. In dieser Zeit musste das gesamte Basiswissen vermittelt werden, was häufig an eine „Druckbetankung" erinnerte. Nur wenigen gelang es, ein vertieftes Krankheitsverständnis zu gewinnen. Insofern ist die jetzt dreijährige Notfallsanitäterausbildung, die sich strukturell sehr stark an der (schon lange bestehenden) dreijährigen Krankenpflegeausbildung orientiert, ein gewaltiger Schritt nach vorn. Einen ersten Eindruck gewinnt man bereits bei der organisatorischen Umsetzung und dem damit verbundenen zusätzlichen Bedarf an Räumen, Geräten und nicht zuletzt an qualifiziertem Personal. Hier tun sich viele Ausbildungsstätten schwer. Der gleiche Schritt ist bei den Wissensinhalten und deren Vermittlung notwendig. In der Konsequenz bedeutet dies, dass die angehenden Notfallsanitäter erheblich mehr lernen, üben und anwenden müssen als bisher die angehenden Rettungsassistenten. Dieses Wissen muss aus Quellen kommen, die dieser Aufgabe gerecht werden. Bei dem vorliegenden Lehrbuch „Notfallsanitäter Heute" handelt es sich um eine erste Ausführung, die glücklicherweise von einem Autorenteam erarbeitet wurde, das schon auf eine langjährige Erfahrung zurückblicken kann. Viele der Autoren sind mir von Kongressen, Symposien, Tagungen und Sitzungen persönlich bekannt. Sie beschäftigen sich mit der Weiterentwicklung des Rettungsdienstes und der dazugehörigen Wissensvermittlung.

Ich schreibe dieses empfehlende Grußwort, nachdem die Druckfahnen zu diesem Buch vorgelegt werden konnten. Aus meiner Sicht ist „Notfallsanitäter Heute" wirklich sehr gelungen. Das Buch ist klar gegliedert, verständlich und nimmt die Auszubildenden an allen Stellen, gerade auch dort, wo es schwierig wird, mit. Alle erforderlichen Bereiche sind berücksichtigt. Sprachlich ist es – was man bei den zahlreichen Mitautoren nicht unbedingt erwarten darf – durchgängig einheitlich, was auf eine entsprechende strukturierende Bearbeitung schließen lässt. Im Ergebnis bin ich mir sicher, dass die Zielgruppe mit einer solchen Unterlage die Herausforderung der neuen Notfallsanitäterausbildung meistern können wird und dieses Werk bei der sicher wachsenden Konkurrenz eine herausragende Stellung einnehmen und behalten kann.

Köln, im Frühjahr 2016
Prof. Dr. med. Dr. rer. nat. Alex Lechleuthner
Bundesverband Ärztlicher Leiter Rettungsdienst
Deutschland e.V. (ÄLRD)

Geleitwort

Nach zähem Ringen trat 1989 das Rettungsassistentengesetz (RettAssG) in Kraft. Trotz vieler Kompromisse war man damals der Meinung, mit dem RettAssG einen Meilenstein in der Ausbildung präklinischen Personals gesetzt zu haben. Sicher rechnete man zu dieser Zeit nicht mit der rasanten Entwicklung im Bereich der Notfallmedizin.

Bereits 2004 gab es erste Bestrebungen, das RettAssG zu reformieren, die leider scheiterten. Erst 2008 kam langsam wieder „Schwung in die Sache". Seit dem 1.1.2014 liegt nun das Ergebnis des Prozesses in Form des neuen Notfallsanitätergesetzes vor. Auch hier war es nicht immer einfach, die verschiedenen Interessen auf einen Nenner zu bringen. Doch am Ende kann sich das Geschaffene sehen lassen.

Es gilt nun, dieses Ausbildungsgesetz mit Leben zu füllen. Dazu bedarf es eines allumfassenden Lehrbuches, das mit diesem Werk endlich vorliegt.

Durch die oben beschriebenen umfangreichen Veränderungen war es mit der Einführung des neuen Berufsbildes „Notfallsanitäterin/Notfallsanitäter" notwendig, die Ausbildungsinhalte anzupassen. Aus diesem Grund wurde aus dem Lehrbuch „Rettungsdienst heute" das Lehrbuch „Notfallsanitäter heute". Die Herausgeber, aber auch viele der Autoren dieses Werkes haben die Entwicklung der Berufe im Rettungswesen hautnah miterlebt und maßgeblich mitgestaltet. Dies spiegelt sich in dem hohen Fach- und Anwenderwissen dieses Lehrbuches wieder. Alle Inhalte wurden überarbeitet und an die neuen Erfordernisse angepasst. Das hohe Maß an zu vermittelndem Wissen und die Erweiterung der Kompetenzen spiegeln sich in diesem Buch wider.

Welche Erwartungen darf man also in Zukunft an den Notfallsanitäter haben? Oder besser: Was darf der Notfallpatient nach Eintreffen des Rettungsdienstes erwarten? Sicher möchte er fachkompetent versorgt werden und das nicht nur in medizinischer Hinsicht – unabhängig davon, ob er sich in einem kritischen oder nicht kritischem Zustand befindet. Der Patient möchte als Mensch mit all seinen Sorgen wahr- und ernstgenommen werden. Das Rettungsfachpersonal muss professionell auf seine Bedürfnisse eingehen. Das verlangt vom Rettungsfachpersonal sowohl eine hohe medizinisch-fachliche als auch eine hohe soziale Kompetenz. Die nötigen sozialen Fähigkeiten werden in diesem Buch in besonderem Maße vermittelt; es bildet die neuen Ausbildungsinhalte somit gänzlich ab.

Der Deutsche Berufsverband Rettungsdienst e. V. (DBRD) war maßgeblich an der Entstehung des Notfallsanitätergesetzes beteiligt und freut sich, wenn das neue Ausbildungsgesetz in der Praxis „gelebt" wird, sodass der Auszubildende sowie später der verantwortliche Rettungsdienstmitarbeiter auf dem jeweiligen Rettungsmittel zu einer verbesserten Notfallversorgung beitragen kann.

Wir wünschen dem vorliegenden Buch eine große Verbreitung und allen Lesern, dass sie stets mit hohem Engagement, viel Freude und hoher Professionalität ihren Beruf leben und erleben.

Offenbach a. d. Queich, im Frühjahr 2016
Marco König, Frank Flake, Thomas Semmel
Vorstand Deutscher Berufsverband Rettungsdienst e. V. (DBRD)

Vorwort

Sie halten ein seit vielen Jahren bewährtes und dennoch vollkommen neues Lehrbuch in Ihren Händen. Unter dem Namen „Rettungsdienst heute" für die Ausbildung von Rettungsassistentinnen und Rettungsassistenten konzipiert, hat dieses Buch bereits fünf Auflagen erlebt und ist innerhalb von 20 Jahren zum Standardwerk geworden. Nicht weniger als diesem Anspruch wollten wir mit der 6. Auflage weiterhin gerecht werden und haben das Werk daher grundlegend überarbeitet, deutlich ergänzt, aktualisiert und auf die nunmehr dreijährige Ausbildung zur Notfallsanitäterin bzw. zum Notfallsanitäter abgestimmt. Die Neuauflage orientiert sich konsequent an den zehn Themenbereichen der Ausbildungs- und Prüfungsverordnung für Notfallsanitäterinnen und Notfallsanitäter (APrV-NotSan). Der veränderte Buchtitel „Notfallsanitäter Heute" soll diese Neugestaltung zum Ausdruck bringen.

Die bisherige Ausbildung von Rettungsassistenten wurde, wie wir alle wissen, den Anforderungen an eine zeitgemäße präklinische Notfallversorgung längst nicht mehr gerecht. Auch aus Sicht der Berufspädagogik bzw. der Berufsbildungsforschung war eine Novellierung der Berufsausbildung im Rettungsdienst seit vielen Jahren überfällig. Als Kompromiss aus Notwendigem, Wünschenswertem und Machbarem wurde als Konsequenz das „Gesetz über den Beruf der Notfallsanitäterin und des Notfallsanitäters" (NotSanG) erarbeitet und verabschiedet. Das Ergebnis ist ein völlig neues Berufsbild, das sich ganz wesentlich vom bisherigen Beruf des Rettungsassistenten unterscheidet. Angehende Notfallsanitäter werden in Zukunft nicht nur länger und besser ausgebildet, sondern erhalten auch deutlich mehr Kompetenzen, um den besonderen Herausforderungen der präklinischen Notfallversorgung besser gerecht werden zu können, als dies bisher der Fall war.

Notfallsanitäter werden innerhalb der Lebensrettung und zur Abwendung von Folgeschäden auch invasive Maßnahmen eigenständig durchführen dürfen und müssen. Hinzu kommt die eigenständige Durchführung bestimmter heilkundlicher Maßnahmen, die bisher unter dem Arztvorbehalt standen. Um das Beherrschen der verschiedenen Maßnahmen zu gewährleisten, bedarf es einer fundierten medizinischen Ausbildung. Neben der fachlichen und methodischen Kompetenz soll außerdem die personale und soziale Kompetenz von Notfallsanitätern gestärkt werden.

Beim vorhersehbaren Gang der Dinge sind wir von einer wirklichen Zäsur allerdings noch weit entfernt. Bestenfalls gibt es Anlass zu einer Zwischenbetrachtung auf offener Strecke. In naher Zukunft werden die meisten Beteiligten eher damit beschäftigt sein, Ergänzungsprüfungen durchzuführen. Die Menge der Neuausbildungen wird daher stark ansteigen müssen, um die Vorgabe, mindestens einen Notfallsanitäter auf jedem Rettungswagen als Transportführer vorzuhalten, zu erfüllen. Von vielen noch nicht erkannt: Die zukünftigen Entscheidungsträger in der Notfallrettung werden die Notfallsanitäter sein.

Nicht nur die Vermittlung medizinischer Ausbildungsinhalte, sondern auch der Erwerb von psychologischen, organisatorischen, rechtlichen, einsatztaktischen und ökonomischen Spezialkenntnissen ist daher unser Ziel. Notfallsanitäter müssen in die Lage versetzt werden, die im Einsatzalltag tatsächlich an sie gestellten Anforderungen jederzeit kompetent, professionell und in einer gelingenden Zusammenarbeit mit sämtlichen anderen relevanten Akteuren zu erfüllen. Dazu möchten wir mit diesem Lehrbuch unseren Beitrag leisten. Vor allem soll dieses Werk weiterhin das wichtige Scharnier zwischen einer fachlich und berufspädagogisch fundierten Ausbildung und ihrer verantwortungsbewussten Umsetzung in der Praxis sein.

Aschaffenburg, Herne, Mülheim an der Ruhr und Oldenburg,
im Frühjahr 2016
Jürgen Luxem, Klaus Runggaldier, Harald Karutz, Frank Flake

Danksagung

Liebe Leserinnen und Leser,

ein Buch zu schreiben bereitet Freude, kostet alle Beteiligten aber auch eine Menge Kraft. Bei diesem Buchprojekt waren beide Seiten besonders ausgeprägt. Auf der einen Seite galt es, einen sehr „sportlichen" Zeitplan einzuhalten; ein enormer Kraft- und Arbeitsaufwand. Auf der anderen Seite hat es tatsächlich Spaß gemacht, das Manuskript von Tag zu Tag wachsen zu sehen und bis zur Fertigstellung zu begleiten.

Dass wir alle dieses Mammutprojekt erfolgreich abgeschlossen haben und das Buch in unseren Händen halten können, wäre ohne die hilfreiche und motivierende Unterstützung vieler Menschen nicht möglich gewesen. Deshalb möchten wir an dieser Stelle unseren herzlichen Dank aussprechen:

- Unseren Familien, insbesondere Anja Luxem, Johanna, Niklas und Kerstin Runggaldier, Lena, Florian und Antje Karutz sowie Petra Flake für ihr enormes Verständnis und ihre permanente Rückendeckung (da ihr uns kennt, macht Besserung zu geloben inzwischen wohl keinen Sinn mehr)
- Unseren engagierten Mitautoren für das Mitdenken, Mitarbeiten und die hervorragenden Manuskripte, vor allem auch für die vielen kritisch-konstruktiven Anregungen und Rückmeldungen
- Allen Kollegen und Freunden für das Gegenlesen sowie die vielen Tipps und Tricks während der gesamten Bearbeitungszeit.

Besonderer Dank gilt nicht zuletzt dem Elsevier-Verlag, der uns mit Rat und Tat zur Seite stand und uns die Möglichkeit gab, das bisherige Buch „Rettungsdienst heute" komplett neu zu gestalten. Erwähnen wollen wir vor allem:

- Petra Eichholz und Dagmar Wiederhold für das umsichtige Projektmanagement und das sorgfältige Lektorat
- Anna-Marie Seitz für die vielen Stunden der Konzeptarbeit und ihre immerwährende Motivation, vor allem auch in schwierigen Arbeitsphasen
- Julia Stängle für ihre Leidensfähigkeit und Ruhe bei der Abbildungsplanung und -recherche
- Heiko Krabbe für die viele Arbeit bei den Vorauflagen und Hilke Nüssler für die Unterstützung bei der aktuellen Auflage.

Wie immer möchten wir Sie, liebe Leserinnen und Leser, dazu auffordern, uns bei der Verbesserung des Buches zu unterstützen. Scheuen Sie sich nicht, uns zu schreiben, wenn Ihnen etwas gefällt, aber auch, wenn Sie Fehler entdecken oder Themen vermissen. Wir freuen uns auf Ihre Rückmeldungen.

Aschaffenburg, Herne, Mülheim an der Ruhr und Oldenburg,
im Frühjahr 2016
Jürgen Luxem, Klaus Runggaldier, Harald Karutz, Frank Flake

Herausgeber

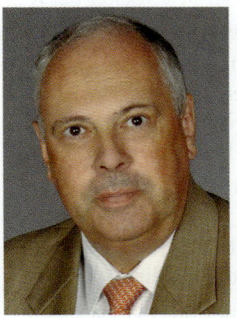

**Dr. Univ. Budapest
Dr. med. Jürgen Luxem**

Facharzt für Anästhesie, Notfallmedizin, Ärztliches Qualitätsmanagement; Ärztlicher Leiter Rettungsdienst des Zweckverbands für Rettungsdienst und Feuerwehralarmierung (ZRF) Bayerischer Untermain; Vertragsarzt in der Anästhesiologischen Gemeinschaftspraxis Aschaffenburg, Leitende Ärzte und Belegärzte der Anästhesieabteilung der Hofgartenklinik Aschaffenburg; Leitender Notarzt des ZRF Bayerischer Untermain, Kreisbrandmeister und Kreisfeuerwehrarzt des Landkreis Aschaffenburg.

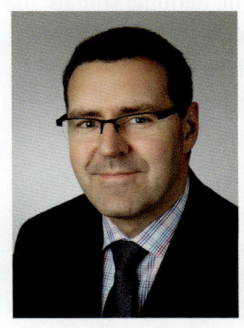

Prof. Dr. phil. Harald Karutz

Notfallsanitäter, Diplom-Pädagoge, Dozent im Rettungsdienst; Leiter des Notfallpädagogischen Instituts in Essen, Professor für Rescue Management an der Medical School Hamburg sowie Lehrbeauftragter der Universität Bonn, Autor und Herausgeber zahlreicher Veröffentlichungen, insbesondere zur Ausbildung von Einsatzkräften sowie zur psychosozialen Notfallversorgung.

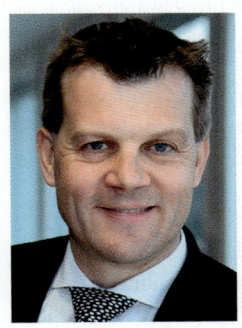

Prof. Dr. phil. Klaus Runggaldier

Rettungsassistent, Berufs- und Wirtschaftspädagoge, Diplom-Gesundheitslehrer; Dekan und Professor für Medizinpädagogik an der Medical School Hamburg, Geschäftsführer der Falck Rettungsdienst GmbH, Fachzeitschriftenautor und Herausgeber zahlreicher Buchveröffentlichungen, Lehraufträge an nationalen und internationalen Hochschulen.

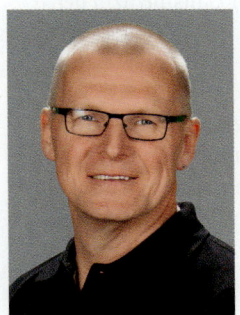

Frank Flake

Notfallsanitäter; Praxisleiter, Dozent im Rettungsdienst, Dienststellenleiter und Leiter Rettungsdienst der Malteser Hilfsdienst gGmbH im Bezirk Oldenburg, ERC-ALS-Instruktor, PHTLS-Instruktor, AMLS- und EPC-Instruktor, Nationaler Koordinator EPC, EFQM-Assessor, externer Auditor, Organisatorischer Leiter Rettungsdienst, Mitarbeiter verschiedener Fachzeitschriften sowie Autor und Herausgeber zahlreicher einschlägiger Buchveröffentlichungen.

Autoren

Armgart, Carina Dipl.-Pädagogin
Fachdozentin im Rettungsdienst und Autorin, Rettungssanitäterin, Notfallseelsorgerin, pädagogische Einrichtungsleitung Johanniter-Unfall-Hilfe e. V., Regionalverband Köln/Rhein-Erft-Kreis/Leverkusen und freie Mitarbeiterin am Notfallpädagogischen Institut in Essen

Behns, Marco
Brandinspektor, Lehrrettungsassistent, Betriebswirt, Leiter der Einsatzlenkung FALCK Unternehmensgruppe

Blank-Gorki, Verena Dipl.-Sozialwissenschaftlerin
Lehrbeauftragte der Universität Bonn und der Hochschule für Öffentliche Verwaltung Bremen, wissenschaftliche Mitarbeiterin am Notfallpädagogischen Institut in Essen, Fachautorin und -dozentin für psychosoziale Notfallversorgung, Ethik im Rettungsdienst und sozialwissenschaftliche Aspekte im Bevölkerungsschutz

Blankenheim, Oliver A.
Notfallsanitäter, Lehrrettungsassistent, Dozent im Rettungsdienst, AMLS-Instruktor, PHTLS-Instruktor, EPC-Instruktor

Buschmann, Claas Priv.-Doz. Dr. med.
Facharzt für Rechtsmedizin am Institut für Rechtsmedizin der Charité-Universitätsmedizin Berlin

Casu, Sebastian Dr. med.
Facharzt für Anästhesiologie, Intensivmedizin, Palliativmedizin, Notfallmedizin, Ärztlicher Leiter des Zentrums für Intensiv- und Notfallmedizin der Kliniken des Main-Taunus-Kreises GmbH Bad Soden, Leitender Notarzt, AMLS-Instruktor, ERC-ALS-Instruktor, ATLS-Instruktor, PHTLS-Instruktor

Conrad, Gerson Dr. med.
Facharzt für Anästhesie und Notfallmedizin, CRM-Trainer, Oberarzt für Anästhesie und Intensivmedizin am Krankenhaus Männedorf, ehemaliger Ableitungsleiter für Fort- und Weiterbildung bei der DRF-Luftrettung

Cordes, Cay Dr. med.
Facharzt für Neurologie, Intensivmedizin, Notfallmedizin, Oberarzt der Neurologischen Klinik am Klinikum Aschaffenburg-Alzenau, Standort Aschaffenburg

Dönitz, Stephan
Notfallsanitäter/HEMS-TC (ADAC Luftrettungszentrum Hamburg), Fachkrankenpfleger für Anästhesie und Intensivmedizin (BG Klinikum Hamburg, Abteilung für Anästhesie, Intensiv-, Rettungs- und Schmerzmedizin), Dozent in der Erwachsenenbildung, AMLS-Instruktor, ERC-ALS-Instruktor, PHTLS-Instruktor und Vorstandsmitglied PHTLS Deutschland, freier Mitarbeiter bei verschiedenen Fachzeitschriften sowie Buchautor und -herausgeber

Dreesen, Stefan
Facharzt für Innere Medizin, Kardiologie, Notfallmedizin, stellv. Ärztlicher Leiter des Notfallpädagogischen Instituts in Essen

Forster, Herbert Dr. med.
Landesarzt Bergwacht Bayern, Chirurg, Unfallchirurg, Orthopäde und Notfallmediziner, ATLS-Instruktor und -Kursdirektor, PHTLS-Instruktor

Grönheim, Michael
Notfallsanitäter, Praxisanleiter, Berufspädagoge (IHK), B. A. Betriebliche Bildung, leitender Auditor, Verbandführer, Lehrbeauftragter der Hochschule Rhein-Waal, Geschäftsführer und Schulleiter intellexi – Berufsfachschulen Niederrhein

Häske, David MSc MBA
Rettungsassistent, Studium Management im Gesundheitswesen, Instruktorentätigkeit in der Notfallmedizin, tätig im Bereich Ausbildung und Qualitätsmanagement Rettungsdienst, Forschungstätigkeit im Bereich Notfallmedizin und Medizindidaktik

Hausmann, Clemens Dr. phil.
Klinischer Psychologe und Notfallpsychologe am Kardinal Schwarzenberg'schem Krankenhaus Schwarzach/Pongau, Lehrbeauftragter an der Universität Salzburg und der Fachhochschule Gesundheitsberufe Oberösterreich

Hoffmann, Boris Priv.-Doz. Dr. med. Dipl.-Ing. (FH)
Facharzt für Innere Medizin und Kardiologie, Notfallmedizin, Hypertensiologe (DHL), Rhythmologe (DGK), Rettungsassistent, Diplom-Ingenieur für Elektrotechnik, Leitender Oberarzt der Klinik für Kardiologie mit Schwerpunkt Elektrophysiologie, Universitäres Herzzentrum Hamburg

Klausmeier, Matthias
Notfallsanitäter, Dozent der Franz-Anton-Mai-Schule Landesschule des Arbeiter-Samariter-Bundes Baden-Württemberg, AHA BLS-, ACLS- und PALS-Instruktor, PHTLS-Instruktor, AMLS-Instruktor, EPC-Instruktor, GEMS-Instruktor, Autor einiger Buchveröffentlichungen

Kolbeck, Otmar
Fachkrankenpfleger für Anästhesie und Intensivmedizin, Notfallsanitäter, Dozent am Malteser Schulungszentrum Nellinghof, HEMS Crew Member, ERC-Instruktor

Lentz, Dennis
Rechtsanwalt, Fachanwalt für Medizinrecht, Leiter der Rechtsabteilung eines Pflegeheim- und Reha-Kliniken-Konzerns, Rettungssanitäter, Fachdozent und Fachautor für Rettungsdienstrecht, Lehrbeauftragter der Akkon-Hochschule für Humanwissenschaften in Berlin, Arbeiter-Samariter-Bund Regionalverband Heilbronn-Franken, Berlin

Linck, Sven Dipl.-Kaufmann, Dipl.-Verwaltungswirt (FH)
Brandoberinspektor, Sachgebietsleiter Ausbildung Berufsfeuerwehr Oldenburg

Moeser, Torsten
Rettungsassistent, Rettungswachenleiter, Qualitätsbeauftragter und interner Auditor im Malteser Rettungsdienst e. V. im Bezirk Esslingen/Reutlingen, Autor zahlreicher einschlägiger Veröffentlichungen in Fachzeitschriften und Fachbüchern

Neppl, Stefan
Rettungsassistent und HEMS-TC, DRF Luftrettung, Regensburg

Niehues, Christopher Dr. rer. pol., Dip.-Kaufmann, Master of Laws (Medizinrecht)
Lehrbeauftragter und Geschäftsführer des Instituts für Management der Notfallversorgung, Münster

Ohder, Martin Dipl.-Medizinpädagoge
Rettungsassistent, Leiter der Bildungseinrichtung Karlsruhe, DRK-Landesschule Baden-Württemberg

Peters, Oliver
Notfallsanitäter, Praxisanleiter, Leiter Rettungsdienst des Malteser Hilfsdienstes im Landkreis Vechta, Referent Rettungsdienst in Niedersachsen des Malteser Hilfsdienstes

Pietsch, Christian Dr. med.
Facharzt für Chirurgie, Innere Medizin, Notfallmedizin, Klinische Notfallmedizin (SGNOR), Ärztliches Qualitätsmanagement, ACLS-Instruktor, Chefarzt der Zentralen Notaufnahme am Klinikum Aschaffenburg-Alzenau, Standort Aschaffenburg

Püschel, Klaus Prof. Dr. med.
Direktor des Instituts für Rechtsmedizin, Universitätsklinikum Hamburg-Eppendorf

Redelsteiner, Christoph Prof. PhDr.
Lehrrettungsassistent, Paramedic (USA), Notfallsanitäter-NKI (A), Fachhochschule St. Pölten Department Soziales, Modulleitung Lehrgang „Akademischer Experte für präklinische Versorgung und Pflege", fachwissenschaftlicher Leiter Universitätslehrgang Rettungsdienstmanagement Donau-Universität Krems

Rhiem, Maximilian
Assistenzarzt für Anästhesie, Rettungsassistent, ERC-ALS-Kursdirektor, Medical Director EPC Deutschland, PHTLS-Kurskoordinator, AMLS-Kurskoordinator, Helios Klinikum Siegburg

Sellmann, Timur Dr. med.
Facharzt für Anästhesie, Intensivmedizin, Notfallmedizin, Oberarzt der Klinik für Anästhesiologie und Intensivmedizin am evangelischen Krankenhaus Bethesda, Duisburg

Semmel, Thomas
Notfallsanitäter, Dozent im Rettungsdienst, ERC-Educator und ERC ALS-Instruktor, AMLS-, EPC- und PHTLS-Instruktor, National Educator EPC, Mitarbeiter verschiedener Fachzeitschriften sowie Autor und Herausgeber zahlreicher Fachbuchveröffentlichungen

Shah, Hanne
Fachberaterin für Psychotraumatologie, Referentin, Trauerbegleiterin, Mitarbeiterin des Zentrums für Trauma-und Konfliktmanagement (ZTK) in Köln

Thamm, Achim
Notfallsanitäter (D), Notfallsanitäter NKI (A), AHA-Instruktor, PHTLS-Instruktor, DRK-Rettungsdienst Freiburg gGmbH

Thöle, Matthias
Notfallsanitäter und examinierter Krankenpfleger, Lehrrettungsassistent mit pädagogischer Weiterbildung, geprüfter Desinfektor und Mitglied im Verband für Desinfektoren und Hygienebeauftragte e. V., AMLS-Instruktor, derzeit tätig in der rettungsdienstlichen Ausbildung am Malteser-Schulungszentrum und stellv. Schulleiter, Nellinghof (Neuenkirchen-Vörden)

Uhing, Tobias Dr. med.
Bundesbeauftragter Medizin der Deutschen Lebens-Rettungs-Gesellschaft, Assistenzarzt Anästhesie am Klinikum Augsburg, Notfallmedizin, Dozent an der Notfallsanitäterschule des BRK BV Schwaben

Wagner, Ulf PhD, BSc (Hons), PgCert Health Ed
Lehrrettungsassistent, Fachdozent im Gesundheitswesen, Clinical Skills Educator, Sheffield, freier Mitarbeiter am Notfallpädagogischen Institut in Essen

Wilhelm, Manuel Dr. med.
Facharzt für Kinder- und Jugendmedizin, Neonatologie, Notfallmedizin, Ärztlicher Leiter der Neonatologie und Kinderintensivmedizin der Main-Kinzig-Kliniken Gelnhausen, Leitender Notarzt Main-Kinzig-Kreis

Autoren der 1.–5. Auflage „Rettungsdienst heute"

Dr. med. Jürgen Aechter, Matthias Bastigkeit, Martha Bauer, Sören Berndt, Alfons Bert, Jürgen Bittger, Veronika Brechmann, Prof. Dr. med. Dr. h.c. Bernd Domres, Dr. Univ. Budapest Matthias Eberhard, Claudia Ecke, Dietmar Etterich, Dr. med. Jens Fricke, Dr. med. Klaus Gerrit Gerdts, Dr. med. Claudia Gockel, Hans Günther, Achim Hackstein, Dr. med. Söhnke Hagelberg, Dr. med. Willy Hammerschmidt, Gerlinde Hellweg-Beckert, Heinrich Horst Hellweg, Benedikt Herbst, Edgar Hoffmann, Claus Kemp, Matthias Klausmeier, Sebastian Kötter, Dr. med. Michael Kremer, Dr. med. Helmut Krucher MSc, Dr. med. Oliver Kuhlmann, Dr. med. Dietmar Kühn, Bernhard Leitz-Schwoerer, Dr. rer. nat. Ulrike Lewinski-Papenberg, Dr. med. Karsten Lindenstromberg, Dr. med. Rainer Löb, Dr. Dr. med. Jürgen Luxem, Sandra Maier, Peter Maßbeck, Ulrich Meyer-Bothling MSc PhD FRCOphth., Dr. med. PD Wolf Hartmut Meyer-Moldenhauer, Prof. Dr. med. Heinzpeter Moecke (†), Andreas Müller-Cyran M. A., Dr. med. Hans-Richard Paschen, Alan Percival, Oliver Peters, Heribert Pizala, Prof. Dr. med. Klaus Püschel, Prof. Ph Dr. Christoph Redelsteiner, Prof. Dr. phil. Klaus Runggaldier, Dr. med. Thomas Schlechtriemen, Dr. Dipl. Psych. Frank Schnaack, Dr. medic (RO) Dr. med. Georg Schneider, Dr. med. Martin Schneider, Michael Schneider, Kathrin Schnieder, Dr. med. Kai Schölermann, Wolfgang Schwanz, Dr. med. Anja Schwarze, Heinz Tholema, Michael Rainer Ufer, Joerg Vieweg, Dr. med. Rainer Waldmann, Dipl.-Verwaltungswirt Heinz-Dieter Wieß, Hanjo von Wietersheim, Dr. med. Claus Wilhelmi, Dr. med. Sebastian Wirtz, Matthias Wust

Benutzerhinweise

Das Lehrbuch „Notfallsanitäter Heute" ist ein **Lehrwerk für die Ausbildung zum Notfallsanitäter**. Es umfasst alle Inhalte, die für die Ausbildung und den Beruf als Notfallsanitäter erforderlich sind. Entsprechend dem Ausbildungsverlauf wird der Leser im Buch zunächst an den Beruf und das Berufsbild des Notfallsanitäters herangeführt und dann mit dem komplexen Handlungsfeld im Rettungsdienst vertraut gemacht. Als Grundlagen des Buches dienen das **Gesetz über den Beruf der Notfallsanitäterin und des Notfallsanitäters (NotSanG)** sowie die **Ausbildungs- und Prüfungsverordnung für Notfallsanitäterinnen und Notfallsanitäter (NotSan-APrV)**.

Im Vordergrund steht die Ausbildung von **beruflicher Handlungskompetenz**. Denn der Auszubildende soll in der Lage sein, im Notfalleinsatz die Gesamtsituation im Blick zu behalten und adäquat zu handeln. Neben der **medizinischen Fachkompetenz** werden deshalb auch Inhalte dargestellt, die zur Ausbildung von **Sozial-, Personal- und Methodenkompetenz** dienen. Zielsetzungen sind **Lernfeldorientierung** sowie die **Vernetzung von Theorie und Praxis**.

Als ergänzendes Lehrbuch für die Ausbildungsinhalte Anatomie, Physiologie und Chemie eignet sich das Werk *Mensch, Körper, Krankheit für den Rettungsdienst*.

Um sich schnell in *Notfallsanitäter Heute* zurechtzufinden, sind folgende Besonderheiten dieses Lern- und Arbeitsbuches zu berücksichtigen:

Gliederung des Buches Zur leichten und schnellen Orientierung ist der Inhalt in *Notfallsanitäter Heute* in zehn Abschnitte untergliedert, die sich an die **Themenbereiche der NotSan-APrV** anlehnen. Jedem Abschnitt sind die Lehr- und Lernziele der APrV und kurze Inhaltszusammenfassungen der in diesem Abschnitt behandelten Kapitel vorangestellt. So wird eine enge Verknüpfung der Buchinhalte mit den Vorgaben der APrV geschaffen und die Ausbildung gemäß der neuen Rahmenbedingungen erleichtert. Schließlich beginnt jedes einzelne Kapitel mit einer umfassenden Gliederung.

Farbleitsystem Die Teile A bis J sind mit verschiedenen Farben gekennzeichnet. Die Markierungen sind am Buchrand von Kapitel zu Kapitel versetzt als Griffregister gut zu erkennen und unterstützen das schnellere Auffinden der gesuchten Seite.

Struktur der Kapitel Der Aufbau der einzelnen Kapitel folgt einer einheitlichen Struktur:
- Fallbeispiel/Szenario
- Inhaltsübersicht
- Inhalte des Kapitels
- Wiederholungsfragen
- Auflösung des Fallbeispiels/Fortsetzung des Szenarios

Dieses durchgängige Konzept unterstützt den Lernprozess und das fallorientierte Denken.

Kästen Im Text sind wichtige Informationen besonders gekennzeichnet. Für die Kästen wird dabei ein durchgängiges Farbleitsystem genutzt:

Fallbeispiel/Szenario
Die Fallbeispiele und Szenarien geben Einsicht in authentische Situationen der Notfallpraxis und des Rettungsdienstalltags. Hiermit wird eine Brücke geschlagen zwischen der im Kapitel vermittelten Theorie und ihrer Ausgestaltung in der Realität.

Inhaltsübersicht
Die Inhaltsübersichten führen im Sinne einer Zusammenfassung des Kapitels in das Thema ein. Darüber hinaus weisen sie auf wichtige Inhalte hin, die nach Studium des Kapitels als bekannt vorausgesetzt werden.

MERKE
Sehr wichtige Informationen zu einem Thema.

ACHTUNG
Warnhinweise, häufig vermeidbare Fehler bei der Arbeit im Rettungsdienst und Hinweise auf besonders zu beachtende Umstände.

PRAXISTIPP
Praxisrelevante Informationen für die Arbeit im Rettungsdienst.

SCHLAGWORT
Stichwortartige Zusammenfassung der Ursachen, Symptome und des Monitorings typischer Krankheitsbilder, der notwendigen Behandlungsmaßnahmen sowie der Medikamenten- und Dosierungsempfehlungen.

Wiederholungsfragen
Die Wiederholungsfragen am Ende des Kapitels geben Gelegenheit, den gelesenen bzw. gelernten Inhalt zu reflektieren. Verweise auf die entsprechenden Textstellen, in denen die Antworten zu finden sind, ermöglichen eine selbstständige Lernkontrolle.

Auflösung des Fallbeispiels/Fortsetzung des Szenarios
Die eingangs vorgestellte Praxissituation wird abschließend ggf. mit Handlungsempfehlungen erläutert.

Abkürzungen Häufig wiederkehrende Begriffe werden im Text abgekürzt. Im Anhang findet sich ein ausführliches Verzeichnis der verwendeten Abkürzungen.

Abbildungen und Tabellen Mehr als 800 Abbildungen veranschaulichen z. B. medizinische oder rettungsdienstliche Gegebenheiten, zeigen wichtige Zusammenhänge oder typische Situationen aus dem praktischen Berufsalltag des Rettungsdienstes.

Zahlreiche Tabellen fassen bestimmte Sachverhalte in einer schnell zu überschauenden Weise zusammen und erleichtern dadurch das Lernen in besonderem Maße.

Die Abbildungen und Tabellen sind jeweils kapitelweise nummeriert. An den entsprechenden Textstellen wird auf die dazugehörige Abbildung oder Tabelle verwiesen.

Register Besonders schnell lassen sich gesuchte Informationen über die detaillierten Sach- und Arzneimittelregister am Ende des Buches finden.

Vernetzungen und Querverweise Die Texte eines Lehrbuches lassen sich nicht wie eine Perlenkette Fakt für Fakt und Satz für Satz aneinanderreihen. Viele Themen werden während der Ausbildung von verschiedenen Seiten beleuchtet. Jede Disziplin hat ihre eigene Sicht und betont andere Schwerpunkte bei ein und demselben Thema. Um Wiederholungen zu vermeiden, beziehen sich die entsprechenden Textstellen der einzelnen Kapitel aufeinander, indem sie durch Verweise miteinander vernetzt sind.

Online-Anbindung Ergänzend zum Buch finden Sie online in der *Rettungsdienstwelt* alle Buchinhalte sowie Referenzwerke in digitaler Form mit der Möglichkeit werkübergreifender Recherche. Zusätzlich können Sie viele weitere Materialien zum Lernen und Lehren nutzen, z. B. Abbildungen aus dem Buch zum Download, Unterrichtspräsentationen und Lehrvideos. Sie erhalten darauf Zugriff mit dem Pincode auf der hinteren Buchdeckelinnenseite.

Effektiv lernen? Klar, so geht's

Planen Sie feste Lernzeiten ein, und überlegen Sie, wie Sie das Lernpensum auf diese Zeit verteilen, z. B. auch im Hinblick auf eine anstehende Prüfung.

Bevor Sie sich an die Arbeit machen, blättern Sie kurz den betreffenden Abschnitt durch bzw. überfliegen Sie die Lernzielübersicht zu Beginn des Kapitels und überlegen Sie, was Sie vom Inhalt schon wissen und wo Sie noch Lücken haben.

Lesen Sie nun die entsprechenden Texte. Vielen hilft es dabei, die wichtigsten Stellen zu markieren.

Vergessen Sie nicht, die Abbildungsbeschriftungen oder die näheren Erklärungen zum Bild im Text zu lesen. Durch deren Bezug zum Bild sind gerade schwierige Zusammenhänge oft am einfachsten zu verstehen.

Gehen Sie den für Sie wichtigsten Querverweisen nach.

Wiederholen Sie zum Schluss kurz das Gelesene und überprüfen Sie anhand der Wiederholungsfragen am jeweiligen Kapitelende Ihr Wissen.

Inhaltsverzeichnis

A	**Entwicklung des Notfallsanitäterberufs**	1
1	**Ausbildung und Beruf des Notfallsanitäters**	3
1.1	Gesetzliche Regelungen	4
1.1.1	Notfallsanitätergesetz	5
1.1.2	Ausbildungs- und Prüfungsverordnung	9
1.2	Aufgaben des Notfallsanitäters	11
1.2.1	Voraussetzungen	12
1.2.2	Einsatz	13
1.2.3	Besondere Aufgaben	14
1.3	Einsatzbereiche des Notfallsanitäters	14
1.3.1	Tätigkeit in Notfallrettung und Krankentransport	14
1.3.2	Tätigkeit in Leitstellen	15
1.3.3	Tätigkeit in der Luftrettung	15
1.3.4	Weitere Einsatzbereiche	15
1.4	Arbeitsbedingungen im Rettungsdienst	15
2	**Berufsbildung**	19
2.1	Berufsbildung in Deutschland	20
2.2	Berufsbildung in den Gesundheitsfachberufen	21
2.3	Berufsbildung im Rettungsdienst	22
2.3.1	Ausbildung von Rettungshelfern	22
2.3.2	Ausbildung von Rettungssanitätern	23
2.3.3	Ausbildung von Rettungsassistenten	24
2.3.4	Ausbildung von Notfallsanitätern	25
2.3.5	Sonstige Ausbildungen im Rettungsdienst	26
2.4	Europäischer und Deutscher Qualifikationsrahmen (EQR bzw. DQR)	28
3	**Kompetenzentwicklung, Professionalisierung und Akademisierung**	31
3.1	Anforderungsprofil	33
3.2	Kompetentes Handeln im Rettungsdienst	33
3.2.1	Allgemeine und berufliche Handlungskompetenz	34
3.2.2	Kompetenzdimensionen	35
3.2.3	Kompetenz und Performanz	37
3.3	Professionalisierung	38
3.3.1	Lebenslanges Lernen	39
3.3.2	Fort- und Weiterbildungen	40
3.4	Akademisierung	40
3.4.1	Akademisierung der Berufsausbildung zum Notfallsanitäter	40
3.4.2	Weitere Akademisierungsmöglichkeiten für den Rettungsdienst	41
3.5	Das Symbol des „Star of Life"	41
4	**Wissenschaft und Berufspolitik**	45
4.1	Erkenntnisgewinnung im Rettungsdienst	46
4.1.1	Wissenschaftliches Arbeiten	47
4.1.2	Medizin als Bezugswissenschaft des Rettungsdienstes	47
4.1.3	Weitere Bezugswissenschaften des Rettungsdienstes	49
4.2	Fachgesellschaften	51
4.2.1	European (ERC) und German Resuscitation Council (GRC), American Heart Association (AHA)	51
4.2.2	International Liaison Comitee on Resuscitation (ILCOR)	51
4.2.3	Deutsche Gesellschaft interdisziplinäre Notfall- und Akutmedizin e.V. (DGINA)	52
4.2.4	Deutsche Gesellschaft für Unfallchirurgie (DGU)	52
4.2.5	Deutsche Interdisziplinäre Vereinigung für Intensiv- und Notfallmedizin e.V. (DIVI)	52
4.2.6	Weitere Fachgesellschaften	53
4.3	Interessenvertretungen des Rettungsfachpersonals	53
4.3.1	Deutscher Berufsverband Rettungsdienst (DBRD)	53
4.3.2	Berufsverband für den Rettungsdienst (BVRD)	54
4.3.3	Gewerkschaft ver.di	54
4.3.4	komba	54
4.4	Interessenvertretungen der Ärzte	55
4.4.1	Bundesärztekammer	55
4.4.2	Bundesvereinigung der Arbeitsgemeinschaften der Notärzte Deutschlands (BAND)	55
4.4.3	Bundesverband der ärztlichen Leiter Rettungsdienst (ÄLRD)	55
B	**Berufliches Selbstverständnis**	57
5	**Positionierung des Notfallsanitäterberufs**	59
5.1	Beruf und Berufung	60
5.1.1	Historische Entwicklung	61
5.1.2	Berufsprestige	63
5.1.3	Berufszufriedenheit	64
5.2	Erwartungen an Notfallsanitäter	66
5.3	Auftreten und Verhalten in der Öffentlichkeit	67
5.4	Selbstreflexion	68
6	**Berufliche Ethik**	71
6.1	Ethik zwischen Theorie und Praxis	72
6.2	Allgemeine Grundlagen von Ethik	73
6.3	Ethisches Handeln im Rettungsdienst	75
6.3.1	Ethische Prinzipien in der Medizin	76

6.3.2	Praktische Aspekte für den Rettungsdienst	77
6.4	Fazit für die Einsatzpraxis	78

7 Psychohygiene, Gesundheitsförderung und Krankheitsprävention ... 81

7.1	Psychosoziale Belastungen im Rettungsdienst	84
7.1.1	Stress und Stressreaktionen	84
7.1.2	Das Burn-out-Syndrom	86
7.1.3	Akute Belastungsreaktion, posttraumatische Belastungsstörung und psychisches Trauma	87
7.2	Maßnahmen der Gesundheitsförderung und Krankheitsprävention im Rettungsdienst	88
7.2.1	Gesundheitsförderung	89
7.2.2	Krankheitsprävention	89
7.2.3	Veränderungen im Gesundheitsverhalten	90
7.2.4	Professionalität als Schutzfaktor	91
7.2.5	Stressmanagement und Stressbewältigung	91
7.2.6	Ausbildung	92
7.2.7	Bedeutung des sozialen Netzwerks	93
7.2.8	Ausgleich zum Berufsalltag	93
7.2.9	Intervision und Supervision	94
7.2.10	Ernährung	94
7.2.11	Kontrollierter Umgang mit Koffein, Nikotin, Alkohol und anderen Suchtmitteln	95
7.2.12	Lebensrhythmus und Wechselschichtdienst	97
7.2.13	Maßnahmen zur Stärkung der körperlichen Fitness	97
7.2.14	Rückenschonendes Arbeiten	98
7.2.15	Maßnahmen zur Infektionsvorbeugung	100
7.2.16	Maßnahmen des Arbeitgebers	100
7.3	Maßnahmen zur psychosozialen Unterstützung im und nach dem Einsatz	100
7.3.1	Selbsthilfestrategien im Einsatz	101
7.3.2	Psychosoziale Einsatzbegleitung	102
7.3.3	Maßnahmen zur Einsatznachsorge	102

C Kommunikation, Interaktion und Beratung .. 107

8 Psychologische, soziologische und pädagogische Grundlagen ... 109

8.1	Einführung und Definitionen	111
8.2	Individuum und Persönlichkeit	112
8.2.1	Bilder vom Menschen	112
8.2.2	Persönlichkeitstheorien	114
8.2.3	Soziale Wahrnehmung	115
8.3	Entwicklung des Menschen und Lebensphasen	116
8.3.1	Säuglingsalter und frühe Kindheit	117
8.3.2	Kindheit	118
8.3.3	Jugend und frühes Erwachsenenalter	118
8.3.4	Erwachsenenalter	118
8.3.5	Alter	119
8.4	Gesundheit und Krankheit	119
8.4.1	Biopsychosoziales Modell	119
8.4.2	Modell der Salutogenese	120
8.4.3	Subjektive Krankheitstheorie	120
8.4.4	Gesundheits- und Krankheitsverhalten	121
8.5	Gesellschaft	123
8.5.1	Gesellschaftsmerkmale	123
8.5.2	Normen und Werte	123
8.5.3	Sozialisation	124
8.5.4	Rollen	124
8.5.5	Gesellschaftlicher Wandel	127
8.6	Erziehung und Bildung	127
8.6.1	Erziehungsstile und Erziehungsmittel	128
8.6.2	Bildungsprozesse	129
8.6.3	Lernen	129

9 Kommunikation und Interaktion ... 133

9.1	Grundlagen der Kommunikation	135
9.1.1	Verbale und nonverbale Kommunikation	136
9.1.2	Kongruente und inkongruente Kommunikation	137
9.1.3	Sach- und Beziehungsebene der Kommunikation	137
9.1.4	Einflussfaktoren	137
9.1.5	Vier Seiten einer Nachricht	138
9.1.6	Gesprächsführung	139
9.2	Kommunikation im Rettungsdienst	141
9.2.1	Kommunikation im Wachalltag	141
9.2.2	Kommunikation im Krankentransport	143
9.2.3	Kommunikation im Notfalleinsatz	144
9.2.4	Kommunikation in Krisensituationen	146
9.2.5	Kommunikation in Konfliktsituationen	147
9.3	Interaktion mit besonderen Personengruppen im Rettungsdienst	149
9.3.1	Umgang mit Notfallpatienten	149
9.3.2	Umgang mit Angehörigen	151
9.3.3	Umgang mit Angehörigen anderer Kulturen	152
9.3.4	Umgang mit Kindern	154
9.3.5	Umgang mit älteren Menschen	156
9.3.6	Umgang mit Menschen mit psychischen Erkrankungen	157
9.3.7	Umgang mit Menschen in Sozialnot	159
9.3.8	Umgang mit Betrunkenen, Alkohol- und Drogenabhängigen	160
9.3.9	Umgang mit Menschen mit Behinderung	160
9.3.10	Umgang mit Opfern von Gewalt	165
9.3.11	Umgang mit Ersthelfern	165
9.3.12	Umgang mit Zuschauern und Augenzeugen	166

10 Beratung ... 169

10.1	Theoretische Grundlagen	171
10.1.1	Ziele von Beratung	171
10.1.2	Voraussetzungen für eine erfolgreiche Beratung	171
10.1.3	Grenzen der Beratung im Rettungsdienst	172

10.2	Beratungsanlässe im Rettungsdienst	172
10.3	Ablauf eines Beratungsgesprächs	173
10.4	Ausgewählte Beratungssituationen im Rettungsdienst	174
10.4.1	Patienten- und Angehörigenedukation	175
10.4.2	Notfallvorsorgeberatung	175
10.4.3	Begleitung von Praktikanten und Auszubildenden	176
10.4.4	Beratungsgespräche mit Kollegen	176

D Zusammenarbeit in Gruppen und Teams 179

11 Teamarbeit und Interdisziplinarität 181

11.1	Theoretische Grundlagen	182
11.1.1	Einleitung	182
11.1.2	Definition und Merkmale von Teamarbeit	183
11.1.3	Interprofessionelle Zusammenarbeit	183
11.2	Schnittstellengestaltung	184
11.2.1	Informationsverlust	184
11.2.2	Unterbrechung der Patientenversorgung	184
11.3	Zusammenarbeit im Team	185
11.3.1	Konflikte und Störungen innerhalb eines Teams	185
11.3.2	Effektive Teamarbeit	185
11.3.3	Fehler und Sicherheitskultur	188

12 Zusammenarbeit mit anderen Berufsgruppen, Behörden und Organisationen 191

12.1	Grundsätzliches	193
12.2	Zusammenarbeit mit Ärzten	194
12.2.1	Zusammenarbeit mit Notärzten	194
12.2.2	Zusammenarbeit mit dem ärztlichen Notdienst	195
12.2.3	Zusammenarbeit mit niedergelassenen Ärzten	195
12.3	Zusammenarbeit mit Gesundheits- und Krankenpflegepersonal	196
12.4	Zusammenarbeit mit psychosozialen Akuthelfern	196
12.5	Zusammenarbeit mit der Polizei	198
12.5.1	In unmittelbaren Gefahrensituationen	199
12.5.2	An einem (vermuteten) Tatort	199
12.6	Zusammenarbeit mit der Feuerwehr	200
12.6.1	Grundsätzliche Hinweise	202
12.6.2	Eintreffen des Rettungsdienstes vor der Feuerwehr	202
12.6.3	Eintreffen des Rettungsdienstes nach der Feuerwehr	202
12.7	Zusammenarbeit mit dem Technischen Hilfswerk	203
12.8	Zusammenarbeit mit der Bundeswehr	204
12.9	Zusammenarbeit mit Such- und Rettungshundestaffeln	205
12.10	Zusammenarbeit mit den Seenotrettern	205
12.11	Zusammenarbeit mit der Bergwacht	206
12.12	Zusammenarbeit mit der Deutschen Bahn AG	206
12.13	Zusammenarbeit mit sonstigen Kooperationspartnern	206
12.14	Zusammenarbeit mit Medienvertretern	207

13 Führung im Rettungsdienst 211

13.1	Führungsstile	213
13.2	Führungspersönlichkeit	214
13.3	Führungsverantwortung	215
13.4	Führungsvorgang	216
13.4.1	Strategie und Taktik	216
13.4.2	Befehlsgebung	217
13.4.3	Führen einer Fahrzeugbesatzung	217
13.4.4	Führen größerer taktischer Einheiten	218

14 Übergabe und Übernahme von Patienten ... 221

14.1	Bedeutung der Patientenübernahme und -übergabe im Rettungsdienst	222
14.2	Fehlerquellen bei Übergabe und Übernahme	223
14.3	Merkmale einer adäquaten Übergabe	224

E Notfallsituationen und Gefahrenabwehr 227

15 Notfall- und Gefahrensituationen 229

15.1	Terminologische Klärungen	232
15.1.1	Wortherkunft	232
15.1.2	Merkmale von Notfällen	232
15.1.3	Notfallarten	232
15.1.4	Begriffsverständnis in verschiedenen Disziplinen	233
15.2	Erkundung der Einsatzstelle	234
15.3	Gefahren an der Einsatzstelle	235
15.3.1	Gefahr durch Straßenverkehr	235
15.3.2	Gefahr bei Einsätzen im Gleisbereich	235
15.3.3	Gefahr durch Strom	235
15.3.4	Gefahr durch Feuer und Rauch	236
15.3.5	Gefährliche Stoffe an der Einsatzstelle	236
15.3.6	Gefahr durch Tiere an der Einsatzstelle	237
15.3.7	Gefahr durch kriminelle Handlungen	237
15.4	Einsatz im häuslichen Bereich	237
15.5	Einsatz im Straßenverkehr	238
15.5.1	Grundlagen der Mechanik und Kinematik	238
15.5.2	Verletzungsmechanismen bei Verkehrsunfällen	239
15.6	Unfälle mit Gefahrstoffen	246
15.6.1	Einteilung der Gefahrstoffe	246
15.6.2	Kennzeichnung gefährlicher Stoffe	249
15.6.3	Maßnahmen bei einem Gefahrstoffunfall	253
15.7	Brandeinsätze	256
15.7.1	Anfahrt und erste Maßnahmen	256
15.7.2	Verletzungsmuster bei Brandeinsätzen	257
15.8	Explosionen	257
15.8.1	Grundsätzliches zu Explosionen	257
15.8.2	Explosionsverletzungen	257

15.9	Besondere Notfallsituationen und Verletzungsmechanismen	258
15.9.1	Sportverletzungen	258
15.9.2	Sturz aus Höhen	259
15.9.3	Penetrierende Verletzungen	259
15.9.4	Amok	261
15.9.5	Terroristische Gefahr	263
15.9.6	Geiselnahme	264
15.9.7	Naturereignisse	265

16 Gefahrenabwehr … 267

16.1	Hygiene	269
16.1.1	Grundlagen der Infektionslehre	269
16.1.2	Infektionsschutzgesetz (IfSG)	271
16.1.3	Hygieneverordnungen der Länder	272
16.1.4	Technische Regeln für Biologische Arbeitsstoffe im Gesundheitswesen und in der Wohlfahrtspflege (TRBA 250)	272
16.1.5	Desinfektion und Sterilisation	272
16.2	Selbstschutz im Einsatz	279
16.2.1	Schutzimpfungen	279
16.2.2	Persönliche Schutzausrüstung	280
16.2.3	Verhalten bei Nadelstichverletzungen	281
16.2.4	Postexpositionsprophylaxe	281
16.3	Technische Rettung	281
16.3.1	Alarmierung der technischen Rettung	283
16.3.2	Taktische Aspekte des Rettungseinsatzes	283
16.3.3	Möglichkeiten der technischen Rettung	285
16.3.4	Durchführung der technischen Rettung	286

F Lebenserhaltende Maßnahmen, Diagnostik und Therapie … 293

17 Diagnostik … 297

17.1	Strukturierte Patientenuntersuchung im Rettungsdienst	300
17.1.1	Einleitung Akronyme	300
17.1.2	Scene, Safety & Situation (SSS)	300
17.1.3	Erster Eindruck (General Impression)	301
17.1.4	Primary Assessment – ABCDE-Schema	301
17.1.5	Secondary Assessment und SAMPLER	303
17.1.6	OPQRST	306
17.1.7	Analyse ausgewählter Vitalparameter	308
17.1.8	Die 4 Hs und HITS	310
17.1.9	DOPES	311
17.1.10	Fokussierte Untersuchung	312
17.2	Grundsätzliches zur Patientenbeobachtung	312
17.2.1	Patientenzentriertes Handeln	312
17.2.2	Spezielle Aspekte zur Beobachtung von Patienten im Rettungsdienst	313
17.3	Differenzialdiagnose nach Leitsymptomen	318
17.3.1	Differenzialdiagnostik bei Brustschmerz	318
17.3.2	Differenzialdiagnostik bei abdominellem Schmerz	321
17.3.3	Differenzialdiagnostik bei akuter Luftnot	324
17.3.4	Differenzialdiagnostik bei neurologischem Defizit	325
17.4	Monitoring und apparative Diagnostik	327
17.4.1	Blutdruckmessung	328
17.4.2	Pulsoxymetrie	330
17.4.3	Kapnografie/-metrie	331
17.4.4	Temperaturmessung	331
17.4.5	Blutzuckerbestimmung	332
17.4.6	Blutgasanalyse	332
17.4.7	Elektrokardiografie (EKG)	332
17.4.8	EKG-Interpretation	335
17.4.9	Herzschrittmacher und Kardioverter im Rettungsdienst	341

18 Atemwegsmanagement … 347

18.1	Freimachen der Atemwege – Erkennen und Beheben eines A-Problems	349
18.1.1	Schutzreflexe	350
18.1.2	Manuelle Ausräumung	350
18.1.3	Entfernen von Fremdkörpern mittels Magill-Zange	351
18.1.4	Absaugen	351
18.1.5	Grundtechniken zum Freimachen der Atemwege	352
18.2	Freihalten der Atemwege	353
18.2.1	Stabile Seitenlage	353
18.2.2	Guedel- und Wendl-Tubus	353
18.3	Belüftung der Lungen – Behandeln eines B-Problems	355
18.3.1	Sauerstoffapplikation	355
18.3.2	Beatmungsmaske mit Demand-Ventil	355
18.3.3	Sauerstoffmaske mit Reservoir	356
18.3.4	Sauerstoffmaske ohne Reservoir	356
18.3.5	Sauerstoffbrille	357
18.4	Beatmung des Patienten	357
18.4.1	Beutel-Masken-Beatmung (BMB)	357
18.4.2	Durchführung der Beutel-Masken-Beatmung (BMB, BMV)	358
18.5	Supraglottische Atemwegshilfen	360
18.5.1	Larynxtubus	361
18.5.2	Larynxmaske (LMA)	363
18.6	Endotracheale Intubation	365
18.6.1	Intubationsverfahren	366
18.6.2	Material für die endotracheale Intubation	366
18.6.3	Endotrachealtubus	367
18.6.4	Laryngoskop	368
18.6.5	Weitere Instrumente für die Intubation	368
18.6.6	Durchführung der Intubation	369
18.6.7	Intubation von Kindern	371
18.6.8	Komplikationen bei der Intubation	371
18.6.9	Komplikationen bei der Durchführung der endotrachealen Intubation	371
18.7	Notfallkoniotomie	375

18.7.1	Vorbereitung	376		20.3.11	Spasmolytika	445
18.7.2	Techniken der Notfallkoniotomie	376		20.3.12	Gynäkologika	445
18.7.3	Gefahren der Notfallkoniotomie	377		20.3.13	Hämostyptika	446
18.8	**Nadeldekompression und Thoraxdrainage**	377		20.3.14	Infusionslösungen im Rettungsdienst	446
18.8.1	Nadeldekompression	377		20.3.15	Antidote	448
18.8.2	Thoraxdrainage	378				

19	**Maschinelle Beatmung**	**383**		**21**	**Analgesie im Rettungsdienst**	**451**
19.1	**Grundlagen der maschinellen Beatmung**	385		21.1	Grundlagen des Schmerzes	452
19.1.1	Einleitung	385		21.2	Beurteilung des Schmerzes	454
19.1.2	Grundlagen zu Atemmechanik und Beatmung	385		21.3	Auswirkungen von Schmerzen	455
19.1.3	Pathophysiologie der Ateminsuffizienz	389		21.4	Indikationen zur Analgesie	455
19.1.4	Maschinelle Beatmung im Rettungsdienst	390		21.5	Methoden der Analgesie	456
19.1.5	Parameter der Beatmung	391		21.5.1	Psychische Betreuung	456
19.2	**Formen der Beatmung**	395		21.5.2	Physikalische Therapie	456
19.2.1	Kontrollierte oder mandatorische Beatmung	395		21.5.3	Medikamentöse Therapie	456
19.2.2	Unterstützte Spontanatmung	398				
19.2.3	Druckunterstützte Spontanatmung (ASB, IPS, PS, PSV)	400		**22**	**Anästhesie im Rettungsdienst**	**459**
				22.1	**Allgemein- und Regionalanästhesie**	462
19.2.4	Nichtinvasive Beatmung (NIV)	401		22.1.1	Allgemeinanästhesie	462
19.3	**Auswirkungen der maschinellen Beatmung**	403		22.1.2	Regionalanästhesie	462
19.3.1	Auswirkungen der Überdruckbeatmung für Patienten im Rettungsdienst	403		22.2	**Elemente der Anästhesie**	463
				22.2.1	Schmerzbekämpfung (Analgesie)	463
				22.2.2	Bewusstseinsausschaltung (Hypnose)	463
19.3.2	Beatmungsinduzierte Patientenschäden	403		22.2.3	Muskelrelaxation	463
19.4	**Überwachung der Beatmung**	404		22.3	**Klinische Narkose**	464
19.5	**Respiratoren**	405		22.3.1	Vorbereitung der Narkose	465
				22.3.2	Monitoring der Narkose	466
				22.3.3	Überwachung der Narkose	467
20	**Medikamentöse Therapie**	**409**		22.3.4	Durchführung der klinischen Narkose	468
20.1	**Applikationsarten und -wege**	411		22.4	**Präklinische Narkose**	470
20.1.1	Intravasale Applikation	411		22.4.1	Indikationen zur präklinischen Narkose	470
20.1.2	Intranasale Applikation (LMA MAD Nasal™)	415		22.4.2	Vorbereitung zur Narkose	470
20.1.3	Inhalative Applikation	416		22.5	**Narkoseeinleitung bei nicht nüchternen Patienten**	471
20.1.4	Bukkale und sublinguale Applikation	417		22.5.1	Rapid Sequence Induction (RSI) bei Kindern, Jugendlichen und Erwachsenen	472
20.1.5	Orale Applikation	417				
20.1.6	Intramuskuläre Applikation	417				
20.1.7	Subkutane Applikation	418		22.5.2	Lagerung des Patienten	472
20.1.8	Rektale Applikation	418		22.5.3	Präoxygenierung	473
20.2	**Pharmakologie**	418		22.5.4	Einsatz von Muskelrelaxanzien	474
20.2.1	Grundlagen der Pharmakologie	418		22.5.5	Opioide – ja oder nein?	474
20.2.2	Pharmakokinetik	424		22.5.6	Krikoiddruck und BURP-Manöver	475
20.2.3	Pharmakodynamik	426		22.6	**Narkoseverfahren bei speziellen Notfallsituationen**	478
20.3	**Medikamente im Rettungsdienst**	428				
20.3.1	Analgetika	428				
20.3.2	Sedativa	431				
20.3.3	Neuroleptika	432		**23**	**Reanimation und Stabilisierung des Kreislaufs**	**481**
20.3.4	Antiemetika	432				
20.3.5	Broncholytika	433		23.1	**Einführung in die Reanimation**	483
20.3.6	Narkotika	434		23.2	**Basismaßnahmen der Reanimation (BLS)**	483
20.3.7	Kardiaka	437		23.2.1	Ursachen des Kreislaufstillstands	483
20.3.8	Lokalanästhetika	443		23.2.2	Erkennen des Herz-Kreislauf-Stillstands	484
20.3.9	Antihistaminika	444		23.2.3	Basismaßnahmen	485
20.3.10	Kortikoide	444		23.2.4	Beginn und Abbruch der Reanimation	487

23.2.5	Automatisierte externe Defibrillation (AED)	487		25.2.4	Verlegungstransport	542
23.2.6	Mechanische Geräte zur Thoraxkompression	488		25.2.5	Entlassungstransport	543
23.3	Erweiterte Maßnahmen der Reanimation (ALS)	489		25.2.6	Transport in Hospizeinrichtungen	543
				25.3	Notfalltransport	543
23.3.1	EKG-Analyse	489		25.4	Sekundär- bzw. Intensivtransport	544
23.3.2	Erweitertes Atemwegsmanagement	492		25.4.1	Sachliche und materielle Voraussetzungen	545
23.3.3	Medikamentöse Therapie bei der Reanimation	492		25.4.2	Logistik des Sekundärtransports	545
				25.4.3	Durchführung eines Sekundäreinsatzes	546
23.4	ERC-Algorithmus zur Reanimation im Überblick	494		25.4.4	Besonderheiten des Intensivtransports	548
23.5	Therapie lebensbedrohlicher Herzrhythmusstörungen	494		25.4.5	Gefahren und Komplikationen	548
				25.5	Schwerlasttransport	549
23.5.1	Bradykardien	494		25.6	Infektionstransport	550
23.5.2	Tachykardien	496		25.7	Lufttransport	550
23.6	Reanimation im Kindesalter	498		25.7.1	Flugphysiologische Grundlagen	550
23.6.1	Pediatric Basic Life Support (PBLS)	498		25.7.2	Ausbildung im Bereich Luftrettung	552
23.6.2	Pediatric Advanced Life Support (PALS)	500		25.8	Sonstige Transporte	552
23.6.3	Abbruch von Reanimationsmaßnahmen	502		25.9	Transport aus der Sicht des Patienten	553
23.7	Umgang mit Neugeborenen und New Born Life Support (NLS)	503		**G**	**Spezielle rettungsdienstliche Maßnahmen**	**557**
23.7.1	Erstmaßnahmen bei einem asphyktischen Neugeborenen und NLS	503		**26**	**Medizinische Grundlagen**	**561**
23.7.2	Ursachen für eine Reanimation von Neugeborenen	505		26.1	Fachterminologie	562
				26.1.1	Aussprache und Betonung	562
23.8	Maßnahmen in der Postreanimationsphase	505		26.1.2	Lage- und Richtungsbezeichnungen	563
				26.1.3	Vor- und Endsilben	564
				26.1.4	Häufig vorkommende Wortstämme	564
24	**Wundbeurteilung und Wundversorgung**	**509**		26.1.5	Wortanalyse	564
24.1	Wundursachen	510		26.2	Krankheitslehre (Nosologie)	566
24.2	Wundarten	511		26.2.1	Krankheitsursachen (Ätiologie)	566
24.3	Blutstillung bei lebensbedrohlichen Blutungen	512		26.2.2	Entzündung und Tumor	568
24.3.1	Druckverband	513		26.2.3	Krankheitszeichen (Symptome)	569
24.3.2	Tourniquet	514		26.2.4	Krankheitsverlauf	570
24.3.3	iTClamp	514		26.3	Englische Fachsprache – Medical English	570
24.3.4	Hämostatika	515				
24.4	Wundheilung	515				
24.5	Wundversorgung und Verbände	516		**27**	**Kardiozirkulatorische Notfälle**	**577**
24.5.1	Grundsätze der Wundversorgung	516		27.1	Störung der Herz-Kreislauf-Funktion	579
24.5.2	Verbandstoffarten	516		27.1.1	Symptome	579
24.5.3	Verbandtechnik unterschiedlicher Verbände	518		27.1.2	Allgemeine Maßnahmen bei Störungen der Herz-Kreislauf-Funktion	580
				27.2	Krankheiten des Herz-Kreislauf-Systems	580
25	**Lagerung und Transport**	**523**		27.2.1	Herzinsuffizienz	580
25.1	Rettung und Lagerung	525		27.2.2	Entzündliche Herzerkrankungen	586
25.1.1	Helmabnahme	526		27.2.3	Herzklappenfehler	587
25.1.2	Rettungsgriffe	528		27.2.4	Koronare Herzkrankheit (KHK)	590
25.1.3	Handgriff nach Heimlich	530		27.2.5	Akutes Koronarsyndrom (ACS)	591
25.1.4	Lagerungsarten	531		27.2.6	Kardiales Lungenödem	599
25.1.5	Lagerung des Patienten bei speziellen Krankheitsbildern	537		27.2.7	Hypertensiver Notfall und hypertensive Krise	601
				27.2.8	Synkope	603
25.2	Krankentransport	541		27.2.9	Herzrhythmusstörungen	604
25.2.1	Ablauf eines Krankentransports	541		27.3	Arterielle und venöse Gefäßerkrankungen	608
25.2.2	Einweisungstransport	542		27.3.1	Arteriosklerose	609
25.2.3	Konsilartransport	542				

27.3.2	Arterieller Gefäßverschluss und peripher-arterielle Verschlusskrankheit (pAVK)	610		31.1.1	Schädel-Hirn-Trauma (SHT)	664
27.3.3	Venöser Gefäßverschluss/ tiefe Venenthrombose (TVT)	611		31.1.2	Weichteilverletzungen von Gesicht und Schädel	671
27.3.4	Lungenembolie (LE) (Lungenarterienembolie, LAE)	612		31.1.3	Frakturen des Gesichtsschädels	671

27.3.2 Arterieller Gefäßverschluss und peripher-arterielle Verschlusskrankheit (pAVK) ... 610
27.3.3 Venöser Gefäßverschluss/ tiefe Venenthrombose (TVT) ... 611
27.3.4 Lungenembolie (LE) (Lungenarterienembolie, LAE) ... 612
27.3.5 Aortenaneurysma und Aortendissektion ... 614
27.3.6 Akuter Mesenterialgefäßverschluss (Mesenterialinfarkt) ... 617

28 Respiratorische Notfälle ... 621
- 28.1 Störung der Atmung ... 622
- 28.1.1 Respiratorische Insuffizienz (Ateminsuffizienz) ... 622
- 28.1.2 Pathologische Atemmuster ... 624
- 28.2 Krankheiten des Atmungssystems ... 626
- 28.2.1 Pneumonie und Pneumonitis ... 626
- 28.2.2 Chronisch obstruktive Lungenerkrankung (COPD) ... 627
- 28.2.3 Asthma bronchiale ... 632
- 28.2.4 Spontanpneumothorax ... 633
- 28.2.5 Sonstige Lungenerkrankungen ... 635

29 Akutes Abdomen und gastrointestinale Notfälle ... 637
- 29.1 Akutes Abdomen ... 638
- 29.1.1 Differenzialdiagnostik und Symptome ... 638
- 29.1.2 Therapie und Management des akuten Abdomens ... 638
- 29.2 Krankheitsbilder mit abdominellen Schmerzen ... 640
- 29.2.1 Gastrointestinale Blutung ... 640
- 29.2.2 Bauchfellentzündung (Peritonitis) ... 642
- 29.2.3 Darmverschluss (Ileus) ... 642
- 29.2.4 Gallenblasenkolik, akute Gallenblasenentzündung (Cholezystitis), Gallenblasenperforation ... 643
- 29.2.5 Geschwürerkrankungen des Magens und Zwölffingerdarms (Ulcus ventriculi et duodeni) ... 644
- 29.2.6 Entzündung der Bauchspeicheldrüse (Pankreatitis) ... 645
- 29.2.7 Entzündung des Wurmfortsatzes (Appendizitis) ... 646
- 29.2.8 Divertikulitis („Linksappendizitis") ... 647

30 Endokrinologische Notfälle ... 649
- 30.1 Notfälle im Glukosestoffwechsel ... 650
- 30.1.1 Insulin und Glukagon ... 650
- 30.1.2 Krankheitsformen des Diabetes mellitus ... 651
- 30.1.3 Typ-1-Diabetes ... 651
- 30.1.4 Typ-2-Diabetes ... 652
- 30.1.5 Begleiterkrankungen des Diabetes mellitus ... 653
- 30.1.6 Hyperglykämie (Coma diabeticum) ... 653
- 30.1.7 Hypoglykämie („Zuckerschock") ... 655
- 30.2 Addison-Krise ... 657
- 30.3 Thyreotoxische Krise ... 658

31 Traumatologische Notfälle ... 661
- 31.1 Verletzungen der Kopfregion ... 664
- 31.1.1 Schädel-Hirn-Trauma (SHT) ... 664
- 31.1.2 Weichteilverletzungen von Gesicht und Schädel ... 671
- 31.1.3 Frakturen des Gesichtsschädels ... 671
- 31.2 Verletzungen des Halses ... 672
- 31.2.1 Verletzungen der Halsweichteile ... 672
- 31.2.2 Verletzungen des Kehlkopfes ... 673
- 31.3 Verletzungen des Thorax ... 674
- 31.3.1 Verletzungen der Brustwand ... 675
- 31.3.2 Verletzungen der Pleura ... 676
- 31.3.3 Verletzungen der Lunge ... 678
- 31.3.4 Verletzungen des Herzens und der großen Gefäße ... 679
- 31.3.5 Therapie der Verletzungen des Thorax ... 679
- 31.4 Verletzungen des Abdomens ... 681
- 31.4.1 Verletzungen der Organe und Hohlorgane des Abdomens ... 682
- 31.4.2 Therapie der Verletzungen des Abdomens ... 684
- 31.5 Verletzungen der Wirbelsäule ... 684
- 31.5.1 Frakturen der Wirbelsäule ... 686
- 31.5.2 Verletzungen des Rückenmarks ... 688
- 31.5.3 Therapie der Wirbelsäulenverletzungen ... 688
- 31.6 Verletzungen des Beckens ... 693
- 31.6.1 Untersuchung des Beckens ... 693
- 31.6.2 Therapie und Stabilisierung der Beckenverletzungen ... 693
- 31.7 Verletzungen des Bewegungsapparats ... 694
- 31.7.1 Behandlungsprinzipien bei Verletzungen des Bewegungsapparats ... 694
- 31.7.2 Frakturen und Luxationen der oberen Extremität ... 697
- 31.7.3 Frakturen und Luxationen der unteren Extremität ... 700
- 31.7.4 Reposition von Frakturen ... 701
- 31.8 Amputationsverletzung ... 702
- 31.8.1 Notfallamputation ... 703
- 31.9 Versorgung von Schwerstverletzten ... 704
- 31.9.1 Polytrauma-Management ... 704
- 31.9.2 Polytrauma-Management nach PHTLS ... 707
- 31.9.3 Small Volume Resuscitation (SVR) ... 709
- 31.9.4 Trauma und Reanimation ... 709

32 Schock und Störungen des Flüssigkeitshaushalts ... 713
- 32.1 Allgemeine Pathophysiologie des Schocks ... 715
- 32.1.1 Terminale Strombahn ... 715
- 32.1.2 Glykolyse ... 715
- 32.1.3 Kompensationsmechanismen des Schocks ... 716
- 32.1.4 Stadien des Schocks ... 716
- 32.1.5 Schockindex ... 718
- 32.2 Hypovolämischer Schock ... 718
- 32.3 Kardiogener Schock ... 720
- 32.4 Anaphylaktischer Schock ... 721
- 32.5 Septischer Schock ... 722
- 32.6 Neurogener Schock ... 723

32.7	Störungen des Wasser- und Elektrolythaushalts	723		34.4.1	Die regelrechte Geburt	769
32.7.1	Physiologische Grundlagen	723		34.4.2	Assistenz bei der Notgeburt	770
32.7.2	Störungen der Isovolämie und/oder Isotonie	724		34.4.3	Erstversorgung des Neugeborenen	773
32.8	Störungen des Säure-Basen-Haushalts	726		34.5	Komplikationen unter der Geburt	774
32.8.1	Physiologische Grundlagen	726		34.5.1	Fehllagen	774
32.8.2	Störungen der Isohydrie	726		34.5.2	Nabelschnurvorfall	775
				34.5.3	Uterusatonie	775

33 Neurologische Notfälle ... 729

33.1	Störung des Bewusstseins	731
33.1.1	Formen der Bewusstseinsstörung	731
33.1.2	Ursachen der Bewusstseinsstörung	732
33.1.3	Beurteilung der Bewusstseinslage	732
33.1.4	Klassifizierung der Bewusstseinslage (Koma)	733
33.2	Erhöhung des intrakraniellen Drucks	733
33.3	Subarachnoidalblutung	735
33.4	Ischämischer Insult	737
33.5	Hämorrhagischer Insult	745
33.6	Epileptische Anfälle und Epilepsien	746
33.7	Dyskinesien	749
33.8	Infektionen des Gehirns (Enzephalitis) und seiner Häute (Meningitis)	750
33.8.1	Bakterielle Meningoenzephalitis	750
33.8.2	Virale Meningoenzephalitis	750
33.8.3	Therapie	751
33.9	Hydrozephalus	752
33.10	Demenz	752
33.11	Bandscheibenvorfall	753

35 Pädiatrische Notfälle ... 779

35.1	Das Kind als Notfallpatient	781
35.2	Verletzungen im Kindesalter	782
35.2.1	Polytraumatisiertes Kind	782
35.2.2	Thermische Verletzungen beim Kind	783
35.2.3	Misshandeltes Kind	784
35.3	Respiratorische Notfälle	785
35.3.1	Kruppsyndrom	785
35.3.2	Asthmaanfall	788
35.3.3	Fremdkörperaspiration	789
35.4	Plötzlicher Kindstod (Sudden Infant Death Syndrome = SIDS)	790
35.5	Fieberkrampf	791
35.6	Intoxikationen und Ingestionen im Kindesalter	791
35.7	Monitoring und Normwerte	792
35.8	Invasive Maßnahmen	794
35.8.1	Beatmung	794
35.8.2	Anlage eines venösen Zugangs	796
35.8.3	Intraossärer Zugang	797

34 Gynäkologische Notfälle und Geburtshilfe ... 757

34.1	Erkrankungen im Genitalbereich	759
34.1.1	Entzündung der Eileiter (Salpingitis)	759
34.1.2	Tumorerkrankungen im Unterbauch	760
34.1.3	Stieldrehungen (Ovarialtorsion)	760
34.1.4	Hypermenorrhö und Dysmenorrhö	761
34.1.5	Endometriose	761
34.2	Verletzungen im Genitalbereich	761
34.2.1	Defloration, Kohabitationsverletzungen und Vergewaltigung	761
34.2.2	Pfählungsverletzungen	762
34.3	Komplikationen während der Schwangerschaft	762
34.3.1	Die Keimentwicklung während der Schwangerschaft	763
34.3.2	Extrauteringravidität (EUG)/ektopische Schwangerschaft	763
34.3.3	Fehlgeburten	764
34.3.4	Plazentainsuffizienz, vorzeitige Plazentalösung und Placenta praevia	765
34.3.5	Hypertensive Schwangerschaftserkrankungen	767
34.3.6	Vena-cava-Kompressionssyndrom	768
34.4	Geburtshilfe	769

36 Nephrologische und urologische Notfälle ... 799

36.1	Niereninsuffizienz	801
36.1.1	Akutes Nierenversagen (ANV)	801
36.1.2	Chronische Niereninsuffizienz (CNI)	802
36.1.3	Grundlagen zur Dialyse	803
36.1.4	Dialysepflichtiger Patient	804
36.2	Erkrankungen des Urogenitaltrakts	806
36.2.1	Akuter Nierenstein (Nephro- und Urolithiasis)	806
36.2.2	Hämaturie	807
36.2.3	Akuter Harnverhalt (Ischurie)	808
36.2.4	Anurie/Oligurie	810
36.2.5	Priapismus	810
36.2.6	Phimose und Paraphimose	811
36.2.7	Akutes Skrotum	811
36.3	Verletzungen des Urogenitaltrakts	812
36.3.1	Verletzungen der Niere	812
36.3.2	Verletzungen der ableitenden Harnwege	814

37 Ophthalmologische Notfälle ... 817

37.1	Verätzung	819
37.2	Hornhautabschürfung und Verblitzung	820
37.3	Fremdkörper	821
37.4	Perforierende Verletzung	821
37.5	Augenprellung	822

37.6	Rotes Auge	824
37.7	Glaukomanfall	824
37.8	Lidverletzungen	825
37.9	Plötzlicher Sehverlust	825
38	**HNO-Notfälle**	**827**
38.1	Akute Blutungen	828
38.1.1	Blutung aus der Nase (Epistaxis)	829
38.1.2	Blutung aus dem Mund	829
38.1.3	Blutung aus dem Ohr	830
38.2	Akute Luftnot/Verlegung der oberen Luftwege	831
38.3	Akuter Hörverlust (Hörsturz)	832
38.4	Tinnitus	832
38.5	Akuter Schwindelanfall	833
38.6	Knalltrauma/Explosionstrauma	833
39	**Psychiatrische Notfälle**	**835**
39.1	Syndromorientierte Akutzustände	837
39.1.1	Angstsyndrom	838
39.1.2	Psychomotorisches Erregungssyndrom (Aggressivität)	839
39.1.3	Verwirrtheitssyndrom (Desorientierung)	840
39.2	Hirnorganisches Psychosyndrom (HOPS)	841
39.2.1	Delirantes Syndrom	841
39.2.2	Demenzen	842
39.3	Depressionen	843
39.4	Suizidalität	844
40	**Toxikologische Notfälle**	**847**
40.1	Allgemeine Toxikologie	849
40.1.1	Vergiftung	849
40.1.2	Entgiftung	849
40.2	Beurteilung und Behandlung	851
40.2.1	Allgemeine Beurteilung	851
40.2.2	Spezielle Beurteilung – Toxische Syndrome (Toxidrome)	852
40.2.3	Merkhilfen und Gebote bei Vergiftungen	853
40.2.4	Antidottherapie	854
40.2.5	Giftinformationszentralen (Giftnotruf)	854
40.3	Spezielle Toxikologie	855
40.3.1	Arzneimittelvergiftungen	855
40.3.2	Atemgifte	858
40.3.3	Vergiftungen mit Cholinesterase-Hemmstoffen	861
40.3.4	Vergiftungen mit Methanol und Ethylenglykol	862
40.3.5	Vergiftungen durch Pflanzen	863
40.3.6	Vergiftungen durch Pilze	865
40.3.7	Vergiftungen durch Tiergifte	867
40.4	Drogennotfälle	868
40.4.1	Vergiftungen mit Alkohol	868
40.4.2	Vergiftungen mit Opioiden	869
40.4.3	Vergiftungen mit Kokain	870
40.4.4	Vergiftungen durch „Schnüffelstoffe"	871
40.4.5	Vergiftungen durch Designer- oder Modedrogen	871
41	**Infektionsnotfälle**	**875**
41.1	Mikrobiologische Grundlagen	877
41.1.1	Bakterien	877
41.1.2	Viren	878
41.1.3	Pilze (Fungi)	880
41.1.4	Parasiten	880
41.2	Sepsis und SIRS	881
41.2.1	Pathophysiologie der Sepsis	882
41.2.2	Therapie der Sepsis	884
41.3	Hepatotrope Viren	885
41.3.1	Hepatitis B	886
41.3.2	Hepatitis C	886
41.4	HIV und AIDS	887
41.5	Hämorrhagisches Fieber	888
41.5.1	Ebola-Fieber	888
41.5.2	Marburg-Fieber	889
41.6	Nosokomiale Infektionen	889
41.6.1	Multiresistente Erreger	889
41.6.2	Norovirus	891
42	**Thermische Notfälle**	**893**
42.1	Wärmelehre	895
42.1.1	Wärmeabgabe	895
42.1.2	Aggregatszustände	895
42.2	Hypothermie	896
42.3	Erfrierungen	899
42.4	Hyperthermie	900
42.4.1	Sonnenstich	901
42.4.2	Hitzekrampf	902
42.4.3	Hitzeerschöpfung	903
42.4.4	Hitzschlag	904
42.5	Verbrennungstrauma	906
42.5.1	Beurteilung des Ausmaßes der Brandverletzung	907
42.5.2	Pathophysiologie des Verbrennungstraumas	908
42.5.3	Therapierichtlinien	910
42.6	Strom- und Blitzunfälle	912
42.6.1	Wirkung der elektrischen Energie auf den Körper	914
42.6.2	Selbstschutz und Therapie	917
43	**Tauch- und Ertrinkungsnotfälle**	**921**
43.1	Tauchunfälle	923
43.1.1	Physik der Gase	923
43.1.2	Pathophysiologie des Tauchgangs	925
43.1.3	Tauchunfälle beim Apnoetauchen und Schnorcheln	927
43.1.4	Tauchunfälle beim Gerätetauchen	929
43.2	Ertrinkungsunfälle	933
43.2.1	Ursachen	933
43.2.2	Definitionen und Begrifflichkeiten	933
43.2.3	Pathophysiologie	933
43.2.4	Maßnahmen	934

44 ABC-Notfälle ... 937
- 44.1 Schäden durch radioaktive Stoffe ... 938
  - 44.1.1 Strahlenverbrennung ... 939
  - 44.1.2 Akutes Strahlensyndrom (ASS) ... 940
  - 44.1.3 Schutz vor Strahlenschäden ... 941
  - 44.1.4 Messgeräte für die Radioaktivität ... 941
- 44.2 Schäden durch biologische Stoffe ... 942
  - 44.2.1 Seuchen (Epidemie) ... 942
  - 44.2.2 Biologische Kampfmittel ... 942
- 44.3 Schäden durch chemische Stoffe ... 943

45 Sterben und Tod im Rettungsdienst ... 949
- 45.1 Sozialwissenschaftliche Grundlagen ... 951
  - 45.1.1 Umgang mit Sterben und Tod in der Gesellschaft ... 951
  - 45.1.2 Religiöse und kulturelle Aspekte ... 951
  - 45.1.3 Individuelle Todesvorstellungen ... 953
  - 45.1.4 Sterbephasen ... 954
- 45.2 Herausforderungen im Rettungsdienst ... 955
  - 45.2.1 Umgang mit Sterben und Tod im Rettungsdienst ... 955
  - 45.2.2 Ethische Herausforderungen ... 956
  - 45.2.3 Rechtliche Herausforderungen ... 957
  - 45.2.4 Palliativer Notfall ... 958
- 45.3 Organtransplantation ... 959
  - 45.3.1 Organtransplantation und Hirntod ... 959
  - 45.3.2 Organspende ... 960
- 45.4 Todesfeststellung und Leichenschau ... 961
  - 45.4.1 Sichere Todeszeichen ... 962
  - 45.4.2 Unsichere Todeszeichen ... 964
  - 45.4.3 Leichenschau und Todesbescheinigung ... 965
- 45.5 Obduktion ... 967
  - 45.5.1 Auftraggeber ... 967
  - 45.5.2 Exhumierung ... 968
  - 45.5.3 Praktische Durchführung der Obduktion ... 968
  - 45.5.4 Zusatzuntersuchungen ... 968
  - 45.5.5 Notfallmedizinische Relevanz ... 968

H Algorithmen und Einsatzkonzepte ... 971

46 Einsatzkonzepte ... 973
- 46.1 Alarm- und Ausrückeordnung ... 977
  - 46.1.1 Erstellung und Pflege der Alarm- und Ausrückeordnung ... 978
  - 46.1.2 Verwendung von Einsatzstichwörtern ... 979
  - 46.1.3 Rettungsdienstrelevante Einsatzstichwörter ... 979
  - 46.1.4 Einsatzstichwörter für die Zusammenarbeit mit anderen Einsatzkräften ... 980
- 46.2 Standardeinsatzregeln ... 981
  - 46.2.1 Notfalleinsatz ... 981
  - 46.2.2 Krankentransport ... 981
  - 46.2.3 Eingang des Anrufs und Bearbeitung in der Leitstelle ... 982
  - 46.2.4 Anfahrt zum Einsatzort ... 982
  - 46.2.5 Ankunft bei einer Großschadenslage ... 982
  - 46.2.6 Patientenversorgung am Einsatzort ... 985
  - 46.2.7 Patiententransport ... 985
  - 46.2.8 Übergabe an die Klinik und Dokumentation des Einsatzes ... 985
  - 46.2.9 Wiederherstellung der Einsatzbereitschaft und Abrechnung des Einsatzes ... 985
- 46.3 Großschadenslage ... 986
  - 46.3.1 Führungsorganisation ... 986
  - 46.3.2 Führungskräfte vor Ort ... 987
  - 46.3.3 Rettungsdienstliche Organisation der Großschadenslage ... 988
  - 46.3.4 Registrierung ... 990
  - 46.3.5 Kommunikationsmanagement bei einem Großschadensfall ... 990
  - 46.3.6 Aufgaben der Leitstelle ... 991
  - 46.3.7 Tätigkeit des Leitenden Notarztes (LNA) ... 991
  - 46.3.8 Sichtung ... 994
  - 46.3.9 Aufgaben des Organisatorischen Leiters Rettungsdienst (OrgLRD) ... 997
- 46.4 Katastrophe ... 997
  - 46.4.1 Rechtliche Grundlagen der Katastrophenmedizin ... 997
  - 46.4.2 Definition einer Katastrophe ... 998
  - 46.4.3 Rettungsdienstliche Leitungsebenen des Katastrophenschutzes ... 999
  - 46.4.4 Einsatzablauf bei einer Katastrophe ... 999
  - 46.4.5 Medical Task Force ... 1001

47 Behandlungsalgorithmen (SOP – Standard Operation Procedures) ... 1003
- 47.1 Grundlagen und Begriffe ... 1004
  - 47.1.1 Rechtssicherheit für das Personal ... 1005
  - 47.1.2 Algorithmen – Abkehr vom Notarztsystem? ... 1006
- 47.2 Aufbau und Struktur ... 1006
  - 47.2.1 Phase 1: Eintreffen an der Einsatzstelle und ABCDE-Schema ... 1007
  - 47.2.2 Phase 2: Kategorisierung ... 1007
  - 47.2.3 Phase 3: Notfallspezifische Handlungsvorgaben ... 1007
  - 47.2.4 Phase 4: Transport ... 1009
  - 47.2.5 Phase 5: Einsatznachbereitung ... 1010
- 47.3 Konzeption und Philosophie ... 1010
- 47.4 Erarbeitung, Implementierung und Fortschreibung ... 1010

48 Strukturierung von Abläufen ... 1013
- 48.1 Verfahrensanweisungen ... 1014
- 48.2 Ablauf der Materialkontrolle ... 1014
- 48.3 Telemetrie und Telemedizin ... 1015
- 48.4 Dokumentation ... 1017
  - 48.4.1 Allgemeines zu Daten ... 1017
  - 48.4.2 Grundprinzipien der Einsatzdokumentation ... 1024

I Organisation und Struktur 1027

49 Organisation des Gesundheitswesens in Deutschland 1029
- 49.1 Gesundheitswesen im Sozialstaat 1030
- 49.1.1 Verfassungsrecht und Sozialstaatsprinzip 1031
- 49.1.2 Besonderheiten von Gesundheitsgütern und Marktversagen 1031
- 49.1.3 Sozial- und Krankenversicherungen 1031
- 49.1.4 Gemeinsamer Bundesausschuss (G-BA) 1033
- 49.1.5 Wirtschaftlichkeitsgebot und Qualitätssicherung .. 1035
- 49.1.6 Ausgabenentwicklung im Gesundheitswesen und Rettungsdienst 1036
- 49.2 Notfallversorgung in Deutschland 1037
- 49.2.1 Föderalismus und Zuständigkeit 1037
- 49.2.2 Sektorale Trennung des Gesundheitswesens 1039
- 49.2.3 Niedergelassene Ärzte und Kassenärztlicher Notdienst 1039
- 49.2.4 Notfallversorgung in Krankenhäusern 1040
- 49.3 Finanzierung des Rettungsdienstes 1040
- 49.3.1 Finanzierung nach Sozialgesetzbuch (SGB V) 1040
- 49.3.2 Regelungen der Landesrettungsdienstgesetze 1041
- 49.3.3 Diskussion: Rettungsdienst als eigenständige Leistung im SGB V? 1042

50 Organisation von Gefahrenabwehr und Rettungsdienst in Deutschland 1045
- 50.1 Organisation der Gefahrenabwehr 1047
- 50.1.1 Polizeiliche und nichtpolizeiliche Gefahrenabwehr 1048
- 50.1.2 Bevölkerungsschutzsystem 1048
- 50.1.3 Rettungsdienst als Teil der Gefahrenabwehr 1048
- 50.2 Geschichte des Rettungsdienstes 1049
- 50.2.1 Die Anfänge der Notfallmedizin 1049
- 50.2.2 Die Notfallmedizin ab dem 19. Jahrhundert 1050
- 50.2.3 Entwicklung des modernen Rettungsdienstes im deutschsprachigen Raum 1050
- 50.3 Organisationsformen 1054
- 50.4 Finanzierungsformen 1056
- 50.5 Einrichtungen 1056
- 50.5.1 Leitstelle 1056
- 50.5.2 Rettungswache 1057
- 50.5.3 Krankenhaus 1058
- 50.5.4 Ambulante Pflegedienste, betreutes Wohnen und Pflegeheime 1058
- 50.6 Rettungsdienstpersonal 1058
- 50.7 First Responder, Helfer vor Ort, Notfallhilfe 1060
- 50.8 Regionale Besonderheiten 1064
- 50.9 Aktuelle Entwicklungen im Rettungsdienst 1064
- 50.9.1 Telenotarzt 1064
- 50.9.2 (Notfall-)medizinische Versorgung in abseits gelegenen Gebieten 1065

51 Rettungsdienstsysteme der deutschen Nachbarländer, in Großbritannien und den USA .. 1067
- 51.1 Belgien 1069
- 51.1.1 Allgemeines 1069
- 51.1.2 Ausbildung und Personal 1069
- 51.1.3 Aspekte der Einsatzlogistik 1069
- 51.2 Dänemark 1070
- 51.2.1 Allgemeines 1070
- 51.2.2 Ausbildung und Personal 1070
- 51.2.3 Aspekte der Einsatzlogistik 1071
- 51.3 Frankreich 1071
- 51.3.1 Allgemeines 1071
- 51.3.2 Ausbildung und Personal 1071
- 51.3.3 Aspekte der Einsatzlogistik 1071
- 51.4 Luxemburg 1072
- 51.4.1 Allgemeines 1072
- 51.4.2 Ausbildung und Personal 1072
- 51.4.3 Aspekte der Einsatzlogistik 1072
- 51.5 Niederlande 1072
- 51.5.1 Allgemeines 1072
- 51.5.2 Ausbildung und Personal 1073
- 51.5.3 Aspekte der Einsatzlogistik 1073
- 51.6 Polen 1073
- 51.6.1 Allgemeines 1074
- 51.6.2 Ausbildung und Personal 1074
- 51.6.3 Aspekte der Einsatzlogistik 1074
- 51.7 Tschechien 1074
- 51.7.1 Allgemeines 1074
- 51.7.2 Ausbildung und Personal 1075
- 51.7.3 Aspekte der Einsatzlogistik 1075
- 51.8 Österreich 1075
- 51.8.1 Allgemeines 1075
- 51.8.2 Ausbildung und Personal 1076
- 51.8.3 Aspekte der Einsatzlogistik 1076
- 51.9 Schweiz 1077
- 51.9.1 Allgemeines 1077
- 51.9.2 Ausbildung und Personal 1077
- 51.9.3 Aspekte der Einsatzlogistik 1078
- 51.10 Großbritannien 1078
- 51.10.1 Allgemeines 1078
- 51.10.2 Ausbildung und Personal 1078
- 51.10.3 Aspekte der Einsatzlogistik 1079
- 51.11 USA 1080
- 51.11.1 Allgemeines 1080
- 51.11.2 Ausbildung und Personal 1080
- 51.11.3 Aspekte der Einsatzlogistik 1081

52 Luft-, Berg- und Wasserrettung 1085
- 52.1 Luftrettung 1087
- 52.1.1 Primäreinsätze 1090
- 52.1.2 Sekundäreinsätze 1091
- 52.1.3 Rettungshubschrauber 1092

52.1.4	Ambulanzflugzeug	1096	54.3.4	Digitale Textnachrichten ... 1145

- 52.1.4 Ambulanzflugzeug 1096
- 52.1.5 Repatriierung mit Flugzeugen 1096
- 52.1.6 Ausbildung im Bereich Luftrettung 1098
- **52.2 Bergrettung** 1101
- 52.2.1 Geschichte der Bergrettung 1101
- 52.2.2 Strukturen der Bergrettung (national/international) 1101
- 52.2.3 Notfallort Gebirge 1101
- 52.2.4 Besonderheiten der Bergrettung und notwendige Ausrüstung 1102
- 52.2.5 Ausbildung und Anforderungen 1105
- 52.2.6 Typische Verletzungen und medizinische Probleme in den Bergen 1105
- **52.3 Wasserrettung** 1107
- 52.3.1 Geschichte der Wasserrettung 1107
- 52.3.2 Organisationen der Wasserrettung 1108
- 52.3.3 Strukturen der Wasserrettung 1108
- 52.3.4 Besonderheiten der Wasserrettung 1108
- 52.3.5 Ausbildung und Anforderungen 1111

53 Fahrzeuge 1113
- **53.1 Fahrtechnische Ausbildung** 1115
- 53.1.1 Faktoren der Fahrsicherheit 1115
- 53.1.2 Fahrtaktik und Unfallvermeidung bei Notfalleinsätzen 1117
- 53.1.3 Verwendung von Sondersignalen 1121
- 53.1.4 Verhalten bei einem Unfall 1122
- 53.1.5 Zusammenfassung der wichtigsten Sicherheitsregeln für Einsatzfahrer 1123
- **53.2 Fahrzeugtechnik** 1123
- 53.2.1 DIN für Rettungsmittel 1123
- 53.2.2 Geräte und Einrichtungen der Rettungsmittel 1124
- 53.2.3 Anwendung der Geräte 1126

54 Funk- und Kommunikationsmittel 1129
- **54.1 Funktechnische Ausbildung** 1131
- 54.1.1 Physikalische Grundlagen 1131
- 54.1.2 Funkverkehrsarten des analogen BOS-Funks 1132
- 54.1.3 Durchführung des Sprechfunkverkehrs 1133
- 54.1.4 Funkalarmierung (FME) 1134
- 54.1.5 Funkmeldesystem (FMS) 1135
- 54.1.6 Digitaler Sprech- und Datenfunk TETRA 1136
- **54.2 Kommunikationsmittel** 1138
- 54.2.1 Funkgeräte und Funkmeldeempfänger 1138
- 54.2.2 GSM-Technik, Handys, Smartphones 1139
- 54.2.3 Mobile Computer, Tablets 1139
- 54.2.4 Gesundheitskartenleser 1140
- 54.2.5 Karten- und Navigationssysteme 1140
- 54.2.6 Internetanwendungen 1141
- **54.3 EDV** 1141
- 54.3.1 Software in Leitstellen 1142
- 54.3.2 Digitale Karteninformations- und Ortungssysteme 1144
- 54.3.3 Digitale Telefontechnik in Leitstellen 1144
- 54.3.4 Digitale Textnachrichten 1145
- 54.3.5 Sonstige Kommunikationssysteme in Leitstellen 1145
- 54.3.6 Datenschutz 1146
- 54.3.7 Störungen im EDV-Leitstellensystem 1146
- 54.3.8 EDV-gestützte Abrechnung von Einsätzen 1147
- 54.3.9 EDV-Einsatz an Dienststellen 1147

J Qualitätsmanagement und Recht 1149

55 Qualitätsmanagement 1151
- **55.1 Allgemeine Grundlagen zum Qualitätsmanagement** 1152
- 55.1.1 Begrifflichkeiten 1153
- 55.1.2 Nutzen von Qualitätsmanagement im Rettungsdienst 1154
- 55.1.3 Instrumente des Qualitätsmanagements 1154
- **55.2 Qualitätsmerkmale und qualitative Erfordernisse in der präklinischen Versorgung** 1154
- 55.2.1 Auswirkungen auf die Strukturqualität 1155
- 55.2.2 Auswirkungen auf die Prozessqualität 1155
- 55.2.3 Auswirkungen auf die Ergebnisqualität 1155
- **55.3 Qualitätsmanagementsysteme** 1155
- 55.3.1 ISO 9001 ff. 1156
- 55.3.2 KTQ für den Rettungsdienst 1157
- 55.3.3 EFQM 1158
- **55.4 Umsetzung von Qualitätsmanagement in der Praxis** 1158
- **55.5 Wirtschaftliche und ökologische Rahmenbedingungen** 1159
- 55.5.1 Rettungsdienst und Umweltschutz 1159
- 55.5.2 Rettungsdienst und Arbeitsschutz 1159
- 55.5.3 Personal- und Bedarfsplanung 1162
- 55.5.4 Berechnung von Einsatz- und Vorhaltungskosten 1163
- 55.5.5 Wirtschaftlichkeitsanalysen im Rettungsdienst 1163

56 Grundlagen staatlicher Ordnung 1165
- **56.1 Grundlagen des Staates** 1166
- **56.2 Grundrechte der Bürger** 1167
- **56.3 Pflichten der Bürger** 1169
- **56.4 Deutschland als föderativer Staat** 1169
- **56.5 Deutschland als parlamentarische Demokratie** 1171
- 56.5.1 Wahlen 1171
- 56.5.2 Staatsgewalt 1171
- 56.5.3 Gewaltenteilung 1172
- 56.5.4 Gesetzgebende Gewalt 1172
- 56.5.5 Vollziehende Gewalt 1173
- 56.5.6 Richterliche Gewalt 1174
- **56.6 Die Verfassungsorgane in Deutschland** 1175
- 56.6.1 Bundestag 1175
- 56.6.2 Bundesrat 1176
- 56.6.3 Bundespräsident 1177

56.6.4	Bundesregierung	1178	57.7	Arzneimittel-, Betäubungsmittel- und Medizinprodukterecht ... 1205
56.6.5	Bundeskanzler	1178	57.7.1	Arzneimittelrecht ... 1205

57 Rechtliche Rahmenbedingungen des Rettungsdienstes ... 1179

57.1	Allgemeine rechtliche Grundlagen	1182
57.2	Ausbildung des Rettungsdienstpersonals	1182
57.2.1	Rettungsfachpersonal	1182
57.2.2	Ärztliches Rettungsdienstpersonal	1189
57.3	Tätigkeit des Rettungsfachpersonals	1189
57.3.1	Rechtliche Stellung der Mitarbeiter im Rettungsdienst	1189
57.3.2	Pflichten des Rettungsfachpersonals	1191
57.3.3	Kompetenzen des Rettungsfachpersonals	1192
57.3.4	Zusammenarbeit mit Ärzten	1194
57.4	Strafrechtliche Verantwortung	1194
57.4.1	Tötung und Körperverletzung	1194
57.4.2	Unterlassene Hilfeleistung	1196
57.4.3	Schweigepflicht	1196
57.4.4	Sonstige relevante Strafvorschriften	1197
57.5	Schadensersatzhaftung	1198
57.5.1	Haftungsrechtliche Grundlagen	1198
57.5.2	Vorsatz und Fahrlässigkeit	1199
57.5.3	Beweisrechtliche Besonderheiten	1200
57.6	Straßenverkehrsrecht	1201
57.6.1	Grundlagen	1201
57.6.2	Sonderrechte	1201
57.6.3	Wegerecht	1203
57.6.4	Fahrerlaubnis zur Fahrgastbeförderung	1204
57.6.5	Sonderfahrberechtigung für Einsatzfahrzeuge	1204
57.7.2	Betäubungsmittelrecht	1205
57.7.3	Medizinprodukterecht	1206
57.8	Weitere Rechtsfragen	1208
57.8.1	Behandlungs- oder Transportverweigerung	1208
57.8.2	Gewahrsamnahme	1208
57.8.3	Zwangsmaßnahmen gegen Patienten und Unterbringung von psychisch Kranken	1209
57.8.4	Patientenverfügung	1209
57.8.5	Todesfeststellung und Leichenschau	1209
57.8.6	Kindesmisshandlung	1210
57.8.7	Behinderung des Rettungsdienstes und tätliche Angriffe	1210
57.8.8	Massenanfall an Verletzten	1210
57.8.9	Katastrophenschutz	1210
57.8.10	Ersthelfergruppen	1211
57.8.11	Sanitätsdienst	1211

Anhang ... 1213
Muster-Algorithmen zur Umsetzung des
Pyramidenprozesses im Rahmen des NotSanG .. 1215
Abkürzungsverzeichnis ... 1255
Literaturverzeichnis ... 1263
Abbildungs- und Tabellennachweis ... 1274

Sachregister ... 1277
Arzneimittelregister ... 1297

A Entwicklung des Notfallsanitäterberufs

1 Ausbildung und Beruf des Notfallsanitäters   3

2 Berufsbildung 19

3 Kompetenzentwicklung, Professionalisierung und
  Akademisierung 31

4 Wissenschaft und Berufspolitik 45

Lehr- und Lernziele des Abschnitts A

Der folgende Abschnitt deckt den **Themenbereich 9** der Ausbildungs- und Prüfungsordnung für Notfallsanitäterinnen und Notfallsanitäter ab. Auszubildende sind demnach zu befähigen,
- den Notfallsanitäterberuf in seiner Eigenständigkeit und im Zusammenwirken mit unterschiedlichen Akteuren zu verstehen, danach zu handeln und weiterzuentwickeln und
- die eigene Ausbildung kritisch zu betrachten sowie Eigeninitiative und Verantwortung für das eigene lebenslange Lernen zu übernehmen.

Damit diese Ziele in der Ausbildung erreicht werden können, werden in **Kapitel 1** zunächst die gesetzlichen Regelungen und die Aufgaben des Notfallsanitäters grundlegend erläutert. Angesprochen werden die verschiedenen Einsatzbereiche von Notfallsanitätern, u. a. in Notfallrettung und Krankentransport, in Leitstellen, in der Luft-, Berg- und Wasserrettung sowie als Betriebssanitäter, Mitarbeiter in Notaufnahmen oder als Vertriebsmitarbeiter.

Zum Schluss des Kapitels werden die vielfältigen, interessanten, aber auch schwierigen und anspruchsvollen Arbeitsbedingungen im Rettungsdienst herausgearbeitet und es wird erläutert, welche großen Anforderungen an Notfallsanitäter gestellt werden.

In **Kapitel 2** erfolgt die Darstellung der Grundlagen der Berufsbildung in Deutschland und die Differenzierung der Bereiche Aus-, Fort- und Weiterbildung. Es folgt eine Beschreibung der Berufsbildung der Gesundheitsfachberufe und deren Besonderheiten in Bezug auf übliche Berufsbildungsstandards. Dann werden die Berufsbildung im Rettungsdienst und insbesondere die konkreten Qualifikationsstufen und Ausbildungen dezidiert erläutert. Den Abschluss des Kapitels bildet ein Blick auf den europäischen und deutschen Qualifikationsrahmen und die daraus resultierenden Standards und Chancen für die Berufstätigen im Rettungsdienst.

Kapitel 3 beschreibt schließlich umfassend die Kompetenzentwicklung, Professionalisierung und Akademisierung als wesentliche Bestandteile beruflichen Handelns im Rettungsdienst. Ausgehend vom konkreten Anforderungsprofil erfolgt eine Klärung, was kompetentes Handeln im Rettungsdienst kennzeichnet und welche fünf Kompetenzdimensionen dafür abgebildet werden müssen. Dann werden die Bedeutung von Performanz und Professionalisierung für den Beruf des Notfallsanitäters erläutert und schließlich das lebenslange Lernen, die Wichtigkeit einer kontinuierlichen Fort- und Weiterbildung bis hin zur Akademisierung dargestellt. Den Abschluss des Kapitels bildet ein Exkurs über das weltweit verbreitete Symbol für professionelles Handeln im Rettungsdienst, den Star of Life.

Schließlich erfolgt in **Kapitel 4** zunächst ein Überblick über die Notwendigkeit und Methodik der Erkenntnisgewinnung im Rettungsdienst. Das Grundprinzip von Fachgesellschaften und berufsständischen Vertretungen wird erläutert und es werden wichtige Interessenvertretungen für den Rettungsdienst und insbesondere für das Rettungsfachpersonal vorgestellt.

Hinweis: Der hier thematisierte Themenbereich 9 der Ausbildungs- und Prüfungsordnung für Notfallsanitäterinnen und Notfallsanitäter enthält weitere Lernziele, die aus didaktischen Gründen dem Abschnitt I zugeordnet wurden.

KAPITEL 1

David Häske, Harald Karutz und Klaus Runggaldier

Ausbildung und Beruf des Notfallsanitäters

1.1	**Gesetzliche Regelungen**	4
1.1.1	Notfallsanitätergesetz	5
1.1.2	Ausbildungs- und Prüfungsverordnung	9
1.2	**Aufgaben des Notfallsanitäters**	11
1.2.1	Voraussetzungen	12
1.2.2	Einsatz	13
1.2.3	Besondere Aufgaben	14
1.3	**Einsatzbereiche des Notfallsanitäters**	14
1.3.1	Tätigkeit in Notfallrettung und Krankentransport	14
1.3.2	Tätigkeit in Leitstellen	15
1.3.3	Tätigkeit in der Luftrettung	15
1.3.4	Weitere Einsatzbereiche	15
1.4	**Arbeitsbedingungen im Rettungsdienst**	15

1 Ausbildung und Beruf des Notfallsanitäters

Szenario

Drei junge Leute interessieren sich für den Beruf des Notfallsanitäters. Sie fragen sich, wo ihre Aufgaben definiert sind, was sie für Voraussetzungen benötigen und welche Chancen und Risiken der Beruf hat. Eine junge Frau ist bereits Rettungsassistentin. Sie interessiert besonders der Unterschied des gesetzlichen Rahmens im Vergleich zum Rettungsassistenten und welche Möglichkeiten und Anforderungen es hinsichtlich der Prüfungen gibt. Dafür kann sie den beiden anderen bereits von den Dienstabläufen auf der Rettungswache und im Einsatz berichten.

Inhaltsübersicht

1.1 Gesetzliche Regelungen
- Der Beruf des Notfallsanitäters wird durch das Notfallsanitätergesetz geregelt.
- Es wird die Ausbildung, nicht aber die Ausübung des Berufes geregelt.

1.2 Aufgaben des Notfallsanitäters
- Der Notfallsanitäter ist die höchste nichtärztliche Qualifikation im deutschen Rettungsdienst.
- Er ist ein Fachmann im Gesundheitswesen.
- Er verfügt über spezielles Wissen und spezielle Fertigkeiten.
- Er arbeitet sowohl eigenständig als auch im Team.
- Er handelt eigenständig auf der Basis von Standards und Algorithmen.

1.3 Einsatzbereiche des Notfallsanitäters
- Tätigkeit in Notfallrettung und Krankentransport
- Tätigkeit in Leitstellen
- Tätigkeit in der Luft-, Berg- und Wasserrettung
- Tätigkeiten als Betriebssanitäter, Mitarbeiter in Notaufnahmen oder als Vertriebsmitarbeiter

1.4 Arbeitsbedingungen im Rettungsdienst
- Die Arbeitsbedingungen im Rettungsdienst sind sehr spezifisch.
- Typisch sind v. a. das Warten, die Ungewissheit, die Entscheidungsfindung, die Arbeitsgefahren sowie die physischen und psychischen Belastungen.
- Die berufliche Tätigkeit ist abwechslungsreich und bietet unterschiedlichste Anforderungen und Herausforderungen.

1.1 Gesetzliche Regelungen

Es war Prof. Friedrich Wilhelm Ahnefeld (1924–2012) aus Ulm, einer der großen Pioniere der deutschen Notfallmedizin, der bereits in den 1970er-Jahren eine dreijährige **Berufsausbildung** für Sanitäter auf gesetzlicher Grundlage forderte. Nach über 40 Jahren ist dies mit der Schaffung des Notfallsanitätergesetzes nun Wirklichkeit geworden.

> **MERKE**
> Mit dem **Notfallsanitätergesetz (NotSanG)** wurde nicht nur das nun abgelöste **Rettungsassistentengesetz (RettAssG)** modifiziert. Vielmehr wurde ein **neues Berufsbild** geschaffen!

Kontinuierlich steigende Einsatzzahlen, der demografische Wandel mit einem Zuwachs an älteren Mitbürgern, immer häufiger auftretende chronische und akute Erkrankungen, aber z. B. auch steigender Kostendruck und zunehmende Sozialnot sind nur einige der Herausforderungen, mit denen das Rettungsfachpersonal heute und mehr noch in den kommenden Jahren konfrontiert wird. Veränderungen der Klinikstrukturen bzw. der Krankenhauslandschaft führen zu einer steigenden Anzahl an Interhospital- bzw. Intensivtransporten und in einigen Bereichen der Bundesrepublik Deutschland sind Notärzte schon heute nur noch eingeschränkt oder nach einer längeren Anfahrtszeit verfügbar.

Die Hauptlast der rettungsdienstlichen Versorgung tragen derzeit Rettungsassistenten, die zukünftig von Notfallsanitätern abgelöst werden sollen, um eine bedarfsgerechtere Notfallversorgung sicherzustellen. Einerseits geht es darum, unnötige Notarzteinsätze zu vermeiden, andererseits sollen mit einer raschen und zielgerichteten Notfallversorgung die Kosten für die Weiterbehandlung reduziert werden.

Vor diesem Hintergrund hatte das Bundesgesundheitsministerium im Jahr 2008 zunächst eine Expertengruppe eingesetzt: Vertreter von Fachgesellschaften, Kostenträgern und Verbänden sollten in dieser Arbeitsgruppe zentrale Fragen hinsichtlich einer Neuregelung der Berufsausbildung im Rettungsdienst klären. Im Ergebnis ist zum 1. Januar 2014 das Notfallsanitätergesetz in Kraft getreten. Dabei handelt es sich um ein **Berufszulassungsgesetz,** welches die Zutrittsvoraussetzungen regelt und festlegt, durch wen und wie die **Berufsbezeichnung** zu führen und zu schützen ist.

> **ACHTUNG**
> Das Notfallsanitätergesetz regelt somit die **Ausbildung** zu einem neu geschaffenen Heilberuf, jedoch nicht die **Ausübung** dieses Berufes.

Die Ausgestaltung und Durchführung des Rettungsdienstes obliegt den Ländern und nicht dem Bund. Jedoch sollte das Gesetz herangezogen werden, wenn es um Ermessensfragen zum Umfang der Ausgestaltung der Berufsausübung geht.

Zentraler Punkt im Notfallsanitätergesetz ist die **dreijährige Ausbildung** mit – im Gegensatz zur Rettungsassistentenausbildung – **Abschlussprüfungen am Ende der Ausbildung.** Eine **Vergütung** für Auszubildende wurde aufgenommen und ein **klares Ausbildungsziel** formuliert. Die im Sinne dieses Ausbildungsziels zu erwerbenden Kompetenzen sind weiter in der Ausbildungs- und Prüfungsverordnung für Notfallsanitäter (➤ Kap. 1.1.2) konkretisiert. Auf diese Weise erhofft man sich bei der Durchführung invasiver Maßnahmen vor allem auch eine erhöhte Rechtssicherheit für Notfallsanitäter in der Praxis.

Neben Regelungen zu **Ausbildungsdauer** und **Ausbildungsstruktur** sind auch die **Zugangsvoraussetzungen** wie der erforderliche Schulabschluss und die gesundheitlichen Anforderungen geregelt.

Das Notfallsanitätergesetz erlaubt Rettungsassistenten, ihre Berufsbezeichnung weiterzuführen und regelt auch, wie bisherige Rettungsassistenten zum Notfallsanitäter weiterqualifiziert werden können. In Abhängigkeit von der Berufserfahrung bei Inkrafttreten des Gesetzes sind **Ergänzungsprüfungen** und etwaige **Ergänzungsschulungen** geregelt.

Eine weitere Besonderheit stellen die Anforderungen an die Ausbildungsstätten dar, in denen z. B. die praktische Anleitung auf den Lehrrettungswachen durch **Praxisanleiter** geregelt ist und an die Schulen die Anforderung gestellt wird, **Schulleitungen und Lehrkräfte mit Hochschulabschluss** zu beschäftigen.

Die **Ausbildungs- und Prüfungsverordnung für Notfallsanitäterinnen und Notfallsanitäter** (*NotSan-APrV*) schreibt Mindestanforderungen vor, die an die Ausbildung zum Notfallsanitäter und an die Ergänzungsprüfungen zu stellen sind. Sie regelt außerdem den Ablauf und den Inhalt der staatlichen Prüfungen sowie die Anerkennung anderer Ausbildungen und enthält Muster der erforderlichen Bescheinigungen und Urkunden.

1.1.1 Notfallsanitätergesetz

Das **Gesetz über den Beruf der Notfallsanitäterin und des Notfallsanitäters (Notfallsanitätergesetz – *NotSanG*)** gliedert sich in sieben Abschnitte:
- Abschnitt 1: Erlaubnis zum Führen der Berufsbezeichnung
- Abschnitt 2: Ausbildung
- Abschnitt 3: Ausbildungsverhältnis
- Abschnitt 4: Erbringen von Dienstleistungen
- Abschnitt 5: Zuständigkeiten
- Abschnitt 6: Bußgeldvorschriften
- Abschnitt 7: Anwendungs- und Übergangsvorschriften

Abschnitt 1: Erlaubnis zum Führen der Berufsbezeichnung

Der erste Abschnitt regelt die **Erlaubnis zum Führen der Berufsbezeichnung** sowie die entsprechenden Voraussetzungen dazu. Wie in bundeseinheitlichen Berufsgesetzen üblich erklärt § *1 NotSanG*, dass die Berufsbezeichnung nur mit entsprechender Erlaubnis zu führen ist, die Ausübung des Berufs wird dabei nicht thematisiert.

Durch die Wahl der neuen Berufsbezeichnung *Notfallsanitäter* hat der Gesetzgeber dem Umstand Rechnung getragen, dass die Bezeichnung *Rettungsassistent* nie wirklich bei Bevölkerung und Patienten ankam und teils eher verwirrend war, weswegen auch aus diesem Berufskreis für eine neue Berufsbezeichnung plädiert wurde. Zudem sollte sich der Notfallsanitäter, mit mehr Kompetenzen gegenüber dem Rettungsassistenten ausgestattet, auch im Sinne des Patientenschutzes und in der Wahrnehmung der Patienten abheben. Der Gesetzgeber hat sich bei der Namenswahl daraufhin von dem historisch verwurzelten **Sanitäter** und der modernen **Notfallmedizin** leiten lassen.

§ 2 Abs. 1 NotSanG regelt die **Voraussetzungen zur Führung der Berufsbezeichnung,** welche sich im Wesentlichen in vier Punkte gliedern:
- Die abgeschlossene Ausbildung und bestandene Prüfung,
- kein schuldhaftes Verhalten, welches der Berufsausübung entgegensteht,
- die gesundheitliche Eignung und
- die erforderlichen Deutschkenntnisse zur Berufsausübung.

Ab § 2 Abs. 2 NotSanG werden Regelungen zum Widerruf der Erlaubnis zum Führen der Berufsbezeichnung aufgeführt, sofern die oben genannten Punkte nicht vorliegen. Explizit ist erwähnt, dass die Berechtigung zum Führen der Berufsbezeichnung zurückgenommen werden kann, wenn nachträglich festgestellt wird, dass sich die Person gesundheitlich nicht dafür eignet.

Die nachfolgenden Absätze beziehen sich im Wesentlichen auf die Anerkennung von Ausbildungen außerhalb des Geltungsbereichs des Gesetzes und regeln die Anerkennungsverfahren. Dies beruht auf einer Prüfung der Gleichwertigkeit des Ausbildungsstandes und ggf. einem Ausgleich der Defizite.

§ 3 NotSanG regelt die **Unterrichtungspflichten** der zuständigen Behörden innerhalb Europas gemäß europäischer Richtlinien. Dabei geht es um das Vorliegen disziplinarischer oder strafrechtlicher Sanktionen oder über sonstige schwerwiegende Sachverhalte, sofern sich diese auf die Ausübung des Berufsbildes auswirken können.

Abschnitt 2: Ausbildung

§ 4 NotSanG beschreibt in drei Absätzen das **Ausbildungsziel.** Absatz 1 lautet: *„Die Ausbildung zur Notfallsanitäterin oder zum Notfallsanitäter soll entsprechend dem allgemein anerkannten Stand rettungsdienstlicher, medizinischer und weiterer bezugswissenschaftlicher Erkenntnisse fachliche, personale, soziale und methodische Kompetenzen zur eigenverantwortlichen Durchführung und teamorientierten Mitwirkung insbesondere bei der notfallmedizinischen Versorgung und dem Transport von Patientinnen und Patienten vermitteln."* Bereits hier wird der konkretere Ansatz gegenüber § 3 RettAssG klar. Weiter wird ausgeführt: *„Dabei sind die unterschiedlichen situativen Einsatzbedingungen zu berücksichtigen. Die Ausbildung soll die Notfallsanitäterinnen und Notfallsanitäter außerdem in die Lage versetzen, die Lebenssitua-*

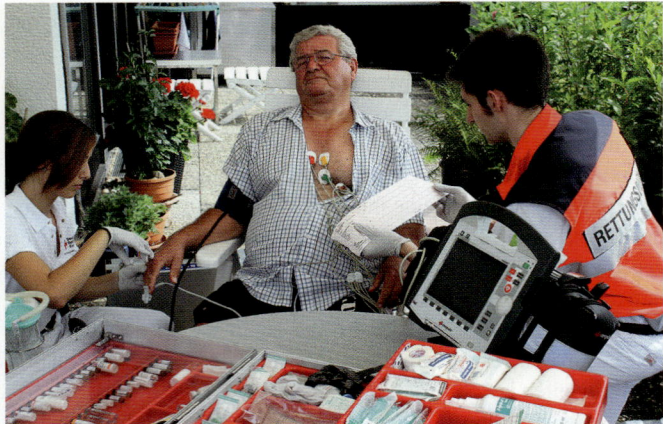

Abb. 1.1 Notfallsanitäter im Einsatz: Diagnostik, Anamnese und daraus abgeleitete Behandlung an der Einsatzstelle [P102]

Unstrittig sind demgegenüber die in § 4 Abs. 2 Nr. 1d-j NotSanG aufgeführten weiteren Aufgaben wie der angemessene **Umgang mit Menschen in Notfall- und Krisensituationen,** das **Herstellen und Sichern der Transportfähigkeit** von Patienten im Notfalleinsatz, die **Auswahl eines geeigneten Transportziels** sowie die **Überwachung des Patienten** unterwegs. Wert wird auf eine **fachgerechte Übergabe** von Patienten gelegt, welche auch die korrekte **Dokumentation** beinhaltet. Qualitätssichernde und organisatorische Maßnahmen im Rettungsdienst schließen sich an.

Eigene Punkte in den Ausbildungszielen sind nicht zuletzt auch die **Kommunikation** an der Einsatzstelle mit allen relevanten Personengruppen und Institutionen sowie die **Sicherstellung und Herstellung der Einsatzbereitschaft** von Fahrzeugen und Material.

In § 4 Abs. 2 Nr. 2 NotSanG werden die **Aufgaben von Notfallsanitätern im Rahmen der Mitwirkung** erläutert. Darunter fallen zum einen die **Assistenz bei der ärztlichen Notfall- und Akutversorgung** von Patienten, wie z.B. bei der Anlage von Thoraxdrainagen oder bei der Narkoseeinleitung. Weiter ist jedoch auch das „*eigenständige Durchführen ärztlich veranlasster Maßnahmen im Notfalleinsatz*" erwähnt. Dabei muss ein Arzt zugegen sein bzw. die Maßnahme zumindest veranlasst haben.

Hingegen wird im letzten Punkt der Mitwirkung auf das **eigenständige Durchführen von heilkundlichen Maßnahmen** hingewiesen, welche von einem „*Ärztlichen Leiter Rettungsdienst oder entsprechend verantwortlichen Arzt bei bestimmten notfallmedizinischen Zustandsbildern und -situationen standardmäßig vorgegeben, überprüft und verantwortet werden*". Hier wird jedoch deutlich, dass letztlich Standards, Algorithmen oder auch SOPs (Standard Operating Procedures) gemeint sind, auf deren Basis auch bereits Rettungsassistenten gearbeitet haben.

tion und die jeweilige Lebensphase der Erkrankten und Verletzten und sonstigen Beteiligten sowie deren Selbstständigkeit und Selbstbestimmung in ihr Handeln mit einzubeziehen." Hieraus lässt sich ein ganzheitlicher Ansatz ableiten, welcher den Patienten individuell, sein Umfeld und die Akutsituation miteinbezieht und eine für diesen Patienten bedarfsgerechte und mitbestimmte Versorgung ermöglichen soll (➤ Abb. 1.1).

§ 4 Abs. 2 Nr. 1a-c NotSanG konkretisiert Absatz 1. Der erste Teil beschreibt die rettungsdienstlichen Kernkompetenzen, welche der Notfallsanitäter im Berufsalltag eigenverantwortlich durchführen soll, wie z.B.

a. die Erfassung der Einsatzlage und notwendige Maßnahmen zur Gefahrenabwehr,
b. das **Beurteilen des Gesundheitszustands** von erkrankten und verletzten Personen, insbesondere das Erkennen einer vitalen Bedrohung, das Entscheiden über die Notwendigkeit, eine Notärztin oder einen Notarzt, weiteres Personal, weitere Rettungsmittel oder sonstige ärztliche Hilfe nachzufordern sowie das Umsetzen der erforderlichen Maßnahmen, und
c. das **Durchführen medizinischer Maßnahmen der Erstversorgung** bei Patientinnen und Patienten im Notfalleinsatz und dabei das Anwenden von in der Ausbildung erlernten und beherrschten, **auch invasiven Maßnahmen,** um einer Verschlechterung der Situation der Patientinnen und Patienten bis zum Eintreffen der Notärztin oder des Notarztes oder dem Beginn einer weiteren ärztlichen Versorgung vorzubeugen, wenn ein lebensgefährlicher Zustand vorliegt oder wesentliche Folgeschäden zu erwarten sind.

§ 4 Abs. 2 Nr. 1c NotSanG war stets Anlass zahlreicher (berufspolitischer) Diskussionen. Zwar beschränkt sich die Kompetenz des Bundes, wie oben bereits dargestellt, auf die Gesetzgebung ohne Einfluss auf die konkrete Berufsausübung, jedoch soll die Ausbildungszielbeschreibung insbesondere auch als Auslegungshilfe für Fälle eines **rechtfertigenden Notstands** verstanden werden. Davon ist in verantwortungsbewusstem und angemessenem Umfang Gebrauch zu machen, wobei sich die Angemessenheit auf die Bewertung der konkreten Situation und die Auswahl der Maßnahme beziehen muss.

> **MERKE**
> Maßnahmen gelten dann als **invasiv,** wenn sie in den Körper eindringen (z.B. die Punktion einer Vene oder die Applikation von Medikamenten). Aus rechtlicher Sicht stellen invasive Maßnahmen eine **Körperverletzung** dar. Deshalb ist eine Einwilligung des Patienten nötig.
> Eine rechtlich griffige Definition von **heilkundlichen Maßnahmen** in Abgrenzung zu invasiven Maßnahmen existiert dagegen nicht. Lediglich im Heilpraktikergesetz wird Heilkunde sehr unpräzise und wenig konkret beschrieben: „*Ausübung der Heilkunde im Sinne dieses Gesetzes ist jede berufs- oder gewerbsmäßig vorgenommene Tätigkeit zur Feststellung, Heilung oder Linderung von Krankheiten, Leiden oder Körperschäden bei Menschen, auch wenn sie im Dienste von anderen ausgeübt wird.*" Damit ist Heilkunde alles und nichts in Bezug auf Maßnahmen, die ergriffen werden, um Notfallpatienten zu versorgen.
> Im Deutschen Ärzteblatt (Februar 2015) wird dies durch die Aussage des Direktors des Instituts für Europäisches und Internationales Medizinrecht, Gesundheitsrecht und Bioethik anlässlich des 44. Symposiums für Juristen und Ärzte unterstrichen: Heilkunde sei so gut wie jede im Gesundheitswesen zu verortende Tätigkeit. Der Begriff sei deshalb kaum zur Abgrenzung der Arbeitsbereiche im Gesundheitswesen geeignet. Auch die Bundesärzteordnung, nach der nur derjenige, der als Arzt approbiert ist, den ärztlichen Beruf ausüben darf, ändere daran nichts. Diese Bestimmung sei im Grunde lediglich ein Titelschutz für den Arztberuf; was Heilkunde sei, werde dort nicht definiert.

§ 4 Abs. 2 Nr. 3 NotSanG unterstreicht die Wichtigkeit der interprofessionellen Zusammenarbeit indem es konstatiert, dass der Notfallsanitäter befähigt sein soll, mit beteiligten Berufsgruppen und Menschen in allen Phasen des Einsatzes unter Berücksichtigung begleitender Faktoren, egal ob ein Individualnotfall oder eine Großschadenslage vorliegt, patientenorientiert zusammenzuarbeiten.

§ 5 NotSanG regelt die **Dauer und Struktur der Ausbildung** und damit anteilig die Voraussetzungen zum Erlangen der Berufsbezeichnung. Die Ausbildung für Notfallsanitäter dauert demnach in Vollzeitform 3 Jahre, in Teilzeitform höchstens 5 Jahre. Sie besteht aus theoretischem und praktischem Unterricht sowie einer praktischen Ausbildung. Die Ausbildung schließt mit einer staatlichen Prüfung ab und ist damit einer der wichtigsten Unterschiede zur ehemaligen Rettungsassistentenausbildung, die das Examen in der Mitte der Ausbildung vorsah.

Während die praktische Ausbildung an Lehrrettungswachen und an Krankenhäusern durchgeführt wird, findet der theoretische und praktische Unterricht für Notfallsanitäter in staatlich anerkannten Schulen statt.

Neu ist auch, dass die Schulen die Gesamtverantwortung für die Organisation des theoretischen und praktischen Unterrichts haben und auch auf die praktische Ausbildung mit einwirken.

§ 6 NotSanG beschreibt die **Anerkennung von Rettungsdienstschulen und die Genehmigung von Lehrrettungswachen.**

> **MERKE**
> Rettungsdienstschulen und Lehrrettungswachen müssen behördlich genehmigt werden.

Neu ist, dass an die Schulen Mindestanforderungen zur Sicherstellung des Ausbildungsziels gestellt werden. So müssen sowohl die Leitung als auch die Lehrkräfte der Rettungsdienstschulen über ein **abgeschlossenes Hochschulstudium** verfügen. Die Lehrkräfte müssen sowohl fachlich als auch pädagogisch-didaktisch geeignet sein. § 6 Abs. 3 NotSanG verweist darauf, dass die Länder durch entsprechende Rechtsverordnungen die Hochschulart und Studiengänge weiter spezifizieren können. Darüber hinaus müssen die Schulen auch die praktische Ausbildung gemäß der Ausbildungs- und Prüfungsverordnung garantieren und dabei entsprechende Vereinbarungen mit Kliniken und genehmigten Lehrrettungswachen treffen.

§ 7 NotSanG eröffnet die Möglichkeit der **Ausbildung an einer Hochschule im Rahmen von Modellvorhaben.** Damit haben die Bundesländer die Möglichkeit, zur Erprobung und Weiterentwicklung des Berufsbildes im akademischen Bereich die Ausbildung an entsprechenden Hochschulen durchzuführen und damit von der Festlegung der Ausbildungsstätte gemäß § 6 NotSanG abzuweichen. Dieses Vorgehen entspricht dem bei anderen Berufsgruppen. Dabei sind nur geringfügige Änderungen gestattet, um das Ausbildungsziel nicht zu gefährden. Den Ländern obliegt die Entscheidung über Dauer, Ausgestaltung und Ziele. Sie müssen dies durch eine wissenschaftliche Auswertung begleiten.

In § 8 NotSanG werden die **Zugangsvoraussetzungen** geregelt. Hier wurde ausgehend von der Rettungsassistentenausbildung die Zugangsvoraussetzung auf den mittleren Schulabschluss angehoben. Für eine Ausbildung an einer Hochschule gemäß § 7 NotSanG ist eine Hochschulzugangsberechtigung gefordert. Die gesundheitliche Eignung zur Berufsausübung ist in jedem Fall erforderlich.

Die **Anrechnung gleichwertiger Ausbildungen** ist entsprechend § 9 NotSanG möglich und liegt im Ermessen der zuständigen Behörde. Anzurechnende Ausbildungen oder Ausbildungsteile müssen erfolgreich abgeschlossen sein und dürfen das Ausbildungsziel nicht gefährden. Die Prüfung ist in jedem Fall abzulegen.

§ 10 NotSanG regelt die **Fehlzeiten** in der Ausbildung, z.B. durch Urlaub oder Krankheit. Bis zu 10 % des Unterrichts und der praktischen Ausbildung dürfen im Krankheitsfall oder aus anderen unverschuldeten Gründen versäumt werden. Im Rahmen einer Schwangerschaft dürfen die Fehlzeiten eine Gesamtdauer von 14 Wochen nicht übersteigen. In § 11 NotSanG ist eine **Verordnungsermächtigung** beschrieben, welche es z.B. dem Bundesgesundheitsministerium ermöglicht, eine Ausbildungs- und Prüfungsverordnung zu erlassen. Darüber hinaus sollen Durchführung, Fristen und Verfahren einheitlich ablaufen, um ein durchgehend gleiches Prüfungsniveau zu gewährleisten.

Abschnitt 3: Ausbildungsverhältnis

In § 12 NotSanG sind die Mindestanforderungen an den **Ausbildungsvertrag** definiert. In neun Punkten sind unter anderem Inhalte wie Arbeitszeit, Probezeit, Ausbildungsvergütung, Urlaub und Hinweise zur Kündigung aufgeführt. Im Folgenden beschreibt § 13 NotSanG die **Pflichten des Ausbildungsträgers.** Dieser muss die Ausbildung so strukturieren, dass die Ausbildung in der vorgesehenen Zeit abgeschlossen werden kann. Weiter hat dieser entsprechende Unterrichtsmaterialien, Bücher und Apparate, welche zum Erreichen des Ausbildungsziels notwendig sind, dem Auszubildenden zur Verfügung zu stellen. In § 13 Abs. 2 NotSanG wird weiter ausgeführt, dass nur Tätigkeiten auf die Schüler übertragen werden dürfen, wenn diese dem Ausbildungszweck und Ausbildungsstand entsprechen und sie nicht überfordern. Dies gilt auch für die praktische Ausbildung, bei der die Schüler zu dienstplanmäßigen Einsatzdiensten eingesetzt werden können, sofern sich der Ausbildungsträger von der Eignung überzeugt hat. Die **Pflichten der Schüler** sind wiederum in § 14 NotSanG geregelt.

> **MERKE**
> Schüler müssen sich bemühen, die erforderlichen Kompetenzen und Ziele zu erreichen und dazu an der Ausbildung teilnehmen. Sie müssen ihnen übertragene Aufgaben sorgfältig ausführen und die Schweigepflicht einhalten sowie Betriebsgeheimnisse wahren.

In § 15 NotSanG ist eine angemessene **Ausbildungsvergütung** definiert, was im Hinblick auf die Rettungsassistentenausbildung eine zentrale Forderung war. Eine viermonatige **Probezeit** ist in § 16 NotSanG beschrieben. Das **Ende des Ausbildungsverhältnisses** endet entsprechend § 17 NotSanG mit Ablauf der Ausbildungszeit. Auf Antrag kann bei Nichtbestehen oder unverschuldetem Nichtantreten zur Prüfung das Ausbildungsverhältnis um bis zu 1 Jahr verlängert werden. Während der Probezeit ist eine **Kündigung** fristlos möglich (§ 18 NotSanG), danach nur unter besonderen Umständen, ansonsten gilt eine Kündigungsfrist von 4 Wochen.

§ 19 NotSanG ist eine Schutzvorschrift bei **Beschäftigung im Anschluss an das Ausbildungsverhältnis** und erklärt, dass das Dienstverhältnis als verlängert gilt, wenn Schüler im Anschluss an die Ausbildung ohne Vereinbarung weiterbeschäftigt werden.

Unter § 20 NotSanG zur **Nichtigkeit von Vereinbarungen** wird darauf verwiesen, dass eine Schlechterstellung von Schülern durch weitere Vereinbarungen ebenso nichtig ist wie Vereinbarungen, welche nach der Ausbildung Schüler in ihrer Berufsausübung einschränken. Darunter fallen auch Forderungen nach Schulgeld, Vertragsstrafen u. Ä. § 21 NotSanG verweist darauf, dass der *Abschnitt 3* (§§ 12–21) nicht auf Teilnehmer von Modellstudiengängen entsprechend § 7 NotSanG oder Teilnehmer im Beamtenverhältnis zutrifft.

Abschnitt 4: Erbringen von Dienstleistungen

§§ 22–26 NotSanG regeln die Ausübung des Berufs bzw. der „Dienstleistung" für Staatsangehörige eines Vertragsstaats des Europäischen Wirtschaftsraums. Dies umfasst auch die Meldung und Beantragung bei der zuständigen Behörde. Sie kann die vorliegende Qualifikation prüfen und ggf. entsprechende Ausgleichmaßnahmen und Eignungsprüfungen auferlegen. Die rechtmäßige Ausübung des Berufes wird bescheinigt. Bei etwaigen Pflichtverstößen oder Sanktionen haben sich die entsprechenden Behörden auf Antrag auch länderübergreifend zu unterrichten.

Abschnitt 5: Zuständigkeiten

Der § 27 NotSanG regelt die **Aufgaben der jeweils zuständigen Behörden**, wie z. B. bei Anrechnung gleichwertiger Ausbildungen oder beim Erteilen der Erlaubnis zum Führen der Berufsbezeichnung.

Abschnitt 6: Bußgeldvorschriften

§ 28 NotSanG führt die **Bußgeldvorschriften** aus und regelt die missbräuchliche Verwendung der Berufsbezeichnungen „Notfallsanitäter" und „Rettungsassistent".

Abschnitt 7: Anwendungs- und Übergangsvorschriften

§ 29 NotSanG stellt klar, dass das Berufsbildungsgesetz keine Anwendung findet. § 30 NotSanG bestimmt, dass Rettungsassistenten, welche die Erlaubnis nach *RettAssG* haben, die Berufsbezeichnung weiterhin führen dürfen. § 31 NotSanG gestattet anerkannten Rettungsassistentenschulen auch weiterhin als staatlich anerkannt auszubilden. Die Voraussetzungen nach § 6 NotSanG sind jedoch zu berücksichtigen. Für Lehrkräfte ist in gewissem Rahmen eine Besitzstandswahrung formuliert, darüber hinaus gelten entsprechende Übergangsfristen.

Kern von § 32 NotSanG **Übergangsvorschriften** sind Regelungen zu Anpassungsmaßnahmen, um die Berufsbezeichnung „Notfallsanitäter" zu erlangen.

> **MERKE**
> Es ist nicht möglich, die Berufsbezeichnung „Notfallsanitäter" ohne eine vorherige Prüfung zu führen. Dies dient dem Schutz der Patienten und ist im Interesse von Qualität und Stellenwert des neuen Berufsbildes.

Rettungsassistenten mit mindestens 5-jähriger Berufserfahrung können innerhalb von 7 Jahren nach Inkrafttreten des Gesetzes nach erfolgreicher Ergänzungsprüfung die Berufsbezeichnung Notfallsanitäter führen. Eine weitere Ausbildung, um sich auf die Ergänzungsprüfung vorzubereiten, ist für diesen Personenkreis nicht zwingend vorgeschrieben, wird in den meisten Bundesländern mittlerweile jedoch empfohlen. Üblich ist ein 80-stündiger Lehr-

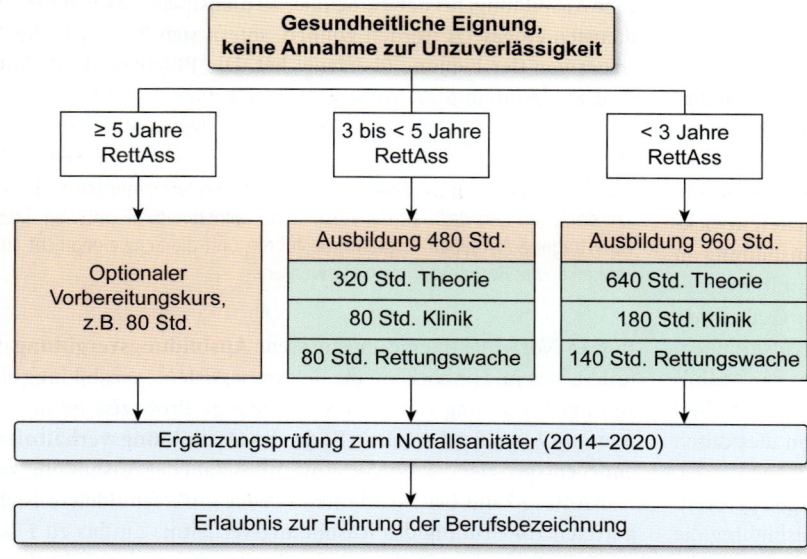

Abb. 1.2 Qualifizierung von Rettungsassistenten zu Notfallsanitätern [M842/L231]

gang. An einzelnen Rettungsdienstschulen gibt es hier allerdings auch abweichende Varianten.
- Rettungsassistenten, welche mindestens 3 Jahre Berufserfahrung vorweisen können, müssen zur Vorbereitung auf die Ergänzungsprüfung eine weitere Ausbildung von insgesamt 480 Stunden nachweisen.
- Bei einer Berufserfahrung von weniger als 3 Jahren müssen als Vorbereitung auf die Ergänzungsprüfung insgesamt 960 Stunden weitere Ausbildung nachgewiesen werden (> Abb. 1.2).

1.1.2 Ausbildungs- und Prüfungsverordnung

Die *Ausbildungs- und Prüfungsverordnung für Notfallsanitäterinnen und Notfallsanitäter (NotSan-APrV)* regelt die Mindestansprüche an die Ausbildung und Ergänzungsprüfung entsprechend *§ 32 Abs. 2 NotSanG*, deren Abläufe, Inhalte sowie Zeugnisse und Urkunden. Die *NotSan-APrV* gliedert sich in sechs Abschnitte sowie entsprechende Anlagen:
- Abschnitt 1: Ausbildung und allgemeine Prüfungsbestimmungen
- Abschnitt 2: Bestimmungen für die staatliche Prüfung
- Abschnitt 3: Prüfungsbestimmungen für die staatliche Ergänzungsprüfung
- Abschnitt 4: Anpassungsmaßnahmen
- Abschnitt 5: Erlaubniserteilung
- Abschnitt 6: Übergangs- und Schlussvorschriften

Abschnitt 1: Ausbildung und allgemeine Prüfungsbestimmungen

§ 1 NotSan-APrV beschreibt grundlegend die **Gliederung der Ausbildung** sowie der **Ergänzungsprüfungen**. Im ersten Absatz den Unterricht an den Rettungsdienstschulen mit einem Umfang von 1920 Stunden, die praktische Ausbildung auf der Lehrrettungswache (1960 Stunden) und die klinische Ausbildung in Krankenhäusern (720 Stunden). Details dazu sind in Anlage 1 aufgeführt.

Der zweite Absatz beschreibt eine *Möglichkeit* zur Struktur der Ausbildung. Dabei wird vorgeschlagen, im ersten halben Jahr eine Mindestqualifikation für den Einsatz im Rettungsdienst zu ermöglichen, um entsprechende Grundkenntnisse zu erlangen, gefolgt von einer Qualifikation, um im zweiten Halbjahr die Durchführung und Organisation von Krankentransporten und eine erste Einführung in der Notfallrettung zu ermöglichen (> Kap. 2.3.4).

Der dritte Absatz bezieht sich auf die Ergänzungsprüfung entsprechend *§ 32 Abs. 2 NotSanG*. In Abhängigkeit von der Berufserfahrung sieht der Gesetzgeber weitere Schulungen bzw. Ausbildungsteile vor, um die Diskrepanz zwischen der Ausbildung zum Rettungsassistenten und zum Notfallsanitäter zu schließen und um auf die Ergänzungsprüfung vorzubereiten. Die ergänzende Ausbildung besteht zu zwei Dritteln aus theoretischem und praktischem Unterricht sowie zu einem Drittel aus praktischer Ausbildung.

> **MERKE**
> Die regelmäßige und erfolgreiche Teilnahme an Ausbildungsveranstaltungen ist durch eine Ergänzungsprüfung nachzuweisen.

§ 2 NotSan-APrV konkretisiert die Ziele des **theoretischen und praktischen Unterrichts** sowie der **praktische Ausbildung.** Die Schüler sollen im Unterricht auf Basis fachlichen Wissens und Könnens sowie auf der Grundlage des *allgemein anerkannten Standes rettungsdienstlicher, medizinischer und weiterer bezugswissenschaftlicher Erkenntnisse die anfallenden Aufgaben zielorientiert, sachgerecht, methodengeleitet und selbstständig zu lösen* sowie das Ergebnis reflektieren. Neben Fertigkeiten, welche zum Erreichen der Kompetenzen entsprechend *§ 4 NotSanG* erforderlich sind, sollen jedoch auch die persönlichen und sozialen Kompetenzen gefördert werden.

In der praktischen Ausbildung auf den Lehrrettungswachen sollen die im Unterricht erworbenen Kenntnisse angewendet und vertieft werden, um wiederum eine Handlungssicherheit und Kompetenz entsprechend *§ 4 NotSanG* zu erlangen.

§ 3 NotSan-APrV beschreibt die **Praxisanleitung** der Schüler. Um die praktische Ausbildung sicherzustellen, müssen entsprechend geeignete Personen damit beauftragt werden. Für die Anleitung auf den Lehrrettungswachen ist es erforderlich, die Berufsbezeichnung Notfallsanitäter zu besitzen und mindestens 2 Jahre Berufserfahrung als Notfallsanitäter zu haben. Innerhalb von 7 Jahren nach Inkrafttreten des *NotSanG* ist auch die Anleitung durch einen Rettungsassistenten gemäß *§ 30 NotSanG* zulässig. Eine berufspädagogische Qualifikation von mindestens 200 Stunden muss vorgewiesen werden, wovon in den ersten 5 Jahren nach Inkrafttreten des Gesetzes Ausnahmen möglich sind. Damit entspricht die Qualifikation der in der Krankenpflege. In den Ausbildungsabschnitten des Krankenhauses muss die Anleitung durch einen entsprechenden Praxisanleiter der Krankenpflege wahrgenommen werden, bei ärztlichen Tätigkeiten entsprechend durch einen Arzt.

Praxisanleiter haben die Aufgabe die erworbenen Kenntnisse der Schüler in der Praxis zu vertiefen und entsprechend anwenden zu lernen. Für die praktische Ausbildung auf den Lehrrettungswachen sollen Praxisanleiter in den ersten 5 Jahren nach Inkrafttreten des Gesetzes Rettungsassistenten vorschlagen, welche die Betreuung der Schüler im Einsatzdienst übernehmen. Nach Ablauf der Frist ist dies Notfallsanitätern vorbehalten. Dazu ist ein angemessenes Verhältnis von Schülern zu Praxisanleitern sicherzustellen. Die korrekte Praxisanleitung muss die Schule im Rahmen ihrer Gesamtverantwortung sicherstellen und dabei auch entsprechende Fachkräfte vor Ort entsenden, um sich davon zu überzeugen und die praxisanleitenden Personen zu beraten.

Die **staatliche Prüfung und Ergänzungsprüfung** sind in *§ 4 NotSan-APrV* geregelt. Die staatliche Prüfung beinhaltet je einen schriftlichen, mündlichen und praktischen Teil. Die staatliche Ergänzungsprüfung umfasst einen mündlichen und praktischen Teil. Ergänzungsprüfungen finden an der Schule statt, an welcher die Ausbildung absolviert wurde. Hat der Schüler an keiner weiteren Ausbildung teilgenommen, so bestimmt die zuständige Behörde die Schule an der die Prüfung abzulegen ist.

Der **Prüfungsausschuss** ist in § 4 NotSan-APrV definiert und setzt sich an der Schule für alle Prüfungen aus einem Vertreter der zuständigen Behörde (Vorsitzender des Prüfungsausschusses), dem Schulleiter, Fachprüfern, welche an der Schule unterrichten, davon mindestens zwei Lehrkräften und mindestens einem Arzt mit der Zusatzbezeichnung Notfallmedizin oder vergleichbar zusammen sowie Fachprüfern, welche als Praxisanleiter tätig sind. Die zuständige Behörde bestellt die entsprechenden Prüfer und Stellvertreter.

MERKE
Der Vorsitzende des Prüfungsausschusses ist **anteilig** zur Anwesenheit bei jeder Prüfung verpflichtet.

In § 6 NotSan-APrV sind die **Zulassung zur Prüfung** geregelt, die Fristen und Bekanntmachungen der Prüfungstermine sowie die vorzulegenden Nachweise. § 7 NotSan-APrV verfügt, dass über die Prüfung, ihren Gegenstand, ihren Ablauf, ihre Ergebnisse, aber auch über Unregelmäßigkeiten eine **Niederschrift** anzufertigen ist. In § 8 NotSan-APrV ist die **Benotung der staatlichen Prüfung** ausgeführt, während § 9 NotSan-APrV das **Bestehen und die Wiederholung der staatlichen Prüfung** regelt. Zum Bestehen sind alle Prüfungsteile erfolgreich zu absolvieren: „Jede Aufsichtsarbeit der schriftlichen Prüfung, die mündliche Prüfung und jedes Fallbeispiel der praktischen Prüfung können einmal wiederholt werden, wenn der Prüfling die Note „mangelhaft" oder „ungenügend" erhalten hat." Wenn mehrere Prüfungen wiederholt werden müssen, können weitere Ausbildungsmaßnahmen auferlegt werden.

Ausführungen zum **Bestehen und zur Wiederholung der staatlichen Ergänzungsprüfung** finden sich in § 10 NotSan-APrV. Ein **Rücktritt** von einer bereits zugelassenen Prüfung erfordert eine schriftliche Begründung. Wird der Rücktritt genehmigt, gilt die Prüfung als nicht angetreten, im anderen Fall gemäß § 11 NotSan-APrV als nicht bestanden. Dies gilt auch für versäumte Prüfungstermine oder Abgaben der Aufsichtsarbeiten sowie Unterbrechungen der Prüfungen entsprechend § 12 NotSan-APrV. § 13 NotSan-APrV regelt die Ordnungsverstöße und Täuschungsversuche. § 14 NotSan-APrV regelt die Einsicht in die Prüfungsunterlagen sowie deren Aufbewahrung.

Abschnitt 2: Bestimmungen für die staatliche Prüfung

§ 15 NotSan-APrV regelt die **schriftliche Prüfung** und erstreckt sich auf folgende Themengebiete der Anlage 1 zu § 1 Abs. 1 Nr. 1 NotSan-APrV:
1. Rettungsdienstliche Maßnahmen und Maßnahmen der Gefahrenabwehr auswählen, durchführen und auswerten; Abläufe im Rettungsdienst strukturieren und Maßnahmen in Algorithmen und Einsatzkonzepte integrieren und anwenden,
2. Bei der medizinischen Diagnostik und Therapie mitwirken, lebenserhaltende Maßnahmen und Maßnahmen zur Abwendung schwerer gesundheitlicher Schäden bis zum Eintreffen der Notärztin oder des Notarztes oder dem Beginn einer weiteren ärztlichen Versorgung durchführen,

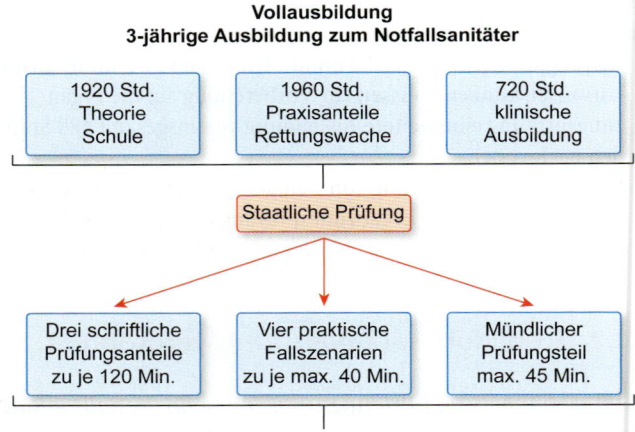

Abb. 1.3 Gesamtablauf der Notfallsanitäterausbildung [M842/L231]

3. Das Handeln im Rettungsdienst an Qualitätskriterien ausrichten, die an rechtlichen, wirtschaftlichen und ökologischen Rahmenbedingungen orientiert sind; auf die Entwicklung des Notfallsanitäterberufs im gesellschaftlichen Kontext Einfluss nehmen.

An 3 Tagen werden die drei Themenbereiche abgearbeitet, wozu 120 Minuten zur Verfügung stehen. Es müssen alle drei Bereiche mit mindestens „ausreichend" bestanden werden.

§ 16 NotSan-APrV definiert die **mündliche Prüfung,** in der der Prüfling in 30–45 Minuten seine Handlungskompetenz beweisen muss. Dabei sind die Themen (entsprechend Anlage 1) Notfallsituationen und Gefahrensituationen, Kommunikation, Interaktion und Teamarbeit sowie Diagnostik und Therapie und lebensrettende, gesundheitserhaltende Maßnahmen bis zur Übernahme durch einen Arzt darzulegen.

Im **praktischen Teil der Prüfung,** § 17 NotSan-APrV, müssen die Kompetenzen gemäß § 4 NotSanG demonstriert werden. In vier Fallbeispielen sind komplette Szenarien von der Ersteinschätzung der Gesamtsituation bis zur Übergabe des Patienten, einschließlich der Dokumentation und dem Herstellen der Einsatzbereitschaft zu prüfen. Die Szenarien müssen aus dem Bereich internistischer und traumatologischer Notfälle sowie Herz-Kreislauf-Stillstand mit Reanimation stammen. Dabei ist auch die Auswahl der Klinik, die Zusammenarbeit mit der Leitstelle und Anmeldung sowie die Übergabe zu demonstrieren. In einem nachfolgenden Fachgespräch hat der Prüfling seine Maßnahmen zu erläutern und die Prüfung zu reflektieren. Die Prüfung dauert 20–40 Minuten (➤ Abb. 1.3).

Abschnitt 3: Prüfungsbestimmungen für die staatliche Ergänzungsprüfung

§ 18 NotSan-APrV definiert die **mündliche Ergänzungsprüfung,** in der der Prüfling in 30–40 Minuten seine Handlungskompetenz beweisen muss. Dabei sind die Themen (entsprechend Anlage 1)

Kommunikation und Interaktion, rettungsdienstliches Handeln nach Qualitätskriterien bei entsprechenden rechtlichen, wirtschaftlichen und ökologischen Rahmenbedingungen sowie Diagnostik und Therapie und lebensrettende, gesundheitserhaltende Maßnahmen bis zur Übernahme durch einen Arzt darzulegen.

Im **praktischen Teil der Ergänzungsprüfung,** § 19 NotSan-APrV, müssen an einem internistischen und einem traumatologischen Fallbeispiel alle anfallenden Maßnahmen und Aufgaben demonstriert werden. In einem folgenden Fachgespräch hat der Prüfling seine Maßnahmen zu erläutern und die Prüfung zu reflektieren. Die Prüfung dauert 20–40 Minuten.

Abschnitt 4: Anpassungsmaßnahmen

§§ 20–23 NotSan-APrV enthalten **Sonderregelungen** für Inhaberinnen und Inhaber von Ausbildungsnachweisen aus einem anderen Mitgliedsstaat der Europäischen Union oder einem anderen Vertragsstaat des Abkommens über den Europäischen Wirtschaftsraum sowie deren Anpassungsmaßnahmen, Anerkennungsregelungen und weitere Bestimmungen.

Abschnitt 5: Erlaubniserteilung

Ist die Erlaubnis zum Führen der Berufsbezeichnung Notfallsanitäter erlaubt, wird entsprechend § 24 NotSan-APrV eine **Urkunde** ausgestellt.

Abschnitt 6: Übergangs- und Schlussvorschriften

§ 25 NotSan-APrV besagt als **Übergangsvorschrift,** dass eine vor 2015 begonnene Rettungsassistentenausbildung nach bestehendem Gesetz abgeschlossen wird. § 26 NotSan-APrV erklärt, dass mit dem Inkrafttreten der *NotSan-APrV* die Ausbildungs- und Prüfungsverordnung für Rettungsassistentinnen und Rettungsassistenten am 31.12.2014 erlischt.

Anlagen

Folgende Anlagen liegen der Prüfungsordnung bei:
- Anlage 1 (zu *§ 1 Abs. 1 Nr. 1*) – Theoretischer und praktischer Unterricht
- Anlage 2 (zu *§ 1 Abs. 1 Nr. 2*) – Praktische Ausbildung in genehmigten Lehrrettungswachen
- Anlage 3 (zu *§ 1 Abs. 1 Nr. 3*) – Praktische Ausbildung in geeigneten Krankenhäusern
- Anlage 4 (zu *§ 1 Abs. 3*) – Weitere Ausbildung nach *§ 32 Abs. 2 Satz 2 NotSanG*
- Anlage 5 (zu *§ 1 Abs. 4*) – Bescheinigung über die Teilnahme an Ausbildungsveranstaltungen
- Anlage 6 (zu *§ 9 Abs. 2 Satz 1*) – Zeugnis über die staatliche Prüfung
- Anlage 7 (zu *§ 10 Satz 2*) – Zeugnis über die staatliche Ergänzungsprüfung
- Anlage 8 (zu *§ 21 Abs. 2*) – Bescheinigung über die Teilnahme am Anpassungslehrgang
- Anlage 9 (zu *§ 21 Abs. 3*) – Bescheinigung über die staatliche Eignungsprüfung
- Anlage 10 (zu *§ 22 Abs. 2*) – Bescheinigung über die Teilnahme am Anpassungslehrgang
- Anlage 11 (zu *§ 22 Abs. 7*) – Bescheinigung über die staatliche Kenntnisprüfung
- Anlage 12 (zu *§ 24*) – Urkunde über die Erlaubnis zum Führen der Berufsbezeichnung

1.2 Aufgaben des Notfallsanitäters

Der Notfallsanitäter ist die höchste nichtärztliche Qualifikation im deutschen Rettungsdienst. Er ist ein **Fachmann im Gesundheitswesen,** der über spezielles Wissen verfügt, spezielle Fertigkeiten zum Einsatz bringt und sowohl eigenständig als auch im Team und auf Basis von Standards sowie Algorithmen oder eigener Entscheidung handelt.

Er erfüllt seine Aufgaben immer als **Mitglied eines Teams,** das heißt, er arbeitet gemeinsam und kooperativ mit Kollegen des Rettungsdienstes, der Feuerwehr, der Polizei und anderer Fachrettungsdienste in allen Aspekten der notfallmedizinischen Patientenversorgung zusammen.

Um die Versorgung eines medizinischen Notfalls rasch und effizient durchführen zu können, ist der Notfallsanitäter für die **Einsatzbereitschaft seines Fahrzeugs** in medizinischer, hygienischer und mechanischer Hinsicht verantwortlich. Seine Aufgabe ist es, unter Beachtung der Sicherheit aller Verkehrsteilnehmer und der geltenden Verkehrsregeln das Rettungsfahrzeug auf schnellstem Weg zum Notfallort zu steuern.

Weiter wird vom Notfallsanitäter verlangt, in stressbelasteten Situationen konzentriert, ruhig und höflich zu bleiben und **professionell** mit dem Patienten, seinen Angehörigen und anderen Anwesenden zu interagieren, die sich aufgrund der Ausnahmesituation möglicherweise schwierig verhalten (➤ Kap. 9).

> **MERKE**
> In mehr als 60 % der Notfallsituationen hat der Notfallsanitäter die Gelegenheit, ohne die Anwesenheit eines qualifizierten Notarztes angemessene Maßnahmen einzuleiten.

Doch selbst bei Einsätzen mit dem Notarzt ist er häufig als erster an der Einsatzstelle und muss die notwendigen Untersuchungen und Verfahren einleiten. Er ist dabei verpflichtet, alle ihm zur Verfügung stehenden Maßnahmen anzuwenden, die er beherrscht und die ihm geeignet erscheinen, das Leben des ihm anvertrauten Menschen zu retten. Im Rahmen ihrer Kompetenzen und auf ärztliche Weisung führen Notfallsanitäter diagnostische und therapeutische Maßnahmen vor und während des Transports in Kliniken, Krankenhäuser, Arztpraxen und Pflegeheime durch. Bei der Arbeit im Krankentransport sorgt der Notfallsanitäter für eine sachgerechte Betreuung des Kranken, wobei er ggf. auch pflegerische Maßnahmen zum Einsatz bringt.

Es ist allgemein üblich, die Aufgaben der Mitarbeiter in einer **Arbeitsplatzbeschreibung** schriftlich festzuhalten. Voraussetzung für die korrekte Aufgabenerfüllung ist, dass der **Arbeitgeber** das erforderliche Umfeld (z. B. positives Betriebsklima) und die erforderlichen Ressourcen sicherstellt.

Der **Tätigkeitsbereich** ist im Unterschied zum Aufgabenbereich der institutionelle Bereich, in dem ein Notfallsanitäter arbeitet, z. B. Luftrettungsdienst, Bergrettung bzw. der allgemeine Bereich, in dem er tätig ist, z. B. Einsatzleitung oder Ausbildung.

Im Unterschied zur sozialen Rolle des Notfallsanitäters, die von eher abstrakten Erwartungen geprägt ist, müssen Kriterien eines Aufgabenbereichs messbar und spezifisch sein. Im Folgenden sind die verschiedenen Aufgaben der Notfallsanitäter im Rahmen ihrer beruflichen Tätigkeit detailliert aufgeführt.

1.2.1 Voraussetzungen

Der Dienstbeginn und die Schichtübernahme sind für Notfallsanitäter eine der wenigen verlässlich vorhersagbaren Aufgaben im Dienst. Der routinemäßige **Check der Ausrüstung und Ausstattung** sind elementar, um die Einsatzbereitschaft zu garantieren. Das Berufsbild verpflichtet jeden Notfallsanitäter dazu, das anvertraute Material sorgfältig einsatzbereit zu halten. Das Wissen und Können eines Notfallsanitäters sowie seine Ausrüstung sind die einzigen festen Größen, die er für seine Einsätze vorbereiten, bereithalten und einplanen kann. Jedoch nicht nur moralisch-ethische Gründe im Sinne eines **Berufskodex**, sondern auch arbeitsrechtliche Bestimmungen, geregelt durch betriebsinterne Dienstanweisungen, fordern einen gewissenhaften Check der Ausrüstung.

> **MERKE**
>
> *„Unsere Patienten haben uns nicht ausgewählt. Wir jedoch haben es uns ausgesucht, diese Patienten zu behandeln. Wir hätten uns auch einen anderen Beruf aussuchen können, aber das haben wir nicht getan. Wir haben die Verantwortung für die Patientenbehandlung in einer der schlimmsten Situationen übernommen: wenn Patienten extrem gestresst und ängstlich sind, wenn sie erschöpft sind und frieren, wenn es regnet und dunkel ist und wenn die Verhältnisse häufig unberechenbar sind. Wir müssen diese Verantwortung entweder akzeptieren oder sie abtreten. Wir müssen unseren Patienten die beste Behandlung zukommen lassen – nicht mit ungeprüfter Ausrüstung, unvollständigem Material, nicht mit Fachwissen von gestern und auch nicht mit Gleichgültigkeit. Wir können nicht sicher sein, welches Fachwissen aktuell ist, wir können nicht behaupten bereit zu sein, uns um unsere Patienten zu kümmern, ohne jeden Tag zu lesen und zu lernen."*
>
> Norman McSwain, MD (1938–2015)

Der Check beinhaltet alle relevanten Details und erfordert neben Sorgfalt auch ein technisches Verständnis. Das Fahrzeug muss betriebssicher sein. Neben sicherheitstechnischen Einrichtungen wie Bremsen, Reifen, Beleuchtung und Signalanlage, kann dies auch die Überprüfung des Ölstandes oder des Wischwassers sein. Die Ausrüstung muss vollständig sein, Haltbarkeitsdaten beachtet werden und mit besonderem Augenmerk die Medikamente und Betäubungsmittel überprüft werden. Auch die medizintechnischen Geräte, wie z. B. Beatmungsgerät und EKG/Defibrillator, müssen entsprechend den Herstellerangaben geprüft werden. Kommunikationsmittel wie Funk und Telefone müssen betriebsbereit sein. Einsatzbereit ist der Notfallsanitäter für die Leitstelle immer alarmierbar.

Auf der Rettungswache bzw. Dienststelle wird der Notfallsanitäter zum Allrounder. Er ist fähig, einfache Maßnahmen zur Schadensbehebung im Rahmen der ihm erlaubten Möglichkeiten bei Ausrüstungsgegenständen durchzuführen, und kennt die Anwendung, Gefahren und Bedienungsvorschriften der Geräte, die er mitführt und anwendet. Er hält sein Fahrzeug sowie dessen medizinische und technische Ausrüstung den gesetzlichen Vorschriften gemäß hygienisch sauber, einsatzbereit und ergänzt fehlendes Material; er führt Mängel einer Behebung zu und informiert die dafür verantwortlichen Vorgesetzten. Je nach Größe der Rettungswache müssen darüber hinaus das Einsatzmittellager überprüft und Bestellungen getätigt und kommissioniert werden. Zu Routineaufgaben im Rettungsdienst gehören auch die erforderlichen Reinigungsaufgaben und Desinfektionen von Material und Geräten. Dazu müssen entsprechende Hygienepläne berücksichtigt werden, um einen sinnvollen und angemessenen Umgang mit Desinfektions- und Reinigungsmitteln zu gewährleisten. Die Verwendung entsprechender Schutzausrüstung zur Sicherheit der eigenen Gesundheit ist selbstverständlich.

Um auf die rettungsdienstliche Arbeit vorbereitet zu sein, sind regelmäßige und kontinuierliche **Fortbildungen** für den Notfallsanitäter selbstverständlich. Meist geben die Bundesländer, welche für die gesetzliche Regelung des Rettungsdienstes verantwortlich sind, einen entsprechenden Umfang von ca. 30 Fortbildungsstunden im Jahr und die Inhalte vor. Ziel ist es, vorhandenes Wissen zu erneuern, aktuelle Änderungen zu erfahren, Fertigkeiten zu trainieren und in Szenarientrainings zusammenzuführen. Die Erhaltung und Erweiterung der medizinischen Kompetenzen und deren Überprüfung kann relevanter Bestandteil davon sein. Interessierte Notfallsanitäter können darüber hinaus neue Erkenntnisse auf Kongressen und Tagungen, in standardisierten Kursformaten oder in anderen Fortbildungen (➤ Kap. 3.3.2) gewinnen und festigen.

Eine Möglichkeit für einen Notfallsanitäter, seinen Berufsstand und seinen Arbeitgeber in professioneller Manier zu präsentieren, kann z. B. bei Wachführungen und Repräsentationsveranstaltungen des Rettungsdienstes sein. Eine wichtige Rolle nimmt er bei der **Einweisung** von erstmals mitfahrendem Personal (Praktikanten) wahr.

Um seine Tätigkeit als Notfallsanitäter erfüllen zu können, muss sich der Notfallsanitäter nicht nur in einschlägigen Gesetzen auskennen, sondern meist auch eine Reihe von lokalen Verfahrens- und Dienstanweisungen beachten. Diese können Abläufe im Einsatz betreffen, aber auch die Arbeitssicherheit, den Datenschutz und die Schweigepflicht oder einfach tägliche Aufgaben und Verantwortlichkeiten auf der Rettungswache regeln.

In seinen Aufgabenbereich gehören ebenfalls die für den rettungsdienstlichen Betriebsablauf erforderlichen **Dokumentations- und Schreibarbeiten.**

Der Notfallsanitäter besitzt eine **Grundkenntnis der Ortschaften** und Straßen seines primären Einsatzgebiets, kennt die Krankenhäuser und Fachkliniken der weiteren Umgebung und kann deren Leistungsspektrum abschätzen.

1.2.2 Einsatz

Der Notfallsanitäter erhält seinen Einsatz z. B. über Pager (digitale Meldeempfänger) oder Funk. Je nach Einteilung und Aufgabe begibt er sich mit unterschiedlichen, speziell ausgerüsteten Transportmitteln zum Einsatzort. Als Lenker eines Einsatzfahrzeugs sorgt er für eine sichere und rasche **Anfahrt zum Einsatzort;** als Beifahrer bedient er Navigationssysteme und weist den Fahrer in abgelegenen Gebieten mithilfe von Landkarten und Straßenplänen in die Einsatzstelle ein. Der Beifahrer beachtet den Funkverkehr, um in Kontakt mit dem Disponenten zu bleiben und ihm jederzeit einen Situationsbericht geben zu können. Als **aktiver Beifahrer** unterstützt er den Fahrer insbesondere auf der Anfahrt mit Blaulicht und Martinshorn – vier Augen sehen mehr als zwei.

Nach dem Eintreffen an der Einsatzstelle macht sich der Notfallsanitäter zuerst ein umfassendes Bild der Lage. Je nach Situation werden die notwendigen Maßnahmen zur Eigensicherung und zur Absicherung des Einsatzorts ergriffen und die Sicherheit durch Nachforderung geeigneter Kräfte gewährleistet. Er verlässt den Notfallort, wenn sich die Eigensicherheit nicht unverzüglich herstellen lässt, bis zur Sicherung der Lage. Die erste Kontaktaufnahme mit dem Patienten ist sowohl für eine korrekte Einschätzung der medizinischen Lage als auch für den Aufbau von Vertrauen und die Kommunikation mit dem Patienten häufig entscheidend. Gegebenenfalls muss der Notfallsanitäter eine Lagemeldung über Art, Ausmaß und Anzahl der Verletzten/Erkrankten oder das vermutliche Ausmaß des Schadensereignisses abgeben und entsprechend adäquate Ressourcen nachfordern.

Bei größeren Einsatzlagen und mehreren Patienten übernimmt der Notfallsanitäter die Organisation der Einsatzstelle und Einsatzlenkung bis zur Übernahme durch einen Organisatorischen Leiter Rettungsdienst (OrgLRD) bzw. Leitenden Notarzt. Neben einer entsprechenden Lagefeststellung legt er vorläufige Behandlungs- und Transportprioritäten fest und stimmt sich dazu eng mit den anderen Fachdiensten wie Polizei und Feuerwehr ab.

Für seinen Patienten hat der Notfallsanitäter alle sinnvollen und angemessenen Maßnahmen zum Wohlergehen des Patienten auszuschöpfen. Insbesondere bei kritisch erkrankten oder verletzten Patienten muss der Notfallsanitäter zeitnah und eigenständig die sachkundige Versorgung des Patienten einleiten, inkl. aller lebensrettenden, erweiterten und stabilisierenden Maßnahmen. Dazu kann er unter anderem auf von seinem zuständigen Ärztlichen Leiter Rettungsdienst (ÄLRD) freigegebene Verfahren und Algorithmen zurückgreifen. Er sorgt für die Patientensicherheit während der gesamten Betreuungsdauer.

Der Notfallsanitäter führt genaue und vollständige **Untersuchungen** aller Patienten durch, die hauptsächlich das neurologische, kardiovaskuläre, pulmonale und orthopädische System betreffen. Er beachtet die kürzestmögliche Untersuchungszeit bei lebensbedrohlichen Zustandsbildern. Der Notfallsanitäter analysiert und identifiziert eventuelle Verletzungsmechanismen und sammelt relevante Daten aus der medizinischen Vorgeschichte des Patienten, um eine korrekte Behandlung einleiten zu können. Er bestimmt Art und Ausmaß der Erkrankung und Verletzung und führt die sich daraus ergebenden **Maßnahmen** durch. Er leistet medizinische Hilfe wie Freimachen und Freihalten der Atemwege, Herstellung einer Beatmung, Blutungskontrolle, Schockbehandlung, Schmerztherapie, Schienen von Verletzungen, Diagnostik und Anamnese, Geburtshilfe und Sterbebegleitung. Dazu wendet er invasive und nichtinvasive Verfahren, physikalische und medikamentöse Maßnahmen an. Der Notfallsanitäter behandelt Patienten in allen Altersgruppen und mit jeder notfallmäßig auftretenden Verletzung oder Erkrankung. Er lagert den Patienten sachgerecht auf die Trage, bringt ihn ins Fahrzeug und sichert ihn für die Fahrt ins Krankenhaus.

Falls ein Notarzt mit an die Einsatzstelle entsendet oder vom Notfallsanitäter aufgrund des Patientenzustands nachgefordert wurde, assistiert er dem Notarzt und arbeitet als Teammitglied in der **Patientenversorgung** mit (➤ Abb. 1.4). Bei komplexen Einsatzsituationen kann er die Koordination von rettungstechnischen Aufgaben übernehmen und zwischen technischen und medizinischen Teams vermitteln.

Der Notfallsanitäter beachtet bei sämtlichen Maßnahmen die Regeln des Arbeitsschutzes, besonders der **Hygiene,** erkennt Ängste des Patienten und bemüht sich, den Patienten zu beruhigen.

Gegebenenfalls lässt er den Patienten durch die Leitstelle in der Zielklinik **anmelden.** Dazu gehört vorab die Auswahl der richtigen Zielklinik. Er teilt dabei zumindest Alter, Geschlecht, Art, Ausmaß der Erkrankung oder Verletzung sowie den Versorgungszustand des Patienten mit und informiert den Patienten und dessen Angehörige, wenn möglich, vor Transportaufnahme über die Zielklinik.

Der Notfallsanitäter setzt die Betreuung des Patienten auch auf dem Weg ins Krankenhaus fort und achtet auf einen schonenden **Transport** für den Patienten. Ein sensibler und adäquater Umgang

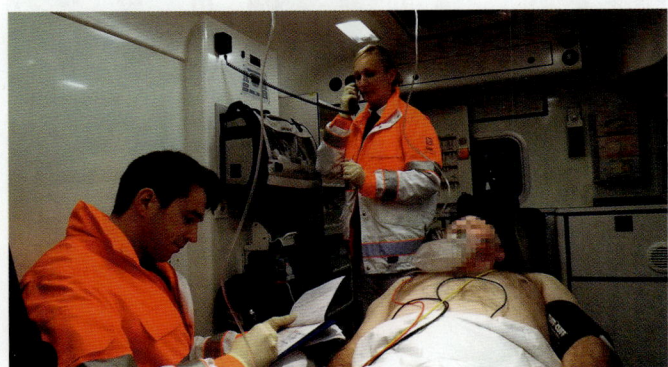

Abb. 1.4 Notfallsanitäter und Notarzt: Teamarbeit bei der Versorgung von Notfallpatienten [W241]

mit Patienten gerade auch in psychosozialen Notlagen ist selbstverständlich. Er begleitet den Patienten in die Aufnahme und stellt eine korrekte und effiziente **Übergabe** an das Klinikpersonal sicher. Neben der mündlichen Übergabe übergibt er dem Krankenhausteam ein leserliches **Einsatzprotokoll.** Dieses umfasst
- neben allgemeinen Patientendaten
- das Datum und die Namen des Rettungsteams,
- die vorgefundene Situation,
- die relevante medizinische Vorgeschichte,
- die ermittelten Vitalwerte,
- die zum Einsatz gebrachten Versorgungsmaßnahmen, deren Zeitpunkt sowie
- den Verlauf der Situation während des Transports.

Bei Sekundärtransporten übernimmt er die Versorgung des Patienten und hilft dem Krankenhausteam dabei, den Patienten transportfähig zu machen.

Nach dem Einsatz erfolgen die üblichen Dokumentationen, Einsatzbesprechungen und Pflegemaßnahmen der Hilfsmittel.

1.2.3 Besondere Aufgaben

Neben den aufgeführten Aufgaben hat ein Notfallsanitäter aber noch weitere **besondere Aufgaben.** In der rettungsdienstlichen Einsatzpraxis ergibt sich neben der Arbeit mit Kranken und Notfallpatienten auch ein primär **sozialer Aufgabenbereich** für Notfallsanitäter. Ähnlich dem Sozialarbeiter, der Menschen betreut, die durch das soziale Netz fallen, wird der Notfallsanitäter zu denen gerufen, die keinen Zugang zu sozialer oder medizinischer Versorgung haben oder nicht in der Lage sind, sich Zugang zu verschaffen. Darunter fallen z. B. Obdachlose, Asylsuchende sowie häufig auch chronisch kranke Patienten mit Abhängigkeiten zu Alkohol oder Drogen (➤ Abb. 1.5).

In diesen Fällen ist es Aufgabe des Notfallsanitäters, diese Menschen in Kontakt mit einer weiterbetreuenden Einrichtung zu bringen. Als Möglichkeiten kommen dabei die Verständigung eines Arztes, Information einer sozialen Einrichtung, Weiterleitung an die Polizei oder Transport ins Krankenhaus infrage. Somit wird der Notfallsanitäter manchmal zum **Spiegelbild des Sozialarbeiters im medizinischen Bereich.** Die Herausforderung ist hier häufig die Diskrepanz zwischen der klassischen Erwartung eines modernen und wirtschaftlichen Rettungsdienstes (Leben retten – Geld verdienen) und dem traditionell humanitären Anspruch an das Berufsbild, wo sich die Hilfestellung nach aktuellen Maßstäben zur Abrechnung entsprechend dem Sozialgesetzbuch nicht ergibt, dafür aber viel Zeit und Geduld aufgewendet werden muss.

Da der Rettungsdienst aus Sicht verschiedener Wissenschaften (Medizin, Soziologie, Ökonomie, Psychologie) noch relativ wenig erforscht ist, ergeben sich auch diesbezüglich einige neue Aufgaben für Notfallsanitäter. Die **Mitarbeit an wissenschaftlichen Studien** und Projekten, vor allem im Bereich der Datensammlung, wird dabei künftig einen stärkeren Stellenwert im Aufgabengebiet des Notfallsanitäter einnehmen (➤ Kap. 4).

Da sich Patienten im Rettungsdienst trotz bester Versorgung verschlechtern können, ist die Dokumentation, Analyse und Publikation der Qualität von Abläufen und Prozessen mehr als notwendig. Der Nachweis einer adäquaten Einsatzdokumentation ist nicht nur entsprechend dem *Patientenrechtegesetz (PRG)* erforderlich, sondern ist über die forensischen Pflichten hinaus die Visitenkarte eines jeden Notfallsanitäters. Damit unterstreicht er sein Wissen und Können und legt seine Entscheidungen offen, welche die Qualität seines Berufs unterstreichen.

1.3 Einsatzbereiche des Notfallsanitäters

Notfallsanitäter können in mehreren Bereichen eingesetzt werden. Tätigkeitsfelder, in denen Notfallsanitäter besonders häufig anzutreffen sind, werden nachfolgend benannt.

1.3.1 Tätigkeit in Notfallrettung und Krankentransport

Die Kernaufgabe des Notfallsanitäters erstreckt sich auf die **Notfallrettung** und den **Krankentransport.** Unabhängig ob er seinen Dienst im Auftrag einer Hilfsorganisation, einer privaten Firma oder in kommunaler Anstellung erbringt, wird der Großteil auf den Einsatzmitteln Krankentransportwagen (KTW), Rettungswagen (RTW), Notarzteinsatzfahrzeug (NEF) arbeiten.

Die Veränderung der Klinikstrukturen erfordert zunehmend aber auch Verlegungen von intensivpflichtigen Patienten, sodass der Bereich des **Intensivtransports** immer wichtiger wird. Hier tritt die notfallmedizinische Komponente in den Hintergrund, dafür gewinnen (intensiv-)pflegerische Maßnahmen an Bedeutung. Verschiedene Organisationen bieten Leistungen im **Patientenrückholdienst,** z. B. bei Erkrankungen oder Verletzungen im Ausland an. Auch hier kommen Notfallsanitäter zum Einsatz (➤ Abb. 1.6).

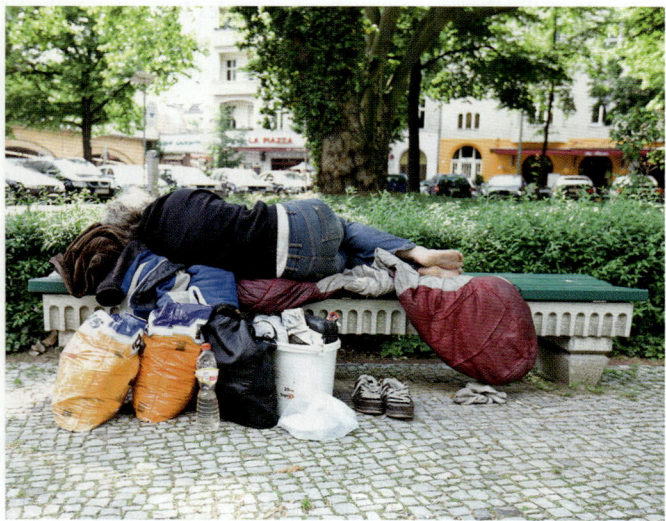

Abb. 1.5 Achtung: Der Raum um einen Obdachlosen stellt sein Heim dar. [J787]

1.4 Arbeitsbedingungen im Rettungsdienst

Hubschraubertechnik, Flugphysiologie und weitere spezielle Verfahren vermittelt.

1.3.4 Weitere Einsatzbereiche

Über die genannten Einsatzbereiche hinaus werden Notfallsanitäter von privaten Unternehmen u. a. auch als **Betriebssanitäter** bei Großbaustellen beschäftigt. Die Einsatzgebiete können dabei in schwer erreichbaren und entlegenen Gebieten im Dschungel liegen oder z. B. auch auf Ölplattformen und Bohrinseln mitten im Meer. Neben der Versorgung von anfallenden Notfällen sind Notfallsanitäter hier auch häufig für den allgemeinen Gesundheitsschutz zuständig.

Auch die Tätigkeit in der **Notaufnahme** scheint eine denkbare Möglichkeit zu sein (➤ Kap. 12.3). Bereits in der Vergangenheit sind Rettungsassistenten in Notaufnahmen und **Intensivstationen** in Kliniken angestellt worden.

Die Industrie sucht im Bereich der Medizinprodukte vielfach Praktiker, welche im **Vertrieb** oder in der **Beratung** ihre Praxiserfahrung mit einbringen.

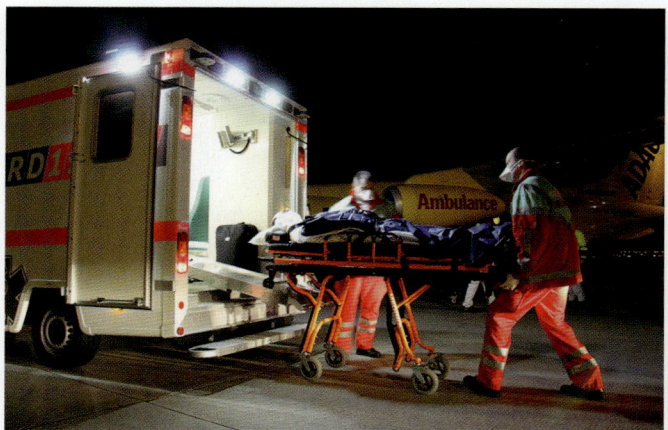

Abb. 1.6 Notfallsanitäter als Teampartner bei Intensivverlegungen und im Patientenrückholdienst [W241]

1.3.2 Tätigkeit in Leitstellen

Nach entsprechender Weiterbildung, bei integrierten Leitstellen meist in Verbindung mit einer feuerwehrtechnischen Ausbildung, können Notfallsanitäter in Leitstellen tätig werden. Hier besteht die Aufgabe in der Notrufannahme und -abfrage sowie in der Koordination und Disposition der Rettungsmittel. Dazu steht modernste Technik zur Verfügung, welche nicht nur entsprechende Einsatzmittel vorschlagen, sondern die via GPS sichtbaren Fahrzeuge vorschlägt und im Sinne des nächsten geeigneten Rettungsmittels alarmieren lässt. Ständig wechselnde Einsatzlagen erfordern eine dynamische Anpassung der Ressourcen und eine zielgerichtete Koordination. In der Leitstelle laufen alle Fäden der Rettungsdienste und Feuerwehren zusammen. Eine Herausforderung ist die Beurteilung von Notfällen meist nur aufgrund von telefonischen Meldungen. Der Kommunikation kommt damit eine wesentliche Bedeutung in der Auswahl des richtigen Rettungsmittels zu. Aber auch die Anleitung zur Ersten Hilfe für Notsuchende über das Telefon ist Merkmal einer modernen Leitstelle. Zur weiteren Aufgabe von Leitstellen kann die Anmeldung von Patienten in den Krankenhäusern gehören, das Beschaffen von Informationen, z. B. von Giftnotrufzentralen, sowie die Abstimmung mit benachbarten Diensten wie kassenärztlichen oder technischen Notdiensten (➤ Kap. 50.5.1).

1.3.3 Tätigkeit in der Luftrettung

Im Luftrettungsdienst gehört neben dem Piloten und ggf. Kopiloten der Notarzt sowie ein Notfallsanitäter als **HEMS Crew Member** (HEMS = Helicopter Emergency Medical Services) zur Besatzung. Entsprechend den europäischen Flugbetriebsvorschriften gehört er zur Flightcrew. Er unterstützt den Piloten vor dem Start, während dem Flug und nach der Landung und ist zuständig für Funk, Navigation, die Absicherung sowie für diverse Notverfahren. An der Einsatzstelle assistiert er dem Notarzt bei der Patientenversorgung. In der Weiterbildung werden entsprechend der gesetzlichen Vorgaben oder den Betreiberanweisungen auch Flugrecht, Meteorologie,

1.4 Arbeitsbedingungen im Rettungsdienst

Der Notfallsanitäter hat keine klar im Vorfeld bestimmbare **Arbeitsumgebung.** Es kann nur grundsätzlich zwischen Arbeiten im Freien, in Räumen oder im jeweiligen Rettungsmittel unterschieden werden. Darin liegen der Reiz und die Herausforderung gleichermaßen. Der Notfallsanitäter ist praktisch in allen erdenklichen Umgebungen tätig: Autobahn, Sauna, Arztpraxis, Baggersee, Luxusvilla, Altenheim etc. Der Beruf des Notfallsanitäters gewährt unerwartet plötzlichen Einblick in das Leben von Patienten, welche vielfach unvorbereitet mit einer medizinischen Notfallsituation oder Krise konfrontiert sind. Medizinische Notfälle ereignen sich in allen sozialen Schichten und erfordern ein besonderes Fingerspitzengefühl im Umgang mit den verschiedensten Patientengruppen.

Der Notfallsanitäter arbeitet häufig in Notfallsituationen, ohne die Möglichkeit zu haben, jemanden um Rat zu bitten, und muss die in der Ausbildung gewonnenen Erfahrungen entsprechend umsetzen. Dabei müssen komplexe Zusammenhänge rasch erkannt und unter Umständen sofort **Entscheidungen** getroffen werden. Widrige Bedingungen erschweren Entscheidungen über den Einsatz von Ressourcen, Therapie, Transportweg und -art, Informationssammlung und Dokumentation:

- Die Arbeit findet vor den Augen der **Öffentlichkeit** statt (➤ Abb. 1.7).
- Die tägliche Arbeit im Rettungsdienst erfordert einen ausreichenden Kraftbedarf. Höchstleistungen müssen zu Zeiten erbracht werden, in denen sich der Körper üblicherweise erholt. Der **Schichtdienst** ist nicht nur dem Rhythmus des menschlichen Körpers entgegengesetzt, sondern stellt auch eine erhebliche Belastung für Partnerschaften und Familien dar. Schwere

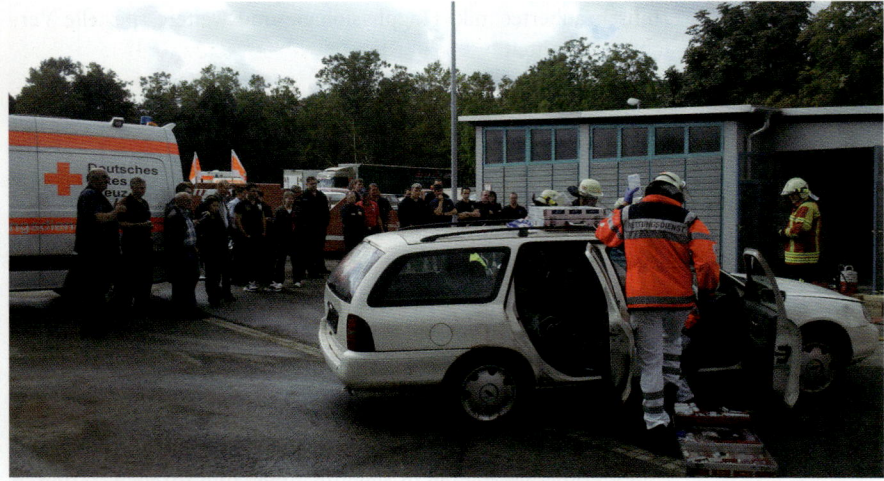

Abb. 1.7 Die Arbeit in der Öffentlichkeit gehört für Rettungsassistenten nicht nur am Tag der offenen Tür zum Berufsalltag. [P102]

Lasten wie Ausrüstung oder Patienten tragen oder ungünstige Körperpositionen für bestimmte Tätigkeiten sind eine körperliche Herausforderung. Es ist unabdingbar, dass der Notfallsanitäter für eine ausreichende muskuläre Stärke sorgt und Ausgleichssportarten zur Erhöhung der Ausdauer und der allgemeinen und mentalen Fitness betreibt.

- Unbekannte, ständig wechselnde Situationen müssen manchmal unter **Zeitdruck** bewältigt werden. Leid und Tod können den Notfallsanitäter in rascher Einsatzfolge mit wenig Verarbeitungszeit und ohne Verarbeitungshilfen überwältigen.

Der Beruf des Notfallsanitäters kennt einige spezifische **Arbeitsbedingungen,** die in anderen Berufen wenig verbreitet sind. Es sind das Warten, die Ungewissheit, die Entscheidungsfindung, die Arbeitsgefahren sowie die physischen und psychischen Belastungen. Im nächsten Moment kommt ein Notfall nach dem anderen, sodass über Stunden hinweg keine Pausen sind. In vielen Berufen sind die täglich zu leistenden Arbeiten und deren Abläufe vorhersehbar und planbar. Die Arbeitenden wissen genau, was sie wann, wo, wie, mit wem und mit welchem Resultat tun werden. Im Rettungsdienst fehlt die Vorhersehbarkeit der Ereignisse in mehrfacher Hinsicht. Der Notfallsanitäter weiß nicht, ob, wann und wo er zu welchem Einsatz mit wie vielen Patienten in welchem Zustand und mit welcher Gefahrenlage gerufen wird. Um erfolgreich im Rettungsdienst tätig sein zu können, muss der Notfallsanitäter lernen, mit der permanenten Ungewissheit umzugehen. Im Krankenhaus werden Diagnosen aufgrund von länger dauernden, methodisch ausgeklügelten Informationssammlungen erstellt. Bei der rettungsdienstlichen Arbeit müssen Entscheidungen innerhalb von Minuten, manchmal sogar von Sekunden gefällt werden, da sich Verzögerungen für den Patienten nachteilig auswirken könnten. Dabei besteht die zusätzliche Schwierigkeit, Entscheidungen auf rasche Erkenntnisse oder unzuverlässige Informationen stützen zu müssen.

Berufliche Risiken und Chancen

Neben typischen **Berufskrankheiten** wie Wirbelsäulenerkrankungen oder Ansteckung durch Infektionen kann es zu unterschiedlichen psychischen und sozialen Folgen kommen: Probleme in Partnerschaft und Familie, Schlaf- und Essstörungen, Alkoholismus. Je nach Größe der Rettungswache kann das „Zusammenleben" Vorteile wie in einer weiteren Familie mit sich bringen, aber auch entsprechende Nachteile. Junge Kollegen haben andere Interessen als ältere, die Spülmaschine ist nicht eingeräumt und ständig herrscht ein Durcheinander. Die Balance zwischen Familie zu Hause und der Arbeitsstelle ist wichtig. Neben diesen Problemen gibt es aber auch eine Reihe versteckter Schwierigkeiten, die die Betroffenen primär nicht auf den Beruf zurückführen. Offensichtliche **Gefahren** sind:

- Infektionskrankheiten (wobei oft erst nach dem Einsatz die Gefahr bekannt wird)
- Gefährliche Verkehrssituationen
- Wetterlagen aller Art
- Sich irrational verhaltende Patienten
- Angriffe auf Rettungsfachpersonal
- Feuer, gefährliche Stoffe (Radioaktivität usw.), Explosionen, Strom
- Körperausscheidungen von Patienten
- Aggressive Desinfektionsmittel

MERKE
Der Notfallsanitäter gehört zu den spannendsten Berufen der Welt. Bereits innerhalb kurzer Zeit hat man mehr vom Leben gesehen, mehr Schicksale begleitet als es anderen in einem ganzen Menschenleben möglich ist. Krankheit und Verletzungen machen vor keiner sozialen und gesellschaftlichen Grenze halt.
Aber nur wer sich selbst helfen kann, kann anderen helfen. Schichtdienst, unregelmäßige Ernährung, teils hohe körperliche Belastung sowie emotionaler und mentaler Stress belasten im Rettungsdienst.
Wer lange glücklich und gesund im Rettungsdienst arbeiten will, achtet deshalb auf ausgewogene Ernährung und sportlichen Ausgleich, um die (Rücken-)Muskulatur und die Kondition zu stärken und für mentale und emotionale Entspannung zu sorgen (➤ Kap. 7).

Ein nicht ausgesprochenes Problem stellt Mobbing, ebenso wie die Unterforderung des Notfallsanitäters bei zu geringen Einsatzzahlen auf den Rettungswachen, dar. Die oben angeführten spezifischen

Arbeitsbedingungen werden den Betroffenen oft erst nach einigen Jahren Berufserfahrung bewusst. Für viele Notfallsanitäter stellen gerade diese speziellen Anforderungen eine besondere Herausforderung dar. Trotzdem können diese Anforderungen neben den offensichtlichen Gefahren der Rettungsdienstarbeit zum Problem für den Notfallsanitäter werden.

Chancen zur persönlichen Weiterentwicklung sind im Rettungsdienst einmal über die horizontale Qualifikation in den unterschiedlichen Einsatzbereichen möglich (➤ Kap. 1.3), aber auch die vertikalen Möglichkeiten zur Qualifizierung nehmen weiter zu. Vorhandene Weiterbildungsmöglichkeiten werden z. B. in ➤ Kap. 2.3.5 ausführlicher beschrieben. Zwischenzeitlich werden außerdem eine Reihe von Hochschulabschlüssen im Bereich des Gesundheitsmanagements oder speziell dem Management für Rettungsdienste angeboten. Medizinpädagogische bzw. erziehungswissenschaftliche Studiengänge für Lehrkräfte an Rettungsdienstschulen kommen noch hinzu. Auf diese Akademisierungsmöglichkeiten wird in ➤ Kap. 3.4 näher eingegangen.

Wiederholungsfragen

1. Um was für ein Gesetz handelt es sich beim *NotSanG* (➤ Kap. 1.1.1)?
2. Warum ist im *NotSanG* zwar die Berufsausbildung, nicht aber die Berufsausübung geregelt (➤ Kap. 1.1.1)?
3. Was beschreibt § 4 *NotSanG* (➤ Kap. 1.1.1)?
4. Wie können sich Rettungsassistenten zum Notfallsanitäter weiterqualifizieren (➤ Kap. 1.1.1)?
5. Wie viele Stunden umfasst der Unterricht von Notfallsanitätern an Rettungsdienstschulen (➤ Kap. 1.1.2)?
6. Wie viele Stunden umfasst die klinische Ausbildung von Notfallsanitätern (➤ Kap. 1.1.2)?
7. Wie viele Stunden umfasst die praktische Ausbildung von Notfallsanitätern auf einer Rettungswache (➤ Kap. 1.1.2)?
8. Wie häufig arbeiten Notfallsanitäter ohne Unterstützung des Notarztes (➤ Kap. 1.2)?
9. Was sind die wesentlichen Aufgaben von Notfallsanitätern (➤ Kap. 1.2)?
10. Beschreiben Sie die wesentlichen Einsatzbereiche von Notfallsanitätern (➤ Kap. 1.3).
11. Erläutern Sie die Arbeitsbedingungen im Rettungsdienst (➤ Kap. 1.4).
12. Mit welchen Chancen und welchen Risiken ist eine Tätigkeit im Rettungsdienst verbunden (➤ Kap. 1.4)?
13. Welche Weiterbildungsmöglichkeiten hat ein Notfallsanitäter? Erläutern Sie die einzelnen Optionen (➤ Kap. 1.4).

Fortsetzung des Szenarios

Die drei jungen Leute tauschen sich untereinander aus und diskutieren, dass der Notfallsanitäter keine Weiterentwicklung des Rettungsassistenten ist, sondern ein komplett neuer und eigenständiger Beruf. Dessen dreijährige Ausbildung ist über eine eigene gesetzliche Grundlage, nämlich die des Notfallsanitätergesetzes und die entsprechende Ausbildungs- und Prüfungsordnung geregelt. Besonders bemerkenswert findet die Rettungsassistentin Lisa, dass ein Notfallsanitäter im Gegensatz zum Rettungsassistenten über eigene Kompetenzbereiche verfügt, die auch eigenverantwortlich am Patienten und zum Wohle des Patienten zur Anwendung gebracht werden können. Auch und gerade, wenn kein Arzt an der Einsatzstelle verfügbar ist.

Im Vergleich zur Rettungsassistentenausbildung der jungen Frau ist die Notfallsanitäterausbildung eine dreijährige Ausbildung, die Abschlussprüfungen finden – wie bei anderen Ausbildungen auch – am Ende der Ausbildung statt und es gibt ein klares Ausbildungsziel. Am besten finden die beiden anderen, dass es für Auszubildende zum Notfallsanitäter eine Ausbildungsvergütung gibt. Genau wie beim Rettungsassistenten regelt das Notfallsanitätergesetz allerdings weiterhin nur die Ausbildung, nicht aber die Ausübung des neuen Berufs.

Alle drei sind sich einig, dass der neu geschaffene Beruf des Notfallsanitäters ein sehr abwechslungsreicher und verantwortungsvoller Beruf ist, der hohe Anforderungen an die Berufsangehörigen stellt. Insbesondere die physischen und psychischen Belastungen, die Unvorhersehbarkeit, was als Nächstes für ein Einsatz kommen kann und auch die teilweise langen Phasen des Wartens und Nichtstuns sind einzigartig für einen Beruf im Gesundheitswesen und erfordern eine besondere Berufsmotivation und ein hohes Maß an fachlicher, sozialer, personaler und methodischer Kompetenz.

WEITERFÜHRENDE LITERATUR

Ausbildungs- und Prüfungsverordnung für Notfallsanitäterinnen und Notfallsanitäter (*NotSan-APrV*). www.gesetze-im-internet.de/notsan-aprv

Gesetz über den Beruf der Notfallsanitäterin und des Notfallsanitäters (Notfallsanitätergesetz – *NotSanG*). www.gesetze-im-internet.de/notsang

Häske, D., Runggaldier, K., Behrendt, H., Zimmermann, C.: Prozess- und Ergebnisqualität von erweiterten Versorgungsmaßnahmen durch Rettungsassistenten im Landkreis Reutlingen – Eine retrospektive Analyse. In: Handbuch des Rettungswesens A 5.2 [73]. Mendel, Witten, 2010

Kommentar und Erläuterung zur *NotSan-APrV*, Bundesrat BR-Drucksache 728/13

Kommentar und Erläuterung zum *NotSanG*

KAPITEL 2

Achim Thamm, Martin Ohder, Harald Karutz und Klaus Runggaldier

Berufsbildung

2.1	Berufsbildung in Deutschland	20	2.3.2	Ausbildung von Rettungssanitätern	23
			2.3.3	Ausbildung von Rettungsassistenten	24
2.2	Berufsbildung in den Gesundheitsfachberufen	21	2.3.4	Ausbildung von Notfallsanitätern	25
			2.3.5	Sonstige Ausbildungen im Rettungsdienst	26
2.3	Berufsbildung im Rettungsdienst	22	2.4	Europäischer und Deutscher Qualifikationsrahmen (EQR bzw. DQR)	28
2.3.1	Ausbildung von Rettungshelfern	22			

Inhaltsübersicht

2.1 Berufsbildung in Deutschland
- Die Berufsbildung umfasst die Aus-, Fort- und Weiterbildung sowie die berufliche Umschulung.
- Die zwei wesentlichen Arten der Berufsausbildung sind die vollschulische und die duale Berufsausbildung.

2.2 Berufsbildung der Gesundheitsfachberufe
- Die Berufsausbildung der meisten Gesundheitsfachberufe erfolgt nicht nach dem dualen System und dem Berufsbildungsgesetz, sondern aufgrund eigener Berufszulassungsgesetze.

2.3 Berufsbildung im Rettungsdienst
- Im Rettungsdienst gibt es mit dem Rettungshelfer, dem Rettungssanitäter, dem Rettungsassistenten und dem Notfallsanitäter aktuell vier Ausbildungsstufen.
- Nur bei den Ausbildungen zum Rettungsassistenten und zum Notfallsanitäter handelt es sich um anerkannte Ausbildungsberufe bzw. um eine Berufsausbildung.

2.4 Europäischer und Deutscher Qualifikationsrahmen
- Ziel des Europäischen und Deutschen Qualifikationsrahmens (EQR und DQR) ist die Verständigung auf einen allgemeinen bildungsübergreifenden Referenzrahmen auf europäischer und deutscher Ebene.
- Der Rettungsassistent ist nach dem DQR auf dem Niveau „3" und der Notfallsanitäter auf dem Niveau „4" einzustufen.

2.1 Berufsbildung in Deutschland

Berufliche Bildung soll den Leistungsstand beruflicher Tätigkeit für die Gegenwart und die Zukunft sichern und ständig verbessern. Das Fundament für die Qualifikation und Tüchtigkeit eines jeden Berufsstands ist eine fundierte und solide Berufsbildung, die mit größtmöglicher Sorgfalt und Gründlichkeit durchgeführt werden muss.

Dabei soll nicht nur die rein fachliche Leistungsfähigkeit gesteigert werden. Insbesondere geht es auch darum, geistige und seelische Anlagen von Auszubildenden zu entfalten, zur Übernahme von sozialer und politischer Verantwortung zu motivieren und Hilfestellungen für ein sittliches und moralisches Handeln anzubieten.

Das entsprechende **Berufsbildungssystem** umfasst neben Qualifizierungsmaßnahmen zum Erreichen eines beruflichen Erstabschlusses in verschiedenen Stufen mit formalen Berechtigungen auch die gehobene Berufsbildung (berufliche Weiter- und Fortbildung, berufliche Umschulung).

Ziel und Zweck von **Berufsausbildungen** sind in der Bundesrepublik Deutschland insbesondere im *Berufsbildungsgesetz (BBiG)* festgehalten. Nach *§§ 1 und 2* sind in einer Berufsausbildung eine breit angelegte berufliche Grundbildung und die für die Ausübung einer qualifizierten beruflichen Tätigkeit notwendigen fachlichen Fertigkeiten und Kenntnisse in einem geordneten Ausbildungsgang zu vermitteln. Sie hat ferner den Erwerb der erforderlichen Berufserfahrungen zu ermöglichen. Mindestqualitätsmaßstäbe für die Eignung der Ausbilder und der Ausbildungsstätten, Rechte und Pflichten der Auszubildenden (Lehrling) und der Ausbildenden (Lehrherr) werden ebenfalls festgelegt.

Das übergreifende Ziel von Berufsausbildungen besteht darin, durch eine breite Grundlagenqualifikation die langfristigen beruflichen Chancen der Betroffenen zu verbessern und sicherzustellen. Eine zu frühe Spezialisierung, die in eine berufliche Sackgasse führen könnte, soll vermieden werden. Im Wesentlichen können zwei **Arten der Berufsausbildung** unterschieden werden:

- Die **vollschulische Berufsausbildung** führt die Schüler zu einem Abschluss in einem staatlich anerkannten Ausbildungsberuf, ohne dabei die betriebliche Ausbildung einzuschalten, und findet zumeist an einer Berufsfachschule statt. Die Regelausbildung zum Rettungsassistenten war zumindest im ersten Ausbildungsjahr beispielsweise eine solche vollschulische Berufsausbildung.
- Die **duale Berufsausbildung** bezeichnet eine parallele Ausbildung von praktischer Ausbildung in einem Betrieb und theoretischer Ausbildung in einer Berufsfachschule bzw. im tertiären Bildungsbereich an einer Hochschule (Berufsakademie). Die Lehrlingsausbildung in den Betrieben wird von den Betrieben selbst finanziert, die Kosten für die berufsbildenden Schulen werden überwiegend aus öffentlichen Mitteln bezahlt.

Auszubildende, die sich einer Berufsausbildung nach dem BBiG unterziehen, haben dabei Anspruch auf eine **Ausbildungsvergütung.** Personen, die nicht nach dem BBiG ausgebildet werden bzw. deren Berufsausbildung vollschulisch vollzogen wird, sind ihrem Status nach Schüler und haben i. d. R. somit keinen Anspruch auf eine Ausbildungsvergütung.

> **MERKE**
> Mit dem Abschluss einer Berufsausbildung ist die berufliche Bildung keineswegs abgeschlossen. Um den vielfältigen Anforderungen der Arbeits- und Berufswelt zu genügen, reicht die klassische Berufsausbildung allein in der heutigen Zeit immer weniger aus!

Die beschleunigten technischen Entwicklungen führen vielmehr in immer kürzeren Abständen zu Änderungen der Anforderungen und somit zur Notwendigkeit, die berufliche Qualifikation zu aktualisieren. Gerade im Bereich der Gesundheitsfachberufe kann eine mangelnde Lernbereitschaft der Erwerbstätigen rasch eine Gefährdung von Patienten bedeuten. Arbeiten und Lernen gehören deshalb immer mehr zusammen (> Kap. 3).

In diesem Zusammenhang steht **berufliche Weiterbildung** im Fokus einer weiteren Qualifikation: Aufbauend auf einer vorhandenen Ausbildung werden ältere Wissensbestände gefestigt oder durch neue ergänzt. Berufliche Weiterbildung stellt in Betrieben auch die Qualifikation spezialisierter Arbeitskräfte (z. B. als Praxisanleiter im Rettungsdienst) sicher.

Demgegenüber zielt **berufliche Fortbildung** auf die Erhaltung der zur Berufsausübung erforderlichen Kenntnisse sowie die Anpassung der beruflichen Qualifikation an neue technische und berufliche Entwicklungen ab (z. B. Reanimations- und Traumatraining).

Als **berufliche Umschulung** werden schließlich alle Maßnahmen bezeichnet, die den Wechsel von einer beruflichen Tätigkeit in eine andere ermöglichen, z. B. vom Notfallsanitäter zum Elektriker.

2.2 Berufsbildung in den Gesundheitsfachberufen

Als **Gesundheitsfachberufe** werden im Allgemeinen Berufe zusammengefasst, die im weitesten Sinne mit der Gesundheit zu tun haben. Eine einheitliche Definition des Begriffs gibt es allerdings nicht.

> **MERKE**
> Der bei Gesundheitsfachberufen häufig verwendete Ausdruck des **„nichtärztlichen Personals"** ist abzulehnen, da dieser Bezeichnung ein negatives bzw. defizitäres, unterordnendes Berufsverständnis zugrunde liegt, was der Eigenständigkeit und dem Selbstverständnis dieser Berufsgruppen nicht gerecht wird.

Bei nur ganz wenigen Gesundheitsfachberufen ist die Berufsausbildung nach dem Berufsbildungsgesetz geregelt und erfolgt entsprechend nach dem dualen System. Beispiele dafür sind der Beruf der medizinischen Fachangestellten (früher „Arzthelfer/in") oder der Beruf des Orthopädiemechanikers und Bandagisten.

Bei den meisten Gesundheitsfachberufen gilt das Berufsbildungsgesetz nicht und die Berufsausbildung wird durch eigene Berufszulassungsgesetze geregelt. Beispiele für solche Gesundheitsfachberufe mit einem eigenen Berufszulassungsgesetz sind:
- Gesundheits- und Krankenpfleger/in
- Gesundheits- und Kinderkrankenpfleger/in
- Altenpfleger/in
- Hebamme/Entbindungspfleger
- Logopäde/in
- Ergotherapeut/in
- Physiotherapeut/in
- Orthopist/in
- Medizinisch-technische/r Assistent/in für Funktionsdiagnostik (MTAF)
- Medizinisch-technische/r Laborassistent/in (MTLA)
- Medizinisch-technische Radiologieassistent/in (MTRA)
- Pharmazeutisch-technische/r Assistent/in (PTA)
- Diätassistent/in
- Masseur/in und medizinische/r Bademeister/in
- Podologe/in
- Notfallsanitäter/in

Berufszulassungsgesetze regeln lediglich die Ausbildung, nicht aber die Berufsausübung.

Die Ausübung der Gesundheitsfachberufe ist mit potenziellen Gesundheitsgefahren für die zu behandelnden bzw. zu begleitenden Personen verbunden, hierbei handelt sich um **„andere als ärztliche Heilberufe"**. Aus diesem Grund hat der Gesetzgeber die Ausbildung zu diesen Berufen einigen besonderen Regularien unterworfen. So liegt die Regelungskompetenz für die Zulassung und Ausübung als „Heilgewerbe" nach *Art. 74 Abs. 1 Nr. 19 Grundgesetz (GG)* beim Bund und nicht bei den Bundesländern. Das bedeutet, dass der Bundesgesetzgeber jeden dieser Berufe durch ein Berufsgesetz und eine entsprechende Ausbildungs- und Prüfungsverordnung genau festgelegt hat.

Insgesamt nehmen die Gesundheitsfachberufe innerhalb des Berufsbildungssystems eine Sonderstellung ein. Es handelt sich – mit Ausnahme der wenigen nach dem Berufsbildungsgesetz geregelten Gesundheitsfachberufe – um **„Ausbildungen der besonderen Art"**. Nicht zuletzt hat dies auch zur Folge, dass die Ausbildungsstrukturen der Gesundheitsfachberufe sowohl auf Bundesgesetzebene (Gestaltung der Berufsgesetze) als auch auf Länderebene (konkrete Umsetzungen der Schul- und Ausbildungsstruktur innerhalb der Bundesländer) sehr unterschiedlich sind. Im Einzelnen gibt es folgende Unterschiede:

- **Dauer der Ausbildung:** Es gibt zweijährige Ausbildungen (z. B. Masseur/in und medizinische/r Bademeister/in) und Ausbildungsgänge, die drei Jahre dauern (z. B. Gesundheits- und Krankenpfleger/in, Logopäde/in, Hebamme/Entbindungspfleger/in, Notfallsanitäter/in).
- **Definition der Ausbildungsziele:** Besonders die älteren Berufsgesetze und Ausbildungs- und Prüfungsordnungen sind überwiegend inputorientiert und orientieren sich nicht an Kompetenzen. Teilweise sind Ausbildungsziele nicht klar definiert (z. B. Logopädie).
- **Ausbildungsvergütung:** Bei vielen Gesundheitsfachberufen bekommen die Auszubildenden keine Ausbildungsvergütung und müssen sogar noch zusätzlich für den schulischen Teil der Ausbildung Schulgeld zahlen (z. B. Physiotherapie und Ergotherapie). In Einzelfällen müssen sogar die Praktika von den Auszubildenden bezahlt werden. Andere Ausbildungsgesetze (z. B. Gesundheits- und Krankenpflege, Notfallsanitäter) lehnen sich in der Ausbildungsstruktur und -organisation an das duale System an. In diesen Fällen ist der Auszubildende bei einem Ausbildungsbetrieb angestellt (z. B. Krankenhaus, Rettungsdienstbetreiber) und erhält eine Ausbildungsvergütung und auch die schulische Ausbildung wird bezahlt.

Das einzig wirklich gemeinsame Merkmal der unterschiedlichen Gesundheitsfachberufe ist, dass es sich um Tätigkeiten im Berufsfeld „Gesundheit" handelt.

2 Berufsbildung

> **MERKE**
> In den Punkten Ausbildungsdauer, Qualität und Umfang der Ausbildung sowie Vergütung bzw. Kosten für die Ausbildung bietet sich bei den Gesundheitsfachberufen ein sehr uneinheitliches Bild.

Durch die relativ kurzen Spezialausbildungen ist **berufliche Mobilität** in den Gesundheitsfachberufen außerdem nur sehr bedingt möglich. Ein innerhalb der Berufsausbildung vermitteltes breites Grundwissen, das über die unmittelbaren Anforderungen des Berufs hinausgeht, dem Lernenden eine größere Unabhängigkeit vom Arbeitsplatz sichert und die Durchlässigkeit zwischen verschiedenen Bildungsgängen und Berufen erhöht, wird bislang kaum vermittelt.

Das Gesundheitswesen ist jedoch schon seit Jahren einer immer komplexer werdenden Veränderung seiner Strukturen unterworfen. Bedingt durch gesellschaftliche Veränderungen sowie Fortschritte in Wissenschaft und Medizintechnik wandeln sich Arbeitsplätze, Arbeitsbedingungen, Aufgaben und damit geforderte Qualifikationen und Ansprüche an eine differenzierte Arbeitsteilung rasant. Angehörige aller Gesundheitsfachberufe stehen daher hinsichtlich ihrer Qualifikationen und Kompetenzen vor veränderten und sich auch weiterhin ständig ändernden Herausforderungen. Gerade die Verabschiedung des Notfallsanitätergesetzes sollte unbedingt auch vor diesem Hintergrund betrachtet werden.

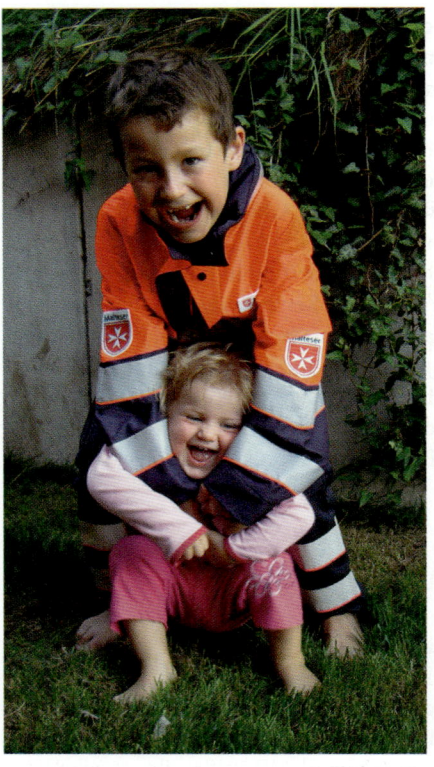

Abb. 2.1 Früh übt sich, was ein guter Retter werden will – nur eine konsequente Aus-, Fort- und Weiterbildung des Personals auf allen Ebenen hilft, die Qualität im Rettungsdienst nachhaltig zu sichern und weiter zu verbessern. [M234]

2.3 Berufsbildung im Rettungsdienst

Auch im Rettungsdienst hängt die Qualität der ausgeführten Leistungen entscheidend von der beruflichen Bildung der dort tätigen Mitarbeiter ab. Die besonderen Anforderungen dieses Handlungsfeldes machen eine theoretische, praktische und vor allem auch persönlichkeitsbildende Ausbildung erforderlich. Neben einem ausgewogenen theoretischen Grundlagenwissen, das Einsichten und Verständnis in komplexe medizinische Zusammenhänge fördert, ist das intensive Training praxisbezogener und praxisgerechter manueller Fertigkeiten ein wichtiges Ausbildungs- und Qualifikationselement (➤ Abb. 2.1).

Derzeit gibt es im Rettungsdienst folgende **Ausbildungsstufen:**
1. **Ausbildung zum Rettungshelfer (RettHelf)**
2. **Ausbildung zum Rettungssanitäter (RettSan)**
3. **Ausbildung zum Rettungsassistenten (RettAss)**
4. **Ausbildung zum Notfallsanitäter (NotSan)**

Bis zum 31. Dezember 2013 handelte es sich nur bei der Rettungsassistentenausbildung um einen anerkannten Ausbildungsberuf. Seit dem 1. Januar 2014 wurde die bisherige Rettungsassistentenausbildung jedoch durch die Ausbildung von Notfallsanitätern abgelöst.

> **ACHTUNG**
> Die Ausbildungen zum Rettungshelfer und zum Rettungssanitäter berechtigen zwar zu einer Tätigkeit im Rettungsdienst, sind aber keine anerkannten Ausbildungsberufe. Sie werden vielmehr durch Ausbildungsverordnungen in den einzelnen Bundesländern geregelt.

2.3.1 Ausbildung von Rettungshelfern

Die Ausbildungsstufe **Rettungshelfer** stellt i. d. R. eine **Mindestqualifikation** mit einem 160-stündigen theoretisch-praktischen Unterricht und einem Praktikum in einer Klinik und auf einer Rettungswache von jeweils 80 Stunden dar. Danach kann man im Krankentransport oder (je nach Landesrecht) evtl. auch in der Notfallrettung als Fahrer eines Einsatzfahrzeuges eingesetzt werden (➤ Abb. 2.2).

> **MERKE**
> Häufig werden als Rettungshelfer auch Personen bezeichnet, die die Ausbildung zum Rettungssanitäter nicht bzw. noch nicht abgeschlossen haben, aber bereits über die beschriebene Mindestqualifikation verfügen.

Ohnehin bestehen zwischen einzelnen Hilfsorganisationen, aber auch in verschiedenen Regionen, hinsichtlich des Ausbildungsumfangs teilweise erhebliche Unterschiede. Oftmals ist die Rettungshelferausbildung z. B. als Einführungslehrgang für neue Mitarbeiter, etwa im Bundesfreiwilligendienst, im Freiwilligen Sozialen Jahr (FSJ) bzw. auch im Ehrenamt gedacht, die dadurch zusammen mit einem voll ausgebildeten Rettungsdienstmitarbeiter auf den entsprechenden Rettungsmitteln eingesetzt werden können.

Ziel dieses Einführungslehrgangs ist eine Vorbereitung der Teilnehmer auf ihr zukünftiges Tätigkeitsfeld durch die Vermittlung der fachlichen Grundvoraussetzungen und das intensive Training grundlegender praktischer Maßnahmen. Durch Erweiterung des Krankenhauspraktikums auf insgesamt 4 Wochen (160 Stunden) sowie die Absolvierung eines Rettungswachenpraktikums von mindestens 160 Stunden kann ein Rettungshelfer im Anschluss auch zu einem Abschlusslehrgang für Rettungssanitäter zugelassen werden.

MERKE
In Nordrhein-Westfalen regelt eine eigene Ausbildungs- und Prüfungsverordnung, die RettAPO NRW, eine bundesweit einzigartige Variante der Rettungshelferausbildung. Diese landesspezifische Ausbildung als **Rettungshelfer NRW** berechtigt in Nordrhein-Westfalen zum Einsatz als Fahrer im Krankentransport und umfasst insgesamt lediglich 160 Stunden, die sich wie folgt gliedern:
- Eine theoretische Ausbildung von mindestens 80 Stunden und
- eine praktische Ausbildung auf einer Rettungswache von ebenfalls mindestens 80 Stunden.

Eine klinische Ausbildung ist bei den Rettungshelfern NRW nicht vorgesehen.

2.3.2 Ausbildung von Rettungssanitätern

1977 legte der **Bund-Länder-Ausschuss Rettungswesen (BLAR)** die Grundsätze zur Ausbildung des Personals im Rettungsdienst vor. Besser bekannt sind diese Grundsätze als **„520-Stunden-Programm"** bzw. als Rettungssanitäterausbildung (➤ Abb. 2.3). Der **Ausschuss Rettungswesen** (ehemals BLAR) hat diese Grundsätze im Jahr 2008 überarbeitet und 2009 eine Ausbildungs- und Prüfungsordnung dazu erstellt. Diese muss jetzt allerdings, sofern noch nicht geschehen, in den einzelnen Bundesländern umgesetzt werden.

Vom ursprünglichen Grundgedanken her sollten die Teilnehmer schon durch die Rettungssanitäterausbildung auf alle im Rettungsdienst anfallenden Situationen ausreichend vorbereitet werden. Das Ausbildungsprogramm wird dabei durch einen Lernzielkatalog und einen dazugehörigen Gegenstandskatalog beschrieben.

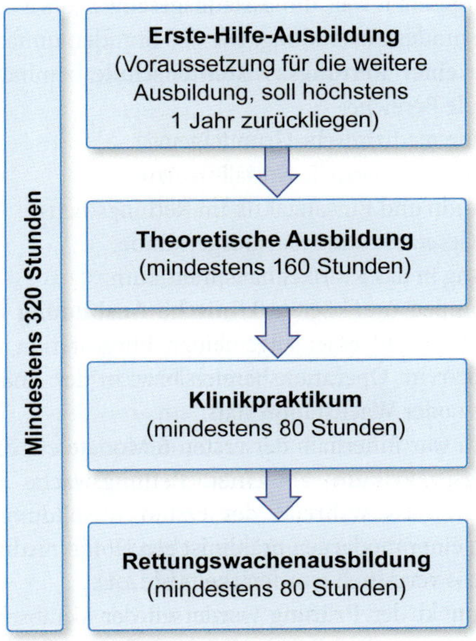

Häufig schließt ein zunächst 160 Unterrichtsstunden umfassender Lehrgang mit einer Prüfung ab. So soll möglichst ausgeschlossen werden, dass der Auszubildende während der beiden nächsten Ausbildungsabschnitte in Klinik und Rettungswache den Patienten durch fehlendes Wissen Schaden zufügt.

Im Anschluss an den Grundlehrgang folgt dann ein 160 Stunden umfassendes Krankenhauspraktikum, in dem die klinische Ausbildung in den Funktionsbereichen Anästhesie oder Intensivmedizin durchgeführt wird. Für die Klinikausbildung der Rettungssanitäter ist gemäß Ausschuss Rettungswesen auch ein näher definierter **Tätigkeitskatalog** vorgesehen. Vorgeschrieben sind darin u. a. folgende Aspekte:
- Grundpflege im Intensivbereich
- Überwachung und Aufzeichnung vitaler Funktionen
- Hilfe bei Injektionen und Infusionen
- Hilfe bei der Punktion peripherer zentraler Venen
- Freimachen und Freihalten der Atemwege ohne und mit Hilfsmittel einschließlich Intubation
- Künstliche Beatmung
- Hilfe bei der Herz-Lungen-Wiederbelebung
- Hilfe bei der Magenspülung
- Hilfe bei der Geburt

Ein anschließendes Rettungswachenpraktikum im Umfang von weiteren 160 Stunden dient der praktischen Ausbildung und soll den Teilnehmern den Wissenstransfer des in Schule und Klinik Gelernten auf Notfallsituationen ermöglichen.

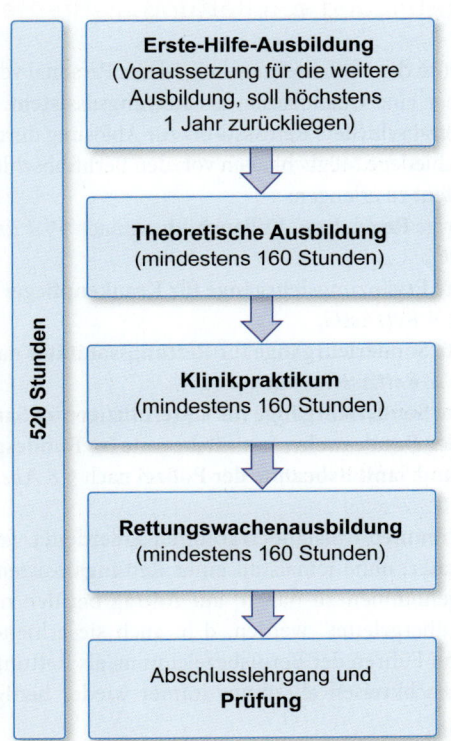

Abb. 2.2 Ausbildung zum Rettungshelfer [L143]

Abb. 2.3 Ausbildung zum Rettungssanitäter [L143]

Nach Absolvierung der drei eigentlichen Ausbildungsabschnitte folgt letztlich noch ein 40-stündiger Abschlusslehrgang mit einer Prüfung, die i. d. R. unter staatlicher Aufsicht stattfindet.

Es darf allerdings nicht übersehen werden, dass die Ausbildung zum Rettungssanitäter keinesfalls ausreicht, um die für eine eigenverantwortliche Tätigkeit in der Notfallrettung notwendigen Kenntnisse und Fähigkeiten zu vermitteln. Für die Versorgung von vital bedrohten Notfallpatienten ist eine nur dreimonatige Ausbildung vollkommen unzureichend.

> **MERKE**
> Rettungssanitäter werden in allen Bundesländern als Begleiter von Patienten im Krankentransport und als Fahrer des Rettungswagens eingesetzt. Weiterhin obliegt ihnen in einigen Bundesländern die Aufgabe als Fahrers des NEF.

Laut Beschluss des Ausschusses Rettungswesen stehen Rettungssanitätern jährlich 30 Stunden **Fortbildung** zu. Diese Regelung ist etwa einem Drittel der Rettungssanitäter jedoch nicht bekannt und nur jeder Fünfte absolviert diese Fortbildung auch tatsächlich. Inhaltlich werden in dieser Fortbildung oftmals auch nur einige Themen aus dem Katalog der 520 Stunden umfassenden Ausbildung wiederholt, sodass es sich aus qualitativer Sicht eher um eine Wiederauffrischung der Ausbildung als um eine „echte" Fortbildung handelt, d. h. eine Anpassung der beruflichen Qualifikation an neue technische und berufliche, insbesondere notfallmedizinische Entwicklungen.

2.3.3 Ausbildung von Rettungsassistenten

Das derzeit in der Notfallrettung eingesetzte Personal verfügt größtenteils über eine Qualifikation als **Rettungsassistent.** Dabei sah das 1989 verabschiedete RettAssG bis zur Ablösung durch das NotSanG verschiedene Möglichkeiten vor, den Berufsabschluss als Rettungsassistent zu erlangen:

- zweijährige **Regel- bzw. Vollausbildung** nach §§ 4 und 7 RettAssG,
- verkürzte **Ergänzungslehrgänge für Krankenpfleger** nach § 8 Abs. 3 RettAssG,
- verkürzte **Sonderlehrgänge für Rettungssanitäter** nach § 8 Abs. 2 RettAssG sowie
- verkürzte **Sonderlehrgänge für Unteroffiziere im Sanitätsdienst der Bundeswehr, Sanitätsbeamte im Bundesgrenzschutz und Sanitätsbeamte der Polizei** nach § 8 Abs. 4 RettAssG.

Unter bestimmten Umständen konnten außerdem erfahrene Rettungssanitäter, ohne jemals an einer Rettungsassistentenausbildung teilgenommen zu haben, auf Antrag bei der zuständigen Behörde „übergeleitet" werden, d. h. auch sie erhielten die Erlaubnis zum Führen der Berufsbezeichnung als Rettungsassistent – was in Fachkreisen allerdings immer wieder heftig kritisiert worden ist.

Die meisten Ausbildungen zum Rettungsassistenten wurden in Form eines sog. Sonderlehrgangs für ausgebildete Rettungssanitä-

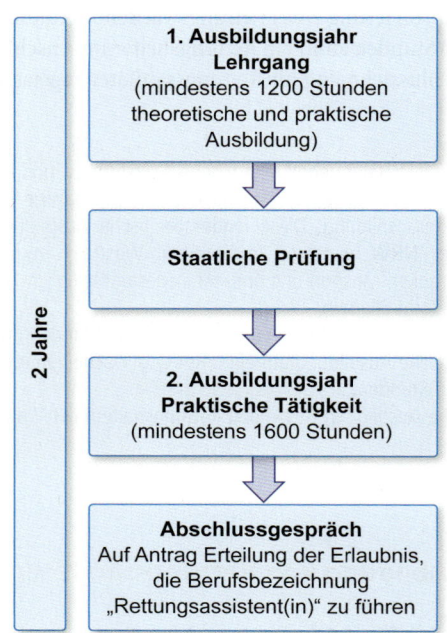

Abb. 2.4 Regel bzw. Vollausbildung zum Rettungsassistenten [L143]

ter durchgeführt. Die eigentliche Regel- bzw. Vollausbildung zum Rettungsassistenten machte lediglich 25 % des Gesamtausbildungsaufkommens aus.

> **MERKE**
> Damit war die lediglich als Ausnahme gedachte verkürzte Ausbildungsform zur Regel geworden und die eigentlich gewünschte Regel- bzw. Vollausbildung eher zu einer Ausnahme bzw. zu einer Sonderform.

Die **Regel- bzw. Vollausbildung,** wie sie vom RettAssG her nach §§ 4 und 7 vorgesehen war, umfasste insgesamt 2 Jahre oder mindestens 2 800 Stunden Ausbildung. Die 780 Stunden umfassende **Ausbildung an einer Rettungsassistentenschule** beinhaltete thematisch folgende Bereiche:

- Allgemeine medizinische Grundlagen
- Allgemeine und spezielle Notfallmedizin
- Organisation und Einsatztaktik im Rettungsdienst
- Berufs-, Gesetzes- und Staatsbürgerkunde
- Einführung in das Krankenhauspraktikum

Die 420 Stunden umfassende **klinische Ausbildung** fand in den Krankenhäusern auf einer allgemeinen Pflegestation, im Notaufnahmebereich, im Operationsbereich bzw. in der Anästhesie und der Intensiv- oder Wachstation statt.

Zusätzlich war innerhalb der ersten 6 Monate ein dreiwöchiges **Einführungspraktikum** an einer Rettungswache abzuleisten. Wichtig war, dass während des ersten Ausbildungsjahres die Grundlagen einer modernen präklinischen Notfallmedizin in Theorie und Praxis vermittelt wurden (➤ Abb. 2.4).

Der Zeitpunkt der **Prüfung** wurde seit der Verabschiedung des RettAssG immer wieder kritisiert. Es wurde davon ausgegangen, dass durch eine Prüfung am Ende der zweijährigen Gesamtausbildung, insbesondere nach den 1600 Stunden praktischer Tätigkeit, hinsichtlich der Eignung für den Rettungsdienst eine deutlich größere Aussagekraft erzielt werden könnte. In den staatlichen Prüfungen wurden jedoch nur die im einjährigen Lehrgang erworbenen theoretischen und praktischen Kenntnisse und Fertigkeiten überprüft. Die im Rahmen der praktischen Ausbildung auf einer Lehrrettungswache erworbenen praktischen Kenntnisse wurden dagegen nicht oder nur in Form eines **Abschlussgesprächs** überprüft. Zudem bestand im zweiten Ausbildungsjahr die Gefahr, dass der Auszubildende bzw. Praktikant überhaupt nicht mehr kontinuierlich ausgebildet, sondern nur noch als Teil der Stammbesatzung eingesetzt wurde.

Nach Abschluss der Rettungsassistentenausbildung mussten (bzw. müssen) Auszubildende noch bei der zuständigen Behörde einen Antrag stellen, um die Erlaubnis zum Führen der Berufsbezeichnung zu erhalten.

MERKE
Von Anfang an stand der Beruf des Rettungsassistenten unter heftiger **Kritik.** Einerseits war es mit der Einführung des Berufsbildes im Jahr 1989 erstmals gelungen, einen geregelten Gesundheitsfachberuf im Rettungsdienst zu etablieren. Im Gegensatz zum Rettungssanitäter war die Berufsbezeichnung nunmehr geschützt. Auch gab es einige durch das Berufsgesetz und die Ausbildungs- und Prüfungsordnung definierte, verbindliche Rahmenbedingungen. Andererseits waren die Ausbildung und die Berufsausübung unter Anbetracht der hohen Verantwortung und der Komplexität der Tätigkeit unzureichend geregelt und an vielen Stellen defizitär.

Die wesentlichsten Kritikpunkte an der Rettungsassistentenausbildung werden hier noch einmal zusammengefasst:
- **Unzureichende Definition der Maßnahmen,** die ein Rettungsassistent im Rahmen seiner Tätigkeit selbstständig und ohne Notarzt bzw. vor dem Eintreffen des Notarztes durchführen durfte. Häufig agierte der Rettungsassistent in einer rechtlichen „Grauzone", oftmals verbunden mit einer gewissen Handlungsunsicherheit. Dies hatte im Umkehrschluss zur Folge, dass auch der Patient keine verbindliche Klarheit hatte, was er in welchem Umfang an Hilfeleistung von einem Rettungsassistenten erwarten durfte.
- **Kostenpflichtige Ausbildung** und nicht definiertes Ausbildungsentgelt im berufspraktischen Jahr.
- **Zahlreiche Verkürzungsmöglichkeiten** werteten das Berufsbild ab.
- **Defizitäre Ausbildungsstruktur** bedingt durch:
  - Kurze Ausbildungsdauer.
  - Prüfung nach einem Jahr in der Mitte der Ausbildung, noch vor dem berufspraktischen Jahr.
  - Das berufspraktische Jahr schloss nur mit einem Abschlussgespräch und nicht mit einer Prüfung ab.
  - Starke Dominanz medizinischen Theoriewissens, in vielen Fällen ohne direkten Handlungsbezug. Fehlende Definition handlungsleitender sozialkommunikativer und psychologischer Lehr- und Lerninhalte.
  - Keine Qualifikationsvorgaben zu Praxisanleitern an den Rettungswachen sowie zu Lehrkräften an den Rettungsdienstschulen.

2.3.4 Ausbildung von Notfallsanitätern

Nach dem am 1. Januar 2014 in Kraft getretenen NotSanG gliedert sich die Ausbildung von **Notfallsanitätern** wie folgt:
- 1920 Stunden theoretischer und praktischer Unterricht an einer staatlich anerkannten Rettungsdienstschule
- 1960 Stunden praktische Ausbildung in genehmigten Lehrrettungswachen
- 720 Stunden praktische Ausbildung in geeigneten Krankenhäusern bzw. Kliniken

Die Besonderheiten der einzelnen Lernorte werden nachfolgend noch etwas näher erläutert.

Ausbildung von Notfallsanitätern in der Rettungsdienstschule

Mit dem Notfallsanitätergesetz sind nunmehr **klare Ausbildungsziele und Qualitätsanforderungen** an die Rettungsdienstschulen definiert. Für die Organisation und Koordination der schulischen und praktischen Ausbildung ist ihnen sogar die Gesamtverantwortung übertragen worden (➤ Kap. 1). Zudem haben die Rettungsdienstschulen für eine **Praxisbegleitung** der Auszubildenden an den Lernorten Lehrrettungswache und Klinik zu sorgen.

Vielerorts werden angehende Notfallsanitäter mittlerweile auch anhand von **Lernfeldern** ausgebildet (➤ Tab. 2.1). Somit geht es in der schulischen Ausbildung zum Notfallsanitäter nicht mehr nur

Tab. 2.1 Lernfelder und Zeitansatz (beispielhafte Darstellung)

Lernfeld	Inhalt	Unterrichtseinheiten
1. Ausbildungsjahr		
1	Das Tätigkeitsfeld Rettungsdienst erkunden und berufliches Selbstverständnis entwickeln	210
2	Lebensbedrohliche Zustände erkennen und bewerten sowie einfache lebensrettende Maßnahmen durchführen	210
3	Die Einsatzbereitschaft unterschiedlicher Rettungsmittel herstellen und erhalten	105
4	Einen Krankentransport durchführen	175
2. Ausbildungsjahr		
5	Bei Notfalleinsätzen assistieren und erweiterte notfallmedizinische Maßnahmen durchführen	315
6	Patientinnen und Patienten, Angehörige, Kolleginnen und Kollegen sowie Dritte unterstützen und beraten	245
7	Einen Notfalleinsatz selbstständig planen, durchführen und bewerten	280
3. Ausbildungsjahr		
8	Einsätze mit erweiterten Anforderungen selbstständig planen, durchführen und bewerten	105
9	In Komplexen fachdienstübergreifenden Einsatzlagen selbstständig arbeiten	105
10	Im beruflichen Umfeld agieren und sich entwickeln	105

darum, erweitertes medizinisches Wissen zu vermitteln. Vielmehr wird den Schülern **berufliche Handlungskompetenz** (➤ Kap. 3) vermittelt. In hohem Maße gehören dazu auch soziale bzw. kommunikative Kompetenzen, etwa im Hinblick auf die Gesprächsführung mit Patienten und Angehörigen, die Zusammenarbeit in einem Team, das Verhalten in Konfliktsituationen usw.

> **MERKE**
> Ebenfalls thematisiert werden wirtschaftliche und ökologische Aspekte der Arbeit im Rettungsdienst – all dies sind Ausbildungsinhalte, durch die sich die Notfallsanitäterausbildung deutlich von der früheren Rettungsassistentenausbildung unterscheidet.

Ausbildung von Notfallsanitätern auf der Lehrrettungswache

Rettungswachen sind analog zu den Rettungsdienstschulen zunächst einmal weiterhin als **Lehrrettungswachen** anerkannt, wenn an ihnen auch schon vor dem Inkrafttreten des NotSanG Rettungsassistenten ausgebildet wurden. Insbesondere muss auf Lehrrettungswachen die Anleitung von Auszubildenden in der Praxis sichergestellt werden. Zur **Praxisanleitung** geeignet ist,

- wer die Erlaubnis nach § 1 NotSanG besitzt bzw. nach § 30 NotSanG die Berufsbezeichnung Rettungsassistent weiterführen darf,
- mindestens über eine zweijährige Berufserfahrung als Notfallsanitäter verfügt und
- eine berufspädagogische Zusatzqualifikation im Umfang von mindestens 200 Stunden absolviert hat (➤ Kap. 1.1.2).

Praxisanleiter haben mit den Auszubildenden z. B. entsprechende Zwischengespräche zu führen. Dabei sollen sie gemeinsam mit den Auszubildenden ihren Ausbildungsverlauf besprechen, jeweils neue Zielvereinbarungen treffen etc. Außerdem tragen die Praxisanleiter auch zu einem intensiven Austausch zwischen der Lehrrettungswache, der Rettungsdienstschule und der ausbildenden Klinik bei.

> **MERKE**
> Eine fundierte, praxisorientierte und intensive Ausbildung angehender Notfallsanitäter wird vor allem durch eine enge Vernetzung der einzelnen Lernorte gewährleistet.

Ausbildung von Notfallsanitätern in der Klinik

In der praktischen Ausbildung angehender Notfallsanitäter in einer Klinik erfolgt die Praxisanleitung gemäß § 2 Abs. 1 NotSan-APrV vor allem durch Personen, die in der Krankenpflegeausbildung zur Praxisanleitung berechtigt sind (➤ Kap. 1.1.2). Sollten Inhalte der praktischen Ausbildung eine ärztliche Anleitung erfordern, sind entsprechende qualifizierte Ärzte als praxisanleitende Personen hinzuzuziehen. Diese brauchen ihrerseits dann nicht über eine formelle Qualifikation zur Praxisanleitung zu verfügen.

2.3.5 Sonstige Ausbildungen im Rettungsdienst

Neben den Qualifikationen als Rettungshelfer, Rettungssanitäter, Rettungsassistent und Notfallsanitäter gibt es im Rettungsdienst noch diverse **Zusatz- und Ergänzungslehrgänge.** Nachfolgend werden die gängigsten Qualifikationen kurz dargestellt. Grundsätzlich nimmt jede zusätzlich qualifizierte Person im Betrieb bzw. innerhalb einer Hilfsorganisation eine besondere **Vorbildfunktion** ein.

Qualitätsmanagementbeauftragter

Die objektive Beurteilung rettungsdienstlicher Leistungen wird immer wichtiger. Dies gilt ebenso für Notfallrettung und Krankentransport als auch für alle zusätzlichen unterstützenden Bereiche wie Hygiene, medizinische Geräte und Materialien. Viele Rettungsdienste haben zwischenzeitlich ein entsprechendes Qualitätsmanagementsystem eingeführt, welches Schwachstellen analysieren und eine kontinuierliche Verbesserung über alle Bereiche hinweg herbeiführen soll.

Als **Qualitätsmanagementbeauftragter (QMB)** kann der Notfallsanitäter Kollegen und Vorgesetzte dabei unterstützen, entsprechend den Zertifizierungsnormen wie z. B. DIN EN ISO 9001, KTQ usw. eine Verbesserung zu erreichen (➤ Kap. 55.3). Die Zusammenarbeit mit allen Beteiligten, von der Geschäftsführung bis zu den Schülern, erfordert gute Kommunikation, Planungssicherheit und Struktur. Der QMB erhält Einblick in die gesamte Hierarchie der Institution und nimmt gemäß der Aufgabenstellung entsprechenden Einfluss auf die Ausrichtung der Prozesse.

Medizinproduktebeauftragter

Um auf den Rettungsmitteln des Rettungsdienstes Medizinprodukte (z. B. EKG-Gerät, Beatmungsgerät) bedienen zu dürfen, bedarf es einer Einweisung nach dem Medizinproduktegesetz (MPG). Je nach Größe eines Rettungsdienstbereichs gibt es einen oder mehrere **Medizinproduktebeauftragte.** Mit dieser Zusatzqualifikation nach § 30 MPG sind Notfallsanitäter das wichtigste Glied in der Kette zwischen dem Betreiber und sonstigen Stellen. Sie informieren und weisen Mitarbeiter in die Handhabung von einweisungspflichtigen Geräten nach dem MPG ein, nachdem sie selbst eine entsprechende Herstellereinweisung bekommen haben. Des Weiteren dokumentieren und archivieren sie die Gerätebücher, zeigen sich für die Einhaltung von medizinisch- und sicherheitstechnischen Kontrollen sowie Eichkontrollen, z. B. von Blutdruckgeräten, verantwortlich. Ebenfalls sind sie für die Erfüllung von Anzeigepflichten verantwortlich, wenn diese Medizinprodukte betreffen.

Staatlich geprüfter Desinfektor, Hygienebeauftragter

Im öffentlichen Gesundheitsdienst nehmen staatlich geprüfte **Desinfektoren** verschiedene Funktionen war. Sie sind für Kontrollen und die Ausführung von Desinfektions- und Entwesungsmaßnahmen verantwortlich. Ferner stehen sie der Geschäftsführung, der Rettungsdienstleitung sowie allen weiteren Mitarbeitern als Fachberater bei Fragen zu Infektionskrankheiten, Epidemien, Pandemien und Endemien sowie zur Sterilisation und Desinfektion zur Verfügung. Darüber hinaus werden Desinfektoren im Rettungsdienst immer häufiger auch als **Hygienebeauftragte** eingesetzt, um z. B. Hygienemängel aufzuzeigen, die zusätzliche Kosten verursachen könnten.

Gemäß § 17 Infektionsschutzgesetz (IfSG) umfasst die Weiterbildung zum Desinfektor folgende Inhalte:
- Infektionskrankheiten
- Informationen zur richtigen Desinfektion, Sterilisation
- Lebensmittelhygiene
- Entwesungs- und Schädlingskunde
- Allgemeine rechtliche Grundlagen

Für die Teilnahme an einer solchen spezialisierten Ausbildung ist mindestens ein Hauptschulabschluss erforderlich. Bei Absolvieren einer Weiterbildung zum Desinfektor gilt es zu beachten, dass es in den meisten Bundesländern bisher keine Ausbildungs- und Prüfungsordnung gibt. Dies kann dazu führen, dass bei Besuch eines Kurses in Bayern dieser z. B. nicht in Nordrhein-Westfahlen anerkannt würde (und umgekehrt).

Lehrrettungsassistent bzw. Praxisanleiter

Weder im RettAssG noch in der RettAssPrV noch in den Rettungsdienstgesetzen der Länder war die Ausbildung und Qualifikation zum **Lehrrettungsassistenten** (LRA) geregelt. Die ausbildenden Hilfsorganisationen (DRK, MHD, ASB und JHU) hatten sich daher auf gemeinsame Rahmenbedingungen im Hinblick auf Bezeichnung, Zulassungsvoraussetzungen, Inhalte bzw. Tätigkeitsfelder eines LRA sowie Prüfungskriterien und Fortbildungspflicht geeinigt. Der 120 Unterrichtsstunden umfassende Kurs qualifizierte den Lehrrettungsassistenten für die Ausbildung angehender Rettungsfachkräfte auf den Lehrrettungswachen und stellte eine Mindestqualifikation dar, um als Dozent an einer Rettungsdienstschule tätig zu sein.

Im NotSanG wurde die Funktion des **Praxisanleiters** verankert. Die entsprechende Weiterbildung umfasst 200 Unterrichtsstunden und qualifiziert interessierte Notfallsanitäter für die Begleitung von Auszubildenden auf der Lehrrettungswache. Hier tritt die Bedeutung der oben genannten Vorbildfunktion ganz besonders in den Vordergrund.

Praxisanleiter benötigen pädagogisch-didaktisches Geschick, um Auszubildende anzuleiten und zu trainieren. Sie müssen in der Lage sein, objektive Beurteilungen über die Entwicklung ihrer Schüler abzugeben und in Reflexionen und Lehrgesprächen mit den Schülern die notwendigen Maßnahmen abzuleiten. Je nach Struktur des Rettungsdienstes erteilen Praxisanleiter auch selbst Unterricht oder organisieren Fortbildungsveranstaltungen. Neben der pädagogischen und persönlichen Qualifikation müssen Praxisanleiter fachlich auf höchstem Niveau sein, um entsprechende Kenntnisse weitergeben zu können.

> **MERKE**
> In der Anleitung der Auszubildenden sind Praxisanleiter häufig mehr als nur Ausbilder: Sie werden zum Kumpel, Fahrlehrer, Tröster, Beruhiger, Motivator, Zuhörer, Vorgesetzten und Kollegen. Die Herausforderung besteht darin, die angemessene Distanz für eine persönliche, aber auch objektiv korrekte Ausbildungsanleitung zu finden.

Rettungswachenleiter

Rettungswachenleiter zeigen sich verantwortlich gegenüber dem Rettungsdienstleiter bzw. dem Rettungsdienstmanagement für einen **funktionierenden Dienstbetrieb** auf einer Rettungswache. Ihnen werden je nach Größe eines Rettungsdienstbereichs unterschiedliche **Leitungs- und Organisationsaufgaben** in den Arbeitsabläufen für einen Dienstablauf zugeteilt. Der Rettungswachenleiter vertritt die Interessen der Mitarbeiter einer Rettungswache gegenüber dem Rettungsdienstleiter und der Geschäftsführung.

In den Weiterbildungskursen zum Rettungswachenleiter werden die Interessenten u. a. in den Themenfeldern Rechtskunde, Dienstplangestaltung, Qualitätsmanagement, Ausschreibungen, Lagerlogistik, Hygiene, Fuhrparkmanagement sowie kaufmännische bzw. wirtschaftliche Führung einer Rettungswache geschult.

Seit 2015 gibt es u. a. die Möglichkeit, durch die Industrie- und Handelskammer in Aachen nach einem 60-stündigen Rettungswachenleiter-Lehrgang ein IHK-Zertifikat für diese Ausbildung zu erlangen. Zugangsvoraussetzungen für eine solche Weiterbildungsmaßnahme sind i. d. R. nicht näher definiert.

Rettungsdienstleiter

Rettungsdienstleiter sind ergänzend zur Geschäftsführung Personen die in der **mittleren und oberen Führungsfunktion** für den Rettungsdienst verantwortlich sind. Um diese Funktion ausüben zu können, ist es u. a. wichtig, ein spezifisches Fachwissen im Bereich der Rechtskunde (z. B. Arbeitszeitschutzgesetz, Jugendschutzgesetz) sowie ein vertieftes Verständnis für kaufmännische bzw. wirtschaftliche Aspekte des Rettungsdienstes zu haben. Kommunikative Kompetenzen sind ebenfalls von besonders großer Bedeutung. Im Einzelnen können Rettungsdienstleiter für folgende Aufgabenbereiche zuständig sein:
- Personalentwicklung
- Dienstplangestaltung
- Projekt- und Prozessmanagement im Rahmen des Qualitätsmanagement
- Mitarbeiterzufriedenheit, -motivation, -einführung und -gespräche

Zugangsvoraussetzungen für Weiterbildungen zum Rettungsdienstleiter sind i. d. R. die Qualifikation als Rettungsassistent bzw. Notfallsanitäter, der Besuch eines Rettungswachenleiter-Lehrgangs und eine mindestens zweijährige Erfahrung im Rettungsdienst. Einige Lehrgänge schließen mit dem „Fachkundenachweis zur Führung von Unternehmen im Krankentransport und der Notfallrettung (IHK)" ab.

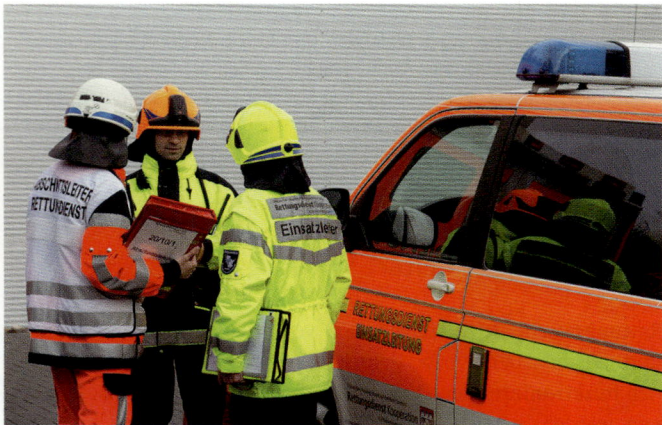

Abb. 2.5 LNA und OrgLRD im Einsatz [W931]

Organisatorischer Leiter Rettungsdienst

Gemäß DIN 13050 unterstützt der Organisatorische Leiter Rettungsdienst (OrgLRD) den Leitenden Notarzt (LNA) im Einsatz und übernimmt organisatorische Führungs- und Koordinationsaufgaben (> Kap. 46.3.1). Hierzu zählen eine sach- und fachgerechte Umsetzung aller Anordnungen, z. B. des LNA, sowie die Umsetzung einer effektiven Kommunikationsstruktur im Rahmen der rettungsdienstlichen Führungsorganisation. Zusätzlich ist der OrgLRD verantwortlich für die Infrastruktur, die Lagebeurteilung sowie die Raumordnung an der Einsatzstelle. In Absprache mit dem LNA kümmert er sich außerdem um Personalplanung und -einsatz im gesamten rettungsdienstlichen Bereich (> Abb. 2.5). Um diese Aufgaben in einem Großschadensfall oder einer Katastrophe bewältigen zu können, werden an den OrgLRD u. a. folgende Anforderungen gestellt:
- Mehrjährige Erfahrung im Rettungsdienst
- Kenntnisse über die im Rettungsdienstbereich gegebenen Strukturen und Ressourcen
- Orts- und Gebietskenntnisse des Einsatzgebietes
- Kooperationsfähigkeit und ein ausgeprägtes Selbstvertrauen für anfallende Entscheidungen
- Kenntnisse über die Führungsstrukturen weiterer am Einsatz beteiligter Kräfte

MERKE
Die Dauer der Weiterbildung zum OrgLRD ist bislang nicht bundeseinheitlich geregelt.

2.4 Europäischer und Deutscher Qualifikationsrahmen (EQR bzw. DQR)

In Anbetracht der Vielzahl an Berufsabschlüssen und Weiterqualifizierungen gestaltet es sich oftmals schwierig, berufliche Qualifikationen miteinander zu vergleichen. Besonders im europäischen Vergleich fehlte es lange Zeit an einer Matrix zur Vergleichbarkeit der Qualifikationen verschiedener Länder.

Für eine Verbesserung der Vergleichbarkeit der Bildungsniveaus in Europa wurde mit dem **Europäischen Qualifikationsrahmen (EQR)** daher ein Instrument geschaffen, um nationale Referenzen zu entwickeln. Die Empfehlung des Europäischen Parlaments zur Einrichtung des EQR vom 23. April 2008 gab vor, dass sämtliche nationalen Qualifikationssysteme bis 2010 an den EQR gekoppelt werden. Dabei sollten die Qualitätsniveaus transparent dargestellt und mit den Niveaus des EQR verknüpft werden. Gegebenenfalls sollten auch nationale Qualifikationsrahmen eingeführt werden, die auf dem EQR basieren.

Im EQR wird mithilfe von acht Niveaustufen eine Transparenz und Vergleichbarkeit der Kompetenzen und Qualifikationen geschaffen. In diesen acht Niveaustufen werden die Grundlagen von Lernergebnissen qualitativ definiert. Kenntnisse, Fertigkeiten und Kompetenzen dienen dem EQR dabei als Beschreibungskategorien für die Ausführung der Niveaustufen.

MERKE
Das Ziel des EQR ist die Verständigung auf einen allgemeinen bildungsbereichsübergreifenden Referenzrahmen auf europäischer Ebene.

Als nationaler Referenzrahmen wurde 2013 der **Deutsche Qualifikationsrahmen (DQR)** eingeführt. Der DQR hat ebenso wie der EQR acht Niveaustufen und stellt eine gewisse Transparenz und Vergleichbarkeit auf nationaler Ebene sicher (> Tab. 2.2). Hierfür werden die Lernergebnisse der akademischen und beruflichen Bildung bildungsbereichsübergreifend dargestellt. Der DQR hat somit folgende Zielstellungen:

Tab. 2.2 DQR-Stufen mit zugeordneten Qualifikationen (Tabelle angelehnt an das DQR-Handbuch, 2013). [W948-001]

Niveau	Qualifikation
1	• Berufsausbildungsvorbereitung • Maßnahmen der Arbeitsagentur (BvB) • Berufsvorbereitungsjahr (BVJ)
2	• Berufsausbildungsvorbereitung • Maßnahmen der Arbeitsagentur (BvB) • Berufsvorbereitungsjahr (BVJ) • Einstiegsqualifizierung (EQ)
3	• Duale Berufsausbildung (2-jährige Ausbildungen) • Berufsfachschule (mittlerer Schulabschluss)
4	• Duale Berufsausbildung (3- und 3½-jährige Ausbildungen) • Berufsfachschule (Assistentenberufe) • Berufsfachschule (voll qualifizierende Berufsausbildung nach BBiG)
5	• IT-Spezialist (Zertifizierter) • Servicetechniker (Geprüfter)
6	• Bachelor • Fachkaufmann (geprüfter) • Fachwirt (geprüfter) • Meister (Geprüfter) • Operativer Professional IT (geprüfter)
7	• Master • Strategischer Professional IT (geprüfter)
8	Promotion

- Das deutsche Qualifikationssystem soll transparenter werden.
- Unterschiede der jeweiligen Qualifikationen werden verdeutlicht.
- Die Berücksichtigung und Darstellung von allgemeiner, beruflicher und hochschulischer Bildung sowie Weiterbildung.
- Bessere Chancen auf dem Arbeitsmarkt durch vergleichbare Darstellung der Qualifikation der Arbeitnehmer.
- Chancenförderung in Deutschland und Europa sowie Verbesserung der Mobilität.
- Anerkennung auch von Ergebnissen des informellen Lernens. Unter informellem Lernen versteht man das Lernen außerhalb formaler Lernorte und Lehrveranstaltungen (z. B. Schule). Informelles Lernen findet bei der Ausübung eines Hobbys, im Ehrenamt oder allgemein im Alltag statt.

Bisher finden Schulabschlüsse und informell erworbene Qualifikationen keinen Eingang in den DQR. Auch ist die bestehende Version des DQR zunächst auf eine Laufzeit von 5 Jahren beschränkt.

> **MERKE**
> Nach dem DQR ist der Rettungsassistent als zweijährige Ausbildung auf dem Niveau drei einzustufen, die neue dreijährige Ausbildung zum Notfallsanitäter formal (mindestens) auf Niveau vier.

Niveau vier des DQR besagt, dass die Absolventen *„über Kompetenzen zur selbstständigen Planung und Bearbeitung von fachlichen Aufgabenstellungen in einem umfassenden, sich verändernden Lernbereich oder beruflichen Tätigkeitsfeld verfügen"* (DQR Deutscher Qualifikationsrahmen für lebenslanges Lernen 2013, 34).

Allerdings sind in der DQR-Matrix bislang nur die Berufe des dualen Systems eingestuft. Die formale Zuordnung von Ausbildungen im Gesundheitswesen ist noch nicht völlig geklärt. Es liegt nahe, dass sich die künftige Einstufung an der des dualen Systems anlehnen wird. Zur Klärung dieser Frage wurden die bisherigen DQR-Stufen erst vor Kurzem durch ein Expertenvotum beurteilt. Beispielhaft wurden dabei sowohl die Gesundheits- und Krankenpflege als auch die Ausbildung zum Physiotherapeuten/zur Physiotherapeutin mehrheitlich Niveaustufe 5 zugeordnet. Im Einzelnen wurden drei Beurteilungen vorgenommen:

- Die erste Beurteilung erfolgte anhand bundesweiter Regelungen (z. B. Krankenpflegegesetz). In dieser Überprüfung kamen die Experten zur Einstufung der Krankenpflegeausbildung auf Niveaustufe 4.
- In der zweiten Überprüfung wurde der Ausbildungsgang der Krankenpflege auf komplexe Inhalte hin analysiert und im Hinblick auf vertieftes, integratives fachtheoretisches und wissenschaftlich fundiertes Wissen auf Stufe 5 eingeschätzt.
- In der dritten Überprüfung wurde exemplarisch der bayerische Lehrplan analysiert. Hier kamen die Experten zu dem Ergebnis, dass die hier aufgeführten Anforderungen an eine Pflegekraft (z. B. Selbstständigkeit, Verantwortung, nach nicht klaren Vorgaben handeln müssen) sogar nahe an Niveaustufe 6 heranreichen, jedoch nicht in allen Kompetenzbereichen.

Ein ähnliches Ergebnis erzielte die Überprüfung der Ausbildung zum Physiotherapeuten, die im Hinblick auf die *„Handlungskompetenz in einzelnen Aspekten bzw. in der Selbstkompetenz auch vollständig Stufe 6 zugeordnet werden"* (BMBF 2014).

Diese Ergebnisse zeigen den Trend der Gesundheitsfachberufe, ein hohes Maß an Verantwortung zu übernehmen, und unterstreichen den Anspruch der Berufe an die Berufsausübung: in Situationen zu agieren, die nicht vollständig planbar sind und damit ein Handeln nach nicht klaren Vorgaben voraussetzen.

Aus diesem Grund stellt sich die Frage, ob dreijährige Berufsausbildungen tatsächlich immer auf Niveaustufe 4 verortet sein sollten. Im Besonderen erscheint es diskussionswürdig, ob das Niveau des Notfallsanitäters, das sich durch die Berufsgesetzgebung und die tägliche Berufsausübung ergibt, tatsächlich auf Niveau 4 angesiedelt ist. Gründe für eine Einstufung in eine höhere DQR-Stufe sind u. a. die im Ausbildungsziel benannte Situations- und Patientenorientierung sowie vor allem die Eigenständigkeit in der Durchführung auch invasiver Maßnahmen.

Wenn man diese Aspekte auf den Berufsalltag überträgt, in dem zumindest in den ersten Minuten eines Einsatzes risikobehaftete, zeitkritische Entscheidungen in primär unbekannten Situationen eigenständig durch den Notfallsanitäter getroffen werden, muss die Einstufung der Qualifikation auf Niveau 4 überdacht werden. Mit den oben aufgeführten Argumenten erscheint die Beschreibung von Niveau 5 jedenfalls angemessener: *„(…) über Kompetenzen zur selbstständigen Planung und Bearbeitung umfassender fachlicher Aufgabenstellungen in einem komplexen, spezialisierten, sich verändernden Lernbereich oder beruflichen Umfeld verfügen"* (Handbuch DQR 2013, 19).

> **MERKE**
> Wie der Beruf des Notfallsanitäters in Zukunft im Vergleich zu anderen Berufen im DQR eingestuft wird, bleibt abzuwarten, und hängt stark von dem berufspolitischen Engagement zukünftiger Notfallsanitäter ab.

Wiederholungsfragen

1. Was gehört alles zur Berufsbildung (➤ Kap. 2.1)?
2. Welche zwei Arten der Berufsausbildung können im Wesentlichen unterschieden werden (➤ Kap. 2.1)?
3. Was ist eine Berufsausbildung (➤ Kap. 2.1)?
4. Was ist eine Weiterbildung (➤ Kap. 2.1)?
5. Was ist eine Fortbildung (➤ Kap. 2.1)?
6. Was ist eine berufliche Umschulung (➤ Kap. 2.1)?
7. Warum ist die Bezeichnung „Gesundheitsfachberufe" der Bezeichnung „nichtärztliches Personal" vorzuziehen (➤ Kap. 2.2)?
8. Nennen Sie Gesundheitsfachberufe, die nach dem Berufsbildungsgesetz geregelt sind (➤ Kap. 2.2).
9. Nennen Sie Gesundheitsfachberufe, die nach einem eigenen Berufszulassungsgesetz geregelt sind (➤ Kap. 2.2).
10. Welche Ausbildungsstufen im Rettungsdienst gibt es (➤ Kap. 2.3)?
11. Welche anerkannten Berufsausbildungen gibt es im Rettungsdienst (➤ Kap. 2.3)?
12. Welche sonstigen Aus- und Weiterbildungen gibt es im Rettungsdienst (➤ Kap. 2.3.5)?
13. Welchen Sinn und Zweck haben der Europäische und der Deutsche Qualifikationsrahmen (EQR und DQR, ➤ Kap. 2.4)?
14. Warum ist eine Einstufung des Notfallsanitäters auf das Niveau 5 des DQR sinnvoller und angemessener als die aktuelle Einstufung auf das Niveau 4 (➤ Kap. 2.4)?

WEITERFÜHRENDE LITERATUR

Lipp, R., Bens, D.: Notfallsanitätergesetz (NotSanG): Herausforderungen und Chancen. S+K Verlag, Edewecht, 2014

Ohder, M.: Notfallsanitäter-Curriculum. Baden-Württemberger Modell für eine bundesweite Ausbildung. Stuttgart, Kohlhammer, 2014

KAPITEL 3

Martin Ohder, Achim Thamm, Harald Karutz und Klaus Runggaldier

Kompetenzentwicklung, Professionalisierung und Akademisierung

3.1 Anforderungsprofil 33

3.2 Kompetentes Handeln im Rettungsdienst 33
3.2.1 Allgemeine und berufliche Handlungskompetenz .. 34
3.2.2 Kompetenzdimensionen 35
3.2.3 Kompetenz und Performanz 37

3.3 Professionalisierung 38
3.3.1 Lebenslanges Lernen 39
3.3.2 Fort- und Weiterbildungen 40

3.4 Akademisierung 40
3.4.1 Akademisierung der Berufsausbildung zum Notfallsanitäter 40
3.4.2 Weitere Akademisierungsmöglichkeiten für den Rettungsdienst 41

3.5 Das Symbol des „Star of Life" 41

Szenario

10. Juni, 11:30 Uhr: RTW-Einsatz in einer Wohnung. Einsatzstichwort „Atemnot", Alarmierung mit Sondersignal, ein Notarzt ist nicht mit alarmiert. Teamzusammensetzung: Notfallsanitäter und Rettungssanitäter.

In der Wohnung findet die RTW-Besatzung einen etwa 70-jährigen Mann auf einem Küchenstuhl sitzend vor. Der Patient hat deutliche Atemnot und eine Lippenzyanose. Ein deutliches Giemen bei der Exspiration ist hörbar. Der Patient hat eine ausgeprägte Sprechdyspnoe.

Er sagt keuchend und hustend, dass er Asthmatiker sei. Besonders um diese Jahreszeit sei es wegen den Gräserpollen besonders schlimm. Leider sei sein Asthmaspray seit gestern leer und er hatte noch keine Gelegenheit, sich beim Arzt ein neues Spray verschreiben zu lassen. So schlimm wie jetzt sei es noch nie gewesen. Auskultatorisch wird über beide Lungenflügel ein verlängertes und giemendes Ausatemgeräusch wahrgenommen. Die Atemfrequenz beträgt 20/Min., die Sauerstoffsättigung liegt bei 82 %.

Die Arbeitsdiagnose „schwerer Asthmaanfall" wird gestellt und der Patient entsprechend den Empfehlungen der Leitlinien und den regionalen Vorgaben versorgt. Der Patient wird sitzend gelagert, zur Lippenbremse angeleitet und beruhigt. Aufgrund der Schwere des Asthmaanfalls wird ein Notarzt nachgefordert. Dieser kommt aus dem Nachbarlandkreis und hat eine Anfahrtszeit von 25 Minuten. Unter Beachtung der Patientensicherheit und der Vitalparameter wird Salbutamol und Atrovent über eine Verneblermaske appliziert.

Im Verlauf bessert sich der Patientenzustand rasch. Der Patient erklärt, dass er unter keinen Umständen mit in das Krankenhaus fahren kann. In einer Stunde würde sein achtjähriger Enkel von der Schule kommen, auf den er derzeit aufpasse. Die Eltern könne er nicht erreichen, da diese mehrere Tage verreist seien. Auch sonst habe er niemand, da er seit dem Tod seiner Frau alleinstehend sei.

Inhaltsübersicht

3.1 Anforderungsprofil
- Der vielschichtige Tätigkeitsbereich, die verschiedensten Aufgaben und die unterschiedlichsten Arbeitsbedingungen ergeben ein hochkomplexes und dynamisches Anforderungsprofil für den Beruf des Notfallsanitäters.

3.2 Kompetentes Handeln im Rettungsdienst
- In der Notfallrettung treten Situationen mit einem hohen Komplexitätsgrad und einem zunächst unbestimmten Problemlösungsweg, gepaart mit Zeitdruck und hoher Verantwortung, besonders häufig auf.
- Solche anspruchsvollen Situationen lassen sich nur mit kompetentem Handeln bewältigen.
- Allgemeine Handlungskompetenz ist die Bereitschaft und Fähigkeit von Menschen, sich in gesellschaftlichen, beruflichen und privaten Situationen sachgerecht, durchdacht sowie individuell und sozial verantwortlich zu verhalten.
- Berufliche Handlungskompetenz ist die Befähigung des Notfallsanitäters, die zunehmende Komplexität und Unbestimmtheit seiner beruflichen Umwelt zu begreifen und durch ziel- und selbstbewusstes, flexibles, rationales, kritisch reflektiertes und verantwortliches Verhalten zu gestalten.
- Die berufliche Handlungskompetenz wird in die vier Dimensionen fachliche, personale, soziale sowie die Methodenkompetenz differenziert.
- Fachliche Kompetenz ist die Fähigkeit, fachbezogenes sowie fachübergreifendes Wissen zu verknüpfen, zu vertiefen, kritisch zu hinterfragen und entsprechend in Handlungszusammenhängen anzuwenden.
- Personale Kompetenz beinhaltet u. a. Leistungsbereitschaft, die Bereitschaft zur persönlichen und beruflichen Weiterentwicklung, die Fähigkeit zur kritischen Selbstreflexion, Offenheit, Zielstrebigkeit sowie die Bereitschaft, (kalkuliert) risikobereit zu sein.
- Soziale Kompetenz handelt von der Fähigkeit des Notfallsanitäters, souverän, fair, einfühlsam sowie konstruktiv mit seinen Mitmenschen (z. B. Patienten, Kollegen) umzugehen.
- Unter der Methodenkompetenz wird die Fähigkeit des Notfallsanitäters verstanden, Arbeitstechniken, Verfahrensweisen und Lernstrategien richtig anzuwenden.
- Kompetenz ist weder sichtbar noch auf eine andere Art und Weise direkt wahrnehmbar.
- Kompetenz wird erst durch die Bearbeitung und Bewältigung einer Aufgabe und eines Problems als sog. Performanz erkennbar.

3.3 Professionalisierung
- Unter dem Begriff „Professionalisierung" werden Prozesse verstanden, durch die sich ein Beruf zur Profession entwickelt.
- Professionalisierung ist eine Frage der Einstellung und nicht der Bezahlung.
- Professionalisierung kann geborgt, entliehen, gekauft oder vorgetäuscht werden.
- Lebenslanges Lernen ist ein empfohlenes Konzept des deutschen Bildungsrates aus dem Jahr 1972, in dem Menschen befähigt werden, eigenständig über ihre Lebensspanne zu lernen.
- Internationale Organisationen wie die UNESCO oder die OECD propagieren verstärkt dieses Konzept.
- Fortbildungen sind für das nichtärztliche Personal im Rettungsdienst in den Rettungsdienstgesetzen der Bundesländer definiert. Es gibt jedoch qualitative Unterschiede auf lokaler, regionaler und Länderebene.
- Zertifizierte Kurssysteme stehen für einen qualitativen hohen Standard in der Patientenversorgung.

3.4 Akademisierung

- Akademisierung bedeutet die Anhebung der Berufsausbildung auf Hochschulniveau.
- Der Wissenschaftsrat empfiehlt, die Gesundheitsfachberufe aufgrund der komplexen und verantwortungsvollen Aufgaben zukünftig bevorzugt an Hochschulen auszubilden.
- Auch für die Notfallsanitäter ist eine Akademisierung wünschenswert und sinvoll.

3.5 Das Symbol des „Star of Life"

- Die Einführung des Star of Life hat 1972 in den USA das Ziel, Personen, Gegenstände und Fahrzeuge, die im Bereich der präklinischen Notfallversorgung besonders qualifiziert und geeignet sind, einheitlich zu kennzeichnen.
- Mittlerweile ist der Star of Life ein weltweit anerkanntes und verbreitetes Symbol für den Rettungsdienst und dessen qualifiziertes Personal
- In Deutschland ist die Nutzung des Star of Life Mitgliedern des Berufsverbandes eigenständiger Rettungsdienste und Katastrophenschutz e.V. (BKS) vorbehalten

3.1 Anforderungsprofil

Notfallsanitäter erwartet ein vielschichtiger Tätigkeitsbereich. Sie können auf die verschiedensten Aufgaben(-bereiche) sowie **unterschiedlichste Arbeitsbedingungen** treffen. Ihr Handeln ist insofern hochkomplex und dynamisch, weil

- sie ihr Handeln unter Zeitdruck situativ auf die Lebenssituation und die jeweilige Lebensphase der Erkrankten und Verletzten und sonstigen Beteiligten anpassen sowie deren Selbstständigkeit und Selbstbestimmung miteinbeziehen
- sie sich auf neue, unbekannte und sich teilweise verändernde Gegebenheiten einstellen müssen
- sie mit einer Vielzahl von anderen am Einsatz beteiligten Personen patientenorientiert zusammenarbeiten müssen
- sie bei Abwesenheit eines Notarztes eigenständig auch invasive Maßnahmen abwägen und ggf. ergreifen, wenn ein lebensgefährlicher Zustand vorliegt oder wesentliche Folgeschäden zu erwarten sind
- sie eigenständig heilkundliche Maßnahmen ergreifen, die vom Ärztlichen Leiter Rettungsdienst oder entsprechend verantwortlichen Ärztinnen oder Ärzten bei bestimmten notfallmedizinischen Zustandsbildern und -situationen standardmäßig vorgegeben, überprüft und verantwortet werden.

Diese Faktoren erfordern ein entsprechendes **Anforderungsprofil** (➤ Tab. 3.1). Mit einem solchen Anforderungsprofil ist eine Auflistung der idealen Eigenschaften gemeint, die jemand für die Ausübung eines Berufs mitbringen sollte (➤ Abb. 3.1).

Grundsätzlich muss der Notfallsanitäter in der Lage sein, **Schichtarbeit** zu leisten, tags, nachts und auch an Wochenenden und Feiertagen zu arbeiten. Er muss in Ausnahmefällen Überstunden machen, um die Versorgung eines Notfallpatienten nicht zu gefährden. Ferner wird erwartet, dass er in der Lage ist, auf engstem Raum bzw. in engen Räumen bei jedem Wetter zu arbeiten.

Spätestens im dritten Ausbildungsjahr sollte er im Besitz einer gültigen **Fahrerlaubnis** (Führerschein) sein. Weitere Bedingungen sind häufig in Arbeitsverträgen festgehalten: kein Arbeiten für 24 Stunden nach einer Blutspende, kein Alkohol während der Arbeit und mindestens 8 Stunden zuvor, keine Arbeit mit Krankheiten oder Verletzungen, die der korrekten Ausübung der Arbeit entgegenstehen.

3.2 Kompetentes Handeln im Rettungsdienst

Das Fallbeispiel zu Beginn dieses Kapitels zeigt eindrucksvoll, dass das Handeln von Notfallsanitätern unterschiedliche Fähigkeiten voraussetzt. Um den Zustand eines Patienten einzuschätzen und eine zielgerichtete Versorgung einzuleiten, benötigt man medizinisches Fachwissen und notfallmedizinisches Können. Der Fähigkeit, einem Patienten freundlich und zugewandt entgegenzutreten, ihn als Mensch wertzuschätzen und zu respektieren, liegen Einstellungen, Werte und Persönlichkeitsstrukturen zugrunde.

Kommunikative und soziale Fähigkeiten werden benötigt, um auf die Bedürfnisse eines Patienten einzugehen, ein lösungsorientiertes Gespräch zu führen und Patienten der Situation angemessen zu betreuen. Der Grad der Ausprägung dieser Fähigkeiten bestimmt das Ausmaß der beruflichen Handlungsfähigkeit in offenen und komplexen Situationen.

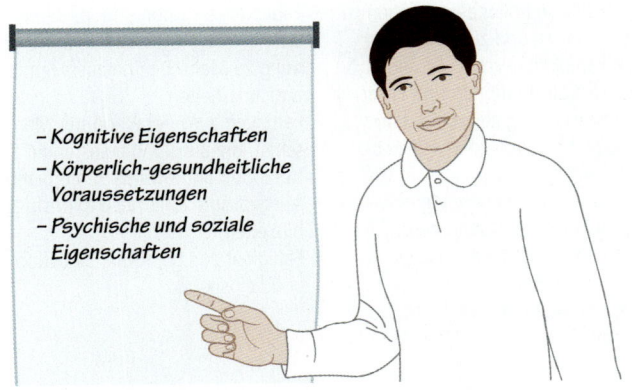

Abb. 3.1 Anforderungsprofil eines Notfallsanitäters [M842/L231]

MERKE

In der Notfallrettung treten Situationen mit einem hohen Komplexitätsgrad und einem zunächst unbestimmten Problemlösungsweg, gepaart mit Zeitdruck und hoher Verantwortung besonders häufig auf.

In dem einleitend beschriebenen Fall gibt es zunächst keinen vorbestimmten Lösungsweg. Der handelnde Notfallsanitäter muss sein Handeln also selbstständig planen, Informationen hierfür sammeln, Entscheidungen treffen, diese ausführen und reflektieren. Um die kognitive Tiefenstruktur zu beschreiben, die für den Handlungsvollzug notwendig ist, greifen Begriffe wie „**Wissen**" oder „**Fertigkeiten**" zu kurz. „Wissen" hat lediglich die Bedeutung, dass man Kenntnis über etwas hat. Der Begriff „Fertigkeit" bezieht sich auf eine bei der Ausführung bestimmter Tätigkeiten erworbene Geschicklichkeit. In den letzten Jahren wurde daher der Begriff „**Kompetenz**" zu einem pädagogischen Leitbegriff.

Ganz allgemein wird unter „Kompetenz" die Befähigung zur Bewältigung von Herausforderungen verstanden. Eine Aufgabe in obigem Fall stellt die Sicherstellung sowohl der Versorgung des Patienten als auch der Betreuung seines Enkels dar. Zur Lösung dieser Aufgabe gibt es zunächst keinen klaren Lösungsansatz, weshalb eine Vielzahl von Abwägungen und ganzheitlichen Überlegungen erforderlich sind, die sowohl medizinische als auch situative und die Persönlichkeit des Patienten betreffende Erwägungen beinhalten.

Ein Notfallsanitäter, der die Befähigung hat, die beschriebenen Aufgaben zu lösen, kann kognitive, soziale oder verhaltensmäßige Fähigkeiten, Fertigkeiten und Kenntnisse so organisieren, dass individuelle Wünsche, Ziele oder gestellte Aufgaben und Anforderungen erfüllt werden können. Er agiert in diesem Fall kompetent.

Kompetentes Handeln bezieht die Befähigungen Wissen, Fertigkeiten, Qualifikation sowie die Persönlichkeit mit Regeln, Werten und Normen mit ein. Dabei entsteht kompetentes Handeln erst ausgelöst durch die Problemsituation, in der latent vorhandene Befähigungen angesichts aktueller Herausforderungen aktiviert und genutzt werden.

MERKE

Eine einheitliche Definition des **Kompetenzbegriffs** gibt es nicht. In den letzten Jahren wurden unzählige Definitionen, Beschreibungen und Messverfahren entwickelt. Beispiele:
- Kompetenzen sind Konfigurationen von strukturellen und funktionellen Personenmerkmalen, die es dem Individuum in komplexen Situationen ermöglichen, Anforderungen zu bewältigen (Franke 2005).
- Kompetenzen sind verfügbare oder erlernbare kognitive Fähigkeiten und Fertigkeiten, um anspruchsvolle Aufgaben zu lösen (Weinert 2001).
- Eine Kompetenz ist eine Fähigkeit. Sie wird beschrieben durch die Angabe
  - einer bestimmten Menge von Aufgaben, die man ausführen kann, wenn man die betreffende Kompetenz besitzt bzw.
  - eines Kompetenzgrads, der festlegt, wie gut man diese Aufgaben ausführen kann, wenn man die betreffende Kompetenz besitzt (Ghanbari/Schott, 2008).

3.2.1 Allgemeine und berufliche Handlungskompetenz

Der Erwerb beruflicher Handlungskompetenz ist aktuell unumstrittenes Leitziel der beruflichen Bildung. Die berufliche Handlungskompetenz stellt einen Teilbereich der allgemeinen Handlungskompetenz dar. Die **Kultusministerkonferenz (KMK)** bezeichnet

Tab. 3.1 Eigenschaften eines idealen Notfallsanitäters

Kognitive Eigenschaften	Körperlich-gesundheitliche Voraussetzungen	Psychische Eigenschaften	Soziale Eigenschaften
• Hohes Maß an Verantwortungsbewusstsein, Taktgefühl und Verschwiegenheit • Einsicht, dass Fehler, Stress oder Inkompetenz schwerwiegende, vielleicht tödliche Folgen haben können • Rasche Auffassungsgabe, hohe Beweglichkeit und Selbstständigkeit des Denkens • Wissen und Fähigkeit, kritische Zustandsbilder rasch zu erkennen und fachgerecht zu behandeln • Ausgezeichnetes notfallmedizinisches, rettungstaktisches Fachwissen, das auch unter widrigen Umständen eingesetzt werden kann • Organisationstalent • Lesen von Landkarten • Grundlegende Navigationskenntnisse und guter Orientierungssinn • Kenntnis über andere Hilfsorganisationen, deren Ressourcen und Organisationsabläufe	• Zeitweiliges Sitzen, häufiges Stehen oder Bücken, das Heben und Tragen schwerer Menschen und Gegenstände erfordern körperliche Fitness, Muskelkraft und Beweglichkeit • Durchführung diffiziler Handfertigkeiten erfordert manuelle Geschicklichkeit • Vorzügliche Gesundheit • Keine Nacht- oder Rotgrünfarbenblindheit • Keine Erkrankung, die durch den Stress verschlimmert wird • Entscheidungsfreudigkeit und die Fähigkeit, begründete, unabhängige, manchmal endgültige, korrekte und rasche Entscheidungen zu treffen	• Vorzügliche mentale und psychische Stabilität und Belastbarkeit, hohe Frustrationstoleranz • Lern- und Kritikfähigkeit • Fähigkeit, die Widersprüchlichkeit von Rollenerwartungen zu ertragen und zu verarbeiten • Fähigkeit, auch in extremen Notfallsituationen und unter Stress ruhig zu arbeiten und die Kontrolle über sich zu behalten • Ausgeglichenheit, ein gewisses Ausmaß an Ruhepotenzial haben und Ruhe auch ausstrahlen können • Selbstbeherrschung und Geduld	• Einfühlungsvermögen, Interesse an den Gefühlen und Respekt für die Privatsphäre • Führungsqualitäten • Fähigkeit zur Teamarbeit und zur Ein- und Unterordnung • Fähigkeit zur Kooperation, Bereitschaft, eine professionelle Beziehung zu Menschen herzustellen und zu erhalten • Fähigkeit zur Interaktion mit Menschen, die aufgrund belastender Situationen ungewöhnlich reagieren • Ausgeprägte Kommunikationsfähigkeiten • Fähigkeit zu Lob, Kritik, Selbstlob und Selbstkritik

die **allgemeine Handlungskompetenz** als „Bereitschaft und Fähigkeit von Menschen sich in gesellschaftlichen, beruflichen und privaten Situationen sachgerecht, durchdacht sowie individuell und sozial verantwortlich zu verhalten". Der Begriff der „Handlung" steht hier nicht für ein einfaches „Machen", sondern umschreibt ein von verstandesmäßigem Denken gestütztes und von Gefühlen (Affekten) durchdrungenes, absichtsgeleitetes, bewusstes, zielgerichtetes und planvolles menschliches Tun.

Berufliche Handlungskompetenz bezieht sich auf Fähigkeiten, die in einer immer vielschichtiger und komplexer werdenden Arbeitswelt benötigt werden. Pätzold definiert berufliche Handlungskompetenz als Befähigung des Arbeitnehmers „*die zunehmende Komplexität und Unbestimmtheit seiner beruflichen Umwelt zu begreifen und durch ziel- und selbstbewusstes, flexibles, rationales, kritisch-reflektiertes und verantwortliches Verhalten zu gestalten*" (Pätzold 2006).

Der Rettungsdienst ist in den letzten Jahren ebenso wie das gesamte Gesundheitswesen kontinuierlichen Veränderungen unterworfen. Die beruflichen Anforderungen an Rettungsfachpersonal steigen. Notfallsanitäter sind z. B. mit einem immer höheren Technisierungsgrad konfrontiert. An Leitlinien und Algorithmen orientierte, regelmäßig aktualisierte Handlungsempfehlungen, steigende Einsatzzahlen und ein verändertes Krankheits- bzw. Alarmierungsspektrum haben in den letzten Jahren den Berufsalltag verändert. Aus diesen Gründen erscheint es folgerichtig, dass die Ausbildung von Notfallsanitätern auf berufliche Handlungskompetenz abzielt.

3.2.2 Kompetenzdimensionen

Der Begriff der beruflichen Handlungskompetenz folgt einem ganzheitlichen Verständnis menschlicher Arbeitstätigkeit. Das bedeutet, dass davon ausgegangen wird, dass Fachwissen und Können, die eigene Persönlichkeit, die Situation sowie die soziale Interaktion Einfluss auf Handlungsentscheidungen haben. Zum besseren Überblick werden berufliche Handlungskompetenzen in unterschiedliche Bereiche, sog. **Kompetenzdimensionen,** aufgeteilt. So setzt sich die berufliche Handlungskompetenz zusammen aus den Kompetenzdimensionen Fachkompetenz, Methodenkompetenz, Sozialkompetenz und Personalkompetenz (➤ Abb. 3.2).

- **Fachliche Kompetenz** ist die Fähigkeit, fachbezogenes sowie fachübergreifendes Wissen zu verknüpfen, zu vertiefen, kritisch zu hinterfragen und entsprechend in Handlungszusammenhängen anzuwenden. Die rein fachlichen Fertigkeiten und Kenntnisse werden in der dreijährigen Notfallsanitäterausbildung erworben und in jährlichen Fortbildungen sowie durch entsprechendes Selbststudium gefestigt und vertieft.
- **Personale Kompetenz** beinhaltet u. a. Leistungsbereitschaft, die Bereitschaft zur persönlichen und beruflichen Weiterentwicklung, die Fähigkeit zur kritischen Selbstreflexion, Offenheit, Zielstrebigkeit sowie die Bereitschaft, (kalkuliert) risikobereit zu sein. Auch Selbstständigkeit (Selbstvertrauen, Selbstwertgefühl), Eigeninitiative, Verantwortungsbewusstsein, Führungsfähigkei-

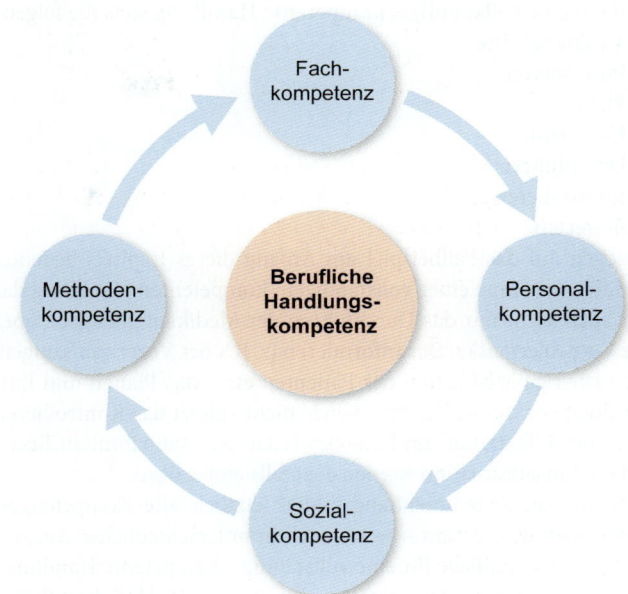

Abb. 3.2 Dimensionen beruflicher Handlungskompetenz [P103/L231]

ten, Flexibilität sowie eine ausgeprägte Lernbereitschaft und -fähigkeit gehören dazu.
- **Soziale Kompetenz** handelt von der Fähigkeit des Notfallsanitäters, souverän, fair, einfühlsam sowie konstruktiv mit seinen Mitmenschen (z. B. Patienten, Kollegen) umzugehen. Ein wichtiger Aspekt ist hier die Teamfähigkeit sowohl in der Führungsrolle als auch als Teammitglied. Ein Notfallsanitäter muss neben der Fähigkeit zur Empathie (sich in andere hineinzuversetzen und einzufühlen) auch Konflikte konstruktiv lösen können. Ebenfalls gehört eine Bereitschaft zur Kooperation mit Mitmenschen, deren sozialem Umfeld und religiösem bzw. politischem Hintergrund, sowie ehrliches und verlässliches Auftreten bzw. Handeln hierzu. Wegweisend ist hier ein emotional intelligenter Umgang mit den Gefühlen und Stimmungen anderer sowie konstruktiv die eigenen Gefühle und Stimmungen wahrzunehmen. Soziale Kompetenz drückt sich auch darin aus, wie weit ein Notfallsanitäter dazu in der Lage ist, seinen Mitmenschen eine konstruktive Rückmeldung zu geben, bzw. auch Kritik über seine Person anzunehmen.
- Unter der **Methodenkompetenz** wird die Fähigkeit des Notfallsanitäters verstanden, Arbeitstechniken, Verfahrensweisen und Lernstrategien richtig anzuwenden. Sie beinhaltet ebenso die Fähigkeiten, sich Informationen (z. B. Anamnese) zu beschaffen und die Ergebnisse von entsprechenden Verarbeitungsprozessen zielgerichtet und richtig darzustellen. Auch die Anwendung von Problemlösungstechniken und die Gestaltung von Problemlösungsprozessen zählen hierzu.

Die Förderung der Kompetenzdimensionen Fach-, Methoden-, Sozial- und Personalkompetenz in der Ausbildung von Notfallsanitätern zielt insofern auf die Verbesserung der beruflichen Handlungsfähigkeit ab. Dabei wird unter einer Handlung nicht nur die Verrichtung einer Maßnahme oder Tätigkeit verstanden. Vielmehr

umfasst eine **vollständige, kompetente Handlung** stets die folgenden sechs Schritte:
1. Informieren
2. Planen
3. Entscheiden
4. Durchführen
5. Kontrollieren
6. Bewerten

Bezogen auf das Fallbeispiel am Anfang dieses Kapitels bedeutet handeln im Sinne einer vollständigen, kompetenten Handlung daher auch nicht nur das Durchführen der Medikamentengabe über die Verneblermaske. Das Informieren (z. B. über Vorerkrankungen, die bisherige Medikation des Patienten etc.), das Planen und Entscheiden vor der Maßnahme sowie nicht zuletzt das Kontrollieren (z. B. der Effektivität) und das Bewerten der Maßnahme in Bezug auf die Einsatzsituation werden ebenfalls einbezogen.

In diesem Zusammenhang bilden letztlich **alle** Kompetenzdimensionen gemeinsam – wenn auch in unterschiedlicher Ausprägung – die Grundlage für eine vollständige, kompetente Handlung. So handelt der Notfallsanitäter, der ein hohes Maß beruflicher Handlungskompetenz besitzt,

- **fachkompetent,** weil er z. B. in der Durchführung die Dosierung kennt
- **methodenkompetent,** weil er die kognitive Fähigkeit besitzt, die Maßnahme in der Planung auf eine für ihn neue Situation zu übertragen
- **sozialkompetent,** weil er sich in allen Handlungsschritten mit dem Patienten verantwortungsvoll auseinandersetzt und verständigt
- **personalkompetent,** weil er z. B. bei der Bewertung seiner Handlung kritikfähig ist und die Bereitschaft besitzt, sich durch die gemachte Erfahrung weiterzuentwickeln.

> **MERKE**
> Kompetentes Handeln von Notfallsanitätern schließt grundsätzlich alle Kompetenzdimensionen ein!

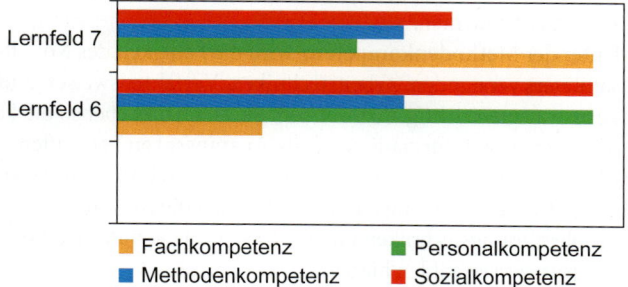

Abb. 3.3 Kompetenzometer, beispielhaft dargestellt an den Lernfeldern 6 („Patientinnen und Patienten, Angehörige, Kolleginnen und Kollegen sowie Dritte unterstützen und beraten") und 7 („Einen Notfalleinsatz selbstständig planen, durchführen und bewerten") des in Baden-Württemberg erarbeiteten Curriculums zur Notfallsanitäterausbildung. [L231]

In unterschiedlichen beruflichen Handlungskontexten sind die Kompetenzdimensionen in jeweils unterschiedlicher Ausprägung vorhanden. Anhand des von Ohder in Baden-Württemberg erarbeiteten Curriculums zur Notfallsanitäterausbildung kann dies anschaulich verdeutlicht werden. So dominiert in der Kompetenzbeschreibung des dort enthaltenen Lernfeldes 7 („Einen Notfalleinsatz selbstständig planen, durchführen und bewerten") zweifellos die Fachkompetenz: *„Notfallsanitäter planen den Ablauf des Notfalleinsatzes unter Berücksichtigung des allgemein anerkannten Standes rettungsdienstlicher, medizinischer sowie anderer bezugswissenschaftlicher Erkenntnisse."* Eine große Bedeutung nimmt auch die Methodenkompetenz ein, z. B. weil *„Notfallsanitäter die Notwendigkeit zur eigenständigen Übernahme heilkundlicher Maßnahmen aus der Situation ableiten"*.

In der Kompetenzbeschreibung von Lernfeld 6 („Patientinnen und Patienten, Angehörige, Kolleginnen und Kollegen sowie Dritte unterstützen und beraten") steht dagegen die Sozialkompetenz im Vordergrund (> Abb. 3.3): *„Die Auszubildenden kommunizieren sicher mit Patienten, Angehörigen, Kollegen sowie Dritten in allen Lebenssituationen angemessen, deeskalierend, individuell und zielorientiert."*

Erstellt man von dem gesamten beruflichen Handlungsspektrum des Notfallsanitäters ein **Kompetenzmodell,** stellt man fest, dass vor allem in Handlungssituationen, in denen invasive oder heilkundliche Maßnahmen durch Notfallsanitäter angewendet werden, ein hoher Ausprägungsgrad von notfallmedizinischer Fachkompetenz festzustellen ist.

In der öffentlichen Diskussion sticht die Durchführung dieser invasiven oder heilkundlichen Maßnahmen besonders hervor. Aus diesem Grund liegt auf den ersten Blick auch die Schlussfolgerung nahe, dass die berufliche Handlungsfähigkeit von Notfallsanitätern besonders durch notfallmedizinische Fachkompetenz bestimmt ist (> Kap. 4.2). Dem entgegenzusetzen ist die Tatsache, dass soziale Interaktion mit unterschiedlichen Personen in **jeder** Einsatzsituation bedeutsam ist. Dagegen spielt das Durchführen invasiver oder heilkundlicher Maßnahmen nur bei einem geringen Anteil der Einsätze eine Rolle.

> **MERKE**
> Bei einer exemplarischen Auswertung von 14 808 Notfalleinsätzen handelte es sich nur in 1,58 % der Fälle um Notfallsituationen, bei denen umfangreiche invasive Maßnahmen erforderlich gewesen sind!

Aufgrund dieser Verhältnismäßigkeiten scheint die **Bedeutsamkeit der Sozialkompetenz** im Vergleich zur notfallmedizinischen Fachkompetenz im alltäglichen Eindruck verzerrt und unterbewertet zu werden. In dieser Beziehung ist ein Umdenken angebracht. Notfallmedizinisches Fachwissen ist ohne Zweifel wichtig, in manchen Fällen sogar überlebenswichtig. Insgesamt scheint die Ausprägung der Sozialkompetenz für die berufliche Handlungsfähigkeit jedoch mindestens ebenso bedeutsam zu sein. Diese Annahme begründet sich folgendermaßen:

- Soziale Interaktion spielt in allen Einsätzen eine bedeutsame Rolle. Interaktionspartner sind der Patient, Angehörige, sonstige Beteiligte, der Teampartner, der Notarzt, die Leitstelle oder andere Fachdienste. Das Spektrum reicht von Angst nehmen, Si-

cherheit geben, beruhigen, Maßnahmen abstimmen, aufklären, informieren, beraten, erfragen, führen, geführt werden. Häufig mit mehreren Interaktionspartnern parallel in Kombination mit unterschiedlichen Zielstellungen (z. B. Angst des Patienten nehmen und gleichzeitig den Teampartner führen).
- 80 % der Zwischenfälle in Einsätzen sind auf Kommunikationsfehler zurückzuführen. Die Förderung sozialer Kompetenzen erhöht die Patientensicherheit, senkt Stress und vermeidet Fehler.
- Bei der Durchführung invasiver und heilkundlicher Maßnahmen ist es für die Patientensicherheit unerlässlich, eine gute Anamnese zu erheben, Risiken, die gegen die Maßnahmen sprechen, zu erfahren, den Patienten umfassend aufzuklären und den Teampartner angemessen zu führen. Je sozialkompetenter der Notfallsanitäter handelt, desto eher schöpft der Patient Vertrauen und arbeitet mit.
- Im Bundesdurchschnitt ist der Rettungswagen 2,5 Minuten vor dem Notarzt an der Einsatzstelle. Notfallsanitäter übernehmen daher die Betreuung von Patienten i. d. R. vor dem Eintreffen des Notarztes. Dadurch entsteht eine vertrauensvolle Behandler-Patienten-Beziehung primär mit dem Notfallsanitäter. Es erscheint sinnvoll, dass die Aufrechterhaltung dieser Beziehung auch nach dem Eintreffen des Notarztes durch den Notfallsanitäter gewährleistet wird. Neben der Mitwirkung bei der Versorgung im Team sollte der Notfallsanitäter in dieser Situation vertrauenswürdiger, sozialkompetenter Experte für die Betreuung des Patienten sein und bleiben. Dies gibt dem Patienten Sicherheit und eine gewisse Konstanz in der häufig durch Hektik und Stress geprägten Notfallsituation.
- Durch gesellschaftliche Veränderungen wandelt sich das Einsatzaufkommen. Einsätze mit sozialen Problemstellungen nehmen zu, der schwere medizinische Notfall wird in seinem Anteil an den Gesamteinsätzen seltener. Notfallsanitäter müssen in der Lage sein, solche Einsatzsituationen selbstständig situations- und patientenorientiert zu lösen.

MERKE
Die beschriebenen Argumente für eine Aufwertung sozialer Kompetenzen sollten stärker in das Bewusstsein von Rettungsfachpersonal treten. Auch sollte der Förderung sozialer Kompetenzen in Aus- und Fortbildungsmaßnahmen mehr Raum gegeben werden. Das darf jedoch nicht dazu führen, dass notfallmedizinische Fachkompetenz im Gegenzug abgebaut wird. Für eine zielführende, ganzheitlich ausgerichtete Notfallversorgung ist das Zusammenspiel aller Kompetenzdimensionen erforderlich!

3.2.3 Kompetenz und Performanz

Kompetenzen an sich sind weder sichtbar noch kann man sie auf eine andere Art und Weise direkt wahrnehmen, denn sie sind lediglich personenbezogene Veranlagungen (**Dispositionen**). Wer eine bestimmte Kompetenz besitzt, hat eine innere Veranlagung als Befähigung, bestimmte Aufgaben zu bearbeiten. In dieser (kognitiven) Tiefenstruktur sind bestimmte Fähigkeiten, Fertigkeiten und Kenntnisse enthalten.

Kompetenzen umfassen also die (kognitiven) Tiefenstrukturen, aus denen das Subjekt allgemein fassbare Oberflächenstrukturen

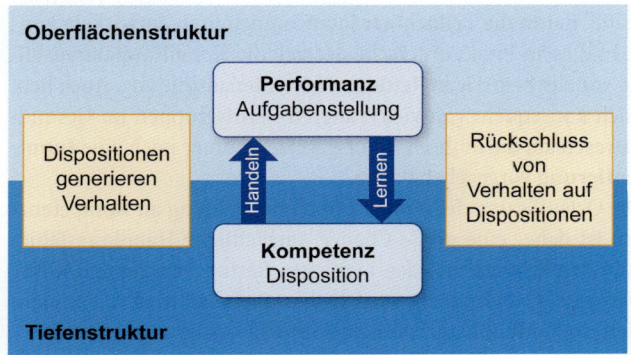

Abb. 3.4 Der Zusammenhang von Performanz und Kompetenz sowie kognitiven Oberflächen- und Tiefenstrukturen nach Jung [M842/L231]

generiert. Diese befähigen bei einer Aufgabenstellung zu der Leistung, konkrete Aufgabenstellungen lösen zu können, was sich in sichtbarem Handeln zeigt. Hierfür werden Fähigkeiten, Fertigkeiten und Wissen eingesetzt.

Erst durch die Bearbeitung einer Aufgabe werden Kompetenzen als sog. **Performanz** erkennbar. Das Generieren von sichtbarer Performanz aus Kompetenzen in der kognitiven Tiefenstruktur wird beeinflusst durch die Variablen der Motivationslage, dem Wissensbestand sowie den gesellschaftlichen Bedingungen, wie z. B. Normen und sozialen Handlungs- bzw. Rollenerwartungen. Durch diese Variablen ist eine situativ und personenabhängig unterschiedliche Ausprägung der Performanz bedingt. Ein Beispiel: In dem Fall zu Beginn dieses Kapitels entscheidet sich der Notfallsanitäter zur Gabe von Medikamenten. Die Handlung der Medikamentengabe wird als Performanz beobachtbar. Man kann hierdurch Rückschlüsse auf die entsprechenden Kompetenzen in der kognitiven Tiefenstruktur des Notfallsanitäters ziehen. Die gezeigte Performanz unterliegt den oben beschriebenen Störvariablen (z. B. Motivationslage, gesellschaftliche Handlungs- bzw. Rollenerwartungen), wodurch die Beurteilung der Kompetenz erschwert werden kann.

Die beschriebenen Prozesse können in beide Richtungen verlaufen. Das Überführen der Tiefenstruktur in die Oberflächenstruktur verursacht das Hervorbringen von Handlungen. Aus der Oberflächenstruktur werden die Daten in die Tiefenstruktur überführt, was als strukturelle Beschreibung des Lernens mit dem Ergebnis des Aufbaus und der Erweiterung der Tiefenstruktur zu verstehen ist (> Abb. 3.4).

ACHTUNG
Das Verständnis der Wechselwirkung von Kompetenz und Performanz ist für eine kompetenzorientierte Gestaltung von Lehr- und Lernsituationen in Aus- und Fortbildung elementar.

Notfallsanitäter müssen durch Aus- und Fortbildung befähigt werden, beobachtbares Handeln als Performanz zu zeigen, aus dem auf die vermittelten Kompetenzen geschlossen werden kann. Dies bezeichnet man auch als **outputorientierte Ausbildung:** Es wird nicht mehr gefragt, welcher Stoff zu vermitteln ist (Inputorientierung), sondern welche Inhalte, Lernsettings und Methoden geeignet sind, damit die Teilnehmer ihre Kompetenzen entwickeln können. In diesem Punkt unterscheidet sich die Notfallsanitäterausbildung von der bisherigen Rettungsassistentenausbildung. Auch hebt sie sich konsequent von vielen älteren Berufsgruppen im Gesundheitswesen ab, die in ihren Berufsgesetzen immer noch eine **Inputorientierung** vorgegeben haben.

Die Orientierung der Notfallsanitäterausbildung an Kompetenzzielen ist daher eine große Chance, **tatsächliche** Handlungsfähigkeit an den Schulen und den Lernorten Rettungswache und Klinik zu vermitteln. Gleichzeitig wird die berufliche Bildung von Notfallsanitätern hierdurch auch vor große Herausforderungen gestellt:
- Es müssen berufsspezifische Bildungsstandards und Kompetenzmodelle entwickelt werden, die definieren, welche Kompetenzen Notfallsanitäter am Ende der Ausbildung in welcher Kompetenztiefe erlangt haben sollen.
- Lehrkräfte und Praxisanleiter müssen qualifiziert werden, kompetenzorientierte Lernsituationen zu gestalten.
- Es müssen wissenschaftlich fundierte Prüfungsmethoden etabliert werden, die in der Lage sind, die aus der Performanz der Prüflinge geschlossene Kompetenz zu ermitteln, zu messen und mit den Bildungsstandards bzw. Kompetenzmodellen zu vergleichen.
- Es müssen Fortbildungskonzepte etabliert und evaluiert werden, die Notfallsanitäter im Rahmen berufs- und lebensbegleitenden Lernens in die Lage versetzen, ihre beruflichen Handlungskompetenzen zu erhalten und zu erweitern.

3.3 Professionalisierung

In der Berufssoziologie sind **Professionen** ein besonderer Typ von Berufen. Als Professionen gelten wissenschaftlich begründete Expertenberufe im Dienstleistungsbereich, die *„in einem gesellschaftlich relevanten Problemfeld besondere Leistungen für die Gesellschaft (…) erbringen und dadurch einer spezifischen Handlungslogik folgen"*. Professionen sind gekennzeichnet von folgenden Eigenschaften:
- Macht und Einfluss
- Hohes Einkommen
- Ausgeprägte gesellschaftliche Wertschätzung
- Berufliche Autonomie auf Grundlage einer spezialisierten Wissensbasis
- Monopol auf einen bestimmten Tätigkeits- und Wissensbereich, das mithilfe des Staates gegen konkurrierende Berufe durchgesetzt wird.

So wird z. B. der Arztberuf als eine Profession bezeichnet. Gesellschaftlich wird der ärztliche Autonomieanspruch durch die Kompetenz zur Heilung und Linderung körperlicher und seelischer Leiden sowie die Gemeinwohlorientierung legitimiert. Aus diesem Grund beansprucht die Ärzteschaft das Monopol zur Diagnosestellung, das Recht zu operativen Eingriffen, das Recht zur Verschreibung von Medikamenten und zur Verordnung von Heilmaßnahmen. Seit einigen Jahren gibt es in Deutschland aber auch die Tendenz der Gesundheitsfachberufe, sich zu professionalisieren.

MERKE

Unter dem Begriff **Professionalisierung** werden i. d. R. Prozesse verstanden, durch die sich ein Beruf zur Profession entwickelt.

In der Diskussion über die Professionalisierung der Gesundheitsfachberufe ist nicht immer eindeutig erkennbar, welches Verständnis dem Professionalisierungsprozess zugrunde liegt:
- **Handlungsorientierter Professionalisierungsprozess:** Hier soll eine Profession insbesondere durch die Herausbildung einer besonderen **Handlungskompetenz** gebildet bzw. gefördert werden.
- **Berufspolitisch motivierter Professionalisierungsprozess:** In diesem Ansatz geht es darum, einem Berufsbild bestimmte **Merkmale** einer Profession zu verschaffen:
  - Die Mitglieder der Profession haben eine gemeinsame Zielrichtung.
  - Die Berufspraxis hat eine wissenschaftliche Grundlage und setzt eine umfangreiche, mindestens dreijährige Ausbildung voraus.
  - Mitglieder der Profession üben besondere Tätigkeiten und Handlungen aus und verfügen über spezielle Fertigkeiten, die nicht von der Allgemeinheit beherrscht werden.
  - Die Berufspraxis ist einem Ideal verpflichtet, das zugleich den Klienten einen qualifizierten Service garantiert.
  - Der Beruf und seine spezielle Tätigkeit sind ausreichend von anderen Berufen abgegrenzt und gesetzlich geschützt, nicht zuletzt deshalb, weil eine Profession über einen Berufsverband Druck auf die Gesetzgebung ausüben kann.
  - Der Beruf ist auf eine dauerhafte, vom Lebensalter unabhängige berufliche Tätigkeit angelegt und bietet Aufstiegsmöglichkeiten.
  - Die Berufsausbildung garantiert qualifizierte, eigenverantwortliche Tätigkeiten auf einem möglichst breiten Gebiet und ist Grundlage für Fortbildung und beruflichen Aufstieg.
  - Die Berufsausbildung führt zu selbstständigem Denken und Handeln bei der Anwendung von Fertigkeiten und Kenntnissen.
  - Die Zugangsvoraussetzungen zur Berufsausübung nach erfolgreichem Absolvieren der Berufsausbildung sind durch Lizenzierung geregelt. Bei Nichterfüllen der beruflichen Anforderungen ist ein Lizenzverlust vorgesehen.
  - Der Beruf sichert eine ausreichende finanzielle Entlohnung.
  - Eine soziale Absicherung, vor allem für den Fall von Berufskrankheiten, existiert.
  - Die Mitglieder der Berufsgruppe werden durch Interessenvertretungen (Berufsverbände, Gewerkschaften) repräsentiert. Diese Institutionen haben Kontrolle über die Arbeit und Einfluss auf ihre Gestaltung.
  - Die Berufsgruppe betreibt eine aktive Öffentlichkeitsarbeit.
  - Die Qualität der beruflichen Arbeit wird durch geeignete Einrichtungen kontrolliert, Fortbildungsverpflichtungen bestehen.
  - Es gibt Fachzeitschriften, die sich mit berufsspezifischen Themen befassen.

Auf jeden Fall ist eine Profession nicht nur ein Etikett, das sich ein Berufszweig ansteckt, um sich von anderen Berufszweigen abzugrenzen. Professionalisierung basiert immer auch auf der Idee, den Angehörigen der jeweiligen Profession Selbstbewusstsein und Anerkennung in der Öffentlichkeit zu vermitteln.

Darüber hinaus beschreibt Professionalität insgesamt das Verhalten und die Qualitäten eines Handelnden in einem bestimmten Beruf. Ein professionell handelnder Notfallsanitäter sieht sich z. B. als Teammitglied im Gesundheitswesen. Er praktiziert, unterstützt und fördert eine qualifizierte Patientenversorgung, ist stolz auf seinen Beruf und setzt sich für die Erreichung anspruchsvoller Ziele ein. Er erntet den Respekt und das Vertrauen anderer Teammitglieder im Gesundheitswesen, da er seine Pflichten bestmöglich erfüllt.

MERKE
Professionalisierung ist insofern eine Frage der Einstellung, nicht der Bezahlung. Sie kann nicht verborgt, entliehen, gekauft oder vorgetäuscht werden.

Sich zu professionalisieren, bedarf vieler Anstrengungen. Dazu abschließend noch einige Denkanstöße:
- Angehörige einer Profession stellen die sorgfältige Ausführung ihrer Arbeit an erste Stelle, nicht ihre Persönlichkeit, ihr Auftreten oder ihr Ego.
- Angehörige einer Profession haben Meisterschaft in ihren Fertigkeiten erreicht, prahlen aber nicht damit und bemühen sich, ihr Wissen und Können zu erhalten und zu verbessern. Wer demgegenüber keinen Grund sieht, sich persönlich weiterzuentwickeln und die Schuld für Fehler gerne auf andere schiebt, verhält sich unprofessionell.
- Angehörige einer Profession setzen hohe Standards für sich, ihr Team, ihren Rettungsdienst sowie ihr Rettungssystem und erlauben sich, nicht immer mit ihrer Arbeit zufrieden zu sein. Wer immer nur auf einen Minimalstandard zielt und stets den Weg des geringsten Widerstands sucht, handelt unprofessionell.
- Angehörige einer Profession analysieren ihr Verhalten und ihre Arbeit selbstkritisch, kennen ihre Schwachstellen und suchen nach Wegen der Verbesserung. Wer immer alles kennt, alles weiß, alles schon gesehen hat und nur nach Wegen sucht, sein eigentlich inadäquates Verhalten und Wissen zu verstecken, handelt unprofessionell.
- Angehörige einer Profession checken ihr Fahrzeug und ihre Ausrüstung. Wer dies nicht tut und lediglich hofft, dass alles funktioniert, handelt unprofessionell.

3.3.1 Lebenslanges Lernen

Das Konzept des „lebenslangen Lernens" wurde durch den deutschen Bildungsrat bereits im Jahr 1972 empfohlen. Seitdem wird es auch in internationalen Organisationen, wie der UNESCO (United National Educational, Scientific and Cultural Organization) und der OECD (Organization for Economic Cooperation and Development), verstärkt propagiert.

Durch lebenslanges Lernen (➤ Kap. 8.6.3) soll der Mensch dazu befähigt werden, eigenständig über seine ganze Lebensspanne zu lernen (➤ Abb. 3.5). Konkret geht es darum, sich durch mehrere

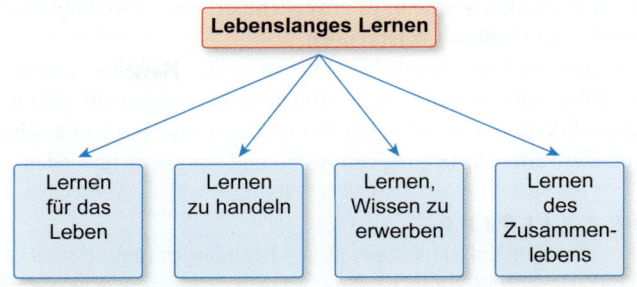

Abb. 3.5 Die Säulen des lebenslangen Lernens [M842/L231]

Lernstrategien den permanent anhaltenden Entwicklungs- und Veränderungsprozessen anzupassen:
- Durch das Lernen des Zusammenlebens
- Durch das Lernen, Wissen zu erwerben
- Durch das Lernen zu handeln
- Durch das Lernen für das Leben

Gerade für Notfallsanitäter hat dieses Konzept eine hohe Bedeutung. Im Hinblick auf eine nachhaltige Berufs- und Lebenszufriedenheit sowie zur Sicherstellung einer sicheren, zeitgemäßen Ver-

Tab. 3.2 Zertifizierte Kurssysteme für die Präklinik. Hinweis: Die Kursformate AMLS, EPC, PHTLS und TCCC werden in Deutschland ausschließlich über die Akademie des Deutschen Berufsverbandes Rettungsdienst (DBRD) angeboten.

Kurssystem	Beschreibung
AMLS (Advanced Medical Life Support)	AMLS ist ein Kurs, der die Versorgung von nicht traumatologischen Patienten, insbesondere jedoch internistischen und neurologischen Notfällen im Rettungsdienst und z. B. in Notaufnahmen schult.
PHTLS (Prehospital Trauma Life Support) **ITLS** (International Trauma Life Support) **TraumaManagement**®	Diese Kurssysteme legen den Fokus auf eine schnelle, adäquate und zügige Versorgung von traumatisch verletzten Patienten, unter Berücksichtigung der weiteren Versorgung innerhalb der „Golden Hour of Trauma" in einem Zentrum der Maximalversorgung.
EPC (Emergency Pediatric Care)	EPC-Kurse fokussieren auf die präklinische Versorgung von pädiatrischen Notfallpatienten. Insbesondere werden das pädiatrische Beurteilungsdreieck sowie besondere Behandlungsgrundsätze und spezielle Arbeitstechniken vermittelt.
ERC (European Resuscitation Council) **AHA** (American Heart Association) **EPLS** (European Pediatric Life Support) **PALS** (Pediatric Advanced Life Support)	In diesen Kurssystemen werden die medizinischen und wissenschaftlichen Leitlinien – Empfehlungen zur kardiopulmonalen Reanimation im Erwachsenen-, Neugeborenen-, Säuglings- und Kinderalter sowie die Versorgungsstrategien des akuten Koronarsyndroms (ACS) und des neurologischen Insults geschult.
GEMS (Geriatric Education for Emergency Medical Services)	Die Versorgung älterer Menschen bedarf besonderer Kenntnis. Der Kurs beschäftigt sich intensiv mit Versorgungsstandards für ältere Menschen.
TCCC (Tactical Combat Casualty Care)	TCCC ist die taktische Variante von PHTLS unter Gefechtsbedingungen. Die Kurse sind i. d. R. nicht frei zu buchen.

sorgungsqualität erscheint es unverzichtbar, die Notwendigkeit lebenslangen Lernens anzuerkennen.

Durch die verantwortliche Tätigkeit in der Notfallrettung sind Notfallsanitäter ständig vor die Herausforderung gestellt, sich mit neuen Erkenntnissen, Materialien und Geräten vertraut zu machen und diese unter Abwägung von Risiko und Nutzen anzuwenden.

PRAXISTIPP
Notfallsanitäter sollten die Relevanz des lebenslangen Lernens daher erkennen und permanent daran arbeiten, ihre berufliche Handlungskompetenz zu erhalten und weiterzuentwickeln!

3.3.2 Fort- und Weiterbildungen

Das nichtärztliche Fachpersonal im Rettungsdienst ist dazu verpflichtet, sich entsprechend den Vorgaben des jeweiligen Rettungsdienstgesetzes des Bundeslandes, in dem es tätig ist oder werden möchte, fortzubilden. Qualitativ gibt es jedoch sowohl lokale als auch regionale und länderspezifische Unterschiede bei den Fortbildungen, da diese nicht überall wie z.B. in Rheinland-Pfalz bundeslandeinheitlich geschult werden.

Einen qualitativ hohen Standard bieten dahingehend international zertifizierte Kurssysteme (➤ Tab. 3.2), die eine strukturierte und zeiteinsparende Patientenversorgung durch das gesamte Rettungsteam gewährleisten und zur Qualitäts- und Quantitätssicherung beitragen.

3.4 Akademisierung

Mit dem Begriff **Akademisierung** ist gemeint, eine berufliche Ausbildung auf Hochschulniveau zu bringen bzw. insbesondere die Erstausbildungen in den hochschulischen Bereich zu verlagern.

Dabei ist die Akademisierung notwendiger, aber nicht hinreichender Bestandteil einer Profession, d.h. ein Gesundheitsfachberuf wird nicht allein durch die Verlagerung an die Hochschule zur Profession (➤ Kap. 3.3). Unter den Gesundheitsfachberufen war die Pflege als größte Berufsgruppe die erste Disziplin, die Ende der 1990er-Jahre den Prozess der Akademisierung begann. Die Therapieberufe (Ergotherapie, Logopädie und Physiotherapie) zogen begründet durch die erhöhten Anforderungen an ihre Berufsausübung nach und etablierten ebenfalls verschiedene Studiengänge an Hochschulen.

Sowohl die Pflege als auch die Therapieberufe sind in anderen europäischen Ländern längst nicht mehr auf Ausbildungsebene, sondern auf Hochschulebene angesiedelt. Diese Tatsache war und ist ein weiteres wichtiges Argument für eine Akademisierung von Gesundheitsfachberufen in Deutschland: Durch Akademisierung soll nicht zuletzt auch eine Ebenbürtigkeit der Abschlüsse im europäischen Vergleich erreicht werden.

In seinen Empfehlungen zu hochschulischen Qualifikationen für das Gesundheitswesen kommt auch der deutsche Wissenschaftsrat (www.wissenschaftsrat.de) zu der Einschätzung, dass es erforderlich ist, dass zumindest ein Teil der Angehörigen der Gesundheitsfachberufe in die Lage versetzt wird, ihr Handeln auf Basis wissenschaftlicher Erkenntnis zu reflektieren, die zur Verfügung stehenden Versorgungsmöglichkeiten hinsichtlich ihrer Evidenzbasierung kritisch zu prüfen und das eigene Handeln entsprechend anzupassen.

Der Wissenschaftsrat empfiehlt daher, „*die mit besonders komplexen und verantwortungsvollen Aufgaben betrauten Angehörigen der Gesundheitsfachberufe zukünftig bevorzugt an Hochschulen auszubilden*". Es wird für sinnvoll erachtet, dass etwa 10–20 % eines Jahrgangs auf hochschulischem Niveau ausgebildet werden. Die angestrebte Niveaustufe soll dabei primär ein international vergleichbarer Abschluss auf Bachelorniveau sein. Darüber hinaus wird empfohlen, in Zukunft zusätzlich zu diesen grundständigen Studiengängen weiterführende Masterstudiengänge einzuführen. Diese Aussage wird v.a. für die Pflege- und Therapieberufe sowie das Hebammenwesen getroffen.

In der Realität besteht gerade in den Therapieberufen das Problem, dass die Bundesausbildungsgesetze (z.B. das Ergotherapeutengesetz) keine Berufsqualifikation im Rahmen eines reinen hochschulischen Studiums zulassen. Um z.B. Ergotherapeut zu werden, muss die Ausbildung analog der Berufsgesetzgebung sowie der Ausbildungs- und Prüfungsordnung an einer zugelassenen Schule erfolgen, den gesetzlichen Vorgaben entsprechen und mit dem regulären Examen abschließen. Das bedeutet, um als akademisierter Ergotherapeut eine Berufsanerkennung zu erlangen, muss man neben dem Studium in Ergotherapie zwingend auch die (reguläre) Ausbildung und das Examen an einer Berufsfachschule nachweisen.

Dieses Problem der Berufsgesetzgebung in Deutschland verkompliziert den Akademisierungsprozess im Gesundheitswesen erheblich. Zudem ist oftmals unklar, welchen Mehrwert eine Akademisierung in diesen Bereichen tatsächlich für die tägliche Arbeit und vor allem im Hinblick auf die Entlohnung bringt.

3.4.1 Akademisierung der Berufsausbildung zum Notfallsanitäter

Das Notfallsanitätergesetz ist als modernes Berufsgesetz erst nach dem Beginn von Akademisierungsbestrebungen anderer Berufe entstanden. Aus diesem Grund wird die Möglichkeit der Akademisierung in dem Gesetz bereits berücksichtigt. Im Rahmen von Modellvorhaben zur „*Erprobung von Ausbildungsangeboten, die der Weiterentwicklung des Berufes des Notfallsanitäters im akademischen Bereich unter Berücksichtigung der berufsfeldspezifischen Anforderungen sowie moderner berufspädagogischer Erkenntnisse dienen sollen, können die Länder den Unterricht (…) an Hochschulen stattfinden lassen*" (§ 7 (1) NotSanG).

Mit dieser Regelung wird eine Möglichkeit, die Berufsausbildung an die Hochschule zu verorten, schon im Notfallsanitätergesetz verankert. Niehues spricht sich schon 2012 dafür aus, dass „*zur Sicherstellung einer möglichst hoch qualifizierten Ausbildung (…) ein Bachelorstudium für präklinische Notfallversorgung erforderlich [ist]*" (Niehues 2012).

Ob und wann sich das Berufsbild des Notfallsanitäters akademisieren wird, bleibt derzeit zwar abzuwarten. In jedem Fall scheint es sinnvoll, sich dem Votum des Wissenschaftsrates in folgenden Punkten anzuschließen:
- Ein Studium für Notfallsanitäter sollte, sofern es als grundständiges Bachelorstudium angeboten wird, den berufspraktischen Inhalten (z. B. in Form von Skills-Labs) einen hohen Stellenwert geben.
- Es sollte sich mit anderen Gesundheitsfachberufen verzahnen, um interdisziplinäres Denken und Arbeiten zu fördern.
- Es sollte an Fakultäten angegliedert sein, die eine intensive wissenschaftliche Forschung in diesem Bereich möglich machen.
- Es sollte ergänzt werden durch einen möglichst interdisziplinären Masterstudiengang mit Spezialisierungsmöglichkeiten, etwa im Bereich der Lehrkräftequalifikation an Notfallsanitäterschulen sowie im Gesundheitsmanagement.

3.4.2 Weitere Akademisierungsmöglichkeiten für den Rettungsdienst

Seit einigen Jahren werden zahlreiche Studiengänge angeboten, die sich insbesondere an das Rettungsfachpersonal wenden. Eine vollständige Auflistung kann an dieser Stelle nicht gegeben werden. Grundsätzlich lassen sich vier Varianten voneinander unterscheiden:
- **Studiengänge, die sich vorrangig an angehende Führungskräfte im Rettungsdienst richten:** In diesen Studiengängen wie z. B. „Rescue Management" an der MSH Medical School Hamburg, werden betriebswirtschaftliche, psychologische und juristische Kenntnisse vermittelt. Auch Qualitätsmanagement, Logistik sowie Rettungsdienstbedarfsplanung sind relevante Themen.
- **Studiengänge für angehende Lehrkräfte:** Hier stehen erziehungs- bzw. bildungswissenschaftliche Inhalte im Vordergrund, die für eine Tätigkeit als Dozent oder Leiter einer Rettungsdienstschule zu qualifizieren. Ein Beispiel ist der Studiengang „Medizinpädagogik", der ebenfalls an der MSH Medical School Hamburg angeboten wird.
- **Studiengänge mit eher technikbezogener Ausrichtung:** So handelt es sich z. B. bei den Studiengängen „Rescue Engineering" und „Hazard Control" vorrangig um ingenieurwissenschaftliche Studiengänge, in denen u. a. auch Statik, Elektrotechnik, Mathematik usw. zum Lehrplan gehört.
- **Kombinierte Studiengänge, in denen unterschiedlichste Inhalte aus mehreren Bereichen thematisiert werden:** Meist kann man sich bei derartigen Studienangeboten jedoch im weiteren Verlauf für eine Vertiefungsrichtung entscheiden. Ein entsprechendes Beispiel ist der Studiengang „Emergency Practitioner" an der Akkon-Hochschule in Berlin.

> **PRAXISTIPP**
> Eine ausführliche Darstellung sämtlicher Studienangebote im Bereich von Sicherheit und Gefahrenabwehr enthält eine Broschüre des Forschungsforums „Öffentliche Sicherheit", die auch kostenlos im Internet erhältlich ist: www.sicherheit-forschung.de/schriftenreihe/sr_v_v/sr_15.pdf

Wer sich dafür interessiert zu studieren, sollte sich eingehend darüber informieren, was ihn erwartet. Die Hochschullandschaft ist inzwischen fast unüberschaubar geworden. Studiengänge können sich in inhaltlicher, aber auch in studienorganisatorischer Hinsicht erheblich voneinander unterscheiden. Die entstehenden Studiengebühren variieren ebenfalls stark, sodass vor dem Studienbeginn stets eine sorgfältige Kosten-Nutzen-Analyse vorgenommen werden sollte.

> **ACHTUNG**
> Ein wichtiges Qualitätsmerkmal von Studiengängen ist die „Akkreditierung": Auf den Internetseiten des Akkreditierungsrates (www.akkreditierungsrat.de) kann man sich darüber informieren, welche Studiengänge in Deutschland akkreditiert worden sind. Bei Studiengängen, die beim Akkreditierungsrat nicht gelistet sind, ist gewisse Vorsicht geboten.

3.5 Das Symbol des „Star of Life"

Der blaue **Star of Life** (Stern des Lebens, ➤ Abb. 3.6) wurde 1972 vom amerikanischen Verkehrsministerium entwickelt, um im präklinischen Bereich besonders qualifizierten Personen und deren Ausrüstung ein einheitliches Kennzeichen zu geben. Das Symbol ist mittlerweile international verbreitet und im Sinne der Erfinder ein Zeichen der Unverwechselbarkeit, Qualität und Zuverlässigkeit. Es darf nur in den USA verwendet werden. Dort trägt das Personal, das erfolgreich eine staatlich anerkannte Ausbildung für die Tätigkeit im Rettungsdienst erworben hat und in einer offiziellen Funktion am Rettungsdienst teilnimmt oder diesen überwacht, dieses Abzeichen. Gleichzeitig kennzeichnet der Star of Life Fahrzeuge und Ausrüstungsgegenstände des Rettungsdienstes, welche die staatlichen Normen erfüllen. Es gibt den Standort und die Alarmierungsmöglichkeiten eines qualifizierten Rettungsdienstes an. Der Star of Life wird auf Gegenständen des Rettungsdienstes wie Aufnähern, Namensschildern, Anstecknadeln und gedrucktem Material, das direkt mit dem Rettungsdienst in Zusammenhang steht, z. B. Bücher oder Briefköpfe, angebracht.

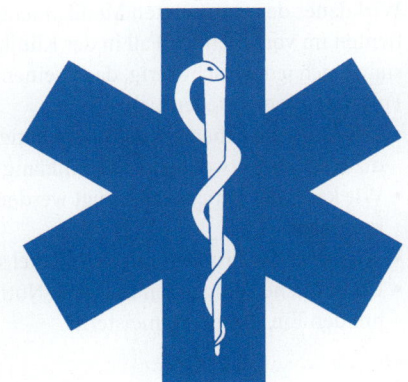

Abb. 3.6 Star of Life [W945]

Die sechs Balken des Sterns repräsentieren sechs Abläufe im Rettungssystem im Uhrzeigersinn:
1. Erkennen eines Notfalls
2. Notfallmeldung
3. Ausrücken zum Einsatz
4. Versorgung vor Ort
5. Betreuung während des Transports
6. Übergabe an eine Einrichtung zur definitiven Versorgung

Der **Äskulapstab** in der Mitte des Symbols steht für das medizinische und heilende Team. In der griechischen Sagenlehre war Äskulap der Gott der Medizin. Von Chiron lernte er die Kunst des Heilens. Zeus befürchtete, dass Äskulap alle Menschen unsterblich machen würde, und tötete ihn mit einem Blitzschlag. Homer erwähnt ihn als geschickten und einzigartigen Arzt. Später wurde Äskulap als Held und Gott verehrt. Er wurde üblicherweise mit einem Stab, um den sich eine Schlange windet, dargestellt. Die Römer übernahmen den Äskulapkult. Auch im Alten Testament findet sich dieses Symbol: „*Der Herr antwortete Mose: Mach dir eine Schlange und hänge sie an einer Fahnenstange auf! Jeder, der gebissen wird, wird am Leben bleiben, wenn er sie ansieht. Mose machte also eine Schlange aus Kupfer und hängte sie an einer Fahnenstange auf. Wenn nun jemand von einer Schlange gebissen wurde und zu der Kupferschlange aufblickte, blieb er am Leben.*" (Numeri 21:8–9)

In Deutschland verletzt die Nutzung des Star of Life die Markenrechte des Bundesverbandes eigenständiger Rettungsdienste und Katastrophenschutz e.V. (BKS) und darf daher nur von Mitgliedern genutzt werden.

Wiederholungsfragen

1. Warum ist das Handeln von Notfallsanitätern so hochkomplex und dynamisch (▶ Kap. 3.1)?
2. Welche typischen kognitiven Eigenschaften sollte ein Notfallsanitäter idealerweise haben (▶ Kap. 3.1)?
3. Welche typischen körperlich-gesundheitlichen Eigenschaften sollte ein Notfallsanitäter idealerweise haben (▶ Kap. 3.1)?
4. Welche typischen psychischen Eigenschaften sollte ein Notfallsanitäter idealerweise haben (▶ Kap. 3.1)?
5. Welche typischen sozialen Eigenschaften sollte ein Notfallsanitäter idealerweise haben (▶ Kap. 3.1)?
6. Was bedeutet kompetentes Handeln im Rettungsdienst (▶ Kap. 3.2)?
7. Wie wird die allgemeine Handlungskompetenz definiert (▶ Kap. 3.2.1)?
8. Was versteht man unter beruflicher Handlungskompetenz (▶ Kap. 3.2.1)?
9. Welche vier Dimensionen von Kompetenz werden unterschieden (▶ Kap. 3.2.2)?
10. Was zeichnet die fachliche Kompetenz aus (▶ Kap. 3.2.2)?
11. Was zeichnet die personale Kompetenz aus (▶ Kap. 3.2.2)?
12. Was zeichnet die soziale Kompetenz aus (▶ Kap. 3.2.2)?
13. Was zeichnet die Methodenkompetenz aus (▶ Kap. 3.2.2)?
14. Welchen Zusammenhang zwischen Kompetenz und Performanz bzw. welche Wechselwirkung gibt es (▶ Kap. 3.2.3)?
15. Was bedeutet Professionalisierung allgemein (▶ Kap. 3.3)?
16. Was bedeutet Professionalisierung für den Rettungsdienst (▶ Kap. 3.3)?
17. Warum ist die Akademisierung für den Rettungsdienst wichtig und sinnvoll (▶ Kap. 3.4)?
18. Welche Akademisierungsmöglichkeiten für den Rettungsdienst gibt es aktuell (▶ Kap. 3.4)?
19. Welche Idee und Aussage steckt hinter dem Star of Life (▶ Kap. 3.5)?

Fortsetzung des Szenarios

Der beschriebene Fall zeigt deutlich, dass Notfallsanitäter im Alltag neben der Anwendung von notfallmedizinischem Fachwissen und entsprechenden Fertigkeiten mit einer Vielzahl von Problemen konfrontiert sind, die noch weitere Fähigkeiten erfordern. Aufgrund der Schwere des Asthmaanfalls und der relativ kurzen Wirkdauer der eingesetzten Medikamente ist es ratsam, den Patienten im vorliegenden Fall in der Klinik vorzustellen. Dies gestaltet sich jedoch schwierig, da er seinen Enkel betreuen muss. Folgende Fragen stellen sich:
- Wie kann die Lebenssituation des Patienten mit der notfallmedizinischen Notwendigkeit in Einklang gebracht werden?
- Wie kann der Patient überzeugt werden, in die Klinik mitzukommen?
- Wie kann das Problem mit dem Enkel sinnvoll gelöst werden?
- Über welche Fähigkeiten muss ein Notfallsanitäter verfügen, um den Einsatz gut zu meistern?
- Welche Rollen und Aufgaben übernimmt der Notfallsanitäter im Einsatzverlauf, welche werden von Rettungssanitäter und Notarzt übernommen?
- Wie legitimiert der Notfallsanitäter seine Maßnahmen, im Besonderen die Medikamentengabe?

Der Notfallsanitäter führt mit dem Patienten zunächst ein Beratungsgespräch. Er kommt damit seiner Rolle als Ansprechpartner und Berater nach. Um sich selbst nicht nur von seinem „Bauchgefühl" leiten zu lassen, sondern sich gezielte Denkschritte bewusst zu machen, nutzt er das FORDEC-System (▶ Kap. 11.3.2):
- **Facts (Fakten):**
  – Der Patient ist zwar im Moment wieder stabilisiert, kann sich allerdings in seinem Zustand wieder verschlechtern. Deshalb ist der Transport in die Klinik indiziert.
  – Der Patient möchte nicht ins Krankenhaus, weil sein Enkel in einer Stunde von der Schule kommt.

- **Options (Optionen):**
  - Variante 1: Der Patient unterschreibt, dass er auf eigenes Risiko die Mitfahrt verweigert und zu Hause bleibt.
  - Variante 2: Der Notfallsanitäter ruft in der Schule an und lässt dort eine Betreuung für den Nachmittag organisieren. Der Patient fährt mit in die Klinik. In der Zwischenzeit kann von der Klinik aus nach einer dauerhaften Lösung gesucht werden.
  - Variante 3: Die Polizei wird in die Schule geschickt und übernimmt kurzfristig die Betreuung, bis eine langfristige Lösung gefunden ist.
  - Variante 4: Nachbarn des Patienten sollen den Enkel von der Schule abholen und für den Nachmittag bei sich aufnehmen, bis eine dauerhafte Lösung gefunden ist.
- **Risks and Benefits (Risiken und Nutzen):**
  - Variante 1 erscheint dem Notfallsanitäter zu risikoreich. Er weiß zwar, dass der Patient das Recht hat, zu entscheiden, ob er in die Klinik möchte oder nicht. Nur hätte dieser keinen Nutzen davon, wenn die Atemnot wieder stärker würde und er in dieser Situation mit seinem Enkel allein wäre. Deshalb möchte der Notfallsanitäter den Patienten überzeugen, auf jeden Fall in die Klinik mitzufahren.
  - Variante 2 scheint eine gute, komplikationslose Möglichkeit zu sein. Es würde Zeit gewonnen, in der nach einer längerfristigen Lösung gesucht werden könnte oder in der sich der Patient entscheiden könnte, auf eigene Verantwortung die Klinik zu verlassen.
  - Variante 3 erscheint nicht sinnvoll, da die Polizei den Enkel sicherlich verschrecken würde. Das Risiko, dass dies den Enkel psychisch zu stark belasten und er unnötig starke Angst und Sorge um seinen Großvater haben würde, ist zu groß.
  - Variante 4 scheint zunächst risikoarm. Es wäre nur der Nutzen nicht erfüllt, wenn die Schule den Enkel den Nachbarn nicht anvertraut oder wenn der Enkel sich weigert, bei den Nachbarn zu bleiben, weil er sie nicht so gut kennt.
- **Decision (Entscheidung):** Der Notfallsanitäter entscheidet sich dafür dem Patienten zu Variante 2 zu raten.
- **Execution (Durchführung):** Der Notfallsanitäter klärt den Patienten über die unterschiedlichen Möglichkeiten auf und erläutert ihm seine Risiko-Nutzen-Analyse. Der Patient stimmt Variante 2 zu. Der Notfallsanitäter bittet daraufhin den Rettungssanitäter, den Patienten für den Moment weiterzubetreuen und telefoniert mit der Schule. Für diese Aufgabenteilung entscheidet er sich, da er darin einen höheren Nutzen für seine Argumentation im Telefonat mit der Schule sieht und der Patient so stabil ist, dass er durch einen Rettungssanitäter betreut werden kann. Die Schule findet tatsächlich rasch eine Betreuungsmöglichkeit für den Nachmittag.
- **Check (Überprüfung):** Nun überprüft der Notfallsanitäter nochmals den Patientenzustand und übergibt die Einsatzsituation an den gerade eintreffenden Notarzt. Der Patient wird im Anschluss ohne weitere Komplikationen in die Klinik gebracht und es wird eine Dokumentation des Einsatzes angefertigt. Nach dem Einsatz reflektiert das Team den Einsatz in einer Nachbesprechung. Für die kritische Auseinandersetzung mit seinen Entscheidungen im Einsatz analysiert der Notfallsanitäter nochmals sein FORDEC-Schema. Da er unsicher ist, ob es noch weitere Optionen gegeben hätte, entscheidet er sich dafür, den Fall in der nächsten kollegialen Beratung auf der Rettungswache anzusprechen.
- An der Arbeitsweise des Notfallsanitäters kann man erkennen, dass er gemäß dem Ausbildungsziel die Lebenssituation des Patienten in sein Handeln einbezieht. Seine Tätigkeit ist gekennzeichnet durch eine patientenzentrierte, problemlösungsorientierte Versorgung. Im Besonderen bezieht er die Selbstbestimmung und Selbstständigkeit des Patienten im Sinne der Patientenrechte mit ein. In der Kommunikation mit dem Patienten achtet er auf Transparenz, legt seine Gedanken offen, berät den Patienten zu sinnvollen Maßnahmen und sinnvollem weiterem Vorgehen, holt dessen Einverständnis ein und beachtet seine Autonomie. Er ist umsichtig in der Abwägung und Durchführung erlernter und beherrschter invasiver Maßnahmen, die er nach dem Stand bestmöglicher medizinischer Evidenz auswählt. Im Sinne der Patientensicherheit und aufgrund des schlechten Patientenzustands zieht er einen Notarzt als Unterstützung bei dem medizinischen Teil der Versorgung hinzu.

WEITERFÜHRENDE LITERATUR

Erpenbeck, J., Rosenstiel, L. (Hrsg.): Handbuch Kompetenzmessung. Erkennen, verstehen und bewerten von Kompetenzen in der betrieblichen, pädagogischen und psychologischen Praxis. Schäffer-Poeschel, Stuttgart, 2007

Hurrelmann, K., Richter, M.: Gesundheits- und Medizinsoziologie. Eine Einführung in sozialwissenschaftliche Gesundheitsforschung. Beltz, Weinheim/Basel, 2013

Karutz, H.: Pädagogische Überlegungen zur Notfallsanitäter-Ausbildung: Kompetenzentwicklung der künftigen Notfallsanitäter. In: Rettungsdienst 37 (2014) 22–27

Ohder, M.: Notfallsanitäter-Curriculum. Baden-Württemberger Modell für eine bundesweite Ausbildung. Kohlhammer, Stuttgart, 2014

KAPITEL 4

David Häske, Martin Ohder, Harald Karutz und Klaus Runggaldier

Wissenschaft und Berufspolitik

4.1	Erkenntnisgewinnung im Rettungsdienst	46
4.1.1	Wissenschaftliches Arbeiten	47
4.1.2	Medizin als Bezugswissenschaft des Rettungsdienstes	47
4.1.3	Weitere Bezugswissenschaften des Rettungsdienstes	49
4.2	Fachgesellschaften	51
4.2.1	European (ERC) und German Resuscitation Council (GRC), American Heart Assocciation (AHA)	51
4.2.2	International Liaison Comitee on Resuscitation (ILCOR)	51
4.2.3	Deutsche Gesellschaft interdisziplinäre Notfall- und Akutmedizin e.V. (DGINA)	52
4.2.4	Deutsche Gesellschaft für Unfallchirurgie (DGU)	52
4.2.5	Deutsche Interdisziplinäre Vereinigung für Intensiv- und Notfallmedizin e.V. (DIVI)	52
4.2.6	Weitere Fachgesellschaften	53
4.3	Interessenvertretungen des Rettungsfachpersonals	53
4.3.1	Deutscher Berufsverband Rettungsdienst (DBRD)	53
4.3.2	Berufsverband für den Rettungsdienst (BVRD)	54
4.3.3	Gewerkschaft ver.di	54
4.3.4	komba	54
4.4	Interessenvertretungen der Ärzte	55
4.4.1	Bundesärztekammer	55
4.4.2	Bundesvereinigung der Arbeitsgemeinschaften der Notärzte Deutschlands (BAND)	55
4.4.3	Bundesverband der ärztlichen Leiter Rettungsdienst (ÄLRD)	55

Szenario

Auf der Rettungswache taucht die Frage auf, woher der einheitliche Reanimationsstandard kommt. Wer hat ihn, auf welcher Grundlage, eigentlich erstellt? Und woher kommen überhaupt die entsprechenden Erkenntnisse? Diese Frage stellt sich in gleicher Weise auch bei anderen „Lehraussagen": Woher weiß man eigentlich, was richtig ist und was nicht? Wann ist etwas bewiesen bzw. nachweislich korrekt? Und auf welche Weise wird überprüft, ob tradierte Lehraussagen tatsächlich haltbar sind?

Neben diesen Überlegungen zur Erkenntnisgewinnung im Rettungsdienst wird auf der Rettungswache über das Berufsbild des Notfallsanitäters diskutiert. Gehaltsforderungen und Regelungen für die Berufsausübung sorgen immer wieder für erhitzte Gemüter. Wer legt eigentlich fest, wie viel Geld ein Notfallsanitäter verdient? Und wer entscheidet, welche Maßnahmen Notfallsanitäter durchführen können, sollen, dürfen oder müssen? Wie entstehen solche Festlegungen?

In diesem Zusammenhang sind viele Kollegen der Meinung, dass ihre Interessen in der Politik nicht ausreichend berücksichtigt werden. Wenn sich Notärzte und Ärzte in Arbeitsgemeinschaften und Interessenverbänden organisieren, warum gibt es so etwas dann nicht auch für Notfallsanitäter? Dies alles sind Fragen, die in den folgenden Ausführungen beantwortet werden.

Inhaltsübersicht

4.1 Erkenntnisgewinnung im Rettungsdienst
- Die Erkenntnisgewinnung im Rettungsdienst sollte auf der Grundlage systematischer Forschung erfolgen und nicht auf der Grundlage einzelfallbezogener Erkenntnisse, Erfahrungen, Erlebnisse oder Erzählungen.
- Systematische Forschung ist insbesondere durch wissenschaftliches Arbeiten gekennzeichnet.
- Wissenschaftliches Arbeiten zeichnet sich durch bestimmte Methoden und Techniken aus, mit deren Hilfe Forschungsfragen beantwortet werden.
- Evidenzbasierte Medizin stützt sich auf messbare Ziele, Verfahrensweisen und Ergebnisse.
- Die Medizin ist die wichtigste Bezugswissenschaft des Rettungsdienstes.
- Die Kommunikations-, Gesundheits-, Rechts-, Erziehungs- und Sozialwissenschaft sowie die Psychologie und die Soziologie sind weitere wichtige Bezugswissenschaften für den Rettungsdienst.

4.2 Fachgesellschaften
- Fachgesellschaften gewinnen und verbreiten wissenschaftlich begründete Erkenntnisse in Form von Leitlinien, Empfehlungen oder Stellungnahmen.
- Wichtige für den Rettungsdienst relevante Fachgesellschaften sind der ERC, die AHA, die ILCOR, die DGINA, die DGU und die DIVI.

4.3 Interessenvertretungen des Rettungsfachpersonals
- Die beiden Berufsverbände des Rettungsfachpersonals sind der BVRD und der DBRD.
- Beide verstehen sich als organisationsunabhängige und überparteiliche Berufsverbände für alle Bereiche der präklinischen Notfallversorgung und des Rettungsdienstes.
- Neben den Berufsverbänden vertreten auch die beiden Gewerkschaften ver.di und komba die Interessen des Rettungsfachpersonals.

4.4 Interessenvertretungen der Ärzte
- Aufgrund der großen Bedeutung der Medizin im Rettungsdienst und der Teilnahme von Ärzten am Rettungsdienst gibt es auch verschiedene Interessenvertretungen von Ärzten, die für den Rettungsdienst von Bedeutung sind.
- Die drei wichtigsten Interessenvertretungen von Ärzten mit Relevanz für den Rettungsdienst sind die Bundesärztekammer, die Bundesvereinigung der Arbeitsgemeinschaften der Notärzte Deutschlands und der Bundesverband der Ärztlichen Leiter Rettungsdienst.

4.1 Erkenntnisgewinnung im Rettungsdienst

Wer **wissenschaftlich** denkt, verallgemeinert Erfahrungen aus dem Alltag nicht unangemessen. Erfahrungen dienen vielmehr dazu, sie unvoreingenommen mit systematischen Methoden zu untersuchen und zu analysieren. Es kann dabei vorkommen, dass neue wissenschaftliche Erkenntnisse nicht in vorgefertigte Weltbilder passen. Ein Beispiel für eine Maßnahme, deren Nutzen bis heute noch nicht wissenschaftlich bestätigt ist, ist die Linksseitenlage bei Schwangeren. Zumindest zeigt die Alltagserfahrung, dass es unerheblich ist, auf welche Seite eine schwangere Frau gelagert wird. Es ist nicht erwiesen, dass die linke Seite Vorteile hätte.

Um das Richtige für den Patienten auszuwählen, das aus dem Bündel möglicher Maßnahmen nach Möglichkeit immer hilft und nicht schadet, benötigt das Rettungsfachpersonal wissenschaftliche Erkenntnis. Die Grundlage **wissenschaftlicher Erkenntnis** ist die **systematische Forschung,** durch die bestimmte Phänomene geklärt werden sollen. Eine mögliche wissenschaftliche Quelle für Notfallsanitäter ist die (Notfall-)Medizin. Auch die frühere Rettungsassistentenausbildung war sehr stark von medizinischen

Fachinhalten dominiert. Die Nähe zur Medizin war dort schon im Ausbildungsziel benannt, in dem der Rettungsassistent „als Helfer des Arztes" bis zu dessen Übernahme lebensrettende Maßnahmen durchführt. Es ist unstrittig, dass Notfallsanitäter genauso (notfall-)medizinisches Fachwissen und entsprechende Fertigkeiten benötigen. Das Ausbildungsziel des Notfallsanitätergesetzes geht allerdings darüber weit hinaus.

MERKE
Notfallsanitäter sollen gemäß § 2 Abs. 1 NotSan-APrV nach dem allgemein anerkannten Stand rettungsdienstlicher, medizinischer und weiterer **bezugswissenschaftlicher Erkenntnisse** fachliche, soziale, methodische und personale Kompetenzen entwickeln. Damit wird neben der Wissenschaft Medizin explizit der Bezug zu anderen Wissenschaften gesetzt.

4.1.1 Wissenschaftliches Arbeiten

Wissenschaftliches Arbeiten bezeichnet den Vorgang, ein Thema oder eine Problemstellung mithilfe bestimmter Methoden und Techniken zu bearbeiten und ggf. zu lösen. Dies muss nach wissenschaftlichen Prinzipien und Standards geschehen. Man kann u. a. die drei großen Wissenschaftsgebiete der Natur-, Sozial- und Geisteswissenschaften unterscheiden:

- Der Begriff der **Naturwissenschaften** fasst die Wissenschaften zusammen, die auf die Erforschung der Natur abzielen. Neben der Erklärung von Naturphänomenen ist die wichtigste Aufgabenstellung die Nutzbarmachung der Natur. **Beispiele:** Chemie, Biologie, Physik, Astronomie, Geowissenschaften.
- Unter dem Begriff **Sozialwissenschaften** versteht man eine Sammelbezeichnung für all die wissenschaftlichen Disziplinen, die sich mit den Phänomenen des gesellschaftlichen Zusammenlebens der Menschen beschäftigen. Sozialwissenschaften werden auch als Gesellschaftswissenschaften bezeichnet. **Beispiele:** Soziologie, Pädagogik, Erziehungs- und Bildungswissenschaften, Sozialpsychologie, Politikwissenschaft, Rechtswissenschaft (Jura), Kommunikationswissenschaft, Sprachwissenschaft, Wirtschaftswissenschaften.
- **Geisteswissenschaften** sind eine Gruppe der Fachwissenschaften, die sich mit dem Bereich des menschlichen Geistes und seinen Produkten in Technik, Sprache, Kunst, Literatur, Religion, Moral, Philosophie etc. befasst. Sie werden auch als Kulturwissenschaften bezeichnet. **Beispiele:** Kunstgeschichte, Theaterwissenschaft, Religionswissenschaft.

Die Zuordnung von Einzeldisziplinen in die Wissenschaftsbereiche ist uneinheitlich und fällt daher schwer.

4.1.2 Medizin als Bezugswissenschaft des Rettungsdienstes

Nach Hurrelmann und Richter kann Medizin als Wissenschaft von der Vermeidung und der Abwendung einer „Gesundheitsstörung" verstanden werden. Medizin hat den Fokus auf Krankheiten, deren Analyse und Therapie. Sie wird deshalb auch als **Krankheitswissenschaft** bezeichnet. Im Idealfall sorgt medizinisches Handeln dafür, dass Krankheiten abgemildert oder sogar geheilt werden und dadurch die Gesundheit eines Menschen gestärkt oder wiederhergestellt werden kann.

Der Schwerpunkt der Medizin liegt allerdings nicht auf der Erforschung der Gesundheit oder Gesunderhaltung an sich. Aufgrund der Komplexität ihres Gegenstands, nämlich „dem Menschen und seinen Erkrankungen", bedient sich die **Medizin als Superwissenschaft vor allem der Naturwissenschaften sowie der Geistes- und Sozialwissenschaften.**

Medizin ist keine sog. „exakte Wissenschaft". Ergebnisse **exakter Wissenschaften** beruhen auf genauen Messungen oder mathematischen Beweisen. In der Medizin wird Erkenntnis häufig nur stückweise gewonnen. Oft bedarf es einer Vielzahl von Untersuchungen, bis die Frage nach Ursache und Wirkung geklärt ist. Ziel der Medizin ist es, dass Aussagen durch systematische Forschung gewonnen und an unterschiedlichen Fällen empirisch überprüft werden können. Unter **empirischer Überprüfbarkeit** einer Aussage versteht man, dass sie durch geeignete Methoden und ein geeignetes Studiendesign gestützt oder widerlegt werden.

PRAXISTIPP
Medizinische Forschung in der Praxis
Ein Beispiel für einen lang andauernden Forschungsprozess, der immer noch anhält, ist die Reanimationsforschung. Unter anderem wird von entsprechenden internationalen und nationalen Fachgremien (➤ Kap. 4.2.1) die Auswirkung der Herzdruckmassage auf das Überleben von Patienten mit einem Kreislaufstillstand untersucht. Alle fünf Jahre werden die weltweiten Forschungsergebnisse zusammengefasst und neue Empfehlungen zur Herzdruckmassage herausgegeben. Diese haben in den letzten Jahren unterschiedliche Erkenntnisse hervorgebracht. Verändert haben sich mit den Jahren die Frequenz, die Drucktiefe, die Anzahl der Massagen und die Revidierung der Aussagen, dass die Beine des Patienten während der Herzdruckmassage hochgelagert werden sollen und dieser zugedeckt werden soll.

Evidenzbasierte Medizin (EBM)

Häufig werden medizinische Leistungen auch ohne Nutzenabwägung und nachheriger Nutzenanalyse erbracht. Diese Beliebigkeit unterliegt einer nicht unerheblichen politischen und ethischen Kritikanfälligkeit. Aus dieser Problemlage heraus bedeutet **evidenzbasierte Medizin** (englisch: evidence = Erkenntnis), dass der Wissenschaft die Entscheidung über Sinn und Unsinn medizinischer Leistungen übertragen wird.

MERKE
Evidenzbasierte Medizin stützt sich auf messbare Ziele, Verfahrensweisen und Ergebnisse.

Es ist normative Vorgabe evidenzbasierter Medizin, dass sich medizinisches Handeln am besten verfügbaren Wissen orientiert. Die Ergebnisse der Forschung in ihrer Beweiskraft werden mit dem System der amerikanischen **Agency for Healthcare Research and**

Quality (AHRQ) dargestellt. Demnach werden folgende **Stufen der Evidenz** definiert:
- **Klasse Ia:** Evidenz durch Metaanalysen von mehreren randomisierten, kontrollierten Studien
- **Klasse Ib:** Evidenz aufgrund von mindestens einer randomisierten, kontrollierten Studie
- **Klasse IIa:** Evidenz aufgrund von mindestens einer gut angelegten, jedoch nicht randomisierten und kontrollierten Studie
- **Klasse IIb:** Evidenz aufgrund von mindestens einer gut angelegten quasi-experimentellen Studie
- **Klasse III:** Evidenz aufgrund gut angelegter, nicht experimenteller deskriptiver Studien wie etwa Vergleichsstudien, Korrelationsstudien oder Fall-Kontroll-Studien
- **Klasse IV:** Evidenz aufgrund von Berichten der Expertenausschüsse oder Expertenmeinungen bzw. klinischer Erfahrung anerkannter Autoritäten

Je hochwertiger die **wissenschaftliche Erkenntnisstärke** ist, desto deutlicher fällt die Empfehlung für eine Maßnahme aus. So ist eine Empfehlung auf Stufe Ia oder Ib immer anderen Maßnahmen vorzuziehen. Dabei beschreibt die Effektivität einer medizinischen Maßnahme die Relation zwischen Ziel und Ergebnis. Die Empfehlungen der evidenzbasierten Medizin finden häufig Eingang in die Empfehlungen von Leitlinien.

> **MERKE**
> Leitlinien sind Handlungsorientierungen für die medizinische Versorgungspraxis, wenn sie das Ergebnis einer unabhängigen, wissenschaftlich begründeten Konsensfindung sind.

Forschungsprobleme in der Notfallmedizin

Insbesondere in der Notfallmedizin gibt es allerdings viele nicht oder nur schwer erforschbare Ursache-Wirkungs-Zusammenhänge. Dies begründet sich folgendermaßen:
- Viele Ursache-Wirkungs-Zusammenhänge sind aufgrund ethischer Ausschlusskriterien nicht zugänglich für die Forschung. So darf ein Patient keinen potenziellen Schaden durch die Forschungstätigkeit erleiden.
- Häufig ist die Fallzahl bestimmter Situationen und Notfallbilder sehr gering. Oftmals spielen regionale und situative Gegebenheiten eine gewichtige Rolle, sodass Ergebnisse nicht verallgemeinerbar sind.
- Es werden häufig Einzelaspekte untersucht, z. B. die Herzdruckmassage im Rahmen der Reanimation. Die Ergebnisse dieser Studien sind schwierig auf komplexe Gesamtsituationen zu übertragen bzw. das Ziehen von möglichst unverzerrten Schlussfolgerungen fällt schwer, da Notfallsituationen von vielen aufeinander Einfluss nehmenden Teilaspekten bestimmt sind. In dem Beispiel der Herzdruckmassage stellt sich die Frage, ob man bei der Auswertung des Reanimationserfolgs in einer Region tatsächlich die Qualität der Herzdruckmassage durch das Rettungsteam misst oder andere Faktoren wie z. B. die Qualität der Rettungskette, des Ersthelfers oder anderer angewendeter Maßnahmen.
- Bestimmte direkte Auswirkungen von Maßnahmen lassen sich nicht am realen Notfallpatienten überprüfen, da dieser nicht in die Studie einwilligen konnte und die Zeit dafür i. d. R. nicht vorhanden ist.

An den aufgeführten Forschungsproblemen lässt sich erkennen, dass sich viele Zusammenhänge der Forschung entziehen oder nur unter sehr großem Aufwand untersucht werden können. In diesen Fällen wird nicht mit Methoden im realen Forschungsfeld sondern in einer Laborsituation geforscht. Möglichkeiten stellen z. B. Tierversuche oder Simulation von Szenarien dar. Hier stellt sich die Frage der Übertragbarkeit auf die Realität.

Es lauern also an allen Ecken Fehlerquellen in der Erhebung, Interpretation und Übertragung von Forschungsbefunden. Aus diesem Grund ist beim Umgang mit Studien und wissenschaftlichen Arbeiten immer eine ordentliche Portion Skepsis angebracht. Für die Klärung einer Forschungsfrage werden i. d. R. mehrere hochwertige Studien benötigt, wobei es auch sein kann, dass sich diese in ihrem Ergebnis im Extremfall sogar widersprechen. Medizinisches Wissen wird nach Klemperer *„schrittweise gewonnen und ist mehr oder weniger sicher. Korrekturen von Annahmen, die sich durch neue Studien als falsch erweisen, sind in der Medizin etwas Normales"* (Klemperer 2013).

Nutzen der Medizin für Notfallsanitäter

Erkenntnisse aus der Medizin sind für die Tätigkeit des Notfallsanitäters die Basis für einen großen Teil seines beruflichen Handelns. Dabei ist er in der Verantwortung, sich einerseits stets auf dem aktuellen Stand zu halten. Er muss sich aktiv und selbstständig neue Erkenntnisse aneignen und dadurch sein Handeln auf dem Stand aktueller wissenschaftlicher Empfehlungen halten. Andererseits stellt die medizinische Forschung Notfallsanitäter vor zwei Probleme:
- **Selektionsproblem:** Allein im Bereich der Pharmaforschung wurden im Jahr 2012 in Deutschland nach Angaben des Verbandes der forschenden Pharmaunternehmen 800 klinische Studien durchgeführt. Weltweit waren es etwa 5 000 Studien. Täglich werden neue Studienergebnisse publiziert. Allein für den Bereich Rettungsdienst gibt es in Deutschland fünf Fachzeitschriften in unterschiedlicher Qualität. Der Anwender in der Praxis kann über die Masse an Information nicht den Überblick behalten. Es stellt sich das Problem, zum einen relevante Studienergebnisse zu finden und zum anderen diese aus der Flut an Daten herauszufiltern.
- **Güteproblem:** Nicht alles, was publiziert wird, ist publikationswürdig. Der Notfallsanitäter muss sich bei der Lektüre wissenschaftlicher Erkenntnisse intensiv mit der Methode der Studie beschäftigen. Meist ist es ein nicht ganz einfaches Unterfangen zu überprüfen, ob eine wissenschaftliche Publikation den gängigen Gütekriterien entspricht (➤ Tab. 4.1).

Notfallsanitäter sind aufgrund der Herausforderungen, die der Umgang mit Informationen in einer immer stärker vernetzten, wissenschaftlich denkenden Welt mit sich bringt, dazu aufgerufen,

Tab. 4.1 Wissenschaftliche Gütekritierien	
Objektivität	• Sind die Ergebnisse unabhängig vom Forscher zustande gekommen? • Sind die Daten unabhängig von den Forschern erhoben worden? • Würden andere Forscher zu denselben Ergebnissen gelangen?
Validität	• Messe ich wirklich das, was ich messen will? • Repräsentieren die Daten tatsächlich das, was ich messen will, also die zu messende Größe?
Reliabilität	• Wie hoch ist die Genauigkeit/Verlässlichkeit von Messungen: Sind die gemessenen Unterschiede echt oder treten/traten Messfehler auf? • Treten die gleichen Ergebnisse bei wiederholter Messung erneut auf? Sind die Daten reproduzierbar?

kritisch zu denken, Dinge infrage zu stellen, das eigene Handeln zu reflektieren und begründen zu können.

Von diesem Aufruf zum kritischen Umgang mit Informationen und Handlungsempfehlungen entbindet den Notfallsanitäter auch nicht das Vorhandensein von Vorgaben des Ärztlichen Leiters Rettungsdienst oder anderen vergleichbaren Institutionen. Im Gegenteil: Der kritische, kommunikative Umgang mit diesen Vorgaben als beidseitiger Aushandlungsprozess ist für die Aufrechterhaltung der Qualität einer zeitgemäßen Versorgung im Rettungsdienst maßgeblich. Auch sei angemerkt, dass wissenschaftliche Empfehlungen mit einem hohen Grad an Evidenz Vorgaben von ärztlichen Leitern in ihrer Gültigkeit einschränken können. Dies ist z. B. dann der Fall, wenn in den Vorgaben Maßnahmen empfohlen werden, die persönlichen Vorlieben entsprechen und den wissenschaftlichen Empfehlungen widersprechen.

MERKE
Aus der Verantwortung für den Patienten heraus ist darauf zu achten, dass sich die Vorgaben an der bestmöglichen Evidenz orientieren und dadurch tatsächlich die Handlungssicherheit von Notfallsanitätern unterstützen.

PRAXISTIPP
Leitlinien
Die Leitlinien der **Arbeitsgemeinschaft der Wissenschaftlichen Medizinischen Fachgesellschaften (AWMF)** sind systematisch entwickelte Hilfen zur Entscheidungsfindung in spezifischen Situationen. Die AWMF unterscheidet S1-Handlungsempfehlungen, Leitlinienklassifikation S2e und S2k sowie Leitlinienklassifikation S3 (www.awmf.org).
• **S1-Handlungsempfehlungen** (Handlungsempfehlungen von Expertengruppen): Eine repräsentativ zusammengesetzte Expertengruppe der Fachgesellschaft(en) erarbeitet im informellen Konsens eine Empfehlung, die vom Vorstand der Fachgesellschaft(en) verabschiedet wird.
• **S2e und S2k-Leitlinien** (Evidenzbasierte [S2e] oder konsensbasierte [S2k] Leitlinie):
  – **S2k-Leitlinie:** Die Leitliniengruppe sollte repräsentativ für den Adressatenkreis sein und Vertreter der entsprechend zu beteiligenden Fachgesellschaft/en und/oder Organisation/en in die Leitlinienentwicklung frühzeitig eingebunden werden.
  – **S2e-Leitlinie:** Es ist eine systematische Recherche, Auswahl und Bewertung wissenschaftlicher Belege (Evidenz) zu den relevanten klinischen Fragestellungen erforderlich.
• **S3-Leitlinien** (evidenz- und konsensbasierte Leitlinie): Die Kriterien von S2k- und S2e- sind beide erfüllt.

Durch die transparente Darstellung der Evidenzklassifikation kann der Notfallsanitäter das Maß der Empfehlungsstärke ableiten. Damit bieten die Leitlinien neben und in Ergänzung der Vorgaben des Ärztlichen Leiters Rettungsdienst oder anderen vergleichbaren Institutionen eine gute Möglichkeit, sich wissenschaftlich fundiert zu informieren.

4.1.3 Weitere Bezugswissenschaften des Rettungsdienstes

Neben der Medizin als Lieferant von handlungsbezogenen Informationen hat die Tätigkeit des Notfallsanitäters Bezüge zu weiteren Wissenschaften. Das berufliche Handeln von Notfallsanitätern ist nur zu einem Teil (notfall-)medizinisch geprägt. In einer Notfallsituation müssen zwar Vitalparameter erhoben und eingeschätzt werden. Auch die Gabe von Medikamenten sowie die Durchführung weiterer Maßnahmen basiert zunächst sicherlich auf Erkenntnissen, die in der Medizin gewonnen worden sind. Darüber hinaus spielen bei der Versorgung von Notfallpatienten aber auch noch völlig andere Aspekte eine Rolle:
• Im Einsatz muss eine Beziehung zu dem Patienten und seinen Angehörigen aufgebaut werden. Notfallsanitäter müssen außerdem mit Kollegen in einem Team zusammenarbeiten. Dafür werden Erkenntnisse aus der Kommunikationspsychologie benötigt.

Tab. 4.2 Bezugswissenschaften, die das Handeln in Notfallsituationen bestimmen	
Bezugswissenschaft	**Anwendungsbeispiel**
Kommunikationswissenschaften	Einen Konflikt im Einsatz bearbeiten und lösen
Sozialmedizin	Soziale Krankheitsursachen, Lebensstil und Lebensweise in die Situationseinschätzung vor Ort miteinbeziehen
Gesundheitswissenschaften	Im Berufsfeld Gesundheit qualitätsbewusst agieren
Pädagogik und Erziehungswissenschaften	Ein Beratungsgespräch mit dem Patienten führen
Klinische Psychologie	Patienten mit psychischen Störungen einschätzen und die Versorgung auf sie abstimmen
Gesundheitsökonomie	Ökonomische Aspekte in die tägliche Arbeit integrieren
Psychotraumatologie	Nach belastenden Einsätzen den Teampartner unterstützen
Rechtswissenschaften (Jura)	Das eigene Handeln an rechtlichen Rahmenbedingungen ausrichten
Medizinische Soziologie	Das soziale Umfeld im Einsatz einschätzen und seine Rolle als Helfer einnehmen
Gerontologie	Zusammenhänge von Alter, Krankheit und Gesundheit objektiv beurteilen
Pflegewissenschaften	Pflegebedürftige Patienten bei längeren Transporten fachgerecht versorgen

- Notfallsanitäter müssen ihre Vorgehensweise aus rechtlicher Sicht reflektieren und Patienten z. B. in einer angemessenen Weise über beabsichtigte Maßnahmen aufklären. Dies setzt Wissen aus dem Bereich der Rechtswissenschaften (Jura) voraus.
- Bei vielen Einsätzen muss mit auftretenden Schwierigkeiten umgegangen bzw. müssen Probleme gelöst werden. Oftmals benötigen Menschen in Notfall- und Krisensituation konkreten Rat oder eine psychosoziale Hilfeleistung. Daher muss häufig auch auf Erkenntnisse aus der Psychologie und der Pädagogik zurückgegriffen werden.

Das berufliche Handeln eines Notfallsanitäters basiert also nicht nur auf medizinischen, sondern auch auf Erkenntnissen aus völlig anderen Bereichen (➤ Tab. 4.2).

MERKE
Wissenschaften, die mit ihren Erkenntnissen das Handeln von Notfallsanitätern beeinflussen, werden als **Bezugswissenschaften** bezeichnet.

Rettungswissenschaft

Gemäß dem in § 4 NotSanG formulierten Ausbildungsziel soll der Notfallsanitäter sein Handeln an medizinischer, bezugswissenschaftlicher und rettungsdienstlicher Erkenntnis ausrichten. Im Sinne der Entwicklungsmöglichkeiten und langfristigen Qualitätssicherung des Berufsbildes stellen sich jedoch folgende Fragen:
- Woher stammt bisher rettungsdienstliche Erkenntnis?
- Hält die bisherige rettungsdienstliche Erkenntnis wissenschaftlicher Überprüfung stand?
- Wie kann rettungsdienstliche Erkenntnis in Zukunft überprüft und weiterentwickelt werden?

Diesen Fragen wird im Folgenden nachgegangen.

MERKE
Rettungsdienstliche Erkenntnis bezeichnet durch geistige Verarbeitung von Eindrücken und Erfahrungen gewonnene und mit wissenschaftlichen Methoden überprüfbare Einsicht über berufsspezifische Kenntnisse, Fertigkeiten oder Phänomene.

Bisher wurde im Berufsfeld Rettungsdienst wenig über die kritische Überprüfung rettungsdienstlicher Erkenntnisse nachgedacht. Eine strukturierte, wissenschaftlich geführte Reflexion rettungsdienstspezifischer Tätigkeitsinhalte findet bisher so gut wie nicht statt. Das rettungsdienstliche Handeln ist in weiten Teilen bestimmt durch seine Bezugswissenschaften, in dominierender Art und Weise von der Medizin.

Die für den Rettungsdienst charakteristischen, berufsspezifischen Kenntnisse, Fertigkeiten oder Verrichtungen werden in tradierter Form übernommen und wenig reflektiert genau so fortgeführt (z. B. Lagerung und Transport von Patienten) oder gar nicht als solche erkannt. In diesem Fall werden Handlungssituationen nicht als relevant eingeschätzt (z. B. die Entwicklung von Standards bei der Versorgung von hilflosen Personen ohne notfallmedizinische Indikation in sozialen Brennpunkten).

Es gibt zudem noch keine Definition der berufsbildspezifischen, originären Betätigungs- und Forschungsfelder. Auch sind Begriffe wie „retten" und „der Notfall" in ihrer Bedeutung bislang nicht operationalisiert. Für den einen ist ein Notfall die Versorgung eines kritisch kranken oder verletzten Patienten, für den anderen stellt schon allein der Notruf einer hilflosen Person in einer sozialen Notlage einen Notfall dar (➤ Kap. 15.1).

Der Beruf des Notfallsanitäters ist einer der eigenständigsten und verantwortungsvollsten Gesundheitsfachberufe in Deutschland. Die **Alleinstellungsmerkmale** in der Abgrenzung zu Pflege- oder Therapieberufen sind unter anderem:
- Versorgung von unterschiedlichsten Notfallbildern und Gesundheitsproblemen außerhalb von Einrichtungen des Gesundheitswesens.
- Hohe Eigenständigkeit in der Akutphase unterschiedlicher Notfallbilder und Gesundheitsprobleme.
- Häufig müssen Entscheidungen unter Zeitdruck und Berücksichtigung situativer Gegebenheiten getroffen werden.
- Die Einsätze finden unter Umständen unter psychisch belastendem und/oder in gefährlichem Umfeld statt.
- Die Arbeit auf dem Rettungswagen findet im Regelfall in Zweierteams statt. Dabei ist die Teamzusammensetzung oftmals geprägt durch Hierarchieunterschiede.
- Handlungsfähigkeit lässt sich oftmals nicht direkt am Patienten erlernen und trainieren, sondern muss in Simulationssituationen geübt werden.

Aus diesen Alleinstellungsmerkmalen generieren sich berufsspezifische Besonderheiten, die bislang nicht systematisiert und wissenschaftlich aufbereitet wurden. Es liegt nahe, diese in Zukunft unter Einbeziehung naturwissenschaftlicher und sozialwissenschaftlicher Disziplinen zu erforschen.

MERKE
Die Etablierung einer eigenständigen **Rettungswissenschaft** würde das Berufsbild in die Lage versetzen, wissenschaftliche Erkenntnis in berufsfeldspezifischen Fragestellungen zu gewinnen mit dem Ziel, die rettungsdienstliche Versorgung Verletzter oder Erkrankter zu verbessern. Bislang gibt es den Wissenschaftsbereich Rettungswissenschaft allerdings noch nicht.

In anderen Gesundheitsfachberufen etablieren sich schon seit Längerem berufsspezifische Wissenschaftsbereiche. In der Pflege sind das die **Pflegewissenschaften,** in Therapieberufen (z. B. Ergotherapie, Logopädie) entstanden die **Therapiewissenschaften** und in der Geburtshilfe gibt es die Deutsche Gesellschaft für **Hebammenwissenschaft** (DGHWi). Ausgewählte Forschungsbereiche der **Rettungswissenschaft** könnten sein:
- Anpassung und Überprüfung von Leitlinienempfehlungen auf die besondere Situation der präklinischen Versorgung und Entwicklung von Versorgungsalgorithmen
- Patientenberatung, Konfliktlösung und Entscheidungsfindung
- Interkulturalität in Notfallsituationen
- Rettungsdiensttheorien zur Bedarfsforschung in einer Gesellschaft mit sich verändernden Gesundheits- und Krankheitsproblemen
- Ethik im Rettungsdienst

- Fachdidaktik in der Rettungsdienstausbildung
- Qualitätsmanagement im Rettungsdienst
- Krisenintervention und Stressbewältigung

In Anbetracht der Bedeutsamkeit des Berufsbildes für die Gesellschaft und das Gesundheitswesen sowie im Vergleich mit anderen Gesundheitsfachberufen erscheint eine wissenschaftliche Aufwertung des Notfallsanitäters dringend geboten. Ob und wann dies der Fall sein wird werden die nächsten Jahre zeigen.

4.2 Fachgesellschaften

Aufbauend auf den allgemeinen Überlegungen zur Bedeutung wissenschaftlicher Arbeiten für den Rettungsdienst werden nachfolgend einige **Fachgesellschaften** vorgestellt. Sie haben es sich zur Aufgabe gemacht, in bestimmten Fachbereichen wissenschaftlich begründete Erkenntnisse zu gewinnen und vor allem auch zu verbreiten, etwa durch die Veröffentlichung von **Leitlinien, Empfehlungen** oder **Stellungnahmen** zu speziellen Themen.

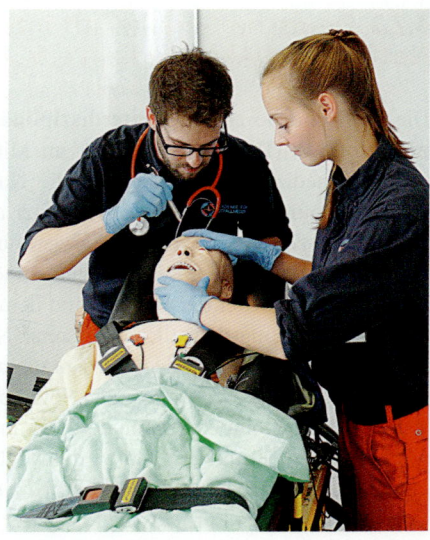

Abb. 4.1 Trainingssituation in einem ERC-Kurs [W241]

4.2.1 European (ERC) und German Resuscitation Council (GRC), American Heart Association (AHA)

Der schwedische Kardiologe Lars Mogensen war von den nationalen Resuscitation Councils in Skandinavien und UK sehr beeindruckt und erreichte in der European Society of Cardiology (ESC), dass 1985 in Brighton ein „Symposium on Resuscitation" die Kontroversen und Probleme der Reanimation beschrieb.

Bereits ein Jahr später schlug er vor, dass die ESC eine ähnliche Arbeitsgruppe bilden sollte. Diese Idee wurde jedoch nicht verwirklicht. Erst 1989 wurde das erste Exekutivkomitee des **European Resuscitation Council (ERC)** mit Peter Baskett als erstem Chairman etabliert.

1992 fand der erste größere ERC-Kongress in Brighton statt, zu dem neben amerikanischen auch australische Kollegen eingeladen wurden und daraus resultierend die AHA und ERC das ILCOR (➤ Kap. 4.2.2) gründeten. Die ersten Guidelines des ERC werden ebenfalls auf dieses Jahr datiert.

Das European Resuscitation Council (ERC) steht auch heute noch für Aufklärung, Ausbildung und Forschung bei allen Aspekten der Wiederbelebung und begleitenden Umständen. Als Zusammenschluss der nationalen europäischen Resuscitation Councils werden regelmäßig die aktualisierten Leitlinien Reanimation des ERC erwartet, was zentralen Einfluss auf die Tätigkeit von Notfallsanitätern und Notärzten hat. Das ERC bietet eine Vielzahl von unterschiedlichen Kursen im Bereich der Reanimation an. 2002 wurden die ersten ERC-Kurse in Deutschland durchgeführt (➤ Abb. 4.1).

Das **German Resuscitation Council – Deutscher Rat für Wiederbelebung (GRC)** unterstützt und fördert auf nationaler Ebene die interdisziplinäre Zusammenarbeit zwischen allen Organisationen und Personen und den Zielen des ERC. In Zusammenarbeit mit dem ERC werden eine Vielzahl von Kursen für jedes Anwenderniveau angeboten, von **Basic-Life-Support**-Kursen (BLS) bis hin zu **Advanced-Life-Support-Provider**-Kursen (ALS) für erwachsene und pädiatrische Patienten. Daraus resultiert ein ganzes Netzwerk, welches die Leitlinien und damit den „Consensus on Science" schult. Das GRC unterstützt den Aufbau des Reanimationsregisters, in dem sowohl prä- als auch innerklinische Reanimationsdaten eingegeben und ausgewertet werden.

Die **American Heart Association (AHA)** kann als Pendant zum ERC gesehen werden. Die AHA wurde 1924 gegründet und ist damit das älteste nationale Resuscitation Council. Die Aufgaben und Tätigkeiten ähneln denen der europäischen oder deutschen Gesellschaften: Es werden Forschung und Aufklärung zu kardiovaskulären Erkrankungen betrieben und zudem verschiedenste Kurse – auch in Deutschland – angeboten.

Weiterführende Informationen zu den oben beschriebenen Fachgesellschaften sind im Internet erhältlich:
- www.erc.edu
- www.grc-org.de
- www.heart.org

4.2.2 International Liaison Comitee on Resuscitation (ILCOR)

Im **International Liaison Comitee on Resuscitation (ILCOR),** das 1992 am Ende des ERC-Kongresses in Brighton gegründet wurde, sind die kontinentalen Resuscitation Councils zur weltweiten Zusammenarbeit im Bereich der Reanimation zusammengefasst. Aktuell umfasst das ILCOR die American Heart Association (AHA), das European Resuscitation Council (ERC), die Heart and Stroke Foundation of Canada (HSFC), das Australian and New Zealand Committee on Resuscitation (ANZCOR), das Resuscitation Council of Southern Africa (RCSA), die Inter American Heart Foundation (IAHF) und das Resuscitation Council of Asia (RCA).

Weiterführende Informationen zum ILCOR sind im Internet erhältlich: www.ilcor.org

4.2.3 Deutsche Gesellschaft interdisziplinäre Notfall- und Akutmedizin e.V. (DGINA)

Die **Deutsche Gesellschaft interdisziplinäre Notfall- und Akutmedizin e.V. (DGINA)** betrachtet im Mittelpunkt ihrer notfall- und akutmedizinischen Interessen die Notaufnahmen als Dreh- und Angelpunkt. Auch die DGINA setzt auf interprofessionelles und interdisziplinäres Arbeiten und verknüpft dabei insbesondere Notaufnahmen mit dem Rettungsdienst und dem kassenärztlichen Notdienst. Mitglieder der DGINA sind demnach ärztliches, pflegerisches und rettungsdienstliches Personal. Neben der Professionalisierung im Bereich der Pflege für Notaufnahmen, z.B. durch Entwicklung einer Fachweiterbildung „Notfallpflege", steht die Bündelung ärztlicher Kompetenzen in der Notfallmedizin auf Facharztniveau im Fokus. Damit unterstützt die DGINA die Forderung nach einem Experten für klinische Notfallmedizin und schließt sich dem Curriculum für den Europäischen Facharzt für Notfallmedizin entsprechend der **European Society for Emergency Medicine (EuSEM)** an. Bereits in 15 europäischen Ländern ist die klinische Notfallmedizin eine anerkannte Fachrichtung, in drei europäischen Ländern eine Zusatzbezeichnung und in drei weiteren europäischen Ländern existieren beide Modelle (Deutschland gehört übrigens nicht dazu), wie die europäischen Ärztevereinigungen EuSEM und **UEMS (Union Européenne des Médecins Spécialistes)** berichten und daher eine lückenlose europaweite Anerkennung des Ausbildungscurriculum fordern.

Neben den medizinischen Kompetenzen steht aber auch die Verbesserung von organisatorischen und ökonomischen Aspekte auf der Agenda. Die DGINA fördert deswegen interdisziplinäre Notaufnahmen mit eigenständigen pflegerischen und ärztlichen Leitungen, um so die Lenkung von Patientenströmen zu verbessern und die Ressourcen von Fachkliniken, Rettungsdiensten und ärztlichen Notdiensten effizienter zu nutzen. Dazu gehören die Entwicklung von Qualitätssicherungskonzepten und die Optimierung von Prozessabläufen.

Wie bei jedem Patientenerstkontakt steht die Einschätzung des Patienten und seiner Erkrankung oder Verletzung an erster Stelle. So sieht die DGINA die effektive Triage-Organisation als eine Kernaufgabe der Notaufnahmen, um Patienten korrekt zuzuteilen. Daran schließen sich standardisierte Konzepte zur Notfallversorgung von Patienten an. Für ihre Themenschwerpunkte hat die DGINA unterschiedliche Arbeitsgruppen eingerichtet.

Unter dem Label **DGINAzert** hält die DGINA ein eigenes Qualitätsmanagement für Notaufnahmen vor. Die Qualitätskriterien wurden von einer Arbeitsgruppe der DGINA erarbeitet. Die Kriterien werden regelmäßig aktualisiert. Sie orientieren sich an höchsten internationalen Standards und dienen der kontinuierlichen Verbesserung der Strukturen, aber auch der Transparenz der Arbeit einer Notaufnahme.

Weiterführende Informationen zur DGINA und EuSEM sind im Internet erhältlich:
- www.dgina.de
- www.eusem.org

4.2.4 Deutsche Gesellschaft für Unfallchirurgie (DGU)

Die **Deutsche Gesellschaft für Unfallchirurgie (DGU)** beschäftigt sich mit der Prävention, Diagnostik, Therapie und Rehabilitation im Bereich der Traumatologie.

Dazu hat die DGU ein Konzept zur verbesserten Versorgung von schwer verletzten Patienten entwickelt. Sogenannte **Traumanetzwerke** (Traumanetzwerk DGU®), die eine verbesserte Versorgungsqualität bieten sollen, wurden dazu ins Leben gerufen. Innerhalb eines Netzwerks sind mehrere Kliniken zusammengefasst, welche durch gemeinsame Nutzung von Einrichtungen vorhandene Ressourcen effizienter machen sollen. Die Kliniken eines Traumanetzwerks werden als sog. Traumazentren zertifiziert. Je nach personeller, struktureller und organisatorischer Ausstattung der Klinik kann diese als lokales, regionales und überregionales Traumazentrum zertifiziert werden. Vorgewiesen werden müssen definierte Kriterien zur Aufnahme von Patienten und ggf. deren Weiterverlegung sowie die Standardisierung von Versorgungsabläufen. Auch müssen die Kliniken regelmäßige Fortbildungen ihrer Schockraum-Teams nachweisen.

Weiter sind die teilnehmenden Kliniken verpflichtet, ihre Patientendaten zur Qualitätssicherung in der Schwerverletztenversorgung an das TraumaRegister DGU® zu melden. Das Traumaregister gilt inzwischen als eines der größten Register weltweit. Dabei werden Daten von der Einsatzstelle bis zur Entlassung aufgenommen und lassen viele Rückschlüsse zur Versorgung und Ergebnisqualität bei traumatologischen Patienten zu.

Weiteren Einfluss auf den Rettungsdienst hat die DGU durch entsprechende Fort- und Weiterbildungsprogramme (ATLS, HOTT etc.), die in Deutschland angeboten werden und nicht zuletzt durch die Federführung bei der **Leitlinie Polytrauma/Schwerverletzten-Behandlung**. Die Leitlinie stellt den aktuellen evidenzbasierten Wissensstand in der Versorgung der traumatologischen Patienten in Deutschland dar.

Weiterführende Informationen zur DGU sind im Internet erhältlich: www.dgu-online.de

4.2.5 Deutsche Interdisziplinäre Vereinigung für Intensiv- und Notfallmedizin e.V. (DIVI)

Die **Deutsche Interdisziplinäre Vereinigung für Intensiv- und Notfallmedizin e.V. (DIVI)** ist eine wissenschaftliche Fachgesellschaft, die Berufsverbände, Gesellschaften und Einzelmitglieder auf dem Gebiet der Intensiv- und Notfallmedizin zusammenführt (www.divi.de). Sie fördert den Wissensaustausch, die Zusammenarbeit und Kommunikation und steht für Qualitätssicherung, Entwicklung von Leitlinien und Aus- und Fortbildung, multidisziplinäre Forschung inkl. der Pflegeforschung.

Im Gegensatz zur DGINA strebt die DIVI keinen eigenen Facharzt für Notfallmedizin an, sondern hält die Intensivmedizin und Notfallmedizin in Ergänzung zu einer Facharztkompetenz für ausreichend.

4.2.6 Weitere Fachgesellschaften

Neben den bereits aufgeführten Fachgesellschaften gibt es noch einige weitere, die ebenfalls eine besondere Relevanz für den Rettungsdienst haben. Sie werden in ➤ Tab. 4.3 ergänzend aufgeführt.

Tab. 4.3 Weitere Fachgesellschaften

BAGEH (www.bageh.de)	Die **Bundesarbeitsgemeinschaft Erste Hilfe (BAGEH)** ist ein Zusammenschluss der Hilfsorganisationen ASB, DLRG, DRK, Johanniter und Malteser, um die Erste Hilfe und die Erste Hilfe-Ausbildung in Deutschland zu festigen und weiter auszubauen.
DGAI (www.dgai.de)	Die **Deutsche Gesellschaft für Anästhesiologie und Intensivmedizin e.V. (DGAI)** ist die Fachgesellschaft für Ärzte zur „gemeinsamen Arbeit am Ausbau und Fortschritt der Anästhesiologie, Intensivmedizin, Notfallmedizin und Schmerztherapie". Die DGAI hat das Reanimationsregister entwickelt und aufgebaut, welches ähnlich wie das TraumaRegister DGU® alle prä- und innerklinischen Reanimationsdaten sammelt und analysiert. Die DGAI ist zudem in Fragen zur präklinischen Atemwegssicherung aktiv.
DGN (www.dgn.org)	Die **Deutsche Gesellschaft für Neurologie e.V. (DGN)** fördert Wissenschaft und Forschung in der Neurologie. Bereits 1907 gegründet, ist sie bis heute relevant bei der Entwicklung von Leitlinien und Verfahren wie z.B. bei der Leitlinie des Schlaganfalls.

MERKE
- Die deutsche Version der ERC-Leitlinien finden sich unter: www.grc-org.de
- Die Polytrauma-Leitlinie ist abrufbar unter: www.awmf.org/leitlinien/detail/ll/012-019.html

4.3 Interessenvertretungen des Rettungsfachpersonals

Aktuell sind zwei **Berufsverbände** im Rettungsdienst aktiv. Sie verstehen sich jeweils als organisationsunabhängiger und überparteilicher Berufsverband für alle Bereiche der präklinischen Notfallversorgung und des Rettungsdienstes. Die Mitglieder setzen sich vor allem aus engagiertem Rettungsdienstpersonal (RettAss, RettSan, RettHelf, NotSan, Ärzten, Notärzten) sowie weiteren Fachleuten in Fragen der Notfallmedizin, Technik, Organisation und Verwaltung des Rettungswesens zusammen. Mitglied dieser Berufsverbände können darüber hinaus alle Personen werden, die durch ihre Mitarbeit, ihr Engagement oder ihre materielle Unterstützung zur weiteren Verbesserung der präklinischen Notfallversorgung beitragen wollen.

Die Berufsverbände versuchen, neue Impulse zur Verbesserung und Gestaltung des Rettungswesens zu geben und ein aufgeschlossener Gesprächspartner für alle auf diesem Sektor tätigen Organisationen, Vereine und Institutionen zu sein. Insbesondere im Hinblick auf das junge Berufsbild des Notfallsanitäters sind derzeit noch eine Vielzahl rechtlicher, vor allem auch arbeitsrechtlicher Fragen zu klären. Dafür setzen sich die Berufsverbände ebenfalls ein. Trotz ihres Engagements führen die Berufsverbände allerdings eher ein Nischendasein und vertreten bedauerlicherweise nur einen geringen Teil der Rettungsdienstmitarbeiter.

Gewerkschaften setzen sich ähnlich wie Berufsverbände für die Interessen ihrer Mitglieder ein. Im Gegensatz zu den berufspolitischen Berufsverbänden sind Gewerkschaften jedoch vor allem tarifpolitisch aktiv und stehen für Löhne, Arbeitszeit, Arbeitsbedingungen und Mitbestimmung der Beschäftigten ein. Dazu schließen sie stellvertretend für ihre Mitglieder z.B. Tarifverträge mit Arbeitgeberverbänden ab. Gegebenenfalls rufen sie zur Durchsetzung ihrer Ziele ihre Mitglieder zu Demonstrationen und Streik auf. Aktuell gibt es in Deutschland zwei Gewerkschaften und zwei Berufsverbände, die sich für Rettungsdienstmitarbeiter engagieren.

4.3.1 Deutscher Berufsverband Rettungsdienst (DBRD)

Der **Deutsche Berufsverband Rettungsdienst e.V. (DBRD)** wurde am 21. November 2006 gegründet. Er versteht sich als Vertretung des Rettungsfachpersonals (Notfallsanitäter, Rettungsassistenten, Rettungssanitäter etc.) und hat als Zielsetzung die Verbesserung der präklinischen Versorgung. Dazu gehört auch die Verbesserung der Schnittstellen mit Kliniken, Feuerwehr, Polizei, Arztpraxen und Notdiensten. Dafür stellt der DBRD bei zahlreichen Institutionen, Ministerien und Gremien die Arbeit des Rettungsdienstes vor. Inzwischen ist der DBRD bei allen wichtigen Gremien bekannt und vielfach als Mitglied geladen. Hervorzuheben ist die Mitarbeit bei der **Fachberufekonferenz der Bundesärztekammer** und beim **Fachbeirat für den Aufbau eines elektronischen Gesundheitsberuferegisters (eGBR)** sowie die Mitarbeit in Arbeitsgruppen, wie z.B. den **Bad Boller Reanimationsgesprächen** oder Anhörungen im Bundesgesundheitsministerium für den Entwurf und die Ausgestaltung des Notfallsanitätergesetzes. Bei zahlreichen regionalen und überregionalen Kongressen und Tagungen präsentiert der

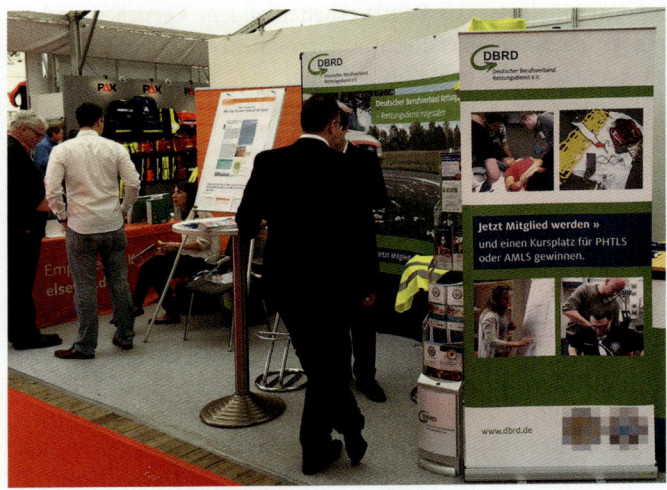

Abb. 4.2 Messestand des DBRD [M844]

DBRD seine Arbeit und kann meist rettungsdienstspezifische Vorträge oder Vortragsserien mitgestalten (➤ Abb. 4.2). Darüber hinaus ist er bei den größten Kongressen mit notfallmedizinischem Bezug Partner bzw. wissenschaftlicher Träger. Dazu zählen der **Deutsche Interdisziplinäre Notfallmedizin Kongress (DINK)**, der **Deutsche Kongress für Orthopädie und Unfallchirurgie (DKOU)** und **der Hauptstadtanästhesiekongress (HAI)**. Auch ist der DBRD eingeladen im DGU-Traumanetzwerk (➤ Kap. 4.2.4) und an der Leitlinie für Schwerverletzte mitzuwirken.

Der DBRD hat drei Organe: den Vorstand, den Beirat und die Mitgliederversammlung. Zusätzlich hat der DBRD einen Ärztlichen Beirat, der die Aufgabe hat, den Verein in medizinischen Fragestellungen zu beraten. Er besteht aus drei Mitgliedern, welche die relevanten notfallmedizinischen Fachgebiete Chirurgie, Innere Medizin und Anästhesie vertreten.

Mitglieder des DBRD erhalten achtmal im Jahr die Zeitschrift *Notfall + Rettungsmedizin,* die als Verbandsorgan auch Mitteilungen des Vereins beinhaltet.

Ein weiteres Ziel des DBRD ist die Verbesserung und Vereinheitlichung der Aus- und Fortbildung des Rettungsfachpersonals. Dazu gehört eine problem- und handlungsorientierte Ausrichtung der Kompetenzen und Fortbildungen.

Wichtig ist dem DBRD ein interprofessionelles Lernen und Trainieren, sodass alle an der Patientenversorgung beteiligten Berufsgruppen wie Notärzte, Notfallsanitäter und Rettungssanitäter zusammen üben. Dies versucht der DBRD auch durch die Etablierung und Unterstützung von geeigneten internationalen zertifizierten Kurssystemen zu erreichen. Dies sind meist zwei- bis dreitägige Kurse, die nach einem aktuellen didaktischen Konzept i. d. R. evidenzbasierte Themeninhalte vermitteln, international anerkannt sind und mit einer entsprechenden Prüfung abschließen. Neben den zertifizierten Kursen wie sie das ERC oder die AHA anbieten (➤ Kap. 4.2.1) ist der DBRD Lizenzhalter einer Reihe von internationalen Kursen in Deutschland (➤ Kap. 3.3.2). Die Kurse verwaltet und betreut der DBRD inzwischen über eine eigene Akademie.

Neben den Bemühungen die Außendarstellung des Rettungsdienstes zu verbessern, unterstützt der DBRD auch Forschungsprojekte zu notfallmedizinischen und rettungsdienstlichen Fragestellungen. Mitglieder des DBRD erhalten zudem Versicherungsleistungen im Sinne einer Rechtsschutzversicherung, Unfallversicherung und telefonische Rechtsberatung.

Weiterführende Informationen zum DBRD sind im Internet erhältlich: www.dbrd.de

4.3.2 Berufsverband für den Rettungsdienst (BVRD)

Der **Berufsverband für den Rettungsdienst e. V. (BVRD)** ist die älteste Interessenvertretung der haupt- und nebenamtlichen Rettungsassistentinnen und -assistenten sowie Rettungssanitäterinnen und -sanitäter und im Vereinsregister entsprechend registriert. Auch der BVRD fordert praxisgerechte Kompetenzen für das Rettungsfachpersonal und bringt sich dazu in unterschiedlichen Gremien ein. Er war ebenfalls an entsprechenden Vorbereitungen zur Novellierung des Rettungsassistentengesetzes bzw. der Entwicklung des Notfallsanitätergesetzes beteiligt.

Seine Mitglieder erhalten seit 1983 als Mitgliederorgan das *Rettungsdienst-Journal,* das viermal jährlich erscheint.

Weiterführende Informationen zum BVRD sind im Internet erhältlich: www.bvrd.org

4.3.3 Gewerkschaft ver.di

Die Gewerkschaft **ver.di** ist eine der größten Gewerkschaften in Deutschland und die größte im Dienstleistungssektor. Wie alle Gewerkschaften widmet sich ver.di neben der Fortschreibung von Tarifverträgen – durch Verhandlung mit der Arbeitgeberseite und ggf. Organisation eines Streiks – auch Fragen der Aus-, Fort- und Weiterbildung, der Berufspolitik und des Arbeitsschutzes.

Für die Mitglieder aus dem Rettungsdienst hat sich ver.di z. B. an der Entwicklung des NotSanG beteiligt, ebenso hat sie an den Rettungsdienstgesetzen der Länder mitgewirkt. Diese Aufgaben werden in verschiedensten Fachgremien, Beiräten, Ausschüssen und durch Teilnahme an Fachkonferenzen und Symposien wahrgenommen.

Die Gewerkschaft ver.di bietet ihren Mitgliedern unter anderem Rechtsschutz vor Arbeits- und Sozialgerichten und Streikunterstützung bei Arbeitskämpfen (➤ Abb. 4.3).

Weiterführende Informationen zur Gewerkschaft ver.di sind im Internet erhältlich: www.verdi.de

4.3.4 komba

Die Gewerkschaft **komba** steht insbesondere für Beschäftigte im Kommunal- und Landesdienst und ist deutschlandweit vertreten. Sie steht für die Stärkung und Modernisierung der kommunalen Selbstverwaltung ein und setzt auf eine Attraktivitätssteigerung des öffentlichen Dienstes. Neben Verbesserungen im Beamtenrecht strebt die komba die Rekommunalisierung von privatisierten Dienstleistungsunternehmen an. Wie alle Gewerkschaften trägt sie ihre Interessen gegenüber Politik, Arbeitgebern und Dienstherren

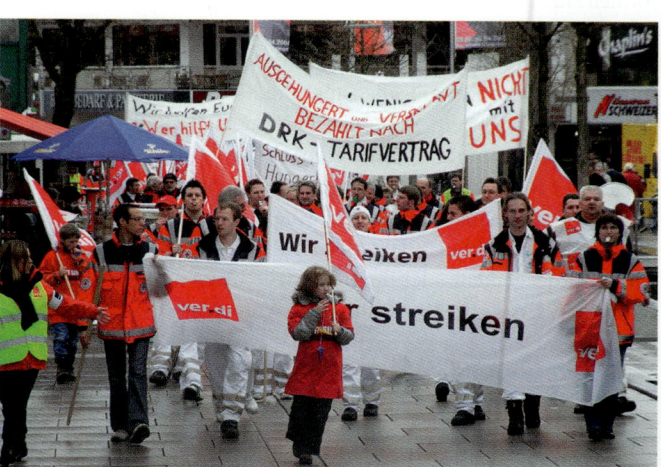

Abb. 4.3 Streik von Rettungsfachpersonal [O989]

bei Themen des Arbeits- und auch Beamtenrechts vor und führt entsprechende Tarifverhandlungen.

Im eigenen Fachbereich „Feuerwehr und Rettungsdienst" werden spezifische Belange des Rettungsdienstes thematisiert.

Weiterführende Informationen zur Gewerkschaft komba sind im Internet erhältlich: www.komba.de

4.4 Interessenvertretungen der Ärzte

4.4.1 Bundesärztekammer

Die **Bundesärztekammer (BÄK)** ist die berufspolitische Interessenvertretung der Ärzte in Deutschland. Ärzte sind im Rahmen ihrer Berufsordnung automatisch Mitglieder in den jeweiligen Ärztekammern und darüber dann auch Mitglieder der Bundesärztekammer.

Die BÄK ist ein nicht eingetragener Verein und die Vereinigung der 17 deutschen Ärztekammern, welche sie entsprechend unterstützt und darüber hinaus an der gesundheitspolitischen Meinungsbildung mitwirkt.

Die Bundesärztekammer bemüht sich um einheitliche Regelungen der ärztlichen Tätigkeiten und Berufspflichten, fördert entsprechende Fortbildungen und vertritt die Position der Ärzte bei gesundheitspolitischen und medizinischen Fragestellungen. Zudem hält sie Kontakt zu politischen Institutionen und Parteien. Wesentliche Aufgaben sind die Regelung der Berufsordnung und Weiterbildungsordnung.

Die Bundesärztekammer hat 1992 mit der *Stellungnahme zur Notkompetenz von Rettungsassistenten* maßgeblich Einfluss auf die Tätigkeit von Rettungsassistenten genommen. Die damalige Stellungnahme wurde 2003 bzw. 2004 um eine Konkretisierung von ausgewählten Notfallmedikamenten ergänzt.

Als Sachverständige wird die Bundesärztekammer regelmäßig, z. B. auch zur Entwicklung und Gestaltung des Notfallsanitätergesetzes gehört.

Weiterführende Informationen zur Bundesärztekammer sind im Internet erhältlich: www.bundesaerztekammer.de

4.4.2 Bundesvereinigung der Arbeitsgemeinschaften der Notärzte Deutschlands (BAND)

Die **Bundesvereinigung der Arbeitsgemeinschaften der Notärzte Deutschlands e. V. (BAND)** ist die Bundesvereinigung und Dachorganisation der Länderarbeitsgemeinschaften der Notärzte in Deutschland. Sie versteht sich als Vertreter aller deutschen Notärzte, repräsentiert die überregionalen Interessen und stellt die berufspolitische Vertretung in der Notfallmedizin. Die BAND setzt sich für eine kontinuierliche Verbesserung der notfallmedizinischen Versorgung der Bevölkerung ein und bemüht sich um eine bundeseinheitliche Qualifikation der Notärzte. Sie unterstützt die Länderarbeitsgemeinschaften unter anderem bei der zentralen Öffentlichkeitsarbeit.

Die BAND bringt sich regelmäßig zu notfallmedizinischen Fragestellungen ein, wie z. B. bei der Stellungnahme zur Notkompetenz oder zur Entwicklung des Notfallsanitätergesetzes, und vertritt dabei die Perspektive der Notärzte.

Weiterführende Informationen zur BAND sind im Internet erhältlich: www.band-online.de

4.4.3 Bundesverband der ärztlichen Leiter Rettungsdienst (ÄLRD)

Der **Bundesverband der Ärztlichen Leiter Rettungsdienst Deutschland e. V. (ÄLRD)** dient dem Erfahrungsaustausch seiner Mitglieder, um darüber hinaus durch Stellungnahmen die Entwicklung und Förderung von rettungsdienstlichen Belangen und Konzepten mitzugestalten. Der Bundesverband positioniert sich auch zu Themen, die den Notfallsanitäter betreffen, wie z. B. bei der Entwicklung konkreter Kompetenzen des Notfallsanitäters.

Weiterführende Informationen zur BAND sind im Internet erhältlich: www.bgs-aelrd.de

---

Wiederholungsfragen

1. Was ist bei der Erkenntnisgewinnung im Rettungsdienst grundsätzlich zu beachten (➤ Kap. 4.1)?
2. Warum ist eine wissenschaftliche Erkenntnisgewinnung im Rettungsdienst so wichtig (➤ Kap. 4.1)?
3. Was zeichnet typischerweise wissenschaftliches Arbeiten aus (➤ Kap. 4.1.1)?
4. Welche drei großen Wissenschaftgebiete lassen sich unterscheiden und welche Beispiele gibt es dafür (➤ Kap. 4.1.1)?
5. Was bedeutet EBM und was ist damit gemeint (➤ Kap. 4.1.2)?
6. Welche Forschungsprobleme gibt es in der Notfallmedizin und im Rettungsdienst (➤ Kap. 4.1.2)?
7. Welcher konkrete Nutzen hat die Medizin für den Beruf des Notfallsanitäters (➤ Kap. 4.1.2)?
8. Welches sind die wichtigsten Bezugswissenschaften des Rettungsdienstes und warum (➤ Kap. 4.1.3)?
9. Was wollen und machen Fachgesellschaften (➤ Kap. 4.2)?
10. Wer sorgt für die Umsetzung der Reanimationsleitlinien in Deutschland (➤ Kap. 4.2.1)?
11. Wer unterstützt die Forderung nach einem Facharzt für Notfallmedizin (➤ Kap. 4.2.3)?
12. Wer hat die Entwicklung von Traumanetzwerken und Zentren angestoßen? Wer ist die berufspolitische Vertretung aller Ärzte in Deutschland (➤ Kap. 4.2.4, ➤ Kap. 4.4.1)?

Fortsetzung des Szenarios

In dem vorangegangenen Kapitel dürfte deutlich geworden sein, dass die Entwicklung von Leitlinien, wie z. B. zur Reanimation und zur Versorgung von Schwerverletzten nicht auf persönlichen, subjektiven Erfahrungen basiert, sondern das Ergebnis standardisierter und nachvollziehbarer Prozesse wissenschaftlicher Erkenntnisgewinnung darstellt. Einschätzen zu können, woher einzelne Erkenntnisse eigentlich stammen, ist nicht nur in der Ausbildung zum Notfallsanitäter, sondern auch in der rettungsdienstlichen Praxis wichtig, um die Relevanz und wissenschaftliche Güte einer (Lehr-)Aussage einschätzen zu können.

Die Versorgung von Notfallpatienten, aber auch der Umgang mit deren Angehörigen, Augenzeugen und Zuschauern darf eben nicht „aus dem Bauch heraus" erfolgen, sondern muss fachlich und zuverlässig begründet sein. Etwas nur deshalb zu tun, weil das schon immer so gehandhabt worden ist, reicht deshalb als Begründung auch keinesfalls aus.

Vor diesem Hintergrund sollte jeder Notfallsanitäter die hier vorgestellten Fachgesellschaften und -verbände kennen und sich über Fortschritte in den rettungsdienstlich relevanten Bezugswissenschaften permanent auf dem Laufenden halten.

Darüber hinaus kann auch ein berufspolitisches Engagement nur ausdrücklich empfohlen werden. Die aktive Mitgliedschaft in einem Berufsverband trägt in hohem Maße dazu bei, den Berufsstand zu stärken.

WEITERFÜHRENDE LITERATUR

Holzäpfel S., Neufang, A., Mischo., J.: Neue Arbeitsverteilung im Gesundheitswesen. Risiko? Herausforderung? Gewinn? Tectum, Marburg, 2011

Klemperer, D.: Sozialmedizin – Public Health. Lehrbuch für Gesundheits- und Sozialberufe. Huber, Bern, 2013

Moecke, H., Marung, H., Oppermann, S.: Praxishandbuch Qualitäts- und Risikomanagement im Rettungsdienst. Medizinisch-wissenschaftliche Verlagsgesellschaft, Berlin, 2013

Niehues, C.: Notfallversorgung in Deutschland. Analyse des Status quo und Empfehlungen für ein patientenorientiertes und effizientes Notfallmanagement. Kohlhammer, Stuttgart, 2012

B Berufliches Selbstverständnis

5	Positionierung des Notfallsanitäterberufs	59
6	Berufliche Ethik	71
7	Psychohygiene, Gesundheitsförderung und Krankheitsprävention	81

Lehr- und Lernziele des Abschnitts B

Der folgende Abschnitt deckt den **Themenbereich 8** der Ausbildungs- und Prüfungsordnung für Notfallsanitäterinnen und Notfallsanitäter ab. Auszubildende sind demnach zu befähigen,
- den Notfallsanitäterberuf im Kontext der Gesundheitsfachberufe positionieren zu können,
- sich kritisch mit ihrem Beruf auseinanderzusetzen und
- zur eigenen Gesundheitsvorsorge beizutragen.

Mit drei Kapiteln wird diesen Vorgaben entsprochen: **Kapitel 5** thematisiert die Positionierung des neuen Berufsbildes „Notfallsanitäter" als einem völlig neuen Gesundheitsfachberuf, insbesondere vor dem Hintergrund der historischen Entwicklung der verschiedenen beruflichen Qualifikationen im Rettungsdienst. Außerdem werden Überlegungen zum aktuellen und zukünftigen Berufsprestige dargestellt. Darüber hinaus werden konkrete Hinweise zum Verhalten und Auftreten in der Öffentlichkeit, zur Selbstreflexion sowie zur Durchführung von Einsatznachbesprechungen gegeben.

Der kritischen Auseinandersetzung mit dem eigenen Handeln bzw. dem Berufsethos von Notfallsanitätern dient insbesondere auch das folgende **Kapitel 6.** Darin werden zunächst allgemeine Theorien und Modelle der Ethik dargestellt. Anhand von praktischen Beispielen werden einige ethische Konfliktsituationen aufgezeigt, die sich zweifellos nicht ohne Weiteres lösen lassen. Umso wichtiger ist es aber, sich gedanklich mit ethischen Fragestellungen auseinanderzusetzen und eine eigene Position wohlbegründet und verantwortlich vertreten zu können. Dazu soll dieses Kapitel anregen und ermutigen.

Die persönliche Psychohygiene, die Förderung der eigenen Gesundheit sowie die Durchführung von präventiven Maßnahmen sind schließlich wesentliche Inhalte von **Kapitel 7.** Hier wird aufgezeigt, welchen psychischen und physischen Belastungen Notfallsanitäter in ihrem Beruf ausgesetzt sind, welche Folgen diese Belastungen möglicherweise verursachen und was Notfallsanitäter gemeinsam mit ihrem Arbeitgeber dafür tun können, um dauerhaft gesund zu bleiben und ihre berufliche Leistungsfähigkeit auch langfristig zu erhalten.

Hinweis: Der hier thematisierte Themenbereich 8 der Ausbildungs- und Prüfungsordnung für Notfallsanitäterinnen und Notfallsanitäter enthält außerdem den Gliederungspunkt „Mit Krisen- und Konfliktsituationen konstruktiv umgehen und Deeskalationsstrategien anwenden". Aus didaktischen Gründen wurde dieser Aspekt jedoch Kapitel 9 in Abschnitt C zugeordnet.

KAPITEL

5 Positionierung des Notfallsanitäterberufs

Martin Ohder, Harald Karutz, Klaus Runggaldier

5.1	**Beruf und Berufung** 60		**5.3**	**Auftreten und Verhalten in der Öffentlichkeit** 67
5.1.1	Historische Entwicklung 61			
5.1.2	Berufsprestige 63		**5.4**	**Selbstreflexion** 68
5.1.3	Berufszufriedenheit 64			
5.2	**Erwartungen an Notfallsanitäter** 66			

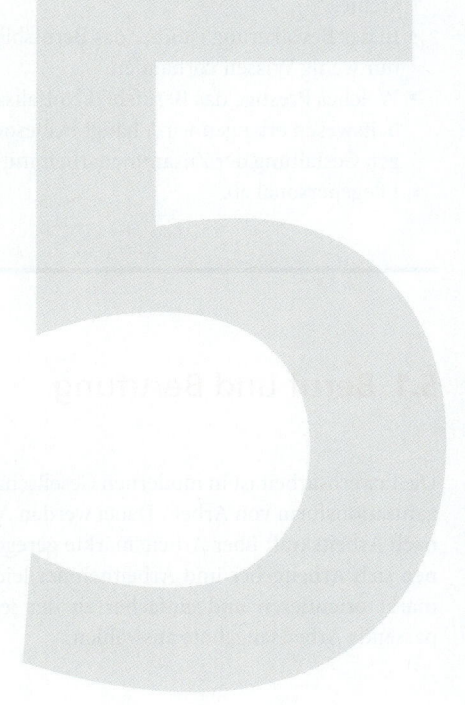

5 Positionierung des Notfallsanitäterberufs

Szenario

Bei einer Party stehen mehrere junge Erwachsene zusammen und tauschen sich über unterschiedliche Berufe und ihre Erfahrungen mit den Angehörigen diverser Berufsgruppen aus. Fast jeder kann dabei Geschichten aus der eigenen Schulzeit berichten.

Es wird geplaudert, geschmunzelt und gelacht – bis einer der Beteiligten von einer Notfallsituation berichtet, die er als Patient selbst erlebt hat. Eindrucksvoll erzählt er davon, wie unangenehm und übergriffig sich Rettungsfachkräfte ihm gegenüber verhalten haben. Unter anderem beklagt er auch, dass er über Versorgungsabläufe nicht aufgeklärt worden ist, dass er vor den Augen von Zuschauern für eine Untersuchung entkleidet wurde und große Angst hatte, bis er endlich im Krankenhaus angekommen war. „Na gut", wird der Erfahrungsbericht abgeschlossen, „man muss ja sehen, dass die Leute, die auf so einem Krankenwagen durch die Gegend fahren, wohl einfach keine richtige Ausbildung haben. Da kann man denen also gar keinen Vorwurf machen."

Inhaltsübersicht

5.1 Beruf und Berufung
- Berufe werden unterschiedlich definiert.
- Die Begriffe „Beruf", „Qualifikation" und „Arbeit" sind voneinander abzugrenzen.
- Berufe werden durch spezielle Tätigkeitsfelder, spezielle Fähigkeiten und Kompetenzen, das Berufsprestige und durch Mobilitätspfade charakterisiert.
- Bis in das 19. Jahrhundert wurden Krankenträger ohne spezifische Ausbildung eingesetzt.
- Nach dem Brand des Ringtheaters in Wien 1881 absolvierten Helfer freiwilliger Rettungsgesellschaften umfangreichere Sanitätslehrgänge.
- Nach dem Zweiten Weltkrieg wurden Transportsanitäter eingesetzt.
- Von 1966 an wurden immer wieder Versuche unternommen, ein eigenständiges Berufsbild im Rettungsdienst zu etablieren.
- 1989 wurde das Rettungsassistentengesetz verabschiedet.
- Seit dem 1. Januar 2014 ist das Notfallsanitätergesetz in Kraft.
- Berufsprestige ergibt sich aus der Stellung und dem Ansehen eines Berufes in der gesellschaftlichen oder betrieblichen Hierarchie.
- In der Bevölkerung ist über das Berufsbild des Notfallsanitäters nur wenig Wissen vorhanden.
- Welches Prestige das Berufsbild Notfallsanitäter im Gesundheitswesen erlangen wird, hängt insbesondere von der künftigen Gestaltung der Zusammenarbeit mit Notärzten und dem Pflegepersonal ab.
- Die mit der Berufsausübung im Rettungsdienst verbundenen Belastungen werden offenbar sehr unterschiedlich erlebt.
- Viele Rettungsfachkräfte sind mit ihrer Berufswahl sehr zufrieden.
- Für die Berufszufriedenheit von Rettungsassistenten kann die Umsetzung des Notfallsanitätergesetzes positive, aber auch negative Folgen nach sich ziehen.
- Bei Rettungsassistenten, die sich nicht zum Notfallsanitäter weiterqualifizieren oder die entsprechende Prüfung nicht bestehen, können möglicherweise Gratifikationskrisen auftreten.

5.2 Erwartungen an Notfallsanitäter
- Formelle und informelle Rollenerwartungen können unterschieden werden.
- Rettungsfachpersonal sollte dem Bedürfnis nach Information und Aufklärung verstärkt gerecht werden.

5.3 Auftreten und Verhalten in der Öffentlichkeit
- Das Verhalten und das äußere Erscheinungsbild prägen die Wahrnehmung des Berufsstandes enorm.
- Wichtig sind u. a. eine saubere Dienstkleidung, die Einhaltung der Schweigepflicht und eine angemessene Anteilnahme.

5.4 Selbstreflexion
- Notfallsanitäter sollten ihr berufliches Handeln selbstkritisch reflektieren.
- Einsatznachbesprechungen tragen u. a. zur Selbstreflexion und zu einem konstruktiven Umgang mit Fehlern bei.

5.1 Beruf und Berufung

Die Erwerbsarbeit ist in modernen Gesellschaften die wichtigste Organisationsform von Arbeit. Dabei werden Angebot und Nachfrage nach Arbeitskraft über Arbeitsmärkte geregelt. Durch **Berufe** können sich Arbeitgeber und Arbeitnehmer leichter auf dem Arbeitsmarkt orientieren und einfacher zu der jeweiligen Qualifikation passende Arbeitsangebote auswählen.

Ein Beruf ist eine dauerhaft angelegte, i. d. R. eine Ausbildung voraussetzende Betätigung, die Arbeitskraft sowie Arbeitszeit überwiegend in Anspruch nimmt. Nach Beck, Brater und Daheim (1980) sind Berufe *„relativ tätigkeitsunabhängige, gleichwohl tätigkeitsbezogene Zusammensetzungen und Abgrenzungen von spezialisierten und institutionell fixierten Mustern von Arbeitskraft, die u. a. als Ware am Arbeitsmarkt gehandelt und gegen Bezahlung in fremdbestimmten, kooperativ-betrieblich organisierten Arbeits- und Produktionszusammenhängen eingesetzt* *werden"*. In dieser Definition ist der Berufsbegriff bestimmt von **Arbeitskraft, Fähigkeiten** und **Qualifikationen.**

Die Berufssoziologie verwendet den Begriff „Beruf" in unterschiedlicher Bedeutung: **Beruf** wird hier zum einen verstanden als ausgeübte Tätigkeit, zum anderen im Sinne von Fähigkeiten und Qualifikationen. **Qualifikation** ist dabei eine durch Ausbildung, Erfahrung o. Ä. erworbene Befähigung zu einer bestimmten (beruflichen) Tätigkeit.

Der Begriff **„Arbeit"** bezieht sich demgegenüber lediglich auf den Einsatz eines gegebenen Arbeitsvermögens und sagt nichts über Fähigkeiten und Qualifikationen aus.

In den meisten Fällen sind Berufe das Ergebnis fortschreitender Differenzierung der Arbeit. Man kann Berufe charakterisieren durch spezielle Tätigkeitsfelder, spezielle Fähigkeiten und Kompetenzen, ein mehr oder weniger hohes Berufsprestige oder durch charakteristische **Mobilitätspfade.** Dabei handelt es sich um berufstypische Aufstiegsmöglichkeiten, die häufig von Fort- und Weiterbildungsmaßnahmen begleitet werden (➤ Kap. 1).

Die Berufsentwicklung im Rettungsdienst ist ein anschauliches Beispiel für eine immer differenziertere Spezialisierung und Qualifizierung in einem bestimmten Tätigkeitsfeld.

5.1.1 Historische Entwicklung

Die Notwendigkeit, Verletzte und Erkrankte am Notfallort zu behandeln und zu transportieren, ist keine Erscheinung moderner Gesellschaftsformen (➤ Kap. 50.2). Aus dem 14. bis 16. Jahrhundert findet man z. B. Anweisungen der Schweizer Eidgenossenschaft zum *„Tragen von Hand, mit Rossbahren, Notbahren von Spießen und zu Schiff"*. Noch bis 1772 gab es sog. **„Krüppelfuhren"**, bei denen Erkrankte von **Krankenträgern** aus einer Gemeinde in eine andere abgeschoben wurden (➤ Abb. 5.1).

In Deutschland war die Organisation des Krankentransports bis weit in das 19. Jahrhundert hinein jedoch weitgehend unstrukturiert und verlangte noch **keine spezifische Qualifizierung des Personals.** Rettungseinsätze mit einer vor Ort stattfindenden Versorgung gab es nicht, obwohl es schon im 18. Jahrhundert die Erkenntnis gab, dass Menschenleben mithilfe von Wiederbelebungsmaßnahmen erhalten bleiben könnten.

Erst 1820 erließ das preußische Kultusministerium eine *„Anweisung zur zweckmäßigen Behandlung und Rettung von Scheintoten oder durch plötzliche Zufälle verunglückter Personen"*. 1881 schulte der Mediziner Esmarch einzelne freiwillige Ersthelfer in der Versorgung und Betreuung von Menschen in Notlagen. Die wirkliche Geburtsstunde eines organisierten „Rettungsdienstes" dürfte jedoch der **Brand des Wiener Ringtheaters** am 8. Dezember 1881 gewesen sein, bei dem es über 400 Tote und Verletzte gab. Nicht nur für die Obrigkeiten in Österreich ergab sich nun ein dringender Anlass zum Handeln. Vielerorts wurden **freiwillige bzw. ehrenamtliche Rettungsgesellschaften** gegründet, deren Helfer von nun an eine etwas **umfangreichere Sanitätsausbildung** zu absolvieren hatten. Mit der Gründung der **Berliner Rettungsgesellschaft** im Jahr 1897 kam zwar rasch auch die Forderung auf, das Rettungswesen als eine öffentliche Aufgabe anzusehen. Aus Kostengründen wurde dies zunächst jedoch abgelehnt.

> **MERKE**
> In der Anfangszeit des Rettungswesens stand das Prinzip des **„load and go"** stets an erster Stelle, d. h. Patienten wurden i. d. R. ohne jede Behandlung abtransportiert und zu einem Arzt bzw. in ein Krankenhaus gebracht.

Der Heidelberger Chirurg Kirschner stellte auf dem **62. deutschen Chirurgenkongress** 1938 dann allerdings die These auf, *„dass der Arzt zum Patienten komme und nicht umgekehrt"*. Die Etablierung einer präklinischen Notfallversorgung scheiterte jedoch aufgrund fehlender Finanzierungsmöglichkeiten und geriet während des Zweiten Weltkriegs auch wieder vollkommen in Vergessenheit.

Dennoch gab es in den darauffolgenden Jahren immer wieder beachtliche und wegbereitende Innovationen. Eine davon dürfte 1957 die Indienststellung des **Climomobils** – eines zu einem Operationswagen umgebauten Reisebusses – an der chirurgischen Universitätsklinik Heidelberg gewesen sein. Es zeigte sich aber, dass eine sofortige Operation an der Einsatzstelle nicht über das Überleben eines Patienten entschied. Schnell wurde auch erkannt, dass die Kosten für das eingesetzte Operationsteam und das extrem umfangreiche medizinische Equipment in keiner Relation zum eigentlichen Einsatzspektrum standen: Bei den meisten Einsätzen handelte es sich nicht um chirurgische, sondern um internistische Notfälle. Nur in den seltensten Fällen waren operative Eingriffe erforderlich (➤ Kap. 50.2).

In den folgenden Jahren wurden daher kleinere **Unfall- bzw. Notarztwagen** mit reduzierter, aber deutlich zweckmäßigerer Ausstattung beschafft. Erste transportable EKG-Geräte und Defibrillatoren wurden nun unmittelbar an den Einsatzorten eingesetzt.

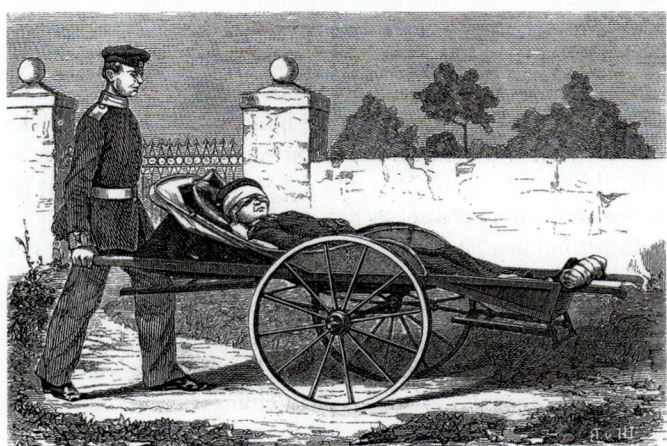

Abb. 5.1 Krankentransport Mitte des 19. Jahrhunderts: ein „Vorfahre" des Notfallsanitäters im Einsatz [P094-001]

> **MERKE**
> Mit den technischen Entwicklungen konnte die Ausbildung und Qualifikation des Rettungsfachpersonals lange Zeit nicht Schritt halten. **Transportsanitäter** (➤ Abb. 5.2) lernten vielerorts lediglich das sorgfältige Anlegen von Verbänden und den Umgang mit der Krankentrage. Bis heute ist gelegentlich ein Ungleichgewicht zwischen der Organisation und der Ausstattung einerseits sowie der personellen Qualifikation andererseits zu spüren.

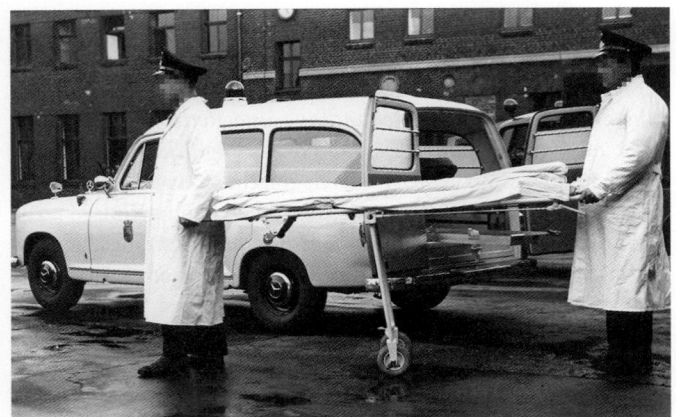

Abb. 5.2 Transportsanitäter einer Berufsfeuerwehr, aufgenommen 1958 [P094-001]

Vor diesem Hintergrund verabschiedeten Teilnehmer des ersten **DRK-Rettungskongresses** 1966 in Berlin eine Resolution mit der konkreten Forderung, die Ausbildung des Personals im Rettungsdienst und Krankentransport so weiterzuentwickeln, dass sie den jeweiligen modernen medizinischen Erkenntnissen entspricht. Hierfür sei eine Ausbildungs- und Prüfungsordnung zu erarbeiten und deren staatliche Anerkennung zu erwirken.

1973 legte die Bundesregierung daraufhin erstmals den Entwurf eines Gesetzes über eine **zweijährige Berufsausbildung** des Rettungsfachpersonals vor. Der Bundesrat lehnte diesen Entwurf allerdings mit dem Hinweis auf die schlechte Finanzsituation und ein fehlendes klares Ausbildungsziel ab.

1977 schlug der **Bund-Länder-Ausschuss Rettungswesen** dann in seinen Grundsätzen zur Ausbildung des Personals im Rettungsdienst eine Ausbildung zum Rettungssanitäter vor (➤ Kap. 2). Nach der Etablierung dieses **520-Stunden-Programms** war plötzlich ein deutlich schwindendes Interesse der Hilfsorganisationen an einem vollwertigen Berufsbild festzustellen, obwohl gerade diese Organisationen eigentlich ein solches Berufsbild seit Beginn der 1970er-Jahre vehement gefordert hatten.

Kritik an der geringen Ausbildung kam stattdessen von engagierten Notärzten, Gewerkschaften und von dem 1979 gegründeten **Berufsverband für Rettungssanitäter (BVRS, später BVRD)** (➤ Kap. 4.3.2). Letzterer legte einen neuen Gesetzentwurf für eine zweijährige Ausbildung zum Rettungssanitäter vor, der sich in eine einjährige theoretische und praktische Basisausbildung zum Krankenpflegehelfer und eine einjährige Ausbildung für die speziellen Anforderungen im Rettungsdienst gliederte. Auch dieser Entwurf wurde nicht umgesetzt. 1983 setzte nun der **Bund-Länder-Ausschuss Rettungswesen (BLAR, heute Ausschuss Rettungswesen)** eine Arbeitsgruppe ein, um die Notwendigkeit eines Berufsbilds für Rettungssanitäter zu prüfen. Dabei kam man zu dem Ergebnis, dass die Qualifikation des Rettungsfachpersonals den Anforderungen der täglichen Praxis nicht entsprach und aufgrund eingehender Bedarfs- und Kostenanalysen die Schaffung eines anspruchsvollen Berufsbilds durchaus durchführbar sei.

Auf Drängen des BLAR legte das **Bundesministerium für Gesundheit** 1986 schließlich einen Gesetzentwurf vor. Danach sollte die Ausbildung zwei Jahre dauern, eine staatliche Prüfung nach einem einjährigen Theorielehrgang erfolgen und der zweite Teil der Ausbildung in Form eines Anerkennungsjahres im Rettungsdienst abgeleistet werden. Es kam zu intensiven Diskussionen zwischen Bund, Ländern, Hilfsorganisationen, Gewerkschaften, Ärzteschaft und dem BVRS. Die Hilfsorganisationen befürchteten, dass aufgrund zu enger Übergangsregelungen das ehrenamtliche Engagement leiden würde. Die Berufsverbände lehnten die Abschlussprüfung zur Mitte der Ausbildung ab und befürchteten einen Missbrauch der Auszubildenden als billige Arbeitskraft im zweiten Ausbildungsjahr. Die Gewerkschaften forderten eine dreijährige Berufsausbildung nach dem Berufsbildungsgesetz (➤ Kap. 2.1).

Ein Teil der Ärzteschaft war mit der Rolle der Rettungssanitäter als Assistenten der Notärzte zufrieden, da dadurch die eigenen Interessen besser gewahrt blieben, der andere Teil der Mediziner war um die unzureichende Qualifizierung der neuen Berufsgruppe besorgt, da auch weiterhin der größte Teil der Notfälle ohne Notarzt versorgt werden musste und darum eine umfassendere Ausbildung insbesondere in den erweiterten lebensrettenden Sofortmaßnahmen unbedingt erforderlich war.

Am 14. Januar 1987 kam es schließlich zu einer Einigung zwischen Bund, Ländern und Hilfsorganisationen in wesentlichen Punkten, sodass auf dieser Basis der Gesetzentwurf überarbeitet wurde und im März 1987 neu vorgelegt werden konnte. Insbesondere die Hilfsorganisationen wollten unbedingt die Bezeichnung „Rettungssanitäter" für die Absolventen des 520-Stunden-Programms beibehalten, um auch weiterhin ehrenamtliches Personal für die Mitarbeit im Rettungsdienst zu motivieren. Die Erlaubnis zur Führung der neuen Berufsbezeichnung „Rettungsassistent" wurde nun reglementiert, nicht aber die Berufsausübung geregelt.

Am 30. Juni 1989 wurde schließlich der Entwurf in der 602. Sitzung des Bundestags als Gesetz verabschiedet und am 10. Juli 1989 das **Gesetz über den Beruf der Rettungsassistentin und des Rettungsassistenten (RettAssG)** ausgefertigt. Am 1. September 1989 trat es in Kraft. Die **Ausbildungs- und Prüfungsverordnung für Rettungsassistenten (RettAssAPrV)** vom 7. November 1989 ist am 25. November 1989 wirksam geworden (➤ Kap. 2.3.3). Somit war erstmals in der rettungsdienstlichen Entwicklung der Aufgabenbereich des Rettungsfachpersonals als Beruf mit einem konkreten Ausbildungsziel anerkannt. Unterschiedliche Kompetenzen unter Rettungsassistenten führten jedoch von Anfang an zu Diskussionen. Daraufhin veröffentlichte die **Bundesärztekammer (BÄK)** im November 1992 eine Stellungnahme zum Thema der Notkompetenz von Rettungsassistenten und der Delegation ärztlicher Leistungen im Rettungsdienst (➤ Kap. 4.4.1).

In bestimmten Situationen standen Rettungsassistenten in der Zwickmühle, ob sie nun aktiv handeln durften, was möglicherweise eine Ausübung der Heilkunde wäre, oder nicht. Denn neben den Empfehlungen von Notkompetenzmaßnahmen war zur Ausübung der Heilkunde gem. § 1 Heilpraktikergesetz ein Arztvorbehalt beschrieben. Verantwortliche Ärzte der Rettungsdienste konnten somit bestimmte Maßnahmen in den Empfehlungen für ihren Rettungsdienstbereich freigeben oder auch nicht. Dies führte zu unterschiedlichen Standards in der Versorgung von Notfallpatienten.

Im Lauf der Jahre entwickelten sich in einigen Rettungsdienstbereichen und Bundesländern sogenannte **erweitere Versorgungsmaßnahmen (eVM)**, welche federführend von verantwortlichen Ärzten geschult und regelmäßig überprüft wurden. Diese eVM überstiegen teilweise die Empfehlungen der BÄK beträchtlich. Schnell wurde deutlich, dass das RettAssG in dieser Fassung nicht mehr zeitgemäß und eine Novellierung der Berufsausbildung dringend nötig war.

Die **ständige Konferenz für den Rettungsdienst** erstellte daraufhin 2005 ein erstes Eckpunktepapier zur Novellierung des RettAssG. Auch machte sich der 2005 neu gegründete **Deutsche Berufsverband Rettungsdienst e. V. (DBRD e. V.)** für die Novellierung stark (➤ Kap. 4.3.1). Doch erst 2008 wurde eine beratende **Arbeitsgruppe im Bundesministerium für Gesundheit** gegründet, welche die Novellierung des RettAssG unterstützen sollte (➤ Kap. 1).

Nach weiteren 3 Jahren konnte im Juli 2012 dem Bundesministerium für Gesundheit und diversen Fachgremien ein Entwurf zum Notfallsanitätergesetz (NotSanG) zur weiteren Diskussion vorgelegt werden. Gemäß dem deutschen Gesetzgebungsverfahren konnte das Notfallsanitätergesetz dann als Bundesgesetz endgültig beschlossen und am 27. Mai 2013 im Bundesgesetzblatt veröffentlicht werden. In Kraft getreten ist das Notfallsanitätergesetz zum 1. Januar 2014 (➤ Kap. 1).

Der lange und außerordentlich schwierige Entwicklungsprozess von ursprünglichen Krankenträgern, Transportsanitätern und anderen Hilfskräften über die Rettungssanitäter- und Rettungsassistentenausbildung bis zum modernen Berufsbild Notfallsanitäter ist damit zunächst einmal abgeschlossen (➤ Abb. 5.3).

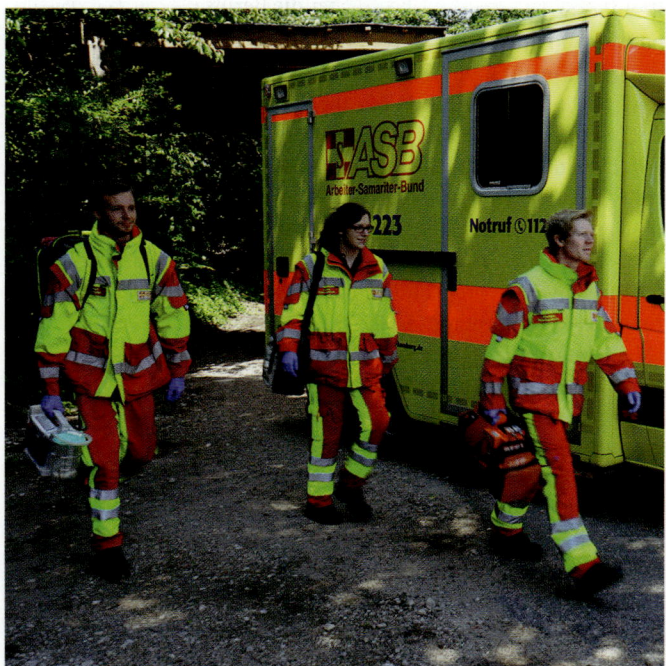

Abb. 5.3 Notfallsanitäter in aktueller Dienstkleidung [W964–002]

5.1.2 Berufsprestige

Berufsprestige ergibt sich aus der mehr oder minder hohen Stellung eines Berufes in der gesellschaftlichen oder betrieblichen Hierarchie. Für die Stellung in der Hierarchie sind entweder der Status im Sinne von Ansehen sowie Einfluss und/oder das Einkommen maßgeblich.

Vor diesem Hintergrund hat sich das Rettungsfachpersonal in den letzten Jahrzehnten vom Status einer Hilfstätigkeit ohne qualifizierte Berufsausbildung zu einem ernst zu nehmenden, kompetenzorientierten und durchaus anerkannten Beruf gemausert. Das alte Bild des Krankenträgers gehört endgültig der Vergangenheit an.

Jetzt liegt es allerdings an den Notfallsanitätern selbst, dem neuen Berufsbild in der Wahrnehmung durch die anderen Gesundheitsfachberufe und in der Gesellschaft ein Gesicht und einen Status zu verschaffen. Es gilt nun, den Beruf so zu repräsentieren und zu positionieren, dass er der neuen Qualifikation und Verantwortung tatsächlich entspricht.

Perspektive der Bevölkerung

Der Rettungsdienst ist bei den unterschiedlichsten Notfallsituationen vor Ort und steht damit im Fokus gesellschaftlicher Aufmerksamkeit. Durch die Nachrichtenberichterstattung wird der Rettungsdienst in der Gesellschaft daher durchaus wahrgenommen. Meist fehlt es in der **Bevölkerung** jedoch an konkretem Wissen zu den unterschiedlichen Akteuren im Rettungsdienst und zur Organisation des Rettungsdienstes. Niehues schreibt dazu: „*Das System ist weder für Laien noch für Experten transparent oder komplett überschaubar.*" (Niehues 2012). In der Berichterstattung und der öffentlichen Diskussion waren in den letzten Jahren besonders die Notkompetenz der Rettungsassistenten sowie Defizite der Hilfsfrist bei Notfalleinsätzen ein Thema. Durch gezielte Öffentlichkeitsarbeit sollte jetzt über das neue Berufsbild aufgeklärt werden. Im Besonderen sollten die Bürger über die erweiterten Kompetenzen und die damit verbundene hochwertigere Notfallversorgung informiert werden. Wie sich die Wahrnehmung des Berufes in der Gesellschaft entwickeln und welches gesellschaftliche Ansehen der Beruf in Zukunft haben wird, bleibt abzuwarten.

Perspektive der Daseinsvorsorge

Der Begriff **Daseinsvorsorge** bezeichnet die grundlegende Versorgung der Bevölkerung mit wesentlichen Gütern und Dienstleistungen durch den Staat und/oder durch Organisationen, die von der öffentlichen Hand gefördert werden. Polizei, Feuerwehr und Katastrophenschutz stellen wesentliche Säulen der staatlichen Gefahrenabwehr dar. Der Rettungsdienst als Teil des Katastrophenschutzes wird kommunal an Organisationen wie die Feuerwehr, die Hilfsorganisationen oder private Unternehmen delegiert (➤ Kap. 50.1).

Notfallsanitäter wirken in diesem für die Sicherheit der Bevölkerung unverzichtbaren System zukünftig als hoch qualifiziertes Fachpersonal mit. Deshalb ist das Prestige der Notfallsanitäter zumindest in formaler Hinsicht als hoch einzuschätzen.

Perspektive innerhalb des Gesundheitswesens

Das **Gesundheitswesen** unterliegt derzeit einem hochdynamischen Entwicklungs- und Veränderungsprozess. Dazu gehört auch, dass sich die Aufgaben, Zuständigkeiten und Befugnisse mehrerer Gesundheitsfachberufe verschieben und in einigen Bereichen völlig neu austariert werden müssen. Dies verläuft nicht immer reibungslos, sondern führt mitunter zu berufsständisch bzw. politisch motivierten Diskussionen und Auseinandersetzungen.

Insbesondere zwischen Notfallsanitätern und Notärzten sind verschiedene Rollenkonflikte möglich (➤ Kap. 8.5.4). Die Kompetenzerweiterung der Notfallsanitäter wird im Gesundheitswesen keineswegs nur begrüßt, sondern von einigen Ärzten auch äußerst kritisch gesehen. Ein möglicher Hintergrund dieser Problematik ist die Theorie professioneller Dominanz des Ärztestandes nach Freidson. Demnach sind im Gesundheitswesen folgende Aspekte zu beachten:

- Ärzte besitzen das Monopol auf diagnostische und therapeutische Entscheidungen.
- Aus diesem Monopol leiten Ärzte das Recht ab, Tätigkeiten bei „nachgeordneten" Berufsgruppen anzuordnen.
- Ärzte haben das Recht und die Pflicht, diese Tätigkeiten zu kontrollieren.
- Aus diesen Anordnungs- und Kontrollrechten entsteht häufig ein Machtgefälle zwischen den Berufsgruppen der Ärzte, des Pflege- und Rettungsfachpersonals.
- Besonders erschwert wird die Zusammenarbeit durch unangemessene Kommunikationsformen und unklare Zuständigkeiten.

In der Pflege haben in den letzten Jahren neue Pflegekonzepte Entspannung in dieses Konfliktfeld gebracht. Heute übernimmt die Pflege professionell integrative Aufgaben, zu deren Erfüllung beide Berufsgruppen gleichberechtigt beitragen. Entscheidend ist eine klare Aufgabenteilung und Kommunikation zwischen den Berufsgruppen auf Augenhöhe. In der Pflege geschieht dies mittlerweile in Form eines systematischen Austauschs mit Ärzten, z. B. bei Stationskonferenzen und berufsübergreifenden Fallbesprechungen.

Wie sich die Zusammenarbeit zwischen Notärzten und Notfallsanitätern entwickelt, wird sich erst noch zeigen müssen. Durch den Übergang vom Rettungsassistenten zum Notfallsanitäter befindet sich der Rettungsdienst derzeit in einer Phase des Umbruchs. Im Rahmen der Tätigkeit als Rettungsassistent, der definitionsgemäß Helfer des Arztes war, gehörten die nach Freidson beschriebenen Abhängigkeiten häufig zum Berufsalltag. Mit dem Notfallsanitäter hält nun jedoch ein hoch spezialisierter, neuer Beruf auf einem völlig anderen Niveau beruflicher Handlungskompetenz Einzug in die präklinische Versorgungsstruktur.

Vor diesem Hintergrund ist es dringend geboten, der Entstehung möglicher Rollenkonflikte von vornherein engagiert entgegenzuwirken. Die zwischen Pflegenden und Ärzten etablierten Strategien des Miteinanders könnten hier als Vorbild dienen.

Notfallsanitäter, Pflegekräfte und Ärzte sind zukünftig darin gefordert, als Partner in der rettungsdienstlichen Versorgung eine berufsgruppenübergreifende, kooperative und interdisziplinäre Kommunikations- und Interaktionskultur zu leben. Dies gilt sowohl für die Versorgung eines Notfallpatienten an der Einsatzstelle durch Notarzt und Notfallsanitäter als auch für die Übergabe des Patienten an das aufnehmende interdisziplinäre Team in der Notaufnahme.

Perspektive innerhalb der Institution Rettungsdienst

Innerhalb des **Rettungsdienstes** nehmen Notfallsanitäter Führungsaufgaben auf unterschiedlichen Rettungsmitteln wahr. Sie sind in einer Art und Weise wie kein Gesundheitsfachberuf zuvor in der Notfallversorgung tätig. Notfallsanitäter übernehmen ein hohes Maß an Verantwortung und führen ggf. auch eigenständig invasive Maßnahmen durch. Aus diesen Gründen hat der Beruf des Notfallsanitäters innerhalb der Institution Rettungsdienst das Potenzial, im Vergleich mit dem Rettungsassistenten deutlich an Status zu gewinnen. Damit verbunden ist die Hoffnung, dass sich auch die Einkommensverhältnisse steigern werden. In welchem Ausmaß dies der Fall sein wird, bleibt abzuwarten. Nicht zuletzt ist hier von Bedeutung, wie der Notfallsanitäter zukünftig in die Rettungsdienstgesetze der einzelnen Bundesländer integriert werden wird.

5.1.3 Berufszufriedenheit

Bisher gab es viele unterschiedliche Beweggründe, den Beruf des Rettungsassistenten zu erlernen. Für die einen war es der „Traumberuf". Andere waren in ihrer Freizeit schon ehrenamtlich in Hilfsorganisationen tätig, z. B. im Sanitätsdienst auf dem Fußballplatz, und machten in gewisser Weise ihr Hobby zum Beruf.

Ein großer Teil des beruflichen Nachwuchses rekrutierte sich aus Zivildienstleistenden, Absolventen eines Freiwilligen Sozialen Jahres (FSJ) oder jungen Menschen, die im Rettungsdienst ihren Bundesfreiwilligendienst ableisteten. Diese waren häufig im Rahmen ihrer Tätigkeiten zunächst als Rettungshelfer oder Rettungssanitäter ausgebildet worden und qualifizierten sich danach zum Rettungsassistenten weiter. Auch war die längere Wartezeit auf einen (Medizin-)Studienplatz ein häufiger Grund, sich für die Ausbildung zum Rettungsassistenten zu entscheiden.

Betrachtet man die Ausbildungszahlen in den Gesundheitsfachberufen, so ist in vielen Berufen ein kontinuierlicher Abfall zu verzeichnen. Besonders betroffen sind Masseure und medizinische Bademeister mit einem Rückgang der Schülerzahlen zwischen 2007/2008 und 2011/2012 um 28 %, bei medizinisch-technischen Assistenten für Funktionsdiagnostik um 51 % im selben Zeitraum. Ein Zuwachs ist in der Altenpflege, Gesundheits- und Krankenpflege, Gesundheits- und Kinderkrankenpflege sowie in der Ausbildung zum Podologen zu verzeichnen.

Bei Rettungsassistenten erhöhte sich hingegen die Schülerzahl von 3 835 im Jahrgang 2007/2008 auf 4 664 im Jahrgang 2011/2012 um 21,6 %. Das Berufsbild scheint demzufolge in den letzten Jahren zunehmend an Attraktivität gewonnen zu haben. Offenbar fühlen sich besonders männliche Personen von der Tätigkeit im Rettungsdienst angesprochen. Der Männeranteil in der Ausbildung lag im Zeitverlauf konstant bei 74 %.

Mit der drei Jahre dauernden Notfallsanitäterausbildung und den weggefallenen Verkürzungsmöglichkeiten ist es unattraktiv und fast unmöglich geworden, zwischen Abitur und Studium „mal eben" diese Ausbildung zu machen. Durch die Ausbildungsstruktur ist der Zugang zur Ausbildung an einen Ausbildungsvertrag mit einem Betrieb gekoppelt. Dadurch besteht nicht mehr für (fast) jeden die Möglichkeit, als Kunde einen Lehrgangsplatz an einer Schule zu „buchen", sondern man muss sich auf einen Ausbildungsplatz bewerben. Es ist davon auszugehen, dass die Entscheidung für die Ausbildung zum Notfallsanitäter dadurch viel bewusster und überlegter getroffen wird. Dies ist sowohl auf der Seite des Auszubildenden als auch auf der Seite der Ausbildungsstätte der Fall. Insofern konkurriert die Ausbildung zum Notfallsanitäter mit allen anderen dreijährigen Berufsausbildungen.

Die Berufsausübung im Rettungsdienst ist geprägt von belastenden Ereignissen, Stress und übermäßiger körperlicher Beanspruchung. Hasselhorn untersuchte in einer Telefonbefragung von knapp 20 000 Personen das Ausmaß der psychischen Erschöpfung in verschiedenen Berufen. Es wurde gefragt, ob Symptome wie Kopfschmerzen, nächtliche Schlafstörungen, Magen- und Verdauungsbeschwerden und andere stressbedingte Belastungssymptome während oder unmittelbar nach der Arbeit auftreten. Der Wissenschaftler kommt zu dem Ergebnis, dass es Berufe mit einer Häufung von Symptomen psychischer Erschöpfung gibt, sowie Berufe, bei denen diese Beschwerden geringer ausgeprägt sind. Trauriger Spitzenreiter der stressbelasteten Berufe ist der Schulleiter. Allgemein sind Lehrerberufe auf den Rangplätzen mit der größten Stressbelastung aufgeführt. Die wenigsten Anzeichen für Stressbelastung haben Steuerberater und Hausmeister. Die Tätigkeit im Rettungsdienst steht auf Platz 6 von über 60 aufgeführten Berufen. Daher erscheint es zunächst so, als würden Personen im Rettungsdienst im Vergleich zu anderen Berufen tatsächlich eine erhöhte Stressbelastung wahrnehmen. Erstaunlich ist allerdings, dass es keinen Beruf gibt, der eine so große Spannbreite der Aussagen zum Ausmaß von Stresssymptomen verzeichnet.

MERKE
Es gibt Rettungsfachpersonal, das stark stressbelastet ist. Andere Rettungsdienstmitarbeiter wiederum empfinden nur eine geringe Belastung.

Nach Karutz und Lasogga ist die Berichterstattung über negative Auswirkungen vielfältiger Belastungen professioneller Helfer einerseits notwendig und begrüßenswert. Auf der anderen Seite wird die Situation der Berufszufriedenheit von Rettungsfachpersonal dadurch verzerrt dargestellt und es wird übersehen, dass „*ein durchaus großer Prozentsatz von Rettungsdienstmitarbeitern entweder überhaupt nicht oder nur sehr gering belastet ist und keineswegs unter gravierenden negativen Folgeerscheinungen leidet.*" (Karutz und Lasogga 2005). 73 % der Rettungsassistenten würden ihren Beruf erneut ergreifen, fast 90 % gaben sogar an, dass sie gerne zur Arbeit gehen. Spaß und Freude bereitet der Beruf 80 % der Rettungsdienstmitarbeiter (> Abb. 5.4). Trotz unbestreitbarer psychischer und physischer Belastungen scheinen viele Rettungsdienstmitarbeiter ihren Beruf zugleich als **Berufung** wahrzunehmen, d. h. als eine besondere Befähigung, die jemand als Auftrag in sich fühlt.

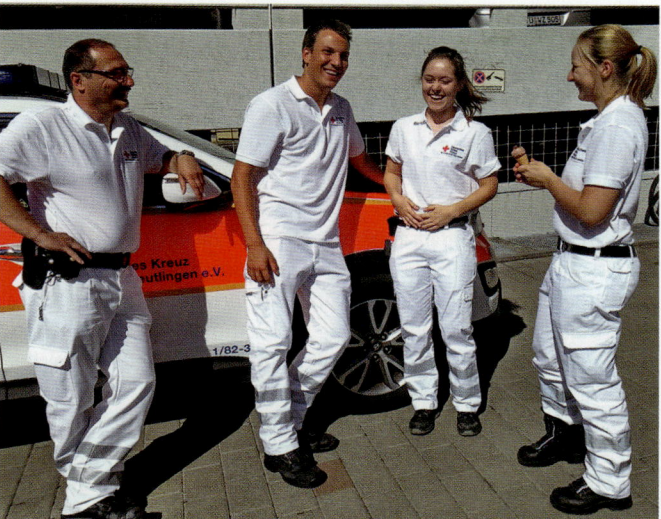

Abb. 5.4 Viele Rettungsfachkräfte sind mit ihrer Berufswahl sehr zufrieden. [P102]

Folgende Gründe führen Karutz und Lasogga für die große Berufszufriedenheit von Rettungsfachpersonal an:
- **Helfen können:** 90 % des Rettungsdienstpersonals hat den Anspruch, anderen zu helfen bzw. Leben zu retten. Mehr als 80 % sehen diesen Wunsch im Berufsalltag erfüllt.
- **Umgang mit Menschen:** Als besonders reizvoll wird der Kontakt mit Menschen verschiedenster sozialer Schichten empfunden.
- **Dankbarkeit und soziale Anerkennung:** Es handelt sich um eine sinnvolle Tätigkeit, die Anerkennung verdient. Dass die Arbeit von anderen als schwierig eingeschätzt wird, steigert die Anerkennung nochmals.
- **Interessant und abwechslungsreich:** Man lernt, sich auf unterschiedliche Bedingungen einzustellen und flexibel zu reagieren.
- **Kompetenzgefühl:** Arbeit im Rettungsdienst ist auch ein Training, in stressigen Situationen einen „kühlen Kopf" zu bewahren und sich besser durchsetzen zu können.
- **Persönlichkeitsentwicklung:** Indem man Bereiche wie „Krankheit", „Sterben" und „Tod" reflektiert und sich intensiv mit den Grenzen menschlichen Daseins beschäftigt, kann man als Persönlichkeit reifen.
- **Zusammenarbeit mit Kollegen:** Kollegialität ist ein schützender Faktor, der die Entwicklung negativer Folgeerscheinungen durch Einsatzbelastungen unter Umständen verhindern kann.

Auffällig an der von Karutz und Lasogga betrachteten Gruppe von Rettungsfachpersonal sind der Altersdurchschnitt von 36 Jahren und eine durchschnittliche Berufstätigkeit von 15 Jahren. Es handelt sich also um Personen, die schon länger im Rettungsdienst arbeiten. Aus den Aussagen dieser Personen kann man auf eine überwiegend hohe Berufszufriedenheit schließen. Interessant ist dabei die Fragestellung, ob der Beruf tatsächlich von allen im Rettungsdienst Tätigen so zufriedenstellend empfunden wird oder ob im Sinne einer „**Survivor-Hypothese**" die unzufriedenen Berufseinsteiger in den ersten Berufsjahren in andere Berufe wechseln und möglicherweise nur die im Beruf bleiben, zu denen die Anforderungen passen.

Hypothesen zur Berufszufriedenheit in den kommenden Jahren

Bei dem Beruf des Notfallsanitäters wurde erstmalig in der Geschichte der Gesundheitsfachberufe die Einführung eines neuen, höher qualifizierten Berufes mit einer Prüfung für Angehörige des Ursprungsberufes verbunden. Bei der Einführung des Rettungsassistenten bestand z. B. die Möglichkeit, dass bestehende Rettungssanitäter „übergeleitet" wurden. Das bedeutet, dass Rettungssanitätern auf Antrag die Berufsbezeichnung Rettungsassistent anerkannt wurde (> Kap. 2.3.3).

Jetzt müssen Rettungsassistenten eine Prüfung bestehen, um die neue Berufsbezeichnung führen zu dürfen. Dabei sollen die Maßstäbe an die Prüflinge angelegt werden, die auch für die grundständige Ausbildung gelten. Aus Sicht der angestrebten Qualitätsentwicklung im Rettungsdienst ist diese Tatsache zweifellos sehr zu begrüßen. Im Hinblick auf die zukünftige Berufszufriedenheit der heutigen Rettungsassistenten ist es allerdings ratsam zu evaluieren, was mit denen passiert, die schon älter sind, einige Jahre vor der Rente stehen und sich die Prüfung nicht zutrauen. Oder mit denen, die die Prüfung vielleicht sogar wiederholt nicht bestanden haben. In diesen Fällen ist das Risiko einer krisenhaften Zuspitzung berufsbedingter Frustration nicht unwahrscheinlich – vor allem vor dem Hintergrund, dass die relative Eigenständigkeit beruflichen Handelns als Rettungsassistent nun auf eine reine Assistenztätigkeit reduziert wird. Wenn hier nicht präventive Konzepte zur Aufarbeitung des Misserfolgs bzw. der empfundenen Degradierung entwickelt werden, besteht in der betroffenen Personengruppe sicherlich die Gefahr eines Anstiegs von stressbedingten Erkrankungen.

Modell der beruflichen Gratifikationskrise

Nach Siegrist kann eine Gratifikationskrise entstehen, wenn sich ein Arbeitnehmer in seiner Eigenwahrnehmung stark verausgabt, sein Einsatz aber nicht angemessen entlohnt wird. Dies trifft bei langjährigen Rettungsassistenten zu, die entweder die Prüfung zum Notfallsanitäter nicht bestanden haben oder sie sich nicht zutrauen. Viele Jahre engagierten sich diese Mitarbeiter für das Unternehmen oder die Patienten. Für einen beruflichen Aufstieg oder berufliche Anerkennung wurde großer Einsatz erbracht. Am Ende steht die berufliche Abwertung, da sie als langjährige Rettungsassistenten faktisch nur noch die Rolle eines Rettungssanitäters einnehmen.

Nach Borgetto und Kälble sind u. a. Blockaden des beruflichen Aufstiegs, unfreiwillige Arbeitsplatzwechsel, qualifikationsfremder beruflicher Einsatz und soziale Abwärtsmobilität wahrscheinliche Auslöser von Gratifikationskrisen.

> **ACHTUNG**
> Durch eine Gratifikationskrise bedingt steigt das Risiko, einen Herzinfarkt zu erleiden, unabhängig vom kardiovaskulären Risiko um das Drei- bis Vierfache. Auch Zusammenhänge mit Diabetes Typ II, Depression und Alkoholabhängigkeit werden diskutiert.

Neben der beschriebenen Gefahr der berufsbedingten Frustration hat die Einführung des Notfallsanitäters aber auch das Potenzial, mehr Berufszufriedenheit zu schaffen. Diese Annahme begründet sich vor allem dadurch, dass die Berufsausbildung darauf abzielt, ganzheitliche Fähigkeiten wie Problemlösungsfähigkeit, Fähigkeit zur Abwägung eigenständiger Entscheidungen nach Risiko und Nutzen für den Patienten, Teamfähigkeit, Verantwortungsbewusstsein, Reflexionsfähigkeit und Fehlerbewusstsein sowie Bereitschaft zu lebenslangem Lernen zu fördern.

Dieser Zuwachs an personalen und sozialen Kompetenzen steigert die berufliche Eigenständigkeit und Handlungsfähigkeit. Außerdem folgt der kritischen Auseinandersetzung mit dem eigenen Handeln ein konstruktiver Umgang mit eigenen Fehlern.

Das Anforderungs-Kontroll-Modell

Das Anforderungs-Kontroll-Modell nach Karasek und Theorell wurde zur Analyse des Zusammenhangs von Arbeit und Gesundheit entwickelt. Der von den Erwerbstätigen zu leistende Arbeitsumfang beschreibt die Anforderungen. Unter Kontrolle wird in dem Modell verstanden, inwieweit der Arbeitnehmer in der Ausübung seiner Arbeit Entscheidungsspielräume hat und seine persönlichen Fähigkeiten nutzen und entwickeln kann. Wenn sich eine ungünstige Kombination aus Anforderungen und Kontrolle ergibt, sind gesundheitliche Beeinträchtigungen zu erwarten. Diskutiert werden Zusammenhänge mit Herzinfarkten, Diabetes Typ II, Depressionen, Alkoholabhängigkeit und allgemeiner Mortalität.

Am ungünstigsten ist eine Kombination aus hohen Anforderungen und geringen Kontrollmöglichkeiten. Bei hohen Anforderungen stellt ein großes Maß an Kontrollfähigkeit einen Schutzfaktor dar. Der Berufsalltag von Notfallsanitätern stellt zwar hohe Anforderungen, durch die breit angelegten Kompetenzen und die aufgewertete Rolle im Rettungsteam steht dem allerdings auch ein im Vergleich zum Rettungsassistenten höheres Maß an Kontrolle gegenüber.

> **MERKE**
> Nach dem Anforderungs-Kontroll-Modell ist daher eher davon auszugehen, dass sich die im Vergleich zum Rettungsassistenten höherwertige Ausbildung von Notfallsanitätern positiv auf deren Gesundheit auswirkt.

5.2 Erwartungen an Notfallsanitäter

Der Beruf des Notfallsanitäters ist zunächst geprägt von unterschiedlichen **formellen Rollenerwartungen:**

Führungsrolle: Der Notfallsanitäter ist ein Teamberuf mit einer sehr großen Eigenverantwortlichkeit. Der Notfallsanitäter ist i. d. R. mit einem formal niedriger qualifizierten Teampartner auf dem Rettungswagen eingesetzt. Das können Rettungssanitäter oder in einer Übergangsphase auch Rettungsassistenten sein. In der Zusammenarbeit im Team obliegt ihm die Führungsrolle. D. h., der Notfallsanitäter trägt während eines Einsatzes die Verantwortung für seinen Arbeitsplatz, den Rettungswagen, dessen Ausstattung und die Sicherheit des darauf eingesetzten Personals. Auch koordiniert und verantwortet er bei Notfalleinsätzen ohne Notarzt die Versorgung des Patienten.

Der Notfallsanitäter ist der einzige Gesundheitsfachberuf in Deutschland, dessen Angehörige unter gewissen Voraussetzungen vom Gesetzgeber befugt sind, eigenständig invasive Maßnahmen durchzuführen. Die Erfüllung dieser verantwortungsvollen Rollenzuschreibung ist an ein hohes Maß an Reflexions- und Selbstkritikfähigkeit geknüpft. Es gehört zum Verantwortungsbereich des Notfallsanitäters, dass er eine vitale Bedrohung von Patienten sicher erkennt sowie krankheits- und situationsabhängig einen Notarzt nachfordert. Diesen unterstützen er und sein Teammitglied in kooperativer Art und Weise vor allem in medizinischer Hinsicht.

Schnittstellenfunktion: Es liegt in der Natur der Sache, dass sich im Rahmen einer Tätigkeit, bei der Verletzte sowie Erkrankte versorgt und von einem Ort an einen anderen transportiert werden, zahlreiche Schnittstellen der Übernahme bzw. Übergabe von Patienten ergeben. Zur Aufgabe des Notfallsanitäters gehört es, an diesen Schnittstellen zu kommunizieren, Übergabegespräche zu führen und möglichst keine relevanten Informationen zu vergessen (➤ Kap. 14).

Teamorientierte Mitwirkung: Bei Notarzteinsätzen stellt die kooperative Zusammenarbeit mit dem Notarzt eine weitere Aufgabe dar. Dieser trägt die medizinische Verantwortung für den Patienten. Der Notfallsanitäter ist verantwortlich für:

- Betreuung des Patienten
- Auswahl geeigneter Rettungstechniken bzw. Transportmittel
- Patientensicherheit während des Transports
- Immobilisationsmaßnahmen
- Einsatztaktisch-organisatorische Überlegungen
- Aufklärung über rettungs- bzw. transportspezifische Sachverhalte
- Kommunikation mit der Leitstelle
- Transport des Patienten, sofern der Notarzt den Transport nicht begleitet

Darüber hinaus stellt sich die Frage, welche **informellen Erwartungen** an eine bedarfs- und bedürfnisorientierte Versorgung durch Notfallsanitäter von **Patienten** selbst gestellt werden. Buser, Scheller und Wildgrube haben Untersuchungen zu Patientenerwartungen in der Arztpraxis durchgeführt. Es ist davon auszugehen, dass ähnliche Erwartungen auch an Notfallsanitäter gestellt werden. Der Arzt sollte demnach u. a.

- genügend Zeit haben,
- förderliche Persönlichkeitsmerkmale besitzen (zuhören können, ehrlich sein),
- ausreichend Informationen geben,
- fachliche Kompetenz zeigen,
- Autonomie gewähren,
- Empathie zeigen und
- eigene Grenzen erkennen.

Im Rahmen einer Studie von Hirche aus dem Jahr 2008 wurden 205 Fragebögen zur Patientenzufriedenheit im Rettungsdienst ausgewertet. Für 75 % der Befragten war Freundlichkeit das Wichtigste. 94 % waren mit der Freundlichkeit zufrieden oder sogar sehr zufrieden. 41 % der Befragten bewerteten die Frage, ob sich die Rettungssanitäter bzw. Rettungsassistenten genug Zeit nahmen, mit sehr gut, 49 % mit gut. In diesem Punkt wurde der Notarzt mit einem Sehr-gut-Anteil von 75 % besser bewertet als das Rettungsfachpersonal. Die Erklärung der Diagnose und der weiteren Schritte durch Rettungssanitäter bzw. Rettungsassistenten bewerteten 24 % der Patienten mit befriedigend oder schlechter. Auch hier wurde der Notarzt besser bewertet: Nur ca. 5 % bewerteten ihn mit befriedigend oder schlechter.

Auch bei der Bewertung, inwieweit die Beschwerden des Patienten gelindert werden konnten, schneidet der Notarzt mit einem Mittelwert von 2,07 besser ab als das Rettungsfachpersonal mit einem Mittelwert von 3,04 (bei einer Bewertungsskala analog den Schulnoten von 1 [sehr gut] bis 6 [ungenügend]).

> **PRAXISTIPP**
> Das Rettungsfachpersonal sollte besser aufklären und informieren. Außerdem sollte es über effektivere Möglichkeiten verfügen, die Beschwerden von Patienten zu lindern.

Aus heutiger Sicht sind dies genau die Aspekte, die u. a. zur Einführung des Notfallsanitäters geführt haben. Aus diesen Ergebnissen lassen sich folgende Anforderungen an die Arbeit von Notfallsanitätern ableiten:

- Das verantwortungsvolle Nutzen der u. a. um invasive Maßnahmen erweiterten Handlungsmöglichkeiten, z. B. Analgesie, erscheint dringend geboten, um Beschwerden von Patienten effektiver zu lindern.
- Aufklärung, Beratung und Information müssen neben der psychosozialen Betreuung von Patienten und Angehörigen zu Kernkompetenzen von Notfallsanitätern werden.

5.3 Auftreten und Verhalten in der Öffentlichkeit

Das **Verhalten** und das äußere **Erscheinungsbild** tragen in hohem Maße dazu bei, wie Notfallsanitäter in der Öffentlichkeit wahrgenommen werden. Dass der erste Eindruck entscheidet, gilt auch im Rettungsdienst. Begegnungen mit Patienten sind zumeist einmalig und eine Chance zur späteren Korrektur des ersten Eindrucks gibt es nicht.

> **MERKE**
> Der **erste Eindruck,** den der Notfallsanitäter auf den Patienten, dessen Familie oder auf einen Hausarzt macht, kann ein bleibender Eindruck sein, der sich auch auf die weitere Zusammenarbeit auswirkt.

Der Notfallsanitäter hat zumeist wenig Zeit, eine **Vertrauensbasis** zum Patienten herzustellen. Somit ist der Patient auf den ersten Eindruck angewiesen, um seinen Helfer einzuschätzen. Im Laufe der Versorgung kommt der Notfallsanitäter dem Patienten auch körperlich nahe. Ein entsprechend einfühlendes Verhalten, eine

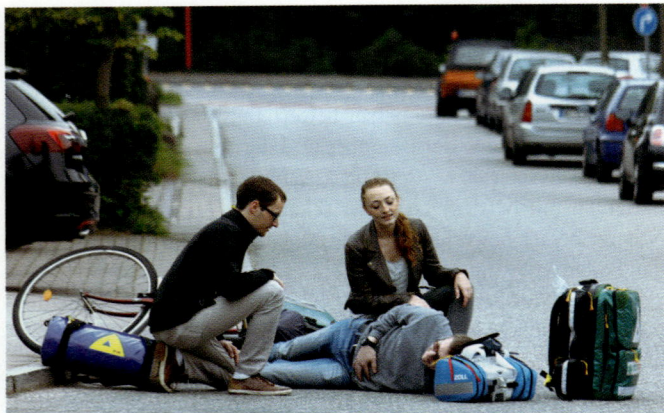

Abb. 5.5 Notfallsanitäter in Zivilkleidung „im Einsatz" [O997]

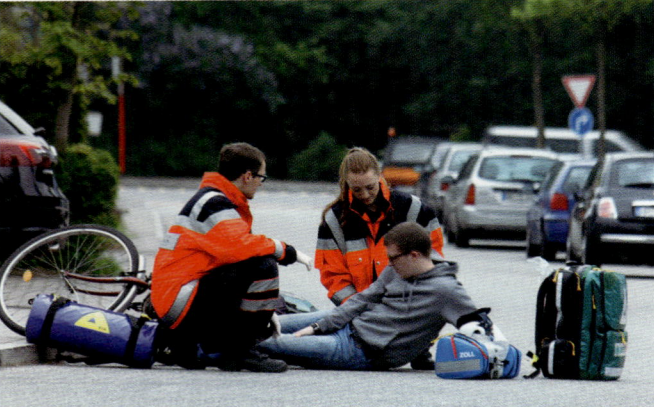

Abb. 5.6 Notfallsanitäter in Dienstkleidung im Einsatz: Die Dienstkleidung unterstreicht den offiziellen Auftrag des Rettungsteams, eine hochwertige und fachkundige Versorgung zu gewährleisten. Zudem wird dem Patienten eindeutig vermittelt, dass die Versorgung im Rahmen der Ausübung einer beruflichen Rolle erfolgt, die bestimmte Grundregeln der Vertraulichkeit und Verschwiegenheit beinhaltet. [O997]

saubere und angemessene Kleidung sind demnach erforderlich, um Vertrauen und Autorität zu ermöglichen. Ein gepflegter Notfallsanitäter vermittelt dem Patienten, sauber, nett, kompetent und fachkundig zu sein. Ein Notfallsanitäter mit Blutspritzern auf der Hose wird dem bereits ängstlichen Patienten das Gefühl vermitteln, eher nicht in fachkundigen Händen zu sein. An seiner Kompetenz werden Patienten und ihre Angehörigen sicherlich Zweifel haben (➤ Abb. 5.5 und ➤ Abb. 5.6).

Das Recht fordert **Schweigepflicht** und Datenschutz. In der täglichen Arbeit im Rettungsdienst wird man mit sehr persönlichen Details aus dem Leben der Patienten konfrontiert. Jeder Patient hat ein Recht darauf, dass die Einzelheiten, die bei seiner Versorgung bekannt werden, vertraulich behandelt werden. Manche Patienten fürchten soziale Auswirkungen ihrer Krankheit oder Verletzung. Selbstverständlich gibt es Fälle wie Kindesmisshandlung oder andere Straftaten, bei denen Notfallsanitäter eine rechtliche Verpflichtung haben, Informationen an die entsprechenden Institutionen weiterzuleiten.

Anteilnahme bedeutet, dass man einen Teil der erforderlichen Hilfeleistungen für einen Patienten einfühlsam, sachgerecht und engagiert übernimmt (➤ Kap. 9). **Mitleiden** dagegen bedeutet ein im Gefühl verharrendes Erleben von Leid, Schmerz oder Not anderer. In der beruflichen Arbeit sollte man sich bemühen, die Probleme der Patienten ernst zu nehmen, sich aber nicht von den Schwierigkeiten des Betroffenen überwältigen zu lassen. Die Qualität der Anteilnahme hängt stark vom **persönlichen Reifegrad** des Notfallsanitäters ab.

> **MERKE**
> Je besser ein Notfallsanitäter mit dem Leid anderer Menschen umzugehen lernt und es psychisch verarbeiten kann, desto besser und professioneller kann er dem Patienten auch wirksame psychische Unterstützung geben.

Ein wesentliches Merkmal rettungsdienstlicher Tätigkeit ist die Versorgung von Patienten in Umgebungen außerhalb von Institutionen des Gesundheitswesens (z. B. in der Wohnung des Patienten). Der Rettungsdienst betritt somit bei seinen Einsätzen Territorien, über die er keine Verfügungsrechte hat – er ist **Gast**. Von einem Anrufer eingeladen, erfüllt das Rettungsfachpersonal eine besonders wichtige, manchmal sogar lebensrettende Aufgabe und hat das Recht, als Gast behandelt zu werden. Gleichzeitig muss er sich aber seiner Pflichten als Gast bewusst sein:
- Höflichkeit
- Akzeptanz
  - der Privatsphäre,
  - der lokalen Gebräuche und
  - des fremden Territoriums.

Beachtet er diese Aspekte nicht, werden Interaktionsprobleme provoziert. Das **Territorium des Rettungsdienstes** ist z. B. der RTW. Dieser ist während eines Einsatzablaufs der Bereich, in dem das Rettungsteam das Hausrecht hat.

5.4 Selbstreflexion

Im Anschluss an jeden Einsatz und auch einsatzunabhängig, z. B. bezogen auf den Wachalltag, sollten Notfallsanitäter ihr Verhalten selbstkritisch reflektieren.

> **MERKE**
> Als **Selbstreflexion** bezeichnet man die Fähigkeit des Menschen, über die eigene Situation nachzudenken. Sie setzt das Vermögen zur differenzierten Selbstbeobachtung und eine gewisse Eigendistanz voraus.

In **Einsatznachbesprechungen** werden Einsätze aus der Perspektive der einzelnen Teammitglieder noch einmal betrachtet. Idealerweise gibt sich das Rettungsteam gegenseitig ein **Feedback** darüber, was gut gelaufen ist und was man das nächste Mal anders machen könnte. Feedback zielt darauf ab, anderen zu sagen, wie ich sie sehe, und von anderen zu erfahren, wie sie mich wahrnehmen:
- Mitteilung darüber, wie ich das Verhalten des anderen erlebe und was es im positiven und negativen Sinn für mich bedeutet

- Mitteilung darüber, welche Bedürfnisse und Gefühle ich in der Situation hatte, damit der andere darüber informiert ist, worauf er besser Rücksicht nehmen könnte
- Mitteilung darüber, welche Veränderungen in seinem Verhalten mir gegenüber die Zusammenarbeit mit ihm erleichtern würden

Nachbesprechungen von Einsätzen müssen nicht lange dauern. Sind alle Teammitglieder der Meinung, dass alles gut gelaufen ist, kann die Einsatznachbesprechung bereits nach wenigen Minuten beendet sein. Traten im Einsatz allerdings Komplikationen auf, gab es Konflikte oder war der Einsatz für eines oder mehrere Teammitglieder belastend, sollte es in einem auf Qualität bedachten Rettungsdienst möglich sein, sich auch länger zu unterhalten. In keinem Fall sollte generell bzw. von vornherein auf eine Einsatznachbesprechung verzichtet werden. Mancher Konflikt schwelt im Verborgenen, wird erst in der Nachbesprechung für alle erkennbar und kann dann meist gelöst werden.

PRAXISTIPP
Für die Etablierung einer vertrauensvollen Kommunikationskultur im Rettungsdienst braucht es Vorbilder. Jeder einzelne Notfallsanitäter kann für seine Kollegen und insbesondere für Auszubildende ein gutes Vorbild sein und vorleben, dass kein Einsatz beendet ist, bevor nicht noch einmal darüber gesprochen wurde.

Zusammenfassend können folgende Argumente dafür angeführt werden, Einsatznachbesprechungen durchzuführen:
- Zu einer **vollständigen Handlung** (➤ Kap. 3.2.2) gehört neben den Phasen Informieren, Planen, Entscheiden, Ausführen und Kontrollieren immer auch die Bewertung. Diese erfolgt am effektivsten gemeinsam in der Teamzusammensetzung des Einsatzes.
- Einsatznachbesprechungen bieten Anlässe, voneinander zu lernen. Durch das Besprechen der in dem Einsatz gemachten Erfahrungen findet eine aktive und konstruktive Auseinandersetzung mit den anderen Teammitgliedern statt. So mancher **„praktische Kniff"** oder aktuelles Wissen zu einem Thema wird auf diese Art ausgetauscht und verbreitet.
- Durch Einsatznachbesprechungen wird aktiv ein **positiver und konstruktiver Umgang mit Fehlern** gelebt.

PRAXISTIPP
Tipps für eine erfolgreiche Einsatznachbesprechung
- **„Closed Room":** Alles, was besprochen wird, bleibt in der Runde (im Raum). Es wird Verschwiegenheit vereinbart und gelebt.
- **Jeder hat die gleiche Stimme:** Unabhängig von der hierarchischen Position im Einsatz hat in der Einsatznachbesprechung jeder dasselbe Gewicht und das gleiche Recht der Mitsprache.
- **Ich-Botschaften:** Aussagen, die in der Nachbesprechung getätigt werden, betonen immer die eigene Perspektive (*„Ich habe den Eindruck gehabt, dass dich der Patient genervt hat und ich habe dich im Verlauf des Einsatzes als recht unfreundlich gegenüber dem Patienten wahrgenommen."*). Das erleichtert den anderen, die Argumente anzunehmen und ihrerseits die eigene Wahrnehmung der Situation entgegenzusetzen: *„Ich habe gar nicht bemerkt, dass das so wirken könnte. Ich dachte, der Patient bekommt davon sicher nichts mit. Aber ja. Du hast recht. Bei näherer Betrachtung hat mich der Patient wirklich auf die Palme gebracht. Gut zu wissen. Dann kann ich mich das nächste Mal vielleicht anders verhalten."*
- **Konflikte offen klären:** Ein Konflikt verstärkt sich häufig dadurch, dass er nicht angesprochen wird. Deshalb sagen „wo der Schuh drückt". Dann finden sich Lösungen.
- **Konstruktiv sein!** Jedes Teammitglied bemüht sich darum Lösungen beizutragen.
- **Andere respektieren und wertschätzen:** Das ist der Schlüssel zum Erfolg von Einsatznachbesprechungen. Herrscht eine Stimmung der Missgunst und des Misstrauens, wird kein offener und ehrlicher Austausch möglich sein.

Der **Ort,** an dem Einsatznachbesprechungen durchgeführt werden, ist abhängig von der Einsatzsituation und vom Gesprächsbedarf. Mal ist ein kurzes Zusammensitzen „auf dem Trittbrett des RTW" in der Fahrzeughalle der Notaufnahme ausreichend. Bei größeren Einsätzen terminiert man die Einsatznachbesprechung z. B. am Folgetag in einem Besprechungsraum der Rettungswache und lädt andere beteiligte Einsatzkräfte (z. B. die Feuerwehr) nach Möglichkeit mit dazu ein.

Wiederholungsfragen

1. Erläutern Sie unterschiedliche Definitionen eines Berufs (➤ Kap. 5.1).
2. Beschreiben Sie die historische Entwicklung von unqualifizierten Krankenträgern zum heutigen Notfallsanitäter (➤ Kap. 5.1.1).
3. Aus welchen Gründen war die Etablierung eines Berufsbildes im Rettungsdienst derart schwierig und langwierig (➤ Kap. 5.1.1)?
4. Wovon hängt das Prestige eines Berufes ab (➤ Kap. 5.1.2)?
5. Wie beurteilen Sie die Entwicklung des Berufsprestiges innerhalb der Gesellschaft, der Daseinsvorsorge, des Gesundheitswesens und des Rettungsdienstes in den kommenden Jahren (➤ Kap. 5.1.2)?
6. Wie sind die Ergebnisse vorliegender Untersuchungen zur Berufszufriedenheit im Rettungsdienst (➤ Kap. 5.1.3)?
7. Was sind die vermuteten Gründe für eine relativ hohe Berufszufriedenheit im Rettungsdienst (➤ Kap. 5.1.3)?
8. Was versteht man unter der „Survivor-Hypothese" (➤ Kap. 5.1.3)?
9. Wie wird sich die Berufszufriedenheit im Rettungsdienst in den kommenden Jahren voraussichtlich entwickeln (➤ Kap. 5.1.3)?
10. Aus welchen Gründen kann die Umsetzung des Notfallsanitätergesetzes im Hinblick auf die Berufszufriedenheit sowohl positive als auch negative Folgen nach sich ziehen (➤ Kap. 5.1.3)?
11. Welche Erwartungen werden an das berufliche Handeln von Notfallsanitätern gestellt (➤ Kap. 5.2)?
12. Auf welche Aspekte sollten Notfallsanitäter zukünftig besonders achten, um den an sie gestellten Erwartungen gerecht werden zu können (➤ Kap. 5.2)?

13. Erläutern Sie, was unter einem angemessenen Auftreten und Verhalten in der Öffentlichkeit zu verstehen ist (➤ Kap. 5.3).
14. Was versteht man unter der Fähigkeit zur Selbstreflexion (➤ Kap. 5.4)?
15. Aus welchen Gründen ist die Durchführung von Einsatznachbesprechungen unbedingt zu empfehlen (➤ Kap. 5.4)?
16. Welche Regeln sind bei der Durchführung von Einsatznachbesprechungen zu beachten (➤ Kap. 5.4)?

Fortsetzung des Szenarios

Jetzt wird das Gespräch erst richtig spannend: Einer der umstehenden Partygäste hat die Ausführungen mitgehört und offenbart, dass er selbst Notfallsanitäter ist. Der Notfallsanitäter greift die Schilderungen des anderen Partygastes dankbar und wertschätzend auf. Er nutzt aber auch die Gelegenheit, seinen Berufsstand in einer angemessenen Weise darzustellen.

Er beschreibt die unterschiedlichen Qualifikationsstufen im Rettungsdienst, die Kompetenzen von Notfallsanitätern und legt Wert darauf, dass es längst keine unqualifizierten Krankenträger mehr gibt. Dass es vereinzelt Kollegen gibt, die sich unprofessionell verhalten, steht natürlich außer Frage. Der Notfallsanitäter zeigt jedoch größtes Engagement, damit die negativen Erfahrungen nicht zu einer pauschalen Verunglimpfung und Abwertung des Berufsstandes führen. Die anderen Partygäste zeigen sich interessiert und aufgeschlossen: „Das haben wir alles nicht gewusst."

An dieser Situation werden Themen deutlich, die auch im vorangegangen Kapitel angesprochen worden sind. Dass das Ansehen des Rettungsfachpersonals bei einigen Menschen eher gering ist, hat mit fehlendem Wissen über Organisation und Arbeitsweise des Rettungsdienstes zu tun. Der längst vollzogene Wandel von Krankenträgern zu professionellen Rettungsfachkräften ist von der Allgemeinheit bislang jedenfalls nur sehr begrenzt wahrgenommen worden. Die weitere Aufklärung der Öffentlichkeit über den eigenen Berufsstand ist daher besonders wichtig.

Über diesen Aspekt hinaus zeigt das Fallbeispiel, welche Erwartungshaltung Patienten an Notfallsanitäter haben, wie eine Notfallsituation von Laien wahrgenommen wird und was davon oftmals in besonderer Erinnerung bleibt: nicht unbedingt das medizinische Fachwissen oder die fachliche korrekte Durchführung einzelner Maßnahmen, sondern das Auftreten und Verhalten der Rettungsfachkräfte an sich. Dieser Tatsache muss sich jeder Notfallsanitäter stets bewusst sein!

WEITERFÜHRENDE LITERATUR

Karutz, H., Lasogga, F.: Positive Aspekte der Arbeit im Rettungsdienst: Helfen können und Dankbarkeit erfahren. In: Rettungsdienst 28(12) (2005) 1182–1186

Moecke, H., Marung, H., Oppermann, S.: Praxishandbuch Qualitäts- und Risikomanagement im Rettungsdienst. Medizinisch wissenschaftliche Verlagsgesellschaft, Berlin, 2013

Niehues, C.: Notfallversorgung in Deutschland. Analyse des Status quo und Empfehlungen für ein patientenorientiertes und effizientes Notfallmanagement. Kohlhammer, Stuttgart, 2012

Tietze, K.: Kollegiale Beratung. Problemlösungen gemeinsam entwickeln. Rowohlt Verlag, Reinbek 5. Aufl. 2012

KAPITEL 6

Verena Blank-Gorki

Berufliche Ethik

6.1	**Ethik zwischen Theorie und Praxis**	72	6.3	**Ethisches Handeln im Rettungsdienst**	75
			6.3.1	Ethische Prinzipien in der Medizin	76
6.2	**Allgemeine Grundlagen von Ethik**	73	6.3.2	Praktische Aspekte für den Rettungsdienst	77
			6.4	**Fazit für die Einsatzpraxis**	78

6 Berufliche Ethik

Szenario

Die Besatzung eines RTW und eines NEF werden am frühen Morgen, gegen 6.00 Uhr, in ein Seniorenheim gerufen. Das dort arbeitende Pflegepersonal hat einen der Bewohner leblos in seinem Bett aufgefunden und daraufhin den Rettungsdienst alarmiert.

Am Einsatzort eingetroffen, stellt das Rettungsteam bei dem Patienten tatsächlich einen Herz-Kreislauf-Stillstand fest und beginnt mit den üblichen Reanimationsmaßnahmen. Während der laufenden Wiederbelebung erfährt das Rettungsteam, dass der Patient 87 Jahre alt ist, nach mehreren Schlaganfällen und aufgrund einer schweren Demenzerkrankung schon seit geraumer Zeit bettlägerig und nur noch sehr eingeschränkt bei Bewusstsein gewesen ist. Zur künstlichen Ernährung des Patienten wurde ihm vor 6 Monaten auch bereits eine perkutane endoskopische Gastrostomie (PEG) angelegt.

Inhaltsübersicht

6.1 Ethik zwischen Theorie und Praxis
- Im Rettungsdienst werden regelmäßig ethische Fragestellungen berührt.
- Schwierige Entscheidungen im rettungsdienstlichen Alltag lassen sich durch die Auseinandersetzung mit ethischen Grundlagen besser reflektieren.

6.2 Allgemeine Grundlagen von Ethik
- Ethik und Moral spielen im menschlichen Miteinander eine zentrale Rolle.
- Moral bezieht sich auf Werte und Normen; Ethik beschäftigt sich mit der wissenschaftlichen Reflexion von Moral.
- Ethik will klären, was als „gutes" Handeln angesehen werden kann.
- Ethisch „gutes" Handeln basiert auf moralischen Urteilen, die sich aus Normen, Werten und ethischen Prinzipien ableiten lassen.
- Verschiedene Denkrichtungen und Menschenbilder bilden das Fundament für die Auseinandersetzung mit ethischen Fragestellungen.
- Für die Notfallmedizin sind drei Denkrichtungen von besonderer Bedeutung: Konsequentialistische und deontologische Theorien sowie die Tugendethik.
- Konsequentialistische Theorien beziehen sich in der Bewertung von „gutem" Handeln auf die objektiven Folgen.
- Deontologische Theorien, wie z. B. die Prinzipienethik, beschäftigen sich mit der Formulierung von grundlegenden Handlungsanweisungen – unabhängig von den Folgen.
- Die Tugendethik stellt die individuellen Charaktereigenschaften von Menschen ins Zentrum der Betrachtung.

6.3 Ethisches Handeln im Rettungsdienst
- Ethische Prinzipien in der Medizin dienen als grundlegende Richtschnur für ethisch angemessenes Handeln.
- Wesentlich für den Rettungsdienst sind die Prinzipien der Autonomie, des Nichtschadens, der Fürsorge, der Gerechtigkeit, der Achtung der Menschenwürde und der Wahrhaftigkeit.
- Die Komplexität des rettungsdienstlichen Alltags lässt sich nicht immer mit ethischen Prinzipien in Einklang bringen.
- In der Praxis haben sich strukturell-institutionelle und individuell-personenbezogene Ansätze zum Umgang mit ethischen Fragen entwickelt.
- Patientenverfügungen und Ethikkommissionen bieten strukturelle Orientierung, haben im Rettungsdienst aber nur eine begrenzte Reichweite.
- Strukturierte Reflexionsmöglichkeiten von ethisch schwierigen Einsätzen und eine fundierte individuelle Auseinandersetzung mit der beruflichen Positionierung bilden die notwendige Grundlage für zukünftiges ethisch „gutes" (Be-)Handeln.

6.4 Fazit für die Einsatzpraxis
- Ethische Fragen lassen sich nicht eindeutig beantworten. Es gibt kein „richtig" oder „falsch", sondern zumeist mehrere Antworten mit unterschiedlichen Begründungen.

6.1 Ethik zwischen Theorie und Praxis

Ethische Fragestellungen beschäftigten sich letztlich immer mit schwierigen Entscheidungsprozessen.
- Soll bei einem sehr alten, schwer kranken Patienten mit Herz-Kreislauf-Stillstand überhaupt (noch) eine Reanimation eingeleitet werden?
- Soll ein solcher Patient (noch) zur weiteren Behandlung in eine Klinik transportiert werden?
- Wem soll bei einem Einsatz mit mehreren Patienten, bei dem zunächst nicht ausreichend Rettungskräfte verfügbar sind, zuerst geholfen werden?
- Soll bei Auffinden eines Patienten mit sicheren Todeszeichen mit einer Wiederbelebung begonnen werden, um den Eindruck zu erwecken, immerhin „noch alles getan" zu haben?
- Dürfen an einem verstorbenen Notfallpatienten, etwa nach einer erfolglosen Reanimation, medizinische Prozeduren wie z. B. die endotracheale Intubation geübt werden, weil dies doch eigentlich eine hervorragende Trainingsgelegenheit darstellt?

Auf diese und weitere Fragen gibt es mindestens zwei Antwortmöglichkeiten, die sich letztlich immer im **Handlungsspektrum von „Tun" oder „Lassen"** bewegen. Sich für das eine zu entscheiden bedeutet z. B. immer auch, eine etwaige Alternative abzulehnen. Auch das bewusste Nichtstun in einem Notfall setzt in diesem Sinne sehr wohl eine Entscheidung voraus.

Die Entscheidungen in Notfällen, z. B. für oder gegen die Einleitung oder Fortführung einer Reanimation, müssen üblicherweise jedoch unter Zeitdruck getroffen werden. Der Versuch, durch rasches und professionelles Handeln irreversible Folgeschäden oder gar den Tod zu verhindern, ist dabei fast immer die handlungsleitende Maxime. Die Ausbildung von Notfallsanitätern beinhaltet dementsprechend Schemata und Algorithmen, die Handgriffe und Abläufe automatisieren und unnötigen Zeitverlust minimieren sollen. Ethische Aspekte können dabei allerdings in den Hintergrund geraten:

- Machen bestimmte Behandlungen überhaupt **Sinn**?
- Gibt es „gute" Gründe, sich u. U. auch **gegen** die Durchführung bestimmter Maßnahmen zu entscheiden?
- Hat ein Patient die Entscheidungsfreiheit, sich bewusst **nicht** behandeln zu lassen, auch wenn medizinisch etwas anderes angezeigt ist?
- Kann ein Patient unmittelbar in einer Notfallsituation überhaupt noch mündig und frei entscheiden?

Ethik als praktisch angewendete Disziplin kann dabei helfen, Antworten auf diese und weitere Fragen zu finden.

MERKE
Zu beachten ist, dass Ethik **keine allgemeingültigen Handlungsgrundsätze** aufstellt, sondern lediglich als eine **Hilfestellung für die begründete individuelle Entscheidungsfindung** verstanden werden sollte!

Vor diesem Hintergrund werden im vorliegenden Kapitel Grundlagen und verschiedene Perspektiven der Ethik vorgestellt und mit praktischen Beispielen aus dem Rettungsdienst verknüpft.

6.2 Allgemeine Grundlagen von Ethik

Der Begriff „Ethik" lässt sich ethymologisch aus dem Griechischen ableiten, und zwar von „ethos" für „Sitte" und „Gewohnheit". Eng damit verknüpft ist der Begriff der „Moral". Vom Lateinischen „mores" stammend, steht er wörtlich ebenfalls für „Sitten".

Inhaltlich lassen sich Moral und Ethik allerdings unterscheiden. Während die Moral das System der Werte und Normen beschreibt, nach denen verschiedene Gruppen – z. B. Familien, Berufsgruppen, aber auch ganze Gesellschaften – agieren und zusammenleben (➤ Kap. 8), handelt es sich bei der Ethik um eine übergeordnete philosophische Disziplin. Ethik kann demnach als **Wissenschaft der Moral** verstanden werden, die sich systematisch und theoretisch fundiert mit den moralischen Prinzipien einer Gruppe auseinandersetzt und diese immer wieder auf den Prüfstand stellt.

MERKE
Ethik ist die Wissenschaft der Moral. Sie beschäftigt sich mit der Reflexion moralischer handlungsleitender Werte und Normen.
Moral umfasst die Werte und Normen, die für bestimmte Personengruppen handlungsleitend sind.

Pointiert ausgedrückt, beschäftigt sich Ethik mit Fragen nach dem, was „gut" ist. Es geht darum, zu ermitteln, unter welchen Voraussetzungen ein gutes, gerechtes und menschenwürdiges (Be-)Handeln möglich ist.

Handeln ist an dieser Stelle das zentrale Element. Im Vordergrund steht dabei, etwas willentlich und wissentlich zu tun oder auch zu lassen. Bezogen auf das eingangs geschilderte Szenario haben die Notfallsanitäter zunächst mit einer Reanimation begonnen. Unmittelbar bei ihrem Eintreffen am Notfallort waren ihnen auch keine Fakten bekannt, die genau dieses Vorgehen hätten von vornherein infrage stellen können.

Voraussetzung für das sog. intendierte Handeln sind **Urteile.** Nur wer bestimmte Handlungsoptionen kennt und diese für sich bewertet bzw. beurteilt hat, ist in der Lage eine Handlung bewusst durchzuführen. Bewertungskriterien können z. B. in der Spanne zwischen „richtig und falsch" oder „gut und schlecht" liegen. Beide Dimensionen beziehen sich dabei auf bestimmte Normen und Werte. Ob etwas als „richtig" oder „falsch" angesehen wird, unterliegt zumeist klar geregelten Vorgaben wie Gesetzen oder anderen verbindlichen Vorschriften. Die Entscheidung zwischen „gut" oder „schlecht" hingegen basiert auf weniger eindeutigen Grundlagen.

ACHTUNG
Eine Entscheidung kann, wenn sie allein mit berufsrechtlichen Maßstäben bewertet wird, völlig korrekt sein – ob es sich aber auch um eine in ethischer Hinsicht „gute" Entscheidung gehandelt hat, lässt sich mitunter infrage stellen.

Wie bereits beschrieben, sind **Normen** und **Werte** wesentliche Grundlagen für eine fundierte Entscheidungsfindung. Dabei wird ein Wert nicht als Objekt im Sinne von Besitz verstanden, sondern als Maßstab, der das Handeln lenkt und Entscheidungen über Handlungsweisen ermöglicht. In der Medizin wird häufig das Wohlergehen des Menschen als grundlegender Wert definiert, an dem sich ethische Normen und Prinzipien ausrichten.

Unter Normen werden dabei zumeist **sozial definierte Verhaltensregeln und -standards** verstanden. Unterschieden werden können formale und moralische Normen, die durch die Möglichkeiten der Sanktionierung bei abweichendem Verhalten differenziert werden. So ist z. B. die Folge von unterlassener Hilfeleistung bei Unglücksfällen, Gefahr oder Not klar geregelt. Das Strafgesetzbuch als formale Norm sieht für diesen Fall eine Freiheits- oder Geldstrafe vor. Nicht ganz so eindeutig ist der Umgang bei moralisch zweifelhaftem Verhalten. Hier sind lediglich soziale Sanktionen wie Tadel, Kritik und Ächtung möglich.

Im engen Zusammenhang mit Werten und Normen stehen **ethische Prinzipien.** Auch mit ihnen sind Regeln verbunden, die sich allerdings auf einem allgemeineren Niveau als Normen bewegen.

6 Berufliche Ethik

Für die Auseinandersetzung mit ethischen Fragestellungen in der Medizin haben sich diese Prinzipien als eine wesentliche Grundlage entwickelt (> Kap. 6.3.1). Hier zu nennen ist z. B. das **Prinzip der Autonomie des Patienten,** das mit bestimmten konkreten Normen wie einem respektvollen Umgang mit dem Gegenüber oder der Forderung nach Aufklärung verbunden ist.

Um zu verstehen, wie bestimmte Prinzipien, Normen und Werte entstehen, ist die Auseinandersetzung mit grundlegenden **ethischen Theorien** notwendig. Der folgende Abschnitt gibt einen Überblick über die wesentlichen Denkrichtungen in der Ethik. Zudem verdeutlicht > Abb. 6.1 die unterschiedlichen Zusammenhänge.

Richtungen von Ethik

In der Ethik haben sich verschiedene Richtungen bzw. Theorien entwickelt, die aus unterschiedlichen Perspektiven die Frage nach dem „guten" und „richtigen" Handeln stellen und nach Antworten suchen. Ethische Theorien lassen sich grundsätzlich bestimmten Gruppen zuordnen, die sich anhand ihrer Handlungsmaßstäbe unterscheiden.

Konsequentialistische Theorien

Konsequentialistische Theorien stellen die Folgen einer Handlung in den Vordergrund. Das bedeutet, dass die Konsequenzen einer Handlung das entscheidende Kriterium sind. Im Sinnspruch **„Der Zweck heiligt die Mittel"** wird diese Grundhaltung verdeutlicht. Eine „gute" Handlung ist in diesem Falle dadurch bestimmt, ob sie positive Auswirkungen hat. Im **Utilitarismus** – im wichtigsten Vertreter dieser Denkrichtung – steht die Optimierung des Nutzens einer Handlung für möglichst viele Menschen im Vordergrund. Es geht also nicht darum, zu reflektieren, ob eine Handlung an sich moralisch vertretbar ist oder nicht. Vielmehr steht die objektive Folge im Vordergrund. Dazu ein Beispiel:

Ob es zulässig ist, Menschenleben und menschliches Handeln mit dem Maßstab des „Nutzens" für andere zu messen, sei jedoch dahingestellt. Sobald genauer definiert werden soll, worin denn ein bestimmter „Nutzen" besteht und wie ein „Nutzen" gegen einen anderen abzuwägen ist, ergeben sich größte Schwierigkeiten.

Gleichwohl basiert die Patientensichtung in Katastrophensituationen auf genau diesem utilitaristischen Prinzip: Bevor zahlreiche Helfer sich um **einen** Schwerstverletzten mit nur sehr geringer Überlebenschance kümmern, wird empfohlen, diesen einen Menschen zugunsten **vieler** anderer „abwartend" zu behandeln (> Kap. 46.3.8). Diese Vorgehensweise wird als ethisch vertretbar betrachtet, da sie möglichst vielen Menschen „nutzt".

> **MERKE**
> Im utilitaristischen Sinne ist gut, was möglichst vielen Menschen nützt.

Deontologische Theorien

Im Unterschied zum Konsequentialismus rücken deontologische Ansätze nicht die Folgen einer Handlung als moralisch entscheidend in den Vordergrund. Relevant für die Frage nach dem, was als „gut" angesehen wird, ist hierbei vielmehr die Handlung an sich. Es geht letztlich um den Charakter von „Tun" oder „Lassen", ganz unabhängig davon, welche Konsequenzen damit verbunden sind. Deutlich wird dieser Grundsatz z. B. in der Maxime, unter allen Umständen die Wahrheit zu sagen – auch in Situationen, in denen mit diesem Vorgehen Schaden für Dritte verbunden sein kann.

Besonders herausragend im Kontext deontologischer Theorien ist die sog. **Pflichtethik** von Immanuel Kant (1724–1804). Kant, ein deutscher Philosoph der Aufklärungszeit des 18. Jahrhunderts, verfolgte in seinen Arbeiten ein bestimmtes Grundanliegen. Er war auf der Suche nach einem Handlungsgrundsatz, der für alle Menschen in jeder Situation Gültigkeit hat. Es ging ihm also darum, einen von äußeren Bedingungen unabhängigen allgemeingültigen Leitsatz zu finden. In diesem Zusammenhang ist der sog. kategorische Imperativ entstanden.

> **MERKE**
> **Der kategorische Imperativ**
> Der Handlungsgrundsatz, der für alle Menschen in jeder Situation Gültigkeit haben soll, lautet nach Kant: „Handle nur nach derjenigen Maxime, durch die du zugleich wollen kannst, dass sie ein allgemeines Gesetz wird."

> **Fallbeispiel**
> Bei einem Verkehrsunfall werden zwei Personen verletzt. Die Mutter einer Familie mit fünf Kindern und ein alleinstehender, arbeitsloser, ungebundener Mann. Das Rettungsteam würde in einem solchen Fall – rein theoretisch betrachtet – vor der Entscheidung stehen, wem zuerst geholfen werden soll. Aus utilitaristischer Sicht müsste die Wahl vermutlich auf die Mutter fallen, da von deren Tod mehr Menschen unmittelbar betroffen wären. Die Entscheidung könnte aber auch anders ausfallen, wenn der verletzte Mann z. B. eine wichtige, für viele andere Menschen lebenswichtige Aufgabe hätte, die nur er ausführen kann.

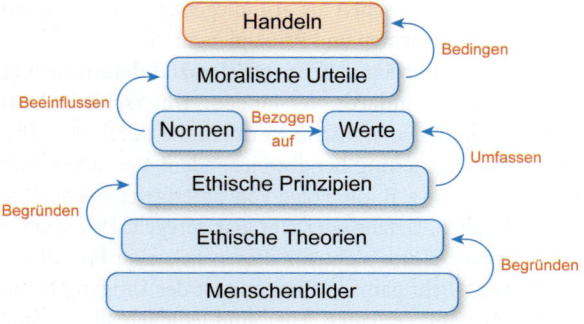

Abb. 6.1 Theoretische Grundlagen ethisch orientierten Handelns – ein vereinfachtes Erklärungsmodell (nach Maio 2012, eigene Darstellung) [P104/L231]

Das bedeutet, einfacher formuliert: Absolut richtig sein kann nur das, was als Prinzip auch in jeder anderen Gelegenheit ebenso richtig wäre und was auch jeder andere vernünftige Mensch in gleicher Weise als richtig betrachten würde.

MERKE
Eine Handlungsweise, die nur unter bestimmten Umständen bzw. in einem Einzelfall angebracht scheint, ansonsten aber abgelehnt werden müsste, wird dem kategorischen Imperativ nicht gerecht. **Notlügen** z. B. sind im Sinne der Pflichtethik inakzeptabel: Wenn jeder Mensch jederzeit lügen würde, wäre ein geordnetes, konstruktives Zusammenleben einer Gesellschaft ausgeschlossen.

Inwiefern sich übergreifende, permanent gültige Handlungsmaximen für komplexe Notfallsituationen jedoch überhaupt formulieren lassen, darf bezweifelt werden.

Für die Medizin hat – neben der Pflichtethik nach Kant – ohnehin noch ein weiterer deontologischer Ansatz besondere Bedeutung. Dabei handelt es sich um die **Prinzipienethik,** die in ➤ Kap. 6.3 nochmals gesondert aufgegriffen wird. Ebenso wie in der Pflichtethik geht es in diesem Ansatz um die Formulierung von grundlegenden Handlungsansätzen – allerdings auf einem weniger umfassenden Niveau, als Kant das angestrebt hat. Es geht dabei also nicht um die Formulierung eines allgemeingültigen, obersten Moralgebots, sondern eher um übergreifende Handlungsrichtlinien **mit konkretem Bezug.** Dazu ein Beispiel:

Fallbeispiel

Eine Patientin mit einem fortgeschrittenen Pankreaskarzinom hat starke Bauchschmerzen. Sie möchte vom Rettungsteam nur etwas gegen die Schmerzen bekommen und in Hinblick auf ihre unheilbare Erkrankung nicht mit ins Krankenhaus. Das Rettungsteam muss in einer solchen Situation entscheiden, ob es dem Wunsch der Patientin nachkommen kann. Im Sinne der deontologischen Theorien könnte argumentiert werden, dass eine Nichtversorgung der Patientin mit dem übergeordneten Grundsatz des Schutzes des Lebens nicht vereinbar ist. Aber wird solch ein allgemeiner Handlungsgrundsatz einer Behandlungssituation gerecht? Wiegt der Wunsch nach Selbstbestimmung der Patientin weniger schwer als der als Maßstab angelegte Schutzgrundsatz?

Tugendethik

Neben konsequentialistischen und deontologischen Theorien ist die Tugendethik als dritte große Denkrichtung in der Ethik vertreten. Dieser bereits von Aristoteles (384–322 v. Chr.) vertretene Ansatz orientiert sich nicht an Inhalten oder Auswirkungen von Handlungen, sondern bezieht sich auf die individuelle Ebene des Handelnden. Im Zentrum der Betrachtung stehen dabei **menschliche Tugenden** wie Mut, Klugheit, Wahrhaftigkeit, Mäßigung oder auch Empathie. Dahinter verbergen sich allgemeine Charaktereigenschaften, die aus einem medizinischen Blickwinkel eine aufrichtige und vertrauenswürdige Fürsorge und Hilfeleistung den Mitmenschen gegenüber ermöglichen.

Tab. 6.1 Ausgewählte Tugenden und damit verbundene Leitfragen für den Rettungsdienst

Tugend des Wohlwollens	Ist das Handeln auf das Wohl des Kranken ausgerichtet?
Tugend der Mäßigung	Sollte immer alles Mögliche unternommen werden – unabhängig von den Kosten?
Tugend der Gelassenheit	Ist es möglich, auch das Sterben zuzulassen?
Tugend der Aufmerksamkeit	Sind dem Patienten alle Informationen und Handlungsoptionen bekannt?

In der Medizin hat besonders die Tugend des Wohlwollens einen hohen Stellenwert. Dabei stehen nicht Normen oder Prinzipien als Handlungsanweisung oder -leitlinie, sondern die **Grundhaltung des Helfenwollens** im Vordergrund. Verbunden mit **Leitfragen** können Tugenden relevante Hinweise auf die ethischen Kernfragen bestimmter Situationen lenken (➤ Tab. 6.1).

Auch dazu ein Beispiel:

Fallbeispiel

Ein Patient, der wegen eines schweren Schädel-Hirn-Traumas im Wachkoma liegt, seit Jahren im häuslichen Umfeld gepflegt und heimbeatmet wird, entwickelt eine Herzinsuffizienz und ein Lungenödem. Das alarmierte Rettungsteam muss sich entscheiden, wie weit es bei der rettungsdienstlichen Versorgung gehen soll. Sich nun auf die Tugenden des Wohlwollens, der Aufmerksamkeit, des Maßes und der Gelassenheit zu beziehen, könnte bei der Entscheidungsfindung zumindest **im Sinne der Tugendethik** hilfreich sein.

6.3 Ethisches Handeln im Rettungsdienst

Bewusstes ethisches Handeln und zwischenmenschliche Interaktionen geschehen auf Basis bestimmter Grundlagen. Der vorhergehende Abschnitt gibt hierzu einen Überblick. Dabei ist es zunächst unwesentlich, in welcher Situation solche Handlungen vollzogen werden. Ob in der Familie, im Freundeskreis oder im beruflichen Kontext – letztlich basieren Urteile und Entscheidungen immer auf bestimmten Werten und Normen sowie auf persönlichen Denkrichtungen und Menschenbildern.

Gleichwohl ergeben sich bei einer tiefer gehenden Betrachtung mit spezifischen Fragestellungen natürlich Unterschiede. Ethisches Handeln im Rettungsdienst berührt andere Gesichtspunkte als die Frage nach moralischen Urteilen im alltäglichen Umgang mit der eigenen Familie. Lange Zeit nicht mehr im Fokus, erhält die Auseinandersetzung mit ethischen Aspekten auf dem Gebiet der (Notfall-)Medizin seit einigen Jahren wieder neue Aufmerksamkeit. Einen besonderen Stellenwert nehmen dabei die bereits kurz angesprochenen Prinzipien ein, da sie den Handelnden als generelle Leitlinie dienen können.

6.3.1 Ethische Prinzipien in der Medizin

Ethische Fragestellungen in der Medizin haben eine lange Historie. Bereits im 4. Jahrhundert vor Christus entstand der **Eid des Hippokrates,** der in seinen Grundzügen bis heute leitende Funktion hat. Es handelt sich dabei um eine Selbstverpflichtung für Ärzte hinsichtlich verschiedener, teilweise kritischer Aspekte ihrer Berufsausübung. Dazu gehören z. B. die Schweigepflicht, das Verhältnis zum Patienten oder auch die Sterbehilfe. Zeitgemäße Umsetzungen dieser ersten Festschreibung eines medizinischen Berufsethos stellt z. B. die **Genfer Deklaration des Weltärztebundes** von 1948 dar (zuletzt revidiert 2006). In Deutschland hat die Bundesärztekammer ähnliche Grundsätze und Empfehlungen formuliert, die für die Ausübung ärztlicher Tätigkeiten z. T. bindend sind.

Formal für den Berufsstand der Ärzte vorgesehen, beinhalten die genannten Quellen inhaltliche Gesichtspunkte, die für alle im Gesundheitswesen Tätigen relevant sind. Die amerikanischen Moralphilosophen Tom Beauchamp und James Childress haben diese und weitere Aspekte aufgenommen und ein **Vier-Prinzipien-Modell** der medizinischen Ethik entwickelt (➤ Abb. 6.2).

Prinzip der Autonomie

Das **Prinzip der Autonomie** (Respect for Autonomy) betont die Freiheit jeder Person, sich für oder gegen etwas zu entscheiden. Damit geht unmittelbar der Grundsatz einher, die Entscheidungen des Gegenübers durch sein eigenes Handeln zu respektieren. Für den Rettungsdienst kann dies bedeuten, dass Patienten oder stellvertretend Angehörige eine bestimmte medizinische Maßnahme ablehnen, auch wenn sie fachlich angezeigt wäre. Aufgabe des Notfallsanitäters und/oder des ggf. vor Ort eingesetzten Notarztes ist es, in solchen Fällen sicherzustellen, dass alle Beteiligten über die Möglichkeiten und Konsequenzen einer (Nicht-)Behandlung informiert sind. Damit wird der in der Medizin vorgeschriebenen Forderung nach einem informierten Einverständnis (Informed Consent) und gleichzeitig den Wünschen des Patienten entsprochen.

Die Berücksichtigung der individuellen Handlungs- und Entscheidungsfreiheit eines Patienten ist im rettungsdienstlichen Einsatzalltag allerdings nicht immer möglich. Oftmals liegen aufgrund von Zeitknappheit z. B. keine ausreichenden Informationen über die Wünsche des Patienten vor. Eine angemessene Entscheidungsfindung in Notfallsituationen wird dadurch u. U. wesentlich erschwert.

Prinzip des Nichtschadens

Auf den ersten Blick erscheint das **Prinzip des Nichtschadens** (Nonmaleficence) eindeutig. Mit ihm ist die Forderung verbunden, schädliche Eingriffe am Patienten zu unterlassen. Wird der Begriff des „Schadens" allerdings einer tiefer gehenden Betrachtung unterzogen, wird die Komplexität des Prinzips deutlich. So unterscheiden gängige Definitionen von Schaden verschiedene Arten: Während sich **objektiver Schaden** auf die Beeinträchtigung körperlicher Funktionen, auf physische Verletzungen und auf die bewusste Missachtung von Interessen bezieht, heben **subjektive Sichtweisen** auf individuellen Schmerz oder die Nichterfüllung von persönlichen Wünschen und Rechten ab. Wird ein Patient also gegen seinen klar formulierten Willen behandelt, ist damit nicht nur das Prinzip der Autonomie, sondern ggf. auch das Prinzip des Nichtschadens betroffen – besonders wenn das Ergebnis lebensverlängernder Maßnahmen eine subjektiv wahrgenommene Verschlechterung der individuellen Lebensqualität nach sich zieht.

Prinzip der Fürsorge

Im **Prinzip der Fürsorge** (Beneficence) spiegelt sich das zentrale Selbstverständnis vieler medizinischer Berufe wider, Menschen helfen zu wollen. Allerdings kann es in der praktischen Umsetzung zu Konflikten mit den Prinzipien der Autonomie und Schadensvermeidung kommen. Werden bestimmte Maßnahmen, wie z. B. Medikamentengabe oder Bluttransfusionen gegen den Willen des Patienten oder dessen Angehörigen eingeleitet, steht das den Prinzipien der Autonomie und des Nichtschadens im Sinne der oben aufgeführten Deutungsmöglichkeiten entgegen. Im Zweifelsfall gilt es zu überlegen, welchen Nutzen und Schaden eine Maßnahme mit sich bringt und – sofern möglich – unter Einbeziehung der Patienteninteressen zu entscheiden.

Prinzip der Gerechtigkeit

Das **Prinzip der Gerechtigkeit** (Justice) kann aus unterschiedlichen Blickwinkeln betrachtet werden. Gängige Sichtweise ist die Interpretation im Sinne einer gleichen Behandlung für alle Patienten. Das bedeutet, dass es keine Unterschiede im Umgang mit Patienten geben und jedes (Be-)Handeln unabhängig von persönlichen, kulturellen oder religiösen Hintergründen oder auch von Vorerkrankungen geschehen sollte. Andere Sichtweisen von Gerechtigkeit beziehen sich auf Aspekte wie Freiheit, Effizienz oder Fairness. Bei der Betrachtung von ➤ Tab. 6.2 werden die sich teilweise entgegenstehenden Gerechtigkeitsverständnisse deutlich. Welches

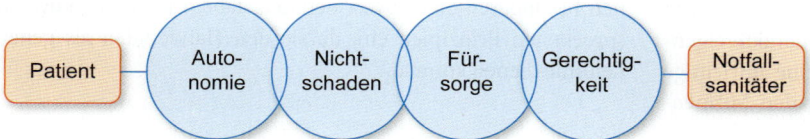

Abb. 6.2 Medizinethische Prinzipien als handlungsleitende Grundlage in der Beziehung zwischen Patient und Notfallsanitäter (nach Beauchamp & Childress 2013, eigene Darstellung) [P104/L231]

Tab. 6.2 Gerechtigkeit aus unterschiedlichen Blickrichtungen	
Gerechtigkeit als Gleichheit	Alle Patienten erhalten bedingungslos die gleiche Behandlung.
Gerechtigkeit als Freiheit	Die Wahlfreiheit der Patienten bestimmt die Behandlung. Wahlfreiheit bezieht sich dabei auf ausreichende und eigenverantwortliche private Vorsorge.
Gerechtigkeit als Effizienz	Der Patient, bei dem medizinische Maßnahmen den größtmöglichen Nutzen versprechen, wird behandelt.
Gerechtigkeit als Fairness	Der Patient mit der größten Bedürftigkeit erhält die Behandlung.

Verständnis in der Praxis Anwendung findet, hängt – wie bei anderen ethischen Überlegungen – von persönlichen Sichtweisen und Einstellungen ab.

Weitere zentrale Prinzipien

Zusätzlich zu den vier Kernprinzipien von Beauchamp und Childress haben sich in der (Notfall-)Medizin noch weitere Prinzipien durchgesetzt. Dazu gehören das **Prinzip der Achtung der Menschenwürde** und das **Prinzip der Wahrhaftigkeit**.

Das Prinzip der Achtung der Menschenwürde ist eng mit den Prinzipien der Autonomie und der Gerechtigkeit verknüpft. Der Mensch wird dabei als selbstbestimmtes und eigenständiges Wesen betrachtet, das über Rechte und Grundeinstellungen verfügt. Diese existieren unabhängig vom persönlichen Hintergrund (Herkunft, Geschlecht, Religion etc.) und bedürfen des besonderen Schutzes. Artikel 1 des Grundgesetzes für die Bundesrepublik Deutschland unterstreicht die herausragende Bedeutung der Würde des Menschen und deren Schutzbedürftigkeit.

Notfallsituationen führen häufig dazu, dass Menschen in ihrer Handlungs- und Entscheidungsfreiheit eingeschränkt werden und auf Hilfe von außen angewiesen sind. Der Verlust von Kontrolle über den eigenen Körper und die situativen Rahmenbedingungen beeinflussen dabei nicht selten auch das Gefühl der persönlichen Würde. Dementsprechend kommt dem würdigen Umgang mit Patienten durch Notfallsanitäter eine besondere Bedeutung zu. Sie leisten zumeist als erstes die notwendige medizinische Hilfe und können durch ein angemessenes Auftreten die Würde des Patienten wahren oder sogar wiederherstellen.

Auch im Prinzip der Wahrhaftigkeit werden Fragen der Achtung der Menschenwürde berührt. Ein stets aufrichtiger Umgang mit dem Gegenüber sowie ein am Wohl des Patienten ausgerichtetes berufliche Selbstverständnis sind dabei zentrale Elemente. Nur wer ehrlich und angemessen auftritt, kann auch schwierige Entscheidungen gegenüber Patienten und Angehörigen vermitteln. Ein Beispiel verdeutlicht dies:

Fallbeispiel

Die Besatzung eines RTW wird zu einem Einsatz gerufen, bei dem die zu behandelnde Person bereits eindeutige Todeszeichen (Leichenstarre, Leichenflecken) aufweist. Die Tochter des Patienten ist außer sich und verlangt den Beginn von Reanimationsmaßnahmen. Auch wenn die Reaktion der Angehörigen schwer zu ertragen ist, entscheiden sich die Notfallsanitäter nicht für eine sog. **Scheinreanimation** (auch Show Code oder Hollywood Code), sondern erläutern der Angehörigen ruhig und angemessen die objektiven Tatsachen.

6.3.2 Praktische Aspekte für den Rettungsdienst

Die in den vorangegangenen Abschnitten beschriebenen Grundlagen und Prinzipien geben Hinweise auf Möglichkeiten der theoretischen Auseinandersetzung mit den wesentlichen ethischen Fragestellungen in der Notfallmedizin. Sie dienen als allgemeine Leitlinien für ethisch reflektiertes Handeln.

Gleichwohl werden sie der Komplexität des rettungsdienstlichen Alltags nicht immer gerecht. Größtes Problem in der praktischen Umsetzung ist der immense Zeitdruck, unter dem Entscheidungen in Notfallsituationen getroffen werden müssen. Verzögerungen bei der Versorgung von Patienten können erhebliche Auswirkungen haben. Daher gelten zunächst immer nachstehende Grundsätze:
- „Im Zweifel für das Leben."
- „Fragen werden später gestellt."
- „Ein Irrtum im Hinblick auf das Leben ist erträglicher als ein Irrtum im Hinblick auf den Tod."

Vor diesem Hintergrund ist es durchaus möglich, dass eingeleitete Behandlungen gegen Patientenwünsche und damit auch gegen das Prinzip der Autonomie verstoßen. Sollte das z. B. im Verlauf einer Reanimation deutlich werden, liegt es durchaus im Ermessensspielraum des Rettungsteams, die zunächst getroffenen Entscheidungen zu revidieren und eingeleitete Maßnahmen dann auch wieder zu beenden.

Um eben diesen und weiteren ethischen Fragestellungen nach dem „richtigen" Handeln in Notfallsituationen zu begegnen, haben sich in der Praxis verschiedene Herangehensweisen und Ansätze etabliert. Strukturell-institutionell spielen dabei **Patientenverfügungen** und **Ethikkommissionen** eine zentrale Rolle. Auf der individuell-personenbezogenen Ebene kommen der **eigenen ethischen Positionierung** sowie der **Reflexion zurückliegender Einsätze** wesentliche Bedeutung zu.

Patientenverfügungen

In einer Patientenverfügung haben Patienten die Möglichkeit, vorsorglich für den Fall des Verlustes der Einwilligungsfähigkeit ihren Willen hinsichtlich bestimmter Therapiemaßnahmen in bestimmten Situationen zu erklären. Auf diese Weise kann schriftlich festgehalten werden, ob bestimmte Behandlungen durchgeführt oder unterlassen werden sollen (➤ Kap. 45.2.3). Ebenso kann in solchen Schriftstücken eine Vorsorgevollmacht für Vertrauenspersonen formuliert werden. Voraussetzungen für die Abfassung solcher vorsorglichen Willensbekundungen sind die Volljährigkeit und die Einwilligungsfähigkeit. Das bedeutet, dass der formulierte Wille auf der freien Entscheidung des Patienten basieren muss.

Im Jahr 2009 wurde mit dem **Dritten Gesetz zur Änderung des Betreuungsrechts** die rechtliche Grundlage für das Verfassen und die Umsetzung von Patientenverfügungen geschaffen (sog. **Patientenverfügungsgesetz**). Auch wenn damit die Frage nach Vorausverfügungen auf eine gesetzliche Basis gehoben wurde, gibt es die bereits mehrfach thematisierten praktischen Umsetzungsprobleme. Diese resultieren zumeist daraus, dass in Notfallsituationen die Einholung der Informationen über den Patientenwillen zu lange dauert, die festgehaltenen Wünsche nicht der Behandlungssituation entsprechen oder auch die Echtheit der Verfügung nicht immer innerhalb kürzester Zeit zweifelsfrei aufzuklären ist.

MERKE
Für solche Fälle ist die Annahme rechtlich legitimiert, dass es der mutmaßliche Wille des Patienten ist, den aus medizinischer Sicht indizierten Maßnahmen zuzustimmen.

Ethikkommissionen

Eine weite Verbreitung haben mittlerweile sog. klinische Ethikkommissionen gefunden. Ihre Aufgabe besteht in der Ethikberatung im Rahmen schwieriger Situationen aus dem klinischen Alltag der Behandlung und Pflege von Patienten. Sie bieten z. B. eine ethisch reflektierte Einzelfallbesprechung bei Konflikten zwischen behandelndem Arzt und Angehörigen hinsichtlich lebensverlängernder Maßnahmen an. Ebenso gehört es zu ihren Aufgaben, grundsätzliche ethische Aspekte für das eigene Haus zu klären. Für den präklinischen Bereich sind solche **Ethikkonsils** i. d. R. unbrauchbar, da sie sich zumeist mit konkreten Fällen aus der Klinik auseinandersetzen und ihren Fokus nicht auf die Notfallmedizin legen.

Individuelle Reflexion

Wesentlich wichtiger als strukturelle Elemente zur Klärung ethischer Fragestellungen ist die individuelle Auseinandersetzung mit bestimmten Aspekten der eigenen Arbeit. Hierbei ist es unabdingbar, sich in seiner individuellen beruflichen Positionierung auch mit den theoretischen Grundlagen der Ethik auseinanderzusetzen.

MERKE
Als Notfallsanitäter sollte eine Beschäftigung mit dem eigenen Menschenbild und individuell wichtigen Werten und Normen selbstverständlich sein.

Als besonders hilfreich für die eigene Reflexion ethisch schwieriger Einsätze haben sich sog. **„Entscheidungsbäume"** herausgestellt. Dabei werden zurückliegende Notfallsituationen nochmals Schritt für Schritt analysiert. Anhand der tatsächlich gefällten Entscheidungen und weiterer theoretischer Handlungsalternativen wird auf diese Weise verdeutlicht, wo die Schwierigkeiten gelegen haben.

Im besten Fall finden diese ethischen Reflexionen im Team statt. Auf diese Weise können die eigenen Wertevorstellungen und Entscheidungen mit den Vorstellungen der Kollegen abgeglichen und kann der eigene Horizont erweitert werden. **Wichtig** zu beachten ist dabei, dass ethische Reflexionen nicht mit strukturierten Einsatznachbesprechungen nach belastenden Einsätzen gleichzusetzen sind. Natürlich bestehen häufig Schnittmengen zwischen ethisch schwierigen und besonders belastenden Einsätzen (➤ Kap. 7). Allerdings sollte die Ausrichtung solcher Gespräche nicht vermischt werden. Sowohl eine Einsatznachbesprechung als auch eine ethische Reflexion bedarf eines gesonderten Rahmens, im besten Fall unter professioneller Anleitung.

Im Einsatzalltag ist die Umsetzung professionell moderierter Reflexionen allerdings nicht immer möglich oder auch nötig. Als Alternative ist es empfehlenswert, sich individuell anhand bestimmter Leitfragen mit der eigenen ethisch motivierten Entscheidungsfindung auseinanderzusetzen. Fragen, die in konkreten Situationen beim Abwägen und Entscheiden helfen können, sind in ➤ Tab. 6.3 zusammengestellt.

Tab. 6.3 Fragen zur Hilfe bei ethischen Entscheidungen (nach Salomon 2009)

Situation	• Worin liegt die Ursache der Notfallsituation? • Welche Diagnose liegt vor? • Welche Prognose liegt vor? • Welche Therapiemöglichkeiten gibt es?
Patienteninteresse	• Welche Hilfe bringt die Akuttherapie? • Eröffnet die Akuttherapie die Chance zur langfristigen Besserung? • Welchen Schaden bringt die Akuttherapie?
Wertevorstellungen des Patienten	• Welche Lebensorientierung hat der Patient? • Welche Werte sind ihm wichtig? • Was will er für sich?
Pflichten	• Welche Pflichten habe ich dem Patienten gegenüber? • Welche Pflichten habe ich gegenüber meinen eigenen Wertevorstellungen? • Welche Pflichten habe ich gegenüber Dritten (Angehörigen, weiteren Patienten, Teammitgliedern, Gesellschaft, Kostenträger)?
Ethische Prinzipien	• Welche Prinzipien sind berührt? • Welche Werte stehen im Konflikt miteinander? • Lässt sich ein Wertekonflikt mindern oder lösen?

6.4 Fazit für die Einsatzpraxis

Ethische Fragen und Probleme im Rettungsdienst lassen sich nicht mit gelernten Abläufen und einfachen Handlungsanweisungen lösen. Wenn es um den „richtigen" und „guten" Weg des (Be-)Handelns geht, ist eine tiefer gehende Auseinandersetzung mit ethischen Grundlagen unerlässlich. Vor allem die Reflexion des eigenen Menschenbildes und die Beschäftigung mit ethischen Denkrichtungen können dabei helfen, die eigenen, oftmals unbewussten Ansichten in bewusste, handlungsleitende Auffassungen zu überführen.

Als hilfreich haben sich in der Notfallmedizin bestimmte ethische Prinzipien herausgestellt. Grundsätzlich vergleichbar mit notfallmedizinischen Handlungsanweisungen, bieten sie allerdings nicht in allen Fragen eine Antwort. Sie können jedoch als Leitlinie verwendet werden und geben eine erste Orientierung im Umgang mit Patienten und ethisch schwierigen Situationen.

Letztlich bleibt es jedem Notfallsanitäter selbst überlassen, wie er mit ethisch kritischen Fragestellungen umgeht. Es gibt keinen allgemeingültigen Lösungsweg, sondern verschiedene Möglichkeiten auf bestimmte Situationen zu reagieren.

MERKE
Die Frage nach „gutem" (Be-)Handeln kann aus unterschiedlichen Perspektiven betrachtet werden. Es gibt keine allgemeingültige Sichtweise. Wichtig ist die eigene Auseinandersetzung mit ethischen Grundlagen, um sich selbst und seine Handlungen reflektieren zu können.

Wiederholungsfragen

1. Worin unterscheiden sich Ethik und Moral (➤ Kap. 6.2)?
2. Wovon hängt ethisch reflektiertes Handeln ab (➤ Kap. 6.2)?
3. Beschreiben Sie die verschiedenen Prinzipien, auf denen ethisches Handeln in der Medizin aufbaut (➤ Kap. 6.3.1).
4. Nennen Sie einige Beispiele für ethisch schwierige Entscheidungen in einem Notfall (➤ Kap. 6.1).
5. Welche ethischen Denkrichtungen gibt es (➤ Kap. 6.2)?
6. Worauf beziehen sich konsequentialistische Theorien von Ethik (➤ Kap. 6.2)?
7. Was ist der zentrale Bewertungsmaßstab des Utilitarismus (➤ Kap. 6.2)?
8. Was versteht man unter dem Begriff „Pflichtethik" (➤ Kap. 6.2)?
9. Was versteht man unter dem Begriff „Prinzipienethik" (➤ Kap. 6.2)?
10. Was versteht man unter dem Begriff „Tugendethik? (➤ Kap. 6.2)"
11. Welche ethischen Prinzipien sind für die Arbeit als Notfallsanitäter relevant (➤ Kap. 6.3)?
12. Warum stößt die Umsetzung ethischer Prinzipien im rettungsdienstlichen Einsatzalltag an ihre Grenzen (➤ Kap. 6.3.2)?
13. Wo liegen die Probleme von Patientenverfügungen für den Rettungsdienst (➤ Kap. 6.3.2)?
14. Warum sind Ethikkommissionen nicht hilfreich im Rettungsdienst (➤ Kap. 6.3.2)?
15. Wie können ethisch schwierige Einsätze nachbereitet werden (➤ Kap. 6.3.2)?
16. Warum ist ethisches Problembewusstsein im Rettungsdienst wesentlich (➤ Kap. 6.4)?

Fortsetzung des Szenarios

Das Rettungsteam erkundigt sich beim anwesenden Pflegepersonal des Seniorenheims nach dem etwaigen Vorliegen einer schriftlichen Patientenverfügung.

Dies ist der Fall: Der Patient hatte ein solches Dokument schon vor längerer Zeit gemeinsam mit seinen engsten Angehörigen und seinem Hausarzt erstellt. Dies war ordnungsgemäß in der Patientenakte des Seniorenheimes dokumentiert worden.

Das Rettungsteam entschließt sich daraufhin – unter Berücksichtigung der ethischen Prinzipien nach Beauchamp und Childress – die bereits eingeleiteten Reanimationsmaßnahmen einzustellen. Umgehend werden auch die Angehörigen über das Geschehene informiert. Da diese nach Auskunft des Pflegepersonals schon lange den Tod des Patienten erwartet haben, entschließt sich der Notarzt dazu, die Todesnachricht telefonisch mitzuteilen.

In einer anderen Situation wäre sicherlich in Erwägung zu ziehen gewesen, psychosoziale Akuthelfer wie Notfallseelsorger oder Mitglieder eines Kriseninterventionsteams mit der persönlichen Überbringung der Todesnachricht zu beauftragen.

WEITERFÜHRENDE LITERATUR
Beauchamp, T. L., Childress, J. F.: Principles of Biomedical Ethics. University Press, Oxford, 7. Aufl., 2013
Maio, G.: Mittelpunkt Mensch: Ethik in der Medizin. Schattauer, Stuttgart, 2011
May, A. T., Mann, R.: Soziale Kompetenz im Notfall. Praxisanleitung nicht nur für den Rettungsdienst. Lit-Verlag, Münster, 2005

KAPITEL 7

Christoph Redelsteiner

Psychohygiene, Gesundheitsförderung und Krankheitsprävention

7.1	**Psychosoziale Belastungen im Rettungsdienst** 84
7.1.1	Stress und Stressreaktionen 84
7.1.2	Das Burn-out-Syndrom 86
7.1.3	Akute Belastungsreaktion, posttraumatische Belastungsstörung und psychisches Trauma 87
7.2	**Maßnahmen der Gesundheitsförderung und Krankheitsprävention im Rettungsdienst** 88
7.2.1	Gesundheitsförderung 89
7.2.2	Krankheitsprävention 89
7.2.3	Veränderungen im Gesundheitsverhalten 90
7.2.4	Professionalität als Schutzfaktor 91
7.2.5	Stressmanagement und Stressbewältigung 91
7.2.6	Ausbildung 92
7.2.7	Bedeutung des sozialen Netzwerks 93
7.2.8	Ausgleich zum Berufsalltag 93
7.2.9	Intervision und Supervision 94
7.2.10	Ernährung 94
7.2.11	Kontrollierter Umgang mit Koffein, Nikotin, Alkohol und anderen Suchtmitteln 95
7.2.12	Lebensrhythmus und Wechselschichtdienst 97
7.2.13	Maßnahmen zur Stärkung der körperlichen Fitness 97
7.2.14	Rückenschonendes Arbeiten 98
7.2.15	Maßnahmen zur Infektionsvorbeugung 100
7.2.16	Maßnahmen des Arbeitgebers 100
7.3	**Maßnahmen zur psychosozialen Unterstützung im und nach dem Einsatz** 100
7.3.1	Selbsthilfestrategien im Einsatz 101
7.3.2	Psychosoziale Einsatzbegleitung 102
7.3.3	Maßnahmen zur Einsatznachsorge 102

7 Psychohygiene, Gesundheitsförderung und Krankheitsprävention

Szenario

Ein Kollege arbeitet bereits seit 10 Jahren als Rettungsassistent und hat erst vor kurzem seine Ergänzungsprüfung zum Notfallsanitäter bestanden. Auf seine Ausbildung und seine Arbeit war er lange Zeit richtig stolz. Voller Freude fuhr er jeden Tag zum Dienst, gespannt, welche Abenteuer in der kommenden Schicht wieder auf ihn warten würden. Er kam sich vor wie ein Held und fühlte sich so unglaublich stark, weil er immer wusste, was zu tun war. Er war ein richtiger Retter und ein harter Kerl. Nichts konnte ihn umhauen.

Seit einiger Zeit ist das allerdings nicht mehr so. Irgendetwas hat sich verändert. Die Freude an seinem Beruf ist ihm ganz schleichend verloren gegangen. Die langen Schichten mit vielen Überstunden, die wenige Freizeit für seine Partnerin und seine Freunde, die ständigen Einsätze im Bahnhofsviertel – all das nervt ihn mächtig an. Fachlich gefordert worden ist er schon lange nicht mehr.

Ihm fällt selbst auf, dass er das EKG-Gerät nur noch ungern in die Wohnung von Patienten mitnimmt. Selbst der Notfallrucksack bleibt immer häufiger im RTW zurück. „Wir gehen erst mal gucken", sagt er dann mürrisch zu sich selbst und seinem Teampartner. Ständig ist er erschöpft und müde. Er hat einfach keine richtige Lust mehr, sich so zu engagieren wie in seiner Anfangszeit als Rettungsassistent. Alles ist ihm zu viel, alles ist ihm zu schwer. Dass er in den vergangenen Jahren selbst 20 kg zugenommen hat, ist ihm durchaus bewusst, und hin und wieder ist er froh, dass er in seinem Spind auf der Wache ein kleines Alkoholdepot eingerichtet hat. Ab und zu ein Schluck zur Entspannung – das tut ihm gut. Nur wie er die nächsten 20 Jahre bis zu seinem Eintritt in das Rentenalter überstehen soll, das weiß er nicht.

Inhaltsübersicht

7.1 Psychosoziale Belastungen im Rettungsdienst

- Arbeit im Rettungsdienst ist mit vielfältigen psychosozialen Belastungen und Stress verbunden.
- Nur wer gesund ist, kann anderen professionell zu Hilfe kommen.

Stress und Stressreaktionen

- Stress resultiert nicht nur aus den beruflichen Belastungen, sondern auch aus dem privaten Lebensbereich.
- Stress ist die Reaktion des Körpers auf Stressauslöser, die sog. Stressoren.
- Man unterscheidet Eustress und Distress.
- Stress läuft in den Stadien Alarmreaktion, Widerstandsphase und Erschöpfung ab.
- Man unterscheidet psychosoziale und körperliche Reaktionen auf Stress.

Das Burn-out-Syndrom

- Burn-out ist eine schwere Stressreaktion, bei der sich Betroffene durch ständige Forderungen chronisch „ausgelaugt" fühlen.
- Burn-out kann in sieben Phasen verlaufen: Überengagement, reduziertes Engagement, emotionale Reaktion, Abbauphase, Verflachungsphase, Phase der psychosomatischen Reaktionen und Phase der Verzweiflung.

Akute Belastungsreaktion, posttraumatische Belastungsstörung und psychisches Trauma

- Eine akute Belastungsreaktion ist eine normale Reaktion auf außergewöhnliche Ereignisse. Sie dauert maximal 4 Wochen an.
- Bei einer posttraumatischen Belastungsstörung handelt es sich um eine schwerwiegende Erkrankung. Typische Anzeichen sind anhaltendes Wiedererleben, anhaltendes Vermeidungsverhalten und anhaltende Übererregung.
- Die Wahrscheinlichkeit im Rettungsdienst eine potenziell traumatisierende Situation mitzuerleben liegt bei 100 %.
- Akute Belastungsreaktionen und posttraumatische Belastungsstörungen können durch eine psychische Traumatisierung verursacht werden.

7.2 Maßnahmen der Gesundheitsförderung und Krankheitsprävention im Rettungsdienst

Gesundheitsförderung

- Die Gesundheit des Einzelnen hängt von personalen, Verhaltens- und Verhältnisfaktoren ab.
- Gesundheitsförderung versucht, Lebens-, Arbeits- und Freizeitbedingungen mitzugestalten und sichere, befriedigende sowie angenehme Arbeits- und Lebensbedingungen zu schaffen.
- Betriebliche Gesundheitsförderung hat das Ziel, die Gesundheit am Arbeitsplatz zu erhalten.

Krankheitsprävention

- Prävention umfasst alle Maßnahmen, die eine Krankheit oder Verletzung verhindern, verzögern oder weniger wahrscheinlich werden lassen.
- Primäre, sekundäre und tertiäre Prävention sind voneinander zu unterscheiden.

Veränderungen im Gesundheitsverhalten

- Veränderungen im Gesundheitsverhalten werden meist durch Krisen ausgelöst und erfordern Geduld.
- Sie erfolgen meist nicht durch eine sofortige permanente Lebensumstellung, sondern schrittweise. Rückfälle sind Teil dieses Prozesses.

Professionalität als Schutzfaktor

- Professionalität im Rettungsdienst ist ein ausreichendes Maß an intellektueller und manueller Sicherheit in der Patientenbetreuung inkl. permanenter Selbstreflexion und externer Qualitätssicherung.

Stressmanagement und Stressbewältigung

- Um Stress in sinnvolle Bahnen lenken zu können, müssen Anzeichen von Stress und das persönliche Stresslimit zunächst einmal wahrgenommen werden.
- Zur Stressverarbeitung sollten emotionale, körperliche und seelische Ressourcen genutzt werden.

Ausbildung

- Gesundheit und Lebenserwartung sind wesentlich mit dem Grad der Ausbildung verknüpft.
- Breitere Bildung schafft breitere berufliche Möglichkeiten und verringert die Wahrscheinlichkeit, in Arbeitsverhältnissen bleiben zu „müssen", die für den Betroffenen ungesund sind.
- Spezielle Aus- und Fortbildungsmaßnahmen tragen im Rettungsdienst dazu bei, die individuelle Stressbewältigungskompetenz zu erhöhen.

Bedeutung des sozialen Netzwerks

- Ein Mangel an Gesprächsmöglichkeit, Zuwendung und sozialen Kontakten erhöht die Krankheitsanfälligkeit.
- Jede Rettungsfachkraft sollte sich darum bemühen, ein tragfähiges soziales Netz aufzubauen.

Ausgleich zum Berufsalltag

- Freizeit zur vollständig eigenständigen Gestaltung ist ein wesentlicher Aspekt der Gesundheit.
- Sport, Bildung, Hobbies sind wesentliche Ausgleichsmöglichkeiten zum Berufsalltag, die individuell erprobt und genutzt werden sollen.

Intervision und Supervision

- Intervision und Supervision können gleichermaßen dazu beitragen, den beruflichen Alltag besser zu bewältigen.
- Intervision ist der Austausch unter Kollegen, Supervision die Beratung durch einen geschulten Supervisor.
- Bei der Supervision kann Einzel- und Gruppensupervision unterschieden werden.

Ernährung

- Falsche Ernährung kann zu vielfältigen Gesundheitsstörungen führen.
- Ernährung sollte vollwertig und bedarfsangepasst sein.
- Nährstoffe haben im Körper die Funktionen Energiebereitstellung, Aufbau und Erhaltung sowie Schutz und Steuerung.

Kontrollierter Umgang mit Koffein, Nikotin, Alkohol und anderen Suchtmitteln

- Koffein führt in hohen Dosen zu Kreislauf-, Magen-Darm-, Gelenk- und nervösen Beschwerden.
- Im Tabakrauch sind unter anderem über 40 krebserregende Stoffe enthalten. Rauchen kann den Körper nachhaltig schädigen.
- Alkohol führt dosisabhängig zu erhöhter Wärmeabgabe, Gleichgewichtsstörungen, Bewusstseins- und Atemstörungen, Lähmung und Tod.
- Chronischer Alkoholabusus kann schwere gesundheitliche und soziale Folgen haben.

Lebensrhythmus und Wechselschichtdienst

- Der Tag-Nacht-Rhythmus hat Auswirkungen auf die körperliche und geistige Leistungsfähigkeit, Arzneimittelwirkungen, Durst, Hunger und Müdigkeit.
- In der Nachtschicht ist Rettungsfachpersonal weniger leistungsfähig als im Tagdienst.
- Während der Umstellung von der Ruhe- auf die Aktivitätsphase ist die Unfallgefahr erhöht.

Maßnahmen zur Stärkung der körperlichen Fitness

- Ein Mangel an Bewegung ist ein wissenschaftlich gesicherter Risikofaktor für die Gesundheit.
- In der einsatzfreien Zeit empfiehlt sich Fitnesstraining.
- Auf Rettungswachen sollte Dienstsport eingeführt werden.

Rückenschonendes Arbeiten

- Um einem Bandscheibenvorfall vorzubeugen, müssen die Grundregeln zum Heben und Tragen von Lasten beachtet werden.
- Zum Transport der Patienten sind verstärkt Hilfsmittel zum rückenschonenden Arbeiten einzusetzen.

Maßnahmen zur Infektionsvorbeugung

- Die Verwendung von Handschuhen und in bestimmten Situationen von Mundschutz und Schutzbrillen ist wesentlich.
- Schutzimpfungen sind sorgfältig durchzuführen und regelmäßig aufzufrischen.

Maßnahmen des Arbeitgebers

- Gefährdungsbeurteilungen und betriebliche Kontrollen sind wesentliche Aspekte des technischen Arbeitsschutzes.
- Die Mitwirkung von Mitarbeitern und Personalrat bei betrieblichen Gesundheitsförderungsprogrammen ist für die Gestaltung eines gesunden Arbeitsplatzes entscheidend.

7.3 Maßnahmen zur psychosozialen Unterstützung im und nach dem Einsatz

- Im Kontext bestimmter Einsätze sind Maßnahmen zur psychosozialen Unterstützung angebracht.
- Zur psychosozialen Unterstützung gehören Selbsthilfestrategien im Einsatz, eine psychosoziale Einsatzbegleitung sowie Maßnahmen zur Einsatznachsorge.

Selbsthilfestrategien im Einsatz

- Eine realistische Erwartungshaltung und die Kenntnis der eigenen Stärken und Schwächen tragen bereits zu einer persönlichen Entlastung bei.
- Verliert man in einem Einsatz den Überblick, sollte man auf eintrainierte Untersuchungs- und Anamneseschemata zurückgreifen.

Psychosoziale Einsatzbegleitung

- Psychosoziale Einsatzbegleitung heißt, auf Anzeichen persönlicher Überlastung zu achten, rechtzeitig für Ablösungen zu sorgen, einen Rückzugsraum zu schaffen, Getränke und einen Imbiss bereitzustellen.
- Auftretende besondere Belastungen sollten dokumentiert werden.
- Funktionierende Rettungsfachkräfte sollten bei ihrer Arbeit nicht unterbrochen werden.

Maßnahmen zur Einsatznachsorge

- Zunächst sollte jede Rettungsfachkraft individuelle Ressourcen nutzen.
- Geschulte Kollegen, sog. Peers bzw. psychosoziale Ansprechpartner, bieten niedrigschwellige Unterstützung auf den Rettungswachen an.
- Psychosoziale Fachkräfte können ebenfalls Ansprechpartner sein und weiterführende Hilfen bieten.
- Strukturierte Gruppengespräche basieren auf dem Critical Incident Stress Management (CISM), in Deutschland besser bekannt als Stressbearbeitung nach belastenden Ereignissen (SbE).
- Es gibt den SbE-Einsatzabschluss (Demobilization), das SbE-Kurzgespräch (Defusing) sowie die SbE-Nachbesprechung (Debriefing).
- Derartige Nachsorgeangebote dürfen ausschließlich von einem besonders geschulten Einsatznachsorgeteam moderiert und geleitet werden.

7.1 Psychosoziale Belastungen im Rettungsdienst

Die Aufgabe des Rettungsdienstes besteht darin, im präklinischen Bereich schweren gesundheitlichen Folgeschäden entgegenzuwirken. Bei einer genaueren Betrachtung bezieht sich dies auf alle Menschen, die an der Bewältigung einer Notfallsituation beteiligt sind – also auch auf das Rettungsfachpersonal selbst. Im folgenden Abschnitt werden daher mögliche Auswirkungen psychosozialer Belastungen im Rettungsdienst thematisiert. Die Begriffe Stress, Stressoren und verschiedene Belastungsfolgen werden erläutert. Zu einem angemessenen Umgang mit ihnen wird angeregt.

> **MERKE**
> Als Notfallsanitäter auch auf die eigene Gesundheit zu achten, beinhaltet nicht nur, persönliche Schutzausrüstung zu tragen und an Einsatzstellen auf Gefahren zu achten. Es bedeutet auch, persönliche Schutzmechanismen für den privaten und beruflichen Alltag zu entwickeln. Nur wer gesund ist, kann anderen professionell zu Hilfe kommen.

7.1.1 Stress und Stressreaktionen

Das tote Baby im Bett. Der Patient mit Husten. Zehn besorgte Familienangehörige und niemand spricht Deutsch. Die alte Dame, die vom Lkw überrollt wurde und fragt, ob sie jetzt sterben muss. Der betrunkene Sohn des Patienten, der mit einer Pistole im Anschlag das Rettungsfachpersonal aus dem Zimmer vertreibt. Der Einsatz mitten in der Nacht und die 14 Stunden Schichtdienst auf der Rettungswache. Der ältere Schichtkollege, der den Infarktpatienten unbedingt zum Fahrzeug laufen lassen will. Der Kreisgeschäftsführer, der sein Gehalt erhöht, das des Rettungsfachpersonals reduziert und zugleich die Anwesenheit am Arbeitsplatz verlängert. Der Leitstellendisponent, der kurz vor Feierabend eine KTW-Fernfahrt vergibt und so den geplanten Theaterbesuch mit Freunden platzen lässt. Der Notarzt, der bei Unfallpatienten den Sanitäter zur Seite schiebt und bei internistischen Patienten die Hände in die Hosentaschen steckt. Der Unfall mit drei polytraumatisierten Patienten, kein Notarzt ist abkömmlich, und die weiteren RTW benötigen noch 15 Minuten bis zum Eintreffen.

Diese Beispiele machen deutlich, dass die Arbeit im Rettungsdienst sehr anstrengend sein kann (> Abb. 7.1). Unter Umständen haben Rettungsfachkräfte innerhalb eines Monats mehr stressvolle Ereignisse zu bewältigen als andere Menschen in ihrem ganzen Leben.

Zum herausfordernden Arbeitsalltag kommt dann häufig auch noch ein ebenfalls stressbelastetes Privatleben hinzu. Berufs- und Privatleben stehen dabei in einer Wechselwirkung zueinander, d. h. Ungleichgewichte in dem einen Bereich können mittelfristig durch den anderen Bereich nicht ausgeglichen werden.

Der Begriff **Stress** ist mit der Arbeit im Rettungsdienst insofern untrennbar verbunden. Hin und wieder geben ursprünglich engagierte Mitarbeiter sogar ihren Beruf wegen der hohen Stressbelastung auf. Andere verbleiben zwar im Beruf, entwickeln aber psychische oder körperliche Stress- bzw. Belastungsfolgen und sind deshalb nicht mehr in der Lage, sich voll einzusetzen. Aus diesem Grund ist es zunächst einmal wichtig, mit den **beruflichen Belas-**

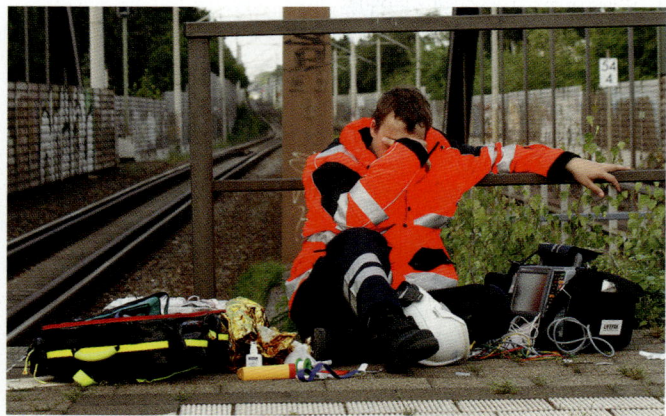

Abb. 7.1 Die Arbeit im Rettungsdienst kann außerordentlich belastend sein. [O997]

tungen adäquat umgehen zu können. Neben den Herausforderungen durch die Arbeit entsteht Stress aber auch in anderen, **privaten Lebensbereichen** wie der Familie oder der Partnerschaft.

> **MERKE**
> Stress kann oftmals auch aus dem privaten Bereich resultieren. Dies kann sich selbstverständlich auch auf den dienstlichen Bereich mit auswirken. Das Rettungsfachpersonal sollte sich dessen bewusst sein.

Das Wort **Stress** kommt aus dem Englischen und wurde ursprünglich für Beanspruchung, Dehnung, Belastung und Spannung von Materialien verwendet. Wertfrei betrachtet ist Stress der Sammelbegriff für eine unspezifische Reaktion des Menschen auf **jede** an ihn gestellte Anforderung (**Stressor**), die physiologische, emotionale und motivationale Aspekte umfasst. Stress ist insofern ein lebenswichtiges Phänomen unserer Existenz und wird nicht zwingend nur von negativen Einflüssen ausgelöst. Auch positive Ereignisse sind mit dem Erleben von Stress verbunden.

> **MERKE**
> Es ist wichtig, zwischen dem durchaus gesunden und sogar notwendigen Stress (**Eustress**) sowie dem krank machenden Stress (**Distress**) zu unterscheiden.

Letztlich ist Stress immer auch eine notwendige Anspannung, um bestimmte Leistungen zu erbringen. Für jede Art von Leistung gibt es dabei einen optimalen Grad der Anspannung. Zu wenig oder zu viel Anspannung führt gleichermaßen zu einer geringeren Leistung. Eine nicht ausreichende Anspannung führt möglicherweise zu Konzentrationsfehlern, eine zu hohe Anspannung zu Nervosität. So erfordern z. B. eine Patientenuntersuchung, die Schaffung eines venösen Zugangs oder die Durchführung einer Reanimation unterschiedliche Grade von Anspannung.

> **MERKE**
> Von entscheidender Bedeutung ist es, möglichst den für die jeweilige Aufgabe optimalen Anspannungsgrad zu erreichen und zu kontrollieren.

Stressoren

Stressoren sind Stressauslöser. Die Geburt eines Kindes, der Umzug in eine andere Wohnung, der Gewinn einer Lottomillion sind genauso Stressoren wie ein erfolgloser Reanimationsversuch, das Piepsen des Meldeempfängers, Schwierigkeiten, aus dem „Funkloch" die Leitstelle zu erreichen oder die spiegelglatte vereiste Fahrbahn bei der Anfahrt zum Notfallort (➤ Tab. 7.1). Die jeweiligen Stressoren werden allerdings sehr unterschiedlich wahrgenommen. Das bedeutet: Was genau subjektiv einen besonderen Stressor darstellt, variiert individuell enorm.

Um dieses unterschiedliche Erleben von Stress zu erklären, werden **Moderatorvariablen** herangezogen. Der tatsächliche Effekt,

Tab. 7.1 Stressoren

Einsatzbedingte Stressoren	Berufs- und standespolitische Stressoren	Innerbetriebliche Organisationsabläufe als Stressoren
• Geräusche: Meldeempfänger, Folgetonhorn, Schreie, Wimmern, Summen des Leitstellencomputers • Optische Eindrücke: Bilder von entstellten Körpern, verformten Fahrzeugen • Gerüche: Erbrochenes, Urin, Kot, Schweiß • Witterung: Hitze, Kälte, Gewitter, Regen • Verantwortung für das Leben der anvertrauten Patienten • Ständige Entscheidungsnotwendigkeit, Entscheidungsfindung und Problemlösung unter Zeitdruck • Rascher Wechsel zwischen Ruhe- und Aktivitätsphasen • Unbestimmte Länge von Pausen und Wartezeiten auf den nächsten Einsatz • Kommunikation gleichzeitig auf unterschiedlichen Ebenen mit unterschiedlichsten Personen und deren unterschiedlichen Anliegen • Lange Arbeitszeiten, Schichtarbeit, Nacht-, Wochenend- und Feiertagsarbeit • Ermüdung, Schlafmangel, Schlafentzug • Perfektionismus • Angst um die eigene Sicherheit, Gefahren für den eigenen Körper: Straßenverkehr, Infektions- und Ansteckungsgefahr, Gefahrstoffe • Belastungen durch Tragen und Heben • Fehlen von Herausforderungen, Routine • Umgang mit Patienten, Angehörigen, deren Bedürfnissen und Forderungen • Ständiger Kontakt mit Menschen in akuten oder chronischen Krisensituationen • Emotionelle Anforderungen durch verängstigte, sterbende und lebensbedrohlich erkrankte Patienten	• Kosten- und Einspardruck • Rollenunklarheit, Rollenvielfalt • Beruf nur für junge Leute? Nur wenige Kollegen erreichen das Rentenalter gesund. • Berufskrankheiten • Geringe Aufstiegs- und Umstiegsmöglichkeiten • Qualifikationsmängel in der Führungsebene • Mangel an gesellschaftlicher Anerkennung • Geringe Anerkennung durch Medien • Verantwortung für unerfahrene Ehrenamtliche, Auszubildende, Praktikanten und Zivildienstleistende • Missbrauch des Rettungssystems für andere Zwecke • Konflikte mit Ärzten und Krankenhauspersonal • Unter- oder Überbewertung der Ausbildung • Unklarer Kompetenzrahmen • Unklare gesetzliche Absicherung, hohes rechtliches Risiko	• Ständig wechselnde Teamkollegen mit wenig Möglichkeit, eine Vertrauensbasis aufzubauen • Schlechtes Arbeitsklima • Vorschriften und Dienstanweisungen • Bürokratie, Papierwirtschaft • Aus- und Fortbildungen, Prüfungen • Mangel an methodisch-didaktisch ansprechend gestalteten Weiterbildungen • Unterbezahlung • Keine Erfolgs- bzw. Rückmeldung über den Patienten nach Übergabe in der Klinik

den ein Stressor erzeugt, hängt demnach davon ab, wie biologische, biografische und weitere psychologische Moderatorvariablen bei der betreffenden Person zusammenwirken:

- **Biologische Moderatorvariablen** sind vererbt und beinhalten die gesundheitliche Grundkonstitution, das Alter sowie das Geschlecht.
- **Biografische Moderatorvariablen** sind z. B. die jeweilige Lebens- bzw. Berufserfahrung und die aktuelle Lebenssituation, aber auch der soziale Kontakt zu Kollegen, Freunden und Angehörigen.
- **Weitere psychologische Moderatorvariablen** sind u. a. die individuelle Belastbarkeit, die Widerstandskraft, die Resilienz, bisher verwendete Bewältigungsstrategien, das grundsätzliche Kohärenzerleben und Selbstvertrauen eines Menschen (➤ Kap. 8.4.2).

Diese Aspekte stehen permanent in enger Wechselwirkung und beeinflussen sich gegenseitig.

Stressphasen

Es können drei Phasen unterschieden werden. Im **Stadium der Alarmreaktion** wird eine Schreckreaktion des sympathischen Nervensystems, die Kampf-Flucht-Reaktion, ausgelöst. Ziel der Reaktion ist es, den Körper über seine alltägliche Leistungsfähigkeit hinaus zu aktivieren. Dazu benötigt er mehr Sauerstoff, mehr Blut, mehr Energie. Das sympathische Nervensystem sorgt dafür durch Ausschüttung von Katecholaminen: Adrenalin, Noradrenalin und Dopamin erhöhen die Herzfrequenz, der Blutdruck steigt. Das parasympathische Nervensystem reagiert mit einer dagegengerichteten Ausgleichsregulation.

Anschließend kommt es in der **Widerstandsphase** zu einer Aufbietung aller vorhandenen Kräfte, um den Stress erfolgreich zu bewältigen. Dauert dieser weiter an, folgt der **Zustand der Erschöpfung,** denn der Organismus gibt die Abwehr auf.

Der **psychische Ablauf einer Stressreaktion** verläuft wie folgt: Der Betroffene schätzt zuerst ab, ob der Stressor eine Bedrohung, einen Verlust oder eine Herausforderung darstellt. Gleichzeitig erfolgt eine Selbsteinschätzung, bezogen auf Stressor und Bewältigungsmöglichkeiten. An letzter Stelle stehen die Auswahl und der Einsatz der unterschiedlichsten individuellen **Bewältigungsstrategien** (➤ Kap. 7.3.1). Dabei können gefühlsbezogene Strategien wie Distanzierung, Verleugnung oder Ablenkung oder problemlösungsbezogene Strategien zum Einsatz kommen.

Anzeichen von Stress

Die Vielzahl der möglichen und individuell unterschiedlichen **Anzeichen** von Stress lässt sich in psychosoziale und körperliche Reaktionen zusammenfassen (➤ Tab. 7.2).

7.1.2 Das Burn-out-Syndrom

Burn-out ist die Bezeichnung für eine schwere Reaktion auf ständige „stressige" Anforderungen aus dem Beruf und anderen Lebenswelten über einen längeren Zeitraum hinweg. Der Betroffene erlebt das Gefühl des Ausgebranntseins, der geistigen Erschöpfung und körperlichen Ausgelaugtheit, als Folge von lang anhaltendem Stress.

> **MERKE**
> Burn-out tritt gehäuft in helfenden Berufen auf und zeigt sich anhand von Erschöpfung, verringerter Leistungszufriedenheit und Depersonalisation, d. h. der Betroffene hat das Gefühl, nicht mehr er selbst zu sein.

Tab. 7.2 Reaktionen auf Stress

Psychosoziale Reaktionen auf Stress	Körperliche Reaktionen auf Stress
• Schwierigkeiten, Emotionen zu kontrollieren • Diffuse Unruhe, Angst, Beklemmung, Besorgnis, das Schlimmste erwartend, Misstrauen und Argwohn, extreme Defensivität • Reizbarkeit, Ärger, Zorn, Wut: schnell beleidigt, sich ständig beschwerend, Gefühl, von Vorgesetzten, Kollegen, Angehörigen im Stich gelassen zu werden • Depressiv, bekümmert, vergrämt, schnell in Tränen aufgelöst • Apathie, Erschöpfung, Langeweile, langsames Denken • Isolation, Rückzug aus Beziehungen • Verlust an Vertrauen in sich selbst und andere • Unfähig zur Entspannung, Schlafstörungen, Albträume, Einschlafstörungen • Neigung zu Alkohol-, Nikotin-, Medikamenten- und Drogenabusus • Schneller Wechsel in typische Verhaltensmuster, starke Gefühlsschwankungen • Schuldgefühle über Dinge, die falsch oder nicht gemacht wurden • Schnell aufbrausend, feindselig, angriffslustig • Rastlosigkeit, Überaktivität • Unnütze Risiken suchend, Neigung zu Gewalt • Konzentrationsstörungen: Sprunghaftigkeit, Zerfahrenheit, Gedankenverwirrung, Vergesslichkeit (Namen von Personen oder Gegenständen werden leicht vergessen), Stottern • Entscheidungsschwierigkeiten • Schlechte Arbeitsleistung • Verlust der Objektivität, Starrheit in Ansichten und Meinungen, Vorurteile • Schwierigkeiten, vernünftig zu denken und alle Aspekte des Problems zu sehen	• Erschöpfung, Müdigkeitsgefühl, Ermattung • Zittern • Zähneknirschen • Muskelkrämpfe • Kopf-, Nacken- und Rückenschmerzen • Verstimmungen im Magen-Darm-Trakt, nervöser Magen, Erbrechen, Durchfall oder Verstopfung • Exzessiver oder mangelnder Appetit • Unruhe, Schreckhaftigkeit • Augen sind schwer zu fixieren • Heiserkeit, Stimme versagt • Tinnitus, Hörsturz • Distanzierter, in die Weite gerichteter, erstarrter Blick • Exzessives Schwitzen, kalter Schweiß, trockener Mund, blasse Haut • Atemlosigkeit, Hyperventilation • Häufiges Urinieren • Unwillkürlicher Stuhl- und Urinabgang in gefährlichen Situationen • Häufige Krankheit • Herzklopfen, Herzschmerzen • Menstruationsstörungen • Erektions- und Potenzstörungen

Abzugrenzen vom Burn-out ist das sog. **Bore-out.** Dabei sind die Anforderungen am Arbeitsplatz so monton, unterfordernd und langweilig (englisch: boring), dass auch daraus Krankheitssymptome resultieren können.

Phasen des Burn-outs

Burn-out ist kein scharf abzugrenzendes Krankheitsbild mit streng aufeinanderfolgenden Abschnitten, sondern eine Sammlung von individuell verschiedenen Symptomen, die in unterschiedlicher Reihenfolge auftreten können. Das folgende **Phasenmodell** soll den Problemkreis Burn-out verallgemeinert darstellen; es gliedert das Burn-out-Syndrom in **sieben Phasen.**

Symptome des beginnenden Burn-outs

Überengagement im Beruf ist ein häufiger Ausgangspunkt von Burn-out. Mit dem Überengagement verbunden ist die Zurückstellung eigener Bedürfnisse, freiwillige Mehrarbeit und das Gefühl, für das zu erreichende Ziel nicht entbehrlich zu sein. Damit einher gehen erste Erschöpfungsanzeichen wie dauernde Müdigkeit, Energiemangel sowie eine erhöhte Unfallgefahr.

Phase des reduzierten Engagements

Dieser Abschnitt ist gekennzeichnet vom **Rückzug** gegenüber Patienten und Kollegen. Die Anteilnahme an den Problemen der Patienten sinkt. Mit dem Patienten und über ihn wird häufig nur mehr im Fachjargon gesprochen. Die Einstellung zur Arbeit wird zunehmend negativer, im Mittelpunkt steht der nächste arbeitsfreie Tag. Wo es möglich ist, werden Freiräume ausgenützt, Arbeitspausen werden so lange wie möglich ausgedehnt und die Zeit bis zum Melden der Einsatzbereitschaft wird immer länger. Der Rettungsdienstmitarbeiter hat das Gefühl, ausgebeutet zu sein, klagt über schlechte Bezahlung und lange Arbeitszeiten. Dienst nach Vorschrift lautet das neue Motto. Dies kann, je nach Ausmaß, eine Phase eines hauptsächlich beruflich bedingten Burn-outs sein oder als sinnvolle, notwendige Anpassung an kaum veränderliche Rahmenbedingungen betrachtet werden. Der Rettungsdienstmitarbeiter lebt nicht mehr, um zu arbeiten, sondern er arbeitet, um zu leben. Es ist aber auch möglich, dass sich der Prozess des Burn-outs weiter fortsetzt.

Phase der emotionalen Reaktionen

Der Betroffene pendelt in seiner Stimmung sehr rasch zwischen depressiven und aggressiven Verhaltensweisen. **Schuldgefühle** und **Selbstmitleid** entstehen und das Gefühl, in einer beruflichen Sackgasse zu stehen, verfestigt sich. **Hilflosigkeits- und Ohnmachtsgefühle** werden geäußert, Schuldige gesucht; die differenzierte Problembetrachtung weicht einem reinen Schwarz-Weiß-Denken. Der Betroffene ist launenhaft, reizbar, misstrauisch und gerät häufig in Konflikte mit Kollegen, Familienmitgliedern und Freunden.

Abbauphase

Der Betroffene wird **unorganisiert,** führt z. B. keinen oder nur einen ungenauen Check seiner Ausrüstung durch, verweigert sich Veränderungen jeder Art und kann schwierigere Aufgaben nicht mehr bewältigen. Selbst einfache Entscheidungen werden zu Hürden und die Qualität der Patientenversorgung beginnt auf ein gefährliches Niveau abzusinken. Beschwerden durch Angehörige, Patienten oder medizinisches Personal häufen sich.

Verflachungsphase

Gefühlsreaktionen verflachen völlig. Hobbys werden aufgegeben, **innere Leere** und **Langeweile** breiten sich aus und die persönliche Anteilnahme an den Schicksalen der Mitmenschen nimmt ab. Der Betroffene fühlt sich **einsam.**

Phase der psychosomatischen Reaktionen

Eine Vielzahl **psychosomatischer Reaktionen** ist möglich. Der Betroffene ist z. B. dauernd erkältet, klagt über Schlafstörungen, Rückenschmerzen, Atembeschwerden, Herzklopfen, Magen-Darm-Störungen oder Bluthochdruck. Die Ernährungsgewohnheiten werden verändert, der Betroffene isst extrem wenig oder extrem viel. Exzessives Rauchen, gesteigerter Kaffee-, Alkohol- oder Drogenkonsum wird vermehrt zur erfolglosen Stressbewältigung eingesetzt. Sie reduzieren die subjektive Stresswahrnehmung nur kurzfristig und beschleunigen körperliche Auswirkungen des Burn-out.

Phase der Verzweiflung

Der Betroffene erkennt keinen Sinn mehr im Leben und sieht keine Möglichkeiten zur Veränderung seiner Situation. Er lebt in **Hoffnungslosigkeit** und hat im Extremfall sogar **Suizidgedanken.**

7.1.3 Akute Belastungsreaktion, posttraumatische Belastungsstörung und psychisches Trauma

Vom Erleben des Alltagsstresses und der Entwicklung eines Burn-out-Syndroms sind weitere **spezielle Belastungsfolgen** zu unterscheiden

Akute Belastungsreaktion

Gemäß dem Klassifizierungsschema ICD-10 ist die **akute Belastungsreaktion** eine vorübergehende, d. h. zeitlich begrenzt auftretende Reaktion auf ein außergewöhnlich belastendes Lebensereignis. Sie hält wenige Tage bis **maximal 4 Wochen** an.

> **MERKE**
> Bei der akuten Belastungsreaktion handelt es sich um eine „**normale**", d. h. angemessene und physiologische Reaktion auf ein „**unnormales**", potenziell traumatisierendes Ereignis.

Man unterscheidet primäre (sofort eintretende) und sekundäre (Stunden später auftretende) Symptome:
- **Primäre Symptome**
  - Gefühl der Empfindungslosigkeit
  - Fehlen der emotionalen Reaktionsfähigkeit
  - Wahrnehmungsstörungen, Gedächtnisverlust
  - Derealisation, Depersonalisation
  - Hilflosigkeit, Orientierungsverlust (Chaos)
  - Totaler Kontrollverlust, Gefühl, ausgeliefert zu sein
  - Starke Angst, Verzweiflung, Hilflosigkeit
- **Sekundäre Symptome**
  - Sich aufzwängende sensorische Wiedererinnerung (**Intrusion**) als Bilder, Geräusche, Gerüche, taktile Eindrücke
  - Appetitlosigkeit, Übelkeit, Erbrechen
  - Schlafstörungen, Albträume
  - Konzentrationsschwierigkeiten, Gereiztheit, Schreckhaftigkeit, sozialer Rückzug

Die **Folgen** der akuten Belastungsreaktion können sein:
- Selbstisolation
- Selbstzweifel
- Schuldgefühle
- Unfähigkeit, Freude zu erleben (**Anhedonie**)

ACHTUNG
Das Wissen über die charakteristische Ausprägung der akuten Belastungsreaktion ist bei Einsatzkräften und deren Angehörigen weitgehend unbekannt. Die Betroffenen erleben die Symptome zwar als „unspezifisch quälend und unangenehm" („Da ist was mit mir los …", „Irgendetwas stimmt nicht mit mir …"). Sie wissen oftmals jedoch nicht, dass ihre Gedanken und Gefühle völlig normal und keineswegs ungewöhnlich sind. Daher besteht häufig auch eine gewisse Neigung zur Einnahme beruhigender Wirkstoffe (Alkohol, Sedativa) als unreflektierte Selbstmedikation. Das ist bedenklich und sollte unbedingt vermieden werden!

Posttraumatische Belastungsstörung

Die **posttraumatische Belastungsstörung** (PTBS; englisch: PTSD, Posttraumatic Stress Disorder) tritt ebenfalls nach außergewöhnlich belastenden Erfahrungen auf.

MERKE
Im Gegensatz zur akuten Belastungsreaktion handelt es sich bei der posttraumatischen Belastungsstörung um eine schwerwiegende, unbedingt behandlungsbedürftige **Erkrankung.**

Formell wird eine PTBS diagnostiziert, wenn mehrere Symptome **mindestens 4 Wochen** lang auftreten und die betroffene Person dadurch in ihrem Alltag nachhaltig beeinträchtigt ist. Besonders hervorzuheben sind folgende Symptombereiche:
- **Anhaltendes Wiedererleben:** Gerüche, Gedanken, Bilder etc. kommen plötzlich, ohne aktiv an das Ereignis zu denken, wieder in Erinnerung, d. h. das Erlebte wird ungewollt und unkontrollierbar in Form von Träumen oder Flashbacks (Intrusionen) wiedererlebt.
- **Anhaltende Vermeidung:** Aktivitäten, Personen, Orte, Gedanken etc., die an das Ereignis erinnern, werden vermieden.
- **Anhaltende Übererregung (Hyperarousal):** körperliche Übererregung mit übermäßiger Wachheit (**Hypervigilanz**), Schlaf- und Essstörungen, aggressives Verhalten, Angst- und Panikzustände, Depression, Trauer, Suizidfantasien, Suchtverhalten

ACHTUNG
Auch erfahrene Rettungsdienstmitarbeiter sind nicht davor geschützt, im Laufe ihres Berufslebens eine posttraumatische Belastungsstörung zu entwickeln. Letztlich kann jeder Notfallsanitäter einmal (oder natürlich auch mehrfach) mit Einsatzsituationen konfrontiert werden, die mit einer besonders starken Belastung verbunden sind und in der Folge eine posttraumatische Belastungsstörung verursachen können.

Psychisches Trauma

Ein **psychisches Trauma** kann u. a. als eine seelische Verletzung beschrieben werden, die in der Folge eines gravierenden, erschütternden oder grausamen **Ereignisses** ausgelöst wird.

MERKE
Meist handelt es sich bei einer psychischen Traumatisierung um eine **besonders schwere Verlusterfahrung** – sei es der Tod eines anderen Menschen, der Verlust seiner Heimat, der Verlust der eigenen körperlichen Integrität, der Verlust des Glaubens an das Gute oder des Vertrauens in andere Menschen.

Typisch für ein psychisches Trauma ist, dass das jeweilige Ereignis **subjektiv** als überwältigend empfunden wird und sich Betroffene – weder körperlich noch psychisch – dem Geschehen entziehen können. Auch handelt es sich um Ereignisse, die weit **außerhalb der üblichen menschlichen Erfahrung** liegen. Eine Rettungsfachkraft kann dabei (Todes-)Angst, absolute Hilflosigkeit oder starkes Entsetzen erleben. Sie kann auch das Gefühl haben, neben sich zu stehen, die Gedankenflut nicht mehr im Griff zu haben oder von sich selbst getrennt zu sein. Dieses Abgeschnittensein von seinen eigenen Erfahrungen nennt man **Depersonalisierung.** Das kann auch mit Zeichen der **Derealisierung** verbunden sein, d. h., man meint möglicherweise, selbst Teil eines „falschen Films" zu sein, in einem Nebel zu agieren oder sich in einer nicht wirklichen Welt zu befinden, also in einer Art Traumwelt, aus der man nicht erwachen kann.

7.2 Maßnahmen der Gesundheitsförderung und Krankheitsprävention im Rettungsdienst

Die Gefahr, mit einer potenziell traumatisierenden Situation konfrontiert zu werden, ist im Rettungsdienst immer vorhanden. Psychische Folgen wie die akute Belastungsreaktion oder die posttraumatische Belastungsstörung sind jederzeit möglich, müssen sich aber nicht entwickeln. Wie ein einzelner Notfallsanitäter reagiert, um mit einer starken Belastung umzugehen, hängt von zahlreichen

Faktoren ab. Wesentlich ist, welche Maßnahmen zur Gesundheitsförderung und Prävention getroffen wurden.

7.2.1 Gesundheitsförderung

Nach Badura und Hehlmann kann Gesundheit u. a. definiert werden als *„die Fähigkeit zur Problemlösung und Gefühlsregulierung, durch die ein positives seelisches und körperliches Befinden und ein unterstützendes Netzwerk sozialer Beziehungen erhalten oder wieder hergestellt wird"* (Badura und Hehlmann 2003, ➤ Kap. 8). Somit kann Gesundheit gefördert werden, wenn man z. B. die Fähigkeit, auf Herausforderungen zu reagieren, sowie den sozialen Rückhalt von Personen weiterentwickelt und stärkt. Die Gesundheit des Einzelnen, aber auch der Bevölkerung wird dabei (nach Hurrelmann) von drei Faktoren wesentlich beeinflusst:

- **Personale Faktoren:** z. B. Erbanlagen, körperliche und psychische Konstitution
- **Verhaltensfaktoren:** z. B. Umgang mit Stress, Ausmaß und Art der körperlichen Aktivität, Schlaf- und Ernährungsgewohnheiten
- **Verhältnisfaktoren:** z. B. Arbeitsbedingungen, Wohnverhältnisse, Freizeitoptionen, Qualität der medizinischen und psychosozialen Versorgung, wirtschaftlicher Status

Diese drei Faktoren stehen in enger Wechselbeziehung und bedingen die Gesundheitschancen. **Eine Konzentration auf nur einen Faktor kann Gesundheit nicht herstellen:** Einer Rettungsfachkraft zu sagen, sie soll sich gesund ernähren, auf ausreichend ungestörten Schlaf achten, sich keinen hygienischen Gefährdungen aussetzen und Stress vermeiden, käme z. B. einer Aufforderung zu kündigen gleich und würde neue, andere Gesundheitsrisiken wie Arbeitslosigkeit und Einkommensverlust auslösen. Gemäß der **Ottawa-Charta der WHO** von 1986 entsteht vielmehr Gesundheit dort, *„wo die Menschen leben, lieben, arbeiten und spielen."*

> **MERKE**
> **Gesundheitsförderung** versucht, Lebens-, Arbeits- und Freizeitbedingungen insgesamt mitzugestalten und sichere, befriedigende sowie angenehme Arbeits- und Lebensbedingungen herzustellen.

Einzelpersonen, Familien, Gruppen, Betriebe, Schulen, Gemeinden sollen dabei zur Stärkung ihrer Gesundheit befähigt werden, um auf die Anforderungen des täglichen Lebens reagieren oder diese gestalten zu können. Um das wirksam umsetzen zu können, ist die **Stärkung der Einzelnen (Empowerment)** und deren **Beteiligung (Partizipation)** an der Gestaltung der Lebensbereiche erforderlich.

Ziel ist eine gesunde Lebensweise und die Chance, diese auch durch Verhaltensweisen zu verwirklichen. In der Freizeit ausreichend Schlaf zu suchen, ist z. B. ein individuelles, gesundheitsrelevantes Verhalten. Einen Arbeitsplatz so zu gestalten, dass durch ein intelligentes Schichtmuster ausreichend Freizeit zur Verfügung steht und die Zahl der Einsätze ein gesundes Maß nicht überschreitet, wäre eine Frage der Verhältnisse. Genau hier setzt das Konzept der **betrieblichen Gesundheitsförderung (BGF)** an.

> **MERKE**
> **Betriebliche Gesundheitsförderung** ist eine Strategie mit dem Ziel, die Gesundheit am Arbeitsplatz zu erhalten, Verletzungen zu vermeiden, Krankheiten vorzubeugen und auch das subjektive Wohlbefinden der Mitarbeiter zu verbessern.

Wesentliche Bestandteile sind, unter Einbeziehung von Mitarbeitern aus allen Ebenen und Tätigkeitsfeldern, eine Analyse der Situation in Bezug auf die Arbeitszufriedenheit, die Arbeitsqualität, das Betriebsklima, Krankenstände sowie die Verweildauer im Unternehmen. Zusammen mit betrieblichen Sozialarbeitern, Arbeitsmedizinern, Sicherheitstechnikern und Arbeitspsychologen werden konkrete Arbeitsbelastungen und Gesundheitsbeschwerden identifiziert und im Dialog mit den Mitarbeitern Maßnahmen zur Verbesserung entwickelt. Für beide Seiten ergeben sich dadurch positive Effekte:

- Das **Unternehmen** hat den Nutzen einer erhöhten Produktivität, ein „arbeitswertes" Unternehmen zu sein und zu einer möglichst geringen Mitarbeiterfluktuation beizutragen.
- Die **Mitarbeiter** gewinnen stärkeren Einfluss, zumindest auf ihre unmittelbaren Arbeitsbedingungen. Das erhöht die Arbeitszufriedenheit, die Identifikation mit der Arbeit und verbessert das Betriebsklima.

Neben der betrieblichen Gesundheitsförderung ist auch der **individuelle Umgang mit Gesundheitsrisiken** für die Gesundheitsförderung relevant. Unter **Risikoverhalten** versteht man Verhaltensweisen, die langfristig mit hoher Wahrscheinlichkeit zu Risikofaktoren wie Übergewicht und/oder Bluthochdruck führen.

> **MERKE**
> Wenn eine Rettungsfachkraft nicht ausreichend auf Ruhezeiten, genügend Schlaf und eine gesunde Ernährung achtet, neben einer lauten Straße wohnt und kaum die Fenster öffnen kann, raucht und bei jedem gemütlichem Beisammensein mit Freunden oder Kollegen grundsätzlich zu viel Alkohol konsumiert, besteht eindeutig ein ausgeprägtes Risikoverhalten.

Je nach Alter, körperlicher Veranlagung sowie der Verfügbarkeit und Anwendung von Ausgleichsmechanismen führt Risikoverhalten früher oder später zu Erkrankungen. Der Betroffene verspricht sich durch sein Risikoverhalten jedoch Vorteile bei der Bewältigung von Lebensanforderungen, die durch andere Verhaltensweisen nicht erwartet werden. So wird fälschlicherweise Nikotin als kurzfristig entspannend erlebt, Alkohol als die Stimmung aufhellend und als Einschlafhilfe.

Das Risikoverhalten steht oft in einem starken biografischen Zusammenhang: Alkohol- und Drogenmissbrauch, Bewegungsmangel oder ein riskantes Sexualverhalten sind oft durch persönliche und soziale Komponenten erlernte Reaktionen auf Konflikte und Problemstellungen, aber keine sinnvollen Konfliktlösungsmuster.

7.2.2 Krankheitsprävention

Prävention bedeutet Vorbeugung und Vorsorge. Im Gesundheitsbereich umfasst sie alle Maßnahmen, die eine Krankheit oder Verletzung verhindern, verzögern oder weniger wahrscheinlich werden lassen. In Abhängigkeit davon, wann eine Maßnahme eingesetzt wird, unterscheidet man folgende Präventionsarten:

- **Primärprävention** soll das Auftreten von Gesundheitsproblemen grundsätzlich verhindern. Dazu zählen Maßnahmen zur Unfallverhütung sowie zum Arbeitnehmerschutz, Impfprogramme, Aufklärung über Fitness und gesunde Ernährung, Antistresskurse und vieles andere mehr. Im Rettungsdienst findet Primärprävention insbesondere auch dadurch statt, dass über mögliche Belastungen im Einsatzdienst und die verfügbaren Hilfsangebote aufgeklärt wird. Außerdem werden Risikofaktoren durch geeignete Schutzmaßnahmen reduziert, z. B. durch Tragen der persönlichen Schutzausrüstung oder technische Maßnahmen wie die Nutzung von Sicherheitsgurten.
- **Sekundärprävention** versucht die Auswirkungen einer gesundheitlichen Beeinträchtigung bzw. Erkrankung oder Verletzung so gering wie möglich zu halten, z. B. durch Frühdiagnostik und -behandlung, Diabetikerschulungen, Selbsthilfegruppen sowie – speziell im Rettungsdienst – auch Maßnahmen zur psychosozialen Unterstützung nach außergewöhnlich belastenden Einsatzerfahrungen (➤ Kapitel 7.3.3).
- **Tertiärprävention** konzentriert sich auf die Wiederherstellung der Gesundheit. Dies erfolgt im Rahmen der Rehabilitation und Re-Integration sowie der Rückfallprophylaxe. Auch die Wiedereingliederung in den Beruf nach einem schweren Arbeitsunfall oder einer längeren Erkrankung gehört in den Bereich der Tertiärprävention.

Insgesamt setzt Prävention unterschiedliche Mittel ein, z. B. Werbekampagnen für die Verwendung von Kindersitzen oder Warnhinweise auf Zigarettenpackungen. Prävention setzt auf Normen, wie das Verhalten einer bestimmten Person in bestimmten Situationen sein soll, oft auch unterstützt durch gesetzliche Maßnahmen wie die Sturzhelmpflicht für Motorradfahrer.

MERKE
Prävention erhöht zwar die Sicherheit, steht dadurch aber in einem Spannungsfeld zur individuellen Freiheit. Aus diesem Grund wird Prävention oftmals auch als restriktiv oder einschränkend erlebt.

Bei manchen Themen sind Entscheidungen aus der Sicht der **Gesundheitsvorsorge** tatsächlich schwierig zu treffen. So würde eine allgemeine Pflicht, Fahrradhelme zu tragen, die Häufigkeit schwerer Schädel-Hirn-Verletzungen senken, vielleicht aber auch die Zahl der Fahrradfahrer reduzieren und somit zu mehr sonstigem Straßenverkehr, verbunden mit Lärm und Abgasen, beitragen und weniger Menschen zu körperlicher Aktivität durch Radfahren motivieren. Prävention muss daher immer auf die jeweilige Zielgruppe zugeschnitten werden und primär auf Bildung, Schulung und Motivation setzen, um eine positive Akzeptanz der vorgeschlagenen Maßnahmen zu erreichen.

In betrieblichen Präventionsprogrammen müssen gesundheitswahrende und krankheitsauslösende Faktoren zunächst spezifisch für den jeweiligen Arbeitsplatz ermittelt werden. Wesentliche Aspekte des Rettungsdienstes wie rückenschonendes Heben, Stressmanagement oder eine gesunde Ernährung werden in den folgenden Abschnitten noch etwas ausführlicher dargestellt. Einen Überblick über **allgemeine krankheits- und gesundheitsfördernde Faktoren** bietet ➤ Tab. 7.3.

Tab. 7.3 Allgemeine krankheits- und gesundheitsfördernde Faktoren

Krankheitsfördernde Faktoren	Gesundheitsfördernde Faktoren
• Einseitige, übermäßige Ernährung • Mangelnde körperliche Bewegung • Überlastung in Beruf und Freizeit • Drogen-, Alkohol-, Tabak- und Arzneimittelmissbrauch • Lärmbelastung, Reizüberflutung • Schlecht ausgeprägtes oder nicht zuverlässiges soziales Netzwerk (Familie, Freunde, Partner etc.) • Geringe Selbstbestimmung über die eigene Zeit, keine Chance auf ein Privatleben	• Vielseitige, ballaststoff- und vitaminreiche, dem Kalorienverbrauch angepasste Ernährung • Körperliche Bewegung, Ausgleichssport zur Verbesserung der Ausdauer, Fitness, Kraft und Leistungsfähigkeit • Vermeidung von krank machendem Stress, den Auswirkungen von Stress durch entsprechendes Freizeitverhalten entgegenwirken • Sparsamer Alkoholkonsum, Verzicht auf Nikotin und andere Drogen • Arzneimittel nur bei Notwendigkeit und entsprechender Indikation einsetzen • Ein wohlwollendes, unterstützendes und dichtes soziales Netzwerk: Freunde, Partner, Verwandte

7.2.3 Veränderungen im Gesundheitsverhalten

Veränderungen im Gesundheitsverhalten werden meist durch Krisen ausgelöst. Der erhöhte Blutdruck mit gelegentlichem Schwindel motiviert z. B. zur Gewichtsreduktion, die Laborwerte fördern das Nachdenken über den Alkoholkonsum, die schwere psychische Erkrankung des Kollegen führt zur Reflexion des eigenen Umganges mit der persönlichen Arbeitslast, der Verarbeitung von Einsätzen und zu Gedanken über die Qualität der eigenen Beziehung.

In besonders krisenhaften Fällen – man erleidet einen Herzinfarkt, die Partnerin verlässt die Beziehung, der Führerschein wird wegen Alkohol am Steuer eingezogen – erfolgt manchmal eine permanente Veränderung des eigenen Gesundheitsverhaltens. Meist verlaufen diese Veränderungen allerdings nicht linear, sondern zirkulär. Es braucht Geduld, mehrere „Schleifen" sowie ein Verständnis für Rückfälle. Rückfälle sind Teil des Prozesses und dürfen stattfinden. Im Einzelnen verläuft eine Veränderung im Gesundheitsverhalten meist in folgenden Phasen:

- Im **Stadium der Erstbetrachtung** wird das Problem schon grob erkannt, der Betroffene hat allerdings kein Interesse an einer Veränderung.
- Im **Stadium der Erwägung** denkt die Person über eine Veränderung nach, er will zu einem unbestimmten Zeitpunkt, „irgendwann" eine Veränderung beginnen.
- Im **Vorbereitungsstadium** sind die Betroffenen bereit zur Veränderung und leiten konkrete erste Schritte ein.
- Im **Handlungsstadium** wird die Person auch direkt aktiv, sie führt die Veränderung auch durch.

- Im **Aufrechterhaltungsstadium** wird die gesündere Lebensweise schon seit einem längeren Zeitraum beibehalten.
- Zwischen den einzelnen Schritten sind **Rückfallphasen** unterschiedlicher Dauer möglich, der Betroffene steigt dann wieder in irgendeine der oben genannten Phasen ein.
- Im **Abschlussstadium** ist der alte Modus für immer aufgegeben. Der neue Verhaltensablauf ist vollständig verinnerlicht, automatisiert, es erfordert kaum Nachdenken, sich so zu verhalten, da es integrierter Teil des Lebensalltags ist. Damit kann das neue Verhalten leichter aufrechterhalten werden.

PRAXISTIPP

Ein Notfallsanitäter kennt in seiner Region meist sämtliche Krankenhäuser, niedergelassenen Ärzte und andere Hilfseinrichtungen des Gesundheitswesens. Einigen Rettungsfachkräften gelingt es auch, diese Kontakte als Ressourcen für ihre persönliche Gesundheit zu erhalten, zu fördern und zu nutzen. Bei einigen Kollegen besteht durch den hohen persönlichen Bekanntheitsgrad jedoch auch eine große Scheu, Hilfen und Unterstützungsangebote in Anspruch zu nehmen. Es wird als unangenehm und peinlich erlebt, selbst einmal Hilfe zu benötigen und in Anspruch zu nehmen. Dieses Symptom der „Vermeidung medizinischer Hilfe" kann umgangen werden, wenn man sich rechtzeitig, z. B. im Rahmen von Vorsorgeuntersuchungen oder durch Routinekontakte, einen Vertrauensarzt sucht. Beim Auftreten unklarer Symptome, bei persönlichen Fragestellungen zur eigenen Gesundheit oder in einem konkreten Krankheitsfall steht dann rasch eine vertrauenswürdige fachliche Stütze zur Verfügung.

7.2.4 Professionalität als Schutzfaktor

Professionalität im Rettungsdienst ist ein ausreichendes Maß an intellektueller und manueller Sicherheit in der Patientenbetreuung, inkl. permanenter Selbstreflexion und externer Qualitätssicherung. In eine Formel gekleidet lässt sich Professionalität nach Redelsteiner wie folgt darstellen:

$$P = \{(A + F) \times E\} \times Q$$

- **P = Professionalität**
- **A = Ausbildung** steht für die formelle Grundausbildung, die die Fachkraft erhalten hat. Je umfangreicher diese ist, umso breiter ist das Wissen, umso stärker sind die Denk- und Handlungsvarianten, die eine Person im beruflichen, aber auch im privaten Handeln einsetzen kann. Das ist auch Grundlage, um über Selbstreflexion das eigene Gesundheitsverhalten, das Stressverhalten und die eigene Arbeitsleistung zu analysieren.
- **F = Fortbildung** bedeutet das regelmäßige Erweitern des Wissens, auch um mit gesellschaftlichen Veränderungen und Neuerungen in der Medizin, der Rettungstechnik usw. in der beruflichen Arbeit umgehen zu können.
- **E = Erfahrung** ist die Frequenz an privaten und beruflichen Ereignissen, positiven und negativen, die bei entsprechender Analyse und Selbstreflexion zu Lernen führen, Wissen und Handlungen werden erweitert. Erfahrung im Rettungsdienst ist jene Menge an erlebten, reflektierten und bewältigten Fällen, die das Theoriewissen in einen praktischen Bezug stellen.
- **Q = Qualitätssicherung** ist die Sicherstellung von grundlegenden Standards der rettungsdienstlichen Versorgung, idealerweise durch externe Quellen. Sind die manuellen und fachlichen Kompetenzen noch ausreichend, spiegelt die Dokumentation die Situation und die getroffenen Maßnahmen auch wider, ist sie rechtlich so, dass ein Schutz für Patient, Mitarbeiter und Institution gegeben ist?

PRAXISTIPP

Professionalität schützt vor übermäßigem Stress, leitet zur Selbstreflexion an (➤ Kap. 5.4) und baut einen Bezugsrahmen auf, der für das tägliche berufliche Handeln Sicherheit gibt. Professionalität ist somit auch eine Art „Impfung", um Gesundheitsproblemen im eigenen Beruf vorzubeugen.

7.2.5 Stressmanagement und Stressbewältigung

Allgemein können je nach Persönlichkeitstyp zwei wesentliche Muster im Umgang mit Stress beschrieben werden. Der **Represser** („Unterdrücker") versucht, die Stressquelle zu vermeiden und verleugnet Angstkomponenten. Er bemüht sich um eine Reaktion, um seine eigenen negativen Emotionen stufenweise zu verändern und sich an den Stress anzupassen. **Sensitizer** („Zulasser") versuchen eine problemorientierte Lösung und werden schon sehr früh am Beginn einer stressauslösenden Situation aktiv, um sie zu lindern. Je nach Situation können beide Strategien sinnvoll sein:

- Ist eine Situation beeinflussbar, ist der Sensitizer mit aktivem Handeln ein Stressbewältiger.
- Ist die Situation mit den vorhandenen Mitteln nicht bewältigbar, ist der Represser rascher in der Lage, neue Situationen zu akzeptieren.

PRAXISTIPP

Insgesamt gibt es eine Vielzahl von Möglichkeiten, Stress in sinnvolle Bahnen zu lenken und zu steuern. Wichtig ist es, Anzeichen von Stress und das persönliche Stresslimit zu erkennen. Mitarbeiter im Rettungsdienst sind ausgebildet, einfühlsam und menschlich mit ihren Patienten zu arbeiten. Es sind aber nicht nur die Bedürfnisse des Patienten wichtig – Rettungsdienstmitarbeiter müssen auch **ihre emotionalen, körperlichen und seelischen Bedürfnisse** kennen:
- **Ein erhöhtes Körperbewusstsein hilft,** Distress zu erkennen und Ausgleichmechanismen vor der Phase der Dekompensation anzuwenden
- **Stressoren nach Gefährlichkeit einschätzen:** Wie bei einer Patiententriage zuerst um die gefährlichsten und mit geringen Mitteln lösbaren Stressoren kümmern
- Von einer Situation **nicht emotional überwältigen lassen:** Handfertigkeiten und Wissen einsetzen, um dem Patienten so gut wie möglich zu helfen. Mitleid durch Anteilnahme ersetzen
- Alle für die Ausübung des Berufs des Notfallsanitäters erforderlichen **Handfertigkeiten und Kenntnisse** erlernen und „up to date" halten
- Die **Fähigkeit entwickeln, Nein zu sagen,** und für eigene Interessen einstehen
- Andere schätzen lernen und ihnen ein positives Feedback geben. Konflikte direkt und offen ansprechen
- **Abstand zur Arbeit gewinnen:** Gesetzlich vorgeschriebene Pausen in Anspruch nehmen. Urlaubstage nicht einzeln, sondern zumindest 2 Wochen Urlaub am Stück nehmen, um einen Erholungseffekt zu erzielen. „Piepser" und Handy an freien Tagen abschalten, um nicht erreichbar zu sein

- **Stressauslöser definieren:** Was verursacht Stress, z. B. schlechtes Zeitmanagement?
- **Keine Aufgaben für andere erledigen,** die diese selbst erfüllen können: Wer häufig Gefälligkeitsarbeiten für das Krankenhausteam erbringt (z. B. Patienten für das Aufnahmepersonal auf die Station bringen), erleichtert diesem zwar seine Arbeit, bringt dafür aber sich, seine Kollegen im Fahrdienst und in der Leitstelle sowie wartende Patienten und Angehörige in zusätzlichen Stress.
- **Delegieren lernen:** Andere können bestimmte Dinge ebenfalls sachgerecht erledigen. Dies gilt sowohl im Wachbetrieb als auch vor allem im Einsatzgeschehen.
- **Unangenehme Aufgaben nicht auf die lange Bank schieben:** Bei Schichtbeginn die Aufgaben notieren, die unbedingt getan werden müssen, nach Wichtigkeit und Schwierigkeit sortieren und mit Energie mit dem „Abarbeiten" unmittelbar beginnen. Wenn alles erledigt ist, entspannen und/oder anderen Aufgaben nachgehen.
- **In berufspolitischen Fragen engagieren und für berufliche Probleme vorsorgen:** Alle Rettungsfachkräfte sind Stress ausgesetzt. Viele Stressoren werden durch berufsspezifische Probleme verursacht. Eine Mitgliedschaft bei einer Gewerkschaft ist bei arbeitsrechtlichen Problemen hilfreich, eine Berufshaftpflicht-, Verkehrs- oder Rechtsschutzversicherung kann vielleicht einmal schlaflose Nächte ersparen.
- **Aus der Berufsroutine ausbrechen** und z. B. eine RTW-Vorstellung im örtlichen Kindergarten oder einen Berufsinformationsstand über den Rettungsdienst im Schulzentrum etc. organisieren.
- **Abwechslung im Beruf suchen:** Überlegen, ob ein Wechsel in die Leitstelle, auf eine andere Rettungswache, in die Ausbildung oder Verwaltung die Situation verbessern würde. Dementsprechend rechtzeitig weiterbilden, das erleichtert einen Wechsel.
- **Persönliche Ziele analysieren:** Sind diese realistisch und erreichbar? Eventuell die Ziele auf ein erreichbares Maß reduzieren.
- **Rückzugsmöglichkeiten schaffen:** Jede Wache sollte einen Raum haben, wohin sich die Mitglieder der Wache für einige Zeit zurückziehen können. Eine helle und gepflegte Wache, die auch Rückzugs- und Ruhemöglichkeiten bietet, ist fast schon eine „Wohlfühlzone".
- **Interessen und Hobbys entwickeln.**
- Die Bedeutung von **richtiger Ernährung** erkennen und **Alkohol und Drogen meiden.**
- **Entscheidungen treffen:** Es gibt selten nur zwei Möglichkeiten, sondern oft mehrere Alternativen.
- **Ein soziales Unterstützungssystem entwickeln,** z. B. mit Familie, Partner, Freunden, Kollegen und Nachbarn.
- **Freizeit ist tatsächlich freie Zeit:** Nur bei absoluter Notwendigkeit gibt es Ausnahmen.
- **Einen Stressmanagementkurs besuchen,** eine Fortbildung zum Thema für die Mitglieder der Wache organisieren, eine Supervisionsgruppe gründen. Ein externer Berater hilft dabei, Stressursachen zu analysieren und Bewältigungsstrategien zu entwickeln.
- **Professionelle Hilfe in Anspruch nehmen,** wenn auch nahestehende Personen nicht mehr weiterhelfen können.
- **Ein Tagebuch oder ein Einsatztagebuch führen:** Kontakt (Briefe, E-Mails, Internet etc.) mit Kollegen aus einem anderen Land aufnehmen. Das erlaubt, persönliche Gefühle auszudrücken, in Bahnen zu lenken und Erfahrungen auszutauschen.
- **Techniken zur raschen Entspannung üben:** Volkshochschulen und andere Einrichtungen bieten entsprechende Kurse an. Trotz möglicher Schwierigkeiten mit dem Schichtplan sollte es möglich sein, einen solchen Kurs zu besuchen. Eine Alternative sind Bücher und Videos über Entspannungstechniken.

7.2.6 Ausbildung

Im Hinblick auf die individuelle Gesundheit ist **Bildung** ein wesentlicher Faktor. Sie ermöglicht Menschen Gesundheitsinformationen leichter zu verstehen, seien es Auskünfte eines Arztes, Texte auf Beipackzetteln von Medikamenten, Anleitungen zur Selbstversorgung bei Krankheiten oder Broschüren mit Informationen zu bestimmten Krankheiten. Darüber hinaus hilft eine höhere Bildung auch, einen Beruf zu wählen, der eine höhere Eigenverantwortung über den Ablauf der eigenen Arbeit ermöglicht.

Jemand, der am Fließband arbeitet, hat eine geringe Arbeitsautonomie – Beginn und Ende der Arbeit, zu erbringende Leistung wie Stückzahl, Zeit und Dauer der Pausen werden exakt vorgegeben. Je enger diese „Vertaktung" ist, je stärker diese fremdbestimmt ist, umso geringer ist die Freiheit, sein eigenes Arbeits- und Freizeitleben zu gestalten. Zusammen mit dem geringeren Einkommen wirkt sich das auf die Lebensverhältnisse aus.

Studien des nationalen Gesundheitsdiensts von Großbritannien belegen sogar Abstufungen in Bezug auf die Lebenserwartung zwischen ungelernten und gelernten Arbeitern. Letztere leben länger als die ungelernten Kollegen. Manuell tätige Facharbeiter leben länger als angelernte Arbeiter. Nicht manuell tätige Facharbeiter leben länger als manuell tätige Facharbeiter. Personen in leitenden Positionen und Akademiker leben am längsten. Diese Abstufungen in Bezug auf Gesundheitsstatus und Bildung bzw. Schicht nennt man **sozialer Gradient.**

MERKE
Die Lebenserwartung ist abhängig von der Schichtzugehörigkeit. Je höher Bildung und Einkommen, umso höher ist die durchschnittliche Lebenserwartung.

Auch Studien zur Häufigkeit von Myokardinfarkten bei bestimmten Personengruppen haben zu interessanten Erkenntnissen geführt. So haben Frauen, die nur die Pflichtschule und keine weitere Ausbildung absolviert haben, rund doppelt so häufig einen Herzinfarkt wie Frauen mit abgeschlossener Lehre und rund sechsmal so häufig wie Abiturientinnen oder Akademikerinnen. Bei den Männern ist die Tendenz gleich, die Unterschiede zwischen den Ausbildungsgraden sind aber nicht so stark ausgeprägt.

Schichtet man die deutsche Bevölkerung statistisch nach Einkommen, Bildung und Beruf, so haben die unteren 20 % insgesamt betrachtet ein doppelt so hohes Risiko für schwere Verletzungen und Erkrankungen sowie für ein frühzeitiges Sterben wie die oberen 20 %.

PRAXISTIPP
Für das Rettungsfachpersonal ist Bildung von besonderer Bedeutung. Insbesondere durch zielgruppenspezifische Aus- und Fortbildungsmaßnahmen zu den Themenbereichen Stress und Stressbewältigung, zur Psychotraumatologie sowie zum Umgang mit Belastungen muss unbedingt dazu beigetragen werden, die individuelle Stressbewältigungskompetenz zu erhöhen.

7.2.7 Bedeutung des sozialen Netzwerks

Entscheidend für die individuelle Gesundheit ist auch die Belastbarkeit bzw. Tragfähigkeit des persönlichen **sozialen Netzwerks.**

Eine kalifornische Langzeitstudie hat festgestellt, dass Menschen, die keine engen sozialen Kontakte oder Bekanntschaften im Gemeinwesen haben, früher versterben als jene mit guten Kontakten. Dieses Ergebnis traf nicht nur auf sehr alte Menschen zu, sondern auch auf sehr junge Menschen. Und dieser Zusammenhang zwischen einer früheren Sterblichkeit und der Dichte des sozialen Netzwerks ist unabhängig vom allgemeinen körperlichen Gesundheitszustand, vom sozioökonomischen Status und krankheitsfördernden Variablen wie Rauchen, Alkoholkonsum, Übergewicht, Bewegungsmangel und Ausmaß von Vorsorgeuntersuchungen: Der Mangel an Gesprächen, Anteilnahme, Zuspruch, sozialen Kontakten, Bekanntschaften, Freundschaften, Partnerschaften, Integration in soziale Netzwerke wie Vereine oder Gemeinschaften aller Art macht generell krank und erhöht die Wahrscheinlichkeit, früher zu sterben.

> **PRAXISTIPP**
> Vor diesem Hintergrund sollte sich jeder Notfallsanitäter intensiv darum bemühen, ein tragfähiges soziales Netz aufzubauen und persönliche Kontakte zu pflegen. Je besser jemand in ein soziales Umfeld eingebunden ist, umso geschützter ist derjenige auch und umso mehr Unterstützung wird derjenige erfahren, wenn einmal gesundheitliche Probleme auftreten sollten.

7.2.8 Ausgleich zum Berufsalltag

Im Englischen spricht man von **„Work-Life-Balance".** Es geht aber nicht nur um das Austarieren zwischen Arbeit und Leben – die Arbeit ist ja gerade im Schichtdienst wesentlicher Teil des Lebens. Ein wesentlicher Faktor der individuellen Gesundheit ist vielmehr eine Balance zwischen den diversen unterschiedlichen Aspekten des Lebens:

- **Ausgewogene Arbeitslast:** Zu hohe Arbeitsbelastung kann zum Burn-out führen, zu niedrige Arbeitslast zum Bore-out (➤ Kap. 7.1.2). Ein wesentliches Element einer ausgewogenen Arbeitslast ist z. B. ein Dienstplan, der genügend Erholungsphasen

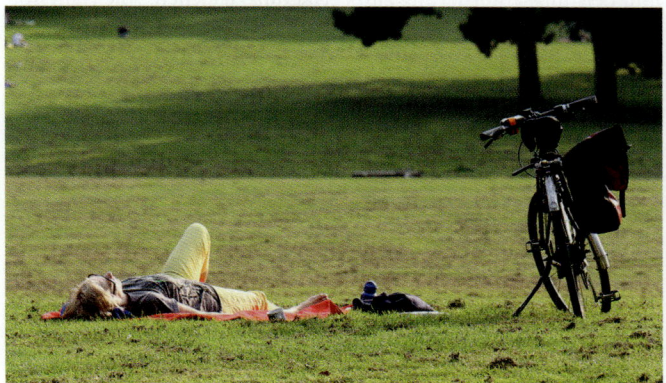

Abb. 7.2 Ein Freizeitausgleich mit ausreichenden Erholungsphasen ist im Rettungsdienst besonders wichtig. [J748-099]

(➤ Abb. 7.2) vorsieht und auch freie Räume für soziale Aktivitäten am Wochenende lässt.
- **Familie, Freunde, Bekannte:** Das Eingebundensein in soziale Beziehungen, etwa in die Familie oder einen Freundeskreis, ist besonders wichtig. Dabei kommt es nicht auf die Anzahl der Beziehungen an, sondern auf ihre Stabilität. Jeder Notfallsanitäter sollte ein soziales Netzwerk pflegen und vor allem auch darauf achten, dass nicht das gesamte persönliche Umfeld aus dem beruflichen Milieu stammt. Für einen Ausgleich vom Beruf und für einige Ablenkung können insbesondere Kontakte sorgen, die man in anderen Bereichen geknüpft hat, beispielsweise in einem Sportverein oder durch ein Hobby.
- **Aktivitäten in Sport-, Kultur-, religiösen oder politischen Vereinen** lassen eigene Netzwerke entstehen und lenken im positiven Sinne von Arbeit und Familie ab. Sie bilden einen Ausgleich. Sie sollten auch nicht zu stark mit den Kollegen am Arbeitsplatz oder dem Familiensystem verknüpft sein. Wenn es in einem dieser Systeme Schwierigkeiten gibt, etwa ein Jobverlust auftritt oder eine Scheidung ansteht, wirkt sich dies sonst ebenfalls negativ auf das gesamte übrige Freizeitnetzwerk aus.
- **Fort- und Weiterbildungen** bieten einen weiteren günstigen Ausgleich zum Berufsalltag. Damit ist hier nicht primär die berufsbezogene Weiterbildung oder die Teilnahme an einer Pflichtfortbildung gemeint. Vielmehr geht es um den Erwerb neuer Kompetenzen, das Erlernen einer Fremdsprache, eines Instruments, einen Fernkurs oder ein Fernstudium sowie das Ausprobieren einer neuen handwerklichen Tätigkeit. Im Vordergrund sollte die Freude am Neuen stehen und nicht immer das bloße Erwerben eines Zertifikats. Auch ein Buch zu lesen ist schon Fortbildung im weiteren Sinn.
- **Der zweite Job:** Nicht wenige Rettungsdienstmitarbeiter jobben in der freien Zeit. Manchmal bei einem anderen Rettungsdienstunternehmen oder in einem früher erlernten Beruf. Für viele ist das erforderlich, um den gewünschten Lebensstandard zu erhalten. Lange ist eine solche Doppelbelastung jedoch nur für wenige Menschen aushaltbar. Eine Nachdenkphase, wie man sein Leben einfacher gestalten könnte, um vielleicht mit weniger Geld auszukommen, oder die Entwicklung eines Planes, wie lange man das maximal sich und seinem Umfeld noch zumuten möchte, wäre hier dringend anzuraten. Nachts Taxi zu fahren und dann tagsüber als Notfallsanitäter zu arbeiten (oder umgekehrt) ist auf jeden Fall unprofessionell und gefährlich. Auch über Jahre hinweg sein Traumhaus zu bauen und sich beruflich und privat für dieses eine Ziel vollkommen auszupowern, endet nicht immer mit dem perfekten Ende: Steht das Haus dann innen und außen so da, wie man sich das immer gewünscht hat, können der Rücken kaputt, der Arbeitsplatz gefährdet, die Kinder schon flügge und die Partnerin bereits ausgezogen sein. Inwiefern man sich bei mehreren Arbeitgebern engagiert, sollte daher einer sorgfältigen Kosten-Nutzen-Abwägung unterzogen werden.
- **„Das süße Nichtstun":** Un**ge**plante, un**ver**plante, „nutzlose" Zeit ist wichtig, um seinen Kopf zu leeren, auf andere Gedanken zu kommen und völlig neue Ideen zu entwickeln.

All diese hier aufgeführten Aspekte stehen in Wechselwirkung und beeinflussen sich gegenseitig. Das Ziel besteht deshalb auch nicht unbedingt darin, jeden Aspekt maximal zu fördern (das könnte nur wieder neuen Stress verursachen!), sondern zwischen ihnen nach Möglichkeit ein gesundes Gleichgewicht herzustellen. Ohnehin können die jeweiligen Ansprüche an die einzelnen Aspekte je nach Lebensphase und Alter sehr unterschiedlich sein. Seine Brücken zu vorhandenen Netzwerken jedoch nie ganz abzubrechen ist entscheidend: Nach 15 Jahren doch einmal wieder zum Klassentreffen, in den alten Motorradclub oder seine frühere Kirche zu gehen, kann z. B. wieder Anschluss an neue Ressourcen bedeuten etc.

> **PRAXISTIPP**
> Wichtig ist, dass jeder Notfallsanitäter darüber nachdenkt, wie er seine Freizeit sinnvoll gestaltet und worin ein Ausgleich zum Berufsalltag bestehen kann. Auf keinen Fall sollte die gesamte Lebenszeit mit dem Engagement im Rettungsdienst ausgefüllt werden.

7.2.9 Intervision und Supervision

Intervision und **Supervision** können gleichermaßen dazu beitragen, den beruflichen Alltag besser zu bewältigen und für etwaige Schwierigkeiten und Problemstellungen praxistaugliche Lösungen zu finden:

- **Intervision** ist der beratende Austausch unter Kollegen, d. h., man setzt sich regelmäßig in einer ungestörten Atmosphäre zusammen, bespricht und reflektiert aktuelle Erfahrungen, Themen von besonderer Relevanz oder auch konkrete Einsatzsituationen. Im Unterschied zu einer Dienstbesprechung ist Intervision allerdings frei von Hierarchieebenen, sodass sich alle Beteiligten auf Augenhöhe unterhalten können und sich jeder offen und konstruktiv mit seinen Ideen, Anregungen und Überlegungen einbringen kann. Intervisionsgruppen kommen i. d. R. ohne eine externe Moderation aus.
- Bei **Supervision** handelt es sich ebenfalls um eine spezielle Form der Beratung (➤ Kap. 10), sie wird jedoch von einem speziell geschulten Supervisor moderiert.

> **MERKE**
> **Supervision**
> Die Deutsche Gesellschaft für Supervision (DGSV) definiert Supervision als *„ein wissenschaftlich fundiertes praxisorientiertes und ethisch gebundenes Konzept für personen- und organisationsbezogene Beratung in der Arbeitswelt. Sie ist eine wirksame Beratungsform in Situationen hoher Komplexität, Differenziertheit und dynamischer Veränderungen".*

Im Rahmen einer **Gruppensupervision** unterstützen Supervisoren dabei u. a. bei folgenden Herausforderungen:
- Teams reflektieren ihre Arbeit mit Kunden bzw. (im Rettungsdienst) mit Patienten.
- Teams entwickeln ihre Kommunikation und ihre Arbeitsbeziehungen, um die Erfüllung ihrer Aufgaben zu verbessern.
- Interdisziplinäre Gruppen erörtern eine Optimierung ihrer Zusammenarbeit, z. B. in kommunikativer oder organisatorischer Hinsicht.

Besonders sinnvoll erscheint die Betrachtung und Verbesserung von Organisationsstrukturen und Organisationskulturen unter Fragestellungen wie z. B.:
- Wie werden in unserem Team Rollen herausgebildet?
- Wie viel Freiraum zur eigenen Gestaltung gibt es bei uns?
- Wie werden Beziehungen gelebt?
- Wie gehen wir mit Belastungen um?
- Wie tragen wir Konflikte aus?

Bei einer **Einzelsupervision** können darüber hinaus auch individuelle Probleme und Fragestellungen einzelner Rettungsfachkräfte thematisiert werden:
- Warum übe ich eigentlich gerade diesen Beruf aus?
- Welchen Nutzen bzw. „Gewinn" ziehe ich aus meiner Arbeit und welche „Kosten" sind mit ihr verbunden?
- Wie möchte ich arbeiten?
- Wie möchte ich meine freie Zeit verbringen?
- Welche Aspekte meiner Arbeit mache ich besonders gerne? Welche besonders gut?
- Was liegt mir nicht? Welche Arbeiten kann ich nicht gut genug? Was sollte ich noch lernen?
- etc.

Dabei ist die Haltung von Supervisoren sowohl in Einzel- als auch in Gruppensettings stets gekennzeichnet durch Ergebnisoffenheit, kritische Loyalität und das Interesse an einer nachhaltigen Verbesserung von Arbeit, Arbeitsbedingungen und Arbeitsergebnissen.

> **PRAXISTIPP**
> Sowohl Intervision als auch Supervision sind hilfreiche Angebote, von denen jeder Rettungsdienst und jede einzelne Rettungsfachkraft profitieren kann. Die Teilnahme an Inter- und Supervisionsmaßnahmen kann daher nur ausdrücklich empfohlen werden!

7.2.10 Ernährung

Eine ausgewogene **Ernährung** ist wichtige Voraussetzung für das physische und psychische Wohlbefinden.

Eine vollwertige und bedarfsangepasste Ernährung heißt, dem Körper alle benötigten Nährstoffe möglichst naturbelassen in der individuell richtigen Menge, abhängig von Lebensalter, Geschlecht und Leistungsanforderung zur Verfügung zu stellen. Alle Nährstoffe sind mit mindestens einer der drei folgenden **Ernährungsfunktionen** verbunden:
1. Energiebereitstellung (Kohlenhydrate, Fette, Eiweiße)
2. Aufbau und Erhaltung (Eiweiß, Mineralstoffe, Wasser)
3. Schutz und Steuerung (Vitamine, essenzielle Fettsäuren und Mineralstoffe)

Die **Ernährung sollte Gesundheit und Leistungsfähigkeit** fördern. Das geschieht durch das Zusammenspiel aller Faktoren in Form von abwechslungsreicher Nahrungsauswahl, welche die drei wichtigsten Nährstoffe in einem bestimmten, ausgewogenen Verhältnis enthalten sollte: Für Nichtsportler und Menschen mit nicht zu schwerer körperlicher Arbeit beispielsweise 55 % Kohlenhydrate, 30 % Fette und 15 % Eiweiß.

Die richtige Ernährung auf der Wache sollte aber auch Freude bereiten und Teil einer gesunden gemeinsamen Esskultur sein. Gemeinschaftliches Zubereiten und Kochen ist gesellig und fördert den Zusammenhalt im Kollegenkreis enorm.

Trotzdem findet eine gesunde Ernährung meist zu wenig Beachtung. Faktoren, die im Rettungsdienst dazu beitragen, sind ungeregelte Arbeitszeiten, der Zeitdruck während der Nahrungsaufnahme sowie der logistische Aufwand, der mit Kochen auf der Wache verbunden ist. Da erscheint es einfacher, die Ernährungsbeschaffung bei „Fast-Food-Läden" durchzuführen. Und wenn der RTW durch den „Drive-Through" passt, muss man noch nicht einmal aussteigen und bekommt sein Essen sogar im RTW „serviert".

PRAXISTIPP
Manche Wachen haben elektrische Sicherheitsschaltungen, die bei einem Alarm automatisch den Herd abschalten, um Pannen zu vermeiden, und veranstalten Kochkurse für die Mitarbeiter. Es gibt auch eine Reihe von Rezeptsammlungen und Kochbüchern für die richtige Ernährung speziell auf der Rettungswache und im Schichtdienst.

Die typischen **Probleme ungesunder Ernährung** sind:
- Übergewicht
- Verdauungsstörungen
- Stoffwechselstörungen
- Veränderungen der Blutwerte
- Beeinträchtigung verschiedener Organe und deren Funktionen

Viele körperliche Beschwerden und Leiden sind daher auf eine **falsche Ernährung** zurückzuführen. Eine **gesunde,** vollwertige und bedarfsangepasste **Ernährung** ist neben genügend körperlicher Bewegung die Basis für einen gesunden Körper. Eine gesundheitsbewusste Ernährung ist eine Frage der richtigen Lebensmittelauswahl und Nahrungszubereitung. Der häufigste Fehler, der gemacht wird, ist der Konsum von zu viel Fett, Zucker, Salz, Alkohol und zu wenig Kohlenhydraten, Ballaststoffen und Vitaminen.

MERKE
Ideal wäre eine Ernährung nach dem Grundsatz: So viel Frische wie möglich und Abwechslung bei den Zutaten und so wenig Fett, Zucker, Salz und Fertigprodukte wie nötig!

7.2.11 Kontrollierter Umgang mit Koffein, Nikotin, Alkohol und anderen Suchtmitteln

Der allzu sorglose Umgang mit Kaffee, Zigaretten und alkoholischen Getränken belastet den menschlichen Organismus. Obwohl den meisten Menschen die gesundheitsschädliche Wirkung dieser Stoffe bekannt ist, ändern nur wenige ihr **Konsumverhalten** dauerhaft. Dafür verantwortlich sind hauptsächlich:
- Mangelndes Gesundheitsbewusstsein
- Gleichgültigkeit
- Labilität
- Anpassung
- Gewohnheit
- Die Substanz wird als Genussmittel und Ausgleich für Stressoren oder zur Beruhigung verwendet
- Die Verwendung ist in der jeweiligen unmittelbaren Umgebung „cool" und sichert sozialen Anschluss
- Sucht, Abhängigkeit

Koffein, Nikotin und Alkohol können schon bei geringen regelmäßigen Dosen zu Gesundheitsschäden und **Sucht** führen.

Koffein

Kaffee kann als ein Genussmittel betrachtet werden, das in kleinen Dosen nicht schädlich ist. Als Durstlöscher ist Kaffee allerdings ungeeignet. Grundsätzlich ist Kaffee mit etwas Milch und Zucker bekömmlicher als schwarzer Kaffee. Eine Tasse Kaffee enthält ca. 50–100 mg Koffein. Das Wirkungsmaximum tritt nach ca. 30 Minuten ein, die Wirkung hält etwa 1–2 Stunden an. Zu hohe Koffeindosen führen zu körperlichen Problemen. Es kommt zu einem erhöhtem Gefäßtonus, beschleunigter Atem- und Herzfrequenz, gesteigertem Kohlenhydrat- und Fettstoffwechsel, Magenbeschwerden, Durchfall, innerer Unruhe, Nervosität, Schlaflosigkeit, Tremor, gesteigerter Diurese und Gelenkbeschwerden (Koffeinabbauprodukte bilden Harnsäure im Blut). Koffein belastet vor allem den Körper von Menschen mit Herz- und Gefäßerkrankungen zusätzlich. So können hohe Koffeindosen bei Personen mit verengten Herzkranzgefäßen Angina pectoris auslösen.

Rauchen

Vom Rauchen geht ein eindeutiges Gesundheitsrisiko aus. Die vielen im Tabakrauch enthaltenen Schadstoffe und Gifte haben Einfluss auf den gesamten menschlichen Organismus. Rund 32 % der Deutschen sind Raucher, es gibt etwa 117 000 tabakbezogene Todesfälle pro Jahr. Einige der 40 teilweise krebserregenden Schadstoffe des Tabakrauchs und Rauchkondensats (Teer) sind Nikotin, Pyridin, Benzpyren, Ammoniak, Blei, Formaldehyd, Blausäure, Zink, Anilin, Stickoxide, Kohlenmonoxid, Nickel und Schwefelwasserstoffe.

Gesundheitliche Folgen des Rauchens sind z. B.
- Geschwächte Immunabwehr, erhöhte Infektanfälligkeit
- Diverse Krebsformen
- Entzündungen und Geschwüre im Magen-Darm-Bereich
- Bronchitis, Emphysem
- Arteriosklorose, Gefäßverschlüsse (Raucherbein); deutlich erhöhtes Risiko für Herzinfarkt und Schlaganfall.

ACHTUNG
Schon tägliches Rauchen und Trinken alkoholischer Getränke schädigen den Körper innerhalb kurzer Zeit. Wird diese Gifteinwirkung über Jahre hinweg aufrechterhalten, sind schwere körperliche und psychische Gesundheitsschäden vorprogrammiert.

Alkohol

Alkohol ist für viele ein Genussmittel, das rasch zum Suchtmittel werden kann. Alkoholische Getränke dürfen nicht dazu verwendet werden, die tägliche Flüssigkeitsbilanz aufrechtzuerhalten. Die Einnahme von alkoholischen Getränken auf Rettungswachen ist i. d. R. grundsätzlich verboten. Laut Verordnung über den Betrieb von Kraftfahrunternehmen im Personenverkehr (BOKraft) darf mindestens 12 Stunden vor Dienstantritt bei Kraftfahrtätigkeiten kein Alkohol mehr eingenommen werden.

> **MERKE**
> Rund 6 % Prozent der Bevölkerung zwischen 18 und 64 Jahren weisen eine alkoholbezogene Diagnose auf, es gibt etwa 42 000 alkoholbedingte Todesfälle pro Jahr.

Als weitverbreitete und sozial akzeptierte Alltagsdroge führt der unkontrollierte Konsum zu schweren physischen, psychischen und sozialen Gesundheitsschäden. Trotz der hohen Gefahr, die vom Alkohol ausgeht, haben alkoholische Getränke in der Bevölkerung eine hohe Akzeptanz bzw. Beliebtheit und sind daher auch einfach verfügbar.

Die **Wirkung** von Alkohol ist von der konsumierten Menge abhängig (> Kap. 40.4):

- 0,1–1,0 ‰: Wärmegefühl (nur subjektiv, durch Gefäßerweiterung erhöhte Wärmeabgabe), Zwanglosigkeit, Fröhlichkeit, Rededrang, gesteigertes Selbstwertgefühl, Selbstüberschätzung
- 1,0–2,0 ‰: Gleichgewichtsstörungen, unsicheres Gehen und Stehen, Sprachstörungen, Enthemmung, Verlust der Selbstkontrolle
- 2,0–2,5 ‰: Verwirrtheit, Gedächtnisstörungen, Bewusstseinsstörungen, Erbrechen, Muskelerschlaffen, Atemschwierigkeiten
- 2,5–5,0 ‰: Lähmungsanzeichen, flache Atmung, Koma, Tod

Gesundheitsschäden durch Alkohol sind u. a.:

- Lebererkrankungen
- Muskel- und Nervenerkrankungen
- Herz- und Gefäßerkrankungen, Herzmuskelschwäche, Durchblutungsstörungen
- Schwächung des Immunsystems
- Entzündungen von Magenschleimhaut, Bauchspeicheldrüse, Nieren und Harnwegen
- Stoffwechselstörungen
- psychische Schäden, Persönlichkeitsveränderung
- Sucht, Delirium, Entzugssyndrom
- Bei Schwangeren die erhöhte Gefahr einer Fehl- und Frühgeburt sowie von Kindesfehlbildungen (Alkoholembryopathie)

Ebenso verheerend wie die gesundheitlichen Folgen können jedoch die sozialen Auswirkungen des Betroffenen für sich und seine Umwelt sein. Alkoholiker verwenden viel Geld für ihren Konsum, verlieren leicht die Arbeit, Beziehungen zerbrechen und der Verlust der Wohnung droht. Diese Abwärtsspirale sollte möglichst früh unterbrochen werden. Dazu ist es erforderlich, dass schon bei geringen Anzeichen keine falsche Kollegialität oder Toleranz gezeigt wird. Frühe Anzeichen für ein eventuelles Alkoholproblem sind:

- Der Betroffene vergisst häufig Termine, kommt oft zu spät zur Schicht.
- Der Betroffene hat eigenartige Entschuldigungen, häufig „Notfälle", warum er nicht kommen kann (Auto defekt, Kinder krank, Rohrbruch in der Wohnung etc.).
- Das Fernbleiben wird von einer anderen Person entschuldigt.
- Der Betroffene vernachlässigt die Körperpflege, häufig der Fall bei Männern.
- Der Betroffene isoliert sich zunehmend von Kollegen.
- Der Betroffene ist zunehmend streitbar und leicht reizbar.
- Der Betroffene kommt mit seinem Geld nicht zurecht, braucht einen Gehaltsvorschuss oder borgt sich Geld von Kollegen.
- Der Betroffene riecht nach Alkohol.
- Der Betroffene verwendet exzessiv Kaugummis, Pastillen, um einen anderen Mundgeruch zu bekommen.

> **MERKE**
> Einen Alkoholiker zu „schützen", bedeutet, wegzusehen und die Chance auf Hilfe zu verzögern.

Alkoholiker am Arbeitsplatz gefährden sich, Patienten und die Institution des Rettungsdienstes insgesamt. Vorgesetzten sind daher Verhaltensauffälligkeiten unter Beschreibung der Tatsachen und Beobachtungen mitzuteilen, ohne dabei die Diagnose „Alkoholiker" zu stellen.

> **PRAXISTIPP**
> **Vorgehen bei Verdacht auf Alkoholismus und Alkoholmissbrauch im Betrieb**
>
> In jedem Betrieb sollte es einen Stufenplan geben, der zwischen Leitung und Personalrat abgestimmt ist und regelt, wie man bei Alkoholverdacht oder Alkoholismus vorgeht. Im Rettungsdienst sind der Handlungsrahmen und damit der Toleranzspielraum durch die Tätigkeit als Fahrzeugführer oder als Notfallsanitäter allerdings sehr eingeschränkt.
> Eine mögliche Vorgehensweise gestaltet sich wie folgt: Bei unmittelbarem Verdacht ist zunächst der Vorgesetzte zu informieren und der Betroffene **sofort** vom Einsatzdienst in den Innendienst zu versetzen. Je nach arbeitsrechtlichen Regelungen (z. B. Betriebsvereinbarung) ist eine unmittelbare ärztliche Feststellung, ob eine Alkoholisierung besteht, möglich. Nächster Schritt ist ein Gespräch zwischen dem Mitarbeiter und seinem unmittelbaren Vorgesetzten. Darin werden die Vermutung oder ggf. die Tatsache des Alkoholmissbrauchs und problematische Verhaltensweisen des Mitarbeiters direkt angesprochen. Wichtig ist, nicht zu übertreiben, um die Abwehrhaltung nicht zu verstärken. Außerdem soll nicht nach Schuldigen gesucht werden, sondern das Gespräch soll rein auf der Ebene der betrieblichen Problemlösung bleiben. Drohungen verstärken die Motivation, zu trinken. Als klare Botschaft muss mitgeteilt werden:
> - Kein Alkohol im Dienst!
> - Kein Restalkohol bei Dienstbeginn!
> - Der Betroffene muss konzentriert daran arbeiten, seine Sucht in den Griff zu bekommen!
> - Ein Folgetermin wird vereinbart (etwa 2 Monate nach dem ersten Gespräch).
>
> Erfolgt keine Normalisierung, muss zwingend die nächste Hierachieebene eingeschaltet werden. Bei einem weiteren Gespräch sollte ein Betriebsrat dabei sein, ggf. ein Betriebsarzt, Betriebssozialbeiter oder Arbeitspsychologe. Während dieses weiteren Gesprächs erfolgt auch eine mündliche Verwarnung, die Übergabe einer Liste mit Beratungseinrichtungen, wovon eine nachweislich durch den Betroffenen besucht werden muss. Spätestens 4 Wochen danach erfolgt dann ein weiteres Gespräch.

> Besteht das Problemverhalten weiterhin, wird eine schriftliche Abmahnung mit der Ankündigung des Arbeitsplatzverlustes erteilt. Der Mitarbeiter sollte spätestens jetzt nachweislich eine ambulante Therapie beginnen. Rund 2 Monate danach erfolgt bei Bedarf ein neuerliches Gespräch im Beisein des Personalrats, der drohende Arbeitsplatzverlust wird nochmals deutlich formuliert. Der Mitarbeiter sollte nachweislich einen stationären Alkoholentzug beginnen, inkl. einer zumindest einjährigen Nachbetreuung.
> Für rund 2 Jahre sollte es begleitende Gespräche mit dem Betroffenen geben, um zu zeigen, dass man unterstützt und kontrolliert. Helfen diese Maßnahmen nicht, wird eine zweite schriftliche Abmahnung übergeben. Bei weiterem Fehlverhalten wird der Betroffene gekündigt.

Sonstige Drogen

Neben Alkohol, Koffein und Nikotin sind Medikamente die weitverbreitetsten Drogen. In Deutschland sind rund 1,9 Millionen Bürger medikamentenabhängig. Auch im medizinischen Bereich gibt es sog. „Polytoxikomanen", also Kranke, die gleichzeitig mehrere Drogen einnehmen.

> **PRAXISTIPP**
> Dort, wo Betroffene Zugang zu Medikamenten haben, die Schmerzen bekämpfen oder beruhigend wirken, besteht generell ein höheres Missbrauchsrisiko. Eine konsequente Lagerhaltung für Medikamente, analog den Vorgaben des Betäubungsmittelgesetzes, reduziert die Chance, dass Mitarbeiter auf den rettungsdienstlichen Medikamentenbestand an Drogen zugreifen.

Darüber hinaus gibt es in Deutschland ca. 175 000 Konsumenten illegaler Substanzen wie Opiate und Kokain, exklusive Cannabis. Rund 240 000 Personen sind regelmäßige Konsumenten von Cannabisprodukten – man darf vermuten, dass sich darunter auch einzelne Rettungsfachkräfte befinden.

Von einem „Abhängigkeitssyndrom" nach dem **Klassifizierungsschema ICD-10** muss immer dann ausgegangen werden, wenn mindestens drei von insgesamt sieben Symptomen vorhanden sind:
- Toleranzentwicklung
- Entzugssymptome
- Häufige Einnahme in größeren Mengen oder längeren Zeiträumen
- Der anhaltende Wunsch bzw. erfolglose Versuche, den Gebrauch zu verringern oder zu kontrollieren
- Hoher Zeitbedarf für Substanzbeschaffung
- Aufgabe oder Einschränkungen wichtiger Aktivitäten
- Fortgesetzte Verwendung der Suchtmittel trotz der Kenntnis über deren negative Auswirkungen

Liegt ein Abhängigkeitssyndrom im Sinne dieser Definition vor, muss eine Intervention in ähnlicher Weise erfolgen, wie sie im Abschnitt zu Alkohol bereits dargestellt worden ist.

> **PRAXISTIPP**
> Suchtberatungsstellen lassen sich im Internet, z. B. bei der **Deutschen Hauptstelle für Suchtfragen (DHS)** unter www.dhs.de recherchieren.

7.2.12 Lebensrhythmus und Wechselschichtdienst

Viele Lebensvorgänge in der Natur verlaufen rhythmisch und beeinflussen den Menschen. Der **zirkadiane Rhythmus** oder Biorhythmus ist ein tageszeitlicher Ablauf von biologischen Funktionen. Das beinhaltet z. B. Blutdruck, Pulsfrequenz, Nieren- und Verdauungstätigkeit oder Körpertemperatur. Dieser Rhythmus wird vom Tag-Nacht-Ablauf beeinflusst. So hängen von ihm die körperliche und geistige Leistungsfähigkeit ab, die Wirkung von Arzneimitteln sowie teilweise Hunger, Durst und Müdigkeit.

Für Menschen, die im **Wechselschichtdienst** arbeiten, bedeutet dies, dass eine konstante Leistungserbringung praktisch nicht möglich ist. In der Nachtschicht können nicht die gleichen körperlichen und geistigen Leistungen erbracht werden wie im Tagdienst. Die Herausforderungen des Wechselschichtdienstes liegen darin, dass der Arbeitsrhythmus nicht so einfach mit dem Lebensrhythmus synchronisiert werden kann: Leistung muss auch in auf Ruhe programmierten Phasen erbracht werden.

Speziell im Rettungsdienst kommt eine weitere Problematik hinzu, wenn sich zur Nachtzeit aus einer Phase der Ruhe eine unmittelbare maximale Beanspruchung ergibt: Dem Körper wird eine Leistungssteigerung in einer Phase abverlangt, in der er auf Schlaf programmiert ist. So braucht der menschliche Organismus einige Minuten Vorlaufzeit, bis er zu höheren Leistungen bereit ist. In dieser Zeit ist das Reaktionsvermögen vermindert, die geistige Aufnahmefähigkeit für komplizierte Zusammenhänge herabgesetzt und der Körper reagiert mit einem Anstieg der Nervosität. In diese Phase fällt die Anfahrt zur Einsatzstelle, in der das Sehvermögen im Dunkeln eingeschränkt und ein rasanter Fahrstil daher besonders gefährlich ist.

> **PRAXISTIPP**
> Für den **Schichtdienst** empfiehlt sich deshalb:
> - In der Nachtschicht jede Möglichkeit der Ruhe nutzen. Schlaf sammeln
> - Sonderarbeiten mit hohem körperlichem und geistigem Einsatz nach Möglichkeit in den Tagdienst verlegen (z. B. Fahrzeuggrundreinigung, Einsatzsimulationen)
> - Während der Nachtarbeit keine schweren Mahlzeiten zu sich nehmen, sondern leichte und vitaminreiche Kost
> - Zwischen den Nachtdienstnächten versuchen, den normalen Lebensrhythmus beizubehalten: Frühstück, Mittagessen und Abendessen zu den gewohnten Uhrzeiten einnehmen
> - Nicht wesentlich früher bzw. später zu Bett gehen

7.2.13 Maßnahmen zur Stärkung der körperlichen Fitness

Mangel an körperlicher **Bewegung** ist ein wissenschaftlich gesicherter Risikofaktor für die Gesundheit. Er führt zu Übergewicht, Hypertonie und ggf. zu Diabetes mellitus Typ 2. Nur rund ein Drittel der Deutschen betreiben wöchentlich zumindest zwei Stunden **Sport**. Sinnvoll wäre mindestens dreimal wöchentlich Bewegung, idealerweise Sport mit einer Belastungsintensität (Herzfrequenz) von um die 130/Min. für ca. 30 Minuten. Dabei

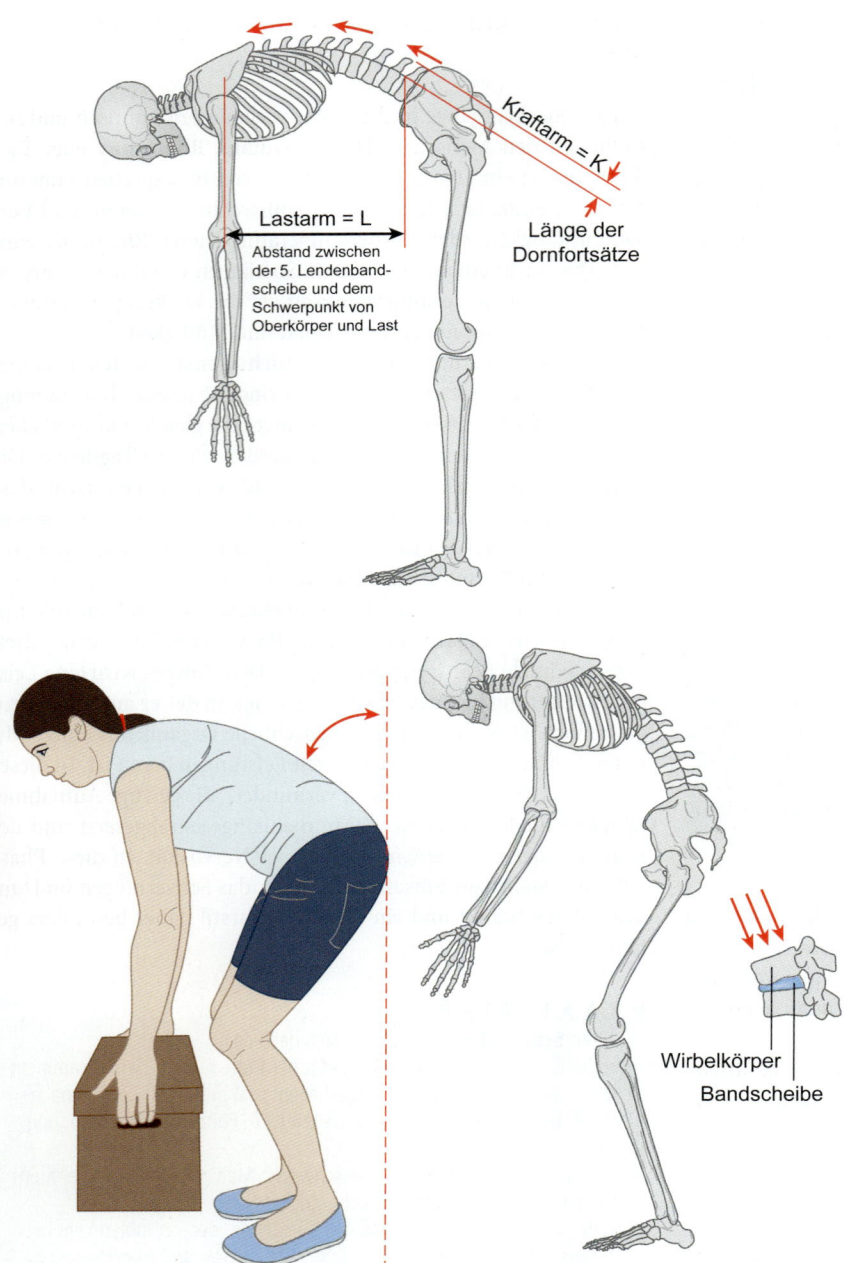

Abb. 7.3 Vergleich der Wirbelsäulenbelastung bei unterschiedlichen Hebetechniken [L231]

sollte der Körper unterschiedlichen Herausforderungen ausgesetzt sein, z. B. Koordination, Schnelligkeit, Ausdauer, Flexibilität und Kraftanforderungen. Ausreichend Bewegung schützt auch vor manchen psychischen Problemen: Sie reduziert z. B. Depressionen und Furcht.

Die Einführung einer **Dienstsportart** ist daher anzuraten, die auch das Gemeinschaftsgefühl in den Wachen stärken kann. Sinnvoll erscheint auch ein auf die einsatzfreien Zeiten in der Rettungswache abgestimmtes **Fitnesstraining** für speziell belastete Muskelpartien in Verbindung mit ggf. bereitgestellten Fitnessgeräten.

> **PRAXISTIPP**
> Im österreichischen Marchfeld ist „**Ride and Rescue**" ein internationaler Simulationswettbewerb, bei dem Rettungsfachpersonal im Sinne von Sport, Fortbildung und Gesundheitsförderung zu unterschiedlichen Einsatzübungen per Fahrrad unterwegs ist. Es wäre wünschenswert, würden derartige Initiativen auf lokaler und nationaler Ebene umgesetzt.

7.2.14 Rückenschonendes Arbeiten

Das **Hebelsystem der Wirbelsäule** entspricht einem zweiarmigen Hebel, wobei die Kraft an den 5 cm langen Dornfortsätzen der Rückenwirbel angreift. Der Abstand zwischen dem gemeinsamen Schwerpunkt von Oberkörper und Last und der am stärksten belasteten fünften Lendenbandscheibe kann je nach Neigung des Rumpfes und Stellung der Arme eine Länge von bis zu 40 cm aufweisen. Nach dem **Hebelgesetz** gilt:

$$\text{Kraft} \times \text{Kraftarm} = \text{Last} \times \text{Lastarm}$$

Beim **Heben** mit gebeugtem Rücken wird der Druck auf die fünfte Lendenbandscheibe bis zum Faktor acht gegenüber der Last, bestehend aus anzuhebendem Gewicht plus Gewicht des Oberkörpers, verstärkt. Der Faktor acht ergibt sich aus dem Verhältnis der Hebellängen (40 cm : 5 cm). Außerdem werden die Bandscheiben beim Heben mit gebeugtem Rücken keilförmig verformt (> Abb. 7.3) und an den Kanten überbelastet, was zur Gewebeschwächung der Bandscheiben führen kann. Beim Heben mit gebeugtem Rücken besteht dann schon bei relativ geringen Lasten die Gefahr, dass die so in ihrer Gewebestruktur geschwächte Bandscheibe reißt und der gallertartige Kern gegen das Rückenmark oder seitlich verlaufende Nerven gequetscht wird (Bandscheibenvorfall > Kap. 33.11).

Folgende **Grundregeln** müssen **beim Heben und Tragen** von Lasten beachtet werden (> Abb. 7.4, > Abb. 7.5):

MERKE
- Mit geradem Rücken und aufgerichtetem Oberkörper heben
- Last aus der Hocke aufnehmen und körpernah halten
- Last nicht ruckartig bewegen
- Last mit gestrecktem Armen halten
- Verdrehen der Wirbelsäule beim Heben und Tragen von Lasten vermeiden

Um rückenschonender arbeiten zu können, sollte man verstärkt **Hilfsmittel** zum Transport von Patienten einsetzen. Eine Trage mit Fahrgestell gehört heute zur Standardausrüstung jedes Krankenkraftwagens. Auch gibt es für die Be- und Entladung der Krankenkraftwagen unterstützende Systeme wie Rampen oder Hebelifte. Hilfsmittel zum Patiententransport in Treppenhäusern werden im Rettungsdienst noch selten benutzt, sind aber in Form von „Raupen" am Markt erhältlich. Auch für die Patientenumlagerung gibt es mittlerweile zahlreiche mechanische Hilfsmittel, die im Alltag unbedingt Verwendung finden sollten.

MERKE
Das Nachfordern von weiteren Rettungsmitteln zur Tragehilfe sollte vom Arbeitgeber, von Kollegen und Leitstellen gefördert und als Zeichen der Professionalität, nicht als Belastung unnötiger weiterer Ressourcen betrachtet werden.

PRAXISTIPP
Schulungen zum rückenschonenden Arbeiten sollten fester Bestandteil der Ausbildung zum Notfallsanitäter sein. Auch bei Übungen sollte stets auf rückenschonendes Heben und Tragen geachtet werden. Am konkreten Arbeitsplatz gilt es dann, spezifische Strategien für ergonomisches Arbeiten zu entwickeln und dauerhaft umzusetzen.

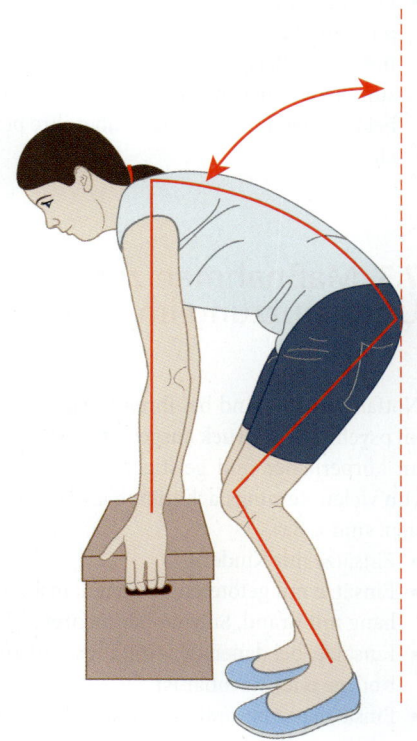

Abb. 7.4 Falsches Heben [L231]

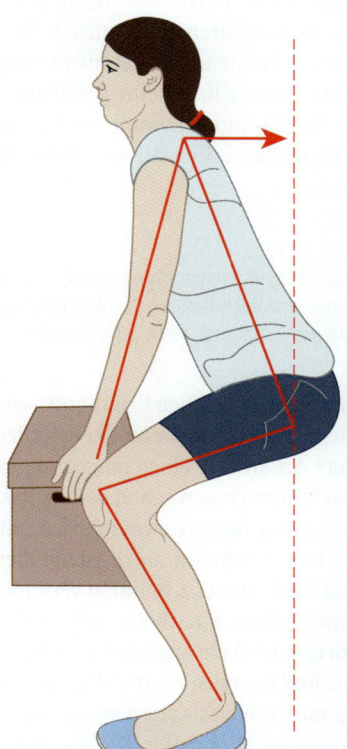

Abb. 7.5 Richtiges Heben [L231]

7.2.15 Maßnahmen zur Infektionsvorbeugung

Die Verwendung von **Handschuhen** und – in bestimmten Situationen – auch eines **Mundschutzes** und einer **Schutzbrille** ist im Rettungsdienst unabdingbar. Ebenso sind **Schutzimpfungen**, wie z. B. gegen Hepatitis A und B, durchzuführen und regelmäßig aufzufrischen. Die grundlegenden Maßnahmen zur Infektionsvorbeugung sind in ➤ Kap. 16.1 und ➤ Kap. 16.2 ausführlich dargestellt.

7.2.16 Maßnahmen des Arbeitgebers

Viele Maßnahmen des Arbeitgebers ergeben sich aus den gesetzlichen Aufgaben des Arbeitsschutzes. Im Sozialgesetzbuch VII (SGB VII) und durch Vorgaben der gesetzlichen Unfallversicherungsträger sind Präventionsaufgaben geregelt, die arbeitsbedingte Gesundheitsgefahren reduzieren, Arbeitsunfälle und Berufskrankheiten verhindern sollen.

Die Berufsgenossenschaften haben unter anderem die Aufgabe, spezifische Arbeitsschutzvorschriften zu erlassen und deren Umsetzung in den Betrieben durchzusetzen. Dazu gehören die Erstellung von **Gefährdungsbeurteilungen,** Kontrollen von Aspekten des Arbeitsschutzgesetzes und die Verhütung arbeitsbedingter Gesundheitsgefahren – dies sind wesentliche Aspekte des **technischen Arbeitsschutzes.** Ebenso bedeutsam sind die menschengerechte Gestaltung der Arbeit und Aspekte des „sozialen Arbeitsschutzes", wie die Umsetzung des Arbeitszeitgesetzes und die Beachtung von Schutzmechanismen für Mütter, Jugendliche oder Behinderte.

Eine bedeutende Funktion erfüllen die **Fachkräfte für Arbeitssicherheit** und **Betriebsärzte,** die die Einhaltung gesetzlicher Vorgaben kontrollieren und Betriebe in Aspekten der Gesundheitssicherung beraten. Die Verantwortung für die Durchführung des Arbeitsschutzes liegt beim jeweiligen Arbeitgeber. Den Personal- bzw. Betriebsräten kommt im Rahmen des Arbeitsschutzes ein umfangreiches Informations-, Mitwirkungs- und Mitbestimmungsrecht zu.

> **MERKE**
> Ohne das Bewusstsein für gesundes und sicheres Arbeiten und die Mitarbeit der einzelnen Rettungsfachkräfte ist die Umsetzung betrieblicher Präventionsmaßnahmen nicht verwirklichbar.

Neben den gesetzlichen Erfordernissen gibt es im Rahmen systematischer betrieblicher Gesundheitsförderungsprogramme zahlreiche weitere Ansätze für einen möglichst gesunden Arbeitsplatz.

- Das Unternehmen achtet darauf, dass die Mitarbeiter die Chance auf eine Balance zwischen den unterschiedlichen Lebensanforderungen haben und lässt familien- und partnerfreundliche Bedingungen zu, z. B. durch verschiedene und differenzierte Schichtpläne. Mitarbeiter mit Kindern oder zu pflegenden Angehörigen wird ein angepasster Schichtplan ermöglicht.
- Die Bedingungen an der Rettungswache sind baulich so, dass Lärm, Hitze und Kälte ausgeglichen werden. Es gibt Rückzugsräume für Mitarbeiter. Die Ausrüstung ist ergonomisch gestaltet, Mitarbeiter werden motiviert, bei schweren Patienten Tragehilfe anzufordern oder haben entsprechende teilautomatisierte Geräte zum Heben und Umlagern zur Verfügung.
- Es gibt die Möglichkeit in kooperierenden Einrichtungen eine gesunde, warme Mahlzeit einzunehmen und Ressourcen, auch in der Nachtschicht gesund zu essen.
- Die Mitarbeiter werden positiv geführt. Sie erhalten Wertschätzung, Anerkennung und die Möglichkeit mitzubestimmen, sich fortzubilden und weiterzuentwickeln. Die Arbeit ist nicht so durchnormiert, dass kein Raum mehr für persönliche Stärken und Ideen vorhanden ist. Es gibt Spielraum für individuelle Dinge.
- Es gibt Stellenbeschreibungen, in denen die Aufgaben der Mitarbeiter transparent dargelegt sind, Klarheit über Ziele, Rollen, Vorgesetzte, Verantwortungsrahmen.
- Es gibt eindeutige, schriftliche Vorgaben zur Bandbreite der notfallmedizinischen Versorgung. Der Arbeitgeber unterstützt seine Mitarbeiter bei der Durchführung zeitgemäßer Notfallmedizin inhaltlich, durch Schulungsmaßnahmen und rechtlich.
- Die Arbeitsbelastung wird, z. B. durch Schichtpläne und Rotationen so gehalten, dass keine Überforderung oder Unterforderung der Mitarbeiter entsteht und unterschiedliche Aufgaben den Beruf interessant halten.
- Der soziale Zusammenhalt in der Organisation wird gefördert, Mitarbeiter werden informiert, es gibt auch regelmäßige mündliche Kommunikation mit den Vorgesetzten.
- Mitarbeiter werden nicht diskriminiert, sei es aufgrund Herkunft, Religion, sexueller Orientierung etc.
- Insbesondere neue Mitarbeiter oder Mitarbeiter mit Problemlagen erhalten psychosoziale Unterstützung durch Kollegen und Vorgesetzte.
- Führungskräfte sind sich ihrer Vorbildfunktion auch im Hinblick auf das eigene Gesundheitsverhalten bewusst und gehen mit gutem Beispiel voran, d. h., sie nutzen Angebote zur Gesundheitsförderung, achten auf ihre Ernährung, sprechen nach belastenden Einsätzen auch über ihre persönliche Befindlichkeit etc.

7.3 Maßnahmen zur psychosozialen Unterstützung im und nach dem Einsatz

Notfallsanitäter sind bei ihren Einsätzen häufig einem Höchstmaß an psychischem Druck ausgesetzt und müssen dabei ein hohes Maß an körperlicher und geistiger Leistung vollbringen. Einsätze, die von vielen Rettungsfachkräften als besonders belastend erlebt werden, sind z. B.:

- Einsätze mit Kindern
- Einsätze mit getöteten Personen, insbesondere im Zusammenhang mit Brand, Suizid oder mehreren Verstorbenen
- Einsätze, bei denen der Notfallpatient ein Freund, Verwandter, Kollege oder Nachbar ist
- Einsätze mit besonders dramatischen Anblicken, Geräuschen oder unangenehmen Gerüchen

- Einsätze, bei denen Rettungsfachpersonal bedroht oder beschimpft wird
- Einsätze, bei denen Rettungsfachpersonal selbst gefährdet wird
- Einsätze, bei denen Fehler, Irrtümer oder schwere Komplikationen bei der Behandlung auftreten
- Einsätze mit hohem öffentlichem oder medialem Interesse bzw. Einsätze vor vielen direkten Beobachtern oder in Menschenansammlungen
- Eigenunfälle des Rettungsteams mit Sachschäden oder – schlimmer noch – Verletzungen (Verkehrsunfall, Nadelstichverletzung etc.)
- Lang dauernde, physisch und mental herausfordernde Einsätze
- Einsätze, bei denen man an seine fachlichen Grenzen stößt

Wichtig zu wissen ist, dass es sich bei belastenden Situationen keineswegs immer um Großschadensereignisse handeln muss. Auch ansonsten eher alltägliche Einsatzsituationen können als etwas sehr Unangenehmes erlebt werden, wenn sie z.B. außergewöhnlich verlaufen oder besonders emotionale Aspekte beinhalten. In solchen Fällen können selbst gut ausgebildete und erfahrene Einsatzkräfte schnell an die Grenze ihrer Belastbarkeit stoßen und typische Stressreaktionen zeigen.

ACHTUNG
Problematisch werden „normale" Stressreaktionen i.d.R. immer dann, wenn Einsatzkräfte nicht mehr in der Lage sind, das Geschehen mit den ihnen zur Verfügung stehenden Bewältigungsmöglichkeiten zu bearbeiten oder wenn eine Aufarbeitung belastender Einsätze gänzlich unterbleibt.

Aus diesem Grund können in und nach Einsätzen – über die bereits dargestellten Strategien zur Gesundheitsförderung und Prävention hinaus – Maßnahmen zur **psychosozialen Unterstützung (PSU)** von Rettungsfachkräften angebracht sein. Hier können Selbsthilfestrategien im Einsatz, eine psychosoziale Einsatzbegleitung sowie Maßnahmen zur Einsatznachsorge unterschieden werden.

PRAXISTIPP
Grundsätzlich sollte in jedem Rettungsdienst ein formeller, schriftlich fixierter Maßnahmenplan vorhanden sein, der folgende Fragen beantwortet:
- Welche psychosozialen Unterstützungsangebote gibt es?
- Wer ist für diese Unterstützungsangebote zuständig und verantwortlich?
- Wie kann man diese Unterstützungsangebote konkret in Anspruch nehmen?

Ein solcher Maßnahmenplan sollte z.B. an einem Schwarzen Brett ausgehängt werden und jeder Rettungsfachkraft bekannt sein.

7.3.1 Selbsthilfestrategien im Einsatz

Nicht nur Berufsanfängern wird die Stressbelastung bereits unmittelbar in einem Einsatz gelegentlich zu viel. Wenn auf dem Display des Funkmeldeempfängers z.B. die Adresse eines guten Freundes steht und dort eine Reanimation gemeldet ist, wird auch ein erfahrener Notfallsanitäter wirkungsvolle Strategien benötigen, um seine Handlungskompetenz aufrechtzuerhalten. Unterschiedliche Anzeichen weisen darauf hin, dass Rettungsfachkräfte in solchen Einsätzen besonderem Stress ausgesetzt sind (> Tab. 7.4).

Tab. 7.4 Anzeichen für starke Stressbelastung in einem Einsatz (modifiziert nach Karutz 2009)

Körperliche Anzeichen	Psychische Anzeichen
- Blässe - Starkes Schwitzen - Rotes Gesicht - Trockener Mund - Erhöhter Puls - „Wackelige" Knie - Kloß im Hals - Heiserkeit bzw. die Stimme versagt - Hohe Stimme - Zu rasches Sprechen - Stottern, Stammeln usw.	- Gefühl der Überwältigung - Starke Angst - Zorn - Außergewöhnliche Erregung - Denkblockade - Tunnelblick - Schwierigkeiten oder Unfähigkeit, Entscheidungen zu treffen, - Durchführung von unwichtigen Tätigkeiten oder Nebensächlichkeiten etc.

Treten derartige Symptome auf, können jedoch verschiedene Strategien eingesetzt werden, um weiterhin handlungsfähig zu bleiben:

- **Positive Grundhaltung:** Erinnerung an bereits positiv bewältigte Einsätze: „Wir haben die nötige Ausrüstung und Kompetenz, um die wichtigsten Anforderungen des Einsatzes gut zu bewältigen."
- **Realistische Erwartungshaltung:** Nur ein geringer Teil der Variablen eines Einsatzes ist durch das Rettungsfachpersonal vor Ort beeinflussbar und steuerbar: „Wir tun das, was möglich ist." Hilfreich ist die Kenntnis über Erfolgschancen bestimmter medizinischer Maßnahmen, z.B. die Reanimationschancen bei unterschiedlichen Altersgruppen und Vorerkrankungen bzw. Verletzungsmustern. Pro Minute ohne Wiederbelebung sinkt die Chance des Patienten um etwa 10%. Solche Fakten zu wissen und sich vor Augen zu führen, entlastet mitunter sehr.

MERKE
Eine Reanimation ist lediglich ein Versuch, den bestehenden Tod noch umzukehren.

- **Positive Bewertung von Stress:** Stressreaktionen sind erforderlich, um die eigenen Ressourcen zur Bewältigung einer Herausforderung abrufen zu können. Erst wenn die eigene Anspannung zu hoch ist, werden Stressreaktionen kontraproduktiv. Das Ziel ist daher nicht, in einem Einsatz vollkommen entspannt zu sein, sondern die Anspannung in einer angemessenen Weise wahrzunehmen und zu regulieren: „Ich bin schon ein wenig aufgeregt, aber das ist auch gut so!"
- **Rückzug:** Damit ist gemeint, sich eine kurze Auszeit zu nehmen, den Raum zu verlassen, um etwas zu holen, kurz auf die Toilette zu gehen, einen Schluck Wasser zu trinken oder auch um ein anderes Rettungsmittel nachzufordern. Man darf sich auch eingestehen: „Ich muss nicht immer und in jeder Situation perfekt funktionieren." Bei längeren Einsätzen sollte rechtzeitig vor einem völligen K.o. auf die entsprechende Ablösung geachtet werden.
- **Positive Bewertung von Angst:** Angst warnt vor Gefahren, d.h., der Körper signalisiert, dass er sich psychisch oder physisch bedroht fühlt oder vielleicht tatsächlich bereits eine Situation ein-

getreten ist, in der ein Rückzug notwendig ist. Auf Angst zu reagieren bedeutet also auch: „Ich schütze meinen Körper und meine Seele."

- **Stärken und Hilfsmittel verdeutlichen:** Was kann ich besonders gut? Was kann mein Team besonders gut? Welche verlässlichen Werkzeuge haben wir, die uns unterstützen, die anstehenden Aufgaben zu bewältigen? Die wichtigsten Werkzeuge sind immer mit dabei: Die eigenen Sinne!
- **Szenencheck und ABDCE-Schema:** Untersuchung, Anamnese und Behandlungsstandard sollte man so können, dass man sie auch im Schlaf abrufen kann. Das gibt Sicherheit: *„Wenn ich den Überblick verloren habe, beginne ich beim Szenencheck und ABDCE."* Auch bewährte Handlungsrituale können Sicherheit verschaffen.
- **Stressoren reduzieren:** Wenn es die Verkehrslage zulässt, muss nicht ununterbrochen mit Martinshorn gefahren werden. Zusätzliche Lärmquellen wie das Radio können während der Anfahrt ausgeschaltet werden. Kommunikation während der Anfahrt sollte auf das Wesentliche reduziert werden etc.
- **Entspannungstechniken anwenden,** z. B. ruhiges, langsames und mehrfaches tiefes Ein- und Ausatmen. Man kann auch einfach nur einen Schluck Wasser trinken oder sich seitlich ganz leicht auf die Zunge beißen. Dies löst etwas Speichelfluss aus und reduziert einen vor Aufregung trockenen Mund. Akupressur, Techniken des autogenen Trainings usw. können ebenfalls angewendet werden. Solche Verfahren müssen aber in entsprechenden Kursen gelernt worden sein.
- **Selbstführung und Teamführung durch Vorsprechen:** Sich selbst und sein Team durch den Einsatz führen, indem man dem Patienten Schritt für Schritt die nächsten Untersuchungsschritte erklärt: *„Ich fühle jetzt den Puls hier an der Hand …", „Jetzt werde ich sie mit dem Stethoskop abhören …", „Nun werden wir ein EKG machen, meine Kollegen werden Ihnen dazu kleine Aufkleber auf der Haut ankleben …"* etc.
- **Abwenden:** Man muss nicht alles ansehen, man kann und darf sich von Situationen auch abwenden – z. B. muss eine verkohlte Leiche nicht von allen eingesetzten Kollegen begutachtet werden. Geruchsbelästigungen kann man teilweise mit Masken oder durch Einbringen von Vaseline in die Nase reduzieren.

> **PRAXISTIPP**
> Man sollte auch ganz bewusst die Augen schließen, sich die Ohren zuhalten und sich von einem Ereignis abwenden, wenn es potenziell traumatisierend wirken könnte wie der Sprung eines Suizidenten von einem Hochhausdach.

7.3.2 Psychosoziale Einsatzbegleitung

Wenn bestimmte Einsatzmerkmale eine starke Belastung der Rettungskräfte besonders wahrscheinlich machen, kann eine psychosoziale Einsatzbegleitung angebracht sein. Dazu gehört z. B.

- auf Anzeichen persönlicher Überlastung zu achten,
- rechtzeitig für Ablösungen der eingesetzten Kollegen zu sorgen,
- einen Rückzugs- bzw. Erholungsraum zu schaffen,
- Getränke und ggf. auch einen Imbiss bereitzustellen sowie

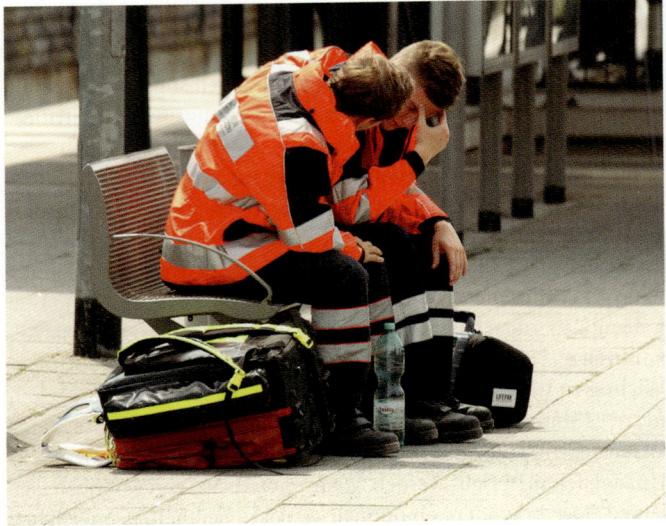

Abb. 7.6 Psychosoziale Unterstützung durch einen Kollegen im Einsatz [O997]

- das Auftreten besonderer Belastungen im Einsatztagebuch bzw. Einsatzprotokoll und ggf. auch im Verbandbuch zu dokumentieren. Letzteres ist wichtig, damit später z. B. eine posttraumatische Belastungsstörung von den Berufsgenossenschaften und Unfallkassen als Arbeitsunfall anerkannt wird.

Dass Rettungsfachkräfte bereits in einem Einsatz regelrecht zusammenbrechen und nicht mehr weiterarbeiten können, ist zwar äußerst selten, aber möglich. In einem solchen Fall sollten die betreffenden Kollegen vor Zuschauern und Medienvertretern geschützt und möglichst unauffällig an der Einsatzstelle abgelöst werden. In räumlicher Distanz ist dann eine weiterführende Betreuung durch entsprechend geschulte Fachkräfte erforderlich (➤ Abb. 7.6). Manchmal reicht eine Unterbrechung der Arbeit bereits aus, manchmal ist es aber auch angebracht, den Einsatz für diesen Helfer zu beenden.

> **PRAXISTIPP**
> „Funktionierende" Rettungsfachkräfte, die einfach ihrer Arbeit nachgehen, sollte man niemals unterbrechen, weil dies ihre persönlichen Schutzschilde zerstören könnte. Psychosoziale Einsatzbegleitung soll sich lediglich an diejenigen Kollegen richten, die an der Einsatzstelle bereits klar erkennbar Unterstützungsbedarf aufweisen.

7.3.3 Maßnahmen zur Einsatznachsorge

Nutzung individueller Ressourcen

Nach einem Einsatz sollte jede Rettungsfachkraft erst einmal das tun, was ihr auch sonst in bewährter und gesunder Weise hilft, um zur Ruhe zu kommen, abzuschalten und zu entspannen. Hier geht es darum, zunächst **individuelle Ressourcen** zu aktivieren. Hilfreich kann sein, mit Freunden oder einem Lebenspartner über das Erlebte zu sprechen, spazieren zu gehen, Sport zu treiben oder sich abzulenken. Oftmals reichen diese einfachen Strategien bereits aus, insbesondere dann, wenn sie bewusst und gezielt eingesetzt werden.

Unterstützung durch ausgebildete Kollegen

In vielen Rettungsdiensten stehen inzwischen ausgebildete **Peers** bereit. Peers sind Rettungsfachkräfte, die eine zusätzliche psychologische Schulung absolviert haben. Sie werden auch als „**psychosozialer Ansprechpartner**", „**kollegialer Ansprechpartner**" oder „**PSU-Assistent**" bezeichnet. Diese Kollegen haben folgende Aufgaben:
- Sie stehen auf der Rettungswache jederzeit als leicht erreichbare Gesprächs- und Ansprechpartner zur Verfügung.
- Sie sorgen für notwendige Fortbildungsangebote.
- Sie organisieren bei Bedarf strukturierte Einsatznachsorgemaßnahmen und wirken bei ihrer Durchführung mit.
- Sie vermitteln Kollegen an weiterführende Hilfen (Beratungsstelle, Traumaambulanz oder Psychotherapie).

Unterstützung durch psychosoziale Fachkräfte

Über die kollegialen Ansprechpartner hinaus sollte jeder Rettungsdienst **psychosoziale, psychologische, psychotherapeutische und seelsorgerische Fachkräfte sowie Sozialarbeiter** in seinem Netzwerk haben, auf die permanent zugegriffen werden kann und die den Mitarbeitern bei intensiverem Unterstützungsbedarf ebenfalls als Ansprechpartner zur Verfügung stehen. Aufgrund ihrer Ausbildung – i. d. R. haben psychosoziale Fachkräfte ein einschlägiges Hochschulstudium absolviert – können sie in vielen Fällen sicherlich eine weiterführende Hilfe anbieten.

Eine Kontaktaufnahme zu diesen Fachkräften kann durch Einladungen zu gemeinsamen Fortbildungsveranstaltungen und regelmäßigen Austauschtreffen erfolgen. Auf diese Weise kann ein gegenseitiges Kennenlernen stattfinden und Rettungsfachkräfte können schon im Vorfeld Kontakt und Vertrauen für den Ernstfall aufbauen.

Strukturierte Gruppengespräche

Nach belastenden Einsätzen können nicht nur Einzelgespräche mit Kollegen oder psychosozialen Fachkräften, sondern auch **strukturierte Gruppengespräche** hilfreich sein. Besonders verbreitet ist das Konzept des **Critical Incident Stress Managements (CISM)**, in Deutschland besser bekannt als **Stressbearbeitung nach belastenden Ereignissen (SbE)**. Das Konzept geht zurück auf Mitchell und Everly und wurde Anfang der 1980er-Jahre in den USA entwickelt. Die Bundesvereinigung SbE e. V. hat es weiterentwickelt und in einigen Details an die Gegebenheiten in Deutschland angepasst.

Weiterführende Informationen: www.sbe-ev.de

SbE-Einsatzabschluss (Demobilization)

Demobilization bedeutet Rücknahme oder Abbau. Nach großen, lang andauernden Schadensereignissen kann ein formaler **Einsatzabschluss** als Entlassung in den normalen Dienst und als Übergang zurück in die Normalität sinnvoll sein. Er wird von einem speziell geschulten Einsatznachsorgeteam durchgeführt und besteht aus folgenden Schritten:
- **Lob und Dank** durch einen Vertreter der Einsatzleitung
- **Information** über den Einsatzablauf und die durchgeführten Maßnahmen
- **Informationen über typische Belastungsreaktionen sowie den angemessenen Umgang damit**

Insgesamt dauert die Demobilisation nicht länger als etwa 30 Minuten. Das Angebot einer ruhigen Umgebung und eines Imbiss können diese Gesprächsform abrunden.

SbE-Kurzgespräch (Defusing)

Defusing bedeutet Entschärfung. Ein Defusing dient einer gewissen „Schadensbegrenzung". Kurze Zeit (3–8 Stunden) nach dem jeweiligen Einsatz wird mit den betroffenen Einsatzkräften ein erstes Gespräch geführt. Moderiert wird dieses Gespräch von einem speziell geschulten Einsatznachsorgeteam. Es findet im „geschützten Raum" statt, dauert **ca. 20–45 Minuten** und besteht aus drei Phasen:
- **Einführung:** Vorstellung, Erklärung, Betonung der Verschwiegenheit, der gegenseitigen Unterstützung und des Teamgeists
- **Austausch:** Gespräch der beteiligten Einsatzkräfte über diesen Einsatz
- **Information:** Symptome, Normalität der Gefühle bzw. etwaiger Belastungsreaktionen

Im Anschluss kann in Einzelfällen noch eine weiterführende persönliche Beratung und telefonischer Nachkontakt notwendig sein.

SbE-Nachbesprechung (Debriefing)

Debriefing bedeutet Nachbesprechung. Eine **SbE-Nachbesprechung** sollte immer erst einige Zeit (frühestens 24 Stunden) nach dem jeweiligen Einsatz angeboten werden. Die Nachbesprechung beinhaltet einen strukturierten und recht intensiven Austausch betroffener Einsatzkräfte, der wieder durch ein geschultes Team angeregt, unterstützt und geleitet wird. Die Gruppengröße für ein Debriefing kann zwischen 4 und maximal 30 Personen variieren. Das Debriefing dauert ca. **1–4 Stunden.** Dabei wird ein Rahmen geschaffen, in dem Gefühle kontrolliert besprochen werden können. Es wird die Erfahrung vermittelt, dass Reden erleichtern kann und Erfahrungen besser eingeordnet und abgeschlossen werden können, wenn sie zusammen mit Gefühlen verarbeitet werden. Eine wichtige Erkenntnis ist, dass die betroffene Person mit dem Erlebten eben nicht allein bleibt. Stress kann in einem Debriefing bearbeitet werden. Kontakte zu psychosozialen Fachkräften werden bei Bedarf angebahnt.

Voraussetzungen eines Debriefings
Jedes Debriefing geht von folgenden Grundvoraussetzungen aus:
- Bei den teilnehmenden Einsatzkräften handelt es sich um gesunde Menschen, die normale Reaktionen nach einem nicht normalen Ereignis zeigen. Grundsätzlich wären sie auch selbst in der Lage den Stress abzubauen. Ein Debriefing hilft jedoch, soziale Ressourcen zu aktivieren und Stressreaktionen besser zu verstehen.

- Bei den teilnehmenden Einsatzkräften handelt es sich nur um Kollegen, die selbst an dem betreffenden Einsatz teilgenommen haben. Mit eingeschlossen sind Leitstellen- und Notaufnahmepersonal der Krankenhäuser.
- Ausgeschlossen sind Personen, die nicht selbst an dem Einsatz beteiligt waren. Medienvertreter sind ebenfalls nicht zugelassen. Es dürfen keine schriftlichen oder andere Aufzeichnungen gemacht werden.
- Ein Debriefing ist keine Psychotherapie, keine analytische Befragung und auch keine Anamneseerhebung.
- Ein Debriefing findet stets in einem einsatzfreien Zeitraum statt, die Teilnahme ist freiwillig und kostenlos.
- Was in einem Debriefing gesagt wird, ist vertraulich zu behandeln und darf nicht nach außen getragen werden.
- Besonderes Vertrauen genießen Einsatzkräfte, die als Peers mitarbeiten. Die Regel „firefighters serve firefighters best" gilt auch für den Rettungsdienst. Frei übersetzt und auf den Rettungsdienst übertragen, bedeutet sie: Rettungsdienstmitarbeiter verstehen Rettungsdienstmitarbeiter am besten. Ratschläge werden von Peers leichter angenommen.
- Gespräche zur Einsatznachsorge sollten sich niemals auf ein einzelnes Debriefing beschränken, sondern in ein umfassenderes Konzept mit verschiedenen Nachsorgeangeboten eingebettet sein.
- Es ist wichtig, dass neben dem das Debriefing durchführende Einsatznachsorgeteam auch psychosoziale Fachkräfte für eine längerfristige Betreuung zur Verfügung stehen.

Vorbereitungen für ein Debriefing

Unbedingte Voraussetzung ist ein **geschultes Einsatznachsorgeteam**, das normalerweise aus einem Leiter (Leader), einem Co-Leiter und zwei hierfür ausgebildeten Einsatzkräften (Peers) besteht.

ACHTUNG
Debriefings dürfen ausschließlich von Personen durchgeführt werden, die entsprechend fachlich qualifiziert sind. Aufgrund einer mangelnden Qualifikation bzw. Unwissenheit der Durchführenden kann ansonsten die Entstehung negativer Effekte begünstigt werden.

Die Peers müssen eine spezielle SbE-Schulung absolviert haben. Von den psychosozialen Fachkräften, die ein Debriefing leiten, wird erwartet, dass sie über ein ausreichendes Maß an Feldkompetenz im Einsatzbereich verfügen. Grundsätzlich müssen sie für ihre Arbeit im Bereich der Einsatznachsorge von einer entsprechenden Organisation (z.B. der Kirche, der Bundesvereinigung SbE e.V. oder dem Rettungsdienstbetreiber selbst) beauftragt sein.

Der Raum („geschützter Raum"), in dem ein Debriefing stattfindet, sollte eine private Atmosphäre haben, vor Blicken von Außen geschützt und groß genug sein, dass alle Beteiligten in einem Kreis sitzen können.

Gesprächsphasen eines Debriefings

Die **sieben Gesprächsphasen** eines Debriefings sind strukturiert und vorgegeben, der Inhalt wird jedoch allein durch die teilnehmenden Einsatzkräfte bestimmt.

Jeder Schritt einer SbE-Nachbesprechung baut auf dem vorhergehenden auf, sodass sowohl die Reihenfolge als auch die Vollständigkeit des Gesprächs für eine geglückte Stressbearbeitung wichtig sind (➤ Abb. 7.7).

- **Einführung:** Die Teammitglieder stellen sich vor, der Leiter erklärt das Ziel der Zusammenkunft. Er erläutert die verschiedenen Phasen, motiviert die Teilnehmer zur aktiven Teilnahme und ermutigt zur gegenseitigen Hilfe. Offene Fragen werden geklärt und die Grundregeln des Gesprächs erläutert.
- **Fakten:** In dieser Phase werden jedem Teilnehmer der Reihe nach die folgenden Fragen gestellt: *„Wie heißen Sie und worin bestand Ihre Tätigkeit bei diesem Einsatz?"* Die Vorstellung zu Name und Tätigkeit ermutigt die Teilnehmer zum Sprechen. Schon in dieser Fakten-Phase werden oft Emotionen geäußert. Aufgabe des Teams ist es hier, die Emotionen als gegeben hinzunehmen und der Person zu versichern, dass diese Gefühle normal sind und zum Einsatz dazugehören.
- **Gedanken:** In dieser Phase versucht der Leiter, gedankliche Eindrücke von den Teilnehmern zu erfragen, indem er der Reihe nach fragt: *„Was war Ihr erster Gedanke, als Sie Ihre Arbeit beendeten?"*, *„Gab es für Sie einen beherrschenden Gedanken in diesem Einsatz?"* Diese Phase ist der Übergang von der Sachebene zur Gefühlsebene. Für das Team sind die mitgeteilten Gefühle ein Zeichen, dass der Prozess der Aussprache auf einem guten Weg ist. Es kann sein, dass das Gespräch für einige Teilnehmer hier zu belastend oder zu anstrengend erscheint und dass sie gerne hinausgehen wollen.
- **Gefühle:** In dieser Phase sind die Chancen für emotionale Äußerungen am größten. Viele Teilnehmer haben ihre Gefühle zum Einsatz bereits mitgeteilt, die anderen haben ihnen zugehört und vielleicht Mut bekommen, sich mit ihren Kollegen zu identifizieren oder eigene Empfindungen auszudrücken. Der Leiter bittet nun die Teilnehmer, auf folgende Frage zu antworten: *„Welches war für Sie der schlimmste und bedrückendste Teil des Einsatzes?"* oder *„Wenn Sie einen Teil des Einsatzes aus Ihrem Gedächtnis löschen könnten, welcher wäre das?"*. Diese Frage wird nicht der Reihe nach beantwortet, sondern jeder kann dann etwas sagen, wenn er es möchte. Es ist gut möglich, dass einige Teilnehmer überhaupt nichts sagen, aber sie hören

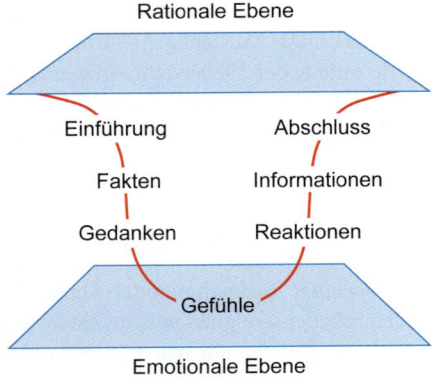

Abb. 7.7 Ablauf eines Debriefings [L143]

den anderen zu. Die geäußerten Gefühle erzeugen natürlich Reaktionen. Das Einsatznachsorgeteam kann verbale Unterstützung geben, indem es die Sprechenden bestätigt und ihre Gefühle würdigt. Die übrigen Teilnehmer können ebenfalls verbale Unterstützung geben oder diese auch durch Gesten (z. B. Hand auf die Schulter legen) ausdrücken. Die Phase ist abgeschlossen, wenn niemand mehr etwas sagen will.

- **Reaktionen:** Durch die Beschreibung der verschiedenen Reaktionen werden die Teilnehmer wieder vom emotionalen Bereich weggeführt. Sie werden gebeten, ihre körperlichen, verhaltensbezogenen oder psychischen Reaktionen zu diesem Einsatz zu schildern. Während dieses Gesprächsteils erkennen die Teilnehmer, dass sich die Reaktionen ähneln und sie nicht allein dastehen. Der Leiter kann zusätzlich mögliche Reaktionen ins Gespräch bringen, deren Ursache und Auswirkung dann erklärbar und berechenbar werden.
- **Informationen:** Die Teammitglieder fassen einige der Reaktionen zusammen und machen deutlich, dass diese nach besonders belastenden Einsätzen normal sind. Diese Informationsphase ist deshalb so effektiv, weil die Teilnehmer durch die Schilderung ihrer Gefühle und Reaktionen besonders aufnahmebereit für Ratschläge und Informationen sind. In dieser Phase können Stressmanagementtechniken kurz erläutert und diskutiert werden. Wichtig ist die Information, dass der Bewältigungsprozess nach einem besonders belastenden Einsatz einige Zeit andauern kann. Wiederkehrende Gedanken, Gefühle und psychische Reaktionen sind normal und müssen die Einsatzkräfte daher nicht über Gebühr beunruhigen.
- **Abschluss:** Diese Phase bietet Raum, um Probleme zu klären, noch offene Fragen zu beantworten und das Gespräch zusammenzufassen. Jedes Mitglied des Einsatznachsorgeteams gibt eine eigene Zusammenfassung und geht auf Punkte ein, die ihm wichtig sind. Der Leiter dankt den Teilnehmern, dass sie dem Einsatznachsorgeteam erlaubt haben, zu ihnen zu kommen und dass sie das Team an ihrer persönlichen Welt und ihren Erfahrungen haben teilnehmen lassen. Möglichkeiten der weitergehenden Betreuung und hilfreiche Literatur werden genannt. Wenn möglich, wird ein Merkblatt mit Kontaktadressen und Literaturtipps ausgeteilt. Es wird deutlich gemacht, dass alle Mitglieder des Einsatznachsorgeteams zu weiterführenden oder vertiefenden Einzelgesprächen bereit sind.

PRAXISTIPP

Inzwischen verfügt fast jeder Rettungsdienstbereich im Bundesgebiet über **eigene** Einsatznachsorgeteams. Bei Bedarf kann ein Einsatznachsorgeteam aber auch jederzeit über die **Hotline** der **Bundesvereinigung SbE e. V.** alarmiert werden: **01805–872 862 (01805–TRAUMA)**

Wiederholungsfragen

1. Was ist Stress (➤ Kap. 7.1.1)?
2. Erläutern Sie die Begriffe Eustress und Disstress (➤ Kap. 7.1.1).
3. Nennen Sie Beispiele für Stressoren aus verschiedenen Bereichen (➤ Kap. 7.1.1).
4. Was sind typische Anzeichen von Stress (➤ Kap. 7.1.1)?
5. Wie läuft eine typische Stressreaktion ab (➤ Kap. 7.1.1)?
6. Was ist ein Burn-out (➤ Kap. 7.1.2)?
7. Beschreiben Sie die Phasen eines Burn-out (➤ Kap. 7.1.2).
8. Bitte erläutern Sie eine akute Belastungsreaktion (➤ Kap. 7.1.3).
9. Bitte erläutern Sie eine posttraumatische Belastungsstörung (➤ Kap. 7.1.3).
10. Was unterscheidet eine akute Belastungsreaktion von einer posttraumatischen Belastungsstörung (➤ Kap. 7.1.3)?
11. Was sind Merkmale einer potenziell traumatisierenden Situation (➤ Kap. 7.1.3)?
12. Von welchen Faktoren hängt die Gesundheit des einzelnen Menschen ab (➤ Kap. 7.2)?
13. Definieren Sie den Begriff Gesundheitsförderung (➤ Kap. 7.2.1).
14. Was ist das Ziel betrieblicher Gesundheitsförderung (➤ Kap. 7.2.1)?
15. Erläutern Sie die unterschiedlichen Varianten von Prävention (➤ Kap. 7.2.2).
16. Wie kann das persönliche Gesundheitsverhalten dauerhaft geändert werden (➤ Kap. 7.2.3)?
17. Erläutern Sie die Bedeutung von Professionalität als einem gesundheitsbezogenen Schutzfaktor (➤ Kap. 7.2.4).
18. Erläutern Sie, welche Strategien Sie zur Stressbewältigung nutzen können (➤ Kap. 7.2.5).
19. Was ist mit dem sozialen Gradienten gemeint (➤ Kap. 7.2.6)?
20. Aus welchem Grund ist ein tragfähiges soziales Netz für Rettungsfachkräfte besonders wichtig (➤ Kap. 7.2.7)?
21. Welche Strategien können für einen Ausgleich zum Berufsalltag eingesetzt werden (➤ Kap. 7.2.8)?
22. Erläutern Sie die Begriffe Intervision und Supervision (➤ Kap. 7.2.9).
23. Worauf ist bei der Ernährung im Rettungsdienst besonders zu achten (➤ Kap. 7.2.10)?
24. Worauf ist beim Umgang mit Koffein, Nikotin, Alkohol und anderen Suchtmitteln im Rettungsdienst besonders zu achten (➤ Kap. 7.2.11)?
25. Welche Folgen kann Alkoholkonsum im Rettungsdienst für den Betroffenen haben (➤ Kap. 7.2.11)?
26. Wie verhalten Sie sich, wenn Sie bei einem Arbeitskollegen Hinweise auf eine Alkoholabhängigkeit feststellen (➤ Kap. 7.2.11)?
27. Welche positiven Auswirkungen hat regelmäßiger Sport auf den Menschen (➤ Kap. 7.2.13)?
28. Worauf ist beim rückenschonenden Arbeiten zu achten (➤ Kap. 7.2.14)?
29. Was sind gesundheitsfördernde Maßnahmen des Arbeitgebers (➤ Kap. 7.2.16)?

30. Welche Einsätze gelten üblicherweise als besonders belastend (➤ Kap. 7.3)?
31. Welche Anzeichen weisen auf eine starke Stressbelastung in einem Einsatz hin (➤ Kap. 7.3.1)?
32. Welche psychologischen Selbsthilfestrategien können Sie nutzen, um in einem belastenden Einsatz handlungsfähig zu bleiben (➤ Kap. 7.3.1)?
33. Welche Maßnahmen gehören zu einer psychosozialen Einsatzbegleitung (➤ Kap. 7.3.2)?
34. Warum sollte eine funktionierende Rettungsfachkraft in einem Einsatz nicht bei ihrer Arbeit unterbrochen werden (➤ Kap. 7.3.2)?
35. Welche Angebote stehen im Bereich der Einsatznachsorge zur Verfügung (➤ Kap. 7.3.3)?
36. Welche Varianten strukturierter Gruppengespräche kennen Sie (➤ Kap. 7.3.3)?
37. Beschreiben Sie den Ablauf eines Debriefings bzw. einer SbE-Nachbesprechung (➤ Kap. 7.3.3).

Fortsetzung des Szenarios

Ein aufmerksamer Kollege nimmt die ungesunde Lebenssituation deutlich wahr. Er spricht ihn offen darauf an und sucht gemeinsam mit ihm ein Beratungsgespräch bei einem psychosozialen Ansprechpartner. Rasch stellt sich heraus, dass sich aufgrund der anhaltenden Stressbelastung und auch einiger privater Schwierigkeiten ein Burn-out und eine Alkoholabhängigkeit entwickelt hatten. Gemeinsam mit einer einbezogenen psychosozialen Fachkraft, dem Betriebsarzt und auch den Vorgesetzten wird überlegt, welche konkrete Hilfeleistung erforderlich ist.

Aus der heutigen Nachbetrachtung erweisen sich die getroffenen Maßnahmen als hilfreich. Der betroffene Kollege absolvierte zunächst eine ambulante Therapie und schloss sich einer Selbsthilfegruppe an. Im weiteren Verlauf absolvierte er eine längere Kur, die er dazu nutzte, um fachlich begleitet Perspektiven für seinen weiteren Lebensweg zu entwickeln und sein Gesundheitsverhalten dauerhaft zu verändern.

Nach einem mehrmonatigen Kuraufenthalt und einer behutsam gestalteten Phase der Wiedereingliederung ist der Kollege inzwischen wieder zurück an seinem Arbeitsplatz. Er achtet jetzt mehr auf einen Freizeitausgleich, ernährt sich gesünder als vorher und treibt regelmäßig Sport. Seine Kollegen freuen sich darüber – er ist wieder leistungsfähig, motiviert und in den Kreis seiner Kollegen integriert.

WEITERFÜHRENDE LITERATUR

Bengel, J. (Hrsg.): Psychologie in Notfallmedizin und Rettungsdienst. Springer, Berlin, 2. vollst. neu bearbeitete Aufl., 2004

Karutz, H.: Debriefing: Pro und Contra. In: Rettungsdienst 31 (2008), 352–360

Karutz, H.: Wenn die Belastungsgrenze erreicht ist: Psychologische Selbsthilfe in Extremsituationen. In: Rettungsdienst 12 (2009), 1172–1177

Lassoga, F., Karutz, H.: Hilfen für Helfer: Belastungen – Folgen – Unterstützung. Stumpf & Kossendey, Edewecht, 2. Aufl., 2012

Steil, M.: Einsatzstress? So helfen Sie sich und anderen. Ecomed, Heidelberg, 2010

C Kommunikation, Interaktion und Beratung

8 Psychologische, soziologische und pädagogische
  Grundlagen 109

9 Kommunikation und Interaktion 133

10 Beratung 169

Lehr- und Lernziele des Abschnitts C

Der folgende Abschnitt deckt den **Themenbereich 3** der Ausbildungs- und Prüfungsordnung für Notfallsanitäterinnen und Notfallsanitäter ab. Auszubildende sollen demnach befähigt werden,
- Kommunikation und Interaktion im Rettungsdienst an Grundlagen aus Psychologie und Soziologie auszurichten,
- mit kranken und verunfallten Patientinnen und Patienten sowie ihren Angehörigen unter Berücksichtigung personenbezogener und situativer Erfordernisse zu kommunizieren,
- die besonderen Bedürfnisse von sterbenden Patienten sowie ihrer Angehörigen zu beachten,
- das eigene Kommunikationsverhalten, auch unter Nutzung nonverbaler Möglichkeiten, an den spezifischen Bedürfnissen und Anforderungen in der Kommunikation und Betreuung von speziellen Patientengruppen wie Kindern, Jugendlichen, älteren Menschen, pflegebedürftigen Menschen, gesellschaftlichen Randgruppen, übergewichtigen Menschen oder hör- und sehbehinderten Menschen sowie von deren Angehörigen und von unbeteiligten Dritten auszurichten,
- das eigene Kommunikationsverhalten an Auswirkungen wesentlicher psychischer Erkrankungen auf die Patientenkommunikation und Patientenbetreuung auszurichten.

Damit diese Ziele in der Ausbildung erreicht werden können, werden in **Kapitel 8** zunächst psychologische, pädagogische und soziologische Grundbegriffe sowie einige zentrale Theorien aus diesen Bezugswissenschaften näher erläutert. Angesprochen werden u. a. Menschenbilder, Persönlichkeitsmodelle, die Entwicklung des Menschen, Überlegungen zu Gesundheit und Krankheit sowie zur Bedeutung der Gesellschaft für das Handeln im Rettungsdienst.

Über die Vorgaben der Ausbildungs- und Prüfungsordnung für Notfallsanitäterinnen und Notfallsanitäter hinaus sind außerdem einige Tipps und Hinweise zur Umsetzung von Lerntheorien in der Praxis sowie zur persönlichen Vorbereitung auf Prüfungssituationen enthalten.

In **Kapitel 9** werden Grundlagen der Kommunikationspsychologie dargestellt und anschließend anhand zahlreicher Beispiele auf den Rettungsdienst bezogen. Außerdem wird in diesem Kapitel erläutert, wie unterschiedliche Personengruppen (z. B. Kinder, Angehörige anderer Kulturen, Menschen mit Behinderungen, aber auch Ersthelfer, Augenzeugen und Zuschauer) eine Notfallsituation erleben und wie mit ihnen in psychologischer Hinsicht angemessen umgegangen werden sollte.

Kapitel 10 vermittelt schließlich einen Überblick über die Methodik von Beratungsgesprächen. Hier werden verschiedene Beratungsanlässe und -situationen erläutert, die sich im Kontext von Notfallsituationen ergeben können. Dabei sind Notfallvorsorgeberatungen, Gespräche zur Patienten- und Angehörigenedukation sowie Beratungsgespräche im Kollegenkreis voneinander abzugrenzen.

KAPITEL 8

Harald Karutz (8.1, 8.4.2, 8.6.1, 8.6.2), Clemens Hausmann (8.2.3, 8.3, 8.4.1, 8.4.3, 8.4.4, 8.5, 8.6.3), Clemens Hausmann und Harald Karutz (8.2.2), Verena Blank-Gorki (8.2.1)

Psychologische, soziologische und pädagogische Grundlagen

8.1	**Einführung und Definitionen** 111	8.4.2	Modell der Salutogenese 120
		8.4.3	Subjektive Krankheitstheorie 120
8.2	**Individuum und Persönlichkeit** 112	8.4.4	Gesundheits- und Krankheitsverhalten . . . 121
8.2.1	Bilder vom Menschen 112		
8.2.2	Persönlichkeitstheorien 114	8.5	**Gesellschaft** 123
8.2.3	Soziale Wahrnehmung 115	8.5.1	Gesellschaftsmerkmale 123
		8.5.2	Normen und Werte 123
8.3	**Entwicklung des Menschen und Lebensphasen** 116	8.5.3	Sozialisation 124
8.3.1	Säuglingsalter und frühe Kindheit 117	8.5.4	Rollen 124
8.3.2	Kindheit 118	8.5.5	Gesellschaftlicher Wandel 127
8.3.3	Jugend und frühes Erwachsenenalter 118		
8.3.4	Erwachsenenalter 118	8.6	**Erziehung und Bildung** 127
8.3.5	Alter 119	8.6.1	Erziehungsstile und Erziehungsmittel . . . 128
		8.6.2	Bildungsprozesse 129
8.4	**Gesundheit und Krankheit** 119	8.6.3	Lernen 129
8.4.1	Biopsychosoziales Modell 119		

8 Psychologische, soziologische und pädagogische Grundlagen

Szenario

RTW und Notarzt werden am frühen Abend, gegen 18 Uhr, zu einem akut erkrankten Kind mit Atemnot gerufen. Alarmiert wurde der Rettungsdienst von Mitarbeitern eines Jugendamtes, die die Familie in ihrer Wohnung aufgesucht haben.

Nach einer kurzen Anfahrt findet die RTW-Besatzung am Einsatzort eine stark verwahrloste Wohnung vor. Beide Elternteile rauchen offenbar stark, in der Wohnung kann man kaum atmen. Vater und Mutter sind arbeits- und weitgehend mittellos. Der kleine Patient – ein sechsjähriger Junge – wird umgehend untersucht, wobei zunächst lediglich ein akuter Atemwegsinfekt diagnostiziert werden kann.

Der Gesundheitszustand ist nicht lebensbedrohlich. Vor dem Hintergrund der Wohn- bzw. Lebenssituation entschließt sich das Rettungsteam dennoch dazu, den Jungen in Begleitung seiner Mutter zur stationären Aufnahme in eine Kinderklinik zu transportieren. Während des Transports weist die Mutter mehrfach besorgt darauf hin, dass sie und ihre Familie nicht krankenversichert seien und dass sie gehofft hätte, die Atemnot ihres Sohnes würde doch auch *„von allein wieder weggehen"*.

Das Rettungsteam tauscht untereinander ungläubige Blicke aus und führt den Transport professionell zu Ende. Bei der Übergabe wird gegenüber dem Personal des Krankenhauses deutlich auf die Begleitumstände dieses Einsatzes und die häusliche Situation hingewiesen. *„Typisch"*, meint die Krankenschwester dazu nur.

Inhaltsübersicht

8.1 Einführung und Definitionen
- Rettungsdienstliches Handeln setzt auch psychologische, pädagogische und soziologische Grundkenntnisse voraus.
- Psychologie untersucht das menschliche Erleben und Verhalten.
- Pädagogik ist die Wissenschaft von Erziehung und Bildung.
- Soziologie thematisiert gesellschaftliche Strukturen und den Menschen als Mitglied der Gesellschaft.

8.2 Individuum und Persönlichkeit
- Menschenbilder sind Modellvorstellungen, die Angaben über das Wesen, die Bestimmung und charakteristische Merkmale des Menschen enthalten.
- Es gibt viele unterschiedliche Menschenbilder; im rettungsdienstlichen Kontext sind vor allem das naturwissenschaftlich orientierte, das sozialwissenschaftlich orientierte, das humanistische und das religiöse Menschenbild relevant.
- In der Bedürfnispyramide nach Maslow sind wesentliche Bedürfnisse des Menschen hierarchisch angeordnet. Das Streben nach Selbstverwirklichung steht an der Spitze.
- Zentrale Persönlichkeitsmerkmale sind Extraversion bzw. Introversion, soziale Verträglichkeit, Gewissenhaftigkeit, emotionale Stabilität und Offenheit für neue Erfahrungen.
- Bei der Wahrnehmung von Menschen können zahlreiche Verzerrungseffekte und Beurteilungsfehler auftreten.
- Häufige Beurteilungsfehler resultieren z. B. aus dem First-Look-Effekt, der Bildung von Stereotypen, unzutreffenden Verknüpfungen oder Attribuierungen.

8.3 Entwicklung des Menschen und Lebensphasen
- Zentrale Entwicklungsaufgaben resultieren aus biologischen Veränderungen, gesellschaftlichen Erwartungen, individuellen Lebenszielen und Wertvorstellungen sowie lebensverändernden Ereignissen.
- Nach Erikson gibt es acht aufeinanderfolgende Stadien, in denen individuelle Bedürfnisse und gesellschaftliche Anforderungen miteinander zu verbinden sind.
- Um sich psychisch, körperlich, geistig, sprachlich und sozial gesund zu entwickeln, benötigen Babys insbesondere Aufmerksamkeit, liebevolle Zuwendung und Interaktion mit stabilen Bezugspersonen.
- Auch Kinder sind auf die Nähe ihrer Bezugspersonen angewiesen, zunehmend ist aber auch die Informationsvermittlung von Bedeutung.
- Jugendliche übernehmen für ihr Handeln mehr und mehr eigene Verantwortung. Häufig tritt aber auch ein altersspezifisches Risikoverhalten auf.
- Das Leben Erwachsener ist von hoher Eigenständigkeit und Kontinuität geprägt. Kritische Lebensereignisse können jedoch eine Umstellung der bisherigen Lebensweise erforderlich machen.
- Im hohen Lebensalter lassen die Beweglichkeit, Organ- und Sinnesfunktionen sowie die Gedächtnisleistung nach.
- Wenn ältere Menschen das persönliche Anspruchsniveau ihren Fähigkeiten anpassen, kann die Lebenszufriedenheit erhalten bleiben.

8.4 Gesundheit und Krankheit
- Was als gesund oder krank betrachtet wird, hängt von individuell unterschiedlichen Auffassungen ab.
- Die Weltgesundheitsorganisation WHO definiert Gesundheit als das vollständige körperliche, geistige und soziale Wohlergehen eines Menschen. Dies wird jedoch auch als Utopie bezeichnet.
- Das biopsychosoziale Modell von Gesundheit und Krankheit greift objektiv feststellbare Veränderungen, das subjektive Erleben und gesellschaftliche Bewertungsprozesse auf.
- Das Modell der Salutogenese erklärt nicht die Entstehung von Krankheiten, sondern die Gesunderhaltung eines Menschen. Besonders relevant sind dabei Widerstandsressourcen und das Kohärenzerleben eines Menschen.
- Das subjektive Krankheitserleben wird von zahlreichen Faktoren beeinflusst. Jeder Mensch erlebt Gesundheit und Krankheit individuell.

- Individuelle Vorstellungen davon, was gesund oder krank ist, können zueinander in einem Widerspruch stehen und zu Konflikten führen.
- Das Gesundheits- und Krankheitsverhalten hängt insbesondere ab vom subjektiven Krankheitsgewinn, der Dauer einer Erkrankung, der Erziehung und Bildung, der finanziellen Situation des Betroffenen, der privaten Lebensform, der kulturellen Prägung sowie dem Gesundheitssystem.

8.5 Gesellschaft

- Eine Gesellschaft grenzt sich durch eine gemeinsame Identität der Mitglieder, eine politische Organisation sowie eine spezielle Kommunikation von anderen ab.
- In jeder Gruppe oder Gesellschaft gelten bestimmte Verhaltensregeln und Wertvorstellungen.
- Normen legen fest, wie Menschen sich in bestimmten Situationen verhalten sollen. Allerdings unterliegen Normen einem zeitlichen Wandel.
- Gesellschaftlich vermittelte Normen und Werte haben einen großen Einfluss auf das Gesundheits- und Krankheitsverhalten eines Menschen.
- Sozialisation ist die Vermittlung und Übernahme gesellschaftlicher Normen, Werte und Rollen.
- Zu unterscheiden sind primäre, sekundäre und tertiäre Sozialisation.
- Es gibt formelle und informelle soziale Interaktionen.
- Jeder Mensch ist in ein komplexes Rollengefüge eingebunden und muss verschiedenen Haupt- und Nebenrollen gerecht werden.
- „Role Taking" bezeichnet die Annahme einer Rolle mit den entsprechenden Erwartungen, „Role Making" bezieht sich auf die individuelle Ausgestaltung einer Rolle im Rahmen eines zulässigen Interpretationsspielraums.
- Ein Interrollenkonflikt resultiert daraus, dass mehrere Rollen einer Person nicht zu vereinbaren sind.
- Ein Intrarollenkonflikt entsteht daraus, dass an eine bestimmte Rolle von unterschiedlichen Personen Erwartungen gebunden sind, die sich nicht alle in gleicher Weise erfüllen lassen.
- Der gesellschaftliche Wandel beeinflusst auch das rettungsdienstliche Einsatzgeschehen enorm.

8.6 Erziehung und Bildung

- Erziehung und Bildung sind eng mit dem Sozialisationsprozess verbunden, aber mit diesem nicht identisch.
- Erziehung und Bildung zielen über die Integration eines Menschen in die Gesellschaft hinaus auf die Entfaltung einer individuellen Persönlichkeit, Emanzipation und Mündigkeit ab.
- Es gibt verschiedene Erziehungsstile: autoritär, demokratisch und laissez faire.
- Erziehungsmittel sind Belohnung, Bestrafung, Begleitung, Beurteilung, Erinnerung, Ermutigung, Übertragung von Aufgaben, Training und Übung.
- Formale Bildung bezieht sich auf die Entwicklung praktischer Kompetenzen.
- Materiale Bildung bezieht sich auf die Vermittlung von Wissen.
- Lernen bedeutet eine Veränderung des Erlebens und Verhaltens aufgrund von Erfahrung.
- Beim Lernen am Modell orientiert man sich an einem Vorbild und versucht, dieses zu imitieren.
- Verstärkungslernen findet durch positive oder negative Reaktionen auf ein Verhalten statt.
- Beim klassischen Konditionieren werden Zusammenhänge zwischen Hinweisreizen und Reaktionen verinnerlicht.

8.1 Einführung und Definitionen

Als Notfallsanitäter professionell handeln zu können, setzt nicht nur medizinische Kenntnisse voraus. Psychologische, pädagogische und soziologische Aspekte sind mindestens ebenso wichtig. Ein angemessenes Verständnis für die Gefühle, Gedanken und Verhaltensweisen von Patienten und Angehörigen erfordert, auf die individuelle Lebenssituation bzw. Lebensphase der Betroffenen zu achten und sich mit (subjektiven) Theorien von Gesundheit und Krankheit zu beschäftigen. Auch um eine harmonische Zusammenarbeit mit Kollegen zu gewährleisten und sich in der Öffentlichkeit bzw. Dritten gegenüber angemessen zu verhalten, sind psychologische, pädagogische und soziologische Grundkenntnisse für jede Rettungsfachkraft unabdingbar:

- **Psychologie** ist die Wissenschaft vom menschlichen Erleben und Verhalten. Dazu zählen Gefühle, Bedürfnisse, Gedanken und Erinnerungen ebenso wie Handlungen, Reaktionen und alle Arten von Kommunikation im Verlauf der Lebensspanne.
- **Soziologie** ist die Wissenschaft vom gesellschaftlichen (Zusammen-)Leben, von sozialem Handeln und von sozialen Strukturen. Dabei beschäftigt sie sich insbesondere mit der Gesellschaft als Ganzem, sozialen Milieus, Organisationen, Teams und Familien, Machtstrukturen sowie sozialen Netzwerken.
- **Pädagogik** bzw. Erziehungswissenschaft thematisiert sowohl die Theorie als auch die Praxis von Erziehung und Bildung. Zur Abgrenzung des Teilbereichs der Erwachsenenbildung von Erziehungsprozessen bei Kindern und Jugendlichen existiert auch der allerdings eher unübliche Terminus **Andragogik.**

8.2 Individuum und Persönlichkeit

Jeder Mensch erlebt und verhält sich anders. Dies wird von anderen Menschen wiederum unterschiedlich wahrgenommen und bewertet. Dafür sind – neben diversen anderen beeinflussenden Faktoren – nicht zuletzt auch verschiedene Menschenbilder verantwortlich. Die folgenden Ausführungen sollen jede Rettungsfachkraft dazu anregen, sich im Rahmen der persönlichen beruflichen Positionierung auch einmal mit dem eigenen Menschenbild auseinanderzusetzen. Wohlgemerkt können Menschenbilder nicht ohne Weiteres als „richtig" oder „falsch" bezeichnet werden. Vielmehr verweisen sie alle mit einer gewissen Berechtigung auf einzelne Teilaspekte der menschlichen Existenz.

8.2.1 Bilder vom Menschen

Menschenbilder (➤ Abb. 8.1) sind implizite Modellvorstellungen, die Angaben über das Wesen, die Bestimmung und charakteristische Merkmale des Menschen enthalten. Sie entstehen auf Basis verschiedener individueller Faktoren, wie z. B. Bildung, Alter, Kultur und Religion. Jeder Mensch verfügt daher über ein persönliches Menschenbild. Die in ➤ Tab. 8.1 aufgelisteten Zitate bekannter Philosophen und Schriftsteller zeigen beispielhaft, wie unterschiedlich Menschenbilder ausfallen können. Je nachdem, was für ein Menschenbild man selbst hat, lassen sich Ansichten, Reaktionen und Verhaltensweisen eigener „Artgenossen" – auch und gerade im Hinblick auf Notfallsituationen – anders einordnen.

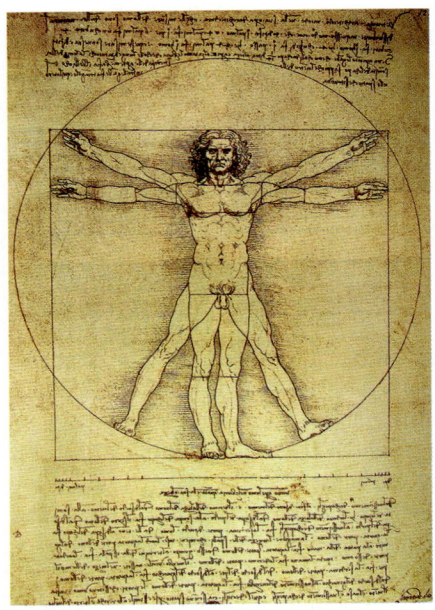

Abb. 8.1 Es gibt unzählige Bilder vom Menschen. [J787]

Fallbeispiel

Ein Rettungsteam war bei einer schweren Gewalttat im Einsatz. Das Leben einer jungen Frau konnte jedoch nicht gerettet werden: Sie wurde auf äußerst brutale Weise ermordet. Während ein Notfallsanitäter sich nur achselzuckend abwendet und damit beginnt, die Notfallausrüstung in den RTW zurückzubringen, ringt sein sichtlich betroffener Kollege um Fassung und wirft die Frage auf: „*Wie kann ein Mensch nur so etwas tun?*". Die unterschiedliche Reaktion der beiden Mitglieder des Rettungsteams dürfte in diesem Beispiel durchaus auch mit den individuellen Menschenbildern zu tun haben.

Bei einer genaueren Auseinandersetzung mit Menschenbildern stehen somit insbesondere folgende Fragen im Vordergrund:
- Was macht den Menschen aus bzw. was charakterisiert das spezifische „Menschsein"?
- Was ist die Bestimmung des Menschen?
- Was soll der Mensch, was darf er eigentlich – und was nicht?
- Ist der Mensch nur die Summe seiner Organe oder – in welcher Weise – „mehr"?
- Warum handeln Menschen so, wie sie es tun?

Im Hinblick auf den rettungsdienstlichen Kontext sind vor diesem Hintergrund folgende Menschenbilder besonders relevant:
- **Naturwissenschaftlich orientiertes Menschenbild:** der Mensch als biologisches Lebewesen

Tab. 8.1 Aussagen bekannter Philosophen und Schriftsteller zu ihrem Menschenbild

„Was ist der Mensch? Jedenfalls nicht das, was er sich einbildet zu sein, nämlich die Krone der Schöpfung." (Wilhelm Raabe)
„Mensch: Im Grunde ein wildes Tier. Wir kennen es bloß im Zustand der Bändigung und Zähmung." (Arthur Schopenhauer)
„Der Mensch hat mehr von einem Affen als so mancher Affe." (Friedrich Wilhelm Nietzsche)
„Der Mensch ist eben ein unermüdlicher Lustsucher, und jeder Verzicht auf eine einmal genossene Lust wird ihm sehr schwer." (Sigmund Freud)
„Mensch: Ein Lebewesen, so angetan von Illusionen über sich, dass es völlig vergisst, was es eigentlich sein sollte." (Ambrose Gwinnett Bierce)
„Der Mensch ist das Maß aller Dinge." (Protagoras)
„Die Menschheit selbst ist eine Würde; denn der Mensch kann von keinem Menschen bloß als Mittel, sondern muss zugleich als Zweck gebraucht werden." (Immanuel Kant)
„Der Mensch ist die Krone der Schöpfung. Schade, dass es eine Dornenkrone ist." (Stanislaw Jerzy Lec)
„Das größte Wunderding ist doch der Mensch allein: Er kann, nachdem er's macht, Gott oder Teufel sein." (Angelus Silesius)
„Welch ein Meisterstück ist der Mensch! Wie edel durch Vernunft! Wie unbegrenzt in seinen Fähigkeiten! In Gestalt und Bewegung, wie ausdrucksvoll und wunderwürdig! In seiner Haltung, wie ähnlich einem Engel! Im Denken, wie ähnlich einem Gott! Die Zierde der Welt!" (William Shakespeare)
„Der Mensch ist mehr als die Summe seiner Teile." (Christian von Ehrenfels)
„Nur wer erwachsen wird und ein Kind bleibt ist ein Mensch." (Erich Kästner)
„Das größte Geheimnis ist der Mensch sich selbst." (Novalis)

- **Sozialwissenschaftlich orientiertes Menschenbild:** der Mensch als soziales Wesen
- **Religiös bzw. theologisch geprägtes Menschenbild:** der gläubige Mensch und der Mensch als Geschöpf Gottes
- **Humanistisches Menschenbild:** der selbstbestimmte, vernunftbegabte Mensch

Naturwissenschaftlich orientiertes Menschenbild

Begründet durch den französischen Philosophen René Descartes (1596–1650) sieht das naturwissenschaftlich orientierte Menschenbild den **Menschen als rein biologisches Wesen,** das sich nicht grundsätzlich von Tieren unterscheidet. Für Descartes und weitere Vertreter dieser Sichtweise ist der Mensch ausschließlich die Summe seiner Organe und kann in seinen körperlichen Funktionen mit einer Maschine verglichen werden. Krankheit wird in diesem Menschenbild mit einem Defekt gleichgesetzt, der durch Reparatur oder Austausch von Teilen behoben werden kann. Dementsprechend wird Gesundheit durch den voll funktionstüchtigen Menschen repräsentiert. Die Existenz einer besonderen menschlichen „Seele" (und damit verbunden auch einer besonderen Würde des Menschen) wird deutlich infrage gestellt.

Mit dem Aufkommen des naturwissenschaftlich orientierten Menschenbildes im 16. Jahrhundert wurden die zuvor vorherrschenden religiösen Sichtweisen abgelöst. Das Tabu, den menschlichen Körper zu Forschungszwecken nicht untersuchen zu dürfen, geriet z. B. in den Hintergrund. Der medizinische Fortschritt und die Entwicklung verschiedener Behandlungsmöglichkeiten basiert auf diesem Umdenken.

Entscheidender Nachteil einer solchen naturwissenschaftlichen Orientierung ist allerdings die Reduzierung des Menschen auf technische Handlungsabläufe. So geraten nichtkörperliche Aspekte und Funktionen und damit eine ganzheitliche Betrachtung des Menschen aus dem Blick. Nicht berücksichtigt werden die Potenziale, die soziale Beziehungen in Heilungs- bzw. Bewältigungsprozesse nach einer Notfallerfahrung mit einbringen können.

ACHTUNG
Ein Notfallsanitäter, der ein rein naturwissenschaftlich orientiertes Menschenbild verinnerlicht hat, führt letztlich eine Art „Vitalfunktionsmechanik" durch.

Sozialwissenschaftlich orientiertes Menschenbild

Im sozialwissenschaftlich orientierten Menschenbild steht der **Mensch als soziales Wesen (homo sociologicus)** im Mittelpunkt. Denkend und auf sein soziales Umfeld bezogen, ist er in Beziehungen zu unterschiedlichen Gruppen eingebunden. Er interagiert in familiären, freundschaftlichen, beruflichen oder auch gesellschaftlichen Gruppen, in denen bestimmte Regeln und Normen herrschen (> Kap. 8.5). In diesen Gruppen nimmt der Mensch unterschiedliche Rollen ein, z. B. als Sohn bzw. Tochter oder Vater bzw. Mutter, als Freund bzw. Freundin, Ehemann bzw. Ehefrau oder auch als Angestellter bzw. Vorgesetzter.

In all diesen Beziehungen stehen Menschen in Abhängigkeit zueinander. Das wird besonders deutlich, wenn Notfallsituationen eintreten. Hier rücken die Angewiesenheit und Hilfsbedürftigkeit als zentrales Element des sozialwissenschaftlich orientierten Menschenbildes in den Vordergrund. Krankheit und Sterben können in hohem Maße durch soziale Beziehungen beeinflusst und durch den Menschen selbst gestaltet werden.

Religiös bzw. theologisch geprägtes Menschenbild

Eine wesentliche Gemeinsamkeit religiöser bzw. theologisch geprägter Menschenbilder ist die **Orientierung des Menschen am Glauben** und an den Lehren, die damit verbunden sind (> Abb. 8.2). Im christlichen Glauben ist die entscheidende Bezugsgröße z. B. Gott. Nach diesem Verständnis ist der **Mensch ein Geschöpf Gottes (homo creatus),** das eine untrennbare Einheit von Körper, Seele und Geist bildet. Seiner Begrenztheit, Endlichkeit und Verwundbarkeit, d. h. seiner Geschöpflichkeit, ist sich der Mensch im Angesicht Gottes bewusst.

Zugleich ist der Mensch aber auch **Ebenbild Gottes (homo imago dei).** Auf dieser Erkenntnis basierend ist es ihm möglich, sich selbst zu reflektieren, seine Zukunft zu planen sowie seine Umwelt und sein soziales Miteinander zu gestalten. Durch seinen Glauben ist er auch dazu in der Lage, in Krankheit und Not eine tiefere Bedeutung zu erkennen und z. B. auch in ethischen Konfliktsituationen entsprechend begründete Entscheidungen zu treffen.

Im Hinblick auf die Beantwortung der Frage, was ein Mensch darf und was nicht, haben im Christentum auch die Zehn Gebote eine erhebliche Bedeutung. In fast allen Religionen gibt es derartige

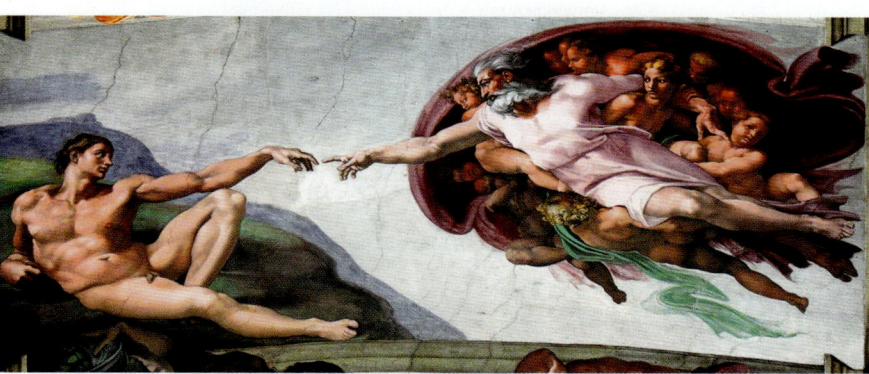

Abb. 8.2 Bei einer theologischen Betrachtung steht die Geschöpflichkeit des Menschen im Vordergrund. [J787]

Vorgaben für das Verhalten des Menschen. In inhaltlicher Hinsicht können sie jedoch erheblich variieren.

Fallbeispiel

Die Besatzung eines RTW wird zu einer Patientin gerufen, die über ein starkes Druckgefühl im Brustbereich klagt. Die Notfallsanitäter wollen ein EKG anlegen, werden allerdings durch den Ehemann der Frau daran gehindert. Beide, Ehemann und Patientin, sind Muslime und lehnen die aus medizinischer Perspektive einzuleitenden Maßnahmen durch das männliche Rettungsteam aufgrund bestimmter Vorgaben ihrer Religion ab.

Humanistisches Menschenbild

Ähnlich wie im christlich-religiösen Menschenbild postuliert auch der humanistische Ansatz den **Menschen als Einheit von Körper, Seele und Geist** – allerdings unabhängig von einer höheren Instanz. Vielmehr steht der Mensch als autonomes, selbst denkendes Wesen im Mittelpunkt der Betrachtung (**homo sapiens**).

Der Mensch besitzt das Bewusstsein und die geistigen Fähigkeiten, sein eigenes Leben und seine Umwelt aktiv, aber vor allem auch sinngebend zu gestalten. Damit verbunden sind gleichzeitig das Recht und die Freiheit, alle Entscheidungen eigenverantwortlich treffen zu können und sich auf diese Weise selbst zu verwirklichen. Das bezieht sich auf alle Bereiche des Lebens, somit auch auf Krankheit, Leiden und Tod.

Voraussetzung für eine solche Selbstverwirklichung ist allerdings, dass bestimmte Grundbedürfnisse des Menschen zumindest teilweise erfüllt sind. Dieser Gedanke wird in der bekannten Bedürfnispyramide nach Maslow zum Ausdruck gebracht. Demnach stehen zunächst physiologische Bedürfnisse im Vordergrund, wie z.B. das Bedürfnis nach Luft zum Atmen und das Bedürfnis nach Nahrungsaufnahme. Sicherheits- und soziale Bedürfnisse, wie z.B. der Wunsch nach Kontakt und Anerkennung, schließen sich an. Erst wenn diese Bedürfnisse in einer angemessenen Weise befriedigt sind, treten weitere individuelle Bedürfnisse – und zuletzt dann auch das Streben nach Selbstverwirklichung – in den Vordergrund (➤ Abb. 8.3).

MERKE

Menschenbilder spiegeln die persönlichen Vorstellungen über das Wesen des Menschen wider. Sie sind Grundlage dafür, wie Menschen ihrem Gegenüber begegnen und beeinflussen letztlich jedes Handeln. Für das berufliche Handeln im Rettungsdienst ist es grundlegend, sich bewusst mit seinem eigenen und anderen Menschenbildern auseinanderzusetzen.

PRAXISTIPP

Über die wenigen, hier dargestellten Menschenbilder hinaus gibt es unzählige weitere, etwa das Menschenbild der Psychoanalyse, das Menschenbild in unterschiedlichen Kulturen und auch Menschenbilder im historischen Wandel. Eine vertiefende Recherche zu diesem Thema kann daher nur ausdrücklich empfohlen werden!

8.2.2 Persönlichkeitstheorien

Persönlichkeit ist die individuelle Eigenart eines Menschen, also die Gesamtheit seiner Eigenschaften, Fähigkeiten, Motive und charakteristischen Verhaltensweisen. Einfache **Typologien** (Temperamente, Persönlichkeitstypen, Sternzeichen) bieten einfache und schnelle Orientierung, werden der Individualität eines Menschen aber nicht gerecht. Die moderne Psychologie untersucht deshalb Persönlichkeitsfaktoren und Haupteigenschaften einer Person, die ihr Persönlichkeitsprofil ausmachen.

Die „Big Five" sind fünf Persönlichkeitseigenschaften, die man auch im Alltag häufig anwendet, wenn man sich ein Bild von einer anderen Person macht (➤ Abb. 8.4). Sie lauten:

- **Extraversion/Introversion:** kontaktfreudig, gesprächig, freimütig, unternehmungslustig, gesellig vs. schweigsam, verschlossen, zurückhaltend, zurückgezogen
- **Soziale Verträglichkeit:** gutmütig, wohlwollend, freundlich, kooperativ vs. ärgerlich, missgünstig, starrköpfig, feindselig
- **Gewissenhaftigkeit:** sorgfältig, zuverlässig, genau, beharrlich vs. nachlässig, unzuverlässig, ungenau, sprunghaft
- **Emotionale Stabilität:** ausgeglichen, entspannt, gelassen, belastbar, körperlich stabil vs. nervös, ängstlich, erregbar, wehleidig, verletzlich
- **Offenheit für neue Erfahrungen:** gebildet, aufgeschlossen, wissbegierig, interessiert, fantasievoll, kultiviert, kunstverständig vs. ungebildet, desinteressiert, unwillig, fantasielos, ungeschliffen, kunstunverständig

Anhand dieser fünf Haupteigenschaften stufen Menschen einander in beruflichen wie in privaten Beziehungen tagtäglich ein. Die Beobachtung dieser Eigenschaften hat sich offenbar im Laufe der Evolution auch als sinnvoll erwiesen. So haben wohl schon unsere frühen menschlichen Vorfahren gelernt, auf diejenigen Eigenschaften ihrer Hordengenossen zu achten, die für das eigene Überleben entscheidend sein könnten.

Darüber hinaus sind die „Big Five" auch jene Eigenschaften, nach denen wir selbst beurteilt werden. Wer also auf andere – Kollegen,

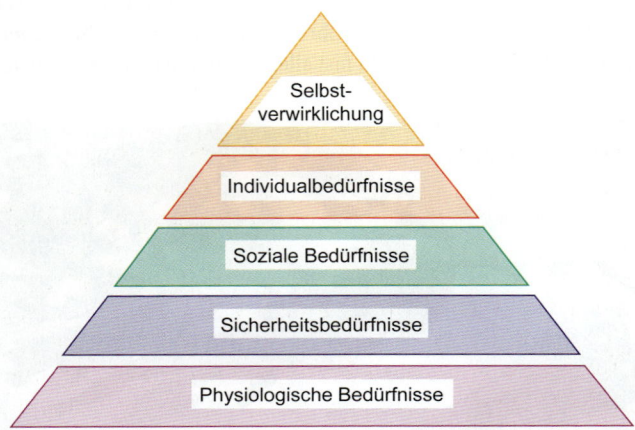

Abb. 8.3 Bedürfnispyramide nach Maslow [L143]

8.2 Individuum und Persönlichkeit

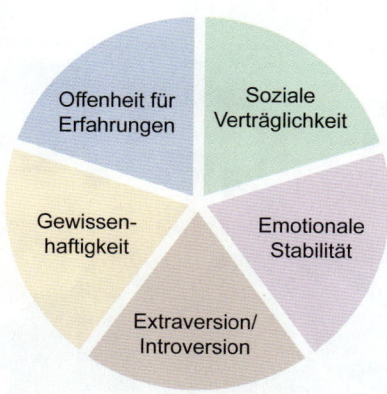

Abb. 8.4 Die „Big Five" der Persönlichkeit [P094/L231]

Arbeitgeber, Patienten und auch in seinem privaten Umfeld – einen guten Eindruck machen will, sollte bei sich selbst die positiven Aspekte dieser Eigenschaften fördern und kultivieren.

> **MERKE**
> Notfallsanitäter sollten
> - kontaktfreudig, bei Bedarf aber auch verschwiegen,
> - freundlich und kooperativ,
> - sorgfältig und zuverlässig,
> - belastbar und ausgeglichen,
> - interessiert, wissbegierig und Neuem gegenüber aufgeschlossen sein.

8.2.3 Soziale Wahrnehmung

Bei der Wahrnehmung von Menschen können zahlreiche Beurteilungsfehler bzw. Verzerrungseffekte auftreten. Letztlich ist dies niemals auszuschließen bzw. vollständig zu verhindern. Jede Rettungsfachkraft sollte sich aber dieser Problematik bewusst sein und stets prüfen, ob die Einschätzung eines anderen Menschen – insbesondere auch eines Patienten, Angehörigen oder Kollegen – nicht möglicherweise fehlerhaft ist. Folgende Effekte bzw. Mechanismen sind häufig Ursachen von Beurteilungsfehlern:

Primacy-Effekt, „First-Look-Effekt"

Innerhalb von Sekunden wird über andere Menschen ein erstes Urteil gefällt. Grundsätzlich ist dies auch durchaus hilfreich, um möglichst rasch einschätzen zu können, welches Verhalten einer anderen Person gegenüber vermutlich angebracht ist. Gleichwohl kann der erste Eindruck täuschen. Hier ergibt sich dann ein Problem, wenn ein unzutreffender erster Eindruck in der Folge nicht mehr berichtigt wird. Häufig wird, nachdem einmal ein Urteil gefällt worden ist, aber selektiv nur noch das wahrgenommen, was eben dieses Urteil auch bestätigt. Was nicht dazu passt und ggf. eine Korrektur veranlassen müsste, wird unbewusst eher ausgeblendet. Aus diesem Grund haben Menschen kaum eine Chance, dass der erste Eindruck, den sie hinterlassen haben, doch noch einmal revidiert wird.

Akzentuierung

Viele Menschen neigen dazu, ihre Urteile über andere Menschen zu akzentuieren, d. h. zu überspitzen. Ein etwas ängstlicher Patient wird z. B. gleich als „sehr ängstlich" dargestellt, ein leicht kritischer Unterton als „**sehr aggressives** Verhalten" beschrieben, eine bloße Nachfrage als „**völliges** Misstrauen" gedeutet.

Stereotype

Jeder Mensch hat bestimmte „Schubladen", in die Menschen aufgrund bestimmter Merkmale eingeordnet werden. Dabei kann ein bestimmtes Erscheinungsbild, die Kleidung, Haarfarbe, Stimme oder ein beliebiges anderes Merkmal von Bedeutung sein. Problematisch ist, dass eine solche Kategorisierung meist unbewusst aufgrund früherer Erfahrungen erfolgt und u. U. auch vollkommen unzutreffende Übertragungen vorgenommen werden.

Verknüpfungsfehler

Hierbei wird von einzelnen Merkmalen auf andere geschlossen, was in vielen Fällen jedoch fehlerbehaftet ist. Beispiele für solche Trugschlüsse gibt es unzählige. So wird oftmals angenommen, dass attraktive Menschen auch besonders intelligent sind. Man geht davon aus, dass Männer mit Tätowierungen wohl aus einem bestimmten Milieu stammen müssen oder dass jemand, der einen Anzug trägt, vermutlich reich und erfolgreich – aber auch arrogant – ist.

Sequenzialität

Die Aufmerksamkeit anderen Menschen gegenüber ist nicht permanent hoch. Daraus kann resultieren, dass man ein Urteil über einen Menschen mit einer bestimmten Wahrnehmung begründet, obwohl es bereits wenige Augenblicke später eine völlig andere Wahrnehmung hätte geben können.

> **ACHTUNG**
> Wird die Gültigkeit einzelner „Momentaufnahmen" nicht reflektiert, können schwerwiegende Fehleinschätzungen die Folge sein.

Attributionsfehler

Bei der Zuschreibung von Ursachen für Verhaltensweisen werden unbewusst wesentliche Unterscheidungen vorgenommen. Bei anderen Personen geht man davon aus, dass die Begründung für ein bestimmtes Verhalten eher in der Person liegt, während man dazu neigt, v. a. negative Verhaltensweisen bei sich selbst auf äußere, situative Umstände zurückzuführen. Wenn man einen Praktikanten im Einsatz beobachtet und eine gewisse Aufregung feststellt, neigt man z. B. dazu, diesem Praktikanten eine geringe Belastbarkeit zu unterstellen. Ist man selbst in einem Einsatz aufgeregt, würde man dies eher auf Merkmale eines außergewöhnlichen Notfallgeschehens beziehen.

MERKE
Ein etwaiges Fehlverhalten entschuldigt man bei sich selbst daher eher als bei anderen!

Sympathieeffekt

Natürlich findet man einzelne Menschen sympathischer als andere. Im rettungsdienstlichen Kontext könnte dies dazu führen, dass man bei der Versorgung eines Patienten, zu dem man sich in besonderer Weise hingezogen fühlt, noch sorgfältiger und engagierter arbeitet. Solange dies nicht im Umkehrschluss bedeutet, dass die Versorgung von weniger sympathisch empfundenen Patienten nachlässiger durchgeführt wird, muss dies auch nicht unbedingt problematisch sein. Es ist aber ebenso möglich, dass man aufgrund einer besonderen Sympathie für jemanden unvorsichtiger agiert und ansonsten übliche Vorsichtsmaßnahmen unterlässt. Dies wäre definitiv inakzeptabel.

8.3 Entwicklung des Menschen und Lebensphasen

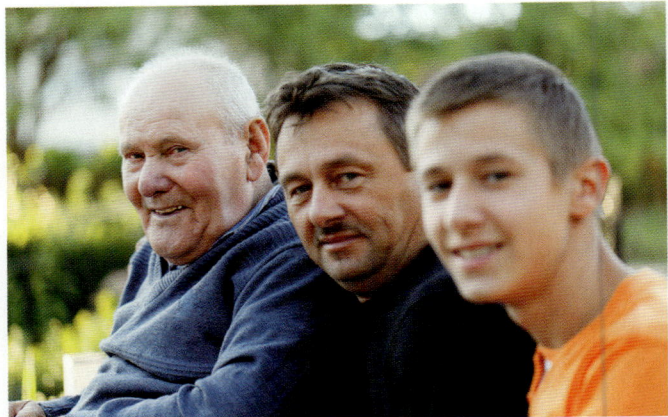

Abb. 8.5 Jeder Mensch entwickelt sich permanent weiter. [J787-033]

Die Versorgung von verletzten oder akut erkrankten Menschen soll nicht nur Bedürfnisse berücksichtigen, die sich unmittelbar aus einer Notfallsituation ergeben, sondern auch die jeweilige Lebenssituation insgesamt. Da der Rettungsdienst jedoch mit Patienten in allen Altersstufen konfrontiert wird, lohnt sich eine Auseinandersetzung mit Grundlagen der **Entwicklungspsychologie.**

Menschen entwickeln sich während des gesamten Lebens weiter (> Abb. 8.5). Genetische Anlagen und Umweltfaktoren (Erziehung, Vorbilder) spielen dabei ebenso eine Rolle wie Tradition und Lebenschancen sowie die jeweils eigene Art und Weise, das Leben zu gestalten und auf Entwicklungsangebote zu reagieren. Verschiedene **Entwicklungsaufgaben** kennzeichnen die einzelnen Lebensabschnitte (> Abb. 8.6). Sie ergeben sich aus

- biologischen Veränderungen (z. B. Pubertät, Altern),
- gesellschaftlichen Erwartungen (z. B. Berufsbild, soziale Normen),
- individuellen Lebenszielen und Werten (z. B. aufgrund persönlicher Erfahrungen) sowie
- lebensverändernden Ereignissen (z. B. Unfall, Krankheit, Arbeitslosigkeit).

Der Entwicklungspsychologe Erikson beschreibt acht aufeinanderfolgende Stadien, in denen individuelle Bedürfnisse und gesellschaftliche Anforderungen miteinander zu verbinden sind:

1. **Vertrauen vs. Misstrauen (1. Lebensjahr):** Die ersten Erfahrungen mit anderen Menschen führen bei den meisten Babys zur Entwicklung des Urvertrauens, das sich auf die Welt als Ganzes bezieht. Die Umwelt wird als freundlich, verlässlich und vorhersagbar erlebt. Wenn das Baby jedoch vernachlässigt und wiederholt mit seinen Nöten alleingelassen wird, entsteht ein grundsätzliches Misstrauen der Welt und den Menschen gegenüber.
2. **Autonomie vs. Scham/Zweifel (2. und 3. Lebensjahr):** Die motorische Entwicklung führt zu Konflikten zwischen dem kindlichen Streben nach Selbstständigkeit und der Abhängigkeit von den Eltern und Erwachsenen. Das Ichbewusstsein des Kindes entfaltet sich in der Auseinandersetzung mit Regeln, Vorschriften der Erwachsenen („Trotzphase"). Durch klare Grenzen, angemessene Unterstützung und Vertrauen in die Fähigkeiten des Kindes kann dieses in seinem Autonomiestreben bestärkt und gefördert werden. Scham und Zweifel entstehen, wenn das Kind wichtige Ziele nicht erreichen kann oder wenn das Kind nicht weiß, wie es sich den Regeln entsprechend verhalten soll.
3. **Initiative vs. Schuldgefühle (4. und 5. Lebensjahr):** Das Kind entfaltet eine große Neugierde, die Welt aktiv zu erkunden, kreativ zu gestalten und eigene Fantasiewelten zu entwerfen. Soziale Kontakte außerhalb der Familie werden ebenso wichtig wie sich einen Platz in einer Gemeinschaft zu erobern (z. B. im Kindergarten). Von den Eltern und Betreuern übernimmt das Kind wichtige Einstellungen und Verhaltensmuster; es bildet sich ein Gewissen. Ängstliche, rigide und fremdbestimmte Grundhaltungen sowie unrealistische Ziele und Idealansprüche können die kindliche Unternehmungsfreude lähmen und zu tief sitzenden Schuldgefühlen führen.
4. **Leistung vs. Minderwertigkeit (mittlere Kindheit):** Spätestens mit dem Eintritt in die Schule wird das Kind systematisch mit dem Wissen der Kultur und den Zivilisationstechniken vertraut gemacht. Die Leistungsanforderungen sind für die meisten Kinder zunächst eine spannende Herausforderung. Sie interessieren sich für verschiedenste Sachgebiete, haben Freude am Lernen und Üben und sind stolz auf das eigene „Werk". Wenn jedoch Erfolgserlebnisse fehlen und ihre Leistungen übermäßig kritisiert werden, kann das zu Ängstlichkeit und Minderwertigkeitsgefühlen führen.
5. **Identität vs. Rollendiffusion (Jugendalter):** Eine zentrale Entwicklungsaufgabe für Jugendliche ist es, ein Gefühl für die eigene Identität zu entwickeln und zu festigen. Sie wollen ihre Ei-

genschaften, Fähigkeiten und Interessen erproben und eigene Vorstellungen von ihrer Zukunft entwerfen. Die gleichaltrigen Freunde oder Gruppen werden dabei zunehmend wichtiger als Eltern und Schule. Dabei einerseits die widersprüchlichen Erfahrungen und Erwartungen miteinander in Einklang zu bringen und gleichzeitig einen eigenen Weg in die Selbstständigkeit zu finden, ist oft schwierig. Wenn das nicht gelingt, bleibt das Selbstbild unsicher oder unklar, was zu instabilen Zielen und übertriebenem oder oberflächlichem Engagement führen kann.

6. **Intimität vs. Isolation (frühes Erwachsenenalter):** Im frühen Erwachsenenalter gehört es zu den wesentlichen Aufgaben, stabile Beziehungen aufzunehmen und zu halten. Das betrifft sowohl eine private, intime Partnerschaft als auch stabile berufliche Beziehungen zu Kollegen und im Team. Junge Erwachsene versuchen, ihr Wissen und ihre Fähigkeiten ernsthaft umzusetzen. Waren die sozialen Kontakte der Jugendzeit oft flüchtig und unverbindlich, steht nun die Solidarität in einer überschaubaren Gruppe im Vordergrund. Wenn der Aufbau stabiler Beziehungen nicht gelingt, bleibt man sozial isoliert bzw. in unverbindlichen Beziehungen stecken.

7. **Generativität vs. Stagnation (mittleres Erwachsenenalter):** Je älter man wird und je mehr man erlebt hat, desto mehr Wissen, Können und Lebenserfahrung sammeln sich an. Diese an andere Menschen (die eigenen Kinder, andere junge Menschen, die nächste Generation) weiterzugeben, ist eine wichtige Entwicklungsaufgabe des mittleren Erwachsenenalters. Das kann am Arbeitsplatz und im Beruf ebenso geschehen wie im Rahmen sozialen oder politischen Engagements. Die Zukunft wird nicht mehr nur als eine persönliche Angelegenheit gesehen, sondern schließt die nachfolgenden Generationen mit ein. Wenn man hingegen den Eindruck hat, auf der Stelle zu treten und sich nicht mehr weiterzuentwickeln, kann das zu Langeweile, einem Gefühl der Nutzlosigkeit und Sinnlosigkeit sowie zur Selbstaufopferung in der Arbeit führen (Midlife-Crisis, Burn-out, ➤ Kap. 7.1.2).

8. **Ichintegrität vs. Verzweiflung (spätes Erwachsenenalter):** Im späten Erwachsenenalter ist man zunehmend mit Beschwernissen und Verlusten konfrontiert (gesundheitliche Problemen, Ende der beruflichen Tätigkeit, Verlust von Bezugspersonen etc.). Zugleich können manche Menschen bis ins hohe Alter ihre Vitalität und ihr sinnstiftendes und produktives Engagement erhalten. Das eigene Leben wird in seiner Gesamtheit überblickt und in einem größeren Zusammenhang gesehen. Viele Menschen sind mit dem Erreichten zufrieden; andere trauern um das, was sie im Leben nicht erledigt oder falsch gemacht haben, und sehen für sich keine Perspektiven mehr.

MERKE
Eine der letzten und größten Entwicklungsaufgaben ist es, die Begrenztheit des eigenen Lebens zu akzeptieren.

8.3.1 Säuglingsalter und frühe Kindheit

Von Geburt an sind Neugeborene auf andere Menschen ausgerichtet. Sie bevorzugen menschliche Stimmen, Gerüche und Berührungen und sind ihren Eltern und anderen Betreuungspersonen bedingungslos zugewandt. Ihr Bindungsverhalten (lächeln, schreien, hinterherkrabbeln) löst bei den meisten Erwachsenen intuitives Eltern- und Fürsorgeverhalten aus (anlächeln, ansprechen, beschäftigen, trösten etc.). Babys brauchen die Aufmerksamkeit, liebevolle Zuwendung und Interaktion mit stabilen Bezugspersonen, um sich psychisch, körperlich, geistig, sprachlich und sozial gesund zu entwickeln.

ACHTUNG
Deshalb ist es wichtig, dass bei einem Unfall oder einer schweren Erkrankung des Kindes ein Elternteil im Krankenhaus mit aufgenommen wird (➤ Kap. 9.3.4).

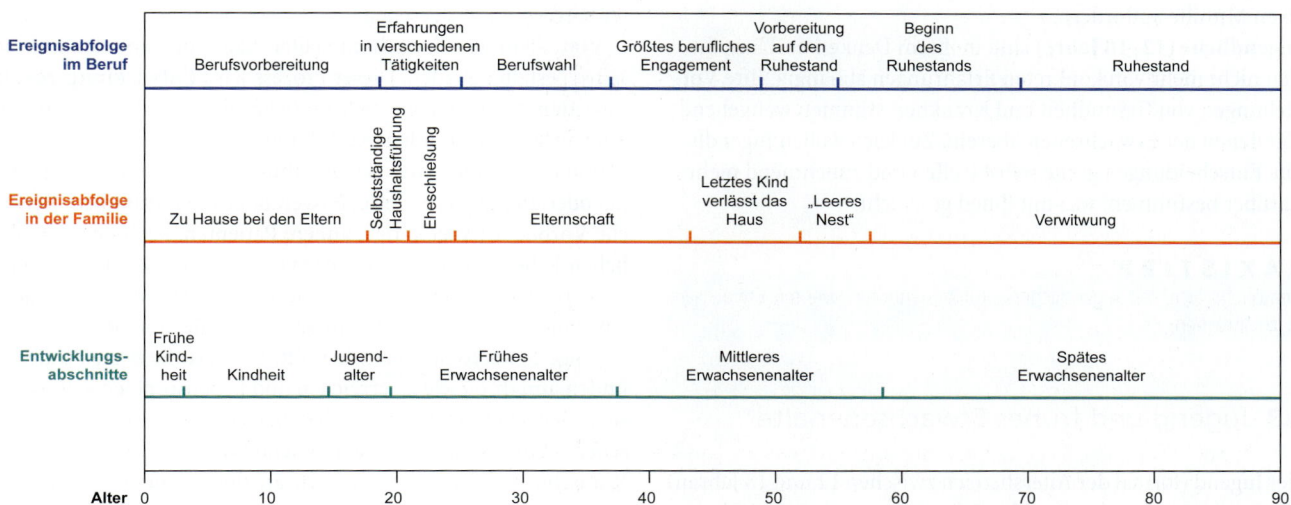

Abb. 8.6 Lebensalter, typische Ereignisfolgen und daraus resultierende Entwicklungsaufgaben [L231]

8.3.2 Kindheit

Eine stationäre Behandlung im Krankenhaus ist für Kinder wie für ihre Eltern oft mit erheblichen Belastungen verbunden. Für Kinder bedeutet ihre gewohnte Umgebung Sicherheit und Geborgenheit. Vor allem wenn sie plötzlich (nach einem Unfall, aufgrund einer akuten Erkrankung) aus dieser herausgerissen werden, fühlen sie sich unsicher, schutzlos und alleingelassen. Ärger, Angst und Traurigkeit sind häufige negative Gefühle. In einer derart schwierigen Situation ist es besonders wichtig, dem Kind zu erklären, was geschieht und seine Fragen ehrlich und altersgerecht zu beantworten.

Die Vorstellungen von Kindern in Bezug auf ihren Körper, eine Verletzung oder Krankheit sowie auf notwendige Behandlungsschritte sind je nach Altersstufe sehr unterschiedlich:

- Bei **Kleinkindern** stehen das Bedürfnis nach Sicherheit und die Angst vor der Trennung von den Eltern im Vordergrund. Eltern oder andere nahe Angehörige sollten deshalb in die rettungsdienstliche Versorgung eingebunden werden und bei allen wichtigen Untersuchungen und Behandlungsschritten anwesend sein. Auch während des Transports sollte ein Elternteil im Patientenraum des RTW anwesend sein.
- **Kinder im Vorschulalter (3–6 Jahre)** sehen eine Verletzung oder Krankheit oft als „Bestrafung". Symptome und Behandlungsmaßnahmen können „magisch" interpretiert werden. Kindgerechte Erklärungen (z. B. in Form von märchenartigen Geschichten) können direkt darauf eingehen.

ACHTUNG
Wichtig ist, dem Kind die aktuelle Situation so angenehm wie möglich zu gestalten (➤ Kap. 9.3.4).

- **Im Grundschulalter (7–11 Jahre)** entwickeln Kinder ein Verständnis für medizinische und pflegerische Maßnahmen, ihre Absicht und Durchführung. Die Erklärungen, die sich das Kind bezüglich Verletzung, Krankheit und Behandlung gibt, werden zunehmen realistischer. Schulkinder kann man bereits mit sachlichen Informationen und Argumenten überzeugen und zur aktiven Mithilfe auffordern.
- **Jugendliche (12–18 Jahre)** sind in ihrem Denken und Empfinden nicht mehr von konkreten Erfahrungen abhängig. Ihre Vorstellungen von Gesundheit und Krankheit stimmen weitgehend mit denen der Erwachsenen überein. Zugleich wollen Jugendliche Entscheidungen gerne selbst treffen und zunehmend mehr darüber bestimmen, was mit ihnen geschieht.

PRAXISTIPP
Es empfiehlt sich, mit Jugendlichen „auf Augenhöhe" wie mit Erwachsenen zu sprechen.

8.3.3 Jugend und frühes Erwachsenenalter

In der Jugend (formal der Altersbereich zwischen 12 und 18 Jahren) ist die **Festigung der eigenen Identität** eine zentrale Entwicklungsaufgabe. Neben der Ablösung von den Eltern und dem Aufbau eines Freundeskreises, in dem man mit Gleichaltrigen neue Verhaltensweisen ausprobieren und über Werte, Ziele und Zukunftsperspektiven diskutieren kann, ist auch die Auseinandersetzung mit dem eigenen Körper, seinen Veränderungen und Bedürfnissen sehr wichtig. Fragen nach Ausbildung und Beruf gehen Hand in Hand mit Entwürfen für den eigenen, selbstbestimmten Lebensweg. Im frühen Erwachsenenalter (bis ca. 25 Jahre) werden die Beziehungen zu anderen Menschen (Partnerschaft, Arbeitsplatz) und die Verantwortung für das eigene Handeln (Beruf, Freizeit) intensiver und spezieller. Der Eintritt ins Berufsleben, die Übernahme eigenverantwortlicher Tätigkeiten und die Suche nach einer tiefen Beziehung und Partnerschaft kennzeichnen die weitere Entwicklung.

In der Jugend ändert sich auch das **Gesundheits- und Risikoverhalten.** Viele gesundheitsrelevante Einstellungen und Gewohnheiten der Kindheit (z. B. in Bezug auf gesunde Ernährung, Zähneputzen, medizinische Untersuchung und Behandlung) nehmen wieder ab, während verschiedene problematische Verhaltensweisen (z. B. bezüglich Alkohol, Nikotin, gefährliche Mutproben) erprobt und manchmal auch beibehalten werden. Der Wunsch, dadurch die eigene Selbstständigkeit und Unabhängigkeit zu demonstrieren und mit den Gleichaltrigen mithalten zu können, ist oft stärker als rationale Aufklärung zu Gesundheitsfragen. Hinzu kommt ein Gefühl der „Unverwundbarkeit", wodurch viele Jugendliche und junge Erwachsene objektiv vorhandene Risiken nicht auf sich beziehen oder gar bewusst eingehen („*Mir passiert schon nichts.*").

8.3.4 Erwachsenenalter

Verschiedene **Lebensereignisse** können einen starken Einschnitt oder Wendepunkt in der persönlichen Biografie darstellen. Dies gilt für Heirat oder die Geburt eines Kindes ebenso wie für einen Unfall, schwere Krankheit, Arbeitslosigkeit oder Scheidung. Kritische Lebensereignisse erfordern eine erhebliche Umstellung der bisherigen Lebensweise. Ihre positive Bewältigung führt oft zu einer Neuorientierung und neuen Perspektiven für das weitere Leben. Die Prioritäten verschieben sich, die eigenen Kräfte und Handlungsmöglichkeiten werden anders gesehen.

Vor allem im Erwachsenenalter kann die Entwicklung auch selbst gestaltet werden. Dieser Prozess wird **Entwicklungsregulation** genannt. Persönliche Ziele und Pläne können den Lebensverlauf erheblich mitbestimmen: Ausbildungen, Berufsziele und Familienplanung sowie die aktive Neugestaltung des Lebens nach einem Unfall oder angesichts einer lebensverändernden Krankheit. Persönliche Vorbilder (Angehörige, andere Patienten, Personen des öffentlichen Lebens) spielen dabei ebenso eine Rolle wie frühere Erfahrungen der Bewältigung schwieriger Situationen und äußere Umstände (familiäre Verhältnisse, finanzielle Situation etc.).

Junge Erwachsene versuchen oft, bewusst die beste Strategie zu finden, um ihre Ziele zu erreichen und Lebensprobleme aktiv zu lösen. Menschen im höheren Alter neigen eher zu internen psychischen Anpassungsprozessen (Genügsamkeit, Verzicht). Ziele, Wünsche und Vorlieben werden an die veränderten Lebensumstände und die geringer werdenden Handlungsmöglichkeiten angepasst.

8.3.5 Alter

Im höheren Lebensalter verlagert sich der Schwerpunkt der Entwicklung zu Konzentration der Kräfte und Nutzung vorhandener Stärken. Einerseits nehmen Verluste und Einschränkungen zu: Beweglichkeit, Organ- sowie Sinnesfunktionen und Gedächtnisleistung lassen nach (> Tab. 8.2), gesellschaftliche Aufgaben, soziale Beziehungen und Selbstständigkeit gehen zurück. Gleichzeitig steigt die Fähigkeit, mithilfe der vorhandenen Fähigkeiten Aufgaben zu erledigen und Probleme zu bewältigen. Diese bessere Anwendung kann die formalen Leistungseinbußen bis ins höhere Alter abschwächen oder ausgleichen.

Tab. 8.2 Ausgewählte Parameterveränderungen bei alten Menschen (nach Kratz et al. 2005)

Parameter	Altersbedingte Parameterveränderungen bei über 75-Jährigen (in %) im Vergleich zu 30-Jährigen (= 100 %)
Gesamtkörperwasser	−18
Muskelmasse	−30
Mineralgehalt der Knochen • Männer • Frauen	 −15 −30
Max. Dauerbelastung	−30
Max. kurzfristige Spitzenleistung	−60
Grundstoffwechsel	−16
Gehirngewicht	−44
Regulationsgeschwindigkeit des Säure-Basen-Haushalts	−83
Herzschlagvolumen (im Ruhezustand)	−50
Vitalkapazität der Lunge	−44

Wenn das persönliche Anspruchsniveau immer wieder angepasst wird, bleibt die Lebenszufriedenheit alter Menschen häufig gleich hoch wie bei jüngeren, trotz der Zunahme an körperlichen Beschwerden und sozialen Verlusterlebnissen (*„Mir genügt das, ich bin zufrieden damit."*). Viele vergleichen sich auch mit anderen Personen, denen es schlechter geht, und setzen sich selbst Ziele, die trotz der Altersveränderungen gut erreichbar sind.

8.4 Gesundheit und Krankheit

Wie lange ist ein Mensch gesund und ab wann krank? Welche Gefühle, Reaktionen und Verhaltensweisen sind normal und welche gestört? Welche Auffälligkeiten überhaupt als Symptome einer Krankheit wahrgenommen werden und welche Diagnosen und Behandlungen daraus folgen, hängt sehr von individuellen Auffassungen ab. Eine grundsätzliche Auseinandersetzung mit den Begriffen „Gesundheit" und „Krankheit" ist daher auch für das Rettungsfachpersonal in hohem Maße relevant.

- Die Weltgesundheitsorganisation (WHO) hat Gesundheit als das *„vollständige körperliche, geistige und soziale Wohlergehen"* definiert. Da ein derart absolutes Wohlergehen jedoch, wenn überhaupt, nur äußerst selten eintreten dürfte, bezeichnet man die WHO-Definition von Gesundheit auch als eine **Utopie.**
- Nach einer anderen Normierung bedeutet Gesundheit ein angemessenes Gleichgewicht zwischen biologischen (körperlichen) und psychischen Systemen (Gedanken, Gefühle, Bedürfnisse, Persönlichkeit) im Austausch mit der Umwelt (materiell, sozial, kulturell). Kleinere Störungen dieses Gleichgewichts kann ein gesunder Mensch selbst wieder ausgleichen. Gesundheit beruht insofern auf der grundlegenden Fähigkeit, schädliche Einflüsse aufzufangen und zu bewältigen. Diese Fähigkeit wird auch **Resilienz** genannt. Sie ermöglicht es, Spannungen und Schwankungen des Gleichgewichtszustands auszugleichen, ohne dass es sofort zur Entgleisung bzw. Krankheit kommt.
- **Krankheit** könnte man als einen gestörten Gleichgewichtszustand betrachten, in dem notwendige Funktionen (körperliche, psychische, soziale) nicht mehr aufrechterhalten werden können und/oder bestimmte Strukturen nachhaltig geschädigt sind.

8.4.1 Biopsychosoziales Modell

Aus **biologischer bzw. medizinischer Sicht** werden Krankheiten und Verletzungen als Störung bzw. Beeinträchtigung von Körperfunktionen und -strukturen aufgefasst. Diese werden untersucht und mit gesunden Strukturen bzw. allgemeinen Normwerten verglichen. Die Behandlung erfolgt in Bezug auf die dadurch gestellte Diagnose.

Aus **psychologischer Sicht** werden Störungen mithilfe von allgemein verbindlichen Symptomlisten (z. B. ICD-10) diagnostiziert.

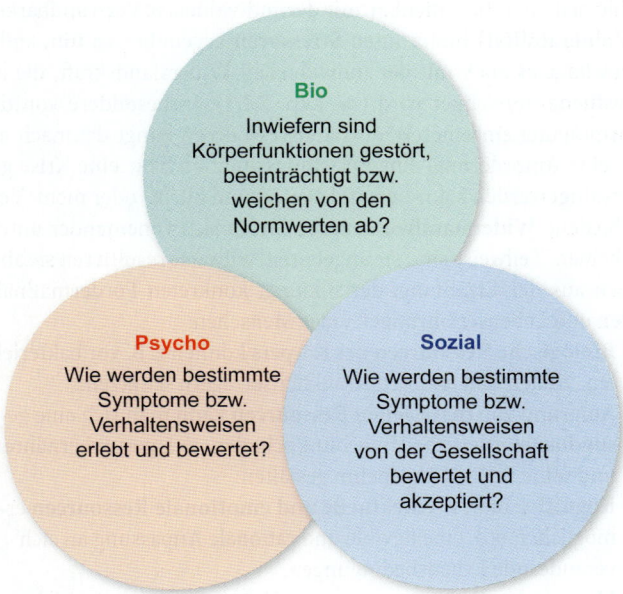

Abb. 8.7 Das biopsychosoziale Modell von Gesundheit und Krankheit [P094/L231]

Besonderes Gewicht hat dabei der subjektive Leidensdruck (d. h., als wie belastend die Symptome erlebt werden) und ob die Symptome bzw. Verhaltensweisen (Weinen, Wutausbrüche, Schweigen) verständlich oder angemessen sind. Wenn ein Mensch sehr extreme und bizarre Verhaltensweisen zeigt (z. B. bei Schizophrenie), kann das auch ohne Krankheitseinsicht und Leidensdruck als Störung diagnostiziert werden.

Aus **soziokultureller Sicht** geht es darum, was von der Gesellschaft als akzeptabel bzw. problematisch angesehen wird. Das kann sich im Lauf der Jahrzehnte stark ändern. Homosexualität wird heute beispielsweise nicht mehr als Krankheit diagnostiziert, während Rauchen inzwischen als Sucht eingestuft wird.

> **MERKE**
> Die verschiedenen Sichtweisen bilden gemeinsam das biopsychosoziale Modell von Gesundheit und Krankheit (➤ Abb. 8.7).

8.4.2 Modell der Salutogenese

Die Entstehung von Verletzungen und die Genese von Krankheiten (**Pathogenese**) sind leichter erklärbar als die Dynamiken, die zu Gesundheit (lateinisch: salus = Gesundheit) führen bzw. diese bewahren. Vor diesem Hintergrund hat Aaron Antonovsky (1923–1994) das Modell der **Salutogenese** entwickelt – ein Modell, mit dem eben nicht die Entstehung von Krankheit, sondern von Gesundheit beschrieben und verständlich gemacht wird.

> **MERKE**
> Die **Kernfragen** der Salutogenese lauten: Warum bleiben einige Menschen gesund, obwohl sie einer Vielzahl von Belastungen bzw. Stressoren ausgesetzt sind? Was trägt dazu bei, ihre Gesundheit aufrechtzuerhalten?

Einerseits hat dies offenbar mit der individuellen Verwundbarkeit (**Vulnerabilität**) bestimmten **Stressoren** gegenüber zu tun, andererseits aber auch mit der individuellen Widerstandskraft, die als **Resilienz** bezeichnet wird (➤ Kap. 7.1.1). Insbesondere von der Ausprägung einzelner Widerstandsressourcen hängt demnach ab, ob eine Anforderung, eine Belastungssituation bzw. eine Krise gut bewältigt werden kann (jemand also gesund bleibt) oder nicht. Verschiedene **Widerstandsressourcen** lassen sich voneinander unterscheiden. Teilweise sind sie angeboren, teilweise resultieren sie aber auch aus der Erziehung, der Bildung, konkreten Fördermaßnahmen und Lebenserfahrungen eines Menschen:

- **Biologische Ressourcen** des Körpers können z. B. vor bakteriellen, viralen und anderen Krankheitserregern schützen.
- Aufgrund von **materiellen Ressourcen** kann man sich eine gesundheitsförderliche Umgebung schaffen, sich gesund ernähren und seine Freizeit angenehm gestalten.
- **Kognitive bzw. intellektuelle und emotionale Ressourcen** ermöglichen u. a. eine flexible und rationale Anpassung an sich verändernde Lebensbedingungen.
- Mit **sozialen Ressourcen** sind die Unterstützungspotenziale durch Freunde, Partner, Familienangehörige, Kollegen, Nachbarn etc. gemeint.

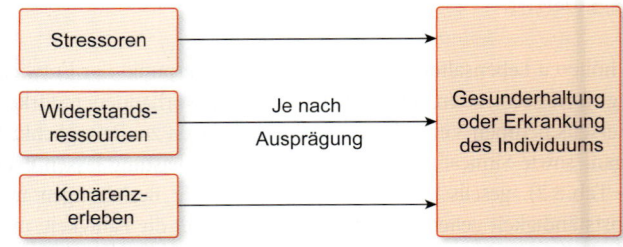

Abb. 8.8 Das Salutogenesekonzept nach Antonovsky (vereinfacht dargestellt) [L143]

Neben diesen Widerstandsressourcen ist nach Antonovsky auch das **Kohärenzerleben (Sense of Coherence, SOC)** von herausragender Bedeutung. Dieses Kohärenzerleben setzt sich aus drei Aspekten zusammen:

- **Verstehbarkeit (Comprehensibility)** bedeutet, dass einzelne Ereignisse strukturiert bzw. geordnet erscheinen und man im Leben insgesamt Zusammenhänge erkennen, verstehen und nachvollziehen kann.
- **Handhabbarkeit (Manageability)** bezieht sich darauf, zu vertrauen, dass die eigenen Ressourcen schon ausreichen werden, um die gestellten Anforderungen bzw. Schwierigkeiten und Probleme des Lebens angemessen bewältigen zu können.
- Mit **Sinnhaftigkeit (Meaningfulness)** ist gemeint, dass das Engagement zur Lösung von Schwierigkeiten grundsätzlich sinnvoll und angebracht ist, d. h., dass es sich lohnt, Herausforderungen konstruktiv zu begegnen.

> **MERKE**
> Bei einem ausgeprägten Kohärenzerleben erscheint die Welt im Wesentlichen als in sich stimmig bzw. verstehbar, handhabbar und sinnhaft.

Ob jemand gesund bleibt oder nicht, hängt also nicht nur davon ab, welchen Stressoren jemand ausgesetzt ist. Vielmehr spielen auch die Ausprägung der individuellen Widerstandsressourcen sowie das Kohärenzerleben eine große Rolle (➤ Abb. 8.8).

8.4.3 Subjektive Krankheitstheorie

Davon, was zur Gesundheit gehört und was eine Krankheit ausmacht, hat jeder Mensch bestimmte Vorstellungen. Diese Vorstellungen werden auch als **subjektive Krankheitstheorien** bezeichnet. Sie bestimmen in hohem Maß, wie sich ein Mensch verhält, wenn er sich krank fühlt, verletzt ist oder behandelt werden muss. Subjektive Krankheitstheorien beziehen sich auf:
- Anzeichen und Symptome, Schmerzen
- Ursachen (tatsächliche, vermutete)
- Folgen (tatsächliche, befürchtete)
- Heilungsaussichten, -möglichkeiten
- Verantwortung für die Behandlung

Sie sind jedoch bei jedem Menschen (und auch bei verschiedenen Krankheiten bzw. zu verschiedenen Zeiten) unterschiedlich. Frühere Erfahrungen, aktuelle Bedürfnisse und Erwartungen an andere

Menschen und bezüglich der Zukunft spielen dabei eine große Rolle. Auch die Einstellung zum eigenen Körper, Gedanken, wer für die Behandlung verantwortlich ist, sowie verschiedene Abwehrmechanismen (z. B. Verdrängung, Verleugnung) bestimmen die subjektiven Krankheitstheorien. Das allgemeine Wissen (Bildung, Medien, Internet) sowie kulturelle Traditionen sind für Patienten und Angehörige oft ebenso wichtig wie fachliche Informationen von Ärzten, Pflegepersonen, Diätologen, Psychologen und anderen. Auch sozialer Druck in der Familie („*Das hilft dir*") oder am Arbeitsplatz („*Bleiben Sie nicht zu lange krank*") spielt oft eine Rolle. Patienten orientieren ihr Verhalten immer an der eigenen subjektiven Krankheitstheorie – unabhängig davon, ob die zugrunde liegenden Gedanken und Vermutungen sachlich begründet sind oder nicht.

> **PRAXISTIPP**
> Manchmal haben Patienten auch subjektive Theorien zu ihrer gesundheitlichen Situation, die im krassen Widerspruch zu medizinischen oder allgemein wissenschaftlichen Erkenntnissen stehen. Wenn ein Notfallsanitäter so etwas bemerkt (z. B. während eines Gesprächs auf der Fahrt ins Krankenhaus), sollte er dies dem behandelten Arzt weitermelden. Unzutreffende Überzeugungen können der weiteren Behandlung und Krankheitsbewältigung im Weg stehen und sollten deshalb ernst genommen und professionell thematisiert werden.

In diesem Zusammenhang sind auch die Begriffe „**Befund**" und „**Befinden**" klar voneinander abzugrenzen (➤ Tab. 8.3).

- Jemand, der noch keine entdeckten oder entdeckbaren Symptome einer Erkrankung aufweist, hat aktuell zwar keinen (Krankheits-)Befund, d. h. keine objektive Diagnose, und möglicherweise auch ein gutes Befinden. Der betreffende Mensch fühlt sich durchaus gesund. Tatsächlich ist er aber nicht gesund. Auch ein Mensch, bei dem eine Erkrankung bereits diagnostiziert worden ist, kann sich völlig gesund fühlen, ohne es (rein medizinisch betrachtet) zu sein.
- Jemand, der keinerlei objektivierbaren Hinweise auf eine Erkrankung aufweist, fühlt sich womöglich trotzdem krank. Personen mit diesem Empfinden werden oftmals als „Simulanten" betrachtet. Im Sinne der WHO-Definition wird ihnen auf diese Weise allerdings unrecht getan.

> **PRAXISTIPP**
> Generell ist es wichtig, die Sichtweise des Patienten, seine Annahmen, Meinungen und Einstellungen zu Krankheit, Befund und Befinden zu kennen. Auch Notfallsanitäter können gezielt darauf eingehen und sie nutzen, etwa bei Kriseninterventionsgesprächen, bei der Beratung von Patienten und Angehörigen (➤ Kap. 10) oder unmittelbar in einem Einsatzgeschehen, z. B. bei der Information und Aufklärung über durchzuführende Maßnahmen. Die Mitarbeit von Patienten bei der rettungsdienstlichen Versorgung (**Compliance**) kann dadurch wesentlich gefördert und verbessert werden.

8.4.4 Gesundheits- und Krankheitsverhalten

Gesundheitsverhalten umfasst alle Handlungen einer Person, die zur Erhaltung der Gesundheit beitragen. Zum **Krankheitsverhalten** zählen alle Handlungen, die ein Mensch in Bezug auf eine (reale oder vermeintliche) Krankheit oder Störung unternimmt bzw. unterlässt (z. B. Befolgen ärztlicher Empfehlungen, Umgang mit einer Wunde, Aufsuchen geeigneter Hilfe, Kooperation mit dem Rettungsdienst, Einbindung der Angehörigen etc.). Das Gesundheits- und das Krankheitsverhalten orientieren sich vor allem an der subjektiven Krankheitstheorie des Patienten; aber auch Vorbilder und spezielle (oft negative) Vorerfahrungen können eine Rolle spielen. Daneben wirken folgende weitere Faktoren:

Subjektiver Krankheitsgewinn

Krankheiten und Verletzungen bringen nicht nur Schmerzen und Einschränkungen, sondern oft auch gewisse **Freiheiten und Erleichterungen** mit sich.

> **MERKE**
> Wenn dieser subjektive Krankheitsgewinn die Belastungen überwiegt, hat ein Patient wenig bis keine Motivation, wieder gesund zu werden bzw. mit den Helfern zu kooperieren.

Für eine sinnvolle Behandlung ist es daher wichtig, dass die angenehmen Seiten des Krankseins für den Patienten langfristig auch ohne Krankheit erreichbar sind.

Dauer der Erkrankung

Wenn eine Krankheit oder Behandlung mehrere Monate oder gar Jahre dauert, bestimmen die Gefühle, Einstellungen und psychosozialen Belastungen des Patienten immer stärker sein **Krankheitsverhalten**. Er wägt, ob bewusst oder unbewusst, den Aufwand der Behandlung gegen den Nutzen ab, den die Behandlung mit sich bringt.

> **MERKE**
> Nur wenn dieser Nutzen (Genesung, Symptomlinderung, Erhaltung oder Wiederherstellung der Lebensqualität) den Aufwand übersteigt, ist ein Patient längerfristig bereit, die Belastungen der Behandlung auf sich zu nehmen und mit Ärzten, Krankenhauspersonal, Therapeuten etc. zu kooperieren.

Tab. 8.3 Befund und Befinden (nach Naidoo und Wills 2003)

Fühlt sich …	… hat eine Krankheit	… hat keine Krankheit
Krank	Person fühlt sich krank und hat eine Erkrankung	Person fühlt sich krank und hat keine Krankheit (führt rasch zur Etikettierung als „Simulant")
Gesund	Person fühlt sich gesund und hat eine Krankheit (z. B. bei Vorsorgeuntersuchung entdeckt, noch keine erlebbaren Auswirkungen auf das Alltagsleben)	Person fühlt sich gesund und hat keine Krankheit (Person ist gesund)

Erziehung und Bildung

Wie Menschen auf ihren Körper und ihre Gesundheit achten, mögliche Symptome registrieren und sich an geeignete Fachkräfte (Ärzte, Therapeuten) wenden, hängt auch von ihrem Bildungsgrad ab. Menschen mit hoher Bildung sind beruflich oft geringeren körperlichen Belastungen ausgesetzt und haben mehr Möglichkeiten, ihren Alltag aktiv zu gestalten. Insgesamt leben sie länger als Menschen mit geringer Bildung. Bei diesen treten gesundheitsgefährdende Verhaltensweisen und damit Unfälle und chronische Krankheiten häufiger auf (z. B. Diabetes, Übergewicht, koronare Herzkrankheit, Schlaganfall), ebenso wie psychische Störungen (z. B. Depression, Angststörungen). Geringe Bildung geht oft einher mit geringerem Interesse für gesundheitsbezogene Fragen und wenig fundiertem Wissen (oberflächliche Informationen in Zeitschriften, Boulevardsendungen, Internet).

MERKE
Insgesamt sind Menschen mit geringer Bildung oft nur mangelhaft über Entstehung und Folgen einer Krankheit sowie über sinnvolles Krankheitsverhalten informiert.

Schon die **Art und Weise der Erziehung** wirkt sich in diesem Zusammenhang deutlich aus. So sind Kinder aus sozioökonomisch niedrigen Schichten nicht nur generell benachteiligt, was ihre Bildungschancen angeht. Insbesondere gesundheitsbezogene Informationen und Kompetenzen werden ihnen meist nur in einem sehr geringen Umfang vermittelt. Umgekehrt lässt sich in Untersuchungen nachweisen, dass Kinder, bei denen zumindest ein Elternteil einem Gesundheitsfachberuf angehört, über ein deutlich umfangreicheres gesundheitsbezogenes Wissen verfügen. Dies wird darauf zurückgeführt, dass Eltern auch zu Hause über ihren Beruf sprechen und schon allein dadurch einen Beitrag zur Gesundheitserziehung leisten.

Letztlich ist entscheidend, was Kinder über ihren Körper sowie die Entstehung von Gesundheit und Krankheit wissen und was sie gelernt haben, um sich gesund zu verhalten. Außerdem spielt eine Rolle, welche konkreten **Bewältigungsstrategien** Kindern für Krankheitsfälle und Verletzungsstände vermittelt worden sind. Einige Kinder haben z. B. gelernt, Erste Hilfe zu leisten, oder sie wissen, dass man in einem Notfall den Rettungsdienst alarmieren muss. Andere Kinder, die keine entsprechende Erziehung erhalten haben, fühlen sich in Notfällen, aber auch bei Krankheiten und Verletzungen generell eher hilflos und ohnmächtig.

Finanzielle Situation

Menschen, die an oder unter der Armutsgrenze leben, leiden häufiger an chronischen Erkrankungen und Gesundheitsproblemen. Das hängt mit den **Wohnverhältnissen** zusammen (überdurchschnittlich oft Schimmel, schlechte Heizung), mit einer **belasteten Lebensumgebung** (Lärm, Luftverschmutzung) und **mangelhafter oder einseitiger Ernährung** (fett, süß, vitaminarm). Am Arbeitsplatz sind Geringverdienende häufig starken **physischen und psychischen Belastungen** ausgesetzt (schwere körperliche Arbeit, Lärm, Zeitdruck, Monotonie). Aus verschiedenen Gründen – beispielsweise fehlenden beruflichen Alternativen und Aufstiegschancen – gestaltet sich ein wünschenswerter Arbeitsplatzwechsel für sie jedoch besonders schwierig. Je geringer das Einkommen, desto schlechter ist außerdem das **Gesundheitsverhalten** (häufiger Tabak- und Alkoholkonsum, Übergewicht, Bewegungsmangel).

MERKE
Armutsgefährdete Menschen nehmen seltener geeignete Versorgungsangebote in Anspruch als Menschen mit hohem Einkommen. Es fehlt ihnen oft an Zeit und Geld dafür.

Private Lebensform

Stabile Beziehungen innerhalb der Familie und im Freundeskreis wirken sich **positiv** auf das Gesundheits- und Krankheitsverhalten aus. Wer nicht allein, sondern mit mindestens einem anderen Menschen zusammenlebt, wird bei körperlichen Problemen eher unterstützt, gepflegt und im Alltag entlastet bzw. zu einer geeigneten Versorgungsstelle gebracht. Verheiratete Männer haben eine höhere Lebenserwartung und leiden seltener an körperlichen Krankheiten und psychischen Störungen als ledige. Alleinerziehende Mütter sind gesundheitlich überdurchschnittlich stark belastet, ebenso pflegende Angehörige. Ihnen fehlen oft Zeit und Gelegenheit, sich um die eigene Gesundheit zu kümmern.

Kulturelle Prägung

In Deutschland haben rund 16,5 Millionen Menschen (20,5 % der Bevölkerung) einen sog. Migrationshintergrund (Zuwanderer seit 1950 und deren Nachkommen sowie ausländische Bevölkerung). Die jeweiligen **kulturellen Prägungen** wirken sich auch auf das Gesundheits- und Krankheitsverhalten aus, insbesondere was den Umgang mit Schmerzen und Scham, den Ausdruck von Beschwerden (weinen, jammern, schweigen, aushalten) und das Auftreten gegenüber Gesundheitspersonal und Einsatzkräften betrifft. Die Kommunikation kann durch sprachliche Barrieren erheblich erschwert sein. Die Rollenaufteilung innerhalb der Familie (Mann und Frau, Söhne und Töchter) ist bei Migranten oft ebenso vielfältig wie das Verhältnis zu den allgemeinen Werten einer westlichen säkularen Gesellschaft.

ACHTUNG
Religiöse Vorschriften, die in der Behandlung von Patienten eine Rolle spielen können, müssen auf jeden Fall berücksichtigt werden (> Kap. 9.3).

Gesundheitssystem

Die **Rahmenbedingungen des Gesundheitssystems** als Ganzes beeinflussen das Krankheitsverhalten jedes Einzelnen. Wenn Versicherungen eine medizinische Leistung bezahlen, wird sie auch in

Anspruch genommen. Mangelnde fachärztliche Versorgung vor allem an Abenden und Wochenenden führt oft zu einer starken Beanspruchung der vorhandenen Krankenhausambulanzen. Krankenkassen versuchen durch verschiedene Maßnahmen (z. B. Selbstbehalte, Leistungsbegrenzung) das Krankheitsverhalten der Patienten zu steuern und die allgemeine Kostensteigerung im Gesundheitssystem zu begrenzen. Allerdings werden dadurch manche Krankheiten zu spät diagnostiziert oder nur unzureichend behandelt (z. B. psychische Störungen). Nach wie vor ist das Gesundheitssystem stark auf die Behandlung bereits aufgetretener Krankheiten ausgerichtet („**Reparaturmedizin**").

MERKE
Eine wesentliche Aufgabe der kommenden Jahrzehnte ist der **Ausbau der Prävention,** d. h. von attraktiven Vorsorgeprogrammen und von Anreizsystemen, die zu einem gesünderen Lebensstil und dadurch auch zur Krankheits- und Unfallvermeidung beitragen sollen.

8.5 Gesellschaft

Der Rettungsdienst als Gesamtsystem, jede einzelne Rettungsdienstorganisation und nicht zuletzt natürlich auch das unmittelbare rettungsdienstliche Handeln sind immer eingebunden in einen **gesellschaftlichen Kontext.** Deshalb ist in der Ausbildung zum Notfallsanitäter eine Auseinandersetzung mit soziologischen Grundbegriffen angebracht.

8.5.1 Gesellschaftsmerkmale

Gesellschaft ist der Zusammenschluss von (vielen) Menschen, die durch verschiedenste soziale Beziehungen miteinander verbunden sind. Eine Gesellschaft grenzt sich von anderen ab in Bezug auf
- **gemeinsame Identität,** definiert über gemeinsame Geschichte, Werte, Traditionen und Symbole, durch die man sich von anderen unterscheidet.
- **politische Organisation** mit einer gemeinsamen Verwaltung, z. B. als Nationalstaat, Bundesland, Region, Gemeinde.
- **Kommunikation,** durch die Menschen innerhalb der Gemeinschaft einfach miteinander in Kontakt treten bzw. über Medien (Fernsehen, Radio, Zeitungen, Internet) als Gruppe angesprochen werden können.

Eine Gesellschaft ist allerdings **kein homogenes Gebilde,** sondern besteht aus vielen Untergruppen, Bereichen und Milieus. Dazu zählen u. a. Wirtschaft, Politik, Gesundheitssystem, Bildung, Recht, Medien, Sport, Wissenschaft, Kunst, Kultur und Religion.

8.5.2 Normen und Werte

In jeder Gruppe oder Gesellschaft gelten bestimmte **Verhaltensregeln** und **Wertvorstellungen,** die für alle Mitglieder verbindlich sind und deren Einhaltung kontrolliert wird. Dies können allgemeine Gebote sein (z. B. „*Du sollst nicht töten.*"), Gesetze und Vorschriften sowie Normen und Werte des sozialen Zusammenlebens (z. B. Regeln der Höflichkeit, ein wertschätzender, respektvoller Umgang miteinander, Gewaltverzicht). In verschiedenen Gruppen, Berufen oder Milieus können einzelne Werte besonders betont werden.

MERKE
Wichtige Werte, die von (fast) allen Notfallsanitätern geteilt werden, sind z. B. das menschliche Leben an sich sowie Sicherheit und Geborgenheit, aber auch Schnelligkeit (nach einer Alarmierung), Zuverlässigkeit, hohe fachliche Kompetenz, Kameradschaftlichkeit bzw. Kollegialität, Verschwiegenheit und Vertraulichkeit.

Soziale Normen legen fest, wie sich Menschen in bestimmten Situationen verhalten sollen. Das Leben innerhalb der Gesellschaft wird dadurch planbar und sicherer. Manche dieser Regeln sind so selbstverständlich, dass sie nicht schriftlich fixiert werden müssen, um Gültigkeit zu erhalten, z. B. jemandem aufhelfen, der gestürzt ist. Andere Regeln sind dagegen in Form von Gesetzen, Verordnungen und Regelwerken schriftlich festgelegt. Die meisten sozialen Normen werden ohne Nachdenken einfach eingehalten. Bei Verstößen muss man mit Sanktionen rechnen; diese reichen von Missbilligung über Kritik bis zu medizinischen Maßnahmen (z. B. bei psychiatrischen Krankheiten) und dem Einschreiten der Polizei (bei Straftaten).

ACHTUNG
Die Regeln und Normen des Zusammenlebens können kulturell sehr unterschiedlich sein. Was in der einen Gesellschaft als richtiges oder zumindest akzeptables Verhalten angesehen wird (z. B. Ausdruck von Schmerz, Umgang mit Trauer), kann in einer anderen als unpassend oder gar abstoßend gelten. Ferner unterliegen Normen auch einem zeitlichen Wandel. Viele Regeln und Ansichten, die Anfang oder Mitte des 20. Jahrhunderts normal und allgemein akzeptiert waren, gelten inzwischen als altmodisch, überholt oder gefährlich.

Gesellschaftlich vermittelte Normen und Werte haben große Auswirkungen auf das Gesundheits- und Krankheitsverhalten der einzelnen Menschen. Sie beeinflussen auch die **Organisation des Gesundheitssystems** als Ganzes:
- Eine gesunde Lebensweise (Ernährung, Bewegung, Erholung) ist in den letzten Jahrzehnten für immer mehr Menschen wichtig geworden.
- Gesundheitliche Risikofaktoren (z. B. Rauchen, Übergewicht) werden zunehmend kritischer gesehen.
- Der hohe gesellschaftliche Stellenwert von Arbeit und Leistungsorientierung steht oft im Widerspruch zu angemessenem Krankheitsverhalten („*Die Arbeit darf nicht liegen bleiben.*").
- Spezielle Rollenverpflichtungen gehen oft vor der Sorge um die eigene Gesundheit („*Ich kann jetzt nicht auf Kur gehen, meine Kinder brauchen mich.*").
- Neben der Solidarität (hohe Qualität des Gesundheitswesens für alle) wird die Eigenverantwortung der Patienten zunehmend stärker betont.

- Kranken- und Unfallversicherungen fördern vermehrt Vorsorgeuntersuchungen und Präventionsmaßnahmen.

8.5.3 Sozialisation

Sozialisation ist die **Vermittlung und Übernahme gesellschaftlicher Normen, Werte und Rollen.** Durch aktive Auseinandersetzung mit seiner sozialen Umgebung wachsen Menschen in die Gesellschaft hinein und werden nach und nach zu Mitgliedern der Gesellschaft. Man unterscheidet primäre, sekundäre und tertiäre Sozialisation.

- **Primäre Sozialisation** erfolgt durch Eltern und Familie. Das Kind lernt die grundlegenden Regeln und Muster des sozialen Verhaltens, Umgangsformen sowie in der Familie wichtige Werte. Dadurch wird sowohl die Persönlichkeitsentwicklung als auch die gesellschaftliche Überlebensfähigkeit gefördert.
- **Sekundäre Sozialisation** durch Kindergarten, Schule, Gleichaltrige und Medien bezieht sich auf soziale Kompetenzen und rollenspezifisches Verhalten. Gesellschaftliche Regeln werden gefestigt, teilweise auch erweitert und hinterfragt (z. B. nicht alles, was die Eltern sagen, ist richtig). Die sekundäre Sozialisation bereitet auf die Rollenübernahme in Familie, Beruf und Gesellschaft vor.
- **Tertiäre Sozialisation** im Berufs- und Arbeitsleben erfolgt durch die spezifischen Aufgaben und Werte des Berufs und die damit verbundenen Anforderungen und Möglichkeiten (z. B. Wertewandel weg von der Freizeitorientierung hin zu Leistungs- und Karriereorientierung). In diesen Bereich gehört außerdem die Sozialisation im Hinblick auf verhaltenstypische Charakteristika eines Berufsstandes.

Insbesondere auf Rettungswachen gibt es eine Vielzahl von Gepflogenheiten, Ritualen, Sitten und Gebräuchen, auf deren Einhaltung meist großer Wert gelegt wird. Beispielhaft und ohne eine Wertung kann hier aufgelistet werden:
- Das weitverbreitete Kuchenbacken nach Einsätzen, bei denen jemand verstorben ist
- Das oftmals übliche Erzählen heldenhafter Einsatzgeschichten
- Die Einhaltung bestimmter Ernährungstraditionen („Mettwoch" und „Dönerstag")
- Die routinierte Verwendung „interner" Redewendungen, insbesondere auch Abkürzungen wie „PKlemm" (Person eingeklemmt) „Hilope" (hilflose Person) oder „Koplawu" (Person mit Kopfplatzwunde)
- Ein bestimmter (schwarzer) Humor, d. h., gerade über besonders schreckliche Situationen wird in einer besonderen Art und Weise geschmunzelt und gelacht

> **PRAXISTIPP**
>
> **Reflexionsaufgabe:** Überlegen Sie in einem ruhigen Moment, wann bzw. wo und durch wen Sie selbst etwas gelernt haben. Denken Sie darüber nach, wessen Ansichten, Haltungen, Werte und Normen Ihnen auch selbst wichtig geworden sind. Und überlegen Sie, auf wessen Meinung Sie besonderen Wert legen. Warum ist das so?

Letztlich hat (gelingende) Sozialisation immer auch damit zu tun, dass jeder einzelne Mensch gern Teil einer Gemeinschaft sein, d. h. „dazugehören" möchte. Aus diesem Grund wird man nicht nur fremdbestimmt dazu gebracht, sich anzupassen – man passt sich i. d. R. auch selbst an, weil man sonst isoliert wäre und dies als unangenehm empfindet.

> **MERKE**
>
> Zwar kann jedes Individuum in einem gewissen Ausmaß immer auch Einfluss auf die Gesellschaft bzw. eine Gruppe nehmen. Wer als neu eingestellter Notfallsanitäter in seinem Kollegenkreis auf der Rettungswache integriert werden möchte, muss sich jedoch in vielerlei Hinsicht einfügen und anpassen.

Die Wechselwirkung aus der Einflussnahme auf Gruppe und der individuellen Anpassung ergibt sich aus **sozialen Interaktionen.**

Soziale Interaktion

In vielen Situationen orientieren wir uns daran, was andere Menschen (z. B. Patienten) denken, brauchen oder wollen, und stellen unser Verhalten auf das anderer Menschen (z. B. von Kollegen) ein. Auch das Handeln eines Notfallsanitäters basiert permanent auf **sozialen Interaktionen.** Man unterscheidet

- **formelle Interaktion,** die in einem bestimmten Rahmen und nach festgelegten Regeln erfolgt (z. B. ärztliche Untersuchung, bei einer Prüfung), und
- **informelle Interaktion** in Situationen, die nicht näher geregelt sind (z. B. Begegnung von Freunden auf der Straße).

Soziale Interaktion bedeutet allerdings nicht unbedingt persönliche Begegnung. Menschen können auch im Internet, per E-Mail, Telefon oder Funk miteinander interagieren. Andererseits verweigern manche Menschen die Interaktion mit anderen anwesenden Personen.

8.5.4 Rollen

Jeder Mensch hat eine bestimmte Stellung in den verschiedenen Gruppen und sozialen Beziehungen, deren Teil er ist (➤ Abb. 8.9). Die verschiedenen Haupt- und Nebenrollen sind mit unterschiedlichen Erwartungen und Normen verknüpft. Eine **soziale Rolle** wird definiert durch:
- Erwartungen an die Person (was man tun soll)
- Möglichkeiten in dieser Rolle (Spielraum, Macht – was man tun darf)
- Ziele, die sich aus der Rolle ergeben (was man tun will)

Jeder Mensch hat mehrere Rollen inne, je nach Gruppe und sozialer Umgebung: als Erwachsener, als Vater bzw. Mutter, als Kollege, als Freund, als Patient, Notfallsanitäter usw. Dabei besagt die Theorie des **symbolischen Interaktionismus** nach George Herbert Mead, dass man sich i. d. R. sicherlich so verhält und seine Rollen so gestaltet, wie es von einem erwartet wird **(Role Taking)** – dass man in einem bestimmten Rahmen aber auch Rollen selbst interpretieren und ausgestalten kann **(Role Making).** Bestimmte Rolleninterpretationen werden dann von der Umgebung akzeptiert und gelten demnach als „erlaubt", andere nicht. Insofern ist die individuelle Ausgestaltung einer Rolle immer auch eine Gratwanderung.

Rollenkonflikte

In bestimmten Fällen treten Rollenkonflikte auf. Man unterscheidet dabei zwei Arten:
- Ein **Interrollenkonflikt** entsteht durch verschiedene Rollen, die eine Person innehat und die manchmal kaum miteinander vereinbar sind. Bei Patienten entsteht oft ein Konflikt zwischen den bisherigen Rollen in Beruf und Privatleben mit der Rolle als Kranker. Notfallsanitäter erleben manchmal einen Konflikt zwischen Berufs- und Elternrolle (z. B. im Zusammenhang mit Wochenend- und Nachtdiensten). Starke Konfliktbelastung kann dazu führen, dass eine Rolle überhaupt abgelehnt wird.

Fallbeispiel
Ein Notfallsanitäter wird zu seiner eigenen Wohnung gerufen. Aus der Meldung geht hervor, dass sein eigener Sohn eine Treppe hinuntergestürzt und offenbar schwer verletzt ist. Gelingt es dem Notfallsanitäter, seine Rolle als Rettungsfachkraft auszuüben – oder steht die Betroffenheit des Vaters im Vordergrund? Ähnliche Rollenkonflikte ergeben sich, wenn ein Notfallsanitäter am Einsatzort mit anderen Angehörigen, Freunden oder Bekannten konfrontiert wird.

- Beim **Intrarollenkonflikt** bestehen verschiedene, unvereinbare Erwartungen an dieselbe Rolle. Aus der Sicht von Patienten sollen Notfallsanitäter z. B. v. a. **geduldig** sein und stets freundlich auf deren Bedürfnisse eingehen. Die direkten Vorgesetzten oder auch Leitstellendisponenten erwarten möglicherweise eine v. a. **rasche** Aufgabenerledigung, und aus der Sicht des Arbeitgebers geht es u. U. vorrangig um die **Wirtschaftlichkeit** der Arbeitsweise. In solchen Fällen nicht allen Erwartungen gleichermaßen gerecht werden zu können, kann außerordentlich stark belasten.

Konflikt durch die Übernahme der Krankenrolle

Wenn ein Mensch krank ist oder verletzt wird, kann er nicht mehr ohne Weiteres alle Aufgaben erfüllen, die sich ihm im Alltag, in der

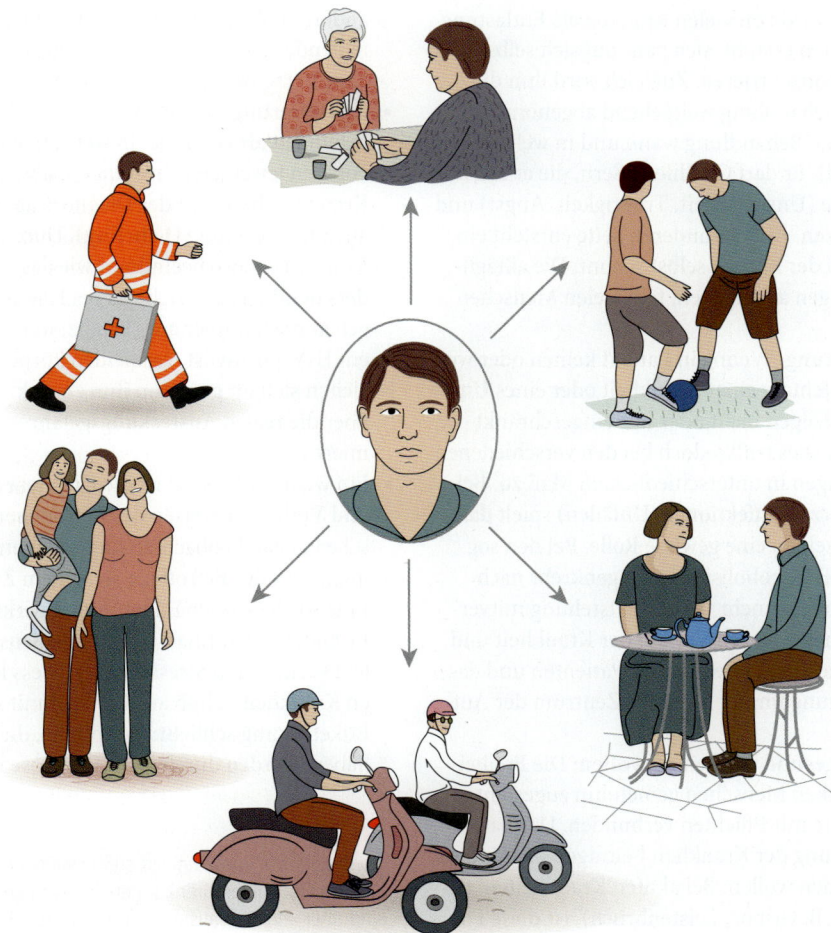

Abb. 8.9 Jeder Mensch hat mehrere Rollen. [P094/L231]

Familie und im Beruf stellen. Es verändert sich das Verhältnis zu den Mitmenschen.

MERKE
Als krank gilt ein Mensch, wenn er an definierten Symptomen oder Krankheiten leidet. Zum Patienten wird ein Mensch, wenn er behandelt wird. Nicht alle Kranken werden tatsächlich behandelt. Nicht alle Patienten sind tatsächlich krank.

Patient zu sein ist immer mit einem Rollenwechsel verbunden. Die Rolle des Gesunden soll abgelegt und die Rolle des Kranken bzw. Patienten übernommen werden. Das geschieht jedoch nicht immer freiwillig. Manche Menschen sträuben sich dagegen („*Wie redest du mit mir, ich bin doch nicht krank!*"), manchen wird die neue Rolle auch zugeschrieben („*Ich hole jetzt den Arzt – keine Widerrede!*"). In die Rolle des Hilfsbedürftigen und Kranken gerät man entweder plötzlich (z. B. durch einen Unfall) oder man gewöhnt sich schrittweise an sie (z. B. bei einer chronischen Erkrankung). Folgende **Merkmale** sind für die Krankenrolle prägend:

- **Befreiung von alltäglichen Verpflichtungen:** Wer krank ist, wird üblicherweise geschont. Die Befreiung von alltäglichen Verpflichtungen beinhaltet, dass man Termine absagen und Haushaltsfragen abgeben kann, nicht zur Arbeit oder in die Schule gehen muss. Das wird von vielen Kranken als Entlastung erlebt. Es ist dem Patienten erlaubt, sich ganz auf sich selbst und den eigenen Körper zu konzentrieren. Zugleich wird ihm die Verantwortung für die Behandlung weitgehend abgenommen (die Entscheidung, welche Behandlung wann und in welcher Form durchgeführt wird). Er darf Gefühle äußern, die er sonst eher zurückhalten würde (Unsicherheit, Traurigkeit, Angst) und darf sich verwöhnen lassen. Auf der anderen Seite entsteht ein sozialer Druck, dass sich der Kranke selbst schont. Die alltäglichen Rollenverpflichtungen aufzugeben, fällt vielen Menschen jedoch schwer.
- **Abgabe der Verantwortung:** Wenn ein Patient keinen oder wenig Einfluss auf die Entstehung einer Krankheit oder eines Unfalls hat, wird er für die Folgen nicht oder nur eingeschränkt verantwortlich gemacht. Dies trifft jedoch bei den verschiedenen Krankheiten und Störungen in unterschiedlichem Maß zu. Bei vielen Akutkrankheiten (z. B. Infektionen, Unfällen) spielt das Risikoverhalten des Einzelnen eine gewisse Rolle. Bei den sog. Konsumkrankheiten (z. B. Alkoholismus, Lungenkrebs nach Rauchen) wird der Betroffene mehr für die Entstehung mitverantwortlich gemacht. Auch was den Verlauf der Krankheit und die Genesung betrifft, rücken der Beitrag des Patienten und damit seine Mitverantwortung immer mehr ins Zentrum der Aufmerksamkeit.
- **Verpflichtung, wieder gesund werden zu wollen:** Die Freiheiten, die man einem kranken Menschen gemeinhin zugesteht, sind auf der anderen Seite mit Pflichten verbunden. Der Patient soll selbst zur Überwindung der Krankheit beitragen, zumindest aber wieder gesund werden wollen. Bei akuten Krankheiten, deren Ende absehbar ist (z. B. Grippe, Leistenbruch), ist diese Forderung leichter zu erfüllen als bei chronischen Krankheiten und Invalidisierung (z. B. nach einem Schlaganfall). Hier wird zumeist erwartet, dass der Betroffene den Willen und die Motivation zur bestmöglichen Rehabilitation aufbringt. Manche Patienten müssen allerdings erst überzeugt werden, dass es besser ist, gesund zu werden, als krank zu bleiben. Patienten, die scheinbar nicht gesund werden wollen, haben oft mit schweren sozialen Folgen zu rechnen. Nicht selten werden sie als Faulenzer, Simulanten oder Schmarotzer bezeichnet, die sich auf Kosten der Mitmenschen oder des Sozialsystems persönliche Vorteile herausschlagen.
- **Fachkundige Hilfe in Anspruch nehmen und mit den Helfern kooperieren:** Nach wie vor wird von einem Patienten erwartet, dass er sich um geeignete Hilfe bemüht und diese auch annimmt. Er soll sich im Notfall dem Wissen und Können der Ärzte oder Notfallsanitäter unterordnen und mit ihnen kooperieren. Damit ist auch die Forderung verknüpft, die Einschränkungen zu akzeptieren, die Transport und Behandlung mit sich bringen (Schmerzen, unbequeme Position, Wartezeit). Die meisten Patienten stellen sich darauf ein und akzeptieren das, manche reagieren jedoch auf diese Beschränkung der subjektiven Freiheit mit Widerstand und Ärger. Unkooperative oder gar aggressive Patienten sind für Ärzte und Notfallsanitäter oft eine große Herausforderung. Sie verletzen scheinbar die Grundregel des Helfens: Dass der eine schwach ist und Hilfe annimmt, während der andere stark ist und Hilfe gibt. Oft ist jedoch, wie gezeigt, die fehlende Kooperation ein Symptom, das ein geschulter Helfer zum Verschwinden bringen kann.
- **Etikettierung:** Kranke werden von ihren Mitmenschen anders behandelt als Gesunde. In welcher Weise das geschieht, hängt von den jeweiligen Umständen, aber auch von der Art der Krankheit bzw. von der Diagnose ab. Jede Diagnose bedeutet auch Etikettierung **(Labeling)**. Durch sie wird das Verhalten des Kranken ebenso beeinflusst wie das seiner Umgebung. Besonders deutlich zeigt sich das bei HIV bzw. AIDS. Viele Menschen gehen noch immer auf Distanz, wenn sie erfahren, dass ein Patient HIV-positiv ist, vermeiden körperliche Berührungen und ziehen sich oft ganz von ihm zurück – vor allem dann, wenn sie über die realen Ansteckungsgefahren nicht ausreichend informiert sind.
- Ein weiteres Beispiel ist die Diagnose Schizophrenie. Gefühle und Verhaltensweisen des Betroffenen werden von den Mitmenschen genau beobachtet, und manchmal wird sogar angenommen, dass der Betroffene an seinem Zustand selbst schuld sei. Eine solche soziale Etikettierung wirkt auf den Patienten zurück. Er findet sich oftmals in einer Außenseiterrolle wieder und erlebt vermehrten Stress. Dieser Stress kann wiederum einen neuen Krankheitsschub auslösen, womit sich der Teufelskreis der Etikettierung schließt: Symptome, die zu einer Diagnose geführt haben, werden durch diese Diagnose noch weiter verstärkt.

ACHTUNG
Von Patienten wird zumeist stillschweigend erwartet, dass sie diese und weitere Rolleneinschränkungen hinnehmen bzw. bewältigen. Nicht alle sind aber von sich aus dazu in der Lage. Sie brauchen psychosoziale Unterstützung bei der Bewältigung ihrer Krankheit und der damit verbundenen sozialen Folgen.

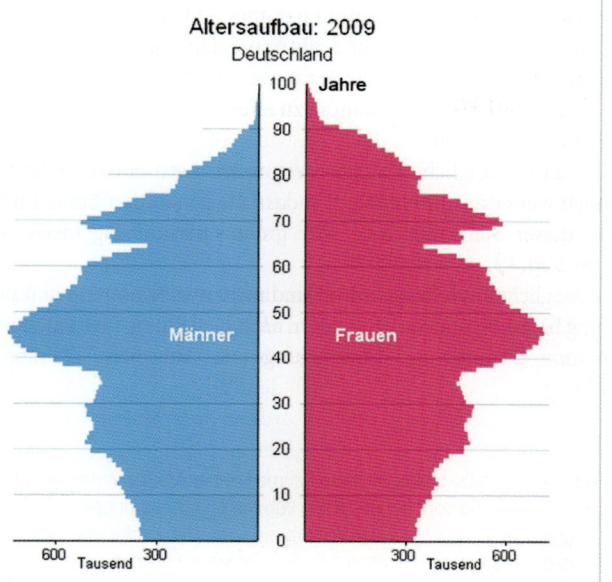
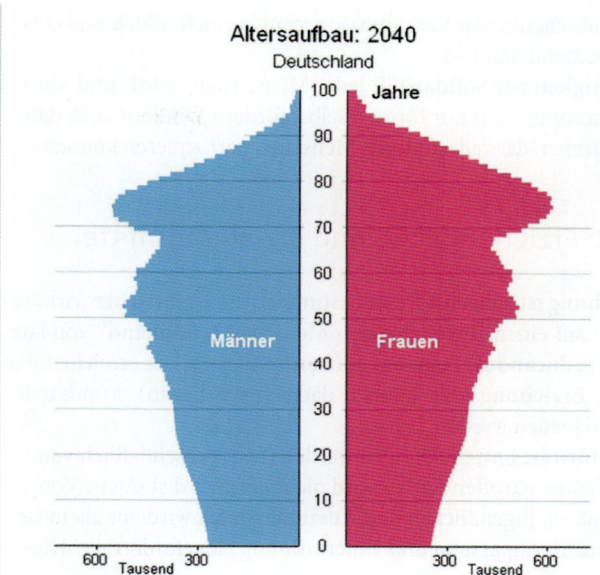

Abb. 8.10 Veränderung der Bevölkerungsstruktur in Deutschland bis 2040 [W193]

8.5.5 Gesellschaftlicher Wandel

In jeder Gesellschaft gibt es z. T. gravierende **soziale Unterschiede.** Diese können sich auf Einkommen und Besitz, Ansehen und Status, Einfluss und Macht, Bildung und Gesundheit sowie Zugang zu Einrichtungen des Gesundheitswesens beziehen. Zugleich ändert sich gegenwärtig und in den kommenden Jahrzehnten die demografische Struktur der Gesellschaft: Es gibt immer mehr ältere Menschen mit besonderen Bedürfnissen auch in Bezug auf das Gesundheitswesen (➤ Abb. 8.10).

MERKE
Immer mehr Menschen leben als Singles und damit ohne enges soziales Netz, das bei Krankheit oder nach einem Unfall Unterstützung bietet. Im Notfall sind sie damit zunehmend auf die Hilfe von Rettungsdiensten angewiesen.

Auch der Druck auf dem Arbeitsmarkt bzw. am Arbeitsplatz nimmt zu, Arbeitgeber verlangen immer stärkere Flexibilität von ihren Mitarbeitern, was sich direkt auf das Gesundheits- und Krankheitsverhalten auswirkt („*Ich kann es mir nicht leisten, krank zu sein.*").

Für den Rettungsdienst sind diese Prozesse besonders relevant: Die Patienten werden immer älter, der Transport und die Versorgung chronisch Kranker nimmt zu, während die Zahl der Kindernotfälle zurückgeht; damit wird es zusehends schwieriger, die erforderlichen Handlungsroutinen für bestimmte Patientengruppen zu entwickeln. Immer mehr Einsätze finden im Zusammenhang mit sozialer Not, Verwahrlosung oder gar Verelendung statt.

MERKE
In gleicher Weise, wie sich die Gesellschaft verändert, wandelt sich auch das rettungsdienstliche Einsatzgeschehen.

8.6 Erziehung und Bildung

Erziehung und Bildung sind eng mit dem Sozialisationsprozess verbunden, aber keineswegs identisch. Erziehung und Bildung zielen zwar auch darauf ab, dass sich ein Mensch in eine bestimmte Gesellschaft integrieren kann. Dafür notwendige Voraussetzungen werden durch Erziehung und Bildung vermittelt. Darüber hinaus sollen Erziehung und Bildung aber auch dazu beitragen, eine individuelle Persönlichkeit zu entfalten, sich zu **emanzipieren** und **mündig** zu werden (➤ Abb. 8.11). Dafür erforderlich sind (nach Klafki) drei fundamental bedeutsame Fähigkeiten:
- **Fähigkeit zur Selbstbestimmung:** Jeder gebildete Mensch soll über sich selbst und über sein Leben sowie über die in diesem Leben zu treffenden Entscheidungen und einzugehenden Verpflichtungen verfügen bzw. bestimmen können.
- **Fähigkeit zur Mitbestimmung:** Jeder gebildete Mensch soll sich für die gemeinsame Gestaltung der kulturellen, politischen und

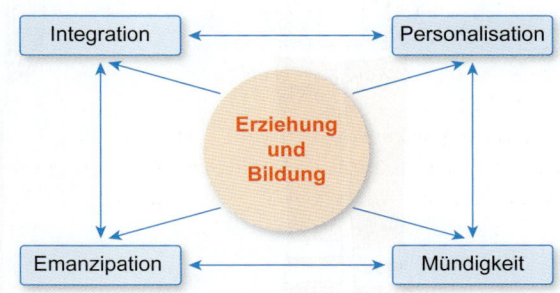

Abb. 8.11 Die einzelnen Erziehungs- und Bildungsziele sind eng miteinander verbunden. [P094/L231]

gesellschaftlichen Verhältnisse verantwortlich fühlen und entsprechend handeln.
- **Fähigkeit zur Solidarität:** Jeder Mensch soll Selbst- und Mitbestimmung nicht nur für sich selbst fordern, sondern auch dafür eintreten, dass alle anderen Menschen partizipieren können.

8.6.1 Erziehungsstile und Erziehungsmittel

Erziehung ist zunächst fremdbestimmt, d. h. ein Erzieher wirkt von außen auf einen zu erziehenden Menschen (**„Edukand"** von lateinisch **„educandus"**) ein, um ein bestimmtes Ziel zu erreichen. Folgende **Erziehungsstile** können dabei (nach Lewin) grundsätzlich unterschieden werden:
- **Autoritär:** Entscheidungen werden (fast) ausschließlich vom Erzieher getroffen und es wird nicht darüber diskutiert. Von Kindern, Jugendlichen und Auszubildenden wird vor allem Gehorsam, Anpassung und Unterordnung eingefordert. Fehlverhalten wird rasch sanktioniert.
- **Demokratisch:** Hier werden Entscheidungen eher im Dialog getroffen und individuelle Absprachen vereinbart. Einem zu erziehenden Menschen ist es bei diesem Erziehungsstil auch gestattet, Kritik zu üben und Entscheidungen eines Erziehers infrage zu stellen.
- **Laissez faire:** Bei diesem Erziehungsstil hält sich der Erzieher mit Vorgaben zurück und gibt keine oder nur wenige Anweisungen. Stattdessen werden Heranwachsenden große Freiräume gegeben, um sich eigenständig zu entwickeln und eigene Erfahrungen zu sammeln.

Diese ursprüngliche Kategorisierung wird seit einigen Jahren aber noch weiter ausdifferenziert, sodass die genannten Erziehungsstile an dieser Stelle nur eine sehr grobe Orientierung bieten sollen (➤ Kap. 13.1).

Mögliche **Erziehungsmittel** sind nicht nur Belohnung und Bestrafung bzw. Lob und Tadel, sondern auch Begleitung, Beurteilung, Erinnerung, Ermutigung, Übertragung von Aufgaben, Training und Übung.

> **MERKE**
> Auch ein Notfallsanitäter muss im Rahmen seiner Arbeit mitunter erzieherisch tätig werden: Sowohl bei Besuchen von Kindergartengruppen auf einer Rettungswache als auch bei der Versorgung verletzter Kinder und Jugendlicher ist in einem gewissen Rahmen z. B. erzieherisches Engagement angebracht.

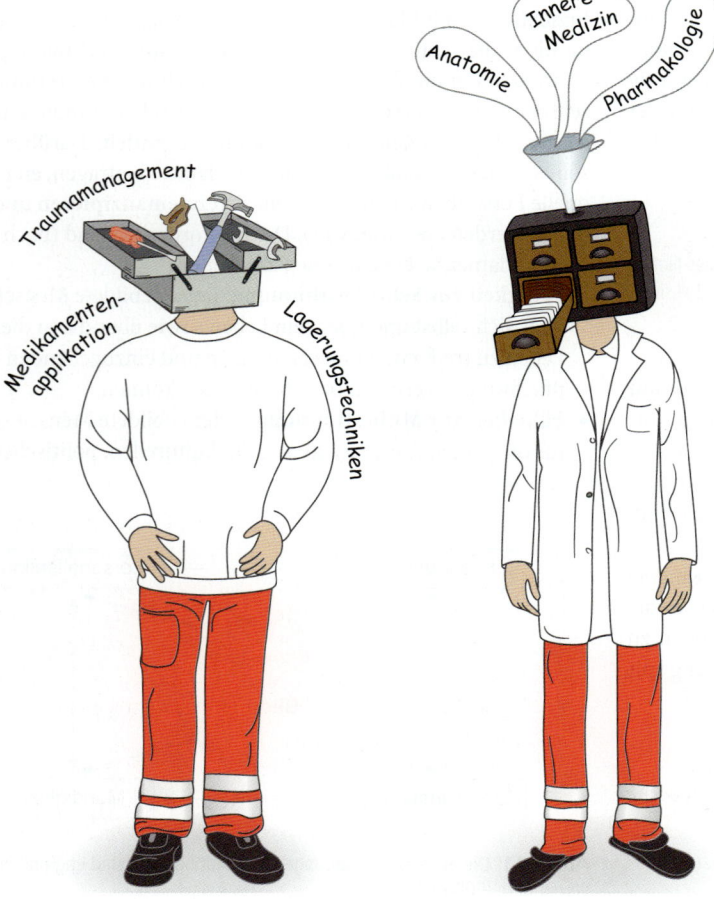

Abb. 8.12 Formale und materiale Bildung [L231]

8.6.2 Bildungsprozesse

In **Bildungsprozessen** wird, anders als im Bereich der Erziehung, die Selbstbestimmung und Eigenverantwortlichkeit des zu bildenden Menschen betont, d.h., man **wird erzogen,** aber man **bildet sich.** Dabei kann Bildung in unterschiedlichen Bereichen erfolgen: **Formale Bildung** bezieht sich eher auf die Entwicklung von Fähigkeiten und auf die Anwendung bestimmter Methoden, d.h. auf praktisches Handeln, während **materiale Bildung** insbesondere die Vermittlung von Wissen und Verständnis in den Vordergrund stellt (➤ Abb. 8.12). Zu beachten ist jedoch:
- Bloßes, rein enzyklopädisches Wissen ohne jeden Anwendungsbezug ist weitgehend nutzlos.
- Praktisches Handeln ohne jedes Verständnis für das, was man tut, ist mitunter sogar gefährlich.

In der Ausbildung zur Notfallsanitäterin und zum Notfallsanitäter findet daher sowohl formale als auch materiale Bildung statt. Grundkenntnisse im Bereich der Bildungstheorie sind für Notfallsanitäter aber nicht nur relevant, um Inhalte und Methoden der eigenen Ausbildung besser verstehen und einordnen zu können.

> **MERKE**
> Im Rahmen der beruflichen Tätigkeit gestalten auch Notfallsanitäter regelmäßig Bildungsprozesse für andere Menschen mit: Maßnahmen der psychischen Ersten Hilfe für Patienten und Angehörige, insbesondere Informationsvermittlungen und Beratungsprozesse (➤ Kap. 10), haben immer auch einen Bildungsaspekt.

8.6.3 Lernen

Die in den vorangegangenen Kapiteln thematisierten Grundbegriffe Sozialisation, Erziehung und Bildung wären undenkbar, wenn Menschen nicht lernfähig wären. Jeder Mensch lernt sein ganzes Leben lang immer wieder Neues hinzu. Viele dieser Lernvorgänge geschehen bewusst und beabsichtigt (vor allem in der Schule und im Beruf). Der Großteil erfolgt jedoch unbewusst und gleichsam nebenbei, z.B. wenn man jemanden kennenlernt und bald einiges über seine Gewohnheiten weiß oder wenn man lernt, mit schwierigen Situationen umzugehen. Auch in der Ausbildung zum Notfallsanitäter sowie in der späteren Tätigkeit im Rettungsdienst finden permanent Lernprozesse statt.

> **MERKE**
> Lernen heißt, etwas im Gedächtnis abzuspeichern und es sich zu merken, damit es später, im Zuge des Erinnerns, wieder abgerufen werden kann.

Lernen und Gedächtnis

Früher nahm man an, der Mensch verfüge über ein einheitliches Gedächtnis. Heute ist es üblich, verschiedene Gedächtnissysteme zu unterscheiden.
- Das **sensorische Gedächtnis** speichert rund eine Viertelsekunde die Informationen, die von den Sinnesorganen aufgenommen wurden. Es ist eine Art Zwischenspeicher für Wahrnehmungen, die dann weiterverarbeitet werden.
- Das **Kurzzeitgedächtnis** speichert die wahrgenommenen Reize einige Sekunden. Es dient als Arbeitsspeicher zur Verarbeitung von Informationen und Bewältigung von Aufgaben (z.B. „Habe ich die Türe abgesperrt?"). Es ist auch entscheidend für die Kommunikation, zum Verstehen von Sätzen („Worum geht es?"), zur Gesprächsführung („Was wollte ich sagen?") und zur Konzentration (z.B. beim Lesen).
- Das **Langzeitgedächtnis** ist sehr umfassend und dauerhaft. Alles, woran wir uns nach einigen Minuten noch erinnern können, ist im Langzeitgedächtnis gespeichert. Dazu gehören Allgemeinbildung und Fachwissen, persönliche Erlebnisse, praktisches Wissen und Fähigkeiten, eingelernte Abläufe etc.

Erhebliche Probleme können entstehen, wenn Inhalte nicht vom Kurzzeit- ins Langzeitgedächtnis verschoben werden. Dies ist bei bestimmten Erkrankungen oder Verletzungen bei Notfallpatienten der Fall. Sie verstehen zwar, was man ihnen erklärt (z.B. wohin sie gebracht werden), vergessen es aber sehr rasch wieder und fragen nach wenigen Minuten noch einmal.

> **MERKE**
> Ein spezielles Gedächtnisproblem tritt vor allem bei älteren Menschen auf. Diese haben oft Schwierigkeiten, sich an Informationen der letzten Stunden, Ereignisse oder Besuche der letzten Tage und Wochen zu erinnern. Zugleich wissen sie viele Erlebnisse ihrer ersten Lebensjahrzehnte noch bis ins Detail.

Lerntheorien

Auf der Verhaltensebene bedeutet Lernen jede Änderung des Erlebens und Verhaltens aufgrund von Erfahrung. Lernprozesse werden dabei in verschiedenen Theorien näher erläutert:
- Durch **Lernen am Modell** bzw. **Imitationslernen** werden neue Verhaltensweisen gelernt, die man bisher noch nicht konnte bzw. nicht angewandt hat. Man orientiert sich an Vorbildern und bewährten Abläufen: Ein Auszubildender versucht bei Einsätzen z.B., die gleichen Tricks und Kniffe anzuwenden, die er bei seinem Praxisanleiter beobachtet hat. Imitationslernen findet allerdings ebenso statt, wenn eine Rettungsfachkraft ungünstige Verhaltensweisen von einem Kollegen übernimmt.
- Durch **Verstärkung** wird gelernt, wann, wo und wie oft ein bestimmtes Verhalten ausgeführt werden sollte. Man orientiert sich, oft unbewusst, an der eigenen Erfahrung sowie an der von anderen, je nachdem, ob darauf eine positive oder negative bzw. angenehme oder unangenehme Reaktion („Verstärkung") erfolgt ist: Weil der Rettungswachenleiter eine wütende Ansprache über die mangelhaft gereinigten Einsatzfahrzeuge gehalten hat, geben sich die Mitarbeiter bei der Fahrzeugpflege nun auf einmal ganz besondere Mühe.
- Beim **klassischen Konditionieren** werden Zusammenhänge zwischen Hinweisreizen und Reaktionen gelernt: Weil ein Kind von einem weiß gekleideten Arzt einmal geimpft worden ist und ihm dies sehr wehgetan hat, fürchtet sich dieses Kind nun auch vor dem ebenfalls weiß gekleideten Notfallsanitäter.

Lerntipps für Auszubildende

Jeder Mensch hat seine individuelle Art, sich etwas zu merken, und seine persönlichen Lernstrategien. Die folgenden Tipps können dazu beitragen, diese Strategien zu verbessern und das Lernen großer Stoffmengen leichter zu machen.

- **Sich in einen lernbereiten Zustand bringen:** Wenn Sie für eine Prüfung lernen wollen, ist die wichtigste Vorbedingung, dass Sie aufnahmebereit sind. Bringen Sie sich in einen lernbereiten Zustand:
  - Körperlich: wach und frisch sein, nichts Schweres essen, kein Alkohol im Blut
  - Psychisch: keine wichtigen anderen Dinge erledigen, keine aufwühlenden Dinge gerade hinter oder vor sich haben. Ansonsten tritt womöglich eine affektive Lernhemmung auf
  - Lernumgebung: ungestört lernen können und nicht durch äußere Umstände abgelenkt werden, genug Platz haben und den Raum gut lüften
- **Den Stoff sichten:** Besorgen Sie sich alle Unterlagen, die Sie zum Lernen benötigen, und verschaffen Sie sich zuerst einen Überblick. Sichten Sie die verschiedenen Abschnitte von Büchern mithilfe des Inhaltsverzeichnisses. Heben Sie besonders relevante Informationen mit verschiedenen Leuchtstiften hervor. Markieren Sie Definitionen z. B. grün, Hinweise für die Einsatzpraxis rot und andere wichtige Aspekte gelb. Auf jeden Fall sollten Sie sich ein einheitliches Markierungssystem überlegen und dies auch konsequent anwenden.
- **In eigenen Worten zusammenfassen:** Achten Sie darauf, dass Ihnen ein Unterrichtsstoff klar und verständlich ist. Sie lernen nur Dinge dauerhaft, die Sie wirklich verstanden haben. Ob dies der Fall ist, merken Sie rasch daran, wenn Sie versuchen, einen Unterrichtsstoff bzw. auch den Inhalt eines Buches in eigenen Worten wiederzugeben. Wenn Ihnen etwas unklar ist, lassen Sie es sich lieber noch einmal erklären.
- **Den Stoff einteilen, Querverbindungen schaffen:** Teilen Sie den Stoff in kleinere Portionen auf, die Sie sich nach und nach einprägen. Nehmen Sie sich für jeden Lerndurchgang einen überschaubaren Abschnitt vor. Er sollte in 20–40 Minuten zu bewältigen sein. Machen Sie danach eine Pause, bevor Sie zum nächsten Abschnitt gehen. Schaffen Sie Querverbindungen zu anderen Dingen, die Sie bereits wissen. Stellen Sie sich den Stoff möglichst oft bildlich vor (z. B. physiologische Abläufe und Zusammenhänge) und überlegen Sie sich eigene Beispiele für die praktische Relevanz.
- **Laut lernen:** Lesen Sie sich beim Lernen nicht bloß den Stoff durch, sondern lernen Sie laut. Sprechen Sie die Sätze und Begriffe, die Sie lernen, aus (oder bewegen Sie zumindest die Lippen). Dadurch speichern Sie das Wissen im aktiven Teil des Langzeitgedächtnisses ab und können es leichter reproduzieren. Außerdem üben Sie so das Verhalten, um das es bei einer Prüfung geht, nämlich den Stoff wiederzugeben.
- **Pausen machen:** Machen Sie immer wieder Pausen. Wahrscheinlich merken Sie selbst am besten, wann Sie eine brauchen. Gestalten Sie die Pausen angenehm und ruhig. Machen Sie dabei nichts, was Sie geistig besonders beschäftigt oder fordert.
- **Wiederholen:** Mit einmal Lernen ist es bei größeren Stoffmengen nicht getan. Wiederholen Sie deshalb den Stoff immer wieder. Das mag am Anfang mühsam sein, vor allem, wenn Sie vom ersten Lerndurchgang viel vergessen haben. Aber mit jeder Wiederholung wird es Ihnen leichterfallen, sich den Stoff zu merken. Wiederholen Sie auch gemeinsam mit Kollegen. Dadurch wird das Lernen häufig auch viel angenehmer, und Sie können sich gegenseitig prüfen. Stellen Sie sich gegenseitig Fragen und tauschen Sie Ihre Antworten untereinander aus.

Tipps zur Prüfungsvorbereitung

Bei einer Prüfung soll das im Gedächtnis abgespeicherte Wissen rasch wiedergegeben werden können. Ein gewisses Maß an Nervosität („Lampenfieber") beschleunigt dabei die Leistungsfähigkeit. Zu viel Stress kann jedoch zum sog. Blackout führen (vergleichbar mit der elektrischen Spannung in einem Gerät – ist sie zu hoch, springt die Sicherung heraus und nichts geht mehr). Gedächtnisblockaden können jedoch durch verschiedene Methoden verhindert werden:

- **Für Transparenz sorgen:** Informieren Sie sich sorgfältig darüber, wie die bevorstehende Prüfung ablaufen wird und worauf Ihre Prüfer besonders achten. Lassen Sie sich auf jeden Fall auch die Erwartungen der Prüfer sowie ihre Beurteilungskriterien und -maßstäbe erläutern. So wissen Sie, worauf Wert gelegt wird und wie sich Ihre spätere Benotung zusammensetzen wird.
- **Sich Prüfungssituationen vorstellen:** Stellen Sie sich schon beim Lernen bevorstehende Prüfungssituationen und den Prüfer vor. Malen Sie sich dabei aus, wie Sie alle Fragen, die Ihnen gestellt werden, richtig beantworten. Stellen Sie sich vor, wie Sie die Antworten niederschreiben bzw. dem Prüfer ins Gesicht sagen oder wie Sie eine praktische Aufgabe sehr gut bewältigen. Sie nehmen damit eine Prüfungssituation vorweg und gewöhnen sich daran. Bei einer realen Prüfung reduziert sich dadurch die Aufregung. Es wird Ihnen leichterfallen, all das in Ihrem Gedächtnis zu finden, was Sie gelernt haben.
- **Sich startklar machen:** Körper und Gedächtnis sollten fit und startklar sein, wenn Sie zur Prüfung antreten. Gehen Sie die Prüfungssituation in Gedanken durch. Stellen Sie sich vor, wie Sie die Fragen hören bzw. lesen, die richtigen Antworten geben oder, bei einer praktischen Prüfung, ihre Ausrüstung in die richtige Position stellen. Lesen Sie in der letzten halben Stunde vor der Prüfung nicht mehr in Ihren Unterlagen, Büchern etc. Besprechen Sie den Prüfungsstoff auch nicht mehr mit Kollegen („*Kannst du das …?*"). Konzentrieren Sie sich auf Ihre Stärken und darauf, was Sie wissen.
- **Zu sich kommen, sich zentrieren:** Ablenkungen sollten so weit wie möglich ausgeschaltet werden. Um zur Ruhe zu kommen, kann Verschiedenes hilfreich sein: sich von den anderen fernhalten, zum Fenster hinaussehen, auf die eigene Atmung achten etc. Ziel dieser Konzentrationsübungen ist es, allzu großen Stress auf ein mittleres Maß zu reduzieren und geistig reaktionsbereit zu werden. Trinken Sie auf keinen Fall Alkohol, um sich zu beruhigen (Vorsicht auch bei alkoholhaltigen „Notfalltrop-

fen"). Alkohol vermindert Ihre Leistungsfähigkeit und blockiert den Zugang zum Gedächtnis.
- **Hilfreiche Sätze:** Positive Erwartungen und Einstellungen können die Prüfungsleistung erheblich fördern. Hilfreiche Gedanken beziehen sich auf die eigenen Stärken und realistische Chancen, die Prüfung zu bestehen. Beispiele sind:
  – Ich bin vorbereitet.
  – Ich habe gelernt, jetzt sage ich es. Ich habe gelernt, jetzt schreibe ich es hin. Ich hab das oft genug geübt, jetzt mache ich das genau so.
  – Ich sage alles, was ich weiß. Ich schreibe alles, was ich weiß. Ich tue alles, was ich gelernt habe.
  – Meine Hand schreibt alles hin.
  – Ich überlege, bevor ich antworte.
  – Ich habe eine Chance und die nütze ich.
  – Wenn die anderen durchkommen, schaffe ich das auch.
  – Ich versuche mein Bestes.
  – Ich zeige, was ich kann.

Wiederholungsfragen

1. Erläutern Sie, warum Notfallsanitäter auch über psychologische, pädagogische und soziologische Grundkenntnisse verfügen müssen (➤ Kap. 8.1).
2. Beschreiben Sie die unterschiedlichen Menschenbilder und mögliche Auswirkungen dieser Menschenbilder auf den Umgang mit Menschen in einer Notfallsituation (➤ Kap. 8.2.1).
3. Erläutern Sie die „Big Five" der Persönlichkeitstheorie (➤ Kap. 8.2.2).
4. Erläutern Sie häufige Verzerrungseffekte und Beurteilungsfehler bei der Wahrnehmung anderer Menschen (➤ Kap. 8.2.3).
5. Beschreiben Sie die acht Entwicklungsstadien nach Erikson (➤ Kap. 8.3).
6. Erläutern Sie die Merkmale der einzelnen Entwicklungsstadien eines Menschen und ihre besondere Relevanz für das Erleben einer Notfallsituation (➤ Kap. 8.3).
7. Wovon hängt ab, was als gesund oder krank bezeichnet wird (➤ Kap. 8.4)?
8. Wie hat die Weltgesundheitsorganisation WHO den Begriff Gesundheit definiert und warum wird dies als eine Utopie bezeichnet (➤ Kap. 8.4)?
9. Beschreiben Sie das biopsychosoziale Modell von Gesundheit und Krankheit (➤ Kap. 8.4.1).
10. Erläutern Sie das Modell der Salutogenese: Was trägt nach Antonovsky zur Gesunderhaltung eines Menschen bei (➤ Kap. 8.4.2)?
11. Von welchen Faktoren hängt das subjektive Krankheitserleben eines Menschen ab (➤ Kap. 8.4.3)?
12. Inwiefern haben gesellschaftlich vermittelte Normen und Werte einen Einfluss auf das Gesundheits- und Krankheitsverhalten (➤ Kap. 8.5.2)?
13. Erläutern Sie den Begriff Sozialisation (➤ Kap. 8.5.3).
14. Jeder Mensch ist in ein komplexes Rollengefüge eingebunden. Was bedeutet das konkret (➤ Kap. 8.5.4)?
15. Was bedeuten die Begriffe „Role Taking" und „Role Making" (➤ Kap. 8.5.4)?
16. Erläutern Sie, woraus ein Intra- und ein Interrollenkonflikt resultieren können (➤ Kap. 8.5.4).
17. Inwiefern beeinflusst der demografische Wandel auch das rettungsdienstliche Einsatzgeschehen (➤ Kap. 8.5.5)?
18. Was sind die wesentlichen Ziele von Erziehung und Bildung (➤ Kap. 8.6)?
19. Beschreiben Sie die drei grundlegenden Erziehungsstile (➤ Kap. 8.6.1).
20. Inwiefern wird auch ein Notfallsanitäter erzieherisch tätig (➤ Kap. 8.6.1)?
21. Erläutern Sie die Begriffe „formale" und „materiale" Bildung (➤ Kap. 8.6.2).
22. Beschreiben Sie unterschiedliche Lerntheorien möglichst anhand konkreter Beispiele (➤ Kap. 8.6.3).

Fortsetzung des Szenarios

Auf dem Rückweg zur Rettungswache tauschen sich die beiden Besatzungsmitglieder des RTW angeregt über diesen Einsatz aus. Zahlreiche Fragen beschäftigen sie: Wie kann eine Familie in solche Armut geraten? Wie können Eltern längere Zeit mehr oder weniger tatenlos zuschauen, während ihr Kind kaum noch Luft bekommt und offensichtlich medizinische Hilfe benötigt? Derartige Fragen können mit den vorangegangenen Ausführungen zumindest ansatzweise beantwortet werden.

So gibt es einen unmittelbaren Zusammenhang zwischen Gesundheit und sozialem Status. Möglicherweise haben die Eltern die Krankheit ihres Kindes nicht angemessen einschätzen können, weil sie selbst nur über einen geringen gesundheitsbezogenen Bildungsstand verfügen. Aus Angst vor entstehenden Kosten haben sie sich außerdem gescheut, frühzeitig einen Arzt aufzusuchen.

Die Empörung des Rettungsteams über ein solches Verhalten der Eltern kann im Rückgriff auf gesellschaftliche Normen und Wertvorstellungen erklärt werden: Ein Kind gilt gemeinhin als ein besonders hohes, wertvolles Gut, für das man engagiert und aufmerksam permanent zu sorgen hat. Sich nicht zu kümmern, verstößt gegen die Erwartungen, die an Eltern gestellt werden, und es verstößt gegen das entsprechende Rollenverständnis.

Dass die Krankenschwester meint, eine „typische" Verhaltensweise zu erkennen, könnte anhand der Ausführungen im vorangegangenen Kapitel ebenfalls hinterfragt werden. Sofern aus den wenigen Informationen über die Eltern gleich die Schlussfolgerung gezogen wird, dass diese ihr Kind generell unzuverlässig erziehen und sie sich generell zu wenig um ihr Kind kümmern, könnte ein Beurteilungsfehler vorliegen. Möglicherweise greift die Krankenschwester hier aufgrund bestimmter Vorerfahrungen und Erwartungen auf ein Stereotyp zurück und zieht anhand einzelner Beobachtungen Schlüsse, die keineswegs begründet und damit unzulässig sind.

Denkbar ist beispielsweise, dass es sich sehr wohl um liebevolle und fürsorgliche Eltern handelt, die sich allein aufgrund ihrer schwierigen finanziellen Situation nicht dazu in der Lage gesehen haben, anders zu handeln. Durch die Norm, eine ärztliche Behandlung aufgrund der fehlenden Krankenversicherung ggf. privat bezahlen zu müssen, hätten sie womöglich rasch Probleme bekommen können, einer anderen Norm zu entsprechen – nämlich ausreichend Lebensmittel einzukaufen. Unter dieser schrecklichen, kaum aushaltbaren Situation haben u. U. sowohl der Vater als auch die Mutter massiv gelitten, sodass sie sich letztlich selbst Hilfe suchend an das Jugendamt gewendet haben könnten.

WEITERFÜHRENDE LITERATUR

Adler, R.: Einführung in die biopsychosoziale Medizin. Schattauer, Stuttgart, 2005

Hausmann, C., Koller, M.: Psychologie, Soziologie und Pädagogik. Ein Lehrbuch für Pflege- und Gesundheitsberufe. Facultas, Wien, 2. Aufl., 2013

Hausmann, C.: Psychologie und Kommunikation für Pflegeberufe. Facultas, Wien, 3. Aufl., 2013

Hurrelmann, K.: Gesundheitssoziologie. Eine Einführung in sozialwissenschaftliche Theorien von Krankheitsprävention und Gesundheitsförderung. Juventa, Weinheim, 7. Aufl., 2010

Lenzen, D. (Hrsg.): Erziehungswissenschaft. Ein Grundkurs. Rowohlt, Reinbeck bei Hamburg, 2004

Mietzel, G.: Wege in die Psychologie. Klett-Cotta, Stuttgart, 13. Aufl., 2009

KAPITEL 9

Clemens Hausmann (9.1, 9.2.4, 9.2.5, 9.3.1, 9.3.2, 9.3.3, 9.3.6, 9.3.7, 9.3.8)
Harald Karutz (9.2.1, 9.2.2, 9.2.3, 9.3.4, 9.3.5, 9.3.9, 9.3.10, 9.3.11, 9.3.12)

Kommunikation und Interaktion

9.1	**Grundlagen der Kommunikation**	135	9.3	**Interaktion mit besonderen**
9.1.1	Verbale und nonverbale Kommunikation	136		**Personengruppen im Rettungsdienst** ... 149
9.1.2	Kongruente und inkongruente Kommunikation	137	9.3.1	Umgang mit Notfallpatienten ... 149
9.1.3	Sach- und Beziehungsebene der Kommunikation	137	9.3.2	Umgang mit Angehörigen ... 151
9.1.4	Einflussfaktoren	137	9.3.3	Umgang mit Angehörigen anderer Kulturen ... 152
9.1.5	Vier Seiten einer Nachricht	138	9.3.4	Umgang mit Kindern ... 154
9.1.6	Gesprächsführung	139	9.3.5	Umgang mit älteren Menschen ... 156
			9.3.6	Umgang mit Menschen mit psychischen Erkrankungen ... 157
9.2	**Kommunikation im Rettungsdienst**	141	9.3.7	Umgang mit Menschen in Sozialnot ... 159
9.2.1	Kommunikation im Wachalltag	141	9.3.8	Umgang mit Betrunkenen, Alkohol- und Drogenabhängigen ... 160
9.2.2	Kommunikation im Krankentransport	143	9.3.9	Umgang mit Menschen mit Behinderung ... 160
9.2.3	Kommunikation im Notfalleinsatz	144	9.3.10	Umgang mit Opfern von Gewalt ... 165
9.2.4	Kommunikation in Krisensituationen	146	9.3.11	Umgang mit Ersthelfern ... 165
9.2.5	Kommunikation in Konfliktsituationen	147	9.3.12	Umgang mit Zuschauern und Augenzeugen ... 166

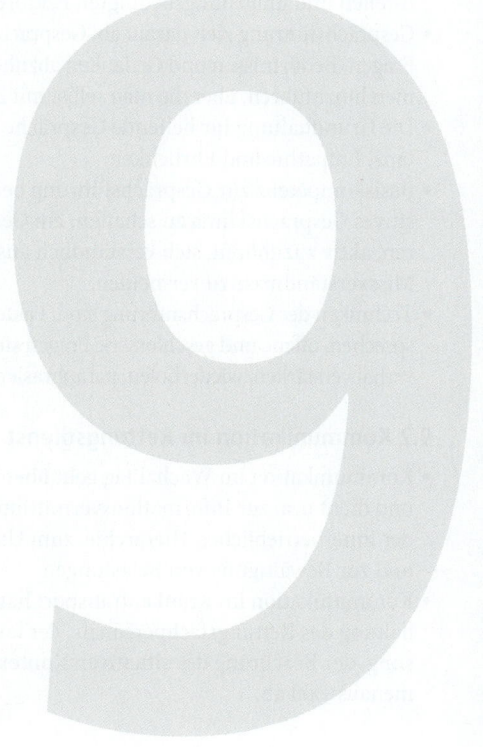

Szenario

Ein sechsjähriges Kind ist unaufmerksam über eine Straße gelaufen und wurde dabei von einem Lkw erfasst. Die Mutter des Kindes hat den Unfall vom Gehweg aus mit ansehen müssen. Zufällig anwesende Passanten leisten umgehend Erste Hilfe. Die Passanten stellen fest, dass das u. a. stark aus dem Mund blutende, offensichtlich schwer verletzte Kind einen Herz-Kreislauf-Stillstand erlitten hat und beginnen daraufhin noch auf der Straße mit Reanimationsmaßnahmen.

Beim Eintreffen eines RTW, eines NEF und zwei Streifenwagen der Polizei ist die Einsatzstelle von einer großen Menschenmenge umlagert. Zahlreiche Zuschauer sind neugierig und beobachten, was geschieht. Das Kind liegt in einer großen Blutlache und ist weiterhin ohne Lebenszeichen; die Reanimation wird nun mit Hilfsmitteln und der entsprechenden Medikation leitliniengerecht professionell fortgeführt. Die Mutter und einige Augenzeugen des Unfalls brechen in Tränen aus. Der Fahrer des Lkw steht völlig regungslos und mit erstarrtem Gesicht am Straßenrand. Auch er benötigt offensichtlich Hilfe.

Inhaltsübersicht

9.1 Grundlagen der Kommunikation

- Der Prozess der Nachrichtenübermittlung setzt einen Sender, eine Botschaft und einen Empfänger voraus.
- Verbale Kommunikation umfasst alle Mitteilungen, die gesprochene oder geschriebene Worte verwenden.
- Nonverbale Kommunikation geschieht durch Mimik, Gestik, Körperhaltung und -bewegung, Blickkontakt, die Nutzung bestimmter Objekte sowie die räumliche Distanz.
- Stimmen verbaler und nonverbaler Ausdruck überein, ist die Kommunikation kongruent. Ist dies nicht der Fall, spricht man von inkongruenter Kommunikation.
- Jede Kommunikation findet auf der Sach- und der Beziehungsebene statt. Die beiden Ebenen beeinflussen sich wechselseitig.
- Jede Nachricht hat vier Seiten: Einen Sachaspekt, eine Selbstoffenbarung, einen Appell sowie einen Beziehungsaspekt.
- Kommunikation wird von biologischen, psychischen, soziokulturellen und umgebungsbedingten Faktoren beeinflusst.
- Gesprächsführung zielt darauf ab, Gesprächspartner bei ihren Fragen, Bedürfnissen und Gedanken abzuholen und zu den Themen hinzuführen, über die man selbst mit ihm sprechen möchte.
- Die Grundhaltung für helfende Gespräche basiert auf Akzeptanz, Empathie und Ehrlichkeit.
- Basiskompetenz zur Gesprächsführung beinhaltet u. a., ein positives Gesprächsklima zu schaffen, ein Gespräch zu strukturieren, aktiv zuzuhören, sich verständlich auszudrücken und Missverständnisse zu vermeiden.
- Techniken der Gesprächsführung sind: Fakten und Gefühle ansprechen, offene und geschlossene Fragen stellen, verbal und nonverbal verstärken, wiederholen, paraphrasieren und schweigen.

9.2 Kommunikation im Rettungsdienst

- Kommunikation im Wachalltag geht über Small Talk hinaus und dient u. a. zur Informationsvermittlung, zur Gestaltung der innerbetrieblichen Hierarchie, zum Umgang mit Fehlern und zur Bewältigung von Belastungen.
- Kommunikation im Krankentransport hängt von der Grundhaltung des Rettungsfachpersonals, der kommunikativen Passung, der Beachtung des situativen Kontextes sowie der Themenauswahl ab.
- Im Notfalleinsatz ist insbesondere zu beachten: laut denken, Anweisungen gezielt geben, in angemessener Lautstärke, langsam und deutlich sprechen.
- Humor kann auch in Notfällen sehr hilfreich sein, aber auch schaden.
- Eine Notfallphraseologie kann die Kommunikation im Notfall begünstigen.
- Potenziell traumatische Krisen und Veränderungskrisen sind voneinander zu unterscheiden.
- Krisen verlaufen in mehreren Phasen: Schockphase, Reaktionsphase, Bearbeitungsphase und Neuorientierung.

9.3 Interaktion mit besonderen Personengruppen im Rettungsdienst

- Notfallpatienten befinden sich häufig in einem psychischen Ausnahmezustand.
- Das Erleben eines Notfalls hängt ab von Schmerzen, der Sichtbarkeit einer Verletzung, der vitalen Bedeutung des betroffenen Organs sowie der subjektiven Bedeutung, die dieses Organ für den Betroffenen hat.
- Ein psychologisch angemessener Umgang mit Notfallpatienten ist aus zahlreichen Gründen wichtig. Unter anderem können dadurch negative psychische Folgen verhindert werden.
- Grundregeln der psychischen Ersten Hilfe sind die vier S-Sätze nach Lasogga und Gasch.
- Angehörige sollten nicht ausgegrenzt, sondern in einem Notfall regelmäßig informiert und nach Möglichkeit in die Hilfeleistung eingebunden werden.
- Bei einer Reanimationsprüfung sollte Angehörigen eine „Realitätsprüfung" ermöglicht werden.
- Bei Angehörigen anderer Kulturen muss besonders langsam und deutlich gesprochen werden. Kulturelle Besonderheiten sind zu respektieren. Stummelsprache ist unangebracht.
- Für Kinder sind Notfälle besonders belastend. Sie haben weniger Vorerfahrungen und geringer ausgeprägte Bewältigungsstrategien. Auch wirken sich weitere entwicklungspsychologische Besonderheiten aus.
- Das Regelwerk KASPERLE enthält Hinweise für die psychische Erste Hilfe bei Kindern.

- Das Konzept der Validation zielt auf eine angemessene Grundhaltung gegenüber älteren Menschen.
- Patronisierende Kommunikation und Secondary Babytalk stellen im Umgang mit älteren Menschen Kommunikationsfehler dar.
- Im Umgang mit psychisch Kranken sollte v. a. über das „Hier und Jetzt" bzw. über neutrale, nicht emotionale Fakten gesprochen werden.
- Als Sozialnot werden unterschiedliche Situationen bezeichnet wie Obdachlosigkeit, Trauer- und Überforderungsreaktionen, Vereinsamung, Verwahrlosung und Verelendung.
- Einsätze anlässlich akuter Sozialnot sind keine Fehleinsätze. Vor allem durch eine Weitervermittlung an geeignete Unterstützungsinstanzen kann das Rettungsfachpersonal wertvolle Hilfe leisten.
- Inklusive Notfallversorgung soll sicherstellen, dass Menschen mit einer Behinderung die gleiche Versorgungsqualität geboten werden kann wie jedem anderen auch.
- Im Umgang mit geistig behinderten Menschen sind u. a. die Regeln der leichten Sprache zu beachten.
- Ersthelfer haben besondere Wertschätzung, Dank und Anerkennung verdient.
- Zuschauer sollten nicht pauschal als Gaffer oder Voyeure bezeichnet werden. Neugier ist ein legitimes Handlungsmotiv des Menschen.
- Um mit Zuschauern angemessen umzugehen, gibt es mehrere Möglichkeiten, z. B. ignorieren, abschirmen oder in die Hilfeleistung einbeziehen.

9.1 Grundlagen der Kommunikation

Kommunikation ist der Austausch von Botschaften. Durch Worte, Gesten, Zeichen etc. werden Informationen mitgeteilt, Meinungen, Gefühle und Empfindungen ausgedrückt, Wünsche und Forderungen gestellt. Der Prozess der Nachrichtenübermittlung braucht zumindest drei Elemente:
1. Einen **Sender** (jemanden, der etwas spricht, ausdrückt oder mitteilen möchte)
2. Die **Nachricht** (was mitgeteilt wird)
3. Den **Empfänger** (jemanden, der zuhört, beobachtet, aufpasst und die Botschaft versteht)

Eine Nachricht oder Botschaft enthält nicht nur Sachinformation. Oft werden auch indirekt Gefühle und Wünsche ausgedrückt und es schwingt etwas von der Beziehung mit, die zwischen Sender und Empfänger besteht (➤ Abb. 9.1).

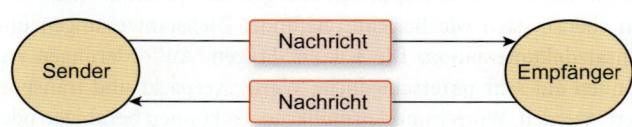

Abb. 9.1 Sender – Nachricht – Empfänger [L143]

Der Prozess der Kommunikation ist fehleranfällig. Was eine Person mitteilen will, drückt sie mehr oder weniger deutlich aus. Die Botschaft kann vollständig oder auch unvollständig (z. B. aufgrund von Artikulationsschwierigkeiten) zum Empfänger gelangen. Dieser interpretiert und verarbeitet sie gemäß seinen Fähigkeiten und Bedürfnissen. Nicht alles wird vom Sender so ausgedrückt, wie er es gemeint hat. Zugleich wird nicht alles vom Empfänger so verstanden, wie es gemeint war. Immer wieder passiert es, dass eine Person ganz anders auf eine Mitteilung reagiert als erwartet:
- Gemeint ist nicht gleich gesagt
- Gesagt ist nicht gleich gehört

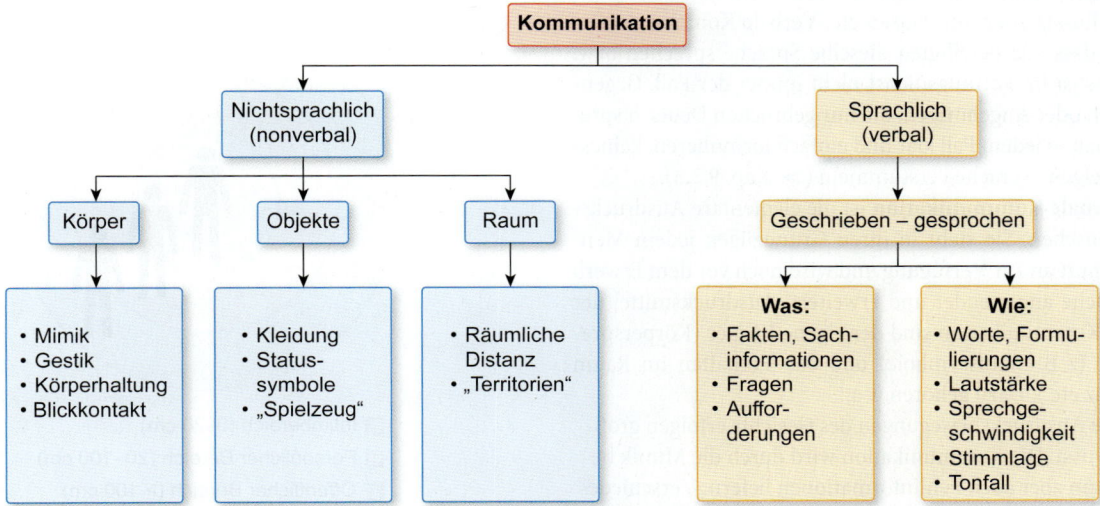

Abb. 9.2 Bereiche der Kommunikation [L231]

- Gehört ist nicht gleich verstanden
- Verstanden ist nicht gleich einverstanden
- Einverstanden ist nicht gleich umgesetzt

Kommunikation kann mithilfe von Worten (**verbal**) oder ohne Worte (**nonverbal**) erfolgen. Notfallsanitäter kommunizieren verbal, wenn sie Patienten informieren, den weiteren Ablauf erklären oder Angehörige beruhigen. Nonverbale Kommunikation liegt im Blickkontakt, einer beruhigenden Berührung und in der Art, wie eine Wunde versorgt oder einem Patienten aus dessen Wagen geholfen wird. (> Abb. 9.2).

9.1.1 Verbale und nonverbale Kommunikation

Verbale Kommunikation umfasst alle Mitteilungen, die gesprochene oder geschriebene Worte verwenden. Fragen und Antworten, Bitten und Aufforderungen, Erklärungen und Informationen zählen ebenso dazu wie Berichte, Befunde, Dienstanweisungen und Einsatzdokumentation. Die Fakten, Fragen, Aufforderungen etc. können auf sehr unterschiedliche Weise „verpackt und transportiert" werden. Wörter und Formulierungen können beruhigen oder irritieren, eine Situation bedrohlich erscheinen lassen oder stabilisieren. Gute Formulierungen unterstützen den gewünschten Effekt.

Fallbeispiel

Notfallsanitäter versorgen einen Patienten mit offenem Beinbruch. Er hat starke Schmerzen und große Angst. Während die Verletzung versorgt wird, sprechen Helfer mit ihm. Einige Sätze behält er im Gedächtnis: „Ich bleibe bei Ihnen." – „Ich gebe Ihnen jetzt ein Schmerzmittel. Es wirkt rasch." – „Bleiben Sie bitte ruhig liegen. Legen Sie die Hand auf Ihre Brust und spüren Sie, wie Sie atmen."

Das **Wie** der sprachlichen Mitteilung, die Art und Weise, wie etwas ausgesprochen wird, unterstützt und verdeutlicht die Worte und Formulierungen: schnell oder langsam, laut oder leise, monoton oder lebhaft, flüssig oder mit Pausen etc. Verbale Kommunikation setzt voraus, dass alle Beteiligten dieselbe Sprache sprechen bzw. verstehen. Das ist im Rettungsdienst nicht immer der Fall. Gegenüber Patienten oder Angehörigen, die nur gebrochen Deutsch sprechen, sollte man in jedem Fall klar und einfach formulieren, keinesfalls aber die eigene Sprache verstümmeln (> Kap. 9.3.3).

Die **nonverbale Kommunikation** ist die elementare Ausdrucksform des Menschen. Sie steht in ihren Grundzügen jedem Menschen von Geburt an zur Verfügung und wird noch vor dem Erwerb der Wortsprache angewendet und erweitert. Ausdrucksmittel der nonverbalen Kommunikation sind der eigene Körper (Körpersprache), Objekte (z. B. Statussymbole) und das Verhalten im Raum (Nähe, Distanz etc.). Dazu gehören u. a.:

- **Mimik:** Die Ausdrucksbewegungen des Gesichts erfolgen größtenteils unbewusst. Die Kommunikation wird durch die Mimik bereichert, kann aber auch Fehlinformationen liefern. Verschiedene Krankheiten beeinträchtigen die Mimik (z. B. Schlaganfall, Morbus Parkinson).
- **Gestik:** Die Bewegungen der Hände unterstützen die gesprochenen Worte und drücken Gefühle und Gemütsbewegungen aus. Manche Gesten haben eine kulturell festgelegte Bedeutung. Die Gebärdensprache ist ein wichtiges Kommunikationsmittel von Gehörlosen.
- **Körperhaltung, -bewegungen** mit Kopf, Schultern, Oberkörper, Armen, Beinen etc. liefern Hinweise auf Schmerzen und Verletzungen, aber auch auf die momentane psychische Verfassung.
- **Blickkontakt:** Menschen, die einander in die Augen sehen, stehen in starkem Kontakt zueinander. Das kann sehr positiv erlebt werden (z. B. von Hilfesuchenden, beim „wortlosen Verstehen") oder auch bedrohlich wirken (z. B. im Streit). Im Gespräch wird fehlender Blickkontakt oft als Desinteresse, Langeweile oder fehlende Aufmerksamkeit interpretiert.
- **Objekte:** Uniformen zeigen an, wer zu welcher Einsatzorganisation gehört; sie können beruhigend wirken („Der kennt sich aus.") oder erschreckend („So ernst ist es also.") und distanzierend. In Wartebereichen und Notaufnahmen sowie auch in Einsatzfahrzeugen des Rettungsdienstes können Farben und Materialien freundlich-heimelig oder klinisch-kalt wirken. Statussymbole zeigen, welcher Gruppe man angehört (oder angehören möchte).
- **Räumliche Distanz:** Man unterscheidet zwischen körperlichem Intimbereich (ca. 20 cm), persönlichem Bereich (ca. 1 m) und offiziellem Bereich. Je nach Art des Gesprächs sind verschiedene Distanzen angemessen. Wenn jemand zu nah oder zu weit weg ist, versucht man, die richtige Distanz herzustellen (näher rücken, ausweichen, > Abb. 9.3).

ACHTUNG
Viele Handlungen von Notfallsanitätern finden im persönlichen und auch im Intimbereich statt!

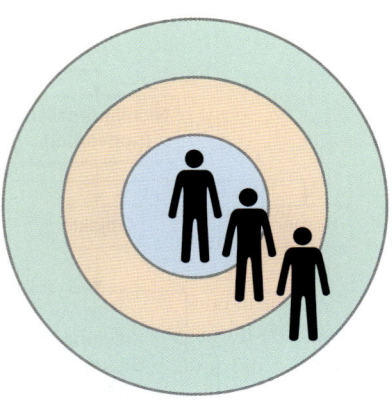

■ Intimbereich (0–20 cm)
■ Persönlicher Bereich (20–100 cm)
■ Öffentlicher Bereich (> 100 cm)

Abb. 9.3 Distanzzonen [P094/L231]

9.1.2 Kongruente und inkongruente Kommunikation

Kongruenz ist die Übereinstimmung zwischen verbalem und nonverbalem Ausdruck (z. B. Ja sagen und dabei nicken). Wenn verbal vermittelte Information und nonverbaler Ausdruck nicht zusammenpassen, ist die Kommunikation **inkongruent.**

Fallbeispiel

Ein 70-jähriger Mann ist vor einem Einkaufszentrum zusammengebrochen. Als die alarmierten Notfallsanitäter eintreffen, antwortet er mühsam auf ihre Fragen. Dann will er aufstehen: *„Es ist nichts"*, sagt er mit angespanntem Gesicht, *„so etwas ist mir schon öfter passiert."*

Bei inkongruenten Botschaften weiß der Empfänger nicht, was der Sprecher eigentlich meint und auf welchen Aspekt der Botschaft (den verbalen oder den nonverbalen) er antworten soll. Die Worte des Mannes können unterschiedlich interpretiert werden: *„Mir geht es gut.", „Lassen Sie mich in Ruhe."* oder *„Kümmern Sie sich um mich."*. Durch inkongruente Botschaften entstehen oft erhebliche Missverständnisse. In Konflikten können sich sachliche Auseinandersetzungen bis zum Streit zuspitzen.

9.1.3 Sach- und Beziehungsebene der Kommunikation

Jede Kommunikation läuft dabei auf zwei Ebenen ab, die sich wechselseitig beeinflussen:
- Auf der **Sachebene** werden Fakten, Daten und Sachfragen besprochen, Irrtümer korrigiert, Probleme analysiert etc. (**Was** wird gesagt?).
- Auf der **Beziehungsebene** werden Gefühle, Empfindungen und Stimmungen vermittelt, Sympathie und Ablehnung, emotionale Nähe und Distanz, Vertrauen und Vorwürfe ausgedrückt (**Wie** wird etwas gesagt?).

MERKE
Störungen auf der Sach- und Beziehungsebene hängen eng zusammen!

Missverständnisse auf der Sachebene können zu Ärger, Vorwürfen und Fehleinschätzungen auf der Beziehungsebene führen. Störungen auf der Beziehungsebene können eine sachliche Klärung von Problemen sehr behindern oder überhaupt unmöglich machen, wenn z. B. Sachfragen wie Beziehungsangelegenheiten angegangen werden. Das ist vor allem bei unterschwelligen oder nicht ausgetragenen Konflikten der Fall.

Die Wirkung dieser Störungen wird jedoch erheblich reduziert, wenn man folgende Punkte berücksichtigt:
- **Auf der Sachebene:**
  - Sich klar und einfach ausdrücken
  - Beim Thema bleiben
  - Sich kurz fassen
  - Sich in Wortschatz und Formulierungen auf den Gesprächspartner einstellen
- **Auf der Beziehungsebene:**
  - Bei Erstkontakt sich deutlich mit Namen und Funktion vorstellen, die Hand geben
  - Den Gesprächspartner nach seinem Namen fragen, mit Namen ansprechen
  - Möglichst auf die gleiche Augenhöhe gehen, Blickkontakt halten
  - Stimmlage, Lautstärke und Sprechgeschwindigkeit angleichen

9.1.4 Einflussfaktoren

Kommunikation unterliegt vielen Einflüssen. Biologische und psychische Faktoren spielen ebenso eine Rolle wie soziale und kulturelle Bedingungen sowie die unmittelbare Umgebung. Sie können die Kommunikation mitunter erheblich behindern oder verzerren.

Biologische Faktoren

- **Entwicklung und Alter:** Junge Menschen verfügen über einen anderen Wortschatz als ältere, sprechen schneller und folgen z. T. anderen Vorbildern (z. B. in Bezug auf Höflichkeit, Respekt, selbstbewusstes Auftreten).
- **Sinnesorgane:** Seh- oder hörbehinderte Menschen haben nur begrenzt Zugang zu bestimmten Informationen und Kommunikationsmitteln. Sie sind oft auf technische Hilfsmittel angewiesen, die in Notfallsituationen nicht immer verfügbar sind (z. B. Hörgeräte, Texte in Brailleschrift).
- **Sprechorgane:** Bei erkrankten, fehlgebildeten oder operativ entfernten Sprechorganen ist die Artikulationsfähigkeit oft stark eingeschränkt.
- **Sprachzentrum/Gehirn:** Schädigungen im Gehirn (z. B. durch Schlaganfall, Tumor) sowie Abbauprozesse (Demenz) können die Kommunikationsfähigkeit der Patienten nachhaltig beeinträchtigen.

Psychische Faktoren

- **Stimmung, Bedürfnisse:** Traurige Menschen sprechen oft leise und wenig, ängstliche fragen oft viel oder sprechen hastig. Gereizte Menschen sprechen oft laut und verwenden aggressive Ausdrücke. Wer starke Schmerzen hat, will vielleicht abgelenkt werden etc.
- **Sprachbegabung, Selbstbild:** Manche Menschen können besser als andere ihre Körperempfindungen beschreiben, Wünsche formulieren oder beruhigende Worte finden. Neben der reinen Fähigkeit spielt dabei auch das Selbstbild eine große Rolle (*„Das kann ich."/„Das kann ich nicht."*).
- **Einfühlungsvermögen, Beziehungsfähigkeit:** Sich in die Situation eines anderen Menschen hineinzuversetzen und rasch mit ihm Kontakt aufnehmen zu können, ist im Sanitätsdienst besonders wichtig.

- **Selbstkontrolle:** Die eigenen Worte sowie Stimme, Mimik und Gesten zumindest teilweise zu kontrollieren, ist nötig, um sich auf den Gesprächspartner einzustellen, ein Gespräch aktiv zu gestalten und sich nicht provozieren zu lassen.

Soziokulturelle Faktoren

- **Muttersprache, Fremdsprache:** Bei Patienten, mit denen man nicht in einer gemeinsamen Sprache kommunizieren kann, muss ein Dolmetscher oder Angehöriger hinzugezogen werden, um notwendige Informationen zu gewinnen bzw. zu vermitteln.
- **Dialekt:** Dialektfärbungen signalisieren die Zugehörigkeit zu einer bestimmten Region oder Gruppe. Sie bewirken, dass man sich heimisch fühlt, können aber auch Vorurteile auslösen.
- **Berufsspezifische Sprachkultur:** Kürzel und „Fachchinesisch" erlauben knappe und präzise Informationsübermittlung im Beruf, sind aber für Außenstehende (Patienten, Angehörige anderer Berufsgruppen) nur schwer verständlich oder grenzen sie aus.
- **Lebensweise und soziales Netz:** Alleinstehende Menschen, die wenig Gelegenheit zu Gesprächen haben, fühlen sich bei zu vielen neuen Kontakten oft überfordert (z. B. als Patient im Krankenhaus); Menschen, die in großen Familien leben oder im Beruf viel mit anderen zu tun haben, verfügen häufig über eine hohe kommunikative Kompetenz.
- **Gesellschaftsnormen:** Diese legen nahe, wie „man" sich in bestimmten Situationen verhalten soll, z. B. wie viel Gefühl Männer/Frauen zeigen dürfen, wann man um Hilfe bitten soll und wann nicht etc.

Umgebungsfaktoren

- **Störungen, Stress:** Für Gespräche über ernste, intime oder emotional bewegende Themen ist eine ruhige Umgebung besonders wichtig. Unterbrechungen (durch andere Menschen, Telefon etc.), Stress und Hektik können tiefer gehende Gespräche behindern oder unmöglich machen.
- **Geräuschpegel:** Bei schwerhörigen oder leise sprechenden Personen können Umgebungsgeräusche (durch andere Menschen, Geräte, Verkehr etc.) die gegenseitige Verständigung sehr beeinträchtigen.
- **Andere Anwesende:** Über manche Dinge will man lieber unter vier Augen und nicht in der Gegenwart Dritter sprechen.
- **Räumliche Position:** Ob beide Gesprächspartner auf gleicher Augenhöhe miteinander sprechen, wie weit man sich zu einem liegenden hinunterbeugt etc., hat großen Einfluss auf die Gesprächsatmosphäre und damit auf den Verlauf des Gesprächs.
- **Sozialer Druck:** Die Erwartungen anderer Menschen können Druck auslösen, in einer bestimmten Weise zu kommunizieren, z. B. sich Schmerzen nicht anmerken zu lassen, als Helfer freundlich und ruhig zu bleiben etc.

9.1.5 Vier Seiten einer Nachricht

Wenn man sprachliche Mitteilungen genauer analysiert, kann man in jeder Nachricht vier verschiedene Aussagen entdecken:
- Einen **Sachinhalt** (das „offizielle Thema")
- Eine **Selbstoffenbarung** (was der Sprecher über sich selbst ausdrückt)
- Einen **Appell** (Aufforderung, was der Sprecher vom Zuhörer will)
- Informationen über die **Beziehung** des Sprechers zum Zuhörer (was der eine vom anderen hält, wie sie zueinander stehen)

Jede Nachricht ist sprachlich auf einer der vier Ebenen formuliert (als Aussage, Frage, Aufforderung etc.) und wird nonverbal „eingefärbt" (➤ Abb. 9.4). Zwei Beispiele können dies veranschaulichen:

Fallbeispiel

Ein Dialysepatient wird von zu Hause abgeholt. Zum Notfallsanitäter, der ihm beim Einsteigen in den Wagen hilft, sagt er leise: „Schön, dass Sie da sind."
- **Sachinhalt:** *„Wenn Sie da sind, ist es besser, als wenn Sie nicht da sind."*
- **Selbstoffenbarung:** *„Ich habe Sorgen und fühle mich allein."*
- **Appell:** *„Kümmern Sie sich um mich."*
- **Beziehung:** *„Schön, dass Sie es sind und nicht ihre Kollegin. Ich mag Sie."*

Fallbeispiel

Eine Patientin weint.
- **Sachinhalt:** *„Das Auge tränt."*
- **Selbstoffenbarung:** *„Ich bin traurig."*
- **Appell:** *„Schone mich, tröste mich."*

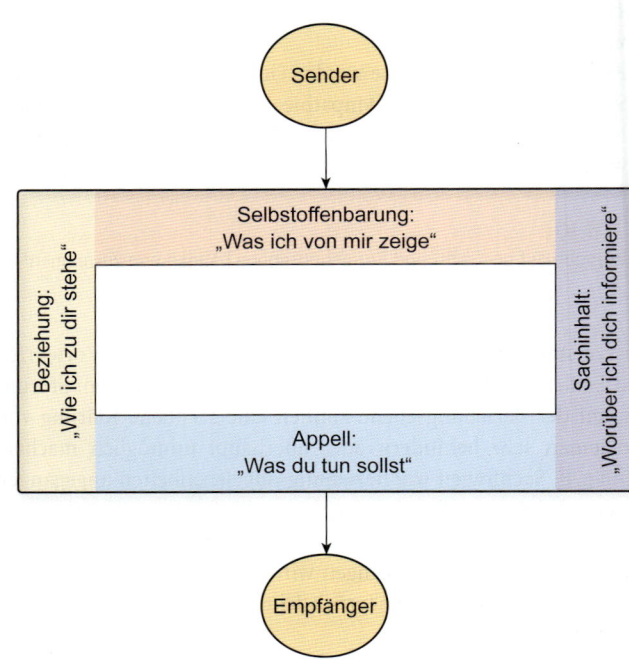

Abb. 9.4 Die vier Seiten einer Nachricht (nach Schulz von Thun 1981) [L143]

- **Beziehung:** *„Ich hoffe, dass du derjenige bist, der mir helfen kann!"* oder *„Nur du kannst mir helfen."*

Nachrichten können grundsätzlich auf jeder der vier Ebenen verstanden werden. Es liegt beim Empfänger (d. h. seiner Erfahrung, seinen Gewohnheiten, seiner momentanen Stimmung etc.), mit welchem „Ohr" er eine Nachricht hört. Je nachdem stellt er sich unterschiedliche Fragen:
- Auf der Sachebene: Worum geht es? Was sind die Fakten?
- Auf der Ebene der Selbstoffenbarung des Sprechers: Was teilt er mir über sich selbst mit? Wie geht es ihm?
- Auf der Appellebene: Was will er von mir? Was soll ich tun?
- Auf der Beziehungsebene: Wie steht er zu mir? Mag er mich?

Die Antworten beziehen sich auf die wahrgenommene Ebene. Das ist nicht unbedingt die vom Sprecher gemeinte.

___
Fallbeispiel

Ein Patient sagt: *„Mir tut der Arm weh."* – Antworten auf den vier Ebenen:
- *„Das kommt von der Schwellung. Es geht in ein paar Stunden zurück."* (Annahme: Der Patient berichtet eine Körperwahrnehmung.)
- *„Das braucht Sie nicht zu beunruhigen."* (Annahme: Der Patient macht sich Sorgen.)
- *„Ich hole gleich den Arzt."* (Annahme: Der Patient will ein Schmerzmittel.)
- *„Wir tun, was wir können."* (Annahme: Der Patient misstraut den Helfern.)
___

Dass eine Nachricht auf so verschiedene Arten verstanden werden kann, führt immer wieder zu Missverständnissen, Irritationen und Konflikten. Unklare Formulierungen des Sprechers und ungeprüfte Annahmen des Empfängers können sich gegenseitig verstärken und den Konflikt hochschaukeln. Missverständnisse ergeben sich vor allem,
- wenn eine Nachricht anders formuliert wird, als sie gemeint ist (z. B. *„Wann kommen wir an?"* im Sinne von *„Ich mache mir große Sorgen."*, mit der Antwort auf der Sachebene: *„In zehn Minuten."*).
- wenn eine Nachricht auf einer anderen Ebene verstanden wird, als sie gemeint war (z. B. die Selbstaussage: *„Mir ist kalt."* verstanden als Aufforderung *„Bleiben Sie doch!"*, mit der Antwort *„Ich kann jetzt nicht."*).
- wenn hinter einer „offiziellen" Aussage eine andere Aussage gemeint, aber eine dritte verstanden wird (z. B. ein Aushang am Schwarzen Brett: *„Interessenten bitte hier eintragen."*, gemeint als: *„Das ist verbindlich."*, verstanden als *„Die wollen uns kontrollieren."*).

Viele Probleme und Missverständnisse können vermieden werden, wenn man möglichst deutlich sagt, was man meint:
- Informationen als solche kennzeichnen: *„Folgendes ist sehr wichtig …"*
- Appelle deutlich machen: *„Bitte halten Sie die Bettruhe ein."*
- Eigene Gefühle und Meinungen in der Ich-Form formulieren: *„Ich habe den Eindruck …"*
- Nachfragen: *„Wie meinen Sie das?"*, *„Habe ich das richtig verstanden …"*, *„Heißt das, Sie würden gerne …?"*

9.1.6 Gesprächsführung

Gespräche geben Sicherheit und können den Kontakt zwischen Patienten, Angehörigen und Betreuern wesentlich verbessern. **Manuelle Tätigkeiten sprachlich zu „begleiten"** gehört ebenso dazu wie Informationen zu gewinnen und zu vermitteln, den Patienten zu beruhigen, zu motivieren und emotional zu unterstützen.

> **MERKE**
> Gespräche zu führen ist keine „Zusatzleistung", sondern zählt zu den zentralen Aufgaben eines Notfallsanitäters!

Gesprächsführung ist die bewusste Planung und Durchführung eines Gesprächs mit einem klaren Ziel und in mehreren Schritten. Das bedeutet insbesondere:
- Ziel oder Absicht des Gesprächs festlegen
- Gesprächsverlauf planen und steuern
- Auf bestimmte Themen eingehen, auf andere nicht
- Für eine angemessene Umgebung sorgen und Störungen beseitigen
- Anfang und Ende des Gesprächs markieren

Das Grundprinzip der Gesprächsführung lautet: den Gesprächspartner bei seinen Fragen, Bedürfnissen und Gedanken **abholen** und ihn zu den Themen **hinführen,** über die man mit ihm sprechen will. Dazu gehört u. a.
- klar zu wissen, was man mit dem Gespräch erreichen will (informieren, beruhigen, motivieren, etwas in Erfahrung bringen …),
- den eigenen Standpunkt klar, verständlich und überzeugend darlegen,
- dem Gesprächspartner Zeit lassen, seine Situation darzustellen und es ihm erleichtern, sich auszudrücken,
- dem Gesprächspartner vermitteln, dass seine Gedanken und Gefühle ernst genommen und verstanden werden,
- Fragen und Einwände nicht „wegwischen" oder ignorieren; zeigen, dass man sich damit auseinandersetzt.

Grundhaltung in helfenden Gesprächen

Helfende Gespräche setzen eine **bestimmte Grundhaltung** voraus. Dazu gehören vor allem folgende Aspekte:
- **Akzeptanz** (Achtung, Wärme, Rücksichtnahme)
- **Einfühlungsvermögen** (Empathie)
- **Ehrlichkeit** (Echtheit)

Außerdem ist von Bedeutung, dass helfende Gespräche immer nur auf freiwilliger Basis stattfinden können: In einer Notfallsituation oder während der Fahrt ins Krankenhaus können sie nicht erzwungen, sondern immer nur **angeboten** werden. Entscheidend ist die Bereitschaft und Offenheit des Patienten, mit einem Notfallsanitäter über ein bestimmtes Thema zu sprechen. Wenn ein Patient ein Gesprächsangebot ablehnt, sollte man ihn daher auch nicht weiter bedrängen.

> **ACHTUNG**
> In manchen Fällen möchte der Patient nur mit einer bestimmten Person sprechen. Auch diese Entscheidung ist selbstverständlich zu akzeptieren.

Basiskompetenzen

Ein Gespräch mit einem bestimmten Ziel zu beginnen, dabei auf den Gesprächspartner einzugehen, mit Störungen und Problemen umzugehen und das Gespräch auf angemessene Weise zu beenden, kann in vielen Fällen einfach, manchmal aber auch schwierig sein: weil man unter Zeitdruck steht, weil der Gesprächspartner umständlich erzählt oder unklare Ausdrücke verwendet, weil man wiederholt unterbrochen wird oder weil großer Zeitdruck besteht. Die im Folgenden vorgestellten **Basiskompetenzen** sollten im Rahmen der Gesprächsführung umgesetzt werden.

Sie werden anhand von positiven Vorbildern erworben und können in der Ausbildung weiter trainiert und verbessert werden. Im Einzelnen gehören zu den Basiskompetenzen folgende Punkte:

Kontakt herstellen und positives Gesprächsklima schaffen

- Freundlich auf den Gesprächspartner zugehen
- Sich ins Blickfeld des Patienten stellen/setzen
- Auf gleiche Augenhöhe gehen
- Sich beim ersten Kontakt mit Namen und Funktion vorstellen
- Hand geben, eventuell vorsichtig Körperkontakt aufnehmen (Hand, Arm)

Gespräch strukturieren

- Sich vor Beginn überlegen, was man erreichen will (z. B. Informationen übermitteln, Fragen klären, motivieren, entlasten, ablenken, Wartezeit überbrücken etc.)
- Einleitung und Abschluss des Gesprächs bewusst gestalten
- Reihenfolge der Themen festlegen („*Darüber sollten wir gleich reden.*", „*Das wird Ihnen im Krankenhaus der Arzt sagen.*")
- Informationen gliedern; die wichtigsten Informationen im ersten Drittel des Gesprächs vermitteln
- Wichtige Themen betonen, das Besondere hervorheben („*Es ist wichtig, dass …*", „*Entscheidend ist, dass …*")

Aktiv zuhören

- Blickkontakt halten
- Keine andere Tätigkeit nebenbei ausführen
- Wichtige Namen oder Fakten wiederholen
- Nachfragen bei unklaren oder abstrakten Aussagen („*Irgendwie geht's mir nicht gut.*", „*Ich habe die Hoffnung verloren.*")
- Den Gesprächspartner ausreden lassen

Genau zuhören, auf Bedürfnisse achten

- Den angesprochenen Sachverhalten, Einschätzungen, Gefühlen und Sorgen aufmerksam folgen
- Herausfinden, was der Gesprächspartner jetzt / allgemein möchte
- Indirekt geäußerte bzw. vermutete Interessen, Wünsche und Gefühle ansprechen
- Bei Widersprüchen nachfragen, wie das gemeint ist (z. B. „*Ich will ja, aber …*")
- Wichtige nonverbale Signale ansprechen (z. B. schmerzverzerrtes Gesicht)

Sich verständlich ausdrücken und sachlich argumentieren

- Klare Aussagen treffen, schwierige Fachausdrücke vermeiden
- Aufforderungen begründen, Beispiele nennen
- Fakten und Vermutungen deutlich voneinander abgrenzen
- Auf Fragen klar antworten, sachlich bleiben
- Nachfragen, ob der Gesprächspartner alles verstanden hat

Loben, das Positive sehen

- Fortschritte und gelungene Leistungen aktiv ansprechen, nicht damit warten
- Konkret benennen, was gut gemacht wurde
- Verbesserungen im Vergleich zum letzten Mal hervorheben
- Den Blick auf die Ressourcen und mögliche Lösungen richten

Missverständnisse klären, Spannungen abbauen

- Schwierigkeiten oder Probleme in geeigneter Form ansprechen
- Eigene Meinung in der **Ich-Form** formulieren („*Ich habe den Eindruck, dass …*")
- Keine Vorwürfe erheben, sondern klar sagen, was man vom anderen möchte
- Bei zwischenmenschlichen Spannungen nach einer Lösung suchen (nicht nach der Schuld)
- Auf Vorwürfe, Schuldzuweisungen, Abwertungen etc. mit Fragen antworten, z. B. „*Wie meinen Sie das? Was genau …? Wer …? Wann zuletzt …?*"
- Beim Thema bleiben

Kommunikationsfehler vermeiden

Keinesfalls:
- Den Blick während des Gesprächs vor allem auf schriftliche Unterlagen oder einen Bildschirm richten
- Automatische Fragen stellen ohne spürbares Interesse am Gesprächspartner
- Bedrängende Fragen stellen und nachbohren, während sich der Gesprächspartner verschließt
- Äußerungen und nonverbale Signale missachten oder fehl deuten
- Sachliche Rückmeldungen, Probleme und Kritik persönlich nehmen

Techniken der Gesprächsführung

Über die beschriebenen Basiskompetenzen hinaus können – je nach Gesprächsziel bzw. -intention – verschiedene **Kommunikationstechniken** eingesetzt werden. Sie bilden das **„Handwerkszeug"** der weiteren Gesprächsführung.

- **Fakten ansprechen:** Indem man Fakten anspricht oder wiederholt, kann man wichtige Informationen hervorheben und zugleich eine Orientierung geben, z. B. *„Ihr Sohn kommt in einer Stunde. Er fährt direkt zum Krankenhaus."* Fakten eignen sich besonders zur Beruhigung von ängstlichen, hilflosen oder verzweifelten Personen. Hilfreich ist, wenn man dabei möglichst einfach formuliert und in jedem Satz nur eine Aussage trifft.
- **Offene Fragen stellen:** Auf offene Fragen sind viele und lange Antworten möglich. Sie regen zum Erzählen an und bringen oft Informationen, an die man selbst gar nicht gedacht hat, z. B. *„Wie geht es Ihnen jetzt?", „Was möchten Sie …?", „Erzählen Sie mir bitte mehr davon."* etc. Offene Fragen eignen sich als Gesprächseinstieg und helfen weiter, wenn das Gespräch in eine Sackgasse gerät. In Gesprächen, die länger als eine Minute dauern, sollte man immer wieder offene Fragen stellen, um die Kommunikation im Fluss zu halten.
- **Geschlossene Fragen stellen:** Geschlossene Fragen schränken die Antwortmöglichkeiten auf einzelne Wörter ein, im Extremfall „Ja" oder „Nein": *„Haben Sie Schmerzen?", „Haben Sie noch Fragen?", „Möchten Sie …?", „Können Sie …?", „Wo sind …?"* etc. Geschlossene Fragen liefern rasche und präzise Informationen und lenken die Aufmerksamkeit auf einen Punkt oder in eine bestimmte Richtung. Zugleich dämmen sie den Redefluss ein. Mit ihnen kann man ein Gespräch in eine bestimmte Richtung lenken und auch beenden (viele geschlossene Fragen stellen, dann zusammenfassen und sich verabschieden). Je nach Tonfall und nonverbaler Kommunikation können sie strukturierend und beruhigend, aber auch kalt und distanziert wirken.
- **Verbal und nonverbal verstärken:** Blickkontakt und interessierter Gesichtsausdruck, Nicken, „Ja" und „Mhm" zeigen dem Gesprächspartner, dass man ihm aufmerksam und „aktiv" zuhört. Dadurch wird er zum Weiterreden angeregt und das Gespräch wird in Gang gehalten.
- **Wiederholen:** Wichtige Aussagen oder Schlüsselwörter, die der Gesprächspartner formuliert, werden wörtlich wiederholt. Auf diese Weise kann man wichtige Punkte hervorheben und überprüfen, ob man richtig verstanden hat.
- **In eigenen Worten zusammenfassen (Paraphrasieren):** Aussagen und Reaktionen des Gesprächspartners werden in eigenen Worten zusammengefasst. Man kann dadurch Verständnis und Einfühlungsvermögen zeigen sowie das Gesagte weiter klären und verdeutlichen: *„Mit anderen Worten …", „Das heißt also …", „Habe ich das richtig verstanden …".* Im Gespräch sollte man öfter paraphrasieren als die Worte einfach wiederholen.
- **Gefühle ansprechen:** Die beobachteten oder vermuteten Gefühle des Gesprächspartners können direkt angesprochen und als eigene Eindrücke zurückgespiegelt werden: *„Sie sehen wütend aus.", „Sie wirken traurig.", „Das ist sicher schlimm.".* Dies kann helfen, über Gefühle zu sprechen, die man sonst nur zögernd geäußert hätte. Dazu ist jedoch eine gute Gesprächsbasis auf der Beziehungsebene nötig. Zugleich erfordert es große Sensibilität (wie weit kann ich gehen, was ist jetzt nicht zumutbar?) und auch Standfestigkeit sowie Zeit für das weitere Gespräch. Da während und nach Notfällen die emotionale Belastung der Betroffenen oft sehr groß ist, sollten in diesen Situationen Gefühle möglichst nicht direkt angesprochen werden (Gefahr der **Dekompensation**).
- **Schweigen:** Schweigen kann ein sehr wirkungsvolles Mittel der Kommunikation sein. Probleme und Schwierigkeiten werden nicht einfach weggeredet. Im Schweigen kann man außerdem zeigen, dass man den Gesprächspartner in einer Krise nicht alleinlässt und seine Schwierigkeiten mit ihm aushält. Es kann jedoch auch kalt wirken und den Eindruck von Verwirrung oder mangelndem Interesse wecken.

9.2 Kommunikation im Rettungsdienst

9.2.1 Kommunikation im Wachalltag

Im Wachalltag dient Kommunikation nicht nur zum Informationsaustausch, sondern sie ist ein wesentlicher Beitrag zur **Organisationskultur.** Je nachdem, wie auf einer Rettungswache miteinander kommuniziert wird, ist die Arbeitsatmosphäre angenehm oder belastend. In diesem Zusammenhang kann eine konstruktive, von gegenseitiger Wertschätzung geprägte Kommunikation sogar zur betrieblichen Gesundheitsförderung dienen und die Identifikation mit dem Arbeitgeber insgesamt erhöhen, während z. B. nicht weitergegebene Informationen, Lästereien oder schwelende Konflikte zu Enttäuschungen und Frustrationen bis hin zu inneren Kündigungen führen können. Vor diesem Hintergrund ist Kommunikation auf der Rettungswache auch mehr als der **Small Talk** in der Bereitschaftszeit.

Aspekte professioneller Kommunikation im Wachalltag

Vermittlung von Informationen

Um alle Mitarbeiter einer Rettungswache stets auf dem gleichen Informationsstand zu halten, eignen sich Rundmails und „Schwarze Bretter" (➤ Abb. 9.5), aber auch regelmäßige Besprechungstermine, sog. **Jour fixe.** Einerseits sind Arbeitgeber dazu verpflichtet, ihre Mitarbeiter über aktuelle Entwicklungen und interne Veränderungen angemessen zu unterrichten. Andererseits ist es aber auch Aufgabe jeder einzelnen Rettungsfachkraft, sich über relevante Neuigkeiten zu informieren.

> **ACHTUNG**
> Bei Dienstbesprechungen besteht daher Anwesenheitspflicht.

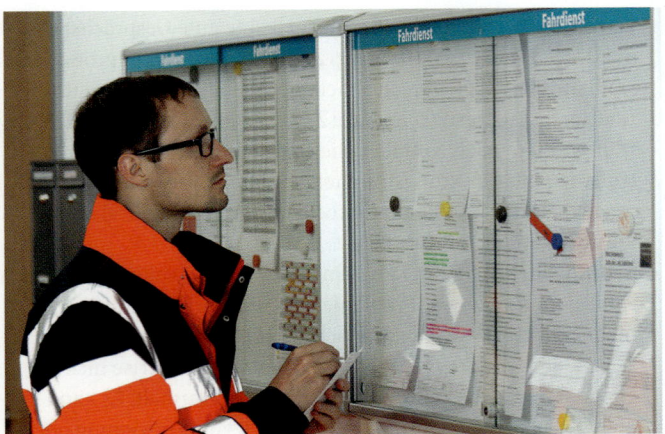

Abb. 9.5 Informationsvermittlung auf einer Rettungswache [O997]

Hierarchie

Der Umgang mit Hierarchie wird durch die Kommunikation im Wachalltag widergespiegelt. Ob Führungskräfte geduzt oder gesiezt werden bzw. wie Kollegen sich generell untereinander ansprechen, ist u. a. ein Indikator dafür. In manchen Rettungsdiensten hat der Wachleiter lediglich festgelegte „Sprechzeiten" und ist außerhalb dieser Zeiten für seine Mitarbeiter kaum oder nur nach vorheriger Terminvereinbarung erreichbar. In einigen Organisationen und Unternehmen wird aber auch auf besonders **flache Hierachien** Wert gelegt. Jeder kann jederzeit ein persönliches Anliegen vortragen. Kritik kann unabhängig von Dienstrang oder Alter geäußert werden.

Von der **formellen** ist ohnehin noch die **informelle Hierarchie** zu unterscheiden. So gibt es auf manchen Rettungswachen eine bestimmte Sitzordnung am Tisch oder bestimmte Aufgaben im Wachalltag dürfen nur von einigen Mitarbeitern durchgeführt werden. Mitunter gibt es „Leitwölfe" und interne „Hackordnungen", was hier nicht weiter ausgeführt werden kann. Die Gruppendynamik auf Rettungswachen ist zu unterschiedlich, und ihre Auswirkungen sind zu komplex, um sie pauschal beschreiben zu können.

Grundsätzlich kann daher nur empfohlen werden, dass sich jeder Notfallsanitäter über den Umgang mit formeller und informeller Hierarchie an seinem Arbeitsplatz informiert und nach Möglichkeit auch entsprechend integriert. Darüber hinaus hat jeder Mitarbeiter sicherlich die Möglichkeit, in einem gewissen Rahmen zu systemischen und organisatorischen Veränderungen im Wachalltag beizutragen. Dabei ist aber nicht nur kommunikative, sondern in hohem Maße auch soziale Kompetenz erforderlich.

Ablauf von Entscheidungsprozessen

Entscheidungen werden im günstigsten Fall nicht einfach „von oben herab" getroffen und Mitarbeitern in ihrem Wachalltag aufgezwungen, sondern im Vorfeld gemeinsam besprochen und demokratisch, etwa durch Abstimmungen nach dem Mehrheitsprinzip, legitimiert. Partizipationsmöglichkeiten für Mitarbeiter erhöhen die Zufriedenheit am Arbeitsplatz nachweislich.

MERKE
Es besteht ein Zusammenhang zwischen Mitbestimmungsmöglichkeiten, einzelnen krankheitsbedingten Fehltagen und sogar der Entwicklung eines Burn-out-Syndroms.

Vor diesem Hintergrund ist es z. B. empfehlenswert, bei Planungen für die Beschaffung neuer Fahrzeuge oder -geräte, bei der Erarbeitung neuer Einsatzkonzepte oder bei Überlegungen zu Umgestaltungsmaßnahmen auf der Rettungswache Arbeitskreise einzurichten. Auf diese Weise fühlen sich Rettungsfachkräfte ernst genommen, wertgeschätzt und können ihre Ideen einbringen. Inwiefern Mitarbeitern im Wachalltag Mitbestimmungsmöglichkeiten eingeräumt werden, ist innerhalb der einzelnen Rettungsdienste allerdings sehr unterschiedlich.

Umgang mit Fehlern

Auf vielen Rettungswachen kann über Fehler, die einer einzelnen Rettungsfachkraft oder einem Rettungsteam unterlaufen sind, nicht offen gesprochen werden. Fehler einzugestehen, führt mitunter dazu, dass man stigmatisiert oder ausgelacht wird. Vor einer genauen Ursachenanalyse wird oftmals vorschnell Schuld zugewiesen. Deshalb werden Fehler häufig verschwiegen bzw. sogar verheimlicht und vertuscht.

ACHTUNG
Wünschenswert wäre, dass im Wachalltag eine **No-Blame Culture** vorhanden ist. Über Fehler müsste, ohne Angst vor unangemessenen Sanktionen haben zu müssen, gesprochen werden können.

Nur auf diese Weise lässt sich das Lernpotenzial von Fehlern nutzen. Zur Entwicklung einer No-Blame Culture kann jede Rettungsfachkraft beitragen, indem sie Fehlermeldungen von Kollegen dankbar nutzt, um bestimmte Fehler bei eigenen Einsätzen zukünftig zu vermeiden. Durch ein **Critical Incident Reporting System (CIRS)** sollte der pädagogisch angemessene Umgang mit Fehlern geregelt werden (➤ Kap. 11).

Umgang mit Kritik und Konflikten

Zur professionell gestalteten Kommunikation im Wachalltag gehört auch der Umgang mit Konflikten. Hinter dem Rücken von Betroffenen zu meckern und zu lästern, ist wenig hilfreich. Günstiger ist ein **konstruktives Konflikt- und Beschwerdemanagement.** Dazu gehört z. B. die Einrichtung einer regelmäßigen „Meckerstunde", in der vorrangig Lösungen für Konflikte erarbeitet werden sollen.

ACHTUNG
In verfahrenen Situationen kann es auch angebracht sein, einen externen Mediator einzubeziehen.

Ein spezielles Phänomen ist **Mobbing.** Dabei werden Betroffene wiederholt und über einen längeren Zeitraum absichtlich geschädigt, wobei zwischen den Tätern und den Opfern ein tatsächliches oder zumindest **subjektiv erlebtes Macht- bzw. Kräfteungleichgewicht** besteht. Ein Berufseinsteiger kann z. B. von einer erfahrenen

Rettungsfachkraft gemobbt werden oder ein Mitarbeiter vom Leiter der Rettungswache. Zur Prävention von Mobbing sollte auch auf Rettungswachen die Funktion eines **Antimobbingbeauftragten** eingerichtet werden. Zudem gibt es verschiedene Präventionsprogramme, die zur Umsetzung empfohlen werden können.

ACHTUNG
Mobbing ist kein Spaß, sondern kann schwerwiegende Gesundheitsschädigungen zur Folge haben. Einzelne Verhaltensweisen, die im Rahmen von Mobbingaktionen ausgeführt werden, sind u. U. auch strafrechtlich relevant, so z. B. üble Nachrede, Körperverletzung, sexuelle Belästigung oder Beleidigung.

Umgang mit Belastungen

Die Kommunikation im Wachalltag trägt in hohem Maße auch dazu bei, wie **belastende Einsatzerfahrungen** bewältigt werden können. Nach Möglichkeit sollten Kollegen stets ein „offenes Ohr" haben, wenn eine Rettungsfachkraft von einem besonders schwierigen oder unangenehmen Einsatz erzählt. Auf einigen Rettungswachen werden inzwischen auch regelmäßige Supervisionssitzungen angeboten, oder es gibt kollegiale Ansprechpartner (Peers), die eine spezielle psychologische Zusatzausbildung absolviert haben (▶ Kap. 7.3.3 und ▶ Kap. 10.4.4).

Persönliches und Umgangsformen

Nicht zuletzt wird die Kommunikation im Wachalltag durch die **allgemeinen Umgangsformen** geprägt. Dass man sich begrüßt und verabschiedet, ein angemessenes Benehmen zeigt und Mahlzeiten gemeinsam einnimmt gehört dazu.

Zu einer angenehmen **Arbeitsatmosphäre** trägt sicherlich auch bei, dass sich Kollegen in der einsatzfreien Zeit nicht nur über Fachliches, sondern auch Privates austauschen können und an der individuellen Lebenssituation ihrer Kollegen Anteil nehmen. An vielen Rettungswachen sind Sommerfeste oder Weihnachtsfeiern üblich, zu denen auch die jeweiligen Partner eingeladen werden. Zudem werden oftmals bestimmte Traditionen gepflegt bzw. es sind bestimmte Rituale üblich (▶ Kap. 8.5.3). Wenn eine Rettungsfachkraft in einem Einsatz zum ersten Mal mit einem Verstorbenen konfrontiert wird, muss sie vielerorts z. B. einen Kuchen backen. Solche Rituale erscheinen auf den ersten Blick skurril oder makaber. Sie geben aber auch Halt und tragen letztlich ebenfalls zur Gemeinschaftsbildung und -förderung im Wachalltag bei.

Ein weiteres Zeichen gelingender Kollegialität ist (u. U. auch schwarzer) **Humor** – allerdings nur, solange gemeinsam gelacht und niemand durch Späße bloßgestellt, verletzt oder ausgegrenzt wird. Vor diesem Hintergrund kann jede einzelne Rettungsfachkraft durch ihr persönliches Kommunikationsverhalten einen wichtigen Beitrag leisten, um im Wachalltag für ein harmonisches Miteinander zu sorgen.

9.2.2 Kommunikation im Krankentransport

Krankentransporte machen in Deutschland rund 51 % des rettungsdienstlichen Gesamteinsatzgeschehens aus. Vielen Rettungsfachkräften erscheinen Krankentransporte zwar eher langweilig und sie fühlen sich häufig unterfordert. Allerdings kommt der kommunikativen Kompetenz gerade im Krankentransport eine besonders hohe Bedeutung zu.

Während die Kommunikation im zeitkritischen Notfalleinsatz fast ausschließlich sachbezogen ist, d. h., der Austausch unmittelbar handlungsrelevanter Informationen im Vordergrund steht, kann im Krankentransport eine deutlich stärker personen- bzw. beziehungsorientierte Konversation stattfinden. Hier bietet sich die Gelegenheit zu viel längeren, intensiveren Gesprächen, als dies im Rahmen der Notfallrettung möglich ist.

Aspekte der Kommunikation im Krankentransport

Einstellung

Zunächst einmal sollte jedem Patienten im Krankentransport freundlich und empathisch begegnet werden. Dazu gehört es insbesondere, ein professionelles Verständnis für die Situation des jeweiligen Patienten zu entwickeln, seine Wünsche und Bedürfnisse aufmerksam wahrzunehmen und diese – etwa hinsichtlich der Lagerung, der Temperatur oder der Belüftung im KTW – auch zu berücksichtigen.

PRAXISTIPP
Einem Selbstverständnis als Dienstleister im Gesundheitswesen folgend, sollte sich jede Rettungsfachkraft ernsthaft darum bemühen, Krankentransporte für einen Patienten auch durch das eigene Kommunikationsverhalten so angenehm wie möglich zu gestalten.

Kommunikative Passung

Damit im Krankentransport überhaupt ein angenehmes Gespräch zustande kommen kann, sollten Gesprächspartner möglichst die „gleiche Sprache" sprechen. Dies bezieht sich auf die Sprache als solches, aber auch auf Stil, Sprachniveau bzw. Vokabular sowie die Komplexität des Satzbaus. Verständlichkeit hängt wesentlich von diesen Faktoren ab. Rettungsfachkräfte sollte sich hinsichtlich des eigenen Kommunikationsverhaltens daher auf Patienten einstellen können, ohne jedoch aufgesetzt zu wirken bzw. sich unangemessen zu verstellen.

Situativer Kontext

Auch der Anlass für einen Krankentransport sollte beachtet werden: Handelt es sich z. B. um eine Verlegung zur weiteren Behandlung in eine Spezialklinik, um einen Menschen, der aus seiner häuslichen Umgebung in ein Pflegeheim gebracht wird, oder um eine Fahrt in ein Hospiz, wird die Atmosphäre im KTW jeweils eine andere sein. Es wirkt sich auch aus, ob ein Krankentransport tagsüber oder nachts sowie an einem regulären Arbeitstag oder einem besonderen Feiertag (z. B. Heiligabend) durchgeführt wird.

ACHTUNG
Wird dieser situative Kontext nicht ausreichend berücksichtigt, ist keine dem Anlass angemessene Kommunikation möglich und Rettungsfachkräfte können rasch in kommunikative Fallen tappen.

Muss ein älterer Mensch ausgerechnet am Ostersonntag ins Krankenhaus gebracht werden, ist die freudige (oder sogar ironische?) Begrüßung „Frohe Ostern!" z. B. unangebracht. Einem Tumorpatienten im Endstadium nach dem Transport ins Hospiz zum Abschied „gute Besserung" zu wünschen, wird u. U. als Ausdruck von Desinteresse und Gedankenlosigkeit verstanden.

Stereotype

Stereotype Vorstellungen über die Konversationsmöglichkeiten einer Patientengruppe (z. B. von älteren Menschen, Demenzpatienten, anderen chronisch Kranken oder geistig Behinderten) können ein vorurteilsfreies Gespräch von vornherein unmöglich machen und die Kommunikation im Sinne selbst erfüllender Prophezeiungen negativ beeinflussen. Deshalb ist es wichtig, bewusst eine vorurteilsfreie Grundhaltung einzunehmen und eventuelle negative Vorerfahrungen mit einer bestimmten Patientengruppe beiseite zu schieben, um sich unvoreingenommen auf den jeweiligen Patienten einlassen zu können (➤ Kap. 8.2.3).

Gesprächsführung

Durch geschlossene Fragen können zwar konkrete Informationen eingeholt werden; als Gesprächseinstieg oder zur Fortführung eines Dialogs sind offene Fragen jedoch meist besser geeignet. Eine nicht wertende Haltung, insbesondere auch das aktives Zuhören (➤ Kap. 9.2) kann dabei helfen, bei kritischen Themen oder unterschiedlichen Meinungen keinen Streit zu provozieren, sondern das Gespräch auf einer möglichst angenehmen, unkritischen Ebene zu halten.

Ferner ist es wichtig, auf den eigenen Tonfall sowie die begleitende Mimik und Gestik zu achten. Ein genervtes Augenrollen u. Ä. sollte z. B. unterbleiben: Emotionen auf diese Weise zum Ausdruck zu bringen, ist sicherlich manchmal entlastend, aber in Anwesenheit eines Patienten bzw. Angehörigen schlichtweg unprofessionell. Umgekehrt signalisiert beständiger Blickkontakt und ein Kopfnicken Aufmerksamkeit, Interesse und Anteilnahme (➤ Abb. 9.6).

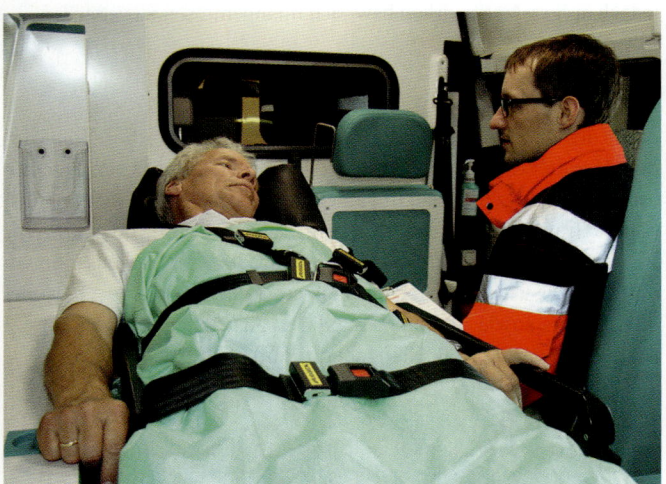

Abb. 9.6 Kommunikationssituation im Krankentransport [O997]

Themen

Worüber während eines Krankentransports gesprochen wird, ist letztlich nicht entscheidend. Gesprächsthemen sollten nach Möglichkeit jedoch vom Patienten gesetzt werden, der Notfallsanitäter greift vorgegebene Themen dann ggf. auf. Nicht zuletzt sollte aber auch akzeptiert werden, wenn ein Patient im Krankentransport schlichtweg nicht mit einer Rettungsfachkraft sprechen möchte.

> **MERKE**
> Zu einem professionellen Kommunikationsverhalten im Krankentransport gehört, dass man auch Stille bzw. ein Schweigen aushalten kann.

9.2.3 Kommunikation im Notfalleinsatz

Die Rahmenbedingungen für effektive Kommunikation sind in einem Notfalleinsatz ungünstig. Zeit- und Handlungsdruck, die Menge der zu verarbeitenden und auszutauschenden Informationen sowie **Störeinflüsse**, wie z. B. Lärm an der Einsatzstelle oder ein Rauschen im Funkverkehr, begünstigen die Entstehung von Missverständnissen. Gleichzeitig ist Kommunikation als eine wesentliche Voraussetzung für ein angemessenes Einsatzmanagement und eine gelingende Versorgung von Notfallpatienten anzusehen.

Grundsätze für die Kommunikation im Notfalleinsatz

Laut denken

Ein im Rettungsdienst weitverbreiteter Mythos besteht in der Annahme, dass möglichst wenige Gesprächskontakte untereinander ein Indikator für effektive Teamarbeit sind. Besonders günstig wäre es demnach, wenn man weitgehend stumm interagieren kann. In wenigen Ausnahmefällen mag dies auch zutreffen. Generell zu fordern, dass in einem Notfalleinsatz weitgehend geschwiegen werden soll, ist ansonsten jedoch falsch.

> **PRAXISTIPP**
> Nur wenn man ausspricht und sich darüber austauscht, welche Gedanken man gerade verfolgt, können alle anwesenden Kollegen im Einsatzgeschehen mitdenken, ein gemeinsames mentales Modell entwickeln und sich sinnvoll an der Teamarbeit beteiligen (➤ Kap. 11).

Davon abgesehen kann extreme Wortkargheit auch zu einer deutlichen Irritation von Patienten und Angehörigen führen. Die mangelnde Kommunikation untereinander könnte z. B. als Ausdruck geringer Motivation oder eines schwelenden Konflikts innerhalb des Rettungsteams fehlgedeutet werden.

Aufmerksam zuhören und ausreden lassen

Gerade in einer Notfallsituation dürfen keine Informationen verloren gehen. Deshalb ist es wichtig, sich Gesprächspartnern zuzuwenden,

Blickkontakt zu halten und z. B. durch Kopfnicken zu signalisieren, dass konzentriert und geduldig zugehört wird. Dies gilt für die Kommunikation innerhalb des Rettungsteams ebenso wie für den Kontakt zu Patienten oder Angehörigen. Zwar besteht in einem Notfall meist ein hoher Handlungsdruck. Das Richtige zu tun, setzt aber immer eine sorgfältige Sammlung von Informationen voraus. Die Zeit, die beim Zuhören verstreicht, ist also zielführend investiert. Nur wenn jemand mit einem Redebeitrag sehr weit ausholt und ein Informationsaustausch unverhältnismäßig viel Zeit in Anspruch nimmt, sollte man sein Gegenüber freundlich, aber bestimmt unterbrechen.

PRAXISTIPP
Eine empfehlenswerte Formulierung lautet: *„Ich unterbreche Sie kurz, damit wir nicht zu viel Zeit verlieren. Bitte sagen Sie ganz konkret, was jetzt im Moment Ihre Hauptbeschwerde ist."*

Gezielte Gabe von einzelnen Anweisungen

Anweisungen sollten so gegeben werden, dass sich ein bestimmtes Teammitglied dadurch angesprochen fühlt und **genau** weiß, was nun zu tun ist. Wird lediglich in den Raum gestellt, dass bei einem Patienten z. B. der Blutdruck gemessen werden müsste, besteht die Gefahr, dass sich entweder niemand darum kümmert oder gleich mehrere Teammitglieder diese Aufgabe übernehmen wollen. Beispiel: *„Klaus, bereitest du bitte die Intubation mit einem 7,5 mm-Endotrachealtubus vor? Leg bitte auch einen Mandrin und das Gleitgel bereit."* Derjenige, der eine Anweisung erhalten hat, sollte die Ausführung des jeweiligen Auftrags dann außerdem kurz bestätigen.

PRAXISTIPP
Vermieden werden sollten ferner Auftragssalven, bei der zahlreiche Anweisungen innerhalb kürzester Zeit gegeben werden (*„Zweiten Zugang legen, EKG ableiten, Sauerstoffgabe auf 15 Liter erhöhen, gleich eine Voranmeldung im Schockraum machen!"*). Dies verbreitet lediglich Hektik, beeinträchtigt die Arbeitsatmosphäre, verursacht bei allen Beteiligten nur zusätzlichen Stress und erhöht die Wahrscheinlichkeit von Fehlgriffen. Häufig wird durch Auftragssalven auch eine einzelne Anweisung überhört und bleibt dann unerledigt.

Lautstärke

Erregung und Anspannung führen häufig dazu, dass besonders laut gesprochen wird. Jeder kennt das von eskalierenden Konfliktgesprächen: Je emotionaler jemand beteiligt ist, umso lauter teilt derjenige seine Wortbeiträge mit. Auch in einem Notfall signalisiert zunehmende Lautstärke eine starke psychische Belastung. Gleichzeitig trägt die Lautstärke zu einer weiteren Lageeskalation bei. Werden Patienten sehr bzw. zu laut angesprochen, können sie dies z. B. als unhöflich oder aggressiv empfinden. Umgekehrt muss zumindest so laut gesprochen werden, dass alle Informationen verständlich sind und gut gehört werden können.

PRAXISTIPP
Aus diesem Grund sollte die Lautstärke der Kommunikation in einem Notfalleinsatz den situativen Rahmenbedingungen angepasst werden. In der Wohnung eines Patienten muss i. d. R. nicht geschrien werden, auf einer viel befahrenen Straße oder beim Austausch von Informationen über weitere Entfernungen eventuell schon.

Sprechgeschwindigkeit und Artikulation

Durch Erregung und Anspannung ändern sich nicht nur die Lautstärke, sondern auch die Sprechgeschwindigkeit und die Artikulationssorgfalt. In einem Notfalleinsatz wird daher oftmals sehr schnell gesprochen und mitunter werden in der Aufregung Silben „verschluckt".

PRAXISTIPP
Deshalb ist es wichtig, eher etwas langsamer als gewohnt zu sprechen und auf eine sorgfältige Artikulation zu achten. Zu nuscheln sollte ebenso vermieden werden wie gleichzeitig zu handeln und zu sprechen. Die Artikulationssorgfalt wird auch dadurch meist vermindert.

Modulation der Stimme, Gestik und Mimik

Auf die **Modulation der Stimme** sollte in einem Notfalleinsatz ebenfalls geachtet werden. Insbesondere Stimmungen und Wertungen werden durch den Tonfall vermittelt. Die Bedeutung ausgesprochener Wörter kann durch gezielt eingesetzte Betonungen sowie ein Anheben oder Senken der Stimme unterstrichen werden. Man kann etwas „sanft" oder „scharf" modulieren. Gerade der Tonfall kann aber auch Geringschätzung, Missfallen, Ironie oder Sarkasmus zum Ausdruck bringen.

MERKE
Viele Konflikte resultieren nicht aus der Wortwahl an sich, sondern aus der Modulation der Stimme.

Was die Wirkung der Modulation betrifft, lässt sich in ähnlicher Weise auf **Gestik und Mimik** übertragen. Die Aussagekraft gesprochener Worte wird im günstigsten Fall durch beides unterstützt. Stimmen Gesten, Mimik und Wortwahl jedoch nicht überein (**inkongruente Kommunikation**), werden Irritationen verursacht. Beispiel: Jemand teilt einem Hinterbliebenen sein Beileid mit und äußert verbal seine Betroffenheit, lächelt aber dabei. In solchen Fällen ist die tatsächliche beabsichtigte Aussage nicht eindeutig erkennbar und Missverständnisse werden provoziert (➤ Kap. 9.1.2).

Bei Gesten kommt noch hinzu, dass verschiedene (Finger-)Zeichen ohnehin unterschiedlich gedeutet werden können. Der mit dem Daumen zu einem Ring zusammengeführte Zeigefinger kann einerseits „perfekt" bedeuten. Andererseits kann diese Geste aber auch als Schimpfwort verstanden werden.

Ferner ist zu beachten, dass Patienten und Angehörige gerade auch anhand bestimmter Gesichtsausdrücke des Rettungsfachpersonals zu erkennen versuchen, wie ernst die Situation ist. Daher sollten Notfallsanitäter ihre Gestik und Mimik stets kontrollieren und ggf. bewusst einsetzen.

> **PRAXISTIPP**
> Weit aufgerissene Augen und über dem Kopf zusammengeschlagene Hände signalisieren, dass eine Notfallsituation offenbar besonders schrecklich, vielleicht sogar aussichtslos ist. Eine solche Gestik und Mimik sollte von Rettungsdienstmitarbeitern vermieden werden. Demgegenüber kann mit einem aufmunternden Kopfnicken zur Beruhigung von Betroffenen beigetragen werden.

Konstruktive Konfliktlösungen

Dass auch in einem Notfalleinsatz – etwa im Hinblick auf durchzuführende Maßnahmen oder die Auswahl eines Zielkrankenhauses – unterschiedliche Meinungen auftreten können, liegt in der Natur der Sache. Streit vor einem Patienten oder Angehörigen auszutragen, verunsichert die Betroffenen jedoch und wirkt zudem wenig professionell. Nichts einzuwenden ist dagegen, sich innerhalb eines Rettungsteams kurz und konstruktiv über das weitere Vorgehen zu beraten. Ist man anderer Auffassung als ein Teamkollege, empfiehlt sich die indirekte Äußerung von Kritik durch konkrete Vorschläge und ein „Steuern von unten". Dies ist weniger konfrontativ und wirkt nicht als Angriff, sondern kann als konstruktiver Hinweis aufgegriffen werden, ohne dass jemand einen Gesichtsverlust befürchten muss. Anstatt zu sagen: *„Jetzt musst du aber intubieren!"* wäre die Formulierung in Form einer Frage günstiger: *„Soll ich schon mal die Intubation vorbereiten?"*

> **ACHTUNG**
> Einmal getroffene Entscheidungen des Teamführers müssen, wenn darüber ein kurzer Austausch stattgefunden hat, letztlich aber akzeptiert werden.

Vorwürfe

Vorwürfe und „Warum"-Fragen (Beispiel: *„Warum hast du uns nicht schon längst vorangemeldet?"*) helfen in einem Notfalleinsatz niemandem, führen meist nur zu einer erheblichen Belastung der Arbeitsatmosphäre und sind daher zu unterlassen. Gleiches gilt für die Denunzierung von Kollegen im Einsatz (Beispiel: *„Sie sind wohl noch nicht so lange Notarzt, oder?"*). Ein derartiges Verhalten ist generell unangebracht, insbesondere gehört es jedoch nicht an eine Einsatzstelle.

> **PRAXISTIPP**
> Im Notfalleinsatz ist grundsätzlich eine möglichst **positive** Kommunikation zu empfehlen. Demnach wird v.a. gelobt, wenn etwas gut gelungen ist. Negative Formulierungen sind zu vermeiden.

Dies gilt für Flüche und andere Unmutsäußerungen, aber auch für Handlungsanweisungen an Patienten oder Angehörige. Statt *„Springen Sie nicht!"* sollte es z.B. heißen: *„Bleiben Sie stehen!"*. Statt *„Schauen Sie nicht nach unten!"* sagt man besser: *„Schauen Sie nach oben!"* etc.

Humor

Ein Witz, ein Gag, eine lustige Bemerkung etc. kann sicherlich dazu beitragen, eine angespannte, verkrampfte Situation zu entspannen. Dies funktioniert allerdings nur dann, wenn alle beteiligten Personen auch den gleichen Humor haben.

> **ACHTUNG**
> Stimmt die „humoristische Passung" nicht überein, kann Humor mehr schaden als nützen.

Da das Rettungsfachpersonal die Patienten und Angehörigen in einem Notfalleinsatz jedoch meist nicht näher kennt, kann man ihr Humorverständnis auch nicht sicher einschätzen. Vor diesem Hintergrund sollte von (vermeintlich) humorvollen Äußerungen in einem Notfall zunächst Abstand genommen werden.

Notfallphraseologie

Um Missverständnisse zu vermeiden, könnte eine „Notfallphraseologie" hilfreich sein. Dabei werden z.B. **Codewörter** vereinbart, die etwas ganz Bestimmtes zum Ausdruck bringen und dann auch eine ganz bestimmte Reaktion zur Folge haben müssen. Hier liegt die Überzeugung zugrunde, dass die Standardisierung von Versorgungsprozeduren eigentlich auch eine **Standardisierung der Sprache** voraussetzen müsste.

Bei bestimmten Abkürzungen, wie z.B. RTW oder KTW, ist durch die Normung bereits für Einheitlichkeit und Exaktheit gesorgt. Ansonsten gibt es im Rettungsdienst aber viele sprachliche Ungenauigkeiten und Interpretationsspielräume, die möglichst reduziert werden sollten. Der Terminus „Basismaßnahmen" ist ein treffendes Beispiel dafür: Während ein Notfallsanitäter darunter versteht, einen Patienten zu lagern und seine Atemwege freizuhalten, gehört für einen anderen Notfallsanitäter auch das Legen eines venösen Zugangs, die Sauerstoffgabe, eine EKG-Ableitung und ein Blutzuckertest dazu.

> **PRAXISTIPP**
> Generell ist es empfehlenswert, über die Kommunikation in einem Notfall nachzudenken, die eigene Kommunikationskompetenz zu trainieren und den Umgang mit Sprache als wichtigen Beitrag für die berufliche Professionalisierung zu betrachten.

9.2.4 Kommunikation in Krisensituationen

Eine psychosoziale Krise bedeutet den **Verlust des seelischen Gleichgewichts,** wenn Ereignisse oder Lebensumstände nicht bewältigt werden können. Art und Ausmaß der Ereignisse und Umstände überfordern den Betroffenen. Die zur Verfügung stehenden Möglichkeiten und Ressourcen reichen zur Bewältigung der neuen Situation nicht mehr aus, früher erworbene Fähigkeiten und bisher bewährte Hilfsmittel versagen. Eine Krise ist begleitet von Gefühlen der Hilflosigkeit und des Versagens, starker innerer Anspannung sowie von Bedrohung und Gefahr. Die Spannung führt häufig zu Angst bis hin zu Panik oder zu depressiver Verstimmung. Weder wirkungsvolles Handeln noch Rückzug scheinen möglich. Der Selbstwert sinkt, ein psychischer Zusammenbruch ist möglich. Man unterscheidet zwei Arten von Krisen.

Potenziell traumatische Krisen

Potenziell traumatische Krisen werden ausgelöst durch ein plötzlich auftretendes Ereignis, das allgemein als schmerzlich angesehen wird. Dazu zählen u. a. ein Unfall, eine unerwartet schlimme Diagnose, plötzliche Verschlechterung des körperlichen Zustands, Verlust oder Tod eines nahestehenden Menschen, schwere soziale Kränkung, Gewalt und sexueller Missbrauch, Großschadensereignisse und Naturkatastrophen. Eine wirksame psychosoziale Unterstützung in Krisensituationen kann dabei auch von Notfallsanitätern geleistet werden. In den einzelnen Phasen einer potenziell traumatischen Krise sind folgende Interventionen hilfreich:

- **Schockphase – für Sicherheit sorgen:** den Betroffenen nicht allein lassen, Kontakt halten, auch wenn er teilnahmslos oder passiv wirkt; für unmittelbare Bedürfnisse sorgen, die nächsten Schritte nennen. Keinesfalls im Schock die Ursachen oder Konsequenzen des traumatischen Ereignisses diskutieren: Für eine rationale Bearbeitung ist es zu diesem Zeitpunkt noch zu früh.
- **Reaktionsphase – zuhören:** den Betroffenen über das jeweilige Ereignis sowie über seine Reaktionen erzählen lassen, dabei nicht drängen; Angst, Verzweiflung und Wut ernst nehmen und nicht wegreden; Wünsche, Sorgen und Hoffnungen des Betroffenen sind zumeist Ausdruck für chaotische und verwirrende Gefühle. Durch Informationen eine Orientierungshilfe geben, sodass der Betroffene allmählich zu einer realistischen Einschätzung der Lage kommen kann.
- **Bearbeitungsphase – beraten, informieren:** Erst in dieser Phase wird es möglich, ein Ereignis in seiner ganzen Tragweite zu erfassen und zu verstehen. Der Betroffene kann das Geschehene und seine Folgen in Ruhe besprechen und braucht weitere Information und Beratung, um die nötigen Entscheidungen zu treffen, Fragen nach den Ursachen und der Verantwortung oder Schuld zu klären etc. Diese Phase beginnt zumeist einige Tage bis Wochen nach dem Ereignis, das die Krise ausgelöst hat. Die Betroffenen signalisieren selbst, wenn sie zu einer rationalen Auseinandersetzung bereit und in der Lage sind. Keinesfalls sollten sie gedrängt werden, sich mit den Fragen dieser Phase frühzeitig auseinanderzusetzen.
- **Neuorientierung – das Leben neu gestalten:** In dieser abschließenden Phase wenden sich die Betroffenen wieder ihrer Zukunft zu und beginnen ihr Leben neu zu gestalten, oft unter neuen Rahmenbedingungen. Dabei sind ausführliche und ehrliche Gespräche mit den Angehörigen, mit dem Partner und engen Freunden besonders wichtig. Notfallsanitäter können auf die Notwendigkeit dieser Gespräche und auf die Möglichkeit weiterführender Beratung (medizinisch, psychologisch, versicherungs-, berufsbezogen, rechtlich etc.) hinweisen.

Veränderungskrisen

Veränderungskrisen ergeben sich, wenn allgemeine Lebensveränderungen größere Umstellungen (sozial, körperlich oder psychisch) erfordern, die für den Betroffenen zu schwierig oder zu umfangreich sind, sodass sie nicht bewältigt werden können. Kritische Übergangszeiten sind u. a. Pubertät, Verlassen des Elternhauses, Schwangerschaft, Berufswechsel, Entwicklungsstillstand (Midlife-Crisis), Pensionierung oder die Konfrontation mit dem eigenen Sterben. Für die Intervention im Verlauf einer Veränderungskrise können stichwortartig folgende Hinweise gegeben werden:

- **Konfrontation bzw. Lösung misslingt:** Die Betroffenen sind mit allmählichen Verschlechterungen konfrontiert, die von selbst nicht zu bewältigen sind. Sie benötigen vor allem Information und Beratung, um die bestehenden Möglichkeiten zu erkennen, das Selbstvertrauen zu stärken, Ressourcen zu fördern und Risikofaktoren zu identifizieren. Es ist wichtig, die Sorgen ernst zu nehmen und auf möglichst alle Fragen eine Antwort zu finden.
- **Vollbild der Krise:** Wenn alle Bewältigungsversuche gescheitert und die Kräfte erschöpft sind, verzweifeln die Betroffenen und können psychisch und körperlich zusammenbrechen. Hier ist es für die Helfer entscheidend, den Kontakt zu halten (den sozialen Rückzug nicht hinzunehmen), für Sicherheit zu sorgen und Gefahren zu reduzieren, die Betroffenen zumindest teilweise zu entlasten und eine Struktur für den Alltag aufrechtzuerhalten, um Kurzschlusshandlungen zu verhindern.
- **Bearbeitung:** Für Veränderungskrisen gibt es keine schnellen Lösungen. Wichtig ist es deshalb, immer wieder Geduld und Zuversicht zu vermitteln, dass eine Verbesserung möglich ist. Zur Lösung ist es nötig, die Probleme/Themen zu sortieren, die bestehenden Aufgaben zu strukturieren, kleine Schritte zu planen, erste Erfolge zu registrieren, sich die erreichten und die kommenden Entlastungen bewusst zu erhalten und problematisches Verhalten abzubauen.
- **Neuanpassung:** Die Schwierigkeiten werden nach und nach bewältigbar, ein neues Selbstbild sowie neue Pläne für ein „Leben danach" entstehen. Die Gegenwart ist jetzt eine andere, und die Zukunft steht wieder offen.

> **MERKE**
> Der Begriff „Krise" bedeutet sowohl dramatische Zuspitzung als auch Wendepunkt und anstehende Entscheidung. Je nachdem, wie eine Krise bewältigt wird, kann sie folglich negative oder auch positive Auswirkungen nach sich ziehen.

9.2.5 Kommunikation in Konfliktsituationen

Konflikte mit Patienten

Verbale und physische Aggression stellt für Rettungsfachkräfte eine besondere Herausforderung dar. Aggression kann sich in Form von allgemeiner Unzufriedenheit, Misstrauen, Feindseligkeit, Vorwürfen, Schimpfen, Drohungen oder physischen Angriffen äußern (Spucken, Schlagen). Bei Patienten ist aggressives Verhalten zumeist ein Symptom. Häufige Ursachen sind:

- Schmerzen
- Starke Gefühle (Angst, Enttäuschung, Verzweiflung, Schuld etc.)
- Desorientierung, Gedächtniseinbußen
- Neurologische Veränderungen (z. B. Demenz)
- Psychische Störungen (z. B. PTBS, Schizophrenie)

- Rauschzustände, Delir (durch Alkohol, Drogen)
- Freiheitseinschränkung, Autonomieverlust

Angemessener Umgang mit aggressiven Patienten bedeutet, die Ursache der Aggression zu erkennen und das problematische Verhalten einzudämmen.

ACHTUNG
Keinesfalls sollte man selbst aggressiv reagieren oder Gleiches mit Gleichem vergelten!

Bei persönlichen Angriffen kann dem Patienten gegenüber eine Klarstellung nötig sein, dass man so von ihm nicht angesprochen werden will. Bei **akuter Aggression** eines Patienten gelten folgende Hinweise:
- Ruhig bleiben
- Selbst- und Fremdgefährdung durch den Patienten verhindern (eventuell Unterstützung holen)
- Vorwürfe, Drohungen, Provokationen vermeiden
- Bedürfnisse des Patienten ansprechen
- Klar die eigenen Wünsche an den Patienten ausdrücken
- Zeit gewinnen, Situation verlangsamen
- Verbindliche Regeln ansprechen

Beim Umgang mit aggressiven Patienten geht es nicht darum, recht zu haben oder Macht zu demonstrieren. Vielmehr sollten Gefahren eingedämmt und Lösungen gefunden werden, die für alle akzeptabel bzw. erträglich sind. Wichtig ist, die Aggression nicht persönlich zu nehmen, sondern als Ausdruck einer besonderen Lage zu sehen, in der sich der Patient befindet, bzw. als Symptom, mit dem angemessen umgegangen werden kann.

Sexuelle Belästigungen sollten rasch und entschieden gestoppt werden. Wichtig ist, ein klares und unmissverständliches „Nein!" zu vermitteln:
- **Verbal:** mit fester Stimme auffordern: „Lassen Sie das!", „Nehmen Sie Ihre Hand weg!", „Lassen Sie meinen Arm los!"
- **Nonverbal:** dem Angreifer direkt in die Augen sehen, räumlichen Abstand gewinnen, sich ihm frontal zuwenden und nicht lächeln

Übergriffe im beruflichen Kontext sollten umgehend dokumentiert und im Team angesprochen werden. Sie können als Symptome oder als Ausdruck der aktuellen Situation des Patienten verstanden werden. Der Umgang mit den Übergriffen steht im Kontext der allgemeinen Betreuung und Behandlung. Für besonders betroffene Mitarbeiter sollte die Möglichkeit bestehen, sich in der Betreuung ablösen zu lassen.

Konflikte im Team

Auch unter Kollegen, im Team und mit Vorgesetzten können im Berufsalltag Konflikte auftreten. Diese zwischenmenschlichen Spannungen und Konflikte können sehr belastend sein, insbesondere wenn sie länger andauern. Um sie möglichst wirkungsvoll zu entschärfen und eine Eskalation zu vermeiden, sind folgende Fähigkeiten hilfreich:

- **Konfliktanzeichen früh und deutlich erkennen:** Konflikte beginnen mit Differenzen und Spannungen. Deshalb ist es wichtig, soziale Situationen realistisch einzuschätzen:
  - Wo stimmen wir überein, wo gibt es Unterschiede?
  - Was sehen/machen/entscheiden wir jeweils anders als der andere?
  - Wie gehen wir mit unterschiedlichen Auffassungen um?
  - Gibt es etwas, das mich am anderen bzw. den anderen an mir wirklich stört?

  Blinde Flecken und Verzerrungen der sozialen Wahrnehmung können diesen Aspekt der Konfliktfähigkeit erheblich beeinträchtigen.

- **Wissen, was man erreichen will und was der andere tun soll:** In Konflikten ist es wichtig, möglichst genau zu wissen, was man in der Sache erreichen möchte und was der andere tun soll. Dazu sollte man sich u. a. folgende Fragen beantworten:
  - Was ist mir besonders wichtig (z. B. genaues Arbeiten, Einhaltung von Vorschriften, freundliche Atmosphäre)?
  - Was soll der andere tun, was erwarte ich mir (z. B. sich an die Regeln halten, mich respektieren, nachgeben, mir helfen etc.)?
  - Wann bin ich zufrieden?

- **Das eigene Anliegen zum Ausdruck bringen, ohne die Situation zu verschlimmern:** Das eigene Anliegen sollte so ausgedrückt werden, dass der andere es möglichst gut aufnehmen kann. Ein geeigneter Rahmen ist dabei ebenso wichtig wie der richtige Zeitpunkt und die passende Wortwahl. Missverständliche Ausdrücke und Gesprächskiller sollten unbedingt vermieden werden.

- **Standpunkte klären, Missverständnisse auflösen können:** In Konfliktsituationen fällt es oft schwer, den Standpunkt des anderen rasch und ohne Verzerrungen zu verstehen. Mit Missverständnissen ist auf beiden Seiten zu rechnen. Verschiedene Fragen können helfen, die Standpunkte zu klären: *„Was genau meinen Sie damit? Bitte geben Sie ein Beispiel.", „Verstehe ich Sie richtig?", „Bitte lassen Sie mich das erklären."* In manchen Fällen kann ein Diskussionsleiter oder Vermittler die Klärung durch gezielte Fragen fördern.

- **Eskalationsschritte kennen und stoppen:** Es ist wichtig zu verstehen, wodurch ein Konflikt angeheizt und zugespitzt wird. Nur wenn man diese Mechanismen kennt, kann man entsprechende Verhaltensweisen selbst unterlassen und beim Konfliktpartner rasch unterbinden. Verschiedene Methoden der Gesprächsführung in Konflikten helfen, die notwendigen Regeln einzuhalten und zu einer Deeskalation und möglichen Lösung des Konflikts beizutragen.

- **Erkennen, ab wann man Hilfe von außen braucht:** Jeder Konflikt stellt das eigene Wissen und Können auf eine Probe. Wenn die eigenen Grenzen erreicht sind, ist Hilfe von dritter Seite nötig, um nicht in eine immer tiefere Verstrickung zu geraten. Die entscheidende Frage lautet in diesem Zusammenhang: Habe ich einen Konflikt oder hat der Konflikt mich? Externe Hilfe kann durch Freunde, Kollegen, Vorgesetzte, Betriebsrat, Arbeiterkammer, Gewerkschaft, Psychologen, Juristen etc. erfolgen.

9.3 Interaktion mit besonderen Personengruppen im Rettungsdienst

Notfallsanitäter interagieren in ihrem Beruf mit zahlreichen unterschiedlichen Personen bzw. Personengruppen. Das bedeutet, sie haben keinen beliebigen, oberflächlichen **Kontakt** zu anderen Menschen, sondern müssen auch angemessen mit ihnen **umgehen.**

MERKE
Interaktion bezeichnet das wechselseitige, kommunikative **Aufeinandereinwirken** von Menschen.

Professionelle Interaktion, d. h. ein reflektierter Umgang mit anderen Menschen, setzt dabei stets voraus, die psychische Situation der jeweils betroffenen Person bzw. Personengruppe anzuerkennen, nachzuvollziehen, kompetent zu **agieren** und zu **reagieren**.

9.3.1 Umgang mit Notfallpatienten

Notfallpatienten befinden sich häufig in einem **psychischen Ausnahmezustand.** Vergleichbare Vorerfahrungen liegen meist nicht vor. Oftmals fühlen sie sich hilflos und ausgeliefert. Unter Umständen erleben sie einen völligen Kontrollverlust, sodass eine Notfallsituation als etwas Fremdes, Bedrohliches, Beängstigendes und potenziell Überforderndes erlebt wird. Die Intensität der psychischen Belastung hängt u. a. von der Art und Schwere des Ereignisses bzw. der Verletzung oder Erkrankung ab sowie davon, ob Angehörige oder Freunde mitbetroffen sind, wie viele Menschen am Ereignis beteiligt waren und ob dabei jemand ums Leben gekommen ist. Die Belastung ist umso größer, je stärker diese Faktoren ausgeprägt sind. Dabei spielen vor allem die subjektiven Bewertungen dieser Umstände eine Rolle.

Stressbelastung der Patienten

Hinsichtlich der Stressbelastung bei Notfallpatienten sind folgende Faktoren besonders wichtig:
- **Schmerzen:** Das Schmerzerleben kann von vollkommener Ausblendung bis zum äußerst intensiven Wahrnehmen reichen („**Mikroskopeffekt**"). Neben biologischen Faktoren spielen dabei die Persönlichkeit und die Informiertheit des Betroffenen eine zentrale Rolle. Ausgeprägte Angstbereitschaft, Depressivität und ängstliche Selbstaufmerksamkeit verstärken das Schmerzempfinden, während positive Vorerfahrungen mit Schmerzbewältigung sowie das Wissen, dass Hilfe unterwegs ist, das Schmerzerleben reduzieren.
- **Äußere Sichtbarkeit:** Sichtbare Verletzungen werden meist als bedrohlicher empfunden als mögliche innere Verletzungen, auch wenn diese wesentlich gefährlicher sein können. Auch Laienhelfer oder unverletzt Gebliebene achten oft mehr auf sichtbare Verletzungen und Blutungen etc. und stufen die Schwere einer Notfallsituation danach ein.
- **Vitale Bedeutung des Organs:** Verletzungen der Wirbelsäule, der Extremitäten oder der Augen werden oft als besonders große Bedrohung wahrgenommen, weil sie die Flucht aus dem Gefahrenbereich verhindern können und mit bleibenden schweren Behinderungen assoziiert werden. Auch Verletzungen und Erkrankungen, die die Atmung stark beeinträchtigen sowie Verbrennungen können von panischer Angst begleitet sein, da sie oft bei vollem Bewusstsein erlebt werden.
- **Subjektive Bedeutung des betroffenen Organs:** Verschiedene Organe oder Körperregionen haben eine besondere symbolische Bedeutung, wie z. B. das Gesicht und die Geschlechtsorgane. Andere erscheinen unverzichtbar für den Beruf oder Freizeit und Sport. Verlust oder Schädigung eines solchen Organs kann eine schwere **Erschütterung des Selbstwertgefühls** bewirken.

Notwendigkeit von psychologisch angemessenem Verhalten

Die physische Sicherung und die medizinische Versorgung hat in Notfallsituationen natürlich immer Vorrang. Gleichzeitig spielt auch ein psychologisch angemessenes Verhalten von Anfang an eine wichtige Rolle. Aus mehreren **Gründen:**
- **Körper und Psyche beeinflussen sich wechselseitig.** Eine optimale Hilfeleistung ist daher ausgeschlossen, wenn die psychologische Situation eines Notfallpatienten vollkommen unbeachtet bleibt.
- Sich einem Notfallpatienten gegenüber psychologisch angemessen zu verhalten, kann die **Wirkung der medizinischen Therapie unterstützen** und verstärken. Atemnot kann – parallel zur Gabe von Medikamenten – beispielsweise auch dadurch verringert werden, dass der Betroffene beruhigt wird und Zuwendung erfährt. In einigen Fällen kann evtl. sogar auf bestimmte medizinische Maßnahmen wie z. B. eine Sedierung verzichtet werden, da eine psychologische Unterstützung bereits ausreichend ist.
- Aus Notfallerfahrungen können längerfristig anhaltende psychische Folgen resultieren. Die Häufigkeit der posttraumatischen Belastungsstörung (PTBS; ➤ Kap. 7.1.3) ist exemplarisch in ➤ Tab. 9.1 dargestellt. Wenn bei der Hilfeleistung medizinische und psychologische Aspekte jedoch gleichermaßen berücksichtigt werden, fällt die spätere **Verarbeitung und Bewältigung des Erlebten** eindeutig leichter.
- Ein psychologisch angemessenes Verhalten trägt zu einer günstigen Kontaktaufnahme und **Beziehungsgestaltung** zwischen

Tab. 9.1 Häufigkeit der Posttraumatischen Belastungsstörung nach unterschiedlichen Notfallsituationen (nach Hausmann 2016)

Notfallsituation	Häufigkeit (%)
Vergewaltigung, sexueller Missbrauch	50
Gewaltverbrechen	25
Verkehrsunfall	10–20
Lebensbedrohliche Erkrankungen	10–20
Katastrophen	3–10
Augenzeugen von Unfällen und Gewalthandlungen	5

dem Notfallpatienten und dem Rettungsteam bei. Die **Arbeitsatmosphäre** in einer Notfallsituation wird insgesamt positiv beeinflusst.
- Nicht zuletzt dient ein psychologisch angemessenes Verhalten auch der **Kundenorientierung.** Das mag auf den ersten Blick irrelevant erscheinen, ist es jedoch keineswegs: Einem medizinischen Laien bleibt nach einem Notfall z. B. nicht unbedingt in Erinnerung, welches Medikament ihm in welcher Dosierung verabreicht worden ist. Wie mit ihm umgegangen wurde und welcher Organisation bzw. welchem Unternehmen die Rettungsfachkräfte angehörten, die sich um ihm gekümmert haben, prägt sich jedoch ein. Auch aus diesem Grund sollte es im Interesse eines jeden Notfallsanitäters liegen, einen möglichst positiven Eindruck zu hinterlassen.

> **MERKE**
> Beruhigende Worte, nonverbale Signale und angemessene Formulierungen können das Verhalten des Verletzten und Erkrankten stabilisieren und die medizinische Versorgung wesentlich erleichtern.

Basisregeln der psychischen Ersten Hilfe (PEH)

Umgekehrt kann ein unangemessener Umgang erhebliche Zusatzbelastungen verursachen und die Bewältigung des Erlebten massiv erschweren. In einigen Fällen wird ein psychologisch unangemessenes Verhalten des Rettungsteams, u. U. auch nur eine einzelne unbedachte Äußerung, sogar noch negativer erlebt als das eigentliche Notfallgeschehen. Daher gelten (nach Lasogga und Gasch) **vier Basisregeln für die psychische Erste Hilfe (PEH),** die von jeder Rettungsfachkraft beachtet werden sollten:

1. **Sage, dass du da bist, wer du bist und was geschieht!**
   Der Notfallpatient soll spüren, dass er in seiner Situation nicht allein ist. Gehen Sie zum Unfallopfer hin und sprechen Sie mit ihm. Einfache Sätze wie *„Ich bleibe bei Ihnen."* wirken entlastend und beruhigend. Sagen Sie, wer Sie sind. Informieren Sie den Notfallpatienten über ihre Maßnahmen. Vermitteln Sie dabei einen kompetenten Eindruck, indem sie mit einigen Worten erläutern, warum Sie etwas tun. Bei der Gabe eines Medikaments sollten Sie auch Hinweise auf mögliche Nebenwirkungen geben. (*„Sie bekommen von mir jetzt ein Medikament, von dem Sie etwas müde werden könnten."*). Auf diese Weise machen Sie deutlich, dass Sie wissen, was Sie tun, und dass Sie ein „Profi" sind.

2. **Schirme den Notfallpatienten vor Zuschauern ab!**
   Neugierige Blicke sind Notfallpatienten unangenehm. Die Verletzung des Schamgefühls spielt hierbei eine besondere Rolle, vor allem dann, wenn Patienten entkleidet werden müssen oder sie sich in einer besonders entwürdigenden Lage befinden (z. B. deutlich wahrnehmbar eingenässt oder eingekotet haben). Weisen Sie Schaulustige deshalb klar und bestimmt zurück (z. B. *„Bitte gehen Sie zwei Meter zurück."*). Wenn Zuschauer stören, weil sie unnötige Ratschläge geben oder von eigenen Erlebnissen berichten, geben Sie ihnen einen Auftrag. Sagen Sie z. B.: *„Schauen Sie, ob die Unfallstelle abgesichert ist. Bitte warten Sie dort unten und weisen Sie die Rettung ein, wenn sie kommt."* Zu besonders Aufdringlichen kann auch gesagt werden: *„Halten Sie bitte die Zuschauer auf Distanz und sorgen Sie für Ruhe."*

3. **Suche und biete vorsichtig Körperkontakt!**
   Leichter körperlicher Kontakt wird von Notfallpatienten zumeist als angenehm und beruhigend empfunden. Begeben Sie sich auf gleiche Höhe wie der Verletzte, knien Sie neben ihm oder beugen Sie sich hinunter. Halten Sie die Hand oder die Schulter des Patienten. Halten ist dabei besser als Streicheln. Bieten Sie an, dass sich der Notfallpatient bei Ihnen anhält. Wenn er durch die Kleidung eingeengt wird, friert, unbequem liegt oder wenn Kleidungsstücke zerrissen sind, decken Sie ihn mit einer Decke zu.

4. **Sprich mit dem Notfallpatienten und höre ihm zu!**
   Sprechen kann für Notfallpatienten wohltuend sein. Wenn ein Patient redet, hören Sie geduldig zu. Sprechen Sie aber auch von sich aus, möglichst in ruhigem Tonfall. Fragen Sie den Notfallpatienten nach Schmerzen, Bedürfnissen und danach, ob jemand benachrichtigt werden soll? Geben Sie diese Informationen ggf. an das Personal im Krankenhaus weiter. Sprechen Sie auch zu Bewusstlosen und zu Personen, die die deutsche Sprache nicht verstehen. Wenn möglich, sollte eine Rettungsfachkraft während des gesamten Einsatzes beim Notfallpatienten bleiben.

Keinesfalls sollte eine Rettungsfachkraft:
- Vorwürfe machen
- Schuld und Verantwortung diskutieren
- Bloße Vermutungen und Spekulationen äußern
- Furchterregende Signalwörter verwenden (schlimm, Blut, abgetrennt etc.)
- „Sprüche klopfen" oder vermeintliche Späße machen, die in Wirklichkeit keine sind oder die zu schwerwiegenden, verängstigenden Missverständnissen führen können (*„So, gleich im CT werden Sie erst mal schön in Scheiben geschnitten."*)

Diese Basisregeln sind eigentlich Selbstverständlichkeiten, die von vielen Menschen in Notfällen intuitiv richtig angewendet werden. Sie sollten nicht nur jedem professionellen Helfer, sondern im Grunde genommen auch jedem Laien bekannt sein und werden daher bereits in vielen Erste-Hilfe-Kursen vermittelt.

Sonderfall: Begleitung Sterbender

Die Begleitung **Sterbender** ist auch im Rettungsdienst – von frustran verlaufenden Reanimationen einmal abgesehen – eine eher seltene Ausnahmesituation (➤ Kap. 45.2.1). Über die hier beschriebenen, grundsätzlichen Hinweise für den Umgang mit Notfallpatienten hinaus kann für diese speziellen Fälle noch ergänzt werden, dass die Abschirmung des Patienten in einem möglichst ruhigen Umfeld sowie die Nähe einer Bezugsperson besonders wichtig ist.

Auch und gerade zu Sterbenden kann ein vorsichtiger Körperkontakt aufgebaut werden (z. B. Hand halten). Wenn gewünscht, bietet sich ein religiöses Ritual wie ein gemeinsames Gebet an. Diese Unterstützung muss auch nicht zwingend von einem Notfallseelsorger übernommen werden, sondern kann grundsätzlich jeder leisten. Zudem könnte man offen danach fragen, ob man z. B. noch einen besonderen (letzten) Wunsch erfüllen kann. Vielleicht soll noch etwas aufgeschrieben oder jemandem eine Nachricht überbracht werden etc. Letzte Worte eines Sterbenden sollten von Notfallsanitätern ohnehin dokumentiert werden, um sie Hinterbliebenen ggf. unverfälscht mitteilen zu können.

Den **eigenen** Abschied von einem Sterbenden gestaltet jeder für sich – hier kommt es z. B. auch auf individuelle Todesvorstellungen an. Nachdem der Tod des Menschen festgestellt worden ist, konzentriert sich die Hilfeleistung auf einen angemessenen Umgang mit dem Leichnam sowie die Begleitung der Hinterbliebenen. Dies verweist auf das folgende Kapitel.

PRAXISTIPP

Hinweise für den Umgang mit einem verstorbenen Menschen

- Die Würde des Menschen ist unantastbar. Aufgrund der „postmortalen Wirkung" von Art. 1 GG gilt dies auch über den Tod eines Menschen hinaus: Ein Leichnam ist kein Gegenstand, sondern ein (verstorbener) Mensch!
- In einem Raum, in dem sich ein Leichnam befindet, verhält sich das Rettungsfachpersonal zurückhaltend und pietätvoll, d. h., man spricht mit gedämpfter Stimme und verhält sich ruhig.
- Gegenüber Angehörigen sollte Rettungsfachpersonal nicht von „der Leiche" sprechen, sondern stets von „Ihrem Mann", „Ihrer Frau", „Ihrem Sohn", „Ihrer Tochter" etc.
- Das Umfeld des Verstorbenen wird, sofern keine ermittlungstaktischen Überlegungen zur Aufklärung einer ungeklärten Todesursache dagegensprechen, aufgeräumt, d. h., Verpackungsmaterialien von Medikamenten, Infusionssystemen etc. werden sorgfältig entfernt (➤ Kap. 12.5). Gleiches gilt für EKG-Elektroden, Beatmungstuben, venöse Zugänge etc. Eventuell nachblutende Wunden sind entsprechend zu versorgen.
- Der Verstorbene sollte möglichst nicht auf dem Boden liegen bleiben, sondern in Absprache bzw. auf Wunsch der Hinterbliebenen in einer angemessenen Weise aufgebahrt werden. Dazu wird ein Kissen unter den Kopf gelegt, die Hände werden auf dem Körper übereinandergelegt (jedoch nicht gefaltet), ein evtl. entnommenes Gebiss wird wieder eingesetzt, um ein Zusammenfallen des Gesichts zu vermeiden. Außerdem sollte der Verstorbene mit einem Laken bedeckt werden. Das Gesicht bleibt, wenn nichts dagegen spricht, üblicherweise jedoch frei.
- An Verstorbenen praktische Übungen invasiver Maßnahmen durchzuführen, ist in ethischer Hinsicht hochproblematisch.
- Religiöse und kulturelle Besonderheiten hinsichtlich des Umgangs mit Verstorbenen sind auch vom Rettungsfachpersonal nach Möglichkeit zu beachten (➤ Kap. 45.1.2).

9.3.2 Umgang mit Angehörigen

Die Angehörigen von Notfallpatienten haben den Helfern gegenüber eine Reihe von Erwartungen. Dazu gehört, dass die Helfer so rasch und sicher wie möglich den Notfall in den Griff bekommen, seine Auswirkungen abmildern oder beenden. Gegenüber dem Rettungsteam besteht die spezielle Erwartung, dass die Lebensbedrohung des Patienten und andere Gefahren für Leib und Leben so rasch wie möglich beseitigt werden.

MERKE

Eine Reanimation, verbunden mit dem Hoffen und Bangen um das Leben des Opfers, stellt für Angehörige immer eine extreme psychische Belastung dar.

Im Fall des Todes des Patienten kollidieren die Erwartungen an die Helfer zwangsläufig mit der Realität. Manche Angehörige sind auch selbst am Notfallgeschehen beteiligt gewesen oder ihm nur knapp entkommen.

Die Reaktionen der Angehörigen können, auch wenn sie selbst nicht unmittelbar verletzt sind, daher die gleichen sein wie bei Notfallpatienten. Bei vielen stehen innere Lähmung, Orientierungslosigkeit und massive Ausbrüche von Wut und Schuldzuweisungen im Vordergrund. Das äußert sich in Sätzen wie „Das kann doch nicht wahr sein.", „Tun Sie doch etwas!", „Wie hat das nur passieren können?". Die Schuldzuweisungen richten sich an andere Personen (am Notfall Beteiligte, Helfer, das Opfer) oder an sich selbst („Ich bin schuld, wäre ich doch bloß …, hätte ich doch … ").

ACHTUNG

In manchen Fällen ist der Anblick, der sich am Notfallort bietet, für die Angehörigen so schrecklich, dass sie dadurch ebenfalls traumatisiert werden.

Bei einigen Angehörigen ist in der Akutsituation auch die Realitätsprüfung zunächst blockiert. Die Bewältigung des Ereignisses und seiner Folgen sind damit verzögert. Gleichzeitig fehlen den Angehörigen oftmals Handlungsrichtlinien, wodurch sich die subjektive Hilflosigkeit weiter verstärkt. Insgesamt können die Reaktionen von Angehörigen in einer Notfallsituation sehr unterschiedlich sein. Es gibt kein „richtig" oder „falsch", sondern sämtliche Reaktionsweisen sind legitim und als solche auch zu akzeptieren.

Hilfreiche Interventionen beziehen sich vor allem auf den Kontakt zwischen Helfern, Angehörigen und Opfern, auf die Ermöglichung einer angemessenen Realitätsprüfung, das Einbeziehen in die Hilfeleistung, auf das Aktivieren der sozialen Kontakte und auf die Organisation der nächsten Schritte.

PRAXISTIPP

Wichtig ist, dass die Angehörigen mit ihren Sorgen und Ängsten ernst genommen und nicht sich selbst überlassen oder als „Störfaktoren" behandelt werden. Sie sollten vielmehr so viel wie möglich in die Hilfeleistung eingebunden werden, durch ausreichende Information ebenso wie (falls zumutbar) durch aktive Teilnahme (➤ Abb. 9.7).

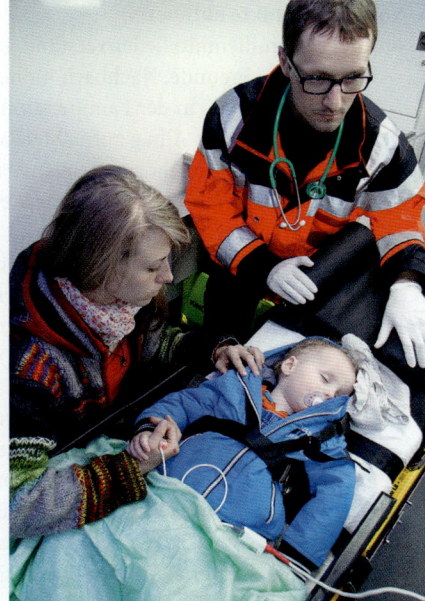

Abb. 9.7 Angehörige sollten nach Möglichkeit in die Hilfeleistung eingebunden werden. [O997]

Im Einzelnen sind folgende Verhaltensweisen gegenüber Angehörigen in einer Notfallsituation angebracht:

- **Kontaktaufnahme**
  - Die Angehörigen begrüßen, eigenen Namen und Funktion nennen
  - Über Ablauf und Zweck der Hilfsmaßnahmen informieren
  - Eine Person als konstante Ansprechperson für Angehörige bereitstellen
  - Während der Hilfsmaßnahmen weitere Informationen von den Angehörigen einholen (über die näheren Umstände des Notfalls, das Opfer etc.)
  - Alle Fragen beantworten, eventuell gemeinsam auf neue Informationen warten
  - Wenn möglich, zumindest einen Angehörigen in die unmittelbare Nähe des Opfers lassen
- **Angemessene Realitätsprüfung ermöglichen und, sofern möglich, in die Hilfeleistung einbeziehen**
  - Regelmäßige Information über den momentanen Stand (anfangs kurzfristige Intervalle)
  - Aktuelle Gefahren klar benennen, die Angehörigen auch auf die Möglichkeit des Schlimmsten vorbereiten
  - Den Angehörigen ermöglichen, schon während der Lebensrettung die mit der Situation verbundenen Gefahren wahrnehmen zu können, z. B. durch eine angelehnte oder geöffnete Tür (wenn zumutbar)
  - Nach Möglichkeit einfache Aufgaben übertragen, z. B. Medikamente und Kleidung für einen Krankenhausaufenthalt zusammenlegen, Unterlagen vom Hausarzt oder die Karte der Krankenversicherung suchen, eine Infusion halten etc.
  - Klare und einfache Mitteilungen; wenn das Opfer verstorben ist, den Tod benennen
  - Gelegenheit geben, den Verstorbenen (sofern gewünscht) noch einmal anzusehen und zu berühren, um sich zu verabschieden
  - Die Angehörigen ermutigen, den Verstorbenen ein letztes Mal zu berühren (wenn zumutbar)
- **Soziale Kontakte aktivieren**
  - Andere Familienmitglieder verständigen
  - Wenn nötig, Freunde, Nachbarn, Kollegen informieren
  - Sicherstellen, dass in der Familie mindestens eine Person anwesend ist, die den Alltag aufrechterhalten kann
  - Die betroffenen Angehörigen so lange nicht allein lassen, bis die soziale Unterstützung gewährleistet ist (durch andere Familienmitglieder, Freunde etc.)
  - Sofern keine eigenen sozialen Ressourcen verfügbar sind, sollte stets die Alarmierung psychosozialer Akuthelfer (Notfallseelsorge, Kriseninterventionsteam) in Erwägung gezogen bzw. angeboten werden (➤ Kap. 12.4).
- **Die nächsten Schritte vorbereiten**
  - Die kommenden Ereignisse besprechen
  - Die Handlungsmöglichkeiten der Angehörigen klären
  - Einen Plan für die nächsten Stunden bzw. Tage entwerfen
  - Die Information von ferner stehenden Bekannten, Kollegen etc. vorbereiten („offizielle" Version des Geschehens formulieren)
  - Informationsmaterial für die Angehörigen bereitstellen (Hinweise und Tipps, Kontaktstellen etc.)
  - Weitere Unterstützungsmöglichkeiten ansprechen

9.3.3 Umgang mit Angehörigen anderer Kulturen

Jeder Mensch, der von einem Notfall betroffen ist, versucht die damit verbundenen Eindrücke zu verarbeiten und in sein bestehendes Weltbild zu integrieren. Dieser **kognitive und emotionale Bezugsrahmen** ist ebenso wie die verschiedenen Wahrnehmungen, Gefühle, Bedürfnisse und Gedanken im Zusammenhang mit dem Notfall auch kulturell geprägt. Bestimmte Reaktionen und Interpretationen gelten als naheliegend und normal, während andere abgelehnt werden oder tabuisiert sind. Dies gilt z. B. für den Umgang mit Trauer und Schmerz (lautes Weinen und Klagen vs. fassadenhafte Gefasstheit), für die Rolle der Familie für die Bewältigung von Notfällen (stark familien- und gruppenorientiert vs. individualistisch), für den Zugang zu Patienten (eventuell eingeschränkt aus religiösen Gründen), für die Bewertung der geleisteten Hilfe (mehr als genug vs. viel zu wenig).

Der kulturelle Hintergrund für den Umgang mit Notfällen spielt immer dann eine Rolle, wenn diesbezüglich gravierende Unterschiede zwischen den Betroffenen und den Helfern bestehen. Bei ausländischen Mitbürgern, die schon vor längerer Zeit zugewandert sind, haben sich die Bewältigungsformen z. T. an die neue kulturelle Umgebung angepasst. Zur Bewältigung von Notfällen wird dennoch meist auf die vertrauten Reaktionsmuster und tradierten Einstellungen und Überzeugungen zurückgegriffen. Bei Touristen kommt oft die ungenügende sprachliche Verständigung hinzu. Grundsätzlich gilt in der Arbeit mit Angehörigen anderer Kulturen und mit Touristen:

- Die eigenen Grundhaltungen und Unterstützungsangebote nicht als selbstverständlich erachten
- Sich in Bezug auf Kultur, Alter, Geschlecht und Stellung der Betroffenen respektvoll verhalten
- Bei jeder Intervention genau darauf achten, wie der Betroffene sie annehmen kann

Die folgenden Interventionen sind eine Ergänzung zu den bereits besprochenen. Sie beziehen sich auf Notfallpatienten, Angehörige und andere am Notfallort anwesende Personen.

- **Im Hinblick auf sprachliche Verständigungsschwierigkeiten:**
  - Langsam und deutlich sprechen
  - In ganzen Sätzen sprechen; keine Stummelsprache (*„Du hier warten …"*), sondern in normalem Deutsch: *„Bitte warten Sie hier."*
  - Schlüsselbegriffe aufschreiben oder aufzeichnen
  - Genau beobachten, ob die Reaktionen der Betroffenen in die gewünschte Richtung gehen; dies ist besonders bei nonverbalen Signalen wichtig (räumliche Nähe, Körperkontakt etc.)
  - Alternative Möglichkeiten einer Verständigung versuchen (Nutzung nonverbaler Signale, Arbeiten mit Übersetzungstabellen, Symbolen oder Zeichnungen, um Sicherheit zu vermitteln und Informationen zu gewinnen, ➤ Abb. 9.8)
  - Eine Person aus dem Umfeld finden, die als Dolmetscher fungieren kann (Angehörige, Nachbarn, Helfer)
  - Falls möglich, elektronische Übersetzungshilfen (Smartphone-App, Tablet) verwenden
  - Eventuell professionellen Dolmetscher hinzuziehen oder Onlineübersetzer, Tablet o. Ä. einsetzen.

- **Im Hinblick auf den Ausdruck von Gefühlen und Bedürfnissen:**
  - Sich über die üblichen emotionalen Ausdrucksweisen informieren, die im Herkunftsland der Betroffenen als normal gelten
  - Sich über **kulturspezifische Trauerreaktionen** und religiöse Vorschriften und Rituale informieren
  - Abklären, welche Unterstützung erlaubt bzw. erwartet wird
  - Darauf achten, wie sehr man Betroffene als hilfsbedürftig behandeln darf und was ungewollt beschämend wirken kann
  - Die kulturellen Besonderheiten akzeptieren, Betroffene nicht für ihre Reaktionen oder Gefühle verurteilen
- **Im Hinblick auf den Umgang mit besorgten Angehörigen:**
  - Betonen, dass die Helfer vor Ort da sind, um den Notfall in den Griff zu bekommen
  - Die eigenen Kompetenzen betonen (*„Wir alle haben die notwendige Ausbildung und Erfahrung."*), ohne eine überhebliche oder abwertende Haltung einzunehmen
  - Mit den Autoritätspersonen der Familie zusammenarbeiten, sie genau informieren und wenn möglich in die Hilfeleistungen integrieren; nicht mit ihnen in Konkurrenz treten
  - Die Loyalität der Familienmitglieder untereinander respektieren und so viel Nähe wie möglich zulassen
  - Den Wunsch einzelner Angehöriger, Verbundenheit, Pflichterfüllung, Treue und Verantwortungsgefühl gegenüber den Opfern und ihrer Familie zu zeigen, als Ressource nutzen
- **Bei erschwertem Zugang aus religiösen oder kulturellen Gründen:**
  - Die Notwendigkeit der Hilfsmaßnahmen und mögliche Komplikationen genau erklären
  - Über jeden Schritt vorher informieren, insbesondere was notwendige Körperkontakte betrifft
  - Verletzungen von Frauen, wenn möglich, von weiblichen Einsatzkräften versorgen lassen
  - Keinesfalls die religiösen Überzeugungen der Betroffenen oder Angehörigen diskutieren oder kritisieren
  - Generell: sich über die religiösen Hintergründe des Verhaltens bereits im Vorfeld informieren, um die möglichen Schwierigkeiten in der Notfallsituation richtig einzuordnen und die notwendige Unterstützung bereitzuhalten

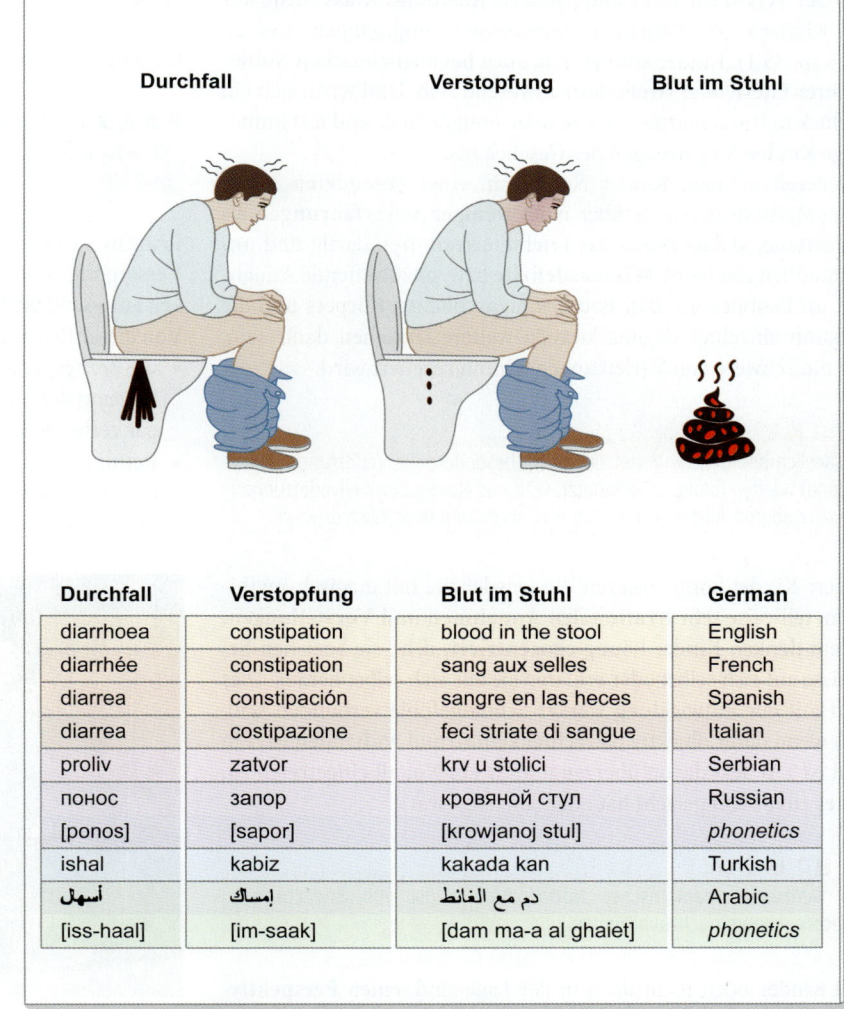

Abb. 9.8 Beispiel für eine Übersetzungshilfe [G448/L231]

- **Im Umgang mit Touristen:**
  - Den Betroffenen möglichst eine Gelegenheit bieten, zu Hause anzurufen und die Angehörigen daheim zu verständigen
  - Mehrere Betroffene aus einer Reisegruppe möglichst beisammen lassen, d. h. nach Möglichkeit in die gleiche Klinik transportieren
  - Kontakt mit dem Reiseveranstalter bzw. der Botschaft oder dem Konsulat des Landes aufnehmen, aus dem die Betroffenen stammen. Solche weiterführenden Aufgaben werden i. d. R. jedoch auch vom Klinikpersonal bzw. psychosozialen Akuthelfern (Notfallseelsorge, Kriseninterventionsteam, ➢ Kap. 12.4) übernommen.

9.3.4 Umgang mit Kindern

Kindernotfälle sind im Rettungsdienst relativ selten. Abhängig davon, welche Altersdefinitionen festgelegt worden sind und ob in Statistiken zwischen ärztlich und nichtärztlich besetzten Rettungsmitteln unterschieden wird, beträgt ihr Anteil am Gesamteinsatzaufkommen zwischen 2,9 und 11 %. Im Durchschnitt wird eine Rettungsfachkraft jeden Monat etwa einmal mit einem akut erkrankten oder verletzten Kind konfrontiert. Allerdings muss nicht nur mit Kindern als Patienten angemessen umgegangen werden (➢ Kap. 35.1). Kinder können z. B. auch bei medizinischen Notfällen ihrer Eltern oder Großeltern anwesend sein. Und wenn sich ein Unglück in Kindergärten oder Schulen ereignet hat, sind fast immer einige Kinder Augenzeugen des Geschehens.

Generell nehmen Kinder Notfälle in einer besonderen Weise wahr. Meist verfügen sie über noch **weniger Vorerfahrungen** als Erwachsene, sodass ihnen das Erlebte extrem fremdartig und unverständlich erscheint. **Wissensdefizite** bzw. unzutreffende Annahmen im Hinblick auf den Bau des menschlichen Körpers und die Funktion einzelner Organe können weitere Ursachen dafür sein, dass die Schwere von Verletzungen fehlinterpretiert wird.

> **MERKE**
> Tatsächlich bedrohliche Verletzungen (insbesondere die Verletzung innerer Organe) werden häufig unterschätzt, während Kinder Bagatellverletzungen wie eine oberflächliche Wunde mitunter als extrem bedrohlich erleben.

Jüngere Kinder kompensieren Wissensdefizite mit magisch-mythischen, teilweise sehr **irrationalen Annahmen und Vorstellungen.** Zudem denken Kinder häufig **egozentriert,** d. h., sie beziehen Ereignisse auf sich selbst oder erklären sie aus sich selbst heraus. Dies kann mit der Entwicklung starker Schuldgefühle verbunden sein, auch wenn dafür objektiv betrachtet kein Grund vorhanden ist. Ein Kind ist z. B. fest davon überzeugt, dass ein Notfall eingetreten ist, weil es zuvor laut gelacht hat oder „unartig" war.

> **ACHTUNG**
> Die Denkweise pädiatrischer Notfallpatienten ist von Erwachsenen manchmal kaum nachzuvollziehen.

Weil Kinder noch nicht dazu in der Lage sind, einen **Perspektivwechsel** vorzunehmen, d. h., sich in andere Personen hineinzuversetzen, können sie die Absicht des Rettungsfachpersonals nicht immer erkennen. Daher werden Einsatzkräfte nicht unbedingt als Helfer wahrgenommen, sondern als Fremde oder „Eindringlinge", deren Auftreten u. U. große Angst auslöst. Dass sich Kinder Rettungskräften gegenüber manchmal ablehnend (aversiv) verhalten, ist auf diese Weise gut zu erklären. Es sollte nicht als persönliche Ablehnung fehlinterpretiert werden, sondern resultiert aus dem Entwicklungsstand des Kindes und den besonderen Merkmalen der Situation.

Eine Besonderheit des kindlichen Notfallerlebens besteht schließlich auch darin, dass das kindliche Denken von der **unmittelbaren Wahrnehmung** geprägt ist. Dass eine unangenehme Maßnahme wie das Legen eines venösen Zugangs etwas Positives (z. B. Schmerzlinderung) bewirken soll, ist zumindest für jüngere Kinder kaum vorstellbar. Derartige Prozeduren können sie sogar als eine Bestrafung empfinden.

Um auf diese spezielle psychische Situation angemessen zu reagieren, muss beim Umgang mit Kindern in Notfallsituationen besonders behutsam und vorsichtig vorgegangen werden. Dies beginnt schon bei der **Kontaktaufnahme:** Einsatzjacken sollten dabei nach Möglichkeit abgelegt werden. Außerdem sollte man sich auf das körperliche Niveau eines Kindes herunterbeugen, sich mit ruhiger Stimme und möglichst freundlichem Gesichtsausdruck vorstellen und nach dem Namen des Kindes fragen (➢ Abb. 9.9).

> **PRAXISTIPP**
> Keinesfalls sollte sich das gesamte Rettungsteam auf ein verletztes oder akut erkranktes Kind stürzen. Dadurch würde es nur zusätzlich verängstigt.

Erwachsene Bezugspersonen (Eltern, Großeltern) sollten auch bei der Versorgung eines verletzten oder erkrankten Kindes nach Möglichkeit anwesend bleiben, um Halt und Sicherheit vermitteln zu können. Von dieser Regel sollte lediglich dann abgewichen werden, wenn
- die Bezugspersonen derart aufgeregt sind, dass sie die Durchführung der medizinischen Versorgung beeinträchtigen oder sogar verhindern,
- Rettungsfachkräfte durch die Anwesenheit der Bezugspersonen massiv verunsichert werden und sich dies auf die Versorgungsqualität auswirkt,

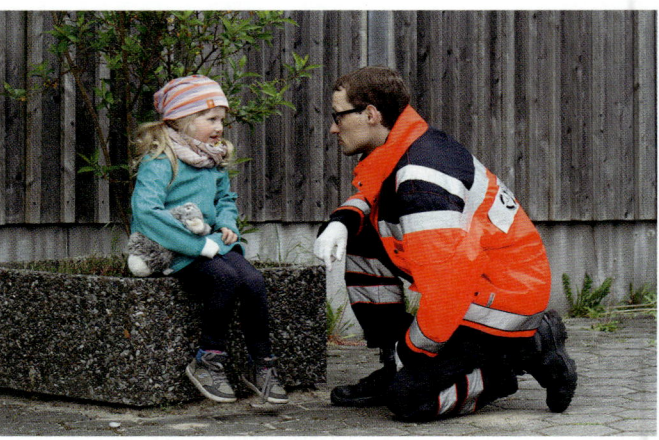

Abb. 9.9 Kontaktaufnahme zu einem Kind als Notfallpatient [O997]

- sich die Aufregung der Bezugspersonen trotz intensiver Beruhigungsversuche massiv auf das betroffene Kind überträgt und sich wechselseitige Eskalationsmechanismen ergeben.

PRAXISTIPP
Selbst bei einer Kinderreanimation sollten Eltern im Raum oder zumindest in der unmittelbaren Nähe bleiben können. Viele Eltern, denen dies ermöglicht wird, sind im Nachhinein dankbar dafür. Sie können das Erlebte so besser bewältigen. Durch eine Ausgrenzung entsteht hingegen häufig der Eindruck bei den Eltern, das geliebte Kind alleingelassen zu haben, als es seine Eltern am dringendsten gebraucht hätte. Dies kann wiederum zu schweren Schuldgefühlen und Selbstvorwürfen führen.

Körperkontakt kann bei Kindern grundsätzlich intensiver ausfallen als bei Erwachsenen. Behutsame Berührungen an den Händen, Armen und Schultern wirken meist beruhigend. Von vielen jüngeren Kindern wird auch das Streicheln ihres Kopfes als etwas Angenehmes empfunden. Gleichwohl ist sehr sensibel auf ablehnende Signale zu achten. Wenn Berührungen einem Kind offensichtlich unangenehm sind, muss der Körperkontakt ggf. rasch wieder zurückgenommen werden.

Um das Verständnis für das Geschehene, die durchzuführende Hilfeleistung und das weitere Vorgehen zu fördern, ist die **Vermittlung von Informationen** in einer möglichst einfachen Sprache wichtig. Auf die Verwendung von Fachbegriffen sollte dabei verzichtet werden. **„Babysprache" ist allerdings falsch,** weil sich Kinder durch einen zu primitiven Sprachstil u. U. nicht ernst genommen oder unverstanden fühlen.

Fragen von Kindern, etwa ob eine Wunde genäht werden muss, sollten Rettungsfachkräfte stets ehrlich beantworten. Falsche Versprechungen (Beispiel: *„Nein, das tut überhaupt nicht weh!"*) sind unangebracht. Pädiatrische Notfallpatienten haben ein sensibles Gespür dafür, ob sie belogen werden oder nicht.

ACHTUNG
Wenn Kinder feststellen, dass ihnen einmal nicht die Wahrheit mitgeteilt wurde, ist jedes mühevoll aufgebautes Vertrauensverhältnis augenblicklich und meist irreparabel zerstört. Die weitere Versorgung eines Kindes wird dadurch wesentlich erschwert.

Darüber hinaus sollte Kindern das Gefühl vermittelt werden, die Notfallsituation bzw. zumindest einzelne Aspekte des Geschehens in irgendeiner Weise kontrollieren zu können. So bietet es sich an, ihnen kleinere **Aufgaben zu übertragen,** mit denen sie sich im günstigsten Fall an der Behandlung beteiligen. Entscheidend ist dabei nicht, dass es sich um eine tatsächlich effektive Mitwirkung handelt – wichtig ist lediglich, dass subjektiv ein entsprechender Eindruck entsteht. Ein Kind, das z. B. selbst auf die Trage im Rettungswagen klettern darf (und dies auch noch kann), erlebt sich dadurch eben nicht passiv und hilflos, sondern aktiv und engagiert.

Zeigt ein Kind erwünschte Verhaltensweisen, sollten es dafür ausdrücklich **gelobt** bzw. belohnt werden. Auf diese Weise wird deutlich gemacht, dass ein Kind selbst etwas zur Bewältigung beitragen konnte. Kinder können z. B. einen Aufkleber oder eine Anstecknadel als „Orden" geschenkt bekommen, um sie für hilfreiches Verhalten auszuzeichnen. Vor allem bei jüngeren Kindern haben außerdem **Kuscheltiere,** z. B. Stoffaffen oder Teddybären, eine außerordentlich positive Wirkung.

PRAXISTIPP
Viele Kinder haben solche Kuscheltiere zu Hause und vertrauen ihnen ihre Ängste und Nöte an. Kuscheltiere sollten deshalb auch in jedem Rettungswagen mitgeführt werden.

In einigen Fällen kann auch **Ablenkung** hilfreich sein. Ein verletztes oder akut erkranktes Kind kann z. B. dazu aufgefordert werden,
- laut bis zu einer bestimmten Zahl oder auch rückwärts zu zählen,
- etwas zu summen oder zu singen,
- sich etwas anzuschauen,
- etwas zu erzählen,
- eine Frage zu beantworten,
- etwas festzuhalten (z. B. die Hand eines Helfers oder einen Gegenstand) etc.

ACHTUNG
Ablenkungsversuche wirken bei Kindern, insbesondere wenn es sich um eine tatsächlich schwerwiegende Notfallsituation handelt, nicht immer!

Für die Begleitung von Kindern, die eine Notfallsituation miterleben, ohne selbst Patient zu sein, sollte frühzeitig **die Alarmierung psychosozialer Akuthelfer** (Notfallseelsorge, Kriseninterventionsteam) in Erwägung gezogen werden (➤ Kap. 12.4). Als Augenzeugen und Zuschauer sind Kinder besonders gefährdet, negative psychische Folgen zu entwickeln. Deshalb ist es wichtig, dass sich

Tab. 9.2 Regeln für den Umgang mit Kindern in einem Notfall (nach Karutz 2013)

Buchstabe	Regel
K	Bei der **Kontaktaufnahme** sollte sich ein Notfallsanitäter auf die körperliche Ebene des Kindes hinunterbeugen. Anschließend sollte er sich vorstellen und nach dem Namen des Kindes fragen.
A	Insbesondere bei jüngeren Kindern kann **Ablenkung** hilfreich sein.
S	Die **Selbstkontrolle** eines Kindes kann durch die Übertragung einfacher Aufgaben gestärkt werden.
P	Eltern oder andere **Personen,** die einem Kind nahestehen, sollten nach Möglichkeit in die Hilfeleistung einbezogen und in das Krankenhaus mitgenommen werden.
E	Helfer sollten zu ihren Maßnahmen einfache **Erklärungen** geben. Fragen sind stets ehrlich zu beantworten. Auf bevorstehende Maßnahmen sollten Kinder vorbereitet werden.
R	Die **Reaktionen** von Kindern gegenüber Rettungsfachkräften können manchmal sehr ablehnend sein. Ein solches Verhalten sollte man professionell aushalten und hinnehmen.
L	**Lieblingsspielzeuge** oder Stofftiere eines Kindes sollten ins Krankenhaus mitgenommen werden. Wenn ein Kind kein eigenes Stofftier bei sich hat, sollte es eines geschenkt bekommen.
E	Kinder sollten ausdrücklich dazu **ermutigt** werden, Fragen zu stellen sowie Ängste und Bedürfnisse u äußern.

jemand intensiv um sie kümmern kann. Dem Rettungsfachpersonal fehlt dafür meist die Zeit.

Eine kurze Zusammenfassung wesentlicher Hinweise für den Umgang mit Kindern in einer Notfallsituation beinhaltet das **Regelwerk KASPERLE** (➤ Tab. 9.2).

9.3.5 Umgang mit älteren Menschen

Die Bevölkerungsentwicklung und langfristige Prognosen zeigen, dass in der Bundesrepublik eine Tendenz zur Überalterung zu beobachten ist. Mit dem Jahr 2000 sank der Anteil der Männer und Frauen zwischen 25 und 40 Jahren auf unter 20 % der Gesamtbevölkerung. Der Bevölkerungsanteil der über 65-Jährigen steigt demgegenüber kontinuierlich an. Bedingt durch die im Alter zunehmende Krankheitshäufigkeit (**Morbidität**) sind geriatrische Patienten im Rettungsdienst besonders häufig anzutreffen. Aktuell ist jeder zweite von einem Notarzt versorgte Notfallpatient 70 Jahre alt oder älter, rund zwei Drittel der Notfallpatienten im Rettungsdienst sind älter als 65 Jahre.

Ältere Menschen sind allerdings keine einheitliche Gruppe. Ab wann ein Mensch im medizinischen Sinne als „alt" bezeichnet werden kann, lässt sich nicht exakt abgrenzen. Der individuelle Gesundheitszustand hängt vielmehr von einem Zusammenwirken mehrerer Faktoren ab. Hier sind zu nennen

- das Lebensalter,
- die persönliche Lebenssituation (z. B. allein lebend, in einer Familie oder pflegebedürftig in einem Heim),
- die Qualität und Quantität sozialer Kontakte (einsam oder in ein Umfeld integriert),
- die psychische Befindlichkeit (z. B. aktiv und optimistisch oder passiv und depressiv),
- das Vorhandensein konkreter Lebensziele (Perspektiven vorhanden oder lediglich „auf den Tod wartend") sowie
- die Morbidität (gesund oder krank).

Deshalb ist auch kein pauschaler Umgang mit „dem" alten Menschen angebracht, sondern vielmehr ein individuelles Eingehen auf jeden einzelnen. Längst nicht alle alten Menschen sind z. B. einsam und verwirrt, und bei Weitem nicht alle alten Patienten sind gebrechlich (**frail**), pflegebedürftig und multimorbide. Dies betrifft lediglich rund 10 % der über 65-Jährigen. Etwa 40–45 % der Angehörigen dieser Altersgruppe gelten allerdings als **pre-frail**. Zudem kann sicherlich davon ausgegangen werden, dass mit zunehmendem Alter bestimmte gesundheitliche Einschränkungen grundsätzlich wahrscheinlicher sind. Etwa 50 % der über 65-Jährigen haben z. B. eine arterielle Hypertonie, bei etwa 35 % wurde die koronare Herzkrankheit (KHK) diagnostiziert. Rund 15 % sind Diabetiker und jeweils etwa 10 % sind an einer chronisch-obstruktiven Lungenerkrankung oder einer Herzinsuffizienz erkrankt.

ACHTUNG
Grundsätzlich zu beachten ist, dass ältere Menschen selbstverständlich das gleiche Recht und den gleichen Anspruch auf eine hohe medizinische Versorgungsqualität haben wie jeder andere, jüngere Mensch auch. Auf die Durchführung bestimmter Maßnahmen bzw. Hilfeleistungen (z. B. Reanimation, Transport in ein Traumazentrum) zu verzichten, nur weil der Patient ein bestimmtes Lebensalter erreicht hat, ist inakzeptabel!

Einsätze des Rettungsdienstes werden von älteren Menschen in einer besonderen Weise wahrgenommen und erlebt. Manche ältere Menschen assoziieren Krankenhäuser z. B. mit dem Begriff „Sterbehaus", sehen es als Vorstufe zum Pflegeheim und haben Angst, durch eine Hospitalisierung ihre Selbstständigkeit zu verlieren. Arbeitsabläufe im Rettungsdienst sind ihnen fremd. Deshalb besteht die Gefahr, dass der Kontakt mit dem Rettungsfachpersonal generell als bedrohlich empfunden wird. Einige ältere Menschen sind Rettungsfachkräften gegenüber in hohem Maße misstrauisch. Mitunter befürchten sie, vom Rettungsdienst in eine Pflegeeinrichtung „abgeschoben" zu werden. Manchmal schämen sich ältere Patienten auch sehr dafür, dass bei einem Einsatz ihretwegen ein derartiger Aufwand betrieben werden muss.

PRAXISTIPP
Solche Gefühle und Gedanken müssen ernst genommen und dürfen nicht bagatellisiert oder abgetan werden.

In diesem Zusammenhang zielt das Konzept der **Validation** zunächst auf eine angemessene Grundhaltung gegenüber älteren Menschen. Ihre Gedanken, Emotionen und Verhaltensweisen sollen als „für sie gültig" akzeptiert und angenommen, d. h. validiert werden. Nach Feil sind dabei u. a. folgende **Leitgedanken** relevant:

- Alle Menschen sind gleichermaßen wertvoll und zwar vollkommen unabhängig davon, in welchem Ausmaß sie verwirrt sind.
- Auch ältere und u. U. verwirrte Menschen sind einzigartig und müssen als Individuen behandelt werden.
- Ältere Menschen kann man nicht dazu zwingen, ihr Verhalten zu ändern; ältere Menschen hat man zu akzeptieren, wie sie sind.
- **Empathie** führt zu Vertrauen, verringert Angstzustände und trägt dazu bei, auch die Würde älterer Menschen aufrechtzuerhalten.

Speziell im Hinblick auf Notfallsituationen können von diesen Leitgedanken ausgehend zahlreiche weitere Handlungsempfehlungen gegeben werden. So kann Ängsten insbesondere durch eine ehrliche und glaubwürdige **Informationsvermittlung** entgegengewirkt werden. In vielen Fällen werden allerdings geduldige Wiederholungen notwendig sein, z. B. weil ein Patient eine bestimmte Frage immer wieder stellt.

Beeinträchtigungen der Hörfähigkeit muss das Rettungsfachpersonal ggf. durch lauteres, langsameres und besonders **sorgfältig artikuliertes Sprechen** ausgleichen. Eine Gangunsicherheit bzw. Gleichgewichtsstörung hat zur Folge, dass viele ältere Patienten beim Gehen und beim Treppensteigen gestützt werden müssen.

ACHTUNG
Hilfsmittel wie Brillen, Hörgeräte, Zahnprothesen und Gehstöcke sind bei Transporten älterer Menschen unbedingt mitzunehmen.

Die Anrede „Oma" und „Opa" ist unangebracht, ebenso wie ein pauschales Duzen älterer Menschen. In diesem Zusammenhang ist auf die grundsätzliche Problematik **patronisierender Kommunikation** hinzuweisen, die sich u. a. durch die Wahl einfacher oder kindlicher Begriffe wie „Pipi" oder „Popo" sowie das einschließende, übergriffige „Wir" auszeichnet (Beispiel: *„Wie geht's uns denn heute?"*). Die Stimme ist dabei Sing-Sang-haft, säuselnd und eher hoch.

Eine Extremform der patronisierenden Kommunikation ist der sog. **Secondary Babytalk.** Diese Bezeichnung rührt daher, dass viele Elemente der Sprache ähneln, die häufig Babys und Kleinkindern gegenüber verwendet wird. Oftmals werden dabei die Worte „schön" oder „fein" benutzt (Beispiel: *„Jetzt mal schön festhalten."*). Üblich sind außerdem Verniedlichungen und Ersetzungen wie z. B. „Thrönchen" für Toilette oder „Happi-Happi" für Essen.

> **ACHTUNG**
> Derartige Formen der Kommunikation werden von älteren Menschen meist als respektlos wahrgenommen und sind unbedingt zu vermeiden.

Ebenfalls zu unterlassen sind Vorwürfe gegenüber älteren Menschen, etwa für das Nichterkennen bestimmter Symptome (*„Sie müssen doch gemerkt haben, dass Ihr Mann so einen hängenden Mundwinkel hat!"*), die Verursachung einer Notfallsituation (*„Warum mussten Sie in Ihrem Alter auch noch auf die Leiter steigen!"*) oder für eine späte Alarmierung des Rettungsdienstes (*„Warum haben Sie uns denn nicht eher gerufen?"*).

> **MERKE**
> Insbesondere bei älteren Paaren, die noch gemeinsam in einer Privatwohnung leben, kann die Hemmschwelle, den Rettungsdienst zu rufen, besonders hoch sein.

Womöglich wird befürchtet, dass der Transport des Partners in eine Klinik mit einem **Abschied für immer** verbunden sein könnte und so wird von einer Alarmierung des Rettungsdienstes – auch wenn es unlogisch sein mag (wenn überhaupt keine Hilfe erfolgt, können erst recht schwerwiegende Gesundheitsschädigungen drohen) – zunächst lieber Abstand genommen. Dass viele ältere Menschen sich im eigenen Haushalt scheinbar leichtsinnig verhalten, ist ebenfalls zu erklären: Oftmals wollen sie sich die eigene Hilfsbedürftigkeit nicht eingestehen oder es ihnen unangenehm, Unterstützungsleistungen zu beanspruchen. Aus diesem Grund besteigen manche ältere Menschen eben noch Leitern, versuchen, schwere Gegenstände zu heben und zu tragen etc. – mit den entsprechend häufigen Verletzungsfolgen.

Nicht unerwähnt bleiben soll an dieser Stelle noch, dass ältere Menschen durch den Abbau von Fettgewebe rascher frieren und auch unterkühlen können als jüngere. Bei der Versorgung und während des Transports ist daher stets auf eine angemessene Wärmerhaltung zu achten. Bei niedrigen Außentemperaturen im Herbst und im Winter muss der Patientenraum des RTW oder KTW vorgeheizt werden.

Sofern ein älterer Mensch in eine Klinik transportiert wird und ein Partner des Patienten nicht mitgenommen werden kann, sondern allein in einer Wohnung verbleibt, sollte außerdem daran gedacht werden, eine **weiterführende Betreuung** für denjenigen sicherzustellen. Ein Anruf bei Angehörigen oder die Kontaktaufnahme zu Nachbarn kann bereits ausreichend sein. Wenn der allein zurückbleibende Angehörige jedoch keine eigenen sozialen Ressourcen in seinem Umfeld (mehr) hat, sollte ggf. ein Sozial- oder Pflegedienst oder auch ein psychosozialer Akuthelfer (Notfallseelsorge, Kriseninterventionsteam, ➤ Kap. 12.4) hinzugezogen werden.

Hinweise zum Umgang mit Demenzpatienten

Bei den rund 1,5 Millionen **Demenzpatienten** in Deutschland sind über die bisherigen Ausführungen in diesem Kapitel hinaus noch einige weitere Hinweise zu beachten. So kommt es bei ihnen in besonderer Weise darauf an, das eigene Kommunikationsverhalten an die (noch) vorhandenen kognitiven Fähigkeiten anzupassen. Auch und gerade Demenzpatienten gegenüber müssen Rettungsfachkräfte äußerst respektvoll und freundlich auftreten.

> **ACHTUNG**
> Eine **„Verdinglichung"** darf niemals zugelassen werden – auch dann nicht, wenn die verbale Kommunikationsfähigkeit eines Patienten bereits stark eingeschränkt oder überhaupt nicht mehr vorhanden ist.

Durch eine direkte, ruhige Ansprache kann ggf. die Chance erhöht werden, die Aufmerksamkeit eines Demenzpatienten doch noch zu gewinnen. Bei einer weit fortgeschrittenen Demenz kann es ansonsten hilfreich sein, leichten Körperkontakt herzustellen oder auch **paraverbale Kommunikationsmöglichkeiten** zu nutzen. Auf eine Veränderung der Stimmlage reagieren Patienten z. B. auch dann noch, wenn ansonsten kein sprachlicher Ausdruck mehr möglich ist. Berührungen, wie z. B. das Halten der Hand oder das Auflegen der Hand, können während der Fahrt beruhigen, ebenso wie eine betont ruhige Stimme.

Da komplexe inhaltliche Zusammenhänge für Demenzpatienten häufig nicht mehr nachvollziehbar sind, sollte das Rettungsfachpersonal in möglichst einfachen, nicht verschachtelten Sätzen sprechen. Ebenso sollte auf Ironie oder mehrdeutige Ausdrücke verzichtet werden, da diese ggf. nicht mehr verarbeitet bzw. gedeutet werden können.

9.3.6 Umgang mit Menschen mit psychischen Erkrankungen

Psychiatrische Notfälle sind – nach internistischen und chirurgischen – der dritthäufigste Einsatzgrund im Notarztdienst. Unter psychiatrischen Notfällen können allerdings zwei verschiedene Situationen verstanden werden (➤ Kap. 39):

- Personen mit einer psychischen bzw. psychiatrischen Störung werden – unabhängig von dieser Störung – in einen Notfall verwickelt, z. B. in einen Autounfall, ein Zugunglück, einen Brand etc. Eine bereits bestehende Symptomatik kann dabei deutlich verstärkt werden. Bei bereits abgeklungenen Störungen kann es auch zu einem Wiederauftreten der Symptome kommen. Das ist v. a. bei einer früheren Traumatisierung zu erwarten, etwa durch einen ähnlichen Unfall, eine Jahre zurückliegende Vergewalti-

gung oder Kriegserlebnisse (Sirenen, Explosionen, Feuer), die durch einen aktuellen Notfall reaktiviert werden.
- Eine bestehende psychische Störung spitzt sich derart zu bzw. wird so akut, dass sich daraus eine unmittelbare Gefährdung für die Person oder ihre Umgebung ergibt, z. B. aufgrund von Halluzinationen, Wahnideen, akuter Manie.

Hinweise auf eine psychiatrische Störung sind unter anderem:
- **Formale Denkstörungen:** äußern sich in unverständlichen, unzusammenhängenden oder unvollständigen Sätzen, Vorbeireden am Thema, bizarren Wortbildungen
- **Wahnideen:** beziehen sich auf nicht nachvollziehbare Bedrohung, Verfolgung oder Beeinträchtigung durch andere Personen oder Organisationen, auf Schuld und Versündigung etc.; der Patient ist von diesen Vorstellungen unkorrigierbar überzeugt
- **Halluzinationen:** Wahrnehmungen ohne physische Grundlage, die von niemand anderem geteilt werden, z. B. Stimmen hören, obwohl niemand sonst anwesend ist
- **Starke affektive Beeinträchtigung:** z. B. lang anhaltende depressive Verstimmung, unangemessene Euphorie, nicht nachvollziehbare Angst
- **Weitere Symptome** wie Bewusstseinsstörung, kognitive Störungen, vegetative Störungen sowie Störungen der Psychomotorik

ACHTUNG
Die genaue Diagnose einer psychischen Störung setzt umfassende psychologische bzw. psychiatrische Expertise voraus!

Die erhobenen Patientendaten und Symptome sollten vom Rettungsteam so gut wie möglich dokumentiert und den weiterbehandelnden Spezialisten genau mitgeteilt werden. Das ist besonders bei akuter Suizidalität und mangelnder Kooperation des Patienten sehr wichtig. Auf akute Wahnideen und Halluzinationen sollten Notfallsanitäter nicht näher eingehen. Stattdessen sind folgende Vorgehensweisen hilfreich:
- Höfliche und konkrete Anweisungen geben: *„Bitte setzen Sie sich hier hin."*
- Über das Hier und Jetzt sprechen: *„Wir warten jetzt auf den Arzt. Das dauert nicht mehr lang."*
- Auf problematische Fragen nicht eingehen: *„Dazu kann ich Ihnen nichts sagen."*
- Auf andere Themen umlenken, z. B. auf Körperempfindungen, die mit den vermeintlichen Halluzinationen oder Wahnvorstellungen nichts zu tun haben: *„Ist Ihnen kalt?" „Tut es immer noch gleich weh oder wird es ein bisschen besser?"*
- Geschlossene Fragen stellen (ggf. auch mehrere hintereinander): *„Möchten Sie etwas trinken?" „Sitzen Sie bequem?"*
- Über neutrale, nicht emotionale Fakten sprechen: *„Wo kommen Sie her?" „Wo arbeiten Sie?"*
- Nicht drängen, für Sicherheit sorgen.

Suizidalität

Der Umgang mit suizidalen Menschen (➤ Kap. 39.4) zählt zu den heikelsten und schwierigsten Aufgaben eines Notfallsanitäters. Das übergeordnete Ziel, dem alle Helfer gemeinsam verpflichtet sind, ist nicht allein, den Betroffenen daran zu hindern, sich das Leben zu nehmen. Letztlich geht es darum, mit dem Betroffenen jene guten Gründe zu finden, warum sich ein Weiterleben für ihn lohnt. Dieses langfristige Ziel sollte vom ersten Augenblick an im Auge behalten werden.

MERKE
Wie auch immer die Umstände sind: Der Notfallsanitäter steht auf der Seite des Lebens.

Interventionen

Die **Hauptziele** in der Akuthilfe für suizidale Menschen sind:
- **Entlastung** (Situation entschärfen, Dampf ablassen)
- **Klarheit schaffen** (für sich und den Betroffenen)
- **Maßnahmen treffen,** konkrete Hilfe leisten, weitere Hilfe organisieren

Der größte Verbündete im Umgang mit suizidgefährdeten Menschen ist die Umwelt des Betroffenen. Zu dieser gehören auch psychosoziale Akuthelfer (➤ Kap. 12.4) und andere Intervenierende. Mitmenschen sind für die Bewältigung der Krise von entscheidender Bedeutung. Für Suizidgefährdete gibt es deshalb keine größere Gefahr als die Isolation. Aus diesem Grund sollte immer versucht werden, mit suizidgefährdeten Menschen den Kontakt bzw. ein Gespräch aufrechtzuerhalten. Folgende Voraussetzungen erleichtern die Betreuung:
- Ruhiger, ungestörter Raum
- Gespräch unter vier Augen
- Kein Zeitdruck
- Weitere Helfer (Kollegen) in Rufnähe

In Akutfällen, wie sie im Rettungsdienst auftreten, sind folgende Erstinterventionen sinnvoll:
- Die Sicherheit des Betroffenen gewährleisten: ständige Überwachung durch Psychologen, Rettungspersonal, Familienangehörige oder andere Helfer; auch beim Gang zur Toilette begleiten; Zugang zu Glas, Messer, Gürtel verhindern
- Bei starker Erregung dem Betroffenen vom Arzt Beruhigungsmittel geben lassen
- Auf keinen Fall Beschuldigungen, Vorwürfe oder Kritik am Betroffenen und seinen Handlungen äußern
- Bei akuter Selbst- oder Fremdgefährdung Überstellung in stationäre Behandlung veranlassen

Fehler vermeiden

Das Gespräch mit Suizidgefährdeten aufrechtzuerhalten ist sozusagen eine **Basisintervention.** Solange ein Betroffener spricht, besteht zumindest eine minimale Beziehung zu einem anderen Menschen. Und Beziehungen sind es, die uns im Leben halten. Beziehung und Gespräch können allerdings gefährdet werden, wenn der Gesprächspartner falsch oder unvorsichtig handelt. Es gibt im Umgang mit Suizidgefährdeten einige Dinge, die man auf jeden Fall vermeiden sollte. Zu diesen Gefahren zählen:
- Vorschnelles Trösten (*„Wird schon wieder."*)
- Ermahnungen (*„Reißen Sie sich zusammen."*)

- Verallgemeinerungen („So ist das Leben.")
- Ratschläge („Warum machen Sie nicht einfach XY?", ➤ Kap. 10)
- Belehrungen („Also generell gilt …")
- Herunterspielen des Problems („Ist ja alles nicht so tragisch.")
- Beurteilen und kommentieren („Sie sehen das völlig falsch.")
- Nachforschen, ausfragen, analysieren (dies verstärkt das Problembewusstsein und damit den inneren Druck)
- Vorschnelle Aktivitäten entwickeln

9.3.7 Umgang mit Menschen in Sozialnot

Der Terminus **Sozialnot** steht für unterschiedliche Situationen wie z. B.
- Armut, Obdachlosigkeit,
- familiäre Konfliktsituationen,
- akute Belastungsreaktionen,
- pathologische Trauerreaktionen,
- akute Überforderungssituationen,
- Vereinsamung (**soziale Isolation**) sowie
- Verwahrlosung bzw. Verelendung (➤ Abb. 9.10).

Dass der Rettungsdienst mit solchen Situationen konfrontiert wird, nimmt eindeutig zu. Die Gründe dafür sind vielschichtig:
- Auflösung von Familien- und Nachbarschaftsstrukturen
- Zunahme von Einpersonen- bzw. Singlehaushalten
- Arbeitslosigkeit
- Anonymität des Lebens in (Groß-)Städten
- Forderung nach „beruflicher Flexibilisierung"

Bundesweit macht das Phänomen Sozialnot bis zu 20 % des Gesamteinsatzaufkommens aus, in manchen Großstädten sind bis zu 65 % der RTW-Einsätze nicht vorrangig notfallmedizinisch begründet, sondern es liegt ebenfalls eine eher psychosoziale Problemstellung vor. Manche Menschen in akuter Sozialnot sind dem Rettungsfachpersonal sogar bereits persönlich bekannt, da ihre spezielle Lebenssituation in kurzer Zeit immer wieder zu einer Alarmierung des Rettungsdienstes führt.

Tab. 9.3 Vermittlung an geeignete Unterstützungsinstanzen (nach Luiz 2008) [W948-001]

Situation	Geeignete Unterstützungsinstanz
Armut, Obdachlosigkeit	• Jugendheim, Obdachlosenheim • Sozialarbeit (Streetwork) • Sozialpsychiatrischer Dienst (Gesundheitsamt)
Familiäre Konfliktsituation	• Familien- und Erziehungsberatungsstelle • Jugendamt • Frauenhaus
Akute Belastungsreaktion	• Traumaambulanz • Ärztlicher Notdienst • Selbsthilfevereine
Pathologische Trauerreaktion	• Notfallseelsorge bzw. Kirchengemeinde
Akute Überforderungssituation	• Lebensberatungsstelle
Vereinsamung	• Sozialstation • Kirchengemeinde • Hausnotrufdienst • Sozialpsychiatrischer Dienst (Gesundheitsamt)
Verwahrlosung	• Pflegenotdienst • Gesundheitsamt, Ordnungsamt • Sozialpsychiatrischer Dienst (Gesundheitsamt)

> **MERKE**
> Für viele Rettungsfachkräfte handelt es sich dabei um lästige, „unnötige" (Fehl-)Einsätze. Eine derart oberflächliche Betrachtungsweise greift allerdings zu kurz.

Auch und gerade bei einer akuten Sozialnot ist ein professionelles Handeln des Rettungsdienstes gefordert. Die Durchführung von Kriseninterventionsmaßnahmen sowie die Anbahnung bzw. die **Vermittlung weiterführender Hilfen** gehören ebenso zum rettungsdienstlichen Aufgabenspektrum wie die Versorgung körperlicher Verletzungen. Im Einzelnen sollten Notfallsanitäter bei der Konfrontation mit akuter Sozialnot folgende Hinweise beachten:
- Bestimmte Lebenssituationen können mit unangenehmen Gerüchen, Anblicken oder auch Infektionsgefahren verbunden sein und Abscheu oder Ekel provozieren. Dennoch dürfen Betroffene niemals abfällig behandelt werden. Stattdessen ist – auch wenn es mitunter schwerfallen mag – stets ein engagiertes, **freundliches und wertschätzendes Auftreten** angebracht.
- Symptome von Betroffenen niemals vorschnell abtun bzw. bagatellisieren, sondern für den Betroffenen und seine Situation ehrliches **Interesse zeigen.**
- Das bestehende Problem, aktuelle Bedarfe, Bedürfnisse, Risiken und Ressourcen des Betroffenen **genau erkunden.** Das erfordert, sich Zeit zu nehmen und zunächst einmal geduldig zuzuhören.
- Bezüglich der Alarmierung des Rettungsdienstes den Betroffenen gegenüber **niemals Vorwürfe machen.**

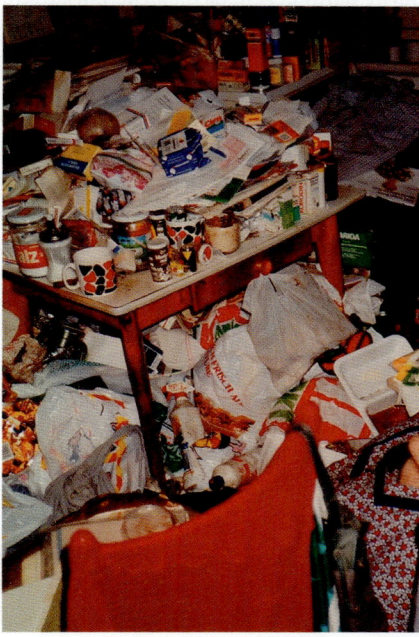

Abb. 9.10 Die Zustände in verwahrlosten Wohnungen sind teilweise unvorstellbar. [M235]

- **Pauschale Hospitalisierungen möglichst vermeiden.** Günstiger ist die zielgerichtete Vermittlung an geeignete Hilfseinrichtungen (➤ Tab. 9.3). Notfallsanitäter sollten die jeweiligen Ansprechpartner kennen und in Absprache mit den Betroffenen unmittelbar Kontakte herstellen.
- Bei Betroffenen in akuter Sozialnot immer auch **mit aggressivem Verhalten rechnen,** d.h., besonders auf den Eigenschutz achten (Rückzugsweg freihalten, gefährliche Gegenstände im Blick behalten etc.).

9.3.8 Umgang mit Betrunkenen, Alkohol- und Drogenabhängigen

Rund 1,3 Millionen Menschen in Deutschland gelten als alkoholabhängig, etwa 200 000 konsumieren regelmäßig illegale Substanzen, überwiegend Heroin. Da eine Alkohol- oder Drogenabhängigkeit häufig (allerdings nicht immer!) mit Sozialnot und aggressivem Verhalten einhergeht, kann zunächst auf vorangegangene Ausführungen (➤ Kap. 9.3.7) verwiesen werden. Ergänzend ist zu beachten, dass die Einsicht von Abhängigen in eine unmittelbare Behandlungsnotwendigkeit oftmals nicht vorhanden ist:
- Viele Abhängige haben generell keine Hoffnung mehr („Das bringt doch alles nichts!").
- Das Schmerzempfinden kann durch die Alkohol- oder Drogenwirkung erheblich herabgesetzt sein („Mir tut nichts weh, also muss ich auch nicht ins Krankenhaus!"). Hierin liegt eine besondere Gefahr, da selbst schwerwiegende Verletzungen (z.B. Schädel-Hirn-Trauma nach einem Sturz) u.U. unerkannt bleiben.
- Eine medizinische Intervention unterbricht möglicherweise auch den vom Patienten doch gerade erwünschten Rauschzustand („Lass mich doch einfach in Ruhe!").
- Abhängige nehmen Rettungsfachkräfte u.U. überhaupt nicht als professionelle Helfer wahr. Entsprechend werden Aussagen von Notfallsanitätern abgetan („Was willst du von mir? Du hast sowieso keine Ahnung und du hast mir auch nichts zu sagen!").

PRAXISTIPP
Patienten davon zu überzeugen, dass ein Transport in eine Klinik tatsächlich wichtig und hilfreich wäre, kann vor diesem Hintergrund außerordentlich schwierig sein. Die Durchführung von Zwangsmaßnahmen lässt sich nicht immer vermeiden, sodass ggf. Notarzt und Polizeikräfte einzubeziehen sind.

9.3.9 Umgang mit Menschen mit Behinderung

Insgesamt leben in Deutschland rund 9,6 Millionen Menschen mit einer Behinderung. Im Sinne der 2006 beschlossenen Behindertenrechtskonvention der Vereinten Nationen sind damit Menschen gemeint, die langfristig anhaltend körperliche, seelische, geistige oder wahrnehmungsbezogene Beeinträchtigungen aufweisen, gleichzeitig aber auch aufgrund bestimmter gesellschaftlicher Rahmenbedingungen grundlegende Rechte nicht so wahrnehmen können, wie dies anderen Menschen möglich ist. Demnach gibt es Menschen, die in unterschiedlicher Weise sicherlich behindert *sind* – die aber eben auch behindert *werden*. Bedingt durch den demografischen Wandel nimmt ihre Zahl in Deutschland seit einigen Jahren deutlich zu: Die Wahrscheinlichkeit einer Schwerbehinderung ist bei älteren und hochbetagten Menschen z.B. besonders hoch. In vielen Fällen geht eine Behinderung auch mit Pflegebedürftigkeit einher.

PRAXISTIPP
Reflexionsaufgabe: Überlegen Sie, welche strukturellen und gestalterischen Merkmale der Umgebung, insbesondere aber auch des Gesundheitswesens, für Menschen mit Behinderung potenziell diskriminierend wirken! Listen Sie entsprechende Verbesserungspotenziale auf!

Ein professioneller Umgang mit Behinderten sollte darauf abzielen, sie an der gleichen **Versorgungsqualität** teilhaben zu lassen, die auch von jedem anderen Menschen erwartet werden kann. Der Terminus **Barrierefreiheit** bezieht sich in diesem Zusammenhang nicht nur auf ebenerdig bzw. stufenlos erreichbare Toilettenanlagen, sondern z.B. ebenso darauf, dass auch Seh- und Hörgeschädigte einen Notruf absetzen können und generell auch mit Behinderten bei Rettungseinsätzen eine angemessene Kommunikation erfolgt. Eine **inklusive Notfallversorgung** setzt allerdings voraus, dass sämtliche zur Verfügung stehenden Kommunikationswege und -strategien genutzt sowie ggf. entsprechende Hilfsmittel eingesetzt werden. Die Vermittlung von Informationen, insbesondere die Aufklärung über bevorstehende Maßnahmen, darf in einem Notfall nicht daran scheitern, dass das Rettungsfachpersonal nicht weiß, wie es Menschen mit bestimmten Beeinträchtigungen gegenüber auftreten soll.

Tatsächlich sind viele Einsatzkräfte jedoch gerade bei der Versorgung von Menschen mit Behinderung sehr verunsichert. Ein Grund dürfte darin liegen, dass solche Einsatzsituationen eher selten sind und die entsprechende Routine fehlt. Hinzu kommt, dass man Art und Ausmaß individueller Beeinträchtigungen der i.d.R. fremden Patienten meist nicht sofort erkennen kann. In vielen Fällen ist es außerordentlich schwierig einzuschätzen, welche konkrete Unterstützung angebracht ist. Sowohl eine Unter- als auch eine Überkompensation funktioneller Defizite muss vermieden werden. Die speziellen Bedarfe und Bedürfnisse von Menschen mit Behinderung zu erkennen und darauf angemessen zu reagieren, stellt gerade unter Zeitdruck in einem Einsatzgeschehen eine große Herausforderung dar.

MERKE
Generell sind auch bei der Versorgung von Menschen mit Behinderung die gleichen Grundsätze zu beachten, die bei jedem anderen Notfallpatienten ebenso gültig sind.

Dazu gehört, sich zunächst einmal vorzustellen, den Patienten ernst zu nehmen und ihn während der Versorgung stets mit seinem korrekten Namen anzusprechen. Die Vermittlung von Informationen ist ebenso wichtig wie ein geduldiges, respektvolles und unvoreingenommenes Verhalten. Je nach Art und Ausprägung individueller Beeinträchtigungen können darüber hinaus allerdings noch einige weitere Aspekte zu beachten sein.

Umgang mit Menschen mit geistiger Behinderung

Rund 1,5 Millionen Menschen in Deutschland gelten als geistig schwerbehindert. Für sie sind Notfälle eine besonders belastende Ausnahmesituation, da sie von der Situationsdynamik und der hohen Reizdichte u. U. völlig überfordert werden. Allein die Anwesenheit vieler fremder Personen kann sie erheblich irritieren und verängstigen. Daraus lassen sich folgende Handlungsempfehlungen ableiten:

- **Sondersignale** sollten bei der Anfahrt kurz vor dem Einsatzort nur noch sparsam dosiert eingesetzt bzw. möglichst ausgeschaltet werden. Bei einem Notfall in einer therapeutischen Wohneinrichtung können ansonsten nicht nur die Patienten und eventuelle Angehörige, sondern auch weitere Bewohner unnötig verschreckt werden oder sehr erregt reagieren.
- Im günstigsten Fall werden Einsatzfahrzeuge nicht mit laufenden Blaulichtern direkt vor dem jeweiligen Gebäude, sondern an einem **Nebeneingang** abgestellt.
- Bei der Versorgung sollten nur die Personen anwesend sein, die dafür unbedingt erforderlich sind. Im Raum des Patienten sollen sich so viele Helfer wie nötig, aber so wenig wie möglich fremde Personen aufhalten.
- Die **Sprache** des Rettungsfachpersonals sollte dem geistigen Entwicklungsstand des Patienten bzw. seiner kognitiven Leistungsfähigkeiten angepasst sein. Entsprechende Regeln hat das **Netzwerk Leichte Sprache** formuliert.

> **PRAXISTIPP**
> **Regeln des Netzwerks Leichte Sprache**
> - Es werden immer nur **kurze Sätze** ohne Nebensätze formuliert. Außerdem enthält jeder Satz nur eine Aussage: *„Sie haben einen Herzinfarkt! Wir helfen Ihnen jetzt. Wir geben Ihnen Medikamente. Dann fahren wir Sie ins Krankenhaus."*
> - Ein Satz besteht aus **Subjekt, Prädikat und Objekt**: *„Mein Kollege gibt ihnen eine Spritze!"*
> - Es werden immer **Aktivsätze** gebildet. Also nicht *„Ihre Behandlung wird jetzt von den Ärzten im Krankenhaus fortgesetzt"*, sondern *„Die Ärzte im Krankenhaus behandeln Sie jetzt weiter."*
> - Der **Konjunktiv** (*„Wäre es möglich, dass Sie selbst zum Auto laufen?"*) wird vermieden.
> - Der **Genitiv** wird möglichst durch einfachere Formulierungen ersetzt. Also nicht *„Wo sind die Medikamente ihres Mannes?"* sondern: *„Wo sind die Medikamente von Ihrem Mann?"*
> - Abstrakte Begriffe werden vermieden. **Konkrete und anschauliche Begriffe** werden bevorzugt. Also nicht *„medikamentöse Therapie durchführen"*, sondern *„eine Spritze (oder Tablette etc.) geben."*
> - **Bildhafte Sprache** (*„Da ist Ihnen wohl der Schreck in die Glieder gefahren?", „Sie freuen sich so: Haben Sie etwa einen Clown gefressen?"*) wird vermieden.
> - Unvermeidbare **Fachbegriffe** werden erklärt: *„Wir fahren Sie zum Röntgen. Das bedeutet, die Ärzte machen ein spezielles Foto von ihrem Bein."*
> - Dennoch ist leichte Sprache **keine Babysprache**: Die Anreden „du" und „Sie" werden wie in der Standardsprache verwendet!

- Auch wenn nur eine sehr geringe kognitive Leistungsfähigkeit vorhanden ist, darf der Patient vom Rettungsfachpersonal bei Prozessen zur **Entscheidungsfindung** nicht übergangen, bevormundet oder sogar entmündigt werden. Menschen mit geistigen Behinderungen haben zunächst einmal das gleiche Recht auf Information, Aufklärung und Selbstbestimmung wie jeder andere Notfallpatient auch!
- Bestimmte Worte wie z. B. „Krankenhaus" oder „Spritze" können bei Menschen mit geistigen Behinderungen zu starker Aufregung und verminderter **Compliance** führen, da sie oftmals unangenehme Vorerfahrungen gesammelt haben. Dennoch ist es vollkommen inakzeptabel, Transportziele oder bevorstehende Maßnahmen zu verheimlichen und dann mit der unabgesprochenen Durchführung zu überraschen.
- **Angehörige, Pflegende und Betreuungspersonen** sollten unbedingt in die Versorgungssituation einbezogen werden, da sie den Patienten und seine Verhaltensweisen kennen und i. d. R. auch viel besser deuten können als das Rettungsfachpersonal.

> **PRAXISTIPP**
> Neben der Patientenakte und einer Auflistung der verordneten Medikamente sollte auf jeden Fall auch eine vertraute Bezugsperson des Patienten mit ins Krankenhaus genommen werden. Sofern dies nicht möglich ist, könnte zumindest die Mitnahme eines Kuscheltieres oder eines Bildes einer Bezugsperson hilfreich sein.

Umgang mit Menschen mit körperlicher Behinderung

Etwa 4,7 Millionen Menschen in Deutschland sind körperlich schwerbehindert. Bei Einsätzen des Rettungsdienstes können vor allem ihre Umlagerung und ihr Transport mit Besonderheiten verbunden sein:

- **Patienten in einem Rollstuhl** sollten immer von vorn angesprochen werden, damit sie sich nicht umdrehen müssen.
- Zur **Kommunikation** mit einem **sitzenden Patienten** sollte man sich immer auf dessen Augenhöhe herunterbeugen und niemals „von oben herab" zu ihm sprechen.
- Vor der **Umlagerung des Patienten** sollte man ihn konkret danach fragen, welche Technik für ihn erfahrungsgemäß besonders günstig ist bzw. welche Unterstützung er sich wünscht.
- Wird ein Patient kurzzeitig in seinem **Rollstuhl** gefahren, ist auf korrekt eingestellte Arm- und Fußstützen zu achten. Die Füße des Patienten dürfen z. B. nicht eingeklemmt werden oder über den Boden schleifen.
- Bei einem **Gefälle** müssen Rollstühle unbedingt gegen Wegrollen gesichert werden.
- Keinesfalls darf Rettungsfachpersonal in **„kommunikative Fallen"** tappen: Gedankenlose Abschiedsfloskeln wie „Kommen Sie rasch wieder auf die Beine!" sind bei Menschen mit Lähmungen oder Beinamputierten definitiv nicht lustig.
- Sehr günstig wäre es, wenn parallel zum Rettungsdienst auch ein **Behindertenfahrdienst** benachrichtigt werden könnte, der z. B. einen Rollstuhl oder andere Hilfsmittel des Patienten in ein Krankenhaus transportiert.

ACHTUNG
Die Mitnahme von Rollstühlen im RTW scheitert meist schon aus Platzgründen. Sofern keine zuverlässige Ladungssicherung erfolgen kann, ist die Mitnahme ohnehin unzulässig.

Umgang mit Menschen mit Sehbehinderung

Etwa 1,5 Millionen Menschen in Deutschland weisen eine stärkere Beeinträchtigung ihrer Fähigkeit zu sehen auf. Sofern weniger als 30 % der normalen Sehkraft vorhanden sind, bezeichnet man dies als schwere Sehbehinderung. Bei weniger als 2 % der üblichen Sehkraft gilt ein Betroffener als blind. Die aus einer Sehbehinderung resultierende Beeinträchtigung ist individuell allerdings sehr unterschiedlich. Einige Sehbehinderte leben völlig selbstständig und sind in alltäglichen Verrichtungen – wenn überhaupt – nur sehr gering eingeschränkt. Andere benötigen mehr oder weniger permanent eine recht umfangreiche Hilfestellung. Pauschal sind folgende Hinweise relevant:

- Da Sehbehinderte sich v. a. über ihr Gehör orientieren, sollte es an der Einsatzstelle **möglichst ruhig** sein. Laufende Fahrzeugmotoren sind abzustellen, Gespräche mehrerer Personen im Hintergrund zu unterbinden.
- Der Betroffene sollte offen danach gefragt werden, um was für eine Sehbehinderung es sich handelt, was er (noch) wahrnehmen kann und was nicht.
- **Berührungen** des Patienten müssen immer verbal und sehr konkret angekündigt werden (*„Ich fasse Sie jetzt an Ihrem rechten Arm an!"*). Dies gilt besonders für schmerzhafte Maßnahmen wie das Legen eines venösen Zugangs, aber auch für das Anlegen von Blutdruckmanschetten oder EKG-Elektroden.
- Auch bei weiteren Informationen sind genaue **Orts- bzw. Lageangaben** wichtig (*„Ihre Handtasche steht jetzt einen Meter entfernt, rechts von ihnen auf dem Boden!"*).
- Für die Vermittlung einiger standardisierter Informationen (etwa zum Ablauf eines Notfalleinsatzes oder zu weiterführenden Kontaktadressen) kann ggf. auf vorbereitete Texte in **Brailleschrift** zurückgegriffen werden.
- Um einen sehbehinderten Menschen zu führen, kann ihm eine Hand gegeben werden, oder der Patient legt eine eigene Hand von hinten auf die Schulter einer Rettungsfachkraft und kann auf diese Weise folgen. Die jeweilige Vorgehensweise sollte sich nach den Wünschen des Patienten richten.
- Dass auf Bodenunebenheiten, Stufen, Abbiegungen und geschlossene Türen hingewiesen werden muss, versteht sich von selbst.
- Wenn sich ein sehbehinderter Patient auf einen Stuhl (z. B. Tragestuhl) setzen soll, wird die Hand des vor dem Stuhl stehenden Patienten an die Rückenlehne geführt. Auf diese Weise kann sich der Betroffene dann meist selbstständig setzen.
- **Hilfsmittel** wie ein Blindenstock sollten unbedingt in das Krankenhaus mitgenommen werden.

PRAXISTIPP
Der **Transport von Blindenhunden** ist in einem RTW aus verschiedenen Gründen meist nicht möglich. Hier muss ggf. auf Tierrettungswagen bei den Feuerwehren, Fahrzeuge zum Transport von Diensthunden bei der Polizei o. ä. zurückgegriffen werden. Wichtig ist, dass sich auf jeden Fall umgehend jemand um den Blindenhund kümmert, wenn ein sehbehinderter Patient in ein Krankenhaus transportiert wird!

Umgang mit Menschen mit Hörbehinderung

Etwa 20 % der Bevölkerung in Deutschland sind hörgeschädigt; 100 000 Menschen sind gehörlos bzw. ertaubt. Viele von ihnen kommunizieren ausschließlich in Gebärdensprache. Weil eine Hörbehinderung nicht sofort erkennbar ist, kann es in einem Notfall besonders rasch zu Irritationen oder Missverständnissen kommen. Eine Rettungsfachkraft, die auf eine Frage keine Antwort bekommt, deutet dies z. B. vorschnell als Ablehnung des Patienten. Die Äußerung unklarer Laute kann fälschlicherweise auch als Symptom eines neurologischen Notfallgeschehens, wie z. B. eines Schlaganfalls, interpretiert werden. Für einen angemessenen Umgang mit Hörbehinderten sind daher folgende Aspekte wichtig:

- Bei hörgeschädigten Menschen sollten Rettungsfachkräfte sich nach Aufnahme von **Blickkontakt** immer nur von vorn nähern. Weil hörgeschädigte Menschen nicht hören können, dass jemand von hinten an sie herangetreten ist, erschrecken sie sich sonst.
- **Hintergrundgeräusche** (Radio, Funk, Gespräche) an der Einsatzstelle sollten so weit wie möglich reduziert werden.
- Informationen kann ein gehörloser Mensch ggf. vom Mund der Rettungsfachkraft ablesen: Ein ständiger Blickkontakt und ein gut sichtbares **„Mundbild"** dienen dabei als wichtige Verständnishilfe. Es muss langsam und deutlich gesprochen werden. Eine übertrieben sorgfältige Aussprache ist allerdings nicht erforderlich.
- Für den Austausch weiterer Informationen sind auch **Bildkarten mit Piktogrammen** oder andere, technische Hilfsmittel wie **Übersetzungshilfen** in Form einer Smartphone-App hilfreich. Unter Umständen kann auf einem RTW auch ein Buch mit Gesten der Gebärdensprache (➤ Abb. 9.11) mitgeführt werden.
- Einige **Gesten der Gebärdensprache** haben eine andere Bedeutung als dies im üblichen Sprachgebrauch der Fall ist: Sich an die Stirn zu tippen heißt z. B. *„Ich habe das verstanden!"*. Es könnte ansonsten auch fehlinterpretiert werden als *„Du spinnst wohl!"*.
- Unter Umständen kann ein Gehörloser auch **etwas aufschreiben**, wenn ihm Papier und Stift zur Verfügung gestellt wird. Zu beachten ist allerdings, dass einige Gehörlose nicht nur die Laut-, sondern auch die Schriftsprache nicht erlernt haben!
- Bei Trägern eines **Cochlea-Implantats** sollen der externe Teil des Geräts (sofern er nicht ohnehin angelegt ist) und Patientenunterlagen zum Implantat unbedingt in das Krankenhaus mitgenommen werden. Bei der Übergabe im Krankenhaus ist auf das Cochlea-Implantat hinzuweisen.

PRAXISTIPP
Wünschenswert wäre es, einen **Gebärdendolmetscher** hinzuziehen zu können. Aus Zeitgründen wird dies zwar meist nicht möglich sein. In einigen Städten verfügen Notfallseelsorge- oder Kriseninterventionsteams (➤ Kap. 12.4) allerdings über Fachkräfte, die die Gebärdensprache beherrschen. Möglicherweise könnten diese zur Einsatzstelle gebracht werden.

Einen **Notdolmetscherdienst**, der zumindest an Werktagen zu bestimmten Zeiten über eine zentrale Rufnummer erreichbar ist, gibt es bislang leider nur in Bayern. Es wäre wünschenswert, wenn solche Einrichtungen bundesweit permanent verfügbar wären.

Abschließend sollte auch nicht unerwähnt bleiben, dass für hörbehinderte Menschen bereits die Alarmierung des Rettungsdienstes mit erheblichen Schwierigkeiten verbunden sein kann. Eine Option besteht darin, ein **Notfallfax** zu versenden (➤ Abb. 9.12). Dies setzt jedoch voraus, dass der Betroffene über ein eigenes Faxgerät verfügt. Nur einige wenige Rettungsleitstellen in der Bundesrepublik sind auch für Hilfeersuchen per SMS oder Mail erreichbar.

Umgang mit Menschen mit Sprachbehinderung

Beeinträchtigungen der Sprache bzw. des Sprechens können die notfallmedizinische Versorgung von Patienten wesentlich erschweren. Generell sind Störungen der Sprachentwicklung, des Redeflusses (z. B. durch Stottern, Poltern oder Stammeln), der Stimmbildung und durch Hirnschädigungen bedingte Sprachstörungen (Aphasien), etwa nach einem Apoplex, voneinander zu unterscheiden. Bei Patienten mit einer derartigen Sprachbehinderung kann bereits die Anamneseerhebung hochproblematisch sein. Ein häufiger, schwerwiegender Fehler besteht auch darin, von einer verminderten Sprach- bzw. Sprechfähigkeit des Patienten auf dessen kognitive Leistungsfähigkeit pauschale Rückschlüsse zu ziehen. Zu empfehlen ist daher die Beachtung folgender Grundsätze:

- Patienten mit einer Sprachbehinderung stets ruhig und geduldig zuhören. Je mehr gedrängelt wird, umso schwieriger wird sich die weitere Kommunikation gestalten.
- Gegebenenfalls kann dadurch für eine gewisse Entlastung gesorgt werden, dass man die Sprachbehinderung offen anspricht: *„Sie haben Schwierigkeiten zu sprechen. Das ist in Ordnung und für mich kein Problem."*

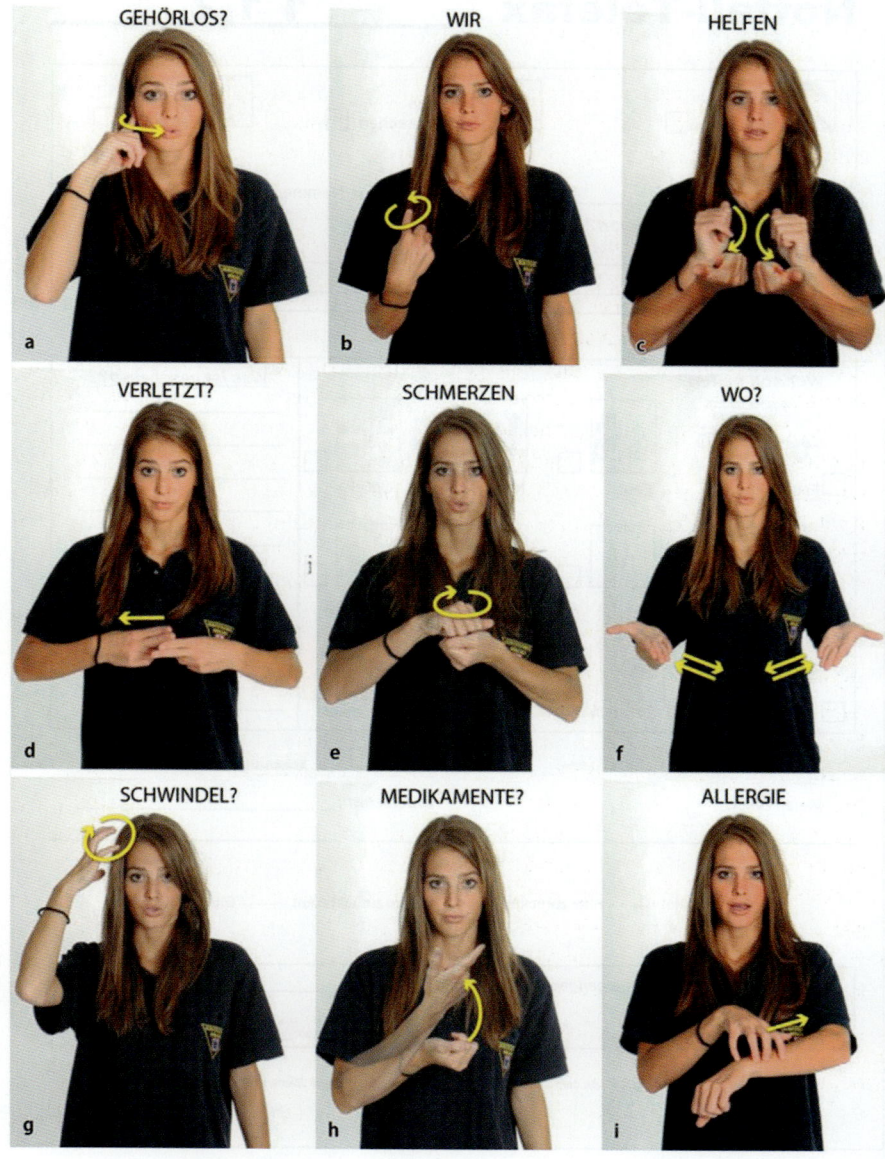

Abb. 9.11 Ausgewählte Gesten der Gebärdensprache [F781-002]

- Bei bestimmten Formen einer Aphasie kann es sein, dass Patienten nicht die eigentlich gewünschten Worte aussprechen können und dies auch selbst bemerken, was in hohem Maße frustriert. Hier kann ebenfalls für Entlastung gesorgt werden, indem genau dies thematisiert wird: *„Ich merke, dass Sie nicht das richtige Wort finden können. Meinen Sie vielleicht XY?"*
- Bei Verständnisschwierigkeiten ist es außerdem ratsam, das Gehörte zunächst zu wiederholen und nachzufragen, ob man es richtig verstanden hat.

ACHTUNG

Keinesfalls darf Rettungsfachpersonal mit Sprachbehinderten derart kommunizieren, dass die jeweilige Sprachbehinderung dabei imitiert wird. Dies ist keinesfalls eine Hilfestellung, sondern ausschließlich eine verletzende und daher völlig unangebrachte Bloßstellung des Betroffenen.

Detaillierte Informationen zum Thema „Umgang mit Menschen mit Behinderung" bieten die Internetseiten der entsprechenden Verbände und Vereinigungen. Nachstehend eine Auswahl:

- Behindertenrechtskonvention, www.behindertenrechtskonvention.info
- Bundesverband der Dolmetscher und Übersetzer, www.bdue.de
- Bundesvereinigung Lebenshilfe, www.lebenshilfe.de
- Deutscher Blinden- und Sehbehindertenverband e. V., www.dbsv.org
- Deutscher Gehörlosenbund e. V., www.gehoerlosen-bund.de
- Deutscher Schwerhörigenbund e. V., www.schwerhoerigen-netz.de
- Deutscher Telefax-Notruf, www.notfall-telefax112.de

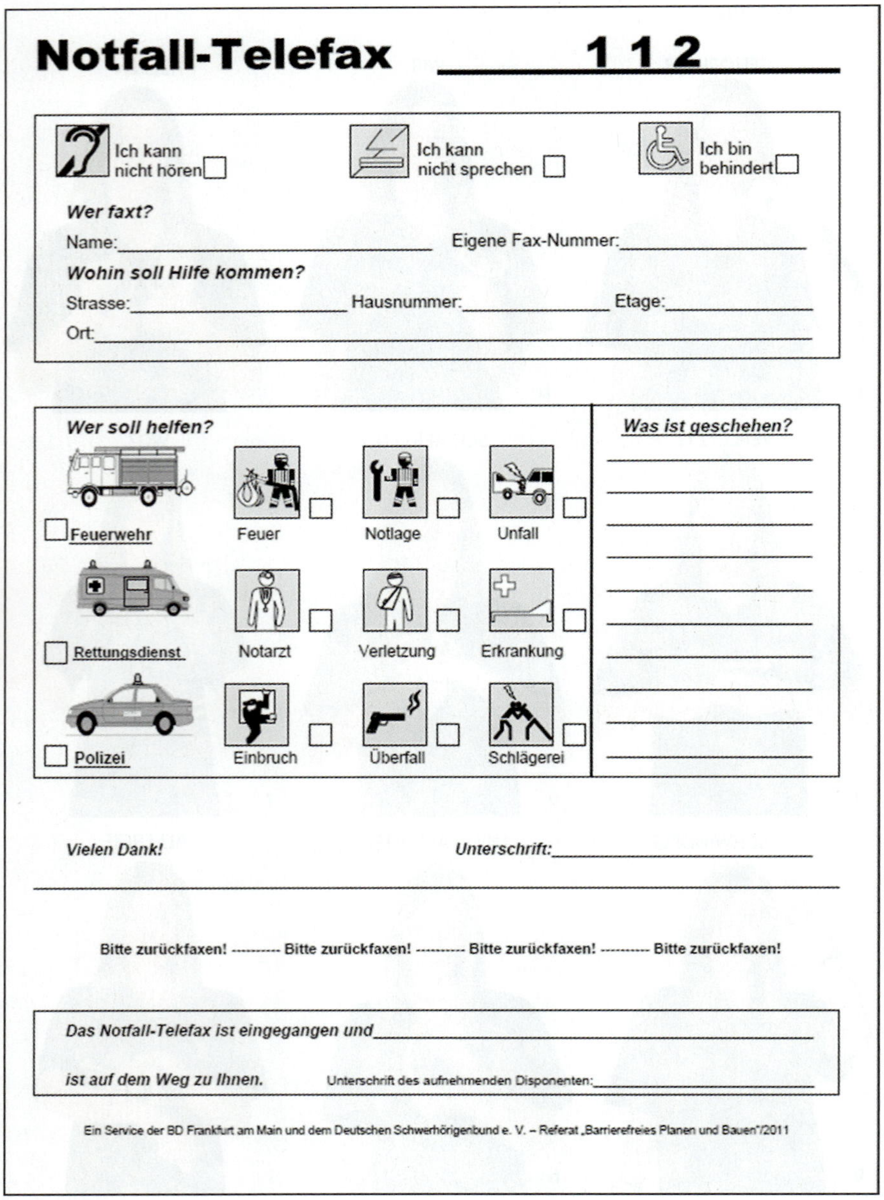

Notfall-Telefax 112

Ich kann nicht hören ☐ Ich kann nicht sprechen ☐ Ich bin behindert ☐

Wer faxt?

Name:________ Eigene Fax-Nummer:________

Wohin soll Hilfe kommen?

Strasse:________ Hausnummer:________ Etage:________

Ort:________

Wer soll helfen?

☐ Feuerwehr — Feuer ☐ Notlage ☐ Unfall ☐

☐ Rettungsdienst — Notarzt ☐ Verletzung ☐ Erkrankung ☐

☐ Polizei — Einbruch ☐ Überfall ☐ Schlägerei ☐

Was ist geschehen?

Vielen Dank! ***Unterschrift:***________

Bitte zurückfaxen! --------- Bitte zurückfaxen! --------- Bitte zurückfaxen! --------- Bitte zurückfaxen!

*Das Notfall-Telefax ist eingegangen und*________

ist auf dem Weg zu Ihnen. Unterschrift des aufnehmenden Disponenten:________

Ein Service der BD Frankfurt am Main und dem Deutschen Schwerhörigenbund e. V. – Referat „Barrierefreies Planen und Bauen"/2011

Abb. 9.12 Vordruck Notfallfax (Muster) [X351]

9.3.10 Umgang mit Opfern von Gewalt

Raubüberfälle, Vergewaltigungen, Schlägereien und vergleichbare Taten sind für die Betroffenen deshalb so besonders belastend, weil sie fast immer mit starker Angst, Ohnmachts- und Hilflosigkeitsgefühlen sowie einem massiven Kontrollverlust verbunden sind. Außerdem handelt es sich um **Man-made Disasters,** also um Notfallsituationen, die von anderen Menschen verursacht wurden. Dies ist i. d. R. deutlich schwieriger zu verarbeiten und wirkt meist auch längerfristig nach als ein Unfall oder eine akute Erkrankung. Ein besonders hoher Prozentsatz der Opfer von Gewalt entwickelt z. B. eine akute Belastungsstörung.

ACHTUNG
Bei der Versorgung von Gewaltopfern müssen Rettungsfachkräfte umso sensibler vorgehen und darauf achten, dass Betroffene nicht ein weiteres Mal den Eindruck vermittelt bekommen, einem Geschehen weitgehend ausgeliefert zu sein.

Die medizinischen Maßnahmen als solches werden zwar nicht anders durchgeführt als sonst auch. Gleichwohl sind bei der **Gestaltung des Versorgungssettings** einige Besonderheiten zu beachten. So sollte die Untersuchung und Versorgung von Gewaltopfern z. B. immer nur geschützt im RTW stattfinden, während die Türen verschlossen sind und auch niemand sonst ein- oder aussteigt.

PRAXISTIPP
Eine komplette Entkleidung von Gewaltopfern sollte vermieden werden. Günstiger ist es, immer nur Kleidungsstücke von den Körperteilen zu entfernen, die gerade untersucht werden sollen.

Ist eine Vertrauensperson des Patienten anwesend und ein Gewaltopfer wünscht, dass sie in unmittelbarer Nähe bleibt, sollte dies ermöglicht werden. Auch solche Details sind überaus wichtig, um zu vermitteln, dass sich ein Patient jetzt definitiv in Sicherheit befindet. Dies sollte ggf. auch noch einmal explizit so mitgeteilt werden.

Die Durchführung invasiver Maßnahmen muss Gewaltopfern gegenüber unbedingt angekündigt und besonders sorgfältig erläutert werden. Fragen zum genauen Ablauf der jeweiligen Notfallsituation sollten nur gestellt werden, sofern dies für die medizinische Versorgung erforderlich ist.

ACHTUNG
Einen genauen Tathergang oder einen Täter zu ermitteln, gehört jedoch nicht zu den Aufgaben des Rettungsfachpersonals.

Vorwürfe gegenüber Gewaltopfern sind in jeder, auch in einer sehr subtilen, Art und Weise strikt zu unterlassen. Die Frage danach, warum jemand im Dunkeln denn überhaupt einen riskant erscheinenden Weg gegangen ist oder warum sich ein Überfallopfer nicht stärker zur Wehr gesetzt hat, kann z. B. bereits als Zuweisung einer eigenen Schuld empfunden werden.

MERKE
Auch vermeintlich witzige „Sprüche" (z. B. „Wohl zweiter Sieger geworden?" bei einer körperlichen Auseinandersetzung) sind unangebracht und können Opfer von Gewalt psychisch zusätzlich belasten.

Darüber hinaus sollten Gewaltopfer möglichst viele Entscheidungen selbst treffen können – etwa was die Wahl eines Zielkrankenhauses angeht, ob sie im RTW sitzen oder liegen möchten etc.

9.3.11 Umgang mit Ersthelfern

Dem psychologisch angemessenen Verhalten gegenüber Ersthelfern kommt aus verschiedenen Gründen eine besondere Bedeutung zu. Dass jemand in einer Notfallsituation überhaupt Erste Hilfe leistet, ist keineswegs selbstverständlich. Zwar ist jeder Mensch gemäß **§ 323c des Strafgesetzbuchs** (➤ Kap. 57.4.2) dazu verpflichtet, solange er sich nicht selbst gefährdet, die Hilfeleistung unzumutbar ist oder nicht eine andere wichtige Pflicht verletzt wird. Tatsächlich mit einer Hilfeleistung zu beginnen, setzt jedoch in hohem Maße Mut und Selbstüberwindung voraus. Zahlreiche potenzielle Ersthelfer ekeln sich z. B. vor Blut oder anderen Körperausscheidungen wie Urin und Erbrochenem. Auch kommt Angst dazu, bei einer Hilfeleistung etwas falsch machen zu können und dafür womöglich noch haftbar gemacht zu werden.

MERKE
Diese Sorgen sind, von einem grob fahrlässigen oder vorsätzlichen Fehlverhalten einmal abgesehen, zwar objektiv unbegründet, aber dennoch bei vielen Menschen vorhanden.

Darüber hinaus wird Hilfsbereitschaft noch durch weitere Mechanismen reduziert. Beispielsweise nimmt die Wahrscheinlichkeit, dass jemand mit einer Hilfeleistung beginnt, mit der Anzahl potenzieller Ersthelfer an einem Unglücksort paradoxerweise ab. Dies wird auf **Verantwortungsdiffusion** zurückgeführt: Je mehr Personen anwesend sind, desto leichter glaubt jeder Einzelne, sich seiner persönlichen Verantwortung entziehen und zunächst einmal andere handeln lassen zu können. Da aber jeder Anwesende so empfindet, wird u. U. von niemandem geholfen.

Zu einem ebenso ungünstigen Effekt führt **pluralistische Ignoranz.** Demnach versuchen einzelne Mitglieder einer Gruppe, sich in unklaren oder mit einem gewissen Handlungs- und Entscheidungsdruck verbundenen Situationen zunächst am Verhalten anderer Gruppenmitglieder zu orientieren. Da in einem Notfall aber sämtliche anwesenden Laien gleichermaßen ratlos und verunsichert reagieren können, leistet möglicherweise wiederum niemand Hilfe.

Vor diesem Hintergrund verdient es Wertschätzung, Anerkennung und Respekt, wenn jemand angesichts der verschiedenen hemmenden Einflüsse in einem Notfall dennoch Erste Hilfe geleistet hat. Ob die jeweiligen Maßnahmen in allen Details korrekt durchgeführt worden sind, ist dabei unerheblich.

PRAXISTIPP
Generell sollte sich das Rettungsfachpersonal bei Ersthelfern bedanken.

In vielen Fällen können Ersthelfer – ähnlich wie die in einem Notfall anwesenden Angehörigen – auch Informationen vermitteln, die für die rettungsdienstliche Versorgung wichtig sind, etwa zum Hergang eines Notfallgeschehens, zur Auffindesituation eines Patienten oder einer bereits durchgeführten Hilfeleistung. Deshalb sollte Rettungsfachpersonal Ersthelfern immer erst einmal aufmerksam zuhören. Sie abzuqualifizieren und vorschnell „zur Seite schieben", ist unangebracht und demotiviert massiv.

Eigene Materialien, die Ersthelfer bei ihrer Hilfeleistung angewendet haben (Verbandpäckchen, Mullkompressen etc.), sollten ggf. aus dem Bordbestand des RTW ersetzt werden. Außerdem sollte Ersthelfern nach Kontakt zu einem Notfallpatienten immer angeboten werden, ihre Hände zu desinfizieren.

Personalien von Ersthelfern sind in Notfall- bzw. Einsatzprotokollen unbedingt zu dokumentieren. Dies ist insbesondere für den Fall wichtig, dass einem Ersthelfer bei der Hilfeleistung Nachteile entstanden und diesbezüglich später haftungsrechtliche Fragen zu klären sind. Sollte sich ein Ersthelfer in der Notfallsituation z. B. selbst verletzt oder mit Krankheitserregern infiziert haben, werden dadurch erforderliche Behandlungsmaßnahmen von der gesetzlichen Unfallversicherung bzw. in Betrieben vom jeweils zuständigen Unfallversicherungsträger übernommen. Auch materielle Schäden von Ersthelfern sind versichert, etwa wenn Blut auf die Kleidung eines Ersthelfers getropft ist und eine Reinigung erfolgen muss.

In einigen Rettungsdienstbereichen ist es aber auch völlig unabhängig von diesen Aspekten üblich, dass in einigem zeitlichen Abstand zu einem Notfall nochmals Kontakt zu Ersthelfern aufgenommen wird, um sich zu erkundigen, wie sie das Erlebte verarbeitet haben. Bei Bedarf sollte auch Ersthelfern eine angemessene psychologische Nachsorge angeboten werden, etwa durch die Vermittlung eines Gesprächs mit einem Notfallseelsorger bzw. dem Mitglied eines Kriseninterventionsteams oder einfach nur durch einen Besuch auf der Rettungswache, bei dem – unter Wahrung der Schweigepflicht – z. B. auch noch offene Fragen zum Notfallgeschehen oder der durchgeführten Hilfeleistung beantwortet werden können.

Ein derartiges Vorgehen ist ausgesprochen sinnvoll, weil Ersthelfer ebenso wie Einsatzkräfte durch ihre Erfahrungen in einem Notfall eventuell stark belastet sind. Zudem wird Ersthelfern durch eine solche Kontaktaufnahme eine zusätzliche Wertschätzung signalisiert.

9.3.12 Umgang mit Zuschauern und Augenzeugen

Fast bei jedem Einsatz des Rettungsdienstes finden sich innerhalb kürzester Zeit einige Zuschauer ein. Je größer das Schadensausmaß bei einem Notfall ist und je aufwendiger die Rettungsarbeiten sind, umso mehr Menschen kommen hinzu. Meist werden diese Personen dann als **Gaffer, Voyeure** oder **Schaulustige** bezeichnet. Eine derart pauschale und undifferenzierte Betrachtungsweise wird den unterschiedlichen **Beweggründen** von Zuschauern an Notfallorten allerdings nicht gerecht. Nur ein sehr kleiner Teil der Menschen, die ein Unglück und die jeweilige Hilfeleistung beobachten, empfindet dabei z. B. tatsächlich „Lust" oder Freude.

> **MERKE**
> Dass sich jemand am Leid anderer Menschen ergötzt, was Zuschauern oftmals vorgeworfen wird, ist eher als eine Ausnahme zu betrachten.

Wissenschaftliche Untersuchungen weisen stattdessen nach, dass es für das Zuschauen noch eine Vielzahl weiterer möglicher Begründungen gibt. So ist **Neugierde** zunächst einmal ein nachvollziehbares, zweckmäßiges und berechtigtes Handlungsmotiv. Sich immer wieder Neuem und Unbekanntem zuzuwenden, ist ein natürlicher Wesenszug des Menschen, ohne den gesellschaftlicher und technischer Fortschritt überhaupt nicht möglich wäre. Da auch Notfälle außergewöhnliche Ereignisse sind, mit denen die meisten Menschen selbst noch keine Erfahrung gesammelt haben, ist es durchaus verständlich und auch legitim, dass zunächst einmal hingeschaut wird. Zweifellos hilft das Zuschauen dabei, sich über das Geschehen zu informieren, sich zu orientieren und einen Notfall kognitiv einzuordnen.

> **MERKE**
> Auch wenn es makaber klingen mag, bewirkt das Betrachten eines Unglücks immer auch einen Erkenntnisprozess. Dieser kann schockierend und belastend, aber eben auch als etwas Spannendes, Interessantes oder Bereicherndes erlebt werden.

Aus einer biologischen bzw. **ethologischen Perspektive** heraus kann das Zuschauen bei einem Notfall sogar als Beitrag zur Erhaltung der eigenen Art, zumindest aber zur Verbesserung der individuellen Überlebensfähigkeit verstanden werden: Möglicherweise wird – unbewusst – z. B. auch deshalb zugeschaut, weil man erfahren möchte, wie sich eine bestimmte Notfallsituation verhindern oder bewältigen lässt.

Darüber hinaus bestätigt das Zuschauen in einer Notfallsituation das **Gefühl eigener Unversehrtheit:** Man erkennt die Bedrohung für das Leben eines anderen und ist – ebenfalls mehr oder weniger unbewusst – z. B. glücklich darüber und dankbar dafür, dass man selbst eben nicht betroffen ist. Paradoxerweise kann das Zuschauen in einer eigentlich verunsichernden Notfallsituation den Betrachtern daher nicht zuletzt auch Sicherheit vermitteln.

> **PRAXISTIPP**
> Auf jeden Fall wird jedoch deutlich, dass das Phänomen „Schaulust" vielschichtig ist und sich eine intensivere Auseinandersetzung damit lohnt, um Zuschauern an einem Notfallort nicht unreflektiert unrecht zu tun. Vorschnelle Pauschalurteile gegenüber Zuschauern sind unangebracht.

Gleichwohl muss ein verletzter, akut erkrankter oder in anderer Weise von einem Notfall betroffener Mensch selbstverständlich vor den Blicken anderer Menschen geschützt werden. Auch dürfen Rettungsarbeiten keinesfalls durch Zuschauer behindert werden. Daher sollten in der Einsatzpraxis folgende Hinweise für den Umgang mit Zuschauern und Augenzeugen beachtet werden:
- Solange die Hilfeleistung durch anwesende Zuschauer nicht gestört oder beeinträchtigt wird und unmittelbar Betroffene (Patienten, Angehörige etc.) nicht direkt zu sehen sind, sollten Zu-

schauer an Einsatzstellen zunächst einmal hingenommen und ignoriert werden.
- Um die Sicht auf Patienten, Angehörige und andere Notfallbetroffene zu verhindern, sind ggf. Sichtblenden zu errichten. Hierzu eignen sich z. B. hochgehaltene Decken. Sie machen das Zuschauen insgesamt unattraktiv.
- Gegebenenfalls können Zuschauer in die Hilfeleistung einbezogen werden. Dabei ist es wichtig, einzelne Personen gezielt anzusprechen und ihnen einen einfachen Auftrag zu erteilen (z. B. Festhalten einer Infusion, Aufhalten einer Türe o. ä.). Möglicherweise kann ein Zuschauer sogar damit beauftragt werden, andere Zuschauer fernzuhalten. Viele in einem Notfall anwesende Personen würden durchaus gerne mithelfen, wissen jedoch nicht, wie sie sich einbringen können. Sobald sie aber eine konkrete Handlungsaufforderung erhalten, setzen sie diese gerne um – oder sie verlassen die Einsatzstelle relativ rasch, weil sie sich lieber nicht einbeziehen lassen möchten.
- Sofern die Anwesenheit von Zuschauern als störend oder beeinträchtigend erlebt wird, sollten sie freundlich, aber bestimmt aufgefordert werden, einige Meter zusätzlichen Abstand zu halten.
- Liegt eine unmittelbare Behinderung der Rettungsarbeiten vor, sollte umgehend die Polizei hinzugezogen werden. In derartigen Fällen können hohe Bußgelder verhängt und Zuschauer sogar vorübergehend festgenommen werden. Unter Umständen ist auch der Straftatbestand einer **unterlassenen Hilfeleistung** erfüllt.
- Dass Zuschauer in einer Notfallsituation Fotos und Videos anfertigen, auf denen Patienten, Angehörige oder andere Notfallbetroffene zu sehen sind, verstößt gegen die Menschenwürde und Persönlichkeitsrechte. Das Rettungsfachpersonal sollte deutlich darauf hinweisen und ggf. um die Beendigung der Aufnahmetätigkeit bitten. Es ist aber nicht dazu befugt, z. B. eine Kamera auszuschalten, zu beschlagnahmen oder angefertigte Aufnahmen zu löschen. Dies obliegt, wenn überhaupt, Einsatzkräften der Polizei.

Abschließend soll nicht unerwähnt bleiben, dass manche Zuschauer und v. a. Augenzeugen einer Notfallsituation selbst so betroffen sein können, dass auch sie Hilfe benötigen.

PRAXISTIPP
Wenn das Miterleben einer Notfallsituation bzw. die Konfrontation mit schrecklichen Anblicken offensichtlich zu einer starken Belastung geführt hat, sollten psychosoziale Akuthelfer (Notfallseelsorge, Krisenintervestionsteam, ➤ Kap. 12.4) hinzugezogen werden.

Bei starken Kreislaufreaktionen kann in seltenen Fällen sogar eine rettungsdienstliche bzw. notfallmedizinische Hilfeleistung für Zuschauer und Augenzeugen angebracht sein.

Wiederholungsfragen

1. Beschreiben Sie den Prozess der Nachrichtenübermittlung (➤ Kap. 9.1).
2. Definieren und unterscheiden Sie die Bezeichnungen verbale und nonverbale Kommunikation (➤ Kap. 9.1.1).
3. Erläutern sie die räumlichen Distanzzonen (➤ Kap. 9.1.1).
4. Wann ist Kommunikation kongruent, wann ist die inkongruent (➤ Kap. 9.1.2)?
5. Auf welchen zwei Ebenen findet Kommunikation grundsätzlich immer statt (➤ Kap. 9.1.2)?
6. Beschreiben Sie die vier Seiten einer Nachricht anhand eines selbst gewählten Beispiels (➤ Kap. 9.1.2).
7. Durch welche Faktoren wird Kommunikation beeinflusst (➤ Kap. 9.1.2)?
8. Erläutern Sie die Grundzüge professioneller Gesprächsführung (➤ Kap. 9.1.6).
9. Was kennzeichnet die Grundhaltung für ein helfendes Gespräch? (➤ Kap. 9.1.6)
10. Beschreiben Sie grundlegende Techniken der Gesprächsführung (➤ Kap. 9.1.6).
11. Wozu dient professionelle Kommunikation im Wachalltag (➤ Kap. 9.2.1)?
12. Von welchen Faktoren hängt Kommunikation im Krankentransport ab (➤ Kap. 9.2.2)?
13. Was versteht man unter einer kommunikativen Passung (➤ Kap. 9.2.2)?
14. Erläutern Sie grundsätzliche Regeln für die Kommunikation in einem Notfalleinsatz (➤ Kap. 9.2.3).
15. Warum sollte Humor als Element einer Kommunikationsstrategie bei Einsätzen nur mit Vorsicht eingesetzt werden (➤ Kap. 9.2.3)?
16. Was versteht man unter einer Notfallphraseologie (➤ Kap. 9.2.3)?
17. Erläutern Sie die beiden Varianten einer Krise (➤ Kap. 9.2.4).
18. Beschreiben Sie die Phasen des Krisenverlaufs (➤ Kap. 9.2.4).
19. Erläutern Sie die psychische Situation eines Notfallpatienten (➤ Kap. 9.3.1).
20. Von welchen Faktoren hängt das Erleben einer Notfallsituation ab (➤ Kap. 9.3.1)?
21. Nennen und erläutern Sie die 4-S-Sätze nach Lasogga und Gasch (➤ Kap. 9.3.1)!
22. Aus welchen Gründen ist ein psychologisch angemessener Umgang mit Notfallpatienten und deren Angehörigen wichtig (➤ Kap. 9.3.1)?
23. Erläutern Sie den psychologisch angemessenen Umgang mit Angehörigen in einem Notfall (➤ Kap. 9.3.2)!
24. Was versteht man unter einer Realitätsprüfung (➤ Kap. 9.3.2)?
25. Erläutern Sie, welche Besonderheiten beim Umgang mit Angehörigen anderer Kulturen zu beachten sind (➤ Kap. 9.3.3)
26. Erläutern Sie, welche Besonderheiten beim Umgang mit Kindern zu beachten sind (➤ Kap. 9.3.4).
27. Erläutern Sie das Regelwerk KASPERLE (➤ Kap. 9.3.4).

28. Erläutern Sie, welche Besonderheiten beim Umgang mit älteren Menschen zu beachten sind (➤ Kap. 9.3.5).
29. Was versteht man unter Validation (➤ Kap. 9.3.5)?
30. Welche Kommunikationsfehler müssen im Umgang mit älteren Menschen unbedingt vermieden werden (➤ Kap. 9.3.5)?
31. Erläutern Sie Kommunikation mit psychisch Kranken (➤ Kap. 9.3.6).
32. Was versteht man unter dem Begriff Sozialnot (➤ Kap. 9.3.7)?
33. Inwiefern kann der Rettungsdienst auch bei akuter Sozialnot Hilfe leisten (➤ Kap. 9.3.7)?
34. Was versteht man unter dem Begriff inklusive Notfallversorgung (➤ Kap. 9.3.9)?
35. Erläutern Sie, welche Besonderheiten beim Umgang mit Menschen mit Behinderungen zu beachten sind (➤ Kap. 9.3.9).
36. Erläutern Sie die Regeln der leichten Sprache (➤ Kap. 9.3.9).
37. Welches Verhalten ist gegenüber Ersthelfern angemessen (➤ Kap. 9.3.11)?
38. Wie kann mit Zuschauern an einer Einsatzstelle angemessen umgegangen werden (➤ Kap. 9.3.12)?

Fortsetzung des Szenarios

Die zahlreichen **Zuschauer** werden während der Versorgung des verletzten Kindes zunächst gebeten, mehrere Meter zurückzutreten. Nachdem dies keine Wirkung zeigt, spricht ein Notfallsanitäter einzelne Zuschauer an und bittet diese, für eine Abschirmung der Einsatzstelle zu sorgen. Im weiteren Verlauf übernehmen Polizeibeamte diese Aufgabe.

Die **Mutter** des verletzten Kindes weint so sehr und ist derart geschockt, dass sie nicht in die unmittelbare Hilfeleistung einbezogen werden kann und es überhaupt nur mühsam gelingt, mit ihr in Kontakt zu treten. Um sie vor den Zuschauern abzuschirmen, wird sie von einem Notfallsanitäter daher im Patientenraum des RTW betreut. Über den Zustand ihres Kindes wird die Mutter in regelmäßigen Abständen informiert. Dabei wird ihr einerseits behutsam, andererseits aber auch klar und unmissverständlich mitgeteilt, dass sich ihr Kind in einer akut lebensbedrohlichen Situation befindet. Die laufenden Maßnahmen beschreibt der Notfallsanitäter mit einfachen Worten. Unter anderem weist er auf die Herzdruckmassage und die künstliche Beatmung hin. Er spricht auch deutlich an, dass das Herz des Kindes nicht mehr von allein schlägt und die eigene Atmung ausgesetzt hat. Aus dem RTW kann die Mutter das Geschehen auf der Straße verfolgen. Hin und wieder schaut sie aus dem Fenster und stellt einige Fragen zur Reanimation, die der Notfallsanitäter ihr beantwortet. Als die Mutter schluchzend erzählt, dass sie doch gerade mit ihrem Kind den Zoo besuchen wollte, hält der Notfallsanitäter ihre Hand und hört geduldig zu.

Bei den **Ersthelfern,** die sich anfänglich um das verletzte Kind gekümmert haben, bedankt sich das Rettungsteam ausdrücklich. Die Namen der Ersthelfer werden im Einsatzbericht dokumentiert und es wird angeboten, dass sich jeder Ersthelfer bei etwaigen Rückfragen jederzeit noch einmal an den Rettungsdienst wenden kann.

Aufgrund der Lage entschließt sich das Rettungsteam im weiteren Verlauf zur **Alarmierung eines Kriseninterventionsteams.** Die Mutter des verletzten Kindes, aber auch einige **Augenzeugen des Unfalls** und der **Fahrer des Lkw,** um den sich zunächst ein Polizeibeamter gekümmert hat, benötigen offensichtlich eine weiterführende Begleitung. Nachdem das Kriseninterventionsteam eingetroffen ist, wird es von einem Notfallsanitäter in die Situation vor Ort eingewiesen; die Betreuungsmaßnahmen werden nunmehr von den Mitgliedern des Kriseninterventionsteams übernommen bzw. fortgeführt. Das verletzte Kind wird nach erfolgreicher Reanimation in den RTW verbracht und mit Voranmeldung in ein nahe gelegenes Zentrum der Maximalversorgung transportiert.

WEITERFÜHRENDE LITERATUR

Hausmann, C.: Interventionen der Notfallpsychologie. Facultas, Wien, 2016

Hausmann, C.: Notfallpsychologie und Traumabewältigung. Ein Handbuch. Facultas, Wien, 3., vollständig rev. u. aktual. Aufl., 2010

Hausmann, C.: Psychologie und Kommunikation für Pflegeberufe. Facultas, Wien, 3. erw. Aufl., 2013

Karutz, H., Lasogga, F.: Kinder in Notfällen. Stumpf & Kossendey, Edewecht, 2. Aufl., 2015

Lasogga, F., Gasch, B.: Psychische Erste Hilfe. Kompensation eines Defizits. Stumpf & Kossendey, Edewecht, 5. Aufl., 2013

Luiz, Th., Schmitt, T. K., Madler, C.: Der Notarzt als Manager sozialer Krisen. In: Notfall- und Rettungsmedizin 5 (2002), 505–511

Stephan, K. S., Pinilla, S.: Gehörlose Patienten in der Notfallmedizin. In: Notfall- und Rettungsmedizin 17 (2014), 449–462

KAPITEL 10

Harald Karutz und Carina Armgart

Beratung

- 10.1 **Theoretische Grundlagen** 171
- 10.1.1 Ziele von Beratung 171
- 10.1.2 Voraussetzungen für eine erfolgreiche Beratung ... 171
- 10.1.3 Grenzen der Beratung im Rettungsdienst 172
- 10.2 **Beratungsanlässe im Rettungsdienst** 172
- 10.3 **Ablauf eines Beratungsgesprächs** 173
- 10.4 **Ausgewählte Beratungssituationen im Rettungsdienst** 174
- 10.4.1 Patienten- und Angehörigenedukation 175
- 10.4.2 Notfallvorsorgeberatung 175
- 10.4.3 Begleitung von Praktikanten und Auszubildenden 176
- 10.4.4 Beratungsgespräche mit Kollegen 176

Szenario

Bei der Rettungsleitstelle meldet sich eine junge Frau: Im Keller eines Mehrfamilienhauses hat sie zufällig eine ältere Nachbarin auf dem Boden liegend aufgefunden. Die 75-jährige, sehr gebrechlich erscheinende Dame ist angeblich über eine Türschwelle gestolpert und scheint sich auf den ersten Blick nicht verletzt zu haben. Allerdings reichen die Kräfte der Anruferin nicht aus, um der Dame aufzuhelfen. Aus diesem Grund und als reine Vorsichtsmaßnahme wird daraufhin ein RTW zur Hilfeleistung alarmiert.

Die Besatzung des RTW findet die Patientin und ihre Nachbarin wenige Minuten später im Keller des Gebäudes auf. Das Sturzgeschehen ist rasch aufgeklärt: Die ältere, auf die beiden Notfallsanitäter etwas ungepflegt wirkende Dame ist tatsächlich über eine Bodenunebenheit gestolpert, eine internistische oder neurologische Ursache für den Sturz kann weitgehend ausgeschlossen werden. Eine Verletzung durch den Sturz ist nicht festzustellen und auch Schmerzen äußert die Patienten nicht. Sämtliche Vitalparameter liegen im Normbereich.

Daraufhin entschließt sich das Rettungsteam, die ältere Dame einfach zurück in ihre Wohnung zu bringen. Mit dem Transportstuhl des RTW wird die Patientin in die dritte Etage getragen. Als die Notfallsanitäter die dortige Wohnung öffnen, schauen sie allerdings in extrem unaufgeräumte und stark verschmutzte Räumlichkeiten. Die ältere Dame, der die Situation sichtlich unangenehm ist, hat offensichtlich massive Schwierigkeiten, ihren Haushalt zu führen und übliche Hygieneregeln einzuhalten. Ob sie überhaupt dazu in der Lage ist, allein zu leben, erscheint augenblicklich fraglich.

Die ältere Dame macht einen verzweifelten Eindruck. Ihre schwierige Lebenssituation ist ihr absolut bewusst. Als sie sich erschöpft an ihren Küchentisch setzt, äußert sie jedoch große Angst, ihre Wohnung aufzugeben und in ein Heim zu ziehen. Insbesondere fürchtet sie den Verlust ihrer bisherigen Selbstbestimmung und Unabhängigkeit. Und sie fürchtet sich vor der Ungewissheit ihrer Zukunft.

Einer der beiden Notfallsanitäter setzt sich zu der Klientin, nimmt Blickkontakt auf und spricht mit größtem Respekt an, dass die Lebenssituation so, wie sie aktuell ist, ja aber wirklich nicht zumutbar ist. Er achtet ganz besonders auf seinen Tonfall, damit seine Äußerung keinesfalls vorwurfsvoll oder nach einer Kritik an der Klientin klingt.

Im weiteren Gesprächsverlauf erkundigt sich der Notfallsanitäter danach, wie sich diese Situation entwickelt hat. Er erfährt vom Tod des Ehemannes vor 5 Jahren und davon, dass die Kinder der Klientin nach einem Streit den Kontakt zu ihr abgebrochen haben. Der Notfallsanitäter fragt auch nach anderen Angehörigen, Bekannten oder Nachbarn, die der Klientin evtl. helfen könnten. Es stellt sich jedoch heraus, dass die Dame keinerlei soziale Kontakte mehr hat.

Inhaltsübersicht

10.1 Theoretische Grundlagen

- Beratung ist bedürfnis-, ressourcen- und zukunftsorientiert.
- Beratung zielt darauf ab, Klienten bei der möglichst selbstständigen Bewältigung einer schwierigen Situation bzw. eines Problems zu unterstützen.
- Voraussetzung für eine erfolgreiche Beratung ist eine angenehme, konstruktive Beziehung zwischen Berater und Klient.
- Beratung findet stets „auf Augenhöhe" statt.
- Beratung erfordert nicht nur Fachwissen, sondern in hohem Maße emotionale und soziale Kompetenz.
- Beratung darf Klienten nicht bevormunden und entbindet sie auch nicht von ihrer Eigenverantwortung.
- Bei Beratungsgesprächen im Rettungsdienst gibt es fachliche, zeitliche und inhaltliche Limitierungen.
- Bei Bedarf sollte an andere Unterstützungsinstanzen weitervermittelt werden. Dies erfordert fundierte Netzwerkkenntnisse.

10.2 Beratungsanlässe im Rettungsdienst

- Beratungsanlässe ergeben sich in oder kurz nach einem Einsatz sowie einsatzunabhängig.
- Beratungsgespräche können zwischen Notfallsanitätern und medizinischen Laien sowie unter Kollegen notwendig sein.

10.3 Ablauf eines Beratungsgesprächs

- Für ein erfolgreiches Beratungsgespräch ist das Setting eine wesentliche Voraussetzung.
- Der Ablauf eines Beratungsgesprächs gliedert sich in den Gesprächsbeginn, die Problemklärung, die Analyse verfügbarer Ressourcen, die Entwicklung von Problemlösungs- bzw. Unterstützungsmöglichkeiten sowie den Gesprächsabschluss.
- Vorschnelle Lösungen, Verallgemeinerungen, Bagatellisierungen, Dramatisierungen sowie das Wecken von Schuldgefühlen sind zu vermeiden.
- Beratung ist keine Psychotherapie!

10.4 Ausgewählte Beratungssituationen

- Patienten- und Angehörigenedukation im Rettungsdienst bezieht sich auf die Unterstützung bei der Bewältigung erlebter oder zu erwartender Notfallsituationen.
- Der Kohärenzsinn, das Kontrollgefühl sowie das Selbstwirksamkeitserleben von Patienten und Angehörigen werden durch beratende Edukation gestärkt.
- Notfallvorsorgeberatung bezieht sich auf „Prevention" und „Preparedness".
- Zielgruppenspezifische Beratungsangebote ergänzen traditionelle Erste-Hilfe-Kursangebote und tragen dazu bei, die Selbsthilfefähigkeit der Bevölkerung zu erhöhen.

- Bei Beratungsgesprächen mit Auszubildenden steht das Einsatzerleben, die Kompetenzentwicklung und konstruktive Kritik oftmals im Vordergrund.
- Beratungsgespräche unter Kollegen werden als besonders hilfreich erlebt.

10.1 Theoretische Grundlagen

Beratung ist ein weit gefasster Begriff und wird im allgemeinen Sprachgebrauch mit der Erteilung von Ratschlägen und der bloßen Vermittlung von Informationen gleichgesetzt. Demnach findet Beratung immer dann statt, wenn ein fachlich besonders kompetenter Berater sein überlegenes Wissen einem Rat suchenden Menschen zur Verfügung stellt. **Professionelle** Beratung geht jedoch weit über dieses oberflächliche Verständnis hinaus.

MERKE
Beratung im Rettungsdienst ist eine professionelle, durch eine besondere Gesprächsform geleistete, zeitlich begrenzte und ergebnisoffene Unterstützungsleistung. Sie ist insbesondere bedürfnis-, ressourcen- und zukunftsorientiert.

- **Bedürfnisorientierung:** Im Zentrum von Beratung steht das bestimmte Anliegen eines Klienten und seine individuelle Situation. Darauf muss man sich als Berater zunächst einmal einlassen.
- **Ressourcenorientierung:** Beratung nimmt nicht nur ein bestehendes Problem, sondern vor allem mögliche Potenziale in den Blick, die zu einer Lösung des Problems beitragen können. Ein Grundgedanke von Beratung besteht z. B. darin, dass jeder Mensch über mehr oder weniger ausgeprägte Bewältigungsstrategien und -perspektiven verfügt. Diese liegen jedoch oftmals im Verborgenen oder sind einem Klienten nicht bewusst, sodass sie zunächst aufgezeigt und aktiviert werden müssen.
- **Zukunftsorientierung:** Beratung greift zwar ein bestehendes Problem aus der Vergangenheit oder der Gegenwart auf, zielt jedoch auf den zukünftigen Umgang damit ab und ist insofern auf eine möglichst nachhaltige, langfristige Wirkung angelegt.

10.1.1 Ziele von Beratung

Das wesentliche Ziel von Beratung besteht darin, einem Rat suchenden Menschen (**Klienten**) die möglichst selbstständige Bewältigung einer als problematisch eingeschätzten Herausforderung bzw. Situation zu ermöglichen. Insofern wird angestrebt,
- Antworten auf Fragen zu finden,
- Lösungsmöglichkeiten für bestehende Probleme zu entwickeln und dadurch letztlich
- zu einer Verbesserung der Lebensqualität für den Klienten beizutragen.

MERKE
Eine Beratung ist immer dann indiziert, wenn ein Problem bzw. eine schwierige Situation vorliegt und ein Mensch dafür allein keine angemessene Lösung finden kann.

10.1.2 Voraussetzungen für eine erfolgreiche Beratung

Beratungsgespräche sind i. d. R. nur dann hilfreich, wenn als Grundvoraussetzung eine angenehme, konstruktive Beziehung zwischen dem Klienten und dem Berater aufgebaut werden kann. Eine weitere Voraussetzung besteht darin, dass der Rat suchende Mensch die angebotene Unterstützungsleistung auch frei- und bereitwillig annehmen kann. Belehrungen und gut gemeinte Empfehlungen sind daher kontraindiziert. In den meisten Fällen werden sie von Ratsuchenden gerade nicht akzeptiert, sondern als Kritik empfunden. Auch können Insuffizienzgefühle verstärkt werden.

Beratende Gesprächsführung muss vielmehr stets „auf Augenhöhe", wertschätzend, respekt- und verständnisvoll stattfinden. Grundsätzlich ist eine **kooperative Haltung** anzustreben. Dazu gehört, dass ein Klient niemals bevormundet werden darf oder den Eindruck bekommt, dass sein Berater schlichtweg ein Besserwisser ist. Hilfreich ist, sich als Berater empathisch in die Lage eines Klienten hineinzuversetzen und die Situation zunächst einmal aus dessen Perspektive zu betrachten.

MERKE
In Beratungsgesprächen gilt der Leitgedanke: „Der Berater ist zwar der Experte für die Sache, der Ratsuchende hingegen Experte für seine eigene Lösung."

Beratung erfordert neben einem umfangreichen Fach- bzw. Expertenwissen daher immer auch eine **hohe emotionale und soziale Kompetenz.** Darüber hinaus sind **Unbefangenheit** und **Neutralität** angebracht: Die Wertschätzung, der Respekt und das Verständnis gegenüber einem Rat suchenden Menschen dürfen weder von einem bestimmten Beratungsanlass noch dem jeweiligen Geschlecht oder Alter des Ratsuchenden noch seiner Herkunft oder sozialen Schicht beeinflusst werden.

Die (u. U. auch nonverbale) Vermittlung von Desinteresse oder Unlust verbietet sich in einem Beratungsgespräch von selbst. Der Berater sollte jederzeit ein aufmerksamer, vertrauenswürdiger und zuverlässiger Gesprächspartner, insbesondere auch ein geduldiger Zuhörer sein. Eine professionelle Distanz ist allerdings jederzeit zu wahren, ebenso wie ein neutraler Standpunkt frei von eigenem Interesse vertreten werden muss. Eine wichtige Eigenschaft eines Beraters besteht darin, sich zurückzuhalten und dem Klienten nicht einfach die eigene Meinung „aufzuzwingen".

ACHTUNG
In einem Beratungsgespräch hat jederzeit die Situation des Rat suchenden Menschen im Vordergrund zu stehen!

Auch wenn es bei Beratungsgesprächen im rettungsdienstlichen Kontext meist vorrangig um medizinische Problemstellungen gehen wird, müssen bei einer guten Beratung immer auch soziale und berufliche Umstände sowie die psychische Situation des Rat suchenden Menschen berücksichtigt werden. Nicht nur der Beratungsanlass, sondern auch die möglichen **Lösungsstrategien** für ein bestehendes Problem hängen z. B. von Freunden und Angehörigen sowie der Berufstätigkeit des Ratsuchenden ab. Allerdings soll in einem Beratungsgespräch immer auch deutlich gemacht werden, dass jeder Mensch letztlich für sich selbst verantwortlich ist.

MERKE
Beratung kann zwar dabei helfen, Problemlösungen zu entwickeln und umzusetzen. Klienten wird durch eine Beratung aber nicht ihre eigene Verantwortung genommen.

Ein guter Berater weist somit folgende Merkmale auf:
- Kooperative Grundhaltung
- Wertschätzendes, respekt- und verständnisvolles Auftreten
- Stellt eine Beziehung zum Klienten her
- Nimmt einen empathischen Perspektivwechsel vor und versucht, sich in die Situation eines Klienten hineinzuversetzen
- Verfügt über umfangreiches Fach- bzw. Expertenwissen zum jeweiligen Beratungsthema
- Kann geduldig zuhören
- Ist unvoreingenommen und wertet nicht
- Vertritt einen neutralen Standpunkt
- Klammert eigene Interessen aus
- Ist aufmerksam, vertrauenswürdig und zuverlässig
- Berücksichtigt die soziale, berufliche und psychische Situation des Ratsuchenden
- Wahrt professionelle Distanz
- Hält sich mit vorschnellen Ratschlägen und eigenen Lösungen zurück
- Belehrt und bevormundet nicht
- Betont und stärkt die Eigenverantwortung des Ratsuchenden

10.1.3 Grenzen der Beratung im Rettungsdienst

In den meisten Fällen kann eine Beratung im rettungsdienstlichen Kontext fachlich, zeitlich und inhaltlich nur sehr begrenzt erfolgen. Dies sollte jedem Ratsuchenden im Vorfeld deutlich gemacht werden.
- **Fachliche Limitierungen:** Die spezielle **Beratungsausbildung** von Notfallsanitätern ist nicht besonders umfangreich, sie bezieht sich lediglich auf eine **Basiskompetenz.** Schwierige Gesprächssituationen, etwa bei fehlender Einsicht, striktem Verweigerungsverhalten eines Klienten oder besonders komplexen Problemen, erfordern häufig speziellere Gesprächstechniken, die im Rahmen der Notfallsanitäterausbildung jedoch nicht vermittelt werden können.
- **Zeitliche Limitierungen:** Für intensive Beratungsgespräche haben Notfallsanitäter oftmals nicht die dafür eigentlich erforderliche Zeit, weil z. B. die Einsatzbereitschaft möglichst rasch wieder hergestellt werden muss. Aus Zeitgründen ist eine sorgfältige Vorbereitung häufig auch nicht möglich, da sich Beratungsgespräche im Rettungsdienst fast immer ad hoc, also sehr spontan ergeben.
- **Inhaltliche Limitierungen:** Ein Beratungsgespräch sollte immer nur von jemandem geführt werden, der auch hinsichtlich der jeweiligen Problematik kompetent ist und fundiert begründeten Rat geben kann. Für bestimmte Themen sind Notfallsanitäter daher möglicherweise nicht die geeigneten Ansprechpartner. Hier kommt es allerdings in hohem Maße darauf an, inwiefern sich Notfallsanitäter zu speziellen Themen individuell fort- und weitergebildet haben.

ACHTUNG
Sofern die Beratung durch einen Notfallsanitäter nicht ausreicht, um einen bestehenden Beratungsbedarf zu befriedigen, muss an **weiterführende Unterstützungsinstanzen** vermittelt werden, die ggf. auch mehrfache und länger andauernde Beratungsgespräche führen können.

Vor diesem Hintergrund ist es **wichtig**, dass Notfallsanitäter über örtlich bzw. regional verfügbare Beratungsangebote (Drogenberatung, Erziehungs- und Lebensberatung, Schwangerschaftskonfliktberatung, Mediation etc.) informiert sind, die jeweiligen Kontaktdaten zur Hand haben und nach Möglichkeit bereits persönliche Ansprechpartner benennen können (➤ Kap. 12.13). In manchen Fällen kann allein die Weitervermittlung von Klienten an eine andere Unterstützungsinstanz bereits eine wichtige und außerordentlich wirksame Hilfeleistung sein.

10.2 Beratungsanlässe im Rettungsdienst

Unmittelbar **in oder kurz nach einem Einsatz** kann sich Beratungsbedarf ergeben, wenn es z. B. um die Klärung konkreter Fragen geht:
- Eine Mutter fragt: *„Soll mein Sohn zusehen, wie sein Papa vom Rettungsdienst versorgt wird oder lieber nicht?"*
- Ein Angehöriger fragt: *„Soll bzw. kann ich im Rettungswagen mit in die Klinik genommen werden oder ist es günstiger, wenn ich mit dem eigenen Pkw fahre?"*
- Eine ältere hinterbliebene Dame fragt nach der erfolglosen Reanimation ihres 80-jährigen Ehemannes: *„Wie soll ich denn jetzt meinen Kindern sagen, dass der Papa tot ist? Wie mache ich das am besten?"*
- Ein älterer hinterbliebener Herr bleibt nach dem plötzlichen Tod seiner Frau allein zurück. Er ist sichtlich betroffen, völlig verwirrt und wendet sich an das Rettungsteam: *„Was mache ich denn jetzt?"*

Hier sind zunächst die in ➤ Kap. 9.3 beschriebenen Hinweise zu berücksichtigen: Es handelt es sich eher um psychische Erste Hilfe als um eine wirkliche Beratungstätigkeit, wenngleich die Grenzen zwischen psychischer Erste Hilfe bzw. Krisenintervention und Beratung sicherlich fließend sind bzw. es eine gewisse Schnittmenge gibt. In den genannten Situationen könnten Notfallsanitäter z. B. kurz über Vor- und Nachteile verschiedener Vorgehensweisen informieren, die eigentliche Entscheidung jedoch dem Rat suchenden Menschen überlassen.

Aber auch **unabhängig von Einsätzen** sind im Rettungsdienst unterschiedliche Beratungsanlässe denkbar. Im **Kontakt zu medizinischen Laien** können sich folgende Situationen ergeben:
- Beim Tag der offenen Tür auf einer Rettungswache fragt ein älteres Ehepaar danach, ob ein Hausnotrufsystem sinnvoll sein könnte.
- Ein Schüler besucht die Rettungswache und möchte sich darüber informieren, ob der Beruf des Notfallsanitäters für ihn infrage kommt.
- Ein verunsicherter älterer Herr erkundigt sich auf der Rettungswache danach, in welchen Situationen er eigentlich den ärztlichen Notdienst rufen soll und wann den Rettungsdienst. Die jeweiligen Unterschiede der beiden Systeme sind ihm nicht klar, und er möchte auf keinen Fall „etwas falsch machen".
- Der Trainer eines Sportvereins möchte eine neue Erste-Hilfe-Ausstattung anschaffen und möchte sich beraten lassen, was – über den üblichen Verbandkasten hinaus – als Notfallausrüstung empfehlenswert ist.

Darüber hinaus können im **Kollegenkreis,** insbesondere in der Begleitung von Auszubildenden, Beratungsanlässe gegeben sein:
- Ein sichtlich betroffener, junger Auszubildender wendet sich an einen älteren Kollegen und fragt, wie er mit einem belastenden Einsatz umgehen soll. Er hat schon mehrere Nächte kaum geschlafen und wird bestimmte Anblicke einfach nicht los, mit denen er in dem Einsatz konfrontiert worden ist.
- Ein junger Auszubildender wendet sich im Vertrauen an einen älteren Kollegen und fragt, wie man am besten die eigene Aufregung während eines Einsatzes regulieren kann. Er gibt z. B. an, bei manchen Einsätzen zu zittern und mehrere andere sehr deutliche Stresssymptome zu verspüren.
- Ein junger Auszubildender gesteht nach einem Jahr seiner Notfallsanitäterausbildung ein, dass er sich die Arbeit im Rettungsdienst anders vorgestellt hat und er mit seiner Berufswahl unzufrieden ist. Nun überlegt er, ob er die Ausbildung abbrechen soll. Er ist sich aber noch nicht sicher und sucht nun Rat.
- Auf dem Rückweg von einem Einsatz zur Rettungswache spricht ein Kollege im RTW unter dem Siegel der Verschwiegenheit an, dass er ein Alkoholproblem hat und ihn dies zunehmend belastet.
- Ein Kollege berichtet von einem Konflikt mit einem Notarzt, der ihn sehr bedrückt, den er aber nicht allein lösen kann.
- Ein erfahrener Kollege gesteht ein, dass ihm bei einem Einsatz ein schwerer Fehler unterlaufen ist, der auch zu einer Schädigung des Patienten geführt hat. Er ist nun voller Selbstzweifel, fühlt sich als inkompetenter Versager und es plagt ihn ein schlechtes Gewissen.

In sämtlichen derartigen Situationen sollten Notfallsanitäter ein Beratungsgespräch führen können und sich nicht etwa in Floskeln flüchten („Da müssen sie jemand anders fragen.", „Dafür bin ich nicht zuständig."). Zumindest eine orientierende „Erstberatung" im Rahmen der Möglichkeiten kann man von jeder Rettungsfachkraft erwarten.

> **MERKE**
> Das Notfallsanitätergesetz sieht vor, dass auch Beratungstätigkeit zu den Aufgaben eines Notfallsanitäters gehört.

10.3 Ablauf eines Beratungsgesprächs

Bei der Durchführung von Beratungsgesprächen im Rettungsdienst kommt es zunächst immer auf das jeweilige **Setting** an. Solange in einer Notfallsituation z. B. medizinische Maßnahmen durchgeführt werden müssen, ist sicherlich ein kurzer Austausch von Informationen, aber kein Beratungsgespräch im engeren Sinne möglich.

> **MERKE**
> Gegebenenfalls kann aber selbst eine kurze, u. U. auch nur improvisierte Beratung „zwischen Tür und Angel" immer noch hilfreicher sein als überhaupt keine.

Ist die Patientenversorgung beendet bzw. abgeschlossen und wird dann ein konkreter Beratungsbedarf erkennbar, sollte eine angemessene Gesprächssituation geschaffen werden (➤ Abb. 10.1):
- Sich Zeit nehmen
- Sich setzen
- Blickkontakt aufnehmen und sich dem Rat suchenden Menschen zuwenden
- Für eine ruhige Gesprächsatmosphäre sorgen
- Nicht direkt beteiligte Personen hinausbitten (es sei denn, der Klient wünscht deren Anwesenheit)
- Schutz vor äußeren Störungen sicherstellen (z. B. Funkgerät, Mobiltelefon ausschalten)

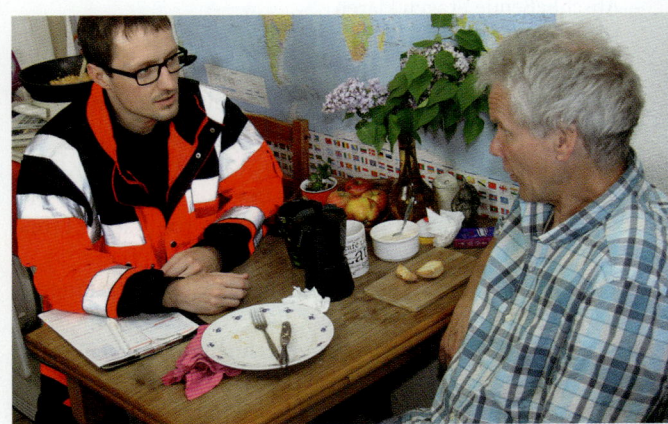

Abb. 10.1 Für ein erfolgreiches Beratungsgespräch ist das Setting eine wesentliche Voraussetzung. [O997]

> **MERKE**
> Das jeweilige Setting ist (mit-)entscheidend dafür, wie ein Beratungsgespräch verläuft und ob eine Beratung z. B. überhaupt angenommen werden kann oder nicht.

Der **Ablauf** des eigentlichen Beratungsgesprächs kann dann – weitgehend unabhängig vom Beratungsanlass – nach einem einheitlichen Schema erfolgen. Die einzelnen Gesprächsphasen dienen dabei als eine Art Leitfaden. Eine bestimmte Struktur des Beratungsgesprächs einzuhalten ist wichtig, da dies sowohl dem Berater als auch dem Klienten Halt geben kann und dabei hilft, angemessene Lösungsstrategien zu entwickeln.

- **Gesprächsbeginn**
  - Motivation und aktuelle Aufnahmefähigkeit des Ratsuchenden erkunden (In oder kurz nach einer Notfallsituation könnte jemand z. B. so aufgeregt sein, dass eine ausführlichere Beratung kognitiv noch gar nicht erfasst werden kann.)
  - Hilfe und Expertise anbieten
  - Problemlage bzw. das Thema der Beratung einleitend klar benennen
- **Problemklärung**
  - Problem und Sichtweise des Klienten erkunden
  - Ausmaß der individuellen Betroffenheit ermitteln
  - Gegebenenfalls weitere involvierte Personen erfragen
  - Fachwissen angemessen einbringen
  - Auf Fragen eingehen und diese nach Möglichkeit beantworten
- **Analysieren verfügbarer Ressourcen**
  - Ermitteln, **wer** den Klienten unterstützen bzw. **was** ihm helfen kann
  - Vorhandene Ressourcen und Potenziale (z. B. im sozialen Umfeld) analysieren
  - Über weitere Möglichkeiten der Unterstützung informieren
- **Entwickeln konkreter Problemlösungs- bzw. Unterstützungsmöglichkeiten**
  - Klären, was der Klient bereits weiß
  - Klären, was der Klient bereits unternommen hat
  - Besprechen, was realistisch und umsetzbar ist
  - Gemeinsam konkrete Lösungsmöglichkeiten entwickeln
- **Gesprächsabschluss**
  - Abschließende Fragen klären
  - Nach Möglichkeit schriftliche Informationen oder Hinweise, wo weitere Informationen zu finden sind, an die Hand geben
  - Gegebenenfalls an geeignete Unterstützungsinstanzen weitervermitteln

Bei der Gesprächsführung nach diesem Schema haben sich bestimmte Kommunikationsstrategien als besonders hilfreich erwiesen, diese werden in ▶ Tab. 10.1 dargestellt (▶ Kap. 9.1 und ▶ Kap. 9.2).

Umgekehrt sind einige Verhaltensweisen in einem Beratungsgespräch unangebracht und sollten unbedingt vermieden werden. Dazu gehört z. B., dem Ratsuchenden **vorschnelle Lösungen** aufzudrängen, Problemlagen zu **verallgemeinern** („Andere kriegen das doch auch hin!"), etwas zu **bagatellisieren** („Ist doch alles nicht so schlimm, es gibt wirklich schlimmere Dinge.") oder auch die Situation zu **dramatisieren.**

Tab. 10.1 Kommunikationsstrategien in einem Beratungsgespräch

Sprechen	Zuhören
• Sprache an der des Ratsuchenden ausrichten • Langsam und deutlich und in einer angemessenen Lautstärke sprechen • Bewusst Pausen machen • Dem Klienten Zeit geben, das Gehörte zu verarbeiten und zu überdenken • Vorschläge, keine Vorgaben machen • Gesagtes anhand konkreter Situationen und Beispiele erläutern • Bei einem Thema bleiben und nicht abschweifen • Offene Fragen stellen, die den Klienten zum Nachdenken anregen • Worte wie „immer", „ständig" und „aber" vermeiden	• Stets Blickkontakt halten • Aufmerksam, geduldig und aktiv zuhören • Nonverbale Gesten, wie Nicken oder Mundbewegungen gezielt einsetzen • Auf Aussagen ihres Klienten mit kurzen Signalen reagieren (z. B. „Aha", „Hmm") • Das Gehörte noch einmal kurz zusammenfassen und ggf. nachfragen, ob das Gesagte korrekt verstanden wurde

Ebenso gehören das **Wecken von Schuldgefühlen** („Sie wissen ja, was das für Folgen hat."), **oberflächliches Trösten** („Das wird schon wieder.") oder **falsche Versprechungen** („Ich kümmere mich darum, verlassen Sie sich auf mich!") zu den ungünstigen Faktoren.

Ein schwerwiegender Fehler besteht auch darin, **fachliche Expertise vorzutäuschen,** obwohl diese überhaupt nicht vorhanden ist. Aus Angst davor, Unwissenheit eingestehen zu müssen, einen nicht fundiert begründeten Rat zu geben, der sich später als falsch erweist, ist jedoch vollkommen inakzeptabel.

Nicht zuletzt sollte sich jeder, der ein Beratungsgespräch führt, über die grundsätzlichen Grenzen von Beratung im Klaren sein. So gehört es z. B. nicht zu den Aufgaben eines Beraters, seinen Klienten **psychologisch zu analysieren,** nach Zusammenhängen eines aktuellen Problems mit etwaigen Kindheitserfahrungen zu forschen etc.

> **ACHTUNG**
> Beratung ist keine Psychotherapie!

10.4 Ausgewählte Beratungssituationen im Rettungsdienst

Einige ausgewählte **Beratungssituationen,** mit denen Notfallsanitäter konfrontiert werden können, werden nachfolgend noch etwas ausführlicher dargestellt. Teilweise beziehen sich die Ausführungen dabei auch auf **Schulungen** – eine strikte Abgrenzung ist nicht immer möglich und auch nicht immer sinnvoll.

Generell muss festgestellt werden, dass Beratung erst seit der Verabschiedung des Notfallsanitätergesetzes als eine Aufgabe des Rettungsfachpersonals deutlich wahrgenommen wird. In anderen Gesundheitsfachberufen, wie z. B. der Gesundheits- und Krankenpflege, gehört Beratungstätigkeit schon wesentlich länger zum Tätigkeitsprofil und es stehen auch längst eigene **berufsspezifische Beratungsmodelle** zur Verfügung. Im Rettungsdienst ist dies bislang nur ansatzweise bzw. in einigen speziellen Bereichen wie der Einsatznachsorge der Fall.

10.4.1 Patienten- und Angehörigenedukation

Der Terminus **Edukation** darf zunächst nicht missverstanden werden. Es geht nicht etwa um eine erzieherische Intervention, sondern um eine besondere Beratung und Informationsvermittlung, um Patienten und Angehörigen die Bewältigung einer Erkrankung oder einer Verletzung sowie den Umgang mit Erkrankungs- und Verletzungsfolgen zu erleichtern. Auf den Rettungsdienst bezogen kann man formulieren:

> **MERKE**
> Patienten- und Angehörigenedukation im Rettungsdienst bezieht sich auf die Unterstützung bei der Bewältigung erlebter oder zu erwartender **Notfallsituationen.**

Die Notwendigkeit für Patienten- und Angehörigenedukation im Rettungsdienst ergibt sich dabei aus mehreren Überlegungen:
- Patienten und Angehörige möchten immer häufiger nicht einfach nur Anweisungen entgegennehmen und „tun, was ihnen gesagt wird", sondern sie verstehen sich als mündige Menschen, die auch im Hinblick auf eine medizinische Notfallversorgung aufgeklärt, informiert und in Entscheidungsprozesse einbezogen werden möchten.
- Notfallsanitäter werden immer häufiger mit chronisch Kranken konfrontiert, die z. B. auch während eines Transports Rat suchen und konkrete fachliche Fragen stellen.
- Patienten- und Angehörigenedukation kann dabei helfen, Notfälle in das persönliche Weltbild einzuordnen. Dies stärkt das **Kohärenzerleben** (➤ Kap. 8.4.2) und hilft bei der späteren Bewältigung von Notfällen enorm.
- Wer verstanden hat, warum ein Notfall eingetreten ist, und welche Maßnahmen aus welchem Grund durchgeführt worden sind, kann damit auch besser umgehen. Etwas begriffen zu haben, vermittelt ein beruhigendes **Kontrollgefühl** und stärkt das **Selbstwirksamkeitsgefühl.**
- Nicht zuletzt kann rettungsdienstliche Patienten- und Angehörigenedukation eigenes Bewältigungshandeln in einem Notfall initiieren.

Gut beratene Eltern wissen z. B., was sie bis zum Eintreffen des Rettungsdienstes tun können, wenn ihr an Epilepsie erkranktes Kind erneut einen Krampfanfall erleidet. Eine gut informierte Ehefrau weiß, wie sie sich verhalten muss, wenn ihr Mann, ein Diabetiker, unterzuckert ist.

Die erforderliche fachliche Expertise vorausgesetzt, sind diverse weitere Themen für eine Patienten- und Angehörigenedukation im Rettungsdienst denkbar: Wie können Angehörige sich verhalten, wenn ein Familienmitglied an einer COPD erkrankt ist und immer wieder Exazerbationen auftreten? Soll nach einer erfolglosen Kinderreanimation eine Obduktion durchgeführt werden oder nicht?

Aktuell ist es in vielen der hier angesprochenen Situationen sicherlich so, dass die erforderlichen Beratungsgespräche eher von psychosozialen Akuthelfern, Gesundheits- und Krankenpflegepersonal oder Ärzten durchgeführt werden. Durch die zunehmende Professionalisierung des Notfallsanitäters ist in den kommenden Jahren allerdings ein Wandel abzusehen. Deshalb kann man davon ausgehen, dass Patienten- und Angehörigenedukation auch im Rettungsdienst eine **größere Bedeutung** erlangen wird.

10.4.2 Notfallvorsorgeberatung

Ähnlich, aber nicht identisch mit Patienten- und Angehörigenedukation ist das Feld der **Notfallvorsorgeberatung.** Damit ist nicht nur die klassische Erste-Hilfe-Ausbildung gemeint, sondern z. B. auch die Beratung von Familien mit Kindern, Senioren, Jugendlichen und anderen Zielgruppen.

> **MERKE**
> Notfallvorsorgeberatung trägt einerseits dazu bei, Notfälle zu vermeiden **(Prevention)** und sich andererseits auf unvermeidbare Notfälle in einer angemessenen Weise vorzubereiten **(Preparedness).**

Gerade eine Notfallvorsorgeberatung durch Rettungsfachkräfte ist in hohem Maße glaubwürdig, da kaum ein anderer Personenkreis so genau über Notfälle und ihre Ursachen informiert ist und derart authentisch von konkreten Notfallerfahrungen berichten kann.

Wissenschaftliche Untersuchungen haben zudem ergeben, dass „klassische" Kursformate, wie die bekannten Erste-Hilfe-Kurse zur Steigerung der Selbsthilfefähigkeit, als alleiniges Angebot nicht zielführend sind. Nicht als Ersatz, aber als wichtige Ergänzung, wird daher eine individualisierte, persönliche Begleitung und Beratung empfohlen.

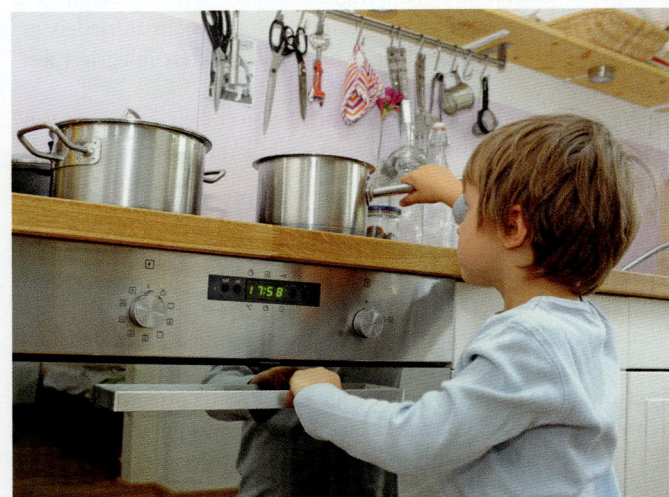

Abb. 10.2 Herdschutzgitter können schwere Verbrühungen verhindern. [J748-100]

- **Familien mit Kindern** können durch Notfallsanitäter über Gefahren im Haushalt und mögliche Schutzmaßnahmen (Herdschutzgitter, Treppen- und Kantenschutz, Lagerung von Reinigungsmitteln und Medikamenten, Aufstellen von Wasserkochern etc.) informiert werden (➤ Abb. 10.2).
- **Senioren** können durch Notfallsanitäter über häufige Notfälle bei älteren Menschen und die jeweiligen Symptome aufgeklärt werden. Sie können auch dahingehend beraten werden, ob z. B. ein Hausnotrufsystem für sie sinnvoll ist, damit sie weiterhin in einer eigenen Wohnung leben können.
- **Jugendliche** können durch Notfallsanitäter über Gefahren des Alkohol- und Drogenkonsums informiert werden, ebenso über die Folgen einer riskanten Fahrweise von Fahranfängern etc.

Gelegenheiten für Notfallvorsorgeberatungen bieten sich u. a. bei Tagen der offenen Tür auf einer Rettungswache, aber auch bei Bürgerfesten, Sportveranstaltungen u. Ä. Denkbar sind Notfallvorsorgeberatungen, sofern von Interessenten gewünscht, auch bei Hausbesuchen. Bislang findet über die tradierte Erste-Hilfe-Ausbildung hinaus zwar kaum präventives Engagement des Rettungsdienstes statt. Auch hier ist in den kommenden Jahren allerdings – wie bei der Patienten- und Angehörigenedukation – eine Veränderung zu erwarten.

10.4.3 Begleitung von Praktikanten und Auszubildenden

Erste Ansprechperson für die Beratung von Auszubildenden und Praktikanten ist sicherlich der jeweils zuständige **Praxisanleiter.** Darüber hinaus schreibt das Notfallsanitätergesetz eine regelmäßige **Praxisbegleitung** durch eine Lehrkraft der ausbildenden Schule vor.

Es versteht sich jedoch von selbst, dass junge, unerfahrene und Rat suchende Auszubildende letztlich in **jedem** ausgebildeten Notfallsanitäter einen kompetenten Gesprächspartner finden sollten, der ihnen zuhört, sich Zeit für sie nimmt und gemeinsam mit ihnen nach Lösungen für ihre Schwierigkeiten sucht. Nicht zuletzt liegt es im eigenen Interesse, dass der berufliche Nachwuchs zufrieden, gesund und bestens ausgebildet in den Kollegenkreis integriert werden kann.

Die im Folgenden beschriebenen Themen stehen in Beratungsgesprächen mit Auszubildenden und Praktikanten oftmals im Vordergrund.

Einsatzerleben

Wer erste Erfahrungen im Rettungsdienst sammelt, wird dabei mit vielen unangenehmen, z. T. ekelhaften und belastenden Aspekten konfrontiert. Einige Auszubildende und Praktikanten haben auch Schwierigkeiten damit, dass sie nicht wissen, was für ein Einsatz sie als Nächstes erwartet (**geringe Ambiguitätstoleranz**). Bei Einsätzen wird Stress erlebt, es treten Belastungsreaktionen auf. Wenn jemand derartige Erfahrungen schildert, darf dies auf keinen Fall bagatellisiert oder sogar ins Lächerliche gezogen werden (*„Du bist echt ein Weichei!"*). Im Gegenteil: Dass sich ein junger Mensch traut, sein subjektives Erleben offen anzusprechen, verdient Respekt – und es sollte als Indiz für eine gelingende Entwicklung personaler Kompetenz betrachtet werden. Beratende Kollegen sollten Auszubildende und Praktikanten darauf hinweisen, dass Stress- und Belastungsreaktionen im Rettungsdienst absolut verständlich sind. Es handelt sich um normale Reaktionen auf außergewöhnliche Ereignisse. Zudem kann die Entwicklung **funktionaler Bewältigungsstrategien** angeregt werden (*„Was hilft dir denn sonst, wenn du aufgeregt bist oder nicht zur Ruhe kommen kannst?"*, ➤ Kap. 7.3). Von der Nutzung **dysfunktionaler Bewältigungsstrategien** (z. B. Alkohol) ist demgegenüber abzuraten.

Kompetenzentwicklung

Bei Auszubildenden und Praktikanten können häufig auch Selbstzweifel und Unsicherheiten auftreten. Nicht alles gelingt ihnen auf Anhieb. Einsätze sind nicht nur mit erfreulichen, sondern – durchaus häufig – mit enttäuschenden und frustranen Erfahrungen verbunden. Deshalb ist es angebracht, in einer angemessenen Weise zu ermutigen, positive Verhaltensweisen hervorzuheben und für bisher Erreichtes zu loben. **Positive** Verstärkungen tragen generell eher dazu bei, ein erwünschtes Verhalten zu erreichen als Sanktionen für Unerwünschtes. In einem Beratungsgespräch könnte gemeinsam überlegt werden, woran ein Auszubildender oder Praktikant noch arbeiten sollte, um sich günstig weiterzuentwickeln. Auch kann vorgeschlagen werden, bestimmte Praxistipps anzuwenden. Treten Lernschwierigkeiten auf, kann die Weitervermittlung von Auszubildenden und Praktikanten an eine spezielle **Lernberatung** sinnvoll sein.

Kritik

Natürlich beinhaltet Beratung von Auszubildenden und Praktikanten auch, dass bei Bedarf Dinge angesprochen werden, die sich unbefriedigend darstellen und verändert werden sollten. Möglicherweise tritt ein Auszubildender oder Praktikant z. B. in einer unangemessenen Weise auf, seine fachlichen Leistungen sind nicht überzeugend oder es liegt eine verzerrte Selbstwahrnehmung vor. Solche Aspekte müssen selbstverständlich ebenfalls offen angesprochen werden. Unter Umständen gilt es dabei, Grenzen aufzuzeigen und zur kritischen Selbstreflexion anzuregen. Wie bei jedem anderen Beratungsgespräch ist aber auch hier wichtig, dass das Beratungsgespräch freundlich und wertschätzend geführt wird. Kritik sollte stets klar und deutlich, aber **immer konstruktiv** geäußert werden.

10.4.4 Beratungsgespräche mit Kollegen

Unter Kollegen im Rettungsdienst besteht häufig eine besondere, fast intime Vertrautheit. Das resultiert schon allein aus den mitunter langen Dienstzeiten, die man miteinander auf der Wache oder im Einsatzfahrzeug verbringt – aber auch daraus, dass man gemeinsam Außergewöhnliches erlebt. Dies verbindet und „schweißt zusammen". Vor diesem Hintergrund liegt es nahe, dass Kollegen sich auch Rat suchend aneinander wenden, wenn sie in einer schwierigen Situation sind. Beispiele sind:

- Belastende Einsatzerfahrungen
- Unsicherheiten hinsichtlich anstehender Entscheidungen
- Streitigkeiten mit Kollegen oder Vorgesetzten
- Mobbing am Arbeitsplatz

Hinzu kommen oftmals aber auch private Probleme (Alkohol-, Medikamenten- oder Drogenabhängigkeit, Partnerschaftskonflikte, Trennungssituation, Erziehungsschwierigkeiten, finanzielle Sorgen, Work-Family-Konflikt etc.).

Hier wird ein Gespräch unter Kollegen meist als besonders hilfreich erlebt, weil es auf der gleichen Ebene stattfindet (➤ Kap. 7.3). Kollegen (**Peers**) sprechen die gleiche Sprache, haben einen ähnlichen Erfahrungshintergrund und können die Situation des jeweiligen Klienten daher besonders gut nachvollziehen. Oftmals wird Beratung durch einen Kollegen sogar besser angenommen als von einer externen Fachperson, selbst dann, wenn diese umfangreicher qualifiziert sein sollte.

Das ist auch der Grund, warum Peers in vielen Einsatznachsorgekonzepten wie z. B. dem **Critical Incident Stress Management (CISM)** – in Deutschland besser bekannt als **Stressbearbeitung nach belastenden Ereignissen (SbE)** – eine besondere Rolle spielen (➤ Kap. 7.3.3).

Sofern eine belastende Einsatzsituation den Anlass für ein kollegiales Beratungsgespräch gegeben hat, können insbesondere folgende Fragen hilfreich sein, um das Gespräch zu strukturieren:

- **Ereignisbezug:**
  - *„Was ist passiert?"*
  - *„Wer war alles beteiligt?"*
- **Erlebnisbezug:**
  - *„Was hast du getan, gedacht, empfunden?"*
  - *„Was hat dich gedanklich besonders beschäftigt?"*
  - *„Was hat dich besonders betroffen gemacht?"*

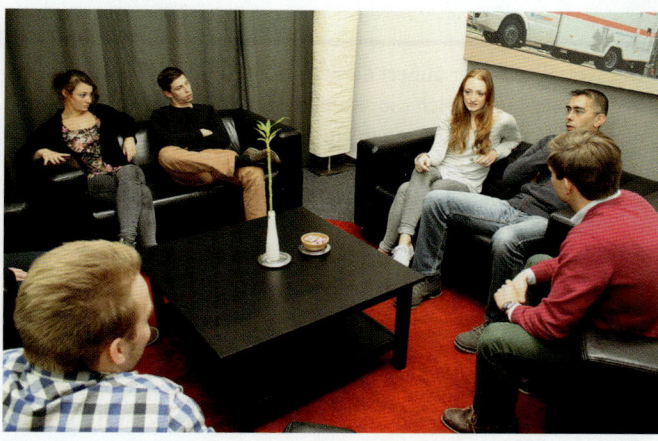

Abb. 10.3 Kollegialer Austausch in einer Beratungsgruppe [O997]

- **Reflexionsbezug:**
  - *„Warum war das so?"*
  - *„Woran liegt es eigentlich, dass du das so erlebt hast?"*
- **Ressourcenbezug:**
  - *„Was ist dir an Positivem aufgefallen?"*
  - *„Was hat dir geholfen bzw. was hilft dir jetzt?"*
- **Zukunftsbezug:**
  - *„Was kannst du daraus lernen?"*
  - *„Wie kann es jetzt weitergehen?"*
  - *„Was verändert sich durch das Erlebte für dich?"*
  - *„Was möchtest du jetzt tun?"*
  - *„Was kannst du jetzt tun?"*

Ein spezielles Beratungsangebot von Kollegen für Kollegen, das bestimmten Regeln folgt, kann auch als **Intervision** bezeichnet werden (➤ Kap. 7.2.9). Neben Eins-zu-eins-Gesprächen sind dabei regelmäßige Treffen **mehrerer** Kollegen möglich, bei denen ein offener Austausch untereinander stattfinden kann (➤ Abb. 10.3). Solche Beratungsgruppen können in eigener Verantwortung, d. h., als interne Veranstaltung, organisiert werden. Häufig empfiehlt es sich aber, zumindest einen externen Moderator einzubinden.

Wiederholungsfragen

1. Was versteht man unter einer professionellen Beratung (➤ Kap. 10.1)?
2. Was unterscheidet Beratung von bloßer Informationsvermittlung (➤ Kap. 10.1)?
3. Was bedeutet Bedürfnis-, Ressourcen- und Zukunftsorientierung von Beratung (➤ Kap. 10.1)?
4. Was sind die Ziele von Beratung (➤ Kap. 10.1.1)?
5. Beschreiben Sie die Voraussetzungen für ein gelingendes Beratungsgespräch (➤ Kap. 10.1.2).
6. Durch welche Faktoren wird Beratung im Rettungsdienst limitiert (➤ Kap. 10.1.3)?
7. Was ist zu tun, wenn ein rettungsdienstliches Beratungsangebot nicht ausreichend ist (➤ Kap. 10.1.3)?
8. Erläutern Sie unterschiedliche Anlässe für Beratungsgespräche im Rettungsdienst (➤ Kap. 10.2).
9. Beschreiben Sie das wünschenswerte Setting für ein Beratungsgespräch (➤ Kap. 10.3).
10. Erläutern Sie die einzelnen Phasen eines Beratungsgesprächs (➤ Kap. 10.3).
11. Welche Kommunikationsstrategien sind in einem Beratungsgespräch empfehlenswert (➤ Kap. 10.3)?
12. Welche Fehler müssen in einem Beratungsgespräch unbedingt vermieden werden (➤ Kap. 10.3)?
13. Erläutern Sie die Notwendigkeit von Patienten- und Angehörigenedukation (➤ Kap. 10.4.1).
14. Grenzen Sie die Begriffe Prevention und Preparedness voneinander ab (➤ Kap. 10.4.2).
15. Welche Aspekte können in einem Einsatznachsorgegespräch thematisiert werden (➤ Kap. 10.4.4)?

Fortsetzung des Szenarios

Der Notfallsanitäter äußert daraufhin Verständnis für die Lebenssituation und auch die aktuelle Befindlichkeit der Dame. Er regt an, über einen Umzug in ein Seniorenheim nachzudenken und schlägt vor, zunächst Kontakt zu einem Pflegenotdienst und dem städtischen Sozialdienst aufzunehmen, was die Klientin dankbar akzeptiert.

Letztlich ruft der Notfallsanitäter die weiteren Unterstützungsinstanzen an. Für den nächsten Tag wird ein Besuch des Pflegenotdienstes vereinbart, der in Absprache mit dem städtischen Sozialdienst und natürlich der Klientin weitere konkrete Schritte veranlassen kann.

Nach etwa einer Stunde verabschiedet sich das Rettungsteam. Die Klientin bedankt sich erleichtert. Für sie ist nun zumindest eine Perspektive absehbar, die vor dem ruhigen und besonnenen Gespräch mit dem Notfallsanitäter noch nicht vorhanden gewesen ist.

WEITERFÜHRENDE LITERATUR

Bürgi, A., Eberhart, H.: Beratung als strukturierter und kreativer Prozess. Ein Lehrbuch für die ressourcenorientierte Praxis. Vandenhoeck und Ruprecht, Göttingen, 2004

Karutz, H.: Kollegen für Kollegen: Peers. In: Lasogga F., Gasch B. (Hrsg.): Notfallpsychologie. Lehrbuch für die Praxis. Springer, Heidelberg, 2. Aufl., 2011, 199–213

London, F.: Informieren, Schulen, Beraten. Praxishandbuch zur Pflegebezogenen Patientenedukation. Hans Huber, Bern, 2. Aufl., 2010

Mutzeck, W.: Kooperative Beratung. Grundlagen und Methoden der Beratung und Supervision im Berufsalltag. Deutscher Studien Verlag, Weinheim, 1996

D Zusammenarbeit in Gruppen und Teams

11 Teamarbeit und Interdisziplinarität 181

12 Zusammenarbeit mit anderen Berufsgruppen, Behörden und Organisationen 191

13 Führung im Rettungsdienst 211

14 Übergabe und Übernahme von Patienten 221

Lehr- und Lernabschnitte des Abschnitts D

Der folgende Abschnitt deckt den **Themenbereich 10** der Ausbildungs- und Prüfungsordnung für Notfallsanitäterinnen und Notfallsanitäter ab. Demnach sind Auszubildende zu befähigen,
- Übergabe- und Übernahmegespräche zielgerichtet zu führen,
- mit Behörden und Organisationen mit Sicherheitsaufgaben sowie mit sonstigen beteiligten Behörden und Organisationen situationsbezogen zusammenzuarbeiten,
- mit den Angehörigen anderer Berufsgruppen im Gesundheitswesen unter Beachtung von deren Zuständigkeiten und Kompetenzen zusammenzuarbeiten sowie
- mit den Angehörigen anderer Berufsgruppen im Bereich von Sicherheit und Ordnung sowie Gefahrenabwehr und Katastrophenschutz unter Beachtung von deren Zuständigkeiten und Kompetenzen zusammenzuarbeiten.

Vor diesem Hintergrund werden in **Kapitel 11** zunächst theoretische Grundlagen erläutert. Es wird aufgezeigt, was ein Team ausmacht und wie innerhalb eines Teams effektiv gearbeitet werden kann. Hierzu werden auch Grundlagen des Team Resource Managements vermittelt. Darüber hinaus wird beschrieben, wodurch Schnittstellen gekennzeichnet sind und welche Voraussetzungen erfüllt sein müssen, um mit Angehörigen anderer Berufsgruppen reibungslos kooperieren zu können.

Kapitel 12 stellt andere Berufsgruppen, Behörden und Organisationen dar, die in vielen Fällen gemeinsam mit dem Rettungsdienst zum Einsatz kommen. Hier werden die jeweiligen Aufgaben, Zuständigkeiten und spezifischen Fähigkeiten erläutert. Vor allem wird aber auch thematisiert, inwiefern sich an Schnittstellen Konflikte ergeben und lösen lassen können.

Zusammenarbeit wirft immer auch Fragen nach einem angemessenen Führungsverhalten auf. Diesen Fragen wird in **Kapitel 13** nachgegangen. Unterschiedliche Führungsstile und Führungspersönlichkeiten, aber auch konkrete Empfehlungen für die Gestaltung von Führungsprozessen werden darin erläutert.

Abschließend wird in **Kapitel 14** eine Schnittstelle in den Blick gefasst, die für die Versorgung von Notfallpatienten besonders wichtig ist, an der es gleichzeitig aber auch besonders häufig zu Schwierigkeiten kommt. Hinweise, wie die Übernahme bzw. Übergabe von Patienten im Krankenhaus optimal gestaltet werden kann, schließen diese Sektion des Buches ab.

KAPITEL 11

Ulf Wagner

Teamarbeit und Interdisziplinarität

11.1	Theoretische Grundlagen	182
11.1.1	Einleitung	182
11.1.2	Definition und Merkmale von Teamarbeit	183
11.1.3	Interprofessionelle Zusammenarbeit	183

11.2	Schnittstellengestaltung	184
11.2.1	Informationsverlust	184
11.2.2	Unterbrechung der Patientenversorgung	184

11.3	Zusammenarbeit im Team	185
11.3.1	Konflikte und Störungen innerhalb eines Teams	185
11.3.2	Effektive Teamarbeit	185
11.3.3	Fehler und Sicherheitskultur	188

Szenario

Die Besatzung eines RTW, bestehend aus einem Rettungssanitäter, einem Notfallsanitäter und einem Notfallsanitäter im zweiten Ausbildungsjahr, wird zu einem Verkehrsunfall mit eingeklemmter Person auf einer Landstraße alarmiert.

Beim Eintreffen sind ein NEF und die örtliche freiwillige Feuerwehr bereits vor Ort. Ein Kleinwagen ist mit einem Baum kollidiert. Die 30-jährige Fahrerin ist im Fahrzeug eingeklemmt. Durch das Seitenfenster führt der Notarzt eine Erstbeurteilung durch. Nach einer ersten Einschätzung besteht Verdacht auf SHT und Gesichtsschädelverletzungen; Thorax und Abdomen scheinen unverletzt. Da die Beine im Fahrzeug eingeklemmt sind, werden dort weitere Verletzungen vermutet. Die Patientin ist bewusstlos, hat aber freie Atemwege. Sie ist tachypnoisch, der periphere Puls aber gut tastbar und normofrequent.

Während sich der Notarzt kurzzeitig vom Fahrzeug entfernt, beginnt die Feuerwehr ohne weitere Rücksprache mit den Maßnahmen zur sofortigen technischen Rettung der Patientin. Durch das nun am Fahrzeug arbeitende Feuerwehrpersonal und die eingesetzten Geräte ist es den Besatzungen von NEF und RTW nicht mehr möglich, zur Patientin zu gelangen, um eine Erstversorgung durchzuführen.

Inhaltsübersicht

11.1 Theoretische Grundlagen
- Teamarbeit erleichtert die Bewältigung komplexer Situationen.
- Teams lassen sich durch bestimmte Merkmale von anderen Gruppierungen oder Menschenansammlungen abgrenzen.
- Phasen der Teamentwicklung lauten Forming, Norming, Storming, Performing und Adjourning.
- Interprofessionelle Zusammenarbeit ist auf gemeinsame mentale Modelle angewiesen.
- Die kognitive Kapazität des einzelnen Menschen ist begrenzt, innerhalb eines Teams wird die kognitive Kapazität jedoch erhöht.

11.2 Schnittstellengestaltung
- Schnittstellen entstehen dort, wo die Patientenversorgung von einem Team auf ein anderes übergeht.
- Potenzielle Probleme sind Informationsverlust und Unterbrechung der Patientenversorgung.
- Strukturierte Übergaben, Übergabetrainings, gemeinsame Aus- und Fortbildungen sowie sorgfältig ausgefüllte Rettungsdienstprotokolle tragen zu einer erfolgreichen Schnittstellengestaltung bei.

11.3 Zusammenarbeit im Team
- Probleme in der Teamarbeit können zu ineffektiver Patientenversorgung oder auch zur Schädigung des Patienten führen.
- Mögliche Probleme der Teamarbeit bestehen in der Verantwortungsdiffusion, mangelhafter Kommunikation, Gruppendenken, Fixierungsfehlern und einem fehlenden Zusammenhalt.
- Team Resource Management ist eine Möglichkeit, effektive Teamarbeit sicherzustellen.
- Elemente des Team Resource Managements sind das Situationsbewusstsein, die Entscheidungsfindung, die Kommunikation sowie die Teamführung und -zusammenarbeit.
- In einem effektiv arbeitenden Team sollte Arbeit gleichmäßig verteilt werden. Die Überlastung Einzelner ist zu vermeiden.
- Zahlreiche äußere Faktoren tragen zur Entstehung von Fehlern bei.
- Eine Sicherheitskultur besteht aus den Elementen informierte Kultur, berichtende Kultur, gerechte Kultur, flexible Kultur und lernende Kultur.
- Ein konstruktiver Umgang mit Fehlern sollte das Lernen aus Fehlern ermöglichen.

11.1 Theoretische Grundlagen

11.1.1 Einleitung

„Rettungsdienst ist Teamarbeit" ist eine oft getätigte Aussage, und tatsächlich arbeiten Notfallsanitäter meist in einem Team. Dies erleichtert die Durchführung praktischer notfallmedizinischer Tätigkeiten, aber auch die Bewältigung **komplexer Situationen,** wie sie Notfälle oft darstellen. Komplexe Situationen zeichnen sich durch eine unklare Ausgangslage aus, die sich mit Eigendynamik weiterentwickelt. Diese Entwicklungen sind schlecht prognostizierbar und z. T. unumkehrbar. So ist im einleitend dargestellten Fallbeispiel zunächst nicht klar, welche Verletzungen die Patientin erlitten hat. Es ist davon auszugehen, dass sich ihr Zustand ohne weiteres Zutun verschlechtern wird, aber die für Maßnahmen zur Verfügung stehende Zeit ist nicht bekannt.

Darüber hinaus sind die einzelnen Elemente der Notfallsituation vernetzt (**Interdependenz**): Wird keine Zugangsöffnung geschaffen, kann die Patientin nicht versorgt werden; werden die Atemwege verlegt, wird sich dies auf Atmung und Kreislauf auswirken. Viele Eindrücke strömen gleichzeitig auf die Notfallsanitäter ein und Entscheidungen müssen unter Zeitdruck getroffen werden. Eine Einzelperson ist mit der Bewältigung derart komplexer Situationen rasch überfordert, denn die **kognitive Kapazität** jedes Einzelnen ist begrenzt.

MERKE

Begrenzte kognitive Kapazität: Ähnlich einem Computer kann das Gehirn nur eine begrenzte Anzahl von Informationen gleichzeitig verarbeiten. Strömen zu viele Informationen ein, werden bestimmte Informationen

> ausgeblendet und nicht mehr verarbeitet. Darüber hinaus ist es nur möglich, die Aufmerksamkeit entweder auf ein Detail zu fokussieren oder das Gesamtbild wahrzunehmen. Wird zu lange auf ein Detail fokussiert (z. B. schwierige Intubation), kann hierüber leicht das Gesamtbild verloren gehen (z. B. die abfallende Sauerstoffsättigung durch den zu lange andauernden Intubationsversuch wird nicht bemerkt). Stress reduziert hierbei sowohl die vorhandene kognitive Fähigkeit als auch das Sichtfeld. Andererseits benötigt eine Fähigkeit umso weniger kognitive Kapazität, je häufiger sie durchgeführt wurde und je routinierter sie abläuft.

Im Gegensatz dazu hat ein Team mehr Augen, Ohren und „Mitdenker" und somit eine größere kognitive Kapazität. Die unterschiedlichen Fähigkeiten und Sichtweisen der einzelnen Teammitglieder können zu einer Erhöhung der Handlungs- und Problemlösungsoptionen führen. Aufgabenteilung ermöglicht die gleichzeitige Erledigung verschiedener Aufgaben und auch eine gegenseitige Kontrolle der Tätigkeiten. Auch können durch den Zusammenhalt im Team und durch gegenseitige Unterstützung schwierige Situationen besser bewältigt werden.

11.1.2 Definition und Merkmale von Teamarbeit

Für den Begriff Team gibt es unterschiedliche Definitionen.

> **MERKE**
> Ein **Team** soll hier definiert werden als eine Gruppe von zwei oder mehr Menschen, die, mit unterschiedlichen Fähigkeiten oder Aufgaben, ein gemeinsames Ziel verfolgen oder eine gemeinsame Aufgabe erledigen.

Eine Ansammlung von Menschen auf einem Bahnsteig oder von Schaulustigen an einer Einsatzstelle ist somit kein Team, da ihnen das gemeinsame Ziel fehlt. Des Weiteren besitzen Teams i. d. R. folgende **Merkmale:**
- **Das Team hat eine Struktur:** Es gibt einen Teamführer und, wenn es aus drei oder mehr Menschen besteht, mehrere gleichberechtigte Mitglieder.
- **Die Teammitglieder kommunizieren miteinander und interagieren:** Informationen werden ausgetauscht und die Arbeit wird koordiniert.
- **Die Arbeit miteinander wird durch formelle oder informelle Normen geregelt:** Es ist festgelegt, wer der Teamführer ist und wer bestimmte Tätigkeiten durchführen und Entscheidungen treffen kann.
- **Die Teamarbeit ist zeitlich begrenzt:** Nach Erledigung der Aufgabe löst sich das Team auf, ebenso ändert sich das Team, wenn Personen hinzukommen oder ausscheiden, so z. B., wenn die Besatzung eines nachalarmierten NEF zur RTW-Besatzung hinzukommt.
- **Es besteht ein gegenseitiges Vertrauen und eine gegenseitige Wertschätzung:** Ohne diese beiden Punkte kann keine effektive Teamarbeit zustande kommen.
- **Teamarbeit hat eine Sach- und eine Beziehungsebene:** Die Aufgaben und Ziele sind in der Sachebene enthalten; Struktur, Normen, Vertrauen in der Beziehungsebene.

Wenn Teams über einen längeren Zeitraum zusammenarbeiten (z. B. fest eingeteilte Fahrzeugbesatzungen), entwickelt sich die Zusammenarbeit häufig in bestimmten Phasen. Tuckman und Jensen haben dies in fünf **Phasen der Teamentwicklung** zusammengefasst:

Als **Forming** bezeichnet man die Einstiegs- und Findungsphase, d. h. den Aufbau des ersten Kontakts der einzelnen Teammitglieder untereinander. Menschen kommen zusammen, stellen sich vor und machen deutlich, dass sie von nun an zu einem bestimmten Team gehören möchten.

Die folgende Phase wird auch Auseinandersetzungs- und Streitphase (**Storming**) genannt. Hier werden Konflikte ausgetragen, wenn einzelne Personen zunächst unterschiedliche Prioritäten setzen oder eben nicht die gleichen Ziele wie die übrigen Teammitglieder verfolgen. Auch kommt es zu Machtkämpfen um Führungsrollen und den individuellen Status innerhalb des Teams.

In der dritten Phase (**Norming**) hat ein Team sich so weit entwickelt, dass formelle und informelle Regeln für das Miteinander vorhanden sind und diese auch weitgehend eingehalten werden. Die einzelnen Teammitglieder haben sich zusammengefunden, akzeptieren sich gegenseitig und können sich von nun an auch auf die gemeinsame Aufgabe konzentrieren.

In der Arbeits- und Leistungsphase (**Performing**) steht die tatsächliche Kooperation im Vordergrund. Die Teammitglieder arbeiten zielgerichtet und effektiv zusammen. Das gemeinsame Ziel ist allen bewusst und wird von allen Teammitgliedern angestrebt.

In der Auflösungsphase eines Teams (**Adjourning**) nehmen die Teammitglieder schließlich voneinander Abschied und bereiten sich darauf vor, dass ihr Team nicht länger bestehen wird.

Vor dem Hintergrund dieses Phasenmodells weisen Teams im Rettungsdienst einige Besonderheiten auf: So werden Teams im Rettungsdienst z. B. nicht langfristig nach sorgfältiger Auswahl der Fähigkeiten oder auf persönlichen Wunsch hin zusammengestellt, sondern bilden sich i. d. R. ad hoc durch eine Alarmierung. Dabei kann es sein, dass Teammitglieder an einer Einsatzstelle zum ersten Mal und nur für relative kurze Zeit zusammenarbeiten. Die Arbeit erfolgt unter den Bedingungen eines Notfalls, also einer komplexen Situation, die oftmals unter Zeitdruck erledigt werden muss. Ein „Herantasten" an die Zusammenarbeit und das Finden bzw. Verteilen der einzelnen Rollen im Team (Forming, Storming und Norming) ist daher nur sehr eingeschränkt möglich. Allerdings sind Teampositionen im Rettungsdienst meist durch Funktionen und formale Normen vorgegeben, was die Zusammenarbeit wiederum vereinfachen kann.

11.1.3 Interprofessionelle Zusammenarbeit

Im einleitend beschriebenen Fallbeispiel arbeiten Mitglieder aus unterschiedlichen Berufen und Berufsgruppen eng zusammen und bilden ein **interprofessionelles Team.** Für den Einsatzerfolg ist die Zusammenarbeit zwingend erforderlich: Nach Schaffung einer Zugangsöffnung durch die Feuerwehr muss eine Erstversorgung und Untersuchung durch den Rettungsdienst durchgeführt werden. Ausgehend davon steht eine Entscheidung über die Strategie und den Zeitrahmen der technischen Rettung an. Die verschiedenen Berufsgruppen müssen ihr Vorgehen dabei sorgfältig absprechen. Bei

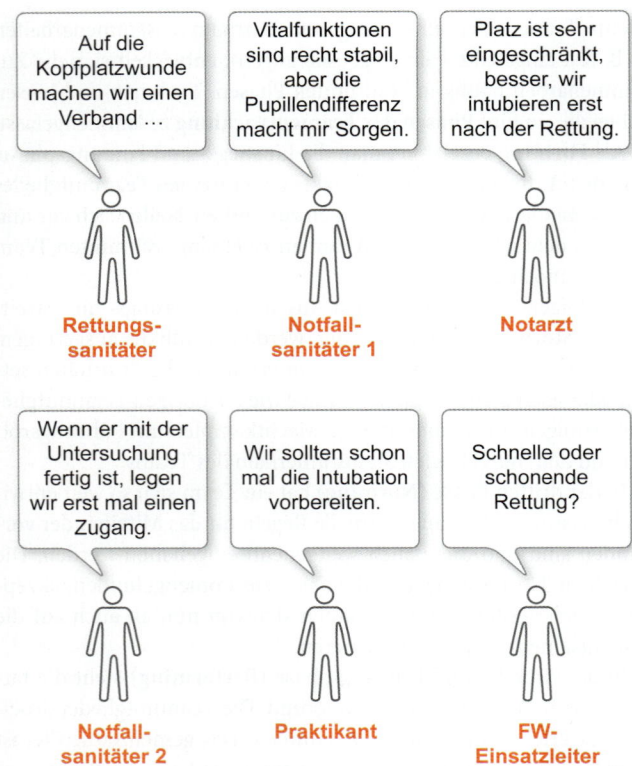

Abb. 11.1 Teammitglieder haben unterschiedliche mentale Modelle. [L231]

der Planung und Durchführung der einzelnen Maßnahmen müssen sie miteinander kommunizieren und auch die notwendigen Entscheidungen im gegenseitigen Einvernehmen treffen. Da unterschiedliche Berufsgruppen unterschiedliches Fachwissen und unterschiedliche Prioritäten und Sichtweisen mit in den Einsatz bringen, kommt bei der interprofessionellen Zusammenarbeit **mentalen Modellen** eine besondere Bedeutung zu.

> **MERKE**
>
> **Mentales Modell:** Menschen nutzen als Grundlage ihres Handels ein mentales Modell, d. h. eine Vorstellung über den gegenwärtigen und zukünftigen Zustand der Umwelt und der vorhandenen Handlungsmöglichkeiten. Das mentale Modell wird auf Basis der Wahrnehmung sowie vorhandenen Wissens und vorhandener Erfahrungen gebildet. Dieselbe Situation kann daher bei verschiedenen Menschen auch in verschiedenen mentalen Modellen abgebildet sein (➤ Abb. 11.1). Durch ein gemeinsames mentales Modell sind alle Teammitglieder über den Zustand des Patienten informiert und wissen, welche Arbeiten erledigt werden müssen und worin potenzielle Gefahren liegen.

11.2 Schnittstellengestaltung

Schnittstellen in der Patientenversorgung ergeben sich dort, wo die Versorgung des Patienten von einem Team an ein anderes übergeben wird, so z. B. der Übergang von präklinischer zu klinischer Versorgung in der Notaufnahme oder im Schockraum (➤ Kap. 14.3). Im weiteren Sinn entstehen Schnittstellen aber auch bei der Zusammenarbeit von Subteams verschiedener Organisation an einer Einsatzstelle und bei Änderungen des Teams, z. B. wenn der Transport eines Patienten nach notärztlicher Versorgung von Notfallsanitätern durchgeführt wird. Zwei der wichtigsten Probleme an Schnittstellen sind der **Verlust von Informationen** und eine **Unterbrechung der Patientenversorgung.**

11.2.1 Informationsverlust

Teams erheben und verarbeiten bei ihrer Arbeit Informationen durch
- Erheben einer Anamnese,
- Durchführen diagnostischer Maßnahmen und
- Erstellen einer Verdachtsdiagnose.

Therapeutische Maßnahmen und ihre Effektivität sind weitere wichtige Informationen, wie auch Informationen aus dem Umfeld des Patienten (Auffindesituation, soziale Unterstützung, Zustand der Wohnung etc.). Für eine effektive Patientenversorgung müssen diese Informationen an der Schnittstelle stets an das nächste Team weitergegeben werden. Zwar kann der Verlust von manchen Informationen ausgeglichen werden: Eine Eigenanamnese kann erneut erstellt werden, eine Fremdanamnese aber u. U. nicht. Auch die nicht erfolgte Dokumentation einer Sedierung kann unnötige diagnostische Maßnahmen, wie z. B. die Durchführung einer Computertomografie zum Ausschluss einer intrakraniellen Blutung, nach sich ziehen.

Ein Verlust von Informationen kann dabei unterschiedliche Gründe haben: Informationen werden vergessen, als irrelevant erachtet oder gehen in einer Fülle von irrelevanten Informationen unter. Eine **strukturierte Übergabe** (➤ Kap. 14.3) kann das Vergessen von Informationen verhindern und die Beschränkung auf relevante Informationen erleichtern. Spezielle **Übergabetrainings** können hier hilfreich sein. Diagnostische und therapeutische Maßnahmen und andere wichtige Informationen sollten im **Rettungsdienstprotokoll** unbedingt dokumentiert werden, damit sie auch nach der mündlichen Übergabe zur Verfügung stehen.

> **PRAXISTIPP**
>
> Die eigentliche Übergabe sollte schon während des Transports gedanklich vorbereitet werden.

Die reibungslose Übergabe an einer Schnittstelle ist auch von einer gewissen gegenseitigen **Wertschätzung** abhängig. Wenn ein Team die Arbeit des anderen als wertlos ansieht, wird die Patientenversorgung darunter leiden. **Gemeinsame Aus- und Fortbildungsveranstaltungen** können hier helfen, einen Einblick in die Arbeit anderer Organisationen zu gewinnen und potenzielle Probleme zu erkennen.

11.2.2 Unterbrechung der Patientenversorgung

Auch während der Übergabe des Patienten in der Klinik muss eine kontinuierliche Überwachung und Versorgung gewährleistet sein. Dabei ist die Übergabe häufig eine dynamische Situation: Monitoring, ggf. Beatmung und Spritzenpumpen werden von Rettungsdienstgeräten auf Klinikgeräte gewechselt, es werden Informationen ausgetauscht und der Patient wird von der Trage des Rettungsdienstes in ein Bett umgelagert. Unter Umständen ist unklar, wer in dieser Situation für den Patienten verantwortlich ist. So ist es bei einem Patienten nach Reanimation z.B. möglich, dass der Patient während des Umlagerns unbemerkt einen erneuten Kreislaufstillstand erleidet, da das Monitoring des Rettungsdienstes bereits entfernt, das Klinikmonitoring aber noch nicht angeschlossen ist und Mitarbeiter evtl. noch mit der mündlichen Übergabe beschäftigt sind. Auch hier kann eine **strukturierte Übergabe** helfen, Probleme zu vermeiden: Nach einer (kurzen) Übergabe der relevanten Informationen wird der Patient umgelagert. Dann erst werden das Monitoring, das Beatmungsgerät, Spritzenpumpen etc. schrittweise gewechselt.

> **MERKE**
> Rettungsdienstgeräte werden grundsätzlich erst dann abgeschaltet, wenn das „Klinikgegenstück" einsatzbereit ist, d.h. der Selbsttest durchgeführt ist und alle relevanten Parameter eingestellt sind.

11.3 Zusammenarbeit im Team

11.3.1 Konflikte und Störungen innerhalb eines Teams

Für die Bewältigung komplexer Situationen ist Teamarbeit besonders geeignet. Jedoch kann Teamarbeit auch mit einigen Schwierigkeiten verbunden sein. Konflikte innerhalb des Teams können z.B. zu ineffektiver Arbeit führen. Aufgabenteilung und gegenseitige Überwachung können zwar die simultane Erledigung mehrerer Aufgaben erleichtern. Jedoch kann Teamarbeit hier auch zu einer **Verantwortungsdiffusion** führen (> Kap. 9.3.11), bei der sich niemand für die Erledigung einer Aufgabe zuständig fühlt oder mehrere Teammitglieder dieselbe Aufgabe erledigen, während andere Aufgaben unerledigt bleiben. Dieses Problem kann durch **mangelhafte Kommunikation** verursacht oder verstärkt werden („Kann jemand mal die Intubation vorbereiten?").

Während ein starker Zusammenhalt innerhalb eines Teams es einerseits ermöglicht, auch schwierige Situationen zu bewältigen, kann er andererseits dazu führen, sich vorschnell auf eine Sichtweise festzulegen und kritische Stimmen zu ignorieren. Dies wird als **„Gruppendenken" (Groupthink)** beschrieben. Problematisch wird dies insbesondere, wenn ein unzutreffendes mentales Modell der Situation gewählt wird. So kann das gesamte Rettungsteam fälschlicherweise davon ausgehen, dass ein Patient mit Bauchschmerzen „schon nichts Schlimmes haben wird". Wenn in dieser Situation keine genauere Diagnostik betrieben wird, kann z.B. ein Myokardinfarkt unter Umständen übersehen werden.

Besonders problematisch ist, dass einmal gewählte mentale Modelle meist nur mit großer Schwierigkeit wieder verlassen werden: Die Bewertung der Situation wird i.d.R. dem gewählten Modell angepasst. Auch werden Fakten mitunter ignoriert, statt ein geändertes mentales Modell zu erstellen. Diesen Mechanismus bezeichnet man auch als **Fixierungsfehler.**

Auf der Beziehungsebene können sich ein **fehlender Zusammenhalt** und eine fehlende Struktur innerhalb eines Teams ebenfalls auf die Effektivität der geleisteten Arbeit auswirken. Ein besonderes Problem ist die Bildung von **„informellen Führern"**, d.h. einzelne oder mehrere Teammitglieder übernehmen die Teamführung, ohne formell Teamführer oder mit der Führung beauftragt worden zu sein.

> **ACHTUNG**
> Insbesondere wenn die einzelnen informellen Teamführer unterschiedliche Ziele oder Eigeninteressen, wie z.B. das persönliche „Chefsein" anstelle einer möglichst hohen Versorgungsqualität, verfolgen, kann dies die Teamarbeit hochgradig ineffizient werden lassen!

Ferner kann eine **mangelnde Akzeptanz** von Teamkollegen zu Problemen in der Teamarbeit führen, da sich dies häufig in unzureichender oder konfrontativer Kommunikation, nicht geteilten mentalen Modellen und einer mangelnden Bereitschaft zur gegenseitigen Unterstützung widerspiegelt. In diesem Zusammenhang ist auch auf ungünstige **Organisationsstrukturen** zu achten, welche die interprofessionelle Kooperation erschweren („Wir-und-die-Mentalität").

Grundsätzlich basiert Teamarbeit immer auf **individuellen Fähigkeiten, Persönlichkeitsmerkmalen** und **Verhaltensweisen** der einzelnen Teammitglieder. Auch darin können Ursachen für Konflikte liegen. Besonders problematische Aspekte sind z.B.:
- Perfektionismus
- Ungeduld, Hektik, Aktionismus (*„Wir müssen irgendwas machen."*)
- Reaktanz (*„Die hat mir gar nichts zu sagen."*)
- Introversion (*„Ich sage lieber nichts."*)
- Desinteresse/blindes Vertrauen (*„Der wird schon wissen, was er macht."*)
- Gering ausgeprägte psychosoziale Kompetenzen, z.B. mangelnde Kommunikationsfähigkeit, unangemessener Humor etc.

> **ACHTUNG**
> Die Auswirkungen dieser Probleme in der Teamarbeit können von „Reibungsverlusten" bei der Patientenversorgung (z.B. mehrfaches Nachfragen, bis die Intubation vorbereitet ist, benötigtes Material wird nur „Stück für Stück" zum Patienten gebracht) über Fehldiagnosen (Informationen werden nicht weitergegeben) bis zu schwerwiegenden Fehlern mit bleibenden Schäden (Medikamentenverwechslung, hypoxische Schäden) reichen.

11.3.2 Effektive Teamarbeit

Effektive Teamarbeit ist nicht nur die Vermeidung dieser negativen Auswirkungen, sondern die effektive Nutzung des Resource Teams zu einem optimalen Ergebnis für den Patienten. Effektive Teamarbeit entsteht dabei nicht „einfach so", sondern ist eine Fähigkeit, die, ge-

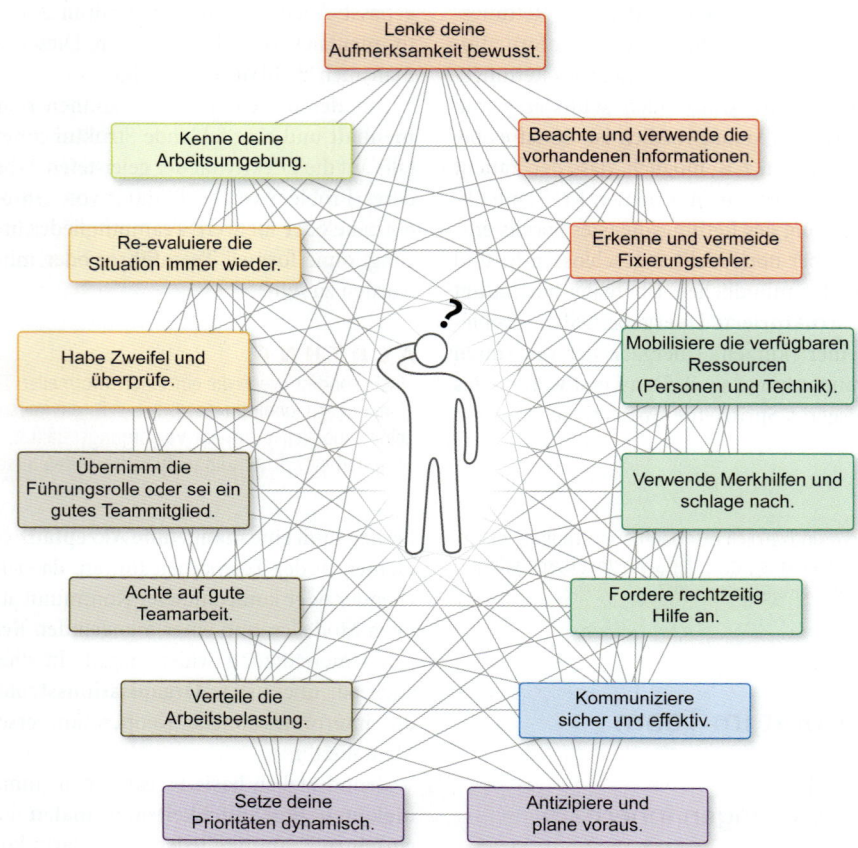

Abb. 11.2 Grundsätze des Team Resource Management (nach Rall et al. 2009) [E876/L231]

nauso wie andere praktische Fähigkeiten auch, erlernt werden kann. Eine Möglichkeit, effektive Teamarbeit umzusetzen ist das Konzept des **Team Resource Management,** welches aus den Komponenten **Situationsbewusstsein, Entscheidungsfindung, Kommunikation sowie Teamführung und Zusammenarbeit** besteht. Da dieses Konzept ursprünglich in der Luftfahrt entwickelt wurde, ist es auch als Crew Resource Management bekannt (> Kap. 52.1.6). Einige Grundsätze nach Rall et al. sind in > Abb. 11.2 zusammengefasst.

Situationsbewusstsein

Unter Situationsbewusstsein (**Situation Awareness**) wird das Wissen über die derzeitige Situation und ihre zukünftige Entwicklung verstanden. Eine Möglichkeit zum Erhalt des Situationsbewusstseins ist das Konzept „**10 Sekunden für 10 Minuten**". Hierbei wird die Arbeit für kurze Zeit unterbrochen („10 Sekunden"); anschließend wird der aktuelle Stand der Situation überprüft, Handlungsmöglichkeiten werden besprochen und das weitere Vorgehen („10 Minuten") wird festgelegt (> Abb. 11.3). Besondere Aufmerksamkeit sollte dabei auf einem kritischen Überprüfen des mentalen Modells liegen, um sicherzustellen, dass dieses noch die tatsächliche Situation widerspiegelt.

Situationsbewusstsein heißt auch, **Aufmerksamkeit zu verteilen,** da diese entweder fokussiert oder auf das Gesamtbild gerichtet werden kann (begrenzte kognitive Kapazität). Der Teamführer sollte dabei i. d. R. das Gesamtbild im Auge behalten, während einzelne Teammitglieder auf Einzelaufgaben fokussiert sein können (z. B. das Legen eines periphervenösen Zugangs).

> **PRAXISTIPP**
> Muss der Teamführer selbst Maßnahmen durchführen, sollte die Maßnahme (sofern medizinisch vertretbar) regelmäßig unterbrochen werden oder idealerweise ein anderes Teammitglied die Überwachung des Patienten und die Beobachtung der Gesamtsituation übernehmen.

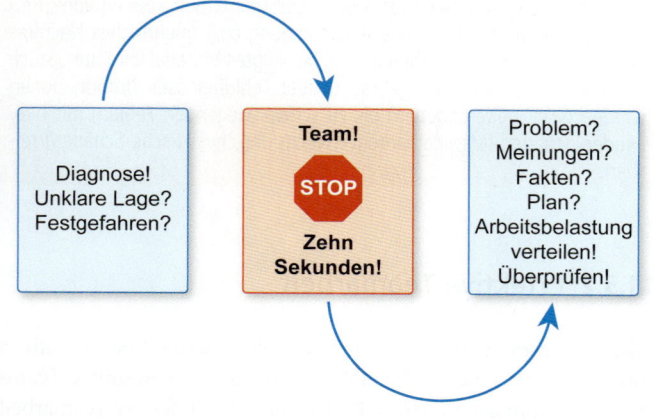

Abb. 11.3 Das Konzept „10 Sekunden für 10 Minuten" [W933-001/L231]

Entscheidungsfindung

Während einige Probleme im Rettungsdienst durch **Anwenden von Algorithmen und Richtlinien** gelöst werden können, erfordern andere Situationen aufwendigere und **kreative Problemlösungen**. Da jedes Teammitglied ein eigenes mentales Modell und eigenes Fachwissen besitzt, können Probleme vielfach im Team konstruktiver gelöst werden, insbesondere bei interprofessionellen Teams. Dabei wird die eigentliche Entscheidung natürlich weiterhin vom Teamführer bzw. Einsatzleiter gefällt, da er sich für den Einsatzablauf verantwortlich zeigt. Andererseits soll dies eben nicht heißen, dass die Entscheidung im Alleingang getroffen werden muss. Vielmehr ist es ein Zeichen effektiver Teamarbeit, Fakten und Handlungsoptionen kurz im Team zu besprechen. Auch zur **Äußerung von Kritik und sicherheitsrelevanten Bedenken** sollte dabei gezielt ermutigt werden, um das bereits genannte Gruppendenken zu verhindern.

Um Problemlösungsversuche zu strukturieren bieten sich Leitfragen („*Was ist das vordringliche Problem?*", „*Was ist das größte Risiko?*") an. **Strukturierte Diagnose- und Handlungsschemata** (z. B. ABCDE ➤ Kap. 17.1.4) oder Entscheidungshilfen (z. B. FORDEC ➤ Kap. 3 – Szenario) können bei der Entscheidungsfindung ebenfalls helfen. Die jeweilige Entscheidung sollte ein klares Ziel für die Patientenbehandlung vorgeben.

> **MERKE**
> **Diagnose- und Handlungsschema FORDEC**
> **F**acts: „*Was ist das Problem?*"
> **O**ptions: „*Welche Handlungsoptionen bestehen?*"
> **R**isks: „*Welche Risiken drohen bei den verschiedenen Handlungsoptionen?*"
> **D**ecision: Auswahl der Handlungsoption
> **E**xecution: Durchführung der Handlungsoption (inkl. Delegation, Kommunikation des Handlungsziels)
> **C**heck: „*Läuft alles wie geplant?*", „*Wurde das Ziel erreicht?*"

Kommunikation

Ohne Kommunikation ist Teamarbeit nicht möglich. Grundlagen der Kommunikation werden in ➤ Kap. 9.1 und allgemeine Hinweise zur Kommunikation in Notfällen werden in ➤ Kap. 9.2.3 beschrieben. Speziell bezogen auf eine effektive Teamarbeit sollten folgende Grundsätze beabsichtigt werden:

- **Klare Kommunikation (klarer Adressat, klare Aussage):** Werden Anweisungen gegeben, muss klar sein, wer die Anweisung ausführen soll und was genau gemacht werden soll. (Also: „*Karl, kannst Du noch einmal 500 ml NaCl anhängen?*" statt „*Kann mal jemand noch mehr Volumen geben.*"). Gleiches gilt für Aussagen oder das Mitteilen von Bedenken („*Der Blutdruck ist von 120/80 auf 90/60 gefallen.*" statt „*Ich glaub das war jetzt nicht so gut.*"). Wenn möglich, sollten zur Anrede Namen verwendet werden. Dies ermöglicht zum einen die klare Identifikation des Adressaten, zum anderen weckt die Nennung des eigenen Namens sofort die **Aufmerksamkeit**, selbst in Stresssituationen.
- **Rückmeldungen geben/Kommunikationsschleife schließen:** Anweisungen sollten bestätigt werden, dabei sollte die **Bestätigung** die wesentlichen Informationen enthalten („*7.5er Tubus mit Mandrin, bereite ich vor.*"). Ebenso sollte die durchgeführte Anweisung bestätigt und auf etwaige Schwierigkeiten bei der Durchführung hingewiesen werden. Werden Informationen mitgeteilt, sollte auch dies bestätigt oder zusammengefasst werden.
- **Bei Unklarheiten nachfragen:** Gerade für Berufsanfänger kann es unangenehm sein, zuzugeben, dass man etwas nicht verstanden hat oder nicht weiß. Jedoch kann effektive Teamarbeit und Patientensicherheit nur entstehen, wenn alle dieselbe Sprache sprechen. Gerade bei Medikamentengaben können **Missverständnisse** fatale Folgen haben. Daher ist im Zweifelsfall nachzufragen. Werden vermeintliche Fehler oder Risiken beobachtet, muss ebenfalls nachgefragt werden.
- **Mentale Modelle teilen:** Mentale Modelle müssen geteilt und zu einem gemeinsamen mentalen Modell zusammengeführt werden, dies gilt insbesondere für interdisziplinäre Teams. Auch mentale Modelle über die Ziele der Patientenbehandlung und die nächsten durchzuführenden Schritte sollten im Team besprochen werden („*Wir legen jetzt hier in der Wohnung noch einen zweiten Zugang und transportieren den Patienten dann zum RTW*").
- **Sachliche und neutrale Sprache:** Kommunikation im Team sollte sich auf das Lösen von Problemen beziehen. **Konstruktive Kritik** auf der Sachebene sollte möglich sein, Kritik auf der Beziehungsebene sollte jedoch außerhalb des Einsatzes geklärt werden.

> **ACHTUNG**
> Gegenseitige Anfeindungen und Vorwürfe innerhalb eines Teams sind während des Einsatzes grundsätzlich zu unterlassen!

Teamführung und Zusammenarbeit

Notfallsanitäter können sowohl als Teamführer als auch als Teammitglied eingesetzt sein. Beide Rollen erfordern entsprechende Fähigkeiten. Effektive Teamarbeit und Teamführung stellen dabei sicher, dass die Arbeitsbelastung gleichmäßig auf die Teammitglieder verteilt wird. Die Überlastung einzelner Teammitglieder gilt es rasch zu erkennen bzw. von vornherein zu verhindern.

> **MERKE**
> Jedes Teammitglied soll sich seinen Fähigkeiten entsprechend in ein Team einbringen können.

> **MERKE**
> **Anzeichen** für eine **Überlastung** sind z. B.:
> - Zunehmende Fehlgriffe und Flüchtigkeitsfehler
> - Vergessen von Aufträgen, Namen, Zahlen
> - Konzentration auf Irrelevantes (z. B. Bereitstellen nicht erforderlichen Materials, Stellen der Uhrzeit am Defibrillator)
> - Schnelles Sprechen, hohe Stimme, Stottern

- Unnötige Bewegungen (mit den Fingern trommeln, ständiges Kratzen)
- Über die eigene Belastung, Aufträge und Technik schimpfen („*Hier funktioniert aber auch gar nichts!*")
- Zeitliche Verzögerung bei gleichzeitiger Ausführung (Sprechen und Handeln)
- Keine Reaktion auf Ansprache

Ein funktionierendes Team gibt sich eine zielführende Struktur, d.h., einzelne Rollen bzw. Funktionen werden sachlich begründet innerhalb des Teams verteilt. Das erforderliche Ausmaß an Führung variiert dabei mit der Zusammensetzung des Teams (> Kap. 13). Effektive Teamführung verwendet möglichst wenig Zeit für die Regelung von Routineaufgaben und beschränkt sich stattdessen auf die **Vorgabe von Zielen.** Bei nicht eingespielten Teams oder Teams, die sich aus mehreren unerfahrenen oder noch in der Ausbildung befindlichen Mitgliedern zusammensetzen, ist u. U. jedoch mehr Unterstützung und Führung nötig.

Zu den Aufgaben des Teamführers gehört auch das **Schaffen eines positiven Arbeitsklimas.** Dazu gehört die Verdeutlichung, dass „Mitdenken" ausdrücklich erwünscht ist und dass Bedenken, insbesondere die, die Patientensicherheit betreffen, jederzeit geäußert werden können und auch sollen.

MERKE
Es muss klar werden, dass die Mitarbeit jedes einzelnen Teammitglieds respektiert und wertgeschätzt wird.

Gleichzeitig muss ein Teamführer umgehend **auf Konflikte und Krisen reagieren:**
- Bei **Konflikten auf der Sachebene** ist ein **Begründen der Entscheidung** oft hilfreich, bei sicherheitsrelevanten Bedenken anderer Teammitglieder sollte eine eigene Entscheidung unbedingt noch einmal überprüft werden.
- **Konflikte auf der Beziehungsebene** sollten **nach** dem Einsatz geklärt werden (ggf. muss hier deutlich gesagt werden: „*Wir besprechen das später.*"). Dies sollte dann aber auch tatsächlich erfolgen.

ACHTUNG
Bleiben Konflikte innerhalb eines Teams ungeklärt, besteht die Gefahr, dass Probleme aus dem letzten Einsatz in den nächsten Einsatz übernommen werden und auch dort die Zusammenarbeit beeinträchtigen!

Nicht zuletzt setzt eine gute Zusammenarbeit im Team ein permanentes, „waches" Mitarbeiten und Kommunizieren voraus. Als Teammitglied sollten **Anweisungen befolgt** und **Rückmeldungen gegeben** werden, wenn Aufgaben erledigt wurden bzw. warum Anweisungen nicht durchgeführt werden konnten. Aktives Mitarbeiten und Befolgen von Anweisungen geht über „*An der Einsatzstelle wird nicht diskutiert!*" hinaus – drohende Gefahren oder Fehler werden mitgeteilt und in Problemsituationen Lösungsvorschläge angeboten.

MERKE
Jedes einzelne Teammitglied trägt auch zu einem positiven Arbeitsklima bei!

11.3.3 Fehler und Sicherheitskultur

Während im Rettungsdienst und in der Notfallmedizin häufig die Annahme gilt, dass Fehler nicht passieren dürfen, sind diese in Wirklichkeit ein unausweichlicher Begleiter menschlichen Handelns. Hierbei liegt Fehlern nicht grundsätzlich ein Nichtwissen oder persönliche Inkompetenz zugrunde. Gerade sehr vertraute Handlungen sind unter bestimmten Umständen anfällig für „Ausrutscher" (**Aufmerksamkeits- oder Gedächtnisfehler**), bei denen wichtige Schritte im Arbeitsprozess ausgelassen oder verwechselt werden (z. B. Verwechseln der Ampullen beim Vorbereiten einer Injektion). Dies ist häufig die Folge von Unterbrechungen im Arbeitsablauf, z. B. durch häufiges Nachfragen oder die Überlastung Einzelner durch mehrere Aufgaben gleichzeitig. Auch äußere Faktoren können das Entstehen von Fehlern begünstigen.

ACHTUNG
Mögliche äußere Faktoren in der Fehlerentstehung sind z. B.:
- Medikamentenverwechslungen
  - Ähnlich aussehende Medikamentenampullen für unterschiedliche Medikamente oder Dosierungen
  - Ähnlich klingende Medikamentennamen, wechselnde Handelsnamen für denselben Wirkstoff
  - Ungünstige Lagerung im Notfallkoffer oder Ampullarium
- Medizintechnik
  - Nichtintuitive Bedienung
  - Unklare Beschriftung von Schaltern, Alarmen etc.
  - Verschiedene Varianten des gleichen Geräts (unterschiedliche Software-Versionen, Bedienungsanleitungen)
- Organisation
  - Keine Einweisung auf Fahrzeuge und Geräte
  - Zeitdruck

Das Arbeiten nach den Grundsätzen des **Team Resource Management** kann hier helfen, Fehler zu vermeiden. Dies gilt auch für Fehler in der Entscheidungsfindung, wie z. B. Fixierungsfehler. Durch wechselseitige Kontrolle im Team (z. B. das Vieraugenprinzip bei der Medikamentengabe) können Fehler oft rechtzeitig erkannt werden.

Darüber hinaus sollte ein **konstruktiver Umgang mit Fehlern** das Lernen aus Fehlern ermöglichen, um die Patientensicherheit zu verbessern. Idealerweise sollte dies im Rahmen einer **Sicherheitskultur** erfolgen. Eine solche Sicherheitskultur besteht aus fünf Komponenten:
- Informierte Kultur
- Berichtende Kultur
- Gerechte Kultur
- Flexible Kultur
- Lernende Kultur

In einer **informierten Kultur** werden Daten von Beinaheereignissen (Fehler rechtzeitig erkannt), Ereignissen (Fehler ohne Patientenschädigung) und Zwischenfällen (mit Patientenschädigung) gesammelt und ausgewertet. Dazu gehören z. B. Daten von Fehlermeldesystemen und Daten aus dem Bereich des Qualitätsmanagements (> Kap. 55).

Diese Daten können die Realität jedoch nur dann wiedergeben, wenn alle Mitarbeiter die Daten ehrlich berichten und bereit sind, ihre eigenen Erfahrungen zur Verfügung zu stellen, damit andere daraus lernen können (**berichtende Kultur**). Dies wird wiederum nur dann der Fall sein, wenn eine **gerechte Kultur** vorhanden ist, bei der Mitarbeiter für fehlerhafte Handlungen, Auslassungen oder fehlerhafte Entscheidungen, die im Einklang mit ihrer Erfahrung und Ausbildung stehen, nicht bestraft werden. Grobe Fahrlässigkeit und vorsätzliche Regelverletzungen werden aber weiterhin sanktioniert.

Zu einer Sicherheitskultur gehört schließlich die Flexibilität, auch unter sich ständig ändernden Bedingungen (hohes Einsatzaufkommen, wechselnde Einsatzstellen, wechselnde Kollegen) gleichermaßen sicher arbeiten zu können (**flexible Kultur**). All diese Komponenten können aber nur in einer **lernenden Kultur** erfolgreich sein, d.h., wenn der Wille besteht, aus gesammelten Daten und Erfahrungen zu lernen und die Sicherheit zu verbessern.

Wiederholungsfragen

1. Was versteht man unter einer kognitiven Kapazität (➤ Kap. 11.1.1)?
2. Welche Merkmale weisen Teams auf (➤ Kap. 11.1.2)?
3. Beschreiben Sie die Phasen der Teamentwicklung nach Tuckman und Jensen (➤ Kap. 11.1.2).
4. Erläutern Sie die Besonderheiten rettungsdienstlicher Teamarbeit (➤ Kap. 11.1.2).
5. Was versteht man unter einer Schnittstelle (➤ Kap. 11.2)?
6. Welche Gefahren drohen an einer Schnittstelle (➤ Kap. 11.2)?
7. Wie kann für eine erfolgreiche Schnittstellengestaltung gesorgt werden (➤ Kap. 11.2)?
8. Was ist ein mentales Modell (➤ Kap. 11.3.1)?
9. Nennen Sie mögliche Ursachen für Störungen der Teamarbeit (➤ Kap. 11.3.1).
10. Welche Persönlichkeitsmerkmale und Verhaltensweisen wirken sich ungünstig auf Teamarbeit aus (➤ Kap. 11.3.1)?
11. Wie kann effektive Teamarbeit ermöglicht werden (➤ Kap. 11.3.2)?
12. Welche Komponenten gehören zum Team Resource Management (➤ Kap. 11.3.2)?
13. Erläutern Sie das FORDEC-Modell zur Entscheidungsfindung (➤ Kap. 11.3.2).
14. Wie sollte sich ein Teammitglied verhalten, um zu einer möglichst effektiven Teamarbeit beizutragen (➤ Kap. 11.3.2)?
15. Was sind typische Anzeichen der Überlastung eines Teammitglieds (➤ Kap. 11.3.2)?
16. Welche äußeren Faktoren begünstigen die Entstehung von Fehlern (➤ Kap. 11.3.3)?
17. Welche Komponenten gehören zu einer Sicherheitskultur (➤ Kap. 11.3.3)?

Fortsetzung des Szenarios

Der Notarzt begibt sich unverzüglich zum Einsatzleiter der Feuerwehr und bittet darum, die Arbeiten am Fahrzeug zunächst einzustellen, bis eine Erstversorgung der Patientin stattgefunden hat.

Dabei stellt sich heraus, dass der Einsatzleiter der Feuerwehr aufgrund der Kopfverletzung von der Notwendigkeit einer sofortigen Rettung ausgegangen war und das Weggehen des Notarztes als Zeichen gedeutet hatte, sofort mit der Rettung zu beginnen. Der Notarzt bespricht daraufhin mit dem Einsatzleiter der Feuerwehr das weitere Vorgehen. Erst nach Abschluss der Erstversorgung soll mit der technischen Rettung der Patientin begonnen werden. Diese soll schonend, aber zügig erfolgen.

Für die Erstversorgung werden im interprofessionellen Team nun folgende Ziele festgelegt: Verbesserung der Sauerstoffversorgung, Sicherstellen eines venösen Zugangs und Immobilisation der HWS.

Die Aufgaben werden im Team verteilt: Der Notfallsanitäter des NEF legt der Patientin eine Sauerstoffmaske an und bereitet dann Intubation und Narkose vor, der Notfallsanitäter des RTW legt – unterstützt durch den Auszubildenden – zwei großlumige venöse Zugänge, während der Rettungssanitäter die HWS immobilisiert.

Im Team wird auch das weitere Vorgehen kurz besprochen. Nach Schaffen der Befreiungsöffnung durch die Feuerwehr soll die Patientin achsengerecht auf die Trage umgelagert werden, dann soll durch den Notarzt mit Unterstützung des Notfallsanitäters des NEF intubiert werden. Der Notfallsanitäter des RTW soll dabei permanent den Gesamtzustand der Patientin im Auge behalten und bei abfallender Sauerstoffsättigung sofort Bescheid geben.

Nach erfolgreicher Durchführung der Maßnahmen wird die Patientin in den RTW gebracht und es erfolgt – nach entsprechender Voranmeldung – der zügige Transport in das nächstgelegene Traumazentrum.

WEITERFÜHRENDE LITERATUR
Marx, D., Richter, L., Segelhorst, S., Pagenberg, A.: Faktor Mensch. Sicheres Handeln in kritischen Situationen. Eigenverlag, 2013
Möller, S.: Einfach ein gutes Team – Teambildung und -führung in Gesundheitsberufen, Springer, Heidelberg, 2010
St. Pierre, M., Hofinger G., Buerschaper C.: Notfallmanagement. Human Factors in der Akutmedizin. Springer, Heidelberg, 2. Aufl., 2011

KAPITEL 12
Harald Karutz

Zusammenarbeit mit anderen Berufsgruppen, Behörden und Organisationen

12.1	Grundsätzliches 193		12.7	Zusammenarbeit mit dem Technischen Hilfswerk 203
12.2	Zusammenarbeit mit Ärzten 194			
12.2.1	Zusammenarbeit mit Notärzten 194		12.8	Zusammenarbeit mit der Bundeswehr 204
12.2.2	Zusammenarbeit mit dem ärztlichen Notdienst 195			
12.2.3	Zusammenarbeit mit niedergelassenen Ärzten 195		12.9	Zusammenarbeit mit Such- und Rettungshundestaffeln 205
12.3	Zusammenarbeit mit Gesundheits- und Krankenpflegepersonal 196		12.10	Zusammenarbeit mit den Seenotrettern 205
12.4	Zusammenarbeit mit psychosozialen Akuthelfern 196		12.11	Zusammenarbeit mit der Bergwacht 206
12.5	Zusammenarbeit mit der Polizei 198		12.12	Zusammenarbeit mit der Deutschen Bahn AG 206
12.5.1	In unmittelbaren Gefahrensituationen 199			
12.5.2	An einem (vermuteten) Tatort 199		12.13	Zusammenarbeit mit sonstigen Kooperationspartnern 206
12.6	Zusammenarbeit mit der Feuerwehr 200			
12.6.1	Grundsätzliche Hinweise 202		12.14	Zusammenarbeit mit Medienvertretern 207
12.6.2	Eintreffen des Rettungsdienstes vor der Feuerwehr 202			
12.6.3	Eintreffen des Rettungsdienstes nach der Feuerwehr 202			

Szenario

Der Rettungsdienst in einer ländlichen Region wird mit mehreren Kräften, die von unterschiedlichen Rettungswachen aus anrücken, zu einem schweren Verkehrsunfall mit zahlreichen Verletzten alarmiert. Nach einer kurzen Anfahrt trifft die Besatzung eines RTW als Erstes an der Einsatzstelle ein.

Dem Rettungsfachpersonal bietet sich zunächst ein ausgesprochen unübersichtliches Bild der Lage, die Situation ist chaotisch. In mehreren Fahrzeugen sind Verletzte eingeklemmt, einige rufen um Hilfe. Diverse Betriebsstoffe laufen aus. Ein etwa 30-jähriger Mann läuft offensichtlich unverletzt, aber extrem aufgeregt, an der Unfallstelle hin und her. Am Straßenrand stehen mehrere Kinder, die vermutlich auf dem Weg zur Schule gewesen sind und das Einsatzgeschehen nun aufmerksam beobachten. Schon auf den ersten Blick wird erkennbar, dass in dieser Situation nicht nur rettungsdienstliche Maßnahmen erforderlich sind. Vielmehr müssen viele unterschiedliche Berufsgruppen, Behörden und Organisationen innerhalb kürzester Zeit möglichst effektiv zusammenwirken.

Inhaltsübersicht

12.1 Grundsätzliches
- Eine optimale Patientenversorgung hängt von der Qualität der Zusammenarbeit der beteiligten Berufsgruppen, Behörden und Organisationen ab.
- Eine wichtige Voraussetzung, mit anderen zusammenarbeiten zu können, ist die Fähigkeit zum Perspektivwechsel.
- Gemeinsame Fortbildungen, Übungen und Einsatznachbesprechungen sowie gegenseitige Hospitationen, Praktika und organisationsübergreifende Gemeinschaftsaktivitäten tragen dazu bei, bestehende Vorurteile ab- und Vertrauen aufbauen.

12.2 Zusammenarbeit mit Ärzten
- Ärzte sind die wichtigsten Partner des Rettungsfachpersonals.
- Das Rettungsfachpersonal bildet mit Ärzten ein Team. Beide Berufsgruppen sollten sich darin einander ergänzend einbringen können.
- Im Hinblick auf medizinische Fragen sind ärztliche Anweisungen für das Rettungsfachpersonal als bindend zu betrachten.
- Zwischen zwei Ärzten ergibt sich bei Meinungsverschiedenheiten eine Pattsituation.
- Der ärztliche Notdienst ist vom Notarztdienst grundsätzlich zu unterscheiden.

12.3 Zusammenarbeit mit Gesundheits- und Krankenpflegepersonal
- Die Zusammenarbeit sollte auf Augenhöhe stattfinden.
- Unzutreffende Annahmen bzw. Vorurteile und Stereotype stehen einer konstruktiven Zusammenarbeit im Weg.
- Einige Entwicklungstendenzen im Gesundheitswesen tragen derzeit dazu bei, dass zwischen Gesundheitsfachberufen Konkurrenzangst verursacht wird.

12.4 Zusammenarbeit mit psychosozialen Akuthelfern
- Die Bezeichnung „psychosoziale Akuthelfer" fasst Notfallseelsorger sowie die Mitglieder von Kriseninterventions- und Notfallnachsorgeteams in einem einheitlichen Oberbegriff zusammen.
- Wesentliche Elemente der psychosozialen Akuthilfe sind die Förderung des Verständnisses, die Beruhigung von Betroffenen, die Begleitung bei der Verabschiedung von einem Verstorbenen, die Aktivierung von Ressourcen, die Unterstützung bei religiösen Bedürfnissen, die Stärkung des Selbstwirksamkeitserlebens, eine angemessene Psychoedukation im Hinblick auf mögliche Belastungsreaktionen sowie die Sicherstellung einer „psychosozialen Kontaktkette".
- Indikationen für die Alarmierung psychosozialer Akuthelfer sind u. a. die Betreuung von Hinterbliebenen nach plötzlichen Todesfällen, die Betreuung von Menschen, die den Tod eines anderen verursacht haben, Suizide, schwere Verletzungen oder der Tod eines Kindes, besonders schwere Unfälle, Gewaltverbrechen und Großschadenslagen.

12.5 Zusammenarbeit mit der Polizei
- Zentrale Aufgaben der Polizei sind die Aufrechterhaltung der öffentlichen Sicherheit und Ordnung sowie die Verfolgung von strafbaren oder ordnungswidrigen Handlungen.
- Rettungsfachpersonal muss darauf achten, an Tatorten nicht unbedacht wertvolle Spuren zu vernichten oder zu verfälschen.

12.6 Zusammenarbeit mit der Feuerwehr
- Aufgaben der Feuerwehr sind nicht nur der vorbeugende und abwehrende Brandschutz, sondern u. a. auch die Durchführung technischer Hilfeleistungen.
- Brandschutzbedarfspläne oder Mindeststärkeverordnungen legen fest, wie umfangreich eine Feuerwehr ausgestattet ist.
- An gemeinsamen Einsatzstellen ist der Einsatzleiter der Feuerwehr dem Rettungsfachpersonal gegenüber in technisch-taktischer, jedoch nicht in medizinischer Hinsicht weisungsbefugt.
- An gemeinsamen Einsatzstellen sind zahlreiche Besonderheiten zu beachten, so z. B. der Eigenschutz sowie die Raumordnung, insbesondere die Parkposition des eigenen Einsatzfahrzeugs.

12.7 Zusammenarbeit mit dem THW
- Das THW ist eine Bundesanstalt im Zuständigkeitsbereich des Bundesinnenministeriums.
- Ressourcen des THW können bei Katastrophen, Großschadenslagen und anderen besonders schweren Unglücken im Rahmen der Amtshilfe zur Hilfeleistung herangezogen werden.

12.8 Zusammenarbeit mit der Bundeswehr

- Die Bundeswehr ist an einigen Standorten in den zivilen Rettungsdienst eingebunden.
- Eine weitere Aufgabe der Bundeswehr ist der SAR-Dienst zur Suche und Rettung von Opfern von Schiffs- oder Flugzeugunglücken.
- Gemäß *Art. 35 GG* kann die Bundeswehr außerdem zur Bewältigung von Katastrophen oder besonders schweren Unglücksfällen im Inland eingesetzt werden.
- Die Einbindung der Bundeswehr in die Gefahrenabwehrstruktur wird durch Vereinbarungen zur Zivilmilitärischen Zusammenarbeit (ZMZ) geregelt.

12.9 Zusammenarbeit mit Such- und Rettungshundestaffeln

- Zentrale Aufgaben von Such- und Rettungshundestaffeln sind die Suche nach Vermissten und Verschütteten sowie die Suche nach Ertrunkenen.
- Bei den Einsatzindikationen unterscheidet man dementsprechend Flächensuchen, Trümmersuchen und Wassersuchen.

12.10 Zusammenarbeit mit den Seenotrettern

- Die Deutsche Gesellschaft zur Rettung Schiffbrüchiger (DGzRS) ist für den maritimen SAR-Dienst in den deutschen Hoheitsgewässern zuständig.
- Alle Seenotrettungsboote haben eine medizinische Grundausstattung an Bord.
- Die größeren Seenotkreuzer verfügen sogar über ein Bordhospital.

12.11 Zusammenarbeit mit der Bergwacht

- Die Bergwacht ist eine eigenständige Gemeinschaft des Deutschen Roten Kreuzes (DRK).
- Zu den Aufgaben der Bergwacht gehören die Menschenrettung aus alpinem bzw. unwegsamem Gelände, die Rettung aus Höhen und Tiefen sowie die Suche nach Vermissten und Verschütteten.

12.12 Zusammenarbeit mit der Deutschen Bahn AG

- Bei Einsätzen im Bereich von Gleisanlagen entsendet die Deutsche Bahn AG einen Notfallmanager, der dem Einsatzleiter als Fachberater zur Verfügung steht.
- Die Deutsche Bahn AG unterhält sechs Rettungszüge (RTZ).

12.13 Zusammenarbeit mit sonstigen Kooperationspartnern

- Sonstige Kooperationspartner des Rettungsdienstes sind Ordnungs-, Gesundheits-, Sozial- und Jugendämter, Wohnungs- und Obdachlosenunterkünfte, Frauenhäuser, Beratungsstellen, Pflege- und Hausnotrufdienste, Opferschutzverbände, Selbsthilfegruppen u. v. m.

12.14 Zusammenarbeit mit Medienvertretern

- Medienvertreter haben die Aufgabe, die Öffentlichkeit über relevante Ereignisse zu informieren.
- Die Pressefreiheit ist in *Art. 5 GG* geregelt.
- Aus einer Vielzahl von Gründen ist dem Rettungsdienst dringend eine professionelle Presse- und Öffentlichkeitsarbeit zu empfehlen.
- Im Hinblick auf Auskünfte an Medienvertreter hat jede Rettungsfachkraft interne Dienstanweisungen, insbesondere aber auch die gesetzlichen Regelungen zur Schweigepflicht zu beachten.

12.1 Grundsätzliches

An der Bewältigung einer Notfallsituation sind direkt oder indirekt immer mehrere Berufsgruppen, Behörden und Organisationen beteiligt (> Abb. 12.1). Eine optimale Patientenversorgung hängt dabei in hohem Maße von der Qualität der Zusammenarbeit ab.

> **MERKE**
> Hier kommt es auf eine sorgfältig abgestimmte **Schnittstellengestaltung**, einander **ergänzende Kompetenzen, gemeinsam verfolgte Handlungsziele** und nicht zuletzt auf ein **harmonisches und professionelles Miteinander** an.

Konflikte können sicherlich manchmal auftreten und sind auch nicht immer zu vermeiden, sie müssen dann aber rasch und konstruktiv geklärt werden. Vor allem dürfen sie niemals zulasten eines verletzten oder erkrankten Menschen gehen. Eine Grundvoraussetzung für eine erfolgreiche, effektive Zusammenarbeit besteht darin, über

- Aufgaben,
- Ausbildung,
- Ausstattung,
- besondere Fähigkeiten,
- Handlungslogiken bzw. Arbeitsweisen und
- Weisungsbefugnisse

anderer Berufsgruppen, Behörden und Organisationen angemessen informiert zu sein. Auf diese Weise kann man bei Bedarf auch einen **Perspektivwechsel** vornehmen, was wichtig ist, um z. B. in einer Konfliktsituation auch ein gewisses **Verständnis** für sein Gegenüber entwickeln zu können. Zudem kann besser eingeschätzt werden, wann ggf. welche andere Instanz bzw. Organisation in einem Einsatz zur Unterstützung einzubeziehen ist.

Gemeinsame Fortbildungsveranstaltungen, Übungen und Einsatznachbesprechungen sowie gegenseitige Hospitationen und Praktika, aber auch organisationsübergreifende, eher informelle Gemeinschaftsaktivitäten wie ein Helferfest tragen in hohem Maße dazu bei, möglicherweise bestehende Vorurteile ab- und Vertrauen aufzubauen:

12 Zusammenarbeit mit anderen Berufsgruppen, Behörden und Organisationen

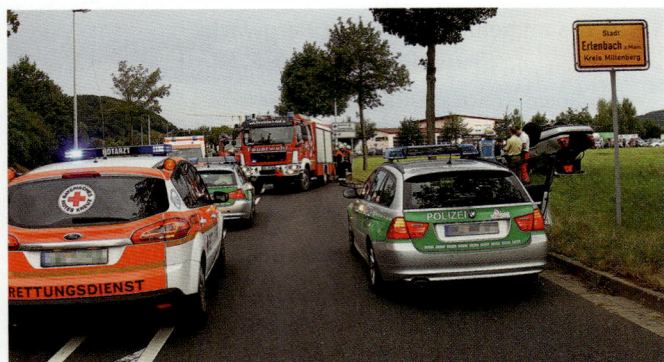

Abb. 12.1 Zusammenarbeit verschiedener Organisationen bei einem Einsatz [M235]

- Angehende Notfallsanitäter absolvieren z. B. aus gutem Grund ein umfangreiches Klinikpraktikum: Eine wichtige Zielsetzung dieses Ausbildungsteils besteht nicht zuletzt darin, das Tätigkeitsfeld der Gesundheits- und Krankenpflege näher kennenzulernen.
- Umgekehrt sollten aber auch Gesundheits- und Krankenpfleger einen Einblick in die Praxis der präklinischen Notfallversorgung erhalten, um die Arbeit des Rettungsdienstes besser beurteilen zu können etc.

PRAXISTIPP
Auch weitere Hospitationen angehender Rettungsfachkräfte, etwa bei der Polizei und der Feuerwehr, aber auch bei einem Kriseninterventionsteam, einem Notfallseelsorgesystem oder anderen Institutionen, zu denen sich durch Einsätze Kontakt ergeben kann, sind dringend zu empfehlen. Wichtig ist dabei allerdings, die versicherungsrechtliche Situation im Vorfeld genau zu klären!

Die Kollegen und Organisationen, mit denen man zusammenarbeiten muss, sollte man möglichst im Vorfeld schon einmal persönlich kennenlernen und man sollte ihnen generell mit einer **kollegialen Wertschätzung** begegnen. In den folgenden Abschnitten werden einige weiterführende Hinweise zu den Berufsgruppen, Behörden und Organisationen gegeben, zu denen Notfallsanitäter besonders häufigen Kontakt haben.

12.2 Zusammenarbeit mit Ärzten

Ärzte sind im Einsatzgeschehen die wichtigsten **Partner** des Rettungsfachpersonals. Zugunsten eines jeden Patienten und seiner Angehörigen sollten sich Notfallsanitäter und Ärzte gleichermaßen vor Augen führen, dass sie in Notfällen ein funktionierendes Team zu bilden haben. In der Praxis sind beide Berufsgruppen zwingend aufeinander angewiesen, und eine wichtige Aufgabe ist es, einander sinnvoll zu ergänzen.

ACHTUNG
Berufspolitisch motivierte Auseinandersetzungen sind vor diesem Hintergrund nicht nur schädlich und ärgerlich, sondern vor allem auch vollkommen überflüssig.

12.2.1 Zusammenarbeit mit Notärzten

Notärzte sind aus dem deutschen Rettungsdienst nicht wegzudenken (> Abb. 12.2). Auch das Berufsbild des Notfallsanitäters ändert daran nichts. Wer als Notarzt eingesetzt wird, verfügt i. d. R. über den **„Fachkundenachweis Rettungsdienst"** oder die **Zusatzbezeichnung „Notfall- bzw. Rettungsmedizin"**. Letztere hat in den vergangenen Jahren zunehmende Verbreitung gefunden, sodass bundesweit inzwischen eine nahezu einheitliche Notarztausbildung existiert. Generell ist für die Qualifikation von Notärzten festgelegt, dass eine bestimme klinische Erfahrung, die Teilnahme an einer fachspezifischen Weiterbildung und eine bestimmte Anzahl an Einsatzhospitationen unter Anleitung eines erfahrenen Notarztes absolviert werden müssen. In Details können die Regelungen in den einzelnen Bundesländern allerdings voneinander abweichen.

MERKE
Konflikte zwischen Rettungsfachpersonal und Notärzten können sich – von ungünstigen Verhaltensweisen einzelner abgesehen (> Kap. 11) – vor allem ergeben durch
- unterschiedliche Prioritätensetzungen am Notfallort,
- unterschiedliche Einschätzungen bezüglich einer Therapie,
- unterschiedliche Einschätzungen hinsichtlich der anzufahrenden Zielklinik,
- unterschiedliche Einschätzungen hinsichtlich der Notwendigkeit einer ärztlichen Transportbegleitung.

Gelegentlich werfen sich Ärzte und Rettungsfachkräfte auch gegenseitig mangelnde Kompetenz, mangelnde Kooperationsbereitschaft oder mangelnde Wertschätzung vor:
- Ein Notfallsanitäter beklagt sich z. B., dass „sein" Notarzt nie mithilft, den Patienten die Treppe hinunterzutragen und dass er auch nicht in der Lage ist, selbst eine Rückmeldung per Funk abzugeben.
- Ein Notarzt beklagt sich, dass „seine" Rettungsfachkräfte kein 12-Kanal-EKG ableiten können oder sie ihm bei der Auswahl verfügbarer Medikamente nicht behilflich sind.

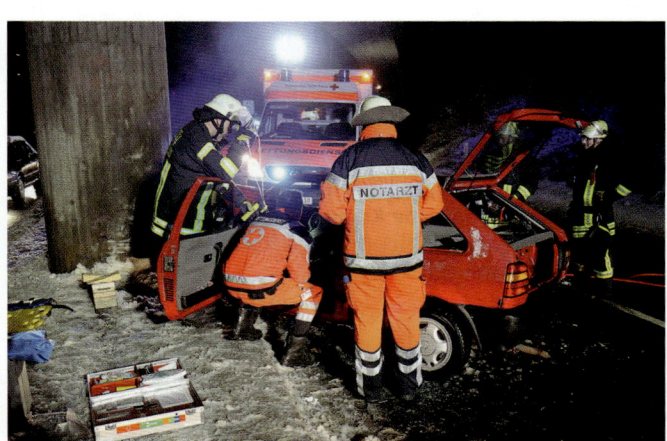

Abb. 12.2 Zusammenarbeit mit dem Notarzt [M235]

- Notärzte und Rettungsfachkräfte beklagen gleichermaßen, dass ihnen im Einsatz nicht angemessen zugehört wird etc.

Ein besonderes Problem kann sich außerdem aus der **Tätigkeit auswärtiger Notärzte** ergeben, wenn diese weder das Einsatzgebiet mit seinen strukturell-organisatorischen Gegebenheiten noch die medikamentöse und apparative Ausstattung der Rettungsdienstfahrzeuge kennen. Möglicherweise arbeitet ein auswärtiger Notarzt auch nach „fremden" Standards, was bei den übrigen Einsatzkräften dann zu Irritationen führen kann.

> **ACHTUNG**
> Grundsätzlich gilt immer: Im Hinblick auf medizinische Fragen sind notärztliche Anweisungen für das Rettungsfachpersonal als **bindend** zu betrachten. Ausgenommen sind Anweisungen, die das Personal überfordern bzw. in ein Übernahmeverschulden münden würden. Auch einer Aufforderung zu einer Straftat muss natürlich nicht Folge geleistet werden (➤ Kap. 57.4).

Anders stellt sich die Lage dar, wenn zwei Ärzte in einen Konflikt miteinander geraten, z. B. über unterschiedliche Auffassungen zu einer therapeutischen Vorgehensweise. Hier liegt eine **Pattsituation** vor. In einem solchen Fall ist kein Arzt einem anderen gegenüber weisungsbefugt. Zwischen zwei Ärzten gilt vielmehr ein Grundsatz der kollegialen Zusammenarbeit, d. h. die beiden Ärzte müssen sich untereinander einigen, bis eine erfolgreiche Behandlung gelingt. Geregelt ist dieser Grundsatz in § 29 der **ärztlichen Berufsordnung**, herausgegeben von der Bundesärztekammer. Darin heißt es u. a.

- „Ärztinnen und Ärzte haben sich untereinander kollegial zu verhalten."
- „Unsachliche Kritik an der Behandlungsweise oder dem beruflichen Wissen einer Ärztin oder eines Arztes sowie herabsetzende Äußerungen sind berufswidrig."
- „In Gegenwart von Patientinnen und Patienten oder anderen Personen sind Beanstandungen der ärztlichen Tätigkeit und zurechtweisende Belehrungen zu unterlassen."

12.2.2 Zusammenarbeit mit dem ärztlichen Notdienst

Der ärztliche Notdienst, teilweise auch **ärztlicher Notfalldienst, Vertretungs- oder Rufbereitschaftsdienst** genannt, wird von vielen Laien mit dem **Notarztdienst** verwechselt.

> **MERKE**
> Bei dem ärztlichen Notdienst und dem Notarztdienst handelt es sich um zwei weitgehend **voneinander getrennte Systeme** mit völlig unterschiedlichen Aufgaben.

So gehört der ärztliche Notdienst nicht zum Rettungsdienst, sondern hat die Aufgabe, lediglich die Versorgung von Patienten mit einem akuten, aber sicherlich nicht lebensbedrohlichen Gesundheitsproblem außerhalb der üblichen Sprechstundenzeiten sicherzustellen, d. h. insbesondere nachts, an Feiertagen und an Wochenenden. Die **Trägerschaft** liegt hier bei der **Kassenärztlichen Vereinigung (KV)**.

Einerseits wird an vielen Orten eine sog. **Notdienstpraxis** betrieben, die von Patienten bei Bedarf aufgesucht werden kann, andererseits können vom ärztlichen Notdienst in dringenden Fällen auch **Hausbesuche** durchgeführt werden. Teilweise fahren die diensthabenden Ärzte dabei mit ihren privaten Pkw, teilweise mit einem Taxi. In manchen Städten und Kreisen wird der Fahrdienst aber auch von Hilfsorganisationen oder Privatunternehmen übernommen. Die dabei verwendeten Einsatzfahrzeuge sind i. d. R. jedoch nicht mit Sondersignalanlagen ausgestattet. Weitverbreitet ist die Verwendung von beleuchteten, mitunter auch blinkenden Dachaufsetzern mit einer Aufschrift wie z. B. „Arzt im Dienst".

Unabhängig von seiner fachlichen Ausrichtung ist jeder niedergelassene Arzt dazu verpflichtet, sich an der Sicherstellung dieser ärztlichen Notfallversorgung zu beteiligen. Eine Freistellung von der Übernahme einzelner Dienste ist nur aus schwerwiegenden Gründen möglich.

> **MERKE**
> Der ärztliche Notdienst wird auch von Allgemeinmedizinern, Internisten, Chirurgen, Gynäkologen, Urologen, Orthopäden etc. übernommen. Nur der Kinder- sowie der zahnärztliche Notdienst sind i. d. R. eigenständig (innerhalb der jeweiligen Fachdisziplin) organisiert.

Bundesweit ist der ärztliche Notdienst während der Dienstzeit einheitlich über die **Rufnummer 116117** zu erreichen. Teilweise wird der ärztliche Notdienst allerdings auch von den Rettungsleitstellen koordiniert. Da die Abgrenzung, ob sich ein bestimmtes Hilfeersuchen eher an den ärztlichen Notdienst oder den Notarzt des Rettungsdienstes richten sollte, für Laien oftmals schwierig ist, handelt es sich dabei um eine ausgesprochen sinnvolle organisatorische Regelung.

Ohnehin kommt es durch den zunehmenden Ärztemangel v. a. in ländlichen Regionen immer häufiger zu einer **Vermischung der Systeme** „ärztlicher Notdienst" und „Notarztdienst". In Ausnahmefällen wird der ärztliche Notdienst dabei z. B. wie ein regulärer Notarzt eingesetzt – nur handelt es sich dann nicht zwingend um einen Arzt mit dem Fachkundenachweis Rettungsdienst oder der Zusatzbezeichnung Notfall- bzw. Rettungsmedizin.

12.2.3 Zusammenarbeit mit niedergelassenen Ärzten

Beruflich bedingten Kontakt zu niedergelassenen Ärzten haben Notfallsanitäter insbesondere dann, wenn es in einer Arztpraxis zu einer Notfallsituation kommt und der Rettungsdienst hinzugerufen wird. Bei Zahnärzten – etwa nach der Gabe von Lokalanästhetika – oder bei Hausärzten im Rahmen von Hyposensibilisierungen treten gelegentlich z. B. schwere anaphylaktische Reaktionen auf. Typische Situationen sind auch Anforderungen des Rettungsdienstes während ärztlicher Hausbesuche oder Notfälle im öffentlichen Raum, bei denen ein niedergelassener Arzt aus seiner Praxis zu Hilfe eilt.

Auch hier ist ein **anerkennendes und wertschätzendes Miteinander** von größter Bedeutung. Dass ein niedergelassener Arzt das Rettungsfachpersonal abqualifiziert („*Ich spreche nur mit meinem ärztlichen Kollegen*") ist ebenso unangebracht wie despektierliches Verhalten seitens der Rettungskräfte („*Sie haben ja noch nicht einmal einen venösen Zugang gelegt? Und Sie sind wirklich Arzt?*").

In Einzelfällen mag es vorkommen, dass z. B. die Notfallausstattung in einer Arztpraxis nicht auf dem neuesten Stand ist. Dennoch sind Vorwürfe („*Haben Sie noch nicht mal einen funktionsfähigen Defibrillator hier? Was führen Sie denn für eine Praxis?*") im Einsatzgeschehen zu unterlassen. Bei erkannten Defiziten sollte lieber in einigem zeitlichen Abstand ein konstruktives Nachgespräch erfolgen.

In einem Notfall müssen alle Beteiligten sach- und zielorientiert zusammenarbeiten. Aufgrund der täglichen Erfahrung wird Rettungsfachpersonal z. B. etwas routinierter arbeiten können als ein niedergelassener Arzt, der unter Umständen nur sehr selten mit lebensbedrohlichen Situationen konfrontiert wird. Dafür werden niedergelassene Ärzte über umfangreicheres Wissen zu den Vorerkrankungen und der bestehenden Medikation ihrer Patienten verfügen. Insofern sollten auch niedergelassene Ärzte und Rettungsfachkräfte einander sinnvoll ergänzen.

Viele niedergelassene Ärzte engagieren sich in Schnelleinsatzgruppen (SEG) bzw. Einsatzeinheiten einer Hilfsorganisation. Im Hinblick auf die Bewältigung von Großschadenslagen können niedergelassene Ärzte daher ebenfalls eine nicht zu unterschätzende Ressource sein!

12.3 Zusammenarbeit mit Gesundheits- und Krankenpflegepersonal

Mit Gesundheits- und Krankenpflegekräften arbeitet das Rettungsfachpersonal permanent eng zusammen. Berührungspunkte ergeben sich insbesondere bei **Patientenübergaben und -übernahmen** (➤ Kap. 14). Umso wichtiger ist ein partnerschaftliches Verhältnis zwischen den beiden nichtärztlichen Gesundheitsfachberufen Notfallsanitäter sowie Gesundheits- und Krankenpflege. Erschwert werden kann die Zusammenarbeit jedoch durch **unzutreffende Annahmen** voneinander bzw. gegenseitige **Vorurteile** und **Stereotype**:
- Einige Notfallsanitäter reduzieren das Berufsbild der Gesundheits- und Krankenpflege auf die **Verrichtung der Grundpflege.**
- Einige Gesundheits- und Krankenpflegekräfte reduzieren das Berufsbild des Notfallsanitäters weiterhin auf die **Tätigkeit des „Krankenwagenfahrers".**

Beide Auffassungen sind **unzutreffend** und schaden einer effektiven Zusammenarbeit erheblich. Tatsächlich befinden sich beide Berufsbilder im Hinblick auf Art und Umfang des Qualifikationsniveaus mittlerweile durchaus „auf Augenhöhe", wenngleich in den Ausbildungen selbstverständlich und naturgemäß unterschiedliche Schwerpunkte gesetzt werden.

Für Angehörige der beiden Gesundheitsfachberufe ist es daher wichtig, einander zu respektieren, ernst zu nehmen und wertzuschätzen.

Ein besonderes Problem kann sich aufgrund aktueller Entwicklungstendenzen ergeben: So werden Notfallsanitäter zunehmend auch von Kliniken angestellt, um dort in zentralen Notaufnahmen, im Bereich der Intensivstation oder der Anästhesieabteilung bzw. in einem Aufwachraum zu arbeiten. Von einigen Gesundheits- und Krankenpflegekräften wird dies als eine gewisse **Konkurrenz** betrachtet und es wird befürchtet, dass Stellen im Bereich der Pflege zugunsten von Mitarbeitern mit einer rettungsdienstlichen Qualifikation abgebaut werden. Diese Befürchtung ist sicherlich auch nicht ganz unberechtigt.

Umgekehrt lässt sich aber auch eine ähnliche Entwicklung erkennen: So werden auf Intensivtransportwagen zunehmend auch Gesundheits- und Krankenpflegekräfte mit einer Fachweiterbildung für Intensivpflege und Anästhesie eingesetzt. Hier sind es manche Rettungsfachkräfte, die diese Verfahrensweise mit einem gewissen Befremden verfolgen.

Ohnehin sollte berücksichtigt werden, dass sich die Tätigkeits- und Kompetenzprofile der einzelnen Gesundheitsfachberufe in den vergangenen Jahren ohnehin massiv verschoben haben und sich das Gesundheitswesen insgesamt in einem **hochdynamischen Wandlungsprozess** befindet. An dieser Stelle kann nur generell auf diese Tatsache hingewiesen werden. Außerdem ist eine offene Diskussion über etwaige Vorbehalte und Bedenken zu empfehlen.

> **MERKE**
> Letztlich sollte niemals eine **berufspolitische bzw. berufsständische Argumentation** im Vordergrund stehen, sondern stets das **Wohlergehen des jeweiligen Patienten.** Es sollte also nicht darum gehen, das Optimum im Interesse eines Berufsstandes zu erreichen, sondern das Optimum im Interesse des Patienten. Entsprechend sollte ergebnisoffen und frei von Denkverboten thematisiert werden:
> **Wer kann welchen Patienten wann und mit welcher spezifischen Expertise bestmöglich versorgen?**

12.4 Zusammenarbeit mit psychosozialen Akuthelfern

Die Bezeichnung „psychosoziale Akuthelfer" wurde in der vom **Bundesamt für Bevölkerungsschutz und Katastrophenhilfe** (BBK) moderierten **Konsensuskonferenz für die Psychosoziale Notfallversorgung** (PSNV) in Deutschland festgelegt und fasst **Notfallseelsorger** (NFS) sowie die **Mitglieder von Kriseninterventionsteams** (KIT) unter einem einheitlichen Oberbegriff zusammen. All diese Helfer begleiten und unterstützen Menschen, die von einem Notfall betroffen, aber nicht selbst körperlich verletzt worden sind. Dabei kann es sich um Angehörige, Freunde und Bekannte eines Notfallpatienten, Hinterbliebene, Vermisste, Augenzeugen oder Zuschauer eines Unglücks handeln (➤ Abb. 12.3).

12.4 Zusammenarbeit mit psychosozialen Akuthelfern

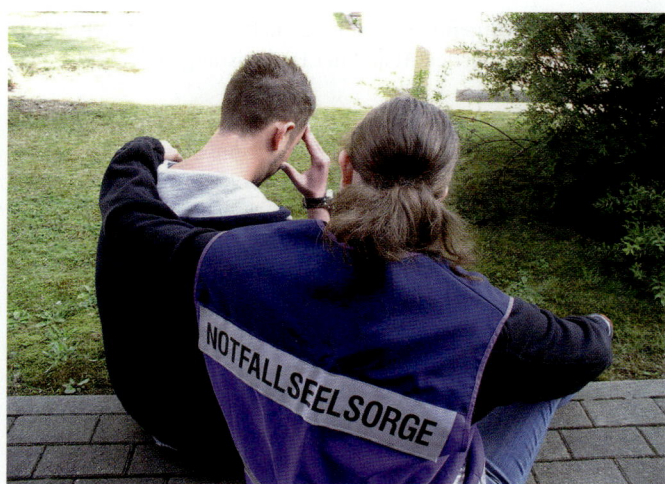

Abb. 12.3 Notfallseelsorger im Einsatz [P094]

> **MERKE**
> Der Begriff **Notfallseelsorge** beschreibt die **seelsorgliche** Begleitung von Menschen im Kontext einer Notfallsituation. In diesem Handlungsfeld engagieren sich v. a. Geistliche der evangelischen und katholischen Kirche, aber vielerorts auch kirchliche Laien, d. h. Angehörige diverser anderer Berufe. Nicht jeder Notfallseelsorger ist somit Pfarrer bzw. Pastor oder Priester.
> Konzeptionelle Grundlage der Notfallseelsorge sind die 2007 veröffentlichten **Hamburger Thesen,** die in der gesamten Bundesrepublik beachtet und umgesetzt werden. Darin heißt es u. a.
> - „Menschen in Notfallsituationen beizustehen, ist unverzichtbarer Bestandteil christlichen Glaubens. Notfallseelsorge ist eine Form dieses Beistands. Sie ist damit ein Grundbestandteil des Seelsorgeauftrags der Kirchen und ist in ihrem Grundsatz ökumenisch ausgerichtet. (…)"
> - „Notfallseelsorge ist Zuspruch der Zuwendung Gottes an den Menschen in Not. Sie wird konkret in der Präsenz des Seelsorgers (…) vor Ort und dem Angebot einer helfenden Begleitung in der Akutphase. (…)"
> - „Die Notfallseelsorge ist in örtlichen Rufbereitschaften organisiert und in die Alarmierungsstruktur von Polizei, Feuerwehr und Rettungsdienst eingebunden. Sie wird üblicherweise über deren zuständige Leitstellen alarmiert."
> - „Grundlage notfallseelsorgerlichen Handelns ist eine kirchlich verantwortete Seelsorgeausbildung, die durch fachbezogene Fortbildungen ergänzt wird."
>
> Sehr ähnlich wie die Notfallseelsorge ist auch **Krisenintervention** psychosoziale Hilfe für akut belastete bzw. trauernde Menschen in oder unmittelbar nach einem Notfall. Ihr liegt jedoch **kein kirchlich bzw. theologisch begründetes Selbstverständnis** zugrunde, sondern sie stellt eine **säkulare Organisationsform** dar und hat bundesweit betrachtet auch kein einheitliches Erscheinungsbild.

Die meisten Kriseninterventionsteams in Deutschland sind einer größeren Hilfsorganisation, wie z. B. dem ASB, dem DRK, der JUH oder dem MHD, angegliedert, es gibt aber auch Kriseninterventionsteams, die als eigenständiger Verein betrieben werden. Bei den Mitgliedern von Kriseninterventionsteams handelt es sich oftmals um erfahrene Rettungsdienstmitarbeiter oder andere Einsatzkräfte mit einer entsprechenden Weiterbildung. Darüber hinaus engagieren sich in einem KIT häufig aber auch psychosoziale Berufsgruppen wie z. B. (Sozial-)Pädagogen, Sozialarbeiter und Psychologen.

> **MERKE**
> Es macht keinen **grundsätzlichen** Unterschied, ob Notfallseelsorger oder Mitglieder eines Kriseninterventionsteams psychosoziale Akuthilfe anbieten.

In einigen Regionen gibt es überwiegend Kriseninterventionsteams, in anderen dominieren Notfallseelsorgesysteme. Dies ist historisch so gewachsen. In manchen Rettungsdienstbereichen existieren Kriseninterventionsteams und Notfallseelsorge parallel. Wichtig ist, dass bei derartigen Konstellationen keine Konkurrenz entsteht und im Vorfeld möglichst genaue Regelungen zur Schnittstellengestaltung sowie zum Miteinander im Einsatz getroffen werden.

Generell folgt psychosoziale Akuthilfe einem **sekundärpräventiven Ansatz,** d. h., die von einem Notfall betroffenen Menschen sollen so stabilisiert werden, dass sie zumindest eine erste Perspektive entwickeln, das Geschehene auch im weiteren Verlauf besser bewältigen können und der Entstehung negativer psychischer Notfallfolgen entgegengewirkt wird. Im günstigsten Fall baut **psychosoziale Akuthilfe** auf der bereits von den Einsatzkräften geleisteten **psychischen Ersten Hilfe** (➤ Kap. 9.3.1) auf. Im Einzelnen bieten Notfallseelsorger und Mitglieder von Kriseninterventionsteams dabei folgende Hilfestellungen an:

- Sie nehmen sich **Zeit,** um für Betroffene zunächst einmal da zu sein, damit diese unmittelbar nach einem Notfall nicht allein sind.
- Sie sorgen für **Beruhigung** bzw. den Abbau von Übererregung.
- Sie **hören** Betroffenen aktiv und geduldig **zu.**
- Sie **fördern Verständnis** für das Geschehen, indem sie Informationen vermitteln oder, sofern möglich, z. B. auch Fragen zu einem Unfallhergang beantworten.
- Sie wirken ggf. falschen Überzeugungen entgegen, um Betroffene von unangemessenen Schuldgefühlen zu entlasten.
- Sie begleiten Hinterbliebene bei der **Verabschiedung von einem Verstorbenen.**
- Sie unterstützen bei **religiösen Bedürfnissen,** d. h., sie sprechen auf Wunsch ein Gebet oder sie segnen einen Verstorbenen aus. Das **Spenden der heiligen Sakramente** ist allerdings ausschließlich katholischen Priestern vorbehalten. Um speziellen Bedürfnissen von Angehörigen unterschiedlicher Religionen gerecht werden zu können, kooperieren psychosoziale Akuthelfer vielerorts auch mit Imamen, Rabbinern und anderen Geistlichen.
- Sie stärken das **Selbstwirksamkeitserleben** von Betroffenen: Um dem Gefühl von Hilflosigkeit entgegenzuwirken, übertragen sie ihnen z. B. kleinere Aufgaben (ein Glas Wasser einschenken, jemanden anrufen, Unterlagen für einen Bestatter heraussuchen etc.).
- Sie klären Betroffene über möglicherweise auftretende Belastungsreaktionen auf und informieren über einen angemessenen Umgang mit derartigen Reaktionen (**Psychoedukation**).
- Sie überlegen gemeinsam mit Betroffenen, was nun als Nächstes zu tun ist und planen mit ihnen die nächsten konkreten Schritte.

- Sie aktivieren **soziale und personale Ressourcen,** d. h., sie überlegen gemeinsam mit Betroffenen, wer oder was ihnen jetzt helfen kann.
- Sie stellen eine **„psychosoziale Rettungskette"** sicher, indem – je nach Wunsch und Erreichbarkeit – Familienangehörige, Freunde oder Nachbarn kontaktiert und um weitere Unterstützung gebeten werden.
- Sie vermitteln bei Bedarf auch an **weiterführende fachliche Hilfen** wie z. B. eine Beratungsstelle, eine Selbsthilfegruppe, eine Traumaambulanz oder einen Psychotherapeuten.

Eine derartige Unterstützung und Begleitung ist sicherlich nicht bei jedem von einem Notfall betroffenen Menschen erforderlich. Psychosoziale Akuthilfe sollte jedoch immer dann hinzugezogen werden, wenn die eigenen Bewältigungsmechanismen eines Betroffenen nicht ausreichen, fehlende soziale Ressourcen zumindest vorübergehend kompensiert werden müssen oder ein bestimmtes Notfallgeschehen eine besonders starke psychische Belastung der Betroffenen vermuten lässt. Typische **Indikationen** für die Alarmierung psychosozialer Akuthelfer sind daher:

- Betreuung von Hinterbliebenen nach erfolglosen Reanimationen bzw. plötzlichen Todesfällen
- Betreuung von Menschen, die den Tod eines anderen verursacht haben
- Suizide
- Schwere Verletzung oder Tod eines Kindes
- Besonders schwere Unfälle, z. B. Personenunfälle im Gleisbereich
- Geiselnahmen, Vergewaltigungen und andere Gewaltverbrechen
- Großschadenslagen
- Begleitung von Ersthelfern (> Kap. 9.3.11), Augenzeugen oder Zuschauern (> Kap. 9.3.12)

Darüber hinaus sollte die Alarmierung psychosozialer Akuthelfer immer dann in Erwägung gezogen werden, wenn sich Betroffene in einer besonders extremen Weise verhalten. Zwar gibt es bei Reaktionen auf ein potenziell traumatisches Ereignis kein „Richtig" oder „Falsch": Nahezu jedes Verhalten von Betroffenen ist zunächst einmal verständlich und legitim. Eine fachliche Unterstützung ist jedoch angebracht, wenn ein Betroffener

- emotional wie betäubt wirkt oder massiv „neben sich steht",
- einen Notfall anscheinend überhaupt nicht realisiert hat (**dissoziative Amnesie**),
- sein Umfeld insgesamt kaum noch wahrnimmt,
- vollkommen handlungsunfähig und verzweifelt ist oder womöglich
- selbst- oder fremdgefährdende Verhaltensweisen zeigt bzw. androht.

Bei der unmittelbaren Zusammenarbeit zwischen dem Rettungsfachpersonal und psychosozialen Akuthelfern an einer Einsatzstelle sollten außerdem folgende Hinweise beachtet werden:

- Das Rettungsfachpersonal bleibt immer mindestens so lange vor Ort, bis ein psychosozialer Akuthelfer eingetroffen ist. Dann sollte eine **persönliche Einweisung** in die Lage und eine kurze **Übergabe** stattfinden.
- Um Betroffene angemessen betreuen zu können, müssen psychosoziale Akuthelfer vom Rettungsfachpersonal möglichst genau über die vorgefundene Notfallsituation, die durchgeführten Maßnahmen bzw. den Ablauf der Hilfeleistung informiert werden.
- Vor dem Abrücken sollte das Rettungsfachpersonal den Betroffenen die psychosozialen Akuthelfer persönlich vorstellen: *„So, Frau Müller, das ist Herr Schulze vom Kriseninterventionsteam, der sich jetzt weiter um Sie kümmert."*
- Bei größeren bzw. außerhäuslichen Einsätzen sind psychosoziale Akuthelfer i. d. R. mit einer **violetten Weste oder Jacke** gekennzeichnet. Hier gibt es aber, ebenso wie bei weiteren Funktionskennzeichnungen (> Kap. 12.6.), einige regionale Unterschiede.
- Die Leitung eines eigenständigen (Unter-)Einsatzabschnitts im Bereich der Psychosozialen Notfallversorgung sollte bei größeren bzw. komplexen Einsatzlagen von einem behördlich beauftragten **Leiter PSNV** (L PSNV) übernommen werden. Ein **Führungsassistent PSNV** kann ihn dabei unterstützen.

Weitere Informationen zur Zusammenarbeit mit psychosozialen Akuthelfern sind im Internet u. a. unter www.notfallseelsorge.de zu finden.

12.5 Zusammenarbeit mit der Polizei

Zu den wesentlichsten **Aufgaben** der Polizei gehört die Aufrechterhaltung der **öffentlichen Sicherheit und Ordnung** sowie die **Verfolgung von strafbaren oder ordnungswidrigen Handlungen,** d. h. die **Ermittlung** von Verursachern bzw. Tätern. In diesen Rahmen ist das Denken und Handeln von Polizeibeamten einzuordnen. Dies bedeutet, dass sich die Handlungslogik von Polizeibeamten an einem Notfallort von der des Rettungsfachpersonals unterscheidet:

- **Polizeibeamten** geht es vor allem darum, Hinweise auf eine etwaige Straftat zu sichern und die genauen Abläufe des Geschehens zu ermitteln. Außerdem soll die aktuell beeinträchtigte Sicherheit und Ordnung natürlich möglichst rasch wiederhergestellt werden.
- **Rettungsfachpersonal** geht es darum, unmittelbare Gefahren für Leib und Leben von Betroffenen zu beseitigen und die notfallmedizinische Versorgung durchzuführen.

ACHTUNG
Aus diesen unterschiedlichen Aufgabenstellungen bzw. Herangehensweisen von Polizeibeamten und Rettungsfachpersonal können in Einsätzen einige Schwierigkeiten resultieren.

Die Organisation der Polizei ist in Deutschland ausgesprochen uneinheitlich. Es gibt nicht die eine Polizei, sondern vielmehr zahlreiche Polizeibehörden, die sich wiederum in verschiedene Tätigkeitsbereiche untergliedern. Unter anderem ist die **Bundespolizei** (ehemals Bundesgrenzschutz) von den **Polizeien der Länder** zu unterscheiden. Gesetzliche Grundlagen sind dementsprechend das Bundespolizeigesetz sowie die Polizeigesetze der jeweiligen Bundesländer.

Tätigkeitsbereiche, mit denen der Rettungsdienst in Kontakt kommen kann, sind insbesondere die **Verkehrs-, Schutz-** und **Kriminalpolizei.** Bei Geiselnahmen, Amokläufen oder anderen Lagen mit einer unmittelbaren Bedrohung durch einen oder mehrere (vermutlich) bewaffnete Täter kommt der Rettungsdienst u. U. auch mit den Kräften von **Spezialeinsatzkommandos** (SEK) in Kontakt. Das vermutlich bekannteste Spezialeinsatzkommando in Deutschland ist die **Grenzschutzgruppe 9** (GSG 9) der Bundespolizei. Für den Rettungsdienst ist hier u. a. ein Detail interessant: Für die notfallmedizinische Erstversorgung des eigenen Personals, insbesondere in einem Gefahrenbereich, stehen bei SEK-Einsätzen üblicherweise immer eigene sanitäts- bzw. rettungsdienstlich qualifizierte Spezialkräfte bereit.

MERKE
Auch bei Einsätzen mit Rettungshubschraubern, die das Bundesinnenministerium bzw. das Bundesamt für Bevölkerungsschutz und Katastrophenhilfe unterhält, ergibt sich eine Zusammenarbeit zwischen Rettungsdienst und Polizei: Die Maschinen sind der Bundespolizei zugeordnet und werden von Piloten der Bundespolizei geflogen.

Um eine reibungslose Zusammenarbeit zu gewährleisten, sollten bei gemeinsamen Einsätzen mit der Polizei einige Hinweise beachtet werden. Es ist grundsätzlich von Bedeutung, die Aufgaben der Polizeibeamten zu respektieren und zu akzeptieren. Außerdem sollte natürlich darauf geachtet werden, sich bei der Wahrnehmung der jeweiligen Aufgaben nicht gegenseitig zu behindern. Sicherlich hat die Rettung von Menschenleben gegenüber der Ermittlungsarbeit bzw. Spurensicherung immer Vorrang.

PRAXISTIPP
Rettungsfachpersonal sollte bei der Versorgung von Notfallpatienten an einem Tatort aber nicht unbedacht und unnötig wertvolle Spuren vernichten oder verfälschen: Die Ermittlungsarbeit nach einer Straftat würde auf diese Weise erheblich beeinträchtigt und erschwert.

Im Einzelnen gelten für die Zusammenarbeit mit Polizeibeamten folgende Regeln:

12.5.1 In unmittelbaren Gefahrensituationen

- In unmittelbaren Gefahrensituationen (z. B. ➤ Kap. 15.3.7) können nur die bereits anwesenden Polizeibeamten entscheiden, ob ein Betreten der Einsatzstelle möglich ist. Insbesondere bei noch nicht endgültig geklärten Einsatzlagen, die mit Gewaltanwendung bzw. -androhung einhergehen, ist den Anweisungen der Polizei daher unbedingt Folge zu leisten.
- Ist ein Betreten der Einsatzstelle für das Rettungsdienstpersonal aus Sicherheitsgründen nicht möglich (z. B. ➤ Kap. 15.9.6) bzw. wird es von der Polizei verwehrt, so ist dieses zu akzeptieren und die Zusammenarbeit auf anderem Wege zu ermöglichen. So kann es erforderlich sein, Polizeibeamten eine Krankentrage zur Verfügung zu stellen, damit diese eine verletzte Person aus einem Gefahrenbereich (z. B. aus einem möglichen Schussfeld) retten können. Eine medizinische Versorgung kann u. U. dann erst in einem sicheren Bereich erfolgen.
- Trifft der Rettungsdienst bei polizeilichen Lagen als Erster am Notfallort ein, muss zunächst geklärt werden, ob überhaupt bereits rettungsdienstliche Maßnahmen ergriffen werden können, ohne dass sich der Rettungsdienst selbst dabei gefährdet.

ACHTUNG
Im Zweifelsfall sollten Rettungsfachkräfte stets das Eintreffen der Polizei abwarten und sich bis dahin ausschließlich in einem geschützten Bereich aufhalten.

12.5.2 An einem (vermuteten) Tatort

MERKE
Bei jedem **ungeklärten Todesfall** ist das Rettungsfachpersonal dazu **verpflichtet,** die Polizei zu benachrichtigen!

- **Jeder,** der sich an einem (vermuteten) Tatort aufhält, verändert das sog. Spurenbild (u. U. schon allein durch die Verbreitung von Faserspuren). Das Gleiche gilt für **jede Maßnahme bzw. Handlung,** die vor Ort durchgeführt wird. Aus diesem Grund sollte nur das getan und auch nur das angefasst werden, was für die Versorgung eines Notfallpatienten zwingend erforderlich ist.
- **Jede** vorgenommene **Veränderung** sollte man sich merken oder, besser noch, sorgfältig dokumentieren und auf jeden Fall den ermittelnden Polizeibeamten mitteilen. Beispielsweise kann relevant sein, welche Türe in welchem Zustand aufgefunden worden ist etc.

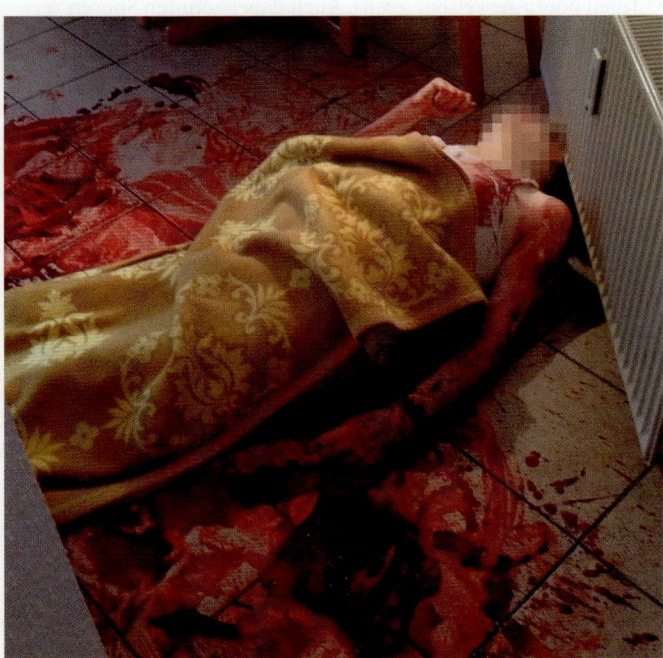

Abb. 12.4 Blutspuren an einem Tatort [M235]

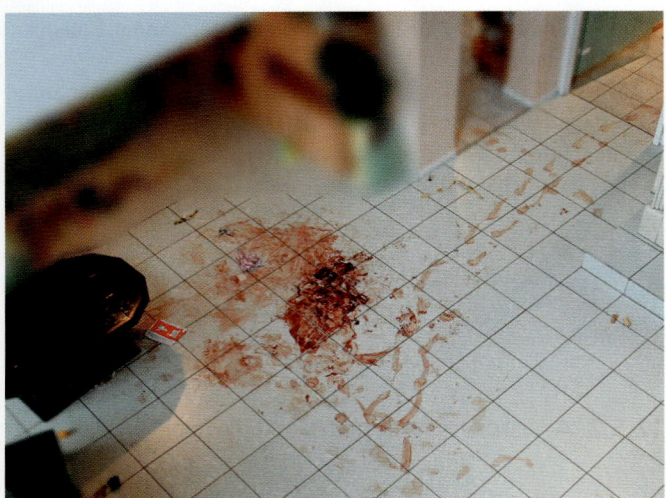

Abb. 12.5 Hinweise auf eine Straftat? [M235]

- Das gesamte Rettungsteam sollte im „Gänsemarsch" laufen, um nicht unnötig viele Fußspuren zu hinterlassen. Ohnehin sollten sich so wenige Einsatzkräfte wie möglich an einem Tatort aufhalten.
- Blutspuren sollten nicht verteilt werden, d. h., es muss darauf geachtet werden, nicht in Blutstropfen bzw. -lachen hineinzutreten (➤ Abb. 12.4 und ➤ Abb. 12.5).
- Möbel sollten nach Möglichkeit nicht verschoben werden, um für die Patientenversorgung mehr Platz zu haben. Auch dies könnte die Rekonstruktion eines Tatgeschehens erschweren.
- Das Telefon an einem (vermuteten) Tatort darf nicht benutzt werden. Die Nutzung der Wahlwiederholung kann Ermittlern z. B. wertvolle Hinweise liefern.
- Schubladen oder Schränke sollten möglichst nicht geöffnet werden (etwa für die Suche nach Medikamenten, ärztlichen Unterlagen oder Ausweispapieren). Auch dabei könnten Spuren zerstört oder neue hinterlassen werden.

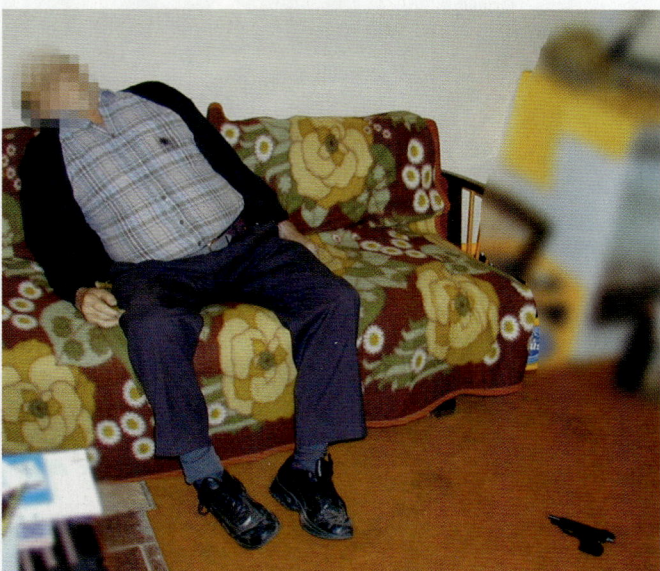

Abb. 12.6 Auffinden einer Waffe (im Bild vorn rechts) [M235]

- (Vermutliche) Tatorte in geschlossenen Räumen dürfen nicht gelüftet werden, d. h., die Fenster sind geschlossen zu halten (es sei denn, sie waren beim Eintreffen des Rettungsdienstes bereits geöffnet). Durch den einsetzenden Luftstrom könnten z. B. Faserspuren verwirbelt werden.
- Wird eine Waffe aufgefunden, so ist diese unverändert liegen zu lassen (➤ Abb. 12.6).
- Äußert ein Verletzter nach einem Gewaltdelikt dem Rettungsdienst gegenüber noch etwas zu einem etwaigen Täter (Name, Beschreibung o. Ä.) oder Tathergang, bevor er z. B. bewusstlos oder eine Narkose eingeleitet wird, sollte dies möglichst dokumentiert und ggf. an die Polizei weitergegeben werden.

> **PRAXISTIPP**
> Bei Straftaten in einer Wohnung können für die Ermittlungsarbeit auch Spuren relevant sein, die ggf. im Treppenhaus oder Eingangsbereich des Gebäudes hinterlassen worden sind. Aus diesem Grund gelten die oben genannten Hinweise nicht nur für das unmittelbare Umfeld, in dem die Patientenversorgung stattfindet. Treppengeländer, Haus- und Wohnungstüren, Türklinken und Briefkästen sollten vom Rettungsfachpersonal ebenfalls nach Möglichkeit nicht berührt werden.

Rettungsfachkräfte sollten niemals selbst „ermitteln" wollen bzw. sich unangemessen in laufende Ermittlungen einmischen. Fragen danach, wie es zu einem Unfall gekommen ist oder wie genau sich ein Tathergang abgespielt hat, sollten Notfallsanitäter nur insoweit stellen, als dies im Rahmen der Anamneseerhebung für die Patientenversorgung relevant ist. Alles andere geht das Rettungsfachpersonal schlichtweg nichts an, sodass man sich hier herauszuhalten hat.

> **ACHTUNG**
> Nicht zu vergessen ist, dass beim Erteilen von Auskünften gegenüber Polizeibeamten stets die **Schweigepflicht** zu beachten ist, wie sie sich aus § 203 StGB (➤ Kap. 57.4) ergibt! Es verstößt allerdings nicht gegen die Schweigepflicht, einen Polizeibeamten zu einem Patienten zu lassen, sofern dessen Gesundheitszustand dies erlaubt.

Weiterführende Informationen im Internet unter:
- www.polizei.de
- www.bundespolizei.de

12.6 Zusammenarbeit mit der Feuerwehr

Die **Aufgabe** der Feuerwehr besteht längst nicht mehr nur darin, **Brände zu löschen.** Seit vielen Jahren stehen stattdessen unterschiedlichste **technische Hilfeleistungen** und **vorbeugende Maßnahmen,** wie z. B. die Mitwirkung an behördlichen Baugenehmigungsverfahren, die Durchführung von Brandsicherheitswachen oder auch die Brandschutzerziehung, im Vordergrund. In Städten, in denen Feuerwehren auch in den **Rettungsdienst** eingebunden sind, machen außerdem medizinische Notfälle einen erheblichen

Teil des Gesamteinsatzgeschehens aus. Nach einer gemeinsamen Stellungnahme des Deutschen Feuerwehrverbandes und der Arbeitsgemeinschaft der Leiter der Berufsfeuerwehren (AGBF) wird sogar jede dritte Notfallrettung in Deutschland von einer Feuerwehr durchgeführt.

Insofern steht das Handeln der Feuerwehren unter dem umfassenden **Motto „Retten, löschen, bergen und schützen",** wobei die Rettung von Menschen und Tieren gegenüber der Bergung und dem Schutz von Sachwerten stets Vorrang hat.

Neben den Aufgaben, die den Feuerwehren durch Brandschutz- bzw. Hilfeleistungsgesetze der 16 Bundesländer zugewiesen worden sind, erfüllen Feuerwehren vor allem in kleineren Gemeinden außerdem eine wichtige **gesellschaftliche bzw. kulturprägende Funktion,** die weit über die Gefahrenabwehr hinausgeht.

Die **Organisationsformen** der Feuerwehren in Deutschland sind ausgesprochen unterschiedlich. Rund 24 000 **freiwillige Feuerwehren** und freiwillige Feuerwehren mit hauptamtlichen Kräften, 107 kommunale **Berufsfeuerwehren** mit überwiegend verbeamteten Einsatzkräften sowie rund 1 000 **Werk- und Betriebsfeuerwehren** können voneinander unterschieden werden. Hinzu kommen **Jugendfeuerwehren** als Nachwuchsorganisation und rund 70 Standorte einer eigenen **Bundeswehrfeuerwehr,** die z. B. an Flugplätzen, Marinestützpunkten und auf Truppenübungsplätzen vorgehalten und zentral vom „Zentrum Brandschutz der Bundeswehr" in Sonthofen aus geführt wird. Eine weitere Sonderform sind **Pflichtfeuerwehren,** die dann eingerichtet werden, wenn der Brandschutz in einer Gemeinde nicht anders bzw. nicht freiwillig sichergestellt werden kann. Dies ist jedoch nur sehr selten der Fall.

Wie umfangreich eine Feuerwehr ausgestattet ist, wird je nach Bundesland entweder in **Brandschutzbedarfsplänen** oder einer **Mindeststärkeverordnung** festgelegt. Dabei werden neben den gesetzlichen Hilfsfristen örtliche Gefahrenpotenziale, Einwohnerzahlen, Verkehrswege und weitere infrastrukturelle Aspekte berücksichtigt.

Aus diesem Grund verfügen freiwillige Feuerwehren in einem Dorf u. U. lediglich über ein einzelnes Löschfahrzeug, während Berufsfeuerwehren in Großstädten über einen gewaltigen Fahrzeugpark mit zahlreichen Spezialgeräten verfügen können. Zu den besonders häufig vorhandenen Einsatzfahrzeugen gehören Einsatzleitwagen (ELW), Löschgruppen- bzw. Hilfeleistungslöschfahrzeuge (LF bzw. HLF, ➤ Abb. 12.7), Drehleitern mit Rettungskorb (DLA [K]), Tanklöschfahrzeuge (TLF), Rüstwagen (RW, ➤ Abb. 12.8) sowie Wechselladerfahrzeuge (WLF, ➤ Abb. 12.9), mit denen je nach Bedarf andere Aufbauten, sog. Abrollbehälter (AB), für spezielle Einsatzzwecke (z. B. Sonderlöschmittel, Materialien für Gefahrguteinsätze etc.) aufgesattelt werden können.

Welche Fahrzeuge bzw. Einsatzmittel zu welchen Einsätzen entsendet werden, richtet sich zunächst nach **Alarm- und Ausrücke-**

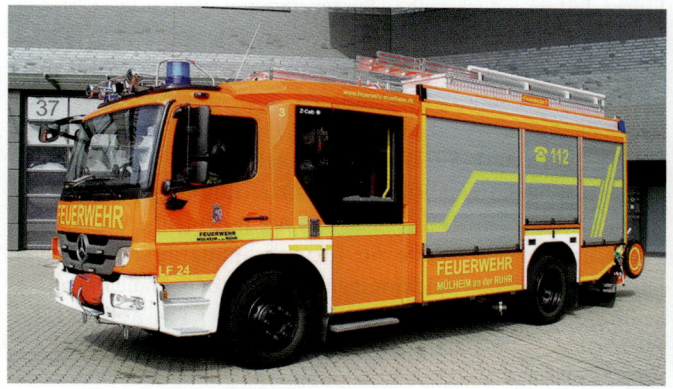

Abb. 12.7 Löschgruppenfahrzeug einer Berufsfeuerwehr [P094]

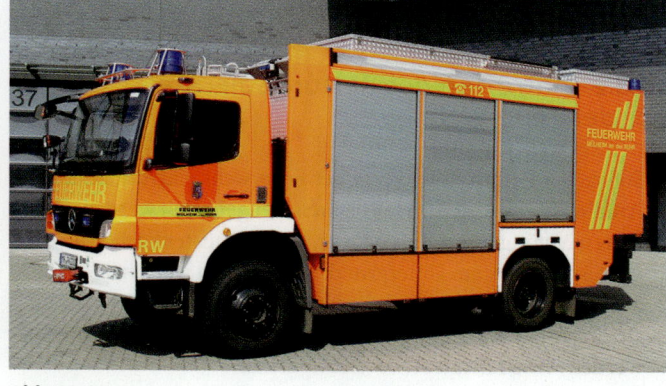

Abb. 12.8 Rüstwagen einer Berufsfeuerwehr [P094]

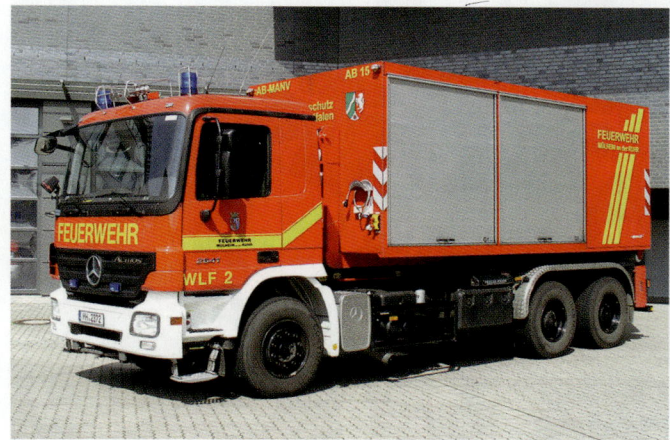

Abb. 12.9 Wechselladerfahrzeug mit Abrollbehälter [P094]

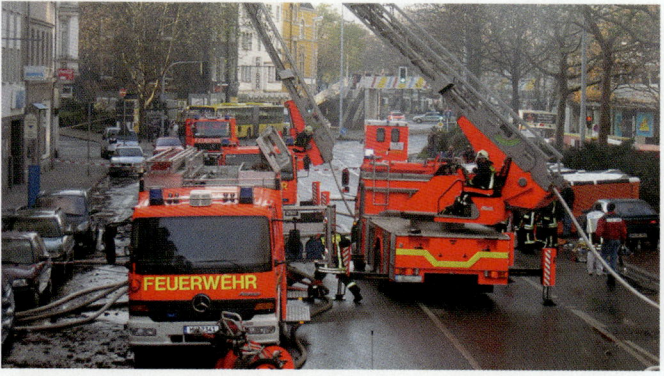

Abb. 12.10 Feuerwehr und Rettungsdienst bei einem Gebäudebrand im gemeinsamen Einsatz [W932]

ordnungen (AAO). Darin sind bestimmte **Einsatzstichworte** mit **Einsatzmittellisten** hinterlegt.

> **MERKE**
> Auf Anforderung eines Einsatzleiters oder nach dem Ermessen eines Disponenten in der Leitstelle kann darüber hinaus natürlich jederzeit eine Nachalarmierung erfolgen.

Im Hinblick auf Notfallsituationen, bei denen Rettungsfachpersonal gemeinsam mit Kräften einer Feuerwehr tätig wird (➤ Abb. 12.10, ➤ Kap. 15.7), sollten im Einzelnen folgende Hinweise beachtet werden:

12.6.1 Grundsätzliche Hinweise

- An der Einsatzstelle muss auf jeden Fall immer die vollständige persönliche Schutzausstattung, ggf. inkl. Helm (➤ Kap. 16.2.2), angelegt und permanent getragen werden.
- Außerdem muss Rettungsfachpersonal, sofern es nicht ohnehin sofort eingesetzt wird, an der Einsatzstelle jederzeit erreichbar sein, d. h., es muss entweder am Fahrzeug verbleiben oder zumindest ein Handfunkgerät mitführen.
- Unmittelbar an der Einsatzstelle wird nicht geraucht, gegessen oder getrunken, auch dann nicht, wenn sich Rettungsfachpersonal lediglich in einiger Entfernung bereithalten soll.

12.6.2 Eintreffen des Rettungsdienstes vor der Feuerwehr

- Sofern der Rettungsdienst vor der Feuerwehr eintrifft, müssen **Anfahrtswege** und **Aufstellflächen frei gehalten** werden. Drehleitern benötigen am Einsatzort z. B. eine Aufstellfläche von ca. 10 × 5 m auf festem Untergrund. Zu beachten ist ferner, dass auch im Umfeld anderer Feuerwehrfahrzeuge z. T. viel Platz zur Geräteentnahme benötigt wird. **Es muss unbedingt vermieden werden, eine Einsatzstelle „zuzuparken".**
- Beim Abstellen des RTW muss von vornherein beachtet werden, dass das Einsatzfahrzeug mit einem Patienten an Bord auch dann noch abfahren kann, wenn die Feuerwehr mit ihren Fahrzeugen eingetroffen ist (➤ Abb. 16.8).
- Sind die Kräfte der Feuerwehr noch immer nicht eingetroffen, muss sofort eine **Rückmeldung** an die Rettungsleitstelle gegeben werden, die wesentliche Informationen über die Lage vor Ort enthält:
  – Kann die Alarmierungsmeldung grundsätzlich bestätigt werden (z. B. „Rauchentwicklung aus der zweiten Etage", „Feuer in einer Gaststätte" etc.)?
  – Wie stellt sich die Lage aktuell dar?
  – Befinden sich Menschen in akuter Gefahr? Wenn ja, wie viele?
  – Sind eventuelle Zusatzgefahren erkennbar?
  – Sind bei der Anfahrt besondere Hinweise zu beachten (ist z. B. eine Zufahrt versperrt o. Ä.)?

Diese Informationen können u. U. bereits vom Fahrzeug aus übermittelt werden (sog. „Lagemeldung auf Sicht"). Nach einer kurzen Erkundung der Einsatzstelle sollte dann ggf. noch eine weitere, möglichst konkretere und genauere Rückmeldung abgegeben werden.

> **ACHTUNG**
> Die ersten Rückmeldungen dürfen ausschließlich **gesicherte Informationen** enthalten. Keinesfalls dürfen sie z. B. dazu führen, dass nachrückende Kräfte vorschnell „abbestellt" werden. Im Zweifelsfall sollte immer das Eintreffen der weiteren Kräfte abgewartet werden, bis die Situation definitiv geklärt ist. Nach einer genaueren Erkundung stellt sich die Lage vor Ort u. U. doch noch etwas anders dar, als man dies auf den ersten Blick wahrgenommen hat!

12.6.3 Eintreffen des Rettungsdienstes nach der Feuerwehr

Trifft der Rettungsdienst erst nach der Feuerwehr oder gleichzeitig mit dieser ein, sollte sich die Besatzung eines Rettungsmittels zunächst immer **beim Einsatzleiter melden** und nach einem Auftrag fragen. Der Einsatzleiter der Feuerwehr ist dem Rettungsfachpersonal in technisch-taktischer, nicht aber in medizinischer Hinsicht weisungsbefugt. **Seinen Anweisungen ist Folge zu leisten.**

Die Kennzeichnung des Einsatzleiters ist bundesweit leider nicht einheitlich geregelt. Vielerorts werden zur **Kennzeichnung des Einsatzleiters** jedoch gelbe Überwurfwesten verwendet. Leiter eines (Unter-)Einsatzabschnitts, die dem Einsatzleiter unterstellt sind, tragen oftmals eine weiße Weste. Führer einzelner taktischer Einheiten (z. B. eines Löschzugs, ggf. aber auch Fahrzeugführer) tragen häufig rote Westen (➤ Abb. 12.11).

Von **Führungskräftekennzeichnungen** sind **weitere Funktions- bzw. auch Qualifikationskennzeichnungen** abzugrenzen. So tragen mancherorts z. B. auch sog. Atemschutzüberwacher oder Pressesprecher eine Weste zur Kennzeichnung ihrer besonderen Funktion. **Helmkennzeichnungen** (z. B. rote oder blaue umlaufende Ringe) sind i. d. R. Qualifikationskennzeichen (➤ Abb. 12.12).

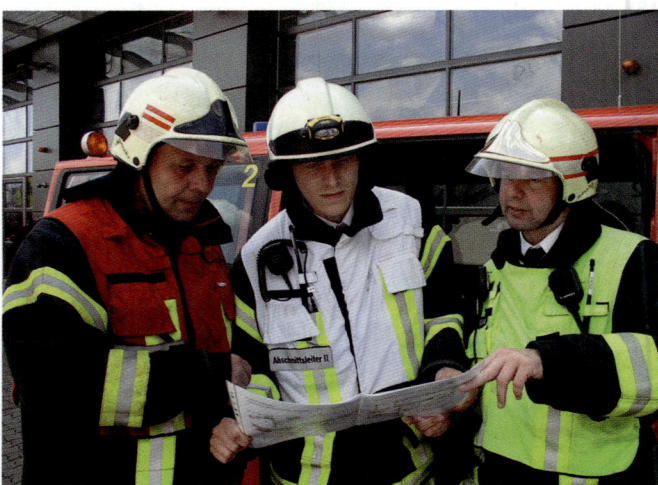

Abb. 12.11 Kennzeichnung von Führungskräften der Feuerwehr [P094]

12.7 Zusammenarbeit mit dem Technischen Hilfswerk

Weiterführende Informationen im Internet unter:
- www.agbf.de
- www.feuerwehrverband.de

Das Technische Hilfswerk (THW) ist eine **Bundesanstalt im Zuständigkeitsbereich des Bundesinnenministeriums** und verfügt über rund 80 000 Mitarbeiter, etwa 40 000 davon sind aktive Einsatzkräfte. Hinzu kommen rund 15 000 Junghelfer, die sich in der THW-Jugend engagieren. Gegliedert ist das THW derzeit in 8 Landesverbände und 668 Ortsverbände, Sitz der THW-Leitung ist Bonn.

Die **Aufgaben** des Technischen Hilfswerks sind zuletzt im **THW-Gesetz** vom 22. Januar 1990 festgelegt worden. Demnach ist das THW originär zuständig für **technische Hilfeleistungen im Zivilschutz** (Verteidigungsfall). Im Rahmen der **Amtshilfe** kann das THW von den zuständigen Stellen auch bei Katastrophen bzw. Großschadenslagen und anderen besonders schweren Unglücken angefordert werden. Diese Option wird insbesondere dann in Anspruch genommen, wenn besondere technische Ressourcen des THW benötigt werden, die bei den Feuerwehren, den Polizeien und

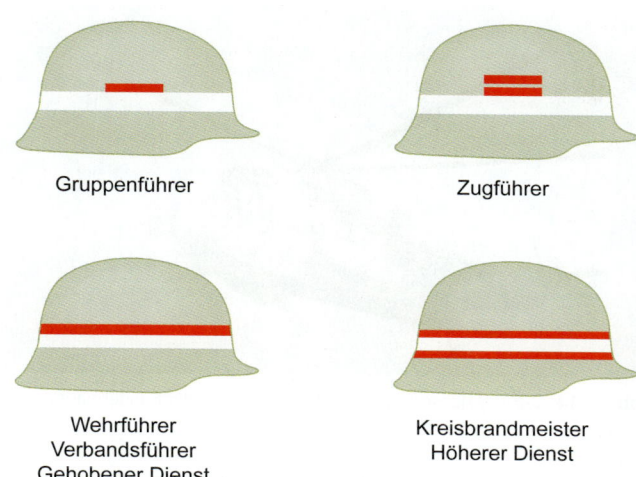

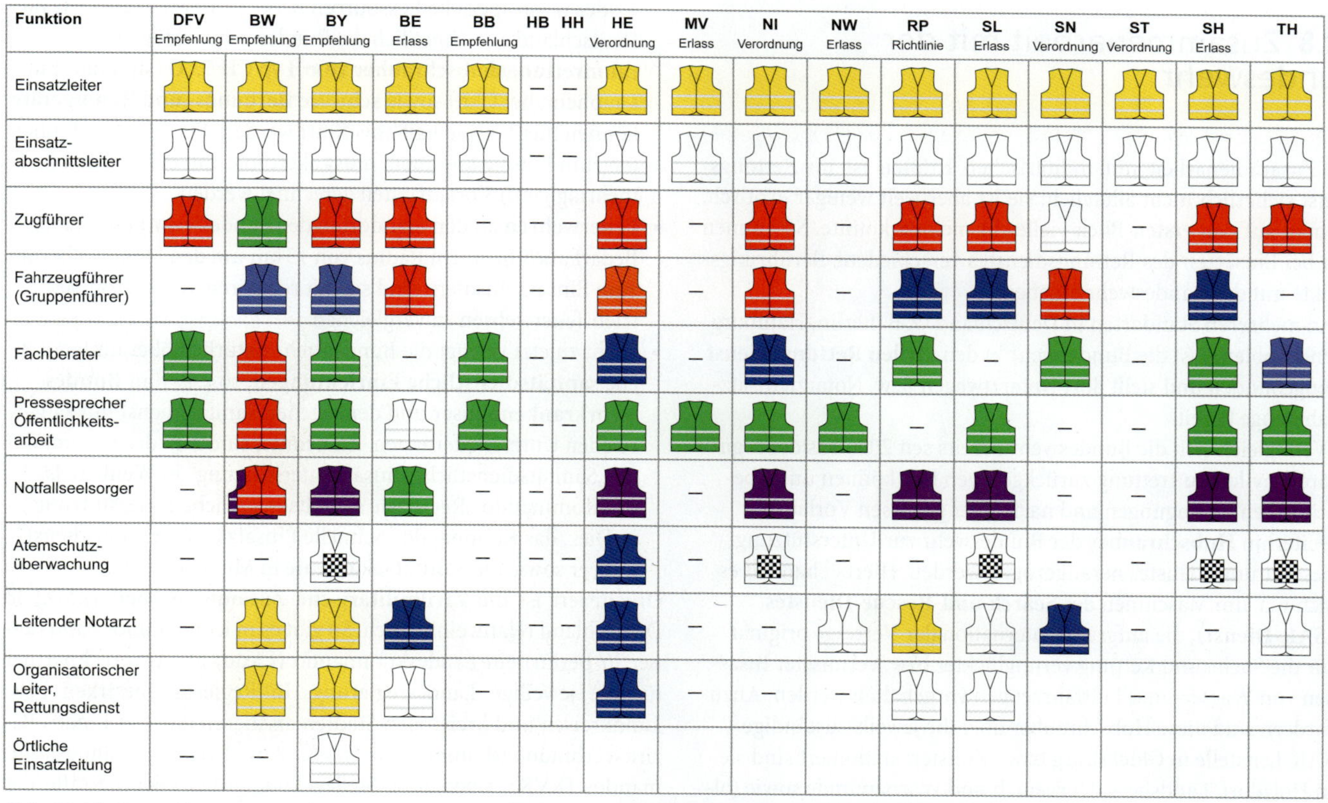

Abb. 12.12 Helmkennzeichnungen bei Feuerwehren (Beispiel NRW) [L231]

> **PRAXISTIPP**
> Wie die Kennzeichnungen von Führungskräften, Funktionen und Qualifikationen im eigenen Rettungsdienstbereich geregelt ist, sollte jeder Notfallsanitäter vor Ort erfragen und sich sorgfältig einprägen. Eine Übersicht über die verschiedenen Regelungen zum Tragen von Kennzeichnungswesten gibt ➤ Abb. 12.13.

Funktion	DFV Empfehlung	BW Empfehlung	BY Empfehlung	BE Erlass	BB Empfehlung	HB	HH	HE Verordnung	MV Erlass	NI Verordnung	NW Erlass	RP Richtlinie	SL Erlass	SN Verordnung	ST Verordnung	SH Erlass	TH
Einsatzleiter	gelb	gelb	gelb	gelb	gelb	–	–	gelb	gelb	gelb	gelb	gelb	gelb	gelb	gelb	gelb	gelb
Einsatzabschnittsleiter	weiß	weiß	weiß	weiß	weiß	–	–	weiß	weiß	weiß	weiß	weiß	weiß	weiß	weiß	weiß	weiß
Zugführer	rot	rot	rot	rot	–	–	–	rot	rot	rot	rot	rot	rot	rot	rot	rot	rot
Fahrzeugführer (Gruppenführer)	–	blau	rot	rot	–	–	–	orange	rot	rot	blau	blau	blau	blau	rot	rot	–
Fachberater	grün	grün	grün	grün	grün	–	–	blau	grün	grün	grün	grün	grün	grün	grün	lila	grün
Pressesprecher Öffentlichkeitsarbeit	grün	rot	rot	weiß	grün	–	–	grün	grün	grün	grün	grün	grün	grün	grün	grün	–
Notfallseelsorger	–	rot	lila	grün	–	–	–	lila	–	lila	–	–	–	lila	lila	lila	–
Atemschutzüberwachung	–	–	–	kariert	–	–	–	–	–	blau	–	–	kariert	–	–	kariert	kariert
Leitender Notarzt	–	gelb	gelb	blau	–	–	–	blau	–	–	–	–	gelb	–	blau	–	weiß
Organisatorischer Leiter, Rettungsdienst	–	gelb	gelb	weiß	–	–	–	blau	–	–	–	–	weiß	–	weiß	–	weiß
Örtliche Einsatzleitung	–	–	–	weiß	–	–	–	–	–	–	–	–	–	–	–	–	–

Abb. 12.13 Kennzeichnungswesten bei Feuerwehren in den einzelnen Bundesländern (ohne Anspruch auf Vollständigkeit) [L231]

den Hilfsorganisationen nicht in dem benötigten Umfang vorhanden sind. Typische Einsatzindikationen sind schwere Unwetter bzw. Stürme, Erdrutsche, Überschwemmungen, aber auch Explosionsunglücke, Gebäudeeinstürze, Zugunglücke etc.

Die Sicherstellung der Stromversorgung und Beleuchtung an Einsatzstellen sowie bei Großveranstaltungen wird ebenfalls häufig vom THW übernommen. In einigen Bundesländern kommt das Technische Hilfswerk bei Verkehrsunfällen auf Bundesstraßen und -autobahnen zum Einsatz (sog. **„Autobahndienst"**). Darüber hinaus zeigt das Technische Hilfswerk, insbesondere nach Erdbeben, ein international beachtetes **Engagement im Auslandseinsatz.** Aus diesem Grund werden zahlreiche **Spezialeinheiten** vorgehalten, die nach einer relativ kurzen Vorlaufzeit auf dem Luftweg in die betroffenen Regionen gebracht werden können. Zu nennen sind hier z. B. die **Schnelle Einsatzeinheit Bergung im Ausland** (SEEBA) sowie die **Schnelle Einsatzeinheit Wasseraufbereitung im Ausland** (SEEWA).

Im Inland ist die Ausstattung des THW – anders als bei den Feuerwehren – bundesweit weitgehend einheitlich festgelegt. Jeder Ortsverband verfügt über mindestens einen **Technischen Zug** (TZ), der sich aus einem Zugtrupp, einer oder zwei Bergungsgruppen sowie einer ergänzenden Fachgruppe zusammensetzt. Folgende Fachgruppen werden beim THW vorgehalten: Beleuchtung, Brückenbau, Elektroversorgung, Führung und Kommunikation, Infrastruktur, Logistik, Ortung, Ölschaden, Räumen, Sprengen, Trinkwasseraufbereitung, Wassergefahren sowie Wasserschaden bzw. Pumpen.

Weiterführende Informationen im Internet unter www.thw.de

12.8 Zusammenarbeit mit der Bundeswehr

Die Zusammenarbeit mit militärischen Kräften ist im Rettungsdienst sicherlich nicht alltäglich, sie ist aber weit weniger exotisch, als man auf den ersten Blick vielleicht meinen könnte. So können sich bei Einsätzen des Rettungsdienstes verschiedene Berührungspunkte mit der Bundeswehr ergeben:

- An mehreren Standorten in Deutschland (z. B. Berlin, Hamburg und Koblenz) ist die Bundeswehr in den **zivilen Rettungsdienst** eingebunden und stellt dort Notarztwagen bzw. Notarzteinsatzfahrzeuge bereit.
- Wenngleich sich die Bundeswehr bereits seit 2006 aus der regulären zivilen Luftrettung zurückgezogen hat, können unter bestimmten Bedingungen und nach einer gewissen Vorlaufzeit weiterhin **Hubschrauber** der Bundeswehr zur Unterstützung des Rettungsdienstes herangezogen werden. Hierbei handelt es sich v. a. um Maschinen des **Search-and-Rescue-Dienstes (SAR-Dienst)**, die aufgrund internationaler Verträge originär für die Suche und Rettung verunglückter bzw. vermisster Insassen von Wasser- und Luftfahrzeugen vorgehalten werden. Anzufordern sind diese Hubschrauber über die jeweils zuständige SAR-Leitstelle in Glücksburg bzw. Münster; stationiert sind sie in Holzdorf, Landsberg, Nörvenich und Warnemünde sowie (allerdings nicht permanent) auf Helgoland (➤ Abb. 12.14).

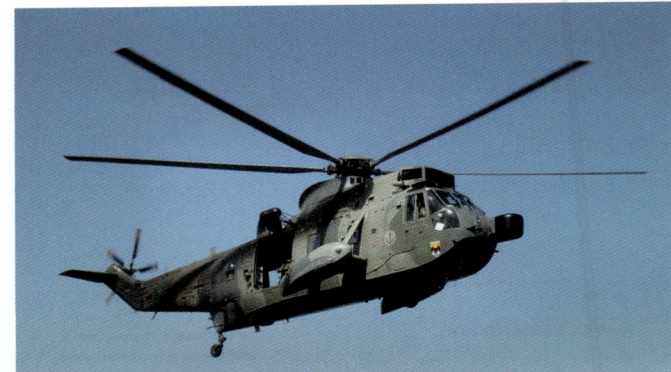

Abb. 12.14 Seaking-Hubschrauber für den SAR-Dienst der Bundesmarine [O992]

- Die Bundeswehr setzt verschiedene Luftfahrzeuge (Flugzeuge und Hubschrauber) für **Medical-Evacuation-Einsätze** (MedEvac) ein, um schwer verletzte oder erkrankte Soldaten, aber ggf. auch Zivilpersonen aus Kriegs- und Krisengebieten nach Deutschland zu transportieren. Die von der Bundeswehr am Flughafen Köln-Bonn für MedEvac-Einsätze bereitgehaltenen Flugzeuge des Typs Airbus A 310 können z. B. bis zu 56 Patienten aufnehmen, darunter sechs in Intensivbehandlungsplätzen.
- Gemäß *Art. 35 GG* kann die Bundeswehr zur **Bewältigung von Katastrophen oder besonders schweren Unglücksfällen im Inland** eingesetzt werden. Dies ist allerdings erst bzw. nur dann der Fall, wenn die Kräfte der Feuerwehren, Polizeien, des Technischen Hilfswerkes und der Hilfsorganisationen erschöpft sind – oder wenn spezielle Ressourcen benötigt werden, über die in Deutschland ausschließlich die Bundeswehr verfügt. **Großraumrettungshubschrauber vom Typ CH 53 G** (stationiert in Laupheim bei Ulm) sowie **schwere Bergungs- und Räumgeräte** können hier beispielhaft angeführt werden. Bis derartige Einheiten zum Einsatz kommen, muss allerdings mit erheblichen (z. T. mehrtägigen!) Vorlaufzeiten gerechnet werden.
- **Feuerwehren** an den Standorten der Bundeswehr kommen bei Bedarf auch in einem Radius von 15 km um den Standort herum zum Einsatz. Insofern sind sie mit regulären Werk- bzw. Betriebsfeuerwehren zu vergleichen.
- Nicht zuletzt verfügt die Bundeswehr natürlich über umfangreiche **sanitätsdienstliche Einrichtungen,** so z. B. fünf **Bundeswehrkrankenhäuser** und den eigenen Sanitätsdienst mit zahlreichen Untergliederungen. Zu nennen sind z. B. das Kommando „Sanitätsdienstliche Einsatzunterstützung" in Weißenfels, das Kommando „Regionale sanitätsdienstliche Unterstützung" in Diez, das Kommando „Schnelle Einsatzkräfte Sanitätsdienst" in Leer sowie die **Sanitätsakademie** in München.

Organisiert ist die **Zivilmilitärische Zusammenarbeit** (ZMZ) in Deutschland relativ einheitlich. So gibt es in jedem Bundesland (außer in Berlin) ein Landeskommando (LKdo) als Ansprechpartner für die jeweilige Landesregierung. In Regierungsbezirken bzw. Landkreisen und kreisfreien Städten existieren darüber hinaus Bezirksverbindungskommandos (BVK) bzw. Kreisverbindungskommandos (KVK). Über diese Stellen können bei Bedarf Kräfte der Bundeswehr angefordert werden.

> **PRAXISTIPP**
> Wichtig zu wissen ist, dass sich auch militärische Kräfte bei Einsätzen im zivilen Rettungsdienst den regulären (zivilen) Führungsstrukturen unterordnen.

Weiterführende Informationen im Internet unter:
- www.bundeswehr.de
- www.sanitaetsdienst-bundeswehr.de

12.9 Zusammenarbeit mit Such- und Rettungshundestaffeln

Such- und Rettungshundestaffeln werden in Deutschland von Hilfsorganisationen, dem THW, einigen Feuerwehren sowie dem Bundesverband Rettungshunde e. V. vorgehalten. Eine Staffel besteht dabei aus mehreren Teams, die aus jeweils einem Such- und Rettungshund sowie einem Rettungshundeführer gebildet werden. Zu den Aufgaben einer Such- und Rettungshundestaffel gehört
- die **Suche nach Vermissten,** z. B. nach abgängigen, verwirrten Bewohnern aus Seniorenheimen, vermissten Kindern, unter Schock stehenden Menschen nach einem Unfall etc. sowie
- die **Suche nach Verschütteten,** z. B. nach Explosionen, Einsturzunglücken oder Lawinenabgängen.

Speziell ausgebildete Hunde können, etwa von Booten oder vom Ufer aus, außerdem bei der **Suche nach Ertrunkenen** eingesetzt werden. Dementsprechend unterscheidet man auch die Einsatzindikationen **Flächensuche, Trümmersuche** und **Wassersuche.** Eine spezielle Suchvariante ist das **Mantrailing.** Hier wird nicht unspezifisch nach einer menschlichen Witterung gesucht, sondern nach dem Individualgeruch eines bestimmten Menschen. Das Mantrailing ist jedoch nur möglich, wenn man dem Hund eine Geruchsprobe des Vermissten anbieten kann. Bei der anschließenden Suche wird dann vom letzten bekannten Aufenthaltsort dieser Person ausgegangen. Die Suche nach Leichen oder Leichenteilen setzt eine eigenständige Ausbildung für Leichenspürhunde voraus und ist i. d. R. keine Aufgabe von Such- und Rettungshunden.

Die Tätigkeit in einer Such- und Rettungshundestaffel setzt für Mensch und Tier gleichermaßen eine umfangreiche mehrmonatige Ausbildung sowie eine Prüfung voraus: Such- und Rettungshundeführer lernen u. a. Einsatztaktik und -organisation, Karten-, Gelände- und Trümmerkunde sowie Grundlagen von Statik und Bergungstechniken. Bei Such- und Rettungshunden wird nicht nur die eigentliche Suche nach Menschen, sondern insbesondere auch Gehorsam sowie das Anzeigeverhalten trainiert.

Generell ist übrigens jeder Hund für eine Ausbildung als Such- und Rettungshund geeignet, sofern er ausreichend belastbar, kräftig, leistungswillig und lernfreudig ist. Zudem darf er keinerlei Aggressionen zeigen und auch nicht besonders ängstlich sein.

> **PRAXISTIPP**
> Bedingt durch eine gewisse Vorlaufzeit bis zum Eintreffen an der Einsatzstelle sollte die Alarmierung von Such- und Rettungshundestaffeln stets so frühzeitig wie möglich in Erwägung gezogen werden.

12.10 Zusammenarbeit mit den Seenotrettern

An den Küsten von Nord- und Ostsee ist die Deutsche Gesellschaft zur Rettung Schiffbrüchiger (DGzRS) ein wichtiger Partner des landgebundenen Rettungsdienstes: Sie ist für die **Suche und Rettung von Menschen bei Unglücken in den deutschen Hoheitsgewässern** zuständig. Dieser **maritime SAR-Dienst** wird aufgrund einer Vereinbarung mit dem Bundesverkehrsministerium von den Seenotrettern vollkommen eigenverantwortlich, aber in enger Zusammenarbeit mit anderen Behörden und Organisationen wahrgenommen. So sind an größeren Einsätzen oftmals auch Einheiten der Bundespolizei, der Wasserschutzpolizei, der Wasser- und Schifffahrtsverwaltung sowie der Bundeszollverwaltung beteiligt. Insbesondere besteht eine Kooperation zwischen der DGzRS und dem **Havariekommando** in Cuxhaven. Such- und Rettungseinsätze werden jedoch stets vom **Maritime Rescue Coordination Center** (MRCC), d. h. der Seenotleitung der DGzRS in Bremen koordiniert.

Die Seenotretter finanzieren ihre Arbeit ausschließlich aus Spendengeldern und unterhalten derzeit eine Flotte von 60 **Seenotrettungsbooten** (SRB) und **Seenotrettungskreuzern** (SK), die an 54 Stationen zwischen der Emsmündung im Westen und der Pommerschen Bucht im Osten stationiert sind. Rund 185 Mitarbeiter sind bei der DGzRS fest angestellt, hinzu kommen etwa 800 ehrenamtlich aktive Einsatzkräfte und ca. 600 ehrenamtliche Mitarbeiter an Land.

Bei Einsätzen sind verschiedene Varianten der Zusammenarbeit zwischen dem Landrettungsdienst und den Seenotrettern denkbar. Beispielhaft genannt seien die Folgenden:
- Die Seenotretter versorgen einen Patienten mit ihren Kenntnissen und Bordmitteln völlig eigenständig und übergeben ihn erst in einem Hafen an das Rettungsfachpersonal.
- Patienten werden nach einer kurzen Erstversorgung an Bord eines Schiffes auf See von einem Rettungshubschrauber aufgenommen und direkt in eine Klinik geflogen.
- Die Seenotretter nehmen vor dem Auslaufen zum gemeldeten Unglücksort zunächst die Besatzung eines RTW oder NEF an Bord, sodass ggf. bereits auf See mit der rettungsdienstlichen Patientenversorgung begonnen werden kann.

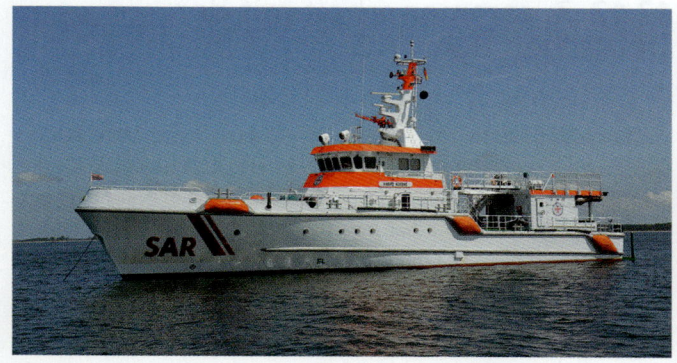

Abb. 12.15 Seenotkreuzer „Harro Koebke" der DGzRS [O992]

MERKE
Die Anfahrt nimmt bei Einsätzen auf See oftmals erhebliche Zeit (teilweise mehrere Stunden) in Anspruch. Zwangsläufig gelten bei Unglücksfällen auf See völlig andere „Hilfsfristen" als an Land.

Die Seenotrettungsboote der DGzRS verfügen alle über eine medizinische Grundausstattung, an Bord der Seenotrettungskreuzer befindet sich sogar ein umfangreich ausgestattetes Bordhospital. Zumindest bei den größeren Einheiten der Flotte (etwa bei dem auf Helgoland stationierten Seenotrettungskreuzer „Hermann Marwede" oder der in Sassnitz stationierten „Harro Koebke") ist dies in jeder Hinsicht mit dem Behandlungsraum eines RTW vergleichbar (➤ Abb. 12.15).

Weiterführende Informationen im Internet unter www.seenotretter.de

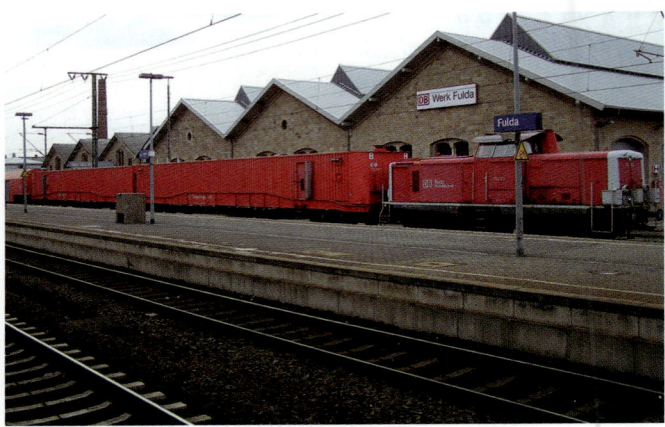

Abb. 12.16 Rettungszug der Deutschen Bahn AG [O993]

12.11 Zusammenarbeit mit der Bergwacht

In einigen Regionen der Bundesrepublik arbeitet das Rettungsfachpersonal regelmäßig auch mit der Bergwacht zusammen (➤ Kap. 52.2.3). Dabei handelt es sich um eine **Gemeinschaft des Deutschen Roten Kreuzes,** die speziell für den **Bergrettungsdienst** zuständig ist und sich zugleich auch für den **Naturschutz** engagiert. Zu den Aufgaben der Bergwacht gehören im Einzelnen:
- Die **Rettung von Notfallpatienten oder hilflosen Personen aus alpinem bzw. unwegsamem Gelände**
- Die **Rettung aus Höhen und Tiefen** (z. B. Schluchten, Höhlen)
- Die **Suche nach Vermissten und Verschütteten,** z. B. nach einem Lawinenabgang.

Die Einsatzkräfte der Bergwacht sind für ihre Aufgaben in besonderer Weise ausgebildet und ausgestattet. So werden neben Seilen und Seilwinden spezielle Tragen (Gebirgstrage, Ackja bzw. Wannenschlitten), Motorschlitten, geländegängige Einsatzfahrzeuge oder auch sog. All Terrain Vehicles (ATV) eingesetzt.

Weiterführende Informationen im Internet unter www.bergwacht.de

12.12 Zusammenarbeit mit der Deutschen Bahn AG

Grundsätzlich ist die Deutsche Bahn AG dazu verpflichtet, bei der Bewältigung von Bränden und Unglücksfällen mitzuwirken. In diesem Zusammenhang sollen hier zwei Einrichtungen besonders hervorgehoben werden, die bei bestimmten Einsätzen (z. B. „Person unter Zug", schweres Zugunglück etc.) auch für Notfallsanitäter von Bedeutung sein können:
- So hält die Deutsche Bahn AG bundesweit zahlreiche **Notfallmanager** vor, die bei Schadenslagen im Bereich der Bahnanlagen innerhalb von 30 Minuten an der Einsatzstelle eintreffen sollen. Dabei handelt es sich um besonders geschulte Fachkräfte, die u. a. als Berater des jeweiligen Einsatzleiters (z. B. der Polizei oder Feuerwehr) tätig werden und besonders auf den Schutz von Einsatzkräften im Bereich der Bahnanlagen achten. Sie verfügen über ein eigenes Einsatzfahrzeug mit Sondersignalausstattung und tragen i. d. R. orange Warnkleidung mit der Rückenaufschrift „Notfallmanager" und einen weißen Schutzhelm.
- Außerdem verfügt die Deutsche Bahn AG über sechs sog. **Rettungszüge** (RTZ), bestehend aus zwei Lokomotiven, zwei Transportwagen, einem Gerätewagen, einem Löschmittelwagen sowie einem Sanitätswagen, die v. a. bei Unglücken an den Hochgeschwindigkeitsstrecken der Deutschen Bahn AG eingesetzt werden (➤ Abb. 12.16). Aktuelle Standorte der Rettungszüge sind daher Fulda, Hildesheim, Kassel, Mannheim, Stuttgart und Würzburg. Ihre Besatzung rekrutiert sich jeweils aus Einsatzkräften der örtlichen Feuerwehren bzw. Hilfsorganisationen. Bei einer Alarmierung begeben sich 20 Feuerwehrleute, zwei Notärzte und acht Rettungsfachkräfte (Rettungsassistenten bzw. Notfallsanitäter) umgehend an einen Übernahmeplatz, besteigen dort den Zug und fahren dann an die Einsatzstelle.

12.13 Zusammenarbeit mit sonstigen Kooperationspartnern

Mit der vorangegangenen Darstellung kann kein Anspruch auf eine vollständige Darstellung aller potenziellen Kooperationspartner des Rettungsdienstes erhoben werden. Vielmehr müssen Notfallsanitäter in bestimmten Einsatzlagen auch mit zahlreichen weiteren Berufsgruppen, Behörden und Organisationen zusammenarbeiten. Beispielhaft seien an dieser Stelle nur einige kurz genannt:
- Bei Einsätzen mit psychisch Kranken ist häufig auch das jeweilige **Ordnungsamt** oder der **sozialpsychiatrische Dienst eines Gesundheitsamtes** involviert.
- Vor allem bei Einsätzen im Kontext von Sozialnot (➤ Kap. 9.3.7) können sich ebenfalls Kontakte zum zuständigen Gesundheitsamt ergeben, darüber hinaus aber auch zum **Sozialamt**

bzw. zu **Sozialarbeitern,** zu **Wohnungs-** und **Obdachlosenunterkünften,** zu **Frauenhäusern,** zu **Erziehungs-, Drogen-** und **Lebensberatungsstellen** sowie zu **Pflege-** und **Hausnotrufdiensten.**

- In bestimmten Einsatzsituationen (z. B. bei bestehendem Verdacht einer Kindeswohlgefährdung) kann ein Austausch mit **Jugendämtern** und **Jugendhilfeeinrichtungen** angebracht sein.
- Nicht zuletzt sollte Rettungsfachpersonal bei Bedarf an geeignete **Selbsthilfegruppen** sowie **Opferschutzverbände** verweisen können. Eine allgemeine Übersicht bundesweit aktiver Verbände enthält ➤ Tab. 12.1. Die im eigenen Rettungsdienstbereich tatsächlich verfügbaren Angebote sollten jedoch immer vor Ort erkundet werden.

Eine Hilfestellung bei der Suche nach einer geeigneten Unterstützungsinstanz bietet das Internetportal www.nakos.de: Hierbei handelt es sich die **Nationale Kontakt- und Informationsstelle zur Anregung und Unterstützung von Selbsthilfegruppen.**

PRAXISTIPP

Auch zwischen den hier genannten Stellen und dem Rettungsdienst sollte ein regelmäßiger Informationsaustausch stattfinden, um einander besser kennenzulernen, Schnittstellen zu optimieren und die Zusammenarbeit insgesamt zu verbessern!

12.14 Zusammenarbeit mit Medienvertretern

Medienvertreter haben die **Aufgabe,** die Öffentlichkeit über relevante Ereignisse zu **informieren.** Wenn sie an Einsatzorten erscheinen, gehen sie also ihrer Arbeit nach. Was und worüber sie berichten, ist ihnen im Rahmen der durch das Grundgesetz *(Art. 5 GG)* garantierten **Pressefreiheit** in Deutschland sehr weitgehend selbst überlassen.

MERKE

Die Unabhängigkeit der Medienvertreter ist ein außerordentlich wertvolles Gut und sollte in seiner gesellschaftlichen und politischen Bedeutung keinesfalls unterschätzt werden.

Gerade aufgrund der Freiheit, die Medienvertretern in Deutschland eingeräumt worden ist, treten an Einsatzstellen gelegentlich jedoch Konflikte auf:

- Rettungsfachkräfte und Medienvertreter können grundsätzlich verschiedene Auffassungen über die Art und Weise einer angemessenen Berichterstattung haben.
- Bestimmte Verhaltensweisen von Medienvertretern (z. B. das Anfertigen von Nahaufnahmen eines Notfallpatienten oder Interviews mit offensichtlich unter Schock stehenden Betroffenen vor laufender Kamera) werden von Rettungsfachkräften z. T. sehr heftig kritisiert.
- Einige Rettungsfachkräfte versuchen u. U. sogar, die Arbeit von Medienvertretern an einer Einsatzstelle aktiv zu behindern, was von diesen wiederum als unzulässige Einmischung in deren Berufsausübung empfunden wird.

Tatsächlich sollte schon aus ethischen und psychologischen Gründen darauf geachtet werden, Unglücksopfer möglichst vor Medienvertretern abzuschirmen. Rettungsfachkräfte können z. B. durch das Hochhalten von Decken o. Ä. für einen gewissen Sichtschutz sorgen. Es steht dem Rettungsdienst nicht zu, Medienvertretern Platzverweise zu erteilen oder bestimmte Recherche- oder Dokumentationshandlungen zu untersagen. Für derartige Aufgaben ist ggf. die Polizei anzufordern.

Die weit überwiegende Mehrheit der Medienvertreter arbeitet an Einsatzstellen zweifellos seriös, respektiert die Persönlichkeitsrechte betroffener Menschen und hält nicht zuletzt auch ethische Standards ein.

Aufgrund der Tatsache, dass es möglicherweise einige „schwarze Schafe" gibt, die sich an Einsatzstellen übergriffig und respekt- bzw. auch pietätlos verhalten, sollte daher niemals ein kompletter Berufsstand in Misskredit gebracht werden. Auch ist es völlig unangebracht, eine Zusammenarbeit mit Medienvertretern grundsätzlich auszuschließen. Vielmehr gilt, dass eine vertrauensvolle, enge **Zusammenarbeit mit Medienvertretern** aus verschiedenen Gründen unbedingt zu empfehlen ist:

- Sie trägt dazu bei, dass der Öffentlichkeit die auch aus rettungsdienstlicher Sicht wichtigen Informationen (z. B. zu Präventionsmöglichkeiten) mitgeteilt werden können.
- Sie hilft bei der Verbreitung wichtiger Informationen (z. B. den korrekten Verhaltensweisen nach einem Notfall).
- Sie leistet nicht zuletzt auch einen Beitrag dazu, den Rettungsdienst sowie den eigenen Berufsstand in der Öffentlichkeit möglichst positiv darzustellen etc.

Tab. 12.1 Bundesweit aktive Selbsthilfegruppen und Opferschutzverbände

Name	Zielgruppe	Internetanschrift
Agus – Angehörige um Suizid e. V.	Angehörige nach dem Suizid eines Familienmitglieds	www.agus-selbsthilfe.de
Bundesverband verwaiste Eltern und trauernde Eltern in Deutschland e. V.	Eltern und Geschwisterkinder nach dem Tod eines Kindes	www.veid.de
David – Durchsetzung von Ansprüchen Versicherter und Unfallopfer im Dialog e. V.	Unfallopfer	www.david-ev.de
Gemeinsame Elterninitiative Plötzlicher Säuglingstod e. V.	Eltern nach dem plötzlichen Tod ihres Säuglings	www.geps.de
Paulinchen – Initiative für brandverletzte Kinder e. V.	Familien, in denen ein Kind eine schwere Verbrennung oder Verbrühung erlitten hat	www.paulinchen.de
Weißer Ring	Kriminalitätsopfer	www.weißer-ring.de

Vor allem bei größeren Einsätzen sollte daher eine **professionelle Presse- und Öffentlichkeitsarbeit** betrieben werden. Dazu gehört, dass ein entsprechend – vor allem in Rechtsfragen und rhetorisch – geschulter **Pressesprecher** Medienvertretern offizielle Informationen zur Verfügung stellt und auch deren Fragen kompetent beantwortet. In einigen Rettungsdienstbereichen wird Medienvertretern sogar **Bildmaterial von Einsätzen** für Publikationszwecke offiziell zur Verfügung gestellt.

Einzelne Rettungsfachkräfte sollten mit Auskünften an Medienvertreter jedoch zurückhaltend sein, um ihre **Schweigepflicht** gem. § 203 StGB (➤ Kap. 57.4.3) nicht zu verletzen.

> **PRAXISTIPP**
> Innerhalb eines Rettungsdienstbereichs existieren i. d. R. ohnehin **detaillierte Dienstanweisungen** wie man sich gegenüber Medienvertretern verhalten soll. Diesen Anweisungen ist selbstverständlich Folge zu leisten.

Wiederholungsfragen

1. Durch welche Maßnahmen können bestehende Vorurteile gegenüber anderen Berufsgruppen, Behörden und Organisationen abgebaut werden (➤ Kap. 12.1)?
2. Wie bindend sind ärztliche Anweisungen für das Rettungsfachpersonal (➤ Kap. 12.2)?
3. Was unterscheidet den ärztlichen Notdienst vom Notarztdienst (➤ Kap. 12.2)?
4. Was versteht man unter psychosozialer Akuthilfe (➤ Kap. 12.4)?
5. Was sind typische Indikationen für die Alarmierung psychosozialer Akuthelfer (➤ Kap. 12.4)?
6. Wie sollte Rettungsfachpersonal sich an einem (vermuteten) Tatort verhalten (➤ Kap. 12.5.2)?
7. Welche Besonderheiten sind bei gemeinsamen Einsätzen mit der Feuerwehr zu beachten (➤ Kap. 12.6)?
8. Wie sind Führungskräfte der Feuerwehren gekennzeichnet (➤ Kap. 12.6.3)?
9. Beschreiben Sie den Unterschied von Funktions- und Qualifikationskennzeichnungen (➤ Kap. 12.6.3).
10. Welche Aufgaben hat das Technische Hilfswerk (➤ Kap. 12.7)?
11. Inwiefern kann sich eine Zusammenarbeit zwischen dem Rettungsdienst und der Bundeswehr ergeben (➤ Kap. 12.8)?
12. Was sind die Aufgaben von Notfallmanagern der Deutschen Bahn AG (➤ Kap. 12.12)?
13. Zählen Sie einige der sonstigen Kooperationspartner des Rettungsdienstes auf und erläutern Sie, in welchen Einsatzsituationen sich Berührungspunkte ergeben können (➤ Kap. 12.13).
14. Was ist bei der Zusammenarbeit mit Medienvertretern zu beachten (➤ Kap. 12.14)?

Fortsetzung des Szenarios

Kurze Zeit nach dem ersten Fahrzeug treffen zahlreiche weitere Rettungskräfte an der Einsatzstelle ein. Neben drei RTW aus benachbarten Rettungswachen rücken auch zwei NEF und mehrere Einheiten der umliegenden freiwilligen Feuerwehren an. Ein niedergelassener Internist, der auf dem Weg zu einem Patientenbesuch gewesen ist, hält spontan an der Einsatzstelle, um die Einsatzkräfte zu unterstützen.

Zunächst werden nun Teams gebildet, die sich um die medizinische Erstversorgung und die Befreiung der eingeklemmten Pkw-Insassen kümmern. Jede RTW-Besatzung arbeitet dabei mit einem Notarzt bzw. dem niedergelassenen Internisten und Kräften der Feuerwehr zusammen. Weitere Feuerwehrkameraden stellen den Brandschutz sicher und streuen die ausgelaufenen Betriebsstoffe mit Bindemitteln ab.

Währenddessen sorgen die ebenfalls eingetroffenen Polizeibeamten für die Absicherung der Unfallstelle: Sie sperren die betroffene Straße in beide Fahrtrichtungen und führen erste Maßnahmen zur Ermittlung des Unfallhergangs durch.

Zur Begleitung des 30-jährigen, offenbar psychisch dekompensierten Mannes und der zuschauenden Kinder am Straßenrand fordert der Einsatzleiter der Feuerwehr umgehend mehrere Notfallseelsorger an.

Dadurch, dass alle eingesetzten Kräfte mit den Aufgaben und Fähigkeiten der verschiedenen Berufsgruppen am Einsatzort vertraut sind, gelingt die Zusammenarbeit reibungslos. Niemand steht einer anderen Berufsgruppe im Weg, die Kommunikation untereinander ist von gegenseitigem Respekt und Wertschätzung geprägt. Nach einer halben Stunde sind sämtliche eingeklemmten Notfallpatienten aus ihren Fahrzeugen befreit und werden mit den RTW in verschiedene Kliniken transportiert. Die Feuerwehr führt noch einige weitere Aufräumarbeiten durch, die Polizei ist noch einige Zeit mit der Unfallaufnahme und -dokumentation beschäftigt.

WEITERFÜHRENDE LITERATUR

Adams, H. A. et al. (Hrsg.): Patientenversorgung beim Großschadensereignis und im Katastrophenfall. Deutscher Ärzteverlag, Köln, 2014

Kaack, U., Claußen, S.: Die Seenotretter. 150 Jahre DGzRS. Sutton, Erfurt, 2015

Lasogga, F., Gasch, B. (Hrsg.): Notfallpsychologie. Lehrbuch für die Praxis. Springer, Berlin, 2. Aufl., 2011

Lehmkühler, C.: Trügerische Spuren: Wie sich der Rettungsdienst am Tatort verhalten sollte. In: Rettungsdienst 37 (2014)

Luiz, T. et al. (Hrsg.): Medizinische Gefahrenabwehr: Katastrophenmedizin und Krisenmanagement im Bevölkerungsschutz. Elsevier/Urban & Fischer, München, 2009

Müller-Lange, J., Rieske, U., Unruh, J.: Handbuch Notfallseelsorge. Stumpf & Kossendey, Edewecht, 3., vollst. überarb. Aufl., 2013

Redaktion Brandschutz: Das Feuerwehr-Lehrbuch: Grundlagen, Technik, Einsatz. Kohlhammer, Stuttgart, 4., überarb. u. erw. Aufl., 2015

KAPITEL 13

Christoph Redelsteiner

Führung im Rettungsdienst

13.1	Führungsstile 213	13.4	Führungsvorgang 216
		13.4.1	Strategie und Taktik 216
13.2	Führungspersönlichkeit 214	13.4.2	Befehlsgebung 217
		13.4.3	Führen einer Fahrzeugbesatzung ... 217
13.3	Führungsverantwortung 215	13.4.4	Führen größerer taktischer Einheiten ... 218

13 Führung im Rettungsdienst

Szenario

Während des RTW-Checks übergibt die Wachleiterin der Fahrzeugbesatzung (Notfallsanitäter und Rettungssanitäter) den neuen Praktikanten. Für den angehenden Rettungssanitäter ist es der erste Tag im Einsatzdienst. Gerade als man sich einander vorstellen will, geht der Melder. Die Rettungsleitstelle alarmiert zu einer Reanimation, mit dem Zusatz *„Derzeit kein NEF verfügbar"*. Die Einsatzstelle, ein Hochhaus, befindet sich in unmittelbarer Nachbarschaft der Wache. Zeit zur Absprache im Team bleibt daher keine.

Nach dem Eintreffen an der Einsatzstelle geht es zunächst rasch. Der Notfallsanitäter findet sofort das richtige Türschild und klingelt, der Rettungssanitäter steht bereits mit Sauerstoffeinheit und Notfallrucksack hinter ihm. Der Praktikant ist jedoch nicht in der Lage, das EKG-Gerät und die Absaugeinheit aus der Halterung zu nehmen. Deshalb muss der Rettungssanitäter noch einmal zum RTW zurück, um ihm zu helfen.

Zwischenzeitlich wird die Türanlage geöffnet und der Notfallsanitäter sprintet ohne Ausrüstung in den siebten Stock des Hauses. Er bemerkt nicht, dass der Rettungssanitäter nicht mehr hinter ihm ist und die Haustür fällt wieder ins Schloss.

Außer Atem im siebten Stock angekommen findet der Notfallsanitäter einen ca. 75-jährigen Mann leblos auf dem Boden liegend vor. Die orientierende Untersuchung führt zur Feststellung eines Herz-Kreislauf-Stillstands. Der Notfallsanitäter beginnt daher unmittelbar mit einer Herzdruckmassage und erwartet dringend sein Team.

Inhaltsübersicht

13.1 Führungsstile
- Die Organisationskultur hat einen starken Einfluss auf den Führungsstil innerhalb eines Rettungsdienstes.
- Führungsstile können in autoritär, patriarchalisch, beratend, partizipativ, demokratisch und „laissez faire" eingeteilt werden.
- Entscheidend ist das „situative Führen", d. h. die Anpassung des Stiles an die Bedingungen der jeweiligen Situation.

13.2 Führungspersönlichkeit
- Eine kompetente Führungspersönlichkeit zeichnet sich dadurch aus, dass sie sich ihrer eigenen Stärken und Schwächen bewusst ist und sie sich selbst reflektieren kann.
- Wesentliche Eigenschaften einer Führungspersönlichkeit sind: Integrität, Verlässlichkeit, Fairness/Gerechtigkeitssinn, Entscheidungsfreudigkeit, Menschlichkeit, Mut, Offenheit, Kooperations- und Konfliktfähigkeit, Diplomatie, Selbstkontrolle, Frustrationstoleranz und Weitsicht.
- Wichtig ist, eine Balance aus Sach- und Menschenorientierung zu finden.
- Zu einer Führungspersönlichkeit gehört auch, sich bei Bedarf höheren Leitungsebenen unterordnen und sich als Teil eines größeren Teams integrieren zu können.

13.3 Führungsverantwortung
- Wesentliche Aufgaben der Führungsverantwortung sind Vorplanung, Ablauf- und Ergebnisverantwortung und das wertschätzende Führen der Mitarbeiter.
- Eine sorgfältige Vorplanung schafft Freiräume, um sich unter Zeitdruck und in komplexen Situationen auf die aktuellen Herausforderungen konzentrieren zu können.
- Zur Ablaufverantwortung gehört insbesondere die Einhaltung von Arbeits-, Kommunikations- und Sicherheitsregeln.
- Um der Ergebnisverantwortung gerecht zu werden, müssen die Resultate von Arbeitsabläufen beachtet werden.
- Führungskräfte auf höheren Ebenen achten insbesondere auch auf die Patienten- und Mitarbeiterzufriedenheit, die Personalfluktuation und die finanziellen Ergebnisse ihres Rettungsdienstes.

13.4 Führungsvorgang
- Der Führungsvorgang besteht aus Lagefeststellung mit Erkundung der Lage und Kontrolle, Planung mit Beurteilung der Lage und Entschluss und daraus resultierendem Befehl.
- Grundlage für gelingende Führungsvorgänge ist das Vorhandensein einheitlicher Sprachregelungen, verbindlicher Standards sowie klarer Rollen- und Aufgabenverteilungen.
- Auftragstaktik kann von Befehlstaktik abgegrenzt werden.
- Ein vollständiger Befehl setzt sich zusammen aus den Aspekten Einheit, Auftrag, Mittel, Ziel und Weg.
- Zu unterscheiden sind Vorbefehle, Einzelbefehle, Gesamtbefehle und Kommandos.
- Das Führen größerer taktischer Einheiten setzt eine umfassendere Führungsausbildung voraus, z. B. als Gruppenführer, Zug- oder Verbandsführer im Rettungsdienst.

13.1 Führungsstile

Institutionen im Rettungsdienst haben **unterschiedliche historische Wurzeln** und rechtliche Grundlagen. Diese wirken sich auf Traditionen, Normen und Werte der jeweiligen Einrichtung aus. Dadurch wird die **Organisationskultur** geprägt, die wiederum Führungsstile wesentlich mitbedingt.

> **MERKE**
> Als Führung wird das Leiten oder das „In-eine-Richtung-Lenken" von Einheiten bezeichnet.

Im Rettungsdienst findet sich ein **Führungsparadoxon:** Obwohl im Wachalltag meist stark hierarchisch gegliedert, mit vielen Dienstanweisungen und klaren Befehlsstrukturen ausgestattet, arbeiten die Mitarbeiter im Rettungsdienst bei ihren Einsätzen in sehr kleinen Teams und können ausgesprochen unabhängig, in vielen Bereichen sogar ohne Überwachung tätig sein und zahlreiche Entscheidungen eigenständig treffen.

Rettungsdienste, die Teil von Feuerwehren sind, weisen oftmals besonders deutliche Führungsstrukturen auf und sind i. d. R. stärker an Strukturen orientiert, die auch im militärischen Bereich üblich sind. Der rettungsdienstliche Teil von Hilfsorganisationen, die nicht behördlich und nicht auf finanziellen Gewinn ausgerichtet sind, hat meist etwas flachere Hierarchieebenen. Dies gilt üblicherweise auch für Rettungsdienstunternehmen, die vorrangig nach betriebswirtschaftlichen Kriterien ausgerichtet sind.

> **PRAXISTIPP**
> **Funktionsbezeichnungen** und Kleidungsart mit **Dienstrangabzeichen** geben oftmals einen Hinweis darauf, ob die Einrichtung stärker einer militärischen oder einer dienstleistungsorientierten Struktur folgt.

Je nachdem, was in einem Rettungsdienst üblich ist, unterscheidet sich auch der jeweilige Führungsstil grundsätzlich voneinander. Zu beachten ist allerdings, dass der Führungsstil auch innerhalb einer Organisation stets maßgeblich durch das individuelle Verhalten einer Führungskraft gestaltet wird. Letztlich können mehrere Führungsstile voneinander abgegrenzt werden (➤ Kap. 8.6.1). Diese werden eingeteilt in:
- Autoritär
- Patriarchalisch
- Beratend
- Partizipativ
- Demokratisch
- „Laissez faire"

> **MERKE**
> Ein wesentliches Unterscheidungskriterium der unterschiedlichen Führungsstile besteht darin, wie zwischen Führungskräften und Mitarbeitern Entscheidungen getroffen werden.

Ein **autoritärer Führungsstil** ist vorhanden, wenn der Vorgesetzte eine Entscheidung über die Vorgangsweise getroffen hat und lediglich mitteilt, wie und an wen eine Aufgabe verteilt wird. Dabei ist die Beteiligung der Mitarbeiter im Entscheidungsprozess nicht vorhanden, Kritik ist unerwünscht.

Dieser Führungsstil ist sinnvoll, wenn rasch und unaufschiebbar Entscheidungen getroffen werden müssen, die Führungskraft auch die notwendigen Informationen dafür besitzt und bereit ist, die Verantwortung für den Vorgang bzw. sein Ergebnis zu übernehmen.

> **ACHTUNG**
> Ein autoritärer Führungsstil begünstigt, dass Fehler nicht offen aufgearbeitet, sondern vertuscht und verheimlicht werden. Auch werden Kooperation und das Entstehen einer konstruktiven Teamkultur verhindert. Stattdessen entwickelt sich durch autoritäre Führung häufig ein übersteigerter Korpsgeist, d. h. ein „Wir-Gefühl" gegen die Außenwelt, die auch schon bei einer anderen Schichtgruppe beginnen kann.

Bei einem **patriarchalischen Führungsstil** versucht der Vorgesetzte, seine Entscheidungen den Mitarbeitern zu „verkaufen". Die Meinung und die Stimmungslage der Mitarbeiter sind für ihn in Ansätzen relevant. Die Entscheidung steht jedoch fest und wird, wenn überhaupt, nur bei gravierendem Widerspruch überdacht. Dabei wird eine Doppelbotschaft ausgesandt: Verbal wird zwar kurz nach der Meinung von Mitarbeitern gefragt, tatsächlich ist diese aber nicht wirklich relevant. Schweigt man nun aber von vornherein (die eigene Meinung „zählt" letztlich doch nicht), kann man von einer Führungskraft mit patriarchalischem Führungsstil später damit konfrontiert werden, seine Bedenken nicht geäußert zu haben.

Ein **partizipativer Führungsstil** wird angewendet, wenn Mitarbeiter mit einem Problem konfrontiert werden und Lösungsmöglichkeiten sowie Entscheidungsalternativen mitentwickeln. Die Entscheidung wird letztlich zwar durch die jeweilige Führungskraft getroffen, Grundlage dieser Entscheidung ist jedoch die vorangegangene Diskussion der unterschiedlichen Möglichkeiten.

> **MERKE**
> Der partizipative Führungsstil ist vor allem bei länger dauernden Einsätzen mit vielen unterschiedlichen Faktoren sinnvoll, die nur von einem Stab überblickt werden können.

Bei einem **demokratischen Führungsstil** gibt der Vorgesetzte den Rahmen der Situation vor, definiert das zu lösende Problem und lässt die Mitarbeiter die Lösungen entwickeln und zu einer Entscheidung kommen. Diese setzt er dann nach innen und außen um. Demokratische Führung lässt Ideen, Wünsche und Meinungen zu und benötigt daher mehr Zeit, um eine Entscheidung zu finden. Diese hat dann aber meist eine deutlich höhere Akzeptanz bei den Betroffenen. Außerdem sorgt ein demokratischer Führungsstil i. d. R. für ein besseres Arbeitsklima.

„**Laissez faire**" bedeutet, dass der Vorgesetzte seine Mitarbeiter „machen lässt", dabei aber bereits das Problem nicht scharf definiert, sich am Analyse- und Entscheidungsablauf allenfalls wie ein Kollege beteiligt und in jedem Fall einen Gruppenentscheid akzeptiert. Diese Variante kann bei komplexen, unklaren Situationen mit geringem Zeit- und Lösungsdruck sinnhaft sein, um möglichst viele kreative Zugänge zur Analyse und Bewältigung einer Herausforderung zu generieren. Mitarbeiter können ihre individuellen Stärken leichter einbringen, die Eigenverantwortung der Mitarbeiter wird stärker betont.

> **MERKE**
> Die beschriebenen Führungsstile sind für sich nicht richtig oder falsch. Eine gute Führungskraft beherrscht die Kunst des **situativen Führens,** d.h. die Anpassung des Führungsstils an den Kontext der Situation.

Problemtyp, Organisationskultur, Zeitdruck, Informationslage, Gefahren, Risiken, Kenntnis der Mitarbeiterqualifikation, Vertrauen in Mitarbeiter und deren Engagement sowie die eigene Persönlichkeit sind einige Aspekte, die bei der Auswahl des passenden Führungsstils für eine bestimmte Situation eine Rolle spielen.

Ferner sollte beachtet werden, dass im direkten Umgang mit Mitarbeitern grundsätzlich bei allen Führungsstilen in Wortwahl und Tonfall Wertschätzung und Empathie, also Einfühlungsvermögen für deren Bedürfnisse, Gefühle und Eigenheiten, vermittelt wird. Dies ist eine wesentliche Grundlage erfolgreichen Führens.

13.2 Führungspersönlichkeit

Eine Führungspersönlichkeit ist jemand, der wesentliche Eigenschaften besitzt und erweitert, die zur Führung von Mitarbeitern, aber auch zur Führung der eigenen Person erforderlich sind. Zu dieser **Selbstführung** gehört eine realistische Einschätzung der eigenen Person sowie seiner eigenen Stärken und Schwächen: Seine eigenen Fähigkeiten, Gefühle und Reaktionsweisen zu kennen, diese auch lenken zu können und sich deren Auswirkungen bewusst zu sein, sind dabei wesentliche Aspekte.

> **MERKE**
> Letztlich ist Selbstführung die Fähigkeit, mit sich selbst im Alltag klarzukommen.

Es gibt zahlreiche Modelle, um Führungspersönlichkeiten zu beschreiben und zu kategorisieren. Das **Grid-** bzw. **Gitter-Modell** nach Blake und Mouton ordnet Führungspersönlichkeiten z.B. auf zwei Achsen ein. Die Orientierung an den Bedürfnissen der Mitarbeiter bzw. sozial-emotionalen Aspekten ist auf der einen Achse, die Orientierung an einer Aufgabe bzw. an sachrationalen Aspekten auf der anderen Achse zu finden ➤ Abb. 13.1:

- Wer weder auf der einen noch auf der anderen Achse stark ausgeprägte Fähigkeiten aufweist, besitzt eigentlich keine Führungsqualitäten. Derjenige ist jemand, der kein Ziel in der Organisation hat, sondern nur das persönliches „Überleben" anstrebt, passiv und introvertiert ist und nicht zuletzt auch ein eher geringes Interesse an seinen Mitarbeitern und an der Arbeit selbst hat.
- Jemand, der sich sehr stark an den Bedürfnissen der Mitarbeiter und nur sehr wenig an sachrationalen Erfordernissen orientiert, möchte lieber netter Kollege als Vorgesetzter sein, vermeidet Konflikte und benutzt lieber eine informelle Kommunikation, wie z. B. das lockere Gespräch im Aufenthaltsraum, als ein formelles Mittel der Kommunikation, etwa ein strukturiertes Beurteilungsgespräch. Als Führungskraft ist ein solcher Vorgesetzter nur auf unteren Ebenen geeignet, da für ihn die Aufgaben und Ziele der Organisation von nachrangiger Bedeutung sind.
- Wer nur auf sachrationale Aspekte Wert legt und Bedürfnisse von Mitarbeitern völlig außer Acht lässt, führt i. d. R. autoritär, unterdrückt Konflikte, will unbedingten Gehorsam, keinen Widerspruch und erteilt Anweisungen gern auf schriftlichem Wege.

> **PRAXISTIPP**
> Idealerweise gelingt es einer Führungskraft, Erfordernisse einer Aufgabe sowie die Bedürfnisse von Mitarbeitern gleichermaßen im Blick zu behalten, d.h. das eigene Führungsverhalten sowohl an sozial-emotionalen als auch an sachrationalen Aspekten auszurichten.

Andere Modelle listen einzelne Charaktereigenschaften als Anforderungsprofil für Führungspersönlichkeiten auf. Häufig genannt werden:
- Integrität
- Verlässlichkeit
- Fairness/Gerechtigkeitssinn
- Entscheidungsfreudigkeit
- Menschlichkeit
- Mut
- Offenheit
- Kooperations- und Konfliktfähigkeit
- Diplomatie
- Selbstkontrolle
- Frustrationstoleranz
- Weitsicht

> **MERKE**
> Eine „perfekte" Führungspersönlichkeit gibt es kaum, zumal das ideale Führungsverhalten, wie bereits dargestellt, von der jeweiligen Situation abhängig ist: Eine zu diplomatische Führungskraft kann zu wenig entscheidungsfreudig und durchsetzungsfähig sein. Ist jemand zu weitsichtig, kann er die momentan dringendsten Aufgaben vielleicht nicht rasch genug erkennen etc.

Eine große Herausforderung besteht insofern nicht nur darin, an den unterschiedlichen **Führungspositionen generell** geeignete Führungskräfte einzusetzen. Darüber hinaus müssen diese Führungskräfte auch den jeweils zur Situation passenden Führungsstil auswählen und anwenden.

Das gilt auch für die unmittelbare Führungsarbeit in einem Einsatzgeschehen: Je nach Lage kann sich eine gute Führungskraft in ein Geschehen **einordnen,** bei Ablaufproblemen oder formeller Notwendigkeit aber auch bewusst **überordnen,** also die Führungsrolle selbst übernehmen. Nicht zuletzt muss eine Führungskraft dazu in der Lage sein, sich selbst entsprechenden höheren Leitungsebenen **unterzuordnen** und sich in ein größeres Teams zu integrieren.

13.3 Führungsverantwortung

Führungsverantwortung beinhaltet die **Verantwortung für Arbeitsabläufe und Arbeitsergebnisse** – und zwar sowohl der eigenen Arbeit als auch jener der anvertrauten Mitarbeiter. Sofern nicht im eigenen Zuständigkeitsbereich, ist eine Führungskraft außerdem dafür verantwortlich, einen Mangel an Mitteln, die ihr zur Durchführung der Arbeit bzw. eines Auftrags fehlen, in korrekter und fristgerechter Form an eine vorgesetzte Stelle weiterzugeben.

> **MERKE**
> Geführt wird auf unterschiedlichen Ebenen: Ein Notfallsanitäter, der einen Praktikanten einweist und zusammen mit einem Rettungssanitäter in den Einsatz geht, führt grundsätzlich ebenso wie ein Rettungsdienstleiter, der für drei Wachen und 80 Mitarbeiter zuständig ist.

Die **Führungsspanne,** also wie weit sich die Führungsverantwortung inhaltlich und in Bezug auf untergeordnete Mitarbeiter erstreckt, muss in Stellenbeschreibungen festgehalten sein. Formelle Führungsaufgaben und -beziehungen sind darin klar zu regeln.

Eine wesentliche Aufgabe der Führungskraft im Bereich des Rettungsdienstes ist die **Vorplanung.** Schon bei einem einfachen Einsatz mit einem RTW und einem NEF werden zahlreiche Beteiligte aktiv. Abstimmungsprozesse sind innerhalb eines Einsatzgeschehens jedoch nur in Bezug auf kleinere Aufgaben möglich. Wesentliche Aspekte wie Rollenverteilungen, Gerätekompatibilitäten oder bestimmte Versorgungsabläufe müssen daher vorab intern und mit externen Institutionen wie Feuerwehr, Gesundheitsamt, Polizei, Krankenhäusern etc. abgestimmt, organisiert und festgelegt werden. Das schafft den Mitarbeitern Freiräume, sich unter Zeitdruck und in komplexen Situationen auf die aktuellen, oft weniger standardisierbaren Herausforderungen zu konzentrieren.

Ablaufverantwortung bezieht sich darauf, für die Einhaltung der Arbeits-, Kommunikations- und Sicherheitsregeln zu sorgen. Zur Ablaufverantwortung gehört aber auch, jene Aspekte zu beachten, die so grundlegend sind, dass sie eigentlich keiner Verschriftlichung bedürfen, wie z. B. Höflichkeit, Freundlichkeit oder korrektes Fahrverhalten.

Die jeweilige Aufgabenbewältigung muss von einer Führungskraft organisiert werden, z. B. durch Delegation von einzelnen Arbeitsaufträgen an ausgewählte Mitarbeiter. Wesentliche Aufgabe ist auch die Einschulung, Begleitung und das fortwährende Training von Mitarbeitern und Praktikanten, für diese ansprechbar zu sein und sie zu motivieren. Eine weitere Kernaufgabe besteht schließlich darin, untergeordneten Mitarbeitern Vorgaben der Organisation zu erklären, positiv für Verständnis zu werben und die Vorgaben der Organisation in die tägliche Praxis umzusetzen. Je nach Führungs-

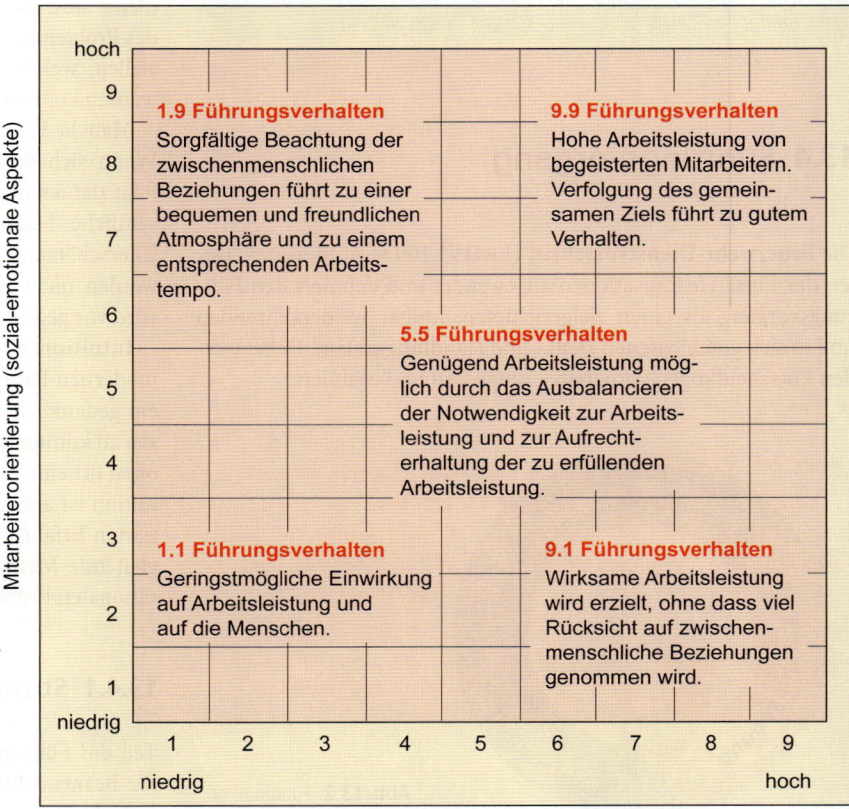

Abb. 13.1 Gitter-Modell (nach Blake und Mouton 2005) zur Einschätzung von Führungspersönlichkeiten [L143]

spanne kann auch die Bewertung der Leistung von Mitarbeitern sowie deren arbeitsrechtliche Disziplinierung zum Aufgabengebiet einer Führungskraft gehören.

MERKE
Kommunikation mit den Mitarbeitern sowie **Information** und **Anleitung** der Mitarbeiter sind die **wesentlichen Aufgaben** einer verantwortlichen Führungskraft.

Ergebnisverantwortung zielt auf die Resultate von Arbeitsabläufen. Beispielsweise muss u. a. auf folgende Aspekte geachtet werden:
- Wurde der Fahrzeugcheck zum Dienstbeginn wirklich durchgeführt?
- Ist der RTW nach einem Einsatz wieder vollständig einsatzbereit?
- Sind die Eintreffzeiten der Einsatzfahrzeuge im Rahmen der Vorgaben?
- Ist der Bestand der Medikamente im Lager der Rettungswache korrekt?

Bei Führungskräften höherer Ebenen stehen u. a. die generelle Patienten- und Mitarbeiterzufriedenheit, die Beobachtung der Personalfluktuation und finanzieller Ergebnisse des eigenen Rettungsdienstes im Vordergrund.

PRAXISTIPP
Zur Qualifikation von Rettungswachen- und Rettungsdienstleitern haben sich in den vergangenen Jahren zahlreiche Weiterbildungen und auch einige Studiengänge, überwiegend auf Bachelorniveau, etabliert (> Kap. 3.4). Auf diese Weise finden Notfallsanitäter inzwischen attraktive Perspektiven für ihre persönliche und berufliche Weiterbildung vor.

13.4 Führungsvorgang

Die **Feuerwehr-Dienstvorschrift (FwDV) 100** wird in weiten Teilen der Einsatzorganisationen angewendet und definiert den Führungsvorgang als einen zielgerichteten, immer wiederkehrenden und in sich geschlossenen Denk- und Handlungsablauf. Dabei werden Entscheidungen vorbereitet, umgesetzt und evaluiert.

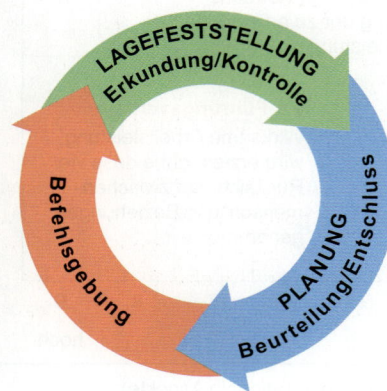

Abb. 13.2 Führungsvorgang gemäß FwDV 100 [L231]

MERKE
Ziel des Führungsvorgangs ist es,
- die richtigen Abläufe (Prozesse)
- und damit verbundene Mittel (personelle, finanzielle und materielle Ressourcen)
- zur richtigen Zeit
- am richtigen Ort

zu verwenden.

Der Führungsvorgang lässt sich im Sinne eines **Regelkreises** (> Kap. 55.4) in folgende Schritte unterteilen:
- **Lagefeststellung:** die **Erkundung** der Lage bzw. Situation und deren **Kontrolle**
- **Planung:** die **Beurteilung** der Lage und der vorhandenen Handlungsoptionen sowie die **Entscheidung** über die weitere Vorgangsweise
- **Befehlsgebung**

Grundlage für einen gelingenden Führungsvorgang ist das Vorhandensein einheitlicher Sprachregelungen, verbindlicher Standards und eine klare Rollen- und Aufgabenverteilung. Während und nach der Umsetzung eines Befehls bzw. Auftrags erfolgt schließlich eine erneute Lagebeurteilung, die wiederum in die aktualisierte Planung einfließt (> Abb. 13.2).

Wesentliche Komponente des Führungsvorgangs ist das **Entscheidungsmanagement** (> Kap. 11.3.2). Grundvoraussetzung für eine Entscheidung ist, das Ziel und die Rahmenbedingungen, unter denen es erreicht werden kann, festzulegen. Im Rettungsdienst sind die wesentlichen Teile der Lage und die Beschreibung des Problems oftmals allerdings unklar. Dann ist es Aufgabe festzustellen, welche Fragen offen sind und welche rasch beantwortet werden können.

Manche Fragen müssen aus Zeitgründen unbeantwortet bleiben. Wenn sich daraus im Nachhinein andere Alternativen ergeben, folgt daraus nicht, dass die initiale Entscheidung falsch war. Wesentliche Faktoren von Fehlentscheidungen sind vielmehr die Überschätzung der vorhandenen Ressourcen, andere Meinungen werden nicht geäußert bzw. zugelassen oder eine Führungskraft wird vor gegenteiligen Informationen „geschützt".

Intuition als Aspekt von Entscheidungsprozessen wird in der modernen Führungslehre wieder in Betracht gezogen. Intuition ist ein gedanklicher Prozess, Situationen zu bewerten und zu Schlüssen zu kommen, ohne eine ausreichende Zahl faktischer Informationen für eine Entscheidungsfindung zu haben. Die Qualität der Intuition ist abhängig vom Lebensalter und von der Zahl der reflektierten Erfahrungen. Sie benutzt inneres Wissen und kann als begleitende Methode hilfreich sein, wenn sie zusammen mit einer rationalen Problemanalyse verwendet wird.

13.4.1 Strategie und Taktik

Teil des Führungsvorgangs ist das Festlegen einer **Strategie**, d. h. die Beantwortung der Frage, **was** erreicht werden soll. Innerhalb einer Strategie kann es jedoch unterschiedliche Einheiten mit verschiedenen Taktiken geben. **Taktik** bezeichnet das **Wie,** also die

geplanten Wege zur Zielerreichung. Der Führungsvorgang kennt dabei zwei wesentliche Taktiken:
- Die **Auftragstaktik** lässt Einsatzkräften möglichst viel Freiraum bei der Erfüllung des Auftrags. Dafür sind bei der Führungskraft und den Einsatzkräften ein hohes Maß an Sachlichkeit, Kompetenzen, Verantwortungsbewusstsein und Selbstständigkeit erforderlich. Der Auftrag beschreibt ein klar formuliertes Ziel und lässt unterschiedliche Methoden und Wege, um dieses Ziel zu erreichen, frei. Durch die größere Handlungsfreiheit haben die Mitarbeiter die Möglichkeit, auf neue Erkenntnisse oder Situationen selbst rasch und dynamisch zu reagieren, solange das vorgegebene Ziel mit den aktuellen Maßnahmen vereinbar ist.
- Bei der **Befehlstaktik** bekommt die empfangende Einheit einen detaillierten Befehl (➤ Kap. 13.4.2). Darin werden alle Aspekte des Befehls, insbesondere auch die Mittel und die Zeit vorgegeben. Ändert sich während der Befehlsausführung die Lage, sodass der Befehl nicht ausgeführt werden kann, muss eine Meldung zur Einholung eines neuen Befehls gemacht werden. Diese muss unverzüglich erfolgen, eindeutig, klar, so kurz wie möglich sein und sie darf nur Tatsachen enthalten. Vermutungen müssen als solche deklariert werden. Derartige Meldungen sind eine wichtige Grundlage zur Lagedarstellung sowie zur Anpassung von Taktik und Strategie.

13.4.2 Befehlsgebung

Der Befehl ist eine Anweisung an die unterstellte Ebene und muss für den Empfänger, z. B. in Bezug auf Ausbildung und Ausstattung, auch durchführbar sein. Ein **einfacher Befehl** benennt zumindest die betroffene Einheit und den Auftrag: „RTW-Team versorgt Patienten im blauen Pkw." Ein **detaillierter Befehl** umfasst demgegenüber Angaben zu:
- **Einheit** (z. B. NEF Besatzung)
- **Auftrag** (z. B. zur Patientenversorgung)
- **Mittel** (z. B. mit Spineboard)
- **Ziel** (z. B. zu Patienten A)
- **Weg** (z. B. über die Leiter)

In Anlehnung an die FwDV 100 können vier Befehlsarten unterschieden werden:
- Ein **Vorbefehl** geht Einzelbefehlen oder Gesamtbefehlen voran, wenn es notwendig ist, vorbereitende Tätigkeiten in einem längeren Zeitabstand vor der konkreten Umsetzung anzuordnen. Er dient der organisatorischen, inhaltlichen, aber auch mentalen Vorbereitung der jeweiligen Einsatzeinheiten.
- Der **Einzelbefehl** betrifft einzelne Mitarbeiter und beinhaltet nur jene Informationen, die diesen betreffen und für den konkreteren Einzelauftrag relevant sind.
- Der **Gesamtbefehl** richtet sich gleichzeitig an mehrere Empfänger und gibt den Mitarbeitern eine gemeinsame Handlungsgrundlage. Er ist meist Teil einer Lagebesprechung und sollte in der Nähe des Einsatzortes gegeben werden.
- Das **Kommando** ist ein Befehl in Kurzform, dessen Wortlaut standardisiert ist und beim Angesprochenen ein bestimmtes,

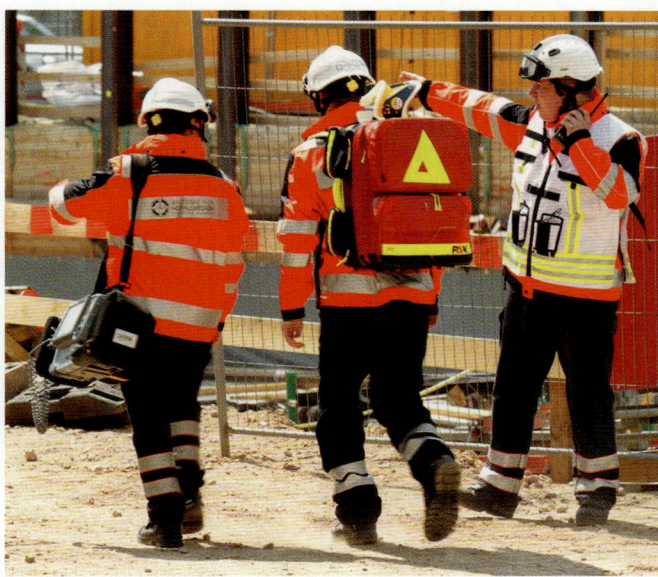

Abb. 13.3 Kommando in einem Einsatz [O997]

zuvor eingeübtes Handeln auslöst. Ein Kommando kann mündlich, optisch, durch Gesten oder auch akustische Signale gegeben werden (➤ Abb. 13.3).

Befehle können mündlich oder schriftlich erfolgen, unmittelbar an einer Einsatzstelle werden sie meist jedoch lediglich mündlich erteilt.

ACHTUNG
Nach Möglichkeit sollten mündlich gegebene Befehle zeitnah schriftlich dokumentiert werden.

Zur Kontrolle, ob ein Befehl verstanden wurde, kann eine Wiederholung, ggf. auch im exakten Wortlaut, verlangt werden.

13.4.3 Führen einer Fahrzeugbesatzung

Das Team eines RTW oder NEF stellt die kleinste **taktische Einheit** dar und würde im Bereich der Gefahrenabwehr als „Trupp" bezeichnet werden. Der Notfallsanitäter ist auf dem RTW für die Gesamtführung des Einsatzes verantwortlich. Das beinhaltet die Anfahrt, einsatztaktische Maßnahmen beim Eintreffen, das Management der Einsatzstelle, die medizinische Versorgung, die Betreuung der Patienten und Angehörigen, die Übergabe, die Dokumentation und das Sicherheitsmanagement während des gesamten Ablaufs.

Dabei muss er Aufgaben an seine Teammitglieder **delegieren** und wirksam mit ihnen **kommunizieren.** Er ist z. B. auch für das unverzügliche Ausrücken verantwortlich und sorgt für den sichersten und raschesten Anfahrtsweg. Der Notfallsanitäter führt sein Team ruhig, höflich und kooperativ und sorgt vor Einsatzbeginn für eine klare Rollenverteilung:
- Wer lenkt das Fahrzeug?
- Wer ist für die Entnahme welcher Geräte verantwortlich?

- Wer bedient welche Geräte am Einsatzort?
- Wer übernimmt bei einer Reanimation die initiale Herzdruckmassage?

Vor Ort teilt er weitere Aufgaben eindeutig zu und achtet natürlich vor allem darauf, dass die Teammitglieder die medizinische und psychosoziale Betreuung des Patienten korrekt durchführen.

PRAXISTIPP

Der Teamleiter erklärt dem Patienten die Maßnahmen, die zu treffen sind. Durch diese Verbalisierung führt er auch sein Team durch den Einsatz: *„Mein Kollege bringt nun ein EKG bei ihnen an."* Somit braucht es kaum eigene Anordnungen, sie ergeben sich aus dem Dialog des Notfallsanitäters mit dem Patienten.

Die Beachtung der Sicherheit für das gesamte Team und die Unfallverhütung gehören zu den weiteren wesentlichen Führungsaufgaben:
- Sind schon während der Anfahrt zum Einsatzort Gefahren erkennbar?
- Welche Gefahren drohen im Einsatzgeschehen?

Auch etwaige Anweisungen, sich bei einer akuten Gefahr zurückzuziehen, vorsichtiger zu fahren, sich im RTW anzugurten oder eine bestimmte Schutzausrüstung zu verwenden, fallen in diesen Bereich.

MERKE

Der Notfallsanitäter ist nicht nur Kollege, sondern durchaus auch Führungskraft und muss auch in kleinen Teams seine Führungsaufgabe engagiert wahrnehmen.

Die Durchführung von Einsatznachbesprechungen und Kritikgesprächen ist ebenfalls eine Führungsaufgabe. Dabei lautet das Motto: Profis setzen hohe Standards für sich, analysieren kritisch ihr Verhalten und ihre Arbeit, kennen ihre Schwachstellen und suchen nach Wegen der Verbesserung (➤ Abb. 13.4).

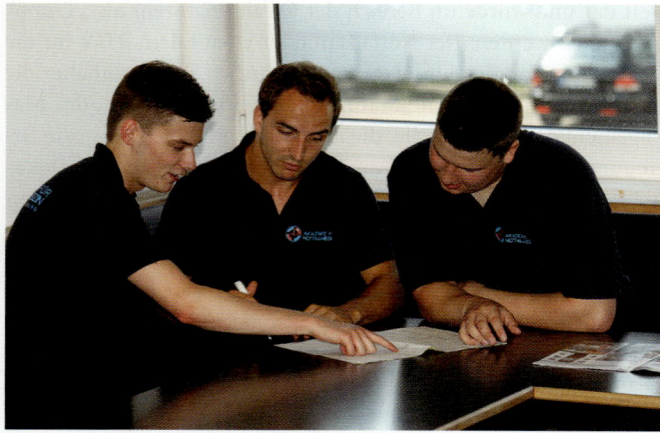

Abb. 13.4 Wichtige Führungsaufgabe: die selbstkritische Analyse eines Einsatzgeschehens [O997]

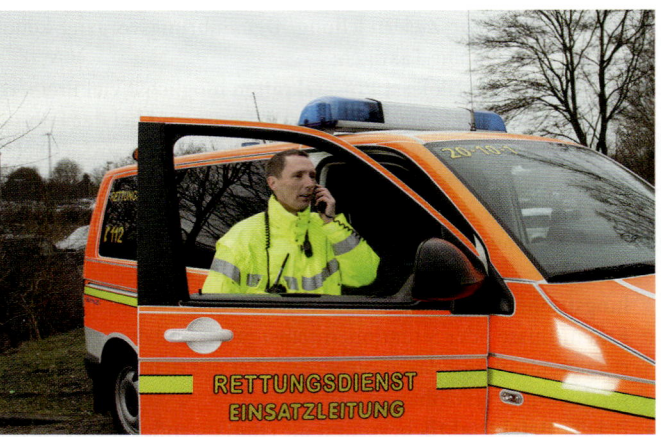

Abb. 13.5 Das Führen größerer taktischer Einheiten setzt eine umfassende Führungsausbildung voraus. [W931]

13.4.4 Führen größerer taktischer Einheiten

Das Führen größerer taktischer Einheiten ist im Bereich eines **Massenanfalls von Verletzten** (MANV), bei **Großschadenslagen** oder **Katastrophen** von Bedeutung (➤ Kap. 46.3). Dabei wird ein kompletter Zug oder zumindest eine größere Gruppe von Mitarbeitern mit vordefinierter Stärke und Ausrüstung geführt. Neben den Grundsätzen, die auch für die Führung kleinerer Einheiten gelten, sind hierbei einige Besonderheiten zu beachten. Auf diese Aspekte kann hier jedoch nur teilweise eingegangen werden, da das Führen größerer taktischer Einheiten ohnehin eine umfassendere Führungsausbildung voraussetzt, die sich nicht ohne Weiteres in die reguläre Notfallsanitäterausbildung integrieren lässt (➤ Abb. 13.5).

Für die **Alarmierung** und das **Ausrücken** größerer taktischer Einheiten werden z. B. vorab festgelegte Einsatzpläne benötigt. Das erleichtert das Zusammenstellen der Einsatzkräfte nach thematischen und logistischen Schwerpunkten.

Tab. 13.1 Ergänzung des Befehlsschemas bei länger dauernden oder größeren Einsätzen	
Lage	• Angaben zur Schadenslage bzw. zum Ereignis • Angaben zu den bisher eingesetzten Kräften • Angaben zu bisher getroffenen Maßnahmen • Angaben zu Weisungs- und Unterstellungsverhältnissen
Auftrag	Angaben zum erhaltenen Auftrag
Durchführung	• Angaben zu Aufträgen für einzelne Teileinheiten • Angaben zur Zusammenarbeit und Koordination mit anderen Kräften • Angaben zu besonderen Schutzmaßnahmen • Angaben zu besonders relevanten Zeitpunkten (Einsatzbeginn, Einsatzdauer, Ablösezeitpunkt)
Versorgung	• Angaben zur Einsatzkräfteverpflegung • Angaben zur Verfügbarkeit von Betriebsstoffen und zur Materialerhaltung • Angaben zur medizinischen Versorgung für Einsatzkräfte
Führungs- und Kommunikationswesen	• Angaben zu Kommunikationsverbindungen, Meldeköpfen, Abschnittsleitungen • Angaben zum Standort der Einsatzleitung etc.

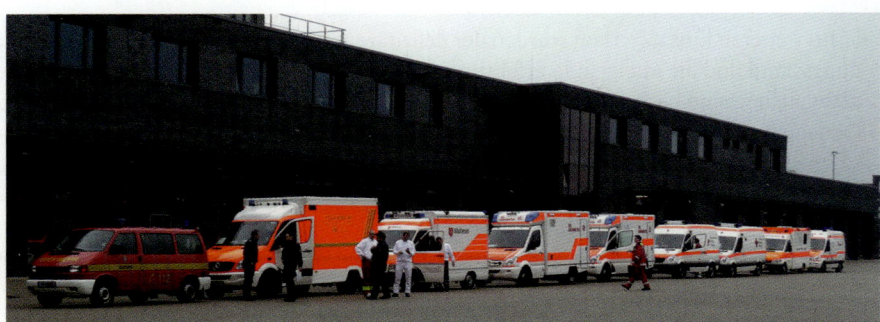

Abb. 13.6 Patiententransportzug PTZ 10 in Nordrhein-Westfalen als Beispiel für einen geschlossenen taktischen Verband [W932]

Die Anfahrt an die Einsatzstelle (Schadensraum) bzw. an den Bereitstellungsraum erfolgt grundsätzlich in **geschlossenen taktischen Verbänden.** Die **Marschreihenfolge** ist vorab im jeweiligen Einsatzplan festgelegt (➤ Abb. 13.6).

Der Einsatzleitung vor Ort wird der voraussichtliche **Eintreffzeitpunkt** zur weiteren Planung mitgeteilt. Falls Teileinheiten eines Verbandes dringend an der Einsatzstelle vor Ort benötigt werden, können diese auch getrennt an die Einsatzstelle bzw. in den Schadensraum geführt werden. Nach Möglichkeit sollten Teileinheiten eines taktischen Verbandes jedoch nicht an verschiedenen Einsatzstellen aktiv werden.

Bei länger dauernden oder größeren Einsätzen kann es außerdem notwendig sein, das Befehlsschema zu ergänzen (➤ Tab. 13.1).

Wiederholungsfragen

1. Welche Führungsstile gibt es und wodurch zeichnen sich diese jeweils aus (➤ Kap. 13.1)?
2. Was versteht man unter situativer Führung (➤ Kap. 13.1)?
3. Welche Charaktereigenschaften prägen das Anforderungsprofil einer Führungspersönlichkeit (➤ Kap. 13.2)?
4. Was versteht man unter dem Begriff Selbstführung (➤ Kap. 13.2)?
5. Was sind die wesentlichen Aspekte der Führungsverantwortung (➤ Kap. 13.3)?
6. Worauf bezieht sich die Führungsspanne und wo muss sie geregelt sein (➤ Kap. 13.3)?
7. Was versteht man unter der Ablaufverantwortung (➤ Kap. 13.3)?
8. Was versteht man unter der Ergebnisverantwortung (➤ Kap. 13.3)?
9. Beschreiben Sie den Führungsvorgang gemäß FwDV 100 (➤ Kap. 13.4).
10. Grenzen Sie die Begriffe Auftrags- und Befehlstaktik anhand von Beispielen voneinander ab (➤ Kap. 13.4.1).
11. Woraus setzt sich ein detaillierter Befehl zusammen (➤ Kap. 13.4.2)?
12. Welche vier Befehlsarten können voneinander unterschieden werden (➤ Kap. 13.4.2)?
13. Welche Aufgaben hat ein Notfallsanitäter beim Führen einer Fahrzeugbesatzung (➤ Kap. 13.4.3)?
14. Welche Besonderheiten sind bei der Führung größerer taktischer Einheiten zu beachten (➤ Kap. 13.4.4)?

Fortsetzung des Szenarios

Die Kollegen des Notfallsanitäters stehen nun jedoch vor der verschlossenen Haustür und versuchen, sich an den Namen zu erinnern. Erst der vierte Klingelversuch ist richtig, man erspart sich die Peinlichkeit, bei der Leitstelle nachzufragen.

Erst nach 7 Minuten kommen die beiden Kollegen beim Patienten und dem inzwischen völlig erschöpften Notfallsanitäter an, sodass mit den entsprechenden Gerätschaften endlich eine Reanimation nach den aktuellen Standards vorgenommen werden kann. Der Praktikant integriert sich dabei gut, wird aber von seinen Kollegen unfreundlich und kalt behandelt und verhält sich zunehmend unsicher.

Nachdem der Sauerstoffvorrat der Beatmungseinheit zu Ende geht, instruiert der Notfallsanitäter den Praktikanten, eine neue Sauerstoffflasche aus dem RTW zu holen. Beim Einsatzfahrzeug angekommen, öffnet dieser die Beifahrertür, sieht dort eine große Sauerstoffflasche, die ziemlich verbaut und mit diversen Schläuchen verbunden ist. Im Handschuhfach findet er nun einen Schraubenschlüssel, und nach fast 10 Minuten ist er stolz, diese große Flasche erfolgreich demontiert zu haben. Er entschließt sich, den Lift zu nehmen und überreicht die Flasche voller Stolz seinen staunenden Kollegen. Die Reanimation wird, nachdem endlich auch ein Notarzt eingetroffen ist, noch etwa 30 Minuten fortgeführt, dann jedoch erfolglos eingestellt.

Einen solchen Einsatzverlauf muss man definitiv als misslungen betrachten. Eine wesentliche Ursache dafür ist das wenig professionelle Führungsverhalten des Notfallsanitäters: Aufgaben innerhalb des Rettungsteams wurden zu Beginn nicht klar verteilt, der Praktikant war nicht ausreichend in die Handhabung der RTW-Ausrüstung eingewiesen und der Notfallsanitäter hat zugelassen, dass sein Team schon zu Beginn des Einsatzgeschehens auseinandergerissen wurde. Dadurch war er als Führungskraft in den ersten Minuten vollkommen auf sich allein gestellt, und die Versorgung des Patienten konnte sicherlich nicht so durchgeführt werden, wie es erforderlich gewesen wäre.

Im weiteren Einsatzverlauf wurden der defizitäre Ausbildungsstand und die mangelnde Erfahrung des Praktikanten nicht ausreichend berücksichtigt. Die Anweisung an den Praktikanten, die Sauerstoffflasche aus dem RTW zu holen, hätte z. B. so nicht erteilt werden dürfen. Insgesamt muss das Kommunikationsverhalten des Notfallsanitäters als mangelhaft bezeichnet werden.

Nach einem derart verlaufenen Einsatzgeschehen muss eine sorgfältige Aufarbeitung der Abläufe erfolgen. Hier ist ein ausführliches Feedbackgespräch angebracht, aus dem alle Beteiligten lernen können und das jedes Mitglied des Rettungsteams für die persönliche Weiterentwicklung nutzen sollte.

WEITERFÜHRENDE LITERATUR

Bräutigam, A., Cimolino, U., de Vries, H.: Führung in Großschadenslagen: taktische Verbände im Einsatz. Ecomed, Fulda, 2010

Deutscher Gemeindeverlag: Führung und Leitung im Einsatz. Feuerwehrdienstvorschrift 100. Kohlhammer, Stuttgart, 2003

Ständige Konferenz für Katastrophenvorsorge und Katastrophenschutz: Führung und Leitung im Einsatz. Köln, 1999

KAPITEL 14

Christoph Redelsteiner

Übergabe und Übernahme von Patienten

14.1 Bedeutung der Patientenübernahme und -übergabe im Rettungsdienst 222

14.2 Fehlerquellen bei Übergabe und Übernahme 223

14.3 Merkmale einer adäquaten Übergabe 224

14 Übergabe und Übernahme von Patienten

Szenario

Der RTW und das NEF der Nachbarstadt werden gemeinsam zu einem Verkehrsunfall mit einer eingeklemmten Person entsandt. Beim Eintreffen ist die Einsatzstelle bereits von der Polizei abgesichert. Ein Pkw ist in einer Kurve mit hoher Geschwindigkeit ohne zu bremsen geradeaus in eine Wand gefahren. Der Fahrer ist der einzige Insasse, ansprechbar und voll orientiert. Er sitzt „erstarrt" im Pkw und sagt beim Erstkontakt: „In meinem Nacken hat es komisch geknackt, ich hab das Gefühl, ich kann meinen Kopf nicht halten." Außerdem verbalisiert er von sich aus große Sorge über eine mögliche Fraktur der Halswirbelsäule.

Inhaltsübersicht

14.1 Bedeutung der Patientenübernahme und -übergabe im Rettungsdienst
- Die Patientenübergabe ist die „Nahtstelle" zwischen präklinischer und klinischer Phase der Versorgung von Patienten.
- Nur eine präzise und sorgfältige Übergabe und Übernahme von Patienten garantiert einen reibungslosen und optimalen Diagnose-, Versorgungs- und Behandlungsverlauf.
- Übergabegespräche sind so kurz wie nötig und so einfach wie möglich anhand von dokumentierten, logisch und nach Priorität angeordneten (Vital-)Parametern und Fakten aufzubauen.

14.2 Fehlerquellen bei Übergabe und Übernahme
- Verschiedene Faktoren, z. B. Zeitdruck des Personals, Kommunikationsprobleme, fehlende Ansprechpartner, ungenügende Dokumentation o. Ä. stören oder verhindern eine optimale Übergabe von Patienten.

14.3 Merkmale einer adäquaten Übergabe
- Voraussetzung für eine erfolgreiche Übergabe ist eine präklinisch erhobene Anamnese, die umfassend dokumentiert wird.
- Eine optimale und systematische Patientenübergabe enthält: Vorstellung des Patienten, Grund der Alarmierung, Situation beim Eintreffen, Auffälligkeiten nach dem ABCDE-Schema, Vitalparameter, Verletzungen und Verdachtsdiagnosen, relevante Informationen aus dem SAMPLER-Schema, präklinischen Maßnahmen und den Verlauf.

14.1 Bedeutung der Patientenübernahme und -übergabe im Rettungsdienst

MERKE

Eine Patientenübergabe bzw. Patientenübernahme ist die rechtliche und „physische" Übergabe eines Patienten zwischen zwei unterschiedlichen Versorgungskomponenten im Gesundheitssystem. Dabei werden wesentliche Informationen mündlich ausgetauscht und Patientenunterlagen wie schriftliche Befunde, Datenträger und Dokumente übergeben, ebenso Wertgegenstände bzw. vorhandene Kleidung des Patienten.

Im Wesentlichen gibt es folgende **Übernahme- bzw. Übergabesituationen**:
- Niedergelassener Arzt an Rettungsdienst, z. B. Internist an RTW-Besatzung
- Rettungsdienst an Rettungsdienst, z. B. KTW-Besatzung an RTW-Besatzung oder RTW-Besatzung an den Notarzt eines RTH (➤ Abb. 14.1)
- Rettungsdienst an Krankenhaus, z. B. RTW-Besatzung an Aufnahmearzt (➤ Abb. 14.2)
- Krankenhaus an Rettungsdienst, z. B. Gesundheits- und Krankenpfleger an KTW-Besatzung oder Stationsarzt an Besatzung eines ITW

Die Übergabe erfolgt jeweils von Teamleiter zu Teamleiter. Die grundsätzlichen Aspekte der Übergaben bleiben immer gleich und werden daher im Folgenden gemeinsam ausgeführt.

Bei Notfalleinsätzen ist die Patientenübergabe die **Nahtstelle** zwischen präklinischer und klinischer Versorgung von Notfallpatienten und Bestandteil der Rettungskette, deren Kontinuität für die Genesung und manchmal für das Schicksal der Patienten von essenzieller Bedeutung ist. Dabei ist die Auswahl der Zielklinik besonders bedeutsam. Idealerweise werden Notfallpatienten in zentralen Notaufnahmen übergeben, die eine lückenlose Weiterführung der präklinischen Maßnahmen auf intensivmedizinischem Niveau di-

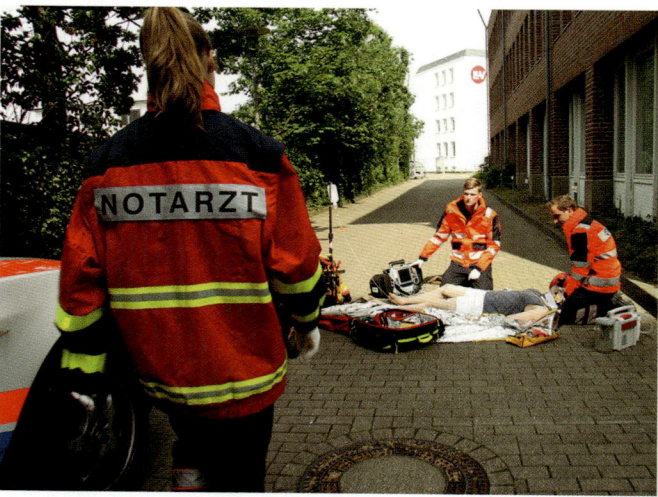

Abb. 14.1 Übergabesituation zwischen Notfallsanitäter und Notarzt [O997]

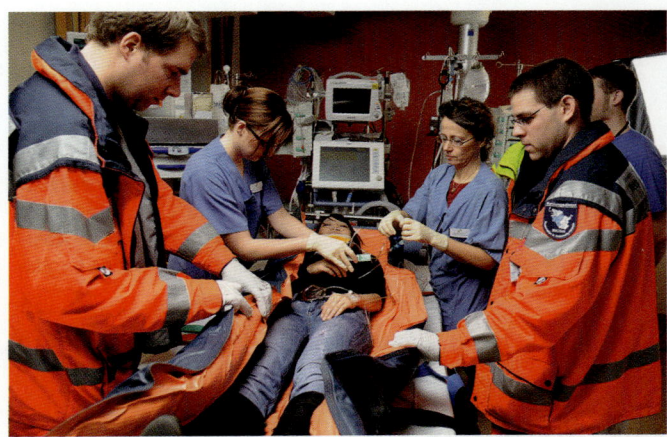

Abb. 14.2 Übergabesituation in einer zentralen Notaufnahme [W931]

rekt nach dem Eintreffen des Notfallpatienten in der Klinik gewährleisten.

Sind keine zentralen Notaufnahmen vorhanden, muss sorgfältig abgewogen werden, auf welcher Station der jeweilige Patient am besten aufgehoben ist. Präklinisch ist jedoch nicht immer sofort abschätzbar, ob eine Patientin mit Bauchbeschwerden z. B. auf die Innere Abteilung, in die Chirurgie oder Gynäkologie gelenkt werden soll. Eine deutliche Kommunikation, warum die jeweilige Station seitens des Rettungsdienstes ausgewählt wurde (samt möglichen Differenzialdiagnosen!), ist daher entscheidend. Konflikte über Zuständigkeiten (Aufnahmearzt: „Warum bringt ihr den Patienten ausgerechnet zu uns?") sind in diesen Organisationsstrukturen auch systembedingt und müssen freundlich, aber im Sinne der Patienten geführt werden – sonst droht die Klinikaufnahme zum schwächsten Glied der Rettungskette zu werden.

MERKE
Eine nicht optimal verlaufende Patientenübergabe kann sehr schnell zum „Nadelöhr" für die weitere Patientenversorgung während der klinischen Phase werden. Im schlimmsten Fall kann durch eine schlechte, falsche, unvollständige oder fehlende Übergabe die weitere Patientenversorgung längerfristig verzögert, unterbrochen oder sogar verhindert werden.

Bislang gibt es kein bundesweit standardisiertes Muster für Patientenübergaben. Deshalb sollte zumindest in den jeweiligen Rettungsdienstbereichen ein einheitlicher Ablauf zwischen den Rettungsdiensten und den Kliniken vereinbart werden. In einem solchen Grundschema wird eine feste Reihenfolge der in einer Übergabe aufzuzählenden Parameter vorgegeben, sodass im Bedarfsfall eine rasche, patientenorientierte Übergabe sichergestellt werden kann und beide Seiten wichtige Informationen nicht vergessen.

Mit der Aufnahme eines Patienten am Einsatzort in das Rettungsmittel übernimmt der Notfallsanitäter die Verantwortung für diesen Patienten so lange, bis der Patient im Zielkrankenhaus dem aufnehmenden Personal übergeben wird. Notfallpatienten sind grundsätzlich dem aufnehmenden Arzt zu übergeben, nicht vital bedrohte Patienten können auch einer Gesundheits- und Krankenpflegekraft übergeben werden. Die Übergabe muss unbedingt im Beisein des Patienten erfolgen und in sich abgeschlossen sein, d. h.,

eine Umlagerung auf eine Krankenhausliege mit dem nachfolgenden Hinweis „Der Patient liegt auf dem Gang vor Raum 3." und der bloßen Aushändigung eines Einsatzprotokolls reicht daher keinesfalls aus.

ACHTUNG
Nur eine präzise und sorgfältige Übergabe garantiert einen reibungslosen und optimalen Diagnose-, Versorgungs- und Behandlungsverlauf.

Die Bedeutung eines guten **Übergabegesprächs** ist offensichtlich. Für die optimale und erfolgreiche Übergabe sind verschiedene Grundsätze unbedingt zu beachten:
- Das Übergabegespräch muss so kurz wie nötig und so einfach wie möglich aufgebaut werden. Zu lange und zu komplizierte Übergabegespräche sind zu vermeiden.
- Die einzelnen (Vital-)Parameter müssen in einer logischen und einer taxonomierten (nach Prioritäten angeordneten) Reihenfolge aufgezählt werden. Unlogische und unsystematische Angaben führen zur Verwirrung.
- Wichtig sind die Konzentration auf das Wesentliche sowie die Vermeidung von Nebensächlichkeiten und eigene Überinterpretationen.

14.2 Fehlerquellen bei Übergabe und Übernahme

Ein fehlerhaftes oder fehlendes Übergabegespräch kann für den Patienten fatale Folgen und für die verantwortlichen Personen weitreichende Konsequenzen haben. So können z. B. wichtige Hinweise auf die Symptomatik, insbesondere Auffälligkeiten in der Initialphase nach dem unmittelbaren Eintreffen des Rettungsdienstes, unerwähnt bleiben.

Da aber nur der Rettungsdienst die Eindrücke vor Ort sammeln kann, ist die aufnehmende Klinik zwingend auf diese Informationen angewiesen. Eine genaue Schilderung der Unfallmechanik, der Sitzposition in einem verunfallten Pkw, der verwendeten Sicherheitseinrichtungen oder ggf. auch ein Bild von der Einsatzstelle kann dem Unfallchirurgen z. B. wertvolle Hinweise für eine genauere Einschätzung der Kräfte geben, die auf den Patienten eingewirkt haben müssen.

ACHTUNG
Hinweise und Symptome, die sich auf die **Initialphase** beziehen, können für die klinische Diagnostik und die notwendige Therapie oftmals extrem wichtig und entscheidend sein. Dazu gehört auch die Information über besondere Gerüche am Einsatzort, die soziale Lage (Wohn- und Lebenssituation) eines Patienten oder z. B. auch der Hinweis auf eine vermüllte Wohnung mit vielen Haustieren.

Erfolgt kein oder nur ein unvollständiges Übergabegespräch, muss der aufnehmende Klinikarzt mit der Anamneseerhebung von vorn beginnen. Dies bedeutet bei dringenden Fällen eine unnötige Zeitverzögerung. Für den Patienten kann es eine zusätzliche Belastung bedeuten und das Signal aussenden, dass die Zusammenarbeit zwischen den beteiligten Berufsgruppen nicht funktioniert. Dies kann wiederum den Aufbau einer Vertrauensbasis zwischen Patienten und Helfern ganz erheblich beeinträchtigen, die einen wichtigen Faktor für die Genesung des Patienten darstellt.

> **PRAXISTIPP**
>
> Aus diagnostischen Gründen wie z. B. der Testung des Erinnerungsvermögens oder aus taktischen Gründen, etwa durch die nochmalige Erhebung der Unfallanamnese zur Abklärung eines Gewaltverdachts, kann manchmal allerdings auch eine mehrfache Befragung von Patienten angezeigt sein.

Es gibt verschiedene Faktoren, die eine optimale Übergabe oder Übernahme stören oder verhindern können:
- Die Einsatzdokumentation (> Kap. 48.4) ist unleserlich, fehlerhaft oder nicht vorhanden.
- Es ist kurzfristig kein Ansprechpartner für die Übergabe verfügbar. Aus Personalmangel kommt es in Krankenhäusern gelegentlich vor, dass beim Eintreffen des Rettungsdienstes vor allem zu Nachtzeiten kein spezielles Klinikpersonal für eine adäquate Übergabe zur Verfügung steht.
- Die Übergabe erfolgt an jemanden, der nicht ausreichend qualifiziert ist, um wesentliche Informationen zu verstehen oder akute Interventionen durchzuführen, z. B. eine auszubildende Person oder ein Verwaltungsmitarbeiter.
- Zu umfangreiche und weitschweifige Ausführungen der Rettungsfachkraft: Dabei wird manchmal der Eindruck erweckt, als wolle ein Notfallsanitäter seine Kompetenz unbedingt durch ein längeres Referat darstellen und nicht die Situation des Patienten prägnant schildern.
- Die Übergabegespräche erfolgen seitens des Rettungsdienstes in stark unterschiedlicher Qualität – manchmal sehr fundiert, manchmal weniger fundiert. Klinikpersonal ist daher häufig verunsichert, wem der vielen unterschiedlichen Rettungsdienstmitarbeiter mit den diversen Qualifikationslevels in welcher Form vertraut werden kann.
- Ein aufnehmender Arzt hört nicht zu und ignoriert die vom Rettungsfachpersonal erhobene Anamnese. Er stellt damit im Grunde genommen die Kompetenz des Rettungsteams infrage.
- Hohe klinische Patientenzahlen, lange Dienste und Übergaben in der Nacht erhöhen die jeweilige Stressbelastung. Dies kann Konflikte, Unter- und Überreaktionen zur Folge haben.
- Man spricht nicht dieselbe Sprache – inhaltlich oder tatsächlich. Der Sender (Notfallsanitäter) sendet z. B. eine Botschaft, die vom Empfänger (aufnehmendes Klinikpersonal) missverstanden wird (> Kap. 9.1). Ein Beispiel zur Verdeutlichung dieser Problematik:
  – Der Sender sagt: „Der Patient hat ADHS." (Aufmerksamkeitsdefizit-Hyperaktivitätsstörung).
  – Während der Empfänger hört: „Der Patient hat AIDS."
- Vergessene Hinweise auf Vorerkrankungen, insbesondere bekannte ansteckende Infektionen des Patienten.
- Ressourcenmangel und Zeitdruck: Bei der RTW-Besatzung geht der Melder mit einer Alarmierung zum nächsten Einsatz, beim Klinikpersonal ist gerade kein Aufnahmeraum frei etc.

> **MERKE**
>
> Auch wenn der Übergabe seitens der übernehmenden Personen gelegentlich nicht ausreichend Aufmerksamkeit geschenkt wird: Es geht immer um das **Wohl des Patienten** und auch um die **eigene rechtliche Absicherung.** Deshalb müssen Übergaben unbedingt diszipliniert und sorgfältig durchgeführt werden!

14.3 Merkmale einer adäquaten Übergabe

Ziele einer adäquaten Übergabe sind,
- wesentliche Informationen über den Patienten an die nächste Versorgungsebene zu übermitteln und zwar zunächst durch mündliche Kommunikation mit einem Arzt oder einer Gesundheits- und Krankenpflegekraft,
- eine schriftliche Dokumentation zu übergeben, damit die Verantwortung für die weitere Betreuung abzugeben und dadurch die Betreuungskontinuität zu sichern.

Bei der Übergabe erhält das Klinikpersonal erste wichtige Patientendaten und medizinische Informationen über den Patienten. Dabei stehen insbesondere Informationen über den Grund der Klinikeinweisung (ggf. auch Einweisungsschein des behandelnden Arztes), die Genese und Ätiologie des aufgetretenen Krankheitsbildes und zum Verlauf des Patientenzustands während des Transports im Mittelpunkt.

Übergabeschema

Eine systematische Übergabe ist Grundvoraussetzung dafür, dass das übernehmende Personal das präklinische Geschehen und den Einsatzbericht gedanklich nachvollziehen kann, wodurch Informationsdefizite minimiert werden (> Abb. 14.3). Eine optimale Patientenübergabe folgt im Wesentlichen der zeitlichen Chronologie der Ereignisse: Alarmierung, Versorgung vor Ort und Transport. Es basiert auf folgendem **Grundschema**:

1. **Vorstellung des Patienten:** Am Anfang der Übergabe sollte der Patient mit Namen und Alter vorgestellt werden.
2. **Grund der Alarmierung, Situation beim Eintreffen:** Es folgt das Alarmierungsstichwort, ein kurzer Bericht darüber, was passiert ist und in welcher Lage der Patient vorgefunden wurde. Dies ist umso wichtiger, als dass gerade bei traumatischen Patienten der wirkliche Zustand äußerlich nicht unbedingt erkennbar ist, aufgrund des Unfallgeschehens jedoch angenommen werden muss, dass innere Verletzungen vorliegen.
3. **Auffälligkeiten nach dem ABCDE-Schema, Vitalparameter:** Im weiteren Verlauf der Übergabe sollten Besonderheiten und Auffälligkeiten in Bezug auf das ABCDE-Schema (> Kap. 17.1.4) sowie abweichende Vitalparameter angesprochen wer-

14.3 Merkmale einer adäquaten Übergabe

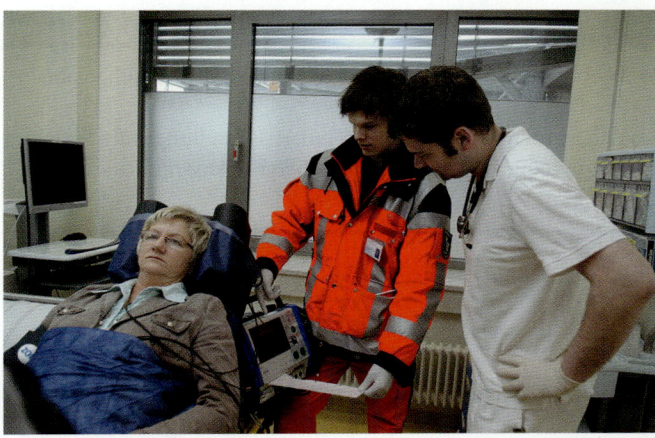

Abb. 14.3 Übergabegespräch zwischen Notfallsanitäter und Krankenhauspersonal [W931]

den. Besonders interessieren hierbei Auffälligkeiten und Symptome beim Auffinden sowie der erste Eindruck des Patienten. Nicht selten imponiert in der Initialphase z. B. eine ausgeprägte, spezifische Symptomatik in Bezug auf Bewusstsein, Respiration und Kreislauf, die sich jedoch bis zum Eintreffen in der Klinik wieder verbessern kann. Ein genauer Bericht liefert in solchen Fällen wertvolle Hinweise auf die spätere Diagnosestellung. Blutdruck und Puls sind wichtige Parameter, die oft durch große Schwankungen gekennzeichnet sind.

> **PRAXISTIPP**
> Es sollten mindestens drei Werte, z. B. in der Initialphase, während des Transports und beim Eintreffen in der Klinik, ermittelt und dem Klinikarzt mitgeteilt werden. Zusätzlich sollten diese Werte auch deutlich im Protokoll dokumentiert werden.
> Parameter, die beim Patienten unauffällig waren, müssen nicht extra erwähnt werden, denn sie verlängern die Übergabe unnötig und setzen die Effizienz einer Übergabe herab!

1. **Verdachtsdiagnosen und Verletzungen:** In diesem Teil der Übergabe werden Verdachtsdiagnosen und Verletzungen des Patienten angesprochen. **Dabei werden unbedingt auch anzunehmende, äußerlich nicht sichtbare Verletzungen erwähnt.** Eine Reihe von Umständen erschwert das Management des traumatisierten Patienten und beeinflusst das Behandlungsergebnis: die Maskierung schwerer Verletzungen durch leichtere, mangelhafte Erfahrung und die spärliche Anamnese. Informationen über das Unfallereignis und über die Biomechanik von Einzelverletzungen, die entscheidende Hinweise zum Verletzungsmuster geben können, sind daher essenziell, so z. B. beim stumpfen Bauchtrauma die gezielte Suche nach intraabdominellen Läsionen. Diagnosen, die man schon sicher ausschließen konnte (weil z. B. Blutzucker bestimmt ist) bzw. Aspekte, die unsicher, unklar oder suspekt sind (z. B. Patientin gibt an, nicht schwanger sein zu können, aber letzte Periode war vor 9 Wochen), werden hier erwähnt.
2. **Bericht zur Anamnese, relevante Informationen aus dem SAMPLER-Schema:** Im weiteren Verlauf der Übergabe werden wichtige Aspekte aus dem SAMPLER-Schema erwähnt (➤ Kap. 17.1.5). Herausgestellt werden die Vorerkrankungen, die mit der akuten Erkrankung in Zusammenhang gebracht werden könnten. Die aktuelle Medikation des Patienten und wann welche Medikamente zuletzt eingenommen worden sind, wird dargestellt. Patienten, die regelmäßig Medikamente einnehmen, haben häufig einen Medikamentenplan, der in die Klinik mitgenommen werden sollte. Eine Alternative dazu ist die Mitnahme der jeweiligen Medikamentenschachteln.
3. **Bericht über die präklinischen Maßnahmen und den Verlauf:** Hier werden die relevanten durchgeführten präklinischen Maßnahmen vor und während des Transports berichtet. Dem aufnehmenden Arzt werden auch etwaige Auffälligkeiten während des Transports mitgeteilt.
4. **Übergabe der persönlichen Gegenstände:** Den Abschluss einer Übergabe bildet das Übergeben der persönlichen Gegenstände des Patienten, z. B. Brille, Uhr, Schmuck, Schuhe oder Prothese, an das Klinikpersonal. Gegenstände von höherem Wert, insbesondere Geldbörsen oder Zahnersatz, sollten auf einem eigenen vorgefertigten Formular übergeben und gegengezeichnet werden.
5. **Verweis auf die Dokumentation:** Das schriftliche Einsatzprotokoll ist in lesbarer Form zu übergeben. Einige Rettungsdienstsysteme können es auch bereits in digitaler Form im Krankenhaus ausdrucken oder übertragen. Neben der Erfüllung der Dokumentationspflicht ist es die primäre Aufgabe eines Rettungsdienstprotokolls, den Mitarbeitern des aufnehmenden Krankenhauses eindeutig und übersichtlich aussagefähige Informationen über das Notfallgeschehen und die notfallmedizinischen Maßnahmen zu übermitteln. Damit kann sichergestellt werden, dass keine für die weitere Diagnostik und Behandlung des Patienten wichtigen Informationen verloren gehen. In manchen Rettungssystemen wird die Einsatzdokumentation von der übernehmenden Stelle gegengezeichnet oder abgestempelt. Damit ist auch formell die Patientenübernahme dokumentiert (➤ Kap. 48.4).
6. **Anmerken von Besonderheiten:** Lebt ein älterer Mensch z. B. völlig allein und ohne unmittelbare Betreuung, vielleicht auch in einer zu kalten Wohnung, ist dies bei der Übergabe und in der Dokumentation zu vermerken. Auch solche Informationen sind für die weitere Planung der Klinik bedeutsam, ggf. muss vor einer unmittelbaren Entlassung der Krankenhaussozialdienst eingebunden werden.
7. Anzeichen, die auf eine Gewalthandlung dem Patienten gegenüber oder einen Missbrauch bzw. eine Vernachlässigung der Pflege und Betreuung hindeuten, werden ohne Beisein des Patienten mündlich an den Arzt kommuniziert. In der Dokumentation werden nur die tatsächlichen Befunde festgehalten: „Handschuhförmige Verbrennung beider Hände, scharf begrenzt, laut Vater hat Kind in den Kochtopf gegriffen. Genauerer Unfallhergang wäre abzuklären."

> **MERKE**
> **Was nicht geschrieben wurde, wurde nicht getan!** Die Bedeutung einer vollständigen und nachvollziehbaren Dokumentation kann nicht genug betont werden. Sie erhöht die Rechtssicherheit der Mitarbeiter im Rettungsdienst und ist ein sichtbares Zeichen der Professionalität und Grundlage für Evaluation und Qualitätsmanagement.

Wiederholungsfragen

1. Warum ist die Patientenübergabe von großer Bedeutung (➤ Kap. 14.1)?
2. Welche Faktoren können eine Patientenübergabe bzw. -übernahme stören oder sogar verhindern (➤ Kap. 14.2)?
3. Was sind die Merkmale einer adäquaten Patientenübergabe (➤ Kap. 14.3)?
4. Wie würden sie den Verdacht auf Misshandlung eines Patienten im Rahmen einer Patientenübergabe kommunizieren (➤ Kap. 14.3)?

Fortsetzung des Szenarios

Die Erstuntersuchung ergibt beidseits offene Unterschenkelfrakturen und Verdacht auf stumpfes Bauchtrauma. Die Halswirbelsäule wird bereits initial manuell immobilisiert. Der Verletzte wird zusammen mit der Feuerwehr unter Anwendung eines Rettungskorsetts und eines Spineboards nach Entfernung des Dachs zügig aus dem Pkw gerettet.

Der Patient wird nach Übernahme in den vorgeheizten RTW vollständig entkleidet. Die weitere Untersuchung ergibt keine Anhaltspunkte für weitere Verletzungen. Sensorik in den Extremitäten ist vorhanden, auf eine Überprüfung der Motorik wird verletzungsbedingt verzichtet, der Patient bewegt aber beide Arme. Er erhält zwei venöse Zugänge und wird analgesiert. Auf weitere Maßnahmen wird wegen der Nähe zur Klinik ansonsten verzichtet. Der Patient wird angemeldet und 5 Minuten später im Krankenhaus übergeben.

Auf dem Einsatzprotokoll wird in Blockschrift sein initales Zitat „*In meinem Nacken hat es komisch geknackt … Kopf nicht halten – V. a. HWS-Fraktur*" neben den anderen Diagnosen vermerkt. Der Rettungsvorgang unter permanenter Immobilisation wird besonders genau dokumentiert. Der Aufnahmearzt wird außerdem noch mündlich auf den unbestätigten Verdacht hingewiesen. Die Immobilisation wird trotzdem seitens des Klinikpersonals entfernt, ein orientierendes Röntgen ergibt keine Anzeichen auf eine HWS-Fraktur. Eine ebenfalls durchgeführte Sonografie ergibt jedoch Hinweise auf eine Blutung im Bauchraum. Der Patient wird daraufhin in den OP verlegt und zur Versorgung einer Milzruptur sowie der Extremitätenfrakturen operiert. Zwischenzeitliche Ermittlungen der Polizei ergeben, dass in der Wohnung des Verletzten ein Abschiedsbrief und zahlreiche leere Medikamentenschachteln gefunden worden sind.

Nach der Operation wird der Patient auf der interdisziplinären Intensivstation aufgenommen, weiterhin intubiert und beatmet und wegen der unklaren Intoxikation 4 Stunden später per RTH in eine Universitätsklinik verlegt.

Der Teamleiter des dortigen Schockraums bekommt alle Unterlagen vorab als Scan per E-Mail, ihm fällt der Hinweis auf die HWS-Verletzung im Einsatzprotokoll der RTW-Besatzung auf. Er fragt das RTH-Team bei der Einlieferung des Patienten, warum der Patient nicht entsprechend mit einer HWS-Schiene immobilisiert sei und erhält die Antwort, dass es keine Hinweise auf eine HWS-Verletzung gäbe. Im Rahmen des Schockraummanagements wird nun erst ein CT angefertigt. Es zeigt sich eine HWS-Fraktur im Bereich C2/C3.

WEITERFÜHRENDE LITERATUR

Fleischmann, T. (Hrsg.): Klinische Notfallmedizin. Zentrale und interdisziplinäre Notaufnahmen. Elsevier/Urban & Fischer, München, 2011

St. Pierre, M., Hofinger, G., Buerschaper, C.: Notfallmanagement. Human Factors in der Akutmedizin. Springer, Heidelberg, 2. Aufl., 2011

Weinert, S.: Die Patientenübergabe: Schnittstelle und Schwachstelle zwischen Rettungsdienst und Gesundheitseinrichtung. VDM, Saarbrücken, 2010

E   Notfallsituationen und Gefahrenabwehr

15 Notfall- und Gefahrensituationen 229

16 Gefahrenabwehr 267

Lehr- und Lernziele des Abschnitts E

Der folgende Abschnitt deckt die **Themenbereiche 1 und 2** der Ausbildungs- und Prüfungsordnung für Notfallsanitäterinnen und Notfallsanitäter ab. Demnach sind Auszubildende zu befähigen,

- unter Beachtung der Lage vor Ort und möglicher Gefahren Maßnahmen zur Erkundung einer Einsatzstelle durchzuführen,
- die gewonnenen Erkenntnisse zu beurteilen sowie der Situation entsprechend zu reagieren,
- die eigenen Grenzen insbesondere im Hinblick auf die Gefährdungslage, die Zahl der betroffenen Personen oder die berufsrechtlichen Rahmenbedingungen zu beachten und unter Berücksichtigung sachlicher, personenbezogener und situativer Erfordernisse Maßnahmen zum Anfordern entsprechender Unterstützung einzuleiten,
- das eigene Handeln an Maßnahmen zur Gefahrenabwehr und zum Eigenschutz einschließlich der Grundregeln des Infektionsschutzes auszurichten und einfache Maßnahmen sicher anzuwenden.

Vor diesem Hintergrund werden in **Kapitel 15** zunächst terminologische Grundlagen zum Begriffsverständnis in verschiedenen Disziplinen erläutert. Nachfolgend wird aufgezeigt, wie eine Einsatzstelle erkundet und beurteilt wird und welche Konsequenzen sich aus der Informationsgewinnung für Personal und Patient ergeben. Die Informationen erschließen sich insbesondere aus der Art des Unfallereignisses, der Lokalisation der Einsatzstelle, möglichen Gefahren und dem Hergang des Unfallereignisses.

Nachfolgend werden in **Kapitel 16** zunächst die Grundregeln der Hygiene und des Infektionsschutzes vorgestellt. Es werden aktive und passive Maßnahmen des Infektionsschutzes und Verhaltensweisen aufgezeigt. Hierzu gehört auch der Selbstschutz des Personals im Einsatz.

Im Rahmen der Gefahrenabwehr werden die Maßnahmen der technischen Rettung erläutert, nach denen insbesondere im Rahmen der Technischen Hilfeleistung das eigene Handeln auszurichten ist. Es werden die jeweiligen Aufgaben, Zuständigkeiten und spezifischen Fähigkeiten beschrieben.

KAPITEL 15

Harald Karutz (15.1, 15.9.4–15.9.7), Sven Linck (15.6–15.8.1),
Christoph Redelsteiner (15.5, 15.8.2–15.9.3), Thomas Semmel (15.2–15.4)

Notfall- und Gefahrensituationen

15.1	**Terminologische Klärungen**	232
15.1.1	Wortherkunft	232
15.1.2	Merkmale von Notfällen	232
15.1.3	Notfallarten	232
15.1.4	Begriffsverständnis in verschiedenen Disziplinen	233
15.2	**Erkundung der Einsatzstelle**	234
15.3	**Gefahren an der Einsatzstelle**	235
15.3.1	Gefahr durch Straßenverkehr	235
15.3.2	Gefahr bei Einsätzen im Gleisbereich	235
15.3.3	Gefahr durch Strom	235
15.3.4	Gefahr durch Feuer und Rauch	236
15.3.5	Gefährliche Stoffe an der Einsatzstelle	236
15.3.6	Gefahr durch Tiere an der Einsatzstelle	237
15.3.7	Gefahr durch kriminelle Handlungen	237
15.4	**Einsatz im häuslichen Bereich**	237
15.5	**Einsatz im Straßenverkehr**	238
15.5.1	Grundlagen der Mechanik und Kinematik	238
15.5.2	Verletzungsmechanismen bei Verkehrsunfällen	239
15.6	**Unfälle mit Gefahrstoffen**	246
15.6.1	Einteilung der Gefahrstoffe	246
15.6.2	Kennzeichnung gefährlicher Stoffe	249
15.6.3	Maßnahmen bei einem Gefahrstoffunfall	253
15.7	**Brandeinsätze**	256
15.7.1	Anfahrt und erste Maßnahmen	256
15.7.2	Verletzungsmuster bei Brandeinsätzen	257
15.8	**Explosionen**	257
15.8.1	Grundsätzliches zu Explosionen	257
15.8.2	Explosionsverletzungen	257
15.9	**Besondere Notfallsituationen und Verletzungsmechanismen**	258
15.9.1	Sportverletzungen	258
15.9.2	Sturz aus Höhen	259
15.9.3	Penetrierende Verletzungen	259
15.9.4	Amok	261
15.9.5	Terroristische Gefahr	263
15.9.6	Geiselnahme	264
15.9.7	Naturereignisse	265

15 Notfall- und Gefahrensituationen

Inhaltsübersicht

15.1 Terminologische Klärungen
- Notfälle können aus unterschiedlichen Perspektiven betrachtet und bewertet werden.
- Über Grundbegriffe des eigenen Handlungsfelds nachzudenken, ist ein Merkmal von Professionalität.
- Sprachlich ist der Terminus „Notfall" sinn- und sachverwandt mit den Begriffen „Übel" und „Misere".
- Bei einem Notfall handelt es sich um ein spontan auftretendes, relativ rasch in sich abgeschlossenes Ereignis, vergleichbar mit einem Würfelfall.
- Notfälle sind durch mehrere Merkmale gekennzeichnet, u. a. eine Kontinuitätsunterbrechung, eine Ergebnisoffenheit und eine hohe Unterschiedlichkeit.
- Außerdem handelt es sich um Ausnahmezustände, die eher selten sind.
- Technisch bedingte Notfälle, gewalttätige bzw. kriminelle Akte, medizinische Notfälle und Naturereignisse können voneinander abgegrenzt werden.
- Rechtskunde, Medizin, Psychologie, Pädagogik, Soziologie und Ökonomie definieren Notfälle jeweils anders.

15.2 Erkundung der Einsatzstelle
- Die Erkundung der Einsatzstelle beginnt mit einer genauen Einsatzmeldung der zuständigen Leitstelle.
- Ein Ersteindruck kann bereits bei erstem Sichtkontakt zur Einsatzstelle erhoben und evtl. an die Leitstelle übermittelt werden (z. B. bei Verkehrsunfällen).
- Die Sicherheit der Rettungsfachkräfte hat höchste Priorität.
- Sind mehrere Personen betroffen, muss das zuerst eingetroffene Rettungsteam eine Vorsichtung durchführen und schnellstmöglich weitere Kräfte nachfordern.
- Die Ermittlung des Verletzungsmechanismus bei Unfällen bzw. die Ermittlung der Art der Erkrankung sind für die Beurteilung und Behandlung des Patienten sehr wichtig.
- Einsatzstellen müssen „gelesen" werden.
- Beim Betreten einer Einsatzstelle sollte immer an eine schnelle Rückzugsmöglichkeit gedacht werden.

15.3 Gefahren an der Einsatzstelle
- Einsätze im Straßenverkehr haben ein erhebliches Gefährdungspotenzial für das Rettungsfachpersonal. Unübersichtliche Unfallstellen oder Verkehr mit hoher Geschwindigkeit fordern ein umsichtiges Handeln.
- Aufgrund der großen Gefahren für das Einsatzpersonal hat die Deutsche Bahn ein Notfallmanagement entwickelt und Verhaltensregeln bei Unfällen im Gleisbereich aufgestellt.
- Bei Stromunfällen muss zwischen Nieder- und Hochspannungsunfällen unterschieden werden. Je nach Art des Stromunfalls sind besondere Sicherungsmaßnahmen erforderlich.
- Insbesondere wenn der Rettungsdienst zuerst bei Brandunfällen eintrifft, entsteht durch die Erwartungshaltung der Betroffenen ein hoher Handlungsdruck. Vorschnelle Handlungen können allerdings erst zu sehr gefährlichen Situationen für die Betroffenen und das Einsatzpersonal führen.
- Gefährliche Stoffe, meist Chemikalien, können in unterschiedlichen Aggregatzuständen vorkommen und machen so ein differenziertes Vorgehen erforderlich.
- Nicht nur exotische und teilweise hochgiftige Tiere an der Einsatzstelle stellen eine große Gefahr für das Rettungsfachpersonal dar. Auch vermeintlich harmlose Haustiere können, wenn sie ihrem Instinkt folgen, sehr gefährlich werden.
- Wird der Rettungsdienst zu Einsätzen aufgrund krimineller Handlungen gerufen, besteht immer eine große Gefahr für das eingesetzte Personal.

15.4 Einsatz im häuslichen Bereich
- Insbesondere der unsachgemäße Umgang mit vermeintlich harmlosen Haushaltschemikalien kann zu einer hohen Gefährdung für Patient und Rettungsfachpersonal führen.
- Suizide mit Holzkohlengrills oder Pflanzenschutzmittel haben ein großes Gefährdungspotenzial.
- Einsätze wegen häuslicher Gewalt werden zu den gefährlichsten Einsätzen für das Rettungsfachpersonal gezählt.

15.5 Einsatz im Straßenverkehr
- Aus dem Verletzungsmechanismus lassen sich spezifische Verletzungsfolgen, auch sich erst entwickelnde oder verborgene, ableiten.
- Die Absorption der kinetischen Energie ist Ursprung der Verletzung.
- Man unterscheidet Fahrzeugkollision, Körperkollision und Organkollision.
- Zur Einschätzung des Verletzungsbilds beachtet man die Deformierung des Fahrzeugs, der Fahrzeugkabine und des Patienten und analysiert die Sicherheitseinrichtungen.
- Zu den Sicherheitseinrichtungen gehören Gurte, Kopfstützen und Airbags.
- Dreipunktgurte sind sicherer als Zweipunktgurte. Bei Beckengurten kommt es bei Kollision v. a. zu Verletzungen von Bauch und Lendenwirbelsäule, bei Dreipunktgurten zu Rippen- und Schlüsselbeinbrüchen.
- Ein Airbag schützt nur beim ersten Aufprall, weil er sich nach dem Entfalten schnell wieder entleert.
- Die unerwünschte Entfaltung des Airbags bei der Rettung kann zu Schleudertraumen und Hörschäden führen und muss daher verhindert werden.
- Airbags sollten nur von der Feuerwehr eröffnet werden, weil sie ätzende Chemikalien enthalten.

Frontalzusammenstoß
- Vor allem Windschutzscheibe, Lenkrad und Armaturenbrett sowie nicht fixierte Gegenstände verursachen Verletzungen.
- Durch Kollision mit dem Lenkrad kommt es zu Bauch- und Brustverletzungen. Dabei kann durch den „Papiersackeffekt" ein Pneumothorax entstehen.

T-förmiger oder seitlicher Zusammenstoß
- Bleibt das Auto nach dem Aufprall stehen, kommt es zu Kompressionsverletzungen seitlich am Stamm und an den Extremitäten.
- Wird das Fahrzeug weggeschleudert, stehen Schäden der Halswirbelsäule im Vordergrund. Nebeneinander sitzende Personen prallen mit Kopf und Schultern aneinander.

Auffahrunfall
- Die Folgen für die Insassen des hinteren Fahrzeugs entsprechen denen eines Frontalzusammenstoßes.
- Passagiere im vorderen Auto erleben eine Hyperextension und danach eine Hyperflexion der Halswirbelsäule.

Fahrzeugüberschlag
- Aus den verformten Fahrzeugteilen kann man auf das Verletzungsmuster schließen.
- Schäden am Autodach weisen auf einen Überschlag hin, wenn das Auto wieder auf den Rädern aufgekommen sein sollte.

Rotationsunfall
- Die Folgen sind eine Kombination aus denen eines frontalen und eines seitlichen Aufpralls.

Traktorunfall
- Kippen Traktoren ohne Überrollkabine nach hinten, wird der Fahrer zwischen Traktor und Boden eingequetscht.

Motorrad-, Quad- und Trikeunfall
- Bei Frontalzusammenstoß sind Kopf-, Brust-, Bauchverletzungen und Oberschenkelfrakturen wahrscheinlich.
- Bei seitlichem Aufprall kommt es häufig zu offenen Beinverletzungen.
- Wird der Fahrer weggeschleudert, ist der gesamte Körper verletzungsgefährdet.

Fußgängerunfall
- Erwachsene versuchen, sich wegzudrehen, Kinder sehen der Gefahr oft gebannt entgegen.
- Erwachsene werden zunächst an den Unterschenkeln getroffen, danach mit Becken und oberem Femuranteil von der Vorderseite der Kühlerhaube erfasst und über das Auto geschleudert.
- Kinder werden ihrer Körpergröße entsprechend tiefer erfasst. Sie werden selten weggeschleudert, sondern vor das Auto gedrückt und mitgeschleift.
- Ein Kind gilt bis zum Ausschluss als schwer verletzt.

15.6 Unfälle mit Gefahrstoffen
- Es wird in allen Lebensbereichen mit einer ansteigenden Anzahl von Gefahrstoffen umgegangen.
- Dem Erkennen einer Beteiligung eines Gefahrstoffs kommt eine zentrale Bedeutung zu.
- Gefahrstoffe werden im Transportrecht in die Klassengruppen 1–9 eingeteilt.
- Man unterscheidet Explosivstoffe, Gase, entzündbare Flüssigkeiten und feste Stoffe, oxidierende, giftige, radioaktive und ätzende Stoffe.
- In Klasse 9 werden alle Stoffe zusammengefasst, die keiner anderen Klasse zugeteilt werden können.
- Für Gefahrstoffe werden Kennzeichnungen nach Umgangs- und Transportrecht benutzt.
- Nach dem Global-Hazard-System erfolgt die Kennzeichnung im Umgangsrecht.
- Die Kennzeichnungen nach der Arbeitsschutzrichtlinie können weitere Hinweise auf die Beteiligung von Gefahrstoffen geben.
- Im Transportbereich erfolgt die Kennzeichnung durch Gefahrzettel und Warntafeln.
- Die Warntafel ist orange und zweigeteilt. Sie enthält die Gefahrnummer und die Stoffnummer.
- Bei einem Gefahrstoffunfall steht Selbstschutz im Vordergrund.
- Das Vorgehen richtet sich nach dem „GAMS"-Schema.
- Verletzte müssen bei Kontaminationsverdacht immer entkleidet werden.

15.7 Brandeinsätze
- Die erste Lagemeldung ist eine der wichtigsten Maßnahmen des ersteintreffenden Fahrzeugs.
- Die Fahrzeugaufstellung ist von besonderer Bedeutung, da die Drehleiteraufstellplätze freigehalten werden müssen.

15.8 Explosionen
- Durch Gase, Dämpfe und Stäube ist in vielen Einsätzen eine Explosionsgefahr vorhanden.
- Dem persönlichen Explosionsschutz kommt dabei im Rettungsdienst eine große Bedeutung zu.

15.9 Besondere Notfallsituationen und Verletzungsmechanismen

Sportverletzungen
- Die Vielzahl der Sportarten haben jeweils typische Verletzungsmuster.
- Zur Einschätzung hilft zu überlegen, aus welcher Richtung und mit welcher Geschwindigkeit die Krafteinwirkung verläuft. Wie wurde diese im Körper weitergeleitet? Wie schnell war die Reduktion der Geschwindigkeit?

Sturz aus Höhen
- Die Grundeinschätzung der möglichen Sturzverletzungen beinhaltet die geschätzte Sturzhöhe, den primären und die sekundären Aufprallpunkte des Körpers und die Beschaffenheit des Untergrunds, auf den der Betroffene geprallt ist.

Penetrierende Verletzungen
- Eine wichtige Rolle bei penetrierenden Verletzungen spielt u. a. die Frage nach der Geschwindigkeit der Waffe (Messer, Pfeil, Niedrig- oder Hochgeschwindigkeit).

- Hinter einer kleinen Eintrittswunde kann sich eine größere innere Wunde verbergen.

Amok
- Im klassischen Verständnis handelt es sich bei Amokläufen um spontan, rauschhaft, impulsiv und raptusartig ausgeführte Taten. Abweichend von diesem Verständnis geht Amokläufen an Schulen („School Shootings") allerdings meist eine längere Tatvorbereitungsphase voraus.
- Aufgrund der hohen Eigendynamik besteht bei Amokläufen für die Rettungsfachkräfte eine besondere Eigengefährdung.
- Es handelt sich um polizeilich geführte Lagen, d.h., das Rettungsfachpersonal hat sich den Führungskräften der Polizei unterzuordnen.
- Die sog. Schildkrötentaktik ist umstritten und kann – wenn überhaupt – nur auf freiwilliger Basis, nach einem intensiven Training mit der Polizei, angewendet werden.

Terroristische Gefahr
- Die terroristische Gefahr hat in der BRD in den vergangenen Jahren deutlich zugenommen.
- Terroranschläge machen eine spezielle Defensivtaktik erforderlich.
- Besondere Gefahren sind mit der Möglichkeit eines Zweitschlags gegen Rettungsfachkräfte und der Explosion einer „schmutzigen Bombe" verbunden.

Geiselnahme
- Geiselnahmen sind ebenfalls polizeilich geführte Lagen.
- Oberste Priorität hat die Unversehrtheit der Geiseln.
- Die Gesprächsführung mit Geiselnehmern übernehmen speziell geschulte Polizeibeamte.
- Der Rettungsdienst hält sich außerhalb des Gefahrenbereichs für einen sofortigen Einsatz bereit.

Naturereignisse
- Naturereignisse wie Starkregenfälle, Stürme und Überschwemmungen treten seit einigen Jahren häufiger auf.
- Der Rettungsdienst kann als kritische Infrastruktur auch selbst von derartigen Ereignissen betroffen sein.
- Durch umstürzende Bäume oder beschädigte Stromleitungen droht Rettungsfachkräften eine erhebliche Eigengefährdung.
- Zur Vorbereitung auf außergewöhnliche Naturereignisse gehört die Sicherstellung einer netzunabhängigen Stromversorgung der Rettungswache, die Bevorratung von Trinkwasser, Nahrungsmitteln, Kraftstoffen und Batterien.

15.1 Terminologische Klärungen

Professionelles Handeln als Notfallsanitäter setzt voraus, über Grundbegriffe des eigenen Handlungsfelds nachzudenken, verschiedene Definitionen sowie Betrachtungsweisen zu hinterfragen und zu verstehen. So ist der Terminus „Notfall" vielschichtiger, als man es auf den ersten Blick vermuten würde. In den unterschiedlichsten Wissenschaften werden Notfälle als Forschungsthema aufgegriffen.

15.1.1 Wortherkunft

Von der Wortherkunft her lässt sich die Silbe **„Not"** zunächst auf „Zwang" und „Bedrängnis" zurückführen, sie wird als sinn- und sachverwandt mit den Begriffen „Übel", „Misere", „Zwickmühle" und „Ausnahmezustand" eingeordnet. **„Fall"** verweist sprachgeschichtlich auf die Vorstellung eines Würfelfalls und damit auf ein plötzlich eintretendes Ereignis, das dann aber auch relativ rasch in sich abgeschlossen ist.

15.1.2 Merkmale von Notfällen

In der Praxis können Notfälle durch einige weitere **Merkmale** gekennzeichnet werden. So besteht bei Notfällen akuter Handlungsbedarf. Sie verlaufen sehr **dynamisch** und wirken „kontinuitätsunterbrechend": Wenn jemand mit dem Pkw verunglückt, erreicht er sein Fahrtziel beispielsweise nicht wie ursprünglich vorgesehen. Die Fortführung eines üblichen oder geplanten Tagesablaufs wird verhindert. Schwerwiegende Verletzungs- oder Erkrankungsfolgen können aber nicht nur die Umsetzung unmittelbarer Planungen verhindern, sondern wirken sich u. U. auf das gesamte weitere Leben aus. Bereits seit den 1920er-Jahren ist bekannt, dass dieser Aspekt bei der psychischen Bewältigung von Notfällen eine besondere Bedeutung hat.

Außerdem sind Notfälle **ergebnisoffen** und **sehr unterschiedlich.** Daraus lässt sich einerseits ableiten, dass man sich kaum auf alle denkbaren Eventualitäten vorbereiten kann. Andererseits resultiert daraus – zumindest für das Rettungsfachpersonal – aber auch ein ausgesprochen abwechslungsreicher Arbeitsalltag.

15.1.3 Notfallarten

Für die **Gefahrenabwehrplanung** ist v. a. die **Notfallart** von Bedeutung: In einem weit verbreiteten Klassifikationsschema lassen sich schematisch **vier Varianten** unterscheiden:
- „Technisch bedingte Notfälle bzw. Unfälle", etwa Verkehrsunfälle, Gebäudeeinstürze oder Arbeitsunfälle
- „Gewalttätige, kriminelle Akte", wie z. B. Überfälle, Geiselnahmen oder eskalierende Konfliktsituationen
- „Medizinische Notfälle", die durch akute Erkrankungen, Verletzungen oder Vergiftungen verursacht werden
- „Naturereignisse" wie Erdbeben, Unwetter, Überschwemmungen

Außerdem sind Individualnotfälle von Ereignissen abzugrenzen, bei denen mehrere Menschen betroffen sind (**„Großschadenslage"**, **„Massenanfall von Verletzten"**, ➤ Kap. 46.3).

Je nach Notfallart lassen sich theoretisch andere Präventions- und Hilfeleistungskonzepte entwickeln. So stehen bei gewalttätigen, kriminellen Akten psychosoziale bzw. kommunikative und emotionale Aspekte im Vordergrund; bei technisch bedingten Notfällen eine technische Hilfeleistung etc. Natürlich sind aber auch Mischformen möglich.

15.1.4 Begriffsverständnis in verschiedenen Disziplinen

Aus **rechtlicher Sicht** handelt es sich bei einem Notfall zunächst um eine irreguläre Situation, die deutlich vom Gewohnten abweicht und in der u. U. auch besondere Regeln gelten können. Der Begriff des **rechtfertigenden Notstands** (§ 34 StGB; ➤ Kap. 57.4.4, ➤ Kap. 57.6) verdeutlicht dies beispielhaft.

Juristen definieren Notfälle oftmals aber auch in Abhängigkeit von bestimmten **Ursachen.** Demnach werden Notfälle durch Unfälle bzw. unfallbedingte Verletzungen, Vergiftungen oder akute Erkrankungen ausgelöst. Ein solches Begriffsverständnis findet sich beispielsweise in der Normung von Begriffen des Rettungswesens (DIN 13050) sowie in den verschiedenen Rettungsdienstgesetzen der Länder. Insbesondere im Hinblick auf Zuständigkeits- und Abrechnungsfragen bei Einsätzen des Rettungsdienstes und weiterer ärztlicher bzw. therapeutischer Leistungen ist dies in hohem Maße relevant.

Eine medizinische Betrachtung von Notfällen bezieht sich demgegenüber vorrangig auf **körperliche Folgen.**

> **MERKE**
> Im medizinischen Sinne liegt ein **Notfall** vor, wenn eine lebensbedrohliche Beeinträchtigung der Vitalfunktionen Bewusstsein, Atmung oder Kreislauf besteht – oder wenn durch schwerwiegende Störungen weiterer wichtiger Funktionskreise, wie z. B. die des Wasser-Elektrolyt-Haushalts, des Wärmehaushalts, des Säure-Basen-Haushalts und des Stoffwechsels lebensbedrohliche Einwirkungen auf diese Vitalfunktionen erwartet werden müssen.

Akute oder **unmittelbar drohende Lebensgefahr** wird demnach zum zentralen Charakteristikum eines Notfalls. Dies würde allerdings auch bedeuten, dass es sich beispielsweise bei einer akzidentiell aufgetretenen, geschlossenen Unterschenkelfraktur nicht um einen Notfall handeln würde. Unstrittig und aus gutem Grund würde der Sturz eines Radfahrers, der offensichtlich verletzt und mit starken Schmerzen auf dem Boden liegen bleibt, jedoch ebenfalls zur Alarmierung eines RTW führen.

> **ACHTUNG**
> Im weiteren Sinne liegt insofern auch dann ein **Notfall** vor, wenn ein Patient **z. B. starke Schmerzen** empfindet oder aus anderen Gründen **sofortiger medizinischer Hilfe** bedarf.

Sich dies vor Augen zu führen ist wichtig, um die eigene Zuständigkeit für Hilfeersuchen aus der Bevölkerung nicht unberechtigterweise in Frage zu stellen, und um bestimmte Einsätze auch nicht vorschnell als „Fehleinsätze" zu werten.

In der **Psychologie** liegt wiederum ein anderes Begriffsverständnis vor. Hier werden Notfälle als Ereignisse betrachtet, die (nach Lasogga und Gasch, 2011) *„aufgrund ihrer subjektiv erlebten Intensität physisch und/oder psychisch als so beeinträchtigend erlebt werden, dass sie zu negativen Folgen in der physischen und/oder psychischen Gesundheit führen können".* Somit steht nicht eine bestimmte Ursache oder körperliche Folge im Vordergrund, sondern vielmehr das (subjektive!) **Erleben** des Betroffenen (➤ Kap. 9.3). Dies beinhaltet für die Einsatzpraxis eine gewisse Problematik: So kann jemand den Rettungsdienst alarmieren, weil er sich aus seiner Sicht in einer Notfallsituation befindet. Nach den medizinischen Kriterien liegt u. U. jedoch überhaupt kein Notfall vor.

> **ACHTUNG**
> Zu entscheiden, wie „berechtigt" ein Hilfeersuchen ist, kann in solchen Fällen schwierig und mitunter auch konfliktträchtig sein.

Im Verständnis der Pädagogik beinhalten Notfälle v. a. ein **Bildungspotenzial:** Man kann lernen, wie man sich auf Notfälle vorbereitet und wie man sich in einem Notfall möglichst angemessen verhält **(proaktives Lernen).** Zudem kann man vieles **aus einem Notfall** lernen – beispielsweise, wie sich die Wiederholung einer bestimmten Notfallsituation in Zukunft verhindern lässt **(reaktives Lernen).** Die Beschäftigung mit und die konkrete Erfahrung von Notfällen kann insofern, auch wenn dies makaber klingen mag, durchaus zu einem persönlichen Erkenntnisgewinn beitragen und als Bereicherung betrachtet werden.

> **ACHTUNG**
> Pädagogisch betrachtet sind Notfälle nicht immer nur **furchtbar,** sondern manchmal auch **fruchtbar.**

Die **Soziologie** betrachtet das, was wir als Notfälle wahrnehmen, als ein Ergebnis der **Kultur- und Mentalitätsgeschichte** sowie vor dem Hintergrund verbreiteter Normen und Wertvorstellungen. Notfälle, deren Auswirkungen und Folgen sowie die Reaktionsweisen von Menschen in Notfällen müssen demnach immer auch in einem gesellschaftlichen und historischen Kontext betrachtet werden.

> **MERKE**
> In unserer Gesellschaft des 21. Jahrhunderts führt ein Unglück umgehend zu einem Notfalleinsatz, und selbstverständlich wird von allen Beteiligten eine möglichst effektive Hilfeleistung gewünscht. Dies war und ist jedoch längst nicht überall so. Im **Mittelalter** galten Unglücksfälle beispielsweise als **Ausdruck des Willen Gottes,** und eine etwaige Hilfeleistung wurde als **Blasphemie** verurteilt. Auch heute ist die Bewertung eines Unglücks gesellschaftlich bzw. kulturell geprägt mitunter sehr verschieden.

Notfälle können außerdem zu einer **Veränderung des bestehenden Rollengefüges** führen (➤ Kap. 8.5.4). Wer von einem Unglück betroffen ist, übernimmt immer auch eine neue Rolle oder ist zumindest gezwungen, seine bisherige Rolle anders als bisher zu interpretieren. Ein Manager, der es gewohnt ist, zu führen, zu leiten und letztlich Macht auszuüben, erlebt sich durch einen Herzinfarkt z. B. hilflos und auf die Unterstützung durch andere angewiesen. Aus dem Manager wird in diesem Fall (auch) ein Patient. Unter Umständen geht ein Notfallgeschehen auch mit einem Verlust vertrauter Rollen einher. Verstirbt eine Ehefrau, wird der frühere Ehemann zum Witwer etc.

In der **Ökonomie** geht es v. a. um die durch Notfälle verursachten **Schadenskosten.** Neben etwaigen Behandlungskosten für die Betroffenen sind hier Reparatur- bzw. Instandsetzungskosten an beschädigten oder zerstörten Gegenständen, die Leistungen von Versicherungen sowie nicht zuletzt auch der volkswirtschaftliche Schaden zu nennen, der aus einer vorübergehenden oder dauerhaft anhaltenden Verminderung der Arbeitsfähigkeit bzw. sogar einer Arbeitsunfähigkeit der geschädigten Personen resultiert.

Die **ökologische Perspektive** nimmt **Auswirkungen von Notfällen auf die Umwelt** in den Blick, etwa bei Gefahrgutunfällen, Bränden oder Störungen in einem Kernkraftwerk, aber auch bei Naturkatastrophen wie einem Erdbeben, einem Vulkanausbruch oder einer Überschwemmung. Hilfeleistungen können ebenfalls Immissionen verursachen, etwa der Lärm von Martinshörnern, Desinfektionsmaßnahmen etc.

Aus **philosophischer Sicht** stellen Notfälle – ebenso wie Krisen – schließlich v. a. existenziell bedeutsame **Wendepunkte** dar, die nicht nur mit Gefahren und Risiken, sondern auch mit vielfältigen Chancen verbunden sind. Sie konfrontieren den Menschen mit der eigenen Begrenzt- und Endlichkeit, aber auch mit Sinn- und Schuldfragen. Sie können dazu führen, dass Tradiertes und Bewährtes hinterfragt und völlig anders als bisher bewertet wird und sich neue Perspektiven eröffnen.

MERKE
In Notfallsituationen können Menschen scheitern oder sich bewähren, an ihnen wachsen und reifen. Auch religiöse bzw. spirituelle Empfindungen können in diesem Zusammenhang von erheblicher Bedeutung sein. Damit wird auf einen **transzendentalen Bezug** von Notfällen verwiesen.

Zusammenfassend wird deutlich, dass sich **Notfälle** aus **vielen unterschiedlichen Perspektiven** betrachten lassen. Mindestens folgende Aspekte können getrennt voneinander und in den unterschiedlichsten Wechselwirkungen dargestellt werden:
- Notfälle sind **Ausnahmezustände,** d. h., vom Üblichen und Gewohnten unterscheiden sie sich deutlich.
- Notfälle erfordern immer eine **ursachenbezogene Strategie zur Gefahrenabwehr.** Dies kann eine medizinische Hilfeleistung sein, aber auch der Einsatz der Polizei (z. B. bei der Festnahme eines Straftäters) oder das Löschen eines Brandes durch die Feuerwehr.
- Notfälle werden **subjektiv unterschiedlich** erlebt und sind mit ebenso **individuellen psychischen bzw. psychosozialen Auswirkungen** verbunden.
- Notfälle enthalten ein **Bildungspotenzial.**
- Notfälle sind in einen **kulturell-gesellschaftlichen Kontext** eingebettet.
- Notfälle **verändern** bestehende **Rollengefüge.**
- Notfälle verursachen **Kosten.**
- Notfälle beeinflussen die **Umwelt.**
- Notfälle können existenziell bedeutsame **Wendepunkte** sein.
- Notfälle stehen in einem **transzendentalen Bezug.**

Vor diesem Hintergrund sollten Notfälle, wenn man nicht nur eine eindimensionale Betrachtungsweise verfolgen und dem Anspruch an eine **umfassende** Versorgung gerecht werden möchte, jedenfalls nicht allein auf die Störung vitaler Funktionen reduziert werden.

15.2 Erkundung der Einsatzstelle

Die Erkundung der Einsatzstelle beginnt mit einer möglichst genauen **Einsatzmeldung.** Je mehr Informationen an das Rettungsfachpersonal übermittelt werden, desto sicherer kann der Einsatz abgearbeitet werden. Das gilt nicht nur bei Verkehrsunfällen auf Autobahnen mit noch laufendem Verkehr, es gilt vor allen Dingen bei Einsätzen nach kriminellen Handlungen oder häuslicher Gewalt.

Die **Sicherheit** des eingesetzten Personals hat immer höchste Priorität. Kann eine Einsatzstelle nicht als sicher eingestuft werden, so stellt das Betreten der Einsatzstelle u. U. eine sehr große Gefährdung für das Rettungsfachpersonal dar. Besteht bei der Anfahrt Sichtkontakt zur Einsatzstelle (z. B. bei einem Verkehrsunfall oder einem Gebäudebrand), sollte ein Ersteindruck von der Einsatzstelle erhoben und nach Notwendigkeit der Leitstelle mitgeteilt werden. So können, noch bevor das erste Team an der eigentlichen Einsatzstelle eintrifft, weitere Einsatzkräfte zur Einsatzstelle entsandt werden.

Vor dem Betreten der Einsatzstelle muss das Rettungsfachpersonal die notwendige **Schutzbekleidung** angelegt haben (➤ Kap. 16.2.2). Besteht keine Gefährdung für das Rettungsfachpersonal, kann die Einsatzstelle betreten werden. Ist die Einsatzstelle noch nicht oder noch nicht ausreichend gesichert, muss das Rettungsfachpersonal die Erkundung mit den zur Verfügung stehenden Mitteln durchführen oder Spezialkräfte zur Sicherung der Einsatzstelle nachfordern. Sind mehrere Personen betroffen, so muss eine Vorsichtung durch das zuerst eingetroffene Rettungsfachpersonal vorgenommen werden. Nur so können schnellstmöglich weitere Einsatzkräfte zur Versorgung der Patienten zur Einsatzstellen entsandt werden.

Die Ermittlung des **Verletzungsmechanismus** bei traumatologischen Notfällen oder die Ermittlung der **Ursache** der Erkrankung bei nicht-traumatologischen Notfällen ist zur Beurteilung und Behandlung von Notfallpatienten wichtig. Eine Einsatzstelle muss aufmerksam „gelesen" und die Beobachtungen müssen später auch entsprechend im Notfallprotokoll dokumentiert werden. Medikamentenschachteln und Arzneimittelverordnungspläne, Injektionsbestecke, Flaschen oder andere Flüssigkeitsbehälter, Abschiedsbriefe etc. können wichtige Hinweise auf den Zustand des Patienten liefern.

Das Rettungsfachpersonal muss beim Betreten einer Einsatzstelle immer eine **schnelle Rückzugsmöglichkeit** bedenken. Geht vom

Patienten oder Umstehenden die Aggression, im Rahmen krimineller Handlungen oder bei Einsätzen wegen psychischer Erkrankungen, plötzlich auf das Rettungsfachpersonal über, kann die eigene Sicherheit nur noch durch einen schnellen Rückzug sichergestellt werden. Gegenstände, die als Waffen gegen das Rettungsfachpersonal benutzt werden können, sollten erkannt und nach Möglichkeit aus dem Weg geräumt werden.

Das Akronym „SSS" (➤ Kap. 17.1.2) hilft, bei der Erkundung der Einsatzstelle wichtige Maßnahmen und Hinweise nicht zu vergessen.

15.3 Gefahren an der Einsatzstelle

15.3.1 Gefahr durch Straßenverkehr

Unfälle im Straßenverkehr haben ein **erhöhtes Gefahrenpotenzial** für das Einsatzpersonal. Schon bei der Annäherung an die Einsatzstelle ist der Unfallort aufmerksam zu betrachten. Die Übermittlung eines Ersteindrucks an die Leitstelle ist sinnvoll. So kann die Leitstelle z. B. bei Unfällen mit Gefahrguttransportern oder bei Unfällen mit mehreren Beteiligten frühzeitig weitere Einsatzkräfte nachalarmieren.

Das Rettungsfahrzeug muss an einer sicheren Stelle abgestellt werden. Fahrzeuge des Rettungsdienstes müssen nicht direkt am Unfallort halten. Die **mobile Ausstattung** und **moderne Tragensysteme** lassen einen größeren Abstand zur Einsatzstelle zu. Der Raum direkt am Unfallort ist z. B. für die Feuerwehr freizuhalten (➤ Abb. 16.8). Diese muss mit ihren Geräten an die verunfallten Fahrzeuge, um den Brandschutz sicherzustellen und evtl. eingeschlossene Personen zu befreien.

Bei Verkehrsunfällen im Bereich von **Autobahnen** ist das Einsatzpersonal durch Fahrzeuge, die mit hoher Geschwindigkeit fahren, besonders gefährdet. Kann das Einsatzpersonal die Einsatzstelle nicht selbst absichern, ist eine frühzeitige Sicherung der Einsatzstelle durch andere Einsatzkräfte, wie z. B. Polizei oder Feuerwehr, notwendig. Aber nicht nur der Verkehr selbst kann das Einsatzpersonal gefährden. Bei der Annäherung an die Unfallstelle ist auf den Auslauf von Treibstoffen, rutschige Oberflächen, Rauchentwicklung und möglichen Gefahrstoffaustritt zu achten.

15.3.2 Gefahr bei Einsätzen im Gleisbereich

Bei Unfällen mit Schienenfahrzeugen oder Unfällen im Gleisbereich besteht bei unsachgemäßem Verhalten **Lebensgefahr für das Einsatzpersonal** (➤ Kap. 53.1.2). Gefahren entstehen durch:

- Die **Spurgebundenheit der Schienenfahrzeuge** – Ausweichen ist unmöglich
- Fahrten mit sehr **hohen Geschwindigkeiten** – teilweise bis 300 km/h
- **Sogwirkung** der schnell fahrenden Schienenfahrzeuge
- Teilweise sehr **niedrige Geräuschpegel** der Schienenfahrzeuge (Bsp.: ICE)

- **Hochspannung** (Oberleitungen stehen unter 15 000 Volt Wechselstrom)

Die **Deutsche Bahn AG** hat ein Notfallmanagement entwickelt. Der Notfallmanager der Deutschen Bahn ist Einsatzleiter bei Unfällen im Bereich von Gleisanlagen. Im Bereich von großen Bahnhöfen üben die jeweiligen Bahnhofsmanager das Notfallmanagement aus.

> **MERKE**
> Beim Betreten von **nicht gesperrten Gleisen** besteht für das Einsatzpersonal **Lebensgefahr**.

Vor dem Betreten der Gleisanlagen muss die Gleissperrung durch den Notfallmanager der Bahn oder die Leitstelle bestätigt sein. Aber auch der Bereich neben nicht gesperrten Gleisen ist sehr gefährlich. Um dem **Sog** schnell fahrender Züge zu entgehen, empfiehlt die Deutsche Bahn einen Abstand von 3 m zur Gleismitte. Die Deutsche Bahn hat einige **Verhaltensregeln** für Einsätze im Gleisbereich aufgestellt.

> **MERKE**
> **Verhaltensregeln bei Notfällen im Gleisbereich**
>
> - **Das Gleis nur betreten, wenn es unumgänglich ist!**
>   Grundsatz auch bei gesperrten Gleisen beachten.
> - **Nicht auf Schienenköpfe treten!**
>   Rutschgefahr, besonders bei feuchter Witterung.
> - **Vorsicht bei Weichen!**
>   Nie zwischen Weichen treten oder fassen.
> - **Nicht im Gleis laufen!**
>   Große Stolperfallen durch Schotter und Schienenbefestigungen.
> - **Sicherheitsabstand zu abgestellten Wagen!**
>   Der Sicherheitsabstand zu abgestellten Wagen bei Überqueren der Gleise beträgt mindestens 2 m.

Die **Oberleitungsanlage** steht unter 15 000 Volt Spannung. Der sog. **Fahrdraht** befindet sich normalerweise in einer Höhe von 5,50–6,00 m über der Schienenoberkante. Im Bereich von Tunneln oder Brücken kann diese Höhe auf 4,95 m, teilweise bis auf 4,80 m abgesenkt sein. Bei einer alleinigen Abschaltung der Oberleitung können **Restspannungen** von bis zu 8 000 Volt vorhanden sein. Deshalb muss zusätzliche eine Erdung der Oberleitung durchgeführt werden. Die Erdung der Oberleitung darf nur von Personen mit besonderer Einweisung vorgenommen werden. Neben den bisher genannten Gefahren besteht im Gleisbereich durch den Gütertransport auf der Schiene auch die Gefährdung durch **austretende Gefahrstoffe**.

15.3.3 Gefahr durch Strom

Stromunfälle (➤ Kap. 42.6) sind nicht nur für die betroffenen Patienten gefährlich. Auch für das Einsatzpersonal besteht in diesen Situationen eine große Gefahr (➤ Abb. 15.1). Die Berührung von unter Strom stehenden Personen und Gegenständen ist u. U. lebensgefährlich. Generell unterscheidet man **drei Stromarten**, den **Gleichstrom,** den **Wechselstrom** und den **Drehstrom**. Der Wechselstrom ist der typische Haushaltsstrom. Eine weitere Unterscheidung ist in Bezug auf die Spannung sinnvoll. Man unterscheidet in Niederspan-

15 Notfall- und Gefahrensituationen

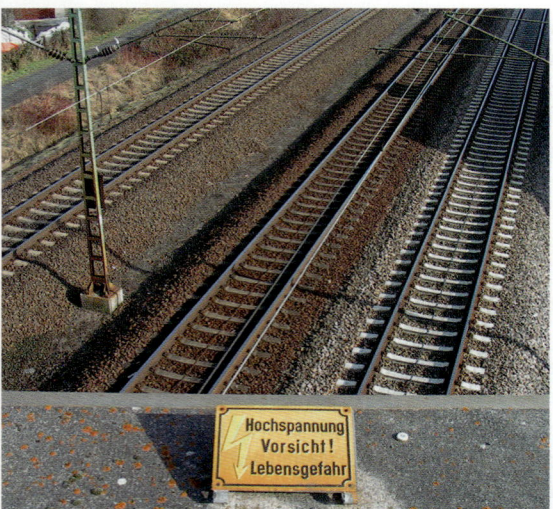

Abb. 15.1 Achtung Hochspannung [M844]

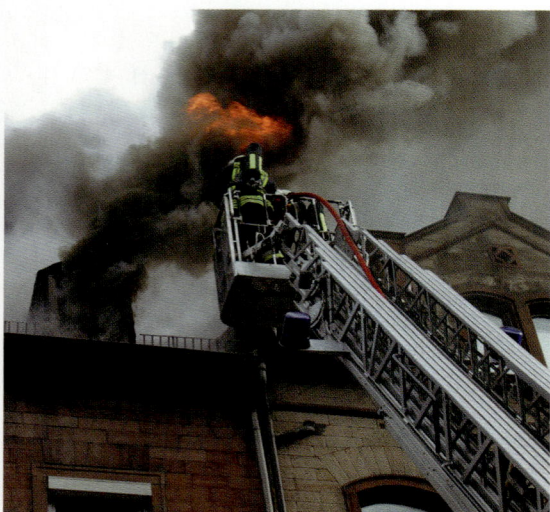

Abb. 15.2 Gebäudebrand mit starker Rauchentwicklung [O429]

nung bis 1 Kilovolt (kV), Mittelspannung von 1–50 kV, Hochspannung von 50–220 kV und die Höchstspannung > 220 kV. Zur sicheren Vorgehensweise bei Stromunfällen siehe ➤ Kap. 42.6.2.

15.3.4 Gefahr durch Feuer und Rauch

Brandeinsätze gehören selten zum Alltag des Rettungsfachpersonals. Gefahren bestehen durch giftige Brandgase, die Ausbreitung von Feuer und Rauch und die Unvorhersehbarkeit der Brandentwicklung (➤ Abb. 15.2).

Oft trifft der Rettungsdienst noch vor der Feuerwehr an diesen Einsatzstellen ein. Für das zuerst eintreffende Personal entsteht ein großer Handlungsdruck, speziell, wenn bei einem Gebäudebrand noch Menschen in diesem Gebäude sind. Die Erwartungshaltung von Angehörigen, Nachbarn oder Umstehenden erhöht diesen Druck auf das eingesetzte Personal zusätzlich. Schnell stellt sich die Frage, ob das Rettungsfachpersonal das Gebäude trotz Feuer und Rauch betreten soll, um eingeschlossene Menschen zu evakuieren. Die Rettungsfachkräfte müssen sich in diesen Situationen folgende Fragen stellen:

- Ist das Betreten des Gebäudes sinnvoll und notwendig?
- Steht das Vorgehen in Relation zu den Risiken?

Die Gefährdung von **eingeschlossenen Personen** in einem anderen Stockwerk ist vorerst als nicht sehr hoch einzustufen. Erst das Öffnen einer Eingangstür kann zu einer Ausbreitung des Brandrauchs (➤ Kap. 40.3.2) führen. Es ist daher sinnvoller, Menschen an den geöffneten Fenstern ihrer Wohnung zu halten und sie verbal zu betreuen.

Statistiken zufolge kommt es in Deutschland jährlich zu ca. 40 000 Fahrzeugbränden. Dementsprechend häufig wird das Rettungsfachpersonal mit diesen Einsatzsituationen konfrontiert. Durch die Verwendung einer Vielzahl von Kunststoffen im Fahrzeugbau entwickeln sich gefährliche **Brandgase** (➤ Kap. 40.3.2), die für Fahrzeuginsassen, Umstehende und das eingesetzte Personal sehr gefährlich werden können. Sind Lösch- bzw. Rettungsmaßnahmen erforderlich, ist eine **Annäherung** an das Fahrzeug **mit dem Wind** notwendig, um sich den toxischen Brandgasen nicht auszusetzen.

15.3.5 Gefährliche Stoffe an der Einsatzstelle

Gefährliche Stoffe können dem Rettungsfachpersonal in allen Einsatzsituationen begegnen. Hierbei handelt es sich häufig um **Chemikalien.** Diese kommen in **verschiedenen Aggregatszuständen** vor, können also fest, flüssig oder gasförmig sein. Das Rettungsfachpersonal muss sich eine mögliche Gefährdung durch Chemikalien immer, noch vor der Annäherung an Einsatzstellen, bewusst machen. Die Einsatzstelle selbst ist aufmerksam mit allen Sinnen zu erfassen. Gibt es auslaufene Flüssigkeiten, auffällige Gerüche oder ist Rauch bzw. Dampf wahrzunehmen. Betroffene Personen und Umstehende sind sorgfältig über den Verletzungsmechanismus oder die Erkrankungsursache zu befragen. Besteht der Verdacht, dass eine Chemikalie oder ein Chemikaliengemisch Ursache des Notfalls ist, müssen Regeln zur **Eigensicherung** beachtet werden.

> **PRAXISTIPP**
> - **Einsatzstelle** aufmerksam **mit den Sinnen** erfassen
> - **Sorgfältige Befragung** der betroffenen Person und Umstehenden über **Verletzungsmechanismus** oder **Erkrankungsursache**
> - Sind **Chemikalien** die Ursache des Notfall, so muss Folgendes beachtet werden:
>   – Die betroffenen **Bereiche** müssen **abgeschlossen** werden, um eine weitere Gefahrstoffausbreitung zu verhindern
>   – **Gefahrstoffkonzentration** in der Luft **verringern** (Fenster öffnen)
>   – **Spezialkräfte** nachalarmieren (z. B. Feuerwehr)
> - Den Notfallpatienten möglichst **nicht im Gefahrenbereich versorgen**

Wird schon bei Annäherung an eine Unfallstelle klar, dass ein **Gefahrguttransporter** beteiligt ist, ist eine frühzeitige Rückmeldung zur Leitstelle wichtig. Die Leitstelle kann so schon sehr früh Spezialkräfte zur Unfallstelle beordern. Das Rettungsfachpersonal sollte einen **Sicherheitsabstand** von 50 m einhalten. Nur wenn keine Eigengefährdung besteht, kann eine rettungsdienstliche Versorgung durchgeführt werden. Hierzu müssen die Betroffenen aus dem Gefahrenbereich gebracht werden. Auch von **mit Gefahrstoffen kon-**

taminierten **Personen** kann eine erhebliche Gefährdung für das eingesetzte Personal ausgehen. Zum Beispiel können Ausdünstungen dieser Personen einen nicht unerheblichen Giftanteil besitzen und vom Einsatzpersonal über die Atemwege oder die Haut aufgenommen werden und zu Vergiftungserscheinungen führen.

15.3.6 Gefahr durch Tiere an der Einsatzstelle

Nicht nur die exotische **Giftschlange,** die aus dem Terrarium entwichen ist, stellt eine Gefährdung des Einsatzpersonals dar. Auch sonst eigentlich harmlose oder vom Einsatzpersonal als harmlos eingeschätzte **Haustiere** können zu einer Gefährdung für das Personal an der Einsatzstelle werden, wenn sie ihrem natürlichen Instinkt folgen und versuchen, ihren Besitzer zu verteidigen (➤ Abb. 15.3).

Deshalb ist eine **aufmerksame Beobachtung der Einsatzstelle** notwendig. Ein Hinweisschild auf einen Hund oder ein Fressnapf neben dem Hauseingang muss das Einsatzpersonal aufmerksam machen. Sofern das Tier eine Gefährdung für das Personal darstellen kann, muss es von der Einsatzstelle entfernt werden, bevor die Versorgung des Patienten begonnen wird.

15.3.7 Gefahr durch kriminelle Handlungen

Ob bei einem Drogennotfall, einer Schlägerei auf einem Volksfest oder bei der Versorgung eines Verletzten nach einem Familienstreit, in diesen Situationen ist eine Gefährdung des Rettungsfachpersonals immer möglich. Eine Gefährdung besteht durch **Gewalt,** die sich gegen das Einsatzpersonal richtet, aber auch durch ungesicherte Waffen, die sich im Umfeld des Notfallpatienten befinden (➤ Abb. 12.6). Das Rettungsfachpersonal ist in solchen Situationen besonders gefordert, die **Eigengefährdung einzuschätzen** und bei Unsicherheit der **Einsatzstelle** diese **nicht zu betreten.** Ein Betreten solcher Einsatzstellen ist erst dann wieder möglich, wenn die Einsatzstelle durch die Polizei gesichert wurde.

Rettungsfachpersonal, das Einsatzstellen nach kriminellen Handlungen betreten hat, muss immer darauf achten, ob sich das Umfeld an der Einsatzstelle verändert. Ein **Weg für** einen **schnellen Rückzug** von der Einsatzstelle muss dem Einsatzpersonal immer zur Verfügung stehen. Steigt die Gewaltbereitschaft von Personen an der Einsatzstelle und eine akute Gefährdung des Einsatzpersonals ist nicht mehr sicher auszuschließen, muss sich das Personal umgehend von der Einsatzstelle entfernen. Hierbei ist die Mitnahme des notfallmedizinischen Equipments vollkommen unwichtig.

An der Einsatzstelle muss nach möglichen **Waffen** geschaut werden. Als Waffen dürfen hierbei aber nicht nur Schusswaffen oder Messer gesehen werden. Viele Gegenstände können bei entsprechendem Gewaltpotenzial gegen das Rettungsfachpersonal als Waffe eingesetzt werden.

15.4 Einsatz im häuslichen Bereich

Im häuslichen Bereich kann insbesondere der unsachgemäße Einsatz von vermeintlich harmlosen Haushaltchemikalien eine große Gefährdung für den Patienten, aber auch für das Rettungsfachpersonal darstellen. Ist bei Unfällen mit Gefahrguttransportern die Gefährdung meist offensichtlich, denkt man bei Notfällen im häuslichen Bereich nicht sofort an das Vorhandensein von gefährlichen Stoffen. Aber gerade im Haushalt ist eine Reihe von gefährlichen Chemikalien zu finden, die bei unsachgemäßer Anwendung oder Lagerung schnell zu schweren Unfällen führen können. Zu den gefährlichen **Haushaltschemikalien** gehören Reinigungsmittel, Farben, Lacke, Klebstoffe und viele andere mehr. Auch einige Suizidmethoden bergen ein hohes Gefährdungspotenzial für das eingesetzte Personal. Suizide mit Holzkohlengrills (➤ Kap. 40.3.2) sowie mit Cholinesterasehemmstoffen (➤ Kap. 40.3.3) stellen eine erhebliche Gefährdung dar.

> **MERKE**
> **Häusliche Gewalt im Rettungsdiensteinsatz**
> Gewalt im häuslichen Umfeld ist kein seltenes Ereignis. Das Landeskriminalamt Hessen registrierte im Jahr 2013 7 624 Fälle häuslicher Gewalt. In rund 900 Fällen handelte es sich hierbei um **gefährliche bzw. schwere Körperverletzungen.** Neben der körperlichen Gewalt, wird auch **psychische, sexuelle, ökonomische und soziale Gewalt** im Rahmen häuslicher Gewalt ausgeübt. Häusliche Gewalt kommt in allen sozialen Schichten vor und trifft alle Altersgruppen. Sind Kinder von häuslicher Gewalt betroffen, so spricht man von **Kindesmisshandlung.** Zunehmend kommt es auch zu Gewalt gegen ältere oder pflegebedürftige Menschen. Unter der **psychischen Gewalt** versteht man z. B. Drohungen gegen den Lebenspartner. Auch Beleidigungen, permanente Beschimpfungen, Stalking, Einschüchterungen, Demütigungen sowie Essens- und/oder Schlafentzug werden der psychischen Gewalt zugerechnet. Nicht selten werden im Rahmen psychischer Gewalt die gemeinsamen Kinder als Druckmittel gegen den Lebenspartner eingesetzt.
> Wird **ökonomische Gewalt** ausgeübt, so wird eine wirtschaftliche Abhängigkeit des Lebenspartners geschaffen, z. B. durch alleinige Verfügungsgewalt über die familiären Zahlungsmittel. Aber auch das Verbot der Arbeit bzw. der Zwang zur Arbeit werden zur ökonomischen Gewalt gezählt. Die Bevormundung oder das Verbot von Kontakten, sowohl im familiären Umfeld, aber auch außerhalb der Familie, wird der sozialen Gewalt zugerechnet. Dies kann im Extremfall zur sozialen Isolation des Betroffenen führen.
> Als Vorstufe der Gewalt gilt die **Vernachlässigung:** Menschen werden die für ihren Lebensalltag erforderlichen Dinge bewusst vorenthalten, beispielsweise ausreichende Körperhygiene, Nahrung, Zuwendung, passende Kleidung und Wärme- bzw. Kälteschutz.

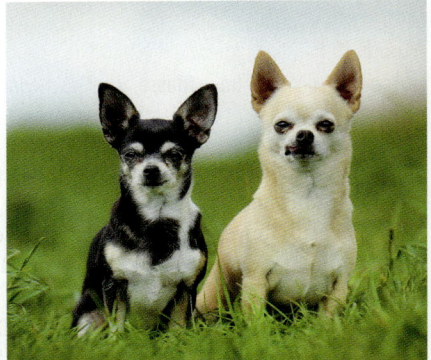

Abb. 15.3 Kleine, vermeintlich harmlose Hunde [J787-034]

Die Mitarbeiter des Rettungsdienstes sind nicht selten die Ersten, die auf die Opfer häuslicher Gewalt stoßen. Häufig ist es das Rettungsfachpersonal, das diese Einsatzstellen völlig „ungeschminkt" sieht. Daraus ergibt sich zum einen die Möglichkeit, dem Opfer die notwendige Hilfe zuteil werden zu lassen, zum anderen besteht für die Rettungsfachkräfte eine nicht unerhebliche Gefahr.

Einsätze im Zusammenhang mit häuslicher Gewalt werden zu den **gefährlichsten Rettungsdiensteinsätzen** überhaupt gezählt. Das American College of Emergency Physicians (ACEP) hat aus diesem Grund bereits im Jahr 1995 eine erste Richtlinie zum Vorgehen des Rettungsfachpersonals bei Fällen häuslicher Gewalt veröffentlicht. Seit dem Jahr 2007 existiert ein Grundsatzpapier der ACEP zur Ausbildung der Rettungsdienst-Mitarbeiter in der Beurteilung und im Management von Opfern häuslicher Gewalt.

Häufig ist es nicht einfach, gewaltbedingte Verletzungen von unfallbedingten Verletzungen zu unterscheiden. Allerdings können sich bereits aus der **Situation vor Ort** hilfreiche Hinweise ergeben. Oft weichen Begleitpersonen nicht von den Patienten. Sie sind es, die an den Patienten gerichtete Fragen beantworten. So versuchen sie, die Situation zu kontrollieren. Der Rettungsdienst wird häufig in den Abend- und Nachtstunden zu Einsätzen alarmiert, die im Zusammenhang mit häuslicher Gewalt stehen können. Ein weiterer situationsbezogener Hinweis ist die unglaubwürdige Schilderung des vermeintlichen Unfallhergangs. Manchmal reagieren auch die Patienten selbst inadäquat auf ihre Verletzungen. So können die Reaktionen sich einmal als völlig übertrieben oder eher in Form einer Gleichgültigkeit gegenüber der Verletzung darstellen. Auch der **Zeitraum** zwischen dem Erleiden der Verletzung und dem Hilfeersuchen kann insbesondere in Situationen, in denen häusliche Gewalt für die Verletzung ursächlich ist, ungewöhnlich lang sein.

Typische **Lokalisationen von Verletzungen,** die im Zusammenhang mit häuslicher Gewalt erworben wurden, sind der Kopf und dort insbesondere das Gesicht. Weiterhin ist der Körperstamm betroffen, also Hals, Thorax, Abdomen und Rücken. Hände und Unterarme werden zum Schutz vor weiteren Verletzungen eingesetzt. Dort finden sich dann **Abwehrverletzungen.** Auch die Art der Verletzung bzw. besondere Beschwerden oder Schmerzzustände können für das Vorliegen häuslicher Gewalt charakteristisch sein. Abschürfungen und Prellungen in unterschiedlichen Heilungsstadien gehören hierzu ebenso wie Biss- und Kratzwunden. Frakturen am Gesichtsschädel, wie beispielsweise eine Nasenbeinfraktur, sind nicht selten durch häusliche Gewalt verursacht.

Aufgrund der großen Gefahr auch für das Rettungsfachpersonal sollte der Verdacht auf häusliche Gewalt nie an der Einsatzstelle selbst geäußert werden. Sowohl das **Gewaltopfer** als auch der **vermeintliche Täter** sollten **neutral behandelt** werden. Die Rettungsfachkräfte sollten es vermeiden, in Anwesenheit des vermeintlichen Täters dem Opfer gegenüber Sympathie zu zeigen. Dies kann dazu führen, dass sich die Gewalt nun auch gegen die Rettungsdienst-Mitarbeiter richtet.

Daher erscheint es in diesen Situationen sinnvoll, den Patienten – soweit möglich – schnell von der eigentlichen Einsatzstelle in das Rettungsmittel zu bringen. Nur so sind eine Separation vom Täter und eine ungestörte medizinische Behandlung möglich.

Erst im Rettungsmittel, **in Abwesenheit des möglichen Täters,** sollte die Anamnese (➤ Kap. 17.1.5) vertieft werden. Bei einem bestehenden Verdacht auf häusliche Gewalt sollte frühestens jetzt offen danach gefragt werden. Die offene Ansprache in Abwesenheit des möglichen Täters ist eine der wenigen Möglichkeiten des Opfers, dem **Kreis der Gewalt** zu entkommen. Eine sorgfältige Dokumentation durch das Rettungsfachpersonal ist im Zusammenhang mit häuslicher Gewalt von besonderer Bedeutung. Sowohl die an der Einsatzstelle vorgefundene Situation als auch alle Verletzungen müssen sorgfältig dokumentiert werden. Dies gilt auch für ältere Hämatome, Biss- oder Kratzspuren.

15.5 Einsatz im Straßenverkehr

15.5.1 Grundlagen der Mechanik und Kinematik

Die **„goldene" Regel der Mechanik** definiert die Arbeit als Produkt aus der Kraft, die in Richtung eines bestimmten Wegs wirkt, und der Länge des Wegs:

> **MERKE**
>
> Arbeit = Kraft × Weg

Es kann demnach mit kleiner Kraft dasselbe Maß an Arbeit verrichtet werden wie mit großer, nur muss die Kraft über eine entsprechend längere Strecke wirken. Die Einheit der Arbeit ist Joule (J). Es entspricht dem Produkt der Einheiten von Kraft und Weg.

Energie ist die Fähigkeit, Arbeit zu leisten, also eine Masse zu beschleunigen und gegen Reibungskräfte zu transportieren. Es erfordert Energie, um einen Patienten gegen die Schwerkraft zu heben.

Der **Energieerhaltungssatz** sagt aus, dass Energie weder erzeugt noch vernichtet werden kann, sie kann lediglich von einer Form in eine andere überführt werden.

Eine bewegte Masse hat gegenüber einem ruhenden Bezugssystem eine **kinetische Energie**. Diese äußert sich darin, dass ein bewegter Körper Widerstände überwinden kann. Die Fahrzeugverformungen nach einem Verkehrsunfall oder die von einem Projektil verursachten Schussverletzungen sind Beispiele für die Energie, die in einer Bewegung gesteckt hat. Die Formel für die kinetische Energie lautet:

> **MERKE**
>
> $E_{kin} = \frac{1}{2} mv^2$ (m = Masse, v = Geschwindigkeit des Körpers)

Verändert ein Körper mit der Zeit seine Lage im Raum, so führt er eine Bewegung aus.

Der Begriff **Bewegung** verbindet die Begriffe Raum, Zeit und Körper miteinander. Die Bewegung von Objekten wird durch die Kinetik erklärt:

- **Erstes Newtonsches Bewegungsgesetz:** Ohne äußere Krafteinwirkung verharrt ein Körper im Zustand der Ruhe oder der gerad-

linig gleichförmigen Bewegung. Daraus folgt, dass Ursache jeder Veränderung des Bewegungszustands das Wirken von Kräften ist.
- **Zweites Newtonsches Bewegungsgesetz:** Die einwirkende Kraft und die erzielte Beschleunigung sind einander proportional. Das bedeutet, dass das Verhältnis der wirkenden Kraft für jeden Körper eine konstante Größe ist. Es ist seine Masse. Masse ist somit Kraft dividiert durch Beschleunigung.
- **Drittes Newtonsches Bewegungsgesetz:** Übt ein Körper auf einen anderen eine Kraft aus, so erfährt er von diesem eine gleiche Gegenkraft. Solche Wechselwirkungskräfte sind z. B. die anziehende Kraft zwischen zwei Körpern (Gravitationskraft) oder anziehende/abstoßende Kräfte zwischen zwei Magneten.

Die **konstante Geschwindigkeit** (v) eines Körpers ist die Strecke (s), die er zurücklegt, dividiert durch die Zeit (t), die er dazu benötigt:

MERKE
$$v = \frac{s}{t}$$

Die **Beschleunigung** (a) eines Körpers ist definiert als die Zunahme seiner Geschwindigkeit pro Zeiteinheit:

MERKE
$$a = \frac{v}{t}$$

Falls die Geschwindigkeit nicht zu-, sondern abnimmt, wird die Beschleunigung **Verzögerung** genannt. Bremsverzögerungen, also das Abnehmen der Beschleunigung bei Bremsvorgängen, entwickeln enorme Kräfte. Nimmt man an, dass ein Pkw mit 35 km/h gegen eine Betonmauer fährt und sich dabei das Auto um 0,5 m verkürzt, so sind die Insassen einer Beschleunigung der 10-fachen Schwerkraft ausgesetzt (> Abb. 15.6). Die dabei entstehende Trägheitskraft ist 75 000 N groß – es ist unmöglich, eine derartige Kraft nur durch bloßes Abstützen des Körpers aufzufangen. Zur **Einschätzung der Verletzungen** ist daher nicht nur die Geschwindigkeit, sondern die **Zeit, die für die Verzögerung zur Verfügung stand,** bedeutsam. Je kürzer diese ist, umso schwerer sind die Verletzungen. So können professionelle Motorradfahrer mit perfekter Schutzausrüstung bei durchaus hohen Geschwindigkeiten geringe Verletzungen erleiden, wenn genügend Raum zum Schlittern ohne Aufprall auf ein Objekt vorhanden ist, um die Geschwindigkeit „langsam" zu reduzieren.

15.5.2 Verletzungsmechanismen bei Verkehrsunfällen

In diesem Kapitel werden die häufigsten Verletzungsmechanismen und die damit verbundenen möglichen Verletzungsmuster vorgestellt und erläutert.

Die Kenntnis **physikalischer Grundlagen** ist, verbunden mit sorgfältigen Erhebungen am Unfallort, die Voraussetzung, um die potenziellen **Auswirkungen eines Unfallmechanismus** richtig einzuschätzen. Bei Verkehrsunfällen, Stürzen aus größeren Höhen, Stich-, Schuss- und Explosionsverletzungen gibt es **typische Unfallabläufe mit spezifischen Verletzungsfolgen.** Dabei darf sich das Rettungsfachpersonal niemals nur auf das Zustandsbild des Patienten verlassen, sondern muss mittels seiner Kenntnisse über Unfallarten damit verbundene Verletzungen zeitgerecht vermuten und entsprechende therapeutische und einsatztaktische Maßnahmen einleiten und durchführen.

Das Rettungsfachpersonal kann durch eine systematische Vorgehensweise bei der Patientenversorgung, die eine genaue Betrachtung des Verletzungsmechanismus beinhaltet, mithelfen, die Schäden eines Traumas begrenzt zu halten. Die wichtigsten Fragen dabei sind immer:
- **Was** ist passiert?
- **Wie** ist der Patient verletzt worden?

ACHTUNG
Eine Versorgung ohne Berücksichtigung des Mechanismus, der die Verletzungen verursacht hat, läuft Gefahr, **verborgene oder sich erst entwickelnde Verletzungen** zu vernachlässigen bzw. zu übersehen.

Wer die Grundprinzipien der Verletzungsmechanismen versteht und mit einem hohen Grad an Argwohn einen Patienten und die Kräfte, die auf ihn eingewirkt haben, analysiert, ist meist in der Lage, verborgene Verletzungen zu vermuten und wichtige Zeit bei der Traumaversorgung zu sparen. Aus diesem Grund ist es von enormer Bedeutung, die eigenen Erkenntnisse über den **Ablauf des Geschehens** bei der Übergabe in der Klinik weiterzugeben, damit sich der behandelnde Arzt, der die Notfallsituation nicht aus eigener Kenntnis beurteilen kann, ein umfassendes Bild über mögliche und nicht sofort äußerlich erkennbare Verletzungen machen und diese ausschließen kann. Über das **Übergabegespräch** hinaus sollten die Besonderheiten des Unfallmechanismus auch entsprechend auf dem **Notfallprotokoll** dokumentiert werden.

Obwohl es eine Vielzahl von Verletzungsmechanismen gibt (Verbrennungen, Ertrinken, Inhalation von Giftstoffen etc.), gehen die meisten Traumen auf bewegungsverursachte Verletzungen zurück.

MERKE
Unter Beachtung des **Verletzungsmechanismus** ist immer an **verborgene Verletzungen** zu denken, bis diese durch erweiterte Diagnostik im Krankenhaus ausgeschlossen sind.

Wegen der stetig steigenden Verkehrsdichte stellen Verkehrsunfälle trotz der Sicherheitsverbesserungen an den Fahrzeugen noch immer den Hauptanteil traumatisch verursachter Verletzungen.

Witterung, Tageszeit, Fahrbahnbeschaffenheit sind wesentliche Faktoren, die einen Verkehrsunfall mitbedingen. Der **Hauptrisikofaktor** ist und bleibt jedoch der **Mensch** als Lenker motorisierter Fahrzeuge. Der Einfluss von Alkohol und Medikamenten, überhöhte Geschwindigkeit sowie psychische Faktoren wie Selbstüberschätzung, Übermüdung und Unkonzentriertheit sind die Hauptauslöser von Verkehrsunfällen.

Im Rahmen des gesamten Unfallgeschehens haben **Nachtunfälle** eine besondere Bedeutung. Das Unfallrisiko ist erheblich größer, zudem sind Unfälle bei Nacht zumeist schwerer als bei Tage. Trotz des erheblich geringeren Verkehrsaufkommens ereignen sich nachts mehr als ein Viertel aller Unfälle mit Personenschaden und etwa 40 % aller Unfälle mit Todesfolge.

Die Folgen für die Betroffenen und die Gesellschaft sind enorm. Leid, Trauer und verminderte Lebensqualität sind nicht messbar, die finanziellen Auswirkungen dagegen schon. So betragen die durchschnittlichen Kosten einer rein ambulanten Unfallbehandlung fast 150 Euro pro Patient. Muss der Verletzte in einem Krankenhaus stationär aufgenommen werden, so steigen die durchschnittlichen Kosten auf mehr als 2 600 Euro pro Patient an.

Grundsätzliche Faktoren

Verkehrsunfälle mit Kraftfahrzeugen lassen sich in bestimmte Kategorien mit jeweils **typischen Verletzungsmustern** zusammenfassen. Das Grundkonzept der Analyse möglicher Verletzungen ist jeweils gleich. Die kinetische Energie der Bewegung muss absorbiert werden und die Absorption dieser Energie bildet den Ursprung der Verletzung.

Der Verkehrsunfall ist die häufigste Unfallart mit schneller frontaler Geschwindigkeitsabnahme. Dabei kommt das **erste Bewegungsgesetz von Newton** zum Tragen: Ein in Bewegung befindlicher Körper bleibt so lange in geradliniger Bewegung, bis eine äußere Kraft auf ihn einwirkt. Die kinetische Energie des Fahrzeugs wird durch einen plötzlichen Halt absorbiert, und die Geschwindigkeit jedes im Fahrzeug befindlichen Teils wird auf null verringert. Drei **verschiedene Kollisionen** finden dabei statt (➤ Abb. 15.4):
- **Fahrzeugkollision:** Das Fahrzeug kollidiert mit einem Objekt.
- **Körperkollision:** Der Fahrzeuginsasse kollidiert mit dem Fahrzeuginneren.
- **Organkollision:** Die inneren Organe des Fahrzeuginsassen kollidieren mit der Innenseite einer Körperhöhle und/oder lösen sich vom umliegenden Gewebe.

Drei Faktoren müssen bei der **Einschätzung des Verletzungsbilds** beachtet werden:
- Deformierungsgrad des **Fahrzeugs** (Indiz für die involvierten Kräfte)
- Deformierung von **Teilen der Fahrzeugkabine** (Hinweis für den Aufschlagpunkt des Körpers im Fahrzeug)
- Deformierung (Verletzungsmuster) des **Patienten** (Anzeichen dafür, welche Körperteile direkt aufgeprallt sind)

Analyse der Sicherheitseinrichtungen

Eine Analyse, ob die Sicherheitseinrichtungen eines Fahrzeugs richtig verwendet wurden, ist Bestandteil jeder Verletzungsanalyse.

Gurte

Fahrzeuginsassen, die angegurtet sind, werden mit einer viel geringeren Wahrscheinlichkeit bei einem Zusammenprall getötet als nicht angegurtete Insassen. Es kann zu bestimmten Verletzungen kommen.

Der **Beckengurt** verhindert das Hinausschleudern des Insassen bei einem Unfall, biegt aber den Körper bei einem Frontalaufprall wie ein Klappmesser zusammen (➤ Abb. 15.5). Die Kompressionskräfte, die beim raschen Zusammenklappen auftreten, können Bauchverletzungen (vor allem, wenn der Gurt falsch über dem Bauch platziert war) und Verletzungen im Bereich der Lendenwirbelsäule hervorrufen. Weiter können Gesichts-, HWS- und Schädelverletzungen die Folge sein.

Dreipunktgurte bieten hingegen wesentlich mehr Sicherheit. Bauch und Becken werden fixiert und die Gefahr von lebensbedrohlichen Verletzungen in diesen Bereichen wird erheblich verringert. Der Brustkorb ist bis zu einer Geschwindigkeit von 55 km/h gut geschützt. Bei Zusammenstößen mit höherer Geschwindigkeit sind Rippen- und Schlüsselbeinfrakturen möglich. Ungeschützt bleiben Kopf und Nacken. Schädel-Hirn-Traumen und v. a. Verletzungen der Halswirbelsäule (HWS) können auftreten. Zudem sind Verletzungen des Thorax (➤ Kap. 31.3) und innere Verletzungen durch Organkollisio-

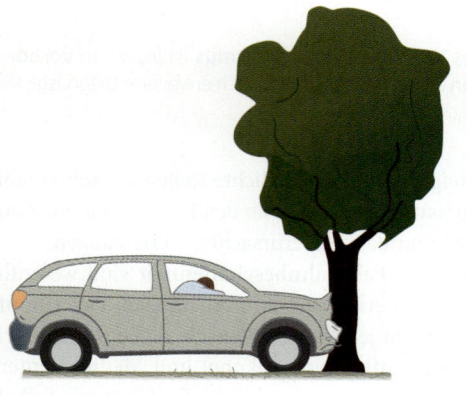
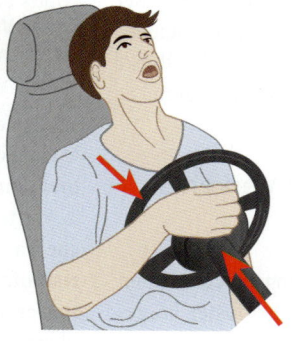
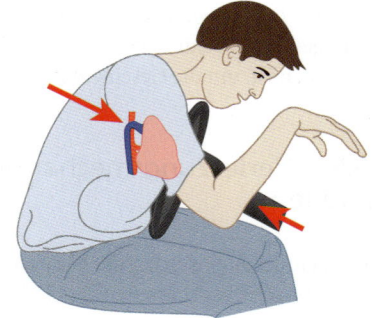

Abb. 15.4 Kollisionsarten: **a)** Fahrzeugkollision, **b)** Körperkollision, **c)** Organkollision [L231]

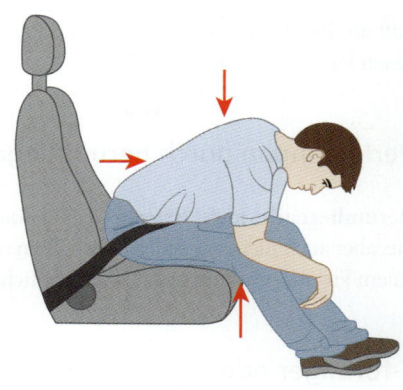

Abb. 15.5 Verletzungen bei angelegtem Beckengurt [L231]

nen möglich. Im normalen Straßenverkehr nur wenig verbreitet sind **Hosenträgergurte,** wie sie im Motorsport oft verwendet werden. Diese schützen die Insassen noch stärker als Dreipunktgurte, da die auftretenden Kräfte auf beide Seiten des Thorax- und Schulterbereichs gleichmäßig verteilt werden. Auch Hosenträgergurte können jedoch HWS und Schädel nicht vor Verletzungen bewahren.

Kopfstützen

Kopfstützen müssen so eingestellt sein, dass der obere Rand auf gleicher Höhe mit dem oberen Rand des Kopfs (Schädeldecke) liegt. Andernfalls stellen sie eine erhebliche Gefährdung der Halswirbelsäule dar.

Airbags

Airbags sind Schutzeinrichtungen, die sich bei einem Frontalzusammenstoß aus dem Zentrum des Lenkrads heraus entfalten. Ein mit Luft gefülltes Polster schützt Kopf und Brustkorb zum Zeitpunkt des Aufpralls. Bei Geschwindigkeiten bis zu 60 km/h besteht praktisch kein Risiko für Kopf- und Thoraxverletzungen, bei Kollisionen höheren Tempos ist die Verletzungswahrscheinlichkeit immer noch um 80 % geringer. Der **Nacken** wird zwar beim Aufprall nach vorn geschützt, trotzdem kann es zu einer **Überdehnung** kommen. Eine Immobilisation mittels **HWS-Kragen** wird deshalb bis zur Abklärung im Krankenhaus notwendig sein.

Der Airbag entfaltet sich 50 ms nach einer Frontalkollision, nach 120 ms ist er bereits wieder entleert. Bei **Mehrfachkollisionen,** also beim Zusammenstoß mit mehr als einem Objekt, schützt der Airbag deshalb nur beim ersten Aufprall.

Werden Personen aus mit Airbag ausgestatteten Fahrzeugen „befreit" und wurde beim Zusammenprall der Airbag nicht ausgelöst (z. B. wegen Defekt oder Seitenaufprall), besteht die Gefahr, dass der Airbag unvermittelt auslöst. Dabei kann der Helfer gegen den Patienten gedrückt werden; Schleudertraumen und Hörschäden können die Folgen sein.

Folgende **Vorgangsweise** ist ratsam:
- Zündung ausschalten.
- Beide Pole der Fahrzeugbatterie abklemmen (dies verhindert nach Entladen der in Kondensatoren gespeicherten Energie das elektrische Auslösen des Airbags).
- Nicht mit Kopf und Oberkörper im Bereich des Airbags aufhalten. Grundsätzlich hat sich hier die **30–60–90-Regel** etabliert: 30 cm Abstand zu Seitenairbags, 60 cm Abstand zum Fahrerairbag und 90 cm Abstand zum Beifahrerairbag.

Sollte es unumgänglich sein, dass die Feuerwehr im Bereich der Lenksäule mit Bergewerkzeug Manipulationen vornimmt, muss mit einem mechanischen Auslösen des Systems gerechnet werden. Für diesen Zweck sind mechanische **Airbag-Sicherungssysteme** verfügbar, die über das Lenkrad gespannt werden. Mit diesen Systemen (z. B. Octopus®) kann jedoch nur ein Teil der in modernen Kraftfahrzeugen verbauten Airbags gesichert werden – viele aktuelle Modelle verfügen über mehr als ein Dutzend Airbags, die sich im Lenkrad, über dem Handschuhfach, den Säulen, den Sitzen oder der Dachkante befinden können und nur teilweise auslösen.

Im Airbag befinden sich ätzende Chemikalien. Ein Aufstechen des Airbags soll unterlassen werden, um Verätzungen oder Vergiftungen zu vermeiden. Sollte ein Aufstechen unumgänglich sein, ist dies von der Feuerwehr unter Beachtung der entsprechenden Eigenschutzmaßnahmen durchzuführen.

Frontalzusammenstoß

Die Summe der Geschwindigkeiten der zusammenprallenden Objekte ergibt die Gesamtgeschwindigkeit, die beim Zusammenprall entsprechende Energien freisetzt. Im Wesentlichen verursachen drei Fahrzeugteile, hauptsächlich bei nicht angegurteten Fahrzeuginsassen, Verletzungen: die **Windschutzscheibe,** das **Lenkrad** und das **Armaturenbrett** (> Abb. 15.6).

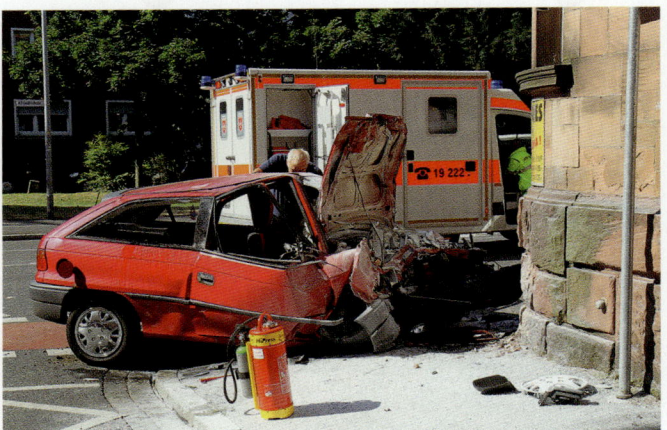

Abb. 15.6 Frontalzusammenstoß [O429]

Fallbeispiel

Der Lenker eines Pkw fährt mit 60 km/h frontal gegen eine Betonmauer. Zuerst kollidiert das Fahrzeug mit der Mauer, Bruchteile von Sekunden später schlägt der Körper zuerst nach vorn gegen das Lenkrad, innerhalb des Körpers werden die Organe nach vorn gegen die jeweiligen Begrenzungen gedrückt. Anschließend schlägt der Körper wieder zurück in den Sitz. Zu **vermutende Verletzungen** bei diesem Unfallmechanismus sind Schädel-Hirn-Trauma, HWS-Verletzung, Lungenkontusion, Herzbeuteltamponade und verschiedenste Verletzungen von Thorax, Abdomen und des Muskelskelettsystems.

Die **Analyse der drei Kollisionsarten** könnte Folgendes ergeben:
- **Fahrzeugkollision:** deformierte Fahrzeugfront
- **Körperkollision:** Spinnennetzmuster der Windschutzscheibe, Scheibe nach außen gewölbt
- **Organkollision:** Schädel-Hirn-Trauma, HWS- und Gesichtsschädelverletzungen, Verletzungen innerer Organe

Lenkrad- und Armaturenbrettverletzungen

Vor allem bei **nicht angegurteten Insassen** kommt es zu Verletzungen durch das Lenkrad, das Armaturenbrett und die Windschutzscheibe. Die Lenkvorrichtung besteht aus dem harten Lenkrad und der Lenksäule. Sobald ein Blick auf das Lenkrad eine Verformung zeigt, muss neben sichtbaren Verletzungen v. a. an sich entwickelnde Brust- und Bauchverletzungen gedacht werden.

Eine spezielle Verletzung, die zum Pneumothorax führt, ist der **„Papiersackeffekt":** Ein Unfallopfer sieht, dass ein Zusammenstoß nicht mehr vermeidbar ist. Instinktiv atmet es tief ein und hält die Luft an. Beim Aufprall platzen die Lungen ähnlich einem aufgeblasenen Papiersack (> Abb. 15.7).

Verletzungen durch herumfliegende Gegenstände

Herumliegende, nicht fixierte Gegenstände wie Bücher und Schirme, aber auch nicht angegurtete Personen oder Haustiere können bei einem Frontalzusammenstoß zu **gefährlichen Geschossen** werden.

T-förmiger oder seitlicher Zusammenstoß

Beim **seitlichen Zusammenprall** gibt es zwei prinzipielle Abläufe. Entweder bleibt das Fahrzeug an seinem Standort und wird eingedrückt (> Abb. 15.8) oder es bewegt sich vom Ort des Aufpralls weg (> Abb. 15.9). Dementsprechend gibt es auch unterschiedliche Verletzungsmuster.

Bleibt das **Fahrzeug** nach dem seitlichen Aufprall **stehen,** wird die Aufprallenergie zu einer **Verformung am Fahrzeug** führen. Je nach Ausmaß der einwirkenden Kräfte wird die Fahrzeugkarosserie in die Fahrzeugkabine gedrückt werden. Typischerweise führt dies zu Kompressionsverletzungen seitlich am Körperstamm und an den Extremitäten: Kopfverletzungen (seitlicher Aufprall am Türholm oder Sei-

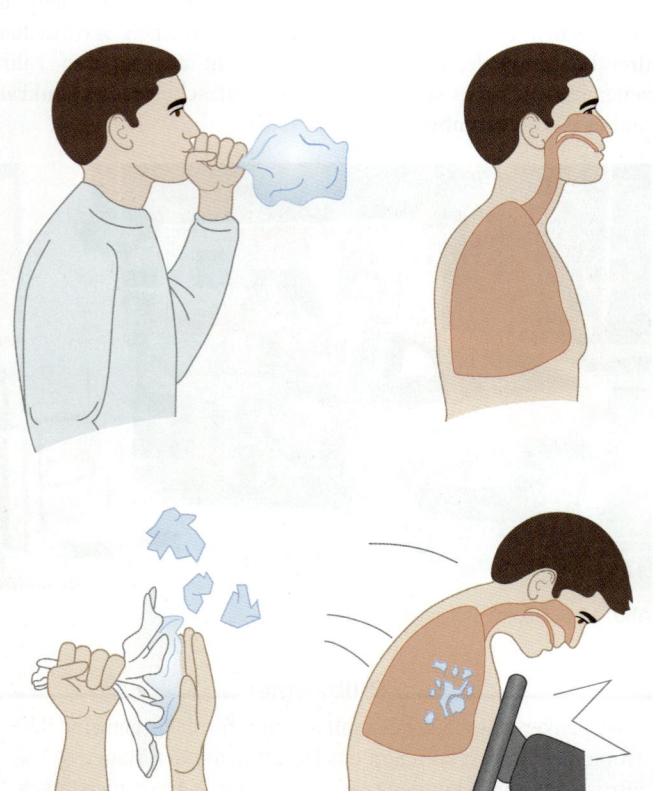

Abb. 15.7 „Papiersackeffekt" bei Körperkollision [L231]

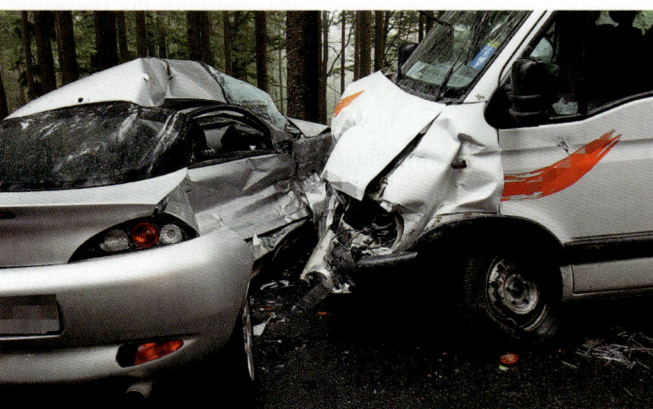

Abb. 15.8 Frontal-Seit-Zusammenstoß (ortsfest) [O429]

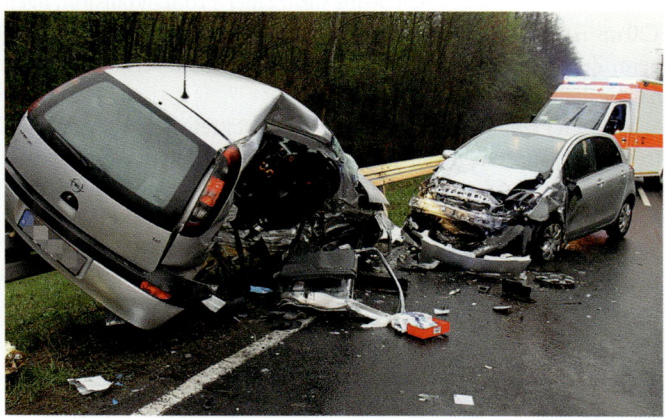

Abb. 15.9 Frontal-Seit-Zusammenstoß (ortsfern) [O429]

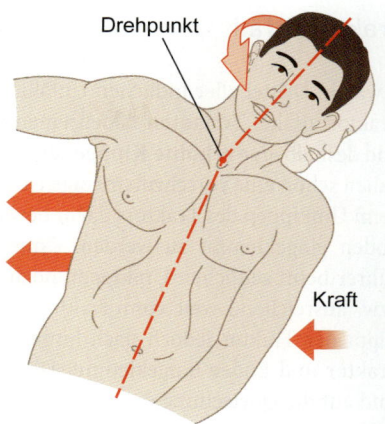

Abb. 15.10 Seitliche Drehung der Halswirbelsäule [L231]

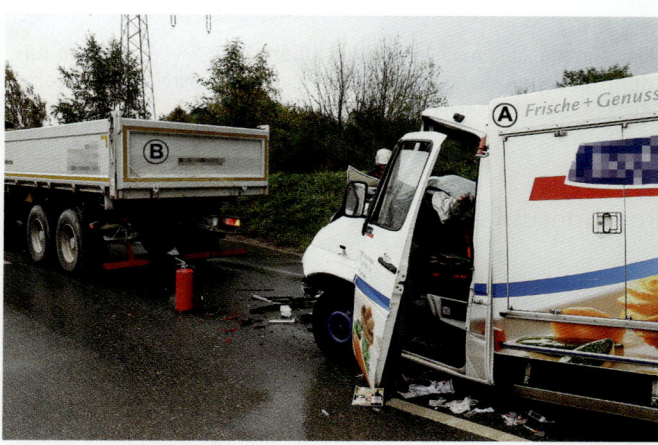

Abb. 15.11 Auffahrunfall [O429]

tenfenster), Rippenserienbrüche, Lungenkontusion, Leberruptur (Aufprallpunkt Beifahrerseite), Milzruptur (Aufprallpunkt Fahrerseite), Schlüsselbeinfraktur, Becken- und Oberschenkelfraktur.

Wird das Fahrzeug durch den Zusammenprall **vom Ort des Aufpralls weggeschleudert,** wirkt das auf die Insassen, als ob man das Fahrzeug plötzlich unter ihnen wegziehen würde. Der Körperstamm wird zuerst von der Seite des Aufpralls weggedrückt, der Kopf kurz danach vom Nacken mitgezogen. Dabei wird die HWS einer seitlichen Flexion und Rotation ausgesetzt (➤ Abb. 15.10). Die Kombination beider Kräfte bewirkt **schwere HWS-Schädigungen** wie Zerrungen und Risse. Es muss auch beachtet werden, dass es zu einem seitlichen Zusammenprall nebeneinander sitzender Passagiere hauptsächlich mit Köpfen und Schultern, folglich zu Verletzungen dieser Körperteile kommen kann. Oftmals kommt es auch zu einer Kollision des Kopfes mit der B-Säule (Fondpassagiere) bzw. der C-Säule (Heckpassagiere) mit daraus resultierenden HWS- und Schädelverletzungen.

Auffahrunfall

Ein Auffahrunfall ist der Aufprall eines in Bewegung befindlichen Fahrzeugs A auf ein vor ihm stehendes oder sich langsamer bewegendes Fahrzeug B (➤ Abb. 15.11). Je größer die Differenz in der Vorwärtsgeschwindigkeit der beiden Fahrzeuge ist, desto stärker ist die Kraft, die auf Fahrzeug und Insassen zerstörend wirkt. Fährt Fahrzeug A mit 70 km/h auf das 30 km/h schnelle Fahrzeug B, beträgt die Differenz in der Vorwärtsgeschwindigkeit 40 km/h; es werden also weniger Kräfte freigesetzt, als wenn Fahrzeug A mit 70 km/h auf das stehende Fahrzeug B prallen würde. Für die Insassen des Fahrzeugs A kommen die Wirkungen eines Frontalaufpralls zur Geltung. Die Passagiere des Fahrzeugs B werden einem plötzlichen Geschwindigkeitsanstieg ausgesetzt, der die Insassen nach hinten in die Sitze drückt **(primäre Krafteinwirkung).** Typische Folgen derartiger Zusammenstöße sind eine Hyperextension der HWS, v. a. wenn keine Kopfstützen vorhanden oder diese nicht richtig auf die Körpergröße des Insassen eingestellt sind. Die Insassen werden anschließend noch nach vorne geschleudert. Diese Kraft wird verstärkt, wenn das Fahrzeug seinerseits gegen ein Objekt prallt oder der Fahrer plötzlich bremst **(sekundäre Krafteinwirkung).** Dies führt zu einer Hyperflexion im Bereich der Halswirbelsäule sowie zu Verletzungsmustern aus dem Bereich des Frontalaufpralls.

Front- und Heckseite, Fahrerkabine und die Stellung der Kopfstützen sollten beachtet werden, um Hinweise auf das Ausmaß der Gewalteinwirkung auf den Patienten einschätzen zu können.

Fahrzeugüberschlag

Während eines Fahrzeugüberschlags ist der Insasse Krafteinwirkungen aus allen möglichen Richtungen ausgesetzt (➤ Abb. 15.12). Daher kann es zu den **unterschiedlichsten Verletzungen** kommen. Ein typisches Verletzungsmuster wie bei anderen Unfallarten ist nicht feststellbar. Generell stehen die zu erwartenden Verletzungen mit den verformten Stellen am Fahrzeug in Zusammenhang. Häufige Folgen eines Überschlags sind das teilweise oder vollständige Herausschleudern des Patienten aus dem Fahrzeug sowie die Einklemmung von Körperteilen. Personen, die aus dem Fahrzeug geschleudert wurden, haben statistisch gesehen eine 25-fach erhöhte Mortalität gegenüber Personen, die im Fahrzeug verblieben.

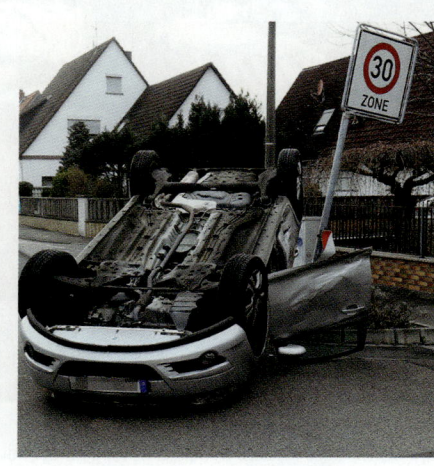

Abb. 15.12 Fahrzeugüberschlag [O429]

> **MERKE**
> Ein Fahrzeug kann **nach erfolgtem Überschlag** wieder **auf den Rädern landen.** Deformationen, Kratz- und Schleifspuren am Dach sind Anhaltspunkte für einen Überschlag.

Rotationsunfall

Ein Rotationsunfall passiert, wenn eine Ecke des Fahrzeuges entweder mit einem unbeweglichen, einem langsameren oder einem entgegenkommenden Objekt kollidiert und dabei um den Punkt des Aufpralls rotiert. Gemäß Newtons erstem Bewegungsgesetz wird der Teil des Fahrzeugs, an dem der Erstaufprall stattfand, zum Stillstand gebracht, während sich der Rest so lange nach vorne bewegt, bis die Energie vollständig umgewandelt ist. Die dabei entstehenden Verletzungen sind eine Kombination aus den für frontale und seitliche Zusammenstöße typischen Verletzungsbildern.

Traktorunfall

Etwa ein Drittel aller tödlichen Unfälle in der Landwirtschaft sind Traktorunfälle. Traktoren haben einen sehr **hohen Schwerpunkt** und deshalb eine **erhöhte Kippgefahr** (➤ Abb. 15.13). Die meisten haben schon eine vorschriftsmäßige Überrollkabine, die den Fahrer beim Umkippen des Traktors davor bewahrt, zwischen Traktor und Boden eingeklemmt zu werden. Ohne Überrollkabine hätte der Fahrer beim seitlichen Umkippen noch die Chance, abzuspringen bzw. ausreichend weit vom Traktor weggeschleudert zu werden. Kippt der Traktor jedoch nach hinten, wird der Fahrer zwischen Traktor und Boden eingeklemmt. Die entstehenden Verletzungen sind auf die Quetschung des Körpers bzw. der betroffenen Körperteile zurückzuführen. Erhöht wird die Gefahr schwerer Verletzungen bei Unfällen mit landwirtschaftlichen Maschinen noch dadurch, dass nur selten Sicherheitsgurte an diesen vorhanden sind

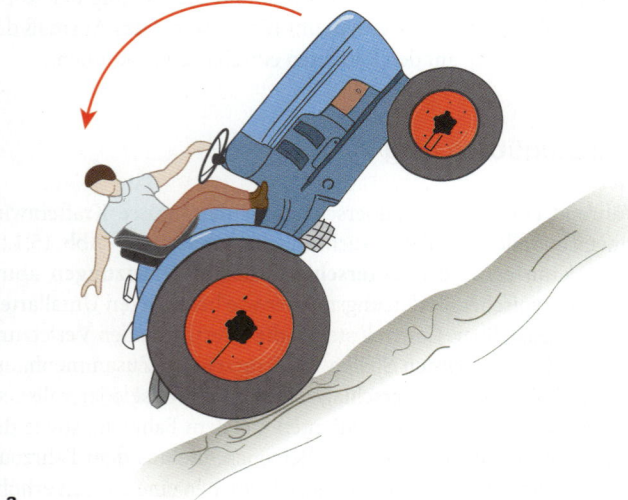

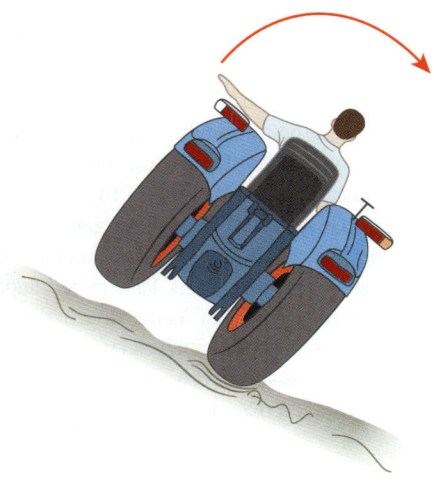

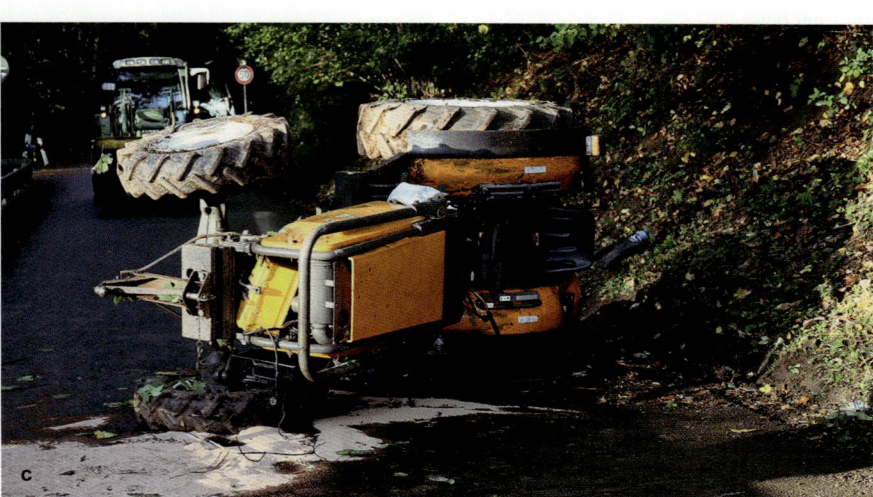

Abb. 15.13 Traktorunfall [a+b: L231, c: O429]
a) Rückwärtiges Kippen, b) Seitliches Kippen, c) Endlage nach seitlichem Kippen und Überschlag in einer Waldböschung

Fußgängerunfall

Ein Fußgängerunfall ist der Zusammenprall eines Fußgängers mit einem in Bewegung befindlichen Objekt. Unterschiedliche **Verletzungsmuster** sind vorzufinden, abhängig von **Fahrzeuggröße, Fahrzeugtyp, Geschwindigkeit** und je nachdem, ob der Patient ein Erwachsener oder ein Kind ist. Dies hat nicht nur mit der Körpergröße zu tun. Erwachsene versuchen, sich durch Wegdrehen des Körpers zu schützen, wenn sie bemerken, dass sie von einem Fahrzeug erfasst werden. Kinder neigen andererseits dazu, der Gefahr gebannt entgegenzusehen.

Besondere Gefahren bestehen bei Fahrzeugen – meist Geländewagen –, die mit einem **Rammschutz** („Bullenfänger") ausgestattet sind, da hier die vorderen Strukturen beim Zusammenstoß mit einem Körper nicht nachgeben und so Energie aufnehmen können.

Erwachsene

Erwachsene werden bei der typischen frontalen Fußgänger-Pkw-Kollision zuerst von den Stoßstangen an den Unterschenkeln getroffen, die Beine dann unterhalb des Beckens vom Körper weggezogen. Tibia- und Fibulafrakturen sind die primären Verletzungen. In der Folge klappt der Patient nach vorne, und das Becken sowie der Oberteil der Femora werden von der Vorderseite der Kühlerhaube erfasst. Bauch und Brustkorb schlagen auf die Kühlerhaube. Dieser weitere Aufprall kann Frakturen der Oberschenkel, des Beckens, der Rippen und der Wirbelsäule sowie schwere innere Verletzungen im Brust- und Bauchbereich zur Folge haben. Kopf- und Gesichtsverletzungen entstehen beim Anprall des Kopfes gegen die Kühlerhaube oder die Windschutzscheibe. Schließlich wird der Körper zumeist wieder auf den Boden geworfen, wobei nochmals besonders Hüfte, Schultergürtel und Kopf einer besonderen Verletzungsgefahr ausgesetzt sind.

Bei der **Analyse des Verletzungsmechanismus** muss beachtet werden, über welche Distanz der Patient vom Fahrzeug wieder weggeschleudert wurde, ob ein weiteres Fahrzeug mit dem Patienten kollidiert ist oder diesen überrollt hat.

Kinder

Aufgrund der geringeren Körpergröße werden Kinder initial höher am Körper getroffen als Erwachsene. Die Stoßstangen kollidieren mit den Oberschenkeln und verletzen Femur und Becken. Der zweite Aufschlag folgt unmittelbar danach: Die Kühlerhaube trifft mit unheimlicher Gewalt den Thorax, dieser wird nach hinten gedrückt, der Kopf gleichzeitig nach vorne gegen die Motorhaube geschlagen. Die dritte Gewalteinwirkung kann jeweils unterschiedlich verlaufen. Kinder werden eher selten vom Fahrzeug weggeschleudert, sondern der Körper wird mit Becken und Beinen nach unten vor das Fahrzeug gedrückt und mitgeschleift. Fällt das Kind seitlich von der Motorhaube, werden die unteren Extremitäten von den Vorderrädern überrollt. Die größte Gefährdung besteht, wenn es von der Motorhaube vollständig auf die Straße zurückfällt, von den Rädern überrollt, mitgeschleift oder von hervorstehenden Fahrzeugteilen getroffen wird.

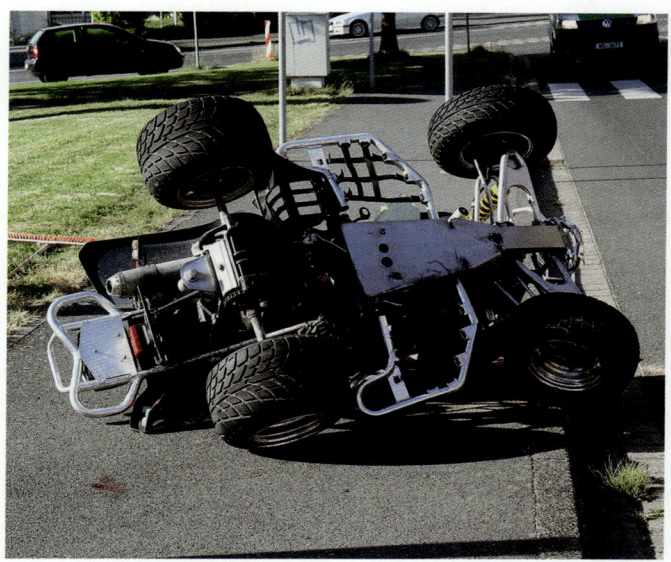

Abb. 15.14 Quadunfall [M235]

oder diese nicht benutzt werden. Zusätzlich sind Verletzungen durch auslaufende Kraftstoffe, Öle und Batteriesäure möglich.

Motorrad-, Quad- und Trikeunfall

Bei diesen Fahrzeugen ist der Lenker nicht innerhalb eines schützenden Gehäuses und auch nicht mittels Gurten gesichert. Als Schutz bei einem Unfall kommen nur der Sturzhelm und die entsprechende Sicherheitskleidung infrage.

Typische Unfallmechanismen sind der Frontalzusammenstoß, der seitliche Aufprall und das Wegschleudern des Fahrers vom fahrbaren Untersatz (> Abb. 15.14).

Beim **Frontalzusammenstoß** stoppt ein stabiles Objekt die Vorwärtsbewegung des Fahrzeugs. Der Fahrer kippt nach vorne in den Lenker und kann sich Verletzungen im Kopf-, Brust- oder Bauchbereich zufügen, abhängig vom Körperteil, mit dem er den Lenker berührt. Wenn die gestreckten Beine des Fahrers gleichzeitig auf die Fußstützen und die Oberschenkel gegen die Lenkergriffe gedrückt werden, sind beidseitige Femurfrakturen häufig.

Beim **seitlichen Aufprall** kommt das Fahrzeug seitlich mit einem Objekt in Berührung. Anschließend stürzt das Fahrzeug auf ein Bein des Lenkers, schlittert und kann im gesamten Beinbereich Verletzungen verursachen. Häufig handelt es sich dabei um offene Verletzungen.

Wird der Fahrer beim Zusammenprall **weggeschleudert**, fliegt er abhängig von der Aufprallgeschwindigkeit durch die Luft, bis er auf einem anderen Objekt (Baum, Fahrzeug, Straße usw.) aufschlägt. Verletzt werden primär jene Körperteile, die direkt aufprallen; sekundär ist der gesamte Körper verletzungsgefährdet, da die Energie des Aufpralls vom ganzen Körper absorbiert wird.

> **ACHTUNG**
> Ein Motorradfahrer kann, auch ohne dass Frakturen vorliegen, aufgrund **innerer Verletzungen** polytraumatisiert sein.

Ein derartiger Unfallmechanismus kann fast **alle Verletzungen** zur Folge haben. Die schwerwiegendsten Verletzungen sind im Kopf-, Thorax- und Wirbelsäulenbereich vorzufinden.

> **MERKE**
> Ein **Kind**, das von einem Fahrzeug angefahren wurde, sollte so lange als **schwer verletzt** betrachtet werden, bis erweiterte Diagnostik im Krankenhaus dies sicher ausschließt.

15.6 Unfälle mit Gefahrstoffen

In den verschiedensten Lebensbereichen wird mit einer steigenden Anzahl von Gefahrstoffen umgegangen. Die Stoffe werden neben der Anwendung auch in größeren Mengen gelagert, umgeschlagen und über größere Entfernungen transportiert.

Durch diesen **gehäuften Umgang mit Gefahrstoffen** steigt auch die Wahrscheinlichkeit, im Rettungsdienst mit Einsätzen konfrontiert zu werden, die eine Beteiligung von Gefahrstoffen nicht ausschließen lassen.

> **MERKE**
> Dem Erkennen der Gefahrstoffbeteiligung am Einsatzszenario kommt eine besondere Bedeutung zu. Bei jedem Einsatz sind **alle Begleitumstände** zu berücksichtigen, um die Wirkung von Gefahrstoffen auszuschließen.

Beim Umgang, bei der Lagerung und beim Transport können Gefahrstoffe durch **unsachgemäßen Umgang** (Nichtbeachtung von Sicherheitsbestimmungen), durch **mechanische Gewalteinwirkung** (bei einem Unfall) oder durch **Sekundärereignisse** (technischer Defekt in einer Produktionsanlage, Brandereignis mit thermischer Wirkung auf den Gefahrstoff) freigesetzt werden (➤ Abb. 15.15). Die Freisetzung kann als Gas, als Flüssigkeit oder als Feststoff erfolgen.

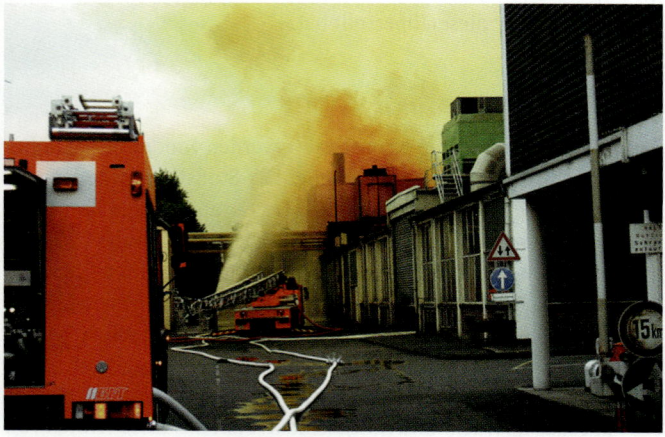

Abb. 15.15 Beispiel für einen Gefahrstoffunfall: Freisetzung von Nitrose-Gasen, nachdem eine Metallplatte in einen 55 000 l fassenden Salpetersäurebehälter gefallen war. Die Nitrose-Gase wurden über eine laufende Absauganlage durch das Dach in die Atmosphäre abgeblasen. Es bildete sich eine weithin sichtbare, braun-gelbe, toxische Gaswolke. Ersteintreffende Einsatzkräfte haben sich in Sicherheit gebracht. [O429]

15.6.1 Einteilung der Gefahrstoffe

Zur Systematisierung der **Gefahrstoffe** wird nach dem Transportrecht eine Einteilung der Gefahrstoffe in **9 Gefahrenklassengruppen** vorgenommen. Der Gefahrstoff, das Stoffgemisch oder ein Gegenstand wird aufgrund seiner Eigenschaften als Gefahrgut klassifiziert und nach den genannten Eigenschaften einer Gefahrgutgruppe zugeteilt. Diese Einteilung vereinfacht die Abschätzung der Stoffeigenschaften und die daraus resultierenden Gefahren.

Klasse 1: explosive Stoffe und Gegenstände mit Explosivstoff

Können feste oder flüssige Stoffe oder Stoffgemische durch chemische Reaktion Gase solcher Temperatur, solchen Drucks und solcher Geschwindigkeit entwickeln, dass hierdurch die Umgebung zerstört werden kann, werden sie der Klasse 1 zugeordnet. Darunter fallen nicht Stoffe, die explosionsfähige Gas-, Dampf- oder Staubgemische bilden können.

Unterklasse 1.1

Der Unterklasse 1.1 werden Stoffe und Gegenstände zugeordnet, die **massenexplosionsfähig** sind. Das bedeutet, dass sich die gesamte Ladung gleichzeitig in der Explosion umsetzt. Durch diese Eigenschaft ist mit einer sehr großen Energiefreisetzung im Schadensfall zu rechnen. Beispiele hierfür sind Munition, Bomben, Granaten und Raketen sowie Stoffe, die zur Herstellung verwendet werden (z. B. Nitroglycerin).

Unterklasse 1.2

Sind Stoffe und Gegenstände **nicht massenexplosionsfähig** und besteht die **Gefahr von Splitterwirkung, Spreng- und Wurfstücken,** werden sie in die Unterklasse 1.2 eingeordnet. Das bedeutet, dass nicht nur im unmittelbaren Schadensort Wirkungen auftreten können, sondern Splitter oder Teile des Explosivstoffs weggeschleudert werden und dadurch der unmittelbare Wirkbereich vergrößert wird. Auch hier sind Waffenarten wie Handgranaten, Raketen und Minen als Beispiele zu nennen.

Unterklasse 1.3

Geht von Stoffen und Gegenständen, die nicht massenexplosionsfähig sind, eine **Feuergefahr** aus, bei deren Verbrennung eine beträchtliche Strahlungswärme frei wird oder sie nacheinander so abbrennen, dass eine geringe Luftdruck- oder Splitter-, Sprengstück- oder Wurfstückwirkung vorliegt, werden sie in die Unterklasse 1.3 kategorisiert. Blitzlichtpulver, Anzünder und Übungsmunition sind typische Beispiele.

Unterklasse 1.4

Ist im Falle der Entzündung nur eine **geringe Explosionsgefahr** vorhanden und bleiben die **Auswirkungen** im Wesentlichen **auf das Versandstück begrenzt,** werden die Stoffe und Gegenstände der Unterklasse 1.4 zugeordnet. Dabei darf ein Feuer von außen nicht dazu führen, dass gleichzeitig der gesamte Inhalt explodiert. Sprengladungen ohne Zündmittel, Handsignalkörper und Silvesterfeuerwerkskörper für jedermann werden z. B. in die Unterklasse 1.4 eingruppiert.

Unterklasse 1.5

In die Unterklasse 1.5 werden Stoffe und Gegenstände eingruppiert, die sehr **unempfindlich** sind und bei denen die **Wahrscheinlichkeit einer Massenexplosion** unter normalen Bedingungen sehr **gering** ist. Das schließt auch den Übergang eines Brandes in eine Detonation mit großer Wahrscheinlichkeit aus. Sprengstoff für Sprengungen beim Abbau von Kalkstein oder Kreidemergel fallen z. B. unter diese Unterklasse.

Unterklasse 1.6

Sind Gegenstände **extrem unempfindlich** und **nicht massenexplosionsfähig,** wird eine Zuordnung zur Unterklasse 1.6 durchgeführt. Dabei ist die unbeabsichtigte Zündung nur noch mit einer zu vernachlässigbaren Wahrscheinlichkeit möglich.

Verträglichkeitsgruppen

Den Stoffen und Gegenständen aus den Unterklassen 1.1–1.6 werden Buchstaben von A bis S ihrer **Verträglichkeitsgruppen** zugeordnet. Die Gruppe gibt Aufschluss über die Art des Explosivstoffes, und die Zuordnung hat Auswirkungen auf die Möglichkeit der Zusammenlagerung und des Zusammentransports mit anderen Explosivstoffen. Verträglichkeitsgruppe A darf z. B. mit keiner anderen Gruppe zusammen transportiert werden.

Klasse 2: Gase

Die Klasse 2 umfasst reine Gase und Gasgemische. Als Gase werden Stoffe bezeichnet, die bei Normalverhältnissen vollständig gasförmig sind. Als Normalverhältnisse gelten 20 °C Temperatur und ein Standarddruck von 101,3 kPa. Die Gase können in verschiedenen Formen auftreten. In der Klasse sind verdichtete Gase, verflüssigte Gase, tiefgekühlte verflüssigte Gase, gelöste Gase, Druckgaspackungen, Gegenstände, die Gase unter Druck enthalten, Gasproben, Chemikalien unter Druck und absorbiertes Gas zusammengefasst.

Gefährliche Eigenschaften von Gasen

Gase können über verschiedene gefährliche Eigenschaften verfügen. Sie können **erstickend, oxidierend, entzündbar** und **giftig** oder eine Kombination aus diesen Eigenschaften sein.

Im Transportrecht für die Seeschifffahrt und im Luftverkehr werden die Gase in **drei Unterklassen** eingeteilt.

Unterklasse 2.1

In dieser Unterklasse werden die **entzündbaren Gase** (Kennzeichnung der Gruppe F) zusammengefasst. Wasserstoff, Butan und Acetylen sind Beispiele für Gase aus dieser Unterklasse.

Unterklasse 2.2

Nicht-entzündbare und **nicht giftige Gase** (Kennzeichnung der Gruppen A oder O) werden in der Unterklasse 2.2 eingeordnet. Beispiele für die Unterklasse sind Helium, Kohlendioxid und Stickstoff.

Unterklasse 2.3

In der Unterklasse 2.3 werden **giftige Gase** klassifiziert (Kennzeichnung der Gruppen T, TF, TC, TO, TFC und TOC). Chlorwasserstoff, Fluor und Schwefelwasserstoff sind Beispiele für giftige Gase.

Klasse 3: entzündbare flüssige Stoffe

Entzündbare flüssige Stoffe sind Stoffe, die bei Normalbedingungen nicht vollständig als Gas vorliegen und einen Flammpunkt von höchstens 60 °C haben. Ausnahmen sind für Stoffe bis zu einem Flammpunkt von 100 °C und Stoffe, die einen geschmolzen Zustand haben, möglich. Hierunter fallen insbesondere Kraftstoffe, z. B. Diesel und Benzin, und Lösungsmittel wie Aceton und Alkohole.

Gefährliche Eigenschaften von entzündbaren flüssigen Stoffen

Die Gefahrgüter der Klasse 3 können als Nebengefahr noch giftige oder ätzende Eigenschaften aufweisen. Zur Klasse 3 gehören auch desensibilisierte explosive flüssige Stoffe.

Klasse 4.1: entzündbare feste Stoffe, selbstzersetzliche Stoffe und desensibilisierte explosive feste Stoffe

Feste Stoffe sind Stoffe, die bei Normalbedingungen einen Schmelzpunkt oberhalb von 20 °C haben. Der Klasse 4.1 sind Gefahrgüter zugeordnet, die **leicht brennbare, selbstzersetzliche** feste (Stoffe, die sich auch ohne Beteiligung von Sauerstoff mit starker Wärmefreisetzung zersetzen können) oder flüssige Stoffe, **desensibilisierte** (Stoffe, die mit anderen Stoffen gemischt werden, um die explosiven Stoffeigenschaften zu unterdrücken) explosive feste Stoffe und mit selbstzersetzlichen Stoffen verwandte Stoffe enthalten. Beispiele für diese Klasse sind Schwefel und Phosphor.

Gefährliche Eigenschaften von entzündbaren festen Stoffen

Die Gefahrgüter der Klasse 4.1 können als Nebengefahr **oxidierende, giftige** und **ätzende Eigenschaften** aufweisen.

Klasse 4.2: selbstentzündliche Stoffe

Flüssige und feste Stoffe, Gemische und Lösungen, die sich durch Berührung mit Luft schon in kleinen Mengen innerhalb von 5 Min. entzünden und selbsterhitzungsfähige Stoffe, Gemische und Lösungen gehören der Klasse 4.2 an. In diese Klasse gehören Fasern, die nass oder ölhaltig sind, z. B. Baumwolle und Fischabfall.

Gefährliche Eigenschaften von selbstentzündlichen Stoffen

Zusätzliche Eigenschaften der Gefahrgüter der Klasse 4.2 können neben oxidierender, giftiger oder ätzender Wirkung auch die Bildung von entzündlichen Gasen bei der Berührung mit Wasser sein.

Klasse 4.3: Stoffe, die bei Berührung mit Wasser entzündbare Gase entwickeln

Können Stoffe bei der **Reaktion mit Wasser** entzündbare Gase entwickeln, die zusammen mit Luft explosionsfähige Gemische bilden können, werden diese in die Klasse 4.3 eingruppiert. In dieser Gruppe sind z. B. Natrium und Magnesiumpulver einkategorisiert.

Gefährliche Eigenschaften von selbstentzündlichen Stoffen

Auch bei der Klasse 4.3 können **Nebengefahren** aus der **oxidierenden, giftigen und ätzenden Wirkung** der Stoffe entstehen.

Klasse 5.1: entzündend (oxidierend) wirkende Stoffe

In der Klasse 5.1 werden Gefahrgüter zusammengefasst, die selbst nicht notwendigerweise brennbar sind, aber durch **Abgabe von Sauerstoff** einen **Brand verursachen** oder unterstützen können. Hier sind viele Nitrat- und Peroxidverbindungen gelistet.

Gefährliche Eigenschaften von selbstentzündlichen Stoffen

Die Stoffe der Klasse 5.1 können neben ihrer oxidierenden Wirkung auch entzündbare, selbsterhitzungsfähige, giftige oder ätzende Eigenschaften haben oder bei der Berührung mit Wasser entzündbare Gase entwickeln.

Klasse 5.2: organische Peroxide

In dieser Klasse werden Stoffe eingeordnet, die sich durch **Kontakt mit Verunreinigungen, durch Wärme, durch Reibung oder Stoß** unter **Freisetzung von Energie zersetzen.** Die Zersetzungsgeschwindigkeit nimmt mit einer Erhöhung der Temperatur zu und ist abhängig von der Zusammensetzung des Peroxids. Zusätzlich können sich entzündbare oder schädliche Zersetzungsprodukte bilden. Bei einigen Stoffen kann die Zersetzung explosionsartig erfolgen. Ab einer bestimmten Konzentration von Aktivsauerstoff und Wasserstoffperoxid werden die Peroxide in die Klasse 5.2 klassifiziert.

Die Unterteilung erfolgt in die Gruppe P1 für Peroxide, für die keine Temperaturkontrolle notwendig ist, und in die Gruppe P2, für die eine Temperaturkontrolle während der Beförderung verpflichtend ist.

Klasse 6.1: giftige Stoffe

Die Klasse 6.1 umfasst Stoffe, die bei **einmaliger oder kurz dauernder Einwirkung** auch mit **kleiner Menge** beim Einatmen, bei Aufnahme durch die Haut oder Einnahme zu **Gesundheitsschäden** oder zum **Tode eines Menschen** führen können. Die Wirkung wurde dabei beobachtet oder ist aus den Ergebnissen von Tierexperimenten anzunehmen. Arsen, Chlorpikrin (Lungenkampfstoff [Grünkreuz-1], aber auch Schädlingsbekämpfungsmittel) und Bleiacetat sind Beispiele für Stoffe der Gruppe 6.1.

Gefährliche Eigenschaften von giftigen Stoffen

Neben den giftigen Eigenschaften können weitere Gefahren bestehen. Die Einteilung der Stoffe erfolgt in folgende Gruppen:
- **T:** Giftige Stoffe ohne Nebengefahr
- **TF:** Giftige entzündbare Stoffe
- **TS:** Giftige selbsterhitzungsfähige feste Stoffe
- **TW:** Giftige Stoffe, die in Berührung mit Wasser entzündbare Gase bilden

- **TO:** Giftige entzündend (oxidierend) wirkende Stoffe
- **TC:** Giftige ätzende Stoffe
- **TFC:** Giftige entzündbare ätzende Stoffe
- **TFW:** Giftige entzündbare Stoffe, die in Berührung mit Wasser entzündbare Gase bilden

Klasse 6.2: ansteckungsgefährliche Stoffe

Stoffe, für die bekannt ist oder angenommen wird, dass sie **Krankheitserreger** enthalten, werden in die Klasse 6.2 eingeordnet. Als Krankheitserreger kommen dabei Mikroorganismen und andere Erreger in Betracht, die bei Tieren oder Menschen Krankheiten auslösen können.
Es werden vier Gruppen unterschieden:
- **I1:** Ansteckungsgefährliche Stoffe, gefährlich für Menschen
- **I2:** Ansteckungsgefährliche Stoffe, gefährlich nur für Tiere
- **I3:** Klinische Abfälle
- **I4:** Biologische Stoffe

Klasse 7: radioaktive Stoffe

Als radioaktive Stoffe werden **Radionuklide** bezeichnet, deren Aktivität über den in der Transportrichtlinie spezifizierten Grenzwerten liegt. Es gibt Alpha- und Betastrahler als Teilchenstrahler und Gammastrahler als elektromagnetische Wellenstrahlung. Eine Kombination der Strahlung ist beim Ausgangsnuklid sowie in der Zerfallsreihe möglich. Ein Beispiel ist das Radionuklid Molybdän-99, das in Technetium-99m zerfällt und mit seiner Wellenstrahlung zu diagnostischen Zwecken eingesetzt wird.

Die einzelnen Versandstücke sind mit **Gefahrzettel der Kategorie I–III** gekennzeichnet. Sie unterscheiden sich durch die Größe der Dosisleistung an der Außenseite des Versandstücks. Der angegebene **Transportindex (TI)** ist wie das Radionuklid und die Aktivität auf dem Gefahrzettel vermerkt und lässt mit einem Messgerät Aufschluss darüber zu, ob die Verpackung intakt ist.

Klasse 8: ätzende Stoffe

In der Klasse 8 werden Güter zusammengefasst, die das **Epithelgewebe der Haut** oder der **Schleimhäute schädigen.** Weiterhin können diese Güter beim Freiwerden Schäden an der Umgebung verursachen oder Teile zerstören. Es werden auch Stoffe klassifiziert, die mit Wasser oder mit der Luftfeuchtigkeit der Umgebungsluft ätzende Dämpfe oder Nebel bilden. Flusssäure, Salzsäure, Schwefelsäure, Salpetersäure und Natriumhydroxid sind Vertreter dieser Gefahrgutgruppe.

Gefährliche Eigenschaften von ätzenden Stoffen

Durch zusätzliche Gefahren können die Güter in folgende Gruppen eingeteilt werden:

- **C1–C11:** Ätzende Stoffe ohne Nebengefahr und Gegenstände, die solche Stoffe enthalten
- **CF:** Ätzende entzündbare Stoffe
- **CS:** Ätzende selbsterhitzungsfähige Stoffe
- **CW:** Ätzende Stoffe, die in Berührung mit Wasser entzündbare Gase entwickeln
- **CO:** Ätzende entzündend (oxidierend) wirkende Stoffe
- **CT:** Ätzende giftige Stoffe und Gegenstände, die solche Stoffe enthalten
- **CFT:** Ätzende entzündbare giftige flüssige Stoffe
- **COT:** Ätzende entzündend (oxidierend) wirkende giftige Stoffe

Klasse 9: verschiedene gefährliche Stoffe und Gegenstände

Alle Stoffe, die **keiner anderen Klasse** zugeordnet werden können, sind in der Klasse 9 zusammengefasst. Da von ihnen beim Transport eine Gefahr ausgeht, wurden sie in der Klasse 9 eingruppiert.

15.6.2 Kennzeichnung gefährlicher Stoffe

Gefährliche Stoffe und Gegenstände, die gefährliche Stoffe enthalten, können unterschiedlich gekennzeichnet sein. Man kann grundsätzlich die Kennzeichnung nach **Transportrecht** und nach **Umgangsrecht** unterscheiden. Weiterhin können Beschilderungen am **Arbeitsplatz** nach den Technischen Regeln für Arbeitsstätten ASR A1.3 und Beschriftung von Bereichen nach **Feuerwehrdienstvorschrift** (FwDV) 500, Markierung von **Rohrleitungen** und **Druckbehältern** weiteren Aufschluss über die eventuelle Beteiligung von Gefahrstoffen geben. Die Grundsymbole sind zwar ähnlich, der Detailierungsgrad unterscheidet sich aber erheblich (➤ Tab. 15.1).

Transportrecht

Gefährliche Güter müssen nach der Gefahrgutverordnung Straße, Eisenbahn und Binnenschifffahrt (GGVSEB) in Verbindung mit der jeweils gültigen Fassung der Europäischen Übereinkommen über die internationale Beförderung gefährlicher Güter auf der Straße **(ADR),** für die Eisenbahn (Übereinkommen über den internationalen Eisenbahnverkehr Anhang C RID) und für die Binnenschifffahrt (Europäische Übereinkommen über die internationale Beförderung gefährlicher Güter auf Binnenwasserstraßen ADN) transportiert werden. Für den Seeverkehr gelten ergänzend die Gefahrgutverordnung See und die dazu international gültigen IMDG-Codes (International Maritime Dangerous Goods). Für den Luftverkehr gelten die Regelungen der Dangerous Goods Regulations der **International Air Transport Association,** abgekürzt IATA-DGR, sowie den Technical Instructions der **International Civil Aviation Organisation,** den ICAO-TI.

Tab. 15.1 Kennzeichnung von Gefahrenstoffen

Bereich	Transportrecht	Umgangsrecht		Arbeitsplatz-kennzeichnung	Bezeichnungen/Bemerkungen
Rechts-grundlage	GGVSEB i. V. m. ADR/RID/ADN	GefStoffV 2005	GefStoffV 2010 GHS (CLP)	ASR A1.3 und DIN EN ISO 7010	
Klasse 1					Explosivstoffe (Unterklassen 1.1–1.6)
Klasse 2					entzündbare Gase (Unterklasse 2.1)
					nicht-entzündbare, nicht giftige Gase (Unterklasse 2.2)
					giftige Gase (Unterklasse 2.3)
Klasse 3					entzündbare flüssige Stoffe
Klasse 4.1					entzündbare feste Stoffe, selbstzersetzliche Stoffe und desensibilisierte
Klasse 4.2					selbstentzündliche Stoffe
Klasse 4.3					Stoffe, die bei Berührung mit Wasser entzündbare Gase bilden
Klasse 5.1					entzündbare wirkende Stoffe
Klasse 5.2					organische Peroxide
Klasse 6.1					giftige Stoffe

Tab. 15.1 Kennzeichnung von Gefahrenstoffen *(Forts.)*

Bereich	Transportrecht	Umgangsrecht		Arbeitsplatz-kennzeichnung	Bezeichnungen/Bemerkungen
Klasse 6.2					ansteckungsgefährliche Stoffe
Klasse 7					radioaktive Stoffe
Klasse 8					ätzende Stoffe
Klasse 9					verschieden gefährliche Stoffe und Gegenstände
					umweltgefährlich
					Gesundheitsgefahr ist zu beachten
					begrenzte Menge (Kennzeichnung mit UN-Nummer)

Grundkennzeichnungen der Klasse aus den anderen Transportbereichen sind mit denen nach ADR ähnlich und deshalb zur Gefahrenerkennung gut verwendbar (➤ Tab. 15.1).

Kennzeichnung der Transportfahrzeuge

Grundsätzlich gilt im Straßentransport, dass Gefahrgüter über einer nach Klassen individuell festgesetzten Freigrenze gekennzeichnet werden müssen. Die Freigrenzen berücksichtigen Stoffeigenschaften und Menge. In einer Einsatzsituation kann also auch ein Gefahrgut vorhanden sein, obwohl keine Kennzeichnung vorhanden ist. Für Mindermengen kann diese Charakterisierung auch mit besonderen Kennzeichen erfolgen (➤ Tab. 15.1).

Die kennzeichnungspflichtigen Transporte sind mit einer orangen **Warntafel** kenntlich zu machen. Bei einem **Stückguttransport** ist am Fahrzeug nur vorn und hinten eine Warntafel angebracht (➤ Abb. 15.16). Es muss eine schriftliche Weisung für den Fahrer in seiner Landessprache mitgeführt werden. Auf dieser Weisung sind für alle Klasse entsprechende Maßnahmen zusammengefasst, sodass eine Beurteilung sich schwierig gestaltet. Hierbei ist die genaue Gefahrenerkundung und -beurteilung dann nur über eine Befragung des Fahrers oder einen Einblick in die Frachtpapiere möglich.

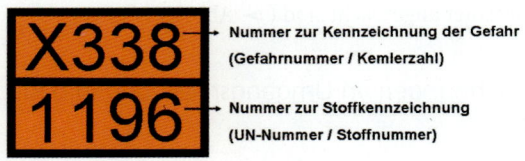

Abb. 15.16 Warntafel mit Gefahrnummer und Stoffnummer

Handelt es sich um einen **Tanklastzug** mit einer Kammer, ist am Fahrzeug vorne und hinten eine Warntafel angebracht, die weitere Informationen beinhaltet. **Die obere Zahl beschreibt die Gefahr.** Sie ist mindestens 2-stellig und maximal 4-stellig, wobei die vordere Stelle nur ein X sein kann. Wir die Gefahr ausreichend durch eine Ziffer beschrieben, ist die letzte Ziffer eine Null. Verdoppelt sich die Ziffer, ist mit einer Zunahme der Gefahr zu rechnen. Bei Diesel ist z. B. Gefahrnummer 30 und bei Ottokraftstoff 33, da die Gefahr der Entzündbarkeit steigt. Diese **Gefahrnummer** wird auch als „Kemler-Zahl" bezeichnet. Folgende einzelne Ziffern können die Gefahr beschreiben:

- **2:** Entweichen von Gas durch Druck oder durch chemische Reaktion
- **3:** Entzündbarkeit von flüssigen Stoffen (Dämpfen) und Gasen oder selbsterhitzungsfähiger flüssiger Stoff
- **4:** Entzündbarkeit von festen Stoffen oder selbsterhitzungsfähiger fester Stoff
- **5:** Oxidierende (brandfördernde) Wirkung
- **6:** Giftigkeit oder Ansteckungsgefahr
- **7:** Radioaktivität
- **8:** Ätzwirkung
- **9:** Gefahr einer spontanen heftigen Reaktion
- **X:** Stoff reagiert in gefährlicher Weise mit Wasser

Folgende Ziffernkombinationen haben z. B. eine festgelegte Bedeutung:

- **22:** Tiefgekühltes verflüssigtes Gas
- **33:** Leicht entzündbarer flüssiger Stoff (Flammpunkt unter 23 °C)
- **X423:** Entzündbarer fester Stoff, der mit Wasser gefährlich reagiert und entzündbare Gase bildet
- **44:** Entzündbarer fester Stoff, der sich bei erhöhter Temperatur in geschmolzenem Zustand befindet
- **606:** Ansteckungsgefährlicher Stoff
- **90:** Umweltgefährdender Stoff; verschiedene gefährliche Stoffe
- **99:** Verschiedene gefährliche erwärmte Stoffe

Im **unteren Teil der orangenen Warntafel** befindet sich eine **Stoffnummer,** die auch als UN-Nummer bezeichnet wird, da sie im Transportrecht weltweit gleich ist (Dangerous Goods List). Sie ist immer vierstellig und kann mit einer Null beginnen (➤ Abb. 15.16).

Bei **Mehrkammertanklastzügen** sind an jeder Kammer orange Warntafeln mit Gefahr- und Stoffnummer angebracht, da unterschiedliche Stoffe transportiert werden können. Diese Transporte sind dann ebenfalls vorn und hinten nur mit einer orangenen Warntafel ohne Aufdruck beschildert.

Für die **Klasse 7** wird ergänzend dazu auch im Stückgutverkehr der Gefahrzettel am Fahrzeug seitlich angebracht.

Im Containerverkehr gelten Sonderregeln, die dazu führen, dass der Container als Versandstück zählt und hier die Gefahrzettel auf dem Container angebracht sind (➤ Abb. 15.17).

Kennzeichnungen im Umgangsrecht und in baulichen Anlagen

Im Umgangsrecht können Gefahrstoffe vielfältig gekennzeichnet sein. Grundsätzlich werden Gefahrstoffe nach der Gefahrstoffverordnung in Verbindung mit dem GHS (Globally Harmonized System of Classification and Labelling of Chemicals) gekennzeichnet. Dieses System wurde in Europa mit der **CLP-Verordnung** (Classification, Labelling and Packaging) eingeführt. Gefahrstoffe, die vor dem Inkrafttreten in den Handel gekommen sind, können auch nach der Gefahrstoffverordnung von 2005 gekennzeichnet sein. Diese beiden Kennzeichnungen erlauben eine grobe Abschätzung einer möglichen Gefahr. Es ist aber zu beachten, dass nicht für alle Klasse nach ADR eigene Symbole zur Verfügung stehen und einige Klassen gar nicht über diese Verordnung erfasst werden (➤ Tab. 15.1).

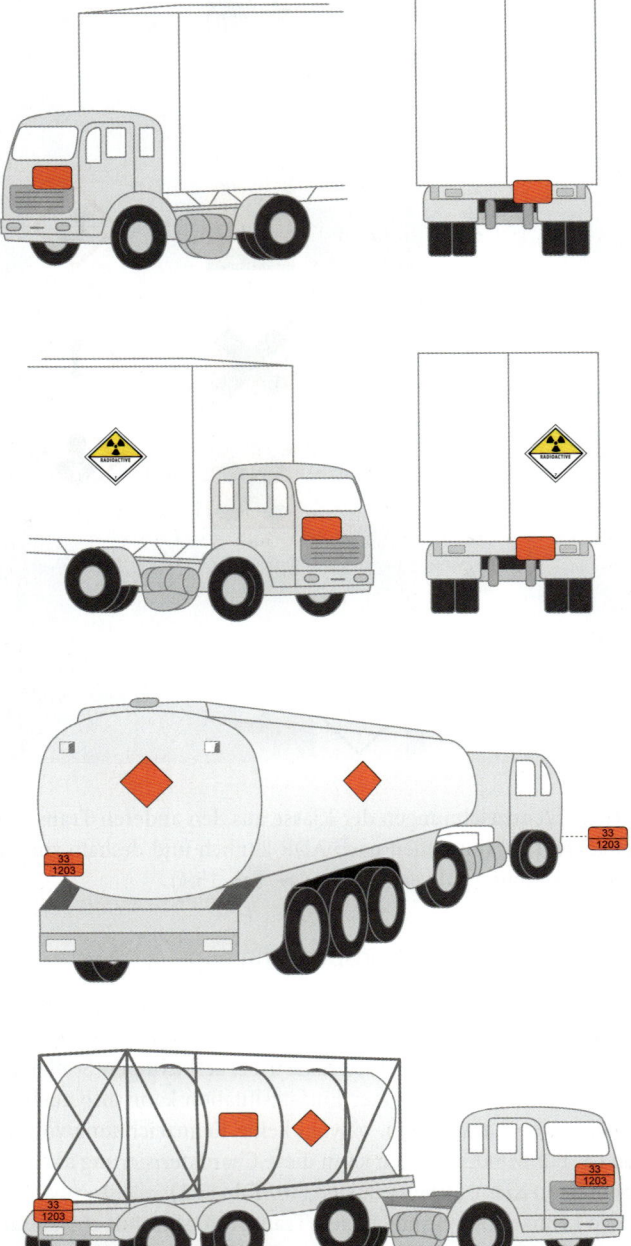

Abb. 15.17 Anbringung der Gefahrgutzettel und Warntafeln [L231]

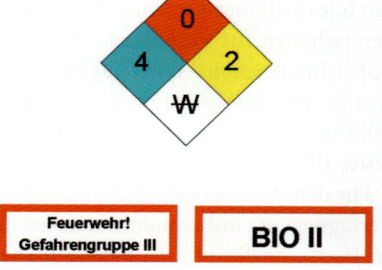

Abb. 15.18 Beispiel eines Gefahrendiamanten am Beispiel von Aluminiumphosphid

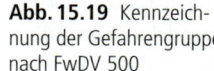

Abb. 15.19 Kennzeichnung der Gefahrengruppe nach FwDV 500

Zusätzlich stehen zur groben Abschätzung der Gefahr für die Symbole nach dem GHS die Hinweiswörter „Achtung" und „Gefahr" zur Verfügung. Das Wort **Achtung** soll darauf hinweisen, dass eine weniger schwerwiegende Gefährdung vorliegt. Das Signalwort **Gefahr** weist auf eine ernsthafte Gefährdung hin.

Über mögliche Risiken oder notwendige Maßnahmen können auch die R- und S-Sätze (Risk and Saftey) Aufschluss geben. Sie werden im GHS-System durch die H- und P-Sätze ersetzt (Hazard and Precautionary Statements). Ergänzt werden diese Sätze durch EUH-Sätze. Diese waren im alten System der EU vorhanden, fehlten aber im GHS-System.

Darüber hinaus geben Beschilderungen des Arbeitsplatzes nach der Arbeitsschutzrichtlinie (ASR) A1.3 einen groben Anhalt über eine mögliche Beteiligung von Gefahrstoffen. Nach dieser technischen Regel für die Arbeitsstätten werden Warnzeichen nach DIN EN ISO 7010 dort angebracht, wo ein Risiko oder eine Gefahr besteht (➤ Tab. 15.1). Ergänzend dazu müssen nach der Gefahrstoffverordnung Betriebsanweisungen erstellt werden, die am Arbeitsplatz einsehbar sind und weiteren Aufschluss über den verwendeten Gefahrstoff geben können.

Auf einigen Versandstücken wird ebenfalls der **Gefahrendiamant** abgedruckt (➤ Abb. 15.18). Die Ziffern können jeweils mit einem Wert von 0–4 beschrieben werden. Die 0 stellt dabei das geringste Risiko und die 4 das höchste Risiko da. Der blaue Bereich kennzeichnet die Gesundheitsgefahren, der rote Bereich die Brandgefahr und der gelbe Bereich die Reaktionsfreudigkeit. Im weißen Bereich können zusätzliche Hinweise angebracht werden. Das sind insbesondere eine durchgestrichenes W (kein Wasser als Löschmittel einsetzen) und ein Flügelrad als Hinweis auf radioaktive Stoffe.

Nach der FwDV 500 (Einheiten im ABC-Einsatz) und für den Einsatzbereich mit atomaren Stoffen auch durch die Strahlenschutzverordnung sind Bereiche mit Stoffen, von denen ein zusätzliches Risiko für die Einsatzkräfte ausgeht, zusätzlich zur Beschilderung nach ASR A1.3 an den Zugangsbereichen zu kennzeichnen (➤ Abb. 15.19).

Diese Kennzeichnung erfolgt aufgrund einer szenariounabhängigen Risikoabschätzung aufgrund von Aktivitäten, Erregerarten und Mengen von Gefahrstoffen. Die Einteilung kann in die **Gefahrengruppe I–III** erfolgen. Dabei ist bei der Gefahrengruppe I mit einem geringen Risiko und bei der Gefahrengruppe III mit einem hohen Gefahrenrisiko zu rechnen. In der Gefahrengruppe I soll zur Vermeidung von Inkorporation Atemschutz getragen werden. Ab der Gefahrengruppe II ist besondere Schutzausrüstung und ggf. Messtechnik erforderlich. Bei Laborbereichen wird die Bezeichnung „Feuerwehr Gefahrengruppe" durch das Hinweiswort „BIO" ersetzt, um konkret auf die biologische Gefahr hinzuweisen.

Auch **Rohrleitungen,** in denen Gefahrstoffe weitergeleitet werden, sind in Gewerbe- und Industrieanlagen farblich oder mit zusätzlichen Plaketten gekennzeichnet. Auch diese Markierung kann Aufschluss über eine Beteiligung von Gefahrstoffen geben.

Werden **Druckbehälter** verwendet, sind diese mit einem Gefahrgutaufkleber versehen. Er gibt Aufschluss über den Stoff und ist ebenfalls mit der UN-Nummer und mit den Gefahrzetteln nach ADR versehen.

Die Schulterfarben von Druckgasbehältern geben ebenfalls Aufschluss über die Art des Gases. **Bei Druckgasbehältern, die aufgrund des Szenarios auf ein älteres Herstellungsdatum schließen lassen, ist aber Vorsicht geboten, da es zu Verwechslungen kommen kann.** Bis 1997 z. B. wurde gelbe Schulterfarbe für die Kennzeichnung von Acetylen verwandt und im Anschluss für giftige und ätzende Stoffe z. B. Chlor. In diesem Fall sind die Informationen über den Stoff durch weitere Befragung zu verifizieren.

15.6.3 Maßnahmen bei einem Gefahrstoffunfall

Bei jedem Einsatz muss mit dem Vorhandensein von Gefahrstoffen gerechnet werden. In Abhängigkeit von der Qualität des Notrufs liegen der Leitstelle gleich am Anfang oder erst im weiteren Verlauf des Einsatzes (z. B. nach der ersten Lagemeldung) Erkenntnisse über die Beteiligung von Gefahrstoffen vor.

> **MERKE**
> Sind bereits Kräfte des Rettungsdienstes an der Einsatzstelle und die Beteiligung gefährlicher Stoffe und Güter wurde erst durch diese erkannt, kommt der **Qualität** der von dieser Besatzung durchgeführten **Erstmaßnahmen** besondere Bedeutung zu.

Wie bei jedem Einsatz üblich, ist auch hier der **Selbstschutz** zu beachten. Als Handlungsempfehlung kann nach der **„GAMS-Regel"** vorgegangen werden. Sie beinhaltet folgende **vier Phasen:**
- **G**efahr erkennen
- **A**bsperren
- **M**enschenrettung, wenn ohne Vernachlässigung des Eigenschutzes möglich
- **S**pezialkräfte anfordern

Dem **Erkennen der Gefahr** kommt hierbei eine zentrale Bedeutung zu. Deshalb müssen grundlegende Kenntnisse über die unterschiedlichen Kennzeichnungsmöglichkeiten vorhanden sein, um auch durch den Rettungsdienst eine erste grobe Abschätzung der Gefahr vorzunehmen. Bei Einsätzen mit terroristischem Hintergrund kann nur aufgrund des anzutreffenden Szenarios auf eine Beteiligung von Gefahrstoffen (z. B. Gefahrgutklasse 7 – radioaktive Stoffe) geschlossen werden. Im Zweifel sind über die Leitstelle zusätzliche Einsatzkräfte zu alarmieren, die den Verdacht einer Beteiligung verifizieren können.

Nach der FwDV 500 werden die **Informationsmöglichkeiten** eingeteilt in:
- Sofortinformationen (Gefahrzettel, Warntafeln, GHS-Kennzeichnung)

- Kurzinformationen (Betriebsanweisungen, Begleitpapiere)
- Detaillierte Informationen (Nachschlagewerke)
- Experteninformationen (Fachberater, Sachverständige)

Aus dem **stoffbezogenen Sicherheitsdatenblatt** können auch vom Rettungsdienst umfangreiche Informationen gewonnen werden. Neben der vorgeschriebenen Kennzeichnung des Stoffes aus dem Umgangs- und Transportrecht sind zusätzliche Informationen und Handlungsanweisungen beim normalen Umgang im Produktionsprozess und bei Unfällen mit dem Gefahrstoff vermerkt.

Ist festgestellt worden, dass es sich um einen Unfall mit Beteiligung von Gefahrstoff handelt, ist eine qualifizierte **Rückmeldung an die Leitstelle** zu geben. Diese muss folgende Informationen enthalten:
- **Welcher Stoff** ist beteiligt (Stoffnummer)?
- **Welche Größe** hat das Leck und **welches Ausmaß** hat der Stoffaustritt?
- **Wie viele Menschen** sind unmittelbar gefährdet?
- Sind **weitere Rettungsfachkräfte** erforderlich?

Die Leitstelle kann nun aufgrund der Informationen das Alarmstichwort erhöhen und Kräfte gemäß der **Alarm- und Ausrückeordnung** (AAO) der Feuerwehr entsenden und die Polizei informieren. Sind schon Feuerwehrkräfte auf der Anfahrt, können anhand von Nachschlagewerken schon auf der Anfahrt weitere Stoffinformationen ermittelt werden.

Beispiele für Nachschlagewerke

- ERI-Cards (Emergency Response Intervention Cards), Kohlhammer Verlag
- Nüssler: Gefahrgut-Ersteinsatz, Storck Verlag
- Hommel: Handbuch der gefährlichen Güter, Springer
- Kühn-Birett: Merkblätter Gefährliche Arbeitsstoffe, ecomed Verlag

Für einen schnellen Überblick über die Eigenschaften der beteiligten Stoffe und vorhandener Gefahren sind für Smartphones und Tablet-PCs zahlreiche **Apps** verfügbar. Können keine ausreichenden Informationen gewonnen werden oder stehen keine geeigneten Gerätschaften zur Verfügung (> Abb. 40.2), kann das Transport-Unfall-Informations- und Hilfeleistungssystem der chemischen Industrie um Unterstützung gebeten werden. Diese Unterstützung kann in den Stufen telefonische Beratung, Beratung vor Ort und aktive Hilfe vor Ort durchgeführt werden.

Für den Rettungsdienst steht darüber hinaus der **Giftnotruf** zur Verfügung, um insbesondere bei Verschlucken und Aufnahme über die Haut schnelle Informationen zur Therapie zu erhalten. Die Telefonnummer der zuständigen Giftnotrufzentralen kann im Internet beim Bundesamt für Verbraucherschutz und Lebensmittelsicherheit ermittelt werden und ist durch die einsatzvorbereitende Stelle in die Fahrzeugtelefone einzuspeichern.

Absperrung

Die **Feuerwehr** wird nach der FwDV 500 bei unbekanntem Stoff als erste **Absperrmaßnahme** den unmittelbaren Gefahrenbereich mit 50 m um das Schadensobjekt und den Absperrbereich mit 100 m festlegen. Dabei ist die Windrichtung zu beachten und ggf. in Windzugrichtung eine größere Entfernung festzulegen (> Abb. 15.20).

Nach näheren Erkenntnissen kann die Absperrung deutlich verkleinert (z. B. Unfall im Gebäude) oder erweitert werden (z. B. Gefahrgutklasse 1 – Explosivstoffe mit bis zu 500 m und 1 000 m und Gefahrgutklasse 2 – gasförmige Stoffe in Tanks oder unter Druck 300 m und 1 000 m).

Kontamination

Liegen **Erkenntnisse über den Gefahrstoff** vor und ist das Szenario durch die Rettungsfachkräfte einschätzbar, kann unter Beachtung der Windrichtung, des Produktaustritts und der Vermeidung einer

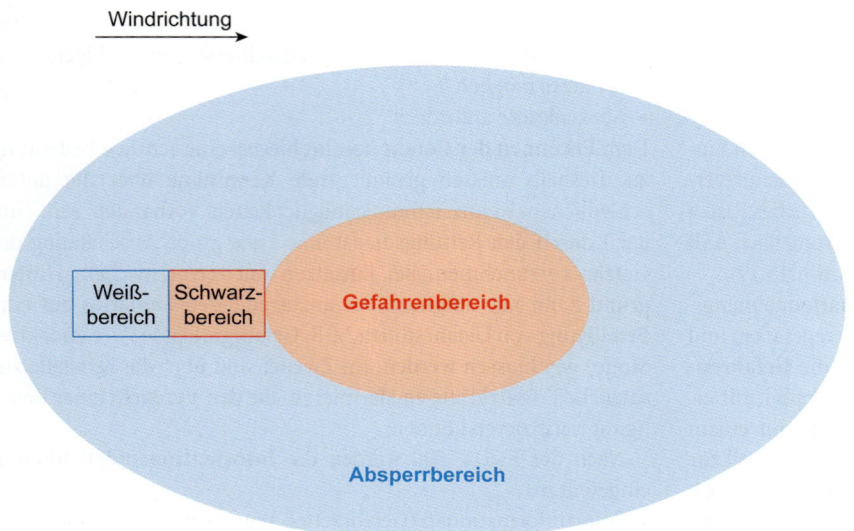

Abb. 15.20 Absperr- und Gefahrenbereich nach FwDV 500 [L143]

15.6 Unfälle mit Gefahrstoffen

einer ungefähren Einsatzzeit von 20 Min. in der Gefahrenabwehr und von zusätzlich 10 Min. zur Dekontamination aus (> Abb. 15.21).

Für den Rettungsdienst und die Behandlung von kontaminierten Verletzen (> Kap. 44) kann man folgende Phasen nach der **vfdb-Richtlinie 10/04 (Vereinigung zur Förderung des Deutschen Brandschutzes e. V.)** unterscheiden:

- Phase I: Basic Life Support, Sichtung und Priorisierung
- Phase II: Entkleiden und Spot-Dekontamination
- Phase II: erweiterte medizinische Maßnahmen
- Phase IV: Nassdekontamination

Phase I

In der Phase I sollen Maßnahmen getroffen werden, die einen sofortigen Tod des Patienten verhindern. Dazu zählen neben dem **Freimachen von verlegten Atemwegen das Verbringen in die stabile Seitenlage** und das **Stillen massiver Blutungen.**

Die Sichtungskategorien werden wie in einer MANV-Lage benutzt. Ergänzend erfolgt eine Priorisierung in der Sichtungskategorie unter Berücksichtigung der Kontamination von Wundbereich, Gesicht, Haut-/Körperoberfläche und Bekleidung.

Phase II

Um das Kontaktrisiko zu minimieren, wird in der Phase II die **Bekleidung** vom nicht-kontaminierten Bereich zum kontaminierten Bereich aufgeschnitten. In Abhängigkeit von der Dicke der Kleidung und der Toxizität des Stoffes ist diese Maßnahme zügig durchzuführen, um einen Hautkontakt über das Durchdringen der Kleidung zu vermeiden.

Die **Spotdekontamination** wird in der Reihenfolge Augen, Nasen-Rachenraum, nicht versorgte Wunden und sichtbar kontaminierte Körperteile durchgeführt. Nach der Nasen-Rachenraum-Säuberung wird dem Patienten eine Sauerstoff- oder Infektionsschutzmaske als Inkorporationsschutz aufgesetzt. An den **Wärmeerhalt** ist nach dem Entkleiden frühzeitig zu denken.

Phase III

In der Phase III werden alle **notwendigen medizinischen Maßnahmen** getroffen, die für die Dekontamination erforderlich sind. Je länger es bis zur Dekontamination dauert, umso größer ist der Anteil der Individualmedizin im kontaminierten Bereich.

Phase IV

Muss zwingend eine **Nassdekontamination** durchgeführt werden, sind alle Wund- und Punktionsstellen wasserdicht zu ummanteln, um eine Inkorporation zu verhindern. Dabei wird das Monitoring entfernt und eine evtl. notwendige Beatmung über einen Reservoirbeutel mit Sauerstoffgabe fortgesetzt.

Werden hier Rettungsfachkräfte zur Durchführung der Phasen I–III eingesetzt, so gilt es als kontaminiert. Durch besondere **Schutzausrüstungen** sind die Rettungsdienst-Mitarbeiter insbesondere bei einer größeren Anzahl von Patienten und einem verlängerten Aufenthalt im Gefahrenbereich zu schützen.

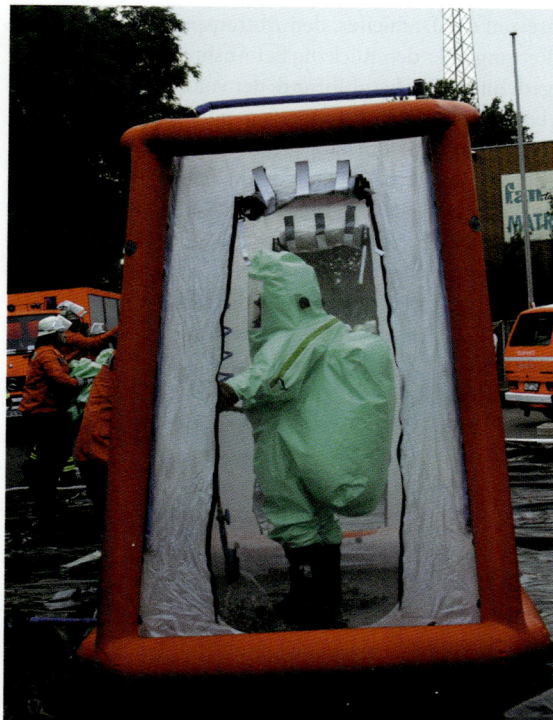
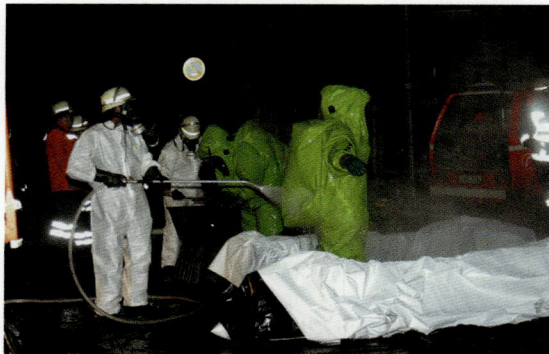

Abb. 15.21 Dekontamination von Einsatzkräften vor Ort [O429]

Eigenkontamination (Verschmutzung der Rettungsdienstbekleidung mit dem Gefahrstoff) auch zur Personenrettung vorgegangen werden. Hierbei ist besonders auf kontaminierte Patienten zu achten, da es durch diese zur **Kontaminationsverschleppung** kommen kann. Auch die Wirkung der Kontamination auf die Rettungsdienst-Mitarbeiter durch Ausgasen des Gefahrstoffes ist zu beachten. Nach der Selbstrettung oder der Rettung von Patienten ist eine Patientenablage an der Grenze des Gefahrenbereichs einzurichten.

Kommt es im Rahmen eines Gefahrstoffeinsatzes zur **Kontamination von Patienten** oder **Einsatzkräften,** wird gemäß dem **Stufenkonzept zur Dekontamination** nach der FwDV 500 durch die Feuerwehr die Stufe 1 (Notdekontamination), Stufe 2 (Standarddekontamination) oder die Stufe 3 (erweiterte Dekontamination) aufgebaut. Die Notdekontamination wird als Sofortmaßnahmen bei Einsatzbeginn aufgebaut und die Standarddekontamination muss 15 Min. nach Einsatzbeginn des ersten Trupps unter Schutzkleidung und Atemschutz betriebsbereit sein. Man geht im Feuerwehreinsatz von

Insbesondere bei C-Gefahrstoffen ist die zügige Abarbeitung der Phasen I–IV wichtig, um ein Eindringen des Gefahrstoffes über die Haut oder eine Inkorporation zu vermeiden.

Kommt es im Einsatz zu mehr als 20 Verletzten, muss zur Entlastung für den Einsatzunterabschnitt „**Dekontamination Personal**" **(Dekon P)** ein eigener Einsatzunterabschnittabschnitt „**Dekontamination Verletzte**" **(Dekon V)** gebildet und entsprechend mit Personal und Material ausgerüstet werden.

Können durch den medizinischen Zustand des Patienten im Ausnahmefall nicht alle Phasen durchlaufen werden, muss das Kontaminationsrisiko allen zukünftigen Kontaktpersonen (Rettungswagenpersonal, Klinikpersonal) bekanntgemacht werden und es sind ggf. **besondere Schutzmaßnahmen** zu treffen. Um die Gefahr der Kontaminationsverschleppung zu verringern, muss der Patient mindestens entkleidet werden.

15.7 Brandeinsätze

Bei Brandeinsätzen kommt dem ersteintreffenden Fahrzeug der Rettungsfachkräfte eine besondere Bedeutung zu. Häufig liegen keine genauen Angaben über das Schadensausmaß, die Art des Gebäudes und die tatsächliche Anzahl betroffener Personen vor.

15.7.1 Anfahrt und erste Maßnahmen

Auf der Anfahrt sollte sich die RTW-Besatzung mit der Bebauung im Einsatzgebiet auseinandersetzen (Wohngebiete mit Einfamilienhäusern, Industriebauten, Altenheim). Die **Art der vorherrschenden Gebäudenutzung** gibt im groben Rahmen Aufschluss über die zu erwartende Anzahl Betroffener.

Für das **Rettungsfachpersonal** sind im Brandeinsatz bei der Zusammenarbeit mit der **Feuerwehr** (> Kap. 12.6) insbesondere die **Fahrzeugaufstellung** und das **Freihalten von Entwicklungsflächen** für die Feuerwehr von großer Wichtigkeit. Ist der Einsatzort z. B. in einer Sackgasse, darf nicht in diese eingefahren werden. Die Positionierung des Rettungswagens in der Sackgasse verhindert evtl. das Einsetzen der Drehleiter, den Abtransport von Verletzten nach deren Rettung oder den Rückzug bei Ausbreitung des Feuers.

Beim **ausgedehnten Dachstuhlbrand,** der von zwei Seiten mittels Drehleitern bekämpft werden soll, werden mit Aufstell- und Entwicklungsflächen bis zu 75 m benötigt. Die Abstützbreite von Drehleitern kann bis zu 5,5 m betragen. Steht seitlich neben der Drehleiter kein Platz zur Verfügung, sind ggf. hinter dem Fahrzeug 15 m für das Ablegen des Leiterparks zu berücksichtigen (> Abb. 15.22).

Die Rettungsdienstbesatzung kann durch eine **qualifizierte Eintreffmeldung** erheblich zur Verbesserung der Gefahrenabwehr beitragen, indem z. B. das Einsatzstichwort bestätigt oder erhöht wird. Weiterhin können beim Eintreffen erste Informationen über konkrete Ausmaße des Gebäudes (z. B. 100 m × 50 m große Industriehalle), die Bauart (z. B. 4 Obergeschosse mit ausgebautem Dachgeschoss) und seine Nutzung (z. B. kombiniertes Wohn- und Geschäftsgebäude) gegeben werden.

Verlässt die RTW-Besatzung ihr Fahrzeug, sollte sie sich nach Möglichkeit als erstes einen Überblick über die **Anzahl der betroffenen Personen** verschaffen, um ggf. ein zeitgerechtes Nachalarmieren von Rettungsmitteln zu ermöglichen.

Konnten sich Personen durch ein verrauchtes Treppenhaus nicht retten, ist die Betreuung der Betroffenen am Fenster besonders wichtig, um eine Angstreaktion mit verbundener Flucht aus der Wohnung oder Sprung aus dem Fenster zu vermeiden.

Ist der Treppenraum verraucht, muss ein **Betreten des verrauchten Bereichs vermieden** werden. Deshalb sollte nicht geklingelt werden, sondern durch Rufen die Bewohner veranlasst werden, an den Fenstern Kontakt zu den Hilfskräften aufzunehmen.

Kann eine **Rauchausbreitung** durch einfache Maßnahmen ohne Selbstgefährdung durchgeführt werden (Schließen einer Tür), sollte dieses durchgeführt werden, um mögliche **Flucht- und Angriffswege rauchfrei** zu halten.

Befinden sich Betroffene auf der Straße, sind sie unbedingt zu sammeln, um als Ansprechpartner für den Einsatzleiter der Feuerwehr zu dienen. Wenn möglich, soll sich das Rettungsfachpersonal einen wohnungsbezogenen Überblick über die Personen verschaffen und so sicherstellen, dass alle Personen das Gebäude verlassen konnten. Wichtige Erkenntnisse aus dieser Einsatzphase sind über Funk der Leitstelle oder beim Eintreffen dem Einsatzleiter der Feuerwehr mitzuteilen.

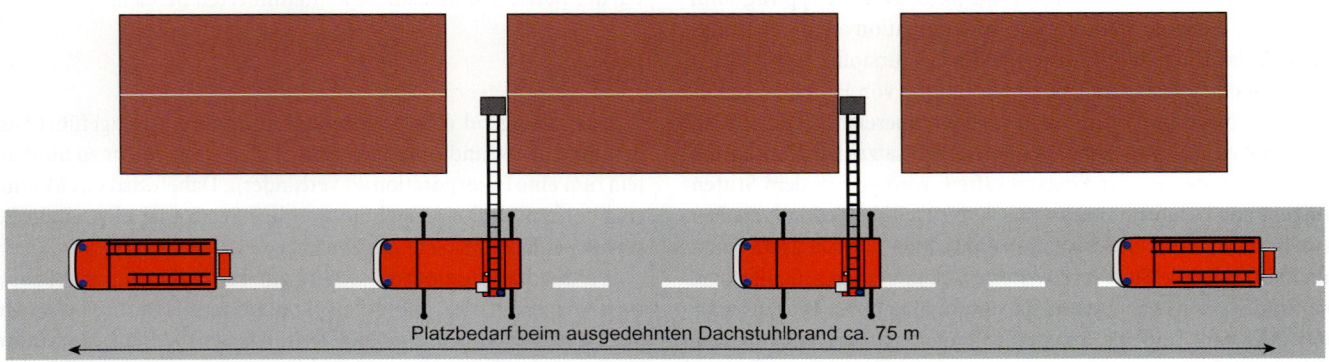

Abb. 15.22 Platzbedarf der Feuerwehr beim ausgedehnten Dachstuhlbrand [L143]

15.7.2 Verletzungsmuster bei Brandeinsätzen

Bei einem Brandeinsatz sind im Wesentlichen Rauchgasintoxikation, Verbrennungen und mechanische Einwirkungen bei der Selbstrettung und beim Sprung aus dem Fenster zu erwarten.

Beteiligte Personen verneinen häufig das **Einatmen von Rauchgasen.** Deshalb sollten alle, die sich selbst gerettet haben oder gerettet wurden, einer rettungsdienstlichen Begutachtung und ggf. weiteren Versorgung zugeführt werden.

Verbrennungen kommen insbesondere bei den Personen vor, die nahe am Ausbruchsort des Feuers waren (z. B. Fettexplosion in der Küche, Umgang mit brennbaren Flüssigkeiten) oder sich nicht selbst retten konnten, da sie bewusstlos waren (schlafend im Bett).

Durch panische Reaktionen kommt es ebenfalls zu Verletzungsmustern mit Frakturen und Blutungen durch mechanische Verletzungen des Gewebes.

In Abhängigkeit von der Kapazität des Regelrettungsdienstes kann bei einem Mehrfamilienhaus sehr schnell die Schwelle zum **Massenanfall von Verletzten** erreicht sein. Deshalb sollte rechtzeitig die **Auslösung eines entsprechenden Alarmstichworts** in Zusammenarbeit mit dem zuerst eintreffenden Notarzt und dem Einsatzleiter erwogen werden, um ausreichende Kräfte und Mittel zum Einsatzort heranführen zu können und Reserven für den Regelrettungsdienst zur Verfügung zu stellen.

15.8 Explosionen

Bei einer Explosion kommt es aufgrund einer plötzlichen Reaktion (s. u.) zur **Freisetzung von Wärmeenergie** und zum **Druckanstieg.** Insbesondere zur Vermeidung von durch Einsatzkräfte selbst verursachte Explosionen sind grundlegende Kenntnisse notwendig.

15.8.1 Grundsätzliches zu Explosionen

Voraussetzungen für jede Verbrennung sind Sauerstoff, ein brennbarer Stoff und eine Zündenergie. Liegen alle Voraussetzungen im richtigen Verhältnis vor, kann es dabei zur Bildung eines explosionsfähigen Gemischs aus Gasen, Dämpfen, Nebeln und Stäuben mit einer schlagartigen Reaktion kommen.

Breiten sich die Flammen mit einer Geschwindigkeit unterhalb der Schallgeschwindigkeit aus, spricht man von einer **Deflagration.** Dabei ist nur ein geringer Druckanstieg zu erwarten. Breiten sich die Flammen und Druckanstieg mit Überschallgeschwindigkeit aus, nennt man die Explosion **Detonation.**

Kommt es zur Alarmierung von Rettungsfachpersonal zu Einsätzen mit Explosionsgefahr, sind **persönliche Vorbereitungen** auf der Anfahrt bzw. vor dem Betreten der Einsatzstelle durchzuführen. So dürfen keine Geräte mitgeführt werden, die eine Explosion auslösen könnten (Handy, Funkmeldeempfänger, Funkgeräte).

Die Feuerwehr kann mit ihren Messgeräten die **untere Explosionsgrenze (UEG)** überwachen. Dabei wird mit den Messgeräten das prozentuale Erreichen der UEG angezeigt (z. B. 20% UEG). Es können verschiedene Alarmschwellen eingestellt werden, bei deren Erreichen zusätzlich gewarnt wird. Die Messwerte sind nur für ein bestimmtes Prüfgas (z. B. Methan, Propan) korrekt. Kommt es bei einem Einsatz zum Auftreten anderer explosionsfähiger Gemische ist der Anzeigewert nicht zwingend identisch mit der tatsächlichen Konzentration. Das Gerät gibt nur einen groben Anhalt, ob ein Stoff anwesend ist, der eine explosionsfähige Atmosphäre verursachen kann. Einige Gase haben einen sehr großen Explosionsbereich bis zur **oberen Explosionsgrenze (OEG),** sodass es bei vielen Konzentrationswerten zur Explosion kommen kann. Ist der Wert oberhalb der oberen Explosionsgrenze, kann es durch Querlüftung schnell dazu kommen, dass wieder eine explosionsfähige Atmosphäre hergestellt wird (➤ Abb. 15.23).

Bei Einsätzen mit **Kohlenmonoxidatmosphäre** (Suizidversuch mit Holzkohlegrill in geschlossenen Räumen, ➤ Kap. 40.3.2, defekte Gastherme) kann es aufgrund einer hohen Konzentration von Kohlenmonoxid ebenfalls zu einer **explosionsfähigen Atmosphäre** kommen. Schon beim Eintreffen ist durch eine umfassende Lageerkundung zu ermitteln, ob ein solcher Fall vorliegen könnte. In diesen Fällen ist ein **Klingeln und Einschalten der Beleuchtung** zu **unterlassen,** da es dadurch zur Zündung kommen kann. Da diese Konzentrationswerte deutlich höher liegen als die Erträglichkeitswerte für einen 20-minütigen Einsatz ohne Atemschutz, ist unbedingt die Feuerwehr hinzuzuziehen.

Die **Atemgifte** können sich unkontrolliert **durch Bauteile ausbreiten.** Deshalb sind angrenzende Bereiche mit Messtechnik und Atemschutz auf mögliche Atemgifte und Betroffene abzusuchen und aufgefundene Personen ebenfalls dem Rettungsdienst vorzustellen.

15.8.2 Explosionsverletzungen

Gase, Treibstoffe, Bomben, Feuerwerkskörper oder **Staub** gehören zur Gruppe der Stoffe, die am häufigsten zu Explosionen führen. Die dadurch verursachten Verletzungen entstehen in **drei spezifischen Phasen.**

Primäre Verletzung

Die primären Verletzungen werden durch die bei der Explosion entstehenden **Druckwellen** erzeugt. Betroffen sind davon v. a. Körperteile, die selbst Luft enthalten und die durch den erhöhten Druck komprimiert werden.

Typische Verletzungen sind Gehörgangsverletzungen (➤ Kap. 38.6) einschließlich Trommelfellruptur, Verletzungen der Nebenhöhlen, Lungenverletzungen wie Pneumothorax, Blutungen im Parenchymbereich, Ruptur der Alveolen mit nachfolgender Luftembolie, Perforationen im Gastrointestinaltrakt, Verbrennungen unterschiedlichster Grade.

15 Notfall- und Gefahrensituationen

MERKE
Es ist möglich, dass der Patient **keinerlei äußerlich sichtbare Verletzungen** hat, aber dennoch vital bedroht ist.

Sekundäre Verletzung

Der Patient wird zum zweiten Mal traumatisiert, wenn er von **herumfliegenden Teilen** getroffen wird. Dies führt beispielsweise zu Frakturen, Verbrennungen und Fleischwunden.

Tertiäre Verletzung

Das dritte Trauma erleidet der Patient, wenn er **durch die Luft geschleudert** wird und anschließend **gegen den Boden** oder ein **spezifisches Objekt prallt.** Die Art des Traumas ist vom Punkt des Aufpralls abhängig. Es kommen ähnliche Verletzungen vor wie nach einem Sturz aus größerer Höhe.

ACHTUNG
Sekundär und tertiär erlittene Verletzungen sind am augenscheinlichsten und werden daher oft am aggressivsten versorgt. Tatsächlich sind aber die **primär erlittenen Verletzungen** auch die primär **vital gefährlichsten** Verletzungen für den Patienten.

15.9 Besondere Notfallsituationen und Verletzungsmechanismen

15.9.1 Sportverletzungen

Die Vielzahl der Sportarten lässt eine detaillierte Erörterung der einzelnen typischen Verletzungsmuster in diesem Rahmen nicht zu. Einige generelle Fragen für die **Analyse** des jeweiligen **Verletzungsablaufs:**

- **Welche Kräfte** haben auf den Verletzten eingewirkt?
- **Wie** haben diese Kräfte eingewirkt?
- **Welche Verletzungen** sind sichtbar?
- **Wohin** wurde die **Energie im Körper** weitergeleitet?
- **Welche anderen Verletzungen** können durch diesen Energietransfer entstanden sein?
- **Welche Körperteile** wurden komprimiert, überdehnt oder überbeugt?
- **Welche Verletzungen** könnten dabei verursacht worden sein?
- **Wie schnell** war die Abbremsung oder Beschleunigung?
- Lassen sich aus den **Verletzungen weiterer Unfallgegner** Rückschlüsse auf die Verletzung des Patienten ziehen?
- Ist der Betroffene **gegen ein Objekt** geprallt, ist dieses deformiert? Wo, in welcher Höhe, wie tief und breit?
- **Welche Verformungen** bestehen am **Sportgerät** des Verletzten?
- **Welche Schutzvorrichtungen** hat der Betroffene verwendet?
- War die Traumatisierung eher von **spitzer** und/oder **stumpfer Wirkung?**

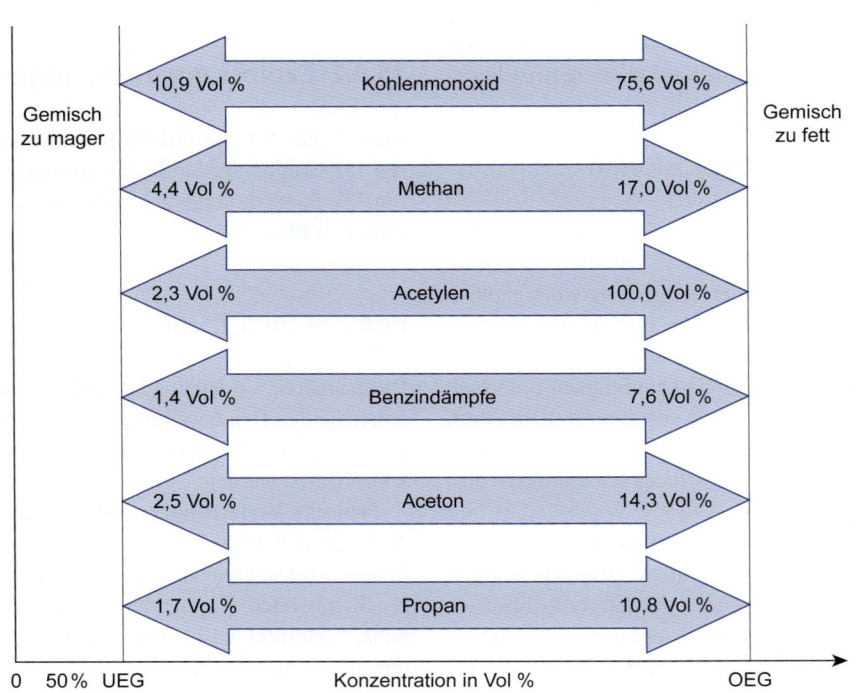

Abb. 15.23 Explosionsbereiche verschiedener Gasgemische [L143]

15.9.2 Sturz aus Höhen

Drei Fragen sind bei der **Analyse des Verletzungsmechanismus** nach einem Sturz aus bestimmter Höhe maßgebend:
- **Aus welcher Höhe** erfolgte der Sturz?
- **Welcher Körperteil** schlug zuerst auf?
- Wie ist der **Untergrund** beschaffen, auf dem der Patient landete (weich, hart, eben oder uneben)?

Der Verletzungsgrad steigt mit zunehmender Sturzhöhe. Besonders schwere Stürze sind jene, bei denen die Sturzdistanz mindestens dreimal so hoch wie die Körpergröße des Patienten ist.

Bei **Kindern** sind Schädel-Hirn-Traumen z. B. nach Fensterstürzen häufig, da der Kopf der schwerste Körperteil eines Kindes ist und daher zuerst aufprallt.

Bei **Erwachsenen** ist das **Don-Juan-Syndrom** ein häufiges Verletzungsbild. Der Geschichte nach sprang der Liebhaber Don Juan auf der Flucht vor dem erzürnten Ehemann vom Balkon, ohne sich dabei zu verletzen. Erwachsene versuchen, wie Don Juan möglichst zuerst auf ihren Füßen zu landen. Nachdem die Beine bereits auf dem Boden sind, wird der Körper durch das Gewicht des noch in Bewegung befindlichen Kopfes, Körperstamms und Beckens nach hinten gebogen. Dabei wird die Wirbelsäule komprimiert und beim Rückwärtskippen des Patienten überdehnt. Schließlich fällt der Patient auf das Gesäß und die ausgestreckten Hände. Die möglichen Verletzungsfolgen sind Frakturen des Fersenbeins, Hüftverletzungen, Kompressionsfrakturen oder Flexionsverletzungen der Wirbelsäule sowie Frakturen an den Handgelenken.

Landet der Patient primär nicht auf den Beinen, sondern auf dem Kopf, ist der Weg der Energieverteilung nach dem Aufprall vom Kopf abwärts zu analysieren. Dieser Mechanismus ist typisch bei Verletzungen nach **Sprung in seichtes Wasser**. Am häufigsten kommt es zu Schädel-Hirn-Traumen und zu Verletzungen der HWS, da diese Körperteile das gesamte Körpergewicht und die unverminderte Geschwindigkeit des primären Aufpralls absorbieren müssen.

15.9.3 Penetrierende Verletzungen

Penetrierende Verletzungen sind **Traumen**, die durch **spitze Gegenstände** oder **Schusswaffenmunition** hervorgerufen werden. Dabei kommt der Energieerhaltungssatz zum Tragen: Die Energie verschwindet nicht, sondern ändert ihre Form. Trifft beispielsweise eine Kugel auf den menschlichen Körper, wird die Energie der Kugelbewegung in Energie umgewandelt, die Zellen werden zerstört und aus dem Pfad der Kugel weggedrückt. Bei Notfällen dieser Art gilt für das Rettungsfachpersonal, besondere Vorsicht walten zu lassen. Das **Sichern des Umfelds** und die Kontrolle, ob der Notfallort gesichert ist, sind hier besonders zu beachten. Im Zweifelsfall auf die Bestätigung der Polizei in sicherem Abstand zu warten, kann lebensverlängernd sein, wenn gerade ein Schusswechsel stattgefunden hat. Zweifelhafter Heroismus kann tödlich sein.

Einsatztaktik

In den meisten Fällen wird es bei penetrierenden Verletzungen zu kriminalpolizeilichen Ermittlungen kommen. Priorität hat zweifelsfrei immer die Patientenversorgung. Einige einfache Maßnahmen können jedoch die **Beweisaufnahme für die Polizei** bedeutend erleichtern:
- Unverzüglich die **Polizei verständigen** lassen.
- **Waffen niemals** von ihrem Fundort **entfernen**, außer es ist für die Eigen- und Patientensicherheit unumgänglich. Schusswaffen sollten nur von fachkundigen Personen aufgenommen und entfernt werden!
- **Gegenstände** und **Kleidungsstücke** des Patienten immer **asservieren**.
- Beim Entfernen der Patientenkleidung **nicht durch Schuss- oder Stichlöcher schneiden.**
- **Genaue Dokumentation** der Patientenlage beim Eintreffen. Beachten Sie, dass Ihr Protokoll in die Ermittlungsakte der Behörden aufgenommen werden kann.
- Denken Sie daran, dass Sie als **Zeuge vor Gericht** geladen werden können, u. U. erst nach einigen Jahren. Schreiben Sie deshalb nach dem Einsatz zusammen mit Ihren Kollegen unverzüglich ein **Gedächtnisprotokoll** und fertigen Sie ggf. **Skizzen** an.

Schussverletzungen

Um das Ausmaß einer Schussverletzung abschätzen zu können, sollten nach Möglichkeit folgende vom Patienten unabhängige Fragen geklärt werden:
- Welche Art von **Waffe** und **welches Kaliber** wurden verwendet?
- **Aus welcher Distanz** wurde der Schuss abgefeuert?

Die Versorgung und der Transport eines Patienten dürfen niemals verzögert werden, um diese Fragen zu klären. Sie können aber die anwesende Polizei bitten, diese Informationen nach Bekanntwerden unverzüglich an die Rettungsleitstelle weiterzuleiten.

Art der Waffe

Schusswaffen werden je nach **Projektilgeschwindigkeit** in **Langsam-, Mittel- und Hochgeschwindigkeitswaffen** unterteilt. Pfeil und Bogen fallen in den Bereich von Langsamgeschwindigkeitswaffen. Pistolen und Revolver werden als Waffen mittlerer Geschwindigkeit (ca. 400 m/Sek.) bezeichnet, Gewehre sind Hochgeschwindigkeitswaffen (ca. 1 500 m/Sek.).

Je höher die Geschwindigkeit, desto größer der Schusskanal und das Trauma für die umliegenden Gewebe.

Kaliber der Waffe bzw. des Projektils

Das Kaliber ist der **Innendurchmesser des Laufs einer Schusswaffe** bzw. der Durchmesser der dazu passenden Munition. Je nach Herstellungsland der Waffe wird der Durchmesser in Millimeter oder Inches gemessen. So ist etwa das Projektil einer amerikanischen Pistole Kaliber 0,32 $^{32}/_{100}$ Inches breit, das sind umgerechnet 8,1 mm (1 inch = 2,54 cm).

Je größer das Kaliber der Schusswaffe ist, desto größer werden die äußere und die innere Schusswunde sein.

Schusswunde

Eine Analyse der aus **drei Teilen** bestehenden Schusswunde (➤ Abb. 15.24) kann wichtige Informationen über das Verletzungsausmaß liefern. Bedeuten zwei Schusswunden am Körper des Patienten, dass es sich um Ein- und Austrittsstelle einer Schusswunde handelt oder bestehen zwei verschiedene Einschusswunden?

Eintrittswunde

Beim Einschuss wird die Haut gegen das darunter liegende Gewebe gedrückt. Das Projektil rotiert beim Eindringen in die Haut um die Längsachse und verursacht eine 1–2 mm schmale, meist **schwarze Abschürfung**. Ist der Lauf der Waffe beim Abfeuern des Schusses direkt gegen die Haut gedrückt worden, dringen die freigesetzten Gase in das umliegende Gewebe ein. Beim Betasten dieser Stelle ist zumeist eine Krepitation zu hören. In einem Umkreis von 5–7 cm wird die Haut verbrannt, innerhalb von 25 cm um die Wunde sind punktförmige, maximal 2 mm große, **schwarze Tätowierungen (Schmauchspuren)** vom Schießpulver zu finden (➤ Abb. 45.4).

Austrittswunde

Austrittswunden müssen nicht immer vorhanden sein, wogegen manchmal durch Fragmentieren des Projektils oder Zertrümmerung von Knochen mehrere Austrittswunden entstehen können. Eine **Austrittswunde** ist üblicherweise **größer als die Eintrittswunde**. Die Haut einer Austrittswunde hat kein unterliegendes Gewebe zur Unterstützung und wird deshalb **sternförmig eingerissen** (➤ Abb. 45.5).

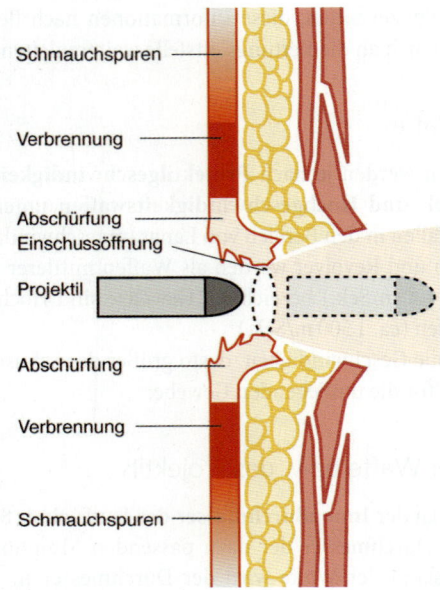

Abb. 15.24 Einschusswunde [L108]

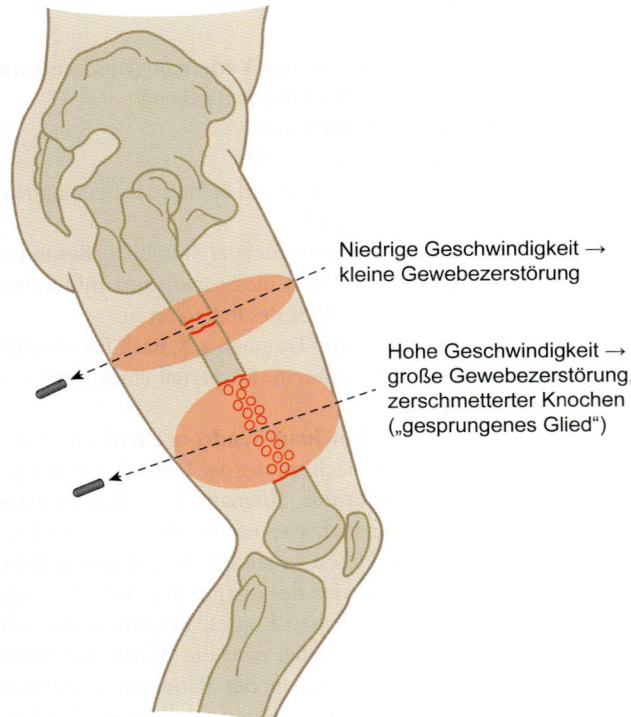

Abb. 15.25 Wunden bei Schussgeschwindigkeit [L231]

Bei der Suche nach einer Austrittswunde ist zu beachten, dass diese nicht immer dort zu finden ist, wo sie aufgrund der Lage der Eintrittswunde und der möglichen Schussbahn zu vermuten wäre. Knöcherne Strukturen im Körperinneren können insbesondere bei Kleinkalibern ein Ablenken des Projektils bewirken, sodass eine im 90°-Winkel in den Brustkorb eingetretene Kugel u. U. auch im Nierenbereich wieder austreten kann.

Innere Wunde

Geschosse mit niedriger Geschwindigkeit verursachen Verletzungen zumeist nur im direkten Kontaktbereich des Projektils. **Hochgeschwindigkeitsgeschosse** zerstören nicht nur das Gebiet des Schusskanals, sondern verursachen **sekundäre Verletzungen** durch die Übertragung der kinetischen Energie in das umgebende Gewebe (➤ Abb. 15.25). Kleinkalibrige Projektile, die nicht imstande sind, einen Knochen zu durchschlagen, können beim Aufprall auf Knochen mehrmals ihre Richtung ändern und so zahlreiche innere Organe verletzen.

Ausmaß der Traumatisierung

Das Ausmaß der Verletzung ist abhängig von folgenden Faktoren:
- **Schockwelle**
- **Kurzfristiger Hohlraum,** der durch die Druckwelle des Projektils rund um den Schusskanal entsteht und der etwa 30- bis 40-mal so groß wie der Durchmesser des Geschosses ist
- Vom kurzfristigen Hohlraum erzeugte **Schwingung,** die im umliegenden Gewebe durch Druckveränderungen erzeugt wird

- **Physikalische Dichte des getroffenen Gewebes:** Sehr dichte Körperteile wie Knochen, Muskel oder Leber werden gravierender geschädigt als weniger dichte Teile, z. B. die Lungen.
- **Rotation des Projektils im Körper:** Der Schwerpunkt eines keilförmigen Projektils liegt an der Basis. Trifft die Projektilspitze auf einen Widerstand, wird die Geschwindigkeit verringert, und das Projektil rotiert um seinen Schwerpunkt. Dabei verursacht die Längsseite des Projektils eine größere Verletzung als bei einem glatten Durchschuss, bei dem das Projektil nicht ins Rotieren kommt.
- **Fragmentierung:** Projektile mit weichen, hohlen oder eingefeilten Spitzen (**Dumdumgeschosse**) zerbrechen beim Eindringen in den Körper und verteilen sich daher über ein größeres Areal. Die einzelnen Körper einer Schrotflinte haben eine ähnliche Wirkung im Körper.
- **Projektilgeschwindigkeit** (➤ Abb. 15.25): Diese ist abhängig vom verwendeten Waffentyp. Der Unterschied liegt in der Größe des kurzfristig durch die Druckwelle entstehenden Hohlraums und des verbleibenden permanenten Schusskanals.

Stichverletzungen

Stichverletzungen mit Messern, Scheren oder ähnlichen Gegenständen werden zumeist mit einer geringen Geschwindigkeit zugefügt und haben daher eine geringere sekundäre Verletzungsfolge als Schussverletzungen.

Neben fremdverursachten Stichverletzungen stellt die **Fleischhauer- oder Metzgerverletzung** ein häufig selbstverursachtes Stichtrauma dar. Dabei rutscht der Metzger beim Zerlegen eines Fleischstücks mit dem Messer aus und sticht sich mit einer Abwärtsbewegung tief in die Leistengegend.

> **MERKE**
> Wie jeder andere Fremdkörper auch, darf ein noch im Körper des Patienten befindliches Messer **niemals präklinisch entfernt** werden.

Stichwunden können oft sehr klein, schwach blutend und daher harmlos aussehen (➤ Abb. 45.6). Auf diesen Eindruck darf man sich nie verlassen. Um das **Verletzungsausmaß** richtig abschätzen zu können, ist die Analyse folgender Kriterien wichtig:
- **Welche Körperteile** sind betroffen? Eine besondere Gefährdung besteht bei Verletzungen im Brust-, Bauch-, Kopf-, Rücken- und Nackenbereich sowie in der Leistengegend.
- **Wie viele Einstichwunden** gibt es? Das Rettungsfachpersonal darf niemals von der Annahme ausgehen, dass der Patient nur eine Stichwunde hat. Der Patient muss noch am Unfallort **vollständig entkleidet** und **von Kopf bis Fuß untersucht** werden. So können weitere Wunden durch Abwehrbewegungen der Hände verursacht worden sein. Abhängig von der Größe der Klinge und vom betroffenen Körperteil kann auch eine Austrittswunde existieren.
- **Wie lang** war die **Klinge?** Wenn die Waffe nach der Tat wieder entfernt wurde, ist es besonders wichtig, nach der Länge der Klinge zu fragen.
- Wie war der **Einstichwinkel?** Es kann hilfreich sein, das **Geschlecht des Täters** zu erfragen. Frauen halten ein Messer meist so, dass der kleine Finger näher an der Klinge ist, und stechen deshalb mehr von oben nach unten. Männer benutzen ein Messer eher so, dass der Daumen nahe an der Klinge ist, und stechen mit einer Aufwärtsbewegung zu.
- Wurde nach dem Einstich das **Messer** im Körper des Patienten **umgedreht?**

> **MERKE**
> Eine Stichwunde im **oberen Bauchbereich** kann auch eine Verletzung im Thoraxbereich zur Folge haben. Jeder vierte Patient mit einer penetrierenden Bauchverletzung hat auch eine Thoraxverletzung.
> Umgekehrt kann eine Stichverletzung **unterhalb des vierten Interkostalraums** das Abdomen traumatisiert haben.

Pfählungsverletzungen

Pfählungstraumen werden durch **in den Körperstamm eindringende Gegenstände** wie Rohre, Stiele oder Spieße verursacht (➤ Abb. 15.26). Auslöser sind meist ein Sturz auf das Gesäß oder sexuelle Handlungen. Die Analyse des Verletzungsmechanismus beinhaltet die Frage nach der Länge des Gegenstands, seiner Beschaffenheit, dem Winkel des Eindringens. Ist der Gegenstand genau durch Anus oder Vagina eingedrungen, sind äußerlich möglicherweise keine Verletzungen sichtbar.

15.9.4 Amok

Merkmale

Im Hinblick auf die Tatgenese und den Tatablauf können verschiedene Varianten von Amokläufen voneinander abgegrenzt werden. So ist der Terminus „Amok" ursprünglich aus dem Malaiischen

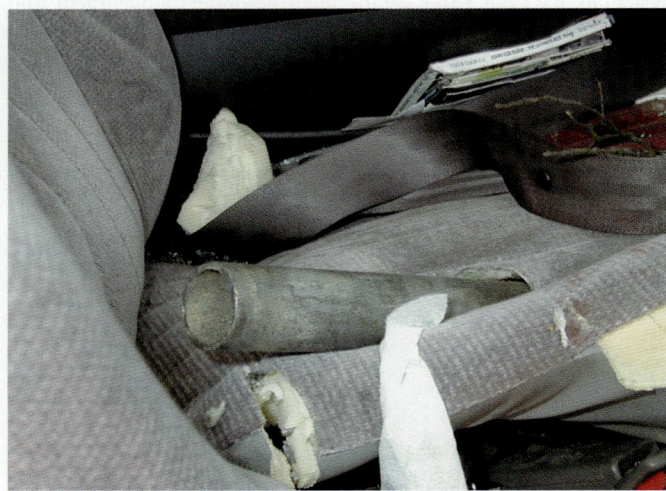

Abb. 15.26 Pfählungsverletzungen: Hier hat ein Pkw einen Stahlzaun durchbrochen, wobei ein Zaunrohr aus Eisen den Fahrzeugboden und den Fahrersitz durchspießte. [M235]

abgeleitet und bedeutet „wütend" oder „rasend". Ein Amoklauf wird demnach im Sinne einer **spontanen Kurzschlussreaktion** ungeplant, rauschhaft, impulsiv und raptusartig verübt. Der Täter verwendet dabei einen Gegenstand, auf den er gerade Zugriff hat, als **Waffe** und greift damit andere Menschen an. Eine **Tötungsabsicht** muss nicht zwingend vorhanden sein. Im Vordergrund steht der **Abbau einer angestauten** und explosionsartig **zum Ausbruch kommenden Wut.** In einigen Fällen richtet sich das aggressive Verhalten des Täters lediglich gegen Sachwerte.

Häufig finden Amokläufe im familiären Umfeld, am Arbeitsplatz oder öffentlichen Plätzen, wie z. B. Einkaufszentren, oder während einer Großveranstaltung statt. In Einzelfällen werden Amokläufe auch in Krankenhäusern verübt.

Derartige Taten stellen das Rettungsfachpersonal vor besondere Herausforderungen und können mit einer erheblichen **Eigengefährdung** verbunden sein. Dies ist v. a. dann der Fall, wenn der Rettungsdienst vor der Polizei am Tatort eintrifft oder Verletzte versorgt werden müssen, während ein Amoklauf andauert, d. h., der Täter noch nicht gefasst worden ist bzw. gestoppt werden konnte. Üblicherweise dauern Amokläufe nur wenige Minuten, und oftmals enden sie mit dem **Suizid des Täters.**

> **MERKE**
> 90 % der Amokläufe sind innerhalb von **10 Minuten beendet.** Die Taten verlaufen hoch dynamisch, vollkommen unkalkulierbar und sind dadurch **extrem gefährlich.** Häufig ist die Lage am Tatort unübersichtlich. Mitunter ist nicht immer sofort klar, ob es einen oder mehrere Täter gibt, wo sich der oder die Täter gerade aufhält und ob von ihm noch weitere Gefahr ausgeht etc.

Ein spezielles Phänomen, das in den letzten Jahren erheblich an Bedeutung gewonnen hat, sind **Amokläufe an Schulen** (➤ Tab. 15.2).

Vor allem die Taten in Erfurt, Emsdetten und Winnenden haben in der deutschen Öffentlichkeit große Beachtung gefunden. Aktuell wird davon ausgegangen, dass etwa **einmal pro Jahr** ernsthaft versucht wird, eine derartige Tat auszuführen. Hier ist allerdings zu beachten, dass die **Täter** gerade nicht besonders aufgebracht und erregt erscheinen, sondern vielmehr **zielstrebig, ruhig und hochkonzentriert.** Zudem kann fast immer eine **längere Tatvorbereitungsphase** nachgewiesen werden, in der Täter ihre Vorgehensweise sehr sorgfältig geplant und z. B. Munition gesammelt oder auch Sprengsätze angefertigt haben. Ob es sich um bei den Taten, die an Schulen verübt werden, im klassischen Sinne überhaupt um Amokläufe handelt, ist daher umstritten. In der kriminologischen Forschung wird seit einiger Zeit der Begriff **School Shooting** verwendet, um diese Taten systematisch von anderen Amokläufen abzugrenzen. Durch geeignete Präventions- bzw. Früherkennungsprogramme an Schulen können sie häufig verhindert werden.

Maßnahmen

Sofern der Rettungsdienst zu einem Amoklauf gerufen wird, sind verschiedene **einsatztaktische Grundsätze** zu beachten. Generell handelt es sich um eine polizeiliche Lage.

> **ACHTUNG**
> Die **Gesamteinsatzleitung** liegt nicht bei einer Führungskraft des Rettungsdienstes oder der Feuerwehr, sondern bei einem **Beamten der Polizei.**

Schon die Anfahrt zum Einsatzort sollte überaus vorsichtig erfolgen. Dass ein Amokläufer eintreffende Rettungsfachkräfte erwartet und diese gezielt angreift, kann nicht ausgeschlossen werden. Vor allem bei Brandmelder-Alarmen in Schulgebäuden sollte an die Möglichkeit gedacht werden, dass es sich ebenfalls um einen Amoklauf handeln könnte.

In der Regel, insbesondere bei einer unklaren Lage, wird den anrückenden Kräften zunächst ein Bereitstellungsraum zugewiesen, der in gebührendem Abstand außerhalb des Gefahrenbereichs, d. h. in der **„kalten" Zone** liegt. Nur auf ausdrückliche Anforderung der polizeilichen Einsatzleitung sollten Einsatzfahrzeuge des Rettungsdienstes näher herangeführt werden.

Der Beachtung des Eigenschutzes kommt in diesen Fällen größte Bedeutung zu. So darf Rettungsfachpersonal sich niemals in einem freien Schussfeld bewegen. Jeglicher Täterkontakt ist unbedingt zu vermeiden. Hinter Mauern oder Betonwänden wird ggf. Deckung gesucht.

> **ACHTUNG**
> **Einsatzfahrzeuge** bieten bei **Beschuss keinen sicheren Schutz!** Karosserieteile werden von Projektilen mühelos durchschlagen (➤ Abb. 15.27)!

Tab. 15.2 Beispielhafte Auflistung von Amokläufen an Schulen in Deutschland			
Datum	Ort	Anzahl der Verletzten	Anzahl der Todesopfer
19.2.2002	Eching/Freising	1	2
26.4.2002	Erfurt	6	17
2.7.2003	Coburg	2	1
20.11.2006	Emsdetten	38	1
11.3.2009	Winnenden	16	11
12.5.2009	St. Augustin	1	0
17.9.2009	Ansbach	10	0
18.2.2010	Ludwigshafen	0	1

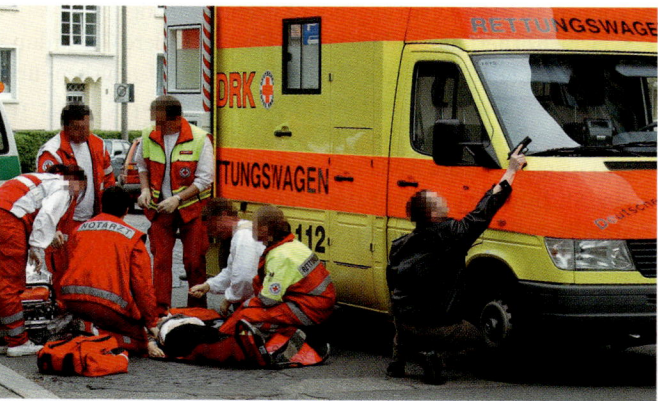

Abb. 15.27 Rettungsfachpersonal bei der Patientenversorgung in der „warmen" Zone unter Polizeischutz [J788]

Die ersteintreffenden Polizeikräfte sorgen dafür, dass der Täter so rasch wie möglich gestoppt bzw. unschädlich gemacht wird. Auf das Eintreffen eines **Spezialeinsatzkommandos (SEK)** wird bei Amokläufen nicht mehr gewartet.

Umstritten ist die **„Schildkrötentaktik"**. Dabei wird der Rettungsdienst nicht nur in der kalten, sondern bewusst auch in der **„warmen" Zone** eingesetzt. Konkret sieht diese Taktikvariante vor, dass Rettungsfachpersonal umringt von und gemeinsam mit Polizeibeamten beispielsweise in ein Gebäude eindringt, in dem ein möglicherweise noch aktiver Täter vermutet wird. Die Polizeibeamten bilden dabei um das Rettungsteam eine Art Schutzpanzer. Auf diese Weise könnte die Versorgung von Verletzten innerhalb eines Gebäudes besonders rasch beginnen. Es würde nicht darauf gewartet, dass ein Gebäude zunächst gesichert und freigegeben wird. Zugleich würde jedoch eine erhebliche Eigengefährdung in Kauf genommen.

> **PRAXISTIPP**
> Wenn überhaupt, kann die Umsetzung dieser **Schildkrötentaktik** daher nur empfohlen werden, wenn eine **sorgfältige Risiko-Nutzen-Einschätzung** vorgenommen worden ist, dies **freiwillig** geschieht und im Vorfeld auch ein **gemeinsames Training von Polizei- und Rettungsfachkräften** stattgefunden hat.

15.9.5 Terroristische Gefahr

Merkmale

Nach der Auflösung der **Roten Armee Fraktion (RAF)** im Jahre 1998 war die Bedrohung durch Terrorakte in der Bundesrepublik Deutschland viele Jahre lang weitgehend aus dem öffentlichen Bewusstsein verschwunden. Terroristisch motivierte Attentate und Sprengstoffanschläge fanden, so schien es, ausschließlich in anderen Ländern, wie z. B. Israel, dem Irak oder Afghanistan, statt. Eine besondere Häufung von Terroranschlägen war stets auch in Nordafrika, etwa in Libyen, Mali, Niger und dem Sudan zu verzeichnen. Die westliche Welt schien im direkten Vergleich eher wenig betroffen. Insbesondere nach den Anschlägen am 11. September 2001 in den USA hat hier jedoch ein Umdenken stattgefunden. Mit der **Bedrohung durch internationalen, v. a. islamistisch motivierten Terrorismus** wird auch der Rettungsdienst in Deutschland konfrontiert. Darüber hinaus haben in der jüngeren Vergangenheit sowohl **links- als auch rechtsextremistische Terrorakte** zugenommen.

> **MERKE**
> Die Ziele von **Terrorakten** bestehen v. a. darin, Aufmerksamkeit zu erzeugen und in einer Gesellschaft Angst und Unsicherheit zu verbreiten. Außerdem soll, zumindest bei einem bestimmten Klientel, Sympathie oder Unterstützungsbereitschaft für angestrebte Veränderungen der Gesellschaftsordnung bzw. des politischen Systems geschaffen werden. Eine einheitliche Definition für den Begriff **„Terrorismus"** gibt es bislang jedoch nicht.

Ein Grund dafür ist, dass die Bewertung bestimmter Taten stets im Auge des Betrachters liegt. So können bestimmte Taten – je nach Perspektive – eben nicht nur als Terrorakte, sondern auch als „Freiheits- oder Widerstandskampf" bezeichnet werden. Einheitliche Merkmale von Terrorakten bestehen lediglich darin, dass es sich um gewalttätige Aktionen handelt, die von Einzelpersonen oder Gruppen geplant und durchgeführt werden, um ein mehr oder weniger fanatisch verfolgtes Anliegen zum Ausdruck zu bringen.

Maßnahmen

Einsatzkräfte des Rettungsdienstes sollten im Hinblick auf Terrorakte eine **Defensivtaktik** verfolgen. Dies ist insbesondere deshalb wichtig, weil der perfide Plan von Terroristen vorsehen kann, dass nach dem Zünden eines ersten Sprengsatzes noch ein **Zweitschlag** erfolgt, der insbesondere anrückende Helfer treffen soll.

> **PRAXISTIPP**
> Mit der möglichen **Eigenfährdung** durch einen **terroristischen Zweitschlag** sollte sich jeder Notfallsanitäter intensiv auseinandersetzen.

Zur **Defensivtaktik** gehört, schon beim bloßen Verdacht auf einen Terroranschlag mit **größter Vorsicht** zu agieren. Prinzipiell sollte beispielsweise bei jeder Explosion an einem öffentlichen, von vielen Menschen besuchten oder besonders symbolträchtigen Ort von vornherein an die Möglichkeit gedacht werden, dass ein terroristischer Hintergrund vorliegen könnte. Die Wahrscheinlichkeit, dass es sich bei einem zunächst unspezifisch als „Explosion" gemeldeten Ereignis um einen Terrorakt handelt, wird durch bestimmte zeitliche Zusammenhänge (z. B. mit religiösen Feiertagen oder Terrorakten an anderen Orten) sowie weltpolitische Lageentwicklungen (Eskalation von Krisen, militärische Aktionen, Umsetzung politischer Beschlüsse etc.) noch erhöht.

In einigen Einsatzkonzepten ist für derartige Szenarien vorgesehen, dass die Einsatzstelle zunächst erkundet und von polizeilichen Kräften gesichert wird, während Rettungsfachkräfte einen Bereitstellungsraum anfahren, bis sie zur Anfahrt in das eigentliche Schadensgebiet aufgefordert werden.

Unmittelbar an der Einsatzstelle sollte die Ansammlung von Rettungsfachkräften an einem Ort vermieden werden. Das Tragen einer **vollständigen persönlichen Schutzausrüstung** inkl. Helm versteht sich von selbst. Wenn vorhanden, entsprechend trainiert und im jeweiligen Einsatzkonzept so vorgesehen, ist auch das Tragen einer Atemschutzmaske oder eines Vollschutzanzugs angebracht.

> **PRAXISTIPP**
> **Verletztenablagen** und **Behandlungsplätze** sollten bei Terrorakten möglichst nicht direkt am Ort des Geschehens, sondern geschützt in einiger Entfernung eingerichtet werden. Der **schnellstmögliche Abtransport von Verletzten** ist einem längeren Aufenthalt an der Einsatzstelle eindeutig vorzuziehen.

Mögliche **Rückzugswege** sollten permanent freigehalten werden. Ferner sollten Rettungsfachkräfte auf **verdächtige Personen und**

Gegenstände wie abgestellte Pakete, Koffer oder ungewöhnlich geparkte Fahrzeuge achten. Um nicht versehentlich einen Zündmechanismus auszulösen, dürfen derartige Gegenstände nicht berührt und auch nicht bewegt werden. Es könnte sich um eine unkonventionelle Spreng- oder Brandvorrichtung (USBV) handeln. Verdächtige Beobachtungen an der Einsatzstelle sind der Einsatzleitung umgehend zu melden.

Schmutzige Bombe – Dirty Bomb

ACHTUNG
Stechende oder beißende Gerüche sowie das **Auftreten ungewöhnlicher Symptome**, z. B. von Hautödemen, eines schaumigen Auswurfs oder eines starken Reizhustens können auf einen Terroranschlag mit einer **„schmutzigen Bombe" („Dirty Bomb")** hinweisen.

Dabei werden einem Sprengsatz Chemikalien, Krankheitserreger oder radioaktive Materialien beigefügt, um neben den Verletzungen und Zerstörungen durch die Explosion noch einen zusätzlichen, möglichst langfristig anhaltenden Schädigungseffekt zu verursachen.

Die Gefahr durch **chemische, bakteriologische, radioaktive oder nukleare Komponenten (CBRN-Komponenten)** in Dirty Bombs ist nach derzeitiger Einschätzung jedoch v. a. in psychologischer Hinsicht relevant, weil sie – anders als die unmittelbare Explosionswirkung – zunächst unsichtbar ist und dadurch eher diffuse Ängste schürt.

MERKE
Das tatsächliche Infektions- bzw. Kontaminationsrisiko durch **Dirty Bombs** gilt als eher gering.

Gleichwohl ist nicht auszuschließen, dass es Terroristen mit hoch entwickelten technischen Möglichkeiten in Einzelfällen sehr wohl gelingen kann, auch mit CBRN-Komponenten erhebliche Schädigungen zu verursachen. Ein Beispiel für ein solches Szenario ist der Sarin-Anschlag auf die U-Bahn in Tokio 1995, bei dem 12 Menschen getötet und weit über 5 000 verletzt worden sind.

Besteht der begründete Verdacht, dass CBRN-Komponenten bei einem Terrorakt zum Einsatz gekommen sind, werden Einheiten der Feuerwehr und des Katastrophenschutzes entsprechende Messungen und Analysen vornehmen. Vom **Bundesamt für Bevölkerungsschutz und Katastrophenhilfe** (BBK) in Bonn wurden für derartige Fälle bundesweit u. a. sieben **Analytische Task Forces (ATF)** aufgestellt, deren Einsatz über das **Gemeinsame Melde- und Lagezentrum des Bundes und der Länder (GMLZ)** koordiniert wird. Auch werden provisorische **Dekontaminationsstellen** eingerichtet.

15.9.6 Geiselnahme

Ebenso wie Amokläufe (> Kap. 15.9.4) sind auch Geiselnahmen **polizeiliche Lagen**, d. h., die Gesamteinsatzleitung liegt bei der Polizei. Einsatzkräfte des Rettungsdienstes und der Feuerwehr haben sich entsprechend ein- und unterzuordnen.

In der Regel nehmen Täter dabei eine oder mehrere Geiseln, um durch die Androhung von Gewalt – der Verletzung oder Tötung eines Menschen – Lösegeld, die Freilassung inhaftierter Häftlinge, bestimmte (politische) Entscheidungen oder lediglich freies Geleit bzw. ein Fahrzeug für die weitere Flucht zu erpressen. Ein prominentes Beispiel ist die Geiselnahme von Gladbeck im Jahre 1988, in deren Verlauf drei Menschen getötet worden sind.

Unterschieden werden kann zwischen **geplanten** und **ungeplanten Geiselnahmen**. Letztere können sich beispielsweise als Folge eines missglückten Fluchtversuchs nach einem Banküberfall ergeben. Während Geiselnahmen in solchen Situationen keineswegs beabsichtigt sein müssen, können andere Geiselnahmen sorgfältig inszeniert worden sein, um nicht zuletzt auch eine maximale **Öffentlichkeitswirkung** zu erzielen.

Wie sich ein Täter während der Geiselnahme verhält, ist unvorhersehbar und hängt von unzähligen Faktoren ab, so z. B. der Tatmotivation und -planung, der Persönlichkeitsstruktur des Täters bzw. der Täter, aber auch von Merkmalen der Geiseln sowie äußeren Rahmen- bzw. Verhandlungsbedingungen.

ACHTUNG
Das **oberste Ziel** besteht darin, die Geisel bzw. die **Geiseln unversehrt zu befreien**.

Aus diesem Grund wird i. d. R. versucht, den oder die Täter zunächst ohne die Anwendung von Gewalt zu einer Aufgabe zu bewegen. Dabei darf **keinerlei Provokation** des Täters erfolgen. Zusätzliche Reize, etwa durch das Martinshorn anrückender Einsatzfahrzeuge, sind strikt zu vermeiden.

Die Gesprächsführung bzw. auch Verhandlung mit einem Geiselnehmer übernehmen speziell geschulte Polizeibeamte, d. h. Mitglieder der Verhandlungsgruppen. Für den Fall, dass eine gewaltsame Befreiung der Geiseln angeordnet wird, kommt regelmäßig auch ein polizeiliches **Spezialeinsatzkommando (SEK)** zum Einsatz.

Der Rettungsdienst hält sich bei Geiselnahmen außerhalb des Gefahrenbereichs, d. h. außerhalb des Einwirkbereichs des Täters, präventiv bereit.

PRAXISTIPP
Da sich die Lage auch sehr abrupt verändern kann, sollte jedoch permanent mit einer Einsatzanforderung und der sofortigen **Notwendigkeit einer Patientenversorgung** gerechnet werden.

Sollte ein Notfallsanitäter oder ein komplettes Rettungsteam – etwa bei einem eskalierenden Einsatzgeschehen im Kontext häuslicher Gewalt – einmal selbst als Geisel genommen werden, wird grundsätzlich empfohlen, Anweisungen des Täters bzw. der Täter Folge zu leisten, sich auf die Kompetenz der polizeilichen Verhandlungsgruppe sowie ggf. des polizeilichen Spezialeinsatzkommandos zu verlassen und keinesfalls zu versuchen, einen vermeintlich heldenhaften Befreiungsversuch zu unternehmen.

15.9.7 Naturereignisse

Außergewöhnliche Naturereignisse wie **Starkregenfälle, Stürme** und **Überschwemmungen** haben in Deutschland in den vergangenen Jahren deutlich zugenommen und werden aufgrund klimatischer Veränderungen auch in Zukunft häufiger zu erwarten sein. Sie stellen den Rettungsdienst vor zwei spezielle Herausforderungen.

Einerseits ist durch außergewöhnliche Naturereignisse mit einem **steigenden Einsatzaufkommen** zu rechnen. So drohen bei schweren Stürmen und Starkregenfällen z. B. Verletzungen durch herabfallende Dachziegel oder Fassadenteile sowie umgestürzte Bäume und Stromleitungen, während Überschwemmungen insbesondere mit der Gefahr zu Ertrinken verbunden sind. Hinzu kommen **Verletzungsrisiken** im Zusammenhang mit den jeweils folgenden **Aufräumarbeiten,** etwa durch Arbeiten mit Motorsägen oder das Besteigen von Leitern durch ungeübte Personen. Um dem erhöhten Einsatzaufkommen und den speziellen Gefahren gerecht zu werden, ist bei außergewöhnlichen Naturereignissen regelmäßig die Besetzung von Reservefahrzeugen erforderlich. Üblicherweise werden aus diesem Grund dienstfreie Kräfte, schnelle Einsatzgruppen (SEG) oder Katastrophenschutzeinheiten alarmiert.

Andererseits können **Einsatzkräfte** von außergewöhnlichen Naturereignissen auch **selbst betroffen** sein. Stromausfälle in Rettungsleitstellen verhindern beispielsweise die übliche Einsatzdisponierung, oder Rettungswachen sind durch Gebäudeschäden nicht mehr in vollem Umfang nutzbar. Kollegen, die zur Unterstützung angefordert wurden, können ihre Rettungswache nicht erreichen, weil Anfahrtswege durch umgestürzte Bäume blockiert worden sind.

ACHTUNG
Generell können **Autofahrten** während eines Unwetters mit einer erheblichen Eigengefährdung verbunden sein.

In besonders schweren Fällen ergeben sich Versorgungsengpässe oder sogar -ausfälle, weil Straßen längerfristig nicht mehr passierbar oder auch Stromleitungen unterbrochen sind. Auch dies kann die Leistungsfähigkeit des Rettungsdienstes beeinträchtigen und u. U. die Sicherstellung der medizinischen Notfallversorgung insgesamt gefährden.

MERKE
In diesem Zusammenhang ist der Rettungsdienst, ebenso wie z. B. die Energieversorgung, die Kommunikations- und Informationstechnik sowie die öffentliche Verwaltung als eine **kritische Infrastruktur (KRITIS)** zu betrachten.

Darüber hinaus ist denkbar, dass Rettungsdienstmitarbeiter in ihrem privaten Umfeld von außergewöhnlichen Naturereignissen betroffen sind. In einem solchen Ausnahmezustand können sich schwierige **Rollenkonflikte** (> Kap. 8.5.4) ergeben. Wenn beispielsweise die Wohnung oder das Haus eines Notfallsanitäters unter Wasser steht und das eigene Hab und Gut gefährdet sind, steht das eigene Wohlergehen und die Verpflichtung zur Fürsorge für die nächsten Angehörigen dem Berufsethos und der Verpflichtung für das Gemeinwohl gegenüber.

PRAXISTIPP
Auch mit diesem **ethischen Dilemma** (> Kap. 6) sollte sich jeder Notfallsanitäter auseinandersetzen.

Die Rettungsdienstbedarfsplanung sollte außergewöhnliche Naturereignisse in angemessener Weise berücksichtigen. Rettungswachen und -leitstellen sollten baulich so geschützt sein, dass ihre Funktionsfähigkeit, insbesondere durch eine **netzunabhängige Notstromversorgung,** auf jeden Fall sichergestellt ist. In der Regel gibt es für jede Rettungsleitstelle auch eine Vertretungsleitstelle, die bei Bedarf die Funktion einer anderen Leitstelle übernehmen kann. Idealerweise liegt die jeweilige Vertretungsleitstelle etwas entfernt, um von einem außergewöhnlichen Naturereignis nicht ebenfalls betroffen zu sein.

ACHTUNG
Die **Bevorratung** von Trinkwasser, Nahrungsmitteln, Kraftstoffen und Batterien mag seltsam anmuten, ist in kritischen Infrastrukturen jedoch zwingend indiziert.

Wenn zum Rettungsdienstbereich bekannte Überflutungsgebiete gehören, sollte die Vorhaltung **watt- bzw. geländegängiger Einsatzfahrzeuge** in Erwägung gezogen werden. In Bayern und Schleswig-Holstein werden z. B. mehrere „Allrad-RTW" (> Kap. 52.2) eingesetzt. Um vorgegebene Hilfsfristen zu wahren, kann es bei längerfristigen Beeinträchtigungen des Verkehrswegenetzes angebracht sein, in Außenbezirken des Einsatzbereichs temporäre Rettungswachen bzw. Unfallhilfsstellen einzurichten. Da die persönliche Betroffenheit von Rettungsfachpersonal durch außergewöhnliche Naturereignisse niemals auszuschließen ist, sollte in **Personalplanungen** außerdem von vornherein ein Ausfall von rund 20 % der Einsatzkräfte berücksichtigt werden.

Wiederholungsfragen

1. Warum ist es wichtig, Begriffe aus dem eigenen Handlungsfeld zu reflektieren (➤ Kap. 15.1)?
2. Erläutern Sie die Wortherkunft des Begriffs „Notfall" (➤ 15.1.1).
3. Was sind typische Merkmale eines Notfallgeschehens (➤ Kap. 15.1.2)?
4. Welche Notfallarten können voneinander abgegrenzt werden (➤ Kap. 15.1.3)?
5. Erläutern Sie, inwiefern Notfälle in verschiedenen Disziplinen unterschiedlich definiert und bewertet werden (➤ Kap. 15.1.4).
6. Welche Deformierungen müssen Sie beachten, um ein Verletzungsausmaß richtig abzuschätzen (➤ Kap. 15.5.1)?
7. Welche drei Aspekte einer Kollision bei einem Unfall werden unterschieden (➤ Kap. 15.5.2)?
8. Erklären Sie den Verletzungsablauf bei einem Auffahrunfall. Warum ist es wichtig, dem Patienten eine HWS-Immobilisationsschiene anzulegen (➤ Kap. 15.5.2)?
9. Ein Pkw hat sich mit ca. 100 km/h überschlagen. Der Fahrer steht bei Ihrem Eintreffen am Straßenrand und gibt an, nicht verletzt zu sein. Die Leitstelle ersucht Sie dringend um Lagemeldung, da Ihr Rettungswagen zu einem weiteren Notfall disponiert werden sollte. Wie verhalten Sie sich? Begründen Sie Ihre Entscheidung (➤ Kap. 15.5.2).
10. Wie unterscheiden sich Erwachsene und Kinder bei einem Fußgängerunfall (➤ Kap. 15.5.2)?
11. Erklären Sie die Begriffe primäre, sekundäre und tertiäre Verletzung nach einer Explosion (➤ Kap. 15.8.2).
12. Wie unterscheiden sich Erwachsene und Kinder bei einem Sturz aus großer Höhe (➤ Kap. 15.9.2)?
13. Wie sollte die Zusammenarbeit zwischen Rettungsfachpersonal und Polizei bei penetrierenden Verletzungen aussehen (➤ Kap. 15.9.3)?
14. Was versteht man bei einem Amoklauf unter der „kalten" und der „warmen" Zone (➤ Kap. 15.9.4)?
15. Unter welchen Voraussetzungen kann die „Schildkrötentaktik" durchgeführt werden, und wie sieht diese aus (➤ Kap. 15.9.4)?
16. Was gehört bei einem bestätigten oder auch nur vermuteten terroristischen Anschlag zur Defensivtaktik (➤ Kap. 15.9.5)?
17. Was ist mit dem Begriff „Zweitschlag" gegen Rettungsfachkräfte gemeint (➤ Kap. 15.9.5)?
18. Was versteht man unter einer „schmutzigen Bombe" (➤ Kap. 15.9.5)?
19. Wer ist für die Führung des Einsatzgeschehens bei einer Geiselnahme gesamtverantwortlich (➤ Kap. 15.9.6)?
20. Was hat bei einer Geiselnahme oberste Priorität (➤ Kap. 15.9.6)?
21. Was kann bei einem außergewöhnlichen Naturereignis zu einer Eigengefährdung der Rettungsfachkräfte führen (➤ Kap. 15.9.7)?
22. Welche Maßnahmen sollte der Rettungsdienst zur Vorbereitung auf außergewöhnliche Naturereignisse treffen (➤ Kap. 15.9.7)?

WEITERFÜHRENDE LITERATUR

Adl-Amini, B.: Krisenpädagogik. Syllabus, Aschaffenburg, 2002
Ausschuss Feuerwehrangelegenheiten, Katastrophenschutz und zivile Verteidigung (AFKzV): Feuerwehrdienstvorschrift 500: Einheiten im ABC Einsatz. Stand: 01/2012
Bundesamt für Bevölkerungsschutz und Katastrophenhilfe (Hrsg.): Handlungsempfehlungen zur Eigensicherung für Einsatzkräfte der Katastrophenschutz- und Hilfsorganisationen bei einem Einsatz nach einem Anschlag. Eigenverlag, Bonn, 2009
Bundesministerium für Arbeit und Soziales (BMAS): Technische Regeln für Arbeitsstätten, ASR A1.3 Sicherheits- und Gesundheitsschutzkennzeichnung. Stand: 02/2013
Bundesministerium für Justiz und Verbraucherschutz (BMJV): Verordnung über den Schutz vor Schäden durch ionisierende Strahlen. Stand: 2014
Bundesministerium für Justiz und Verbraucherschutz (BMJV): Verordnung über die innerstaatliche und grenzüberschreitende Beförderung gefährlicher Güter auf der Straße, mit Eisenbahnen und auf Binnengewässern. Stand: 2015
Bundesministerium für Verkehr und digitale Infrastruktur (BMVI): Europäisches Übereinkommen über die internationale Beförderung gefährlicher Güter auf der Straße (ADR). Stand: 2015
Bundesministerium für Verkehr und digitale Infrastruktur (BMVI): Ordnung für die internationale Eisenbahnbeförderung gefährlicher Güter (RID). Stand: 2013
Dikau, R., Weichselgartner, J.: Der unruhige Planet. Der Mensch und die Naturgewalten. Wissenschaftliche Buchgesellschaft, Darmstadt, 2014
DIN 14011: Begriffe aus dem Feuerwehrwesen. Stand: 06/2010
DIN EN ISO 7010: Graphische Symbole – Sicherheitsfarben und Sicherheitszeichen – Registrierte Sicherheitszeichen – Stand: 2012.
Hommel, G. (Hrsg.): Hommel Handbuch der gefährlichen Güter. Erläuterungen und Synonymliste. Springer Vieweg, Wiesbaden, 27. Aufl., 2015
Jansch, A.: Taktische Notfallmedizin. Grundlagen, Bedeutung für den Rettungsdienst und die Anwendung bei Amoklagen. Verlag für Polizeiwissenschaft, Frankfurt, 2010
Karutz, H.: Notfallpädagogik. Konzepte und Ideen. Stumpf & Kossendey, Edewecht, 2011
Lasogga, F., Gasch, B.: Notfallpsychologie. Lehrbuch für die Praxis. Springer, Berlin/Wien, 2. Aufl., 2011.
Perry, R. W., Quarantelli, E. L.: What is a disaster? New Answers to Old Questions. Xlibris, Bloomington, 2005
Scheithauer, H., Bondü, R.: Amoklauf und School Shooting. Bedeutung, Hintergründe und Prävention. Vandemhoeck & Ruprecht, Göttingen, 2011
Vereinigung zur Förderung des Deutschen Brandschutzes e. V.: Richtlinie 10/04 Dekontamination bei Einsätzen mit ABC-Gefahren. Stand: 10/2014

KAPITEL 16

Christian Pietsch (16.1–16.2), Thomas Semmel (16.2.2), Jürgen Luxem (16.3)

Gefahrenabwehr

16.1 Hygiene 269
16.1.1 Grundlagen der Infektionslehre 269
16.1.2 Infektionsschutzgesetz (IfSG) 271
16.1.3 Hygieneverordnungen der Länder 272
16.1.4 Technische Regeln für Biologische Arbeitsstoffe im Gesundheitswesen und in der Wohlfahrtspflege (TRBA 250) 272
16.1.5 Desinfektion und Sterilisation 272

16.2 Selbstschutz im Einsatz 279
16.2.1 Schutzimpfungen 279
16.2.2 Persönliche Schutzausrüstung 280
16.2.3 Verhalten bei Nadelstichverletzungen 281
16.2.4 Postexpositionsprophylaxe 281

16.3 Technische Rettung 281
16.3.1 Alarmierung der technischen Rettung 283
16.3.2 Taktische Aspekte des Rettungseinsatzes 283
16.3.3 Möglichkeiten der technischen Rettung 285
16.3.4 Durchführung der technischen Rettung 286

Fallbeispiel

Notfallmeldung

Ein Rettungswagen wird mit dem Meldebild „unklare Erkrankung" zu einem 19-jährigen Mann geschickt.

Befund am Notfallort

Bei Eintreffen am Einsatzort berichtet die Mutter des Patienten dem Team des Rettungswagens, dass ihr Sohn am Abend zuvor über starke Kopfschmerzen und Übelkeit geklagt habe und deshalb früh zu Bett gegangen sei. Heute früh sei er nicht beim Frühstück erschienen. Als sie nach ihm gesehen habe, habe er sich nicht mehr aufwecken lassen und fühle sich auch sehr heiß an, so als ob er hohes Fieber hätte. Deswegen hat sie die Rettungsleitstelle angerufen. Die Besatzung des Rettungswagens findet den Patienten im Bett liegend vor. Ein schnarchendes Atemgeräusch ist deutlich zu vernehmen. An den nicht zugedeckten Unterschenkeln fallen Petechien auf.

Leitsymptome

Bewusstlosigkeit, Atemwegsverlegung, starker Kopfschmerz, hohes Fieber, Petechien an den Unterschenkeln.

Inhaltsübersicht

16.1 Hygiene

- Die Hygiene befasst sich mit allen Maßnahmen zur Erhaltung und Förderung der Gesundheit sowie zur Vorbeugung, Verhütung und Ausbreitung von Krankheiten.
- Das Infektionsschutzgesetz (IfSG) definiert die Begriffe: krank, krankheitsverdächtig, ansteckungsverdächtig, Ausscheider und ausscheidungsverdächtig.
- Durch aktive und passive Schutzimpfungen erreicht man aktive bzw. passive Immunität.
- Rettungsfachpersonal sollte gegen Tetanus und Hepatitis B geimpft sein.
- Bei der Desinfektion werden die Keime reduziert, bei der Sterilisation einschließlich der Viren und Sporen abgetötet.
- Es wird i. d. R. zuerst gereinigt, dann desinfiziert.
- Desinfektionsmittel unterscheiden sich in Haut- und Flächendesinfektionsmittel und in ihrer Einwirkzeit.
- Eine hygienische Händedesinfektion wird vor und nach der Arbeit am Patienten durchgeführt.
- Bei der Sterilisation werden Heißluft, Dampf, Gas und Strahlen eingesetzt.
- Nach dem Transport von Infektionskranken sind besondere Hygienemaßnahmen erforderlich.
- „Recapping" ist wegen der Infektionsgefahr z. B. mit Hepatitis B auf keinen Fall erlaubt.

16.2 Selbstschutz im Einsatz

- Gefahren an der Einsatzstelle sind vielfältiger Natur und richten sich direkt oder indirekt gegen Menschen, Tiere, Sachwerte und die Umwelt.
- Das Rettungsfachpersonal sollte über ausreichenden Selbstschutz (Schutzkleidung) verfügen und bei Bedarf auf Schutzmaßnahmen (Infektions-, Atem- oder Impfschutz) zurückgreifen können.
- Das Prinzip der Schutzimpfung beruht auf der Fähigkeit aller Wirbeltiere, eine aktive oder passive Immunität gegen Krankheitserreger und deren Toxine zu bilden.
- Die Art der Schutzausrüstung wird anhand einer Gefährdungsbeurteilung für das Rettungsfachpersonal festgelegt.
- Die Schutzausrüstung umfasst Kopf-, Augen- und Gesichtsschutz, Schutzkleidung, Fuß- und Handschutz.
- Der beste Schutz vor Nadelstichverletzungen ist der Verzicht auf das Wiederaufstecken von Schutzhülsen auf Kanülen („Recapping").
- Durch Nadelstichverletzungen übertragene Krankheiten gehören zu den vermeidbaren Infektionen.
- Im Falle von Verletzungen durch kontaminierte Instrumente oder einer Kontamination mit Sekreten des Patienten sollte die Einstichstelle sofort desinfiziert bzw. mit Seife gereinigt und gespült werden.
- Da es sich bei beruflicher Exposition um einen Arbeitsunfall handelt, sollte umgehend ein D-Arzt aufgesucht und die Indikation zur Postexpositionsprophylaxe (PEP) überprüft werden.

16.3 Technische Hilfeleistung

- Die technische Rettung übernehmen Feuerwehr und Technisches Hilfswerk.
- Die schonende Rettung hat meist Vorrang vor der schnellen Rettung.
- Die Leitstelle alarmiert die Feuerwehr und ein arztbesetztes Rettungsmittel.
- Bei schwierigen Rettungsarbeiten übernimmt ein Leitender Notarzt die Koordination.
- Wenn Verletzte aus einer Zwangslage befreit werden müssen, ist eine gleichzeitige technische und medizinische Hilfe erforderlich.
- Der Notarzt legt die Dringlichkeit und Reihenfolge der Rettung fest, der technische Einsatzleiter die Art der technischen Rettung.
- Gefahren an der Einsatzstelle werden nach dem Gefahrenschema systematisch erfasst.
- Der Straßenverkehr stellt bei den meisten Einsätzen eine Gefährdung dar.
- Bei Einsätzen zusammen mit der Feuerwehr muss eine gegenseitige Behinderung vermieden werden.

- Die Möglichkeiten der technischen Rettung sind vielfältig und richten sich nach dem Einsatzziel und dem Verletzungsmuster.
- Bei einem Verkehrsunfall mit eingeklemmter Person kann während der Rettung bereits mit den Erstmaßnahmen begonnen werden. Die Durchführung der einzelnen Schritte ist dabei mit der Feuerwehr abzusprechen.
- Bei Unfällen mit Schienenfahrzeugen sind viele Schwerverletzte zu erwarten. Schlechte Erreichbarkeit der Unfallstellen, zusätzliche Gefahr durch die Oberleitung sowie Brandgefahr erschweren die Rettung.
- Gerät eine Person unter den Zug, muss die Feuerwehr oder der Betreiber der Bahnstrecke vor der Rettung den Strom abschalten und die stromführenden Leiter beidseitig erden.
- Beim Anheben eines Zuges muss der Zug immer zusätzlich zum hydraulischen Hebekissen abgestützt werden.
- Die Absturzstelle eines Flugzeugs wird wegen Explosionsgefahr nicht direkt angefahren. Vor allem Militärmaschinen nähert man sich niemals vom Bug. Den Piloten rettet man von hinten über die Tragflächen.
- Sind vor der Rettung aus Höhen ärztliche Maßnahmen erforderlich, sorgt ein Feuerwehrmann für die rückwärtige Absicherung des Rettungsfachpersonals.
- Vor der Rettung aus Gruben muss die Feuerwehr eine Gefährdung durch schwere Gase ausschließen.
- Bei der Rettung aus dem Wasser immer von hinten an die Person heranschwimmen. Die Rettung wird durch die Feuerwehr, die DLRG und/oder die Wasserwacht, auf hoher See durch die Gesellschaft zur Rettung Schiffbrüchiger unterstützt.
- Taucher suchen unter gekenterten Booten nach Überlebenden. Das Leben des Gekenterten wird gefährdet, wenn das Boot gedreht oder der Rumpf beschädigt wird.
- Bei Brandausbruch immer Feuerwehr verständigen, evtl. Strom abschalten, Löschgerät einsetzen, Türen und Fenster schließen, gebückt gehen, Aufzüge meiden.
- Man unterscheidet bei den Feuerlöschern Pulver-, Kohlendioxid-, Schaum- und Wasserlöscher.
- Rettung aus gasverseuchter Umgebung ist Aufgabe der Feuerwehr.
- Bei verschlossener Tür Feuerwehr anfordern. Notfalls wird die Tür gewaltsam geöffnet.
- Bei überschweren Personen kann ein zusätzlicher Rettungswagen oder ein Kran erforderlich sein.

16.1 Hygiene

Das Wissen um Schutz vor Ansteckung und Verbreitung von Infektionskrankheiten schützt sowohl den Mitarbeiter im Rettungsdienst als auch den Patienten. Wird ein **potenziell infektiöser Patient** nicht als solcher erkannt und ohne entsprechende Hygienemaßnahmen versorgt und transportiert, besteht nicht nur Gefahr für die körperliche Unversehrtheit des einzelnen Rettungsdienstmitarbeiters. Durch fehlende Hygienemaßnahmen werden Krankheiten an andere Patienten weitergegeben. Auch das private Umfeld kann durch mangelnde Schutzmaßnahmen betroffen sein.

Hygienische Maßnahmen sind kein Selbstzweck, sondern dienen dem Eigenschutz des Personals und dem Schutz des Patienten.

Definition

Mit dem Begriff **Hygiene** werden alle Maßnahmen zusammengefasst, die der Verhütung, dem Schutz vor Ausbreitung und der Bekämpfung von Infektionskrankheiten dienen. Im medizinischen Umfeld spielt v. a. die klinische Hygiene eine bedeutende Rolle. Zu ihren wichtigsten Maßnahmen zählen die **Desinfektion**, die **Sterilisation** und die **Quarantäne**. Es gibt aber noch eine Zahl weiterer Hygienebereiche. Zu diesen gehören z. B. die Lebensmittelhygiene oder die Körperhygiene. Hygiene bezieht sich zudem auf die Gesamtheit der privaten und öffentlichen Maßnahmen in verschiedenen Bereichen (z. B. Ernährung, Arbeit, Städtebau, Verkehr, Landschaft, Klima) zur Verhütung und Bekämpfung von Krankheiten (Gesundheitspflege). Allgemein betrifft die Hygiene Sauberkeit sowie die Maßnahmen zur Sauberhaltung. Sie befasst sich mit der **Verhütung von Krankheiten,** aber nicht mit der Heilung.

16.1.1 Grundlagen der Infektionslehre

Kontamination

Bei der Kontamination handelt es sich um die **Besiedlung mit möglichen Krankheitserregern.** Es können sowohl Lebewesen als auch Objekte kontaminiert sein (z. B. Türklinke). Bei einer Kontamination besteht das Risiko, dass Erreger von Patienten oder Objekten auf andere Personen übertragen werden. Hygienemaßnahmen haben zum Ziel, Übertragungen von Erregern zu vermeiden. Eine Kontamination ist keine Erkrankung, kann aber zu einer Infektion führen.

Infektion

Die Reaktion auf die Infektion kann auf drei Arten erfolgen:
- Es entsteht eine **Immunität des Organismus** infolge der Auseinandersetzung mit dem Erreger ohne Krankheitszeichen. Der Erreger wird hierbei vernichtet.
- Es kommt zur **verborgenen Infektion.** Der Organismus ist infiziert, der Erreger vermehrt sich jedoch nicht. Der Keim wartet auf bessere Bedingungen. Es kann auch eine Teilimmunität vorliegen, die zwar eine Ausbreitung verhindert, den Erreger jedoch nicht beseitigen kann.

- Es kommt zur **Infektionskrankheit.** Diese erfolgt in Form eines Kampfes zwischen Erreger und Abwehr des Organismus. Dieser kann dabei schwere bis tödliche Störungen erleiden. Siegt der Organismus, kann er in der Folge immun gegen diesen bestimmten Erreger sein.

Morbidität

Mit Morbidität (lat. morbus = Krankheit) bezeichnet man die **Häufigkeit einer Krankheit** in einem bestimmten Zeitraum (z. B. Anzahl Erkrankungen/100 000 Einwohner/Jahr).

Mortalität

Die Mortalität beschreibt die **Todesfallrate einer Population** über einen bestimmten Zeitraum (Anzahl Todesfälle/Einwohner/Jahr).

Letalität

Letalität bezeichnet die **Zahl der Todesopfer,** die an einer bestimmten Krankheit sterben, bezogen auf die Zahl der tatsächlich Erkrankten, und wird meist in Prozent ausgedrückt.

Epidemie

Eine Epidemie ist das **gehäufte Auftreten einer Infektionskrankheit,** die jedoch **zeitlich und örtlich begrenzt** ist.

Endemie

Unter einer Endemie versteht man das **in einer Region zeitlich unbegrenzt gehäufte Auftreten** einer Erkrankung im Vergleich zu anderen Regionen.

Pandemie

Die Pandemie beschreibt eine **weltweite Epidemie.**

Ausbreitung der Infektion

Für eine Infektion und ihre Ausbreitung sind folgende drei Faktoren wichtig (➤ Tab. 16.1).

Infektionsquelle

Die Infektionsquelle ist der **Ausgangspunkt einer Infektion** (➤ Tab. 16.1). Menschliche Infektionsquellen sind u. a. die Schleimhäute der oberen Atemwege. Durch Husten, Niesen und Sprechen können Keime in Form eines Aerosols bis zu 2 m weit geschleudert werden. 50 % der gesunden Bevölkerung tragen in ihrer Nase den *Staphylococcus aureus*, das Personal im Gesundheitsdienst sogar zu fast 80 %. Auch die Schleimhäute des Darms stellen ein großes Erregerreservoir dar. Im menschlichen Stuhl sind 10^8–10^{11} Keime pro Gramm Darminhalt enthalten. Zu bevorzugten

Tab. 16.1 Infektionsquellen und ihre Bedeutung für den Rettungsdienst

Erregerreservoir	Träger (Auswahl)	Beispiele
Mensch	Patienten, Personal, Angehörige	• Personal als Keimträger (z. B. von *Staphylococcus aureus* auf der Haut als Wundinfektionskeim) • Ausscheidungen während der Inkubationszeit (z. B. bei Salmonellenerkrankungen) • Infektiöse Patienten (z. B. Virusinfizierte, MRSA)
Geräte und Instrumente	Inhalationsgeräte, Katheter, Schläuche, Spritzen, Stethoskope, Blutdruckmessgeräte, Laryngoskope, Beatmungszubehör	• Ungenügend gereinigte, desinfizierte, sterilisierte Instrumente • Feuchtigkeit in Instrumenten und Geräten (Keimbrutstätten) • Fremdkörper (z. B. Katheter, Sonden, Drainagen) als Leitschiene für Mikroorganismen • Infektion des Rettungsfachpersonals durch kontaminierte Kanülen (sog. Nadelstichverletzung)
Medikamente	Stechampullen, Infusionslösungen	• Kontamination von Stechampullen durch unsachgemäßen Umgang • Kontamination beim Auflösen von Medikamenten oder Herstellen von Verdünnungen

möglichen Infektionsquellen zählen ferner die Schleimhäute der ableitenden Harnwege, die Schleimhäute der Geschlechtsorgane und blutende Verletzungen.

Auch auf der intakten Haut befinden sich ständig Mikroorganismen. Diese **Mikroflora** wird in zwei Gruppen unterteilt, in die **residente** und die **transiente Flora.** Mikroorganismen, die sich dauerhaft an einer bestimmten Stelle des Körpers befinden und durch Waschen und Desinfizieren zwar zurückgedrängt, aber nicht beseitigt werden können, werden der residenten Flora zugerechnet. Die transiente Flora besteht aus Mikroorganismen, die nur vorübergehend an einer Körperstelle zu finden sind. Man bezeichnet sie auch wegen ihres Besiedelungsverhaltens als **Anflugkeime.** Sie können beim Waschen wieder entfernt werden oder sogar von selbst wieder verschwinden.

Es gibt auch **indirekte Infektionsquellen.** Zu diesen zählen Erde, Dienstkleidung, Wäsche, Instrumentarium, Einrichtung von Fahrzeugen sowie Infusionsflaschen und -zubehör.

> **MERKE**
> Von jeder **Infektionsquelle** gehen Gefahren aus, daher gilt es, möglichst genau diese zu lokalisieren und die Gefahr durch umsichtiges Verhalten zu minimieren.

Infektionsweg

Der Infektionsweg ist der **Weg von der Infektionsquelle zur Infektionspforte;** er ist nicht immer schnell und direkt. Der Keim kann eine oder mehrere Pausen bei einem Zwischenwirt einlegen, und er kann (z. B. in Sporenform) lange Zeit ungünstige Bedingungen

überstehen, um dann wieder aktiv zu werden. Man unterscheidet beim Infektionsweg zwei Möglichkeiten:
- **Direkte Infektion:** Bei der Kontaktinfektion kommt es zu unmittelbarem Kontakt zwischen Ausscheider und dem Kontaminierten. Eine einmal aufgenommene Keimmenge reicht u. U. aus, um weitere, neue Kontaktpersonen mit den Keimen zu infizieren.
- **Indirekte Infektion:** Die Keime bedienen sich auf dem Weg von der Infektionsquelle zur Infektionspforte verschiedener Transportmittel, um einen Organismus zu infizieren. So gelangen sie z. B. **aerogen** (durch die Luft), **alimentär** (über Nahrung und Wasser) oder **transmissiv** (durch Insekten) in den potenziellen Wirt.

Aber noch weitere Faktoren spielen bei der Keimübertragung und einer eventuellen Infektion eine Rolle. Für jede Erkrankung ist eine bestimmte **Keimzahl** notwendig, um sie auszulösen, diese Keimzahl wird als Infektionsdosis bezeichnet. So werden für eine Infektion mit Enteritissalmonellen mindestens 1 Mio. Keime benötigt. Bei einer niedrigeren Zahl an Keimen ist das Immunsystem in der Lage, diese zu bekämpfen.

Infektionspforte

Infektionspforten sind die Orte, an denen **Mikroorganismen in den Körper eindringen** können. Die gleichen Orte können dann wieder zu Infektionsquellen werden.

16.1.2 Infektionsschutzgesetz (IfSG)

Seit 1900 gab es im Deutschen Reich bereits verschiedene Gesetze, die sich mit der Verhütung von Seuchen befassten. 1961 wurde das „Gesetz zur Verhütung und Bekämpfung übertragbarer Krankheiten beim Menschen" erlassen, das allgemein unter dem Namen **Bundesseuchengesetz** bekannt wurde. Am 1. Januar 2001 wurde das BSG durch das „Gesetz zur Verhütung und Bekämpfung von Infektionskrankheiten" (**Infektionsschutzgesetz, IfSG**) abgelöst, das im Wesentlichen die genannten Inhalte beibehält, jedoch den Meldungsmodus verbessert, sodass auch künftig eine umfangreichere Dokumentation zu erwarten ist. Die letzte Aktualisierung des IfSG stammt vom 31. August 2015.

Definitionen (§ 2 IfSG)

Im IfSG heißt es wörtlich:
1. „**Krankheitserreger** *ein vermehrungsfähiges Agens (Virus, Bakterium, Pilz, Parasit) oder ein sonstiges biologisches transmissibles Agens, das bei Menschen eine Infektion oder übertragbare Krankheit verursachen kann*
2. **Infektion** *die Aufnahme eines Krankheitserregers und seine nachfolgende Entwicklung oder Vermehrung im menschlichen Organismus*
3. **Übertragbare Krankheit** *eine durch Krankheitserreger oder deren toxische Produkte, die unmittelbar oder mittelbar auf den Menschen übertragen werden, verursachte Krankheit*
4. **Kranker** *eine Person, die an einer übertragbaren Krankheit erkrankt ist*
5. **Krankheitsverdächtiger** *eine Person, bei der Symptome bestehen, welche das Vorliegen einer bestimmten übertragbaren Krankheit vermuten lassen*
6. **Ausscheider** *eine Person, die Krankheitserreger ausscheidet und dadurch eine Ansteckungsquelle für die Allgemeinheit sein kann, ohne krank oder krankheitsverdächtig zu sein*
7. **Ansteckungsverdächtiger** *eine Person, von der anzunehmen ist, dass sie Krankheitserreger aufgenommen hat, ohne krank, krankheitsverdächtig oder Ausscheider zu sein"*

Meldepflichtige Erkrankungen (§6 IfSG)

Das IfSG verlangt in den folgenden Fällen die namentliche Meldung:
1. „*der Krankheitsverdacht, die Erkrankung sowie der Tod an*
   a. *Botulismus*
   b. *Cholera*
   c. *Diphtherie*
   d. *humaner spongiformer Enzephalopathie, außer familiär-hereditärer Formen*
   e. *akuter Virushepatitis*
   f. *enteropathischem hämolytisch-urämischem Syndrom (HUS)*
   g. *virusbedingtem hämorrhagischen Fieber*
   h. *Masern*
   i. *Meningokokken-Meningitis oder -Sepsis*
   j. *Milzbrand*
   k. *Mumps*
   l. *Pertussis*
   m. *Poliomyelitis (als Verdacht gilt jede akute schlaffe Lähmung, außer wenn traumatisch bedingt)*
   n. *Pest*
   o. *Röteln einschließlich Rötelnembryopathie*
   p. *Tollwut*
   q. *Typhus abdominalis/Paratyphus*
   r. *Varizellen*

sowie die Erkrankung und der Tod an einer behandlungsbedürftigen Tuberkulose, auch wenn ein bakteriologischer Nachweis nicht vorliegt

1. *der Verdacht auf und die Erkrankung an einer mikrobiell bedingten Lebensmittelvergiftung oder an einer akuten infektiösen Gastroenteritis, wenn*
   a. *eine Person betroffen ist, die eine Tätigkeit im Umgang mit Lebensmitteln ausübt,*
   b. *zwei oder mehr gleichartige Erkrankungen auftreten, bei denen ein epidemischer Zusammenhang wahrscheinlich ist oder vermutet wird."*

Zusätzlich werden noch weitere Situationen genannt, in denen eine Meldepflicht besteht. Aus Sicht des Rettungsdienstes ist noch der §6, Abs. 4 von Interesse:

Zu melden ist die „*Verletzung eines Menschen durch ein tollwutkrankes, -verdächtiges oder ansteckungsverdächtiges Tier sowie die Berührung eines solchen Tieres oder Tierkörpers."*

Wer ist zur Meldung verpflichtet? (Auszug §8 IfsG)

Nach §8, Abs. 1 des IfSG sind u. a. die folgenden Personen zur Meldung verpflichtet:
- In Krankenhäusern neben dem feststellenden Arzt auch der leitende Arzt
- Bei Verdacht auf Tollwut auch der Tierarzt
- Heilpraktiker

Nicht zur Meldung verpflichtet sind hingegen „… *Personen des Not- und Rettungsdienstes, wenn der Patient unverzüglich in eine ärztlich geleitete Einrichtung gebracht wurde.*"

16.1.3 Hygieneverordnungen der Länder

Die Hygieneverordnungen der Bundesländer ergänzen das IfSG. Sie legen für jedes Bundesland die erforderlichen **Maßnahmen zur Verhütung, Erkennung, Erfassung und Bekämpfung von nosokomialen Infektionen** und **Krankheitserregern** mit Resistenzen in medizinischen Einrichtungen fest.

Teilweise ist auch der Rettungsdienst von diesen Regelungen betroffen. So ist z. B. in §13 der bayerischen Verordnung zur Hygiene und Infektionsprävention festgelegt, dass der Rettungsdienst bei Transporten von betroffenen Patienten über die notwendigen Hygienemaßnahmen zu informieren ist.

16.1.4 Technische Regeln für Biologische Arbeitsstoffe im Gesundheitswesen und in der Wohlfahrtspflege (TRBA 250)

Die TRBA 250 regeln den **Umgang mit biologischen Arbeitsstoffen.** Es handelt sich im eigentlichen Sinn um technische Regeln zur Umsetzung der Biostoffverordnung und dient v. a. dem Arbeitsschutz und der Arbeitshygiene. In Ihnen ist u. a. festgelegt, welche persönliche Schutzausrüstung (PSA) (➤ Kap. 16.2.2) bei welcher Gefährdungslage zu tragen ist und beschreibt den Umgang mit Dienst- und Schutzkleidung. Sie legt aber auch persönliche Hygienemaßnahmen fest. So ist laut TRBA 250 z. B. das Tragen von Schmuck an Händen und Unterarmen bei Tätigkeiten, bei denen eine regelmäßige hygienische Händedesinfektion notwendig ist, untersagt. Ebenso das Auftragen von Nagellack oder künstliche Fingernägel.

16.1.5 Desinfektion und Sterilisation

Begriffserklärungen

- **Reinigung:** Entfernung organischer Verschmutzung von Oberflächen. Saubere Flächen sind partikelarm und somit weniger übertragungsgefährdend.
- **Antisepsis:** Maßnahmen zur Erzielung von Keimarmut an Körperteilen, um Wundinfektionen zu verhindern. Dazu gehört z. B. die Desinfektion.
- **Asepsis:** Maßnahmen zur Erzielung von Keimfreiheit, um eine Kontamination mit Erregern zu verhindern. Die wichtigste aseptische Maßnahme ist die Sterilisation.
- **Desinfektion:** Maßnahme zur Reduktion der Erregerzahl, z. B. auf Gegenständen und Händen, um eine Infektion zu verhindern. Durch die Desinfektion kann eine Keimreduktion um bis zu 99 % erreicht werden. Eine Desinfektion kann chemisch, thermisch oder durch eine Kombination beider Verfahren durchgeführt werden.
- **Sterilisation:** Abtötung oder Entfernung aller vermehrungsfähigen Mikroorganismen, einschließlich der Viren und Sporen. Eine Sterilisation ist nur von Gegenständen in speziellen Geräten möglich.
- **Entwesung:** Vernichtung tierischer Schädlinge.

Grundsätze der Desinfektion

Für die Desinfektion dürfen nur geprüfte und zugelassene Verfahren und Mittel angewandt werden. Diese werden durch das **Robert Koch-Institut (RKI)** bekanntgemacht. Ziel von Desinfektionsmaßnahmen ist die **Keimreduktion der behandelten Fläche.** Je nach Verfahren ist eine Reduktion von bis zu 99 % möglich.

Thermische Verfahren sind der chemischen Desinfektion überlegen. Allerdings beschränkt sich die Anwendung auf die Aufbereitung von Kleidung und Instrumenten. Die **chemische Desinfektion** hat für den Alltag im Rettungsdienst die größere Bedeutung. Hier sind v. a. die Händedesinfektion und die Flächendesinfektion zu nennen.

Bei der Auswahl des passenden chemischen Desinfektionsmittels sind verschiedene Aspekte zu beachten:
- Wirkspektrum
- Resistenzen
- Minderwirkung durch Seifen- und Eiweißreste („Seifen-/Eiweißfehler")
- Gesundheitsrisiko für den Anwender und Patienten
- Kontamination des Desinfektionsmittels

Bei Routinedesinfektion ist die Fläche wieder benutzbar, wenn das Desinfektionsmittel sichtbar abgetrocknet ist. Eine Einhaltung der **Einwirkzeit** ist dann erforderlich, wenn beispielsweise Oberflächen (z. B. Laryngoskopspatel) direkt mit Schleimhaut oder Wunden in Kontakt kommen können oder eine Kontamination mit schwer zu desinfizierenden Erregern vorliegt. Das richtige Mittel soll für den **richtigen Zweck** verwendet werden, also z. B. keine Hautdesinfektionsmittel zur Flächendesinfektion benutzen.

Desinfektionsverfahren

Das RKI beschreibt in seiner Liste der geprüften und anerkannten Desinfektionsmittel und -verfahren vom 31. August 2013 verschiedene Techniken, mit denen eine Desinfektion durchgeführt werden kann.

Dabei wird eine Einteilung nach den verschiedenen Wirkungsbereichen vorgenommen:
- **Wirkungsbereich A:** gegen vegetative Bakterien und deren Sporen sowie Hefepilze (bakterizide bzw. levurozide Wirkung)

- **Wirkungsbereich B:** Inaktivierung von Viren (viruzide bzw. begrenzt viruzide Wirkung)
- **Wirkungsbereich C:** Abtötung bakterieller Sporen bis zur Resistenzstufe des Milzbranderregers
- **Wirkungsbereich D:** Abtötung bakterieller Sporen der Erreger von Wundinfektionen, wie *Cl. tetani* oder *Cl. perfringens*. Gegen Sporen sind chemische Desinfektionsmittel i. d. R. unwirksam.

Thermische Desinfektion

Zu den thermischen Desinfektionsverfahren zählen **Verbrennen** (Wirkungsbereich ABCD), **Kochen** (ABC) und dass **Dampfdesinfektionsverfahren** (ABC).

Chemische Desinfektion

Je nach Wirkspektrum und Einsatzort kommen verschiedene chemische Desinfektionsmittel zum Einsatz (➤ Tab. 16.2).

Die am **häufigsten** eingesetzten chemischen Desinfektionsmittel sind Alkohole und Aldehyde.

Alkohole

Reiner Alkohol wirkt **nicht bakterizid.** Um eine Wirkung zu erzielen, benötigt er einen gewissen **Wasseranteil.** Wirksam sind Konzentrationen von 70–80 %. Der bevorzugte Einsatzbereich von Alkohol liegt in der Hände- und Hautdesinfektion sowie in der Desinfektion kleiner Flächen. Besondere Gefahr geht von den Händen aus (➤ Abb. 16.1).

ACHTUNG
Bei der Desinfektion von großen Flächen mit Alkohol besteht **Explosionsgefahr.**

Alkohol zeichnet sich dabei durch **raschen Wirkungseintritt** und **gute Penetration** aus und wirkt auf Dauer nicht allergisierend. Die Nachteile sind bei häufiger Anwendung Hauttrockenheit und dass eine Abtötung von Bakteriensporen nicht stattfindet, diese werden sogar für mehrere Jahre konserviert. Auf Viren ist die Wirkung von Alkohol uneinheitlich.

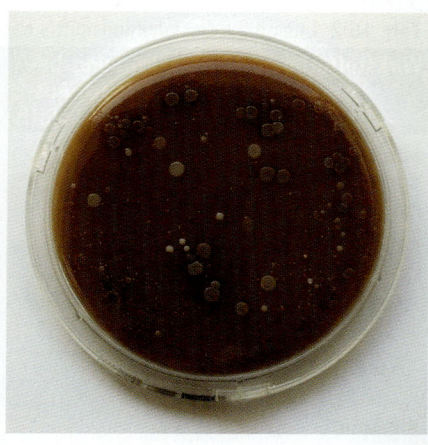

Abb. 16.1 Abklatschuntersuchung der Hand. Der Abklatsch erfolgte nach der hygienischen Händedesinfektion. Anhand des starken Bakterienwachstums auf dem Nährboden wird deutlich, dass diese mangelhaft durchgeführt wurde. [K115]

Hygienische Händedesinfektion
➤ Abb. 16.2
- 3–5 ml Lösung in den Händen verreiben.
- Fingerkuppen und Nagelfalz unbedingt mit benetzen.
- 30–60 Sek. einwirken lassen (Herstellerangaben beachten).
- Hände waschen mit antiseptischer Seife nur nach starker, z. B. sichtbarer Verunreinigung.
- Abtrocknen mit Einmalhandtuch.
- Bei starker Verschmutzung mit keimhaltigem Material den Vorgang zweimal durchführen.

MERKE
Die Übertragung von Erregern über die **Hände von Personal** ist der häufigste Infektionsweg, daher regelmäßig den **Desinfektionsspender** benutzen. Dies geschieht vor und nach allen Tätigkeiten am Patienten.

Aldehyde

Der bedeutendste Vertreter der Aldehyde ist das **Formalin,** eine 35-prozentige Lösung von Formaldehydgas in Wasser. Da es sich in der Luft rasch zersetzt, muss es in **dunklen Flaschen** aufbewahrt werden. Formalin ist wirksam gegen Bakterien, Viren (nur bei verlängerter Einwirkzeit), Pilze und Sporen (nur bei verlängerter Einwirkzeit und höherer Konzentration). Bedeutender Nachteil des Formalins ist seine hohe allergisierende Wirkung.

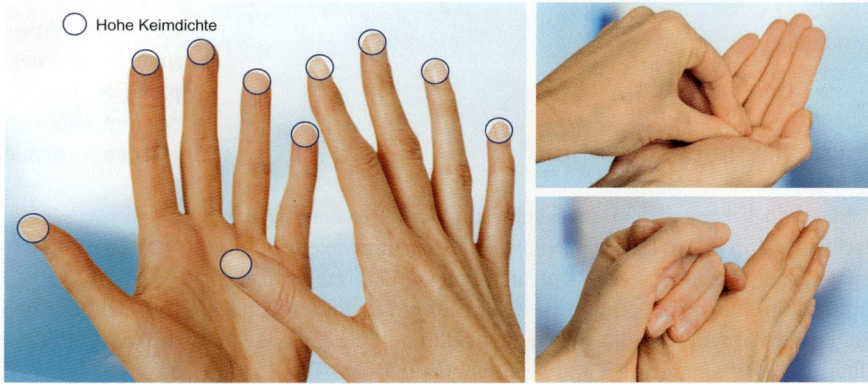

Abb. 16.2 Standard der hygienischen Händedesinfektion [V220]

Tab. 16.2 Chemische Desinfektionsmittel nach Anwendung

Wirkstoffgruppe	Max. Wirkungsbereich (je nach Auswahl des Wirkstoffs)	Anwendungsbereich
Formaldehyd und/oder sonstige Aldehyde bzw. Derivate	A–C	Instrumente, Flächendesinfektion
Perverbindungen	A–C	Instrumente, Flächendesinfektion
Phenole	A	Instrumente, Flächendesinfektion
Alkohole	AB	Flächendesinfektion, Hände
Biguanide	A	Flächendesinfektion
Chlor, organische oder anorganische Substanzen mit aktivem Chlor	AB	Flächendesinfektion
Halogene	AB	Hände

Tab. 16.3 Übersicht der physikalischen Desinfektionsverfahren

Desinfektionsverfahren	Desinfektionswirkung durch	Anwendungsbeispiele
Thermische Methoden	Kochendes Wasser von 93 °C für mindestens 3 Min. (Wirkungsbereich AB) oder 5 Min. (Wirkgruppe ABC)	• Auskochen von Säuglingsartikeln • Spülmaschinen für Instrumente, Gummiartikel in der Anästhesie und OP-Schuhe • Wäsche
	Strömenden Wasserdampf von 100 °C für ca. 15 Min.	• Matratzen • Steckbecken u. a. Pflegeartikel
	Verbrennen	Medizinische Abfälle
Filtration	Filter mit einer Porengröße < 5 μm, halten 99 % der Bakterien zurück.	• Schwebstofffilter raumlufttechnischer Anlagen für aseptische Räume (z. B. OP, Intensivstation, Laminarflow-Einheit) • Sterilfiltration von Arzneimitteln (z. B. Abfüllen von Alkohol für die Hände- und Hautdesinfektion) • Filter an medizinischen Geräten (z. B. Narkose- und Beatmungsgeräte)
Strahlung	Ultraviolettes Licht	Trinkwasser

Physikalische Desinfektion

Weitere Möglichkeiten der Desinfektion sind Verfahren der **physikalischen Desinfektion.** Dazu zählen die Filtration, ultraviolette Strahlen und die Anwendung von Wärme in Form von Verbrennen, Heißluft und strömendem Dampf. Eine im rettungsdienstlichen Alltag eingesetzte Form der physikalischen Desinfektion ist der Einsatz von Filtern an Beatmungsgeräten und Beatmungsbeuteln (➤ Tab. 16.3).

Grundsätze für die Anwendung von Desinfektionsmitteln

Desinfektionsmittel sollten nur dort angewendet werden, wo es wirklich nötig ist, da Keime sonst schneller Resistenzen entwickeln können. Es sind auch ökonomische Gesichtspunkte zu bedenken.

Die Zubereitung der Desinfektionslösungen muss streng nach **Herstellerangaben** erfolgen. Bei Routinedesinfektion ist die Fläche wieder benutzbar, wenn das Desinfektionsmittel sichtbar abgetrocknet ist. Eine Einhaltung der **Einwirkzeit** ist dann erforderlich, wenn beispielsweise Oberflächen (z. B. Laryngoskopspatel) direkt mit Schleimhaut oder Wunden in Kontakt kommen können oder eine Kontamination mit schwer zu desinfizierenden Erregern vorliegt. Das richtige Mittel soll für den **richtigen Zweck** verwendet werden, also z. B. keine Hautdesinfektionsmittel zur Flächendesinfektion benutzen.

Wichtig ist, dass das Desinfektionsmittel in ausreichender Menge, aber nicht im Überschuss auf die zu desinfizierende Fläche unter leichtem Druck aufgebracht wird **(nebelfeucht).** Die verbreiteten Sprühflaschen sind nicht wirksam genug. Besonders gut geeignet sind **Vliestuchspendersysteme,** die eine Kontamination und Verdunsten der Desinfektionslösung verhindern helfen.

Sichtbare Verunreinigungen mit Blut oder Ausscheidungen sollten vor der Desinfektion mit einem desinfektionsmittelgetränkten Tuch aufgenommen werden. Anschließend erfolgt die Desinfektion der Fläche.

Bis auf wenige Ausnahmen gilt:

> **MERKE**
> Erst reinigen, dann desinfizieren.

Es sollte immer auf die **richtige Kombination von Reinigungs- und Desinfektionsmitteln** geachtet werden. Manche Desinfektionsmittel haben einen so genannten Seifenfehler, d. h., bei einer falschen Kombination geht die Wirkung des Desinfektionsmittels verloren.

Desinfektionsmaßnahmen im Rettungsdienst

➤ Tab. 16.4
Damit die nötigen Maßnahmen sach- und fachgerecht erfolgen, sollte im Desinfektionsraum der Rettungswache ein **Desinfektionsplan** (➤ Abb. 16.3a+b) sichtbar angebracht und den Mitarbeitern bekannt sein. Die bereitgestellten Lösungen und Verfahren sollten von den Anwendern beherrscht werden.

Routinemaßnahmen

Desinfektionsmaßnahmen müssen z. T. **sofort erledigt** werden, d. h. noch im Einsatz, können aber z. T. auch nach dem Einsatz und später in der Wache im Desinfektionsraum erfolgen.

Sofort

- **Flächen,** die mit Ausscheidungen oder Körperflüssigkeiten eines Patienten in Berührung kommen, sind sofort zu reinigen und zu desinfizieren (**gezielte Desinfektion**).
- Ein **Austausch beschädigter Verpackungen** von Instrumentarium oder Einmalmaterial muss ebenfalls sofort vorgenommen werden. Die kontaminierten Gegenstände dürfen nicht mehr am Patienten verwendet werden.

Nach dem Einsatz

- Nach jedem Transport wird die **Trage** einer **Wischdesinfektion** unterzogen. Die Bezüge sind nach jedem Transport zu erneuern.
- **Verwendete Geräte** (z. B. Blutdruckgerät) ebenfalls desinfizieren.
- **Beatmungsbeutel, Beatmungsschläuche, Beatmungsmasken, Pharyngealtuben und Absaugzubehör** werden für mindestens 1 Std. in Desinfektionslösung eingelegt. Noch gründlicher ist eine sich an die Grobreinigung anschließende Sterilisation, die sich jedoch bei Einmalmaterial verbietet.
- Die **EKG-Defibrillator-Einheit** wird entsprechend den unterschiedlichen Herstellerangaben gereinigt.
- **Chirurgisches Instrumentarium** aller Art muss sterilisiert werden. Bei längerer Aufbewahrung sollte dieses Instrumentarium doppelt eingepackt werden.

Täglich

- Ein **täglicher Wechsel der Schutzkleidung** des Personals ist selbstverständlich.
- Tägliche Reinigung des Patientenraums von Verschmutzungen.

Nach Hygieneplan

- **Desinfizierende Vollreinigung des Krankenraums,** der zu diesem Zweck komplett abgerüstet werden muss. Dabei sollte gleichzeitig die Kontrolle des Inventars und des Sterilisationsdatums der Instrumente und des Materials vorgenommen werden.

Sondermaßnahmen

Nach dem **Transport von Infektionskranken müssen Maßnahmen gemäß des aktuell gültigen Hygieneplans ergriffen werden.**

In seltenen Fällen kann die Gesundheitsbehörde bei Erregern, die unter das §6 IfSG fallen, eine Desinfektion anordnen.

Eine **Händedesinfektion** erfolgt vor der Arbeit am Patienten und ein weiteres Mal nach dem Einsatz, bei sichtbaren Verunreinigungen auch zwischendurch (➤ Abb. 16.2). Zur persönlichen Sicherheit müssen beim Umgang mit Ausscheidungen und Körperflüssigkeiten Schutzhandschuhe getragen werden.

Auch Instrumente, die mit dem Patienten in Kontakt kommen (z. B. Blutdruckmanschette, Stethoskop), müssen vor und nach Gebrauch desinfiziert werden.

Kanülen dürfen nach Gebrauch nicht mehr in die Schutzkappe zurückgesteckt werden (Recapping). Dieses Vorgehen hilft, mögliche Stichverletzungen zu vermeiden. Das **Recapping** ist eine der häufigsten Ursachen für Hepatitisinfektionen des Personals im Gesundheitsdienst. Zur Sicherheit des Personals müssen gebrauchte Kanülen sofort in entsprechende Behälter entsorgt werden, die sich in jedem Fahrzeug befinden sollten.

Sterilisation

Die Dampfsterilisation ist das **Standardverfahren** für thermische Sterilisationsmaßnahmen, also die Abtötung aller vermehrungsfähiger Mikroorganismen und Viren, im medizinischen Bereich. Weitere eingesetzte Verfahren sind die Gas- und die Plasmasterilisation. Bestrahlungen mit Gammastrahlen oder die Heißluftsterilisation haben ihre Bedeutung eher im industriellen Bereich und in der Labormedizin (➤ Tab. 16.5):

- Die **Dampfsterilisation** ist die derzeit am meisten angewandte Sterilisationsform. Dampfsterilisatoren (Autoklaven) arbeiten mit gespanntem, gesättigtem Dampf. Dieser entsteht, wenn man Wasser in einem geschlossenen Raum über den Siedepunkt hinaus erhitzt. Je nach Material arbeitet man mit Temperaturen von 121 °C oder 134 °C und einem den Temperaturen entsprechenden Druck. Während bei der Heißluftsterilisation die Sterilisierzeit bis zu 180 Min. betragen kann, ist sie bei der Dampfsterilisation erheblich kürzer. Bei 121 °C dauert der Vorgang 20 Min. und bei 134 °C sogar nur 5 Min.
- Bei der **Gassterilisation** werden Ethylenoxid und Formaldehyd verwendet. Ethylenoxid ist giftig, brennbar, an Luft explosiv und krebserregend. Es besitzt einen sehr geringen Eigengeruch. Ethylenoxid wirkt mikrobizid; es führt zu einer irreversiblen Inaktivierung der Mikroorganismen. Ethylenoxid dringt im Gegensatz zu Formaldehyd sehr gut in Materialien ein, weswegen Formaldehydgas heute nur noch selten angewandt wird. Ethylenoxid ist stark gesundheitsschädlich, weswegen Gegenstände nach der Sterilisation ausgasen müssen.
- Die **Plamasterilisation** ist ein ungiftiges Verfahren, bei dem Wasserstoffperoxid-Radikale in Wasser und Sauerstoff zerfallen. Sie wird v. a. für empfindliche Optiken eingesetzt.
- Bei der **Heißluftsterilisation** erfolgt die Sterilisation mit erhitzter, trockener Luft. Da die Luft ein schlechter Wärmeleiter ist, sind eine lange Einwirkzeit und hohe Temperatur notwendig. Sporen werden z. B. erst bei 160 °C abgetötet. Materialien, die mit Heißluft sterilisiert werden, müssen Temperaturen von 200 °C vertragen.
- Bei der **Strahlensterilisation** (Sterilisation mit ionisierenden Strahlen) verwendet man Kathoden- und Gammastrahlen. Dieses Verfahren ist sehr kostenaufwendig und kann nur in hoch entwickelten Anlagen durchgeführt werden. Die Strahlensterilisation wird daher nur von der Industrie eingesetzt (z. B. Verbandstoffe und Lebensmittel).

Tab. 16.4 Datenblatt über rettungsdienstlich relevante Infektionskrankheiten mit Desinfektionsmaßnahmen

Erkrankung	Erreger	Vorkommen	Übertragung	Ausscheidungen	Klinik	Desinfektion	Besonderheiten
AIDS (Acquired Immune Deficiency Syndrome)	HIV (Human Immunodeficiency Virus)	weltweit bei Menschen	hämatogen, parenteral, Kontaktinfektion	Blut und Sexualsekrete	zunehmende Immunschwäche, Fieber, Exanthem, Leistungsabfall	Routinemaßnahmen	Todesursache oft Pneumonie
Enzephalitis (Gehirnentzündung)	neurotrope Viren, Arboviren	weltweit bei Menschen und Tieren, v. a. Insekten	fäkal-oral, hämatogen	Milch bei Tieren, Speicheldrüsen bei Insekten	Kopfschmerzen, Schüttelfrost, Erbrechen, Schläfrigkeit, Koma, neurogener Schock, Endokarditis	Routinedesinfektion – Hygieneplan beachten	Schutzimpfungen möglich (FSME)
Gonorrhö (Tripper)	*Neisseria gonorrhoeae* (Bakterien)	weltweit bei Menschen	Geschlechtsverkehr	eitriger Ausfluss aus der Harnröhre oder Scheide	Eiterungen und Entzündungen an der Harnröhre, Brennen beim Wasserlassen	Routinemaßnahmen	
Hepatitis A	Hepatitis-A-Virus (HAV)	weltweit bei Menschen	fäkal-oral, selten hämatogen	Blut, Speichel, Sekret	Appetitlosigkeit, Übelkeit, Bauchschmerzen, Ikterus, Krankheitsgefühl	Routinemaßnahmen	Impfung ist möglich (Einzelimpfung bzw. Kombinationsimpfung mit Hepatitis B)
Hepatitis B	Hepatitis-B-Virus (HBV)	weltweit bei Menschen	hämatogen, parenteral, Kontaktinfektion	Blut, Speichel, Sekret	Appetitlosigkeit, Übelkeit, Bauchschmerzen, Ikterus, Krankheitsgefühl	Routinemaßnahmen	Impfung ist möglich (Einzelimpfung bzw. Kombinationsimpfung mit Hepatitis A)
Hepatitis C	Hepatitis-C-Virus	weltweit bei Menschen	hämatogen, parenteral, Kontaktinfektion	Blut, Speichel, Sekret	Appetitlosigkeit, Übelkeit, Bauchschmerzen, Ikterus, Krankheitsgefühl	Routinemaßnahmen	keine Impfung möglich, hohe Durchseuchungsrate bei Dialysepatienten
Lues (Syphilis)	*Treponema pallidum* (Bakterien)	weltweit bei Menschen	fäkal-oral, Geschlechtsverkehr	Blut	chronischer Verlauf	Routinemaßnahmen	
Malaria	*Plasmodium malariae* etc.	tropische und subtropische Gebiete	hämatogen durch Mückenstich der Gattung Anopheles	Keine	Fieberschübe, Schüttelfrost, schwer krankes Aussehen	Routinemaßnahmen	medikamentöse Prophylaxe bei Reisen in Epidemiegebieten
Meningitis	Meningokokken	weltweit bei Menschen	Tröpfcheninfektion	Nasen- und Rachenraum	hohes Fieber, Erbrechen, starke Kopfschmerzen, Nackensteifigkeit, Koma, Lähmungen, zerebrale Krämpfe, neurogener Schock, Endokarditis	Routinedesinfektion – Hygieneplan beachten	Infektionsschutz tragen (**FFP-2-Maske mit Ventil**), Patienten zusätzlich Schutzmaske **unbedingt ohne** Ausatemventil aufsetzen (FFP-2-Maske)
Salmonellose (Enteritis infectiosa)	verschiedene Bakterien	kontaminierte Milchprodukte, rohe Eier, Speiseeis, Backwaren	fäkal-oral, hämatogen	Stuhl, Urin, Erbrochenes, Blut	Brechdurchfall, Fieber, Schock, Bauchschmerzen	Routinedesinfektion – Hygieneplan beachten	bei älteren Menschen und Abwehrgeschwächten tödlicher Verlauf möglich
Tetanus (Wundstarrkrampf)	*Clostridium tetani* (Bakterien)	weltweit im Erdboden	hämatogen	Keine	Schlafstörungen, Kopfschmerzen, Krämpfe, Atemlähmung	Routinemaßnahmen	aktive Schutzimpfung Standard, sterile Wundversorgung
Tollwut (Rabies, Lyssa)	neurotrope Viren, Rhabdoviren	in Europa bei Fuchs, Marder, Dachs	hämatogen	Speichel	Fieber, Erbrechen, Licht- und Lärmempfindlichkeit, Krämpfe und Lähmungen	Viruzide Desinfektion – Hygieneplan beachten	auch noch bei toten Tieren Infektion möglich, Schutzimpfungen für gefährdete Personengruppen möglich; Infektionsschutz tragen (**FFP-2-Maske mit Ventil**), Patienten zusätzlich Schutzmaske **unbedingt ohne** Ausatemventil aufsetzen (FFP-2-Maske)

16.1 Hygiene

Tab. 16.4 Datenblatt über rettungsdienstlich relevante Infektionskrankheiten mit Desinfektionsmaßnahmen *(Forts.)*

Erkrankung	Erreger	Vorkommen	Übertragung	Ausscheidungen	Klinik	Desinfektion	Besonderheiten
offene Lungentuberkulose	*Mycobacterium tuberculosis*	weltweit bei Menschen und Tieren	Tröpfcheninfektion (Mensch zu Mensch), fäkal-oral (Tier zu Mensch)	Bronchialsekret, Sputum	Schwäche, Fieber, Leistungsschwäche, Bluthusten	Routinedesinfektion – Hygieneplan beachten	Superinfektion bei AIDS

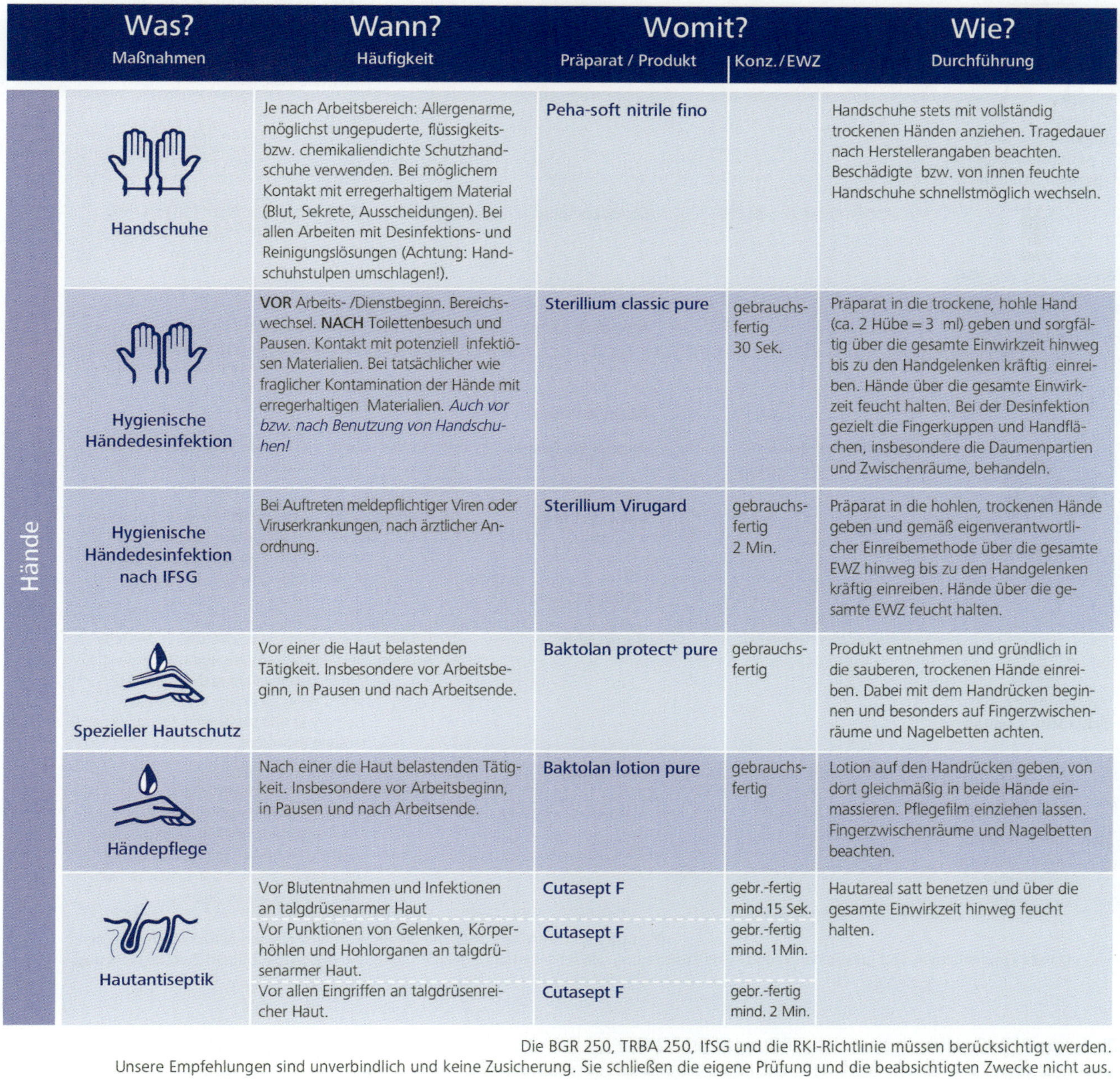

	Was? Maßnahmen	Wann? Häufigkeit	Womit? Präparat / Produkt	Konz./EWZ	Wie? Durchführung
Hände	Handschuhe	Je nach Arbeitsbereich: Allergenarme, möglichst ungepuderte, flüssigkeits- bzw. chemikaliendichte Schutzhandschuhe verwenden. Bei möglichem Kontakt mit erregerhaltigem Material (Blut, Sekrete, Ausscheidungen). Bei allen Arbeiten mit Desinfektions- und Reinigungslösungen (Achtung: Handschuhstulpen umschlagen!).	Peha-soft nitrile fino		Handschuhe stets mit vollständig trockenen Händen anziehen. Tragedauer nach Herstellerangaben beachten. Beschädigte bzw. von innen feuchte Handschuhe schnellstmöglich wechseln.
	Hygienische Händedesinfektion	VOR Arbeits-/Dienstbeginn. Bereichswechsel. NACH Toilettenbesuch und Pausen. Kontakt mit potenziell infektiösen Materialien. Bei tatsächlicher wie fraglicher Kontamination der Hände mit erregerhaltigen Materialien. *Auch vor bzw. nach Benutzung von Handschuhen!*	Sterillium classic pure	gebrauchsfertig 30 Sek.	Präparat in die trockene, hohle Hand (ca. 2 Hübe = 3 ml) geben und sorgfältig über die gesamte Einwirkzeit hinweg bis zu den Handgelenken kräftig einreiben. Hände über die gesamte Einwirkzeit feucht halten. Bei der Desinfektion gezielt die Fingerkuppen und Handflächen, insbesondere die Daumenpartien und Zwischenräume, behandeln.
	Hygienische Händedesinfektion nach IFSG	Bei Auftreten meldepflichtiger Viren oder Viruserkrankungen, nach ärztlicher Anordnung.	Sterillium Virugard	gebrauchsfertig 2 Min.	Präparat in die hohlen, trockenen Hände geben und gemäß eigenverantwortlicher Einreibemethode über die gesamte EWZ hinweg bis zu den Handgelenken kräftig einreiben. Hände über die gesamte EWZ feucht halten.
	Spezieller Hautschutz	Vor einer die Haut belastenden Tätigkeit. Insbesondere vor Arbeitsbeginn, in Pausen und nach Arbeitsende.	Baktolan protect⁺ pure	gebrauchsfertig	Produkt entnehmen und gründlich in die sauberen, trockenen Hände einreiben. Dabei mit dem Handrücken beginnen und besonders auf Fingerzwischenräume und Nagelbetten achten.
	Händepflege	Nach einer die Haut belastenden Tätigkeit. Insbesondere vor Arbeitsbeginn, in Pausen und nach Arbeitsende.	Baktolan lotion pure	gebrauchsfertig	Lotion auf den Handrücken geben, von dort gleichmäßig in beide Hände einmassieren. Pflegefilm einziehen lassen. Fingerzwischenräume und Nagelbetten beachten.
	Hautantiseptik	Vor Blutentnahmen und Infektionen an talgdrüsenarmer Haut	Cutasept F	gebr.-fertig mind. 15 Sek.	Hautareal satt benetzen und über die gesamte Einwirkzeit hinweg feucht halten.
		Vor Punktionen von Gelenken, Körperhöhlen und Hohlorganen an talgdrüsenarmer Haut.	Cutasept F	gebr.-fertig mind. 1 Min.	
		Vor allen Eingriffen an talgdrüsenreicher Haut.	Cutasept F	gebr.-fertig mind. 2 Min.	

Die BGR 250, TRBA 250, IfSG und die RKI-Richtlinie müssen berücksichtigt werden.
Unsere Empfehlungen sind unverbindlich und keine Zusicherung. Sie schließen die eigene Prüfung und die beabsichtigten Zwecke nicht aus.

Abb. 16.3a Beispiel eines Desinfektionsplans für den Rettungsdienst [V220]

16 Gefahrenabwehr

	Was? Maßnahmen	Wann? Häufigkeit	Womit? Präparat / Produkt	Konz./EWZ	Wie? Durchführung
Fläche	Allg. Oberflächen, Tische, Türen, Stühle, Fensterbänke, Handläufe, usw.	Tägliche Unterhaltsreinigung. Bei Vorgabe und zusätzlich bei Bedarf.	Bacillol 30 Tissues	gebrauchsfertig 30 Sek.	Kleine Flächen gleichmäßig benetzen. Nicht nachtrocknen.
			Mikrobac forte BODE X-Wipes	0,5 % 1 Std.	Alle Flächen sind mit einem mit Desinfektionsmittel getränkten, sauberen Tuch abzuwischen. Gleichmäßig benetzen. Nicht nachtrocknen.
	Fußboden	Täglich. Nach Arbeitsende.	Mikrobac forte	0,5 % 1 Std.	Fußboden feucht wischen. Auf vollständige Benetzung achten. Auftrocknen lassen. Fußboden ist nach dem Trocknen wieder begehbar.
	Liege, Trage, Behandlungsplatz, patientennaher Bereich, Ablagen	Nach Benutzung. Bei Bedarf. Nach Kontamination.	Bacillol 30 Tissues	gebrauchsfertig 30 Sek.	Kleine Flächen gleichmäßig benetzen. Nicht nachwischen.
	Anwendung der IfSG auf der Fläche	Nach amtsärztlicher Anordnung.	Dismozon plus	3,6 % 4 Std.	Durchführung der Wisch-Desinfektion von Personen mit entsprechender Fachkenntnis.
	Rettungswagen	Bei Bedarf.	Mikrobac forte BODE X-Wipes	0,5 % 1 Std.	Alle Flächen sind mit einem mit Desinfektionsmittel getränkten, sauberen Tuch abzuwischen. Gleichmäßig benetzen. Nicht nachtrocknen.
	Medizinisch-technische Geräte	Täglich und nach Gebrauch. Nach Kontamination sofort.	Bacillol 30 Tissues	gebrauchsfertig 30 Sek.	Feucht abwischen. Nicht nachtrocknen. Bei Geräten vorher Netzstecker ziehen.
			Mikrobac forte BODE X-Wipes	0,5 % 1 Std.	Alle Flächen sind mit einem mit Desinfektionsmittel getränkten, sauberen Tuch abzuwischen. Gleichmäßig benetzen. Nicht nachtrocknen.
Instrumente	Instrumente inkl. Schläuche - Metall -	Unmittelbar nach Gebrauch.	Bomix plus	2,0 % 5 Min. 1,0 % 15 Min.	Instrumente und Schläuche in die Desinfektionsmittellösung legen. Nach der Einwirkzeit mit Trinkwasser abspülen. Instrumente trocknen, kontrollieren, verpacken und sterilisieren. Standzeit der Lösung beachten!
	Beatmungszubehör, Inkubationsbesteck, Atemmaske, Atembeutel	Unmittelbar nach Gebrauch.	Bomix plus	2,0 % 5 Min. 1,0 % 15 Min.	Manuelle Desinfektion: Teile zerlegt in Desinfektionslösung einlegen dabei darauf achten, dass alle Teile untergetaucht sind. Danach unter fließendem Wasser (mind. Trinkwasserqualität) abspülen, trocknen, verpacken und staubgeschützt lagern.

Die BGR 250, TRBA 250, IfSG und die RKI-Richtlinie müssen berücksichtigt werden.
Unsere Empfehlungen sind unverbindlich und keine Zusicherung. Sie schließen die eigene Prüfung und die beabsichtigten Zwecke nicht aus.

Abb. 16.3b Beispiel eines Desinfektionsplans für den Rettungsdienst [V220]

Tab. 16.5 Übersicht der Sterilisationsverfahren

Sterilisationsverfahren	Sterilisationswirkung durch	Anwendungsbeispiele
Physikalische Sterilisationsverfahren		
Dampfsterilisation (Autoklavieren): feuchte Hitze	Eindringen von Wasserdampf in das Sterilisationsgut bei • Dampfdruck von 2–3 bar • Temperatur von 121–134 °C • Sterilisationszeit von 3–15 Min., abhängig von Druck und Sterilgut	• Instrumente • Textilien (Wäsche) • Verbandstoffe • Glaswaren • Thermostabile Kunststoffe • Gummiartikel
Heißluftsterilisation: trockene Hitze	Umspülen des Sterilguts mit heißer Luft bei • Temperatur von 160–200 °C • Sterilisationszeit 10–200 Min., abhängig von Temperatur und Sterilgut	• Metalle • Glas • Porzellan • Wasserfreie Flüssigkeiten • Keine Textilien, kein Papier (Brandgefahr!)
ionisierende Strahlen, z. B. Gammastrahlung	Einwirkung energiereicher Strahlung auf das Sterilisationsgut (nur in der industriellen Fertigung z. B. von Verbandstoffen oder Kathetern einsetzbar, da Anlagen wegen hoher Sicherheitsanforderungen sehr teuer), Vorteil ist, dass keine hohe Temperatur auf das Gut einwirkt	• Einmalartikel aus Kunststoff, Latex, Gummi • Verbandstoffe • Nahtmaterial
Chemisch-physikalische Sterilisationsverfahren		
Ethylenoxidgas (EO)	• Einwirkung von EO bei ca. 55 °C • EO ist mit Luft explosiv, hochtoxisch und kanzerogen! • Wegen Anlagerung an das Material muss die **Ausgasungszeit** eingehalten werden!	• Thermolabile Kunststoffe • Optische Instrumente • Prothesen für Gefäße und Gelenke
Formaldehydgas (FO)	• Einwirkung von Formaldehydgas nach Verdampfung bei ca. 60 °C • Anlagerung an das Material wesentlich geringer als bei EO	ökologisch bessere Alternative zur EO-Sterilisation
Plasmasterilisation	• Einwirkung von Wasserstoffperoxid nach Anregung im elektrischen Feld (Plasma)	Alternative zu EO- und FO-Sterilisation

16.2 Selbstschutz im Einsatz

Gefahren an der Einsatzstelle (➤ Kap. 15.3) sind vielfältiger Natur und richten sich direkt oder indirekt gegen Menschen, Tiere, Sachwerte und die Umwelt.

Im Rettungseinsatz sind in erster Linie Patienten und die eigenen Einsatzkräfte gefährdet. Um einen Schutz des i. d. R. ungeschützten Patienten im konkreten Schadensereignis überhaupt gewährleisten zu können, muss zuerst einmal das Einsatzpersonal über **ausreichenden Selbstschutz (Schutzkleidung)** verfügen und bei Bedarf auf **Schutzmaßnahmen (Infektions-, Atem- oder Impfschutz)** zurückgreifen können.

16.2.1 Schutzimpfungen

Das Prinzip der Schutzimpfung beruht auf der Fähigkeit aller Wirbeltiere, eine Immunität gegen Krankheitserreger und deren Toxine zu bilden. Die Schutzimpfung nutzt diese Fähigkeit, ohne eine Erkrankung zu provozieren. In Abhängigkeit vom verwendeten Impfstoff erreicht man eine **aktive** bzw. eine **passive Immunität**.

Aktive Immunität

Eine aktive Immunität erzielt man durch **Impfen mit Stoffen,** gegen die der menschliche Organismus **selbst Antikörper** produzieren muss. Der Nachteil dieser Impfung ist, dass der Impfschutz erst nach ca. 2–3 Wochen erreicht wird. Dann hält der Impfschutz allerdings mehrere Jahre.

Passive Immunität

Um eine passive Immunität zu erreichen, überträgt man **Gammaglobuline** (Bluteiweißstoffe, Antikörper). Dabei handelt es sich um bereits fertige Antikörper, die von anderen Organismen hergestellt wurden. Der Vorteil dieser Impfung ist ein sofort bestehender Impfschutz. Da die Gammaglobuline vom Körper als Fremdeiweiße erkannt werden, werden sie allmählich abgebaut. Die Wirkung dieser Impfung hält daher nur wenige Wochen an.

Impfungen für Rettungsfachkräfte

Bestimmte Impfungen sollten bei Rettungsfachkräften zum Standard gehören:
• **Tetanusimpfung** (Wundstarrkrampf)
• **Hepatitis B** (Serumhepatitis)

Andere, für die ganze Bevölkerung empfohlene Impfungen (z. B. Polioimpfung) können beim zuständigen Gesundheitsamt erfragt werden.

MERKE
Eine jederzeit aktuelle Liste empfohlener Impfungen wird von der **Ständigen Impfkommission (STIKO)** herausgegeben und kann unter folgender Internetadresse abgerufen werden: www.rki.de (Infektionsschutz).

16.2.2 Persönliche Schutzausrüstung

Die persönliche Schutzausrüstung ist zur **Erhaltung der Gesundheit** und der **Unversehrtheit der Rettungsfachkräfte** wichtig (➤ Abb. 16.4). Für diese ist die persönliche Schutzausrüstung in der Regel GUV-R 2106 der Deutschen Gesetzlichen Unfallversicherung (DGUV) festgelegt. Diese gilt allerdings nicht für spezielle PSA, wie sie in der
- Bergrettung,
- Wasserrettung,
- Schiffsrettung,
- Luftrettung (spezielle Einsatzsituationen),
- Rettung bei Unfällen mit Radioaktivität oder chemischen Stoffen oder bei technischer Hilfeleistung

verwendet werden. Für diese Tätigkeitsbereiche existieren gesonderte Regelungen. Für die Luftrettung wurde von der DGUV im September 2011 eine Mustergefährdungsbeurteilung (BGI/GUV-I 5143) publiziert. Diese Beurteilung betrifft im Einzelnen Luftrettungseinsätze im alpinen Gelände, über See und Einsätze mit der Winde bzw. im Long-Line Verfahren.

Unternehmen, die Rettungsdienst und Krankentransport anbieten, müssen ihren Mitarbeitern eine **individuelle persönliche Schutzausrüstung** in ausreichender Anzahl zur Verfügung stellen. Die Kosten für Beschaffung, Wiederbeschaffung sowie die Kosten für Instandhaltung, Reinigung und Desinfektion hat der Unternehmer zu tragen. In besonderen Fällen ist es möglich, dass die persönliche Schutzausrüstung von mehreren Mitarbeitern gemeinsam genutzt wird. In diesen Fällen muss der Unternehmer sicherstellen, dass durch die gemeinsam genutzten Schutzausrüstungen weder hygienische Probleme entstehen, noch von dieser gesundheitliche Gefahren für die Mitarbeiter ausgehen können.

Die Art der Schutzausrüstung wird anhand einer Gefährdungsbeurteilung für das Rettungsfachpersonal festgelegt. **Rettungsfachpersonal benötigt** hiernach:
- Kopf-, Augen- und Gesichtsschutz
- Schutzkleidung
- Fußschutz
- Handschutz

Die Schutzkleidung muss gemäß der Vorgaben der GUV-R 2106 **desinfizierbar** sein. Der Bekleidungshersteller muss Desinfektionsverfahren gemäß der RKI-Liste (Wirkungsbereiche A und B) empfehlen.

Daneben hat die PSA **einen Schutz vor Gefahren im öffentlichen Raum** zu gewährleisten. Sie muss zur besseren Sichtbarkeit des Trägers gemäß DIN EN 471 (Warnkleidung) notwendige Kriterien erfüllen. Diese Norm nimmt eine Einteilung nach Bekleidungsklassen hinsichtlich Hintergrundmaterials (Farbe) und der Fläche des verwendeten reflektierenden Materials vor. Selbstverständlich muss die Schutzkleidung ihren Träger auch vor Witterungseinflüssen schützen. In der DIN EN 343 sind die Anforderungen für eine entsprechende Bekleidung beschrieben.

Auf allen Einsatzfahrzeugen des Rettungsdienstes ist je ein **Schutzhelm** nach **DIN EN 443** (Feuerwehrhelm) pro Besatzungsmitglied vorzuhalten. Bei gemeinsamer Nutzung müssen hygienische Ansprüche, z. B. durch Verwendung einer Papierschonmütze, gewährleistet werden. Der Helm muss mit Visier und Nackenschutz ausgestattet sein. Unabhängig vom Visier muss für jedes Besatzungsmitglied eine Schutzbrille als Spritzschutz vorhanden sein.

Handschutz, Fußschutz und die Schutzbekleidung ist nach den **Europäischen Normen (EN)** festgelegt. Die Schutzkleidung muss ausreichenden Schutz vor Gefahren im öffentlichen Verkehrsraum, Schutz vor klimatischen Einwirkungen und begrenzten Schutz vor Flamme und Hitze bieten.

Zum **Schutz vor Infektionen** müssen entsprechende Schutzbekleidungen vorhanden sein. Hierzu gehören flüssigkeitsdichte Einmalhandschuhe, evtl. Einwegschutzanzüge oder -kittel und ein Gesichts- bzw. Mundschutz. Regelungen hierzu findet man in einer weiteren Regel der Deutschen Gesetzlichen Unfallversicherung, der GUV-R 250/TRBA 250.

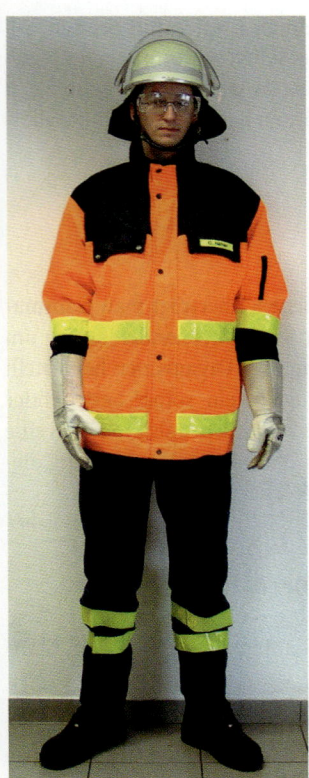

Abb. 16.4 Rettungsdienst-Mitarbeiter in kompletter Schutzausrüstung [M844]

16.2.3 Verhalten bei Nadelstichverletzungen

Die Verletzung an Kanülen oder durch andere mit Körperflüssigkeiten kontaminierte Instrumente (z. B. Skalpelle) kommt trotz aller Sorgfalt und Verfügbarkeit von Sicherheitskanülen und Abwurfbehältern immer wieder vor. **Infektionskrankheiten** können aber auch über Schleimhautkontakt (dazu zählen auch die Augen!) oder Wunden am eigenen Körper, z. B. den Händen, übertragen werden. Der persönlichen Schutzausrüstung kommt daher eine wesentliche Bedeutung bei der Verhinderung der Übertragung von Infektionskrankheiten zu.

Zu den relevanten unter ihnen, die **durch Blut und Körperflüssigkeiten** übertragen werden können, zählen **Hepatitis-B, Hepatitis-C und HI-Viren.** Eine Impfung gegen Hepatits B wird von der STIKO des RKI für die Gesamtbevölkerung empfohlen. Da Angehörige medizinischer Berufe einem höheren Risiko für einen Kontakt mit Hepatits-Viren ausgesetzt sind, sollte für diese Personen eine Impfung selbstverständlich sein.

Durch Nadelstichverletzungen übertragenen Krankheiten gehören zu den **vermeidbaren Infektionen.** Der beste Schutz vor Nadelstichverletzungen ist der Verzicht auf das Wiederaufstecken von Schutzhülsen auf Kanülen oder der konsequente Gebrauch von Abwurfbehältern. Gerade das „**Recapping**" zählt zu den häufigsten Ursachen von Nadelstichverletzungen.

16.2.4 Postexpositionsprophylaxe

Sollte es dennoch zu Nadelstichverletzungen oder Verletzungen durch kontaminierte Instrumente bzw. zu einer Kontamination von Schleimhäuten oder Wunden mit Sekreten des Patienten kommen, sollte die Einstichstelle sofort desinfiziert werden bzw. geschädigte Haut oder Schleimhäute mit Seife gereinigt und gespült werden. Da es sich bei beruflicher Exposition um einen **Arbeitsunfall** handelt, sollte umgehend ein D-Arzt aufgesucht und die Indikation zur Postexpositionsprophylaxe (PEP) überprüft werden (➤ Abb. 16.5). Die beste Wirkung der PEP ist innerhalb von 2 Std. nach Kontakt zu erwarten. Nach Ablauf von 72 Std. wird eine PEP nicht mehr empfohlen. Der Arbeitsunfall ist dem Betriebsarzt mitzuteilen.

Neben der PEP **nach HIV-Kontakt** gibt es auch noch eine Prophylaxe **nach Kontakt mit bakterieller Meningitis.** Diese erfolgt durch die einmalige Gabe von 500 mg Ciprofloxacin, wird aber nur dann empfohlen, wenn Kontakt mit respiratorischen Sekreten stattfindet, z. B. durch Mund-zu-Mund-Beatmung, oder wenn ohne Atemschutz intubiert oder tracheal abgesaugt wurde.

Eine PEP nach Kontakt mit Hepatitis-Patienten wird nur bei Hepatitis B empfohlen, wenn der Empfänger nicht gegen Hepatitis geimpft ist. Eine PEP gegen Hepatitis C ist nicht verfügbar. Daher soll der Stellenwert der Hepatitis-Impfung und der Prophylaxe gegen Stickverletzungen und Kontamination mit Patientensekreten noch einmal erwähnt werden.

16.3 Technische Rettung

Die technische Rettung nimmt einen bedeutenden Stellenwert in der präklinischen Notfallmedizin ein. Im Zusammenhang mit Verkehrs-, Arbeits- und Hausunfällen gelingt es dem Rettungsdienst häufig nicht, ohne technische Hilfsmittel an den Patienten zu kommen, sodass die erforderliche medizinische Patientenversorgung erst nach einer technischen Rettung erfolgen kann.

> **MERKE**
> Die technische Rettung dient der **Befreiung des Verletzten** unter Zuhilfenahme moderner Rettungsgeräte und Methoden, die eine patientenschonende Rettung ermöglichen.

Die technische Rettung eines Patienten ist **originäre Aufgabe der Feuerwehr** sowie im Rahmen der Amtshilfe auch des Technischen Hilfswerks und wird immer dann erforderlich sein, wenn der Patient zur medizinischen Versorgung schonend aus einer Zwangslage befreit werden muss.

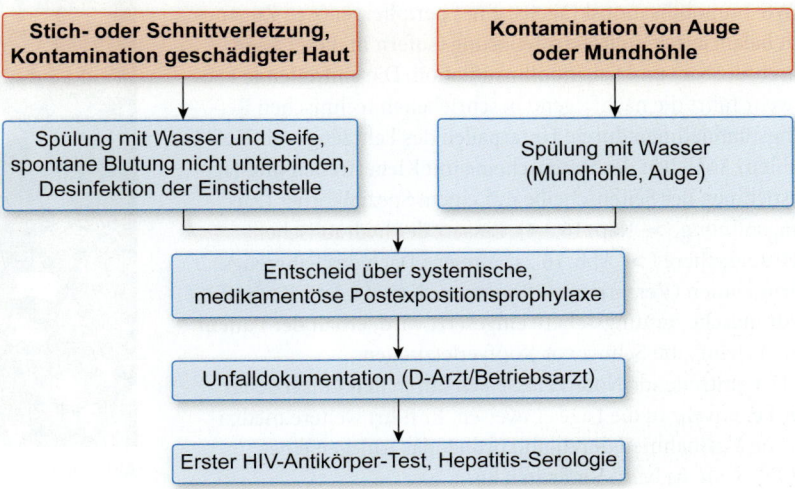

Abb. 16.5 Postexpositionsprophylaxe [P105/L143]

Das **Rettungsfachpersonal** muss über die wesentlichen **Inhalte und Maßnahmen der technischen Rettung** informiert und orientiert sein, um die Gesamtsituation zur Patientenrettung besser beurteilen zu können, um andere Fachdienste zeitgerecht alarmieren zu können und eigene unnötige Kraftakte zugunsten einfacher, effizienter Maßnahmen zu unterlassen. Darüber hinaus kann es erforderlich sein, dass das Rettungsfachpersonal die Einsatzkräfte der technischen Rettung unterstützen muss.

MERKE
Bei der technischen Rettung spielt der Zeitfaktor nicht immer die entscheidende Rolle. Viel wichtiger ist die **schonende Patientenrettung**, um Folgeschäden zu vermeiden.

Nicht selten kann allein durch eine sinnvolle Reihenfolge der technischen Maßnahmen der Patient schonend gerettet und trotzdem zeitgerecht der Zugang zum Patienten, zur Einleitung von medizinischen Erstmaßnahmen, garantiert werden.

Fallbeispiel
Einsatzbeispiel einer technischen Rettung

Ein Patient ist nach einem Verkehrsunfall in seinem Fahrzeug eingeklemmt. Der Zugang über beide Türen ist nicht möglich. Der Patient ist ansprechbar, weist jedoch Schockzeichen auf. Der Leitstellendisponent hat nach Lagefeststellung gemäß Alarm- und Ausrückordnung einen Rettungswagen, einen Notarzteinsatzfahrzeug und den nächsten Zug der Berufsfeuerwehr oder eine freiwillige Feuerwehr mit Rüstwagen (➤ Abb. 16.6) alarmiert. Die Besatzung des Rettungswagens erhält über die Heckklappe Zugang zum Patienten und führt eine erste orientierende Untersuchung durch. Die Untersuchung ergibt folgende Vitalparameter: Puls 120/Min., Blutdruck 80/40 mmHg, Atmung flach, keine Zyanose. Der Patient klagt über Schmerzen im Halswirbelsäulen-Bereich und gibt an, dass er den Kopf nicht schmerzfrei bewegen kann.

Erste medizinische Maßnahmen sind das Anlegen eines HWS-Immobilisationskragens, eines periphervenösen Zugangs mit balancierter Vollelektrolytlösung (sofern in dieser Lage durchführbar) und Sauerstoffinsufflation. Die eintreffende Feuerwehr führt die nachfolgend beschriebenen technischen Rettungsmaßnahmen durch: Unterpallen des Fahrzeugs mit Holzbohlen, Abkleben der Seitenscheibe mit Klebestreifen und Herausnehmen der Seitenscheibe mit einem Spezialkörner (Zugangsöffnung, ➤ Kap. 16.3.4), Einsatz der hydraulischen Rettungsschere (➤ Abb. 16.7a), um das Dach des Fahrzeugs abzunehmen (Versorgungsöffnung, ➤ Kap. 16.3.4). Bevor die hydraulische Rettungsschere eingesetzt wird, erhält der Patient einen Helm zum Schutz vor Kopfverletzungen.

Der eintreffende Notarzt lässt sich durch den Einsatzleiter der Feuerwehr in die Lage einweisen. Er führt weitere medizinische Maßnahmen durch und ordnet das Anlegen eines KED®-Systems beim Verletzten an.

Nachdem das Dach des Fahrzeugs entfernt und die Tür unter Verwendung des hydraulischen Spreizers (➤ Abb. 16.7a) geöffnet wurde, wird der Verletzte befreit und zum Rettungswagen getragen (Befreiungsöffnung ➤ Kap. 16.3.4). Der Transport erfolgt auf einer Krankentrage mit Vakuummatratze, geschützt durch ein Rettungstuch zwischen Auflage und Patient. So wird die Beschädigung der Matratze durch kleine Glassplitter sicher vermieden.

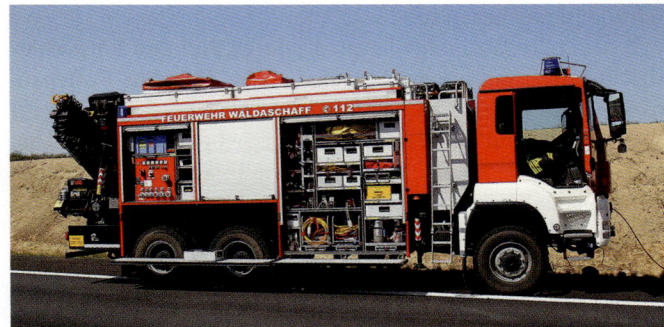

Abb. 16.6 Rüstwagen der Feuerwehr [O429]

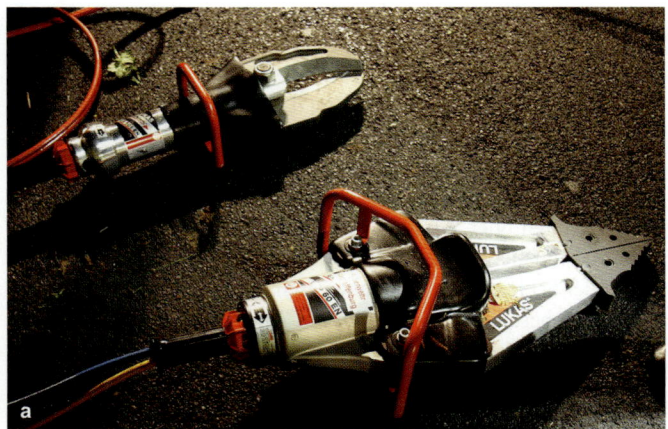

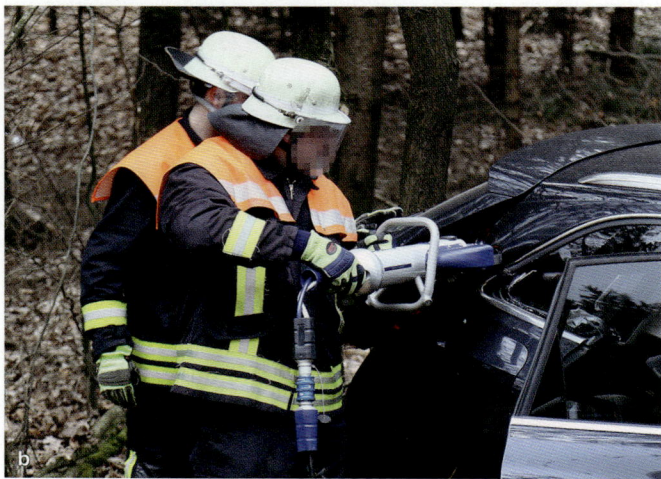

Abb. 16.7 Hydraulische Schere und Spreizer [O429]
a) Übersicht, **b)** Schere im Einsatz

16.3.1 Alarmierung der technischen Rettung

Lässt der Inhalt der Notfallmeldung erkennen, dass eine technische Rettung erforderlich ist, wird der Leitstellendisponent zusätzlich zu den Einsatzkräften des Rettungsdienstes die Feuerwehr alarmieren.

Auch für das Rettungsfachpersonal ist es notwendig zu wissen, welche technischen Rettungsmittel sich auf welchem Fahrzeug befinden. Dieses kann in den Bundesländern durchaus unterschiedlich geregelt sein, zumal es unterschiedliche Fahrzeugkonzeptionen gibt. Notwendige Geräte zur technischen Rettung, wie hydraulischer Rettungsspreizer und Rettungsschere, befinden sich zumeist auf dem **Rüstwagen (RW)** oder einem **Hilfeleistungslöschfahrzeug (HLF)**. Eine Ausrüstung zur Durchführung kleiner technischer Hilfeleistungen findet sich gerade bei kleineren Feuerwehrstandorten auch auf einem **Löschgruppenfahrzeug (LF).**

Bei Einsätzen der technischen Rettung sollte neben dem **Rettungswagen (RTW)** immer ein arztbesetztes Rettungsmittel (**Notarztwagen [NAW], Rettungstransporthubschrauber [RTH], Notarzteinsatzfahrzeug [NEF]**) alarmiert werden. Bei schwierigen Rettungsarbeiten, die über eine längere Zeit andauern, kann der Leitende Notarzt mitalarmiert werden. Dieser übernimmt dann die Versorgung und Überwachung des Patienten und koordiniert die Rettungsarbeiten in enger Absprache mit dem Einsatzleiter der Feuerwehr.

Das arztbesetzte Rettungsmittel ist dann wieder einsatzbereit und steht der Leitstelle für andere Einsätze zur Verfügung.

16.3.2 Taktische Aspekte des Rettungseinsatzes

Der Einsatz des Rettungsdienstes erfolgt immer dann, wenn Menschenleben gefährdet sind oder dies zu erwarten ist. In derartigen Situationen ist schnell und dennoch überlegt zu reagieren. Grundsätzlich gilt auch hier die Reihenfolge: **Erkennen, Überlegen, Handeln.**

Im Führungsvorgang ist festgelegt, dass diese Überlegungen systematisch und gezielt durchzuführen sind. Aus der Absichtserklärung des Einsatzführers entsteht nach genauer Lagebeurteilung der Einsatzbefehl. Die Entscheidung erfolgt nach einsatztaktischen Gesichtspunkten.

> **MERKE**
> Der Grundsatz der **Taktik** lautet: zielgerichteter Einsatz von Menschen und Material zur richtigen Zeit und am richtigen Ort.

Um diese Forderungen erfüllen zu können, ist es notwendig, schon bei der Vergabe des Einsatzauftrags den entsprechenden taktischen Einsatzwert des Fahrzeugs zu berücksichtigen. Für den Großschadensfall z. B. bedeutet dies nicht den massiven Einsatz aller Rettungsmittel zur gleichen Zeit, sondern eine den Erfordernissen angepasste, abgestufte Alarmierung der wirklich erforderlichen Kapazitäten. Während der Regelversorgung wird dies durch Berücksichtigung entsprechender Indikationslisten sowie einer abgestuften Alarm- und Ausrückordnung sichergestellt.

Zusammenarbeit am Schadensobjekt

Immer dann, wenn Verletzte aus einer Zwangslage befreit werden müssen, ist die technische und medizinische Hilfe möglichst gleichzeitig erforderlich. Die nicht selten lebensrettende Bedeutung einer schon am Unfallort durchgeführten medizinischen Hilfe wird bei langwierigen Rettungsarbeiten besonders deutlich. Das Zusammenwirken unterschiedlicher Einsatzkräfte der Feuerwehr und des Rettungsdienstes an gemeinsamen Unfallstellen funktioniert i. d. R. da reibungslos, wo beide Dienste unter einer einheitlichen Führung zum Einsatz kommen. Ist dies nicht der Fall, bedarf es grundsätzlicher **Regelungen und Absprachen zwischen den beteiligten Organisationen,** und dies nicht erst an der Einsatzstelle.

Die **gemeinsame Einsatzabwicklung** beginnt bereits auf der Anfahrt. Gemeinsame Sprechfunkkanäle gewährleisten, dass alle Einheiten mit einheitlichem Informationsstand eintreffen. Absprachen über Anfahrtswege sind möglich, die Koordination liegt aber auch hier bereits in den Händen der Einsatzleitung. Während die Erkundung der Lage gemeinsam oder getrennt nach technischen und medizinischen Gesichtspunkten erfolgen kann, sind die Beurteilung der Lage und die sich daraus ergebende Einsatzplanung zwischen dem Einsatzleiter Feuerwehr, dem Notarzt und dem Rettungsdienst abzustimmen.

> **MERKE**
> **Priorität, Art und Umfang** der erforderlichen **Maßnahmen** richten sich nicht nur nach der Dringlichkeit der notfallmedizinischen Versorgung, sondern auch nach dem Gefährdungsgrad und der jeweiligen Lage.

Die **Reihenfolge der Versorgungs- und Rettungsmaßnahmen** sollte grundsätzlich wie folgt ablaufen:
- Beurteilung der **Gefährdung** der Betroffenen und der Einsatzkräfte durch unfallbedingte Gefahren an der Einsatzstelle
- Durchführung der **Erstdiagnose** und Soforttherapie nach Ausschluss einer möglichen Gefährdung
- Durchführung der **technischen Rettung** unter medizinischer Überwachung und Unterstützung
- Weiterführende **Therapie,** wenn erforderlich
- Lagerung und Versorgung für den **Transport**

Die möglichst schnell durch das Personal des Rettungsdienstes beginnende **Erstuntersuchung** muss dabei im Vordergrund der Bemühungen stehen. Die **Erstdiagnose** bestimmt unter Berücksichtigung der Zeitdauer der technischen Rettung den Umfang der nachfolgenden Therapie. Die **Ersttherapie** muss auch die endgültige Lagerung und Fixierung (z. B. HWS-Immobilisationskragen) des Verletzten während der technischen Rettung beinhalten. Spätestens nach der Einleitung der ersten medizinischen Maßnahmen muss eine weitere Absprache mit dem Einsatzleiter der Feuerwehr über die erforderlichen Befreiungsmaßnahmen erfolgen: Dringlichkeit der technischen Rettung, Reihenfolge der technischen Rettung bei mehreren Verletzten, Art der technischen Rettung.

Der Notarzt legt die **Dringlichkeit** und die **Reihenfolge** fest, der Einsatzleiter der Feuerwehr bestimmt die **Art der technischen Rettung.** Ist auch während der Befreiung eine ständige medizinische Versorgung erforderlich, kann dadurch die Wahl der technischen

Möglichkeiten beeinflusst werden. Ebenfalls muss eine vom Notarzt oder Rettungsdienst gewünschte Unterbrechung zur Durchführung weiterer medizinischer Maßnahmen jederzeit möglich sein. Zur besseren Einsatzkoordination sollten auch am Schadensobjekt und innerhalb der Einsatzstelle dem Rettungsdienst und der Feuerwehr getrennte Räume zugeteilt werden. Dies erleichtert allen Beteiligten, v. a. der Einsatzleitung, den Überblick über Material, Fahrzeuge und Personal. Nicht eingesetztes Personal steht in festgelegten Wartepositionen.

Technische Einsatztaktik

Bei der Einsatzabwicklung kann es neben der Gefährdung der Patienten auch zur Gefährdung der eingesetzten Kräfte kommen. Es ist daher unbedingt erforderlich, dass sich das Rettungsfachpersonal mit möglichen **Gefahren der Einsatzstelle** vertraut macht und diese in seine Lagebeurteilung mit einfließen lässt. Auch an gemeinsamen Einsatzstellen mit der Feuerwehr (z. B. die unübersichtliche Einsatzstelle während eines laufenden Brandeinsatzes) ist es wichtig, die bestehenden und möglichen Gefahren zu erkennen und vorausschauend zu handeln.

Schon während der Anfahrt des Rettungsdienstes können durch das Rettungsfachpersonal mögliche Gefahrenquellen erkannt und beurteilt werden. Das folgende **Gefahrenschema** hat seinen Ursprung bei der Feuerwehr, ist aber auch auf rettungsdienstliche Einsatzlagen übertragbar:

- Ausbreitung des Schadensereignisses?
- Atemgifte?
- Atomare Gefahren, Radioaktivität?
- Angstreaktionen, Panik?
- Biologische Gefahren?
- Chemische Gefahren?
- Elektrizität?
- Einsturz von Bauteilen?
- Explosionsgefahren?
- Erkrankung bzw. Verletzung Beteiligter?

Bei **systematischer Erfassung der möglichen Gefahrenpunkte** an der Einsatzstelle lassen sich diese schnell erkennen, entweder beseitigen oder aber in das weitere Vorgehen mit einplanen.

Eine wesentliche Zusatzgefahr an nahezu jeder Einsatzstelle mit technischer Rettung bildet der **Straßenverkehr.** Wenn möglich, sollte das eigene Rettungsfahrzeug immer außerhalb des laufenden Verkehrs (Gehsteig, Einfahrt etc.) abgestellt werden. Beim Öffnen der vorderen Türen ist der fließende Verkehr zu beachten. Auf der Autobahn immer rechts aussteigen, auch der Fahrzeugfahrer. In der Dunkelheit ist nach Möglichkeit bereits ca. 5–10 m vor der Einsatzstelle zu halten, denn so kann mithilfe der Fahrzeugscheinwerfer die Einsatzstelle ausgeleuchtet werden. Rundumkennleuchten und Warnblinkanlage bleiben bis zur Abfahrt selbstverständlich eingeschaltet.

Zusammenarbeit mit der Feuerwehr an einer Einsatzstelle

Gemeinsame Einsatzstellen mit der Feuerwehr sind z. B. Verkehrsunfälle, Brandeinsätze mit verletzten Personen oder sonstige Schadenslagen größeren Ausmaßes. Die schnelleren und wendigeren Fahrzeuge des Rettungsdienstes erreichen die Einsatzstelle gelegentlich zuerst. Daraus kann sich die Situation ergeben, dass Rettungsfahrzeuge die Anfahrt der Feuerwehrfahrzeuge blockieren und später die eigene Abfahrt nicht mehr möglich ist. Um derartige „Eigentore" zu vermeiden, sind folgende **Regeln** unbedingt zu beachten (➤ Abb. 16.8):

- Das Rettungsfahrzeug so aufstellen, dass die **Anfahrtswege** der anderen Fahrzeuge freigehalten werden. Wenn nötig, vor der Einsatzstelle drehen und wieder in Fahrtrichtung aufstellen oder an der Einsatzstelle vorbeifahren und dahinter anhalten.
- Kommen mehrere Rettungsdienstfahrzeuge an einer Einsatzstelle zum Einsatz, hinter den Fahrzeugen genug **Beladeabstand** einhalten.

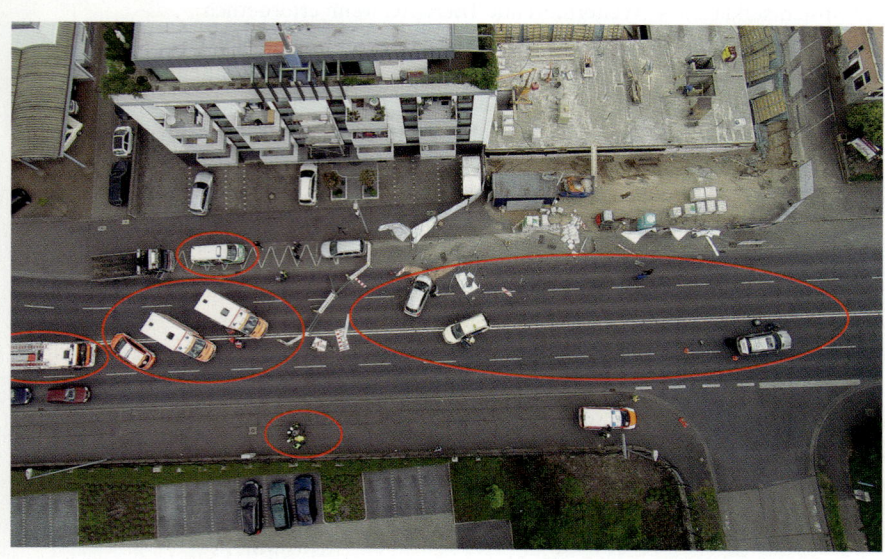

Abb. 16.8 Aufstellung der Einsatzfahrzeuge an der Einsatzstelle [O429]

- Fahrzeuge der Feuerwehr sind meist nicht mehr ohne größere Probleme zu manövrieren, da sie über Schlauch- oder Hydraulikleitungen in das Einsatzgeschehen mit eingebunden sind. Jede **Fahrzeugbewegung** unterbricht den Lösch- oder Hilfeleistungseinsatz und gefährdet sowohl die Einsatzkräfte als auch die Patienten.
- An Einsatzstellen der Feuerwehr treten vermehrt **Unfallgefahren** durch Schlauchmaterial, herumliegenden Brandschutt, Drahtseile als besonderer Gefahrenpunkt oder andere schwere Gegenstände auf. Immer besteht auch erhöhte Rutschgefahr durch Löschwasser und austretende Flüssigkeiten. Daher darf das Rettungsfachpersonal an derartigen Einsatzstellen nie ohne Schutzbekleidung (auch Schutzhelm) tätig werden.
- Auch das Personal des Rettungsdienstes ist an gemeinsamen Einsatzstellen i. d. R. dem **Einsatzleiter der Feuerwehr** unterstellt. Um eine effektive Zusammenarbeit zu gewährleisten, muss das Rettungsfachpersonal sich unbedingt frühzeitig mit dem Einsatzleiter in Verbindung setzen. Da die Maßnahmen der medizinischen und technischen Rettung immer aufeinander abgestimmt werden müssen, ist ein Ansprechpartner des Rettungsdienstes für den Einsatzleiter der Feuerwehr unbedingt erforderlich.

16.3.3 Möglichkeiten der technischen Rettung

Davon ausgehend, dass der Rettungsdienst mit seinen wesentlich beweglicheren Fahrzeugen i. d. R. vor der Feuerwehr an der Einsatzstelle sein kann, muss auch das Rettungsfachpersonal die Möglichkeiten der einfachen technischen Rettung kennen und beherrschen.

Hebelwerkzeug

Die **Brechstange** ist das einfachste technische Rettungsgerät, das zur **Normbestückung jedes Rettungsdienstfahrzeuges** gehört. Primär dient sie dazu, verklemmte Türen über die Hebelwirkung zu öffnen. Je nach Situation können mit der Brechstange aber auch Vordersitze zurückgeschoben oder Motorhauben geöffnet werden. Aufgrund der ruckartigen Belastung kann es aber zu unkontrollierbaren Materialbewegungen kommen, die den eingeklemmten Notfallpatienten zusätzlich gefährden.

Fangleine

Die Fangleine (30 m lang, im Leinenbeutel) gehört nicht zur Normbestückung der Rettungsfahrzeuge, kann sich aber bei **Einklemmungen der Füße** des Patienten **unter dem Pedalgestänge** als hilfreich erweisen. Die Fangleine wird am Pedal befestigt, und mit ihrer Hilfe kann das Gestänge jetzt gut steuerbar und gefühlvoll zur Seite gezogen werden. Weiterhin kann die Fangleine der Sicherung gefährdeter Personen (z. B. bei Verschüttung) dienen. Auch ist ein Einsatz als Halteleine sinnvoll, falls z. B. auf dem Weg zum Patienten eine Böschung überwunden werden muss. Voraussetzung zum Einsatz der Fangleine ist der sichere Umgang mit der Knotentechnik.

Der Einsatz vorstehender Hilfsmittel ist genau abzuwägen und nur dann sinnvoll, wenn lebensbedrohliche Zusatzgefahren bestehen, die ein Warten auf die Feuerwehr unmöglich machen.

Rettungsschere und Rettungsspreizer

Die Rettungsschere und der Rettungsspreizer (➤ Abb. 16.7), die auch als **schweres Rettungsgerät** bezeichnet werden, sind allein dem Einsatz der Feuerwehr oder ähnlicher Hilfskräfte (z. B. Technisches Hilfswerk [THW]) vorbehalten. Aber auch das Rettungsfachpersonal sollte wissen, welche Probleme im Einsatz auftauchen können bzw. immer gegenwärtig sind.

Die **Unhandlichkeit** und das **Gewicht der Geräte** schränken die Bewegungsmöglichkeiten und die Einsatzgeschwindigkeit deutlich ein. Ab einer gewissen Baugröße muss der Rettungsspreizer immer von zwei Personen geführt werden, wohingegen die Rettungsschere i. d. R. von einer Person eingesetzt werden kann. Beide Geräte arbeiten auf hydraulischer Basis und erfordern ein entsprechendes Aggregat zum Druckaufbau. Alle Geräte können in Abhängigkeit von der Schlauchlänge und dem Typ des Aggregats ortsveränderlich eingesetzt werden. Der Einsatz hydraulischen Rettungsgeräts birgt auch Gefahren, so können beim Schneidvorgang Teile plötzlich gelöst werden und wegfliegen; daher hat auch das Rettungsfachpersonal im unmittelbaren Gefahrenbereich immer die vollständige **persönliche Schutzausrüstung** und einen **Helm** zu tragen.

Die **Betreuung der eingeklemmten Person** durch das Rettungsfachpersonal, je nach Situation auch im Fahrzeug, sollte obligatorisch sein.

Hebekissen

Im Gegensatz zu den meisten anderen Hebewerkzeugen lässt sich das Hebekissen unter oder zwischen zu bewegenden Lasten einbringen, auch wenn dort verhältnismäßig wenig Platz zur Verfügung steht. Das Hebekissen besteht aus einem **stabilen Kunststoffkissen** und ist etwa 5 cm dick. Zum Anheben oder Bewegen der Last wird dieses Kissen mit Druckluft aufgefüllt. Über Regelsysteme lässt sich die Bewegung des Hebekissens sehr feinfühlig steuern. Die am Markt üblichen Systeme arbeiten mit Drücken zwischen 1 bar (Niederdruckkissen) und maximal 7 bar (Hochdruckkissen). Es können Lasten von bis zu 40 t, unabhängig vom Drucksystem, angehoben werden. Die Hebehöhen liegen, je nach Größe des Hebekissens, zwischen 30 und 60 cm. Um das Hebekissen effizient einzusetzen, sind folgende **Einsatzgrundsätze** immer zu beachten:

- **Scharfe Kanten** und **Ecken** an Metall- und Holzteilen sind zu **vermeiden.**
- Die angehobene Last muss **sofort unterbaut** und damit **gesichert** werden.
- Hebekissen dürfen **nicht an heißen Teilen** eingesetzt werden.
- Hebekissen müssen **gegen Wegrutschen gesichert** sein.
- **Nicht im Wirkbereich** der Hebekissen **aufhalten.**

Die Rettung eingeklemmter Personen unter der Last darf erst nach Absichern der Last und Beendigung des Hebevorgangs erfolgen. Hier ist unbedingt die Absprache mit dem Einsatzleiter der Feuerwehr erforderlich.

Drehleiter

Alle Drehleitern sind prinzipiell zur technischen Rettung einsetzbar. Diese erfolgt über das Leiterpaket entweder mit der Krankentrage oder dem Rettungstuch. Alle Drehleitern mit Arbeitskorb haben die Möglichkeit, auf diesem eine **Krankentragehalterung** anzubringen. So kann ein Patient liegend auf einer DIN-Krankentrage transportiert werden (➢ Abb. 16.9). Aufgrund der besonderen Konstruktion und der Einsatzhöhe ist dies für den Patienten in wachem Zustand sehr belastend, er muss daher auf den bevorstehenden Transport besonders vorbereitet werden. Eventuell ist eine **Sedierung** in Erwägung zu ziehen. Im Korb können noch, je nach Bauart der Drehleiter, 1–2 Personen stehen – der Feuerwehrmann als Leitermaschinist und ein Rettungsassistent oder der Notarzt zur medizinischen Betreuung. Eine vollständige und kontinuierliche medizinische Versorgung während des Transports ist nicht möglich. Beatmungsgerät und/oder EKG-Sichtteil sowie anhängende Infusionen lassen sich aber mühelos im Korb platzieren.

Mancherorts kommen statt Drehleitern oder ergänzend auch **Teleskop- oder Gelenkmasten** zum Einsatz. Diese bieten häufig eine höhere Traglast und einen größeren Rettungskorb und eignen sich daher besonders zum schonenden Transport nicht gehfähiger Patienten.

Schleifkorbtrage

Zur **Rettung aus Höhen** und **Tiefen** ist besonders die Schleifkorbtrage geeignet. Es handelt sich um eine formstabile Kunststoffwanne mit einer Einbringtiefe von etwa 20 cm. In dieser wird der Patient mittels Sicherheitsgurten fixiert und kann sowohl **senkrecht als auch waagerecht abgeseilt** oder **nach oben gezogen** werden (➢ Abb. 16.14). In die Schleifkorbtrage kann zusätzlich eine Vakuummatratze in schmaler Ausführung eingebracht werden. So ist die Umlagerung des Patienten problemlos möglich. Eine weitere Möglichkeit besteht darin, den Patienten mit der Schaufeltrage umzulagern und diese während des Abseilvorgangs in der Schleifkorbtrage zu belassen, um ihn dann schonend auf die Vakuummatratze des Fahrzeuges zu lagern.

16.3.4 Durchführung der technischen Rettung

Verkehrsunfall mit eingeklemmter Person

Bei Verkehrsunfällen mit einer eingeklemmten Person (➢ Abb. 16.10) werden gemäß Alarm- und Ausrückordnung die Feuerwehr, wenn vorhanden mit Rüstwagen, ein RTW und ein arztbesetztes Rettungsmittel alarmiert.

Es existieren verschiedene Techniken zur Rettung des Patienten. Grundsatz muss jedoch stets sein, die Rettung so zügig wie nötig

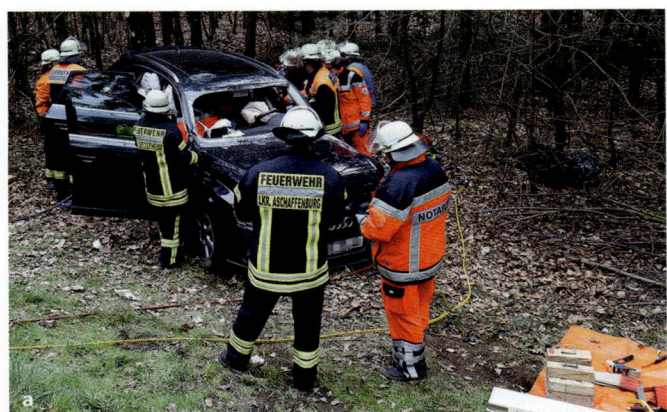

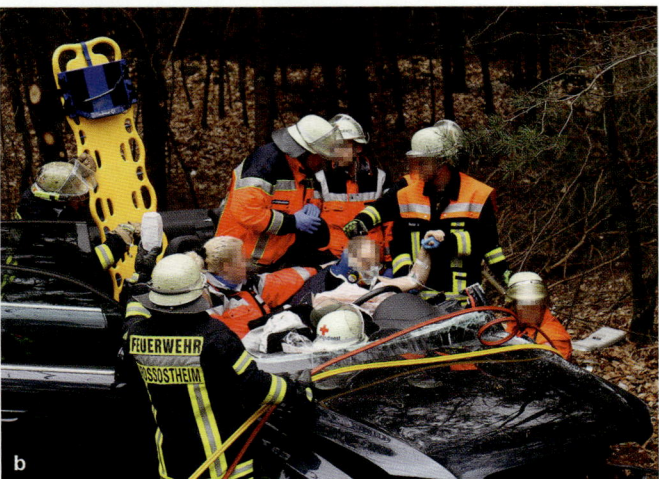

Abb. 16.10 Verkehrsunfall mit eingeklemmter Person [O429]
a) Zugang für erweiterte medizinische Versorgung wird geschaffen (Versorgungsöffnung), **b)** Patient wird aus der Einklemmung befreit (Befreiungsöffnung). Während der Rettungsmaßnahmen hat der Notarzt freien Zugang zum Patienten

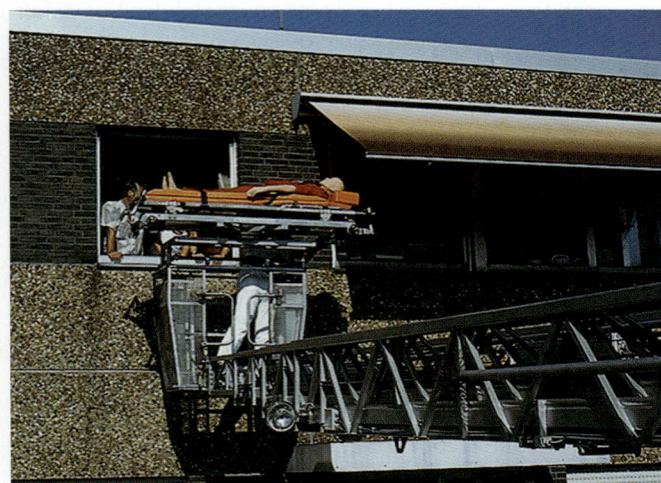

Abb. 16.9 Rettung mit Drehleiter und Korb [K105]

und gleichzeitig so schonend wie möglich durchzuführen. Grundsätzlich bietet sich hierzu folgende Systematik bzw. einsatztaktische Vorgehensweise an:
- Brandschutz sicherstellen.
- **Zugangsöffnung** schaffen (Erstzugang zum Patienten schaffen und notfallmedizinische Erstversorgung einleiten).
- Parallel Einsatzlage erkunden.
- Fahrzeuglage stabilisieren (Fahrzeug gegen Wegrollen sichern und unterbauen).
- **Versorgungsöffnung** schaffen (Zugang für erweiterte medizinische Versorgung schaffen).
- **Befreiungsöffnung** schaffen (Patienten aus Einklemmung befreien).
- Eventuell Fahrzeugdach zur achsengerechten Patientenrettung entfernen.

Zugangsöffnung

In dieser Phase der technischen **Rettung aus einem Pkw** ist es das Ziel, dem Rettungsfachpersonal eine Zugangsmöglichkeit zum Patienten im Innenraum des Pkw/Lkw zu verschaffen. Als Zugangsöffnung können die großen Scheiben (Frontscheibe/Heckscheibe) oder auch eine zu öffnende Seitentür dienen. Entscheidend ist den Zugangsweg schnell herzustellen. Es brauchen in dieser Phase keine Überlegungen zu später möglichen Rettungswegen angestellt zu werden, da diese sich erst im Laufe der technischen Rettung darstellen werden. Rettungsdienstlich kann jetzt eine erste **Einschätzung der Lage** im verunfallten Fahrzeug erfolgen:
- **Wie viele Personen** sind verletzt?
- Um **welche Verletzungsmuster** handelt es sich?
- Besteht **Vitalgefährdung** der Patienten?
- Sind die Patienten **ohne technische Rettungsmaßnahmen** zu befreien?
- Drohen **Zusatzgefahren** für den/die Patienten?

Möglichst schnell zu beantwortende Fragen sind
- die Frage nach der **Dringlichkeit der Befreiung** und
- die Frage nach der **Notwendigkeit und Art** der **medizinischen Maßnahmen** im Fahrzeug.

Das Ergebnis der Erkundung ist mit dem Einsatzleiter der Feuerwehr und dem Rettungsfachpersonal abzustimmen. Im Rahmen dieser ersten Erkundung ist unbedingt auch auf **nicht ausgelöste Airbags** zu achten, in deren ungesichertem Wirkbereich jeder Aufenthalt unterlassen werden sollte. Ist der Patient bei Bewusstsein, sind ihm alle Maßnahmen zu erklären. Bereits in dieser Phase muss eine Stabilisierung der Halswirbelsäule erfolgen.

Versorgungsöffnung

Um die Versorgung des Patienten einfach zu gestalten, aber auch um die letztendliche Befreiung aus dem Fahrzeug bereits vorzubereiten, sollte eine **möglichst große Versorgungsöffnung** durch die Feuerwehr geschaffen werden. Grundsätzlich gilt, dass während technischer Maßnahmen am Fahrzeug, z.B. Einsatz von Rettungsschere oder Rettungsspreizer, die medizinische Versorgung des Patienten ruhen muss und umgekehrt. Um den Patienten bei der weiteren Vorgehensweise vor zusätzlichen Verletzungen zu schützen, ist dieser zu bedecken. Hierzu ist insbesondere bei bewusstseinsklaren Patienten möglichst eine transparente, aber reißfeste Folie einzusetzen. Auf diese Weise hat der Patient weiterhin Sichtkontakt zum Rettungsdienstpersonal.

Den größten Vorteil bei der Schaffung einer Versorgungsöffnung bietet die **Abnahme des Fahrzeugdachs**. Nach Abkleben der Scheiben und Unterbauen des Fahrzeugs neben den vier Rädern werden die Dachholme durchtrennt. Anschließend kann das Dach abgenommen oder nach hinten weggeklappt werden. Zu beachten sind nun entstandene scharfkantige Bleche, insbesondere im Bereich der durchtrennten Fahrzeugholme.

Der Patient kann jetzt versorgt werden. Aufgrund der räumlichen Enge und der bevorstehenden **Bewegungen des Patienten** im Rahmen der nächsten Phase (Rettung aus dem Fahrzeug) sollte im Fahrzeug nur eine rettungsdienstliche Basisversorgung erfolgen. Die Versorgungsphase ist abgeschlossen, wenn der Patient stabilisiert werden konnte oder er schnell befreit werden muss, da sich die Vitalparameter im Fahrzeug nicht stabilisieren lassen.

Befreiungsöffnung

Nach erfolgter medizinischer Versorgung kann der Patient jetzt befreit werden. Die Rettung soll **schonend und achsengerecht** erfolgen. Aufgrund des Unfallmechanismus wird die eine oder andere nicht gewünschte Bewegung des Patienten nicht auszuschließen sein, jedoch muss das taktische Ziel immer eine möglichst schonende Befreiung sein. Falsch verstandener Zeitdruck führt häufig zu Hektik und unguten Befreiungsversuchen des Patienten. Je nach Deformierung des Fahrzeugs ist insbesondere auf eine Einklemmung im Fußraum im Pedalsatz zu achten. Grundsätzlich sollte das Fahrzeug jetzt soweit um den Patienten herum demontiert werden, bis dieser möglichst **achsengerecht** herausgehoben werden kann. Hierzu sollten, soweit möglich, Schaufeltrage oder Spineboard eingesetzt werden.

Grundsätzlich bieten die beschriebenen Phasen zur technischen Rettung aus Unfallfahrzeugen die Möglichkeit, Patienten schonend und umsichtig zu retten. Weiterhin muss aber auch das Umfeld der Einsatzstelle strukturiert werden, um die Prozesse in den drei Phasen auch steuern zu können.

Ordnung des Raums

Es macht keinen Sinn, wenn alle nicht beschäftigten Einsatzkräfte das Unfallfahrzeug umlagern. Dabei geht für den Einsatzleiter schnell die Übersicht verloren, das Unfallrisiko für den Einzelnen steigt überproportional und die Einsatzstelle wird in ihrer Gesamtheit unübersichtlich. Abhängig von den örtlichen Möglichkeiten der Feuerwehr und des Rettungsdienstes kann die **Einsatzstelle in drei Räume (Kreise)** geteilt werden, innerhalb derer sich genau definierte Einsatzkräfte und Gerätschaften befinden.

So haben sich mittlerweile „Kreismodelle" (➤ Abb. 16.11) etabliert. Dabei werden rund um das Schadensobjekt gedanklich Kreise gezogen und festgelegt, welche Personen und welches Material sich in diesen befinden sollten. So sollten sich im **inneren Kreis** (in der Skizze blau dargestellt) mit einem Abstand von etwa 5 m zum Schadensobjekt lediglich ein Trupp der Feuerwehr sowie seitens des Rettungsdienstes ein Trupp (bestehend aus Notarzt und Rettungsassistent, z. B. NEF-Besatzung) pro Patient ständig aufhalten. Diese haben unbedingt ständig die **vollständige Schutzkleidung,** d. h. Sicherheitsschuhe, langärmelige Jacke (keine Weste!) sowie Helm mit Gesichtsschutz, ggf. zusätzlich Schutzhandschuhe zu tragen. Ohne diese Schutzausrüstung darf sich kein Rettungsdienstmitarbeiter innerhalb dieses Gefahrenbereichs aufhalten!

In einem **zweiten gedachten Kreis** (in der Skizze hellbraun dargestellt) befindet sich weiteres Personal, das zur Unterstützung der Retter im inneren Kreis tätig werden kann. Seitens des Rettungsdienstes sollten dies pro Patient maximal zwei Personen (z. B. die RTW-Besatzung) sein. Auch diese Einsatzkräfte haben die **vollständige Schutzausrüstung** zu tragen. Am Rande dieses zweiten Kreises, der den Bereich zwischen 5 m und 10 m Abstand zum Schadensobjekt markiert, befinden sich die Geräteablagen für die Feuerwehr und den Rettungsdienst. Damit sind diese Geräte nicht im Weg, jeweils direkt am Schadensobjekt benötigtes Gerät kann durch das an der Geräteablage in Bereitstellung stehende Personal angereicht werden.

Daraus ergibt sich auch, dass kein Fahrzeug der Hilfsdienste (Feuerwehr, Rettungsdienst, Polizei) in einem Abstand von weniger als 10 m zum Schadensobjekt stehen darf. Gerade der Rettungsdienst sollte bei einer notwendigen technischen Rettung seine Fahrzeuge weiter entfernt abstellen, da die Fahrzeuge der technischen Rettung mit einer höheren Dringlichkeit nahe am Schadensobjekt stehen sollten. Notfallkoffer und EKG können problemlos getragen, Patiententragen meist gerollt werden; hingegen ist die Feuerwehr oftmals auf die Nutzung elektrischer und hydraulischer Aggregate angewiesen, die nur schwer getragen werden können und nur eine begrenzte Länge an elektrischen oder hydraulischen Leitungen aufweisen. Auch machen am Feuerwehrfahrzeug installierte Lichtmasten nur dann einen Sinn, wenn das entsprechende Fahrzeug nicht allzu weit entfernt steht; die Bereitstellung von Löscheinrichtungen macht ebenfalls nur dann Sinn, wenn hierzu nicht erst lange Schlauchleitungen verlegt werden müssen.

Grundsätzlich gilt bei **allen** Einsätzen, die eine technische Rettung erforderlich machen, dass nur eine ständige und professionelle Absprache zwischen dem Rettungsdienst und der Feuerwehr zu einem Einsatzerfolg führen kann.

Unfälle mit Schienenfahrzeugen

Unfälle mit Schienenfahrzeugen können zu einer **erheblichen Zahl Verletzter** führen, von denen ein großer Teil in den Trümmern eingeklemmt sein wird. Beim Aufprall, dem Zusammenstoß oder Entgleisen von Eisenbahnwaggons wirkt sich der hohe Energiegehalt des sich bewegenden Zuges in der häufig vollständigen Zerstörung der Fahrzeuge aus. Die einzelnen Waggons werden zusammengestaucht, schieben sich ineinander und werden aufgestellt. Zusätzliche Gefahren entstehen durch die Oberleitung (Betriebsspannung 15 000 Volt). Eine ganz besondere Problematik stellt die häufig schlechte Erreichbarkeit der Einsatzstellen dar, da Bahnstrecken meist nicht direkt neben einer befahrbaren Straße verlaufen und die Bahntrassen selbst auch höher liegen können. Hier sind Ortskenntnisse im eigenen Rettungsdienstbereich unbedingt erforderlich.

Bei den Verletzten handelt es sich meistens um **schwerst verletzte** bzw. **polytraumatisierte** und **eingeklemmte Patienten.** Die psychische Belastung der Helfer ist bei derartigen Unglücksfällen entsprechend hoch.

Im innerstädtischen Bereich sind es meist **Unfälle mit Straßen- oder Stadtbahnen,** bei denen an der Haltestelle eine Person unter das Fahrzeug geraten ist. Derartige Unfälle haben i. d. R. einen letalen Ausgang; die Rettungsaktion ist dennoch unter Berücksichtigung der nötigen Sorgfalt zügig und ohne Zeitverluste durchzuführen. Auch hier steht, wenn möglich, vor der technischen Rettung eine erste medizinische Grundversorgung.

Bei der **Meldung „Person unter Zug"** müssen verschiedene Sachverhalte Beachtung finden:
- Die Spannung des Fahrdrahts oder der Spannungsschienen muss vor den Rettungsarbeiten abgeschaltet werden.
- Der Fahrdraht oder die Spannungsschienen müssen vor den Rettungsarbeiten beidseitig der Einsatzstelle sichtbar kurzgeschlossen und geerdet werden.

Diese Maßnahmen sind immer Aufgabe des Betreibers der Bahnstrecke oder der unterwiesenen Personen der Feuerwehr. Es darf nur geeignetes und speziell zu diesen Zwecken vorgehaltenes Gerät eingesetzt werden. Es muss im Einzelfall eine derartige Zulassung vorliegen. Das Equipment zur technischen Rettung bei einer Person unter einem Zug wird meistens in den Fahrzeugen der Feuerweh-

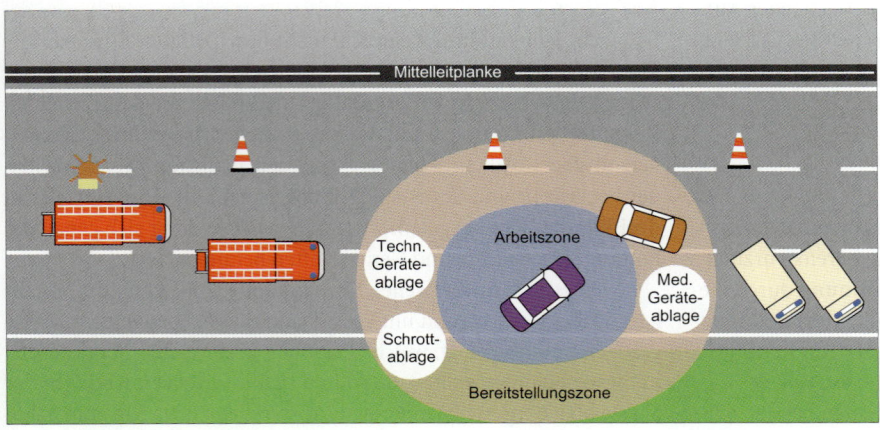

Abb. 16.11 Skizze eines Modells zur Raumordnung [L143]

ren bereitgehalten. Nach der Eigensicherung muss der Zug häufig mit einem Hebekissen oder einem Hydraulikheber angehoben werden. Der Zug wird zusätzlich mit Holzbohlen oder anderen geeigneten Gegenständen abgestützt. Das Tragen von Helm und Arbeitsschuhen während der Rettungsarbeiten muss auch für das Rettungsfachpersonal selbstverständlich sein.

Unfälle mit Luftfahrzeugen

Flugunfälle führen meist zu einer erheblichen Anzahl verletzter und toter Personen, den Insassen des Luftfahrzeugs und Personen, die sich im Bereich der Absturzstelle befanden. Diese Einsatzstellen sind oft durch umgestürzte Bäume, eingestürzte Gebäude und umherliegende Flugzeugteile gekennzeichnet, welche die Arbeit des Rettungsdienstes erheblich erschweren. Solche Einsatzstellen werden niemals direkt angefahren, sondern es muss ein entsprechender **Sicherheitsabstand** gehalten werden. Durch die Treibstoffmengen (100–100 000 l Flugbenzin) besteht immer erhöhtes Explosionsrisiko. Besondere Gefahr besteht bei allen Militärmaschinen durch die mitgeführte Munition, über deren Anzahl und Gefährlichkeit meist geraume Zeit Unklarheit herrscht (➤ Abb. 16.12). Derartigen Maschinen **immer nur vom Heck** her **nähern,** da evtl. ausgelöste Munition üblicherweise nach vorne abgegeben wird! Der Zugang zum Piloten erfolgt ebenfalls immer von hinten über die Tragflächen (Achtung: Schleudersitz). Gerade bei Flugzeugunfällen werden die Verletzten über eine große Fläche verstreut sein, daher ist auch an weiter entfernten Stellen zu suchen.

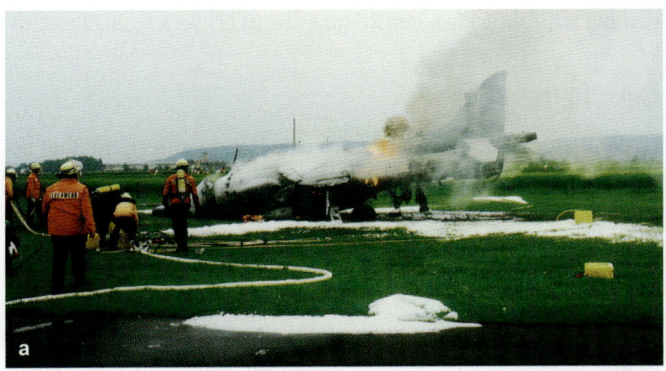

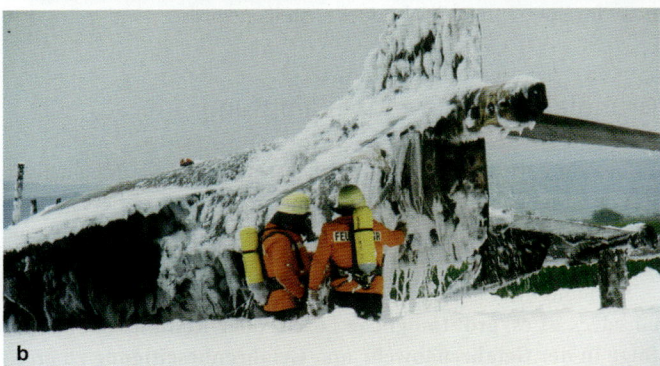

Abb. 16.12 Brennender Militärjet [M235]
a) Übersichtsaufnahme, **b)** Detailaufnahme

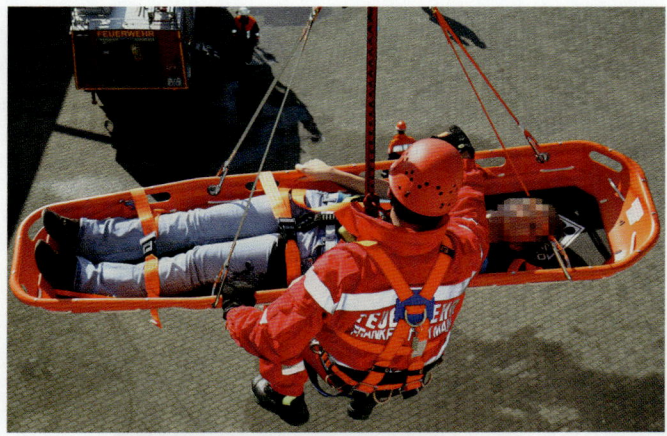

Abb. 16.13 Abseilen aus großer Höhe [O429]

Personenrettung von Gerüsten (Rettung aus Höhen)

Aufgrund der Raum- und Platzverhältnisse ist die Personenrettung von einem Baugerüst nach einem Arbeitsunfall meist ein schwieriges Unterfangen. Oft ist es sinnvoll, hier die Drehleiter mit dem Tragengestell am Arbeitskorb einzusetzen. Alternativ ist auch der Einsatz des Krans einer Fremdfirma, der Einsatz der Drehleiter als Kran oder der Einsatz des meist an Baustellen vorhandenen Baukrans in Verbindung mit einer Schleifkorbtrage möglich (➤ Abb. 16.13). Um hohe Vorlaufzeiten zu minimieren, können derartige Maßnahmen bereits durch ersteintreffende Kräfte des Rettungsdienstes veranlasst werden, zumindest aber in einer sofortigen Rückmeldung Berücksichtigung finden. Ist der Patient vital gefährdet, so muss das Rettungsfachpersonal, wenn den Umständen nach durchführbar, den Patienten **primär stabilisieren.** Mit Helm und Arbeitsschuhen bekleidet, kann das Rettungsfachpersonal über die Drehleiter zum Patienten gelangen. Aus Sicherheitsgründen sollte allerdings ein Feuerwehrmann mit aufsteigen (rückwärtige Absicherung).

Personenrettung aus Gruben

Handelt es sich um eine Grube in einem landwirtschaftlichen Betrieb oder ist die Herkunft und/oder Benutzung der Grube unklar, muss grundsätzlich unter umluftunabhängigem Atemschutz vorgegangen werden, da sich in der Grube **Gase** gesammelt haben können, die schwerer als Luft sind, sodass akute **Erstickungs- oder Vergiftungsgefahr** bestehen kann. Das Gleiche gilt bei der Rettung von Personen aus Schächten. Vor der Rettung muss mithilfe eines Gasspürgeräts die Grube auf Fremdgase geprüft werden. Es ist in jedem Fall zwingend, den sofortigen Einsatz der Feuerwehr zu veranlassen, da nur diese definitiv den Gefährdungsgrad bestimmen kann. Um die Person zu retten, kann entweder ein spezieller Rettungsgurt, ein Brustbund oder die Krankentransport-Hängematte (Marinetrage) eingesetzt werden. Auch ein Aufseilen mit der Schleifkorbtrage ist im Einzelfall möglich (➤ Abb. 16.14).

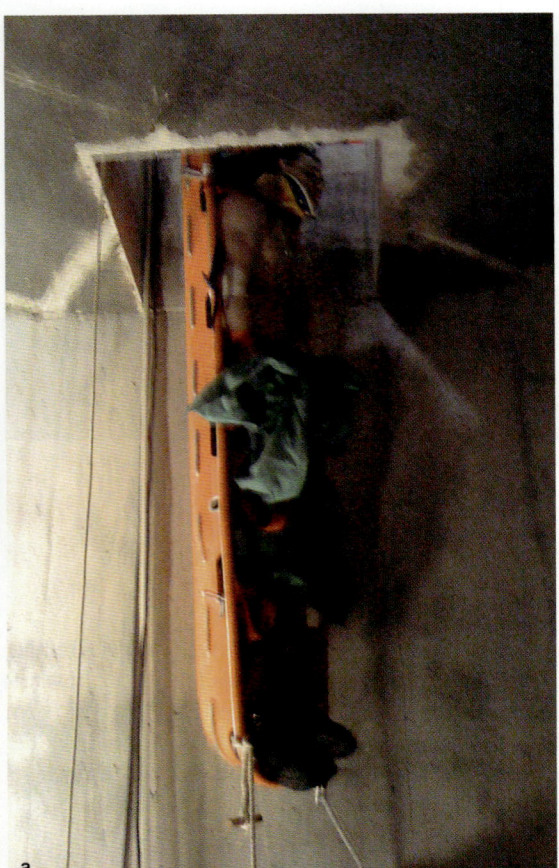

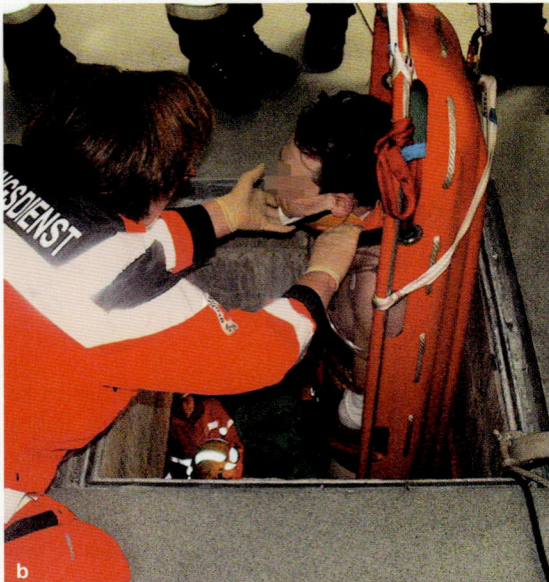

Abb. 16.14 Personenrettung aus einem Schacht [M235/O427]
a) Vertikales Aufseilen durch eine Schachtöffnung: Patient in Analgosedierung,
b) Übernahme des sedierten Patienten oberhalb der Schachtöffnung

Person im Wasser

Die Rettung von Personen aus dem Wasser (> Kap. 52.3.4) erfordert viel Übung und ist mit einer hohen Eigengefährdung verbunden. Aus diesem Grunde ist es von Vorteil, wenn auch die Kräfte des Rettungsdienstes über ein **DLRG-Rettungsschwimmabzeichen** verfügen. Die Deutsche Lebensrettungsgesellschaft (DLRG) bietet bundesweit entsprechende Kurse an.

Es ist zu beachten, dass sich Ertrinkende an ihren Retter klammern, sodass im schlimmsten Fall beide Personen ertrinken können. Aus diesem Grunde sind folgende **Grundregeln** bei der Rettung von Personen im Wasser zu beachten:

- Grundsätzlich von hinten an die Person heranschwimmen.
- Eigene Kräfte nicht überschätzen.
- Wenn möglich, zuvor einen geeigneten Gegenstand zu Wasser bringen oder dem Ertrinkenden zuwerfen (Rettungsring, Holzstamm, großer Ast).
- Bei Umklammerung Befreiungsgriffe anwenden.

Bei Ertrinkungsunfällen sind grundsätzlich die Feuerwehr und/oder die DLRG bzw. Wasserwacht und ein arztbesetztes Rettungsmittel zu alarmieren. Diese Alarmierung sollte vor den Rettungsversuchen erfolgen. Die Feuerwehren führen meistens auf dem Rüstwagen ein Schlauchboot mit. Außerdem verfügen Feuerwehren in Gebieten mit Flüssen oder Seen oftmals über Lösch- und Ambulanzboote, die zusätzlich zur Rettung von Personen eingesetzt werden können. In einigen Bundesländern haben die Kräfte des Luftrettungsdienstes Personenwinschen und entsprechendes Rettungsgeschirr, um Personen aus dem Wasser, von Schiffen oder Bohrinseln retten zu können. Im Bereich der Nord- und Ostsee unterstützen die Kräfte der Gesellschaft zur Rettung Schiffsbrüchiger den Rettungsdienst bei derartigen Einsätzen.

Gekentertes Boot

Ist ein Boot gekentert, so kann sich eine Person unter dem Boot befinden. Der Bootsrumpf bildet im Innenraum eine **Luftblase,** in der Personen über eine relativ lange Zeit atmen können. In einem solchen Fall sind Taucher der Feuerwehr, der DLRG bzw. Wasserwacht oder der Polizei anzufordern, welche die Personen retten können. Rettungsversuche mit dem Ziel, das Boot umzudrehen oder gar ein Loch in den Bootsrumpf zu schlagen, sind unbedingt zu unterlassen, da ein Sog entsteht und aufgrund der Druckverhältnisse im Bootsrumpf das Wasser ansteigen wird.

Grundlagen der Brandbekämpfung

Es besteht auch für den Rettungsdienst durchaus die Möglichkeit, mit den Maßnahmen der Brandbekämpfung konfrontiert zu werden. Eine denkbare Situation ist der brennende Pkw mit eingeklemmten oder bewusstlosen Personen im Innenraum.

Sinn und Zweck eines jeden Feuerwehreinsatzes/Rettungsdiensteinsatzes ist es, **größtmögliche Lösch- oder Rettungserfolge, Erfolge in der Gefahrenabwehr** und **Gefahrenbeseitigung** zu erreichen. Dazu ist es unbedingt notwendig, sich bei der Einsatzabwicklung an einem taktischen Schema zu orientieren.

Taktische Grundsätze

- Sparsamer Mitteleinsatz
- Anpassung an veränderte Situation
- Einsatzschwerpunkte bilden
- Zersplitterung vermeiden
- Eindeutige Befehlsgebung

Brandklassen

Um zum Brandgeschehen eindeutige Aussagen machen zu können, z. B. die Zuordnung verschiedener Löschmittel zu den brennbaren Stoffen, wurden alle brennbaren Stoffe in Brandklassen aufgeteilt:
- Brandklasse A: brennbare feste Stoffe
- Brandklasse B: brennbare flüssige und flüssig werdende Stoffe
- Brandklasse C: brennbare Gase
- Brandklasse D: brennbare Leichtmetalle
- Brandklasse F: brennbare Fette

Feuerlöscher

Das dem Rettungsfachpersonal sofort zur Verfügung stehende Löschgerät ist der Feuerlöscher. Er gehört zur **DIN-Ausstattung** aller Rettungsdienstfahrzeuge (6 kg Pulverlöscher) und muss daher sicher beherrscht werden. Tragbare Feuerlöscher sind Löschgeräte mit einem Gewicht bis zu 20 kg, deren Löschmittel durch gespeicherte oder bei Inbetriebnahme erzeugte Druckenergie ausgestoßen wird. Feuerlöscher dienen grundsätzlich nur zur Bekämpfung von Entstehungsbränden, deren Umfang überschaubar ist. Sie haben eine zeitlich **begrenzte Löschdauer** von nur wenigen Sekunden. Umso wichtiger ist der taktisch sinnvolle Einsatz des Löschmittels:
- Immer mit der Windrichtung, stets von vorne und unten beginnend das Löschmittel in die Flammen einbringen.
- Mithilfe der Löschmittelwolke die Flammen vom Brandgut wegtreiben, nicht ungezielt in die Flammen schießen.
- Löschmittel gezielt einsetzen und nur stoßweise abgeben.
- Löschmittelreserven für Rückzündungen bereithalten.
- Bei Bränden größerer Ausdehnung evtl. mehrere Löscher gleichzeitig nebeneinander einsetzen.

Neben **Pulverlöschern** kommen je nach Brandklasse auch **Kohlendioxidlöscher, Schaumlöscher** und **Wasserlöscher** zum Einsatz. Das Ablöschen von Personen ist mit allen Feuerlöschern unbedenklich, da die zur Anwendung gelangenden Löschmittel i. d. R. gesundheitsunschädlich sind. Nach Möglichkeit sollte jedoch kein Löschmittel direkt im Gesichtsbereich eingesetzt werden. Sowohl die mechanische als auch die löschmittelspezifische Wirkung (z. B. feines Löschpulver im Auge) können nachteilige Folgen haben. Der Einsatz von CO_2-Löschern kann in geringem Umfang zu lokalen Erfrierungen führen, da sich das Gas beim Freiwerden schlagartig abkühlt.

Verhalten bei Brandausbruch

Durch **rasches und beherztes Handeln** lässt sich jeder Entstehungsbrand löschen. Ruhe und Umsicht sind dabei entscheidende Faktoren. Folgende **Regeln** sind zu beachten:

- Ruhe und Besonnenheit bewahren.
- Verständigung der Feuerwehr ohne Rücksicht auf den Umfang des Brandes und ohne den Erfolg der Löscharbeiten abzuwarten.
- Erkunden, ob Menschenleben in Gefahr sind.
- Bei Bränden an elektrischen Anlagen Spannung abschalten.
- Brand mit vorhandenen Feuerlöschgeräten bekämpfen.

Rettung aus gasverseuchter Umgebung

Die Rettung von Menschen aus gasverseuchter Umgebung ist immer Aufgabe der Feuerwehr. Zu derartigen Unglücksfällen kann es durch Ausströmen von Erdgas bei und nach Arbeiten am Rohrleitungssystem, durch Ausströmen von Erdgas, nachdem die Gaszufuhr, z. B. am Herd, nicht unterbrochen wurde, durch Ansammlung von verschiedenen Gasen in Gruben oder Kabelschächten, durch Einleiten von Abgasen in Autos, enge Garagen oder sonstige Räume, kommen.

Da die Gase unterschiedliche chemische Zusammensetzungen aufweisen, ergibt sich auch ein unterschiedliches **Gefährdungspotenzial.** Gase können giftig und/oder brennbar und/oder leicht entzündbar (z. B. durch Funkenschlag) sein.

Häufig verdrängen Gase, die schwerer sind als Luft, den lebensnotwendigen Sauerstoff, sodass Personen nur unter Verwendung von umluftunabhängigem Atemschutz gerettet werden können. Jeder Rettungsversuch mit Mundschutz, Gasmaske oder durch Kriechen bei derartigen Gasaustritten stellt eine akute Lebensgefahr für das Rettungsfachpersonal dar und muss daher unterlassen werden. Leicht entzündliche Gase können zudem durch Funkenschlag (Einschalten von Licht, Funkenschlag durch Werkzeug etc.) Feuer fangen oder Explosionen auslösen.

Gasspürgeräte können Gase auch bei niedriger Konzentration aufspüren und so wertvolle Hinweise geben. Die Feuerwehren führen derartige Geräte auf ihren Rüstwagen oder Gefahrgutfahrzeugen mit.

Personen hinter verschlossener Tür

Bei einigen Einsätzen wird durch Angehörige, Nachbarn oder Bekannte ein Notfall in einer Wohnung vermutet, wenn der Bewohner längere Zeit nicht gesichtet wurde. Neben einem Rettungsmittel wird auch hier der Einsatz der örtlichen Feuerwehr zu erwägen sein, da diese **Türöffnungswerkzeug** (z. B. Zylinderzieher) mitführt, mit deren Hilfe man in kurzer Zeit die Tür öffnen kann. Kann die Feuerwehr allerdings nicht zeitgerecht am Einsatzort erscheinen und ist Gefahr im Verzug, so muss die Wohnungstür auf andere Weise (z. B. mit Gewalt) geöffnet werden. Häufig kann es aber sinnvoll sein, nach anderen Zugängen zu schauen – so kann beispielsweise ein rückwärtiges Fenster durchaus geöffnet sein.

Rettung einer überschweren Person

Das Retten einer überschweren Person stellt eine besondere Problematik für den Rettungsdienst dar. Im Normalfall reichen das Personal eines Rettungsmittels und das zur Verfügung stehende Equipment aus, um eine verletzte oder erkrankte Person zu retten. Wenn die Person stark übergewichtig ist, genügen herkömmliche Methoden nicht mehr. Daher muss zusätzliches Personal Tragehilfe leisten. In außergewöhnlichen Fällen kann es vorkommen, dass die Person nicht mit der Normtrage gerettet werden kann.

Beim Transport eines übergewichtigen Patienten sind unbedingt die **Belastungsgrenzen** der **Trage** und des **Tragetisches** zu beachten, die nur selten für Patienten ausgelegt sind, die deutlich mehr als 200 kg wiegen. Eventuell ist frühzeitig an eine alternative Transportmöglichkeit, z.B. mittels eines Spezialfahrzeugs für übergewichtige Patienten (S-RTW) oder notfalls auf einem Klein-Lkw der Feuerwehr, zu denken (➤ Kap. 2.5.5).

Da die Problematik überschwerer Patienten immer häufiger auftritt, werden inzwischen in vielen Rettungsdienstbereichen **spezielle Rettungsmittel** vorgehalten. Teilweise handelt es sich dabei um Fahrzeuge (umgebaute Großraumrettungswagen, Sonderwechselladerfahrzeuge oder Schwerlast-RTW), die bei Bedarf ein Krankenhausbett aufnehmen können.

Wiederholungsfragen

1. Warum ist es für das Rettungsfachpersonal wichtig, sich mit der Hygiene zu befassen (➤ Kap. 16.1)?
2. Wie lässt sich Hygiene definieren (➤ Kap. 16.1)?
3. Welche Erkrankungen sind nach IfSG meldepflichtig (➤ Kap. 16.1.2)?
4. Wie ist nach IfSG der Begriff „krank" definiert (➤ Kap. 16.1.2)?
5. Wie unterscheiden sich Desinfektion und Sterilisation (➤ Kap. 16.1.5)?
6. Lassen sich die Hände sterilisieren (➤ Kap. 16.1.5)?
7. Wie funktioniert die hygienische Händedesinfektion (➤ Kap. 16.1.5)?
8. Welche Aussagen lassen sich von einem Desinfektionsplan in einer Rettungswache herleiten (➤ Kap. 16.1.5, ➤ Abb. 16.3)?
9. Nach welchem Prinzip funktionieren Schutzimpfungen (➤ Kap. 16.2.1)?
10. Welche Impfungen sollten beim Rettungsfachpersonal zum Standard gehören (➤ Kap. 16.2.1)?
11. Welche Schutzimpfungen sind für das Rettungsfachpersonal vorgeschrieben (➤ Kap. 16.2.1)?
12. Nennen Sie den Umfang der persönlichen Schutzausrüstung (➤ 16.2.2).
13. Was ist „Recapping" (➤ Kap. 16.2.3)?
14. Wie läuft die einsatztaktische Personenrettung einer eingeklemmten Person aus einem Pkw ab (➤ Kap. 16.3.4)?
15. Nennen sie drei Rettungswerkzeuge (➤ Kap. 16.3.3).
16. Erklären Sie das „Kreismodell" (➤ Kap. 16.3.4).

Auflösung des Fallbeispiels

Verdachtsdiagnosen
Bakterielle Meningitis, Vergiftung, zerebrale Blutung.

Erstmaßnahmen
Da der starke Verdacht auf eine Infektion besteht, legt das Rettungsdienstpersonal die erforderliche Schutzausrüstung (Schutzbrille, FFP-2-Maske und Schutzkittel) an. Anschließend wird der Atemweg umgehend mittels Esmarch-Handgriff freigemacht. Die Atmung ist beschleunigt, der periphere Puls ist tachykard und nur schwach tastbar. Die Haut des Patienten fühlt sich heiß an. Der Patient wird als potenziell kritisch eingestuft und der Notarzt nachalarmiert. Nachdem der Atemweg freigemacht ist, erhält der Patient hoch dosiert Sauerstoff über eine Sauerstoffmaske mit Reservoir-System. Die Fremdanamnese gemäß SAMPLER-Schema durch die Mutter ergibt keine weiteren Hinweise. Der junge Mann war bisher immer gesund und nimmt auch keine Medikamente als Dauermedikation. Lediglich in der letzten Nacht habe er zwei Paracetamol-Tabletten eingenommen. Beim Erheben der Vitalparameter wird auch die Körpertemperatur ermittelt, diese beträgt 39,7 °C.

Danach wird das notwendige Monitoring installiert. Der Patient erhält einen periphervenösen Zugang, hieraus wird Laborblut entnommen. Über den Zugang werden dem Patienten 500 ml kristalloide Flüssigkeit als Bolus verabreicht. Der mittlerweile eingetroffene Notarzt leitet bei dem komatösen Patienten eine Narkose ein, intubiert und beatmet den Patienten. Anschließend wird er nach Voranmeldung mit der Verdachtsdiagnose Meningitis in die Klinik transportiert.

Klinik
Im Schockraum der aufnehmenden Klinik wird der Patient nach Übergabe umgelagert. Zuvor wird sichergestellt, dass alle anwesenden Personen mit einer entsprechenden Schutzausrüstung ausgestattet sind. Aufgrund der Anamnese und der Klinik erhält der Patient bereits vor der CT-Diagnostik ein Antibiotikum intravenös. Die mit der Versorgung des Patienten betrauten Kontaktpersonen werden erfasst, um ggf. eine Postexpositionsprophylaxe durchführen zu können. Der Rettungswagen sowie alle Geräte, die mit dem Patienten in Kontakt waren, insbesondere das Beatmungsgerät, werden nach dem Einsatz einer Schlussdesinfektion unterzogen. Einmalartikel werden großzügig entsorgt.

Diagnose
Bakterielle Meningitis.

WEITERFÜHRENDE LITERATUR
Wiedenmann, M.: Hygiene im Rettungsdienst. Elsevier/Urban & Fischer, München, 2011

F Lebenserhaltende Maßnahmen, Diagnostik und Therapie

17 Diagnostik 297

18 Atemwegsmanagement 347

19 Maschinelle Beatmung 383

20 Medikamentöse Therapie 409

21 Analgesie im Rettungsdienst 451

22 Anästhesie im Rettungsdienst 459

23 Reanimation und Stabilisierung des Kreislaufs 481

24 Wundbeurteilung und Wundversorgung 509

25 Lagerung und Transport 523

Lehr- und Lernziele des Abschnitts F

Der folgende Abschnitt deckt die **Themenbereiche 1, 2, 5 und 7** der Ausbildungs- und Prüfungsordnung für Notfallsanitäterinnen und Notfallsanitäter ab. Auszubildende sollen demnach befähigt werden,
- eine Eigen- und Fremdanamnese unter Anwendung der notwendigen diagnostischen Maßnahmen entsprechend dem aktuellen Stand von Wissenschaft und Technik sowie unter Berücksichtigung des Zustands der Patientin oder des Patienten insbesondere im Hinblick auf ihre oder seine vitale Gefährdung zielgerichtet zu erheben,
- die erhobenen Befunde zu beurteilen und eine Arbeitsdiagnose zu erstellen,
- geeignete Hilfsmittel zur fachgerechten Lagerung und zum Transport von unterschiedlichen Patientengruppen unter Beachtung von Aspekten der Patienten- und Eigenschonung einzusetzen,
- Maßnahmen zur fachgerechten Lagerung, Betreuung und Überwachung von unterschiedlichen Patientengruppen unter Einbeziehung der Grundregeln der Hygiene während des Transports durchzuführen,
- Maßnahmen zur fachgerechten Betreuung und Überwachung unter Einbeziehung der Grundregeln der Hygiene von unterschiedlichen Patientengruppen während eines ärztlich begleiteten Sekundärtransports durchzuführen,
- Transporte von Intensivpatientinnen und -patienten mit den notwendigen Pflegemaßnahmen unter Einbeziehung der Grundregeln der Hygiene zu begleiten,
- die technischen und organisatorischen Besonderheiten bei Intensivtransporten zu berücksichtigen,
- apparative Hilfsmittel zur Diagnose und Überwachung von Notfallpatientinnen und -patienten situationsbezogen einzusetzen,
- bei der Durchführung von Maßnahmen zur Sicherung der Atemwege und Beatmung wie insbesondere endotracheale Intubation, supraglottische Atemwegshilfe, erweiterte Beatmungsformen, medikamentöse Therapien und Narkoseeinleitungen entsprechend dem aktuellen Stand von Wissenschaft und Technik mitzuwirken,
- bei der Durchführung von Maßnahmen zur Stabilisierung des Kreislaufs wie insbesondere medikamentöse Therapien oder Infusionstherapien entsprechend dem aktuellen Stand von Wissenschaft und Technik mitzuwirken,
- bei der Durchführung von Maßnahmen im Rahmen der Reanimation wie insbesondere medikamentöse Therapie entsprechend dem aktuellen Stand von Wissenschaft und Technik mitzuwirken,
- bei der Durchführung von Maßnahmen im Rahmen der chirurgischen Versorgung von Notfallpatientinnen und -patienten wie insbesondere Thoraxdrainage, Tracheotomie, Koniotomie entsprechend dem aktuellen Stand von Wissenschaft und Technik mitzuwirken,
- ärztlich veranlasste Maßnahmen zur Sicherung der Atemwege und Beatmung, zur Stabilisierung des Kreislaufs, im Rahmen der Reanimation und im Rahmen der chirurgischen Versorgung im Einsatzkontext eigenständig durchzuführen und die dabei relevanten rechtlichen Aspekte zu berücksichtigen,
- Maßnahmen zur Sicherung der Atemwege und Beatmung, zur Stabilisierung des Kreislaufs, im Rahmen der Reanimation und im Rahmen der chirurgischen Versorgung, die zur Lebenserhaltung oder zur Abwendung schwerer gesundheitlicher Schäden im Einsatzkontext erforderlich sind, bis zum Eintreffen der Notärztin oder des Notarztes oder dem Beginn einer weiteren ärztlichen Versorgung eigenständig durchzuführen und die dabei relevanten rechtlichen Aspekte zu berücksichtigen.

Damit diese Ziele in der Ausbildung erreicht werden können, werden in **Kapitel 18** zunächst das ABCDE-Schema, die verschiedenen Akronyme und spezielle Aspekte der Patientenuntersuchung und -beobachtung erläutert. Anschließend werden die Differenzialdiagnosen besprochen, um die Ergebnisse aus den Untersuchungen verwerten zu können. Abschließend werden Verfahren zum Monitoring der Vitalfunktionen einschließlich des EKG und Herzrhythmusstörungen behandelt.

In **Kapitel 18** werden zudem die Grundlagen des Atemwegsmanagements behandelt. Beginnend mit den manuellen Methoden zum Freihalten der Atemwege über einfache Hilfsmittel wie oro- und nasopharyngeale Tuben bis zur Behandlung von B-Problemen und den unterschiedlichen Möglichkeiten der Sauerstoffapplikation. Die manuelle Beatmung, supraglottische Atemwegshilfen sowie die verschiedenen Formen der Intubation schließen das Kapitel ab.

Kapitel 19 vertieft die in Kapitel 18 erlernten Grundlagen und beschreibt Beatmung und Beatmungsformen und mündet in der maschinellen Beatmung mit allen ihren Aspekten. Ebenfalls wird der nichtinvasiven Beatmung und ihrer Sonderform CPAP breiter Raum gewidmet. Schließlich wird die Überwachung der Beatmung und des Beatmungspatienten besprochen.

Kapitel 20 vermittelt die Grundlagen zur medikamentösen Therapie einschließlich der in der Notfallmedizin gebräuchlichsten Applikationsarten. Der periphervenöse Zugang wird hier ebenso beschrieben wie der intraossäre Zugang oder die nasale Applikation. Nach den Grundlagen der Pharmakologie folgen die einzelnen Medikamente eingeteilt in Wirkstoffgruppen. Medikamentensteckbriefe geben einen Überblick über alle gebräuchlichen Wirkstoffe.

Kapitel 21 widmet sich dem besonderen Bereich der Analgesie. Diese spielt gerade in der Notfallmedizin und zunehmend auch im Handlungsspielraum eines Notfallsanitäters eine besondere Rolle. Neben den Grundlagen des Schmerzes und den verschiedenen Methoden werden Analgetika und mögliche Anwendungsmöglichkeiten erläutert.

Kapitel 22 baut auf Kapitel 20 und 21 auf und beschreibt die Anästhesie. Hier werden die Narkoseeinleitung, -führung und das Monitoring der Anästhesie besprochen. Indikationen zur präklinischen Narkose, spezielle Verfahren und Risiken werden in „Kochrezepten" und Vorgehensweisen zusammengeführt.

Kapitel 23 widmet sich dem wichtigen und zentralen Thema der Reanimation und Stabilisierung des Kreislaufs. Den ERC-Guidelines 2015 folgend werden neben den Basismaßnahmen auch die erweiterten Maßnahmen behandelt. Die Algorithmen werden dargestellt und erläutert. Neben der leitliniengerechten Therapie von

Herzrhythmusstörungen werden auch die speziellen Aspekte der Reanimation im Kindesalter einschließlich aller Maßnahmen der Postreanimation dargestellt.

In **Kapitel 24** wird die Wundbeurteilung und -versorgung beleuchtet. Ursachen für Wunden und die daraus entstehenden Wundarten werden in einen Kontext gebracht. Die Blutstillung spielt beim Trauma eine übergeordnete Rolle und wird deshalb ausführlich besprochen. Grundkenntnisse über Verbände und die Wundheilung sind ebenso wichtig und finden Eingang in dieses Kapitel.

Kapitel 25 verschreibt sich ganz den einfachen, aber effektiven Maßnahmen der Lagerung und des Transports. Die Rettung und anschließende Lagerung gehört zum Basiswissen eines jeden im Rettungsdienst tätigen. Neben den Grundlagen des Krankentransports und der Notfallrettung wird außerdem der Sekundärtransport besprochen. Hier finden sich auch spezielle Formen wie der Intensiv-, Schwerlast-, Infektions- und Lufttransport.

KAPITEL 17

Frank Flake, Stephan Dönitz, Boris A. Hoffmann

Diagnostik

17.1	**Strukturierte Patientenuntersuchung im Rettungsdienst** 300	**17.3**	**Differenzialdiagnose nach Leitsymptomen** 318
17.1.1	Einleitung Akronyme 300	17.3.1	Differenzialdiagnostik bei Brustschmerz 318
17.1.2	Scene, Safety & Situation (SSS) 300	17.3.2	Differenzialdiagnostik bei abdominellem Schmerz .. 321
17.1.3	Erster Eindruck (General Impression) 301	17.3.3	Differenzialdiagnostik bei akuter Luftnot 324
17.1.4	Primary Assessment – ABCDE-Schema 301	17.3.4	Differenzialdiagnostik bei neurologischem Defizit .. 325
17.1.5	Secondary Assessment und SAMPLER 303	**17.4**	**Monitoring und apparative Diagnostik** 327
17.1.6	OPQRST 306	17.4.1	Blutdruckmessung 328
17.1.7	Analyse ausgewählter Vitalparameter 308	17.4.2	Pulsoxymetrie 330
17.1.8	Die 4 Hs und HITS 310	17.4.3	Kapnografie/-metrie 331
17.1.9	DOPES 311	17.4.4	Temperaturmessung 331
17.1.10	Fokussierte Untersuchung 312	17.4.5	Blutzuckerbestimmung 332
17.2	**Grundsätzliches zur Patientenbeobachtung** 312	17.4.6	Blutgasanalyse 332
17.2.1	Patientenzentriertes Handeln 312	17.4.7	Elektrokardiografie (EKG) 332
17.2.2	Spezielle Aspekte zur Beobachtung von Patienten im Rettungsdienst 313	17.4.8	EKG-Interpretation 335
		17.4.9	Herzschrittmacher und Kardioverter im Rettungsdienst 341

Fallbeispiel

Ein Rettungswagen wird an einem trockenen Tag (12 °C) im November um 17:20 Uhr zu einem Einfamilienhaus gerufen, das sich im selben Ort wie die Rettungswache befindet. Das Einsatzstichwort lautet „akutes Abdomen, weiblich, 48 Jahre". Die Anfahrt beträgt 4 Minuten. Die Leitstelle hat zu diesem Einsatz zusätzlich ein NEF disponiert, welches voraussichtlich eine Anfahrt von 20 Minuten haben wird.

Bei diesem Einsatz sind nach Einschätzung der RTW-Besatzung keine Besonderheiten an der Einsatzstelle zu erwarten. Das Wohnhaus befindet sich in einer sicheren Neubausiedlung. Die Außentemperatur spielt keine Rolle. Auch durch den fließenden Verkehr sind an der Einsatzstelle keine Gefahren zu erwarten. Das nächstgelegene Krankenhaus der Grund- und Regelversorgung ist die Klinik, an der auch das NEF stationiert ist. Demzufolge beträgt die Fahrtzeit zum Krankenhaus etwa 20 Minuten. Eine Klinik der Maximalversorgung wäre vom Einsatzort aus innerhalb von 40 Minuten erreichbar. Sofern sich in dem Haus kein gefährlicher Hund befindet, ist eher von keinen Gefahren auszugehen.

Ankunft an der Einsatzstelle

Die RTW-Besatzung wird bereits vom Ehemann der Patientin an der Straße erwartet. Er macht sich durch Winken bemerkbar. Er vermittelt den Eindruck, besorgt um seine Frau zu sein.

Ersteindruck und ABCDE

Ankunft beim Patienten

Der Ehemann führt das RTW-Team in das Schlafzimmer, wo seine Frau auf dem Bett liegend angetroffen wird. Die Frau wirkt unruhig und scheint nicht still liegen zu können. Sie sieht gepflegt aus und hat einen schmerzgeplagten Gesichtsausdruck. Sie ist etwas übergewichtig. Medikamentenschachteln oder Alkoholika sind nicht zu sehen.

Auf dem Weg zu der Patientin nimmt die RTW-Besatzung wahr, dass auch das Innere des Hauses insgesamt einen ordentlichen und gepflegten Eindruck macht. Es sind keinerlei offensichtliche Gefahren, etwa Haustiere, zu entdecken. Beim Betreten des Schlafzimmers wirkt die Patientin auf die Besatzung krank. Sie ist unruhig und hat wohl Schmerzen.

Ersteindruck

Die RTW-Besatzung stellt sich bei der Patientin namentlich vor und fragt sie, welches ihre Hauptbeschwerden sind. Nebenbei wird kurz der Puls getastet und der Zustand der Haut erfasst. Die Patientin antwortet in ganzen Sätzen, dass ihre Hauptbeschwerden starke Bauchschmerzen sind, die am Morgen begonnen haben.

Da die Patientin in ganzen Sätzen antworten kann und keinerlei pathologische Atemgeräusche bestehen, hat sie einen freien Atemweg. Die Atmung wirkt etwas oberflächlicher als normal, aber ein Problem beim Atmen hat sie nicht. Beim Tasten des Pulses fällt auf, dass dieser kräftig, jedoch leicht erhöht ist. Die Haut ist warm und trocken, aber blass. Ein Ikterus besteht nicht. Da die Patientin bis jetzt adäquat geantwortet hat, ist derzeit nicht von einem neurologischen Problem auszugehen. Aufgrund der Unruhe und der offensichtlich starken Bauchschmerzen entscheidet sich der Teamleiter, die Patienten zum jetzigen Zeitpunkt als **potenziell kritisch** einzuschätzen. Dies wird dem Kollegen mitgeteilt, um dessen Aufmerksamkeit zu erhöhen. Danach beginnt der Teamleiter die Untersuchung nach ABCDE-Schema. Eine Nachforderung des Notarztes ist in diesem Fall nicht erforderlich, da dass NEF bereits parallel alarmiert wurde.

ABCDE-Vorgehensweise

A: Der Atemweg ist frei. Dies wurde bereits im Rahmen des Ersteindrucks festgestellt. Da das Problem der Patientin offensichtlich der Bauchschmerz ist, verzichten sie auf eine Mundinspektion.

B: Es fällt auf, dass die Patientin oberflächlich atmet und eine etwas erhöhte Atemfrequenz von etwa 20/Min. aufweist. Gestaute Halsvenen sind nicht zu sehen. Auskultatorisch sind beide Lungenhälften belüftet und es sind keine pathologischen Atemgeräusche feststellbar. Die Thoraxexkursionen sind atemsynchron und weisen keine Auffälligkeiten auf. Es bestehen keine Hämatome oder sonstigen Auffälligkeiten. Die Patientin erhält 10 l Sauerstoff über eine Gesichtsmaske, parallel dazu wird ein Pulsoxymeter angelegt.

C: Der Puls wird nun exakt ausgezählt. Er beträgt 90/Min., ist kräftig und regelmäßig. Der Teamleiter bittet seinen Kollegen, das EKG anzulegen und danach einen venösen Zugang vorzubereiten. Die Rekapillarisierungszeit beträgt etwa 2 Sekunden, die Haut ist, wie bereits festgestellt wurde, warm, trocken und blass. Eine offensichtliche äußere Blutung ist nicht zu erkennen. Der Blutdruck beträgt 130/90 mmHg. Sobald das EKG angelegt ist, wird ein Sinusrhythmus mit einer Frequenz von 90/Min. sichtbar.

D: Der Teamleiter fragt die Patientin, welches Datum heute ist und wo man sich „hier" befindet. Außerdem bittet der Teamleiter die Patientin, zwei Finger der rechten Hand hochzuheben. Auf die Untersuchung der Pupillen wird verzichtet. Aus dem Mandrin des bereits gelegten venösen Zugangs, wird der Blutzucker bestimmt.

E: Keine weiteren Maßnahmen. Die Patientin wird nach Abschluss der Untersuchung als **kritisch** eingeschätzt.

Gedanklich fangen sie schon einmal an, die wahrscheinlichsten Differenzialdiagnosen zu sammeln (➤ Tab. 17.1).

Befragung nach OPQRST

O: Die Beschwerden der Patientin traten am Morgen nach einem Brunch auf, zu dem sie eingeladen war.

P: Den Tag über half es, im Haus umherzugehen. Jetzt fühlt sich die Patientin aber schwach und möchte lieber liegen.
Q: Die Patientin beschreibt den Schmerz so: Es wird abwechselnd schlimmer und dann wieder etwas besser. Nach einer Weile beginnt es erneut.
R: Die Patientin zeigt auf den rechten oberen Quadranten des Abdomens. Hier haben die Schmerzen begonnen. Sie strahlen zum Rücken hin.
S: Die Patientin gibt den Schmerz mit 7 von 10 Punkten an.
T: Morgens war die Patientin zum Brunch eingeladen. Dort hat sie reichlich gegessen. Kurz darauf haben die Beschwerden begonnen.

Befragung nach SAMPLER

S: Die Patientin ist unruhig und gibt die Hauptbeschwerden als Schmerzen im rechten Oberbauch an.
A: Eine Allergie gegen Paracetamol ist bekannt.
M: Die Patientin nimmt gelegentlich ein frei verkäufliches Mittel gegen Magenbeschwerden ein. Wie das Mittel heißt, ist ihr gegenwärtig nicht geläufig.
P: Seit etwa 6–9 Monaten tritt immer mal wieder Bauchschmerz auf. Dieser ist bislang aber auch immer von selbst weggegangen. Eine Vorstellung beim Hausarzt erfolgte daher nicht.
L: Seit dem Brunch hat die Patientin kein Essen mehr zu sich genommen. Die Speisen beim Brunch waren u. a. recht fetthaltig. Am Nachmittag hat sie versucht, eine Tasse Tee zu trinken und einen Zwieback zu essen, danach aber erbrochen.
E: Die Beschwerden haben am Morgen nach dem ausgiebigen Essen begonnen. Tagsüber half es etwas, im Haus umherzulaufen. Da die Beschwerden aber nicht weggegangen sind, hat der Ehemann schließlich den Rettungsdienst alarmiert.
R: Übergewicht, ansonsten keine.

Fokussierte Untersuchung

Im oberen rechten Quadranten des Abdomens besteht eine schmerzhafte Abwehrspannung bei der Patientin. Die Schmerzen werden als kolikartig beschrieben und strahlen in den Rücken. Außerdem hat die Patientin im Lauf des Nachmittags erbrochen.

Auf Nachfrage berichtet die Patientin, dass sie keine Probleme mit dem Wasserlassen hat. Der Stuhlgang hat etwas heller ausgesehen als sonst, aber es zeigte sich kein frisches Blut im Stuhl, kein Teerstuhl. Das Erbrochene sah ebenfalls unauffällig aus. Die letzte Menstruation verlief normal, seitdem kein vaginaler Ausfluss oder eine Blutung. Eine Schwangerschaft schließt die Patientin aus.

Inhaltsübersicht

17.1 Strukturierte Patientenuntersuchung im Rettungsdienst

- Erst wenn man einen Patienten vollständig untersucht hat, ist es möglich, Verletzungen oder spezielle Symptome zu erkennen bzw. auszuschließen.
- Bereits vor Eintreffen sollte man sich Gedanken um die Szenerie, die Sicherheit und die Situation am Einsatzort machen.
- Der General Impression stellt den ersten Kontakt zum Patienten her und erlaubt die Einschätzung von Atmung, Kreislauf und Neurologie.
- Der Primary Assessment oder das ABCDE-Schema dient dazu, umgehend Behandlungsbedürftige Probleme der Vitalfunktionen zu erkennen und behandeln.
- Mithilfe des Secondary Assessment können alle weiteren Verletzungen erfasst werden.
- OPQRST und SAMPLER sind Akronyme zur Anamnese.
- Die wichtigsten Vitalparameter werden benötigt, um die Diagnose(n) zu sichern.

17.2 Grundsätzliches zur Patientenbeobachtung

- Als Werkzeuge zur Patientenbeobachtung dienen die Sinnesfunktionen Sehen, Hören, Fühlen und Riechen.
- Patientenzentriertes Handeln sollte immer konzentriert, schematisch und frei von Vorurteilen durchgeführt werden.

17.3 Differenzialdiagnose nach Leitsymptomen

- Leitsymptome dienen dazu die einzelnen Erkrankungen verschiedener Organsysteme zu unterscheiden und im weiteren Verlauf die richtigen Therapieentscheidungen zu treffen.
- Aufgrund der durch den Patienten empfundenen Bedrohlichkeit ist die akute Luftnot einer der häufigsten Alarmierungsgründe für den Rettungsdienst.
- Das neurologische Defizit äußert sich meist durch Symptome wie Verwirrtheit, Bewusstseinstrübungen bis hin zur Bewusstlosigkeit.

17.4 Monitoring und apparative Diagnostik

- Monitoring ist ein Überbegriff für alle Arten der unmittelbaren systematischen Beobachtung, Erfassung oder Überwachung eines Vorgangs oder Prozesses.
- Für die Dauer der Patientenüberwachung gilt, dass ein einmal begonnenes Monitoring so lange lückenlos weitergeführt wird, bis eine adäquate Übernahme des Patienten in der Zielklinik sichergestellt ist.
- Bei allen gegebenen technischen Möglichkeiten darf nicht vergessen werden, dass auch der bewusste Gebrauch der eigenen Sinne Monitoring bedeutet.

Tab. 17.1 Messwerte im Überblick

Vitalfunktion	Messwert
Atemfrequenz	20/Min., etwas oberflächlich
Blutdruck	130/80 mmHg, im Verlauf unverändert
Herzfrequenz	90/Min.
EKG	Sinusrhythmus
Pulsoxymetrie	100 % unter O₂-Gabe (98 % unter Raumluft)
Blutzucker	108 mg/dl
Temperatur	37,1 °C, tympanal gemessen

17.1 Strukturierte Patientenuntersuchung im Rettungsdienst

Den Beruf des Notfallsanitäters kennzeichnen einige Tätigkeiten grundsätzlicher Natur, die bei jedem Patienten angewandt werden. Eine dieser Basistätigkeiten ist die Patientenuntersuchung. Sie setzt sich aus professionellen Untersuchungsschritten und einer gezielten Patientenbeobachtung zusammen.

Erst wenn man einen Patienten vollständig untersucht hat, ist es möglich, Verletzungen oder spezielle Symptome zu erkennen bzw. auszuschließen.

Die zielgerichtete Patientenuntersuchung und die individuelle Beobachtungsfähigkeit sollten ständig trainiert werden. Eine korrekt durchgeführte Patientenuntersuchung erfordert stets Konzentration und umfangreiche Kenntnisse der Pathophysiologie. Dabei kommt es darauf an, das erworbene Wissen mit der Praxis sinnvoll zu verknüpfen.

Für die körperliche Untersuchung von Patienten gilt, wie auch bei anderen Maßnahmen im Rettungsdienst, bei denen der Kontakt mit Blut oder Ausscheidungen nicht ausgeschlossen werden kann, dass Handschuhe und ggf. eine Schutzbrille zu tragen sind.

Ein kleiner praktischer Eindruck zur strukturierten Patientenuntersuchung wurde bereits durch das Fallbeispiel vermittelt. Was hinter den Buchstaben steckt und warum es Sinn macht, genau diese Vorgehensweise zu wählen, wird im weiteren Verlauf geklärt.

17.1.1 Einleitung Akronyme

In den letzten Jahren hat sich die Vorgehensweise beim Notfallpatienten stark verändert. Während diese strukturierten Untersuchungstechniken in den angloamerikanischen Ländern oft schon seit mehr als 20 Jahren Standard sind, haben sich diese v. a. durch zertifizierte Kurssysteme in Deutschland etablieren können. Exemplarisch genannt seien der ERC ALS (European Resuscitation Council Advanced Life Support), aber auch PHTLS (Prehospital Trauma Life Support), AMLS (Advanced Medical Life Support) oder EPC-Provider-Kurse (Emergency Pediatric Care). Als Merkhilfe (Akronyme) haben sich SSS, ABCDE, SAMPLE(R), OPQRST und die 4 Hs und HITS etabliert.

Mittlerweile hat sich dieses Vorgehen in allen Rettungsdienstschulen durchgesetzt. Die hier vermittelten Kenntnisse setzen jedoch voraus, dass die Erkrankung oder Verletzung erkannt wird. Oder anders ausgedrückt: Nur wenn ich weiß, dass der Patient mit Brustschmerz einen Herzinfarkt hat, nutzt mir auch das Fachwissen über das Krankheitsbild. Brustschmerz kann aber auch durch viele andere Ursachen hervorgerufen werden; daher ist eine sorgfältige Untersuchung und Befragung des Patienten wichtig.

17.1.2 Scene, Safety & Situation (SSS)

Bereits vor dem eigentlichen Einsatz liegen Informationen vor, die es zu berücksichtigen gilt. So sollte man sich bereits auf der Anfahrt zu einem Verkehrsunfall Gedanken machen, welche geeigneten **Krankenhäuser** von der Einsatzstelle in welcher Zeit erreichbar sind. Das **Wetter** ist ebenfalls ein Aspekt, der eine Rolle spielen kann. So ist die Versorgung eines gestürzten Fußgängers auf der Straße bei 20 °C etwas anderes, als bei –10 °C Außentemperatur. Aber auch für die Fahrzeugbesatzung selbst spielt das Wetter eine Rolle, da z. B. die Fahrweise bei Glatteisgefahr angepasst werden muss. Ebenso fliegen Rettungshubschrauber nicht bei Nebel und die meisten auch nicht bei Nacht.

Die Buchstaben **SSS** beziehen sich auf die **Einsatzstelle:**

- **Scene:** Beim Erreichen der **Einsatzstelle** (Scene) sollte diese **eingeschätzt werden.** Dabei geht es um die zwei wesentlichen Aspekte **Sicherheit** (Safety), die an erster Stelle steht, und die **Situation** (Situation), die an dieser Einsatzstelle konkret vorliegt.
- **Sicherheit:** Hier ist vor allem der Eigenschutz für alle eingesetzten Kräfte wichtig (➤ Abb. 17.1). So muss auf etwaige Gefahrstoffe, Absicherung der Einsatzstelle, den fließenden Verkehr, aggressive Personen und auch eine geeignete Schutzausrüstung geachtet werden. Aber auch der Patient soll in Sicherheit sein. In besonderen Fällen kann das bedeuten, dass er von seiner derzeitigen Position entfernt werden muss, bevor er überhaupt behandelt werden kann. Beispiele hierfür können Amoklagen sein oder ein brennendes Fahrzeug (➤ Abb. 17.2).
- **Situation:** Wie viele Patienten sind betroffen, welche Kräfte haben auf den Patienten gewirkt (Fahrzeugverformung etc.) oder

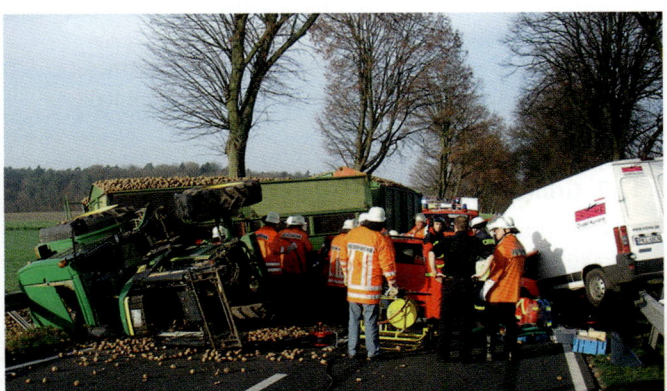

Abb. 17.1 Gerade bei Verkehrsunfällen drohen vielerlei Gefahren: austretende Betriebskraftstoffe, Glassplitter, scharfkantige Metalle u. v. m. [M840]

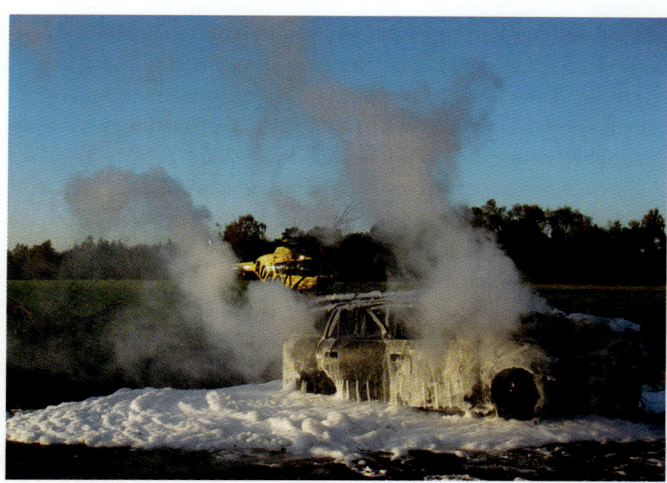

Abb. 17.2 Verkehrsunfall, bei dem ein Pkw in Brand geraten war. In solchen Fällen müssen die Patienten gerettet werden, bevor die Behandlung überhaupt beginnen kann. Vor falschem Heldentum seitens der Rettungskräfte sei gewarnt. [M840]

müssen weitere Hilfskräfte angefordert werden (z. B. Polizei, Feuerwehr, weitere Rettungsdienstfahrzeuge, Rettungshubschrauber)? Es geht aber auch darum zu erkennen, was **tatsächlich** stattgefunden hat. Wenn z. B. ein völlig intakter Pkw auf einem Acker steht und keinerlei Bremsspuren erkennbar sind, steht hier vielleicht ein internistisches Problem im Vordergrund (z. B. eine Hypoglykämie) und geht es nicht, wie es auf den ersten Blick erscheinen mag, um die Auswirkungen eines Verkehrsunfalls.

17.1.3 Erster Eindruck (General Impression)

Der **Ersteindruck**, „general impression" oder auch „first look", stellt den **ersten Kontakt** zum Patienten und eine **zügige** Einschätzung von Atmung, Kreislauf und Neurologie dar. Diese sollte binnen 10 bis 15 Sekunden abgeschlossen sein. In der Praxis geht man auf den Patienten zu und fragt, was passiert ist. Entweder macht der Patient einen **potenziell kritischen** oder **potenziell nicht kritischen** Eindruck. Erst **nach** diesem ersten Eindruck wird der Patient nach dem **ABCDE-Schema** (> Kap. 17.1.4) untersucht und behandelt:

- Kann der Patient noch normal sprechen, hat er freie Atemwege und eine ungehinderte Atmung, dann kann ein gewisses Maß an zerebraler Perfusion unterstellt werden.
- Kann der Patient jedoch nur abgehackt oder in kurzen Sätzen sprechen, liegt ein Atemproblem vor.
- Falls der Patient gar nicht auf die Ansprache reagiert, besteht eine bedrohliche Situation.
- Währenddessen wird rasch die Kreislaufsituation durch Tasten des Pulses eingeschätzt. Dabei wird jedoch nicht die Frequenz exakt ausgezählt. Es geht nur um eine Orientierung: Ist der Puls langsam, normal, schnell oder sehr schnell? Kann der Puls gut, schlecht oder gar nicht getastet werden?
- Wie fühlt sich die Haut an? Ist sie kühl oder warm, ist sie trocken oder feucht? Wie ist die Hautfarbe? Rosig, blass, zyanotisch?

Mit geringem Zeitaufwand gewinnt man somit einen **ersten Eindruck** vom Patienten. Gegebenenfalls kann der Teamleiter an dieser Stelle dem Team bereits mitteilen, wie er den Patienten einschätzt. Dies soll eine erhöhte Aufmerksamkeit und Konzentration der Teammitglieder bewirken. Insbesondere dann, wenn einem Teammitglied bis zu diesem Zeitpunkt noch nicht klar war, dass hier Eile geboten ist, wird es auch diesem nun deutlich.

Angemerkt sei an dieser Stelle, dass die ABCDE-Vorgehensweise immer **nur** für den lebenden Patienten gilt. Wird beim Patienten eine fehlende Atmung und Pulslosigkeit festgestellt, gilt das Vorgehen nach den Algorithmen zur Reanimation

17.1.4 Primary Assessment – ABCDE-Schema

Die ABCDE-Vorgehensweise wird als **Primary Assessment** oder **Initial Assessment** bezeichnet. Das im Folgenden vorgestellte **ABCDE-Schema** verfolgt zugleich zwei Ziele: Zum einen soll der Patient **beurteilt** und zum anderen auch sofort **behandelt** werden, sofern dies erforderlich ist. Die dahintersteckende Philosophie lautet: „Treat first, what kills first" („Behandle zuerst das, was zuerst tötet"). Das Ergebnis ist eine strukturierte und prioritätenorientierte Einschätzung **und** Behandlung. Dieses Vorgehen wird auch **Primary Assessment** oder **Initial Assessment** genannt. Primary Assessment heißt so viel wie „vorrangige Untersuchung". Ursprünglich stammt das ABCDE-Schema aus dem angloamerikanischen Raum. Daher werden im Folgenden zunächst die englischen Begriffe vorgestellt. Das Schema gilt sowohl für den internistischen als auch für den traumatologischen Patienten.

A – Airway/C-Spine Protection (Atemwegs- und HWS-Protektion)

Das Allerwichtigste und damit das Erste, was sichergestellt werden muss, ist ein **freier Atemweg.** Unbehandelte Atemwegsobstruktionen führen zur Hypoxie mit dem Risiko von Schäden an lebenswichtigen Organen wie dem Gehirn! Ergänzend zur Beurteilung des Atemwegs erfolgt bei Bedarf eine (zunächst) manuelle Stabilisierung der Halswirbelsäule (HWS). Im Verlauf wird dann ggf. eine Immobilisierung durch Anlage einer Zervikalstütze durchgeführt.

> **ACHTUNG**
> Eine alleinig anliegende Zervikalstütze bietet keine ausreichende Immobilisation der Halswirbelsäule. Dies kann nur durch die Ganzkörperimmobilisation erreicht werden.
> Im Einsatz erfolgt zunächst eine manuelle Immobilisation der HWS. Für den Transport ist der Patient komplett zu immobilisieren. Auch bei V. a. Beteiligung der Brust- oder Lendenwirbelsäule ist eine Ganzkörperimmobilisation durchzuführen.

Falls der Atemweg bedroht ist, wird erst durch **einfache Hilfsmittel** wie dem Esmarch-Handgriff, Absaugung oder das Einlegen eines Wendl- oder Guedel-Tubus ein freier Atemweg hergestellt.

Falls der Patient noch atmet, muss auf Atemgeräusche (z. B. Gurgeln als Hinweis auf Flüssigkeiten in den Atemwegen, Schnarchen als Hinweis auf eine teilweise Atemwegsverlegung, Stridor) oder auf sichtbare Fremdkörper (z. B. Blut, Sekrete) geachtet werden. Im Verlauf der Patientenversorgung wird das Airwaymanagement oft **erweitert**; z. B. kann eine endotracheale Intubation durchgeführt werden. Die Gabe von Sauerstoff gehört zum Schritt B, kann aber auch in Schritt A angewiesen werden.

B – Breathing (Belüftung der Lungen)

Das Konzept der Behandlung sieht im Ablauf vor, dass neben der Untersuchung auch eine Therapie erfolgt. Bei Schritt „B", der Beurteilung der Atmungstätigkeit, ist dies (bei Bedarf) die frühzeitige Verabreichung von Sauerstoff über Inhalationsmaske mit Reservoir und einem Fluss von mindestens 10 l/Min. Eine **pulsoxymetrisch gemessene Sättigung** (SpO_2) von ≥ 95 % sollte angestrebt und daher frühzeitig angelegt werden. Ebenfalls frühzeitig ist eine Auskultation (**Abhören mit Stethoskop**) des Thorax (**Brustkorb**) vorzunehmen, um Atemprobleme und Atemgeräusche zu identifizieren. Auch kann so ein Pneumothorax bzw. Spannungspneumothorax entdeckt werden. Ein Spannungspneumothorax ist eine bedeutende Ursache für ein Kreislaufproblem (C-Problem), daher muss er bereits beim Schritt „B" erkannt und auch behandelt werden.

Zu den sonstigen Untersuchungsschritten gehört das Achten auf Zyanose, Schwitzen, paradoxe Atmung, Einsatz der Atemhilfsmuskulatur, Brustwanddeformitäten, Prellmarken, Hämatome, ein Hautemphysem, gestaute Halsvenen sowie das Erfassen von Atemfrequenz und -rhythmus. Sofern die Spontanatmung des Patienten unzureichend ist (z. B. Atemfrequenz < 8/Min. oder > 30/Min.) oder fehlt, muss diese assistiert bzw. kontrolliert übernommen werden. Jeder kritische Patient muss hoch dosiert Sauerstoff erhalten! Bei beatmeten Patienten ist die Messung des **endtidalen Kohlendioxids** (etCO2-Kapnografie) als zwingend anzusehen. Im Verlauf wird dann die Beatmung oft auch als maschinelle Beatmung erfolgen.

C – Circulation (Kreislauf) und Blutungskontrolle

Eine zentrale Ursache für das Versterben nach einem Trauma sind schwere **Blutungen**. Aber auch beim nicht traumatischen Patienten ist die Beurteilung der Kreislaufsituation wesentlich. Zum Schritt „C" gehört daher die Beurteilung des **Kreislaufs** und der **Gewebeperfusion**. Beim Tasten des Pulses wird neben Frequenz, Qualität und Regelmäßigkeit auch auf die Farbe, Temperatur, Feuchtigkeit und Rekapillarisierungszeit der Haut geachtet. Normalerweise liegt die Rekapillarisierungszeit im Bereich von 2 Sekunden. Eine Verlängerung dieser Zeitspanne kann ein Problem der peripheren Durchblutung anzeigen. Allerdings kann z. B. eine kalte Umgebungstemperatur ebenfalls zu einer Verlängerung führen. Deswegen sollte dieser Wert nicht isoliert, sondern immer im Zusammenhang mit den anderen Befunden betrachtet werden.

Einige dieser Parameter werden normalerweise schon beim Schritt „Erster Eindruck" wahrgenommen, sie sollen hier der Vollständigkeit halber jedoch mit aufgeführt werden.

Ein weiterer wesentlicher Untersuchungsschritt ist (je nach Notfallereignis) die Suche nach **äußeren Blutungen**. Diese müssen kontrolliert werden, bei starken äußeren Blutungen kann ggf. eine **CABCDE-Vorgehensweise** angebracht sein. Das bedeutet, dass die Blutung vor Beginn der ABCDE-Vorgehensweise kontrolliert wird, z. B. durch direkten Druck und/oder Anlage eines Tourniquets (Abbindung). CABCDE wird zwar in der Militärmedizin propagiert, hat aber selbstverständlich auch im zivilen Rettungsdienst seine Berechtigung.

Schwere **innere Blutungen**, wie sie bei Thoraxtraumen, abdominellen Traumen sowie bei Frakturen des Beckens bzw. großer Röhrenknochen vorkommen, können ausschließlich im Krankenhaus therapiert werden. Die Stabilisierung des Beckens erfolgt mittels spezieller Beckengurte.

Jeder Patient mit Anzeichen einer Kreislaufzentralisation und Tachykardie sollte (am besten angewärmte) balancierte Vollelektrolytlösungen erhalten, sofern keine kardiale Ursache im Raum steht. Eine schwere Kreislaufdepression kann durch einen Spannungspneumothorax hervorgerufen werden, jedoch sollte dieser schon beim Schritt „B" erkannt und behandelt werden.

Bei Patienten mit Brustschmerz und/oder vermutetem akutem Koronarsyndrom (ACS) muss im Verlauf ein 12-Kanal-EKG geschrieben werden. Beim internistischen Patienten kann in dieser Phase auch der Blutdruck gemessen werden. Beim traumatisierten Patienten wird im Primary Assessment noch kein Blutdruck gemessen, da dieser in der Phase des kompensierten Schocks nicht aussagekräftig ist.

D – Disability (Defizite der neurologischen Funktion)

Der Schritt „D" beinhaltet eine Einschätzung der **neurologischen Funktion** und erfolgt anhand des **Glasgow Coma Scale**; hierbei werden die Kriterien „Augen öffnen", „beste verbale Reaktion" und die „beste motorische Reaktion" geprüft. Ergänzend wird ein **Pupillenstatus** (Größe, Gleichheit, Lichtreaktion) als Hinweis auf ZNS-Verletzungen erhoben. Solange unklar ist, warum ein Patient eine GCS-Reduzierung aufweist, soll immer der Blutzucker gemessen werden. Gibt es Hinweise auf Alkohol- oder Drogeneinwirkung? Eine Hypoxie als mögliche Ursache für eine Bewusstseinstrübung wurde bereits beim Schritt „B" behandelt.

E – Exposure/Environment (Entkleideten Patienten untersuchen/Erhalt von Körperwärme)

Bei Traumapatienten gilt der Grundsatz, dass diese entkleidet werden sollen, damit keine relevanten Verletzungen übersehen werden. Aber auch bei anderen Patienten lohnt eine Entkleidung, um

z. B. das Fentanylpflaster oder die Insulinpumpe nicht zu übersehen.

Eine gegensätzliche Forderung ist, dass Patienten vor Kälteeinfluss geschützt werden sollen.

Entscheidend für das Vorgehen – entkleiden oder nicht – sind die **Situation** und die **Umgebungsbedingungen.** Wenn sich der Einsatzort z. B. im Freien befindet, kann das Vorgehen ggf. anders sein als in warmen Räumen. Aber auch das Wetter und vieles mehr spielen eine Rolle. So werden einige Patienten erst im Fahrzeug entkleidet, bei einigen wird bereits außerhalb des Fahrzeugs die Bekleidung oder ein Teil davon aufgeschnitten und in anderen Fällen wiederum ist die Entkleidung unerheblich.

17.1.5 Secondary Assessment und SAMPLER

Nicht immer besteht die Möglichkeit, im Anschluss an das Primary Assessment eine noch gründlichere Patientenuntersuchung bzw. -befragung durchzuführen Der Grund dafür kann sein, dass lebensrettende Maßnahmen im Vordergrund stehen oder dass der Patientenzustand eine Befragung nicht zulässt, z. B. aufgrund einer Bewusstlosigkeit.

Wenn aber eine gründliche Untersuchung machbar und vertretbar ist, sollte sie auch erfolgen. Diese im Anschluss an den Primary Assessment durchgeführte **erweiterte Beurteilung** wird als **Secondary Assessment** bezeichnet. Einige wichtige Fragen sind in dem Akronym **SAMPLER** enthalten. Nicht immer fällt es leicht, dem Patienten die richtigen Fragen zu stellen und an alles zu denken. Dabei soll das Akronym SAMPLER helfen. Das SAMPLER-Schema sollte so früh wie möglich und sinnvoll durchgeführt werden. Es ist primär nicht Inhalt des Secondary Assessment, wird aber aus zeit- und einsatztaktischen Gründen oft hierher verlagert. Die AMLS- und PHTLS-Algorithmen zeigen dabei die notwendige Struktur (➤ Abb. 17.3, ➤ Abb. 17.4).

S – Signs and Symptoms (Befunde und Symptome)

Befunde und Symptome sind zwei unterschiedliche Dinge. **Befunde** sind z. B. Messwerte, die vom Rettungsfachpersonal erhoben (z. B. der Blutdruck), oder Dinge, die von ihm beobachtet werden (z. B. kühle, feuchte Haut). **Symptome** hingegen sind die subjektiv empfundenen Beschwerden, die der Patient angibt. Das können Schwindel, Müdigkeit oder Bauchschmerzen u. v. m. sein. In manchen Fällen gibt es eine Überschneidung von Befunden und Symptomen, z. B. dann, wenn das Rettungsdienstpersonal beobachtet, wie der Patient erbricht. In diesem Fall wird die vom Patienten gemachte Angabe gleichzeitig ein Befund.

> **MERKE**
> Symptome bilden somit zusammen mit den Befunden die Grundlage für die Stellung einer Diagnose.

In der Praxis wird beim Schritt „S" jedoch oft vorrangig darauf abgezielt, die subjektiven Beschwerden des Patienten genau zu hinterfragen. Wie z. B. dem Algorithmus AMLS-Vorgehensweise zu entnehmen ist (➤ Abb. 17.3), werden die parallel erhobenen Messwerte als eigenständiger Block betrachtet.

A – Allergies (Allergien)

Hat der Patient Allergien? Dies spielt hinsichtlich der Medikamente, die der Rettungsdienst einsetzt, eine wichtige Rolle. Wenn z. B. beim akuten Koronarsyndrom (ACS) die Verabreichung von ASS (Acetylsalicylsäure) geplant ist, sollte der Patient dagegen nicht allergisch sein. Daher ist er dahingehend zu befragen. Möglicherweise hat der Patient aber auch Kontakt zu einem Stoff gehabt, der die Beschwerden ausgelöst hat, etwa durch versehentliche Einnahme eines Nahrungsmittels oder durch einen Bienenstich. Aber auch Allergien gegen ein bestimmtes Antibiotikum, gegen Kontrastmittel etc. sind spätestens im Krankenhaus eine wichtige Information.

M – Medication (Medikamente)

Die Frage zielt auf Medikamente, die der Patient **regelmäßig** einnimmt. Sie hilft bei der Identifikation eventueller Vorerkrankungen, gegen die der Patient behandelt wird. Der Rettungsdienst wird mit der Verabreichung eines Medikaments vorsichtig sein, weil sich eine unerwünschte Interaktion mit Medikamenten des Patienten ergeben kann. Ein bekanntes Beispiel hierfür wäre der Verzicht auf Nitrospray bei einem Patienten, der Viagra® eingenommen hat.

Aber auch Medikamente, die der Patient **aktuell** einnimmt, sind von Interesse. Hat der Patient z. B. ein Antibiotikum vom Hausarzt

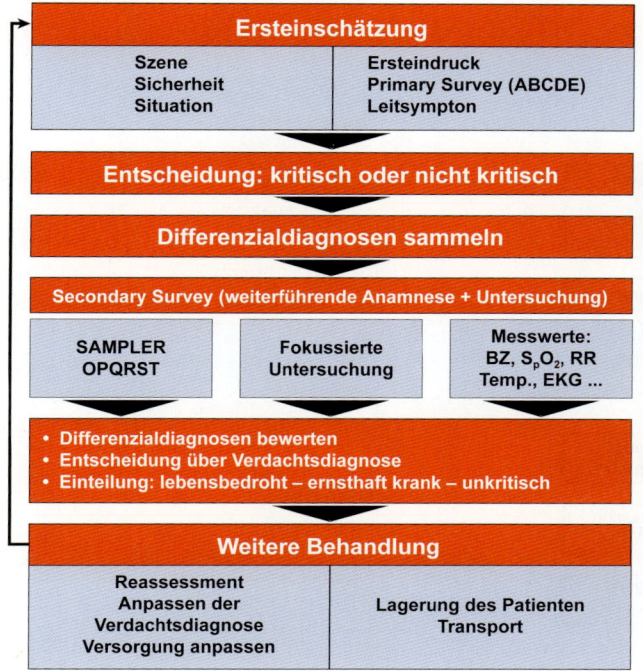

Abb. 17.3 Algorithmus zur AMLS-Patientenbeurteilung [W963]

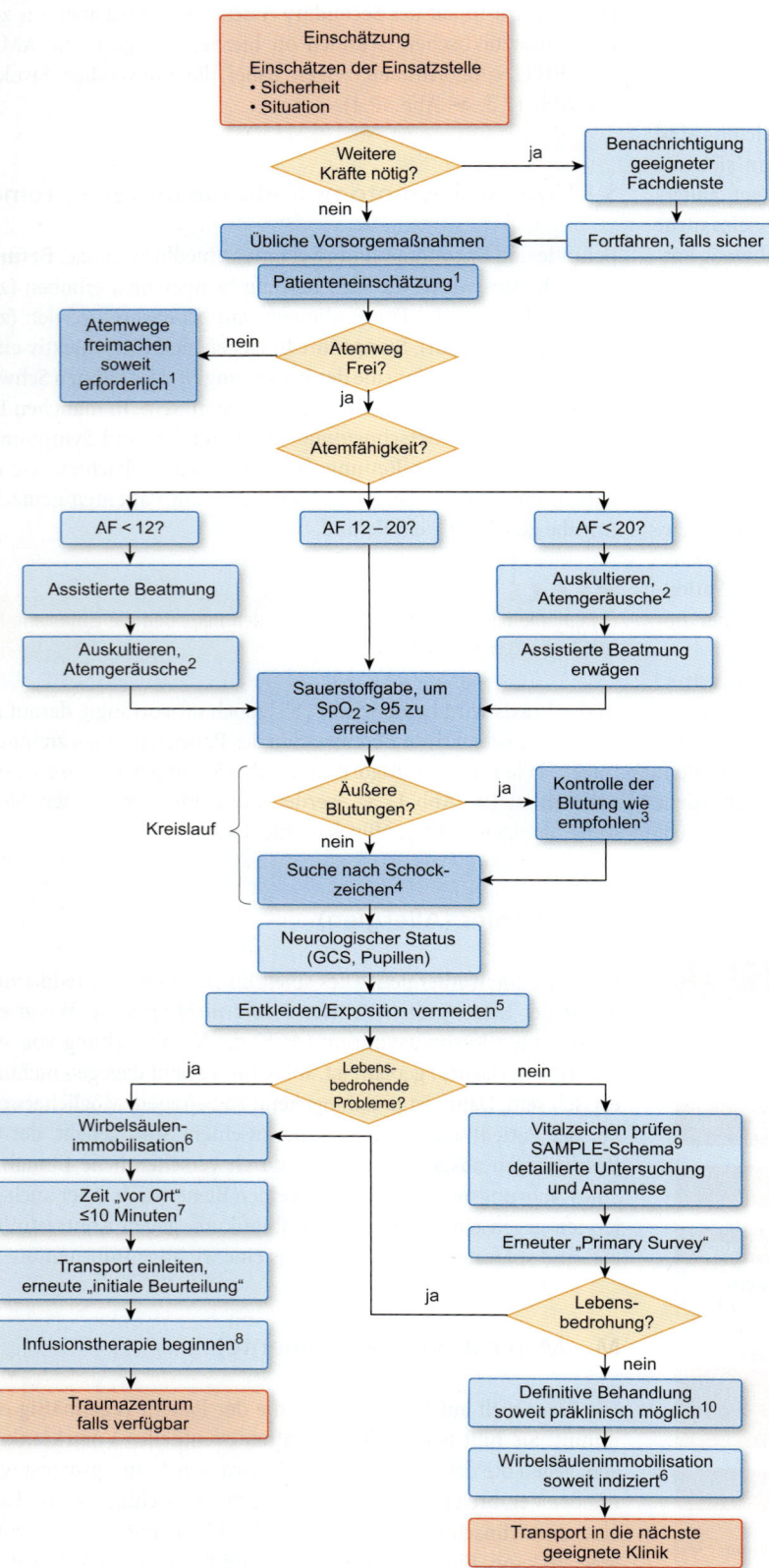

Abb. 17.4 Algorithmus zur PHTLS-Beurteilung [W963]

verschrieben bekommen, können plötzlich auftretende Probleme auf eine Unverträglichkeit hindeuten. Vielleicht ist dies dem Patienten gar nicht bewusst, aber durch gezieltes Nachfragen lässt sich der Zusammenhang herstellen. Manchmal haben Patienten auch versehentlich (oder absichtlich) Medikamente **überdosiert** eingenommen, die sie verschrieben bekommen haben oder die frei verkäuflich sind.

P – Past Medical History (Patientenvorgeschichte)

Past Medical History bezeichnet die **medizinische Vorgeschichte** des Patienten. Welche Erkrankungen sind bekannt? Wurden Operationen durchgeführt? Ist der Patient derzeit wegen einer Erkrankung in Behandlung? Die Vorgeschichte kann hilfreich sein, wenn ein Patient z. B. angibt, dass die Beschwerden, aufgrund derer er den Rettungsdienst alarmiert hat, genau die gleichen sind, wie er sie von einem früheren Ereignis kennt. Aufgabe des Rettungsfachpersonals ist es, an dieser Stelle die Informationen zusammenzufügen, die bei der Erstellung einer Arbeitsdiagnose hilfreich sind.

So kann z. B. eine lange Flugreise oder eine kürzlich stattgefundene Operation bei einem Patienten mit Thoraxschmerz den entscheidenden Hinweis auf eine Lungenembolie liefern. Ebenfalls wäre es beim Thoraxschmerz ein wertvoller Hinweis, dass der Patient vor einigen Monaten einen Stent erhalten hat. Hingegen wäre es bei diesem Patienten in der jetzigen Situation nicht relevant zu erfahren, dass er als Kind am Blinddarm operiert wurde.

L – Last Meal (Letzte Mahlzeit)

Mit Last Meal wird ermittelt, wann der Patient zuletzt gegessen und/oder getrunken hat. Dies ist insbesondere von Interesse, wenn eine Narkoseeinleitung beim Patienten vorgesehen ist, weil das Aspirationsrisiko ggf. erhöht ist. Aber auch wenn im Rettungsdienst keine Narkose geplant ist: Im Krankenhaus wird man sich ggf. für diese Information interessieren. Darüber hinaus können bestimmte Krankheitsbilder mit einer Nahrungsaufnahme im Zusammenhang stehen, etwa Gallenkoliken.

Beim Leitsymptom Abdominalschmerz wird erfragt, ob im Zusammenhang mit Essen und Trinken Besonderheiten von Patienten beobachtet worden sind. Einfach gesagt: Wie funktioniert das Wasserlassen und wie ist das Stuhlverhalten?

E – Events (Ereignisse direkt vor dem Notfall)

Was passierte direkt vor dem Notfall? Kann sich der Patient daran erinnern? Es ist ein Unterschied, ob der Patient von der Leiter gestürzt ist, weil er abgerutscht ist, oder ob er vielleicht aufgrund einer Synkope stürzte. Im letzteren Fall könnte die Synkope z. B. Symptom eines höhergradigen AV-Blocks gewesen sein und der Sturz gar nicht das eigentliche Problem darstellen, welches scheinbar im Vordergrund steht. Unfälle können auch entstehen, wenn der Patient eine Hypoglykämie oder einen Krampfanfall hatte.

R – Risk Factors (Risikofaktoren)

Dies ist ein umfassender Bereich, da er sehr viele Aspekte umfasst. Die meisten denken an dieser Stelle wahrscheinlich an **Risikofaktoren** wie Nikotinabusus, Übergewicht, Diabetes oder einen erhöhten Blutdruck. Das ist grundsätzlich auch zutreffend, aber für einen älteren Patienten kann schon die Teppichkante oder eine fehlende Antirutschmatte in der Badewanne ein Sturzrisiko darstellen. Möglicherweise kommt der Patient mit seinen Tabletten nicht zurecht und es liegt eine versehentliche Überdosierung eines oder mehrerer Medikamente vor. Aber auch Alkoholismus ist ein Risikofaktor, der einerseits mit erheblichen gesundheitlichen Auswirkungen einhergeht und andererseits das Sturzrisiko erhöht. Nicht zuletzt können Risikofaktoren aufgedeckt werden, indem man sich nach Krankheiten bei Familienangehörigen des Patienten erkundigt.

IPPAF-Schema

Während des Secondary Assessment besteht ggf. auch Zeit, das IPPAF-Schema anzuwenden, während beim Primary Assessment eher ausgewählte Methoden nach diesem Schema mit einfließen.

Die fünf Buchstaben stehen für Untersuchungsmethoden, die der Reihe nach angewendet, dem Rettungsdienst ein komplettes präklinisches Bild über bestimmte Funktionen und Areale des Patienten geben und die weiteren Maßnahmen beeinflussen können: Inspektion, Palpation, Perkussion, Auskultation und Funktionskontrolle.

Bei der **Inspektion** (lat.: inspectio = Durchsicht, Prüfung) wird der Patient von oben bis unten betrachtet. Einzelne suspekte Areale werden genauer inspiziert. Hierbei können bereits Beobachtungen zu Hautfarbe, Atmung, Verletzungen etc. gemacht werden. Dies geschieht bereits bei der oben beschriebenen strukturierten Vorgehensweise nach ABCDE-Schema oder dem folgenden Secondary Assessment. Die Inspektion wird hier jedoch mit anderen Methoden kombiniert, um gleich ein Gesamtbild zu erhalten.

Mit der **Palpation** (lat.: palpare = tasten) beginnt der Notfallsanitäter, den Patienten abzutasten (➤ Abb. 17.5). Hierbei geht es da-

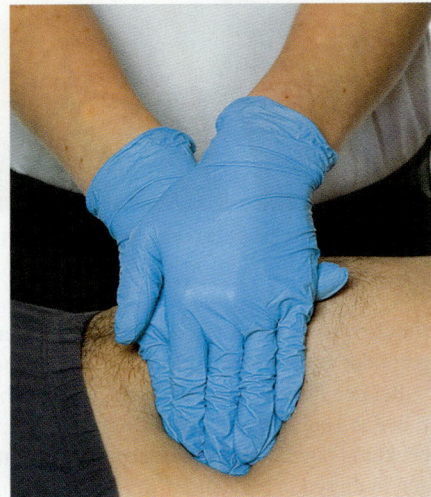

Abb. 17.5 Palpation des Abdomens [J747]

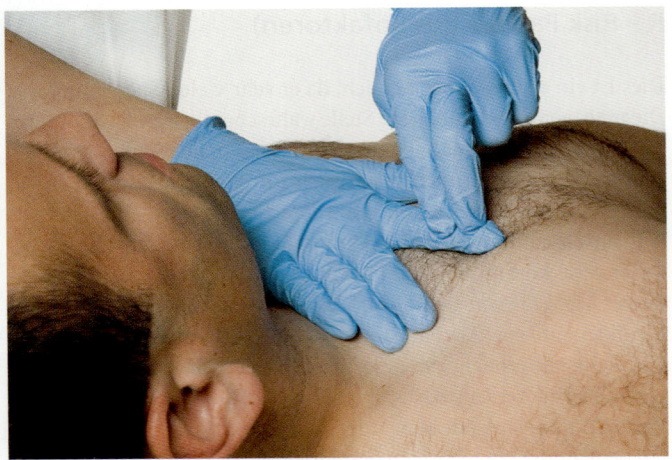

Abb. 17.6 Technik der Perkussion [J747]

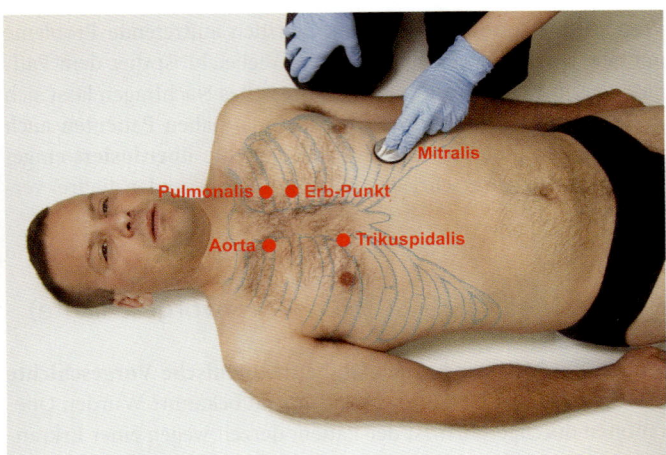

Abb. 17.9 Auskultation des Herzens [J747]

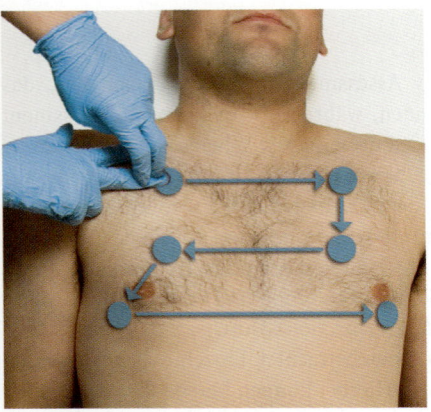

Abb. 17.7 Lungenperkussion auf der Brust [J747]

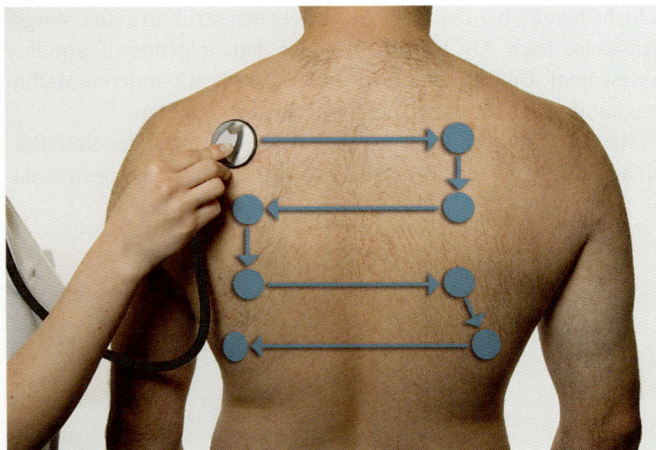

Abb. 17.8 Auskultation der Lunge auf dem Rücken [J747]

rum herauszufinden, ob der Patient Schmerzen beim Abtasten angibt oder andere pathologische Veränderungen zu erkennen sind.

Bei der **Perkussion** (lat.: percutere = schlagen, klopfen) werden z. B. das Abdomen oder der Thorax abgeklopft (> Abb. 17.6). Hierbei können ggf. Klangveränderungen auf pathologische Erkrankungen in diesen Bereichen hinweisen (> Abb. 17.7).

Die **Auskultation** (lat.: auscultare = horchen) wird mithilfe des Stethoskops durchgeführt. Es werden ebenfalls der Thorax (> Abb. 17.8) sowie das Abdomen und das Herz (> Abb. 17.9) untersucht. Bei bestimmten Gefäßerkrankungen, wie der Karotisstammstenose, ist es dem Geübten möglich, mit dem Stethoskop Strömungsgeräusche über der A. carotis festzustellen.

Im Abschnitt der **Funktionskontrolle** (lat.: functionare = Aufgabe) werden die einzelnen Körperabschnitte auf ihre intakte Funktion hin überprüft. Hierzu zählen auch Teile der neurologischen Untersuchungen, z. B. das Herausstrecken der Zunge beim Schlaganfallpatienten oder das Bewegen der Extremitäten.

17.1.6 OPQRST

Bei der Befragung nach OPQRST handelt es sich um die Erhebung der **Anamnese des Patienten** in einer strukturierten Reihenfolge. Die Durchführung der Befragung hängt vom Zustand des Patienten ab. Von Fall zu Fall ist die Durchführung unmöglich, wenn der Patient z. B. bewusstlos ist.

Die Anamnese bedeutet das Erfragen der Vorgeschichte des Patienten (griech: anamnesis = Erinnerung). Grundsätzlich ist die Eigenanamnese von der Fremdanamnese zu unterscheiden. Bei der Erhebung der Anamnese sollte vom Notfallsanitäter auf eine möglichst gezielte **Fragetechnik** geachtet werden, die dem Patienten keine Möglichkeit lässt, seine Beschwerden ungenau darzustellen. Auch hierzu eignet sich das OPQRST-Vorgehen. Ein weiterer Faktor ist das **aktive Zuhören,** das Vertrauen zwischen Helfer und Patienten aufbaut.

- **Eigenanamnese:** Bei der Eigenanamnese wird versucht, durch gezieltes Nachfragen einen möglichst objektiven Eindruck der Beschwerden vom Patienten selbst zu erhalten. Dabei soll der Patient sein Leiden frei schildern. Eine Unterbrechung des spontanen Patientenberichts sollte nur erfolgen, wenn das Gespräch ziellos wird. Die Eigenanamnese teilt sich in Einzelschritte auf.
- **Fremdanamnese:** Die Fremdanamnese umfasst Informationen über den Patienten durch Dritte. Sie sollte mit Bedacht verwertet werden, da die Möglichkeit besteht, dass nicht immer alle Anga-

ben der Wahrheit entsprechen. Andererseits kann ein Fremdhinweis ein wichtiger und manchmal sogar der einzige richtungsweisende Hinweis für die Einschätzung der Notfallerkrankung sein. Gerade bei der Versorgung bewusstloser Patienten ist eine differenzierte Befragung Dritter (Angehörige, Augenzeugen, Hausarzt etc.) wichtig und notwendig:

Folgende Faktoren beim bewusstlosen Patienten liefern zusätzliche wertvolle Hinweise:
- Raumtemperatur
- Herumliegende Medikamente, Abschiedsbrief (z. B. Tablettenreste in Gläsern, Toilette, Ausguss)
- Einstichstellen
- Mundgeruch des Patienten (Fötor)
- Prüfen der Umgebungsluft am Einsatzort
- Körperstellung des Patienten an der Einsatzstelle

O – Onset (Beginn der Beschwerden und Ursprung)

Wann und vor allem **wie** haben die Schmerzen oder Beschwerden begonnen? Was hat der Patient gemacht, als die Beschwerden auftraten? Traten die Beschwerden ganz plötzlich auf oder wurden sie im Lauf der Zeit immer schlimmer? Liegen **begleitende** Probleme vor, wie etwa Übelkeit, Erbrechen, Schwindel oder Taubheitsgefühl?

Derartige Fragen spielen eine Rolle, weil sie helfen können, die Ursache einzugrenzen. Wenn der Patient z. B. angibt, dass ein Brustschmerz beim Treppensteigen auftritt, aber in Ruhe vorübergeht, sagt dies etwas anderes aus, als wenn die Beschwerden auch in Ruhe bestehen bleiben. Denkt man etwa an eine Anaphylaxie als Ursache für eine Atemnot, so kann dieser Verdacht wieder von der Liste gestrichen werden, wenn die Atemnot bereits seit einigen Tagen zunimmt.

Wichtig ist es auch zu erfragen, ob der Patient die beschriebenen Beschwerden schon einmal hatte. In gewisser Hinsicht ist der Schritt „O" eine Überschneidung mit Schritt „S" bei SAMPLER, aber es ist schwierig, beide komplett voneinander zu trennen.

P – Palliation/Provocation (Linderung/Verschlechterung)

Manchmal berichtet der Patient, dass bestimmte Dinge die Beschwerden bessern oder verschlimmern. Ein Patient mit einer Kolik ist z. B. unruhig; die Beschwerden werden meist schlimmer, wenn er still liegt. Ein anderer Patient klagt vielleicht über Schwindel im Stehen, der jedoch im Liegen besser wird oder vergeht.

Q – Quality (Qualität der Beschwerden)

Mit **Qualität** ist die Art des Schmerzes gemeint. Beschreibt der Patient seine Schmerzen z. B. als dumpf und nicht genau lokalisierbar, kann dies auf Erkrankungen der inneren Organe als Ursache hindeuten. Dieser Schmerz wird auch **viszeraler** Schmerz (viszeral = die Eingeweide betreffend) genannt. Davon abzugrenzen ist der **somatische** Schmerz, der genau lokalisierbar ist und oft als scharf oder stechend beschrieben wird. Darüber hinaus gibt es den **kolikartigen** Schmerz, der dadurch gekennzeichnet ist, dass er bis zu einem Maximum stetig zu- und dann wieder abnimmt. Danach beginnt der Schmerz irgendwann wieder von vorn, sodass dieser Schmerz auch als wellenartig charakterisiert werden kann.

R – Region/Radiation (Region/Ausstrahlung)

Zum einen soll der Patient, wenn er es kann, die Stelle zeigen, wo es wehtut. Zum anderen ist es relevant zu wissen, ob der Schmerz von dort irgendwohin ausstrahlt. Ein interessantes Phänomen ist der übertragene Schmerz: Mitunter kann es an ganz anderen Stellen schmerzen als an dem eigentlichen Ort der Ursache (➤ Tab. 17.2).

Tab. 17.2 Übertragener Schmerz (NAEMT 2013)

Lokalisation	Organ
Schmerzen in linker Schulter	Reizung des Zwerchfells (Blut oder Luft aus einer Ruptur anderer abdomineller Organe wie Ovarien, Milzruptur, Myokardinfarkt)
Schmerzen in rechter Schulter	Leberreizung, Gallenblasenschmerzen, Reizung des Zwerchfells
Schmerzen im rechten Schulterblatt	Leber und Gallenblase
Oberbauch, epigastrisch	Magen, Lunge, Herz
Umbilikal, um den Nabel	Dünndarm, Blinddarm (Appendix)
Rücken	Aorta, Magen und Pankreas
Flanken und Leistengegend	Niere, Ureter
Perineum	Harnblase
Suprapubisch	Harnblase, Kolon

S – Severity (Intensität der Beschwerden)

Verbreitet ist im Krankenhaus und auch im Rettungsdienst die numerische Rating-Skala (NRS), die von 0 bis 10 reicht. Hat der Patient keine Beschwerden, soll er 0 Punkte vergeben, die schlimmsten Beschwerden, die er sich vorstellen kann, werden mit 10 Punkten bewertet. Meistens wird die NRS verwendet, um die **Schmerzintensität** anzugeben, aber man kann den Patienten auch bitten, auf diese Art seine Atemnot zu beschreiben.

T – Time (Schmerzdauer)

Liegt der **Beginn der Beschwerden** erst Minuten oder schon Stunden oder gar Tage zurück? Bei bestimmten Fragestellungen kann dies eine Rolle spielen, etwa dabei, ob sich ein Patient mit V. a. Schlaganfall im sog. „Lyse-Fenster" befindet. Bei einem Patient mit ST-Hebungsinfarkt (STEMI) kann diese Frage z. B. darüber entscheiden, ob die Zeit noch ausreicht, ihn einer Katheterintervention

17 Diagnostik

Tab. 17.3 Hilfsmittel zur Analyse bestimmter Vitalparameter

Geräte	Vitalparameter
Blutdruckmanschette	Blutdruck
Glukometer	Blutzucker
EKG	Herzfrequenz/Herzrhythmus
Pulsoxymeter	O_2-Gehalt des Blutes/Herzfrequenz
Kapnometer	CO_2-Gehalt der Ausatemluft
Thermometer	Temperatur

(PCI) zuzuführen oder ob eher eine Lyse angezeigt ist. Die Frage kann aber auch dabei helfen, eine Diagnose zu erhärten oder auszuschließen, z. B. wird eine Atemnot, die seit mehreren Tagen zunimmt, sicherlich nicht durch eine Anaphylaxie hervorgerufen.

17.1.7 Analyse ausgewählter Vitalparameter

Die Analyse ausgewählter Vitalparameter dient der Vertiefung und Abgrenzung der kompletten Notfalluntersuchung. Bei der Bestimmung der Vitalparameter stehen dem Rettungsfachpersonal eine ausreichende Anzahl von technischen Hilfsmitteln zur Verfügung (➤ Kap. 17.4). Dies können einfache Hilfsmittel wie z. B. Blutdruckmanschette, Stethoskop oder Blutzuckerstick oder technische Geräte wie das EKG, das Pulsoxymeter, das Kapnometer oder das Thermometer sein (➤ Tab. 17.3).

Pulsmessung

Beim Tasten des Pulses wird neben Frequenz (➤ Tab. 17.4) und Qualität auch auf die Regelmäßigkeit geachtet. Simultan wird die Farbe, Temperatur, Feuchtigkeit und Rekapillarisierungszeit der Haut ermittelt. Mit jedem Erstkontakt kann durch Anfassen des Patienten am Handgelenk (➤ Abb. 17.10) eine erste Ermittlung des Pulses erfolgen. Der Puls sollte nicht dauerhaft und schon gar nicht beim Erstkontakt mit dem Pulsoxymeter gemessen werden, da dies keine Auskunft über die Qualität gibt. Die tastbare Pulswelle spiegelt die Druckwelle des Blutes in den oberflächlich verlaufenden Arterien wider.

Neben den in ➤ Tab. 17.4 aufgeführten Angaben zur Frequenz können weitere Parameter ermittelt werden:
- Herzrhythmus: regelmäßig, unregelmäßig, Extrasystolen (genaue Interpretation nur mittels EKG möglich)
- Durchblutung
- Blutdruck (ungenau): flacher oder fadenförmiger Puls → Hypotonie, sehr kraftvoller Puls → Hypertonie; ein tastbarer Puls am Handgelenk bedeutet zugleich auch vorhandene zentrale Pulse. Ist der Puls an der A. radialis tastbar liegt mindestens ein Blutdruck von 80 mmHg vor
- Hauttemperatur und Hautfeuchtigkeit: z. B. kalt und schweißig → Zentralisation, Hypoglykämie, kalt und trocken → Unterkühlung, heiß und trocken → Hitzschlag
- Pulsdefizit: Unterschied zwischen ermittelter Herzfrequenz (z. B. artefaktfreie Anzeige auf dem EKG-Monitor) und getastetem Puls → z. B. Vorhofflimmern, Herzinsuffizienz
- Druckpuls: bradykarder und überkräftiger Puls (Hypertonie) → Hirndruck
- physiologisch: tachykarder und kraftvoller Puls → körperliche Anstrengung, bradykarder und kraftvoller Puls → körperliche Ruhe

ACHTUNG
- Blutdruckabfall und Bradykardie infolge Manipulation am Karotissinus: bei beidseitiger Pulskontrolle, bei Pulskontrolle mit zu hohem Druck oder durch ungeeignete Massage
- Verwechslung des Patientenpulses mit eigenem Puls: bei Einsatz des eigenen Daumens (fortgeleiteter Radialispuls in die Daumenspitze)

Blutdruckmessung

Der Blutdruck gibt den Druck des strömenden Blutes im Gefäßsystem an. Bei der manuellen Blutdruckmessung wird der Blutdruck innerhalb des Arteriensystems (Arteriendruck) gemessen (➤ Kap. 17.4.1). Der arterielle Blutdruck hängt von verschiedenen Kreislaufparametern ab.

Der Blutdruck eines Menschen wird bei der Messung durch zwei Zahlen angegeben, z. B. 120/80 mmHg. Der erste Wert ist der **systolische Blutdruckwert,** der den jeweils höchsten Wert des messba-

Tab. 17.4 Puls- und Herzfrequenz nach Altersgruppen

Altersgruppe	Normalwerte	Tachykardie	Bradykardie
Neugeborene	120–150	> 190	< 100
Säuglinge	120–140	> 175	< 95
Kleinkinder	100–120	> 150	< 80
Kinder	80–100	> 125	< 65
Erwachsene	60–80	> 100	< 50

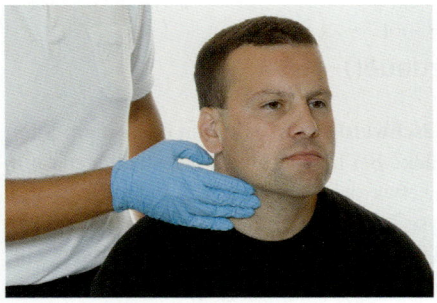
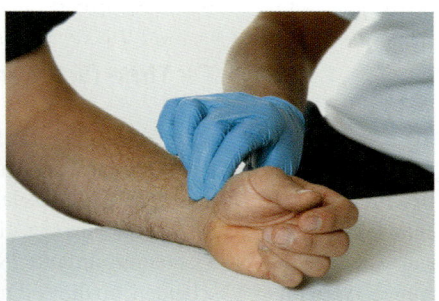

Abb. 17.10 a) Pulsmessung an der A. carotis, **b)** an der A. radialis [J747]

17.1 Strukturierte Patientenuntersuchung im Rettungsdienst

Tab. 17.5 Lokalisation von Arterien zur Pulstastung

Arterie	Lokalisation	Indikation
1. Zentrale Arterien		
A. carotis communis	Trigonum caroticum: zwischen Larynx und M. sternocleidomastoideus	• Kreislaufzentralisation (z. B. Schock) • Diagnose Kreislaufstillstand • Überwachung der Wirksamkeit von Thoraxkompressionen während CPR
A. femoralis	Leistenbeuge: schwer zu tasten, großflächig die Leistenbeuge abtasten	• Aortenaneurysma (Vergleich zwischen beiden Seiten) • Peripherer arterieller Verschluss, Hüftgelenksluxation, Schenkelhalsfraktur (Durchblutungskontrolle) • Überwachung der Wirksamkeit von Thoraxkompressionen während CPR • Punkt zum Abdrücken bei distalen arteriellen Blutungen der unteren Extremität
2. Periphere Arterien		
A. temporalis superficialis	Schläfenbein: über dem Ansatz der Ohrmuschel	Pulskontrolle bei Früh- und Neugeborenen
A. brachialis	Innenseite Oberarm: zwischen Mm. biceps und triceps brachii (Muskellücke)	• Pulskontrolle bei Säuglingen und Kleinkindern • Peripherer arterieller Verschluss, Schulterluxation, proximale Oberarmfraktur (Durchblutungskontrolle) • Punkt zum Abdrücken bei distalen arteriellen Blutungen der oberen Extremität
A. radialis	Distaler Unterarm: radiale Beugeseite der Handwurzel	• Standardlokalisation zur Pulskontrolle bei ansprechbaren Patienten (Frequenz, Rhythmus, Stärke) • Peripherer arterieller Verschluss, Ober-/Unterarmfraktur, Schulter-/Ellenbogenluxation, Handgelenkfraktur/-luxation (Durchblutungskontrolle)
A. poplitea	Kniekehle	peripherer arterieller Verschluss, Oberschenkelfraktur, Kniegelenk-/Patellaluxation, (Durchblutungskontrolle)
A. tibialis posterior	Oberes Sprunggelenk: dorsal des Malleolus medialis der Tibia	Peripherer arterieller Verschluss, Ober-/Unterschenkelfraktur, Kniegelenk-/Patellaluxation, Sprunggelenkluxation/-fraktur (Durchblutungskontrolle)
A. dorsalis pedis	Fußrücken: zwischen erstem und zweitem Mittelfußknochen	Peripherer arterieller Verschluss, Mittelfußfraktur, Sprunggelenkfraktur/-luxation (Durchblutungskontrolle)

ren arteriellen Drucks mit seiner wellenförmigen, durch die Kontraktion des Herzens und die Elastizität der Aorta hervorgerufenen Bewegung in den Gefäßen darstellt. Der zweite Wert wird als **diastolischer Wert** bezeichnet und ist der jeweils niedrigste messbare Wert des Blutdrucks.

Elektrokardiogramm (EKG)

Das EKG ist eine weitere Möglichkeit der Überwachung der Herzfunktion des Patienten. Die Ausrüstung von Rettungswagen mit EKG-Geräten ist heute Standard (Anwendung und Interpretation des EKG: ➤ Kap. 17.4.7 und ➤ Kap. 17.4.8).

Blutzuckerbestimmung

Die Bestimmung des Blutzuckers ist Pflicht bei jedem bewusstseinsgestörten Patienten. Außerdem sollte ein Blutzuckerwert immer dann bestimmt werden, wenn der Patient unter Stoffwechselstörungen oder an anderen Erkrankungen leidet, die einen Anstieg oder einen Abfall des Blutzuckers mit sich bringen können (Technik der Blutzuckerbestimmung ➤ Kap. 17.4.5). Mittlerweile hat sich die Ermittlung des Blutzuckerwerts als Standardmaßnahme durchgesetzt; er wird praktisch bei jedem Notfallpatienten im Laufe der Behandlung bestimmt.

Pulsoxymetrie und Kapnometrie

➤ Kap. 17.4.2 und ➤ Kap. 17.4.3

Temperaturmessung

Grundsätzlich wird zwischen **zentraler** und **peripherer Körpertemperatur** (Schalentemperatur) unterschieden. Im Rettungsdienst ist die Messung der zentralen oder auch Körperkerntemperatur wichtig. Von der Körperkerntemperatur hängt die Funktion der lebenswichtigen Organe entscheidend mit ab. Die Temperatur des gesunden Menschen schwankt zwischen 36,5 °C und 37,5 °C. Abweichungen davon werden nach der Schweizer Stadieneinteilung (➤ Tab. 42.1) kategorisiert.

Einteilung der **Hyperthermie** (Überwärmung):
- Subfebrile Temperatur: 37,5–37,7 °C
- Leichtes Fieber: 37,8–38,8 °C
- Hohes Fieber: 38,9–39,9 °C
- Sehr hohes Fieber: > 40,0 °C

Thermometer, die im Rettungsdienst Verwendung finden, sollten auf jeden Fall den Skalenbereich zwischen 26,0 und 42,0 °C abdecken. Es werden auch multifunktionale Monitore eingesetzt, mit denen direkt über zentrale Katheter oder eine Temperatursonde die Körpertemperatur kontinuierlich gemessen werden kann. Diese

Messmethoden sind genauer und zeigen schneller Veränderungen der Temperatur an.

17.1.8 Die 4 Hs und HITS

Die Leitlinien zur **Reanimation** sehen vor, dass nach den sog. **potenziell reversiblen Ursachen** oder anderen erschwerenden Faktoren, die eine spezifische Behandlung erfordern, gesucht wird. So ist z. B. ein Spannungspneumothorax ein Problem, das leicht behandelt werden kann, wenn er erkannt wird. Wenn jedoch nicht gezielt nach einem Pneumothorax gesucht und dieser auch nicht erkannt wird, sind die Überlebenschancen für den Patienten deutlich reduziert.

Die potenziell reversiblen Ursachen sind in zwei Gruppen zu jeweils vier Begriffen zusammengefasst: **4 Hs und HITS**. Genau genommen handelt es sich um etwas mehr als 4 Hs, denn die Elektrolytstörungen/metabolischen Entgleisungen beinhalten mehrere Möglichkeiten. Im ERC-Algorithmus (➤ Kap. 23.4) wird unten rechts die Abarbeitung der reversiblen Ursachen dargestellt.

Die 4 Hs

H – Hypoxie

Das Risiko einer **Hypoxie** sollte durch eine gute Beatmung unter Verwendung von 100 % Sauerstoff minimiert werden. Zudem ist darauf zu achten, ob sich der Brustkorb hebt und beidseitig Atemgeräusche auskultierbar sind. Techniken wie die endtidale CO_2-Messung sind insbesondere beim intubierten Patienten unverzichtbar und werden von den Leitlinien verlangt.

H – Hypovolämie

Zu den prognostisch sehr ungünstigen Rhythmen beim Kreislaufstillstand gehört die **pulslose elektrische Aktivität** (PEA), die z. B. durch eine **Hypovolämie** verursacht sein kann. Wenn es sich bei dem Betroffenen um einen Traumapatienten handelt, ist der V. a. eine Hypovolämie naheliegend, aber wenn die Ursache z. B. eine gastrointestinale Blutung oder ein rupturiertes Aortenaneurysma ist, liegt der Verdacht womöglich nicht so nahe. Der Patient sollte mit – vorzugsweise angewärmten – balancierten Vollelektrolytlösungen versorgt werden, zudem ist eine rasche chirurgische Blutstillung essenziell. Bei Traumapatienten müssen auch die anderen hier aufgeführten potenziell reversiblen Ursachen bedacht werden: Spannungspneumothorax oder Herzbeuteltamponade.

H – Hypo- und Hyperkaliämie, Hypokalzämie, Azidose und andere metabolische Entgleisungen

Im Rettungsdienst sind **Elektrolytstörungen** oder **pH-Wert-Entgleisungen** zumeist nicht bestimmbar, da das entsprechende Laborgerät (z. B. Gerät zur Blutgasanalyse – BGA) nicht verfügbar ist. Ausnahmen sind teilweise Intensivtransportwagen (ITW), die ein BGA-Gerät dabei haben und die wichtigsten Elektrolyte und den Säure-Basen-Status bestimmen können. Hinweise können aber bestimmte Medikamente, die der Patient einnimmt, oder Vorerkrankungen geben, z. B. eine Niereninsuffizienz oder Dialysepflichtigkeit.

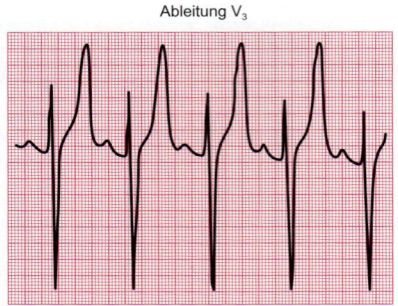

Abb. 17.11 EKG-Befund bei einer schweren Hyperkaliämie. Zu beachten sind die großen, spitzen T-Wellen. [E355]

Sofern noch vor Eintritt des Kreislaufstillstands ein 12-Kanal-EKG geschrieben werden konnte, kann dies diagnostische Hinweise liefern. So gibt es typische Veränderungen, die für eine Hyperkaliämie sprechen (große, spitze, zeltförmige T-Wellen – in mehr als einer Ableitung ist die T-Welle größer als die R-Zacke, ➤ Abb. 17.11).

H – Hypothermie

Definitionsgemäß ist eine Körperkerntemperatur < 35 °C eine Hypothermie. In die ERC-Leitlinien 2010 hat die **Schweizer Stadieneinteilung der Hypothermie** (➤ Tab. 42.1) Einzug gefunden. Diese stützt sich auf klinische Zeichen und entspricht der ungefähr zu erwartenden Körpertemperatur. Individuelle Abweichungen sind möglich.

HITS

H – Herzbeuteltamponade

Eine **Herzbeuteltamponade,** auch **Perikardtamponade** genannt, ist besonders bei Kreislaufstillstand schwierig zu diagnostizieren. Dies liegt daran, dass die typischen Zeichen (gestaute Halsvenen und niedriger Blutdruck) während des Kreislaufstillstands nicht beurteilt werden können. Allerdings gibt es verdächtige Umstände, etwa ein Kreislaufstillstand nach penetrierendem Thoraxtrauma (z. B. Messerstich, Schussverletzung) oder nach einem herzchirurgischen Eingriff.

I – Intoxikationen

In Deutschland kommen Medikamentenintoxikationen oft vor. Etwa 8 000 Menschen sterben daran jährlich. Das Spektrum der Substanzen ist groß, es reicht von Benzodiazepinen, β-Blockern, Opioiden (z. B. Heroin), Antidepressiva, Alkohol oder Paracetamol bis hin zu Kohlenmonoxid oder Rauchgasen. Nicht immer ist es einfach, eine **Intoxikation** zu erkennen. Falls verfügbar, sollten die entsprechenden **Gegenmittel** (Antidote) gegeben werden (z. B. Naloxon bei Opioidintoxikation); allerdings ist meist nur eine symptomatische Therapie möglich, also etwa eine Beatmung oder Kreislaufstabilisierung.

T – Thromboembolische Ursachen

Eine **thromboembolische** Ursache für einen Kreislaufstillstand ist eine massive Lungenarterienembolie (LAE). Nach den ERC-Leitlinien 2010 soll unverzüglich ein Thrombolytikum verabreicht werden, sofern der Verdacht besteht, dass eine Lungenembolie die Ursache für den Kreislaufstillstand ist. Hat man sich erst einmal entschieden, eine Fibrinolyse durchzuführen, sollte die Reanimation für mindestens 60–90 Minuten weitergeführt werden, bevor sie abgebrochen werden kann.

S – Spannungspneumothorax

Nach der S3-Leitlinie Polytrauma sollte die Verdachtsdiagnose **Spannungspneumothorax** (> Kap. 31.3.2) bei einseitig fehlendem Atemgeräusch bei der Auskultation der Lunge (nach Kontrolle der korrekten Tubuslage) und dem zusätzlichen Vorliegen von typischen Symptomen, insbesondere einer schweren respiratorischen Störung oder einer oberen Einflussstauung in Kombination mit einer arteriellen Hypotension, gestellt werden. Jedoch sind im Kreislaufstillstand ein Teil der Symptome nicht erhebbar, da der Patient keinen Kreislauf hat.

Ursache kann z. B. ein stumpfes oder penetrierendes Thoraxtrauma sein, aber auch ein zentralvenöser Punktionsversuch (insbesondere der V. subclavia). Wie bei der Hypovolämie angesprochen, kann ein **Spannungspneumothorax** ebenfalls primäre Ursache einer PEA sein.

Nach der S3-Leitlinie Polytrauma sollte die Entlastung eines Spannungspneumothorax durch eine Nadeldekompression erfolgen, gefolgt von einer chirurgischen Eröffnung des Pleuraspalts mit oder ohne Thoraxdrainage. Die Reanimation nach Trauma sollte nicht beendet werden, bevor der Thorax nicht dekomprimiert wurde, da diese Maßnahme einen entscheidenden Einfluss auf das Überleben haben kann.

17.1.9 DOPES

Ein weiteres Akronym, das bei der Behandlung von **beatmeten Patienten** Anwendung finden kann, ist DOPES. Ursprünglich wurde es für pädiatrische Patienten entwickelt, DOPES kann aber auch bei Erwachsenen angewendet werden. Die Idee ist, dass bei einer anhaltenden oder fortschreitenden Hypoxämie – trotz liegendem Endotrachealtubus – folgende Punkte zur Fehlersuche strukturiert abgearbeitet werden:

D – Dislokation des Tubus

Besteht eine **Dislokation?** Diese kann endobronchial, ösophageal oder pharyngeal sein. Eine kritische Phase, in der es leicht zur Dislokation des Tubus kommen kann, ist die Umlagerung eines Patienten. Insbesondere die **Kapnografie** ist ein ganz wesentliches Hilfsmittel, um eine Dislokation aus der Trachea zu erkennen. Im Zweifelsfall sollte mit dem Laryngoskop nachgesehen werden, ob der Tubus noch korrekt positioniert ist. Die **Auskultation** ist ein wichtiges Hilfsmittel, um einen zu tief liegenden Tubus zu erkennen.

> **MERKE**
> Die **Kapnografie** ist nicht nur wesentlich, um die korrekte Lage des Endotrachealtubus zu bestimmen. Vielmehr ist sie auch ein ganz entscheidendes und lebenswichtiges Überwachungsinstrument bei beatmeten Patienten. Daher muss die Kapnografie bei jedem beatmeten Patienten lückenlos angewandt werden!

O – Obstruktion des Tubus

Durch Sekrete oder Blut kann es zu einer partiellen oder kompletten **Verlegung** des Tubus bzw. Tracheostomas kommen. In diesem Fall muss der Patient abgesaugt werden. Auch kann eine Kompression oder ein Abknicken des Tubus vorliegen. In solchen Fällen macht sich das Beatmungsgerät i. d. R. durch einen plötzlichen Anstieg des Beatmungsdrucks bemerkbar. In der Praxis ist es oft hilfreich, mit einer sog. Gänsegurgel dafür zu sorgen, dass weniger Zugkräfte auf den Endotrachealtubus wirken. Bei pädiatrischen Patienten sollte allerdings bedacht werden, dass der Einsatz einer Gänsegurgel zu einer relevanten Totraumerhöhung führen kann.

> **MERKE**
> Zu jeder Beatmung gehört auch die kontinuierliche Beobachtung der **Beatmungsdrücke**. Es gibt verschiedene Ursachen, die zu einem Anstieg der Beatmungsdrücke (> 19.3.3) führen können. In jedem Fall muss umgehend nach den **Ursachen** gesucht werden. Es ist stets daran zu denken, dass bei einer druckkontrollierten Beatmung einige der infrage kommenden Ursachen für einen Druckanstieg verschleiert werden können. Es muss daher beobachtet werden, welche Atemhubvolumina (Tidalvolumen) mit dem jeweiligen Beatmungsdruck im Verlauf verabreicht werden.

P – Pneumothorax und andere pulmonale Störungen

Ein Pneumothorax (> Kap. 31.3.2) kann z. B. durch hohe Beatmungsdrücke, aber auch traumatisch oder spontan entstehen. Einiges zum Spannungspneumothorax wurde bereits weiter oben bei den „Hs" und „HITS" erwähnt.

Als pulmonale Ursache kann ein Bronchospasmus oder ein Lungenödem Beatmungsprobleme verursachen. Die Auskultation ist ein wichtiges Hilfsmittel, um einen Bronchospasmus oder ein Lungenödem zu erkennen. Auch die hier angesprochenen Probleme können sich in einer mehr oder weniger ausgeprägten Steigerung des Beatmungsdrucks bemerkbar machen.

E – Equipmentversagen

Ein Problem, das zum Ausfall des Beatmungsgeräts führen kann, ist der Ausfall der Sauerstoffversorgung. Dies kann auftreten, wenn die Sauerstoffflasche leer ist, oder weil im Bereich der Steckkupplung, zwischen Gerät und Gasversorgung, eine Diskonnektion vorliegt. Bei akkubetriebenen Geräten kann zudem der Akku leer sein. Abgeklemmte Beatmungsschläuche oder verklebte Ventile können ebenfalls Beatmungsprobleme hervorrufen. Wann immer Probleme auftreten, darf nicht zu viel Zeit mit der Fehlersuche vergeudet werden. In einem solchen Fall sollte der Patient schnellstens mit einem Handbeatmungsbeutel beatmet werden.

> **MERKE**
> Der **maschinell beatmete Patient** ist in potenzieller Lebensgefahr, wenn kein Handbeatmungsbeutel mitgeführt wird, um einen etwaigen Geräteausfall zu kompensieren.

S – Stomach (Magen)

Ein mit Luft gefüllter Magen, z. B. nach einer vorangegangenen Beutel-Masken-Beatmung, kann Ursache für ein Beatmungsproblem sein. Der Grund hierfür ist, dass ein mit Luft gefüllter Magen zu einem Zwerchfellhochstand führt, welcher wiederum die Dehnbarkeit der Lunge beeinträchtigt. Die Anlage einer Magensonde bei allen beatmeten Patienten kann empfohlen werden. Zusätzlich kann über die liegende Magensonde abgesaugt werden, um das Aspirationsrisiko zu reduzieren.

17.1.10 Fokussierte Untersuchung

Die **fokussierte** Untersuchung ist Bestandteil der körperlichen Untersuchung. Die körperliche Untersuchung kann je nach Situation umfassend sein oder aber rasch orientierend von Kopf bis Fuß durchgeführt werden. Die fokussierte Untersuchung rückt das **Leitsymptom** des Patienten in den Mittelpunkt. Bei einem Patienten mit Bauchschmerz bedeutet das z. B., dass die vier Quadranten des Bauches inspiziert, palpiert und auskultiert werden. Normalerweise ist der Bauch weich und nicht druckschmerzhaft. Ist der Bauch hingegen beim Abtasten bretthart, liegt wahrscheinlich eine lebensbedrohliche Situation vor. Wenn der Untersucher weiterreichende Kenntnisse hat, können auch spezielle Untersuchungen vorgenommen werden. Ein **Murphy-Zeichen** ist bei einem Patient mit Bauchschmerzen z. B. ein Hinweis auf Gallensteine oder eine Cholezystitis. Können die Bauchschmerzen hingegen nicht durch eine Palpation ausgelöst werden, kann dies auf Nierensteine oder einen Harnwegsinfekt hindeuten.

Zudem kann auch ein Herzinfarkt Beschwerden im Abdomen und Übelkeit hervorrufen. Dieses Beispiel zeigt, wie wichtig es ist, sich nicht voreilig auf eine Diagnose festzulegen, sondern den Patienten umfassend und strukturiert zu untersuchen sowie eine sorgfältige Anamnese zu erheben.

17.2 Grundsätzliches zur Patientenbeobachtung

Um die vorangegangene strukturierte Patientenuntersuchung auch fachgerecht durchführen zu können sind weitere Informationen notwendig. Diese werden in den folgenden Kapiteln vermittelt.

Unter Beobachtung versteht man die Fähigkeit, konkrete Wahrnehmungen mithilfe der Sinne bewusst zu erfassen. Beobachtet man, so wird die Qualität der bewussten Beobachtung merklich davon beeinflusst, wie sehr man in der Lage ist, seine Wahrnehmungsgabe zu objektivieren. Dies sollte fortlaufend geübt werden und stellt auch für den Erfahrenen im Rettungsdienst eine Herausforderung dar.

> **MERKE**
> Unter **Patientenbeobachtung** werden die möglichen systematischen Wahrnehmungen an einem kranken Menschen verstanden, die seinen körperlichen und seelischen Zustand im Augenblick und auf Dauer erkennen lassen.

Die Werkzeuge der Patientenbeobachtung sind die **Sinnesfunktionen** Sehen, Hören, Fühlen und Riechen. Genauso wie ein Handwerker lernt, mit bestimmten Werkzeugen umzugehen, können Einsatzkräfte im Rettungsdienst erlernen, problemorientiert zu hören, zu sehen, zu tasten und zu riechen. Mit den Augen können Veränderungen der Haut (z. B. eine Zyanose) wahrgenommen oder mit dem Tastsinn Veränderungen der Hautbeschaffenheit (z. B. Tumoren) des Patienten registriert werden. Die Stärke und Frequenz des Pulses lässt sich mit dem Tastsinn erfühlen und kann gezählt werden. Die Sinne zur Patientenbeobachtung lassen sich gut innerhalb konkreter Einsatzsituationen trainieren.

So kann man es sich z. B. bei internistischen Notfallpatienten zur Gewohnheit machen, die Lungen auszukultieren. Mit der Zeit wird man so lernen, Atemgeräusche zu unterscheiden und mit dem so erworbenen Zusatzwissen zu einer differenzierteren Einschätzung der Situation eines Notfallpatienten kommen.

17.2.1 Patientenzentriertes Handeln

Das patientenzentrierte Handeln sollte immer konzentriert, schematisch und frei von Vorurteilen durchgeführt werden. Es umfasst folgende Punkte, die immer wieder ablaufen:
- **Beobachtung:** Einschätzen der Situation und Annähern an den Notfallort
- **Interaktion:** Aufbau einer Beziehung zum Patienten
- **Aktives Zuhören:** Erkennen der verbalen und nonverbalen Botschaften
- **Fragen:** Fragen nach Hauptbeschwerden und wesentlichen Vorerkrankungen
- **Aktion:** Durchführung aller wesentlichen medizinischen und psychischen Maßnahmen
- **Dokumentation:** Erfassung aller relevanten Patientendaten in einem Einsatzprotokoll

Der Umgang mit Patienten sollte ehrlich und professionell sein, um möglicherweise bestehende Ängste abzubauen. Das Rettungsfachpersonal sollte immer konkret auf die jeweiligen Probleme des Patienten eingehen. Es ist in Notfallsituationen möglich, dem Patienten aktiv zuzuhören, auch wenn dies vom Rettungsteam Geduld erfordert. Der Aspekt des Zeitdrucks sollte im Umgang mit Patienten nicht überstrapaziert werden.

Abhängig von der vorgefundenen Notfallsituation kann es sehr wertvoll für die Beziehung zum Patienten sein, Vertrauenspersonen miteinzubeziehen. Gerade bei Kindernotfällen ist dies unumgänglich.

Der Gesprächsabschluss sollte von allen Beteiligten als positiv erlebt werden.

Aktives Zuhören

Das aktive Zuhören als ein wesentlicher Punkt des patientenzentrierten Handelns sollte mit einer angemessenen Begrüßung des Patienten und der Anwesenden beginnen. Die Gesprächsdistanz zum Patienten sollte räumlich verkürzt werden, um nicht unnötig laut reden zu müssen und die Privatsphäre des Patienten zu wahren. Das Gespräch soll nach Möglichkeit nicht „von oben herab" geführt werden, sondern das Rettungsfachpersonal sollte sich mit dem Patienten auf einer Ebene befinden, z. B. kniend bei einem liegenden Patienten.

Der Körperkontakt ist vorsichtig, die Grenzen beachtend, zu dosieren (z. B. Hand halten, in den Arm nehmen). Dabei sind jedoch mögliche Aversionen zu berücksichtigen.

Während des Gesprächs ist der Blickkontakt zu halten und das Gespräch in einer verständlichen Sprache mit freundlichem Tonfall zu führen. Eine sprachliche Wiederholung des Verstandenen soll dem Patienten demonstrieren, dass ihm aktiv zugehört wird, und verschafft sowohl dem Rettungsfachpersonal als auch dem Patienten einen Überblick über das Gespräch.

> **MERKE**
> Es ist nicht Aufgabe des Patienten, die Welt des Rettungsdienstes zu verstehen, sondern es ist Aufgabe des Rettungsdienstes, das Erleben des Patienten in seinem Umfeld zu verstehen.

Daher sollten keine großen Erwartungen an den Patienten gestellt werden; bohrende und zwingende Fragen sowie wertende Äußerungen sind zu vermeiden.

Die Versorgung von Notfallpatienten ist für das Rettungsfachpersonal mit Stress verbunden. Emotionen und Gedanken nach dem Einsatz sollten nicht einfach ignoriert werden. Ein Einsatznachgespräch mit allen am Einsatz Beteiligten sollte selbstverständlich sein. Dabei ist es für die Teamarbeit entscheidend, auch über positive und negative Gefühle zu sprechen, um z. B. der Gefahr des Burn-out-Syndroms vorzubeugen.

17.2.2 Spezielle Aspekte zur Beobachtung von Patienten im Rettungsdienst

In diesem Kapitel sollen die Kriterien der differenzierten Beobachtung des Notfallpatienten, die möglichen Veränderungen einzelner Körperregionen und Körperfunktionen, die das Fundament der strukturierten Patientenuntersuchung darstellen, näher erläutert werden.

Bewusstsein

Das Bewusstsein gibt den **Wachheitsgrad (Vigilanz)** eines Menschen an. **Bewusstseinsklare** Patienten sind ansprechbar, wach, zur eigenen Person, zu Ort und Zeit orientiert, und ihre Gedanken folgen formal-logischen Denkabläufen. **Bewusstseinsgestörte** dagegen sind gekennzeichnet durch eine Benommenheit bis zum Koma mit Ausfall der Schutzreflexe (➤ Kap. 33.1). Der Übergang vom Bewusstsein zur Bewusstlosigkeit (z. B. Koma als schwerste Form der Bewusstseinsstörung) ist dabei fließend. Häufig sind die einzelnen Schweregrade der Bewusstseinsstörung nur schwer voneinander abzugrenzen, wobei der jeweilige Schweregrad für die Anwendung von Basismaßnahmen zum Schutz der Vitalfunktionen unerheblich ist.

So wird ein bewusstseinsgestörter Patient i. d. R. in die stabile Seitenlage gebracht, sofern die Vitalfunktionen Atmung und Kreislauf nicht gegen diese Basismaßnahme sprechen.

Da sich eine Bewusstseinsstörung aber auch verschlimmern kann, ist der entscheidende Faktor zur Beurteilung des Bewusstseins die **Verlaufsbeobachtung** des Patienten.

Für die verständliche Dokumentation einer Verlaufsbeobachtung des Bewusstseinszustands wird die **Glasgow Coma Scale** (GCS) angewendet (➤ Tab. 33.1). Sie ist eine in der Notfallmedizin bekannte Methode zur Verlaufsbeobachtung des Bewusstseins und dient der unmissverständlichen Kommunikation zwischen den jeweiligen medizinischen Versorgungsbereichen.

Der **Wachheitsgrad** des Patienten wird durch Ansprechen und Berührung des Patienten überprüft. Ist der Patient so nicht erweckbar, muss zur Abgrenzung der Bewusstseinstiefe ein Schmerzreiz gesetzt werden. Je nach Reaktion des Patienten (gezielt/ungezielt) wird nun der Wachheitsgrad des Patienten in die Glasgow Coma Scale eingetragen.

Sollte der Patient aber ansprechbar sein, so orientiert man sich über die **Qualität der Wachheit.** Hierzu werden dem Patienten verschiedene Fragen zur Person, Uhrzeit etc. gestellt. Die möglichen Antworten können dann klar, verwirrt, desorientiert (räumlich/zeitlich) oder gar unverständlich („Wortsalat") sein. Durch zusätzliche Untersuchungen (Reflexprüfung, Pupillenkontrolle, BZ-Sticks, Ganzkörperinspektion etc.) gelingt es, die Gesamtsituation der Bewusstseinslage des Patienten einzuschätzen.

Atmung

Die regelrechte Atmung (**Eupnoe**) ist der ungestörte Gasaustausch zwischen Lunge und Blut und aller mit diesem Vorgang verbundenen physiologischen Vorgänge.

Eine normale Atmung ist äußerlich erkennbar durch Brustkorb- und Atembewegungen, ein sich zyklisch wiederholender Vorgang von Inspiration und Exspiration. Wenn Brustkorbbewegungen sichtbar und ein Atemgeräusch hörbar sind, kann die Atemfunktion anhand folgender Parameter sicher beurteilt werden:

- Atemfrequenz
- Atemtiefe

Tab. 17.6 Atemfrequenzen in Ruhe in unterschiedlichen Lebensaltern

Alter	Atemzüge pro Minute
Neugeborenes	40
Säugling	35
Kleinkind	30
Schulkind	20
Erwachsener	12

- Atembewegungen
- Farbe von Haut und Schleimhaut
- Auskultation des Thorax und Atemgeräusch
- Pulsoxymetrie

Die physiologischen Werte der **Atemfrequenz** sind innerhalb der verschiedenen Altersstufen unterschiedlich (➤ Tab. 17.6). Werte oberhalb der jeweiligen Frequenzen nennt man Tachypnoe, solche unterhalb dieser Werte Bradypnoe. Die Atemfrequenz wird bestimmt, indem die Atemexkursionen eine Minute lang gezählt werden.

Ausgehend von den möglichen Ursachen einer **Tachypnoe** unterscheidet man eine sog. physiologische und eine pathologische Tachypnoe. Ursachen, die physiologisch zu einer Anhebung der Atemfrequenz führen, sind Erregung, Angst, Anstrengung, Aufenthalt in großen Höhen (z. B. Gebirge). Pathologisch ist die Atemfrequenz erhöht bei Schonatmung (Hecheln), Azidose und Fieber.

Zu einer physiologischen Abnahme der Atemfrequenz (**Bradypnoe**) kann es in Ruhe, z. B. im Schlaf, kommen. Die Atemfrequenz ist pathologisch vermindert bei tiefer Bewusstlosigkeit, SHT und Intoxikationen (z. B. mit Opiaten).

Bei der **Atemtiefe** wird die tiefe (großes Atemzugvolumen) von einer flachen (kleines Atemzugvolumen) Atmung unterschieden. Ein Patient mit starken Schmerzen im Bauchraum (abdomineller Schmerz) wird z. B. versuchen, diesen nicht noch durch tiefe Atembewegungen zu verstärken und daher möglichst flach atmen. Das Atemzugvolumen solch einer Atmung ist deutlich verringert. Bei einer tiefen Atmung ist das Atemzugvolumen vergrößert; dies ist bei Zuständen der Übersäuerung des Organismus der Fall.

Ein weiteres Beobachtungsmerkmal ist die **Atembewegung,** die in Inspirationsbewegung und Exspirationsbewegung unterteilt wird.

Die Inspiration und Exspiration stehen in einem physiologischen Verhältnis zueinander. Unter normalen Bedingungen ist dieses ca. 1 : 1,7. Die Exspiration dauert also ca. 1,7-mal so lange wie die Inspiration. Bei einem Asthmaanfall ist die Exspiration deutlich verlängert; das Verhältnis kann sich auf 1 : 2,5 und mehr vergrößern.

Die Atembewegung sollte gleichseitig und gleichzeitig im Vergleich von linker und rechter Thoraxhälfte sein.

Auch die **Farbe** von Haut und Schleimhaut wird als Kriterium der Beurteilung der Atemfunktion herangezogen. Die bläuliche Verfärbung von Lippen und Mundschleimhaut (Zyanose) deutet auf eine verminderte Sauerstoffsättigung des Blutes hin. Bei einer zentralen Zyanose sinkt die Sauerstoffsättigung (SpO_2) auf unter 85 % ab.

Als Hilfsmittel bei der Beurteilung der Atmung wird das Stethoskop eingesetzt und der Thorax im Seitenvergleich orientierend an sechs Punkten abgehört: Lungenspitze (apikal), Thoraxmitte und Lungenbasis. Bei bestimmten Erkrankungen ist schon von Weitem auch ohne Stethoskop ein recht deutliches **Atemgeräusch** zu vernehmen. Beim Lungenödem z. B. hört man häufig schon beim Betreten der Wohnung ein deutlich brodelndes Atemgeräusch. Differenziert wird hier in trockene (Giemen, Brummen, Pfeifen) und feuchte (feinblasiges und grobblasiges Rasseln, Knistern) pathologische Atemgeräusche.

Komplettiert wird die Beurteilung der Atemfunktion durch ein apparatives Monitoring. Weiterführende Angaben zu Störungen der Atmung finden sich in ➤ Kap. 28.1, zur Sauerstoffsättigung mittels **Pulsoxymetrie** ➤ Kap. 17.4.2.

Herz-Kreislauf

Die Kreislauffunktion ist abhängig vom Herzschlag und der Zirkulation des Blutes in den Gefäßen. Die Herz-Kreislauf-Funktion wird durch
- Palpation des Pulses,
- Messung der Herzfrequenz,
- Messung des Blutdrucks,
- Beurteilung der Durchblutung von Haut und Schleimhaut und der
- EKG-Ableitung

erfasst.

Bei der **Palpation des Pulses** gibt es mehrere zu beurteilende Faktoren, die direkte, aber auch indirekte Rückschlüsse auf die Kreislaufsituation des Patienten zulassen: Frequenz, Qualität und Rhythmus. Wichtig bei der Beurteilung und Ertastung des Pulses ist die Einschätzung der **Pulsqualität.** Darunter versteht man ebenso die Härte eines Pulses wie auch dessen Füllung. Die normale Pulswelle der A. radialis ist deutlich zu tasten und weich.

Ein weiterer Parameter bei der Beurteilung des Pulses ist der **Rhythmus.** Dieser kann rhythmisch oder arrhythmisch sein.

Ein wichtiger, für das Rettungsfachpersonal schnell zu ermittelnder Parameter ist die **Pulsfrequenz** (Normwerte ➤ Tab. 17.4). Die Pulsfrequenz wird durch Palpation der A. radialis am Handgelenk oder der A. carotis am Hals und Zählung der Pulswellen für 15 Sekunden, multipliziert mit vier auf eine Minute, ermittelt. Wenn es die Zeit erlaubt, kann die Frequenz auch über eine Minute ausgezählt werden.

Weitere Lokalisationen, an denen der Puls getastet werden kann, sind die A. temporalis, A. brachialis, A. femoralis, A. poplitea, A. dorsalis pedis und A. tibialis posterior. Die Frequenz kann erhöht (Tachykardie) oder verringert (Bradykardie) sein.

Die **Herzfrequenz** wird durch Ableitung eines **Elektrokardiogramms** (➤ Kap. 17.4.7) ermittelt. So muss die Herzfrequenz (HF) immer im Zusammenhang mit der Gesamtsituation des Patienten beurteilt werden. Bei Sportlern beträgt die Ruhefrequenz häufig nur um 50/Min. und weniger; hierbei handelt es sich um eine physiologische Bradykardie.

Mögliche pathologische Ursachen für eine **Bradykardie** können Störungen im Reizleitungssystem, erhöhter Hirndruck und Intoxikationen sein.

Von einer physiologischen **Tachykardie** hingegen spricht man bei Aufregung, Angst und Erregung. Pathologisch findet man eine erhöhte Herzfrequenz bei Fieber und Schilddrüsenüberfunktion.

Der **Blutdruck** ist die treibende Kraft für den Blutfluss in den Gefäßen. Der Blutdruck wird nach Riva Rocci (RR) gemessen (➤ Kap. 17.4.1). Ein physiologischer Blutdruck wird als normoton bezeichnet und beträgt bei Erwachsenen 120/80 mmHg.

Eine **Hypotonie** ist bei Erwachsenen das Absinken des systolischen Blutdrucks unter 100 mmHg. **Hypertonie** (nach WHO-Kriterien) bezeichnet bei Erwachsenen einen systolischen Blutdruck über 140 mmHg oder einen diastolischen Blutdruck von mehr als 90 mmHg.

Die Prüfung der **Durchblutung** von Haut und Schleimhaut erfolgt an den Fingern und Zehen (Akren), der Mundschleimhaut und der Bindehaut des Auges. Die Haut sollte auch in den herzfernen Akren rosig, elastisch, warm und gut durchblutet sein, ebenso wie Mundschleimhaut und Konjunktiva. An den Zehen und Fingern kann die **Nagelbettprobe** durchgeführt werden, die eine Aussage über die kapilläre Füllung und den Blutdruck erlaubt. Dazu wird ein Fingernagel gegen das Nagelbett gedrückt, bis es blutleer (hellrot bis weiß) wird; sobald der Druck nachlässt, sollte sich das Nagelbett sofort wieder rot färben.

Abschließend gehört die Ableitung eines mehrkanaligen **Elektrokardiogramms** (➤ Kap. 17.4.7) in den Untersuchungsgang zur Herz-Kreislauf-Funktion. Weiterführende Angaben zu Störungen der Herz-Kreislauf-Funktion finden sich in ➤ Kap. 27.1.

Haut

Das Besondere bei der Beobachtung der Haut ist die Möglichkeit, bestimmte Veränderungen sofort bei Eintreffen am Notfallort wahrzunehmen. Gerade die Haut ist ein Organ, welches viel über den Patientenzustand aussagen kann. Eine komplette Beurteilung der Haut setzt sich aus den Aspekten
- Hautfarbe,
- Hauttemperatur,
- Feuchtigkeitsgehalt,
- Schweißabsonderung,
- Hautdurchblutung,
- Elastizität (Turgor) und
- Oberflächenbeschaffenheit (Verletzungen etc.)

zusammen.

Erstes sichtbares Merkmal bei der Hautbeobachtung ist die **Hautfarbe.** Die Haut ist bei hellhäutigen Menschen je nach Sonnenexposition weiß, rötlich oder braun gefärbt. In die Haut eingelagert finden sich Pigmentflecke (Sommersprossen, Leberflecke).

Beim Ertasten der Haut lassen sich zwei Merkmale registrieren, die **Hauttemperatur** und, damit eng verbunden, der **Feuchtigkeitsgehalt** der Haut. Die Haut fühlt sich normalerweise warm und trocken an, es findet keine übermäßige **Schweißabsonderung** außer in den Hautfalten (Leistenbeuge, Achsel) statt. Die Haut sollte sich überall gleich anfühlen, was auf eine gleichmäßige **Hautdurchblutung** schließen lässt. Bei einem Patienten im Schockzustand lässt sich eine kalte und feuchte Haut erfühlen. Durch die Zentralisation im Schockgeschehen kommt es in der Kreislaufperipherie zu einer Drosselung der Durchblutung; die feuchte Haut wird daher nicht erwärmt. Dies führt zu einer Verdunstung und Abkühlung der Hautoberfläche (Transpirationskälte).

Unter **Hautturgor** wird der Spannungszustand der Haut verstanden. Hebt man eine kleine Hautfalte an, z. B. am Handrücken, so ist es möglich, den „Flüssigkeitszustand" des Organismus an der Verschieblichkeit der Haut zu beurteilen. Physiologischerweise sinkt mit zunehmendem Alter der Hautturgor ab. Man wird daher v. a. bei älteren Patienten die Spannungsabnahme der Haut beobachten können. Besonders ältere Menschen und Säuglinge leiden unter Flüssigkeitsverschiebungen. Darum ist bei diesen Patienten ein bewusstes Beobachten des Hautturgors sehr wichtig.

Weitere Auffälligkeiten der Haut sind sichtbare Verletzungen, Blutergüsse (Hämatome), Kratzspuren und Narben.

Augen

Die Beurteilung eines pathologischen Befunds am Auge setzt die Kenntnis der anatomischen Strukturen und des Normalbefunds voraus. Jeder Notfallsanitäter sollte sich die Mühe machen, einmal das Auge eines Kollegen systematisch zu untersuchen. Während der Untersuchung hilft der Gebrauch einer Taschenlampe mit möglichst engem Strahlengang. Bei der Verletzung eines Auges kann der Vergleich beider Augen wichtige Hinweise auf pathologische Veränderungen geben.

Die Untersuchung wird im Seitenvergleich durchgeführt, beginnt mit der **Inspektion beider Augen** und wendet sich dann den einzelnen zugänglichen Strukturen gesondert zu. Das **Sehvermögen** des Patienten wird grob beurteilt. Dabei sollte jeweils ein Auge abgedeckt sein. Bei einer vorliegenden Augenverletzung sollte ein möglicher Sehverlust erkannt werden. An den **Augenlidern** lassen sich Form (Schwellung), Farbe (Rötung), Stellung (Herabhängen, Einriss) und intakter Lidschluss untersuchen. Beim **Augapfel** werden die Stellung (Vordrängung, Zurücksinken), Bewegungseinschränkung und der Augendruck getestet. Große Druckunterschiede zwischen beiden Augen lassen sich mit sanft auf dem Oberlid „wippenden" Zeige- und Mittelfinger ermitteln. Die **Bindehaut** sollte feucht und glänzend aussehen. Sie wird auf Rötung, Unterblutung und Verletzungen überprüft. Die Hornhaut ist im Normalfall glatt, klar und spiegelnd (Licht und Gegenstände spiegeln sich mit scharfen Konturen). Bei der **Pupille** werden die Form (Verziehung, Seitengleichheit) und die Reaktion auf Licht geprüft (➤ Abb. 17.12). Die Pupillengröße variiert in fünf Stufen von sehr eng über eng, normal und weit bis sehr weit. Bei der Lichtreaktion werden die direkte Reaktion einer Pupille auf Licht und die Mitreaktion der anderen Seite (konsensuell) getestet. In beiden Fällen sollte es zu einer Verengung der Pupille kommen.

Eine detailliertere Untersuchung des Vorderabschnitts und des Augenhintergrunds kann nur mit speziellen Geräten wie Augenspiegel, Spaltlampe, indirektem Ophthalmoskop oder Tonometer (zur Messung des Augendrucks) durchgeführt werden.

> **PRAXISTIPP**
> Um grob beurteilen zu können, ob ein Auge betroffen ist, hat sich die einfache Untersuchungstrias Tränenfluss, verengte Lidspalte und Rötung bewährt.

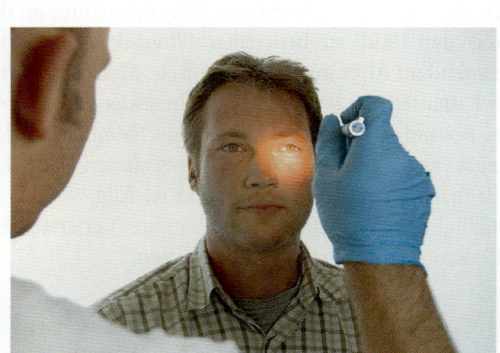
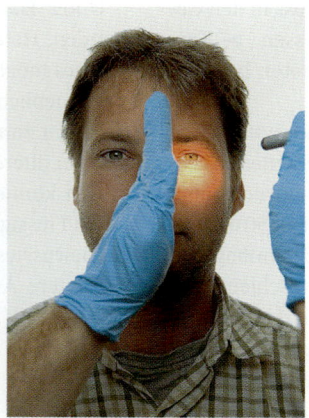

a) Pupillenreaktion: direkter Lichtreflex
b) Pupillenreaktion: konsensueller Lichtreflex

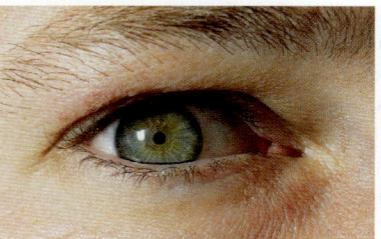
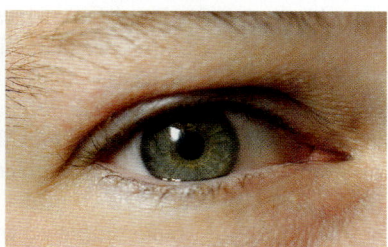

c) Pupillenweite eng
d) Pupillenweite mittel

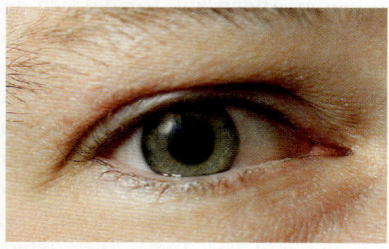
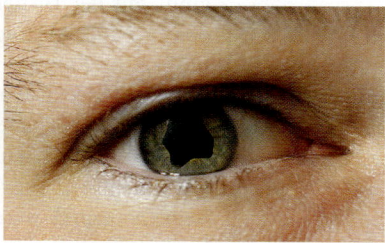

e) Pupillenweite weit
f) Pupillenweite entrundet

Abb. 17.12 Inspektion der Pupillen und mögliche Befunde [J747]

Diese Symptome treten bei allen Affektionen des Augenvorderabschnitts in verschieden starker Ausprägung auf. Andere Notfälle, z. B. der plötzliche Sehverlust, verlaufen hingegen ohne Beteiligung des vorderen Augenabschnitts. Lider, Bindehaut und Hornhaut sind dann symptomlos, allenfalls liegt eine Störung der Pupillenreaktion vor.

Andere zu beachtende Auffälligkeiten der Augen sind Kontaktlinsen, Glasaugen und der Nystagmus (Augenzittern), ein rhythmisch schnell aufeinanderfolgendes Zucken der Bulbi.

Ausscheidungen

Charakteristische Beobachtungen bei den Ausscheidungen sind Erbrechen, Stuhl- und Urinabgang.

Erbrechen (Emesis)

Erbrechen und die häufig vorausgehende Übelkeit sind eher unspezifische Symptome, die auf eine Vielzahl möglicher Erkrankungen hinweisen können.

Das Brechzentrum im Gehirn wird durch verschiedene Reize (Gifte, Hirndruck etc.) aktiviert und löst eine Kontraktion der Bauch- und Magenmuskulatur aus. Die Folge ist das Hervorwürgen von Mageninhalt. Entscheidend für den Rettungsdienst ist die Beschaffenheit des Erbrochenen. Dabei kann es sich um angedaute Speisereste, Frischblut, Altblut, Flüssigkeit oder Tabletten u. Ä. handeln. Das Erbrechen von Blut wird als **Hämatemesis** bezeichnet.

Es sollte in Zweifelsfällen darauf geachtet werden, Proben des Erbrochenen (Asservate) mitzunehmen.

Bei älteren Patienten wie auch bei Säuglingen und Kleinkindern kann ein massives oder häufiges Erbrechen zu einem hypovolämischen Schock oder einer Elektrolytentgleisung führen. Es sollten daher bei der Beobachtung des Erbrochenen folgende Fragen gestellt werden:
- „Wie viel?"
- „Wie oft?"
- „Welche Farbe?"

Bei Patienten mit chronisch blutenden Magenulzera wird **„Kaffeesatzerbrechen"** beobachtet. Dabei handelt es sich um angedautes, geronnenes Blut, das durch die Magensäure entsprechend verändert ist.

Neben der Gefahr des hypovolämischen Schocks bei massivem Erbrechen und der Störung im Säure-, Basen- sowie Wasser- und Elektrolythaushalt entsteht eine besondere Gefährdung für die Patienten durch die **Aspirationsgefahr.** Für jeden Patienten sollte eine Brechschale mit Zellstoff sicherheitshalber griffbereit im RTW bereitstehen. Da bei schwallartigem Erbrechen das Erbrochene einige Liter betragen kann, sollte für solche Fälle ein größeres Gefäß vorhanden sein.

Stuhl (Fäzes)

Die Stuhlentleerung ist ein willkürlich steuerbarer Vorgang. Bei unwillkürlichem Stuhlabgang wird von **Stuhlinkontinenz** gesprochen.

Normaler Stuhl ist braun gefärbt (Abbauprodukt des Bilirubins) und geformt. Fäzes kann flüssig, z. B. bei **Durchfällen** (Diarrhö), und in der Farbe verändert sein. Ein chronisch blutendes Geschwür im Bereich des Gastrointestinaltrakts führt neben dem oben genannten „Kaffeesatzerbrechen" dazu, dass der Patient schwarzen Stuhl abführt (**Teerstuhl**). Ursache für schwarzen Stuhl kann in Ausnahmefällen auch die Einnahme von Eisenpräparaten sein. Deshalb sollte der Patienten in der Anamnese immer nach der zurzeit eingenommenen Medikation befragt werden. Ebenso wie durch den Flüssigkeitsverlust bei Erbrechen kann es durch lang andauernde Durchfälle zu bedrohlichen Kreislaufstörungen bis hin zum hypovolämischen Schock kommen.

Pankreaserkrankungen können zu einem fettartig glänzenden Stuhl (**Steatorrhöe**) führen und Lebererkrankungen den Stuhl entfärben (**acholischer Stuhl**).

Bei Patienten nach Operationen am Darm kann im Bereich des Abdomens ein künstlicher Darmausgang (Anus praeter naturalis), mit einem Kunststoffbeutel bedeckt, beobachtet werden.

Urin

Die Harnentleerung (Miktion) ist ebenfalls willkürlich gesteuert. Bei unwillkürlichem Harnabgang wird von **Urininkontinenz** gesprochen.

Normaler Urin ist gelblich und kann bei großen Mengen farblos oder bei Lebererkrankungen bierbraun werden. Für länger andauernde Verlegungsfahrten intensivpflichtiger Patienten kann die Beobachtung und die Beurteilung der Urinausscheidung wichtig sein. Scheidet der Patient insgesamt wenig Urin aus, so wird der Urin konzentrierter. Er ist damit auch kräftiger gefärbt und riecht intensiver. Durch Eiweißbeimengungen bei Harnwegserkrankungen wird der Urin trübe und schaumig.

Gesichtsausdruck

Der Gesichtsausdruck des Menschen ist ein nonverbales Kommunikationsmittel. Der Gebrauch der mimischen Muskulatur erfolgt oft unbewusst. Der Mensch verleiht mit der Mimik den direkten Gefühlsempfindungen Ausdruck nach außen. Es ist grundsätzlich zwischen physiologischen und pathologischen Veränderungen des Gesichtsausdrucks und der Mimik zu unterscheiden.

Typische **pathologische Veränderungen,** die mit einem Wechsel der Mimik einhergehen, sind:
- Greisengesicht bei Kleinkindern mit schweren Störungen im Magen-Darm-Trakt
- Maskengesicht/-ausdruck bei Morbus Parkinson
- Starrer Gesichtsausdruck mit dem sog. tetanischen Lächeln bei Tetanus
- Verfallenes Aussehen bei auszehrenden Erkrankungen und kurz vor Eintritt des Todes
- (Voll-)Mondgesicht beim Cushing-Syndrom und bei langer Einnahme von Steroiden (zusätzlich Ausbildung von Stammfettsucht)
- Kinder mit schweren Erkrankungen und tief liegenden, geränderten (halonierten) Augen
- Herabhängende Mundwinkel bei Ausfall des N. facialis (Apoplektiker)
- Verzerrter und angespannter Ausdruck bei starken Schmerzen

Mundhöhle

Ein schlechtes Sichtverhältnis bei einer Inspektion der Mundhöhle muss durch den Einsatz einer Taschenlampe verbessert werden. Eine Blaufärbung des Rachenbereichs oder auch der Sublingualregion kann gerade bei farbigen Patienten die einzige Stelle sein, an der eine **Zyanose** früh zu erkennen ist.

Bei der Beobachtung des Rachenbereichs kann, insbesondere bei verletzten Patienten, ein **Hämatom** der Rachenhinterwand auffallen. Dieses Hämatom ist ein mögliches Anzeichen für das Vorliegen einer Halswirbelsäulenfraktur. Da diese während der Erstuntersuchung häufig unentdeckt bleibt, sollte das Rettungsfachpersonal spätestens bei der kompletten Notfalluntersuchung auch den Rachenraum inspizieren. Bei unklarer Bewusstlosigkeit kann die Suche nach einem **Zungenbiss** hilfreich und wegweisend für die Diagnose Krampfanfall sein.

Ein **Brennen** im Mund-Rachen-Bereich sowie ein verfärbtes Sputum weisen auf die Einnahme toxischer Substanzen hin.

Unspezifische **Rötungen** und weiße **Beläge** im Mund-Rachen-Bereich sind Anzeichen von Entzündungen oder Pilzbefall. Diese können auf einen reduzierten Immunstatus hinweisen.

Bei Säuglingen können **trockene Schleimhäute** auf eine bedrohliche bzw. drohende Dehydratation hinweisen.

Blutungen müssen ernst genommen werden, denn sie stellen eine potenzielle Aspirationsgefahr dar.

Nase und Ohren

Die **Nase** wird auf ihre äußerliche Unversehrtheit überprüft. Dabei sollte auf einen geraden Nasenrücken geachtet werden. Ferner sollte geprüft werden, ob eine freie **Nasenatmung** möglich ist. Sollte dies nicht möglich sein, kann dies ein Zeichen für Schwellungen sein.

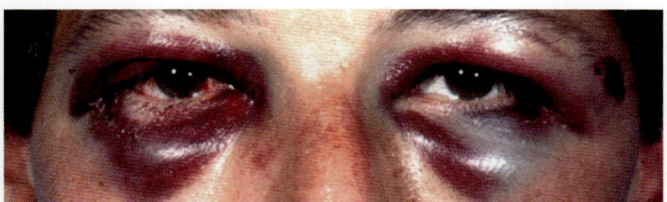

Abb. 17.13 Patient mit Brillenhämatom nach einer zentralen Mittelgesichtsfraktur [M117]

Stärkere **Blutungen** aus der Nase bei der hypertensiven Krise können durchaus lebensbedrohlich sein (➤ Kap. 38.1.1). Besonders gefährdet sind Patienten, die gleichzeitig unter einer Blutungsneigung leiden, z. B. Patienten, die Cumarinderivate (Marcumar®) oder Heparin einnehmen, Patienten mit Erkrankungen des Blutes (Leukämie, Anämie), Lebererkrankungen u. a. Beim Tauchunfall kann das Auftreten von Blutungen aus der Nase ein Anzeichen für die Caisson-Krankheit (➤ Kap. 43.1.4) sein.

Bei Säuglingen ist das „Nasenflügeln", ein hektisches **Aufblähen der Nasenflügel** während der Atmung, Ausdruck einer ausgeprägten Atemnot.

Das **Ohr** wird im Seitenvergleich untersucht. Es werden das äußere Ohr und, so weit einsehbar, der Gehörgang betrachtet. Bei Schädelbasisfrakturen findet man eventuell eine **Rhinoliquorrhö** (Austritt von Liquor aus der Nase) oder **Otoliquorrhö** (Austritt von Liquor aus dem Ohr). Das **Battle-Zeichen** ist ein durch die Fraktur der Schädelbasis auftretendes Hämatom in der Region hinter dem Ohr (retroaurikulär). Dieses Hämatom weist, wie auch das **Brillen-** und das **Monokelhämatom** (periorbitales Hämatom, ➤ Abb. 17.13), auf eine Schädelbasisfraktur hin. Häufig kommt es beim SHT auch zu einem Verlust der Riechfähigkeit. Dieser Zustand wird als **Anosmie** bezeichnet.

Ein **Hörverlust** kann Anzeichen für das Vorliegen eines Hörsturzes sein. Dieser geht meist mit weiteren vegetativen Symptomen einher (z. B. Schwindel, Übelkeit, Erbrechen u. a.). Eine Hörminderung kann aber auch bei Schädel-Hirn- oder Halswirbelsäulenverletzungen auftreten.

Blutungen aus dem Ohr oder der Nase sind bei traumatisierten Patienten meist ein Zeichen für ein Schädel-Hirn-Trauma. Bei Tauchunfällen sind Blutungen aus dem Ohr Anzeichen für ein Zerreißen des Trommelfells durch Druckeinwirkung (➤ Kap. 43.1).

Schmerz

Es gibt zwei unterschiedliche Schmerzqualitäten. Die Wahrnehmung von **Organ-** oder **Eingeweideschmerz (viszeraler Schmerz)** ist dumpf und diffus; eine genaue Lokalisation kann manchmal schwierig sein. Eine besondere Form des Organschmerzes sind krampfartige Kontraktionen der glatten Muskulatur, die Kolik. Dieser Schmerz besteht z. B. bei Gallenkolik oder Harnleiterkolik.

Der **Knochenschmerz (somatischer Schmerz)** kann sehr genau dem betroffenen Gebiet (Muskel, Knochen oder Gelenk) zugeordnet werden.

Wenn ein Patient über Schmerzen klagt, ist es für die weitere Abklärung wichtig zu erfragen, seit wann der Schmerz besteht, die Lokalisation sowie die Art des Schmerzes (stechend, wellenförmig, brennend und krampfartig) und bei welcher Gelegenheit er bemerkt wurde.

Es sollte darüber hinaus erfragt werden, ob und mit welchem Erfolg der Patient schon etwas zur Schmerzlinderung unternommen hat.

Der Schmerz ist eine natürliche Reaktion des Organismus auf einen verletzenden Reiz. Die Wahrnehmung des Schmerzes stellt eine wichtige Schutzeinrichtung des Körpers dar. Fehlt die Fähigkeit, den Schmerz wahrzunehmen, kann es zu erheblichen Schäden im Organismus kommen, da Verletzungen dann nicht bemerkt werden. Ein Beispiel hierfür sind die bei chronisch Alkoholkranken entstehenden Schäden peripherer Nerven (Polyneuropathie), die zu einem vollständigen Verlust der **Schmerzwahrnehmung**, z. B. im Bereich der unteren Extremitäten, führen können. Der Patient kann dann ein Erfrieren oder Verbrennen seiner Füße nicht oder zu spät bemerken.

Schmerz kann aber auch unerträglich werden. Er kann bei chronischen Erkrankungen über Jahre erlebt zu einem „zerfressenden" Schmerz werden, der manchmal zu einer deutlich erhöhten Suizidbereitschaft des Patienten führt.

Bei der **Schmerzbeobachtung** muss berücksichtigt werden, dass die individuelle Schmerzwahrnehmung unterschiedlich sein kann. Man sollte deshalb die individuelle Situation des Patienten bei der Beurteilung des Schmerzes berücksichtigen.

Dokumentation

Die Summe aller Beobachtungen und Maßnahmen muss in schriftlicher Form fixiert werden. Hierzu dient die Einsatz- und Patientendokumentation (➤ Kap. 48.4). Sie hilft dem Rettungsfachpersonal, die Vollständigkeit seiner Patientenuntersuchung zu überprüfen, und dient bei der Übergabe als Gedächtnisstütze.

17.3 Differenzialdiagnose nach Leitsymptomen

Die im weiteren Verlauf dargestellten Differenzialdiagnosen dienen der Unterscheidung der Erkrankungen in den einzelnen Organsystemen und stellen die typischen Symptome dar. Eine ausführliche Beschreibung der Krankheiten findet sich in den entsprechenden Kapiteln im Buch.

17.3.1 Differenzialdiagnostik bei Brustschmerz

Akute Notfälle, die eine Erkrankung im Bereich der Organe des Brustkorbs vermuten lassen, nehmen einen großen Platz in der täglichen Rettungsdienstarbeit ein. Dabei kann sich hinter relativ wenigen Symptomen eine große Anzahl an Erkrankungen verbergen. Der Ursprung dieser Krankheiten ist nicht unbedingt immer im

Bereich der großen Organe des Thorax (Herz, Lunge, Gefäße) zu suchen, auch wenn die Symptome auf den Bereich des Brustkorbs projiziert werden.

Symptomatik bei Thoraxschmerz

Das für alle Beteiligten alarmierendste und auffälligste Merkmal einer akuten Erkrankung innerer Organe ist der **Schmerz.** Er ist nicht nur für den Patienten und den Laien, sondern meist auch für den zu Hilfe gerufenen Rettungsdienst das am frühesten wahrgenommene und beeindruckende Symptom. Schmerzen bedeuten für den Patienten aber auch Stress (nicht nur im Sinne eines psychischen Stresses). Durch Schmerzen und Schmerzreaktionen werden Botenstoffe (Mediatoren) im Körper freigesetzt, die in einigen Fällen die Situation des Patienten noch verschlimmern können. Die Schmerzwahrnehmung und Schmerzverarbeitung kann von Patient zu Patient sehr unterschiedlich sein. Oftmals kann es für einzelne Patienten zudem schwierig sein, den Helfern die Stärke und damit die Bedrohlichkeit des Schmerzes entsprechend mitzuteilen. Die Stärke des Schmerzes, wie sie der Patient dem Helfer mitteilen kann, ist nicht unbedingt gleichbedeutend mit dem Ausmaß der Bedrohung für Gesundheit und Leben des Patienten. Ein Patient, der seine Schmerzen herunterspielt, kann trotzdem lebensbedrohlich erkrankt sein. Schmerzwahrnehmung und -verarbeitung können stark durch psychische Faktoren beeinflusst werden. Angst kann z. B. die Schmerzempfindung verstärken, während Ablenkung und Zuwendung ggf. die Bedrohlichkeit des Schmerzes für den Patienten mindern. Neben der **Stärke** des Schmerzes sind auch die **Schmerzqualität** (z. B. stechende Schmerzen), die **Dauer** des Schmerzes sowie die **Änderung der Schmerzstärke** wichtige Informationen. Hierdurch lassen sich in vielen Fällen Rückschlüsse über den Entstehungsort des Schmerzes und die Art der Schädigung ziehen. Nicht immer – und dies gilt gerade für den Thoraxschmerz – ist der Entstehungsort des Schmerzes gleichzusetzen mit dem Ort, an dem der Schmerz empfunden wird. Der akute Thoraxschmerz ist nicht unbedingt durch Erkrankungen der Thoraxorgane verursacht. Es gibt auch den umgekehrten Fall, dass z. B. der durch einen Herzinfarkt verursachte Schmerz aufgrund seiner Lokalisation zunächst nicht an eine Schädigung des Herzens denken lässt.

Man unterscheidet zwischen dem somatischen und dem viszeralen Schmerz. Der **somatische Schmerz** wird durch die Schädigung von Knochen, Muskeln, Nerven, Haut, des Rückenmarks sowie der äußeren Anteile von Pleura, Peritoneum und Perikard verursacht. Somatische Schmerzen lassen sich i. d. R. gut lokalisieren. **Viszerale Schmerzen** werden durch die Schädigung von Hohlorganen (z. B. Herz, Magen, Gallenblase) verursacht. Sie sind eher diffus, zeigen eine Ausstrahlung des Schmerzes und sind häufig von anderen Symptomen (z. B. Übelkeit) begleitet.

Natürlich muss, so aufschlussreich die Information durch den Schmerz in Bezug auf die Diagnosestellung sein kann, eine angemessene Schmerzbekämpfung stattfinden. Dies kann durch die schnelle Beseitigung der Ursache des Schmerzes geschehen (z. B. Lysetherapie beim Myokardinfarkt). Ist dies nicht möglich, so muss der Patient in angemessener Weise mit Analgetika versorgt werden.

Krankheitsbilder mit Thoraxschmerz

Bezüglich weiterer Symptome und der notfallmäßig zu treffenden Maßnahmen wird auf die speziellen Kapitel verwiesen, in denen die Thematik jeweils ausführlich erläutert wird.

Angina pectoris

Die Beschwerden bei Angina pectoris (➤ Kap. 27.2.5) treten typischerweise während oder nach körperlicher Belastung auf. Aber auch Stress, ein voller Magen oder Kälte können anfallsauslösend sein. Der Angina-pectoris-Schmerz hält meist nur wenige Minuten an und bessert sich deutlich auf die Therapie mit Nitro-Präparaten. Typischerweise handelt es sich um einen **Dauerschmerz,** bei dem der Patient ein Druck- oder Engegefühl im Bereich über dem Herzen hat (lateinisch: angina = Enge). Die Schmerzen können in den linken Arm, in den Hals oder den Unterkiefer ziehen. Die Symptome können jedoch außerordentlich variabel sein. So gibt es Patienten, die beim Angina-pectoris-Anfall lediglich Schmerzen im linken Oberarm haben. Seltener ist eine Ausstrahlung des Schmerzes in den rechten Arm oder Oberbauch.

Myokardinfarkt

Die Lokalisation und die Ausstrahlung des Schmerzes beim Myokardinfarkt (➤ Kap. 27.2.5) entsprechen der Angina pectoris. Allerdings verschwinden die Schmerzen nicht wieder nach kurzer Zeit. Im Allgemeinen kommt es zu keiner Besserung der Symptome auf Nitro-Präparate. Die Stärke der Schmerzen ist außerordentlich variabel. Abgesehen vom stummen Herzinfarkt (häufig bei Diabetikern), der keine Schmerzen verursacht und meist nachträglich bei Routine-EKG-Untersuchungen entdeckt wird, zeigt sich bezüglich der Schmerzen die ganze Bandbreite von **leichten Beschwerden** bis zum **vernichtenden Schmerz.**

Thorakales Aortenaneurysma

Bei der Ruptur eines thorakalen Aortenaneurysmas (➤ Kap. 27.3.5) oder der Aortendissektion ist das Leitsymptom der plötzlich auftretende **retrosternale Schmerz** mit Ausstrahlung zwischen die Schulterblätter. Die präklinische Unterscheidung zum Myokardinfarkt ist kaum möglich. Ein Schock kann sich innerhalb kürzester Zeit entwickeln, der jedoch nicht kardial, sondern volumenbedingt ist.

Perikarditis

Die Ursachen einer Perikarditis (➤ Kap. 27.2.2) sind vielfältig. Sie kann nach einem Myokardinfarkt oder bei niereninsuffizienten Patienten (Urämie) auftreten. Meist ist nicht ausschließlich der Herzbeutel betroffen, sondern auch die darunter liegenden Herzmuskelschichten (Perimyokarditis). Es treten stechende **retrosternale Schmerzen** auf, die atemabhängig sein können und sich oft im Liegen verstärken.

Lungenembolie

Der Schmerz bei der Lungenembolie (➤ Kap. 27.3.4) ist abhängig von der Größe des verlegten Gefäßes. Es handelt sich um einen **plötzlich einsetzenden Schmerz,** der häufig bei der Einatmung stärker ist als bei der Ausatmung (inspiratorischer Schmerz). Der Schmerz kann eine gesamte Thoraxhälfte betreffen (bevorzugt rechts) oder nur auf den präkordialen Bereich oder den Oberbauch beschränkt sein.

Spontanpneumothorax

Neben dem durch Trauma bedingten Pneumothorax (➤ Kap. 31.3.2) kann es ohne erkennbares Trauma zu einem spontanen Kollaps der Lunge kommen (➤ Kap. 28.2.4). Beim idiopathischen Spontanpneumothorax sind häufig junge Leute ohne bekannte Vorerkrankungen betroffen. Ursache ist wahrscheinlich das Platzen kleiner, in der Nähe des Lungenfells gelegener Zysten oder Emphysemblasen. Dem symptomatischen Spontanpneumothorax liegen Erkrankungen der Lunge, z. B. Lungenemphysem, Tuberkulose oder Tumoren, zugrunde. Beim Spontanpneumothorax tritt ein **akut stechender** oder **ziehender Schmerz** mit Atemnot und Hustenreiz auf. Bei eintretenden Zeichen eines Spannungs- oder Ventilpneumothorax, bei dem die Luft aus dem Pleuraspalt nicht mehr entweichen kann, ist die Anlage einer Thoraxdrainage als lebensrettende Maßnahme notwendig.

Pneumonie

Eine Lungenentzündung (➤ Kap. 28.2.1) äußert sich nur durch Schmerzen, wenn benachbarte Strukturen, z. B. Lungenfell oder Zwerchfell, durch das entzündliche Geschehen in Mitleidenschaft gezogen werden. Andere Symptome (z. B. hohes Fieber, Schüttelfrost, Atemnot) stehen aber auf jeden Fall im Vordergrund. Ist das Lungenfell mitbetroffen (Begleitpleuritis), so können sich die Schmerzen als **Seitenstechen** zeigen, bei Zwerchfellbeteiligung kann es zu **Oberbauchschmerzen** kommen. Die Verbesserung der Atmung durch Sauerstoffgabe, Oberkörperhochlagerung und Schmerzbekämpfung bestimmen die präklinischen Maßnahmen. Die kausale Therapie (Antibiose) ist in leichten Verläufen der hausärztlichen Versorgung, in schweren Fällen der Klinik vorbehalten.

Herpes zoster

Diese Viruserkrankung geht einher mit ziehenden, gürtelförmigen Schmerzen, die sich im Gebiet der Thorakalnerven ausbreiten. Gleichzeitig ist im Schmerzgebiet ein bläschenförmiger Ausschlag zu beobachten (➤ Abb. 17.14). Während die Erkrankung bei Jugendlichen meist vollständig ausheilt, können bei älteren Patienten hartnäckige brennende Neuralgien (Nervenschmerzen) bestehen bleiben. Im akuten Schmerzanfall muss sich die Therapie an der Schmerzbekämpfung (z. B. 10 mg Morphin i. v. und 1 g Novalgin® i. v.) orientieren. Eine kausale Therapie mit Zovirax® bleibt der hausärztlichen oder klinischen Versorgung, je nach Schweregrad des Herpes zoster, vorbehalten.

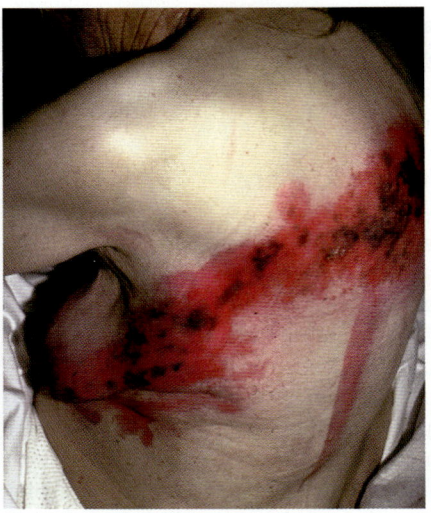

Abb. 17.14 Patientin mit ausgeprägtem Herpes zoster am linken Brustkorb. Typisch ist die scharfe Abgrenzung des Entzündungsbereichs, der dem Verlauf eines Thorakalnervs entspricht. [T195]

Hiatushernie

Bei der Hiatushernie kann ein Teil des Magens zeitweise durch das Zwerchfell in den Thoraxraum gleiten. Dadurch kommt es neben Sodbrennen, Schmerz und **Druckgefühl im Oberbauch** bei großen Hernien auch zu **stenokardieähnlichen Beschwerden** (retrosternaler Druck und Schmerz). Die Symptome sind häufig lageabhängig und werden durch die Aufnahme von Nahrung beeinflusst. Übelkeit und Erbrechen lassen sich durch Oberkörperhochlagerung (Basismaßnahme) meist schon vermeiden. Eine symptomatische, medikamentöse Therapie zielt auf die Bekämpfung von Schmerzen und Übelkeit.

Ösophagitis

Entzündungen der Speiseröhre kommen bei unzureichendem Verschluss der Speiseröhre gegenüber dem Magen vor (Refluxkrankheit), was sich als **Sodbrennen** äußert. Weiterhin kann es zu Entzündungen der Speiseröhre nach Strahlentherapie oder durch Pilzwachstum bei Abwehrschwäche (Immunsuppression) kommen. Die Schmerzsymptomatik zeigt, ähnlich wie bei der Hiatushernie, **retrosternale, brennende Schmerzen** sowie Schmerzen in der Mitte des Oberbauchs (**epigastrischer Schmerz**). Schmerzen lassen sich durch Oberkörperhochlagerung (Basismaßnahme) meist schon vermeiden. Eine symptomatische, medikamentöse Therapie zielt auf die Bekämpfung von Schmerzen und Übelkeit.

Pankreatitis

Eine Entzündung der Bauchspeicheldrüse (Pankreas) kann als Begleiterscheinung (➤ Kap. 29.2.6) bei Mangelernährung, Medikamenten- sowie chronischem Alkoholmissbrauch auftreten. Leitsymptom der akuten Pankreatitis sind heftige **Schmerzen in der Tiefe des Oberbauchs,** die sich in Richtung des Rückens ausbreiten können. Hinzu kommen Übelkeit und Brechreiz. In schweren Fällen kann sich hochakut ein Schock mit allen Folgen entwickeln. Die Abgrenzung zu akuten Herzerkrankungen kann in Einzelfällen Probleme bereiten, da im EKG gelegentlich infarkttypische Veränderungen auftreten. Dann ist die endgültige Abklärung nur durch eine Blutuntersuchung in der Klinik möglich. Die Basismaßnahmen orientieren sich an den Symptomen.

MERKE
Bei Thoraxschmerz erfolgt eine Oberkörperhochlagerung, bei Bauchschmerzen Flachlagerung mit Entlastung des Abdomens durch Anziehen der Beine.

Die erweiterten Maßnahmen zielen nach Anlage eines venösen Zugangs auf die Bekämpfung von Schmerz und Flüssigkeitsverlust.

Gallenkolik

Eine Gallenkolik (➤ Kap. 29.2.4), die durch Verschluss der abführenden Gallenwege (z. B. durch einen Stein bei Gallensteinleiden) ausgelöst wird, äußert sich durch **krampfartige** unerträgliche **Schmerzen im rechten Oberbauch,** die in den Rücken, die Magengegend (Epigastrium) und die rechte Schulter ausstrahlen können. Auslöser sind häufig fettreiche Mahlzeiten, die allerdings von Patienten mit Gallenwegsproblemen meist wegen Unverträglichkeit gemieden werden. Im akuten Schmerzanfall muss sich die Therapie an der Schmerzbekämpfung orientieren (z. B. 2 g Novalgin® i. v. und 40 mg Buscopan® i. v.).

ACHTUNG
Keine Gabe von Morphium wegen Spasmen des Ductus choledochus und der Papilla Vateri.

17.3.2 Differenzialdiagnostik bei abdominellem Schmerz

Der Begriff des akuten Abdomens ist die Bezeichnung für einen Symptomkomplex bestimmter Baucherkrankungen, die sich durch Schmerz und potenzielle Lebensbedrohlichkeit auszeichnen. Das akute Abdomen ist keine eigenständige Erkrankung, sondern ein Sammelbegriff verschiedener akuter Erkrankungen der Bauchhöhle (➤ Tab. 17.7).

MERKE
Ein akutes Abdomen bedingt akutes Handeln.

Symptomatik bei abdominellen Schmerzen

Bei der Beurteilung des akuten Bauchschmerzes ist die umfassende Charakterisierung der Schmerzsymptomatik notwendig. Befunderhebungen zu Schmerzbeginn und Schmerzdauer, Schmerzcharakter, -lokalisation und -ausstrahlung sind wichtig, um Rückschlüsse

Tab. 17.7 Akutes Abdomen: schematische Darstellung der Ursachen nach Lokalisation

Schmerzlokalisation	Erkrankungen
Rechter Oberbauch	Akute Cholezystitis
	Ulkuspenetration
	Akute Appendizitis
	Nierenkolik
	Pleuraschmerz
	Lebererkrankungen
Mittlerer Oberbauch	Akute Ulkusperforation
	Akute Pankreatitis
	Akute Appendizitis
	Aneurysma dissecans
	Koronare Herzerkrankung
Linker Oberbauch	Akute Pankreatitis
	Milz- oder Nierenerkrankung
	Ulkusperforation
	Inkarzerierte Hernie
	Herzinfarkt
	Linksseitige basale Pleuritis
	Hiatushernie
Nabel	Epigastrische Hernie
	Nabelhernie
	mechanischer Ileus
	Akute Enterokolitis
Rechter Unterbauch	Akute Appendizitis
	Lymphadenitis mesenterialis
	Meckel-Divertikulitis
	Enteritis regionalis (M. Crohn)
	Nieren-/Ureterenkonkrement
	Rechtsseitige Adnexenerkrankung
	Extrauteringravidität
	Akuter Harnverhalt
	akute Zystitis
Linker Unterbauch	Sigmadivertikulitis
	Sigmakarzinom
	Linksseitige Adnexenerkrankung
	Extrauteringravidität
	Akuter Harnverhalt
	Zystitis
Diffuse Lokalisation intraabdominal	Ileus
	Gastroenteritis
	Mesenterialgefäßverschluss
	Aortenruptur
Diffuse Lokalisation extraabdominal	Gallenkolik
	Intoxikation (Blei, Thallium, Arsen)

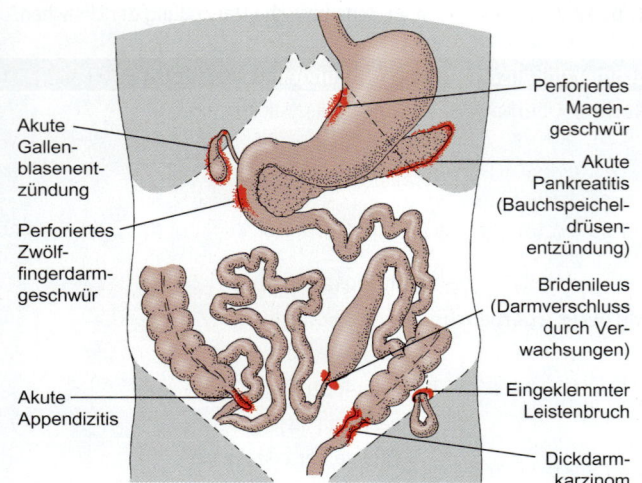

Abb. 17.15 Die häufigsten Ursachen des akuten Abdomens. Darstellung nach Lokalisation und Häufigkeit [L190]

auf den Ursachenkomplex zu ziehen. Grundsätzlich werden sieben Ursachenkomplexe für die verschiedenen Abdominalerkrankungen unterschieden (➤ Abb. 17.15).

Ursachenkomplexe für akutes Abdomen

1. **Perforation:** generalisierte Bauchfellentzündung (Peritonitis) durch Perforation eines Hohlorgans
2. **Organentzündung:** lokale Bauchfellentzündung durch Entzündung eines Bauchorgans (z. B. Gallenblasenentzündung, Blinddarmentzündung)
3. **Darmverschluss (Ileus):** z. B. durch Tumor, Entzündung, Briden (Verwachsungsstränge) oder eingeklemmte Hernie
4. **Blutung im Bauchraum:** z. B. durch perforiertes Aortenaneurysma oder Bauchhöhlenschwangerschaft (Extrauteringravidität)
5. **Intestinale Ischämie:** Durchblutungsstörung, z. B. durch Verschluss einer Mesenterialarterie, Torsion oder Torquierung eines Darmabschnitts
6. **Extraabdominale Erkrankungen:** z. B. durch in den Bauchraum ausstrahlende Schmerzen bei Herzinfarkt
7. **Erkrankungen der Nieren und Harnwege:** z. B. Nierenkoliken oder Harnleitersteine

Schmerzbeginn und Schmerzdauer

Bauchschmerzen können plötzlich beginnen oder allmählich einsetzen. Außerdem treten sie häufig in Zeitbezug zur Nahrungsaufnahme auf: Oberbauchschmerzen bei der Nahrungsaufnahme oder direkt nach einer Mahlzeit weisen z. B. auf ein Magengeschwür hin. Treten die Oberbauchschmerzen hingegen als Nüchternschmerz auf und bessern sich möglicherweise nach der Nahrungsaufnahme, kann dies als Hinweis auf ein Zwölffingerdarmgeschwür gewertet werden. Typisch für das klinische Bild des akuten Abdomens sind drei verschiedene Schmerztypen unterschiedlicher Ursache:

- **Kolikschmerz:** Als kolikartige Schmerzen werden plötzlich auftretende, wellenförmige Leibschmerzen bezeichnet, die in ihrer Intensität nicht gleich sind, sondern sich langsam steigern, bevor sie nach einem Schmerzmaximum wieder abnehmen (➤ Abb. 17.16), um anschließend wiederzukehren. Häufig werden Koliken von vegetativen Symptomen wie Übelkeit, Erbrechen, Schweißausbruch und Kollaps begleitet. Kolikschmerzen entstehen infolge Kontraktionen der glatten Muskulatur eines Hohlorgans. Für die Kontraktion der glatten Muskulatur intraabdominaler Hohlorgane ist die Peristaltik (Muskelbewegungen des Magen-Darm-Trakts) verantwortlich. Treffen die peristaltischen Wellen auf ein Passagehindernis, kommt es mit Zug am Mesenterium zu einer Reizung der dort verlaufenden sensiblen Nerven. Koliken sind typisch für **Verschlüsse** im Darm (mechanischer Ileus), in den Gallengängen (Gallenkolik) und in den Nieren mit ableitenden Harnwegen (Nieren- und Ureterkolik).
- **Entzündungsschmerz:** Entzündungsschmerzen sind in ihrer Intensität kontinuierlich ansteigende, krampfartige und gut lokalisierbare Dauerschmerzen, die durch die Erregung spezialisierter Schmerzrezeptoren (Nozizeptoren) zustande kommen und durch chemische Entzündungs- und Schmerzmediatoren, wie sie bei jeder Organentzündung freigesetzt werden, gesteigert werden können (➤ Abb. 17.16). Eine plötzliche Verstärkung der Schmerzen mit nachfolgend schmerzfreiem Intervall kann auf einen Organdurchbruch hinweisen. Entzündungsschmerzen treten unter anderem bei Gallenblasen- und Gallengangsentzündungen, Appendizitis, Bauchspeicheldrüsen- und Magenschleimhautentzündung auf.
- **Perforationsschmerz:** Perforationsschmerzen beginnen mit einem akuten und heftigen Schmerzereignis (Zerreißungsschmerz, messerstichartig) an einem meist genau lokalisierbaren Punkt, bevor das Schmerzmaximum von einer plötzlichen Erleichterung abgelöst wird (➤ Abb. 17.16). Der maximale Schmerzpunkt kennzeichnet den Durchbruch der Organwand, was zu einem vorübergehenden Abklingen der Beschwerden führt. Nach einem kurzen schmerzfreien Intervall, in dem die entzündungsvermittelnden Stoffe das gesamte Bauchfell erfassen, treten mehr diffuse, wieder stärker werdende Schmerzen im Bauchraum auf (beginnende Peritonitis). Ursache für einen Perforationsschmerz sind Organperforationen infolge von Entzündungen (z. B. Gallenblasen- oder Gallengangsentzündungen, Appendizitis) oder Geschwüre der Magen-Darm-Wand (z. B. Ulcus ventriculi).

Schmerzcharakter

Bauchschmerzen entstehen infolge einer Reizung des die Bauchorgane überziehenden Bauchfells (viszerales Peritoneum). Alle Bauchorgane sind mit schmerzleitenden Nervenfasern versorgt. Über die Dehnung der betroffenen Bauchorgane, z. B. bei Entzündungen, Koliken oder Perforation, werden die schmerzleitenden

Nervenfasern erregt. Dadurch entwickeln sich dumpfe, schlecht lokalisierbare (diffuse) Schmerzen. Der auftretende Schmerz wird als **viszeraler Schmerz** bezeichnet. Viszerale Schmerzen treten v. a. an Hohlorganen (z. B. Gallenkolik, Nierenkolik, Ileus, Mesenterialarterieninfarkt) auf und zeigen häufig eine Schmerzausstrahlung. Typisch für Eingeweideschmerzen sind begleitende reflektorische Symptome, wie Tachykardie, Hypotonie, Schwitzen, Übelkeit und Erbrechen. Auffällig ist auch das Patientenverhalten: Betroffene Patienten können nicht ruhig liegen, sondern krümmen und bewegen sich vor Schmerzen. Zur Schmerzerleichterung ziehen sie vielfach automatisch die Beine an.

Dehnt sich die Störung auf das die Bauch- und Beckenhöhle auskleidende äußere Blatt des Bauchfells (parietales Peritoneum) aus, werden die Schmerzen über segmentale Spinalnerven wahrgenommen (**somatische Schmerzen**). Somatische Schmerzen werden als spitz, scharf, brennend und zumeist gut lokalisierbar beschrieben, wie sie v. a. bei Entzündungen, z. B. Appendizitis, Pankreatitis, Peritonitis, vorkommen. Die Patienten versuchen, jede Bewegung zu vermeiden, um eine peritoneale Reizung zu verhindern. Sie liegen still und winkeln die Knie an; dabei atmen sie oberflächlich und schnell (Schonatmung).

Schmerzlokalisation und Schmerzausstrahlung

Angaben des Patienten über den **Ort des Schmerzes** und eine mögliche Schmerzausstrahlung weisen auf das erkrankte Organ hin. Dabei können die Schmerzen sowohl diffus als auch genau lokalisierbar auftreten und möglicherweise auch provoziert und in ihrer Intensität gesteigert werden:
- **Druckschmerz:** Auslösen oder Verstärken von Bauchschmerzen durch Eindrücken der Bauchdecke
- **Loslassschmerz:** Auslösen oder Verstärken von Bauchschmerzen beim Loslassen nach Eindrücken der Bauchdecke

Die Schmerzausstrahlung entsteht durch die nervenbedingte Projektion der Schmerzen von dem betroffenen Organ auf andere Körperstellen (sog. „Head-Zonen").

Abwehrspannung

Normalerweise ist die Bauchdecke weich. Führt das Betasten (als Druck- oder Loslassschmerz) der Bauchdecke jedoch zu einem **reflektorischen Verkrampfen** der Bauchdeckenmuskulatur, liegt eine **Abwehrspannung** vor: Die Bauchdecke ist verhärtet („brettharter Bauch"). Eine Abwehrspannung entsteht insbesondere dann, wenn es zu entzündlichen oder nekrotischen Prozessen in der

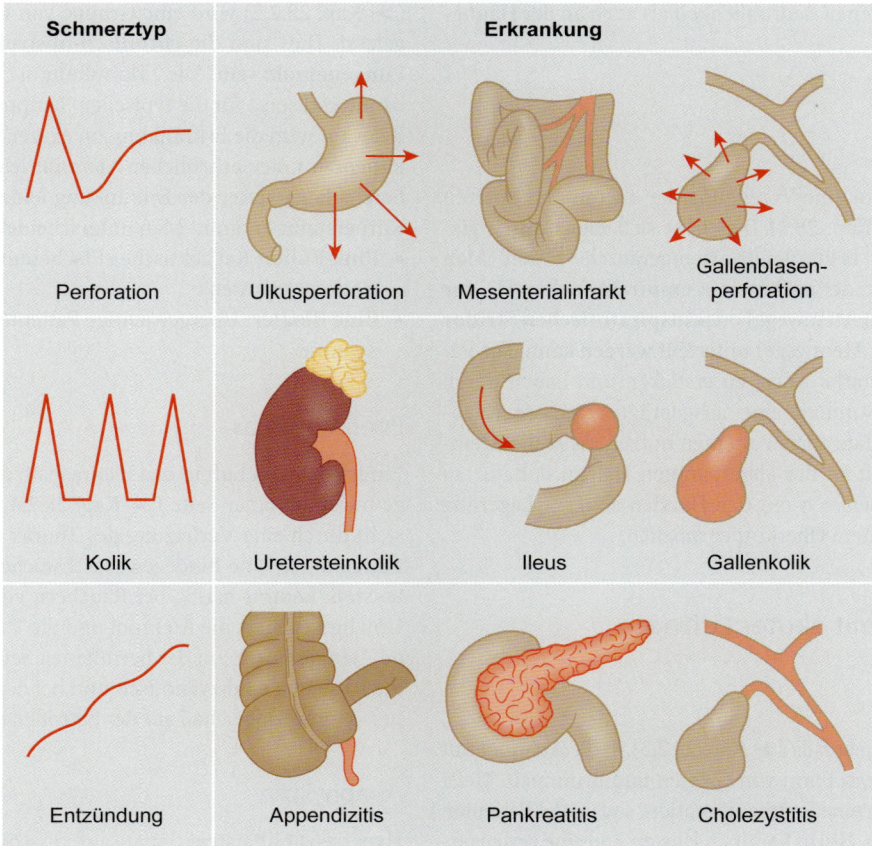

Abb. 17.16 Schmerztypen verschiedener akuter abdomineller Erkrankungen [L231]

Bauchhöhle kommt. Tritt sie nur im Bereich der Störung auf, wird von einer lokalisierten Abwehrspannung gesprochen (z. B. lokalisierte Abwehrspannung bei Appendizitis). Überzieht sie allerdings die gesamte Bauchdecke, liegt eine generalisierte Abwehrspannung vor (z. B. Peritonitis, ➤ Kap. 29.2.2).

Krankheitsbilder mit abdominellen Schmerzen

Häufige Erkrankungen mit abdominellen Schmerzen sind folgende Krankheitsbilder (genaue Beschreibungen sowie Therapie ➤ Kap. 29):
- Gastrointestinale Blutung
- Bauchfellentzündung (Peritonitis)
- Darmverschluss (Ileus)
- Gallenblasenkolik, akute Gallenblasenentzündung (Cholezystitis), Gallenblasenperforation
- Geschwürerkrankungen des Magens und Zwölffingerdarms (Ulcus ventriculi et duodeni)
- Entzündung der Bauchspeicheldrüse (Pankreatitis)
- Entzündung des Wurmfortsatzes (Appendizitis)

17.3.3 Differenzialdiagnostik bei akuter Luftnot

Die akute Luft- oder Atemnot ist eine der häufigsten Alarmierungsgründe für den Rettungsdienst. Dies liegt zum einen an der durch den Patienten empfundenen Bedrohlichkeit als auch an der Häufigkeit der Erkrankungen.

Symptomatik

Häufig geht der Atemnot eine Verengung der oberen und unteren Atemwege voraus (➤ Kap. 28.1) Dies lässt sich meist durch giemende, pfeifende oder brummende Atemgeräusche hören. Man spricht auch von Stridor, der nochmals in **exspiratorischen Stridor** (Verengung der unteren Atemwege) oder **inspiratorischen Stridor** (Verengung der oberen Atemwege) unterteilt werden kann. Die Patienten haben zudem starke Angst zu ersticken und haben durch die Sauerstoffunterversorgung eine ausgeprägte Zyanose (blaugraue Verfärbung der Haut). Die Patienten nutzen meist die Atemhilfsmuskulatur, was oft an der angespannten Halsmuskulatur zu erkennen ist, und stützen sich mit den Händen ab. Eine Lagerung ist i. d. R. nur mit erhöhtem Oberkörper möglich.

Krankheitsbilder mit akuter Luftnot

Asthma

Leitsymptom des Asthmaanfalls (➤ Kap. 28.2.3) ist die Atemnot mit exspiratorischen Stridor in Form von Giemen und Brummen. Meist handelt es sich nicht um eine Erstmanifestation, sodass die Patienten ihre Erkrankung kennen. Hinzu kommen Husten und eine verlängerte Ausatmung, da die Luft praktisch in den Bronchiolen gefangen ist. Dadurch entsteht das Air Trapping, der intrathorakale Druck steigt und die Lungen werden überbläht. Tachypnoe und Tachykardie sowie eine verminderte Sauerstoffsättigung kommen hinzu. Im sehr schweren Asthmaanfall kann es zum „silent chest" kommen. Es wird praktisch kein Atemgeräusch mehr wahrgenommen.

Bronchitis

Entzündung der oberen Atemwege mit trockenem Husten, ggf. Atemnot und Stridor, vermehrter Schleimproduktion und Fieber (➤ Kap. 28.2.2). Entwickelt sich eine obstruktive Bronchitis kann es zu pfeifenden Atemgeräuschen kommen. Unterschied zum akuten Asthmaanfall ist v. a. das Fieber und der meist deutlich schwächere Verlauf sowie die Anamnese.

Pneumonie

Akute oder chronische Entzündung des Lungengewebes durch Infektion mit Bakterien, Viren oder Pilzen (➤ Kap. 28.2.1). Oft plötzlicher Beginn mit typischen Infektzeichen wie Husten, Atemnot, Fieber, Schüttelfrost und Tachykardie. Wegweisend sind auch Schmerzen in der Brust und ggf. eitriger Auswurf.

Chronisch-obstruktive Lungenerkrankung (COPD)

Unter der Bezeichnung chronisch-obstruktiver Lungenerkrankung (➤ Kap. 28.2.2) wird eine Gruppe von Erkrankungen zusammengefasst. Dies sind die **chronisch-obstruktive Bronchitis** und das **Lungenemphysem.** Die Erkrankung ist den Patienten immer bekannt und sorgt für die typischen Symptome Husten und Atemnot. Relevant wird die Erkrankung im exazerbierten Stadium, wobei die Patienten unter erheblicher Atemnot leiden. COPD-Patienten, die bereits lange unter der Erkrankung leiden, werden häufig an ihrer Körperstatur erkannt. Man unterscheidet zwei Typen:
- **Pink Puffer:** Kachektisches Erscheinungsbild, starke Dyspnoe, trockener Husten
- **Blue Bloater:** Übergewichtige Patienten, schleimiger Husten, Zyanose

Pneumothorax

Eindringen von Luft in den Pleuraspalt; damit Kollabieren der Lunge meist auf einer Seite (➤ Kap. 28.2.4 und ➤ Kap. 31.3.2). Entsteht durch eine Verletzung des Thorax oder als Spontanpneumothorax durch eine Bindegewebsschwäche und einen kräftigen Hustenstoß; kommt häufig bei Rauchern vor. Leitsymptome sind das Unfallgeschehen, die Atemnot und die Tachypnoe sowie das fehlende Atemgeräusch auf der betroffenen Seite. Der SpO_2 ist erniedrigt, die Patienten sind zyanotisch und bei der Perkussion ist oft ein hypersonorer Klopfschall auf der betroffenen Seite auszumachen.

Anaphylaxie

Hypersensibilitätsreaktionen auf verschiedenste Stoffe wie Nüsse, Bienengift, Pollen, Medikamente und vieles mehr. Anaphylaxien

(> Kap. 32.4) können bis zum schweren Schock führen und dann nicht selten zum Tod. Die Symptome treten i. d. R. sehr rasch nach Kontakt mit dem allergenauslösenden Stoff auf. Häufig sind Atemnot, Hypotonie, Tachykardie und Atemgeräusche (Giemen, Brummen etc.). Anamnestisch ist oft eine Allergie bekannt. Wegweisend ist nicht selten Juckreiz und Urtikaria. Die Anaphylaxie kann auch nach primärem Abklingen der Symptome erneut auftreten.

Hyperventilation

Durch gesteigerte Atemtätigkeit (Frequenz) vermehrte CO_2-Abatmung mit folgender respiratorischer Alkalose (> Kap. 28.1.2); häufig bei jüngeren Frauen. Die Betroffenen sind meist aufgeregt und hatten in den Tagen/Stunden zuvor besonders viel Stress. Symptome wie Erstickungsgefühl, Herzrasen, Blässe, Schwitzen und mitunter Brustenge werden als bedrohlich empfunden, passen aber i. d. R. nicht zum „nicht kritischen" Bild des Patienten. Leitsymptom ist neben der Anamnese das Kribbeln oder Taubheitsgefühl in Mund, Händen und Füßen. Bei länger dauernder schwerer Hyperventilation auch Pfötchenstellung der Hände möglich.

Lungenembolie

Verschluss einer Lungenstrombahn durch ein Gerinnsel meist aus den tiefen Beinvenen (> Kap. 27.3.4). Symptome sind abhängig von der Schwere der Embolie, also der Größe des verschlossenen Gefäßes. Die Symptome reichen von scharfen, thorakalen plötzlich eintretenden Schmerzen über Tachypnoe, Dyspnoe, Husten, (ggf. Bluthusten) Tachykardie, Hypotonie und Abfall des SpO_2. Differenzialdiagnostisch findet man hier ggf. die Halsvenenstauung und im EKG einen SIQIII-Typ (tiefes S in Abl. I und tiefes Q in Abl. III, 19 % d. F.). Durch ein 12-Kanal-EKG, das immer anzufertigen ist, ist die Lungenembolie vom Myokardinfarkt zu unterscheiden.

Kardiale Dekompensation

Unter einer Dekompensation versteht man eine Entgleisung der betroffenen Organe. In diesem Fall des Herzens bzw. des kardiozirkulatorischen Systems. Die Fehlfunktion der Organe bzw. des Systems können durch körpereigene Kompensationsmechanismen nicht mehr ausgeglichen werden und treten damit erkennbar in den Vordergrund. Bei der kardialen Dekompensation liegt eine **Herzinsuffizienz als Ursache** der Probleme vor. Treten die Symptome der Herzinsuffizienz bereits in Ruhe auf, so spricht man von Dekompensation. Beispielhaft seien Luftnot oder Ödeme beim ruhenden Patienten genannt. Behandelt wird die Dekompensation nach der Grunderkrankung, z. B. das Lungenödem (> Kap. 27.2.6) rettungsdienstlich zunächst mit kurzfristig wirkenden Medikamenten. Langfristig ist eine entsprechende Dauermedikation notwendig.

Fremdkörperaspiration

Eine Fremdkörperaspiration kommt häufig bei Kindern (in der oralen Phase) oder alten Menschen durch zu schnelles Essen vor (> Kap. 35.3.3). Wegweisend ist hier praktisch immer die Eigen- oder Fremdanamnese zum Notfallgeschehen. Bei der Inspektion durch Laryngoskopie kann der Fremdkörper ggf. ausgemacht und idealerweise entfernt werden. Durch die Obstruktion der oberen Atemwege besteht meist ein inspiratorischer Stridor sowie Atemnot bis hin zur Apnoe.

Noxenintoxikation

Auch hier weist die Anamnese zum Unfallgeschehen den richtigen Weg z. B. bei Patienten mit Rauchgasintoxikation oder bei Betriebsunfällen mit toxischen Substanzen (> Kap. 40.3.2). Hierbei können alle Formen der Atemnot vorkommen.

Mukoviszidose

Die Mukoviszidose wird auch zystische Fibrose genannt. Es handelt sich um eine vererbte Stoffwechselerkrankung, bei der die Sekrete exokriner Drüsen in der Zusammensetzung verändert sind. Es fehlt ihnen an Wasser, was zu zähflüssigen Sekreten führt. Dies wiederum führt zu Fehlfunktionen in den Organsystemen. Die Mukoviszidose ist eine der häufigsten letalen Erbkrankheiten. Die Lebenserwartung dieser Patienten liegt bei ca. 40 Jahre.

Durch den zähen Schleim in den Bronchialwegen kommt es zu chronischem Husten, rezidivierenden Lungeninfekten und Pneumonien. Das Sekret kann schlecht abtransportiert werden und ist damit ein idealer Nährboden für Krankheitserreger. Die Patienten leiden unter ständigem Sauerstoffmangel und Atemnot.

17.3.4 Differenzialdiagnostik bei neurologischem Defizit

Unter einem neurologischen Defizit (> Kap. 33) wird nicht nur der Schlaganfall verstanden, obwohl dieser sicher einen großen Anteil an den möglichen Erkrankungen hat. Viele Erkrankungen haben Einfluss auf das Nervensystem. Die Übergänge zu psychischen Erkrankungen sind mitunter fließend, was dazu führt, dass die Symptome auch diesem Fachbereich zugeordnet werden können. Betroffene Organsysteme können das zentrale und periphere Nervensystem, das Rückenmark und v. a. das Gehirn sein.

Symptomatik bei neurologischem Defizit

Viele der Symptome betreffen das Gehirn und reichen von Kopfschmerzen über Schwindel, Erbrechen, Übelkeit bis hin zu Bewusstseinsstörungen und Bewusstlosigkeit. Ebenso häufig angetroffen werden Hemiparesen oder -plegien einzelner Körperregionen oder auch ganzer Körperhälfte. Aphasie, Koordinationsstörungen Sehstörungen und vieles mehr. Letztlich alles an Symptomatik was bei Störungen der oben beschriebenen Organsysteme möglich ist. Im Zweifel sollten diese Patienten immer einer Klinik mit neurologischer Abteilung zugeführt werden.

Krankheitsbilder mit neurologischem Defizit

Schlaganfall

Neben den o. g. Symptomen sind die Leitsymptome des Schlaganfalls (➤ Kap. 33.4) das neurologische Defizit in Form von Lähmungen der Gesichtsnerven, was sich u. a. in einem hängenden Mundwinkel bemerkbar machen kann, sowie Hemiparesen oder -plegien und Aphasie (Sprachstörung). Da diese Symptome am häufigsten vorkommen, wurde der FAST-Test (**F**ace, **A**rms, **S**peech, **T**ime; Cincinatti Prehospital Stroke Scale) entwickelt. Dieser ist einfach durchzuführen und sollte vom Rettungsfachpersonal bei jedem angewendet werden, bei dem ein V. a. einen Schlaganfall vorliegt.

Exsikkose

Bei der Exsikkose (➤ Abb. 17.17) handelt es sich um einen Verlust von Körperwasser als Folge einer Dehydratation. Sie betrifft v. a. **alte Menschen** und ist **nicht selten in Pflegeheimen** anzutreffen. Alte Menschen nehmen häufig nicht genug Flüssigkeit zu sich was auf die Dauer zu einem erheblichen Verlust führt. In Pflegeheimen fehlt die Zeit, jedem Patienten die benötigte Flüssigkeit oral zuzuführen. Die Möglichkeit einer venösen Infusionstherapie ist dort nicht gegeben. Dies führt auf die Dauer zu Wesensveränderungen, Verwirrtheit, Apathie bis hin zur Bewusstlosigkeit. Die Exsikkose kann an den stehenden Hautfalten beim Hochziehen der Haut an der Hand erkannt werden. Ebenso sind häufig Oligurie, Obstipationen, Krampfanfälle, Schmerzen in den Nieren und vieles mehr anzutreffen. Jedem Patienten mit V. a. Exsikkose sollte daher umgehend Flüssigkeit in Form von Infusionen appliziert werden. Da sich hinter der vermuteten Exsikkose auch eine andere Erkrankung verbergen kann, sind diese Patienten immer in eine Klinik zu transportieren.

Demenz

Bei der Demenz handelt es sich nicht um ein Notfallbild im klassischen Sinn (➤ Kap. 33.10 und ➤ Kap. 39.2). Viele ältere Patienten, die durch den Rettungsdienst transportiert werden, leiden jedoch unter einer Demenz als Grunderkrankung, was einen Einfluss auf die Versorgung haben kann. Die Demenz ist eine psychiatrische Erkrankung und führt zum **Verlust von kognitiven, sozialen und emotionalen Fähigkeiten** und damit Veränderungen in der Persönlichkeit. Die Patienten sind nicht selten sehr reizbar, agressiv, depressiv und sehr vergesslich. Insofern sollte man nicht alles auf die „Goldwaage" legen, was demente Patienten sagen. Vor allem im Bereich der Anamnese sollte man sich hier auch auf die Fremdanamnese stützen.

Hitzschlag

Der Hitzschlag entsteht durch große Wärmezufuhr von außen, bei erschwerter Wärmeabgabe durch z. B. geringe Ventilation und schwüle Luft (➤ Kap. 42.4.4). Betroffen ist auch die Thermoregulation des ZNS mit extremer Hyperthermie (über 40 °C). Der Hitzschlag ist **akut lebensbedrohlich.** Häufig sind alte oder nicht akklimatisierte Menschen bei körperlicher Belastung betroffen; ebenso Menschen mit entsprechenden Vorerkrankungen und Medikationen (z. B. Diuretika). Leitsymptom ist hier die Anamnese, verbunden mit einer hohen Körpertemperatur und neurologischen Symptomen wie Kopfschmerzen, Schwindel, Synkopen, Krämpfen bis hin zur Bewusstlosigkeit.

Hypoglykämie

Von einer Hypoglykämie spricht man bei einem Blutzuckerwert unter 50 mg/dl (➤ Kap. 30.1.7). Erstmanifestationen sind extrem selten, sodass man i. d. R. mit aufgeklärten Patienten oder Angehörigen zu tun hat, die von der Grunderkrankung Diabetes wissen. Leitsymptom ist der gemessene Blutzuckerwert und die dazu passende klinische Symptomatik wie Unruhe, Desorientiertheit, feuchte Haut sowie Bewusstseinseintrübungen bis hin zur Bewusstlosigkeit. Viele Diabetiker tragen heutzutage Insulinpumpen, die abgestellt werden müssen.

Psychiatrische Störungen

Unter den psychiatrischen Störungen ist die Depression sicher am häufigsten anzutreffen. Es gibt jedoch eine Vielzahl weiterer psychischer Störungen (➤ Kap. 39). Sie beeinflussen meist das Denken, das Verhalten, die Stimmung und die sozialen Beziehungen. Lebenskrisen können allein nicht mehr bewältigt werden. In diesem Fall ist es entscheidend, mögliche Gefahren wie Suizidalität zu erkennen oder auch Schäden an anderen und zu verhindern. In der Regel sind den Patienten und Angehörigen die Erkrankungen bekannt.

Intoxikation

Intoxikationen, die ein neurologisches Defizit hervorrufen können, sind vielfältig (➤ Kap. 40). Meist handelt es sich um Intoxikationen mit Medikamenten (beabsichtigt oder unbeabsichtigt) oder um Drogenmissbrauch. Aber auch Gase können die typischen Symptome hervorrufen. Bei Verdacht sollte die Umgebung nach entsprechenden Hinweisen abgesucht werden, wenn der Patient oder Angehörige keine geeignete Auskunft geben können. Leitsymptom ist hier die Anamnese sowie der psychische Zustand des Patienten. Diese sind häufig verwirrt, desorientiert und sprechen unzusam-

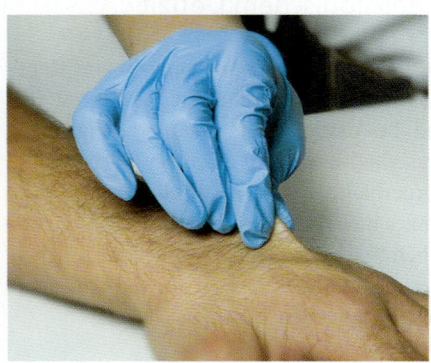

Abb. 17.17 Spannungsprobe der Haut bei Exsikkose [J747]

menhängende Sätze. Gegebenenfalls finden sich auch Bewusstseinseintrübungen bis hin zur Bewusstlosigkeit.

Meningitis

Die Meningitis (Hirnhautentzündung) wird hervorgerufen durch eine Infektion der Hirnhäute durch Bakterien, Viren oder Pilze (➤ Kap. 33.8). Es handelt sich um ein akut lebensbedrohliches Krankheitsbild. Leitsymptom sind hier Entzündungszeichen wie Fieber, Kopfschmerzen, Übelkeit, Erbrechen, Abgeschlagenheit bis hin zu Bewusstseinsstörungen und Bewusstlosigkeit. Typisch für die Meningitis sind die Lichtscheu und die Nackensteifigkeit. Nicht selten liegen diese Patienten mit angezogenen Beinen im Bett. Spezielle Untersuchungen wie das Brudzinsky-, Kernig- oder Lasègue-Zeichen runden das Bild ab.

Nierenversagen

Beim Nierenversagen ist die Nierenfunktion verschlechtert oder komplett eingestellt. Man unterscheidet das chronische vom akuten Nierenversagen (➤ Kap. 36.1.1 und ➤ Kap. 36.1.2). Das akute kann z. B. aufgrund einer andauernden chronischen Verschlechterung, also einer vorbestehenden Nierenerkrankung oder auch durch eine Entzündung, Medikamentenmissbrauch und vieles mehr hervorgerufen werden. Das akute Nierenversagen ist in den meisten Fällen reversibel.

Leitsymptom des akuten Nierenversagens ist die Anurie, die sich über Tage und Wochen entwickeln kann. Je nach Stadium treten eine tiefe Atmung mit Foetor uraemicus, Flanken- und Unterbauchschmerzen, Apathie, Somnolenz bis zum Koma oder auch Ödeme (ggf. Lungenödem) auf. Im EKG können Zeichen der Hyperkaliämie und Herzrhythmusstörungen zu erkennen sein.

Trauma

Auch beim Trauma kann ein neurologisches Defizit entstehen (➤ Kap. 31.5.2). Wegweisend sind die Anamnese und auffällige Verletzungen. Meist handelt es sich um Verletzungen des Kopfes mit entsprechenden Einschränkungen. Klassischerweise handelt es sich hier meist um das Schädel-Hirn-Trauma (➤ Kap. 31.1.1) in den verschiedenen Stadien.

Tumor

Auch Tumoren können das ZNS beeinflussen. Entscheidend ist ihre Lokalisation z. B. im Rückenmark oder im Kopf. Je nach Stadium treten dann unterschiedliche neurologische Symptome auf. Auch hier sind Erstmanifestationen eher selten. Angehörige und Patienten wissen meist um die Erkrankung, da kleinere Symptome häufig vorher schon aufgetreten sind.

Krampfanfall

Durch gesteigerte abnorme Aktivität von Nervenzellen kommt es zu zerebralen Krampfanfällen (➤ Kap. 33.6). Im Rettungsdienst ist am häufigsten der Fieberkrampf bei pädiatrischen Patienten, die bei den Patienten meist bekannte Epilepsie und der zerebrale Krampfanfall, hervorgerufen durch außergewöhnliche Belastungen als einmaliges Ereignis, anzutreffen. Zu unterscheiden ist der fokale vom generalisierten Anfall, wobei beim **fokalen Krampfanfall** nur einzelne Körperregionen betroffen sind. **Generalisierte Krampfanfälle** bieten praktisch immer ein klassisches Bild mit Bewusstlosigkeit, tonisch-klonischen Krämpfen, lateralem Zungenbiss und Terminalschlafphase.

Elektrolytstörungen

Als Elektrolytstörungen bezeichnet man Abweichungen der Elektrolyte von der Norm (➤ Kap. 32.7). Diese Störungen sind im Rettungsdienst primär nicht zu ermitteln und können nur mittels Analyse im klinischen Labor festgestellt werden. Gegebenenfalls kann die Anamnese einen Weg weisen. Klassische Elektrolytstörungen sind die Exsikkose, die Alkalose und die Azidose. Auch Hypo- oder Hyperkaliämie, -kalziämie oder magnesiämie können neurologische Symptome hervorrufen, die aber unspezifisch und nur selten auf den Elektrolytmangel zurückzuführen sind.

Schock

Auch der Schock mit seinen unterschiedlichen Ursachen und Ausprägungen kann ein neurologisches Defizit hervorrufen (➤ Kap. 32.1). Beim Schock handelt es sich primär um ein Missverhältnis zwischen Sauerstoffangebot und -bedarf. Dies führt zur Unterversorgung verschiedenster Organsysteme und im weiteren Verlauf zu typischen Symptomen wie Hypotonie, Tachykardie, Tachypnoe, Kaltschweißigkeit, Verwirrtheit, Bewusstseinsstörungen bis hin zur Bewusstlosigkeit. Daneben weisen auch hier die Anamnese und ggf. vorhandene Begleitverletzungen oder -symptome den richtigen Weg zur Diagnose.

17.4 Monitoring und apparative Diagnostik

Monitoring (lateinisch: monere = mahnen, warnen) ist ein Überbegriff für alle Arten der unmittelbaren systematischen Beobachtung, Erfassung oder Überwachung eines Vorgangs oder Prozesses. Dabei ist die **wiederholte regelmäßige Durchführung** ein zentrales Element, um anhand von Ergebnisvergleichen Schlussfolgerungen ziehen zu können. In der Notfallmedizin sind die Anforderungen an ein notwendiges Monitoring je nach Notfallsituation, Verdachtsdiagnose, Schweregrad der Erkrankung oder Verletzung und den lokal verfügbaren Möglichkeiten zu stellen. Prinzipiell sind die nachfolgenden Monitoringmodalitäten in der Notfallmedizin möglich bzw. etabliert:
- Nichtinvasives Monitoring:
  – Körperliche Untersuchung (➤ Kap. 17.1.5)
  – Glasgow Coma Scale (➤ Kap. 33.1.3)

- Körpertemperatur (> Kap. 17.4.4)
- Atemfrequenz
- Blutdruck (> Kap. 17.4.1)
- Pulsoxymetrie (> Kap. 17.4.2)
- EKG-Monitoring (> Kap. 17.4.7), z. B. 3- oder 6-Kanal
- 12-Kanal-EKG
- Herzfrequenz
- Kapnometrie/Kapnografie. (> Kap. 17.4.3)
• Invasives Monitoring:
- Blutzucker (> Kap. 17.4.5)
- Blutgasanalyse (> Kap. 17.4.6) und Point-of-Care-Tests (POC), z. B. Troponin T
- Invasive Blutdruckmessung (> Kap. 17.4.1)

Mithilfe des Monitorings kann sich das Rettungsfachpersonal einen fortlaufenden orientierenden Überblick über die Vitalparameter des Patienten verschaffen und so rechtzeitig Komplikationen erkennen und weiterführende Maßnahmen einleiten.

> **MERKE**
> Für die Zeitdauer der Patientenüberwachung gilt, dass ein einmal begonnenes Monitoring so lange lückenlos weitergeführt wird, bis eine adäquate Übernahme des Patienten in der Zielklinik sichergestellt ist.

Auf keinen Fall sollte der Patient vor Eintreffen in der Zielklinik vom Monitoring genommen werden, d. h., Pulsoxymetrie, EKG und Blutdruckmanschette werden so lange am Patienten belassen, bis eine Weiterführung des **Monitorings** in der Zielklinik gewährleistet werden kann.

Bei den gegebenen technischen Möglichkeiten darf nicht vergessen werden, dass auch der **bewusste Gebrauch der eigenen Sinne** Monitoring bedeutet. Die Hand am Puls gibt dem Erfahrenen ohne technische Hilfsmittel bereits Hinweise auf den Herzrhythmus. Die regelmäßige Bestimmung der Atemfrequenz oder Palpation des Abdomen kann Hinweise auf die klinische Verschlechterung bei Patienten mit einer COPD oder einem akuten Abdomen geben. Die Kenntnis wichtiger physiologischer Vorgänge ist Grundvoraussetzung, da die Technik Fehlmessungen präsentieren oder ganz ausfallen kann. Dies bedeutet auch für den Rettungsdienst, dass die gesamte Messtechnik ständiger Kontrolle und Überprüfung bedarf.

17.4.1 Blutdruckmessung

Nach oder mitunter auch während der Durchführung des ABCDE-Schemas (> Kap. 17.1.4) bietet sich die Blutdruckmessung als eine der ersten und wichtigsten diagnostischen Maßnahmen zur Beurteilung der Herz-Kreislauf-Funktion und -Stabilität an. Die Messung ist einfach, schnell und ohne großen Aufwand anzuwenden.

Für **exakte Messungen** kommt das Messprinzip nach Riva Rocci (RR; sphygmanometrische Messung, > Abb. 17.18) zur Anwendung. Der über die Maßnahme vorinformierte Patient wird aufgefordert, ruhig zu liegen oder zu sitzen. Der Messarm sollte in Herzhöhe liegen. Die Manschette wird um den Oberarm des Patienten gelegt und fixiert (Faustregel: Etwa zwei Finger sollen noch knapp zwischen Manschette und Haut passen). Die Blutdruckmanschette

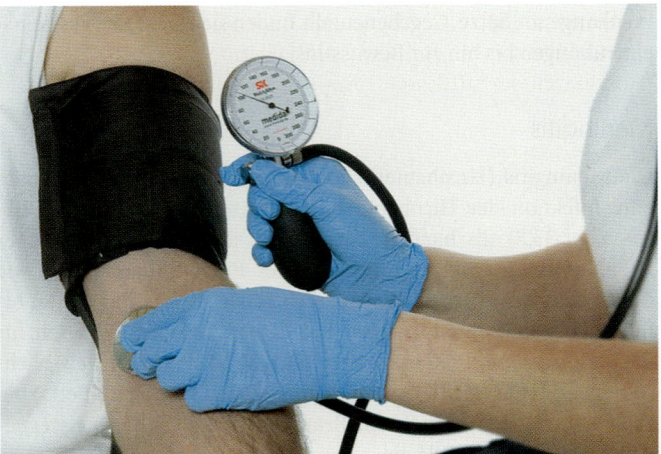

Abb. 17.18 Unblutige, indirekte Blutdruckmessung nach Riva Rocci [J747]

wird auf einen Wert **oberhalb des systolischen Blutdrucks** aufgepumpt. Dieser Wert wird durch Tasten des Radialispulses während des Aufpumpens der Manschette ermittelt. Wenn der Puls nicht mehr zu tasten ist, wird der Manschettendruck noch um 20–30 mmHg erhöht. Durch diese Vorgehensweise wird ein zu hoher Manschettendruck bei hypotonen Patienten vermieden und der Bereich größter Aufmerksamkeit bei der sich anschließenden Messung bereits festgelegt. Beim dosierten Ablassen des Manschettendrucks kann der Blutdruck nun auf drei Weisen bestimmt werden: palpatorisch, auskultatorisch und oszillatorisch.

Die **palpatorische Messung** basiert auf dem Prinzip der Gegendruckmessung. Der Druck wird dabei langsam aus der Manschette abgelassen (ca. 2–3 mmHg/Sek.). Eine Hand tastet ständig den manschettenseitigen Radialispuls. Ist der Druck in der Manschette höher als der arterielle Blutdruck, so wird kein Puls unterhalb der Manschette mit den Fingern tastbar sein (z. B. A. radialis). Wenn der Manschettendruck nachlässt, wird der arterielle Blutdruck größer als der Druck in der Blutdruckmanschette. Beim Wiederkehren des palpierten Radialispulses wird der Druck auf dem Manometer der Manschette abgelesen und gibt näherungsweise den systolischen Blutdruck an. Diese Methode gibt keine Auskunft über den diastolischen oder mittleren arteriellen Blutdruck, hat aber den Vorteil, innerhalb kürzester Zeit einen Wert zu liefern. Während des Transports ist dies die Blutdruckmessung der Wahl, da die Umgebungsgeräusche eine auskultatorische Blutdruckmessung nur bei stehendem RTW zulassen. Bei schwer zugänglichen Patienten, z. B. eingeklemmten Personen, ist dies möglicherweise die einzige Möglichkeit der Blutdruckmessung.

Die **auskultatorische Methode** des Blutdruckmessens (nach Korotkow) besteht darin, dass mittels der Membran eines Stethoskops (Schallempfänger) in der Ellenbeuge drei Finger unterhalb der Manschette gemessen wird. Dabei ist darauf zu achten, dass die Membran möglichst direkt oberhalb der zu auskultierenden A. brachialis liegt. Beim Ablassen des Manschettendrucks unter den systolischen Blutdruck sind mit dem Stethoskop über der A. brachialis in der Ellenbeuge erste pulssynchrone Geräusche zu hören, die den systolischen Wert anzeigen. Beim weiteren Ablassen verstummen die Geräusche wieder und ergeben den diastolischen Wert. Um die

Gefäßgeräusche zu hören, bedarf es gewisser Ruhe am Einsatzort. Jedoch liefert diese Methode die genauesten Werte und lässt das Abschätzen des **mittleren arteriellen Drucks** (MAP) zu.

> **MERKE**
> Bei jedem Notfallpatienten sollte vor dem Transport mindestens ein auskultatorisch ermittelter RR-Wert vorliegen. Optimalerweise erfolgt die erstmalige Messung an beiden Armen im Seitenvergleich.

Fast alle automatischen Blutdruckmessgeräte arbeiten nach dem **oszillometrischen Prinzip,** bei dem ein im Messsystem eingearbeiteter Drucksensor pulssynchrone Druckwellen registriert. Dies bedeutet, dass die Geräte auf Armbewegungen, Muskelkontraktionen und Vibrationen sehr leicht reagieren und deshalb störanfälliger sind. Andererseits sind die Geräte für ein kontinuierliches Monitoring sehr hilfreich und lassen dem Rettungspersonal Zeit für andere Maßnahmen. Aufgrund ihrer Größe eignen sie sich nicht für den Einsatz im Notfallkoffer, sondern befinden sich als stationäre Geräte im RTW.

Bei den bisher beschriebenen Methoden handelt es sich um unblutige, nichtinvasive Verfahren der Blutdruckmessung. Ein invasives Verfahren, das im Wesentlichen bei der Verlegung intensivpflichtiger Patienten Anwendung findet, ist die **blutige arterielle Blutdruckmessung.** Eine z.B. in der A. radialis gelegene flexible Kanüle misst kontinuierlich den Druck und zeigt eine entsprechende Druckkurve auf den dafür ausgerüsteten Monitoren an. Die gemessenen Werte geben dem Geübten schnell einen Überblick über die Kreislaufsituation des Patienten.

Neben dem systolischen und dem diastolischen Blutdruck ist der MAP von Bedeutung. Der MAP ist der entscheidende Parameter, um die Organdurchblutung zu beurteilen. Idealerweise sollte er ca. 60–70 mmHg nicht für längere Zeit unterschreiten.

> **PRAXISTIPP**
> Der MAP-Wert kann vor Ort ermittelt werden. Es wird die Druckdifferenz zwischen systolischem und diastolischem Blutdruckwert errechnet, der Wert wird durch drei dividiert. Im nächsten Schritt werden dieser Wert und der diastolische Blutdruckwert addiert. Das Ergebnis ist näherungsweise der mittlere arterielle Blutdruck. Unter geringer Stauung (10–20 mmHg) kann gleich ein periphervenöser Zugang gelegt werden (➤ Kap. 20.1.1). Beim Transport arteriell drucküberwachter Patienten ist unbedingt auf eine sichere Konnektion der Anschlüsse zu achten, da ansonsten arterielle Blutungen drohen. Die arteriellen Anschlüsse müssen deutlich gekennzeichnet sein (rote Beschriftung, roter 3-Wege-Hahn), um versehentliche intraarterielle Injektionen zu vermeiden.

Zu einer **Verlaufsbeobachtung** gehört die **regelmäßige Blutdruckkontrolle.** Das bedeutet für den Transport eine Messung etwa alle drei bis fünf Minuten und die Dokumentation im Einsatzprotokoll. Es genügt nicht das einfache Palpieren des Pulses am Handgelenk (A. radialis), an der Oberarminnenseite (A. brachialis, Methode der Wahl beim Kind), am Hals (A. carotis, niemals gleichzeitig auf beiden Seiten tasten!) oder in der Leiste (A. femoralis). Diese Methode gibt nur einen sehr groben Hinweis auf den Blutdruck.

> **PRAXISTIPP**
> Wenn der Puls am Handgelenk des Patienten noch palpiert werden kann, beträgt der Blutdruck mindestens 60–70 mmHg systolisch.

> **MERKE**
> Die Blutdruckmanschette sollte während der Versorgung, des Transports bis hin zur Übergabe im Zielkrankenhaus am Notfallpatienten belassen werden. Während des Transports ist der Blutdruck laufend zu kontrollieren, z. B. je nach Notfall- und Kreislaufsituation alle 5–10 Minuten.

Es sollte nach Möglichkeit immer am gleichen Arm gemessen werden, da bei einer nicht unerheblichen Anzahl von Patienten die gemessenen Blutdruckwerte am rechten und am linken Arm z.T. erheblich voneinander abweichen. Der ermittelte Blutdruckwert wird in das Einsatzprotokoll eingetragen. Gerade extrem hohe oder niedrige Blutdruckwerte, deren Messung therapeutische Konsequenzen zur Folge haben, sollten an **beiden Armen** kontrolliert werden.

Um fehlerhafte Werte auszuschließen, sollte die **Manschettenbreite** etwa ⅔ der Oberarmlänge betragen. Zu breite Manschetten messen den Blutdruck niedriger, zu schmale höher als den tatsächlichen Wert (➤ Tab. 17.8). Aus diesem Grund sollten bei Bedarf Kinder- und sog. Oberschenkelmanschetten in erreichbarer Nähe sein.

> **PRAXISTIPP**
> - Bei Patienten mit Vorhofflimmern variieren die Blutdruckwerte. Es sollte daher der Mittelwert von drei Messungen ermittelt werden.
> - Die Blutdruckmessung sollte einmalig an beiden Armen erfolgen. Eine Differenz des systolischen Blutdrucks > 20/15 mmHg ist pathologisch, z. B. Gefäßverschluss an der Extremität mit dem höheren Blutdruckwert. Danach erfolgt die kontinuierliche Messung an einem Arm. Idealerweise an dem Arm ohne periphervenösen Zugang.

Die kontinuierliche Blutdruckmessung sollte an dem Arm erfolgen, an dem weder Medikamente dauerhaft appliziert werden noch sich

Tab. 17.8 Fehlermöglichkeiten bei der Blutdruckmessung.

Ursache	Folge	Ursachenbeseitigung
Manschette über Kleidung	Zu hohe Blutdruckwerte	Kleidung im Manschettenbereich entfernen
Zu niedrige Ablassgeschwindigkeit (< 2 mmHg/Sek.)	Zu hoher diastolicher Blutdruckwert	Ablassgeschwindigkeit von 2–3 mmHg/Sek. einhalten
Zu hohe Ablassgeschwindigkeit (> 2 mmHg/Sek.)	Zu niedrige systolische und zu hohe diastolische Blutdruckwerte	Ablassgeschwindigkeit von 2–3 mmHg/Sek. einhalten
Manschette zu schmal	Zu hohe Blutdruckwerte	Größere Manschette wählen
Manschette zu breit	Zu niedrige Blutdruckwerte	Kleinere Manschette wählen

die Pulsoxymetrie (> Kap. 17.4.2) befindet. Gerade das Pulsoxymeter kann durch ständiges Anzeigen niedrigster Werte und Alarmieren für sehr viel Unruhe sorgen, wenn während der Blutdruckmessung die Durchblutung im betroffenen Arm unterbrochen wird. Venenverweilkanülen mit großem Durchmesser sind i. d. R. gut rückläufig, sodass nach jeder Messung eine Blutsäule im Infusionsschlauch steht. Diesem Umstand kann durch Verwendung von Rückschlagventilen oder dem Schließen des Infusionssystems begegnet werden.

Am Shuntarm dialysepflichtiger Patienten müssen Blutdruckmessungen oder das Legen eines periphervenösen Zugangs vermieden werden um eine Thrombosierung des Shunts zu vermeiden. Gleiches gilt für Patientinnen nach einer Brustkrebsoperation mit Lymphknotenentfernung, da derartige Manipulationen am Arm der betroffenen Seite zu einem zusätzlichen Lymphstau oder Infektionen führen können. Derartige Einschränkungen gelten selbstverständlich nicht bei unmittelbar lebensbedrohlichen Zuständen.

Neben den bereits erwähnten Besonderheiten, die beim Blutdruckmessen zu beachten sind, gibt es noch einige **Fehlerquellen**, die oftmals schnell behoben werden können:
- Der Blutdruckapparat ist nicht intakt:
  - Das Ventil schließt nicht.
  - Die Manschette hat ein Leck.
  - Das Manometer zeigt nicht an.
  - Die Schlauchverbindungen sind nicht fest verschlossen.
- Die Manschette wurde nicht um den nackten Oberarm des Patienten gelegt, sodass sich zwischen dem Arm und der Manschette noch Kleidung befindet, die zu einem ungleichmäßigen Manschettendruck führt.
- Die Manschette sitzt zu locker, und es sind mehr als zwei Finger Spielraum unter der angelegten Manschette.
- Die Manschette ist nach der letzten Messung nicht ganz entleert worden.
- Die Verbindungsschläuche zwischen Manschette und Manometer sind verknickt oder verdreht.
- Der Pumpballon an der Blutdruckmanschette ist verdreht und es ist keine Messung möglich.
- Der Blutdruck ist schlecht hörbar:
  - Ohrenschmalz versperrt die Ohrolive des Stethoskops und die ungehinderte Übertragung.
  - Der Manschettendruck wurde zu schnell abgelassen.

17.4.2 Pulsoxymetrie

Die Messung der Sauerstoffsättigung mittels Pulsoxymetrie hat sich aufgrund der einfachen Handhabung und des hohen Informationsgehalts als Monitoring im Rettungsdienst etabliert. Pulsoxymeter sind in verschiedensten Ausführungen erhältlich. Zumeist sind es kleine Geräte, die in jeden Notfallkoffer passen. Oft sind sie in Form optionaler Einschübe in multifunktionale EKG-Monitore integriert. Bei jedem Notfallpatienten sollte das Monitoring durch diese einfache und kompakte Messmethode ergänzt werden.

Voraussetzung für die Messung der Sauerstoffsättigung ist ein gut durchbluteter Finger, an den ein Fingerclip mit Lichtquelle und Sensor angeschlossen wird. Das Licht durchströmt mit zwei unterschiedlichen Wellenlängen die Fingerkuppe. Auf der gegenüberliegenden Seite misst der Sensor die nicht absorbierten Lichtanteile. Da das Hämoglobin bei Aufnahme von Sauerstoff seine Farbe von dunkelrot nach hellrot ändert, kann mit dem Sensor die Stärke der Absorption eines Lichtstrahls im Kapillargewebe gemessen und daraus die Sauerstoffsättigung des Blutes berechnet werden. Je nach Messprinzip (Transmission/Reflexion) und Sensor-Design kommen unterschiedliche Messorte und -sensoren infrage: Finger, Nasenrücken, Stirn oder Ohrläppchen sowie Ferse, Hand und der Fuß im neonatologischen Bereich.

Prinzipiell eignen sich die Finger am besten zur Messung. Oft lohnt es sich, bei niedrigen Werten den Messfinger zu wechseln, um keinen falsch niedrigen Wert zu registrieren. Falsch niedrig kann das Pulsoxymeter auch bei leichter Dislokation am Finger oder Blutdruckmessung am gleichen Arm anzeigen. Bei zentralisierten Patienten (Schock) ist es gelegentlich günstiger, einen speziellen Ohrsensor am Ohrläppchen zu befestigen. Bei lackierten Fingernägeln, stark verschmutzten Fingern oder durch Nikotin verfärbten Fingern bei starken Rauchern kann dies die einzige Messmöglichkeit sein.

Mithilfe dieses Messverfahrens ist eine Beurteilung der respiratorischen Situation des Patienten möglich geworden. Zu beachten ist dabei, dass die Sauerstoffbindungskurve (> Abb. 17.19) einen S-förmigen Verlauf zeigt. Das bedeutet einerseits, dass bei einem stark abfallenden Sauerstoffangebot das Pulsoxymeter noch Werte über 95 % anzeigt, danach kommt es aber zu einem steilen, recht schnell erfolgenden Abfall. Andererseits liegt bei einer O_2-Sättigung von 90 % der O_2-Partialdruck im Blut bereits weit unterhalb des Normbereichs. Einer O_2-Sättigung von 50 % entspricht ein organschädigender O_2-Partialdruck von unter 30 mmHg.

Im Rahmen von Rauchgasinhalationen ist die Anwendung der Pulsoxymetrie zur Messung der Sauerstoffsättigung nicht geeignet.

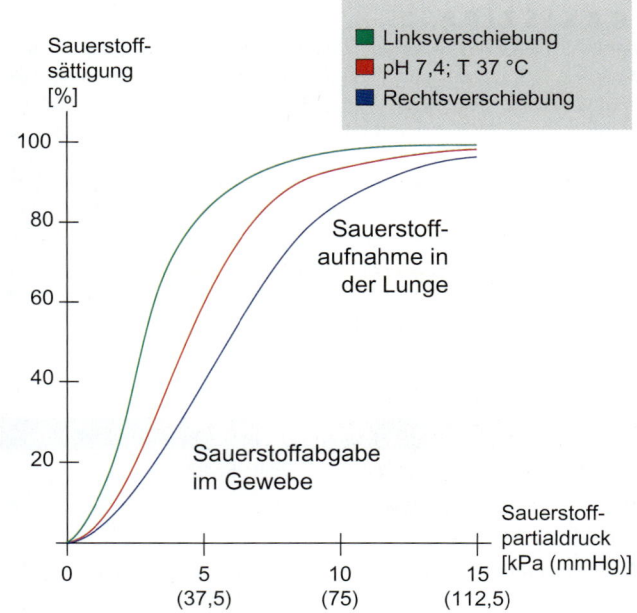

Abb. 17.19 Sauerstoffbindungskurve (Sauerstoffsättigung in %, Sauerstoffpartialdruck im Blut in mmHg) [L190]

In das Blut aufgenommenes Kohlenmonoxid (CO) bindet an das Hämoglobin und führt nicht zur Zyanose – die betroffenen Patienten weisen ein eher rosiges Hautkolorit auf –, obwohl von einem hohen O_2-Bedarf auszugehen ist. Das Pulsoxymeter gibt in diesen Fällen falsch hohe Werte an.

Weitere Messfehler können durch äußere Einflüsse wie Bewegungen, Fehlpositionierung, Minderdurchblutung bei kalten Extremitäten oder Kreislaufstillstand, Lichteinstrahlungen (direktes Sonnenlicht), Nagellack, Kunstfingernägel, Nagelpilz entstehen.

17.4.3 Kapnografie/-metrie

Die Messung des Kohlendioxids (CO_2) in der Ausatemluft ist ein Verfahren, das in der Anästhesie zum Standard gehört und seit der Produktion kleiner, handlicher Beatmungsgeräte in der Notfallmedizin immer häufiger anzutreffen ist. Wesentliche, therapierelevante Informationen liefert dieses Messverfahren immer dann, wenn beim Patienten ein Tubus platziert wurde, obwohl auch die Möglichkeit der Messung beim nichtintubierten Patienten besteht.

CO_2 ist ein Stoffwechselendprodukt, das über die Ausatemluft abgeatmet wird. Da CO_2 in der Magenluft i. d. R. nicht vorkommt, kann durch Messung von mindestens zwei bis drei Atemzügen unmittelbar nach erfolgter **Intubation** eine Fehlintubation sicher ausgeschlossen werden. Weitere Informationen liefert dieses Verfahren bei **Reanimationen** über deren Effektivität. In den Zellen produziertes CO_2 gelangt durch suffiziente Herzdruckmassage wieder in die Ausatemluft und wird dort messbar. Steigt unter den Reanimationsmaßnahmen der **exspiratorische CO_2-Wert (etCO_2),** so ist das ein Hinweis auf eine vorhandene Blutzirkulation infolge effektiver Herzdruckmassage oder wieder einsetzender Herzaktionen.

Bei der kontinuierlichen Überwachung beatmeter Patienten liegt die Bedeutung der Kapnometrie in der **Kontrolle einer ausreichenden Belüftung** (Normalwert: 35–45 mmHg). Da der etCO_2 neben der Beatmung jedoch von vielen anderen Faktoren beeinflusst wird, darf er nicht überbewertet, geschweige denn als einziger Parameter der Beatmungssteuerung betrachtet werden.

Bei der Kapnometrie (> Abb. 17.20) wird das **Nebenstrom-** vom **Hauptstromprinzip** unterschieden. In beiden Fällen wird das CO_2 mittels **Infrarotspektroskopie** bestimmt. Unterschiedlich dabei ist nur der Ort der Messung. Bei der Messung im Hauptstrom wird der Sensor am Tubuskonnektor zwischengeschaltet, wodurch zusätzliches Gewicht am Tubus entsteht. Im Nebenstromprinzip wird dem Gerät über einen separaten dünnen Schlauch am Tubus Exspirationsluft zugeführt und dort gemessen. Oft gelangt Kondenswasser über den Tubus in das feine Schlauchsystem und unterbricht die Messung beim Verfahren im Nebenstromprinzip. Vorbeugend sollte der Abgang des Schlauches am Tubus nach oben gedreht werden. Über einen zwischengeschalteten 3-Wege-Hahn lässt sich mittels einer luftgefüllten Spritze der Schlauch wieder freispülen.

Nur ein absolut dichtes System gewährleistet korrekte Werte. Ein plötzlicher starker Abfall der Messwerte kann neben einer möglichen Lungenembolie auch eine Diskonnektion, Tubusverlegung oder Extubation als Ursache haben.

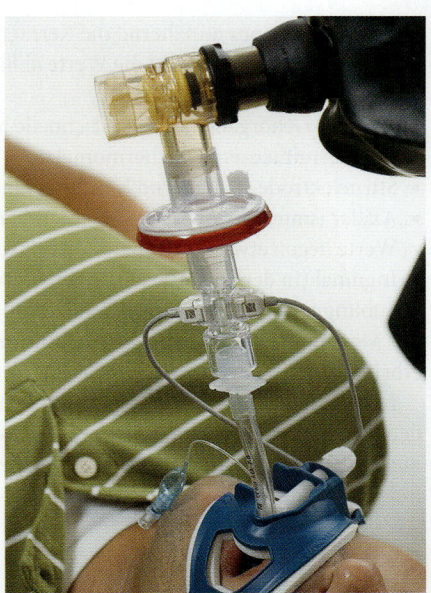

Abb. 17.20 Durchführung der Kapnografie [J747]

Eine weitere Messmethode ist die transkutane Messung, die kombiniert mit der Pulsoxymetrie über einen Ohrclip Informationen über den arteriellen CO_2-Gehalt im Blut gibt. Die Kenntnis des CO_2-Gehalts sowohl arteriell als auch exspiratorisch gibt Hinweise auf weitere lebensbedrohliche Zustände wie z. B. schwere Kreislaufinsuffizienz, obstruktive Lungenerkrankungen (COPD) oder Lungenembolie.

17.4.4 Temperaturmessung

Die Temperaturmessung gibt manchmal einen Hinweis auf die Erkrankung. Unklare Krampfgeschehen z. B. können durch einen Fieberkrampf ausgelöst werden. Patienten nach Verbrennung, Ertrinken, Reanimation oder Intoxikation (insbesondere alkoholisierte, bewusstlose Patienten im Freien) und ältere Patienten, die möglicherweise schon über Stunden hilflos in ihrer Wohnung gelegen haben, müssen temperaturüberwacht werden. **Thermometer,** die im Rettungsdienst Verwendung finden, sollten den Skalenbereich zwischen 26,0 und 42,0 °C abdecken.

Unterschieden wird die **Körperkern-** von der **Körperschalentemperatur.** Vorrangig sollte versucht werden, die für die Organfunktionen wichtigere Kerntemperatur zu messen, die vom Organismus in sehr engen Grenzen konstant gehalten wird (37 °C). Zu messen ist diese mit einer flexiblen **Temperatursonde** aus Kunststoff beim beatmeten Patienten im unteren Nasengang oder in der tiefen Speiseröhre. Die Temperatur kann bei Kompaktgeräten fortlaufend kontrolliert werden.

> **PRAXISTIPP**
> Diese Maßnahme kann möglicherweise Nasenbluten auslösen und darf nicht bei Patienten nach Schädel-Hirn-Trauma mit Verdacht auf eine Schädelbasisfraktur durchgeführt werden.

Zur Temperaturmessung stehen im Rettungsdienst zusätzlich zu den oben genannten mehrere **Methoden** zur Verfügung:

- Rektal (misst nur annähernd die Kerntemperatur, da Fäzes als Isolator wirken kann und die Werte abhängig von der Tiefe des Messpunktes im After sind)
- Äußerer Gehörgang (sekundenschnelle Messung der Kerntemperatur mit teurem Ohrthermometer)
- Stirnelektrode (annähernd Kerntemperatur)
- Axillar (unter der Achsel, Schalentemperatur: Axillar gemessene Werte liegen etwa 1 °C unter der Kerntemperatur.)
- Inguinal (in der Leiste, Schalentemperatur)
- Sublingual (unter der Zunge, annähernd Kerntemperatur).

Die Messung der Körperkerntemperatur mit der Temperatursonde erbringt i. d. R. die genauesten Werte.

In der Nähe der Messstelle sollten sich keine Gegenstände befinden, die die Temperatur verfälschen könnten (z. B. Heizkissen). Bei inguinaler und axillarer Messung muss die Messstelle trocken und frei von Kleidung sein.

> **PRAXISTIPP**
> Ältere **Quecksilberthermometer** dürfen nicht mehr verwendet werden. Sie sind seit 2009 verboten.

17.4.5 Blutzuckerbestimmung

Die Bestimmung des Blutzuckers (BZ) sollte bei jedem bewusstseinsgestörten Patienten oder Patienten mit bekanntem Diabetes mellitus durchgeführt werden. Die Normalwerte des BZ beim Erwachsenen sind 70–120 mg/dl bzw. 3,85–6,6 mmol/l (SI-Einheit).

> **PRAXISTIPP**
> Umrechnung mmol/l in mg/dl: BZ in mmol/l × 18,0182 = BZ in mg/dl
> Umrechnung von mg/dl in mmol/l: BZ in mg/dl × 0,0555 = BZ in mmol/l

Zur Bestimmung des BZ werden **Reagenzstäbchen** in Verbindung mit einem Testgerät (Glukometer) verwendet. Reagenzstäbchen sind Einmalartikel. Sie bestehen aus einem Plastikstreifen, an dessen Vorderseite sich ein Testfeld für das Blut befindet, und einer Kontaktseite für die Steckverbindung zum Glukometer.

Für die Messung eignet sich sowohl kapilläres Blut aus dem Ohrläppchen oder der Fingerbeere als auch venöses Blut, das beim Legen eines peripher venösen Zugangs zur Verfügung steht (➤ Abb. 17.21). Da es bei dieser Maßnahme zu Blutkontakt kommen kann, ist das Tragen von Einmalhandschuhen obligat. Der Patient muss über die Punktion informiert sein.

Für die Entnahme von **Kapillarblut** wird eine geeignete Punktionsstelle, z. B. am Ohr oder der Fingerbeere desinfiziert und mit einer Lanzette oder einer Kanüle kurz angestochen. Die Punktionsstelle sollte nicht mit Alkohol vorbehandelt werden, da dies den Wert verfälschen kann. Der erste herausquellende Blutstropfen wird abgewischt, da er z. T. noch Desinfektionsmittelreste und bei der Punktion zerstörtes Zellmaterial enthält.

Der nächste Blutstropfen wird auf das Testfeld des Reagenzstäbchens aufgetragen. Der Blutstropfen sollte ausreichend groß und kein Quetschblut mit viel Plasma sein. Sollte kein Blut austreten, muss der Patient noch einmal gestochen werden.

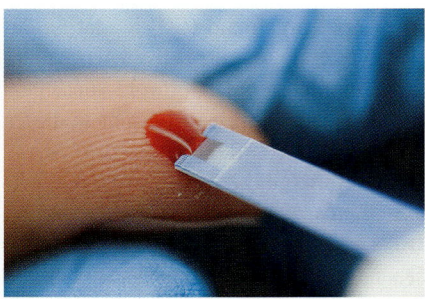

Abb. 17.21 Blutzuckermessung [J747]

Das **Testfeld** sollte ganz bedeckt sein. Danach wird, je nach Herstellerangaben, eine vorgegebene Zeit (z. B. 30 Sek.) abgewartet, bis das Testgerät den Wert anzeigt. Der ermittelte Wert wird in das Einsatzprotokoll eingetragen.

Im Gegensatz zur kapillären BZ-Bestimmung wird bei der **venösen Blutzuckerbestimmung** mit einer 2-ml-Spritze aus dem Zugang etwas Blut aspiriert, bevor eine Infusionslösung oder Medikamente eingelaufen sind. Die Entnahme eines Blutstropfens aus dem Stahlmandrin der Venenverweilkanüle gestaltet sich bei Sicherheitskanülen mitunter schwierig. Deshalb ist die Entnahme aus dem Ohrläppchen oder der Fingerbeere zu bevorzugen.

17.4.6 Blutgasanalyse

Mit der Blutgasanalyse (BGA) werden die Partialdrücke der Blutgase (pO_2 und pCO_2), die Konzentrationen des Säure-Basen-Haushalts (pH-Werte, Standardbikarbonat [HCO_3^-], der Elektrolyte (Na^+, Ca^{2+}, K^+, Cl^-), der Laktatspiegel und der Basenüberschuss [BE]) bestimmt. Bei vielen Geräten erfolgt zusätzlich die Bestimmung des Hämoglobinwertes. Die Entnahme der BGA-Probe kann arteriell, kapillär, venös oder zentralvenös erfolgen.

Es bestehen die nachfolgenden **Indikationen** zur BGA:
- Kardiopulmonale Reanimation
- Respiratorisch insuffiziente Patienten, z. B. Lungenembolie, exazerbierte COPD
- Invasiv oder nichtinvasiv beatmete Patienten
- Bewusstloser oder bewusstseinsgestörter Patient
- Traumapatienten
- Patienten mit vermuteten Elektrolytentgleisungen, z. B. Dialysepatienten
- Intoxikationen

Aufgrund der hohen Anschaffungs- (ca. 10 000–15 000 €) und Folgekosten (ca. 50–100 €/Messung) eines mobilen BGA-Geräts ist aktuell keine flächendeckende Verfügbarkeit möglich. Ein Einsatz im ITW/ITH mit einer großen Anzahl beatmeter Patienten macht im Einzelfall durchaus Sinn.

17.4.7 Elektrokardiografie (EKG)

Das EKG zählt zum **Standardmonitoring** und sollte bei einem Notfallpatienten möglichst schnell abgeleitet werden. Über die angelegten Elektroden lassen sich Aussagen über die elektrische Aktivität des Herzmuskels machen (> Abb. 17.22). Zu bedenken ist, dass im EKG darstellbare Herzaktionen nichts über die tatsächlichen Herzkontraktionen und das damit verbundene Schlagvolumen aussagen. Aus diesem Grund gehören zur Interpretation eines EKGs immer die aktuellen Kreislaufparameter wie Blutdruck und Puls. Das EKG gibt zusätzlich Informationen über die Qualität (Kammerflimmern, -flattern), Regelmäßigkeit (Arrhythmie), Frequenz (Tachy-, Bradykardie) und den vermutlichen Ursprung der Erregungen (Sinus-, Kammerersatz- oder Schrittmacherrhythmus). Idealerweise lassen sich bei guter Qualität der EKG-Ableitungen Aussagen über die Erregungsrückbildung machen. Veränderungen in der Herzaktion können schnell und unerwartet eintreten und mit erheblichen Konsequenzen für das zirkulatorische System und damit zusammenhängend der Perfusion lebenswichtiger Organe verbunden sein. Eine **kontinuierliche** EKG-Überwachung sollte deshalb bei jedem Notfallpatienten zum Standard gehören.

Feinste elektrische Ströme des Erregungsablaufs am Herzmuskel (Myokard) lassen sich an beliebiger Stelle der Körperoberfläche messen. Dazu gehören mindestens eine negative (rote) und eine positive (gelbe) Elektrode.

Die sog. **Schnellableitung,** die über die Defibrillationspaddles erfolgen kann, wird heute nur noch selten angewendet. Durch die konsequente Verwendung von Klebepatches, die sowohl zur Ableitung als auch zur Defibrillation geeignet sind, ist eine sichere schnelle Ableitung und die ebenfalls schnelle Defibrillation von Risikopatienten möglich.

Die Herzachse verläuft von der rechten Schulter in Richtung linke Brustwand. Sind die **Elektroden** in dieser Richtung befestigt, ist auf dem Monitor i.d.R. der größte Ausschlag zu sehen. Zumeist sind die Geräte mit einem vierpoligen EKG-Kabel ausgerüstet: rot, gelb, grün und schwarz. Die vierte Elektrode dient der Erdung.

Bei vorhandenem Wahlschalter für die verschiedenen Ableitungen sind die Elektroden folgendermaßen zu platzieren:
- Rot: rechte Schulter
- Gelb: linke Schulter
- Grün: linker Oberschenkel, verkürzt unter dem linken Rippenbogen
- Schwarz: rechter Oberschenkel, Verkürzt unter dem rechten Rippenbogen

Viele Rettungsdienstbereiche verwenden vier- und sechspolige EKG-Kabel. In diesem Fall ist es mit wenig Aufwand möglich, alle zwölf Ableitungen eines Standard-EKGs, wie es zur Herzinfarktdiagnostik verwendet wird, darzustellen (I, II, III, aVR, aVL, aVF, V_1–V_6). Hierzu werden die Elektroden folgendermaßen platziert:
- Rot: rechte Schulter
- Gelb: linke Schulter
- Grün: linker Oberschenkel, verkürzt unter dem linken Rippenbogen
- Schwarz: rechter Oberschenkel, Verkürzt unter dem rechten Rippenbogen
- V_1–V_6: entsprechend der jeweiligen Brustwandableitung auf der vorderen Thoraxseite

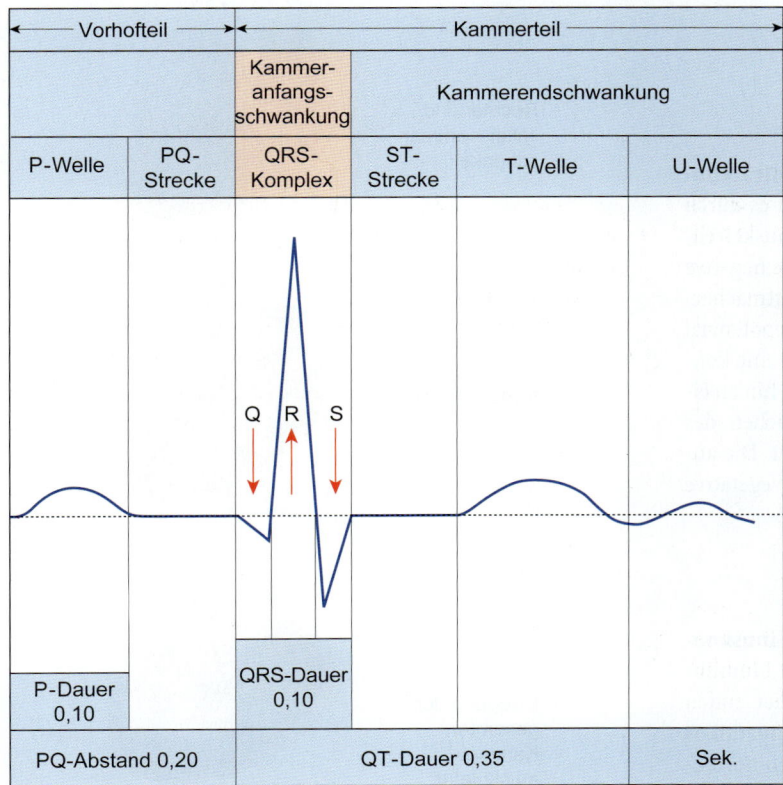

Abb. 17.22 EKG-Abschnitte und physiologisches Korrelat [L143]

Zur kontinuierlichen Überwachung eignet sich hierbei am besten die Brustwandableitung V_5 (fünfter linker Zwischenrippenraum in Höhe der vorderen Achselfalte), da diese den größten Informationsgehalt über das linke Herz bietet.

Wichtige Ereignisse im EKG sollten **dokumentiert** werden. Dazu sind die Geräte mit einem Drucker versehen. Um das EKG eindeutig zuordnen zu können, muss es mit dem Namen des Patienten, seinem Geburtsdatum und dem Zeitpunkt der Aufzeichnung versehen sein.

ACHTUNG
Ein kritisch kranker Patient sollte nicht ohne kontinuierliches EKG-Monitoring betreut oder transportiert werden.

Es ist zwar z. T. erheblich einfacher, einen Herzinfarktpatienten ohne EKG-Monitor die Treppe hinunterzutragen, jedoch ist oft gerade diese Situation für den Patienten mit zusätzlichem Stress und möglichen Blutdruckkrisen und Rhythmusstörungen verbunden.

Der **EKG-Ton** sollte bei der Überwachung von Risikopatienten auf eine wahrnehmbare Lautstärke eingestellt sein. Das Lösen von Elektroden auf schweißnasser Haut oder das Diskonnektieren des Steckers kann zu hektischem Aktionismus führen. Grundsätzlich sollte man sich vor Einleiten entsprechender Maßnahmen von der korrekten Ableitung des EKGs erneut überzeugen (Amplitude, Ableitungswahl, intaktes und eingestecktes EKG-Kabel, fester Kontakt der Elektroden, Muskelzittern oder Unruhe des Patienten).

Elektrophysiologische Grundlagen und Reizleitungssystem (Kurzbeschreibung)

Erregungsbildung

Durch unterschiedliche Elektrolytkonzentrationen im **Intrazellulärraum** (IZR) und im **Extrazellulärraum** (EZR) kommt es durch einen Ionenfluss zu Potenzialdifferenzen an der Herzmuskelzellmembran. In Ruhe weist der IZR gegenüber dem EZR eine negative Potenzialdifferenz auf (negatives Ruhepotenzial). In Schrittmacherregionen wie z. B. Sinusknoten gibt es kein stabiles Ruhepotenzial wie bei Skelettmuskelzellen. Während der Diastole findet eine kontinuierliche Depolarisation vom negativsten Potenzial bis hin zu einem Schwellenpotenzial (ca. −35 mV) statt. Bei Erreichen des Schwellenpotenzials wird ein Aktionspotenzial eingeleitet. Die autonome Erregungsbildung des Herzens ist durch das vegetative Nervensystem und Elektrolytveränderungen beinflussbar.

Erregungsleitung

Die wichtigste Struktur für die Erregungsbildung ist der **Sinusknoten** in der Wand des rechten Vorhofs unmittelbar an der Einmündungsstelle der oberen Hohlvene (V. cava superior). Hier enden auch die meisten der Fasern, die die Herzaktion von Sympathikus und Parasympathikus regulieren. Vom Sinusknoten gehen normalerweise alle Erregungen für die rhythmischen Kontraktionen des Herzens aus. Vom Sinusknoten gelangt die Erregung über die Vor-

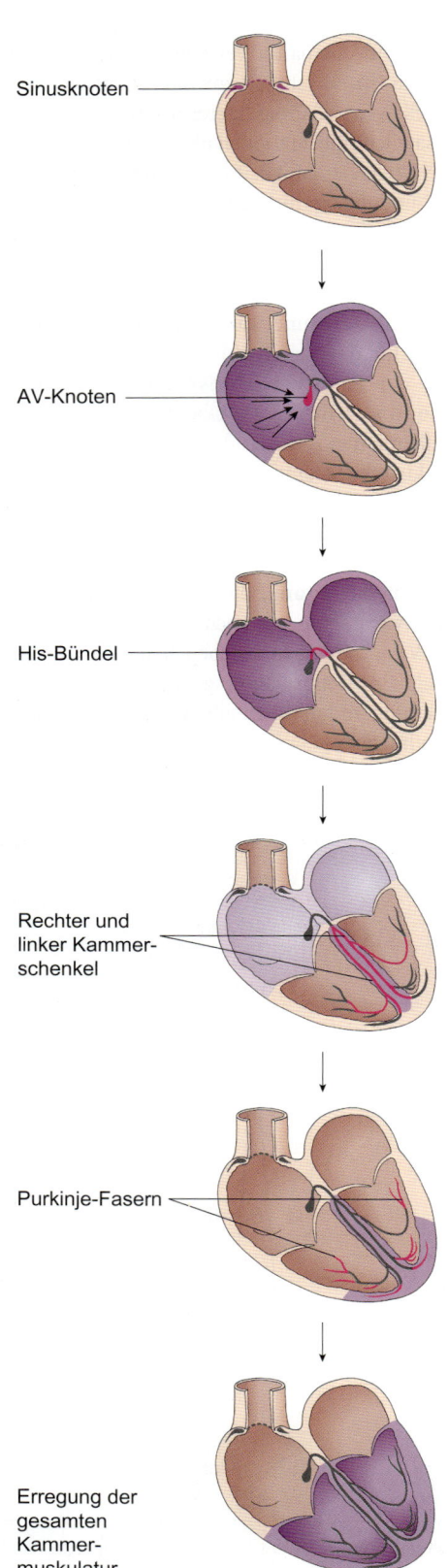

Abb. 17.23 Erregungsleitungssystem des Herzens [L190]

hofmuskulatur zum Atrioventrikularknoten (AV-Knoten). Er liegt am Boden des rechten Vorhofs in der Vorhofscheidewand nahe der Grenze zwischen Vorhof und Kammer. Er nimmt die Erregungen von der Vorhofmuskulatur auf und leitet sie zum His-Bündel. Das sehr kurze His-Bündel verläuft am Boden des rechten Vorhofs in Richtung Kammerscheidewand. Dort teilt es sich in rechten und linken Kammerschenkel (Tawara-Schenkel). Die Tawara-Schenkel ziehen an beiden Seiten der Kammerscheidewand herzspitzenwärts und zweigen sich dort weiter auf. Der linke Schenkel unterteilt sich in einen linksanterioren und einen linksposterioren Faszikel. Die Endabzweigungen der Kammerschenkel nennt man Purkinje-Fasern. Die Erregungen gehen dann von den Purkinje-Fasern direkt auf die Kammermuskulatur über (➤ Abb. 17.23).

Ableitungsarten

Die zeitlich aufgelösten Spannungsveränderungen der elektrischen Herzaktivität können als Elektrokardiogramm (EKG) abgeleitet werden. Es werden bipolare und unipolare Ableitungen unterschieden. Bei den **unipolaren Ableitungen** wird die Potenzialdifferenz zwischen einer differenten (z. B. linke Armelektrode) und einer indifferenten Elektrode (Zusammenschaltung mehrerer Elektroden) ermittelt. Bei den **bipolaren Ableitungen** wird die Potenzialdifferenz zwischen zwei Elektroden, z. B. zwischen linkem und rechtem Arm gemessen.

Bei den Extremitätenableitungen werden die Ableitungen nach Einthoven (I, II, III) und die Ableitungen nach Goldberger (aVL, aVR, aVF) verwendet (➤ Abb. 17.23). Die unipolaren Brustwandableitungen nach Wilson (V_{1-6}) werden aus einer differenten Elektrode (Brustwandelektrode) und einer indifferenten Elektrode (Zusammenschaltung mehrerer Elektroden) gebildet. Weitere Ableitungsarten, z. B. nach Nehb oder Frank haben im Rettungsdienst keine Bedeutung.

In modernen EKG-Geräten werden die Potenziale am linken Arm (LA), rechten Arm (RA) und linkem Bein (Left Leg) gemessen, analog-zu-digital gewandelt und dann mithilfe der nachfolgenden Formeln in die einzelnen Ableitungen nach Einthoven und Goldberger umgerechnet.

> **MERKE**
> Umrechnung in die Ableitungen nach Einthoven und Goldberger
>
> $$I = LA - RA$$
> $$II = LL - RA$$
> $$III = II - I = LL - LA$$
> $$aVL = LA - \frac{RA + LL}{2}$$
> $$aVF = LL - \frac{LA + RA}{2}$$
> $$aVR = RA - \frac{LA + LL}{2}$$

17.4.8 EKG-Interpretation

Physiologisches EKG

Die Industrie mit ihren modernen EKG-Geräten macht es dem Rettungsfachpersonal leicht, die Herzfrequenz zu bestimmen. Er erkennt sie auf einem Monitor neben oder oberhalb des EKG-Monitors. Die Frequenz lässt sich auch anhand des Diagrammpapiers bei Kenntnis des Papiervorschubs sowie des Abstands zwischen zwei R-Zacken ermitteln (➤ Tab. 17.9).

Durch Anlegen eines **EKG-Lineals** an das Diagrammpapier kann die Herzfrequenz noch leichter bestimmt werden (➤ Abb. 17.24), da auf dem Lineal die Abstände nach Frequenz und Papiervorschub eingetragen sind.

Die Herzfrequenz wird unter normalen, physiologischen Bedingungen vom Sinusknoten als Schrittmacher bestimmt. Andere Bereiche des Herzens können diese Schrittmacherfunktion übernehmen, wenn der Sinusknoten ausfällt. Diese elektrischen Stimulationsbereiche im Herzmuskelgewebe sind aber normalerweise nicht dominant. In den Ventrikeln liegen z. B. tertiäre Schrittmacherzentren, deren Erregungsfrequenz bei 30–40/Min. liegt, wenn keine höher gelegenen Zentren die Schrittmacherfunktion ausüben.

Eine Herzfrequenz über 100/Min. (bei normalem Herzrhythmus) wird **Sinustachykardie** genannt, vorausgesetzt, die Erregung er-

Tab. 17.9 Herzfrequenzbestimmung anhand des R-Zacken-Abstands bei 25 mm/Sek. und 50 mm/Sek. Papiervorschub

	25 mm/Sek.	50 mm/Sek.
0,50 cm	300/Min.	600/Min.
1,00 cm	150/Min.	300/Min.
1,25 cm	120/Min.	240/Min.
1,50 cm	100/Min.	200/Min.
2,00 cm	75/Min.	150/Min.
2,50 cm	60/Min.	120/Min.
3,00 cm	50/Min.	100/Min.

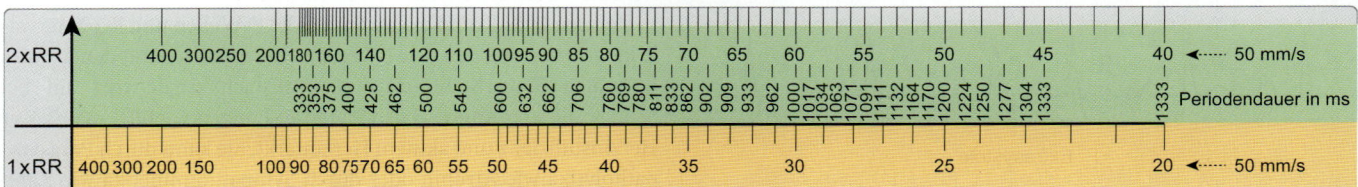

Abb. 17.24 Bestimmung der Herzfrequenz mit einem EKG-Lineal [L143]

folgt vom Sinusknoten. Eine Herzfrequenz unter 60/Min. (bei normalem Herzrhythmus) wird **Sinusbradykardie** genannt, vorausgesetzt, die Erregung erfolgt vom Sinusknoten.

Bestimmung des Herzrhythmus

Das EKG ist die genaueste Methode, unregelmäßige Schlagfolgen (Arrhythmien) des Herzens zu erfassen. Voraussetzung hierfür ist die Kenntnis der Elektrophysiologie des Herzens.

Vorhofrhythmen

Die Schrittmacheraktivität beginnt im **Sinusknoten.** Der Impuls breitet sich vom Sinusknoten über beide Vorhöfe in Form einer Depolarisationswelle aus. Durch den Impuls werden die Vorhöfe zur Kontraktion angeregt. Im EKG ist die Depolarisation der Vorhöfe als P-Welle zu erkennen. Im Sinusrhythmus ist die P-Welle in den Ableitungen II, III, aVF positiv. Ist die P-Welle in den Ableitungen II, III, aVF negativ, spricht man von einem **basalen Vorhofrhythmus.** Die PQ-Zeit beträgt dabei weniger als 0,1 Sek. Die P-Welle kann positiv, negativ oder biphasisch sein. Die Dauer der P-Welle beträgt normalerweise 50–100 ms. Die Überleitungszeit vom Beginn der Vorhoferregung über den AV-Knoten in das His-Bündel beträgt 120–200 ms.

Supraventrikuläre Extrasystolen (SVES)

Schrittmacherfunktionen können auch andere Teile des Herzens übernehmen, wenn der normale Schrittmacher (Sinusknoten) ausfällt. Übernimmt ein ektoper Herd (➤ Abb. 17.25) im Vorhofbereich die Schrittmacherfunktion dauerhaft, so baut er eine Herzfrequenz von ca. 50–70/Min. auf. Ein frühzeitiger Reizimpuls durch einen ektopen Vorhofherd, der eine normale Kammeraktion (QRS-Komplex) erzeugt, wird als **Vorhofextrasystole** oder als **supraventrikuläre Extrasystole** bezeichnet. Da dieser Reizimpuls nicht aus dem Sinusknoten stammt, unterscheidet sich die Morphologie der P-Welle von der anderer P-Wellen.

Knotenrhythmen

Da der **AV-Knoten** auch als ektoper Herd in der Lage ist, Erregungsimpulse zu erzeugen, können durch den AV-Knoten supraventrikuläre Extrasystolen entstehen. Erkennen lassen sich diese Knotenextrasystolen an einem unveränderten QRS-Komplex, der verfrüht auftritt und dem keine P-Welle vorausgeht. Gelegentlich werden von einem solchen ektopen Herd die Vorhöfe über eine retrograde Erregung depolarisiert. Die P-Welle kann dabei fehlen bzw. im QRS-Komplex liegen und nicht erkennbar sein. Man definiert dies als **mittleren Knotenrhythmus.** Liegt die P-Welle direkt vor dem QRS-Komplex, so definiert man dies als **oberen Knotenrhythmus,** liegt sie direkt hinter dem QRS-Komplex oder in der ST-Strecke als **unteren Knotenrhythmus.** Der AV-Knoten kann als ektoper Schrittmacher sehr hochfrequente Erregungen liefern, so können in pathologischen Situationen Frequenzen von 150–250/Min. auftreten.

Veränderung der QRS-Breite

Ektope Herde gibt es ebenfalls in der Ventrikelmuskulatur. Da die **ventrikuläre Extrasystole** (VES) nicht über das physiologische Leitungssystem geleitet wird, ist die Leitungsgeschwindigkeit verringert, und der QRS-Komplex wird dadurch breiter (QRS-Breite ≥ 120 ms). Die Leitungsgeschwindigkeit des Leitungssystems ist zwei- bis viermal schneller als die des Myokards. Ein ventrikulärer Ersatzrhythmus, z. B. bei einem AV-Block III. Grades fällt ebenfalls durch einen verbreiterten QRS-Komplex auf.

Sinusbradykardie

Eine Sinusbradykardie ist definiert als Sinusrhythmus mit Frequenzen unter 60 Schlägen/Min. Gewöhnlich treten bei der Sinusbradykardie keine Symptome auf. Sie wird oft bei Hochleistungssportlern oder im Schlaf gefunden. Häufig ist sie Ausdruck eines erhöhten Vagotonus. Die Sinusbradykardie kann auch bei Beeinträchtigungen der Pressorezeptoren, die im Bereich der Teilungsstelle der A. carotis liegen (Karotissinussyndrom), oder bei Erkrankungen des Sinusknotens (Syndrom des kranken Sinusknotens, Sick Sinus Syndrome) auftreten. Sie tritt gehäuft während einer Behandlung mit Betarezeptorenblockern auf.

Sinustachykardie

Von einer Tachykardie spricht man ab einer Frequenz von über 100 Schlägen/Min. Ist der Sinusknoten Schrittmacher der Tachykardie, wird sie als Sinustachykardie bezeichnet.

Vor den QRS-Komplexen können die P-Wellen und PQ-Intervalle identifiziert werden. Die P-Wellen sind identisch mit denen eines normalen Sinusrhythmus. Eine Sinustachykardie tritt auf bei Schock, Fieber, Angst, Hyperthyreose, Lungenembolie, manifester Herzinsuffizienz und akutem Herzinfarkt. Sie kann durch Parasympatholytika wie Atropin oder durch Sympathomimetika wie Katecholamine ausgelöst oder beschleunigt werden.

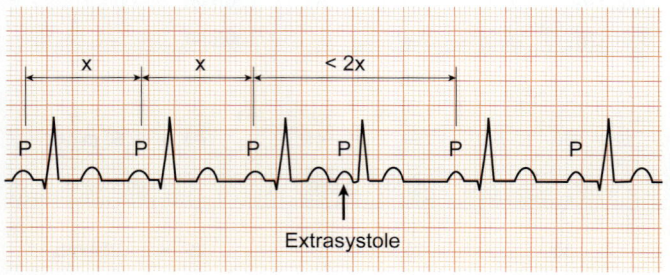

Abb. 17.25 Supraventrikuläre Extrasystole (SVES) [L143]

Sinusarrhythmie

Bei der Sinusarrhythmie besteht eine ständige Veränderung der PP-Intervalle. Die Arrhythmie kann schnell oder langsam sein (Sinusbradyarrhythmie und Sinustachyarrhythmie). Entscheidendes Merkmal ist, dass die Erregungsimpulse vom Sinusknoten ausgehen (positive P-Welle in II, III, aVF). Die Unterschiede in der Zykluslänge können von Ein- und Ausatmung abhängen, mit einem Anstieg der Frequenz während der Inspiration und einem Frequenzabfall in der Exspiration (respiratorische Sinusarrhythmie). Es handelt sich dabei nicht um einen pathologischen Befund.

Wandernder Schrittmacher

Beim wandernden Schrittmacher entsteht eine Arrhythmie durch verschiedene ektope Herde im Vorhof (➤ Abb. 17.26). Die Schrittmacheraktivität wandert dabei von einem Herd zum nächsten. Die P-Wellen ändern sich in ihrer Form nach Lage des Schrittmachers und die PQ-Intervalle variieren in ihrer örtlichen Beziehung zum AV-Knoten.

Sinusknoten-Syndrom

Unter dem Sinusknoten-Syndrom (Sick-Sinus-Syndrom) versteht man den kranken Sinusknoten mit fehlerhafter Bildung und/oder Fortleitung von Schrittmacherimpulsen aus dem Sinusknoten. Es entwickelt sich ein chronischer Zustand mit Episoden oder permanentem Vorhandensein einer Vielzahl von supraventrikulären Arrhythmien zusammen mit sich wiederholenden Anfällen von Bewusstlosigkeit (Synkopen). **Sinusbradykardien** sind meist die ersten Erkennungszeichen eines Sinusknoten-Syndroms. Durch entzündliche, degenerative Veränderungen, z. B. Myokarditis, rheumatisches Fieber, oder durch Störungen der Blutversorgung kann die Funktion des Sinusknotens eingeschränkt sein. Als Folge davon entstehen Rhythmusstörungen, wobei die Sinusbradykardie als Leitsymptom zu sehen ist. In den meisten Fällen benötigt der Patient einen implantierten Herzschrittmacher, der den Sinusknoten in seiner Schrittmacheraktivität unterstützt und nötigenfalls ersetzt. Im EKG weisen verschiedene Veränderungen auf eine Sinusknotenerkrankung hin.

Sinuatrialer Block (SA-Block)

Beim sinuatrialen Block (➤ Kap. 27.2.9) setzt der Sinusknoten als Schrittmacher für mindestens einen EKG-Zyklus aus. Die sinuatrialen Blockierungen werden klinisch in 3 Grade unterteilt.

- SA-Block I. Grades: Die Überleitung vom Sinus- zum AV-Knoten ist verlängert.
- SA-Block II. Grades: Mindestens ein ganzer Zyklus fällt aus, aber danach nimmt der Schrittmacher seine normale Aktivität in gleichem Rhythmus wieder auf.
- SA-Block III. Grades: Es herrscht vorübergehend Stillstand der Vorhoferregung, der länger als ein oder mehrere Zyklen anhält.

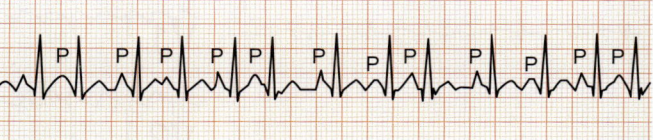

Abb. 17.26 Wandernder Schrittmacher mit unterschiedlich geformten P-Wellen [L143]

Sinusstillstand

Im Schrittmacherzentrum des Sinusknotens werden beim Sinusstillstand (Sinus Arrest) keine Reizimpulse mehr gebildet. Nach einer Pause übernimmt ein ektopischer Vorhofherd den Rhythmus in einer anderen Frequenz. Man spricht vom SA-Block III. Grades.

Sinusstillstand und Sinusaustrittsblock sind im Wesentlichen nicht zu unterscheiden. In beiden Fällen übernimmt ein untergeordneter Schrittmacher die Reizbildung.

Paroxysmale Tachykardie

Die paroxysmale Tachykardie ist ein plötzlicher, anfallsartiger Anstieg der Herzfrequenz auf Werte von 150–250 Schlägen/Min. Auslöser ist ein ektoper Herd, der spontan anspringt und Reizimpulse in rascher Folge abgibt. Auslöser kann ein Herd im Vorhofbereich oder im AV-Knoten sein. Die P-Wellen sind, da sie aus einem Vorhof- wie auch Knotenherd kommen, deformiert, nicht vorhanden oder einfach aufgrund der hohen Frequenz nicht erkennbar.

Vorhofflattern

Im Gegensatz zum Vorhofflimmern wird das Vorhofflattern (➤ Abb. 17.27) nur durch einen ektopen Herd verursacht (➤ Kap. 27.2.9). Dabei kommt es zu einer Bildung von 250–350 Impulsen/Min. mit schnellen Vorhofdepolarisationen, die durch eine in den Vorhöfen kreisende Erregung entstehen können (Reentry-Mechanismus). Da es nur einen Herd betrifft, gleichen sich die P-Wellen. Man spricht in diesem Fall von Flatterwellen, sägezahnartigen Vorhofwellen ohne dazwischenliegende isoelektrische Linie. Eine derartig hohe Frequenz wird nicht auf die Kammern übergeleitet, sondern in einem bestimmten Verhältnis nur jede zweite, dritte oder vierte Erregung; man spricht in diesen Fällen von einer 2:1-, 3:1- und 4:1-Überleitung. Da dieses Verhältnis nicht konstant sein muss, ist die tatsächlich resultierende Frequenz bradykard, tachykard und in den meisten Fällen arrhythmisch. Vorhofflattern tritt bei Erkrankungen auf, die mit Belastungen der Vorhöfe einhergehen.

Vorhofflimmern

Vorhofflimmern ist eine der häufigsten Rhythmusstörungen (➤ Kap. 27.2.9). Viele ektope Herde im Vorhof geben Impulse ab, wobei der Vorhof durch keinen Impuls vollständig depolarisiert wird. Nur gelegentlich wird ein Impuls zum AV-Knoten weitergeleitet. Es kann zu

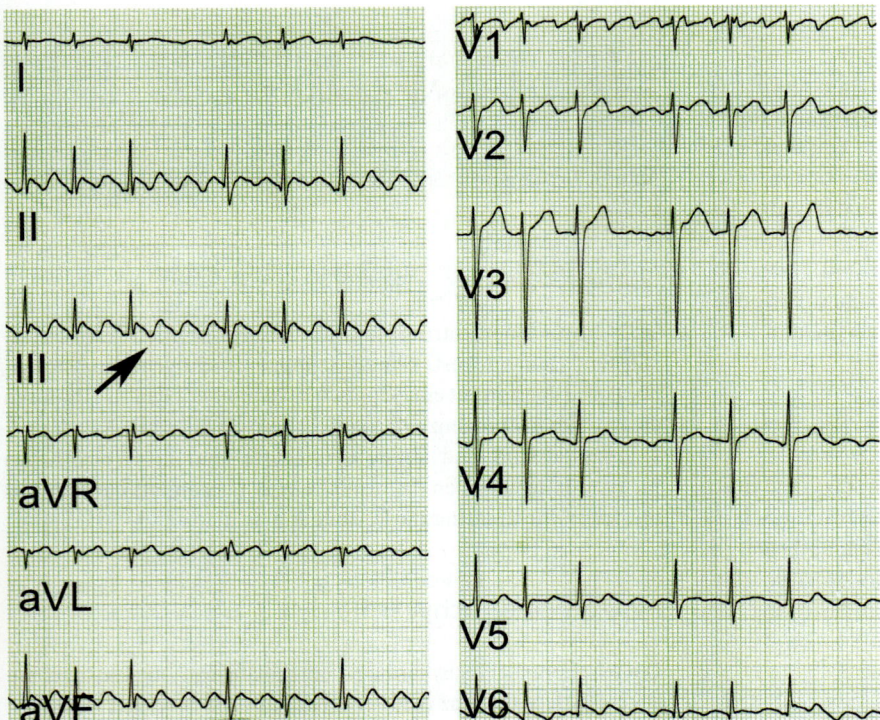

Abb. 17.27 Vorhofflattern mit negativen Flatterwellen (Pfeil) in den Ableitungen II, III, aVF [P106]

Flimmerfrequenzen bis zu 600 Erregungen/Min. kommen. Im EKG erscheint das Vorhofflimmern als unregelmäßige, kleinwellige Nulllinie ohne P-Wellen vor einem QRS-Komplex. Das Fehlen von P-Wellen bei Vorliegen einer absoluten Arrhythmie ist das diagnostische Hauptkriterium. Ohne diesen Befund sollte die Diagnose Vorhofflimmern nicht gestellt werden. Die resultierende Kammerfrequenz kann hoch oder relativ normal sein. Die hämodynamischen Auswirkungen hängen von der jeweiligen Kammerfrequenz ab, da es sowohl bei Vorhofflimmern als auch bei Vorhofflattern zu einer verringerten Kammerfüllung kommt. Die Möglichkeit der Thrombenbildung mit nachfolgenden Embolien besteht. Vorhofflimmern tritt bei Vorhofbelastungen, z. B. Herzklappenfehlern, sowie entzündlichen und degenerativen Herzerkrankungen auf. Häufig gibt es aber keine direkte Ursache (idiopathisches Vorhofflimmern).

Überleitungsstörungen und Schenkelblockierungen

Erregungsüberleitungsstörungen stellen i. d. R. eine bedrohliche Störung der Herzauswurfleistung dar. Beim **atrioventrikulären Block** (AV-Block) (➤ Kap. 27.2.9) besteht eine Verzögerung oder ein vollständiges Fehlen der Erregungsleitung von den Vorhöfen zu den Kammern. Im EKG stellt sich die Erregungsleitung von den Vorhöfen zu den Kammern als P-Welle bis zum Beginn des QRS-Komplexes dar.

AV-Block I. Grades

Ein AV-Block I. Grades (➤ Abb. 17.28) liegt vor, wenn die Pause zwischen Vorhofdepolarisation und Erregung des AV-Knotens über 200 ms liegt. Nach jeder Vorhoferregung erfolgt, wenn auch zeitlich verzögert, eine Kammererregung. Ein AV-Block I. Grades kann funktionell bei erhöhtem Vagotonus oder Sportlern auftreten.

AV-Block II. Grades

Der AV-Block II. Grades wird unterteilt in Typ I und Typ II, wobei der Typ I als Mobitz I oder auch als Wenckebach-Block/-Periodik (➤ Abb. 17.29), der Typ II als Mobitz II bezeichnet wird. Nicht nach jeder Vorhofaktion erfolgt eine Kammeraktion. Bei einem AV-Block II. Grades sind zwei oder mehr Vorhofimpulse nötig, um eine ventrikuläre Antwort hervorzurufen.

- **Mobitz I-/Wenckebach-Periodik**: Dieses Blockbild ist charakterisiert durch eine zunehmende Verlängerung des PQ-Intervalls über eine aufeinanderfolgende Anzahl von P-QRS-Komplexen (drei, selten vier), bis dann auf eine P-Welle kein QRS-Komplex mehr folgt.
- **Mobitz II:** Dieser AV-Block ist gekennzeichnet durch einen intermittierenden Ausfall des QRS-Komplexes nach einer P-Welle, ohne dass sich das PQ-Intervall vorher verändert hat, wobei zwischen normalen und höhergradigen AV-Blöcken II. Grades unterschieden wird. Der Unterschied liegt in der Blockbildung, die im Normalfall 3:2, 4:3 oder 5:4 betragen kann. Beim höhergra-

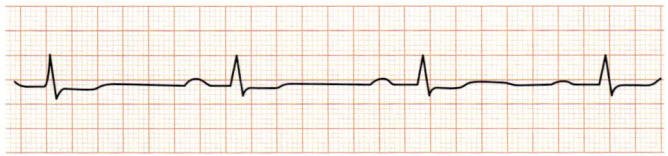

Abb. 17.28 AV-Block I. Grades mit verlängerter PQ-Zeit [L143]

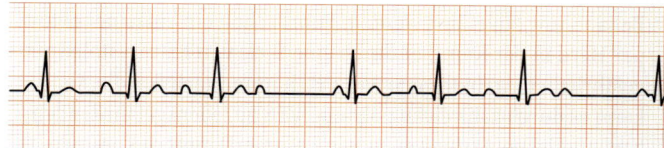

Abb. 17.29 Wenckebach-Periodik mit zunehmender PQ-Zeit [L143]

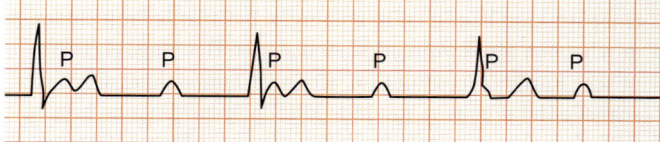

Abb. 17.30 AV-Block III. Grades [L143]

digen AV-Block II. Grades beträgt die Überleitungsstörung 2 : 1, 3 : 1 oder 4 : 1. Der Zähler in diesem Verhältnis bezieht sich auf die Anzahl der aufgezeichneten P-Wellen, der Nenner auf die QRS-Komplexe.

Den AV-Block III. Grades (➤ Abb. 17.30), auch als totaler AV-Block bezeichnet, kennzeichnet ein vollständiges Fehlen der AV-Erregungsleitung. Der Sinusknoten erregt mit unveränderter Frequenz die Vorhöfe, während die Kammererregung durch ektope Schrittmacher niedriger Frequenz übernommen worden ist. Diese Schrittmacher liegen beim proximalen AV-Block im AV-Knoten selbst, beim distalen AV-Block in den Schenkeln und den Purkinje-Fasern.

Vorhof und Kammer schlagen im jeweiligen Schrittmachereigenrhythmus. Sie sind elektrisch voneinander getrennt. Im EKG können sich die Komplexe überlagern. Bei normal aussehenden QRS-Komplexen spricht man von einem **junktionalen Ersatzrhythmus,** da der Schrittmacher im AV-Knoten liegt. Sehen die Kammerkomplexe verbreitert und bizarr verformt aus, liegt der Schrittmacher in den Kammern. Diesen Rhythmus nennt man **idioventrikulär.** Aufgrund der Instabilität dieser Schrittmacher kann es zu Phasen von Kammerstillstand oder gelegentlich zu Torsade-de-pointes-Tachykardien kommen.

Schenkelblöcke

In der Regel breitet sich die Erregung gleichzeitig über beide Ventrikel aus. Bei einem Schenkelblock aber ist die Erregungsleitung im linken oder rechten Tawara-Schenkel aufgehoben (kompletter Schenkelblock) oder so verlangsamt (inkompletter Schenkelblock), dass das entsprechende Ventrikelareal über den Schenkel der anderen Seite erregt werden muss. Blockiert ein Schenkel des His-Bündels, dann werden die elektrischen Impulse verzögert auf die betreffende Seite übergeleitet. Dadurch wird ein Ventrikel nach dem anderen erregt, und dies ist im EKG durch zwei zusammenhängende QRS-Komplexe in Phasenverschiebung zu erkennen. Da beide Ventrikel nicht gleichzeitig depolarisiert werden, verbreitert sich der QRS-Komplex. Dabei treten zwei **R-Zacken** auf, die mit R und R' bezeichnet werden.

- **Rechtsschenkelblock (RSB):** Bei einem Rechtsschenkelblock wird zuerst der linke Ventrikel erregt. Dabei ist die R'-Zacke ein Zeichen der verzögerten Aktivität des rechten Ventrikels.
- **Linksschenkelblock (LSB):** Bei einem Linksschenkelblock wird zuerst der rechte Ventrikel erregt. Die Erregung des linken Ventrikels ist verzögert, sodass zuerst der rechte und dann der linke Ventrikel depolarisiert.

Rechtsschenkelblock und Linksschenkelblock sind häufige **Komplikationen eines akuten Myokardinfarkts** (➤ Kap. 27.2.5) und stellen dann ein ernstes prognostisches Zeichen dar. Andererseits ist ein Rechtsschenkelblock ein nicht ungewöhnlicher Befund bei einem älteren Menschen. Daher stellt der bloße Befund eines Rechtsschenkelblocks bei sonst gesunden Patienten (ohne zusätzliche Zeichen oder Symptome einer Herzerkrankung) keine Vitalgefährdung dar.

Die Einteilung der Schenkelblockbilder wird durch die Anzahl der betroffenen Leitungsstrukturen in uni-, bi- und trifaszikulär vorgenommen.

- Bei einem **unifaszikulären Schenkelblock** ist die Erregungsleitung in nur einem Schenkel unterbrochen. Man spricht je nach Lokalisation des Blocks von einem Rechtsschenkelblock (RSB) oder einem links anterioren (LAHB) oder posterioren (LPHB) Hemiblock.
- Bei **bifaszikulären Schenkelblöcken** liegt eine Unterbrechung der Erregungsleitung in zwei Tawara-Schenkeln, rechts wie links vor, z. B. Rechtsschenkelblock und linksanteriorer Hemiblock (d. h., die Erregung der linken Herzkammer erfolgt primär nur noch über das linksposteriore Faszikel).
- Bei **trifaszikulären AV-Blöcken** kommt es zu einer Unterbrechung der Erregungsleitung im rechten Schenkel und in den anterioren und posterioren Faszikeln des linken Schenkels (Rechtsschenkelblock plus linksanteriorer Hemiblock plus linksposteriorer faszikulärer Hemiblock).

Ventrikuläre Rhythmusstörungen

Kammerextrasystolen werden durch einen oder mehrere ektope Herde in einem oder in beiden Ventrikeln ausgelöst, wobei der Reizimpuls überall im Ventrikel entstehen kann.

Die **monotope ventrikuläre Extrasystole** (➤ Abb. 17.31) entsteht durch einen ektopen Herd. Wie alle Extrasystolen erscheint die ventrikuläre Extrasystole verfrüht im EKG-Zyklus, noch ehe eine P-Welle zu erwarten ist. Häufig gehen die im EKG erkennbaren ventrikulären Extrasystolen mit einer Kontraktion der Kammer einher, deshalb ist meist ein entsprechender peripherer Puls fühlbar. Sind in derselben Ableitung die einzelnen Kammerextrasystolen untereinander gleich, kann man annehmen, dass sie aus dem gleichen Herd stammen. Da die ventrikuläre Extrasystole nicht über das physiologische Leitungssystem geleitet wird, ist die Leitungsgeschwindigkeit geringer. Dies lässt sich am verbreiterten QRS-Komplex erkennen. Nach einer ventrikulären Extrasystole folgt eine längere kompensatorische Pause, in der keine elektrische Aktivität des Herzens messbar ist. Sind die Kammerextrasystolen fest mit einem, zwei oder mehreren Normalschlägen gekoppelt und treten sie in gleichmäßigen Abständen auf, spricht man von einem **Bigeminus,** einem **Trigeminus** oder einem **Quadrigeminus.** In der Literatur wird als Trigeminus oder Quadrigeminus vereinzelt auch

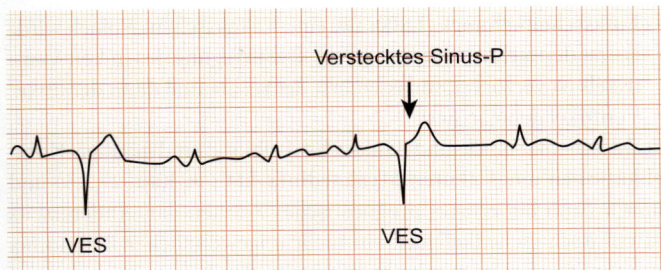

Abb. 17.31 Ventrikuläre Extrasystolen (VES) [L143]

eine Folge von zwei oder drei aufeinanderfolgenden Extrasystolen bezeichnet.

Tritt eine ventrikuläre Extrasystole auf, muss keine organische Herzerkrankung vorliegen. Es können in einem einzelnen ektopen Herd hintereinander mehrere Kammerextrasystolen entstehen. Häufig ist dies jedoch ein Zeichen, dass die koronare Blut- und/oder Sauerstoffversorgung eingeschränkt ist.

Von einem einzelnen ektopen Herd kann sowohl eine einzelne Extrasystole als auch eine Serie von Extrasystolen ausgehen:

- **Couplet:** Wenn zwei ventrikuläre Extrasystolen aufeinanderfolgen nennt man dies ein Couplet.
- **Triplet:** Drei rasch aufeinanderfolgende Kammerextrasystolen werden als Triplet bezeichnet.
- **Salvenartige ventrikuläre Extrasystolen:** Ab vier ventrikulären Extrasystolen (VES) spricht man von einer Salve.
- **R-auf-T-Phänomen** (> Abb. 17.32): Fällt eine VES mit einer vorausgehenden T-Welle zusammen, so kann es in dieser sog. vulnerablen Phase zu sehr bedrohlichen Rhythmusstörungen kommen. In der vulnerablen Phase ist das Myokard besonders leicht erregbar, deshalb kann eine VES zum Zeitpunkt der T-Welle einen anderen ektopen Kammerherd zu Serien von Extrasystolen veranlassen, mit der Folge einer paroxysmalen Kammertachykardie oder Kammerflattern.
- **Polytope ventrikuläre Extrasystolen:** Sehen die monotopen ventrikulären Extrasystolen, da sie aus demselben Herd stammen, im EKG-Bild immer gleich aus, stellen sich die polytopen ventrikulären Extrasystolen (> Abb. 17.33) im EKG-Bild dagegen sehr unterschiedlich dar. Polytope ventrikuläre Extrasystolen stammen aus verschiedenen Kammerherden. Wenn zahlreiche polytope VES auftreten, muss der Patient einer sofortigen Behandlung zugeführt werden. Führt schon ein einzelner ektoper Herd in der Kammer durch eine Serie von Extrasystolen zu gefährlichen Arrhythmien wie z. B. Kammertachykardie, so kann es durch zahlreiche polytope VES zu lebensgefährdenden bzw. tödlichen Arrhythmien wie Kammerflimmern kommen.
- **Kammertachykardie:** Die Kammertachykardie (ventrikuläre Tachykardie [VT], > Kap. 27.2.9) tritt häufig bei Patienten mit einer strukturellen Herzerkrankung, z. B. Patienten mit einem durch einen Myokardinfarkt geschädigten Herzmuskel (ischämische Kardiomyopathie) auf. Sie ist gekennzeichnet durch eine schnelle Herzfrequenz von 150–250 Schlägen/Min. und breiten QRS-Komplexen (häufig deutlich breiter als 120 ms). Teilweise können P-Wellen ohne erkennbaren Zusammenhang zu den P-Wellen (AV-Dissoziation) oder bei einer langsameren Tachykardie teilweise Capture Beats erkannt werden. Eine hämodynamische instabile ventrikuläre Tachykardie wird mittels elektrischer Kardioversion nach vorangegangener Narkoseeinleitung behandelt.
- **Torsade-de-pointes-Tachykardie:** Hierbei handelt es sich um eine hochfrequente Kammertachykardie, die spontan zu einem Sinusrhythmus zurückkehrt (> Kap. 27.2.9). Die Rotation der QRS-Amplituden um ihre Achse wird als Spitzenumkehr oder Torsade de pointes bezeichnet. Auf eine derartige Torsade de pointes kann auch ein lebensbedrohliches Kammerflimmern folgen.
- **Capture Beats:** Während einer ventrikulären Tachykardie kann ein supraventrikulärer Erregungsimpuls, der durch den AV-Knoten geleitet wird, die Kammern unter bestimmten zeitlichen Bedingungen (relative Refraktärzeit) erregbar vorfinden. Dieser eingefangene Schlag zeigt neben einer P-Welle den typischen (schmalen) QRS-Komplex. Der Nachweis von Capture Beats ist ein Beweis, dass der Ursprung der Tachykardie mit verbreitertem QRS-Komplex aus dem Kammermyokard stammt.
- **Reentry-Mechanismus:** Treten tachykarde Herzrhythmusstörungen auf, werden sie häufig durch kreisende Erregungen verursacht. Man bezeichnet dies als Reentry- bzw. als Wiedereintrittsmechanismus. Bei AV-Knoten-Reentry-Tachykardien liegt der Reentry-Kreislauf im AV-Knoten. Bei ventrikulären Tachykardien kann z. B. eine Narbe im Kammermyokard vorliegen, um welche die Erregung kreist. Plötzlicher Beginn und plötzliches Ende (On/Off-Phänomen) ist ein charakteristisches Merkmal für die kreisende Erregung.
- **Kammerflattern** (> Abb. 17.34): Durch einen einzelnen ektopen Kammerherd werden 200–300 Impulse/Min. gegeben. Im EKG stellt sich dies als eine fast sinusförmige Kurve dar. Durch den charakteristischen Verlauf der EKG-Kurve ist die Diagnose schnell zu stellen. Das Kammerflattern ist **lebensbedrohlich.** Die Herzkammern kontrahieren dabei sehr schnell. Aufgrund der Viskosität des Blutes kommt es zu einer verminderten Füllung der Kammern. Dabei werden die Koronargefäße vermindert durchblutet. Somit entsteht ein Sauerstoffmangel im Herzmuskel, der zu einer vermehrten Bildung von ektopen Herden führt. Dieser Zustand führt zum Kammerflimmern. Ein präkordialer Schlag oder die Defibrillation können angezeigt sein, ansonsten ist die Reanimation die indizierte Maßnahme (> Kap. 23).

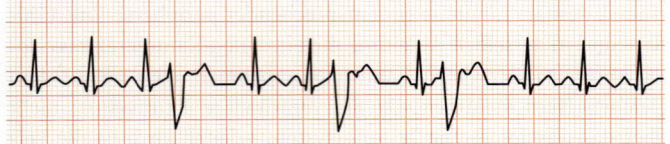

Abb. 17.32 R-auf-T-Phänomen [L143]

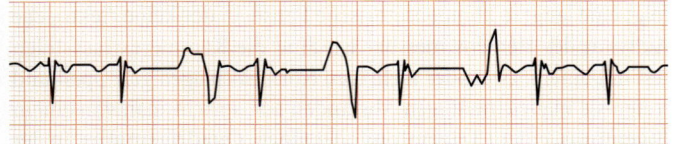

Abb. 17.33 Polytope VES [L143]

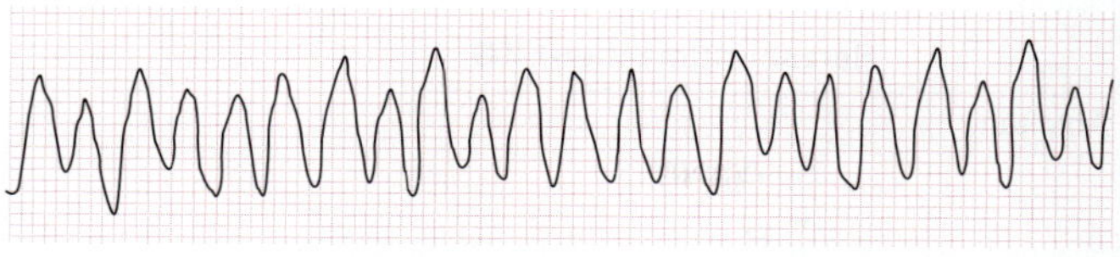

17.4 Monitoring und apparative Diagnostik

Abb. 17.34 EKG-Bild bei Kammerflattern mit einer Frequenz von ca. 200/Min. Die Kammerkomplexe sind haarnadelförmig deformiert. [L190]

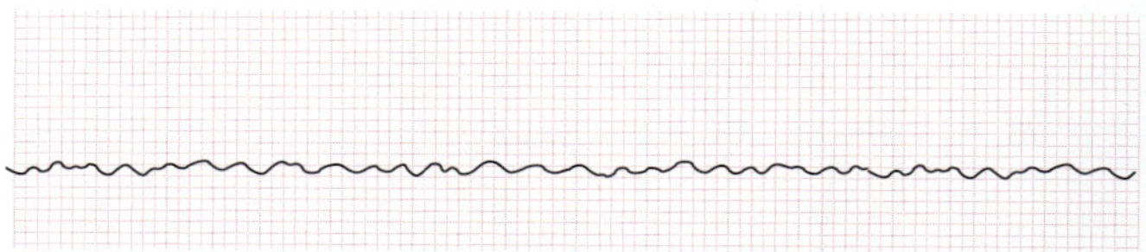

Abb. 17.35 Kammerflimmern: Die einzelnen Kammerkomplexe können im EKG nicht mehr voneinander getrennt werden [L190]

- **Kammerflimmern:** Durch die Reizimpulse aus vielen ektopen Herden wird Kammerflimmern (➤ Abb. 17.35) verursacht. Es kommt zu keiner geordneten Kontraktion der Herzkammern mehr, da die ektopen Herde nur jeweils einen kleinen Teil des Myokards depolarisieren. Das EKG-Bild erscheint chaotisch. Funktionell steht das Herz still. Das Kammerflimmern ist gleichbedeutend mit einem Kreislaufstillstand. Nur bei sehr groben Flimmeraktionen zeigt sich vielleicht eine Wirkung des präkordialen Schlags, ansonsten ist das Mittel der Wahl die Defibrillation. Je nach Amplitudenhöhe werden verschiedene Stufen des Kammerflimmerns unterschieden: sehr grob, grob, mittel, fein und sehr fein (➤ Kap. 23).
- **WPW-Syndrom:** Das WPW-Syndrom (Wolff-Parkinson-White-Syndrom) zeigt eine vorzeitige Depolarisation (Präexzitation) der Ventrikel bzw. des interventrikulären Septums über eine zusätzliche (akzessorische) Leitungsbahn (Kent-Bündel). Da die physiologische Verzögerung des AV-Knotens durch die Umleitung über die akzessorische Leitungsbahn fehlt, zeigt sich im EKG-Bild eine Verkürzung der PQ-Zeit. Spontan oder durch Extrasystolen kann es zu einer Reentry-Tachykardie zwischen der akzessorischen Leitungsbahn kommen. Da der AV-Knoten, im Gegensatz zur AV-Knoten-Reentry-Tachykardie nicht pathologisch verändert ist, spricht man von einer AV-Reentry-Tachykardie. Bei Auftreten von Vorhofflimmern kann dieses durch die fehlende Verlangsamung der akzessorischen Leitungsbahn u. U. schnell auf die Kammer übergeleitet werden und Kammerflimmern auslösen.

Long-QT-Syndrom (LQTS)

Das Long-QT-Syndrom gehört zur Gruppe der Ionenkanalerkrankungen. Auffällig sind das pathologisch verlängerte QT-Intervall. Das LQTS kann erworben, z. B. durch Medikamenteneffekte (Psychopharmaka), einige Antibiotika (Makrolide) und Antiarrhythmika (Klasse I und III) oder angeboren (kongenital) sein. Durch Veränderungen der Ionenkanäle kommt es zu einer Veränderung der Plateauphase und der Refraktärphase. Durch die **Verlängerung der Erregungsrückbildung** kann es zu lebensbedrohlichen ventrikulären Rhythmusstörungen (Torsades-de-pointes-Tachykardien) kommen.

Typischerweise fallen die Patienten mit einem LQTS durch Synkopen und/oder teilweise überlebte Herztodesfälle auf. Bei der angeborenen Form können diese auch bei Angehörigen aufgetreten sein, z. B. positive Familienanamnese für plötzliche Herztodesfälle. Die Therapie der Wahl ist die Gabe eines Betarezeptorenblockers und ggf. die Implatation eines Defibrillator (ICD, ➤ Kap. 17.4.9). Medikamente, welche die QT-Zeit zusätzlich verlängern, sind bei Patienten mit einem LQTS kontraindiziert (Medikamentenliste auf www.qtsyndrome.ch/drugs.html).

17.4.9 Herzschrittmacher und Kardioverter im Rettungsdienst

Eine ausreichende Tätigkeit des Herzens ist grundsätzliche Voraussetzung für das menschliche Leben. Dazu muss sowohl die Funktion der Herzmuskulatur selbst als auch die des Erregungsleitungssystems intakt sein. Kommt es hier zu Störungen, die sich z. B. in Form **bradykarder Rhythmusstörungen** äußern und medikamentös nicht ausreichend therapierbar sind, kann der Einsatz eines **Herzschrittmachers (SM)** erforderlich werden. Ebenso kann es bei Patienten mit bereits implantiertem SM zu einem Ausfall oder einer **Fehlfunktion des Geräts** kommen, was ein sofortiges Eingreifen erforderlich macht. Die implantierten Schrittmacheraggregate liegen meist subkutan unterhalb des rechten oder linken Schlüsselbeinknochens. Dort können sie für den Patienten beschwerdefrei meist über Jahre belassen werden (➤ Abb. 17.36).

So weit kein myokardiales Pumpversagen vorliegt, ist das **Ziel der SM-Therapie,** dass sich die Pulsfrequenz erhöht, die Kreislaufverhältnisse stabilisieren und die Bewusstseinslage bessert.

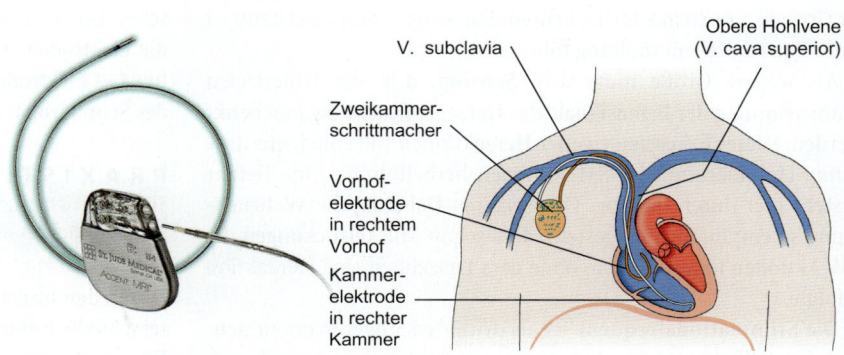

Abb. 17.36 Implantierter Zweikammerschrittmacher mit einer Elektrode im rechten Vorhof und einer Elektrode im rechten Ventrikel. Bei der Defibrillation sollte ein ausreichender Sicherheitsabstand von dem implantierten Herzschrittmacher eingehalten werden [V112/L190]

Die im Rettungsdienst verwandten Schrittmachergeräte unterliegen dem Medizinproduktegesetz (MPG). Eine Einweisung in die richtige Handhabung hat, nicht nur aus rechtlichen Gründen, zu erfolgen und muss dokumentiert werden. Wichtig ist die genaue Kenntnis der Reglerfunktionen und Tastenbelegungen, da die angebotenen Geräte Unterschiede aufweisen. Hier muss zu dem jeweils benutzten Gerätetyp die vom Hersteller mitgelieferte Bedienungsanweisung am Gerät durchgearbeitet werden.

Einteilung der Schrittmacher

Die SM werden in interne und externe Schrittmacher unterteilt. Die **internen SM** (permanente SM) sind heute primär der Versorgung in der Klinik vorbehalten. **Externe SM** können invasiv transvenös oder nichtinvasiv transkutan angewandt werden und finden präklinisch im Rettungsdienst Verwendung. Beide genannten Schrittmachersysteme bestehen aus einem Pulsgenerator mit einer als Energiequelle dienenden Batterie (Akku). Hinzu kommen ein Patientenkabel mit Elektrode bzw. ein Patientenkabel mit zwei großflächigen Klebeelektroden.

Im Rettungsdienst eingesetzte EKG-Defibrillator-Einheiten haben häufig eine Schrittmacheroption. Die temporären SM-Systeme verfügen i. d. R. über eine **Demand-Funktion,** d.h., herzeigene Schläge unterdrücken eine SM-Tätigkeit. Im Gegensatz dazu steht die **festfrequente** (asynchrone) **Stimulation,** die durch den möglichen Einfall in die verletzliche (vulnerable) Phase der Erregungsleitung des Patientenherzens zu unerwünschten Ventrikeltachykardien führen kann.

Für die **Einstellung des externen SM** ist die Ermittlung der Reizschwelle notwendig. Darunter versteht man die Stimulationsspannung in Volt, bzw. die Stromstärke in mA, die bei vorgegebener Impulsdauer (je nach Hersteller 20–40 ms) gerade noch eine Herzaktion auslösen kann. Die gewählte Stimulationsenergie sollte möglichst niedrig, aber so weit über der Reizschwelle liegen, dass eine lagerungsunabhängige sichere Stimulation gegeben ist. In der Regel beträgt die Stromstärke zur Reizung des Herzmuskels ca. 50–80 mA. Sie ist jedoch von Patient zu Patient verschieden. Bei der Einstellung tastet man sich an diesen Wert heran. Begonnen wird mit etwa 40 mA, gefolgt durch zügiges Hochstellen um jeweils 5 mA, bis auf dem Monitor eine regelmäßige, dem SM-Impuls folgende Kammererregung registriert und eine Pulswelle tastbar wird. Sicherheitshalber wird dieser Wert dann, aufgrund oben dargestellter Gründe, um 20 mA überschritten. Ein Sauerstoffmangel kann zu einer Reizschwellenerhöhung führen.

Als weitere Größe muss dem **Sensing,** d.h. der fehlerfreien Wahrnehmung der Eigensignale des Herzens, Beachtung geschenkt werden. Dieses Erkennen eigener Herzaktionen soll eine Unterdrückung (Inhibierung) der SM-Aktionen herbeiführen. Eine Gefahr besteht hier durch das sog. Oversensing. Dabei ist die Wahrnehmung so empfindlich eingestellt, dass schon Muskelzuckungen die SM-Aktionen unterdrücken, ohne dass tatsächlich eine Herzaktion erfolgte.

Die **Stimulationsfrequenz** ist als dritter wichtiger Wert zu nennen. Sie sollte beim Erwachsenen im physiologischen Bereich zwischen 70 und 80 Schlägen/Min. liegen. Bei hohen Stimulationsfrequenzen ist daran zu denken, dass auch der mittlere Sauerstoffbedarf des Herzmuskels ansteigt. Die Schrittmacher- oder Pacerfrequenz wird am Gerät entsprechend eingestellt.

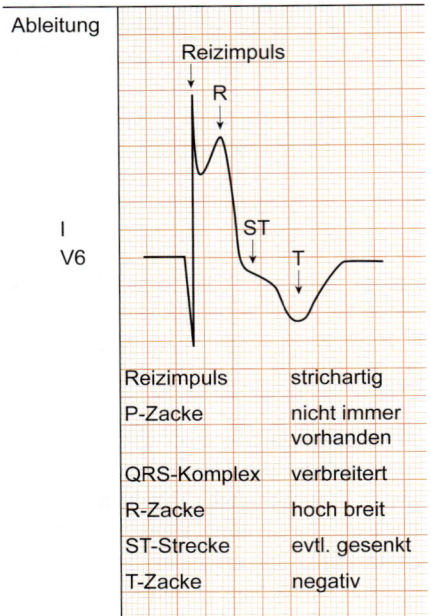

Abb. 17.37 Schrittmacher-EKG [L143]

Die **Kontrolle** der Wirksamkeit des Schrittmachereinsatzes erfolgt über die Palpation des Pulses an der Halsschlagader oder an der Oberschenkelschlagader und über ein EKG-Monitorsystem (> Abb. 17.37). Blutdruck und Bewusstseinszustand geben zusätzliche Hinweise. Außerdem wird auf die Farbe und Temperatur der Haut geachtet.

Die nichtinvasive **transkutane Stimulation** arbeitet mit großflächigen Elektroden, die auf den Brustkorb des Patienten geklebt werden. Hier besteht die Möglichkeit des Aufklebens in der sog. **Anterior-anterior-Position,** d.h. analog zur Paddleplatzierung bei der Defibrillation. Die negative (−) Elektrode wird hier im Bereich der Herzspitze, im fünften ICR links, positioniert. Die positive (+) Elektrode wird auf der rechten vorderen Brustseite unterhalb des Schlüsselbeins in Brustbeinnähe angebracht. Die andere Möglichkeit ist die Aufbringung in **Anterior-posterior-Position.** Die negative (−) Elektrode wird auf der linken vorderen Brustseite in der Mitte zwischen Brustbeinspitze und der linken Brustwarze aufgeklebt, wobei die Elektrodenspitze unterhalb der Brustwarzenlinie liegt. Die positive (+) Elektrode wird auf der hinteren linken Brustseite unterhalb des Schulterblatts und seitlich von der Wirbelsäule angebracht.

PRAXISTIPP
Dem Aufkleben gehen ggf. eine Rasur und das Reinigen und Entfetten der im Durchmesser ungefähr 10 cm großen Hautflächen voraus.

Durch den transthorakalen Stromfluss kommt es auch zu einer unterschiedlich stark ausgeprägten Kontraktion der Brustmuskulatur. Eventuell kann deshalb eine **Sedierung** erforderlich werden.

Aufgrund der einfachen und schnellen Handhabung und der nur geringen Belastung für den Patienten liegt mit den externen SM ein System vor, das für seine Anwendung in der präklinischen Notfallmedizin besonders geeignet ist.

Bei den **invasiven Systemen** wird die Sonde über eine große Körpervene, z. B. V. jugularis, V. subclavia oder V. brachialis, in das rechte Herz vorgeschoben und mit dem Schrittmachergenerator verbunden. Für diese Stimulationsart müssen Elektrodenkabel und Punktionszubehör steril verpackt sein. Die elektrischen Impulse werden über die Elektrodenspitze auf die Herzmuskelzellen übergeleitet. Den Vorteilen dieser Stimulation – keine belastenden Muskelkontraktionen und die alleinige Stimulation am Sondenende – stehen im Vergleich zur transkutanen SM-Anwendung einige Nachteile gegenüber:
- Die Punktion nicht komprimierbarer großer Venen schließt in der Klinik möglicherweise eine Thrombolysetherapie aus.
- Die fehlende Sterilität im Notfall erhöht die Infektionsgefahr.
- Fehllagen der Sondenspitze.
- Arterienpunktion oder Pneumothorax bei Gefäßpunktion.
- Auslösen einer lebensbedrohlichen Kammertachykardie.
- Erhöhtes Thrombose- und Embolierisiko.
- Fehlende Lagekontrolle durch Röntgenuntersuchung.
- Es sind Erfahrungen in der Technik erforderlich.

Schrittmacherpflichtige Erkrankungen

Bei Fortbestehen einiger Erkrankungen ist die dauerhafte Implantation eines Herzschrittmachers erforderlich.

Schrittmacherindikationen

Bei den folgenden bradykarden Herzrhythmusstörung wird bei einem symptomatischen (z. B. Synkope, Dyspnoe, reduzierte Belastbarkeit) Patienten ein Herzschrittmacher implantiert:
- Bradykardien
- Sick-Sinus-Syndrom
- Sinusarrest (auch bei asymptomatischen Pausen > 6 Sek.)
- Erworbener AV-Block II. Grades Typ II oder III. Grades
- Karotissinus-Synkope

Schrittmacher-EKG

Charakteristisches Kennzeichen eines SM-EKG sind die auf dem Monitor erkennbaren Impulse des SM-Geräts, sog. **Spikes.** Sie stellen sich als senkrechte strichförmige Potenziale vor dem jeweils folgenden Kammerkomplex dar.

Schrittmachercodierung

Wichtige Informationen über die Arbeitsweise implantierter SM-Geräte findet das Rettungsteam im SM-Ausweis des Patienten. Die Arbeitsweise implantierter SM wird durch einen Buchstabencode definiert, der im Ausweis eingetragen ist. Bei Notfällen ist der SM-Ausweis mit in die Klinik zu nehmen, da er für den Aufnahmearzt wichtige Informationen enthält. Dieser von der ICHD (Inter-Society Commission for Heart Disease) entwickelte international gültige Code wird im Folgenden vorgestellt:

1. Buchstabe: Stimulationsort

A = Atrium (Vorhof)
V = Ventrikel (Kammer)
D = A + V

2. Buchstabe: Wahrnehmungsort der herzeigenen Erregung

A = Atrium
V = Ventrikel
D = A + V

3. Buchstabe: Betriebsart

I = inhibiert
T = Triggerung
D = I + T

4. Buchstabe: Frequenzadaption

P = 1–2 Funktionen
0 = nicht programmierbar
R = frequenzvariabel

5. Buchstabe: Stimulierbarkeit

A = Atrium
V = Ventrikel
D = A + V

Beispiele der Schrittmachercodierung

VVI = Kammerschrittmacher
AAI = Vorhofschrittmacher
DDD = Zweikammerschrittmacher
Die vormals als vierter Buchstabe angegebene Programmierbarkeit ist entfallen, da die neuen Geräte über diese Funktion generell verfügen.

Defibrillation bei Herzschrittmacherträgern

Kommt es bei einem SM-Träger zu einer lebensbedrohlichen Rhythmusstörung, z. B. Kammerflimmern oder Kammertachykardien, so muss hier die Defibrillation durchgeführt werden. Dabei muss beachtet werden, dass sich der implantierte SM nicht direkt im Stromfluss der Defibrillationspaddles bzw. -elektroden befindet.

Ein Sicherheitsabstand von 10 cm zum SM-Aggregat sollte eingehalten werden. Gleiches Vorgehen gilt auch für die Durchführung der elektrischen Kardioversion. In der Klinik muss nach erfolgter Defibrillation/Kardioversion in jedem Fall eine Schrittmacherkontrolle durchgeführt werden. Bei einer Defibrillation mit Anteriorposterior-Position der Elektroden (statt Sternum/Apex) besteht der Vorteil, dass das elektrische Feld im 90°-Winkel zur permanenten SM-Elektrode verläuft.

Implantierter Kardioverter/Defibrillator (ICD)

In den letzten Jahren wird Hochrisikopatienten mit bereits aufgetretenen bösartigen Tachyarrhythmien (Sekundärprophylaxe) oder Risikopatienten mit hochgradig eingeschränkter linksventrikulärer Pumpfunktion (Primärprophylaxe) gehäuft ein automatischer Kardioverter/Defibrillator implantiert. Die alleinige antiarrhythmische Dauertherapie ist häufig nicht ausreichend. Zwei unterschiedliche Wege der Elektrodenpositionierung stehen zur Verfügung:

- Über die V. cephalica bzw. über die V. subclavia wird in die Spitze des rechten Ventrikels eine Defibrillationselektrode platziert. Häufig wird bei AV-Blockierungen oder einem Sick-Sinus-Syndrom noch eine Stimulationselektrode in den rechten Vorhof platziert.
- Bei stark eingeschränkter linksventrikulärer Pumpfunktion und dem Vorliegen eines kompletten Linksschenkelblocks wird eine Elektrode über den Koronarvenensinus in Nähe der linken Herzkammer platziert. Hierdurch können die beiden, durch den Linksschenkelblock asynchron schlagenden Herzhälften synchronisiert werden (kardiale Resynchronisationstherapie [CRT]).

In seltenen Fällen müssen die Stimulationselektroden operativ auf den Herzmuskel (epikardiale Elektroden) aufgebracht werden. Die Implantation des ICD-Aggregates erfolgt meist in den großen Brustmuskel.

Bei Fehlfunktion mit fortwährender Impulsabgabe lässt sich dies durch Platzieren eines Magneten auf das ICD-Aggregat unterbrechen.

Wiederholungsfragen

1. Aus welchen Teilen setzt sich die strukturierte Patientenuntersuchung zusammen (➤ Kap. 17.1)?
2. Über was sollte man sich schon auf der Anfahrt zum Einsatzort Gedanken machen und welches Akronym wird verwendet (➤ Kap. 17.1.2)?
3. Wofür stehen die Buchstaben beim ABCDE-Schema (➤ Kap. 17.1.4)?
4. Was wird beim Secondary Assessment untersucht (➤ Kap. 17.1.5)?
5. Was verbirgt sich hinter dem Akronym OPQRST (➤ Kap. 17.1.6)?
6. Worauf wird bei der Palpation des Pulses geachtet (➤ Kap. 17.1.7)?
7. Was steht für die 4 Hs und HITS und wann werden sie angewendet (➤ 17.1.8)?
8. Was versteht man unter Patientenbeobachtung (➤ Kap. 17.2)?
9. Welche wesentlichen Punkte charakterisieren patientenzentriertes Handeln (➤ Kap. 17.2.1)?
10. Wie lässt sich im Rettungsdienst die Bewusstseinslage klassifizieren (➤ Kap. 17.2.2)?
11. Welche Punkte sollten bei der Untersuchung der Atmung beachtet werden (➤ Kap. 17.2.2)?
12. Was lässt sich mit der Nagelbettprobe feststellen (➤ Kap. 17.2.2)?
13. Welche Merkmale lassen sich an der Haut erkennen (➤ Kap. 17.2.2)?
14. Welche Differenzialdiagnosen für Brustschmerz kennen Sie (➤ Kap. 17.3.1)?
15. Nennen Sie drei Ursachenkomplexe für das akute Abdomen (➤ Kap. 17.3.2)?
16. Nennen Sie die wesentlichen Unterschiede eines Asthmaanfalls und einer COPD (➤ Kap. 17.3.3).
17. Nennen sie die Charakteristiken eines Pink Puffer und eines Blue Bloater (➤ Kap. 17.3.3).
18. Wo ist die Exsikkose häufig anzutreffen und wie erkennen sie diese (➤ Kap. 17.3.4)?
19. Welche Möglichkeiten der Blutdruckmessung gibt es (➤ Kap. 17.4.1)?
20. Wie hoch ist der Blutdruck eines Patienten mindestens, bei dem der Radialispuls tastbar ist (➤ Kap. 17.4.1)?
21. Welche Fehlerquellen können bei der Blutdruckmessung auftreten (➤ Kap. 17.4.1)?
22. Was sind normale Werte für die Pulsoxymetrie (➤ Kap. 17.4.2)?
23. Was lässt sich mit der Kapnometrie messen (➤ Kap. 17.4.3)?
24. Bei welchen Patienten sollte eine Temperaturmessung erfolgen (➤ Kap. 17.4.4)?
25. Welche Möglichkeiten der Blutzuckermessung existieren (➤ Kap. 17.4.5)?
26. Wie werden Sinusbradykardie und Sinustachykardie definiert (➤ Kap. 17.4.8)?
27. Wie lassen sich Vorhofflattern und Vorhofflimmern im EKG erkennen (➤ Kap. 17.4.8)?
28. Welche AV-Blöcke können differenziert werden (➤ Kap. 17.4.8)?
29. Welche Arten von Schenkelblöcken gibt es (➤ Kap. 17.4.8)?
30. Was ist die Charakteristik eines Long-QT-Syndroms (➤ Kap. 17.4.8)?

Auflösung Fallbeispiel

Nachdem alle Untersuchungen der Patientin abgeschlossen sind, werden alle erhobenen Ergebnisse und Parameter bewertet, um spezifische Maßnahmen einleiten zu können.

Bewertung der Differenzialdiagnosen

Herzinfarkt: Wichtig ist es, beim Bauchschmerz an die Möglichkeit eines ACS zu denken, auch bei einem unauffälligen Befund im 12-Kanal-EKG! Bei Frauen sind zudem Atemnot, Übelkeit, Erbrechen und Oberbauchschmerzen häufiger als bei Männern die einzigen Symptome eines Herzinfarkts. Die Anamnese, der kolikartige Schmerz sowie die Besserung der Beschwerden beim Umherlaufen sprechen aber dagegen.

Nierensteine, Nierenbeckenentzündung: Auch dies wäre denkbar, ist allerdings weniger wahrscheinlich als etwa Gallensteine. Der Schmerz ist zwar kolikartig, würde bei einer Nierenkolik jedoch eher in der Flanke auftreten. Zudem gibt die Patientin keine Beschwerden beim Wasserlassen an.

Lungenentzündung: Eine Lungenentzündung im rechten Unterlappen kann Schmerzen im rechten oberen Quadranten hervorrufen. Die Auskultation ergibt jedoch normale Atemgeräusche und es bestehen keine atemabhängigen Schmerzen. Außerdem gehört produktiver Husten mit Atembeschwerden zu den häufigsten Symptomen einer Lungenentzündung, dies hat die Patientin aber nicht. Auch kann bei der Lungenentzündung Fieber auftreten, dies besteht ebenfalls nicht.

Bauchaortenaneurysma: Dass der Schmerz in den Rücken ausstrahlt, würde dazu passen. Allerdings ist die krampfartige Beschreibung des Schmerzes untypisch. Am häufigsten werden beim Aortenaneurysma außerdem thorakale Schmerzen angegeben und diese werden als unerträglich oder zerreißend beschrieben.

Magenulkus, Gastritis: Aufgrund der Vorgeschichte mit den Magenbeschwerden und der gelegentlichen Einnahme des Medikaments dagegen wäre dies denkbar. Jedoch wäre für eine Gastritis ein brennender Schmerz typischer als der hier angegebene kolikartige Schmerz. Auch gibt die Patientin kein Sodbrennen in der Vorgeschichte an, was zu einer Gastritis passen würde.

Gallensteine, Cholezystitis: Dies ist aus folgenden Gründen der Favorit bei den Verdachtsdiagnosen: Der Schmerz ist kolikartig, strahlt in den Rücken aus (dies ist häufig bei Gallensteinen der Fall) und kann mit der Nahrungseinnahme in Zusammenhang gebracht werden. Außerdem wurde der Schmerz durch Bewegung besser. Zudem passen das weibliche Geschlecht, Alter und das Übergewicht gut dazu.

Hepatitis: Für eine Hepatitis würden u. a. Fieber, Übelkeit, Durchfall und Bauchschmerzen sprechen, im Verlauf auch ein Ikterus der Augen und der Haut. Die meisten dieser Symptome liegen hier nicht vor. Auch hat die Patientin eine Alkoholanamnese als mögliche Ursache verneint.

Pankreatitis: Auch dies ist denkbar, jedoch werden die Beschwerden normalerweise nicht durch Essen verstärkt. Zudem ist der Schmerz bei der Pankreatitis eher konstant und nicht kolikartig.

Gynäkologische Ursachen: Das Menstruationsverhalten und das Fehlen von vaginalem Ausfluss bzw. einer Blutung deuten nicht in diese Richtung. Eine Schwangerschaft wurde verneint (obwohl das nichts heißen muss).

WEITERFÜHRENDE LITERATUR

Dönitz S., Flake F. Mensch – Körper – Krankheit für den Rettungsdienst. Elsevier/Urban & Fischer, München, 1. Aufl., 2014

Flake F., Runggaldier K. Arbeitstechniken A–Z für den Rettungsdienst. Elsevier/Urban & Fischer, München, 2. Aufl., 2012

Lange, V.: BASICS Kardiologie. Elsevier/Urban & Fischer, München, 3. Aufl., 2013

NAEMT (Hrsg.): Advanced Medical Life Support – Präklinisches und klinisches Notfallmanagement. Elsevier/Urban & Fischer, München, 1. Aufl., 2013

NAEMT (Hrsg.): Präklinisches Traumamanagement – Prehospital Trauma Life Support (PHTLS). Elsevier/Urban & Fischer, München, 2. Aufl., 2012

Semmel, T.: ABC-Die Beurteilung von Notfallpatienten. Elsevier/Urban & Fischer, München, 2008

KAPITEL 18

Otmar Kolbeck, Stephan Dönitz

Atemwegsmanagement

18.1	**Freimachen der Atemwege – Erkennen und Beheben eines A-Problems** 349	**18.5**	**Supraglottische Atemwegshilfen** 360
18.1.1	Schutzreflexe 350	18.5.1	Larynxtubus 361
18.1.2	Manuelle Ausräumung 350	18.5.2	Larynxmaske (LMA) 363
18.1.3	Entfernen von Fremdkörpern mittels Magill-Zange 351	**18.6**	**Endotracheale Intubation** 365
18.1.4	Absaugen 351	18.6.1	Intubationsverfahren 366
18.1.5	Grundtechniken zum Freimachen der Atemwege .. 352	18.6.2	Material für die endotracheale Intubation .. 366
		18.6.3	Endotrachealtubus 367
18.2	**Freihalten der Atemwege** 353	18.6.4	Laryngoskop 368
18.2.1	Stabile Seitenlage 353	18.6.5	Weitere Instrumente für die Intubation 368
18.2.2	Guedel- und Wendl-Tubus 353	18.6.6	Durchführung der Intubation 369
		18.6.7	Intubation von Kindern 371
18.3	**Belüftung der Lungen – Behandeln eines B-Problems** 355	18.6.8	Komplikationen bei der Intubation 371
18.3.1	Sauerstoffapplikation 355	18.6.9	Komplikationen bei der Durchführung der endotrachealen Intubation 371
18.3.2	Beatmungsmaske mit Demand-Ventil 355		
18.3.3	Sauerstoffmaske mit Reservoir 356	**18.7**	**Notfallkoniotomie** 375
18.3.4	Sauerstoffmaske ohne Reservoir 356	18.7.1	Vorbereitung 376
18.3.5	Sauerstoffbrille 357	18.7.2	Techniken der Notfallkoniotomie 376
		18.7.3	Gefahren der Notfallkoniotomie 377
18.4	**Beatmung des Patienten** 357		
18.4.1	Beutel-Masken-Beatmung (BMB) 357	**18.8**	**Nadeldekompression und Thoraxdrainage** 377
18.4.2	Durchführung der Beutel-Masken-Beatmung (BMB, BMV) 358	18.8.1	Nadeldekompression 377
		18.8.2	Thoraxdrainage 378

18 Atemwegsmanagement

Fallbeispiel

Notfallmeldung
RTW und NEF werden an einem Sonntagmorgen um 4:50 Uhr zu einem Notfall alarmiert. Die Einsatzmeldung lautet: „Bewusstlose Person im Badezimmer".

Befund am Notfallort
Die Einsatzstelle ist ein Einfamilienhaus. An der Tür wird das Team des RTW von einer aufgeregten und weinenden Frau erwartet. Gefahren an der Einsatzstelle sind nicht zu erkennen und das RTW-Team wird in das Badezimmer des Einfamilienhauses geführt. Dort liegt ein ca. 60-jähriger adipöser Mann in Rückenlage auf dem Fußboden. Er trägt einen Schlafanzug und die RTW-Besatzung bemerkt Erbrochenes an seinem Vollbart. Auch fällt eine schnarchende und gurgelnde Atmung auf. Deutlich ist eine bläulich verfärbte Hautfarbe (Zyanose) im Gesicht zu erkennen.

Leitsymptome
Bewusstlosigkeit, Atemwegsverlegung, Zyanose, Erbrechen

Inhaltsübersicht

18.1 Freimachen der Atemwege – Erkennen und Beheben eines A-Problems
- Das Freimachen und -halten der Atemwege hat oberste Priorität in der Notfallmedizin. Initial reichen oft einfache manuelle Methoden, um Lebensgefahr vom Patienten abzuwenden, zumal diese einfachen Techniken am schnellsten anwendbar sind.

18.2 Freihalten der Atemwege
- Sind die Atemwege frei gemacht, werden sie im Verlauf bedarfsgerecht mit einfachen oder erweiterten Techniken frei gehalten.

18.3 Belüftung der Lungen – Behandeln eines B-Problems
- Sauerstoff ist lebenswichtig. Jeder als kritisch eingeschätzte Notfallpatient bekommt zunächst hoch dosiert Sauerstoff. Falls die Spontanatmung insuffizient ist, wird sie unterstützt.

18.4 Beatmung des Patienten
- Atmet ein Patient nicht oder nicht ausreichend, kann der Notfallsanitäter initial eine assistierte oder kontrollierte Beatmung mit Beutel-Maske vornehmen. Je nach lokalem Protokoll kommt aber auch ein supraglottischer Atemweg für die initiale Beatmung in Betracht.

18.5 Supraglottische Atemwege
- Supraglottische Atemwege (SGA), in der Literatur mitunter auch als extraglottische Atemwege (EGA) bezeichnet, werden einerseits als primäres Hilfsmittel für alle in der endotrachealen Intubation ungeübten Anwender empfohlen. Andererseits stellen SGA für in der Intubation ausreichend trainierte Anwender eine Rückfallebene beim Scheitern der Intubation dar.
- Eine Sonderform der SGA sind Hilfsmittel, die das Einführen eines Endotrachealtubus über die SGA erlauben, z. B. die LMA Fastrach, Ambu Aura-i oder iLTS-D. Sie erlauben eine initiale Beatmung über das Hilfsmittel und in einem zweiten Schritt die (optionale) endotracheale Intubation.

18.6 Endotracheale Intubation
- Die endotracheale Intubation (ETI) gilt als der sicherste Atemweg in der Notfallmedizin. Das als Goldstandard bezeichnete Verfahren ist insgesamt aber komplikationsträchtig und anspruchsvoll.
- Heutzutage werden im Rettungsdienst vermehrt Videolaryngoskope vorgehalten, die den Intubationsvorgang erleichtern können.

18.7 Notfallkoniotomie
- Die Notfallkoniotomie stellt im Rettungsdienst die invasivste Form der Atemwegsicherung dar. Man unterscheidet chirurgische Techniken von den Punktionstechniken.
- Wenn die Indikation für eine Notfallkoniotomie besteht, muss sie konsequent und umgehend durchgeführt werden. Jegliches Zögern erhöht die Wahrscheinlichkeit von hypoxischen Schäden bis zum Tod.

18.8 Nadeldekompression und Thoraxdrainage
- Eine besondere Situation stellt der Patient mit dem Spannungspneumothorax dar, da es dadurch zu einer lebensgefährlichen mechanischen Behinderung von Atmung und Herz-Kreislauf-Funktion kommt. Die umgehende Entlastung des Drucks im Pleuraspalt steht hier als lebensrettende Maßnahme im Vordergrund.
- Als sehr schnell durchführbare, relativ einfache Technik wird die Thoraxentlastungspunktion mit einer ausreichend langen (8 cm) und großlumigen Kanüle empfohlen. Im notarztbasierten Rettungssystem kann im Verlauf des Rettungseinsatzes eine chirurgische Pleuraeröffnung mit oder ohne Thoraxdrainage erfolgen.

Freie Atemwege und eine suffiziente Belüftung der Lungen (**Ventilation**) nehmen in der Notfallmedizin eine zentrale Rolle ein, da sie Voraussetzung für die Sauerstoffversorgung (**Oxygenierung**) des Organismus und die Abgabe von CO_2 sind. Anderenfalls ist ein Überleben nur sehr kurz möglich. Alle weiteren Maßnahmen wären damit sinnlos.

Das Beherrschen des Freimachens und Freihaltens der Atemwege, zumindest mit einfachen Techniken, ist für den Notfallsanitäter eine der wichtigsten Fertigkeiten, da hierdurch Hirn- und sonstige Organschäden durch Sauerstoffunterversorgung (**Hypoxie**) vermieden bzw. begrenzt werden können. Im Rettungsdienst machen widrige Umstände wie Platzmangel, schlechte Lichtverhältnisse, Witterung, Umgebungslärm, eingeschränkte Ausrüstung, fehlendes Training, Teams, die sich nicht kennen, und der Zustand des Patienten die Atemwegssicherung ungleich schwieriger als z. B. in der Klinik.

Um das Atemwegsmanagement durchzuführen, stehen dem Notfallsanitäter und Notarzt verschiedenste Techniken und Verfahren zur Verfügung. Welches Verfahren angewendet wird, hängt von der jeweiligen Einsatzsituation (z. B. dem Transportmittel, Entfernung zur Klinik), dem Zustand des Patienten, dem verfügbaren Material und insbesondere von der Erfahrung und dem Ausbildungsstand des Durchführenden ab. So soll z. B. die endotracheale Intubation (ETI) nur von ausreichend trainierten Anwendern durchgeführt werden. Die hierfür erforderlichen Anwendungen sind im Rahmen der Notfallsanitäterausbildung kaum zu erlernen.

18.1 Freimachen der Atemwege – Erkennen und Beheben eines A-Problems

Absolute Priorität bei allen Notfallpatienten hat aus den o. g. Gründen ein freier Atemweg. Ein freier Atemweg liegt dann vor, wenn ein problemloser Atemluftstrom in die Lungen hinein und heraus möglich ist. Wird der Patienten im Rahmen der initialen Beurteilung (Primary Assessment) angesprochen, gibt es mehrere Möglichkeiten, wie er reagiert. Im besten Fall reagiert der Patient und spricht mit normaler Stimme und in ganzen Sätzen, ohne dass auffällige Geräusche bestehen. Ein A-Problem kann in diesem Augenblick ausgeschlossen werden.

MERKE
Eine ungehinderte Atmung findet nahezu geräuschlos und ruhig statt. Dennoch kann sich im Verlauf des Rettungseinsatzes noch ein A-Problem entwickeln (z. B. durch zunehmende Schwellung im Rahmen einer Anaphylaxie oder eines Inhalationstraumas oder durch progrediente Vigilanzminderung beim SHT mit Verlust der Schutzreflexe u. Ä.).

Eine weitere Möglichkeit besteht darin, dass der Patient zwar reagiert, aber auffällige Geräusche mit der Atmung verbunden sind. Dies ist ein Hinweis auf eine **partielle** (teilweise) **Obstruktion** der Atemwege. Diese können z. B. bei Flüssigkeiten (Blut, Speichel, Sekrete) gurgelnd oder bei teilweiser Verlegung durch den Zungengrund und andere Weichteile schnarchend sein. Ebenso kann ein inspiratorischer Stridor auf Schwellungen in den oberen Atemwegen (auf Larynxebene oder oberhalb davon) hinweisen, während ein exspiratorischer Stridor auf eine Obstruktion der unteren Luftwege (die während der Exspiration zum Kollabieren neigen) hindeutet. Husten kann z. B. bei einer Rauchinhalation auftreten, aber auch beim Verschlucken an einem Fremdkörper.

Liegt eine **komplette Atemwegsobstruktion** vor, kann man beim Patienten, der zu atmen versucht, oftmals gegenläufige Brust- und Bauchbewegungen beobachten. Diese werden auch als „Schaukelatmung" bezeichnet. Man erkennt diese daran, dass der Brustkorb beim Einatmungsversuch eingezogen wird und sich das Abdomen ausdehnt. Das Gegenteil geschieht beim Ausatmungsversuch. Liegt ein Atemstillstand vor, also das Fehlen jeglicher spontaner Atembewegungen, ist eine komplette Atemwegsobstruktion daran erkennbar, dass trotz einer Beatmung mit Überdruck die Lungen nicht belüftet werden können. In ➤ Abb. 18.1 ist der Algorithmus des European Resuscitation Council (ERC) zum Vorgehen bei einem Erstickungsanfall eines Erwachsenen dargestellt. Falls jemand vor Ort ist, der dafür ausgebildet ist, sollte umgehend versucht werden, mittels Laryngoskopie und Magill-Zange den Atemweg frei zu machen.

MERKE
Eine typische Situation, die einen Erstickungsanfall auslösen kann, ist das Essen. Bei einem Notfall, z. B. in einem Restaurant, bei dem eine Person bewusstlos neben dem Tisch liegt, oder bei der Versorgung einer Person im Speiseraum eines Altenheims muss immer an ein Atemwegsproblem durch Fremdkörperaspiration gedacht werden (➤ Kap. 18.1.3).

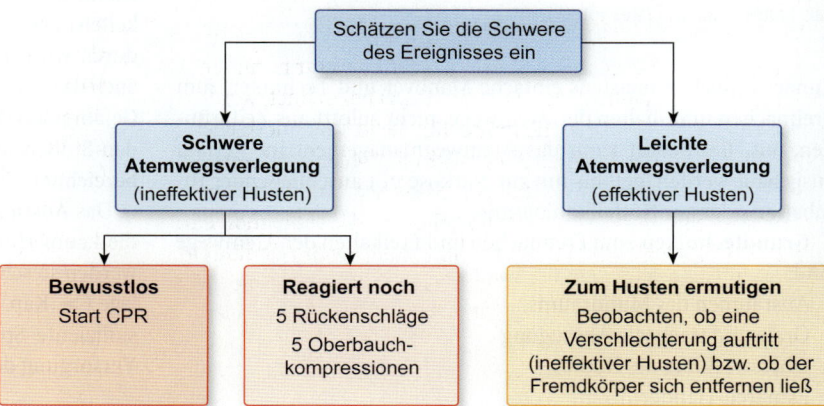

Abb. 18.1 Algorithmus für die Fremdkörperaspiration (Copyright European Resuscitation Council – www.erc.edu – 2015_NGL_007)

ACHTUNG
Liegt eine vollständige oder teilweise Atemwegsverlegung (**Obstruktion**) vor und ist damit der Atemluftstrom nicht bzw. nicht ausreichend gegeben, droht das Versterben oder bleibende Behinderung durch Sauerstoffmangel (**Hypoxie**).

18.1.1 Schutzreflexe

Insbesondere bei Patienten mit beeinträchtigtem Bewusstsein stellt der Ausfall der Schutzreflexe eine **große Gefahr** dar. Ein wichtiger Schutzreflex ist z. B. der **Schluckreflex,** der dafür sorgt, dass Fremdkörper nicht in die Atemwege gelangen können. Der **Hustenreflex** versucht, eingedrungene Fremdkörper wieder aus den Atemwegen zu befördern. Je ausgeprägter die Bewusstseinsstörung des Patienten ist, desto schwerer ist die Beeinträchtigung der Schutzreflexe und desto größer das Risiko einer Atemwegsobstruktion. So ist z. B. Erbrechen bei einem bewusstseinsklaren Patienten unkritisch, da dieser über intakte Schutzreflexe verfügt. Bei einem bewusstseinsgetrübten oder bewusstlosen Patienten kann Erbrechen hingegen lebensgefährliche Auswirkungen nach sich ziehen, z. B. pulmonale Aspiration des Erbrochenen.

Ursachen für eine Atemwegsobstruktion sind:
- Beeinträchtigungen des zentralen Nervensystems (Kopfverletzungen, intrazerebrale Störungen, Hyperkapnie, vigilanzmindernde Auswirkungen metabolischer Störungen (z. B. Diabetes mellitus, Drogen/Medikamente, Alkohol, Opioide, Anästhetika)
- Blut
- Erbrochenes
- Fremdkörper (z. B. Zähne, Essen)
- Direkte Gesichts- oder Halsverletzungen
- Epiglottitis
- Schwellung des Pharynx (z. B. bei Infektion, Ödem)
- Laryngospasmus
- Bronchospasmus
- Bronchialsekret
- Tracheostomaverlegung

MERKE
Finden Sie ein Atemwegproblem, dann lösen sie es unverzüglich! Das gilt auch für alle weiteren vital bedrohlichen Probleme. Im englischsprachigen Raum sprich man auch von „**Treat first what kills first!**" („Behandle als Erstes, was als Erstes tötet").

Zunächst reichen meistens einfache Manöver und Techniken zum Freimachen und -halten der Atemwege, nicht zuletzt aus Zeitgründen, aus. Bei Bedarf kann das Atemwegmanagement im Verlauf ausgebaut werden, ggf. bis hin zur Narkose mit anschließender Intubation oder zur Notfallkoniotomie.

Grundtechniken zum Freimachen und Freihalten der Atemwege sind:
- Ausräumen des Mundraums
- Orale und tracheale Absaugung
- Überstreckung des Kopfes
- Esmarch-Handgriff
- Stabile Seitenlage
- Einlegen von Guedel- oder Wendl-Tuben

PRAXISTIPP
Persönliche Schutzausrüstung (PSA) wie Handschuhe und Schutzbrille tragen.

MERKE
Auf jede durchgeführte Maßnahme folgt die Erfolgskontrolle! Sollte das Problem unerkannt fortbestehen, ist dem Patienten nicht geholfen.

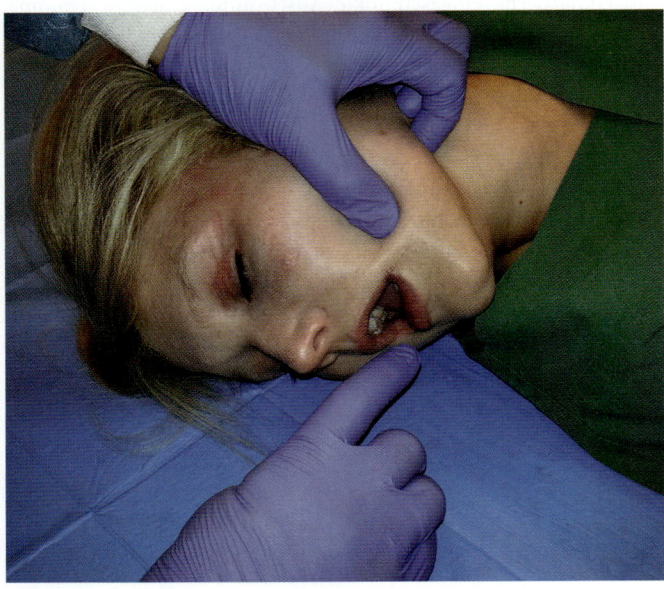

Abb. 18.2 Ausräumen des Mundraums [O998]

18.1.2 Manuelle Ausräumung

Jede Technik hat ihre Vor- und Nachteile. Die manuelle Ausräumung hat dann Vorteile, wenn beispielsweise Erbrochenes mit Speiseresten entfernt werden muss, da Absauggeräte hier an ihre Grenzen stoßen. Bei Flüssigkeiten (z. B. Speichel, Blut) sind die Absauggeräte vorteilhafter und effektiver. Werden bei der Mund-/Racheninspektion fremde Stoffe (Fremdkörper, Sekrete oder Flüssigkeiten) erkannt, müssen diese unverzüglich entfernt werden. Dadurch wird nicht nur für einen freien Atemweg gesorgt, sondern auch das tiefe Eindringen in die Atemwege wird verhindert bzw. die Gefahr, dass dies eintritt, wird reduziert. Das Eindringen von fremden Stoffen in die Lunge wird umgangssprachlich als **Aspiration** bezeichnet. Genauer wäre die Bezeichnung pulmonale Aspiration.

Das Ausräumen des Mundraums ist eine sehr einfache Technik, die kaum Hilfsmittel erfordert. In Verbindung mit der Seitenlage werden so schnell und effektiv die Atemwege geschützt. Die Seitenlage (> Kap. 25.1.5) kommt allerdings nur in Betracht, wenn eine suffiziente Spontanatmung vorliegt. Außerdem wird die weitere Versorgung des Patienten durch die Seitenlage erschwert.

Für das manuelle Ausräumen des Mundraums empfiehlt sich folgende **Vorgehensweise** (> Abb. 18.2):
1. Rettungssanitäter/Rettungsassistent oder Notfallsanitäter positioniert sich hinter dem Kopf des Patienten.
2. Daumen beidseits auf den Unterkiefer, die Zeigefinger an den Kieferwinkel des Patienten legen und den Unterkiefer abwärts drücken.
3. Mundraum öffnen.
4. Kiefer geöffnet halten: Mit dem Daumen die Wange zwischen die Zahnreihen drücken.
5. Kopf zur Seite drehen und mit der freien Hand den Mundraum ausräumen. Dies muss immer unter Sicht erfolgen. **Cave:** Bei möglicher **HWS-Verletzung** den ganzen Patienten achsengerecht auf die Seite drehen und alternative Maßnahmen (z. B. das Absaugen) wählen.
6. Das Ausräumen mit einer Mullkompresse erleichtert das Entfernen flüssiger Stoffe.
7. Bei erhaltenem Beißreflex das Verfahren abbrechen.

18.1.3 Entfernen von Fremdkörpern mittels Magill-Zange

Sind feste Bestandteile tief in den Rachen eingedrungen, wird mit dem **Laryngoskop** und einer **Magill-Zange** versucht, den Fremdkörper zu entfernen. Die Magill-Zange ist eine abgewinkelte Zange, deren Backen am Ende verbreitert und aufgeraut sind. Durch diese Bauform ist die Magill-Zange optimal geeignet, um im Mund-Rachen-Raum Gegenstände zu ergreifen.

Der Einsatz der Magill-Zange muss unbedingt unter Sicht geschehen, da blindes Greifen anatomische Strukturen verletzen kann. Befindet sich der Fremdkörper tief im Rachen, wird das Laryngoskop benutzt, um unter Sicht die Zange einsetzen zu können. Das **Laryngoskop** (Kehlkopfspiegel) ist ein Hilfsmittel, um den Kehlkopf zu betrachten. Es besteht aus einem Handgriff, in dem sich Batterien befinden, und aus einem Spatel, an dessen Ende sich eine Lichtquelle befindet.

Die Fremdkörperentfernung mit einer Magill-Zange wird folgendermaßen durchgeführt (> Abb. 18.3):

1. Rettungssanitäter/Rettungsassistent oder Notfallsanitäter positioniert sich hinter dem Kopf des Patienten.
2. Mund mit der rechten Hand mit dem Kreuzgriff öffnen.
3. Mit der linken Hand das Laryngoskop in den rechten Mundwinkel einführen.
4. Zunge aufladen und nach links verschieben; dafür Laryngoskop mittig im Mund ausrichten.
5. Kehldeckel (Epiglottis) identifizieren und den Spatel zwischen der Epiglottis und dem Zungengrund positionieren. **Cave:** Dabei die Epiglottis nicht mit dem Spatel aufladen.
6. Mit der rechten Hand die Magill-Zange greifen und unter Sicht einführen.
7. Gegenstand fassen und entfernen.

> **PRAXISTIPP**
> Die Form der **Magill-Zange** ist auf das Arbeiten mit der **rechten** Hand ausgelegt. Daher sollten auch Linkshänder die Magill-Zange mit der rechten Hand führen.
> Ähnliches gilt im Übrigen für das **Laryngoskop,** welches für das Arbeiten mit der **linken** Hand ausgelegt ist und daher grundsätzlich in der linken Hand gehalten werden muss, egal, ob der Ausführende Rechts- oder Linkshänder sind.

18.1.4 Absaugen

Mit Absaugpumpen lässt sich ein Unterdruck erzeugen, mit dessen Hilfe Sekret aus den Luftwegen rasch entfernt werden kann. Je nach Betriebsart werden Hand- und Fußabsaugpumpen von sauerstoff- bzw. elektrisch betriebenen Geräten unterschieden. An die Absauggeräte wird ein Schlauch und an diesen wiederum im Einsatzfall ein Absaugkatheter angeschlossen. Es handelt sich bei Absaugkathetern um steril verpackte Einmalartikel, die mit verschiedenen Durchmessern angeboten werden. Die **Katheter** bestehen aus durchsichtigem Kunststoff, wodurch das abgesaugte Material sofort auf Farbe und Konsistenz beurteilt werden kann. An der Spitze befinden sich mehrere Öffnungen. Dadurch wird ein Festsaugen mit möglicher Schleimhautverletzung verhindert. Zwischen Absaugpumpenschlauch und Katheter wird als Verbindungsstück ein **Absaugunterbrecher** („Fingertip", > Abb. 18.4) eingefügt. Er besitzt eine seitliche Öffnung, über die man durch Entfernen des Fingers den Sog unterbrechen kann. So bietet der Absaugunterbrecher die Möglichkeit, den Katheter ohne Sog einzuführen und zugleich einen zusätzlichen Schutz vor dem Festsaugen des Katheters.

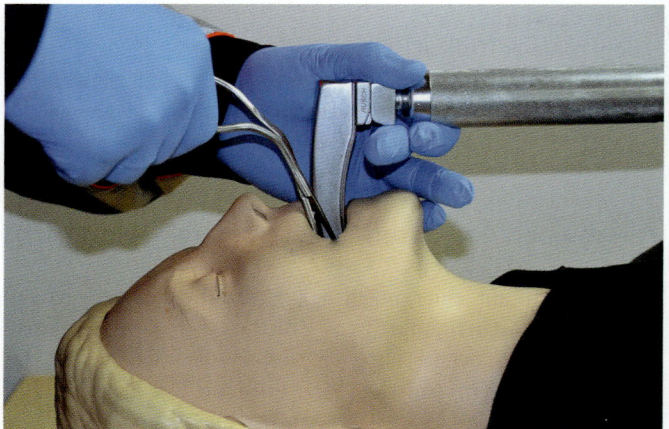

Abb. 18.3 Fremdkörperentfernung mit Magill-Zange und Laryngoskop [O998]

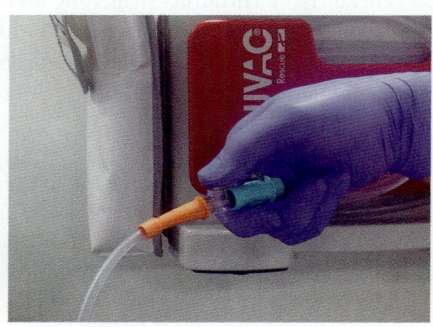

Abb. 18.4 Absaugunterbrecher „Fingertip" [O998]

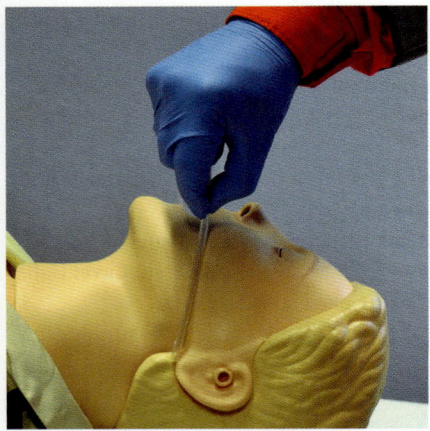

Abb. 18.5 Abmessen der Katheterlänge für die orale Absaugung [O998]

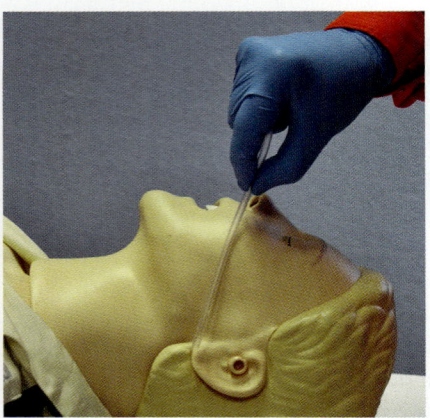

Abb. 18.6 Abmessen der Katheterlänge für die nasale Absaugung [O998]

Sowohl der obere als auch der untere Luftweg können abgesaugt werden. Beim Absaugen der oberen Luftwege ist es nicht erforderlich, auf Sterilität des Katheters zu achten. Er kann mehrfach bei demselben Patienten benutzt werden. Grundsätzlich wird zunächst oral abgesaugt, anschließend kann, falls erforderlich, der Nasenweg gereinigt werden (nasales Absaugen). Bevor abgesaugt wird, muss die Einführungslänge des Katheters bestimmt werden, damit es nicht zu unkontrollierten Manipulationen im Bereich des Kehlkopfes kommt. Auch ein versehentliches Absaugen der unteren Luftwege wird so verhindert. Die richtige Katheterlänge wird ermittelt, indem die Strecke von der Nasenspitze/dem Mundwinkel zum Ohrläppchen abgemessen wird (➤ Abb. 18.5 und ➤ Abb. 18.6).

Gefahren beim Absaugen der oberen Luftwege sind das Auslösen eines Laryngospasmus, eine Provokation von Würgen und Erbrechen, das Auslösen eines Vagusreizes mit Bradykardie sowie eine reflektorische Hirndrucksteigerung und die Verletzung der Nasenschleimhäute mit anschließender Blutung. Außerdem kann zu lang andauerndes endotracheales Absaugen beim intubierten bzw. tracheotomierten Patienten eine Hypoxie hervorrufen.

> **MERKE**
> Für intubierte Patienten ist folgende Formel zum Abschätzen des passenden Absaugkatheters hilfreich (Ch = Charrière, 1 Ch entspricht ⅓ mm):
> Tubus**innen**durchmesser in mm (ID) × 2 = max. Größe in Ch
> Beispiel: Tubusgröße ID = 6 mm × 2 = 12 Ch (max. Größe des Absaugkatheters)

> **MERKE**
> Bei bewusstseinsgetrübten oder bewusstlosen Patienten sollte jederzeit Absaugbereitschaft bestehen. Hierzu das Absauggerät mit aufgesetztem Katheter versehen und in unmittelbarer Nähe platzieren.

18.1.5 Grundtechniken zum Freimachen der Atemwege

Die genaue Ursache der Atemwegsobstruktion bei bewusstlosen Patienten wurde erst unter den Bedingungen der Allgemeinanästhesie identifiziert. Früher nahm man an, dass die Atemwegsobstruktion auf dem Zurückfallen der Zunge infolge des reduzierten Muskeltonus beruht, wobei die Zunge dann die hintere Pharynxwand berührt. Am narkotisierten Patienten konnte allerdings gezeigt werden, dass häufiger der weiche Gaumen bzw. die Epiglottis die Ursache für die Atemwegsobstruktion ist und nicht die Zunge. Hier gibt es einfache, aber manchmal entscheidende Techniken zur Lösung dieses Problems:

Überstrecken des Kopfes

Das Überstrecken des Kopfes mit Anheben des Kinns ist eine schnell durchführbare und einfache Maßnahme, die allerdings bei Patienten mit einer vermuteten Halswirbelsäulenverletzung möglichst nicht angewendet werden soll. Der Vorteil dieser Methode ist, dass sie auch ohne Übung einfach anwendbar ist. Der Nachteil besteht in den Anwendungseinschränkungen durch eventuelle HWS-Verletzungen. Allerdings hat das Freimachen der Atemwege im Zweifelsfall Vorrang vor dem Schutz der HWS. Wenn die anwesenden Helfer den Esmarch-Handgriff beispielsweise nicht beherrschen, kann das Freimachen der Atemwege durch Überstrecken des Kopfes mit Anheben des Kinns ein lebensrettender Handgriff sein.

Vorgehen:
1. Eine Hand an die Stirn (den Haaransatz) legen und die Fingerspitzen der anderen Hand an das Kinn des Patienten.
2. Vorsichtig den Kopf nach hinten überstrecken (reklinieren) und dabei das Kinn anheben. Dabei werden die vorderen Anteile des Halses gestreckt.
3. Kopf in dieser Position halten.
4. Durch Sehen, Hören, Fühlen beurteilen, ob eine suffiziente Eigenatmung vorhanden ist. **Cave:** Dabei nicht eine Schnappatmung mit suffizienter Spontanatmung verwechseln!

Vorschieben des Unterkiefers (Esmarch-Handgriff)

Bei Patienten mit einer möglichen Halswirbelsäulenverletzung, stellt der **Esmarch-Handgriff** (➤ Abb. 18.7) eine ausgezeichnete Alternative zur Überstreckung des Kopfes dar. Benannt ist der Handgriff nach dem deutschen Arzt Friedrich von Esmarch. Der Vorteil besteht darin, dass bei Beherrschen der Technik eine Überstreckung des Kopfes nicht zwingend erforderlich ist (Schutz der

18.2 Freihalten der Atemwege

Sind die Atemwege frei und atmet der Patient ausreichend, muss die Atmung dauerhaft gesichert werden. Hierfür bieten sich einfache, i. d. R. jedoch meist sehr effektive Maßnahmen und Hilfsmittel an.

18.2.1 Stabile Seitenlage

➤ Kap. 25

18.2.2 Guedel- und Wendl-Tubus

Der Guedel-Tubus (Oropharyngealtubus) sowie der Wendl-Tubus (Nasopharyngealtubus) sind gut dazu geeignet, eine Obstruktion durch den weichen Gaumen und/oder die Epiglottis beim bewusstlosen bzw. bewusstseinsgetrübten Patienten zu verhindern. Sie entlasten bzw. unterstützen den Anwender in zweierlei Hinsicht: Zum einen muss dieser beim spontan atmenden Patienten mit partieller Obstruktion (z. B. Schnarchen) nicht die ganze Zeit das Kinn hochziehen. Zum anderen erleichtern sie eine Beutel-Masken-Beatmung. In der Anästhesie kommt ein Guedel-Tubus häufig nur dann zum Einsatz, wenn die Maskenbeatmung erschwert ist. Im Rettungsdienst sollte man sich optimale Bedingungen verschaffen und den Guedel-Tubus daher ausnahmslos bei jeder Beutel-Masken-Beatmung einsetzen.

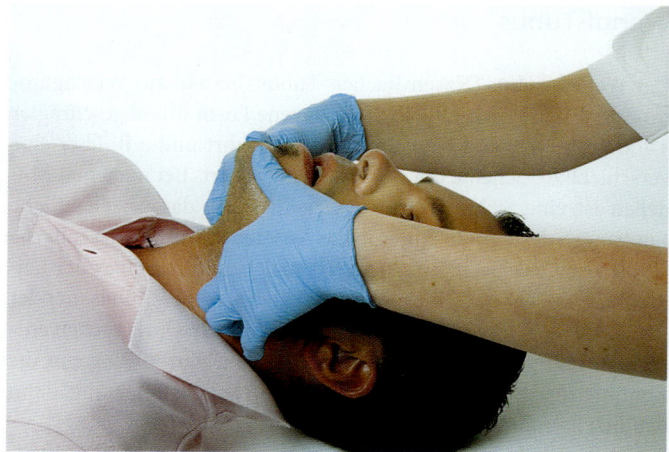

Abb. 18.7 Esmarch-Handgriff [J747]

HWS), wenngleich man das Überstrecken des Kopfes und den Esmarch-Handgriff gut kombinieren kann. Dies stellt häufig eine sehr erfolgreiche Kombination zum Freihalten der Atemwege dar.

Ein Nachteil ist: Ohne Training gelingt eine korrekte Anwendung oftmals nicht, d. h., dass die Technik im Anästhesiepraktikum gut geübt werden muss.

Vorgehen:
1. Rettungssanitäter/Rettungsassistent oder Notfallsanitäter positioniert sich hinter dem Kopf des Patienten.
2. Beide Daumen auf das Kinn des Patienten legen.
3. Die Zeigefinger auf die Kieferwinkel legen. Dabei darauf achten, dass die Finger knöcherne Strukturen fassen. Das Eindrücken der Weichteile kann die Atmung behindern.
4. Mit beiden Daumen den Mund öffnen und mit den Zeigefingern den Unterkiefer nach oben ziehen. Jetzt sollten die Zähne des Unterkiefers über den Schneidezähnen liegen.

Guedel-Tubus

Der Guedel-Tubus ist ein Kunststofftubus, dessen Form dem anatomischen Verlauf der Zunge nachempfunden ist und der deshalb zwischen Zunge und harten Gaumen passt. In sein orales Ende ist festes Material eingearbeitet, das als Beißschutz dient.

Der Guedel-Tubus ist in verschiedenen Größen passend für Patienten in jedem Lebensalter erhältlich. Wählen Sie den Guedel-Tubus, dessen Größe der vertikalen Distanz zwischen Mundwinkel und Ohrläppchen des Patienten entspricht.

Beim Einführen des Guedel-Tubus kann es passieren, dass die Zunge in den Atemweg gedrückt wird. Dies ist meist bei zu klein gewählten Tuben der Fall und kann die Obstruktion ggf. verschlimmern.

Bei zu groß gewählten Tuben kann eine Positionierung in der Vallecula erfolgen und durch Druck auf die Epiglottis den Atemweg weiter verlegen. Daher ist die korrekte **Größenwahl essenziell**. Im Zweifel wählen sie den etwas größeren Tubus (➤ Abb. 18.8).

> **MERKE**
> Guedel-Tubus nur bei bewusstlosen Patienten einlegen. Bei nicht erloschenen Schutzreflexen kann es zu Würgereiz und Erbrechen kommen. Bei bewusstseinsgetrübten Patienten ist der Wendl-Tubus die bessere Alternative, da er besser toleriert wird.

18 Atemwegsmanagement

Einführen des Guedel-Tubus:
1. Zunächst den Mund des Patienten öffnen und nochmals auf Fremdkörper inspizieren.
2. Dann den Guedel-Tubus „umgekehrt", das heißt entgegen seiner anatomischen Form mit der Öffnung zum harten Gaumen hin zeigend einführen (➤ Abb. 18.9).
3. **Vor** dem Erreichen des Zäpfchens den Tubus um 180° drehen, üblicherweise dann, wenn der Guedel-Tubus etwa zur Hälfte eingeführt ist (➤ Abb. 18.10).
4. Den Tubus mittig vorschieben, bis die Abschlussplatte auf den Lippen aufliegt. Der Tubus liegt dann mit seiner Öffnung direkt vor dem Kehlkopfeingang, ohne diesen in seiner Funktion für die Atmung zu behindern. Diese Drehtechnik soll verhindern, dass die Zunge nach unten bzw. hinten gedrückt wird (➤ Abb. 18.11).

ACHTUNG
Tritt beim Patient ein Würgereiz oder eine Abwehrreaktionen auf, Guedel-Tubus sofort entfernen bzw. den Einführversuch abbrechen!

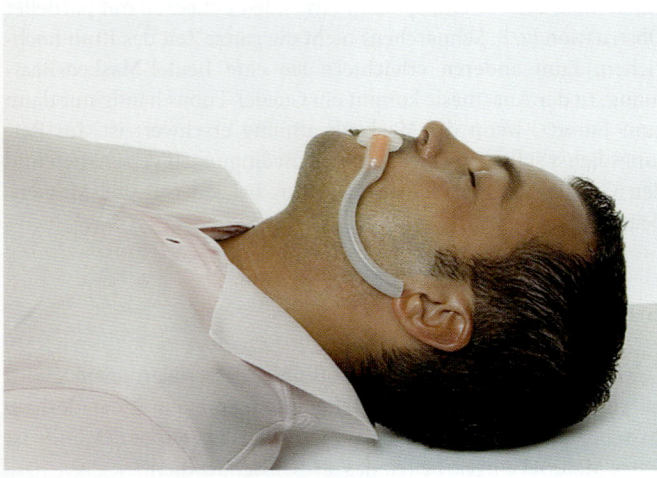

Abb. 18.8 Größenbestimmung des Guedel-Tubus [J747]

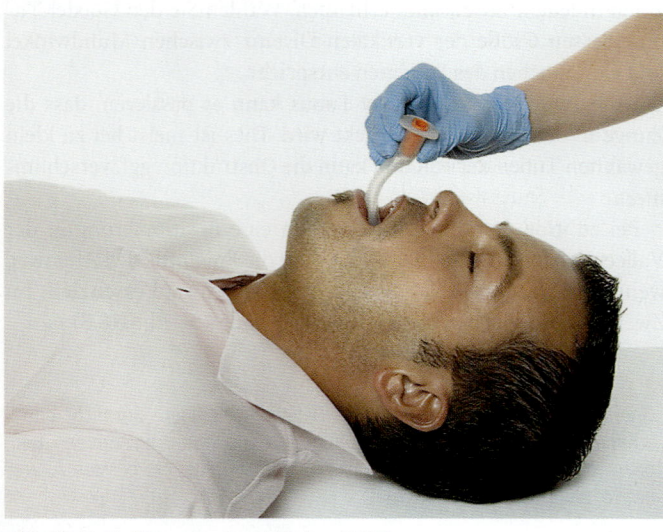

Abb. 18.9 Einführen des Guedel-Tubus [J747]

Wendl-Tubus

Der **Wendl-Tubus** (Nasen-Rachen-Tubus) besteht aus Weichgummi oder PVC. Er hat eine leicht gebogene Form mit abgeschrägter Tubusspitze. Er wird über die Nase eingeführt und z. B. über eine verschiebbare Scheibe am Naseneingang fixiert. Bei manchen Modellen ist eine Sicherheitsnadel beigefügt, die das versehentliche Eindringen des Wendl-Tubus in das Nasenloch verhindern soll. Die Größe wird so gewählt, dass ein Vorschieben durch eines der beiden Nasenlöcher noch möglich ist. Wählen sie einen Tubus, der der Länge von der Nasenspitze des Patienten bis zum Ohrläppchen entspricht. Einige Modelle haben einen verschiebbaren Ring um die Einführtiefe zu fixieren. Damit ist eine Längenabmessung dann deutlich komfortabler.

Die Regel, die Kleinfingerdicke als mögliche Tubusgröße zu verwenden, ist zwar unzuverlässig, kann dem Anwender aber einen groben Anhalt bieten. Das Einführen kann durch Gleitgel verbessert werden. Bei Erwachsenen sind z. B. die Größen 26 und 28 Ch geeignet.

Von Patienten mit erhaltenen Schutzreflexen wird der Wendl-Tubus besser toleriert als der Guedel-Tubus, allerdings kann das Einlegen des Wendl-Tubus bei unvorsichtigem Vorgehen zu Schleimhautblutungen der Nasenhöhle führen. Gelangt der Wendl-Tubus bei zu tiefem Einführen in die Stimmritze, kann reflektorisch ein Laryngospasmus ausgelöst werden.

PRAXISTIPP
Bei der Einlage des Wendl-Tubus die Nasenspitze des Patienten nach kranial ziehen, um den Tubus in den unteren Nasengang zu platzieren. Tritt beim Einführen ein Widerstand auf, Wendl-Tubus im anderen Nasenloch einführen. Keine Gewalt anwenden!

Bei Patienten mit eingeschränkter Mundöffnung eignet sich der Wendl-Tubus gut. Wendl-Tuben sollten hingegen nicht bei Gesichtsschädelverletzungen benutzt werden.

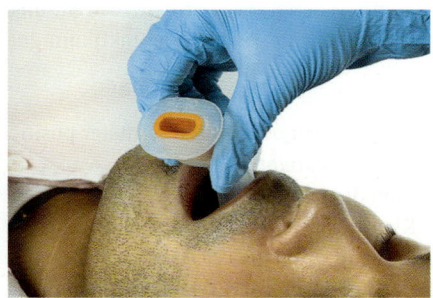

Abb. 18.10 Drehen des Guedel-Tubus um 180° [J747]

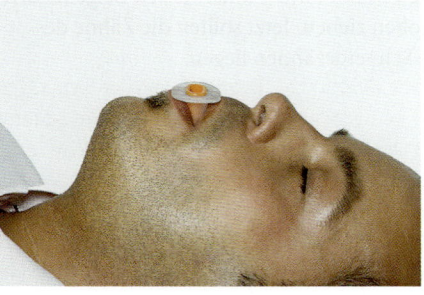

Abb. 18.11 Guedel-Tubus in situ [J747]

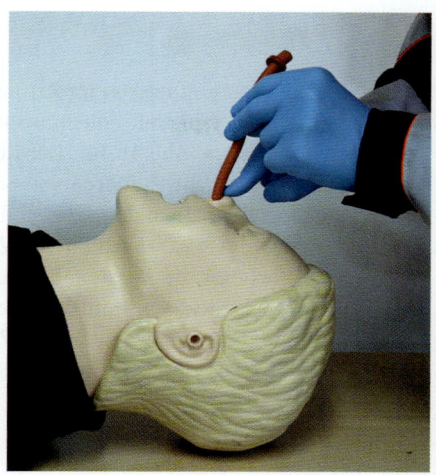

Abb. 18.12 Einführen Wendl-Tubus. Auf die Einführrichtung achten! [O998]

Einführen des Wendl-Tubus:
1. Größe des Tubus ermitten.
2. Tubus mit Gleitmittel versehen.
3. Nasenspitze nach kranial ziehen und den Tubus mit der abgeschrägten Seite zum Septum zeigend in die Nase einführen (➤ Abb. 18.12). Dabei auf die Platzierung in den unteren Nasengang achten.
4. Tubus mit leichten Drehbewegungen am Nasenboden entlangführen. Sollte dabei ein Wiederstand auftreten, Tubus entfernen und Zugang über das andere Nasenloch versuchen.

Auch hier kann nach erfolgreicher Einlage noch das Anheben des Kinns oder der Esmarch-Handgriff erforderlich sein.

ACHTUNG
Im Rettungsdienst gibt es über die Durchführung von Basismaßnahmen hinaus verschiedene Hilfsmittel, um die Atemwege freizuhalten. Richtig eingesetzt führen sie zu einer Effektivitätssteigerung der getroffenen Maßnahmen. Allerdings verleitet ihr Einsatz auch zu falschen Sicherheiten. Eine korrekte Ausführung der Basismaßnahmen und das regelmäßige Evaluieren der Situation sind unabdingbar!

MERKE
Sowohl Guedel- als auch Wendl-Tubus verhindern zwar bei korrekter Anwendung Obstruktionen der Atemwege durch weichen Gaumen und/oder Epiglottis, beide Hilfsmittel gewähren jedoch keinen Schutz vor Aspiration.

18.3 Belüftung der Lungen – Behandeln eines B-Problems

Sauerstoff ist lebenswichtig. Die in der Raumluft enthaltenen 21 % Sauerstoff reichen für den Gesunden aus, um den Körper damit zu versorgen. Allerdings ist dafür neben freien Atemwegen eine ausreichende Belüftung der Lungen notwendig. Gerade diese ist bei vielen Notfallpatienten beeinträchtigt.

Schmerzen, Angst, Muskelzittern (z. B. durch Frieren) und jede Form von Stress können den Sauerstoffverbrauch deutlich erhöhen.

Die Kombination aus erhöhtem Sauerstoffverbrauch und Beeinträchtigung der Sauerstoffaufnahme führt daher sehr rasch zu Sauerstoffmangel (**Hypoxie**) im Organismus und damit zu einer bedrohlichen Situation. Alle Notfallpatienten benötigen daher zusätzlichen Sauerstoff.

18.3.1 Sauerstoffapplikation

Sauerstoff ist kein nebenwirkungsfreies Medikament. Schon seit Jahren ist die gefäßschädigende Wirkung von hoch dosierter Sauerstoffgabe über lange Zeit beschrieben. Auch steht Sauerstoff im Verdacht, das Outcome von Patienten mit unkomplizierten Herzinfarkten zu verschlechtern.

Daher wird von der routinemäßigen Gabe von Sauerstoff beim unkomplizierten Herzinfarkt abgeraten. Wohlgemerkt gilt dies für den unkomplizierten Herzinfarkt ohne Luftnot (B-Problem) und/oder Stauungszeichen.

Jede Applikationsform von Sauerstoff stellt für den Patienten möglicherweise eine weitere Stresssituation dar. Es gilt daher, die besondere Situation des Patienten zu beachten und gerade diese Maßnahmen in einer empathischen und beruhigenden Weise zu erklären.

MERKE
Jede Patienten, der nach der ABCDE-Herangehensweise als kritisch eingeschätzt wurde, erhält zunächst Sauerstoff in der höchstmöglichen Konzentration (➤ Tab. 18.1).

Tab. 18.1 Erreichbare inspiratorische Sauerstoffkonzentration (F_iO_2)

System zur Sauerstoffapplikation	F_iO_2 in %
Beatmungsmaske mit Demand-Ventil	100
Sauerstoffmaske mit Reservoirbeutel	80–95
Einfache Sauerstoffmaske	35–60
Nasenbrille	24–44
Raumluft	21

Im Fahrzeug wird Sauerstoff in speziellen Flaschen gelagert. Über einen Druckminderer werden verschiedene Systeme zur Applikation von Sauerstoff mit der Flasche verbunden.

Systeme zur Sauerstoffapplikation im Rettungsdienst:
- Beatmungsmasken mit Demand-Ventil
- Sauerstoffmaske mit Reservoirbeutel
- Einfache Sauerstoffmaske
- Nasenbrille
- Nasensonde

18.3.2 Beatmungsmaske mit Demand-Ventil

Ein Demand-Ventil (englisch: demand = Bedarf) ist ein zwischen Sauerstoffflasche und Maske angeschlossenes Ventil, das sich nur durch negativen Druck (Sog) öffnet. Es kann im Rahmen einer Spontanatmung oder mit einem Beatmungsbeutel (➤ Abb. 18.13) verwendet werden.

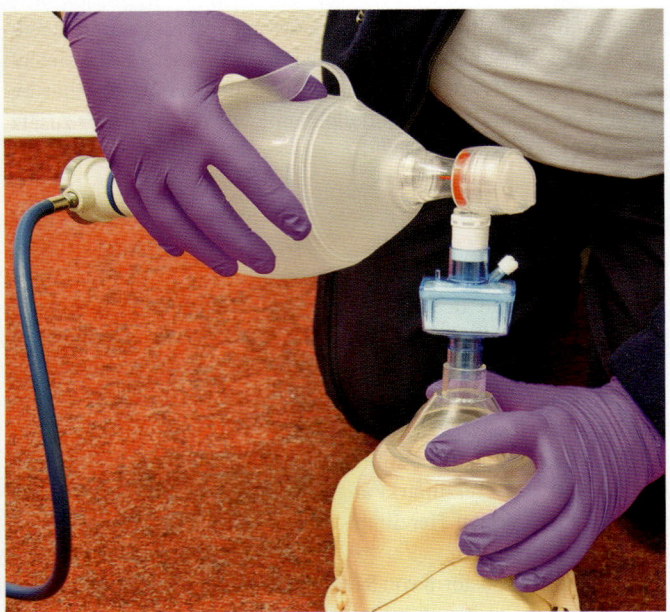

Abb. 18.13 Demand-Ventil am Beatmungsbeutel [M839]

- **Spontanatmung:** Atmet der Patient ein, öffnet sich das Ventil und gibt Sauerstoff an den Patienten ab. Hiermit kann dem ausreichend spontanatmenden Patienten Sauerstoff in nahezu reiner Form zugeführt werden.
- **Beatmung mit Beatmungsbeutel:** In dem Fall wird Sauerstoff gespart, da das Ventil lediglich Sauerstoff abgibt, um den Beatmungsbeutel nach Betätigung wieder aufzufüllen. Außerdem füllt sich der Beatmungsbeutel mit reinem Sauerstoff, ohne dass nebenbei Raumluft in den sich füllenden Beutel strömt. Nur mit einem Demand-Ventil ist eine Beatmung mit 100 % Sauerstoff über den Beatmungsbeutel möglich.

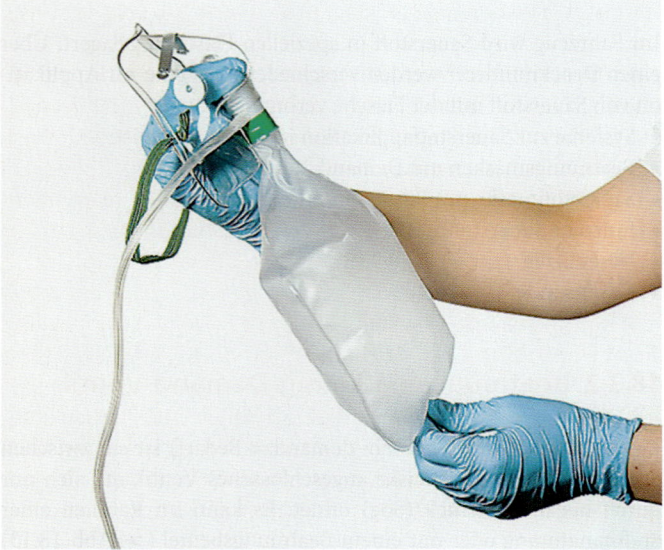

Abb. 18.14 Sauerstoffmaske mit Reservoir [J747]

18.3.3 Sauerstoffmaske mit Reservoir

Häufig werden Sauerstoffmasken im Rettungsdienst eingesetzt, da sie eine Sauerstofftherapie mit hohem inspiratorischen Sauerstoffgehalt ermöglichen (➤ Abb. 18.14). Der Reservoirbeutel füllt sich durch das kontinuierliche Zuführen von Sauerstoff. Während der Inspiration atmet der Patient den Sauerstoff aus dem Reservoir ein, sodass das Reservoir etwas schrumpft. Ein Ventil sorgt dann bei der Exspiration dafür, dass die Ausatemluft nicht in das Reservoir gelangen kann (Nichtrückatemventil), sondern in die Umluft entweicht. Während dieser Phase, in der der Patient ausatmet, befüllt der Sauerstoffstrom das Reservoir wieder.

> **MERKE**
> Notfallpatienten tolerieren manchmal die Sauerstoffmaske nicht sofort. Die Aufgabe des Rettungssanitäters/Rettungsassistenten oder Notfallsanitäters ist es dann, dem Patienten sehr einfühlsam den Nutzen der Sauerstofftherapie zu erklären. Dabei beachten: Die Kommunikation mit dem Patienten kann in dieser besonderen Situation beeinträchtigt sein.

Vorgehen:
1. Sauerstoffmaske an den Druckminderer anschließen und einen hohen Flow einstellen (bis zu 15 l/Min.).
2. Sauerstoffeinlassventil am Maskenboden zuhalten, damit eine gewisse Vorfüllung des Reservoirs erreicht wird.
3. Rechtzeitig loslassen, damit das Reservoir nicht platzt.
4. Wenn der Reservoirbeutel weitgehend gefüllt ist, die Maske auf das Gesicht des Patienten setzen.
5. Halteband über den Kopf des Patienten legen.
6. Metallsteg an den Nasenrücken des Patienten anpassen.
7. Halteband anpassen.
8. Kontrolle: Wenn die Maske ausreichend eng anliegt, erkennt man, dass bei jeder Inspiration Sauerstoff aus dem Reservoir gezogen wird (es schrumpft dann etwas).

18.3.4 Sauerstoffmaske ohne Reservoir

Mit der einfacheren Ausführung einer Sauerstoffmaske ohne Reservoir werden nur mittlere Sauerstoffkonzentrationen erreicht. Sie werden zur unterstützenden Sauerstofftherapie eingesetzt. Der Sauerstofffluss (Flow) sollte im Allgemeinen 6–8 l/Min. betragen (Herstellerangaben beachten!). Bei einem Flow unterhalb der vom Hersteller angegebenen Mindestmenge besteht die Gefahr der Rückatmung von CO_2-reicher Exspirationsluft. Sauerstoffmasken, die dafür gedacht sind, Medikamente zu vernebeln (z. B. Salbutamol) sind ebenfalls in den meisten Fällen für einen Flow von ca. 6–8 l/Min. vorgesehen. Diese Masken werden als Verneblermasken bezeichnet.

> **MERKE**
> Grundsätzlich gilt: Alle Sauerstoffmasken nur mit einem Mindestfluss von 6 l/Min. betreiben, um bei der Inspiration die Aufnahme von CO_2 zu verhindern.

Für geringere Flussraten empfiehlt sich die Sauerstoffbrille.

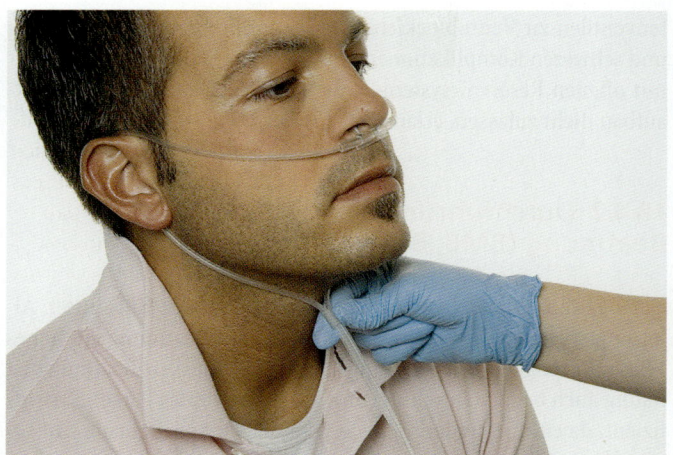

Abb. 18.15 Patient mit angelegter Sauerstoffbrille [J747]

18.3.5 Sauerstoffbrille

Die Sauerstoffbrille wird zur Applikation von Sauerstoff bei Patienten eingesetzt, die keinen hoch dosierten Sauerstoff benötigen. Dies können z. B. Patienten sein, die aufgrund ihrer Vorerkrankung dauerhaft auf Sauerstoff angewiesen sind. Wird die Sauerstoffbrille korrekt angewendet, wird sie von Patienten i. d. R. gut toleriert (➤ Abb. 18.15).

Sauerstoffbrillen können nur mit einem Flow von maximal 6 l/Min. eingesetzt werden, da bei höheren Flussraten die Nasenschleimhaut geschädigt werden kann. Außerdem führen hohe Flussraten nur theoretisch zu einer Erhöhung der inspiratorischen Sauerstoffkonzentration, da in der Praxis ein streng durch die Nase und normofrequent atmender Patient erforderlich wäre.

Vorgehen:
1. Nasenkanülen in die Nasenlöcher des Patienten einlegen
2. Sauerstoffleitung hinter die Ohren des Patienten legen
3. Nasenbrille durch Verschieben des Kunststoffrings anpassen

18.4 Beatmung des Patienten

Ist die Eigenatmung eines Patienten nicht oder nicht ausreichend vorhanden, drohen unmittelbar schwerwiegende Schäden für den Patienten durch Hypoxie.

Grundsätzlich werden zwei Formen für eine Beatmungstherapie im Rettungsdienst voneinander unterschieden: Die assistierte und die kontrollierte Beatmung.

Bei der **assistierten Beatmung** weist der Patient eine Eigenatmung auf, die aber ungenügend ist. Die Sauerstoffversorgung des Körpers ist dadurch hochgradig gefährdet. Eine Sauerstoffgabe zu diesem Zeitpunkt würde aufgrund des geringen Atemminutenvolumens das Blut des Patienten nicht genügend oxygenieren. Bei der assistierten Beatmung wird die Spontanatmung berücksichtigt, jedoch so ergänzt, dass die Aufrechterhaltung der Sauerstoffversorgung gelingt.

Ist ein Patient z. B. ateminsuffizient im Sinne einer zu niedrigen Atemfrequenz < 10/Min. (Bradypnoe) oder zu hohen Atemfrequenz > 30/Min. (Tachypnoe, Angaben für Erwachsene) kann eine assistierte Beutel-Masken-Beatmung indiziert sein. Dies geschieht bei Bradypnoe, indem der Patient zwischen zwei eigenen Atemzügen mit dem Beatmungsbeutel beatmet wird. Bei einer Tachypnoe kann jede zweite Inspiration unterstützt werden, indem man Volumen hinzugibt.

Eine weitere Option besteht in der nichtinvasiven Beatmung (➤ Kap. 19.2.4) oder der CPAP-Therapie.

Bei der **kontrollierten Beatmung** atmet der Patient nicht mehr eigenständig. Die Dauer und die Tiefe der Inspiration werden vom Anwender bestimmt. Im Rettungsdienst stehen verschiedene Möglichkeiten der Beatmung zur Verfügung. Grob gesagt unterscheidet man manuelle Beatmungsgeräte (Beatmungsbeutel) und maschinelle Beatmungsverfahren (➤ Kap. 19). Einfache Techniken wie die Mund-zu-Mund-Beatmung werden im professionellen Rettungsdienst nicht durchgeführt.

18.4.1 Beutel-Masken-Beatmung (BMB)

Die Beutel-Masken-Beatmung (BMB, auch: BMV = Beutel-Masken-Ventilation) ist nahezu weltweit die Standardmethode zur notfallmäßigen Beatmung eines Patienten. Allerdings wird diese Standardmethode in den letzten Jahren neu bewertet.

Ohne Zusatzeinrichtungen ist der Beatmungsbeutel für eine Beatmung mit Raumluft (21 % Sauerstoff) sehr schnell einsatzbereit. Die leichten, kleinen und preisgünstigen Beatmungsbeutel sind als Basisausstattung aller Rettungsmittel nicht mehr wegzudenken. Sie können nur mit Raumluft und Muskelkraft völlig unabhängig von einer Druckgasquelle oder Stromversorgung betrieben werden. Handbeatmungsbeutel sind aus einem Material gefertigt, das sich nach dem Zusammendrücken ausreichend rasch wieder zum ursprünglichen Volumen ausdehnt (**selbstentfaltender Handbeatmungsbeutel**). Umgebungsluft wird über das Beuteleinlassventil angesaugt, das während der Beatmung schließt. Beatmet wird über ein unmittelbar am Beatmungsbeutel angeschlossenes Nicht-Rückatem-Ventil). Die Ausatmung erfolgt in die Umgebungsluft. An der Rückseite des Beutels befinden sich Anschlüsse für Sauerstoffleitungen, mit denen man die Sauerstoffkonzentration der Beatmungsluft deutlich erhöhen kann, insbesondere bei Verwendung eines Reservoirs, auf welches in der Notfallmedizin generell nicht verzichtet werden sollte. Stellen Sie dabei immer einen möglichst hohen Flow ein. Durch den Anschluss eines **Demand-Ventils** wird die Konzentration auf 100 % erhöht.

Wird die Verbindung zwischen Patienten und Beatmungsbeutel durch einen Faltenschlauch verlängert, so muss unbedingt darauf geachtet werden, dass das Nicht-Rückatem-Ventil direkt via Filter am Tubus oder an der Maske angebracht wird. Bei atembeutelnahem Sitz des Nicht-Rückatem-Ventils kann es durch den Faltenschlauch zu einer wesentlichen Totraumerhöhung mit Pendelluftbeatmung und folgender Hypoxie und Hyperkapnie kommen.

Erwachsenen-Handbeatmungsbeutel

Erwachsenen-Handbeatmungsbeutel sind für Erwachsene und Kinder ab 3 Jahren bzw. über 15 kg Körpergewicht geeignet. Sie sollten mit nur einer Hand betätigt werden, wobei das Auspressen des Beutels durch vorsichtiges Abstützen an einem Widerlager (z. B. Oberschenkel) unterstützt werden kann. Dieses Vorgehen ist allerdings nicht unumstritten, manche Autoren lehnen es ab, weil damit die Gefahr verbunden sei, dass der Patient mit zu viel Volumen beatmet wird. Beim Ausdrücken mit zwei Händen besteht die Gefahr, dass ein zu hoher Atemwegsdruck mit möglichen Folgeschäden an der Lunge bewirkt wird. Nach dem Ausdrücken des Beatmungsbeutels wird sofort losgelassen und die Hand etwas abgehoben, um ein ungehindertes Selbstfüllen des Beutels zu gewährleisten. Die Beatmung erfolgt bei Erwachsenen idealerweise mit einer Frequenz von 10 Beatmungen pro Minute; mit einer Hand sind Atemhübe von 400–500 ml leicht erreichbar. Daher ist die Gefahr der Hyperventilation durchaus groß. Letztlich ist die Beatmung ausreichend, wenn es zu sichtbaren Thoraxexkursionen kommt

Kinder- und Baby-Beatmungsbeutel

Kleinere Kinder und vor allem Säuglinge und Neugeborene brauchen nur sehr kleine Atemhubvolumina. Als Anhalt gilt, wie bei Erwachsenen auch, ein Atemhubvolumen von 6 ml/kg ideales Körpergewicht. Ein einjähriges Kind wird demnach mit einem Volumen von gerade einmal ca. 60 ml beatmet.

> **MERKE**
> Durch unsachgemäße Beutelbeatmung des Neugeborenen mit zu hohen Drücken kann ein Pneumothorax entstehen. Aus diesem Grund möglichst immer einen Beatmungsbeutel mit Druckbegrenzung für Neugeborene und Säuglinge wählen.

Ideal für Neugeborene, Säuglinge und Kinder unter 3 Jahren ist die Beatmung mit einem speziellen kleinen Kinder-Beatmungsbeutel. Die im Fachhandel erhältlichen Baby-Beatmungsbeutel eignen sich nur für Neugeborene.

Die Sauerstoffanreicherung erfolgt über einen Reservoirschlauch, der am Beuteleinlassventil aufgesetzt und vom zugeführten Sauerstoff durchströmt wird. Da das Volumen des angesetzten Reservoirschlauchs größer ist als der Inhalt des Beatmungsbeutels, füllt sich dieser mit reinem Sauerstoff. Es gibt auch Beatmungsbeutel, die durch eine besondere Formgebung einen Erwachsenen- und einen Kinderbeatmungsgriff ermöglichen.

Die kleineren Volumina können auch mit guten Erwachsenen-Beatmungsbeuteln improvisiert werden. Der Beutel wird dabei exzentrisch angefasst und nur sehr vorsichtig mit zwei oder drei Fingern und Daumen eingedrückt. Entscheidend dafür, ob eine kleinvolumige Beatmung gelingt, ist das empfindliche Ansprechverhalten des Nicht-Rückatem-Ventils, das auch bei dem geringen Atemflow eines kleinen Atemzugvolumens gegen den Ausatem-Teil hin abdichten muss. Vorsicht ist bei der Sauerstoffgabe mit zu hohem Sauerstoff-Flow geboten, denn es kann bei manchen Patientenventilen zu Ventilblockieren, unkontrollierbarem Druckanstieg und schweren Komplikationen kommen. Die Sauerstoffgabe ist nur mit offenen Reservoirsystemen, die einen unkontrollierten Druckaufbau nicht zulassen, erlaubt.

18.4.2 Durchführung der Beutel-Masken-Beatmung (BMB, BMV)

Der Beatmungsbeutel ist ein sehr häufig genutztes Hilfsmittel. Allerdings verlangt die effektive Beutel-Masken-Beatmung ein hohes Maß an Fertigkeit und Training. Die Beutel-Masken-Beatmung ist häufig auch bei der Durchführung durch ungeübtes Personal insuffizient, da eine besondere Schwierigkeit das wirklich dichte Aufsetzen der Gesichtsmaske darstellt.

Die Ventilation des Magens mit nachfolgender Regurgitation und Aspiration stellt ein häufiges Problem dar. Weiterhin werden viele Patienten mit beobachteten Beatmungsfrequenzen bis zu 40/Min. deutlich hyperventiliert.

Wie bereits oben beschrieben, sollte der Notfallsanitäter primär supraglottische Atemwegshilfen (SGA) zur Beatmung nutzen, da in der Notfallmedizin die Effektivität der Beatmung mit SGA höher ist, als mit der Beutel-Masken-Beatmung und die Risiken der Aspiration geringer sind.

Dennoch ist das Beherrschen der Beutel-Masken-Beatmung für den Notfallsanitäter obligat. So muss die Beatmung, z. B. nach einem erfolglosen Intubationsversuch, über die Beutel-Masken-Beatmung sichergestellt werden können. Weiterhin sind assistierte Beatmungen von nicht tief bewusstlosen Patienten mit der BMV durchzuführen.

Vorgehen bei der Beutel-Masken-Ventilation (BMV):
1. Rettungssanitäter/Rettungsassistent oder Notfallsanitäter positioniert sich am Kopfende des Patienten.
2. Guedel- oder Wendl-Tubus einlegen.
3. Kopf reklinieren und Esmarch-Griff durchführen. Darauf achten, dass ausschließlich knöcherne Strukturen gefasst werden und kein Druck auf die Weichteile des Mundbodens ausgeübt wird.
4. Maske zunächst mit der schmalen Seite auf die Nasenwurzel des Patienten setzen und dann absenken. Der breite Teil der Maske sollte idealerweise im Bereich der Vertiefung zwischen Unterlippe und Kinnspitze aufliegen.
5. Daumen und Zeigefinger greifen C-förmig um die Maske und drücken die Maske auf das Gesicht des Patienten (➤ Abb. 18.16).
6. Beatmungsbeutel langsam ausdrücken (ca. 1 Sek.).
7. Auf eine deutliche Brustkorbbewegung achten, nur dann ist die Beatmung effektiv.
8. Auf Leckagen achten, die durch Undichtigkeiten an der Gesichtsmaske entstehen. Dies kann z. B. bei Bartträgern der Fall sein.
9. Bei schlechter Dichtigkeit der Gesichtsmaske Doppel-C-Griff mit zwei Helfern anwenden (➤ Abb. 18.17). Dabei fassen zwei Hände die Maske und dichten den Maskenwulst ab.
10. Ein weiterer Helfer drückt sanft den Beatmungsbeutel, bis Thoraxexkursionen sichtbar sind.

18.4 Beatmung des Patienten

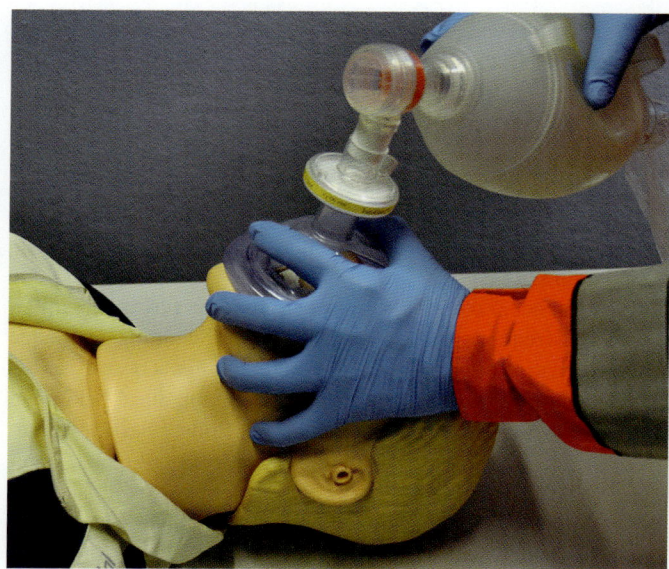

Abb. 18.16 C-Griff [O998]

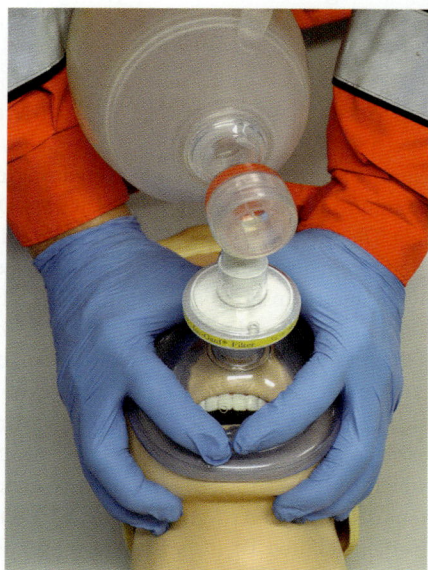

Abb. 18.17 Doppelter C-Griff [O998]

MERKE
Nur wenn deutliche Brustkorbbewegungen zu sehen sind, wird der Patient ausreichend beatmet. Daher auf ausreichende Tidalvolumina achten. Den Patient jedoch nicht hyperventilieren. Dies ist genauso schädlich wie eine ineffektive BMV. Deshalb: BMV immer wieder üben!

PRAXISTIPP
Sollte die Gesichtsmaske nicht dicht abschließen, den Doppel-C Griff mit zwei Helfern anwenden.

Probleme bei der Anwendung

- **Verwendung von zu großen oder zu kleinen Masken:** Die Spitze der Maske muss auf dem Nasenrücken aufliegen, die Basis liegt in der Vertiefung zwischen der Unterlippe und dem Kinn (Kinn-Lippen-Rinne).
- Bei zahnlosen Patienten ist eine kleinere Maske häufig Erfolg versprechender.
- Durchführung der **Beatmung von der Seite:** Eine Maskenbeatmung lässt sich nur fachgerecht gestalten, wenn sie vom Kopfende des Patienten aus durchgeführt wird. Ansonsten wird es nicht gelingen, den Kopf zu überstrecken und zugleich eine ausreichende Abdichtung der Maske zu gewährleisten.
- **Mangelnde Überstreckung des Kopfes** während der Beatmung: Muss die Maskenbeatmung über längere Zeit durchgeführt werden, wird die Überstreckung des Kopfes vernachlässigt. Darum ständig darauf achten, dass Mittel-, Ring- und kleiner Finger den Unterkiefer anheben, während Zeigefinger und Daumen über den C-Griff die Abdichtung der Maske gewährleisten.
- **Druck auf den Mundboden:** Darauf achten, dass Mittel-, Ring- und kleiner Finger ausschließlich knöcherne Strukturen des Unterkiefers fassen.
- **Mangelnde Kontrolle der Effektivität einer Beatmung:** Das gleichmäßige Heben und Senken des Brustkorbs gibt einen wichtigen Hinweis auf eine korrekt durchgeführte Beatmung. Deshalb Veränderungen des Hautkolorits (z. B. zyanotisch, rosig) beobachten und Monitoring (Pulsoxymeter) verwenden.
- **Maskenbeatmung ohne** vorheriges Einlegen eines Tubus: Grundsätzlich lässt sich ein Patient auch ohne die Verwendung eines **Guedel- oder Wendl-Tubus** beatmen. Bei manchen Patienten sind die anatomischen Verhältnisse im Rachenraum jedoch derart gestaltet, dass ohne einen Tubus kein ausreichender Beatmungserfolg gesichert werden kann. Darum in der Notfallmedizin z. B. Guedel-Tuben bei der BMV verwenden.

MERKE
Vor Anwendung der Beutel-Masken-Beatmung im Rettungsdienst möglichst immer einen Guedel-Tubus einlegen.

Gefahren und Nachteile der Beutel-Masken-Beatmung

Neben der oben genannten Hypoventilation stellt die **Überblähung des Magens** durch zu hohe Beatmungsdrücke eine weitere Gefahr dar. Der geblähte, mit Luft gefüllte Magen bewirkt einen Zwerchfellhochstand. Dieser wiederum erschwert im Verlauf die Belüftung der Lungen, was wiederum dazu führt, dass vermehrt Luft in den Magen gelangt. So entsteht ein Teufelskreis.

Schon bei Beatmungsdrücken von 20 mbar öffnet sich die Speiseröhre, sodass Luft in den Magen gelangen kann. Der M. sphincter pylori am Magenausgang hält dem Druck im Magen länger stand als die Speiseröhre. Bevor die Luft im Magen über den Darm entweichen kann, nimmt sie den Weg zurück über den Ösophagus (Regurgitation). Dabei wird Mageninhalt mitgerissen, der aspiriert werden kann. Diese Form der Aspiration ist besonders gefürchtet, da Magensaft Salzsäure enthält, die schwere Verätzungen der Tracheal- und Bronchialschleimhäute bewirkt. Gefährliche Aspirationspneumonien sind die Folge. So sind die größten Nachteile einer

BMV, dass kein Aspirationsschutz besteht, die Atemwege bei mangelnder Überstreckung verlegt werden können und das Vorschalten einer Beatmungsmaske den respiratorischen Totraum um das Volumen der Maske vergrößert. Daher wird vor allem im Kindesalter empfohlen, Beatmungsbeutel mit Ventilen zur Druckbegrenzung zu verwenden.

Bei reanimationspflichtigen Patienten öffnet sich die Speiseröhre schon bei deutlich geringeren Beatmungsdrücken. Hier erhält oben beschriebene Problematik eine besondere Brisanz. Daher empfiehlt sich der Einsatz eines SGA als primäre Maßnahme.

Vorteile der Beutel-Masken-Beatmung

Zu den Vorteilen müssen der verbesserte **Infektionsschutz** gegenüber einer Mund-zu-Mund- oder Mund-zu-Nase-Beatmung für das Personal und die Möglichkeit gewertet werden, mit **höheren Sauerstoffkonzentrationen** beatmen zu können. Der Beatmungsbeutel ist keine Maschine, deren Regler auf eine optimale Beatmungstherapie eingestellt werden können. Nirgendwo lassen sich konkrete Messdaten erheben. Die Beutelbeatmung ist eine professionelle praktische Maßnahme. Dies hat den Vorteil, dass der Anwender einen direkten Kontakt zum Patienten hat und Veränderungen unmittelbar beurteilen können sollte, z. B. einen sich verändernden Beatmungsdruck.

Der **Erfolg einer Beutelbeatmung** lässt sich leicht an drei Merkmalen feststellen:
1. Der Brustkorb des Patienten hebt und senkt sich unter der Beatmung gleichmäßig.
2. Die Hautfarbe des Patienten verändert sich, die Haut wird rosig.
3. Es sind keine Geräusche zu hören, die auf eine mangelnde Abdichtung der Maske schließen lassen.

Effektivität der Beutel-Masken-Beatmung

Der **Beatmungsdruck** muss groß genug sein, dass er die natürlichen Widerstände in der Lunge auch überwinden kann. Bei Erwachsenen reichen hierzu bereits 15–20 mbar. Der aufkommende Stress und der Wunsch, dem Patienten viel Luft zuzuführen, führt häufig zu einer Beatmung mit sehr hohen Drücken, sodass der Magen überbläht werden könnte. Aber auch das Lungengewebe kann geschädigt werden; Zerreißungen der feinsten Strukturen, von Alveolen oder Bronchiolen, gerade bei Kindern, sind möglich. Für die maschinelle Beatmung gilt, dass Drücke oberhalb von ca. 30 mbar vermieden werden. Höhere Drücke können Lungenverletzungen verursachen. Diese Sicherheitseinrichtung ist bei Handbeatmungsbeuteln nicht gegeben, außer dass sich bei einem vorgegebenen Grenzdruck ein Sicherheitsventil öffnet. Manche Beutel bieten als Option auch eine **Druckbegrenzung** auf 20 mbar. Es wird empfohlen, diese Druckbegrenzung bei der Maskenbeatmung anzuwenden.

Ein Erwachsener atmet in Ruhe mit einem Atemzug etwa 400–500 ml Luft ein. Die Beatmungsbeutel sind dafür eingerichtet und liefern entsprechende **Beatmungsvolumina.** Diese müssen natürlich der Größe des Patienten angemessen sein. Ein kleiner Erwachsener benötigt geringere Volumina als ein 2 Meter großer, athletischer Sportler. Auch muss bedacht werden, dass der anatomische Totraum (in allen Altersgruppen 2 ml/kg KG, also beim Erwachsenen ca. 150 ml) nicht am Gasaustausch teilnimmt. Von 500 ml nehmen also nur 350 ml am Gasaustausch teil. Die Beobachtung der Thoraxbewegungen gibt Aufschluss über das richtig gewählte Beatmungsvolumen.

Ausreichende Volumina führen bei einer zu gering gewählten **Beatmungsfrequenz** zu einer ungenügenden Belüftung der Lunge (Hypoventilation). Im Ruhezustand atmet ein Erwachsener ca. 12- bis 18-mal in der Minute. Findet eine Beatmung alle 5 Sekunden statt, wird diese Normoventilation erreicht. Höhere Beatmungsfrequenzen, gleichbleibende Atemzugvolumina vorausgesetzt, ergeben eine **Hyperventilation.** In der Praxis werden Notfallpatienten nicht selten versehentlich mit zu hohen Beatmungsfrequenzen beatmet, was in der Hektik bzw. in der Unerfahrenheit begründet sein mag. Oft nehmen dabei die Beatmungsvolumina ab, weil die völlige Entfaltung des Beutels nicht abgewartet wird. **Hypoventilation** ist die Folge.

Sauerstoffgabe bei der Beutel-Masken-Beatmung

Nur die frühzeitig einsetzende hoch dosierte Anreicherung der Einatemluft mit Sauerstoff gewährleistet auf Dauer einen Therapieerfolg. Die Atemspende, ob mit oder ohne Hilfsmittel vorgenommen, bietet dem Patienten einen inspiratorischen Sauerstoffanteil von 17 %. Durch Einsatz eines Beatmungsbeutels lässt sich dieser Anteil auf 21 % steigern. Führt man dem Beutel zusätzlich Sauerstoff zu, gelingt es bei einem Flow von 4–6 l/Min., den Sauerstoffgehalt auf 50 % zu steigern. Durch Vorschalten eines Reservoirsystems lässt sich dieser Anteil auf 80–95 % erhöhen. Um diese Sauerstoffwerte erzielen zu können, muss allerdings mit einem sehr hohen Flow von 12 l/Min. gearbeitet werden. Es ist daher sinnvoll, mit regelbaren Druckminderern zu arbeiten. Für den beatmungspflichtigen Notfallpatienten ist insbesondere in der Frühphase der Therapie immer der höchste Sauerstoffgehalt anzustreben. Das **komplette BMB-System** besteht aus Beatmungsbeutel, Filter mit Maske und O$_2$-Reservoir, Sauerstoffflasche mit Zuführungsschlauch und regelbarem Druckminderer, der bereits auf 12 l/Min. eingestellt ist.

18.5 Supraglottische Atemwegshilfen

Supraglottische Atemwegshilfen (SGA) werden Beatmungshilfen genannt, welche die Atemwege offen halten, aber außerhalb (meist oberhalb) der Stimmritze (Glottis) liegen.

Sie haben einen hohen Stellenwert in der Notfallmedizin und haben die endotracheale Intubation in einigen Bereichen bereits verdrängt. Der Notfallsanitäter muss den Umgang mit Ihnen im Anästhesiepraktikum gründlich üben.

Grundsätzlich kann man **zwei Gruppen von SGA** unterscheiden:
1. Die Gruppe vom **Larynxmaskentyp** (Laryngeal Mask Airway, LMA). LMA dichten die Trachea mit einem Cuff um den Larynxeingang ab und ermöglichen so eine Beatmung.
2. Die Gruppe der **ösophagealen Verschlusstuben** (z. B. Larynxtubus). Die Verschlusstuben platzieren je einen Cuff im Ösophagus und im Rachen. Eine Beatmungsöffnung (oder mehrere) zwischen diesen Cuffs ermöglicht die Beatmung.

Die SGA der „ersten Generation" ermöglichten lediglich eine Beatmung. Die moderneren Ausführungen der sog. „zweiten Generation" ermöglichen außerdem das Einlegen einer Magensonde über einen sog. Drainagekanal. In einem Editorial führen Byhan et al. dazu folgendes aus: „Dem Einsatz von Larynxmasken oder -tuben ohne Drainagekanal in der Notfallmedizin liegen typischerweise ökonomische Überlegungen zugrunde. Wirtschaftliche Aspekte dürfen jedoch nicht dazu führen, dass potenziell lebensbedrohliche Komplikationen billigend in Kauf genommen werden. Die im Namen der DGAI ausgesprochene Empfehlung, in der Notfallmedizin ausschließlich SGA mit gastrischem Kanal einzusetzen, sollte daher für die Organisationsverantwortlichen im Rettungsdienst verbindlichen Charakter besitzen."

Das Auftreten von Komplikationen bei der endotrachealen Intubation (ETI) durch untrainiertes Personal ist häufig inakzeptabel hoch. Dabei gibt es keinen Unterschied zwischen einem untrainierten Arzt oder Notfallsanitäter. Auch die Beutel-Masken-Beatmung erfordert ein hohes Maß an Können und ist nicht selten unter präklinischen Bedingungen ineffektiv.

Der Einsatz von SGA kann die Effektivität der Beatmung deutlich erhöhen. Auch können SGA die Gefahr der Magenüberblähung und der möglichen Aspiration vermindern. Die Verwendung maschineller Beatmungsgeräte ist auch hier möglich. Allerdings wird empfohlen, druckkontrollierte Beatmungsformen einzusetzen, wenn mit volumenkontrollierten Formen kein adäquates Atemhubvolumen erzielt werden kann.

Im Vergleich zur endotrachealen Intubation ist die Technik deutlich einfacher zu erlernen. Dennoch muss auch die Anwendung von SGA ausreichend trainiert werden. Laut DGAI sind 10 Anwendungen am Patienten die Minimalanforderung, außerdem sollen 3 Anwendungen pro Jahr zum Erhalt der Fertigkeit durchgeführt werden. Das alleinige Training am Phantom ist nicht ausreichend. Eine aktuelle Studie, die mit Larynxmasken durchgeführt wurde, zeigte sogar, dass bis zu 40 und mehr LMA-Anwendungen empfohlen werden sollten, um die Lernkurve optimal auszuschöpfen und eine hohe Sicherheit für die Patienten zu gewährleisten. Aus diesem Grund scheint ein intensives Training in einer Klinik unverzichtbar zu sein. Die DGAI-Empfehlungen sind vor diesem Hintergrund als absolutes Minimum anzusehen.

Reanimationsstudien zeigen, dass die Unterbrechungszeit der Herzdruckmassage deutlich reduziert werden kann, wenn zur Sicherung der Atemwege durch Rettungsfachpersonal, das in der endotrachealen Intubation ungeübt ist, eine Sicherung mit einer supraglottischen Atemwegshilfe erfolgt. Auch in dieser Situation wird explizit empfohlen, ausschließlich Larynxtuben mit Drainagekanal einzusetzen. Die Thoraxkompressionen führen zur Entstehung hoher Beatmungsdrücke. Dadurch strömt Luft am Cuff vorbei zum Magen und erhöht den Druck im Magen (gastraler Druck). Der erhöhte gastrale Druck führt im Verlauf wiederum zur Verschlechterung der Lungencompliance, wodurch sich wiederum der Beatmungsdruck erhöht. Auf diese Art entsteht ein Teufelskreislauf (Circulus vitiosus), der nur mit einer eingelegten Magensonde verhindert bzw. durchbrochen werden kann.

> **MERKE**
> Unter klinischen Bedingungen führen Beatmungsdrücke > 30–35 mbar bei einem Cuffdruck von 60 cm H_2O beim Larynxtubus zu Undichtigkeiten. Diese Drücke werden bei Thoraxkompressionen überschritten, sodass die Einlage einer Magensonde dringend anzuraten ist.

Die SGA sind daher für in der Intubation ungeübte Personen als primäre Atemwegssicherung besser geeignet und vorgesehen. Sie sind aber für den Ungeübten kein Allheilmittel! Sie stellen zudem auch für den in der ETI Geübten eine wertvolle Alternative bzw. Rückfallebene bei unerwartet schwieriger Intubation dar (➤ Kap. 19).

> **MERKE**
> Extra- oder supraglottische Atemwegshilfen sollten möglichst frühzeitig eingesetzt werden und die Beutel-Masken-Beatmung ersetzen. Idealerweise sollte man 40 oder mehr Anwendungen unter klinischen Bedingungen durchgeführt haben.

Es existieren keine Studien, die einen Vorteil einer speziellen supraglottischen Atemwegshilfe belegen. Welches System im Einsatz verwendet wird, hängt deshalb meist von lokalen Gegebenheiten ab. Idealerweise sollte man im Rettungsdienst mit den Hilfsmitteln arbeiten, die man während der Ausbildung in der Anästhesieabteilung gut kennen gelernt hat.

18.5.1 Larynxtubus

Der Larynxtubus (LT) ist ein einlumiger Tubus, der im Rettungsdienst sehr häufig eingesetzt wird (➤ Abb. 18.18). Er verfügt über zwei Cuffs, von denen einer die Speiseröhre und der andere den Rachen abdichtet. Die beiden Cuffs werden über einen gemeinsamen Zugang geblockt. Es gibt ihn als wiederverwendbare Variante (aus Silikon) und für den Rettungsdienst als Einmalartikel aus Polyvinylchlorid (PVC). Die Einwegversionen tragen den Bezeichnungszusatz „D" (Disposable), also LT-D und LTS-D.

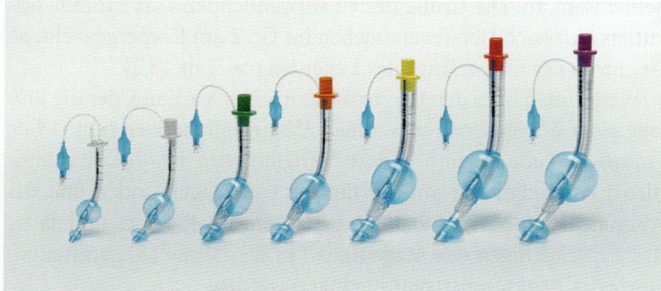

Abb. 18.18 Larynxtuben [V348]

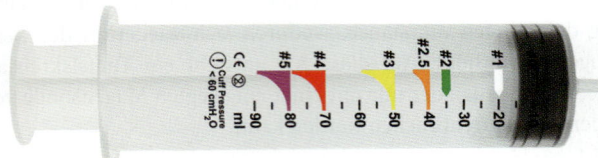

Abb. 18.19 Blockerspritze für Larynxtubus [V348]

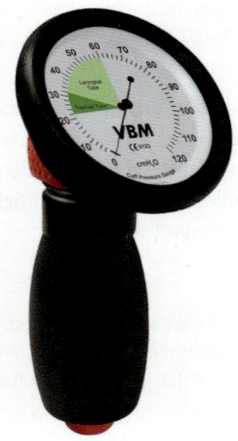

Abb. 18.20 Cuffdruckmesser [V348]

Tab. 18.2 Größenempfehlungen für den Larynxtubus

Größe des LT	Patient Gewicht/Größe (nach Hersteller)	Interner Abteilungsstandard	Farbe des Konnektors
0	Neugeborene < 5 kg	< 4 kg	Transparent
1	Säuglinge 5–12 kg	4–8 kg	Weiß
2	Kinder 12–25 kg	8–13 kg	Grün
2,5	Kinder/Jugendliche 125–150 cm	13–30 kg	Orange
3	Jugendliche/kleine Erwachsene < 155 cm	30 kg, 155 cm	Gelb
4	Erwachsene 155–180 cm	155–170 cm	Rot
5	Erwachsene > 180 cm	> 170 cm	Violett

Der Larynxtubus bietet eine schnelle Möglichkeit der Atemwegssicherung auch unter schwierigen äußeren Bedingungen, wie z. B. bei eingeklemmten Personen.

➤ Tab. 18.2 zeigt die Herstellerempfehlungen zur Auswahl des Larynxtubus nach Gewicht/Größe des Patienten und den abteilungsinternen Standard. Die Unterschiede sollen verdeutlichen, dass die Erfahrungen auf Anwenderseite nicht immer mit den Herstellerempfehlungen konform gehen. Der Notfallsanitäter sollte nach den lokalen Vorgaben arbeiten, in Zweifelsfällen sollte das Gespräch mit dem Ärztlichen Leiter Rettungsdienst gesucht werden.

Vorgehen bei der Einlage (➤ Abb. 18.21 und ➤ Abb. 18.22):
1. Größe des Larynxtubus bestimmen.
2. Cuffs komplett entlüften.
3. Larynxtubus mit Gleitmittel versehen.
4. Kopf des Patienten in Neutralposition halten.
5. Mund des Patienten öffnen.
6. Manche Experten empfehlen ein Anheben des Kinns.
7. Zunge mit der Hand fixieren.
8. Larynxtubus wie einen Stift halten und mittig in den Mund einführen.
9. Larynxtubus am harten Gaumen entlang in den Rachen einführen, bis ein federnder Widerstand spürbar ist.

Der LT bietet keinen sicheren, aber einen akzeptablen Aspirationsschutz, sofern die Variante mit Drainagekanal verwendet wird, und kann ohne weitere Hilfsmittel eingesetzt werden. Die Cuffs dichten relativ gut ab, üben aber einen deutlichen Druck auf die Schleimhäute aus. Daher muss auch schon präklinisch der Cuffdruck gemessen und unter 60 mmH$_2$O gehalten werden, um Schäden (z. B. Drucknekrosen) zu vermeiden. Selbst nach Cuffdruckmessung ist die Anwendung des LT auf wenige Stunden begrenzt. Bei Verwendung der Standardblockerspritze sind ein Drittel der Larynxtuben überblockt (➤ Abb. 18.19). Dies führt zu einer venösen Drosselung des Zungenbetts, wobei der arterielle Blutstrom normalerweise nicht betroffen ist, weil der Druck hier höher ist als der durch den Cuffdruck ausgeübte Kompressionsdruck (➤ Abb. 18.20). Einfach gesagt, strömt Blut in die Zunge hinein, kann jedoch nicht abfließen. Es kommt zur Schwellung der Zunge mit deutlicher Volumenzunahme und blauschwarzer Verfärbung; auch neurologische Schäden sind beschrieben worden.

Den LT gibt es in verschiedenen farbcodierten Größen. Die Farben der Konnektoren finden sich auf der mitgelieferten Blockerspritze wieder und geben das jeweilige Füllvolumen für beide Cuffs gemeinsam an. Die Größe des zu verwendenden Larynxtubus orientiert sich nach Herstellerangaben bis Gr. 2 am Körpergewicht, ab Gr. 2,5 an der Körperlänge des Patienten (➤ Tab. 18.2).

Weiterhin gibt es den Larynxtubus in einer Variante, der die Einlage einer Magensonde bzw. eines Absaugkatheters erlaubt (LT-S, Laryngeal Tube Suction). Diese Variante wird für den Rettungsdienst empfohlen, da mit der Einlage von Magensonden und des Absaugens von Mageninhalt der gastrointestinale Druck und damit das Zurückdringen von Mageninhalt in den Mund (Regurgitation) sowie das Aspirationsrisiko verringert werden.

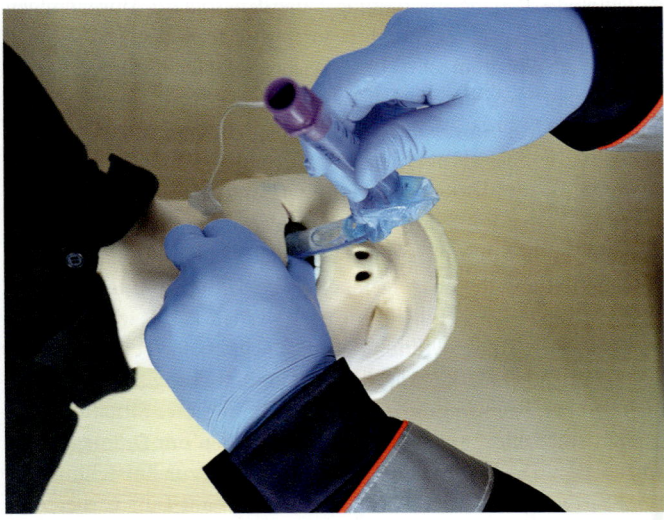

Abb. 18.21 Einlage des Larynxtubus [O998]

18.5 Supraglottische Atemwegshilfen

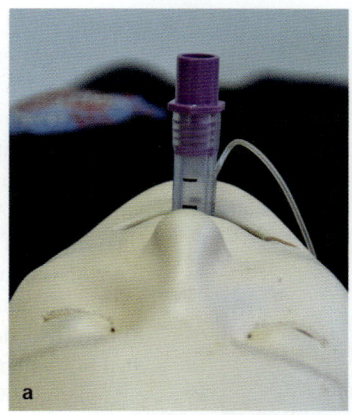
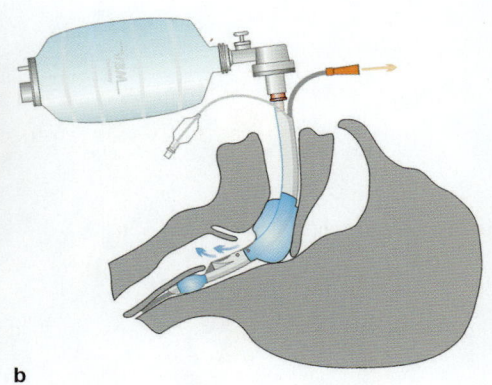

Abb. 18.22 a) Larynxtubus aus Sicht des Notfallsanitäters, **b)** schematische Darstellung des Larynxtubus in situ [O998/V348]

10. Die mittlere Zahnreihenmarkierung (dicker schwarzer Balken) sollte auf Niveau der Zahnreihe liegen.
11. Cuffs mit der Luftmenge der Farbcodierung auf der Spritze blocken und Spritze sofort entfernen, damit das Cuffventil schließt.
12. Beatmungsbeutel mit Beatmungsfilter anschließen und Lagekontrolle durchführen.
13. Lage kontrollieren: beidseitige Brustkorbbewegungen bei der Beatmung beobachten. Patienten auskultieren.
14. Cuffdruck messen und unter 60 mmH$_2$O halten.
15. Im Rahmen der Reanimation gelingt die Einlage des LT i. d. R. ohne Unterbrechung der Thoraxkompression.
16. Immer eine endtidale CO$_2$-Messung verwenden (wie bei jeglicher Beatmung).
17. So bald wie möglich eine Magensonde durch den Drainagekanal legen.

Limitierungen des Larynxtubus

Die Technik der Larynxtubuseinlage ist relativ einfach und in den meisten Fällen effektiv. Allerdings gibt es für den Larynxtubus Limitierungen:
- Patienten mit hohem Atemwegswiderstand oder schlechter Dehnbarkeit der Lunge, z. B. bei COPD oder Bronchospasmus (Asthma, Anaphylaxie), lassen sich möglicherweise nicht ausreichend beatmen, da aufgrund des hohen erforderlichen Beatmungsdrucks große Mengen Luft an den Cuffs vorbei entweichen.
- Anwender müssen wissen, dass die Doppelcuffkonstruktion des Larynxtubus einige Besonderheiten mit sich bringt. Sind diese unbekannt, kann die Beatmung erschwert oder sogar unmöglich sein. Wurde der LT nicht tief genug eingeführt, kann es durch den distalen Cuff zur Atemwegsobstruktion kommen. Ein zu tiefes Einführen kann zu einer Verlegung der Glottis durch den proximalen Cuff führen. Auch eine Verdrehung des Larynxtubus in seiner Längsachse während des Einführens oder danach bewirkt mitunter eine Obstruktion der Beatmungsöffnungen durch Kontakt mit der Schleimhaut, was wiederum zu deutlich schlechteren Beatmungsbedingungen führt.
- Patienten, die nicht tief bewusstlos sind, tolerieren den LT ohne Narkose nicht.

- Um einen bestmöglichen Aspirationsschutz zu gewährleisten, kann der Patient im weiteren Verlauf endotracheal intubiert werden. Ob dies geplant unter klinischen Bedingungen erfolgt oder noch im Rettungsdienst, ist eine Einzelfallentscheidung und liegt im Ermessen des Notarztes.

PRAXISTIPP

Eine Dissertation befasste sich mit der vom Hersteller empfohlenen Einführtechnik, da wiederholt Fehllagen und zu lange Einführzeiten beobachtet worden waren. Daher war eine modifizierte Insertionstechnik (MIT) mit der Standardinsertionstechnik (SIT) verglichen worden. Schwerpunkt der Untersuchung war eine einfache und effiziente Handhabung sowie eine kurze Einführzeit bei einer möglichst niedrigen Rate an Nebenwirkungen.
In der MIT-Gruppe wurde der LTS-D vor dem Einführen um 180° rotiert und – ähnlich einem Guedel-Tubus – eingeführt. Außerdem hatte man das Kinn des Patienten mittels Esmarch-Handgriff angehoben, um den retropharyngealen Raum zu vergrößern. Sobald der LTS-D den weichen Gaumen erreichte, wurde der LTS-D erneut um 180° gedreht und in den Ösophagus vorgeschoben.
Die Untersuchung kam zu folgendem Ergebnis: „Unerfahrene Anwender können unter Anwendung der modifizierten, Guedel-Tubus-ähnlichen, Einführtechnik den LTS-D innerhalb des vorgegebenen Zeitfensters von 45 Sek. signifikant häufiger zufriedenstellend platzieren als nach der alten, vom Hersteller empfohlenen Anlagetechnik. Dies gilt unabhängig vom medizinischen Ausbildungsstand der Anwender. Der MIT sollte daher in der notfallmedizinischen Ausbildung mit dem LTS-D der Vorzug gegeben werden".

18.5.2 Larynxmaske (LMA)

Die LMA Classic™ wurde 1985 von Archie Brain, ihrem Erfinder, als ein Mittelweg zwischen der Maskenbeatmung und der endotrachealen Intubation vorgestellt. Die LMA ist heutzutage weltweit in Gebrauch und wurde millionenfach eingesetzt. Die in der Literatur auch als Standardlarynxmaske bezeichnete LMA Classic™ besteht aus einem recht großlumigen Tubus, der am distalen Ende einen aufblasbaren, elliptisch geformten Cuff aufweist. Der Cuff umschließt den Kehlkopfeingang, sodass eine Beatmung möglich ist. Die Abkürzung LMA steht für den englischen Begriff Laryngeal Mask Airway, wird aber auch im deutschsprachigen Raum verwendet. Ein Vorteil der LMA ist, dass sie für alle Altersgruppen verfügbar ist. Es gibt sie in einer resterilisierbaren Ausführung und, was für den Rettungsdienst interessant ist, als

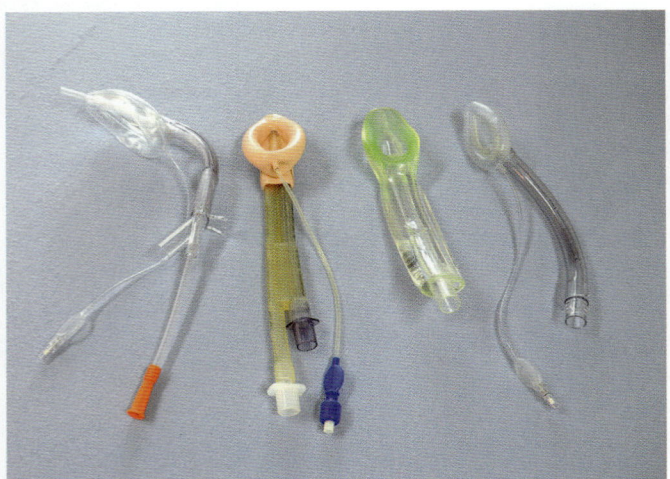

Abb. 18.23 Verschiedene Larynxmasken und Größen [O998]

Tab. 18.3 Größenempfehlungen für die LMA Classic/LMA ProSeal/LMA Supreme und LMA Fastrach (nur in den Größen 3–5 erhältlich)

Größe/Nr.	Altersgruppe/Gewicht	Cuff-Füllvolumen bis max. ml
1	Säuglinge bis 6,5 kg	5
2	Kleinkinder bis 20 kg	10
2,5	Kinder 20–30 kg	20
3	Jugendliche 30–50 kg	25
4	Erwachsene 50–70 kg	35
5	Erwachsene 70–90 kg	40
6	Erwachsene > 90 kg (nur als LMA Classic verfügbar)	45

Einmalartikel. In diversen Algorithmen zur Beherrschung des schwierigen Atemwegs hat die Larynxmaske ihren Platz.

Die Verwendung von LMA durch in der Intubation nicht geübtes Personal ist in Studien untersucht worden und hat sich als effektiv erwiesen. Auch für geübtes Personal stellt die LMA eine gute Rückfallebene dar. Sie ist z. B. indiziert in Situationen, in denen die Intubation unerwartet erschwert ist. Um die LMA sicher anwenden zu können, bedarf es Training unter Aufsicht erfahrener Anwender am Patienten. Heutzutage existieren zahlreiche Variationen der LMA, z. B. solche, die einen Drainagekanal haben, oder Modelle, über die intubiert werden kann. Sie werden sowohl vom ursprünglichen Anbieter als auch von anderen Herstellern (z. B. Ambu®) vertrieben. Nicht alle Varianten sind jedoch auch für alle Altersklassen verfügbar (> Abb. 18.23 und > Tab. 18.3).

MERKE

Auch die Beatmung mit der LMA ist effektiver und einfacher als die Beutel-Masken-Beatmung und deshalb vorzuziehen.
Die Larynxmaske bietet wie der Larynxtubus keinen sicheren Aspirationsschutz. Modelle mit einem Drainagekanal sollten unbedingt bevorzugt werden.

Vorgehen:

1. LMA geeigneter Größe auswählen. Grundsätzlich gilt: Größe 5 ist für die meisten Männer, Größe 4 für die meisten Frauen passend.
2. Je nach lokalem Protokoll gibt es zwei Varianten für die Vorbereitung des Cuffs: Entweder der Cuff wird entblockt oder aber man lässt bewusst eine gewisse Menge Luft im Cuff, damit die Spitze der LMA beim Einführen nicht so leicht umschlägt.
3. Gleitmittel auf den Teil des Cuffs aufbringen, der beim Einführen zum Gaumen weist.
4. LMA wie einen Stift halten und in den Mund einführen.
5. Außenfläche der LMA am Gaumen entlanggleiten lassen und die LMA entlang der Rachenhinterwand weiterschieben, bis ein federnder Widerstand zu spüren ist.
6. Cuff nach Herstellerangaben blocken (oftmals reicht allerdings für eine ausreichende Cuffbefüllung weniger als vom Hersteller angegeben).
7. Alternativ den Cuffdruckmesser nutzen und den Cuff bis zu einem Druck von max. 60 cmH$_2$O befüllen. Oftmals lassen sich die Patienten mit deutlich niedrigeren Cuffdrücken gut beatmen.
8. Beobachten, ob sich die LMA beim Blocken des Cuffs selbstständig positioniert. Die LMA wird dabei etwa 1–2 cm aus dem Mund herausgedrückt.
9. Lage kontrollieren: beidseitige Brustkorbbewegungen bei der Beatmung beobachten. Patienten auskultieren.
10. Immer eine endtidale CO$_2$-Messung verwenden (wie bei jeglicher Beatmung).
11. So bald wie möglich eine Magensonde durch den Drainagekanal einführen.

Limitierungen der Larynxmaske

- Bei Patienten, die mit hohen Beatmungsdrücken beatmet werden müssen (hoher Atemwegswiderstand oder geringe Lungencompliance), kann eine ausgeprägte Leckage am Cuff entstehen. Die Gefahr besteht in einer unzureichende Ventilation. Sofern sich der Brustkorb des Patienten noch ausreichend unter der Beatmung hebt, sind in der Notfallsituation kleine Leckagen akzeptabel.
- Eine weitere Limitierung der LMA ist der deutlich geringere Schutz vor Aspiration (im Vergleich zur Intubation). Modelle mit einem Drainagekanal für die Einlage einer Magensonde sollten unbedingt bevorzugt werden.

Es existieren verschiedene Versionen und Ausstattungsvarianten der Larynxmaske:

- Die **LMA Supreme** ist eine Version mit einem zusätzlichen Absaugkanal und einem modifiziertem Cuff, der höhere Beatmungsdrücke bis 40 cm H$_2$O zulässt.
- Mit der **LMA Fastrach** (Intubationslarynxmaske) kann nach der Einlage über einen Kanal ein spezieller Endotrachealtubus eingeführt werden. Ein ähnliches Produkt eines anderen Herstellers ist die Ambu® aura-i-Intubationslarynxmaske. Ein erst seit Kurzem im Fachhandel erhältliches Hilfsmittel ist der Larynxtubus mit Option zum Intubieren, der iLTS-D (> Abb. 18.24).

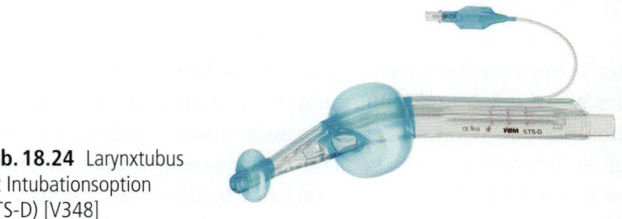

Abb. 18.24 Larynxtubus mit Intubationsoption (iLTS-D) [V348]

Zum allgemeinen Vorgehen in der Präklinik hat die Deutsche Gesellschaft für Anästhesiologe und Intensivmedizin (DGAI) einen „Algorithmus zum präklinischen Atemwegsmanagement der DGAI" veröffentlicht (➤ Abb. 18.25).

18.6 Endotracheale Intubation

Das Einbringen eines Beatmungsschlauches (Endotrachealtubus) in die Luftröhre wird endotracheale Intubation (ETI) genannt. Dies kann sowohl durch den Mund als auch durch die Nase geschehen. Die Standardtechnik in der Notfallmedizin ist die orale Intubation. Durch einen aufblasbaren Ballon (Cuff) am unteren Ende des Tu-

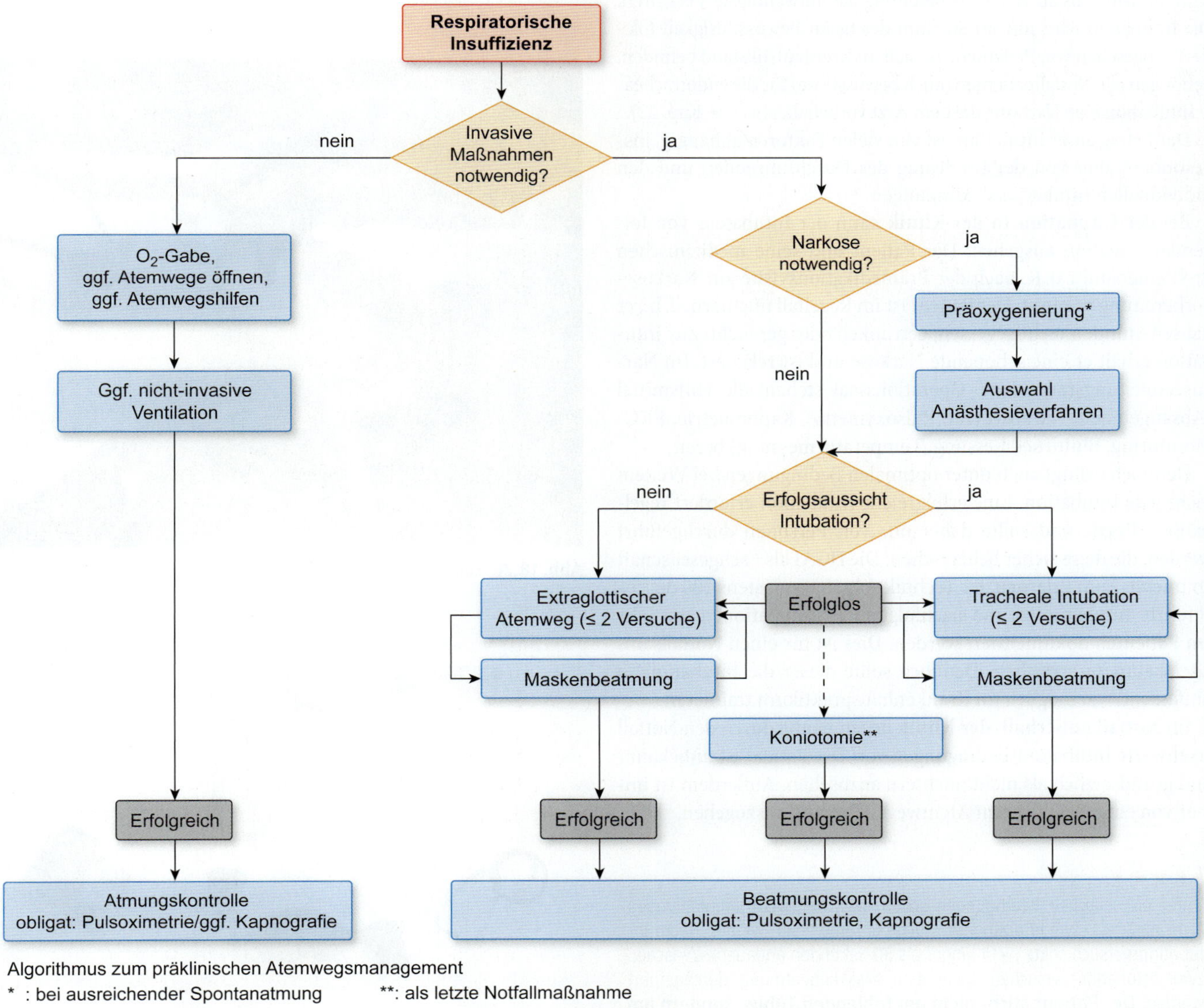

- Eine weitere Besonderheit stellt die **i-gel** dar. Bei der i-gel ist der Cuff aus einem thermoplastischem Material gefertigt, das sich nach dem Einbringen ausdehnt und sich der anatomischen Form des Rachens anpasst. Der Cuff muss also nicht mit Luft geblockt werden, erreicht dabei einen Leckagedruck von bis zu 24 mmH$_2$0.

Abb. 18.25 Algorithmus zum präklinischen Atemwegsmanagement der DGAI [W895]

bus wird die Luftröhre dicht abgeschlossen (geblockt), sodass keine Fremdkörper in die Lungen geraten können.

> **MERKE**
> Die endotracheale Intubation ist die einzige Technik, die einen nahezu 100-prozentigen Schutz vor Aspiration bietet und gilt daher als Goldstandard der Atemwegssicherung. Allerdings sind auch hier sog. Mikroaspirationen möglich, d. h., es können kleinste Mengen Sekret am Cuff vorbei in die Lunge eindringen.

Über den liegenden Tubus ist eine maschinelle Beatmung mit genauer Druck- und Volumenkontrolle möglich. In der Notfallmedizin ergibt sich die **Indikation zur Intubation** vor allem zur Sicherstellung der Atmung bei respiratorischer Insuffizienz oder bei Ausfall der Schutzreflexe und Aspirationsgefahr. Bei jeder präklinischen Narkose wird die Sicherung der Atemwege durch Intubation angestrebt.

Allerdings ist die endotracheale Intubation sowohl bezüglich der Durchführung als auch der Vorbereitung das aufwendigste Verfahren. Die Intubation wird nur im Stadium der tiefen Bewusstlosigkeit toleriert. Abgesehen von Patienten, die sich im Kreislaufstillstand befinden, benötigen alle Notfallpatienten (auch bewusstlose) für die endotracheale Intubation eine Narkose, die dem Arzt vorbehalten ist (➤ Kap. 22).

Der Erfolg einer Intubation ist von vielen Faktoren abhängig, insbesondere aber von der Erfahrung des Durchführenden und den individuellen Intubationsbedingungen.

Bei der **Intubation in der Klinik** kann der Intubateur von folgender Situation ausgehen: Der Patient und seine medizinischen Probleme sind i. d. R. nach der Prämedikationsvisite zur Narkosevorbereitung bekannt. Der Patient ist im Regelfall nüchtern, d. h., er hat seit Stunden nicht gegessen, getrunken oder geraucht. Zur Intubation erhält er eine schonende Narkose und ist relaxiert. Im Narkoseeinleitungsraum bzw. Operationssaal stehen alle Hilfsmittel (Absaugeinheit, Narkosegerät, Pulsoxymetrie, Kapnometrie, EKG-Monitoring, Blutdruckmessung, Temperaturmessung) bereit.

Dennoch gelingt auch unter optimalen Bedingungen bei Weitem nicht jede Intubation. Eine erfolgreiche Intubation erfordert regelmäßige Praxis und sollte daher nur von Personen durchgeführt werden, die diese sicher beherrschen. Die DGAI als Fachgesellschaft empfiehlt: Zum Erlernen der Technik sollten wenigstens 100 durchgeführte Intubationen und nachfolgend 10 Intubationen pro Jahr am Patienten dokumentiert werden. Dies ist für einen Notfallsanitäter kaum zu erreichen. Dennoch sollte dieser die Intubation so umfassend wie möglich im Krankenhauspraktikum trainieren.

Im **Notfall außerhalb der Klinik** liegen häufig durch den Notfall erschwerte Intubationsbedingungen vor: Der Patient ist unbekannt und grundsätzlich als nicht nüchtern anzusehen. Außerdem ist immer von einer erschwerten Atemwegssicherung auszugehen.

> **MERKE**
> Unter präklinischen Bedingungen sollen nach den DGAI-Empfehlungen nicht mehr als zwei Intubationsversuche unternommen werden. Jeder Intubationsversuch sollte nicht länger als 30 Sekunden andauern. Zwischen zwei Intubationsversuchen sollte eine Maskenbeatmung durchgeführt werden. **Der Patient stirbt nicht am fehlenden Tubus, sondern am fehlenden Sauerstoff.**

18.6.1 Intubationsverfahren

Der Tubus kann über drei Wege in die Trachea eingebracht werden. Der Weg durch Mundöffnung und Kehlkopf ist als **orotracheale Intubation** das Standardverfahren, insbesondere auch bei der Notfallintubation. Alternativ kann der Kehlkopfeingang über den nasalen Weg erreicht werden (**nasotracheale Intubation**) oder der Luftröhrenzugang wird chirurgisch durch **Eröffnen der Trachea** (Tracheotomie, Notfallkoniotomie) geschaffen.

18.6.2 Material für die endotracheale Intubation

Vor Beginn der Intubation (➤ Abb. 18.26) muss das benötigte Material vorbereitet und auf seine Funktionstüchtigkeit überprüft werden. Das Material (➤ Abb. 18.27), das beim Scheitern der Intubati-

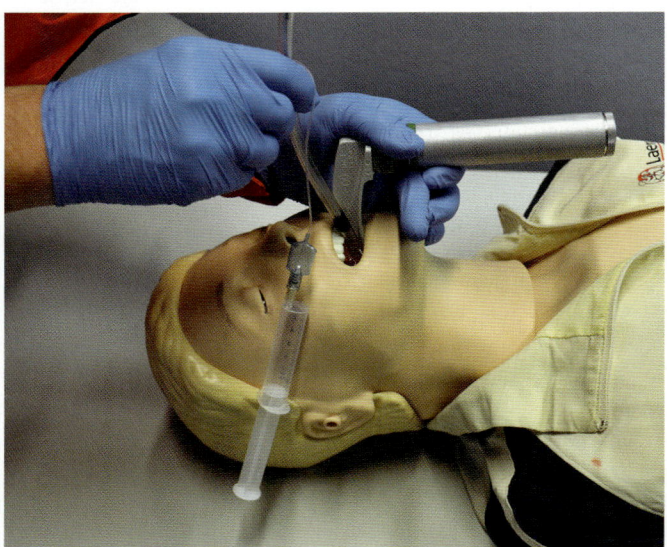

Abb. 18.26 Einführen eines Tubus [O998]

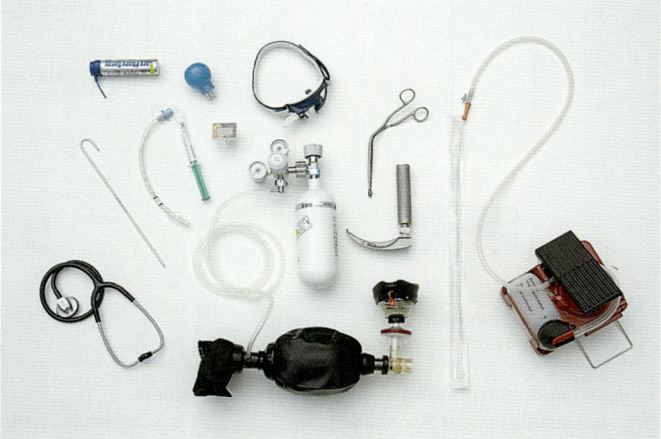

Abb. 18.27 Material zur Intubation [J747]

18.6 Endotracheale Intubation

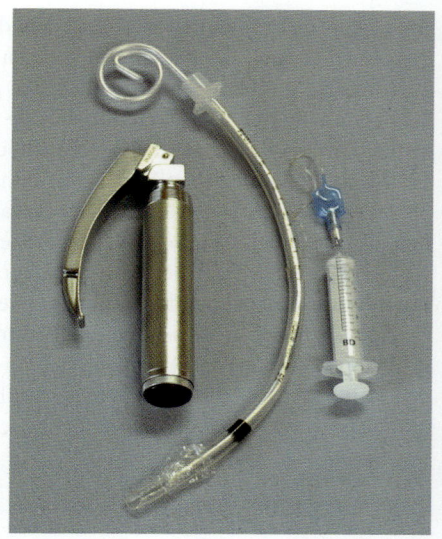

Abb. 18.28 Vorbereiteter Tubus mit Führungsstab und Blockerspritze [O998]

on benötigt wird, sollte zumindest zur Hand sein (ohne dass man es erst suchen muss!).

- Endotrachealtubus in der korrekten Größe (bei Kindern stets noch eine Nummer größer und kleiner bereithalten)
- Blockerspritze (➤ Abb. 18.28)
- Führungsstab (➤ Abb. 18.28)
- Eventuell Gleitmittel
- Laryngoskopgriff (am besten zwei) mit korrektem Spatel (Mcintosh Gr. 3 und 4 für Erwachsene, andere Größen und Ausführungen für Kinder)
- Fixiermaterial mit Beißschutz
- Absauggerät (einsatzbereit mit Katheter)
- Beatmungsbeutel mit Filter
- Beatmungsmasken (für den Fall, dass der Intubationsversuch scheitert)
- Sauerstoff
- Material zur Lagekontrolle (Stethoskop, Kapnometrie)
- Cuffdruckmesser
- Gegebenenfalls Tubusverlängerung „Gänsegurgel"
- Gegebenenfalls Magill-Zange
- Alternative Hilfsmittel wie Larynxtubus oder Larynxmaske (für den Fall, dass der Intubationsversuch scheitert)
- Notfallkoniotomie-Set (für den Fall, dass alle anderen Techniken zur Atemwegsicherung scheitern)

18.6.3 Endotrachealtubus

Der Standardtubus (Magill-Tubus) ist ein gebogener, formstabiler Schlauch aus Kunststoff mit abgerundeter und abgeschrägter Spitze. Am proximalen Ende befindet sich ein Normkonnektor, der unabhängig von der Tubusgröße den Anschluss an alle gebräuchlichen Beatmungsbeutel, Notfallrespiratoren, Narkosegeräte oder Intensivrespiratoren ermöglicht. Für spezielle Anwendungen im Klinikbereich gibt es für spezielle Einsatzbereiche verschiedenartig geformte Tuben aus unterschiedlichen Materialien.

Blockmanschette (Cuff)

Knapp oberhalb der in der Trachea liegenden Spitze befindet sich ein Ballon (Cuff), in den durch einen in der Tubuswand verlaufenden Kanal Luft mit einer Spritze injiziert wird. Der Cuff entfaltet sich und verschließt so die Trachea. Ein kleiner Kontrollballon am proximalen Ende des Zuführungskanals dient der Überprüfung der Füllung des Cuffs. Der Verschluss des Cuffsystems erfolgt durch ein am Spritzenkonus eingebautes Ventil, das durch Aufsetzen der Luftspritze (Cuffspritze) geöffnet und durch Abziehen der Spritze geschlossen wird. Das Ventil ist in den Kontrollballon integriert.

Der Cuff soll einen **luftdichten Abschluss zwischen Tubus und Trachealwand** herstellen, so die Überdruckbeatmung ermöglichen und die Aspiration von Magensaft, Blut etc. weitestgehend verhindern. Zu starkes Aufblasen des Cuffs (hoher Cuffdruck) schädigt die Trachealschleimhaut. Grundsätzlich sollte der **Cuffdruck** gerade so hoch sein, dass die Aspiration verhindert wird und ein Beatmungsgerät ohne Entweichen von Atemluft angeschlossen werden kann. Die Kontrolle des Cuffdrucks sollte in jedem Fall mit einem Cuffdruckmesser durchgeführt werden.

Tubusgröße

Die Dickenangabe des Trachealtubus erfolgt als Innendurchmesser (ID) in Millimeter, gelegentlich werden auch Charrière (Ch) als Maß für den Außendurchmesser angegeben. Für den Atemwegswiderstand spielt der Innendurchmesser des Trachealtubus (neben seiner Länge) eine entscheidende Rolle.

Beim **Erwachsenen** ist die engste Stelle des Intubationswegs die Stimmbandebene, sodass der Kehlkopfeingang die Tubusgröße limitiert. Es empfiehlt sich zur Sicherheit, auch den nächstkleineren Tubus bereitzulegen. Im Regelfall können für Frauen Tuben im Bereich von 7,0–8,0 mm ID und für Männer von 8,0–9,0 mm ID problemlos verwendet werden.

Innerklinisch wurden bei **Kindern** bis zum Alter von 8–10 Jahren lange Zeit nicht blockbare Tuben, also Tuben ohne Cuff empfohlen. Ausgehend davon, dass sich die engste Stelle des kindlichen Atemwegs im subglottischen Bereich befindet, nutzte man diese Tuben, die durch direktes Anliegen an der Schleimhaut der Trachea abdichten sollten, um die empfindliche Trachealschleimhaut zu schonen. Dies wurde auch lange notfallmedizinisch empfohlen. In den letzten Jahren aber traten die entscheidenden Vorteile von blockbaren Tuben wieder mehr in den Vordergrund. Dazu zählen unter anderem der bessere Aspirationsschutz, die störungsfreie Anwendbarkeit der Kapnografie sowie die einfachere Tubusgrößenwahl. Daher sollten in der Notfallmedizin auch bei Kindern blockbare Tuben verwendet werden. Man sollte bedenken, dass nicht blockbare Tuben vom Außendurchmesser etwas dicker sind als blockbare. Für die Praxis heißt das: Bei Verwendung von blockbaren Tuben im Kindesalter ist eine etwas kleinere Tubusgröße als bei einem nicht blockbaren Tubus die passende Wahl.

Die Tubendurchmesser eines Satzes von Endotrachealtuben nehmen um jeweils 0,5 mm zu. Die Tubusgröße wird vor allem nach

Tab. 18.4 Richtwerte für die altersabhängigen Tubendurchmesser

Alter	Innendurchmesser (mm)
Kinder	
Frühgeborene (> 1 500 g)	2,5
Neugeborene	3,0
6 Monate	3,5
1 Jahr	4,0
2 Jahre	4,5
4 Jahre	5,0
6 Jahre	5,5
8 Jahre	6,0
10 Jahre	6,5
12 Jahre	7,0
Erwachsene	
Frauen	7–8
Männer	8–9

dem Alter und der Größe des Patienten gewählt (> Tab. 18.4). Bei Erwachsenen sollten Tuben mit den Innendurchmessern 7–8(–9) mm bereitgehalten werden.

Tubuslänge

An einer Zentimeter-Längsgraduierung des Tubus kann die Intubationstiefe abgelesen werden. Die meisten Einmaltuben haben zur Kontrolle der Intubationstiefe einen schwarzen Ring oberhalb des Cuffballons oder bei Kindertuben eine schwarz gefärbte Spitze. Bevorzugt sollte der Tubus unter Sicht und Beachtung der Tubusmarkierung vorgeschoben werden (bis die schwarze Markierung gerade die Stimmritze passiert). Die Längenangabe bezieht sich auf den Abstand der Tubusspitze von der Zahnreihe (beim zahnlosen Patienten von der Kauleiste). Oft wird zu tief intubiert, eine Kenntnis der üblichen Einführtiefen ist daher sinnvoll und wichtig.

> **PRAXISTIPP**
> Als Faustregel sollte bei Frauen die Markierung „20–21 cm", bei Männern „22–23 cm" in Höhe der oberen Zahnreihe liegen. Wenn der Tubus maximal so weit eingeführt wird, lassen sich endobronchiale Fehllagen recht sicher vermeiden.

> **MERKE**
> Die Tuben aller Größen sind deutlich länger als die notwendige orale Intubationstiefe; ein komplettes Vorschieben bedeutet eine tiefe endobronchiale Intubation mit einseitiger Ventilation (bei Erwachsenen meist in den rechten Hautbronchus).

18.6.4 Laryngoskop

Das Laryngoskop dient zum Abdrängen der Weichteile des Mundbodens, um den Intubationsweg frei zu machen, und zur sichtbaren Einstellung des Kehlkopfeingangs (> Abb. 18.29). Es besteht aus einem Griff mit Batteriefach und dem daran rechtwinklig aufgesteckten Laryngoskopspatel. Am meisten verbreitet und für unkomplizierte Intubationen am einfachsten zu verwenden sind die **gebogenen Spatel** nach **Macintosh.** Die **geraden Spatel** nach **Miller/Foregger** sind weniger gebräuchlich, können jedoch bei schwierigen anatomischen Verhältnissen hilfreich sein. Ein kompletter Satz von Laryngoskopspateln beinhaltet **verschiedene Größen,** die das Spektrum vom Neugeborenen bis zum großen Erwachsenen abdecken. In der Nähe der Spatelspitze liegt eine **Lichtquelle** zum Ausleuchten des Intubationswegs. Die klassischen Laryngoskope tragen an dieser Stelle eine kleine Glühbirne, die durch Aufklappen des Laryngoskops Energie von der Batterie erhält. Bei den Kaltlicht-Laryngoskopen sitzt die Glühbirne im Batteriegriff, das Licht wird durch einen Kaltlichtleiter zur Spatelspitze gebracht.

> **PRAXISTIPP**
> Vor dem Einsatz des Laryngoskops die Lichtquelle (flackerfreies Licht von ausreichender Helligkeit) prüfen. Ein zweites geprüftes Laryngoskop sollte vorbereitet sein.

18.6.5 Weitere Instrumente für die Intubation

Neben Laryngoskop und Trachealtubus müssen weitere Instrumente und Hilfsmittel bereitliegen. Alle Teile des Intubationsbestecks müssen auf ihre Funktionsfähigkeit überprüft werden. Für die Notintubation sind mindestens Laryngoskop, Tubus, Absaugpumpe und Cuffspritze (Blockerspritze) vorzubereiten.

Als **Cuffspritze** dient eine 10-ml-Einmalspritze zum Blocken des Ballons mit Luft.

Tubusfixiersysteme (z. B. Thomas-Tube Holder™) dienen der **Befestigung** des Tubus und verhindern ein Verrutschen. Weiterhin besitzen diese Systeme einen integrierten Beißschutz, der verhin-

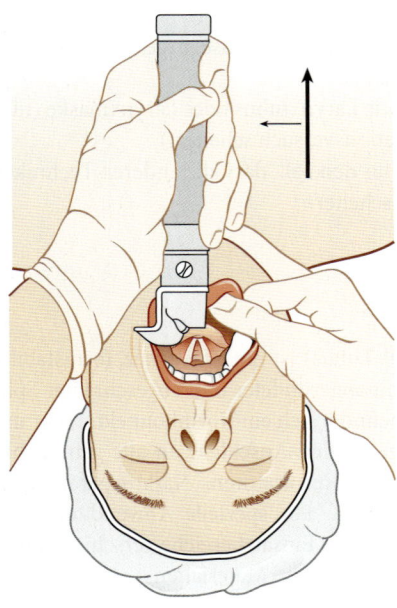

Abb. 18.29 Intubation: Einstellen des Kehlkopfeingangs [L126]

dert, dass Patienten reflektorisch auf den Tubus beißen und damit möglicherweise die Beatmung behindern.

Alternativ kann der Tubus mit Pflasterstreifen oder Mullbinde fixiert werden. Dies bietet jedoch keinen Beißschutz, sodass ein Beißschutz mit Guedel-Tubus oder Mullbinde neben dem Endotrachealtubus eingelegt werden muss.

Der **Führungsstab** (Mandrin) wird schon bei der Vorbereitung in den Tubus eingeführt und schient den Tubus (bei einigen Modellen ist der Führungsstab bereits ab Werk integriert). Er ermöglicht ein intubationsgerechtes Formen des Tubus vor der Intubation. Das weiche Ende des Führungsstabs liegt in der Nähe der Tubusspitze, darf aber nicht daraus hervorragen, um Verletzungen zu vermeiden. Am Konnektor wird der Führungsstab rechtwinkelig abgebogen, um ein Tieferrutschen zu verhindern.

Durch die besondere Form der **Intubationszange** (Magill-Zange) kann der Tubus ohne Sichtbehinderung gefasst und zum Kehlkopfeingang dirigiert werden. Dieses Manöver ergibt aber nur bei der präklinisch seltenen nasalen Intubation Sinn. Die Magill-Zange ist auch ein gutes Instrument zur Entfernung von Fremdkörpern.

Des Weiteren müssen eine einsatzbereite und überprüfte **Absaugvorrichtung mit Absaugkathetern** sowie eine **Beatmungsmöglichkeit mit Sauerstoffzufuhr** bereitstehen.

Ist eine Intubation in Narkose geplant, müssen ein sicherer **venöser oder intraossärer Zugang** gelegt und die erforderlichen **Medikamente** vorbereitet werden (> Kap. 20). Eine Intubation im Rahmen des Kreislaufstillstands ist hingegen ohne Narkose (und somit ohne Gefäßzugang) durchführbar.

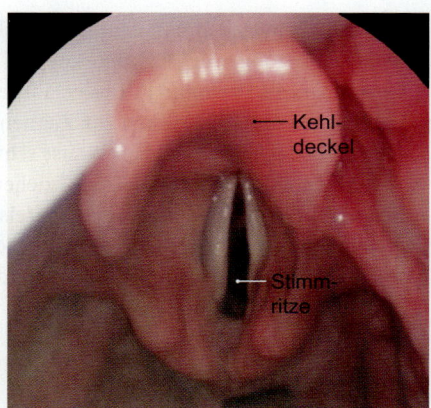

Abb. 18.30 Intubation: Blick auf den Kehlkopf [M582/R123-10]

18.6.6 Durchführung der Intubation

Lagerung des Patienten

Wichtig für die erfolgreiche Intubation ist die richtige Lagerung des Patienten. In Rückenlage wird der Kopf 5–10 cm erhöht gelagert und sanft nach hinten überstreckt (Schnüffelposition bzw. verbesserte Jackson-Position). Während diese Lagerung in der Klinik oder im Rettungswagen mit einem dafür bereitstehenden Polster leicht möglich ist, muss sie bei einer Intubation an anderen Notfallorten z. B. durch Unterschieben einer Decke, von Kleidungsstücken oder die den Kopf unterstützende Hand eines Helfers erreicht werden. Ziel der Lagerung ist es, die Achsen der Atemwege (Mundhöhle – Rachen – Kehlkopf/Trachea) für die Intubation optimal einzustellen. So werden der ungehinderte Blick auf den Kehlkopfeingang (> Abb. 18.30) und das freie Vorschieben des Tubus möglich. Wird der Kopf stark überstreckt, aber nicht korrekt angehoben, bleibt eine S-Kurve vor dem Kehlkopf, die das Einbringen des Tubus entscheidend erschweren kann.

> **ACHTUNG**
> Sehr viele Schwierigkeiten oder sogar Intubationsunvermögen beruhen auf einer falschen Lagerung des Kopfes.

Vorsicht ist geboten bei V. a. Verletzung der Halswirbelsäule; der Kopf soll in diesem Fall weder überstreckt noch angehoben werden. Hier erfolgt die manuelle Stabilisation des Kopfes, z. B. mittels Inlinestabilisierung.

Vor Beginn der Intubation ist die Mundhöhle zu inspizieren. Eventuell vorhandene lockere Zahnprothesen sind zu entfernen.

Präoxygenieren und Narkoseeinleitung

Während der gesamten Vorbereitung soll der Patient durch Sauerstoffgabe präoxygeniert werden. Dies geschieht dadurch, dass dem Patienten Sauerstoff hoch dosiert über eine Maske mit Reservoir verabreicht wird. Der Patient soll dabei dazu angehalten werden, tief einzuatmen. Dadurch wird Stickstoff aus den Alveolen ausgewaschen und die Gefahr der Hypoxie während der Intubation verringert. Eine Alternative zum zuvor beschriebenen Vorgehen besteht darin, den Patienten z. B. mit CPAP-Therapie zu behandeln. Dadurch lässt sich die Effektivität der Präoxygenierung steigern, insbesondere bei bestimmten Patienten (z. B. bei Adipositas). Im Fall der erschwerten Intubation wird eine verlängerte Zeitspanne für die Intubationsversuche erreicht, bevor Hypoxie eintritt. Gegebenenfalls werden jetzt die Medikamente zur Narkoseeinleitung verabreicht (> Kap. 22).

Einführen des Laryngoskops

- Laryngoskop in der linken Hand halten und vom rechten Mundwinkel so einführen, dass die Zunge aufgeladen und nach links abgedrängt wird. Mund mit der rechten Hand (z. B. mit Kreuzgriff) öffnen. Dabei dürfen die Lippen nicht gequetscht werden.
- Mit der Spatelspitze, die jetzt in der Mittelebene geführt wird, tiefer tasten, bis als Leitstruktur die Epiglottis sichtbar wird. Spitze des **gebogenen Spatels** zwischen Zungengrund und Epiglottis einlegen. Diese bleibt sichtbar und wird nicht auf den Spatel aufgeladen.
- Danach werden unter leichter Betonung der Spatelspitze mittels Längszug am Laryngoskopgriff Zungengrund und Unterkiefer nach vorn abgedrängt. Dadurch richtet sich die Epiglottis auf und der Blick auf die Kehlkopfeingangsebene wird frei. Ziel des Spateldrucks ist das Wegdrücken des Mundbodens. Mit dem Laryngoskop werden Zungengrund und Epiglottis angehoben und so die freie Sicht auf die Stimmbänder geschaffen (direkte Laryngoskopie).

- Unbedingt ein Hebeln mit dem Laryngoskop vermeiden (kippende Bewegungen am Laryngoskopgriff mit den Zähnen des Oberkiefers als Drehpunkt). Das gefährdet nicht nur die Zähne (Abbrechen und Ausbrechen von Zähnen), sondern macht das Einführen des Tubus möglicherweise schwerer. Daher in Griffrichtung mit „steifem Handgelenk" ziehen.
- Bei der Verwendung des **geraden Spatels (Miller-Spatel)** wird die Epiglottis mit aufgeladen, d. h., die Lichtquelle an der Spatelspitze beleuchtet den Intubationsweg und den Kehlkopfeingang.

> **PRAXISTIPP**
> Störend einfallendes Sonnen- oder Scheinwerferlicht kann von einem Helfer abgeschirmt werden, z. B. durch Vorhalten einer Jacke.

> **PRAXISTIPP**
> **BURP** ist ein englisches Akronym und steht für **Backward-Upward-Rightward-Pressure.** Gemeint ist damit, dass der Kehlkopf mittels Druck von außen nach hinten (zur Wirbelsäule hin), nach oben (in Richtung Kopf) und nach rechts (auf den **Patienten** bezogen) verschoben wird. Dies erleichtert in vielen Fällen die laryngoskopische Einstellbarkeit der Stimmbandebene, sodass dieses Manöver in der Anästhesie zu den Standardtechniken gehört. In einer Studie ließ sich mithilfe des BURP eine signifikante Reduktion der schwierigen Larynxeinstellbarkeit von 12,5 % auf 5 % erzielen (> Kap. 22.5.6).

Einführen des Tubus

Nach Einstellung des Kehlkopfeingangs und freier Sicht auf die Stimmbänder den Tubus vom rechten Mundwinkel her einführen. Dabei wird seine Krümmung ausgenutzt, um den Kehlkopfeingang zu erreichen. Die Passage durch den Kehlkopf kann durch leichte Drehbewegungen unterstützt werden. Die Abschrägung der Tubusspitze hilft, den Eintrittswinkel in die Trachea zu überwinden. Der Tubus wird so weit eingeführt, dass die Ringmarkierung in Stimmbandhöhe liegt; der Cuff ist dann optimal in der Trachea platziert.

Blockung des Tubus

Der Cuff wird mit der bereitgehaltenen Blockerspritze aufgeblasen, was bei der Notfallintubation zur Aspirationsvermeidung rasch zu erfolgen hat. Meist werden dafür 5–8 ml Luft benötigt. Der Cuff wird gerade so weit geblockt, dass unter Überdruckbeatmung keine Luft mehr neben dem Tubus aus der Trachea entweichen kann, d. h., bis das vorher vorhandene Strömungsgeräusch bei Beatmung verschwindet. Kontrollieren sie den Cuffdruck mit einem Cuffdruckmesser.

Überprüfung der korrekten Lage des Tubus

Die Tubusspitze soll beim Erwachsenen ca. 3 cm oberhalb der Bifurkation liegen, sodass eine Belüftung beider Lungen gewährleistet ist. Es stehen verschiedene Möglichkeiten der Lagekontrolle zur Verfügung, von denen möglichst viele genutzt werden sollten, da Fehlintubationen im rettungsdienstlichen Alltag häufiger sind und dadurch tödliche Verläufe drohen.

Durch **Probebeatmung** mit einem Beatmungsbeutel werden die korrekte Lage des Tubus in der Trachea sowie die korrekte Intubationstiefe kontrolliert.

- Das sicherste Zeichen der korrekten Intubation ist das beobachtete Verschwinden des Tubus und die **sichtbare Tubuslage** zwischen den Stimmbändern.
- Die apparative Methode der Wahl ist die Beobachtung des CO_2-Ausstroms bei der Exspiration mittels **Kapnometrie,** da erhöhte CO_2-Konzentrationen über mehrere Atemzüge nur aus der Lunge kommen können. Das Verfahren muss bei jedem beatmeten Patienten als absolut unverzichtbar gelten.
- Von den **klinischen Zeichen** ist das beobachtbare und tastbare Heben und Senken des Brustkorbs im infraklavikulären Feld am verlässlichsten.
- Die **Auskultation** ist über dem Magen und beidseits infraklavikulär und seitlich an der Lungenbasis durchzuführen (5-Punkt-Auskultation). Sie kann trügerische Ergebnisse liefern, da manchmal auch bei ösophagealer Fehlintubation atemsynchrone Geräusche über der Lunge hörbar sind, die besonders unter den schwierigen akustischen Bedingungen des Rettungseinsatzes fehlgedeutet werden können. Die Auskultation eines gurgelnden Geräusches über dem Magen ist dagegen ein sicheres Zeichen einer ösophagealen Fehlintubation. Aus diesem Grund soll die Auskultation über dem Magen begonnen werden, um im Falle einer Fehlintubation nicht unnötig oft den Magen zu beatmen.
- Das Beschlagen des Tubus spricht für eine tracheale Lage. Dies ist jedoch ein unsicheres Zeichen. Bleibt das Beschlagen des Tubus allerdings aus, sollte dies als Hinweis auf eine mögliche Fehlintubation gedeutet werden. Eine Lagekontrolle muss erneut durchgeführt werden.

Die **zu oberflächliche Intubation** mit Aufblasen des Cuffs im Kehlkopfbereich sollte durch das beobachtete Einführen des Tubus vermieden werden. Sie führt zu Undichtigkeit, Aspirationsgefahr und Kehlkopfschäden. Bei der **zu tiefen Intubation** wird ein Hauptbronchus und damit ein Lungenflügel nicht oder minderbelüftet. Am häufigsten erfolgt die tiefe Intubation nach rechts wegen des steilen Winkels des rechten Hauptbronchus. Die zu tiefe, einseitig endobronchiale Intubation führt zu verminderter Thoraxexkursion und abgeschwächtem Atemgeräusch an der gegenüberliegenden Seite (meist der linken). Sie ist der häufigste Fehler der Notfallintubation und kann eine erhebliche Hypoxie auslösen. Nach Lagekorrektur durch Zurückziehen des Tubus sollte eine seitengleiche Ventilation festgestellt werden können, wenn nicht andere Ursachen (z. B. Pneumothorax, Spannungspneumothorax) für eine Seitendifferenz vorliegen. Die Beachtung der oben erwähnten maximalen Einführtiefe bei Männern und Frauen trägt dazu bei, eine einseitige endobronchiale Intubation relativ sicher zu vermeiden.

> **MERKE**
> Durch Umlagern des Patienten oder Bewegen des Kopfes kann sich die Tubuslage verändern, sodass eine sichere Fixierung und laufende Kontrollen der Tubuslage erforderlich sind. Absolut unverzichtbar ist bei jedem beatmeten Patienten die ununterbrochen durchgeführte Kapnografie.

18.6 Endotracheale Intubation

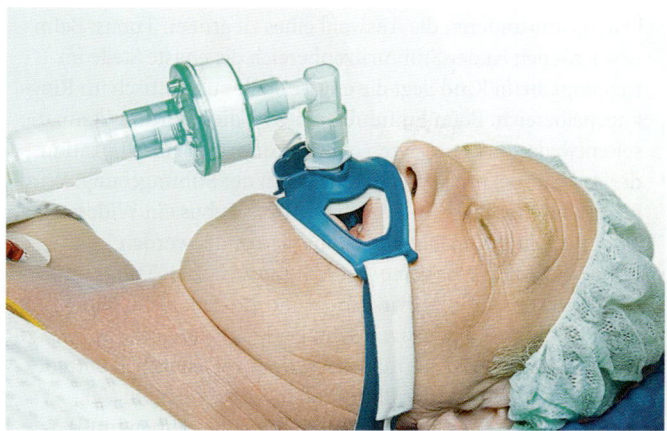

Abb. 18.31 Fixierter Tubus [J747]

Sorgen Sie für eine gute Fixierung des Tubus (➤ Abb. 18.31). Dies hat für den rettungsdienstlichen Bereich herausragende Bedeutung für die Patientensicherheit. Dazu stehen im Rettungsdienst spezielle Fixierungssysteme zur Verfügung. Mullbinden, Pflasterstreifen etc. sind zur Fixierung nicht zugelassen und sollten präklinisch keine Verwendung mehr finden.

18.6.7 Intubation von Kindern

Bei Neugeborenen und Kleinkindern ergeben sich wegen der anatomischen Unterschiede einige Besonderheiten. Besonders bei Neugeborenen und Säuglingen mit ihrem großen Kopf und ihrer großen Zunge, ihrem kurzem Hals und hoch stehendem Larynx lassen sich die Achsen zur Intubation schlechter einstellen. Die U-förmige Epiglottis ist schwerer aufzurichten. Es empfiehlt sich die Verwendung des **geraden Spatels (Miller-Spatel).**

Besonders sorgfältig muss die Intubationstiefe überprüft und auf seitengleiche Ventilation geachtet werden, da beim Kind die Gefahr einer einseitigen Intubation sowohl des rechten als auch des linken Hauptbronchus und damit einer Hypoxie groß ist.

18.6.8 Komplikationen bei der Intubation

Die endotracheale Intubation gilt als der „Goldstandard" der Atemwegssicherung in der Notfallmedizin sowie in der Anästhesiologie und Intensivmedizin, da eine gelungene Intubation mit verschiedenen Vorteilen einhergeht. Allerdings zeigten zahlreiche Studien der letzten Jahre, dass Ungeübte insbesondere unter den erschwerten rettungsdienstlichen Bedingungen enorme Schwierigkeiten in der Durchführung hatten und daher die Indikation für eine Intubation deutlich sorgsamer gestellt werden sollte. Die im Jahr 2012 publizierte „Handlungsempfehlung für das präklinische Atemwegsmanagement" der DGAI rät aus diesem Grund dazu, bereits vor einem Intubationsversuch die anzunehmende Erfolgsaussicht realistisch einzuschätzen. Zu den Erfolg beeinflussenden Faktoren zählt neben der Expertise des Anwenders die Routine mit einem bestimmten Verfahren, aber auch die jeweilige Notfallsituation.

Das Vorgehen bei Komplikationen muss dem gesamten Team im Vorfeld bekannt sein.

Das häufigste Problem ist, dass der **Blick auf die Stimmritze nicht gelingt.** Dafür gibt es viele Ursachen, wie z. B. sehr adipöse Patienten, ungenügende Mundöffnung oder eine vermutete HWS-Verletzung, die eine Reklination des Kopfes verbietet.

Weltweit existieren mehr als 100 verschiedene Laryngoskopformen, was zeigt, dass der Blick auf den Kehlkopf eines der großen Probleme der Intubation darstellt. Ein Beispiel dafür ist der McCoy-Spatel, der eine bewegliche Spatelspitze aufweist, mit der versucht werden kann, den Kehldeckel anzuheben.

Innerklinisch wird häufig mittels fiberoptischer Intubation, also der Intubation über ein Bronchoskop, mit dem man videooptisch einen Blick auf die Stimmbänder bekommt, ein alternatives Verfahren angewendet.

Eine seit einigen Jahren auch im Rettungsdienst zunehmend verbreitete Alternative stellt die **Videolaryngoskopie** dar. Diese Geräte verbinden Laryngoskope und Spatel mit Videosystemen, sodass eine an der Spatelspitze angebrachte Kamera den Blick auf den Kehlkopf mittels Monitor sichtbar macht (➤ Abb. 18.32). Auch hier sind das Training und die Erfahrung mit dem eingesetzten System unabdingbar, vor allem da es sehr unterschiedliche Systeme bezüglich technischer Details sowie Intubationsprinzipien auf dem Markt gibt.

Bei Beherrschung der Videolaryngoskopie kann dieses Verfahren aber eine gute Alternative bei der Atemwegssicherung darstellen. Nachteil ist der oft hohe Anschaffungspreis.

18.6.9 Komplikationen bei der Durchführung der endotrachealen Intubation

Bei den Komplikationen der endotrachealen Intubation unterscheidet man Frühkomplikationen, die bei kürzer dauernden Tubusliegezeiten (bis etwa 48 Stunden) auftreten, und Spätkomplikationen, die bei Tubusliegezeiten über 48 Stunden auftreten. Da im Rettungsdienst nicht nur Primäreinsätze stattfinden, sondern auch

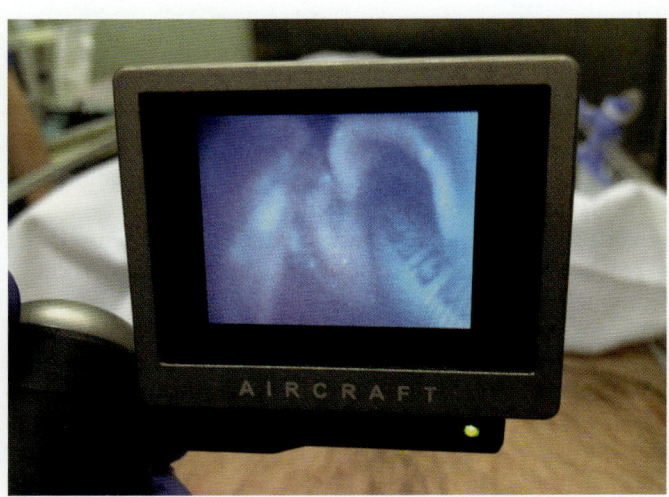

Abb. 18.32 Videolaryngoskop im klinischen Gebrauch [M840]

Verlegungsfahrten bzw. Sekundärtransporte, sind auch die Spätkomplikationen für den Rettungsdienst relevant.

Frühkomplikationen

Traumatische Komplikationen

- **Verletzungen der Lippen durch das Laryngoskop:** Diese Verletzungen entstehen häufig dadurch, dass die Schleimhaut der Lippen bei der Intubation zwischen dem Spatel des Laryngoskops und den Zähnen eingequetscht wird.
- **Verletzungen der Zähne:** Solche Verletzungen entstehen durch Hebeln mit dem Laryngoskop. Beim Einführen des Laryngoskopspatels zur Einstellung des Kehlkopfes sind besonders die oberen Schneidezähne gefährdet, hauptsächlich bei ungünstigen anatomischen Verhältnissen oder falscher Lagerung des Kopfes. Abgebrochene Zähne sind sofort zu entfernen, um eine Aspiration zu vermeiden. Bei Säuglingen kann durch eine Verletzung der Zahnleiste die spätere Zahnentwicklung massiv beeinträchtigt werden. Deshalb ist hier die Intubation besonders schonend durchzuführen.
- **Verletzungen der Zunge und des Zungengrundes:** Sie führen häufig zu starken Blutungen, z. B. durch Einrisse des lymphatischen Gewebes am Zungengrund oder durch Verletzungen in der Tonsillennische mit Sichtbehinderung bei der Intubation und Gefahr einer Aspiration.
- **Verletzungen im Bereich des Rachens:** Es finden sich hauptsächlich Schleimhautverletzungen und Blutungen.
- **Retropharyngeale Dissektion:** Darunter versteht man ein Durchstoßen bzw. Durchbohren der Rachenhinterwand durch den Tubus, was zu einem massiven Infekt an der Vorderseite der Halswirbelsäule und der dortigen Bindegewebe führen kann.
- **Intubation des Sinus piriformis:** Der Sinus piriformis liegt dorsolateral der Stimmritze. Durch Fehlintubation in den Sinus kann es zu einem Hautemphysem, zum Pneumothorax und zur Entstehung einer Mediastinitis kommen.
- **Verletzungen des Kehlkopfes:** Es kann von Mikroverletzungen bis hin zur Perforation des Kehlkopfes mit nachfolgendem Hautemphysem und massiven Infekten kommen.
- **Verletzungen der Luftröhre:** Von Mikroverletzungen bis hin zur Trachealperforation durch den Tubus oder den Mandrin sind verschiedene Verletzungen möglich. Bei Verwendung eines Führungsstabs ist mit größter Sorgfalt vorzugehen, um Perforationen zu vermeiden. Es sollte ein weicher, kunststoffummantelter Mandrin Verwendung finden.
- **Verletzungen des Rückenmarks bei Halswirbelsäulenfrakturen:** Es besteht die Gefahr der Querschnittslähmung. Vorsichtiges und gefühlvolles Vorgehen ist bei der Intubation notwendig.

Technische Komplikationen

Technische Komplikationen während der Intubation sind im präklinischen Bereich relativ häufig.

- **Unmöglichkeit der Intubation:** Diese relativ seltene Komplikation hat zwei Hauptursachen: zum einen anatomische Schwierigkeiten, zum anderen die Auswahl eines zu großen Tubus. Beim Erwachsenen ist der Stimmritzenbereich die engste Stelle im Kehlkopf, beim Kind liegt die engste Stelle subglottisch im Ringknorpelbereich. Beim Einführen eines zu dicken Tubus kann dieser entweder nicht passieren oder es kommt zu einer Luxation der Aryknorpel mit späteren Störungen der Stimmgebung. Wird bei der Intubation beim Vorschieben des Tubus ein Widerstand bemerkt, muss ein kleinerer Tubus verwendet werden.
- Bei einer **Leckage** ist keine Abdichtung zwischen Tubus und Trachea erreichbar. Als Ursachen sind ein zu kleiner Tubus, ein nicht blockbarer Tubus (z. B. Cuff geplatzt), eine defekte oder zu wenig geblockte Blockermanschette, ein versehentlich entblockter Tubus, ein Lösen der Blockerklemme bei offenem Verschlussstopfen oder auch ein Ventildefekt bei Tuben mit Blockerventil denkbar.
- **Obstruktion des Tubus:** Eine Verlegung des Tubuslumens, z. B. durch Blut, Schleim, Erbrochenes, Fremdkörper, aber auch ein Abknicken des Tubus können Ursache für eine Obstruktion sein.
- **Intubation des Ösophagus:** Diese akut lebensbedrohliche Komplikation muss sofort erkannt werden, denn sonst droht innerhalb weniger Minuten der Tod des Patienten durch Sauerstoffmangel oder ein hypoxischer Hirnschaden mit Dauerbehinderung. Vermehrt wird in den letzten Jahren auf diese häufig präklinisch nicht erkannte Komplikation hingewiesen. Studien geben eine Häufigkeitsrate von bis zu 25 % von unerkannter ösophagealer Fehlintubationen an.

> **ACHTUNG**
> Nutzen sie immer die Kapnometrie zur Tubuslagekontrolle sowie als Standardmonitoring für jeden beatmeten Patienten. Viele Todesfälle, die auf einer unerkannten ösophagealen Fehlintubation beruhten, hätten bei konsequenter Anwendung der Kapnografie vermieden werden können.

- **Intubation eines Hauptbronchus:** Wird durch zu weites Vorschieben des Tubus ein Hauptbronchus intubiert, so ist i. d. R. der rechte Hauptbronchus betroffen, da er steiler verläuft und eine größere Weite als der linke Hauptbronchus hat. Anzeichen für eine Intubation eines Hauptbronchus sind asymmetrische Thoraxbewegungen und fehlendes Atemgeräusch auf der nicht belüfteten Seite. Die Auskultation ist nach der Intubation unbedingt notwendig, um eine lebensbedrohliche Hypoxie zu vermeiden. Die Hypoxie durch Sauerstoffmangel droht deshalb, weil nur ein Lungenflügel belüftet ist und es meist zur Atelektase des anderen Lungenflügels kommt. Wird die Intubation eines Hauptbronchus festgestellt, so muss der Tubus bis zur korrekten Lage zurückgezogen werden. Beim Zurückziehen ist der Tubus unbedingt zu entblocken, um Schleimhautschäden zu vermeiden.
- **Nicht entfernbarer Mandrin:** Heutzutage werden von der Industrie Endotrachealtuben angeboten, die bereits mit einem Mandrin (Führungsstab) ausgestattet sind. Führungsstäbe sind häufig als Einmalartikel konzipiert und dürfen auch nur so verwendet werden. Durch mehrfache Verwendung kann es zu Materialschwächen kommen, die z. B. zum Abbrechen von Teilen des Mandrins und dadurch zu einer endobronchialen Aspiration führen können.

Mechanische Komplikationen

Mechanische Komplikationen während der endotrachealen Intubation treten immer wieder auf. Ihre Hauptursache liegt in der **Aspiration**. Aspiriert werden können unter anderem Schleim, Mageninhalt, Erbrochenes, Blut oder Fremdkörper (Gebissteile). Als Therapie vor Ort sind das Freimachen der Atemwege und Absaugen notwendig. Unter klinischen Bedingungen wird häufig anschließend eine Bronchoskopie durchgeführt.

Reflektorische Komplikationen

Während man früher den reflektorischen Komplikationen während der Intubation relativ wenig Aufmersamkeit schenkte, zeigen Untersuchungen aus den letzten Jahren, dass **reflektorische Frühkomplikationen** häufiger als angenommen auftreten. Zu den reflektorischen Frühkomplikationen gehören außer dem Laryngospasmus auch der Bronchospasmus, Herzrhythmusstörungen (Auftreten einer Bradykardie), Blutdruckveränderungen und Abwehrbewegungen vonseiten des Patienten.

Die reflektorischen Komplikationen durch **Reizung des N. vagus** sind der Atemstillstand, der Laryngospasmus, der Bronchospasmus, eine Bradykardie und ein Blutdruckabfall. Die Komplikationen durch **Erregung des Sympathikus** sind eine Tachykardie und ein Blutdruckanstieg. Durch **gesteigerte Rückenmarksreflexe** können als Komplikationen Erbrechen, Husten und Bewegungen von Rumpf und Extremitäten auftreten.

Ursachen für Frühkomplikationen auf Patientenseite

Anatomische Probleme

Die Darstellung der anatomischen Probleme erfolgt an einigen ausgesuchten, besonders häufigen Beispielen.

- **Patienten mit einem kurzen, dicken Hals** sind zudem häufig noch adipös oder sehr muskulös, sie bereiten bei der Intubation große Probleme. Die Mundöffnung kann infolge der Fettsucht an Hals und Brustkorb erschwert sein und die Einstellung des Kehlkopfes mit dem Laryngoskop ist problematisch.
- Bei **Patienten mit einem kleinen Unterkiefer** (Mikrogenie) gibt es ebenfalls oft Schwierigkeiten mit der optimalen Öffnung des Mundes. Durch Sedierung und Narkose kommt es teilweise zur Zurückverlagerung der Zunge und dadurch zur Verlegung der oberen Luftwege. Bei der Pierre-Robin-Anomalie findet sich ein kleiner Unterkiefer, der zurückverlagert ist (Retrogenie). Zudem haben die Kinder oft eine mediale Gaumenspalte und eine Glossoptose, d. h., die Zunge verlagert sich nach dorsal und kranial.
- **Vorstehende lange Schneidezähne** (Protrusion) können die Mundöffnung behindern und erschweren das Einstellen des Kehlkopfes.
- **Knochenfehlbildungen im Bereich des Ober- und Unterkiefers:** Bei der Kiefersperre oder Kieferklemme unterscheidet man zwischen einer totalen Kiefersperre, die die Intubation auf herkömmliche Weise unmöglich macht, und einer teilweisen (partiellen) Kiefersperre, bei der die Intubation evtl. möglich ist. Die Kiefersperre, hervorgerufen durch mangelnde Beweglichkeit im Kiefergelenk, kann bei Schmerzen, Narben, Gelenkversteifung, Raumforderungen, Fehlbildungen und beim Tetanus auftreten. Die Kiefersperre kann zwar evtl. durch Analgesie, Narkose und Relaxation gemindert werden, aber es ist Vorsicht geboten und große Erfahrung notwendig, da es beim narkotisierten und relaxierten Patienten aufgrund der Unmöglichkeit einer Intubation zu Komplikationen kommen kann.
- Durch **Tumoren im Mund- und Gesichtsbereich** kann das Einführen des Laryngoskops und das Einstellen des Kehlkopfes stark erschwert oder unmöglich sein.
- **Einengungen der Luftröhre** (Trachealstenosen) können unmittelbar unterhalb des Kehlkopfes oder tiefer liegen. Eine solche Einengung kann Folge einer früheren Langzeitbeatmung, aber auch durch Tumoren oder Gefäßfehlbildungen hervorgerufen sein. Problematisch sind Trachealstenosen deshalb, da das Vorschieben eines Tubus nicht oder nur schwer möglich ist und Verletzungs- und Perforationsgefahr der Trachea besteht.
- Durch **Morbus Bechterew** (Spondylitis ankylosans), einer Erkrankung der Wirbelsäule, kann die Beweglichkeit der Halswirbelsäule so stark eingeschränkt sein, dass eine Intubation mit herkömmlichen Mitteln nicht mehr möglich ist.
- Durch massive **Vergrößerung der Schilddrüse** (große Struma) kommt es oft zur Verdrängung und Einengung des Kehlkopfes und der Luftröhre mit dem Problem der stark erschwerten oder unmöglichen Intubation.
- Bei der **Akromegalie** handelt es sich um ein Krankheitsbild mit Vergrößerung und Vorspringen von Unterkiefer, Nase und Extremitäten sowie mit Vergrößerung von Lippen, Zunge und Kehlkopf. Bei der Intubation sind das Einstellen des Kehlkopfes und das Einführen des Tubus erschwert bis unmöglich.
- **Raumforderungen im Halsbereich** entstehen u. a. durch Allergien, Entzündungen, Blutungen mit Hämatombildung und Tumoren. In Abhängigkeit vom Ausmaß der Raumforderung kommt es zur Einengung der Luftwege, zur Atemnot mit Stridor und evtl. zur Obstruktion (Atemwegsverlegung).

Bestimmte Erkrankungsbilder und Verletzungsmuster

Bestimmte Erkrankungsbilder bzw. Verletzungsmuster müssen bei einer Intubation besonders beachtet werden:
- Beim Vorliegen von **Frakturen und Luxationen der Halswirbelsäule** kann es während der Intubation, falls diese nicht extrem vorsichtig durchgeführt wird, zu einer Schädigung des Rückenmarks und damit zu einer hohen Querschnittslähmung kommen.
- Bei **Frakturen des Unterkiefers mit einem großen Mundbodenhämatom** kann der Mundboden stark aufschwellen. Dadurch können das Öffnen des Mundes, das Einführen des Laryngoskops und das Einstellen des Kehlkopfes erschwert bis unmöglich sein.
- **Frakturen des Oberkiefers** (Maxillafrakturen) und **Entzündungen im Bereich des Kehlkopfes** können die Intubation mechanisch behindern.

- Vor allem beim Kleinkind können Erkrankungen wie eine **Epiglottitis** oder ein **Krupp-Syndrom** zu hochgradiger Atemnot führen. Die Intubation ist in solchen Fällen sehr schwierig und sollte nur besonders Erfahrenen vorbehalten bleiben.
- **Kehlkopfödeme** führen je nach Ausmaß zu Störungen der Atmung. Oft sind die Stimmbänder und die übrigen anatomischen Strukturen stark aufgetrieben. Die Intubation ist stark erschwert. Der Eingang in den Kehlkopf ist mitunter nicht erkennbar.

Patienten mit massiven phlegmonösen Entzündungsprozessen im Bereich des Mundbodens (**Mundbodenphlegmone**) haben oft eine pathologisch vergrößerte Zunge. Weiterhin bestehen Probleme beim Öffnen des Mundes. Aufgrund der massiven Schwellung des Mundbodens, die sich oft auf die angrenzenden anatomischen Strukturen erstreckt, sind oft das Vorschieben des Spatels und die Einstellung des Kehlkopfes nur unter großen Schwierigkeiten möglich.

Patienten **nach großen kieferchirurgischen und HNO-ärztlichen Eingriffen,** meist wegen eines Tumors, zeigen oft völlig abnormale anatomische Verhältnisse und bereiten daher oft Intubationsprobleme.

Ursachen für Frühkomplikationen auf der Seite des Intubierenden

Wer ungenügende Kenntnisse und unzureichendes theoretisches Wissen über die Intubation besitzt, gefährdet den Notfallpatienten, falls er die Intubation dennoch versucht. Er ist auch juristisch für sein Tun verantwortlich. Nur wer über ausreichende Erfahrung in Routinesituationen verfügt, kann in Extremsituationen eine schwierige Intubation durchführen.

Materialprobleme

Auch Materialprobleme können ursächlich für Frühkomplikationen bei der Durchführung der endotrachealen Intubation sein.

Defekte am Laryngoskop kommen leider immer wieder vor und sind bei gewissenhaftem Vorgehen vermeidbar. Hierzu zählen leere Batterien bzw. entleerter Akku, defekte Lichtquellen (im Spatel oder bei Glasfiberoptik im Handgriff), Kontaktprobleme zwischen Handgriff und Spatel. Daher ist das Vorhalten eines zweiten Laryngoskops obligat.

Probleme mit dem **Führungsmandrin** beziehen sich auf die Verletzungsgefahr durch Metallführungsstäbe. Diese werden praktisch nicht mehr verwendet. Zum Einsatz kommen i. d. R. nur noch Kunststoffführungsstäbe.

Materialprobleme an den Endotrachealtuben können durch Defekte am Cuff hervorgerufen werden.

Allgemeine Risikofaktoren

Nicht übersehen werden dürfen außerdem allgemeine Faktoren, die das Auftreten von Komplikationen bei der Durchführung der endotrachealen Intubation begünstigen.

Alter des Patienten

Kinder sind besonders gefährdet. Deshalb sollten hier nie zu große Tuben verwendet werden. Während ein 1–2 mm großes Ödem im Bereich der Stimmbänder bei Erwachsenen ohne klinische Folgen bleibt, kann ein Ödem dieser Größe bei Kleinkindern lebensbedrohlich werden.

Körperlicher Zustand des Patienten

Hier ist besonders an die oben erwähnten anatomischen Probleme, Krankheitsbilder und Verletzungsmuster zu denken.

Intubationsdauer

Komplikationen treten umso häufiger auf, je länger die Intubation dauert.

Infektion der Atemwege

Bei bestehenden Infektionen der Atemwege kann es zu Komplikationen kommen.

Cuffdruck

Je höher der Manschettendruck ist, desto eher werden Schleimhaut und Knorpel geschädigt. Durch den Druck, den die Tubusmanschette ausübt, kommt es zu einer Verminderung der Durchblutung des darunterliegenden Gewebes. So können sich Nekrosen, Erosionen und Ulzera ausbilden. Daher ist auch präklinisch die Cuffdruckmessung obligat. Byhan et al. zitieren eine Studie, bei der Cuffdruckmessungen bei 514 präklinisch endotracheal intubierten Patienten durchgeführt wurden. Im Mittel wurden dort Cuffdrücke von 50–60 cm H_2O gesehen. Nur bei 89 Patienten (17,3 %) betrug der initial gemessene Cuffdruck < 30 cm H_2O und lag damit im Normbereich. Eine Forderung der Autoren dieser Studie war daher, dass der Cuffdruck gemessen werden muss und daher alle Rettungsmittel mit einem Cuffdruckmesser ausgestattet sein sollten.

Stimmbandbewegungen

Stimmbandbewegungen können bei Atem- und Sprechversuchen des intubierten Patienten vorkommen, vor allem bei nicht ausreichender Narkosetiefe. Es drohen Schädigungen der Stimmbänder. Durch situationsadaptierte Sedierung sollten solche Stimmbandbewegungen vermeidbar sein.

Tubusbewegungen

Tubusbewegungen können zu Schäden am Kehlkopf führen. Sie entstehen aktiv durch Kopfbewegungen des Patienten oder durch die Funktion des Beatmungsgeräts. Passiv können Tubusbewegungen durch Zug am Tubus infolge Unachtsamkeit ausgelöst werden.

Spätkomplikationen

Von Spätkomplikationen der endotrachealen Intubation spricht man, wenn der Tubus über 48 Stunden liegt. Da Patienten bei Verlegungen und Sekundärtransporten häufig schon längere Zeit intubiert sind und beatmet werden und auch bei Primäreinsätzen Patienten mit Folgen einer früheren Langzeitintubation zu versorgen sind, ist es zwingend notwendig, auch über den Bereich der Spätkomplikationen Kenntnisse zu haben. Spätkomplikationen treten während der Tubusliegezeit, kurz nach der Extubation oder erst nach Wochen, manchmal sogar erst Jahre nach der Extubation auf.

Bei **Läsionen und Verletzungen im Bereich von Mund, Nase und Rachen** können Entzündungen, Strikturen (Verengungen) in der Nase und Lähmungen der Zunge auftreten. Weiterhin kann eine Kieferhöhlenentzündung (Sinusitis maxillaris) dadurch entstehen, dass der Ausführungsgang der Kieferhöhle, der unter einer Nasenmuschel in die Nase mündet, durch den nasal eingeführten Tubus verlegt wird. Eventuell ist in diesem Fall eine Intubation durch die andere Nasenseite notwendig. Außerdem können durch den Tubus oder dessen Befestigungsmittel Ulzera an den Lippen, der Nase, am Mund und im Rachen entstehen.

Eine **Mittelohrentzündung** (Otitis media) kann als Spätkomplikation auftreten, wenn der Abfluss des Sekrets aus dem Mittelohr durch die Tuba auditiva Eustachii in den Rachenraum blockiert ist.

Falls eine Liquorfistel oder ein Schädel-Hirn-Trauma mit Läsionen im Bereich der Schädelbasis vorlag und durch die Intubation weitere Läsionen gesetzt wurden, besteht die Gefahr einer **aufsteigenden Infektion.** Es können sich eine Hirnhautentzündung (Meningitis), eine Gehirnentzündung (Enzephalitis) und ein Hirnabszess entwickeln. Um solche Komplikationen zu vermeiden, sollte die nasale Intubation bei Patienten mit Schädel-Hirn-Verletzungen keinesfalls eingesetzt werden.

Bei **Läsionen und Verletzungen im Bereich des Larynx** können verschiedene Krankheitsbilder wie Kehlkopfentzündungen (Laryngitis), Geschwüre am Kehlkopf, Granulome im Kehlkopfbereich, Polypen, Verwachsungen und Verklebungen der Stimmbänder, Stimmbandlähmungen, Sprachstörungen bis hin zur Sprachlosigkeit (Dysphonie, Aphonie), Kehlkopfödeme oder funktionelle Störungen beim Schluckakt auftreten.

Durch die Ausbildung von **Membranen im Bereich des Kehlkopfes und der Luftröhre** (laryngotracheale Membranen) kommt es zu Störungen bei der Atmung und beim Sprechen. Häufig ist eine operative Therapie notwendig.

Zu den **Läsionen im Bereich der Luftröhre** zählen die Luftröhrenerweichung, die Ösophagotrachealfistel (pathologische Verbindung zwischen Speiseröhre und Luftröhre), Arrosionsblutungen (durch Arrosion oder Trachealstenose entstehende Blutungen). **Trachealstenosen** sind schwerwiegende Komplikationen nach Langzeitintubationen. Sie entstehen durch narbige Abheilung von Geschwüren der Luftröhre und treten bevorzugt im Bereich der Tubusmanschette oder der Tubusspitze auf. In komplizierten Fällen wird die Luftröhre weich und kollabiert während des Atemzyklus. Typische Symptome, die auf eine Trachealstenose hindeuten, sind trockner Husten, die Unfähigkeit, Schleim abzuhusten, Luftnot und Stridor, ein Spätsymptom, bei dem der innere Durchmesser der Luftröhre kleiner als 5 mm sein muss. All diese Symptome können entweder kurz nach der Extubation oder auch nach einer Latenzzeit von bis zu mehreren Monaten auftreten. Die Therapie einer Trachealstenose ist i. d. R. ein operativer Eingriff. Komplikationen wie Trachealstenosen können meist durch geeignetes Tubusmaterial (große Niederdruckmanschetten) bei langzeitintubierten Patienten vermieden werden.

Häufig bieten Patienten im Rahmen der Spätkomplikationen außer Schmerzen und Heiserkeit keine weiteren klinischen Zeichen. In Anbetracht der großen Gefahr von Spätkomplikationen ist es unbedingt notwendig, bei **langzeitintubierten Patienten** prophylaktisch folgende **Grundsätze** zu beachten:
- Eine möglichst kurze Intubationsdauer ist anzustreben.
- Es sollten Kunststofftuben mit großen Niederdruckmanschetten verwendet werden.
- Der Kopf des langzeitintubierten Patienten sollte leicht erhöht und leicht gebeugt gelagert werden.
- Die Kopfbewegungen des intubierten Patienten sind auf ein Minimum zu beschränken.

Erbrechen beim Intubationsversuch

Kommt es während der Laryngoskopie oder des Intubationsversuchs zum Erbrechen, wird der Tubus möglichst rasch platziert und geblockt. Liegt er in der **Trachea,** ist die Situation entspannter. Nach endotrachealer Absaugung kann beatmet werden. Liegt er im **Ösophagus,** so ist dieser abgedichtet, und vor allem flüssiges Erbrechen wird durch den Tubus nach außen abgeleitet. Dadurch lässt sich die Mundhöhle rasch freisaugen und ein zweiter Tubus in der Trachea platzieren (> Abb. 38.3). Gegebenenfalls kann eine Kopftieflage durchgeführt werden. Dann kann das Erbrochene der Schwerkraft folgend nicht in die Lunge eindringen. Erbrechen im Rahmen einer Intubationsnarkose ist häufig die Folge einer unzureichenden Narkosetiefe und somit meistens vermeidbar.

18.7 Notfallkoniotomie

Die Notfallkoniotomie dient der Sicherung des Atemwegs bei vital bedrohlichen Atemwegsverlegungen in den Fällen, in denen eine suffiziente Eigenatmung des Patienten unmöglich ist und Maßnahmen wie Fremdkörperentfernung, supraglottische Atemweghilfsmittel und die endotracheale Intubation gescheitert sind. Im Allgemeinen steht die Notfallkoniotomie im Algorithmus des schwierigen Atemweges ganz unten, als letzter Ausweg (Ultima Ratio). In Einzelfällen kann die Notfallkoniotomie jedoch auch vorn im Ablauf stehen, da andere Techniken von vornherein ausscheiden (z. B. bei Obstruktion der oberen Atemwege). Insbesondere bei Traumapatienten sollte mit einer erschwerten Atemwegsicherung gerechnet werden (> Abb. 38.2).

Es handelt sich bei der Notfallkoniotomie um ein invasives, komplikationsträchtiges (> 50 %) Verfahren, in welchem praktisch kaum jemand gut trainiert ist. Ein Grund dafür ist, dass es extrem selten benötigt wird. Einer Studie zufolge wurde das Verfahren nur bei 0,09 % der Notfallpatienten eingesetzt, wenngleich die Rate in anderen Ländern mit Paramedic-Systemen höher ist (bis zu 14 %). Außerdem lässt sich die Notfallkoniotomie am Menschen nur am Leichenpräparat üben. Eine Studie aus Deutschland von Timmermann zeigte, dass etwa die Hälfte der befragten Notärzte über keinerlei praktische Erfahrung in der Durchführung einer Notfallkoniotomie besitzt. Bei korrekter Indikation gibt es jedoch keine Alternative.

MERKE
Nach Expertenansicht ist die Notfallkoniotomie bei Säuglingen und Kleinkindern wenig Erfolg versprechend, da die Anatomie schwierig ist und geeignete Koniotomie-Sets fehlen. Als praktikable Alternative für die Präklinik gelten Punktionskoniotomie-Verfahren wie die sog. PTV (perkutane transtracheale Ventilation). Andere Vorgehensweisen für die Notfallkoniotomie (z. B. chirurgisch) sollten hingegen nur bei Jugendlichen und Erwachsenen eingesetzt werden, wohingegen die PTV hier auch zum Einsatz kommen kann.

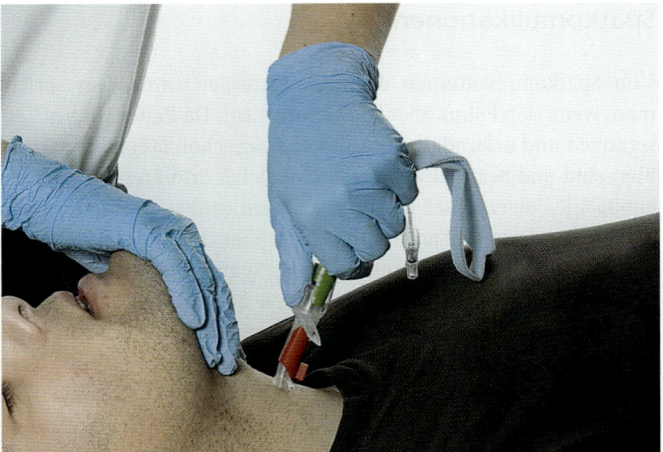

Abb. 18.33 Punktionskoniotomie VBM [J747]

Allgemein gilt, dass – egal welche Vorgehensweise geplant ist – stets das **Ligamentum cricothyroideum** (früher: Ligamentum conicum) die anatomische Zielstruktur ist. Dies ist der Grund, warum das Verfahren als Notfallkoniotomie oder, wenngleich weniger üblich, als Krikothyreotomie bezeichnet wird. Das Ligamentum cricothyroideum ist die am oberflächlichsten gelegene Stelle des Atemweges unterhalb der Stimmbandebene. Aus diesem Grund gilt es als idealer Bereich für den notfallmäßigen Zugang zu den Atemwegen. Die Struktur liegt unterhalb der Haut im Bereich der tastbaren Vertiefung zwischen Schildknorpel (Cartilago thyreoidea, „Adamsapfel") und dem weiter kaudal liegenden Ringknorpel (Cartilago cricoidea). Insbesondere nach Überstreckung des Kopfes lässt sich der Schildknorpel bei den meisten Menschen problemlos tasten. Wenn man mit seinem Finger vom Kopf her kommend an ihm entlangfährt, kann man unterhalb des Schildknorpels eine Lücke ertasten. Hier befindet sich ein Band, das Ligamentum cricothyroideum. Dieses Band gehört zu einem aus elastischem Gewebe bestehenden Trichter, der am Oberrand des Ringknorpels beginnt und nach oben hin die Stimmbänder bildet (Conus elasticus). Bei der Notfallkoniotomie wird das Ligamentum cricothyroideum von außen mittels Punktion oder chirurgisch mit dem Skalpell eröffnet, sodass eine direkte Verbindung zu den unteren Atemwegen entsteht.

18.7.1 Vorbereitung

Als Grundsatz für alle Techniken gilt, dass sich der Patient möglichst in Rückenlage befindet. Den Kopf sollte man bei der Durchführung überstrecken, idealerweise mithilfe einer Unterpolsterung der Schultern, wenn dies noch zeitlich darstellbar ist. In lebensbedrohlichen Situationen kann auf etwaige HWS-Verletzungen keine Rücksicht mehr genommen werden. Falls möglich, sollte eine Hautdesinfektion erfolgen und mit Lochtuch und sterilen Handschuhen gearbeitet werden. Die Dringlichkeit der Situation wird in der Praxis darüber entscheiden, ob diese Anforderungen an hygienisches Arbeiten noch angemessen sind.

18.7.2 Techniken der Notfallkoniotomie

Prinzipiell kann man drei Techniken der Notfallkoniotomie unterscheiden:
1. Punktionskoniotomie (Catheter Over Needle)
2. Seldinger-Technik
3. Chirurgische Koniotomie

Punktionskoniotomie

Bei dieser Technik (Catheter Over Needle) wird ähnlich wie bei einer Venenverweilkanüle vorgegangen. Das Ligamentum cricothyroideum wird über einen scharf schneidenden Metallmandrin punktiert. Unter gleichzeitigem Vorschieben der Trachealkanüle (ID 1,5–6 mm) wird der Metallmandrin zurückgezogen. So verbleibt nur die Kunstoffkanüle in der Trachea. Für diese Punktionskoniotomie werden steril verpackte Sets kommerziell angeboten, z. B. das VBM Quicktrach II (> Abb. 18.33).

Seldinger-Technik

Bei diesem Verfahren wird das Ligamentum cricothyroideum mit einer Kanüle punktiert. Es folgt dann die Einlage eines Drahtes (Führungsdraht) durch die Kanüle. Die Kanüle wird entfernt, sodass nur noch der Draht in der Trachea verbleibt. Über diesen wird dann die Trachealkanüle eingelegt, üblicherweise mithilfe eines Dilatators. Auch für die Seldinger-Technik existieren kommerziell vertriebende Sets, z. B. Melker Emergency Cricothyrotomy Catheter Set®, Cook Medical Inc./USA.

Chirurgische Notfallkoniotomie

Mit Zeigefinger und Daumen der nicht dominanten Hand wird die Haut über dem Kehlkopf gespannt. Mit einem spitzen Skalpell (Nr.

11) wird dann ein 2–3,5 cm langer **Längsschnitt** durchgeführt. Dieser soll von der Mitte des Schildknorpels bis zum Ringknorpel streng in der Mittellinie verlaufen. Diese Schnittführung von kranial nach kaudal wird empfohlen, weil dadurch geringere Blutungsrisiken bestehen, die Übersicht besser ist und zudem die Präparationsrichtung in die Tiefe ggf. noch korrigiert werden kann. Gegebenenfalls kann mit einer Präparierschere das Unterhautfettgewebe gespreizt werden und eine Spaltung der Prätrachealfaszie erfolgen. Im Anschluss wird das Ligamentum cricothyroideum mit der Skalpellspitze quer zur Körperlängsachse eingeschnitten. Man bezeichnet diesen Schnitt als **Querinzision.** Ziel der Querinzision ist die Vermeidung einer Verletzung der oberhalb liegenden A. cricothyroidea. Sie sollte so weit kaudal wie möglich erfolgen.

Falls kein Spreizer verfügbar ist, kann der Griff des Skalpells zur **Aufdehnung** verwendet werden. Dazu führt man den Skalpellgriff in die Inzision ein und dreht ihn dann um 90°, um die Inzision zu erweitern. Nach der Eröffnung der Trachea wird ein Tubus eingeführt und geblockt. Durch die Verwendung eines Führungsstabes kann das Einführen erleichtert sein. Es kann jedoch auch anstelle eines Führungsstabes, der recht unflexibel ist, z.B. ein Absaugkatheter als Einführhilfe eingesetzt werden, da im „Operationsgebiet" durch Blutungen oder Kulissenphänomene unübersichtliche Wundverhältnisse auftreten können. Es wird empfohlen, einen Tubus zu benutzen, der ein bis zwei volle Größe kleiner ist, als derjenige, den man üblicherweise für den Patienten nehmen würde, also z.B. ein Tubus mit ID 5,0 mm oder 6,0 mm anstelle eines Modells mit ID 7,0 mm. Anschließend wird die seitengleiche Belüftung der Lungenflügel auskultiert und der Tubus in seiner Lage fixiert.

18.7.3 Gefahren der Notfallkoniotomie

Die Notfallkoniotomie ist für den Patienten nicht ohne Risiken und normalerweise als letztes Mittel anzusehen, wenn alle anderen Maßnahmen zur Beatmung des Patienten versagen. Andererseits besteht keine Alternative, wenn die Notfallkoniotomie indiziert ist. Bei bis zu mehr als 50 % aller Eingriffe kommt es zu teils schwerwiegenden Komplikationen.

Ein zu hoher Schnitt kann Gefäße, Schildknorpel und Stimmbänder verletzen. Ein Schnitt zu weit seitlich führt zu einer Verletzung des N. laryngeus superior und der großen Halsgefäße. Erfolgt der Schnitt zu weit nach unten, kann eine Verletzung des Ringknorpels und der Schilddrüse mit massiver Blutung resultieren.

Die größte Gefahr besteht in einer nicht erkannten paratrachealen Lage des Tubus bzw. der Punktionskanüle. Der Patient kann dann nicht beatmet werden. Daher ist eine Auskultation der Lungenflügel obligat.

> **ACHTUNG**
> Die **Notfallkoniotomie** weist hohe Komplikationsraten von bis zu mehr als 50 % auf. Bei der chirurgischen Vorgehensweise sind eher Blutungskomplikationen zu verzeichnen, während bei den Punktionstechniken eher Verletzungen von benachbarten Organen auftreten. Eine evidenzbasierte Empfehlung für das optimale Vorgehen kann derzeit aufgrund der Seltenheit des Verfahrens nicht gegeben werden

18.8 Nadeldekompression und Thoraxdrainage

Die Thoraxdrainage und die Nadeldekompression (Thoraxentlastungspunktion, Thorakozentese) werden z.T. bei identischer Indikation eingesetzt. Aufgrund dieser gemeinsamen Schnittmenge werden die beiden Verfahren hier gemeinsam besprochen. Wie alle Verfahren haben auch diese ihre spezifischen Vor- und Nachteile. Die Nadeldekompression ist ein Verfahren, das als lebensrettender Eingriff auch vom Notfallsanitäter durchgeführt werden kann. Aus diesem Grund kommt sie lediglich beim Spannungspneumothorax infrage. Beim spontan atmenden Patienten ist die Indikation zur Anwendung der Nadeldekompression allerdings sehr selten, eher ist mit dem Auftreten eines Spannungspneumothorax beim beatmeten Patienten zu rechnen.

Die chirurgische Eröffnung des Pleuraspalts, also eine Eröffnung durch Schnittführung mit einem Skalpell, ist als Maßnahme ausschließlich dem Notarzt vorbehalten. Die Schnittführung kann – muss aber nicht – von der Einlage einer Thoraxdrainage erfolgt sein.

18.8.1 Nadeldekompression

Die Punktion des Pleuraspalts mit einer Kanüle (Nadel) ermöglicht es, der im Rahmen eines Spannungspneumothorax (➤ Kap. 18.8.2) auf der verletzten Brustkorbseite angesammelten Luft zu entweichen. Beim intubierten Patienten mit Spannungspneumothorax muss vor Durchführung einer Entlastungspunktion die Lage des Endotrachealtubus überprüft werden, denn ein zu tief im Hauptbronchus positionierter Endotrachealtubus führt zu einer einseitigen Beatmung der Lunge.

Üblicherweise erfolgt die Nadeldekompression der betroffenen Thoraxhälfte in der Medioklavikularlinie (MCL) im 2. oder 3. Interkostalraum (ICR, Zwischenrippenraum) – **Punktion nach Monaldi.** Das PHTLS-Kursformat, aber auch diverse andere Autoren, favorisieren diese Punktionsstelle, da sie problemlos zu ertasten und zu erreichen ist, auch wenn der Patient bereits auf einem Spineboard immobilisiert ist und die Arme seitlich am Körper positioniert sind, wodurch die Axillarlinien (s. u.) nicht mehr erreichbar wären.

Mehrere Studien haben sich mit der **optimalen Lokalisation für die Entlastungspunktion** befasst. Sie zeigen auf, dass die üblichen zur Punktion verwendeten Kanülen (ca. 5 cm) oft nicht lang genug sind, um die Dicke der Thoraxwand in der Medioklavikularlinie des 2. oder 3. ICR zu überwinden. Die Studien zeigen auch, dass eine Punktion im 5. ICR in der **vorderen Axillarlinie (VAL)** oder **mittleren Axillarlinie (MAL, Punktion nach Bülau)** Erfolg versprechender ist. Laut den Autoren dieser Studien würde eine Entlastungspunktion bei Verwendung der üblichen Nadeln mit 5 cm Länge und Platzierung in der Medioklavikularlinie in 42,5 % der Fälle, Punktionen in der vorderen Axillarlinie dagegen nur in 16,7 % der Anwendungen scheitern. Der Grund liegt in der mittels Computertomografie ermittelten thorakalen Wanddicke bei Traumapatienten. Man fand folgende Werte: Medioklavikularlinie rechtsseitig

46 mm, linksseitig 45 mm. In der vorderen Axillarlinie betrug die Wanddicke dagegen nur rechts 33 mm und links 32 mm.

In einer Kadaverstudie wurde weiterhin untersucht, welche Erfolgsraten bei einer Entlastungspunktion im **5. Interkostalraum in der mittleren Axillarlinie** zu verzeichnen sind. Hier war die Nadeldekompression in 100 % der Fälle erfolgreich. Die Punktion in der „Standardposition" im **2. ICR in der Medioklavikularlinie** war hingegen in der Studie nur zu 57,5 % erfolgreich.

Jede der genannten Punktionsstellen beinhaltet gewisse Vor- und Nachteile. Im notarztbasierten Rettungssystem soll die Nadeldekompression als schnell durchführbare erste Maßnahme erfolgen, denn die S3-Leitlinie Polytrauma führt dazu aus: „*Die Entlastung eines Spannungspneumothorax sollte durch eine Nadeldekompression, gefolgt von einer chirurgischen Eröffnung des Pleuraspaltes mit oder ohne Thoraxdrainage erfolgen.*"

Unabhängig der Wahl der Methode sollte ein Spannungspneumothorax nach PHTLS mit einem großlumigen intravenösen Zugang (10–14 G, bei Nichtverfügbarkeit 16 G) mit **mindestens 8 cm Länge** entlastet werden. Die kontinuierliche und sorgfältige Überwachung des Patienten ist im Anschluss an eine solche Maßnahme zwingend erforderlich. Die Nadeldekompression ist keine endgültige Therapie, sondern sichert über die Entlastung des Pleuraspalts lediglich zeitlich begrenzt die Vitalfunktionen. Die Maßnahme der Entlastungspunktion kann allerdings sehr schnell, relativ einfach und komplikationsarm erfolgen.

> **MERKE**
> PHTLS empfiehlt in der aktuellen Ausgabe für die Nadeldekompression den 2. ICR in der Medioklavikularlinie der verletzten Seite als Punktionsort der Wahl, da dort das Vorgehen sehr einfach ist und die geringsten Gefahren für Komplikationen beinhaltet.

Folgendes **Vorgehen** wird zur Entlastungspunktion empfohlen:
1. Punktionsstelle sorgfältig identifizieren (den 2. ICR in der Medioklavikularlinie der verletzten Seite).

> **ACHTUNG**
> Es besteht die Tendenz, zu nah am Sternum, medial des eigentlichen Punktionsortes (2. ICR MKL), einzustechen!

1. Haut großflächig desinfizieren.
2. Großlumige Punktionskanüle oder Venenverweilkanüle mit aufgesetztem Spritzenkörper steril anreichen lassen.
3. Mit der nicht dominanten Hand die Haut im Bereich der Punktionsstelle spannen.
4. Am Oberrand der Rippe unter Aspiration senkrecht einstechen und die Kanüle in den Interkostalraum schieben.
5. Auf ein Ausströmen von Luft in den aufgesetzten Spritzenkörper achten.
6. Kanüle jetzt nicht mehr weiter in den Pleuraspalt schieben.
7. Gemäß den aktuellen PHTLS-Empfehlungen soll der Mandrin entfernt werden. Manche Autoren empfehlen, das Stahlmandrin zu belassen, um Abknickungen zu vermeiden.
8. Kanüle sicher fixieren.

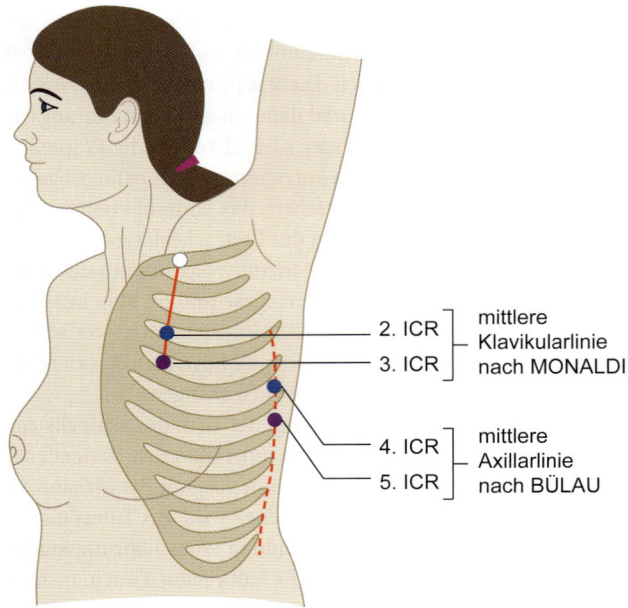

Abb. 18.34 Punktionsort nach Monaldi und Bülau [L231]

9. Anschließend benötigt der Patient eine endgültige Versorgung durch eine chirurgische Eröffnung des Pleuraspalts mit oder ohne Einlage einer Thoraxdrainage. Ob diese Maßnahme noch am Notfallort oder in der aufnehmenden Klinik erfolgt, ist eine Einzelfallentscheidung unter Berücksichtigung der Umstände.

> **MERKE**
> Bei dramatischer respiratorischer und/oder zirkulatorischer Störung eines Patienten mit Spannungspneumothorax (➤ Kap. 31) unverzüglich eine Nadeldekompression vornehmen, da ohne diese Intervention innerhalb kürzester Zeit der Tod des Patienten droht. Experten empfehlen eine **Punktion nach Monaldi** im 2. bis 3. Interkostalraum (ICR) der Medioklavikularlinie zur schnellen Entlastung eines Spannungspneumothorax (➤ Abb. 18.34).

18.8.2 Thoraxdrainage

Die Anlage einer Thoraxdrainage dient der **nachhaltigen Entlastung des Pleuraraums** von Luft (Pneumothorax), Blut (Hämatothorax) oder einer Kombination aus beidem (Hämatopneumothorax, ➤ Kap. 31.3.2). Sie kann aufgrund unterschiedlicher Erkrankungen bzw. Verletzungen erforderlich werden. Im Rettungsdienst gilt das Thoraxtrauma als häufigste Indikation zur Anlage einer Thoraxdrainage. Insbesondere bei polytraumatisierten Patienten liegt in mehr als der Hälfte der Fälle ein Thoraxtrauma vor.

Infolge internistischer Krankheitsbilder kann ebenfalls ein Pneumothorax auftreten. Eine prophylaktische Anlage sollte hier jedoch nicht erfolgen. Insbesondere dann nicht, wenn der Patient wach und der klinische Befund stabil ist, sollte auf die Anlage einer Drainage verzichtet werden.

Die Entlastung des Pleuraraums gilt präklinisch als indiziert, wenn ein Spannungs(hämato)pneumothorax vermutet wird. Die

S3-Leitlinie Polytrauma führt dazu aus: „*Die Verdachtsdiagnose Spannungspneumothorax sollte gestellt werden bei*
- *einseitig fehlendem Atemgeräusch bei der Auskultation der Lunge (nach Kontrolle der korrekten Tubuslage)*
- *und dem zusätzlichen Vorliegen von typischen Symptomen, insbesondere einer schweren respiratorischen Störung,*
- *oder einer oberen Einflussstauung in Kombination mit einer arteriellen Hypotension.*"

Die Empfehlung der S3-Leitlinie „Schwerverletztenversorgung" der Deutschen Gesellschaft für Unfallchirurgie (DGU) sieht vor, dass in der bedrohlichen Akutsituation eines Spannungspneumothorax zunächst die Nadeldekompression, gefolgt von einer chirurgischen Eröffnung der Pleura durch den Notarzt, erfolgen muss. Die nachfolgende Anlage einer **Thoraxdrainage** stellt die **endgültige Versorgung** dar.

Weiterhin ist die Anlage einer Thoraxdrainage bei einem auskultatorisch diagnostizierten Pneumothorax indiziert, wenn eine Beatmung durchgeführt werden soll. Der Grund ist, dass jede Beatmung mit Überdruck erfolgt, und dadurch die Gefahr zunimmt, dass sich unter der Beatmung aus einem Pneumothorax ein Spannungspneumothorax entwickelt.

Zu beachten gilt grundsätzlich, dass dem Patienten bei falscher Technik ernsthafte Komplikationen (z. B. Punktion von Leber oder Milz) drohen. Weiterhin ist zu beachten, dass die Anlage einer Thoraxdrainage eine zeitaufwendige Prozedur ist und es manchmal abzuwägen gilt, ob der kurzfristige Transport in ein Traumazentrum nicht vorzuziehen ist.

Vorbereitung des Materials

Unsterile Materialien

- Hautdesinfektionsmittel
- Gegebenenfalls Lokalanästhetikum
- Pflaster

Sterile Materialien

- Kompressen
- Handschuhe
- Lochtuch
- Einmalskalpell
- Präparierschere
- (Trokar)katheter 28–32 CH
- Nadelhalter
- Chirurgische Pinzette
- Naht 2–0 oder 3–0
- Große Verbandskompresse

Der Notarzt wird üblicherweise den Zugang nach Bülau (Bülau-Drainage) wählen. Beim **Zugang nach Bülau im 4. bis 5. ICR der mittleren Axillarlinie** ist die Entleerung sowohl von Blut als auch von Luft gewährleistet.

ACHTUNG
Auf keinen Fall darf die Bülau-Drainage unterhalb der Mamillarlinie gelegt werden. Hier besteht die Gefahr der Verletzung von Zwerchfell und Bauchorganen bei Zwerchfellhochstand oder nicht erkannter Zwerchfellruptur mit Eintritt von Darmteilen in den Thoraxraum (Enterothorax).

Technik der Anlage einer Thoraxdrainage

1. Lagerung des Patienten in Rückenlage mit abduziertem Arm für die Bülau-Drainage, mit angewinkeltem Arm für die Monaldi-Drainage (➤ Abb. 18.35 und ➤ Abb. 18.36).
2. Gründliche Desinfektion der Brustwand.
3. Abdecken der Haut mit einem Lochtuch.
4. Gegebenenfalls Lokalanästhesie um die Punktionsstelle beim wachen Patienten.
5. 3–5 cm langer querer Hautschnitt mit Skalpell.
6. Durch den Hautschnitt wird durch Spreizen der Schere unter Führung des voraustastenden Fingers ein Tunnel in Richtung Oberrand der nächsthöheren Rippe durch Subkutis und Muskulatur gebildet. Bleibt man am Unterrand der Rippe, besteht die Gefahr der Verletzung der unter der Rippe verlaufenden Nerven und Gefäße.

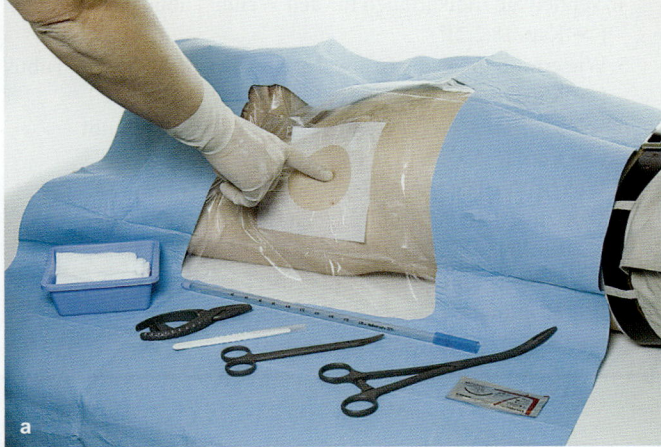

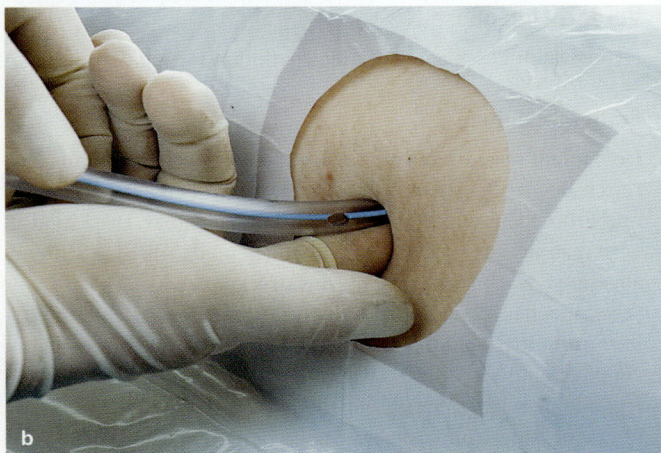

Abb. 18.35 Legen einer Thoraxdrainage (verkürzte Darstellung) [J747]

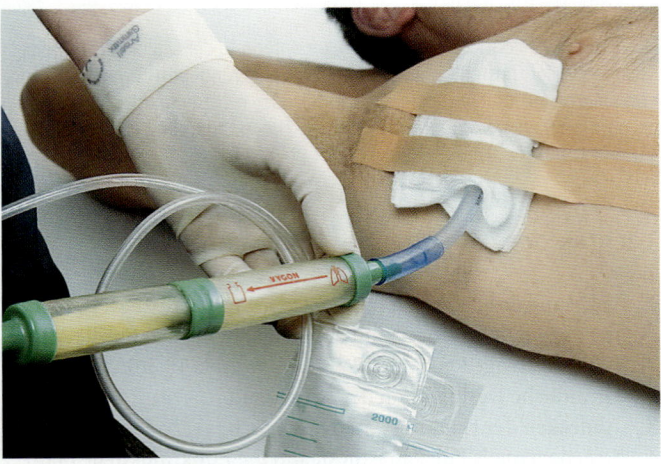

Abb. 18.36 Gelegte Thoraxdrainage [J747]

7. Eröffnung der Pleura mit dem Finger.
8. Einlegen der Drainage unter Führung des Fingers.
9. U-Naht für späteres Verschließen des Hautschnitts bei Entfernung des Drains.
10. Hautnaht und ggf. Anschluss eines Sogsystems mit Wasserschloss (Sog 20 cm H_2O).

Wiederholungsfragen

1. Wie entfernen Sie große Fremdkörper, die vor der Stimmritze liegen (➤ Kap. 18.1.3)?
2. Wie ermitteln Sie die Länge des Absaugkatheters, den Sie beim oralen Absaugen einführen (➤ Kap. 18.1.4)?
3. Was ist der Esmarch-Handgriff (➤ Kap. 18.1.5)?
4. Nennen Sie Indikationen für den Wendl-Tubus (➤ Kap. 18.2.2)?
5. Wie ermitteln Sie die Größe des einzulegenden Guedel-Tubus (➤ Kap. 18.2.2)?
6. Wie viel Sauerstoff bekommt ein Patient mit Atemnot (➤ Kap. 18.3.1)?
7. Welche Vorteile hat das Demand-Ventil (➤ Kap. 18.3.2)?
8. Worauf achten Sie, wenn sie den C-Griff bei der Beutel-Masken-Beatmung durchführen (➤ Kap. 18.4.2)?
9. Beschreiben Sie den Doppel-C-Griff (➤ Kap. 18.4.2).
10. Woran erkennen Sie, dass Sie einen Patienten effektiv mit Beutel und Maske beatmen (➤ Kap. 18.4.2)?
11. Was sind die Vorteile der supraglottischen Atemwegshilfen (➤ Kap. 18.5)?
12. Wie legen Sie den Larynxtubus ein (➤ Kap. 18.5.1)?
13. Wer gilt als geübte Person in der Intubation (➤ Kap. 18.6)?
14. Nennen Sie das Material zur Intubation (➤ Kap. 18.6.2)?
15. Wie gehen Sie vor, wenn der erste Intubationsversuch nach 30 Sek. nicht gelingt (➤ Kap. 18.6.6)?
16. Nennen Sie Zeichen einer gelungenen Intubation (➤ Kap. 18.6.6)?
17. Was ist die Videolaryngoskopie (➤ Kap. 18.6.8)?
18. Nennen Sie Indikationen zur thorakalen Nadeldekompression (➤ Kap. 18.8.1).
19. Nennen Sie Indikationen zur chirurgischen Eröffnung der Pleura und Drainageanlage (➤ Kap. 18.8.2).
20. Wo ist der Punktionsort nach Monaldi (➤ Kap. 18.8.2)?

Auflösung Fallbeispiel

Verdachtsdiagnose
Hypoglykämie, Schlaganfall, Herzrhythmusstörung, Vergiftung

Erstmaßnahmen
Der Patient reagiert nur ungezielt auf das Setzen eines Schmerzreizes. Bei der Beurteilung des Atemwegs werden Fremdkörper und Erbrochenes im Mund-Rachen-Raum sichtbar. Der Mund wird manuell ausgeräumt und anschließend das flüssige Sekret abgesaugt. Nach vorsichtigem Überstrecken des Kopfes verschwindet das schnarchende Atemgeräusch. Der Patient atmet jetzt normofrequent mit ausreichendem Atemzugvolumen. Zum Offenhalten des Atemwegs wird ein Nasopharyngealtubus eingelegt und dem Patienten anschließend hoch dosiert Sauerstoff über eine Sauerstoffmaske mit Reservoirsystem verabreicht.

Der periphere Puls ist gut tastbar, aber verlangsamt. Die Rekapillarisierungszeit liegt unter 2 Sekunden. Die Pupillen des Patienten sind anisokor und reagieren verzögert auf Lichteinfall. Die SAMPLER-Anamnese wird über die anwesende Ehefrau erhoben. Sie berichtet, dass ihr Mann mit rasenden Kopfschmerzen aufgewacht und anschließend in das Badezimmer gegangen sei. Bei dem Patienten ist eine Hypertonie bekannt, die mit Bisoprolol behandelt wird.

Das Standardmonitoring wird angelegt und die Vitalparameter exakt erhoben. Weiterhin wird ein peripherer Zugang installiert.

Die Vitalwerte sind: AF = 18/Min., SpO_2 = 90 %, HF = 62/Min, RR = 150/86 mmHg, EKG = Sinusrhythmus

Wegen des Patientenzustands wird eine Intubationsnarkose vorbereitet. Nach Eintreffen des Notarztes wird der Patient narkotisiert und intubiert. Er wird im Folgenden kapnometrieorientiert beatmet und schnellstmöglich unter Voranmeldung in eine Klinik mit aufnahmebereiter Neurochirurgie gebracht.

Diagnose
Intrazerebrale Blutung bei bekanntem Hypertonus

WEITERFÜHRENDE LITERATUR
Deutsche Gesellschaft für Anästhesie und Intensivmedizin (DGAI): Handlungsempfehlung für das präklinische Atemwegsmanagement, 2012
Flake, F., Runggaldier, K.: Arbeitstechniken A–Z für den Rettungsdienst. Elsevier/Urban & Fischer, München, 2. Aufl., 2014
National Association of Emergency Medical Technicians (NAEMT): Präklinisches und klinisches Notfallmanagement, 2. Aufl., 2012

KAPITEL 19

Stephan Dönitz

Maschinelle Beatmung

19.1	**Grundlagen der maschinellen Beatmung** 385		**19.3**	**Auswirkungen der maschinellen Beatmung** ... 403
19.1.1	Einleitung 385		19.3.1	Auswirkungen der Überdruckbeatmung für Patienten im Rettungsdienst 403
19.1.2	Grundlagen zu Atemmechanik und Beatmung 385		19.3.2	Beatmungsinduzierte Patientenschäden 403
19.1.3	Pathophysiologie der Ateminsuffizienz 389			
19.1.4	Maschinelle Beatmung im Rettungsdienst 390		**19.4**	**Überwachung der Beatmung** 404
19.1.5	Parameter der Beatmung 391			
			19.5	**Respiratoren** 405
19.2	**Formen der Beatmung** 395			
19.2.1	Kontrollierte oder mandatorische Beatmung 395			
19.2.2	Unterstützte Spontanatmung 398			
19.2.3	Druckunterstützte Spontanatmung (ASB, IPS, PS, PSV) 400			
19.2.4	Nichtinvasive Beatmung (NIV) 401			

Fallbeispiel

Notfallmeldung

Der Rettungsleitstelle wird gegen 10:00 Uhr ein 70-jähriger Patient mit starker Atemnot in einem Einfamilienhaus gemeldet. Daraufhin werden RTW und NEF alarmiert.

Befund am Notfallort

Der RTW trifft 6 Minuten nach Alarmierung ein. Die RTW-Besatzung wird in eine stark nach Zigarettenrauch riechende Wohnung geführt. Dort findet sie einen auf einem Sessel sitzenden Patienten vor. Er ist ziemlich dünn und ringt verzweifelt nach Luft.

Leitsymptome

Starke Atemnot.

Inhaltsübersicht

19.1 Grundlagen der maschinellen Beatmung

- Die Vielzahl an differenzierten Beatmungsmethoden, die moderne Geräte bieten, erfordert ein fundiertes pathophysiologisches Wissen. Dazu gehören Kenntnisse über technische Grenzen/Möglichkeiten des verwendeten Geräts sowie an den Patienten angepasste Einstellungen.
- Zu den wichtigsten Widerständen in der Atemmechanik gehören die Compliance und Resistance. Die Compliance (C) beschreibt die elastischen Widerstände, die Resistance (R) die Strömungswiderstände.
- Bei der maschinellen Beatmung, aber auch bei der maschinell unterstützten Spontanatmung, handelt es sich immer um eine Überdruck(be)atmung, die die physiologischen inspiratorischen Druckverhältnisse umkehrt.
- Vereinfacht besteht das respiratorische System aus der muskulären Atempumpe und dem Lungenparenchym (gasaustauschendes Organ). Daraus ergeben sich bei Störungen dieser Komponenten zwei zu unterscheidende Pathophysiologien, nämlich die ventilatorische Insuffizienz (Versagen der Atempumpe) und die Oxygenierungsstörung (hypoxämische Ateminsuffizienz).

19.2 Formen der Beatmung

- Man unterscheidet die nichtinvasive (NIV) von der invasiven Beatmung. Der wesentliche Unterschied zwischen NIV und der invasiven Beatmung ist, dass bei der NIV der Beatmungszugang in Form einer Maske außerhalb des Körpers liegt, bei der invasiven Beatmung befindet er sich im Körper (in den Atemwegen).
- Die maschinelle Unterstützung der Spontanatmung erfolgt stets mit Überdruck, auch die Beatmung mit Respiratoren ist eine Überdruckbeatmung.
- Unterschiedliche Indikationen bedingen unterschiedliche Zielsetzungen (z. B. Beatmung während der Reanimation, beim Schädel-Hirn-Trauma, beim Thoraxtrauma, bei exazerbierter COPD).
- Man unterscheidet assistierte und kontrollierte Beatmungsformen, mitunter sind die Übergänge fließend. Bei der kontrollierten Beatmung kann die volumenkontrollierte Beatmung (Volume Controlled Ventilation, VCV) von der druckkontrollierten Beatmung (Pressure Controlled Ventilation, PCV) unterschieden werden.
- Die maschinell unterstütze Spontanatmung wird im Rettungsdienst meistens als Continuous-Positive-Airway-Pressure-Therapie (CPAP), ggf. kombiniert mit Druckunterstützung (Assisted Spontaneous Breathing, Pressure Support) durchgeführt.
- Basisparameter der kontrollierten Beatmung sind Atemfrequenz und Atemminutenvolumen bzw. Atemhubvolumen, maximaler Inspirationsdruck (P_{max}), I : E-Verhältnis, Positive Endexpiratory Pressure (PEEP) und inspiratorischer Sauerstoffgehalt (FiO_2), die für jeden Notfallpatienten individuell eingestellt werden müssen.
- Das Atemhubvolumen (VT) wird mit 6(–8) ml/kg KG (Idealgewicht) kalkuliert. Die Beatmungsfrequenz (f) wird altersgerecht angepasst. Daraus ergibt sich das Atemminutenvolumen ($f \times VT = AMV$).
- Das Idealgewicht wird grob kalkuliert anhand folgender Formeln: Männer = Körpergröße [in cm] – 100, Frauen = (Körpergröße [in cm] – 100) – 10 %.

19.3 Auswirkungen der maschinellen Beatmung

- Der Grundsatz, dass kaum ein Verfahren oder Medikamenteneinsatz ohne Nebenwirkungen einhergeht, gilt auch für die positive Druckbeatmung.
- Das Ziel bei der PEEP-Einstellung besteht darin, dass der größtmögliche Nutzen für die Lungenfunktion und zugleich der geringstmögliche negative Effekt auf die Kreislaufsituation erfolgt.
- Zu den sog. „Kollateralschäden der Beatmung" gehören in der Intensivmedizin die beatmungsinduzierte Lungenschädigung (Ventilator Induced Lung Injury, VILI), der beatmungsinduzierte Diaphragmaschaden (Ventilator Induced Diaphragmatic Dysfunction, VIDD) und beatmungsinduzierte Pneumonien (Ventilator Associated Pneumonia, VAP).

19.4 Überwachung der Beatmung

- Die Beatmung von Notfallpatienten erfordert eine sorgfältige Beobachtung von Patient und Beatmungsgerät. Außerdem gehören EKG, RR, Pulsoxymetrie und die exspiratorische CO_2-Messung zum zwingend erforderlichen Monitoring.

- Der allerwichtigste Parameter überhaupt ist beim beatmeten Patienten die Kohlendioxidabatmung (etCO$_2$). Ein Ausbleiben von abgeatmetem CO$_2$ deutet i. d. R. auf ein lebensbedrohliches Problem hin.
- Die Kapnometrie/-grafie erlaubt nicht nur eine Überwachung der Beatmung, sondern auch eine Einschätzung der Kreislaufsituation, vor allem im zeitlichen Verlauf.
- Das Einstellen von sinnvollen Alarmgrenzen gehört zu einer verantwortungsvollen Durchführung der Beatmung. Wichtige Parameter sind u. a. der maximale inspiratorische Druck P$_{max}$ sowie die untere Grenze für das Atemminutenvolumen (AMV).
- Griffbereit sollen jederzeit ein Handbeatmungsbeutel mit PEEP-Ventil und Sauerstoffquelle (am besten Demandventil) sein.

19.5 Respiratoren

19.1 Grundlagen der maschinellen Beatmung

19.1.1 Einleitung

Sowohl in der Präklinik als auch in Notaufnahme/Schockraum, OP und Intensivmedizin ist die maschinelle Beatmung heutzutage eine der wichtigsten Behandlungsoptionen, was den herausragenden Stellenwert des Beatmungsgeräts (**Respirator, Ventilator**) hervorhebt. In den letzten Jahrzehnten hat die Beatmungstherapie große Fortschritte gemacht und es wurden zahlreiche Erkenntnisse gewonnen.

Moderne Beatmungsgeräte können mehr als lediglich eine bestimmte Menge Atemgas zur Aufrechterhaltung des Gasaustauschs zu liefern: Sie können (und sollen) an die jeweilige Gasaustauschstörung des Patienten angepasst werden. Begriffe wie „lungenprotektive" Beatmung spiegeln wider, dass die Beatmung heutzutage individuell an den jeweiligen Patienten angepasst wird, um die negativen Auswirkungen, die mit einer Beatmungstherapie verbunden sind, so gut wie möglich zu begrenzen. Zu den gefürchteten „Kollateralschäden" der Beatmung gehören Krankheitsbilder wie die Beatmungsinduzierte Lungenschädigung (Ventilator Induced Lung Injury, VILI) und die Beatmungsinduzierte Pneumonie (Ventilator Associated Pneumonia, VAP).

MERKE

Durch den Zuwachs an Erkenntnissen haben sich auch die Beatmungsgeräte in Klinik und Rettungsdienst erheblich weiterentwickelt. Die Vielzahl an differenzierten Beatmungsmethoden, welche die Geräte bieten, erfordert ein fundiertes pathophysiologisches Wissen. Da die Beatmungstherapie eine Vielzahl potenzieller Gefahren mit sich bringt, ist es erforderlich, dass sich das gesamte Rettungsteam mit dem Thema auseinandersetzt. Dies beinhaltet, neben den gerätetechnischen Aspekten (z. B. Kenntnisse über **technische Grenzen/Möglichkeiten** des verwendeten Geräts sowie an den Patienten **angepasste Einstellungen**) auch Kenntnisse über die Formen der **respiratorischen Insuffizienz** sowie das gesamte Repertoire der **Atemwegsicherung** und präklinischen **Narkose** (➤ Kap. 22).

PRAXISTIPP

Wenngleich dieser Abschnitt auf den Einsatz von Beatmungsgeräten fokussiert, so erfordert die Behandlung von Patienten mit Atemnot immer ein **Gesamtkonzept,** welches neben einer geeigneten **Lagerung, einfühlsamer Zuwendung** und **Sauerstoffgabe** auch den Einsatz von lindernden **Medikamenten** umfasst, z. B. Furosemid und Glyceroltrinitrat (Nitro) beim kardialen Lungenödem oder Salbutamol, Ipratropiumbromid und Prednisolon bei der akut exazerbierten chronisch obstruktiven Lungenerkrankung (AE-COPD). Insbesondere die nichtinvasive Beatmung (Non-invasive Ventilation, NIV) ist nicht nur eine „Technik". Eine gefühlvolle Zuwendung zum Patienten entscheidet oft über Erfolg oder Misserfolg der NIV-Masken-Akzeptanz (u. a. ➤ Kap. 19.2.4).

19.1.2 Grundlagen zu Atemmechanik und Beatmung

Damit das Atemzugvolumen bewegt werden kann, muss von der Atemmuskulatur **Arbeit** erbracht werden, um bestimmte Widerstände zu überwinden. Zu den wichtigsten Widerständen in der Atemmechanik gehören die **Compliance** und **Resistance.** Die Compliance (C) beschreibt die **elastischen Widerstände,** die Resistance (R) die **Strömungswiderstände.** Unter physiologischen Bedingungen (normale Ruheatmung) werden etwa 75 % der Atemarbeit gegen elastische Widerstände aufgewendet und nur ca. 25 % gegen Strömungswiderstände.

Compliance

Compliance ist der Fachbegriff für die **Volumendehnbarkeit** der Lunge. Der Begriff Volumendehnbarkeit beschreibt die Veränderung des Volumens in der Lunge in Abhängigkeit zu dem Druck, der hierfür auf die Lunge ausgeübt werden muss.

Ein anschaulicher Vergleich ist ein Luftballon, der aufgeblasen wird (➤ Abb. 19.1). Hier verändert sich das Volumen innerhalb des Ballons in Abhängigkeit zu dem Druck, der durch das Aufblasen aufgebracht wird. Zu beachten ist hierbei, dass zu Beginn etwas mehr Druck aufgebracht werden muss, um das gleiche Volumen pro Atemzug in den Ballon zu pusten, als später, wenn erst einmal eine gewisse Füllung (Vordehnung) im Ballon erreicht wurde. Ist dann eine bestimmte Füllung erreicht (der Ballon ist aufgeblasen), spürt man wie-

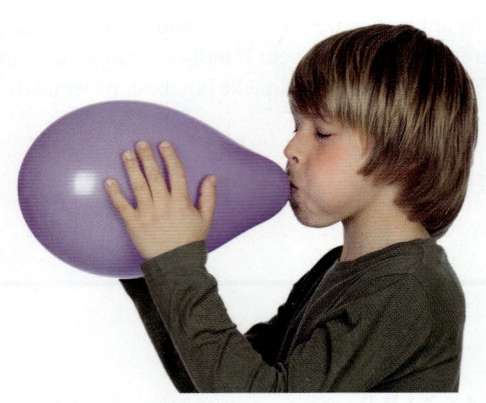

Abb. 19.1 Compliance am Beispiel eines Luftballons [J787]

rend eines Atemzugs verändern kann. Je kleiner die Compliance ist, desto mehr Druck muss aufgebaut werden, um den Ballon zu füllen. Je größer die Compliance des Ballons ist, umso leichter lässt er sich aufblasen. Ziehen wir nun die Parallele zur Lunge, kann also gesagt werden: Umso größer die Compliance **der Lunge ist, desto leichter lässt sie sich beatmen.** Die **Formel** zur Berechnung der Compliance lautet:

$$C = \frac{\Delta V}{\Delta p}$$

In der Formel ist ΔV die Volumenerhöhung (die in die Lunge strömende Gasmenge). ΔP ist die dabei entstehende Druckerhöhung. Beispiel:

ΔV = 600 ml, Δp = 10 mbar, Ergebnis: C = 60 ml/mbar

Die Formel besagt: Wenn 600 ml Gas in die Lunge strömen und der Druckanstieg dabei 10 mbar beträgt, dann beträgt die Compliance der Lunge 60 ml/mbar. Der **Normalwert** bei Erwachsenen beträgt 70–100 ml/mbar.

derum das Phänomen, dass abermals mehr Druck aufgebracht werden muss, um den Ballon mit weiterem Volumen zu füllen.

Bei der **Volumendehnbarkeit** handelt es sich also um eine dynamische Größe, die sich in Abhängigkeit vieler Einflüsse selbst wäh-

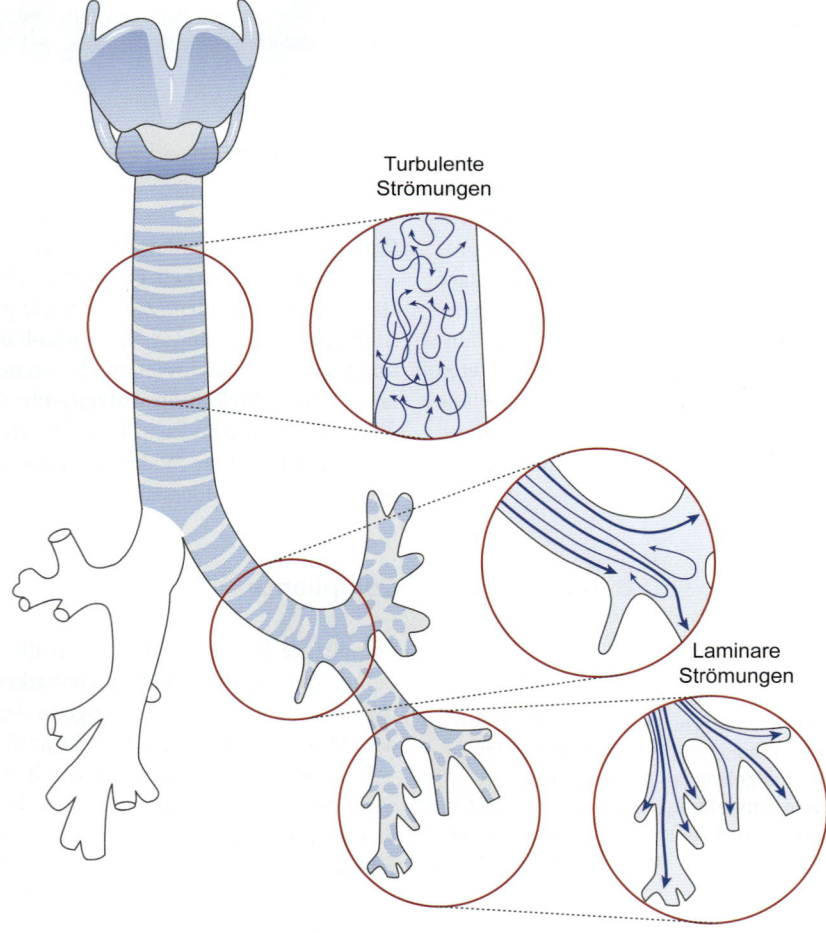

Abb. 19.2 Turbulente und laminare Strömungen in den Atemwegen: Turbulente Strömungen treten vorrangig in den großen Atemwegen auf, außerdem an den Gabelungen und Engstellen. In den peripheren Lungenabschnitten handelt es sich vor allem um laminare Strömungen. [L231]

Resistance

Die Resistance beschreibt den **Strömungswiderstand,** der bei der Atmung bzw. Beatmung überwunden werden muss. Genauer gesagt: Resistance beschreibt das Verhältnis von Druckdifferenz Δp (mbar) zwischen der Atmosphäre (also z. B. im Mund) und den Alveolen (in der Lunge) bei einem definierten Flow $\dot{V}$. Der **Normalwert** des Strömungswiderstands (R) eines Erwachsenen beträgt etwa 1–2 mbar/(l/s).

$$\dot{V} = \frac{V}{t} (l / Sek.)$$

$$R = \frac{\Delta p}{\dot{V}}$$

Für die Strömungswiderstände ist auch der **Grad der Weitstellung der Atemwege** sehr wichtig. Bei einer Halbierung des Durchmessers einer Röhre nimmt der Widerstand auf das 16-Fache zu. Dies gilt genau genommen jedoch nur bei sog. **laminaren Strömungen.** Laminare Strömungen sind solche, bei denen die Strömungsgeschwindigkeit den Widerstand nicht beeinflusst. In den Atemwegen des Menschen finden sich laminare Strömungen jedoch nur in den kleinen Atemwegen. In den großen Atemwegen (z. B. Trachea, Hauptbronchien), an Gabelungen und an Engstellen handelt es sich um **turbulente Strömungen,** bei denen mit Zunahme der Strömungsgeschwindigkeit der Widerstand zunimmt. Zusammenfassend heißt das, dass in den Atemwegen des Menschen sowohl laminare als auch turbulente Strömungen auftreten (➤ Abb. 19.2).

> **MERKE**
> Zu den intrapulmonalen Ursachen für einen Anstieg des Beatmungsdrucks gehören eine **Abnahme der Compliance** (Lungenödem, Pneumonie), eine **Zunahme der Resistance** (Bronchospastik, Sekretretention, Atelektasen), aber auch eine Zunahme der intrathorakalen Drücke (Pneumothorax, Hämatothorax) sowie eine unzureichende Sedierung („Gegenatmen").

Unterschied zwischen Spontanatmung und maschineller Beatmung

Durch eine Abwärtsbewegung des Zwerchfells und die Kontraktion der Inspirationsmuskeln, welche die Rippen heben, entsteht ein Unterdruck („Sog") in der Lunge gegenüber der Außenatmosphäre. Das bedeutet, dass es während der Spontanatmung kurze Phasen gibt, in denen der Druck in der Lunge niedriger als der Umgebungsdruck ist. Wenn die Spannung der Inspirationsmuskulatur nachlässt, wird durch elastische Rückstellkräfte das ursprüngliche Lungenvolumen wiederhergestellt. Durch den dabei entstehenden Überdruck strömt die Ausatemluft aus der Lunge heraus (Exspiration). Das bedeutet, dass der Hauptanteil der Atemarbeit beim spontan atmenden Patienten während der **Inspiration** aufgebracht werden muss. Man spricht auch von der **muskulären Atempumpe** (➤ 19.3.1). Die Ausatmung erfolgt normalerweise passiv, also ohne zu erbringende Arbeit (➤ Abb. 19.3).

Bei der **maschinellen Beatmung,** aber auch bei der **maschinell unterstützten Spontanatmung,** handelt es sich immer um eine **Überdruck(be)atmung,** welche die physiologischen inspiratorischen Druckverhältnisse umkehrt (PPV, Positive Pressure Ventilation; auch: NIPPV, Non-invasive Positive Pressure Ventilation). In den Atemwegen wird durch den Respirator von außen, z. B. über eine Gesichtsmaske oder über einen Endotrachealtubus, ein **Überdruck** angelegt. Dem Druckgefälle folgend strömt das Atemgas in die Lunge des Patienten ein. Dabei werden Lunge und Thorax mit ihren elastischen Rückstellkräften gedehnt. In der Exspiration strömt ebenso wie bei der Spontanatmung die Ausatemluft passiv aus den Lungen heraus. Auch am **Ende der Ausatmung** wird – in Abhängigkeit von den vorgenommenen Einstellungen – vom Beatmungsgerät ein gewisser Druck in den Atemwegen aufrechterhalten. Diesen Atemwegsdruck, der am Ende der Ausatmung weiterhin bestehen bleibt, nennt man **PEEP** (Positive End Expiratory Pressure).

Verbindung zwischen Beatmungsgerät und Patient

Beatmungsschlauch

Die Verbindung zwischen Beatmungsgerät und Patient wird durch einen **Beatmungsschlauch** hergestellt. Es gibt Mehrwegschlauchsysteme (z. B. aus Silikon) und Einwegschlauchsysteme (z. B. aus Polyethylen, PE). Letztere tragen zur Vermeidung von Kreuzinfektionen bei und vereinfachen die Arbeitsprozesse. Außerdem gibt es für manche Beatmungsgeräte spezielle Kinderbeatmungsschläuche (➤ Abb. 19.4), die für besonders kleine Beatmungsvolumina geeignet sind. Beim Oxylog® 3000 plus z. B. können die Kinderschläuche laut Hersteller für Atemhubvolumina im Bereich von 50–250 ml verwendet werden. Dieser Bereich entspricht einem Patientengewicht von etwa 8–40 kg (ausgehend von einem Atemzugvolumen von 6 ml/kg KG).

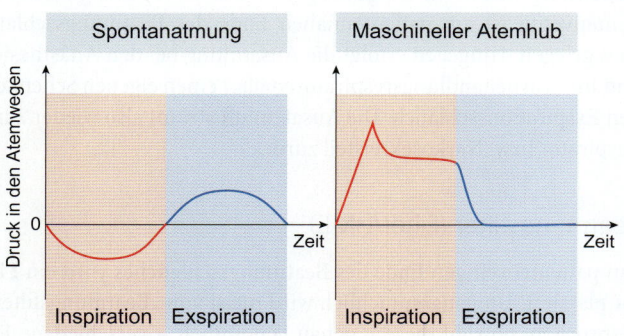

Abb. 19.3 Spontanatmung und maschinelle Beatmung: Im zeitlichen Verlauf sind die Druckverhältnisse in den Atemwegen dargestellt, links unter Spontanatmung, rechts unter maschineller Beatmung. [L190]

19 Maschinelle Beatmung

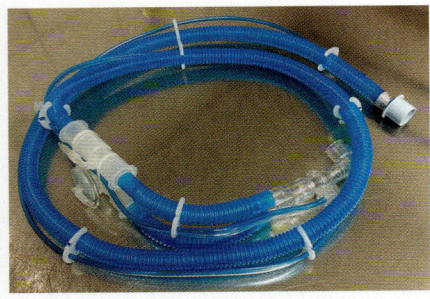

Abb. 19.4 Kinderbeatmungsschlauch des Oxylog® 3000 plus als Einmalartikel [M840]

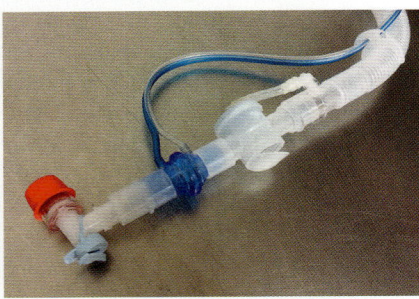

Abb. 19.6 Patientennahes Ende des Beatmungsschlauches Oxylog® 3000 mit Patientenventil, Flowsensor und Winkelstück (hier als Einmalartikel „disposable") [M840]

MERKE

Der Begriff **Atemzugvolumen** wird verwendet, um die eingeatmete Gasmenge während der Spontanatmung zu beschreiben. Bei der maschinellen Beatmung wird stattdessen von **Atemhubvolumen** gesprochen. Der Begriff **Tidalvolumen** (VT) kann hingegen in beiden Fällen Verwendung finden.

Bei den Narkosekreisteilen im OP (> Abb. 19.5) und den im Intensivbehandlungsbereich verwendeten Respiratoren gibt es einen Inspirations- und einen Exspirationsschlauch (Einatmungs- und Ausatmungsschlauch). Diese werden am Inspirations- und Exspirations**ventil** aufgesteckt. Dagegen sind die im Rettungsdienst verwendeten Notfallrespiratoren mit **Einschlauchsystemen** ausgestattet. Damit ist nicht gemeint, dass tatsächlich nur ein Schlauch vorhanden ist, denn bei modernen Geräten wie der Dräger Oxylog® 2000/3000 Familie (> Abb. 19.6) oder Weinmann Medumat Transport® sind weitere dünne Schläuche für die Messung von **Druck** und **Flow** vorhanden. Die Flow-Messung erfolgt über einen distal gelegenen Sensor. Mit Einschlauchsystem ist hier gemeint, dass die Ausatmung des zuvor verabreichten Atemgases über ein **Patientenventil** in die Umgebung (z. B. den RTW) erfolgt. Das Patientenventil ist am patientennahen Ende des Beatmungsschlauches gelegen. Hingegen erfolgt die Ausatmung bei den Anästhesie- und Intensivbehandlungsrespiratoren über einen eigenen Schenkel, den Exspirationsschlauch. Die Ausatemluft strömt also wieder zum Respirator bzw. Narkosekreisteil zurück.

Beatmungsfilter (Filter/HME)

Am patientenseitigen Ende des Beatmungsschlauches wird ein **Filter** platziert. Umgangssprachlich wird meist von „Beatmungsfilter" gesprochen, obwohl diese – genau genommen – verschiedene Eigenschaften aufweisen können. Die im Rettungsdienst verwendeten Filter stellen eine **Barriere** gegen Viren und Bakterien dar. Dies trägt wesentlich zur Vermeidung von Kreuzinfektionen bei. Mehre-

Tab. 19.1 Beispiele für HME/Atemfilter Fa. Dräger®

Bezeichnung	Totraum (ml)	Anwendungsbereich	Empfohlenes Tidalvolumen (ml)
TwinStar® 8	8	Neugeborene bis Kleinkinder	30–200
TwinStar® 25	25	Kinder und Jugendliche	75–500
TwinStar® 90	90	Erwachsene	300–1 500
TwinStar® 55	55	Erwachsene	300–1 500
TwinStar® HEPA	55	Erwachsene	300–1 500

re Arbeitsgruppen und Fachgesellschaften empfehlen, für jeden Patienten sowie nach 24 Stunden Einsatzzeit einen neuen HME-Filter einzusetzen. Eine weitere Eigenschaft kann der Filter **optional** aufweisen. Er kann für eine **Erwärmung und Befeuchtung** des trockenen und kalten Atemgases sorgen. Diese Funktion wird unter physiologischen Bedingungen von der Nase erfüllt. Allerdings wird die Nase im Fall einer Beatmungstherapie umgangen, da der Luftstrom entweder über einen Endotrachealtubus geleitet oder durch eine fest aufsitzende Maske im Fall einer nichtinvasiven Ventilation der Großteil der Luft über den Mundraum in die tiefen Atemwege geleitet wird. Durch diese Eigenschaften der Filter lässt sich deren Bezeichnung HME erklären (**H**eat and **M**oisture **E**xchanger, Wärme- und Feuchtigkeitsaustauscher). Einen reinen Filter ohne HME-Funktion zeigt > Abb. 19.7. Für die Beatmung von Kindern existieren spezielle Kinder-HME-Atemfilter (> Abb. 19.8), die einen kleineren Totraum als die Erwachsenenfilter aufweisen (> Tab. 19.1). Die Vorgaben der Hersteller sollen berücksichtigt werden, so empfiehlt Dräger® z. B. entsprechende Filter in Abhängigkeit vom Tidalvolumen-Bereich.

Kapnografie

Egal ob nichtinvasiv oder invasiv beatmet wird: Bei Patienten, die an ein Beatmungsgerät angeschlossen werden, soll die Messung des **exspiratorischen Kohlendioxids** erfolgen (> Kap. 17.4.3). Bei der

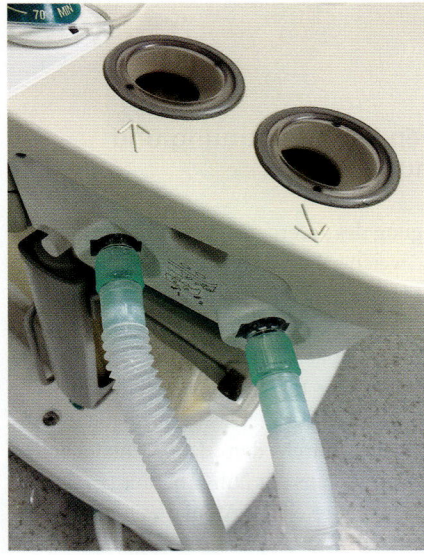

Abb. 19.5 Narkosekreisteil mit Inspirations- und Exspirationsschlauch [M840]

19.1 Grundlagen der maschinellen Beatmung

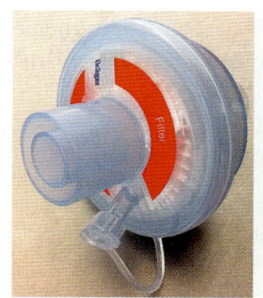

Abb. 19.7 Dräger® SafeStar: Beatmungsfilter für Erwachsene [M840]

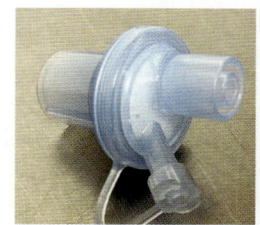

Abb. 19.8 Dräger® TwinStar 8: HME-Filter für Neugeborene und Kleinkinder [M840]

invasiven Beatmung ist diese Messung **zwingend erforderlich**. Manche Beatmungsgeräte bieten optional die Möglichkeit, diese Messung in das Gerät zu integrieren. Oftmals erfolgt die CO_2-Messung jedoch auch über vom Beatmungsgerät unabhängige Geräte, wie z. B. den Corpuls³-Monitor. Beim C³ wird ein sog. Einwegadapter (capONE) an den Filter angeschlossen, der eine CO_2-Messung in Form der sog. Hauptstrommessung ermöglicht. Einwegadapter sollten stets so patientennah wie möglich (z. B. auf den Endotrachealtubus) aufgesteckt werden, dies liefert die genauesten Ergebnisse.

Interface bei der NIV

Bei der nichtinvasiven Beatmung (NIV) besteht die Schnittstelle („Interface") Beatmungsgerät/Patient in einer geeigneten Gesichtsmaske, die mit elastischen Haltebändern am Kopf des Patienten fixiert wird. Einzelheiten zum Vorgehen finden sich im Abschnitt NIV (➤ Kap. 19.2.4). Im Krankenhaus werden für die NIV auch Ganzgesichtsmasken, Nasenspitzenmasken und seltener sog. Helme verwendet. Im Rettungsdienst ist dies unüblich. Die Maske sollte komfortabel sein, sich gut platzieren lassen und die gesamte Nasen/Mundregion abdecken. Falls keine sichere Platzierung oder zumindest eine hohe Dichtigkeit erreicht werden kann, ist die NIV nicht durchführbar.

19.1.3 Pathophysiologie der Ateminsuffizienz

Einsätze des Rettungsdienstes mit dem Alarmstichwort „Atemnot" können eine Vielzahl von zugrunde liegenden Ursachen haben, wobei manche davon akut auftreten können und andere auf einer chronischen Insuffizienz beruhen:

- **Störungen des Atemantriebs**, z. B. durch erhöhten Hirndruck, Hirninfarzierung, Enzephalopathie, zentralnervös dämpfende Medikamente, kongenitales Hypoventilationssyndrom (z. B. das sog. Undines-Fluch-Syndrom)
- **Beeinträchtigung der Signalübertragung von Nerven auf die Atemmuskulatur (neuromuskuläre Erkrankungen)**, z. B. bei amyotropher Lateralsklerose (ALS), Muskeldystrophie Duchenne, spinale Muskelatrophie, hoher Querschnittlähmung, Phrenikusparese, Poliomyelitis, Post-Poliomyelitis-Syndrom, Guillain-Barré-Syndrom, Myasthenia gravis
- **Beeinträchtigte Kraftübertragung der Atemmuskulatur („Atempumpe") auf den regelhaft konfigurierten knöchernen Brustkorb**, z. B. bei COPD, Asthma bronchiale
- **Thoraxdeformierungen** (z. B. Torsionsskoliosen, Post-TBC-Syndrom), Obesitas-Hypoventilationssyndrom (OHS), Unterernährung, progressive Muskeldystrophie
- **Störungen von normal weiten Atemwegen**, z. B. beim Asthma bronchiale, Lungenemphysem, Anaphylaxie
- **Funktionsverlust des Lungenparenchyms (Gasaustauschstörungen)**, z. B. beim kardialen Lungenödem, schwerer Pneumonie

> **MERKE**
>
> Die primäre Aufgabe der Atmung ist es, die Zufuhr von Sauerstoff und die Abgabe von CO_2 sicherzustellen. Vereinfacht ausgedrückt besteht das respiratorische System aus zwei voneinander unabhängigen Komponenten: der **muskulären Atempumpe** und der Lunge, genauer gesagt dem **Lungenparenchym (gasaustauschendes Organ)**. Daraus ergeben sich bei Störungen dieser Komponenten zwei zu unterscheidende pathophysiologische Vorgänge, nämlich die **ventilatorische Insuffizienz** (Versagen der Atempumpe) und die **Oxygenierungsstörung** (hypoxämische Ateminsuffizienz).

Ventilatorische Ateminsuffizienz

Um das Atemzugvolumen zu bewegen, muss die Atemmuskulatur Arbeit leisten. Dadurch werden die elastischen Widerstände und die Strömungswiderstände überwunden. In Ruhe wird unter normalen Bedingungen der Hauptteil der Atemarbeit bei der Einatmung gegen elastische Widerstände aufgewendet. Nur ein Viertel der Atemarbeit wird aufgewendet, um Strömungswiderstände zu überwinden (➤ Kap. 19.1.2).

Störungen der Atempumpe entstehen auf dem Boden einer **überlasteten Atemmuskulatur**. Durch zunehmende Erschöpfung kann es zur vital bedrohlichen Insuffizienz der Atempumpe kommen. Klinisch erkennt man diese an einer schnellen, flachen Atmung („rapid shallow breathing") und einem vermehrten Einsatz der Atemhilfsmuskulatur. Man spricht daher von **ventilatorischer Insuffizienz**. Sie geht bei der akuten Form mit einem Anstieg des CO_2-Gehalts im Blut (Hyperkapnie) und daraus resultierender respiratorische Azidose einher. Aufgrund der Hyperkapnie wird auch von **hyperkapnischer akuter respiratorischer Insuffizienz** (ARI) gesprochen. Eine der häufigsten Ursachen hierfür ist im Rettungsdienst die COPD. Allerdings macht die Bezeichnung **ventilatorische Insuffizienz** deutlicher, worin die therapeutische Konsequenz besteht, weswegen manche Fachleute den Begriff bevorzugen.

Hypoxämische Ateminsuffizienz

Funktionseinschränkungen der Lunge, die zur **Hypoxämie** führen, also Störungen an der Gasaustauschfläche, können in **kardiale** (z. B.

kardiales Lungenödem) und **nichtkardiale Ursachen** (z. B. Pneumonie, ARDS) unterteilt werden. Bei der hypoxämischen ARI, bei der es sich um eine primäre **Oxygenierungsstörung** handelt, spielen unterschiedliche pathophysiologische Vorgänge eine Rolle.

Bei kardialer Ursache kommt es z. B. durch eine Linksherzinsuffizienz zum Rückstau des Blutes mit daraus resultierendem Austritt von Flüssigkeit in die Alveolen, was wiederum zu einer Gasaustauschstörung (pulmonale Diffusionsstörung) führt. Bei nicht kardialer Ursache basiert die Gasaustauschstörung typischerweise auf einer Atelektasenbildung (pulmonale Verteilungsstörung) mit Vergrößerung des pulmonalen Rechts-links-Shunts (➤ 19.2.2). Während die pulmonale Diffusionsstörung einigermaßen gut auf die Verabreichung von Sauerstoff anspricht, hilft bei einer pulmonalen Verteilungsstörung, die auf Atelektasen beruht, die Gabe von Sauerstoff wenig.

Darüber hinaus gibt es **Mischformen,** bei denen es aufgrund der Hypoxie kompensatorisch zur Hyperventilation kommt und dadurch sekundär eine Überlastung der Atempumpe auftritt. In manchen Fällen genügt die Verabreichung von Sauerstoff über eine Maske mit Reservoir/Nicht-Rückatem-Ventil, um den Zustand des Patienten zu verbessern. In den Fällen, wo dies nicht (mehr) ausreicht, muss die Entscheidung getroffen werden, ob eine nichtinvasive Unterstützung der Spontanatmung ausreicht oder ob eine invasive Sicherung des Atemwegs erforderlich ist (➤ Abb. 19.9). Die beiden Letztgenannten sind, mit Ausnahme einfacher Systeme wie dem Boussignac-CPAP-System, stets die Domäne der maschinellen Beatmung (➤ 19.2).

Das **Boussignac-CPAP-System** ist ein Einmalartikel und erlaubt eine CPAP-Anwendung ohne ein Beatmungsgerät. Neben dem System wird lediglich eine Sauerstoffquelle benötigt. Der Sauerstoff strömt durch ein sog. virtuelles Ventil. In Abhängigkeit von der Sauerstoffdurchflussrate (l/Min.) resultiert ein entsprechender endexspiratorischer positiver Druck (CPAP bzw. PEEP), er entsteht durch Verwirbelungen im Ventil. Vorteilhaft ist, dass kein Beatmungsgerät für die CPAP-Behandlung benötigt wird. Nachteilhaft sind ein hoher Sauerstoffverbrauch sowie die fehlende Möglichkeit, die CPAP-Atmung mit einer Druckunterstützung zu kombinieren.

> **MERKE**
> Eine akute Ateminsuffizienz kann aus einer Störung der Atempumpe, einer Oxygenierungsstörung oder aus einer Kombination beider bestehen. Daraus ergibt sich, dass die maschinelle Beatmung, vereinfacht dargestellt, prinzipiell **zwei Ziele** verfolgt:
> • Verminderung der Atemarbeit
> • Verbesserung der Oxygenierung

19.1.4 Maschinelle Beatmung im Rettungsdienst

Im Rettungsdienst lassen sich zwei Formen der maschinellen Beatmung unterscheiden:

Nichtinvasive Beatmung (NIV, NIPPV)

Die **nichtinvasive Beatmung** ist eine apparative Unterstützung der Spontanatmung ohne Intubation oder sonstigen künstlichen Atemweg. Gebräuchlich ist die Abkürzung NIV (Non-invasive Ventilation). Unüblich, aber auch korrekt, ist die Bezeichnung NIPPV (Non-invasive Positive Pressure Ventilation). Die NIV kann im Rettungsdienst mit leistungsfähigen Notfallrespiratoren (z. B. Oxylog® 2000 plus, Oxylog® 3000 plus, Medumat Transport®) über eine Gesichtsmaske durchgeführt werden. Eine CPAP-Therapie kann auch mit einfachen Hilfsmitteln durchgeführt werden, z. B. in Form des Boussignac-Systems. Dies ist allerdings keine NIV.

Invasive Beatmung

Die invasive Beatmung erfolgt über einen Endotrachealtubus, ein Tracheostoma oder über einen supraglottischen Atemweg (z. B. Larynxmaske, Larynxtubus). In der Akutmedizin ist dazu zuvor i. d. R. eine Narkoseeinleitung (➤ Kap. 22) erforderlich. Die einzige Ausnahme ist die Atemwegssicherung im Rahmen einer Reanimation. Sie kann ohne Narkose erfolgen.

Patienten bei Intensivverlegungen werden oft maschinell beatmet. Gerade bei diesen Patienten, die eine schlechte Lungenfunktion aufweisen (z. B. beim akuten Lungenversagen), kann sich die Beatmung als schwierig und sehr anspruchsvoll erweisen. Im Regelfall gilt für Patientenverlegungen, dass die in der Klinik begonnene Beatmungsstrategie übernommen werden sollte.

> **MERKE**
> Der **wesentliche Unterschied** zwischen NIV und der invasiven Beatmung ist, dass bei der NIV der Beatmungszugang in Form einer Maske außerhalb des Körpers liegt, bei der invasiven Beatmung befindet sich der Beatmungszugang im Körper (in den Atemwegen).

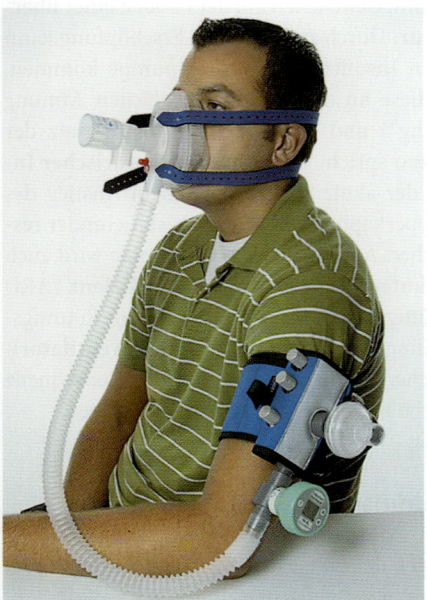

Abb. 19.9 CPAP-Therapie ohne Beatmungsgerät [J747]

Im Operationssaal lernt der angehende Notfallsanitäter Grundlagen der Beatmung kennen. Dort findet die Sicherung der Atemwege und die Beatmung regelhaft im Rahmen von Wahleingriffen statt. In diesem Kontext handelt es sich meist um lungengesunde Patienten.

Anders, als dies normalerweise im OP der Fall ist, wird die maschinelle Beatmung in der Notfallmedizin durchgeführt, um die lebensnotwendige Funktion der Atempumpe und/oder des pulmonalen Gasaustauschs bei einem kritisch verletzten oder erkrankten Patienten sicherzustellen, weil dieser plötzlich dazu nicht mehr in der Lage ist.

Wenn ein Patient maschinell beatmet werden muss, müssen Parametereinstellungen am Beatmungsgerät vorgenommen werden. Im folgenden Abschnitt werden die wählbaren Einstellungen am Beatmungsgerät vorgestellt.

19.1.5 Parameter der Beatmung

Inspiratorische Sauerstoffkonzentration

Der Begriff inspiratorische Sauerstoffkonzentration sagt aus, wie hoch der Sauerstoffanteil im Atemgas ist, mit dem der Patient beatmet wird. Die normale Raumluft enthält rund 21 % Sauerstoff. Bei der maschinellen Beatmung eines Patienten ist diese Konzentration jedoch nicht ausreichend. Ein Grund dafür ist, dass das zugrunde liegende Krankheits- oder Verletzungsbild regelhaft erfordert, dass der Patient höhere Sauerstoffmengen angeboten bekommt.

In der Notfallmedizin wird initial fast immer mit **100 % Sauerstoff** beatmet. In besonderen Fällen kann davon abgewichen werden, z. B. im Fall eines Patienten, der reanimiert wurde, anschließend wieder Spontankreislauf (ROSC, Return of Spontaneous Circulation) hat, und bei dem die inspiratorische Sauerstoffkonzentration des Beatmungsgeräts reduziert wird, um den Wert der SpO_2 an die Vorgaben des ERC (➤ Kap. 23) anzupassen. Hier z. B. Zielwert 94–98 % SpO_2.

Im Rahmen der Beatmung wird die inspiratorische Sauerstoffkonzentration als F_iO_2 bezeichnet. Diese gängige Bezeichnung steht für den englischen Begriff „**F**raction of **I**nspired Oxygen (**O₂**)". Der Begriff Fraktion (lat.: fractio) steht im hier verwendeten Kontext für Bruch oder Bruchteil. Dabei steht die Zahl „1" für eine Sauerstoffkonzentration von 100 %, dementsprechend würde man 50 % Sauerstoffgehalt mit „$F_iO_2 = 0{,}5$" angeben.

Bei einfacheren Beatmungsgeräten besteht lediglich die Wahl, den Sauerstoffanteil während der Beatmung in „Air-Mix" und „No Air-Mix" einzustellen. Wie die folgende Abbildung zeigt, ist der F_iO_2 im Air-Mix Betrieb je nach Gerät variabel (➤ Abb. 19.10).

Atemfrequenz (Beatmungsfrequenz)

Bei **Erwachsenen** liegt die Beatmungsfrequenz (f) meist im Bereich von 10–16/Min. Als Basiseinstellung für die Frequenz wird am Beatmungsgerät ein Bereich von 10–12/Min. gewählt. Einen groben Anhalt für die Beatmung von **Kindern** gibt ➤ Tab. 19.2.

Tab. 19.2 Beatmungsfrequenzen für maschinelle Beatmung im Kindesalter

Alter	Frequenz/Min.
Neugeborenes	40
1 Jahr	30
5 Jahre	20
12 Jahre	16
Diese Angaben sind ein grober Rahmen zur raschen Orientierung. Die Beatmung ist immer den Bedürfnissen des Einzelfalls anzupassen. Gute Hilfen bieten z. B. pädiatrische Lineale etc.	

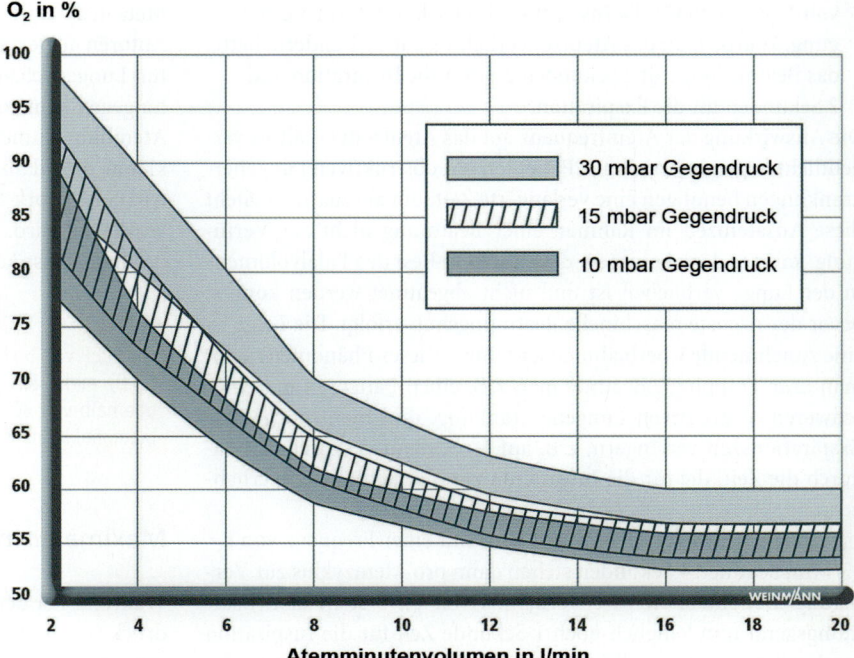

Abb. 19.10 Sauerstoffgehalt bei Air-Mix Betrieb: Die Grafik zeigt, dass der tatsächliche inspiratorische Sauerstoffgehalt in Abhängigkeit von den Geräteeinstellungen von dem eingestellten Wert abweichen kann. Die Abbildung ist der Bedienungsanleitung des Medumat Standard[2] entnommen. [V083]

> **MERKE**
> Falls ein Patient eine Erkrankung hat, bei der es durch Kompensationsversuche zu einer Hyperventilation kommt, sollte, falls eine Beatmung notwendig wird, auch eine maschinelle Beatmung mit höherer Frequenz durchgeführt werden. Ein Beispiel ist ein Patient mit einem ketoazidotischen hyperglykämischen Koma. Aufgrund der metabolischen Azidose versucht der Körper, durch schnellere, tiefe Atmung (Kußmaul-Atmung) die Azidose zu begrenzen. Wird bei solch einem Patienten eine maschinelle Beatmung erforderlich, sollte die Beatmungsfrequenz diesen Umstand berücksichtigen.

Atemzeitverhältnis (I : E)

Der Atemzyklus ist die Zeitspanne vom Beginn der Inspiration bis zum Ende der Exspiration. Das **Atemzeitverhältnis** beschreibt das zeitliche Verhältnis von Einatmung zu Ausatmung (bzw. Inspiration : Exspiration, I : E). Normalerweise dauert die Ausatmung etwas länger als die Einatmung. **Ein Atemzeitverhältnis im Bereich von 1 : 1,5 bis 1 : 2 ist physiologisch.** Einige Beispiele sollen das Zusammenspiel von Frequenz und Atemzeitverhältnis verdeutlichen, da diese sich wechselseitig beeinflussen:

- Wird ein Patient mit einer Frequenz von f = 10/Min. beatmet, hat die Beatmungsmaschine pro Atemzyklus 6 Sekunden Zeit (60 Sek. ÷ 10 = 6). Bei einem I : E-Verhältnis von 1 : 2 bedeutet das, dass von diesen 6 Sekunden zwei für die Inspiration und vier für die Exspiration zur Verfügung stehen.
- Wird der Patient jedoch mit einer Frequenz von f = 12/Min. beatmet, stehen pro Atemzyklus nur noch 5 Sekunden zur Verfügung (60 Sek. ÷ 12 = 5). Bei einem I : E-Verhältnis von 1 : 2 bleiben dann „nur" noch 1,66 Sekunden Zeit für die Inspiration anstatt zwei Sekunden wie oben.
- Wird eine Beatmungsfrequenz von f = 15/Min. gewählt, so stehen pro Atemzyklus der Beatmungsmaschine nur noch 4 Sekunden zur Verfügung (60 Sek. ÷ 15 = 4). Bei einem I : E-Verhältnis von 1 : 2 stehen für die Inspiration 1,33 Sekunden zur Verfügung. Würde man das Atemzeitverhältnis auf 1 : 1 ändern, hätte das Beatmungsgerät 2 Sekunden Zeit für die Inspiration und 2 Sekunden für die Exspiration.

Die Auswirkung der Atemfrequenz auf das Atemzeitverhältnis verdeutlicht folgende Annahme: Patienten mit obstruktiven Lungenerkrankungen benötigen eine verlängerte Zeit, um auszuatmen. Steht diese Ausatemzeit im Rahmen einer Beatmung nicht zur Verfügung, kann es dazu kommen, dass noch ein Rest des Tidalvolumens in der Lunge verblieben ist und nicht abgeatmet werden konnte, bevor der nächste maschinelle Beatmungshub erfolgt. Die Folge ist eine zunehmende Überblähung der Lunge. Dieses Phänomen nennt man „Air Trapping". Beatmet man z. B. einen Patienten mit einer schweren obstruktiven Lungenerkrankung, und man möchte die Exspirationszeit verlängern, z. B. auf 1 : 3, dann verkürzt sich dadurch die Zeit, die für die Inspiration zur Verfügung steht, erheblich.

Stellen wir uns vor, der Patient wird mit einer Frequenz von f = 15/Min. beatmet. 4 Sekunden stehen dann pro Atemzyklus zur Verfügung. Bei einem Atemzeitverhältnis von 1 : 3 steht dem Beatmungsgerät nun lediglich noch 1 Sekunde Zeit für die Inspiration zur Verfügung. Das wird jedoch zu wenig sein, um die Lunge des Patienten adäquat belüften zu können. Beatmet man diesen Patient nun mit einer niedrigeren Frequenz, z. B. mit f = 10/Min., dann stehen zwar 6 Sekunden pro Atemzyklus zur Verfügung. Aber selbst bei der Einstellung des Atemzeitverhältnisses von 1 : 3 hat das Beatmungsgerät nur 1,5 Sekunden Zeit für die Inspiration. Wenn man den Patienten womöglich nur mit einer Frequenz von f = 8/Min. beatmet, stehen zwar 7,5 Sekunden pro Atemzyklus zur Verfügung, für die Inspiration hätte das Gerät aber dennoch nur 1,875 Sekunden Zeit. Da das Ziel der Beatmung neben der Sauerstoffgabe auch in der Elimination von Kohlendioxid (CO_2) besteht, kann man die Beatmungsfrequenz natürlich nicht beliebig reduzieren.

Atemhubvolumen und Atemminutenvolumen

Früher wurden Patienten mit einem recht hohen Atemhubvolumen (VT) von 10–15 ml/kg KG Idealgewicht (ohne PEEP) beatmet. Als ein Meilenstein müssen die Ergebnisse der ARDS-Network-Studie angesehen werden, die im Jahr 2000 veröffentlicht wurden. In der Gruppe, die mit einem niedrigen Atemhubvolumen von 6 ml/kg KG Idealgewicht beatmet wurden, war das Sterberisiko um 25 % reduziert. Die Studie wurde sogar vorzeitig abgebrochen, weil man es für unethisch hielt, sie fortzuführen und die Patienten in der Gruppe mit hohem Atemhubvolumen weiter zu schädigen. Die Anwendung eines Atemhubvolumens von 6 ml/kg KG ist seitdem eine der wenigen evidenzbasierten Leitlinien bei der Behandlung von akutem Lungenversagen. Sie stellt zugleich die Grundlage für das Konzept der lungenprotektiven Beatmung dar. In der Folge kam es dazu, dass zunehmend auch Patienten im Rahmen der Allgemeinanästhesie (bei Operationen) mit niedrigem Atemhubvolumen beatmet wurden. Dies lenkte das Interesse auf die Fragestellung, ob die Übertragung der lungenprotektiven Beatmung auf Operationspatienten Vorteile oder Nachteile bringen würde. In einer aktuellen Metaanalyse wurden 19 Studien zu dem Thema ausgewertet. Die Autoren folgerten, dass niedrigere Atemhubvolumina das Risiko für Lungenschäden und Infektionen senken. Eine andere Studie hingegen kam zu gegenteiligen Ergebnissen. Hier führten niedrige Atemhubvolumen zu einer erhöhten Sterblichkeit. Die Autoren erklären dies damit, dass während der Narkose, anders als in der ARDS-Network-Studie, häufig kein oder nur ein niedriger PEEP verwendet wird. Hierzu fehlen weitere Studien. Eine Interpretation der Ergebnisse kann zu folgender Schlussfolgerung führen:

> **MERKE**
> Ein PEEP von 5–10 mbar in Verbindung mit einem Atemhubvolumen von 6(–8) ml/kg KG und eine Vermeidung von Beatmungsspitzendrücken oberhalb von 30 mbar ist eine sinnvolle Einstellung, egal ob der Patient pulmonal krank ist oder aufgrund anderer Ursache beatmet wird.

Maximaler Inspirationsdruck (P_{max})

Während bei der druckkontrollierten Beatmung der Inspirationsdruck (P_{insp}) durch den Anwender vorgegeben wird, ergibt sich bei der volumenkontrollierten Beatmung der **inspiratorische Spitzen-**

19.1 Grundlagen der maschinellen Beatmung

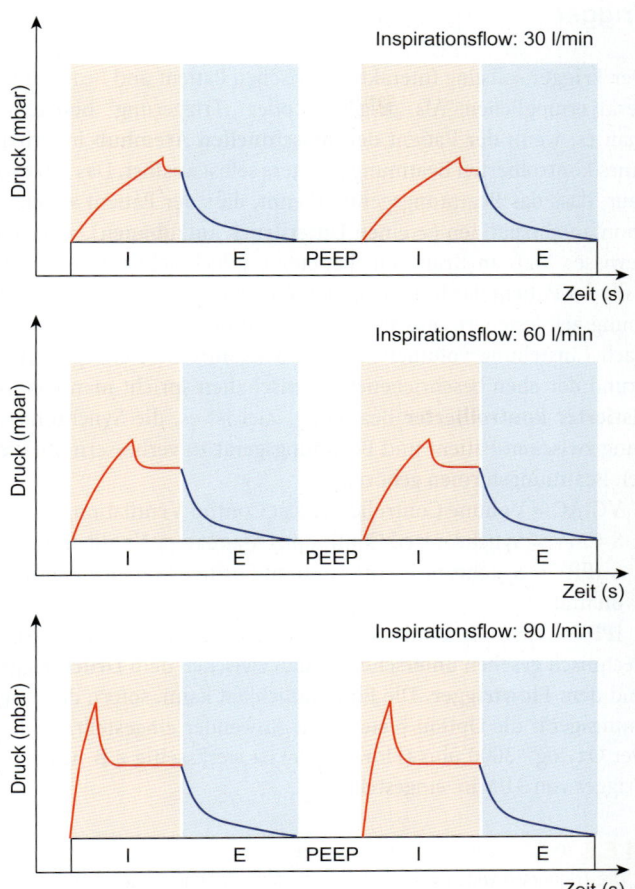

Abb. 19.11 Einfluss des Inspirationsflows auf den inspiratorischen Spitzendruck: Die Grafik verdeutlicht, wie sich der Beatmungsdruck bei einer volumenkontrollierten Beatmung in Abhängigkeit vom Inspiratorionsflow verändert. Man erkennt in der oberen Grafik einen flachen Druckanstieg und ein sehr kurzes endinspiratorisches Plateau. In den anderen Grafiken (Mitte, unten) ist ein zunehmend steiler Druckanstieg zu beobachten, außerdem nimmt der Atemwegsspitzendruck zu und die Plateauphase wird länger. [L143]

druck aus dem vorgegebenen Atemhubvolumen. Gerade bei einer vorgeschädigten Lunge ist aber auf die Vermeidung von zu hohen Beatmungsdrücken zu achten. Generell gilt, **dass bei Erwachsenen ein Beatmungsdruck von 30 mbar dauerhaft nicht überschritten** werden sollte. Daher ist dringend anzuraten, eine **inspiratorische Druckbegrenzung (P_{max})** einzustellen. Als Anhaltswert gilt, dass diese auf den Wert eingestellt werden sollte, der 10 mbar oberhalb des Drucks liegt, der mit einem normalen Beatmungshub erzielt wird. Andere Experten empfehlen hingegen aus Gründen der Patientensicherheit, die inspiratorische Druckbegrenzung so niedrig wie möglich einzustellen.

Flow (Inspirationsflow)

Der englische Begriff **Flow** heißt so viel wie Fluss und bezeichnet hier die **Geschwindigkeit,** mit der das Atemgas in die Lunge hinein- oder herausströmt. Der Flow wird in **l/Min.** angegeben. Ein Vergleich verdeutlicht, was dieser im Kontext zur Atmung/Beatmung bedeutet: Wenn man sehr ruhig atmet, strömt die Luft langsam in die Lunge hinein und heraus. Dementsprechend liegt ein niedriger Flow vor. Wenn wir bewusst sehr kräftig atmen, ist der Flow höher. Der Flow kann aber im Rahmen von krankhaften Prozessen verlangsamt sein, z. B. beim Asthmatiker, der langsamer ausatmet, weil der Atemwegswiderstand erhöht ist (erhöhte Resistance, ➤ Kap. 19.1.2).

Zugleich ist der Flow jedoch auch ein Parameter, der bei leistungsfähigeren Beatmungsgeräten vom Anwender eingestellt werden kann, er wird dann **Inspirationsflow** (auch: Peak Flow) genannt.

> **MERKE**
>
> Der Inspirationsflow ist nur bei **volumenkontrollierten** Beatmungsmustern einstellbar, während bei druckkontrollierten Beatmungen die **Druckanstiegszeit** (sog. **Rampe,** empfohlene Standardeinstellung: 0,2 Sek.) eingestellt werden kann. Im Prinzip bewirkt eine kurze Druckanstiegszeit den gleichen Effekt wie ein hoher Inspirationsflow.

Ein niedriger Inspirationsflow ermöglicht eine Beatmung mit niedrigen Drücken. Je niedriger der Flow ist, mit dem das vorgegebene Atemhubvolumen in der vorgegeben Zeit erreicht werden kann, desto besser. Je höher der Flow ist, umso schneller füllt sich die Lunge mit dem Atemgas, und desto höher ist auch der inspiratorische Spitzendruck (was unerwünscht ist, ➤ Abb. 19.11). Außerdem führt ein hoher Inspirationsflow zu einer ungleichmäßigen (inhomogenen) Verteilung des Atemgases, sodass es in den „schnellen" Lungenabschnitten zu einer Überblähung, in den „langsamen" Lungenabschnitten zu einer unzureichenden Belüftung kommen kann. Empfohlen wird für kontrollierte (mandatorische) Beatmungsformen ein Inspirationsflow im Bereich von 30–50 l/Min., für Spontanatmungsformen 45–90 Liter/Min. Oft arbeitet man bei der Beatmung von Notfallpatienten im Rettungsdienst mit der vom Geräteherstellter vorgegebenen Einstellung. Der Oxylog® 2000 plus bietet (je nach Versorgungsdruck) z. B. einen maximalen Flow von 80 l/Min. bzw. 100 l/Min.

> **PRAXISTIPP**
>
> AutoFlow® ist eine Zusatzoption der Dräger Evita, im Rettungsdienst ist der Oxylog® 3000 plus damit optional ausrüstbar. Mit AutoFlow® wird der Inspirationsflow im Rahmen der volumenkontrollierten Beatmung **automatisch** gesteuert. Das Beatmungsgerät passt den Inspirationsflow an die Lungensituation so an, dass er einerseits so niedrig ist, dass hohe Spitzendrücke vermieden werden, und dass er andererseits so hoch ist, dass das eingestellte Atemhubvolumen erreicht wird. Somit handelt es sich um eine **druckregulierte volumenkonstante** Beatmung (➤ Abb. 19.12). Wie bei der druckkontrollierten Beatmung resultiert ein **dezelerierendes** Flowmuster. Eine manuelle Einstellung des Inspirationsflows entfällt. Außerdem kann der Patient während des gesamten Atemzyklus mitatmen. Beim Oxylog® 3000 plus hat der P_{max}-Regler bei Verwendung von AutoFlow® folgende Funktion: Der inspiratorische Druck steigt nicht höher als auf einen Druck von 5 mbar unterhalb der oberen Alarmgrenze für den Atemwegsdruck. Kann das festgelegte VT aufgrund dieser Druckgrenze nicht erreicht werden, löst AutoFlow® den Alarm „VT tief" aus und eine entsprechende Meldung wird angezeigt.

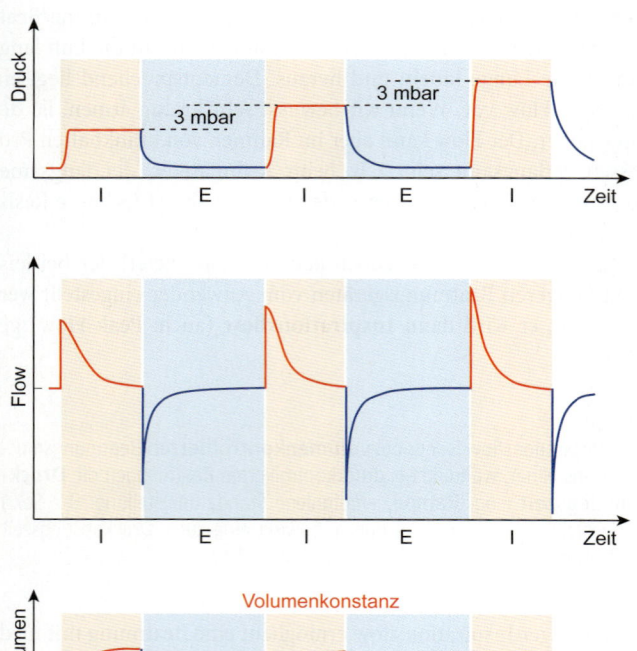

Abb. 19.12 Druck-, Flow- und Volumenkurve einer druckregulierten volumenkonstanten Beatmung: Wird das eingestellte Atemhubvolumen nicht erreicht, passt das Beatmungsgerät den Plateaudruck beim folgenden Atemhub an, indem dieser z. B. nach und nach erhöht wird. Die druckregulierte volumenkonstante Beatmung wird auch Pressure Regulated Volume Controlled Ventilation (PRVC) genannt. [L143]

PEEP

Die Effekte einer PEEP-Anwendung (bzw. CPAP) sind ausführlich in ➤ 19.3.1 besprochen. Angemerkt sei, dass aus atemphysiologischen Überlegungen auch bei der Beatmung eines lungengesunden Patienten ein PEEP von ≥ 5 mbar eingestellt werden sollte, da dies zur Aufrechterhaltung der funktionellen Residualkapazität (FRC) beiträgt. Bei Patienten mit Adipositas sind PEEP-Werte ≥ 8 mbar indiziert, da hier die FRC schon deutlich herabgesetzt ist. Im hämorrhagischen Schock sollte bis zur Stabilisierung des Kreislaufs auf einen PEEP verzichtet werden. Bei Patienten, bei denen die Gefahr einer Hirndruckerhöhung besteht, sollte ein PEEP im niedrigen Bereich von z. B. 5 mbar gehalten werden.

> **MERKE**
> Der Inspirationsdruck öffnet die Lunge, der PEEP hält die Lunge offen. In der intensivmedizinischen Praxis kommen PEEP-Werte bis zu 20 mbar zur Anwendung.

Trigger

Der **Trigger** soll eine Interaktion zwischen Patient und Beatmungsgerät ermöglichen. Als „triggern" oder „Triggerung" bezeichnet man es, wenn der Patient den **maschinellen Atemhub** innerhalb eines kontrollierten Beatmungsmusters selbst **auslöst**. Das setzt voraus, dass das Beatmungsgerät erkennt, dass der Patient versucht, spontan einzuatmen (= einen **Unterdruck aufzubauen**), wozu ein gewisses Maß an Kraft vom Patienten aufgebracht werden muss. Falls der Patient das Beatmungsgerät nicht triggert, erfolgt die Beatmung zeitgesteuert, also maschinell. Die Beatmung kann dabei je nach Einstellung volumen- oder druckkontrolliert erfolgen. Aufgrund der oben beschriebenen Eigenschaften spricht man von **assistierter kontrollierter** Beatmung. Ziel ist es, die Synchronisierung zwischen Patient und Beatmungsgerät zu verbessern. Zu diesen Beatmungsformen gehören

- VC-AC = Volume Controlled-Assist Control Ventilation,
- S-CMV = Synchronized Continuous Mandatory Ventilation,
- S-IPPV = Synchronized Intermittent Positive Pressure Ventilation und
- IPPV-Assist = Intermittent Positive Pressure Ventilation-Assist.

Technisch gesehen unterscheidet man zwischen dem **Drucktrigger** und dem **Flowtrigger**. Die Empfindlichkeit kann, sofern das Beatmungsgerät die Option bietet, vom Anwender eingestellt werden. Der Oxylog® 3000 plus (Flowtrigger) ist werksseitig z. B. auf einen Trigger von 3 l/Min. eingestellt.

> **MERKE**
> „Die Triggerschwelle ist der Betrag, um den der Druck unter den Bezugsdruck (= PEEP) abfallen muss, damit eine Inspiration ausgelöst wird (= Drucktrigger). Bei einem Flowtrigger wird die Triggerschwelle als Flowäquivalent in l/Min. eingestellt." (Rathgeber et al., 2010)
> In modernen Geräten verwendet man vorrangig Flowtrigger, da die zu ihrer Auslösung erforderliche Atemarbeit (Triggerarbeit) geringer ist.
> **Empfohlene Triggerschwelle:**
> - Drucktrigger < 1 mbar unter PEEP
> - Flowtrigger 2–5 l/Min.

Oxygenierungsparameter und Ventilationsparameter

Bei der Einstellung des Beatmungsgeräts muss zwischen Oxygenierungsparametern und Ventilationsparametern unterschieden werden (➤ Tab. 19.3).

Tab. 19.3 Ventilations- und Oxygenierungsparameter unter maschineller Beatmung

Ventilationsparameter	Oxygenierungsparameter
Steuerung des CO_2-Gehalts	Steuerung des Sauerstoffgehalts
• Atemhubvolumen (VT) • Inspiratorische Druckdifferenz (P_{insp} − PEEP) • Atemfrequenz (f)	• F_iO_2 • PEEP • I : E-Verhältnis

19.2 Formen der Beatmung

Die Anzahl der Beatmungsformen und die Einstellungsmöglichkeiten an modernen Respiratoren sind groß. Nicht umsonst gibt es zahlreiche Fachbücher, die sich ausschließlich mit der Beatmung beschäftigen. Dieses Kapitel soll ein allgemeines Verständnis für die Funktionsweise und die Unterschiede zwischen den im Rettungsdienst verwendeten Beatmungsformen vermitteln. Damit soll ermöglicht werden, die erworbenen Kenntnisse unabhängig vom Hersteller für die jeweiligen Geräte auf die Praxis zu übertragen.

MERKE
Für die **Beatmungsformen** werden auch im deutschsprachigen Raum meistens – nicht immer – englische Begriffe bzw. deren Abkürzungen verwendet. In der Praxis hat es sich eingebürgert, diese Begriffe deutsch auszusprechen, obwohl dies sprachlich nicht korrekt ist.

Bislang gibt es leider **keine einheitliche Terminologie** rund um die Beatmung eines Patienten. Es gibt zwar Bemühungen um eine Vereinheitlichung, aber sowohl der Begriff der künstlichen Beatmung (engl.: Artificial Respiration) als auch der Begriff der maschinellen Beatmung (engl.: Mechanical Ventilation) werden verwendet. Für den Anwender ist es hilfreich zu wissen, dass der englische Begriff „ventilation" für Beatmung steht, während Ventilation im Deutschen eher als Oberbegriff für die Belüftung der Lungen, also Spontanatmung und Beatmung, gemeinsam genutzt wird.

MERKE
Es gibt rund um die Beatmung verschiedene Begriffe, die z. T. das Gleiche bedeuten können. Die Abkürzungen PSV, ASB, PS und SPN-PS stehen alle für druckkontrollierte, patientengetriggerte und gesteuerte Beatmungsformen (Pressure Support Ventilation).
BIPAP, Bi-Level, Duo-PAP, Bi-Vent stehen für druckorientierte Beatmungsformen (Pressure Controlled Ventilation, ➤ Kap. 19.2.1), bei denen Höhe und Dauer beider Druckniveaus variabel und unabhängig voneinander eingestellt werden können.
Als Anwender muss man sich daher intensiv mit seinen Geräten beschäftigen, insbesondere dann, wenn man mit Geräten verschiedener Hersteller arbeitet. Deshalb ist es wichtig, die **Funktionsweise** der Beatmungsformen zu verstehen.

Die modernen Beatmungsgeräte, die im Krankenhaus Verwendung finden, sowie die komplexeren Nofallbeatmungsgeräte (z. B. Oxylog® 2000 plus/3000/3000 plus, Medumat Transport®) ermöglichen einen „fließenden" Übergang von der kontrollierten Beatmung (der Patient hat keinen eigenen Atemantrieb) bis hin zur unterstützten Spontanatmung (der Patient hat einen eigenen Atemantrieb). Dies kann mit verschiedensten **Beatmungsformen** (➤ Tab. 19.4) und Einstellungen realisiert werden, wobei viele davon im Rettungsdienst eine untergeordnete oder gar keine Rolle spielen. Einige Grundlagen soll der Notfallsanitäter jedoch kennen:
- Kontrollierte oder mandatorische Beatmungsformen:
  – Volumenkontrolliert
  – Druckkontrolliert
- Spontanatmung: unterstützte Spontanatemmodi

Tab. 19.4 Formen der Atmung/Beatmung (nach Deden K. Beatmungsmodi in der Intensivmedizin)

Atmung/Beatmung	Atemantrieb	Atemmuskulatur
Spontanatmung	Intakt	Suffizient
Unterstützte Spontanatmung	Intakt	Geschwächt
Mischventilation	Eingeschränkt bzw. instabil	Geschwächt
Kontrollierte Beatmung	Nicht vorhanden	Intakt oder gelähmt

19.2.1 Kontrollierte oder mandatorische Beatmung

Bei der kontrollierten/mandatorischen Beatmung (Continuous Mandatory Ventilation, CMV) übernimmt das Beatmungsgerät vollständig die Beatmung der Lungen. Anders gesagt: *„Das Beatmungsgerät macht alles, der Patient macht nichts"*. Als uner-

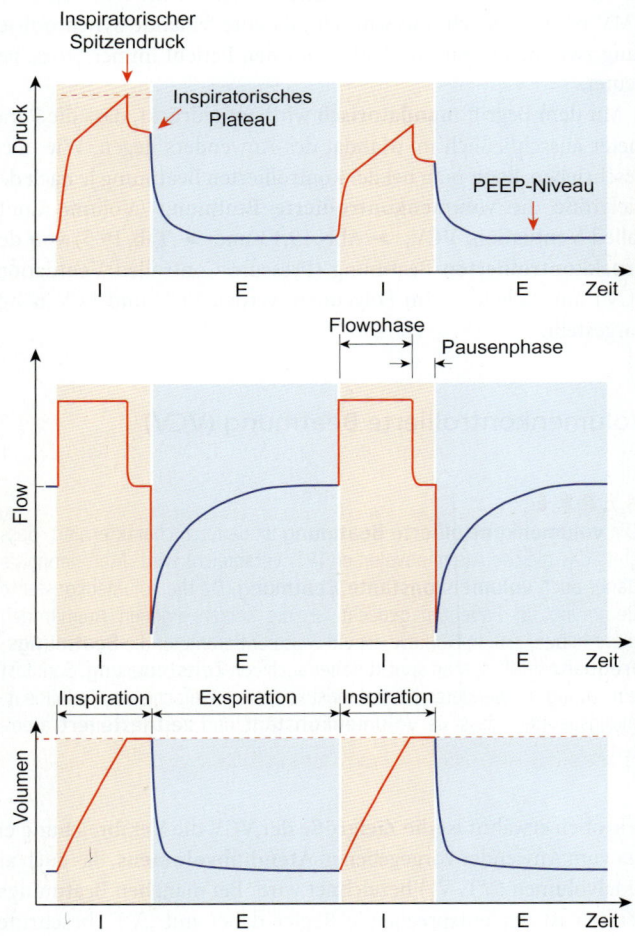

Abb. 19.13 Druck-, Flow- und Volumenkurve einer volumenkontrollierten Beatmung mit PEEP: Bei dieser Beatmungsform ist das konstante Tidalvolumen der Zielparameter. Je nachdem, wie sich Compliance und/oder Resistance verändern, verändert sich auch der Beatmungsdruck. [L143]

Tab. 19.5 Volumenkontrollierte Beatmung VC-CMV bzw. CPPV: Beispiel für eine Grundeinstellung bei einem 80 kg schweren Patient

Parameter	Eingestellter Wert
Inspiratorischer Sauerstoffgehalt (F_iO_2)	100 % (F_iO_2 = 1,0)
Beatmungsfrequenz f/Min.	10–12
Atemhubvolumen VT*	6 ml/kg KG = ca. 500 ml
Atemminutenvolumen*	5–6 l
Inspirationsflow	30–40 l/Min.
Maximaler Inspirationsdruck P_{max}	30 mbar
Atemzeitverhältnis I : E	1 : 1,5–1 : 2
PEEP	5–8 mbar

* Beachten Sie die unterschiedlichen Gerätephilosophien: Man stellt im CPPV-/VC-CMV-Modus entweder Frequenz und Atem**hub**volumen (z. B. Oxylog® 2000 plus/Oxylog® 3000 plus, Medumat® Transport) oder Frequenz und Atem**minuten**volumen (z. B. Medumat® Standard, Oxylog® 1000) ein. Im letzteren Fall ergibt sich das Atem**hub**volumen, indem das Atem**minuten**volumen durch die Frequenz geteilt wird.

wünschte Variante ist denkbar, dass der Patient „gegen die Maschine atmet", etwa bei einer zu flachen Narkose. Im Rahmen einer CMV ist dies jedoch unerwünscht, da eine fehlende Synchronisierung zwischen Gerät und Patient für den Patient immer Stress bedeutet.

Mit dem Begriff **mandatorisch** wird ausgedrückt, dass die Parameter ausschließlich im Mandat des Anwenders liegen. Wie oben beschrieben, kann man bei der kontrollierten Beatmung je nach der Zielgröße die **volumenkontrollierte** Beatmung (Volume Controlled Ventilation, VCV, ➤ Abb. 19.13 und ➤ Tab. 19.5) von der **druckkontrollierten** Beatmung (Pressure Controlled Ventilation, PCV) unterscheiden. Im Folgenden werden VCV und PCV näher vorgestellt.

Volumenkontrollierte Beatmung (VCV)

MERKE
Die **volumenkontrollierte Beatmung** ist dadurch charakterisiert, dass stets das gleiche Atemhubvolumen (VT) verabreicht wird. Man nennt sie daher auch **volumenkonstante Beatmung**. Da die volumenkonstante Beatmung für Patienten gedacht ist, die keinen eigenen Atemantrieb mehr haben, z. B. in Narkose, ist ein weiterer Parameter die **Beatmungsfrequenz** (f/Min.). Man spricht daher auch von **Zeitsteuerung**. Somit ist ein häufig verwendetes Charakteristikum von einfacheren Notfallbeatmungsgeräten, dass sie **volumenkonstant** und **zeitgesteuert** arbeiten.

Wie oben erwähnt ist die **Zielgröße** der VCV die Verabreichung eines vom Anwender vorgegebenen **Atemhubvolumens,** das auch als Tidalvolumen (VT, V_T) bezeichnet wird. Bei manchen Beatmungsgeräten ist der entsprechende Regler daher mit „VT" beschriftet (Dräger Oxylog® 2000 plus, Oxylog® 3000 plus). Das Beatmungsgerät liefert das VT mit einem konstanten Flow. In Abhängigkeit von der Lungenmechanik und natürlich der Größe des eingestellten VT entsteht daraus der **Inspirationsdruck**. Der Anwender stellt außerdem ein, mit welcher Frequenz (f/Min.) die mandatorischen Hübe verabreicht werden. Je nach Ausstattung des Geräts ist das Atemzeitverhältnis (I : E-Verhältnis) fest vorgegeben und nicht veränderbar (z. B. 1 : 1,5 beim Oxylog® 1000, 1 : 1,67 beim Medumat® Standard, 1 : 1,7 beim Medumat® Standard[2]). Bei den leistungsfähigeren Geräten ist das Atemzeitverhältnis einstellbar, teilweise schon in Bereiche hinein, deren Sinn schwer nachvollziehbar ist. Darüber hinaus wird vom Anwender aus Gründen der Sicherheit ein **maximaler inspiratorischer Atemwegsdruck** P_{max} am Gerät eingestellt. Wird dieser Druck erreicht, gibt das Gerät Alarm. Je nach Gerät besteht außerdem die Möglichkeit, eine **Plateauzeit** (T_{plat}) einzustellen, die in % der Inspirationszeit angegeben ist.

MERKE
Zu den **Vorteilen** der volumenkontrollierten Beatmung gehört, dass diese eine volumenkonstante (und somit „einfache und sichere") Beatmung gewährleistet. Dies ist gerade in der Notfallmedizin oft gewünscht und beim lungengesunden Patienten auch „ausreichend". Bei bestimmten Patienten ist die Konstanthaltung des CO_2-Partialdrucks im Blut wichtig, etwa beim Schädel-Hirn-Trauma.
Zu den **Nachteilen** gehört, dass eine verschlechterte Lungensituation zu einer Erhöhung des Beatmungsdrucks führt und damit zu einer Erhöhung des Drucks im Brustkorb. Dies kann den Kreislauf beeinträchtigen, vor allem aber fürchtet man die inhomogene Atemgasverteilung mit daraus resultierenden Lungenschäden. Bei obstruktiven Ventilationsstörungen gilt die volumenkontrollierte Beatmung sogar als kontraindiziert, da die Gefahr besteht, dass sich ein intrinsischer PEEP entwickelt.

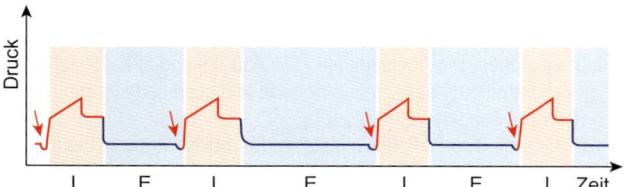

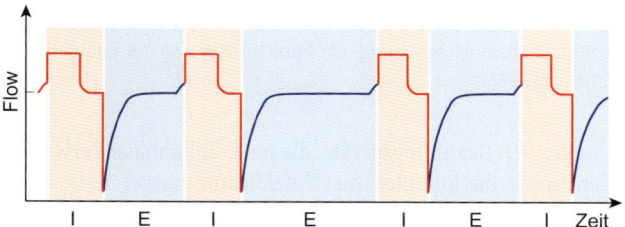

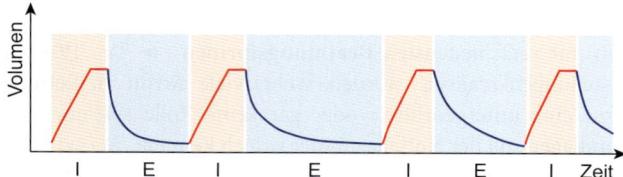

Abb. 19.14 Volumenkontrollierte assistierte maschinelle Beatmung (VC-AC): Der Patient kann die maschinellen Beatmungshübe selbst triggern, eine weitergehende Beeinflussung durch ihn ist nicht möglich. [L143]

Um den Beatmungsmodus genauer zu beschreiben, verwendet man mitunter Zusätze zum Akronym. So heißt es dann z. B. bei den neueren Dräger-Beatmungsgeräten VC-CMV (volumenkontrollierte maschinelle Beatmung) oder VC-AC (volumenkontrollierte assistierte maschinelle Beatmung). Andere ältere, jedoch noch geläufige Bezeichnungen sind IPPV (Intermittent Positive Pressure Ventilation) bzw. IPPV-Assist oder CPPV (Continuous Positive Pressure Ventilation, dies entspricht einer IPPV mit PEEP).

Ein volumenkontrolliertes Beatmungsmuster, welches eine etwas bessere Synchronisierung zwischen Patient und Beatmungsgerät erreichen soll, ist VC-AC (AC = Assist/Control). Hierbei werden dem Patienten ebenfalls mandatorische Beatmungshübe verabreicht, jedoch mit dem Unterschied, dass der Patient diese selbst auslösen (triggern) kann. Tut der Patient dies nicht, werden die Beatmungshübe vom Beatmungsgerät zeitgesteuert verabreicht (➤ Abb. 19.14).

Druckkontrollierte Beatmung (PCV, PC-CMV)

Gängige Bezeichnungen sind **Pressure Controlled Ventilation** (PCV) oder **Pressure Controlled Continuous Mandatory Ventilation** (PC-CMV). Hierbei ist die vom Anwender einzustellende **Zielgröße** der **Inspirationsdruck**. Sobald dieser Druck erreicht ist, wird er für die **Dauer der Inspirationszeit** aufrechterhalten. Der anfangs hohe **Flow** (= Geschwindigkeit des vom Respirator gelieferten Frischgases in l/Min.) nimmt mit zunehmender Füllung der Lunge ab. Das erreichte Atemhubvolumen (VT) hängt in diesem Fall davon ab, wie die Atemmechanik der Lunge beschaffen ist. Je nach eingestelltem inspiratorischen Druckniveau verändert sich das VT: je höher der Druck, umso höher das applizierte Volumen (zumindest in gewissen Grenzen). Änderungen der Lungenmechanik führen zu Änderungen des verabreichten Atemhubvolumens. Das bedeutet, dass druckkontrollierte Beatmungen stets **volumeninkonstant** sind und man die verabreichten Volumina unbedingt beobachten muss. Sinnvollerweise geschieht dies durch Einstellung geeigneter Alarmgrenzen am Respirator. Es gilt auch hier: Angestrebt wird ein VT von 6 ml/kg KG Idealgewicht.

> **MERKE**
> Betrachtet man bei einer druckkontrollierten Beatmung die **Flowkurve**, kann man erkennen, dass bei gleichbleibendem Inspirationsdruck der Flow im Lauf der Inspiration abnimmt. Daher wird er als **dezelerierender** (abnehmender) Flow bezeichnet. Viele Experten glauben, dass sich dadurch das verabreichte Gas in der Lunge schonender und besser verteilt, als bei der volumenkonstanten Beatmung mit kontinuierlichem Flow. Die druckkontrollierte Beatmung gilt als die **Beatmungsform der Wahl** der kranken Lunge.

Biphasic Positive Airway Pressure (BIPAP)

Eine verbreitete Variante der druckkontrollierten Beatmung ist **Biphasic Positive Airway Pressure (BIPAP)**. Andere Begriffe sind Bi-Level, Duo-PAP und Bi-Vent.

Das Besondere an BIPAP ist, dass der Patient im Vergleich zur „herkömmlichen" druckkontrollierten Beatmung **spontan atmen**

Tab. 19.6 Druckkontrollierte Beatmung – hier mit PC-BIPAP (Bi-Level, Duo-PAP, Bi-Vent): Beispiel für eine Grundeinstellung bei einem 80 kg schweren Patienten

Parameter	Eingestellter Wert
Inspiratorischer Sauerstoffgehalt (F_iO_2)	100 % (F_iO_2 = 1,0)
Beatmungsfrequenz f/Min.	10–12
Oberes Druckniveau (P_{insp})*	10–15 mbar **über** PEEP
Unteres Druckniveau (= PEEP)	5–8 mbar
Druckanstiegszeit („Rampe")	0,2 Sek.
Atemzeitverhältnis I : E	1 : 1,5 bis 1 : 2

* Das obere Druckniveau wird so eingestellt, dass das hierdurch verabreichte Atem**hub**volumen etwa 6 ml/kg **Ideal**-KG entspricht, also wie bei CPPV bzw. VC-CMV. Bei einer druckkontrollierten Beatmung sollte genau beobachtet werden, wie sich das Atemhubvolumen verhält. Nimmt die Compliance ab und/oder die Resistance zu, führt das dazu, dass weniger Volumen mit dem eingestellten Druck erreicht wird.

kann (aber nicht muss). Somit kann BIPAP einerseits in einer „Die Maschine macht alles, der Patient nichts"-Situation (z. B. als kontrollierte Beatmungsform in der Intensivmedizin), als auch im Rahmen der NIV angewendet werden, bei der der Patient **wach** ist. Dies ist der wesentliche Unterschied zur „herkömmlichen" druckkontrollierten Beatmung, bei der ein spontanes Mitatmen

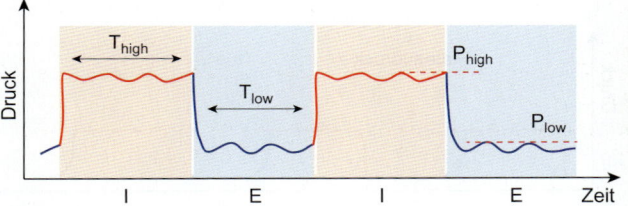

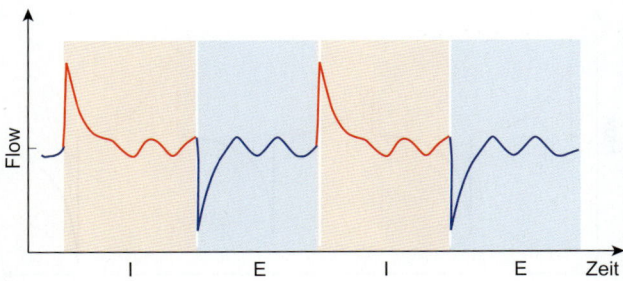

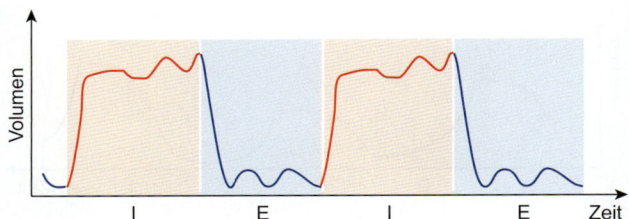

Abb. 19.15 Druck-, Flow- und Volumenkurve von BIPAP (Bi-Level, Duo-PAP, Bi-Vent): Hierbei wechseln sich zwei unterschiedliche Druckniveaus ab, die sowohl hinsichtlich der Höhe der beiden Drücke als auch ihres zeitlichen Verlaufs variabel eingestellt werden können. Der Patient kann jederzeit mitatmen. [L143]

nicht möglich ist. Bei der BIPAP-Beatmung wird mit zwei Druckniveaus beatmet, deren Höhe und Dauer variabel einstellbar sind. Dadurch, dass sowohl Inspirations- als auch Exspirationsventil während des gesamten Atemzyklus virtuell geöffnet bleiben, kann der Patient jederzeit auf beiden Druckniveaus atmen. Der Respirator erkennt spontane Atembemühungen und regelt den Gasfluss entsprechend, sodass der obere und der untere Atemwegsdruck erhalten bleibt. Motto: „Mitatmen statt dagegen atmen". BIPAP kombiniert im Grunde zwei unterschiedliche CPAP-Niveaus miteinander. Es gilt jedoch: Sofern der Patient keine Spontanatmung hat, ist BIPAP eine druckkontrollierte Beatmung (➤ Abb. 19.15 und ➤ Tab. 19.6).

Herkömmliche druckkontrollierte Beatmung

Ein wesentlicher Unterschied zu BIPAP (Bi-Level, Duo-PAP, Bi-Vent) besteht bei der Pressure Controlled Ventilation (PCV) darin, dass der Patient nicht spontan mitatmen kann. Ansonsten ist auch hier die Zielgröße der **Inspirationsdruck.** Weitere vom Anwender einzustellende Werte sind die Atemfrequenz, PEEP, das I : E-Verhältnis und der F_iO_2. Ein typisches Beispiel für PCV ist die Beatmung während der Narkose, sofern der Anästhesist druckkontrolliert beatmen möchte, jedoch keine Spontanatmung stattfindet (➤ Abb. 19.16 und ➤ Abb. 19.17).

> **MERKE**
> **Die Zielgröße ist nicht gleich der Steuergröße.** Bei der maschinellen Beatmung gibt es verschiedene Steuergrößen. Betrachten wir eine Steuergröße, die bestimmend dafür ist, dass die **Inspiration beginnt.** Den Inspirationsreiz kann der Patient selbst setzen (vorausgesetzt, er schafft das). Das Gerät erkennt hier seinen Versuch, einzuatmen (**patientengetriggerte** Hübe). Den Beginn der Inspiration kann aber auch die Maschine festlegen. Hier erfolgt die Abgabe des Atemhubs ohne Aktivität des Patienten (**maschinengetriggerte** Hübe). Letzteres ist bei der kontrollierten Beatmung gegeben (z. B. VC-CMV, IPPV, CPPV), etwa im Rahmen der Intubationsnarkose. Hier übernimmt das Beatmungsgerät 100 % der Arbeit (➤ Tab. 19.5). In diesem Fall ist der Umschaltmechanismus stets die **Zeitsteuerung** (die sich z. B. über die eingestellte Beatmungsfrequenz f/Min. ergibt). Die **Zielgröße** hingegen ist bei einer **volumenkontrollierten** Beatmungsform das **Tidalvolumen** (VT) und bei einer **druckkontrollierten Beatmungsform** der Inspirationsdruck.

19.2.2 Unterstützte Spontanatmung

Bei der maschinell unterstützten Spontanatmung wird die Belüftung der Lungen, und damit die Atemarbeit, zu einem Teil von der Maschine unterstützt. Ein gewisser Atemanteil, der allerdings ziemlich **variieren** kann, wird noch vom spontan atmenden Patienten aufgebracht. Formen der maschinell unterstützten Spontanatmung gibt es in der Intensivmedizin sehr viele. Für den Rettungsdienst sind nur wenige interessant.

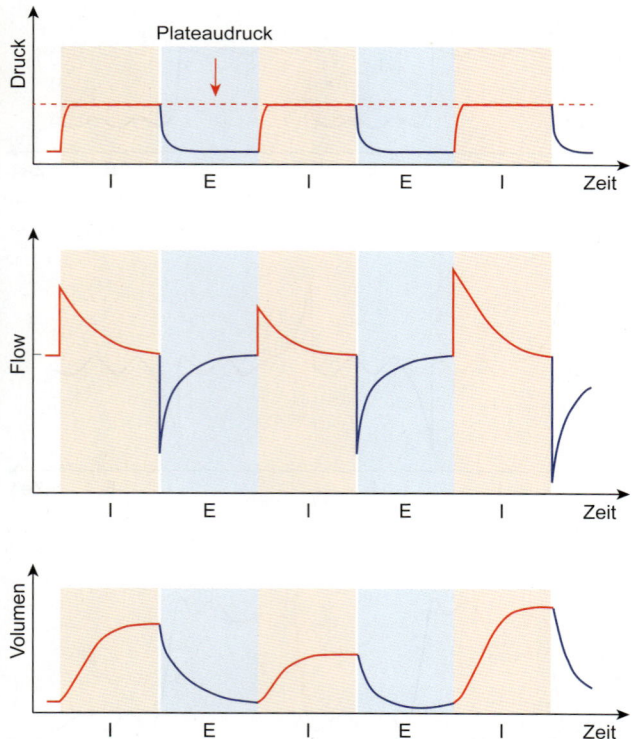

Abb. 19.16 Druck-, Flow- und Volumenkurve einer druckkontrollierten Beatmung: Hierbei ist der Druck die Zielgröße. Sobald der vom Anwender eingestellte Plateaudruck erreicht wurde, nimmt der Flow kontinuierlich ab: Er dezeleriert. Je nachdem, wie sich die Compliance und/oder Resistance verändern, verändert sich auch das applizierte Tidalvolumen. Es ist daher stets volumen**in**konstant. [L143]

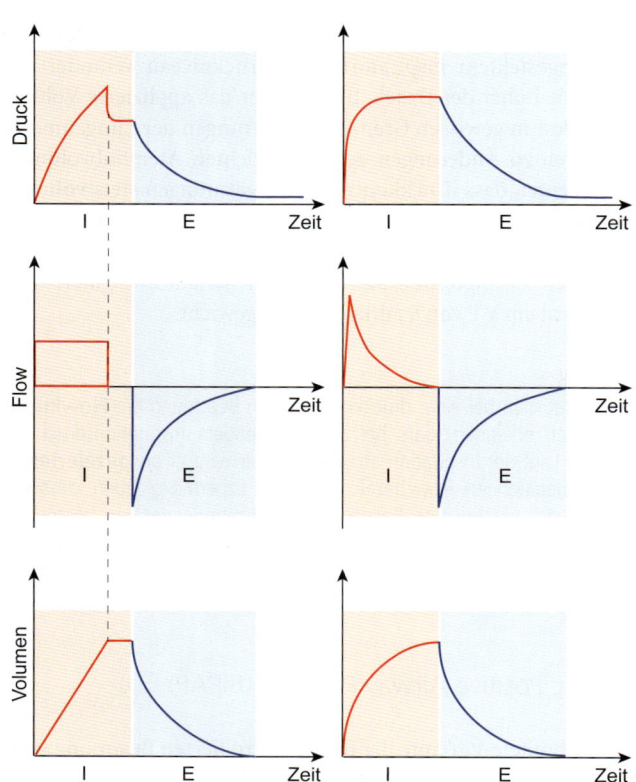

Abb. 19.17 Volumen- und druckkontrollierte Beatmung im Vergleich: Dargestellt ist die Druck-, Flow- und Volumenkurve einer volumenkontrollierten Beatmung (links) und einer druckkontrollierten Beatmung (rechts). [L143]

CPAP

Aus Sicht des Notfallsanitäters besteht die apparative (z. B. mit Boussignac-System) oder maschinelle Unterstützung der Spontanatmung (mit dafür geeigneten Beatmungsgeräten) vor allem in der Anwendung von **CPAP**, da die Kenntnis dieser Beatmungsform zum Ausbildungskatalog gehört, und die Anwendung je nach regionalem Protokoll auch für den Notfallsanitäter freigegeben ist. Eine sinnvolle Ergänzung der CPAP-Anwendung kann darin bestehen, wenn man diese mit einer Druckunterstützung kombiniert. Manche Protokolle (SOP) beinhalten, dass der Notfallsanitäter auch die Druckunterstützung im Rahmen der NIV anwenden darf.

Obwohl die **reine CPAP-Therapie** (ohne Druckunterstützung) noch **keine** Form der nichtinvasiven Beatmung (NIV, NIPPV) ist, hat es sich eingebürgert, die CPAP-Therapie im Rettungsdienst schon als nichtinvasive Beatmungsform zu bezeichnen. Da dies nicht korrekt ist, wird in diesem Kapitel die **CPAP-Therapie** auch nicht als NIV bezeichnet.

> **MERKE**
>
> CPAP ist eine **reine Spontanatmung** auf einem vom Anwender vorgegebenen kontinuierlich erhöhten Druckniveau in den Atemwegen. Die „einzige" Unterstützung des Patienten besteht in einer kontinuierlichen Erhöhung des Druckniveaus mit den entsprechenden Effekten.
> Wird CPAP mit einer darüber hinausgehenden **maschinellen Unterstützung** (Assisted Spontaneous Breathing [ASB] bzw. Pressure Support [PS] etc.) kombiniert (> Kap. 19.2.3), müsste das CPAP als PEEP bezeichnet werden, denn PEEP ist dadurch charakterisiert, dass der Druck lediglich **am Ende der Ausatmung** anliegt. Umgangssprachlich wird der Begriff des Ausgangsmodus meist beibehalten, z. B. spricht man von CPAP/ASB oder CPAP/PS oder SPN-CPAP/PS beim NIV, aber vom PEEP bei anderen Beatmungsformen.

Die maschinelle Unterstützung der Spontanatmung kann auf drei verschiedene Weisen erfolgen:
- **Unterstützung jedes einzelnen Atemzugs**
- **Intermittierende mandatorische Beatmungshübe**
- **Unterstützung jedes einzelnen Atemzuges + intermittierende mandatorische Beatmungshübe**

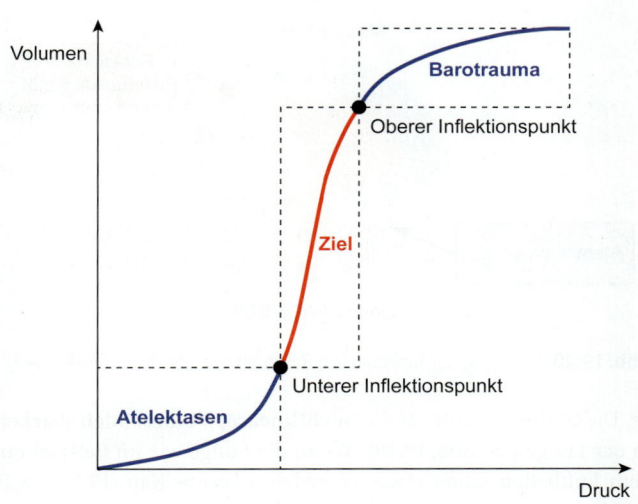

Abb. 19.18 Compliance-Kurve der Lunge [L143]

Ein typisches Beispiel für eine Unterstützung jedes einzelnen Atemzuges ist die druckunterstützte Spontanatmung (Pressure Support Ventilation [PSV] > Kap. 19.2.2). Weitere Synonyme hierfür sind ASB (Assisted Spontaneous Breathing), IPS (Inspiratory Pressure Support), IA (Inspiratory Assist), IFA (Inspiratory Flow Assistance) und PS (Pressure Support). Neuere Geräte der Fa. Dräger verwenden das Prinzip, alle **Spontanatemmodi** mit dem Begriff „**Spn**" zu kennzeichnen, und dann Zusätze zu verwenden, z. B. SpnCPAP, SpnCPAP/PS.

CPAP und PEEP

Wenngleich **CPAP** (Continuous Positive Airway Pressure) und **PEEP** (Positive End Expiratory Pressure) nicht exakt das gleiche sind, gibt es doch viele Gemeinsamkeiten. Deshalb werden hier beide gemeinsam vorgestellt. Um zu verstehen, was CPAP/PEEP bewirken, betrachten wir zunächst noch einmal die Compliance der Lun-

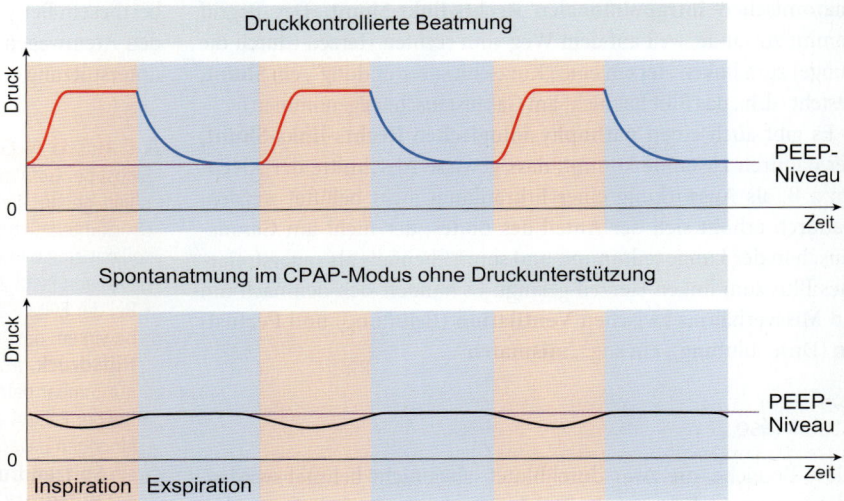

Abb. 19.19 Vergleich PCV mit CPAP: Unterschied zwischen druckkontrollierter Beatmung (PCV) und CPAP-Atmung ohne Druckunterstützung [L190]

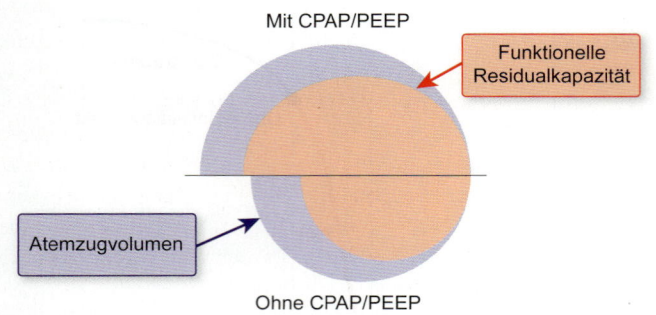

Abb. 19.20 Erhöhung der funktionellen Residualkapazität durch CPAP [L143]

ge. Die Grafik verdeutlicht die **(nichtlineare) Volumendehnbarkeit** in der Lunge (> Abb. 19.18). Wenn die Lunge wie im Beispiel mit dem Luftballon schon etwas vorgedehnt ist (> Kap. 19.1.2), z. B. durch eine CPAP-Einstellung von 5 mbar, gelangt man in den steileren Bereich der Kurve. Das bedeutet, dass im mittleren Bereich der Kurve für einen bestimmten Volumenzuwachs weniger Druck erforderlich ist. Daraus folgt eine **Erleichterung der Atemarbeit**.

Atelektasen (intrapulmonaler Rechts-links-Shunt)

Atelektasen sind charakterisiert durch ein Missverhältnis von Ventilation zu Perfusion. Sie können im Rahmen der Erkrankung des Patienten bereits bestehen. Sie können aber auch erst im Rahmen einer Beatmungstherapie auftreten. Hier spielt nun **CPAP/PEEP** eine wichtige Rolle (> Abb. 19.19 und > Abb. 19.20).

Shunt und Mismatch

Die Atmung und das Herz-Kreislauf-System sind anatomisch und funktionell eng miteinander verbunden. Selbst beim Gesunden gibt es eine geringe Menge Blut, welches zum linken Herzen gelangt, ohne am Gasaustausch teilgenommen zu haben. Dieses Blut bleibt daher sauerstoffarm und mischt sich mit dem sauerstoffreichen Blut, das in den Körperkreislauf gelangt. Man nennt dies den **physiologischen oder anatomischen intrapulmonalen Rechts-links-Shunt.** Der Begriff kommt zustande, weil auf dem Weg vom rechten Herzen (durch die Lunge) zum linken Herzen eine „Kurzschlussverbindung", ein **Shunt**, besteht (d. h., das Blut hat nicht am Gasaustausch teilgenommen).

Es gibt auch einen **pathophysiologischen Rechts-links-Shunt**, der dadurch zustande kommt, dass gewisse Abschnitte der Alveolen z. B. als Auswirkung einer Erkrankung nicht belüftet werden. Dadurch erhöht sich der Anteil des Blutes, der nicht am Gasaustausch in der Lunge teilnimmt, und somit ebenfalls als sauerstoffarmes Blut zum linken Herzen gelangt. Es handelt sich demnach um ein Missverhältnis zwischen **Ventilation** (Belüftung) und **Perfusion** (Durchblutung), ein sog. „mismatch".

Atelektase

Diese Bereiche, die zwar durchblutet, aber nicht belüftet werden, nennt man **Atelektase(n)**. Atelektasen können im Rahmen bestimmter Erkrankungen der Lunge auftreten, z. B. bei der eitrigen Bronchitis, der Pneumonie u. v. a. Allerdings können Atelektasen auch durch die Beatmung eines Patienten entstehen, sogar bei der Narkose eines lungengesunden Patienten, etwa im Rahmen eines Wahleingriffs. Der Grund dafür ist, dass sich das Zwerchfell bei einem kontrolliert beatmeten Patienten **passiv** bewegt und nicht aktiv kontrahiert wird. Dies führt zu einem geänderten Bewegungsablauf des Zwerchfells, der nicht mehr den physiologischen Gegebenheiten entspricht. Die Folge: Die dorsalen Lungenabschnitte werden schlechter belüftet als zuvor. Ungünstigerweise sind das die Bereiche, die in Rückenlage des Patienten besser durchblutet sind. Auch dies erhöht den intrapulmonalen Rechts-links-Shunt.

> **MERKE**
> Die Anwendung des **kontinuierlich erhöhten Drucks** in den Atemwegen erfolgt einerseits, um das Auftreten von Atelektasen schon im Vorhinein zu verhindern, andererseits sollen bereits vorhandene Atelektasen wiedereröffnet werden (**Recruitment**). Im intensivmedizinischen Kontext kennt man auch noch weitere Recruitment-Manöver. Diese spielen allerdings im Rettungsdienst nur eine untergeordnete Rolle. CPAP/PEEP hingegen spielt eine wichtige Rolle zur Prävention von beatmungsassoziierten Folgeschäden.

19.2.3 Druckunterstützte Spontanatmung (ASB, IPS, PS, PSV)

Je nach Hersteller wird die **Druckunterstützung** z. B. als **Pressure Support** (PS), **Pressure Support Ventilation** (PSV), **Inspiratory Pressure Support** (IPS) oder **Assisted Spontaneous Breathing** (ASB) bezeichnet.

Der Begriff Druckunterstützung besagt, dass dem Patienten zum Zeitpunkt seiner spontanen Einatmung eine zusätzliche Atemunterstützung gegeben wird, indem vom Gerät ein voreingestellter **Überdruck** aufgebaut wird. Die Höhe dieses Überdrucks und damit auch das Ausmaß der Unterstützung wird vom Anwender ausgewählt. Stellt der Anwender z. B. CPAP auf 5 mbar und die Druckunterstützung auf 10 mbar, dann wird zum Zeitpunkt der Einatmung vom Beatmungsgerät eine Druckunterstützung von 10 mbar aufgebaut. Da bei diesem Beispiel am Ende der Ausatmung ein Druck von 5 mbar in den Atemwegen anliegt (CPAP = 5 mbar), resultiert aus der Druckunterstützung von 10 mbar ein Spitzendruck von 15 mbar.

> **ACHTUNG**
> Selbst bei Geräten desselben Herstellers kann es unterschiedliche Philosophien geben! Ein Beispiel soll dies verdeutlichen. Der Patient soll eine Druckunterstützung (PS, Pressure Support) von 10 mbar erhalten. Diese soll mit einem PEEP von 5 mbar kombiniert werden. Exemplarisch der Vergleich von Evita 2 und Evita 4 von der Fa. Dräger:
> - Bei der Evita 2 würde die Einstellung PEEP = 5 mbar und PS = 10 mbar bewirken, dass der **Spitzendruck** auf 10 mbar begrenzt wird. Der **Hilfsdruck**, also der Wert oberhalb des PEEP, würde in diesem Beispiel nur 5 mbar betragen.
> - Bei der Evita 4 würde die Einstellung PEEP = 5 mbar und PS = 10 mbar hingegen bewirken, dass der PS zum PEEP addiert wird. Es würde also ein **Spitzendruck** von 15 mbar resultieren. In diesem Beispiel beträgt der **Hilfsdruck** (oberhalb des PEEP) tatsächlich 10 mbar.

> Dieses Beispiel bezieht sich zwar auf Intensivrespiratoren, verdeutlicht aber, dass man sich als Anwender in jedem Fall intensiv mit seinen Geräten beschäftigen muss!

Die Anwendung einer **Druckunterstützung** setzt voraus, dass der Patient noch über **Spontanatmung** verfügt (> Abb. 19.21). Damit ist nicht nur gemeint, dass der Patient noch einen eigenen Atemantrieb hat, sondern er muss noch ein gewisses Maß an Kraft zur Einatmung aufbringen können. Damit sich das Beatmungsgerät an die Spontanatmung des Patienten anpassen kann, ohne dass es für den Patient zu Stress kommt, muss das Beatmungsgerät den Zeitpunkt erkennen, wo der Patient versucht einzuatmen. Falls der Patient so erschöpft ist, dass er selbst dieses geringe Maß an Kraft nicht mehr aufbringen kann, sind die Grenzen der Druckunterstützung erreicht. In einem derartigen Fall kann erwogen werden, eine invasive Beatmung zu umgehen, indem der Patient nichtinvasiv mit **BIPAP** beatmet wird.

PRAXISTIPP
Bei der akut exazerbierten COPD kommt es zur Erschöpfung der muskulären Atempumpe (**ventilatorische Insuffizienz**). Hier profitiert der Patient davon, wenn CPAP mit der **Druckunterstützung** kombiniert wird, um die erschöpfte **Atempumpe zu entlasten**. Der Patient muss jedoch zumindest noch über die Kraft verfügen, die Druckunterstützung selbst **triggern** (auslösen) zu können. Daher kann es sinnvoll sein, die Triggerempfindlichkeit am Beatmungsgerät auf einen niedrigen Wert einzustellen.

19.2.4 Nichtinvasive Beatmung (NIV)

Historischer Rückblick

Historisch betrachtet war die **Negativdruckbeatmung** (NPV, Negative Pressure Ventilation) im Rahmen der Poliomyelitisepidemie in den 1950er-Jahren die erste nichtinvasive Beatmung (NIV) in größerem Umfang. Es handelte sich damals um eine Negativdruckbeatmung mit **Tankrespiratoren,** besser bekannt auch als „eiserne Lunge." Damit war eine Langzeitbeatmung der ateminsuffizienten Patienten möglich.

Bekannt waren die Tankrespiratoren schon lange zuvor. Ausführlich beschrieben wurden sie erstmals im Jahr 1929. Eines der Probleme mit diesen Geräten war die weitgehende Immobilität der Patienten. Außerdem sind sie ungeeignet bei Patienten, die aufgrund einer pulmonalen Indikation beatmet werden müssen. Die hohe Atemarbeit, die infolge einer verminderten Compliance oder erhöhten Resistance erforderlich ist, vermögen die Tankrespiratoren nur unzureichend zu leisten. Der Anästhesist Björn Ibsen verwendete im Rahmen der Poliomyelitisepidemie im Jahr 1952 erstmals eine **Positivdruckbeatmung** über ein Tracheostoma. Seitdem wurde die Negativdruckbeatmung mit der „eisernen Lunge" nach und nach von der Positivdruckbeatmung abgelöst.

Die Entwicklung der invasiven Beatmungsverfahren und -maschinen führte dazu, dass die NIV in Vergessenheit geriet. Anfang der 1980er-Jahre wurde **CPAP** (Continuous Positive Pressure Ventilation) über Gesichtsmaske zur Behandlung der obstruktiven Schlafapnoe (OSA) eingeführt. Damit wurde es auch möglich, eine nichtinvasive Beatmung (NIV, NIPPV) über Gesichtsmaske außerklinisch durchzuführen. Eine nichtinvasive Beatmung findet seitdem in zunehmendem Maße auch bei bestimmten Indikationen in häuslicher Umgebung statt. Somit ist die CPAP-Therapie bzw. NIV in der jüngeren Vergangenheit ursprünglich eine Domäne der Schlafmedizin und Heimbeatmung gewesen. Heutzutage finden sich auch im Rettungsdienst, der Notaufnahme und der Intensivmedizin immer mehr Indikationen.

NIV im Rettungsdienst

Seit mehreren Jahren hat die NIV auch Einzug in den Rettungsdienst gehalten. Sofern keine Kontraindikationen bestehen, bietet das Verfahren mehrere Vorteile (> Tab. 19.7). So können z. B. die

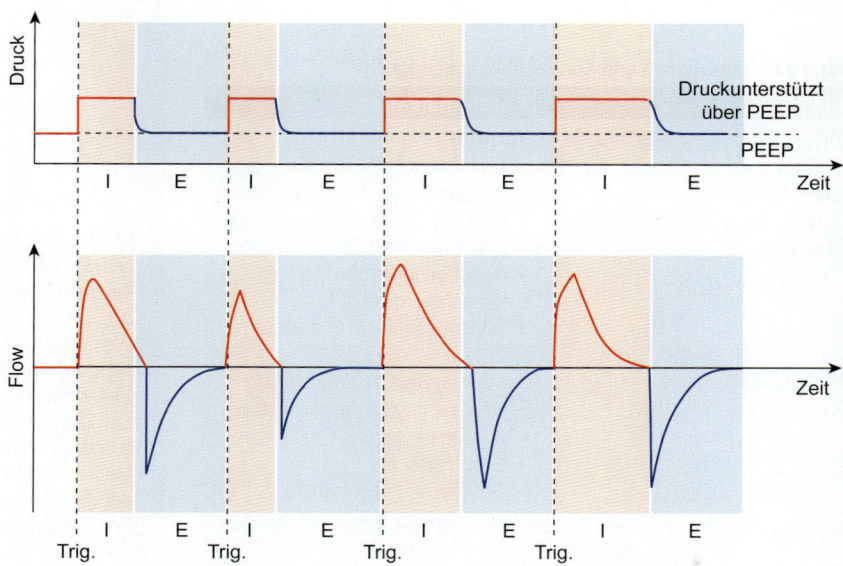

Abb. 19.21 Druck- und Flowkurve einer druckunterstützten Spontanatmung mit PEEP (CPAP/ASB bzw. CPAP/PS) [L143]

mit einer Narkose und der Atemwegsicherung einhergehenden Risiken vermieden werden. Andererseits kann die NIV Erfolg versprechen, wenn eine alleinige Sauerstoffinhalation nicht ausreicht (> Tab. 19.8).

Die nichtinvasive Beatmung ist immer Teil eines **Gesamtkonzepts,** dem die Lagerung des Patienten, die hoch dosierte Sauerstoffgabe und die Verabreichung von Medikamenten vorausgeht. Wird die Indikation zur nichtinvasiven Beatmung gestellt, gibt es zwei Möglichkeiten der Durchführung:
- Zum einen kann man beim Patienten eine CPAP-Therapie mit einfachen Systemen (Boussignac) durchführen,
- zum anderen kann man mit dafür geeigneten Beatmungsgeräten eine CPAP-Therapie beginnen.

Wichtig: Der Umgang mit dem Material muss dem Anwender gut vertraut sein (> Tab. 19.9).

Tab. 19.7 Anwendungsmöglichkeiten für NIV nach Krankheitsbildern und Vorteile gegenüber invasiver Ventilation

Anwendungsmöglichkeiten	Vorteile gegenüber invasiver Beatmung
• **Kardiales Lungenödem*** • **Akut exazerbierte COPD*** • **Einsatz beim Weaning von Problempatienten (innerklinisch)*** • Asthmaanfall • Pneumonie • Neuromuskuläre Erkrankungen • Mechanische Störung der Atemexkursion • Palliative Anwendung bei infaustem Leiden mit respiratorischer Insuffizienz	• Keine Sedierung** bzw. Narkose erforderlich (daher z. B. keine Kreislaufdepression) • Natürliche Barrierefunktion der Schleimhaut des oberen Atemwegtrakts bleibt erhalten → dadurch seltener nosokomiale Infektionen • Kürzere Beatmungszeit • Geringerer Intensivaufenthalt • Patient kann kommunizieren

* hohe Evidenz für NIV
** mitunter ist eine leichte Sedierung, z. B. mit Morphin, hilfreich

Tab. 19.8 Indikationen und Kontraindikationen für NIV

Indikation	Kontraindikationen
• SpO$_2$ < 90 % trotz Sauerstoffgabe ≥ 6 l/Min. • AF > 25/Min. • Einsatz der Atemhilfsmuskulatur • Einziehungen	**Absolut:** • Atem- oder Kreislaufstillstand • Fehlende Kooperation des Patienten aufgrund neurologischer oder psychiatrischer Störungen • Deutliche Bewusstseinseinschränkung des Patienten* • Fehlende Schluck- und Hustenreflexe • Maligne Herzrhythmusstörung • Schwere gastrointestinale oder pulmonale Blutung • Gesichtstrauma • Gesicherter Pneumothorax

* Manche Experten sehen eine Vigilanzminderung im Rahmen der Ateminsuffizienz nicht als KI, sofern ein erfahrener Therapeut zugegen ist.

Tab. 19.9 Vorbereitung und Start der NIV-Therapie durch Notfallsanitäter

Geeigneter Patient? Indikationen und Kontraindikationen beachten	> Tab. 19.7 > Tab. 19.8
Vorbereitung des Beatmungsgeräts	• Sauerstoffvorrat ausreichend? Gegebenenfalls Ersatzflasche bereithalten (v. a. das Boussignac-System verbraucht viel O$_2$) • HME/Filter und Kapnometrie/-grafie am Beatmungsschlauch angeschlossen • Gegebenenfalls Gänsegurgel verwenden • Auswahl der korrekten Maske für den Patienten (geeignete Größe)
Einstellungen am Beatmungsgerät vornehmen	• F$_i$O$_2$ zu Beginn auf 1,0 = 100 % • CPAP (PEEP) zu Beginn = 5 mbar • Druckunterstützung zu Beginn auf 5 mbar* • Trigger auf niedrigsten Wert einstellen • NIV-Modus wählen (Leckagekompensation)
Start der Anwendung	• Patienten das Vorgehen erklären („Maske wird aufs Gesicht gesetzt und leicht angedrückt.") • Maske zu Beginn manuell aufsetzen (noch nicht die Festhaltebänder einsetzen) • Eventuell den Patienten selbst die Maske halten lassen • Bei Agitation seitens des Patienten titrierte Gabe von Morphin i. v. bis zu 5 mg erwägen*
Verlauf	**Effektivitätskontrolle:** • Akzeptanz durch Patienten • Keine zunehmende Unruhe • Keine Maskenleckage • SpO$_2$-Anstieg im Verlauf • Abnahme der Atemnot • Abnahme von Atem- und Herzfrequenz im Verlauf • Zunehmende Vigilanz **Weitere Maßnahmen****: • **Schrittweise** Steigerung der Druckunterstützung auf 10 mbar* • **Schrittweise** Steigerung des CPAP-(PEEP)-Niveaus auf 10 mbar • Anpassung des F$_i$O$_2$, Ziel SpO$_2$ > 90 % **Abbruchkriterien:** • Keine verbesserte Oxygenierung trotz F$_i$O$_2$ = 1,0 • Zunehmende Bewusstseinsverschlechterung • Schwere Kooperationsprobleme • Nicht beherrschbare Aerophagie • Regurgitation/Erbrechen • Aspiration

* Falls nach lokalem Protokoll für Notfallsanitäter zugelassen, ansonsten verstehen sich die Angaben als mögliche Vorgehensweise im Beisein des Notarztes.
** Bei der schrittweisen Erhöhung von CPAP und/oder Druckunterstützung gilt, dass der höchste vom Patienten noch als komfortabel empfundene Wert gewählt werden sollte. Falls der Patient mit der schrittweisen Erhöhung nicht zurechtkommt, sollte die Einstellung wieder auf den Wert reduziert werden, den der Patient noch als angenehm empfindet.
Falls die Kombination aus CPAP und Druckunterstützung keine Besserung bringt, kann durch den Notarzt eine nichtinvasive Ventilation im BIPAP-Modus erwogen werden. Je erfahrener das Team ist, umso eher kann eine nur zögerliche Verbesserung des Patientenzustands toleriert werden. **Cave:** Eine invasive Beatmung sollte dem Patienten nicht vorenthalten werden, sobald sich das Scheitern der NIV abzeichnet.

19.3 Auswirkungen der maschinellen Beatmung

Der Grundsatz, dass kaum ein Verfahren oder Medikamenteneinsatz ohne **Nebenwirkungen** einhergeht, gilt auch für die positive Druckbeatmung. Manche Nebenwirkungen der Beatmung können schon im Rettungsdienst Relevanz haben, andere erst bei längerer Beatmung und somit im Krankenhaus.

19.3.1 Auswirkungen der Überdruckbeatmung für Patienten im Rettungsdienst

Die **Überdruckbeatmung** bewirkt eine Verminderung des venösen Rückstroms zum Herzen. Besteht gleichzeitig ein **Volumenmangel,** kann durch den bestehenden positiven endexspiratorischen Druck (PEEP) im Brustkorb eine unerwünschte Verminderung des Herzzeitvolumens hervorgerufen werden. Eine verminderte Organperfusion von Nieren, Leber, Hirn und Zwerchfell wäre die Folge. Das **Ziel** muss daher sein, einen PEEP-Wert zu wählen, der den größtmöglichen Nutzen für die Lungenfunktion und zugleich den geringstmöglichen negativen Effekt auf die Kreislaufsituation aufweist.

Für die Rettungsdienstpraxis ergibt sich, dass bei Patienten mit einer pulmonalen Schädigung ein PEEP sinnvoll ist. Bei Patienten mit ausgeprägtem Volumenmangel hingegen wird ein Verzicht auf PEEP nützlich sein. Hat ein Patient eine schwere Lungenfunktionseinschränkung und einen Volumenmangel (etwa beim Polytrauma mit starkem Blutverlust und einem schwerem Thoraxtrauma), obliegt es der Einzelfallentscheidung des Notarztes, die Vor- und Nachteile des PEEP gegeneinander abzuwägen.

Weitere Komplikationen, die durch die invasive Beatmung entstehen können, sind die Entstehung eines Pneumothorax bzw. Spannungspneumothorax. Sie können nicht nur bei Thoraxtraumata auftreten, sondern auch unabhängig davon durch hohe Beatmungsdrücke bei Patienten mit Lungenemphysem, COPD oder schwerem Asthmaanfall.

19.3.2 Beatmungsinduzierte Patientenschäden

In der Intensivmedizin beschäftigt man sich seit Längerem mit den unerwünschten Auswirkungen einer maschinellen Beatmung. So sprechen Experten z. B. von den erheblichen „Kollateralschäden" einer Beatmung. Dazu gehören:
- **Beatmungsinduzierte Lungenschädigung** (Ventilator Induced Lung Injury, VILI)
- **Beatmungsinduzierter Diaphragmaschaden** (Ventilator Induced Diaphragmatic Dysfunction, VIDD)
- **Beatmungsinduzierte Pneumonien** (Ventilator Associated Pneumonia, VAP)

Beatmungsinduzierte Lungenschädigung (Ventilator Induced Lung Injury, VILI)

Man nimmt an, dass die Schädigung vor allem bei vorgeschädigter Lunge und durch Verwendung hoher Tidalvolumina auftritt. Für die Entstehung eines VILI werden vier Mechanismen verantwortlich gemacht:
- das **Barotrauma** (Schädigung durch hohe inspiratorische Drücke > 35 mbar),
- das **Volutrauma** (Überdehnung der Alveole),
- das **Biotrauma** (Freisetzung schädlicher Zytokine durch „aggressive" Beatmung) und
- das **Atelektrauma** (abwechselnde Dehnung und Kollaps von Alveolen, v. a. durch zu niedrigen PEEP).

Beatmungsinduzierter Diaphragmaschaden (Ventilator Induced Diaphragmatic Dysfunction, VIDD)

Neben den o. g. Problemen rückt in den letzten Jahren ein weiteres Problem in den Fokus. Studien zeigen, dass bereits nach 12–24 Stunden kontrollierter Beatmung gravierende Funktionsverluste am Zwerchfell (Diaphragma) auftreten. Zum einen verliert das Zwerchfell an Kontraktionskraft, zum anderen ist eine Faseratrophie zu beobachten. Aus diesen Gründen wird angestrebt die kontrollierte Beatmung so rasch wie möglich zu beenden und zur (unterstützten) Spontanatmung zurückzukehren.

> **MERKE**
>
> Nach Bein (2014) besteht Akzeptanz, dass in Anlehnung an VILI „die (kontrollierte) positive Druckbeatmung nicht nur das Lungenparenchym, sondern die muskuläre Atempumpe nachhaltig schädigt (VIDD). Die Ausprägung all dieser beschriebenen ‚Kollateralschäden' der maschinellen Beatmung ist abhängig vom Grad der Beatmungsinvasivität sowie von Dauer und Schwere der zugrunde liegenden Erkrankung. In einer großen prospektiven Kohortenstudie an über 2000 beatmeten Patienten konnte gezeigt werden, dass die Dauer der Beatmung per se – unabhängig von der Grunderkrankung – ein mortalitätserhöhender Faktor ist."

Beatmungsinduzierte Pneumonien (Ventilator Associated Pneumonia, VAP)

Die beatmungsinduzierte Lungenentzündung (VAP) ist eine weitere Komplikation, die der Patient infolge einer invasiven Beatmung (Endotrachealtubus) erleiden kann. Es handelt sich um eine häufige Infektion in der Intensivmedizin. Ursache ist eine Aspiration von Erregern aus den oberen Atemwegen, am Cuff des Tubus vorbei, in die unteren Atemwege (sog. Mikroaspirationen von Sekret, welches dem Cuff auflagert). Die VAP verlängert die Beatmungszeit, die Intensivbehandlungszeit und erhöht die Sterblichkeit der Patienten. Ein Ansatz zur **Prophylaxe** der VAP besteht daher in einer Verkürzung der invasiven Beatmungszeit. Zu **evidenzbasierten Präventionsmaßnahmen** gehören v. a.

- Händedesinfektion,
- orale Mundpflege,
- subglottische Absaugung,
- Sedierungs- und Weaningprotokolle sowie
- Fortbildungen und
- sog. „Bundles".

MERKE
Nach Deja et al. (2011) sind Bundles „Gruppen von Maßnahmen, die – wenn sie zusammen und zuverlässig durchgeführt werden – das Outcome des Patienten verbessern können (Institute for Healthcare Improvement, www.ihi.org). In ihnen werden Schlüsselstrategien zur Infektionsprävention zusammengefasst. Gemeinsam mit Fortbildungen sollen sie die Umsetzung evidenzbasierter klinischer Empfehlungen in den Alltag bewirken."

Wann immer möglich sollten die Patienten nicht flach gelagert werden.

Weitere Auswirkungen der Beatmung

Dazu zählen Irritationen laryngealer und trachealer Strukturen, Folgeschäden der Sedierung (Hypotonie, Entzugssyndrom, Delir) und allgemeine Folgen der Immobilisierung.

19.4 Überwachung der Beatmung

Zur Überwachung während einer Beatmung werden **Parameter des Beatmungsgeräts,** wie Angaben zu Volumina und Beatmungsdrücken, sowie **patientenseitige Parameter** wie EKG, Blutdruck und periphere Sauerstoffsättigung (SpO_2), verwendet. In der Notfallmedizin erfolgt die Indikation zu einer maschinellen Beatmung aufgrund einer vitalen Funktionsstörung des Patienten, z. B. fehlende Schutzreflexe oder eine Ateminsuffizienz. Sehr häufig fällt die Wahl der Beatmungsform daher auf eine kontrollierte Beatmung. Die notwendige Überwachung einer Beatmung dient dabei vor allem dazu, folgende Komplikationen zu vermeiden bzw. umgehend zu erkennen:

- Der Patient wird gar nicht beatmet (z. B. Geräteausfall, fehlender Gasfluss, Diskonnektion, akzidentelle Extubation).
- Der Patient wird unzureichend beatmet (Atemhubvolumen bzw. Atemminutenvolumen reicht nicht mehr aus).

Die meisten Probleme lassen sich umgehend dadurch erkennen, dass einerseits eine **Überwachung mittels Kapnometrie/-grafie** erfolgt und andererseits die **Alarmgrenzen am Beatmungsgerät** an den jeweiligen Patienten angepasst werden. Die Überwachungsalarme erlauben in „Echtzeit" das Erkennen von lebensgefährlichen Problemen während der Beatmung.

PRAXISTIPP
Der **wichtigste** Parameter beim beatmeten Patienten ist die Überwachung der Kohlendioxidabatmung ($etCO_2$). Ein Ausbleiben von abgeatmetem CO_2 deutet i. d. R. auf ein **lebensbedrohliches Problem** hin, z. B. eine Fehlintubation in den Ösophagus, den Ausfall oder die Diskonnektion des Beatmungsgeräts oder eine akzidentelle Extubation. **Beim Ausbleiben einer CO_2-Abatmung niemals einen Gerätedefekt unterstellen! Die Ursache dafür muss unverzüglich gesucht werden** (➤ Tab. 19.10)!

Die Kapnometrie/-grafie ist nicht nur als reines Beatmungsmonitoring zu verstehen. Ein typischer Fehler des Unerfahrenen besteht darin, die $etCO_2$-Werte unabhängig von der Kreislaufsituation zu werten.

Die Durchblutung der Lunge hängt von der Kreislaufsituation ab, ein Phänomen, welches sehr gut bei der Reanimation zu beobachten ist. Während der Thoraxkompressionen ist der gemessene $etCO_2$-Wert recht niedrig, z. B. im Bereich von etwa 10–20 mmHg. Bekommt der Patient einen Spontankreislauf (ROSC), steigt der $etCO_2$-Wert rasch auf z. B. 50–60 mmHg an. Umgekehrt hat ein Blutdruckabfall auch einen Abfall des $etCO_2$-Wertes zur Folge. Wird z. B. während einer Narkose beobachtet, dass der $etCO_2$-Wert bei unveränderter Beatmungseinstellung sinkt, ist eine sehr wahrscheinliche – wenn auch nicht die einzige – Ursache ein Blutdruckabfall. Es wäre in diesem Fall nicht sinnvoll, die Beatmung so anzupassen, dass der $etCO_2$-Wert wieder in den gewünschten Bereich kommt. Steigt hingegen der $etCO_2$-Wert im Verlauf der Narkose an und ist zugleich ein Anstieg von Blutdruck und ggf. Herzfrequenz zu beobachten, dann spricht dies für eine zu flache Narkose. In diesem Fall ist das sinnvolle Vorgehen eine Vertiefung der Narkose und keine Anpassung der Beatmung.

PRAXISTIPP
Die **Kapnometrie/-grafie** erlaubt nicht nur eine Überwachung der **Beatmung,** sondern auch eine Einschätzung der **Kreislaufsituation,** vor

Tab. 19.10 Einflussfaktoren auf den $etCO_2$

$etCO_2$-Wert	Kreislauf (Zirkulation)	Beatmung (Ventilation)	Stoffwechsel (Metabolismus)
Nimmt zu	• Blutdruck steigt • Wiederkehr von Spontankreislauf (ROSC)	• Hypoventilation	• Hyperthermie • Narkose zu flach (Stress ↑, Schmerzen ↑ = Stoffwechsel ↑)
Nimmt ab, geht gegen null	• Blutdruck sinkt (z. B. Schock) • Kreislaufstillstand	• Hyperventilation • Ausfall Beatmungsgerät • Beatmungsschlauch oder Tubus abgeknickt • Akzidentelle Extubation	• Hypothermie

allem im zeitlichen Verlauf (Trend). Ein Blutdruckabfall hat auch immer einen Abfall des etCO$_2$-Wertes zur Folge. Auch ein plötzlich auftretender **Kreislaufstillstand** resultiert in einen zügigen etCO$_2$-Abfall, der Richtung null tendiert. Allerdings sollte dies auch anhand der EKG-Überwachung sofort erkannt werden
Eine **Ausnahme** ist die **Lungenembolie,** bei der der Abfall des etCO$_2$-Wertes darauf beruht, dass die Lunge durch den Gefäßverschluss weniger durchblutet wird. (➤ Tab. 19.10).

Das Einstellen von sinnvollen **Alarmgrenzen** gehört ebenfalls zu einer verantwortungsvollen Durchführung der Beatmung. Der Parameter des **maximalen inspiratorischen Drucks** P$_{max}$ dient dazu, Gefährdungen zu erkennen, die das Potenzial für eine Lungenschädigung durch zu hohe Atemwegsdrücke aufweisen. Eine typische Situation wäre eine zu flache Narkose, die ein Husten und Gegenatmen des Patienten gegen das Beatmungsgerät nach sich ziehen kann. Dies führt zu einem Erreichen des P$_{max}$-Wertes und somit zu einem umgehenden Alarm des Geräts, zumindest bei den modernen Ausführungen. Der maximale inspiratorische Druck P$_{max}$ sollte auf einen Alarmwert eingestellt werden, der 10 mbar oberhalb des Wertes liegt, der mit einem normalen volumenkontrollierten Beatmungshub erzielt wird. Eine weitere wichtige Einstellung ist die **untere Alarmgrenze für das Atemminutenvolumen** (AMV). Wenn der Patient z. B. mit einer AF = 12/Min. und einem VT = 500 ml beatmet wird, ergibt dies ein Atemminutenvolumen von 6 l. In diesem Beispiel würde es Sinn machen, den unteren AMV-Grenzwert z. B. auf etwa 5,5 l einzustellen (ca. 10 % unterhalb des beabsichtigten AMV). Wird dieser Wert unterschritten, löst das Beatmungsgerät einen Alarm aus.

ACHTUNG
Moderne Beatmungsgeräte versuchen bei Erreichen des P$_{max}$-Wertes, durch bestimmte Anpassungen das vom Anwender gewünschte Atemhubvolumen vollständig zu verabreichen. Einfache, ältere Beatmungsgeräte (Medumat Standard®, Oxylog® 1000), die durchaus heute noch Verwendung finden, reagieren auf das Erreichen des P$_{max}$-Wertes, in dem die Beatmung abgebrochen wird oder das Gerät die Druckspitze „abbläst". Dies kann zu einer unzureichenden Beatmung des Patienten führen.

MERKE
Der maschinell beatmete Patient ist in **potenzieller Lebensgefahr,** wenn das Beatmungsgerät ausfällt. Für die Fehlersuche hat man in dieser Situation nur wenig Zeit. Aus diesem Grund muss beim **Transport beatmeter Patienten,** insbesondere auch außerhalb des Fahrzeugs bzw. Hubschraubers, immer ein **Beatmungsbeutel** mitgeführt werden. Falls der Patient maschinell mit einem hohen PEEP beatmet wird, empfiehlt es sich dringend, auch an den Beatmungsbeutel ein PEEP-Ventil anzuschließen. Anderenfalls kann eine Beatmung mit Beatmungsbeutel und dem damit einhergehenden PEEP-Abfall einen kritischen SpO$_2$-Abfall hervorrufen. Für spezielle Anforderungen (z. B. im Intensivtransport) gibt es auch PEEP-Ventile, die den Bereich bis 20 mbar abdecken. Das Standard-PEEP-Ventil deckt nur den Bereich bis 10 mbar ab (➤ Abb. 19.22).

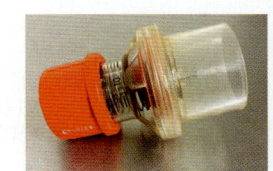

Abb. 19.22 PEEP-Ventil als Zubehör für Beatmungsbeutel [M840]

19.5 Respiratoren

Einen Überblick über handelsübliche Respiratoren, ihre Besonderheiten und Einstelloptionen gibt ➤ Tab. 19.11.

Tab. 19.11 Respiratoren: Modelle, Charakteristika, Einstelloptionen

Bezeichnung	Hersteller	Charakteristik	Beatmungsformen	Ausgewählte Einstelloptionen bzw. fixe Einstellungen
Oxylog® 1000 [V162]	Dräger	• Notfallbeatmungsgerät • **Hinweis:** rein pneumatisch betrieben (kein Akku)	Volumenkontrollierte Beatmung IPPV (nach aktueller Firmenphilosophie VC-CMV genannt), HLW-Modus	• F$_i$O$_2$: Air-Mix/No Air-Mix • I : E (Atemzeitverhältnis): 1 : 1,5 (fix) • Beatmungsfrequenz: 4–54/Min. • Atem**minuten**volumen: 3–20 l/Min. • PEEP: Nur über externes, optionales PEEP-Ventil

Oxylog® 2000 plus [V162]	Dräger	Notfallbeatmungsgerät	• Volumenkontrollierte und assistierte volumenkontrollierte Beatmung, VC-CMV, VC-AC, VC-SIMV, SpnCPAP (Apnoe Ventilation), HLW-Modus
			• Optional: NIV und Pressure Support
				• F$_i$O$_2$: Air-Mix/No Air-Mix
				• I : E (Atemzeitverhältnis): 1 : 4–3 : 1
				• Inspirationszeit T$_i$: 0,2–10 Sek.
				• Beatmungsfrequenz:
				  – 2–50/Min. (VC-SIMV)
				  – 5–50/Min. (VC-CMV, VC-AC)
				  – 12–50/Min. bei Apnoeventilation
				• Atemhubvolumen: 100–2 000 ml
				• Druckunterstützung: 0–35 mbar (relativ zum PEEP)
				• PEEP: 0–20 mbar

Tab. 19.11 Respiratoren: Modelle, Charakteristika, Einstelloptionen *(Forts.)*

Bezeichnung	Hersteller	Charakteristik	Beatmungsformen	Ausgewählte Einstelloptionen bzw. fixe Einstellungen

Oxylog® 3000 plus [V162]	Dräger	• Notfall- und Intensivtransportbeatmungsgerät
		• **Hinweis:** Kinderbeatmungsschläuche empfohlen bis zu einem VT < 250 ml
			• Volumenkontrollierte und assistierte volumenkontrollierte Beatmung, VC-CMV, VC-AC, VC-SIMV/PS, SpnCPAP, SpnCPAP/PS, PC-BIPAP, PC-BIPAP/PS, Apnoe-Ventilation, NIV, HLW-Modus
			• Optional: AutoFlow® für VC-CMV, VC-AC und VC-SIMV (VC-SIMS/PS), Anwendung mit Inhalationsmaske, CO_2-Messung
				• F_iO_2: 40–100 %
				• I : E (Atemzeitverhältnis): 1 : 100 bis 50 : 1
				• Inspirationszeit T_i: 0,2–10 Sek.
				• Beatmungsfrequenz
				  – 2–60/Min. (VC-SIMV, PC-BIPAP)
				  – 5–60/Min. (VC-CMV, VC-AC)
				  – 12–60/Min. bei Apnoeventilation
				• Atemhubvolumen: 50–2 000 ml
				• Druckunterstützung: 0–35 mbar (relativ zum PEEP)
				• PEEP: 0–20 mbar

Medumat Standard®	Weinmann Emergency	Notfallbeatmungsgerät	Volumenkontrollierte Beatmung	• F_iO_2: Air-Mix/No Air-Mix • I : E (Atemzeitverhältnis): 1 : 1,67 (fix) • Beatmungsfrequenz: 8–40/Min. • Atem**minuten**volumen: 3–20 l/Min. • PEEP: nur über externes PEEP-Ventil

Medumat Standard a® [V083]	Weinmann Emergency	Notfallbeatmungsgerät	Volumenkontrollierte Beatmung, assistierte volumenkontrollierte Beatmung	• F_iO_2: Air-Mix/No Air-Mix
				• I : E (Atemzeitverhältnis):
				  – 1 : 1,67 (fix)
				  – Bei assistierter Beatmung 1 : 1–1 : 2,33 variabel
				• Beatmungsfrequenz: 8–40/Min.
				• Atem**minuten**volumen: 3–20 l/Min.
				• Max. Beatmungsdruck P_{max}: 20–60 mbar
				• PEEP: nur über externes, optionales PEEP-Ventil

Medumat Standard 2® [V083]	Weinmann Emergency	Notfallbeatmungsgerät	• Volumenkontrollierte Beatmung:
			  – IPPV
			  – CPR
			  – SIMV (optional)
			  – S-IPPV (optional)
			  – RSI
			  – Inhalation (optional)
			• Unterstützte Spontanatmung: CPAP
				• F_iO_2: Air-Mix/No Air-Mix
				• I : E (Atemzeitverhältnis):
				  – 1 : 1,7 (mandatorisch = fix)
				  – sonst triggerabhängig (± 10 %)
				• Beatmungsfrequenz: 5–50/Min.
				• Tidalvolumen: 50–2 000 ml (± 450 ml) oder (± 20 %)
				• PEEP: 0–20 mbar

Medumat Transport® [V083]	Weinmann Emergency	Notfall- und Intensivtransportbeatmungsgerät	• Volumen- und druckkontrollierte Beatmung (jeweils auch assistiert), IPPV, S-IPPV, SIMV, PCV, aPCV, BiLevel/ASB, PRVC, CPAP/ASB, NIV. • Optional: Präoxygenierung, Sauerstoffinhalation	• F_iO_2: Zwischen 40 % und 100 % (einstellbar in 10 %-Schritten) • I : E (Atemzeitverhältnis): 59 : 1–1 : 59 • Beatmungsfrequenz: 0–60/Min. • Tidalvolumen: 50–2 000 ml • Druckunterstützung: 0–30 mbar • PEEP: 0–30 mbar

Wiederholungsfragen

1. Wie unterscheiden sich Spontanatmung und maschinelle Beatmung (➤ Kap. 19.1, ➤ Kap. 19.2)?
2. Was ist der Unterschied zwischen Compliance und Resistance (➤ Kap. 19.1.2)?
3. Was sind die Basisparameter der kontrollierten Beatmung (➤ Kap. 19.1.5)?
4. Wie kalkuliert man das Atemhubvolumen (➤ Kap. 19.1.5)?
5. Wie ist die Grundeinstellung des Beatmungsgeräts für eine volumenkontrollierte Beatmung (➤ Kap. 19.2.1)?
6. Wie ist die Grundeinstellung des Beatmungsgeräts für eine BIPAP-Beatmung (➤ Kap. 19.2.1)?
7. Inwiefern führt eine CPAP-Therapie zur Erleichterung der Atemarbeit (➤ Kap. 19.2.2)?
8. Wie ist die Grundeinstellung des Beatmungsgeräts für eine NIV (➤ Kap. 19.2.4)?
9. Was sind Kontraindikationen für eine nichtinvasive Ventilation (NIV, ➤ Kap. 19.2.4)?
10. Was sind Erfolgskriterien für eine NIV (➤ Kap. 19.2.2)?
11. Welche Ursachen kann ein Anstieg bzw. Abfall des endtidalen CO_2-Gehalts haben (➤ Kap. 19.4)?

Auflösung Fallbeispiel

Verdachtsdiagnosen
- Exazerbierte COPD
- Asthmaanfall
- Lungenödem

Erstmaßnahmen

Der Patient hat einen freien Atemweg, die Atmung ist tachypnoisch mit flachen Atemzügen. Die Lungen sind beidseits gut belüftet, allerdings sind am Brustkorb deutliche Einziehungen sichtbar.

Der Patient erhält umgehend hoch dosiert (15 l/Min.) Sauerstoff über eine Sauerstoffmaske mit Reservoirsystem. Der periphere Puls ist gut tastbar und rhythmisch, die Rekapillarisierungszeit liegt bei ca. 2–3 Sekunden. Die Haut des Patienten fühlt sich warm und feucht an. Er ist zeitlich und örtlich orientiert, die Pupillen sind unauffällig.

Bei der Erhebung der SAMPLER-Anamnese berichtet der Patient, dass er seit Jahren eine COPD (chronisch obstruktive Lungenerkrankung) – aktuell Stadium GOLD III – hat. Den Rettungsdienst habe er alarmiert, weil die Atemnot heute besonders schlimm sei.

Das Rettungsteam legt sich auf die Verdachtsdiagnose „akut exazerbierte COPD" (AE-COPD) fest. Der Patient erhält daraufhin Salbutamol und Ipratropiumbromid über eine Verneblermaske. Bis jetzt geht es dem Patienten nicht besser. Die exakte Erhebung der Vitalparameter ergibt eine Atemfrequenz von 30/Min., die Herzfrequenz liegt bei 110/Min. Die Sauerstoffsättigung ergibt einen Wert von 85 %. Das angelegte EKG zeigt einen Sinusrhythmus.

Der mittlerweile eingetroffene Notarzt bestätigt die Verdachtsdiagnose der RTW-Besatzung. Der Patient erhält zur Linderung seiner Atemnot und zur leichten Sedierung fraktioniert 5 mg Morphin i. v. Außerdem bekommt er 250 mg Prednisolon i. v. Die nichtinvasive Beatmung wird vorbereitet und dem Patienten die beabsichtigte Maßnahme erklärt. Vorsorglich wird das Material für eine Intubationsnarkose vorbereitet. Der Notarzt entscheidet sich initial für den Modus CPAP/PS/NIV mit einem PEEP-Niveau von 5 mbar und einer Druckunterstützung (PS) von 5 mbar. Die Maske wird dem Patienten zunächst von Hand sanft auf das Gesicht gedrückt. Im Verlauf kann der PEEP auf 8 mbar und die Druckunterstützung auf 10 mbar erhöht werden. Diese Einstellung empfindet der Patient als angenehm. Atemfrequenz und Herzfrequenz nehmen ab, nach einer Weile beträgt die SpO_2 = 92 %. Inzwischen toleriert der Patient die Befestigung der Maske mit den Gummihaltebändern.

Nach erfolgter Anmeldung in der nächsten Klinik mit internistischer Intensivstation wird der Patient unter Fortführung der NIV-Therapie in den RTW gebracht. Der Transport verläuft komplikationslos, die Übergabe erfolgt bei deutlich gebessertem Zustand.

Diagnose
Akut exazerbierte COPD.

WEITERFÜHRENDE LITERATUR

Oczenski, W., Hörmann, Ch.: ÖGARI-Leitlinien zur invasiven Beatmung von Intensivpatienten (2012). Download von: http://www.oegari.at/web_files/dateiarchiv/editor/leitlinie_invasiven_beatmung_von_intensivpatienten_2012.pdf

Rathgeber, J. et al.: Grundlagen der maschinellen Beatmung. Thieme-Verlag, Stuttgart, 2., vollständig überarbeitete und erweiterte Aufl., 2010

Von Hintzenstern, U., Bein, T.: Praxisbuch Beatmung. Elsevier/Urban & Fischer, München, 6. Aufl., 2015

KAPITEL 20

Thomas Semmel

Medikamentöse Therapie

20.1	Applikationsarten und -wege	411
20.1.1	Intravasale Applikation	411
20.1.2	Intranasale Applikation (LMA MAD Nasal™)	415
20.1.3	Inhalative Applikation	416
20.1.4	Bukkale und sublinguale Applikation	417
20.1.5	Orale Applikation	417
20.1.6	Intramuskuläre Applikation	417
20.1.7	Subkutane Applikation	418
20.1.8	Rektale Applikation	418

20.2	Pharmakologie	418
20.2.1	Grundlagen der Pharmakologie	418
20.2.2	Pharmakokinetik	424
20.2.3	Pharmakodynamik	426

20.3	Medikamente im Rettungsdienst	428
20.3.1	Analgetika	428
20.3.2	Sedativa	431
20.3.3	Neuroleptika	432
20.3.4	Antiemetika	432
20.3.5	Broncholytika	433
20.3.6	Narkotika	434
20.3.7	Kardiaka	437
20.3.8	Lokalanästhetika	443
20.3.9	Antihistaminika	444
20.3.10	Kortikoide	444
20.3.11	Spasmolytika	445
20.3.12	Gynäkologika	445
20.3.13	Hämostyptika	446
20.3.14	Infusionslösungen im Rettungsdienst	446
20.3.15	Antidote	448

20 Medikamentöse Therapie

Fallbeispiel

Notfallmeldung

Die Leitstelle alarmiert einen Rettungswagen zu einer bewusstlosen Person in einer Wohnung.

Befund am Notfallort

Die Ehefrau des Patienten führt das Team des Rettungswagens in das Schlafzimmer der Wohnung. Schon beim Betreten des Raums hört die RTW-Besatzung deutlich ein schnarchendes Atemgeräusch. Der Patient liegt auf dem Rücken in seinem Bett und reagiert nicht auf das Eintreten des Rettungsteams. Das Alter des Patienten wird auf ca. 70 Jahre geschätzt.

Leitsymtome
- Atemwegsverlegung
- Bewusstlosigkeit

Inhaltsübersicht

20.1 Applikationsarten und -wege

- Periphervenöser und intraossärer Zugang stellen häufig angewendete Zugangsarten zum menschlichen Körper dar. Für die periphervenöse oder intraossäre Punktion können verschiedene Punktionsorte am menschlichen Körper verwendet werden.
- Insbesondere für die Anwendung von intraossären Zugängen gibt es eine Reihe von Kontraindikationen.
- Bei beiden Zugangsformen kann es auch zu Komplikationen kommen, die sich allerdings bei korrekter Anwendung vermeiden lassen.
- Auch in der Notfallsituation steht eine Reihe von alternativen Applikationsarten zur Verfügung. Medikamente können z. B. bukkal, inhalativ und nasal appliziert werden. Eine spezielle Applikationshilfe (LMA MAD Nasal™) bringt das Arzneimittel bei der nasalen Applikation in den korrekten Resorptionsbereich der Nasenhöhle.
- Der zentralvenöse Katheter (ZVK) wird über die V. cava bis kurz vor den rechten Vorhof platziert. Punktionsstellen sind u. a. die V. jugularis externa, die V. subclavia oder die V. basilica. Die relativ hohe Komplikationsrate sollte zu einem sehr zurückhaltenden Einsatz in der präklinischen Notfallmedizin führen.
- Die intramuskuläre Punktion nimmt heutzutage notfallmedizinisch einen besonderen Stellenwert bei der Versorgung von Patienten mit einer schweren Anaphylaxie ein. Als Punktionsort sollte in dieser Situation der Oberschenkel ausgewählt werden.
- Die rektale Gabe von Arzneimitteln unterliegt einigen Besonderheiten hinsichtlich der Resorption des Wirkstoffs. Gerade bei Kindern mit entzündlich bedingten Obstruktionen des oberen Atemwegs, werden Arzneimittel rektal appliziert.

20.2 Pharmakologie

- Um sich im Fachgebiet Pharmakologie zurechtzufinden, ist die Kenntnis spezieller Fachbegriffe notwendig. Beispielsweise werden die Begriffe Wirkstoff und Arzneistoff ebenso erklärt, wie die Begriffe Indikation oder Kontraindikation.
- Um als Notfallsanitäter Arzneimittel verabreichen zu dürfen, sind neben rechtlichen Aspekten auch die Vorgaben des zuständigen Ärztlichen Leiters Rettungsdienst zu beachten.
- Die Empfehlungen der jeweiligen Fachgesellschaften und aktuelle Leitlinien definieren, welche Medikamente in welchen Notfallsituationen sinnvoll anwendbar sind.
- Sowohl die Arzneimittelumverpackung und die Packungsbeilage als auch die Fachinformationen der Hersteller beinhalten wichtige Informationen über das vorliegende Arzneimittel.
- Arzneimittel werden für den stationären Gebrauch hergestellt. Dort ist eine adäquate Lagerung einfacher möglich. Die Lagerung auf Rettungsmitteln stellt für das verantwortliche Personal eine Herausforderung dar. Die Beachtung einfacher Regeln ist sehr hilfreich.
- Auch für die präklinische Notfallmedizin liegen Arzneimittel in den unterschiedlichsten Formen vor. Man unterscheidet z. B. Emulsionen, Lösungen oder Suppositorien.
- Die Pharmakokinetik ist ein Teilgebiet der Pharmakologie. Sie beschreibt die Einflussnahme des Körpers auf ein Arzneimittel.
- Arzneimittelaufnahme, -resorption, -verteilung und -exkretion werden durch die Pharmakokinetik beschrieben.
- Arzneimittel durchlaufen bei der Anwendung drei Phasen: die pharmazeutische, die pharmakokinetische und die pharmakodynamische Phase.
- Die Resorption eines Arzneimittels ist von zahlreichen Faktoren abhängig, wie z. B. der Arzneimittelform oder der Applikationsart.
- Unter der Biotransformation eines Arzneistoffs versteht man den Umbau des Stoffes in sog. Metaboliten. Diese Stoffwechselprodukte können mehr oder weniger wirksam sein als die Ausgangssubstanz.
- Arzneimittel werden auf verschiedenen Wegen aus dem Körper ausgeschieden. Die wichtigsten Ausscheidungsorgane sind Niere und Leber.
- Arzneistoffe wirken im Körper auf unterschiedliche Art und Weise. Manche Arzneistoffe wirken z. B. an bestimmten Rezeptoren, andere beeinflussen die Transportsysteme des Körpers.
- Arzneistoffe, die an Rezeptoren wirken, lassen sich in Agonisten und Antagonisten unterscheiden.
- Die therapeutische Breite beschreibt die Dosiersicherheit eines Arzneimittels.

20.3 Medikamente im Rettungsdienst

- Analgetika gehören sicherlich zu den am häufigsten im Rettungsdienst verabreichten Substanzen. Deshalb beschäftigt sich ein komplettes Kapitel mit der Analgesie im Rettungsdienst (➤ Kap. 21).

- Sedativa wirken anxiolytisch, antikonvulsiv, amnestisch, zentral muskelrelaxierend und selbstverständlich sedierend. Der Wirkstoff Midazolam wird im Notfall häufig verwendet.
- Neuroleptika gehören zur Gruppe der Psychopharmaka. Sie wirken antipsychotisch, sedierend und sie beeinflussen die Psychomotorik. Zusätzlich haben manche Neuroleptika auch eine antiemetische Wirkung. Notfallmedizinisch kommen vor allem die Wirkstoffe Promethazin und Haloperidol zum Einsatz.
- Klassisch eingesetzte Antiemetika sind Metoclopramid und Dimenhydrinat. Daneben existieren mit den 5-HT$_3$-Antagonisten sehr potente Antiemetika.
- Die inhalative Therapie stellt die Behandlung der ersten Wahl bei einer akuten Bronchospastik dar. Insbesondere das β-2-Mimetikum Salbutamol und das Anticholinergikum Ipratropiumbromid sind wichtige Wirkstoffe zur Behandlung einer Bronchospastik.
- Zu den Narkotika zählt man die Gruppe der Hypnotika, der Muskelrelaxanzien sowie stark wirksame Analgetika und Sedativa.
- Der Begriff Kardiaka fasst viele Wirkstoffe zusammen, die am Herz-Kreislauf-System wirken. Neben Antiarrhythmika gehören Antihyper- und Antihypotonika sowie Diuretika in diese Arzneimittelgruppe. Genauso wie die Katecholamine, Antikoagulanzien, Thrombozytenaggregationshemmstoffe, Fibrinolytika und die Nitrate.
- Zu den Mineralstoffpräparaten gehören die Mineralstoffe Kalzium, Kalium, Magnesium und Zink. Notfallmedizinisch kommen aber überwiegend nur Kalzium und Magnesium zum Einsatz.
- Seit der höheren Verbreitung der intraossären Punktion, ist eine Beschäftigung mit Lokalanästhetika sehr wichtig. Bei dem Wirkstoff Lidocain handelt es sich um den einzigen Wirkstoff dieser Gruppe, der intravenös bzw. intravasal appliziert werden darf.
- Antihistaminika werden bei allergischen Reaktion eingesetzt. Allerdings genießen sie für diese Indikation nicht den höchsten Stellenwert und werden von den Fachgesellschaften als Medikamente der zweiten Wahl bezeichnet.
- Kortikoide sind Hormone der Nebennierenrinde. Man unterscheidet Glukokortikoide und Mineralokortikoide. In der Notfallmedizin finden die Glukokortikoide ihren Einsatz u. a. im Rahmen von allergischen Reaktionen, entzündlichen Atemwegsobstruktionen und bei Reizgasinhalationen.
- Spasmolytika werden zur Behandlung von kolikartigen Schmerzen eingesetzt. Neben dem Wirkstoff Butylscopolamin hat auch das nichtopioide Analgetikum Metamizol eine spasmolytische Wirkung.
- Die Gruppe der Gynäkologika lässt sind unterteilen in Tokolytika und Uterotonika. Das bekannteste Tokolytikum stellt der Wirkstoff Fenoterol dar.
- Die Tranexamsäure ist ein Antifibrinolytikum, das man auch als Hämostyptikum bezeichnen kann. Hämostyptika sind blutstillende, die Gerinnung fördernde Wirkstoffe.
- Infusionslösungen unterscheidet man in kristalloide und kolloidale Infusionslösungen. Präklinisch werden heutzutage hauptsächlich kristalloide Infusionslösungen als Trägerlösung, zum Offenhalten von intravasalen Zugängen oder zur Volumensubstitution eingesetzt. Glukoselösungen werden den Infusionslösungen ebenso wie das Natriumhydrogenkarbonat zugerechnet.
- Als Antidote bezeichnet man Gegengifte. Neben Atropin gehören u. a. Naloxon, Aktivkohle und Toloniumchlorid zur Mindestausstattung der im Rettungsdienst verfügbaren Gegengifte.

20.1 Applikationsarten und -wege

Arzneistoffe können auf unterschiedliche Arten verabreicht werden. Wird der Arzneistoff z. B. intravenös appliziert, so handelt es sich um eine **parenterale Gabe.** Hierunter versteht man die Applikation unter der Umgehung des Magen-Darm-Trakts. Zu den parenteralen Applikationsarten gehören neben der intravenösen Applikation u. a. auch die intraossäre oder die intramuskuläre Applikation. Durch die Umgehung des Verdauungstrakts kommt es zu einem deutlich schnelleren Wirkungseintritt. Wird ein Arzneistoff z. B. peroral aufgenommen, so spricht man von einer enteralen Gabe. Die Arzneistoffe durchlaufen bei der **enteralen Gabe** nach der Resorption im Darm den Pfortaderkreislauf und müssen die Leber passieren. Dort werden die Arzneistoffe verstoffwechselt. Man spricht von der **Biotransformation eines Arzneistoffs.** Das so entstandene Stoffwechselprodukt kann in seiner Wirkung deutlich abgeschwächt oder verstärkt, mitunter toxisch sein.

20.1.1 Intravasale Applikation

Die **intravasale Applikation** stellt die gebräuchlichste Applikationsart für **Notfallmedikamente** dar. Der Wirkstoff wird nicht erst resorbiert und somit ist ein schneller Wirkungseintritt zu erwarten. Neben der Punktion peripherer Venen, wie z. B. die V. cephalica, steht die intraossäre Punktion als Alternative zur Verfügung. Bei der intraossären Punktion wird in den meisten Fällen die Markhöhle der großen Röhrenknochen punktiert. So applizierte Arzneistoffe werden sehr schnell der systemischen Zirkulation zugeführt.

Periphervenöser Zugang

Aufbau und Größen

Der prinzipielle Aufbau der für den Rettungsdienst geeigneten **Verweilkanülen** (➤ Abb. 20.1 und ➤ Abb. 20.2) ist bei zahlreichen Marken gleich. Das Innenteil der Kanüle besteht aus einer Stahlpunktionsnadel mit angeschliffener Spitze (**Mandrin**). Die Qualität

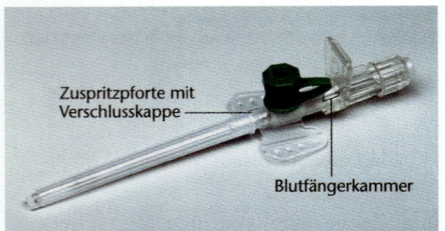

Abb. 20.1 Venenverweilkanüle [K183]

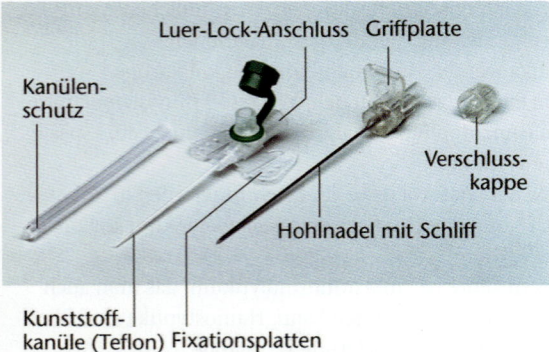

Abb. 20.2 Venenverweilkanüle, zerlegt in ihre Einzelteile [K183]

des Anschliffs ist entscheidend dafür, wie gut die Kanüle bei der Punktion durch die Haut dringt. Über die Stahlpunktionsnadel ist die eigentliche **Verweilkanüle aus Kunststoff** aufgezogen. Diese sollte mit einer **Zuspritzpforte** ausgestattet sein, um auch bei angeschlossener Infusion hygienisch einwandfreie Injektionen durchführen zu können. Die Verweilkanüle sollte mit einer ausreichend großen **Griffplatte** für den Daumen der Punktionshand und einer **Bodenplatte** versehen sein, um eine einwandfreie Führung bei der Punktion und eine anschließende Fixierung der Verweilkanüle zu ermöglichen. Die Verweilkanüle ist an ihrem stumpfen Ende verschlossen, sodass nach der Venenpunktion kein Blut austreten kann.

Unterschiedliche **Größen** sind farblich gekennzeichnet. Entscheidend für die Geschwindigkeit der Volumengabe ist der Innendurchmesser, der die Durchflussrate in ml/Min. bestimmt. Die Verwendung möglichst großlumiger Venenverweilkanülen sollte nur dann erfolgen, wenn große Infusionsvolumina appliziert werden müssen.

Je größer allerdings der Außendurchmesser der Kanüle bzw. des Kunststoffverweilkatheters im Verhältnis zum Gefäßlumen ist, desto größer ist die Gefahr der Venenwandreizung und der Thrombosebildung. Kleinere Katheter gestatten in entsprechend größeren Gefäßlumen einen stärkeren Blutfluss. Hierdurch wird eine schnellere Verdünnung der applizierten Medikamente erreicht und so das Risiko einer Gefäßschädigung verringert. Hinzu kommt, dass der Einsatz kleinerer Kanülen auch geringere mechanische Reizungen hervorruft und es somit zu einer Schmerzreduzierung kommt.

Das Einbringen einer Verweilkanüle aus Kunststoff in die Vene bietet eine jederzeit verfügbare Verbindung zur Beeinflussung des Kreislaufs. Sie ermöglicht die sichere und schnelle **Zufuhr von Medikamenten und Infusionslösungen. Indikationen** für einen periphervenösen Zugang sind die Vorsorge (Offenhalten einer Vene), die diagnostische Blutentnahme und die intravenöse Applikation von Medikamenten und Infusionslösungen.

Auswahl des Punktionsortes

Die Auswahl des richtigen **Punktionsortes** (> Abb. 20.3) sollte unter Beachtung einiger wichtiger Gesichtspunkte erfolgen. Der Zustand der Venen, die angedachte therapeutische Maßnahme, die Größe des Venenverweilkatheters und der Patientenkomfort müssen in Betracht gezogen werden. Bei einer Punktion über Gelenken kann der Patient in seiner Bewegung eingeschränkt werden und es kann zusätzlich zu einer verstärkten Venenreizung durch Bewegungen führen. Auch die Dislokation des Venenverweilkatheters ist so einfacher möglich. Als ideale Punktionsorte erscheinen die Venen des Unterarms. Eine Punktion in diesem Bereich hilft, zusätzlich das **Abknicken des Venenverweilkatheters** zu verhindern, wie dies z. B. bei der Punktion eines Gefäßes in der Ellenbeuge vorkommen kann. Sollte nur dort eine Punktion möglich sein, sollte der Arm des Patienten anschließend z. B. mittels einer Punktionsschiene immobilisiert werden. Neben der Gefahr des Abknickens besteht

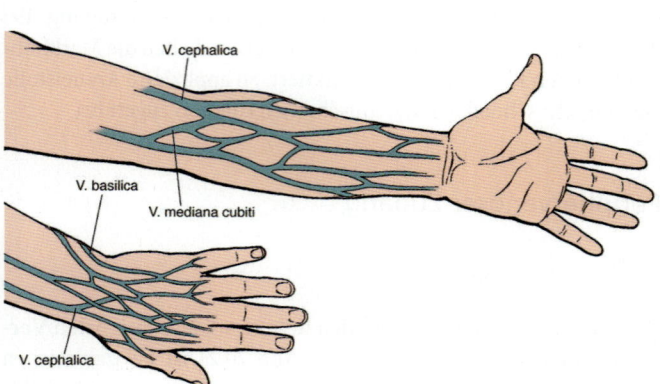

Abb. 20.3 Punktionsorte zur Anlage eines periphervenösen Zugangs [L108]

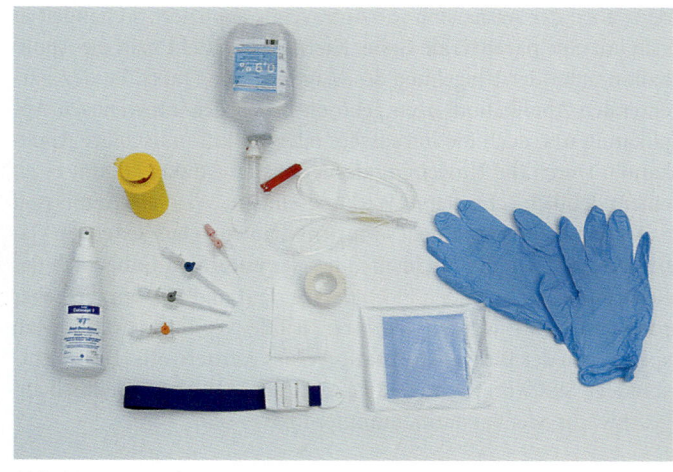

Abb. 20.4 Material zur Punktion eines peripheren Gefäßes [J747]

bei der Punktion eines Gefäßes in der Ellenbeuge die zusätzliche **Gefahr,** versehentlich eine **Arterie zu punktieren** oder eine nachfolgende **Dislokation des Katheters** in eine Arterie. Neben einer Punktion der Gefäße am Unterarm oder in der Ellenbeuge stellt auch das Gefäßnetz des Handrückens einen alternativen Punktionsort dar. Allerdings besteht auch dort nach der Punktion eine Bewegungseinschränkung des Patienten sowie des Gefahr des Abknickens und der Dislokation. Auch in diesem Fall sollte der Unterarm nach der Punktion immobilisiert werden. Lässt es die Einsatzsituation zu, so kann in Erfahrung gebracht werden, ob es sich bei dem Patienten um einen Rechts- oder Linkshänder handelt. Eine Punktion der nicht dominierenden Seite, stellt einen erheblichen Komfortgewinn für den Patienten dar. Hat der Patient bestehende Paresen, so sollte der paretische Arm möglichst nicht punktiert werden.

Durchführung der Punktion

Vor der eigentlichen **Punktion** ist der Patient über die Maßnahme aufzuklären und sollte sein Einverständnis zu dieser Maßnahme geben. Dies ist auch unbedingt im Notfallprotokoll zu dokumentieren. Damit die Durchführung zügig erfolgen kann, ist das Material vorher bereitzulegen. Bewährt hat sich die Bereitstellung von **Punktionssets** (➤ Abb. 20.4), bei denen sich z. B. in einer Nierenschale das gesamte Material für die Punktion befindet. Eine anschlussfertige Infusionslösung sollte ebenfalls vorbereitet werden.

Nach Auswahl eines geeigneten Punktionsortes muss dieser gemäß hygienischen Standards desinfiziert werden. Hierzu sind die Anwendungshinweise der Hersteller der verwendeten Hautdesinfektionsmittel zu beachten. Anschließend ist eine Stauung anzulegen. Dabei ist zu beachten, dass nur die venösen Gefäße gestaut werden. Bis sich die Gefäße durch die Stauung darstellen, sollte die empfohlene Einwirkzeit des Hautdesinfektionsmittels verstrichen sein. Eine Punktion durch Areale, die no ch vom Hautdesinfektionsmittel feucht sind, führt häufig zu Schmerzen bei der Punktion. Grund hierfür ist der hohe Alkoholgehalt der meisten Hautdesinfektionsmittel. Ist nach dem Aufbringen des Hautdesinfektionsmittels noch einmal ein Abwischen notwendig, sollten hierfür auf jeden Fall sterile Tupfer verwendet werden. Die Verwendung unsteriler Materialien führt zu einer erneuten Kontamination des Punktionsortes. Dies gilt selbstverständlich auch für den unsterilen Finger, der einen bereits desinfizierten Punktionsort erneut berührt.

Vor der eigentlichen Punktion ist der Patient auf den **Punktionsschmerz** hinzuweisen. Verfährt man nicht in dieser Weise, zieht der Patient möglicherweise die Hand oder den Arm beim Punktionsversuch weg und die Punktion ist eventuell nicht erfolgreich. Die Haut sollte am Punktionsort optimal gespannt werden, um diese gut und schnell zu durchdringen. Zur Punktion wird die Kanüle im Winkel von 30–40° leicht seitlich der Vene in die Haut eingestochen, anschließend den Winkel auf ca. 15° abflachen (➤ Abb. 20.5). Bei erfolgreicher Punktion füllt sich die Blutfängerkammer mit Blut. Jetzt wird die Punktionskanüle mit einer Hand fixiert und der Venenverweilkatheter vorgeschoben. Nun wird die Stauung geöffnet und die vorbereitete Infusion an den Venenverweilkatheter angeschlossen. Danach sollte der Venenverweilkatheter mittels einem dafür vorgesehenen Fixierpflaster gesichert werden. Der Infusionsschlauch wird zur Zugentlastung in einer Schlaufe mit einem zusätzlichen Pflasterstreifen fixiert.

Komplikationen und Kontraindikationen der periphervenösen Punktion

Zu den **Komplikationen,** die bei der periphervenösen Punktion auftreten können, zählen Schmerzen bei der Punktion, die Perforation des punktierten Gefäßes, die Ausbildung eines Hämatoms, die paravasale Applikation, die arterielle Punktion, die Thrombophlebitis und die Luftembolie. **Schmerzen** bei der Punktion können entstehen, wenn durch die noch nicht komplett getrocknete Haut nach der Desinfektion punktiert wird. Entstehen während oder nach der Punktion stärkste Schmerzen mit Sensibilitätsstörungen und Lähmungserscheinungen, wurde möglicherweise ein Nerv punktiert. In diesem Fall muss die Punktion sofort unterbrochen und die Kanüle entfernt werden. Möglicherweise muss der Patient einem Neurologen vorgestellt werden. Kommt es zu einer **Perforation des Gefäßes,** wird die Kanüle entfernt und für kurze Zeit direkter Druck auf die Punktionsstelle ausgeübt. Durch die Perforation des Gefäßes kann es auch zur Entstehung eines Hämatoms kommen.

Wird die Venenwand unbemerkt durchstochen und es werden anschließend Medikamente oder Infusionen appliziert, fällt dies entweder durch Schmerzen bei der Applikation oder durch eine zunehmende Schwellung des umliegenden Gewebes auf. In jedem Fall muss die Applikation sofort unterbrochen und der Venenverweilkatheter umgehend entfernt werden. Die **paravasale Applikation** ist entsprechend zu dokumentieren und bei der Übergabe des Patienten zu berichten, sodass eine eventuell notwendige Therapie

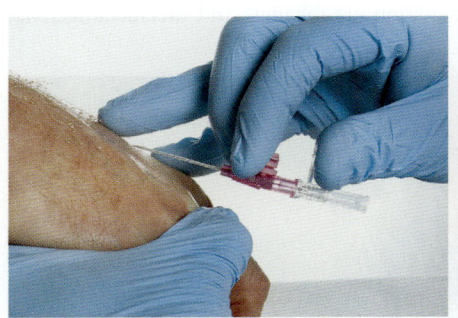
a) Punktion

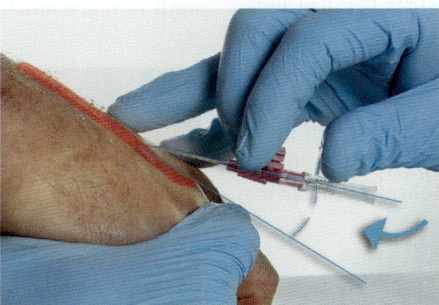
b) Punktionswinkel

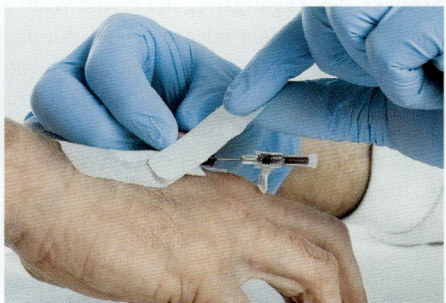
c) Fixierung der Venenverweilkanüle

Abb. 20.5 Anlage eines periphervenösen Zugangs [J747]

schnellstens eingeleitet werden kann. Je nach appliziertem Wirkstoff kann die paravasale Applikation schwerwiegende Nekrosen nach sich ziehen.

Bei der versehentlichen **Punktion einer Arterie** wird hellrotes Blut pulsierend austreten. Möglicherweise kommt es distal des Punktionsortes zu brennenden Schmerzen und zu einer Entfärbung bzw. Blässe bis in die Finger. Die Gefahr für eine arterielle Punktion besteht insbesondere beim Versuch, die V. basilica in der Ellenbeuge zu punktieren, wobei es dann versehentlich zu einer Punktion der A. brachialis kommt. Im Fall einer arteriellen Punktion muss der Venenverweilkatheter umgehend entfernt werden, anschließend wird direkter Druck auf die Punktionsstelle ausgeübt, bis ein Kompressionsverband angelegt werden kann. Als Folgen der versehentlichen arteriellen Punktion können eine Dissektion, ein Verschluss oder die Bildung eines Aneurysmas der Arterie entstehen. Wird die arterielle Punktion nicht erkannt und werden Medikamente und Infusionslösungen appliziert, kann dies bis hin zum Verlust der betroffenen Extremität führen.

Die Ursachen für eine **Thrombophlebitis** nach der Anlage eines Venenverweilkatheters sind durch den Katheter oder applizierte Medikamente bzw. Infusionslösungen verursachte Venenwandreizungen. In seltenen Fällen kann die Thrombophlebitis aber auch durch Keime, die über den Venenverweilkatheter eingeschwemmt bzw. mit dem Stanzzylinder eingebracht werden, ausgelöst werden.

Luftembolien sind nach der Punktion peripherer Venen eher selten. Insbesondere, wenn die zu punktierende Extremität korrekt tief gelagert wird. Werden allerdings Jugularvenen oder die V. subclavia punktiert, besteht ein hohes Risiko für eine Luftembolie. Man geht davon aus, dass es bei Luftmengen von 70–130 ml, die in den Körper eindringen, zu letalen Ausgängen kommen kann.

Intraossärer Zugang

Der **intraossäre Zugang** stellt einen alternativen, intravaskulären Zugang, insbesondere bei kritisch kranken oder verletzten Patienten, dar. Entsprechend den aktuellen Empfehlungen soll der intraossäre Zugang angewendet werden, wenn innerhalb von **90–120 Sekunden** kein periphervenöser Zugang etabliert werden kann. Ausnahme hiervon sind pädiatrische Patienten (> Kap. 35.8.3). Hier lautet die Empfehlung, dass der intraossäre Zugang bei **Kindern** im **Herz-Kreislauf-Stillstand** oder im Stadium des **dekompensierten Schocks**, den **Zugangsweg der ersten Wahl** darstellt. Bei allen anderen kritisch kranken oder verletzten Kindern, soll ein intraossärer Zugang etabliert werden, wenn innerhalb von **60 Sekunden** kein periphervenöser Zugang (> Kap. 35.8.2) geschaffen werden kann.

Derzeit stehen unterschiedliche Systeme zur intraossären Punktion zur Verfügung. Das Spektrum reicht von manuellen Systemen bis hin zu Intraossärnadeln, die mithilfe einer Bohrmaschine in den Knochen eingebracht werden.

Auswahl des Punktionsortes

Für die meisten Intraossärsysteme sind bis zu vier Punktionsorte zugelassen. Dabei handelt es sich um den proximalen Humerus (> Abb. 20.6), das distale Femur sowie proximale und distale Tibia. Spezielle Systeme sind auch zur Punktion des Sternums zugelassen. An den langen Röhrenknochen wird im Bereich der Epiphyse punktiert, da dort die Kortikalis des Knochens relativ dünn ist und der Markraum dort rotes Knochenmark enthält.

Komplikationen und Kontraindikationen

Als **Kontraindikationen** für einen intraossären Zugang gelten:
- Fraktur des Knochens am geplanten Punktionsort
- Prothesen (auch an Gelenkprothesen denken)
- Intraossärer Zugang an derselben Extremität innerhalb der letzten 48 Stunden
- Lokale Infektion der Haut am geplanten Punktionsort
- Unmöglichkeit, die anatomischen Strukturen zu identifizieren (z. B. Adipositas per magna)

Mit die häufigsten **Komplikationen** bei der intraossären Punktion sind **Fehler bei der Anwendung,** die entweder vom Anwender selbst oder vom verwendeten Intraossärsystem ausgehen. Um diese zu vermeiden, sind eine herstellerkonforme Basisschulung und ein kontinuierliches Training sehr wichtig.

Eine weitere Komplikation stellt die **Dislokation** der Intraossärnadel dar. Hieraus kann eine **Extravasation** entstehen, die im schlimmsten Fall zu einem **Kompartment-Syndrom** führt. Diese Komplikationen lassen sich weitestgehend vermeiden, wenn die Intraossärnadel nach der Punktion umgehend mit Daumen und Zeigefinger auf Hautniveau fixiert und anschließend mit einem speziellen Fixierpflaster versehen wird.

Auch die **Fraktur** des Knochens am Punktionsort stellt eine Komplikation dar, die sich allerdings vermeiden lässt, indem man bei der Punktion nicht viel Kraft aufwendet oder im Falle der Verwendung z. B. von manuellen Systemen den Punktionsort gut unterpolstert.

Auch Infektionen können als Komplikation nach einer intraossären Punktion auftreten. Allerdings ist die Rate sehr gering. Bereits im Jahr 1985 wurde die Rate für das Auftreten einer Osteomyelitis im Rahmen einer Untersuchung an ca. 4 000 pädiatrischen Patienten mit < 0,6 % angegeben.

Auch Schmerzen stellen eine Komplikation der intraossären Punktion dar. Allerdings verursacht die Punktion selbst häufig nur geringe Schmerzen (NRS 1–3). Die Applikation von Flüssigkeiten oder Medikamenten führt bei wachen Patienten ohne vorherige Gabe eines Lokalanästhetikums zu sehr starken Schmerzen. Die Schmerzen sind auch vom gewählten Punktionsort abhängig. In Untersuchungen hat

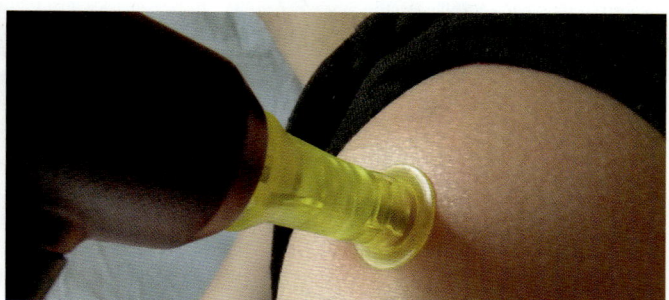

Abb. 20.6 Punktion des proximalen Humerus [M844]

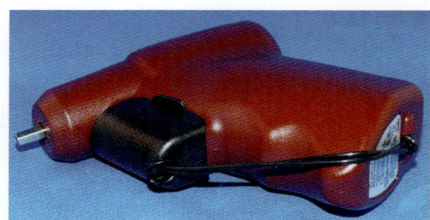

Abb. 20.7 EZ-IO-Bohrmaschine [M844]

die Applikation von Flüssigkeiten oder Medikamenten über einen intraossären Zugang am proximalen Humerus deutlich geringere Schmerzen (NRS 4,6 ± 2,9) verursacht, als z. B. an der proximalen Tibia (NRS 7,9 ± 2,8). In beiden Fällen wurde nach der Punktion ein Lokalanästhetikum in den Markraum appliziert (➤ Kap. 20.3.8).

> **PRAXISTIPP**
>
> **Durchführung einer intraossären Punktion** (Beispiel EZ-IO®; ➤ Abb. 20.7):
> - Punktionsort aufsuchen
> - Hautdicke bestimmen (zur Auswahl der korrekten Nadellänge)
> - Punktionsort desinfizieren (Einwirkzeit beachten)
> - Material vorbereiten
>   - Luer-Lock-Spritzen mit NaCl 0,9 % oder bei wachen Patienten mit Lidocain 2 % füllen
>   - Verbindungsleitung (EZ-Connect mit NaCl 0,9 % oder Lidocain 2 % spülen – Totraum 1 ml)
>   - Infusion vorbereiten (evtl. Druckinfusionsmanschette bereitlegen)
>   - 3-Wege-Hahn an Infusionsleitung anschließen (fehlender Applikationsport an der Verbindungsleitung)
>   - Trokarabwurfbehälter bereitstellen
>   - Armband bereitlegen (Datum und Uhrzeit der Punktion vermerken)
> - Nadel mit dem Magnetaufnehmer der Bohrmaschine aufnehmen
> - Nadel an der Bohrmaschine mit Zeige- und Mittelfinger sichern und anschließend die Schutzkappe entfernen
> - Ohne Kraftaufwand durch die Haut stechen, bis der Widerstand des Knochens spürbar ist
> - Bohrschalter betätigen und ohne hohen Kraftaufwand bohren
>   - Bei Erwachsenen kann bis auf das Hautniveau gebohrt werden (die richtige Nadellänge vorausgesetzt), ohne Druck auf die Haut auszuüben
>   - Bei Kindern aufhören zu bohren, sobald der Widerstand verloren gegangen ist
> - Nadel mit Zeigefinger und Daumen auf Hautniveau sichern und anschließend die Bohrmaschine senkrecht von der Nadel entfernen
> - Trokar entfernen (ca. 2,5 Umdrehungen gegen den Uhrzeigersinn)
>   - Erste optische Lagekontrolle durchführen: Blut an der Trokarspitze
> - Trokar sicher entsorgen
> - Spezielles Fixierpflaster aufbringen
>   - Zweite optische Lagekontrolle durchführen: Aufsteigendes Blut im Intraossärkanülenanschluss
> - Verbindungsleitung mit vorkonnektierter Luer-Lock-Spritze an die Intraossärkanüle anschließen
>   - Dritte Lagekontrolle durchführen: Aspirationsversuch
> - Bolusgabe oder Lidocain-Applikation durchführen
> - Infusion anschließen (evtl. Druckinfusion erforderlich)

Zentralvenöser Katheter (ZVK)

Zentralvenöse Katheter werden hauptsächlich im klinischen Alltag angewendet. Sie eignen sich zur Applikation von Infusionen, Medikamenten (z. B. stark venenwandreizenden Substanzen, Katecholaminen oder Zytostatika) und zur Messung des zentralen Venendrucks. Punktionsorte sind unter anderem die V. basilica, V. jugularis oder V. subclavia. Aufgrund einer hohen Komplikationsrate bei der Anlage eines ZVK, werden diese in der Präklinik nur noch selten angewendet. Zu den möglichen Komplikationen gehören z. B. das Entstehen eines Pneumo- oder Hämatothorax durch eine Fehlpunktion, die Luftembolie sowie die große Gefahr von katheterassoziierten Infektionen.

Arterielle Punktion

Im Rettungsdienst werden Arterien hauptsächlich zur **Messung des intraarteriellen Blutdrucks** punktiert. Die Messung des intraarteriellen Blutdrucks wird am häufigsten bei Intensivverlegungstransporten angewendet. Vorteile dieser Messmethode sind eine sog. „Schlag-für-Schlag-Registrierung" des Blutdrucks, eine hohe Messgenauigkeit, ein schnelles Erkennen hämodynamischer Störungen, die Darstellung der Pulswelle und hämodynamischer Auswirkungen von Herzrhythmusstörungen. In den meisten Fällen wird die A. radialis, idealerweise der nicht dominierenden Hand des Patienten, mit einer speziellen Arterienkanüle der Größe 18–20 G punktiert. Weitere Punktionsorte sind die A. ulnaris, A. brachialis, A. axilaris, A. femoralis und die A. dorsalis pedis.

20.1.2 Intranasale Applikation (LMA MAD Nasal™)

Die **intranasale Applikation** von Medikamenten ist eine schnelle und nahezu schmerzlose Methode. Lipophile Wirkstoffe werden bei entsprechender Teilchengröße (10–50 μm) im Bereich der oberen Nasenhöhle sehr gut resorbiert und gelangen von dort sehr schnell an ihren Wirkort.

Indikationen für die intranasale Applikation sind meist die Analgesie, die Durchbrechung zerebraler Krampfanfälle, die Gabe von Antidoten und die Sedierung.

Intranasal applizierte Medikamente unterliegen nicht dem sog. First-Pass-Metabolismus. Die Bioverfügbarkeit ist recht hoch, sie liegt z. B. für den Opiatantagonisten Naloxon bei über 90 %, für Fentanyl bei über 80 %. Die Vorteile der nasalen Applikation sind die nahezu immer einfache Erreichbarkeit des Applikationsortes und der schnelle sowie schmerzlose Zugang zum Körper des Patienten. Um ein Medikament nasal zu applizieren, ist kein spezielles Training erforderlich, die Anwendung ist sehr einfach.

Allerdings müssen für eine funktionierende intranasale Applikation einige **Voraussetzungen** erfüllt sein:
- Normale Beschaffenheit der Nasenschleimhaut
- Keine stark verschleimte Nase („verstopfte Nase")
- Keine vorherige Benutzung von Vasokonstriktoren, z. B. Nasenspray, Drogen (Kokain)
- Keine Verletzungen der Nase
- Lipophile Wirkstoffe
- Geringes Flüssigkeitsvolumen bei hoher Wirkstoffkonzentration

20 Medikamentöse Therapie

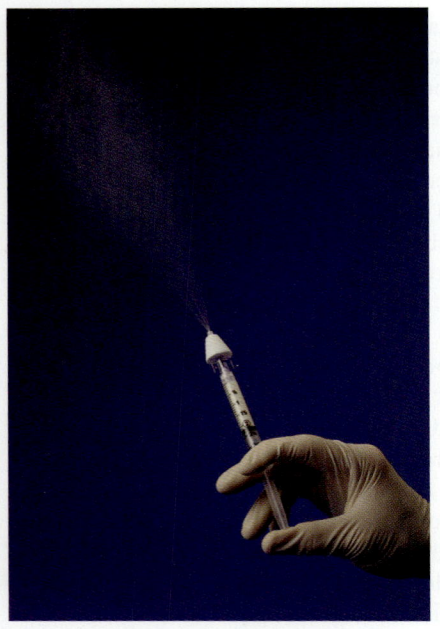

Abb. 20.8 LMA MAD Nasal™ mit angeschlossener Luer-Lock-Spritze [V420]

Mithilfe des LMA MAD Nasal™ (➤ Abb. 20.8) werden die Wirkstoffe in einer Teilchengröße von 30–100 µm auf die Nasenschleimhaut im Bereich der sog. Regio olfactoria aufgebracht. Dazu muss der Wirkstoff schnell und mit hohem Druck über das MAD-System appliziert werden. Dies erreicht man am besten, wenn man das MAD mit einer Luer-Lock-Spritze verbindet.

Auch die **Menge und Konzentration eines Wirkstoffs** spielen bei der intranasalen Applikation eine wichtige Rolle. Die Nasenschleimhaut ist nicht in der Lage, große Flüssigkeitsmengen in kurzer Zeit zu resorbieren. Deshalb sollte bei der intranasalen Applikation nie mehr als 1 ml Flüssigkeit pro Nasenloch appliziert werden (➤ Tab. 20.1). Größere Flüssigkeitsmengen laufen entweder wieder aus der Nase heraus oder sie laufen in den Rachen. Insbesondere bei Wirkstoffen mit einem niedrigen pH-Wert können so Missempfindungen oder gar Schmerzen verursacht werden. Wiederholungsgaben sollten erst nach wenigen Minuten erfolgen.

Tab. 20.1 Dosierungsempfehlungen zur intranasalen Applikation

Notfallsituation	Wirkstoff/Dosierung	Bemerkungen
Zerebraler Krampfanfall	Midazolam: • bis 10 kg KG = 2,5 mg • 10–20 kg KG = 5,0 mg • > 20 kg KG = 10,0 mg	Midazolam 5 mg/ml verwenden, z. B. Dormicum® 15 mg/3 ml
Sedierung	Midazolam: 0,4–0,5 mg/kg	Titrierte Gabe möglich
Analgesie	Fentanyl: 2,0 µg/kg Sufentanil: 0,4–0,7 µg/kg Esketamin: 2,0 mg/kg	Fentanyl ideal für Kinder bis zur Pubertät, Sufentanil für Jugendliche und Erwachsene
Opiatüberdosierung	Naloxon: 2 mg	Zur nasalen Applikation ist eine Konzentration von 1 mg/ml notwendig (in Deutschland derzeit nicht erhältlich)

> **ACHTUNG**
> Nie mehr als 1 ml Flüssigkeit pro Nasenloch applizieren!

Die intranasale Applikation stellt insbesondere bei der Behandlung von Kindern eine sehr gute Alternative zu anderen, teilweise schmerzhaften Applikationsarten dar.

Bei dieser Applikationsart von Medikamenten handelt es sich allerdings um einen sog. „**off label use**", da keines der Medikamente für die nasale Applikation zugelassen ist. Viele Untersuchungen und reale Anwendungen haben aber gezeigt, dass Medikamente, intranasal appliziert, sehr gut und schnell wirken. Diese Untersuchungen konnten auch nachweisen, dass die Nebenwirkungsrate deutlich geringer ist als z. B. bei der intravenösen Applikation.

Die Geschichte des MAD-Systems

Medikamente werden schon seit langer Zeit nasal appliziert. Beispielsweise wurde das Nasenspray Nasivin® 1961 auf den Markt gebracht. Die intranasale Applikation von Midazolam wurde zum ersten Mal von Jöhr, einem Schweizer Anästhesisten, im Jahr 1993 beschrieben. Seit mehr als 10 Jahren ist nun, insbesondere für den Bereich der Notfallmedizin, die intranasale Applikationshilfe MAD (Mucosal Atomization Device) auf dem Markt erhältlich. Heute wird das Produkt unter dem Namen LMA MAD Nasal™ vertrieben.

Diese kleine Applikationshilfe wurde von Dr. Timothy Wolfe und dem Ingenieur Marshall Tory Denton entwickelt. Dr. Wolfe hat während seiner Ausbildung in den 1980er-Jahren häufig Patienten versorgt, die Heroin und Kokain nasal aufgenommen hatten, um einen Rauschzustand zu erlangen. Dabei fiel ihm auf, dass die Nasenschleimhaut ein effektiver Weg sein muss, um Medikamente zu verabreichen. Insbesondere im Hinblick auf die Versorgung von Kindern erschien Dr. Wolfe diese Applikationsform ideal.

In den nachfolgenden Jahren hat Dr. Wolfe Erfahrungen mit den unterschiedlichsten Methoden, Medikamente nasal zu applizieren, gesammelt. Leider ist wohl ein Großteil der nasal applizierten Medikamente wieder auf seinem Kittel oder in seinem Gesicht gelandet. Er fand heraus, dass die Tropfen der Medikamente einfach zu groß waren, um schnell durch die Nasenschleimhaut resorbiert zu werden. Ihm kam die Idee, die Medikamente zu zerstäuben. Aus dieser Idee entstand das MAD. Die ersten Medikamente, die Dr. Wolfe hierüber applizierte waren Midazolam zur Sedierung von Kindern und Naloxon als Antidot bei Opiatüberdosierungen. Später kamen Fentanyl zur Analgesie von Kindern und Sufentanil zur Analgesie von Erwachsenen hinzu.

20.1.3 Inhalative Applikation

Die inhalative Applikation von Medikamenten erfolgt meist über Dosieraerosole oder **Verneblermasken** (sog. Feuchtverneblermasken; ➤ Abb. 20.9). Die Medikamente gelangen so direkt an ihren Wirkort. Hierdurch wird das Entstehen unerwünschter Nebenwirkungen deutlich reduziert. Im Rettungsdienst werden am häufigsten Adrenalin, Anticholinergika, β-2-Mimetika, Kortikoide und Sauerstoff inhalativ appliziert.

Während der Patient beim Einsatz von Dosieraerosolen mitarbeiten muss, ist dies bei der Verwendung von Sauerstoff- und Verneblermasken sowie Sauerstoffbrillen nicht notwendig.

Sauerstoffbrillen können für einen Sauerstofffluss bis 6 l/Min. verwendet werden, höhere Flussraten führen zu keiner Erhöhung der inspiratorischen Sauerstoffkonzentration und können zusätzlich die Nasenschleimhaut schädigen. **Sauerstoffmasken ohne Reservoir** eignen sich für Flussraten von 6–10 l/Min., höhere Flussraten werden die inspiratorische Sauerstoffkonzentration durch Beimischung von Umgebungsluft nicht steigern. Sollen hohe inspiratorische Sauerstoffkonzentrationen erreicht werden, müssen **Sauerstoffmasken mit Reservoirsystem und Nicht-Rückatemventil** verwendet werden. So kann man bei einer Flussrate von 15 l/Min. eine inspiratorische Sauerstoffkonzentration von 0,85 erreichen.

Die im Rettungsdienst üblichen Verneblermasken werden mit 6–8 l/Min. Sauerstoff betrieben. Für die korrekte Funktion muss sich bei vielen Verneblermasken zu Applikationsbeginn mindestens eine Flüssigkeitsmenge von 5 ml im Verneblertopf befinden. Ist die zu applizierende Wirkstoffmenge geringer, ist der Verneblertopf mit NaCl 0,9 % aufzufüllen.

> **PRAXISTIPP**
>
> „Regel der 6": Sauerstoff- oder Verneblermasken müssen mindestens mit einem **Sauerstofffluss von 6 l/Min.** betrieben werden. Ein geringerer Sauerstofffluss kann zu einer Rückatmung von ausgeatmetem CO_2 führen.

Bei der **Anwendung von Dosieraerosolen** sind unterschiedliche Anwendungsschritte zu beachten:
- Patienten über die Maßnahme aufklären
- Alle Schritte der Maßnahme erklären
- Dosieraerosol vor der Anwendung gut schütteln (Vermischung Wirkstoff und Treibmittel)
- Patienten anleiten, vor der Inhalation kräftig auszuatmen
- Tief einatmen und dabei Aerosolstoß synchron applizieren
- Patient muss den Atem nach Abgabe des Aerosolstoßes mindestens 5 Sekunden anhalten
- Weiteren Aerosolstoß frühestens nach 30 Sekunden applizieren

Die Applikation mit einem Dosieraerosol kann durch die **Verwendung einer Applikationshilfe** oder durch sog. **Spacer** vereinfacht werden. Beispielsweise wird eine kleinvolumige Applikationshilfe auf ein Dosieraerosol aufgesteckt und mit der Verschlusskappe des Aerosols verschlossen. Der Aerosolstoß wird in die Applikationshilfe abgegeben und anschließend kann der Patient aus der Applikationshilfe inhalieren. Spacer werden hauptsächlich für die Inhalation von Kortikoiden verwendet. Neben den Dosieraerosolen existieren noch weiterentwickelte Applikationssysteme, wie z. B. sog. Autohaler oder Easi-Breathe-Systeme, bei denen das Aerosol durch den Atemzug getriggert abgegeben wird.

> **ACHTUNG**
>
> Seit dem Erscheinen der ERC-Guidelines 2010 wird die **endobronchiale (endotracheale) Medikamentenapplikation** für Erwachsene nicht mehr empfohlen.
> Unvorhersehbare Plasmakonzentrationen und vorwiegend β-adrenerge Effekte des Adrenalins können für den Patienten nachteilig sein. Weiterhin können sich aufgrund einer geringeren Lungenperfusion unter kardiopulmonaler Reanimation Wirkstoffdepots bilden, aus denen bei Wiedereintritt eines Spontankreislaufs das Adrenalin freigesetzt wird und zum erneuten Auftreten von lebensbedrohlichen Herzrhythmusstörungen führen kann.
> Lediglich bei der **kardiopulmonalen Reanimation von Kindern** kann die endobronchiale Applikation als letzte Option in Erwägung gezogen werden. Dies aber nur, wenn sowohl intravenöser, als auch intraossärer Zugang nicht möglich sind.

20.1.4 Bukkale und sublinguale Applikation

Einige Medikamente sollen sublingual, also unter die Zunge, appliziert werden. Der Wirkstoff des Nitrolingual® Pumpsprays wird z. B. sublingual gegeben. Sicherlich gelingt dies aber nicht immer und die Wirkstoffe werden bukkal appliziert. Hierunter versteht man die **Applikation auf die Mund- und Zungenschleimhaut.** Ob bukkal oder sublingual, die Wirkstoffe werden dort sehr rasch resorbiert und es kommt häufig sehr schnell zu einer systemischen Wirkung. Auch das Antikonvulsivum Lorazepam wird in Form eines speziellen Plättchens (Tavor® Expidet®) bukkal appliziert. Das Plättchen zergeht sehr schnell auf der Mund- oder Zungenschleimhaut und es kommt rasch zu einer systemischen Wirkung.

20.1.5 Orale Applikation

Im Rettungsdienst **werden nur wenige Wirkstoffe oral appliziert.** Hierzu gehören z. B. die Aktivkohle oder Simeticon. Soll ein Wirkstoff oral appliziert werden, darf das Bewusstsein des Patienten nicht gestört sein. Die Wirkung tritt verzögert ein und die Wirkstoffe unterliegen dem First-Pass-Metabolismus. Die Bioverfügbarkeit ist deutlich geringer als bei parenteralen Applikationsformen.

20.1.6 Intramuskuläre Applikation

Bei der intramuskulären Applikation werden die **Wirkstoffe** mittels einer zur intramuskulären Punktion geeigneten Kanüle (z. B. 0,8 × 40 mm, grün) **in den Muskel eingebracht.** Bei der intramus-

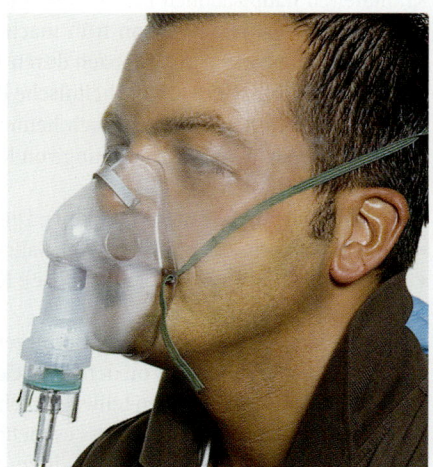

Abb. 20.9 Inhalative Applikation mittels Verneblermaske [J747]

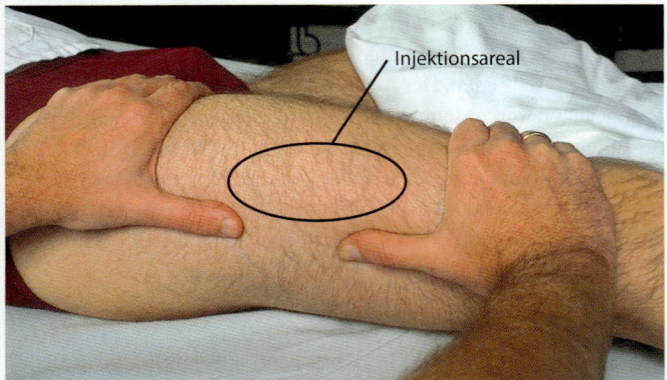

Abb. 20.10 Punktionsort für die intramuskuläre Applikation am Oberschenkel [K183]

kulären Applikation kommt es nicht so schnell zu einer systemischen Wirkung, wie bei z. B. bei der intravenösen Applikation. Allerdings ist auch die Rate an unerwünschten Nebenwirkungen geringer. Insbesondere bei einer schweren Anaphylaxie ist diese Applikationsart das Mittel der Wahl, um das überlebenswichtige Adrenalin zu verabreichen. Applikationsort ist häufig der Oberschenkel, dort wird der M. vastus lateralis punktiert (➤ Abb. 20.10).

> **PRAXISTIPP**
> Durchführung einer **intramuskulären Applikation:**
> - Bein leicht anwinkeln und nach innen rotieren
> - Punktionsort identifizieren
> - Haut desinfizieren
> - Senkrecht durch die Haut in den Muskel einstechen
> - Aspirationsversuch zum Ausschluss einer intravasalen Lage
> - Applikation des Wirkstoffs über 10 Sekunden
> - Injektionskanüle nach Applikation zügig entfernen und sicher entsorgen
> - Punktionsstelle mit einem Tupfer komprimieren und anschließend mit einem Pflaster versorgen

20.1.7 Subkutane Applikation

Bei der subkutanen Applikation wird der **Wirkstoff in das Unterhautfettgewebe (Subkutis) verabreicht.** Wirkstoffe werden aus der Subkutis nur langsam resorbiert, am Punktionsort bilden sich Wirkstoffdepots aus. Im Rettungsdienst werden nur wenige Wirkstoffe wie z. B. Terbutalin subkutan appliziert. Teilweise werden in Notfallsituationen aber auch Analgetika, Antidote oder Neuroleptika subkutan verabreicht.

Das Rettungsdienstpersonal kann aber auch mit Patienten konfrontiert werden, die Autoinjektoren mit sich führen und in der Notfallsituation möglicherweise Hilfe bei der Applikation benötigen. Beispielsweise handelt es sich hierbei um Adrenalin-Autoinjektoren mit einem Wirkstoffgehalt von 0,15–0,5 mg.

20.1.8 Rektale Applikation

Verglichen mit anderen Applikationsarten weist die rektale Applikation eine **geringere Resorptionsrate** auf. Werden die Wirkstoffe über die unteren Hämorrhoidalvenen aufgenommen, kann es zu einer Umgehung der Leber kommen. Dies ist von der Einführtiefe und dem Beginn der Auflösung der Suppositorien (Zäpfchen) abhängig. Werden die Suppositorien nicht zu tief eingeführt und beginnen sich rasch aufzulösen, kann es eher zu einer Aufnahme in die unteren Hämorrhoidalvenen kommen. Kommt es im Gegensatz hierzu zu einer Aufnahme über die obere Hämorrhoidalvene, wird der Wirkstoff über die Pfortader der Leber zugeführt und er durchläuft den First-Pass-Metabolismus (➤ Abb. 20.11).

Im Rettungsdienst werden **Suppositorien hauptsächlich bei pädiatrischen Notfällen** verabreicht. Hierbei handelt es sich meist um Kortikoide, Ibuprofen und Paracetamol.

Neben den Suppositorien kommen auch Rektaltuben zur Anwendung. Der Wirkstoff liegt in den Rektaltuben in einer Lösung vor. Zur Anwendung wird die Rektaltube aus der Umverpackung entnommen, anschließend die Verschlusskappe entfernt und die Tubenspitze in den Analkanal eingeführt. Der Inhalt der Rektaltube wird durch kräftigen Druck entleert. Die Rektaltube muss anschließend unter aufrechterhaltenem Druck wieder entfernt werden. Wird dieser Druck beim Entfernen nicht aufrechterhalten, kann die Rektallösung unter Umständen wieder zurückgesaugt werden. Nach der Entfernung der Rektaltube sollten die Gesäßbacken des Patienten, wie auch bei der Applikation von Suppositorien, für einige Zeit zusammengedrückt werden, um ein Herauslaufen der Lösung zu verhindern. Als Rektaltube kommt hauptsächlich der Wirkstoff Diazepam zum Einsatz.

20.2 Pharmakologie

20.2.1 Grundlagen der Pharmakologie

Die Pharmakologie ist die **Lehre von den Wechselwirkungen zwischen Arzneistoffen und dem Organismus.** Man unterteilt die Pharmakologie in die Fachgebiete **Pharmakokinetik, Pharmakodynamik** und **Toxikologie.**

Bis zum Ende des 19. Jahrhunderts wurden zur Behandlung von Krankheiten hauptsächlich frische oder getrocknete Pflanzen oder Pflanzenteile verwendet. Schon früh machte man die medizinisch wirksamen Substanzen der Pflanzen durch Trocknen oder Einlegen in Alkohol haltbar. Gerade viele heimische Pflanzen bieten eine Unzahl von Wirkstoffen, die auch noch heute – allerdings meist synthetisch hergestellt – zur Behandlung von Krankheiten dienen. Beispiele hierfür sind:

- Digitalis purpurea (Roter Fingerhut): Digoxin (Herzglykosid)
- Salix alba (Korb- oder Silberweide): Salicylsäure (Analgetikum)
- Colchicum autumnale (Herbstzeitlose): Kolchizin (Mittel bei Gichtanfällen)

Heute werden Arzneimittel in pharmazeutischen Unternehmen entwickelt und hergestellt. Von der **Entwicklung bis zur Zulassung eines Arzneimittels** vergehen teilweise mehr als 10 Jahre. Bevor ein Arzneimittel zugelassen wird, muss es mehrere **Prüfphasen** durchlaufen. Von rund 10 000 Substanzen, die zu Beginn der Entwicklung

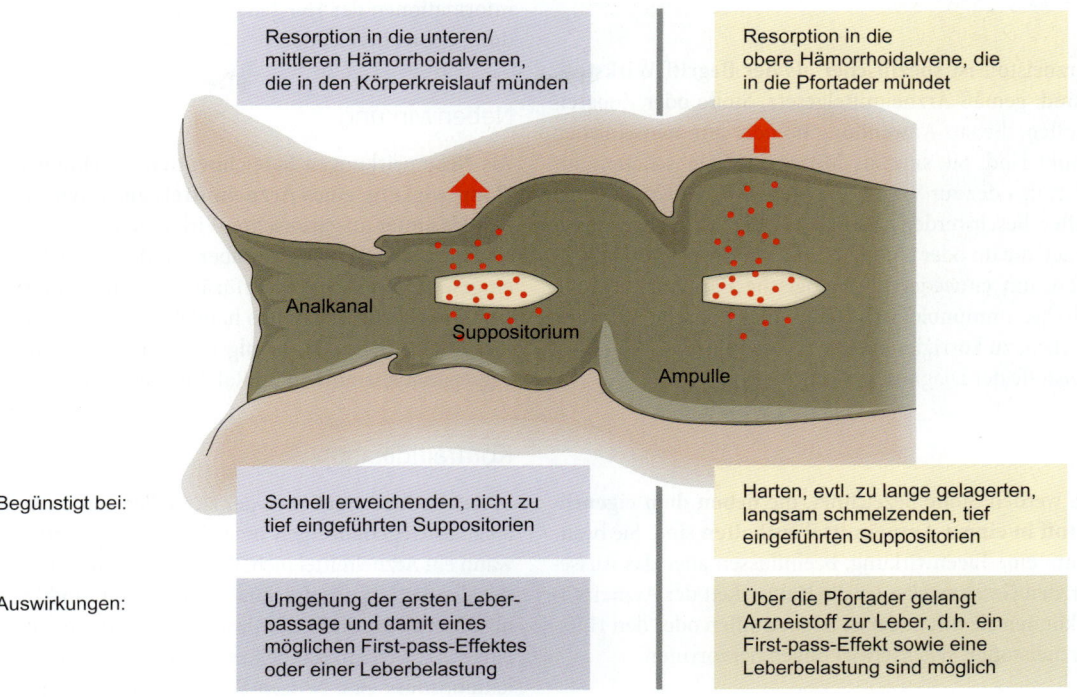

Abb. 20.11 Rektale Resorption [L157]

synthetisiert wurden, bleibt nach Abschluss aller Prüfphasen lediglich ein Wirkstoff übrig.

Während der ersten Prüfung, der sog. „präklinischen Prüfung", werden die Wirkung auf Körperfunktionen, der Wirkmechanismus und die Giftigkeit einer Substanz untersucht. Dies geschieht an Zellkulturen, isolierten Körperzellen, isolierten Organen und im Tierversuch. Nach Beendigung dieser Prüfphase bleiben von den ursprünglichen 10 000 Substanzen gerade noch zehn übrig.

An die **präklinische Prüfung** schließen sich **drei klinische Prüfphasen** an. Hier werden die Substanzen zuerst an gesunden Versuchspersonen eingesetzt. In der ersten Phase wird die Wirkung auf die Körperfunktion und die Pharmakokinetik betrachtet. Diese Phase dient auch der Dosisfindung. Während der zweiten klinischen Prüfphase werden die Substanzen an ausgewählten Patienten auf Verträglichkeit, Dosierung und vor allen Dingen Wirkung in Bezug auf die Krankheit hin untersucht. Zeigt sich in dieser Phase eine gute Verträglichkeit mit geringen Nebenwirkungen, werden die Substanzen an einer größeren Zahl von Patienten untersucht. Um die Wirkungsbeeinflussung durch den Faktor Mensch zu eliminieren, führt man häufig Blindstudien durch. Hierbei wissen die Anwender nicht, ob sie die zu untersuchende Substanz oder ein Plazebo einnehmen.

Nach Durchlaufen der dritten klinischen Prüfphase bleibt nur noch ein Wirkstoff übrig, der nun auf Antrag des Herstellers durch das **Bundesinstitut für Arzneimittel und Medizinprodukte (BfArM)** zugelassen wird. Nach der Zulassung und Beginn des Vertriebs des Arzneimittels schließt sich eine letzte klinische Prüfung an. Während dieser vierten klinischen Prüfphase erfolgt eine Abwägung von Nutzen und Risiko des Arzneimittels in der Langzeitanwendung. Nicht selten kommt es dazu, dass sich erhebliche Risiken von Arzneimitteln erst während der Langzeitanwendung zeigen. Beispiele hierfür sind Contergan, Lipobay oder auch Teldane. Alles Arzneimittel, die in der Langzeitanwendung zu Behinderungen oder gar zum Tod geführt haben.

Wichtige Begriffe der Pharmakologie

Um sich im Fachgebiet Pharmakologie zurechtzufinden, ist die Kenntnis einiger **Fachbegriffe** notwendig. Einige der Fachbegriffe sind durch das Arzneimittelgesetz (AMG) geregelt, andere Begriffe stammen aus dem Fach Pharmakologie (> Tab. 20.2).

Wirkstoff

Das **Arzneimittelgesetz** definiert Stoffe im Sinne des Gesetzes. Man unterscheidet hierbei:

- Chemische Elemente und chemische Verbindungen sowie deren natürlich vorkommenden Gemische und Lösungen
- Pflanzen, Pflanzenteile, Pflanzenbestandteile sowie Algen, Pilze und Flechten in bearbeitetem oder unbearbeitetem Zustand
- Tierkörper, auch lebender Tiere, sowie Körperteile, -bestandteile und Stoffwechselprodukte von Mensch und Tier in bearbeitetem oder unbearbeitetem Zustand
- Mikroorganismen einschließlich Viren sowie deren Bestandteile oder Stoffwechselprodukte

Wirkstoffe sind Substanzen, die in einem lebenden Organismus eine biologische Wirkung hervorrufen.

Arzneistoff

Der Begriff Arzneistoff ist **spezifischer als der Begriff Wirkstoff.** Arzneistoffe sind, gemäß Arzneimittelgesetz, Stoffe oder Zubereitungen aus Stoffen, die zur Anwendung im oder am menschlichen Körper bestimmt sind. Sie sind als Mittel mit Eigenschaften zur Heilung, Linderung oder zur Verhütung menschlicher Krankheiten oder krankhafter Beschwerden bestimmt. Oder es werden damit Stoffe bezeichnet, die im oder am menschlichen Körper verabreicht werden können, um entweder physiologische Funktionen durch pharmakologische, immunologische oder metabolische Wirkung wiederherzustellen, zu korrigieren oder zu beeinflussen. Weiterhin können Arzneistoffe der Diagnosestellung dienen.

Hilfsstoff

Als Hilfsstoffe werden Stoffe bezeichnet, die **neben dem eigentlichen Arzneistoff in einem Arzneimittel enthalten** sind. Sie besitzen häufig kaum eine Eigenwirkung, beeinflussen aber das Aussehen, die Form, den Geschmack oder die Haltbarkeit der Arzneimittel. Teilweise können sie mit anderen Arzneistoffen oder den Hilfsstoffen von Arzneistoffen Wechselwirkungen hervorrufen.

Generika

Der Duden bezeichnet Generika als *„Arzneimittel, die einem auf dem Markt befindlichen und als Markenzeichen eingetragenen Präparat in der Zusammensetzung gleicht, i. d. R. aber günstiger angeboten wird"*. Bei den Generika handelt es sich um Arzneimittel, die nach Ablauf des Patentschutzes unter der INN-Bezeichnung auf den Markt kommen. Heute sind viele altbekannte Präparate überhaupt nicht mehr verfügbar. Deshalb macht auch das Einprägen der INN-Bezeichnung mehr Sinn, als sich Präparatenamen zu merken. So wird auch z. B. die rettungsdienstbereichsübergreifende Zusammenarbeit viel einfacher.

Internationaler Freiname (International Nonproprietary Name – INN)

Der internationale Freiname ist die international verwendete pharmakologische Kurzbezeichnung eines Arzneistoffs. Das **INN-System** wurde im Jahr 1950 von der Weltgesundheitsorganisation (WHO) zur Etablierung international einheitlicher Bezeichnungen für Wirkstoffe ins Leben gerufen. Die chemisch korrekten Bezeichnungen der Wirkstoffe sind kompliziert, sehr lang und so nicht gut zu merken. Ein Beispiel für eine chemische Wirkstoffbezeichnung wäre:

- N-[2-[[5-[(Dimethylamino)methyl]furfuryl]thio]ethyl]-N'-methyl-2-nitrovinylidendiaminmonohydrochlorid
- Der INN dazu lautet: Ranitidin

Indikation

In der Pharmakologie versteht man unter dem Begriff Indikation den **Grund für den Einsatz eines Arzneimittels.** Häufig gibt es nicht nur einen Grund, ein Arzneimittel einzusetzen. In den Fachinformationen der Hersteller wird die Indikation auch als Anwendungsgebiet bezeichnet.

Nebenwirkung

Als Nebenwirkungen bezeichnet man **Wirkungen, die neben der Hauptwirkung eines Arzneimittels auftreten.** Allgemein versteht man darunter unerwünschte Wirkungen eines Arzneimittels. Nicht selten werden Arzneimittel aber gerade wegen ihrer Nebenwirkung eingesetzt. Ein Beispiel hierfür ist sicherlich das Arzneimittel Aspirin® i. v. 500 mg. Eigentlich handelt es sich dabei um ein nichtopioides Analgetikum. Der häufigste Einsatz ist aber die Thrombozytenaggregationshemmung im Rahmen eines ACS.

Kontraindikation

In den Fachinformationen der Hersteller werden Kontraindikationen auch als **Gegenanzeigen** bezeichnet. Eine Kontraindikation gibt an, wann ein Arzneimittel nicht eingesetzt werden darf. Man unterscheidet allerdings in absolute und relative Kontraindikationen. Liegt eine **absolute** Kontraindikation vor, darf das Arzneimittel auf keinen Fall eingesetzt werden. Handelt es sich aber um eine **relative** Kontraindikation, muss eine Nutzen-Risiko-Abwägung durchgeführt werden. Liegt der Nutzen höher als das zu erwartende Risiko, wird man sich für die Applikation des Arzneimittels entscheiden.

Wechselwirkung

Generell versteht man unter einer Wechselwirkung eine **physikalisch-chemische Reaktion** zwischen Arzneistoffen oder den Arzneistoffen und pharmazeutischen Grund- und Hilfsstoffen sowie Nahrungsmitteln.

Wechselwirkungen lassen sich in pharmakokinetische und pharmakodynamische Wechselwirkungen sowie Wechselwirkungen mit Nahrungsmitteln unterscheiden. **Pharmakokinetische** Wechselwirkungen können sowohl bei der Resorption, der Verteilung, der Biotransformation und der Exkretion auftreten. Bei der Resorption kann z. B. eine Veränderung des pH-Wertes eine Wechselwirkung hervorrufen.

Zu **pharmakodynamischen** Wechselwirkungen kommt es, wenn verschiedene Arzneimittel verabreicht werden und sich diese in ihrer Wirkung beeinflussen. Wechselwirkungen können auch durch die gleichzeitige Aufnahme von Alkohol oder Tabakrauch entstehen. Werden z. B. Arzneistoffe mit zentral dämpfender Wirkung zusammen mit Alkohol eingenommen, so kann die Wirkung dieser Arzneistoffe deutlich verstärkt werden. Ein Beispiel hierfür ist die Einnahme von Benzodiazepinen in Verbindung mit Alkohol. Hierdurch entstehen schnell schwerwiegende Vergiftungen (➤ Kap. 40.3.1).

Arzneimittel können auch bei gleichzeitiger Aufnahme verschiedener **Nahrungsmittel** Wechselwirkungen hervorrufen. Der Verzehr der Grapefruit (auch der Saft der Grapefruit) hemmt Enzyme, die für die Biotransformation wichtig sind. Hierdurch können Arzneistoffe in ihrer Wirkung verstärkt werden (z. B. Verapamil).

Weitere **Lebensmittel,** die in Verbindung mit bestimmten Arzneimitteln Wechselwirkungen hervorrufen, sind:

Tab. 20.2 Übersicht: Wichtige Begriffe der Pharmakologie

Begriff	Definition
Wirkstoff	Substanzen, die in lebenden Organismen eine biologische Wirkung hervorrufen
Arzneistoff	Wirkstoffe, die zur Vorbeugung, Linderung, Heilung oder Erkennung von Erkrankungen dienen können
Hilfsstoff	Stoffe, die kaum eine nennenswerte Eigenwirkung besitzen, aber den Geschmack, das Aussehen oder die Haltbarkeit von Arzneistoffen beeinflussen
Generika	Arzneimittel, die nach Ablauf des Patentschutzes meist unter der INN-Bezeichnung auf den Markt kommen
INN	International Nonproprietary Name (internationaler Freiname)
Indikation	Grund für den Einsatz von Arzneimitteln; in der Packungsbeilage oder Fachinformation auch als Anwendungsgebiet bezeichnet
Nebenwirkung	Wirkungen, die neben der Hauptwirkung eines Arzneimittels auftreten. Im allgemeinen Sprachgebrauch sind damit zumeist unerwünschte Nebenwirkungen gemeint.
Kontraindikation (Gegenanzeige)	Angabe, wann ein Arzneimittel nicht eingesetzt werden darf. Man unterscheidet in absolute und relative Kontraindikationen. In den Fachinformationen der Hersteller sind die Kontraindikationen immer unter dem Begriff Gegenanzeigen angegeben.
Wechselwirkung	Physikalisch-chemische Reaktionen zwischen Arzneistoffen untereinander oder diesen und den pharmazeutischen Grund- und Hilfsstoffen sowie Nahrungsmitteln

- Milch und Milchprodukte
- Zitrate (z. B. in Limonaden oder Fruchtsäften enthalten)
- Vitamin-K-haltige Nahrungsmittel
- Tyraminhaltige Nahrungsmittel
- Koffeinhaltige Getränke und Nahrungsmittel
- Gerbstoffe (z. B. in Rotwein enthalten)
- Eisen(II)salze

Dosierung von Arzneimitteln in der Notfallmedizin

Die applizierte Menge eines Arzneimittels sollte so gewählt sein, dass sie zwar den gewünschten Effekt auslöst, jedoch keine Nebenwirkungen auftreten. Die Größe der Dosis ist von vielen Faktoren abhängig, die bei der Applikation berücksichtigt werden müssen. Körpergewicht, Lebensalter, Begleiterkrankungen, eingeschränkte Organfunktionen sind nur einige davon. In der Notfallmedizin sollen Arzneimittel einen **raschen Wirkungseintritt** besitzen und **gut steuerbar sein,** d. h. eine **kurze Wirkdauer aufweisen.**

Man unterscheidet die **Initialdosis** und die **Repetitionsdosen** (Wiederholungsgaben). Die ideale Dosierung wird unter anderem durch die therapeutische Breite (➤ Kap. 20.2.3) des Pharmakons bestimmt.

Schachtel, Packungsbeilage und Fachinformation

Informationen über Arzneimittel erhält man aus der **Packungsbeilage** und der Umverpackung (➤ Abb. 20.12). Im Arzneimittelgesetz ist geregelt, welche Angaben auf der Umverpackung aufgebracht sein müssen. Neben dem Namen und der Anschrift des Herstellers müssen Zulassungsnummer, falls erforderlich besondere Vorsichtsmaßnahmen bei der Beseitigung von nicht verwendeten Arzneimitteln sowie Hinweise zur Aufbewahrung des Arzneimittels vermerkt sein. Besonders wichtig sind aufgebrachte Angaben wie:

- Bezeichnung des Arzneimittels
- Stärke des Arzneimittels
- Darreichungsform
- Internationaler Freiname (INN)
- Inhalt nach Gewicht, Raum und Stückzahl
- Art der Anwendung
- Verfalldatum
- Bei verschreibungspflichtigen Arzneimitteln, der Hinweis „verschreibungspflichtig"

Weitergehende Informationen findet man auf der Packungsbeilage des Arzneimittels. Hierin finden sich Angaben über:

- Wirkstoff und Wirkstoffmenge
- Anwendungsgebiete (Indikationen)
- Warnhinweise und Vorsichtsmaßnahmen
- Anwendungs- und Dosierungshinweise
- Wechselwirkung mit anderen Arzneimitteln
- Nebenwirkungen
- Aufbewahrungshinweise

Die umfangreichsten Informationen erhält man allerdings aus der **Fachinformation** der Hersteller. Auf diese kann man nach Anmeldung über die Internetplattform www.rote-liste.de zugreifen oder man erhält sie auf Nachfrage direkt bei den Herstellern.

Die Abfrage der Bedarfs- oder Dauermedikation erfolgt im Rahmen der Erhebung der SAMPLER-Anamnese (➤ Kap. 17.1.5). Patienten und Angehörige sind allerdings nicht immer in der Lage, adäquate Auskunft über die einzunehmenden Medikamente zu geben. Ein Blick auf die Umverpackung oder die Packungsbeilage an der Einsatzstelle vorhandener Medikamente kann bei der Diagnostik sehr hilfreich sein.

Lagerung von Arzneimitteln im Rettungsdienst

Arzneimittel werden für den stationären Bedarf hergestellt. Dort werden sie unter optimalen Bedingungen gelagert. Generell sollten Arzneimittel **lichtgeschützt, bei konstanter Temperatur und trocken** gelagert werden. Diese Voraussetzungen sind auf den Rettungsmitteln leider nicht gegeben. In den Fahrzeugen und Notfallkoffern/-rucksäcken kommt es zu enormen Temperaturschwankungen und mechanischen Einflüssen. Man geht davon aus, dass diese Einflüsse die Laufzeiten der Arzneimittel deutlich verkürzen können.

Für die Lagerung der Arzneimittel gilt, dass die Lagerungshinweise der Hersteller in jedem Fall zu beachten sind. Diese findet man in der Packungsbeilage bzw. in der jeweiligen Fachinformation.

Arzneimittel für den Rettungsdienst sollten in den Einsatzfahrzeugen, wie auch im Medikamentenlager auf der Rettungswache,

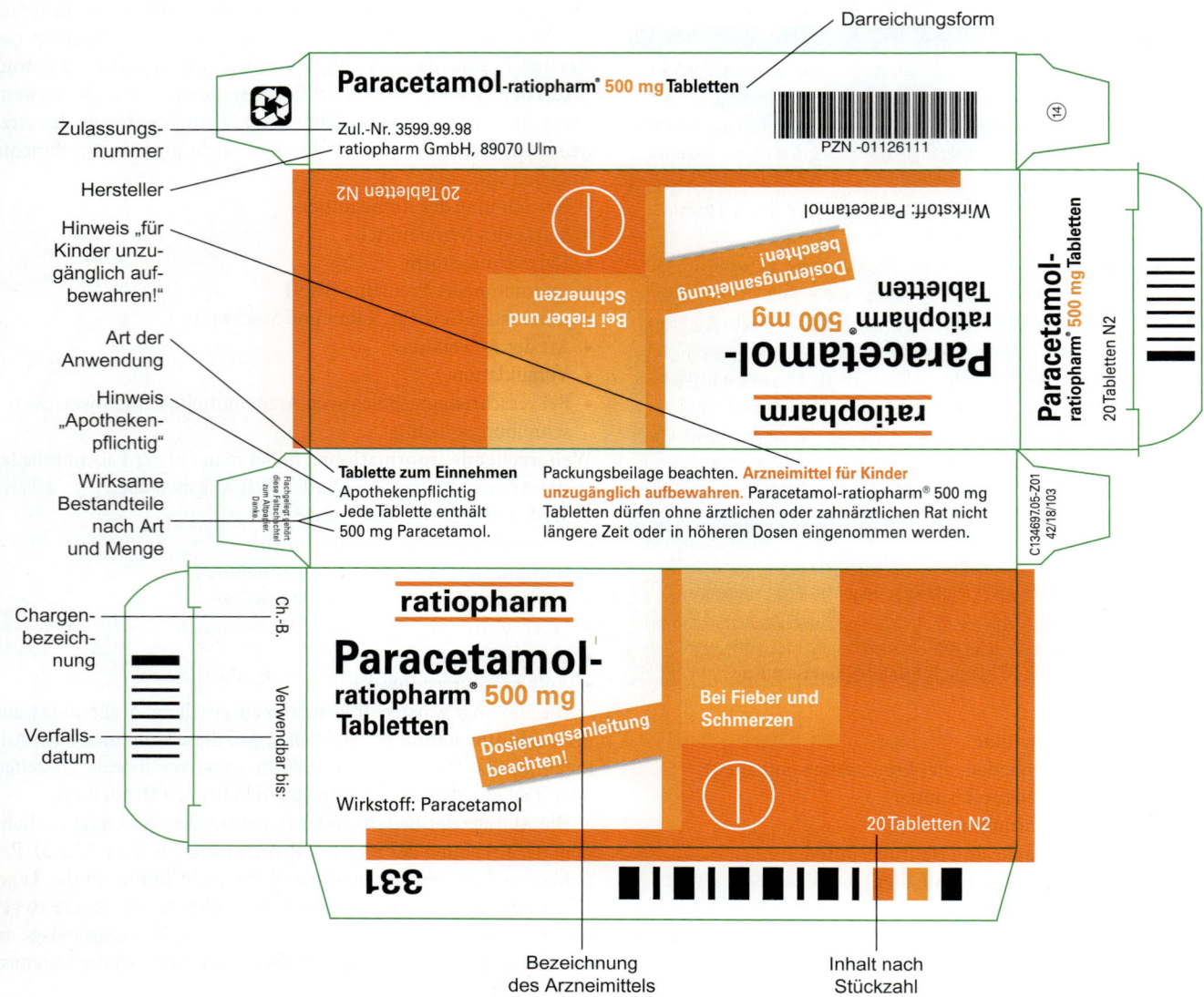

Abb. 20.12 Wichtige Informationen einer Arzneimittelverpackung [U230]

nur in **einsatztaktisch sinnvollen Mengen** vorgehalten werden. Ansonsten gelten die Prinzipien wie sie für die stationäre Vorhaltung von Medikamenten gelten, d. h., die Medikamente müssen
- lichtgeschützt,
- trocken,
- bei konstanter Temperatur,
- u. U. gekühlt (Vorhaltung von Kühlschränken auf Rettungswache und im Rettungsmittel) und
- unter Verschluss

gelagert werden. Der Bestand muss regelmäßig kontrolliert und dokumentiert werden. Für Betäubungsmittel gelten besondere Aufbewahrungspflichten. Die Lagerhaltung kann durch Rettungsdienstpersonal vorgenommen werden, verantwortlich für die Arzneimittelsicherheit, -information und -versorgung ist ein Apotheker. Ein Arzt ist zuständig für die Arzneimittelverordnung.

Auswahl der Arzneimittel

Arzneimittel, die im Rettungsdienst eingesetzt werden, müssen eine Reihe von **Voraussetzungen** erfüllen, um den Anforderungen nach Wirksamkeit und Sicherheit gerecht zu werden. Die eingesetzten Pharmaka sollten einen raschen Wirkungseintritt, eine kurze Wirkdauer und eine gute Steuerbarkeit aufweisen. Sie sollten keine negativen Auswirkungen auf kardiozirkulatorische, respiratorische und zerebrale Funktionen haben, keine allergische Potenz besitzen und nicht mit anderen Arzneimitteln und Infusionen interagieren, z. B. Wirkungen vermindern oder verstärken. Eine unkomplizierte Lagerung (licht- und temperaturunempfindlich) und einfache Applikation sollten gewährleistet sein.

Die Auswahl der Arzneimittel sollte nicht nur nach dem Aspekt der **Kostensenkung** und danach, mit welchem Medikament das eingesetzte Personal die meisten persönlichen Erfahrungen gemacht hat, geschehen. Wichtig hingegen ist auch der Anspruch, dass die medikamentöse Therapie hinsichtlich Auswahl und Dosierung kontinuierlich dem **aktuellen Wissensstand** angepasst wird. Es ist ratsam, **neue Arzneimittel kritisch zu betrachten,** da neue Medikamente nicht automatisch auch die besseren sind. Auf neue Medikamente sollte dann umgestellt werden, wenn die oben genannten Voraussetzungen besser erfüllt werden als bei den aktuell gebräuchlichen. Die Wahl der Notfallmedikamente, die beim Einsatz mitgeführt werden, sollte sich auf ca. 30 Arzneimittel beschränken, wobei die Zusammenstellung nach individuellen Gesichtspunkten innerhalb des Einsatzbereichs erfolgt. Eine Norm gibt es nicht.

Die **Einteilung in den Rettungsmitteln oder den Notfallrucksäcken/-koffern** geschieht entweder alphabetisch oder nach Indikationsgruppen. Sie sollte für alle Rettungsmittel eines Einsatzbereichs identisch sein.

> **PRAXISTIPP**
> **8-R-Regel** zum Umgang mit Arzneimitteln: Um Fehler bei der Applikation von Arzneimittel zu vermeiden, sollte jeder, der Arzneimittel appliziert, die acht „**Rs**" beachten:
> - **R**ichtiges Medikament (Namensähnlichkeiten)
> - **R**ichtiger Patient (Kontraindikationen)
> - **R**ichtige Menge (Körpergewicht, Alter, Grunderkrankung)
> - **R**ichtige Konzentration (Einheiten g, mg, %)
> - **R**ichtige Applikationsart (Terbutalin: Zulassung nur zur subkutanen Applikation)
> - **R**ichtige Lagerung (verschlossen, kein Frostschaden)
> - **R**ichtige Applikationstemperatur (Infusionen)
> - **R**ichtige Vorbereitung (gelöst, gemischt)

Rechtliche Aspekte

Das **Notfallsanitätergesetz** regelt in § 4, Abs. 2, Nr. 1, welche invasiven Maßnahmen der Notfallsanitäter durchführen darf. Hierzu gehört auch die Gabe von Medikamenten. Der Ärztliche Leiter Rettungsdienst (ÄLRD) entscheidet darüber, welche Medikamente in seinem Rettungsdienstbereich durch Notfallsanitäter eigenverantwortlich oder im Rahmen der Mitwirkung bzw. der Assistenz verabreicht werden dürfen.

Um bundesweit eine Einheitlichkeit zu erreichen, wurde vom Bundesverband der Ärztlichen Leiter Rettungsdienst der sog. Pyramidenprozess initiiert. Aus diesem Prozess ist ein Medikamentenkatalog hervorgegangen, der den Mindestumfang der Medikamente darstellt, die während der Ausbildung zum Notfallsanitäter erlernt werden soll (➤ Tab. 20.3).

Welche Medikamente in einem Rettungsdienstbereich vorgehalten und eingesetzt werden dürfen, darüber wird auch zukünftig der zuständige Ärztliche Leiter Rettungsdienst entscheiden.

Arzneimittelgesetz und Betäubungsmittelgesetz

Das **Gesetz über den Verkehr mit Arzneimittel** (Arzneimittelgesetz, AMG) sorgt im Interesse einer ordnungsgemäßen Arzneimittelversorgung von Mensch und Tier für die Sicherheit im Verkehr mit Arzneimitteln. Das **AMG** regelt Begriffsbestimmungen und die Kennzeichnung von Arzneimitteln. Es macht Vorgaben zur Packungsbeilage und zu den Fachinformationen des jeweiligen Arzneimittels. Es regelt die Herstellung, Zulassung und das Inverkehrbringen von Arzneimitteln. Auch die Produkthaftung der Hersteller ist im Arzneimittelgesetz geregelt.

Neben dem Betäubungsmittelgesetz (BtMG) ist die Betäubungsmittel-Verschreibungsverordnung (BtMVV) für den Umgang mit

Tab. 20.3 Medikamentenkatalog gemäß Pyramidenprozess (Stand Februar 2014)

Medikament	Anwendungsbereich
Adrenalin i. m. (➤ Tab. 20.38)	Anaphylaxie
Adrenalin i. v. (➤ Tab. 20.38)	Reanimation, Anaphylaxie, Bradykardie
Adrenalin inhalativ (➤ Tab. 20.38)	Asthma, Anaphylaxie, Pseudokrupp
Amiodaron (➤ Tab. 20.29)	Reanimation, ventrikuläre Tachykardie
Antiemetika (➤ Tab. 20.17 und ➤ Tab. 20.18)	Starke Übelkeit und Erbrechen
Acetylsalicylsäure (➤ Tab. 20.5)	ACS
Atropin (➤ Tab. 20.31)	Bradykardie, Vergiftung mit Alkylphosphaten
Benzodiazepine (➤ Tab. 20.15)	(Fieber-)Krampfanfall, Status epilepticus, Sedierung, Erregungszustände
β-2-Sympathomimetika und Ipratropiumbromid (➤ Tab. 20.19)	Asthma, COPD, Bronchitis
Butylscopolamin (➤ Tab. 20.47)	Koliken
Furosemid (➤ Tab. 20.34)	Lungenödem
Glukose (➤ Tab. 20.52)	Hypoglykämie
H_1- und H_2-Blocker (➤ Tab. 20.42, ➤ Tab. 20.43 und ➤ Tab. 20.44)	Allergische Reaktion
Heparin (➤ Tab. 20.35)	ACS
Ibuprofen und Paracetamol (➤ Tab. 20.7, ➤ Tab. 20.8 und ➤ Tab. 20.9)	Antipyretika, Analgesie
Ketamin (➤ Tab. 20.14)	Analgesie
Kortison (➤ Tab. 20.45 und ➤ Tab. 20.46)	Asthma, Allergie
Kristalloide Infusion (balancierte VEL, ➤ Tab. 20.50)	Volumenersatz, Medikamententräger
Kolloidale Lösungen (➤ Tab. 20.51)	Volumenersatz
Lidocain (➤ Tab. 20.41)	Intraossäre Punktion
Metamizol (➤ Tab. 20.6)	Antipyretika, Analgesie
Naloxon (➤ Tab. 20.54)	Opiatintoxikation
Nitrate (➤ Tab. 20.37)	ACS, Lungenödem
Opiate (➤ Tab. 20.11, ➤ Tab. 20.12 und ➤ Tab. 20.13)	Analgesie bei ACS und Trauma
Nitrendipin (➤ Tab. 20.33)	Hypertone Krise

Medikamenten, die unter das **BtMG** fallen, von Bedeutung. Wie im AMG sind im BtMG besondere Begriffe geregelt. Weiterhin sind darin unter anderem die Erlaubnis zum Verkehr mit Betäubungsmitteln, die Sachkenntnis, die Abgabe und der Erwerb, die Verschreibung und die Abgabe auf Verschreibung sowie Sicherungsmaßnahmen, die Vernichtung und Aufzeichnungen geregelt.

Zum BtMG gehören drei Anlagen, in denen die Wirkstoffe aufgelistet sind, die als Betäubungsmittel gelten. In **Anlage 1** sind nicht verkehrsfähige Betäubungsmittel gelistet, hierzu gehören z. B. die Rauschdroge Cathinon, Phencyclidin oder Psilocybin. **Anlage 2** listet alle verkehrs-, aber nicht verschreibungsfähigen Betäubungsmittel. Das sind z. B. Methamphetamin oder Cannabis. **Anlage 3** beinhaltet alle verkehrsfähigen und verschreibungsfähigen Betäubungsmittel. Hierin findet man Wirkstoffe wie Fentanyl, Morphin oder Piritramid. Diese Anlage enthält aber auch Wirkstoffe wie Diazepam und Midazolam. Sie gehören, wie alle Benzodiazepine, zu den Betäubungsmitteln, fallen allerdings nicht unter die BtMVV.

Die **BtMVV** regelt auch die Verschreibung von Betäubungsmitteln für den Rettungsdienst. Danach muss der Träger oder Durchführende des Rettungsdienstes einen Arzt beauftragen, der die benötigten Betäubungsmittel verschreibt. Weiterhin muss die Belieferung mit Betäubungsmitteln sowie die halbjährliche Überprüfung der Vorräte mit einer Apotheke vereinbart werden. Der Bestand sowie Ab- und Zugänge sind in einem Betäubungsmittelbuch genau zu dokumentieren.

Bei Großschadensfällen dürfen die benötigten Betäubungsmittel durch den zuständigen Leitenden Notarzt (LNA) verschrieben werden.

Internationale Empfehlungen und Leitlinien

Nicht immer decken sich die verwendeten Dosierungen von Medikamenten mit den Dosierungsangaben der Hersteller. Vielmehr orientieren sie sich an internationalen Empfehlungen oder Leitlinien der Fachgesellschaften. Ein Beispiel hierfür ist die Applikation der Acetylsalicylsäure intravenös beim ACS. Es gibt für diese Indikation weder eine Zulassung noch wird in der Fachinformation eine entsprechende Dosierung durch den Hersteller vorgegeben. Allerdings wird die Gabe von Acetylsalicylsäure durch den **European Resuscitation Council** (ERC) sowie die **European Society of Cardiology** (ESC) zur Thrombozytenaggregationshemmung empfohlen.

Arzneimittelformen

Es existieren unzählige **Arzneimittelformen,** von denen allerdings nicht alle auch im Rettungsdienst Anwendung finden. Generell unterscheidet man feste, halbfeste, flüssige und gasförmige Arzneiformen sowie Parenteralia.

Zu den **festen** Arzneiformen gehören z. B. Granulate, Pulver oder Tabletten. Als **halbfeste** Arzneiform bezeichnet man Cremes, Gele oder Salben. Emulsionen, Säfte oder Tropfen werden den **flüssigen** Arzneimittelformen zugerechnet. Sogenannte „reine Gase", also medizinische Gase in höchster Reinheit wie Narkosegase oder Sauerstoff gehören zu den **gasförmigen** Arzneiformen. Daneben gehören selbstverständlich auch die Aerosole zur Gruppe der gasförmigen Arzneistoffe. Zu den **Parenteralia** zählt man sterile Injektions- und Infusionszubereitungen, aber auch Implantate, wie z. B. das Osteosynthesematerial bei Knochenbrüchen.

> **PRAXISTIPP**
>
> Um alles Wesentliche über die Notfallmedikamente zu lernen, ist es sinnvoll, sich erst einmal einen Überblick über die vorhandenen Präparate im eigenen Rettungsdienstbereich zu verschaffen. Da Lesen und Schreiben die Merkfähigkeit deutlich steigern, ist es sinnvoll, sich alle vorhandenen Notfallmedikamente zu notieren.
>
> Danach können die Medikamente einzelnen, vorher festgelegten Arzneimittelgruppen, zugeordnet werden.
>
> Nun beginnt das Lernen, für das verschiedene Hilfen zur Verfügung stehen. Beispielsweise gibt es das **Karteikastensystem.** Der Karteikasten wird in vier Bereiche unterteilt. Zuerst kommen alle Karteikarten in die erste Unterteilung. Karten, die richtig beantwortet werden, können direkt in die vierte Unterteilung gesteckt werden. Karten, bei denen man länger überlegen muss, um auf die richtige Antwort zu kommen, gehören in die dritte Unterteilung. Und Karten, bei denen man überhaupt nicht richtig lag, kommen in die zweite Unterteilung. Bei der nächsten Lerneinheit beginnt man dann am besten mit der zweiten Unterteilung. Dies wiederholt man so lange, bis alle Karten in der vierten Unterteilung gelandet sind.
>
> So ist gewährleistet, dass man schon einmal alle im eigenen Rettungsdienstbereich vorhandenen Arzneimittel entsprechenden Arzneimittelgruppen richtig zuordnen kann. Wer es eher technisch mag, kann auch auf den Computer zurückgreifen. Viele der erhältlichen **Vokabeltrainer** lassen sich frei programmieren und so kann man statt fremdsprachlicher Vokabel auch Notfallmedikamente und die dazugehörigen Arzneimittelgruppen lernen.
>
> Danach sollte man mit dem **Lernen der internationalen Freinamen** weitermachen. Die sog. Generika kommen immer häufiger vor und es macht zunehmend weniger Sinn, sich Handels- bzw. Präparatenamen zu merken.
>
> Weiter geht es mit den Notfallmedikamenten, die gemäß lokalem Algorithmus durch das Rettungsdienstpersonal appliziert werden dürfen. Wer **Notfallmedikamente** anwenden möchte, muss Indikation, Wirkung, Nebenwirkung, Kontraindikationen und die richtige Dosierung kennen. Ebenso muss man wissen was zu tun ist, wenn etwaige Nebenwirkungen auftreten.

20.2.2 Pharmakokinetik

Um zu verstehen, was unter Pharmakokinetik verstanden wird, hilft bei der Betrachtung eines Arzneimittels die Frage: „Was macht der Körper mit dem Arzneimittel?" Die Pharmakokinetik beschäftigt sich mit der **Aufnahme,** der **Resorption,** der **Verteilung** und der **Elimination** von Arzneistoffen.

Phasen des Arzneimittels im Körper

Generell kann man den Weg eines Arzneimittels im Körper in **drei Phasen** beschreiben (➤ Abb. 20.13). Zwei dieser Phasen werden der Pharmakokinetik zugerechnet. Dies sind die **pharmazeutische** und die **pharmakokinetische** Phase. Dazwischen liegt die **pharmakodynamische** Phase. Die pharmazeutische Phase beschreibt die Aufnahme des Arzneimittels in den Körper (Applikationsarten und -wege, ➤ Kap. 20.1).

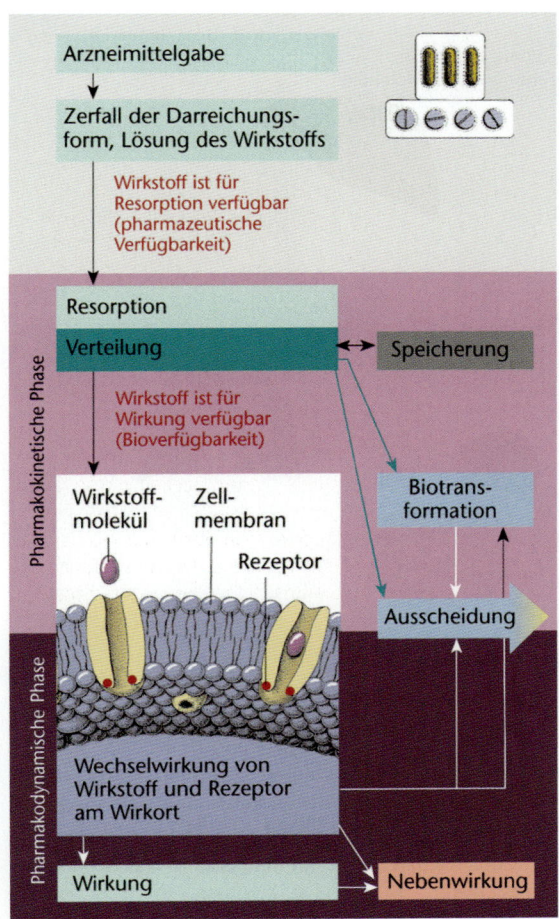

Abb. 20.13 Phasen eines Arzneimittels im Körper [A400]

Arzneimittelresorption und -verteilung

Wie viel in welcher Zeit von einem Arzneistoff resorbiert wird, hängt von mehreren Faktoren ab:
- Arzneiform
- Dosierung
- Applikationsart
- Größe der Resorptionsfläche
- Durchblutung des Resorptionsorgans
- Zustand der Membranen
- Physikalisch-chemische Eigenschaften des Arzneistoffs

Arzneistoffe müssen in der Lage sein bestimmte Membranen zu passieren, um zu ihrem vorgesehenen Wirkort zu gelangen. Die wichtigste Resorptionsbarriere ist hierbei die Lipidmembran.

Den Arzneistoffen stehen grundsätzlich **drei Verteilungsräume** zur Verfügung. Entweder bleiben sie im **Gefäßsystem**, verteilen sich in umliegendes **Gewebe** oder sie verteilen sich in der **intrazellulären Flüssigkeit**. Entscheidend für die Verteilung von Arzneistoffen ist auch deren Affinität, also die Tendenz eines Arzneistoffs, eine bestimmte Bindung einzugehen oder sich in bestimmten Strukturen anzureichern. Dabei spielt auch die Eiweißbindung von Arzneistoffen eine große Rolle. Gehen Arzneistoffe eine Plasma-Eiweiß-Bindung ein, stehen sie für eine Wirkung nicht zur Verfügung. Wirksam sind nur nicht eiweißgebundene Stoffe. Da Arzneistoffe mit hoher Eiweißbindung häufig zur Kumulation neigen, muss dies für Repetitionsgaben (Wiederholungsgaben) beachtet werden, um Überdosierungen vorzubeugen.

Biotransformation

Viele Medikamente werden im Körper verstoffwechselt. Diesen Vorgang bezeichnet man als **Biotransformation.** Die Stoffwechselprodukte, die nach der Biotransformation entstehen, heißen **Metaboliten** und können wirksamer oder weniger wirksam, giftiger oder weniger giftig, kürzer oder länger wirksam als der ursprüngliche Wirkstoff sein.

Die Leber ist das wichtigste Organ für die Biotransformation. Beim Vorhandensein von Biokatalysatoren können die Biotransformationsreaktionen auch in anderen Bereichen des Körpers stattfinden. Die wichtigste Aufgabe der Biotransformation ist es, die Arzneistoffe in ausscheidungsfähige Stoffe umzuwandeln.

Die Biotransformation wird von unterschiedlichen Faktoren beeinflusst. Beispielsweise ist bei Erkrankungen der Leber die Biotransformation häufig vermindert. Da Säuglinge und ältere Menschen nicht selten über geringere Enzymaktivitäten verfügen, kann bei diesen die Biotransformation vermindert sein. In solchen Fällen ist eine Dosisanpassung der Arzneistoffe notwendig.

Die Wirkung und Dosierung eines Arzneistoffs wird durch das Ausmaß und die Geschwindigkeit der Biotransformation beeinflusst. In diesem Zusammenhang spielt der **First-Pass-Effect** einiger Arzneistoffe eine wichtige Rolle. Insbesondere nach oraler Applikation passiert der Arzneistoff zuerst die Leber, bevor er seinen Wirkort erreicht. Arzneistoffe mit einem hohen First-Pass-Effect werden zu großen Teilen verstoffwechselt und abgebaut und nur ein kleiner Anteil erreicht den Wirkort. Glyceroltrinitrat (➤ Kap. 20.3.7) ist z. B. ein Arzneistoff mit einem sehr hohen First-Pass-Effect. Es wird nicht nur sublingual verabreicht, um einen schnellen Wirkungseintritt zu erzielen, sondern auch, um den First-Pass-Effect zu umgehen.

Exkretion/Elimination

Nach Resorption, Verteilung, Bindung und Wirkung muss der Arzneistoff auch wieder aus dem Körper ausgeschieden werden (➤ Abb. 20.14). Die wichtigsten Ausscheidungsorgane stellen hierbei die Niere und die Leber dar. Gasförmige Arzneistoffe werden auch über die Lunge ausgeschieden. Die Haut spielt als Ausscheidungsorgan eine eher untergeordnete Rolle. Da Arzneistoffe durch Ausscheidung auch in die Muttermilch übergehen können, muss eine mögliche Beeinflussung des Säuglings durch das Stillen berücksichtigt werden.

Halbwertszeit

Die Zeit, nach der die Arzneistoffkonzentration im Blut bzw. im Organismus um 50 % abgenommen hat, wird als Halbwertszeit (HWZ) oder auch als **Eliminationshalbwertszeit** bezeichnet.

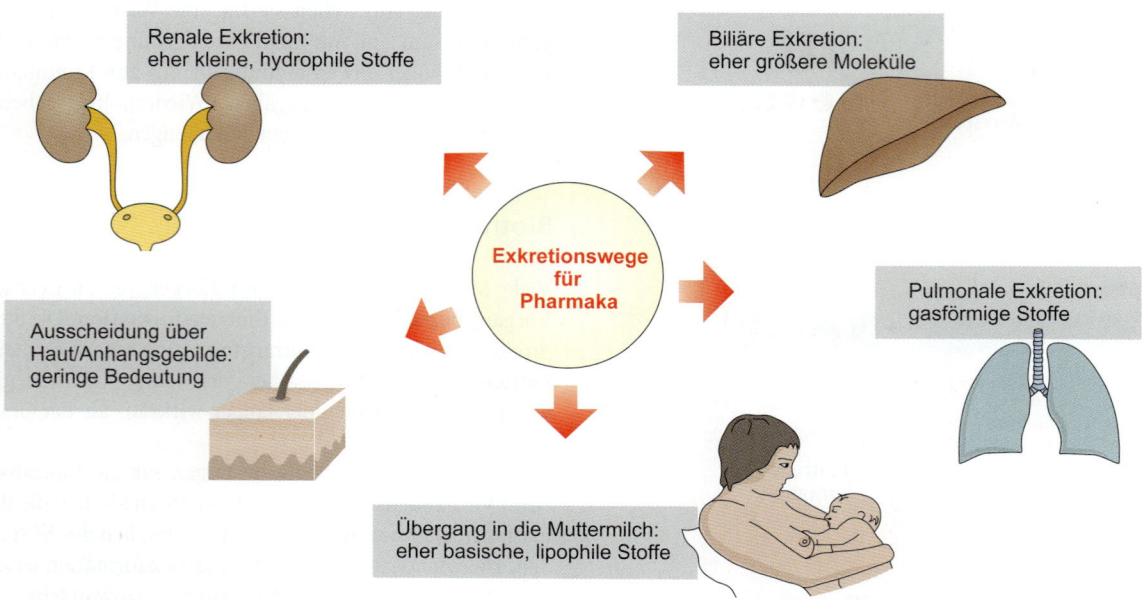

Abb. 20.14 Mögliche Exkretionswege für Arzneistoffe [L157]

20.2.3 Pharmakodynamik

Die Pharmakodynamik beschreibt die **Wirkweisen eines Arzneimittels** im Körper. Um die Pharmakodynamik besser zu verstehen, sollte man sich die Frage stellen: „Was macht das Arzneimittel mit dem Körper?" Generell können **vier Wirkweisen** beschreiben werden:

- Rezeptorvermittelte Arzneimittelwirkung
- Hemmung oder Aktivierung von Enzymen
- Beeinflussung des Stoffwechsels von Mikroorganismen
- Hemmung oder Aktivierung von Transportsystemen oder Ionenkanälen

Rezeptorvermittelte Arzneimittelwirkungen

Wirkt ein Arzneimittel an einem bestimmten Rezeptor und löst dort einen Reiz aus, wird das Arzneimittel als **Agonist** oder als „Spieler" bezeichnet (➤ Abb. 20.15). Der „Gegenspieler" wird **Antagonist** genannt. Bei den Rezeptoren handelt es sich um Bindungsstellen an der Zellmembran oder in der Zelle selbst. Nur Arzneistoffe mit passender Struktur können sich an einen Rezeptor binden. Man kann die Verbindung von Arzneimitteln mit Rezeptoren mit einem „Schlüssel-Schloss-Prinzip" vergleichen. Der Agonist entspricht dem Schlüssel, der in das Schloss passt. Nach dem Schließen öffnet sich die Tür. Einen Antagonisten kann man sich wiederum als „Kaugummi" vorstellen, der ins Schloss geklebt wird und verhindert, dass in der nächsten Zeit ein Schlüssel in das Schloss geschoben werden kann.

Antagonisten können auf verschiedene Weisen an den Rezeptoren wirken. Verdrängen die Antagonisten aufgrund einer größeren Wirkstoffmenge oder einer höheren Bindungsfähigkeit den Agonisten vom Rezeptor, spricht man von einem **kompetitiven Antagonismus** (➤ Abb. 20.16). Ein Beispiel hierfür sind die Betablocker, die hauptsächlich an den β-1-Rezeptoren wirken. Als Agonist fungiert am β-1-Rezeptor z. B. Adrenalin.

Bindet ein Antagonist neben dem Agonist an einem Rezeptor und verändert er im Grunde genommen lediglich die strukturelle Oberfläche, wird dies als **nichtkompetitiver Antagonismus** (➤ Abb. 20.17) bezeichnet. Dies führt dazu, dass z. B. Reize nicht voll ausgebildet werden. Ein Beispiel für einen nichtkompetitiven Antagonismus ist das Esketamin, das am NMDA-Rezeptor anbindet. Dort blockiert das Esketamin nicht den Neurotransmitter Glutamat, sondern nur die Porenkanäle.

Neben kompetitiven und nichtkompetitiven Antagonisten gibt es noch funktionelle und chemische Antagonisten. Unter einem **funktionellen Antagonismus** wird die entgegengesetzte Wirkung eines Arzneistoffs an einem anderen Rezeptor verstanden. Führt Hista-

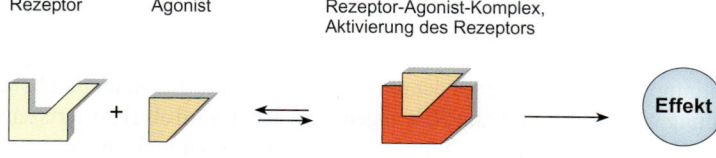

Abb. 20.15 Wirkung eines Agonisten [L157]

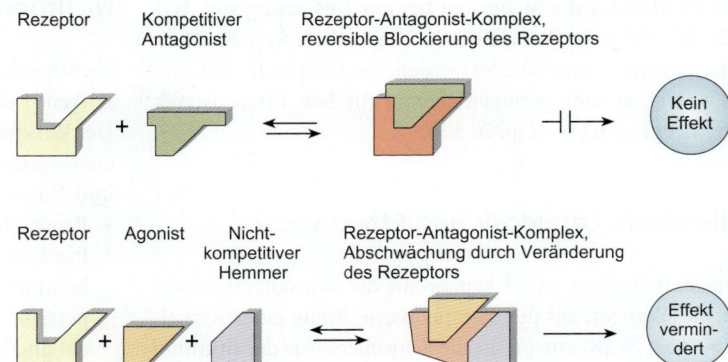

Abb. 20.16 Kompetitiver Antagonismus [L157]

Abb. 20.17 Nichtkompetitiver Antagonismus [L157]

min z. B. über eine agonistische Wirkung an Histaminrezeptoren zu einer Bronchokonstriktion, wirkt das β-2-Mimetikum Salbutamol an den β-2-Rezeptoren bronchodilatatorisch. Beim **chemischen Antagonismus** werden Stoffe umgewandelt. Ein Beispiel hierfür ist die Umwandlung des Methämoglobin-Zyanid-Komplexes in Rhodanid durch Natriumthiosulfat.

Hemmung oder Aktivierung von Transportsystemen oder Ionenkanälen

Manche Arzneistoffe wirken durch die Hemmung oder Aktivierung von Transportsystemen oder Ionenkanälen. **Antiarrhythmika** der Klasse I (➤ Kap. 20.3.7) hemmen den schnellen Natriumeinstrom in die Zelle durch direkte Blockade der Natriumkanäle. Amiodaron, ein Antiarrhythmikum der Klasse III beeinflusst die Kaliumkanäle.

Ein Beispiel für die Beeinflussung von Transportsystemen ist das **Schleifendiuretikum Furosemid** (➤ Kap. 20.3.7). Furosemid verhindert die Wiederaufnahme von Kochsalz. Dies führt dazu, dass auch Wasser nicht wiederaufgenommen, sondern ausgeschieden wird. Grund hierfür ist eine Hemmung des Na^+-K^+-$2Cl^-$-Transporters.

Arzneimittelwirkungen an Enzymen

Viele Reaktionen im Körper werden erst dadurch möglich, dass ein Enzym mit einem Wirkstoff einen Komplex bildet. Ein Beispiel für die Hemmung oder Aktivierung von Enzymen ist die Hemmung der Prostaglandinsynthese zu Schmerzbekämpfung (➤ Kap. 20.3.1 und ➤ Kap. 21) durch **nichtopioide Analgetika** wie die **Acetylsalicylsäure.**

Arzneimittelwirkungen durch Beeinflussung des Stoffwechsels von Mikroorganismen

Wirken Arzneistoffe durch die Beeinflussung des Stoffwechsels von Mikroorganismen, so sind an erster Stelle die **Antibiotika** zu nennen. **Penizilline** unterdrücken z. B. den Zellwandaufbau vieler Bakterien.

Therapeutische Breite eines Arzneimittels

Die **therapeutische Breite** eines Arzneimittels beschreibt den Bereich von minimal therapeutischer zur minimal toxischen Konzentration eines Arzneimittels (➤ Abb. 20.18). Die therapeutische

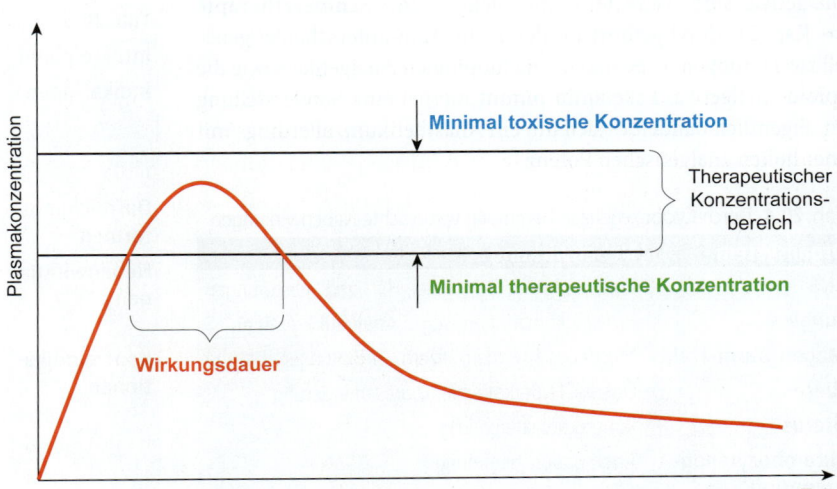

Abb. 20.18 Therapeutische Breite eines Arzneimittels [M844/L143]

Breite gilt als **Maß für die Sicherheit bei der Dosierung** von Arzneimitteln. Je größer die therapeutische Breite eines Arzneimittels, desto sicherer kann es angewendet werden. Ein Beispiel für ein Arzneimittel mit einer sehr geringen therapeutischen Breite ist der Wirkstoff Theophyllin (➤ Kap. 20.3.5).

Schwellendosis, Letaldosis und Effektivdosis

Ein Arzneistoff beginnt zu wirken, wenn die Schwellendosis erreicht wurde. Bezogen auf die therapeutische Breite eines Arzneimittels (➤ Abb. 20.18) entspricht die Schwellendosis der **minimal therapeutischen Konzentration.**

Die Letaldosis (LD_{50}) bezeichnet die Menge des Arzneistoffs, nach deren Applikation 50 % der Versuchstiere im Labor sterben. Die Effektivdosis (ED_{50}) ist die Dosis, bei der ein halbmaximaler Effekt nach der Gabe eines Arzneistoffs erreicht wird, d.h. bei 50 % der Versuchstiere wird die gewünschte Wirkung erzielt.

Aus dem Verhältnis von Effektivdosis und Letaldosis ergibt sich der therapeutische Quotient bzw. die therapeutische Breite eines Arzneistoffs.

20.3 Medikamente im Rettungsdienst

Die Anzahl an sog. **Notfallmedikamenten** ist überschaubar. Sie lassen sich nach ihren Einsatzgebieten gruppieren. Die Anwendung von Arzneimitteln im rettungsdienstlichen Einsatz setzt das Wissen über Indikation, Wirkung, Nebenwirkungen, Kontraindikationen, die richtige Applikationsart und die korrekte Dosierung voraus. Ebenso wichtig ist das Wissen darüber, wie aufgetretene Nebenwirkungen effektiv behandelt werden können.

20.3.1 Analgetika

Analgetika sind Wirkstoffe mit denen eine **Schmerztherapie** (➤ Kap. 21) durchgeführt werden kann. Man unterscheidet generell zwei Gruppen. Dies sind die nichtopioiden Analgetika sowie die Opioid-Analgetika. Esketamin nimmt hierbei eine Sonderstellung ein. Eigentlich handelt es sich um ein Anästhetikum, allerdings mit einer hohen analgetischen Potenz.

Tab. 20.4 Durch Cyclooxygenase-Hemmung verursachte Nebenwirkungen

Organsystem	Nebenwirkung
ZNS	Kopfschmerzen, Schwindel, Hör- und Sehstörungen
Lunge	Bronchokonstriktion, sog. „Analgetika-Asthma"
Magen-Darm-Trakt	Magenbeschwerden, Ulzera, GI-Blutungen, Diarrhö
Niere	Ödeme, Hyperkaliämie, Diureseminderung
Uterus	Kontraktionshemmung
Thrombozytenaggregation	Aggregationshemmung

Nichtopioid-Analgetika

Nichtopioide Analgetika wirken analgetisch, antipyretisch (fiebersenkend) und teilweise antiphlogistisch (entzündungshemmend). Der Wirkmechanismus besteht in einer Hemmung des Enzyms Cyclooxygenase. Hierdurch wird die Synthese von Prostaglandinen und Thromboxan verhindert.

- **Prostaglandine** sind Gewebshormone, die zuerst im Sekret der Prostata gefunden wurden und daher ihren Namen tragen. Sie kommen in allen Geweben und Organen des menschlichen Körpers vor. Prostaglandine werden aus der Arachidonsäure gebildet und haben Effekte auf die Schleim- und Säureproduktion des Magens, können Uteruskontraktionen auslösen und scheinen auch für die Bronchodilatation mitverantwortlich zu sein. Daneben sind die Prostaglandine an der Entstehung von Entzündungen und Schmerzen beteiligt.
- **Thromboxane** fördern die Thrombozytenaggregation. Hierdurch kommt es zur Bildung von Plättchenthromben. Thromboxan besitzt zudem eine vasokonstriktorische Wirkung.

Im Rettungsdienst werden **hauptsächlich** Acetylsalicylsäure (➤ Tab. 20.5), Ibuprofen (➤ Tab. 20.9), Metamizol (➤ Tab. 20.6) und Paracetamol (➤ Tab. 20.7 und ➤ Tab. 20.8) vorgehalten. Die Gruppe der nichtopioiden Analgetika wird in saure und nichtsaure Analgetika unterschieden. Zu den sauren nichtopioiden Analgetika zählen Acetylsalicylsäure und Ibuprofen. Metamizol und Paracetamol gehören der Gruppe der nichtsauren Analgetika an.

Durch die Hemmung der Cyclooxygenase wird eine Reihe von **Nebenwirkungen** auf die unterschiedlichen Organsysteme verursacht (➤ Tab. 20.4).

Opioid-Analgetika

Im **Rettungsdienst häufig** zu findende Opioid-Analgetika sind Morphin, Fentanyl und Piritramid. Neben diesen Wirkstoffen existieren selbstverständlich noch weitere Opioid-Analgetika (➤ Kap. 21). Die Opioid-Analgetika wirken an den Opioidrezeptoren. Dort

Tab. 20.5 Aspirin® i.v.

Int. Freiname	Acetylsalicylsäure
Indikationen	• Akute mäßige bis starke Schmerzen, Fieber, akute Behandlung der Kopfschmerzphase von Migräneanfällen • **Rettungsdienstrelevanter Einsatz: Thrombozytenaggregationshemmung bei ACS**
Darreichungsformen	1 Durchstechflasche – Inhalt entspricht 0,5 g Acetylsalicylsäure – und 1 Ampulle – 5 ml – Lösungsmittel
Nebenwirkungen	Schlechte Magenverträglichkeit, Ulkusneigung, Übelkeit, Erbrechen bei hohen Dosierungen, Auslösung einer Bronchokonstriktion möglich
Kontraindikationen	Überempfindlichkeit gegen den Wirkstoff oder andere Salicylate, Asthmaanfälle in der Vergangenheit durch Salicylate ausgelöst, akute gastrointestinale Ulzera, hämorrhagische Diathese, Leber- und Nierenversagen, schwere nicht eingestellte Herzinsuffizienz, letztes Trimenon der Schwangerschaft

Tab. 20.5 Aspirin® i.v. (Forts.)

Dosierung	• Analgesie und Antipyrese: 500–1000 mg langsam i.v. • Thrombozytenaggregationshemmung bei ACS: 75–325 mg langsam i.v.
Pharmakokinetische Daten	• Thrombozytenaggregationshemmung ab < 30 mg/d • Wirkungseintritt: nach ca. 30 Min. • Wirkdauer: Analgesie: 4–6 Std., Thrombozytenaggregation: mehrere Tage • HWZ: 2–3 Std.
Bemerkungen	ASS kann zur Thrombozytenaggregationshemmung auch oral (z.B. Aspirin® Protect 300 mg) verabreicht werden (Empfehlung: ERC/ESC).

Tab. 20.6 Novalgin® 1g-Injektionslösung

Int. Freiname	Metamizol
Indikationen	Akute starke Schmerzen, z.B. nach Verletzungen, Koliken, therapieresistentes Fieber
Darreichungsformen	1 Ampulle 2 ml – 1 g Metamizol
Nebenwirkungen	Ausgeprägte Hypotension, anaphylaktische Reaktionen bis hin zum anaphylaktischen Schock, Analgetika-induziertes Asthmasyndrom, Übelkeit, Erbrechen, Agranulozytose
Kontraindikationen	Überempfindlichkeit gegen den Wirkstoff, bekanntes Analgetika-Asthma, 1. und 3. Trimenon der Schwangerschaft nur nach strenger Indikationsstellung (Nutzen-Risiko-Abwägung), bestehende Hypotonie und instabile Kreislaufsituation
Dosierung	Initial 1 g, idealerweise in 100 ml NaCl 0,9% als Kurzinfusion über 15 Min.
Pharmakokinetische Daten	• Wirkungsbeginn nach 20–30 Min. • Wirkdauer: ca. 3–5 Std. • HWZ: 4–7 Std.

Tab. 20.7 Perfalgan® 10 mg/ml

Int. Freiname	Paracetamol
Indikationen	Kurzzeitbehandlung von mäßig starken Schmerzen sowie zur Kurzzeitbehandlung von Fieber
Darreichungsform	1 Durchstechflasche 100 ml – 1000 mg Paracetamol
Nebenwirkungen	Überempfindlichkeitsreaktionen wie Flush, Urtikaria, Erythem, Pruritus bis hin zum anaphylaktischen Schock, Tachykardie, Leber- und Nierentoxizität nach Überdosierung
Kontraindikationen	Bekannte Überempfindlichkeit gegen den Wirkstoff, schwere Leberinsuffizienz, Gabe in der Schwangerschaft nur nach sorgfältiger Nutzen-Risiko-Abwägung
Dosierung	Patienten ohne Risikofaktoren für eine Lebertoxizität: • **> 50 kg KG:** 1000 mg i.v. langsam über 15 Min. • **≥ 33 kg KG und ≤ 50 kg KG:** 15 mg/kg KG i.v. langsam über 15 Min. • **> 10 kg KG und ≤ 33 kg KG:** 15 mg/kg KG i.v. langsam über 15 Min. • **≤ 10 kg KG:** 7,5 mg/kg KG
Pharmakokinetische Daten	• Wirkungsbeginn: 5–10 Min. • Wirkdauer: 6–8 Std. • HWZ: 2 Std.
Bemerkungen	Bei Überdosierung können schwere Vergiftungen auftreten (➤ Kap. 40.3.1).

Tab. 20.8 ben-u-ron®-Zäpfchen

Int. Freiname	Paracetamol
Indikationen	Symptomatische Behandlung leichter bis mäßig starker Schmerzen und/oder Fieber
Darreichungsformen	1 Zäpfchen (Suppositorium) – 75, 125, 250, 500 oder 1000 mg Paracetamol
Nebenwirkungen	Anstieg der Lebertransaminasen, Thrombozytopenie, Agranulozytose, bei prädisponierten Patienten: Bronchospasmus (Analgetika-Asthma), Überempfindlichkeitsreaktionen wie Hautrötung, Urtikaria bis hin zum anaphylaktischen Schock, Leber- und Nierentoxizität nach Überdosierung
Kontraindikationen	Bekannte Überempfindlichkeit gegen den Wirkstoff, schwere Leberinsuffizienz, Gabe in der Schwangerschaft nur nach sorgfältiger Nutzen-Risiko-Abwägung, Säuglinge < 3 kg
Dosierung	• 3–6 kg KG: 75 mg Supp. rektal • 7–12 kg KG: 125 mg Supp. rektal • 13–25 kg KG: 250 mg Supp. rektal • 26–43 kg KG: 500 mg Supp. rektal • > 43 kg KG: 500–100 mg Supp. rektal
Pharmakokinetische Daten	• Wirkungsbeginn: 30–60 Min. • Wirkdauer: 6–8 Std. • HWZ: 2 Std.
Bemerkungen	Bei Überdosierung können schwere Vergiftungen auftreten (➤ Kap. 40.3.1).

Tab. 20.9 Imbun®-Zäpfchen

Int. Freiname	Ibuprofen
Indikationen	Leichte bis mäßig starke Schmerzen, Fieber
Darreichungsformen	1 Zäpfchen (Suppositorium) – 500 mg Ibuprofen
Nebenwirkungen	Peptische Ulzera, Perforationen oder Blutungen im Gastrointestinaltrakt, Übelkeit, Erbrechen, Diarrhö, Blähungen, Obstipation, Verdauungsbeschwerden, abdominelle Schmerzen, Teerstuhl, Hämatemesis, ulzerative Stomatitits, Verschlimmerung von Kolitis und Morbus Crohn, Ödeme, Hypertonus, Herzinsuffizienz, Palpitationen, Kopfschmerz, Schwindel, Erregung, Reizbarkeit, Müdigkeit, Sehstörungen
Kontraindikationen	Bekannte Überempfindlichkeit gegen den Wirkstoff; bekannte Reaktionen wie Bronchospasmus, Asthma, Rhinitis, Urtikaria nach der Einnahme von anderen nichtopioiden Analgetika wie ASS, Ulzera, GI-Blutungen, schwere Leber- und Nierenfunktionsstörungen, schwere Herzinsuffizienz, Schwangerschaft (3. Trimenon), Kinder < 12 Jahre
Dosierung	≥ 40 kg KG: 500 mg Supp. rektal
Pharmakokinetische Daten	• Wirkungsbeginn: 15 Min. • Wirkdauer: ca. 2 Std. • HWZ: 2 Std.
Bemerkungen	Ibuprofen steht auch als Injektionslösung zur Verfügung. Das Präparat heißt Pedea® 5 mg/ml und wird zur Behandlung eines hämodynamisch wirksamen offenen Ductus arteriosus Botalli bei Frühgeborenen vor der 34. SSW eingesetzt.

wirken auch die körpereigenen Endorphine. Opioidrezeptoren kommen sowohl im ZNS als auch peripher vor. Man unterscheidet:
- μ-(Mü)-Rezeptoren
- κ-(Kappa)-Rezeptoren
- δ-(Delta)-Rezeptoren

Die einzelnen Wirkstoffe rufen an den verschiedenen Opioidrezeptoren unterschiedlich starke Effekte hervor. Sie fungieren je nach Rezeptor als Agonist, Antagonist bzw. als partieller Agonist oder Antagonist. Die Aktivierung der Rezeptoren führt zu einer Blockade von präsynaptischen Kalziumkanälen und verhindert so die Freisetzung von Neurotransmittern. An der Postsynapse werden Kaliumkanäle geöffnet und somit die Nervenmembran hyperpolarisiert. Sie wird hierdurch schlechter erregbar.

Die Wirkungen der Opioid-Analgetika lassen sich in zentrale und periphere Wirkungen unterscheiden. Zu den **zentralen Wirkungen** gehören:
- Analgesie
- Sedierung
- Anxiolyse
- Euphorie und Dysphorie
- Atemdepression

Tab. 20.10 Analgetische Potenz der verschiedenen Opioid-Analgetika

Opioid	Analgetische Potenz bei parenteraler Applikation
Fentanyl (➤ Tab. 20.13)	125
Morphin (➤ Tab. 20.12)	1
Pethidin	0,1
Piritramid (➤ Tab. 20.11)	0,7
Sufentanil	1 000
Tramadol	0,1–0,2

Tab. 20.11 Dipidolor®

Int. Freiname	Piritramid
Indikationen	Starke und stärkste Schmerzen
Darreichungsformen	1 Ampulle – 2 ml – 15 mg Piritramid
Nebenwirkungen	Tachykardie, Hypotonie, Stupor, Schwindel, Somnolenz, Übelkeit, Würgereiz, Erbrechen, Blässe, Kopfschmerzen, Bradypnoe, Anaphylaxie, anaphylaktischer Schock, Bewusstlosigkeit, Miosis, Bradykardie, Bradyarrhythmie, Atemdepression, Bronchospasmus
Kontraindikationen	Überempfindlichkeit gegen den Wirkstoff, komatöse Zustände, Atemdepression, Schwangerschaft und Stillzeit
Dosierung	7,5–22,5 mg langsam i. v.
Pharmakokinetische Daten	• Wirkungseintritt: 5–10 Min. • Wirkdauer: 4–6 Std. • HWZ: 6–8 Std.
Bemerkungen	2 ml auf 15 ml Gesamtlösung verdünnen, ergibt 1 mg/ml

Tab. 20.12 Morphin Merck® 10 mg/20 mg

Int. Freiname	Morphin
Indikationen	Starke bis stärkste Schmerzen
Darreichungsformen	• 1 Ampulle – 1 ml – 10 mg Morphin • 1 Ampulle – 1 ml – 20 mg Morphin
Nebenwirkungen	Kopfschmerzen, Schwindel, Tremor, unwillkürliches Muskelzucken, Hyperalgesie oder Allodynie insbesondere bei hoher Dosierung, Euphorie oder Dysphorie, Sedierung, verschwommenes Sehen, Doppelbilder, Miosis, Übelkeit, Erbrechen, Mundtrockenheit, Ileus, Bauchschmerzen, Gallenkoliken, Störungen der Blasenentleerung, Nierenkoliken, Muskelkrämpfe, Bronchospasmen, Dyspnoe, Schwitzen, Überempfindlichkeitsreaktionen, Hypo- und Hypertonie, Brady- und Tachykardie, Gesichtsrötungen, Herzklopfen
Kontraindikationen	Überempfindlichkeit gegen Morphin, Ileus, Atemdepression, schwere chronische Atemwegserkrankungen, akutes Abdomen, Anwendung in der Schwangerschaft nur nach sorgfältiger Nutzen-Risiko-Abwägung, Stillzeit: Nach Morphingabe sollte das Stillen abgesetzt werden
Dosierung	• Erwachsene: 5–10 mg langsam i. v. • Kinder: 0,05–0,1 mg/kg KG langsam i. v.
Pharmakokinetische Daten	• Wirkungseintritt: 1–2 Min. • Wirkdauer: ca. 3–5 Std. • HWZ: ca. 2 Std.
Bemerkungen	**Morphin Merck® 10 mg:** Lösung mit NaCl 0,9 % auf 10 ml verdünnen, ergibt 1 mg/ml

Tab. 20.13 Fentanyl®-Janssen 0,1 mg/0,5 mg

Int. Freiname	Fentanyl
Indikationen	Narkoseprämedikation, Neuroleptanalgesie, als analgetische Komponente bei Anästhesien mit endotrachealer Intubation und Beatmung, Monoanästhetikum bei Allgemeinanästhesie, zur Schmerzbehandlung in der Intensivmedizin
Darreichungsformen	• 1 Ampulle – 2 ml – 0,1 mg Fentanyl • 1 Ampulle – 10 ml – 0,5 mg Fentanyl
Nebenwirkungen	Übelkeit, Erbrechen, Muskelrigidität, Dyskinesie, Sedierung, Schwindel, Sehstörung, Miosis, Bradykardie, Tachykardie, Arrhythmie, Hypotonie, Hypertonie, Venenschmerz, Laryngospasmus, Bronchospasmus, Apnoe, Euphorie, Kopfschmerz, Phlebitis, Hyperventilation, Schluckauf, Schüttelfrost, Hypothermie, anaphylaktische Reaktionen bis hin zum anaphylaktischen Schock, Ruhelosigkeit, Halluzinationen, Krampfanfall, Bewusstlosigkeit, Myoklonie, Herzstillstand, orthostatische Regulationsstörungen, Atemdepression, Obstipation, Pruritus, Schwitzen, Tonuserhöhung der ableitenden Harnwege
Kontraindikationen	Überempfindlichkeit gegen Fentanyl oder andere Opioide, Schwangerschaft und Stillzeit
Dosierung	Analgesie: 1–2 μg/kg KG i. v.
Pharmakokinetische Daten	• Wirkungseintritt: nach Sekunden • Wirkdauer: 0,3–0,5 Std. • HWZ: 3–3,5 Std.

- Antitussive Wirkung
- Rigidität der Skelettmuskulatur
- Übelkeit und Erbrechen
- Miosis
- Antidiuretische Wirkung

An **peripheren Wirkungen** sind bekannt:
- Analgesie
- Verzögerte Magenentleerung
- Kontraktion der Sphinkteren im Bereich der Gallenwege
- Tonussteigerung von Harnblasenmuskulatur und Blasenschließmuskel
- Tonusreduktion der Blutgefäße
- Histaminfreisetzung

Die Nebenwirkungen, die nach der Gabe von Opioid-Analgetika auftreten, sind abhängig von dem Rezeptor, an dem die Opioide wirken. Obstipation, Übelkeit und Erbrechen, Sedierung, Atemdepression, Hypotension, Harnverhalt, Miosis, Juckreiz, Schwitzen, Bronchospasmus, Thoraxrigidität und eine Hyperalgesie können als Nebenwirkungen auftreten.

Morphin gilt als Referenzsubstanz zur Beurteilung der analgetischen Potenz der übrigen Opioid-Analgetika (➤ Tab. 20.10).

Esketamin und Ketamin

Ketamin ist ein Derivat des Phencyclidin, besser bekannt als „**Angel Dust**" oder PCP. Ketamin wurde während der 1960er-Jahre von der Firma Parke-Davis entwickelt. Erste klinische Erfahrungen stammen von Domino und Corssen aus dem Jahr 1966. Bei Ketamin handelt es sich um ein Racemat aus zwei Enantiomeren, dem S(+)-Ketamin und dem R(−)-Ketamin. Seit 1997 ist das Esketamin verfügbar, beim dem es ist gelungen, das S(+)-Ketamin vom R(−)-Ketamin zu trennen.

Esketamin (➤ Tab. 20.14) und Ketamin bewirken eine sog. **dissoziative Anästhesie.** Hierunter versteht man einen unvollständigen Bewusstseinsverlust mit fehlender Assoziations- und Kooperationsfähigkeit. Beide wirken durch einen nichtkompetitiven Antagonismus am NMDA-Rezeptor. Zusätzlich wirken sie agonistisch an Opiatrezeptoren. Esketamin und Ketamin beeinflussen die zentrale und periphere cholinerge und monoaminerge Übertragung. Auch die periphere Wiederaufnahme von Katecholaminen wird durch Esketamin und Ketamin gehemmt.

Esketamin ist doppelt so stark wirksam wie Ketamin. Im Gegensatz dazu scheinen die **Aufwachreaktionen** (➤ Tab. 20.14) nach der Gabe von Esketamin geringer ausgeprägt.

20.3.2 Sedativa

Sedieren bedeutet dämpfen oder beruhigen, z. B. durch die Gabe eines Sedativums. Zu den klassischen Sedativa gehören die **Barbiturate** und die **Benzodiazepine.** Daneben haben aber auch noch andere Medikamente eine sedierende Wirkung, hierzu gehören z. B. benzodiazepinähnliche Substanzen (z. B. Zolpidem), Chloralhydrat, Antihistaminika, Antidepressiva oder Neuroleptika.

Tab. 20.14 Ketanest® S

Int. Freiname	Esketamin
Indikationen	Einleitung und Durchführung einer Allgemeinanästhesie ggf. in Kombination mit Hypnotika, Anästhesie und Schmerzbekämpfung in der Notfallmedizin, Intubation im Status asthmaticus in Kombination mit einem Muskelrelaxans, Schmerzbekämpfung bei künstlicher Beatmung
Darreichungsformen	• 5 mg/ml – 1 Ampulle – 5 ml – 25 mg Esketamin • 25 mg/ml – 1 Ampulle – 2 ml – 50 mg Esketamin
Nebenwirkungen	Anaphylaktische Reaktionen, Aufwachreaktionen (lebhafte Träume, Albträume, Schwindel und motorische Unruhe), Halluzinationen, Dysphorie, Angst, Orientierungsstörungen, tonisch-klonische Kontraktionen, Nystagmus, verschwommenes Sehen, Doppeltsehen, Zunahme des intraokularen Drucks, Blutdruck- und Herzfrequenzanstieg (Anstieg über 20 % des Ausgangswerts ist häufig), temporäre Tachykardie, Arrhythmie, Bradykardie, Hypotonie, erhöhte Mukussekretion, erhöhter Sauerstoffverbrauch, Laryngospasmus und temporäre Atemdepression, Übelkeit, Erbrechen, erhöhte Salivation, Hautrötung, Exanthem, Schmerzen an der Injektionsstelle
Kontraindikationen	Überempfindlichkeit gegen den Wirkstoff, Patienten, für die ein erhöhter Blutdruck oder ein gesteigerter Hirndruck ein ernsthaftes Risiko darstellt, schlecht eingestellter oder unbehandelter Hypertonus (arterielle Hypertonie RR > 180/100 mmHg in Ruhe), Eklampsie und Präeklampsie, drohende Uterusruptur, Nabelschnurvorfall, Anwendung als einziges Anästhetikum bei manifesten ischämischen Herzerkrankungen, Schwangerschaft
Dosierung	• Analgesie: 0,125–0,25 mg/kg KG langsam i. v. • Intubation beim Status asthmaticus: 0,5–1,0 mg/kg KG, bei Bedarf bis 2,5 mg/kg KG i. v.
Pharmakokinetische Daten	• Wirkungsbeginn: 30 Sek. • Wirkdauer: 5–15 Min. • HWZ: 2–3 Std.

Zur **Sedierung im Rettungsdienst** kommen hauptsächlich **Benzodiazepine** zum Einsatz. Benzodiazepine wirken im Allgemeinen
- sedierend,
- antikonvulsiv,
- anxiolytisch,
- amnestisch sowie
- zentral muskelrelaxierend.

Im Rettungsdienst häufig **verwendete Benzodiazepine** sind
- Clonazepam,
- Diazepam,
- Lorazepam und
- Midazolam.

Benzodiazepine wirken an den gabaergen Rezeptoren. Dort verstärken die Benzodiazepine den Effekt von GABA, der Gammaaminobuttersäure. Es kommt zu einem vermehrten Einstrom von Chloridionen in den Intrazellulärraum und nachfolgend zu einer Hyperpolarisation der Zellmembran und einer hieraus resultierenden verminderten Erregbarkeit des Neurons. Es sind zwei unterschiedliche

GABA-Rezeptoren bekannt, der GABA$_A$- und der GABA$_B$-Rezeptor. Benzodiazepine binden an den GABA$_A$-Rezeptor. An den gleichen Rezeptor binden auch die Barbiturate.

GABA-Rezeptoren finden sich im gesamten ZNS. Nicht alle dieser Rezeptoren besitzen eine Bindungsstelle für die Benzodiazepine. Rezeptoren, die eine entsprechende Bindungsstelle aufweisen, befinden sich hauptsächlich im limbischen System.

Benzodiazepine weisen eine große therapeutische Breite auf. Ist einmal die Maximaldosis erreicht, sind Wirkungssteigerungen nahezu unmöglich. Dies bezeichnet man auch als den sog. „Ceilingeffekt".

Trotz der großen therapeutischen Breite kann es z. B. durch die zentral muskelrelaxierende Wirkung zu einer Atemwegsbehinderung kommen. Auch ein Blutdruckabfall ist möglich, kann aber durch eine langsame Applikation vermieden werden. Bei Patienten jenseits des 60. Lebensjahres und bei Menschen mit eingeschränkter Atmungs- und/oder Herz-Kreislauf-Funktion ist die Wahrscheinlichkeit einer Atemwegsbehinderung oder eines Blutdruckabfalls durch eine zu schnelle Applikation deutlich erhöht.

Die Benzodiazepine werden in der Leber metabolisiert. Nicht selten haben die so entstandenen Metaboliten eine längere Halbwertszeit (HWZ) als das ursprünglich verabreichte Benzodiazepin.

Der Wirkstoff **Midazolam** (➤ Tab. 20.15) gehört mit einer HWZ von 1–3 Stunden zu den kurz wirksamen Benzodiazepinen. **Diazepam** gehört mit einer HWZ von bis zu 100 Stunden zu den lang wirksamen Benzodiazepinen.

20.3.3 Neuroleptika

Neuroleptika zählen zur Gruppe der **Antipsychotika.** Sie werden zur Behandlung der Schizophrenie, aber auch zur Behandlung verschiedener Erregungszustände und nichtschizophrener Psychosen eingesetzt. Neuroleptika werden in klassische oder konventionelle sowie atypische Neuroleptika unterschieden.

Im **Rettungsdienst** kommen überwiegend die **klassischen Neuroleptika** zum Einsatz. Dies sind das schwach anitpsychotisch wirksame **Promethazin** (Atosil®-Injektionslösung N) und das stark antipsychotisch wirksame **Haloperidol** (Haldol®-Janssen-Injektionslösung 5 mg/ml). Sie heben die Wirkungen von Dopamin durch einen Antagonismus am Dopamin-2-Rezeptor auf.

Promethazin ist eigentlich ein H$_1$-Antihistaminikum, das aber aufgrund seiner ausgeprägt dämpfenden Eigenschaften den klassischen Neuroleptika zugerechnet wird. Indikationen für Promethazin sind akute allergische Reaktionen, bei denen eine Sedierung indiziert ist, sowie akute Unruhe- und Erregungszustände im Rahmen von psychiatrischen Grunderkrankungen.

Haloperidol gehört zu den sehr stark potenten Neuroleptika. Es wird zur Behandlung psychotischer und deliranter Zustandsbilder sowie zur Behandlung von schwerster psychomotorischer Erregung eingesetzt.

20.3.4 Antiemetika

Als Antiemetika werden H$_1$-Antihistaminika (Dimenhydrinat, z. B. Vomex® A-Injektionslösung), Dopamin$_2$-Antagonisten (Metoclopramid, z. B. Paspertin®) und bisher seltener 5-HT$_3$-Antagonisten (z. B. Ondansetron; z. B. Zofran® ➤ Tab. 20.18) eingesetzt.

Übelkeit und Erbrechen sind häufige Symptome in der präklinischen Notfallmedizin. Die Ursachen dafür können vielfältig sein (➤ Tab. 20.16).

Das **Brechzentrum** liegt in der Formatio reticularis der Medulla oblongata. Durch aufsteigende Impulse aus dem oberen Gastrointestinaltrakt in das Brechzentrum, die Erregung von Chemorezeptoren in der Area postrema sowie die Reizung des N. vestibularis wird Erbrechen ausgelöst. An der Auslösung des Erbrechens sind Dopamin$_2$-Rezeptoren, 5-HT$_3$-Rezeptoren, Histamin$_1$-Rezeptoren sowie m-Cholinozeptoren beteiligt. Dies erklärt auch, warum die Antiemetika aus unterschiedlichen Substanzklassen kommen.

Dimenhydrinat wird im Rettungsdienst fast so häufig als Antiemetikum vorgehalten wie **Metoclopramid** (➤ Tab. 20.17). Insbesondere Metoclopramid wird nicht selten zur Behandlung des opioidinduzierten Erbrechens eingesetzt. Die Wirksamkeit hierfür ist allerdings nicht belegt. Aktuell wird vor der unkritischen, häufig sogar prophylaktischen Gabe von Metoclopramid zur Verhinderung des opioidinduzierten Erbrechens gewarnt. Metoclopramid

Tab. 20.15 Dormicum®-Injektionslösung

Int. Freiname	Midazolam
Indikationen	Analgosedierung, Narkose, Sedierung auf der Intensivstation
Darreichungsformen	• 5 mg/1 ml: 1 Ampulle – 1 ml – 5 mg Midazolam • 5 mg/5 ml (V 5): 1 Ampulle – 5 ml – 5 mg Midazolam • 15 mg/3 ml: 1 Ampulle – 3 ml – 15 mg Midazolam
Nebenwirkungen	Überempfindlichkeit, Angioödem, anaphylaktischer Schock, Verwirrtheitszustände, euphorische Stimmung, Halluzinationen, Agitiertheit, Feindseligkeit, Wut, Aggressionen, Erregung, unwillkürliche Bewegungen, Hyperaktivität, Sedierung, herabgesetzte Aufmerksamkeit, Schläfrigkeit, Kopfschmerzen, Schwindel, Ataxie, anterograde Amnesie, Krampfanfälle bei Früh- und Neugeborenen, Bradykardie, Herzstillstand, Hypotonie, Vasodilatation, Thrombophlebitis, Thrombose, Atemdepression, Apnoe, Dyspnoe, Laryngospasmus, Schluckauf, Übelkeit, Erbrechen, Mundtrockenheit, Hautausschlag, Juckreiz, Schmerzen an der Injektionsstelle
Kontraindikationen	Bekannte Überempfindlichkeit gegen Benzodiazepine, Analgosedierung bei Patienten mit schwerer Ateminsuffizienz oder akuter Atemdepression
Dosierung	• Sedierung: 0,03–0,3 mg/kg in Schritten von 1–2,5 mg • Krampfdurchbrechung > 50 kg KG: 5 mg langsam i. v.
Pharmakokinetische Daten	• Wirkungsbeginn: 3 Min. • Wirkdauer: 1–2 Std. • HWZ: 1–3 Std.
Bemerkungen	Midazolam kann als Antikonvulsivum auch nasal appliziert werden (Dosierungen ➤ Kap. 20.1.2).

Tab. 20.16 Ursachen von Übelkeit und Erbrechen

Zentralnervös	Kinetosen, Meningitis, Migräne, Hirndruckerhöhung, Morbus Menière
Kardiovaskulär	Myokardinfarkt, arterielle Hyper- und Hypotonie, Lungenembolie
Gastrointestinal	Gastroenteritis, Nahrungsmittelvergiftung, Ösophagitis, Gastritis, Gallenkolik, Ulkus, Überfüllung des Magens, akutes Abdomen, Ileus, Berührung der Rachenschleimhaut, Strahlentherapie, starke Schmerzen
Medikamentös-toxisch	Digitalis, Zytostatika, Betablocker, Antibiotika, Opiate, Alkohol, Nikotin, Pilzvergiftung
Metabolisch-endokrin	Diabetische Ketoazidose, Urämie, Thyreotoxikose, Morbus Addison, Hyper- und Hypoparathyreoidismus, Schwangerschaft
Urogenital	Nierenkolik (reflektorisch)
Psychogen	Anorexie, Bulimie, Angst, unangenehme Geruchsempfindungen, ekelerregende Stimuli
Sonstige	Glaukom (reflektorisch), zyklisches Erbrechen

Tab. 20.17 Paspertin® 10 mg/2 ml-Ampullen

Int. Freiname	Metoclopramid
Indikationen	Vorbeugung und Behandlung von Übelkeit, Brechreiz und Erbrechen
Darreichungsformen	1 Ampulle – 2 ml – 10 mg Metoclopramid
Nebenwirkungen	Durchfall, Müdigkeit, Kopfschmerzen, Schwindel, Angstzustände, Ruhelosigkeit, Depressionen, Methämoglobinämie, extrapyramidale Reaktionen, dyskinetisches Syndrom
Kontraindikationen	Überempfindlichkeit gegen den Wirkstoff, Phäochromozytom, gastrointestinale Blutungen, mechanische Obstruktionen, gastrointestinale Perforationen, Vorgeschichte neuroleptische oder durch Metoclopramid verursachte Spätdyskinesien, Epilepsie, Morbus Parkinson, Patienten mit extrapyramidalen Störungen, Kombination mit Levodopa oder dopaminergen Antagonisten, bekannte Vorgeschichte einer Methämoglobinämie mit Metoclopramid, Kinder < 1 Jahr, Stillzeit
Dosierung	• 1–18 Jahre: 0,1–0,15 mg/kg KG • > 18 Jahre: 10 mg langsam i. v.
Pharmakokinetische Daten	• Wirkungsbeginn: 1–3 Min. • Wirkdauer: ca. 3 Std. • HWZ: 4–5 Std.

Tab. 20.18 Ondansetron B. Braun 2 mg/ml

Int. Freiname	Ondansetron
Indikationen	Prophylaxe und Therapie von Übelkeit und Erbrechen, verursacht durch zytotoxische Chemotherapie und Strahlentherapie; Prophylaxe von Übelkeit und Erbrechen nach Operationen (PONV = postoperative Nausea und Vomitus)
Darreichungsformen	1 Ampulle – 2 ml – 4 mg Ondansetron
Nebenwirkungen	Überempfindlichkeitsreaktionen vom Soforttyp, schwere Anaphylaxie, Kopfschmerzen, extrapyramidale Reaktionen, Schwindel insbesondere bei rascher intravenöser Applikation, Sehstörungen, Thoraxschmerzen mit und ohne ST-Streckensenkung, Herzrhythmusstörungen (Bradykardie), QT-Verlängerung einschließlich Torsade-de-pointes-Tachykardie, Wärmegefühl, Flush, Hypotonie, Singultus, lokale Reaktionen an der Stelle der intravenösen Injektion
Kontraindikationen	Überempfindlichkeit gegen Ondansetron oder andere selektive 5-HT$_3$-Rezeptorantagonisten (z. B. Granisetron)
Dosierung	4 mg langsam i. v.
Pharmakokinetische Daten	• Wirkungsbeginn: rasch • Wirkdauer: 3 Std. • HWZ: 3 Std.

kann insbesondere bei Kindern und Jugendlichen schwere extrapyramidale Störungen hervorrufen.

Auch Dimenhydrinat hat eine Reihe von Nebenwirkungen, zeigt aber bei Kinetosen eine gute antiemetische Wirkung. Allerdings kam es in der Vergangenheit durch die unkritische Gabe zu schweren Vergiftungen bei Kindern.

Die 5-HT$_3$-Antagonisten gelten bei Beachtung der Nebenwirkungen (z. B. Verlängerung der QT-Zeit bei hohen Dosierungen) und Kontraindikationen (Überempfindlichkeit gegen den Wirkstoff) als potente und gut verträgliche Antiemetika.

20.3.5 Broncholytika

Als Broncholytika werden Wirkstoffe bezeichnet, die in der Lage sind, einen **Bronchospasmus zu lösen.** Zu den Broncholytika zählt man β-2-Mimetika, Theophyllin sowie Parasympatholytika (Anticholinergika).

β-2-Mimetika

Die β-2-Mimetika sind die **wirksamsten Bronchodilatatoren.** Sie wirken durch kompetitiven Agonismus, vorwiegend an den β-2-Rezeptoren. Dort verursachen sie eine Relaxierung der glatten Bronchial- und Trachealmuskulatur, wirken antiödematös und verbessern die mukoziliäre Clearance. Weiterhin wirken sie Mastzellstabilisierend, steigern die Zwerchfellmotilität und führen zu einer Druckminderung im Pulmonalkreislauf. Relevant für den Rettungsdienst sind:

- Salbutamol (➤ Tab. 20.19)
- Fenoterol
- Reproterol
- Terbutalin

Der inhalativen Therapie von **Salbutamol** kommt besondere Bedeutung zu. In den ERC-Guidelines aus dem Jahr 2010 wird die inhalative Gabe von Salbutamol als Grundpfeiler der broncholytischen Therapie bezeichnet. Die inhalative Therapie ist genauso effektiv, wie die intravenöse Applikation, verursacht aber deutlich weniger Nebenwirkungen.

Tab. 20.19 Salbutamol-ratiopharm®-Fertiginhalat	
Int. Freiname	Salbutamol
Indikationen	Symptomatische Behandlung von Erkrankungen mit reversibler Atemwegsobstruktion, wie z. B. Asthma bronchiale oder COPD mit reversibler Komponente, Verhütung von Asthmaanfällen durch Anstrengung oder Allergenkontakt
Darreichungsformen	1 Einzeldosisbehältnis – 2,5 ml – 1,25 mg Salbutamol
Nebenwirkungen	Tremor, Kopfschmerzen, Übelkeit, Schwindel, Palpitationen, Überempfindlichkeitsreaktionen, Schwitzen, Tachykardie, Arrhythmien, Beeinflussung des Blutdrucks (Senkung oder Steigerung), Hypokaliämie, Hyperglykämie, Hyperaktivität, Schlafstörungen, Halluzinationen (insbesondere bei Kindern bis 12 Jahren), Myalgien, Muskelkrämpfe, Missempfindungen im Mund- und Rachenraum, Husten, paradoxe Bronchospasmen
Kontraindikationen	Überempfindlichkeit gegen den Wirkstoff, in der Schwangerschaft (insbesondere 1. Trimenon) sollte Salbutamol nur nach besonders kritischer Indikationsstellung angewendet werden, Gabe in der Stillzeit erst nach sorgfältiger Nutzen-Risiko-Abwägung
Dosierung	• Erwachsene: – Initial 5 mg über Verneblermaske – Wiederholung nach 15–20 Min. möglich • Kinder: – Initial 2,5 mg über Verneblermaske – Wiederholung nach 15–20 Min. möglich
Pharmakokinetische Daten	• Wirkungsbeginn: sofort • Wirkdauer: 4–6 Std. • HWZ: 2–7 Std.

Salbutamol gehört wie Fenoterol, Reproterol und Terbutalin zu den kurz wirksamen β-2-Mimetika.

Theophyllin

Theophyllin ist ein Methylxanthinderivat, wie z. B. auch das Koffein, und gehört zu den am längsten eingesetzten Wirkstoffen zur **Broncholyse.** Schon in der zweiten Hälfte des 18. Jahrhunderts wurde die gute antiasthmatische Wirksamkeit von Kaffee beschrieben.

Aufgrund der geringen therapeutischen Breite und der Unmöglichkeit der inhalativen Therapie hat das Theophyllin in der **broncholytischen Akuttherapie** zunehmend an Bedeutung verloren. Die Wirkung von Theophyllin beruht wahrscheinlich auf einer Beeinflussung der Kalziumaufnahme und -speicherung sowie der Hemmung der Phosphodiesterase und von Adenosin-Rezeptoren.

Parasympatholytika (Anticholinergika)

Von den Parasympatholytika steht **Ipratropiumbromid** (➤ Tab. 20.20) für die **inhalative Akuttherapie** einer Bronchoobstruktion zur Verfügung. Bei Ipratropiumbromid handelt es sich um einen kompetitiven Antagonisten des Acetylcholins an Muskarinrezeptoren. Diese sind in Form von drei Subtypen (M_1-M_3) im Bereich der Atemwege lokalisiert. Die Blockade dieser Rezeptoren kann die acetylcholinvermittelte Bronchokonstriktion der glatten Muskulatur aufheben.

20.3.6 Narkotika

Zur **Einleitung und Aufrechterhaltung** einer Narkose (➤ Kap. 22) werden hauptsächlich Wirkstoffe aus vier Arzneimittelgruppen verwendet. Hierzu gehören:
- Analgetika (➤ Kap. 20.3.1)
- Hypnotika
- Sedativa (➤ Kap. 20.3.2)
- Muskelrelaxanzien

Hypnotika

Hypnotika sind **schlaffördernde Medikamente.** Man unterscheidet Barbiturathypnotika und Nichtbarbiturathypnotika. Der genaue Wirkmechanismus der Hypnotika scheint noch nicht vollständig geklärt. Man geht davon aus, dass die meisten Hypnotika die Wirkung der Gammaaminobuttersäure (GABA) verstärken.

Die **Barbiturate** sind die am längsten bekannten Hypnotika. Sie weisen keine analgetische Wirkung auf und sind aus diesem Grund

Tab. 20.20 Atrovent® 500 µg/2 ml (250 µg/2 ml)-Fertiginhalat	
Int. Freiname	Ipratropiumbromid
Indikationen	Verhütung und Behandlung von Atemnot bei COPD sowie leichtem bis mittelschwerem Asthma bronchiale im Erwachsenen- und Kindesalter als Ergänzung zu β-2-Mimetika im akuten Asthmaanfall
Darreichungsformen	• 500 µg/2 ml: 1 Eindosisbehälter – 2 ml – 500 µg Ipratropiumbromid • 250 µg/2 ml: 1 Eindosisbehälter – 2 ml – 250 µg Ipratropiumbromid
Nebenwirkungen	Kopfschmerzen, Schwindel, verschwommenes Sehen, Mydriasis, Anstieg des Augeninnendrucks, Sehen von Nebel- und Regenbogenfarben, Bindehauthyperämie, Hornhautödem, Glaukom, Akkomodationsstörungen, Palpitationen, Tachykardien, Husten, Racheniritation, paradoxer Bronchospasmus, Laryngospasmus, Rachenödem, trockener Mund und Rachen, Geschmacksstörung, gastrointestinale Motilitätsstörungen, Übelkeit, Erbrechen, Obstipation, Durchfall, Bauchschmerzen, Stomatitis, Mundödem, Hautausschlag, Pruritus, Angioödem, Harnverhalt
Kontraindikationen	Überempfindlichkeit gegen den Wirkstoff, Schwangerschaft (insbesondere 1. Trimenon) und Stillzeit nur nach sorgfältiger Nutzen-Risiko-Abwägung
Dosierung	• Erwachsene: 0,5 mg (500 µg) über Verneblermaske • Kinder: 0,25 mg (250 µg) über Verneblermaske
Pharmakokinetische Daten	• Wirkungsbeginn: rasch • Wirkdauer: 4–8 Std. • HWZ: 1,6 Std.

nicht als Monoanästhetikum geeignet. Barbiturate sind fettlösliche Substanzen und treten daher sehr schnell in das Gehirn über. Maximale Konzentrationen im Gehirn sind bereits nach 60 Sekunden erreicht.

Tab. 20.21 Trapanal® 0,5 g

Int. Freiname	Thiopental
Indikationen	Kurznarkosen ohne Intubation, Einleitung einer Allgemeinanästhesie mit oder ohne Intubation, Durchbrechung eines zerebralen Krampfanfalls
Darreichungsformen	1 Durchstechflasche – 20 ml – 0,5 g Thiopental
Nebenwirkungen	Dosisabhängiger Blutdruckabfall, Abfall des Herzminutenvolumens, Atemdepression bis hin zur Apnoe, Laryngospasmus, Bronchospasmus, Histaminfreisetzung, Venenreizung, unwillkürliche Muskelbewegungen, **bei paravenöser Injektion = Gewebsnekrosen**
Kontraindikationen	Schwere Hypovolämie, Schock, manifeste Herzinsuffizienz, Atemwegsobstruktion, Porphyrie, Überempfindlichkeit gegen den Wirkstoff, Schwangerschaft: strenge Indikationsstellung nach Nutzen-Risiko-Abwägung
Dosierung	3–5(–7) mg/kg KG langsam i. v.
Pharmakokinetische Daten	• Wirkungsbeginn: 10–20 Sek. • Wirkdauer: 6–8 Min. • HWZ: 11,6 Std.
Bemerkungen	Trockensubstanz in 10 oder 20 ml Aqua ad injectabilia lösen: • 20 ml = 25 mg/ml • 10 ml = 50 mg/ml

Tab. 20.22 Etomidat-®Lipuro

Int. Freiname	Etomidat
Indikationen	Narkoseeinleitung vor allem bei kardiovaskulären Risikopatienten, alten Patienten, zerebralsklerotischen Patienten, intravasalem Volumenmangel
Darreichungsformen	1 Ampulle – 10 ml – 20 mg Etomidat
Nebenwirkungen	Überempfindlichkeitsreaktionen, Bronchospasmus, schwere allergische Reaktionen auf Sojabohnenöl, Hemmung der Steroidsynthese der Nebennierenrinde, unwillkürliche Muskelbewegungen, Schüttelfrost, tonisch-klonische Krämpfe, Herzrhythmusstörungen, leichter temporärer Blutdruckabfall, Atemdepression bis Apnoe insbesondere nach höheren Dosen, Übelkeit und Erbrechen, Schluckauf, lokale Schmerzen während der Injektion
Kontraindikationen	Überempfindlichkeit gegen den Wirkstoff, Sojabohnenöl oder einen der weiteren Bestandteile, Neugeborene und Säuglinge bis zum Alter von 6 Monaten, in der Schwangerschaft nur bei zwingender Indikation, Stillzeit: Wiederaufnahme des Stillens erst 24 Stunden nach Anwendung von Etomidat
Dosierung	0,15–0,3 mg/kg KG
Pharmakokinetische Daten	• Wirkungsbeginn: 30–60 Sek. • Wirkdauer: 3–5 Min. • HWZ: 2,4–5 Std.

Zu den Nichtbarbiturathypnotika gehören **Etomidat** (> Tab. 20.22) und **Propofol** (> Tab. 20.23). Etomidat ist ein sehr potentes Hypnotikum. Es hat einen schnellen Wirkungseintritt und eine kurze Wirkdauer (ca. 3–4 Min.). Die Wirkung von Etomidat setzt innerhalb von 30 Sekunden nach intravenöser Gabe ein. Es verursacht nur in geringem Umfang eine Atemdepression und hat geringe kardiovaskuläre Nebenwirkungen. Wie **Thiopental** (> Tab. 20.21) hat Etomidat keine analgetische Wirkung. Gemäß der S3-Leitlinie Polytrauma/Schwerverletzten-Behandlung (Stand 07/2011) soll die Gabe von Etomidat als Einleitungshypnotikum bei Traumapatienten aufgrund der assoziierten Nebenwirkungen auf die Nebennierenfunktion vermieden werden.

Wie Etomidat ist auch Propofol ein **Nichtbarbiturathypnotikum.** Neben der Verstärkung der gabaergen Wirkungen, hemmt Propofol den NMDA-Rezeptor. Auch Propofol besitzt keine analgetische Wirkung.

Muskelrelaxanzien

Die Geschichte der Muskelrelaxanzien geht bis in die Zeit der spanischen Eroberer zurück. Die südamerikanischen Indianer verwendeten Muskelrelaxanzien als Pfeilgift. Die damals am häufigsten verwendete Substanz war Curare. Es wird aus den Pflanzen Chondendron und Strychnos gewonnen. Im Jahr 1942 wurden die Muskelrelaxanzien zum ersten Mal in die Anästhesie eingeführt.

Man unterscheidet **depolarisierende** und **nicht depolarisierende Muskelrelaxanzien** (> Tab. 20.24). Sie blockieren den nikotinergen Acetylcholinrezeptor an der motorischen Endplatte. Hierdurch bewirken die Muskelrelaxanzien eine reversible Lähmung der Muskulatur.

Tab. 20.23 Disoprivan® 1 %

Int. Freiname	Propofol
Indikationen	Einleitung und Aufrechterhaltung einer Narkose bei Erwachsenen und Kindern ab dem 1. Monat, Sedierung von beatmeten Patienten, Sedierung bei chirurgischen und diagnostischen Maßnahmen
Darreichungsformen	1 Durchstechflasche – 20 ml Emulsion – 200 mg Propofol
Nebenwirkungen	Atemdepression, Hyperventilation, Hustenreiz, Blutdruckabfall, Bradykardie, Krampfanfälle, Muskelzuckungen, Kopfschmerzen, Schwindelgefühl, Frösteln und Kälteempfindungen, schwere anaphylaktische Reaktionen, metabolische Azidose, Hyperkaliämie, Übelkeit und Erbrechen, Schluckauf, sexuelle Enthemmtheit, lokale Schmerzen bei der Injektion
Kontraindikationen	Hypovolämie, Herzinsuffizienz, Überempfindlichkeit auf Soja oder Erdnüsse, Schwangerschaft, Neugeborene
Dosierung	• Narkoseeinleitung: 1,5–2–2,5 mg/kg KG • Narkoseaufrechterhaltung: 4–6(–10) mg/kg KG/Std. • Analgosedierung: 0,5–1,0 mg/kg KG
Pharmakokinetische Daten	• Wirkungsbeginn: 30–40 Sek. • Wirkdauer: 5–8 Min. • HWZ: ca. 55 Min.

Tab. 20.24 Nicht depolarisierende Muskelrelaxanzien

Int. Freiname	Handelsname	Anschlagzeit (Sek.)	Wirkdauer (Min.)
Atracurium	Atracurium-hameln 10 mg/ml	90	60 (mittellang)
Cisatracurium	Nimbex® 5 mg	120	60 (mittellang)
Mivacurium	Mivacron® 10 mg	120	15–25 (kurz)
Pancuronium	Pancuroniumbromid-ratiopharm® 2 mg/ml	120–150	90–120 (lang)
Rocuronium	Esmeron® 10 mg/ml (➤ Tab. 20.25)	60–90	60–90 (mittellang)
Vecuronium	Norcuron® 10 mg	120–180	60–90 (mittellang)

Nicht depolarisierende Muskelrelaxanzien besetzen den Acetylcholinrezeptor, ohne dass ein Aktionspotenzial ausgelöst wird.

Den depolarisierenden Muskelrelaxanzien liegen zwei Wirkungsmechanismen zugrunde. Zunächst reagieren sie, wie Acetylcholin selbst, mit dem Rezeptor der postsynaptischen Membran und depolarisieren diese. Eine Erregung breitet sich aus. Das Muskelrelaxans verweilt anschließend noch eine Zeit am Rezeptor, da es nicht so schnell abgebaut wird wie das Acetylcholin. Während dieser Zeit bleibt die Depolarisation der Muskelzellmembran bestehen, sie ist während dieser Zeit unerregbar. Diesen Zustand bezeichnet man als **Phase-I-Block** oder **Depolarisationsblock.** Dieser kann nicht durch die Gabe von Medikamenten aufgehoben werden.

Durch die Gabe hoher Dosen der depolarisierenden Muskelrelaxanzien kann es zur Entstehung eines **Dualblocks (Phase-II-Block)** kommen, dieser lässt sich mit Cholinesterasehemmstoffen wie Neostigmin oder Pyridostigmin antagonisieren.

Der Wirkstoff **Suxamethoniumchlorid** (➤ Tab. 20.26) stellt das einzige depolarisierende Muskelrelaxans dar. Aufgrund seiner ultrakurzen Anschlagzeit wird es häufig für die Narkoseeinleitung beim aspirationsgefährdeten Patienten verwendet. Für diese Form der Narkoseeinleitung werden mehrere Begriffe synonym verwendet:
- Ileuseinleitung
- Blitzeinleitung
- Crush-Intubation

Heutzutage wird vermehrt der Begriff **Rapid Sequence Induction** (RSI) für diese Form der Narkoseeinleitung verwendet.

Der Einsatz von Suxamethoniumchlorid wird aufgrund der **teilweise schweren Nebenwirkungen** zunehmend kritisch bewertet. Beispielsweise hat der Arbeitskreis Kinderanästhesie der Deutschen Gesellschaft für Anästhesiologie und Intensivmedizin e. V. (DGAI) ausdrücklich den Verzicht auf Suxamethoniumchlorid gefordert.

Mit dem nicht depolarisierenden Muskelrelaxans Rocuronium ist eine interessante Alternative verfügbar. Rocuronium ist eine Weiterentwicklung des Wirkstoffs Vecuronium. Der Name Rocuronium bezieht sich auf die sehr kurze Anschlagzeit und bedeutet „rapid onset vecuronium". Rocuronium ist seit 1996 verfügbar und seit 2008 mit Sugammadex der dazugehörige Antagonist. Sugammadex ist nicht nur in der Lage, die Wirkung von Rocuronium, sondern auch die von Vecuronium zu antagonisieren.

Tab. 20.25 Esmeron® 10 mg/ml

Int. Freiname	Rocuronium
Indikationen	Muskelrelaxation zur Erleichterung der endotrachealen Intubation
Darreichungsformen	1 Durchstechflasche – 10 ml – 100 mg Rocuronium
Nebenwirkungen	Anaphylaktische Reaktion, schlaffe Lähmung, Hautrötung, Tachykardie, Hypotonie, Schock, Bronchospasmus, Ateminsuffizienz, Apnoe, Urtikaria, Pruritus, Exanthem
Kontraindikationen	Überempfindlichkeit gegenüber Rocuronium oder das Bromidion
Dosierung	RSI: 1,0 mg/kg KG
Pharmakokinetische Daten	• Wirkungsbeginn: 60–90 Sek. • Wirkdauer: 20–40 Min. • HWZ: 66–80 Min.
Bemerkungen	Als Antagonist steht Sugammadex (Bridion®) zur Verfügung.

Tab. 20.26 Lysthenon® 5 %-Injektionslösung

Int. Freiname	Suxamethoniumchlorid (Succinylbicholin)
Indikationen	Muskelrelaxation zur Intubation im Rahmen einer Narkoseeinleitung
Darreichungsformen	1 Ampulle – 2 ml – 100 mg Suxamethoniumchlorid
Nebenwirkungen	Hyperkaliämie, Herzrhythmusstörungen wie Bradykardie oder junktionale Rhythmen, vermehrte Speichel- und Bronchialsekretion, laryngeales und pulmonales Ödem, Bronchospasmen, Anstieg des intragastralen Drucks (Gefahr von Erbrechen und Aspiration), Erhöhung des Augeninnendrucks, Histaminfreisetzung, möglicherweise Trigger einer malignen Hyperthermie, Myoglobinämie, Muskelschmerzen, Faszikulationen der Muskulatur häufig an Hals-, Brust-, Schulter- und Rückenbereich
Kontraindikationen	Überempfindlichkeit gegen den Wirkstoff, fehlende Möglichkeit zur Durchführung einer künstlichen Beatmung, Patienten mit schwerwiegenden Verbrennungen oder schwerwiegenden Verletzungen, schwere Sepsis, maligne Hyperthermie, schwere Hyperkaliämie, Herzrhythmusstörungen, Stillzeit
Dosierung	1,0–1,5 mg/kg KG i.v.
Pharmakokinetische Daten	• Wirkungsbeginn: 40–60 Sek. • Wirkdauer: 5–10 Min. • HWZ: 3–10 Min.

20.3.7 Kardiaka

Unter dem Begriff Kardiaka sind alle Wirkstoffe mit vorwiegender **Wirkung auf das Herz-Kreislauf-System** zusammengefasst.

Antiarrhythmika

Antiarrhythmika werden zur Behandlung von Herzrhythmusstörungen eingesetzt. Der ERC hat zur Behandlung bradykarder und tachykarder Herzrhythmusstörungen entsprechende Algorithmen (> Kap. 23.5) herausgegeben.

Antiarrhythmika lassen sich in vier Klassen unterteilen (> Tab. 20.27). Vaughan Williams hat diese Klassifizierung aufgrund des elektrophysiologischen Wirkungsspektrums der Antiarrhythmika im Jahr 1970 vorgenommen.
- Klasse I: Natriumkanalblocker
- Klasse II: Betarezeptorenblocker
- Klasse III: Kaliumkanalblocker
- Klasse IV: Kalziumkanalblocker

Antiarrhythmika der Klasse I werden noch einmal in drei Unterklassen unterteilt.

Neben den so klassifizierten Antiarrhythmika existieren noch weitere Wirkstoffe, die zur Therapie von Herzrhythmusstörungen eingesetzt werden können. Hierzu gehören Digitalis (z. B. Lanicor®) und Adenosin (z. B. Adrekar®).

Auch wenn Atropin zur Behandlung bradykarder Herzrhythmusstörungen eingesetzt wird, gehört es nicht zu den Antiarrhythmika im engeren Sinn.

Als Antiarrhythmikum der Klasse I wird im Rettungsdienst hauptsächlich **Ajmalin** (Gilurytmal®) zur antiarrhythmischen Therapie eingesetzt. Bei dem Klasse-Ib-Antiarrhythmikum **Lidocain** handelt es sich eigentlich um ein Lokalanästhetikum. Zur Therapie

Tab. 20.27 Antiarrhythmikaklassen

Klasse	Wirkung	Wirkstoffe (Beispiele)
Ia (Chinidintyp)	Verlängerung des Aktionspotenzials (AP) und der Refraktärzeit	Ajmalin, Chinidin
Ib (Lidocaintyp)	Verkürzung des AP, keine Beeinflussung oder nur geringe Verkürzung der Refraktärzeit	Lidocain, Mexiletin
Ic	Kein Einfluss auf AP-Dauer, Verlängerung der Refraktärzeit, Verlangsamung der Erregungsausbreitung	Flecainid, Propafenon
II	Unterdrückung von Katecholamineffekten (v. a. Kalziumeinstrom)	Atenolol, Bisoprolol, Esmolol, Metoprolol (> Tab. 20.28), Propranolol
III	Kaliumaustromhemmung, Verlängerung des AP und der Refraktärzeit	Amiodaron, Dronedaron, Sotalol
IV	Kalziumeinstromhemmung, Leitungsverzögerung v. a. im Sinus- und AV-Knoten	Diltiazem, Gallopamil, Verapamil

Tab. 20.28 Beloc® i. v.

Int. Freiname	Metoprolol
Indikationen	Tachykarde Herzrhythmusstörungen, akuter Myokardinfarkt
Darreichungsformen	1 Ampulle – 5 ml – 5 mg Metoprolol
Nebenwirkungen	Blutdruckabfall, Synkopen, Palpitationen, Bradykardie, Belastungsdyspnoe, AV-Überleitungsstörungen, Verstärkung einer Herzinsuffizienz, kardiogener Schock, Atemnot, Auslösung einer Bronchokonstriktion, Müdigkeit, Schwindel, Kopfschmerz, allergische Reaktionen, Parästhesien
Kontraindikationen	Manifeste Herzinsuffizienz, Schock, AV-Block II. oder III. Grades, Sinusknotensyndrom, sinuatrialer Block, Bradykardie, Hypotonie (RR_{sys} < 90 mmHg), Azidose, bronchiale Hyperreagibilität, gleichzeitige Einnahme von MAO-Hemmern, Überempfindlichkeit gegenüber anderen Betarezeptorenblockern, i. v. Applikation von Beloc®, bei Patienten unter Therapie mit Kalziumantagonisten vom Verapamil- und Diltiazemtyp sowie der i. v. Gabe der genannten Kalziumantagonisten
Dosierung	Initial 5 mg langsam (1–2 mg/Min.) i. v.
Pharmakokinetische Daten	• Wirkungsbeginn: 3–4 Min. • Wirkdauer: 8–15 Std. • HWZ: 2–5 Std.

Tab. 20.29 Cordarex® Injektionslösung

Int. Freiname	Amiodaron
Indikationen	Symptomatische behandlungsbedürftige tachykarde supraventrikuläre Herzrhythmusstörungen wie AV-junktionale Tachykardie, supraventrikuläre Tachykardien bei WPW-Syndrom, paroxysmales Vorhofflimmern, schwerwiegend symptomatische Herzrhythmusstörung, im Rahmen der kardiopulmonalen Reanimation bei therapierefraktärem Kammerflimmern und pulsloser ventrikulärer Tachykardie
Darreichungsformen	1 Ampulle – 3 ml – 150 mg Amiodaron
Nebenwirkungen	Bradykardie, AV-Blockierungen bis hin zur Asystolie, proarrhythmische Wirkungen mit Veränderung oder Verstärkung der Herzrhythmusstörung bis hin zum Herz-Kreislauf-Stillstand, in Einzelfällen Torsade-de-pointes-Tachykardien und Kammerflimmern
Kontraindikationen	Sinusbradykardie, alle Formen der Leitungsverzögerung, AV-Block II. und III. Grades, bi- und trifaszikuläre Blöcke, vorbestehende QT-Verlängerung, Hypokaliämie, Kreislaufkollaps, Hypotonie, schwere Ateminsuffizienz, Herzinsuffizienz
Dosierung	• 5 mg/kg KG über mind. 3 Min. i. v., Repetition frühestens nach 15 Min. • Nach **nicht** erfolgreicher Kardioversion: 300 mg i. v. über 10–20 Min. • Kardiopulmonale Reanimation (therapierefraktäres VF/pVT): 300 mg als Bolus direkt nach der ersten Adrenalingabe (direkt nach dem 3. Schock), weitere 150 mg zu einem späteren Zeitpunkt möglich
Pharmakokinetische Daten	• Wirkungsbeginn: wenige Minuten nach i. v. Gabe • Wirkdauer: bis zu 4 Std. • HWZ: bei oraler Therapie bis zu 100 Tage

von Herzrhythmusstörungen wird Lidocain kaum noch eingesetzt. Durch die häufigere Anwendung intraossärer Zugänge auch bei wachen Patienten wird Lidocain nach erfolgreicher intraossärer Punktion als Lokalanästhetikum eingesetzt (➤ Kap. 20.1.1 und ➤ Kap. 20.3.8).

Betarezeptorenblocker (Klasse-II-Antiarrhythmika) werden als Antihypertensiva, Antianginosa, Antiarrhythmika, aber auch zur Prophylaxe der Migräne als Bedarfs- oder Dauermedikation eingesetzt. Sie wirken ausschließlich antagonistisch an den Betarezeptoren und blockieren dort die Katecholaminwirkungen (Adrenalin und Noradrenalin). Manche Betarezeptorenblocker werden als sog. β-1-selektive Betablocker bezeichnet. Dies bedeutet, dass sie vorwiegend an den β-1-Rezeptoren blockierend wirken. Leider können aber auch diese Betablocker an den β-2-Rezeptoren antagonistisch wirken, hierdurch kann bei prädisponierten Patienten ein Bronchospasmus ausgelöst werden.

Amiodaron (Cordarex®, ➤ Tab. 20.29) ist sicherlich der bekannteste Vertreter der Antiarrhythmika. Als Klasse-III-Antiarrhythmikum hemmt es den Kaliumausstrom. Amiodaron hat Lidocain bei der kardiopulmonalen Reanimation zu größten Teilen abgelöst. Bis zum Erscheinen der Guidelines im Jahr 2000 war Lidocain das Antiarrhythmikum der Wahl zur Behandlung von therapierefraktärem Kammerflimmern oder einer pulslosen ventrikulären Tachykardie. Aktuell soll Lidocain in diesen Situationen nur noch eingesetzt werden, wenn Amiodaron (➤ Kap. 23.3) nicht zur Verfügung steht.

Von den Klasse-IV-Antiarrhythmika ist der Wirkstoff **Verapamil** (Isoptin®) im Rettungsdienst am häufigsten verbreitet. Verapamil hemmt den Kalziumeinstrom in die Zelle. Es wird zur Behandlung supraventrikulärer Tachykardien sowie zur Therapie von Vorhofflimmern oder -flattern eingesetzt.

Generell sollten bei der Behandlung von Herzrhythmusstörungen die Algorithmen des ERC (**Brady- und Tachykardiealgorithmus**) beachtet werden (➤ Kap. 23.5).

Adenosin (Adrekar®) galt als Mittel der Wahl (siehe Bemerkungen in ➤ Tab. 20.30) bei regelmäßigen supraventrikulären Tachykardien. Es wirkt durch die Aktivierung von Kalium- und Natriumkanälen in Sinus- und AV-Knoten. Zusätzlich führt es zu einer Verlängerung der AV-Knotenrefraktärzeit durch eine Hemmung des Kalziumeinstroms. Es kommt zu einer Hemmung der AV-Überleitung. Nebenwirkungen der Gabe von Adenosin ist eine Vasodilatation mit Flush und Hypotonie. Weiterhin kann ein Bronchospasmus auftreten.

Adenosin ist kontraindiziert bei AV-Blockierungen Grad II und III, einem Sick-Sinus-Syndrom, Vorhofflimmern, verlängertem QT-Intervall sowie bei obstruktiven Atemwegserkrankungen.

Adenosin wird initial als Bolus sehr schnell in einer Dosierung von 6 mg (abweichend von den Herstellerempfehlungen) intravenös appliziert. Bei Erfolglosigkeit können Wiederholungsgaben von jeweils 12 mg erfolgen.

Digitalis kommt im Rettungsdienst nur noch sehr selten zum Einsatz. Grund hierfür ist die geringe therapeutische Breite dieser Wirkstoffe und die damit verbundenen schnell auftretenden Nebenwirkungen. Digitalispräparate wirken durch eine Hemmung der Natrium-Kalium-Pumpe.

Tab. 20.30 Adrekar®

Int. Freiname	Adenosin
Indikationen	Paroxysmale AV-junktionale Tachykardien; paroxysmale supraventrikuläre Tachykardien bei Kindern und Jugendlichen
Darreichungsformen	1 Durchstechflasche – 2 ml – 6 mg Adenosin
Nebenwirkungen	• **Sehr häufig** (≥ 10 %): Bradykardie, Asystolie (i. d. R. transient und selbst limitierend), Sinuspause, Herzstolpern, Vorhofextrasystolen, AV-Block, erhöhte ventrikuläre Erregbarkeit (z. B. ventrikuläre Extrasystolen), Arrhythmien (anhaltende oder selbst limitierende ventrikuläre Tachykardien), Dyspnoe, Gefühl der Brusteinengung, Brustschmerz, Brustdruck, Flush • **Häufig bzw. gelegentlich:** anaphylaktische Reaktionen, innere Unruhe, Kopfschmerzen, Schwindel, Benommenheit, Bewusstlosigkeit, Krampfanfälle, Sehstörungen, Sinustachykardie, Palpitationen, Blutdruckabfall, Vorhofflimmern, Myokardinfarkt, Hyperventilation, Bronchospasmus, akute Ateminsuffizienz, Apnoe, Übelkeit, Erbrechen, metallischer Geschmack, brennendes Gefühl, Schwitzen, allgemeines Unwohlsein
Kontraindikationen	Überempfindlichkeit gegen Adenosin, AV-Block II. und III. Grades, Sick-Sinus-Syndrom, Vorhofflimmern oder -flattern, chronisch obstruktive Lungenerkrankung, Asthma bronchiale, verlängertes QT-Intervall, schwere Hypotonie, dekompensierte Herzinsuffizienz
Dosierung	• Initial 3 mg i. v. als Bolus schnell über 2 Sek., bei Wirkungslosigkeit nach jeweils 1–2 Min.: • 2. Dosis: 6 mg • 3. Dosis: 9 mg • 4. Dosis: 12 mg jeweils als i. v. Bolus schnell über 2 Sek. • **ERC-Empfehlung:** 6–12–12 mg jeweils als Bolus schnell über 2 Sek. i. v.
Pharmakokinetische Daten	• Wirkungsbeginn: sofort nach Applikation • Wirkdauer: < 10 Sek. • HWZ: < 10 Sek.
Bemerkungen	Der Hersteller informiert in der aktuellen Fachinformation (Stand Februar 2015), dass sich Adrekar bei Patienten mit Vorhof- oder Kammertachykardien oder Tachykardien, die auf Vorhofflimmern oder -flattern zurückzuführen sind, als **wirkungslos erwiesen** hat

Anticholinergika

Neben Ipratropiumbromid (➤ Kap. 20.3.5) gehört das Atropin zu den **Anticholinergika** oder auch Parasympatholytika. **Atropin** (➤ Tab. 20.31) wird sowohl als Antidot bei Vergiftungen mit Cholinesterasehemmstoffen (➤ Kap. 40.3.3) als auch zur Behandlung bradykarder Herzrhythmusstörungen eingesetzt. Im Rahmen einer Narkose kann Atropin zur Prämedikation zum Zweck einer Vagusdämpfung verabreicht werden.

Bei bradykarden Herzrhythmusstörungen (➤ Kap. 23.5) wird einem instabilen Patienten gemäß ERC-Bradykardiealgorithmus 0,5 mg Atropin i. v. appliziert. Bei nicht ausreichender Wirkung können bis zu 3 mg Atropin gegeben werden.

20.3 Medikamente im Rettungsdienst

Tab. 20.31 Atropinsulfat B. Braun 0,5 mg/ml/Atropinsulfat – 100 mg (Antidot)

Int. Freiname	Atropinsulfat (Atropin)
Indikationen	Narkoseprämedikation, Kurzzeittherapie von akut aufgetretenen bradykarden Herzrhythmusstörungen, Antidot bei Vergiftungen mit Parasympathomimetika (Cholinesterasehemmstoffe)
Darreichungsformen	• 1 Ampulle – 1 ml – 0,5 mg Atropin • 1 Ampulle – 10 ml – 100 mg Atropin (Antidot)
Nebenwirkungen	Mundtrockenheit, Abnahme der Schweißsekretion, Sehstörungen, Halluzinationen, Auslösung eines anticholinergen Syndroms, tachykarde Herzrhythmusstörungen, Erhöhung des myokardialen Sauerstoffverbrauchs
Kontraindikationen	Tachykarde Herzrhythmusstörungen, Tachykardie bei Herzinsuffizienz, Koronarstenose, akutes Lungenödem, Engwinkelglaukom, paralytischer Ileus, bekannte Überempfindlichkeit gegenüber Atropin oder anderen Anticholinergika
Dosierung	• **Symptomatische Bradykardie:** 0,5–3 mg i. v. • **Vergiftung mit Parasympathomimetika:** – Erwachsene: initial 2–5 mg i. v. – Kinder: initial 0,5–2 mg i. v.
Pharmakokinetische Daten	• Wirkungsbeginn: 5–40 Sek. • Wirkdauer: 30–120 Min. • HWZ: 2,5 Std.

Tab. 20.32 Ebrantil® i. v. 50 mg

Int. Freiname	Urapidil
Indikationen	Hypertensive Notfälle, schwere und schwerste Formen der Hypertonie, therapieresistente Hypertonie
Darreichungsformen	1 Ampulle – 10 ml – 50 mg Urapidil
Nebenwirkungen	Schwindel, Kopfschmerzen, Übelkeit, Erbrechen, Schweißausbrüche, Müdigkeit, Herzklopfen, Brady- oder Tachykardie, Arrhythmie, Druckgefühl oder Schmerzen in der Brust (ähnlich Angina pectoris), Dyspnoe, allergische Reaktionen wie Pruritus, Hautrötung und Exantheme, Angioödem, Urtikaria, Priapismus, Verminderung der Thrombozytenzahl
Kontraindikationen	Überempfindlichkeit gegen den Wirkstoff, bekannte Aortenisthmusstenose und arteriovenöser Shunt, Stillzeit
Dosierung	10–50 mg langsam i. v.
Pharmakokinetische Daten	• Wirkungsbeginn: innerhalb von 5 Min. • Wirkdauer: 1–3 Std. • HWZ: 2–4 Std.

Tab. 20.33 Bayotensin® akut

Int. Freiname	Nitrendipin
Indikationen	Behandlung des hypertensiven Notfalls
Darreichungsformen	1 Phiole – 1 ml – 5 mg Nitrendipin
Nebenwirkungen	Allergische Reaktionen, Angstzustände, Schlafstörungen, Kopfschmerzen, Schwindel, Benommenheit, Müdigkeit, Hypästhesien, Sehstörungen, Palpitationen, Angina pectoris, Thoraxschmerzen, Tachykardie, Ödeme, Flush mit Erythem, Hypotonie, Dyspnoe, Epistaxis, Flatulenz, gastrointestinale und abdominelle Schmerzen, Durchfall, Völlegefühl, Übelkeit, Erbrechen, Mundtrockenheit, Dyspepsie, Obstipation, Gastroenteritits, Leberenzymerhöhungen, Myalgie, Polyurie, unspezifischer Schmerz
Kontraindikationen	Überempfindlichkeit gegen den Wirkstoff, Schock, instabile Angina pectoris, akuter Myokardinfarkt (innerhalb der ersten 4 Wochen), dekompensierte Herzinsuffizienz, höhergradige Aortenstenose, Schwangerschaft, Stillzeit
Dosierung	**1 Phiole – 5 mg** wird in den Mund hinein ausgedrückt und die Lösung sofort hinuntergeschluckt, Repetition nach 30–60 Min. möglich
Pharmakokinetische Daten	• Wirkungsbeginn: rasch • Wirkdauer: 4–6 Std. • HWZ: 8–12 Std.

Atropin wirkt durch eine kompetitive Hemmung von Acetylcholin an muskarinergen, cholinergen Neuronen. Die Wirkungen von Atropin sind dosisabhängig und rufen im Maximalfall ein anticholinerges Syndrom (➤ Kap. 40.2) hervor. Nach der Gabe von 3 mg Atropin kommt es bei einem Erwachsenen zu einer kompletten Blockade des N. vagus. Diese Dosis reicht allerdings bei Vergiftungen mit Cholinesterasehemmstoffen häufig nicht aus. Der konkurrierende Kampf um den Rezeptor ist abhängig von der Menge des jeweiligen Wirkstoffs. Sobald der Antagonist in einer höheren Dosierung vorliegt, ist er in der Lage, den Agonisten vom Rezeptor zu verdrängen.

Antihypertonika

Zur **Therapie der arteriellen Hypertonie** werden Betarezeptorenblocker, Kalziumantagonisten, Diuretika, Alpharezeptorenblocker und ACE-Hemmer eingesetzt. Im Rettungsdienst findet man neben den Diuretika (➤ Kap. 20.3.7) als klassische Antihypertonika die α-2-Rezeptoragonisten und α-1-Rezeptorenantagonisten sowie die Kalziumantagonisten zur Behandlung des hypertensiven Notfalls (➤ Kap. 27.2.7).

Clonidin (Catapresan®) ist ein Imidazolinderivat mit agonistischer Wirkung an den α-2-Rezeptoren. **Urapidil** (➤ Tab. 20.32) blockiert die präsynaptischen α-1-Rezeptoren, was zu einer peripheren Vasodilatation führt. Zusätzlich verursacht es durch zentrale Stimulierung von Serotoninrezeptoren eine Sympathikolyse. Es kommt zu einer Abnahme des pulmonalarteriellen Drucks sowie der links- und rechtsventrikulären Fülldrücke. **Nitrendipin** (Bayotensin® akut, ➤ Tab. 20.33) ist ein Kalziumantagonist vom Nifedipin-Typ. Diese wirken vermehrt an der glatten Muskulatur der Gefäße. Durch die Blockade des Kalziumeinstroms kommt es zu einer Dilatation der Widerstandsgefäße und der epikardialen Koronarien.

Antihypotonika

Abhängig von der Ursache kann eine **Hypotonie** unter anderem durch die direkten und indirekten Sympathomimetika behandelt werden. Ist ein Volumenmangel Grund der Hypotonie, muss dieser natürlich zuerst behandelt werden.

Nicht immer sind potente direkte Sympathomimetika wie die Katecholamine (➤ Kap. 20.3.7) notwendig. Oftmals ist das Wirkstoffgemisch **Theodrenalin/Cafedrin** (Akrinor®) zur Behandlung der Hypotonie ausreichend. Theodrenalin ist ein Gemisch aus Theophyllin und Noradrenalin, Cafedrin ein Gemisch aus Koffein und Ephedrin.

Das Wirkstoffgemisch wirkt zweiphasig, in der ersten Phase kommt es zu einer die Stimulation von α- und β-1-Rezeptoren. Hieraus resultieren eine Kontraktilitätszunahme des Myokards und eine Erhöhung des peripheren Widerstands. Diese Phase wird durch Theodrenalin hervorgerufen. Die zweite Phase setzt verzögert ein, in dieser Phase wird die Betarezeptorenstimulation durch Cafedrin wieder reduziert. Dies führt zu einer Tonuserhöhung der großen Venen mit nachfolgender Erhöhung der ventrikulären enddiastolischen Wandspannung. Dies führt insbesondere bei relativem Volumenmangel zu einer Verbesserung der Kontraktilität. Das Medikament wird nach klinischer Wirkung dosiert.

Diuretika

Diuretika sind Wirkstoffe, die eine **vermehrte Harnausscheidung** bewirken. Im Rettungsdienst kommt das Schleifendiurektikum **Furosemid** zum Einsatz (➤ Tab. 20.34). Schleifendiuretika wirken an der Henle-Schleife. Dort führen sie zu einer reversiblen Hemmung des Na^+-K^+-$2Cl^-$-Transporters. Als Folge werden diese Elektrolyte vermehrt ausgeschieden. Durch den Volumenverlust kommt es zu einer Vorlastsenkung und zu einer milden Senkung der Nachlast durch Vasodilatation.

Tab. 20.34 Lasix® 40 mg-Injektionslösung

Int. Freiname	Furosemid
Indikationen	Lungenödem (z. B. bei akuter Herzinsuffizienz), hypertensiver Notfall (neben anderen therapeutischen Maßnahmen)
Darreichungsformen	1 Ampulle – 4 ml – 40 mg Furosemid
Nebenwirkungen	Schwere anaphylaktische Reaktionen, Hypovolämie, Hypotonie, Kreislaufkollaps, Elektrolytstörungen und deren Folgen Übelkeit, Erbrechen, Parästhesien, reversibler Hörsturz vor allem bei zu schneller Injektion
Kontraindikationen	Überempfindlichkeit gegen Furosemid und Sulfonamide, Nierenversagen mit Anurie, Koma und Praecoma hepaticum, schwere Hypokaliämie, schwere Hyponatriämie, Hypovolämie, Dehydratation, Stillzeit, Kinder < 15 Jahre dürfen Furosemid nur ausnahmsweise bei bedrohlichen Zuständen erhalten
Dosierung	• Initial 20–40 mg i. v. • Kinder: 1 mg/kg KG i. v. (**Ausnahmefälle!**)
Pharmakokinetische Daten	• Wirkungsbeginn: 2–15 Min. • Wirkdauer: 3–6 Std. • HWZ: 1 Std.

Antikoagulanzien

Antikoagulanzien verhindern durch eine verminderte Fibringerinnselbildung den endgültigen Wundverschluss, die sekundäre Hämostase wird gehemmt. Man unterscheidet **direkte** und **indirekte Antikoagulanzien.** Zu den direkten Antikoagulanzien gehört das **Heparin** (➤ Tab. 20.35). Es greift unmittelbar hemmend in die Gerinnungskaskade ein. Indirekte Antikoagulanzien führen über eine verminderte Bildung des Prothrombin zu einer gerinnungshemmenden Wirkung.

Heparin wird bei einem ACS (➤ Kap. 27.2.5) in einer Dosierung von 70–100 IE/kg KG bis zu einer maximalen Dosierung von 5 000 IE eingesetzt.

Thrombozyten-Aggregationshemmstoffe

Thrombozyten-Aggregationshemmstoffe werden **beim ACS** eingesetzt. Die **Acetylsalicylsäure,** eigentlich ein Schmerzmittel, gilt hierfür als Standardwirkstoff. ASS (➤ Tab. 20.5) führt zu einer irreversiblen Hemmung der Cyclooxygenase. Folge hiervon ist die Hemmung der Thomboxansynthese.

Geschichte der Acetylsalicylsäure

Die Acetylsalicylsäure ist das älteste nichtopioide Analgetikum. Schon Hippokrates erkannte, dass die Rinde und Blätter des Weidenbaums zu medizinischen Zwecken zu gebrauchen waren. Im Jahr 1897 gelang es Felix Hofmann, einem Chemiker der Firma Bayer, den Wirkstoff Acetylsalicylsäure in reiner und stabiler Form herzustellen. Zwei Jahre später wurde das Medikament „Aspirin" in die Warenzeichenrolle des kaiserlichen Patentamtes aufgenommen und somit offiziell zu einer Marke. 1900 wurde die erste 500-mg-Tablette auf den Markt gebracht und Aspirin war damit eines der ersten Medikamente der Welt, das in einer exakt dosierbaren Form erhältlich war. Nach dem Zweiten Weltkrieg entdeckte Singer die Blutungstendenz nach chirurgischen Interventionen, wenn Aspirin

Tab. 20.35 Heparin-Natrium-5000-ratiopharm®

Int. Freiname	Heparin
Indikationen	ACS, akute Lungenembolie, arterielle und venöse Verschlüsse
Darreichungsformen	1 Ampulle – 0,2 ml – 5 000 IE Heparin
Nebenwirkungen	Blutungen aus Haut, Schleimhäuten, Wunden, Gastrointestinal- und Urogenitaltrakt, allergische Reaktionen bis hin zum anaphylaktischen Schock, Vasospasmen, Priapismus
Kontraindikationen	Allergisch bedingte Thrombozytopenie, hämorrhagische Diathese, Ulzera im Magen-Darm-Trakt, manifeste Blutung
Dosierung	70–100 IE/kg KG – max. 5 000 IE i. v.
Pharmakokinetische Daten	• Wirkungsbeginn: sofort nach i. v. Gabe • Wirkdauer: – • HWZ: dosisabhängig 90–120 Min.

als Schmerzmittel eingenommen wurde. Erst im Jahr 1971 entdeckte Sir John Vane die prostaglandinsynthesehemmende Wirkung von Aspirin. Im Jahr 1983 erscheint die Publikation über die erste plazebokontrollierte, randomisierte Doppelblindstudie über die prophylaktische Einnahme von Aspirin bei Männern mit einem ACS. Damals wurden 324 mg pro Tag eingenommen. Im Jahr 1993 erhielt Aspirin die **Zulassung zur oralen Akuttherapie** des Herzinfarkts. Eine Zulassung zur parenteralen Akuttherapie des Herzinfarkts bzw. des ACS gibt es nicht.

Fibrinolytika

Fibrinolytika sind Wirkstoffe, die die **Auflösung von Blutgerinnsel** fördern. Die klassischen Fibrinolytika sind die Streptokinase und die Urokinase. Beide Substanzen sind sog. Plasminogenaktivatoren, sie wirken unspezifisch auf Fibrinogen und Fibrin. Als Referenzsubstanz für die neueren Plasminogenaktivatoren, Reteplase und Tenecteplase (➤ Tab. 20.36), gilt die Alteplase. Diese Wirkstoffe haben eine höhere Fibrinaffinität, wodurch es zu einer hohen lokalen Effektivität am Thrombus und zu geringeren systemischen Effekten kommt.

Präklinisch konnte sich die Lysetherapie als Mittel der ersten Wahl, z. B. bei einem ST-Hebungsinfarkt (STEMI, ➤ Kap. 27.2.5) oder bei der Lungenarterienembolie (➤ Kap. 27.3.4) nicht durchsetzen. Ihren berechtigten Einsatz hat die Lysetherapie nur in wenigen Ausnahmefällen, z. B. bei einem STEMI mit hämodynamischer Instabilität in ländlichen Gebieten. Das Gleiche gilt für eine Lungenarterienembolie. Auch im Rahmen einer kardiopulmonalen Reanimation bei vermuteter Lungenarterienembolie (LAE) als Ursache des Herz-Kreislauf-Stillstands kann eine Lysetherapie indiziert sein (➤ Kap. 23.2.5).

Nitrate

Die Nitrate werden meist zur **Behandlung der Angina pectoris** als sog. Antianginosa eingesetzt. Im Rettungsdienst kommt hauptsächlich der Wirkstoff Glyceroltrinitrat (➤ Tab. 20.37) zum Einsatz. Daneben gibt es noch die Wirkstoffe
- Isosorbiddinitrat,
- Isosorbidmononitrat und
- Pentaerythrithyltetranitrat.

Als Spray stehen nur Glyceroltrinitrat (z. B. Nitrolingual akut® Spray) und Isosorbiddinitrat (Isoket® Spray) zur Verfügung. Neben Kapseln und Tabletten existieren auch transdermale Pflaster zur Applikation von Nitraten.

Die Tonussenkung der glatten Gefäßmuskelzelle resultiert aus der Aktivierung der Guanylatzyklase und einer damit verbundenen Erhöhung des zellulären cGMP-Gehalts. Diese Aktivierung kommt durch die Freisetzung von Stickstoffmonoxid zustande. Durch die Gabe von Nitraten wird verstärkt Stickstoffmonoxid freigesetzt. Nachfolgend kommt es zu einer Vasodilatation mit Senkung der Vorlast. In höherer Dosierung kommt es auch zu einer Senkung der Nachlast durch eine arterielle Vasodilatation. Weiterhin nimmt die Myokardperfusion zu. Die Nitratgabe bewirkt zudem eine Dilatation der glatten Muskulatur im Bronchial-, Gastrointestinal- und Gallenwegssystem sowie dem Harnleiter.

Bei kontinuierlicher Einnahme von Nitraten kommt es zu einer **Nitrattoleranz** mit einer Abschwächung der Nitrateffekte.

Nitrate dürfen **auf keinen Fall verabreicht** werden, wenn innerhalb der letzten 48 Stunden Phosphodiesterase-5-Hemmstoffe (PDE 5) eingenommen wurden. Diese Wirkstoffe werden zu Behandlung der erektilen Dysfunktion (z. B. Viagra®) oder zur Behandlung des pulmonalen Hochdrucks (z. B. Revatio®) eingesetzt. PDE 5 ist für den Abbau von Stickstoffmonoxid verantwortlich. Die Kombination von PDE-5-Hemmstoffen und Nitraten würde zu ei-

Tab. 20.36 Metalyse® 10 000 U

Int. Freiname	Tenecteplase (TNK)
Indikationen	Thrombolytische Therapie bei V. a. Myokardinfarkt mit andauernder ST-Streckenhebung oder frischem Linksschenkelblock; Lysetherapie unter laufender Reanimation wenn als reversible Ursache ein thromboembolisches Ereignis (LAE) vermutet wird
Darreichungsformen	1 Durchstechflasche – 10 000 U* (50 mg) Tenecteplase + 1 Fertigspritze mit 10 ml Wasser für Injektionszwecke
Nebenwirkungen	Anaphylaktische Reaktion, intrakranielle Blutungen, Augenblutungen, Blutungen generell, Reperfusionsarrhythmien, perikardiale Blutung, Embolien (thrombotische Embolisierung), Nasenbluten, pulmonale Blutungen, GI-Blutungen, Übelkeit und Erbrechen, Fieber, selten: Herzstillstand, Re-Infarkt, kardiogener Schock, Mitralklappeninsuffizienz, Perikarderguss, venöse Thrombosen, Herztamponade, Myokardruptur
Kontraindikationen	**Absolute Kontraindikation:** schwere Blutung (akut oder innerhalb der letzten 6 Monate), orale Antikoagulanzientherapie, bekannte hämorrhagische Diathese, schwere nicht kontrollierbare Hypertonie, große Operationen, Biopsie eines parenchymatösen Organs oder schweres Trauma in den letzten 2 Monaten, kürzlich erlittene Schädelverletzungen, akute Perikarditis und/oder subakute bakterielle Endokarditis, akute Pankreatitis, schwere Leberfunktionsstörung einschließlich Leberversagen, Zirrhose, Pfortaderhochdruck (Ösophagusvarizen) und aktiver Hepatitis, aktive peptische Ulzera, arterielles Aneurysma und bekannte arteriovenöse Missbildungen, hämorrhagischer Schlaganfall oder Schlaganfall unklarer Genese in der Anamnese in den vergangenen 6 Monaten, Demenz, Überempfindlichkeit gegen den Wirkstoff

Dosierung	• Gewichtsbezogene Dosierung:
	  – < 60 kg KG = 6 000 U
	  – 60–70 kg KG = 7 000 U
	  – 70–80 kg KG = 8 000 U
	  – 80–90 kg KG = 9 000 U
	  – > 90 kg KG = 10 000 U
	• Maximaldosis: 10 000 U

Pharmakokinetische Daten	HWZ: 24 Min.

* U = Units, wird mit IE = internationale Einheiten gleichgesetzt

Tab. 20.37 Nitrolingual®-Spray

Int. Freiname	Glyceroltrinitrat
Indikationen	Behandlung des akuten Angina-pectoris-Anfalls, akuter Myokardinfarkt, akute Linksherzinsuffizienz
Darreichungsformen	• 1 Flasche mit 20 ml Spray • 1 Sprühstoß – 0,4 mg Glyceroltrinitrat
Nebenwirkungen	Kopfschmerz (Nitratkopfschmerz), Reflextachykardie, Blutdruckabfall, Kollapszustände, bradykarde Herzrhythmusstörungen, Flush, allergische Reaktionen, Übelkeit, Erbrechen, Methämoglobinämie
Kontraindikationen	Überempfindlichkeit gegen Glyceroltrinitrat, akutes Kreislaufversagen, ausgeprägte Hypotonie (RR_{sys} < 90 mmHg), hypertrophe obstruktive Kardiomyopathie, Erkrankungen die mit einem erhöhten intrakraniellen Druck einhergehen (zerebrale Blutungen, SHT), schwere Anämie, Einnahme von PDE-5-Hemmern innerhalb der letzten 48 Stunden
Dosierung	1–3 Sprühstöße (entspricht 0,4–1,2 mg); Sprühstöße im Abstand von ca. 30 Sek. bei angehaltenem Atem in die Mundhöhle sprühen
Pharmakokinetische Daten	• Wirkungsbeginn: 1–2 Min. • Wirkdauer: 30–60 Min. • HWZ: 3 Min.

Tab. 20.38 Suprarenin®-Ampullen

Int. Freiname	Adrenalin (Epinephrin)
Indikationen	Kardiopulmonale Reanimation, schwere anaphylaktische Reaktion, anaphylaktischer Schock, hämodynamisch wirksame Bradykardie, Obstruktion der oberen Atemwege aufgrund allergisch/entzündlicher Reaktionen
Darreichungsformen	1 Ampulle – 1 ml – 1 mg Adrenalin
Nebenwirkungen	Tachykarde Herzrhythmusstörungen bis hin zum Kammerflimmern, pectanginöse Beschwerden, Myokardischämie, Hypertonus, Hypokaliämie, Hypomagnesiämie, Dyspnoe, Lungenödem, zerebrale Krampfanfälle, evtl. schwere Hypoglykämie, Mydriasis, Kopfschmerz, Tremor, Hypersalivation, Übelkeit, Erbrechen, Blässe, Muskelkrämpfe, Oligurie, Anurie, Miktionsstörungen, ischämische Nekrosen im Anwendungsgebiet insbesondere bei para- oder perivasaler Gabe
Kontraindikationen	Tachykarde Herzrhythmusstörungen, Hypertonus, Cor pulmonale, schwere Niereninsuffizienz
Dosierung	• **Kardiopulmonale Reanimation:** – Erwachsene: 1 mg alle 3–5 Min. i. v. oder i. o. – Kinder: 0,01 mg/kg KG alle 3–5 Min. • **Schwere anaphylaktische Reaktion:** – Erwachsene/Kinder > 12 Jahre: 0,5 mg i.m. – Kinder 6–12 Jahre: 0,3 mg i.m. – Kinder < 6 Jahre: 0,15 mg i.m. • **Atemwegsobstruktion aufgrund allergisch/entzündlicher Reaktionen:** Verneblung: 2–5 mg
Pharmakokinetische Daten	• Wirkungsbeginn: 30–60 Sek. • Wirkdauer: 3–5 Min. • HWZ: 3–10 Min.

nem Überschuss an Stickstoffmonoxid und letztendlich zu massiven Blutdruckabfällen führen.

> **ACHTUNG**
> Vor der Applikation von Nitraten müssen alle Patienten, unabhängig von Alter und Geschlecht, **zwingend** nach einer möglichen Einnahme von PDE-5-Hemmstoffen gefragt werden. Patienten die innerhalb der letzten 48 Stunden PDE-5-Hemmstoffe eingenommen haben, dürfen keine Nitrate erhalten. PDE-5-Hemmstoffe sind die Wirkstoffe:
> • Sildenafil (Viagra®, Revatio®)
> • Tadalafil (Cialis®, Adcirca®)
> • Vardenafil (Levitra®)

Katecholamine

Als **Katecholamine** bezeichnet man die Gruppe der biogenen Amine. Dopamin und Noradrenalin werden als primäre Katecholamine, Adrenalin als sekundäres Katecholamin bezeichnet.

Die Synthese der Katecholamine erfolgt durch die Umwandlung von L-Tyrosin im Zytoplasma der Nervenzelle und in der Nebennierenmarkszelle zu Dopamin. Durch die Dopamin-Beta-Hydroxylase entsteht in den sympathischen Nervenenden und im Nebennierenmark Noradrenalin. Adrenalin entsteht durch die Umwandlung von Noradrenalin mittels der Phenyl-N-Methyltransferase im Nebennierenmark sowie einigen Neuronen des ZNS.

Adrenalin (> Tab. 20.38), Dopamin und Noradrenalin (> Tab. 20.39) sind also natürlich vorkommende Katecholamine, während Isoprenalin, Dobutamin und Dopexamin synthetische Katecholamine darstellen.

Katecholamine kommen vorwiegend zur Behandlung von **Erkrankungen mit Einschränkungen der Hämodynamik** zum Einsatz. Die wichtigsten Effekte der Katecholamine sind die Vasokonstriktion (arteriell und venös) und die Vermittlung von positiv chrono- und inotropen Effekten am Herzen. Katecholamine wirken unterschiedlich ausgeprägt über ihre mimetische Wirkung an Alpha- und Betarezeptoren.

Mineralstoffpräparate – Kalzium und Magnesium

Kalzium und Magnesium sind Mineralstoffe. **Kalzium** wird zur Behandlung von Flusssäureverätzungen eingesetzt. Hierbei wird das Kalzium in die verletzte Haut infiltriert. Weiterhin wird Kalzium im Rahmen der Behandlung einer Hyperkaliämie zur Neutralisierung der hyperkaliämischen Effekte am Myokard eingesetzt. Hierzu werden 10 ml Kalziumglukonat 10 % über 2–5 Minuten intravenös appliziert. Die Wirkung von Kalium und Kalzium ist am Herz- und Skelettmuskel sowie an der Nervenzelle antagonistisch.

Magnesium ist an mehr als 300 intrazellulären und membranassoziierten Reaktionen beteiligt. Dies beruht auf der Funktion von Magnesium als Kofaktor enzymatischer Reaktionen und der Wirkung als Kalziumantagonist. Magnesium wirkt relaxierend auf die glatte Muskulatur.

Es wird zur Therapie ventrikulärer Herzrhythmusstörungen (> Kap. 27.2.9) in Form einer **Torsade-de-pointes-Tachykardie** eingesetzt. Hierzu werden 2 g Magnesiumsulfat (z. B. Cormagnesin 400) langsam i. v. appliziert (> Tab. 20.40).

20.3 Medikamente im Rettungsdienst

Tab. 20.39 Arterenol® 1 ml

Int. Freiname	Noradrenalin (Norepinephrin)
Indikationen	Septischer Schock, wenn durch alleinige Volumentherapie keine Kreislaufstabilisierung erreicht werden kann
Darreichungsformen	1 Ampulle – 1 ml – 1 mg Noradrenalin
Nebenwirkungen	Herzklopfen, pectanginöse Beschwerden, myokardiale Ischämie, Hypertonus, reflektorische Bradykardie, Herzrhythmusstörungen bis hin zum Kammerflimmern, Vasokonstriktion, Kältegefühl in den Extremitäten, Hyperglykämie, metabolische Azidose, Dyspnoe, Lungenödem bei zu starkem Blutdruckanstieg, Hypersalivation, Übelkeit, Erbrechen, Kopfschmerzen, Unsicherheits- und Angstgefühl, Zittern, Ruhelosigkeit, Verwirrtheitszustände und Psychosen, Oligurie, Anurie, Miktionsstörungen, Blässe, Schwitzen, ischämische Nekrosen im Anwendungsgebiet insbesondere bei para- oder perivasaler Gabe
Kontraindikationen	Hypertonie, Hyperthyreose, Phäochromozytom, Engwinkelglaukom, paroxysmale Tachykardie, hochfrequente absolute Arrhythmie, schwere Nierenfunktionsstörungen, Prostataadenom mit Restharnbildung, Koronar- und Herzmuskelerkrankungen, sklerotische Gefäßveränderungen, Cor pulmonale
Dosierung	0,014–0,28 µg/kg KG/Min. i. v., Applikation idealerweise über eine Spritzenpumpe: 5 ml Noradrenalin (entspricht 5 mg) mit NaCl 0,9 % auf 50 ml Gesamtvolumen. Laufgeschwindigkeit: 0,6–12 ml/Std.
Pharmakokinetische Daten	• Wirkungsbeginn: sofort • Wirkdauer: 1–2 Min. • HWZ: 2 Min.

Tab. 20.40 Cormagnesin 400

Int. Freiname	Magnesiumsulfat
Indikationen	Kardiopulmonale Reanimation (therapierefraktäre pVT als Torsade-de-pointes-Tachykardie), Herzrhythmusstörungen besonders Torsade-de-pointes-Tachykardien, ventrikuläre Tachykardien infolge einer Digitalistherapie, Präeklampsie, Eklampsie, schwerer Asthmaanfall
Darreichungsformen	1 Ampulle – 10 ml – 2 g Magnesiumsulfat
Nebenwirkungen	Bei hoher Dosierung sind Bradykardien, Blutdrucksenkung, Überleitungsstörungen und periphere Gefäßerweiterung möglich, bei zu schneller Injektion: Übelkeit, Erbrechen, Kopfschmerz, Wärmegefühl, Schwindel und Unruhezustände
Kontraindikationen	Ausgeprägte Bradykardie, AV-Block
Dosierung	2 g langsam i. v.
Pharmakokinetische Daten	Keine Angaben

Magnesiumsulfat kann auch zur Therapie von **Präeklampsie und Eklampsie** eingesetzt werden. Zur Therapie eines eklamptischen Anfalls werden initial 6 g Magnesiumsulfat als intravenöser Bolus über 20 Minuten appliziert.

Auch bei obstruktiven Atemwegserkrankungen kann Magnesium aufgrund seiner relaxierenden Wirkung auf die glatte Muskulatur eingesetzt werden, falls die Standardtherapie mit inhalativen β-2-Mimetika und Anticholinergika (➤ Kap. 20.3.5) nicht den gewünschten Erfolg bringt.

20.3.8 Lokalanästhetika

Nur das Lokalanästhetikum **Lidocain** (➤ Tab. 20.41) kommt im Rettungsdienst zum Einsatz. Wurde das Lidocain früher häufig als Antiarrhythmikum und im Rahmen der kardiopulmonalen Reanimation eingesetzt, so findet es heute eigentlich nur noch Verwendung bei der **intraossären Punktion** (➤ Kap. 20.1.1). Die intraossäre Punktion selbst ist nicht sehr schmerzhaft. Bei wachen Patienten verursacht die Applikation von Flüssigkeiten oder Medikamenten in die Markhöhle der Knochen sehr starke Schmerzen. Deshalb muss bei wachen Patienten zuerst Lidocain in die Markhöhle appliziert werden, bevor weitere Flüssigkeiten gegeben werden können.

Nach der eigentlichen Punktion des Knochens werden beim **Erwachsenen initial 40 mg Lidocain 2 %** über einen Zeitraum von 2 **Minuten** appliziert. Anschließend wird der Markraum mit einem **Bolus von 5–10 ml NaCl 0,9 % aufgespült.** Danach werden weitere **20 mg Lidocain 2 % über eine Minute** appliziert.

Bei Kindern beträgt die Dosis initial 0,5 mg/kg KG (über 2 Minuten) und nach der Bolusgabe (2–5 ml NaCl 0,9 %) 0,25 mg/kg KG Lidocain 2 % (über 1 Minute) appliziert. Bei sehr kleinen Kindern kann anstatt der Gabe von Lidocain 2 %, die Gabe von Lidocain 1 % sinnvoller sein, da sich die notwendige Menge so besser titrieren lässt.

Tab. 20.41 Xylocain 2 %

Int. Freiname	Lidocain
Indikationen	Lokalanästhesie nach intraossärer Punktion
Darreichungsformen	1 Ampulle – 5 ml – 100 mg Lidocain
Nebenwirkungen	Hypo- und Hypertonie, Herzrhythmusstörungen, Übelkeit, Erbrechen, Parästhesien, Schwindel, allergische Reaktionen (Urtikaria, Ödem, Bronchospasmus), Atemdepression, Sehstörungen
Kontraindikationen	Überempfindlichkeit gegen den Wirkstoff
Dosierung	Als Lokalanästhetikum nach intraossärer Punktion: • Erwachsene: – 40 mg langsam über 2 Min. intraossär, – Daran schließt sich die Bolusgabe von NaCl 0,9 % (Erwachsene 5–10 ml) an – Anschließend weitere 20 mg langsam über 1 Min. intraossär • Kinder: – 0,5 mg/kg KG langsam über 2 Min. intraossär, – Daran schließt sich die Bolusgabe von NaCl 0,9 % (Kinder 2–5 ml) an – Anschließend weitere 0,25 mg/kg KG langsam über 1 Min. intraossär
Pharmakokinetische Daten	• Wirkungsbeginn: 1–2 Min. • Wirkdauer: 15–20 Min. • HWZ: 1,6 Std.

Tab. 20.42 Wirkungen von Histamin an den unterschiedlichen Histaminrezeptoren

Histamin-1-Rezeptor	Histamin-2-Rezeptor	Histamin-3-Rezeptor
Vasodilatation mit Flush und Blutdruckabfall	Vasodilatation mit Flush und Blutdruckabfall	Präsynaptisch (ZNS), Regulation der Histaminsynthese und -freisetzung
Permeabilitätserhöhung	Steigerung der Magensaftsekretion	
Bronchokonstriktion	Positive Chrono- und Inotropie	
Darmkontraktion		
Uteruskontraktion		
Vasokonstriktion großer Gefäße		

20.3.9 Antihistaminika

Antihistaminika wirken an den Histaminrezeptoren antagonistisch. Man unterscheidet **drei Arten** von **Histaminrezeptoren** (➤ Tab. 20.42).

An Histamin-1-Rezeptorenblockern stehen im Rettungsdienst **Clemastin** und **Dimetinden** (➤ Tab. 20.43) zur Verfügung. Zur Blockade des Histamin-2-Rezeptors steht der Wirkstoff **Ranitidin** (➤ Tab. 20.44) zur Verfügung.

Tab. 20.43 Fenistil®-Injektionslösung

Int. Freiname	Dimetinden
Indikationen	Akutbehandlung allergischer Erkrankungen, unterstützend beim anaphylaktischen Schock
Darreichungsformen	1 Ampulle – 4 ml – 4 mg Dimetinden
Nebenwirkungen	Müdigkeit, Mundtrockenheit, Übelkeit, Schwindel, Erregung, Kopfschmerzen
Kontraindikationen	Kinder < 1 Jahr, Schwangerschaft, Stillzeit
Dosierung	4 mg langsam i. v.
Pharmakokinetische Daten	Wirkungsbeginn: 30–60 Min. Wirkdauer: 4–5 Std. HWZ: 6 Std.

Tab. 20.44 Ranitidin-ratiopharm® 50 mg/5 ml-Injektionslösung

Int. Freiname	Ranitidin
Indikationen	Häufig in Kombination mit H1-Rezeptorenblockern bei allergischen Reaktionen, Duodenalulzera, benigne Magenulzera, Refluxösophagitis und Zollinger-Ellison-Syndrom, als unterstützende Maßnahme bei Blutungen aus Erosionen oder Ulzerationen im Magen und Duodenum
Darreichungsformen	1 Ampulle – 5 ml – 50 mg Ranitidin
Nebenwirkungen	Kopfschmerzen, Diarrhö, Obstipation, Hautausschlag, in seltenen Fällen Erythema multiforme, Juckreiz, Müdigkeit, Schwindel oder Übelkeit, Verwirrtheitszustände, Unruhezustände, Depressionen, Halluzinationen, anaphylaktischer Schock, Urtikaria, Quincke-Ödem, Fieber, Bronchospasmus, Blutdruckabfall, Brustschmerzen, akute Pankreatitis, Laryngospasmus
Kontraindikationen	Überempfindlichkeit gegen Ranitidin, Kinder < 6 Monate
Dosierung	50 mg langsam i. v.
Pharmakokinetische Daten	Wirkungsbeginn: rasch Wirkdauer: – HWZ: 2–3 Std.

ACHTUNG

Die im Dezember 2013 fertiggestellte S2-Leitlinie der Deutschen Gesellschaft für Allergologie und klinische Immunologie (DGAKI) zu Akuttherapie und Management der Anaphylaxie unterstreicht die Wichtigkeit des **Adrenalins** zur Behandlung der schweren anaphylaktischen Reaktion. Hierin heißt es auch, dass die Rolle der Histamin-1-Rezeptorenblocker zur Behandlung der akuten Urtikaria oder der Rhinokonjunktivitis unbestritten ist. Ihre Wirkung auf den Kreislauf und die Bronchokonstriktion ist allerdings nicht belegt. Zudem haben sie einen deutlich langsameren Wirkungseintritt als Adrenalin. Auch für die Wirksamkeit von Histamin-2-Rezeptorenblockern gibt es wenig Evidenz. In der Leitlinie wird die zusätzliche Gabe von H2-Rezeptorenblockern bei schweren und therapieresistenten Anaphylaxien empfohlen.

20.3.10 Kortikoide

In der Nebennierenrinde werden die physiologischen Glukokortikoide **Kortisol** und **Kortison** in einem Tag-Nacht-Rhythmus gebildet. Die Plasmakortisolkonzentration ist in den frühen Morgenstunden am höchsten. Man unterscheidet die physiologischen Glukokortikoi-

Tab. 20.45 Infectocortikrupp®-Zäpfchen

Int. Freiname	Prednisolon
Indikationen	Behandlung der stenoisierenden Laryngotracheitis (Krupp-Syndrom, Pseudo-Krupp), spastische Bronchitis, allergische Reaktionen vom Soforttyp
Darreichungsformen	1 Zäpfchen (Suppositorium) – 100 mg Prednisolon
Nebenwirkungen	Bei kurzfristiger Anwendung keine
Kontraindikationen	Bekannte Überempfindlichkeit gegen Prednisolon
Dosierung	100 mg Supp. rektal
Pharmakokinetische Daten	Wirkungsbeginn: 30 Min. Wirkdauer: 12–36 Std. HWZ: 18–36 Std.

20.3 Medikamente im Rettungsdienst

Tab. 20.46 Solu-Decortin® H	
Int. Freiname	Prednisolon
Indikationen	Allergische Reaktion, anaphylaktischer Schock; Lungenödem durch Inhalation toxischer Substanzen wie Chlorgas, Isocyanate, Schwefelwasserstoff, Phosgen, Nitrosegase; schwerer akuter Asthmaanfall, Pseudo-Krupp
Darreichungsformen	• 1 Ampulle – 50 mg Trockensubstanz Prednisolon + 1 Ampulle/1 ml Wasser für Injektionszwecke • 1 Ampulle – 100 mg Trockensubstanz Prednisolon + 1 Ampulle/1 ml Wasser für Injektionszwecke • 1 Durchstechflasche – 250 mg Trockensubstanz Prednisolon + 1 Ampulle/5 ml Wasser für Injektionszwecke • 1 Durchstechflasche – 500 mg Trockensubstanz Prednisolon + 1 Ampulle/5 ml Wasser für Injektionszwecke • 1 Durchstechflasche – 1 000 mg Trockensubstanz Prednisolon + 1 Ampulle/10 ml Wasser für Injektionszwecke
Nebenwirkungen	Im Notfall keine
Kontraindikationen	Überempfindlichkeit gegen Prednisolon
Dosierung	• Schwerer Asthmaanfall: 50–100 mg i. v. • Allergische Reaktion: 250–1 000 mg i. v.
Pharmakokinetische Daten	• Wirkungsbeginn: ca. 30 Min. • Wirkdauer: 12–36 Std. • HWZ: 18–36 Std.
Bemerkungen	Bei der anaphylaktischen Reaktion ist Adrenalin das Mittel der 1. Wahl! Kortikoide spielen nur eine nachgeordnete Rolle.

de von den synthetischen Derivaten. Nur Prednison und Prednisolon (➤ Tab. 20.45) weisen noch eine mineralkortikoide Restwirkung auf.

Kortikoide wirken antiphlogistisch, antiödematös und membranstabilisierend. Die Stabilisierung der Mastzellmembran ist auch für die antihistaminische Wirkung der Kortikoide verantwortlich.

Im Rettungsdienst werden Kortikoide inhalativ, intravenös oder rektal appliziert. Hierbei handelt es sich um die Wirkstoffe **Beclometason** (z. B. Junik® Autohaler® 100 µg), **Methylprednisolon** (z. B. Urbason® solubile forte 250/1 000 mg), **Prednison** (z. B. Rectodelt® 100) und **Prednisolon** (z. B. Solu-Decortin® H 100 mg, ➤ Tab. 20.46).

Kortikoide werden bei anaphylaktischen Reaktionen, Bronchoobstruktion (z. B. Asthma bronchiale), Pseudo-Krupp und Reizgasinhalationen eingesetzt.

20.3.11 Spasmolytika

Spasmolytika werden zur **Therapie abdomineller, insbesondere kolikartiger Schmerzen** eingesetzt. Der Wirkstoff **Butylscopolamin** gehört zu den Parasympatholytika (Anticholinergika) und ist mit Atropin artverwandt (➤ Tab. 20.47). Im Gegensatz zu Atropin ist das Butylscopolamin nicht liquorgängig. Butylscopolamin wirkt relaxierend, bevorzugt an der glatten Muskulatur des Magen-Darm-Trakts sowie der ableitenden Harnwege.

Tab. 20.47 Buscopan®-Ampullen	
Int. Freiname	Butylscopolamin
Indikationen	Spasmen im Bereich von Magen, Darm, Gallenwegen und ableitenden Harnwegen sowie des weiblichen Genitale
Darreichungsformen	1 Ampulle – 1 ml – 20 mg Butylscopolamin
Nebenwirkungen	Akkomodationsstörungen, Mydriasis, Tachykardie, Schwindel, Blutdruckabfall, Flush, Hemmung der Speichelsekretion, Hemmung der Schweißsekretion, Miktionsstörungen
Kontraindikationen	Überempfindlichkeit gegen den Wirkstoff, tachykarde Herzrhythmusstörungen, mechanische Stenosen des Magen-Darm-Trakts, Megakolon, Harnverhalt bis subvesikale Obstruktion, Myasthenia gravis, Schwangerschaft, Stillzeit
Dosierung	• Erwachsene: 20–40 mg langsam i. v. • Kinder > 6 Jahre: 0,3–0,6 mg/kg KG
Pharmakokinetische Daten	• Wirkungsbeginn: 20–120 Sek. • Wirkdauer: 3–4 Std. • HWZ: 5 Std.

20.3.12 Gynäkologika

Unter dem Begriff der **Gynäkologika** werden die Tokolytika und die Uterotonika zusammengefasst.

Tokolytika sind wehenhemmende Mittel. Das einzige für die Notfallsituation zugelassene Medikament ist Partusisten® intrapartal mit dem Wirkstoff **Fenoterol** (➤ Tab. 20.48). Bei Fenoterol handelt es sich um ein β-2-Mimetikum. Durch die agonistische Wirkung an den β-2-Rezeptoren im Uterus, kommt es zu Relaxierung der glatten Uterusmuskulatur.

Viele Indikationen für eine Notfalltokolyse in der Präklinik gibt es nicht. Sie wird z. B. bei einer drohenden Uterusruptur oder einem Nabelschnurvorfall durchgeführt.

Uterotonika werden in der Notfallsituation bei postpartalen Blutungen infolge einer Uterusatonie eingesetzt. Hierfür steht präklinisch der Wirkstoff **Oxytocin** zur Verfügung. Oxytocin ist ein Hor-

Tab. 20.48 Partusisten® intrapartal	
Int. Freiname	Fenoterol
Indikationen	Notfalltokolyse, z. B. bei drohender Uterusruptur, Nabelschnurvorfall
Darreichungsformen	1 Ampulle – 1 ml – 25 µg Fenoterol
Nebenwirkungen	Allergische Reaktionen, Hyperglykämie, Hypokaliämie (kann besonders ausgeprägt auftreten bei Patienten, die gleichzeitig mit Theophyllin, Kortikoiden und Diuretika behandelt werden), Tremor, Kopfschmerz, Angst, Unruhezustände, Palpitationen, Tachykardie, Tachyarrhythmie, pectanginöse Beschwerden, Hypertonus, EKG-Veränderungen in Form von ST-Streckensenkungen und T-Abflachung, ventrikuläre Extrasystolen, paradoxe Bronchospasmen, Übelkeit, Erbrechen

Tab. 20.48 Partusisten® intrapartal (Forts.)

Kontraindikationen	Tachykarde Arrhythmien, Überempfindlichkeit gegen Fenoterol, V.-cava-Kompressionssyndrom, schwere genitale Blutungen z. B. bei Placenta praevia, pulmonale Hypertonie, Verminderung der Blutgerinnung
Dosierung	1 Ampulle mit 4 ml geeigneter Trägerlösung (z. B. NaCl 0,9 %) in eine Spritze aufziehen. Gesamtlösung über 2–3 Min. applizieren. Bei unzureichender Wirkung kann diese Dosierung einmalig wiederholt werden.
Pharmakokinetische Daten	• Wirkungsbeginn: sofort • Wirkdauer: ca. 6 Std. • HWZ: 6–7 Std.
Bemerkungen	Der Wirkstoff Fenoterol ist auch im Berotec® N-Dosieraerosol enthalten. Berotec hat allerdings **keine** Zulassung zur Tokolyse.

mon des Hypothalamus und bewirkt nach Ausschüttung unter anderem eine Kontraktion des Uterus. Bei einer postpartalen Blutung werden initial **3 IE Oxytocin** langsam intravenös appliziert.

20.3.13 Hämostyptika

Als Hämostyptika bezeichnet man **blutstillende Arzneimittel,** die gerinnungsfördernd, vasokonstriktorisch oder **antifibrinolytisch** wirken.

Patienten mit schweren Blutungen, insbesondere nach Trauma, entwickeln rasch eine Koagulopathie. Um dies zu verhindern, scheint die frühzeitige Gabe von Hämostyptika sehr wichtig. In einer großen Untersuchung aus dem Jahr 2010 (CRASH-2) an mehr als 20 000 Traumapatienten wurde der Nutzen einer frühzeitigen Gabe der **Tranexamsäure (TXA)** nachgewiesen (➤ Tab. 20.49).

Die Tranexamsäure (z. B. Cyklokapron®-Injektionslösung) wirkt durch Besetzung der Lysinbindungstellen am Plasminogen und verhindert somit die Bindung von Plasminogen an Fibrin. Zusätzlich hemmt die Tranexamsäure die physiologischen Plasminogenaktivatoren irreversibel. So wird die Umwandlung von Plasminogen in Plasmin blockiert und die Fibrinolyse gehemmt. Initial wird 1 g Tranexamsäure langsam i. v. appliziert.

20.3.14 Infusionslösungen im Rettungsdienst

Infusionslösungen werden **im Notfalleinsatz**
- zur Volumensubstitution,
- als Trägerlösung für Medikamente,
- als Wirkstoff selbst (z. B. Glukoselösung als Kurzinfusion bei der Hypoglykämie),
- zum Verdünnen von Medikamenten und
- zum Offenhalten eines Gefäßzugangs

verwendet. Generell kann man zwischen **kristalloiden** und **kolloidalen Infusionslösungen,** sowie den **Glukose-** und **Pufferlösungen** unterscheiden. Nur diese haben Relevanz für die präklinische Notfallmedizin.

Insbesondere in den letzten Jahren hat die **Volumentherapie** zu erheblichen Diskussionen darüber geführt, welche Art der Infusionslösung für den Patienten die am besten geeignete Lösung darstellt. Im Juli 2014 wurde nun, federführend durch die Deutsche Gesellschaft für Anästhesiologie und Intensivmedizin (DGAI), die S3-Leitline zur „Intravasalen Volumentherapie beim Erwachsenen" mit dem Ziel, die Versorgungsqualität bei der Volumentherapie von stationär behandelten erwachsenen Patienten zu verbessern, publiziert. Auch wenn es in der Leitlinie um die Volumentherapie bei stationär behandelten Patienten geht, kann diese Leitlinie auch bei der Versorgung von Patienten in der Präklinik Anwendung finden.

Kristalloide Infusionslösungen

Der Begriff „kristalloid" bezeichnet einen Stoff der kristallisierbar ist und in gelöstem Zustand durch Membranen diffundieren kann. Zu den kristalloiden Infusionslösungen zählt man **Elektrolytlösungen** und **niederprozentige Glukoselösungen** (z. B. Glukose 5 %).

Kristalloide Infusionslösungen verteilen sich nach der Applikation auf den gesamten Extrazellulärraum. Es gibt kristalloide Infusionslösungen in verschiedenen Zusammensetzungen. Sie enthalten unterschiedliche Elektrolyte wie Natrium, Chlorid, Kalium, Kalzium und Magnesium. Zu den kristalloiden Infusionslösungen gehören:
- NaCl 0,9 % (physiologische Kochsalzlösung)
- Ringer-Lösung
- Ringer-Laktat-Lösung
- Ringer-Acetat-Lösung

Die jüngere Vergangenheit hat gezeigt, dass vermeintlich unproblematische Infusionslösungen für den Patienten ein **großes Risiko** darstellen können. Die sog. „physiologische" NaCl-Lösung ist, vergleicht man die Elektrolytkonzentration, alles andere als physiologisch. Sowohl der Natrium- als auch der Chloridgehalt ist deutlich höher als dies physiologisch im Blutplasma der Fall ist. Folge der Applikation physiologischer NaCl-Lösung ist eine reduzierte Wasserrückresorption in der Niere und eine Verminderung ihrer Filtra-

Tab. 20.49 Cyklokapron®-Injektionslösung

Int. Freiname	Tranexamsäure (TXA)
Indikationen	Prophylaxe und Behandlung von Blutungen aufgrund einer lokalen oder generalisierten Hyperfibrinolyse bei Erwachsenen und Kinder ab 1 Jahr
Darreichungsformen	1 Ampulle – 10 ml – 1 000 mg Tranexamsäure
Nebenwirkungen	Allergische Dermatitis, Diarrhö, Erbrechen, Übelkeit, Krampfanfälle, Sehstörungen, Hypotonie, arterielle und venöse Embolien, Überempfindlichkeitsreaktionen bis hin zur Anaphylaxie
Kontraindikationen	Überempfindlichkeit gegen den Wirkstoff, akute venöse oder arterielle Thrombosen, schwere Nierenfunktionsstörung, Krampfanfälle in der Anamnese
Dosierung	Initial 1 000 mg langsam i. v.
Pharmakokinetische Daten	• Wirkungsbeginn: rasch • Wirkdauer: 4–6 Std. • HWZ: 2 Std.

Tab. 20.50 Ringer-Acetat-Lösung

Int. Freiname	–
Indikationen	Flüssigkeits- und Elektrolytsubstitution bei ausgeglichenem Säure-Basen-Haushalt und bei leichter Azidose, als kurzfristiger intravasaler Volumenersatz, isotone Dehydratation, hypotone Dehydratation, als Trägerlösung für kompatible Elektrolytkonzentrate und Medikamente
Darreichungsformen/Bestandteile	1 Infusionsflasche (Polyethylen) – 500 ml Ringer-Acetat; Inhalt: • 3,0 g Natriumchlorid • 0,2 g Kaliumchlorid • 0,067 g Kalziumchlorid 2 H$_2$O • 0,102 g Magnesiumchlorid 6 H$_2$O • 1,85 g Natriumacetat
Nebenwirkungen	Bei bestimmungsgemäßer Anwendung keine
Kontraindikationen	Hyperhydratationszustände
Dosierung	• Richtet sich nach dem klinischen Zustand des Patienten • Volumenmangel: initial 20 ml/kg KG
Pharmakokinetische Daten	• Wirkungsbeginn: rasch • Wirkdauer: nach 30–60 Min. nur noch ein Drittel bis ein Viertel des infundierten Volumens im kardiovaskulären System, lediglich kurzfristige hämodynamische Wirkung • HWZ: –

Tab. 20.51 HAES-steril® 6 %

Int. Freiname	Hydroxyethylstärke (HES)
Indikationen	Therapie und Prophylaxe von Hypovolämie und Schock
Darreichungsformen/Bestandteile	500 ml Infusionslösung im freeflex®-Beutel enthalten: • 30 g Hydroxyethylstärke (mittleres Molekulargewicht 200 000 Da) • 4,5 g Natriumchlorid (Na$^+$ 154 mmol, Cl$^–$ 154 mmol)
Nebenwirkungen	Juckreiz, Verdünnung von Blutkomponenten, z. B. Gerinnungsfaktoren oder anderen Plasmaproteinen, Hämatokritabfall, Erhöhung der Serumamylase, anaphylaktische Reaktionen
Kontraindikationen	Sepsis, Verbrennungen, eingeschränkte Nierenfunktion, Nierenersatztherapie, intrakranielle oder zerebrale Blutungen, kritisch kranke Patienten (i. d. R. auf der Intensivstation)
Dosierung	• Richtet sich nach dem klinischen Zustand des Patienten • **Volumenmangel:** initial 20 ml/kg KG • **Tagesmaximaldosis: 33 ml/kg KG**
Pharmakokinetische Daten	• Wirkungsbeginn: rasch • Wirkdauer: 4 Std. • HWZ: 8 Std.

tionsrate. Das fehlende Bikarbonat in dieser Lösung führt bei größeren, applizierten Mengen zu einer Dilutionsazidose.

Um einer Dilutionsazidose entgegenzuwirken werden den Infusionslösungen metabolisierbare Anionen hinzugefügt. Die erste Lösung dieser Art war die Ringer-Laktat-Lösung. Laktat wird in der Leber metabolisiert, bei diesem Prozess wird allerdings der Sauerstoffverbrauch stark erhöht. Acetat wird unabhängig von der Leber metabolisiert, ohne den Sauerstoffverbrauch zu erhöhen.

Aus den oben genannten Gründen sollte eine **Infusionstherapie mit balancierten Vollelektrolytlösungen,** wie z. B. der Ringer-Acetat-Lösung, erfolgen. Zur Verdünnung von Medikamenten oder als Trägerlösung im Rahmen einer Kurzinfusion kann auch die 0,9-prozentige Kochsalzlösung verwendet werden.

Kolloidale Infusionslösungen

Als kolloidale Infusionslösungen bezeichnet man kristalloide Lösungen, in denen Makromoleküle gelöst sind. Im Gegensatz zu den kristalloiden Infusionslösungen verbleiben die kolloidalen Lösungen im Intravasalraum. Kolloidale Lösungen werden nicht selten als **Plasma- oder Blutersatzmittel** bezeichnet. Dies ist allerdings nicht richtig, da sie weder Gerinnungsfaktoren enthalten noch den Sauerstoff transportieren können.

Im Rettungsdienst steht als kolloidale Infusionslösung die **Hydroxyethylstärke** (HES) zur Verfügung (➤ Tab. 20.51). Durch eine Risiko-Nutzen-Bewertung der Europäischen Arzneimittel-Agentur (EMA) kam es im Jahr 2013 zu einer Anwendungsbeschränkung für HES. Hydroxyethylstärke soll demnach nur noch zur Behandlung einer Hypovolämie aufgrund eines akuten Blutverlustes verwendet werden, wenn die Gabe von kristalloiden Infusionslösungen nicht ausreicht. Falls die Anwendung notwendig wird, sollte HES in der niedrigsten wirksamen Dosierung und nur so kurz wie nötig gegeben werden. HES-haltige Infusionslösungen sind **kontraindiziert** bei:
- Sepsis
- Verbrennungen
- Eingeschränkter Nierenfunktion oder bei Nierenersatztherapie,
- Intrakranieller oder zerebraler Blutung
- Hyperhydratation, einschließlich Patienten mit Lungenödem
- Dehydratation
- Schwerer Gerinnungsstörung
- Schweren Leberfunktionsstörungen

HES ist auch in **hyperton-hyperonkotischen Infusionslösungen** (HyperHAES®) enthalten.

> **ACHTUNG**
> Der Hersteller von HyperHAES hat zu Beginn des Jahres 2014 auf die Zulassung verzichtet und seit März 2014 ist HyperHAES nicht mehr verkehrsfähig!

Die hyperton-hyperonkotischen Lösungen wurden im Rahmen der sog. „**Small-Volume-Resuscitation**" (➤ Kap. 31.9.3) eingesetzt. Die Wirkung dieser Lösung beruht auf der hochprozentigen Kochsalzlösung (7,2 %). Es kommt zu einer plötzlichen Erhöhung der Osmolarität und darauffolgend zur Verschiebung von Flüssigkeit aus dem Interstitium in den Intravasalraum. Der Volumeneffekt wird als 3- bis 7-fach höher angegeben. Initial sollten dem Patienten 4 ml/kg KG appliziert werden.

Tab. 20.52 Glukose 20 % B. Braun

Int. Freiname	Glukose
Indikationen	Hypoglykämische Zustände
Darreichungsformen	1 Glasflasche – 100 ml – 20 g Glukose
Nebenwirkungen	Venenreizung, Hyperglykämie
Kontraindikationen	Hyperglykämie, Hypokaliämie, Azidose
Dosierung	Initial 8–10 g i. v., bei Persistenz nach 3 Min. weitere 8–10 g i. v.
Pharmakokinetische Daten	Wirkungsbeginn: sofort
Bemerkungen	Zur Reduktion der Venenreizung sollte die Glukoselösung im Bypass (unter Verwendung eines 3-Wege-Hahns) zu einer kristalloiden Infusion infundiert werden.

Glukoselösungen

Glukoselösungen werden im Notfalleinsatz zur **Behandlung der Hypoglykämie** (> Kap. 30.1.7) oder als Trägerlösung für Medikamente eingesetzt. Als Trägerlösung wird die 5-prozentige Glukoselösung, zur Behandlung der Hypoglykämie die 20- bzw. 40-prozentige Glukoselösung eingesetzt.

Durch die intravenöse Applikation von Glukose wird der Blutzuckerspiegel umgehend angehoben. Aufgrund der starken Venenreizung sollte 20-prozentige Glukoselösung verwendet werden (> Tab. 20.52). Durch die Applikation der Glukoselösung im Bypass zu einer balancierten Vollelektrolytlösung kann das Risiko einer Venenreizung weiter minimiert werden.

MERKE
Zur Erhöhung des Blutzuckerspiegels um 100 mg/dl (5,6 mmol/l) müssen 0,5 mg Glukose/kg KG appliziert werden.

Pufferlösungen

Natriumhydrogenkarbonat (Natriumbikarbonat) wirkt hauptsächlich extrazellulär, da es kaum in der Lage ist die Zellmembranen zu durchdringen. Durch die Gabe von Natriumhydrogenkarbonat wird die Protonenkonzentration rasch gesenkt und dabei wird CO_2 frei, das abgeatmet werden kann. Dies führt zu einer Alkalisierung. Zusätzlich werden dem Organismus Natriumionen in großer Menge zugeführt.

Natriumhydrogenkarbonat wird präklinisch zur Behandlung einer **Vergiftung mit trizyklischen Antidepressiva** (> Kap. 40.3.1) sowie im Rahmen einer kardiopulmonalen Reanimation aufgrund einer **Hyperkaliämie** angewendet.

MERKE
Dosierung von **Natriumhydrogenkarbonat** bei einer Vergiftung mit trizyklischen Antidepressiva und kardiopulmonaler Reanimation aufgrund einer Hyperkaliämie:
- Erwachsene: 50 mmol i. v.
- Kinder: 1 mmol/kg KG i. v.

20.3.15 Antidote

Antidote werden im Rahmen von **Vergiftungen** (> Kap. 40) eingesetzt. Nicht für jedes Gift existiert ein spezielles Antidot. Nicht alle verfügbaren Antidote eignen sich für den Einsatz im Rettungsdienst. Häufig werden die Antidote auf den Rettungsmitteln mitgeführt, bis sie beim Erreichen des Verfalldatums gegen neue Präparate ersetzt werden müssen.

Die Giftinformationszentrale in Göttingen hat in Zusammenarbeit mit Arbeitsgemeinschaft in Norddeutschland tätiger Notärzte (AGNN), der Deutschen Rettungsflugwacht und der ADAC-Luftrettung im Jahr 2012 eine Mindestausstattung der Rettungsmittel mit Antidoten erarbeitet. Die sog. **Bremer Antidot-Liste** (> Tab. 20.53) stellt eine Minimalliste dar und kann nach regionalen Besonderheiten erweitert werden.

Physostigmin

Bei Patienten mit einem **ausgeprägten anticholinergen Syndrom** (> Kap. 40.2.2), welches z. B. bei Vergiftungen mit Atropin, Nachtschattengewächsen, trizyklischen Antidepressiva, Antihistaminika oder Pilztoxinen auftreten kann, steht mit **Physostigmin** (> Tab. 20.55) ein weiteres Antidot zur Verfügung.

Toloniumchlorid

Toloniumchlorid (Toluidinblau) wird zur Therapie von **Vergiftungen mit Methämoglobinbildnern** (z. B. 4-DMAP, Nitrate) eingesetzt. Bei dem Wirkstoff handelt es sich um einen sog. Redoxfarbstoff. Toloniumchlorid reduziert Methämoglobin (Hämiglobin) zu Hämoglobin. Die Rückreduktion erfolgt durch die NADPH-abhängige Diaphorase-II der Erythrozyten.

An **Nebenwirkungen** sind eine temporäre Zyanose sowie eine Blutfärbung des Speichels und des Urins bekannt. Bei zu schneller Injektion ist ein Blutdruckabfall möglich.

Toloniumchlorid wird in einer Dosierung von 2–4 mg/kg KG langsam intravenös appliziert. Die Wirkung tritt innerhalb von 10 Minuten ein.

Tab. 20.53 Bremer Antidot-Liste

Wirkstoff	Handelsname	Darreichungsform	Indikation
Atropin (> Kap. 20.3.7)	–	1 Ampulle – 10 ml – 100 mg	Organophosphatvergiftung
4-Dimethylaminophenol (> Kap. 40.3.2)	4-DMAP	1 Ampulle – 5 ml – 250 mg	Zyanidvergiftung
Naloxon (> Tab. 20.54, > Kap. 40.4.2)	–	1 Ampulle – 1 ml – 0,4 mg	Opioidvergiftung
Toloniumchlorid	Toluidinblau	1 Ampulle – 10 ml – 300 mg	Vergiftungen mit Methämoglobinbildnern
Aktivkohle (> Kap. 40.1.2)	Ultracarbon®	1 Flasche – 500 ml – 50 g	Giftadsorbens

Tab. 20.54 Naloxon-ratiopharm® 0,4 mg/ml

Int. Freiname	Naloxon
Indikationen	Vollständige oder teilweise Aufhebung von Atemdepression und zentralnervösen Dämpfungszuständen verursacht durch natürliche und synthetische Opioide, Aufhebung von Koma und Atemdepression bei vermuteter oder bekannter Opioidüberdosierung oder -vergiftung
Darreichungsformen	1 Ampulle – 1 ml – 0,4 mg Naloxon
Nebenwirkungen	Allergische Reaktionen (Urtikaria, Rhinitis, Dyspnoe, Quincke-Ödem), anaphylaktischer Schock, Schwindel, Kopfschmerzen, Tremor, Schwitzen, Krampfanfälle, Nervosität, Tachykardie, Hypo- oder Hypertonie, Arrhythmien, Bradykardie, Kammerflimmern, Herz-Kreislauf-Stillstand, Lungenödem, Übelkeit, Erbrechen, Diarrhö, Mundtrockenheit, Erythema multiforme
Kontraindikationen	Überempfindlichkeit gegen den Wirkstoff,
Dosierung	• Opioidüberdosierung oder -vergiftung: – Erwachsene: 0,4–2 mg langsam i.v., Repetition nach 3 Min. möglich – 0,4 mg – Kinder: 0,01 mg/kg KG langsam i.v., Repetition nach 3 Min. möglich • Nasale Applikation: 2 mg intranasal
Pharmakokinetische Daten	• Wirkungsbeginn: 1–2 Min. • Wirkdauer: 15–90 Min. • HWZ: 1–1,5 Std.
Bemerkungen	Nasale Applikation aufgrund der geringen Wirkstoffkonzentration und der hohen Flüssigkeitsmenge kaum möglich (> Kap. 20.1.2)

Tab. 20.55 Anticholium®-Injektionslösung

Int. Freiname	Physostigmin
Indikationen	Antidot bei Vergiftungen bzw. Überdosierungen mit: • Alkohol • Hyoscyamin, Atropin, Scopolamin, wie z.B. in Engelstrompete oder Tollkirsche • Panther- und Fliegenpilz • Trizyklische Antidepressiva • Neuroleptika (z.B. Promethazin oder Haloperidol) • Benzodiazepine • Spasmolytika • Antiparkinsonmittel • Gammahydroxybuttersäure (GHB) • Ketamin
Darreichungsformen	1 Ampulle – 5 ml – 2 mg Physostigmin
Nebenwirkungen	Auslösung eines cholinergen Syndroms
Kontraindikationen	• **Absolute Kontraindikationen:** Depolarisationsblock nach depolarisierenden Muskelrelaxanzien, Vergiftungen durch irreversibel wirkenden Cholinesterasehemmer, SHT, Obstruktionen im Magen-Darm-Trakt und den ableitenden Harnwegen • **Relative Kontraindikationen (Nutzen-Risiko-Abwägung):** Asthma bronchiale, Diabetes mellitus, Bradykardie, AV-Reizleitungsstörungen, Schwangerschaft, Morbus Parkinson, Colitis ulcerosa
Dosierung	• **Erwachsene:** initial 0,04 mg/kg KG langsam i.v. • **Kinder:** initial 0,5 mg langsam i.v.
Pharmakokinetische Daten	• Wirkungsbeginn: 5–15 Min. • Wirkdauer: 20–45 Min. • HWZ: 20–60 Min.

Wiederholungsfragen

1. Nennen Sie die zugelassenen Punktionsorte für einen intraossären Zugang (> Kap. 20.1.1).
2. In welchem Bereich der Nasenhöhle müssen Medikamente eingebracht werden, um eine rasche Wirkung hervorzurufen (> Kap. 20.1.2)?
3. Welches Gesetz regelt Begriffsbestimmungen und die Kennzeichnung von Arzneimitteln (> Kap. 20.2.1)?
4. Welche Arzneimittelformen gehören zu den festen Arzneimittelformen (> Kap. 20.2.1)?
5. Welche Organe stellen die wichtigsten Organe bei der Exkretion von Arzneimitteln dar (> Kap. 20.2.3)?
6. Welche Formen der rezeptorvermittelten Arzneimittelwirkung kennen Sie (> Kap. 20.2.3)?
7. Was versteht man unter einem funktionellen Antagonismus (> Kap. 20.2.3)?
8. Erklären Sie den Begriff „therapeutische Breite" (> Kap. 20.2.3).
9. Welches Enzym wird durch die Gabe von nichtopioiden Analgetika gehemmt (> Kap. 20.3.1)?
10. In welcher Dosierung wird die Acetylsalicylsäure zur Thrombozytenaggregation bei ACS appliziert (> Kap. 20.3.1)?
11. Welche Opioidrezeptoren unterscheidet man (> Kap. 20.3.1)?

12. Welches Opioidanalgetikum fällt nicht unter das BtMG (➤ Kap. 20.3.1)?
13. Mit welcher Droge ist das Esketamin artverwandt (➤ Kap. 20.3.1)?
14. Nennen die Hauptwirkungen der Benzodiazepine (➤ Kap. 20.3.2).
15. Was wird in den ERC-Guidelines aus dem Jahr 2010 als Grundpfeiler der broncholytischen Therapie bezeichnet (➤ Kap. 20.3.5)?
16. Nennen Sie 2 Nichtbarbiturathypnotika (➤ Kap. 20.3.6).
17. Muskelrelaxanzien unterscheidet man in depolarisierende und nicht depolarisierende Muskelrelaxanzien. Nennen Sie das nicht depolarisierende Muskelrelaxans mit der kürzesten Anschlagzeit (➤ Kap. 20.3.6).
18. Klassische Antiarrhythmika werden nach Vaughan Williams in verschiedene Klassen eingeteilt. Zu welcher Klasse gehört das Antiarrhythmikum Amiodaron (➤ Kap. 20.3.7)?
19. Welche Rezeptoren werden nach der Gabe von Urapidil blockiert (➤ Kap. 20.3.7)?
20. Wo wirken die Schleifendiuretika (➤ Kap. 20.3.7)?
21. Aus welchem Stoffgemisch besteht der Wirkstoff Theodrenalin (➤ Kap. 20.3.7)?
22. Wie lange nach der Einnahme von PDE-5-Hemmstoffen dürfen keine Nitrate verabreicht werden (➤ Kap. 20.3.7)?
23. Welche Katecholamine zählt man zu den natürlich vorkommenden Katecholaminen (➤ Kap. 20.3.7)?
24. Bei welchen Notfällen im Rahmen einer Schwangerschaft kann Magnesiumsulfat eingesetzt werden (➤ Kap. 20.3.7)?
25. In welcher Dosierung wird das Lokalanästhetikum Lidocain 2 % vor der Applikation von Flüssigkeiten nach der intraossären Punktion gegeben (➤ Kap. 20.3.8)?
26. Nennen Sie die Wirkungen von Kortikoiden (➤ Kap. 20.3.10).
27. In welcher Dosierung wird das Spasmolytikum Butylscopolamin bei einem Erwachsenen appliziert (➤ Kap. 20.3.11)?
28. Nennen Sie die Kontraindiktionen für die Hydroxethylstärke (➤ Kap. 20.3.14).
29. Wie hoch wird Glukose 20 % bei einer Hypoglykämie initial dosiert (➤ Kap. 20.3.14)?
30. Nennen Sie die fünf Antidote, die zur Mindestausstattung von Rettungsmitteln gehören sollten (➤ Kap. 20.3.15).

Auflösung Fallbeispiel

Verdachtsdiagnosen
- Zerebrale Blutung
- Schlaganfall
- Überdosierung von Medikamenten
- Vergiftung
- Herzrhytmusstörungen
- Trauma

Erstmaßnahmen

Die ABCDE-Beurteilung ergibt einen verlegten Atemweg, der sich allerdings schnell durch den modifizierten Esmarch-Handgriff und Einlage eines Nasopharyngealtubus beheben lässt. Der Patient atmet sehr langsam, sodass umgehend eine assistierte Beatmung mit hoch dosiertem Sauerstoff durchgeführt wird.

Der periphere Puls ist gut tastbar und normofrequent. Bei der Beurteilung des mentalen Status (D) fallen die stecknadelkopfgroßen Pupillen des Patienten auf. Im Rahmen der Ganzkörperuntersuchung wird auch der Rücken des Patienten beurteilt, dabei fällt ein Pflaster auf der rechten Schulter auf.

Das Pflaster entpuppt sich als transdermales Applikationssystem Durogesic® SMAT. Der enthaltene Wirkstoff ist Fentanyl in einer Dosierung von 75 µg/Std. Das Pflaster wird umgehend entfernt und dem Patienten ein venöser Zugang am rechten Unterarm gelegt. Zum Offenhalten wird eine kristalloide Infusionslösung angeschlossen. Anschließend wird in eine Spritze der Wirkstoff Naloxon aufgezogen und dem Patienten werden 0,4 mg Naloxon i. v. gemäß des lokalen Algorithmus appliziert.

Die parallel ablaufende Fremdanamneseerhebung gemäß SAMPLER-Schema ergibt, dass der Patient aufgrund stärkerer Schmerzen zusätzlich zu dem gestern durch den Hausarzt frisch verabreichten Fentanyl-Pflaster noch Tramadol-Tropfen eingenommen hat.

Nach kurzer Zeit wird der Patient zunehmend wach, eine weitere Gabe von Naloxon scheint vorerst nicht notwendig.

Diagnose

Opioidvergiftung durch Überdosierung von Opioidanalgetika.

WEITERFÜHRENDE LITERATUR

Bechtold, H.: Pharmakologie für den Rettungsdienst. Elsevier/Urban & Fischer, München, 2. Aufl., 2017

Jelinek, A.: Arzneimittellehre für Pflegeberufe. Elsevier/Urban & Fischer, München, 1. Aufl., 2013

Lüllmann, H., Mohr, K., Hein, L.:Taschenatlas Pharmakologie. Thieme Verlag, Stuttgart, 6. Aufl., 2008

Dönitz S., Flake, F. (Hrsg.): Mensch Körper Krankheit für den Rettungsdienst. Elsevier/Urban & Fischer, München 2015

Schubert, A., Koch, T.: Infusionen und Injektionen – Schritt für Schritt in Wort und Bild. Elsevier/Urban & Fischer, München, 1. Aufl., 2010

Semmel, T. Rettungsdienst kompakt, Band 6 – Der intraossäre Zugang. Stumpf & Kossendey, Edewecht, 2., Aufl. 2014

KAPITEL 21

Thomas Semmel

Analgesie im Rettungsdienst

21.1	Grundlagen des Schmerzes 452	21.4	Indikationen zur Analgesie 455
21.2	Beurteilung des Schmerzes 454	21.5	Methoden der Analgesie 456
		21.5.1	Psychische Betreuung 456
21.3	Auswirkungen von Schmerzen 455	21.5.2	Physikalische Therapie 456
		21.5.3	Medikamentöse Therapie 456

21 Analgesie im Rettungsdienst

Fallbeispiel

Notfallmeldung

Die zuständige Leitstelle alarmiert einen Rettungswagen zu einem häuslichen Unfall in eine 10 Kilometer entfernt liegende kleine Ortschaft.

Befund am Notfallort

An der Einsatzstelle wird die RTW-Besatzung von einem Mann empfangen und zu einer ca. 35 Jahre alten Frau geführt. Sie sitzt auf einer Gartenbank und hält sich mit schmerzverzerrtem Gesicht den rechten Unterarm. Eine Stufenbildung des rechten Unterarms proximal des Handgelenks ist deutlich sichtbar.

Leitsymptome

- Starke Schmerzen
- Fehlstellung einer Extremität

Inhaltsübersicht

21.1 Grundlagen des Schmerzes

- Definition des Schmerzes.
- Schmerz übt in akuter Form eine sinnvolle Warn- und Schutzfunktion aus.
- Man unterscheidet in nozizeptiven und neuropathischen Schmerz.
- Nozizeptiver Schmerz wird in den somatischen und den viszeralen Schmerz unterschieden.
- Schmerzen werden über spezielle Nervenfasern sehr schnell weitergeleitet.

21.2 Beurteilung des Schmerzes

- Schmerzen sind individuelle Empfindungen.
- Um eine Schmerztherapie durchzuführen, muss die Schmerzstärke vorher beurteilt werden.
- Zur generellen Beurteilung von Schmerzen sollte das SAMPLER-Schema angewendet werden.
- OPQRST gibt Aufschluss über Beginn und zeitlichen Verlauf sowie die Qualität, eventuelle Ausstrahlungen und die Stärke von Schmerzen.
- Zur möglichst genauen Beurteilung von Schmerzen werden Schmerzskalen verwendet.
- Für kleine Kinder und demente Patienten gibt es zur Beurteilung der Schmerzstärke spezielle Schmerzskalen.

21.3 Auswirkungen von Schmerzen

- Schmerzen stellen einen häufigen Grund für die Alarmierung des Rettungsdienstes dar.
- Schmerzen führen zu einem erhöhten Sauerstoffverbrauch.
- Eine Hypokaliämie kann durch Schmerzen verursacht werden.
- Schmerzen haben negative Auswirkungen auf das kardiovaskuläre und das respiratorische System sowie auf Elektrolythaushalt und Stoffwechsel.
- Unbehandelt führen Schmerzen in einen sog. Circulus vitiosus.

21.4 Indikationen zur Analgesie

- Der Begriff Analgesie bedeutet Aufhebung der Schmerzempfindung, Schmerzlosigkeit.
- Präklinisch liegt die Inzidenz von behandlungsbedürftigen Schmerzen zwischen 10 und 38 % der zu versorgenden Notfallpatienten.
- Traumatologische Notfälle verursachen am häufigsten behandlungsbedürftige Schmerzen.
- Die Anzahl der Patienten mit behandlungsbedürftigen Schmerzen wird nicht selten unterschätzt.
- Ein NRS-Wert > 3 gilt allgemein als Indikation zur Analgesie.

21.5 Methoden der Analgesie

- Analgesie ist **nicht** gleichbedeutend mit der Gabe eines Schmerzmittels.
- Eine optimale psychische Betreuung ist bei der Behandlung von Patienten mit Schmerzen essenziell.
- Schmerzen können auch durch physikalische Maßnahmen, wie z. B. bestimmte Lagerungstechniken, gelindert werden.
- Analgetika werden am häufigsten intravenös appliziert.
- Als Analgetika stehen sowohl Nichtopioide und Opioide als auch das Anästhetikum Esketamin zur Verfügung.
- Manchmal reicht der sedierende Effekt der Opioid-Analgetika nicht aus und es ist eine zusätzliche Gabe eines Sedativums erforderlich.
- Bei kolikartigen Schmerzen kann auch das Spasmolytikum Butylscopolamin eingesetzt werden.

21.1 Grundlagen des Schmerzes

Schmerz gilt als eines der häufigsten Symptome, hervorgerufen durch eine Gewebeschädigung oder eine Erkrankung. Die International Association for the Study of Pain (IASP) definiert den **Schmerz** wie folgt: „Schmerz ist ein unangenehmes Sinnes- oder Gefühlserlebnis, das mit tatsächlicher oder potenzieller Gewebeschädigung einhergeht oder von betroffenen Personen so beschrieben wird, als wäre eine solche Gewebeschädigung die Ursache."

In akuter Form übt der Schmerz eine sehr nützliche Warn- und Schutzfunktion aus. Schmerz macht Fluchtreaktionen möglich, wie z. B. das schnelle Wegziehen der Hand von der heißen Herdplatte. Bei der Erstellung einer Diagnose kann der Schmerz dem Untersuchenden zudem wertvolle Hinweise geben. Schmerz entsteht, wenn mechanische, thermische, chemische oder elektrische Reize eine gewisse Schwelle überschreiten und dadurch eine Gewebeschädigung hervorrufen. Schmerz lässt sich nach seinem Entstehungsort in **somatisch** und **viszeral** unterscheiden. Der viszerale Schmerz geht von den Eingeweiden der großen Körperhöhlen (Brust-, Bauch- und Beckenhöhle) aus, hierzu gehören beispielsweise kolikartige Schmerzen (z. B. eine Gallenkolik).

Beim somatischen Schmerz lassen sich zwei **Qualitäten** unterscheiden. Im Falle des sog. **Oberflächenschmerzes** wird die Schmerzempfindung in der Haut wahrgenommen, während beim **Tiefenschmerz** die Empfindung von Muskeln, Gelenken, Bindegewebe oder Knochen ausgeht. Der Kopfschmerz ist ein Beispiel für den Tiefenschmerz. Er gehört in seinen vielfältigen Formen zu den häufigsten Schmerzformen überhaupt. Der Oberflächenschmerz, wie er etwa nach dem Einstich einer Nadel in die Haut entsteht, wird als gut lokalisierbar beschrieben und klingt nach Beendigung des Reizes schnell wieder ab. Diesem Schmerz wird ein „heller Charakter" zugeschrieben. Eine weitere Unterscheidung des Oberflächenschmerzes erfolgt in Form des sog. „**1. Schmerzes**" und des „**2. Schmerzes**". Der 1. Schmerz leitet die Fluchtreaktion ein (Hand von der heißen Herdplatte wegziehen). Der 2. Schmerz folgt häufig nach sehr hoher Reizintensität. Dieser ist schwer zu lokalisieren und wird mit einem „dumpfen Charakter" beschrieben. Sowohl der „2. Schmerz" als auch der Tiefenschmerz ziehen häufig affektive und vegetative Reaktionen wie Unlust, Schweißausbrüche, Übelkeit, Erbrechen und Blutdruckabfall nach sich. Ähnlich äußert sich auch das Auftreten des viszeralen Schmerzes (➤ Abb. 21.1).

Schmerz kann in verschiedenen Formen auftreten. Generell unterscheidet man den **nozizeptiven Schmerz** und den **neuropathischen Schmerz**. Bei neuropathischen Schmerzen handelt es sich meist um chronische Schmerzen. Sie entstehen durch Schädigungen des peripheren sowie des zentralen Nervensystems. Neuropathische Schmerzsyndrome lassen sich nach Art und Ort unterteilen. Man unterscheidet peripher-fokale Ursachen, wie z. B. Schmerzen bei einer Trigeminusneuralgie oder Stumpfschmerzen, von peripher-generalisierten Ursachen, die entweder metabolisch oder toxisch begründet sind. Beispiele hierfür sind der Diabetes mellitus oder der Alkoholmissbrauch. Zentrale schmerzhafte Neuropathien werden durch Hirninfarkte, Rückenmarksverletzungen oder auch eine multiple Sklerose ausgelöst.

Der **nozizeptive Schmerz** entsteht durch Erregung von Schmerzrezeptoren, den sog. Nozizeptoren. Hierbei handelt es sich um spezielle (freie) Nervenendigungen. Durch die Auslösung eines Schmerzreizes, z. B. durch eine Gewebeschädigung, werden aus den geschädigten Zellen Schmerzstoffe freigesetzt, die zu einer Erregung der Schmerzrezeptoren führen. Die wichtigsten Substanzen sind hierbei das Serotonin, Substanz P, Acetylcholin, Bradykinin und die Prostaglandine.

Die von den Nozizeptoren ausgehenden Nervenimpulse werden über sehr schnelle Nervenfasern (A-δ-Fasern und C-Fasern) zum Rückenmark weitergeleitet. Insbesondere der 1. Schmerz wird über die A-δ-Fasern mit einer Geschwindigkeit von 12–30 m/Sek. transportiert. Afferente Fasern führen die Impulse zum Hinterhorn des Rückenmarks. Dort werden sie über den Tractus spinothalamicus zum Thalamus transferiert, wo eine letzte Umschaltung der Impulse zu den sensorischen Projektionsfeldern der Großhirnrinde (Gyrus postcentralis) stattfindet. Der Thalamus und die sensorischen Projektionsfelder der Großhirnrinde sind für die bewusste Schmerzempfindung, insbesondere für Lokalisation und Registrierung der Stärke von Schmerzreizen verantwortlich. An Emotionen, die durch Schmerzen ausgelöst werden, ist das limbische System, an den vegetativen Reaktionen der Hypothalamus beteiligt (➤ Abb. 21.2).

Neben dem schmerzvermittelnden System des Körpers existiert auch ein **schmerzhemmendes System**, das sog. **antinozizeptive**

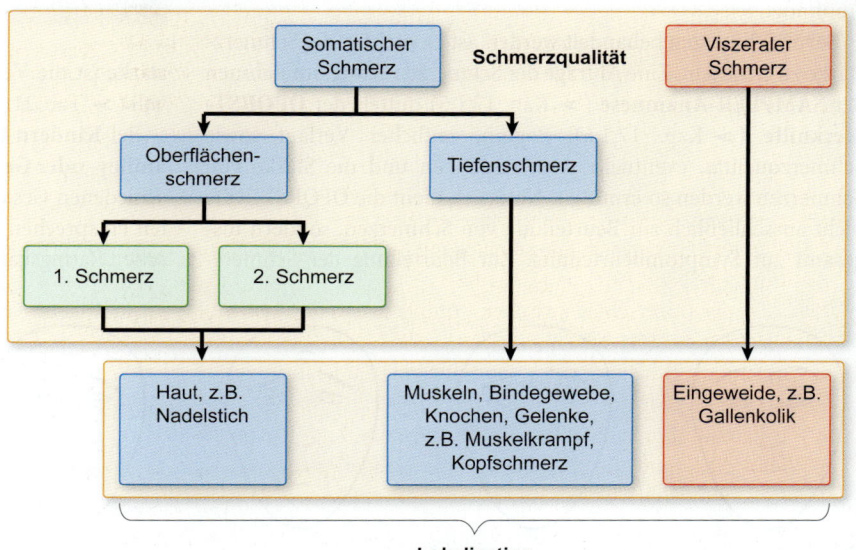

Abb. 21.1 Schmerzqualitäten [L143]

21 Analgesie im Rettungsdienst

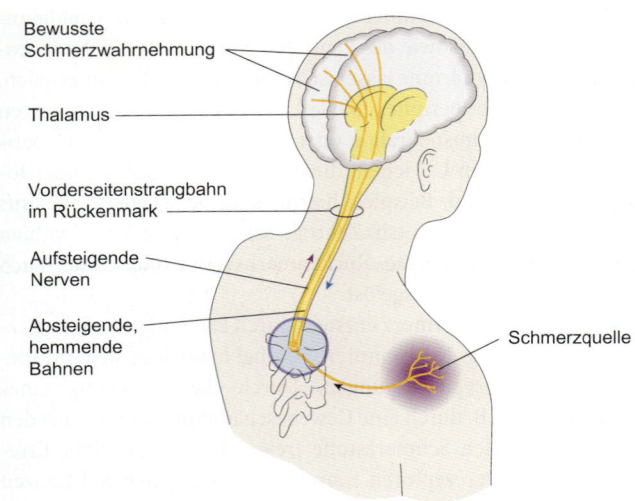

Abb. 21.2 Vom Schmerzreiz bis zur Schmerzwahrnehmung [L190]

System. Dessen Aufgabe ist es, die Weiterleitung von Schmerzimpulsen zu erschweren und somit die Schmerzempfindung herabzusetzen. Durch dieses System lässt sich auch erklären, warum Schmerz in einer Stresssituation zunächst einmal nicht wahrgenommen wird. Dieses System ermöglicht es dem Organismus, seine Handlungsfähigkeit aufrechtzuerhalten und eine Fluchtreaktion umzusetzen.

21.2 Beurteilung des Schmerzes

Schmerzen sind individuelle Empfindungen. Man geht davon aus, dass die Aktivität des schmerzhemmenden Systems bei jedem Menschen unterschiedlich ausgeprägt ist. Dies scheint auch der Grund dafür zu sein, dass jeder Mensch Schmerzen unterschiedlich stark empfindet.

Bevor Schmerzen behandelt werden, ist es wichtig, die Schmerzstärke zu ermitteln. Eine Abfrage der Schmerzen erfolgt im Rahmen der **SAMPLER-Anamnese** (➤ Kap. 17.1.5) mittels der **OPQRST-Merkhilfe** (➤ Kap. 17.1.6). Beginn, zeitlicher Verlauf sowie Schmerzqualität, eventuelle Ausstrahlungen und die Stärke von Schmerzen werden so ermittelt. Natürlich dient die OPQRST-Hilfe nicht ausschließlich zur Beurteilung von Schmerzen, sondern insgesamt zur Symptombeurteilung. Zur Beurteilung der Schmerzstärke ist die Verwendung unterschiedlicher Schmerzskalen sinnvoll (➤ Tab. 21.1 und ➤ Tab. 21.2).

Bei **Kindern unter 6 Jahren** werden im Rettungsdienst häufig **Smiley- oder Gesichterskalen** angewendet (➤ Abb. 21.3). Die verschiedenen Gesichtsausdrücke auf den Smiley- oder Gesichterskalen entsprechen in etwa den jeweiligen Werten auf einer numerischen Ratingskala (NRS).

Tab. 21.1 Beispiele für Schmerzskalen (Kinder)

Bezeichnung	Anwendbarkeit (Alter)
Fremdeinschätzung	
PIPP (Premature Infant Pain Profile)	Anwendbar ab der 24. SSW
CRIES (crying, requires oxygen administration, increased vital signs, expression, sleeplessness)	Anwendbar ab der 32. SSW
NIPS (Neonatal Infant Pain Scale)	Neugeborene
KUSS (Kindliche Unbehagens und Schmerzskala)	Neugeborene bis zum 4. Lebensjahr
CHEOPS (Children's hospital of Eastern Ontario pain scale)	1–5 Jahre
Selbsteinschätzung	
Smiley- und Gesichterskalen (Gesichterskala nach Hicks, Smiley-Skala nach Pothmann, Wong-Baker-Face-Scale etc.)	Kinder ab 3 Jahren
NRS (numerische Ratingskala)	Kinder ab 6 Jahren
NAS (numerische Analogskala)	Kinder ab 6 Jahren
VAS (visuelle Analogskala)	Kinder ab 6 Jahren
VRS (verbale Ratingskala)	Kinder ab 6 Jahren

Tab. 21.2 Beispiele für Schmerzskalen (Erwachsene und Kinder)

Bezeichnung	Anwendbarkeit (Alter)
Selbsteinschätzung	
NRS (numerische Ratingskala)	Erwachsene, Kinder ab 6 Jahren
NAS (numerische Analogskala)	Erwachsene, Kinder ab 6 Jahren
VAS (visuelle Analogskala)	Erwachsene, Kinder ab 6 Jahren
VRS (verbale Ratingskala)	Erwachsene, Kinder ab 6 Jahren
Fremdeinschätzung	
BPS (Behavioral Pain Score = Einschätzen der Schmerzintensität bei kommunikativ eingeschränkten Patienten)	Beatmete Patienten
BESD (Beurteilung von Schmerzen bei Demenz)	Demente Patienten

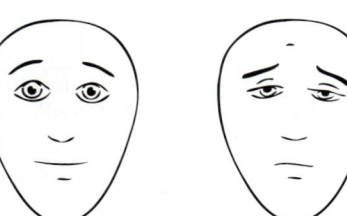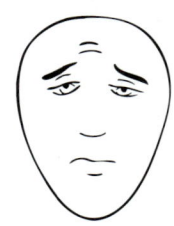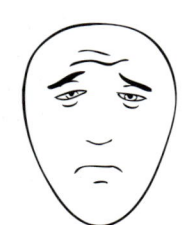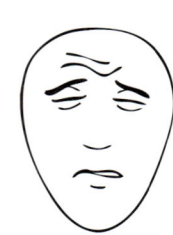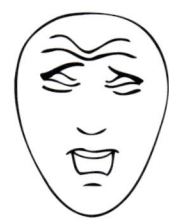

Abb. 21.3 Gesichterskala nach Hicks [F148-001]

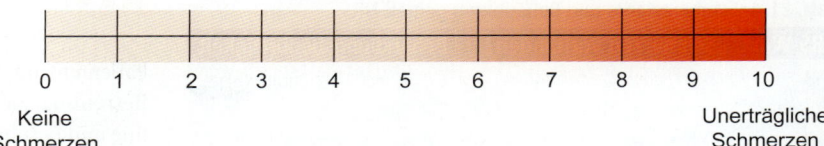

Abb. 21.4 Numerische Rating Skala (NRS) bzw. numerische Analogskala (NAS) [L143]

Bei älteren Kindern und Erwachsenen kommt die **numerische Ratingskala (NRS)** am häufigsten zur Anwendung. Diese unterscheidet sich im Übrigen nicht von der numerischen Analogskala (NAS). Auf der numerischen Ratingskala entspricht der Wert 0 „keinen Schmerzen"; der Wert 10 steht für die stärksten Schmerzen, die sich der Betroffene vorstellen kann (> Abb. 21.4).

Die **verbale Ratingskala (VRS)** kann bei kommunikationsfähigen Patienten sehr gut eingesetzt werden. Hierbei wird die Stärke der Schmerzen vom Patienten in Worten beschrieben. Untersuchungen haben eine hohe Übereinstimmung, eine geringe Fehlerquote und eine hohe Sensitivität dieser Skala gezeigt.

Aufgrund des demografischen Wandels steigt die Zahl der rettungsdienstlichen Einsätze bei der älteren Bevölkerung stetig an. Bereits heute ist jeder zweite vom Rettungsdienst versorgte Mensch 65 Jahre und älter. Hierdurch wird das Rettungsdienstpersonal auch immer häufiger mit der Beurteilung und Behandlung dementer Patienten konfrontiert. Gerade bei diesen Patienten ist die Beurteilung von Schmerzen eine Herausforderung. Hierfür existiert bereits ein spezielles Beurteilungsschema. Das BESD (**BE**urteilung von **S**chmerzen bei **D**emenz) ist eine Hilfe zur Fremdeinschätzung. Es werden Atmung, negative Lautäußerungen, Gesichtsausdruck, Körpersprache sowie die Möglichkeit bzw. Notwendigkeit des Tröstens auf einer Punkteskala von 0 bis 2 beurteilt. Insgesamt können 10 Punkte vergeben werden. Das Ziel einer durchgeführten Schmerztherapie bei dementen Patienten liegt bei einem BESD-Wert ≤ 4.

21.3 Auswirkungen von Schmerzen

Schmerzen stellen einen der häufigsten Anlässe für Patienten dar, den Rettungsdienst zu alarmieren. Neben der nützlichen Warn- und Schutzfunktion des Schmerzes, beeinflusst das Vorhandensein von Schmerzen den Gesamtorganismus negativ (> Tab. 21.3).

Es kommt zu einer Aktivierung des Sympathikus, was eine Erhöhung des Sauerstoffbedarfs im Organismus bewirkt. Dies bedeutet, dass eine bereits bestehende Mangelversorgung mit Sauerstoff zusätzlich verstärkt wird (z.B. beim Myokardinfarkt). An den Leber- und Muskelzellen sowie an den Erythrozyten kommt es durch Katecholamine zu einer Verschiebung von Kalium in den Intrazellulärraum. Resultat ist eine Hypokaliämie, die zu Herzrhythmusstörungen führen kann. Zusätzlich wird der Organismus durch Tachykardie, Erhöhung der Nachlast und eine Druckerhöhung im pulmonalen Stromgebiet belastet. In der Folge kommt es zu erhöhter Atemarbeit und möglicherweise zu einer Gasaustauschstörung. Schmerzbedingte Einschränkungen der Atmung können zu einer relevanten Reduktion der pulmonalen Ventilation führen. Zudem sind Schmerzen prädisponierende Faktoren für eine Immunsuppression.

Tab. 21.3 Auswirkungen von Schmerz und Angst auf die Vitalfunktionen (Katecholamine ↑, Kortisol ↑, Renin ↑, Angiotensin ↑)

Kardiovaskuläres System	Respiratorisches System	Elektrolythaushalt	Stoffwechsel
Herzarbeit ↑	Alveokapilläre Diffusionsstrecke ↑	Hypokaliämie	Hyperglykämie
Myokardialer Sauerstoffverbrauch ↑	Atemmechanik ↓		Glykogenolyse
Elektrische Stabilität ↓	→ Respiratorische Insuffizienz		Glukoneogenese
→ Herzinsuffizienz			Katabolie

Patienten mit Schmerzen haben teilweise extremen Stress und Angst. Unbehandelte Schmerzen führen zu einem sog. Circulus Vitiosus, den es mit adäquaten Mitteln zu durchbrechen gilt (> Abb. 21.5).

21.4 Indikationen zur Analgesie

Das Wort **Analgesie** stammt aus dem Griechischen und bedeutet **Aufhebung der Schmerzempfindung, Schmerzlosigkeit.** Der Begriff Analgesie beschreibt jedoch auch die fehlende Schmerzempfindung bei normalerweise schmerzhaften Reizen, z. B. als Folge der Schädigung einer Schmerzleitung durch Trauma.

Die Inzidenz für eine Analgesie bei Notfallpatienten wird in entsprechenden Untersuchungen mit 10–38 % angegeben. Traumatologische Notfälle sowie kardiopulmonale und abdominelle Erkrankungen stellen die häufigsten Ursachen für behandlungsbedürftige Schmerzen dar. Hierbei ist die Gruppe der Patienten mit traumatologisch bedingten Schmerzen die größte Gruppe. Werden Schmerzen nicht umgehend behandelt, kann es neben den akuten Auswirkungen auf den Gesamtorganismus auch zu verschiedenen langfristigen Problemen kommen. Hierzu gehören die Pneumonie, psychische Störungen, verlängerte Krankenhausaufenthalte, Wundheilungsstörungen und letztendlich eine Chronifizierung der Schmerzen.

> **MERKE**
> Die Anzahl der Patienten mit behandlungsbedürftigen Schmerzen wird häufig unterschätzt, die Schmerzstärke aber eher überschätzt!

Deshalb ist die Anwendung einer geeigneten Schmerzskala notwendig, um Schmerzen richtig beurteilen zu können. Ein NRS-Wert ≥ 3 gilt allgemein als Indikation zur Analgesie. Man unterscheidet drei

… 456 21 Analgesie im Rettungsdienst

Tab. 21.4 Schmerzstärke und Behandlung gemäß NRS

NRS-Wert	Schmerzen vorhanden?	Behandlungsbedürftigkeit
0–3	Kein Schmerz vorhanden	I. d. R. nicht behandlungsbedürftig
4–7	Schmerzen vorhanden	I. d. R. wahrscheinlich behandlungsbedürftig
8–10	Starke Schmerzen vorhanden	I. d. R. behandlungsbedürftig

Kategorien, aus denen hervorgeht, ob Schmerzen behandlungsbedürftig sind (➤ Tab. 21.4).

Generell gelten aber immer die lokalen Algorithmen bzw. Standard Operating Procedures (SOP). Die Angaben in den existierenden Algorithmen bzw. SOPs für das Rettungsdienstpersonal sind im Hinblick auf die NRS-Werte allerdings unterschiedlich. In manchen Regionen dürfen Analgetika durch das Rettungsdienstpersonal ab einem NRS-Wert > 4, in anderen Regionen erst bei einem NRS-Wert ≥ 6 eingesetzt werden. Hier erscheint eine Vereinheitlichung zukünftig sinnvoll.

21.5 Methoden der Analgesie

Analgesie ist nicht gleichbedeutend mit der Gabe eines Schmerzmittels (Analgetikum). Vielmehr stehen dem Rettungsdienstpersonal verschiedene Methoden zur Analgesie zur Verfügung.

21.5.1 Psychische Betreuung

Patienten mit Schmerzen bedürfen einer **optimalen psychischen Betreuung.** Sie haben Angst und Stress. Diese können durch Empathie und beruhigendes und souveränes Auftreten positiv beeinflusst werden. Dass eine optimale psychische Betreuung koanalgetische Effekte mit sich bringt, lässt sich am besten durch die Betreuung eines Kindes darstellen. Das Kind, das beim Laufen stürzt und sich dabei schmerzhafte Schürfwunden an Handflächen und Knien zuzieht, empfindet Schmerzen und Angst. Ein Elternteil oder eine andere Bezugsperson des Kindes hebt das Kind auf und tröstet bzw. lenkt es ab. In vielen Fällen hören die Kinder auf zu weinen und sind von ihrem schmerzhaften Erlebnis und den Verletzungen abgelenkt.

21.5.2 Physikalische Therapie

Maßnahmen wie Hochlagerung einer Extremität, Immobilisation, Lagerung, Reposition von Frakturen, Schienung oder Kühlung können zu einer **Schmerzlinderung** führen. Beispielsweise kann die Lagerung zur Bauchdeckenentspannung mit angezogenen Knien und angehobenem Kopf den abdominellen Schmerz erträglicher machen (➤ Abb. 31.23).

21.5.3 Medikamentöse Therapie

Zur Analgesie steht eine Reihe von Analgetika zur Verfügung. Bei den Analgetika unterscheidet man in nichtopioide und opioide An-

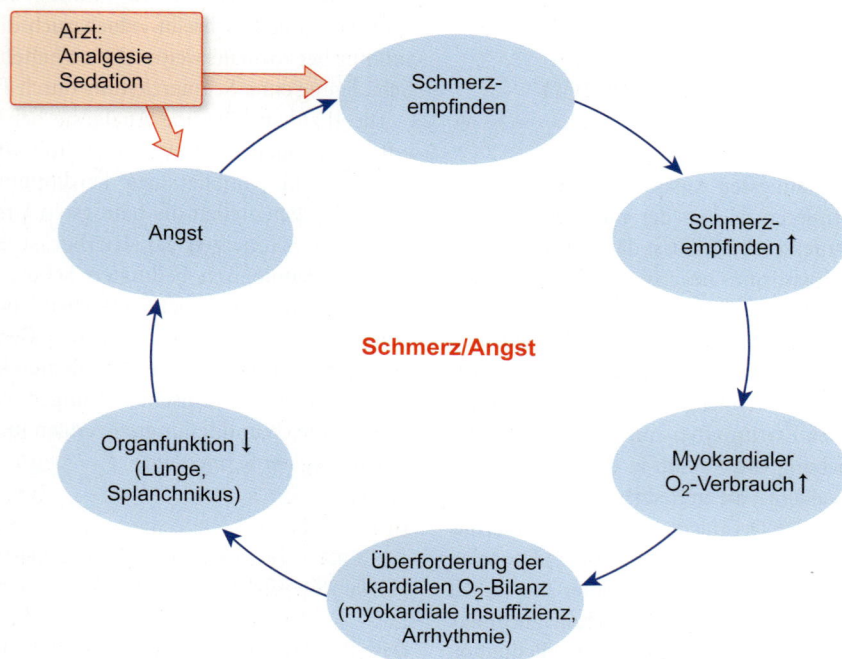

Abb. 21.5 Circulus vitiosus bei Schmerzen [L143]

algetika. Neben den klassischen Analgetika stehen noch zwei weitere Wirkstoffe (Butylscopolamin und Esketamin) zur Schmerztherapie zur Verfügung.

Die häufigste Applikationsart der Analgetika ist die intravenöse Applikation. Ebenso ist eine intraossäre Applikation der Präparategruppen möglich. Einige Analgetika können auch intranasal appliziert werden. Diese Applikationsart ist insbesondere bei der Analgesie von Kindern schnell und nahezu schmerzlos durchzuführen.

Das WHO-Stufenschema

Im Jahr 1986 hat die Weltgesundheitsorganisation (WHO) die Grundregeln zur Therapie von Patienten mit Tumorschmerzen herausgegeben. Dieses Schema wird heute auch zur Behandlung von nichtmalignen Schmerzen angewendet. Das Schema besteht aus drei Stufen. In der ersten Stufe wird die Analgesie je nach Ursache und Intensität mit einem nichtopioiden Analgetikum begonnen. Die zweite Stufe hängt von der ersten Stufe ab: Lassen sich Schmerzen durch die erste Therapiestufe nicht oder nicht ausreichend beherrschen, wird zur Analgesie zusätzlich ein schwach wirksames Opioid eingesetzt. Die dritte Stufe greift, wenn auch die zweite Stufe keine ausreichende Wirkung gezeigt hat. In der dritten Stufe kommt es zum Einsatz potenter Opioide, wie z. B. Morphin.

Nichtopioid-Analgetika

An Nichtopioid-Analgetika (➤ Kap. 20.3.1) stehen im Rettungsdienst die Acetylsalicylsäure, Ibuprofen, Metamizol und Paracetamol zur Verfügung. Sie können bei mittelstarken bis starken Schmerzen eingesetzt werden. Alle Wirkstoffe haben zusätzlich eine unterschiedlich stark ausgeprägte antipyretische Wirkung. Metamizol wirkt zusätzlich spasmolytisch und kann somit bei kolikartigen Schmerzen eingesetzt werden. Die Wirkung dieser nichtopioiden Analgetika beruht auf einer Hemmung der Cyclooxygenase und führt somit zu einer Prostaglandin-Synthesehemmung.

> **MERKE**
> **Analgesie mit einem Nichtopioid-Analgetikum**
> Erwachsener Patient mit kolikartigen Schmerzen. Beurteilung der Schmerzstärke: NRS = 7
> - Ausschluss möglicher Kontraindikationen (Schwangerschaft/Stillzeit, Metamizol-Unverträglichkeit)
> - Anlage eines i. v. Zugangs
> **Langsame** Gabe von **1 g Metamizol** als Kurzinfusion in NaCl 0,9 % über **15 Minuten** i. v.

Opioid-Analgetika

Opioid-Analgetika (➤ Kap. 20.3.1) werden bei starken bis sehr starken Schmerzen eingesetzt. Neben Morphin stehen Fentanyl, Pethidin, Piritramid, Sufentanil und Tramadol zur Verfügung. Bis auf den Wirkstoff Tramadol unterliegen alle anderen Wirkstoffe dem **BtMG.** Opioid-Analgetika wirken durch eine Bindung an unterschiedliche Opioid-Rezeptoren. Diese kommen sowohl im Zentralnervensystem als auch peripher vor. Neben der analgetischen Wirkung besitzen die Opioid-Analgetika unter anderem auch anxiolytische, euphorisierende und sedierende Wirkungen.

> **MERKE**
> **Analgesie mit einem opioiden Analgetikum**
> Erwachsener Patient mit V. a. ACS. Beurteilung der Schmerzstärke: NRS = 8
> - Ausschluss möglicher Kontraindikationen (Morphin-Unverträglichkeit, schwere COPD, Atemdepression, akutes Abdomen, Ileus)
> - 10 mg Morphin auf 10 ml NaCl 0,9 % aufziehen, ergibt 1 mg/ml
> - **Langsame** Gabe von **2 mg Morphin i. v.**
> Wiederholungsgabe bis maximal 10 mg Gesamtdosis möglich

Esketamin

Esketamin nimmt eine **Sonderstellung** unter den Analgetika ein. Eigentlich handelt es sich bei Esketamin nämlich um ein Anästhetikum mit stark ausgeprägter analgetischer Komponente. Esketamin bewirkt eine sog. dissoziative Anästhesie. Seine Wirkung entfaltet Esketamin als nicht kompetitiver Antagonist am NMDA-Rezeptor. Es wirkt aber auch agonistisch an Opiatrezeptoren. Esketamin eignet sich besonders zur Analgesie bei traumatisch bedingten Schmerzen.

> **MERKE**
> **Analgesie mit Esketamin**
> Erwachsener Patient, 75 kg Körpergewicht, mit Unterschenkelfraktur. Beurteilung der Schmerzstärke: NRS = 6
> - Ausschluss möglicher Kontraindikationen (ACS, Blutdruck deutlich > 180 mmHg systolisch)
> - Anlage i. v. Zugang und Infusion kristalloider Lösung zum Offenhalten des Zugangs
> - Vorbereitung: Beutel-Masken-Beatmung, oropharyngealer Atemweg, supraglottischer Atemweg, Absaugbereitschaft
> - **Langsame** Gabe von **1,0 mg Midazolam i. v.**
> - Langsame Gabe von 9,0 mg Esketamin i. v., entspricht 1,8 ml Esketamin
> Wiederholungsgabe in gleicher Dosierung nach 2–3 Minuten möglich

Analgosedierung

Reicht die sedierende Wirkung eines Opioid-Analgetikums nicht aus oder werden nichtopioide Analgetika eingesetzt, kann die Gabe von Analgetika mit Sedativa (z. B. Midazolam) kombiniert werden. Allerdings kann es hierdurch auch zu einer Steigerung der möglichen Nebenwirkungen, wie z. B. einer Atemdepression, kommen.

Insbesondere beim Einsatz von Esketamin sollte eine vorherige Gabe eines Sedativums erfolgen. Die Gabe eines Sedativums soll die Aufwachreaktionen und die unangenehmen Traumerlebnisse, die Esketamin hervorrufen kann, abmildern.

Kolikartige Schmerzen – Metamizol und Butylscopolamin

Neben dem Metamizol eignet sich bei kolikartigen Schmerzen, beispielsweise bei einer Gallenkolik, die Gabe von **Butylscopolamin.** Es handelt sich hierbei nicht um ein Analgetikum, sondern um ein Spasmolytikum. Metamizol ist das einzige nichtopioide Analgetikum, das neben der analgetischen Komponente zusätzlich eine spasmolytische Wirkung hat und somit eine sehr gute Ergänzung zu Butylscopolamin bei der Behandlung kolikartiger Schmerzen darstellt.

Wiederholungsfragen

1. Wie wird der Schmerz gemäß International Association for the Study of Pain (IASP) definiert (➤ Kap. 21.1)?
2. Welche Funktionen übt Schmerz in akuter Form aus (➤ Kap. 21.1)?
3. Schmerz lässt sich nach seinem Entstehungsort in somatisch und viszeral unterscheiden. Zu welcher Form gehören kolikartige Schmerzen (➤ Kap. 21.1)?
4. Welche Schmerzskalen eignen sich zur Selbsteinschätzung von Schmerzen bei Kindern (➤ Kap. 21.2)?
5. Mithilfe welcher Schmerzskala können Schmerzen bei dementen Patienten beurteilt werden (➤ Kap. 21.2)?
6. Welche Elektrolytstörung kann durch Schmerzen verursacht werden (➤ Kap. 21.3)?
7. Ab welchem NRS-Wert gilt eine Analgesie allgemein als indiziert (➤ Kap. 21.4)?
8. Nennen Sie mindestens zwei im Rettungsdienst verfügbare nichtopioide Analgetika (➤ Kap. 21.5).
9. Welches Opioid-Analgetikum unterliegt nicht dem BtMG (➤ Kap. 21.5)?
10. Welches nichtopioide Analgetikum hat als einziges eine spasmolytische Wirkung (➤ Kap. 21.5)?

Auflösung des Fallbeispiels

Verdachtsdiagnosen

Fraktur des rechten Unterarms nach Sturz

Erstmaßnahmen

Die Frau berichtet, dass sie auf der Terrasse gestolpert ist und den nachfolgenden Sturz mit den Händen abfangen wollte. Dabei habe sie sich wohl den Unterarm gebrochen.

Nach dem Ersteindruck wird die Patientin als potenziell nicht kritisch eingestuft.

Die Beurteilung gemäß ABCDE-Schema ergibt einen freien Atemweg, eine normale Atmung und einen peripher gut tastbaren Puls am linken Handgelenk. Die Patientin antwortet adäquat auf Fragen und ihre Version des Unfalls ist schlüssig und glaubhaft. Die Finger der rechten Hand sind rosig und warm, die Patientin kann alle Finger bewegen und spürt das vorsichtige Streichen über die Finger.

Die Erhebung der SAMPLER-Anamnese ist unauffällig, die Patientin hat weder eine bekannte Allergie noch nimmt sie Medikamente ein. Erkrankungen, größere Operationen oder schwerere Verletzungen gab es in der Vergangenheit nicht. Auch eine Schwangerschaft kann ausgeschlossen werden. Die Patientin hat zum letzten Mal am späten Vormittag Nahrung zu sich genommen (ein belegtes Brötchen und zwei Glas Wasser). Die Patientin klagt über starke Schmerzen im rechten Unterarm.

Die Schmerzen der Patientin werden mithilfe der NRS-Skala beurteilt. Sie gibt einen NRS-Wert von 7 an. Die RTW-Besatzung versucht, den Arm unter achsengerechten Längszug zu nehmen, um ihn anschließend zu immobilisieren. Dies gelingt allerdings aufgrund der starken Schmerzen der Patientin nicht.

Das Team des RTW entscheidet sich für eine medikamentöse Analgesie und klärt die Patientin ordnungsgemäß über das Vorhaben auf. Die Patientin willigt in die bevorstehende Maßnahme ein. Während ein Teammitglied nun den Arm der Patientin stabilisiert, legt das zweite Teammitglied am anderen Unterarm einen venösen Zugang und infundiert darüber eine balancierte Vollelektrolytlösung zum Offenhalten des Zugangs. Gemäß des lokalen Algorithmus wird der Patientin Sauerstoff über eine Nasenbrille (4 l/Min.) appliziert und das Monitoring angeschlossen. Anschließend werden der Patientin 2 mg Morphin (gemäß lokalem Algorithmus) appliziert. Nach 2 Minuten ermittelt das RTW-Team noch einmal die Schmerzstärke. Der NRS-Wert liegt auch nach der initialen Morphingabe noch bei NRS > 5. Daraufhin werden weitere 2 mg langsam intravenös appliziert. Nach weiteren 2 Minuten liegen die Schmerzen bei einem NRS-Wert von 3. Der Arm wird nun erneut unter achsengerechten Längszug genommen und mit einer geeigneten Schiene immobilisiert.

Danach wird die Patientin zum Rettungswagen gebracht. Während der Fahrt zur Klinik wird die Patientin auch im Hinblick auf die Schmerzen erneut beurteilt. Der NRS-Wert bleibt bei 3 und so ist eine weitere Analgetikagabe nicht erforderlich. Nach Ankunft wird die Patientin dem diensthabenden Unfallchirurgen übergeben.

Diagnose

Fraktur des rechten Unterarms nach Sturz

WEITERFÜHRENDE LITERATUR

Brune, K., Beyer, A., Schäfer, M.: Schmerz – Pathophysiologie, Pharmakologie, Therapie. Springer Verlag, Berlin, Heidelberg, 2001

Gallacchi, G., Pilger, B.: Schmerzkompendium – Schmerzen verstehen und behandeln. Thieme Verlag, Stuttgart, 2., neubearbeitete und aktualisierte Aufl., 2005

KAPITEL 22

Stephan Dönitz

Anästhesie im Rettungsdienst

22.1	**Allgemein- und Regionalanästhesie**	462	**22.5**	**Narkoseeinleitung bei nicht nüchternen Patienten** ... 471
22.1.1	Allgemeinanästhesie	462	22.5.1	Rapid Sequence Induction (RSI) bei Kindern, Jugendlichen und Erwachsenen ... 472
22.1.2	Regionalanästhesie	462	22.5.2	Lagerung des Patienten ... 472
22.2	**Elemente der Anästhesie**	463	22.5.3	Präoxygenierung ... 473
22.2.1	Schmerzbekämpfung (Analgesie)	463	22.5.4	Einsatz von Muskelrelaxanzien ... 474
22.2.2	Bewusstseinsausschaltung (Hypnose)	463	22.5.5	Opioide – ja oder nein? ... 474
22.2.3	Muskelrelaxation	463	22.5.6	Krikoiddruck und BURP-Manöver ... 475
22.3	**Klinische Narkose**	464	**22.6**	**Narkoseverfahren bei speziellen Notfallsituationen** ... 478
22.3.1	Vorbereitung der Narkose	465		
22.3.2	Monitoring der Narkose	466		
22.3.3	Überwachung der Narkose	467		
22.3.4	Durchführung der klinischen Narkose	468		
22.4	**Präklinische Narkose**	470		
22.4.1	Indikationen zur präklinischen Narkose	470		
22.4.2	Vorbereitung zur Narkose	470		

Fallbeispiel

Notfallmeldung
Die Rettungsleitstelle erhält nachts gegen 3:00 Uhr einen Notruf. Laut Anrufer ist ein Pkw an einer Bundesstraße gegen einen Baum geprallt. In dem Fahrzeug ist nur eine Person. Die Rettungsleitstelle entsendet RTW und NEF sowie Polizei und Feuerwehr zum Unfallort.

Befund am Notfallort
Rettungswagen und NEF treffen zeitgleich an der Einsatzstelle ein. Die Einsatzstelle ist bereits durch Polizei und Feuerwehr abgesichert. In einem stark deformierten Fahrzeug befindet sich ein Mann auf dem Fahrersitz. Der Mann ist in seinem Pkw eingeklemmt und muss durch die Feuerwehr befreit werden. Er klagt über Atemnot und starke Schmerzen. Der Patient ist blass und seine Haut kaltschweißig.

Leitsymptome
- Atemnot
- Starke Schmerzen
- Schockzeichen

Inhaltsübersicht

22.1 Allgemein- und Regionalanästhesie
- Die Narkose (**Allgemeinanästhesie**) schaltet medikamentös Bewusstsein, Schmerzwahrnehmung und Abwehrreaktion des gesamten Organismus aus. Zugleich kommt es zum Verlust der Schutzreflexe und der Atmung! Wer eine Narkose durchführt, muss deswegen über profunde Fertigkeiten in der Sicherung des Atemwegs verfügen.
- Bei der **Regionalanästhesie** bleibt das Bewusstsein erhalten und nur bestimmte Körperareale sind schmerzunempfindlich.

22.2 Elemente der Anästhesie
- Eine der zentralen Aufgaben der Notfallmedizin ist die Sicherung freier Atemwege. Der „Goldstandard" zur Erreichung dieses Ziels ist (für den Geübten) die endotracheale Intubation. Voraussetzung hierfür (Ausnahme: Reanimation) ist eine Narkose, besser: eine spezielle Narkosetechnik, die als **Rapid Sequence Induction** (RSI) bezeichnet wird.
- Die Durchführung einer Narkose im Rettungsdienst gilt als anspruchsvolles Unterfangen. Die Rahmenbedingungen sind regelhaft schwieriger als in der Klinik. Die präklinische Narkose gilt als **Risikonarkose.**
- Für die Einleitung einer Allgemeinanästhesie wird ein sicherer periphervenöser (oder intraossärer) Zugang mit laufender Infusion benötigt. Eine Ausnahme ist im Krankenhaus die inhalative Narkoseeinleitung über Maske bei Kindern, diese ist bei nicht nüchternen Kindern kontraindiziert.
- Während der Narkose besteht das Basismonitoring aus Blutdruck, EKG (Herzfrequenz), Sauerstoffsättigung und – nach Atemwegssicherung – der **Kapnometrie/-grafie.** Sämtliche erhobenen Werte werden laufend überwacht. Dies gilt insbesondere auch für die Parameter der (maschinellen) Beatmung, die sich an die Atemwegssicherung anschließt.
- Die Narkose lässt sich in die Abschnitte Vorbereitung, Präoxygenierung, Einleitung, Erhaltung und Ausleitung unterteilen, wobei Letztere im Rettungsdienst nicht erfolgt.
- Im Rettungsdienst steht an erster Stelle die Frage, ob eine Narkose überhaupt indiziert ist oder ob weniger invasive Vorgehensweisen ggf. ausreichen, z. B. die Behandlung einer respiratorischen Insuffizienz mit Medikamenten und nichtinvasiver Beatmung (NIV).
- Indikationen für eine präklinische Narkose sind z. B. die Sicherung der Atemwege bei Schädel-Hirn-Trauma (SHT) mit GCS ≤ 8, Polytrauma, stärksten Schmerzzuständen, schwerem Schock und eine therapierefraktäre respiratorische Insuffizienz.
- Neben der Kenntnis der infrage kommenden Medikamente zur Einleitung und Aufrechterhaltung der Narkose muss der Anwender mögliche narkoseinduzierte Nebenwirkungen antizipieren und beherrschen, z. B. Bradykardie und Blutdruckabfall.

22.3 Klinische Narkose
- Ein wesentlicher Unterschied zwischen der Narkose im Krankenhaus und im Rettungsdienst besteht darin, dass im Krankenhaus, selbst bei dringenden Eingriffen, eine Untersuchung des Patienten erfolgt ist, bevor die Narkose durchgeführt wird.
- Bei nüchternen Kleinkindern kann eine inhalative Narkoseeinleitung (Single Breath Induction) mit Sevofluran über die Gesichtsmaske erfolgen.
- Das patientenseitige Basismonitoring besteht aus Blutdruckmessung (NIBP), EKG-Monitorableitung und Pulsoxymetriesensor. Ergänzt wird es nach der Sicherung des Atemwegs durch die zwingend erforderliche Kapnometrie/-grafie.
- Das erweiterte Monitoring umfasst beispielsweise eine arterielle Blutdruckmessung (IBP), einen zentralvenösen Katheter (ZVK), die Temperaturmessung und einen Blasendauerkatheter.
- Durch Präoxygenierung über eine dicht sitzende Maske über einige Minuten wird eine Sauerstoffreserve in der Lunge aufgebaut, die das Risiko einer Hypoxie während der Narkoseeinleitung vermindern soll.
- Auch bei Regionalanästhesieverfahren muss alles für eine ggf. erforderlich werdende Narkose vorbereitet sein (Material, Medikamente, gechecktes Narkosekreisteil).

22.4 Präklinische Narkose

- Eine Narkoseeinleitung im Rettungsdienst bietet mehrere Besonderheiten, aufgrund derer sie im Vergleich mit der innerklinischen Narkose als schwieriger und anspruchsvoller gilt.
- Die Entscheidung zur Durchführung einer präklinischen Narkose soll verschiedene Überlegungen umfassen, zum Beispiel eine realistische Einschätzung der eigenen Fähigkeiten, den Zustand des Patienten, die Entfernung zur nächsten geeigneten Klinik, das Transportmittel und das verfügbare Equipment.
- Zu den Narkosemedikamenten gehören ein Analgetikum + Hypnotikum + Relaxans ODER Esketamin + Relaxans, zusätzlich Atropin und Akrinor®. Alternativ zu Akrinor® kann Noradrenalin (Arterenol®) 1 : 100 000 vorbereitet werden. Medikamente sollten mit genormten Klebeetiketten eindeutig gekennzeichnet sein.
- Das Material für Intubationsschwierigkeiten bzw. alternative Atemwegssicherung muss vorbereitet sein (z. B. McCoy-Spatel, langer Spatel, Videolaryngoskop, Larynxmaske, Larynxtubus, Notkoniotomieset).

22.5 Narkoseeinleitung bei nicht nüchternen Patienten

- Eine Narkose im Rettungsdienst ist insofern etwas Besonderes, da die Entscheidung zur Narkosedurchführung deshalb getroffen wird, weil man keine Alternative hat.
- Die Präoxygenierung soll bei jedem spontanatmenden Notfallpatienten für ca. 4 Min. mit mehr als 10 l Sauerstoff/Min. und dicht sitzender Gesichtsmaske mit Sauerstoffreservoir oder nichtinvasiver Beatmung erfolgen.
- Die Vorgehensweise der Narkoseeinleitung bei einem nicht nüchternen Patienten wird als Rapid Sequence Induction (RSI) bezeichnet.
- Die RSI beim Erwachsenen zielt darauf ab, das Zeitintervall zwischen dem Verlust der protektiven Atemwegsreflexe während der Anästhesieeinleitung und der endotrachealen Intubation mit einem blockbaren Endotrachealtubus so kurz wie möglich zu halten. Eine Beatmung findet in dieser Zeit normalerweise nicht statt.
- Ein wesentlicher Aspekt der RSI bei Kindern ist, dass nach zügiger intravenöser Einleitung einer tiefen Narkose eine sanfte Beatmung (Druck < 12 mbar) mit dem Ziel einer optimalen Oxygenierung erfolgt, bis die Relaxierung vollständig wirkt. Nicht die schnelle Intubation, sondern die atraumatische Atemwegssicherung steht im Vordergrund.
- Die Standardlagerung beim Erwachsenen ist die Oberkörperhochlagerung, ggf. die umgekehrte Trendelenburg-Lagerung, beim Kind die Rückenlage.
- Der Krikoiddruck ist in allen Altersklassen out. Gründe sind der fehlende Beweis der Wirksamkeit und Probleme beim Atemwegsmanagement (schlechtere Laryngoskopie- und Intubationsbedingungen). Außerdem kann eine zu frühe Anwendung Würgen und Erbrechen auslösen.
- Das BURP-Manöver dient einer verbesserten Sicht auf die Glottis bei schwierigen laryngoskopischen Sichtverhältnissen. Die Abkürzung BURP steht für **B**ackward **U**pward **R**ightward **P**ressure.
- Die Kapnografie/-metrie ist absolut unverzichtbar zur Lageverifizierung des Endotrachealtubus und für die Überwachung jeder Beatmung (auch bei Verwendung supraglottischer Hilfsmittel). Es gibt keine rechtfertigende Ausnahme!

22.6 Narkoseverfahren bei speziellen Notfallsituationen

- Grundsätzlich gilt: Die Narkosemedikamente können in unterschiedlicher Weise für die Einleitung einer Notfallnarkose miteinander kombiniert werden. Die jeweiligen Wirkungen und Nebenwirkungen müssen berücksichtigt werden und die Auswahl der Substanzen sowie ihre Dosierung sollen „zum Patienten passen".
- Beim (Poly-)Traumapatienten bietet Esketamin viele Vorteile. Niedrig dosiert bleiben Spontanatmung und Schutzreflexe erhalten (z. B. während der Rettung eines eingeklemmten Patienten oder für die Reposition einer Fraktur). Höher dosiert kann mit Esketamin eine Narkoseeinleitung erfolgen, die auch beim (potenziell) kreislaufinstabilen Patienten nur eine geringe (bis gar keine) Kreislaufdepression hervorruft. Esketamin sollte mit Midazolam kombiniert eingesetzt werden.
- Beim isolierten schweren Schädel-Hirn-Trauma (oder Schlaganfall, ICB) steht einerseits eine Vermeidung von Husten und Pressen im Vordergrund, was eine ausreichende Narkosetiefe erfordert. Anderseits ist eine Hypotension zu vermeiden, was engmaschige Blutdruckkontrollen und sofortiges Reagieren auf einen Blutdruckabfall erfordert.
- Beim kardialen Risikopatienten geht die geringste Beeinträchtigung des Herz-Kreislauf-Systems im Rahmen der Narkoseeinleitung mit Midazolam, Etomidat, Fentanyl und Sufentanil einher.
- Für alle Notfallnarkoseeinleitungen gilt, dass der Einsatz von Relaxanzien verschiedene Vorteile bietet. Die Intubationsbedingungen werden dadurch besser und somit die Wahrscheinlichkeit einer erfolgreichen Intubation erhöht. Husten und Pressen während der Laryngoskopie erhöhen zudem das Risiko von Erbrechen und Aspiration. Eine Relaxierung beinhaltet jedoch auch Gefahren (z. B. Cannot-ventilate-cannot-intubate-Situation). Wenn die Indikation für die Narkose korrekt gestellt wurde („es gibt keinen Weg zurück"), sollte die Narkose konsequent durchgeführt werden, dies spricht dann für den Relaxanzieneinsatz. Ob Rocuronium oder Succinylcholin verwendet wird, hängt von verschiedenen Faktoren ab.

22.1 Allgemein- und Regionalanästhesie

22.1.1 Allgemeinanästhesie

Im Krankenhaus sind bestimmte Untersuchungen, Therapien und vor allem **Operationen** nur unter adäquater Ausschaltung der Schmerzwahrnehmung und Schmerzabwehr möglich. Ziel ist, dass chirurgische Manipulationen ohne Abwehr des Patienten vorgenommen werden können (chirurgische Toleranz). Der Zustand, mit dem dies erreicht wird, ist die Narkose (Anästhesie = Empfindungslosigkeit). Die Lehre von der Narkose ist Gegenstand einer der vier traditionellen Säulen des Fachgebiets **Anästhesiologie**:
- Anästhesie
- Intensivmedizin
- Notfallmedizin
- Schmerztherapie

Die **Allgemeinanästhesie** (im Volksmund „Vollnarkose" genannt; ein in Fachkreisen unüblicher Begriff) schaltet Bewusstsein, Schmerzempfinden und Abwehrreaktionen im ganzen Körper aus; der Patient befindet sich dabei in einem scheinbar schlafähnlichen Zustand. Das Verfahren stellt eine reversible und zeitlich limitierte dämpfende Beeinflussung des zentralen Nervensystems dar, erreicht wird sie mithilfe sog. **Anästhetika**. Da hierbei die Spontanatmung und Schutzreflexe ausgeschaltet werden, ist das Vorgehen anspruchsvoll und birgt Gefahren, da der Patient beatmet werden muss. Misslingt dies, droht eine Hypoxie, ggf. der Tod. Nicht umsonst haben die Anästhesieabteilungen eine hohe Expertise in der Sicherung des Atemwegs (➤ Abb. 22.1). Und die meisten Abteilungen verwenden entsprechende Algorithmen. Eine weitere typische Nebenwirkung ist die durch Narkosemedikamente hervorgerufene Kreislaufdepression, auch allergische Reaktionen können vereinzelt auftreten.

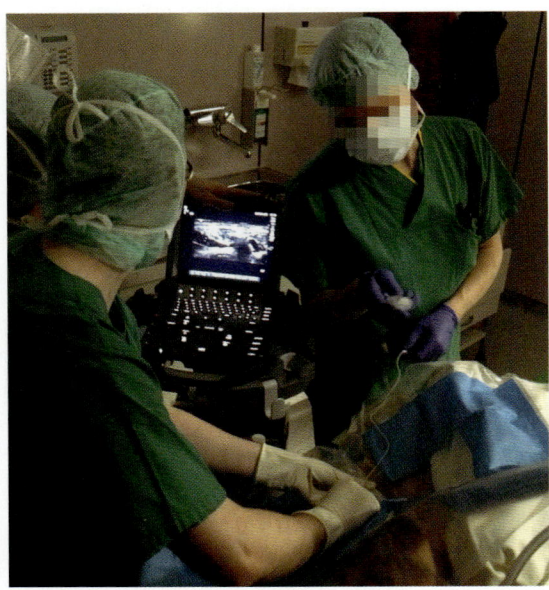

Abb. 22.2 Die Ultraschall-Verwendung (Sonografie) ist in der Medizin ein weitverbreitetes Verfahren. Seit einigen Jahren verbreitet sich die Sonografie auch in den Anästhesieabteilungen, da damit die Nerven gezielt identifiziert und betäubt werden können. [M840]

22.1.2 Regionalanästhesie

Bei der **Regionalanästhesie** wird ein bestimmter Nerv bzw. ein bestimmtes Nervenbündel ausgeschaltet, sodass eine komplette „Region" betäubt ist. Man verwendet dazu Substanzen wie Ropivacain, Bupivacain (Lokalanästhetika). Die Regionalanästhesie wird z. B. als **rückenmarksnahe** Spinal- oder Epiduralanästhesie (Letztere z. B. oft in der Geburtshilfe) oder als **peripheres** Verfahren eingesetzt, etwa als Plexusanästhesie (z. B. Plexus axillaris für Operationen an der Hand) oder als Femoralis-Blockade für Operationen am Bein. Das Verfahren schaltet den Schmerz im Körperabschnitt des Operationsgebiets aus; das Bewusstsein bleibt dabei erhalten. Der Begriff Regionalanästhesie ist abzugrenzen von der **Lokalanästhesie**. Hierbei wird lediglich ein kleines Gebiet betäubt. Zu diesem Zweck wird in die Haut oder Schleimhaut ein Lokalanästhetikum infiltriert (was die meisten vom Zahnarzt kennen). Die Vorbereitungen des Patienten sind vergleichbar mit der Allgemeinanästhesie, was die Erfordernis eines venösen Zugangs und die Überwachung von Blutdruck, EKG und Pulsoxymetrie betrifft, damit auftretende Notfallsituationen jederzeit erkannt und behandelt werden können. Das bedeutet, dass stets alles für eine notfallmäßige Beatmung/Intubation zur Verfügung stehen muss (Medikamente, Equipment). Seit einigen Jahren ist man vermehrt dazu übergegangen, periphere Regionalanästhesieverfahren mithilfe eines Ultraschallgeräts durchzuführen (➤ Abb. 22.2). Damit kann man den oder die zu betäubenden Nerven gezielt aufsuchen. Dieses Vorgehen hat sowohl die Erfolgsquote als auch die Sicherheit erhöht.

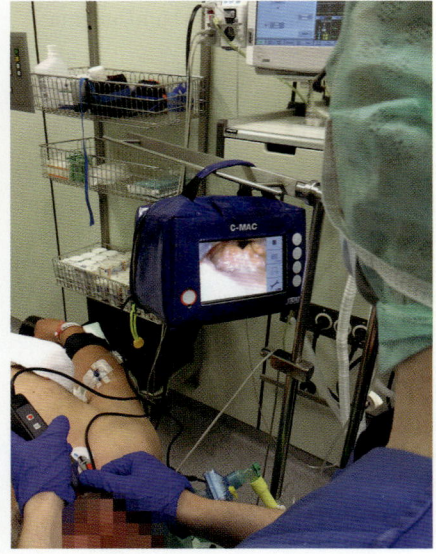

Abb. 22.1 Die Sicherung des schwierigen Atemwegs gehört zu den Kernkompetenzen der Anästhesieabteilungen. In den letzten Jahren hat dort die Videolaryngoskopie zunehmend Einzug gehalten. [M840]

22.2 Elemente der Anästhesie

Um die in ➤ Kap. 22.2.1 beschriebenen Wirkungen zu erreichen, kombiniert man im Rahmen der Narkoseeinleitung für die Allgemeinanästhesie mehrere Substanzgruppen miteinander: **Opioid-Analgetika, Hypnotika** und – fakultativ – **Muskelrelaxanzien** (➤ Abb. 22.3). Dies hat den Vorteil, dass von der jeweiligen Substanz nur so viel verabreicht werden muss, wie zur Erzielung des jeweiligen gewünschten Effekts erforderlich ist. Bedarfsweise kommen ergänzend andere Medikamente zum Einsatz, die etwaige Nebenwirkungen verhindern oder aufheben sollen (z. B. Akrinor® oder andere Vasopressoren beim Blutdruckabfall, Atropin bei der Bradykardie).

22.2.1 Schmerzbekämpfung (Analgesie)

> **MERKE**
> **Esketamin** nimmt hier eine Sonderstellung ein, da es in niedriger Dosierung (z. B. 0,125–0,25 mg/kg KG) bei erhaltener Atmung gut analgetisch wirkt, in höherer Dosierung (z. B. 0,5–1–2 mg/kg KG) jedoch noch eine hypnotische Wirkung hinzukommt. Insofern ist Esketamin einerseits als Schmerzmittel, andererseits aber auch als Monoanästhetikum einsetzbar, wenngleich man es in der Praxis üblicherweise mit Midazolam kombiniert, um Albträume beim Patienten zu vermeiden.

Die Schmerzbekämpfung durch Analgetika verfolgt nicht nur das Ziel, die Wahrnehmung von Schmerz zu verhindern; sie soll auch die negativen vegetativen Folgen der Schmerzstimulation unterbinden. Die potentesten Analgetika sind die Opioide (➤ Kap. 20.3.1). Mit Ausnahme von Esketamin sind Opioide die einzigen im Rahmen der Allgemeinanästhesie verwendeten Analgetika, da andere Analgetika nicht potent genug sind. Und selbst unter den Opioiden werden nur die potentesten für die Narkosedurchführung eingesetzt. Im Rettungsdienst sind das vor allem **Fentanyl** und **Sufentanil**. Selbst das Opioid Morphin, das im Rettungsdienst für starke Schmerzen eingesetzt wird, etwa im Rahmen eines akuten Koronarsyndroms (ACS), findet eher keine Verwendung zur Narkoseeinleitung. Aus diesem Grund spricht man auch von den **Narkose-Opioiden** (Fentanyl, Sufentanil, Remifentanil) und grenzt diese damit von anderen, weniger potenten Opioiden (z. B. Pethidin, Piritramid) ab.

22.2.2 Bewusstseinsausschaltung (Hypnose)

Durch Beruhigungsmittel (Sedativa) oder **schlaferzwingende Substanzen** (Hypnotika) wird ein der Bewusstlosigkeit ähnlicher „Schlafzustand" erzeugt. **Midazolam,** ein Sedativum vom Benzodiazepin-Typ, wirkt in hoher Dosierung hypnotisch. Es kann daher im Rettungsdienst auch im Rahmen der Narkoseeinleitung gut verwendet werden. Ein im Krankenhaus sehr verbreitetes Hypnotikum, welches übrigens auch zur Narkoseaufrechterhaltung verwendet werden kann, ist **Propofol**. Allerdings kann Propofol, gerade beim Volumenmangel, einen erheblichen Blutdruckabfall hervorrufen. Weitere bekannte Hypnotika sind **Thiopental** und **Etomidat,** wobei Letzteres seit einigen Jahren wegen Beeinflussung der Nebennierenrindenfunktion in Kritik geraten ist. Manche Rettungsdienste haben Etomidat sogar aus dem Ampullarium entfernt.

Die Wirkung von leichter Sedierung bis hin zum tiefen Koma ist mehr ein quantitatives als ein qualitatives Merkmal der **Hypnotika** und **Sedativa,** hängt also von der **Dosierung** ab. Mit diesen Medikamenten allein ist auch in hoher Dosierung nicht erreichbar, dass z. B. ein chirurgischer Hautschnitt toleriert wird, weil sie **nicht analgetisch** wirken.

22.2.3 Muskelrelaxation

Medikamente, die eine reversible schlaffe Lähmung der willkürlich innervierten (quergestreiften) Skelettmuskulatur bewirken, sollen vor allem die **Intubation erleichtern.** Im Klinikalltag wird eine Vielzahl unterschiedlicher Muskelrelaxanzien verwendet, sofern überhaupt ein Relaxans erforderlich ist.

> **MERKE**
> Bei der **Intubationsnarkose** wird ein Relaxans verwendet. Für eine **Atemwegssicherung mit Larynxmaske** ist dagegen kein Relaxans erforderlich.

In der Notfallmedizin wird hingegen auch bei einer angestrebten endotrachealen Intubation (ETI) die Verwendung eines Muskelrelaxans **kontrovers** diskutiert. Falls ein Relaxans genutzt werden soll, ist eine Anforderung, dass das Relaxans sehr rasch wirkt, sodass für die Narkoseeinleitung nur Succinylcholin (= Suxamethonium) oder Rocuronium infrage kommt (➤ Kap. 20.3.6). Falls jedoch für den Transport des bereits intubierten Patienten eine Relaxierung angestrebt wird, können auch andere Relaxanzien verwendet werden, z. B. Vecuronium.

> **MERKE**
> Zu einer Allgemeinanästhesie gehören Hypnose und Analgesie, bei elektiven Narkosen fakultativ die Relaxierung. Diese Wirkungen können mit unterschiedlichen Medikamenten erreicht werden. Das Wirkungs- und Nebenwirkungsprofil der Substanzen gibt dabei vor, wie man diese im Einzelfall sinnvoll miteinander kombiniert.

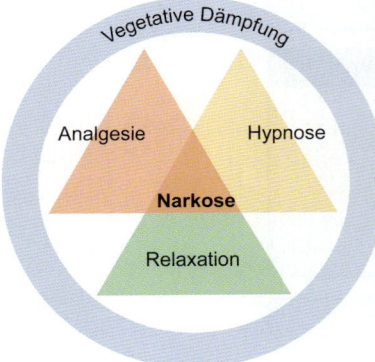

Abb. 22.3 Komponenten der Narkose [W895]

ACHTUNG

In der Notfallmedizin sind die Übergänge zwischen **Analgesie, Analgosedierung und Narkose** oftmals fließend. So kann es beabsichtigt sein, einem Patienten für die Reposition einer Sprunggelenksfraktur eine Analgosedierung zukommen zu lassen, ohne eine Narkose mit anschließender Beatmung durchführen zu müssen. Eine vergleichbare Situation liegt vor, wenn bei einem eingeklemmten Patienten für die Zeitspanne der technischen Rettung eine Analgesie oder Analgosedierung erfolgt, die Spontanatmung aber erhalten bleiben muss, da eine Atemwegssicherung bei dem eingeklemmten Patienten sehr anspruchsvoll wäre. Der Anwender muss über sehr gute pharmakologische Kenntnisse verfügen, da in den hier beschriebenen Situationen die gleichen Medikamente eingesetzt werden wie bei einer Narkose, allerdings in anderen Dosierungen und mit einer ganz anderen Zielsetzung. Dazu kommt, dass die Patienten unterschiedlich auf die Medikamente reagieren können. Während ein kräftiger, junger Mann nach Gabe von 5 mg Midazolam möglicherweise nur etwas schläfrig wird, kann bei einem alten Patienten die Gabe von 2 mg Midazolam zu einem Atemstillstand führen!

22.3 Klinische Narkose

Die Beschreibung der Durchführung einer Allgemeinanästhesie im Krankenhaus dient dem Verständnis der Vorgänge während des Anästhesiepraktikums. Die präklinische Narkose ist ein Sonderfall der Narkose mit eingeschränkten Mitteln und unter schwierigen Umständen. Vieles von dem, was man in der Anästhesieabteilung lernen kann, ist auch für die Narkose im Rettungsdienst nützlich. Vor allem gilt dies für die Besonderheiten der Narkoseeinleitung beim nicht nüchternen Patienten. Diese spezielle Form der Narkoseeinleitung wird als **Rapid Sequence Induction** (RSI) bezeichnet (➤ Kap. 22.5).

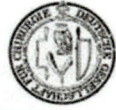

Abb. 22.4 Sicherheits-Checkliste Chirurgie [W934]

22.3.1 Vorbereitung der Narkose

Ein wesentlicher Unterschied zwischen der Narkose im Krankenhaus und im Rettungsdienst besteht darin, dass im Krankenhaus, selbst bei dringenden Eingriffen, eine Untersuchung des Patienten erfolgt, bevor die Narkose durchgeführt wird. Im Rahmen dieser Prämedikationsvisite untersucht der Anästhesist den Patienten und berät Ihn hinsichtlich des für den Eingriff am besten geeigneten Narkoseverfahrens und der damit verbundenen Vorteile und Risiken. Bei Wahleingriffen, die nicht dringlich sind, erfolgt dieses Gespräch am Vortag der Operation oder früher. Als Minimum wird der Anästhesist im Rahmen der Prämedikationsvisite eine Anamnese erheben und eine klinische Untersuchung durchführen. Für den Anästhesisten ist es ganz wesentlich, ob man Hinweise auf eine schwierige Sicherung des Atemweges findet. Hierzu werden verschiedene **Screeningsysteme** verwendet, die von Klinik zu Klinik auch variieren können. Dazu gehören z. B.:

- Test nach Mallampati
- Bestimmung des thyromentalen Abstands nach Patil
- Überprüfung der Reklination des Halses
- Überprüfung der Mundöffnung
- Inspektion des Zahnstatus

Der Nutzen dieser Screeningsysteme wird unterschiedlich bewertet. Je nachdem, wie schwierig die Atemwegssicherung eingeschätzt wird, können daraus unterschiedlichste Vorgehensweisen resultieren, bis hin zur **geplanten fiberoptischen Wachintubation** beim spontanatmenden Patienten. In der Anästhesie wird dies als „erwarteter schwieriger Atemweg" bezeichnet. Durch die Verfügbarkeit der Videolaryngoskopie ist die fiberoptische Wachintubation mancherorts in den Hintergrund gerückt.

Je nach Einzelfall kann (muss) die Prämedikationsvisite durch Folgendes ergänzt werden:

- Laboruntersuchungen (z. B. Elektrolyte, Blutbild, Gerinnung)
- EKG
- Röntgenaufnahme der Lunge
- Konsiliarische Beratung durch andere Fachärzte (z. B. Internist) bei bestimmten Problemstellungen
- Blutgruppenbestimmung
- Planung von fremdblutsparenden Verfahren (z. B. maschinelle Autotransfusion, MAT)
- Bereitstellung von Blutprodukten (z. B. Erythrozytenkonzentrate, gefrorenes Frischplasma)

Nach der Ankunft im Vorbereitungsraum („Narkoseeinleitungsraum") stellt die Anästhesiepflegekraft oder der Anästhesist zuerst die Identität des Patienten fest. Neben der Überprüfung des vollständigen Namens gehört dazu auch das Geburtsdatum. Weitere Fragen gelten der Nüchternheit, ob die Prämedikation eingenommen wurde, ob eine ggf. vorhandene Zahnprothese herausgenommen wurde, ob Allergien bestehen, zum Operationsgebiet und der zu operierenden Seite. Oftmals ist es üblich, dass der Operateur die zu operierende Region mit einem Kreuz markiert hat. In manchen Kliniken darf der Patient ohne diese Markierung nicht in den OP eingeschleust werden. Da sich Fehler durch die Verwendung von Checklisten reduzieren lassen, sollten diese verwendet werden (> Abb. 22.4).

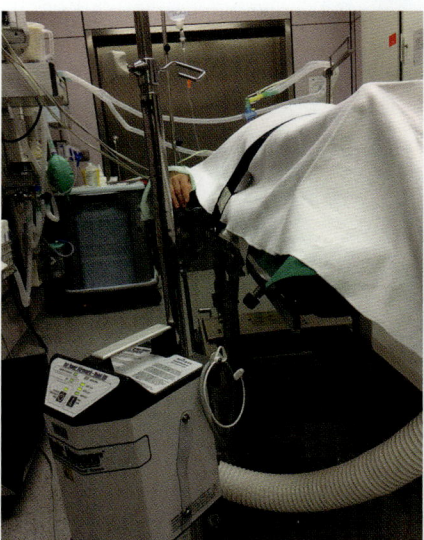

Abb. 22.5 Pre-Warming bereits im Einleitungsraum – heute „State of the Art" [M840]

In zunehmendem Maße etabliert sich in den Anästhesieabteilungen das sog. **Pre-Warming** (> Abb. 22.5). Darunter versteht man, dass die Patienten bereits **vor Beginn** der Narkose gewärmt werden. Idealerweise sollte dies für eine Zeitspanne von mindestens 10–20 Minuten erfolgen. Wissenswerte Informationen (auch für Rettungsfachpersonal) zum Thema **Thermoregulation** des Menschen und Vermeidung der Hypothermie finden sich in einer aktuelle Leitlinie. Außerdem wird sich der durchführende Anästhesist nochmals ein Bild über die anatomischen Gegebenheiten der oberen Luftwege machen, um Schwierigkeiten bei der Beatmung oder Intubation frühzeitig zu erkennen. Die Vollständigkeit der Krankengeschichte und das Vorliegen aller wichtigen Papiere werden überprüft. Dazu gehört insbesondere die schriftliche Einwilligung in die Operation und die Narkose (zwei getrennte Dokumente) und bei Bedarf auch die Einwilligung bzgl. des Einsatzes von Blutprodukten. Je nach Alter des Patienten und Eingriff wird der Anästhesist sich außerdem für die Laborbefunde und das 12-Kanal-EKG interessieren.

> **PRAXISTIPP**
>
> Bei der Befragung des Patienten bei Ankunft im OP sollen Fragen vermieden werden wie „Sind Sie Herr Müller?" oder „Sie haben doch heute nichts gegessen?!" oder „Sie werden am rechten Bein operiert?!". Schlimmstenfalls antwortet der Patient mit „Ja" oder nickt mit dem Kopf, obwohl er die Frage gar nicht verstanden hat. Fatale Verwechselungen können die Folge sein! Stattdessen fragen „Wie ist ihr voller Name und ihr Geburtsdatum?" oder „Wann haben Sie zuletzt gegessen und getrunken?". Dieser Grundsatz gilt auch im Rettungsdienst.

Zum Zweck der Narkoseeinleitung (> Abb. 22.6 und > Abb. 22.7) wird ein sicherer **venöser Zugang** geschaffen, für den sich z. B. die Venen des Handrückens oder des Unterarms anbieten. Mitunter ist die Anlage am Fuß erforderlich, da z. B. die Venen beide Arme nicht zur Verfügung stehen.

Der Venenzugang ist adäquat zu fixieren und durch Anlegen einer bedarfsgerecht tropfenden kristalloiden Infusionslösung offen zu halten. Falls ein einfacher periphervenöser Zugang nicht ge-

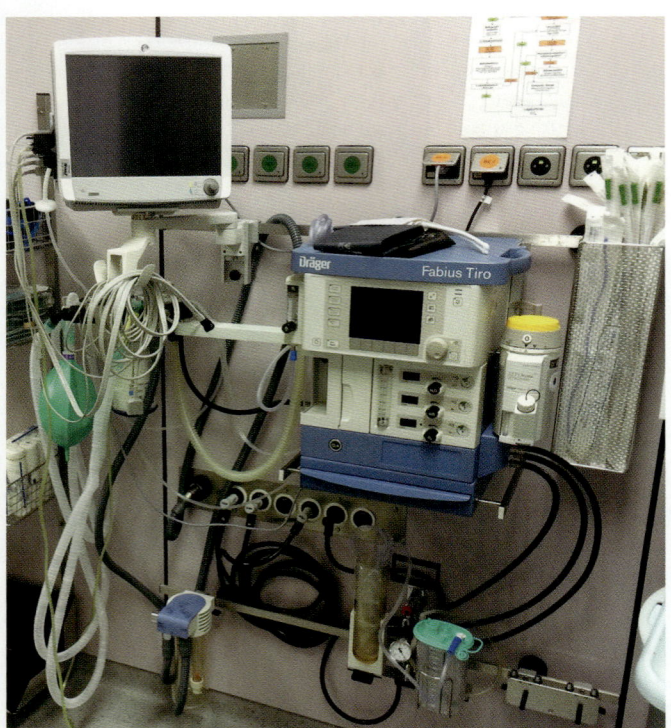

Abb. 22.6 Für die Narkoseeinleitung werden meist Narkosekreisteile verwendet, die von der Ausführung etwas einfacher sind, als die während der OP verwendeten Narkosekreisteile. Hier im Bild ein Fabius Tiro der Fa. Dräger® (Beispiel 1). [M840]

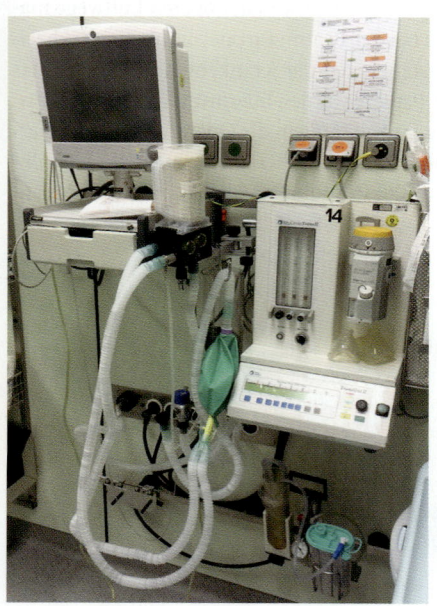

Abb. 22.7 Cirrus Trans-Vent II der Fa. Datex Ohmeda® (Beispiel 2). [M840]

schaffen werden kann, stehen alternativ die V. jugularis externa, die V. femoralis oder die primäre Anlage eines Hohlvenenkatheters über die V. jugularis interna oder die V. subclavia zur Verfügung. Dies ist allerdings extrem selten notwendig. Abhängig von der geplanten Operation sind oft auch großlumige Venenzugänge (z. B. 14 oder 16 G), bei zu erwartendem hohem Blutverlust oder z. B. eine invasive Blutdruckmessung, anzulegen. Bei Bedarf können ein Bla-

sendauerkatheter sowie eine Temperaturmessung hinzukommen. Mitunter werden auch die beiden Verfahren Allgemeinanästhesie und Regionalanästhesie miteinander kombiniert (Kombinationsanästhesie), um z. B. in der postoperativen Phase die Mobilisierung des Patienten zu erleichtern und den Bedarf an systemisch wirksamen Analgetika zu reduzieren/vermeiden.

> **PRAXISTIPP**
>
> Bei **Elektiveingriffen** (Kind muss nüchtern sein) wird in der **Kinderanästhesie** manchmal eine Ausnahme von der Regel „Keine Narkoseeinleitung ohne Gefäßzugang" gemacht. Ein Grund dafür ist, dass man dem Säugling/Kleinkind die belastende Anlage eines venösen Zugangs ersparen möchte, da häufig schwierige Venenverhältnisse bestehen („Speckärmchen"). Außerdem kann man die Kinder nicht durch Erklärungen dazu bewegen, dass sie bei der Anlage des Zugangs stillhalten. In dieser Altersgruppe kann eine **inhalative Einleitung** (Single Breath Induction) mit Sevofluran über die Gesichtsmaske erfolgen. Sobald das Kind dann ausreichend tief schläft, wird ein peripher-venöser Zugang angelegt und die Narkose intravenös vertieft. Beim nicht nüchternen Kind gilt dieses Vorgehen jedoch als kontraindiziert. Im **Rettungsdienst** bestehen die o. g. Probleme oftmals auch: Die Anlage eines i. v. Zugangs ist schwierig (Kind zappelt, Speckärmchen) und zudem oft mit „Erwartungsdruck" behaftet, da das Kind Schmerzen hat und man das Leid lindern möchte. Eine exzellente Alternative besteht gerade beim traumatischen Schmerz (z. B. Verbrühung, Fraktur) in der Verabreichung von Esketamin und Midazolam intranasal (i. n.) über MAD®. Damit lässt sich recht rasch eine Analgesie bzw. Analgosedierung bei **erhaltener Spontanatmung** herstellen (> Kap. 20.1.2). Allerdings ist die erforderliche Dosierung bei der i. n. Applikation **deutlich höher** als bei der i. v. Gabe: Von Esketamin werden für eine suffiziente Analgosedierung 2 mg/kg KG benötigt, mitunter muss auch noch mehr verabreicht werden. Erfahrungsgemäß besteht nach 2–3 Minuten Wartezeit bereits ein guter Effekt. Bei Bedarf kann dann unter ruhigen Bedingungen ein venöser Zugang gelegt werden.

22.3.2 Monitoring der Narkose

Basismonitoring

Das patientenseitige Basismonitoring wird vor Einleitung der Narkose angelegt:

- **Blutdruckmanschette** zur unblutigen Messung (NIBP).
- **EKG-Brustwand-Monitorableitung** zur Überwachung der Herzfrequenz und Erkennung von Rhythmusstörungen. Die Anbringung der Elektroden muss im Einzelfall an das Operationsgebiet oder die Lagerung angepasst werden. So werden z. B. die Elektroden bei einer Bauchlagerung auf den Rücken geklebt.
- **Pulsoxymetriesensor** zur Messung der peripheren Sauerstoffsättigung und der Herzfrequenz.
- Die **Hand am Puls** kann bei Störung oder Ausfall des technischen Monitorings wertvolle Information über den Zustand des Patienten geben.

> **MERKE**
>
> Das hier aufgeführte Basismonitoring ist **auch im Rettungsdienst** für die Narkoseeinleitung erforderlich. Ergänzt wird es nach der Sicherung des Atemwegs durch die **zwingend** erforderliche Kapnometrie/-grafie (> Kap. 22.3.3).

Erweitertes Monitoring

Die Schwere oder Besonderheiten des Eingriffs oder der Zustand des Patienten können bei der innerklinischen Narkose weitergehende Maßnahmen erfordern. Nachstehend eine Auswahl ohne Anspruch auf Vollständigkeit:

- Die Körpertemperatur kann mit in den Ösophagus rektal eingebrachter oder sublingual eingelegter **Thermometersonde** überwacht werden. Falls ein Blasendauerkatheter gelegt wurde, ist häufig auch über diesen die Temperaturmessung möglich.
- **Zentrale Venenkatheter** (ZVK), meist mit mehreren Lumen, werden oft bei größeren Eingriffen oder bei kritisch kranken/verletzten Patienten gelegt, die eine postoperative Intensivüberwachung benötigen. Während der Operation sind Sie z. B. nützlich, um Katecholamine (z. B. Noradrenalin, Dobutamin) zu verabreichen. Außerdem helfen sie bei der einfachen Entnahme von Blut für Laboruntersuchungen.
- Ein **arterieller Zugang** dient der invasiven (blutigen) und ununterbrochenen Blutdruckmessung (IBP) sowie der einfachen Entnahme von arteriellem Blut zur Blutgasanalyse und für weitere Laboruntersuchungen.
- Monitoring der Nierenfunktion (**Stundenharnmenge**): Bei länger dauernden Operationen muss ein Blasendauerkatheter gelegt werden, um die Harnableitung sicherzustellen und die ausgeschiedene Harnmenge zu beobachten.
- Bei der **Relaxometrie** wird durch Elektroden am distalen Unterarm die Daumenmuskulatur zur Kontraktion gebracht. Durch die Art und Stärke der ausgelösten Zuckungen kann auf den Erschlaffungszustand der Muskulatur und die Wirkung des Muskelrelaxans rückgeschlossen werden.

22.3.3 Überwachung der Narkose

Pulsoxymetrie

Pulsoxymeter werden im Rettungsdienst sehr häufig eingesetzt (➤ Kap. 17.4.2). Durch ein kontinuierliches pulsoxymetrisches Monitoring können klinisch nicht erkennbare Sauerstoffentsättigungen deutlich werden. Die Pulsoxymetrie muss daher bei jeder Narkose eingesetzt werden. Jedoch ist sie wenig geeignet, um Fehlintubationen aufzudecken, da es mehrere Minuten dauern kann, bis sich eine „Entsättigung" pulsoxymetrisch offenbart. Die Grenzen des Verfahrens sollte man im Hinterkopf behalten. So ist mitunter bei Patienten im Schock oder anderen Ursachen für eine schlechte periphere Durchblutung (z. B. Hypothermie) kein adäquates Messergebnis zu erhalten. Für pädiatrische Patienten sollten spezielle Sensoren bevorratet werden, da gerade bei Säuglingen und Kleinkindern der typische SpO_2-Fingerclip ungeeignet ist (➤ Abb. 22.8).

EKG-Monitoring

Ein EKG-Monitoring wird in der Notfallmedizin in sehr vielen Situationen eingesetzt, unter anderem bei jedem kritisch erkrankten oder verletzten Patienten (➤ Kap. 17.4.7). Da dies genau die Patienten sind, bei denen auch eine Analgosedierung oder Narkose durchgeführt wird, muss ein EKG angelegt werden, um Herzfrequenz und -rhythmus zu erfassen. Die Ableitung II gilt als bevorzugte Ableitung, da man hier meistens die größte P-Wellen- und die QRS-Komplex-Amplitude vorfindet. Den **QRS-Piepton** sollte man immer einschalten, da oftmals bei der Narkoseeinleitung und Atemwegssicherung die Aufmerksamkeit auf andere Dinge gelenkt wird. Über das akustische Signal ist es leichter, Veränderungen sofort zu registrieren.

Blutdruckmessung

Eine nichtinvasive Blutdruckmessung, egal ob „von Hand" oder automatisch gemessen, gehört ebenso zum Basismonitoring bei Analgesie, Analgosedierung und Narkose (➤ Kap. 17.4.1). Zum einen ist es hilfreich, den Blutdruck schon vor der Narkoseeinleitung zu kennen, da der Narkosebedarf dann eingeschätzt werden kann. So benötigt ein Patient im Schock mit einem RR_{sys} von 70 mmHg deutlich weniger Anästhetika als ein kreislaufstabiler Patient. Andererseits ist eine häufige Nebenwirkung der Narkoseeinleitung ein Blutdruckabfall, der bei bestimmten Krankheitsbildern (z. B. SHT) das Überleben negativ beeinflusst.

> **PRAXISTIPP**
>
> Der „niedrige" Blutdruck ist bei Volumenmangel eher ein Spätzeichen. So kann **vor** der Narkoseeinleitung der Blutdruck noch im Normbereich sein und dennoch **während** der Narkoseeinleitung dramatisch abfallen. **Eine Narkose kann einen Volumenmangel demaskieren.** Daher sollte unmittelbar nach der Einleitung der Blutdruck gemessen werden. Bei automatischen Blutdruckmessapparaten sollte das Messintervall z. B. auf 3 Minuten gestellt werden.

Kapnografie

Eine Allgemeinanästhesie geht mit dem Verlust der Schutzreflexe und der Spontanatmung einher, insbesondere bei Verwendung eines Muskelrelaxans. Aus diesem Grund muss der Patient kontrolliert beatmet werden (➤ Kap. 19.2). Als eines der wichtigsten Verfahren im Rahmen der Narkoseüberwachung gilt die **Kapnometrie/-grafie** (➤ Kap. 17.4.3). Einerseits dient sie der **Verifizierung der Tubuslage,** denn nur aus der Lunge wird CO_2 abgeatmet. Andererseits ist sie extrem wichtig für die fortlaufende **Überwachung**

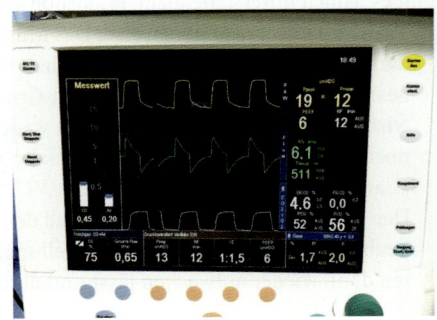

Abb. 22.8 Monitoring während der Narkose [M840]

der Beatmung. Bei der kardiopulmonalen Reanimation erlaubt sie gewisse Rückschlüsse auf die Qualität der Thoraxkompressionen und auf eine Wiederkehr des Spontankreislaufs (ROSC, Return of Spontaneous Circulation). Darüber hinaus erlaubt das Verfahren Rückschlüsse auf die **Kreislaufsituation.**

ACHTUNG
Durch Timmermann et al. wurde über 5 Jahre im Einzugsbereich eines Rettungshubschraubers die Intubation durch bodengebundene Notärzte untersucht. Ein Ergebnis war, dass in 6,7 % der Fälle der Endotrachealtubus unerkannt in der Speiseröhre platziert worden war. Diese ösophageal fehlintubierten Patienten wiesen fast alle ein schweres neurologisches Defizit auf oder starben. **Unter Verwendung der Kapnometrie/-grafie hätten die ösophagealen Fehlintubationen alle erkannt und somit korrigiert werden können!**

22.3.4 Durchführung der klinischen Narkose

Vorbemerkung

Auch im Krankenhaus gilt, dass es natürlich eine große Rolle spielt, ob der Patient als **nüchtern** angesehen werden kann oder nicht. Da die Vorgehensweise beim nicht nüchternen Patienten viele Parallelen zur Narkoseeinleitung im Rettungsdienst aufweist, wird an dieser Stelle lediglich das Vorgehen beim **nicht dringlichen Eingriff eines nüchternen Patienten** beschrieben.

Narkoseeinleitung – womit?

Von wenigen Ausnahmen abgesehen wird die Narkose **intravenös** eingeleitet. Dies hat den Vorteil, dass die Medikamente schnell und sicher wirken. Wird auch die Aufrechterhaltung der Narkose ausschließlich intravenös durchgeführt, spricht man von einer **TIVA** (totale intravenöse Anästhesie). Setzt man hingegen zur Aufrechterhaltung der Narkose ein **Inhalationsanästhetikum** ein (z. B. Sevofluran, Desfluran), spricht man von **balancierter Anästhesie.** Die Auswahl der Medikamente berücksichtigt die Art des Eingriffs (z. B. OP-Dauer, ambulant vs. stationär), die Vorerkrankungen des Patienten, aber auch hausinterne Gepflogenheiten und Verfügbarkeiten und Kenntnisse des Anwenders.

Betrachtet man das medikamentöse Vorgehen unter dem Aspekt, womit der Patient beatmet werden soll, dann macht es einen Unterschied, ob im OP-Verlauf über Gesichtsmaske oder Larynxmaske (LMA) beatmet werden soll oder ob eine endotracheale Intubation (ETI) angestrebt wird. Der Grund: Für die ETI wird ein **Muskelrelaxans** verwendet, für die Beatmung via Gesichtsmaske oder LMA hingegen ist ein Muskelrelaxans nicht erforderlich. **Grundsätzlich gilt:** Für eine Atemwegssicherung mit Larynxmaske genügen ein Hypnotikum und ein Analgetikum, für eine endotracheale Intubation werden ein Hypnotikum, Analgetikum und **Muskelrelaxans** benötigt.

MERKE
Zur Narkoseeinleitung gehört ein Analgetikum (z. B. Fentanyl) und Hypnotikum (z. B. Propofol). Üblicherweise wird in der Anästhesie für die endotracheale Intubation (ETI) zudem ein **Muskelrelaxans** verwendet. Dies optimiert die Intubationsbedingungen, reduziert unerwünschte Komplikationen und hat weitere positive Effekte (z. B. erleichterte Maskenbeatmung in der Zeitspanne vor Intubation).

Verlauf der Narkoseeinleitung

Wenn der Patient vollständig vorbereitet ist (> Kap. 22.3.1), erfolgt eine **Präoxygenierung** (> Kap. 22.5.1) über die Gesichtsmaske. Ist diese erfolgt, wird üblicherweise zuerst das **Analgetikum** verabreicht und der Eintritt der Wirkung abgewartet. Als Nächstes wird das **Hypnotikum** appliziert. Nachdem der Patient eingeschlafen ist, testet man vorsichtig, ob er eine ausreichende Schlaftiefe erreicht hat. Dazu spricht man den Patienten an und versucht, z. B. einen Lidreflex auslösen. Ist der Lidreflex erloschen, ist dies schon ein Hinweis, aber keine Garantie, dass der Patient ausreichend tief schläft.

Dann erfolgt ein **Beatmungsversuch** über die Gesichtsmaske, idealerweise unter Anwendung eines Esmarch-Handgriffs. Ob man hierfür regelhaft einen Guedel-Tubus einsetzt oder nur bei Bedarf, hängt von den lokalen Gepflogenheiten ab. Sinnvoll ist dies natürlich spätestens dann, wenn die Maskenbeatmung Probleme bereitet. Mitunter ist der Grund für eine erschwerte Maskenbeatmung, dass die Narkosetiefe noch nicht ausreicht.

MERKE
Durch **Präoxygenierung** mittels Zufuhr von reinem Sauerstoff über eine dicht sitzende Maske über einige Minuten wird eine Sauerstoffreserve in der Lunge aufgebaut, die das Risiko einer Hypoxie während der Narkoseeinleitung vermindern soll. Im Volumen der funktionellen Residualkapazität (> Kap. 19.1.5) eines Erwachsenen befinden sich unter Raumluftatmung etwa 400 ml, nach Präoxygenierung (90 % Sauerstoffgehalt) etwa 2 250 ml Sauerstoff. Setzt man einen Sauerstoffverbrauch von 250 ml/Min. an, so tritt ohne Präoxygenierung bei einer nur kurzzeitigen Verzögerung der Beatmung rasch Hypoxie ein, während nach Präoxygenierung auch eine Apnoe über mehrere Minuten nicht zur Hypoxie führen soll.

Zeitpunkt der Relaxierung

Falls der Patient intubiert werden soll, wird nun das Muskelrelaxans verabreicht. Für den angestrebten Zeitpunkt der Relaxansgabe gibt es jedoch unterschiedliche Philosophien:
- **Traditionelle Vorgehensweise:** Das Muskelrelaxans wird erst dann verabreicht, wenn sich der Patient über Maske erfolgreich beatmen lässt (Probebeatmung). Der Grund: Muskelrelaxanzien wirken lange. Wenn sich der Patient weder über Maske beatmen noch intubieren lässt, besteht die Gefahr, dass die gefürchtete „Cannot ventilate cannot intubate (CVCI)"-Situation eintritt. Der Verzicht auf das Relaxans im Fall des Scheiterns der Maskenbeatmung, beruht auf der Vorstellung, dass man den Patienten dann wieder aufwachen lässt und daraufhin seine Atmung

bald wieder einsetzt. Allerdings bleiben die Patienten nach **adäquaten** Dosen des Analgetikums und Hypnotikums auch dann noch mehrere Minuten apnoisch, wenn **kein Relaxans** gegeben wurde. Dennoch wäre es keinesfalls sinnvoll, aufgrund dieser Zusammenhänge eine „flache" Narkose durchzuführen, da gerade diese wiederum die Atemwegssicherung erschwert. Ein typischer Fehler des Unerfahrenen!

- **„Modernere" Vorgehensweise:** Das Relaxans wird ohne vorherige „Probebeatmung" verabreicht. Der Grund: Die Erfahrungen in der Anästhesie zeigen, dass gerade die Relaxierung nicht nur die Intubation, sondern auch die zuvor stattfindende **Maskenbeatmung erleichtert.** So kann z. B. das „Erzwingenwollen" einer schwierigen Maskenbeatmung zu hohen Beatmungsdrücken führen, die wiederum das Risiko für eine Regurgitation erhöhen. Untersuchungen zeigen, dass die Relaxierung eine schwierige Maskenbeatmung erleichtern kann, dass sie aber niemals eine leichte Maskenbeatmung erschwert.

Das Vorgehen ist von den lokalen Gegebenheiten der Klinik, der Erfahrung des Anwenders und auch vom Patienten abhängig. Ein wichtiger Schritt im Vorwege ist, dass der Patient gründlich auf Hinweise untersucht wird, die eine schwierige Sicherung des Atemweges vermuten lassen. *„Denn genauso wenig, wie das Dogma der Maskenbeatmung vor Relaxierung evidenzbasiert ist, würde auch ein Dogma der Relaxierung vor Maskenbeatmung jeder Evidenz entbehren."* (Bayhan et al. 2012)

Unabhängig vom Zeitpunkt, wann das Muskelrelaxans gegeben wird, wird der Patient danach für etwa 2 Minuten manuell beatmet, damit das Relaxans seine Wirkung entfalten kann, bevor intubiert wird. Diese Zeitspanne dient auch einer weiteren Präoxygenierung. Währenddessen sollten ein bis zwei Blutdruckmessungen durchgeführt werden, um eine Kreislaufdepression oder eine zu flache Narkose zu erkennen. Es sollte bedacht werden, dass die Muskelrelaxanzien keinerlei analgetische oder hypnotische Wirkung aufweisen.

Zeitpunkt der Atemwegssicherung

Wenn der Patient ausreichend anästhesiert ist, ist der Zeitpunkt für die Sicherung des Atemwegs erreicht. Falls eine Larynxmaske verwendet wird – und somit keine vorherige Relaxierung des Patienten erforderlich war –, ist dieser Zeitpunkt i. d. R. deutlich früher erreicht, da die Wirkung des Muskelrelaxans nicht abgewartet werden muss. Falls die Wirkung des Muskelrelaxans abgewartet werden muss, liegt dieser Zeitpunkt später. Je nach geplantem Vorgehen wird eine Larynxmaske eingeführt oder es erfolgt der Versuch zu intubieren. Nach erfolgter Sicherung des Atemwegs erfolgt die Kontrolle, ob sich der Patient gut beatmen lässt. Neben klinischen Zeichen ist die Auskultation und vor allem die **Kapnografie** ein wichtiges Instrument zur Verifizierung der Tubuslage.

Wurde der Patient allerdings endotracheal intubiert, so ist auf eine maximale Einführtiefe des Tubus von 20–21 cm bei Frauen und 22–23 cm bei Männern (auf obere Zahnreihe) zu achten, um eine einseitige Intubation relativ sicher zu vermeiden. Danach wird der Tubus nach lokalen Gepflogenheiten fixiert. Oftmals wird zusätzlich ein Guedel-Tubus oder eine Mullbinde als Beißschutz eingelegt. Larynxmasken müssen nicht, können aber fixiert werden.

Erhaltung der Narkose und Ausleitung

Während der Narkose sorgen der Anästhesist und die Anästhesiepflegekraft, neben der Beatmung und angepasster Narkosetiefe, für die Stabilisierung des Kreislaufs und Organdurchblutung, für die Infusionsbehandlung, den Blutersatz bei größeren Blutverlusten und für die Erhaltung der Körpertemperatur. Je nach Eingriff kommen während der OP besondere Verfahren wie die maschinelle Autotransfusion (MAT) zum Einsatz (> Abb. 22.9). Es handelt sich hierbei um ein Verfahren, bei dem das Wundblut gesammelt, aufbereitet und retransfundiert wird (fremdblutsparendes Verfahren).

Die **Anästhesieausleitung** hat das zeitgerechte Wiederherstellen einer ausreichenden Spontanatmung, das Wiedererlangen der Schutzreflexe sowie die Beendigung der Bewusstlosigkeit am Ende der Operation zum Ziel. Der **Zeitpunkt** der Extubation bzw. Entfernung der Larynxmaske ist sorgfältig zu wählen, denn in dieser Schlussphase der Narkose drohen Laryngospasmus und Aspiration. Bei der Extubation gibt es mehrere Varianten. Manche Anästhesisten führen hierbei einen Absaugkatheter in die Lunge ein und entfernen den Endotrachealtubus unter gleichzeitigem Absaugen. Andere bevorzugen die Methode, den Patienten mit dem Handbeatmungsbeutel des Narkosekreisteils kräftig zu beatmen und dann die nachfolgende Ausatmung zu nutzen, um parallel zu extubieren.

Im Anschluss an die Narkose wird der Patient noch für eine gewisse Zeit im **Aufwachraum** überwacht, je nach Art des Eingriffs und der Patientenvorgeschichte auch auf der **Intensivstation.** Bei einer Verlegung auf die Intensivstation wird der Patient mitunter noch weiterhin maschinell beatmet und in Narkose gehalten, sodass die Phase der Narkoseausleitung in den Bereich der Intensivbehandlung fällt.

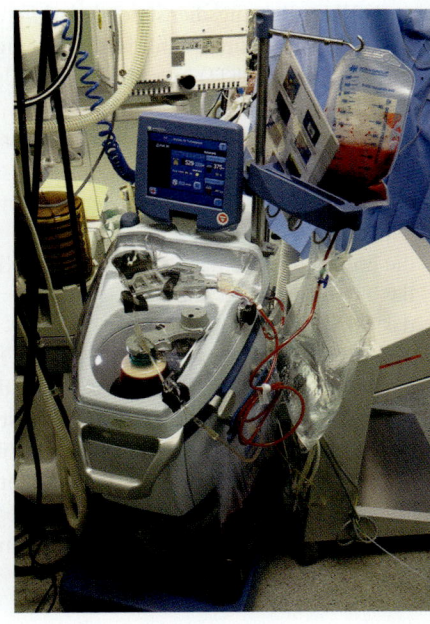

Abb. 22.9 Maschinelle Autotransfusion im OP (MAT): Bei der MAT wird das Blut aus dem Operationsgebiet zusammen mit einer Heparin-Kochsalz-Lösung abgesaugt und in einem speziellen Behälter (sog. Reservoir) gesammelt. Das Wundblut kann dann gewaschen und zentrifugiert werden, sodass ein Erythrozytenkonzentrat (EK) entsteht. Dieses MAT-EK wird dem Patienten i. d. R. noch während der Operation retransfundiert. Ein Vorteil besteht darin, dass auf Fremdblut entweder ganz verzichtet oder dessen Einsatz reduziert werden kann. [M840]

22.4 Präklinische Narkose

Eine Narkoseeinleitung im Rettungsdienst bietet mehrere Besonderheiten, weshalb sie im Vergleich mit der innerklinischen Narkose als schwieriger und anspruchsvoller gilt:
- Der Patient ist unbekannt, nicht voruntersucht und gilt als nicht nüchtern.
- Es liegt eine Störung oder der Ausfall von Vitalfunktionen vor.
- Es ist generell von einem schwierigen Atemweg auszugehen.
- Spezielle Verletzungsmuster (z. B. Mittelgesichtsfrakturen, Blut im Mund) können die Atemwegssicherung erheblich erschweren.
- Nicht alle Teile der klinischen Ausrüstung stehen zur Verfügung (v. a. im Bereich Monitoring oder Ausrüstung zur Bewältigung seltener Ereignisse).
- Widrige äußere Bedingungen wie Witterung und Lichtverhältnisse, die Lage und erschwerte Zugänglichkeit des Patienten sowie eingeschränkte Möglichkeiten zur korrekten Lagerung erschweren die Maskenbeatmung und Atemwegssicherung.
- Jeder professionelle Helfer, egal ob Notarzt oder Notfallsanitäter, verfügt über (relativ) wenig Routine in der Narkosedurchführung und Atemwegssicherung, sofern er nicht über eine anästhesiologische Ausbildung verfügt (Arzt für Anästhesiologie, Anästhesiepflegekraft).
- Anders als im Krankenhaus, treffen mit der Konstellation RTW und NEF/RTH zwei Teams aufeinander, die sich oft nicht kennen und daher keine gemeinsame Arbeitsroutine aufweisen.
- Der Notarzt kann bei Problemen keinen erfahrenen Kollegen zu Hilfe rufen, z. B. einen Facharzt oder Oberarzt.

22.4.1 Indikationen zur präklinischen Narkose

Seit mehreren Jahren wird die Durchführung einer Intubationsnarkose (ITN) im Rettungsdienst deutlich differenzierter betrachtet als früher. Einer der Gründe dafür ist die Erkenntnis, dass die **endotracheale Intubation** (ETI) im präklinischen Umfeld eine **anspruchsvolle und risikobehaftete Maßnahme** ist. Die Entscheidung zur Durchführung einer präklinischen Narkose sollte verschiedene Überlegungen umfassen, u. a.
- eine realistische Einschätzung der eigenen Fähigkeiten,
- den Zustand des Patienten,
- die Entfernung zur nächsten geeigneten Klinik,
- das Transportmittel und
- das verfügbare Equipment.

Zudem sind gute Absprachen im Team vor Narkosebeginn für den Fall, dass Probleme auftauchen, essenziell, d. h., dass vom Notarzt vor Beginn einer Narkose im Rettungsdienst in jedem Einzelfall zu prüfen ist, ob diese indiziert ist und der Nutzen das Risiko überwiegt. Ist dies der Fall, sollte die Narkose konsequent durchgeführt werden, da es keine Alternative, keinen Weg zurück gibt. Anzuraten ist hierfür eine SOP, die das Abarbeiten einer Checkliste umfasst.

Eine mechanische Sicherung der Atemwege sollte in folgenden Fällen erfolgen:
- Bewusstloser Patient mit Verlust der Schutzreflexe, z. B. bei Intoxikationen, Insult, intrazerebraler Blutung, gastrointestinaler Blutung mit Bewusstseinstrübung
- Ausgedehntes Trauma des Gesichtsschädels und Blutung, traumatische Einengung des Luftweges
- Progredientes Ödem der Luftwege, z. B. bei Verbrennung des Gesichts und der Atemwege, Verätzung, Anaphylaxie, Insektenstich

ACHTUNG
Bei Patienten mit Stridor kann ein nicht erfolgreicher erster Intubationsversuch den Zustand durch Blutung und Schwellung verschlechtern und die Chance für weitere Versuche vermindern.

Respiratorische Insuffizienz

Für einige der hier aufgeführten Indikationen kann **zunächst** ein Behandlungsversuch mit **nichtinvasiver** Beatmung in Betracht gezogen werden. Falls der Versuch scheitert, ist eine Intubationsnarkose indiziert:
- Gestörte Atemmechanik traumatischer oder pulmonaler Ursache mit beginnender muskulärer Erschöpfung
- Schweres Lungenödem
- Schwerster Asthmaanfall (zur Abwendung einer letalen Hypoxie, bis die medikamentöse Therapie wirkt)
- Schwere myokardiale Insuffizienz (zur Verbesserung des Sauerstoffangebots und Verringerung von Atemarbeit und Sauerstoffverbrauch)

Weitere Gründe für eine Narkose und Atemwegssicherung

- Schädel-Hirn-Trauma (GCS ≤ 8) und Polytrauma
- Reanimation mit ROSC
- Erhöhter Hirndruck
- Ausgeprägter Schock
- Massive Schmerzen
- Narkose im Status epilepticus

22.4.2 Vorbereitung zur Narkose

Zur Vorbereitung der Narkoseeinleitung sollte der Patient in den RTW verbracht werden, wenn es medizinisch vertretbar und realisierbar ist. Im RTW sind Lagerungsmöglichkeiten und die Zugänglichkeit des Kopfes in intubationsgerechter Höhe gegeben. Lichtverhältnisse, Witterungsschutz und vollständige Ausrüstung sind weitere Vorteile der Intubation im RTW.

Für eine Narkoseeinleitung mit Intubation sollte Folgendes gewährleistet sein:

- EKG (mit QRS-Piepston), Pulsoxymetrie und Blutdruckmanschette (mit aktiviertem Intervall, z. B. 3 Minuten) angelegt, **Kapnografie** einsatzbereit und zur Hand
- Adäquat fixierter venöser (oder intraossärer) Zugang mit gut „laufender" Infusion, optimal ist ein 3-Wege-Hahn als Zuspritzmöglichkeit (z. B. auch für einen späteren Propofol-Perfusor®). Wenn es machbar ist, sollte aus Gründen der Sicherheit ein zweiter venöser Zugang etabliert werden
- Intubationsgerechte Lagerung des Patienten nach Einzelfall mit freier Zugänglichkeit zum Kopf (**Cave:** bei Möglichkeit eines HWS-Traumas Inline-Intubation anstreben)
- Entfernen von lockeren Zahnteilen und Prothesen
- Präoxygenierung für möglichst 4 Minuten. Dauer über eine eng sitzende Sauerstoffinhalationsmaske (mind. 10 l/Min.) oder sanft aufs Gesicht gedrückte Beatmungsmaske (z. B. mit Demand-Ventil), großzügig NIV-Anwendung erwägen
- Beatmungsbeutel mit Sauerstoffreservoir, HME-Filter, ggf. Gänsegurgel und Beatmungsmaske(n) bereitlegen
- Zum Patienten passenden Guedel-Tubus, ggf. Wendl-Tubus bereitlegen
- Funktionsbereites Absauggerät mit aufgestecktem und bereits ausgepacktem Absaugkatheter (Fingertipp verschlossen), Absaugpumpe eingeschaltet bei Narkosebeginn
- Zwei leuchtende Laryngoskopgriffe mit zum Patienten passendem Spatel und Tubus (ggf. weitere Größen bereithalten), Führungsstab eingeführt, Cuff überprüft, Blockerspritze bereits aufgesteckt
- Material für Intubationsschwierigkeiten bzw. alternative Atemwegssicherung hinlegen (z. B. McCoy-Spatel, langer Spatel, Videolaryngoskop, Larynxmaske, Larynxtubus, Notkoniotomieset)
- Spritzfertig aufgezogene Narkosemedikamente: Analgetikum + Hypnotikum + Relaxans **oder** Esketamin + Relaxans, zusätzlich Atropin und Akrinor®; Medikamente mit Klebeetiketten eindeutig kennzeichnen (z. B. Rettiketten©, ➤ Abb. 22.10)
- Medikamente, die für die Analgosedierung nach Atemwegssicherung benötigt werden (z. B. Propofol-Perfusor)
- Notfallbeatmungsgerät ist betriebsfertig (inkl. Einstellung der Beatmungsparameter passend zum Patienten), Sauerstoffvorrat ausreichend

Tab. 22.1 Ziele einer RSI

Ziel	Wird erreicht durch
Maximierung der Erfolgswahrscheinlichkeit des ersten Intubationsversuchs	• Abschätzen der Schwierigkeiten einer Atemwegssicherung im Vorfeld • Optimale Lagerung des Patienten • Bereitlegen eines definierten **Minimums** an Equipment für alle Notfallintubationen • Verwendung von Rocuronium zur Muskelrelaxierung (1,2 mg/kg KG), ggf. Succinylcholin (2. Wahl in vielen Fällen)
Keine Hypoxie!	• Möglichst Oberkörper 30° erhöht lagern oder umgekehrte Trendelenburg-Lagerung • Gründliche Präoxygenierung 4–5 Min. (wenn möglich) • Großzügige Anwendung von Masken-CPAP (5–10 mbar), ggf. mit Druckunterstützung • Während des Intubationsvorgangs 15 l/Min. über Nasensonde applizieren (apnoische Oxygenierung)
Keine Hypotension oder Herzrhythmusstörungen!	• Verwendung von Esketamin im Schock bzw. bei RR < 100 mmHg • Bereithalten von Vasopressoren • Infusionstherapie anpassen
Keine Awareness	• Ausreichende Narkosetiefe, aber: Die Vermeidung von Hypotension und Herzrhythmusstörungen ist bei extrem kritischen Patienten wichtiger, als die Vermeidung einer Awareness!

22.5 Narkoseeinleitung bei nicht nüchternen Patienten

Die Vorgehensweise der Narkoseeinleitung bei einem **nicht nüchternen Patienten** – als solche sind im Rettungsdienst alle anzusehen – weist viele Parallelen, aber auch Unterschiede, zu der entsprechenden Narkoseeinleitung im Krankenhaus auf. Sie wird als **Rapid Sequence Induction (RSI)** bezeichnet (Synonyme: z. B. Blitzeinleitung, Ileuseinleitung, Schnelleinleitung, ➤ Tab. 22.1). Die RSI im Rettungsdienst ist, verglichen mit dem OP, mit einem **erhöhten Risiko für Hypoxie, Kreislaufzusammenbruch und Tod** verbunden. In der notfallmedizinischen Literatur und an den einzelnen Notarztstützpunkten wird eine Vielzahl unterschiedlicher Strategien zum Vorgehen bei der präklinischen Narkoseeinleitung und zur Medikamentenwahl, insbesondere zur Verwendung von Muskelrelaxanzien, beschrieben und vertreten. Seit einigen Jahren setzt sich in der präklinischen Notfall- und Militärmedizin allerdings zunehmend folgende Erkenntnis durch: **Je dringender die Situation ist, desto wichtiger sind Standard Operating Procedures (SOP) und umso mehr sollte man persönliche Ansichten zurückstellen.**

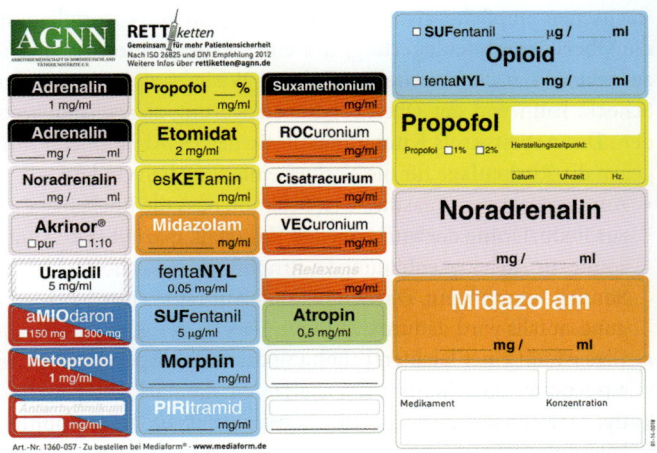

Abb. 22.10 Rettiketten© der AGNN [V666]

> **PRAXISTIPP**
>
> Der Notfallsanitäter sollte sich informieren, welches die übliche Vorgehensweise bei einer Rapid Sequence Induction (RSI) in seinem Rettungsdienstbereich ist. Im Einzelfall muss außerdem eine an den Bedürfnissen des Patienten orientierte Abstimmung mit dem Notarzt erfolgen. Dringend anzuraten ist die Erstellung einer SOP durch den Ärztlichen Leiter Rettungsdienst. Diese sollten nicht nur jedem Notfallsanitäter bekannt sein, sondern auch regelmäßig trainiert werden.

22.5.1 Rapid Sequence Induction (RSI) bei Kindern, Jugendlichen und Erwachsenen

Nachstehend werden zwei unterschiedliche Vorgehensweisen einer RSI für Erwachsene und Kinder vorgestellt. Das hat Gründe: Früher wurde die Vorgehensweise der RSI beim Erwachsenen unkritisch auf Kinder übertragen. Seit einigen Jahren mehren sich jedoch kritische Stimmen von Kinderanästhesisten, die eine Differenzierung anmahnen. Dies hat letztlich zu geänderten **Handlungsempfehlungen** geführt.

RSI im Kindesalter

Bei kleinen Kindern führt das Abwarten bis zur Relaxation und damit guter Intubationsbedingungen regelmäßig zu Hypoxien. Erbrechen wird zudem oft ausgelöst durch den Versuch, ein nicht vollständig relaxiertes und zu waches Kind zu intubieren. Ein wesentlicher Aspekt der RSI bei Kindern ist daher, dass nach zügiger intravenöser Einleitung einer **tiefen Narkose** eine **sanfte Beatmung** (Druck < 12 mbar) mit dem Ziel einer optimalen **Oxygenierung** erfolgt, bis die Relaxierung vollständig wirkt.

Nicht die schnelle Intubation, sondern die **atraumatische Atemwegssicherung** steht im Vordergrund. „Zeit spielt dabei keine Rolle". Für die RSI wird die Rückenlage mit Kopf in Neutralposition empfohlen. Dies gewährleistet gute Beatmungs- und Intubationsbedingungen. Bei Bedarf kann das Kind rasch aus der Rückenlage in die Seitenlage verbracht werden. Nicht depolarisierenden Relaxanzien wird der Vorzug gegeben, der Krikoiddruck ist „out". Angemerkt sei, dass sich die Empfehlungen der Deutsche Gesellschaft für Anästhesiologie und Intensivmedizin e. V. (DGAI) an Kinderanästhesisten richten.

RSI bei Jugendlichen und Erwachsenen

Nach Definition handelt es sich bei der **Rapid Sequence Induction** um eine „anästhesiologische Einleitungstechnik, bei der ein Hypnotikum und ein schnell wirkendes Muskelrelaxans unmittelbar nacheinander verabreicht werden, um bei Patienten mit vermeintlich erhöhtem Risiko für eine pulmonale Aspiration von regurgitiertem Mageninhalt so rasch wie möglich Bewusstlosigkeit und eine motorische Blockade zur endotrachealen Intubation zu erzeugen. Die Technik zielt darauf ab, das Zeitintervall zwischen dem Verlust der protektiven Atemwegsreflexe während der Anästhesieeinleitung und der endotrachealen Intubation mit einem blockbaren Endotrachealtubus so kurz wie möglich zu halten." Der traditionelle Ablauf beinhaltet Präoxygenierung, Narkose, Krikoiddruck, Relaxierung mit Succinylcholin und **Apnoe bis zur Intubation.** Es empfiehlt sich eine modifizierte Variante der RSI, bei der im Rahmen der Narkoseeinleitung zusätzlich ein Opioidanalgetikum verabreicht wird. Ob dies vor oder erst nach der Intubation erfolgt, ist eine Einzelfallentscheidung des Notarztes. Beide Varianten haben Vor- und Nachteile.

Manche Experten bezeichnen den Begriff Blitzeinleitung (bzw. RSI) als unzutreffend, da er impliziert, dass die schnelle Narkoseeinleitung im Vordergrund steht. Tatsache ist jedoch, dass das Ziel zumindest bei Erwachsenen darin besteht, den Endotrachealtubus rasch einzuführen und zu blocken. Demnach wären die zutreffenden Bezeichnungen **Rapid Sequence Induction and Intubation** (RSII) oder **Blitzintubation.** In der Praxis hat sich die Bezeichnung RSII nicht durchgesetzt.

22.5.2 Lagerung des Patienten

Im Gegensatz zum Krankenhaus ist im Rettungsdienst eine Lagerung des Patienten oft nicht durchführbar, sondern wird durch die Rahmenbedingungen vorgegeben (Patient liegt auf der Straße, ist eingeklemmt usw.). Falls der Patient noch in den RTW gebracht werden kann, sind dort Lagerungsmöglichkeiten durch die Trage bzw. den Tragentisch gegeben. Von Schrägstellung des Tischs im Sinne einer „Oberkörpertieflagerung" (Trendelenburg-Lagerung) über „normale Rückenlagerung" bis hin zur „Oberkörperhochlagerung" oder „Ganzkörperschräglagerung mit erhöhtem Kopf" (umgekehrte Trendelenburg-Lagerung) sind verschiedene Varianten denkbar. Für alle Varianten gibt es Befürworter und Gegner. Daher macht es Sinn, sich die Vor- und Nachteile der jeweiligen Lagerungen anzusehen und eine sinnvolle Einzelfallentscheidung (durch den Notarzt) zu treffen (> Tab. 22.2).

Was lässt sich aus diesen kontroversen Ansichten für die Vorgehensweise in der Praxis ableiten? Keine Untersuchung konnte zeigen, dass eine bestimmte Lagerung das Risiko für Regurgitation/Aspiration sicher reduziert. Eine aktuelle **Handlungsempfehlung der DGAI** für die Durchführung einer Notfallnarkose beim Erwachsenen empfiehlt als Standardlagerung zur Narkoseeinleitung die **Oberkörperhochlagerung,** um einer Regurgitation entgegenzuwirken. Je nach Einzelfall, z. B. beim Wirbelsäulentrauma oder Schock, kann von der Oberkörperhochlagerung abgewichen werden. Der **Arbeitskreis Kinderanästhesie** der DGAI empfiehlt hingegen die **Rückenlage** für die Narkoseeinleitung bei Kindern.

- Aus der elektiven Anästhesie ist bekannt, dass die Rückenlage zur Reduzierung der funktionellen Residualkapazität (FRC) und somit zur Atelektasenbildung (= Erhöhung des Rechts-links-Shunts) führen kann. Die Zeit bis zum Auftreten eines Sättigungsabfalls wird dadurch verkürzt.
- Dies ist mit einer leichten Erhöhung des Oberkörpers weniger ausgeprägt. Dazu kommt, dass Patienten, die stark übergewichtig, kardial oder respiratorisch eingeschränkt sind, eine Kopftieflagerung, wahrscheinlich auch eine Rückenlagerung, kaum tole-

22.5 Narkoseeinleitung bei nicht nüchternen Patienten

Tab. 22.2 Verschiedene Lagerungen zur RSI mit Vor- und Nachteilen nach H. J. Priebe

Oberkörpertieflagerung		Rückenlagerung (flach)		Oberkörperhochlagerung	
Vorteile	Nachteile	Vorteile	Nachteile	Vorteile	Nachteile
Reduziertes Aspirationsrisiko, da die Schwerkraft regurgitierten oder erbrochenen Mageninhalt vom Eintritt in die Trachea fernhält	• Ineffektive Präoxygenierung (FRC nimmt ab) • Technisch schwierigere Intubationsbedingungen • Erleichterte Regurgitation durch Absenkung der Larynxebene unter die des unteren Ösophagussphinkters	• Gewohnte und in den meisten Fällen auch technisch beste Intubationsbedingungen • Nachteile einer Hoch-/Tieflagerung werden vermieden	• Ineffektivere Präoxygenierung (FRC nimmt ab) • Ausbleiben der jeweiligen Vorteile einer Hoch-/Tieflagerung	• Effektivere Präoxygenierung • Reduziertes Risiko einer pulmonalen Aspiration bei passiver Regurgitation, da das Aufsteigen von Mageninhalt bis zur Larynxebene erschwert ist • Bessere Toleranz bei kardial und respiratorisch eingeschränkten und adipösen Patienten	• Technisch schwierigere Intubationsbedingungen • Erhöhtes Aspirationsrisiko bei aktivem Erbrechen, da dann Erbrochenes den Larynx erreicht und der Schwerkraft folgend in die Trachea gelangt

rieren werden. Bei diesen Patienten ist daher eine Narkoseeinleitung in 30°-Oberkörperhochlagerung sinnvoll.
- Bei Traumapatienten mit fraglichen Wirbelsäulenverletzungen kann eine umgekehrte Trendelenburg-Lagerung angewendet werden. Die umgekehrte Trendelenburg-Lagerung (auch: Anti-Trendelenburg-Lagerung) ist eine Rückenlage, bei der durch Schrägstellung des gesamten Tragentischs im RTW (bzw. des OP-Tischs) der Kopf die höchste Position des Körpers einnimmt.
- Bei Patienten im hypovolämischen Schock kann eine Rückenlagerung sinnvoll sein, um einem narkoseinduzierten Kreislaufkollaps entgegenzuwirken.

Fazit für die Praxis: Außerhalb des RTW wird man in vielen Fällen den Patienten so einleiten müssen, wie er vorgefunden wurde. Im RTW ist in den meisten Fällen eine 30°-Oberkörperhochlagerung oder eine umgekehrte Trendelenburg-Lagerung sinnvoll. Je nach Einzelfall können Abweichungen erwogen werden.

> **PRAXISTIPP**
> Auch beim **erkrankten adipösen Patienten** kommt es in Rückenlage zur Abnahme der funktionellen Residualkapazität (FRC). Die FRC nimmt während der Präoxygenierung mehr und mehr ab, es entstehen Atelektasen. Im Vergleich mit normalgewichtigen präoxygenierten Erwachsenen verkürzt sich daher die Zeitspanne von Narkoseeinleitung bis zum Abfall der SpO_2 deutlich. Intubationsschwierigkeiten mit daraus resultierender Hypoxie gehören zu den häufigen Komplikationen bei adipösen Patienten. Empfohlen wird von Experten die sog. Ramped Position (➤ Abb. 22.11). Dabei wird der Kopf mit Tüchern o. Ä. erhöht gelagert und der gesamte Tragentisch (bzw. OP-Tisch) in eine Schräglage gebracht. Die Schräglage soll dabei so gewählt werden, dass eine gedachte Linie zwischen Ohr und Sternum des Patienten horizontal verläuft.

22.5.3 Präoxygenierung

Ein wesentlicher Unterschied zur Standardnarkoseeinleitung besteht darin, dass nach dem Verabreichen der Medikamente **bei Erwachsenen keine Maskenbeatmung** durchgeführt wird. Eventuell

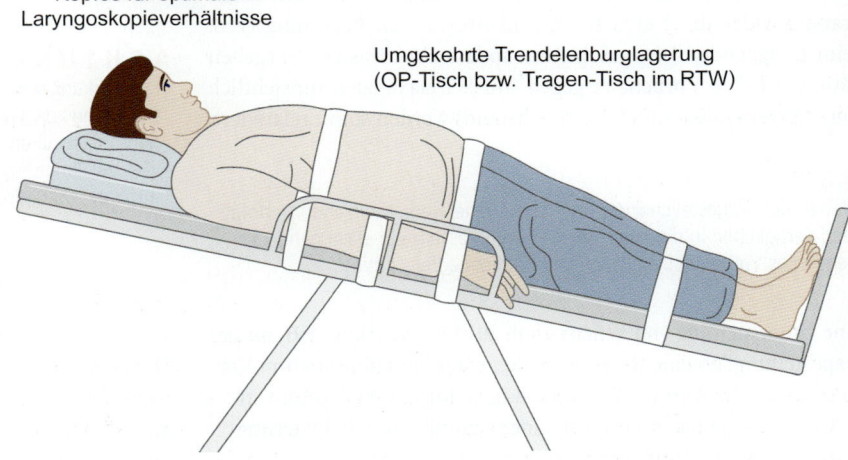

Abb. 22.11 „Ramped Position" zur Narkoseeinleitung bei adipösen Patienten [L231]

auftretende Probleme bei der Intubation sind oft nicht vorhersehbar. Um hier ein „Sicherheitspolster" für den Patienten zu schaffen, ist es wichtig, effektiv zu **präoxygenieren,** wann immer dies möglich ist. Empfohlen wird, den Patienten über eine dicht sitzende Maske **Sauerstoff mit einem Flow von ≥ 10 l/min.** atmen zu lassen. Da hierbei eine Maskenleckage vermieden werden sollte, wird die Maske sanft auf das Gesicht gedrückt. Dadurch wird allerdings ein Helfer gebunden und kann in der Zeit keine anderen Aufgaben mehr übernehmen. Wenn man dem Patienten die Maßnahme zuvor erklärt, wird sie meist gut toleriert. Die Präoxygenierung sollte **für 4 Minuten** erfolgen. Eine längere Präoxygenierung bringt keine weiteren Vorteile. Bei **stark adipösen** Patienten wird für den klinischen Anästhesiebereich empfohlen, die Präoxygenierung mittels **Masken-CPAP** (10 mbar) für mindestens 5 Minuten durchzuführen. Manche Experten raten dazu, CPAP bzw. CPAP/PS für die Präoxygenierung von Notfallpatienten generell großzügig in Betracht zu ziehen.

Die Präoxygenierung bei Kindern stellt einen Sonderfall dar. Bei **Säuglingen und Kleinkindern** ist eine effektive Präoxygenierung meistens nicht möglich, da die Kooperation seitens der kleinen Patienten fehlt. Hinzu kommt, dass die Apnoetoleranz besonders kurz ist, weil die funktionelle Residualkapazität (FRC) niedrig ist und der Sauerstoffverbrauch pro m^2 Körperoberfläche höher ist. Der Arbeitskreis Kinderanästhesie der DGAI empfiehlt daher nach der Narkoseeinleitung eine **sanfte Zwischenbeatmung** (Beatmungsdruck möglichst < 10–12 mbar) durchzuführen.

22.5.4 Einsatz von Muskelrelaxanzien

In der Literatur findet man in Bezug auf die Verwendung von Muskelrelaxanzien bei Notfallnarkosen im Rettungsdienst kontroverse Angaben (> Kap. 20.3.6). Dies betrifft einerseits die Frage, **ob überhaupt** ein Muskelrelaxans eingesetzt werden soll und andererseits, **welches** Muskelrelaxans für die RSI zu bevorzugen ist.

Eine Narkose im Rettungsdienst ist insofern etwas Besonderes, da die Entscheidung zur Narkosedurchführung deshalb getroffen wird, weil **keine Alternative** besteht: In der Regel geht es dem Patienten so schlecht, dass Narkose, Intubation und Beatmung zwingend erforderlich sind, z. B. bei einem schweren Schädel-Hirn-Trauma. Oder der Versuch einer nichtinvasiven Beatmung (z. B. beim Lungenödem) ist gescheitert, sodass ein invasives Vorgehen nötig wird. Die Vorbehalte gegen Muskelrelaxanzien hinsichtlich eines länger andauernden Atemstillstands werden somit relativiert.

> **MERKE**
> Neben der Fragestellung, ob und womit eine Narkoseeinleitung erfolgt, sind Fertigkeiten in der Atemwegssicherung essenziell! Dazu gehört konsequentes Vorgehen bis hin zur Notkoniotomie (falls nötig)!

Eine Untersuchung von Wilcox et al. 2012 beschäftigte sich mit der Fragestellung, ob eine Relaxierung bei einer Notfallintubation Vorteile bringt. Die Autoren kommen u. a. zu folgenden Ergebnissen:
- Muskelrelaxanzien führen zu einer signifikanten Reduzierung der Anzahl der Intubationsversuche.
- In der Gruppe der relaxierten Patienten gibt es deutlich weniger von Hypoxie bedrohte Patienten.
- Komplikationen, die mit der Intubation einhergehen (ösophageale, traumatische oder einseitige Intubation, Aspiration, Zahnschäden) treten seltener auf.

Erfahrene Anwender können auch ohne Einsatz von Muskelrelaxanzien intubieren. Die Ergebnisse der Studie von Wilcox et al. zeigen aber auf, dass die Relaxierung eine Optimierung der Intubationsbedingungen bewirkt, wodurch die Erfolgsquote steigt und unerwünschte Nebenwirkungen reduziert werden. Verschiedene andere Empfehlungen zur RSI unterstreichen dies ebenfalls. **Auf eine ausreichende Narkosetiefe ist dabei zu achten.**

Succinylcholin vs. Rocuronium

Succinylcholin (Suxamethonium) hat eine sehr kurze Anschlagszeit (Intubation nach 40–60 Sekunden möglich) und eine relativ kurze Wirkdauer. Traditionell ist es daher seit über 40 Jahren Relaxans der Wahl bei der RSI gewesen. Jedoch gibt es mehrere Nebenwirkungen, die z. T. lebensbedrohlich sein können, sowie einige Kontraindikationen.

Die Zulassung von **Rocuronium** (Esmeron®) im Jahr 1996 (ab 2000 auch für Schwangere) führte dazu, dass das Alleinstellungsmerkmal von Succinylcholin bei der RSI zunehmend infrage gestellt wurde. Dafür sind zwei Gründe ausschlaggebend:
- Zum einen besitzt Rocuronium – entsprechend hoch dosiert (1,2 mg/kg KG) – als einziges nicht depolarisierendes Muskelrelaxans (NDMR) eine ähnlich schnelle Anschlagszeit wie das Succinylcholin (1–1,5 mg/kg KG).
- Zum anderen existiert seit 2008 ein Medikament, das die Wirkung von Rocuronium rasch und zuverlässig binnen rund 1,5 Minuten (Mittelwert) aufhebt: das **Sugammedex** (Bridion®).

Allerdings ist Sugammadex sehr teuer. Der Arbeitskreis Kinderanästhesie der DGAI favorisiert Rocuronium zur RSI, die Empfehlungen richten sich aber an Kinderanästhesisten. Es existieren aber auch SOPs für die RSI beim Erwachsenen, die zum Einsatz von Rocuronium raten. Die DGAI-Handlungsempfehlung für die prähospitale Notfallnarkose geht detailliert auf das Thema ein.

> **ACHTUNG**
> Die Wirkung von Succinylcholin hält **länger** an als oft gedacht. In einer Dosierung von 1 mg/kg KG dauert es 5–13 Minuten bis zum Einsetzen der neuromuskulären Erholung (= Spontanatmung möglich). Dies ist jedoch viel zu lange, um beim Auftreten einer „Cannot ventilate, cannot intubate"-Situation die Rückkehr der Spontanatmung abzuwarten.

22.5.5 Opioide – ja oder nein?

Die traditionelle Definition einer RSI beinhaltet lediglich die Verwendung eines Hypnotikums und depolarisierenden Muskelrelaxans. Sofern keine Kontraindikationen bestehen, macht der Einsatz eines Opioids aus verschiedenen Gründen jedoch Sinn. Einerseits ist die Narkoseeinleitung dann weniger kreislaufdepressiv, da geringere Dosen der kreislaufdepressiven Hypnotika benötigt werden, um brauchbare Intubationsbedingungen herzustellen (Ausnahme: Esketamin). Andererseits ist die Stimulation des Herz-Kreislauf-Systems (Stress) durch die Laryngoskopie und das Einführen des Endotrachealtubus geringer. **Opioide** sollten daher **im Regelfall zur RSI verwendet** werden.

> **ACHTUNG**
>
> Immer wieder hört man, dass tief bewusstlose Patienten mit schwerem Schädel-Hirn-Trauma (SHT) ohne vorherige Narkose intubiert werden können. Die tiefe Bewusstlosigkeit ist hier jedoch kein Ausdruck einer „ausreichenden Narkosetiefe", sondern der lebensgefährlichen Pathophysiologie. Eine endotracheale Intubation ist so unangenehm, dass sie mit einem chirurgischen Hautschnitt verglichen wird. Erfolgt die Intubation ohne adäquate Narkose, kann es zu Abwehrreaktionen in Form von Husten und Pressen kommen, wodurch der **Hirndruck** stark zunehmen kann. Aus diesem Grund muss für SHT-Patienten eine **adäquate Narkose** durchgeführt werden. Da ein Blutdruckabfall für diese Patienten ebenfalls ein Prädiktor für ein schlechtes Outcome ist, sollte die Narkoseeinleitung diesen Umstand berücksichtigen. Gut geeignet ist Esketamin (keine Kreislaufdepression), bei Verwendung anderer Medikamente sollte das Opioid ausreichend hoch dosiert werden (z. B. 0,3–0,5 mg Fentanyl für einen 80 kg schweren Patienten).

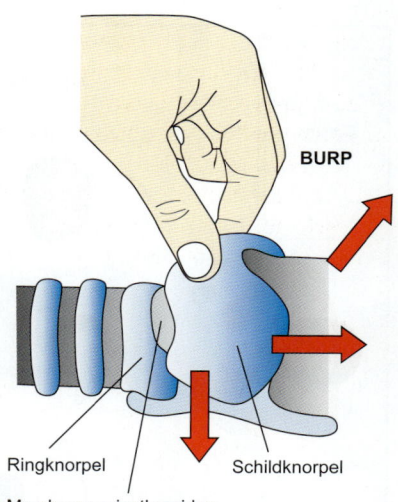

Abb. 22.12 BURP-Manöver [L143]

22.5.6 Krikoiddruck und BURP-Manöver

Krikoiddruck

Lange Zeit war die Durchführung einer RSI automatisch mit einem **Krikoiddruck** verbunden. Brian Arthur Sellick hatte diesen Anfang der 1960er-Jahre vorgestellt, er wird daher auch als **Sellick-Handgriff** bezeichnet. Dabei wird Druck auf den Ringknorpel ausgeübt, der sich ein Stück distal vom Schildknorpel („Adamsapfel") befindet. Die Vorstellung dabei war, Druck auf die zwischen Ringknorpel und Halswirbelsäule gelegene Speiseröhre auszuüben und somit das Risiko für eine Regurgitation von Mageninhalt und eine daraus resultierende pulmonale Aspiration zu verhindern.

Seit einigen Jahren wird der Krikoiddruck aber zunehmend infrage gestellt. Die Kinderanästhesisten waren Vorreiter und haben in einer Handlungsempfehlung vom Einsatz des Krikoiddrucks **abgeraten.** Zwischenzeitlich wird der Krikoiddruck auch bei Erwachsenen nicht mehr angewendet. Gründe sind der fehlende Beweis der Wirksamkeit und Probleme beim Atemwegsmanagement (schlechtere Laryngoskopie- und Intubationsbedingungen). Außerdem kann eine zu frühe Anwendung Würgen und Erbrechen auslösen.

BURP-Manöver

Abzugrenzen vom Krikoiddruck ist das **BURP-Manöver.** Es dient einer verbesserten Sicht auf die Glottis bei schwierigen laryngoskopischen Sichtverhältnissen. Die Abkürzung BURP steht für **B**ackward **U**pward **R**ightward **P**ressure, eine in der Praxis weniger ge-

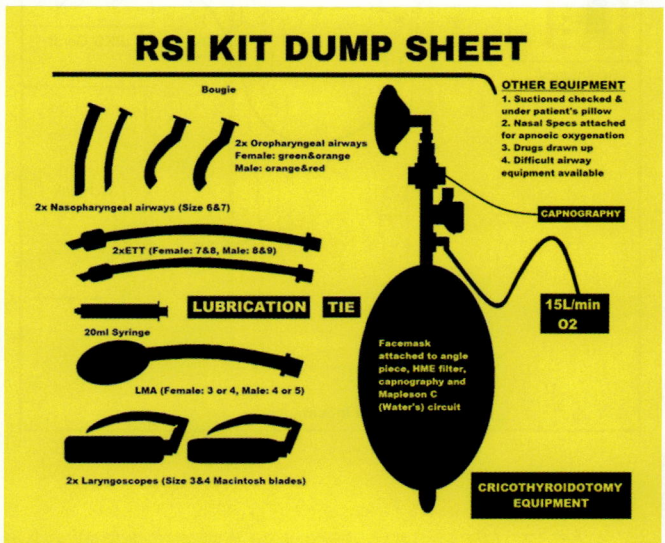

Abb. 22.13 RSI-Dump-Sheet [F873-001]

nutzte deutsche Merkhilfe lautet DROH: **D**rücke nach **r**echts, **o**ben und **h**inten.

Im Gegensatz zum Krikoiddruck wird das BURP-Manöver am **Schildknorpel** angewendet, nicht am Ringknorpel (> Abb. 22.12). Mithilfe dem BURP-Manöver wird die Einstellbarkeit des Larynx deutlich vereinfacht. Im Einzelfall wird der Druck auf den Kehlkopf nach konkreter Ansage des Intubateurs ausgeübt.

Manch hoch professionelle Rettungsdienste verwenden ein spezielles Tuch, auf dem die zur RSI benötigten Gegenstände ausgelegt werden, damit nichts vergessen wird (> Abb. 22.13). Das Tuch fungiert damit als Merkhilfe. Wichtig ist dabei, dass es nicht im Ermessen des Anwenders liegt, ob die Materialien bereitgelegt werden. Standardisiertes Vorgehen heißt, dass immer und ausnahmslos alles so bereitgelegt wird, wie es der SOP entspricht (> Abb. 22.14 und > Tab. 22.3).

22 Anästhesie im Rettungsdienst

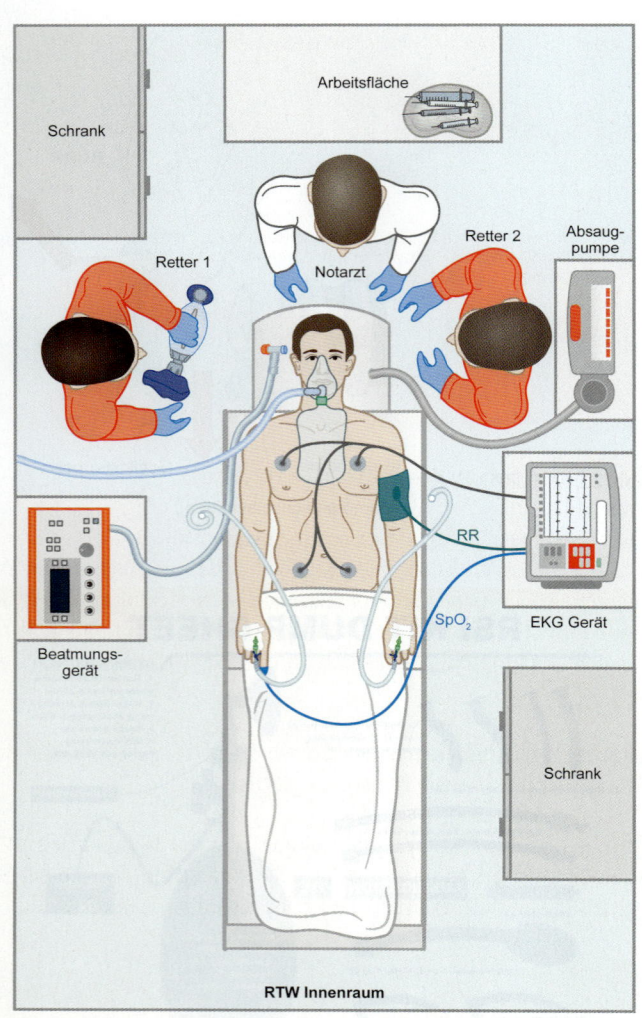

Abb. 22.14 Mögliche Positionierung der Einsatzkräfte bei einer RSI im RTW [M840/L231]

Tab. 22.3 Vorschlag für den Ablauf und die Aufgabenverteilung bei der RSI im RTW*

Position und Maßnahme	RS/RA/NFS 1 (seitlich rechts)	Notarzt (am Kopfende)	RS/RA/NFS 2 (seitlich links)
Indikationsstellung	Bestätigt: „Alles klar, RSI nach SOP. Ich kümmere mich um das Material für den Atemweg und das Beatmungsgerät."	Deutliche Ansage ans Team: „Ich möchte eine Intubationsnarkose durchführen. Material und Ablauf nach SOP, folgende Medikamente möchte ich verwenden: Fentanyl, Midazolam, Propofol, Rocuronium sowie Akrinor und Atropin. Propofol auch als Perfusor."	Bestätigt: „Alles klar. Ich ziehe die Medikamente wie folgt auf: Fentanyl, Midazolam, Propofol, Rocuronium sowie Akrinor und Atropin. Propofol auch als Perfusor. Und ich mache die Absaugpumpe klar."

Tab. 22.3 Vorschlag für den Ablauf und die Aufgabenverteilung bei der RSI im RTW* *(Forts.)*

Position und Maßnahme	RS/RA/NFS 1 (seitlich rechts)	Notarzt (am Kopfende)	RS/RA/NFS 2 (seitlich links)
Vorbereitung	Bereitet die Intubation nach SOP vor. Legt Material für den Fall des Scheiterns der ITN bereit (z. B. LT/LMA, Notkoniotomie-Set). Macht das Beatmungsgerät startklar (Grundeinstellung nach Ansage des NA, Filter und CO_2-Sensor angeschlossen und griffbereit etc.).	Lagert den Oberkörper des Patienten 30° erhöht (wenn noch nicht erfolgt). Präoxygeniert den Patienten über dicht sitzende Maske. Sagt die Einstellung für das Beatmungsgerät an. **Alternativ:** Präoxygenierung mit Masken-CPAP über Beatmungsgerät (in diesem Fall bereitet der NA Beatmungsgerät selbst vor). Behält in der Zeit den Monitor im Auge.	Zieht alle Medikamente nach Ansage auf. Beklebt alle Spritzen mit Aufkleber nach DGAI-Empfehlung. Legt alle Medikamente in eine Nierenschale. Bereitet den Propofol-Perfusor vor.
Abarbeiten Checkliste	Bestätigt laut das komplette Material für Intubation und Intubationsschwierigkeiten. Bestätigt einsatzbereites Beatmungsgerät.	Liest Checkliste Punkt für Punkt laut vor. Fasst zusammen: „Alles nach Checkliste komplett vorbereitet. Wir beginnen mit der Narkose."	Bestätigt laut die Medikamente und die vorbereitete Absaugpumpe.
Start Narkoseeinleitung	Steht jetzt seitlich und hat alles zur Intubation zur Hand. Beatmungsschlauch mit Filter und CO_2-Sensor liegt auf dem Bauch des Patienten. Beatmungsbeutel mit Maske ist griffbereit.	Sagt an: „Gib bitte 0,3 mg Fentanyl und 5 mg Midazolam. Dann warten wir eine Minute." Beobachtet die Maßnahmen und überwacht die Präoxygenierung. Behält in der Zeit den Monitor im Auge.	Steht jetzt seitlich am Patienten, Absaugpumpe angeschaltet, Katheter liegt am Kopfende griffbereit. Bestätigt: „Ich gebe 0,3 mg Fentanyl und 5 mg Midazolam. Dann warten wir eine Minute." Danach: „Fentanyl und Midazolam sind verabreicht."
Eine Minute nach Start der Narkose	Wartet auf seinen Einsatz. Behält in der Zeit den Monitor im Auge.	Ansage an Helfer 2: „Gib jetzt 150 mg Propofol und 100 mg Rocuronium." Behält in der Zeit den Monitor im Auge.	Bestätigt: „Ich gebe 150 mg Propofol und 100 mg Rocuronium."

Tab. 22.3 Vorschlag für den Ablauf und die Aufgabenverteilung bei der RSI im RTW* *(Forts.)*

Position und Maßnahme	RS/RA/NFS 1 (seitlich rechts)	Notarzt (am Kopfende)	RS/RA/NFS 2 (seitlich links)
45–60 Sek. später	Reicht zur Intubation an. Hält eine Hand für BURP bereit. Blockt den Tubus, entfernt den Führungsstab. Schließt den CO_2-Sensor an. Hält den Tubus fest. Sagt laut an: „Tubus ist auf 22 cm obere Zahnreihe."	Ansage: „Ich intubiere jetzt." Intubiert den Patienten. Auskultation, laute Ansage: „Beidseits Atemgeräusch vorhanden. CO_2-Kurve kommt."	Behält den Monitor im Auge. Startet eine Blutdruckmessung. Laute Ansage: „Blutdruck 100/60."
Nach Intubation	Fixiert den Tubus.	Schließt das Beatmungsgerät an. Orale Einlage einer Magensonde. Übernimmt das Festhalten des Tubus.	Startet den Propofol-Perfusor. Erneute Blutdruckmessung. Verabreicht bei Bedarf z. B. Akrinor o. Ä. nach Ansage.

* Diese Variante stellt lediglich eine Anregung dar. Unter Einbeziehung eines vierten Helfers können die Abläufe anders organisiert werden. Entscheidend ist, dass eine **klare Aufgabenzuweisung** erfolgt und jeder weiß, was er zu tun hat. Dafür wird neben einer **strukturierten Kommunikation** empfohlen, **nach SOPs** (Standard Operating Procedures) zu arbeiten. Je mehr von üblichen Vorgehensweisen abgewichen wird, desto eher kommt es zu Unsicherheiten und Problemen im Ablauf.

22.6 Narkoseverfahren bei speziellen Notfallsituationen

Folgend werden einige Beispiele mit einer Narkoseeinleitung beschrieben. Zu dem jeweiligen Beispiel wird vom Notarzt kurz begründet, warum er die Narkose so durchgeführt hat. Die Ausführungen des Notarztes werden hier **wie bei einem Interview** dargestellt, um deutlich zu machen, dass es sich um eine subjektive Einzelfallentscheidung handelt, denn es gibt es mehrere Wege, wie man vorgehen kann. Ein abweichendes Vorgehen ist daher nicht automatisch als falsch zu werten. Weitere Aspekte der Behandlung wie Sauerstoffgabe, Lagerung, Präoxygenierung, Infusionstherapie etc. werden nicht erwähnt, die Beispiele fokussieren auf die medikamentösen Aspekte der Narkose.

Fallbeispiel

Verkehrsunfall

Ein Pkw fährt auf einer Landstraße gegen einen Baum (ein Insasse, der angeschnallt war). Ein 30-jähriger Mann (ca. 80 kg KG) ist eingeklemmt. Verdachtsdiagnosen: Thoraxtrauma, Abdominaltrauma, Oberschenkelfraktur beidseits (geschlossen). Der Kreislauf ist tendenziell instabil mit einer Pulsfrequenz von 100/Min. und einem RR_{sys} von 90 mmHg.

Während der Phase der technischen Rettung erhält der Patient 2 mg Midazolam und 10 mg Esketamin, im Verlauf zweimal weitere 10 mg Esketamin.

Begründung des Notarztes: *„Während der Phase der technischen Rettung sollte die Spontanatmung erhalten bleiben, zugleich aber eine Analgesie erfolgen. Ein Opioid erschien mir in diesem Fall etwas riskanter als Esketamin, da niedrige Esketamin-Dosen (hier: 0,125 mg/kg) die Spontanatmung nicht beeinträchtigen. Zur Abschirmung gegen Albträume habe ich zugleich Midazolam in niedriger Dosierung verabreicht [z. B. 1 mg < 60 kg KG; 2 mg > 60 kg KG]. Da die technische Rettung andauerte, wurde im Verlauf eine Wiederholung der Esketamingaben erforderlich. Da ich initial niedrig dosiert Esketamin gegeben hatte, wurden die Repetitionsgaben in der gleichen Menge appliziert, anderenfalls hätte ich diese halbiert."*

Im RTW erfolgt die Narkoseeinleitung mit 5 mg Midazolam, 125 mg Esketamin und 100 mg Rocuronium.

Begründung des Notarztes: *„Im RTW entschied ich mich bei Kreislaufinstabilität für eine Narkoseeinleitung, die quasi keine Kreislaufdepression hervorruft, nämlich Midazolam + Esketamin + Relaxierung (Letzteres für optimale Intubationsbedingungen). Hätte ein schwerer Schock vorgelegen, hätte ich an eine Reduzierung der einzelnen Anästhetika gedacht, z. B. 2 mg Midazolam, 75 mg Esketamin und 100 mg Rocuronium."*

Fallbeispiel

Isoliertes schweres Schädel-Hirn-Trauma

Ein 40-jähriger Arbeiter (ca. 100 kg KG) wird von einem schweren Ast am Kopf getroffen. Er trägt zu dem Zeitpunkt keinen Helm. Verdachtsdiagnose: isoliertes schweres SHT bei einem GCS von 7 (sonst keine Verletzungen). Die Pulsfrequenz beträgt 100/Min., der RR 150/90 mmHg. Er atmet noch spontan (AF = 14/Min.).

Im RTW verabreicht der Notarzt 0,5 mg Fentanyl, 150 mg Propofol und 150 mg Succinylcholin [oder alternativ 100 mg Rocuronium]. Die Narkose wird dann mit Propofol-Perfusor aufrechterhalten. Für die Narkoseeinleitung lässt der Notarzt eine Ampulle Akrinor® aufziehen.

Begründung des Notarztes: *„Dieser Patient war kreislaufstabil und es gab für mich keinen Anhalt auf einen Volumenmangel. Im Vordergrund stand für mich eine sehr tiefe Narkose mit Relaxierung, um Husten oder Pressen zu vermeiden, da dies den Hirndruck erhöht. Daher entschied ich mich für eine sehr hohe Opioid-Dosierung (5 µg/kg KG) in Verbindung mit einer moderaten Propofol-Dosierung (1,5 mg/kg KG). Falls man Succinylcholin verwendet, sollte man bedenken, dass man bei einem 100-kg-Patienten eine zweite 100-mg-Ampulle benötigt, um auf 1,5 mg/kg KG zu kommen. Gleiches gilt aber auch für Rocuronium. Eine Kreislaufdepression (RR-Abfall) war bei diesem Patienten nicht zu erwarten, wäre aber prognostisch ungünstig. Daher habe ich Akrinor® aufziehen lassen, um einem RR-Abfall sofort gegensteuern zu können. Eine etwas niedrigere Fentanyl-Dosierung wäre auch möglich gewesen, und statt Akrinor® hätte man auch Arterenol 1 : 100 000 bereithalten können. Bei diesem Patienten war zur Aufrechterhaltung der Narkose Propofol gut geeignet. Als Anhalt für die Dosierung über Perfusor® ist 5–8 mg/kg KG/h eine gute Orientierung."*

Fallbeispiel

Kardiales Lungenödem

Ein 70-jähriger Patient (ca. 70 kg KG) alarmiert den Rettungsdienst aufgrund von Atemnot. Der Notarzt stellt die Verdachtsdiagnose kardiales Lungenödem. Trotz Gabe von Furosemid und Nitro sowie einer Masken-CPAP-Therapie mit 5–10 mbar bleibt der Patient tachypnoisch, die SpO$_2$ beträgt 88 %, die Vigilanz nimmt ab, der Patient ist unruhig. Aufgrund der anhaltenden schweren Atemnot soll der Patient invasiv beatmet werden.

In der Wohnung erfolgt die Narkoseeinleitung mit 10 mg Midazolam, 0,4 mg Fentanyl und 80 mg Rocuronium. Akrinor® ist prophylaktisch aufgezogen.

Begründung des Notarztes: *„Dieser Patient hatte aufgrund seiner kardialen Dekompensation eine schwere Atemnot, die sich mit Medikamenten und NIV-Therapie nicht bessern ließ. Daher war mein Ziel eine Narkoseeinleitung, die das Herz-Kreislauf-System möglichst wenig beeinträchtigt. Propofol wäre mir wegen seiner kreislaufdepressiven Effekte zu riskant gewesen. Esketamin wiederum schien mir weniger geeignet, da seine sympathomimetischen Effekte den Sauerstoffverbrauch am Herzen erhöhen, wenngleich die Substanz im kardiogenen Schock zur Narkoseeinleitung verwendet werden kann. Die Kombination aus einer hohen Dosierung Midazolam (0,15 mg/kg KG) und Fentanyl (ca. 6 µg/kg KG) bewirkt eine gute Narkosetiefe bei recht geringer Kreislaufdepression. Etomidat hätte man auch erwägen können, es wurde aber von unserem NEF entfernt. Zur Optimierung der Intubationsbedingungen habe ich Rocuronium verwendet, es wäre aber evtl. auch ohne gegangen. Succinylcholin würde ich bei diesem kardial beeinträchtigten Patienten eher nicht verwenden, weil es verschiedene Nebenwirkungen wie Bradykardie, Tachykardie und Kaliumfreisetzung aufweisen kann, und ich im Rettungsdienst z. B. den Kaliumwert des Patienten nicht kenne. Außerdem habe ich Akrinor® vorbereiten lassen, um auf einen RR-Abfall sofort reagieren zu können."*

Wiederholungsfragen

- Womit befasst sich die Anästhesiologie (➤ Kap. 22.1)?
- Wie unterscheiden sich Narkose und Regionalanästhesie (➤ Kap. 22.1)?
- Welche Medikamente gehören zu den Narkotika (➤ Kap. 22.2)?
- Was ist das Besondere an Esketamin (➤ Kap. 22.2.1)?
- Was bewirken Muskelrelaxanzien (➤ Kap. 22.2.3)?
- Nennen Sie Muskelrelaxanzien (➤ Kap. 22.2.3).
- Welche Vorbereitungen können in der Klinik für die Einleitung einer Narkose getroffen werden (➤ Kap. 22.3.1)?
- Was versteht man unter dem Basismonitoring der Anästhesie (➤ Kap. 22.3.2)?
- Welche Phasen der Narkose lassen sich unterscheiden (➤ Kap. 22.3.3)?
- Welche Indikationen für eine präklinische Narkose kennen Sie (➤ Kap. 22.4.1)?
- Was charakterisiert den traditionellen Ablauf einer RSI beim Erwachsenen (➤ Kap. 22.5)?
- Worin besteht der Unterschied zwischen der RSI bei Erwachsenen und Kindern (➤ Kap. 22.5)?

Auflösung Fallbeispiel

Verdachtsdiagnosen
Polytrauma

Erstmaßnahmen
Der Patient wird vom Rettungsteam als potenziell kritisch eingestuft. Die erste Beurteilung ergibt einen freien Atemweg und eine beschleunigte Atmung. Eine Auskultation der Lunge ist aufgrund der Umgebungsgeräusche nicht möglich. Der Patient erhält sofort hoch dosiert Sauerstoff über eine Sauerstoffmaske mit Reservoirsystem.

Der periphere Puls des Patienten ist schwach tastbar und leicht tachykard. Die Haut fühlt sich nach wie vor kühl und schwitzig an. Die Rekapillarisierungszeit liegt bei ungefähr 3 Sekunden. Bei dem Patienten ist keine äußere Blutung zu erkennen. Der Patient ist orientiert und der Pupillenstatus ist unauffällig. Linker Ober- und Unterschenkel scheinen frakturiert zu sein.

Da der Patient im Fahrzeug eingeklemmt ist, benötigt er während der technischen Rettung aufgrund seiner starken Schmerzen eine Analgesie. Der Notarzt verabreicht über den liegenden i. v. Zugang 2 mg Midazolam und 10 mg Esketamin. Im Verlauf der Rettung erhält der Patient zweimal weitere 10 mg Esketamin. Im RTW hat der Patient trotz Gabe von 15 l/Min. Sauerstoff über Maske mit Nicht-Rückatemventil eine SpO_2 von 90 %. Zudem weist er eine Atemfrequenz von ca. 25/Min. auf.

Aufgrund der Fahrtzeit von 30 Minuten ins nächste Traumazentrum entschließt sich der Notarzt gemeinsam mit seinem Team, eine Intubationsnarkose durchzuführen. Die Abläufe werden besprochen, konkrete Aufgaben zugewiesen, das Equipment anhand einer Checkliste rasch auf Vollständigkeit geprüft und Material für den Fall des Scheiterns der Intubation bereitgelegt.

Nach der Narkoseeinleitung misslingt der erste Intubationsversuch. Daraufhin erfolgt eine vorsichtige Maskenbeatmung mit Guedel-Tubus unter Vermeidung hoher Beatmungsdrücke. Die Narkose wird vertieft und beim zweiten Versuch ein BURP-Manöver durchgeführt, zudem wurde der Tubus anders gebogen und ein langer Spatel verwendet. Die Intubation gelingt nun, die Kapnometrie/-grafie zeigt einen $etCO_2$ von 44 mmHg. Es wird oral eine Magensonde eingeführt und der Tubus sicher fixiert. 20 Minuten nach Beginn des Transports imponieren plötzlich hohe Beatmungsdrücke von etwa 40 mbar, der Patient wird tachykard und hypoton. Nach Kontrolle der Tubuslage (nicht zu tief?) und Auskultation wird bei V. a. einen Spannungspneumothorax links, eine Entlastungspunktion im 2. ICR MCL durchgeführt. Die Situation bessert sich daraufhin deutlich.

Aufgrund der verbleibenden Fahrtzeit von nur etwa 10 Minuten entscheidet der Notarzt, keine Thoraxdrainage vor Ort anzulegen.

Das aufnehmende Krankenhaus wird über die Leitstelle über die neue Situation informiert.

Diagnose
Polytrauma (Thoraxtrauma, Spannungspneumothorax, Fraktur von Ober- und Unterschenkel)

WEITERFÜHRENDE LITERATUR
Dönitz, S.: Narkose im Rettungsdienst. Stumpf & Kossendey, Edewecht, 2. Aufl., 2014

KAPITEL 23

Maximilian Rhiem

Reanimation und Stabilisierung des Kreislaufs

23.1	Einführung in die Reanimation 483	23.5	Therapie lebensbedrohlicher Herzrhythmusstörungen 494
23.2	Basismaßnahmen der Reanimation (BLS) 483	23.5.1	Bradykardien 494
23.2.1	Ursachen des Kreislaufstillstands 483	23.5.2	Tachykardien 496
23.2.2	Erkennen des Herz-Kreislauf-Stillstands 484		
23.2.3	Basismaßnahmen 485	23.6	Reanimation im Kindesalter 498
23.2.4	Beginn und Abbruch der Reanimation 487	23.6.1	Pediatric Basic Life Support (PBLS) 498
23.2.5	Automatisierte externe Defibrillation (AED) 487	23.6.2	Pediatric Advanced Life Support (PALS) 500
23.2.6	Mechanische Geräte zur Thoraxkompression 488	23.6.3	Abbruch von Reanimationsmaßnahmen 502
23.3	Erweiterte Maßnahmen der Reanimation (ALS) 489	23.7	Umgang mit Neugeborenen und New Born Life Support (NLS) 503
23.3.1	EKG-Analyse 489	23.7.1	Erstmaßnahmen bei einem asphyktischen Neugeborenen und NLS 503
23.3.2	Erweitertes Atemwegsmanagement 492		
23.3.3	Medikamentöse Therapie bei der Reanimation 492	23.7.2	Ursachen für eine Reanimation von Neugeborenen 505
23.4	ERC-Algorithmus zur Reanimation im Überblick 494	23.8	Maßnahmen in der Postreanimationsphase . . . 505

23 Reanimation und Stabilisierung des Kreislaufs

Fallbeispiel

Notfallmeldung

Über die Rettungsleitstelle werden RTW und NEF zeitgleich zu einer gerade leblos vorgefundenen Person in einem gut situierten Wohnviertel am Stadtrand alarmiert.

Befund am Notfallort

Die Besatzung des ersteintreffenden RTW findet einen im Flur eines Wohnhauses liegenden ca. 65 Jahre alten Patienten vor. Der leblos am Boden liegende Patient wird von zwei jüngeren Männern wiederbelebt. Die an der Tür wartende Ehefrau berichtet von einem plötzlichen Brustschmerz und einer Luftnotattacke ihres Mannes mit anschließendem Kollaps im Flur, woraufhin sie den Notruf abgesetzt und zwei im angrenzenden Garten arbeitende Nachbarn zu Hilfe gerufen habe. Diese hätten unverzüglich mit der Einleitung der BLS-Maßnahmen begonnen. Bei weiterhin abwesender Atmung und nicht tastbarem Karotispuls übernimmt die Rettungswagenmannschaft die Reanimation.

Leitsymptome

Herz-Kreislauf-Stillstand, Reanimation

Inhaltsübersicht

23.1 Einführung in die Reanimation
- Die Reanimation stellt ein relativ häufiges Notfallbild im präklinischen Alltag dar.
- Gezielte Abläufe und regelmäßiges Training erleichtern das Vorgehen in einer solchen Notfallsituation.
- Es gibt klare Handlungsempfehlungen (Leitlinien) zum Vorgehen bei der Reanimation.
- Die Leitlinien werden alle 5 Jahre überabeitet und in Europa durch das ERC publiziert.

23.2 Basismaßnahmen der Reanimation (BLS)
- BLS (Basic Life Support) wird bei der Diagnose Herz-Kreislauf-Stillstand eingeleitet.
- Verschiedene Ursachen können einen Kreislaufstillstand auslösen.
- Bei der Reanimation geht man nach dem ABC-Schema vor.
- Bei der Ein-Helfer- und Zwei-Helfer-Methode stehen Thoraxkompression und Ventilation im Verhältnis 30:2.
- Die Anwendung von automatisierten externen Defibrillatoren (AED) durch Laien kann die Zeit bis zur ersten Schockabgabe verkürzen.

23.3 Erweiterte Maßnahmen der Reanimation (ALS)
- ALS (Advanced Life Support) wird nach Eintreffen von professionellem notfallmedizinischem Personal durchgeführt.
- Zu den erweiterten Maßnahmen zählen unter anderem die Anlage eines intravenösen oder intraossären Zugangs, die Medikamentengabe, das erweiterte Airwaymanagement und die gezielte Elektrotherapie.
- Die vier bei der Reanimation zu erkennenden EKG-Rhythmen sind: Asystolie, pulslose elektrische Aktivität (PEA), das Kammerflimmern (VF) und die pulslose ventrikuläre Tachykardie (pVT).
- Die elektrische Defibrillation wird bei Kammerflimmern und pulsloser ventrikulärer Tachykardie eingesetzt.

23.4 ERC-Algorithmen zur Reanimation im Überblick
- Standardisierte Behandlungsschemata (Algorithmen) erleichtern die zielgerichtete Therapie.
- Reanimationsmaßnahmen werden international nach ihrer Wirksamkeit klassifiziert.
- Bei Kammerflimmern und pulsloser ventrikulärer Tachykardie steht die Defibrillation im Vordergrund.
- Bei Asystolie und PEA wird neben den Basismaßnahmen eine frühzeitige Medikamentengabe empfohlen.
- Die Suche nach dem Auslöser und dessen Therapie ist für das Outcome des Patienten mitentscheidend.

23.5 Therapie lebensbedrohlicher Herzrhythmusstörungen
- Bradykarde Rhythmusstörungen können den Einsatz eines Herzschrittmachers erforderlich machen.
- Tachykarde Herzrhythmusstörungen werden in ventrikuläre und supraventrikuläre Rhythmen unterteilt.
- Die Therapie der Tachykardien kann elektrisch oder medikamentös erfolgen.

23.6 Reanimation im Kindesalter
- Beim Öffnen der Atemwege dürfen Weichteilpolster am Zungengrund nicht komprimiert werden.
- Das Atemzugvolumen reicht aus, wenn sich der Brustkorb hebt und senkt.
- Die Tubusgröße kann anhand des Nasenlochs oder des Kleinfingergrundglieds des Patienten abgeschätzt werden.
- Bei Kleinkindern wird für die Thoraxkompression mit einer Frequenz 100- bis 120-mal pro Minute auf das untere Sternumdrittel gedrückt.
- Thoraxkompression: Beatmung wird in der Zwei-Helfer-Technik im Verhältnis 15 : 2 durchgeführt.
- Notfallmedikamente sind Sauerstoff und Adrenalin.
- Die Volumengabe wird auf das Körpergewicht abgestimmt: 20 ml/kg KG.

- Wenn für die Defibrillation keine speziellen Defibrillationspads für Kinder vorhanden sind, werden die Elektroden in Anterior-posterior-Position geklebt.

23.7 Umgang mit Neugeborenen und New Born Life Support (NLS)

- Neugeborenen-Basismaßnahmen werden bei einer Herzfrequenz < 100/Min., inadäquater Atmung oder reduziertem Grundtonus eingesetzt: Abnabelung, Abtrocknen, Einstufen nach Apgar-Schema und ggf. Beatmung.
- Bei der Beatmung ist auf ein angepasstes Tidalvolumen (VT) zu achten.
- Die Herzdruckmassage wird beim Neugeborenen bei einer Herzfrequenz < 60/Min. angewendet.
- Die Kompressionsfrequenz beträgt 120-mal pro Minute. Die Tiefe beträgt ⅓ des Thoraxdurchmessers, das Verhältnis Thoraxkompression zu Beatmung beträgt 3:1.
- Ein Intubationsversuch darf beim Neugeborenen höchstens 20 Sekunden dauern.
- Man verwendet gerade Laryngoskopspatel und Tubusgröße 3,0 mm, bei Frühgeborenen 2,5 mm.
- Bei Neugeborenen sind erst Blutzuckerwerte < 40 mg/dl therapiepflichtig.
- Die Naloxongabe bei Neugeborenen drogenabhängiger Mütter kann zu Krampfanfällen führen.

23.8 Maßnahmen in der Postreanimationsphase

- Das Vorgehen erfolgt nach dem ABCDE-Schema.
- Sicherung von Zugängen und Atemwegsequipment.
- Medikamentöse Abschirmung und Kreislaufunterstützung.
- Einleitung der therapeutischen Hypothermie.

23.1 Einführung in die Reanimation

Bei einem Versagen der Herz-Kreislauf-Funktion ist jeder betroffene Patient auf eine schnelle und zielgerichtete Behandlung angewiesen. Um einen größtmöglichen Erfolg zu erzielen, haben verschiedene Organisationen, z. B. die American Heart Association (AHA) und das European Resuscitation Council (ERC), für unterschiedliche Formen lebensbedrohlicher Herzrhythmusstörungen standardisierte **Behandlungsschemata** (Algorithmen) erarbeitet. Diese **Algorithmen** sind das Produkt umfassender Erfahrungen und Studien und sollen als Therapieempfehlung verstanden werden. Entsprechend den aktuellen Erkenntnissen in der Medizin werden diese Abläufe überprüft und ggf. aktualisiert. Doch trotz der Vorteile einer einheitlichen und bewährten Vorgehensweise kann es in besonderen Situationen notwendig werden, dass der Anwender den Pfad dieser Schemata verlässt und eigene Entscheidungen in die Behandlung einfließen lässt

Seit 1992 existiert eine internationale Dachorganisation, die sich um eine Vereinheitlichung der international üblichen Standards der Reanimation kümmert – das International Liason Committee on Resuscitation (ILCOR). Im Jahr 2000 wurden von dieser Organisation, deren Mitglieder die namhaften nationalen notfallmedizinisch tätigen Organisationen sind, erstmals Empfehlungen zur Durchführung einer Reanimation verabschiedet. Diese sog. „Guidelines" (Leitlinien) wurden, sofern notwendig, ebenfalls in die Algorithmen integriert. Im Jahr 2015 wurden die Leitlinien erneut überarbeitet und die neue Version dieser Guidelines wurde durch die nationalen Organisationen übernommen und adaptiert. Sie können unter folgenden Internetadressen nachgelesen werden:

- www.erc.edu
- www.grc-org.de

23.2 Basismaßnahmen der Reanimation (BLS)

23.2.1 Ursachen des Kreislaufstillstands

Basismaßnahmen, die eingeleitet werden, um dem Patienten ein Weiterleben zu ermöglichen, werden als Basic Life Support (BLS, Basismaßnahmen der kardiopulmonalen Reanimation) bezeichnet. Die **Ausgangssituation** für die Reanimation stellt der **klinische Tod** dar, bei dem Bewusstsein, Atmung sowie Kreislauftätigkeit sistieren (➤ Kap. 45.4). Als Wiederbelebungszeit des Gehirns, die Zeit, nach der spätestens eine Reperfusion stattfinden sollte, bevor irreversible Schäden entstehen, werden 3–5 Minuten angegeben. In dieser kurzen Zeit müssen die Diagnosestellung und die Einleitung wesentlicher Basismaßnahmen erfolgen. Verschiedene Ursachen können einen Herz-Kreislauf-Stillstand bewirken und die Einleitung einer Reanimation erforderlich machen.

> **ACHTUNG**
> Pro Minute Herz-Kreislauf-Stillstand sinkt die Chance auf eine erfolgreiche Wiederbelebung um 10 %.

Die Ursachen der Reanimation sind vielfältig, einige Beispiele dazu finden sich in ➤ Tab. 23.1.

Da die Art der Grunderkrankung bzw. die direkte Ursache des Herz-Kreislauf-Stillstands wesentlich für die weitere Diagnostik und Therapie des Patienten sein kann, sollten ursächliche Zusammenhänge und wichtige Daten aus der Vorgeschichte des Patienten geklärt werden. Die Basismaßnahmen der Reanimation haben Priorität, daher erfolgt die Informationssuche parallel zur Therapie bzw. nach Stabilisierung des Patienten.

Tab. 23.1 Ursachen für eine Reanimationssituation (Beispiele)

Respiratorische Ursachen	Kardiozirkulatorische Ursachen	Sonstige Ursachen
• Bewusstlosigkeit mit Atemwegsverlegung • Aspiration/Verlegung der Atemwege durch Fremdkörper • Bolusgeschehen • Schwellung der Atemwege: Anaphylaxie (Angioödem), Inhalationstrauma • Medikamente (z. B. Opiate, Muskelrelaxanzien) • Ausgeprägtes SHT • Hirnstammschäden • Intrazerebrale Blutung (ICB) • Thoraxtrauma	• Akutes Koronarsyndrom (ACS, AKS) • Lungenarterienembolie (LAE) • Verschiedene Schockformen • Ausgedehntes Trauma • Störungen des Herzreizleitungssystems • Herzfehler • Klappenerkrankungen	• Elektrizität • Ertrinkungsunfälle • Erfrierungen • Elektrolytentgleisungen • Störungen im Säure- und Basen-Haushalt • Vergiftungen

Tab. 23.2 Potenziell reversible Ursachen der Reanimation: Hs und HITS

• **H**ypoxie • **H**ypothermie • **H**ypo-/Hyperkaliämie und andere Elektrolytentgleisungen • **H**ypovolämie	• **H**erzbeuteltamponade • **I**ntoxikation • **T**hromboembolisches Geschehen • **S**pannungspneumothorax

Zur zielgerichteten Abfrage und Suche nach **potenziell reversiblen Ursachen** für eine Reanimation verwendet man die Akronyme **4 Hs und HITS** (➤ Tab. 23.2 und ➤ Kap. 17.1.8).

MERKE
Vor Durchführung der Basismaßnahmen immer auch auf Eigenschutz achten (z. B. Stromunfall). Die Basismaßnahmen dürfen nicht durch die erweiterte Diagnostik verzögert werden.

23.2.2 Erkennen des Herz-Kreislauf-Stillstands

Um bei einem Notfallpatienten rasch und gezielt Hilfe leisten zu können, muss die Diagnose Kreislaufstillstand durch Prüfung der Vitalfunktionen unverzüglich gestellt werden. Die Symptome (➤ Tab. 23.3) der akut sistierenden Kreislauftätigkeit treten schon nach kurzer Zeit auf und müssen festgestellt werden. Der Basischeck umfasst:
- Bewusstseinskontrolle
- Atmungskontrolle

International wird das ABCDE-Schema verwendet (➤ Kap. 17.1.4):
- **A**irway: Freimachen des Atemweges, z. B. durch Reklination des Kopfes
- **B**reathing: Achte auf sichtbare Thoraxexkursionen und Atmung
- **C**irculation: Kreislaufkontrolle und/oder Suche nach sonstigen Lebenszeichen

Tab. 23.3 Zeitliches Auftreten der Symptome beim Kreislaufstillstand

Zeitpunkt/Zeitdauer	Symptome
Sofort	Pulslosigkeit
Nach 10–20 Sek.	Eintritt der Bewusstlosigkeit
Nach 15–30 Sek.	Beginn des Atemstillstands bzw. der Schnappatmung
Nach 60–90 Sek.	Weite, reaktionslose Pupillen

Im professionellen Bereich wird die Atmungskontrolle durch eine zentrale Pulskontrolle (A. carotis communis) ergänzt, im BLS reicht eine parallele Suche nach Lebenszeichen (Husten, Bewegung, Atmung) zur Feststellung des Herz-Kreislauf-Stillstands aus.

Da das **Gehirn** die geringste Ischämietoleranz aller Körperorgane besitzt, können im Rahmen schwerwiegender Vitalfunktionsstörungen auftretende Versorgungsmängel zur akuten zerebralen Gefährdung des Patienten führen. Die Prognose und das Ausmaß bleibender Schäden stehen im engen zeitlichen Zusammenhang mit der Wiederherstellung der zerebralen Perfusion. Die Beurteilung der Bewusstseinslage des Patienten stellt somit die Grundlage für die Einschätzung der Gesamtgefährdung und die weitere Therapie dar. Im Rahmen der kardiopulmonalen Reanimation wird durch gezielte Schritte das Vorliegen einer Bewusstseinsstörung geprüft. Reagiert der Patient auf laute Ansprache nicht, so testet man anschließend seine Reaktion auf Berührung und Schütteln an den Schultern. Im Fall des klinischen Todes liegt eine Bewusstlosigkeit vor.

ACHTUNG
Bei erkennbaren Verletzungen im Bereich des Kopfes bzw. der Wirbelsäule sollten unnötige Bewegungen vermieden werden.

Der **Atemstillstand** stellt die schwerste Form der respiratorischen Insuffizienz dar. Der klinische Tod korreliert mit dem Vorliegen eines Atemstillstands. Es muss sofort mit Maßnahmen begonnen werden. Im Rahmen akuter kardialer und pulmonaler Insuffizienz bei drohendem Kreislaufstillstand kann es zu terminalen Atemmustern, z. B. der Schnappatmung, kommen. Dabei handelt es sich um kurze Kontraktionen der Atemmuskulatur, die nur wenig Luftbewegung in den Atemwegen erzeugen und für eine Oxygenierung **nicht** ausreichen.

MERKE
BLS-Maßnahmen stellen die Grundlage und das wichtigste Element einer Reanimation dar und müssen ohne Verzögerung angewendet werden. Ohne effizient durchgeführte Basismaßnahmen ist eine Durchbrechung des Kreislaufstillstands praktisch nicht möglich.

Zur **Feststellung des Atemstillstands** oder einer abnormalen Atmung wird der Kopf des Patienten mit beiden Händen überstreckt. Eine Hand fasst Stirn-/Scheitelbein, die andere Hand zieht das Kinn

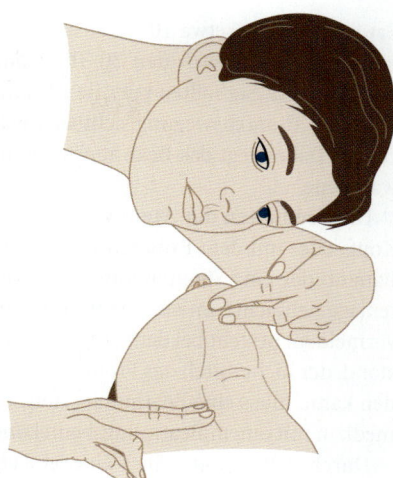

Abb. 23.1 Kopfreklination und Pulstastung [L231]

des Patienten nach oben. Das Ohr des Helfers wird über den Mund des Patienten gehalten, um evtl. Atemzüge zu spüren und zu hören. Gleichzeitig wird nach Atemexkursionen geschaut. Die Feststellung des Atemstillstands darf 10 Sekunden nicht überschreiten. Bei dringendem V. a. eine Aspiration oder ein Bolusgeschehen müssen die Atemwege vor Kopfreklination inspiziert und frei gemacht werden. Durch die Entfernung von Fremdkörpern aus den Luftwegen wird möglicherweise schon die Ursache für den Atemstillstand behoben.

Zur **Diagnose des Kreislaufstillstands** sollte eine zentrale Pulstastung an der A. carotis communis durchgeführt werden. Die A. carotis verläuft als Ast der Aorta jeweils seitlich des Kehlkopfs am Hals. Das Tasten des Pulses geschieht parallel zur Atmungsüberprüfung, einseitig zwischen Kehlkopf (Larynx) und Teilen der Halsmuskulatur (M. sternocleidomastoideus). Hierzu wird die Hand, die bei der Kopfreklination an die Stirn gelegt wurde, verwendet (➤ Abb. 23.1).

Ist der Karotispuls tastbar, so wird keine Thoraxkompression durchgeführt. Allerdings kann bei fehlender Eigenatmung trotzdem eine externe Ventilation notwendig sein. Das Auffinden und Tasten ist in Einzelfällen schwierig. Aus diesem Grund sollte dieses Manöver ebenfalls die 10 Sekunden der Atmungsüberprüfung nicht überschreiten, um die wesentlichen Maßnahmen nicht zu verzögern.

Die überarbeiteten Leitlinien zur Reanimation von 2015 sehen die Palpation des Karotispulses für Laienhelfer als schwierig zu erlernen an. Aus diesem Grund wird sie in der Ausbildung der Ersten Hilfe und vergleichbaren Lehrgängen nicht mehr gelehrt.

ACHTUNG
Bei **gleichzeitiger** Palpation beider Karotispulse besteht die Gefahr der Verminderung eines noch vorhandenen Blutstroms zum Gehirn durch die reflektorische Auslösung von Bradykardie oder Asystolie.

23.2.3 Basismaßnahmen

Wurde bei einem Patienten ein Herz-Kreislauf-Stillstand diagnostiziert, müssen unverzüglich die **Basismaßnahmen** der Reanimation begonnen und muss ein Notarzt nachgefordert werden.

Thoraxkompression

Der sofortige Beginn der **Thoraxkompression** und ihre möglichst unterbrechungsfreie Durchführung sind von entscheidender Bedeutung für das Überleben des Patienten.

Beide Hände des Helfers werden übereinander mittig auf dem unteren Sternumdrittel (das entspricht der Mitte des Brustkorbs) des Patienten platziert. Hierzu ist es notwendig, die Brust des Patienten zu entkleiden. Die Auflagefläche beschränkt sich auf den Handballen der unteren Hand. Es kann nützlich sein die Finger unterzuhaken und mit der oberen Hand Zug auf die Untere auszuüben. Die Drucktiefe beträgt 5–6 cm und muss im Winkel von 90° über und ebenso 90° seitlich neben dem Patienten kniend geschehen. Die Arme sind während der Druckmassage durchgestreckt und befinden sich senkrecht über dem Druckpunkt. Die Frequenz der Thoraxkompression beträgt 100–120 Kompressionen pro Minute. Mitunter kann es hilfreich sein, die Frequenz durch ein Metronom (in manchen modernen EKG-Defibrillationseinheiten verbaut) vorgeben zu lassen. Um den Druck auf den Brustkorb des Patienten ausüben zu können, muss der Patient vor Beginn der Reanimation auf einer **harten Unterlage** in Rückenlage gelagert werden.

Ziel der Wiederbelebungsmaßnahmen ist die Wiederherstellung eines Minimalkreislaufs zur Versorgung der Körperorgane, insbesondere des Gehirns, mit oxygeniertem Blut. Untersuchungen des Wirkmechanismus der **externen Thoraxkompression** (➤ Abb. 23.2) haben ergeben, dass durch die Kompression eine intrathorakale Drucksteigerung gelingt, wenn sich der Helfer in einer optimalen Position befindet. Dadurch wird das Blut aus dem Herzen gedrückt und in den großen Gefäßen weitergeschoben. Dies ist für die Perfusion vitaler Organe kurzfristig ausreichend. Zu bedenken ist dabei jedoch: **Es wird lediglich eine Systole erzeugt, einen diastolischen Blutdruck erzeugt die Thoraxkompression nicht.**

Neben der aktiven Kompression ist auch auf eine komplette Entlastung des Thorax im Verhältnis 1 : 1 zu achten, um eine ausreichende Füllung des Herzens und der Gefäße mit Blut zu gewährleisten. Die Hände sollten den Kontakt zum Brustkorb auch bei der Dekompression nicht verlieren.

Um eine Ermüdung des Helfers und die damit verbundene signifikante Verschlechterung der Thoraxkompression zu vermeiden, wird eine Abwechslung nach 2 Minuten bzw. 5 Zyklen Kompression und Beatmung empfohlen.

Komplikationen bei der Thoraxkompression sind:
- Frakturen von Rippen und Sternum
- Pneumothorax, Hämatothorax
- Ruptur von Leber und Milz
- Lungenkontusion
- Fettembolie

Beatmung

Die Durchführung der Reanimation geschieht im Wechsel Thoraxkompression und **Beatmung.** Der Beatmungsrhythmus liegt beim

23 Reanimation und Stabilisierung des Kreislaufs

Erwachsenen bei etwa 10–12 Insufflationen pro Minute. Die Beatmungen werden nach den 30 Thoraxkompressionen interponiert durchgeführt. Sie sollten kurz (je 1 Sekunde), aber effektiv sein. Sobald eine Thoraxbewegung sichtbar wird, ist die Ventilation ausreichend. Dabei liegt das Beatmungsvolumen bei etwa 500 ml für Erwachsene.

Das **Freihalten der Atemwege** wird durch das Überstrecken des Kopfs oder mit dem Esmarch-Handgriff möglich. Ein bewusstloser Patient, der eine Spontanatmung aufweist, wird in die stabile Seitenlage gebracht, um eine Aspiration bei möglichem Erbrechen zu vermeiden. Besteht bei dem aufgefundenen Patienten ein Atemstillstand, der nicht durch das Freimachen der Atemwege behoben werden kann, muss eine Beatmung erfolgen. Diese wird in der Notfallmedizin mit einem Beatmungsbeutel und Sauerstoff durchgeführt.

Durch den Einsatz eines Guedel-Tubus kann die Maskenbeatmung erleichtert werden. Die Kombination des Beatmungsbeutel-Masken-Systems mit unterschiedlichen Hilfsmitteln und Sauerstoff führt zu verschiedenen Sauerstoffkonzentrationen während der Ventilation. Auf jeden Fall sollte die maximal mögliche Sauerstoffkonzentration angestrebt werden (➤ Tab. 23.4). Zur Erleichterung der Beatmung werden der Kopf überstreckt und das Kinn angehoben.

Nicht festsitzende Prothesenteile sollten entfernt und in jedem Fall asserviert werden. Bei einer durchzuführenden Beatmung können sie sich lockern und dislozieren, dabei kann es zu einer Verlegung der Atemwege kommen.

Entscheidend ist bei einem nicht intubierten Patienten, die Aspiration erfolgreich zu verhindern und die Erfolgsaussichten der Reanimation damit zu steigern. Deshalb sollten frühzeitig, am besten von Beginn an, supraglottische Atemwegshilfsmittel wie der Larynxtubus oder die Larynxmaske zur Beatmung des Patienten verwendet werden (➤ Kap. 18.5).

Das Verhältnis von Kompression zu Ventilation ist für die Ein-Helfer- und Zwei-Helfer-Methode gleich, es beträgt 30 : 2 (Thoraxkompressionen : Ventilationen). Erst nach erfolgter Intubation oder dicht sitzenden supraglottischen Atemwegshilfsmitteln erfolgt die Thoraxkompression kontinuierlich ohne Unterbrechung.

> **MERKE**
> Eine effektive Durchführung der Reanimation zeichnet sich durch geringe Unterbrechungen, keine Komplikationen bzw. Vermeiden von weiteren Schäden aus.

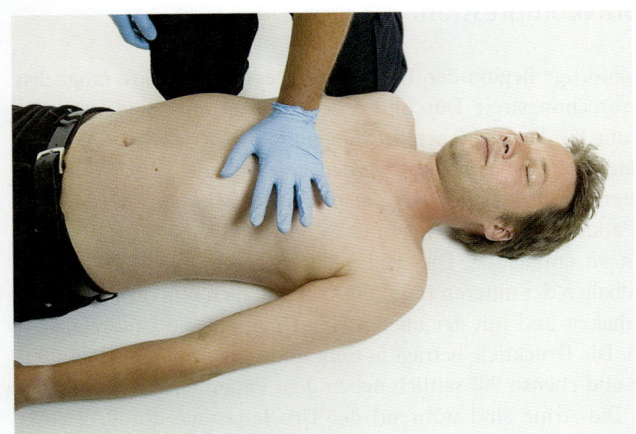
a) Handballen auf die Thoraxmitte legen

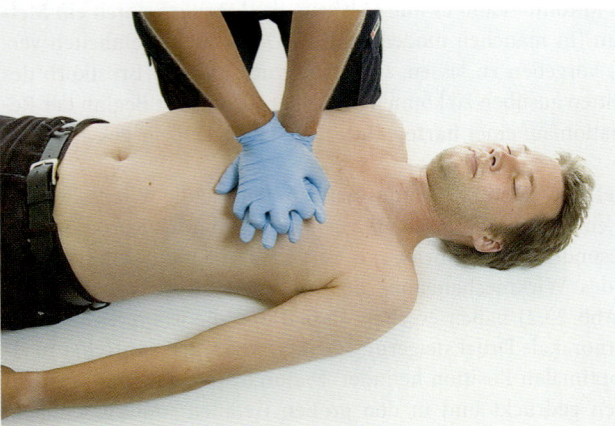
b) Zweite Hand darüber legen

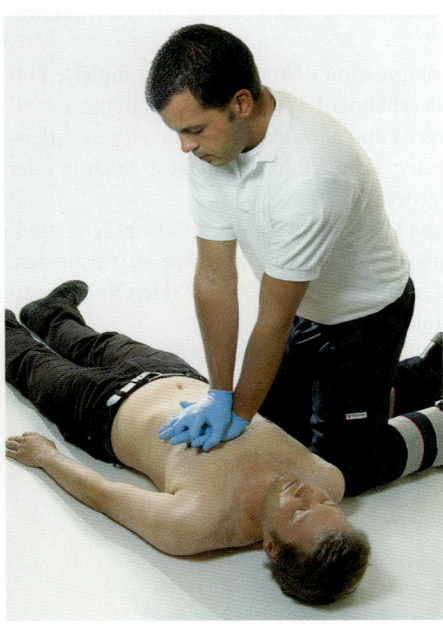
c) Schulter senkrecht Arme durchgedrückt

Abb. 23.2 Thoraxkompression [J747]

Tab. 23.4 Verwendete Beatmungsform und inspiratorische Sauerstoffkonzentration (F_iO_2)

Beatmungsform	F_iO_2 (%)
Atemspende (z. B. Mund-zu-Mund-Beatmung)	16
Beatmungsbeutel ohne Sauerstoffanschluss	21
Beatmungsbeutel mit Reservoir und Sauerstoffanschluss	80–85
Beatmungsbeutel mit Demand-Ventil	95–100

23.2.4 Beginn und Abbruch der Reanimation

Werden beim Auffinden einer leblosen Person durch das Rettungsdienstpersonal Symptome des klinischen Todes festgestellt, so muss mit den Basismaßnahmen der Reanimation begonnen werden, bis ein Arzt an der Einsatzstelle eintrifft (➤ Tab. 23.5). Der Reanimationsversuch darf in einer solchen Situation nur beim Vorliegen **sicherer Todeszeichen** unterlassen werden (➤ Kap. 45.4.1). Diese sind:

- Totenflecken (Livores)
- Totenstarre (Rigor mortis)
- Fäulnis
- Nicht mit dem Leben zu vereinbarende Verletzungen

Da am Einsatzort bei einer Wiederbelebung meist Informationen über Vorerkrankungen des Patienten und die Dauer des Herz-Kreislauf-Stillstands sowie apparative Möglichkeiten zur Beurteilung der Hirnfunktion des Patienten fehlen, können keine festen Zeitangaben über die **Mindestdauer** von Reanimationsversuchen gemacht werden. Aus diesem Grund sollte die Entscheidung zum Abbruch einer Reanimation immer nach Abwägung der Wirksamkeit der Reanimationsmaßnahmen für den Patienten und seiner medizinischen Anamnese getroffen werden. Die Entscheidung zur Beendigung der Reanimationsmaßnahmen sollte im Team besprochen werden und von allen Helfern mitgetragen sein.

23.2.5 Automatisierte externe Defibrillation (AED)

Im Rahmen der Bemühungen um eine Reduzierung der Letalität bei kardialen Ereignissen, insbesondere dem plötzlich auftretenden Kammerflimmern, wird in verschiedenen Projekten die Ausbildung von Laien an automatisierten externen Defibrillatoren (AED) durchgeführt. Dabei sollen die Laien so ausgebildet werden, dass sie

Tab. 23.5 Beispielhafter Ablauf des Basischecks und der Basismaßnahmen beim Auffinden einer leblosen Person durch den Rettungsdienst

Kopfhelfer	Seitenhelfer
Notfallkoffer öffnen	Bewusstseinskontrolle • Patient ansprechen und leicht an den Schultern schütteln • „Patient ist bewusstlos, NA alarmieren!"
Notarzt nachalarmieren • *RTW: „Hier 60-83-1, bitte senden Sie mir den Notarzt an die Einsatzstelle."* oder • *Leitstelle: „Notarzt ist bereits alarmiert."*	
Defibrillator/AED vorbereiten • Defibrillator einschalten • Elektroden aufkleben • Elektroden anschließen	Atem- und Kreislaufkontrolle (max. 10 Sek.) • Atemwege frei machen und Atmung überprüfen • Parallel Puls an Halsseite (A. carotis) prüfen • „Patient atmet nicht!", „Kein Puls tastbar!" Gegebenenfalls Patienten mit dem Rücken auf eine harte Unterlage legen • *Ich beginne mit Thoraxkompressionen."* • 30 Thoraxkompressionen (laut mitzählen) bis Defibrillator bereit
Rhythmusanalyse und ggf. Defibrillation	
Beatmung vorbereiten • Sauerstoffflasche öffnen, Flow max. 15 l/Min. • Beatmungsbeutel mit Reservoirbeutel und passender Maske oder direkt LT/LMA einlegen • Sauerstoff an Reservoir anschließen • „Beatmung ist vorbereitet."	Sofortige Wiederaufnahme von 30 neuen Thoraxkompressionen • Druckfrequenz 100–120/Min. • Drucktiefe 5–6 cm • Druckpunkt Mitte des Brustkorbs
2 effektive Beatmungen (je 1 Sek.) • Falls nötig Guedel-Tubus einlegen • Maske von der Nase zum Kinn hin aufsetzen und im C-Griff halten • Beatmungsdruck niedrig halten, auf ausreichende Thoraxexkursion achten	30 Thoraxkompressionen (wie oben beschrieben)
2 effektive Beatmungen • Falls noch nicht erfolgt Einlage von LT oder LMA • Thoraxhebungen müssen bei Beatmung sichtbar sein	30 Thoraxkompressionen (wie oben beschrieben)
2 effektive Beatmungen • Bei dicht sitzendem supraglottischem Atemwegshilfsmittel erfolgt die Beatmung parallel zur Thoraxkompression mit einer Frequenz von 10 Hub/Min.	30 Thoraxkompressionen (wie oben beschrieben) • Bei dicht sitzendem supraglottischen Atemwegshilfsmittel ist die Thoraxkompression kontinuierlich mit o. g. Frequenz durchzuführen
2 effektive Beatmungen	30 Thoraxkompressionen (wie oben beschrieben)
Nach 2 Minuten bzw. 5 Zyklen CPR erneute Rhythmusdiagnostik durchführen und ggf. erneute Defibrillation	

neben den Grundlagen der Ersten Hilfe und Herz-Lungen-Wiederbelebung auch die Bedienung dieser Defibrillatoren beherrschen. In Kombination mit den Basismaßnahmen wird die Reanimation dadurch um ein wesentliches Element bis zum Eintreffen des Rettungsdienstes erweitert. Dabei darf es nicht zu einer Verzögerung der Alarmierung des Rettungsdienstes kommen. Ziel ist eine Verkürzung der Zeitspanne zwischen dem Auftreten von Kammerflimmern und der adäquaten Therapie durch die Defibrillation. Wesentlichen **Einfluss auf den Reanimationserfolg** haben der Zeitfaktor und die Art der Grunderkrankung des Betroffenen. Bessere Erfolgsaussichten sind bei kälteren Temperaturen und unterkühlten Patienten zu erwarten. Diese Umstände wirken sich möglicherweise günstig auf die Prognose aus.

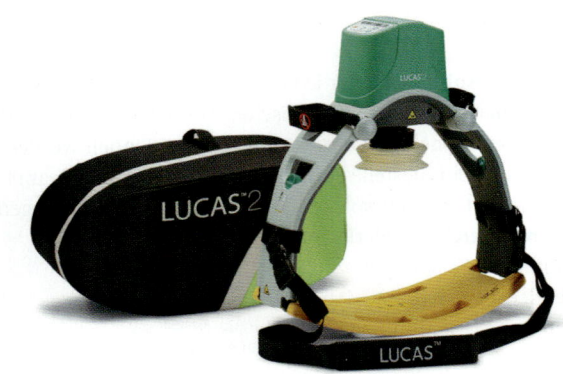

Abb. 23.3 LUCAS 2™ [V673]

> **PRAXISTIPP**
> Je früher die Wiederbelebungsmaßnahmen begonnen werden und je eher der Reanimationserfolg eintritt, desto besser sind die Chancen für den Patienten.

Durch Ersthelfermaßnahmen wie suffiziente Thoraxkompression und frühzeitige Defibrillation steigt der Reanimationserfolg. Eindrucksvolle Ergebnisse nach Herz-Kreislauf-Stillstand wurden bei sofort einsetzender Reanimation und Defibrillation durch Laienhelfer erreicht.

Sollte bei Eintreffen des Rettungsdienstes bereits mit den Basismaßnahmen begonnen worden und ein AED zum Einsatz gekommen sein, sollte dies dokumentiert werden, das Rettungsdienstpersonal sollte sich bei den Helfern für deren Einsatz bedanken und die weitere Therapie, ggf. mit Unterstützung der Ersthelfer, übernehmen.

23.2.6 Mechanische Geräte zur Thoraxkompression

Zurzeit stehen auf dem deutschen Markt mehrere mechanische Kompressionshilfen zur Auswahl, wobei sich im Deutschen Rettungsdienst die Geräte Lucas 2™ (Fa. Jolife, Lund, Schweden; vertrieben durch Fa. Physio-Control Inc.) und AutoPulse® (Fa. Zoll Medical) durchgesetzt haben.

Das Gerät Lucas™ (➤ Abb. 23.3) funktioniert batteriebetrieben und durch Strom. Über die auf der Patientenbrust aufgebrachte Saugglocke (Achtung: Brusthaare entfernen) wird eine konstante Kompression und Dekompression mit einer Frequenz von 100/Min. und einer Tiefe von 5 cm durchgeführt.

Das Gerät AutoPulse® (➤ Abb. 23.4) führt durch ein semizirkumferenzielles Band (Lifeband®), das um den Thorax des Patienten geschnallt wird, eine kontinuierliche Kompression von 20–30 % der Brustkorbhöhe mit einer Frequenz von 80/Min. durch. Durch die Synchronisierung mit speziellen Defibrillationseinheiten (z. B. Zoll-E-Series®) kann eine minimale Unterbrechung der Kompression bis zur Defibrillation gewährleistet werden.

Bei stark adipösen Patienten können beide Geräte nur bedingt bis gar nicht eingesetzt werden.

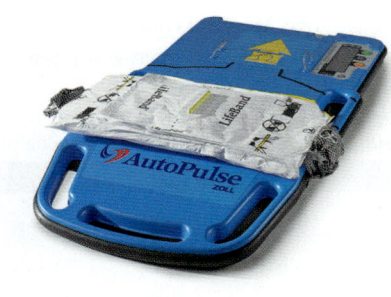
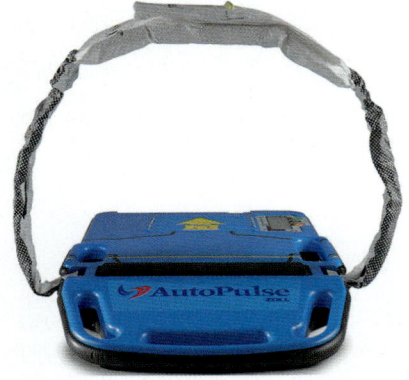

Abb. 23.4 AutoPulse® [V672]

Die Komplikationen sind bei Verwendung der Geräte nicht höher als bei manueller Kompression, vorausgesetzt, sie werden fachgerecht an den Patienten angebracht.

Die Studienlage zu diesen Geräten ist z. T. kontrovers. So konnte bisher bei keiner der Kompressionsmaschinen eine bessere Langzeitüberlebensrate nach Anwendung in der Präklinik gegenüber der manuellen Thoraxkompression nachgewiesen werden. Die wesentlichen Studien zu diesen Geräten (CIRC, Circulation Improving Resucitation Care; LINC, Lucas in Cardiac Arrest) konnten allerdings aufweisen, dass die Überlebensrate nach Anwendung der Geräte auch nicht schlechter ist als bei rein manueller Thoraxkompression.

Ein Nachteil dieser mechanischen Hilfsmittel ist die mitunter lange Anlegezeit und die damit verbundene No-Flow-Zeit (Zeit ohne Kompressionen), in der die Organe nicht perfundiert werden. So muss z. B. bei der Anlage des Lucas-Systems die Thoraxkompression für ca. 32 Sekunden unterbrochen werden.

Dies lässt darauf schließen, dass jede dieser Maschinen in ein regelhaftes Megacode-Training mit eingebunden werden muss, um diese kritische Phase so kurz wie möglich zu halten.

Ganz klare Vorteile bieten die Geräte in zweierlei Hinsicht: Sie steigern in Bereichen, in denen die Thoraxkompression nur schlecht durchgeführt wird, das neurologische Outcome der Patienten und sind bei Transport unter Reanimation im RTW sicherer und genauer als die vom Rettungsfachpersonal durchgeführte Thoraxkompression.

Zusammengefasst stellen mechanische Geräte zur Thoraxkompression in Situationen einer längeren Reanimation (Hypothermie, Lyse bei LAE) oder bei Transport unter Reanimation eine gute Ergänzung der BLS- und ALS-Maßnahmen dar.

23.3 Erweiterte Maßnahmen der Reanimation (ALS)

Im Rahmen der Reanimationsmaßnahmen werden Basismaßnahmen (Beatmung und Thoraxkompression) und **erweiterte Maßnahmen** unterschieden. Entscheidend für den Erfolg ist der jeweils frühzeitige Beginn der Maßnahmen. So zeigen Untersuchungen, dass die Reanimation am erfolgreichsten ist, wenn spätestens nach 4 Minuten mit den Basismaßnahmen begonnen wird und die erweiterten Maßnahmen spätestens nach 8 Minuten durchgeführt werden. Unter dem Begriff **Advanced Life Support** (ALS) werden folgende Maßnahmen des Rettungsteams zusammengefasst:
- Elektrotherapie
- Gefäßzugänge
- Medikation
- Erweiterte Methoden der Beatmung
- Anamnese und Ursachenforschung (➤ Kap. 17.1)

Das ABC-Schema wird erweitert:
- **Airway:** erweitertes Airwaymanagement (➤ Kap. 18.6)
- **Breathing:** Beatmung ggf. über den Endotrachealtubus mit Beatmungsbeutel oder einem Notfallrespirator (➤ Kap. 19), Kapnografie
- **Circulation:** EKG-Anlage und Beurteilung. Defibrillation, wenn indiziert. Schaffung eines venösen/intraossären Zugangs (➤ Kap. 20.1.1), Volumengabe und Medikamentenapplikation. Die endobronchiale Applikation als mögliche Alternative der Medikamentenapplikation wird nicht mehr empfohlen und durchgeführt.

Die **Kommunikation im Notfallteam** spielt eine entscheidende Rolle in Bezug auf die erfolgreiche Durchführung der einzelnen Reanimationsmaßnahmen. **Regelmäßiges Training** der jeweiligen Abläufe ist essenziell. Ebenfalls trägt eine einheitliche Einsatzraumordnung (Platzierung der Geräte und Helfer) zur Optimierung der Reanimationssituation bei, auch wenn dies in der Praxis nicht immer umsetzbar ist.

23.3.1 EKG-Analyse

Sobald am Einsatzort verfügbar wird in der Reanimationssituation eine EKG-Ableitung durchgeführt, um eine frühestmögliche Defibrillation durchführen zu können, wenn indiziert (➤ Abb. 23.5). Diese kann in der Notfallsituation auch auf die Schnellableitung über die aufgeklebten Defibrillationspads geschehen. Die auf dem Monitor angezeigte Ableitung entspricht hierbei Einthoven II. Eine Ableitung über Hard-Paddles sollte nicht mehr erfolgen.

Unterschieden werden bei der Reanimation defibrillierbare und nicht defibrillierbare Rhythmen.

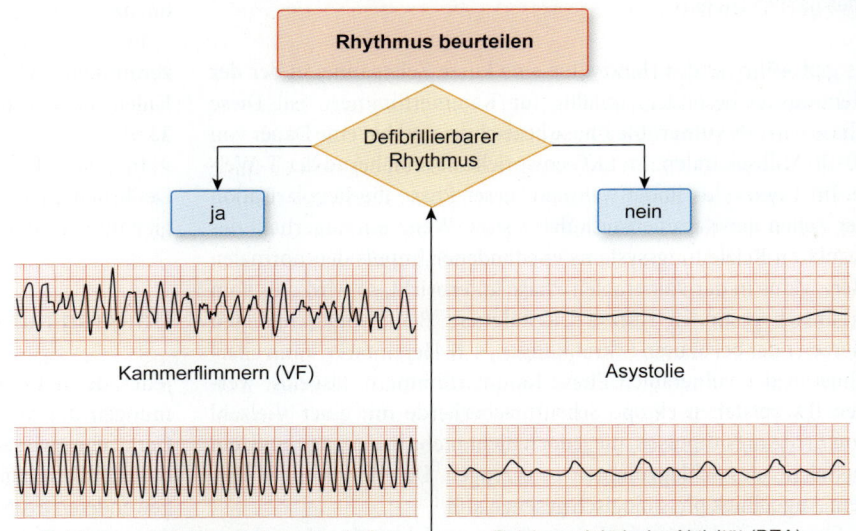

Abb. 23.5 Sobald ein Defibrillator angeschlossen ist, wird eine Rhythmusdiagnose durchgeführt. Es müssen defibrillierbare von nicht defibrillierbaren Rhythmen unterschieden werden. [L143]

ACHTUNG
Herzaktionen im EKG-Bild stellen keinen Beweis für einen suffizienten Kreislauf dar.

Die EKG-Ableitung muss im Bereich der professionellen Notfallmedizin durch Tasten des Karotispulses ergänzt werden. Bei tastbarem Puls liegt keine Reanimationssituation vor. Die vier wichtigen **EKG-Befunde** bei einem Herz-Kreislauf-Stillstand sind:
- Kammerflimmern (VF)
- Pulslose ventrikuläre Tachykardie (pVT)
- Asystolie
- Pulslose elektrische Aktivität (PEA)

Defibrillierbare Rhythmen

Als defibrillierbare Rhythmen gelten das Kammerflimmern (VF) und die pulslose ventrikuläre Tachykardie (pVT).

Kammerflimmern

Kammerflimmern ist die häufigste Diagnose, die beim Herz-Kreislauf-Stillstand in der frühen Phase durch eine EKG-Ableitung gestellt wird; es betrifft ca. 25–30 % der Fälle. Geschieht der Herz-Kreislauf-Stillstand unter EKG-Beobachtung, so lässt sich in ca. 60 % der Fälle ein Kammerflimmern beobachten. Die einzelnen Herzmuskelfasern kontrahieren völlig unkoordiniert und arrhythmisch, sodass eine Auswurfleistung des Herzens nicht mehr erbracht werden kann. Im EKG sind völlig unkoordinierte Zacken und Wellen höherer und geringerer Amplitude zu erkennen. Die Frequenz liegt in der Regel bei > 250 Schlägen pro Minute. Wird **Kammerflimmern** in der EKG-Ableitung diagnostiziert, so ist die **sofortige Defibrillation die Maßnahme der Wahl**.

MERKE
Eine **frühestmögliche Defibrillation** verspricht bei Kammerflimmern den größten Erfolg.

Es gibt während des Herzzyklus eine kurze Zeitspanne, in der der Herzmuskel besonders anfällig für Kammerflimmern ist. Diese Phase wird als **vulnerable Phase** bezeichnet und hat eine Dauer von 20–40 Millisekunden. Im EKG entspricht sie annähernd der T-Welle. Im Herzzyklus findet während dieser Phase die Repolarisation der Zellen der Kammermuskulatur statt. Wenn ein außerhalb des regulären Reizleitungssystems entstandener Impuls den normalen Herzzyklus in der vulnerablen Phase unterbricht, so wird dies vom organisch gesunden Herz i.d.R. toleriert. Beim vorgeschädigten Herzen oder bei akuten Erkrankungen, z. B. Herzinfarkt, kann allerdings in der vulnerablen Phase Kammerflimmern ausgelöst werden. Es entstehen ektope Schrittmacherherde mit einer Vielzahl von Erregungsimpulsen, die jedoch nicht mehr in der Lage sind, ein ausreichendes Schlagvolumen zu erzeugen. Das Herz steht in diesem Augenblick physiologisch gesehen still.

Ebenso wie das Herz auf einen internen elektrischen Impuls reagiert, kann es auch auf einen von außen gegebenen elektrischen Impuls reagieren. Wird ein genügend starker Strom an den Brustkorb weitergegeben, so ist bei Kammerflimmern nicht länger das elektrische Chaos vorherrschend, sondern es kommt zu einer **Depolarisation** der Mehrzahl der Herzmuskelzellen. Die Zellen werden in der Folge des Stromstoßes so lange in diesem Zustand gehalten, bis der angelegte Strom unterbrochen wird. Durch die Defibrillation wird dem natürlichen Schrittmacher des Herzens, dem Sinusknoten, die Möglichkeit gegeben, wieder die Kontrolle über einen geregelten Erregungsablauf am Herzmuskel zu übernehmen. Diese Übernahme der regelrechten Schrittmachertätigkeit gelingt nicht bei jeder Defibrillation. Die akut lebensbedrohliche Arrhythmie, das Kammerflimmern, besteht dann weiter oder es kommt zu einer Asystolie.

In einigen Fällen kann es schwer sein, ein sehr feines Kammerflimmern von einer Asystolie zu unterscheiden. In diesem Fall wird die Thoraxkompression ohne vorherige Defibrillation weiter durchgeführt, da die Aussichten auf eine erfolgreiche Defibrillation minimal sind.

Pulslose ventrikuläre Tachykardie

Ein weiterer defibrillationswürdiger Herzrhythmus ist die **pulslose ventrikuläre Tachykardie** (pVT).

ACHTUNG
Eine ventrikuläre Tachykardie kann auch bei einem Patienten mit tastbarem Puls, d. h. ausreichendem kardialen Auswurf, vorliegen. Ist dies der Fall, so stellen je nach Klinik des Patienten eine Kardioversion (➤ Kap. 23.5.2) oder aber eine medikamentöse Therapie die Maßnahmen der Wahl dar (➤ Kap. 23.3.3). Eine Defibrillation wäre in diesem Fall zu unterlassen, da sie wie oben bereits beschrieben in die vulnerable Phase der Herzreizleitung treffen könnte und so wiederum die Ursache für ein Kammerflimmern sein kann.

Die pulslose ventrikuläre Tachykardie ist gekennzeichnet durch rhythmisch aufeinanderfolgende, breite Kammerkomplexe mit Frequenzen von > 200/Minute.

Eine Sonderform der ventrikulären Tachykardie ist die sog. **Spitzenumkehrtachykardie (Torsade de pointes)**, die in sehr seltenen Fällen ebenfalls bei einer Reanimation sichtbar sein kann (➤ Kap. 23.5).

In beiden Fällen ist analog zum Kammerflimmern die schnelle Defibrillation die Therapie der ersten Wahl. Die Defibrillationsenergien unterscheiden sich hierbei nicht.

Umgang mit dem Defibrillator

Jeder, der mit einem Defibrillator umgeht, muss nach den Bestimmungen des Medizinproduktegesetzes in die Handhabung dieses Gerät eingewiesen sein. Die Abgabe des elektrischen Defibrillationsimpulses erfolgt bei der in der präklinischen Notfallmedizin angewendeten externen Defibrillation über zwei großflächige Elektroden. Diese Elektroden werden **Pads** genannt und sind in unterschiedlichen Größen erhältlich. Es befinden sich heute überwiegend vorgefertigte Klebeelektroden im Einsatz, die auf die Haut aufgeklebt werden und dort für den Einsatz auch verbleiben können. Diese Klebeelektroden sind für den Einmalgebrauch bestimmt (➤ Abb. 23.6). Allerdings finden sich vereinzelt an Defibrillationseinheiten auch noch alte Hard-Paddles, die durch den Anwender nach vorherigem Gelauftragen mit einem Anpressdruck von 8–10 kg auf die Patientenbrust in Apex-Sternum-Position gedrückt werden müssen. Hard-Paddles sollten zukünftig vollständig durch Einmalelektroden abgelöst werden.

Seit einigen Jahren werden zur Defibrillation biphasische Rechteckimpulse eingesetzt. Die gewählte Energie kann bei gleichbleibender Effizienz deutlich geringer gewählt werden als bei monophasischen Geräten. Die Vorteile sind geringere Hautschäden sowie reduzierter Verlust an Myozyten, da auch die Defibrillation zu Schäden am Myokard führt.

Die gewünschte **Defibrillationsenergie** wird am Energiewahlschalter des Geräts eingestellt und entspricht nach aktuellen Empfehlungen beim Erwachsenen initial 360 J beim Einsatz von monophasischen und 150–360 J beim Einsatz von biphasischen Geräten. Bindend ist hierbei die vom Hersteller angegebene Defibrillationsenergie für das jeweilige Gerät. Die eingestellte Energie wird durch Betätigen des Lademechanismus geladen und somit zur Defibrillation bereitgestellt. Sobald die vorgewählte Energiemenge vorhanden ist, wird dies vom Gerät angezeigt.

ACHTUNG
Der Anwender muss sich vergewissern, dass kein Anwesender mehr Kontakt zum Patienten hat. Der Warnhinweis **„Achtung, weg vom Patienten, Defibrillation!"** muss laut wahrnehmbar für alle Anwesenden durch den Anwender erfolgen. Erst nachdem er sich davon überzeugt hat, dass kein Patientenkontakt zu den Anwesenden und zu ihm selbst mehr besteht, erfolgt die Abgabe der elektrischen Energie.

MERKE
Der Anwender des Defibrillators ist für die Sicherheit aller Anwesenden verantwortlich. Klar gesprochene Warnhinweise vor der Defibrillation gehören zu seinen Aufgaben.

Die richtige **Platzierung der Defibrillationselektroden** ist für den Erfolg wichtig. Es stehen zwei Möglichkeiten zur Verfügung:
- Aufgrund der einfacheren Handhabung wird eine Elektrode unterhalb des rechten Schlüsselbeins und rechts des Brustbeins des Patienten aufgesetzt (**Sternumelektrode**), die andere Elektrode wird an der linken Thoraxhälfte im Bereich der Herzspitze (**Apexelektrode**) aufgesetzt. Diese Platzierung der Elektroden wird auch **Anterior-anterior-Position** genannt.
- Eine zweite Möglichkeit, z. B. auch bei der Defibrillation von Säuglingen, ist die Positionierung der Pads in der **Anterior-posterior-Position.** Dabei wird eine Elektrode auf der linken Brustkorbhälfte über dem Herzen platziert, die andere in gleicher Höhe auf der linken Rückenseite.

Bei der Durchführung der Defibrillation ist darauf zu achten, dass sich der Herzmuskel richtig in der Strombahn zwischen beiden Elektroden befindet. Ein Großteil des elektrischen Stroms soll bei der elektrischen Defibrillation durch das Herz fließen. Da Luft ein schlechter elektrischer Leiter ist, empfiehlt sich die Defibrillation in Exspirationsstellung des Brustkorbs. Unmittelbar nach durchgeführter Defibrillation wird die Thoraxkompression wieder aufgenommen und die Maßnahmen der Reanimation für 2 Minuten fortgeführt. Besteht weiterhin eine defibrillationspflichtige Rhythmusstörung, erfolgt dann eine weitere Defibrillation gemäß den Algorithmen der Reanimation. Bei verändertem Rhythmus und Zeichen eines einsetzenden Kreislaufs (ROSC) erfolgt eine zentrale Pulskontrolle. Die weitere Behandlung richtet sich nach den dann am Patienten erhobenen Befunden.

Durchführung der Defibrillation in der Übersicht

- Defibrillator einschalten
- Elektroden aufkleben
- Gewünschte Energiemenge wählen
- Defibrillationswürdigen Rhythmus verifizieren
- Gewählte Energiemenge unter fortlaufender Thoraxkompression laden und laut warnen „Achtung, Defibrillator wird geladen!"
- Kommando „Weg vom Patienten!" sowie Unterbrechung der Thoraxkompression
- Vergewissern, dass niemand Kontakt zum Patienten hat
- Warnruf „Achtung, Defibrillation!" und Entladung auslösen
- Sofortige Fortführung der Reanimation für 2 Minuten

MERKE
Unterbrechungen der Thoraxkompressionen sollten nur kurzzeitig zur Durchführung erweiterter Maßnahmen (z. B. Defibrillation, Intubation, Schrittmachertherapie) erfolgen. Diese sog. No-Flow-Phasen (engl.: keine Perfusion) gilt es zu vermeiden.

ACHTUNG
Anmerkung: Der **präkordiale Faustschlag** ist nur sofort nach Eintreten eines Kreislaufstillstandsstands indiziert, falls der Eintritt eines defibrillationswürdigen Rhythmus am Monitor beobachtet wird und ein Defibrillator nicht sofort verfügbar ist. Diese Situation wird in der präklinischen Notfallrettung nur selten vorkommen.

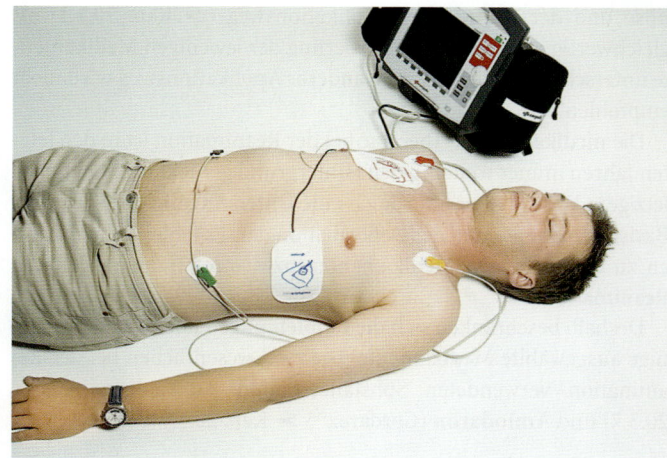

Abb. 23.6 Position der Defibrillationspads [J747]

23 Reanimation und Stabilisierung des Kreislaufs

> **PRAXISTIPP**
>
> Praktisch alle EKG/Defibrillator-Einheiten haben die Möglichkeit, im halbautomatischen Modus betrieben zu werden. Hierbei wird die Analyse des vorliegenden Rhythmus vom Gerät durchgeführt. Dies hat den entscheidenden Nachteil, dass dafür die Thoraxkompressionen unterbrochen werden müssen.
> Im professionellen Einsatz sollte von jedem Notfallsanitäter im manuellen Modus defibrilliert werden, um die No-Flow-Phase so kurz wie möglich zu halten.

Nicht defibrillierbare Rhythmen

Zu den nicht defibrillierbaren Rhythmen gehören die Asystolie und die pulslose elektrische Aktivität (PEA).

Asystolie

Die Asystolie (Nulllinie) entspricht dem völligen Erliegen der Reizbildung und -leitung und ist neben dem initialen Vorliegen der Herzrhythmus, der auch immer beim Endzustand des Herz-Kreislauf-Stillstands sichtbar ist. Im EKG ist die Asystolie als leicht wellenförmige Grundlinie erkennbar. Bei Vorliegen dieses Bildes beschränken sich die Maßnahmen auf guten Basic Life Support (BLS) und medikamentöse Unterstützung mit 1 mg Adrenalin i. v./i. o. alle 3–5 Minuten, sobald ein Zugang geschaffen wurde.

Im Verlauf der Reanimation kann die Bestätigung einer Asystolie durch das Abrufen mehrerer EKG-Ableitungen erfolgen.

Die Aussichten einer erfolgreichen Reanimation sind bei initial vorliegender Asystolie verringert, sodass, früher als bei anderen EKG-Rhythmen, die Einstellung aller Maßnahmen in Erwägung gezogen werden kann. Ausnahmen stellen v. a. Patienten mit einer Hypothermie dar.

> **ACHTUNG**
>
> Bei einer vollkommen geraden Grundlinie sollte an gelöste Elektroden oder einen Kabeldefekt gedacht werden.

Pulslose elektrische Aktivität (PEA)

Die pulslose elektrische Aktivität (PEA) ist gekennzeichnet durch eine elektrische Aktivität des Herzens ohne messbare Auswurfleistung, d. h. ohne tastbaren Puls. Neben den oben genannten möglichen Ursachen kann sie auch die letzte elektrische Aktivität eines sterbenden Herzens darstellen, z. B. nach einem großen Myokardinfarkt.

Das schnelle Ergründen der möglichen Ursache für einen Herz-Kreislauf-Stillstand ist hinsichtlich der schlechten Prognose von großer Bedeutung. Parallel zu den ersten Maßnahmen sollte deshalb eine **Anamneseerhebung** (Vorerkrankungen, Medikamente) durchgeführt werden. Ein Beispiel für die Ursache einer elektrischen Aktivität ohne Auswurf wäre die Perikardtamponade. Hierbei kommt es zu einer Einschränkung des kardialen Auswurfs durch Ansammlung von Blut im Herzbeutel. Die Herzreizleitung ist allerdings primär nicht betroffen. Das EKG-Bild entspricht hier ggf. einer Sinustachykardie. Trotzdem kann der Patient reanimationspflichtig sein.

Bei den verschiedenen EKG-Befunden unterscheidet sich die Prognose des Patienten mit Herz-Kreislauf-Stillstand eindeutig. So ist das Vorliegen eines Kammerflimmerns günstiger zu werten als die Asystolie oder die pulslose elektrische Aktivität (Langzeitüberlebende bei Kammerflimmern bis 25 %, bei Asystolie 2 % und bei PEA 0–10 %).

23.3.2 Erweitertes Atemwegsmanagement

Ergänzend zur Beutel-Masken-Ventilation (BMV, auch: Beutel-Masken-Beatmung, BMB) bzw. der Benutzung von supraglottischen Atemwegshilfsmitteln (➤ Kap. 18.5) kann in verschiedenen Notfallsituationen die Intubation mit einem endotrachealen Tubus erwogen werden (➤ Kap. 18.6). Sie ist weiterhin als „Goldstandard" der Atemwegssicherung anzusehen und bietet als einziges Hilfsmittel kompletten Aspirationsschutz. Ein weiterer Vorteil gegenüber der BMV oder nicht gut abdichtenden LMA oder dem LT ist die kontinuierlich durchführbare Thoraxkompression ohne Unterbrechung zur Beatmung.

Allerdings empfehlen die einschlägigen Fachgesellschaften die Anwendung der endotrachealen Intubation nur für den geübten Anwender. Als Ziel werden jährlich 150 erfolgreiche Intubationen formuliert.

Ein weiteres Werkzeug im Zusammenhang mit dem Airwaymanagement ist die Kapnografie (➤ Kap. 17.4.3). Diese kann durch Anzeigen eines plötzlichen CO_2-Anstiegs Hinweise auf die Wiederherstellung eines Spontankreislaufs (ROSC, Return of Spontaneous Circulation) liefern.

Näheres zum präklinischen Airwaymanagement und der Beatmung findet sich in ➤ Kap. 18 und ➤ Kap. 19.

23.3.3 Medikamentöse Therapie bei der Reanimation

Zur Medikamentengabe werden bei der Reanimation der **intravenöse** und der **intraossäre** Applikationsweg (➤ Kap. 20.1.1) als gleichwertig angegeben. Die Dosierung der jeweiligen Medikamente unterscheidet sich nicht. Ein anderer Applikationsweg wird nicht empfohlen!

Die medikamentöse Therapie bei der Reanimation ist in den letzten Jahren immer weiter in den Hintergrund gerückt und stellt nach jetzigem Wissensstand nur noch eine Unterstützung der wichtigen Basismaßnahmen und der Defibrillation dar. Es fehlen valide Studien zu den einzelnen Medikamenten bzw. ihrer Indikation in der Reanimation.

Deshalb beschränken sich die Empfehlungen noch auf einige wenige ausgewählte Medikamente. Die zwei wesentlichen bei der Reanimation verwendeten Substanzen sind **Adrenalin** (➤ Kap. 20.3.7) und **Amiodaron** (Cordarex®, ➤ Kap. 20.3.7).

Beide Substanzen werden beim Vorliegen von defibrillationswürdigen Rhythmen (VF, pVT) **nach der 3. Schockabgabe** appliziert.

Adrenalin wird hierzu in einer Dosis von 1 mg (= 1 ml einer 1 : 1 000-Lösung) appliziert. Es empfiehlt sich, das Medikament mit 9 ml Trägersubstanz (NaCl oder Aqua dest.) in einer 10 ml Spritze aufzuziehen, da es durch einen größeren Volumenbolus schneller in den Kreislauf des Patienten gespült werden kann.

Die Reanimationsdosis von Amiodaron ist einmalig 300 mg. Sie wird unverdünnt über den gewählten Zugangsweg appliziert. Eine

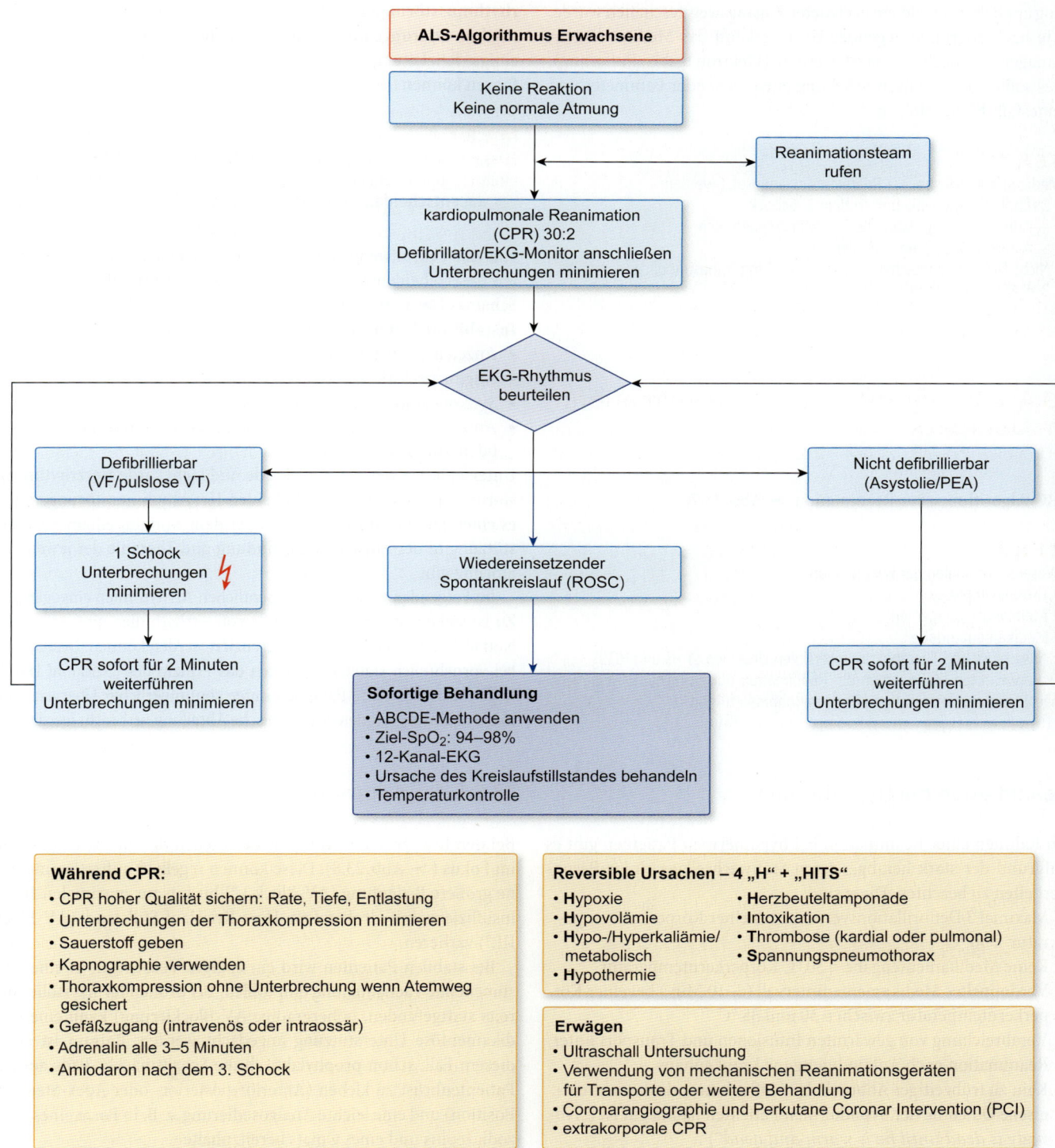

Abb. 23.7 ERC-Algorithmus (Copyright European Resuscitation Council – www.erc.edu – 2015_NGL_007)

weitere Gabe von 150 mg Amiodaron kann im Verlauf erwogen werden und sollte nach der 5. Schockabgabe erfolgen. Ergänzend hierzu kann bei persistierendem VF eine Einmalgabe von 2 g Magnesium angedacht werden.

Bei den nicht defibrillationswürdigen Rhythmen im Herz-Kreislauf-Stillstand (Asystolie und PEA) wird Adrenalin in o. g. Dosierung appliziert, sobald ein geeigneter Zugangsweg geschaffen wurde.

Je nach zugrunde liegender Ursache kann das Medikamentenmanagement noch erweitert werden (Elektrolytgabe, Pufferung). Dies sollte aber nur nach Erhebung entsprechender Parameter und keinesfalls blind erfolgen.

> **MERKE**
> Medikamente, die bei der Reanimation eingesetzt werden:
> - Defibrillationsschenkel: nach dem 3. Schock
>   - Adrenalin 1 mg, dann alle 3–5 Min. wiederholen
>   - Amiodaron 300 mg einmalig
> - Nicht-Defibrillationsschenkel: Adrenalin 1 mg frühestmöglich, dann alle 3–5 Min. wiederholen

23.4 ERC-Algorithmus zur Reanimation im Überblick

ERC-Algorithmus zur Reanimation ➤ Abb. 23.7.

> **MERKE**
> Wesentliche Säulen der Reanimation:
> - Thoraxkompression
> - Atemwegsmanagement
> - Medikamentengabe
> - Ausschluss und Therapie der reversiblen Ursachen (4 Hs und HITS)
> Die erweiterten Maßnahmen der Reanimation dürfen nicht zu einer Vernachlässigung der wichtigen Basismaßnahmen führen.

Reanimation bei Hypothermie

Im Rahmen einer Reanimation bei hypothermen Patienten gibt es aufgrund der stark herabgesetzten Stoffwechsellage einige Besonderheiten zu beachten. Diese sind:
- Maximal 3 Defibrillationsversuche bei einer Körperkerntemperatur < 30 °C
- Keine Medikamentengabe < 30 °C Körperkerntemperatur
- Verdoppeltes Medikamentenintervall (6–10 Min.) bei einer Körperkerntemperatur zwischen 30 und 35 °C
- Verabreichung von gewärmten Infusionen und Transport unter Reanimation nach Ankündigung ins Krankenhaus
- Kein zu frühzeitiger Abbruch der Maßnahmen, da das neurologische Outcome der hypothermen Patienten häufig gut ist („*Nobody is dead until he is warm and dead*")

23.5 Therapie lebensbedrohlicher Herzrhythmusstörungen

Analog zum universellen Algorithmus der Reanimation gibt es Leitlinienempfehlungen zum Umgang mit lebensbedrohlichen **Herzrhythmusstörungen** (HRST). Obwohl ein Großteil dieser Herzrhythmusstörungen nicht unmittelbar lebensbedrohlich ist, gibt es einige Reizleitungsstörungen, die zum Herz-Kreislauf-Stillstand führen können.

> **MERKE**
> Das Erkennen einer bevorstehenden lebensbedrohlichen Situation und die frühzeitige Intervention, bevor es zum Kreislaufzusammenbruch kommt, ist von **entscheidender Bedeutung** für das Überleben des Patienten.

Hierzu ist es notwendig einen stabilen von einem instabilen Patienten unterscheiden zu können. Dies geschieht mithilfe des ABCDE-Schemas (➤ Kap. 17.1.4)

Instabilitätskriterien sind:
- Anzeichen eines Schocks
- Angina pectoris, Infarktsymptomatik
- Synkope und Bewusstseinstrübung
- Anzeichen für eine Herzinsuffizienz, wie z. B. Dyspnoe, Lungenödem und Zyanose

Unterschieden werden bradykarde und tachykarde Herzrhythmusstörungen (➤ Kap. 23.5). Zu beiden Herzrhythmusstörungen gibt es einen jeweiligen Algorithmus, der dem Notfallmediziner Unterstützung in der Entscheidungsfindung und Therapie der jeweiligen Störung gibt.

Im Folgenden wird auf die wesentlichen Arrhythmien eingegangen. Zu bedenken ist, dass es eine Fülle von Arrhythmien gibt, die in der Notfallsituation nicht immer differenziert werden können. Deshalb gilt bei vornehmlich stabilen Patienten das Prinzip des „Minimal Handlings", d. h. dass diese Patienten unter kontinuierlicher Überwachung in die nächste geeignete internistische Abteilung verbracht werden.

23.5.1 Bradykardien

Bei den **bradykarden Arrhythmien** stehen die AV-Blockierungen im Fokus (➤ Abb. 23.8). Diese können regelhaft auftreten und ohne größere Bedeutung (AV-Block I.°) bis hin zur maximalen Herzinsuffizienz mit drohendem Herz-Kreislauf-Stillstand (AV-Block III.°) variieren.

Bei stabilen Patienten wird ein zügiges Verbringen in eine entsprechende Fachabteilung empfohlen. Bei drohender Asystolie (bereits stattgefunden, höhergradige AV-Blockierung) kann eine medikamentöse Unterstützung angedacht werden. Ratsam ist es in diesem Fall, schon prophylaktisch die Schrittmacher-Pads auf die Patientenbrust zu kleben (Anterior-posterior- oder Apex-Sternum Position) und eine leichte Analgosedierung, z. B. in Form eines Benzodiazepins und eines Opiats bereitzuhalten.

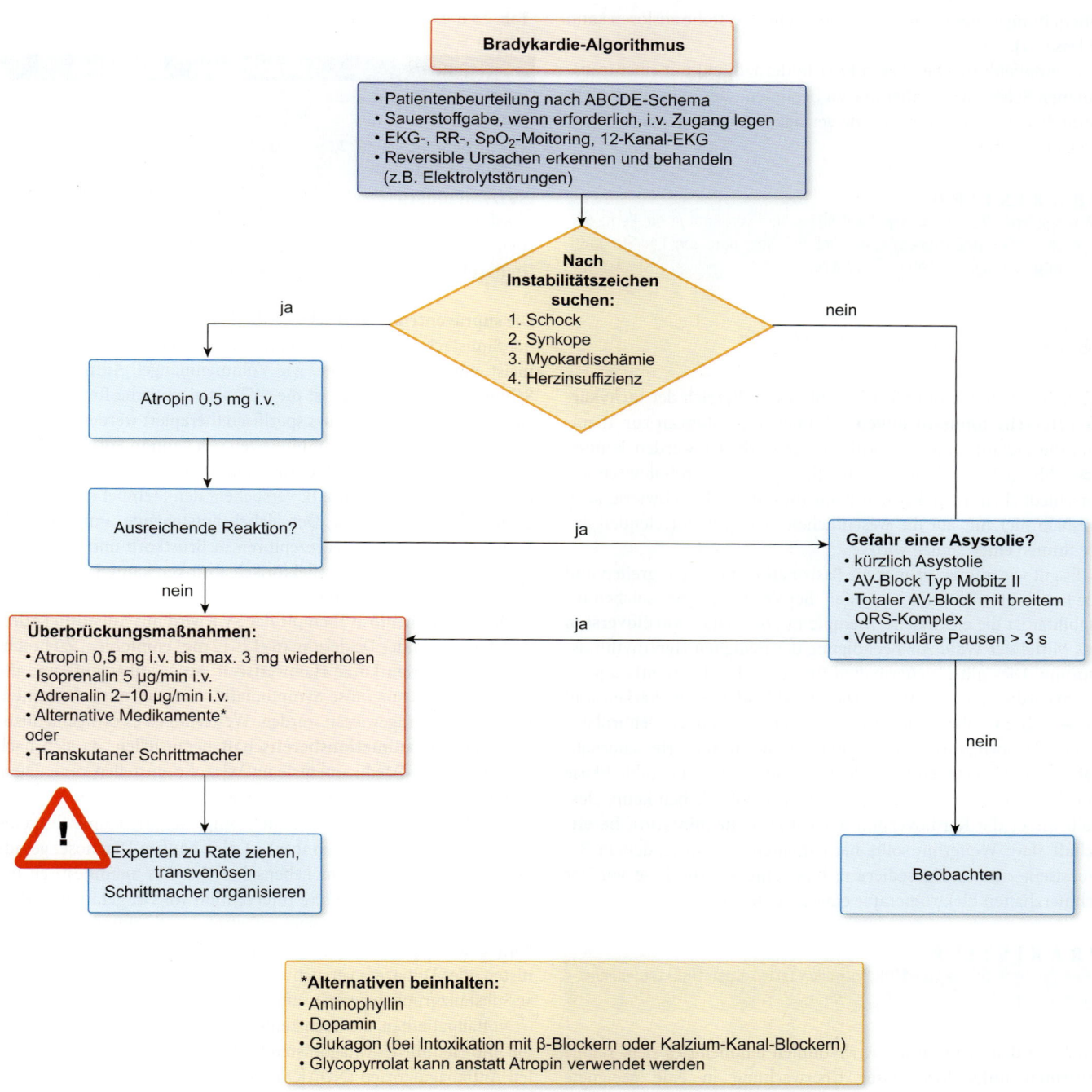

Abb. 23.8 Algorithmus bei Bradykardie (Copyright European Resuscitation Council – www.erc.edu – 2015_NGL_007)

Zeigt der Patient Kriterien einer Instabilität, so muss unverzüglich eine frequenzsteigernde Therapie eingeleitet werden. Bei Patienten mit niedriger Herzfrequenz und geringem Auswurf kann u. U. eine zusätzliche Inotropikagabe notwendig sein. Oftmals reicht jedoch eine primäre Frequenzsteigerung aus, die mit einer Zunahme des Auswurfs korreliert (sog. **Bowditch-Effekt**).

Die Leitlinien aus dem Jahr 2015 bleiben gegenüber den Leitlinien aus 2010 unverändert und empfehlen eine Gabe von Atropin 0,5 mg i. v. evtl. wiederholt bis zu einer Gesamtdosis von 3 mg. Dies entspricht einer kompletten Parasympathikolyse.
Kritisch ist dies in Bezug auf hochgradige AV-Blockierungen (Grad IIb, Grad III) zu sehen, da Atropin hier paradoxerweise die

Überleitung weiter herabsetzen und so eine Asystolie auslösen kann (Klasse III).

Es empfiehlt sich bei diesen EKG-Bildern, direkt mit einer transkutanen Schrittmachertherapie zu beginnen oder, falls diese nicht verfügbar ist, Adrenalin in sehr geringer Dosierung von 2–10 µg/Min. einzusetzen.

> **PRAXISTIPP**
> 6 Ampullen Adrenalin (= 6 mg) auf 50 ml NaCl verdünnt in die Perfusorspritze aufziehen. Entspricht 120 µg/ml. Bei einer Rate von 1 ml/Std. entspricht dies den empfohlenen 2 µg/Min.

23.5.2 Tachykardien

Ebenso wie zu den Bradykardien gibt es im Bereich der **tachykarden Herzrhythmusstörungen** Leitlinienempfehlungen zur Therapie, die anhand eines Algorithmus abgearbeitet werden können (> Abb. 23.9). Die Diagnose und Therapie der morphologisch unterschiedlichen Tachykardien kann mitunter sehr schwierig sein, weshalb hier nur auf die wesentlichen, häufiger auftretenden Arrhythmien eingegangen wird.

Es gilt wie immer, primär die Basismaßnahmen zu ergreifen und die Instabilitätskriterien zu prüfen. Bei Vorliegen einer solchen Instabilität ist die elektrische Therapie in Form einer **Kardioversion** das Mittel der Wahl zur Beendigung der malignen Herzrhythmusstörung. Dies gilt gleichermaßen für Schmal- oder Breitkomplex-Tachykardien (QRS > 20 ms). Die zu wählenden Stromstärken sind in > Tab. 23.6 abgebildet. Zu beachten ist bei einigen Defibrillatoren die Defibrillatorumstellung auf eine synchronisierte Schockabgabe, da eine versehentliche Defibrillation in die vulnerable Phase der Reizleitung ein Kammerflimmern zur Folge haben kann. Deshalb findet die Kardioversion auch **nur in Reanimationsbereitschaft** statt. Weiterhin sollte bei Patienten mit vorhandenem Bewusstsein eine Analgosedierung bzw. eine Kurznarkose vor der schmerzhaften Elektrotherapie eingeleitet werden.

> **PRAXISTIPP**
> Eine Anfangsenergie von **120 J** bei allen tachykarden HRST ist leitliniengerecht.

Auch bei den tachykarden Arrhythmien empfiehlt es sich, stabile Patienten unter lückenloser Überwachung in eine geeignete Fachabteilung zu transportieren.

Sollte dennoch eine Intervention angestrebt werden, so ist sie in diesem Fall medikamentös durchzuführen.

Hilfreich für die Medikamentenwahl ist die Unterteilung in Schmal- und Breitkomplextachykardien sowie die Einordnung in rhythmische oder arrhythmische Störungen. Ausgewählte EKG-Bilder und deren Therapie sind:

- QRS < 120 ms, regelmäßig → SVT; AVNRT
- QRS < 120 ms, unregelmäßig → Vorhofflimmern (VHF)
- QRS > 120 ms, regelmäßig → ventrikuläre Tachykardie (VT)
- QRS > 120 ms, unregelmäßig → Torsade de pointes; Vorhofflimmern + Schenkelblock

Tab. 23.6 Kardioversionsenergien bei tachykarden Herzrhythmusstörungen

	Monophasisch	Biphasisch
Ventrikuläre Tachykardie Kardioversion	1. 200 J 2. Steigern	1. 120–150 J 2. Steigern
Vorhofflimmern (VHF, AF) Kardioversion	1. 200 J 2. 360 J	1. 120–150 J 2. Steigern
SVT/Vorhofflattern Kardioverion	1. 100 J 2. Steigern	1. 70–120 J 2. Steigern
VF/pVT Defibrillation	1. 360 J 2. 360 J	1. > 150 J 2. Steigern

Die **supraventrikuläre Tachykardie** (SVT) gilt es vor allem von einer Sinustachykardie abzugrenzen. Während der Sinustachykardie meist eine andere Ursache, wie Volumenmangel, Aufregung oder Schmerz, zugrunde liegt, ist die SVT als eigentliche Rhythmusstörung das Problem und muss spezifisch therapiert werden.

Ein nichtinvasiver Behandlungsversuch kann in Form eines Valsalva-Manövers (vagale Reizstimulation) versucht werden. Hierzu lässt man den Patienten z. B. versuchen, den Stempel einer 20-ml-Spritze herauszupusten. Der dabei entstehende intrathorakale Druck stimuliert die Barorezeptoren in Brustkorb und Hals, woraufhin die Herzfrequenz reflektorisch absinken kann. Dies funktioniert allerdings nicht immer.

Die medikamentöse Therapie der SVT wird mit Adenosin (Adrekar®) in steigender Dosierung (6–12–12 mg) empfohlen. Zu beachten ist die extrem kurze Halbwertszeit des Medikaments und die auftretende pectanginöse Symptomatik. Hierauf muss der Patient in jedem Fall hingewiesen werden. Weiterhin ist es dringend anzuraten, eine **Reanimationsbereitschaft** herzustellen, da sich nach Applikation des Medikaments eine Asystolie einstellen kann. Diese ist meist selbstlimitierend und nur von kurzer Dauer.

Ein **Vorhofflimmern** (schmale Komplexe, arrhythmisch, keine klare Vorhofaktivität erkennbar) ist eine häufige Diagnose, gerade bei Patienten in höherem Lebensalter. Ist dies anamnestisch bekannt, so muss keine weitere Intervention vor Ort getätigt werden. Handelt es sich um eine neu aufgetretene Rhythmusstörung, so kann eine Frequenzkontrolle mittels Betablocker, Kalzium-Antagonisten oder Diltiazem versucht werden. Auf keinen Fall dürfen diese Substanzgruppen gemeinsam appliziert werden.

Notfallpatienten, die noch keiner gerinnungshemmenden Therapie mit Vitamin-K-Antagonisten (z. B. Cumarin) oder neueren oralen Antikoagulanzien (NOAK) unterliegen, bedürfen einer antikoagulatorischen Behandlung mit 5 000 IE Heparin i. v., da sich bei einem VHF vermehrt Thromben im Bereich des linken Atrium bilden können, welche dann fatalerweise über das Gefäßsystem weitergeleitet werden und einen Apoplex auslösen können.

Regelmäßige Breitkomplextachykardien sind in bis zu 80 % der Fälle ventrikuläre Tachykardien (VT). Die Therapie beim stabilen Patienten ist die Gabe von 300 mg Amiodaron i. v. über einen Zeitraum von 20–60 Minuten mittels Perfusor oder als Kurzinfusion.

Dieses EKG-Bild macht deutlich, wie wichtig es ist, den Zustand des Patienten in die Entscheidungsfindung zur Therapie mit einzubeziehen. Drei unterschiedliche Notfallsituationen erfor-

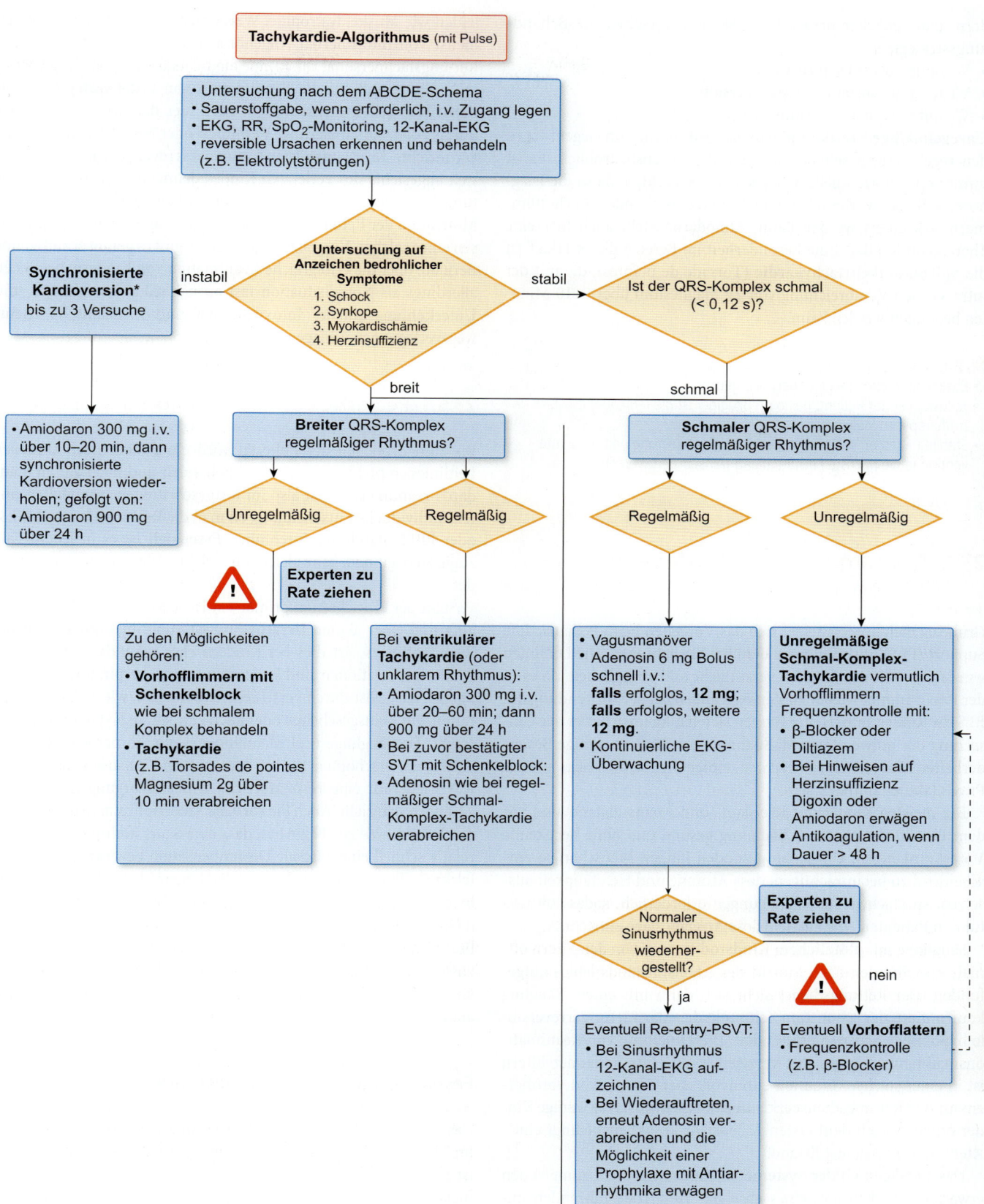

Abb. 23.9 Algorithmus bei Tachykardie (Copyright European Resuscitation Council – www.erc.edu – 2015_NGL_007)

dern, trotz gleicher ursächlicher Störung verschiedene Behandlungsstrategien:
- VT ohne Puls → Defibrillation
- VT mit Puls, instabil → Kardioversion
- VT mit Puls, stabil → Amiodaron

Unregelmäßige Breitkomplextachykardien sind im Gegensatz zu den regelmäßigen seltener, oftmals aber lebensbedrohlich. Es ist immer ratsam eventuelle Vor-EKGs zu betrachten, da so die Diagnose, z.B. bei vorbestehendem Schenkelblock oder Vorhofflimmern, erleichtert werden kann. Amiodaron stellt auch hier eine Therapieoption dar. Eine Besonderheit im Bereich dieser HRST ist die **Spitzenumkehrtachykardie** (Torsade de pointes), die mit der intravenösen Verabreichung von 2 g Magnesium über 5–10 Minuten behandelt werden kann.

> **MERKE**
> - Basismaßnahmen nicht vernachlässigen.
> - Je instabiler der Patient, desto großzügiger ist die Indikation zur Elektrotherapie zu stellen.
> - Stabile Patienten sollten unter strenger Beobachtung und ohne Intervention in die nächste Fachabteilung transportiert werden.

23.6 Reanimation im Kindesalter

Grundsätzlich unterscheidet sich das Vorgehen beim Pediatric Life Support (PLS) nur wenig von dem bei Erwachsenen. Die Leitlinien wurden so weit wie möglich vereinfacht und angeglichen, da es in der Praxis immer wieder zu Verzögerungen bei der Anwendung des BLS für Kinder kam. Helfer fühlten sich häufig unsicher in der Umsetzung der notwendigen Maßnahmen bei Kindern. Einige Besonderheiten sind jedoch zu beachten, einige Tipps und Tricks aus der Praxis können hilfreich sein.

Die meisten Kinder mit Kreislauf- und Atemstillstand sind vor dem Eintritt der akuten Schädigung gesund und ohne belastende Vorerkrankungen. Um einen gesunden jungen Menschen so entscheidend zu beeinträchtigen, dass Atmung und Herztätigkeit aussetzen, sind schwerste Schädigungen erforderlich, sodass oftmals für den Patienten eine aussichtslose Ausgangslage entsteht.

Säuglinge mit **plötzlichem Kindstod** werden von den Eltern oftmals erst Stunden nach Eintritt des Atemstillstands leblos aufgefunden. Der Rettungsdienst sieht sich dann mit einem Säugling konfrontiert, der schon zum Zeitpunkt der Alarmierung irreversible hypoxische Schäden erlitten hat. Die Einleitung von Reanimationsmaßnahmen angesichts verzweifelt auf Hilfe hoffender Eltern ist in einer solchen Situation ehrenvoll, aber oftmals von vornherein für den Rettungsdienst erkennbar aussichtslos. Nur wenige Kinder erleiden nach dem ersten Lebensjahr krankheitsbedingt einen Atem- und Kreislaufstillstand.

Das **Versagen vitaler Systeme** im Kindesalter stellt zumeist den erwarteten Endzustand eines absehbar zum Tode führenden unheilbaren Leidens dar, sei es eine Tumorkrankheit oder die finale respiratorische Insuffizienz eines jungen Patienten mit einem Erbleiden wie Muskeldystrophie. Wenn hier überhaupt der Rettungsdienst von informierten Angehörigen alarmiert wird, findet das Rettungsfachpersonal i. d. R. eine aussichtslose Ausgangslage vor.

Ähnliches gilt für die Reanimation von **unfallverletzten Kindern.** Wie bei Erwachsenen gilt auch hier der Lehrsatz, dass der durch Polytraumatisierung, Verbluten oder Schädel-Hirn-Trauma verursachte Kreislaufstillstand zumeist irreversibel ist. Man wird sich angesichts des verletzten Kindes dennoch oftmals zur Einleitung von Wiederbelebungsmaßnahmen bewegen lassen. Die hohe Motivation der Retter ändert jedoch nichts an den tristen Ergebnissen eines solchen Vorgehens. Zum Glück gibt es genug ermutigende Berichte über die erfolgreiche Reanimation von Kindern, bei denen allerdings als Notfallsituation fast ausnahmslos Ertrinkungs- und Unterkühlungsunfälle, Intoxikationen und mechanische Atemwegsverlegungen vorlagen.

23.6.1 Pediatric Basic Life Support (PBLS)

Bis zum Erreichen der Pubertät wird ein Patient nach aktuellen Leitlinienempfehlungen als Kind behandelt und nach diesen Standards reanimiert. Es ist also im fortgeschrittenen Jugendalter eine teils individuelle Entscheidung, ob man die Reanimation nach BLS- oder PBLS-Standards durchführt. **Essenziell** ist es in jedem Fall, zügig zu beginnen, ganz gleich, für welchen Weg man sich entscheidet.

Steht bei Erwachsenen primär ein Herz-Kreislauf-Versagen, z.B. aufgrund einer akuten Herzrhythmusstörung im Vordergrund der Reanimation, so ist dies bei Kindern eher sekundär. Die meisten Kinderreanimationen sind Endzustände eines respiratorischen Versagens, ausgelöst durch verschiedene Ursachen, wie z.B. eine Aspiration, ein Bolusgeschehen oder auch eine starke Hypoxie bei einem Infekt. Da Säuglinge und Kleinkinder wenig körperliche Reserven aufweisen, erschöpfen sie bei Atemnot und Anstrengung schnell, was wiederum eine respiratorische Unterversorgung in kürzester Zeit nach sich zieht. Auch die kardiale Sauerstoffreserve ist stark eingeschränkt, was zur Folge hat, dass eine Sauerstoffunterversorgung relativ schnell eine kardiale Dekompensation bewirkt. Diesen Teufelskreis gilt es frühzeitig durch zielgerichtete Maßnahmen zu unterbrechen. Dies spiegelt sich im Bereich der Basismaßnahmen wider, da im Kindesalter vor Beginn der Thoraxkompressionen fünf Initialbeatmungen mit dem Ziel, eine ausreichende Oxygenierung sicherzustellen, durchgeführt werden. Auch das Verhältnis von Thoraxkompression zu Ventilation ist mit 15 : 2 zugunsten der Beatmung anders als bei der Erwachsenenreanimation.

Feststellen des Kreislaufstillstands

Das Fehlen von Pulsen als Indikation zur Thoraxkompression kann im Kindesalter mitunter schwierig feststellbar sein. Der Karotispuls ist auch beim gesunden Baby mit kurzem Hals und Speckfalten oftmals nicht sicher zu tasten und erst ab dem 2. oder 3. Lebensjahr geeignet. Bei jüngeren Kindern ist die A. brachialis an der Oberarminnenseite oder die A. femoralis in der Leistenbeuge zu palpieren.

Viel wichtiger ist in diesem Fall die Suche nach normaler Atmung und sonstigen Lebenszeichen. Während der lauten Ansprache sollte gleichzeitig eine taktile Stimulation, etwa durch Entlangstreichen an der Fußsohle oder des Kopfes des Säuglings/Kindes erfolgen.

Durch den oben beschriebenen Teufelskreis aus Hypoxie und Bradykardie/kardialer Dekompensation ist es bei der Kinderreanimation nötig, schon ab einer Pulsfrequenz von < 60/Min. mit der mechanischen Reanimation (Herzdruckmassage) zu beginnen.

Atemwege und Beatmung

Grundsätzlich gibt es einige anatomische Besonderheiten im Säuglings- und Kleinkindalter, die dem Rettungsfachpersonal zwingend bekannt sein müssen, da einige Maßnahmen anders als beim Erwachsenen durchgeführt werden müssen. Hierzu zählt insbesondere die Kenntnis über die Anatomie des kindlichen Respirationstrakts.

- Die Zunge ist im Verhältnis zum Mund-Rachen-Raum relativ groß, sodass bei einer Beutel-Masken-Beatmung beachtet werden muss, dass die Finger des Helfers nur an den harten Unterkiefer gelegt werden und niemals die Weichteile unterhalb des Kinns komprimieren dürfen, da es hierdurch zu einer Verlegung der Atemwege kommen kann.
- Der kindliche Kehlkopf liegt etwas höher als der des Erwachsenen (ca. 2–3 cm) und ist leicht nach vorn gekippt, weshalb der Kopf beim Freimachen der Atemwege nicht zu stark rekliniert werden darf. Er sollte in einer Neutralstellung gehalten werden, da es sonst wiederum zu einem Verschluss des Atemwegs kommen kann. Orientierend sollte die Nase des Kindes den höchsten Punkt bilden (sog. Schnüffelstellung).
- Bei unfallbedingtem Atemstillstand ist an die Möglichkeit einer Halswirbelsäulenverletzung zu denken.
- Der beim Kind im Verhältnis zum Körper relativ große Kopf führt beim Dezelerationstrauma nicht selten zu schweren HWS-Traumata mit folgendem Atemstillstand.
- Das Tidalvolumen des Atemzugs beim Kind entspricht rein rechnerisch mit 6 ml/kg KG dem eines Erwachsenen, in der Gesamtmenge ist dies bei geringerem Körpergewicht natürlich viel weniger. Eine sichtbare Thoraxexkursion reicht auch hier aus, um ein adäquates Atemhubvolumen zu gewährleisten, jedoch beträgt die Atemfrequenz ein Vielfaches der eines Erwachsenen (Säuglinge: ca. 30–40/Min.).

Auch bei der Kinderreanimation wird eine möglichst hoch dosierte Sauerstoffapplikation angestrebt, sodass schon bei den oben genannten fünf Initialbeatmungen mit 100 % Sauerstoff beatmet werden muss.

Thoraxkompression

Mit einer Thoraxkompression wird im Kindesalter (> Abb. 23.11) schon ab einer Pulsfrequenz von < 60/Min. begonnen, da der kindliche Kreislauf als einzige Stellgröße die Herzfrequenz aufweist. Erst nach einigen Jahren bildet sich der Reflex einer Gefäßengstellung

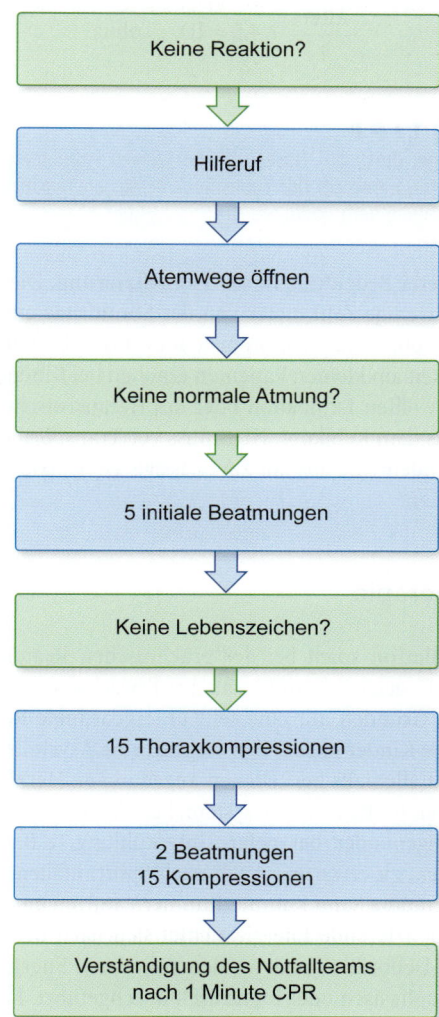

Abb. 23.10 PBLS-Algorithmus Kinder [F781-005]

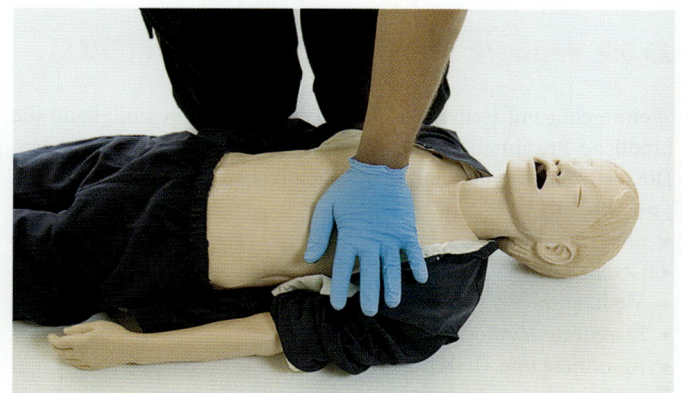

Abb. 23.11 Thoraxkompression beim Schulkind [J747]

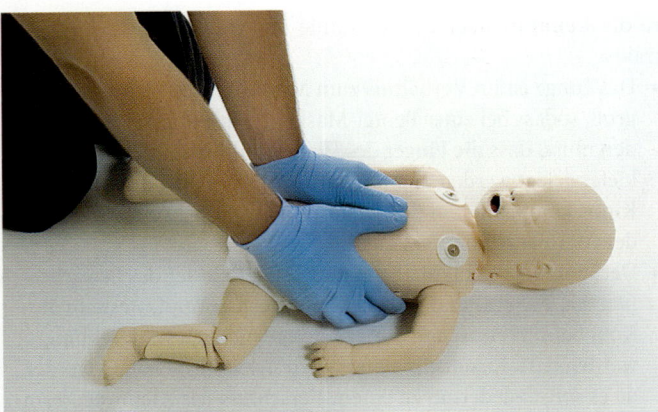

Abb. 23.12 Zangengriff zur Thoraxkompression bei Säuglingen [J747]

Tab. 23.7 Vergleich der CPR-Formen im Kindesalter

	Herzdruckmassage	Thoraxkompression: Beatmung
Neugeborenes	120/Min.	3 : 1
Kleinkind	100/Min.	15 : 2

aus, die beim Erwachsenen dann ein zumindest ausreichendes Herzminutenvolumen (HZV, HMV) gewährleisten kann.

Der **Druckpunkt** liegt bei Kleinkindern ebenfalls auf dem unteren Sternumdrittel. Kinder haben einen höheren relativen Sauerstoffbedarf als Erwachsene. Bei der Reanimation wird nach jeweils 15 Kompressionen zweimal beatmet. Die Druckfrequenz entspricht mit 100–120/Min. der bei der Erwachsenenreanimation (> Tab. 23.7). Als ausreichende Drucktiefe werden ca. ⅓ der Brustkorbhöhe angegeben. Zwei Methoden kommen zur Anwendung: Erstens der **Zangengriff** (> Abb. 23.12), bei dem der Helfer den Brustkorb des Säuglings umfasst und beide Daumen nebeneinander auf dem Druckpunkt platziert. Zweitens kann eine **Zwei-Finger-Methode** verwendet werden, wobei hier die Spitzen von Zeige-und Mittel- bzw. Mittel- und Ringfinger nebeneinander auf den Druckpunkt aufgesetzt werden. Je älter das Kind, desto eher wird es nötig, auch mit dem kompletten Handballen einer Hand zu komprimieren.

23.6.2 Pediatric Advanced Life Support (PALS)

Wenn genügend Helfer am Einsatzort eingetroffen sind, kann die kindliche Reanimation um weitere Maßnahmen ergänzt werden. Die einzelnen Maßnahmen entsprechen denen des ALS (> Abb. 23.13):
- Elektrotherapie
- Gefäßzugänge
- Medikation
- Erweiterte Methoden der Beatmung
- Anamnese und Ursachenforschung

Das ABC-Schema wird erweitert:
- **Airway:** erweitertes Airwaymanagement (> Kap. 18.6)
- **Breathing:** Beatmung ggf. über den Endotrachealtubus mit Beatmungsbeutel oder einem Notfallrespirator (> Kap. 35.8), Kapnografie (> Kap. 35.7)
- **Circulation:** EKG-Anlage und Beurteilung. Defibrillation wenn indiziert. Schaffung eines venösen/intraossären Zugangs (> Kap. 35.8.3), Volumengabe und Medikamentenapplikation

Erweitertes Atemwegsmanagement

Wer selten oder nie kleine Kinder intubiert hat, sollte bis zum Eintreffen des erfahrenen Notarztes mit Maske, Beutel und angeschlossenem Sauerstoffreservoir oxygenieren.

Ein fehlerhafter Intubationsversuch kann durch fortgesetzte Manipulation an den Weichteilen des Atemwegs zur weiteren Schwellung führen und damit dramatische Folgen für das Überleben des Kindes haben.

Grundsätzlich gilt für die Wahl der richtigen **Tubusgröße** im Kindesalter:

$$\frac{Alter}{4} + 4{,}5 = ID - Tubus$$

> **PRAXISTIPP**
> Ein **Tubus**, der durch das Nasenloch des kleinen Patienten passt, passt auch durch den Kehlkopf. Der Tubusdurchmesser entspricht dem Durchmesser des Kleinfingergrundglieds.

Von besonderer Bedeutung ist die **Tubusfixierung.** Die Tubusspitze liegt nur wenige Zentimeter von der Stimmritze entfernt. Thoraxkompression, Umlagern, Bremsmanöver des RTW und schlicht Unachtsamkeit am kleinen Patienten erhöhen bei Kindern das Risiko der ungewollten Extubation oder des Herausrutschens des Tubusendes aus dem Kehlkopf. Hier muss vor Transportbeginn unter allen Umständen eine absolut zuverlässige Tubusfixierung herbeigeführt werden.

Elektrotherapie

Die **Defibrillation** spielt bei der präklinischen Reanimation von Kindern im Gegensatz zum Einsatz bei Erwachsenen aus oben beschriebenen Gründen nur eine sehr untergeordnete Rolle. Pulslos aufgefundene Kinder haben überwiegend eine Asystolie. **Kammerflimmern** ist allenfalls bei seltenen angeborenen Herzfehlern oder Fehlbildungen im Reizleitungssystem, bei Elektrounfällen, Elektrolytentgleisungen oder bei tiefer Unterkühlung, z. B. bei Ertrinkungsunfällen, zu erwarten. Auch nach Sportunfällen mit stumpfem Thoraxtrauma kann Kammerflimmern auftreten.

Die zu applizierende Energie richtet sich nach dem Körpergewicht. Alle Defibrillationen werden mit einer Energie von 4 J/kg KG monophasisch oder biphasisch durchgeführt. Für ein 10 kg schweres Kleinkind beträgt also die Maximalenergie 40 Joule. Es sollten spezielle Defibrillationselektroden für Kinder zur Anwen-

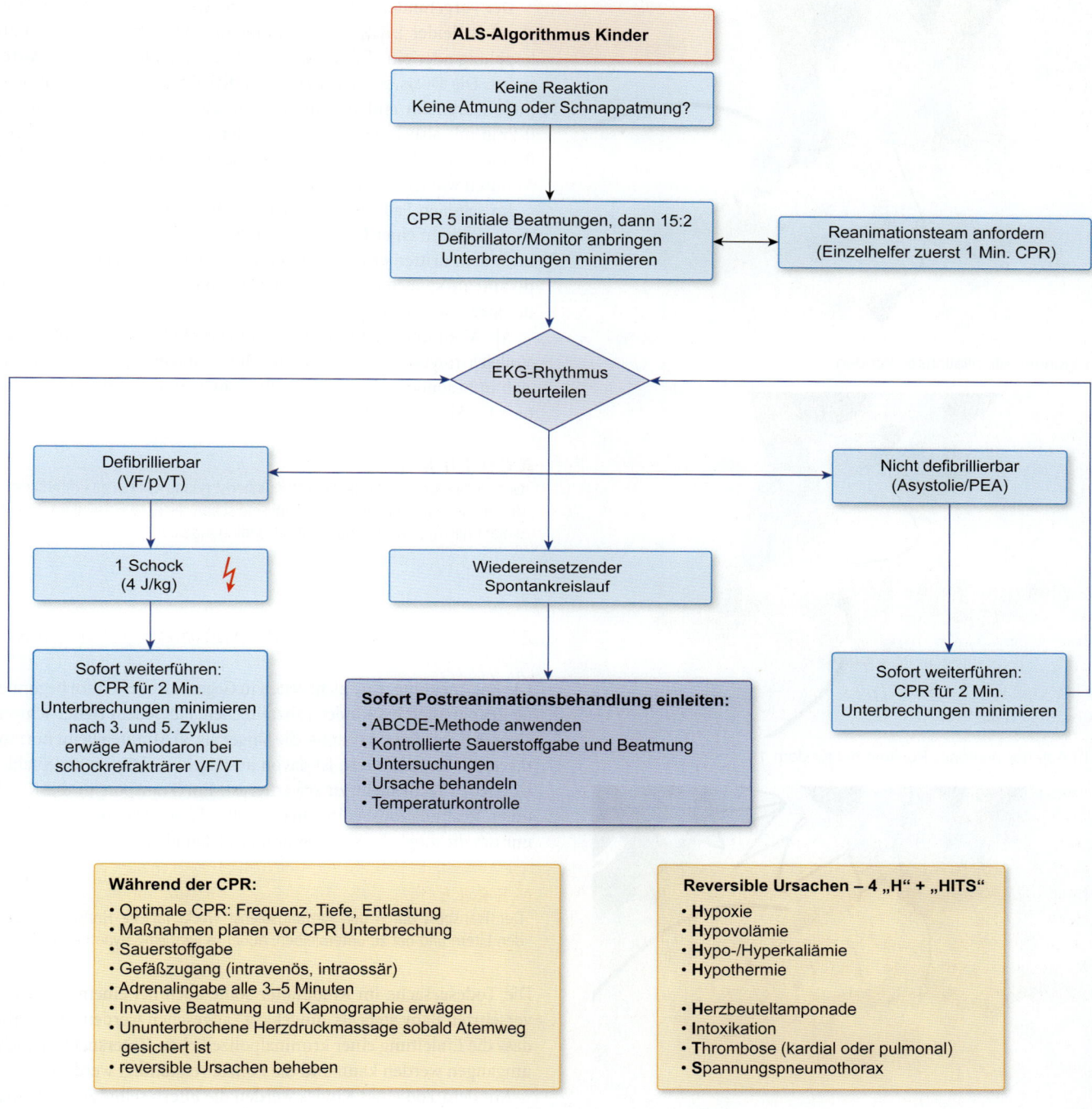

Abb. 23.13 PALS-Algorithmus (Copyright European Resuscitation Council – www.erc.edu – 2015_NGL_007)

dung kommen. Das korrekte Aufsetzen der Defibrillationselektroden kann Schwierigkeiten bereiten. Wenn keine speziellen Paddles für die Defibrillation von Kindern mitgeführt werden, kann es bei Kleinkindern nötig sein, den Patienten in Seitenlage zu bringen und eine Elektrode präkordial (anterior) und eine zwischen den Schulterblättern (posterior) aufzusetzen, um eine maximale Durchströmung des Herzens zu erreichen. Sobald bei entsprechender Patientengröße beide Elektroden nebeneinander auf den Brustkorb passen, ist in bekannter Weise zu defibrillieren (> Abb. 23.14).

Aussichtslos sind Defibrillationsversuche bei tief **unterkühlten** Kindern, die nach Ertrinkungsunfällen nicht selten, mit einer Kerntemperatur von unter 28 °C im Kammerflimmern vorgefunden werden. Der sofort erforderliche Transport unter Reanimationsbedingungen in ein Zentrum zur Wiedererwärmung darf durch sinnlose Defibrillationsversuche vor Ort keinesfalls verzögert werden.

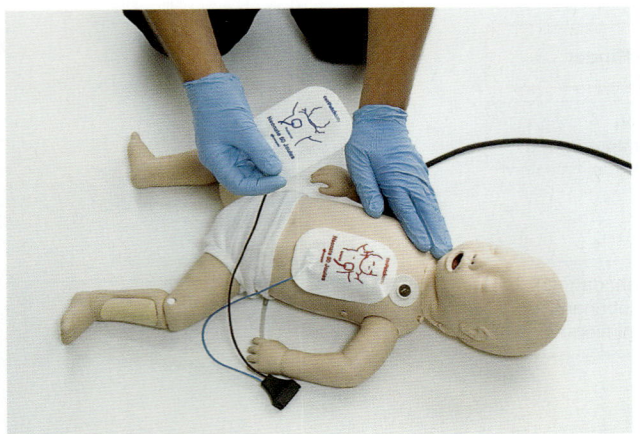

a) Kinderdefibrillationselektroden

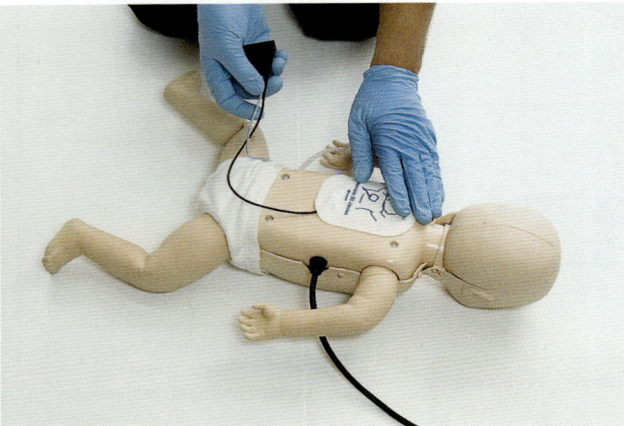

b) Anterior-posterior-Position bei Kindern 1

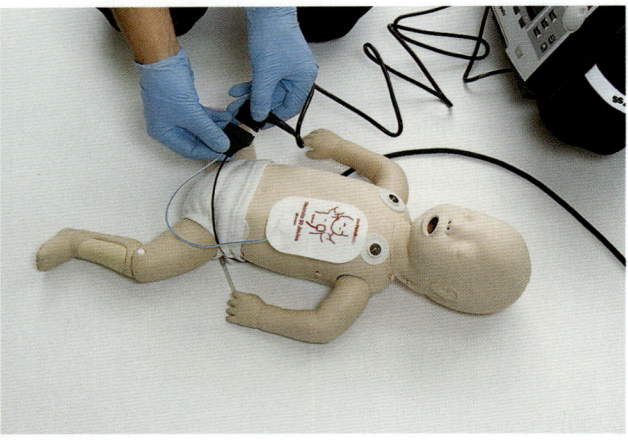

c) Anterior-posterior-Position bei Kindern 2

Abb. 23.14 Position der Klebeelektroden bei der Säuglingsreanimation [J747]

Medikamente

Das wichtigste Notfallmedikament ist **Sauerstoff.** So früh wie möglich soll bei der Reanimation im Kindesalter mit hohen Sauerstoffkonzentrationen beatmet werden. Bei allen beatmeten Patienten ist auf das notwendige Monitoring durch Kapnografie zu achten.

Der vorgefundene Herzrhythmus bei Kindern mit Kreislaufstillstand ist leider i. d. R. die Asystolie, die elektromechanische Entkopplung oder eine Bradykardie. Mittel der Wahl ist hierbei **Adrenalin.** Die Dosis beträgt 0,01 mg/kg KG i. v./i. o. Die Standardampulle Adrenalin enthält 1 mg/ml, die übliche 1 : 10-Verdünnung 0,1 mg/ml, also erhält ein Kind unter Reanimationsbedingungen 0,1 ml/kg KG dieser Verdünnung. Die Adrenalingabe soll alle 3–5 Minuten wiederholt werden.

Im seltenen Falle eines persistierenden Kammerflimmerns wird Amiodaron in einer Dosis von 5 mg/kg KG als einmalige Bolusgabe nach dem dritten erfolglosen Schock appliziert. Andere Notfallmedikamente spielen bei der kardiopulmonalen Reanimation im Kindesalter praktisch keine Rolle.

Als **Volumenersatz** wird ein initialer Bolus von 20 ml/kg KG Vollelektrolytlösung empfohlen. Diese Infusionslösungen eignen sich in besonderer Weise auch als Träger- und Verdünnungssubstanz für Medikamente.

> **ACHTUNG**
> Gerade bei Kindern muss im Rettungsdienst genau auf die zu infundierende Menge geachtet werden. 200 ml sind schon reichlich Flüssigkeit für ein einjähriges Kind unter Reanimationsbedingungen.

23.6.3 Abbruch von Reanimationsmaßnahmen

Die Entscheidung, eine nicht selten in Gegenwart der Eltern begonnene Reanimation bei Kindern abzubrechen, fällt jedem Helfer schwer. Dennoch, bei einer Asystolie, die länger als 30 Minuten beim normothermen Kind andauert, ist davon auszugehen, dass ein akzeptables Überleben nicht mehr zu erwarten ist. Ein Transport in die Klinik unter Reanimationsbedingungen sollte dann nicht mehr erfolgen, nur um die mögliche Konfrontation mit den Eltern zu umgehen.

> **MERKE**
> Der Transport durch den Rettungsdienst weckt falsche Hoffnungen bei den Eltern und hat zu unterbleiben, außer es liegt eine Hypothermie vor.

Die Todesursache im Kindesalter sollte auch bei einem völlig unversehrten Baby stets als „ungeklärt" angesehen werden. Das heißt, dass die Einleitung einer kriminalpolizeilichen Untersuchung nicht umgangen werden kann und die Polizei verständigt werden muss.

Mit dem Tod eines Kindes werden die Eltern selbst zu Notfallpatienten, die Hilfe brauchen. Die Eltern sollten die Möglichkeit zum Abschiednehmen haben. Diese Gelegenheit ist ihnen unbedingt einzuräumen. Die Anwesenheit von Teammitgliedern mag dabei erwünscht sein, wenn nicht, werden die Eltern mit ihrem toten Kind allein gelassen. Oftmals wird der Rettungsdienst schon aus Zeitgründen, aber auch aus Mangel an Kenntnis der familiären Umstände mit dieser Situation überfordert sein. Hier empfiehlt sich die Verständigung eines Notfallseelsorgers, Kriseninterventionsteams und/oder die Kontaktaufnahme mit dem Haus- oder Kinderarzt, der oftmals eher in der Lage ist, den so dringend benötigten Trost für die Eltern zu spenden (➤ Kap. 35.4).

23.7 Umgang mit Neugeborenen und New Born Life Support (NLS)

Als Neugeborene gelten alle Kinder nach der Geburt bis zum Alter von 4 Wochen. Zum Umgang mit Neugeborenen gibt es ebenfalls Leitlinien, die unter dem Begriff New Born Life Support (NLS) zusammengefasst werden.

Nur ca. 5–10 % aller Neugeborenen bedürfen einer Unterstützung. In den allermeisten Fällen sind eine Stimulation oder erste Entfaltungsbeatmungen die einzig zu ergreifenden Maßnahmen, um den Kreislauf des Kindes anzuregen. Nur bei 0,03–0,12 % der Neugeborenen muss mit einer Thoraxkompression begonnen werden. Zwingend notwendig ist das frühe Abtrocknen und Wärmen (Tücher, Folien) des Neugeborenen. Dies dient neben der Verhinderung eines Wärmeverlusts auch der taktilen Stimulation.

Eine Zyanose und eine verlängerte kapilläre Füllungszeit (CRT) sind in den ersten Minuten als normal anzusehen. Nicht selten erreichen Neugeborene erst nach 10–20 Minuten einen SpO_2 von 95 %. Eine suffiziente Spontanatmung tritt nach ca. 30 Sekunden ein. Diese kann aber am Anfang noch unregelmäßig sein.

Der Retter muss sich ein Gesamtbild von dem Neugeborenen machen. Hierzu gehören die wesentlichen Vitalfunktionen wie Aussehen, Herzfrequenz, Grundtonus (= Bewegung), Atemfrequenz und ggf. Reflexe. Dies wird auch APGAR-Schema genannt (Tab. 34.1).

Die initiale Beurteilung kann in drei unterschiedliche Stufen und Schweregrade der Intervention eingeteilt werden (> Tab. 23.8).

Tab. 23.8 Initiale Beurteilung und Vorgehen beim Neugeborenen

I	Keine Beeinträchtigung	• Lebhafte Atmung/Schreien, vitaler Grundtonus, Bewegungen gut • Herzfrequenz > 100/Min. → abtrocknen, Übergabe an Mutter
II	Mäßige Einschränkung	• Inadäquate Atmung/Apnoe, normaler oder reduzierter Grundtonus • Herzfrequenz < 100/Min. → abtrocknen, Entfaltungsbeatmungen und ggf. Thoraxkompression
III	Schwere Beeinträchtigung	• Inadäquate Atmung, schlaffer Grundtonus • Schwer tastbare Pulse, keine Perfusion → Vorgehen nach NLS-Algorithmus

23.7.1 Erstmaßnahmen bei einem asphyktischen Neugeborenen und NLS

Die Erstversorgung des Neugeborenen lässt sich am einfachsten in Blöcke von 30–60 Sekunden einteilen (> Tab. 23.9).

Beim Freimachen der Atemwege gelten dieselben Prinzipien wie beim Säugling („Schnüffelstellung", > Kap. 23.6.1).

Eine Absaugung erfolgt nur bei sichtbarer Atemwegsverlegung durch Mekonium (Neugeborenenstuhl, „Kindspech") oder sonstigem Sekret. Bei V. a. Mekoniumaspiration kann bei avitalen Neugeborenen eine Absaugung unter Laryngoskopie erfolgen. Dies bleibt auch hier dem **erfahrenen Anwender** vorbehalten. Nebenwirkungen einer Absaugung sind Hypoxie und eine zusätzliche, durch Vagusreizung induzierte Bradykardie.

Muss das Neugeborene nach initialer Beurteilung beatmet werden, wird eine **Baby-Beatmungsmaske** mit angeschlossenem Baby-Beatmungsbeutel, Reservoir und 100-prozentiger Sauerstoffzufuhr in typischer Weise aufgesetzt. Der Reiz des Maskendrucks auf die sensible Gesichtshaut genügt häufig bei vielen schlaffen, zyanotischen Neugeborenen, um tiefe Atemzüge auszulösen und in wenigen Sekunden eine rosa Hautfarbe und kräftige, normofrequente Herzschläge zu erzeugen. Der Beatmungsbeutel wird zur Neugeborenenbeatmung nur mit Daumen und Zeigefinger bedient. Das Atemhubvolumen reicht aus, sobald Thoraxexkursionen beim Kind sichtbar sind. Ist nach 30 Sekunden kein Erfolg eingetreten, wird das Kind mit Maske und Beutel beatmet. Der Stress der Situation darf keinesfalls zu kräftigem Drücken auf den Beutel verleiten.

Tab. 23.9 Ablaufschema NLS nach Geburt

Geburt (Zeit notieren, Stoppuhr anstellen) • Trocknung des Neugeborenen • Nasse Tücher entfernen • Stimulation **Beurteilung** • Atmung • Grundtonus • Herzfrequenz	30 Sek.
Schnappatmung oder Apnoe • Freimachen der Atemwege • 5 Inflationsbeatmungen • Gegebenenfalls SpO_2-Monitoring	30–60 Sek.
Reassessment Wenn kein Herzfrequenzanstieg: Suche nach Thoraxbewegung	30 Sek.
Keine Thoraxbewegung? • Verbesserte Kopfposition • Zwei-Helfer-Atemwegsmanagement oder alternative Atemwegshilfsmittel erwägen • Inflationsbeatmungen wiederholen • Suche nach Reaktion • SpO_2-Monitoring	30 Sek.
Reassessment Wenn kein Herzfrequenzanstieg: Suche nach Thoraxbewegung	30 Sek.
Thoraxbewegung vorhanden? Bei HF < 60/Min: beginnen mit Thoraxkompression → 3 : 1	30 Sek.
Alle 30 Sekunden: • Beurteilung der Herfrequenz (< 60/Min.?) • Zugang i. v./i. o. und Medikamente erwägen	

> **ACHTUNG**
> Das normale Atemzugvolumen eines Neugeborenen liegt bei 20–40 ml, die Atemfrequenz bei 40/Min.

Entscheidend ist nun, ob das Neugeborene auf die Maßnahme innerhalb von 15–30 Sekunden reagiert, d. h., ob die Hautfarbe rosig wird, kräftige Spontanatmung einsetzt und die Herzfrequenz auf Werte > 100 ansteigt. Ist dies der Fall, konnte das Rettungsfachpersonal den zugrunde liegenden Sauerstoffmangelzustand überwinden helfen und die Beatmung kann ausgesetzt werden. Das Kind wird sodann unter genauer Beobachtung und ggf. erneuter Maskenbeatmung in die voralarmierte Kinderklinik gebracht. Dort sollte der applizierte Sauerstoff dann so weit wie möglich reduziert werden, um eine toxische Auswirkung auf das Neugeborene zu vermeiden. Ist der Patient nach 30 Sekunden Maskenbeatmung weiterhin bradykard mit einer Herzfrequenz < 60, muss mit der Thoraxkompression begonnen werden.

PRAXISTIPP
Zur Beurteilung der Herzfrequenz kann die Pulstastung an der Nabelschnur erfolgen. Sicherer ist es, die Herztöne zu auskultieren.

ACHTUNG
Die Thoraxkompression wird bei Neugeborenen auch dann angewendet, wenn Eigenaktionen des Herzens zwar vorhanden, aber zu langsam sind, um einen adäquaten Kreislauf zu sichern.

Bei der Thoraxkompression bei Neugeborenen wird der Zangengriff verwendet und die Kompression auf den kindlichen Brustkorb mit den Daumen ausgeführt (> Abb. 23.11). Die Frequenz bei der Neugeborenenreanimation ist mit 120-mal pro Minute schneller als die im PLS-Bereich. Die Drucktiefe beträgt ⅓ der Brustkorbhöhe. Der **Sauerstoffbedarf** von Neugeborenen ist sehr viel höher als der von Erwachsenen. Das Verhältnis von Beatmung zu Herzmassage wird daher zugunsten der Beatmung verschoben. Der Rhythmus bei Durchführung der Zwei-Helfer-Methode beträgt 3 : 1.

Nach 30 Sekunden Thoraxkompression und fortgeführter interponierter Maskenbeatmung wird die Herzfrequenz erneut kontrolliert. Nicht selten führt die Thoraxkompression bereits zum Einsetzen einer ausreichenden Spontanzirkulation, sodass nach dem initialen Schub weitere Maßnahmen nicht mehr nötig sind oder nur noch assistierend weiterbeatmet werden muss.

Weitergehende Maßnahmen beim Neugeborenen mit Atem- und Herz-Kreislauf-Stillstand (asphyktisch) sollten durch den hierfür besonders **geschulten Kinderarzt** oder einen außergewöhnlich **erfahrenen Notarzt** erfolgen. Die Intubation des reanimationspflichtigen Neu- oder Frühgeborenen, die Venenkatheterisierung (hierzu kann die Nabelschnurvene genutzt werden), die differenzierte Pharmakotherapie von Neugeborenennotfällen kann nicht von jedem Notarzt und auch nicht von jedem Notfallsanitäter in der Praxis so trainiert werden, dass bei derart extrem seltenen Notfallsituationen die weiterführenden Fertigkeiten beherrscht werden. Der **Rettungsdienst** ist im Regelfall gut beraten, die oben aufgeführten **Basismaßnahmen konsequent durchzuführen** und das Baby unter Fortsetzung von Wärmeschutz, Maskenbeatmung mit Sauerstoff und Thoraxkompression schnell und mit Notarzt in eine vorinformierte Kinderklinik zu bringen.

Fühlt sich das Rettungsteam hinreichend sicher in der praktischen Durchführung der weiterführenden Maßnahmen, so wird man nach 2 Minuten erfolgloser Maskenbeatmung die Indikation zur **endotrachealen Intubation oder zum Einsatz alternativer Atemwegshilfen** stellen und diese atraumatisch und schnell platzieren.

MERKE
Ein Intubationsversuch soll nicht länger als 20 Sekunden dauern.

Es empfiehlt sich, zuvor das Baby an den EKG-Monitor anzuschließen, um die Reaktion der Herzfrequenz auf den Intubationsversuch akustisch permanent zu registrieren und ggf. bei deutlichem Absinken der Herzfrequenz abzubrechen und zur Maskenbeatmung zurückzukehren.

Reife Neugeborene werden mit Tubusgröße 3,0 mm, Frühgeborene mit 2,5 mm intubiert. Besonders geeignet sind **gerade Laryngoskopspatel**. Die Anatomie von Nasen-Rachen-Raum und oberen Atemwegen erleichtert dem Kundigen die Intubation unter Zuhilfenahme der kleinen Magill-Zange. Der weniger Geübte wird den orotrachealen Zugang wählen. Bei der Baby-Intubation „schaufelt" man die Epiglottis auf den geraden Spatel auf. Erfahrene drücken mit dem Kleinfinger der Laryngoskophand selbst auf den Kehlkopf, um den Larynxeingang besser darzustellen, anderenfalls kann sanfter externer Druck durch einen zweiten Helfer die Sicht auf die Stimmritze deutlich verbessern. Die Gefahr, den Tubus beim Neugeborenen zu tief im rechten Hauptbronchus zu platzieren, ist groß und kann durch die Verwendung von **spitzenmarkierten Tuben** verringert werden, die nur bis zum Ende der Markierung durch die Stimmritze geschoben werden.

Die Verwendung von Führungsstäben oder geblockten Intubationstuben ist möglich. Nach der Intubation muss der Tubus gekürzt werden, um das Totraumvolumen zu verringern. Da die Tubusspitze nur 2 cm unterhalb der Glottis liegen soll, ist eine sehr sorgfältige **Tubusfixierung** wichtig, um nicht bei Kopfwendung oder anderen Manipulationen am Kind ein ungewolltes Herausrutschen des Tubusendes aus dem Kehlkopf zu riskieren.

Die im Rettungsdienst verwendeten **Notfallbeatmungsgeräte** sind nicht geeignet für die Behandlung von Neugeborenen oder Säuglingen. Das Rettungsteam darf diese Geräte keinesfalls an intubierte Babys anschließen, sondern muss eine vorsichtige Beatmung mit dem Beutel durchführen. An diesen muss ein Sauerstoff-Reservoirschlauch oder -beutel angeschlossen sein, um dem kleinen Notfallpatienten die höchstmögliche Sauerstoffkonzentration anzubieten.

Die Anlage eines stabilen **i. v. oder i. o. Zugangs** erfolgt erst relativ spät im Verlauf der Reanimation. Wegen der laufenden Beatmung und Herzdruckmassage wird bevorzugt am Handrücken, in der Ellenbeuge oder am Fuß punktiert. Weitere Punktionsvarianten sind die intraossäre Punktion und der Nabelvenenkatheter. Wird eine Medikamentengabe überhaupt erforderlich, so ist entweder eine schnelle Behebung des O_2-Defizits nicht gelungen oder es hat bei der Geburt schon einen schweren Sauerstoffmangel gegeben oder es liegen Erkrankungen, Fehlbildungen oder Komplikationen vor, die die bis hierher erfolglose primäre Reanimation bewirken.

Die **medikamentöse Reanimation** des asphyktischen Neugeborenen beruht auf denselben Prinzipien wie beim Erwachsenen: Adrenalin und Volumen. **Adrenalin** ist indiziert, wenn nach 30 Sekunden CPR die Herzfrequenz < 60 bleibt oder wenn eine Asystolie vorliegt. Die Initialdosis von Adrenalin (Suprarenin®) beträgt 10–30 µg/kg KG der 1 : 10 000 verdünnten Lösung. Volumen kann unter den Bedingungen des Rettungsdienstes als Vollelektrolytlösung 10 ml/kg KG über 10 Minuten gegeben werden.

Wichtig ist die Kenntnis der Normalwerte des **Blutzuckers** beim Neugeborenen: Erst < 40 mg/dl spricht man von einer Hypoglykämie. Bei Werten von > 40 mg/dl, die beim Erwachsenen sehr wohl therapiepflichtig wären, darf im Rahmen der Neugeborenenreanimation keinesfalls unnötig hochprozentige Glukoselösung gegeben werden.

Ein Sonderfall ist die **Atemdepression** von Neugeborenen i. v. drogenabhängiger Mütter. Hier wird mit Naloxon (Narcanti®) 0,1 mg/kg KG i. v., i. m. oder s. c. behandelt. Allerdings kann die Naloxongabe bei solchen Kindern auch einen akuten Drogenentzug mit Krampfanfällen auslösen. Im Zweifelsfall wird man wie bei erwachsenen Drogenkonsumenten mit Atemdepression beatmen und das Kind ohne Opioidantagonisierung in die Klinik transportieren.

23.7.2 Ursachen für eine Reanimation von Neugeborenen

Reanimationspflichtige Störungen der Vitalfunktionen beim Neugeborenen wird man im Rettungsdiensteinsatz in drei Situationen erwarten müssen:
1. Reif zum Termin geborene Kinder mit geburtshilflichen Komplikationen, z. B. einer strangulierenden Nabelschnurumschlingung
2. Frühgeborene mit durch Lungenunreife bedingten Atemstörungen
3. Säuglinge mit schweren angeborenen Fehlbildungen, z. B. von Herz oder Zentralnervensystem

Die beiden letztgenannten Notfallsituationen erfordern oftmals spezielle Kenntnisse und Fertigkeiten, die von entsprechend spezialisierten Kinderärzten nach mehrjähriger Weiterbildung und intensivmedizinischer Praxis geleistet werden können. Für das Rettungsdienstpersonal bleibt es auch bei diesen Extremfällen bei der Anwendung der Richtlinien für das Vorgehen bei normalen Neugeborenen (➤ Abb. 23.15).

23.8 Maßnahmen in der Postreanimationsphase

Ein Wiederkehren des Spontankreislaufs (ROSC, Return of Spontaneous Circulation) kann durch verschiedene Parameter festgestellt werden. Bietet das EKG während der regulären Kontrolle einen mit Auswurf vereinbaren Rhythmus, so ist eine zentrale Pulskontrolle angezeigt. Ist ein Puls zu tasten, so ist die Thoraxkompression zu unterlassen und die Postreanimationsmaßnahmen müssen unverzüglich begonnen werden. Weitere Zeichen eines ROSC sind: das Mit- und Gegenatmen bei der Beatmung, Bewegungen und der spontane schnelle Anstieg des etCO$_2$-Wertes.

In der unmittelbaren Postreanimationsphase gilt es, den Gesamtzustand des Patienten zu beurteilen (ggf. zu stabilisieren) und ihn für den Transport vorzubereiten. Wie immer ist ein Abarbeiten nach dem ABCDE-Schema hilfreich (➤ Kap. 17.1.4). Das zur Sicherung des Atemwegs benutzte Hilfsmittel (LT, LMA, Endotrachealtubus) sollte, falls noch nicht geschehen, erneut auf seine korrekte Lage hin überprüft und endgültig fixiert werden. Eine Kapnografie ist obligat, die Ventilationseinstellung, egal ob mit Respirator oder Beatmungsbeutel, sollte an die etCO$_2$-Werte angepasst sein. Eine Sauerstoffsättigung über 94 % ist anzustreben. Dazu kann eine Beatmung mit 100 % Sauerstoff notwendig sein. Keinesfalls sollte eine Zyanose über längeren Zeitraum bestehen bleiben. Bei gegen den Tubus und die Beatmung pressenden Patienten ist es sinnvoll, eine milde Sedierung, z. B. durch Benzodiazepine, einzuleiten und somit die Beatmungssituation für den Patienten stressfreier zu gestalten.

Eine regelmäßige Kreislaufkontrolle (Puls, RR) sowie das Ableiten eines 12-Kanal-EKG zur Detektion von eventuellen Myokardischämien kann parallel zur Sicherung der Zugänge stattfinden. Bei Zeichen eines kardiogenen Schocks (Low Output) ist **Dobutamin** Mittel der Wahl (2–10 µg/kg KG/Min.). Eine zusätzliche Katecholamingabe (Noradrenalin, Adrenalin) kann ebenfalls nötig sein, um den Kreislauf des Patienten zu unterstützen. Der Bewusstseinszustand (Glasgow-Coma-Scale) und die Pupillen (Größe, Form, Reaktion auf Licht) sollten eingeschätzt werden und eine Blutzuckerkontrolle, falls noch nicht geschehen, durchgeführt werden. Eine therapeutische Hypothermie kann eingeleitet werden. Der Weg zum Rettungsmittel sollte ohne Verlust von Zugang oder Tubus möglich sein. Aufgrund des benötigten Equipments kann es notwendig sein, eine Tragehilfe über die Rettungsstelle anzufordern bzw. umstehende Personen oder Nachbarn zur Unterstützung aufzufordern.

Eine möglichst lückenlose **Dokumentation** aller Befunde, therapeutischen Maßnahmen und Besonderheiten während der präklinischen Betreuung liefert dem weiterbehandelnden Team in der Klinik ein umfassendes Bild und sorgt somit auch für eine optimale Weiterbehandlung des Patienten.

Therapeutische Hypothermie

Die Einleitung der frühen therapeutischen Hypothermie von 32–34 °C für die ersten 24 Stunden nach Reanimation ist zum jetzigen Zeitpunkt weiterhin empfohlen – wenngleich sie nicht ganz unumstritten ist. Im Rettungsdienst werden hierzu kalte Infusionen, kalte Wickel und Kältekompressen in der Leisten- und Halsregion verwendet. Oftmals haben lang reanimierte Patienten schon durch die Liegezeit mit freiem Oberkörper auf kaltem Boden eine Körperkerntemperatur von < 35 °C. Dies sollte in Bezug auf die Einleitung der Hypothermie mit bedacht werden. Definitiv als **kontraproduktiv** für den neurologischen Status nach Reanimation ist eine Hyperthermie > 37 °C anzusehen. Diese sollte in jedem Fall mit den oben genannten Mitteln therapiert werden. Eine **Ausnahme** stellen hierbei lediglich ein Z. n. Reanimation durch Trauma und die fulminante Sepsis dar, bei der eine ohnehin schlechte Gerinnungssituation durch die Hypothermie weiter negativ beeinflusst würde.

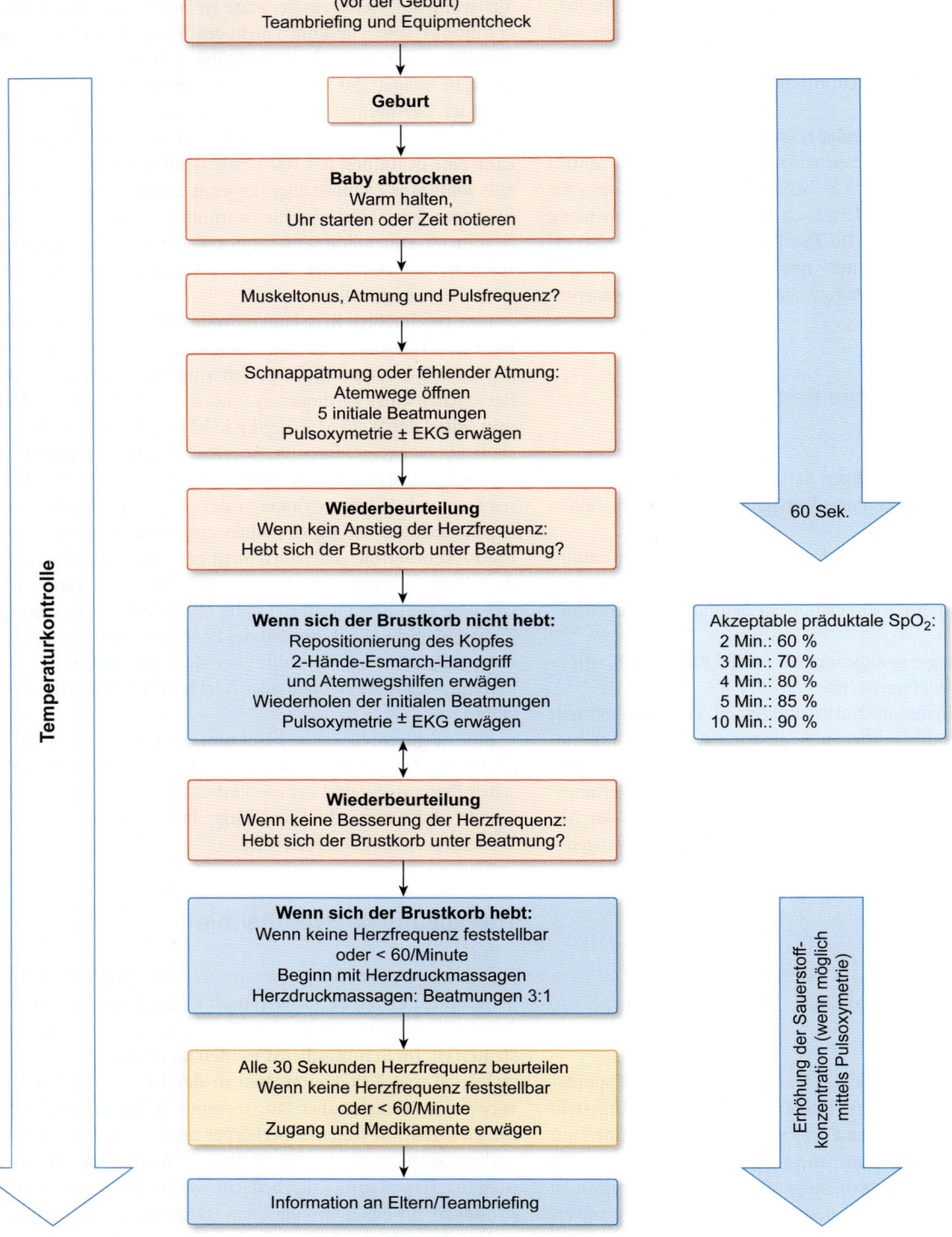

Abb. 23.15 NLS-Algorithmus (Copyright European Resuscitation Council – www.erc.edu – 2015_NGL_007)

Wiederholungsfragen

1. Was wird unter BLS verstanden (➤ Kap. 23.2)?
2. Nennen Sie Formen des Kreislaufstillstands (➤ Kap. 23.2).
3. Welche Ursachen für einen Kreislaufstillstand gibt es (➤ Kap. 23.2.1)?
4. Nach welchem Schema gehen Sie bei einem Kreislaufstillstand vor (➤ Kap. 23.2.2)?
5. Wann werden die Reanimationsmaßnahmen abgebrochen (➤ Kap. 23.2.4)?
6. Welche Maßnahmen zählen zu den erweiterten Maßnahmen der Reanimation (➤ Kap. 23.3)?
7. Erläutern Sie die Algorithmen für Kammerflimmern und Asystolie (➤ Kap. 23.3).
8. Was sind Algorithmen (➤ Kap. 23.1)?
9. Erläutern Sie den Ablauf der Defibrillation (➤ Kap. 23.3.1).
10. Wann kommt es im Rettungsdienst zum Einsatz eines Herzschrittmachers (➤ Kap. 23.5.1)?
11. Nennen Sie schrittmacherpflichtige Erkrankungen (➤ Kap. 23.5.1).
12. Erläutern Sie die Therapie bei instabilen Breitkomplextachykardien (➤ Kap. 23.5.2).
13. Wie lässt sich die korrekte Tubusgröße ermitteln (➤ Kap. 23.6.2)?
14. Was ist bei der Beatmung von Neugeborenen zu beachten (➤ Kap. 23.7.1)?
15. Wodurch kommt es zu reanimationspflichtigen Störungen bei Neugeborenen (➤ Kap. 23.7.2)?

Auflösung Fallbeispiel

Verdachtsdiagnose

Reanimation bei thromboembolischem Ereignis

Erstmaßnahmen

Die Besatzung des RTW beginnt unverzüglich mit den wichtigen Basismaßnahmen der Reanimation. Parallel zu den ersten Thoraxkompressionen wird das EKG gestartet und die Defi-Pads aufgeklebt. Zügig wird eine erste Rhythmusanalyse getätigt und bei vorliegendem Kammerflimmern eine erste Defibrillation mit vorgegebener Energie und unter Beachtung der allgemeinen Sicherheitsmaßnahmen abgegeben. Während des Eintreffen des NEFs wird ein Larynxtubus Gr. 5 platziert, über den sich der Patient ohne Leckage beatmen lässt. Der Seitenhelfer wird abgelöst und durch den Notarzt ein großlumiger Gefäßzugang etabliert. Nach drei weiteren Defibrillationen und kontinuierlich durchgeführter Thoraxkompression mit einer Frequenz von 100/Min. und synchronisierter Beatmung wird 1 mg Adrenalin in einer 1 : 10-Verdünnung appliziert, gefolgt von 300 mg Amiodaron. Eine Fremdanamnese durch die Ehefrau ergibt außer einem bekannten arteriellen Hypertonus, behandelt mit einem ACE-Hemmer und einem Betablocker, keine weiteren Vorerkrankungen. Das Abarbeiten der 4 Hs und HITS zeigt ebenfalls keine weiteren Anhaltspunkte zur Ursache der Reanimation. Nach der vierten Defibrillation springt der Rhythmus des Patienten um in eine Sinusbradykardie. Die angeschlossene Kapnografie zeigt einen spontanen Anstieg, ein Puls ist tastbar. Parallel zur Sicherung der Zugänge, Anpassung der Beatmung und Einleitung einer Hypothermie mithilfe von kalten Infusionen wird ein 12-Kanal-EKG abgeleitet, das in den Vorderwandableitungen (V2–V4) typische ST-Streckenhebungen über 0,2 mV zeigt. Der Notarzt verabreicht die Antikoagulanzien nach Standard und der Patient wird für einen zügigen Transport vorbereitet.

Nach telemetrischer Übermittlung des EKGs wird der Patient unter Reanimationsbereitschaft und in Ermangelung weiterer Inotropika unter andauernder Adrenalin-Infusion über einen Perfusor bei niedrigem Blutdruck und langsamer Herzfrequenz in die nächstgelegene Klinik mit 24-Stunden-Herzkatheterbereitschaft verbracht.

Klinik

Der Transport in die Klinik erfolgt ohne weitere Zwischenfälle und der Patient wird ohne Umwege in das Katheterlabor gebracht. Die dort durchgeführte PCI zeigt einen langstreckigen Verschluss des linksseitigen großen Koronargefäßes sowie weitere kurzstreckige Stenosen der beiden anderen Hauptäste.

Diese werden aufgedehnt und mittels Stents versorgt. Nach insgesamt dreiwöchigem Klinikaufenthalt kann der Patient in eine kardiologische Frühreha verlegt werden.

Diagnose

Herz-Kreislauf-Stillstand bei Myokardinfarkt

WEITERFÜHRENDE LITERATUR
European Resuscitation Council: ERC-Leitlinien 2015

KAPITEL 24

Frank Flake

Wundbeurteilung und Wundversorgung

24.1 Wundursachen 510

24.2 Wundarten 511

24.3 Blutstillung bei lebensbedrohlichen Blutungen 512
24.3.1 Druckverband 513
24.3.2 Tourniquet 514
24.3.3 iTClamp 514
24.3.4 Hämostatika 515

24.4 Wundheilung 515

24.5 Wundversorgung und Verbände 516
24.5.1 Grundsätze der Wundversorgung .. 516
24.5.2 Verbandstoffarten 516
24.5.3 Verbandtechnik unterschiedlicher Verbände 518

24 Wundbeurteilung und Wundversorgung

Fallbeispiel

Notfallmeldung
An einem Freitagabend um 23:15 Uhr wird ein RTW zu einem chirurgischen Notfall alarmiert. Nach Rückfrage bei der Leitstelle soll es sich um einen jungen Mann handeln, der offenbar verwirrt sei und sich möglicherweise in suizidaler Absicht mit einer Flasche verletzt hat. Anruferin ist die Freundin des Patienten.

Befund am Notfallort
Der Einsatzort befindet sich in einem Mehrfamilienhaus im Erdgeschoss. Die RTW-Besatzung wird von der Freundin des Patienten empfangen. Durch die Eingangstür sind im Flur bereits verschmierte Blutstreifen auf dem Boden zu sehen. Die aufgelöste Freundin führt das RTW-Team schnell in ein Arbeitszimmer voller leerer Weinflaschen, in welchem der Patient auf dem Boden liegt und sich die Hand an den linken Halsbereich hält. Der Patient ist ca. 25 Jahre alt und blutet offensichtlich aus einer Wunde am Hals. Zwischen seinen Fingern rinnt Blut die Hand herunter. Er wirkt verwirrt, schaut sie an und fragt was sie hier wollen.

Leitsymptome
- Blutende Wunde am Hals
- Alkoholabusus
- Verwirrtheit

Inhaltsübersicht

24.1 Wundursachen
- Verletzungen der Haut führen zu Funktionseinbußen, was lebensbedrohlich sein kann.
- Die Haut grenzt den Körper gegen die Umwelt ab. Sie schützt vor physikalischen, chemischen und bakteriellen Einwirkungen.

24.2 Wundarten
- Wundarten lassen sich nach Ihrer Ursache unterscheiden.
- Bestimmte Wundarten sind äußerlich kaum sichtbar, verursachen aber nach innen einen großen Schaden.

24.3 Blutstillung bei lebensbedrohlichen Blutungen
- Die Blutstillung ist eine der vordringlichsten Maßnahmen in der Notfallmedizin.
- Neben dem klassischen Druckverband stehen noch das Tourniquet und die iTClamp zur Blutstillung zur Verfügung.

24.4 Wundheilung
- Dauer und Ergebnis einer Wundheilung sind von der Art und vom Zustand der Wunde abhängig.
- Um die Wundheilung zu optimieren werden verschiedene Verbandstoffe eingesetzt.

24.5 Wundversorgung und Verbände
- Blutstillung stark blutender Wunden hat Vorrang vor anderen Hilfeleistungen. Hierfür eignet sich der Druckverband am besten.
- Präklinisch wird die Wunde nur steril verbunden, ohne Reinigung, Manipulation oder Desinfektion. Fremdkörper werden nicht entfernt, Organe nicht reponiert.
- Der Rettungsdienst muss nach Amputaten suchen.

24.1 Wundursachen

Eine gesunde, intakte Haut besitzt für den Menschen einen sehr hohen Wert. Verletzungen der Haut führen zu Funktionseinbußen, die zum einen lebensbedrohlich sein können, zum anderen kann, z. B. bei großflächigen Brandwunden, der Heilungsverlauf jahrelanges Leiden bedeuten. Zurückbleibende Narben können den Menschen so entstellen, dass ihn von nun an seelische Probleme begleiten.

Die **Haut** grenzt den Körper gegen die Umwelt ab. Sie schützt vor physikalischen, chemischen und bakteriellen Einwirkungen. Sie dient außerdem als Sinnesorgan, Ausscheidungsorgan, Speicherorgan und nicht zuletzt der Wärmeregulation. Bei einer Schädigung der Haut sind diese Aufgaben gestört. Durch Defekte können Krankheitserreger ungehindert in den Körper eindringen. Lokale Wundinfektionen stören den Heilungsverlauf empfindlich und können zu einer Sepsis (schwere Allgemeininfektion mit Einschwemmung von Erregern in die Blutbahn) führen.

> **MERKE**
> Wenn es im Organismus zu Gewebszerstörung oder der Eröffnung von Schleimhäuten und Haut kommt, wird dies als Wunde bezeichnet.

Die Ursachen für die **Entstehung von Wunden** sind mechanische Gewalteinwirkung, Hitze, Kälte, Strahlung oder elektrische Energie. Bei direktem Kontakt mit starken Säuren oder Laugen treten Verätzungen auf. Wunden können offen oder geschlossen sein. Bei der **Beurteilung** von Wunden sind folgende Kriterien zu beachten:
- Wundart
- Lokalisation
- Wundränder

- Wundtiefe
- Art der Blutung
- Kontamination
- Mitverletzungen von Organen
- Heilungsverlauf

24.2 Wundarten

Die Wundarten lassen sich nach ihrer Ursache unterscheiden:
- **Platzwunden** (➤ Abb. 24.1a) treten nach Einwirkung stumpfer Gewalt an Hautregionen, die direkt dem Knochen aufliegen, auf (z. B. Schienbein, Gesichts- und Hirnschädel). Es entstehen dabei mittelstarke Blutungen und zerfetzte Wundränder. Diese bieten durch Ausbildung kleiner Nischen eine erhöhte Infektionsgefahr. Eine verzögerte Wundheilung ist hier häufig zu beobachten.
- **Schnittwunden** (➤ Abb. 24.1b [1]) sind stark blutende Hautdefekte mit schwer zu beurteilender Tiefe. Man erkennt glatte, auseinanderklaffende Wundränder. Ein Blutsee verdeckt unter Umständen tiefe, bis auf den Knochen gehende Wunden. Dabei können Strukturen wie Sehnen, Organe, Nerven usw. mitverletzt sein. Durch eine anschließende chirurgische Wundversorgung heilen Schnittwunden in aller Regel folgenlos. Es bleibt allerdings eine Narbe sichtbar. Das Infektionsrisiko ist eher gering.
- **Quetschwunden** (➤ Abb. 24.1b [2]) entstehen durch mechanische Gewalteinwirkungen, die das Gewebe von zwei Seiten zusammenpressen, ähnlich einer Zange, und somit schädigen. Da die Gewalt von zwei Seiten wirkt, sind größere Gewebedefekte möglich. Diese **sehr schmerzhaften Wunden** bluten äußerlich nicht. In der Tiefe bilden sich Blutergüsse (Hämatome) und das Gewebe ödematisiert. Der Heilungsverlauf ist teilweise langwierig.
- **Risswunden** (➤ Abb. 24.1b [3]) betreffen überwiegend die Haut, aber auch Organeinrisse, z. B. der Leber, sind möglich. In den großen Wundtaschen, die entstehen, können Krankheitskeime gut gedeihen. Durch die zerfetzten Wundränder tritt die Wundheilung nur verzögert ein.
- **Stichwunden** (➤ Abb. 24.1c [1], ➤ Abb. 24.2, ➤ Kap. 15.9.3) bieten oft ein harmloses äußeres Erscheinungsbild. In der Tiefe können sich jedoch Schädigungen von Muskulatur, Nerven oder Gefäßen mit inneren Blutungen befinden. Durch das Eindringen von Keimen über den Stichkanal sind Infektionen möglich. Eine endgültige Beurteilung der Wunde und möglicher Organbeteiligung ist bei noch belassenem Stichwerkzeug präklinisch häufig nicht möglich. Beim Eindringen großer Gegenstände (z. B. Hölzer, Eisenstangen o. Ä.) insbesondere in den Rumpf sprechen wir von **Pfählungsverletzungen** (➤ Abb. 24.1d [2], ➤ Kap. 15.9.3).
- Bei traumatischen Ablösungen großer Haut- bzw. Gewebeflächen durch Scherkräfte sprechen wir von **Ablederungen** (Décollement, ➤ Abb. 24.1c [2]) und, wenn die Kopfhaut betroffen ist, von **Skalpierung** (➤ Abb. 24.3). Sie können durch das Überrollen von Extremitäten durch die Räder eines Fahrzeugs verursacht werden. Bei Ablederungen entstehen große Hämatome. Die Durchblutung kann dabei so stark gestört sein, dass später Nekrosen entstehen.
- **Schürfwunden** (➤ Abb. 24.1c [3]) sind oberflächliche Verletzungen der Epidermis, die kaum bluten. Die Heilung erfolgt nach einer Schorfbildung ohne zurückbleibende Narben. Das Infektionsrisiko ist bei diesen schmerzhaften Wunden gering.
- **Prellungen** (Kontusionswunden) entstehen durch einseitige Gewalteinwirkung auf Gewebestrukturen. Sie sind daher nicht so tief und ausgedehnt wie Quetschwunden. Durch diese Verletzungsart entstehen Hämatome, Ödeme und Funktionseinschränkungen.
- **Schusswunden** (➤ Abb. 24.1d [1]) können sich sehr unterschiedlich darstellen, je nach Form, Art und Größe des Projektils. Man unterscheidet **Streif-, Steck- und Durchschüsse.** Die Einschussöffnung beim Durchschuss ist eher klein, und es entsteht eine größere Austrittsöffnung mit unregelmäßigen Wundrändern. In jedem Fall sollte zur Beurteilung die Geschossbahn rekonstruiert werden, da sich daraus eventuelle Organverletzun-

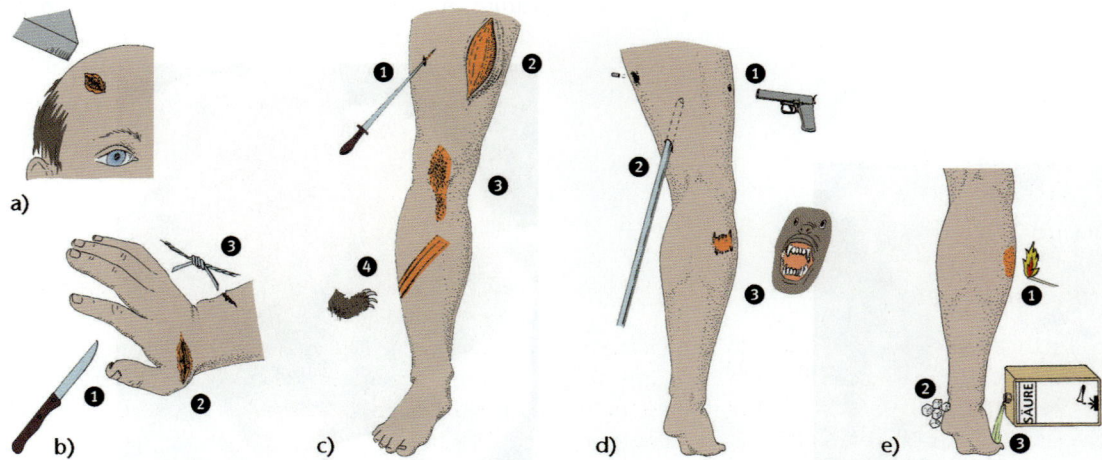

Abb. 24.1 Die verschiedenen Wunden und ihre Nomenklatur. Die genannten Wundarten können auch kombiniert auftreten, etwa als Rissquetschwunde. [A400]

gen ableiten lassen. Die Geschosse können an Knochen abprallen oder ihn zerschmettern, sodass dadurch kaum nachvollziehbare Wundkanäle entstehen. Bei Einschussöffnungen aus nächster Nähe sieht man häufig Schmauchspuren (Pulverreste). Besonders ausgedehnte Gewebszerstörungen werden durch Schrotschüsse aus kürzester Entfernung hervorgerufen. Bei zunehmender Schussdistanz aus Schrotgewehren finden sich viele isolierte Einschüsse (➤ Kap. 15.9.3).

- **Explosionswunden** sind durch eine Druckwelle verursachte große Hautläsionen, wobei auch tiefere Gewebeschichten zerstört sein können. Umherfliegende Splitter können wie Geschosse in den Körper eindringen. Eine genaue Inspektion nach Entfernen der Kleidung ist hier entscheidend. Bei großen Detonationen sollte man immer auch an Begleitverletzungen wie Trommelfellrupturen oder Lungeneinrisse denken (➤ Kap. 15.8.2).
- **Bisswunden** (➤ Abb. 24.1d [3]) stellen sich häufig als Rissquetschwunden dar. Meist handelt es sich um Hundebisse. Sie reichen von leichten Oberhautdefekten bis zu tiefen, ausgedehnten Gewebeschäden. Es ist möglich, dass Teile der Haut und des darunterliegenden Gewebes vollständig herausgebissen werden. Bei Katzen- und Schlangenbissen entstehen durch die dünnen, spitzen Zähne stichwundenartige Verletzungen, die gerade an Händen und Füßen bis in Gelenkhöhlen reichen können. Eine große Gefahr bei Bisswunden liegt in der Kontamination durch den bakterienhaltigen Speichel. Eine Besonderheit stellen **Schlangenbisse** dar. Die in Europa beheimateten Giftschlangen wie die Kreuzotter oder einige Viperarten hinterlassen zwei ca. 1 cm auseinanderliegende kleine Stichwunden. Durch die Giftwirkung gibt es rasch lokale Reaktionen wie Schwellung, blauviolette Verfärbungen und Schmerzen. Als allgemeine Symptome können Übelkeit, Schwindel, Erbrechen und eine Hypotonie auftreten. Selten führen diese Vergiftungen zum Tode.
- **Brandwunden** (➤ Abb. 24.1e [1]) sind durch Hitze oder Strahlen hervorgerufene Hautschädigungen. Das Ausmaß der Schädigung ist abhängig von der Temperatur und der Einwirkungszeit. Ihre Schwere wird nach Tiefe und Fläche der Schädigung beurteilt (➤ Kap. 42.5).
- **Erfrierungen** (➤ Abb. 24.1e [2]) sind in der heutigen Zeit sehr selten. Wenn Erfrierungen auftreten, so sind im Regelfall nur Regionen betroffen, die vom Körperkern entfernt liegen, z. B. Ohren, Finger, Zehen (➤ Kap. 42.3).
- **Verätzungen** (➤ Abb. 24.1e [3]) entstehen durch den Kontakt mit aggressiven Chemikalien, die, sobald sie auf die Haut kommen, eine chemische Reaktion mit Freisetzung von Wärme auslösen. Grundsätzlich wird dabei zwischen Säuren und Laugen unterschieden. Erstere führen zu einer Verschorfung, da der Organismus diese z. T. abpuffern kann, Letztere schmelzen das Gewebe ein (Kolliquationsnekrosen). Das Ausmaß ist abhängig von der Einwirkdauer, dem pH-Wert, der Konzentration und der Menge des Stoffes (➤ Kap. 40.1).

24.3 Blutstillung bei lebensbedrohlichen Blutungen

Das Stillen von lebensbedrohlichen Blutungen gehört zu den vordringlichsten Maßnahmen in der Notfallmedizin. Es hat **Vorrang** vor allen anderen Hilfeleistungen. Blutende Wunden sind häufig durch die Kleidung oder durch die Lagerung des Verletzten verdeckt (z. B. Blutung aus einer Rückenwunde in Rückenlage). Beim Auffinden verletzter Personen muss immer nach Blutungen aus verdeckten Wunden gesucht werden. Eine frühzeitige Kopf-bis-Fuß-Untersuchung bringt Klarheit (➤ Kap. 17.1).

Die ideale Lösung zur Stillung von Blutungen stellt der **Druckverband** dar. Mehr als 90 % aller Blutungen lassen sich so stillen. Vor Anlage eines Druckverbands muss eine Fraktur ausgeschlossen werden. Bis zur Durchführung und während des Verbindens sollte die Blutungsquelle möglichst über das Herzniveau gebracht werden. Dadurch lässt die Intensität der Blutung nach. Dabei kann die zur Wunde führende Arterie abgedrückt werden. Diese Maßnahme setzt gute anatomische Kenntnisse über den Verlauf entsprechender Arterien voraus. Besonders effektiv und leicht durchzuführen ist die digitale Kompression an der A. temporalis, A. carotis, A. brachialis, A. femoralis und der A. poplitea. Bereitet

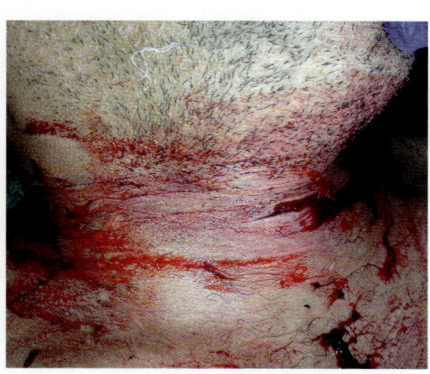

Abb. 24.2 Stichwunde [M235]

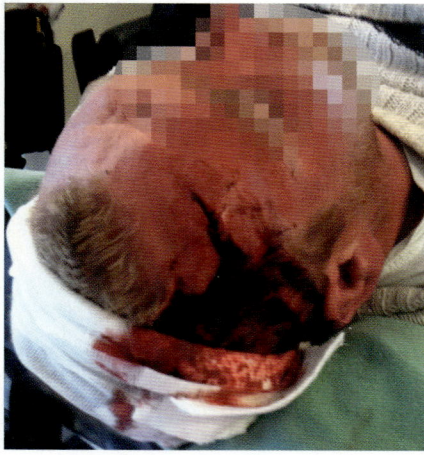

Abb. 24.3 Skalpierungsverletzung [M235]

das Abdrücken der Arterie Schwierigkeiten, so muss sofort mit sterilen Kompressen direkter Druck auf das Wundgebiet ausgeübt werden. Beim Druckverband werden mithilfe eines Druckpolsters Wundränder und eröffnete Gefäße komprimiert. Damit wird der Blutaustritt zum Stillstand gebracht. Das Druckpolster muss elastisch sein und die Wundränder überdecken (> Kap. 24.3.1). Bei jedem Druckverband ist zu beachten, dass Stauungen unbedingt vermieden werden müssen. Er muss ständig kontrolliert werden. Tropft oder blutet der Verband durch, so ist ein weiteres Druckpolster aufzubringen. Bei einem Druckverband, besonders an Kopf oder Rumpf, ist unter Umständen trotz mehrerer Druckpolster der Druck nicht ausreichend. Dann muss bis zur chirurgischen Versorgung zusätzlich **manuell komprimiert** oder eine iTClamp (> Abb. 24.6) eingesetzt werden.

Wenn die bereits beschriebenen Blutstillungsmaßnahmen nicht den gewünschten Erfolg bringen, wird als Ultima Ratio eine **Abbindung** vorgenommen. Weitere Indikationen für eine Abbindung sind:
- Großflächige, zerfetzte und stark blutende Wunden
- Amputationsverletzung einer Extremität, wenn die lokale Blutstillung am Stumpf nicht anderweitig gelingt
- Fremdkörper, die in stark blutenden Wunden einen Druckverband unmöglich machen
- Offene Frakturen an Arm oder Bein mit gleichzeitig massiver Blutung

Eine sehr elegante Lösung ist die Abbindung mittels **Blutdruckmanschette.** Dabei wird an einer Extremität der Manschettendruck ca. 30–40 mmHg über den systolischen Blutdruck gebracht. An der unteren Extremität sind beim Erwachsenen spezielle Blutdruckmanschetten für das Bein erforderlich. Hier muss jedoch der Manschettendruck deutlich über dem am Oberarm gemessenen Blutdruck liegen. Der Erfolg ist am Stillstand der Blutung und an der Pulslosigkeit distal der Abbindungsstelle zu kontrollieren.

Der **Oberarm** kann mittels Dreiecktuch abgebunden werden. Eine Dreiecktuchkrawatte wird als Schlinge um den Oberarm gelegt und die Enden werden in entgegengesetzter Richtung gleichmäßig und kräftig auseinandergezogen. Anschließend werden unter Beibehaltung des Zuges die Dreiecktuchenden um den Arm des Patienten verknotet.

Der **Oberschenkel** kann ebenfalls mit einem Dreiecktuch abgebunden werden. Hierbei wird eine Dreiecktuchkrawatte locker um den Oberschenkel gelegt und verknotet. Zwischen Krawatte und Oberschenkel wird dann ein Knebel geführt, der angehoben und gedreht wird, bis die Blutung zum Stehen kommt. Zum Schluss wird der Knebel mit einer weiteren Dreiecktuchkrawatte befestigt. Zu beachten ist bei dieser Form der Abbindung, dass keine Haut mit eingedreht wird. Zur Vermeidung dieser Komplikation kann man ein noch verpacktes Brandwundenverbandtuch o. Ä. als Polster unterlegen.

Eine elegantere Form der Abbindung gelingt heute mit dem **Tourniquet**. Es ist den bereits genannten Formen von der Effizienz ebenbürtig, aber deutlich leichter durchzuführen, da es genau für diesen Zweck erfunden wurde (> Kap. 24.3.2).

24.3 Blutstillung bei lebensbedrohlichen Blutungen

> **ACHTUNG**
> - Abbindungen dürfen wegen der Gefahr von Nervenläsionen nicht in Gelenkhöhe, sondern nur in der Mitte von Extremitäten angelegt werden.
> - Das Material muss weich und wegen der Gefahr von Einschnürungen mindestens 4 cm breit sein. Optimal sind daher Blutdruckmanschetten oder zur Krawatte gelegte Dreiecktücher.
> - Der Zeitpunkt der Abbindung muss im Notfallprotokoll unbedingt vermerkt werden.
> - Eine Abbindung sollte präklinisch nicht wieder gelöst werden. Folglich besteht höhere Eilbedürftigkeit für einen Transport des Patienten ins Krankenhaus.

24.3.1 Druckverband

Das oft ausreichende Mittel, eine lebensbedrohliche Blutung zu stillen, ist das Anlegen eines Druckverbands (> Abb. 24.4). Dieser hat den Vorteil, dass die Blutzufuhr zur verletzten Körperpartie wesentlich eingeschränkt wird, aber die Perfusion der gesunden Umgebung gewährleistet bleibt.

> **ACHTUNG**
> Der Druckverband sollte auf jeden Fall erst in der Klinik geöffnet werden.

Druckverband mit Verbandpäckchen

Vor Anlage des Druckverbands sollte die betroffene Körperregion, sofern es sich um eine Extremität handelt, hochgelagert und ein Abdrücken der zuführenden Arterie durchgeführt werden. Diese Maßnahme gilt auch bei Verwendung eines Dreiecktuchs. Die Wundauflage des Verbandpäckchens wird unter sterilen Bedingungen auf die Wunde gelegt und mit zwei bis drei Bindengängen fixiert. Über die Wundauflage wird ein Druckpolster, z.B. ein weiteres, noch verpacktes Verbandpäckchen, gelegt und ebenfalls mit mehreren Kreisgängen straff fixiert. Um einen adäquaten Druck auf die Wunde erzeugen zu können, sollten sich alle Bindengänge genau überdecken. Mit einer direkten Verknotung auf der Wunde wird der Druckverband beendet.

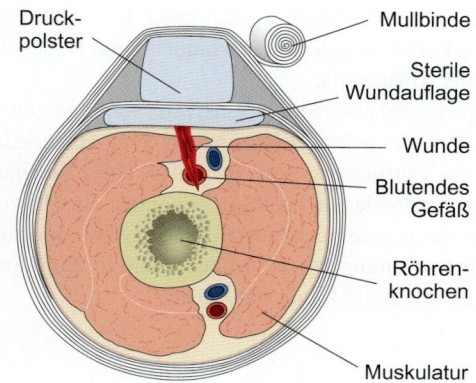

Abb. 24.4 Technik des Druckverbands [L190]

24.3.3 iTClamp

Die iTClamp ist eine Klammer zur Blutungskontrolle. Sie kann bei Blutungen an allen komprimierbaren Körperregionen wie Kopf, Hals, Achsel- und Leistenregion sowie den Extremitäten eingesetzt werden. Sie ist eine selbstverriegelnde chirurgische Klemme mit acht kleinen Nadeln (Durchmesser ca. 21G und einer Länge von ungefähr 4 mm), die dazu dienen, die Hautränder zwischen den Klammerenden zu fixieren und die Klemme in der Haut zu verankern. Hierdurch wird ein flüssigkeitsdichter Wundverschluss erzielt und unterhalb der Wunde bildet sich ein Hämatom aus, das eine weitere Blutung verhindert (➤ Abb. 24.6).

Anders als bei der Anlage eines Tourniquets verursacht die Platzierung der iTClamp nur sehr geringe Schmerzen während der Anlage (➤ Abb. 24.7). Ist die Klammer einmal platziert, sind kaum noch Schmerzen, häufig nur ein leichter Druck spürbar. Ein weiterer Vorteil der iTClamp gegenüber der Anlage eines Tourniquets ist, dass die distale Durchblutung aufrechterhalten bleibt. Ist die iTClamp einmal platziert, kommt es innerhalb kurzer Zeit zum Sistieren der Blutung.

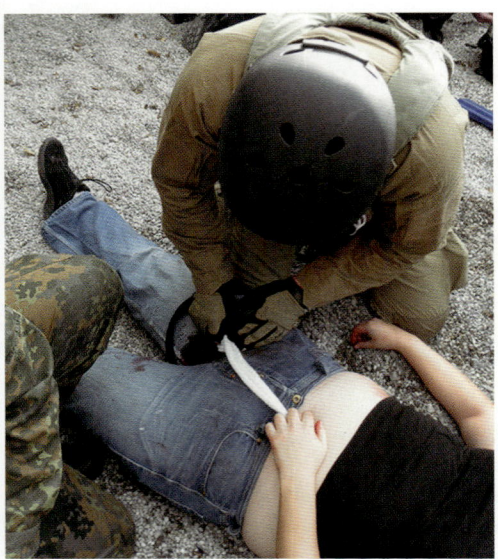

Abb. 24.5 Anlage eines Tourniquets am Oberschenkel [M839]

Druckverband mit Dreiecktuch

Das Abdecken der Wunde erfolgt mit einer sterilen Kompresse. Das Dreiecktuch wird zu einer Krawatte gefaltet und so auf die Kompresse gelegt, dass ein langes (ca. ⅔) und ein kurzes (ca. ⅓) Ende entsteht. Das Druckpolster wird direkt auf der Kompresse platziert und mit dem langen Ende des Dreiecktuchs fixiert. Abschließend werden beide Enden des Tuchs direkt auf der Wunde verknotet.

24.3.2 Tourniquet

Tourniquets wurden schon vor langer Zeit zur Kontrolle von starken Blutungen angewendet. Bereits in den Jahren 100 bis 200 n. Chr. wurde durch Abbinden versucht, Blutungen zu stillen. 1517 beschrieb ein deutscher Arzt die Anwendung des Tourniquets bei Amputationen. Die Anwendung von Tourniquets wird z. B. auch in der S3-Leitlinie Polytrauma empfohlen.

Die große **Gefahr** bei der Anwendung von Tourniquets liegt in der nicht korrekten Anwendung, weshalb eine Schulung und Einweisung dringend empfohlen werden muss. Entscheidendes Kriterium für ein korrekt angelegtes Tourniquet ist das Fehlen des Pulses unterhalb der Anlagestelle.

Tourniquets verursachen Schmerzen während der Anlage (➤ Abb. 24.5). Der Schmerz ist abhängig vom Abbindedruck und der Breite des Tourniquets. Wird zur Anlage eines Tourniquets keine adäquate Analgesie durchgeführt, so können die teilweise massiven Schmerzen zu einer nicht ausreichenden Abbindung oder einer vorzeitigen Entfernung des Tourniquets führen. Eine Entfernung sollte immer nur in der Klinik stattfinden.

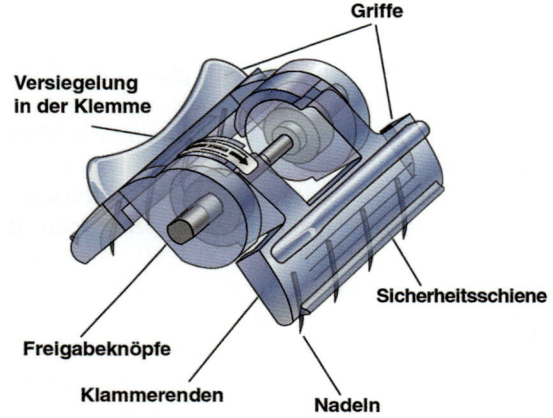

Abb. 24.6 iTClamp und die verschiedenen Komponenten [V667]

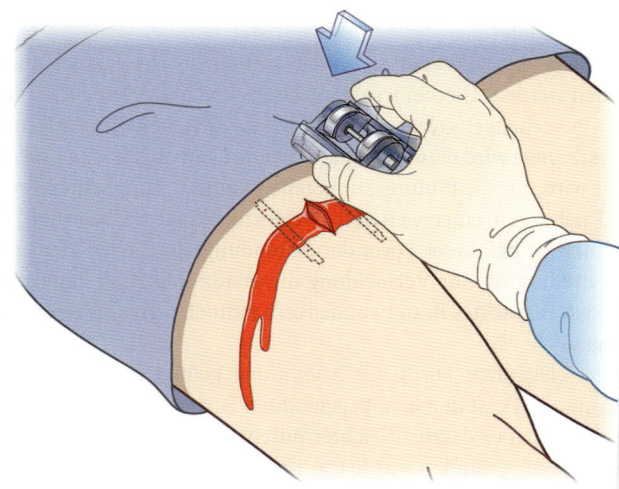

Abb. 24.7 Anlegen einer iTClamp am Oberschenkel [V667]

Kontraindiziert ist die iTClamp, wenn eine Adaptation der Haut nicht möglich ist, wie dies z. B. bei großflächigen Hautverletzungen, die unter einer hohen Spannung stehen, vorkommt. Die Klammer kann bis zu 24 Stunden auf der Wunde belassen werden.

Einsatz der iTClamp bei Verletzungen des Halses ➤ Kap. 31.2.1.

24.3.4 Hämostatika

Wie fast alle Devices zur Blutstillung so kommen auch Hämostatika aus der militärischen Anwendung. Es gibt verschiedene Typen, wobei es sich hauptsächlich um kaolin- oder chitosanhaltige Granulate oder Verbandstoffe handelt. Chitosan wird aus den Schalen von Garnelen gewonnen. Der Wirkstoff soll innerhalb kürzester Zeit zu einer Blutgerinnung führen. Chitosan kann als Granulat über einen speziellen Applikator direkt in die Wunde ein- oder in Form eines speziellen Verbands auf die Wunde aufgebracht werden. Kaolin ist ein tonerdehaltiges Gestein, dessen Hauptmineralbestandteil das Kaolinit ist. Kaolin aktiviert, nach Angaben des Herstellers, das Gerinnungssystem. Der Faktor XII wird aktiviert und initiiert die intrinsische Gerinnung. Um eine gute Wirkung zu erzielen, muss nach Anlage oder Einbringung der Hämostatika für 3–5 Minuten ein direkter, manueller Druck aufgebracht werden. Blutungen treten nach Anwendung der Hämostatika in rund 30 % der Fälle wieder auf. Auch ist die Wirkung nicht immer gegeben, dennoch gibt es Anwendungsbereiche in denen sie anderen Systemen gegenüber Vorteile bieten, wie z. B. bei offenen Wunden in großen Körperöffnungen.

24.4 Wundheilung

Dauer und Ergebnis der Wundheilung sind vom Zustand der Wunde abhängig. Wunden mit glatten Wundrändern heilen gut, da die Hautschichten eng und in gleicher Höhe anliegen bzw. chirurgisch durch eine Naht aneinander adaptiert werden können. In diesen Fällen wachsen die Schichten nach kurzer Zeit unter Ausbildung einer kleinen Narbe wieder zusammen. In der Chirurgie nennt man diesen Vorgang **primäre Wundheilung** (➤ Abb. 24.8).

Komplizierter wird es für den Körper bei großen Rissquetschwunden. Hier klaffen die Wundränder weit auseinander, und es fehlen eventuell Gewebeteile. Die unregelmäßigen Wundränder mit ihren Buchten und Wundtaschen bieten eingedrungenen Bakterien einen idealen Nährboden. Hier sorgt der Organismus zunächst für eine Aktivierung des Immunsystems, in deren Rahmen es zu einem Abtöten der Erreger kommt. Dieser Vorgang wird als **Entzündung** bezeichnet. Das Gewebe um die Wunde herum ist druckschmerzhaft, überwärmt, geschwollen und gerötet. Abgestorbene Zellen werden aufgelöst, dabei entsteht in den ersten Tagen Wundsekret. Danach bildet sich von außen nach innen Granulationsgewebe und füllt den Wundkrater aus. Vom Rand der Oberhaut wächst neues Deckgewebe über das später stark schrumpfende Granulationsgewebe und schließt die Wunde endgültig ab (➤ Abb. 24.9). Es bleiben große, unregelmäßige Narben zurück (**sekundäre Wundheilung,** ➤ Abb. 24.8).

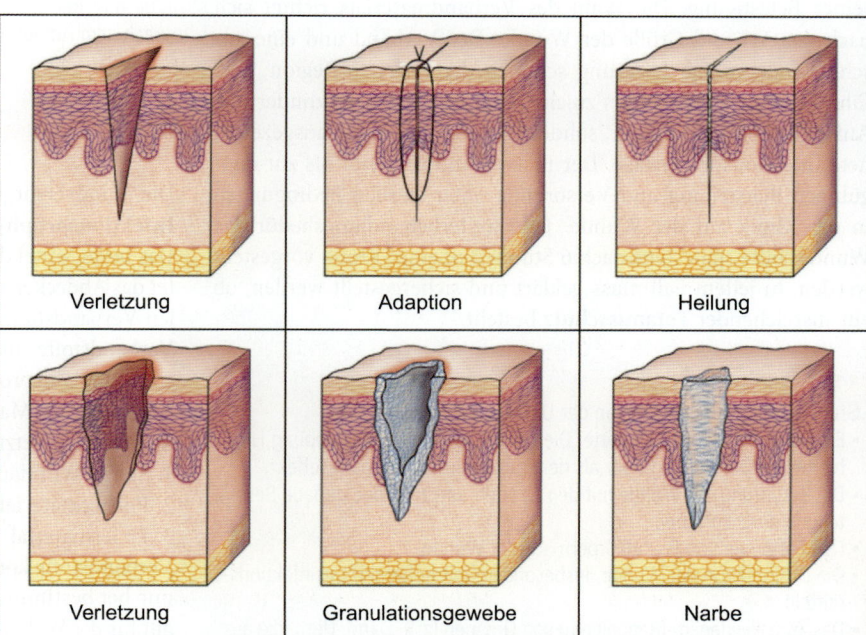

Abb. 24.8 Wundheilung. Oben: Primäre Wundheilung, hier nach einer sofort chirurgisch versorgten Verletzung. Unten: Die sekundäre Wundheilung verläuft schon allein aufgrund der Wundgröße wesentlich langsamer als die primäre. [G426]

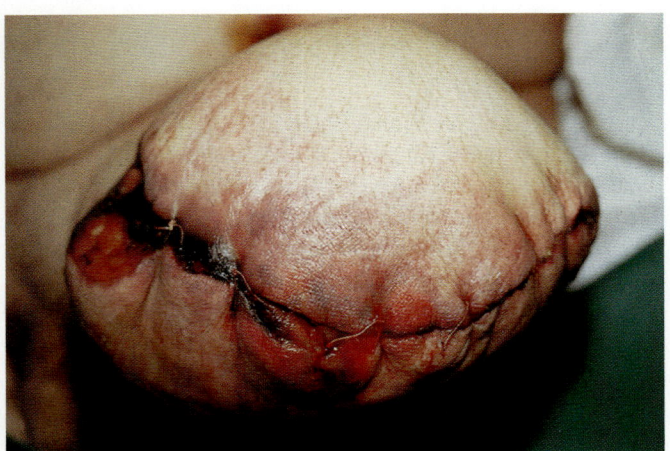

Abb. 24.9 Diese primär verschlossene Wunde, hier der Nahtbereich eines Amputationsstumpfes, zeigt die klassischen Zeichen einer Wundinfektion: Sie ist gerötet und geschwollen. An den Wundrändern sind darüber hinaus Nekrosen sichtbar. [V220-001]

24.5 Wundversorgung und Verbände

24.5.1 Grundsätze der Wundversorgung

Bei kleineren Wunden gelingt es dem Organismus, bedingt durch seine intakte Blutgerinnung, die Blutung schnell zu stoppen. Die wesentliche präklinische Versorgung ist in diesen Fällen der **sterile Verband.** Dieser besteht aus einer keimfreien Wundauflage und seiner Befestigung. Die Wahl des Verbandmaterials richtet sich nach der Art und Größe der Wunde. Der Verband und eine anschließende ruhige Lagerung schonen die verletzte Region; dies führt in den meisten Fällen zu einer deutlichen Schmerzlinderung. Außerdem bietet ein guter, solider Wundverband eine ausgezeichnete Infektionsprophylaxe. Der Erstverband verbleibt bis zur endgültigen Beurteilung und Versorgung unter sterilen Bedingungen in der Klinik auf der Wunde. Jede weiterbehandlungsbedürftige Wunde sollte spätestens nach 6 Stunden in einer Klinik vorgestellt werden. In jedem Fall muss geklärt und sichergestellt werden, ob ein ausreichender **Tetanusschutz** besteht.

> **MERKE**
> Grundsätzlich verbietet sich an der Unfallstelle:
> - Eine eingehende Wundtoilette: Die Gefahr der Keimeinschleppung ist hierbei in aller Regel größer als der vermeintliche Reinigungseffekt.
> - Die Berührung der Wunde mit den Händen, um z. B. eine genaue Beurteilung durchzuführen.
> - Das Entfernen von Fremdkörpern aus der Wunde.
> - Die Desinfektion der Wunde, insbesondere mit gefärbten Desinfektionsmitteln.
> - Das Zurückverlagern (Reponieren) von Organen (z. B. Darm, Hirn), die aus der Wunde hervortreten. Hier genügt eine lockere sterile Abdeckung.

Fremdkörper müssen bis zur endgültigen Versorgung des Patienten in der Klinik in der Wunde belassen werden. Beim Entfernen können heftige Blutungen einsetzen, die bis dahin durch den Fremdkörper tamponiert worden sind. Weitere Gefahren bei der Beseitigung des Fremdkörpers sind das Abbrechen und Verbleiben eines Restes des Stichwerkzeuges in der Wunde. Es können beim Herausziehen zusätzliche Verletzungen, je nach Art des Fremdkörpers (Widerhakeneffekt), entstehen. Durch das Entfernen des Fremdkörpers kann es zu einer Verschleierung des Stichkanals und damit zu Problemen bei der exakten Beurteilung der Wunde kommen. Folglich muss der Fremdkörper in den anzulegenden Verband mit eingeschlossen werden. Direkt an der Einstichstelle muss steriles Verbandmaterial platziert werden. Als Nächstes sollte viel Polstermaterial (z. B. Mullbinden) an den Fremdkörper gelegt und befestigt werden, um den eingedrungenen Gegenstand zu fixieren und weitere Schäden während des Transports zu vermeiden. In einigen Fällen ist es vor dem Abtransport erforderlich, den Fremdkörper zu kürzen bzw. ihn aus festen Strukturen, z. B. aus einem Zaun, herauslösen zu lassen.

Werden bei Unfällen Körperteile, wie z. B. Ohr, Hand oder große Hautbezirke, abgetrennt, so kann die moderne Replantationschirurgie häufig gute Ergebnisse bei der Wiederherstellung erzielen. Voraussetzungen sind jedoch eine optimale Erstversorgung des Patienten und der sachgemäße Umgang mit dem Amputat. Außerdem muss die Logistik für einen raschen Abtransport (bei großen Entfernungen mit einem RTH) in eine geeignete Klinik frühestmöglich von der Leitstelle organisiert werden. Bei **Amputationsverletzungen** sind die Amputate in vorgefertigten Replantatbeuteln sachgerecht zu verwahren und mit in die Klinik zu transportieren. Sie müssen kalt, aber trocken aufbewahrt werden (➤ Kap. 31.8).

> **MERKE**
> Für das Rettungsdienstpersonal besteht eine rechtliche Verpflichtung, nach dem Amputat zu suchen.

24.5.2 Verbandstoffarten

Die Wundversorgung trägt den wesentlichsten Teil zur **Blutstillung, Infektionsprophylaxe** und **Schmerzlinderung** bei (➤ Kap. 24.1). Das beste Mittel der Wundversorgung ist der Verband. Dies bedeutet das Abdecken einer Wunde mit einem ausreichend großen, sterilen Verbandstoff und die Fixierung mit einem geeigneten Material. Verbandstoffe, die im präklinischen Bereich Anwendung finden, sind aus Naturprodukten wie Leinen, Baumwolle oder alternativ aus synthetischen Materialien (Polyamid, Polyurethan) hergestellt. Jeder **Verband** setzt sich aus folgenden drei Teilen zusammen:
1. Sterile Wundauflage
2. Polstermaterial
3. Fixiermaterial

Verbandstoffe kommen aufgrund ihrer individuellen Eigenschaften nur bei bestimmten Verletzungen zur Anwendung. Grundsätzlich gilt für die Wahl des Verbandstoffes, dass er zweckmäßig sein muss und für die vorliegende Wunde sinnvoll ist. Bei den Verbänden gibt es nicht nur einen einzig richtigen Weg, sondern es sind häufig mehrere Verbände möglich, sodass Geschick und Erfahrung das Rettungsfachpersonal bei der Wahl des Verbands leiten.

Kriterien für die **Wahl des Verbands** sind folgende Punkte:
- Die Wunde muss nach Anlegen des Verbands sicher abgedeckt sein.
- Der Verband sollte fest sitzen und nicht verrutschen.
- Das technische Geschick muss neben der Effizienz eine schnelle Anlage ermöglichen.

Kompressen

Kompressen werden steril, in unterschiedlichen Größen, einzeln oder in verschiedenen Stückzahlen verpackt angeboten. Sie sind besonders anschmiegsam, sehr saugfähig und eignen sich auch als Polstermaterial, z. B. bei Fremdkörpern in Wunden. Durch die Luftpermeabilität kommt es zu einem raschen Trocknen der Wunde. Eine sterile Wundkompresse findet bei stark nässenden Wunden und kleineren Verletzungen ihre Anwendung. Kompressen, die einseitig mit Aluminium bedampft sind, sog. Metalline-Kompressen, sollten bei großflächigen und infektionsgefährdeten Verletzungen (Verbrennungen, Verbrühungen) angewendet werden. Sterile Verbandkompressen eignen sich zur Versorgung jeder Wundart.

Elastische Binden

Rettungsdienstlich relevante Binden sind elastische Binden, die aufgrund ihrer Webart und durch die Verwendung von Kreppzwirnen in der Herstellung ihre Elastizität in der Längsrichtung erhalten. Sie bestehen aus reiner, ungebleichter Baumwolle und werden in verschiedenen Größen angeboten. Die Anlage von Verbänden mit elastischen Binden muss sehr sorgfältig erfolgen, da die Wicklungen verrutschen und zu Stauungen führen können. Sie eignen sich gut als Kompressions- oder Stützverband (z. B. bei Prellungen).

Verbandpäckchen

Unter einem Verbandpäckchen ist eine sterile Mullbinde mit aufgenähter Kompresse zu verstehen, welche aus einem Wattevlies mit allseitiger Mullumhüllung besteht. Verbandpäckchen werden in verschiedenen Größen angeboten. Sie gehören zu den am häufigsten gewählten Verbandstoffen.

Brandwundentuch

Bei Verbrennungen, Verbrühungen, großflächigen oder offenen Verletzungen (offenes Bauch- und Thoraxtrauma) ist das **Brandwundentuch** das Mittel der Wahl. Hergestellt wird es aus Zellwollgewebe in einer Leinwandbindung. Diese Tücher sind i. d. R. in ihrer Verpackung fünf- oder sechsfach gefaltet. Aufgrund ihrer Sterilität sind zum Entfalten des Tuchs an zwei Enden einer Breitseite farbige Schlaufen angenäht, um zu verhindern, dass das Tuch mit den Fingern berührt wird, und die eine Fixierung erleichtern.

Brandwundentücher sind in ihrer Herstellung den **Brandwundenverbandpäckchen** ähnlich. Unterschiedlich hierbei ist die kleinere Wundauflage, die zur besseren Fixierung auf einer Seite eine Mullbinde aufgenäht hat und auf der gegenüberliegenden Seite aufgesteppt ist. Die Mullbinde an der aufgesteppten Seite ist mit einem Farbstoff gefärbt. Diese Färbung ist beim Öffnen entscheidend. Die Wundauflage ist in ihrer Verpackung so gefaltet, dass die gefärbte Bindenseite auf der aufgesteppten Bindenseite aufliegt. Hierbei sind die beiden Bindenenden eingeschlagen. Ein leicht durchreißbarer Faden stabilisiert das Material. Wird nun das Brandwundenverbandpäckchen sachgerecht geöffnet und nur an seiner Färbung angefasst, so kann die sterile Wundauflage mit den Händen nicht berührt werden. Das Brandwundenverbandpäckchen eignet sich gut für kleinere Verletzungen durch Verbrennung oder Verbrühung. Aber auch bei Schürfwunden und anderen nässenden Wunden kann das Brandwundenverbandpäckchen sinnvoll eingesetzt werden.

Schlauchmull

Schlauchmull ist ein schlauchförmiger Verbandstoff, der sehr hautsympathisch ist und aus Garnen mit Baumwollanteilen besteht. Da dieses Verbandmaterial rundgestrickt wird, kann es bei Dehnung in der Breite um das Vierfache vergrößert und bei Ziehen in der Längsrichtung wieder in seine Ursprungsgröße zurückgebracht werden. Aufgrund dieser Eigenschaft bleibt ein Schlauchverband immer rutschfest und legt sich ohne die Gefahr einer Einschnürung fest an. Aber auch über konisch geformte Körperpartien lässt sich ein Schlauchverband mühelos und optimal anlegen. Das Anlegen des Schlauchverbands erfordert wesentlich weniger Zeitaufwand als ein Verband in herkömmlicher Bindentechnik. Schlauchmull ist in verschiedenen Größen und Weiten erhältlich und eignet sich für fast alle Verbände.

Dreiecktuch

Dreiecktücher bestehen aus 100 % Viskose. Sie werden im Rettungsdienst zur Immobilisierung und Stabilisierung von Gliedmaßen eingesetzt. Zur Fixierung von Wundauflagen im Kopfbereich oder am Ellenbogen ist das Dreiecktuch das Mittel der Wahl. Gerade diese Vielseitigkeit und die leichte Anwendung sind überzeugende Merkmale dieses Verbandstoffs. Die lange Seite des Tuchs wird als Basis bezeichnet. Rechts und links der Basis verlaufen die Seiten zur Spitze des Tuchs.

Eine **Dreiecktuchkrawatte** wird zur Fixierung von anderen Verbandstoffen oder als eigenes Verbandmittel angewendet. Zum Herstellen einer Dreiecktuchkrawatte muss das Dreiecktuch auf eine ebene Fläche gelegt werden. Etwa drei Finger breit wird die Spitze an die Basis angelegt. Unter weiterer Beachtung dieses Abstands die Basis zweimal über die Spitze falten. Ebenso wird auf der gegenüberliegenden Seite gefaltet, bis eine Krawatte hergestellt ist.

Wundschnellverband

Wundschnellverbände sind besser unter dem Begriff **Pflaster** bekannt und finden bei kleinen, nicht stark blutenden Wunden (kleinere Schürfwunden) Anwendung. Unter dem eigentlichen Pflaster werden jedoch Rollen mit klebendem Fixiermaterial verstanden, die zur Wundabdeckung nicht geeignet sind und keinesfalls verwendet werden dürfen, da sie weder steril noch durch ihre klebende Oberfläche wundgeeignet sind. Wundschnellverbände sind eine Kombination aus einer Wundabdeckung (Wundauflage) und einem Heftpflaster. Der Trägerstoff der Klebmasse besteht meist aus starrem oder elastischem Textilgewebe, aber auch aus Synthesefaservliesstoffen. Die Wundauflage wird aus antiseptisch imprägniertem Verbandmull oder ähnlich wundfreundlichen Abdeckungen (Zellwollgewebe, Metalline-Kompressenstreifen) hergestellt und durch eine abziehbare Folie geschützt. Durch die Luftpermeabilität wird eine Heilung der Wunde gefördert.

24.5.3 Verbandtechnik unterschiedlicher Verbände

Kopfverband

Verletzungen im Kopfbereich (z.B. Schürfwunden, Platzwunden, Risswunden usw.) lassen sich mit einer Binde, einem Verbandpäckchen, aber auch mit Dreiecktuch und Schlauchmull gut versorgen.

Kopfverband mit Binde bzw. Verbandpäckchen

Mit einer manuell aufgedrückten Mullkompresse auf der Wunde beginnen, diese mit anschließendem Kreisgang um die Stirn fixieren. Nach dem Befestigungsgang die Binde über den Nacken, dann unter das Kinn und von dort aus an der Wange hoch über die Kopfmitte und an der anderen Wange wieder nach unten führen. Danach die Binde wieder unter dem Kinn, am Nacken entlang nach oben über die Stirn führen. Diesen Bindengang so oft wiederholen, bis die Binde ganz ausgerollt ist. Beim korrekten Anlegen des Verbands wird am Hinterkopf ein Bindenkreuz gebildet.

Kopfverband mit Dreiecktuch

Die Abdeckung der Wunde erfolgt wieder mit einer manuell aufgedrückten Mullkompresse. Das Dreiecktuch auf dem Kopf so ausbreiten, dass die Basis tief im Nacken liegt und die Spitze über das Gesicht fällt. Die Basis mit ihren beiden Enden unter straffem Zug unterhalb der Ohren vorbeiführen. Hierbei ist zu beachten, dass die Spitze ebenfalls unter Zug gehalten wird. Dabei kann der Patient, sofern er dazu in der Lage ist, den Helfer unterstützen. Die beiden Enden auf der Stirn verknoten und mit der Spitze in die entstehende Tasche einschlagen, die sich auf der Stirn gebildet hat.

Kopfverband mit Schlauchmull

Der Schlauchmull in einer Größe des zweifachen Kopfumfangs abschneiden und zu zwei Dritteln raffen. Diese zwei Drittel des Schlauchmulls stark gedehnt über den Kopf bis zur Stirn ziehen. Das restliche Drittel des Schlauchmulls bis zur Kopfoberfläche hin ebenfalls raffen und zweimal um die eigene Achse drehen. An-

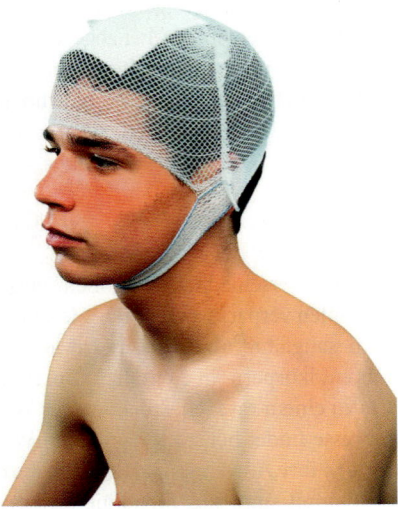

Abb. 24.10 YPSINETZ Kopfbandage der Fa. Holthaus medical [V668]

schließend das erste Drittel so über die zwei Drittel am Kopf ziehen, dass es ebenfalls auf der Stirn anliegt. Nun das erste Drittel in Höhe der Nasenwurzel einschneiden, um den Kopfverband optimal unterhalb des Kinns fixieren zu können. Zuvor in Höhe der beiden Ohrläppchen kleine Löcher einschneiden und die Enden des unteren Drittels durch diese Schnittöffnungen ziehen und zur endgültigen Fixierung verknoten. Abschließend noch das obere Drittel des Schlauchmulls nach oben einschlagen.

> **PRAXISTIPP**
> Auf dem Markt gibt es spezielle Netzverbände für den Kopf, mit denen es einfach möglich ist, Kompressen auf dem Kopf zu fixieren. Der **Netzverband** ist wie eine Haube/Mütze mit Kinnhalterung konstruiert und geformt. Nachdem eine Kompresse auf die Wunde gelegt wurde, wird er einfach über den Kopf gestülpt und mittels der Kinnschlaufe fixiert (➤ Abb. 24.10).

Schulterverband

Schulterverband mit Dreiecktuch

Beginnend mit einer sterilen Kompresse auf der Wunde, wird ein offenes Dreiecktuch so angelegt, dass die Spitze am Hals liegt und die Basis zur Schulter weist. Die beiden Enden so hoch wie möglich um den Oberarm schlingen und miteinander verknoten. Dabei beachten, dass der Knoten nicht auf der Wunde liegt und drückt. Dann ein zweites Dreiecktuch zu einer Krawatte falten und über die Schulter legen. Wichtig ist, dass etwa zwei Drittel der Krawatte über dem Rücken liegen und ein Drittel ventral. Die Spitze des offenen Dreiecktuchs, die halswärts liegt, wird in die Krawattentasche des zweiten Dreiecktuchs eingelegt und die gesamte Krawatte umgeschlagen, bis das offene Dreiecktuch fest an der Schulter anliegt. Zur Fixierung die beiden Enden der Krawatte um den Thorax zur gegenüberliegenden Seite führen und seitlich an der Achselhöhle miteinander verknoten. Dieser Knoten sollte zusätzlich unterpolstert werden.

Schulterverband mit Binde

Die Binde hoch am Oberarm ansetzen. Der Bindengang führt nach Fixierung der sterilen Kompresse zur verletzten Schulter und über den Rücken oder Thorax zur gegenüberliegenden Seite durch die Achselhöhle hindurch und wieder zurück zur verletzten Schulter. Hier wird die Binde überkreuzend über die Kompresse zum Oberarm geführt, wobei so lange Achtergänge angewendet werden, bis die Kompresse völlig bedeckt ist. Zur Fixierung des Verbands Pflasterstreifen verwenden.

Schulterverband mit Schlauchmull

Zunächst gut zwei Schulterbreiten abschneiden und eine Hälfte des Schlauches aufrollen. Den aufgerollten Schlauch viermal durchschneiden, um vier Bänder zu erhalten. Den abgeschnittenen Schlauchmull mit den Bändern voraus über die Hand zur Achselhöhle ziehen und die oberen Bänder ohne großen Zug vor der gegenüberliegenden Achselhöhle verknoten. Die unteren Bänder kräftig auseinanderziehen, mit den oberen Bändern verknüpfen und ebenfalls verknoten. Abschließend den Verband am Arm tief einschneiden und die entstandenen Enden um den Arm führen und miteinander verknoten.

Arm- und Handverband

Verband des ganzen Arms

Bei diesem Verband sollte der Patient den Arm ausstrecken. Das Dreiecktuch wird so über den Arm gelegt, dass die Spitze am Handgelenk und ein Ende auf der Schulter liegt. Die Spitze am Handgelenk mit einer Hand fassen und das herunterhängende Ende gestrafft über die Spitze und die Wundauflage mehrmals in Richtung Schulter um den Arm schlingen. Abschließend werden beide Enden miteinander verknotet.

Ellenbogenverband mit Dreiecktuch

Das Dreiecktuch wird auf den ausgestreckten Arm von außen her, mit der Spitze zum Handgelenk aufgelegt. Das andere Dreiecktuchende sollte festgehalten werden, damit es nicht verrutschen kann. Das herunterhängende Ende mehrmals über die Spitze und Kompresse um den Arm wickeln und den Verband am Oberarm beenden, dabei werden die beiden Enden des Dreiecktuchs miteinander verknotet.

Ellenbogenverband mit Binde/Verbandpäckchen

Bei der Verwendung von Binden wird zuerst mit zwei bis drei Fixiergängen am Unterarm begonnen, während bei der Anwendung von einem Verbandpäckchen die eingenähte Kompresse direkt auf die Wunde aufgelegt und dort mit den Bindengängen begonnen wird. Dabei wird die Binde über die Kompresse zum Oberarm geführt. Dabei darauf achten, dass das Ellenbogengelenk beim Verbinden leicht gebeugt ist. Nach diesem Bindengang wird die Binde über die Ellenbeuge zurück zum Unterarm gewickelt. Diesen Bindengang bis zur völligen Bedeckung der Kompresse wiederholen. Die Fixierung erfolgt mit Pflasterstreifen.

Handverband mit Dreiecktuch

Die verletzte Hand nach steriler Wundabdeckung mit den Fingerspitzen in Richtung Dreiecktuchspitze auf das ausgebreitete Dreiecktuch legen. Die Dreiecktuchspitze über die Wundabdeckung auf den Handrücken legen. Unter einem straffen Zug die beiden Dreiecktuchenden mit der Basis um das Handgelenk wickeln und auf der Oberseite des Arms verknoten.

Handverband mit Binde

Zwei- bis dreimaliger Bindengang um das Handgelenk zur Fixierung der Binde. Den Bindenkopf über die Wundabdeckung zu den Fingergrundgelenken hin, ein- bis zweimal um diese herum und über den Handrücken zurück zum Handgelenk führen. Ständige Wiederholung dieses Bindengangs bis zur völligen Abdeckung der Kompresse. Abschließend mittels Pflasterstreifen fixieren.

Handverband mit Schlauchmull

Schlauchmull in vierfacher Handlänge abschneiden und nach Abdecken der Wunde mit einer geeigneten Wundauflage über die Hand zum Handgelenk ziehen. Den Daumen durch einen Einschnitt in den Verbandschlauch freihalten. Den Rest des Verbandschlauchs raffen und zweimal um seine Achse drehen. Diesen gerafften Teil vorsichtig bis zum Daumenansatz stülpen. Den dadurch entstandenen Wulst durchschneiden. Die beiden resultierenden Enden auseinanderziehen, über dem Handgelenk kreuzen und verknoten.

Fingerverband mit Verbandpäckchen

Mit der sterilen Wundauflage die Wunde bedecken und danach den Bindenkopf zwei- bis dreimal um diese Wundabdeckung über den Handrücken zum Handgelenk führen. Das Handgelenk umwickeln und der Bindengang über den Handrücken zurück zur Fingerkuppe führen. Diesen Bindengang wiederholen, bis die Verletzung vollständig abgedeckt ist. Die Fixierung erfolgt mit Pflasterstreifen am Handgelenk.

Fingerverband mit Schlauchmull

Schlauchmull in fünffacher Fingerlänge abschneiden und bis auf eine Fingerlänge raffen. Das offene Schlauchstück über den Finger mit der Wundabdeckung ziehen und anschließend den gerafften Teil an der Fingerkuppe zweimal um die eigene Achse drehen. Den gerafften Teil vorsichtig gedehnt über den Finger ziehen, den sich daraus bildenden Wulst an der Innenseite aufschneiden und über das Handgelenk weiterführen. Hierbei muss der Verbandschlauch eingeschnitten werden, um ihn am Handgelenk mit zwei Enden verknoten zu können.

Fingerverband mit Wundschnellverband (Fingerkuppenverband)

Ein ausreichend langes Pflasterstück abschneiden (ca. 8–10 cm) und beiderseits der Mitte der Klebestreifen das Pflaster keilförmig einschneiden, ohne das Wundvlies zu beschädigen. Die Schutzfolien nacheinander abziehen und eine Hälfte um den verletzten Finger kleben, ohne das Mullkissen zu berühren. Die überstehende Pflasterhälfte an den beiden oberen Enden anfassen und um die verletzte Fingerkuppe kleben.

Bein- und Fußverband

Knieverband mit Dreiecktuch

Das verletzte Knie leicht beugen und die Wunde steril abdecken. Wenn möglich, sollte dieser Verband am sitzenden Patienten angelegt werden. Das Dreiecktuch so anlegen, dass die Spitze auf dem Oberschenkel liegt, die Basis handbreit unterhalb des Knies und dort einmal umgeschlagen wird. Die beiden Enden kurz fassen und unter einem straffen Zug unter den Kniekehlen kreuzen und dabei die Wundabdeckung gleichzeitig fixieren. Die beiden Enden danach oberhalb des Kniegelenks verknoten und die Spitze einschlagen.

Knieverband mit Binde

Dieser Verband wird von der Technik entsprechend dem Ellenbogenverband. Die Befestigungsgänge beginnen hierbei am Oberschenkel. Die Binde mittels Achtergängen über die Kniekehle zum Unterschenkel führen und dann wieder über die Kniekehle zurück zum Oberschenkel. Nachdem die Wunde völlig abgedeckt ist, kann die Binde fixiert werden.

Fußverband mit Dreiecktuch

Den verletzten Fuß so auf das ausgebreitete Dreiecktuch stellen, dass die Zehen zur Spitze zeigen. Die Spitze über die Wundabdeckung zum Schienbein zurücklegen, die beiden Enden der Basis dicht am Fuß fassen und unter straffem Zug über dem Fußrücken kreuzen. Um das Fußgelenk wickeln und vorn verknoten.

Fußverband mit Binde

Dieser Verband ähnelt dem Handverband. Am Fußgelenk beginnen. Den Bindenkopf über die Wundabdeckung um den Fuß wieder zurück zum Fußgelenk führen. Auch hier Achtergänge zur besseren Stabilisierung des Verbands anwenden. Den Bindengang bis zur vollständigen Abdeckung der Wundauflage durchführen.

Fußverband mit Schlauchmull

Schlauchmull in der vierfachen Länge des Fußes abschneiden und über den Fuß bis oberhalb des Knöchels ziehen. Den Rest des Verbandschlauchs raffen, unterhalb der Zehen zweimal um die eigene Achse drehen und ebenfalls über den Fuß ziehen. Den Rand, der sich dort bildet, einschneiden, beide entstehenden Enden auseinanderziehen, kreuzen und verknoten.

Fersenverband mit Dreiecktuch

Das Dreiecktuch an der Basis etwa drei Finger breit nach außen umschlagen. Den Fuß mit der verletzten Ferse auf das Dreiecktuch stellen. Die Ferse zeigt dabei zur Spitze, die Basis liegt hinter dem Fußballen. Die Spitze über die Ferse zur Wade hochschlagen. Die beiden Enden über dem Fußrücken kreuzen, um das Fußgelenk wickeln und miteinander verknoten.

Unterschenkelverband mit Dreiecktuch

Dieser Verband wird ähnlich dem Armverband angelegt. Das Dreiecktuch auf das gestreckte Bein legen, die Spitze liegt dabei am Fußgelenk und ein Ende auf dem Oberschenkel. Die Spitze am Fußgelenk mit der Hand festhalten und das herunterhängende Ende straff über die Spitze und Wundauflage mehrmals in Richtung Oberschenkel um das Bein schlingen. Das andere Ende danach in entgegengesetzter Richtung wickeln und beide Enden miteinander verknoten.

Versorgung von Brandwunden

Brandwunden werden mit Brandwundenverbandtüchern versorgt. Diese besitzen die Eigenschaft, nicht mit der Wunde zu verkleben. Eine andauernde Kühlung mittels spezieller Sets wie Burn Pac© oder Water Jel© findet präklinisch nicht mehr statt.

Zu finden sind Burn Pac© oder Water Jel© allerdings häufig noch in Betrieben, da es dort mitunter noch Verwendung findet.

> **ACHTUNG**
> **Kühlung von Brandwunden durch den Rettungsdienst**
> Grundsätzlich werden durch den Rettungsdienst keine Brandwunden mehr gekühlt, sondern nur noch mit einem Brandwundenverbandtuch steril abgedeckt (➤ Kap. 42.5).

Wiederholungsfragen

1. Nach welchen Kriterien werden Wunden beurteilt (➤ Kap. 24.1)?
2. Welche Wundarten werden unterschieden (➤ Kap. 24.2)?
3. Welche Problematik kennzeichnet Stichverletzungen (➤ Kap. 24.2)?
4. Wie wird der optimale Verband zur Versorgung von blutenden Verletzungen bezeichnet (➤ Kap. 24.3)?
5. Was ist eine Ablederung (➤ Kap. 24.2)?
6. Womit lässt sich ein Druckverband anlegen (➤ Kap. 24.3.1)?
7. Erklären Sie die Wirkungsweise eines Druckverbands (➤ Kap. 24.3.1).
8. Welche Gefahr liegt in der Anwendung eines Tourniquets (➤ Kap. 24.3.2)?
9. Wie lange kann eine iTClamp auf der Wunde belassen werden (➤ Kap. 24.3.3)?
10. Welche beiden Formen der Wundheilung werden unterschieden (➤ Kap. 24.4)?
11. Zählen Sie im Rettungsdienst eingesetzte Verbandstoffe auf (➤ Kap. 24.5.2).
12. Aus welchen drei Teilen setzt sich ein Verband zusammen (➤ Kap. 24.5.2)?
13. Welche Indikationen bestehen für die Anlage eines Verbands (➤ Kap. 24.5.3)?
14. Mit welchen Materialien lässt sich ein Kopfverband herstellen (➤ Kap. 24.5.3)?
15. Wie lässt sich ein Hand- oder Fußverband mit einem Dreiecktuch anlegen (➤ Kap. 24.5.3)?

Auflösung Fallbeispiel

Verdachtsdiagnosen
- Suizidversuch bei bekannter depressiver Erkrankung
- Alkoholabusus
- Blutende Wunde am Hals

Erstmaßnahmen

Zunächst wehrt sich der Patient gegen die Behandlung, aber mit vereinten Kräften gelingt es, die Verletzung anzuschauen. Bei genauer Betrachtung wird eine ca. 6–8 cm lange Verletzung am linken Hals sichtbar. Scheinbar ist ein venöses Gefäß getroffen worden. Aus der Wunde sickert dauerhaft eine Menge Blut. Da an dieser Stelle kein Verband anlegt werden kann, wird die Wunde zunächst manuell komprimiert. Der weiterhin verwirrte Patient wird während dieser Zeit von seiner Freundin beruhigt. Während der Behandlung trifft nun auch das bereits mitalarmierte NEF ein. Nach einer kurzen Übergabe an den Notarzt, übernimmt dieser die manuelle Kompression der Wunde. Die nachfolgende ABCDE-Beurteilung ergibt einen derzeit freien Atemweg und eine normofrequente Atmung. Der periphere Puls ist schwach tastbar und die Rekapillarisierungszeit liegt bei ca. 3 Sekunden. Der Patient ist weiterhin verwirrt, die Pupillen sind mittelweit und reagieren etwas verzögert auf Lichteinfall. Außer der Wunde am Hals können keine weiteren Verletzungen festgestellt werden.

Da der Patient selbst keine adäquate Auskunft geben kann, wird die SAMPLER-Anamnese als Fremdanamnese erhoben. Die Freundin des Patienten berichtet, dass sie bereits im Bett gelegen habe und plötzlich ihr Freund in diesem Zustand das Schlafzimmer betreten hat. Sie wisse nicht genau, was passiert sei, aber ihr Freund sei Alkoholiker und nehme auch starke Medikamente aufgrund seiner Depressionen. Er sollte in der kommenden Woche in eine Klinik zum Entzug und zur Therapie.

Der Patient erhält umgehend hoch dosiert Sauerstoff über eine Sauerstoffmaske mit Reservoirsystem. Zusätzlich werden zwei großlumige Zugänge installiert. Die Wunde wird nun mit der iTClamp versorgt, die Blutung kommt umgehend zum Stillstand. Nach Sedierung mit Midazolam wird der Patient in den Rettungswagen gebracht. Unter Voranmeldung wird der Patient zum nächsten Traumazentrum transportiert.

Klinik

Nach der Übergabe im Traumazentrum und einer kurzen Diagnostik wird die Verletzung eines venösen Gefäßes bestätigt und der Patient zur definitiven Wundversorgung in den OP gebracht.

Einige Tage später erfährt das RTW-Team, dass der Patient eine psychotische Episode hatte und sich aus diesem Grund die Verletzung selbst zugefügt hat. Er wurde bereits einen Tag nach Aufnahme in das Traumazentrum in eine psychiatrische Klinik zur Weiterbehandlung verlegt.

Diagnosen

- Suizidversuch bei bekannter Alkoholabhängigkeit und depressiver Erkrankung.
- Schnittwunde am Hals mit Beteiligung venöser Gefäße.

WEITERFÜHRENDE LITERATUR

Semmel, T.: Stopp die Blutung. Rettungsmagazin 3 (2014), 54–57

KAPITEL 25

Torsten Moeser, Frank Flake

Lagerung und Transport

25.1	**Rettung und Lagerung**	525	**25.4**	**Sekundär- bzw. Intensivtransport** ... 544
25.1.1	Helmabnahme	526	25.4.1	Sachliche und materielle Voraussetzungen ... 545
25.1.2	Rettungsgriffe	528	25.4.2	Logistik des Sekundärtransports ... 545
25.1.3	Handgriff nach Heimlich	530	25.4.3	Durchführung eines Sekundäreinsatzes ... 546
25.1.4	Lagerungsarten	531	25.4.4	Besonderheiten des Intensivtransports ... 548
25.1.5	Lagerung des Patienten bei speziellen Krankheitsbildern	537	25.4.5	Gefahren und Komplikationen ... 548

25.2 Krankentransport ... 541
25.2.1 Ablauf eines Krankentransports ... 541
25.2.2 Einweisungstransport ... 542
25.2.3 Konsilartransport ... 542
25.2.4 Verlegungstransport ... 542
25.2.5 Entlassungstransport ... 543
25.2.6 Transport in Hospizeinrichtungen ... 543

25.3 Notfalltransport ... 543

25.5 Schwerlasttransport ... 549

25.6 Infektionstransport ... 550

25.7 Lufttransport ... 550
25.7.1 Flugphysiologische Grundlagen ... 550
25.7.2 Ausbildung im Bereich Luftrettung ... 552

25.8 Sonstige Transporte ... 552

25.9 Transport aus der Sicht des Patienten ... 553

Fallbeispiel

Notfallmeldung
Die Leitstelle alarmiert einen Rettungswagen und ein NEF in einen nahe gelegenen Industriebetrieb. Dort sei ein junger Mann mit plötzlich aufgetretenen, starken Kopfschmerzen.

Befund am Notfallort
Die Besatzung des RTW wird am Firmeneingang vom Werkschutz empfangen und zu einem Bürogebäude geleitet. Die Einsatzstelle liegt im Erdgeschoss des Gebäudes. Im dortigen Sanitätsraum liegt ein ca. 20-jähriger Mann mit leicht erhöhtem Oberkörper auf einer Liege. Der Ersthelfer des Betriebs betreut den jungen Mann.

Leitsymptome
Starke Kopfschmerzen

Inhaltsübersicht

25.1 Rettung und Lagerung
- Schutzhelme müssen frühzeitig abgenommen werden, um eine Aspiration zu verhindern, Verletzungen zu demaskieren und eine Stabilisierung der HWS zu ermöglichen.
- Rettungsgriffe dienen der Rettung des Patienten, aber nicht dem Transport.
- Der Rettungsgriff nach Heimlich ist ein Verfahren, mit dem bei einem Bolusgeschehen der Fremdkörper wieder aus den Atemwegen befördert werden kann.
- Rettungs- und Lagerungstechniken können oft ohne Invasivität den Zustand des Patienten verbessern.
- Eine stabile Seitenlage kann heute auch in vereinfachter Form durch die Recovery-Position hergestellt werden. Entscheidend ist, dass der Kopf der tiefste Punkt ist und ggf. Erbrochenes ungehindert abfließen kann sowie die Atemwege offen gehalten werden.
- Die Lagerung auf der Vakuummatratze eignet sich besonders zur Fixierung des Rumpfes, des Beckens und der Oberschenkel.
- Für viele Erkrankungen gibt es spezielle Lagerungstechniken, deren Durchführung zu den Basismaßnahmen eines jeden Notfallsanitäters gehört.

25.2 Krankentransport
- Unter dem Begriff Krankentransport werden alle Transporte zusammengefasst, die aus medizinischen Gründen notwendig sind, um einen Patienten, der aufgrund seiner Erkrankung oder seines Zustands kein öffentliches Verkehrsmittel benutzen kann, zu transportieren.
- Unterschieden werden verschiedene Krankentransportarten wie Einweisungstransport, Konsilartransport, Verlegungstransport, Entlassungstransport oder Transporte in Hospizeinrichtungen.

25.3 Notfalltransport
- Unter einem Notfalltransport versteht man den Transport oder die Rettung von vital lebensbedrohlich verletzten oder erkrankten Personen. Ebenso kann es sich dabei um die Verhinderung von Sekundärschäden handeln, z. B. bei Frakturen etc.
- Es gibt verschiedene Strategien zur Abarbeitung eines Notfalltransports. Hierzu zählen Load and Go, Load, Go and Treat und Stay and Play.

25.4 Sekundär- bzw. Intensivtransport
- Sekundäreinsätze sind Transporte von Patienten von einem Krankenhaus in ein anderes zum Zwecke der besseren Patientenversorgung, einer konsiliarischen Mitbehandlung durch eine spezielle Fachabteilung oder der Einleitung von frührehabilitativen Maßnahmen nach erfolgten Akutinterventionen, vor allem bei neurologischen und neurochirurgischen Patienten.
- Es gibt dringliche und nicht dringliche Sekundäreinsätze.
- Pro Jahr werden bundesweit im Rettungsdienst ca. 1 Mio. Sekundäreinsätze durchgeführt, wovon ca. 10 % kontinuierlich intensivmedizinischen Standard in der Überwachung und Therapie der Patienten erfordern. Dieser Anteil der Patienten wird aufgrund demografischer Veränderungen und Veränderungen in der Kliniklandschaft steigen, da wir immer ältere Patienten, daher aber auch immer mehr kritisch kranke Patienten haben, für die immer zentralere Interventionsmöglichkeiten zur Verfügung stehen, was meist Rückverlegungen in die abgebenden Häuser oder Weiterverlegungen in die rehabilitativ tätigen Häuser zur Folge hat.

Sachliche und materielle Voraussetzungen
- Die sachlichen und materiellen Voraussetzungen sind so zu wählen, dass die für die Patienten erforderlichen Therapie- und Überwachungsmaßnahmen während des gesamten Transports sichergestellt werden können.
- Mindestausstattung sollte sein: EKG-Monitor, Beatmungsgerät, Pulsoxymetrie, Spritzenpumpe, noninvasive Blutdruckmessung, Defibrillator und Transkutanschrittmacher.
- Für High-risk-Patienten zusätzlich: invasive Blutdruckmessung, 12-Kanal-EKG, Kapnometrie, spezielle Beatmungsgeräte aus der Intensivmedizin. Hier darf aber die Ladungssicherung nicht außer Acht gelassen werden. In der Praxis wird oft schon modular gedacht, indem eine Grundausstattung auf Rettungswagen vorgehalten wird, die fakultativ durch Sonderausstattung ergänzt wird, die in NEF vorgehalten wird und auch in die Gerätehalterungen der RTW passt. Ebenso können im RTW Halteschienen zusätzlich verarbeitet sein, die dann Zusatzausstattung, wie z. B. Perfusoren, aufnehmen können.

Logistik des Sekundärtransports
- Jeder Sekundäreinsatz erfordert spezielle logistische Vorbereitungen und eine gesonderte Einsatzplanung, um die Risiken im „Falle eines Falles" so weit wie möglich zu reduzieren. In manchen Bundesländern gibt es spezielle Koordinierungsstellen für Sekundärverlegungen, in anderen sind die örtlich zuständigen Rettungsleitstellen in der organisatorischen Verantwortung.

Durchführung eines Sekundäreinsatzes
- Ein geeignetes Organisationsschema zur Durchführung eines Sekundäreinsatzes besteht aus acht Bestandteilen: Indikation zur Verlegung, Herstellung der Transportfähigkeit, Absprache zwischen verlegendem und aufnehmendem Arzt, Meldung an die Rettungsleitstelle, Organisation des Rettungsmittels, Übernahme in der verlegenden Klinik, Transportdurchführung und Übergabe in der aufnehmenden Klinik.

Besonderheiten des Intensivtransports
- Intensivtransporte werden, je nach Aufbauorganisation und Rettungsmittelvorhaltung der Bundesländer, durch Intensivtransportwagen (ITW) oder durch Intensivtransporthubschrauber (ITH) durchgeführt.

Gefahren und Komplikationen
- Überwachung und Therapie des Patienten müssen während des gesamten Einsatzes kontinuierlich aufrechterhalten werden.
- Die Gefahren und Komplikationen, die bei Sekundäreinsätzen auftreten können, sind sehr vielfältig, daher sollte einer umfassenden Vorbereitung der Einsätze größte Bedeutung beigemessen werden.

25.5 Schwerlasttransport
- Besonders adipöse Patienten können meist nicht in einem normalen RTW transportiert werden. Hierfür benötigt man Schwerlasttransporte.
- S-RTW kommen zum Einsatz, wenn das Gewicht des Patienten die höchstzulässige Ladung einer Patiententrage von 130–250 kg überschreitet oder der Tragetisch diese Lasten nicht verarbeiten kann.

25.6 Infektionstransport
- Die Zahl der Infektionstransporte nimmt vor allem wegen multiresistenter Keime dramatisch zu und gehört heute zum Tagesgeschäft des Rettungsdienstes.
- Je nach vorliegender Infektion sind bestimmte transportrelevante Schutzmaßnahmen und Vorbereitungen zu treffen.

25.7 Lufttransport
- Der Luftdruck der Umgebungsatmosphäre nimmt mit zunehmender Flughöhe ab. Diese Abnahme des Luftdrucks hat Auswirkungen auf den Organismus. Ein geringerer Luftdruck führt zu einer Abnahme von palvO$_2$, paO$_2$ und SpO$_2$.
- Mit steigender Flughöhe kommt es zu einer zunehmenden Hypoxie. Dadurch steigen die Herzfrequenz und das Atemminutenvolumen in Ruhe an.
- Lineare und vertikale Beschleunigungen, insbesondere bei Start und Landung, haben ebenfalls Einfluss auf den Organismus und das Wohlbefinden des Patienten.
- Die Luftfeuchtigkeit sinkt bei Flügen in großer Höhe in der Kabine auf unter 10 %, was häufig zu Reizhusten beim Patienten führt.

25.8 Sonstige Transporte
- Zu den sonstigen rettungsdienstlichen Transporten zählen insbesondere Blut-, Material- und Organtransporte.
- Repatriierungen von Patienten und Transporte von Transplantationsteams, Gewebeproben oder Antiseren haben den geringsten Anteil am Transportaufkommen im Rettungsdienst.

25.9 Transport aus der Sicht des Patienten
- Ein unsanfter Transport ist für den Patienten eine psychische und physische Belastung.
- Eine unbedachte Fahrweise kann bei Patienten durch wiederholte Stimulation des Vestibularsystems eine Kinetose auslösen.

Im Rettungsdienst gibt es verschiedene Einsatzarten, die sowohl für bodengebundene als auch für Luftrettungsmittel gelten (➤ Abb. 25.1).
So sind im Rettungsdienst zu unterscheiden:
1. Primär(Notfall-)einsatz (➤ Kap. 25.3)
2. Sekundäreinsatz (➤ Kap. 25.2, ➤ Kap. 25.4)
3. Tertiäreinsatz (➤ Kap. 25.8)

Allen vorgenannten Einsatzarten gemeinsam ist die Notwendigkeit, Patienten entsprechend ihrer Erkrankung oder ihres Verletzungsbildes sorgfältig und leitliniengerecht für den Transport in einen geeignete medizinische Einrichtung zu lagern, um weiteren Schaden vom Patienten abzuwenden.

25.1 Rettung und Lagerung

Bei kritisch kranken und verletzten Patienten besteht absolute Priorität, lebensbedrohliche Zustände möglichst sofort zu erkennen. In den modernen Versorgungsstrukturen der Präklinik folgen diesem Erkennen lebensrettende Sofortmaßnahmen. Den Sofortmaßnahmen folgt anschließend die Übernahme des Patienten in das Rettungsmittel und der Transport in die Klinik. Es ist wichtig, Kenntnisse über die verschiedenen **Rettungs- und Lagerungstechniken** zu haben, da diese zu den Basismaßnahmen zählen und oft ohne Invasivität den Zustand des Patienten verbessern.

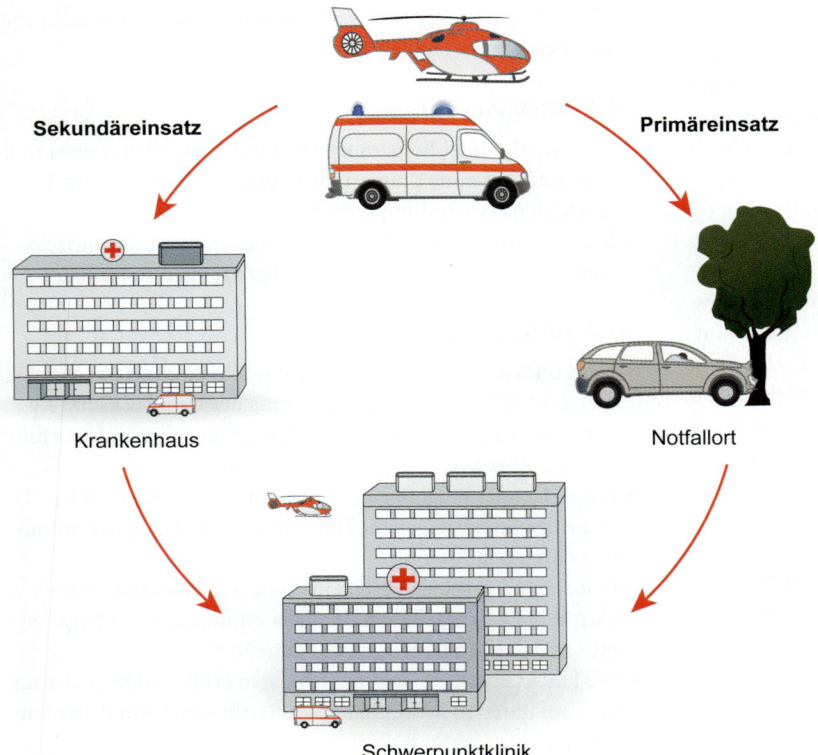

Abb. 25.1 Einsatzarten im Rettungsdienst [L231]

25.1.1 Helmabnahme

Der Schutzhelm soll das Risiko schwerwiegender Kopfverletzungen bei einem Unfall deutlich minimieren. Durch sein Eigengewicht werden aber die physikalischen Kräfte, die bei einem Unfall auf die Wirbelsäule einwirken können, verstärkt, sodass ein höheres Risiko für Verletzungen der Halswirbelsäule und des muskulären Halteapparats besteht. Prinzipiell unterscheidet man Integral- von Klapp- und Rollerhelmen. Während Integralhelme eine feste Kinnpartie besitzen, kann diese beim Klapphelm hochgeklappt werden. Rollerhelme sind zum Kinn hin offen.

Gerade Patienten, die einen Integralhelm tragen, muss dieser sehr frühzeitig abgenommen werden. Zum einen ist bei Bewusstlosigkeit kein Aspirationsschutz mit belassenem Helm möglich, zum anderen muss er aus untersuchungstechnischen Gründen entfernt werden, um schwere, lebensbedrohliche Verletzungen und Blutungen zu demaskieren und später die Wirbelsäule zu immobilisieren. Im Secondary Survey wird durch die Helmabnahme die Beurteilung des Schädels und des Nackens erleichtert.

Um die Wirbelsäule bestmöglich zu schützen, sind bei der Helmabnahme zwei eingespielte Helfer notwendig:
- Ein Helfer positioniert sich oberhalb des Kopfes des Patienten und legt die Handflächen seitlich am Helm an, wobei er mit den Fingerbeeren den unteren Rand des Helms fasst. So werden Kopf, Helm und Nacken in einer nahezu neutralen Position gehalten.
- Der zweite Helfer positioniert sich indessen seitlich neben dem Patienten und öffnet das Visier und den Kinnriemen. Da die Kinnriemen die unterschiedlichsten Verschlusstechniken haben können, sollte der Kinnriemen ggf. durchtrennt werden.

Der zweite Helfer greift nun mit dem Daumen und dem Zeige- und Ringfinger den Unterkiefer des Patienten an den Kieferwinkeln und mit der zweiten Hand vom Nacken her den Hinterkopf des Patienten und übernimmt so die weitestgehend neutrale Position.

Der erste Helfer zieht den Helm nun mit beiden Händen auseinander und entfernt durch vorsichtiges Auf- und Abwärtsbewegen des Helms unter zeitgleichem Zug zu sich den Helm. Der zweite Helfer muss währenddessen die HWS ruhig und in Neutralposition halten. Hierbei gilt es, zwei Gefahren zu beachten: Zum einen muss die Nase des Patienten vorsichtig überwunden werden, zum anderen liegt, kurz vor dem komplettem Entfernen des Helms, der Hinterkopf am Rand der Helmschale auf. Helfer zwei muss hier nach komplettem Entfernen des Helms ein Absacken des Kopfes verhindern (➤ Abb. 25.2).

Nach der Helmabnahme soll die neutrale Stellung der Halswirbelsäule aufrechterhalten bleiben. Dies erfolgt neben der manuellen Immobilisation durch eine Zervikalstütze. Zusätzlich wird der Kopf des Patienten mit geeignetem Material unterpolstert.

25.1 Rettung und Lagerung

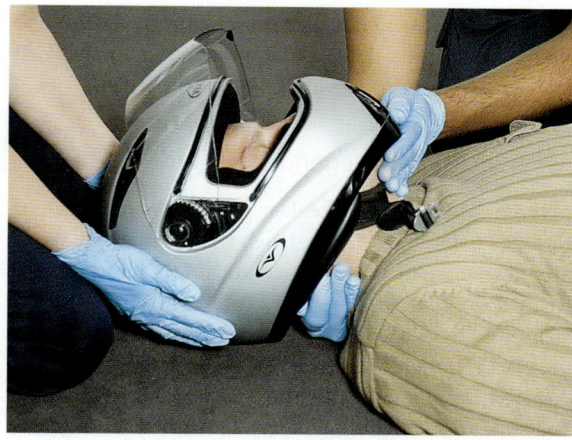

a) Greifen von Kinn und Nacken und Übernahme der Kopfhaltung

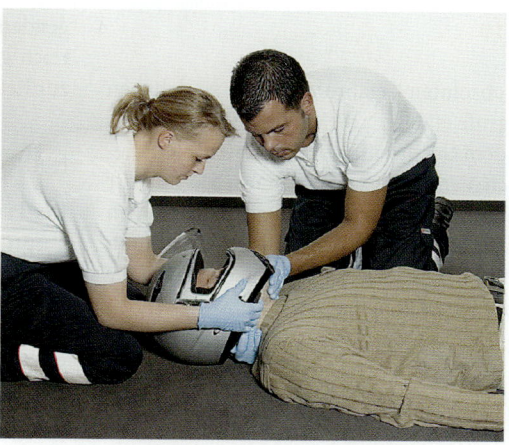

b) Greifen der Helmöffnung durch Helfer 1

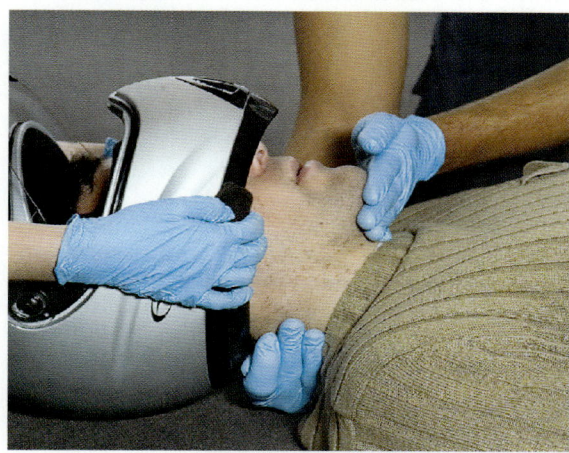

c) Vorsichtiges Abnehmen des Helmes durch Helfer 1, Teil 1

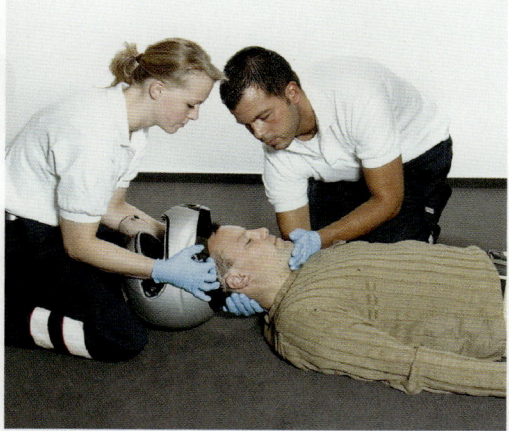

d) Vorsichtiges Abnehmen des Helmes durch Helfer 1, Teil 2

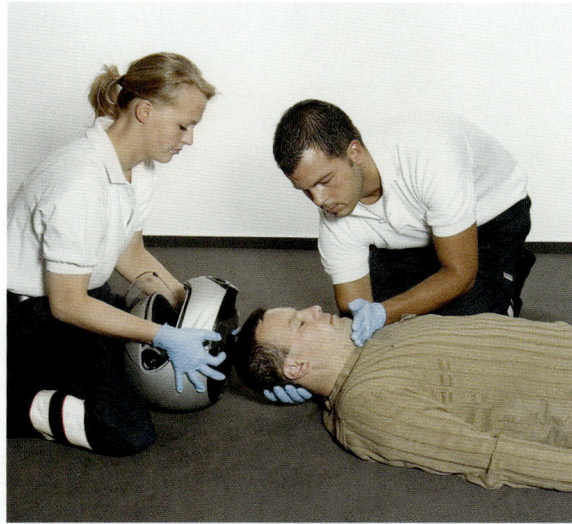

e) Endgültiges Abnehmen des Helmes durch Helfer 1

Abb. 25.2 Helmabnahme [J747]

25.1.2 Rettungsgriffe

Für Patienten, die in einer absoluten Gefahrensituation sind, haben sich zur Rettung Rettungsgriffe etabliert, die einzig und allein dazu dienen, den Patienten aus dem Gefahrenbereich zu retten. Von diesen Griffen gehen aber auch Verletzungsgefahren aus. Sie sind für den Patienten zudem nicht schonend und können auch Schmerzen verursachen. Daher gelten sie als absolute **Ausnahmemaßnahmen** und **Notlösungen**. Aufgrund der beschriebenen Gefahren sind sie auch nicht dazu geeignet, Patienten umzulagern.

Rautek

Der Rautek-Rettungsgriff kommt bei zwei möglichen Szenarien zum Einsatz. Zum einen dient er zur Rettung eines am Boden liegenden Patienten, der schnell aus dem unmittelbaren Gefahrenbereich gerettet werden muss. Zum anderen kann der Rautek-Griff zur Rettung von Personen aus einem Pkw genutzt werden.

Rautek-Rettungsgriff am liegenden Patienten

Der Patient muss zunächst in Rückenlage gebracht werden. Falls er ansprechbar, aber nicht in der Lage ist, den Gefahrenbereich eigenständig zu verlassen, sollte man immer mit ihm kommunizieren und die Schritte kurz erläutern.

Hinter dem Kopf des Patienten kniend, wird mit beiden Händen Schulter und Nacken untergriffen, dabei wird der Kopf von den Unterarmen so fixiert, dass er seitlich nicht abrutschen kann. Der Patient wird nun mit einem Schwung in eine sitzende Position gebracht und der Oberkörper gehalten, bis der Helfer einen Schritt vortreten kann und die Schulterblätter beidseits außen mit seinen Knien stützt.

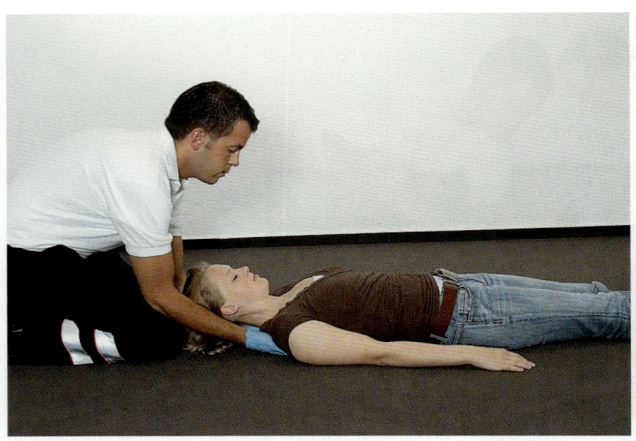

a) Anheben des Kopfes und der Schultern

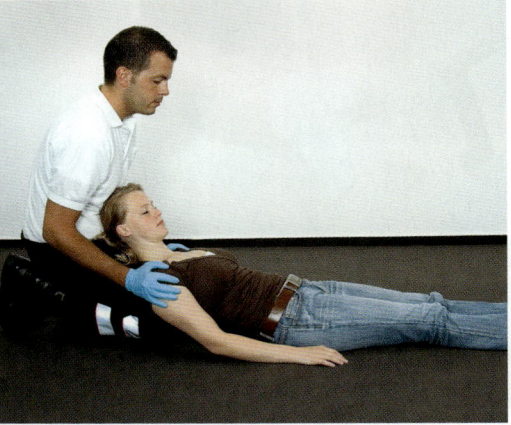

b) Abstützen des Oberkörpers

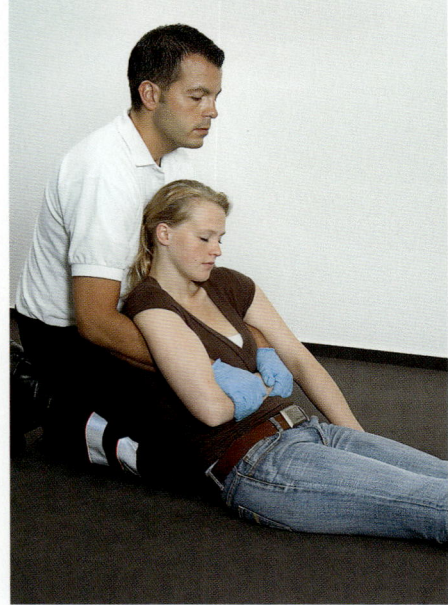

c) Umgreifen des angewinkelten Unterarms

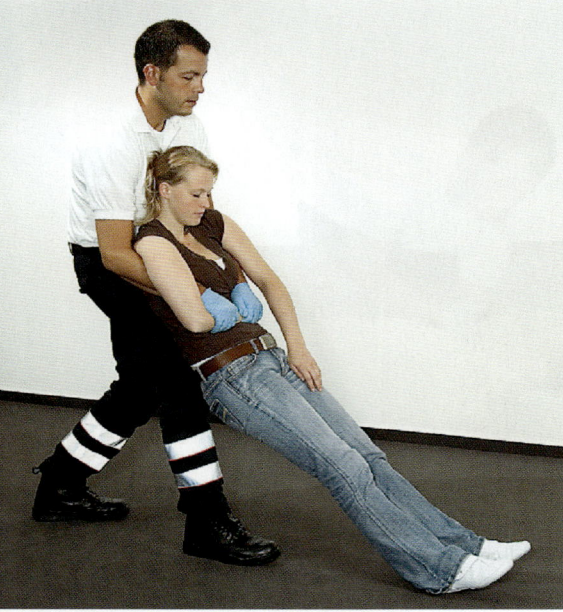

d) Wegziehen des Patienten

Abb. 25.3 Rautek-Griff am liegenden Patienten [J747]

Nun greift der Helfer mit beiden Armen unter die Achseln des Patienten und fasst einen der Unterarme, den er am Oberbauch des Patienten anwinkelt und mit beiden Händen greift. Wichtig ist hierbei, dass der „Affengriff" angewandt wird, bei dem auch beide Daumen des Helfers nach vorn zeigen. So ist gewährleistet, dass der Patient auch bei größerem Gewicht nicht aus dem Griff herausgleitet. Nun kann der Helfer durch eine rückenschonende Gewichtsverlagerung nach hinten, aus den Beinen heraus, den Patienten auf seine Oberschenkel bringen und aus dem Gefahrenbereich verbringen. Dort wird der Patient vorsichtig abgesetzt, die Unterarme des Helfers fixieren wieder den Kopf, während die Hände die Schultern und den Nacken langsam in die liegende Position gleiten lassen. Hieran anschließend folgt der Primary Survey und, falls notwendig, die Einleitung lebensrettender Maßnahmen (➤ Abb. 25.3).

Rautek-Rettungsgriff am sitzenden Patienten (aus dem Kfz)

Der Helfer tritt zunächst an das Fahrzeug heran, schaltet die Zündung ab, löst den Sicherheitsgurt oder durchtrennt ihn mit einem Gurtmesser. Wenn möglich sollte der Sitz ganz nach hinten geschoben werden. Eine gewisse **Restgefahr** kann von einem nicht ausgelösten Airbag ausgehen. Daher sollte inspizierend nach Hinweisen „Airbag", „SRS" oder „SIPS" geschaut werden. Im weiteren Verlauf muss der Helfer sicherstellen, dass die Füße und Beine des Patienten frei und nicht eingeklemmt oder verkantet sind. Sind die Beine und Füße frei, werden sie am Sitz angestellt. Danach greift der Helfer die Kleidung in Sitzhöhe – am besten den Hosenbund – der abgewandten Hüfte und sorgt durch eine kräftige Ziehbewegung bei zeitgleichem Druck der

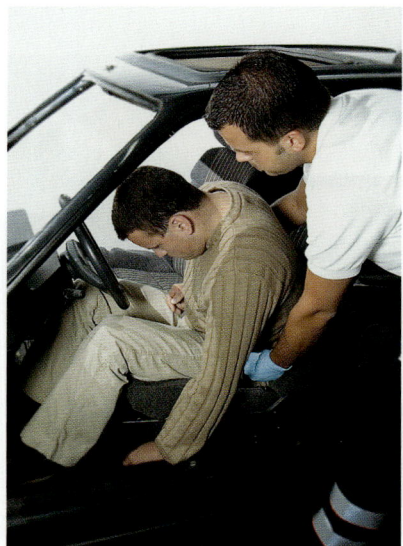

a) Herantreten an den Patienten

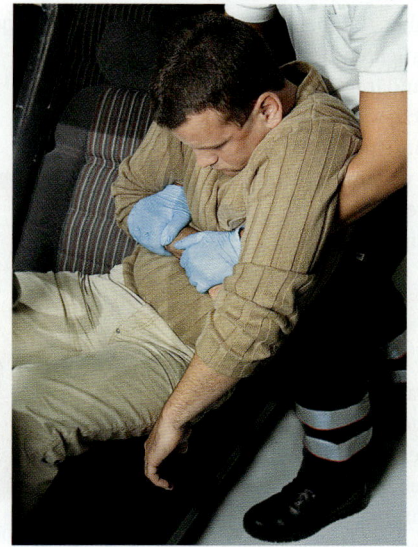

b) Umgreifen des angewinkelten Unterarms

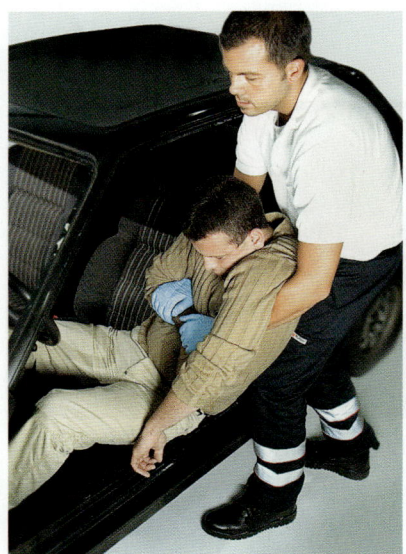

c) Patienten auf die Oberschenkel ziehen

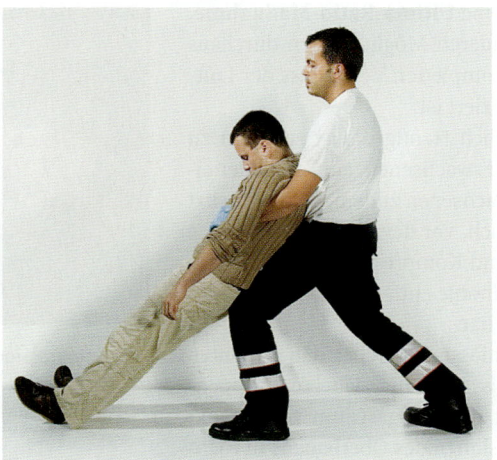

d) Wegziehen des Patienten

Abb. 25.4 Rautek-Griff: Rettung aus dem Kfz [J747]

anderen Hand gegen das zugewandte Knie dafür, dass der Patient zu sich herangedreht wird. Das Umfassen der Arme und das Aufladen des Patienten auf die Oberschenkel des Helfers erfolgt analog zu der Rettung eines liegenden Patienten. Gegebenenfalls kann ein zweiter Helfer die Rettung dahingehend unterstützen, dass er die Beine des Patienten fasst, um die Gefahr des Aufschlagens der Fersen auf dem Boden zu vermeiden, die sich aus dem Höhenunterschied zwischen Schweller und Straße ergibt (➤ Abb. 25.4).

Auch bei bauartbedingt höheren Fahrzeugen, bei denen der Patient höher sitzt oder der Abstand zwischen Schweller und Straße höher ist, bietet es sich an, wenn möglich, einen weiteren Helfer anzuweisen, die Beine des Patienten zu übernehmen, damit diese nicht mit dem Fersenbein auf dem Asphalt aufschlagen.

Beide Methoden bergen auch **Gefahren.** Es besteht jederzeit die Gefahr von Frakturen der Unter- und Oberarme. Primäre Frakturen, die vor der Rettung bereits bestanden haben, können zu weiteren Verletzungen führen. Bei Osteoporosepatienten besteht durch die Art der Rettung auch die Gefahr von sekundären Rippenfrakturen. Beim Rautek-Rettungsgriff handelt es sich, schon dem Namen nach, um einen Rettungsgriff, der dazu dient, einen Patienten aus unmittelbarer Gefahr zu retten. Er ist daher vollkommen ungeeignet, wenn es um das Umlagern von Patienten geht. Eine Anwendung für diesen Zweck wäre u. U. als fahrlässig zu werten.

25.1.3 Handgriff nach Heimlich

Der Rettungsgriff nach Heimlich ist ein Verfahren, mit dem bei einem Bolusgeschehen der intrathorakale Druck in oraler Richtung erhöht wird, um einen Fremdkörper wieder herauszubefördern. Während beim Erwachsenen ein Bolusgeschehen meist beim Essen entsteht – dadurch, dass Nahrung nicht richtig gekaut oder regelrecht geschlungen wird –, ist bei Kindern oftmals das Verschlucken von meist kleinen Gegenständen ursächlich, wenn diese beim Erkunden der Umwelt in den Mund genommen werden. Wegen der Verletzungsgefahr, die sowohl in Form von Magen-, Leber-, Gefäß- und Milzrupturen als auch in der Regurgitation von Mageninhalt besteht, handelt es sich hierbei um eine **Ultima-Ratio-Maßnahme,** die aber nach Ausschöpfen aller anderen Möglichkeiten durchaus lebensrettend sein kann und beim kompletten Verschluss der Luftwege durch einen Bolus absolut indiziert ist.

Bei der Durchführung des Heimlich-Handgriffs ist zunächst zu unterscheiden, ob es sich um einen Erwachsenen, ein Kind oder einen Säugling handelt und beim Erwachsenen zudem, ob dieser sitzt oder liegt. Weiterhin empfiehlt es sich, vor der Durchführung eine Absaugbereitschaft, Magill-Zange und Kompressen bereitzuhalten, um den Fremdkörper aus der Mundhöhle entfernen zu können, sobald dieser die Atemwege verlassen hat.

Beim sitzenden Erwachsenen umfasst der Helfer den Patienten von hinten und legt beide Hände zwischen Bauchnabel und Rippenbogen an, sodass seine Hände über dem Epigastrium verschränkt sind. Danach führt er 3–5 Kompressionen des Oberbauchs in Richtung des Zwerchfells durch. Ähnlich verhält es sich am liegenden Patienten (➤ Abb. 25.5). Hier kniet der Helfer auf Hüfthöhe idealerweise über den Patienten gebeugt und legt seine übereinander

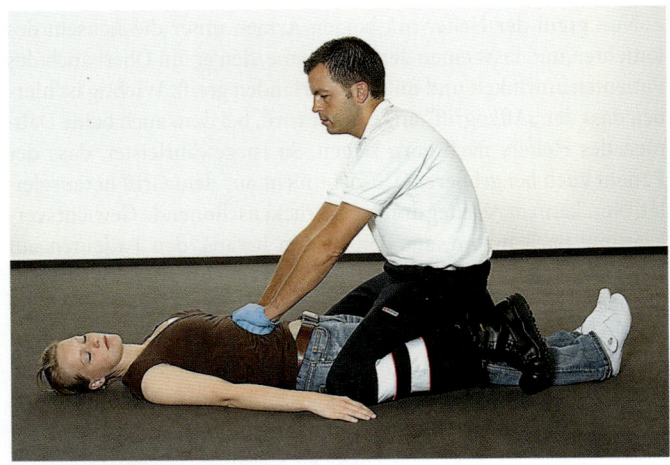

a) Ausgangslage

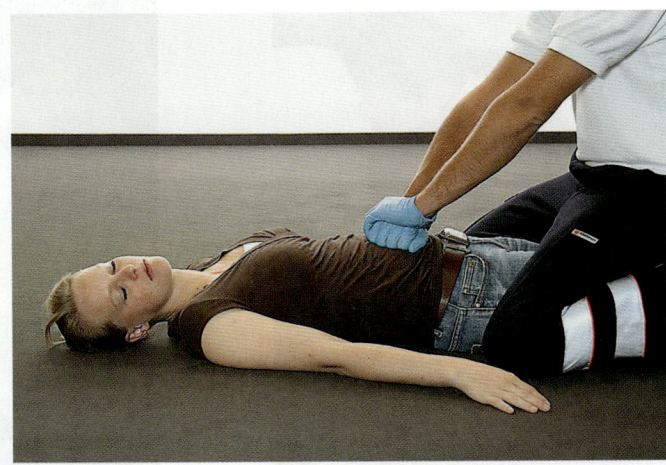

b) Kompressionen auf den Oberbauch in Rückenlage 1

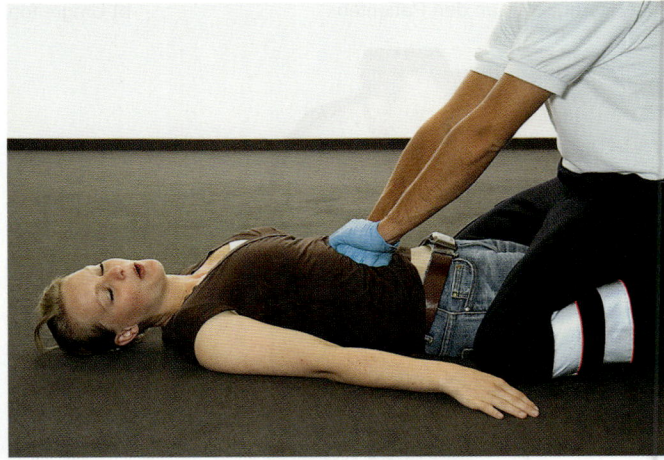

c) Kompressionen auf den Oberbauch in Rückenlage 2

Abb. 25.5 Heimlich-Handgriff in Rückenlage [J747]

verschränkten Hände über das Epigastrium zwischen Bauchnabel und Schwertfortsatz. Daran schließen sich ebenfalls 3–5 Kompressionen mit den gestreckten, leicht schräg gehaltenen Armen an, sodass der epigastrische Druck in Richtung des Zwerchfells durchgeführt wird.

In jedem Fall müssen die Patienten nach Anwendung des Heimlich-Handgriffs klinisch vorgestellt werden, um Verletzungen, die bei der Anwendung entstanden sein können, sicher auszuschließen. **Das Heimlich-Manöver bei Kindern und Säuglingen** wird in ➤ Kap. 35.3.3 ausführlich dargestellt.

25.1.4 Lagerungsarten

Lagerungsarten dienen dazu, Patienten entweder möglichst schonend zu transportieren oder den Zustand zu verbessern bzw. zumindest nicht zu verschlimmern. Die fachgerechte Lagerung von Patienten ist eine der ersten durchzuführenden Maßnahmen und beginnt meist nicht erst im Rettungsmittel, sondern schon am Ort des Geschehens selbst. Ist eine spezielle Lagerung nicht nötig, gilt der Grundsatz, den Patienten nach seinem Wunsch zu lagern.

Stabile Seitenlage

Die stabile Seitenlage ist wohl das bekannteste Element aus der Laienausbildung in lebensrettenden Sofortmaßnahmen und Erster Hilfe. Dennoch wird sie oft nur unzureichend beherrscht und selten durchgeführt. Auch im Rettungsdienst, z. B. bei einem bewusstlosen Patienten zum Transport und zum Offenhalten der Atemwege oder einem Massenanfall von Verletzten (MANV), bis der Patient eine weiterführende Behandlung oder einen Transport erfährt, kann es notwendig werden, diese Lagerungsart anzuwenden.

Zum Herstellen der stabilen Seitenlage wird der Patient in Rückenlage gebracht und beide Beine werden ausgestreckt. Die dem Helfer zugewandte Beckenseite wird vorsichtig angehoben und der ebenfalls zugewandte Arm gestreckt, wobei der Handrücken unter der Hüfte liegend gelagert wird, die Handfläche zeigt dabei nach unten.

Das ebenfalls dem Helfer zugewandte Bein wird im Knie gebeugt und angestellt. Der abgewandte Arm des Patienten wird auf der Brust des Patienten gelagert. Danach wird die dem Helfer abgewandte Schulter und Hüfte gefasst und der Patient vorsichtig zum Helfer hingedreht.

Der Kopf wird vorsichtig überstreckt und so gelagert, dass der offene Mund nach unten gerichtet ist. Der zuvor unter der Hüfte gestreckt gelagerte Arm wird im Ellbogengelenk angewinkelt. Der auf der Brust gelagerte Arm wird ebenfalls angewinkelt, die Handfläche zeigt nach unten und wird unter das Kinn des Patienten gelagert und stabilisiert so den überstreckten Kopf (➤ Abb. 25.6).

Herstellen der stabilen Seitenlage auf der Trage im RTW

Mitunter wird es notwendig, einen Patienten, der während des Transports zur Klinik eintrübt, in stabiler Seitenlage zu lagern. Der Patient liegt zunächst i. d. R. in Rückenlage. Die übliche Vorgehensweise ist auf der Trage nicht möglich, da die Verlagerung des Patienten ein Herunterfallen verursachen könnte und der Platz auf der Trage limitiert ist. Daher ist ein alternatives Vorgehen erforderlich. Für dieses Manöver im RTW sind **zwei Personen** nötig.

Beide Helfer positionieren sich auf derselben Seite der Trage. Der am Kopf und Oberkörper stehende Helfer greift mit der linken Hand unter dem Hals des Patienten hindurch und stützt den Kopf. Mit dem rechten Arm greift er auf Höhe der Nierenlager unter dem Patienten hindurch und umfasst auch den ihm abgewandten Arm.

Der andere Helfer fasst das Becken, idealerweise am Hosenbund oder Gürtel. Mit dem rechten Arm greift er unter dem ihm zugewandten Bein hindurch den Knöchel des abliegenden Beins. Gleichzeitig wird der Patient auf Kommando des am Kopf arbeitenden Helfers zunächst angehoben und dann auf die abgewandte Hüftseite gedreht. Das unten liegende Bein wird angewinkelt, ebenso wird der unten liegende Arm unter der Hüfte zum Helfer herangezogen, danach kann der Patient insgesamt durch Zug am Hosenbund der unten liegenden Hüfte in die Mitte der Trage verlagert und der Kopf überstreckt mit geöffnetem Mund nach unten gelagert werden. Dieses Vorgehen ist bei bewusstseinsgetrübten oder bewusstlosen Patienten geeignet. Wichtig ist eine engmaschige Kontrolle der kardiopulmonalen Gesamtsituation, vor allem der Atemwege (➤ Abb. 25.7).

Recovery-Position

Die Recovery-Position ist die vereinfachte Form der stabilen Seitenlage. Letztendlich ist entscheidend, dass der Patient auf der Seite liegt, der Kopf tiefer als die Beine und der Mund offen ist, um freie Atemwege im Fall eines Erbrechens zu gewährleisten.

Zur Durchführung der Recovery-Position werden dem auf dem Rücken liegenden Patienten die Beine gestreckt. Der Arm, der dem Helfer zugeneigt ist, wird kopfwärts angewinkelt, die Handinnenfläche zeigt hierbei nach oben.

Der dem Helfer entfernt liegende Arm wird nun gefasst und auf der Brust so gekreuzt, dass die Handoberfläche des Patienten dessen Wange berührt. Der herangezogene Arm wird dabei nicht mehr losgelassen.

Im nächsten Schritt wird das dem Helfer entfernt gelegene Bein gefasst und im Bereich des Knies gebeugt. Nun wird der Patient zum Helfer hin in eine Seitenlage gedreht. Danach wird das oben liegende Bein zur Hüfte hin rechtwinklig, das Knie zum anderen, gestreckten Bein hin ebenfalls rechtwinklig gebeugt, sodass der Unterschenkel des gebeugten Beins parallel zum gestreckten anderen Bein verläuft.

Der Mund des Patienten wird nun leicht geöffnet, der Kopf überstreckt und die der Wange anliegende Hand so positioniert, dass sie die Position des Kopfs fixiert (➤ Abb. 25.8).

Rückenlage

Die Rückenlage ist die klassische Transportform, wie sie im Rettungsdienst i. d. R. zur Anwendung kommt. Sie ist aber auch die sicherste Transportmöglichkeit, denn alle zur Verfügung stehenden Sicherungssysteme der in Rettungsdienstfahrzeugen verbauten Pati-

25 Lagerung und Transport

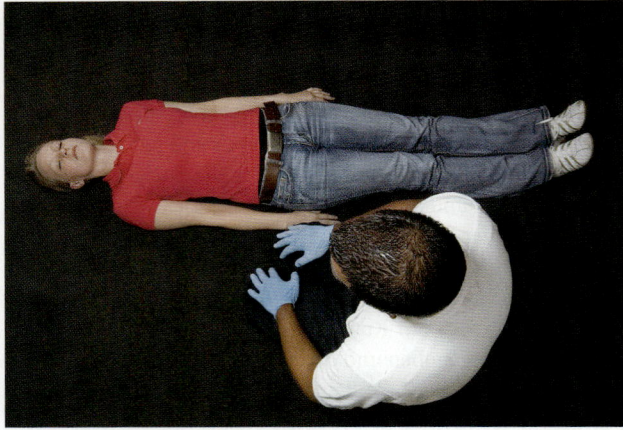

a) Ausgangslage stabile Seitenlage

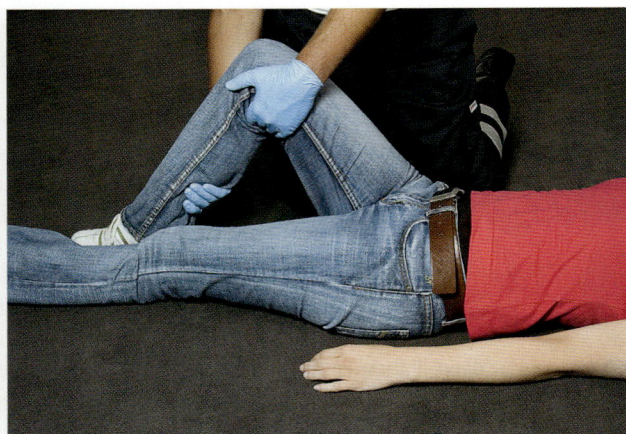

b) Anwinkeln des zugewandten Beins

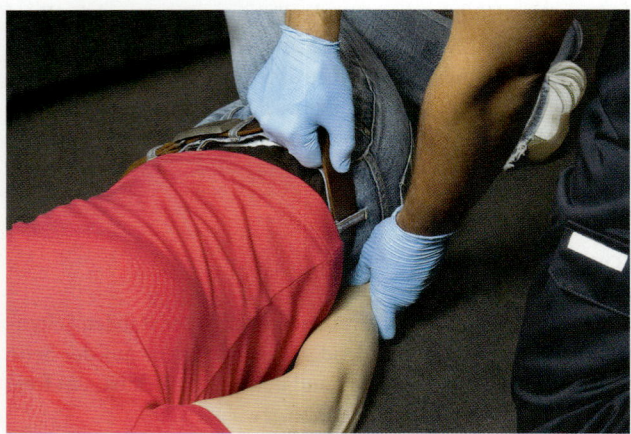

c) Arm gestreckt unter die Hüfte schieben

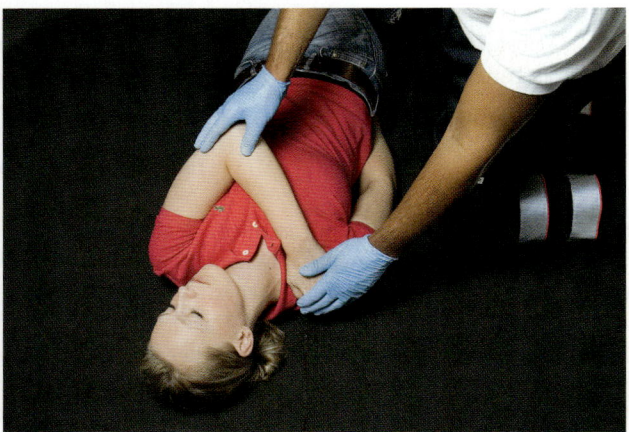

d) Abgewandten Arm angewinkelt auf die Patientenbrust legen

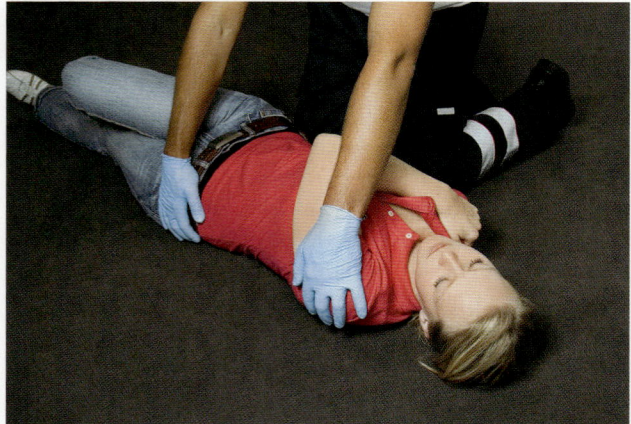

e) Den Patienten an Hüfte und Schulter fassen

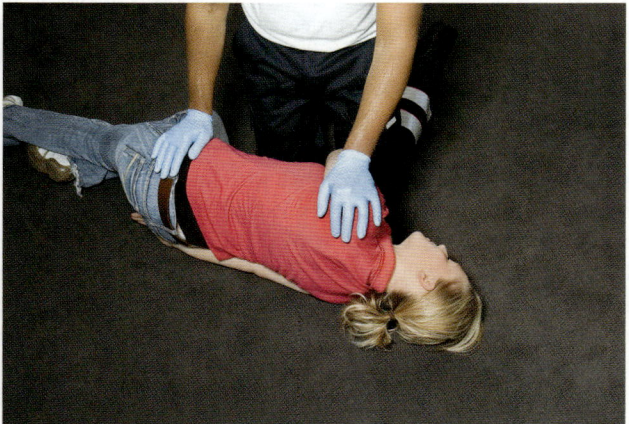

f) Patienten vorsichtig herumdrehen

Abb. 25.6a–i Stabile Seitenlage [J747]

ententragen sind auf diese Lagerungstechnik hin ausgerichtet. In aller Regel sind dies kombinierte Schulter- und Brustgurte, Gurte, die im Bereich des Beckens angelegt werden, und Gurte, die zusätzlich die Beine sichern. Zudem sind an den Fahrtragen auf beiden Seiten der Trage Bügel angebracht, die dafür sorgen, dass der Patient zur Seite hin geschützt ist. In Rückenlage erlauben die Tragen eine Oberkörperhochlage, die stufenlos einstellbar ist. Weiterhin ermöglichen sie das Anwinkeln der Beine, sodass eine bauchdeckenentlastende Lagerung möglich ist. In Kombination mit dem Tragetisch kann oftmals eine Federung erreicht werden sowie eine Beintief- oder Kopftieflagerung. Somit lassen sich spezielle Lagerungstechniken in Kombination mit der Positionierung des Patienten auf der Trage

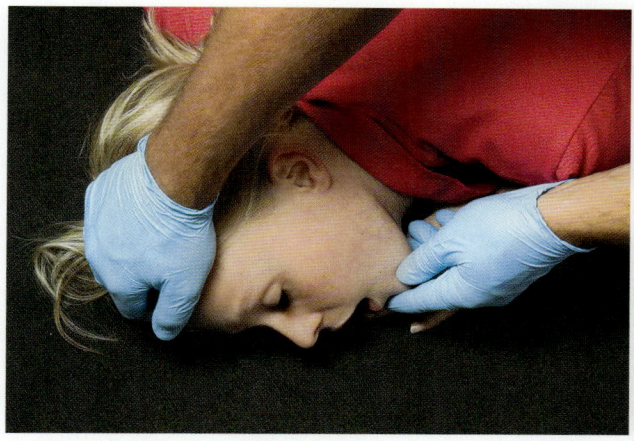
g) Kopf überstrecken und Mund nach unten richten und öffnen

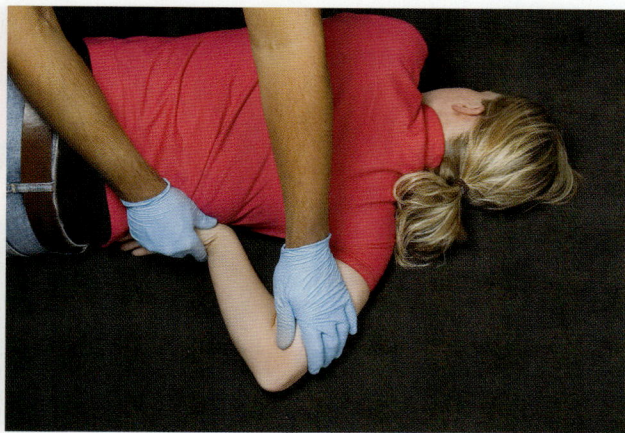
h) Hinteren Arm zur Stabilisierung anwinkeln

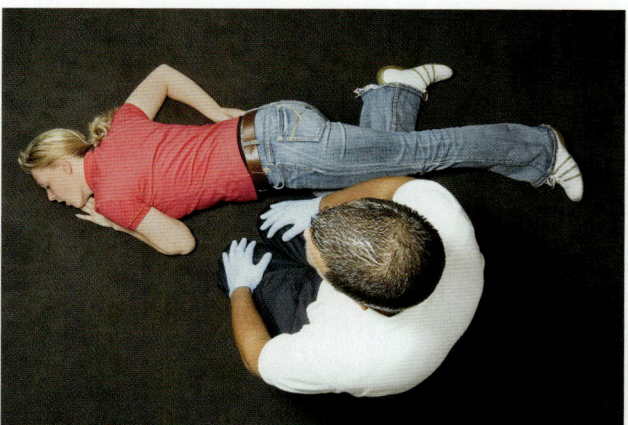
i) Fertige stabile Seitenlage

Abb. 25.6a–i *(Forts.)* Stabile Seitenlage [J747]

herstellen. Eine Oberkörperhochlage auf der Trage mit abgesenktem Tragetisch im Fußbereich und herabhängenden Beinen wäre eine modifizierte Herzbettlagerung, während Flachlagerung auf der Trage und Kopftieflagerung des Tragentischs eine Schocklage bzw. eine therapeutische Lagerung zur ZVK-Anlage wäre.

Spineboard und Schaufeltrage können, wie die Vakuummatratze auch, mitsamt dem Patienten auf der Patiententrage liegen. Zu bedenken ist jedoch, dass, wenn der Patient auf einem Spineboard liegt, die neutrale Flachlagerung auf der Trage nicht änderbar ist. Die Lage des Patienten kann nur noch mit dem Tragetisch variiert werden. Liegt der Patient auf der Vakuummatratze, sind noch Bewegungen von Kopf- und Fußteil der Patiententrage möglich, falls dies erforderlich ist.

Lagerung auf einer Vakuummatratze

Ein sehr verbreitetes Hilfsmittel zur Lagerung von Traumapatienten ist die Vakuummatratze, die sich besonders zur Fixierung des Rumpfes, des Beckens und der Oberschenkel eignet. Ihre Indikation hat die Vakuummatratze als Lagerungshilfe auf der Patiententrage bei Polytrauma, Wirbelsäulenverletzungen, Becken- und Schenkelhalsfrakturen bzw. hüftgelenksnahen Femurfrakturen. Eine Oberarmimmobilisation entlang der Körperachse ist ebenfalls möglich. Bei Reanimationen kann die abgesaugte Vakuummatratze ebenso genutzt werden wie bei aufwendiger technischer Rettung oder als weiche Unterlage im nicht abgesaugten Zustand, z. B. bei längeren Transportstrecken, wie Repatriierungen.

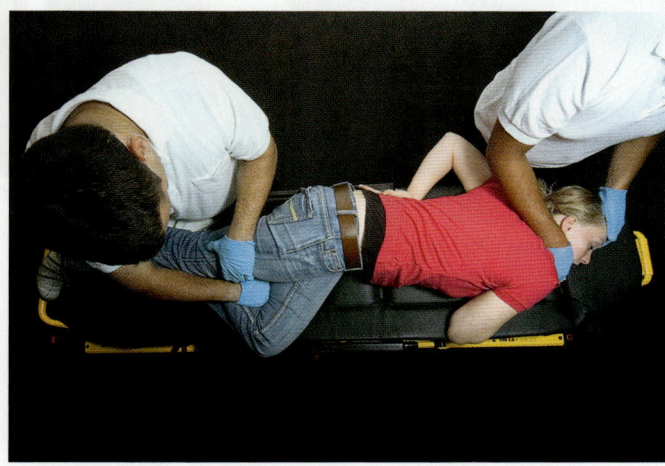

Abb. 25.7 Fertige stabile Seitenlage auf der Trage [J747]

25 Lagerung und Transport

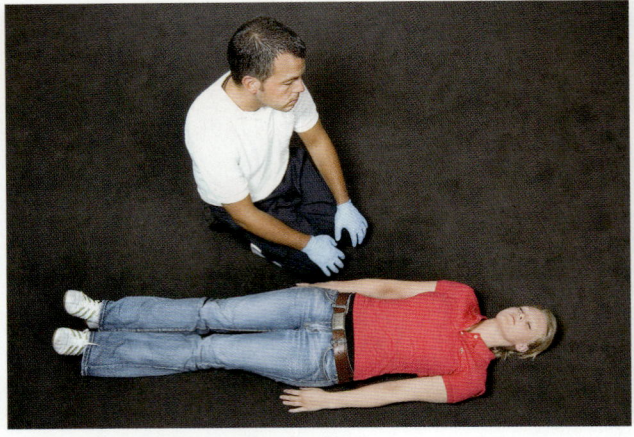
a) Ausgangslage Recovery-Position

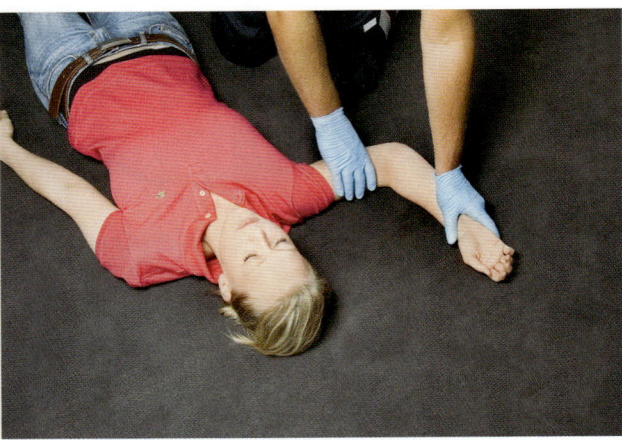
b) Auslagerung des zugewandten Arms

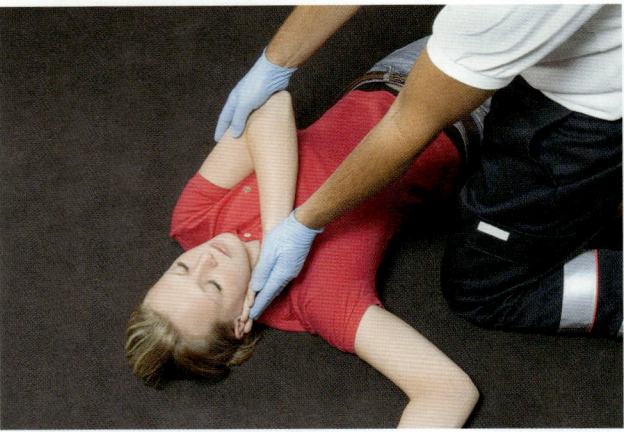
c) Lagerung des abgewandten Arms

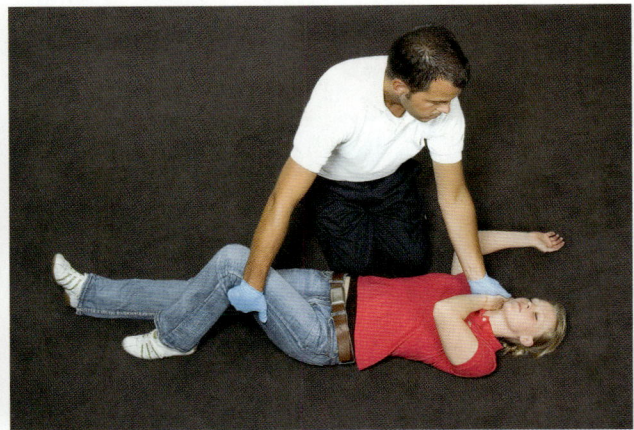
d) Anwinkeln des abgewandten Beins

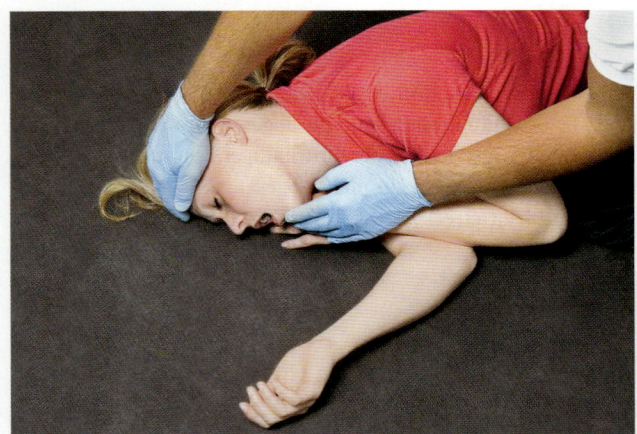
e) Überstrecken des Kopfes und Stabilisierung mit der Hand

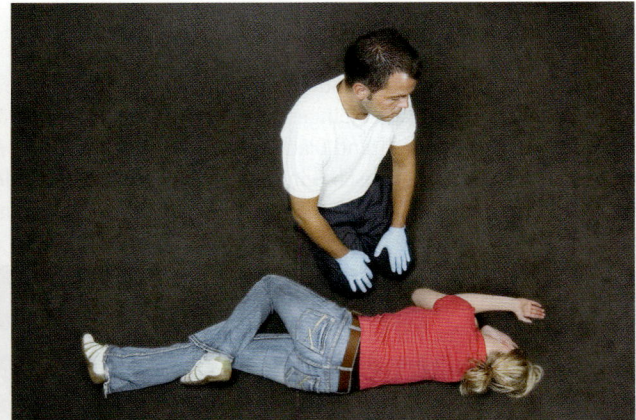
f) Fertige Recovery-Position

Abb. 25.8 Recovery-Position [J747]

Grundsätzlich ist die Lagerung auf der Vakuummatratze nach der Auffindesituation des Patienten (Rücken- oder Bauchlage) zu unterscheiden. Vor der Lagerung muss die Vakuummatratze vorbereitet werden. Hierzu wird das Sicherheitsventil geöffnet, sodass Luft einströmen kann. Danach wird die Matratze glatt gestrichen oder an geeigneter Stelle anmodelliert und abgesaugt.

Anwendung bei Rückenlage des Patienten

Patienten in Rückenlage werden nach HWS-Immobilisation mit der Schaufeltrage auf die zuvor präparierte Vakuummatratze umgelagert (➤ Abb. 25.9).

Zu beachten ist dabei, dass der Patient mittig gelagert wird, wenn es um die Immobilisation von Wirbelsäule, Rumpf und Becken geht.

25.1 Rettung und Lagerung

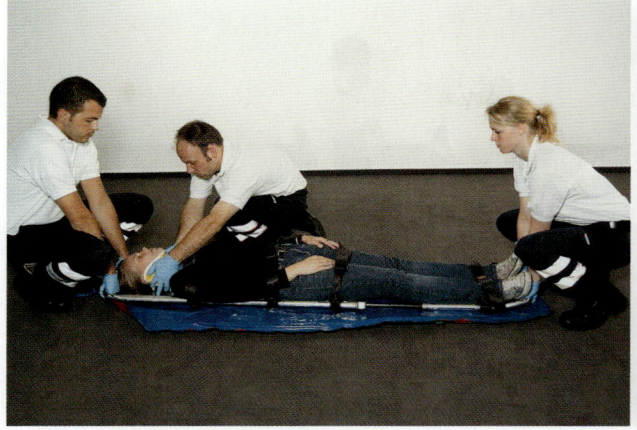

a) Umlagern eines Patienten auf die Vakuummatratze

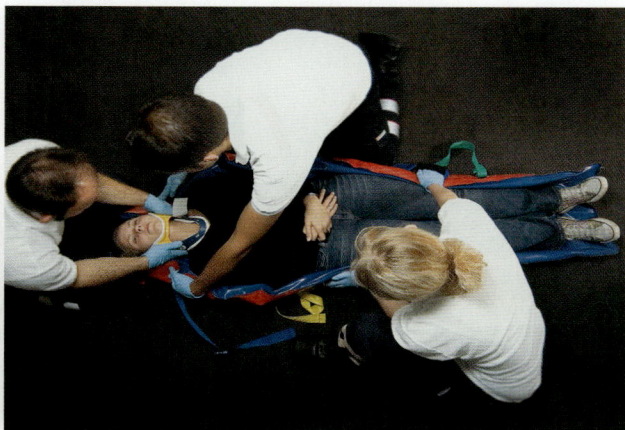

b) Anmodellieren der Vakuummatratze

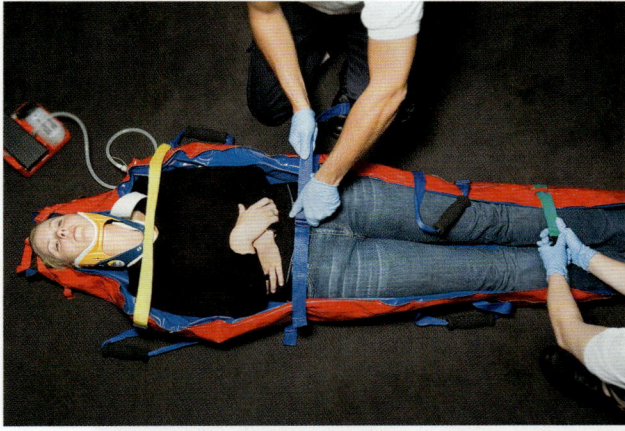

c) Lagerung eines Patienten mit Becken- oder Wirbelsäulenverletzung auf Vakuummatratze (zentrale Position)

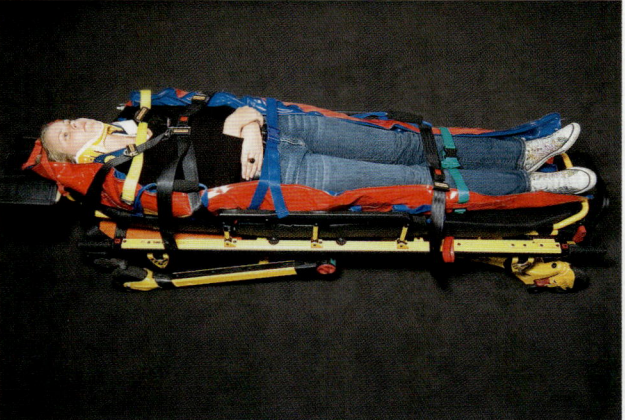

d) Öffnen des Sicherheitsventils bei evakuierter Vakuummatratze

Abb. 25.9 Einsatz der Vakuummatratze bei Rückenlage [J747]

Möchte man hingegen eine Oberarm- oder Oberschenkelfraktur immobilisieren, so sollte eine Randlage gewählt werden, um genügend Modelliermasse zur Verfügung zu haben. Wenn der Patient auf der Vakuummatratze liegt, wird die Schaufeltrage entfernt und es kann wieder Luft eingelassen werden. Anschließend erfolgt das Anmodellieren und das finale Absaugen der Matratze zur Immobilisation des Patienten sowie die Sicherung mit den vorgesehenen Gurten.

Anwendung bei Bauchlage des Patienten (Sandwich-Methode)

Patienten in Bauchlage können auch auf eine Vakuummatratze gelagert werden, allerdings ist diese „Sandwich-Methode" etwas aufwendiger und man benötigt mehrere geübte Hände.

> **MERKE**
> Man sollte bei der Sandwich-Methode mindestens zu dritt arbeiten.

Der Teamleader kniet hinter dem Kopf des Patienten, behält den Gesamtablauf im Blick und weist die anderen Helfer an. Um den Patienten achsengerecht drehen zu können, sollte frühzeitig die HWS-Immobilisation angelegt werden. Ist das nicht möglich, übernimmt der kopfständige Helfer mit beiden Händen eine achsengerechte, möglichst neutrale Position.

Die weiteren Helfer übernehmen die Längenabmessung und die erforderliche Einstellung der Schaufeltrage. Nachdem sie längs geteilt wurde, werden die beiden Hälften in korrekter Fuß- und Kopfteilpositionierung seitlich neben dem Patienten gelagert. Dem Patienten wird möglichst bewegungsfrei jeweils von der zugewandten Körperseite des Helfers die Schaufeltrage untergeschoben. Dabei muss darauf geachtet werden, dass Kleidung oder Haare des Patienten nicht eingeklemmt werden. Wenn die Sicherheitsverschlüsse der Schaufeltrage verschlossen sind, wird Gurtmaterial unter die Schaufeltrage geschoben. Der Patient sollte im Stirn-, Thorax-, Becken-, Oberschenkel- und Sprunggelenkbereich fixiert werden. Die Arme werden dabei ebenfalls mit fixiert. Im Bereich des Thorax muss darauf geachtet werden, dass die **Atemmechanik nicht behindert** wird.

Die Vakuummatratze wird mit dem Ventil kopfseitig und mit der Aufliegefläche auf den Rücken des Patienten gelegt. Psychologische Betreuung ist hier sehr wichtig, um dem ansprechbaren Patienten

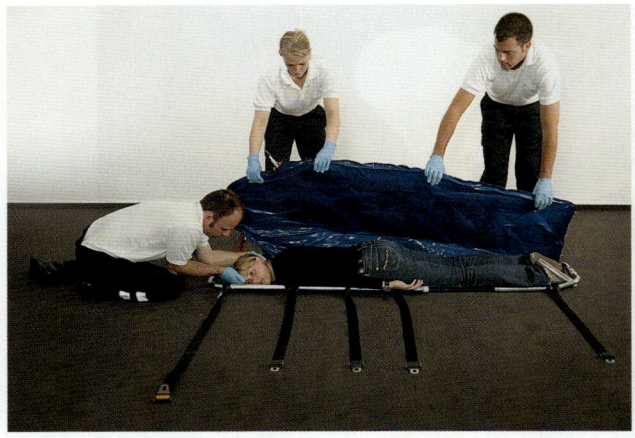
a) Vakuummatratze mit der Patientenseite auf den Rücken des Patienten legen 1

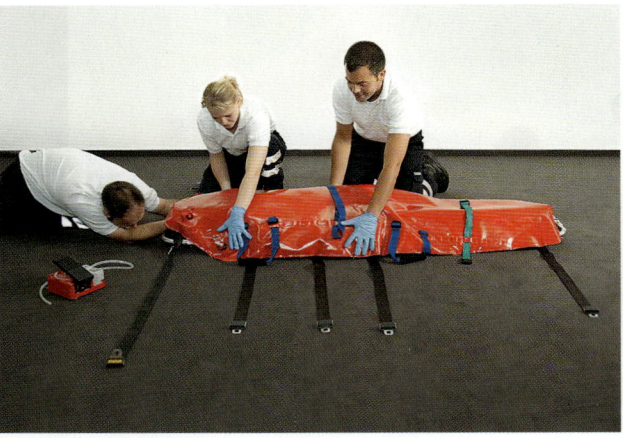
b) Anmodellieren der Vakuummatratze von oben zu einer umgekehrten Schalenform

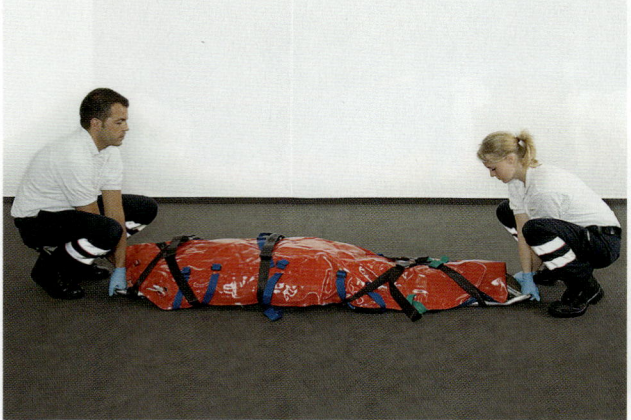
c) Positionierung der Helfer und Umgreifen des Schaufeltragerahmens

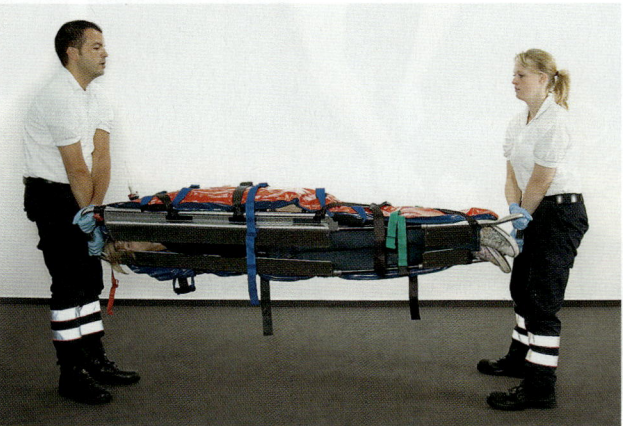
d) Achsengerechtes Drehen auf den Rücken 1

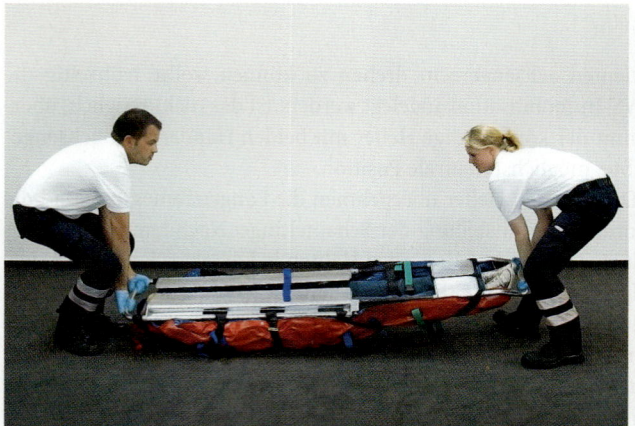
e) Achsengerechtes Drehen auf den Rücken 2

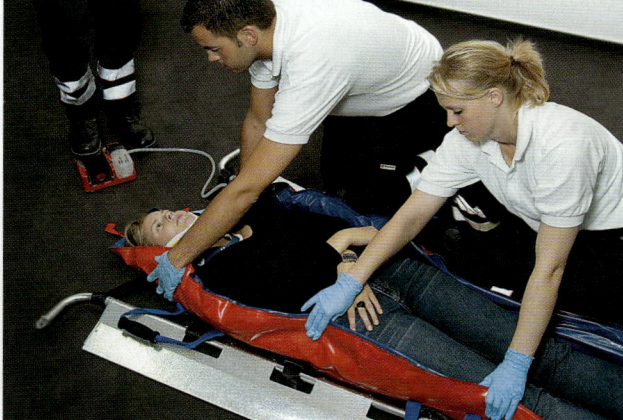
f) Korrektur der Passgenauigkeit der Vakuummatratze

Abb. 25.10 Einsatz der Vakuummatratze bei Bauchlage (Sandwich-Technik) [J747]

die weiteren Schritte zu erklären. Die Vakuummatratze wird an den Körper des Patienten anmodelliert, sodass sie die Form einer Schale erhält. Nach dem Absaugen der Vakuummatratze werden die vorbereiteten Gurte verschlossen, wobei darauf zu achten ist, dass die Verschlüsse selbst seitlich positioniert sind.

Die am Kopf- und Fußende stehenden Helfer fassen die Schaufeltrage mit einem Kreuzgriff und heben sie an, während die anderen Helfer seitlich positioniert sind, dann wird der Patient achsengerecht gedreht und entsprechend gelagert, die Gurte und die Schaufeltrage werden entfernt. Diese Methode ist zeitaufwendig und

25.1 Rettung und Lagerung

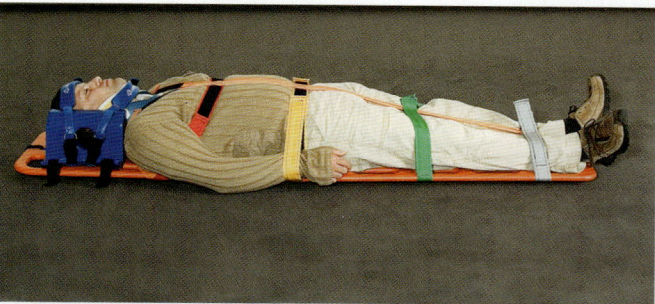

Abb. 25.11 Vollständige Fixierung auf dem Spineboard [J747]

muss daher im Ernstfall gut überdacht werden. Von Vorteil ist dabei jedoch, dass neben der achsengerechten Drehung des Patienten gleich die Lagerung in der Vakuummatratze vorbereitet ist und nach der Drehung nicht nochmals umgelagert werden muss. Die Methode muss im Team trainiert werden, effektiv lässt sie sich nur von eingespielten Teams anwenden (➤ Abb. 25.10).

Fixierung

Alle Patienten, die auf einem Spineboard oder einer Schaufeltrage gelagert und transportiert werden, müssen auf diesen Hilfsmitteln auch fixiert werden (➤ Abb. 25.11). Unterbleibt dies und ein Patient rutscht z. B. vom Spineboard und verletzt sich dabei, kann dies als **fahrlässig** betrachtet werden und die **Mitarbeiter haften** in diesem Fall.

Die Fixierung besteht meist aus farbigen Gurtsystemen. Die Anlage dieser Fixierung sollte vom Rettungsfachpersonal trainiert werden. Wie diese angelegt werden, zeigt die Bedienungsanleitung.

25.1.5 Lagerung des Patienten bei speziellen Krankheitsbildern

Zur leitliniengerechten Versorgung von Notfallpatienten gehört oft auch eine dem Beschwerdebild angepasste Lagerung. Eine richtige Lagerung unterstützt die bisher eingeleiteten präklinischen Bemühungen entscheidend, kann Schmerzen, Atemnot und Gefahren für den Patienten minimieren und somit einer Verschlechterung des Patientenzustands entgegenwirken. Durch eine kontinuierliche Patientenüberwachung und ständiges Reassessment kann auf dramatische Zustandsveränderungen des Patienten frühzeitig reagiert werden, sodass während eines Notfalltransports unter Umständen die Lagerung bei Zustandsveränderung angepasst werden kann.

Lagerung bei kardialer Erkrankung und Atemnot

Bei kardialer Erkrankung und Atemnot wird der Patient mit erhöhtem Oberkörper gelagert. Der venöse Rückfluss zum Herzen nimmt ab, die Vorlast wird gesenkt und dadurch das Herz entlastet. In welchem Winkel das Kopfteil dabei hochgestellt wird, ist abhängig vom Zustand des Patienten und dessen eigenem Empfinden. Patienten

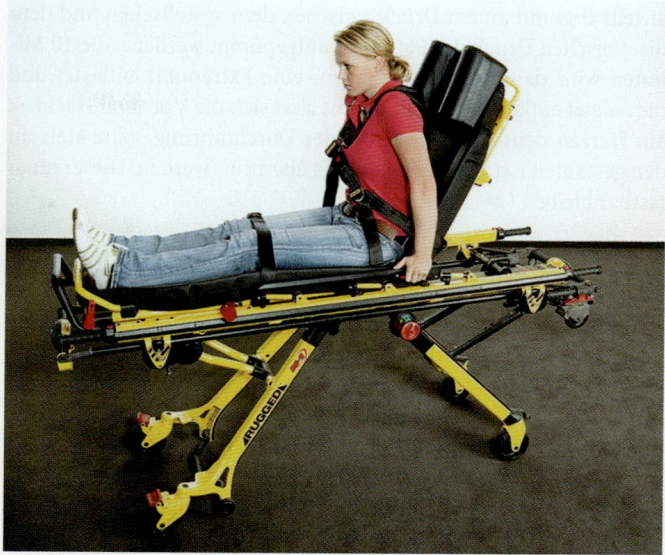

Abb. 25.12 Lagerung bei kardialer Erkrankung und Atemnot [J747]

mit Atemnot können sitzend die Atemhilfsmuskulatur besser einsetzen und die Zwerchfellatmung ist nicht durch Organe behindert, wie dies im Liegen der Fall wäre. Der Einsatz der Atemhilfsmuskulatur kann durch Abstützen der Arme auf der Trage zusätzlich unterstützt werden (➤ Abb. 25.12).

Unblutiger Aderlass/Besonderheit der Lagerung beim Lungenödem

Beim schweren Lungenödem ist es möglich, dass die Oberkörperhochlage nicht ausreichend ist und sich der Zustand des Patienten hierdurch nicht bessert. Durch das Herabhängen der Beine erreicht man eine modifizierte Herzbettlagerung und die weitere Minimierung des venösen Rückflusses. Dies kann weiter optimiert werden, indem ein **unblutiger Aderlass** durchgeführt wird. Hierzu werden an den Extremitäten Blutdruckmanschetten angelegt, von denen

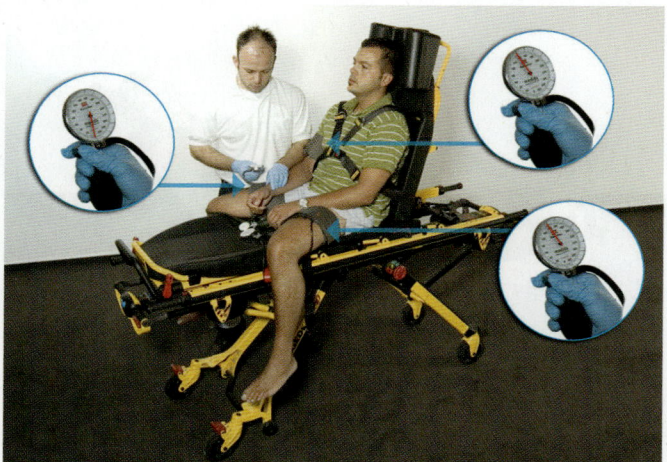

Abb. 25.13 Unblutiger Aderlass: Im Uhrzeigersinn gestaute und ungestaute Blutdruckmanschetten [J747]

jeweils drei mit einem Druck zwischen dem systolischen und dem diastolischen Druck des Patienten aufgepumpt werden. Alle 10 Minuten wird dann im Uhrzeigersinn eine Extremität entlastet und die zuletzt entlastete gestaut. Somit lässt sich die Vor- und Nachlast am Herzen deutlich senken. Bei der Durchführung sollte stets an den gestauten Extremitäten der Puls überprüft werden. Dieser muss tastbar bleiben (➤ Abb. 25.13).

Lagerung bei arteriellem Verschluss

Beim arteriellen Verschluss einer Extremität werden die Gewebsanteile distal des Verschlusses nicht mit sauerstoffreichem Blut versorgt. Einzig die Tieflagerung der Extremität durch Herabhängenlassen kann bei bestehenden Kollateralkreisläufen eine minimale Versorgung des Gewebes ermöglichen. Hierzu wird die betroffene Extremität am liegenden Patienten unterpolstert und seitlich auf der Trage herabhängen gelassen (➤ Abb. 25.14). Neben dem Ischämieschmerz wird die Extremität zunehmend druckempfindlich, was den Einfluss physikalischer Kräfte beim Transport nochmals verschlechtert. Daher sind diese Patienten immer auch zu analgosedieren.

Lagerung bei venösem Verschluss

Der venöse Verschluss einer Extremität sorgt für einen verminderten venösen Rückfluss, wobei der Extremität arteriell weiter Blut zugeführt wird. Auch hier kann man vorhandene Kollateralen bei der Lagerung nutzen, indem die betroffene Extremität hochgelagert wird. Dies führt zu einem verminderten arteriellen Zufluss und einem verbesserten venösen Rückfluss über Kollateralkreisläufe. Wichtig ist eine ausreichende Unterpolsterung der Extremität, da sie durch die venöse Stauung druckempfindlich sein kann (➤ Abb. 25.15).

> **ACHTUNG**
> Thrombotische Verschlüsse sollten immer immobilisiert werden, da die Gefahr besteht, dass sich der Thrombus löst und eine Embolie verursacht.

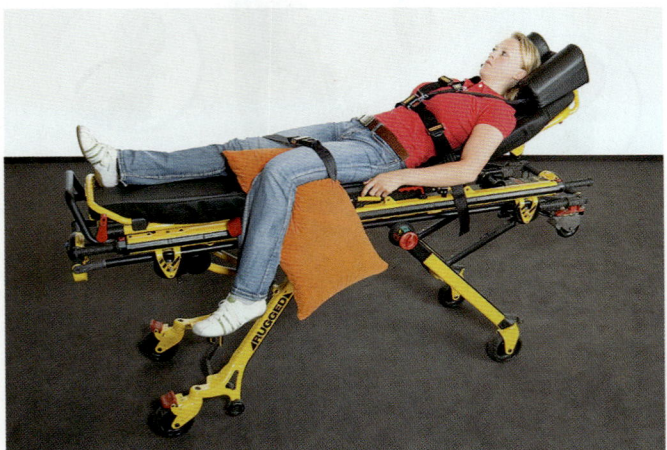

Abb. 25.14 Lagerung bei arteriellem Verschluss [J747]

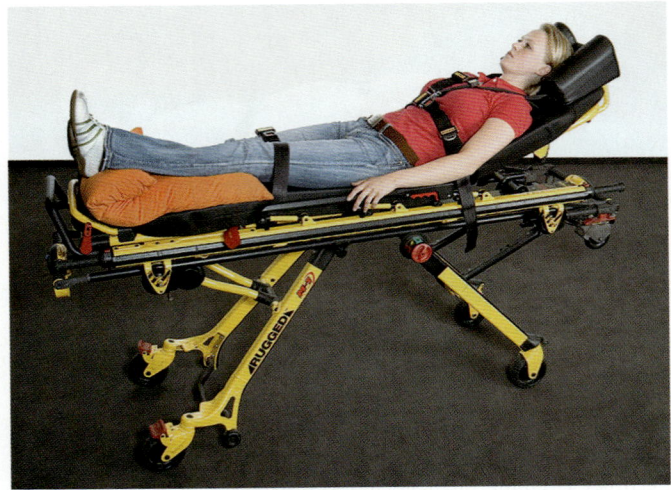

Abb. 25.15 Lagerung bei venösem Verschluss [J747]

Lagerung bei Blutungen im Mund-, Nasen- oder Rachenbereich

Gesichtsverletzungen gehen oft mit starken Blutungen aus Mund, Nase oder Rachenbereich einher. Sonderfälle sind unstillbares Nasenbluten oder Nachblutungen nach Tonsillektomie oder auch Tumorblutungen. Allen gemein ist, dass die Blutstillung nicht oder nur sehr schwer möglich ist. Die Lagerung sollte so gestaltet sein, dass das Blut ungehindert abfließen kann. Dies geschieht durch die Bauchlage auf der Trage, wobei Brust und Stirn unterpolstert werden müssen. Zur Lagestabilisierung werden beide Unterarme neben dem Gesicht gelagert. Es ist unbedingt darauf zu achten, dass das Gesicht dadurch nicht verdeckt wird. Ein lückenloses Monitoring bei eingeschränkter Sicht sowie ein kontinuierliches Reassessment sind zwingend notwendig (➤ Abb. 25.16).

> **MERKE**
> Bewusstseinsgetrübte Patienten oder Patienten mit anderen schwerwiegenden Verletzungen oder Erkrankungen, wie z. B. Atemnot, dürfen nicht in die Bauchlage gebracht werden.

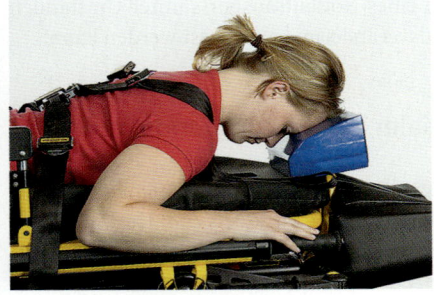

Abb. 25.16 Lagerung bei Blutungen im Mund-, Nasen- und Rachenbereich [J747]

Lagerung bei Schädel-Hirn-Trauma und erhöhtem Hirndruck

Patienten mit Schädel-Hirn-Trauma sind **Hochrisikopatienten,** die von einer sachgerechten Lagerung nachhaltig profitieren. Die Oberkörperhochlage senkt den intrakraniellen Druck oft deutlich. Der Patient wird auf dem Rücken liegend mit immobilisierter HWS auf der Trage gelagert und das Kopfteil 15° bis max. 30° aufgestellt, wobei der Kopf in neutraler Position gelagert wird. Ein seitliches Abknicken des Kopfs muss verhindert werden, um venösen Abflussstauungen und Erhöhungen des intrakraniellen Drucks vorzubeugen (➤ Abb. 25.17).

Da Patienten mit erhöhtem Hirndruck dazu neigen, plötzlich und schwallartig zu erbrechen, ist immer auch eine Absaug- und Intubationsbereitschaft erforderlich. Sollte der Patient eintrüben, so muss er in die stabile Seitenlage gelegt oder aber zügig intubiert werden. Stellt sich eine ausgeprägte Schocksituation ein, so muss von der Kopfhochlagerung ebenso Abstand genommen werden wie bei V. a. Schädelbasisfraktur.

Bei ausgeprägter Hypotonie würde bei Kopfhochlagerung keine ausreichende Hirnperfusion mehr möglich sein. Bei der Schädelbasisfraktur kann es bei Kopfhochlagerung zu Lufteinschlüssen und somit zur Luftembolie kommen.

Lagerung bei Thoraxtrauma

Bei Thoraxverletzungen besteht neben der Gefahr eines Pneumo-, Hämato- oder Spannungspneumothorax das Problem, dass durch die synchronen Thoraxexkursionen bei der Atmung sowohl die verletzte als auch die nicht verletzte Seite der Thoraxwand bewegt wird. Dies führt zu Schmerzen, zu einer Schonhaltung und Beeinträchtigung der Atmung. Um dies zu verhindern, wird der Patient, wenn keine Bewusstseinsstörung vorliegt, auf der Seite liegend gelagert, auf der er thorakal verletzt ist. Dadurch wird erreicht, dass die gesunde Thoraxhälfte die volle Atemarbeit leisten kann. Akzeptiert der Patient diese Lagerung z. B. aufgrund massiver Schmerzen nicht, so kann auch seine Wunschlagerung berücksichtigt werden,

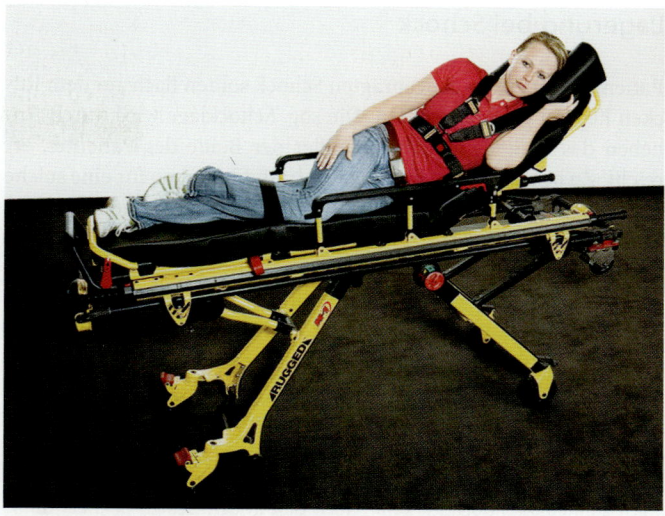

Abb. 25.18 Lagerung bei Thoraxtrauma [J747]

solange dadurch die Vitalfunktionen nicht gefährdet werden. Zusätzlich kann das Kopfteil hochgestellt werden, um eine Oberkörperhochlage zu erreichen (➤ Abb. 25.18).

Lagerung bei Wirbelsäulentrauma

Patienten, bei denen Verdacht auf eine Wirbelsäulenverletzung besteht, sollten so bewegungsarm wie möglich und nur achsengerecht gelagert werden. Dabei ist immer auch eine HWS-Immobilisation durchzuführen. Beim Lagern auf der Trage bedient man sich neben dem Equipment (z. B. Schaufeltrage, Spineboard) auch vieler helfender Hände. Liegt keine Bewusstseinsstörung vor, so werden die Patienten in Rückenlage auf der Vakuummatratze oder dem Spineboard gelagert. Ansonsten kann eine frühzeitige Schutzintubation erforderlich werden.

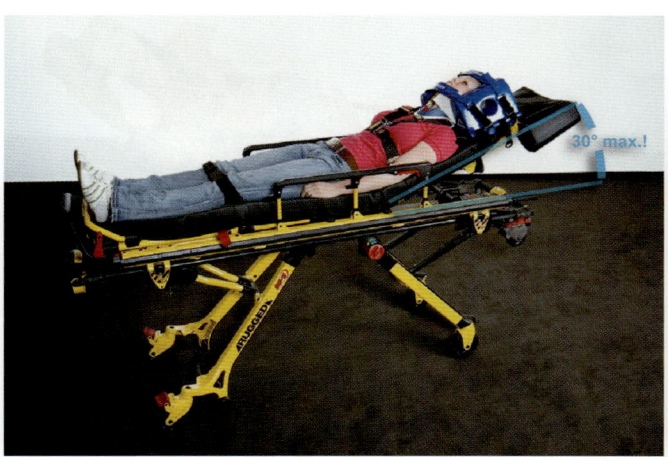

Abb. 25.17 Lagerung bei SHT [J747]

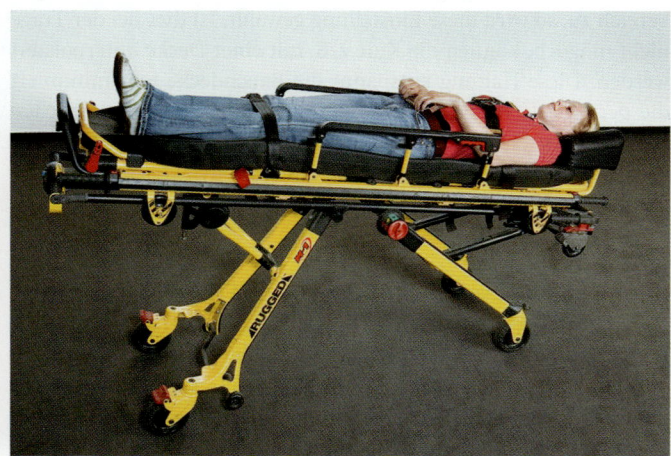

Abb. 25.19 Schocklage auf Trage [J747]

Lagerung bei Schock

Patienten mit einem ausgeprägten Schock sollten flach auf dem Rücken liegend gelagert werden. Die sog. Schocklage wird durch Anheben des Fußteils einer Trage oder der Beine des Patienten erreicht. Zu beachten sind hier die Kontraindikationen für eine solche Lagerung, wie intrazerebrale Blutung (SHT), schwere Atemnot, ggf. Thoraxtrauma, ein kardial bedingter Schock oder Verletzungen im Bereich der Beine, des Beckens oder der Wirbelsäule. Die Schocklage soll das in den unteren Extremitäten befindliche Blut in die Körpermitte zur Durchblutung der wichtigsten Organe befördern (> Abb. 25.19).

> **MERKE**
> Die Anwendung der Schocklage ist sehr umstritten, da Studien und Beweise ihrer Wirksamkeit fehlen. Viele Autoren bestreiten die Wirksamkeit, da sich zum einen im Schock kaum noch Blut in den Beinen befindet, und zum anderen venöse Gefäße Kapazitätsgefäße sind. Diese dehnen sich bei Hochlagerung aus und sorgen dafür, dass kaum Blut zurück fließt.

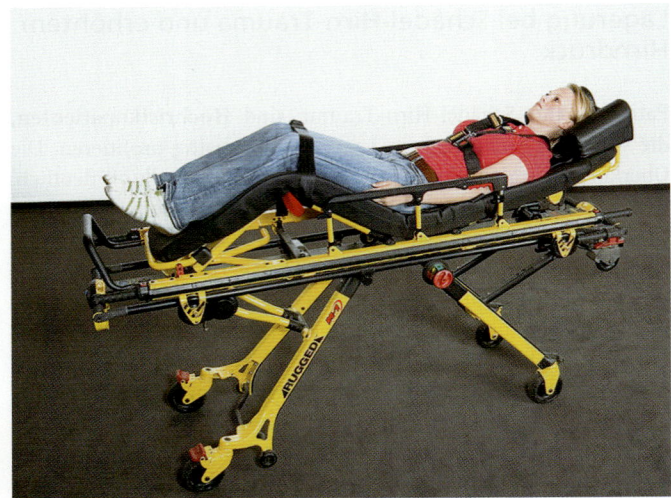

Abb. 25.20 Lagerung bei akutem Abdomen und Abdominaltrauma [J747]

Lagerung bei akutem Abdomen oder Abdominaltrauma

Das akute Abdomen und das Abdominaltrauma zeichnen sich oft durch sehr starke Schmerzen und eine bretthart Bauchdecke infolge der Reizung des Peritoneums aus. Durch eine gute Lagerung kann hier mit einfachen Maßnahmen ein Höchstmaß an Linderung erreicht werden.

> **MERKE**
> **Grundsätzlich gilt:** Sollte der Patient eine Wunschhaltung oder Lagerung bevorzugen, die ihm den Schmerz nimmt, so gibt es keinen Grund, diese zu ändern.

Oftmals findet man die Patienten bereits in Schonhaltung mit angezogenen Beinen vor. Alternativ werden die Patienten in Rückenlage auf der Patiententrage gelagert. Lässt diese ein Anwinkeln im Kniebereich zu, so wird diese Einstellung gewählt. Ist dies bei der Trage nicht möglich, können die Knie z. B. mit einer Decke unterpolstert werden. Diese Haltung entspannt die Bauchdecke und minimiert die peritoneale Reizung. Da Abdominaltraumata mit erheblichen Blutverlusten einhergehen können, kann auf dem Tragetisch zusätzlich mit einer Kopftieflagerung eine prophylaktische Schocklagerung durchgeführt werden (> Abb. 25.20).

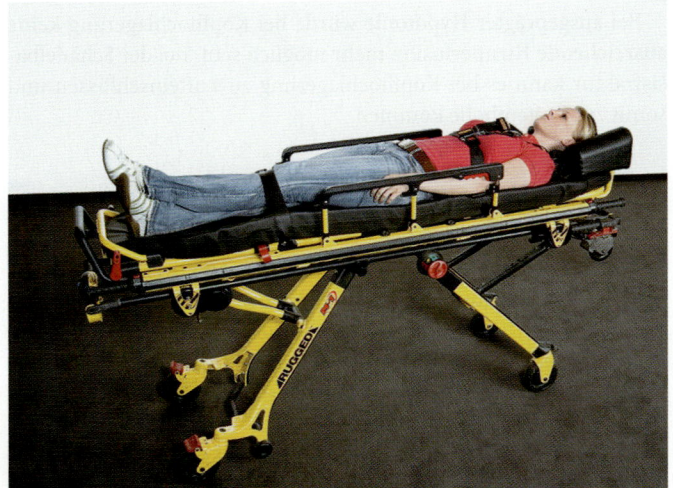

Abb. 25.21 Lagerung bei vaginaler Blutung [J747]

Lagerung bei vaginaler Blutung (Fritsch-Lagerung)

Bei vaginalen Blutungen werden die Patientinnen zunächst flach auf den Rücken gelagert. Es kann eine große sterile Vorlage vor dem Genitalbereich platziert werden. Die Beine werden im Bereich der Sprunggelenke übereinandergelegt; so entsteht die Fritsch-Lagerung. Schwangere können zusätzlich noch leicht auf

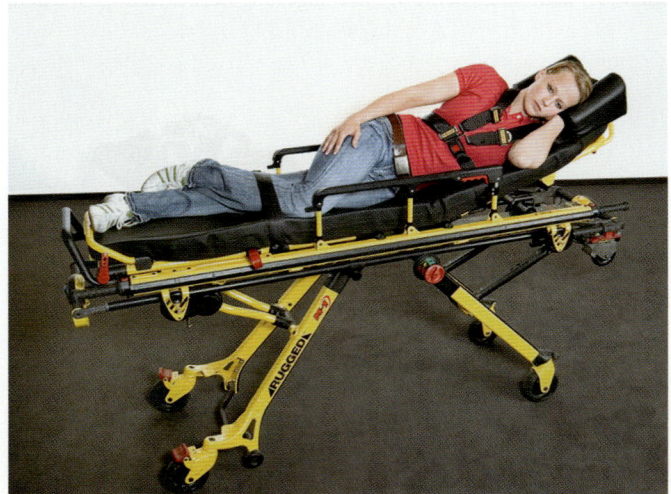

Abb. 25.22 Lagerung von Schwangeren [J747]

die linke Körperseite gelagert werden. Es ist oft schwer, die Blutmenge bei vaginalen Blutungen abzuschätzen. Bei der Fritsch-Lagerung läuft das Blut bei starker Blutung in der künstlichen „Rinne" zwischen den Schenkeln, sodass der Blutverlust abgeschätzt werden kann. Auch hier kann zusätzlich eine Schocklage erfolgen (➤ Abb. 25.21).

Lagerung bei Vena-cava-Kompressionssyndrom

Bei der Lagerung in der Schwangerschaft kann in Rückenlage durch Kompression der V. cava inferior der venöse Rückstrom zum Herzen gedrosselt werden (➤ Kap. 34.3.6). Dies führt u. U. zur Schocksymptomatik und ggf. einer fetalen Sauerstoffunterversorgung. Daher sind Schwangere in leichter Linksseitenlage mit leicht erhöhtem Oberkörper zu lagern und zu transportieren (➤ Abb. 25.22).

25.2 Krankentransport

Unter dem Begriff Krankentransport werden alle Transporte zusammengefasst, die aus medizinischen Gründen notwendig sind, um einen Patienten, der aufgrund seiner Erkrankung oder seines Zustands kein öffentliches Verkehrsmittel benutzen kann, zu transportieren. Teilweise spricht man auch von Krankenbeförderung. Dies gilt unabhängig von der Wegstrecke, die gefahren wird, und unabhängig davon, mit welchem Transportmittel der Transport durchgeführt wird. Der Krankentransport ist ein Teil der Gefahrenabwehr und gehört zum großen Bereich des Rettungsdienstes. Man unterscheidet drei verschiedene **Betriebsmöglichkeiten** unabhängig von der Transportart.
- **Qualifizierter Krankentransport:** Auch „öffentlicher Krankentransport" und meist unter Aufsicht eines Rettungsdienstträgers. In diesem Fall kommen Krankentransportwagen oder Mehrzweckfahrzeuge mit DIN-Ausstattung zum Einsatz. Diese Transportart ist indiziert, wenn medizinisch geschultes Personal zur Transportbegleitung oder eine besondere Ausstattung erforderlich ist.
- **Nichtqualifizierter Krankentransport (auch Liegetaxi):** Fährt i. d. R. unter eigener Disposition (Leitstelle). Hier ist kein medizinisch geschultes Personal erforderlich und die Ausstattung ist eher spartanisch.
- **Sitzender Krankentransport:** Hiermit ist nicht der Patiententransport in einem KTW und einem Tragestuhl gemeint, sondern der in einem Taxi (Personenbeförderung).

> **MERKE**
> Etwa jeder zehnte Krankentransport wird durch plötzlich eintretende Komplikationen oder eine Zustandsverschlechterung des Patienten zu einem Notfall. Daher darf der Anspruch an diese Tätigkeit nicht unterschätzt werden. Und auch aus diesem Grund muss die Funktionsfähigkeit des Materials an Bord des Fahrzeugs vor Fahrtantritt überprüft werden.

Zu beachten ist, dass Patienten selten nüchtern sind, ihnen aber oft die liegende Rückwärtsfahrt zu schaffen macht, was durch eine schonende Fahrweise günstig beeinflusst werden kann.

Vorhandene Sicherungssysteme sind in jedem Fall zu nutzen und der Patient ist auf der Fahrt anzuschnallen. Auf dem Transport wird der Patient immer von dem Besatzungsmitglied mit der höchsten Ausbildungsstufe zunächst betreut. Im weiteren Verlauf kann es dann je nach Patientenzustand aber auch zu einem Wechsel der Aufgaben kommen.

25.2.1 Ablauf eines Krankentransports

Vom Ablauf unterscheiden sich Krankentransporte nicht von Rettungseinsätzen: Nach dem Check des Fahrzeugs und Herstellen der Einsatzbereitschaft wird das Fahrzeug bei der Leitstelle angemeldet. Mit Auftragserteilung beginnt der Krankentransport. Nach Vollständigkeitsprüfung der Auftragsdaten wird die Abholadresse angefahren. Beim Patienten stellt sich das Krankentransportteam namentlich vor, lagert den Patienten und bringt ihn zum Fahrzeug. Der Patient wird mit den dafür vorgesehenen Sicherungssystemen gesichert. Der Patient wird per schonendem Patiententransport zu seinem Bestimmungsort gebracht und dort entsprechend gelagert und an Pflegepersonal oder Familienangehörige übergeben. Der Krankentransport endet mit der Verabschiedung beim Patienten, der Übergabe der Transportunterlagen, der Wiederherstellung der Einsatzbereitschaft, dem Abschluss der Einsatzdokumentation und der Einsatzbereitmeldung bei der Leitstelle.

Problem Gepäck

Im Zusammenhang mit Krankentransporten entsteht oft das Problem von zu transportierendem Gepäck wie Rollatoren oder Rollstühlen und Koffern und Taschen, vor allem bei langen Krankenhausaufenthalten. Wichtig ist dabei, dass nur das Gepäck mitgenommen werden darf, das auch auf der Fahrt gesichert werden kann. Sind nicht genügend Sicherungsmöglichkeiten vorhanden, muss aus Sicherheitsgründen auf die Mitnahme verzichtet werden. Verantwortlich für die Ladungssicherung ist immer der Fahrzeugführer. Im Normalfall hat eine Rettungswache für diesen Fall Verfahrensanweisungen.

Betreuung während des Transports

Bei einem Krankentransport geht es um Patienten, die weder lebensbedrohlich verletzt noch erkrankt sind. Oftmals rechnen sie aber nicht mit einer Einweisung oder wollen nicht ins Krankenhaus. Sie werden meist plötzlich und unerwartet aus ihrem gewohnten Umfeld gerissen, haben Sorge um das, was auf sie zukommen wird, und nicht selten sind sie durch ihre Krankheit existenziell bedroht oder sorgen sich um Familienangehörige. Hochleistungsmedizin ist hier nicht erforderlich. Vielmehr kann hier durch ein besonnenes Auftreten auf den Patienten eingegangen werden. Oftmals reicht es für den Patienten aus zu wissen, dass er nicht allein ist. Wichtig sind also vor allem eine **ausgeprägte Empathie** und **soziale Kompetenz,** um den unterschiedlichen Situationen und Ansprüchen gerecht zu werden.

Es gibt verschiedene Arten des Krankentransports, die im Folgenden näher dargestellt werden.

25.2.2 Einweisungstransport

Unter einer Einweisungsfahrt versteht man den Transport eines Patienten zu einer klinischen Weiterbehandlung, die von einem Arzt verordnet wurde, der zuvor mit der Behandlung des Patienten betraut war. Entsprechend sind für den Krankentransport und die aufnehmende Klinik meist schon Unterlagen vorbereitet, die dem Personal des Krankentransports übergeben werden. Dazu gehören der Transportschein, mit dem die Transportleistung später abgerechnet werden kann, sowie die Klinikeinweisung und weitere Befunde wie EKG, Labor oder aktuelle Arztbriefe.

Bis zum Eintreffen des KTW ist der einweisende Arzt meist nicht mehr vor Ort. Erfolgt die Einweisung aus der Praxis heraus, kann noch eine kurze Übergabe des Patienten durchgeführt werden. Je nach Krankheitsbild wird der Patient liegend oder sitzen im Tragestuhl transportiert.

> **MERKE**
> Eine besondere Gruppe an Patienten stellen **Blinde, Gehörlose** und **geistig behinderte Patienten** dar. Sie benötigen besondere Zuwendung und Aufmerksamkeit. Wann immer möglich, sollten Bezugspersonen den Transport begleiten, da sie die Möglichkeit zur gewohnten Kommunikation mit dem Patienten haben bzw. Gebärdensprache beherrschen. Blinden Patienten muss man besonders jeden Schritt erklären, damit sie wissen, was mit ihnen und um sie herum geschieht.

Die Klinikeinweisung endet in der Zielklinik, wo der Patient entweder an das aufnehmende Personal einer zentralen Notaufnahme übergeben oder direkt auf die für ihn vorgesehene Pflegestation transportiert wird. Mitgenommenes Gepäck wird ebenso der Pflege übergeben wie begleitende Papiere und Befunde und die ggf. angefertigte Einsatzdokumentation. Sollten durch die Besatzung des KTW Wertgegenstände des Patienten übernommen worden sein, so empfiehlt es sich, dies in der Einsatzdokumentation festzuhalten und auch die Übergabe der Wertgegenstände an das Pflegepersonal zu dokumentieren und gegenzeichnen zu lassen.

Eine Besonderheit des Krankentransports ist der **Transport eines Infektionspatienten.** Nach diesen Transporten muss das Fahrzeug, je nach Anforderung des Trägers des Rettungsdienstes und des Krankentransports bzw. der Hygienevorgaben der entsprechenden Hilfsorganisation und letztendlich der vorliegenden Infektionserkrankung, desinfiziert werden. Die Besatzung muss ggf. duschen und die Dienstkleidung wechseln (➤ Kap. 16.2.2 und ➤ Kap. 16.1.5).

25.2.3 Konsilartransport

Unter einem Konsilartransport versteht man den Transport eines Patienten von einer Klinik, in der er zurzeit stationär aufgenommen ist, zu einer anderen Klinik oder einem niedergelassenen Facharzt, um ihn dort zur Mitbeurteilung und Mitbehandlung vorzustellen. Dies ist nötig, wenn die benötigte Fachrichtung in dem entsendenden Krankenhaus nicht vorgehalten wird. Meist handelt es sich um Fahrten von Häusern der Grund- und Regelversorgung in solche der Schwerpunkt- oder Maximalversorgung oder eben um den notwendigen Rücktransport. Je nachdem, welche Erkrankung zum Konsil führt, kann der Zustand des Patienten bei der Hinfahrt anders sein als bei der Rückfahrt. So wird ein Patient mit einem akuten Harnverhalt, der zur Anlage eines Blasenkatheters in eine Urologie gefahren wird, auf der Hinfahrt unruhig und schmerzgeplagt sein, wohingegen die Rückfahrt in deutlich entspanntem Zustand erfolgen wird.

25.2.4 Verlegungstransport

Verlegungstransporte sind Fahrten von der stationären Behandlung einer Klinik in eine andere Klinik oder die Rückverlegung nach erfolgter Behandlung. Diese Verlegungen sind begründet in der Struktur der Kliniklandschaft, da nicht jede Fachabteilung überall vorgehalten werden kann. Ebenso sind Verlegungen in spezielle Pflegeeinrichtungen denkbar. Auch bei Verlegungstransporten muss zunächst dafür gesorgt werden, dass der Patient der Erkrankung entsprechend gelagert wird. Von der Pflege wird die Besatzung neben dem Gepäck auch die Verlegungspapiere und den Transportschein erhalten.

Ein weiteres Problemfeld stellt sich bei Verlegungen, wenn Geräte aus der Klinik den Patienten auf dem Transport mitgegeben werden, z. B. Perfusoren. Hiervon sollte aus zwei Gründen kein Gebrauch gemacht werden. In den meisten Fällen kann nicht sichergestellt werden, dass die KTW-Besatzung eine MPG-Einweisung für das Gerät hat. Diese ist jedoch notwendig, um das Gerät bedienen zu dürfen. Ebenfalls können die mitgegebenen Geräte oft nicht ausreichend gesichert werden. Es ist also schon bei der Übergabe des Patienten zu klären, ob die Geräte für den Transport wirklich benötigt werden. Gegebenenfalls muss auf die Ausstattung des KTW ausgewichen werden.

Umgang mit Patienten mit Heimbeatmungsgeräten

Durch die zunehmende Versorgung von Patienten im häuslichen Bereich nehmen auch Transporte mit Heimbeatmungsgeräten zu. Hier stellen sich ebenfalls zwei Probleme: zum einen die Stromversorgung und zum anderen die Bedienung. Die Geräte werden entweder über einen Akku oder über 230 V versorgt. Da die Akkukapazität u. U. für den Transport nicht ausreicht, sollte ein Stromwandler mitgeführt werden. Ansonsten kann das Gerät im Fahrzeug nicht geladen werden. Es sind viele verschiedene Geräte auf dem Markt, die auch unterschiedliche Bedienungsphilosophien haben. In aller Regel hat kein Besatzungsmitglied eine Einweisung für das Heimbeatmungsgerät erhalten. Deshalb ist immer eine Pflegekraft oder ein Angehöriger mitzunehmen, der während des Transports die Bedienung gewährleisten kann.

25.2.5 Entlassungstransport

Bei Entlassungsfahrten handelt es sich um Transporte aus der Klinik zurück in das häusliche Umfeld des Patienten. Der Transport ist meist notwendig, da diese Patienten nicht gehfähig sind. Auch die Entlassung in eine bereits bestehende Pflegeeinrichtung, in welcher der Patient lebt, ist mit diesen Fahrten gemeint.

Vor Abfahrt sollte geklärt werden, ob Angehörige ggf. informiert wurden, um den Patienten am Transportziel übergeben zu können.

Der Transport endet mit Übergabe des Patienten in die Obhut seiner (pflegenden) Angehörigen oder einer häuslichen Krankenpflege. Nach Übergabe aller persönlichen Gegenstände und der Entlassungsunterlagen sowie mitgegebener Arzneimittel wird wiederum die abschließende Auftragsdokumentation vervollständigt und die Einsatzfähigkeit wiederhergestellt.

25.2.6 Transport in Hospizeinrichtungen

Hospizeinrichtungen dienen dazu, den Patienten, für die es keine Heilungschancen mehr gibt, ein würdevolles Sterben zu ermöglichen, wenn dies zu Hause nicht möglich ist.

Patienten, die in eine solche Einrichtung transportiert werden, sind dem Sterben näher als dem Leben. Nicht selten sind diese Patienten mit starken Schmerzmitteln und sonstigen Sonden, Kathetern u. Ä. versorgt. Der Betreuungsaufwand kann dadurch erhöht sein.

In wenigen Fällen kann es vorkommen, dass diese Patienten auf dem Transport versterben. Medizinisch ändert sich im Prinzip für das Rettungsfachpersonal nichts, d. h., der Patient müsste, solange keine Patientenverfügung vorliegt, reanimiert werden. Gegebenenfalls sollte sich die KTW-Besatzung bei der Übergabe mit dem behandelnden Arzt abstimmen, was in einem solchen Fall zu tun ist. Allerdings ist zu beachten, dass der Patient ja zum Sterben in das Hospiz gebracht wird.

25.3 Notfalltransport

Unter einem Notfalltransport versteht man den Transport oder die Rettung von vital lebensbedrohlich verletzten oder erkrankten Personen. Für den Transport von Notfallpatienten stehen Rettungswagen zur Verfügung. In einigen wenigen Rettungsdienstbereichen stehen auch noch NAW (Notarztwagen: RTW mit dauerhafter Notarztbesetzung) zur Verfügung.

Vor bzw. zum Dienstantritt wird die Ausstattung überprüft. Es wird ein Check gemäß den Bestückungslisten, den Herstellerangaben der medizinischen Geräte und der Kfz-Technik durchgeführt. Weiterhin erfolgt eine Dienstübergabe der ablösenden Schicht.

Nachdem die Einsatzbereitschaft sichergestellt ist, wird das Fahrzeug bei der Leitstelle einsatzbereit gemeldet. Dieses Vorgehen gilt für alle Fahrzeuge der Notfallrettung, egal ob es sich um Rettungswagen (RTW), Notarztwagen (NAW) oder um Notarzteinsatzfahrzeuge (NEF) handelt.

Wird das Rettungsmittel zu einem Notfalleinsatz alarmiert, so läuft dieser immer nach demselben grundlegenden Schema ab: Auf die Alarmierung erfolgt das Ausrücken, das umgehend zu erfolgen hat. Trotz aller Eile sollte nicht zum Fahrzeug gerannt werden, um Arbeitsunfällen vorzubeugen.

> **MERKE**
> Das **Risiko, bei einer Einsatzfahrt** zu verunfallen, ist um das 16-fache höher als im normalen Straßenverkehr; dabei verletzt zu werden, um das 8-fache und bei einem derartigen Unfall tödliche Verletzungen davonzutragen, immerhin noch um das 4-fache (Untersuchung der Bundesanstalt für Straßenwesen [BAST]).

Während der Anfahrt sollte sich das Team so gut wie möglich auf den folgenden Einsatz vorbereiten. Es gilt dabei, Absprachen über das weitere Vorgehen zu treffen. Wer übernimmt z. B. die Teamleaderfunktion? Wie geht man bei einer gemeinsamen Sichtung bei einem Verkehrsunfall vor?

Nach Lageerkundung schließt sich die Versorgung des Patienten an. Je nach Krankheitsbild oder Verletzungsmuster wird der Patient entsprechend behandelt, bis der Transport in die Klinik erfolgen kann. Nach Behandlung muss entschieden werden, wie der Patient zu transportieren ist. Sollte z. B. ein Transport mit einem Rettungshubschrauber notwendig sein, so ist daran zu denken, dass nur die frühe Alarmierung mit einem Zeitvorteil verbunden ist.

Es gibt **verschiedene Strategien,** wie zügig eine Versorgung oder ein Transport zu erfolgen hat.

- **Load and Go (Scoop and Run):** zielt darauf ab, den Patienten bei mangelnder Versorgungsmöglichkeit vor Ort und dringender Interventionsnotwendigkeit schnell zu transportieren, um z. B. ein stumpfes Bauchtrauma mit massiver intraabdomineller Blutung schnell einer chirurgischen Versorgung zuzuführen. Load and Go wurde zwischenzeitlich ersetzt durch Load, Go and Treat.
- **Load, Go and Treat:** Auch diese Strategie zielt auf einen schnellen Patiententransport. Hier werden aber die lebensrettenden Maßnahmen vor Transportbeginn oder während des Transports durchgeführt.
- **Stay and Play:** Alle notwendigen Maßnahmen, auch bei primär nicht lebensbedrohlichen Situationen, werden zunächst am Einsatzort durchgeführt, bevor ein Transport stattfindet.

Beim Notfallpatient erfolgt vorab, wenn möglich, eine telefonische Voranmeldung in der Klinik, um eine reibungslose Weiterbehandlung zu ermöglichen.

Ein Notfalltransport endet mit der Übergabe des Patienten in der Notaufnahme, ggf. auch in speziellen Abteilungen wie CT/MRT oder Herzkatheterlabor etc.

Beim Übergabegespräch in der Notaufnahme ist es wichtig, dass der Teamleader eine kurze und knappe Übergabe strukturiert nach ABCDE macht. Diese sollte insbesondere im Schockraum von allen Fachdisziplinen empfangen werden. Während dieser Zeit wird nicht am Patienten manipuliert. Nach der Übergabe wird die Einsatzdokumentation vervollständigt und die Einsatzbereitschaft wiederhergestellt.

25.4 Sekundär- bzw. Intensivtransport

Die Anzahl der Sekundärtransporte und die medizinischen Anforderungen an die Sekundäreinsätze steigen durch die zunehmende Regionalisierung spezialisierter Behandlungsmaßnahmen (Verbrennungszentren, Traumazentren) und die erweiterte Indikationsstellung für derartige Verfahren. Weiterhin verändert sich die Kliniklandschaft durch die Schaffung regionaler Schwerpunktzentren. Dies verlängert die Transportzeiten der Rettungsmittel mitunter deutlich, ebenso wie die Verringerung der Krankenhausdichte durch Schließung von Häusern. Innerhalb der Fachgebiete findet eine deutliche Spezialisierung statt, sodass heute z. B. die Chirurgie auch in kleinen Häusern in Allgemein-, Viszeral- und Unfallchirurgie unterteilt wird und innerhalb von Klinikverbundsystemen nicht mehr an jedem Standort vorgehalten wird.

Der Stellenwert der häufig wenig spektakulär ablaufenden Sekundäreinsätze im Gesamtsystem Rettungsdienst wird in der Öffentlichkeit, insbesondere aber auch in Fachkreisen vielfach unterschätzt. Die Bedeutung für die tägliche Rettungsdienstpraxis lässt sich jedoch dadurch belegen, dass der Anteil der Sekundäreinsätze am gesamten Einsatzaufkommen von Rettungswagen zwischen 10 % und 20 % beträgt. Schätzungen gehen davon aus, dass pro Jahr ca. 1 Million Sekundärtransporte durchgeführt werden. Auch auf den Luftrettungsmitteln ist dieser Trend spürbar, dient doch mittlerweile fast jeder dritte Hubschraubereinsatz einer Verlegung.

> **MERKE**
> **Sekundäreinsatz**
> Als Sekundäreinsatz bezeichnet man den Transport eines Notfallpatienten aus einem Krankenhaus, dessen Möglichkeiten für eine Versorgung nicht ausreichen, in eine Klinik, die für die Endbehandlung medizinisch, personell und organisatorisch genügend ausgerüstet ist.

Bei Sekundäreinsätzen ist zwischen dringlichen oder nicht dringlichen Einsätzen zu unterscheiden. Ein **dringlicher Sekundäreinsatz** liegt dann vor, wenn akute Lebensgefahr besteht und die Durchführung und Abwicklung des Einsatzes mit der gleichen Schnelligkeit und unter gleichen Bedingungen wie bei Primäreinsätzen erfolgen muss. Grundsätzlich sind dringliche Sekundäreinsätze in Begleitung eines intensivmedizinisch erfahrenen Notarztes durchzuführen.

Bei einem **nicht dringlichen Sekundäreinsatz** besteht keine akute Lebensgefahr. Vielfach handelt es sich dabei um Verlegungen zur speziellen Diagnostik, die auch ambulanter Art sein kann (z. B. Computertomografie). Gerade in Zeiten knapper Ressourcen und einer steten Hilfsfristdiskussion werden Sekundärtransporte in einigen Rettungsdienstbereichen stark diskutiert. So ist ein Argument, dass die Bedarfspläne diese Problematik nicht ausreichend berücksichtigen, da es nicht Aufgabe des Regelnotarztes sein kann, Verlegungen durchzuführen. Vielmehr muss hier die entsendende Klinik ggf. Ärzte zur Verfügung stellen. Diese sind aber nicht selten gar nicht vorhanden bzw. anderweitig gebunden. Abhilfe kann hier die Telemedizin schaffen, indem Notfallsanitäter diese Transporte eigenständig durchführen und bei Bedarf auf die telemedizinische Beratung zurückgreifen können (➤ Kap. 48.3).

Obwohl die Sekundäreinsätze überwiegend im Schatten der präklinischen Versorgung von Notfallpatienten bei Primäreinsätzen stehen, sind sie z. T. als mindestens ebenso lebensrettend einzustufen. Denn gerade die Verlegung von schwerstkranken Intensivpatienten in ein geeignetes Therapiezentrum stellt höchste Anforderungen an den modernen Rettungsdienst und ist angesichts der hochkomplexen Intensivmedizin in einem normalen Rettungswagen mit der Mindestausstattung kaum noch zu bewältigen.

Die Zahl der jährlich anfallenden arztbegleitenden Sekundäreinsätze ist nicht bekannt – Schätzungen gehen von ca. 100 000 Einsätzen im Jahr auf dem Gebiet der Bundesrepublik aus. Erfahrungsgemäß erfordern ca. 10 % der Sekundäreinsätze kontinuierlich intensivmedizinischen Standard in der Überwachung und Therapie der Patienten, weswegen sich in einigen Bundesländern zentrale Koordinierungsstellen nur für Intensivtransporte gebildet haben.

Grundlagen der **Entscheidung für die Verlegung** eines Patienten, d. h. die Durchführung eines Sekundäreinsatzes, sind die Erkrankung oder Verletzung des Patienten einerseits und die im jeweiligen Krankenhaus zur Verfügung stehenden fachlichen, personellen und apparativen Voraussetzungen andererseits.

Im Wesentlichen lassen sich fünf Arten von **Indikationen** für einen Sekundäreinsatz unterscheiden:

- Sekundäreinsätze sind erforderlich, wenn lebensbedrohliche Störungen der Vitalfunktionen nicht in derselben Klinik behoben werden können, also Operationen oder invasive therapeutische Maßnahmen (Hämofiltration, Hämodialyse, Plasmapherese) nicht durchführbar sind.
- Sekundäreinsätze sind ebenfalls erforderlich, wenn eine adäquate Intensivtherapie nicht durchführbar ist oder besondere Verfahren, z. B. extrakorporale CO_2-Elimination oder differenzierte Beatmungsmuster, angezeigt sind.
- Auch wenn diagnostische Einrichtungen, z. B. Computertomografie oder Szintigrafie in der erstbehandelnden Klinik fehlen, sind Sekundäreinsätze indiziert. Dabei fällt der Sekundäreinsatz häufig in die Akutphase der Erkrankung und ist oft als dringlicher Sekundäreinsatz abzuwickeln.

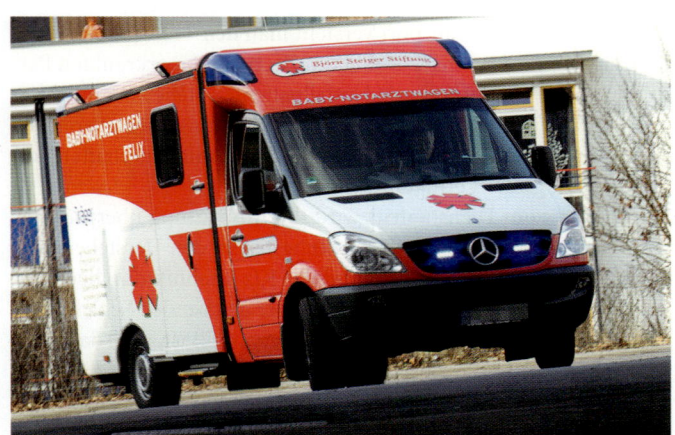

Abb. 25.23 Baby-NAW [W935]

- Ferner sind Sekundäreinsätze erforderlich bei Verlegungen in Kliniken mit besonderer Spezialisierung: z. B. Schwerbrandverletzten-Abteilungen, Neugeborenen-Intensivstationen (➤ Abb. 25.23) oder Zentren für Rückenmarksverletzte.
- Schließlich sind es Kapazitätsengpässe im Bereich der personellen und/oder apparativen Ausstattung der den Patienten verlegenden Klinik, die zur Durchführung eines Sekundäreinsatzes führen, z. B. bei einer Auslastung der Intensivstation.

Die **Wahl des Rettungsmittels** für einen Sekundäreinsatz richtet sich in erster Linie nach der Art und Schwere der vitalen Bedrohung des zu verlegenden Patienten. Darüber hinaus sind aber auch die Verfügbarkeit des Rettungsmittels, die Lage der beiden Krankenhäuser zueinander und besondere Umstände (z. B. Wettersituation) zu berücksichtigen. So kann es z. B. für einen Patienten aus medizinischer Sicht notwendig sein, dass er aufgrund seiner vitalen Bedrohung mit einem Luftrettungsmittel verlegt werden müsste. Wenn jedoch das Luftrettungsmittel aufgrund schlechter Witterungsverhältnisse nicht verfügbar ist, wird der Transport dennoch mit einem bodengebundenen Rettungsmittel durchgeführt.

MERKE
Die schnelle Einsatzfahrt, bei der es auf Minuten ankommt, ist beim Sekundärtransport eine Ausnahme und allenfalls gerechtfertigt, wenn während der Fahrt z. B. eine kreislaufwirksame, intraabdominelle Blutung festgestellt wird.

Diese Forderung nach einer schonenden Einsatzfahrt kann im Übrigen für viele Patienten im Rahmen eines Sekundärtransports lebensrettend sein. So können bei Patienten nach erfolgreicher Reanimation ohne kardialen Schock bereits geringe Horizontal- und Vertikalbewegungen des Fahrzeugs zu einer Destabilisierung des Kreislaufs führen. Bei diesen Patienten wie auch bei Patienten mit Wirbelsäulenverletzungen oder Schädel-Hirn-Traumen gilt der Grundsatz, dass die Einsatzfahrt so schonend wie möglich durchgeführt wird und alle Lagerungs- und Stabilisierungsmöglichkeiten (Vakuummatratze, HWS-Schienen) ausgenutzt werden, um die höchstmögliche mechanisch-physikalische Ruhigstellung der Patienten zu gewährleisten.

25.4.1 Sachliche und materielle Voraussetzungen

Ein fachgerechter und sicherer Sekundärtransport erfordert, dass Therapie und Überwachung des Patienten lückenlos gewährleistet sind. Dies gilt nicht nur für den Transport selbst, sondern von dem Zeitpunkt an, an dem der Patient in der Klinik übernommen wird, bis zu dem Zeitpunkt, an dem er in der Zielklinik übergeben wird.

Bei allen mitgeführten elektronischen Geräten ist zu beachten, dass während der gesamten Transportdauer ein **netzunabhängiger Betrieb** möglich ist. Dabei sollten auch ausreichende Reserven mitgeführt werden, um Überwachung und Therapie des Patienten ohne Einschränkung zu gewährleisten.

Alle Materialien und Geräte müssen für den Transport im Rettungsmittel, auf den Wegen innerhalb der Klinik und zwischen Rettungsmittel und Intensivstation zur Verfügung stehen. Deshalb ist es selbstverständlich, dass bei Sekundäreinsätzen sämtliche Überwachungs- und Therapieeinheiten mobil sind.

Eine Schaufeltrage kann als zusätzliche Ablage für Geräte dienen und ist zugleich ein Hilfsmittel für die Umlagerung des Patienten.

Die Ausrüstung für den Transport eines beatmeten Intensivpatienten besteht mindestens aus folgenden Geräten für **Überwachung und Therapie**:

- EKG-Monitor mit der Möglichkeit, den Blutdruck invasiv messen zu können, und 12-Kanal-Option
- Blutdruckmessgerät sowohl oszillierend als auch mit manueller Messmöglichkeit
- Pulsoxymeter, meist kombiniert mit dem EKG, als Rückfallebene ggf. auch als separates Gerät
- Beatmungsgerät mit der Möglichkeit, differenzierte Beatmungsmuster der Intensivstation zu übernehmen
- Exspiratorische CO_2-Konzentrationsmessung (Kapnometrie), ggf. in das Monitoring integriert
- Mehrere Spritzenpumpe(n)/Perfusor(en)
- Defibrillator, i. d. R. Regel in Kombination mit dem EKG-Gerät
- Transkutaner Schrittmacher
- Gegebenenfalls ein transportables Blutgasanalyse-Gerät (BGA)
- Gegebenenfalls Rückhaltesystem zum Fixieren von fakultativer Zusatzausstattung der Kliniken (IABP, ECMO, ILA)

Bei **Notfallverlegungen** von Patienten mit lebensbedrohlichen Störungen der Vitalfunktionen (z. B. Notwendigkeit einer sofortigen gefäßchirurgischen Operation, akutes Lungenversagen) sind unter Umständen **weitere Geräte** erforderlich.

Nicht alle diese medizinischen Geräte sind auf jedem RTW eines Rettungsdienstbereichs überhaupt bzw. in ausreichender Stückzahl vorhanden. In diesem Fall muss die Ausstattung des RTW durch Gerätschaften des verlegenden Krankenhauses ergänzt werden (dies sollte aufgrund eventuell zu beschaffender Adapter oder zu installierender Halterungen bereits **vor** einer entsprechenden Verlegung gemeinsam geprobt werden) oder es müssen entsprechende Geräte beschafft und unter Umständen zentral für einen Rettungsdienstbereich gelagert und im Bedarfsfall an den Einsatzort (abgebende Klinik) gebracht werden. Ist dies nicht möglich, muss entweder ein spezielles Intensivverlegungsfahrzeug angefordert oder in Kauf genommen werden, dass eine Überwachung und Therapie während des Transports nur eingeschränkt möglich ist. Sollte auf klinikeigene Geräte, wie Spritzenpumpen o. Ä. zurückgegriffen werden, so muss darauf geachtet werden, dass das Personal darauf nach MPG eingewiesen ist.

25.4.2 Logistik des Sekundärtransports

Bei Sekundäreinsätzen sind logistische Vorbereitungen zu treffen, um schon im Vorfeld Komplikationen zu erkennen und möglichst auszuschließen. Dies gilt besonders für alle Sekundäreinsätze mit Intensivpatienten.

Einige der folgenden Beispiele mögen simpel erscheinen, doch sollte man bedenken, dass z. B. Ortskenntnisse und Gewährleistung einer kontinuierlichen Unterstützung durch die Leitstelle im Einzelfall lebensrettend sein können. Es ist ein Charakteristikum professionellen Verhaltens, im logistischen Bereich sorgfältig und somit risiko- und komplikationsminimierend zu arbeiten, auch wenn einige der nachfolgenden Vorkehrungen nur in wenigen Fällen wirklich gebraucht werden.

Checkliste: Einsatzplanung des Sekundärtransports

- Ist das Fahrzeug vollgetankt?
- Sind bei weiten Strecken ausreichend Geld, Kreditkarten oder Tankschecks vorhanden?
- Wurde die Aufnahme des Patienten in die Zielklinik vor Transportbeginn durch die Rettungsleitstelle sichergestellt?
- Sind alle Funkkanäle der zu durchfahrenden Leitstellenbereiche inkl. Zielort bekannt?
- Ist die Telefonnummer der Rettungsleitstelle des Zielorts bekannt?
- Wie lautet die genaue Bezeichnung
  - der Zielklinik (auch Anschrift)?
  - der Abteilung (Stationsbezeichnung)?
  - des Ansprechpartners (mit Telefonnummer)?
- Liegen genaue Informationen über den Anfahrtsweg vor? Sind Verkehrsstörungen zu erwarten? Gegebenenfalls Abfrage beim Führungs- und Lagezentrum der Polizei
- Sind die erforderlichen Gasvorräte mit Sicherheitsreserve (100 %) berechnet und wurden vorhandene Mengen bei stationären und mobilen Geräten geprüft?
- Liegen Informationen über sämtliche unterwegs erreichbare Kliniken und deren Versorgungsmöglichkeiten vor (wichtig z. B. bei drohender Ruptur eines Aortenaneurysmas)?

25.4.3 Durchführung eines Sekundäreinsatzes

Durch ein systematisches Vorgehen lässt sich das Transportrisiko eines schwer kranken Patienten wesentlich herabsetzen und die Abwicklung des Sekundäreinsatzes beschleunigen. Ein **Organisationsschema** könnte folgendermaßen aussehen:
1. Indikation zur Verlegung
2. Herstellung der Transportfähigkeit
3. Absprache zwischen verlegendem und aufnehmendem Arzt
4. Meldung an die Rettungsleitstelle und Auswahl des Rettungsmittels in Absprache mit der Rettungsleitstelle
5. Organisation des Rettungsmittels durch die Rettungsleitstelle
6. Übernahme in der verlegenden Klinik; letzte Transportvorbereitungen
7. Durchführung des Transports
8. Übernahme in der aufnehmenden Klinik

Indikation zur Verlegung

Die Indikation für die Verlegung eines Patienten stellt der verantwortliche behandelnde Krankenhausarzt. Grundlagen für diese Entscheidung sind die Erkrankung oder Verletzung des Patienten einerseits und die im eigenen Haus zur Verfügung stehenden fachlichen, personellen und apparativen Voraussetzungen andererseits. Der Arzt muss entscheiden, in welche Klinik der Patient verlegt wird. Eine **telefonische Absprache** zwischen verlegender und aufnehmender Klinik ist bereits in dieser Phase unumgänglich, da die Kapazitäten für spezielle intensivpflichtige Patienten sehr begrenzt sind und nur so die Aufnahme in der Zielklinik gewährleistet werden kann. So können unnötige Zieländerungen während der Transportdurchführung vermieden werden. Außerdem hat die Zielklinik nach einer frühzeitigen Information mehr Zeit, um sich auf den neuen Patienten bedarfsgerecht vorzubereiten.

Herstellung der Transportfähigkeit

Vor der Durchführung eines Sekundärtransports muss alles Erforderliche getan werden, um die Transportfähigkeit eines Patienten bestmöglich herzustellen, denn häufig hat der Patient nur dann überhaupt eine Chance zu überleben. Die Transportfähigkeit limitierende Faktoren und entsprechend notwendige Minimalmaßnahmen zur Herstellung der Transportfähigkeit sind zu bedenken (➤ Tab. 25.1).

Aufgrund der Gegebenheiten während eines Sekundäreinsatzes (räumliche Enge, Vibrationen und Nebengeräusche, Längs- und Querbeschleunigungen) sollte eine großzügige Indikationsstellung zur kontrollierten **Beatmung** auf dem Transport erfolgen. Solche Indikationen sind:
- Manifeste respiratorische Insuffizienz
- Drohende respiratorische Insuffizienz
- Manifeste oder drohende Schockzustände (hämorrhagisch, kardial, neurogen, septisch, anaphylaktisch)
- Nicht beherrschbare Schmerzzustände
- Eingeschränkte Bewusstseinslage
- Polytrauma
- Schweres isoliertes Trauma (z. B. Schädel-Hirn-Trauma)
- Intoxikationen mit Auswirkungen auf den Sauerstofftransport (Kohlenmonoxid, Zyanide)

Tab. 25.1 Maßnahmen zur Herstellung der Transportfähigkeit

Faktoren, die die Transportfähigkeit limitieren	Minimalmaßnahmen zur Herstellung der Transportfähigkeit
Manifeste oder drohende respiratorische Insuffizienz unter Spontanatmung	Intubation und Beatmung
Dislozierter, verlegter oder undichter Tubus	Lagekorrektur, Umintubation, sichere Fixation
Nicht behandelter Hämato- oder Pneumothorax	Thoraxdrainage
Zirkulatorische Insuffizienz	Volumensubstitution und/oder Katecholamine, Kardiaka
Unzureichende Analgesie	Analgetika, ggf. Narkose
Instabile Extremitätenfrakturen	Reposition und Fixation (z. B. in pneumatischer Schiene)
Wirbelsäulenfrakturen	Lagerung auf Vakuummatratze

Der Anteil von beatmeten Patienten auf Sekundäreinsätzen ist in den letzten Jahren kontinuierlich gestiegen. Doch im Vergleich zum heutigen Standard in der Intensivmedizin gibt es im Bereich der Sekundäreinsätze noch keine zufriedenstellenden Bedingungen. So wiesen in einer Untersuchung etwa zwei Drittel der beatmeten Patienten bei Ankunft im Zielkrankenhaus deutliche Defizite in der Blutgasanalyse auf.

> **MERKE**
> Die Herstellung der Transportfähigkeit ist grundsätzlich die Aufgabe des Arztes, der den Sekundärtransport anfordert, und nicht des Arztes, der den Transport durchführt. Dennoch muss dieser die Transportfähigkeit des Patienten überprüfen und ggf. herstellen.

Absprache zwischen verlegendem und aufnehmendem Arzt

Nach der Herstellung der Transportfähigkeit sollte eine fachbezogene Absprache zwischen verlegendem und aufnehmendem Arzt stattfinden, damit keine Informationsdefizite entstehen. Beim Übergabegespräch (z. B. Arzt zu Arzt) werden dem Notarzt die Patientenanamnese und alle diagnostischen und therapeutischen Maßnahmen vorgestellt. Die bisherigen Bedingungen einer etwaigen Beatmung und deren Effizienz (z. B. Beatmungsprotokoll) müssen eingesehen werden.

Intensivtransporte bedürfen eines Vorlaufs und einer Planung. Es ist ein Arzt-Arzt-Gespräch zu führen. Benötigte Informationen sind:
- Abholort
- Transportziel
- Diagnosen
- Bisheriger Verlauf
- Derzeitiger Zustand
- Aktuelle Anzahl von „Life-Lines", wie ZVK, Arterie, IABP, ECMO, ILA oder ICP-Messung
- Aktuelle Laborwerte
- Status der Atmung, insbesondere Beatmungsform
- Kreislaufsituation inkl. Temperatur
- Informationen über Drainagen und Extensionen

Gegebenenfalls muss medizintechnisches Begleitpersonal bei IABP, ILA und ECMO sowie die entsprechende Ladungssicherung der Geräte vorab berücksichtigt werden.

Bei Übernahme des Patienten erfolgt nochmals ein Arzt-Arzt-Gespräch und eine Information durch die Pflegenden.

Meldung an die Rettungsleitstelle und Auswahl des Rettungsmittels in Absprache mit der Rettungsleitstelle

Die Auswahl des Rettungsmittels hat in enger Absprache mit der Rettungsleitstelle zu erfolgen. Nur sie verfügt über die nötigen Informationen bezüglich vorhandener und einsatzbereiter boden- oder luftgebundener Rettungsmittel. Bei der entsprechenden Auswahl des Rettungsmittels sind verschiedene Aspekte individuell zu berücksichtigen:

- Krankheitsbild oder Verletzungsmuster: Für bestimmte Patienten geht es um jede Minute und/oder um einen möglichst schonenden Transport.
- Entfernung der Zielklinik: Große Entfernungen sollten vorzugsweise auf dem Luftweg (RTH, Flugzeug) patientenfreundlich absolviert werden.
- Benötigtes Platzangebot: Einige Luftrettungsmittel erschweren die intensivmedizinische Versorgung der Patienten aufgrund des verminderten Platzangebots. Aus diesem Grund und um Primärrettungsmittel nicht unnötig zu blockieren, sollte auf ITH zurückgegriffen werden, die i. d. R. mehr Platz bieten und eine speziell erweiterte Ausrüstung mit sich führen.
- Witterungsverhältnisse: Luftrettungsmittel sind vielfach nur bei guten Sichtverhältnissen, bei nicht bestehender Vereisungsgefahr und ausreichenden Landemöglichkeiten einsetzbar.
- Während der Absprache ist es notwendig, dass sich die Rettungsleitstelle über die für den Transport benötigten Überwachungs- und Therapieeinrichtungen informiert.

Die Organisation des Rettungsmittels durch die Rettungsleitstelle sollte so früh wie möglich erfolgen, um insbesondere für den Transport von Intensivpatienten eine optimale Vorbereitung des Transportmittels durch die Fahrzeugbesatzung zu gewährleisten. Auch die Weitergabe der Informationen bezüglich des benötigten gerätetechnischen Equipments durch die Leitstelle an die Fahrzeugbesatzung ist obligat.

Übernahme in der verlegenden Klinik und letzte Transportvorbereitungen

Nachdem das Rettungsdienstpersonal in der verlegenden Klinik eingetroffen ist, sollte zwischen behandelndem **Arzt, Notarzt** und **Rettungssanitäter/Rettungsassistent** ein Informationsaustausch stattfinden, in dem folgende Punkte geklärt werden:

- **Krankheitsbild** oder Verletzungsmuster des Patienten
- Notwendige **Überwachungs- und Behandlungsmaßnahmen** während des Transports
- Übergabe eines zusammenfassenden **Befunds** (einschließlich aller zuletzt bestimmten Laborwerte, vorhandener Röntgenaufnahmen) an den transportbegleitenden Arzt (Notarzt)
- Abfassung eines **Übergabeprotokolls**

Während und nach der eigentlichen Übernahme des Patienten stehen die letzten **Transportvorbereitungen** im Mittelpunkt: Umlagern, Lagerung und Fixierung des Patienten, Justieren und Einstellen der Überwachungs- und Therapieeinrichtungen und nochmalige Überprüfung der Transportfähigkeit.

Durchführung des Transports

Bei der Durchführung des eigentlichen Transports sind folgende Aspekte besonders zu berücksichtigen:
- Die schnelle Einsatzfahrt, bei der es auf Minuten ankommt, stellt die Ausnahme dar.
- Mittel der Wahl ist i. d. R. ein langsamer und damit schonender Transport.

- Während der Fahrt sollte die Zielklinik zur Vorbereitung organisatorischer Maßnahmen über die voraussichtliche Ankunftszeit, den aktuellen Zustand des Patienten und unter Umständen erforderliche Konsilien informiert werden.
- Ständige Erreichbarkeit über Funk – das Schalten von Anschlusskanälen bei längeren Transportwegen muss zur Sicherheit des Patienten bei Komplikationen selbstverständlich sein.

Übergabe in der aufnehmenden Klinik

Bei der Übergabe des Patienten in der aufnehmenden Klinik steht wiederum die möglichst umfassende Informationsweitergabe an den weiterbehandelnden Arzt im Mittelpunkt. Ein ausführlicher **Verlegungsbericht** sowie das **Einsatzprotokoll,** das während des Transports angefertigt wurde, sind dazu hilfreich.

25.4.4 Besonderheiten des Intensivtransports

Intensivtransporte werden je nach Aufbauorganisation und Rettungsmittelvorhaltung der Bundesländer durch Intensivtransportwagen (ITW, ➤ Abb. 25.24) oder durch Intensivtransporthubschrauber (ITH) durchgeführt. Diese Transporte sind Sekundärtransporte von Kliniken der Grund- und Regelversorgung in Kliniken der Maximalversorgung unter Fortführung der im entsendenden Krankenhaus begonnenen intensivmedizinischen Therapie, um den Patienten einer speziellen Behandlung oder Diagnostik zu zuführen. Müssen Patienten über weite Strecken unter intensivmedizinischer Überwachung verlegt werden, so können auch Ambulanzflugzeuge zum Einsatz kommen. Große Wegstrecken können sich z. B. ergeben, wenn Patienten zur Organtransplantation transportiert werden oder bei Patienten, die aus Kapazitätsgründen in ein Schwerbrandverletztenzentrum geflogen werden müssen. Daneben gibt es auch Intensivtransporte, bei denen Patienten von einer Klinik der Maximalversorgung in weiterführende Rehabilitationseinrichtungen zur Frührehabilitation verlegt werden. Dies geschieht mitunter sehr früh nach operativer Intervention und noch unter Fortführung der intensivmedizinischen Überwachung. Diese Intensivverlegungen sind, wenn sie nicht dem Zwecke einer Frührehabilitation dienen, oft auch der Situation geschuldet, freie peri- und postoperative Intensivkapazitäten zu schaffen, um neue Patienten aufnehmen zu können.

25.4.5 Gefahren und Komplikationen

Die Gefahren und Komplikationen, die bei Sekundäreinsätzen auftreten können, sind vielfältig. Während der Durchführung von Sekundäreinsätzen gilt daher als oberster Grundsatz:

MERKE
Überwachung und Therapie müssen während des gesamten Einsatzes kontinuierlich aufrechterhalten werden.

Um dies zu gewährleisten, ist es notwendig, dass insbesondere Gefahren, die etwa durch das Umlagern der Patienten und durch den Transport entstehen, ausgeschlossen bzw. minimiert werden. Erschwerend kommt hinzu, dass bei vielen Beatmungsgeräten, die im Rettungsdienst mitgeführt werden, die Alarmgrenzen nicht eingestellt werden können. Gerade hier ist das Rettungsdienstpersonal besonders gefordert, trotzdem frühzeitig für den Patienten gefährliche Situationen zu erkennen.

Zur **Sicherung** einer adäquaten **Überwachung** und der lebenserhaltenden **Therapie** gehört u. a.
- Das regelmäßige Inspizieren der Venenzugänge
- Das Verwenden von Spritzenpumpen (Perfusoren) zur kontinuierlichen Gabe von Medikamenten, z. B. Katecholaminen, Kalium, sowie die Beschriftung der Perfusorspritzen mit DIN-Medikamentenaufklebern, um Verwechslungen auszuschließen
- Das sichere Fixieren des Tubus bei intubierten Patienten
- Das kontinuierliche Beobachten des Beatmungsdrucks und der Thoraxbewegungen
- Das Kontrollieren der Tubuslage, z. B. nach Lagerungsmaßnahmen am Patienten oder bei pathologischen Veränderungen der Beatmungsparameter sowie ggf. die Cuffdruckkontrolle
- Das sichere Fixieren der Beatmungsschläuche (Vermeiden von Zug, Druck und Abknicken)

Typische und folgenschwere Gefahren und Komplikationen von Sekundäreinsätzen

Häufige Komplikationen ergeben sich bei der intravenösen Therapie, der Beatmung, der Anwendung von Geräten und bei der Dokumentation.

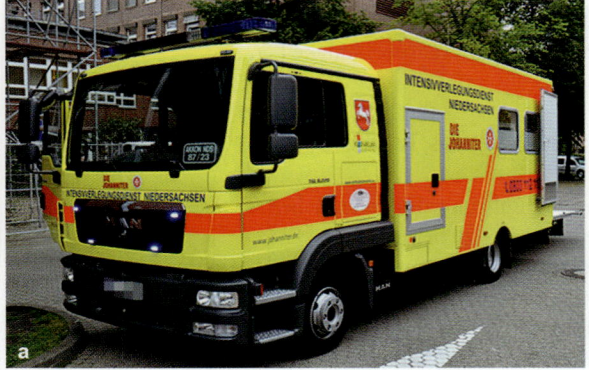
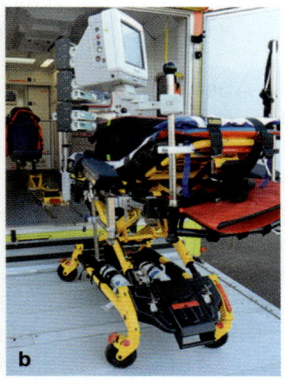

Abb. 25.24 Intensivtransportwagen: **a)** Außen- und **b)** Innenansicht [W936-001]

- **Perfusoren** zur Medikamentengabe (vor allem bei Katecholaminen) sind stets auf einer Höhe mit dem Patienten anzubringen. Der Spritzenstempel wird erst durch das richtige Einlegen in den Perfusor gesichert. Ist der Spritzenstempel nicht gesichert, führt eine Höhendifferenz von einem Meter aufgrund des durch die Schwerkraft erzeugten hydrostatischen Drucks bei einer 50-ml-Spritze zum Leerlaufen innerhalb von ca. 90–120 Sekunden. Werden Spritzenpumpen an der Decke des Fahrzeugs befestigt, besteht die Gefahr, dass Medikamente ungehindert in den Patienten einlaufen und zu lebensbedrohlichen Situationen führen können.
- Die **Beatmungsgeräte,** die über die Einstellung „**Überdruck**" oder „**Drucklimitierung**" verfügen, bergen eine weitere Fehlerquelle. Wird eine der genannten Einstellungen gewählt, kann es sein, dass beim Erreichen oder Überschreiten der eingestellten Druckgrenzen ein Teil des Atemzugvolumens innerhalb des Geräts abgeblasen wird, ohne dass die entsprechenden Alarmsignale erscheinen. Der Patient wird dabei nur noch hypoventiliert, mit den bekannten Folgen. Bei solchen Geräten ist während einer volumenkontrollierten Beatmung die Drucklimitierung auf einen Wert von mindestens 40 mbar einzustellen. Nur so ist gewährleistet, dass ein Anstieg des Beatmungsdrucks sofort erkannt wird.
- Das **Beatmungssystem darf nicht unter Zug stehen.** Improvisierte Konstruktionen an der Fahrzeugdecke sind gefährlich, da Änderungen wie das neue Einstellen des Tragetischs (z. B. Kopftieflagerung) oder Federbewegungen, ausgelöst durch das Fahrzeug, zu einer ungewollten Extubation führen können. Gebräuchlich zur sicheren Zugvermeidung sind verstellbare, am Tragegestell anklemmbare Halterungen, die auch in der Anästhesie angewendet werden.
- Beim Gebrauch von **Beatmungsbeuteln** ist darauf zu achten, dass **Reservoirsysteme** oder **Demand-Ventile** verwendet werden. Bei Beatmungsbeuteln ohne Reservoirsystem oder Demand-Ventil ist auch bei hohem Sauerstoffflow nur eine Sauerstoffkonzentration bis maximal 40 % zu erreichen. Bei Patienten mit höherem Bedarf an inspiratorischer Sauerstoffkonzentration kann dies zu bedrohlichen Hypoxien führen.
- Die **vollständige Dokumentation** der Patientendaten, der eingeleiteten Maßnahmen und des Verlaufs gehören zum professionellen Handeln der Mitarbeiter im Rettungsdienst. Ohne diese Sorgfalt wird die Weiterbehandlung von Patienten in der aufnehmenden Zielklinik verzögert und eine sofortige und damit effektive Therapie bei Schwerstkranken gefährdet.
- Die **Medizintechnologie** der nach DIN ausgerüsteten arztbesetzten Rettungsmittel ist für die Fortführung der klinischen Intensivtherapie keinesfalls ausreichend. Dies trifft vor allem auf die Beatmung, das Monitoring sowie die pumpenkontrollierte Medikamentenapplikation zu.

Der Anteil der Sekundärtransporte am gesamten Einsatzaufkommen des Rettungsdienstes nimmt zu. Leider besteht die Gefahr, dass bestimmte Grundregeln des Patientenmonitorings vernachlässigt werden, weil die Grundbedingung der Primärrettung nicht immer gegeben ist; denn der Patient erscheint bereits therapiert. Es ist jedoch keine Seltenheit, dass ein Patient auf dem Sekundärtransport, obwohl vorher stabilisiert, plötzlich zum Notfallpatienten wird.

> **MERKE**
> Die Vorbereitung eines Sekundäreinsatzes in technischer und logistischer Hinsicht ist ebenso entscheidend für den Erfolg wie die kontinuierliche Überwachung der Geräte und des Patienten auf dem Transport selbst. Gerade der Sekundäreinsatz bietet die Möglichkeit, viele Probleme des Transports bereits im Voraus zu klären.

25.5 Schwerlasttransport

Stark adipöse Patienten sind heute im Rettungsdienst keine Ausnahme mehr und stellen das Rettungsfachpersonal daher vor neue Aufgaben. Entsprechend wächst die Anzahl der bereits vorgehaltenen Schwerlast-Rettungswagen (S-RTW) jährlich (➤ Abb. 25.25). Um die Fahrzeuge besser nutzen zu können, werden sie teilweise so ausgestattet, dass sie gleichzeitig auch für Intensivtransporte oder für den Transport von Inkubatoren genutzt werden können. Zum Teil werden Adipositaskonzepte auch mit Großraum-Rettungswagen (G-RTW) verwirklicht. Während die Einsatzhäufigkeit in Großstadt- und Ballungszentren höher ist, wird im ländlichen Bereich meist bereichsübergreifend die Vorhaltung sichergestellt.

S-RTW kommen zum Einsatz, wenn das Gewicht des Patienten die höchstzulässige Ladung einer Patiententrage von 130–250 kg (je nach Trage auch mehr) überschreitet oder der Tragetisch diese Lasten nicht verarbeiten kann. Natürlich ist auch die Besatzung selbst ein limitierender Faktor. Auch wenn Trage und Tragetisch für derart hohe Gewichte ausgelegt sind, ist es eine Besatzung, bestehend aus zwei Teammitgliedern, sicher nicht. Hier müssen weitere Kräfte vorgehalten werden. Zur gefahrlosen Bedienung der Spezialtragesysteme müssen die S-RTW-Besatzungen entsprechend eingewiesen sein.

Bei der Übernahme des Patienten auf die Spezialtrage und dem Beladevorgang in den RTW ist darauf zu achten, dass sich die Helfer gleichmäßig um die Trage verteilen, damit ein Kippen bei der Lastverteilung, z. B. durch Unebenheiten, verhindert wird. Gleiches gilt beim Entladen in der Zielklinik.

Bei der Lagerung des Patienten sind Zustand und Krankheitsbild zu beachten. Flaches Liegen ist für adipöse Patienten häufig mit einem Problem verbunden, da die Bauchorgane auf das Zwerchfell drücken und so einen Zwerchfellhochstand hervorrufen, der die Atemmechanik behindert. Daher bieten sich Oberkörperhochlagerungen an. Weiterhin ist zu bedenken, dass die Patienten meist schwerwiegende Begleiterkrankungen, wie z. B. ein metabolisches Syndrom, haben. Mit Komplikationen ist entsprechend immer zu rechnen. Ein engmaschiges Monitoring und eine genaue Beobachtung des Patienten sind hier äußerst wichtig.

Handelt es sich beim Schwerlasttransport um eine in diesem Fall eher seltene Konsiliar- oder Behandlungsfahrt, so sollte bedacht werden, dass gerade das Personal in der Einrichtung, in der das Konsil oder die Behandlung durchgeführt werden soll, weder sachlich noch meist konstitutionell auf derartige Patienten eingestellt ist. Gegebenenfalls ist hier mit Wartezeit zu rechnen, um den Patienten nach der Behandlung oder dem Konsil gleich wieder aufnehmen zu können. Unnötiges Umlagern kann so verhindert und der Patient auf der Schwerlasttrage belassen werden.

25.6 Infektionstransport

Die Zahl der Infektionstransporte nimmt vor allem wegen multiresistenter Keimen ebenfalls deutlich zu. Zu unterscheiden ist, ob die Infektionskrankheit bei Auftragserteilung bekannt ist oder sich der Verdacht erst später festigt, wenn das Rettungsfachpersonal beim Patienten oder dieser in der Klinik untersucht worden ist.

In einigen wenigen großstädtischen Bereichen gibt es spezielle Fahrzeuge für Infektionstransporte. Allerdings werden diese nicht für den „Standard-Infektionstransport", sondern für seltene schwere Fälle genutzt.

Ist die Infektion bei Auftragserteilung nicht bekannt und stellt sich der Verdacht erst bei der Versorgung heraus, so ist das Fahrzeug nach diesem Transport nicht mehr einsatzbereit und muss entsprechend den Anweisungen des gültigen Hygienekonzepts aufbereitet werden.

In beiden Fällen muss die Besatzung prüfen, ob sie den Transport mit den mitzuführenden Infektionsschutzausrüstungen bewerkstelligen kann.

Wenn sichergestellt ist, dass der Transport durchgeführt werden kann, so ist zu klären, ob die Einrichtung, in die der Transport durchgeführt werden soll, über die Infektionskrankheit informiert ist. Am Zielort müssen ggf. Vorbereitungen für eine Isolation des Patienten getroffen werden. In manchen Kliniken gibt es für Infektionspatienten separate Zugänge, um eine Keimverschleppung durch die gesamte Klinik zu vermeiden. Auch dies muss ggf. geklärt werden.

Je nach Infektionskrankheit und vorgenommenen Schutzmaßnahmen muss die Fahrzeugbesatzung klären, ob eine Desinfektion vor Ort mit mitgeführten Desinfektionsmitteln möglich ist. Manche Rettungsdienstbereiche haben für diese Zwecke in den Liegendaufnahmen Desinfektionseinrichtungen, in denen fertig gemischte Desinfektionslösungen entnommen werden können.

Ist eine Desinfektion nur auf der Rettungswache möglich, so wird diese angefahren und das Fahrzeug entsprechend dem Hygieneplan desinfiziert sowie verwendetes medizinisches Material aufbereitet. Entsprechende Einwirkzeiten, die vom Hygienehandbuch vorgegeben sind, müssen eingehalten werden. Die übliche Einsatzdokumentation wird i. d. R. durch ein spezielles Infektionstransportprotokoll vervollständigt, das neben organisatorischen Daten die angewandten Schutzmaßnahmen beim Personal und beim Patienten sowie die anschließenden Desinfektionsarbeiten dokumentiert.

Erst wenn alle Arbeiten abgeschlossen und das Desinfektionsmittel ausreichend eingewirkt hat, ist das Fahrzeug wieder einsatzbereit.

25.7 Lufttransport

25.7.1 Flugphysiologische Grundlagen

Unter Flugbedingungen gelten besondere physikalische Eigenschaften, die es zu beachten gilt. Die Abnahme des atmosphärischen Drucks ist das physikalische Kernproblem des Lufttransports (➤ Abb. 25.26). Dabei können die physiologischen Auswirkungen auf den Organismus erheblich sein. Diese Problematik kommt während des Fluges mit Helikoptern aufgrund der geringen Flughöhen i. d. R. nicht zum Tragen. Bei Flügen mit Flächenflugzeugen ist sie durchaus präsent. Aber auch im Luftrettungsdienst mit Helikoptern kann es immer wieder vorkommen, dass der Pilot in größere Höhen (bis 3 000 m) ausweichen muss. Daher soll hier der physikalische Aspekt kurz beleuchtet werden.

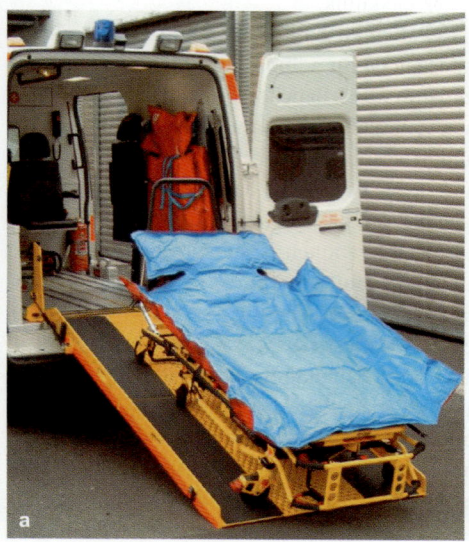
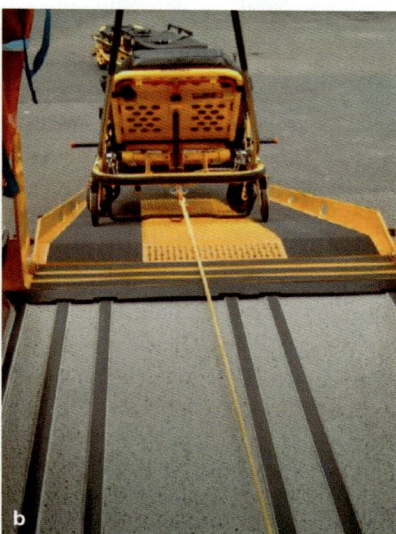

Abb. 25.25 Schwerlast-Rettungswagen: **a)** Außenansicht, **b)** Zugvorrichtung der Trage [W936-001]

25.7 Lufttransport

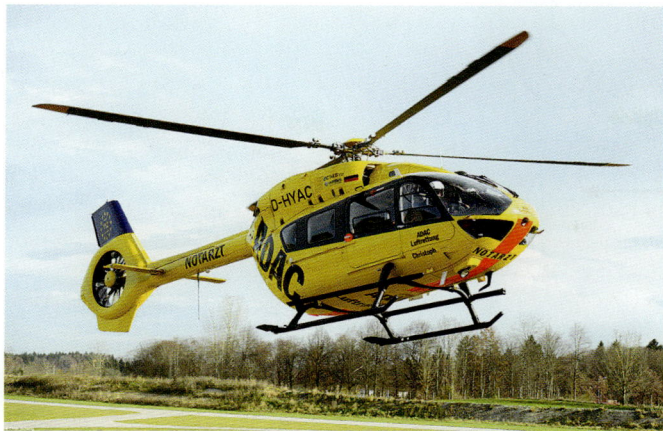

Abb. 25.26 Der neue Rettungshubschrauber EC 145 [W161-001]

Auswirkung der Flughöhe auf Druck und Volumen

Der Luftdruck der Umgebungsatmosphäre nimmt mit zunehmender Flughöhe ab. Diese Abnahme des Luftdrucks hat Auswirkungen auf den Organismus. Nach dem Gesetz von Boyle/Mariotte verhalten sich Druck und Volumen umgekehrt proportional. Die daraus resultierende Ausdehnung des Gases (Luft) in einem abgeschlossenen Raum (Körperhöhle) ohne Verbindung zur Atmosphäre spielt in vielen Bereichen eine Rolle (> Tab. 25.2), z. B. beim Pneumothorax und Ileus sowie bei der Infusion. Das Luftvolumen in der Tropfkammer dehnt sich aus und kann zur Luftembolie führen.

Der äquivalent zum Luftdruck gefallene Kabinendruck führt zu einer Abnahme von $palvO_2$, paO_2 und SpO_2. Je geringer der Kabinendruck durch steigende Flughöhe, umso höher muss der notwendige Sauerstoffanteil (O_2) in der Raumluft sein, um einen normalen paO_2 zu erhalten.

Auswirkung auf Herz und Kreislauf

Im großen Kreislauf steigt bei zunehmender Hypoxie die Herzfrequenz in Ruhe an. Das Herzminutenvolumen bleibt bei Höhen bis 2 250 m allerdings unverändert. Eine erhöhte Herzfrequenz geht mit einer Erniedrigung des Schlagvolumens des Herzens einher. Ab einer Höhe von 2 250 m kommt es in Körperruhe zu einer Erhöhung des Lungengefäßwiderstands (Euler-Liljestrand-Mechanismus) mit daraus resultierender Erhöhung des Pulmonalismitteldrucks. Die ab 2 250 m zunehmende Hypoxie führt jetzt zu einer Zunahme des Herzminutenvolumens. Durch angestiegene Herzfrequenz und erhöhte Auswurfleistung wird das Herz mehr und mehr beansprucht. Dadurch steigt der Sauerstoffverbrauch des Herzens an, obwohl ursächlich eine Sauerstoffknappheit im Blut verantwortlich ist. Durch die bestehende Hypoxie kommt es in der Folge zu einer Zunahme des peripheren Blutflusses zur Verbesserung der Sauerstoffversorgung in den Geweben bei gleichzeitig erhöhtem Sauerstoffverbrauch. Dieser Teufelskreis ist durch einfache Sauerstoffgabe zu durchbrechen.

Auswirkung auf die Atmung

Der Körper versucht, eine Hypoxie durch vermehrte Atmung zu korrigieren. Das Atemminutenvolumen nimmt beim Gesunden nach Höhenaufstieg auf 2 250 m um etwa 10 % zu. Die Zunahme des Atemminutenvolumens erfolgt durch Zunahme entweder der Atemfrequenz und/oder der Atemtiefe (Hyperventilation). Folge sind ein vermindertes pCO_2 (Hypokapnie) und ein kaum ansteigender pH-Wert des Blutes. Es kommt zu Zeichen der Hyperventilation mit Schüttelfrost bis hin zu Krämpfen. Kalte Atemluft kompliziert die Hyperventilation mit weiterem Anstieg des pH (respiratorische Alkalose). In den meisten Fällen kann dem Schüttelfrost durch Ventilation mit warmer Raumluft vorgebeugt werden.

Lineare Beschleunigungen

Positive horizontale Beschleunigungen (+Gx) bezeichnen kopfwärts gerichtete Beschleunigungen, z. B. beim Start. Es kommt zu einer Verschiebung der Blutsäule im venösen System in der Weise, dass das Blut in die unteren Teile des Körpers gedrückt wird. Die zerebrale Zirkulation ist dabei durch den Abfall des venösen und damit intrakraniellen Drucks geschützt, das Herzminutenvolumen wird eine Zeit lang aufrechterhalten, da der Blutstrom aus dem pulmonalen Gefäßreservoir zunimmt. Die Latenzzeit beträgt ca. 15 Sekunden. Anschließend fällt der Blutdruck ab (> Abb. 25.27).

> **MERKE**
> - g = Fallbeschleunigung, 9,81 m/Sek.^{2}
> - gz = vertikale Beschleunigung
> - gx = horizontale Beschleunigung
> - gy = laterale Beschleunigung

Negative horizontale Beschleunigungen (–Gx) bezeichnen fußwärts gerichtete Beschleunigungen, z. B. beim Bremsen nach der Landung. Negative Beschleunigungen erhöhen das Herzminutenvolumen, steigern den zerebralen arteriellen Druck und bewirken eine Stauung im Bereich der Kopf- und Halsvenen.

Vertikale Beschleunigungen

Auf- oder absteigende Beschleunigungen verursachen besonders an heißen Tagen Böen, die beim Flugzeug zu kurzen vertikalen Be-

Tab. 25.2 Gasausdehnung in abgeschlossenen Räumen oder Körperhöhlen

Höhe	Relativer Rauminhalt
Meereshöhe	1,0 l
1 600 m (5 000 ft)	1,2 l
3 300 m (10 000 ft)	1,5 l
5 000 m (15 000 ft)	1,9 l
6 600 m (20 000 ft)	2,4 l

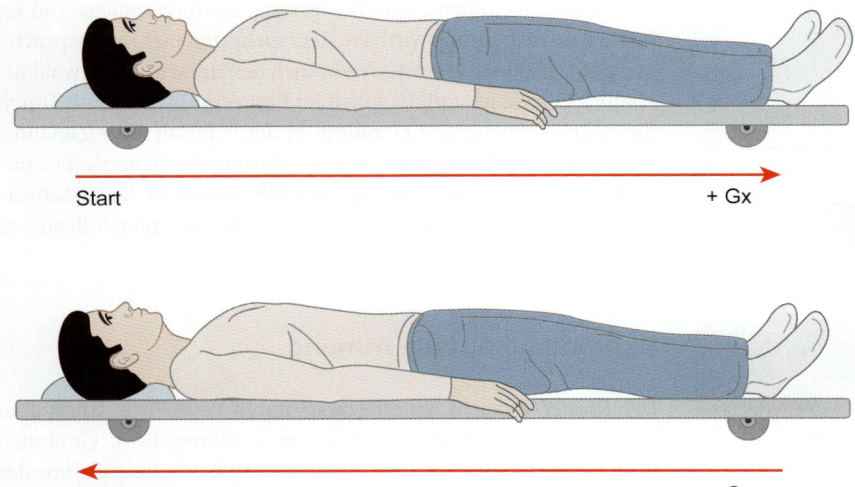

Abb. 25.27 Auswirkung der Beschleunigung auf den Patienten [L231]

schleunigungen von +3 Gz bis −2 Gz führen. Diese vertikalen Beschleunigungen (Bumping) können je nach Wetterlage auch länger anhalten (über eine Stunde und mehr). Sie verursachen eine direkte Zug- und Druckwirkung an den Eingeweiden mit dem subjektiven Gefühl des Wegsackens und Fallens aufgrund der Gewichtsverminderung durch die Trägheitskräfte sowie das Hochsteigen des Magens und das Gefühl der Leere im Kopf. Die Reizung der Bogengänge des Gleichgewichtsorgans greift auf nachgeschaltete Schichten des Gehirns über, welche die Tätigkeit des Verdauungstrakts, des Kreislaufs und der Atmung regulieren. Im Gegensatz zu den horizontalen Beschleunigungen wird hier die Kinetosereizschwelle bei Weitem überschritten.

Temperatur und Luftfeuchtigkeit

Die optimale ‚Luftfeuchtigkeit liegt bei 35 %, die Temperatur bei 20–24 °C. Die Feuchtigkeit der Luft in den oberen Luftschichten ist minimal. Bei Erwärmung der in das Ambulanzflugzeug einströmenden Außenluft mit einer Temperatur von ca. −50 °C auf eine vorübergehende Temperatur von 270–370 °C und der anschließenden adiabatischen Abkühlung auf etwa +20 °C sinkt die relative Luftfeuchtigkeit in der Kabine auf Werte unter 10 %. Durch die trockene Luft kommt es zu einem Reizhusten, der eine zusätzliche kardiale Belastung darstellen kann.

25.7.2 Ausbildung im Bereich Luftrettung

Neben der medizinischen Ausbildung müssen Rettungsdienstmitarbeiter, die den Piloten während des Einsatzes unterstützen, über eine Zusatzausbildung als HEMS-TC-Crew-Member nach JAR-OPS 3 verfügen (➤ Kap. 52.1.5). Diese Ausbildung umfasst Kenntnisse in den Bereichen Flugtechnik, Flugsicherheit, Flugorganisation und Flugmedizin. Über die Zusatzausbildung Technical Crew Member (TC) werden die Mitarbeiter befähigt, den Piloten bei der Navigation, bei der Luftraumbeobachtung, der Abwicklung von Teilen des Sprechfunkverkehrs, aber auch bei der Bedienung von Geräten und Schaltern auf Zuruf des Piloten zu unterstützen. Insbesondere tragen sie bei Landeanflugmanövern durch Absuche nach Hindernissen und Angabe zur Restflughöhe für mehr Flugsicherheit bei.

25.8 Sonstige Transporte

Zu den sonstigen rettungsdienstlichen Transporten, die nicht alltäglich sind, zählen insbesondere Blut-, Material- und Organtransporte. Selten, aber durchaus vorkommend sind ebenfalls Repatriierungen bzw. Transporte von Transplantationsteams, Gewebeproben oder Antiseren.

Beim **Bluttransport** müssen in absoluten Notfallsituationen Blutkonserven für einen Patienten in eine Klinik transportiert werden. Das ist z. B. dann nötig, wenn die klinikeigenen Reserven aufgebraucht sind und der zuständige Blutspendedienst nicht schnell genug nachliefern kann. Diese Transporte werden i. d. R. von speziellen Diensten übernommen. Falls diese jedoch ausgelastet sind, können diese Transporte auch auf den Regelrettungsdienst zukommen.

Materialtransporte können dann notwendig werden, wenn z. B. in Kliniken eines Klinikverbunds Geräte (z. B. Beatmungsgeräte etc.) oder z. B. OP-Besteck aus Kapazitätsgründen ausgetauscht werden muss oder sogar ein Gerät zur externen Herzdruckmassage zu einer laufenden Reanimation unter Lyse gebracht werden soll.

Auch sog. **Schnellschnitte** werden manchmal durch den Rettungsdienst transportiert. Hierbei ist eine schnellstmögliche histologische Abklärung eines Operationsbefunds notwendig. Die Patienten sind während der Zeit weiterhin in Narkose und im Operationssaal, um umgehend eine Resektion einzuleiten, wenn es sich um einen malignen Tumor handelt.

Organtransporte bzw. der Transport von Transplantationsteams gehören zu den Sondertransporten. Entweder werden durch den Rettungsdienst Organe, die in einer Klinik explantiert wurden, in die implantierende Klinik oder aber zu einem Flughafen transportiert, um luftgebunden an den Implantationsort verbracht zu werden. Dies kann mit oder ohne Transplantationsteam erfolgen. Auch die Abholung eines Organs an einem Flughafen, um das Team in die Klinik zu transportieren oder gar den Organempfänger zur Transplantation zu bringen, kann sich hinter dieser Transportart verbergen.

Seltener sind **Arzneimitteltransporte,** wenngleich sie schon vielen Menschen das Leben gerettet haben. Gerade nach Bissen hochgiftiger Tiere, die heute auch in deutschen Wohnzimmern in Terrarien oder Aquarien gehalten werden, beginnt ein Wettlauf mit der Zeit. Nicht alle Antiseren sind überall sofort verfügbar, sodass Transporte dieser Antiseren über weite Strecken notwendig sind.

Repatriierungen sind Sondertransporte im Sinne von Auslandsrückholungen. Meist betrifft dies Urlauber, die im Urlaubsgebiet verunfallt oder erkrankt sind, aber auch Personen, die im Ausland für deutsche oder ausländische Unternehmen beschäftigt sind. Auftraggeber sind meist Auslandskranken- oder Reiserückholversicherungen. Einer der größten Anbieter von Reiserückholungen ist der ADAC.

Repatriierungen werden auf viele Arten durchgeführt:
- Ein Lotse, je nach Erfordernis mit oder ohne medizinische Ausbildung, reist an den Abholungsort und fährt den Patienten mit dessen Pkw oder einem mitgebrachten Pkw zurück nach Deutschland.
- Die nächste Form ist der Transport mit einem KTW, KTW mit Arztbesetzung sowie RTW oder RTW mit Arztbesetzung, je nachdem, wie sich das Krankheitsbild für den Arzt der Versicherung im Gespräch mit dem behandelnden Arzt vor Ort darstellt.
- Über weite Strecken kommen Linienflüge in Betracht, die durch Ärzte oder Notfallsanitäter und Rettungsassistenten begleitet werden müssen. Muss der Patient dabei liegen, so kommt ein Stretcher (➤ Abb. 25.28) zum Einsatz, auf dem der Patient liegen kann. Hierfür werden Sitze des Linienflugzeugs entfernt.
- Muss der Patient aufwendig überwacht oder gepflegt werden, so kommen Ambulanzflugzeuge zum Einsatz. Auf sehr langen Strecken, die bei einem Ambulanzflugzeug mehrere Tankstopps erfordern würden, kann in Verkehrsflugzeugen der Lufthansa das Patient Transportion Compartment (PTC) genutzt werden. Hierbei handelt es sich um eine in sich geschlossene Intensivstation, die nach Entfernen dreier Sitzreihen im Flugzeug installiert wird und auf transkontinentalen Flügen kostengünstiger und zeiteffizienter ist.

25.9 Transport aus der Sicht des Patienten

Einen RTW zu fahren ist mehr, als bloß einen Patienten von Punkt A zu Punkt B zu transportieren. Den RTW richtig durch den Verkehr zu steuern, ist ein bedeutender Aspekt der Patientenversorgung. Dabei geht es nicht nur darum, den Patienten in bestimmten Fällen rasch und sicher ins Krankenhaus zu begleiten. Die Teamkollegen im Patientenraum sollten in der Lage sein, den Patienten auch während der Fahrt zu betreuen. Dabei muss bedacht werden, dass es für den Kollegen, der die Betreuung übernimmt, nur die Sicherung auf dem Betreuersitz gibt. Sollte zwischendurch ein Aufstehen notwendig werden, z.B. um ein Medikament aufzuziehen, besteht keine Sicherung. Nicht zuletzt ist ein unsanfter Transport für den Patienten eine zusätzliche psychische und physische Belastung; bestehende Verletzungen können sogar verschlimmert werden. Insbesondere kann als Transporttrauma eine Kinetose ausgelöst werden, indem die Fahrphysik eine wiederholte Stimulation des Vestibularsystems verursacht. Hierfür sind plötzlich einsetzende Beschleunigung und Bremsen sowie unsanfte Richtungsänderungen und Kurvenfahrten verantwortlich. Dies kann zu vegetativen Störungen wie Übelkeit, Kopfschmerzen, Schwindel und Blutdruckschwankungen führen.

Hat der RTW einen Patienten an Bord, ist es die Hauptaufgabe des Lenkers, ruhig, schonend und sanft zu fahren. Ein sehr geringer Teil der Notfallpatienten benötigt einen Transport ins Krankenhaus unter Inanspruchnahme von Sonderrechten. Sollten diese trotzdem beansprucht werden, muss plötzliches Abbremsen oder Beschleunigen dennoch vermieden werden. Durch eine vorausschauende Fahrweise erkennt man Straßenunebenheiten und kann diese sanft um- oder überfahren. Spurwechsel, die notwendig werden, sollten tangential statt ruckartig erfolgen.

> **ACHTUNG**
> Bedenkt man die zunehmende Klagelust der Bevölkerung, so muss man das Thema Patiententransport auch juristisch bedenken. Es gibt Urteile, so z.B. vom OLG Hamm, dass bereits dann ein Verkehrsunfall vorliegt, wenn ein Fahrzeuginsasse durch unvorsichtige Fahrweise des Fahrers verletzt oder geschädigt wird.

Besser als nur die Vorstellung der auf den Patienten einwirkenden Kräfte (➤ Abb. 25.27) ist das Erleben am eigenen Körper. Die Len-

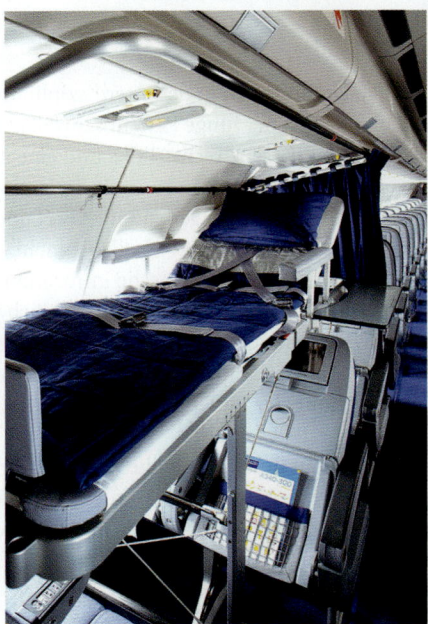

Abb. 25.28 Stretcher [V669]

ker von Fahrzeugen des RD sollten daher mindestens zweimal jährlich im RTW während der Fahrt probeliegen, um Verständnis für die Situation des Patienten zu erhalten. Noch besser sind Fahrerschulungen, die dies im rotierenden System für alle möglichen Plätze, wie Fahrer-, Beifahrer-, Betreuersitz und die Trage vorsehen, denn so kann sich der Fahrer in alle Positionen eindenken und -fühlen.

Wiederholungsfragen

1. Welche Risiken versucht man mit der Helmabnahme zu umgehen (➤ Kap. 25.1.1)?
2. Was möchte man mit dem Heimlich-Handgriff oder -Manöver bewirken und wann wird er eingesetzt (➤ Kap. 25.1.3)?
3. Welchen Effekt möchte man bei der stabilen Seitenlage oder der Recovery Position erreichen (➤ Kap. 25.1.4)?
4. Wann ist eine Vakuummatratze indiziert (➤ Kap. 25.1.5)?
5. Wann ist der unblutige Aderlass indiziert und wie wird er durchgeführt (➤ Kap. 25.1.5)?
6. Bis wie viel Grad sollte das Kopfteil einer Trage beim SHT aufgestellt werden (➤ Kap. 25.1.5)?
7. Warum ist die Anwendung der Schocklage umstritten (➤ Kap. 25.1.5)?
8. Welche verschiedenen Arten eines Krankentransports gibt es (➤ Kap. 25.2)?
9. Wie viel Gepäck darf auf einem Krankentransport befördert werden (➤ Kap. 25.2)?
10. Was verbirgt sich hinter dem Begriff „Stay and Play" (➤ Kap. 25.3)?
11. Was sind Sekundärtransporte und wie viele Transporte fallen bundesweit pro Jahr an (➤ Kap. 25.4)?
12. Was ist hinsichtlich der sachlichen und materiellen Voraussetzungen bei Sekundärtransporten zu beachten und warum (➤ Kap. 25.4.1)?
13. Welche logistischen Vorbereitungen sind bei jedem Sekundärtransport vorzunehmen und wie sieht eine konkrete Einsatzplanung eines solchen Transports aus (➤ Kap. 25.4.2)?
14. Welche Bestandteile hat eine optimale Durchführung eines Sekundäreinsatzes (➤ Kap. 25.4.3)?
15. Nennen Sie typische Gefahren und Komplikationen von Sekundärtransporten (➤ Kap. 25.4.5).
16. Wann kommen Schwerlast-Rettungswagen zum Einsatz (➤ 25.5)?
17. Worauf ist bei Infektionstransporten im Besonderen zu achten (➤ 25.6)?
18. Nennen Sie zwei wichtige Unterschiede in der Organisation von Infektionstransporten (➤ Kap. 25.6).
19. Welche Aufgabe hat die Luftrettung im deutschen Rettungsdienst (➤ Kap. 25.7)?
20. Welche Vorteile weist ein Luftrettungsmittel gegenüber einem bodengebundenen Rettungsmittel auf (➤ Kap. 25.7)?
21. Über welche besonderen Qualifikationen sollten Rettungsdienstmitarbeiter verfügen, die in der Luftrettung tätig sind (➤ Kap. 25.7)?

Auflösung Fallbeispiel

Verdachtsdiagnosen

Schlaganfall, Infektion, Vergiftung

Erstmaßnahmen

Der Patient ist wach und reagiert auf das Eintreffen der RTW-Besatzung. Der Atemweg des Patienten ist frei, die Atmung leicht beschleunigt. Peripher ist der Puls gut tastbar und die Rekapillarisierungszeit entspricht der Norm. Beide Pupillen reagieren seitengleich auf Licht und sind mittelweit.

Der Patient gibt an, dass er noch nie so starke Kopfschmerzen hatte. Sie seien plötzlich aufgetreten und hauptsächlich hinter der Stirn und der Schläfe lokalisiert. Der Patient bewertet den Schmerz mit NRS = 8. Weiterhin berichtet er über ein Pelzigkeitsgefühl im linken Arm. Bei der Untersuchung ist hier auch eine diskrete motorische Schwäche feststellbar. Ansonsten war der junge Mann bisher weder krank noch hatte er größere Verletzungen oder größere Operationen. Eine Dauermedikation wird nicht eingenommen. Die Vitalparameter sind unauffällig.

Nach Eintreffen des Notarztes und einer kurzen Übergabe entscheidet dieser, den Patienten unter Voranmeldung in eine Klinik mit neurologischer Abteilung zu transportieren. Der Transport verläuft komplikationslos.

Klinik

Kurz nach Eintreffen in der interdisziplinären Notaufnahme der Klinik erbricht der junge Patient schwallartig. Dabei zeigt sich eine Pupillendifferenz rechts/links und eine nun voll ausgeprägte linksseitige Hemiparese.

Der Patient wird umgehend intubiert und beatmet. Danach wird er sofort zur CT-Diagnostik gebracht.

Dort zeigt sich eine atypische intrazerebrale Blutung bei einer arteriovenösen Malformation. Es zeigt sich weiterhin eine Mittellinienverlagerung, der rechte Ventrikel ist im Bereich des Vorderhorns leicht komprimiert, sodass nach telemedizinischer Übermittlung der Bilder eine neurochirurgische Interventionsindikation gestellt wird.

Der Patient muss nun in die Neurochirurgie einer Klinik der Maximalversorgung verlegt werden, die Transportdauer wird bodengebunden etwa 20–30 Minuten, luftgebunden etwa 11 Minuten dauern.

Da zur neurochirurgischen Intervention bei bereits eingetretener Mittellinienverlagerung und beginnender Kompression des Ventrikels eine zeitlich kritische Verlegung vorliegt, wird von der Rettungsleitstelle ein entsprechendes Rettungsmittel angefordert.

Die in diesem Bundesland zuständige Koordinierungsstelle für Intensiv- und Sekundärtransporte hat kein schnelleres Rettungsmittel zur Verfügung. Da im Berufsverkehr mit einer längeren bodengebundenen Transportzeit zu rechnen ist, wird der regional zuständige Rettungshubschrauber zur Verlegung alarmiert.

Bereits 10 Minuten nach Alarm landet der Hubschrauber auf dem Dachlandeplatz der abgebenden Klinik. Nach dem Arzt-Arzt-Gespräch und während der Übergabe durch die Pflege wird der Patient an die Beatmung des Hubschraubers übernommen, was bei IPPV komplikationslos funktioniert.

Nach Umlagerung erfolgt eine nochmalige Re-Evaluierung und Feststellung der Transportfähigkeit. Nach 11-minütigem komplikationslosem Flug wird der Patient an das Schockraumteam des Maximalversorgers übergeben und nach kurzer Übergabe direkt zur OP-Schleuse gebracht.

Diagnose
Intrazerebrale Blutung

WEITERFÜHRENDE LITERATUR

Flake, F., Runggaldier, K.: Arbeitstechniken A–Z für den Rettungsdienst. Elsevier/Urban & Fischer, München, 2. Aufl., 2012

NAEMT (Hrsg.): Advanced Medical Life Support – Präklinisches und klinisches Notfallmanagement, Elsevier/Urban & Fischer, München, 2013

NAEMT (Hrsg.): Präklinisches Traumamanagement – Prehospital Trauma Life Support (PHTLS). Elsevier/Urban & Fischer, München, 2. Aufl., 2012

G Spezielle rettungsdienstliche Maßnahmen

26 Medizinische Grundlagen 561

27 Kardiozirkulatorische Notfälle 577

28 Respiratorische Notfälle 621

29 Akutes Abdomen und gastrointestinale Notfälle 637

30 Endokrinologische Notfälle 649

31 Traumatologische Notfälle 661

32 Schock und Störungen des Flüssigkeitshaushalts 713

33 Neurologische Notfälle 729

34 Gynäkologische Notfälle und Geburtshilfe 757

35 Pädiatrische Notfälle 779

36 Nephrologische und urologische Notfälle 799

37 Ophthalmologische Notfälle 817

38 HNO-Notfälle 827

39 Psychiatrische Notfälle 835

40 Toxikologische Notfälle 847

41 Infektionsnotfälle 875

42 Thermische Notfälle 893

43 Tauch- und Ertrinkungsnotfälle 921

44 ABC-Notfälle 937

45 Sterben und Tod im Rettungsdienst 949

Lehr- und Lernziele des Abschnitts G

Der folgende Abschnitt deckt die **Themenbereiche 1, 2, 7 und 8** der Ausbildungs- und Prüfungsordnung für Notfallsanitäterinnen und Notfallsanitäter ab. Demnach sind Auszubildende zu befähigen,

- auf der Grundlage notfallmedizinischer Erkenntnisse und notfallrelevanter Kenntnisse der Bezugswissenschaften, wie Naturwissenschaften, Anatomie, Physiologie, allgemeine und spezielle Krankheitslehre und medizinische Mikrobiologie sowie Sozialwissenschaften, Notfallsituationen wahrzunehmen und zu reflektieren sowie Veränderungen der Notfallsituationen zu erkennen und adäquat zu handeln,
- die gewonnenen Erkenntnisse zu beurteilen sowie der Situation entsprechend zu reagieren,
- Maßnahmen zur Rettung der Patientinnen und Patienten sowie medizinische Maßnahmen der Erstversorgung entsprechend dem aktuellen Stand von Wissenschaft und Technik in ihrer Zielsetzung, Art und ihrem Umfang an der Arbeitsdiagnose ausrichten und danach zu handeln,
- Maßnahmen zur Überprüfung und Sicherung der Vitalfunktionen situationsgerecht durchzuführen,
- die durchgeführten berufsfeldspezifischen Maßnahmen zu evaluieren und zielgerichtetes Handeln kontinuierlich an sich verändernde Anforderungen anzupassen,
- bei Maßnahmen der erweiterten notärztlichen Therapie, die über die Maßnahmen zur Sicherung der Atemwege und Beatmung, zur Stabilisierung des Kreislaufs, im Rahmen der Reanimation und im Rahmen der chirurgischen Versorgung hinausgehen, bei notfallmedizinisch relevanten Krankheitsbildern zu assistieren,
- Maßnahmen der erweiterten notärztlichen Therapie, die zur Lebenserhaltung oder zur Abwendung schwerer gesundheitlicher Schäden im Einsatzkontext bis zum Eintreffen der Notärztin oder des Notarztes oder dem Beginn einer weiteren ärztlichen Versorgung erforderlich sind, eigenständig durchzuführen und die dabei relevanten rechtlichen Aspekte, insbesondere die Verhältnismäßigkeit bei der Auswahl der Maßnahmen, zu berücksichtigen,
- mit Grundkenntnissen der englischen Fachsprache fachbezogen zu kommunizieren.

Vor diesem Hintergrund werden in **Kapitel 26** zunächst medizinische Grundlagen zur Fachterminologie und Gesundheitslehre aufgezeigt, die um die Grundzüge der englischen Fachsprache erweitert werden. Über die Wortanalyse und Kenntnisse von fachspezifischen Abkürzungen können die Bedeutungen der medizinischen Fachbegriffe in deutsch und englisch bestimmt werden, um fachbezogen im Rettungsdienst zu kommunizieren.

Beginnend mit den Störungen des Herz-Kreislauf-Systems werden in **Kapitel 27** die den Rettungsdienstalltag bestimmenden Erkrankungen behandelt. Die Erkrankungen des Herz-Kreislauf-Systems werden beginnend mit den Insuffizienz-, Funktions- und entzündlichen Erkrankungen am Herzen, gefolgt von Herzklappenfehlern und der koronaren Herzkrankheit und allen aus ihr resultierenden Folgeerkrankungen umfassend beschrieben. Abgeschlossen wird das Kapitel mit den arteriellen und venösen Gefäßerkrankungen und ihren Folgen.

Die respiratorischen Notfälle werden im nachfolgenden **Kapitel 28** beschrieben. Unterteilt in Störungen und Erkrankungen des Atmungssystems, werden Ausführungen zum Verständnis von Atemmustern und zur Atemmechanik vorangestellt, um nachfolgend die Auswirkungen der akuten und chronischen Lungenerkrankungen ausführlich darlegen zu können.

Das **Kapitel 29** beschäftigt sich mit den gastrointestinalen Notfällen und besonders dem akuten Abdomen. Das akute Abdomen ist als fachübergreifendes Krankheitsbild durch einen umfassenden Symptomenkomplex gekennzeichnet, sodass die Beschreibung von Differenzialdiagnostik, Therapie und Management im Mittelpunkt steht. Abgerundet wird das Kapitel durch die Beschreibung der Erkrankungen des Verdauungstrakts und der Bauchorgane.

Die Notfälle im Zusammenhang mit den endokrinen Organen Pankreas, Nebenniere und Schilddrüse werden in **Kapitel 30** thematisiert. Ihnen gemeinsam ist die Störung der endokrinologen Regulation im Organsimus, die zu weitreichender Beeinträchtigung weiterer Organsysteme führt. Hier sind besonders die Notfälle im Glukosestoffwechsel und ihre Auswirkung auf den Gesamtorganismus Gegenstand der Darstellung. Vervollständigt wird das Kapitel durch die Erläuterung der Erkrankungen von Nebennierenrinde und Schilddrüse.

Das **Kapitel 31** widmet sich ganz der Darstellung des großen Themenfelds der Traumatologie. Beginnend mit den Verletzungen der Kopfregion werden die Auswirkungen der Verletzungen von Rumpf und Organen der drei großen Körperhöhlen, gefolgt von Traumata des Bewegungs- und Stützapparats dargestellt, die durch die Erklärung physiologischer und pathophysiologischer Zusammenhänge vertieft werden. Ergänzt werden die einzelnen Themenfelder durch Hinweise zu Versorgungsstrategien in der Verletztenversorgung, insbesondere zur Schwerverletztenversorgung.

Im Fokus von **Kapitel 32** steht der Schock als Summe pathophysiologischer Vorgänge infolge von Verletzungen und Erkrankungen. Thematisch ergänzt wird die fachübergreifende Darstellung der einzelnen Schockformen durch Ausführungen zum Flüssigkeitshaushalt des Körpers und den Störungen des Wasser-, Elektrolyt- und Säure-Basen-Haushalts.

Das **Kapitel 33** befasst sich mit den neurologischen Schädigungen und Erkrankungen. Beginnend mit der Darstellung der Störungen des Bewusstseins und ihrer Beurteilung werden, nach der Beschreibung der intrakraniellen Druckerhöhung, die hämorrhagischen und ischämischen Insulte sowie die Infektionserkrankungen des Gehirns und seiner Häute dargestellt. Ergänzt um Ausführungen zu Krampfanfällen und Epilepsien, wird das Kapitel mit den Themen Hydrozephalus, Dyskinesien, Demenz und Bandscheibenvorfall vervollständigt.

Das Thema Geburt und gynäkologische Erkrankungen stehen im Mittelpunkt von **Kapitel 34**. Beginnend mit den Erkrankungen und Verletzungen der weiblichen Genitalorgane werden die möglichen Komplikationen während der Schwangerschaft, die Geburtshilfe, die Assistenz bei der Notgeburt und die Versorgung des Neugeborenen umfassend dargestellt. Mögliche Komplikationen unter der Geburt schließen die Ausführungen ab.

Mit dem Kind als Notfallpatient befasst sich **Kapitel 35**. Das Krankheits- und Verletzungsspektrum des Kindesalters, seine speziellen Gefährdungen und kindspezifischen notfallmedizinischen Techniken werden fachübergreifend unter traumatologischen, neurologischen und respiratorischen Gesichtspunkten beleuchtet. Erläuterungen zum plötzlichen Kindstod, Intoxikationen und Ingestionen im Kindesalter runden neben Empfehlungen zu invasiven Maßnahmen das Kapitel ab.

Erkrankungen und Verletzungen des Urogenitaltrakts werden in **Kapitel 36** dargestellt. Beginnend mit den Funktionsstörungen der Niere werden die Verfahren der Nierenersatztherapie und die Folgen der Dialysetherapie ausführlich besprochen. Ergänzt um die Erkrankungen des harnableitenden Systems und der Geschlechtsorgane, werden abschließend die Verletzungen der Niere und der ableitenden Harnwege erläutert.

In **Kapitel 37** werden die häufigsten ophthalmologischen Erkrankungen und Verletzungen vorgestellt. Neben der Mitbeteiligung beim Schädel-Hirn-Trauma stehen isolierte Augenverletzung durch Verätzung, Verblitzungen und stumpfe oder spitze Gewalt im Vordergrund der Darstellung der Augenverletzungen. Ergänzt um Erkrankungen der Augen durch Infektionen, Gefäßprozesse oder Glaukom runden die Ausführungen zum plötzlichen Sehverlust das Kapitel ab.

Kapitel 38 widmet sich den akuten Blutungen und Erkrankungen in Mundhöhle, Nase und Ohren. Neben den Blutungen im HNO-Bereich befasst sich das Themengebiet mit der Verlegung der oberen Atemwege durch Tumoren oder Fremdkörper und den notwendigen Maßnahmen zur Sicherung der Atemfunktion. Erläuterungen zu Hörsturz, Tinnitus, Knalltrauma und Hinweise zum Symptomenkomplex akuter Schwindel runden das Thema ab.

In **Kapitel 39** finden sich Ausführungen zu psychiatrischen Notfällen und Suchterkrankungen. Das Erkennen verschiedener Störungsbilder und die syndromorientierte Behandlung von Patienten mit oft mangelnder Einsichtsfähigkeit erfordern differente Versorgungsstrategien im Vergleich zum klassischen Notfall anderer Fachdisziplinen. Mit Ausführungen zu den verschieden Formen der Angstzustände, zum Hirnorganischen Psychosyndrom (HOPS), zu Depressionen und Demenzen werden die relevanten Krankheitsbilder und unterschiedlichen Therapieansätze vermittelt. Erläuterungen zur Suizidalität schließen das Kapitel ab.

Kapitel 40 befasst sich mit der Lehre von den Giftstoffen, den Vergiftungen und deren Behandlung in einem interdisziplinären Ansatz. Beginnend mit Ausführungen zur Giftaufnahme, Giftwirkung und Entgiftung werden die Grundzüge der allgemeinen Toxikologie vermittelt und um Anweisung zu „Handeln und Behandeln" mit Darlegung der Toxidrome und der Antidottherapie erweitert. Die spezielle Toxikologie vertieft das Thema mit ausführlicher Darstellung der sehr unterschiedlichen Gifte und ihrer speziellen Wirkweise. Ausführungen zu Drogennotfällen runden das Kapitel mit ab.

Die an Bedeutung gewinnenden ansteckenden Krankheiten werden in **Kapitel 41** durch die Darstellung der Infektionsnotfälle abgehandelt. Einleitend werden die mikrobiologischen Grundlagen vermittelt und anschließend um detaillierte Ausführungen zum großen Themenfeld der Sepsis ergänzt. Analog zu den einzelnen Erregerarten werden die bekannten Krankheitsbilder durch Viren und Bakterien einschließlich der nosokomialen Infektionen erläutert.

Fachübergreifend werden die Auswirkung von Hitze und Kälte auf den Körper in **Kapitel 42** erläutert, wobei ein wesentlicher Teil des Kapitels sich der morphologischen Schädigung der Haut durch thermische Einflüsse (Erfrierung, Verbrennung, Verbrühung) widmet. Beginnend mit Ausführungen zu Wärmelehre und Temperaturregulation werden die Notfälle durch fehlende Wärme bzw. übermäßige Wärme zuerst anhand der Krankheitsbilder der Hypothermie mit Ausführungen zu Pathophysiologie und Therapiemaßnahmen bei Unterkühlung und Erfrierung vertieft. Anschließend erfolgt die Darstellung der Krankheitsbilder durch erhöhte Umgebungstemperaturen und deren Auswirkungen auf den Flüssigkeitshaushalt. Erläuterungen zur Beurteilung des Ausmaß von Brandverletzungen, zur Pathophysiologie und zu den Therapierichtlinien runden das Themengebiet der Hyperthermie ab. Beschreibungen zu Blitz- und Stromunfällen mit ihren physikalischen Grundlagen beschließen das Kapitel.

Kapitel 43 beschäftigt sich mit den Tauch- und Ertrinkungsunfällen. Beginnend mit der Physik der Gase wird die Pathophysiologie des Tauchgangs beschrieben. Die Tauchphasen mit und ohne Tauchgerät, Unfallereignisse und ihre Therapie sowie die zu ergreifenden Maßnahmen sind Gegenstand der Erläuterungen zum Tauchunfall. Die nachfolgenden Ausführungen widmen sich dem Ertrinkungsunfall. Die Pathophysiologie des Ertrinkungsvorgangs in Süß- oder Salzwasser sowie die Begleitverletzungen und die zu ergreifenden Maßnahmen vervollständigen das Kapitel.

Kapitel 44 behandelt die Auswirkungen durch atomare, biologische und radioaktive Stoffe. Die Schäden durch Radioaktivität auf den Körper werden in Ausführungen zur Strahlenverbrennung, zum Akutem Strahlensyndrom (ASS) und zum Schutz vor Strahlenschäden thematisiert. Erläuterungen zu Seuchen und bakteriologischen Kampfstoffen verdeutlichen die Schäden durch biologische Stoffe. Schäden durch chemische Stoffe, die beabsichtigt oder unbeabsichtigt freigesetzt werden, bilden mit Ausführungen zur Dekontamination den Kapitelabschluss.

Das **Kapitel 45** mit seinen Ausführungen zu Sterben und Tod beschließt den Abschnitt G. Beginnend mit der Darstellung sozialwissenschaftlicher Grundlagen, religiöser und kultureller Aspekte zu Bestattung und Trauer, werden die unterschiedlichen Betrachtungsweisen zu Sterbephasen aus soziologischer und medizinischer Sicht beleuchtet. Die ethischen, medizinischen und rechtlichen Herausforderungen, die sich aus dem Umgang mit Sterben und Tod für das Rettungsfachpersonal ergeben, werden aufgegriffen und in den Themen palliativer Notfall, Organspende und Hirntod ausführlich behandelt. Miteinbezogen in die Darstellung werden die Themen Todesfeststellung und Leichenschau und ihre Bedeutung für den Rettungsdienstalltag aus rechtsmedizinischer Sicht. Mit umfangreichen Ausführungen zur Todesursachenklärung, Obduktion, der notfallmedizinische Relevanz und Einordnung im Rechtsgefüge, endet das Kapitel.

KAPITEL 26

Jürgen Luxem

Medizinische Grundlagen

26.1	**Fachterminologie** ... 562		**26.2**	**Krankheitslehre (Nosologie)** ... 566
26.1.1	Aussprache und Betonung ... 562		26.2.1	Krankheitsursachen (Ätiologie) ... 566
26.1.2	Lage- und Richtungsbezeichnungen ... 563		26.2.2	Entzündung und Tumor ... 568
26.1.3	Vor- und Endsilben ... 564		26.2.3	Krankheitszeichen (Symptome) ... 569
26.1.4	Häufig vorkommende Wortstämme ... 564		26.2.4	Krankheitsverlauf ... 570
26.1.5	Wortanalyse ... 564			
			26.3	**Englische Fachsprache – Medical English** ... 570

26 Medizinische Grundlagen

Inhaltsübersicht

26.1 Fachterminologie
- Terminologie ist die Lehre von den Fachbegriffen.
- Die medizinische Fachsprache war und ist einem Wandel unterworfen.
- Als Fachbegriffe existieren Bezeichnungen aus der griechischen, lateinischen, englischen und französischen Sprache sowie Eigennamen.
- Für manche Sachverhalte gibt es mehrere Begriffe.

26.2 Krankheitslehre (Nosologie)
- Gesundheit ist laut WHO der Zustand völligen körperlichen, geistigen und sozialen Wohlbefindens.
- Krankheit ist eine Störung der normalen Lebensvorgänge sowie die Reaktion des Körpers.
- Ätiologie ist die Lehre von den Krankheitsursachen. Sie beschreibt die Pathogenese (Entstehung und Entwicklung einer Krankheit).
- Man unterscheidet innere Krankheitsursachen und äußere Krankheitsursachen.
- Pathophysiologie ist die Lehre von den funktionellen Störungen einer Krankheit im Organismus.
- Symptome sind Krankheitszeichen, die eine Diagnose ermöglichen. Man unterscheidet spezifische, unspezifische und Kardinalsymptome sowie subjektive und objektive Symptome.
- Als Krankheitsausgang sind Heilung, Defektheilung, Rezidiv oder der Tod möglich.

26.3 Englische Fachsprache – Medical English
- Viele englische medizinische Fachbegriffe leiten sich vom Lateinischen ab. Geschrieben werden sie gleich, aber ihre Aussprache ist unterschiedlich. Beispiel sublingual: *lat.* [sʊbˈlɪŋ.ɡuaːl] versus *engl.* [sʌbˈlɪŋ.ɡwəl]
- Es ist eine gebräuchliche Methode, für medizinische Fachbegriffe eine verkürzte Version des oder der Wörter zu erstellen.
- Die gebräuchlichste Art, medizinische Fachbegriffe abzukürzen ist es, den ersten Buchstaben jedes beteiligten Worts hervorzuheben und einen neuen Begriff zu prägen.
- Für manche Abkürzungen gibt es mehrere Bedeutungen.
- Auch im Englischen kann über die Wortanalyse die Bedeutung der medizinischen Fachbegriffe bestimmt werden, wenn die Wortwurzel bekannt ist.

26.1 Fachterminologie

In den Jahrtausenden ihrer Entwicklung hat die Medizin eine eigene Sprache mit unzähligen Fachausdrücken hervorgebracht. Jede in der Entwicklung der Menschheit maßgebliche Epoche hat der Medizin einen eigenen sprachlichen Stempel aufgedrückt, wodurch eine beinahe undurchdringliche Sprachenvielfalt entstanden ist, die gerade am Anfang der Ausbildung Schwierigkeiten bereiten kann. Es gibt in Abständen von ca. 10 Jahren internationale Konferenzen mit dem Ziel, eine Ordnung in diese Vielfalt zu bringen.

Aufgrund der historischen Entwicklung der Medizin umfasst die **medizinische Terminologie** (lat. terminus: Begriff) Ausdrücke der antiken griechischen Medizin sowie lateinische, französische, zunehmend englische Begriffe und auch Eigennamen von Erstbeschreibern. Es sind außerdem Zusammensetzungen der Begriffe möglich. Daher existieren in vielen Fällen mehrere Bezeichnungen für den gleichen Sachverhalt: Zum Beispiel gibt es für das Down-Syndrom (Krankheit aufgrund eines genetischen Defekts) die Begriffe Trisomie 21 und Mongolismus (heute nicht mehr gebräuchlich).

Die sprachliche Entwicklung ist ein dynamischer Prozess, und auch in jüngster Zeit werden Begriffe neu in den Wortschatz aufgenommen, z. B. Mega-Code-Team-Training (das Üben der Wiederbelebung mit vielen technischen Möglichkeiten an speziellen Übungsmodellen im Team) und der am Anfang der 80er-Jahre geprägte Ausdruck AIDS (Acquired Immunodeficiency Syndrome, eine virale Infektionserkrankung).

Auch dieses Buch bedient sich der medizinischen Terminologie, die zur Medizin und zum Rettungsdienst dazugehört. Sie ist ein Werkzeug, um bestimmte Sachverhalte genau zu beschreiben.

Welche Gründe kann es geben, sich genauer mit der Terminologie zu befassen?

- Viele Patienten haben sich schon beklagt, dass sie die Aussagen ihrer Ärzte nicht verstehen, weil diese zu viele Fachausdrücke enthalten. Daher werden sie auch das Personal des Rettungsdienstes bitten, ihnen die Aussagen der Ärzte zu erklären und zu „übersetzen". Voraussetzung dafür ist ein Verständnis der Terminologie!
- Durch den ständigen Kontakt mit Ärzten sollten die Rettungsfachkräfte in der Lage sein, Dokumente, die den Transport betreffen, zu verstehen. Voraussetzung dafür ist ein Verständnis der Terminologie!
- Wenn der Notarzt von einer distalen Femurschaftfraktur spricht, sollte das Rettungsfachpersonal nicht noch einmal den Oberarm des Patienten untersuchen, da es sich um einen Knochenbruch des Oberschenkelknochens in der Nähe des Kniegelenks handelt. Auch in diesem Fall ist ein grundlegendes Verständnis der Terminologie Voraussetzung!

26.1.1 Aussprache und Betonung

Ein **c** vor Vokalen (**a, o, u**) und vor Konsonanten wird wie ein **k** gesprochen. In den lateinischen Ausdrücken (der latinisierten Form) wird auch ein **c** geschrieben, in der eingedeutschten Schreibweise ein **k.**

Es folgen einige **Beispiele,** bei denen in Klammern die eingedeutschte Schreibweise und dahinter eine kurze Erklärung oder Übersetzung steht:
- Calcium (Kalzium: wichtiges Elektrolyt)
- Calcitonin (Kalzitonin: Hormon der Nebenschilddrüse)
- Colon (Kolon: Dickdarm)
- Commotio (Kommotio: Erschütterung)
- Cutis (Kutis: Haut)
- Cranium (Kranium: knöcherner Schädel)

Das **c** wird vor **e, i, ae, oe** und **y** wie ein **z** gesprochen.
Beispiele:
- Cervix (Zervix: Hals)
- Circulus (Zirkel: Kreis)
- Caecum (Zäkum: Blinddarm)
- Cystis (Zyste: Blase)

Bei der Aussprache ist die letzte Silbe nicht betont. Die Betonung liegt entweder auf der vorletzten oder drittletzten Silbe: Wenn die vorletzte Silbe lang ist, wird sie betont, sonst die drittletzte Silbe. Ein Vokal vor einem Vokal wird im Lateinischen kurz gesprochen (Arteria: das **i** ist kurz), bei Wörtern aus dem Griechischen ist es umgekehrt (Trachea: das **e** ist betont).

26.1.2 Lage- und Richtungsbezeichnungen

Der menschliche Körper ist ein dreidimensionales, räumliches Gebilde. Auch die menschliche Wahrnehmung bezieht sich auf drei Dimensionen. Um Gelenkbewegungen und Verletzungsmuster zu beschreiben, werden eindeutige Richtungsangaben benötigt, z. B. bei der distalen Radiusfraktur, einem Bruch des Speichenknochens in Handgelenksnähe. Dabei werden **Achsen** und **Ebenen** unterschieden.

Es existieren drei Achsen bei Kugelgelenken, das Schultergelenk z. B. nutzt sie alle:
- Die **longitudinale Achse** (auch vertikale Achse genannt) verläuft senkrecht durch den Körper.
- Die **transversale Achse** (auch horizontale Achse genannt) verläuft quer durch den Körper.
- Die **sagittale Achse** (lat. sagitta: Pfeil), verläuft von vorn durch den Körper.

Neben den Achsen werden Ebenen unterschieden, z. B. bei der Tomografie (gr. tome: Schnitt), einer Aufnahmetechnik in der Röntgendiagnostik, die den Körper schichtförmig darstellt:
- **Frontalebenen** (lat. frons: Stirn) sind parallele Schnittebenen zur Stirn.
- **Transversalebenen** verlaufen von Kopf bis Fuß parallel durch den Körper.
- Die **Medianebene** teilt den Körper in genau zwei gleiche Hälften, da der Körper annähernd symmetrisch aufgebaut ist.
- **Sagittalebenen** verlaufen parallel zur Medianebene.

Tab. 26.1 Die wichtigsten Lagebezeichnungen

Lateinisches Adjektiv	Fachfremdwort	Übersetzung
abdominalis	abdominal	zum Bauch gehörend
analis	anal	am After gelegen
anterior	–	vorderer
axialis	axial	achsengerecht
caudalis	kaudal	unten
cranialis	kranial	kopfwärts
dexter	–	rechts
dorsalis	dorsal	hinten, rückwärts
externus	–	außen, außerhalb
inferior	–	unterer
internus	–	innen, innerhalb
lateralis	lateral	seitlich
medialis	medial	mittig
palmaris	palmar	auf der Handfläche
posterior	–	hinterer
radialis	radial	speichenwärts gerichtet
sinister	–	links
superior	–	oberer
ulnaris	ulnar	ellenwärts gerichtet
ventralis	ventral	bauchwärts
distalis	distal	vom Körperstamm entfernt
proximalis	proximal	nahe am Körperstamm

Eine weitere Möglichkeit, die Lagebezeichnung genauer anzugeben, besteht durch den Zusatz von Adjektiven, z. B. die Vena cava superior (lat. superior: obere) ist die obere Hohlvene. Es existieren etliche dieser Adjektive, von denen hier nur eine kleine Auswahl wiedergegeben wird. Es werden die lateinische Form (männlich, Nominativ), das häufig verwendete daraus abgeleitete Fachfremdwort, soweit üblich, und die deutsche Übersetzung angegeben (> Tab. 26.1).

26.1.3 Vor- und Endsilben

Eine **Vorsilbe (Präfix)**, eine **Endsilbe (Suffix)** oder ein **Wortstamm** können an einen anderen Wortstamm angehängt werden (> Tab. 26.2 und > Tab. 26.3). Aus der Kombination ergibt sich dann ein Wort mit veränderter Bedeutung.

26.1.4 Häufig vorkommende Wortstämme

Die im Folgenden dargestellten Wortstämme (> Tab. 26.4) sind Teil vieler klinischer Begriffe. Daher erleichtert das Erlernen ihrer Bedeutung auch die Erschließung neuer Begriffe. Es wird die griechische, deutsche und lateinische Bezeichnung angegeben.

Ein Problem stellt vielfach die **korrekte Deklination** der Wörter und die **Wahl des Genus** (Geschlecht) dar. Heißt es nun der, die oder das Appendix? In diesem Fall ist Appendix weiblich und es müsste „die Appendix" heißen, obwohl „der Appendix" die gebräuchliche Form darstellt.

26.1.5 Wortanalyse

Damit sich die Bedeutung der medizinischen Fachbegriffe erschließt, kann das Instrument der Wortanalyse genutzt werden.

Tab. 26.2 Die häufigsten Vorsilben mit Übersetzung, Beispiel und Bedeutung		
Präfix/Übersetzung	**Beispiel**	**Bedeutung**
a-, an-/nicht, ohne	Atresie, Anurie	ohne Öffnung, keine Harnausscheidung
ab-/von, weg	Abstinenz	Enthaltsamkeit
ad-/an	Adduktion	heranführen
anti-/gegen	Antidot	Gegengift
auto-/selbst	Autotransfusion	Eigentransfusion
bi-/zwei, doppelt	bifidus	zweigeteilt
brachy-/kurz	Brachypnoe	Kurzatmigkeit
brady-/langsam	Bradykardie	langsamer Puls
con-, co-, com-/zusammen	communis	gemeinsam
contra-/gegen	Kontraindikation	Gegenanzeige
des-/nicht	desorientiert	nicht orientiert
diplo-/doppelt	Diplokokken	zwei Bakterien zusammengelagert
dys-/miss-, fehl-	Dyspnoe	erschwerte Atemtätigkeit
ex-, e-/heraus	Extubation	Entfernung eines Tubus
endo-/innerhalb	endotracheal	in der Luftröhre
eu-/gut	Eupnoe	normale Atmung
hemi-/halb	Hemiplegie	Halbseitenlähmung
hyper-/zu viel	Hypertonus	zu hoher Blutdruck
hypo-/zu wenig	Hypotonie	zu niedriger Blutdruck
in-/innen, hinein	Intubation	Einführen eines Tubus
in-/un-, nicht	Insuffizienz	nicht ausreichend
inter-/zwischen	Intervall	Zwischenzeit
peri-/um herum	Peritoneum	Bauchfell (umgibt die Bauchorgane)
poly-/viel	Polyurie	große Harnmenge
post-/nach	Postreanimationsphase	Zeit nach einer Wiederbelebung
prä-/vor	präfinal	kurz vor dem Tod
re-/wieder	Regeneration	Wiederherstellung
sub-/unter	subkutan	unter der Haut
syn-/zusammen, mit	Synapse	Kontaktstelle von Nervenzellen
tachy-/schnell	Tachykardie	schneller Puls

Dabei wird der Fachbegriff in die einzelnen **sinngebenden Bestandteile (Wortstamm, Präfix und Suffix)** zerlegt und nach deren Übersetzung ergibt sich die Bedeutung des Terminus, z. B.

- **Kardiologie** (> Tab. 26.3, > Tab. 26.4): Der Begriff setzt sich zusammen aus dem Wortstamm gr. „kard" (Herz), und dem Suffix gr. „logos" (Lehre). Beide Begriffe werden kombiniert und ergeben die Bedeutung: Es handelt sich um die Lehre der Erkrankungen des Herzens.
- **Laryngitis:** Das Wort setzt sich aus dem Wortstamm gr. „larynx" (Kehlkopf) und dem Suffix gr. „-itis" (Entzündung) zusammen. Damit ergibt sich als Bedeutung die Kehlkopfentzündung.

Tab. 26.3 Häufig verwendete Endsilben mit Beispiel und Übersetzung

Suffix/Übersetzung	Beispiel	Bedeutung
-gen/erzeugend	pathogen	krankmachend
-ase/Enzym	Lipase	Enzym zur Fettspaltung
-graph/Schreiber	Elektrokardiograph	Gerät zur Aufzeichnung der elektrischen Aktivität des Herzens
-itis/Entzündung	Myokarditis	Entzündung des Herzmuskels
-logie/Lehre	Kardiologie	Lehre von Funktion und Erkrankung des Herzens
-lyse/Auflösung	Thrombolyse	Auflösung eines Gerinnsels
-ose/Erkrankung	Arthrose	Erkrankung von Gelenken
-skop/schauen	Laryngoskop	Gerät zur Kehlkopfdarstellung
-spasmus/krampfen	Bronchospasmus	Krampf der Muskulatur der Bronchien

Tab. 26.4 Die wichtigsten Wortstämme in der Übersicht

Griechisch	Deutsch	Latein
andro	der Mann	vir
angio	das Gefäß	vas
anthropo	der Mensch	homo
chol	die Galle	bilis
dermato	die Haut	cutis
encephalo	das Gehirn	cerebrum
gastro	der Magen	ventriculus
geronto	der alte Mensch	senex
gynäko	die Frau	femina
hämato	das Blut	sanguis
hepato	die Leber	hepar
hydro	das Wasser	aqua
iatro	der Arzt	medicus
kardio	das Herz	cor
laparo	der Bauch	venter, abdomen
lipo	das Fett	adeps
meningo	die Hirnhaut	mater
nephro	die Niere	ren
neuro	der Nerv	nervus
ophthalmo	das Auge	oculus
osteo	der Knochen	os
pädo	das Kind	infans
pankreato	die Bauchspeicheldrüse	pancreas
phlebo	die Vene	vena
pneumo	die Lunge	pulmo
pyo	der Eiter	pus
uro	der Harn	urina

Die Wortanalyse lässt sich für viele im Rettungsdienst gebräuchliche Begriffe durchführen: Elektrokardiogramm, Gastroskopie, antikonvulsiv oder Infektiologie. Je häufiger diese Übungen durchgeführt werden, desto leichter wird der Umgang mit der medizinischen Fachsprache.

26.2 Krankheitslehre (Nosologie)

Gesundheit wird von der World Health Organization (WHO) folgendermaßen definiert: *„Gesundheit ist der Zustand völligen körperlichen, geistigen und sozialen Wohlbefindens."*

Diese Definition ist im Sinne eines wünschenswerten Idealzustands sehr weit gefasst. Ein Mensch ist beispielsweise gesund, wenn er sich wohl fühlt, leistungsfähig ist, gut und erholsam schläft, Appetit hat und seine Ansprüche auf zwischenmenschliche Beziehungen erfüllt werden.

Die Störung solcher normalen Lebensvorgänge und die Reaktion des Körpers darauf bezeichnet man als **Krankheit.** Bezogen auf die WHO-Definition von Gesundheit bezeichnet Krankheit die Störung des körperlichen, geistigen oder sozialen Wohlbefindens oder kurz einen gestörten Gesundheitszustand. Die Grenzen zwischen Gesundheit und Krankheit sind fließend und nicht immer eindeutig feststellbar. So gibt es Menschen, die sich trotz offensichtlich vorhandener Krankheitszeichen (Symptome) nicht krank fühlen, während andere Menschen trotz scheinbaren Wohlbefindens krank sind.

Die **Krankheitslehre** (Nosologie) ist die systematische Beschreibung der Krankheiten und ein Teilgebiet der Pathologie, die sich mit den durch Krankheit verursachten Veränderungen im menschlichen Organismus befasst. Sie umfasst die Teilgebiete Ätiologie, Pathogenese und Pathophysiologie.

Als **Ätiologie** wird die Lehre von den Krankheitsursachen, als **Pathogenese** die Entstehung und der Verlauf der Krankheit bezeichnet. Die **Pathophysiologie** beschäftigt sich mit den funktionellen Auswirkungen der Krankheit auf den Organismus.

26.2.1 Krankheitsursachen (Ätiologie)

Jeder Mensch ist täglich einer Vielzahl von Störfaktoren ausgesetzt, die seine Gesundheit gefährden und ihn erkranken lassen können. Solche Störfaktoren sind z. B. **Viren, Bakterien, Strahlen, Hitze, Kälte** oder **Gifte.** Die moderne Medizin fasst heute die Entstehung von Krankheiten weiter. So ist der Grundsatz, dass für eine Krankheit auch eine Ursache verantwortlich ist, so nicht haltbar. Vielfach ist die Ätiologie bestimmt durch mehrere Faktoren. Bestimmend für Gesundheit oder Krankheit eines Menschen ist auch das soziale **Umfeld** (Familie, Beruf, Wohnverhältnisse), in das er integriert ist. Störungen in diesem Umfeld bewirken Krisensituationen, die möglicherweise ohne akute Folgen bleiben, die jedoch langfristig Krankheiten auslösen können, z. B. Magengeschwüre, Bluthochdruck und Herzinfarkt.

So ist es bei dem Herzinfarkt **pathophysiologisch** ein verschlossenes Herzkranzgefäß, das für die Minderdurchblutung des Herzmuskels verantwortlich ist, häufig ist dies jedoch der **Endpunkt eines Geschehens,** das mit Fehlernährung, Bewegungsmangel oder Fettstoffwechselstörungen begonnen hat.

Die **psychosomatische Medizin** betrachtet Krisensituationen, die gehäuft im Leben eines Menschen auftreten, als Vorläufer von Erkrankungen. Sie versucht, Verbindungen zwischen Erkrankungen, z. B. einem gehäuft auftretenden Magengeschwür, und der Lebensweise bzw. Lebenseinstellung transparent zu machen und zu therapieren.

> **MERKE**
>
> Man unterscheidet bei den **Krankheitsursachen innere** (genetische oder endogene) und **äußere** (Umwelt- oder exogene) **Faktoren.** Die äußeren Faktoren werden weiter unterteilt in belebte und unbelebte Faktoren (➤ Abb. 26.1)

Innere Krankheitsursachen

Bei Genmutationen oder Chromosomenveränderungen ist das in den Zellkernen lagernde Erbgut verändert. Man bezeichnet solche Krankheiten als **Erbkrankheiten.** Eine bekannte durch Genmutation ausgelöste Erbkrankheit, die auch für den Rettungsdienst von Bedeutung ist, ist die Bluterkrankheit (Hämophilie). Patienten mit einer Hämophilie leiden schon bei kleinsten Verletzungen unter schweren, nicht zu stillenden Blutungen.

Unter **Disposition** (Veranlagung oder Vorherbestimmung) versteht man die Krankheitsbereitschaft eines Organismus, auch tatsächlich zu erkranken. Sie umfasst die Gesamtheit der inneren Krankheitsbedingungen, die den Organismus für eine Erkrankung empfänglich machen. Es werden verschiedene Arten von Dispositionen unterschieden:

- **Geschlechtsdisposition:** Verschiedene Krankheiten kommen deutlich häufiger entweder bei Männern oder bei Frauen vor. So erkranken Männer z. B. neunmal häufiger an Gicht als Frauen.
- **Altersdisposition:** Darunter versteht man das gehäufte Auftreten mancher Erkrankungen in bestimmten Altersstufen. Kinder erkranken zehnmal häufiger an Erkältungskrankheiten als Erwachsene. Mit zunehmendem Alter manifestiert sich bei vielen Erwachsenen der sog. Altersdiabetes.
- **Disposition durch Krankheit:** Bei bereits bestehenden Erkrankungen des Patienten ist vielfach die Anfälligkeit für zusätzliche Krankheiten erhöht. So begünstigt beispielsweise der Diabetes mellitus (Zuckerkrankheit) das Entstehen von Gefäß-, Nieren- und Augenerkrankungen.

Äußere Krankheitsursachen

Zu den äußeren Krankheitsursachen (➤ Abb. 26.1) gehören **Verletzungen** (Traumen), **chemische** und/oder **physikalische Schädigungen** (Gift, Hitze, Kälte, Strahlung, Schädigung durch elektrischen Strom), **belebte** bzw. vermehrungsfähige **Krankheitserreger** (Viren, Bakterien, Pilze, Protozoen, Würmer), Störungen der Sau-

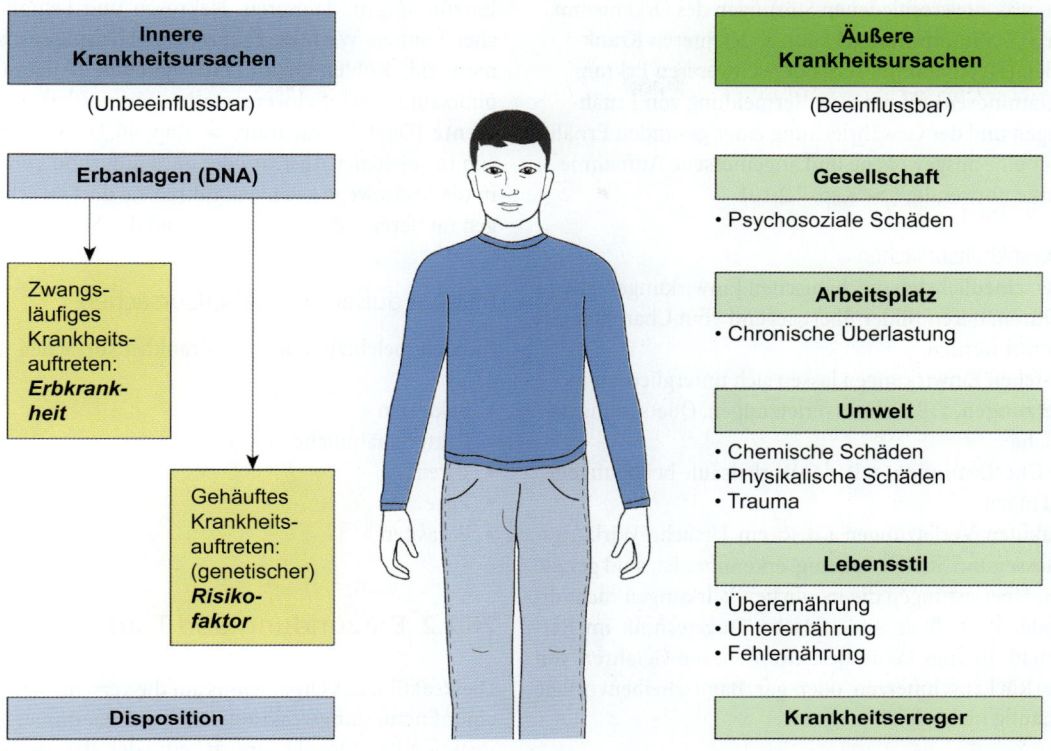

Abb. 26.1 Innere und äußere Krankheitsursachen [L143]

erstoffzufuhr oder -verwertung (**Hypoxie**) sowie **psychosoziale Schäden.** Die Bedeutung äußerer Krankheitsursachen für die Entstehung von Krankheiten ist unterschiedlich. Es gibt äußere Krankheitsursachen, die monokausale Beziehungen zu den von ihnen ausgelösten Krankheitsprozessen aufweisen können. Die Auslösung einer Krankheit erfolgt dann direkt nach dem Grundsatz: Eine Ursache führt zu einer Krankheit. Ein Beispiel für eine äußere Krankheitsursache dieser Art ist z. B. der Phosphorsäureester E 605, ein Gift, dessen Einnahme direkt für die Auslösung eines Krankheitszustands verantwortlich ist. Es gibt aber auch äußere Krankheitsursachen, die für sich allein gesehen nur rein statistisch im Sinne einer Wahrscheinlichkeit für die Auslösung einer Krankheit verantwortlich sind. Eine solche äußere Krankheitsursache wird daher genau genommen auch nur als **Risikofaktor** bezeichnet, da keine streng kausale Beziehung zwischen diesem äußeren Faktor und dem Krankheitsprozess besteht.

Grundsätzlich lassen sich die äußeren Krankheitsursachen in unbelebte und belebte äußere Krankheitsursachen unterscheiden.

Unbelebte äußere Krankheitsursachen

Zu den unbelebten äußeren Krankheitsursachen gehören:

Störungen der Nahrungsaufnahme

Die Nahrungsaufnahme kann in mehrfacher Hinsicht gestört sein:
- Bei der **Überernährung** wird dem Organismus zu viel Nahrung zugeführt. Eine übermäßige Nahrungsaufnahme, überwiegend durch eine gerade in Industrieländern häufige hyperkalorische, fett- und kohlenhydratreiche Ernährung, führt zunächst zu einer deutlichen allgemeinen Verfettung (Adipositas). Die Adipositas führt zu einer starken Beeinträchtigung vieler Organfunktionen und insgesamt auch zu einer verminderten Lebenserwartung. Es steht heute außer Frage, dass die Überernährung einen wichtigen Faktor zur Entstehung von Herz-Kreislauf-Erkrankungen darstellt. Die Folgen der Überernährung werden als **metabolisches Syndrom** bezeichnet, da nicht ein Symptom allein auftritt, sondern eine **Vielzahl von Symptomen** diese Erkrankung charakterisiert, die in der Folge, z. B. bei Luftnot und Kollaps, auch rettungsdienstliche Relevanz erhält.
- Bei der **Unterernährung** wird dem Organismus zu wenig Nahrung zugeführt. Lang dauernde Hungerzustände bzw. eine unzureichende Nahrungsaufnahme führen zu Unterernährung und schließlich zum Tode. In der heutigen Zeit stellt die Unterernährung eines der zentralen Probleme in den Ländern der Dritten Welt dar. Als Folge einer Unterernährung kommt es zunächst zu einer Mobilisierung aller noch im Organismus vorhandenen Substrat- oder Energiereserven. Des Weiteren kommt es zu Störungen der Eiweißbildung und damit zum Auftreten von Hungerödemen. Außerdem führt die Unterernährung zu einer allgemeinen Resistenzminderung, sodass schließlich Infektionen zum Tode führen. Dies ist ein weiteres Beispiel für die Disposition durch Krankheit.
- Wenn dem Organismus eine qualitativ falsch zusammengesetzte Nahrung zugeführt wird, spricht man von **Fehlernährung.** In diesem Fall werden bestimmte Nährstoffe, Spurenelemente oder Vitamine dem Körper nicht in ausreichender Menge zur Verfü-

gung gestellt, was zu verschiedenen Störungen des Organismus führen kann. Ein **Vitaminmangel** kann zu leichteren Krankheitszuständen (Hypovitaminosen) oder schwereren Erkrankungen (Avitaminosen) führen. Zur Vermeidung von Ernährungsstörungen und der Gewährleistung einer gesunden Ernährung ist daher eine ausgewogene und angemessene Aufnahme aller Nährstoffe notwendig (➤ Kap. 7.2.10).

Mechanische Krankheitsursachen

Es gibt die unterschiedlichsten mechanischen Einwirkungen, die zu Krankheiten führen, deren Bilder überwiegend vom Charakter des Traumas bestimmt werden.

Die mechanischen Einwirkungen lassen sich untergliedern in:
- **Akute Verletzungen,** z. B. Schnittverletzungen, Quetschungen Knochenbrüche
- **Chronische Überlastungen,** z. B. der Wirbelsäule bei häufigem Heben und Tragen

Während bei akuten Verletzungen i. d. R. ein Ursache-Wirkungsprinzip, z. B. Messer und Stichverletzung, erkennbar ist, sind gerade bei chronischen Überlastungen die möglichen Wirkungen nicht direkt erkenn- oder vorstellbar. Eine falsche Tragetechnik im Rettungsdienst macht anfangs keine Beschwerden, die Gefahren von Spätfolgen wie Rückenschmerzen oder gar Bandscheibenvorfälle werden dabei häufig nicht gleich erkannt.

Strahlenbedingte Krankheitsursachen

Bei den strahlenbedingten Krankheitsursachen sind neben den Bestandteilen des sichtbaren Lichts, wie Infrarot- und Ultraviolettstrahlen, ionisierende Strahlen von besonderer Bedeutung.
- Folgen von **Infrarotstrahlen** und **ultravioletten Strahlen** können Hyperpigmentierung („Bräunung der Haut"), Sonnenbrand, aber auch die sog. Lichtschrumpfhaut (Xeroderma pigmentosum) und Hautkarzinome sein.
- Zu den **ionisierenden Strahlen** gehören Röntgen-, Gamma- und korpuskuläre Strahlen. An der einzelnen Zelle können diese Strahlen zu Membranveränderungen, Permeabilitätsstörungen und Elektrolytverschiebungen führen. Diese Strahlenreaktionen der Zelle führen beispielsweise an den Gefäßen zu Plasmaaustritt, Fibrosen oder Ischämien, im Bindegewebe zu Sklerosen und an der Haut und den Schleimhäuten zur Strahlendermatitis (➤ Kap. 44.1).

Thermische Krankheitsursachen

Grundsätzlich lassen sich thermische Krankheitsursachen in **örtliche** und **allgemeine** sowie in **hitze-** und **kältebedingte Schäden** einteilen. Zu den örtlichen thermischen Schäden gehören die Verbrennung und die Erfrierung, zu den allgemeinen thermischen Schäden die Überhitzung und Unterkühlung (➤ Kap. 42).

Chemische Krankheitsursachen

Chemische Schadstoffe sind häufig ursächlich für die Entstehung von Krankheiten verantwortlich. Ohne auf die Vielzahl chemischer Substanzen und ihrer Wirkungen detailliert einzugehen, sei darauf hingewiesen, dass chemische Substanzen zahlreiche Schäden wie Entzündungen, Tumoren, Nekrosen und Fehlbildungen verursachen können. Wichtige Faktoren sind beispielsweise **Gase** (Kohlenmonoxid, Kohlendioxid), **Flüssigkeiten** (Äthanol, Benzol, Phosphorsäureester), **Schwermetalle** (Arsen, Blei) oder auch **Medikamente** (Digitalispräparate, ➤ Kap. 40.3). Wenn Säuren und Laugen in suizidaler Absicht oder auch aufgrund von Verwechslungen in die Speisewege gelangen, führen sie dort zu schweren Verätzungen im Bereich der Speiseröhre und des Magens.

Belebte äußere Krankheitsursachen

Zu den belebten äußeren Krankheitsursachen zählen (➤ Kap. 41.1):
- Bakterien
- Bakterienähnliche Erreger
- Viren
- Pilze
- Parasiten

26.2.2 Entzündung und Tumor

Die Reaktion des Organismus auf die verschiedenen Noxen führt zu einer Entzündungsreaktion. Diese nahezu immer gleich ablaufende Reaktion kann lokal begrenzt sein oder aber den gesamten Körper betreffen.

Entzündung

Ursache für die Auslösung einer Entzündung kann eine der o. g. Krankheitsursachen sein. Beispielhaft sei hier die Quetschung eines Fingers an der Trage genannt. Nachdem der Schmerz langsam nachlässt, lassen sich die für eine **Entzündung typischen Symptome** nachweisen. Auslöser für die Symptome war die Quetschung des Fingers, aber der Organismus sorgt mit dem Mechanismus der Entzündung für eine Schadensbegrenzung und eingegrenzte Lokalisation. Durch die auslösende Verletzung werden Zellen geschädigt und zerstört, dabei gelangen zelluläre Elemente in das betroffene Gewebe und führen zu einer Freisetzung von Mediatoren. In der Folge treten die Symptome der Entzündung auf.

In diesem Prozess beteiligte **Mediatoren** sind:
- **Histamin:** Gefäßerweiterung und Erhöhung der Durchlässigkeit
- **Prostaglandine:** Schmerzentstehung, Gefäßerweiterung
- **C-reaktives Protein:** Aktivierung der Immunzellen
- **Interleukine:** Aktivierung von Immunzellen, Fieberreaktion

Natürlich sind auch **Zellen des Immunsystems** an der Entzündung beteiligt, die Leukozyten sorgen für einen geregelten Ablauf der Entzündung und für eine Beseitigung der Zelltrümmer und möglichen Erreger. In vielen Fällen kommt es bei der Entzündung zu einer Mitreaktion des gesamten Organismus, z. B. bei der Lungenentzündung (Pneumonie) oder der „Blinddarmentzündung" (Appendizitis). Abhängig von der Immunitätslage des Organismus bleibt die Entzündung dabei lokal begrenzt und heilt ab oder aber der betroffene Mensch erkrankt lebensbedrohlich (**Sepsis,** ➤ Kap. 41.2).

Entzündungen können auch abgekapselt verlaufen, als **Abszess, Emphysem,** oder sich flächenhaft über die Haut ausbreiten **(Phlegmone).**

Tumor

Die Übersetzung von Tumor ist zunächst einmal Schwellung. Diese allgemeine Bezeichnung ist in diesem Falle nicht gemeint, sondern hier geht es um die Zellvermehrung im Rahmen von gutartigen oder bösartigen **Geschwulsten (Neoplasien, Karzinome).** Auch hier können die unterschiedlichsten **Krankheitsursachen** eine Tumorentstehung auslösen: chronische Belastung mit chemischen Gasen, Asbestpartikel, Viren oder Drogen. Es ist hier nicht möglich, im Gegensatz zur Entzündungsreaktion, nach einem Kontakt sofort die Folgen der Tumorentstehung wahrzunehmen. Vielmehr handelt es sich um einen zunächst eher schleichenden Prozess, der jedoch den gesamten Organismus in Mitleidenschaft zieht und zu Auszehrung/Unterernährung (Kachexie) und Blutarmut (Anämie) führen kann.

Unterschieden werden **gutartige (benigne)** und **bösartige (maligne)** Tumoren (➤ Tab. 26.5). Diese Unterscheidung hat für die Betroffenen eine wesentliche Konsequenz: Benigne Tumoren können oftmals gut therapiert werden, bei den malignen Tumoren kommt es auf einen frühen Zeitpunkt der Diagnose an, um eine Heilung zu erreichen.

Ausgangspunkt der Tumorentstehung ist die **Veränderung von DNS in den Zellkernen,** die irreparabel geschädigt ist. Es entstehen im Verlauf atypische Zellen, die sich teilweise schneller als normale Zellen vermehren und über ein großes Verdrängungspotenzial verfügen. Sie halten sich auch nicht an vorgegebene Gewebestrukturen, sondern wachsen infiltrativ in Nachbarorgane ein.

26.2.3 Krankheitszeichen (Symptome)

An Krankheitszeichen lassen sich Krankheiten erkennen. Sie dienen somit der Feststellung einer Diagnose. Es gibt vier Gruppen von Symptomen.

Unspezifische Symptome

Unspezifische Symptome sind Symptome, die sich (zunächst) nicht eindeutig einzelnen Krankheiten zuordnen lassen oder die verschiedene Ursachen haben können. Beispiele für solche unspezifischen Symptome sind **Gewichtsverlust oder Leistungsschwäche.**

Spezifische Symptome

Spezifische Symptome sind Symptome, die sich eindeutig bestimmten Krankheiten zuordnen lassen. Ein Beispiel für ein solches spezifisches Krankheitszeichen ist die Himbeerzunge bei Scharlach.

Als **Kardinalsymptome** werden Krankheitszeichen bezeichnet, die so spezifisch sind, dass sie bei Vorliegen die Diagnose ohne weitere Diagnostik erlauben. Zum Beispiel existieren bei einer Entzündung die Kardinalsymptome Schmerz, Schwellung, Rötung, Erwärmung und Funktionsverlust. Diese Symptome liegen beispielsweise alle bei einer Zahnwurzelentzündung vor: geschwollene und erwärmte Wange, Rötung und Schmerz des Zahnfleisches sowie die Unmöglichkeit, auf der betroffenen Seite zu kauen!

Objektive Symptome

Objektive Symptome sind Symptome, die **eindeutig, offensichtlich und unverkennbar** sind. Solche objektiven Krankheitszeichen sind die Fehlstellung bei verschobenen Frakturen oder der Abriss einer Extremität bei einer Amputationsverletzung.

Subjektive Symptome

Subjektive Symptome sind Symptome, die dem **individuellen und persönlichen Empfinden** des **Patienten** unterliegen und von außen nicht objektiv beobachtet werden können. Beispiele für solche subjektiven Symptome sind **Schmerzen, Übelkeit und Abgeschlagenheit.**

Die Kenntnis von Symptomen und insbesondere die Differenzierung und Bedeutung der verschiedenen Symptomengruppen ist für die adäquate und effiziente präklinische Versorgung von Notfallpatienten im Rettungsdienst von großer Bedeutung. Es kommt für das Rettungsfachpersonal darauf an, alle Symptome kritisch dahingehend zu überprüfen, ob sie wirklich entscheidende Bedeutung für den Zustand des Patienten haben. Beispielsweise scheint bei einem verunfallten Motorradfahrer das Symptom einer blutenden tiefen Fleischwunde am Unterschenkel auf den ersten Blick häufig viel dramatischer und bedrohlicher für den Patienten zu sein als die versteckte Symptomatik einer Wirbelsäulenverletzung, die sich in leichter Übelkeit, Schwindel, Kopfschmerzen, Schmerzen im Nacken und leichten Sensibilitätsstörungen im Bereich der Extremitä-

Tab. 26.5 Vergleich benigner und maligner Tumoren

Merkmal	Benigne	Maligne
Wachstum	langsam	schnell
Abgrenzbarkeit	z. T. abgekapselt	infiltrativ ohne Organgrenze
Tochtergeschwülste (Metastasen)	keine	Ausstreuung über Blut und Lymphe in andere Organe
Blutgefäße	bildet wenig eigene Blutgefäße	ist gut mit Blutgefäßen versorgt (vaskularisiert)

ten widerspiegelt. Verstärkt wird diese Fehleinschätzung teilweise auch durch das subjektive Empfinden des Patienten, dem die Wunde im Unterschenkel große Schmerzen bereitet und der die intensive rote Farbe des austretenden Blutes als subjektiv sehr bedrohlich und beängstigend empfindet. Es ist daher unbedingt erforderlich, dass das Rettungsfachpersonal versucht, alle Symptome zu erfassen, und im Hinblick auf eine effektive Versorgung und Behandlung des Patienten nach dem Grad der Gefährdung bzw. vitalen Bedrohung einordnet.

Syndrom

Ein Syndrom ist ein **Komplex von Symptomen,** der immer in derselben Zusammenstellung von Krankheitszeichen vorkommt und so ein Krankheitsbild charakterisiert.

26.2.4 Krankheitsverlauf

Der Verlauf einer Krankheit kann zum einen schnell und heftig sein – man spricht dann von einem akuten Krankheitsverlauf –, zum anderen aber auch langsam und beständig – man spricht dann von einem chronischen Krankheitsverlauf.

Für den Rettungsdienst relevante typische Beispiele für **akute Krankheitsverläufe** sind:
- Verletzungen durch Unfälle jeglicher Art (Verkehrs-, Sport-, Arbeitsunfälle)
- Herzinfarkte
- Kreislaufstillstände
- Verbrennungen
- Alle Arten des Schocks

Für den Rettungsdienst relevante typische Beispiele für **chronische Krankheitsverläufe** sind:
- Hypertonie
- Koronare Herzkrankheit
- Arteriosklerose
- Bronchitis
- Krebserkrankungen

Es besteht darüber hinaus ein Zusammenhang zwischen akuten und chronischen Krankheiten. So kann im Grunde jede akute Erkrankung oder Verletzung chronische Folgen oder Erkrankungen verursachen. Ein Herzinfarkt und der daraus resultierende Untergang von Herzgewebe führen häufig zu einer chronischen Herzschwäche (Herzinsuffizienz). Es ist aber auch möglich, dass sich eine chronische Erkrankung plötzlich zu einem akuten Ereignis entwickelt. So kann sich die chronische Erkrankung des Herz-Kreislauf-Systems, z. B. die koronare Herzkrankheit, jederzeit zu einem akuten Ereignis wie etwa einem Herzinfarkt entwickeln.

Der **Ausgang einer Erkrankung** besteht im Idealfall in der Heilung. **Heilung** bedeutet die vollkommene Wiederherstellung des ursprünglichen körperlichen, geistigen und seelischen Zustands. Der Begriff der **Defektheilung** wird dann verwendet, wenn die Erkrankung nicht folgenlos ausheilt.

Wenn es nach der Abheilung einer Erkrankung zu einem erneuten Auftreten oder einem Ausbruch dieser Krankheit kommt, wird dies als **Rezidiv** (lat. recidere: zurückfallen) bezeichnet. Es gibt Krankheiten, die eine besonders hohe Neigung zu Rezidiven aufweisen, z. B. bestimmte Formen von Krampfanfällen.

Wenn Krankheiten lebenswichtige Organe irreparabel schädigen, tritt der **Tod** ein.

26.3 Englische Fachsprache – Medical English

In privaten Unterhaltungen treten meist keinerlei Probleme auf, sich Englisch zu unterhalten. Aber kaum steht man einem englischsprachigen Patienten gegenüber, fehlt genau der medizinische Begriff, der die Unterhaltung im Fluss halten würde. Im englischen Sprachraum aber können die Bedeutungen der deutschen Begriffe der Notfallmedizin und Rettungsmedizin nicht ohne weiteres übertragen werden. In der Folge werden Hände und Füße zu Hilfe genommen, was den Erfordernissen von Patientenkommunikation, die ja auch Vertrauen aufbauen soll, zuwiderläuft.

Notfallmedizin – Emergency Medicine

In Deutschland ist die **Notfallmedizin** keine Fachdisziplin im Sinne einer Facharztausbildung sondern nur ein Teilgebiet der Medizin, das sich mit der Erkennung und Behandlung medizinischer Notfälle befasst. Sie umfasst zwar die gesamte Rettungskette, ist aber nur ein interdisziplinärer Bereich der Medizin ohne klinische Facharztausbildung. Eine Zusatzbezeichnung „Notfallmedizin" kann in Deutschland nur für die präklinische Tätigkeit als **Notarzt** erworben werden. Eine Zusatzbezeichnung „**Klinische Notfallmedizin**" wird zwar angestrebt, ist aber bisher (2015) nur im Bundesland Berlin möglich.

Im übrigen Europa und im englischsprachigen Raum ist die Notfallmedizin dagegen eine **klinische Fachdisziplin** mit Facharztausbildung. Der Facharzt (specialist) für Notfallmedizin wird hauptsächlich in Zentralen Notaufnahmen (emergency departments = ED, accident and emergency = A & E) eingesetzt.

Rettungsmedizin – Rescue Medicine

Die **Rettungsmedizin** bezeichnet dagegen eine außerhalb von Kliniken durchgeführte (präklinische) Notfallmedizin, die in Deutschland von Ärzten, Rettungsassistenten und Notfallsanitätern durchgeführt wird. Im englischsprachigen Raum umfasst die Rettungsmedizin (rescue medicine) ebenfalls die außerhalb der Kliniken, **vornehmlich aber von nichtärztlichem Personal** (paramedics und EMT = emergency technicians) durchgeführte Notfallmedizin.

MERKE
Trotz aller unterschiedlichen Ausführungen und Systeme sind **Rettungsmedizin** und **Notfallmedizin** weder fachlich noch inhaltlich von der Notfallmedizin in der Klinik zu trennen.

Regeln zum Verständnis der englischen Fachsprache

Es bestehen keine allgemeingültigen Regeln, wie medizinische Fachbegriffe innerhalb des englischsprachigen Gesundheitssystems in Wort und Schrift zu gebrauchen und anzuwenden sind. Daher werden die gebräuchlichsten Abkürzungen und Wortwendungen vorgestellt, um dem Rettungsfachpersonal im Umgang mit Patienten und/oder englischsprachigem Fachpersonal eine Hilfestellung zu bieten.

Abkürzungen der Vitalzeichen – Abbreviations Related to Vital Signs

Das Verständnis des englischen medizinischen Textes oder der gebräuchlichen Abkürzungen ist der beste Schlüssel zum Verständnis eines medizinischen Begriffs oder seiner Abkürzung. So kann z. B. die Abkürzung „BS" Darmgeräusch (bowel sound) oder Atemgeräusch (breath sounds) bedeuten. Daher ist es wichtig zu wissen, ob der Gesprächspartner über die Lunge oder das Abdomen spricht. Hat der Patient also eine Erkrankung der Lunge oder des Abdomens, auf das sich sein aktuelles Problem bezieht?

MERKE
Die Bedeutung der Abkürzung ergibt sich oft erst aus der Situation und den begleitenden Umständen. Was geschieht gerade? Worüber handelt die Unterhaltung? Was sind die gebräuchlichsten Begriffe im Kontext?

Das Auswendiglernen der Bedeutung der häufig vorkommenden Wortstämme und der Vor- und Endsilben kann hilfreich sein. Einige **Abkürzungen im Englischen** werden nur **in der Schriftsprache** angewandt, wie z. B. ein kleines geschriebenes „c̄", mit einem Balken über dem „c", das sich aus der lateinischen Präposition „cum" ableitet und „mit" bedeutet, oder die Redewendung „ad lib" = ad libitum = for pleasure (nach Belieben). Die Bezeichnung „ad lib" wird sowohl mündlich als auch schriftlich angewandt und hat mittlerweile auch den Weg in die englische Umgangssprache gefunden.

Die häufigsten Vitalzeichen werden als regelmäßig wiederkehrende Begriffe in ▶ Tab. 26.6, gegliedert nach gebräuchlicher Abkürzung, gesprochenem Wort und Schriftsprache, nebeneinander aufgelistet.

Klinische Abkürzungen – Clinical Abbreviations

Die gebräuchlichste Art, medizinische Fachbegriffe abzukürzen, ist es, **den ersten Buchstaben jedes beteiligten Wortes hervorzuheben** und einen neuen Begriff zu prägen. Beispiele hierfür sind die „COPD = chronic obstructive pulmonary disease" oder „SOB = short of breath" (Kurzatmigkeit) (▶ Tab. 26.7, ▶ Tab. 26.8).

Ein weiterer Weg zur Abkürzung medizinischer Fachbegriffe besteht darin, **die ersten Buchstaben der beteiligten Wortsilben** zu benutzen, z. B. „NG-tube = nasogastric tube" (transnasale Magensonde) oder „GI = gastrointestinal" (Magen und Darm betreffend). Die meisten Abkürzungen werden dabei mit der Betonung jedes einzelnen Buchstabens ausgesprochen, z. B. „personal protective equipment = PPE" wird ausgesprochen „P-P-E".

Andere Abkürzungen dagegen werden als neue Wörter oder Akronyme ausgesprochen. „AIDS = acquired immunodeficiency syndrome" oder „SARS = severe acute respiratory syndrome" sind gute Beispiele hierfür.

Tab. 26.6 Abkürzungen der Vitalzeichen – Abbreviations Related to Vital Signs

Abbreviation (written)	Abbreviation (verbal)	Term	Example
c/o	"complain"	complain	Written note: "c/o chest pain." "He complains chest pain."
BP	"B-P"	blood pressure	"The chart indicates the patient's BP is above the normal range."
BP cuff	"B-P cuff"	blood pressure cuff	"Please get me a BP cuff."
p	"pulse"	pulse	p 80 "His pulse rate is 80."
pulse ox SpO2	"pulse ox" "sat" or "sats"	pulse oximetry peripheral capillary oxygen saturation	Progress note: "Pulse ox 98 (or) SpO$_2$ 98" The nurse said: "The pulse ox reading is normal, 98." Or: "His sat is 98."
rr	"respiratory rate"	respiratory rate	rr 20 "The respiratory rate is increasing."
temp or t	"temp"	temperature	t 39.1 (C) "I took his temp two hours ago."
TPR	"T-P-R"	temperature, pulse, respirations	TPR: t 101, p 90, and rr 26 "His TPR needs to be taken every four hours."
vs	"vital signs"	vital signs	Written note: "vs are within normal limits" "His vitals are normal."

Tab. 26.7 Klinische Abkürzungen – Clinical Abbreviations

Abbreviation (written)	Term (spoken)	Description	Term (written)
Neurological System			
A&O x3	alert and oriented to time, place and person or A&O or A&O x3	awareness of time, place and person	"A&O x3."
LOC	level of consciousness	degree of or level of awareness of self or surroundings	"LOC decreasing."
PEERLA	pupils equal, round, react to light and accommodation	neurological evaluation of optic nerve function	
Heart and Lungs			
BS (written only)	breath sounds	sounds of breath heard with a stethoscope	"BS = rales at left base."
NSR	normal sinus rhythm	normal heart beat seen on electrocardiogram	"No c/o chest pain. NSR. R 24."
SOB (written)	short of breath	feeling that one cannot breathe fully or comfortably	Progress note: "Less c/o SOB." She said: "The patient is short of breath with slight exertion."
Gastrointestinal System			
ABD (written only)	abdomen		"ABD palpation negative for pain."
BM	bowel movement or BM	evacuation of feces from the lower intestine	Progress note: "BM x 2." She said: "Check this BM. Is this melana?"
BS (written only)	bowel sounds	sounds made by movement in the intestine during peristalsis; usually heard with a stethoscope	Progress note: "BS active 12 hrs. S/P colectomy." The paramedic asked: "Are bowel sounds active yet?"
GI	gastrointestinal	esophagus, stomach, small and large intestines	"GI workup reveals tumor near head of the pancreas."
N/V (written only)	nausea and vomiting		„No n/v."

Tab. 26.8 Abkürzungen von Verletzungen und Erkrankungen – Diseases Related Abbreviations

Abbreviation (most are verbalized using initials)	Term	Definition	Example
AAA or triple A	abdominal aortic aneurysm	an abnormal dilation of the abdominal aorta, often asymptomatic; may require repair to prevent or treat rupture	"He complains a severe abdominal pain with low blood pressure. Triple A is a likely diagnosis."
A-fib (AF)	atrial fibrillation	a common cardiac arrhythmia produced by rapid unsynchronized movement of the atria and consequent irregular pulse; often asymptomatic; known to increase risk of CVA or stroke	"He was 82, when he noticed irregularity in his pulse. His doctor diagnosed A-fib and placed him on a drug to help prevent stroke."
CAD	coronary artery disease	a narrowing or blockage of the arteries that provide oxygen and nutrients to the cells of heart	"His father died of an MI in his forties."
CA	cancer	uncontrolled growth of abnormal cells in various organs or the body; formal name carcinoma	"CA can affect any body tissue, when normal cells mutate, becoming abnormal and having uncontrolled growth."
COPD	chronic obstructive pulmonary disease	chronic narrowed airway with occurrences of bronchitis and emphysema	"Mr. Smith, who has been a cigarette smoker for 20 years, was diagnosed with COPD."
CVA	cerebral vascular accident	impaired brain function resulting from decrease of blood flow to the brain	"CVA can be caused by a blood clot." "in the brain or brain vessel rupture"
DM e.g. IDDM "type 1 DM"	Diabetes mellitus e.g. Insulin dependent Diabetes mellitus or Type 1 Diabetes or Type 1 DM	a group of metabolic diseases characterized by lack of effective processing of glucose and consequent development of elevated blood glucose levels	"Mr. Simpson needs to inject insulin for his DM disease."

Tab. 26.8 Abkürzungen von Verletzungen und Erkrankungen – Diseases Related Abbreviations *(Forts.)*

Abbreviation (most are verbalized using initials)	Term	Definition	Example
DVT	deep vein thrombosis	a blood clot in a major vein that usually develops in the legs and/or pelvis	"A DVT may be causing his complaints of pain in the back of his calf when walking."
GSW	gunshot wound	a form of physical trauma from the discharge of a type of ammunition	"The patient suffered a GSW to the chest."
HIV/AIDS "H-I-V/aids"	human immunodeficiency virus/acquired immunodeficiency syndrome	disease characterized by progressive deterioration of the immune system and occurrence of opportunistic infections and cancers; contracted from transfer of blood, semen, vaginal fluid, pre-ejaculate or breast milk	"The patient said, that he had an HIV test a year ago and it was negative. He knew he had a possible exposure, when he learned that a former lover, he was with six months ago, was recently diagnosed with AIDS."
MI	myocardial infarction	destruction of heart muscle cells as a result of an interruption of blood supply muscle	"He complains of chest discomfort radiating to his left shoulder and jaw."
MVA	motor vehicle accident	a collision of two or more motor vehicles resulting in personal injuries or death	"MVA's are a major cause of morbidity in industrialized countries."
PE	pulmonary embolism	is the obstruction of the pulmonary artery by a blood clot or thrombus	"Six hours after his return from the OR, Mr. Smith complained of severe SOB and dyspnea. He said he felt he was dying. We suspected a PE."
TBI	traumatic brain injury	Occurs when an external force injures the brain; common causes are falls, vehicular accidents and violence	"The young man suffered a TBI, when his head hit the windshield during a car accident."
TIA	transient ischemic attack	a temporary reduction in the blood supply and adequate oxygen to brain cells	"My patient suffered a TIA with slurring of speech and weakness of his right face and arm."
V-fib	ventricular fibrillation	Abnormal fatal arrhythmia usually caused by lack of oxygen to heart muscle; the ventricles quiver rather than contract, cardiac output stops, and unless circulation is restored, the person dies	The physician said: "He's in VF. Stand back, I must defibrillate now."

> **MERKE**
> Beachte den **Textzusammenhang** und die gebräuchlichsten **Redewendungen,** um die Wortbedeutung zu bestimmen.

Eine weitere gebräuchliche Methode der Wortabkürzung in der Medizin im Englischen ist es, eine verkürzte Version des oder der Wörter zu erstellen. Dies können die erste Silbe oder/und der erste Buchstabe von Silben sein. Beispiele hierfür sind:
- medications = meds
- catheter = cath
- ventricular fibrillation = V-fib
- endotracheal tube = endo tube or ET tube

> **MERKE**
> Wenn ein Wort oder Wortteil unbekannt erscheint, versuchen Sie die **abgekürzte Silbe** zu **vervollständigen,** um die sinnvolle Wortbedeutung zu bestimmen.
> **Beispiel:** endo tube = endotracheal tube

Silben- und Wortstammliste – Prefix-Roots-Suffix (PRS)-List

Bei vielen Begriffen und Bedeutungen kann auch im Englischen über die Wortanalyse die Bedeutung geschlussfolgert werden, wenn die **Wortwurzel** bekannt ist (> Kap. 26.1.5), da sich auch viele englische Begriffe vom Lateinischen ableiten. So bedeutet der Präfix „hyper" = over or extreme, und das englische Wort „hyperthermia" bezieht sich auf eine extrem hohe Körpertemperatur (hyperthermia = extremely high body temperature). Im Gegensatz dazu steht der Präfix „hypo = under or less" im Zusammenhang mit der Körpertemperatur für eine Unterkühlung (hypothermia = low body temperature). Mit der nachfolgenden PRS-Liste können komplexe englische Medizinbegriffe entschlüsselt werden (> Tab. 26.9).

> **MERKE**
> Achte auf die **Bestätigung,** dass eine Redewendung vom Angesprochenen auch **verstanden** wurde, und wende diese korrekte Redewendung regelmäßig in der Praxis an, damit werden sich die medizinische Fachsprache und deren Abkürzungen immer leichter einsetzen lassen.

Tab. 26.9 PRS-List (Prefix-Roots-Suffix)

Prefix/Root	Meaning	Example
A		
ab-	away from	abduct
ad-	towards	adduct
adipo-	fat	adipose tissue
an-	without	anuria
angio-	vessel	angiogram
ante-	before	antepartum
anti-	against	antibiotic
B		
bi-	twice or double	bilateral
brachi-	arm	brachial plexus
brady-	slow	bradycardia
C		
cardio-	heart	cardiomegaly
-cele	pouching	cystocele
cephal-	head	hydrocephalic
cerebro-	brain	cerebral cortex
D		
de-	removal of, lack of	decompress
dermat-	skin	dermatological
dextro-	right	dextrocardia
dorsi-	the back	dorsal
dys-	difficulty	dyspnea
E		
ec-	out, away	ectopic pregnancy
-ectomy	removal	appendectomy
-edema	swelling	lymphedema
-emesis	vomiting	hematemesis
-emia	blood condition	anemia
encephalo-	brain	encephalitis
G		
gastri/o-	stomach	gastric
-genic	producing	cardiogenic shock
glyco-	glukose, sugar	glycogen
-gram/ph	written, drawn	electocardiogram
gyne-	woman	gynecology
-globin	protein	hemoglobin
H		
hemato-	blood	hematocrit
hemi-	half	hemiplegia
hemo-	blood	hemoglobin
hepato-	liver	hepatomegaly
hydro/a-	water	hydrocephalus
hyper-	high, excessive	hypertension
hypno-	sleep	hypnotic medication
hypo-	low	hypothyroidism

Tab. 26.9 PRS-List (Prefix-Roots-Suffix) *(Forts.)*

Prefix/Root	Meaning	Example
I		
iatro-	physician	iatrogenic fluid overload
infra-	below	infraclavicular lymph nodes
inter-	between	intercostal space
intra-	within	intracranial pressure
ipsi-	the same	ipsilateral
iso-	equal	isotonic solution
L		
laparo-	abdomen	laparoscopy
leuko-	white	leukocyte
lingua	tongue	sublingual gland
lip-	fat	lipoma
M		
mal-	bad	malabsorption
-megaly	enlargement	hepatomegaly
melan/o	black	melaneous stool
N		
narco-	sleep	narcotic
naso-	nose	nasal
neo-	new	neoplasm
nephro-	kidney	nephritis
O		
-oma	mass, tumor	lipoma
optic-	eye, vision	optic nerve
ortho-	straight, upright	orthodontist
-osis	disease	psychosis
oxi-	oxygen	oxidation
P		
-paresis	weakness	hemiparesis
-pathy	disease	neuropathy
-pectoris	chest	pectoral muscles
-phasia	speak	aphasia
-phlebo	blood, vein	phlebotomy
-phobia	fear of	claustrophobia
-plasia	growth	hyperplasia
-plegia	paralysis	quadriplegic
P		
-pnea	breathing	dyspnea
pneumo-	lung	pneumothorax
S		
sanguine	blood	serosanguinous
semi-	half, part	semiconscious state
sero-	serum	serology
somat/o-	body	somatic complaint
-stalsis	contraction	peristalsis of the intestine
-stasis/ic	stop	hemostatic agent

Tab. 26.9 PRS-List (Prefix-Roots-Suffix) *(Forts.)*

Prefix/Root	Meaning	Example
-staxis	dripping	epistaxis
sub-	beneath	subcutaneous
super/ra-	above	supraventricular tachycardia
T		
tachy-	rapid	tachycardia
-tension	pressure	hypertension
therm-	heat	thermometer
thorax-	upper chest	thoracotomy
thrombo-	blood clot	deep vein thrombosis
trans-	across	transfusio
U		
uni-	one	unilateral
uri/o-	urine	urinalysis
V		
vaso-	vessel	vasoconstriction
ven-	vein	peripheral venous catheter
ventro-	belly, front	ventral hernia
viscera-	internal organs	visceral cavity

Wiederholungsfragen

1. Was bedeutet der Begriff „Terminologie" (➤ Kap. 26.1)?
2. Welche Sprachen bilden den Wortschatz der medizinischen Fachbegriffe (➤ Kap. 26.1)?
3. Nennen Sie wichtige Lagebezeichnungen (➤ Tab. 26.1).
4. Nennen Sie häufige Vorsilben, ein Beispiel und die Bedeutung (➤ Tab. 26.2).
5. Wie sind die Begriffe Gesundheit und Krankheit definiert (➤ Kap. 26.2)?
6. Welche Krankheitsursachen gibt es (➤ Kap. 26.2.1)?
7. Was bedeuten die Begriffe Ätiologie, Pathogenese und Pathophysiologie (➤ Kap. 26.2)?
8. Welche Symptomarten existieren und welche Bedeutung haben Symptome für die Diagnose (➤ Kap. 26.2.3)?
9. Was sind Kardinalsymptome (➤ Kap. 26.2.3)?
10. Was bedeutet bei einem Krankheitsverlauf das Auftreten eines Rezidivs (➤ Kap. 26.2.4)?
11. Woraus ergibt sich i. d. R. die Bedeutung der englischsprachigen Bezeichnung (➤ Kap. 26.3)?
12. Worauf ist zu achten, um die Wortbedeutung am ehesten zu verstehen (➤ Kap. 26.3)?
13. Was enthält die PRS-Liste (➤ Kap. 26.3)?

WEITERFÜHRENDE LITERATUR

Gödde, D., Sellmann, T., O' Connell, C.: Medizin im Ausland. Springer, Berlin/Wien, 2005

Gross, P., Baumgart, D.: Medical English. Thieme, Stuttgart, 5. Aufl., 2006

KAPITEL 27

Stefan Dreesen

Kardiozirkulatorische Notfälle

27.1	**Störung der Herz-Kreislauf-Funktion** 579		**27.3**	**Arterielle und venöse Gefäßerkrankungen** 608
27.1.1	Symptome 579		27.3.1	Arteriosklerose 609
27.1.2	Allgemeine Maßnahmen bei Störungen der Herz-Kreislauf-Funktion 580		27.3.2	Arterieller Gefäßverschluss und peripher-arterielle Verschlusskrankheit (pAVK) 610
			27.3.3	Venöser Gefäßverschluss/ tiefe Venenthrombose (TVT) 611
27.2	**Krankheiten des Herz-Kreislauf-Systems** 580		27.3.4	Lungenembolie (LE) (Lungenarterienembolie, LAE) 612
27.2.1	Herzinsuffizienz 580			
27.2.2	Entzündliche Herzerkrankungen 586		27.3.5	Aortenaneurysma und Aortendissektion 614
27.2.3	Herzklappenfehler 587		27.3.6	Akuter Mesenterialgefäßverschluss (Mesenterialinfarkt) 617
27.2.4	Koronare Herzkrankheit (KHK) 590			
27.2.5	Akutes Koronarsyndrom (ACS) 591			
27.2.6	Kardiales Lungenödem 599			
27.2.7	Hypertensiver Notfall und hypertensive Krise 601			
27.2.8	Synkope 603			
27.2.9	Herzrhythmusstörungen 604			

Fallbeispiel

Notfallmeldung

Der Rettungswagen wird mit dem Einsatzstichwort „Krampfanfall" alarmiert. Auf der Anfahrt erfährt die Besatzung über Funk, dass es sich um eine Nachforderung durch den Hausnotrufdienst handele. Die Patientin sei initial gestürzt, habe dann jedoch im Beisein des Hausnotruf-Helfers die Augen verdreht und gekrampft. Der Notarzt sei auch alarmiert.

Befund am Notfallort

Beim Eintreffen sitzt die 78-jährige Patientin auf dem Boden und wird vom Mitarbeiter des Hausnotrufdienstes gestützt. Er hat ihr bereits eine Sauerstoffbrille mit einem Flow von 4 l/Min. angelegt. Die Anamnese ergibt, dass die Patientin sich nicht erinnern kann, was passiert ist: Sie habe sich plötzlich auf dem Teppich im Wohnzimmer liegend wiedergefunden und sei von alleine nicht mehr hochgekommen. Der „junge Mann" habe ihr dann aufhelfen wollen, doch dann habe sie wieder für kurze Zeit einen Blackout gehabt und könne sich an nichts erinnern. Bereits seit dem Vorabend sei ihr ohnehin auch ein bisschen übel und sie habe einen Druck auf dem Magen. Als Vorerkrankungen werden auf dem Datenblatt des Hausnotrufdienstes aufgezählt: „Herzinsuffizienz, KHK, Hypertonie, Diabetes mellitus, Hüft-TEP rechts, Osteoporose". In der Medikation finden sich ASS, Metoprolol, Simvastatin, Ramipril sowie ein Vitamin-D-/Kalzium-Kombipräparat. Vitalparameter: Puls 62/Min., RR 160/88 mmHg, SpO_2 96 % unter bereits laufender O_2-Gabe. Auf dem EKG zeigt sich ein unregelmäßiger Rhythmus mit einigen polymorphen VES. Während der Notfallsanitäter den Monitor noch betrachtet, schlägt der Rhythmus plötzlich um in eine Kammertachykardie. Die Patientin verdreht die Augen, beginnt kurz zu krampfen und bleibt dann bewusstlos liegen. Der NFS tastet nach dem Karotispuls, während er simultan die Atmung überprüft und beginnt dann bei persistierender VT mit der Herzdruckmassage.

Leitsymptome

Bewusstlosigkeit, Krampfanfall.

Inhaltsübersicht

27.1 Störung der Herz-Kreislauf-Funktion

- Kardiologische Notfälle gehören zu den häufigsten Einsatzgründen im Rettungsdienst.
- Der retrosternale Thoraxschmerz ist ein Leitsymptom kardialer Notfälle, kann jedoch zahlreiche Ursachen haben.
- Weitere typische Symptome sind Dyspnoe und Herzrhythmusstörungen.
- Die Beurteilung der Symptome bei kardialen Notfällen erfordert grundsätzlich die Ergänzung der Diagnostik um ein EKG.

27.2 Krankheiten des Herz-Kreislauf-Systems

- Typische Folge einer Linksherzinsuffizienz ist der Rückstau von Flüssigkeit in den Lungenkreislauf mit Gefahr eines Lungenödems.
- Die koronare Herzkrankheit (KHK) ist die Manifestation der Arteriosklerose in den Koronararterien, Leitsymptom ist die Angina pectoris (AP).
- Instabile Angina pectoris (iAP), Nicht-ST-Strecken-Hebungsinfarkt (NSTEMI) und ST-Strecken-Hebungsinfarkt (STEMI) werden unter dem Begriff „akutes Koronarsyndrom" zusammengefasst.
- Beim Rechtsherzinfarkt kann eine Vorlastsenkung schädlich sein.
- Ein kardiales Lungenödem ist häufig Folge einer akuten Herzinsuffizienz oder Erscheinungsform eines hypertensiven Notfalls.
- Synkopen können harmlose und gefährliche Ursachen haben, z. B. Herzrhythmusstörungen.
- Vorhofflimmern ist ein wichtiger Risikofaktor für Thromboembolien.

27.3 Arterielle und venöse Gefäßerkrankungen

- Hauptursache arterieller Gefäßerkrankungen ist die Arteriosklerose.
- Der akute arterielle Verschluss einer Extremität kann durch eine Embolie oder auf dem Boden einer peripheren arteriellen Verschlusskrankheit (pAVK) entstehen.
- Die Hauptgefahr der Beinvenenthrombose ist die Lungenembolie.
- Nimmt eine Lungenembolie akut lebensbedrohliche Ausmaße an, so kann bereits präklinisch eine Lyse indiziert sein.
- Als Aortenaneurysma bezeichnet man eine Aufweitung der Aorta. Es ist eine gedeckte oder freie Perforation möglich.
- Das Aneurysma dissecans ist eine Sonderform des Aneurysmas und Synonym für den Begriff Aortendissektion, bei der die innere Gefäßschicht durch den Blutstrom abgelöst wird.
- Der Verschluss einer Mesenterialarterie verursacht einen paralytischen Ileus und kann innerhalb von Stunden zum Tode führen.

27.1 Störung der Herz-Kreislauf-Funktion

27.1.1 Symptome

Einige Leitsymptome, wie z. B. Thoraxschmerz und Dyspnoe, sind typisch für Erkrankungen des Herzens. Um eine adäquate (Verdachts-)Diagnose zu stellen ist immer ein umfassendes Bild der Situation notwendig. Viele verschiedene Erkrankungen können ähnliche Symptome hervorrufen und nicht zuletzt sind die Symptome bei einigen Patienten atypisch. Bei allen potenziell kardial bedingten Notfällen muss daher immer eine vollständige Diagnostik mit Erhebung der Vitalwerte inkl. SpO_2 sowie Ableitung eines 12-Kanal-EKGs angestrebt werden.

Schmerzen

Der retrosternale, also hinter dem Brustbein lokalisierte, **Thoraxschmerz** ist das klassische Leitsymptom des kardial bedingten Notfalls. Die Schmerzqualität kann hierbei sehr unterschiedlich sein. Viele Patienten berichten anstatt von einem Schmerz eher von einem Druckgefühl, „als ob der Brustkorb zusammengeschnürt" oder „ein Stein darauf liegen" würde. Dieses Engegefühl verlieh dem Leitsymptom auch seinen Namen: **Angina pectoris (Brustenge)**. Ein älteres Synonym, das vereinzelt noch von einigen Hausärzten verwendet wird, ist **Stenokardie.** Die Schmerzen sind meist atemunabhängig und nicht durch Druck auslösbar. Eine Ausstrahlung in die linke Schulter oder den linken Arm ist häufig, aber nicht zwingend. Auch über eine Ausstrahlung in den Hals-/Kieferbereich, den Rücken oder das Epigastrium wird oft berichtet.

Ursache ist eine Unterversorgung des Herzmuskels mit Sauerstoff, die zum sog. **Ischämieschmerz** führt. Die Ischämie entsteht entweder aus einer reduzierten Zufuhr von Blut bzw. Sauerstoff, z. B. bei der koronaren Herzerkrankung, oder auf dem Boden eines erhöhten Sauerstoffverbrauchs im Myokard, wie er z. B. bei tachykarden Herzrhythmusstörungen auftreten kann.

> **MERKE**
> Atypische Beschwerden bei einem Herzinfarkt finden sich gehäuft bei **älteren Patienten > 75 Jahre, Frauen** sowie Patienten mit **Diabetes mellitus,** chronischer **Niereninsuffizienz** oder **Demenz.** Insbesondere Diabetes ist ein wichtiger Risikofaktor für kardiovaskuläre Erkrankungen, sodass auch geringe oder gar fehlende Symptome bei Diabetikern nicht unterschätzt werden dürfen. Eine Schädigung der schmerzverarbeitenden Nerven im Rahmen einer **diabetischen Polyneuropathie** kann einen Infarkt manchmal sogar schmerzlos ablaufen lassen (➤ Kap. 30.1.5). Läuft ein Herzinfarkt ohne Schmerzen ab, spricht man vom **stummen Infarkt.**

> **ACHTUNG**
> Ein **Leitsymptom** ist zwar für eine bestimmte Erkrankung typisch, es **beweist** jedoch diese Erkrankung genauso wenig, wie das Fehlen eines Leitsymptoms eine Erkrankung **ausschließt.** Es gilt immer, sich ein so umfassendes Bild wie möglich zu machen und alle Differenzialdiagnosen in die Überlegungen mit einzubeziehen. Gerade bei den kardiovaskulären Notfällen ist die Ergänzung der manuellen Diagnostik durch die apparative Diagnostik (12-Kanal-EKG, SpO_2) zwingend erforderlich.

Dyspnoe

Der Begriff Dyspnoe bezeichnet eine **subjektiv erlebte Atemnot.** Hierbei kann, muss aber nicht zwingend, eine Störung der Atmung vorliegen. Viele Patienten empfinden beispielsweise im Rahmen eines Angina-pectoris-Anfalls Atemnot und haben den Eindruck, „nicht richtig durchatmen zu können", obwohl die Blutgase vollkommen normal sind. Im Gegensatz hierzu kann es aber auch bei einer Pumpschwäche des linken Ventrikels zu einer akuten Linksherzinsuffizienz kommen, die zu einem Rückstau von Blut in den Lungenkreislauf führt. Dieser Dyspnoe liegt eine tatsächliche Beeinträchtigung des Gasaustauschs zugrunde.

Hautfarbe

Die Hautfarbe ist ein vielzitiertes, jedoch leider nicht immer zuverlässiges Symptom. Patienten im Schock sind aufgrund der Kreislaufzentralisierung oft blass, können aber auch zyanotisch sein. Umgekehrt werden Patienten mit einer schlechten Sauerstoffversorgung in der Literatur als zyanotisch geschildert, jedoch sind sie in der Praxis stattdessen manchmal doch blass oder haben im Einzelfall sogar eine rötliche Hautfarbe, da sie sich bei der Atmung stark anstrengen.

Eine **periphere Zyanose** an Nase, Lippen, Fingern und Ohren ist deutlich häufiger zu sehen, jedoch muss auf diese Zeichen gezielt geachtet werden.

Schockzeichen

Schockzeichen weisen bei kardialen Notfällen auf eine kritische Situation hin, es muss hier immer eine **Reanimationsbereitschaft** hergestellt werden. Als klassische Symptome sind neben der Kombination aus **Tachykardie und Hypotonie** v. a. die **Kaltschweißigkeit** zu nennen sowie in vielen Fällen ein **beeinträchtigtes Bewusstsein.** Die Hautfarbe ist meist **blass oder zyanotisch** (➤ Kap. 32.1.4).

> **ACHTUNG**
> Die für einen Schock typische **Tachykardie** kann bei kardialen Patienten aus diversen Gründen **fehlen.** Beispielsweise sind viele Patienten mit bradykardisierenden Medikamenten wie Betablockern vorbehandelt oder haben altersbedingt degenerative Veränderungen, die einen Frequenzanstieg verhindern. Zudem kann das Reizleitungssystem auch akut, z. B. im Rahmen eines Infarkts, geschädigt sein. Eine fehlende Tachykardie schließt also einen Schock nicht sicher aus.

Rhythmusstörungen

Das Erkennen bestimmter Herzrhythmusstörungen ist in der Notfalldiagnostik von herausragender Bedeutung. Hierzu ist **immer die Auswertung eines EKGs mit mindestens 12 Ableitungen** notwendig. Weder das Pulsoxymeter noch das EKG können für sich alleine eine sichere Aussage zum Puls machen. Dieser sollte immer zunächst peripher (A. radialis), wenn dort nicht tastbar auch zentral (A. carotis, A. femoralis), getastet werden, wobei hierbei bei bewusstseinsklaren Patienten grundsätzlich eine Einverständniserklärung einzuholen ist. (Nicht jeder toleriert die unvorhergesehene „Hand an der Gurgel".)

Bei allen Herzrhythmusstörungen ist abzuklären, ob die Rhythmusstörung symptomatisch und/oder sogar vital bedrohlich ist, da dies das weitere Vorgehen wesentlich beeinflusst. Subjektive Wahrnehmungen von „Herzstolpern" oder „Herzklopfen" werden als **Palpitationen** bezeichnet. Ursachen können harmlos (z. B. Extrasystolen), aber auch gefährlich sein (z. B. VT). Informationen zur EKG-Diagnostik finden sich im ➤ Kap. 17.4.7, zudem werden einige wichtige Herzrhythmusstörungen auch im ➤ Kap. 27.2.9 behandelt.

27.1.2 Allgemeine Maßnahmen bei Störungen der Herz-Kreislauf-Funktion

Eine der schwersten Formen der Herz-Kreislauf-Störung ist der **Kreislaufschock,** für den es neben einer kardialen noch zahlreiche weitere Ursachen gibt. Dieses Kapitel befasst sich jedoch nur mit den primär kardiovaskulär bedingten Störungen, die verschiedenen Schockarten werden im ➤ Kap. 32 behandelt.

Die Versorgung des kardialen Notfallpatienten erfolgt nach den Prinzipien des allgemeinen Vorgehens am Notfallort. Feststehende Schemata zum Vorgehen (BAK, ABCDE, SAMPLER etc., ➤ Kap. 10) sind hilfreich, um verschiedene Aspekte von Anamnese und Untersuchung nicht zu vergessen, ersetzen aber nicht die fachkompetente Bewertung und Kombination der erhobenen Befunde (➤ Kap. 17.3).

Grundsätzlich sollte der Patient auch immer nach dem **Vorhandensein eines Herzschrittmachers** oder **ICDs** befragt werden. In der Regel sind diese Geräte links oder rechts im Bereich des Oberkörpers unterhalb des Schlüsselbeins implantiert, ca. streichholzschachtelgroß und meist gut zu tasten. Auch die Kenntnis vorbestehender, chronischer EKG-Veränderungen ist von großer Bedeutung.

Da kardiale Notfälle zum einen oft einen vital bedrohlichen Charakter haben, zum anderen die Herz-Kreislauf-Tätigkeit eng mit dem vegetativen Nervensystem und somit dem psychischen Zustand des Patienten verknüpft ist, sollte das Vorgehen grundsätzlich sowohl so **ruhig und beruhigend** wie möglich als auch so **zügig** wie möglich sein.

> **PRAXISTIPP**
>
> Mit zunehmender Technisierung des Rettungsdienstes werden oft einfache Erste-Hilfe-Maßnahmen vergessen. Die **richtige Lagerung** eines kardialen Notfallpatienten kann oft mit einfachsten Mitteln große Effekte bewirken. Wilder Aktionismus ist hierbei aber nicht angebracht: Auch das Sitzenlassen auf dem Stuhl kann die richtige Lagerungsform sein (**Herzbettlagerung**). Zudem gilt der Grundsatz, nie eine Lagerung gegen den Patientenwillen zu erzwingen.

Ein **komplettes Monitoring** (AF, EKG, RR, SpO_2, BZ- und Temperaturmessung) ist verpflichtend und beinhaltet bei allen kardialen Notfallpatienten auch immer ein EKG mit mindestens 12 Ableitungen. Die engmaschige Messung von Werten reicht hierbei nicht aus, man muss die Werte auch bewusst wahrnehmen bzw. dokumentieren. Verdächtige EKG-Befunde sind immer auszudrucken, um sie später von einem kardiologisch erfahrenen Arzt befunden zu lassen. Hierbei ist zu bedenken, dass sich ein EKG sowohl im Verlauf verändern kann als auch, dass es Herzrhythmusstörungen gibt, die nur kurzzeitig auftreten, deren Erkennen jedoch für die weitere Behandlung von essenzieller Bedeutung ist.

Je nach Krankheitsbild sollten auch bereits **Medikamente** vorbereitet werden, wobei allerdings insbesondere bei Antiarrhythmika oft mehrere Wege ans Ziel führen und die Auswahl der Medikamente dem jeweiligen Notarzt obliegt.

Früher gültige dogmatische Regelungen wie „jeder Patient braucht Sauerstoff" und „keine Schocklagerung beim kardiogenen Schock" müssen heutzutage vom Rettungsfachpersonal je nach Krankheitsbild differenziert betrachtet werden. Näheres hierzu findet sich in den nachfolgenden Kapiteln.

27.2 Krankheiten des Herz-Kreislauf-Systems

27.2.1 Herzinsuffizienz

Definitionen

Die WHO definiert die Herzinsuffizienz pragmatisch als „*verminderte körperliche Belastbarkeit auf dem Boden einer ventrikulären Funktionsstörung*". Die Deutsche Gesellschaft für Kardiologie (DGK) zitiert die europäischen Leitlinien wie folgt:

„*Im Rahmen dieser Leitlinien wird Herzinsuffizienz klinisch definiert als ein Syndrom, bei dem die Patienten typische Symptome (z. B. Luftnot, Knöchel-Ödeme und Müdigkeit) und Zeichen (z. B. erhöhter Jugularvenenpuls, Rasselgeräusche über der Lunge, Verlagerung des Herzspitzenstoßes) haben, die aus einer Störung der kardialen Struktur oder Funktion resultieren.*"

Insgesamt kann man festhalten: Herzinsuffizienz beschreibt die **Unfähigkeit des Herzens, das vom Organismus benötigte Herzzeitvolumen (HZV) zu fördern.** Ursache kann beispielsweise eine Muskelschwäche des Ventrikels sein. Kann dieser sich nicht mehr ausreichend kontrahieren, sinkt das Herzschlagvolumen (HSV), man spricht von einer **systolischen Herzinsuffizienz.** Weniger bekannt ist im Rettungsdienst bislang, dass es auch eine **diastolische Herzinsuffizienz** gibt, bei der zwar die Kontraktion normal sein kann, sich der Herzmuskel aber in der Diastole nicht richtig entspannt.

MERKE

Im Englischen und somit in der Literatur wird die Herzinsuffizienz als **„Heart Failure" (HF)** bezeichnet. Man unterscheidet in HF-REF (Reduced Ejection Fraction, verminderte Ejektionsfraktion = systolische Herzinsuffizienz) und HF-PEF (Preserved Ejection Fraction, erhaltene Ejektionsfraktion = diastolische Herzinsuffizienz).

PRAXISTIPP
Hintergrundinfos zur Medikamentenanamnese

Typische Medikamente, die vom Hausarzt zur Dauerbehandlung einer Herzinsuffizienz angewandt werden, sind:
- **Diuretika**
  - Schleifendiuretika (z. B. Furosemid oder Torasemid)
  - Thiazide (z. B. Hydrochlorothiazid [HCT], oft auch als Kombipräparat)
  - Kaliumsparende Diuretika, wie Triamteren oder Spironolacton (v. a. bei fortgeschrittener Herzinsuffizienz)
- **Betablocker** (z. B. Metoprolol, Bisoprolol etc.)
- **ACE-Hemmer** (enden meist auf „-pril", z. B. Ramipril, Captopril etc.) oder Angiotensin-II-Rezeptorblocker („-sartane" wie Candesartan, Irbesartan etc.)
- **Digitalispräparate** (Digitoxin, Digoxin und Derivate), nur noch in Ausnahmefällen
- **Präparate zur Behandlung der Grunderkrankung** (oft KHK und/oder arterielle Hypertonie)

Klinisch wird die Herzinsuffizienz nach der Schwere der Symptome in sog. **NYHA-Stadien** unterteilt (➤ Tab. 27.1). Hierbei widerspricht strenggenommen das Stadium NYHA I den gängigen Definitionen, da der Patient hierbei noch keine Symptome hat, jedoch können z. B. echokardiografisch bereits Funktionseinschränkungen gemessen werden.

Ist der linke Ventrikel von der Herzinsuffizienz betroffen, spricht man von einer **Linksherzinsuffizienz,** beim rechten Ventrikel entsprechend von einer **Rechtsherzinsuffizienz.** Sind beide Ventrikel insuffizient, so besteht eine **Globalinsuffizienz** oder **biventrikuläre Insuffizienz** des Herzens.

Prinzipiell bestehen bei der Herzinsuffizienz funktionell zwei Probleme: Zum einen wird nicht mehr genügend Blut in das arterielle System hineingepumpt, um einen ausreichenden Blutdruck im arteriellen System aufzubauen **(Vorwärtsversagen),** zum anderen wird nicht mehr genug Blut aus dem venösen System abtransportiert, sodass es sich hier staut **(Rückwärtsversagen).** Eine Lungenstauung durch Rückwärtsversagen des linken Ventrikels bedeutet gleichzeitig eine Nachlasterhöhung für den rechten Ventrikel und kann somit sekundär zu einer Rechtsherzinsuffizienz führen. Man erkennt daher auch bei einer Linksherzinsuffizienz oft zusätzliche Zeichen der Rechtsherzinsuffizienz.

Zwei Begriffe werden in diesem Zusammenhang häufig gebraucht: **Vorlast** (engl. **preload**) bezeichnet im engeren Sinne die Dehnung der Herzmuskelfasern am Ende der Diastole, die natürlich davon abhängt, wie stark der Ventrikel gefüllt ist. Sie ist wiederum primär abhängig vom venösen Rückstrom zum Herzen. **Nachlast** (engl. **afterload**) bezeichnet hingegen den Widerstand, gegen den der Herzmuskel das Blut in der Systole ausstoßen muss. Hauptfaktor ist für den linken Ventrikel der systemische arterielle Widerstand, der beispielsweise durch Kontraktion des arteriellen Systems und der damit einhergehenden Blutdruckerhöhung beeinflusst wird, für den rechten Ventrikel der pulmonalarterielle Widerstand, der im Rahmen von Lungenerkrankungen oder einer „durchgestauten" Linksherzinsuffizienz erhöht sein kann.

Eine Herzinsuffizienz ist häufig gut mit Medikamenten behandelbar und im Zustand einer stabilen, **chronischen Erkrankung** i. d. R. **kompensiert.** Zu einer **Dekompensation** kann es durch verschiedene Ursachen wie Veränderung der Medikation, Verschlechterung der Grunderkrankung, Erhöhung der Trinkmenge oder dem Auftreten zusätzlicher Erkrankungen mit unterschiedlicher Geschwindigkeit über einen Zeitraum von Tagen bis Wochen kommen. Tritt aber ein Ereignis auf, welches innerhalb von Minuten bis Stunden dazu führt, dass sich die Symptome der Herzinsuffizienz akut verschlechtern, so spricht man von einer **akut dekompensierten Herzinsuffizienz** (engl.: acute heart failure, AHF). Eine **akute Herzinsuffizienz** kann aber nicht nur als Verschlechterung einer vorbestehenden Insuffizienz auftreten sondern auch **de novo** (neu) im Rahmen eines akuten, zusätzlichen Krankheitsauslösers.

Ursachen der akuten Herzinsuffizienz (AHF)

Ursachen für eine rettungsdienstlich relevante **akute Herzinsuffizienz** sind u. a. die **Myokardischämie** (insbesondere der **Herzinfarkt**), **Herzrhythmusstörungen,** seltener **Herzklappenfehler** und die **Perikardtamponade.** Zudem kann eine plötzliche Druckerhöhung in den nachgeschalteten Arterien ursächlich sein: Beim **linken Herzen** eine **hypertensive Entgleisung,** beim **rechten Herzen** z. B. ein **Asthmaanfall** bzw. die **Exazerbation einer COPD,** ein **(Spannungs-)Pneumothorax,** eine **Lungenembolie,** aber auch das **Lungenödem bei primärer Linksherzinsuffizienz.**

Tab. 27.1 Schweregrade nach New York Heart Association (NYHA)

Stadium	Klinik
NYHA I	Keine Einschränkung der körperlichen Aktivität. Normale körperliche Aktivität führt nicht zu Luftnot, Müdigkeit oder Palpitationen.
NYHA II	Leichte Einschränkung der körperlichen Aktivität. Beschwerdefreiheit unter Ruhebedingungen. Bei normaler körperlicher Aktivität kommt es zu Luftnot, Müdigkeit oder Palpitationen.
NYHA III	Deutliche Einschränkung der körperlichen Aktivität. Beschwerdefreiheit unter Ruhebedingungen; aber bereits bei geringer physischer körperlicher Aktivität Auftreten von Luftnot, Müdigkeit oder Palpitationen
NYHA IV	Unfähigkeit, körperliche Aktivität ohne Beschwerden auszuüben. Symptome unter Ruhebedingungen können vorhanden sein. Jegliche körperliche Aktivität führt zur Zunahme der Beschwerden.

Symptome der kompensierten (chronischen) Herzinsuffizienz

Die Symptome der Herzinsuffizienz hängen primär davon ab, welcher der beiden Ventrikel betroffen ist und wie schwerwiegend die jeweilige Funktionsstörung ist (> Abb. 27.1).

Eine Funktionseinschränkung des linken Ventrikels macht sich i. d. R. zunächst durch **Leistungsminderung und Belastungsdyspnoe** bemerkbar. Insbesondere flaches Liegen fällt den Patienten schwer, sodass viele nachts mit mehreren Kissen unter dem Oberkörper schlafen. Grund hierfür ist der Rückstau von Blut in den Lungenkreislauf (Rückwärtsversagen). Das Vorwärtsversagen hingegen führt zunächst zu Leistungsminderung, in schweren Fällen auch zu Verwirrtheit oder Synkopen.

Eine isolierte **Rechtsherzinsuffizienz** ist selten und meist Folge einer **pulmonalen Grunderkrankung** (COPD, Lungenfibrose, > Kap. 28.2.2). Häufig findet sich eine Globalherzinsuffizienz, die die Anzeichen von Links- und Rechtsherzinsuffizienz vereint. Es kommt zum Rückstau von Blut in das venöse System des großen Kreislaufs. Frühzeichen ist die **obere Einflussstauung.** Der Schwerkraft folgend bilden sich **Ödeme** zunächst im Bereich der unteren Extremitäten (> Abb. 27.2).

Diese Ödeme können sehr ausgeprägt sein und in Verbindung mit einer stauungsbedingten Venenschädigung zu einer Verdickung und Verhärtung der Haut sowie zu offenen, schlecht heilenden Wunden führen (Unterschenkelgeschwür, **Ulcus cruris**). Weiterhin können **Pleuraergüsse** und **Aszites** sowie durch den Blutrückstau in den Venen des Gastrointestinaltrakts **Stauungsgastritis** (Magenschmerzen oder Völlegefühl) und **Stauungsleber** (mit Leberkapselspannungsschmerz im rechten Oberbauch) bis hin zur Leberzirrhose (**Cirrhose cardiaque**) auftreten.

> **ACHTUNG**
> Die **obere Einflussstauung** (gestaute Vv. jugulares) ist einfach zu erkennen, aber nicht immer einfach zu interpretieren, da es für gestaute Halsvenen zahlreiche Ursachen gibt (u. a. atem- und lageabhängig). Deutliche Krankheitszeichen sind kontinuierlich gestaute, evtl. sogar pulsierende Jugularvenen bei erhöhtem Oberkörper.

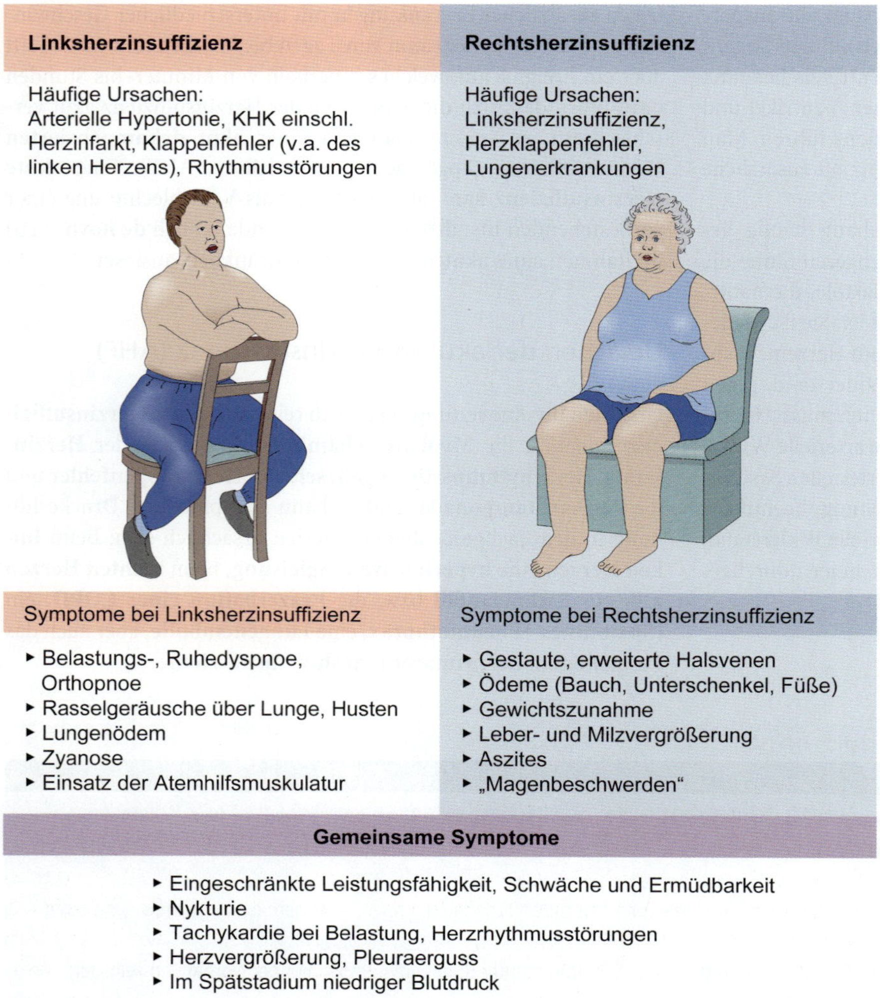

Linksherzinsuffizienz

Häufige Ursachen:
Arterielle Hypertonie, KHK einschl. Herzinfarkt, Klappenfehler (v.a. des linken Herzens), Rhythmusstörungen

Rechtsherzinsuffizienz

Häufige Ursachen:
Linksherzinsuffizienz, Herzklappenfehler, Lungenerkrankungen

Symptome bei Linksherzinsuffizienz
- Belastungs-, Ruhedyspnoe, Orthopnoe
- Rasselgeräusche über Lunge, Husten
- Lungenödem
- Zyanose
- Einsatz der Atemhilfsmuskulatur

Symptome bei Rechtsherzinsuffizienz
- Gestaute, erweiterte Halsvenen
- Ödeme (Bauch, Unterschenkel, Füße)
- Gewichtszunahme
- Leber- und Milzvergrößerung
- Aszites
- „Magenbeschwerden"

Gemeinsame Symptome
- Eingeschränkte Leistungsfähigkeit, Schwäche und Ermüdbarkeit
- Nykturie
- Tachykardie bei Belastung, Herzrhythmusstörungen
- Herzvergrößerung, Pleuraerguss
- Im Spätstadium niedriger Blutdruck

Abb. 27.1 Symptome der Herzinsuffizienz [L190]

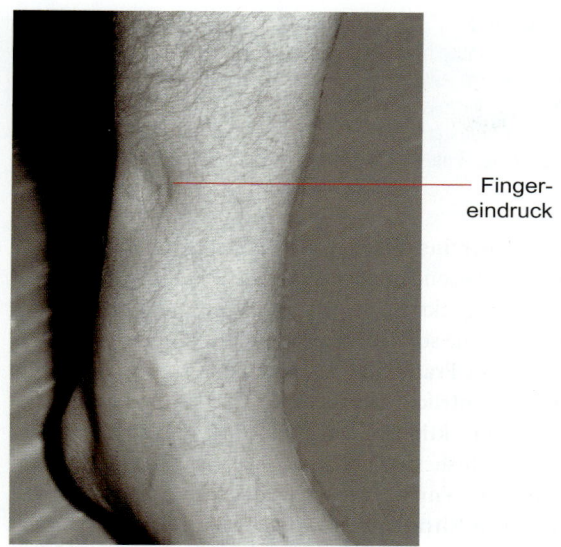

Abb. 27.2 Knöchelödeme bei Herzinsuffizienz [T127]

Typisches Symptom für beide Formen der Herzinsuffizienz ist die **Nykturie** (mehrfacher nächtlicher Harndrang), da die am Tage retinierte Flüssigkeit im Liegen mobilisiert wird.

Der Übergang in Symptome der dekompensierten Herzinsuffizienz kann fließend sein.

Symptome der (akut) dekompensierten Herzinsuffizienz

Akut dekompensierte Linksherzinsuffizienz

Bei der **akut dekompensierten Linksherzinsuffizienz** kommt es in Folge des **Rückwärtsversagens** zunächst zur Flüssigkeitsansammlung im Zwischenzellraum des Lungengewebes **(interstitielles Lungenödem)**, das zu auskultatorischen Zeichen der bronchialen Obstruktion wie bei Asthma oder COPD führt. Man spricht daher gelegentlich auch vom **Asthma cardiale.** Innerhalb von Minuten bis zu mehreren Stunden entwickelt sich ein intraalveoläres Ödem mit zunächst fein-, dann grobblasigen, feuchten Atemgeräuschen, die im Extremfall auch schon als typisches „Brodeln" ohne Stethoskop zu hören sind. Husten und blutig tingiertes Sputum sind ebenfalls möglich. Der Patient verspürt Dyspnoe bis hin zur schwersten Orthopnoe, auch die Entwicklung einer Zyanose ist möglich. Die SpO_2 ist normalerweise deutlich vermindert oder aufgrund von Zentralisation und/oder Unruhe nicht messbar. Wache Patienten versuchen oft von selbst, eine atemerleichternde Sitzhaltung mit erhöhtem Oberkörper und aufgestützten Armen einzunehmen. Eine Vigilanzminderung ist sowohl durch die zentrale Sauerstoffunterversorgung als auch durch die Erschöpfung der Atemmuskulatur mit Entwicklung einer respiratorischen Azidose bei Hyperkapnie (sog. CO_2-**Narkose**) möglich. Vegetative Symptome wie Angst, Übelkeit, Kaltschweißigkeit, Blässe und Tachykardie können zusätzlich auftreten.

Das Vorwärtsversagen kann außerdem zu einem **Blutdruckabfall** führen, den der Körper seinerseits meist durch eine **Tachykardie** zu kompensieren versucht. Eine schlechte zerebrale Durchblutung führt in Kombination mit Hypoxämie zu qualitativen und quantitativen **Bewusstseinsstörungen** wie Verwirrtheit und Somnolenz. Im Extremfall kommt es zu einem lebensgefährlichen **kardiogenen Schock** (➤ Kap. 32.3).

> **PRAXISTIPP**
>
> Der oft zitierte „**fleischwasserfarbene Schaum**" vor dem Mund ist selten und tritt nur bei schwersten Lungenödemen auf. Häufiger findet er sich jedoch nach der endotrachealen Intubation entsprechender Patienten und muss dann abgesaugt werden.

Akut dekompensierte Rechtsherzinsuffizienz

Das **Rückwärtsversagen** bei der **akut dekompensierten Rechtsherzinsuffizienz** führt zu typischen Symptomen wie **gestauten Halsvenen** und **Beinödemen.** Im akuten Krankheitsfall liegt jedoch häufig eine Globalinsuffizienz vor, die durch ein primäres Linksherzversagen (mit-)verursacht wurde.

Viel gefährlicher ist das **Vorwärtsversagen,** wie es z. B. bei einem **akuten Rechtsherzinfarkt** auftreten kann. Hierbei kann es ebenfalls zu einem Blutdruckabfall bis hin zum kardiogenen Schock mit all seinen Begleiterscheinungen kommen, jedoch ohne das sonst typische Lungenödem, sofern der linke Ventrikel intakt ist.

> **MERKE**
>
> Ein **kardiogener Schock** mit **oberer Einflussstauung** aber **ohne Lungenödem,** der schlecht oder gar nicht auf die Gabe von Katecholaminen anspricht, ist immer verdächtig auf eine akute Rechtsherzinsuffizienz (z. B. bei **Rechtsherzinfarkt**).

Therapie

> **MERKE**
>
> Bei der Beurteilung von Patienten mit V. a. akute Herzinsuffizienz sind vorrangig drei Punkte zu klären:
> - Hat der Patient tatsächlich eine **Herzinsuffizienz** oder liegt eine **andere Ursache** für die Symptomatik vor (z. B. COPD, Anämie, Niereninsuffizienz, Lungenembolie)?
> - Gibt es eine **Ursache** für die Herzinsuffizienz, die eine **sofortige Behandlung** erfordert (z. B. eine Herzrhythmusstörung oder ein akutes Koronarsyndrom)?
> - Ist die Situation des Patienten **akut lebensbedrohlich,** z. B. Hypoxie, lebensbedrohliche Herzrhythmusstörungen oder ein drohender kardiogener Schock?

Die Therapie der **akut dekompensierten Herzinsuffizienz** umfasst sowohl die Kontrolle der Symptome, um dem Patienten schnellstmöglich den Leidensdruck zu nehmen, als auch die Therapie der zugrundeliegenden akuten Erkrankung. Allgemeine Maßnahmen bei der akuten Linksherzinsuffizienz umfassen neben den Standardmaßnamen mit kontinuierlichem Monitoring die **Herzbettla-**

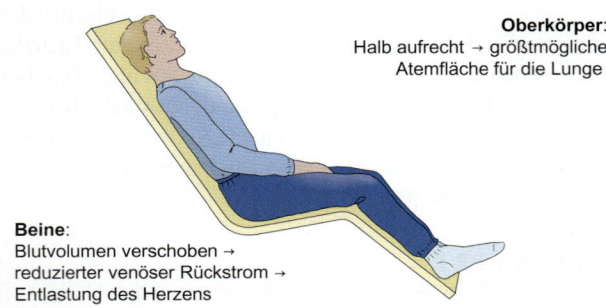

Abb. 27.3 Herzbettlagerung bei Herzinsuffizienz [L190]

gerung, bei der der Patient mit **erhöhtem Oberkörper** und **herabhängenden Beinen** gelagert wird (➤ Abb. 27.3). Dies führt über eine Verminderung des venösen Rückstroms zur Vorlastsenkung und drosselt die Flüssigkeitszufuhr zum Lungenkreislauf, was sich positiv auf die Entwicklung des Lungenödems auswirkt. Die Sauerstoffgabe sollte bei Dyspnoe und schlechter SpO_2 erfolgen, wobei ein Zielwert von 94–98 % angestrebt wird.

> **PRAXISTIPP**
> Bei Patienten, bei denen von einer **chronischen Hypoxie und Hyperkapnie** auszugehen ist (z. B. fortgeschrittene COPD, schwere chronische Herzinsuffizienz), ist zur Vermeidung einer „CO_2-Narkose" eine **SpO_2 von 88–92 %** anzustreben. Höhere Werte sind ggf. je nach Klinik erforderlich, jedoch muss der Patient auf Zeichen der Vigilanzminderung überwacht werden!

Die Behandlung der Dyspnoe erfolgt zudem durch die Gabe von **Morphin** in individueller Dosis, beginnend z. B. mit 5 mg i. v. Bei normalem oder erhöhtem Blutdruck ist außerdem ein **Nitratspray** (z. B. 2–3 Hübe Nitrolingual®-Spray) hilfreich, um über ein venöses Pooling die Vorlast weiter zu senken. Die Anwendung des Nitratsprays bei Blutdrücken < 100 mmHg verbietet sich jedoch aufgrund der weiteren blutdrucksenkenden Wirkung. Ein rasch wirksames Diuretikum wie **Furosemid** hilft, weitere Flüssigkeit rasch auszuschwemmen, und bewirkt ebenfalls eine geringfügige Vorlastsenkung.

Gerät der Patient in einen **kardiogenen Schock,** sollte die Patientenlagerung je nach Wirkung auf den Blutdruck erfolgen. Führt die Oberkörperhochlagerung zu einem RR-Abfall, so wird der Patient flach gelagert. Die Schocklage ist nur selten indiziert und kann durch Vorlasterhöhung die Symptomatik verschlechtern.

Im kardiogenen Schock ist eine **Katecholamingabe** erforderlich, z. B. mit einer Kombination aus Noradrenalin (Arterenol®) und Dobutamin via Spritzenpumpe, deren Wirkung **engmaschig überwacht** werden muss. Da eine invasive Blutdruckmessung im Rettungsdienst normalerweise nicht zur Verfügung steht, ist am EKG-Monitor ein minimales RR-Messintervall einzustellen oder alternativ eine manuelle Messung in kurzen Abständen (≤ 3 Min.) durchzuführen, um die Dosis anpassen zu können.

Des Weiteren ist nach der auslösenden Ursache zu suchen und kausal zu therapieren. Details hierzu finden Sie in den nachfolgenden Kapiteln.

> **PRAXISTIPP**
> Beim Lungenödem ist auch heutzutage immer noch der **unblutige Aderlass** hilfreich. Hierbei werden jeweils 3 Extremitäten proximal mit RR-Manschetten knapp oberhalb des diastolischen Drucks gestaut, alle 15–20 Min. wird reihum eine andere Extremität frei gemacht, um Thrombosen zu verhindern. Durch die Stauung des Blutes in den Extremitäten wird die Vorlast gesenkt.

Die **akute Rechtsherzinsuffizienz** weist gegenüber der Linksherzinsuffizienz einige Besonderheiten auf: Der rechte Ventrikel muss, da er nur den Lungenkreislauf versorgt, deutlich weniger Druck aufbauen und hat eine schwächere Muskulatur als der linke. Er ist stark abhängig vom **Frank-Starling-Mechanismus (je höher die enddiastolische Ventrikelfüllung, desto stärker die nachfolgende systolische Kontraktion).** Eine rasche Vorlastsenkung kann daher eine akute Rechtsherzinsuffizienz sogar noch verstärken. **Bei einem ausgeprägten Vorwärtsversagen des rechten Ventrikels** ist daher die **Gabe von Nitraten kontraindiziert,** die Therapie erfolgt im Gegenteil durch **Volumengabe!** Die akute Rechtsherzinsuffizienz spricht zudem oft schlecht auf Katecholamine an. Hauptursache der akuten primären Rechtsherzinsuffizienz ist der Rechtsherzinfarkt, ➤ Kap. 27.2.5.

SCHLAGWORT

Herzinsuffizienz

Ursachen
- KHK (ca. 60 %), Myokardischämie, z. B. Herzinfarkt, Tako-Tsubo-Syndrom, Prinzmetal-Angina etc.
- Hämodynamisch relevante Herzrhythmusstörungen (z. B. ventrikuläre Tachykardie)
- Nachlasterhöhung
  – Links:
    – Chronisch: arterielle Hypertonie (ca. 20 %)
    – Akut: hypertensiver Notfall
  – Rechts:
    – Chronisch: Lungenerkrankungen (COPD, Lungenfibrose etc.)
    – Akut: Lungenembolie, Pneumothorax, Lungenödem etc.
- Vorlasterhöhung: Volumenbelastung durch Überinfusion oder zu hohe Trinkmenge bei vorbestehender Herzinsuffizienz
- Myokarditis, akut und als Spätschaden
- Klappenvitien (z. B. Aortenklappenstenose)
- Herzbeuteltamponade
- Strukturelle Veränderungen des Myokards (z. B. Hypertrophie bei chronischer Hypertonie)

Symptome
Die Symptome sind abhängig von der betroffenen Herzhälfte:

Linksherzinsuffizienz
- Vorwärtsversagen: Leistungsminderung, Schwindel, zerebrale Leistungsstörungen, Hypotonie, Tachykardie bis hin zum kardiogenen Schock
- Rückwärtsversagen: Dyspnoe, Husten (evtl. mit blutig tingiertem Sputum), pulmonale Rasselgeräusche, Folgen der O_2-Minderversorgung wie Zyanose, Bewusstseinsstörungen und vegetative Symptome

Rechtsherzinsuffizienz
- Rückwärtsversagen: gestaute Halsvenen, Knöchel- und Unterschenkelödeme, Gewichtszunahme, Leber- und Milzvergrößerung, Aszites
- Vorwärtsversagen (akut): typische Trias aus gestauten Halsvenen und Hypotonie, aber Fehlen von Zeichen des Lungenödems

Die Kombination aus beidem ist möglich (Globalinsuffizienz).

Maßnahmen
Monitoring
- AF, SpO$_2$, Rekapillarisierungszeit, Puls (peripher/zentral), RR, BZ, GCS, 12-Kanal-EKG, Temperatur

Basismaßnahmen und Lagerung
- Bei der akuten Herzinsuffizienz besteht eine Notarztindikation aufgrund der Symptome, der auslösenden Ursache und/oder der Notwendigkeit zur präklinischen medikamentösen Therapie. Bei einer langsam (über Tage) dekompensierten chronischen Herzinsuffizienz und klinisch stabilem Patienten wird ein Notarzt hingegen meist nicht benötigt (KTW- oder RTW-Transport).
- Basischeck, Basismaßnahmen, Patient beruhigen und betreuen.
- Anstrengung vermeiden, Patient nach Möglichkeit nicht laufen lassen.
- Lagerung: Oberkörperhochlagerung oder Herzbettlagerung, bei Hypotonie/Schock Flachlagerung. Schocklage i. d. R. kontraindiziert, kann bei Hypotonie durch Rechtsherzinfarkt jedoch sinnvoll sein.
- O$_2$-Gabe mit Ziel-SpO$_2$ 95–98 % bzw. nach Klinik

Erweiterte Maßnahmen
- i.v.-Zugang, BZ-Kontrolle, je nach lokalem Standard ggf. Blutabnahme
- Infusion nur sehr langsam tröpfeln lassen, um Zugang offenzuhalten. Bei V. a. Hypotonie durch Rechtsherzinfarkt ggf. Testbolus mit 250 ml VEL unter permanenter Kontrolle von Klinik und RR-Verlauf.
- Kausale Therapie → Ursache identifizieren und behandeln!
- Rhythmusstörungen behandeln, die die Symptomatik verursachen oder verschlechtern (z. B. Antiarrhythmika, notfalls Elektrokardioversion).
- Bei schlechter SpO$_2$ trotz maximaler O$_2$-Gabe, ggf. CPAP-Atmung oder nichtinvasive Beatmung (NIV) je nach Toleranz durch den Patienten.
- Gegebenenfalls Morphin (nicht bei bewusstseinsgetrübten Patienten!) geben.
- Gegebenenfalls Intubation vorbereiten inkl. Medikamente zur Narkoseeinleitung und RR-Stabilisierung.
- Bei Lungenödem und langem Transportweg ohne Möglichkeit zur medikamentösen Therapie ggf. unblutigen Aderlass durchführen.

Medikamente und Dosierungsempfehlungen
- Zur Vorlastsenkung: Glyceroltrinitrat, initial 2 Hübe (je 0,4 mg) s. l. wenn RR$_{systol.}$ > 100 mmHg (bzw. Nitro über Spritzenpumpe [z. B. Perfusor®] entsprechend RR)
- Diuretika: Furosemid (Lasix®) 20–40(–80) mg i. v.
- Opiat: Morphin z. B. 5–10 mg i. v.
- Gegebenenfalls Medikamente zur kausalen Therapie je nach auslösender Ursache geben.
- Hypotonie/kardiogener Schock:
  – Dobutamin über Spritzenpumpe zur Herzkraftsteigerung (positiv inotrop):
    – Empfohlene Dosis: 0,12–0,6 mg/kg KG/Std.
    – Praktische Dosierung: Fertigprodukt (250 mg/50 ml), Laufrate beginnend z. B. mit 2 ml/Std., je nach Wirkung ggf. steigern bis 24 ml/Std.
    Wegen Vasodilatation immer Kombination mit
  – Noradrenalin (Arterenol®) über Spritzenpumpe zur RR-Anhebung mittels arterieller Vasokonstriktion. Über Nachlasterhöhung verbesserte diastolische Koronarperfusion:
    – Empfohlene Dosis: 0,9–6 µg/kg KG/Std.
    – Praktische Dosierung: 5 ml (5 mg) mit 45 ml NaCl 0,9 % in 50 ml-Spritze aufziehen, Laufrate nach individueller Wirkung (Beginn z. B. 2–5 ml/Std.)
  – Bei therapierefraktärer Bradykardie alleinige Gabe von Adrenalin (Suprarenin®) über Spritzenpumpe nach Wirkung:
    – Praktische Dosierung: 5 ml Adrenalin 1:1 000 (= 5 mg) mit 45 ml NaCl 0,9 % in 50 ml-Spritze aufziehen, Laufrate nach individueller Wirkung (z. B. Beginn mit 2–5 ml/Std.)

Alle Katecholamingaben erfordern eine kontinuierliche Blutdruckkontrolle, am besten durch invasive (arterielle) Messung. Da diese im Rettungsdienst allerdings fast nirgends vorhanden ist, besonders engmaschige RR-Kontrolle!

> **ACHTUNG**
> Im Rahmen der **Narkoseeinleitung** zur endotrachealen Intubation kommt es nicht selten zu **vital bedrohlichen Blutdruckabfällen,** da der Sympathikustonus gedämpft wird. Schon im Vorfeld müssen daher Katecholamine (z. B. Noradrenalin) vorbereitet sein und der Blutdruck ist ununterbrochen zu kontrollieren.

Sonderfall: Ventrikuläre Unterstützungssysteme

Zur endgültigen Therapie einer schweren Herzinsuffizienz NYHA IV kann unter bestimmten Voraussetzungen eine Herztransplantation erwogen werden. Zur Überbrückung der Wartezeit (**„Bridge-to-Transplant"**) werden immer häufiger linksventrikuläre Unterstützungssysteme (**left ventricular assist device, LVAD**) implantiert. Beim LVAD handelt es sich um eine Pumpe, die das Blut aus dem linken Ventrikel ableitet und direkt in die Aorta befördert (➤ Abb. 27.4). Die Besonderheit hierbei ist, dass diese Patienten i. d. R. **keinen Puls** aufweisen, da die Pumpe das Blut nicht wie das Herz stoßweise auswirft, sondern einen kontinuierlichen, gleichmäßigen Blutfluss verursacht. Selbst Kammerflimmern kann auf diese Weise lange toleriert werden, hierbei ist jedoch die Füllung und Pumpleistung des rechten Ventrikels als „Blutlieferant" limitierend.

Die Pumpe wird durch aus dem Körper herausgeführte Anschlüsse über redundante Akkus mit Energie versorgt. Im Sonderfall kann ein LVAD auch als letzte Therapieoption bei streng selektierten Patienten implantiert werden, die nicht auf der Transplantationsliste stehen.

> **ACHTUNG**
> **Fehlender Puls** ist bei LVAD-Patienten **kein** Zeichen eines Kreislaufstillstands.

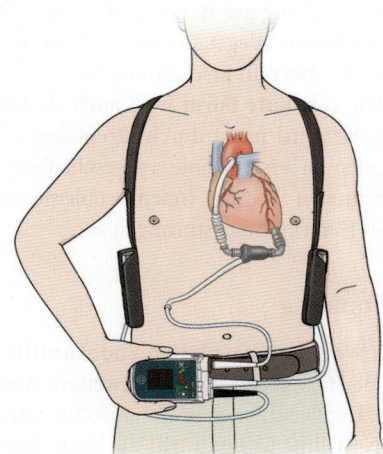

Abb. 27.4 Schematische Darstellung eines LVAD [V670]

Rechtsventrikuläre und biventrikuläre Unterstützungssysteme gibt es ebenfalls, sie sind allerdings extrem selten.

27.2.2 Entzündliche Herzerkrankungen

Entzündliche Herzerkrankungen treten meist als Entzündungen aller Schichten des Herzens auf (Pankarditis): Sie betreffen das **Perikard (Herzbeutel)**, das **Myokard (Herzmuskel)** und das **Endokard (Herzinnenhaut)**. Je nachdem, welche der Strukturen in erster Linie betroffen ist, werden Perikarditis, Myokarditis und Endokarditis unterschieden.

Endokarditis

Die Endokarditis bezeichnet die Entzündungen der Herzinnenhaut und der Herzklappen, die als eine dünne Auswachsung des Endokards unter erheblicher mechanischer Belastung stehen und besonders empfindlich sind. Die wesentliche Bedeutung der Endokarditis liegt darin, dass sie durch Befall der Herzklappen zur Ausbildung von **Herzklappenfehlern** (> Kap. 27.2.3) führen kann. Die Entzündungsfolgen können an den Herzklappen bewirken, dass diese ihre Fähigkeit, sich zu verschließen **(Herzklappeninsuffizienz)**, verlieren oder aber durch narbige Prozesse schrumpfen und verengen **(Herzklappenstenose)**.

Es wird zwischen der bakteriellen und der abakteriellen Endokarditis unterschieden. Die **abakterielle Endokarditis** tritt häufig beim rheumatischen Fieber auf. Im Anschluss an einen nicht ausreichend mit Antibiotika behandelten Infekt mit Streptokokken (z. B. Scharlach) bilden sich durch eine Antigen-Antikörper-Reaktion Immunkomplexe. Diese lagern sich am Schließungsrand einer Herzklappe ab und beeinträchtigen deren Funktion. Die **bakterielle Endokarditis** ist hingegen durch eine direkte Besiedlung der Herzklappe mit dem Krankheitserreger (Staphylokokken, Streptokokken oder Enterokokken) gekennzeichnet.

Ursächlich muss eine Eintrittspforte der Bakterien vorhanden sein, z. B. eine Nierenbeckenentzündung, Herzschrittmachersonde oder eine Zahnextraktion, über die akut oder schleichend (subakut) die Besiedlung der Herzklappe erfolgt. Es bilden sich große Bakterienkolonien (Vegetationen = „Bewuchs"), die echokardiografisch wie Thromben in Erscheinung treten.

Die **subakute Form** wird auch als **Endocarditis lenta** bezeichnet. Sie wird meist durch Streptokokken hervorgerufen. Befallen werden in erster Linie vorgeschädigte Herzklappen. Im fortgeschrittenen Stadium treten Probleme wie Herzinsuffizienzzeichen oder Herzrhythmusstörungen auf.

Symptome

Die Symptome der **akuten Endokarditis** sind anfangs hohes Fieber (> 38 °C), gefolgt von schubweisem Auftreten erhöhter Temperatur, Herzbeschwerden, Herzinsuffizienz, Zyanose und Anämie.

Notfallmedizinisch tritt die akute Endokarditis durch **zwei gravierende Komplikationen** in Erscheinung:

- **Sepsis:** Die akute Endokarditis kann zu einer fulminanten Sepsis mit septischem Schock führen. Die Prognose ist dann ernst.
- **Septische Embolien:** Von den bakteriellen Vegetationen können sich durch den Blutstrom und die mechanische Bewegung immer wieder kleine oder größere Teile ablösen, die zu Mikro- sowie Makroembolien führen können. Septische Lungenembolien oder **Schlaganfälle** sind möglich und führen oft zu einer Infektion des Emboliegebiets. Mikroembolien aus dem linken Herzen finden sich häufig als kleine Einblutungen unter den Fingernägeln (sog. **Splitterblutungen**).

Die Inzidenz der akuten Endokarditis nimmt gegenüber der subakuten Form zu.

Therapie

Die präklinische Therapie entspricht der Behandlung der akuten Herzinsuffizienz (> Kap. 27.2.1). Sie umfasst neben den dort erwähnten Maßnahmen die Kontrolle und Stabilisierung der Vitalfunktionen, Sauerstoffgabe und Schmerzbekämpfung. Tritt die **akute Endokarditis** als **fulminante Sepsis** in Erscheinung, so erfolgt auch hier die Behandlung nach den Grundsätzen der Therapie der Sepsis bzw. des septischen Schocks (> Kap. 41.2, > Kap. 32.5). Im Falle einer Sepsis ist bereits präklinisch eine Antibiotikagabe sinnvoll (z. B. Unacid®, 3 g i. v.).

> **ACHTUNG**
> Im septischen Schock erhöht die Verzögerung einer wirksamen Antibiotikagabe **pro Stunde** die **Letalität um ca. 7 %**!

Myokarditis

Die Myokarditis ist eine überwiegend durch Viren (z. B. Coxsackie-Virus, Zytomegalievirus) oder Bakterien (Diphtherie, Scharlach) hervorgerufene Infektion des Herzmuskels. Oft findet sich in der Anamnese ein tage- bis wochenlang vorausgegangener banaler Infekt.

Symptome

Der Verlauf ist sehr variabel und reicht von asymptomatischen oder milden Erkrankungen (häufig) bis hin zu einem tödlichen Ausgang (selten). Es können unspezifische Symptome wie **Müdigkeit und Leistungsverlust** auftreten, oft finden sich auch Herzrhythmusstörungen wie eine **Extrasystolie** und subjektiv empfundene **Palpitationen.** Die Prognose ist meist gut, die meisten Viruskarditiden heilen aus. Insbesondere bei nicht-viralen Erregern kann es aber auch zur Manifestation der Herzinsuffizienz kommen.

Schwere Verläufe können zum Auftreten von **ventrikulären Herzrhythmusstörungen bis hin zu Kammerflimmern** oder **AV-Blöcken** führen und dann notfallmedizinisch relevant sein. Auch die Entwicklung einer akuten **Herzinsuffizienz** ist möglich. Eine Mitbeteiligung der äußeren Muskelschichten führt im Rahmen einer Perimyokarditis häufig zu Veränderungen der ST-Strecke im EKG (s. u.).

Therapie

Die Therapie erfolgt symptomenorientiert und folgt neben körperlicher Schonung den Prinzipien der Behandlung der Herzinsuffizienztherapie (➤ Kap. 27.2.1), der Behandlung von Herzrhythmusstörungen und bei Thoraxschmerzen der Therapie des akuten Koronarsyndroms. Bei ST-Hebung wird bis zum Beweis des Gegenteils der Patient nach den STEMI-Leitlinien behandelt (➤ Kap. 27.2.5).

Perikarditis und Perimyokarditis

Die Perikarditis ist eine Entzündung des Herzbeutels, die mit oder ohne Perikarderguss auftreten kann. Ursache sind Autoimmunprozesse oder Infektionen mit Viren (z. B. Coxsackie) oder Bakterien (z. B. Streptokokken). Auch die Ansammlung toxischer Substanzen im Blut bei der Niereninsuffizienz kann zu einer sog. **urämischen Perikarditis** führen.

Durch die mechanische Reizung des entzündeten Herzbeutels kommt es häufig zu **retrosternalen Schmerzen.** Die Entzündung führt zur vermehrten Sekretion von Flüssigkeit im Perikard (**Pericarditis exsudativa**), es entsteht ein **Perikarderguss.** Da hierdurch die Reibung wieder vermindert wird, nehmen auch die Schmerzen im Verlauf meist wieder ab. Der Körper kann einen Perikarderguss, sofern er über Tage bis Wochen entsteht, mit bis zu vielen 100 ml Flüssigkeit tolerieren. Entwickelt sich der Perikarderguss jedoch sehr schnell, so droht eine lebensbedrohliche **Perikardtamponade (Herzbeuteltamponade).** Bildet sich im Rahmen der Herzbeutelentzündung kein Perikarderguss aus, so wird die Entzündung Pericarditis sicca genannt (**trockene Perikarditis**).

Eine Perikarditis kann auch Anteile des äußeren Myokards mitbetreffen (**Perimyokarditis**) und dann zu AP-Beschwerden und ST-Hebungen im EKG führen. Diese ST-Hebungen sind oft etwas anders geformt als beim STEMI und passen nicht immer zu einem koronaren Versorgungsgebiet.

MERKE
Gerade bei jungen Patienten sind AP-Beschwerden, Herzrhythmusstörungen und infarktähnliche EKG-Veränderungen häufig durch entzündliche Prozesse am Herzen bedingt, jedoch kann ein STEMI nur in der Klinik ausgeschlossen werden. Der Thoraxschmerz mit ST-Hebung ist daher präklinisch **grundsätzlich wie ein STEMI zu behandeln.**

Im Rahmen eines Herzinfarkts oder nach einem herzchirurgischen Eingriff können Zellbestandteile ins Blut gelangen, gegen die das Immunsystem vorübergehend Antikörper entwickelt. Tage bis Wochen nach dem Infarkt können diese dann zu einer Perikarditis führen, die leicht mit einem Re-Infarkt verwechselt wird. Man spricht vom **Dressler-Syndrom.**

Symptome

Trockene Perikarditis
- Retrosternaler Schmerz, verstärkt im Liegen, bei tiefer Inspiration und beim Husten
- Perikardreiben mit dem Stethoskop auskultierbar
- Bei Perimyokarditis: ST-Streckenveränderungen im EKG (typischerweise ST-Hebung)

Exsudative Perikarditis
- Abnahme der Schmerzen
- Leiser werdendes Herzgeräusch
- Mit Zunahme des Ergusses zunehmende Zeichen der Rechtsherzinsuffizienz durch Kompression des rechten Ventrikels mit Verminderung des diastolischen Füllvolumens (➤ Kap. 27.2.1)

Herzbeuteltamponade
- Zeichen des kardiogenen Schocks mit Rechtsherzversagen (gestaute Halsvenen) → Lebensgefahr!
- Leises Herzgeräusch
- Kußmaul-Zeichen: paradox vermehrte Jugularvenenfüllung während der Inspiration
- EKG: evtl. Niedervoltage (R-Zacken < 0,5 mV in den Extremitätenableitungen), evtl. elektrischer Alternans (verschiedene R-Zackengrößen bzw. Lagetypen innerhalb eines EKGs durch sich im Erguss bewegendes Herz, sog. **Swinging Heart**)

Therapie

Eine Peri(myo)karditis kann **nur im Krankenhaus** ursächlich behandelt werden. Die rettungsdienstliche Therapie beschränkt sich auf die Behandlung von Komplikationen und Symptomen wie Schmerzen, Herzinsuffizienz und Herzrhythmusstörungen. Bei ST-Hebung ist immer ein Transport in eine kardiologische Klinik mit Herzkatheter anzustreben.

MERKE
Herzbeuteltamponade
Bei einem hämodynamisch relevanten **Perikarderguss** (drohende Herzbeuteltamponade) kann die **Gabe von Volumen** den Gegendruck im rechten Ventrikel erhöhen und die Symptomatik dadurch entscheidend verbessern. Die in vielen Notfalltaschenbüchern beschriebene **Perikardpunktion** bei der Herzbeuteltamponade ist präklinisch – v. a. ohne Sonografie/Echokardiografie – **so gut wie unmöglich,** da hier insbesondere die Gefahr einer Verletzung des rechten Ventrikels extrem groß ist.

27.2.3 Herzklappenfehler

Die Herzklappenfehler (**Herzklappenvitien**) werden unterteilt in **Stenosen** (Verengungen) und **Insuffizienzen** (unvollständiger Klappenschluss). Auch kombinierte Herzklappenfehler sind möglich, wenn sich durch Verkalkung der Klappe diese weder vollständig öffnet noch vollständig schließt. Herzklappenfehler können sowohl Krankheitsfolge einer Endokarditis oder Voraussetzung für deren Entstehung sein. Als weitere Ursachen kommen mechanische, rheumatische (z. B. rheumatisches Fieber) und autoimmune Krankheitsprozesse infrage.

Im Folgenden sollen besonders die Klappenvitien des linken Herzens Beachtung finden:

Mitralklappenstenose (Mitralstenose)

Die Mitralstenose (Verengung der Mitralklappe) führt durch die Ausflussbehinderung zu einer schlechten Füllung der linken Herzkammer und zu einer Drucksteigerung im linken Vorhof. Es kommt durch die zunehmende Dehnung des Vorhofs zu einer Gefügestörung des Myokards und zu einer **Vergrößerung des linken Vorhofs.** Dies führt zu Störungen der elektromechanischen Erregungsabläufe. Schließlich können sich chaotische Erregungen im Vorhof ausbilden **(Vorhofflimmern).** Durch die turbulenten Strömungsverhältnisse im linken Vorhof kommt es zur Ausbildung von Thromben, die arterielle Embolien auslösen können (➤ Kap. 27.2.9).

Die Drucksteigerung im linken Vorhof erhöht das Volumen und damit den Druck im Lungenkreislauf und führt bis zum Lungenödem. Schließlich kann sich das Blut über die Lungenstrombahn und das rechte Herz bis in das venöse System zurückstauen. Die Mitralklappenstenose entwickelt sich oft schleichend über Jahre bis Jahrzehnte. Typisches Zeichen ist bei den Patienten die **Facies mitralis** (Mitralgesicht, Mitralbäckchen) mit rötlich-zyanotischen Wangen. Durch die mechanische Belastung und die stärkeren Blutverwirbelungen beim Passieren der Klappenöffnung kann es leichter zu Endokardläsionen kommen, die die Entwicklung einer **Endokarditis** begünstigen können. Auffälligster Auskultationsbefund ist ein diastolisches Decrescendogeräusch (leiser werdendes „Fauchen") im 5. ICR in der linken Medioklavikularlinie oder über der Herzspitze (➤ Abb. 27.5). Optimale Lagerung zur Auskultation ist die Linksseitenlage.

> **PRAXISTIPP**
> Patienten mit einer künstlichen Mitralklappe müssen **Antikoagulanzien** einnehmen (➤ Kap. 27.2.9, Abschnitt Vorhofflimmern). Diese erhöhen zwar die allgemeine Blutungsgefahr, jedoch kann die Nichteinnahme zur Thrombenbildung an der Kunstklappe und damit zum Schlaganfall führen.

Mitralklappeninsuffizienz (Mitralinsuffizienz)

Die Mitralklappeninsuffizienz wird je nach Verlauf unterteilt in eine akute oder chronische Form. Sie ist nach der Aortenklappenstenose das zweithäufigste Klappenvitium bei Erwachsenen.

Chronische Mitralinsuffizienz

Die **chronische** Mitralinsuffizienz entsteht häufig durch eine **Dilatation des linken Herzens**, z. B. bei einer dilatativen Kardiomyopathie (DCM, ➤ Abb. 27.6) oder Linksherzinsuffizienz unterschiedlicher Genese. Durch die allgemeine Dehnung des linken Ventrikels werden auch die Mitralklappensegel auseinandergezogen und können dann nicht mehr richtig schließen. Auch eine **Endokarditis** oder **degenerative Erkrankungen** können zu einer Mitralinsuffizienz führen.

Durch die undichte Mitralklappe fließt ein Teil des Blutes während der Systole zurück in den linken Vorhof **(Regurgitationsvolumen).** Es kommt zur Lungenstauung und reaktiv zur pulmonalen Hypertonie. Diese belastet das rechte Herz und führt wiederum zur Rechtsherzinsuffizienz. Da das Regurgitationsvolumen dem großen Kreislauf fehlt, erfolgt die Kompensation durch Steigerung des Herzschlagvolumens (HSV), wodurch eine Hypertrophie und Dilatation des linken Ventrikels entsteht. Die Ventrikeldilatation kann die Mitralinsuffizienz weiter verstärken.

Symptome

Die chronische Mitralinsuffizienz entsteht langsam, sodass der Körper sich anpassen kann und Symptome lange Zeit fehlen bzw. nur gering ausgeprägt sind. Erst nachdem sich eine relevante Linksherzinsuffizienz entwickelt hat, zeigen sich die typischen Symptome, die aufgrund der ähnlichen Pathophysiologie (Belastung des linken Vorhofs mit entsprechenden Folgen) denen der Mitralklappenstenose entsprechen.

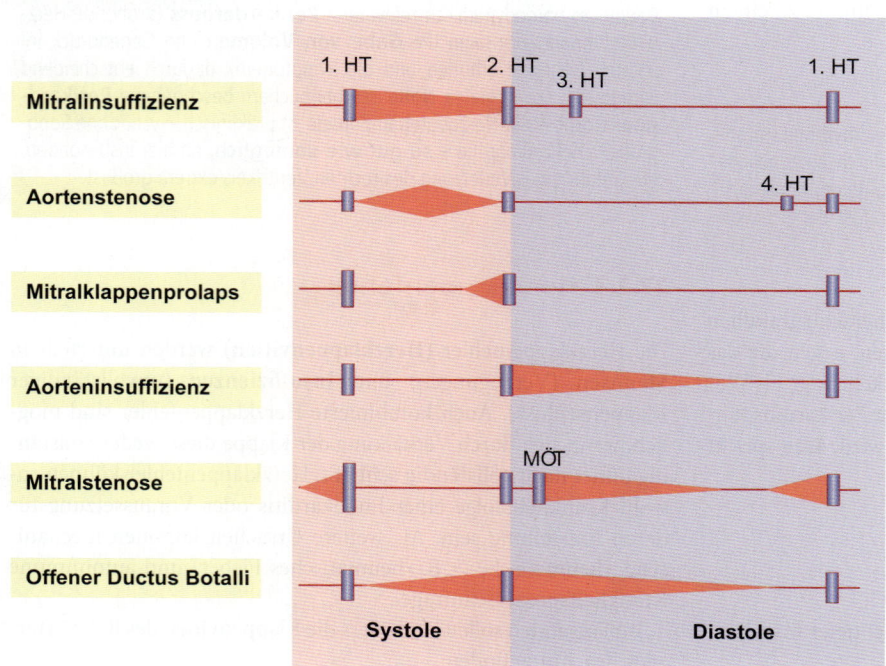

Abb. 27.5 Herzgeräusche und ihre zeitliche Zuordnung zu den Herztönen [L157]

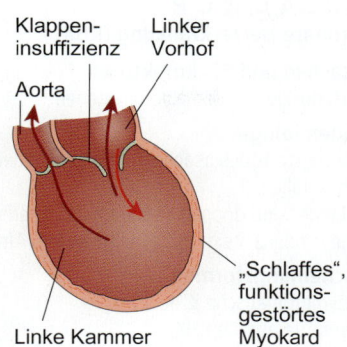

Abb. 27.6 Volumenbelastung des linken Herzens durch Pendelblut (dilatative Kardiomyopathie) [L190]

Der Auskultationsbefund unterscheidet sich jedoch, da das Blut ja nun in der Systole zurückfließt, somit hört man ein bandförmiges Systolikum (gleichmäßiges Rauschen oder „Fauchen" während der Systole). Am besten zu hören ist dieses im 5. ICR der linken Medioklavikularlinie bzw. über der Herzspitze in Linksseitenlage. Auch kann ein paukender 1. Herzton auftreten.

Akute Mitralinsuffizienz

Akut kann die Mitralklappeninsuffizienz entstehen, wenn die **Chordae tendineae (Sehnenfäden)** oder die **Papillarmuskeln** reißen. Ursache hierfür kann ein **Thoraxtrauma**, aber auch die Nekrotisierung eines Papillarmuskels im Rahmen eines **Myokardinfarkts** sein. Das betroffene Klappensegel wird dann nicht mehr in Position gehalten, sondern kann bei der Systole in Richtung Vorhof umschlagen.

Symptome und Therapie
Die akute Mitralinsuffizienz führt meistens zur **raschen kardialen Dekompensation** bis zum **kardiogenen Schock,** da dem Körper die Zeit zur Anpassung (Kompensation) fehlt. Die Behandlung erfolgt nach den Prinzipien der Herzinsuffizienztherapie.

Aortenklappenstenose

Die Aortenklappenstenose (auch: valvuläre Aortenstenose) ist das **häufigste Klappenvitium** im Erwachsenenalter mit einer Prävalenz von ≥ 3 % bei Patienten im Alter von über 65 Jahren. Häufigste Ursache (ca. 50 %) ist eine altersbedingte Verkalkung. Da das Blut durch eine viel zu kleine Öffnung gepumpt werden muss, kommt es zu einer **Druckbelastung des linken Ventrikels** und oft zu einer **Hypertrophie** (> Abb. 27.7).

Symptome
Bei erhaltener systolischer Funktion entsteht meist zuerst eine **diastolische Linksherzinsuffizienz mit Lungenstauung, Leistungsminderung** und **Luftnot**. Die Druckbelastung führt am hypertrophierten Herzen zu einer zunehmenden Wandspannung. Die Mikrozirkulation des Myokards im Bereich der Herzinnenseite (endokardnah) ist durch die erhöhte Wandspannung beeinträchtigt, sodass es auch unter normalem koronaren Blutfluss zu einer **Angina-pectoris-Symptomatik** kommen kann.

Des Weiteren treten **Synkopen** und **Schwindel** auf. Als Ursachen hierfür kommen ein **vermindertes Herzminutenvolumen** sowie **Rhythmusstörungen** infrage. Möglicherweise führt der erhöhte Druck im Ventrikel auch zur Aktivierung von Barorezeptoren, die in fälschlicher Annahme einer arteriellen Hypertonie zu einer Weitstellung von Blutgefäßen führen.

Die Auskultation der Aortenklappe erfolgt im **2. ICR rechts parasternal** und zeigt bei der Stenose ein **spindelförmiges Systolikum,** das gewöhnlich in die **Karotiden weitergeleitet** wird und auch dort beidseits auskultiert werden kann.

Therapie

> **MERKE**
> Wichtig ist, dass **viele Notfall-Antihypertensiva** bei der höhergradigen Aortenstenose **kontraindiziert** sind. Hierunter fallen z. B. Dihydralazin, Nitrendipin, Urapidil und auch Nitrospray (nur mit besonderer Vorsicht anzuwenden).

Symptomatische Aortenklappenstenosen erfordern einen Klappenersatz. Die Therapie erfolgt durch Operation am offenen Herzen. Für Patienten mit erhöhtem OP-Risiko hat sich in den letzten Jahren jedoch die interventionelle Implantation einer Aortenklappe etabliert. Die Klappe wird hierbei durch einen Ballonkatheter aufgedehnt und eine stentmontierte biologische Klappe eingebracht. Der Name dieses Verfahrens lautet: **Transcatheter Aortic Valve Implantation,** kurz **TAVI**.

Aortenklappeninsuffizienz (AI)

Die Aortenklappeninsuffizienz wird je nach Verlauf unterteilt in eine **akute** oder **chronische** Form. Durch die undichte Aortenklappe fließt in der Diastole Blut aus dem Körperkreislauf in den linken Ventrikel zurück **(Pendelblut)**. Hierdurch ist die **Windkesselfunktion beeinträchtigt** und der diastolische Blutdruckwert ist auffallend klein (z. B. 150/30 mmHg). Kompensatorisch kommt es zu einer Erhöhung des Schlagvolumens und zur Tachykardie mit

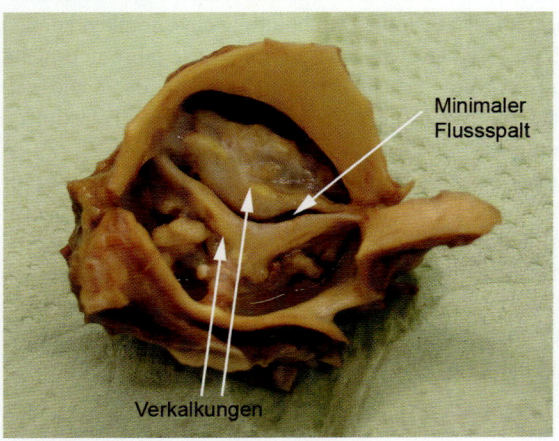

Abb. 27.7 Aortenklappenstenose [M235]

schnellem und kräftigem Puls (Pulsus celer et altus). Die erhöhte Blutdruckamplitude kann auch zu einem positiven Kapillarpuls (dabei führt ein leichter Druck auf einen Fingernagel zu pulssynchroner Rötung und Aufhellung des Nagelbetts) oder seltener zu pulssynchronem Kopfnicken führen. Oft sind bereits bei der Betrachtung des Patienten an Hals, Leisten, Ellenbeugen und an den Handgelenken „hüpfende" Pulse mit bloßem Auge zu erkennen.

Chronische Aortenklappeninsuffizienz

Da das Schlagvolumen des linken Ventrikels dauerhaft um das Pendelvolumen vergrößert ist, führt die **Dilatation des linken Ventrikels** zu einer **Linksherzhypertrophie.** Wenn das vergrößerte Herz jedoch eine gewisse Größe überschreitet, kann das Schlagvolumen nicht mehr aufrechterhalten werden, es kommt zur **Linksherzinsuffizienz.** Weitere Symptome, die im Rahmen der Aorteninsuffizienz auftreten können, sind **Synkopen** und **Rhythmusstörungen.** Durch die langsame Krankheitsentwicklung können Symptome lange Zeit fehlen oder schwach ausgeprägt sein. Eine ausgeprägte Aortenklappeninsuffizienz kann jedoch auch bei geringer Symptomatik dauerhafte Schäden am Herzen verursachen. Der richtige Zeitpunkt für eine Klappenoperation darf daher nicht verpasst werden.

Akute Aortenklappeninsuffizienz

Die akute Aortenklappeninsuffizienz kann bei einem **Thoraxtrauma** entstehen bzw. bei einer **Aortendissektion vom Typ A** (➤ Kap. 27.3.5). Auch die Entstehung im Rahmen einer **Aortenklappenendokarditis** ist möglich. Durch die akute Belastung des linken Ventrikels und das verminderte Minutenvolumen kommt es rasch zur **kardialen Dekompensation** mit **Lungenödem** bis hin zum **kardiogenen Schock.** Die Notfalltherapie richtet sich nach den Prinzipien der Herzinsuffizienz bzw. des kardiogenen Schocks. Die Diagnosesicherung erfordert eine Bildgebung und ist somit präklinisch kaum möglich.

27.2.4 Koronare Herzkrankheit (KHK)

Die KHK ist die **Manifestation der Arteriosklerose in den Koronararterien,** bei der es nach und nach zu Ablagerungen in den Gefäßen kommt, die letztlich die Durchblutung einschränken können (➤ Kap. 27.3.1). Sie entsteht langsam über viele Jahre und bleibt zunächst oft asymptomatisch. Bei einer Zunahme der Stenose(n) kommt es dann mit der Zeit unter immer geringeren Belastungen zu Beschwerden.

Kritische Stenosen werden mittels Herzkathetertechniken eröffnet (PCI, s. u.) und i. d. R. mit einem Stent versorgt. Ist dies nicht möglich, erfolgt die Behandlung durch eine Bypass-Operation, bei der die Engstellen mit operativen Techniken überbrückt werden (➤ Abb. 27.8). Es ist jedoch nicht auszuschließen, dass sich sowohl in Stents als auch in Bypässen über die Jahre ebenfalls wieder behandlungspflichtige Stenosen bilden.

> **SCHLAGWORT**
> **Koronare Herzerkrankung (KHK)**
> **Ursachen und Risikofaktoren**
> - Arteriosklerose der Koronararterien
>
> **Epidemiologie**
> - Häufigste Todesursache in Industrieländern, in Deutschland 20 % aller Todesfälle
> - Männer sind doppelt so häufig betroffen wie Frauen.
> - Die Inzidenz steigt mit zunehmendem Alter.
>
> **Erscheinungsformen**
> - Asymptomatische KHK
> - Symptomatische KHK:
>   – Stabile Angina pectoris
>   – Akutes Koronarsyndrom
>   – Ischämische Herzmuskelschädigung
>   – Herzrhythmusstörungen (auch maligne HRST)
>   – Plötzlicher Herztod

Angina pectoris (AP)

Die **Angina pectoris** ist das Leitsymptom der koronaren Herzkrankheit und beschreibt **retrosternal** (hinter dem Brustbein) lokalisierte **Schmerzen** des Patienten, die in **Hals, Unterkiefer** bzw. Zähne, **Schulter** und **Arm** (i. d. R. links, selten auch rechts) ausstrahlen können (➤ Abb. 27.9). Eine begleitende **Dyspnoe** ist nicht selten.

Typische Auslöser dieser Schmerzsymptomatik sind **körperliche und psychische Belastungen** mit erhöhtem myokardialen Sauerstoffverbrauch. Umfangreiche Mahlzeiten oder Kälteexposition, durch die reflektorisch die Durchblutung des Herzmuskels herabgesetzt wird, können ebenfalls einen Angina-pectoris-Anfall auslösen. Die hierdurch eintretende Sauerstoffunterversorgung im nachgeschalteten Versorgungsgebiet des Herzmuskels erzeugt den Brustschmerz **(Ischämieschmerz).**

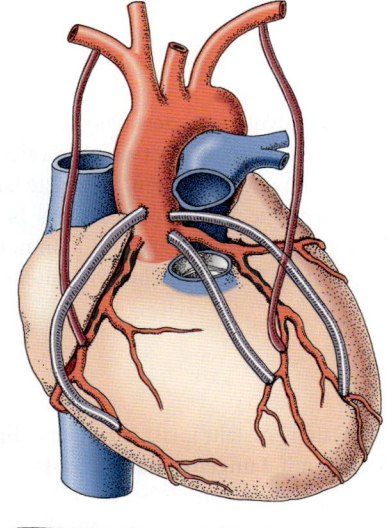

Abb. 27.8 Umgehung von Koronarstenosen, hier durch drei aortokoronare Venenbypässe (ACVB) und zwei Neuanschlüsse der A. thoracica (Syn. mammaria) interna (Mammaria-Bypässe) [L190]

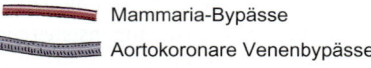

27.2 Krankheiten des Herz-Kreislauf-Systems

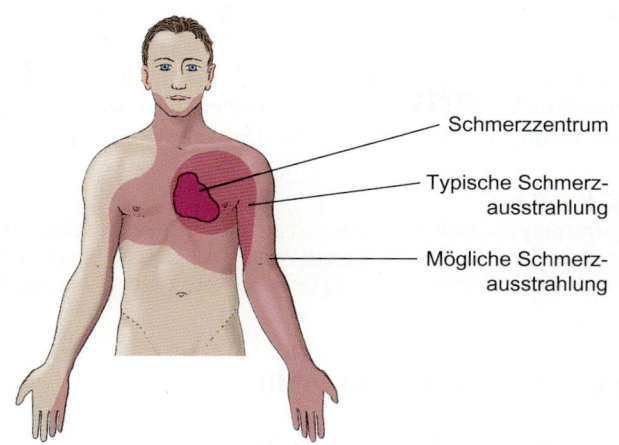

Abb. 27.9 Schmerzlokalisation und -ausstrahlung bei der typischen Angina pectoris [L190]

Die Angina pectoris wird je nach Schweregrad nach CCS eingeteilt (CCS = Canadian Cardiovascular Society) (➤ Tab. 27.2).

Die Angina pectoris wird auch anhand des Beschwerdebildes unterteilt (➤ Tab. 27.3).

> **MERKE**
> Die **instabile Angina pectoris** ist präklinisch nicht von einem NSTEMI zu unterscheiden und fällt daher unter die Arbeitsdiagnose „**akutes Koronarsyndrom**"!

Sonderformen der Angina pectoris

Die Prinzmetal-Angina (vasospastische AP, Variant-AP) entsteht durch Spasmus eines Koronargefäßes mit oder ohne vorbestehender Stenosen. Sie tritt in Ruhe und ohne äußere Provokation mit ST-Hebungen im EKG auf. Die EKG-Veränderungen sind jedoch reversibel und die körperliche Leistungsfähigkeit bleibt gut. In der Akutphase ist die Prinzmetal-Angina nicht vom STEMI zu unterscheiden.

Die **Walking-through-Angina** ist eine Angina pectoris, die unter körperlicher Belastung abnimmt. Als **Angina nocturna** bezeichnet man eine aus dem Schlaf heraus auftretende Angina pectoris.

27.2.5 Akutes Koronarsyndrom (ACS)

Der Begriff „akutes Koronarsyndrom" (engl. **acute coronary syndrome**, Abk. **ACS**) ist eine kardiologische Arbeitsdiagnose, die folgende drei akute Krankheitsbilder beinhaltet:
- **Instabile Angina pectoris (iAP)**
- **Myokardinfarkt ohne ST-Streckenhebung**
  (engl.: non-ST-elevating myocardial infarction, **NSTEMI**)
- **Myokardinfarkt mit ST-Streckenhebung**
  (engl.: ST-elevating myocardial infarction, **STEMI**)

Das klinische Leitsymptom ist der akute Thoraxschmerz, entsprechend der instabilen Angina pectoris. Diese ist präklinisch nicht von einem NSTEMI zu unterscheiden. Der STEMI unterscheidet sich von den beiden übrigen Krankheitsbildern durch typische EKG-Veränderungen (➤ Abb. 27.13). Der Übergang der drei

Tab. 27.2 CCS-Klassifikation der Angina pectoris [W320]	
Schweregrad	**Klinik**
CCS I	keine AP bei normaler Belastung
CCS II	geringe Beeinträchtigung der normalen körperlichen Aktivität durch AP
CCS III	erhebliche Beeinträchtigung der normalen körperlichen Aktivität durch AP
CCS IV	AP bei geringster körperlicher Belastung oder Ruheschmerzen

Tab. 27.3 Einteilung der Angina pectoris
Typische und atypische AP
Typische Angina pectoris
• Retrosternale Schmerzen mit **charakteristischer Ausprägung** (s. o.) • **Und:** Auslöser ist körperliche oder psychische **Belastung.** • **Und:** Rückgang der Beschwerden durch **Ruhe** und/oder Einnahme eines kurzwirksamen **Nitrats** (z. B. Glyceroltrinitrat)
Atypische Angina pectoris
• 2 der 3 Kriterien für die typische AP sind erfüllt.
Stabile und instabile Angina pectoris
Eine medizinisch wichtige und auch rettungsdienstlich relevante Unterscheidung ist die Einteilung in stabile und instabile Angina pectoris:
Stabile Angina pectoris (alle Kriterien müssen erfüllt sein)
• AP ist beim Patienten **bekannt,** also nicht zum ersten Mal aufgetreten. • **Und:** Die auslösbaren **Mechanismen und die Belastungsstufe** sind bekannt. • **Und:** Die AP spricht gut auf Einnahme von **Nitraten** an. • **Und: Abklingen ≤ 20 Min.** in Ruhe oder nach Einnahme von Nitraten
Instabile Angina pectoris (1 Kriterium muss erfüllt sein)
• Jede **erstmalig** aufgetretene AP • **Zunahme** von Schwere, Dauer, Häufigkeit der Anfälle im Vergleich zu vorherigen Anfällen • AP in **Ruhe** oder bei deutlich geringerer Belastung als sonst • Schlechtes Ansprechen auf Nitrate **(zunehmender Bedarf)**

Tab. 27.4 Differenzialdiagnosen des ACS	
Lokalisation	**Mögliche Ursachen**
Kardial	Myo-/Perikarditis, Kardiomyopathie, Klappenvitien, Tako-Tsubo-Syndrom, Herzrhythmusstörungen
Pulmonal	Lungenembolie, Pneumonie/Pneumonitis, Pneumothorax
Hämatologisch	Anämie, Sichelzellkrise
Vaskulär	Aortenaneurysma/-dissektion, zerebrovaskuläre Erkrankungen
Gastrointestinal	Ösophaguserkrankungen, gastrointestinales Ulkus
Orthopädisch/infektiös	Thoraxtrauma/Rippenfraktur, Bandscheibenerkrankung, Muskelverletzung/-entzündung, Costochondritis, Herpes Zoster

Krankheitsbilder kann fließend sein, somit stellen sie die potenziell **lebensbedrohlichen Phasen der KHK** dar. Wichtige differenzialdiagnostische Ursachen für einen akuten Thoraxschmerz sind in ➤ Tab. 27.4 aufgeführt.

Die in den Leitlinien verwendeten Begriffe **STE-ACS** für ein ACS mit einer ST-Streckenhebung >20 Min. Dauer und **NSTE-ACS** für ein ACS ohne ST-Hebung oder mit einer passageren ST-Hebung < 20 Min. Dauer sollten bekannt sein, haben sich aber in der rettungsdienstlichen Praxis bislang noch nicht durchgesetzt.

MERKE
Das **Monitoring** sollte so früh wie möglich angelegt und **nicht unterbrochen** werden.

Instabile Angina pectoris (iAP)

Weist eine Angina pectoris die Kriterien der Instabilität auf (s. o.), so besteht im Vergleich zur stabilen AP ein **deutlich erhöhtes Risiko.** Im Gegensatz zum Myokardinfarkt ist zwar bei der reinen Angina pectoris noch kein Herzmuskelgewebe zugrunde gegangen, jedoch kann der Übergang von der iAP zum NSTEMI fließend sein.

In der Regel lassen sich beide Krankheitsbilder präklinisch nicht voneinander unterscheiden. Im Krankenhaus wird die Unterscheidung durch klinischen Verlauf und bestimmte Laborwerte getroffen. Hier ist v. a. das **kardiale Troponin** zu nennen (Troponin I oder Troponin T), das insbesondere bei hochsensitiven Testverfahren im Falle eines NSTEMI rasch positiv wird, bei der iAP jedoch im Normbereich bleibt. Da es für eine Troponinerhöhung neben dem Infarkt noch andere Gründe geben kann (z. B. Herzinsuffizienz, Rhythmusstörungen, Niereninsuffizienz etc.), ist bei grenzwertig erhöhtem Troponin v. a. der Verlauf des Laborwerts entscheidend, bei initial negativem oder grenzwertigem hochsensitivem Troponin deutet ein Anstieg bereits nach 3 Std. auf einen NSTEMI hin. Bei weniger sensitiven Testverfahren ist ein Anstieg nach spätestens 6 Std. zu erwarten.

Solange die AP-Beschwerden noch bestehen, ist der Patient grundsätzlich zu behandeln, als habe er einen Herzinfarkt. Die englische Abkürzung für die iAP ist UAP (Unstable AP).

ACHTUNG
Nitratspray darf **nicht** zur diagnostischen Differenzierung zwischen Angina pectoris und Herzinfarkt eingesetzt werden, das Ergebnis ist nicht verlässlich. Nitro wird ausschließlich zu therapeutischen Zwecken verabreicht.

Akuter Myokardinfarkt (AMI)

Beim akuten Myokardinfarkt (Herzinfarkt) sind eine oder mehrere Herzkranzarterien verschlossen oder so hochgradig verengt, dass es aufgrund der Minderdurchblutung **(Ischämie)** und des dadurch bedingten Sauerstoffmangels **(Hypoxie)** in dem betroffenen Versorgungsgebiet zum **Absterben von Herzmuskelzellen** kommt **(Nekrosenbildung,** ➤ Abb. 27.10). Der häufigste Mechanismus hierfür ist die Plaqueruptur, bei der eine atherosklerotische Plaque in der Koronararterie einreißt und es durch die Endothelschädigung innerhalb kurzer Zeit zur Bildung eines Thrombus kommt (➤ Kap. 27.3.1). Ist nur **die innere Schicht** der Herzmuskulatur betroffen (endokardnahe Abschnitte), so können **EKG-Veränderungen fehlen** oder beispielsweise in Form **von ST-Senkungen** oder **T-Negativierungen** auftreten. In diesem Fall liegt ein **NSTEMI** vor.

MERKE
Beim Herzinfarkt kommt es zu **Myokardnekrosen** im betroffenen koronaren Versorgungsgebiet.

Bei einer Beteiligung der außen (epikardnah) gelegenen Myokardanteile kommt es i. d. R. zu typischen EKG-Veränderungen. Da die

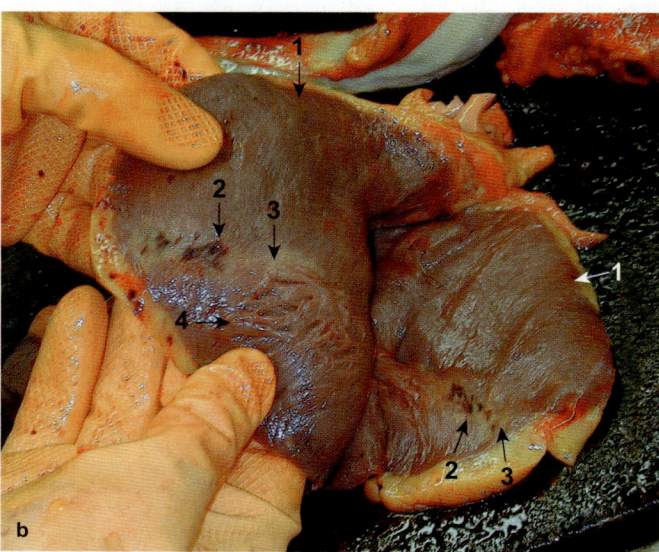

Abb. 27.10 Herzinfarkt. **a)** Durch Verschluss einer Koronararterie stirbt das von dieser Arterie (hier: RIVA) versorgte Herzmuskelgewebe ab. [L190]
b) Transversalschnitt durch Infarktgebiet nach RIVA-Verschluss; 1: linke Herzkammer (Transversalebene), 2: Herzmuskeleinblutung (rote Flecken), 3: Herzmuskelnekrose (blassgelbe Flecken), 4: Herztrabekel. [M235]

Außenschichtdurchblutung erst nach der Innenschichtdurchblutung ausfällt, ist die Außenschicht so gut wie nie alleine betroffen, sondern der Infarkt zieht sich dann durch die gesamte Dicke der Muskelwand. Man spricht auch von einem **transmuralen Infarkt** (lat. murus = Wand, transmural = „durch die gesamte Wand hindurch"). Da die EKG-Veränderungen in der Akutphase zu einer **Anhebung der ST-Strecke im EKG** führen, nennt man diese Infarktform auch **STEMI** (s. o.). Beim STEMI ist die Durchblutungsstörung i. d. R. kritischer und der Patient daher auch stärker gefährdet.

Gefahren des Herzinfarkts

In verschiedenen Phasen des Herzinfarkts können unterschiedliche Gefahren auftreten.

Gefahren in der Akutphase

Während in der Kernzone des Infarktgebiets die Zellen bereits abgestorben sind, leben die Zellen in den Randbereichen der Infarktzone zwar noch, sind jedoch in ihrer Funktion gestört. Da die Herzmuskelzellen für Bildung und Weiterleitung der elektrischen Erregung des Herzens verantwortlich sind, kann dies zu **malignen** (bösartigen, potenziell lebensbedrohlichen) **Herzrhythmusstörungen** führen. Häufig tritt eine **ventrikuläre Tachykardie** (**VT,** Kammertachykardie, ➤ Kap. 27.2.9) auf, die auch schnell in **Kammerflimmern** degenerieren kann. Herzrhythmusstörungen treten zu über 90 % in der Akutphase auf und sind in dieser Zeitspanne die **häufigste Todesursache.**

Insbesondere bei einem Infarkt im Versorgungsgebiet der rechten Koronararterie (RCA) können auch direkt Abschnitte des Reizbildungs- und -leitungssystems geschädigt werden, sodass es zu bradykarden Herzrhythmusstörungen wie z. B. einem AV-Block III° oder einer Asystolie kommen kann. Herzrhythmusstörungen können die Koronardurchblutung weiter beeinträchtigen und so die Ischämie ihrerseits verstärken.

Eine weitere Gefahr in der Akutphase ist die **akute Herzinsuffizienz,** oft mit **kardialem Lungenödem** (bei ca. 30 % der Patienten mit akutem Myokardinfarkt), bis hin zum **kardiogenen Schock** (➤ Kap. 32.3). Je nach Infarktgröße und -lokalisation führt der Funktionsausfall der Herzmuskelzellen zu einem Kraftverlust der Herzmuskulatur, es resultiert eine Pumpschwäche. Auch Herzrhythmusstörungen können zur Symptomatik einer akuten Herzinsuffizienz führen bzw. sie verstärken. Der kardiogene Schock ist die **zweithäufigste Todesursache** (7 % der Patienten mit akuten Myokardinfarkt, davon 90 % in der Klinik).

Auch heutzutage verstirbt jeder 3.–4. Infarktpatient! Etwa 50 % dieser Patienten sogar innerhalb der 1. Std. nach Symptombeginn, die meisten noch vor Erreichen der Klinik. Von den Patienten, die innerhalb der ersten 24 Std. des Infarkts versterben, sterben 50 % innerhalb der ersten 15 Min. und 30 % zwischen 15 und 60 Min. nach Symptombeginn.

Mittel- und langfristige Gefahren

Durch die Nekrosen kann das Gewebe an Festigkeit verlieren und einreißen. Die höchste Gefahr hierfür besteht innerhalb von 3–10 Tagen nach einem Infarkt, da die Narbenbildung noch nicht abgeschlossen ist, aber bereits Nekrosematerial vom Körper abgebaut wird. Beispielsweise kann die Ruptur eines **infarzierten Papillarmuskels** zu einer **akuten Mitralinsuffizienz** (➤ Kap. 27.2.3) mit plötzlich einsetzenden Herzinsuffizienzzeichen führen. Auch die Ruptur der Herzwand ist gefürchtet und verläuft über eine **Herzbeuteltamponade** schnell tödlich. Diese Komplikationen sind, ebenso wie eine Ruptur des Ventrikelseptums, jedoch selten.

Je nach Ausmaß des Infarkts kann es zur **Herzinsuffizienz** unterschiedlicher Ausprägung sowie zu **Herzrhythmusstörungen** kommen. Im Bereich der Myokardnarbe kann sich zudem eine Aussackung bilden **(Herzwandaneurysma),** die wiederum zur Bildung von **Thromben** prädisponiert. **Thromboembolische Komplikationen** wie Schlaganfälle können dann die Folge sein.

EKG-Diagnostik

> **MERKE**
> Ein **12-Kanal-EKG** muss **innerhalb von 10 Min.** nach dem ersten medizinischen Kontakt (RTW) registriert werden. (Ausdrucken!).
> Bei jedem neuerlichen Auftreten von Symptomen ist das EKG erneut zu beurteilen und bei Veränderungen auch auszudrucken.

Die EKG-Diagnostik ist bei kardialen Notfällen von herausragender Bedeutung. Sie soll daher hier gesondert thematisiert werden. Weitere Informationen finden Sie in ➤ Kap. 17.4.7 und ➤ Kap. 27.2.9.

Bei kardiologisch vorerkrankten Patienten finden sich auch in stabilem Zustand und bei Symptomfreiheit häufig EKG-Veränderungen ohne notfallmedizinischen Krankheitswert. Hierzu zählen insbesondere **ST-Streckensenkungen** und **negative T-Wellen.** Derartige Veränderungen sind auch bei der instabilen AP und beim NSTEMI häufig. Grundsätzlich erhärten derartige EKG-Veränderungen den Verdacht, dass die Krankheitssymptome tatsächlich kardialer Ursache sind, sie haben aber **keinen** Beweischarakter. Bei einem Patienten mit ACS und ST-Senkungen oder T-Negativierungen im EKG (➤ Abb. 27.11) wird

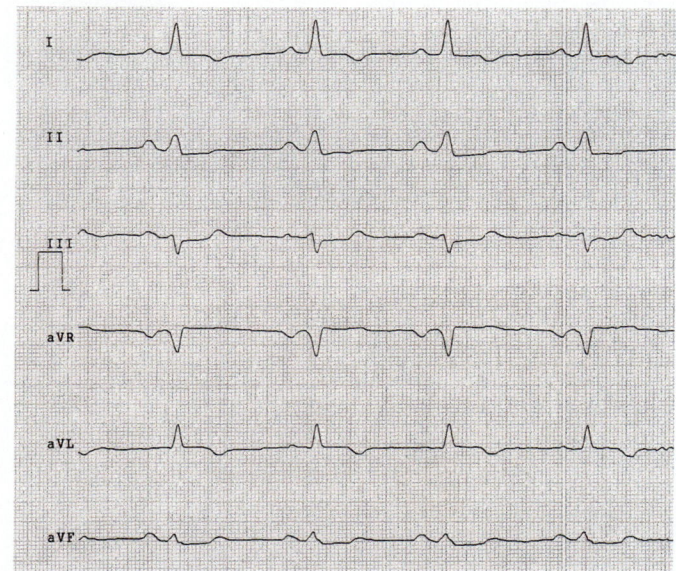

Abb. 27.11 ST-Senkungen II, III, aVF, T-Negativierung I und aVL. Solche Veränderungen deuten zwar auf eine Herzerkrankung hin, sind aber weder zum Beweis noch zum Ausschluss eines Infarkts geeignet. [P100]

jedoch von einem höheren kardialen Risiko auszugehen sein als bei singulären Thoraxschmerzen ohne EKG-Veränderungen.

Beim **STEMI** zeigen sich hingegen spezifische EKG-Veränderungen, die sich im Laufe des Infarkts verändern. Bis auf das Frühstadium haben alle rettungsdienstlich relevanten Infarktstadien gemeinsam, dass sie eine **ST-Streckenhebung** im EKG aufweisen. Später kommt eine pathologische **Q-Zacke** hinzu, die normalerweise dauerhaft erhalten bleibt und für den früher verwendeten Begriff „Q-Wave-Infarkt" verantwortlich ist.

Das **Frühstadium** besteht oft nur sehr kurz (**ca. 5–30 Min.**), sodass es im Rettungsdienst nur sehr selten gesehen wird. Es handelt sich um ein sogenanntes **Erstickungs-T,** eine gleichschenklige, spitze und überhöhte T-Welle (> Abb. 27.12).

Die Stadien des STEMI und seine typischen EKG-Veränderungen sind in > Abb. 27.13 zusammengefasst. Folgende Grundregeln zur Ableitung eines EKGs bei Verdacht auf einen Myokardinfarkt sind zu beachten:

- Beim ACS ist innerhalb der ersten 10 Min. nach Erstkontakt zum Patienten **immer** ein 12-Kanal-EKG zu registrieren. Extremitätenableitungen alleine sind nicht ausreichend!
- Die Positionen der Brustwandelektroden des 12-Kanal-EKGs sind **exakt definiert** und dürfen nicht „Pi-mal-Daumen" geklebt werden. EKGs sind sonst im Verlauf nicht miteinander vergleichbar und können zu Fehleinschätzungen führen.
- Weitere EKG-Ableitungen können hilfreich sein:
  - **Rechtspräkordiale Ableitungen** ($V3_R$ und $V4_R$) werden spiegelbildlich zu V3 bzw. V4 geklebt (s. Praxistipp). Ein **Rechtsherzinfarkt** lässt sich oft nur so identifizieren.
  - **Dorsal erweiterte Ableitungen** (V7–V9) können einen rein **posterior lokalisierten Infarkt** identifizieren. Alle kommen auf gleiche Höhe wie V4(–V6). V7: hintere Axillarlinie, V8: Skapularlinie (Mitte des Schulterblatts), V9: Paravertebrallinie (neben der Wirbelsäule).

> **PRAXISTIPP**
>
> Der **Rechtsherz-STEMI** ist meist in den Ableitungen $V3_R$ und $V4_R$ sichtbar, die daher zusätzlich geschrieben werden sollten. Man nimmt dafür die Elektrode von V4 (braun) und klebt sie in den 5. ICR der rechten Medioklavikularlinie. Die Elektrode von V3 (grün) wird zwischen $V4_R$ und V1 geklebt. Das EKG wird normal ausgedruckt und V3 und V4 werden handschriftlich mit einem „R" oder „rechts" markiert.

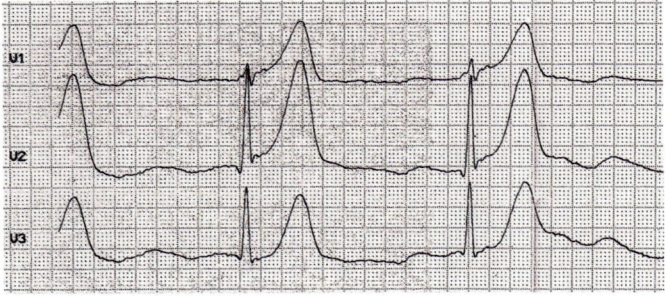

Abb. 27.12 Vorderwandinfarkt im selten zu beobachtenden Frühstadium (Erstickungs-T) [P100]

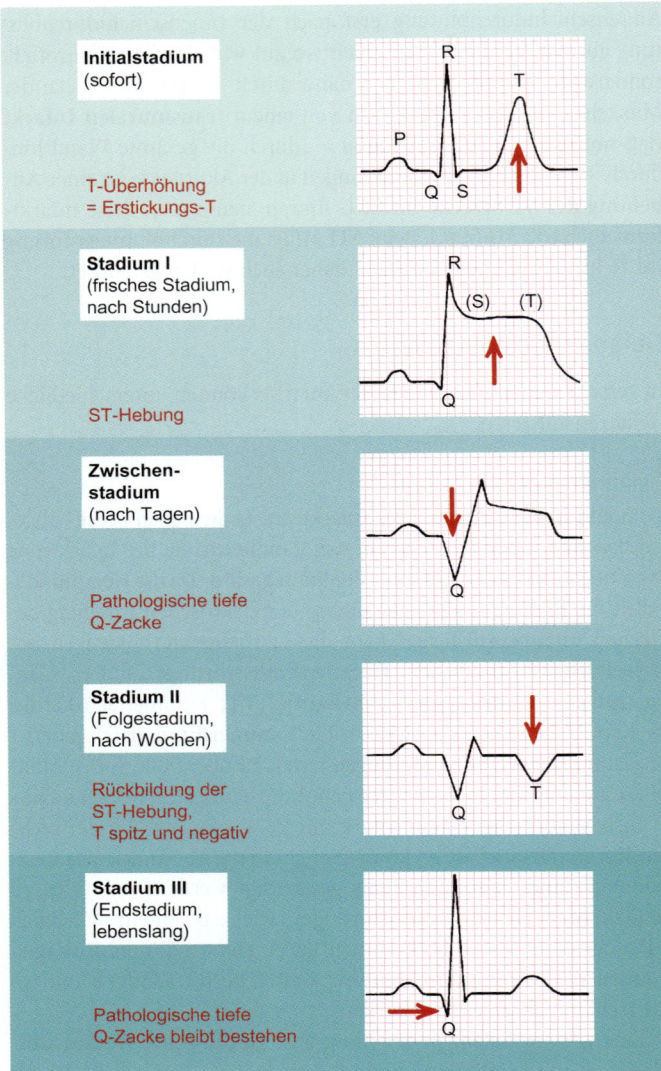

Abb. 27.13 EKG-Stadien des transmuralen Infarkts (ST-Elevating Myocardial Infarction = STEMI) [L190]

> Abb. 27.14 zeigt ein im Einsatz abgeleitetes EKG eines Patienten mit STEMI (Stadium I). Die ST-Hebungen zeigen sich sehr deutlich in den Ableitungen II, III, aVF, V5 und V6. Als weiteres auffälliges Merkmal kommen eine ausgeprägte ST-Senkung mit T-Negativierung in aVL sowie ST-Senkungen in V1 und V2 hinzu („spiegelbildliche" Senkung).

> **PRAXISTIPP**
>
> Die **Ableitung aVR** steht im Vergleich zu den anderen Extremitätenableitungen gewissermaßen „auf dem Kopf", da sie die einzige Ableitung ist, die von rechts oben „auf das Herz schaut", sodass ST-Hebungen in aVR eigentlich wie Senkungen anzusehen sind und Senkungen wie Hebungen (> Abb. 27.14).

Bei einem **Linksschenkelblock (LSB)** (> Kap. 17.4.7) sind die Endstrecken im EKG immer verändert, sodass eine Beurteilung hier extrem schwierig ist. Zudem ist ein LSB häufig Folge eines akuten

Infarkts. Jeder (vermutlich) **neu aufgetretene LSB** in Kombination mit **Symptomen des akuten Koronarsyndroms** ist wie ein **STEMI** zu behandeln.

> **MERKE**
> Jede ST-Hebung ist im Rettungsdienst bis zum Beweis des Gegenteils als STEMI zu behandeln.
> Jeder neu aufgetretene Linksschenkelblock in Kombination mit einer ACS-Symptomatik ist wie ein STEMI zu behandeln.

Sonderfall: Tako-Tsubo-Syndrom

Das **Tako-Tsubo-Syndrom** ist ein Notfall, der **dieselben Symptome und Akutgefahren wie ein STEMI** verursachen kann. Das Tako-Tsubo-Syndrom tritt häufiger bei Frauen, v. a. nach extremem emotionalen Stress, auf. Einige geläufige Synonyme für das Tako-Tsubo-Syndrom sind **Stress-Kardiomyopathie** und **Broken-Heart-Syndrom**. Typisch ist eine Bewegungsstörung im Bereich der Ventrikelspitze, sodass das Herz vorübergehend die Form der japanischen Tintenfischfalle „Tako Tsubo" annimmt, von der das Syndrom seinen Namen hat.

Die Patienten bedürfen einer kardiologischen Abklärung und intensivmedizinischen Überwachung, sodass prinzipiell für den Rettungsdienst **kein Unterschied in der Behandlung** zum STEMI besteht, zumal die Differenzierung präklinisch unmöglich ist. Der Unterschied zum STEMI besteht jedoch darin, dass die Koronararterien keine relevanten Stenosen aufweisen, die ST-Hebung sich im Verlauf spontan zurückbildet und das Syndrom oft folgenlos abheilt. Grund sind möglicherweise **mikrovaskuläre Gefäßspasmen,** die durch eine erhöhte Katecholaminausschüttung ausgelöst werden.

Therapie des akuten Koronarsyndroms

Die Gabe von **Sauerstoff** ist nur indiziert bei **Dyspnoe, akuter Herzinsuffizienz** und **schlechtem SpO$_2$ (< 95 %)** und sollte nicht mehr routinemäßig durchgeführt werden.

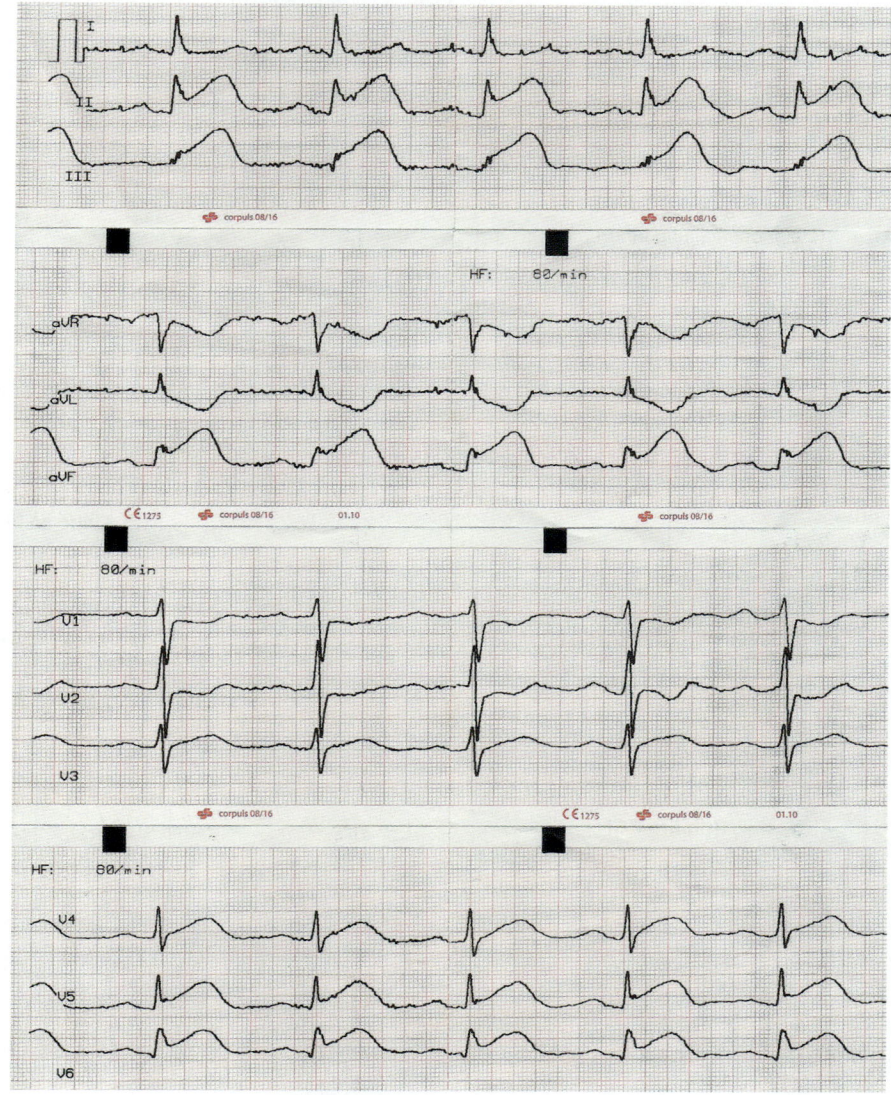

Abb. 27.14 Typisches EKG bei STEMI (Vorschub 50 mm/s) [P100]

Die spezielle Therapie des ACS zielt zusätzlich zu den Allgemeinmaßnahmen darauf ab, das Verhältnis zwischen O_2-Angebot und O_2-Verbrauch im ischämischen Herzmuskelgebiet zu verbessern. Hierfür ist bei ausreichend hohem Blutdruck (**RR > 100 mmHg systolisch**) die Gabe eines **Niratsprays** (z. B. Nitrolingual®) zur Erweiterung der Koronararterien sowie zur Senkung von Vor- und Nachlast erste medikamentöse Wahl. Da es unter der Applikation von Nitraten zu einem Blutdruckabfall kommen kann, ist die vorherige Anlage eines **Venenzugangs** notwendig.

Hat der Patient zuvor Phosphodiesterase-5-Hemmer (**PDE-5-Hemmer**, z. B. Sildenafil = Viagra®; Vardenafil = Levitra®; Tadalafil = Cialis®) eingenommen, die zur Behandlung der pulmonalen Hypertonie und als Potenzmittel eingesetzt werden, sind im Zusammenhang mit der Nitrogabe teils **lebensbedrohliche Blutdruckabfälle** beschrieben worden, sodass die Frage nach der Einnahme derartiger Präparate innerhalb der letzten 48 Stunden inzwischen zur **Pflichtanamnese** vor der Nitrogabe gehört.

ACHTUNG
Beim **Rechtsherzinfarkt** ist eine Vorlastsenkung durch Nitratgabe **kontraindiziert!** Eine Hypotonie beim Rechtsherzinfarkt wird durch **Volumengabe** therapiert.

Die weiteren pharmakologischen Maßnahmen beim akuten Koronarsyndrom umfassen die Behandlungsschwerpunkte Analgesie und Anxiolyse (Schmerz- und Angstbefreiung), die Thrombozytenaggregationshemmung und die Antikoagulation (teilweise Hemmung der Blutplättchenfunktion und Blutgerinnung) sowie die antiarrhythmische Therapie (Behandlung zur Behebung von Herzrhythmusstörungen).

Acetylsalicylsäure (ASS, Aspirin®, Aspisol®) verhindert in Kombination mit **Heparin** das Thrombuswachstum im Koronargefäß. Beide sind essenziell in der Notfalltherapie. **Morphin** mildert Schmerz und Luftnot, verringert den Leidensdruck und entlastet das Herz durch Senkung des Stresslevels und des Sympathikustonus. **Betablocker** können erwogen werden bei hämodynamisch stabilen Patienten mit **Tachykardie und Hypertonie**. Sie sind keine Routinemedikation mehr. Alle Medikamente werden nur intrave-

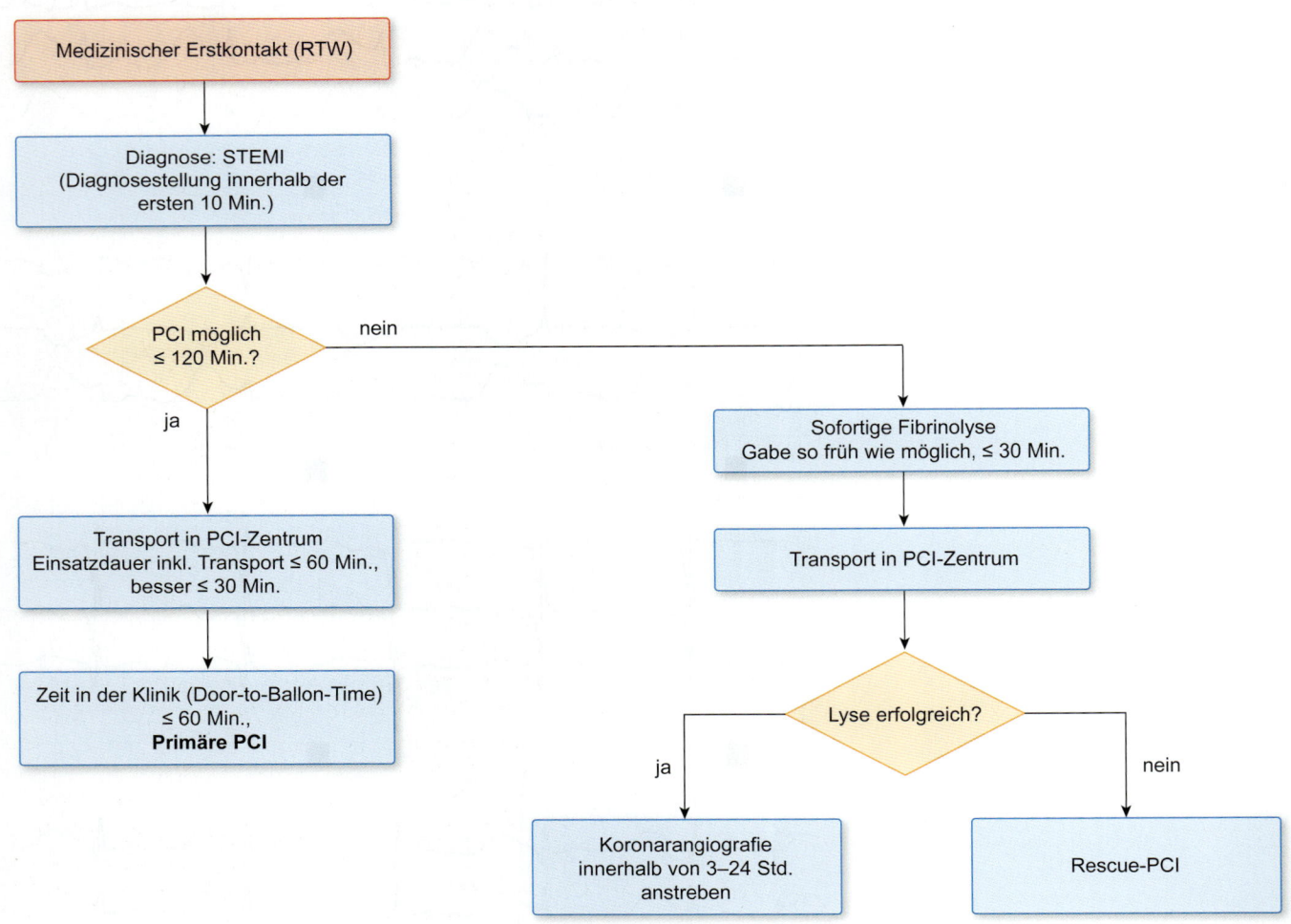

Abb. 27.15 Zeitliche Zielvorgaben, gerechnet vom medizinischen Erstkontakt. Erst bei > 120 Min. bis zum Beginn der PCI ist eine präklinische Lysetherapie indiziert. [P100/L143]

nös verabreicht. Eine intramuskuläre Injektion verbietet sich, da die Notwendigkeit zur Lyse nie ganz ausgeschlossen werden kann und in deren Folge ansonsten vermeidbare Muskeleinblutungen möglich sind.

Alle Patienten mit einem **akuten Koronarsyndrom** sollten in eine **kardiologische Klinik** mit der Möglichkeit zur **intensivmedizinischen Überwachung** und einem **Herzkatheterlabor** gebracht werden. Idealerweise erfolgt der Transport in eine **Chest Pain Unit (CPU),** bei der es sich um eine zertifizierte Einrichtung mit entsprechendem Qualitätsstandard handelt.

Bei Patienten mit einem **STEMI,** bei denen die Symptome nicht länger als 24 Std. bestehen, muss die **PCI** (perkutane Koronarintervention = Herzkatheter) so schnell wie möglich erfolgen. Die Leitlinien fordern **eine Diagnosestellung innerhalb der ersten 10 Min. nach dem medizinischen Erstkontakt** (➤ Abb. 27.15). Der Transport des Patienten muss grundsätzlich in eine **Klinik mit PCI-Möglichkeit** erfolgen. Zur Indikation der PCI und Lysetherapie siehe unten.

MERKE
Je früher die Durchblutung des Herzmuskels wieder hergestellt wird, desto geringer ist der bleibende Schaden (➤ Abb. 27.15). **Time is muscle!**

Perkutane Koronarintervention (PCI)

Bei der PCI werden über eine periphere Arterie spezielle Katheter durch die Aorta bis zur Einmündung der Koronararterien vorgeschoben, über die Kontrastmittel injiziert werden kann. Mithilfe einer beweglichen Röntgenröhre können die Koronargefäße aus verschiedenen Blickwinkeln dargestellt und Stenosen identifiziert werden. Diese Darstellungstechnik bezeichnet man als **Koronarangiografie** (umgangssprachlich „Herzkatheteruntersuchung"). Zur Wiedereröffnung eines Gefäßverschlusses oder zur Aufweitung (Dilatation) einer Stenose, wird ein Ballonkatheter in die Engstelle eingeführt und der Ballon im Gefäß mit hohem Druck aufgedehnt (= perkutane transluminale Koronarangioplastie, **PTCA**) (➤ Abb. 27.16).

Damit die Engstelle offen bleibt, wird in den meisten Fällen ein **Stent** implantiert (➤ Abb. 27.17, ➤ Abb. 27.18, ➤ Abb. 27.19). Einen Stent kann man sich als ein auf einen Ballon montiertes Maschendrahtröhrchen vorstellen. Wird der Stent in der Engstelle aufgedehnt, so drücken sich die Maschen ins Endothel und der Stent bleibt an Ort und Stelle verankert. Mit der Zeit wächst der Stent in das Gefäß ein, d. h. er wird von Endothel überzogen. Bis dieser Prozess jedoch abgeschlossen ist, muss eine medikamentöse **Thrombozytenaggregationshemmung** durchgeführt werden. Dies erfolgt i. d. R. mit **zwei Medikamenten** (engl. dual anti platelet therapy, **DAPT**), von denen das eine fast immer **ASS** ist. Bekannte Vertreter der zweiten Gruppe sind **Prasugrel** (Efient®), **Ticagrelor** (Brilique®) und **Clopidogrel** (Iscover®, Plavix®).

Die unregelmäßige Einnahme bzw. das Absetzen der thrombozytenaggregationshemmenden Medikation kurz nach einer Stentimplantation führt mit hoher Wahrscheinlichkeit zum Infarkt durch eine **akute In-Stent-Thrombose.** Die Gefahr ist umso höher, je weniger Zeit seit der Implantation vergangen ist. Daher sollte bei der Anamneseerhebung gezielt nach der Medikation gefragt werden.

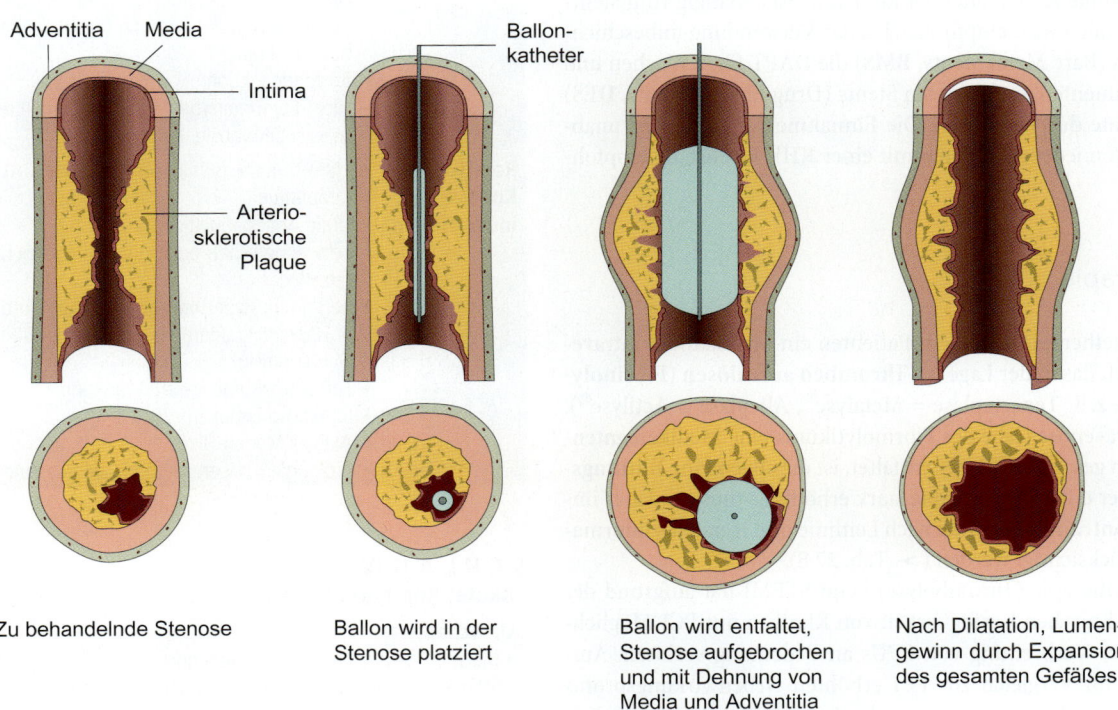

Abb. 27.16 Durchführung der PTCA (perkutane transluminale K(C)oronarangioplastie) [L115]

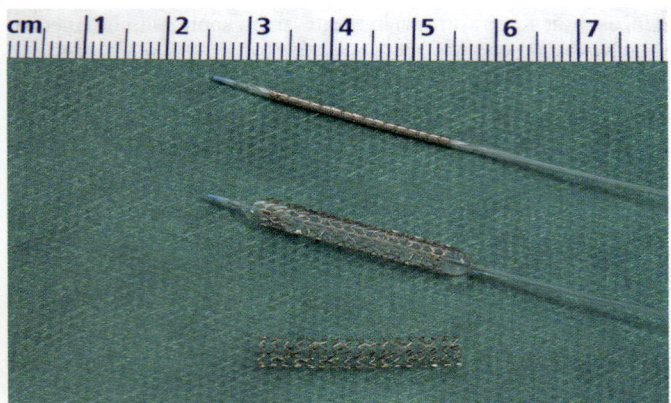

Abb. 27.17 Koronarstent in geschlossenem Zustand, während der Dilatation mit dem Ballon und nach Entfernung des Katheters [P100]

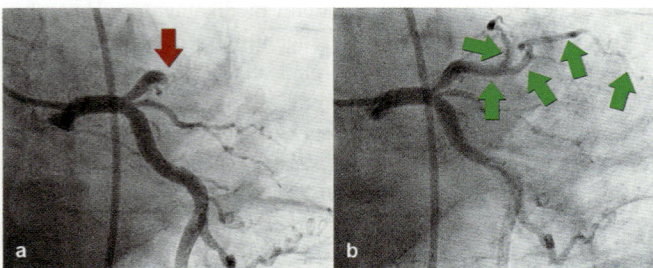

Abb. 27.18 Koronarangiografie **a)** vor und **b)** nach PTCA des verschlossenen Koronargefäßes und Implantation eines Stents [P100]

Die empfohlene Zeitdauer der Einnahme ist abhängig vom Stenttyp. Traditionell wird empfohlen, bei der Verwendung unbeschichteter Stents (Bare Metal Stents, **BMS**) die DAPT für 4 Wochen und bei medikamentenbeschichteten Stents (Drug Eluting Stents, **DES**) für 6 Monate durchzuführen. Die Einnahme von ASS wird unabhängig davon jedem Patienten mit einer KHK lebenslang empfohlen.

Lysetherapie

Bei der Lysetherapie wird dem Patienten ein Medikament intravenös injiziert, das in der Lage ist, **Thromben aufzulösen** (**Fibrinolytikum**, wie z. B. Tenecteplase = Metalyse®, Alteplase = Actilyse®). Da die intravenöse Gabe des Fibrinolytikums eine Medikamentenwirkung im gesamten Körper entfaltet, ist die allgemeine **Blutungsgefahr** unter einer Lysetherapie stark erhöht. Es müssen daher immer die **Kontraindikationen** nach Leitlinie und Herstellerinformationen berücksichtigt werden (> Tab. 27.5).

Die Lysetherapie (Thrombolyse) beim STEMI hat aufgrund der zunehmend raschen Verfügbarkeit von Kliniken mit PCI-Möglichkeit und der Verbreitung von CPUs an Bedeutung verloren. Aufgrund des im Vergleich zur PCI erhöhten Nebenwirkungsprofils wird sie nur noch eingesetzt, wenn die Zeitspanne zwischen medizinischem Erstkontakt und Beginn der PCI absehbar zu lang wird (> Abb. 27.15). Es gelten folgende **Empfehlungen:**

- Eine fibrinolytische Therapie wird innerhalb 12 Std. nach Symptombeginn bei Patienten ohne Kontraindikationen empfohlen, falls die primäre **PCI nicht innerhalb von 120 Min.** nach dem medizinischen Erstkontakt durchgeführt werden kann.
- Bei Patienten mit **kurzer Symptomdauer** (< 2 Std.) und **großem Infarkt** sowie **niedrigem Blutungsrisiko** kann bereits eine Fibrinolyse erwogen werden, wenn die erwartete Zeit zwischen medizinischen Erstkontakt und PCI > 90 Min. beträgt.
- Eine indizierte Fibrinolyse sollte, wenn möglich, schon **prähospital** begonnen werden („Wenn lysiert wird, dann im RTW!").

Die Lysetherapie ersetzt nicht die Koronarangiografie bzw. PCI. Diese wird in jedem Fall zusätzlich empfohlen, zumal sich nach Abklingen der Lysewirkung intrakoronar ein neuer Thrombus bilden kann. Bei erfolgloser Lyse (Rückbildung der ST-Strecke um weniger als 50 % innerhalb der ersten Stunde) erfolgt die PCI sofort nach Erreichen des PCI-Zentrums, bei erfolgreicher Lyse innerhalb von 3–24 Std.

Neben dem akuten Herzinfarkt gilt nur die Lungenembolie mit unmittelbar drohendem oder bereits eingetretenem Kreislaufstillstand (> Kap. 27.3.4) als Indikation zur präklinischen Lyse.

Tab. 27.5 Kontraindikationen der Lysetherapie beim Myokardinfarkt gemäß Leitlinien von ESC (2012) und DGK (2013)

Absolute Kontraindikationen	• Z. n. intrakranieller Blutung oder Schlaganfall unbekannter Ursache • Ischämischer Schlaganfall in den letzten 6 Monaten • Verletzungen des zentralen Nervensystems oder intrakranielle Neoplasien oder AV-Malformationen • Kurz zurückliegendes Trauma/Operation/Kopfverletzung (in den letzten 3 Wochen) • Gastrointestinale Blutung im letzten Monat • Bekannte Blutungsneigung (ausgenommen: Regelblutung bei Frauen) • Aortendissektion • Nicht-komprimierbare Punktion in den letzten 24 Std. (z. B. Leberbiopsie, Lumbalpunktion)
Relative Kontraindikationen	• Transitorische ischämische Attacke (TIA) in den letzten 6 Monaten • Orale Antikoagulation • Schwangerschaft oder Entbindung innerhalb der letzten Woche • Refraktäre Hypertonie (systolischer Blutdruck > 180 mmHg und/oder diastolischer Blutdruck > 110 mmHg) • Fortgeschrittene Lebererkrankung • Infektiöse Endokarditis • Aktives Magen-Ulkus • Prolongierte oder traumatische Reanimation

SCHLAGWORT
Akutes Koronarsyndrom

Ursachen
- Meist im Rahmen einer vorbestehenden KHK mit höhergradigen Stenosen in den Koronararterien durch unzureichenden Durchfluss sauerstoffreichen Blutes
- Auslösung auch durch Mangel an Sauerstoffträgern (Anämie) oder erhöhten Sauerstoffverbrauch des Myokards möglich

- Bei **Plaqueruptur** akute **Thrombenbildung** in den Koronararterien, dann oftmals akuter Herzinfarkt durch (sub)totalen Verschluss des Gefäßes mit Absterben von Herzmuskelgewebe
- Koronarspasmus
- Ohne Koronarbeteiligung: Tako-Tsubo-Syndrom (präklinisch wie STEMI)

Symptome
- **Leitsymptom** ist der **retrosternalen Schmerz, der häufig** mit **Ausstrahlung in den linken Arm** oder weitere Körperregionen einhergeht (➤ Abb. 27.9):
  - Die Beschwerden können sehr **variabel** sein und reichen vom Vernichtungsschmerz bis zu einem leichten thorakalen Engegefühl.
  - **Atypische Beschwerden** finden sich v.a. bei **Diabetikern**, Patienten > 75 Jahren, Niereninsuffizienz, Demenz und generell bei **Frauen.**
- **Dyspnoe** durch subjektives Engegefühl und/oder akute Herzinsuffizienz ist ein sehr häufiges Begleitsymptom.
- Eventuell Zeichen der **akuten Links- und/oder Rechtsherzinsuffizienz** bis hin zum **kardiogenen Schock:**
  - Halsvenenstauung, Beinödeme
  - Auskultationsbefund bei Lungenstauung: zu Beginn Giemen und Brummen, dann feinblasige und später grobblasige Rasselgeräusche.
  - RR-Abfall, ggf. Tachykardie
  - Eventuell Blässe oder Zyanose
  - Eventuell Zentralisation mit kühlen Extremitäten
- **Vegetative Symptome:** Angst, Unruhe, Übelkeit, Erbrechen, Kaltschweißigkeit
- **EKG-Veränderungen:**
  - Eventuell tachy- oder bradykarde **Herzrhythmusstörungen,** evtl. gehäuftes Auftreten von ventrikulären Extrasystolen (VES)
  - Speziell bei **iAP und NSTEMI:**
    - Häufig ST-Senkungen oder T-Negativierungen
    - Das EKG kann auch vollkommen normal sein!
  - Speziell bei STEMI:
    - Typische ST-Streckenhebungen in den Ableitungen des Infarktgebiets
    - Im Frühstadium ggf. „Erstickungs-T".
    - Neu aufgetretener Linksschenkelblock (bei ACS-Symptomatik = STEMI)

Maßnahmen
Monitoring
- AF, SpO$_2$, Rekapillarisierungszeit, Puls (peripher/zentral), RR, BZ, GCS, 12-Kanal-EKG, evtl. zusätzlich V3$_R$+V4$_R$, Temperatur:
  - **Erstes 12-Kanal-EKG immer ausdrucken!**
  - Monitoring nicht unterbrechen, jederzeit mit Reanimationspflichtigkeit rechnen.

Basismaßnahmen und Lagerung
- Das ACS ist grundsätzlich eine Notarztindikation.
- Angst und Anstrengung vermeiden: Patient beruhigen und betreuen, nicht laufen lassen.
- Lagerung:
  - Herzbettlagerung bei Herzinsuffizienz
  - Flachlagerung (ggf. leicht erhöhter Oberkörper) bei Hypotonie/Schock
  - Bei Hypotonie durch Rechtsherzinfarkt ohne Lungenstauung ggf. Schocklage
- O$_2$-Gabe bei Dyspnoe, akuter Herzinsuffizienz oder SpO$_2$ < 95 %
  - Bei chronischen Atemwegserkrankungen mit Gefahr der CO$_2$-Retention (z. B. fortgeschrittene COPD) auf Anzeichen einer CO$_2$-Narkose achten, ggf. ist als Ziel ein SpO$_2$ je nach aktueller Klinik 88–92 % ausreichend.
- Anamneseerhebung:
  - Zeitpunkt und Dauer der Beschwerden
  - Schmerzqualität, -stärke und -ausstrahlung

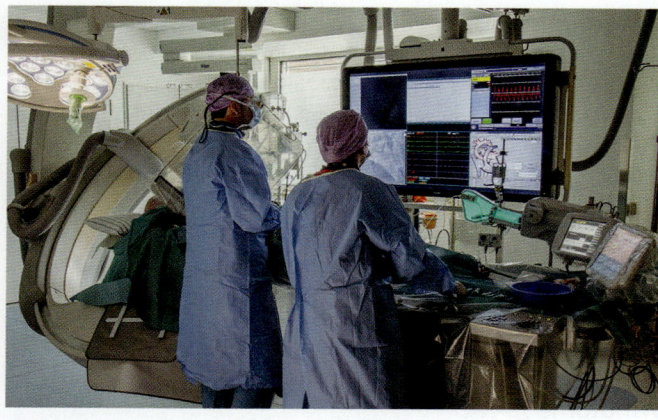

Abb. 27.19 Modernes Herzkatheterlabor [P100]

- Vorerkrankungen/letzter Arztbrief
- Medikamente
- Allergien/Unverträglichkeiten
- Auskultation Lunge (Stauungszeichen?)

Erweiterte Maßnahmen
- i. v. Zugang und ggf. Laborblutentnahme
  - Infusion nur zum Offenhalten langsam tröpfeln lassen. Volumentherapie ausschließlich bei Hypotonie durch Rechtsherzinfarkt.
- 2–3 Hub Nitrospray s. l. (0,8–1,2 mg Glyceroltrinitrat) bei RR > 100 mmHg nach Ausschluss von Rechtsherzinfarkt und PDE-5-Hemmer-Einnahme
  - Bei unzureichender Wirkung ggf. Wiederholung nach 5–10 Min., zuvor erneute RR-Kontrolle
- ASS 500 mg i. v.
- Heparin (UFH) 5 000 IE i. v.
- Analgesie: Morphin 2,5–10 mg i. v. (10 mg auf 10 ml aufziehen zur besseren Dosierbarkeit)
- Antiemetika:
  - Metoclopramid (MCP) 10 mg langsam i. v.
  - Dimenhydrinat (z. B. Vomex A®) 62 mg als Kurzinfusion i. v.
- Bei Lungenstauung: Diuretika, z. B. Furosemid 40–80 mg i. v.
- Bei Tachykardie und Hypertonie: Betablocker (z. B. Metoprolol 5 mg langsam i. v.)
- Bei hohem RR (z. B. > 180 mmHg) Antihypertensiva (z. B. Urapidil 20–50 mg, kurz aber stark wirksam!) Hierbei ist die RR-senkende Wirkung von Nitro zu berücksichtigen.
- Bei Herzrhythmusstörungen ggf. Antiarrhythmika, ggf. 2 g Magnesium als Kurzinfusion langsam i. v.
- Gegebenenfalls Lyse

27.2.6 Kardiales Lungenödem

Das kardiale Lungenödem entsteht durch ein Rückwärtsversagen des linken Ventrikels und ist Hauptsymptom der **schweren akuten Linksherzinsuffizienz** (➤ Kap. 27.2.1). Durch den Rückstau von Blut im Lungenkreislauf kommt es zunächst zu einem Übertritt von Flüssigkeit in das Interstitium der Lunge (**interstitielles Lungenödem**) mit einem zunächst giemenden Atemgeräusch. Einige Zeit später tritt die Flüssigkeit dann in die Alveolen über und verursacht so das **alveoläre Lungenödem.** Durch die **Verlängerung der Diffusionsstrecke** wird der Gasaustausch in der Lunge behindert und es kommt zur **Hypoxämie** und den im ➤ Kap. 27.2.1 beschriebenen Symptomen.

Neben einem akuten Pumpversagen des linken Ventrikels (z. B. beim akuten Myokardinfarkt) und der akuten Dekompensation einer Herzinsuffizienz ist der hypertensive Notfall (➤ Kap. 27.2.7) eine Ursache des kardialen Lungenödems. Im **hypertensiven Lungenödem** muss der linke Ventrikel gegen einen stark erhöhten peripheren Gefäßwiderstand arbeiten, was zu einer relativen Herzinsuffizienz führt.

> **ACHTUNG**
> Das Lungenödem kann auch Form eines **hypertensiven Notfalls** sein. In diesem Fall ist die RR-Senkung rasch durchzuführen, da sich das Lungenödem sonst weiter verschlechtert.

Symptome

Die Symptomatik lässt sich mühelos aus den Vorbemerkungen ableiten. Die Patienten klagen über Dyspnoe und die Atemfrequenz ist meist beschleunigt **(Tachypnoe)**. Trotz Einsatz der Atemhilfsmuskulatur (Orthopnoe) und schneller Atmung ist eine **Zyanose** zu beobachten. Im EKG können gelegentlich Herzrhythmusstörungen als Ausdruck der Hypoxie beobachtet werden. Der Blutdruck ist initial häufig erhöht (Hypertonie). Mit zunehmender Ödembildung in der Lunge nimmt die Atemnot zu. Es kommt zu einer Tachykardie mit flachem Puls, blasser Zyanose und klassischerweise zu hörenden **Rasselgeräuschen** (Brodeln) über den Lungenfeldern, die oft schon aus der Entfernung hörbar sind. Der Notfallpatient im Lungenödem wirkt unruhig und ängstlich bis hin zur Todesangst. Oft können die Symptome durch Oberkörperhochlagerung und Tieflagerung der Beine (Herzbett) kurzzeitig gemildert werden.

Therapie

Die Therapie des hypertensiven Lungenödems ist einfach und besteht in der **Vor- und Nachlastsenkung** durch Nitrate, der **Blutdrucksenkung** durch Antihypertensiva (z. B. Urapidil) und der Verminderung der psychovegetativ bedingten Sympathikustonuserhöhung (z. B. Morphin zur Minderung der Dyspnoe und **leichten Sedierung**). Wird die rechtzeitige Blutdrucksenkung versäumt, kann sich das Lungenödem jedoch verstärken und zur Intubations- und Beatmungspflichtigkeit führen.

> **PRAXISTIPPS**
> - Im Frühstadium klingt ein Lungenödem oft noch nicht feucht, sondern eher obstruktiv (wie Asthma bzw. COPD, **Asthma cardiale**). Bei Patienten mit vorbestehender COPD kann ein beginnendes Lungenödem allerdings eine „echte" Exazerbation auslösen.
> - Wichtige Differenzialdiagnosen für grobblasige Rasselgeräusche, insbesondere, wenn sie schon auf größere Distanz zu hören sind:
>   – Pneumonie
>   – Aspiration, typischerweise bei Pflegepatienten, die im Heim via Ernährungspumpe über eine PEG ernährt werden und sich dabei in flacher Rückenlage befinden.

SCHLAGWORT
Kardiales Lungenödem

Ursachen
Dekompensierte Linksherzinsuffizienz:
- Kardiale Ursache: KHK, akutes Koronarsyndrom, entzündliche Herzerkrankung, Herzrhythmusstörung, Mitralklappeninsuffizienz
- Extrakardiale Ursache: Überdosierung mit Infusionen oder zu hohe Trinkmenge bei bestehender Herzinsuffizienz, hypertensive Krise

Symptome
- Dyspnoe bis hin zur schwersten Orthopnoe, evtl. Zyanose
- Teils Husten und blutig tingiertes Sputum
- Zunächst giemendes, obstruktives Atemgeräusch (interstitielles Lungenödem), später:
- Fein- bis grobblasiges Atemgeräusch, bei ausgeprägtem Ödem auch als Distanzbrodeln ohne Stethoskop hörbar (intraalveoläres Lungenödem)
- Erniedrigte SpO_2
- Eventuell spontanes Einnehmen einer atemerleichternden Sitzhaltung mit erhöhtem Oberkörper und aufgestützten Armen
- Vigilanzminderung durch zentrale Hypoxie als auch durch Erschöpfung der Atemmuskulatur mit Entwicklung einer respiratorischen Azidose (CO_2-Narkose)
- Blutdruckveränderungen:
  – Hypotonie durch Vorwärtsversagen bei Linksherzinsuffizienz bis hin zum kardiogenen Schock (z. B. bei großem Herzinfarkt)
  oder
  – Ausgeprägte Hypertonie > 180 mmHg, meist > 200 mmHg, dann oft als Ursache für das Ödem im Sinne eines hypertensiven Notfalls (➤ Kap. 27.2.7)
- Zeichen der Rechtsherzinsuffizienz (v. a. gestaute Halsvenen) durch Erhöhung des Widerstands im Lungenkreislauf
- Eventuell zusätzliche Symptome der auslösenden Ursache, z. B. ACS/Infarktzeichen (➤ Kap. 27.2.5) oder Herzrhythmusstörungen
- Typisch ist zudem eine Tachykardie als Ausdruck der Sympathikusaktivierung bei Dyspnoe und Hypoxie, ggf. auch als Kompensationsversuch einer Hypotonie. Die Herzfrequenz kann durch eine vorbestehende Medikation beeinflusst sein und in die Irre führen. Bradykarde Herzrhythmusstörungen können, z. B. beim Herzinfarkt, ebenfalls auftreten.

Maßnahmen
Monitoring
- AF, SpO_2, Rekapillarisierungszeit, Puls (peripher/zentral), RR, BZ, GCS, 12-Kanal-EKG (Infarkt als Ursache?), Temperatur
  – **Erstes 12-Kanal-EKG immer ausdrucken!**
  – Monitoring nicht unterbrechen, jederzeit mit Reanimationspflichtigkeit rechnen.

Basismaßnahmen und Lagerung
- Basischeck, Basismaßnahmen, Patient beruhigen und betreuen.
- Anstrengung vermeiden, Patient nach Möglichkeit nicht laufen lassen.
- Lagerung: Herzbettlagerung (➤ Abb. 27.3), bei Hypotonie/Schock nach Möglichkeit Flachlagerung mit erhöhtem Oberkörper durchführen.
- O_2-Gabe mit Ziel-SpO_2 95–98 % bzw. nach Klinik
- **Erweiterte Maßnahmen**
- i. v. Zugang und ggf. Laborblutabnahme
- Je nach Transportdauer und Therapieoptionen ggf. unblutigen Aderlass durchführen (➤ Kap. 27.2.1).
- Infusion nur sehr langsam tröpfeln lassen, um Zugang offenzuhalten.
- Zur Vorlastsenkung und Verbesserung der Koronardurchblutung: Nitrospray, initial 2 Hübe (je 0,4 mg) s. l. wenn $RR_{systol.}$ > 100 mmHg
- Diuretika: Furosemid (Lasix®) 40–80 mg i. v.
- Opiat: Morphin z. B. 5–10 mg i. v. zur Linderung der Dyspnoe (nicht bei ausgeprägter Hypotonie oder Vigilanzminderung)

- Bei schlechter SpO$_2$ trotz maximaler O$_2$-Gabe ggf. CPAP-Atmung oder NIV je nach Toleranz durch den Patienten
- Kausale Therapie: Ursache identifizieren und behandeln!
  - Gegebenenfalls Therapie des akuten Koronarsyndroms (➤ Kap. 27.2.5)
  - Gegebenenfalls Therapie eines hypertensiven Notfalls (➤ Kap. 27.2.7)
  - Gegebenenfalls Behandlung von Rhythmusstörungen, die die Symptomatik verursachen oder verschlechtern (z. B. Antiarrhythmika, notfalls Elektrokardioversion)
- Gegebenenfalls Intubation vorbereiten inkl. Medikamente zur Narkoseeinleitung und RR-Stabilisierung.
- Gegebenenfalls Medikamente zur kausalen Therapie geben, je nach auslösender Ursache.
- Hypotonie/kardiogener Schock (jeweilige Dosierungsempfehlungen: ➤ Kap. 27.2.1):
  - Dobutamin über Spritzenpumpe zur Herzkraftsteigerung (positiv-inotrop)
  - Noradrenalin (Arterenol®) über Spritzenpumpe zur RR-Anhebung mittels arterieller Vasokonstriktion. Über Nachlasterhöhung verbesserte diastolische Koronarperfusion

27.2.7 Hypertensiver Notfall und hypertensive Krise

Bei körperlicher Anstrengung ist ein Anstieg des Blutdrucks physiologisch, beim Gesunden normalisiert er sich innerhalb weniger Minuten nach Beendigung der Belastung.

Die **arterielle Hypertonie** (Bluthochdruck) wird dagegen definiert als ein Krankheitsbild mit dauerhaft erhöhten Blutdruckwerten ≥ 140 mmHg systolisch oder ≥ 90 mmHg diastolisch, wobei die Blutdruckwerte bei drei Messungen an zwei verschiedenen Tagen gemessen werden müssen. Eine arterielle Hypertonie verläuft oft lange Zeit symptomlos und führt über Jahre zu Schäden an verschiedenen Organen und Organsystemen.

Bei der überwiegenden Anzahl der an Hypertonie erkrankten Patienten kann eine Krankheitsursache nicht eindeutig festgestellt werden. Nur in ca. 10 % d. F. ist eine körperliche Ursache eindeutig auszumachen. Entsprechend dürftig fällt die Einteilung der Hypertonie aus:
- **Primäre (Essenzielle) Hypertonie** (ca. 90 % der Patienten, Ursache unbekannt)
- **Sekundäre Hypertonien**
  - Renale Hypertonie (die Niere ist ein wichtiges Organ der Blutdruckregulation)
  - Endokrine Hypertonie (hormonbedingt, auch hormonproduzierende Tumore wie das Phäochromozytom, das Adrenalin und Noradrenalin ausschütten kann)
  - Medikamentös/ernährungsbedingt
  - Kardiovaskulär (z. B. bei Gefäßstenosen im Bereich von Druckrezeptoren, die dem Körper einen niedrigeren Blutdruck vortäuschen oder z. B. Nierenarterienstenose)
  - Schwangerschaftsinduzierte Hypertonie (SIH) (➤ Kap. 34.3.5)

Die Fachbegriffe **hypertensive Krise** und **hypertensiver Notfall** sind in der Literatur nicht einheitlich definiert und teilweise unscharf voneinander abgegrenzt. Erfahrungsgemäß kann mit blutdruckbedingten Symptomen ab systolischen Blutdruckwerten von ca. > 170–180 mmHg gerechnet werden, meistens sind die Werte jedoch deutlich höher (> 200 mmHg). Als diastolische Grenze finden sich in der Literatur Angaben von > 120 mmHg. Da jeder Patient aber anders auf Blutdruckschwankungen reagiert, dienen diese Zahlen nur als grober Anhaltspunkt.

Viel wichtiger ist die Dynamik, nämlich der **plötzliche** Blutdruckanstieg auf Werte **deutlich oberhalb des individuellen Normaldrucks** des Patienten. Gängige Definitionen sind:
- **Hypertensiver Notfall** (Hypertensive Emergency): plötzlicher, starker Blutdruckanstieg **mit** Zeichen eines akuten Organschadens
- **Hypertensive Krise** (Hypertensive Urgency): plötzlicher, starker Blutdruckanstieg **ohne** Zeichen eines akuten Organschadens

Ein Großteil der Autoren beschränkt die Definition des hypertensiven **Notfalls** auf die Störung lebenswichtiger Organsysteme (ZNS, Herz-Kreislauf-System). In diesem Fall würde beispielsweise die unkomplizierte Epistaxis (Nasenbluten) zu den Symptomen der hypertensiven **Krise** gerechnet. Kopfschmerz dagegen ist ein Symptom, dass bei Hypertonie häufig auftritt und meist harmlos ist, es kann aber auch Zeichen einer beginnenden ZNS-Schädigung sein und liegt somit irgendwo dazwischen. Wiederum andere Autoren gehen bei der hypertensiven **Krise** von einer kompletten Symptomfreiheit aus, wobei diese Definition nicht sinnvoll erscheint, da sie sich dann lediglich auf zufällig gemessene RR-Werte beschränken würde.

Die **hypertensive Krise** ist also nicht symptomfrei, sie erfordert aber **kein zeitkritisches, notfallmedizinisches Einschreiten** zur Abwendung bleibender Schäden.

Der **hypertensive Notfall** hingegen erfordert dies schon. Hierbei scheint es logisch, nicht nur die unmittelbar lebensbedrohlichen Erkrankungen in die Definition mit aufzunehmen, sondern auch beispielsweise die Netzhauteinblutung, deren **notfallmedizinische Versorgung absolut zeitkritisch** ist, um bleibende Schäden (in diesem Fall Erblindung) zu verhindern.

Symptome

Die Symptome bzw. Folgen des hypertensiven Notfalls können vielfältig sein und im Rahmen vieler Erkrankungen passager oder ursächlich auftreten. Die häufigsten Symptome bzw. Folgen des **hypertensiven Notfalls** sind:
- **Akutes Koronarsyndrom:** Durch die Hypertonie nimmt die Wandspannung der Herzmuskulatur zu, sodass es zu einer Störung der Mikrozirkulation kommen kann. Gleichzeitig steigt aufgrund der Hypertonie der Sauerstoffbedarf am Herzen.
- **Aortendissektion:** Durch den hohen Druck im Gefäß kann es zu Blutverwirbelungen kommen, die das Endothel mechanisch schädigen, sodass es einreißen und dissezieren kann (➤ Kap. 27.3.5).

- **Kardiales Lungenödem (hypertensives Lungenödem,** ➤ Kap. 27.2.6): Das Herz muss gegen den massiv erhöhten arteriellen Widerstand anarbeiten, wodurch es zur Dekompensation kommen kann. Die zum ACS führenden Mechanismen (s. o.) können zusätzlich aufgrund der reduzierten Sauerstoffversorgung auch zu einer akuten Pumpschwäche (Herzinsuffizienz) führen.
- **Hypertensive Enzephalopathie:** Die Grenzen der Autoregulationsmechanismen der Hirndurchblutung werden überschritten. Durch erhöhten Hirndruck kann es zu neurologischen Störungen kommen, wie Kopfschmerzen, Übelkeit, Erbrechen, Sehstörungen, Schwindel, Bewusstseinsstörungen, Sprachstörungen, Krämpfe etc.
- **Apoplex/ICB:** Es kann sowohl zum unblutigen Apoplex (z. B. durch Plaquerupturen und Embolien) als auch zum blutigen Apoplex kommen (z. B. SAB bei Ruptur eines intrazerebralen Aneurysmas oder intrazerebrale Massenblutung).
- **Augenschäden:** Es kann zu Netzhautblutungen oder im Rahmen der Hirndruckerhöhung zum Papillenödem (Ödem an der Einmündung des Sehnervs in die Netzhaut) kommen, eine Erblindung droht.
- **Nierenschäden** werden häufig mit zu den Folgen des hypertensiven Notfalls gerechnet, sind aber im Rettungsdienst kaum zu diagnostizieren und spielen in der Akutphase daher eine untergeordnete Rolle.

Die Symptome der **hypertensiven Krise** sind i. d. R. milde und bleiben auf Kopfschmerzen, Epistaxis und Benommenheit beschränkt.

Therapie

Die Therapie der **hypertensiven Krise** beschränkt sich i. d. R. auf einfach Erste-Hilfe-Maßnahmen wie Beruhigung und Betreuung des Patienten, Lagerung (Herzbett, ➤ Abb. 27.3). Beim Vorliegen von moderaten Symptomen wie Epistaxis kann eine RR-Senkung indiziert sein, oft haben Patienten mit einer bekannten Hypertonie auch eine Bedarfsmedikation wie Nitrendipin (z. B. Bayotensin akut®) u. ä., die sie selbst einnehmen können.

PRAXISTIPP

Nitrospray ist ein häufig angewandtes und gut bekanntes Medikament im Rettungsdienst, bewirkt meist eine gute Blutdrucksenkung, **ist jedoch zu diesem Zweck nicht zugelassen.**

Der hypertensive Notfall ist äußerst **heterogen.** Die spezifische Therapie richtet sich nach dem durch die Hypertonie entstandenen Notfallbild. Allgemein kann man festhalten, dass eine **Blutdrucksenkung** als ursächliche Therapie so rasch wie möglich einzuleiten ist, jedoch darf der Blutdruck **nicht zu schnell zu stark** gesenkt werden: Gehirn und Nieren verfügen zur Optimierung ihrer Durchblutung über einen Autoregulationsmechanismus, der allerdings nur in bestimmten Grenzen funktioniert und beim hypertensiven Notfall regelmäßig gestört ist. Eine zu rasche Blutdrucksenkung führt dann zu einer Minderdurchblutung von Gehirn und Nieren, was sich klinisch im Notfalleinsatz meist als Bewusstseinseintrübung oder -verlust bemerkbar macht.

Als Faustregel kann man festhalten, dass eine **RR-Senkung von 15 bis maximal 25 % des Ausgangswerts** innerhalb der ersten Stunde erfolgen soll. wobei es je nach Krankheitsbild Ausnahmen gibt (Schlagwortkasten).

SCHLAGWORT

Hypertensiver Notfall

Ursachen
- Vegetativ: Stress, Aufregung, Angst, Schmerzen
- Hormonell: Hyperthyreose, Phäochromozytom etc.
- Idiopathisch: Exazerbation einer essenziellen Hypertonie ohne erkennbare Ursache
- Nierenarterienstenose und andere Gefäßstenosen
- Drogen (Kokain, Amphetaminderivate)
- Entzug von Alkohol oder anderen dämpfenden Substanzen

Symptome
- Allgemeinsymptome bei Hypertonie:
  – Häufig hochroter Kopf
  – Kopfschmerzen, Schwindel, Sehstörungen
  – Übelkeit, Erbrechen, Angst, Unruhe
- Akutes Koronarsyndrom: Thoraxschmerz, evtl. Dyspnoe, evtl. Zeichen der Herzinsuffizienz (➤ Kap. 27.2.1)
- Aortendissektion: plötzlicher Zerreißschmerz, evtl. RR-Differenz, evtl. Infarktzeichen (➤ Kap. 27.3.5)
- Kardiales Lungenödem/hypertensives Lungenödem: Dyspnoe, Zyanose, ggf. fein- bis grobblasiges Atemgeräusch (➤ Kap. 27.2.6)
- Hypertensive Enzephalopathie: Kopfschmerzen, Bewusstseinsstörungen, neurologische Ausfälle, ggf. Symptome wie bei einer TIA. Normalerweise reversibel
- Apoplex/intrakranielle Blutung (ICB): Schwierig von der hypertensiven Enzephalopathie zu unterscheiden, bleibende Schäden sind möglich (➤ Kap. 33.4)
- Augenschäden: Sehstörungen, Erblindung (i. d. R. nur ein Auge betroffen) (➤ Kap. 37.9)
- Schwangerschaftsinduzierte Hypertonie (SIH, früher: „EPH-Gestose") evtl. zusätzlich Licht- und Lärmüberempfindlichkeit → drohende Eklampsie (➤ Kap. 34.3.5)

Maßnahmen

Monitoring
- AF, SpO$_2$, Rekapillarisierungszeit, Puls (engmaschig), RR, BZ, GCS, 12-Kanal-EKG, Temperatur

Basismaßnahmen und Lagerung
- Patienten beruhigen und betreuen.
- Notarzt nachfordern, soweit noch nicht alarmiert.
- Herzbettlagerung (➤ Abb. 27.3) oder Oberkörperhochlagerung
- Klären, ob die Hypertonie evtl. nicht Ursache, sondern Symptom ist:
  – Z. B. Cushing-Reflex bei Hirndruck (Druckpuls, gepaart mit Bradykardie) oder
  – Schmerzbedingt (Analgesie notwendig)

Erweiterte Maßnahmen
- i. v. Zugang legen und BZ-Messung, offenhalten mit langsam tropfender Infusion.
- Nach den jeweiligen **Standards** behandeln (z. B. ACS, akute Linksherzinsuffizienz, Apoplex etc., siehe dort), unter besonderer Berücksichtigung der Blutdrucksituation.
- RR-Senkung frühzeitig aber vorsichtig!
  – Eine zu starke RR-Senkung kann zu Durchblutungsstörungen in Gehirn und Nieren führen (gestörte Autoregulation des Blutdrucks).
  – Erste Senkung auf hochnormale oder leicht erhöhte Werte anstreben, bis zu 25 % des Ausgangswerts innerhalb der ersten Stunde.

- Gegebenenfalls bei stark agitierten Patienten leichte Sedierung (z. B. Diazepam 5–10 mg i. v. oder Midazolam 3–5 mg i. v.)

Spezifische Therapie
Die Therapie richtet sich nach der jeweiligen Manifestationsform des hypertensiven Notfalls und/oder der auslösenden Faktoren (s. jeweilige Kapitel). Als Medikamente kommen in Betracht:
- Nitrospray (keine Zulassung zur RR-Senkung!) bei ACS/Angina-pectoris-Symptomatik und akuter Linksherzinsuffizienz bzw. kardialem Lungenödem
  – Dosis: 0,4–1,2 mg s. l. (= 2–3 Hub)
- Schnellwirksame Kalziumantagonisten wie Nitrendipin (Bayotensin akut®)
  – Dosis: 5 mg p. o. (für schnellere Wirkung kurz im Mund behalten, Resorption über Schleimhäute)
  – Nicht bei ACS oder Infarkt < 4 Wochen
- Urapidil (z. B. Ebrantil®, schnell und stark wirksam, vorsichtig nach Wirkung titrieren)
  – Universell einsetzbar und bei vorsichtiger Gabe (Titration in Schritten von 10–20 mg) gut steuerbar
- Bei Entzugssyndromen: Clonidin (z. B. Catapresan®)
  – Dosis: 0,15 mg, ggf. wiederholen
  – Kann bei schneller Injektion inital RR-Anstieg bewirken → Gabe s. c. oder als Kurzinfusion
  – Nicht bei Phäochromozytom
  – Einziges gängiges Notfall-Antihypertensivum, das keine Anwendungsbeschränkung bei der hochgradigen Aortenstenose hat
- Bei SIH: Urapidil (z. B. Ebrantil®), Einzelheiten ➤ Kap. 34.3.5
- Zur Regel der Blutdrucksenkung beim Apoplex ➤ Kap. 33.4

27.2.8 Synkope

Die Synkope wird von der europäischen Gesellschaft für Kardiologie (ESC) definiert als ein **kurzzeitiger Bewusstseinsverlust** infolge einer **vorübergehenden Minderdurchblutung des Gehirns**, charakterisiert durch
- **Rasches Einsetzen**
- **Kurze Dauer**
- **Spontane, vollständige Erholung**

Die Begriffe Ohnmacht und Kreislaufkollaps sollten nicht synonym verwendet werden. Beim Kreislaufkollaps kommt es typischerweise nicht zum Bewusstseinsverlust.

Ursachen

Die bekannteste Form der Synkope ist die **vasovagale oder orthostatische Synkope**. Meist durch langes Stehen „versackt" Blut in den Beinen (venöses Pooling), wodurch sich die Vorlast und mit ihr Schlagvolumen und Blutdruck verringern. Barorezeptoren führen zu einer Gegenregulation, die Sympathikuswirkung überwiegt nun kurzfristig und führt zu einer Steigerung von Herzfrequenz, Kontraktilität und peripherarteriellem Widerstand. Dies gelingt jedoch nur eingeschränkt. Mechanorezeptoren im Herzen werden durch die übersteigerte Kontraktion des schlecht gefüllten Herzens gereizt und aktivieren wiederum den N. vagus. Dieser verursacht nun eine Vasodilatation sowie eine Absenkung von Herzfrequenz und Blutdruck. Hierdurch kommt es zu einer Minderdurchblutung des Gehirns, der Patient wird bewusstlos. Im Liegen kommt es zu einer Rückverteilung des Blutes, sodass die Hirndurchblutung rasch wieder ausreichend ist und der Patient aufwacht.

Man kann die Synkopen nach ihrer Ursache gliedern in:
- **Reflexsynkope (nerval vermittelt)**
  – **Vasovagal** (auch als orthostatische oder neurokardiogene Synkope bezeichnet), Überlappung mit Synkope durch orthostatische Hypotonie, s. u.
  – **Situativ:** Vagusaktivierung, oft durch Pressen wie bei Stuhlgang oder Husten
  – **Karotissinus-Syndrom:** Reizung überempfindlicher Drucksensoren im Karotissinus, typischerweise beim Krawattenbinden, zu engen Hemdkragen oder sogar nur durch Kopfwendung auslösbar
  – Atypische Formen (keine ersichtlichen Trigger oder atypische Präsentation)
- **Synkope infolge orthostatischer Hypotonie** (fehlende Anpassung bei Lagewechsel, z. B. Aufstehen nach längerem Liegen)
  – Dysfunktion des vegetativen Nervensystems
  – Medikamentös induzierte orthostatische Hypotonie: z. B. durch Diuretika und Antihypertensiva
  – Volumenmangel
- **Kardiogene Synkopen** (kardiovaskulär)
  – **Arrhythmie** als primäre Ursache
  – Strukturelle Erkrankung

Synkopen sind in der Allgemeinbevölkerung nicht ungewöhnlich, nur eine Minderheit von Synkopenpatienten sucht medizinische Hilfe. Die Reflexsynkope ist die häufigste Form, besonders bei jungen Menschen. Die Synkope infolge kardiovaskulärer Erkrankungen ist die zweithäufigste Ursache. Synkope infolge orthostatischer Hypotonie ist vor dem 40. Lebensjahr selten, aber häufig bei sehr alten Patienten.

Durch die Sauerstoffunterversorgung des Gehirns kann es zu einer Art kurzzeitigen tonisch- und/oder klonischen Krampfanfalls kommen (s. u.). Man spricht dann von einer **konvulsiven Synkope**. Die allerwichtigste Frage, die zu klären ist, ist die nach der Bedrohlichkeit der Synkope. Es gilt v. a., kardiogene Synkopen zu identifizieren, um einen plötzlichen Herztod zu vermeiden. Weitere gefährliche Synkopenursachen sind beispielsweise eine **intrakranielle Blutung** (Wiederaufwachen nach initialem Bewusstseinsverlust im freien Intervall), eine **Aortendissektion** oder eine **Lungenembolie** (➤ Kap. 27.3.4).

> **MERKE**
> Jeder Patient mit einer Synkope benötigt ein **ununterbrochenes EKG-Monitoring**, um maligne Herzrhythmusstörungen nicht zu übersehen.

Symptome

Die Synkope ist gekennzeichnet durch einen kurzzeitigen Bewusstseinsverlust. Auch ist die Symptomatik eines kurzen Krampfanfalls möglich (konvulsive Synkope). Im Gegensatz zum „echten" Krampfanfall (➤ Kap. 33.6) ist der Patient aber innerhalb von Sekunden bis wenigen Minuten wieder wach und orientiert und es besteht kein postiktaler Dämmerzustand.

Die Patienten sind während bzw. kurz vor der Synkope meist blass.

- **Prodromi** (Warnsymptome vor der Synkope) treten v. a. bei einer Kreislaufdysregulation auf und können sich unter anderem äußern als
  - Leere im Kopf
  - Wärmegefühl
  - Schwindel
  - Schweißausbruch
  - Schwarzwerden vor den Augen oder Punkte sehen u. ä.
- Das Fehlen von Prodromi ist immer verdächtig auf eine **rhythmogene Synkope** (> Kap. 27.2.9). Hierbei kommt es für einige Sekunden zu einem funktionellen Herzstillstand (z. B. intermittierende VT oder AV-Block III°). Der Patient wird so schnell bewusstlos, dass er davon nichts mitbekommt und sich nach dem Wiedererwachen unverhofft auf dem Boden liegend wiederfindet. Es besteht Lebensgefahr!
- **Begleitsymptome** je nach auslösender Ursache, z. B. plötzlicher Kopfschmerz bei intrakranieller Blutung oder reißender Thoraxschmerz bei der Aortendissektion
- **Verletzungen** durch den Sturz bei einer Synkope sind häufig, v. a. bei Synkopen ohne Prodromi.
- In vielen Fällen kann ein **Auslöser** identifiziert werden (langes Stehen, wenig getrunken, Husten/Pressen, plötzliches Erschrecken oder Schmerz, Kopfwendung/Krawatte/Hemdkragen/Rasierer bei überempfindlichem Karotissinus etc.)

> **PRAXISTIPP**
> Eine der wichtigsten **Frage an den Patienten** ist: „Haben Sie gemerkt, wie Sie bewusstlos geworden sind, wurde Ihnen z. B. langsam schwummrig oder schwarz vor Augen? Oder sind Sie, ohne vorher etwas zu merken, plötzlich auf dem Boden wach geworden und wussten nicht, wie Sie dort hingekommen sind?" Im letzteren Fall ist von einer potenziell lebensbedrohlichen Herzrhythmusstörung als Ursache auszugehen.

Therapie

Da die Synkope durch einen kurzzeitigen Bewusstseinsverlust definiert ist, ist sie meistens bereits abgelaufen und der Patient wieder wach, wenn das Rettungsfachpersonal am Notfallort eintrifft. Zu diesem Zeitpunkt ist v. a. darauf zu achten, **sturzbedingte Verletzungen** nicht zu übersehen (z. B. SHT) und die **Gefährlichkeit** der Synkope einzuschätzen.

Hierbei ist die **Anamnese** folgender Merkmale von großer Bedeutung:

- **Ablauf:** mit/ohne Prodromi, evtl. Palpitationen, Kreislaufdysregulation ohne Bewusstseinsverlust, ggf. Stolpersturz ohne Synkope etc.
- **Auslösende Situation:** langes Stehen, unmittelbar nach dem Aufstehen, beim Pressen, ohne erkennbaren Auslöser etc.
- **Vorerkrankungen:** Herz-Kreislauf, ggf. Medikamente wie Betablocker etc.
- **Bereits vorher stattgefundene Synkopen:** Häufigkeit, Zeitpunkt der ersten Synkope, auslösende Situationen und Umstände etc.

Zudem erfolgt ein Standardmonitoring mit **Puls, RR, SpO$_2$ und EKG.** Eine **BZ-Messung** zum Ausschluss einer Hypoglykämie als Ursache ist ebenfalls obligat. Die Patienten sollten, sofern die Synkopen nicht bereits bekannt und als harmlos diagnostiziert worden sind, grundsätzlich zur weiteren Abklärung ins **Krankenhaus** gebracht werden.

27.2.9 Herzrhythmusstörungen

Zur Interpretation des EKG > Kap. 17.4.8.
Zur Therapie der Herzrhythmusstörungen siehe auch > Kap. 23.5.
Störungen des Reizleitungssystems können harmlos, aber auch akut bedrohlich sein. Erstes Ziel im Rettungsdienst ist es, die **Bedrohung des Patienten** durch die Herzrhythmusstörung richtig einzuschätzen und rechtzeitig eine adäquate Notfalltherapie einzuleiten. Gutartige Herzrhythmusstörungen bezeichnet man als benigne Rhythmusstörungen. Potenziell lebensbedrohliche Herzrhythmusstörungen werden als maligne Rhythmusstörungen bezeichnet.

Des Weiteren werden Rhythmusstörungen unterteilt in

- **Bradykarde** Herzrhythmusstörungen (QRS-Frequenz < **60/Min.**)
- **Tachykarde** Herzrhythmusstörungen (QRS-Frequenz > **100/Min.**)
- **Normofrequente** Herzrhythmusstörungen (normale Herzfrequenz)

> **MERKE**
> Bei allen Herzrhythmusstörungen in der Präklinik ist entscheidend, ob der Patientenzustand stabil oder instabil ist. Bei Kriterien der **Instabilität** ist eine Notfalltherapie bereits präklinisch indiziert.

Vorrangig für die Beurteilung einer Herzrhythmusstörung ist immer die **Kammerfrequenz (QRS-Komplexe).** Die Frequenz der Vorhöfe ist für die Auswurfleistung des Herzens von untergeordneter Bedeutung (ca. 15 % Anteil am Schlagvolumen, bei Patienten mit Herzinsuffizienz ggf. höher).

Bradykarde Herzrhythmusstörungen

AV-Blockierungen

AV-Blockierungen entstehen durch eine Störung der Reizüberleitung zwischen Atrien (Vorhöfen) und Ventrikeln (Herzkammern). Die atrioventrikulären Blockierungen werden wie folgt untergliedert:

AV-Block I°

Der AV-Block I° hat i. d. R. keinen Krankheitswert und ist meist Zufallsbefund im EKG (> Abb. 17.28). Er ist definiert als eine konstante Verlängerung der PQ-Zeit auf > 0,2 s, was nicht vollständig korrekt ist, da das PQ-Intervall sich in Abhängigkeit von der Herzfrequenz verändert. Da sich jedoch selbst in kardiologischen Lehrbüchern nur selten Tabellen zur frequenzabhängigen PQ-Zeit finden, reicht die Definition PQ-Intervall > 0,2 Sek. an dieser Stelle allemal aus. Ursache sind häufig degenerative Veränderungen oder bradykardisierende Medikamente.

AV-Block II° Typ 1

Beim AV-Block II° Typ 1 **verlängert sich das PQ-Intervall kontinuierlich** bis zum Ausfall eines QRS-Komplexes. Danach beginnt der Zyklus von vorne (**Wenckebach-Periodik**, ➤ Abb. 17.29). Hierbei ist das Überleitungsverhältnis von Fall zu Fall unterschiedlich. Fällt jeder zweite QRS-Komplex aus, ist die Unterscheidung zum AV-Block II° Typ 2 anhand des EKGs nicht möglich. Der Ort der Blockierung liegt in 70 % d. F. oberhalb des His-Bündels, sodass im Falle einer Bradykardie Atropin meist wirksam ist. Der AV-Block II° Typ 1 ist i. d. R. deutlich harmloser als der Typ 2.

AV-Block II° Typ 2

Beim AV-Block II° Typ 2 ist die PQ-Zeit zwar normal, jedoch besteht ein regelmäßiges Antwort-Ausfall-Verhältnis von P-Wellen zu QRS-Komplexen (➤ Abb. 27.20). Das bedeutet, dass z. B. hinter jeder vierten P-Welle ein QRS-Komplex fehlt. Es können aber auch mehr unbeantwortete P-Wellen vorliegen als beantwortete, z. B. zwei P-Wellen ohne QRS-Komplex, dann eine normale Herzaktion, wieder zwei unbeantwortete P-Wellen etc. Der AV-Block II° Typ 2 kann somit zu einer relevanten Bradykardie führen, wodurch er gefährlich werden kann. Die noch größere Gefahr ist aber die mögliche Degeneration in einen AV-Block III°.

Atropin als „Allround-Medikament" bei Bradykardie ist hierbei mit Vorsicht anzuwenden: Es bewirkt eine Hemmung des N. vagus, der am Herzen Fasern bis zum AV-Knoten hat, jedoch nicht in tiefer liegende Bereiche. Dem AV-Block II° Typ 2 (s. u.) liegt eine Blockierung im Bereich des His-Bündels oder darunter zugrunde, auf das der Vagus keinen Einfluss hat. Da durch Atropin jedoch die Frequenz des Sinusknotens angehoben wird, kann sich das Überleitungsverhältnis verschlechtern und die Bradykardie sogar noch zunehmen oder in einen drittgradigen AV-Block degenerieren!

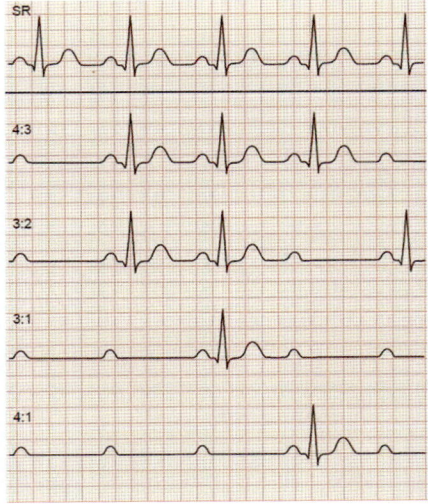

Abb. 27.20 AV-Block II° Typ 2 [P100/L143]

> **MERKE**
> Der **AV-Block II° Typ 2** kann in einen **AV-Block III°** übergehen und ist daher lückenlos zu monitoren. Atropin sollte nicht angewandt werden.

AV-Block III° (kompletter AV-Block)

Beim AV-Block III° liegt eine **vollständige Blockade der Überleitung** von den Vorhöfen auf die Kammern vor (➤ Abb. 17.30). Obwohl die Vorhofaktivität normal ist (normale P-Wellen), wird die Erregung nicht an die tieferliegenden Abschnitte des Reizleitungssystems weitergegeben, sodass ein **Ersatzrhythmus** erzeugt werden muss. Dieser kann aus dem Bereich des **AV-Knotens bzw. His-Bündels** kommen (schmale Komplexe) oder auch aus der **Kammer** (breite Komplexe).

Der Ersatzrhythmus ist typischerweise deutlich **langsamer** als die P-Wellen. Da die P-Wellen keinen Zusammenhang zu den QRS-Komplexen haben und nutzlos durchs EKG wandern, werden sie auch als „**wandernde**" **P-Wellen** bezeichnet. Beim AV-Block III° können **vital bedrohliche Bradykardien** (Frequenzen um 30/Min. oder weniger) entstehen. Kardiale Synkopen (➤ Kap. 27.2.8) und Adams-Stokes-Anfälle sind möglich. Die größte Gefahr jedoch ist, dass der **Ersatzrhythmus auch fehlen** kann. Im EKG sind dann nur noch P-Wellen ohne QRS-Komplex zu sehen. Dieser Zustand entspricht funktionell einer Asystolie der Ventrikel, der Patient ist reanimationspflichtig.

> **MERKE**
> Der **AV-Block III°** ist auch bei initial stabilen Patienten immer **potenziell lebensbedrohlich!** Lückenloses Monitoring und Reanimationsbereitschaft!

Liegt eine symptomatische Bradykardie vor, so kann bei **schmalen** Komplexen zunächst eine Therapie mit Atropin versucht werden (wirksam bei AV-Knoten-Ersatzrhythmus). Bei breiten Komplexen oder Unwirksamkeit ist eine direkte Sympathikusstimulation erforderlich, im deutschen Rettungsdienst erfolgt dies meist durch Orciprenalin (Alupent®) oder Adrenalin (**Cave:** excessiver RR-Anstieg bei Überdosierung!).

SA-Block III° und Sinusarrest

Bei SA-Blöcken liegt eine Überleitungsstörung vom Sinusknoten zum Vorhofmyokard vor, die im EKG nur **indirekt** zu erkennen ist. Die Einteilung erfolgt analog zu den AV-Blöcken, jedoch führt eine genaue Differenzierung hier zu weit, zumal eine EKG-Diagnostik teilweise sehr kompliziert ist. Relevant ist der SA-Block III°, bei dem die Vorhoferregung komplett ausfällt und der Patient nur überleben kann, wenn ein Ersatzrhythmus einsetzt. Ein **Ausfall des Sinusknotens (Sinusarrest)** erzeugt dasselbe EKG-Bild. Der Unterschied zum AV-Block III° ist im EKG, dass P-Wellen fehlen.

➤ Abb. 23.8 zeigt das Vorgehen nach ERC-Richtlinien bei bradykarden Herzrhythmusstörungen. Der Algorithmus ist für die Anwendung im Rettungsdienst geeignet. Zu beachten ist, dass im Rettungsdienst einige der **aufgeführten Medikamente** nicht vorhanden sind, dafür aber mancherorts wiederum andere, wie z. B. Orciprenalin (Alupent®), das bei höhergradigen AV-Blöcken oft gute

Dienste leistet. Die Anwendung von **Atropin,** das im ERC-Algorithmus ohne Einschränkung empfohlen wird, ist v. a. beim AV-Block II° Typ 2 differenziert zu betrachten (s. o.).

Tachykarde Herzrhythmusstörungen

Tachykarde Herzrhythmusstörungen können auf Vorhof- oder Kammerebene entstehen. Es kommt zu einer Erhöhung des Sauerstoffverbrauchs am Herzen, wodurch Angina-pectoris-Anfälle und akute Herzinsuffizienz ausgelöst werden können. Bei extrem hohen Frequenzen wird zudem die Diastole so stark verkürzt, dass sich die Ventrikel zwischen den Schlägen nicht mehr adäquat mit Blut füllen können. Dies kann zu einer Minderversorgung des Gehirns mit Bewusstlosigkeit führen. Im schlimmsten Fall resultiert ein **hyperdynamer Kreislaufstillstand.**

Vorhofflattern

Beim Vorhofflattern (engl. atrial flutter, A. flutt.) kommt es innerhalb der Vorhöfe zu kreisenden Erregungen (Wiedereintritts- oder **Reentry-Mechanismus**): Die Erregung startet an irgendeinem Punkt im Vorhof, läuft einmal über die Vorhofmuskulatur und kommt genau dann wieder am Ausgangspunkt an, wenn dieser erneut erregbar ist. Die Folge sind eng aufeinanderfolgende P-Wellen, sog. **Flatterwellen.** Die Frequenz dieser Flatterwellen kann **ca. 250–350/Min.** betragen. Da eine derart hohe Kammerfrequenz zum hyperdynamen Kreislaufstillstand führen würde, wird nicht jede P-Welle auf die Kammer übergeleitet, sondern der Körper entwickelt einen **Schutzblock** (AV-Block II° Typ 2), bei dem beispielsweise nur jede dritte oder vierte P-Welle übergeleitet wird.

Gefürchtet ist eine 2:1-Überleitung (jede zweite P-Welle führt zu einer Kammeraktion), da hierbei bereits **extrem hohe Frequenzen von > 180/Min.** auftreten können. Patienten mit einem **Präexzitationssyndrom** besitzen eine zusätzliche AV-Leitungsbahn, sodass ein schützender AV-Block dann nicht greift. Möglich, aber deutlich seltener sind auch bradykarde Überleitungsverhältnisse. Das Vorhofflattern ist meistens **rhythmisch,** da das Überleitungsverhältnis von P-Wellen zu QRS-Komplexen konstant bleibt.

Vorhofflimmern (VHF)

Beim Vorhofflimmern (engl. atrial fibrillation, AF oder A. fib.) kommt es nicht wie beim Flattern zur kreisenden Erregung des gesamten Vorhofs, sondern einzelne Muskelzellen erregen sich gegenseitig in einer chaotischen und ungeordneten Weise. Da keine geordnete Erregung existiert, werden die Vorhoferregungen **grundsätzlich arrhythmisch** auf die Kammern übergeleitet. Man spricht von einer **absoluten Arrhythmie bei Vorhofflimmern** (➤ Abb. 27.21). Diese kann normofrequent sein und ist in diesem Fall häufig über lange Zeit (teilweise Jahre) asymptomatisch. Es können aber auch symptomatische **Tachy-** oder **Bradyarrhythmien** auftreten (➤ Tab. 27.6) Vorhofflimmern kann für unterschiedliche Zeitdauer auftreten, angefangen von minutenlangem intermittierendem VHF bis hin zu permanentem VHF, das nicht mehr therapierbar ist.

Diese Unordnung der Erregung mit hoher Frequenz (bis zu 600/Min.) führt dazu, dass es zu keiner adäquaten Vorhofkontraktion mehr kommt. Vor allem im **linken Vorhofohr** (engl. left atrial appendage, **LAA**), einer Aussackung am Vorhof, kann es deswegen zur Bildung von **Thromben** kommen. Dies ist das eigentliche Hauptproblem beim Vorhofflimmern. Löst sich der Thrombus, so kann er ins arterielle Gefäßsystem gelangen und dort zu einer **Thromboembolie** führen. Bereits nach 48 Std. Vorhofflimmern ist die Bildung von Thromben möglich. Die Gefahr einer Thromboembolie ist besonders hoch, wenn Vorhofflimmern > 48 Std. bestand und es dann durch spontane Konversion in den Sinusrhythmus oder eine Rhythmisierung (Kardioversion) wieder zur Vorhofkon-

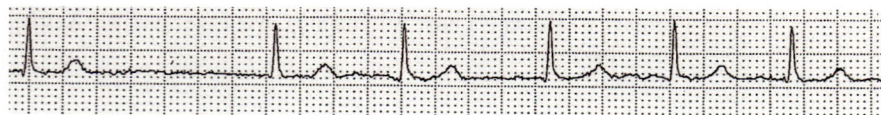

Abb. 27.21 Absolute Arrhythmie bei Vorhofflimmern [P100]

Tab. 27.6 Komplikationen durch Vorhofflimmern	
Frequenzbedingte Gefahren	• Tachyarrhythmia absoluta • Bradyarrhythmia absoluta
Thromboembolische Gefahren	• Apoplex • Akuter arterieller Verschluss • Mesenterialinfarkt

Gefahren durch die medikamentöse Therapie	• Antikoagulation
	  – Verstärkte Blutungsneigung
	  – Starke Blutung nach Trauma
	  – Diffuse Spontanblutung bei Überdosierung
	  – Gastrointestinale Blutungen
	  – ICB
	• Frequenzkontrolle/Antiarrhythmika
	  – Bradykardie
	  – Digitalis-Intoxikation
	  – Nebenwirkungen einer Dauermedikation (z. B. Amiodaron: Lungenfibrose, Augenschäden etc.)

traktion kommt, die den Thrombus ausstoßen kann. Eine medikamentöse oder elektrische Kardioversion ist daher nur im Notfall und nach sorgfältiger Abwägung bei instabilen Patienten gestattet.

Therapie

Die Therapie des Vorhofflimmerns zielt in erster Linie auf die Vermeidung thromboembolischer Komplikationen ab. Die Patienten nehmen daher fast immer **orale Antikoagulanzien** (**OAK,** umgangssprachlich, aber falsch: „Blutverdünner") wie Phenprocoumon (**Marcumar**®) oder Warfarin (Coumadin®) ein.

In letzter Zeit kamen viele neue orale Antikoagulanzien auf den Markt (**NOAK,** das „N" stand früher für neu, heutzutage für „Nicht-Vitamin-K-Antagonist"). Bekannte Vertreter dieser Medikamentengruppe sind: **Apixaban (Eliquis**®**), Dabigatran (Pradaxa**®**), Edoxaban (Lixiana**®**)** und **Rivaroxaban (Xarelto**®**).** Diese Medikamente zu kennen, hilft im Einsatz die Blutungsgefahr abzuschätzen und kann daher rettungsdienstlich durchaus relevant sein. Das „xa" im Namen all dieser Medikamente ist übrigens eine Anspielung auf den Gerinnungsfaktor Xa.

Ist es bei Patienten durch die Antikoagulation schon einmal zu Blutungskomplikationen gekommen oder ist eine unverhältnismäßig hohe Blutungsgefahr abzusehen, so wird heutzutage immer häufiger das Vorhofohr mittels Kathetertechnik verschlossen (LAA-Okkluder).

Als **Pulmonalvenenisolation (PVI)** bezeichnet man eine andere kardiologische Kathetertechnik, bei der Bereiche des Vorhofs an den Einmündungen der Pulmonalarterien verödet werden, da das Vorhofflimmern bei vielen Patienten hier seinen Ursprung hat. Der statistische Erfolg ist nach dem ersten Eingriff mäßig, steigt aber bei Wiederholung.

AV-Knoten-Reentry-Tachykardie

Bei der AV-Knoten-Reentry-Tachykardie (engl. AV nodal reentrant tachycardia, **AVNRT**) liegen innerhalb des AV-Knotens eine schnelle und eine langsame Leitungsbahn vor, über die sich kreisende Erregungen bilden können. Dies führt zu einer **regelmäßigen Schmalkomplextachykardie.** Da vom AV-Knoten aus nicht nur die Kammern, sondern auch „rückwärts" die Vorhöfe erregt werden, ist bei der AVNRT im EKG ein „**retrogrades P**" typisch, das nach dem QRS-Komplex auftritt und die T-Welle einkerben kann. Häufig ist die Frequenz aber so schnell (>> 180/Min.), dass derartige Veränderungen zwischen den QRS-Komplexen nicht erkennbar sind. Die Unterscheidung zum schnell übergeleiteten Vorhofflattern ist dann meist nicht möglich. Als Therapie steht **Adenosin** zur Verfügung, das nur wenige Sekunden wirkt, in dieser Zeit aber einen kompletten AV-Block auslöst. Die kreisende Erregung im AV-Knoten bei der AVNRT wird dadurch terminiert. Liegt ein Vorhofflattern vor, sieht man für ein paar Sekunden Flatterwellen ohne Kammerkomplexe (➤ Abb. 27.22).

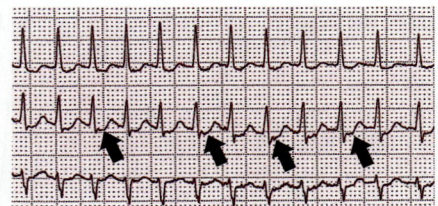

Abb. 27.22 Regelmäßige Schmalkomplextachykardie. Die Unterscheidung zwischen Vorhofflattern und AVNRT ist nicht immer einfach. In diesem EKG lässt sich ein retrogrades P vermuten, das auf eine AVNRT hindeutet. [P100]

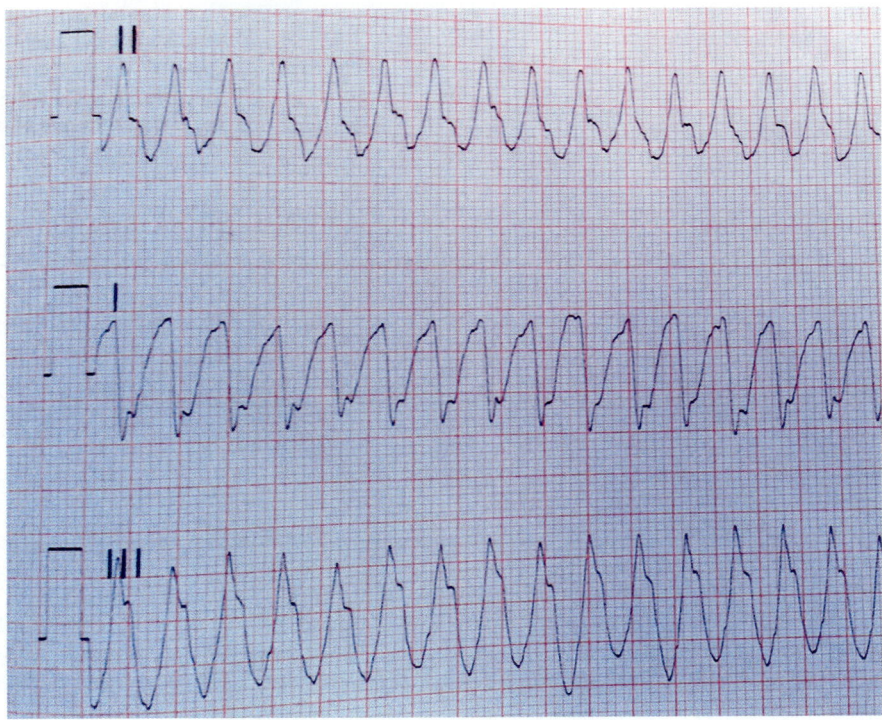

Abb. 27.23 Ventrikuläre Tachykardie (HF: 266; 25 mm/sek) [M235]

Ventrikuläre Tachykardie (VT)

Bei der ventrikulären Tachykardie (➤ Abb. 27.23) kommt es zu kreisenden Erregungen innerhalb der Ventrikel (Reentry-Mechanismus). Da die Erregung außerhalb des Reizleitungssystems erfolgt, sind die **Komplexe breit**, die VT ist **rhythmisch und gleichmäßig**. Bei moderaten Frequenzen (160–180/Min.) kann die VT von den meisten Patienten noch toleriert werden, bei höheren Frequenzen (> 200/Min.) kann es durch die Verkürzung der diastolischen Füllungsphase zu einem **hyperdynamen Herzstillstand** kommen. Die Therapie erfolgt gemäß dem ERC-Algorithmus in ➤ Abb. 23.9. Der Übergang zu Kammerflattern/-flimmern ist fließend und dadurch gekennzeichnet, dass Form und Komplexe unregelmäßig werden. Siehe auch ➤ Kap. 23.5.

Sonderform: Torsade-de-pointes-Tachykardie (TdP)

Die Torsade-de-pointes-Taychykardie ist eine Sonderform der VT, bei der sich die Erregungsausbreitung im Herzen kontinuierlich verändert, sodass es zum typischen **spindelförmigen EKG-Bild** mit ständig **zu- und abnehmender Amplitude** kommt (➤ Abb. 27.24). Es liegt fast immer ein Kreislaufstillstand vor (➤ Abb. 27.26). Die Kenntnis der TdP ist deswegen entscheidend, weil zur Therapie **Magnesium** gegeben werden muss (2 g i. v., ➤ Kap. 23.5).

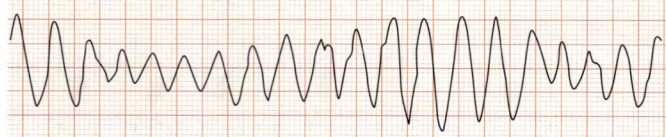

Abb. 27.24 Torsade-de-Pointes-Tachykardie mit typischer spindelförmiger Zu- und Abnahme der Amplitude. Hier ist Magnesium Mittel der Wahl! [L143]

Adams-Stokes-Anfall (Morgagni-Adams-Stokes-Anfall)

Treten **maligne Rhythmusstörungen** nur vorübergehend (intermittierend) auf, so können Sie zu einer rhythmogenen meist konvulsiven Synkope (➤ Kap. 27.2.8) führen. Eine solche **rhythmogen bedingte Krampfsymptomatik** bezeichnet man als **Adams-Stokes-Anfall** (➤ Abb. 27.25). Mit Wiedereinsetzen des normalen Herzrhythmus erlangt auch der Patient das Bewusstsein wieder. Der Adams-Stokes-Anfall ist ein absolutes Warnsignal, da die auslösende Herzrhythmusstörung bei Persistenz zum **plötzlichen Herztod** führt.

MERKE
Der beobachtete **Eintritt eines reanimationspflichtigen Herzstillstands** zeigt sich in den ersten Sekunden oft durch einen Adams-Stokes-Anfall. Somit ist jeder beobachtete Krampfanfall eine Indikation zur sofortigen EKG-Ableitung (ggf. über Paddels).

SCHLAGWORT
Adams-Stokes-Anfall

Ursache
- Vorübergehende Minderperfusion des Gehirns durch kurzzeitige, nach einigen Sekunden **selbstlimitierende, Herzrhythmusstörungen,** die einem funktionellen Herzstillstand entsprechen
- Beispiele: AV-Block III°, SA-Block III°/Sinusarrest, lange Pausen bei Bradyarrhythmia absoluta bei Vorhofflimmern, ventrikuläre Tachykardie etc.

Gefahren
- Unmittelbare Gefahr für einen **plötzlichen Herztod** bei Wiederauftreten und Persistieren (Andauern) der zugrundeliegenden Herzrhythmusstörung
- Verletzungsgefahr durch schlagartigen Bewusstseinsverlust (Sturz, Autofahrt etc.)

Maßnahmen
Monitoring
- AF, SpO$_2$, Rekapillarisierungszeit, Puls (peripher/zentral), RR, BZ, GCS, 12-Kanal-EKG, Temperatur
- **12-Kanal-EKG** (STEMI als Ursache?)
- **Lückenloses Monitoring,** Herzrhythmusstörung beim Auftreten nach Möglichkeit ausdrucken bzw. Ereignistaste/Speichertaste am EKG nutzen.

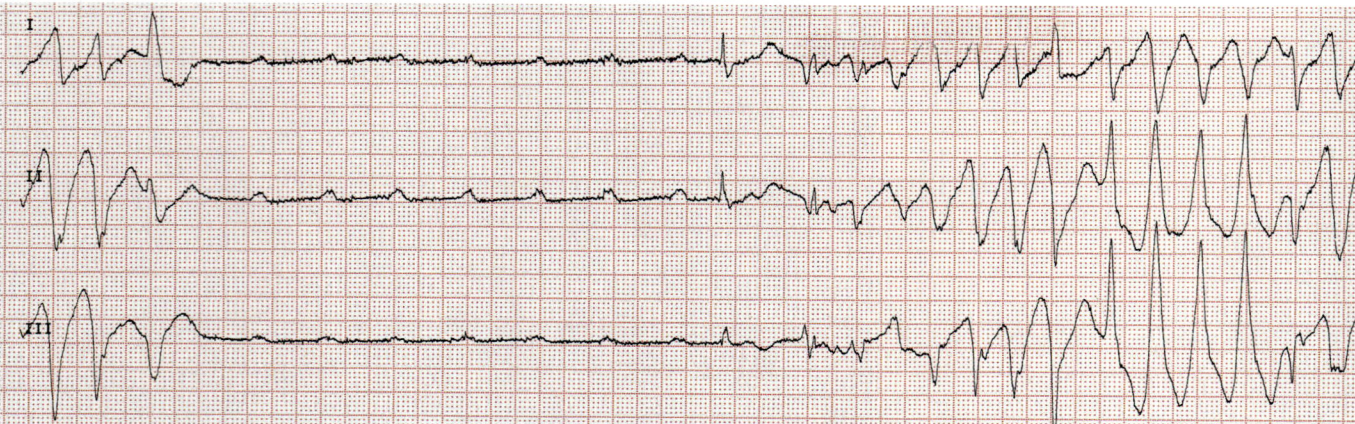

Abb. 27.25 EKG eines Patienten mit rezidivierenden Adams-Stokes-Anfällen. Hier: Torsade-de-Pointes-Tachykardie mit Übergang in AV-Block III° ohne Ersatzrhythmus (!), nach 7 P-Wellen 1 „normaler" QRS-Komplex, 1 fragliche VES, dann wieder Übergang in Torsade-de-Pointes. Ursache war ein Herzinfarkt, der Patient hat überlebt. [P100]

27.2 Krankheiten des Herz-Kreislauf-Systems

Basismaßnahmen
- Allgemeine Basismaßnahmen
- **Notarzt** nachfordern.

Erweiterte Maßnahmen
- Therapie **ursächlich** (Myokardinfarkt, Elektrolytstörungen, Intoxikation etc.) und **antiarrhythmisch**

- **Reanimationsbereitschaft!**
Transportvorbereitung
- Patienten gegen Stürze und Verletzungen schützen, keinesfalls laufen lassen (z. B. Bewusstseinsverlust im Treppenhaus etc.).
- Schnellstmöglicher Transport mit Voranmeldung und Sonderrechten durchführen, am besten auf die Intensivstation einer kardiologischen Klinik mit Möglichkeit zur Koronarangiografie bzw. PCI

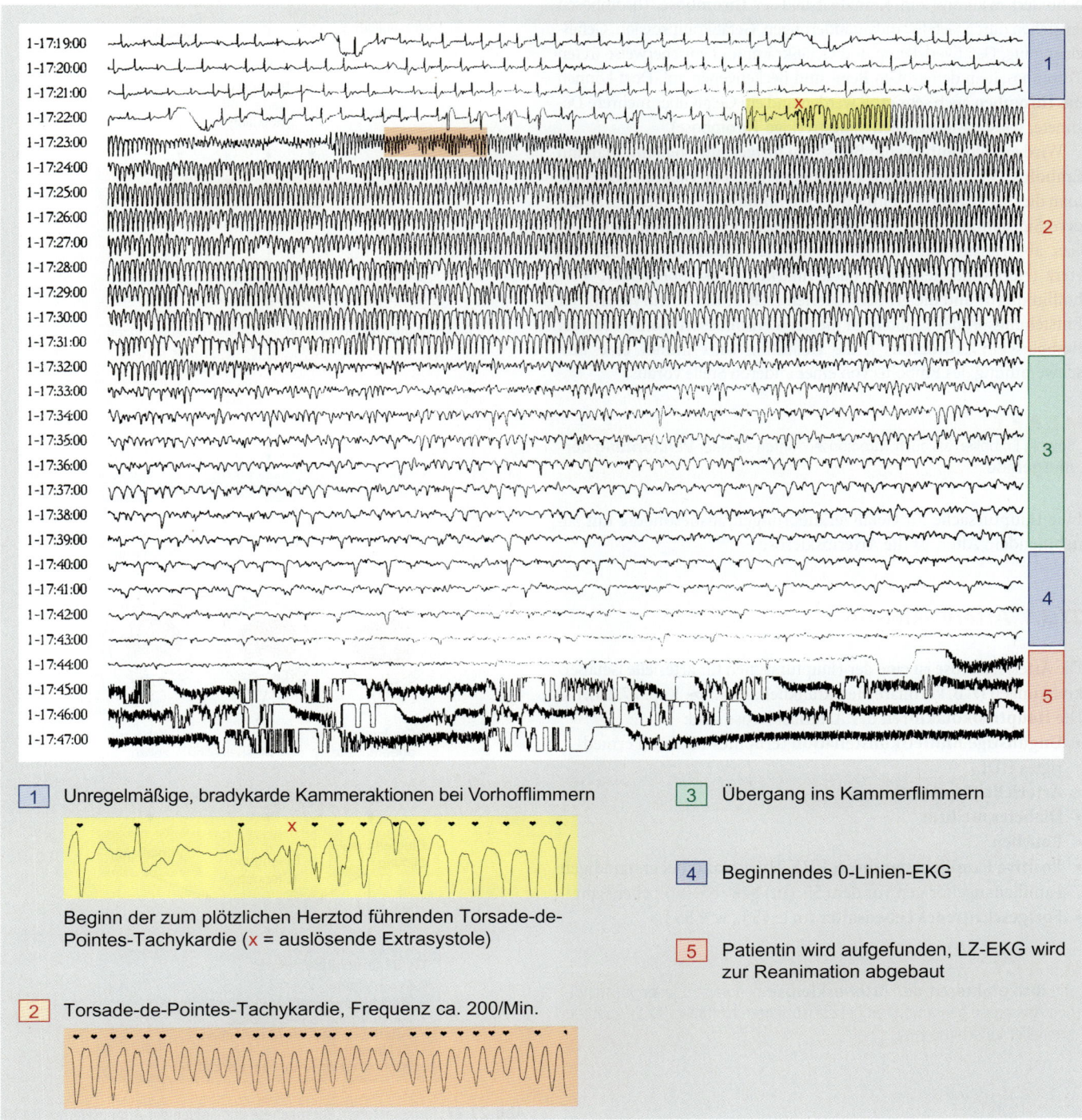

1 Unregelmäßige, bradykarde Kammeraktionen bei Vorhofflimmern

Beginn der zum plötzlichen Herztod führenden Torsade-de-Pointes-Tachykardie (x = auslösende Extrasystole)

2 Torsade-de-Pointes-Tachykardie, Frequenz ca. 200/Min.

3 Übergang ins Kammerflimmern

4 Beginnendes 0-Linien-EKG

5 Patientin wird aufgefunden, LZ-EKG wird zur Reanimation abgebaut

Abb. 27.26 Dokumentation eines plötzlichen Herztodes im Langzeit-EKG [M185]

27.3 Arterielle und venöse Gefäßerkrankungen

Gefäßveränderungen können verschiedene Ursachen haben. Defekte des Endothels führen häufig zum Entstehen von Thromben. Als **Thrombus** bezeichnet man ein Blutgerinnsel, das an seinem Entstehungsort verbleibt. Durch den Thrombus wird der Blutfluss im betroffenen Gefäß behindert, es kommt zum Krankheitsbild der **Thrombose**. Thrombosen entstehen durch Gefäßwandveränderungen, Gefäßkompression, Gefäßeinengung, Gefäßverletzung und Gefäßkrämpfe. Typischerweise treten Thrombosen an den großen Bein- und Beckenvenen auf. Dort können die **Thromben** auch sehr groß werden und ein Gefäß über mehrere Dezimeter vollständig ausfüllen (langstreckige Thrombose).

Wird ein **Thrombus** vom Blutstrom fortgespült, so nennt man ihn **Embolus**. Verstopft dieser Embolus erneut ein Gefäß, bezeichnet man dies als **Thromb(o)embolie**. Eine **Embolie** kann auch durch andere Substanzen entstehen (Blutgerinnsel, Gewebefetzen, Fett oder Gas, abgerissene Katheter etc.). Typische Emboliequellen sind das Herz (Herzwandaneurysma nach Infarkt, Herzklappenfehler, Vorhofflimmern) und die großen Arterien (z. B. Aortenaneurysma). Der Entstehungsort der Embolie ist nie der Verschlussort (sonst wäre der Embolus ein „Thrombus"), die Definition setzt immer eine Einschwemmung des Embolus von einer anderen Stelle voraus.

> **MERKE**
> Sowohl Embolien als auch Thrombosen führen zu einer **Verstopfung der Blutgefäße**.

Eine Hauptursache für Gefäßveränderungen, insbesondere mit zunehmendem Alter, ist die Arteriosklerose.

27.3.1 Arteriosklerose

Die Arteriosklerose ist eine der Hauptursachen für arterielle Gefäßerkrankungen (z. B. koronare Herzkrankheit, KHk; ➤ Kap. 27.2.4). Die **Hauptrisikofaktoren** der Arteriosklerose sind:
- **Ungünstige Blutfettkonstellation** (erhöhtes LDL und erniedrigtes HDL)
- **Arterielle Hypertonie**
- **Diabetes mellitus**
- **Rauchen**
- **Positive Familienanamnese:** KHK/Herzinfarkt bei erstgradigen Familienangehörigen vor dem 55. (m) bzw. 65. (w) Lebensjahr
- **Fortgeschrittenes Lebensalter** (m ≥ 45 J., w ≥ 55 J.)

> **MERKE**
> Die **Risikofaktoren der Arteriosklerose** gehören zu jeder vollständigen Anamnese bei sämtlichen gefäßassoziierten Notfällen (ACS, Apoplex, arterieller Verschluss etc.).

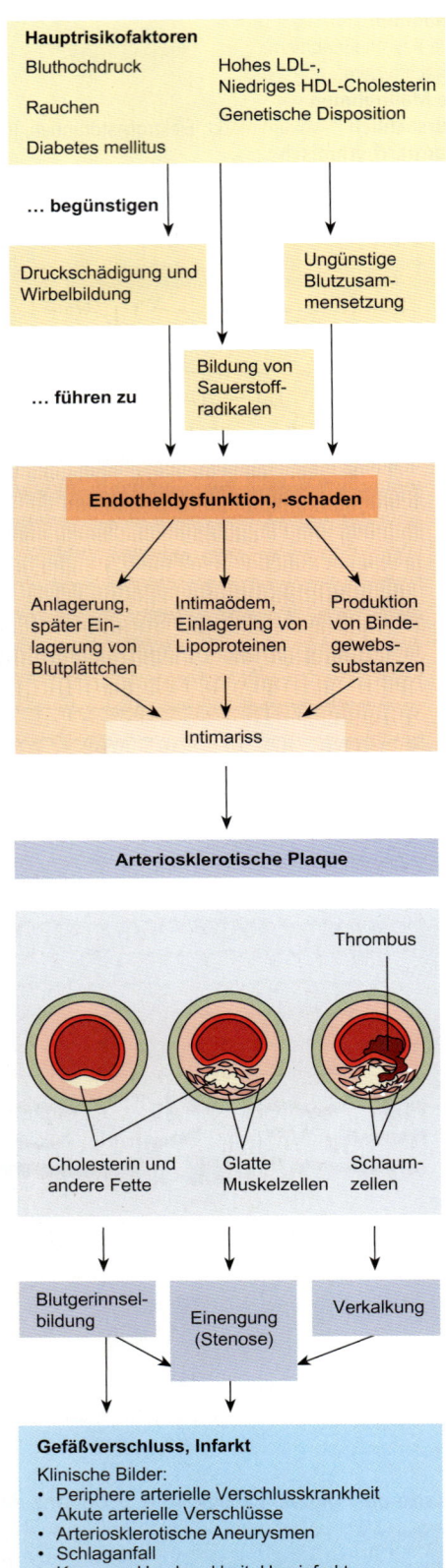

Abb. 27.27 Risikofaktoren, Pathogenese und Folgen der Arteriosklerose [L190]

Die Pathogenese der Arteriosklerose ist nicht abschließend geklärt. Vereinfachend kann man sagen, dass es in Abhängigkeit der Risikofaktoren zunächst zur Einlagerung von Fetten in die innere Gefäßschicht (Intima) kommt. Es bildet sich eine arteriosklerotische **Plaque**. Reine Verfettungen sind – z. B. durch sportliche Betätigung – potenziell reversibel, können jedoch mit der Zeit bindegewebig durchbaut werden und später auch verkalken. Die unter dem Endothel liegende Plaque kann während dieses Prozesses an Größe zunehmen und das **Gefäß kritisch einengen.** Durch Blutverwirbelungen kann das die Plaque bedeckende Endothel einreißen **(Plaqueruptur).** Das darunter frei werdende Fremdmaterial führt lokal zur Aktivierung der Blutgerinnung, sodass innerhalb kurzer Zeit ein Thrombus entsteht. Dieser Mechanismus ist häufig Ursache des Herzinfarkts (Plaqueruptur in den Koronararterien, ➤ Abb. 27.27). Die Arteriosklerose ist eine generalisierte Gefäßerkrankung, sie erhöht das Risiko gefäßbedingter Erkrankungen an zahlreichen Organen.

27.3.2 Arterieller Gefäßverschluss und peripher-arterielle Verschlusskrankheit (pAVK)

Hinweis: Dieser Abschnitt behandelt primär den akuten Verschluss peripherer Arterien. Weitere Krankheitsbilder wie Schlaganfall (➤ Kap. 33.4) und Mesenterialinfarkt (➤ Kap. 27.3.6) können die gleiche Ursache haben, werden jedoch in eigenen Kapiteln behandelt.

Wird durch eine mechanische Behinderung in einer Arterie plötzlich der Blutfluss unterbrochen, wird dieser Vorgang als **akuter arterieller Verschluss** bezeichnet. Er tritt insbesondere dann auf, wenn die betroffene Arterie bereits schon vorher eingeengt war, z. B. bei der **pAVK**. PAVK ist die Abkürzung für **peripher-arterielle Verschlusskrankheit,** deren Ursache in den allermeisten Fällen eine **Arteriosklerose** ist.

Typische Symptomatik der pAVK ist, dass die Beine nach einer gewissen Gehstrecke aufgrund von Sauerstoffmangel im Gewebe schmerzen. Man spricht dann umgangssprachlich auch von der **„Schaufensterkrankheit",** da das Ansehen von Schaufenstern bei diesen Patienten ein beliebter Vorwand zum wiederholten Stehenbleiben beim Bummel durch die Stadt ist. Der Fachterminus für diese „Angina pectoris des Beins" ist **Claudicatio intermittens.**

Die pAVK kann nach Beschwerdebild in 4 Stadien eingeteilt werden (➤ Tab. 27.7).

Ursache für einen akuten peripher-arteriellen Verschluss sind meistens **Embolien** aus dem Herzen oder großen Arterien (➤ Abb. 27.29), seltener eine arterielle **Thrombose.**

Tab. 27.7 Stadieneinteilung der pAVK nach Fontaine anhand der Symptomatik [F862-001]

Stadium	Klinische Beschwerden
Stadium I	beschwerdefrei
Stadium II	Claudicatio intermittens (Schmerz unter Belastung) • IIa: schmerzfreie Gehstrecke > 200 m • IIb: schmerzfreie Gehstrecke < 200 m
Stadium III	ischämischer Ruheschmerz
Stadium IV	Ulkus/Gangrän (➤ Abb. 27.28)

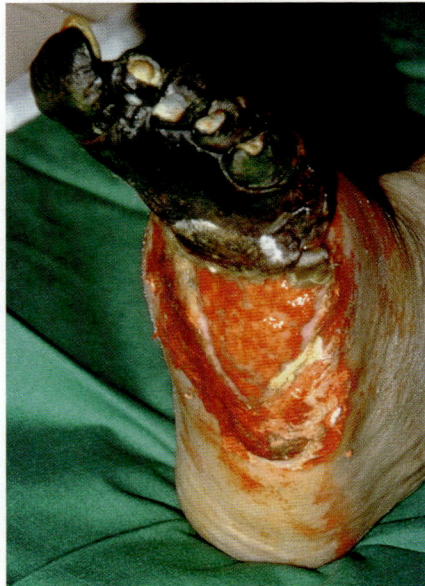

Abb. 27.28 Gangrän des gesamten Vorfußes nach Arterienverschluss (pAVK-Stadium IV nach Fontaine) [T195]

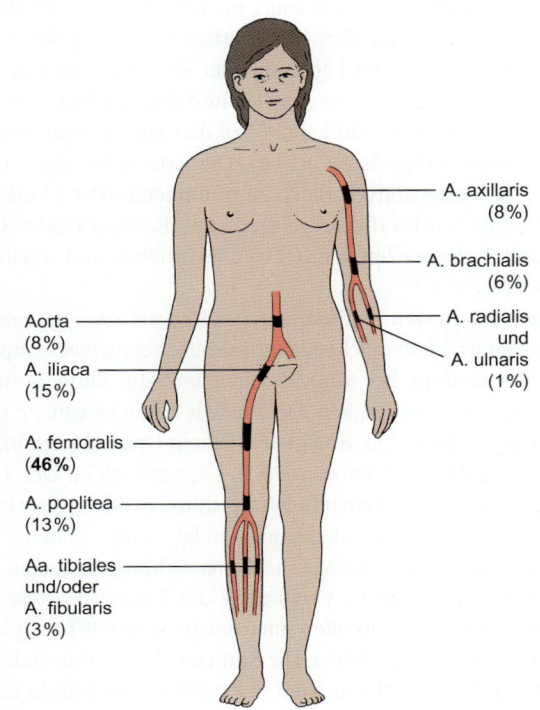

Abb. 27.29 Lokalisation und Häufigkeit embolischer Arterienverschlüsse [L157]

Symptome

Die Symptome des akuten peripher-arteriellen Verschlusses ergeben sich aus der fehlenden Durchblutung, die auch die Versorgung von Muskeln und Nerven betrifft. Sie werden in der **6P-Regel** zusammengefasst (➤ Tab. 27.8). Je weiter proximal die Arterie verschlossen ist, umso schwerwiegender ist die Symptomatik.

Ab einer Ischämiezeit von ca. 5–6 Std. kann es insbesondere nach der Wiedereröffnung des Gefäßes durch Freisetzung toxischer Substanzen aus dem nekrotisierenden Gewebe zum **Postischämie-Syndrom** mit Schock, Hyperkaliämie, Nierenversagen und Azidose kommen.

Tab. 27.8 6P-Regel beim akuten arteriellen Verschluss

Symptom	Übersetzung
Pain	Schmerzen
Pallor	blasse Haut (Anmerkung: In der Praxis häufig eher bläulich-livide verfärbt, grundsätzlich aber kalt!)
Paralysis	Lähmung
Pulselessness	Pulslosigkeit der Extremität distal des Verschlusses
Paresthesia	Empfindungsstörungen/Taubheit
Prostration	wörtlich „Erschöpfung", gemeint ist Schock

Therapie

Als **Basismaßnahme** wird die betroffene Extremität tief gelagert, um den Blutfluss über Kollateralen und den Perfusionsdruck an der Verschlussstelle und über benachbarte Arterien (Umgehungskreisläufe) zu erhöhen. Außerdem sollte die betroffene Gliedmaße mit einem lockeren, schützenden Watteverband weich gepolstert werden, insbesondere bei der Lagerung über Kanten (Trage), um eine zusätzliche Kompression von Arterien und druckbedingte Gewebeschäden zu vermeiden. Auf keinen Fall darf ein zu enger Verband angelegt werden (Minderperfusion). Die Extremität wird „ruhiggestellt", um Sauerstoffverbrauch zu minimieren. Der Oberkörper des Patienten wird aufrecht gelagert. Die Basisparameter (Blutdruck, Herzfrequenz, SpO$_2$, EKG) werden erhoben und regelmäßig kontrolliert.

Zu den **erweiterten Maßnahmen** gehören nach Anlage eines venösen Zugangs die ausreichende intravenöse Schmerzbekämpfung, die Volumenzufuhr bei Schockzeichen und die Blutgerinnungshemmung. Der Venenzugang darf niemals in die betroffene Extremität gelegt werden. Zur Analgesie wird ein Opiat (Morphin) und zur Antikoagulation Heparin 5 000 IE i. v. verabreicht. Der Transport erfolgt beim kompletten Gefäßverschluss üblicherweise in eine Gefäßchirurgie. Im Krankenhaus erfolgt nach sicherer Diagnosestellung durch radiologische Untersuchungstechniken (z. B. Angiografie) die definitive Versorgung des Patienten. Diese kann aus einer Gefäßoperation oder einer fibrinolytischen Therapie (lokal oder systemisch) bestehen. Die Katheterintervention (interventionelle Angiologie, evtl. integriert in kardiologische Klinik) kann je nach lokalen Gegebenheiten Therapie der ersten Wahl sein.

> **MERKE**
> Im Interesse des Patienten sollten bei dem Verdacht auf einen arteriellen oder venösen Gefäßverschluss **intramuskuläre Injektionen** unbedingt **vermieden** werden. Sie stellen eine absolute Kontraindikation für die fibrinolytische Therapie des Gefäßverschlusses dar, weil es zu erheblichen Blutungen in das i. m. Injektionsgebiet kommen kann. Die Möglichkeit einer Lysetherapie und damit u. U. der Erhalt einer Extremität sollte dem Patienten nicht durch Unachtsamkeit genommen werden.

Paradoxe Embolie

Bei einigen Patienten besteht eine direkte Verbindung zwischen dem rechten und dem linken Herzen. Die wichtigste Form ist das **persistierende Foramen ovale (PFO)**, eine Verbindung zwischen den Vorhöfen aus dem Fetalkreislauf, die sich nach der Geburt verschließen soll, aber bei bis zu 30 % der Menschen offen bleibt. Durch derartige Verbindungen können venöse Thromben unter **Umgehung des Lungenkreislaufs** direkt ins linke Herz gelangen und von dort einen akuten arteriellen Verschluss auslösen (häufig Apoplex). Das PFO spielt auch als Risikofaktor für Tauchunfälle eine Rolle (➤ Kap. 43.1.4).

27.3.3 Venöser Gefäßverschluss/ tiefe Venenthrombose (TVT)

Venenthrombosen (Phlebothrombosen) finden sich neben den Gefäßen der oberen Extremitäten v. a. im Bereich der tiefen Bein- und Beckenvenen (➤ Abb. 27.30). Eine häufig genutzte Abkürzung für eine tiefe Venenthrombose ist TVT. Das pathogenetische Geschehen der Thrombosebildung wurde erstmals 1856 von Rudolf Virchow beschrieben und als **Virchow-Trias** bezeichnet:
- **Veränderungen der Blutströmung**, insbesondere Verlangsamung
- **Veränderungen der Gefäßwand** (z. B. Ablagerungen durch Alterungsvorgänge oder nach Verletzungen, Varizenbildung)
- **Veränderungen der Bluteigenschaften** (z. B. veränderte Blutgerinnung)

Die Entstehung einer Venenthrombose wird durch Bettlägerigkeit, langes und beengtes Sitzen auf Flugreisen, Infektionen oder Trauma (auch OP) sowie der Einnahme der „Pille" zur Schwangerschaftsverhütung bzw. eine Schwangerschaft begünstigt. Die Schwere des Krankheitsbilds ist u. a. abhängig von der Entstehungsgeschwindigkeit der Blutgerinnsel und deren Lokalisation. Thrombosen proximaler, großlumiger Venen sind am gefährlichsten aufgrund der Thrombusgröße. **Hauptgefahr ist die Entstehung einer Lungenembolie** (➤ Kap. 27.3.4) durch Lösung des Thrombus bzw. von Thrombusanteilen.

Symptome

Die Venenthrombose wird durch folgende Symptome gekennzeichnet: Unterhalb des venösen Verschlusses ist die Extremität **geschwollen** und druckschmerzhaft. Die Haut ist typischerweise **rötlich-livide verfärbt** und **warm**.

27.3 Arterielle und venöse Gefäßkrankungen

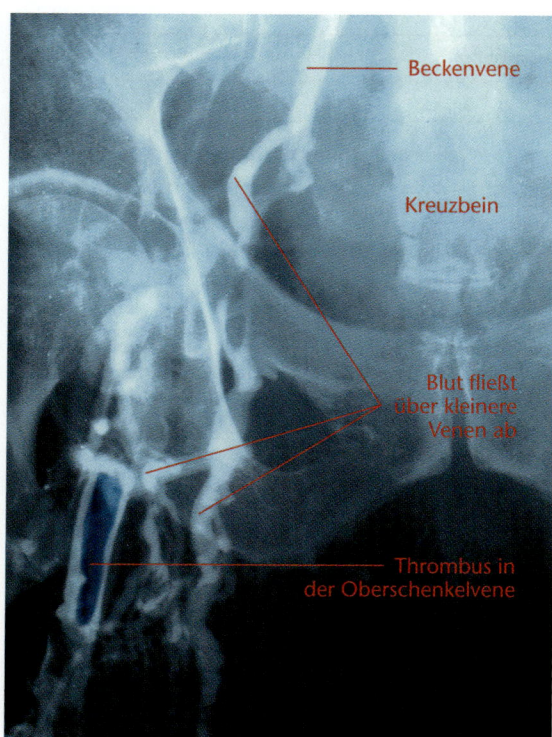

Abb. 27.30 Venenthrombose der rechten Becken- (V. iliaca) und Oberschenkelvene (V. femoralis). Bei der dargestellten Venenthrombose fließt Kontrastmittel (und damit das Blut) aus dem Bein über Umwege (kollaterale Venen) in die Beckenvene (V. iliaca) ab. Die Konturen der Oberschenkelvene (V. femoralis) sind gerade noch erkennbar. Da ihr Lumen fast völlig mit dem Thrombus gefüllt ist, fließt kaum Kontrastmittel durch die Vene. [T170]

Therapie

Als erste Basismaßnahme erfolgt die Ruhigstellung der Extremität, um den Thrombus nicht zu lösen. Die betroffene Extremität wird erhöht gelagert, um den Blut- und Lymphabfluss zu erleichtern. Den Patienten nicht laufen lassen. Ein EKG wird zur Überwachung angelegt und Herzfrequenz, Sauerstoffsättigung sowie Blutdruck werden regelmäßig überprüft. Zu den **erweiterten Maßnahmen** gehören die Anlage eines venösen Zugangs an der nicht betroffenen Extremität, die intravenöse Schmerzbekämpfung mit Opiaten (Morphin) und die Heparinisierung des Patienten (Heparin 5000 IE) durch den hinzugezogenen Notarzt.

Der Transport erfolgt schonend in die nächste internistische Klinik.

27.3.4 Lungenembolie (LE) (Lungenarterienembolie, LAE)

Die **Lungenembolie (LE)** oder **Lungenarterienembolie (LAE)** ist die **Verlegung der Lungenstrombahn** (A. pulmonalis und ihre Äste) durch embolisches Material.

Ursachen

Ursachen können sein:
- **Thromboembolien aus den Bein-/Beckenvenen (Hauptursache, ca. 90 %)**
- Fettembolien (selten), meist erst 2–3 Tage nach Fraktur großer Röhrenknochen
- Fruchtwasserembolie
- Luftembolie (ca. 50–100 ml Luft)

Die plötzliche Verlegung eines Gefäßlumens der Lungenarterien (Aa. pulmonales) – sie führen sauerstoffarmes Blut aus der rechten Herzkammer zur Lunge – führt zu einem Rückstau von Blut im Bereich vor dem Verschluss. Zunächst versucht das rechte Herz, diese Volumenbelastung durch kurzfristige Steigerung von Herzkraft und Schlagvolumen auszugleichen. Aufgrund des Verschlusses sind hier enge Grenzen gestellt; es entwickeln sich ein Bluthochdruck im vom rechten Herzen ausgehenden Lungenkreislauf und eine akute Rechtsherzinsuffizienz. Der verminderte Blutstrom zum linken Herzen führt zur Hypotonie mit unterschiedlich stark ausgeprägter Schocksymptomatik im arteriellen System. Durch den gestörten Gasaustausch in dem unterversorgten Lungenbereich kommt es zur funktionellen Totraumvergrößerung und zur allgemeinen Hypoxie.

Während kleine Lungenembolien völlig unbemerkt bleiben können, kann es durch größere Embolien zu verschiedensten Symptomen kommen bis hin zum Kreislaufstillstand. Hierbei spielt die akute Rechtsherzbelastung die größte Rolle. Die wichtigsten pathophysiologischen Zusammenhänge zeigt ➤ Abb. 27.31.

Symptome

Die Lungenembolie ist ein klinisches Chamäleon. Zwischen Symptomfreiheit und plötzlichem Herztod gibt es eine Vielzahl von typischen und atypischen Symptomen. Die in vielen älteren Büchern beschriebene Konstellation aus atemabhängigem Thoraxschmerz und schwerer Dyspnoe findet sich in der Praxis leider nur selten. Die wesentlichen Symptome sind nachfolgend aufgeführt:
- Häufig initial **Kollaps/Synkope** (bis zu 15 % der Patienten) → bei jeder Synkope nach weiteren Zeichen einer Lungenembolie suchen.
- Plötzlich einsetzende **Dyspnoe** (80 %)
  - Tachypnoe bzw. Hyperventilation (50–80 %)
  - Zyanose (20–25 %), im Schock auch Blässe/Kaltschweißigkeit möglich
  - Erniedrigte SpO_2 (< 50 % der Patienten)
- Bekannte Thrombose oder klinische Zeichen für eine TVT
- Vorhandensein entsprechender Risikofaktoren (➤ Kap. 27.3.3)
- **Tachykardie** (50 %)
- Bei großen Embolien: RR-Abfall bis hin zum Schock
- Eventuell Angina pectoris durch kardiale Belastung, bei Beteiligung der Pleura atemabhängiger **Thoraxschmerz**
- Zeichen der akuten Rechtsherzbelastung (80 %, ➤ Kap. 27.2.1) mit gestauten Halsvenen

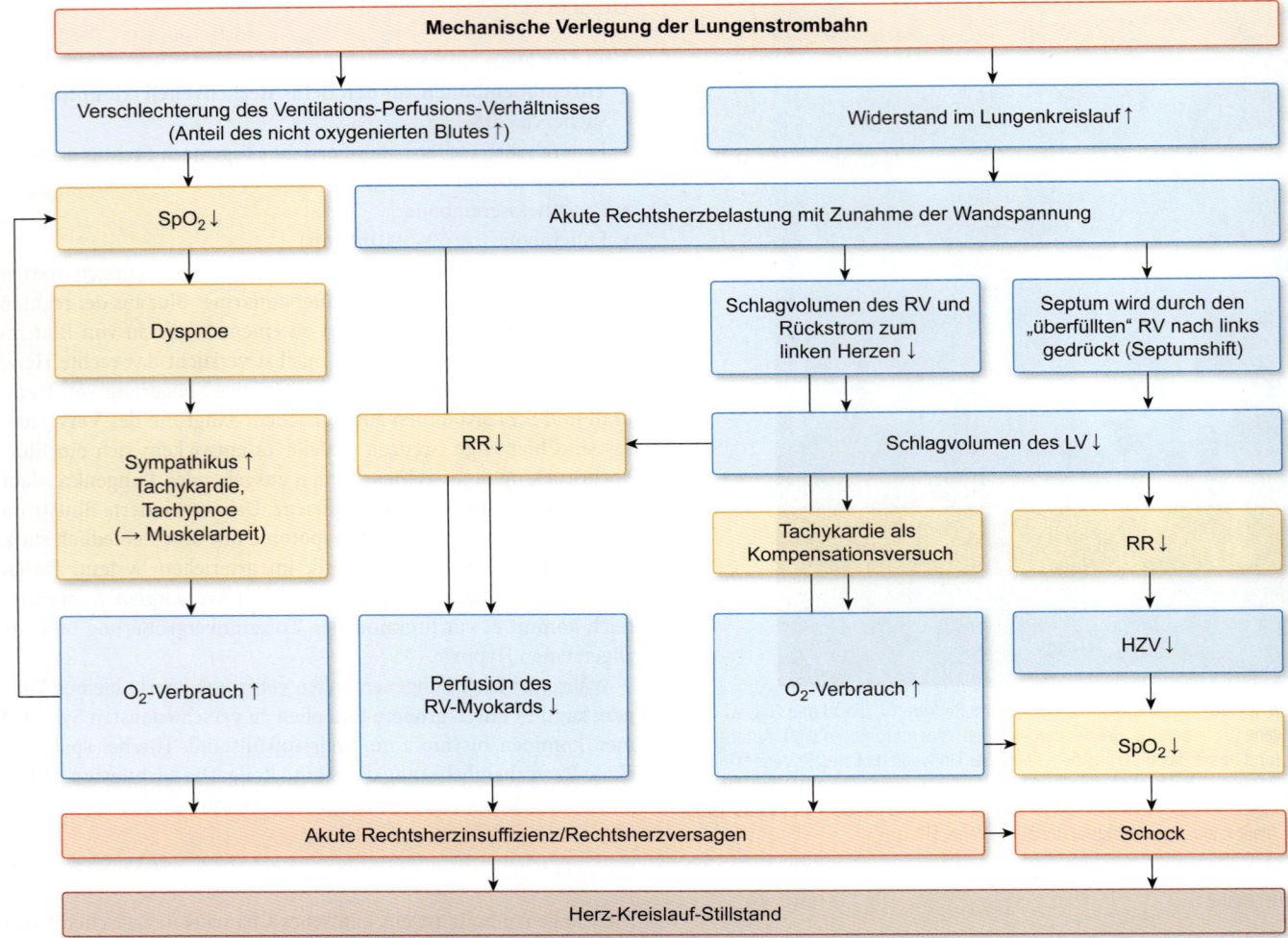

Abb. 27.31 Einige der pathophysiologischen Vorgänge bei der schweren Lungenembolie (gelb: im Rettungsdienst erkennbare Symptome) [P100]

- Eventuell Zeichen der Rechtsherzbelastung im EKG (s. u.)
- Bei fulminanten Embolien auch unmittelbarer Kreislaufstillstand möglich

ACHTUNG

Die Lungenembolie bietet **unterschiedlichste Symptome** und ist oft schwer zu erkennen. Bei jeder kardialen oder respiratorischen Symptomatik sollte daher die Lungenembolie als mögliche Differenzialdiagnose erwogen und nach entsprechenden Zeichen gesucht werden.

Die akute Rechtsherzbelastung (akutes **Cor pulmonale**) kann sich auf verschiedene Weise im EKG zeigen. Wichtiges Merkmal ist das **McGinn-White-Syndrom,** das gekennzeichnet ist durch eine S-Zacke in Ableitung I, eine Q-Zacke in Ableitung III ($S_I Q_{III}$-Typ) und eine T-Negativierung in Ableitung III. Weitere Möglichkeiten s. Kasten.

PRAXISTIPP

Mögliche EKG-Veränderungen beim akuten Cor pulmonale (Rechtsherzbelastungszeichen)

- **McGinn-White-Syndrom ($S_I Q_{III}$-Typ mit negativem T in III)**
- $S_I Q_{III}$-Typ
- $S_I S_{II} S_{III}$-Typ (S-Zacken in Ableitung I–III)
- Sinustachykardie
- Vorhofflimmern, oft als Tachyarrythmia absoluta
- Rechtsschenkelblock
- Teilweise auch ST-Hebungen oder T-Negativierungen

Therapie

Als **Basismaßnahmen** sind bei Verdacht auf Lungenembolie die Sauerstoffgabe über O_2-Maske mit maximalem Flow, die Lagerung des Patienten mit erhöhtem Oberkörper, engmaschiges Monitoring (EKG, Blutdruck, Puls, Pulsoxymetrie) und der sofortige Notarztruf durchzuführen.

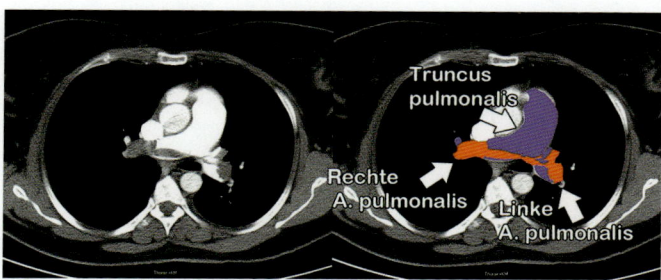

Abb. 27.32 Schnittbild einer CT-Angiografie bei fulminanter Lungenembolie mit über der Bifurkation der Pulmonalarterien „reitendem Thrombus" und subtotaler Verlegung beider Pulmonalarterien. Rechts: violett = Blut, orange = Thrombus [P100]

Die **erweiterten Maßnahmen** umfassen die Sicherung eines venösen Zugangs und die medikamentöse Therapie durch den Notarzt. Aufgrund der Gefahr von Rechtsherzinsuffizienz mit Schock erfolgt die vorsichtige Volumengabe mit balancierten Vollelektrolytlösungen. Der Blutdruck muss schon deshalb angehoben werden, um die Durchblutung der rechten Herzkranzarterie zu verbessern und die Ischämie des rechten Ventrikels zu beseitigen. Erst anschließend können Katecholamine (➤ Kap. 27.2.1), vornehmlich Noradrenalin (Arterenol®), eingesetzt werden. Falls Noradrenalin nicht zur Verfügung steht, kann auch Adrenalin (Suprarenin®) verwendet werden. Mit diesen Medikamenten kann auch Dobutamin (Dobutrex®) kombiniert werden. Zur Schmerzbekämpfung und zur Senkung des Sauerstoffbedarfs am Herzen kann Morphin sowie zur Sedierung und Anxiolyse Diazepam oder Midazolam (Dormicum®) eingesetzt werden. Um eine weitere Embolisierung zu verhindern, wird Heparin gegeben.

Bei Bewusstlosigkeit ist nach dem Reanimationsalgorithmus vorzugehen. Bei Verdacht auf Lungenembolie als Auslöser des Kreislaufstillstands sollte frühzeitig eine Lysetherapie noch am Notfallort erfolgen.

SCHLAGWORT
Lungenembolie

Ursachen
- Einschwemmung eines Thrombus meist aus den tiefen Bein- und Beckenvenen in die Lungenstrombahn (➤ Abb. 27.32)

Symptome
- Initialer Kollaps/Synkope
- Dyspnoe, Tachypnoe/Hyperventilation, evtl. Zyanose
- Erniedrigte SpO_2
- Risikofaktoren, bekannte Thrombose oder klinische Zeichen für eine TVT
- Tachykardie (50 %), RR-Abfall bis hin zum Schock, bei fulminanter LAE auch Kreislaufstillstand möglich
- Thoraxschmerz, evtl. atemabhängig
- Gestaute Halsvenen
- EKG-Zeichen der Rechtsherzbelastung (s. Kasten)

Maßnahmen
Monitoring
- AF, SpO_2, Rekapillarisierungszeit, Puls (peripher/zentral), RR, BZ, GCS, 12-Kanal-EKG, Temperatur

Basismaßnahmen
- Die akute Lungenembolie ist grundsätzlich eine Notarztindikation.
- Basischeck, Basismaßnahmen
- O_2-Gabe über Maske (großzügig, > 6 l/Min.), bei Bedarf maximaler Flow (Sauerstoff senkt über den Euler-Liljestrand-Mechanismus den pulmonalarteriellen Widerstand)
- Auskultation der Lunge (Differenzialdiagnosen abklären)
- Oberkörperhochlagerung, bei Kreislaufinstabilität Flachlagerung oder Schocklage
- Anamnese mit Augenmerk auf spezifische Risikofaktoren
- Untersuchung speziell der Beine: Hinweis auf TVT?

Erweiterte Maßnahmen
- i. v. Zugang, je nach lokalen Standards ggf. Laborblutentnahme
- Keine i. m.-Injektionen wegen evtl. Lyse
- Heparin (UFH): 5000–10 000 IE i. v., gefolgt von 1 000 IE/Std. Dauerinfusion, ggf. abweichendes Vorgehen nach lokalen SOPs (Standard Operating Procedures; z. B. niedermolekulare Heparine)
- Bei Dyspnoe/Schmerzen: Morphin 5–10 mg
- Bei Schockzeichen:
  - Volumengabe
  - Katecholamine über Spritzenpumpe, ➤ Kap. 27.2.1, akute Herzinsuffizienz
  - Intubation so lange wie möglich vermeiden (Kreislaufverschlechterung durch positive Beatmungsdrücke).
- Bei Kreislaufstillstand durch Lungenembolie frühestmöglich Lyse, ggf. prolongierte kardiopulmonale Reanimation (CPR) gemäß ERC-Leitlinien (60–90 Min. CPR nach Lysebeginn)

27.3.5 Aortenaneurysma und Aortendissektion

Als Aneurysma bezeichnet man allgemein die **Aussackung einer Arterie** (➤ Abb. 27.33). Man unterscheidet das „echte" Aneurysma (**Aneurysma verum**), bei dem es zu einer spindel- oder sackförmigen Ausbuchtung aller Gefäßwandschichten kommt von dem „falschen" Aneurysma (**Aneurysma spurium**), bei dem es durch eine Verletzung (z. B. nach arterieller Punktion) zur Bildung einer Bluthöhle im umgebenden Gewebe kommt. Ein Aneurysma verum ist asymptomatisch und meist ein Zufallsbefund. Reißt die innere Gefäßschicht (Intima) ein, so wird sie durch den Blutstrom häufig über eine längere Strecke von der mittleren Gefäßschicht (Media) abgelöst. Man spricht dann von einer **Dissektion** oder einem **Aneurysma dissecans.** Es entsteht ein **falsches Lumen.** Reißt die Intima distal erneut ein, kann sich wieder ein Anschluss an das wahre Lumen ergeben (Reentry).

Von einem Aneurysma verum können folgende Gefahren für den Patienten ausgehen. An der Aneurysmawand bilden sich einerseits Thromben, die eine Emboliequelle und Ursache für einen akuten peripher-arteriellen Verschluss sein können. Anderseits wird das Aortenaneurysma selbst zur Gefahr, wenn es zur **Ruptur** oder **Dissektion** kommt. Ursache für die Aneurysmabildung ist meist die Arteriosklerose, gefolgt von entzündlichen oder genetischen Erkrankungen. Männer sind häufiger betroffen als Frauen, die Inzidenz nimmt mit dem Alter zu. Eine Dissektion findet häufiger im Bereich der thorakalen Aorta statt, eine Aneurysmaruptur ist bei den Bauchaortenaneurysmen häufiger anzutreffen.

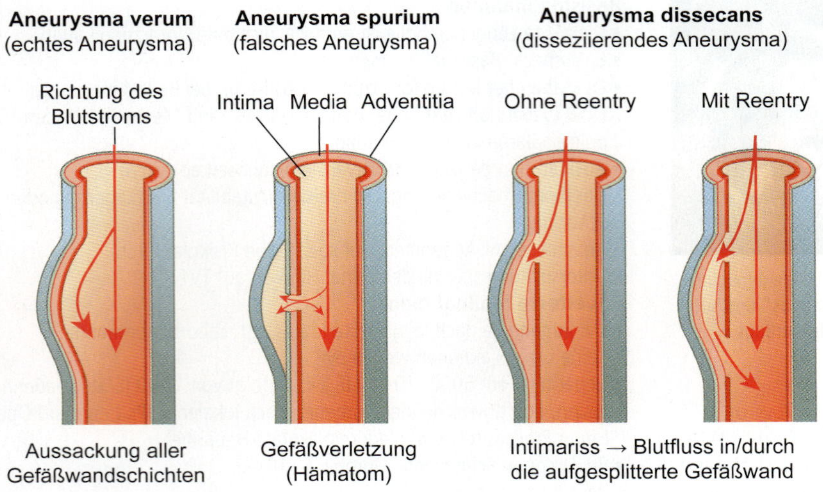

Abb. 27.33 Aneurysmaformen [L138]

Thorakales Aortenaneurysma (TAA)

Als ein thorakales Aneurysma wird definiert, wenn die Brustaorta einen Durchmesser von mehr als 3,5 cm aufweist. In der stabilen Phase ist es meist noch symptomlos. Die **akute Dissektion** eines thorakalen Aortenaneurysmas (➤ Abb. 27.34) wird nach Stanford eingeteilt in:

- **Typ A:** mit Beteiligung der **Aorta ascendens,** ca. 70 %
- **Typ B:** mit Beginn distal des Subclavia-Abgangs (Aorta descendens, ca. 30 %)

Der Typ Stanford A ist deutlich gefährlicher, da es zur Herzbeuteltamponade sowie zur Verlegung wichtiger Arterien (Koronarien → Herzinfarkt, A. carotis → Apoplex) durch die Dissektionsmembran kommen kann.

Symptome

Häufig findet sich ein akuter, teilweise wandernder Vernichtungsschmerz (bis 80 %) in den Brustkorb oder zwischen die Schulterblätter (meist Typ A) oder manchmal mit Ausstrahlung ins Abdomen (meist Typ B). Schmerzcharakter und Ausstrahlung können denen der Angina pectoris gleichen. Von der Symptomatik ausgehend, ist auch ein akuter Myokardinfarkt in die differenzialdiagnostischen Überlegungen mit einzubeziehen.

Sind auch Teile der hirnversorgenden Gefäße von der Dissektion betroffen, können zusätzlich neurologische Symptome (z. B. Schwindel, Bewusstseinsstörungen, Apoplexsymptomatik) auftreten. Gelegentlich findet sich eine Differenz der Puls- und Blutdruckwerte zwischen beiden Armen.

Die unterschiedlichen Symptome bei Typ A und Typ B sind nachfolgend zusammengefasst:

Typ A:
- Bei Verlegung des Abgangs einer Armarterie:
  - **RR-Differenz > 20 mmHg** zwischen beiden Armen
  - Gegebenenfalls Radialis- und/oder Karotispuls einseitig schwächer oder nicht tastbar
- **Eventuell ACS** bis hin zum **STEMI** bei Verlegung eines Koronararterienabgangs
- **Eventuell Apoplex/neurologische Symptome** bei Verlegung hirnzuführender Arterien (ca. 10–30 %)
- **Herzbeuteltamponade** (➤ Kap. 31.3.4)
- **Akute Aortenklappeninsuffizienz** mit auskultierbarem Diastolikum (➤ Kap. 27.2.3)

Typ B:
- Hämatothorax, Blutung ins Mediastinum oder Abdomen (bei Ruptur)
- Verlegung von Nieren- und/oder Mesenterialarterien mit Gefahr des Organinfarkts

Therapie

Die **Basismaßnahmen** umfassen die korrekte Lagerung des Patienten, wobei der Oberkörper leicht erhöht gelagert werden soll. Neben dem Notarztruf sind engmaschige Kontrollen der Vitalfunktionen durchzuführen.

Die **erweiterten Maßnahmen** beinhalten die Anlage mindestens eines venösen Zugangs zur Infusionstherapie und Schmerzbekämpfung. Infusionsart und -menge sind abhängig von der Kreislaufsituation des Patienten. Ziel der Therapie sind Analgesie des Thoraxschmerzes und ggf. Schockbekämpfung. Der Patient ist zügig unter Voranmeldung in ein geeignetes Krankenhaus mit Thoraxchirurgie zu transportieren oder nach Erstversorgung weiter zu verlegen. Die definitive Diagnose kann in aller Regel erst im Krankenhaus nach Durchführung gezielter radiologischer Diagnostik (Ultraschall oder Computertomografie) gestellt werden.

Die notwendigen Therapiemaßnahmen sind im Schlagwortkasten „Therapie bei Aortendissektion und Aneurysmaruptur" (s. u.) aufgelistet.

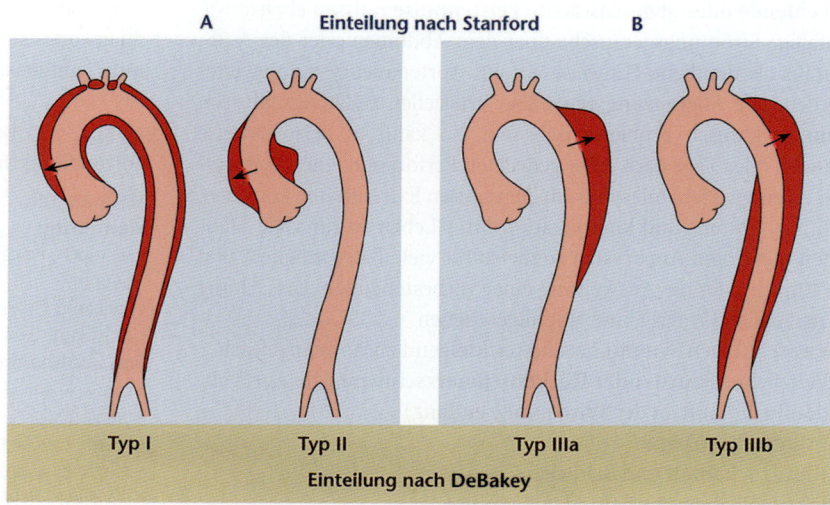

Abb. 27.34 Einteilung der Aortendissektion nach Stanford und DeBakey. Erläuterung ➤ Tab. 27.9. [L157]

Tab. 27.9 Einteilung der Aortendissektion [F234-001/F240-001]

Stanford	Abschnitt	DeBakey	Abschnitt
Typ A	Aorta ascendens betroffen	I	Aorta ascendens und descendens betroffen
		II	nur Aorta ascendens betroffen
Typ B	Aorta ascendens nicht betroffen	IIIa	nur Aorta descendens betroffen oberhalb des Zwerchfells
		IIIb	nur Aorta descendens betroffen, bis unterhalb des Zwerchfells

Bauchaortenaneurysma (BAA)

Das Bauchaortenaneurysma wird durch eine Überschreitung des Durchmessers der Aorta abdominalis von 3 cm definiert (➤ Abb. 27.35). In 95 % d. F. ist das Bauchaortenaneursyma unterhalb des Nierenarterienabgangs (infrarenal) lokalisiert. Das Aneurysma der Bauchaorta bleibt über lange Zeit symptomfrei. Mit zunehmendem Umfang der Aorta steigt die Rupturgefahr allerdings exponenziell an (bei 6 cm Durchmesser beträgt sie 7 % pro Jahr). Die Therapie erfolgt entweder operativ mittels einer Aortenprothese (Y-Prothese) oder neuerdings durch Überbrückung des Aneurysmas mit einer stentgestützten Prothese in Kathetertechnik (**Endovascular Aneurysm Repair, EVAR**).

Die Mortalität nach einer Bauchaortenruptur liegt bei 85 %. Wird die Blutung durch Kompression von umliegenden Strukturen abgemindert, spricht man von einer **gedeckten Perforation**. Bei einer **freien Perforation** dagegen erfolgt die ungebremste Blutung in die Bauchhöhle. Die freie Perforation liegt in ca. einem Drittel der Fälle vor und verläuft fast immer letal, während bei der gedeckten Perforation eine realistische Chance besteht, den Patienten zu retten.

Symptome

Ein Aneurysma der Bauchaorta verursacht meistens nur uncharakteristische Symptome. Ein plötzlich auftretender Zerreißungsschmerz im Abdomen mit darauf folgender Symptomatik eines Volumenmangelschocks ist eher selten. Häufiger werden vom Patienten unspezifische abdominelle oder **Ischialgie-ähnliche Beschwerden** (Schmerzen im Bereich der Lendenwirbelsäule, teilweise in das Gesäß und die Beine ausstrahlend) angegeben. In diesen Fällen werden die Symptome oft fälschlicherweise als harmlose Lumboischialgie („Hexenschuss") oder ein lumbales Wurzelreizsyndrom **fehlgedeutet**.

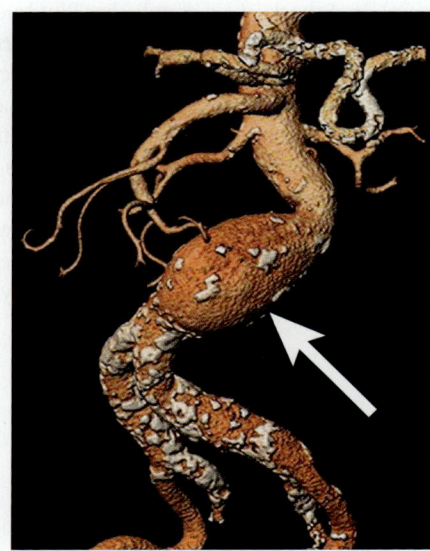

Abb. 27.35 3D-Rekonstruktion eines Bauchaortenaneurysmas [F538]

Fehlende oder abgeschwächte Leistenpulse müssen ebenso wie auffällige Strömungsgeräusche über dem Abdomen oder der A. femoralis als deutliche Hinweise auf ein Aortenaneurysma gewertet werden. Die Abgrenzung gegenüber arteriellen Gefäßverschlüssen kann präklinisch problematisch sein. So kann es beispielsweise Stunden oder Tage nach einer gedeckten Perforation eines Aneurysmas zu einem Ischämiesyndrom der unteren Extremitäten kommen.

Ein symptom- und komplikationsloses Leben ist für viele Menschen mit einem Aneurysma zunächst für viele Jahre möglich. Erst die Ruptur oder die Ausweitung einer vorbestehenden Aussackung ist ursächlich für das akute Notfallgeschehen.

Die wesentlichen Symptome sind nachfolgend zusammengefasst:
- Plötzlicher **Bauch- oder Rückenschmerzschmerz** (die Aorta abdominalis läuft an der Wirbelsäule entlang)
- Eventuell **Synkope**
- **Blutdruckabfall** und **Schockzeichen**
- Eventuell **abgeschwächte Leistenpulse**
- Eventuell Parästhesien der unteren Extremitäten („eingeschlafene Beine")

Therapie

Die **Basismaßnahmen** umfassen zunächst die Beruhigung und Betreuung des Patienten. Die Lagerung muss unter Berücksichtigung des auslösenden Krankheitsbilds angepasst werden: Eine Schocklagerung darf nach dem Prinzip der permissiven Hypotension nicht zu früh erfolgen. Zur Vermeidung eines negativen Einflusses auf die Deckung der Perforation durch innere Organe ist zudem eine zu starke Bauchdeckenentspannung möglicherweise schädlich, sodass ggf. der Tragetisch in Flachlagerung entsprechend in die Kopf-tief-Position gekippt wird. Bei Bewusstlosigkeit ist der Übergang zu den erweiterten Maßnahmen mit optimiertem Atemwegsmanagement fließend. Neben dem Notarztruf ist eine engmaschige Kontrolle der Vitalfunktionen durchzuführen.

Die **erweiterten Maßnahmen** beinhalten die Anlage großlumiger venöser Zugänge zur Infusionstherapie. Infusionsart und -menge sind abhängig von der Kreislaufsituation des Patienten (Schock ja/nein). Im Schock ist ein systolischer Blutdruck des Patienten von ca. 80–90 mmHg systolisch zu akzeptieren (**permissive Hypotension**), da eine massive Volumenauffüllung eine weitere Blutung provozieren kann. Die Therapie umfasst andererseits die Senkung hypertoner Blutdruckwerte aus gleichem Grund. Der Patient ist zügig unter Voranmeldung in ein geeignetes Krankenhaus mit Gefäßchirurgie zu transportieren. Die definitive Diagnose kann in aller Regel erst im Krankenhaus nach Durchführung gezielter radiologischer Diagnostik (z. B. Ultraschall, Computertomografie) gestellt werden. Eine sofortige operative Versorgung rupturierter Aneurysmen ist notwendig.

Die notwendigen Therapiemaßnahmen sind im folgenden Schlagwortkasten „Therapie bei Aortendissektion und Aneurysmaruptur" aufgelistet.

> **SCHLAGWORT**
> **Aortendissektion und Aneurysmaruptur**
>
> **Maßnahmen**
> **Monitoring**
> - AF, SpO$_2$, Rekapillarisierungszeit, Puls (peripher/zentral), BZ, GCS, Temperatur
> - Lückenloses Monitoring mit 12-Kanal-EKG und engmaschigen Blutdruckkontrollen
>
> **Basismaßnahmen und Lagerung**
> - Der V. a. eine Aortendissektion oder Aneurysmaruptur ist eine Notarztindikation.
> - Anamnese/Arztbrief: Aneurysma bereits bekannt?
> - Allgemeine Basismaßnahmen, Patient beruhigen, betreuen.
> - Absolutes Bewegungsverbot
> - O$_2$-Gabe 5 l/Min. über Brille, bei schlechter SpO$_2$ oder Dyspnoe ggf. mehr, über Maske
> - Anstrengung vermeiden, Patient nicht laufen lassen.
> - Grundsätzlich besteht immer eine Rupturgefahr, sodass höchste Eile geboten ist.
>
> **Erweiterte Maßnahmen**
> - Großlumiger i. v. Zugang
> - Bei befürchteter Ruptur auch mehrere Zugänge, aber: keine Volumentherapie, solange kein Schock vorliegt!
> - Wenn möglich Blut abnehmen inkl. Kreuzblut.
> - **Bei Verdacht auf akute Dissektion:**
>   - Blutdruck initial an **beiden** Armen messen, bei Blutdruckdifferenz > 20 mmHg: Alle Folgemessungen am Arm mit höherem Blutdruck.
> - **Bei Verdacht auf akute Ruptur:**
>   - **Load-and-go:** schnellstmöglicher Transport nach Voranmeldung in Klinik mit Möglichkeit zur gefäßchirurgischen Notfallversorgung, idealerweise Herz-Thorax-Chirurgie
>   - **Permissive Hypotension** (RR bis ca. 80–90 mmHg systolisch akzeptieren) um Blutung nicht zu verstärken
>   - Die Prognose ist bei freier Ruptur extrem schlecht.
>   - Bei entsprechender Infrastruktur ggf. Kreuzblut vorab zum Krankenhaus schicken.
>
> **Medikamentöse Therapie**
> - Analgesie nach Bedarf (Opiate, z. B. Morphin oder Fentanyl)
> - Gegebenenfalls Sedierung, z. B. Diazepam oder Midazolam (Cave: Kreislaufsituation!)
> - Zur Vermeidung von Scherkräften Blutdruck und Herzfrequenz senken (nur kurzwirksame Medikamente, damit im Falle einer Ruptur die Wirkung schnell wieder aufgehoben ist):
>   - Zum Beispiel Urapidil titriert in 10-mg-Schritten oder über Spritzenpumpe. Nach Wirkung: Ziel-Blutdruck ca. 110 mmHg oder
>   - Nitrate (Glyceroltrinitrat oder Nitroprussid-Natrium) via Spritzenpumpe
>   - Kurz wirksamer Betablocker, z. B. Esmolol über Spritzenpumpe
> - Präklinische Narkose/Intubation wegen Kreislaufproblematik nach Möglichkeit vermeiden.

27.3.6 Akuter Mesenterialgefäßverschluss (Mesenterialinfarkt)

Durchblutungsstörungen arterieller oder venöser Darmgefäße führen i. d. R. zu abdominellen Beschwerden von unspezifischem Völlegefühl über die **„Angina abdominalis"** (Bauchschmerzen bei vermehrtem Blutbedarf, z. B. nach dem Essen) bis hin zum akuten Abdomen. Die schwerste Form der Durchblutungsstörung der Darmgefäße ist der **Mesenterialinfarkt.** Er führt aufgrund der Mangeldurchblutung zu einem **paralytischen Ileus** und Darmgewebe stirbt ab.

Der Mesenterialinfarkt ist mit einer hohen Sterblichkeit verbunden. Dies ist zum Großteil auf die häufig verzögerte Diagnosestellung zurückzuführen, da zwar ein akutes Abdomen auftreten kann, die abdominellen Beschwerden jedoch häufig **atypisch** sind oder ganz fehlen. Einem kurzzeitigen heftigen Schmerz im Bauchraum folgt ein freies Intervall mit relativer Beschwerdefreiheit („fauler Friede", beginnende Darmwandnekrose) von bis zu 12 Std. Dauer. Im freien Intervall stellt das ischämische Gewebe auf anaeroben Stoffwechsel um, es kommt zu einem Laktatanstieg, der zu einer **(metabolischen) Laktatazidose** führt. Der Körper versucht, die Azidose respiratorisch zu kompensieren, es kommt zu **Dyspnoe und Hyperventilation.** Letztlich drohen **Schock und Multiorganversagen.** Eine frühe chirurgische Versorgung ist für das Überleben entscheidend.

Therapie

Die Therapie konzentriert sich auf einen raschen Transport in die geeignete Zielklinik. Während bei subakuten Durchblutungsstörungen häufig in der Klinik Kathetertechniken angewandt werden, ist bei Notfallpatienten eine chirurgische Versorgung indiziert. Unterstützende Maßnahmen bis dahin sind die Gabe von Analgetika bei Schmerzen, Sauerstoff und Volumen bei Hypotonie, Schock oder Zeichen der Azidose (Hyperventilation).

SCHLAGWORT

Mesenterialinfarkt

Ursachen
- Verschluss einer darmversorgenden Arterie (Mesenterialarterie)

Symptome
- **Initial meist heftige kolikartige Bauchschmerzen**
- „Freies Intervall" von mehreren Stunden mit unspezifischen bzw. fehlenden abdominellen Beschwerden (unauffälliger Bauchdeckenbefund)
- Akutes Abdomen mit Abwehrspannung
- Fehlende Peristaltik im betroffenen Abschnitt oder im ganzen Abdomen (Ileus)
- Eventuell Unruhe, Verwirrtheit
- Im fortgeschrittenen Stadium Schockzeichen
- Eventuell Vorhofflimmern im EKG als möglicher Auslöser
- Meist vorbekannte Arteriosklerose (z. B. in Form von pAVK oder KHK)

Maßnahmen
Monitoring
- AF, SpO_2, Rekapillarisierungszeit, Puls (engmaschig), RR, BZ, GCS, 12-Kanal-EKG, Temperatur

Basismaßnahmen und Lagerung
- Je nach Gesamtsituation ggf. Notarzt hinzuziehen.
- Bei akutem Abdomen bauchdeckenentspannende Lagerung
- O_2-Gabe über Maske 6–8 l/Min., bei Dyspnoe mehr

Erweiterte Maßnahmen
- i. v. Zugang (DD: Pseudoperitonitis), ggf. Laborblutentnahme inkl. Kreuzblut nach lokalen Standards
- Volumengabe (500–1 000 ml VEL)
- Analgesie (z. B. Morphin, dämpft auch eventuelle Dyspnoe)
- Kein Heparin beim akuten Notfall (→ sofortige OP indiziert, Angiografie/PTA nur bei stabilen Patienten)
- Rascher Transport in Klinik der Allgemein-/Viszeralchirurgie

---

Wiederholungsfragen

1. Welche Besonderheit ergibt sich hinsichtlich der Infarktsymptomatik bei langjährigen Diabetikern (➤ Kap. 27.1.1)?
2. Erklären Sie den Unterschied zwischen Rechts- und Linksherzinsuffizienz (➤ Kap. 27.2.1).
3. Nennen Sie die Gefahren bei einer akuten Endokarditis (➤ Kap. 27.2.2).
4. Was versteht man unter einer Mitralinsuffizienz (➤ Kap. 27.2.3)?
5. Was müssen Sie hinsichtlich der Medikamentengabe bei einer hochgradigen Aortenklappenstenose beachten (➤ Kap. 27.2.3)?
6. Erläutern Sie Symptomatik und verschiedene Formen der Angina pectoris (➤ Kap. 27.2.4).
7. Definieren Sie den Begriff „akutes Koronarsyndrom" (➤ Kap. 27.2.5).
8. Nennen Sie die Gefahren, mit denen Sie präklinisch bei einem ACS rechnen müssen (➤ Kap. 27.2.5).
9. Nennen Sie diagnostische und therapeutische Maßnahmen beim ACS (➤ Kap. 27.2.5).
10. Erläutern Sie den Begriff STEMI. Wofür steht die Abkürzung (➤ Kap. 27.2.5)?
11. Nennen Sie diagnostische und therapeutische Maßnahmen beim kardialen Lungenödem (➤ Kap. 27.2.6).
12. Was unterscheidet den „hypertensiven Notfall" von der „hypertensiven Krise" (➤ Kap. 27.2.7)?
13. Nennen Sie Merkmale, die darauf hinweisen, dass eine Synkope kardial bedingt ist (➤ Kap. 27.2.8).
14. Erläutern Sie den Begriff „Adams-Stokes-Anfall" (➤ Kap. 27.2.9).
15. Erklären Sie den Unterschied zwischen Embolie und Thrombose (➤ Kap. 27.3).
16. Was versteht man unter Arteriosklerose (➤ Kap. 27.3.1)?
17. Nennen Sie die klinischen Symptome des arteriellen Gefäßverschlusses (➤ Kap. 27.3.2).

18. Erläutern Sie Ursache und Gefahren der akuten Lungenembolie (➤ Kap. 27.3.4)
19. Nennen Sie Symptome und Gefahren einer Typ-A-Dissektion der Aorta (➤ Kap. 27.3.5).
20. Erläutern Sie die Gefahren bei einem Bauchaortenaneurysma (➤ Kap. 27.3.5).
21. Erläutern Sie den Begriff „Mesenterialinfarkt". Welche Symptome treten auf (➤ Kap. 27.3.6)?

Auflösung des Fallbeispiels

Verdachtsdiagnose
Synkope, DD Krampfanfall.

Erstmaßnahmen
Die Beurteilung der Patientin nach dem ABCDE-Schema ergibt Folgendes: Die Atmung ist unauffällig, der Puls arrythmisch und kräftig tastbar. Nach anamnestisch durchgemachter Bewusstlosigkeit ist die Neurologie aktuell wieder unauffällig mit einer GCS von 15 Punkten. Verletzungszeichen durch das vermeintliche Sturzereignis sind nicht erkennbar. Beim Erheben der SAMPLER-Anamnese gibt die Patientin an, bereits seit dem Vorabend sei ihr übel gewesen und sie habe einen Druck auf dem Magen gespürt. Als Vorerkrankungen werden auf dem Datenblatt des Hausnotrufdienstes aufgezählt: „Herzinsuffizienz, KHK, Hypertonie, Diabetes mel., Hüft-TEP rechts, Osteoporose". In der Medikation finden sich ASS, Metoprolol, Simvastatin, Ramipril sowie ein Vitamin-D/Kalzium-Kombinationspräparat. Die anschließend exakt erhobenen Vitalparameter ergeben eine Sauerstoffsättigung von 96 % unter laufender Sauerstoffgabe, eine Herzfrequenz von 62/Min. und einen Blutdruck von 160/88 mmHg. Im EKG zeigt sich ein unregelmäßiger Rhythmus mit einigen polymorphen ventrikulären Extrasystolen. Während der Notfallsanitäter den Monitor betrachtet, schlägt der Rhythmus plötzlich um in eine Kammertachykardie. Die Patientin verdreht die Augen, beginnt zu krampfen und bleibt bewusstlos liegen. Umgehend werden Atemweg, Atmung und simultan dazu der Puls überprüft, bei fehlenden Lebenszeichen wird umgehend mit der Thoraxkompression begonnen.

Bereits nach ca. 10 Thoraxkompressionen beginnt die Patientin zu grimassieren und zu stöhnen, sodass der Notfallsanitäter die Thoraxkompressionen einige Zeit später unterbricht und sich das EKG anschaut, während er parallel den Puls tastet. Es zeigt sich erneut ein Sinusrhythmus, auch der Karotispuls ist wieder kräftig tastbar. Die Patientin klart wieder auf. Während der Fahrer des Rettungswagens einen i. v. Zugang anlegt, erweitert der Transportführer das EKG auf ein 12-Kanal-EKG. Es zeigen sich ST-Streckenhebungen in den Ableitungen I und aVL sowie V1–V5. Diese werden immer wieder von polymorphen ventrikulären Extrasystolen unterbrochen. Das EKG wird an den Notarzt übergeben und der Verdacht auf einen STEMI mit atypischer Symptomatik bei einer Kombination aus Diabetes mellitus, höherem Alter und weiblichem Geschlecht geäußert. Zudem berichtet der Transportführer von vermutlich insgesamt 3 Adams-Stokes-Anfällen bei intermittierender ventrikulärer Tachykardie. Es werden 500 mg Acetylsalicylsäure und 5 000 IE Heparin i. v. verabreicht sowie eine Kurzinfusion mit 2 g Magnesium zur Rhythmusstabilisierung. Die Patientin wird liegend unter lückenloser Monitorüberwachung in den Rettungswagen gebracht und die Fahrt mit Voranmeldung und Sonderrechten in die nächste einsatzbereite Klinik mit Möglichkeit zur PCI (Herzkatheterlabor) fortgesetzt. Sie bleibt die Fahrt über stabil.

Klinik
Die PCI verläuft erfolgreich, jedoch muss die Patientin während des Eingriffs bei Kammerflimmern einmalig defibrilliert werden. Sie kann 5 Tage später in die Reha entlassen werden, wird allerdings eine Verschlechterung ihrer Pumpfunktion zurückbehalten.

Diagnose
Adams-Stokes-Anfall bei ventrikulären Tachykardien auf dem Boden eines akuten, stummen Myokardinfarkts.

WEITERFÜHRENDE LITERATUR

Dönitz, S., Flake, F. (Hrsg.): Mensch Körper Krankheit für den Rettungsdienst. Elsevier/Urban & Fischer, München, 2014

Lange, V.: BASICS Kardiologie. Elsevier/Urban & Fischer, München, 3. Aufl., 2013

Renz-Polster, H., Krautzig, S. (Hrsg.): Basislehrbuch Innere Medizin. Elsevier/Urban & Fischer, München, 5. Aufl., 2012

KAPITEL 28

Stefan Dreesen

Respiratorische Notfälle

28.1	**Störung der Atmung**	**622**
28.1.1	Respiratorische Insuffizienz (Ateminsuffizienz)	622
28.1.2	Pathologische Atemmuster	624
28.2	**Krankheiten des Atmungssystems**	**626**
28.2.1	Pneumonie und Pneumonitis	626
28.2.2	Chronisch obstruktive Lungenerkrankung (COPD)	627
28.2.3	Asthma bronchiale	632
28.2.4	Spontanpneumothorax	633
28.2.5	Sonstige Lungenerkrankungen	635

Fallbeispiel

Notfallmeldung

Nachts gegen 3:30 Uhr wird der Rettungswagen unter dem Einsatzstichwort „akute Atemnot" zu einem 68-jährigen Patienten gerufen.

Befund am Notfallort

Die Besatzung findet den Patienten angestrengt nach Luft ringend mit aufgestützten Armen an der Bettkante sitzend vor. Der Patient ist zyanotisch und es ist ein deutliches exspiratorisches Giemen zu hören. Er besitzt einen Sauerstoffkonzentrator, über den er 3 l Sauerstoff pro Minute bekommt.

Leitsymptome

Dyspnoe, exspiratorisches Giemen, Zyanose.

Inhaltsübersicht

28.1 Störung der Atmung

- Die Minderleistung einer bestehenden Eigenatmung mit verminderter Sauerstoffaufnahme und/oder Kohlenstoffdioxidabgabe wird als respiratorische Insuffizienz bezeichnet.
- Als Dyspnoe wird allgemein eine subjektiv empfundene Atemnot bezeichnet.
- Bei der Orthopnoe ist die Atmung nur in aufrechter Sitzhaltung und unter Einsatz der Atemhilfsmuskulatur möglich.
- Sonderformen des Atemrhythmus sind Cheyne-Stokes-Atmung, Biot-Atmung und Kußmaul-Atmung.
- Hypoxie führt zu Bewusstseinsstörung, Tachypnoe, Tachykardie und Blutdruckanstieg sowie bei gleichzeitiger Hyperkapnie zu Azidose und im ausgeprägten Fall zum Koma.
- Bei chronisch Lungenkranken sollte die Sauerstoffgabe vorsichtig erfolgen, um eine Atemdepression zu vermeiden.
- Bei Bewusstlosigkeit und Atemstillstand ist nach den Reanimationsleitlinien des ERC zu verfahren.

28.2 Krankheiten des Atmungssystems

- Als Pneumonie wird eine Lungenentzündung durch Krankheitserreger bezeichnet, eine Pneumonitis wird durch chemische oder physikalische Noxen hervorgerufen.
- Die COPD ist eine Erkrankung, die mit einer chronischen Verengung (Obstruktion) der Atemwege einhergeht. Sie ist häufig vergesellschaftet mit der chronischen Bronchitis und dem Lungenemphysem, jedoch nicht mehr durch diese Erkrankungen definiert.
- Asthma bronchiale wird durch die Trias Spasmus der Bronchialmuskulatur, Ödem der Bronchialschleimhaut und übermäßige Absonderung eines zähen Bronchialschleims bedingt.
- Asthma bronchiale und COPD sind unterschiedliche Erkrankungen, die jedoch eine gemeinsame Schnittmenge haben und im Rettungsdienst gleich behandelt werden.
- Der Spontanpneumothorax tritt besonders häufig bei jungen, schlanken Männern auf sowie bei Patienten mit einem Lungenemphysem. Da er geschlossen ist, besteht grundsätzlich die Gefahr eines Spannungspneumothorax.

28.1 Störung der Atmung

Normalerweise sorgen **Atemschutzreflexe** für die Freihaltung der Atemwege. Über den **Hustenreflex** werden Fremdkörper in den unteren Atemwegen durch Aufbau eines kräftigen Luftstroms nach außen befördert. Der **Niesreflex** sorgt auf gleiche Weise für einen freien Nasenweg. Der **Schluckreflex** führt dazu, dass Fremdkörper, die sich im Rachenraum befinden, durch den Schluckvorgang in die Speiseröhre gedrückt werden. Dabei verschließt der Kehldeckel den Kehlkopf, wodurch die unteren Atemwege geschützt sind.

Der Ausfall der Schutzreflexe bedeutet eine Bedrohung des Patienten durch **Aspiration** (Anatmung von fremden Stoffen in die Lunge). Fremdkörper können ungehindert in die unteren Luftwege gelangen und dort zu Teil- oder Totalverlegungen führen.

28.1.1 Respiratorische Insuffizienz (Ateminsuffizienz)

Durch die Atmung wird Sauerstoff (O_2) aus der Einatemluft ins Blut aufgenommen und Kohlendioxid (CO_2) an die Ausatemluft abgegeben. Bei einer signifikanten Störung dieses Prozesses spricht man von einer **respiratorischen Insuffizienz.** Ist nur die Sauerstoffaufnahme gestört, so spricht man von einer **respiratorischen Partialinsuffizienz.** Sind sowohl O_2-Aufnahme als auch CO_2-Abgabe behindert, so nennt man dies **respiratorische Globalinsuffizienz.**

Ursachen

Die Ursachen einer Ateminsuffizienz können vielfältig sein. **Zentrale Regulationsstörungen** (Störungen des Atemzentrums, Atemdepression) können durch Opiate verursacht sein. Eine Behinderung des Gasaustauschs in der Lunge kann durch eine **Diffusions-**

störung zwischen Alveolen und Lungenkapillaren (Lungenödem oder Ertrinkungsunfall) hervorgerufen werden. Ebenfalls kommen **Verteilungsstörungen** als Ursache einer Ateminsuffizienz in Betracht, wenn verschiedene Lungenabschnitte unterschiedlich belüftet werden, oder das Verhältnis von Ventilation und Perfusion gestört ist. Treten Durchblutungsstörung im Lungenkreislauf (z. B. Lungenembolie) auf, werden diese als **Perfusionsstörung** bezeichnet.

Störungen der **Lungenbelüftung** nennt man **Ventilationsstörungen.** Sie werden in zwei Gruppen unterteilt:

- **Restriktive Ventilationsstörungen** werden dadurch verursacht, dass die **Dehnungsfähigkeit** (Compliance) von Lunge oder Thorax behindert ist, sodass weniger Gewebeoberfläche für den Gasaustausch zur Verfügung steht. Beispiele hierfür sind:
  - **Pneumothorax** oder **Pleuraergüsse** (Luft oder Flüssigkeit im Pleuraspalt)
  - **Atelektasen** (Verklebung von Lungengewebe, z. B. bei einer Pneumonie)
  - **Lungenfibrose** (Vernarbung von Lungengewebe)
  - Akut von außen: **Verschüttung** oder **Einklemmung**
  - Chronisch von außen: **Adipositas** permagna
  - Insbesondere nach langer angestrengter Atmung kann es auch zu einer **respiratorischen Erschöpfung** (Erschöpfung der Atem[hilfs]muskulatur, ➤ Abb. 28.1) kommen, sodass die zugrunde liegende Störung nicht weiter kompensiert werden kann.
- **Obstruktive Ventilationsstörungen** entstehen durch eine **Verengung der Atemwege** und einer dadurch bedingten Erhöhung des Strömungswiderstands (Resistance).
  - Häufigstes Beispiel ist die **COPD,** die mit einer chronischen Verengung der unteren Atemwege einhergeht, aber auch alle anderen Erkrankungen, die mit erhöhter Schleimproduktion, Verengung von Bronchien oder einer teilweisen Verlegung des Bronchiallumens einhergehen, kommen infrage:
  - **Asthma bronchiale** (im weiteren Sinne auch Asthma cardiale = interstitielles Lungenödem)
  - Anaphylaxie mit allergisch bedingtem **Bronchospasmus**
  - Akute **Bronchitis** mit Verschleimung und ggf. zusätzlichem Bronchospasmus
  - **Tumoren** (Wachstum ins Bronchiallumen)
  - **Atemwegsverlegungen** (= Obstruktion der oberen Atemwege) treten z. B. nach einer Aspiration, Schwellungen, Blutungen oder bei Bewusstlosen auf.

Symptome

Bei Atemstörungen bietet sich die Anwendung des **IPPA(F)-Schemas** besonders an:
- Inspektion
- Palpation
- Perkussion
- Auskultation
- Funktionskontrolle

Folgt man der Systematik, kann man schon beim ersten Punkt, der **Inspektion,** viele wertvolle Informationen erhalten. Auch andere Schemata wie ABCDE (➤ Kap. 17.1.4) legen ihr erstes Augenmerk auf die Atmung, wobei die Inspektion und der Ersteindruck (Primary Survey), der ja zeitlich noch vor A und B kommt, bereits eine große Schnittmenge haben.

Inspektion von Patient und Umfeld

Bereits der Ersteindruck (➤ Kap. 17.1.3) mit allen Sinnen kann erste Hinweise geben (➤ Abb. 28.2): Ist die Wohnung verraucht? Riecht der Patient nach Tabak- oder Brandrauch? Steht ein überquellender Aschenbecher auf dem Tisch? Sind Inhalatoren oder Sauerstoffgeräte zu sehen? Dem Patienten ist i. d. R. die Dyspnoe ebenfalls rasch anzusehen: Typischerweise atmet er sichtlich schwer, oft wird eine **atemerleichternde Sitzhaltung** eingenommen. Hierbei werden die Arme, häufig auf den Oberschenkeln, aufgestützt (Kutschersitz, ➤ Abb. 28.3), um damit den Schultergürtel zu stabilisieren und die Atemhilfsmuskulatur besser einsetzen zu können. Insbesondere Patienten mit einer bekannten obstruktiven Ventilationsstörung atmen häufig durch zusammengepresste Lippen aus (**Lippenbremse,** ➤ Abb. 28.4). Hierdurch wird der Gegendruck in den Atemwegen erhöht (ähnlich wie bei CPAP-Atmung) und somit der Obstruktion ein wenig entgegengewirkt.

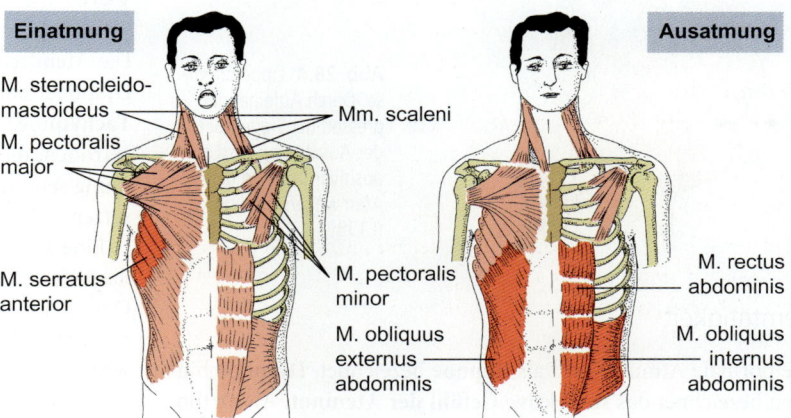

Abb. 28.1 Übersicht über die Atemhilfsmuskulatur [L190]

28 Respiratorische Notfälle

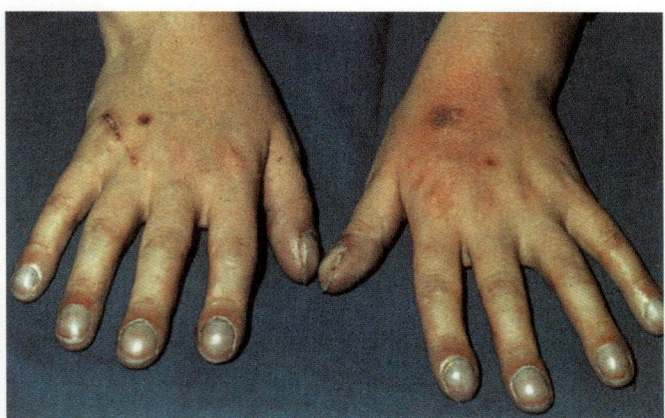

Abb. 28.2 „Trommelschlegelfinger" (aufgetriebene Endglieder) und abgerundete „Uhrglasnägel" sind Zeichen einer chronischen Lungenerkrankung. [R236]

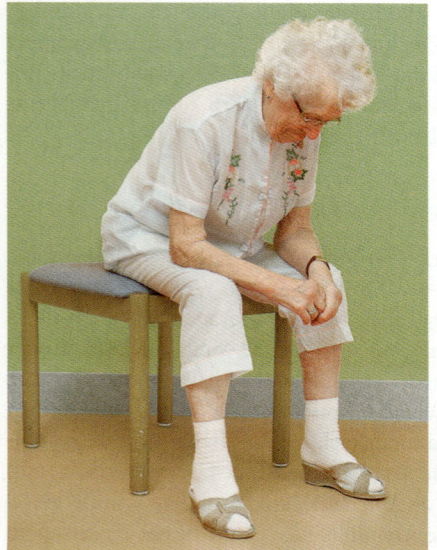

Abb. 28.3 Atemerleichternde Sitzhaltung (Kutschersitz) zur besseren Rekrutierung der Atemhilfsmuskulatur [K115]

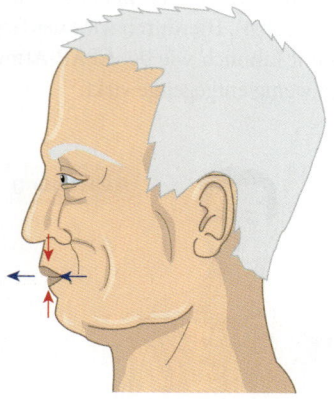

Abb. 28.4 Lippenbremse: Durch Aufeinanderpressen der Lippen bei der Ausatmung wird ein positiver Druck in den Atemwegen erzeugt. [L138]

Atemtätigkeit

Eine normale Atmung wird als **Eupnoe** bezeichnet. **Dyspnoe** hingegen bezeichnet das **subjektive Gefühl der Atemnot**. Als **Orthopnoe** wird eine besonders starke Ausprägung der Dyspnoe bezeichnet, bei der der Patient aufrecht sitzen muss, um die Atmung zu verbessern (griech. orthos = aufrecht, gerade).

Zyanose

Sauerstoffmangel führt durch den erhöhten Anteil sauerstoffarmen Blutes (nicht oxygeniertes Hämoglobin) zu einer bläulichen Verfärbung von Haut und Schleimhäuten, der **Zyanose**.

- Bei der **peripheren Zyanose** kommt es zu einer Blaufärbung der Extremitäten. Im Rahmen einer verminderten Durchblutung der Peripherie durchströmt eine verringerte Zahl roter Blutkörperchen das Gewebe. Um die Versorgung der Zellen aufrechtzuerhalten, muss durch sie vermehrt Sauerstoff abgegeben werden. So entsteht v. a. durch eine vermehrte O_2-Ausschöpfung in der Peripherie die blaue Verfärbung der Haut, da sich der rote Blutfarbstoff Hämoglobin bei Sauerstoffmangel bläulich-violett verfärbt und nicht mehr hellrot, sondern bläulich durch die Haut schimmert. Sie ist häufig an den **Akren** zuerst erkennbar (Nase, Ohrläppchen, Fingerspitzen), wobei der Begriff „Akrozyanose" nicht synonym verwendet werden sollte, da es sich dabei um ein eigenständiges Syndrom handelt. Die periphere Zyanose kann im Rahmen der Gesamterkrankung (verminderter O_2 + periphere Vasokonstriktion) der zentralen Zyanose vorausgehen und ist aufgrund des Kontrasts zur normalen Hautfarbe meist gut erkennbar.
- Die **zentrale Zyanose** ist Folge einer generalisierten Hypoxämie (verminderte O_2-Sättigung des gesamten Bluts). Sie ist in kapillarreichen Regionen besonders rasch zu erkennen, wie **Lippen** und **Schleimhäuten.** Hierbei kann auch die Inspektion der **Zunge** hilfreich sein.

Bei einer CO- oder Zyanidintoxikation (➤ Kap. 40.3.2) sowie bei einer ausgeprägten Anämie fehlt die Zyanose meistens, obwohl im Gewebe eine ernstzunehmende Störung der Sauerstoffversorgung vorliegt.

28.1.2 Pathologische Atemmuster

Zur physiologischen Atmung ➤ Kap. 17.2.2.

Veränderte Atemfrequenz (AF)

Die Atemfrequenz (Anzahl der Atemzüge pro Minute) ist bei der Dyspnoe normalerweise erhöht. Man spricht dann von einer **Tachypnoe.** Über die Atemvolumina wird hierbei keine Aussage getroffen, die Tachypnoe kann auch eine sehr flache (Hechel-)Atmung sein, sie ist daher nicht mit einer Hyperventilation gleichzusetzen.

Eine **Bradypnoe** ist hingegen eine stark verlangsamte Atmung. Sie tritt auf, wenn das Atemzentrum gedämpft wird, z. B. durch Opiate. Eine Bradypnoe bedarf meist einer assistierten oder kontrollierten Beatmung. Sie darf nicht mit einer Schnappatmung verwechselt werden (➤ Kap. 23.2.2).

Die Bezeichnung für einen Atemstillstand lautet **Apnoe.**

Hypo- und Hyperventilation

Wird das benötigte Atemminutenvolumen unterschritten, so spricht man von einer **Hypoventilation.** Hierbei können sowohl Atemfrequenz als auch Atemzugvolumen erniedrigt sein. Als Gründe kommen u. a. eine zentrale Atemdepression oder eine Erschöpfung der Atemmuskulatur infrage.

> **ACHTUNG**
>
> Ist der Atemantrieb herabgesetzt, so kommt es zu einer **Hypoventilation.** Es wird zu wenig CO_2 abgeatmet und somit im Körper zurückbehalten (**retiniert,** sog. **CO_2-Retention**). Die Zunahme an Kohlensäure führt zu einer respiratorischen Azidose, die wiederum zur Bewusstseinstrübung bis zum **hyperkapnischen Koma** führt (**„CO_2-Narkose"**). Auslöser können z. B. Intoxikationen oder die Überdosierung von Sauerstoff bei Patienten mit chronischer Hyperkapnie sein (➤ Kap. 28.2.2)

Die **CO_2-Narkose** kann die Hypoventilation noch weiter verstärken und ist unbehandelt lebensgefährlich. Sekundär kann es auch zu einer Verschlechterung der O_2-Aufnahme kommen. Der Patient muss assistiert oder kontrolliert beatmet werden.

> **PRAXISTIPP**
>
> Eine ausgeprägte **Azidose** (pH < 7,1) kann die Wirksamkeit von Katecholaminen wie Adrenalin und Noradrenalin stark vermindern. Natriumhydrogenkarbonat (NaBi) zerfällt in Wasser und CO_2(!) und kann ohne begleitende kontrollierte Hyperventilation eine respiratorische Azidose nicht adäquat puffern.

Die **Hyperventilation** ist das Gegenteil der Hypoventilation. Durch eine erhöhte Atemfrequenz und/oder ein erhöhtes Atemzugvolumen wird das Atemminutenvolumen deutlich über das erforderliche Maß hinaus gesteigert. Durch die verstärkte CO_2-Abatmung kommt es zur **respiratorischen Alkalose** (pH > 7,45), die über biochemische Umwege zum Absinken des Kalziumspiegels im Blut führt und dadurch das Syndrom der **Hyperventilationstetanie** erzeugen kann. Hierbei kommt es zu Muskelverkrampfungen (Tetanie), die typischerweise zunächst die Beugemuskulatur im Bereich der Unterarme betreffen und zur typischen **„Pfötchenstellung"** der Hände führen (➤ Abb. 28.5). Durch eine Verminderung der CO_2-abhängigen Hirndurchblutung kann es sogar zur Synkope kommen (➤ Kap. 27.2.8). Der Tetanie vorausgehendes Leitsymptom ist neben der sichtbaren Hyperventilation ein **Kribbeln in Lippen und Fingerspitzen.** Die Ursache ist meist psychogener Natur.

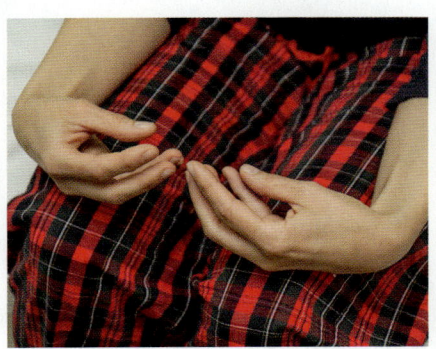

Abb. 28.5 Pfötchenstellung [P100]

Bezeichnung	Atemmuster
Normale Ruheatmung	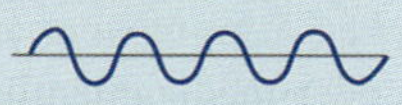
Kußmaul-Atmung	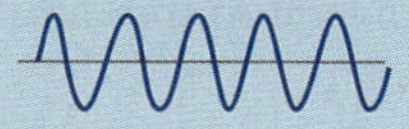
Cheyne-Stokes-Atmung	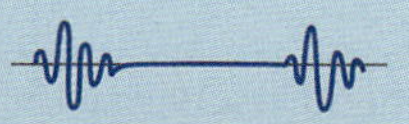
Biot-Atmung	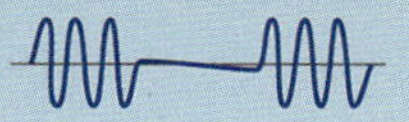

Abb. 28.6 Pathologische Atemmuster [A400]

Dyspnoe wird trotz normaler SpO_2 empfunden und kann die Problematik verstärken. Therapie der Wahl ist neben der **Beruhigung** der Patienten eine **Rückatmung** der Ausatemluft mittels Plastiktüte oder spezieller Hyperventilationsmasken zur Steigerung des pCO_2. In schweren Fällen muss eine **Sedierung** durch den Notarzt erfolgen. Eine Variante der Hyperventilation, die nicht psychogen bedingt ist, ist die Kußmaul-Atmung, s. u. (➤ Abb. 28.6).

Kußmaul-Atmung

Die Kußmaul-Atmung (benannt nach Adolf Kußmaul) ist prinzipiell nichts anderes als eine **Hyperventilation** (➤ Abb. 28.6). Im Gegensatz zu der psychogen bedingten Hyperventilation ist die Kußmaul-Atmung aber ein Versuch des Körpers, eine **metabolische Azidose** respiratorisch zu kompensieren. Ursache kann z. B. eine **Ketoazidose** beim Diabetes mellitus sein (➤ Kap. 30.1.6) oder eine **Laktatazidose,** wie sie bei anaerobem Gewebestoffwechsel, z. B. bei Darmischämie oder Schock, auftritt. Sinkt der pH-Wert im Blut aufgrund von Stoffwechselstörungen, wird zur Gegenregulation das Atemzentrum stimuliert und „Kohlensäure" vermehrt abgeatmet. Die metabolische Azidose kann bei wachen Patienten zu Dyspnoe, Unruhe und Verwirrtheit führen, aber – anders als die psychogene Hyperventilation – auch im Zustand der Bewusstlosigkeit auftreten (typisch: Coma diabeticum).

Biot-Atmung

Die Biot-Atmung ist gekennzeichnet durch eine tiefe, gleichmäßige Atmung, die jedoch regelmäßig von **Atempausen** unterbrochen ist (➤ Abb. 28.6). Ursache ist i. d. R. eine Schädigung der Medulla oblongata, wie sie z. B. beim SHT, der Enzephalitis oder allgemein bei Hirndruck auftreten kann.

Cheyne-Stokes-Atmung

Die Cheyne-Stokes-Atmung unterscheidet sich von der Biot-Atmung darin, dass die Atmung flach beginnt und die **Tiefe der Atemzüge zunächst zu- und dann wieder abnimmt** (➤ Abb. 28.6).

Nach einer Atempause beginnt der Zyklus von Neuem. Neben einer Minderdurchblutung des Atemzentrums (SHT, Hirndruck) kann die Cheyne-Stokes-Atmung aber auch im Schlaf, bei Aufenthalt in großen Höhen oder medikamentös bedingt auftreten. Als Ursache wird eine veränderte Ansprechbarkeit des Atemzentrums auf den pCO_2 angesehen.

MERKE
Biot- und Cheyne-Stokes-Atmung können Hinweis auf eine **Hirnschädigung** oder **erhöhten Hirndruck** sein.

Atemstillstand (Apnoe)

Die **Schnappatmung** geht häufig dem eigentlichen Atemstillstand voraus. Sie entsteht durch vereinzelte Impulse eines hypoxisch funktionsgestörten Atemzentrums und ist funktionell als Atemstillstand zu werten. Es ist nach den Grundsätzen der **Reanimationsleitlinien** vorzugehen (➤ Kap. 23). Zur Atemwegssicherung ➤ Kap. 18.

Störungen der Atemmechanik

Inverse Atmung

Eine häufig bei komatösen oder tief sedierten Patienten zu beobachtende Störung ist die inverse Atmung. Sie entsteht durch eine vollständige Verlegung der oberen Atemwege. Durch den Unterdruck beim Inspirationsversuch zieht sich der Thorax zusammen, während das Abdomen sich etwas vorwölben kann.

Ursachen sind Erlöschen der Schutzreflexe mit Erschlaffung der Rachen- und Zungenmuskulatur oder die Verlegung der Atemwege durch Fremdkörper oder Schwellungen (z. B. Epiglottitis), wobei Kinder aufgrund ihrer besonderen Anatomie besonders gefährdet sind. Ein Synonym für die inverse Atmung ist **Schaukelatmung.**

Paradoxe Atmung

Bei der **paradoxen Atmung** zieht sich nur ein Teil des Thorax bei der Inspiration ein, während sich der Großteil des Thorax normal ausdehnt. Eine Differenzierung zur inversen Atmung ist notwendig, da sich die Ursachen unterscheiden. Die Ursache der paradoxen Atmung ist entweder eine **Rippenserienfraktur** oder die **Rippenstückfraktur** einer oder mehrerer Rippen, wodurch die stabilisierende Statik des Thorax aufgehoben wird.

Einseitige Thoraxexkursionen

Einseitige Thoraxexkursionen können verschiedene Ursachen haben:
- **Spannungspneumothorax:** Die betroffene Seite ist überbläht. Dort treten verminderte oder keine Atembewegungen auf, es findet sich ein **hypersonorer Klopfschall** auf der betroffenen Seite.
- **Verlegung eines Hauptbronchus:** Meist ist die rechte Seite betroffen, jedoch auch links möglich, z. B. bei Aspiration oder bronchialer Schleimproduktion bettlägeriger Patienten in Seitenlage. In der Regel ist die betroffene Seite in der Bewegung gemindert, die Ausdehnung normal oder leicht eingezogen (bei großer Atelektase). Es ist ein **gedämpfter Klopfschall** auf der betroffenen Seite zu finden.
- **Pleuraerguss:** Häufig sind weiterhin Thoraxbewegungen möglich, da die Lunge nicht vollständig komprimiert ist, jedoch ist der Klopfschall auf der betroffenen Seite **gedämpft** aufgrund größerer Flüssigkeitsmengen.
- **Zustand nach Pneumektomie:** Wurde die Lunge auf einer Seite entfernt, so ist diese Thoraxseite meist kleiner und hyposonor, da sich die Pleurahöhle mit Flüssigkeit füllt.

28.2 Krankheiten des Atmungssystems

28.2.1 Pneumonie und Pneumonitis

Ursachen

Die Begriffe **Pneumonie** und **Pneumonitis** bezeichnen beide eine **Lungenentzündung.** Hierbei ist die **Pneumonie** eine **durch Krankheitserreger** (Bakterien, Viren oder Pilze) hervorgerufene Entzündung, die **Pneumonitis** ist eine Entzündung durch **chemische oder physikalische Noxen** wie Säureaspiration oder Strahlung. Auch die sog. „Aspirationspneumonie", die meist durch Aspiration von saurem Magensaft entsteht, ist primär eigentlich eine **Aspirationspneumonitis,** jedoch ist das geschädigte Lungengewebe besonders anfällig für eine Superinfektion, sodass meist aus der Aspirationspneumonitis doch noch eine Aspirationspneumonie wird und Antibiotika verabreicht werden müssen. Breitet sich die Pneumonie entlang des Bronchial-

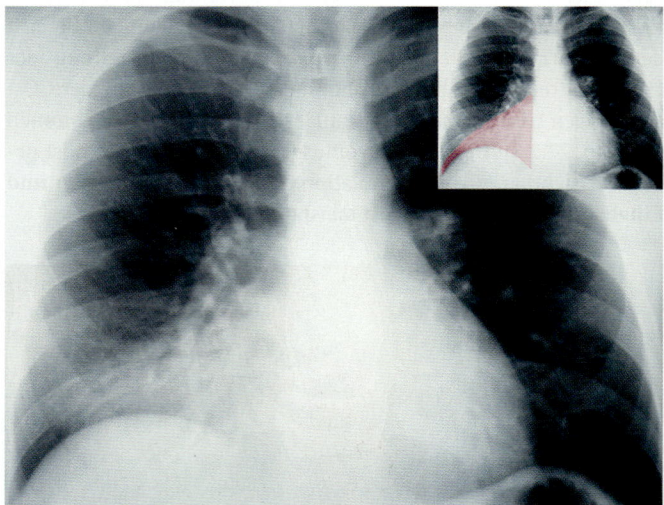

Abb. 28.7 Lobärpneumonie in der p. a. Aufnahme. Der Röntgenbefund wird als Verschattung bezeichnet, erscheint aber im Röntgenbild als helle Fläche, da es sich traditionell um ein Negativ handelt. [T197]

baums aus, so spricht man von einer **Bronchopneumonie,** bei Befall eines Lungenlappens von einer **Lobärpneumonie** (➤ Abb. 28.7).

Bakterielle oder virale Pneumonien sind potenziell ansteckend (infektiös), z. B. Tröpfcheninfektion beim Husten. Abwehrgeschwächte Patienten (z. B. bei Tumorerkrankungen) und ältere Menschen (> 60 Jahre) unterliegen einem erhöhten Erkrankungsrisiko.

Symptome

Die Symptome sind abhängig vom Erregertyp und begünstigenden Faktoren, z. B. dem Ausmaß des entzündeten Lungengewebes, sowie von der Abwehrlage des Patienten. Neben der **respiratorischen Insuffizienz** mit Dyspnoe, erniedrigter SpO_2 und Zyanose haben die Patienten eine erhöhte Körpertemperatur oder **Fieber,** meist mit Schüttelfrost, sowie ein **allgemeines Krankheitsgefühl.**

Husten kommt häufig vor, das Sputum kann blutig tingiert sein. Im Bereich der Pneumonie sind typischerweise feuchte, teilweise auch trockene **Rasselgeräusche** auskultierbar. Im Unterschied zum Lungenödem ist der Auskultationsbefund meist auf einen Lungenlappen begrenzt. Bei einer Herzinsuffizienz mit pulmonaler Stauung kann zudem das Lungenödem als Nährboden für eine Stauungspneumonie dienen, sodass bei Herzinsuffizienz nicht immer nur an das Lungenödem selbst gedacht werden darf. Greift die Entzündung auf die Pleura über **(Pleuritis),** so entstehen in diesem Bereich teils starke atemabhängige Schmerzen.

Die Hauptkomplikationen der Pneumonie sind die **intubationspflichtige respiratorische Insuffizienz** und die Entwicklung einer **Sepsis** (➤ Kap. 41.2) bis hin zum septischen Schock (➤ Kap. 32.5), die den Patienten in eine lebensbedrohliche Situation bringen.

Therapie

Die Basismaßnahmen orientieren sich bei Atemnot (s. o.) an den Vitalfunktionen und umfassen die Lagerung mit erhöhtem Oberkörper, die Sauerstoffgabe über eine Insufflationsmaske, **Messung und Dokumentation der Temperatur.**

Zur Überwachung werden EKG-Monitor und Pulsoxymeter angeschlossen. Der Blutdruck wird regelmäßig gemessen. In Abhängigkeit von kardialen Vorerkrankungen erhält der Patient über einen periphervenösen Zugang eine balancierte Vollelektrolytlösung.

Zur Schmerzbekämpfung und Fiebersenkung kann durch den hinzugezogenen Notarzt Metamizol (Novalgin®) verabreicht werden. Bei obstruktivem Atemgeräusch erfolgt die Inhalation mit Salbutamol (z. B. Sultanol®) über Verneblermaske und bei schwerer Dyspnoe mit Agitation erhält der Patient Morphin 2,5–10 mg i. v., das auch gegen den pleuritischen Schmerz wirkt.

28.2.2 Chronisch obstruktive Lungenerkrankung (COPD)

COPD ist die Abkürzung für **Chronic Obstructive Pulmonary Disease,** übersetzt: „chronisch obstruktive Lungenerkrankung". Die COPD ist einer der häufigsten Einsatzgründe für den Rettungsdienst.

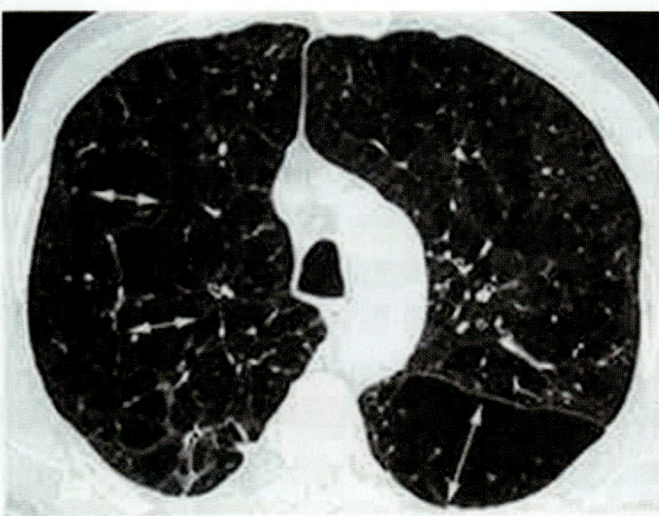

Abb. 28.8 CT bei Lungenemphysem: zahlreiche Emphysembullae (Pfeile) [M500]

Für das Verständnis der COPD ist es von Vorteil, mit zwei Krankheitsbildern vertraut zu sein:
- Chronische Bronchitis
- Lungenemphysem

Die **chronische Bronchitis** wird von der WHO definiert als „*Husten und Auswurf an den meisten Tagen während mindestens drei Monaten in zwei aufeinanderfolgenden Jahren.*" Eine nicht-obstruktive chronische Bronchitis geht der COPD häufig voraus, kann sich dann aber zu einer chronisch-obstruktiven Bronchitis (COB) wandeln.

Das **Lungenemphysem** entsteht durch Verlust von Lungengewebe: Die Wände der Alveolen werden durch Entzündungsprozesse zerstört. In der Folge wird aus vielen kleinen Lungenbläschen eine einzige große Emphysemblase **(Bulla).** Das Volumen solcher Emphysembullae reicht von wenigen Millimetern bis weit über Faustgröße (➤ Abb. 28.8). Es resultieren **zwei Effekte:**

1. Da Gewebe und mit ihm Alveolen verloren gehen, steht weniger Oberfläche für den Gasaustausch zur Verfügung.
2. Verlust der Retraktionskraft: Das elastische Lungengewebe rund um die Blase hat keinen „Gegenzug" mehr und zieht sich aufgrund seiner Elastizität zusammen. Es kommt in diesen Bereichen zur Obstruktion.

Hauptursache für das Lungenemphysem ist die chronische Bronchitis, es kommen aber auch andere Faktoren infrage (häufig: angeborener $α_1$-Antitrypsinmangel).

> **MERKE**
> Liegt eine **Emphysembulla** unmittelbar unter der Pleura, so kann eine Ruptur, z. B. spontan oder durch einen Hustenstoß, zu einem geschlossenen **Spontanpneumothorax** führen. Emphysematiker haben daher immer ein erhöhtes Pneumothorax-Risiko.

Die früher gebräuchliche Definition, die COPD sei Sammelbegriff für die chronische Bronchitis und/oder das Lungenemphysem, ist inzwischen revidiert, da die chronische Bronchitis streng definiert ist (s. o.) und es sich beim Lungenemphysem generell nur um eine Zerstörung von Alveolen (Lungenbläschen) handelt, deren Ausmaß und Symp-

Tab. 28.1 Unterschiede zwischen COPD und Asthma bronchiale

Merkmal	COPD	Asthma bronchiale
Alter bei Erstdiagnose	meist > 40 J.	meist Kindheit/Jugend
Rauchen	Hauptursache, Patient ist meist Raucher	Risikofaktor mit untergeordneter Rolle
Dyspnoe	belastungsabhängig (im Spätstadium auch Ruhedyspnoe)	anfallsartig
Allergie	selten	häufig
Obstruktion	nicht vollständig reversibel	vollständig reversibel
Verlauf	i. d. R. progredient	variabel
Kortikosteroide	gelegentlich/partiell wirksam	regelmäßig/gut wirksam

Tab. 28.2 Klassische GOLD-Stadien (FEV_1: s. Text, VC = Vitalkapazität)

GOLD-Stadium	FEV_1
I (leicht)	$FEV_1 \geq 80\%$ Soll, $FEV_1/VC < 70\%$ mit/ohne Symptomatik (Husten, Auswurf)
II (mittel)	$FEV_1 \geq 50\%$ Soll, aber < 80 % Soll, $FEV_1/VC < 70\%$ mit chronischen Symptomen/ohne chronische Symptome (Husten, Auswurf, Dyspnoe)
III (schwer)	$FEV_1 > 30\%$ Soll, aber < 50 % Soll, $FEV_1/VC < 70\%$ mit chronischen Symptomen/ohne chronische Symptome (Husten, Auswurf, Dyspnoe)
IV (sehr schwer)	$FEV_1 < 30\%$ Soll, $FEV_1/VC < 70\%$ oder $FEV_1 < 50\%$ Soll plus chronische respiratorische Insuffizienz

tomatik sehr unterschiedlich ausgeprägt sein können. Die COPD kann aber unabhängig von o. g. Erkrankungen auftreten und beide Erkrankungen unabhängig von den Symptomen einer COPD. Nichtsdestotrotz bestehen nach wie vor sehr große Überschneidungen.

Die COPD ist gekennzeichnet durch eine **nicht vollständig reversible Obstruktion der Atemwege.** Dies ist auch einer der Hauptunterschiede zum Asthma bronchiale, bei dem es nur zum Zeitpunkt eines akuten Anfalls zu einer Verengung der Atemwege kommt, während bei der COPD dauerhaft eine Obstruktion vorherrscht. Diese Obstruktion ist auch durch Medikamente nicht vollständig zu beheben. Asthma ist jedoch ein weiterer Risikofaktor für die COPD und kann gleichzeitig vorliegen. Genau wie beim Asthmaanfall ist bei der COPD durch die Bronchialobstruktion primär die **Exspiration** behindert.

> **MERKE**
> **Definition COPD (gemäß GOLD-Leitlinie 2011/Update 2015)**
> Die COPD ist charakterisiert durch
> - eine **persistierende Limitierung des Atemluftflusses,** welche normalerweise
> - im Verlauf **fortschreitet** und
> - assoziiert ist mit einer erhöhten **chronischen Entzündungsreaktion in den Atemwegen** bzw. der Lunge durch schädliche Partikel oder Gase. Diese Definition beinhaltet **nicht** die Begriffe „chronische Bronchitis" und „Emphysem" und schließt Asthma aus (beim Asthma ist die Limitierung des Atemflusses reversibel).
> Symptome der COPD schließen ein:
> - **Dyspnoe** (Luftnot)
> - **Chronischer Husten**
> - **Chronische Sputumproduktion** (Hochhusten von Schleim)

Die COPD kann im Rettungseinsatz klinisch wie ein Asthmaanfall in Erscheinung treten, jedoch gibt es trotz vieler Gemeinsamkeiten beider Erkrankungen auch wichtige Unterschiede (➤ Tab. 28.1).

Hauptursache der COPD ist das **Rauchen.** Dementsprechend findet man bei COPD-Patienten auch häufig viele Begleiterkrankungen, die ebenfalls mit dem Rauchen assoziiert sind, wie pAVK, KHK, Bronchialkarzinom etc. Weitere Risikofaktoren sind Luftverschmutzung, Chemikalien am Arbeitsplatz, eine genetische Disposition sowie Störungen der frühen Lungenentwicklung. Die COPD belegt Platz 5 der Todesursachenstatistik. Auch regelmäßiges **Passivrauchen** ist ein Risikofaktor für die Entwicklung einer COPD.

Ein wichtiges Indiz für die Schwere der COPD ist die Messung der Einsekundenkapazität (FEV_1 = forciertes exspiratorisches Volumen innerhalb der 1. Sekunde). Hierbei wird mittels **Spirometrie** gemessen, wieviel Luft der Patient innerhalb einer Sekunde nach maximaler Einatmung wieder ausatmen kann. Der Wert wird in Prozent vom Sollwert angegeben, da verschiedene Patienten unterschiedliche Sollwerte haben (➤ Tab. 28.2).

Die aktuellen Leitlinien haben diese Einteilung erweitert und **neue Klassen A–D** eingeführt, die neben den spirometrischen Stadien I–IV auch die subjektive Belastung durch die Krankheit sowie die Häufigkeit von Exazerbationen berücksichtigt. In Arztbriefen findet sich momentan häufig entweder die alte Einteilung oder eine Kombination aus beiden (z. B. „COPD GOLD-Stadium III, Schweregrad D" o. ä.) (➤ Abb. 28.9).

Symptome und Krankheitsfolgen (Cor pulmonale)

Die COPD beginnt i. d. R. mit **produktivem Husten,** der besonders nach dem Aufstehen in den Morgenstunden auftritt (**Raucherhusten**). Im Verlauf der Krankheit kommt es zunächst zu **Belastungsdyspnoe,** die sich mit Fortschreiten der Erkrankung über Jahre hinweg in eine **Ruhedyspnoe** verwandelt. In fortgeschrittenen Stadien entwickelt sich eine **respiratorische Globalinsuffizienz** mit chronischer Erhöhung des pCO_2, wodurch es zu einer Gewöhnung des Atemzentrums kommt, das als Folge primär auf den pO_2 reagiert. Die chronische Hyperkapnie kann vom Körper metabolisch kompensiert werden, sodass der pCO_2-Grenzwert für die Entwicklung einer respiratorischen Azidose bei diesen Patienten deutlich höher liegt als bei Gesunden.

Der Thorax ist beim Lungenemphysem typischerweise überbläht. In der Lunge ist der Gefäßwiderstand chronisch erhöht, es kommt zur **pulmonalen Hypertonie.** Die dauerhafte Rechtsherzbelastung führt zur Entwicklung eines **chronischen Cor pulmonale** mit Zeichen der **Rechtsherzinsuffizienz** (➤ Kap. 27.2.1).

> **MERKE**
> Die **Exazerbation** der COPD ist definiert als *„Akutereignis mit Verschlechterung der respiratorischen Symptome des Patienten, die über die normalen Tagesschwankungen hinausgeht und zu einer Veränderung der Medikamenteneinnahme führt".*

Die akute Verschlechterung der COPD bezeichnet man als **akute Exazerbation.** Sie stellt die notfallmedizinische Erscheinungsform der Erkrankung dar:

Durch die Verengung der Bronchiolen und Bronchien kann die Luft nicht mehr ungehindert aus den unteren Atemwegen entweichen, es kommt zu „trockenen Rasselgeräuschen" (s. o.) mit **exspiratorischem Giemen,** das teilweise schon ohne Stethoskop deutlich gehört werden kann. Die Patienten haben meist eine starke **Dyspnoe,** sind oft auch **zyanotisch** und nehmen von selbst eine **atemerleichternde Sitzhaltung** ein. Oft sieht man auch die Anwendung der **Lippenbremse** durch den Patienten (s. o.).

Meist sind Zeichen der chronischen oder akuten Rechtsherzinsuffizienz sichtbar, fast immer sieht man gestaute Halsvenen. Die SpO_2 ist in fortgeschrittenen COPD-Stadien chronisch erniedrigt, kann aber in frühen Stadien durchaus normal sein.

Die Patienten haben i. d. R. aufgrund ihrer Atemnot bereits die vorgesehene Dosis ihrer Standardmedikation selbstständig überschritten, wobei der Nebenwirkungsaspekt der **Tachykardie** dieser Medikamente in den Vordergrund rückt. Auch eine **Tachyarrhythmia absoluta** bei Vorhofflimmern und **Extrasystolien** können häufig beobachtet werden. Neben der Hypoxie ist die CO_2-Retention mit Entwicklung einer respiratorischen Azidose und **CO_2-Narkose** die Hauptgefahr der akuten Exazerbation, sodass immer mit einer Bewusstseinstrübung gerechnet werden muss.

Therapie

Allgemeine Therapie

Die wichtigsten Maßnahmen in der Behandlung der chronischen COPD sind das Vermeiden einer Exposition mit den schädlichen Stoffen. **Rauchen aufhören** kann eine einmal aufgetretene COPD zwar nicht mehr heilen, ist aber die wichtigste Maßnahme, einer weiteren Verschlechterung entgegenzuwirken. Die Therapie besteht stadienabhängig einerseits in der Vorbeugung (Prophylaxe) auftretender Exazerbationen, z. B. durch die Grippeschutzimpfung und Antibiotikatherapie bei bakteriellen Atemwegsinfekten, und andererseits in einer medikamentösen Langzeittherapie durch inhalative Bronchodilatatoren und Kortisonpräparate. Ergänzend werden

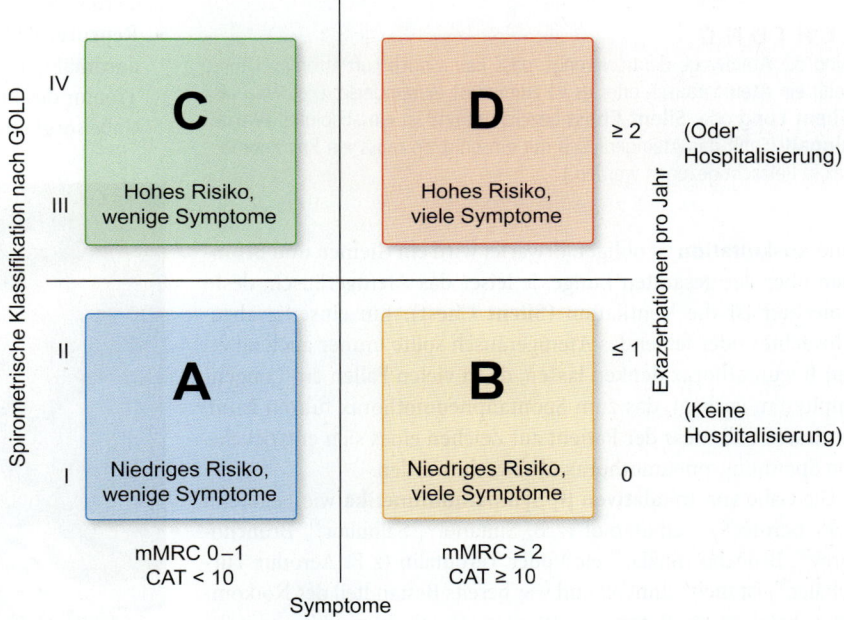

Abb. 28.9 Die Schweregradeinteilungen der COPD gemäß GOLD-Leitlinie [L143]

mMRC = modified British Medical Research Questionaire
CAT = COPD Assessment Test (Patientenfragebögen)

zur Verbesserung des Abhustens des zähen Schleims schleimlösende Präparate (Mukolytika) verordnet.

Therapie der akut exazerbierten COPD

Die **Anamnese** sollte aus Zeitgründen parallel zur Erstversorgung erhoben werden. Die COPD ist meist bereits bekannt, Medikamente des Patienten geben weitere Hinweise auf die Erkrankung(en). Die Angabe „Asthma" muss bei langjährigen Rauchern immer kritisch hinterfragt werden, dies spielt jedoch für die Notfalltherapie eine untergeordnete Rolle.

Der Patient erhält zunächst ein **komplettes Monitoring**. Hierzu gehört mindestens ein **EKG**. Das Umschlagen einer Tachykardie in eine Bradykardie ist immer ein Warnsignal und bedeutet unmittelbare Reanimationsbereitschaft. **Pulsoxymetrie** ist obligat, auch der **Blutdruck** muss wiederholt gemessen werden. So kann beispielsweise ein beginnendes hypertensives Lungenödem (➤ Kap. 27.2.6 und ➤ Kap. 27.2.7) zur akuten Exazerbation einer zuvor stabilen COPD führen.

Eine **Sauerstoffgabe** ist essenziell und darf nicht unterlassen werden. Sauerstoffmasken werden von vielen Patienten nicht toleriert und können bei einem Flow unter 5 l/Min. zu einer verstärkten CO_2-Rückatmung führen, sodass **O_2-Brillen** bevorzugt werden sollten. Zudem sind geringe Mengen Sauerstoff (2–4 l/Min.) meistens ausreichend, um die **SpO_2** deutlich anzuheben. Patienten mit Gefahr der Hyperkapnie (v. a. GOLD III oder IV bzw. C/D, ➤ Tab. 28.2 und ➤ Abb. 28.9) sollten initial auf eine **Ziel-SpO_2 von 88–92 %** angehoben werden. Ist dies nicht ausreichend, muss Sauerstoff höher dosiert werden, wobei auf Zeichen der Bewusstseinstrübung zu achten ist. Bei Patienten, die ein Heimsauerstoffgerät besitzen, sollte unter Beobachtung der SpO_2 in Schritten von 1–2 l/Min. höhertitriert werden.

> **ACHTUNG**
> Sind die Atemwege derart verengt, dass kaum noch Luft strömen kann, fehlt ein Atemgeräusch oder es ist zumindest extrem leise. Dies wird als **Silent Lung** oder **Silent Chest** bezeichnet und ist ein absolutes **Warnsignal!** (Fehlt das Atemgeräusch nur einseitig, so muss ein Pneumothorax in Betracht gezogen werden.)

Eine **Auskultation** ist obligat. Erwartet wird ein Giemen und Brummen über der gesamten Lunge, je leiser das Atemgeräusch, desto schlechter ist die Ventilation **(Silent Chest)**. Ein einseitig abgeschwächtes oder fehlendes Atemgeräusch sollte immer auch an einen Pneumothorax denken lassen, da in vielen Fällen ein Lungenemphysem vorliegt, das zum Spontanpneumothorax führen kann. In diesem Fall muss der Patient auf Zeichen eines sich entwickelnden Spannungspneumothorax überwacht werden.

Die Gabe von **inhalativen β_2-Sympathomimetika** wie Fenoterol (z. B. Berotec®), Salbutamol (z. B. Sultanol®, Salbulair®, Bronchospray®, Broncho Inhalat® etc.) oder Terbutalin (z. B. Aerodur Turbohaler®) ist meist sinnvoll und war bereits Bestandteil des Notkompetenzkatalogs für Rettungsassistenten. Durch Stimulation von β_2-Rezeptoren an den Bronchien bzw. Bronchiolen wird dort eine Erschlaffung der glatten Muskulatur bewirkt, sodass sie sich erweitern. Die systemische Hauptnebenwirkung ist die β_1-Rezeptor vermittelte Tachykardie. Die meisten Patienten haben zwar im Notfall ihre „Notfallsprays" i. d. R. bereits überdosiert, trotzdem kann eine weitere Gabe in vielen Fällen noch wirksam sein, da sich Bronchien teilweise nur abschnittsweise von proximal nach distal öffnen und erst durch mehrfache Gabe der Wirkstoff in die tieferen Atemwege gelangt.

Der Patient erhält einen **intravenösen Zugang**, der mit balancierter Vollelektrolytlösung offengehalten wird. Gelingt es nicht, an den oft durch Kortison veränderten Extremitäten eine Vene zu punktieren, so bieten sich die regelhaft gestauten Halsvenen des Patienten zur Punktion an. Diese Maßnahme sollte jedoch nur von einem in dieser Punktionstechnik erfahrenen Notarzt durchgeführt werden, zumal Manipulationen am Hals bei Dyspnoe für den Patienten sehr unangenehm sein können und die Technik nicht so einfach ist, wie sie erscheint.

Als **medikamentöse Therapie** sind präklinisch Bronchodilatatoren und Kortikosteroide verfügbar. Als Bronchodilatatoren kommen **kurzwirksame β_2-Sympathomimetika** in Betracht (s. o.), ggf. in Kombination mit **kurzwirksamen Anticholinergika** (wirken hemmend auf parasympathische Nerven an den Bronchien). Aufgrund ihrer geringeren systemischen Nebenwirkungen sind **inhalative Bronchodilatatoren** Mittel der ersten Wahl, reichen aber im Notfall meist nicht aus. Ideal sind Verneblermasken, die mit einer Mischung aus einem

- kurzwirksamen β_2-Sympathomimetikum wie **Salbutamol** (z. B. Sultanol® Fertiginhalat) und einem
- Anticholinergikum wie Ipratropiumbromid (z. B. **Atrovent®** Fertiginhalat) befüllt werden.

Der Vorteil der Verneblermasken liegt darin, dass die Einatmung weniger Anstrengung erfordert als bei den meisten Inhalatoren (➤ Abb. 28.10).

Die systemische Gabe von Medikamenten ist nicht nebenwirkungsarm und sollte nur durch den Notarzt durchgeführt werden. Insbesondere ist die Gefahr durch tachykarde Herzrhythmusstörungen groß (➤ Kap. 27.2.9). Infrage kommende Medikamente sind:

- **Reproterol 90 μg** (z. B. 1 Amp. Bronchospasmin®) wird oft standardmäßig i. v. gegeben, verstärkt aber u. U. Tachykardie und Tremor des Patienten. Bei sehr tachykarden Patienten muss die Gabe sorgfältig abgewogen werden.

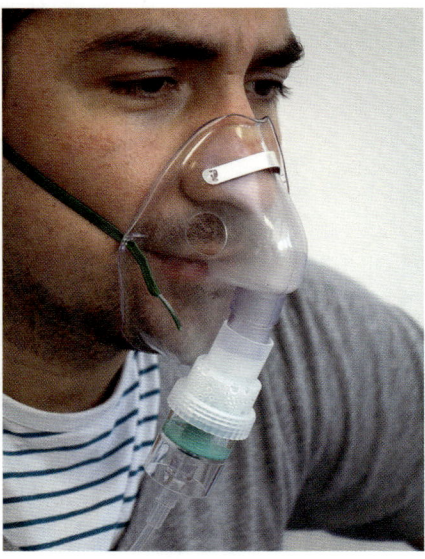

Abb. 28.10 Verneblermasken sind für den Patienten oft effektiver, da die Inhalation weder einen starken Atemzug noch die Synchronisation der Einatmung mit der Medikamentenfreisetzung erfordert. [P100]

- **Terbutalin 250–500 μg s. c.** (z. B. ½–1 Amp. Bricanyl®) s. c. kann ebenfalls erwogen werden, wirkt s. c. verzögert, dafür länger. Insbesondere bei langen Transportwegen sinnvoll.
- **Kortikosteroide** werden im Notfall ausschließlich i. v. gegeben, eine inhalative Gabe ist im Notfall obsolet. Es bieten sich für den Rettungsdienst an: **100–500 mg Prednisolon** (z. B. Solu Decortin H®) oder **250–1 000 mg Methylprednisolon** (z. B. Urbason solubile forte®) i. v.
- **Theophyllin** (z. B. Bronchoparat®, Euphylong®) steigert geringfügig den Atemantrieb und wirkt leicht euphorisierend. Es kann bei Patienten erwogen werden, die keine Besserung nach Gabe der zuvor genannten Medikamente zeigen, ist aber wegen ausgeprägter kardialer Nebenwirkungen **kein Medikament erster Wahl.** Die Dosis beträgt ca. 200 mg (1 Amp.) über 20–30 Min. (z. B. in laufende Infusion spritzen). Bei vorbestehender Dauertherapie sollte die Dosis halbiert werden.
- **Morphin** lindert die Atemnot und kann dadurch in vielen Fällen den Teufelskreis aus Dyspnoe, Agitiertheit, Tachypnoe und erhöhtem Sauerstoffverbrauch durchbrechen. Es kann bei Patienten mit schwerer Dyspnoe sehr wirkungsvoll sein, die Anwendung erfordert dann aber entsprechende Erfahrung und die Möglichkeit zum Komplikationsmanagement.
- **Verapamil** (z. B. Isoptin®) ist ein Kalziumantagonist und wirkt bradykardisierend und blutdrucksenkend. Es kommt bei bedrohlichen Tachyarrythmien im Rahmen der Exazerbation zum Einsatz, die durch die $β_2$-Agonisten noch verstärkt werden. Gegenüber Betablockern hat es den Vorteil, dass es nicht die Gefahr einer zusätzlichen Bronchokonstriktion birgt. Bei Hypotonie darf es nicht angewandt werden und bedarf wie alle i. v. Antiarrythmika eines kontinuierlichen Monitorings. Die zeitgleiche Gabe mit Betablockern ist wegen der Gefahr eines totalen AV-Blocks absolut kontraindiziert.
- **Betablocker** (z. B. Metoprolol = Beloc®) können bei schweren Tachykardien und stabilem RR zur Frequenzbremsung erwogen werden, sie können jedoch bei Asthmatikern zum Bronchospasmus führen, weswegen Verapamil grundsätzlich zu bevorzugen ist. Die Gefahr für einen Bronchospasmus ist bei COPD-Patienten deutlich geringer als bei Asthmatikern.
- **Ketamin** bzw. **Esketamin** (z. B. Ketanest S®) ist Narkotikum der Wahl, wenn der Patient intubiert werden muss, da es selbst eine bronchodilatatorische Komponente besitzt, wobei es unter diesem Aspekt verhältnismäßig hoch dosiert wird. Für die Narkose mit Ketamin beträgt die Dosis ca. 2–5 mg/kg KG i. v., bei Esketamin die Hälfte. In seltenen Fällen tritt eine ausgeprägte Hypersalivation (Speichelfluss) auf, welche die Intubation erschweren kann. Bei der Intubation sollte daher eine Absaugung griffbereit sein. Aufgrund psychischer Nebenwirkungen ist die Kombination mit 5 mg **Midazolam** (z. B. Dormicum®) obligat.

Mechanische Unterstützung der Atmung

Kommt es zu einer Erschöpfung der Atemmuskulatur mit respiratorischer Insuffizienz, so droht eine Beatmungspflichtigkeit des Patienten. Um eine Intubation zu vermeiden, gibt es heute diverse nicht-invasive Möglichkeiten, die Atmung zu unterstützen (➤ Kap. 19.2.4):

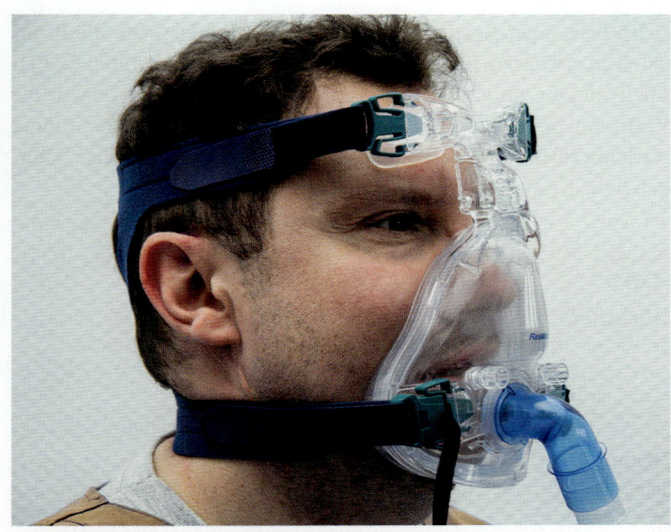

Abb. 28.11 Patient mit NIV-Maske [P100]

- **CPAP** (Continuous Positive Airway Pressure) erzeugt einen dauerhaft positiven Atemwegsdruck und kann somit die kollabierten Atemwege offenhalten. Die einfachste Methode ist ein High-Flow-CPAP, bei der dem Patienten Sauerstoff mit einem extrem hohen Flow angeboten wird (30 l/Min. über spezielles Ventil bzw. CPAP-Modul am Beatmungsgerät). In vielen Fällen klappt das so gut, dass trotz maximalem O_2-Flow keine CO_2-Narkose eintritt. Eine Entlastung der Atemmuskulatur findet hierbei allerdings nicht statt. Der Rettungswagen sollte wegen des enorm hohen O_2-Flows gut gelüftet werden.
- **NIV** (nicht-invasive Ventilation über Maske) kombiniert CPAP mit einer Einatemunterstützung (ASB = Assisted Spontaneous Breathing) und entlastet somit die Atemmuskulatur (➤ Abb. 28.11). Kontrollierte Beatmungsformen sind i. d. R. nur invasiv möglich, also beim intubierten Patienten in ausreichend tiefer Narkose.
- Die **Intubation** ist immer erforderlich, wenn der Patient bewusstseinsgetrübt ist, die Schutzreflexe erloschen sind, oder sich der Zustand trotz nichtinvasiver Maßnahmen entsprechend verschlechtert.

Insbesondere bei progredientem Blutdruckabfall muss immer auch an einen **Spannungspneu** gedacht und dieser **entlastet** werden.

Wird der Patient bewusstlos und damit beatmungs- oder gar reanimationspflichtig, so ist so schnell wie möglich mit der kontrollierten Beatmung zu beginnen, da eine Sauerstoffreserve praktisch nicht vorhanden ist. Der Atemwegswiderstand kann dabei sehr hoch und die Beatmung entsprechend schwergängig sein. Die Gefahr einer Magenbeatmung bei der Beutel-Masken-Beatmung ist somit erhöht, weshalb ggf. ein **Sellick-Handgriff** (Cricoiddruck) zur Kompression des Ösophagus hilfreich sein kann. Die Exspirationsphase muss gerade bei der Maskenbeatmung verlängert werden, um die Lunge nicht zusätzlich zu überblähen. Eine **sichere Intubation** durch einen erfahrenen Notarzt ist Goldstandard, eine **Kapnografie** heutzutage obligat. Hier ist mit deutlich erhöhten et-CO_2-Werten zu rechnen.

Im Falle einer Reanimation trägt Adrenalin dazu bei, die Bronchien zu erweitern, jedoch sollten auch die zuvor genannten COPD-Medikamente zur kausalen Therapie nicht vergessen werden, da die Beatmung hierdurch weiter erleichtert werden kann. Ist der Thorax stark überbläht, muss zur Thoraxkompression ggf. eine ungewöhnlich hohe Kraft aufgewendet werden.

SCHLAGWORT
COPD

Ursachen
- Chronische Inhalation schädlicher Noxen
  - Hauptursache: Rauchen
  - Luftverschmutzung
- Sehr selten: Frühkindliche Entwicklungsstörungen der Lunge

Symptome
- Produktiver Husten (überwiegend morgens, „Raucherhusten")
- Belastungsdyspnoe, später auch Ruhedyspnoe
- Verlängerte Ausatemphase mit Giemen und Brummen
- Zyanose (in späteren Stadien)
- Bei akuter Exazerbation:
  - Dyspnoe bis Orthopnoe
  - Tachypnoe
  - Tachykardie, ggf. Herzrhythmusstörungen (Umschlagen in Bradykardie ist Warnsignal eines unmittelbar bevorstehenden Kreislaufstillstands)
  - Zyanose
  - Bewusstseinsverlust möglich (CO_2-Narkose)
  - Bei sehr starker Obstruktion: Silent Chest

Maßnahmen
Monitoring
- AF, SpO_2, Rekapillarisierungszeit, Puls (peripher/zentral), RR, BZ, GCS, EKG, Temperatur

Basismaßnahmen und Lagerung
- O_2-Gabe
  - O_2-Brille
  - Dosis initial 2–4 l bzw. 1–2 l oberhalb des eingestellten Flows der O_2-Heimtherapie
  - Initiale Ziel-SpO_2 88–92 %
  - Höherdosierung nur bei Bedarf unter engmaschiger Beobachtung von Atmung und Vigilanz. **Cave:** CO_2-Narkose!

Erweiterte Maßnahmen
- Medikamente:
  - Inhalative β_2-Sympathomimetika, ggf. in Kombination mit Anticholinergika
  - Kortikoide
  - Gegebenenfalls systemische β_2-Sympathomimetika
  - Gegebenenfalls Theophyllin
  - Bei Tachykardien ggf. Verapamil
  - Gegebenenfalls Morphin (**Cave:** Atemdepression!)
- Gegebenenfalls Atemunterstützung durch CPAP bzw. NIV
- Im Notfall Intubation, hierbei Ketamin bzw. Esketamin bevorzugen.

28.2.3 Asthma bronchiale

Das Asthma bronchiale (Bronchialasthma) ist eine Krankheit, die durch **anfallsweise** Episoden schwerer Atemnot mit Zyanose gekennzeichnet ist. Hierbei kommt es zur **akuten Obstruktion** der Atemwege.

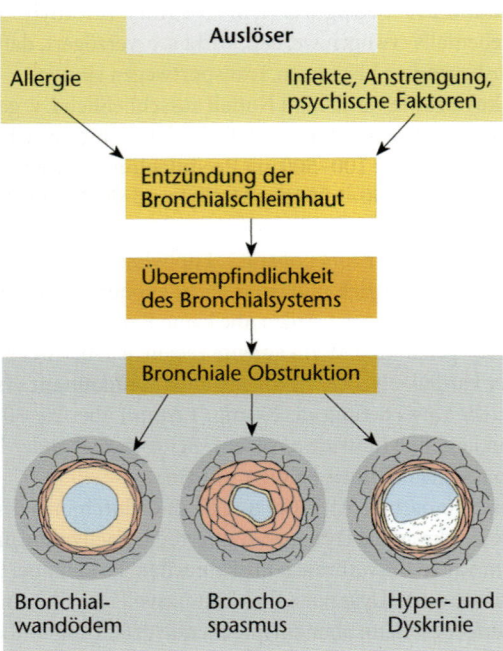

Abb. 28.12 Pathogenese des Asthma bronchiale. Zum Atemnotanfall führen: Ödem der Bronchialschleimhaut (Bronchialwandödem), Spasmus der Bronchialmuskulatur (Bronchospasmus) sowie übermäßige und zähe Schleimbildung (Hyper- und Dyskrinie). [A400]

Ursachen

Ursache ist folgende Trias (➤ Abb. 28.12):
1. Spasmus der Bronchialmuskulatur
2. Ödem der Bronchialschleimhaut
3. Hyper- und Dyskrinie, d. h. übermäßige Absonderung eines zähen, kaum abzuhustenden Schleims aus den Drüsen der Bronchialschleimhaut

Wie bei der COPD wird primär die Exspiration behindert. Beim Asthma bronchiale liegt ein **hyperreaktives Bronchialsystem** vor, das überempfindlich auf Reize reagiert.

Einen Asthmaanfall können unterschiedliche Faktoren gemeinsam oder einzeln auslösen. Ausgehend von den auslösenden Faktoren, wird zwischen einem allergischen (Extrinsic) und nichtallergischen (Intrinsic) Asthma bronchiale unterschieden. Beim **allergischen (Extrinsic) Asthma** ist die Reaktion der IgE-Antikörper die alleinige Ursache für die Erkrankung. Ausgelöst durch den Kontakt mit einem Allergen, reagieren die Mastzellen mit der massenhaften Ausschüttung von Histamin. Die häufigsten Auslöser für ein allergisches Asthma bronchiale sind:
- Allergenkontakte (inhalativ, per os, perkutan oder parenteral)
- Medikamente, z. B. Acetylsalicylsäure (z. B. Aspirin®)
- Nahrungsmittel, insbesondere Eiweiße und Konservierungsmittel
- Insektengifte, z. B. von Bienen und Wespen

Mit dem Begriff des **nichtallergischen (Intrinsic) Asthmas** werden dagegen alle Formen von Asthma ohne allergische Ursache erfasst. Es handelt sich zumeist um Virusinfektionen und unspezifische Reize, z. B. körperliche Belastungen. Auslöser für das Auftreten eines **nichtallergischen Asthma bronchiale** sind:

- Atemwegsinfekte
- Körperliche Belastung
- Kälteexposition, Rauch, Nebel
- Angst, Stress

Beide Asthmaformen führen entweder zu einer Reizung bzw. Entzündung (Intrinsic Asthma) der Bronchien. Diese Reizung/Entzündung wiederum setzt ihrerseits Stoffe frei, die die Reaktion verstärken. Durch Anschwellen der Bronchialschleimhaut und Produktion zähen Schleims kommt es zu Verkrampfungen der Bronchialmuskulatur, die das Lumen der Atemwege weiter verengen.

Der im täglichen Sprachgebrauch immer noch häufig auftauchende Begriff „Status asthmaticus" wurde in den Leitlinien verlassen. Man unterscheidet in der Notfallmedizin den **leichten, schweren** und den **lebensbedrohlichen Asthmaanfall** (➤ Tab. 28.3).

Symptome

Die anfallsartig auftretende Atemnot ist häufig gepaart mit **Hustenattacken,** durch die der Patient versucht, den zähen Schleim auszuwerfen, sowie **Unruhe** und **Angst.** Bei der Ausatmung des Patienten ist ein deutliches **Giemen** und **Brummen** zu hören, das während der **verlängerten Ausatemphase** aufgrund der Bronchialobstruktion durch Schleim und Spasmus entsteht. Durch erhöhten pCO_2 und erniedrigten pO_2 wird das Atemzentrum stimuliert, es kommt zur **Tachypnoe**. Bei fortgeschrittenem Sauerstoffmangel entsteht eine **Zyanose**. Der Patient nimmt bei Orthopnoe von sich aus eine **atemerleichternde Sitzhaltung** ein. Je nach Schwere des Asthmaanfalls besteht durch die erhöhte Atemarbeit die Gefahr der **respiratorischen Erschöpfung**. Die Atmung wird unregelmäßig, die Atemfrequenz nimmt ab, und neben der sichtbaren Erschöpfung tritt eine **Bewusstseinsstörung** durch Hyperkapnie und/oder Sauerstoffmangel ein.

Therapie

Die Therapie des akuten Asthmaanfalls erfolgt grundsätzlich nach den Prinzipien der akut exazerbierten COPD. Zusätzlich wird die intravenöse Gabe von Vollelektrolytlösung empfohlen, um das zähe Sekret zu verflüssigen. Der Patient, der nur selten einen Asthmaanfall erleidet, kann i. d. R. bedenkenlos Sauerstoff erhalten, reagiert dafür aber zumeist empfindlicher hinsichtlich der Nebenwirkungen der verabreichten Medikamente.

Bei Patienten mit häufigen Anfällen und Mischbildern anderer chronischer Lungenerkrankungen ist eine Umstellung des Atemzentrums und somit eine CO_2-Retention aufgrund der Sauerstoffgabe möglich. Daher sollte auch bei Asthmatikern immer an eine **Hyperkapnie** gedacht werden. Im schweren bzw. lebensbedrohlichen Anfall kann die Gabe von Magnesium erwogen werden, da dies zu einer Relaxierung der glatten Muskulatur an den Bronchiolen beitragen kann.

Betablocker hingegen können den Anfall verstärken und sind beim Asthmatiker streng kontraindiziert.

SCHLAGWORT
Asthma bronchiale

Ursachen
Allergisches (Extrinsic) Asthma
- Allergenkontakte (inhalativ, per os, perkutan oder parenteral)
- Medikamente, z. B. Acetylsalicylsäure (ASS)
- Nahrungsmittel, insbesondere Eiweiße und Konservierungsmittel
- Insektengifte, z. B. von Bienen und Wespen

Nichtallergisches (Intrinsic) Asthma
- Atemwegsinfekte
- Körperliche Belastung
- Kälteexposition, Rauch, Nebel
- Angst, Stress

Symptome (➤ Tab. 28.3)
- Dyspnoe bis Orthopnoe
- Tachypnoe (beschleunigte Atmung)
- Tachykardie, ggf. Herzrhythmusstörungen (Umschlagen in Bradykardie ist Warnsignal eines unmittelbar bevorstehenden Kreislaufstillstands)
- Hustenattacken
- Auskultatorisch Giemen und Brummen
- Unruhe, Angst
- Zyanose
- Im schweren/lebensbedrohlichen Anfall Entwicklung einer CO_2-Narkose durch respiratorische Erschöpfung.

Maßnahmen
- Therapie grundsätzlich wie akut exazerbierte COPD

Besonderheiten bei Asthmatikern
- Betablocker sind absolut kontraindiziert!

Zusätzlich
- Flüssigkeitszufuhr i. v. (zur Sekretverflüssigung)
- In schwerem/lebensbedrohlichen Anfall ggf. Magnesium 2 g i. v. als Kurzinfusion über 20 Min.

28.2.4 Spontanpneumothorax

Der Spontanpneumothorax tritt häufig bei Patienten mit einer unmittelbar unter der Pleura liegenden **Lungenemphysembulla** auf. Bei einer plötzlichen Druckerhöhung, z. B. bei einem Hustenstoß, manchmal aber auch ganz ohne erkennbare Ursache, kann es zur Ruptur der dünnen Bulla kommen und eine Verbindung zwischen Bronchialsystem und Pleurahöhle entsteht. Durch die in die Pleurahöhle eintretende Luft kann der dort herrschende Unterdruck nicht mehr aufrechterhalten werden und das elastische Lungengewebe zieht sich zusammen. Neben Emphysematikern mit einer **COPD** sind überproportional häufig **junge, schlanke Männer** betroffen. Zum traumatischen Pneumothorax ➤ Kap. 31.3.2.

Tab. 28.3 Im Rettungsdienst erkennbare Merkmale der Anfallsschwere

Leicht	Schwer	Lebensbedrohlich
• Sprechen normal • AF < 25/Min. • HF < 110/Min.	• Sprechdyspnoe • AF ≥ 25/Min. • HF ≥ 110/Min.	• Kein Atemgeräusch (Silent Lung) • Frustrane Atemarbeit/flache Atmung • Zyanose • Bradykardie oder arterielle Hypotonie • Erschöpfung, Konfusion oder Koma • $SpO_2 < 92\%$

Symptome

Die Verletzung des Lungenfells (Pleura visceralis) beim Spontanpneumothorax kann einen akuten **Thoraxschmerz** auf der betroffenen Seite verursachen. **Dyspnoe,** Tachypnoe und **Husten** sind möglich. Bei ausgeprägtem Pneumothorax können seitenungleiche Thoraxexkursionen beim Atmen auftreten („Nachhinken" der betroffenen Seite), das **Atemgeräusch** ist dann abgeschwächt. Oftmals wird das Atemgeräusch aber v. a. bei kleineren Pneumothoraces weitergeleitet und ist dann trotz Pneumothorax beidseits auskultierbar. Der Klopfschall ist im Seitenvergleich **hypersonor,** dies ist jedoch ebenfalls erst ab einer bestimmten Pneumothoraxgröße feststellbar. Da der Lungenkollaps auch die Gefäße betrifft, finden sich häufig Zeichen der akuten Rechtsherzbelastung (**gestaute Halsvenen, akutes Cor pulmonale** im EKG, ➤ Kap. 27.3.4)

Gefahr durch Spannungspneumothorax

Da der Spontanpneumothorax immer ein geschlossener Pneumothorax ist, also keine Thoraxverletzung mit Verbindung zur Außenwelt besteht, kann er sich in einen lebensbedrohlichen **Spannungspneumothorax** verwandeln (➤ Abb. 28.13). Der Spannungspneumothorax entwickelt sich durch einen **Ventilmechanismus,** bei dem ein Stück Lungengewebe die verletzte Stelle derart verlegt, dass zwar ein Lufteinstrom in die Pleurahöhle bei der Inspiration möglich ist, bei der Exspiration die Öffnung jedoch verschlossen wird, sodass die intrapleurale Luftmenge stetig zunimmt. Durch den Druckanstieg in der betroffenen Pleurahöhle kommt es zu einer **Mediastinalverschiebung** in Richtung der gesunden Seite. Während selbst der totale Kollaps einer Lunge respiratorisch oft erstaunlich gut toleriert wird (normale SpO_2), droht die Hauptgefahr beim Spannungspneumothorax durch mit Ausmaß der Mediastinalverschiebung zunehmender **Kompression der Vv. cavae und des rechten Herzens.** Hierdurch werden der venöse Rückstrom und das Schlagvolumen des rechten Ventrikels kritisch gesenkt, was in der Konsequenz dazu führt, dass auch das linksseitige Herzminutenvolumen auf einen kritischen Wert abfällt. Es kommt zum **Schock,** der unbehandelt tödlich enden kann.

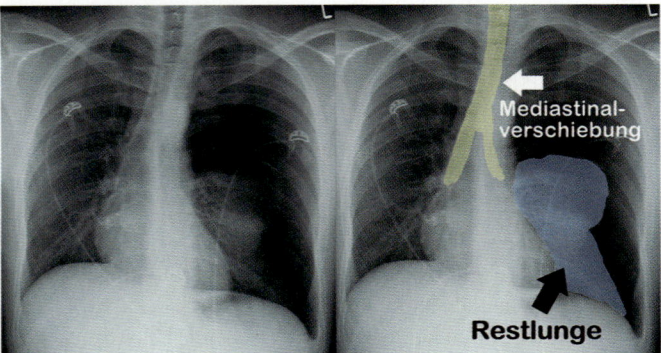

Abb. 28.13 Spannungspneumothorax links: Das Mediastinum wird auf die gesunde Seite verschoben (erkennbar an der Abweichung der Trachea), hierbei kann es zur Kompression der Vv. cavae und des rechten Herzens kommen. Das Schlagvolumen sinkt dann auf ein kritisches Niveau. [O994]

Therapie

Die lebensrettende Initialtherapie besteht darin, den **Spannungspneumothorax** durch Punktion zu entlasten. Für die Durchführung einer Entlastungspunktion sollte eine speziell dafür vorgesehene Hohlnadel mit Verweilkanüle zwischen G10 und G14 sowie mindestens 6 cm Länge benutzt werden. Venenverweilkanülen haben oft nicht die ausreichende Länge, um je nach Konstitution des Patienten sicher einen Spannungspneumothorax zu entlüften. Sie kommen zum Einsatz, wenn entsprechende Punktionskanülen fehlen.

Technik ist die **Nadelpunktion nach Monaldi:** Hierbei wird die Tropfenfängerkammer der Viggo nebst Schraubverschluss entfernt, um den Luftdurchfluss nicht zu behindern. Die Punktion erfolgt in der Medioklavikularlinie der betroffenen Seite auf die 2. oder 3. Rippe, bis Knochenkontakt hergestellt ist. Danach schiebt man die Kanüle am Oberrand der Rippe entlang, bis sich das Erreichen der Pleurahöhle durch ein zischendes Entweichen von Luft bemerkbar macht. In lauter Umgebung, wo ein Zischen nicht gehört werden kann, kann auch eine 10-ml-Spritze auf die Kanüle gesetzt werden, wobei der Vorschub dann unter ständiger Aspiration (leichter Zug am Spritzenkolben) erfolgt. Luftaspiration in die Spritze signalisiert dann die korrekte Lage. Um eine Verletzung des Lungenparenchyms zu vermeiden, sollte der Mandrin entfernt werden. Es ist jedoch hierbei zu beachten, dass durch die Ausdehnung der Lunge der Venenverweilkatheter in der Pleurahöhle abknicken kann. Die Maßnahme ist aber ohnehin nur als Überbrückung gedacht bis zur deutlich länger dauernden Anlage einer Bülau-Drainage. Bei entsprechender Indikation (Beatmung, RTH-Transport, langer Transportweg) sollte letztere bereits präklinisch durch den Notarzt erfolgen, sonst unter optimalen Bedingungen in der Zielklinik.

> **ACHTUNG**
> So einfach die Punktion an sich erscheint, so kompliziert und unsicher ist es präklinisch, die **Diagnose Pneumothorax** hinreichend sicher und korrekt ohne ein Röntgengerät zu stellen.

Ein einseitiges Fehlen des Atemgeräuschs reicht für die Diagnosestellung keinesfalls aus. Weitere **Zeichen für den Spannungspneumothorax** sind: Die betroffene Seite ist überbläht und der Klopfschall bei der Perkussion im Seitenvergleich hypersonor. Es liegen Zeichen des akuten Rechtsherzversagens mit massiv gestauten Halsvenen und/oder ein Hautemphysem vor, das entsteht, indem sich die Luft, meist durch das Mediastinum, in das Unterhautgewebe des Halses drückt und sich im ganzen Thorax ausbreiten kann. Wo ein Sonogerät präklinisch verfügbar ist, kann der Notarzt die Diagnose ggf. durch Thoraxsonografie verifizieren, diese erfordert aber besondere Schulung und Erfahrung.

Jede „blinde" Punktion des Thorax ist eine Ultima-Ratio-Maßnahme, die ausschließlich bei unmittelbarer Lebensbedrohung durch Schock und hinreichend gesicherter Diagnose durchgeführt werden darf.

Ein (Spannungs-)Pneumothorax kann durch eine künstliche (Überdruck-)Beatmung (CPAP, NIV, Intubation) weiter zunehmen. Gleiches gilt für eine Abnahme des Umgebungsdrucks beim Aufstieg im RTH. Der Pneumothorax sollte daher in diesen Fällen immer durch einen erfahrenen Notarzt mittels Bülau-Drainage entlastet werden (➤ Kap. 18.8).

28.2.5 Sonstige Lungenerkrankungen

Weitere Erkrankungen, die häufig bei Notfallpatienten anzutreffen sind:

Lungenfibrose

Die Lungenfibrose ist eine chronisch verlaufende Entzündung des Lungengewebes, in deren Verlauf es zur Umbildung von Lungenparenchym in Bindegewebe kommt (Vernarbung). Die **Ursachen** sind vielfältig und reichen von der idiopathischen Fibrose über inhalative Noxen, Schädigungen durch Strahlung, Medikamente (z. B. Amiodaron bei langandauernder Einnahme), Langzeitbeatmung bis hin zu Infektionen.

Die Lungenfibrose ist eine restriktive Ventilationsstörung. Typisch ist das **„Door-Stop-Phänomen"**, bei dem eine tiefe Inspiration abrupt stoppt. Die Lungenfibrose verursacht eine über Jahre hinweg progrediente Dyspnoe, die meist in einer O_2-Pflichtigkeit endet. Auskultatorisch ist ein knisterndes Atemgeräusch typisch. Die SpO_2 ist in späteren Stadien chronisch erniedrigt. Durch die chronische Hypoxie kommt es häufig zur Bildung von Trommelschlegelfingern und Uhrglasnägeln (➤ Abb. 28.2). Die Erkrankung ist in den meisten Ausprägungsformen infaust. Die mittlere Überlebenszeit beträgt dann je nach Fibrosetyp 3–15 Jahre.

Bronchialkarzinom

Der Begriff Bronchialkarzinom (Bronchial-Ca) wird häufig fehlerhaft für sämtliche Tumoren der Lunge verwandt. Lungentumoren können aber auch andere Ursachen haben. Häufig handelt es sich beispielsweise um Metastasen eines anderorts lokalisierten Primärtumors. Bösartige Lungentumore entstehen v. a. bei Rauchern (85 % aller Lungenkarzinome entstehen durch Zigaretten) und sind klinisch meist über lange Zeit unauffällig. Husten, Dyspnoe und Thoraxschmerzen können auftreten und sind abhängig von Art und Ausdehnung des Tumors. Oft entstehen im Verlauf Hämoptysen, bei denen blutiges Sputum hochgehustet wird.

Durch den Tumor hervorgerufene Begleiterkrankungen bezeichnet man als paraneoplastische Erkrankungen. Hierzu gehören u. a. eine Thromboseneigung, Hypoglykämie, Cushing-Syndrom oder auch neuromuskuläre Probleme. Hirnmetastasen können je nach Lokalisation zu verschiedensten neurologischen Symptomen führen.

Akute Lungenblutung

Die akute Lungenblutung ist sehr selten. Die häufigste **Ursache** von ausgeprägten Hämoptysen mit viel Frischblut ist die **Epistaxis (Nasenbluten)**. Blutungen in Bronchien sind meistens nur gering ausgeprägt und führen dann eher zu blutig tingiertem Sputum. Ursachen sind oft entzündliche Erkrankungen, z. B. Pneumonie, Tuberkulose oder Autoimmunerkrankungen. **Massives Bluterbrechen** ist hauptsächlich Folge einer Ösophagusvarizenblutung.

Es kann jedoch durch eine Arrosion von Gefäßen bei Tumorerkrankungen oder bei Traumata in sehr seltenen Fällen zu einer **akuten, massiven Lungenblutung** kommen. Eine massive Blutung der rechten Lunge kann rettungsdienstlich kaum beherrscht werden, bei einer Blutung aus der linken Lunge kann das tiefe Vorschieben des Endotrachealtubus mit selektiver Intubation der rechten Lunge lebensrettend sein, sodass dies immer versucht werden sollte. Die Intubation ist durch die Blutung allerdings massiv erschwert (Sichtbehinderung) und die Prognose insgesamt schlecht. Für gewöhnlich kann eine Intubation nur unter kontinuierlicher Absaugung (z. B. Absaugkatheter durch Tubus schieben) durchgeführt werden.

Wiederholungsfragen

1. Was ist eine respiratorische Globalinsuffizienz (➤ Kap. 28.1.1)?
2. Wie sind die Begriffe „Orthopnoe" und „Dyspnoe" definiert (➤ Kap. 28.1.1)?
3. Welche Zyanoseformen gibt es (➤ Kap. 28.1.1)?
4. Was sind die allgemeinen Maßnahmen bei Ateminsuffizienz (➤ Kap. 28.1.1)?
5. Was ist eine COPD (➤ Kap. 28.2.2)?
6. Was sollten Sie bei der Sauerstoffgabe bei COPD-Patienten beachten (➤ Kap. 28.2.2)?
7. Erläutern Sie die Therapie einer akut exazerbierten COPD (➤ Kap. 28.2.2).
8. Nennen Sie mögliche Auslöser eines Asthmaanfalls (➤ Kap. 28.2.3).
9. Was ist die Gefahr beim Spontanpneumothorax (➤ Kap. 28.2.4)?

Auflösung des Fallbeispiels

Verdachtsdiagnose
Akut exazerbierte COPD.

Erstmaßnahmen
Die ABCDE-Beurteilung ergibt einen freien Atemweg, die Atmung des Patienten ist tachypnoeisch und er hat eine massive Sprechdyspnoe. Der Besatzung des Rettungswagens fallen die gestauten Halsvenen auf. Auskultatorisch hat der Patient beidseits ein sehr leises Atemgeräusch mit exspiratorischem Giemen. Der periphere Puls ist gut tastbar, tachykard und arrhythmisch. Die Rekapillarisierungszeit beträgt ca. 2 Sek.

Aufgrund der massiven Sprechdyspnoe wird die SAMPLER-Anamnese mithilfe der Ehefrau erhoben. Sie berichtet, dass ihr Mann schon den ganzen Tag schlecht Luft bekommen und schon „zig-mal gesprüht" habe, es sei aber nicht besser geworden. Sputum habe der Patient hochgehustet, jedoch sei dieses weißlich gewesen.

Die exakte Ermittlung der Vitalparameter ergibt folgende Werte: Atemfrequenz 28/Min., Sauerstoffsättigung 74 %, Herzfrequenz 125/Min. Der Blutdruck liegt bei 140/90 mmHg, der Blutzuckerwert beträgt 364 mg/dl. Im EKG zeigt sich eine Tachyarrhythmia absoluta bei Vorhofflimmern.

Der Sauerstoff-Flow wird auf 5 l/Min. erhöht, worunter sich die Sauerstoffsättigung auf einen Wert von 88 % anheben lässt. Der Notarzt verabreicht 250 mg Prednisolon sowie 90 µg Reproterol i. v. Obwohl die Sauerstoffsättigung sich deutlich gebessert hat, scheint sich der Patient zunehmend respiratorisch zu erschöpfen.

Der Notarzt entscheidet sich daher für einen raschen Transport des Patienten in den RTW, wo eine nicht-invasive Beatmung begonnen wird. Das Beatmungsgerät wird in den CPAP/ASB-Modus gestellt und der Patient mit einem PEEP von zunächst 5 mbar und einem ASB von 20 mbar über eine dicht sitzende Beatmungsmaske unterstützt. Da der Patient sich von der Beatmungsmaske offensichtlich eingeengt fühlt, erfolgt die Gabe von 5 mg Morphin langsam i. v., wonach sich der Patient subjektiv besser fühlt und die Beatmung toleriert.

Klinik

Der Patient wird nach Voranmeldung unter dem Verdacht einer nicht-infektexazerbierten COPD auf eine internistische Intensivstation eingeliefert, wo die nichtinvasive Beatmung über die Maske (NIV) zunächst für einige Stunden fortgesetzt wird. Eine Intubation kann umgangen werden, der Patient erholt sich rasch und kann nach einigen Tagen wieder entlassen werden.

Diagnose

Exazerbierte COPD.

WEITERFÜHRENDE LITERATUR

Bungeroth, U.: BASICS Pneumologie. Elsevier/Urban & Fischer, München, 2. Aufl., 2010
Herold, G.: Innere Medizin 2015. Herold G., Köln, 2014
Homepage des Programms für Nationale Versorgungsleitlinien, www.leitlinien.de/nvl (letzter Zugriff: 15.8.2015)

Renz-Polster, H., Krautzig, S. (Hrsg.): Basislehrbuch Innere Medizin. Elsevier/Urban & Fischer, München, 5. Aufl., 2012
Semsroth, S. et al.: Das akute Aortensyndrom. Medizinische Klinik – Intensivmedizin und Notfallmedizin, 109 (2014), 371–384
Youtube-Seite der Deutschen Atemwegsliga, www.youtube.com/user/Atemwegsliga (letzter Zugriff: 15.8.2015)

KAPITEL 29

Stefan Dreesen

Akutes Abdomen und gastrointestinale Notfälle

29.1 Akutes Abdomen 638
29.1.1 Differenzialdiagnostik und Symptome 638
29.1.2 Therapie und Management des akuten Abdomens 638

29.2 Krankheitsbilder mit abdominellen Schmerzen 640
29.2.1 Gastrointestinale Blutung 640
29.2.2 Bauchfellentzündung (Peritonitis) 642
29.2.3 Darmverschluss (Ileus) 642
29.2.4 Gallenblasenkolik, akute Gallenblasenentzündung (Cholezystitis), Gallenblasenperforation 643
29.2.5 Geschwürerkrankungen des Magens und Zwölffingerdarms (Ulcus ventriculi et duodeni) 644
29.2.6 Entzündung der Bauchspeicheldrüse (Pankreatitis) 645
29.2.7 Entzündung des Wurmfortsatzes (Appendizitis) ... 646
29.2.8 Divertikulitis („Linksappendizitis") 647

Fallbeispiel

Notfallmeldung

Der Rettungswagen wird unter dem Stichwort „akute Atemnot" alarmiert.

Befund am Notfallort

Die Einsatzstelle liegt in einem kleineren Ort ungefähr 10 km von der Rettungswache entfernt. Bei Eintreffen wird das Team des Rettungswagens bereits vom Ehemann der Patientin erwartet. Er führt das Team in das Schlafzimmer eines Einfamilienhauses. Dort findet die Besatzung des Rettungswagens eine ältere Frau in ihrem Bett vor. Die Patientin zeigt einen deutlich reduzierten Allgemeinzustand, ist tachypnoeisch und die Haut wirkt blass-gelblich.

Leitsymptome

Dyspnoe, Tachypnoe, blass-gelbliches Hautkolorit.

Inhaltsübersicht

29.1 Akutes Abdomen
- Bei einem akuten Abdomen mit Abwehrspannung ist immer eine rasche Versorgung in der Klinik anzustreben.
- Der präklinischen Untersuchung und Dokumentation kommt eine besondere Bedeutung zu, da die Analgesie, die der Patient bei Schmerzen so rasch wie möglich erhalten muss, die Symptomatik im Krankenhaus verschleiert.

29.2 Krankheitsbilder mit abdominellen Schmerzen
- Bei von außen nicht stillbaren Blutungen muss die Volumengabe zurückhaltend und nach dem Prinzip der permissiven Hypotension erfolgen.
- Kontakt mit Magensäure lässt das Blut denaturieren, sodass erbrochenes Blut kaffeesatzartig aussieht (Hämatemesis) und der Stuhl schwarz und klebrig (Teerstuhl, Meläna).
- Eine der Hauptursachen von Magen- und Darm-Geschwüren ist die Einnahme von nicht-steroidalem Antirheumatika (NSAR), v. a. in Kombination mit Glukokortikoiden.
- Gastrointestinale Blutungen können perakut vonstattengehen, es kann aber auch eine wochenlange Sickerblutung bestehen.
- Die Appendizitis macht sich durch rechtsseitige Unterbauchschmerzen bemerkbar und besitzt typische Schmerztrigger, die man sich diagnostisch zunutze machen kann.

29.1 Akutes Abdomen

29.1.1 Differenzialdiagnostik und Symptome

Im medizinischen Sprachgebrauch werden oft die Begriffe **„unklares"** und **„akutes" Abdomen** voneinander abgegrenzt. Beide bezeichnen akute Bauchschmerzen unterschiedlichster Genese, wobei der Unterschied jedoch darin liegt, dass es beim akuten Abdomen zu einer Reizung des Peritoneums (Bauchfell) kommt, die zu einer starken Kontraktion der Bauchmuskeln führt. Man bezeichnet diese Muskelkontraktion als **Abwehrspannung** und sie ist neben den Schmerzen Leitsymptom des akuten Abdomens. In der Literatur ist die Umschreibung „brettharter Bauch" geläufig, die Härte ist allerdings von der Ausprägung der Muskulatur abhängig. So kann die Bauchdeckenhärte bei älteren, multimorbiden Patienten u. U. deutlich geringer ausfallen, als bei jungen Sportlern. Hinzu kommt, dass die Bauchdeckenkontraktion schmerzassoziiert ist. Bei Patienten mit starker Analgesie kann die Abwehrspannung daher ebenfalls fehlen. Die körperliche Untersuchung findet vor diesem Hintergrund bereits präklinisch besonders sorgfältig statt und wird für den aufnehmenden Krankenhausarzt umfassend dokumentiert. Das akute Abdomen wird meistens durch Krankheitsbilder hervorgerufen, die einer raschen chirurgischen Versorgung bedürfen, die Therapie im Rettungsdienst zielt primär ab auf Stabilisierung, Symptomverbesserung (Analgesie) und zügigen Transport.

ACHTUNG
Dem Patienten eine Analgesie vorzuenthalten mit der Begründung, die klinische Untersuchung im Krankenhaus nicht verschleiern zu wollen, ist obsolet. Die angemessene **klinische Untersuchung** und **ausführliche Dokumentation** der erhobenen Befunde werden **präklinisch** durchgeführt.

Um die Ursache korrekt einschätzen zu können, sind einige Fragen zu klären. Hierbei geht es neben dem Geschlecht (gynäkologische Notfälle, ➤ Kap. 34) v. a. um Schmerzlokalisation, -stärke, -verlauf und -charakter. Näheres hierzu findet sich in ➤ Kap. 17.1.1 und ➤ Kap. 17.3.2.

29.1.2 Therapie und Management des akuten Abdomens

Die Ursachen für ein akutes Abdomen im Rettungsdienst müssen immer als potenziell akut lebensbedrohlich eingestuft werden. Eine kausale Therapie ist meist nur durch einen **operativen Eingriff** möglich. Da das akute Abdomen mit sehr starken Schmerzen verbunden ist, ist eine **präklinische Analgesie** indiziert. Hierbei sind das Wirkungs- und Nebenwirkungsprofil der verschiedenen Analgetika zu berücksichtigen. So führt Morphin beispielsweise zu einer Kontraktion der glatten Muskulatur, was v. a. bei Koliken die Problematik noch verstärken kann. Hier sollte auf Pethidin (z. B. Dolantin®) ausgewichen werden, da die Nebenwirkung geringer ausgeprägt ist. Auch Nichtopioide wie Metamizol (z. B. Novalgin®) oder das Spasmolytikum Butylscopolamin (z. B. Buscopan®) leisten bei der richtigen Indikation gute Dienste. Nach einer guten Analgesie erscheint das Beschwerdebild oft deutlich weniger dramatisch, als es ist. Die Gefahr hierbei ist, dass es durch den Aufnahmearzt im Krankenhaus unterschätzt und so die u. U. zeitkritische Behandlung verzögert wird. Noch vor wenigen Jahren galt weit verbreitet die Ansicht, dass aus diesem Grund eine präklinische Analgesie kontraindiziert sei. Das ist natürlich nicht nur vollkommener Unsinn, sondern für den Patienten absolut unzumutbar. Es ist Aufgabe des Rettungsdienstes, führend die des Notarztes, eine adäquate Anamnese und körperliche Untersuchung durchzuführen, die Ergebnisse umfassend zu dokumentieren und diese auch mündlich im Krankenhaus so zu übergeben, dass der aufnehmende Chirurg sich ein korrektes Bild der Lage machen kann. Die Untersuchung muss dann im Krankenhaus prinzipiell nur noch um die diagnostischen Schritte erweitert werden, die dem Rettungsdienst nicht zur Verfügung stehen (Labor, Bildgebung).

> **PRAXISTIPP**
>
> Bei der **Beurteilung der Schmerzstärke** ist immer auch eine evtl. bereits vorbestehende Schmerzmedikation zu berücksichtigen (z. B. Schmerzpflaster, oral eingenommene Opioide etc.).

Die einfachste Methode der Schmerzminderung ist eine **bauchdeckenentspannende Lagerung** mit angewinkelten Beinen (> Abb. 29.1). Patienten nehmen diese Haltung meist automatisch ein, sie liegen dann gekrümmt mit angezogenen Beinen seitlich im Bett oder auf dem Boden. Die als Erste-Hilfe-Maßnahme propagierte Lagerung, bei der den Patienten eine zusammengerollte Decke unter die Knie gelegt wird (Knierolle) sollte zusätzlich immer mit einer Stabilisierung der Füße kombiniert werden. Da der Patient hierbei auf dem Rücken liegt, ist zudem eine Oberkörperhochlagerung von ca. 45° zur zusätzlichen Entspannung der Bauchdeckenmuskulatur sowie zur Aspirationsprophylaxe durchzuführen. Eine Lagerung sollte generell nicht gegen den Patientenwillen durchgesetzt werden, notfalls ist dieser auch zusammengerollt in Seitenlage zu transportieren, sofern er mit Anschnallgurten entsprechend gesichert werden kann.

Übelkeit und Erbrechen erhöhen die Aspirationsgefahr und sollten frühzeitig durch geeignete Medikamente wie Metoclopramid (MCP) oder Dimenhydrinat (Vomex A®) therapiert werden. Insbesondere bei Vorliegen einer Bewusstseinstrübung und Patienten, die aufgrund einer Vorerkrankung nur eingeschränkt reagieren können (z. B. Lähmungserscheinungen nach Apoplex) ist auf Erbrechen besonders zu achten. Dieses geht in vielen Fällen fast geräuschlos vor sich und macht sich dann erst durch den sichtbaren Flüssigkeitsaustritt aus dem Mund bemerkbar. Eine Aspiration kann den weiteren Verlauf im Krankenhaus entscheidend beeinflussen und selbst nach erfolgreicher Operation zu einer lebensbedrohlichen Aspirationspneumonie führen. Einfache Maßnahmen wie Oberkörperhochlagerung bzw. Seitenlage bei bewusstseinsgetrübten Patienten, Bereitstellen einer Nierenschale oder eines Spuckbeutels, Absaugbereitschaft und v. a. kontinuierliche Patientenbeobachtung können daher im Hinblick auf den Gesamtverlauf lebensrettend sein.

Beim akuten Abdomen besteht immer die Gefahr eines **Schocks**, sei es durch Sepsis oder eine Blutung. Die Anlage eines **großlumigen Venenzugangs** ist daher frühzeitig anzustreben. Ideal ist die Anlage eines zweiten großlumigen Venenzugangs, jedoch nur, wenn dies nicht zu präklinischen Zeitverzögerungen führt. Die BZ-Messung ist obligat. Sofern Blutabnahmesets auf dem RTW vorhanden sind, sollte auch bereits eine Laborblutabnahme inkl. Kreuzblut erfolgen. Besteht ein **septischer Schock,** so ist die Gabe von balancierter Vollelektrolytlösung zur Erzielung eines normalen Blutdrucks indiziert, ggf. auch unter Zuhilfenahme von Noradrenalin (Arterenol®). Dies gilt allerdings nicht bei **intraabdominellen Blutungen.** Hier ist nach dem Konzept der permissiven Hypotension zu verfahren: Ein Druck von 80–90 mmHg systolisch wird toleriert, um die Blutung nicht zu verstärken. In diesem Fall liegt das Hauptaugenmerk auf einem schnellen Transport **(Load and go).** Die Unterscheidung ist präklinisch nicht immer einfach zu treffen. Ein septischer Schock entwickelt sich i. d. R. langsam und der Blutdruck fällt langsamer ab. Begleitumstände wie Fieber geben weitere Hinweise (> Kap. 32.5). Bei einer Blutung hingegen kann es zu einem initialen Zerreißschmerz kommen, der Blutdruckabfall entwickelt sich in der Folge meist rasanter.

Bei einer **akuten Blutung** kann es zudem sinnvoll sein, **Kreuzblut** ins Krankenhaus vorauszuschicken, da die Laboruntersuchungen bis zu 1 Std. dauern können. Dies erfordert aber neben dem Vorhandensein eines dafür geeigneten Blutabnahmeröhrchens eine entsprechend sofort verfügbare Transportkapazität (NEF?), die Akzeptanz eines solchen Vorgehens durch die Zielklinik sowie die Sicherstellung der Patientenidentität (Versichertenkarte oder Personalausweis mit Kreuzblut mitschicken). Praktikabler kann ein Anruf sein, mit der Maßgabe, Konserven der Blutgruppe 0 negativ für eine Notfalltransfusion bereitzuhalten.

Die **Zielklinik** sollte im Hinblick auf die vermutete Ursache ausgewählt werden. Bei den meisten Patienten mit einem akuten Abdomen ist die nächste erreichbare Klinik mit Allgemeinchirurgie anzufahren, um eine rasche operative Versorgung zu ermöglichen.

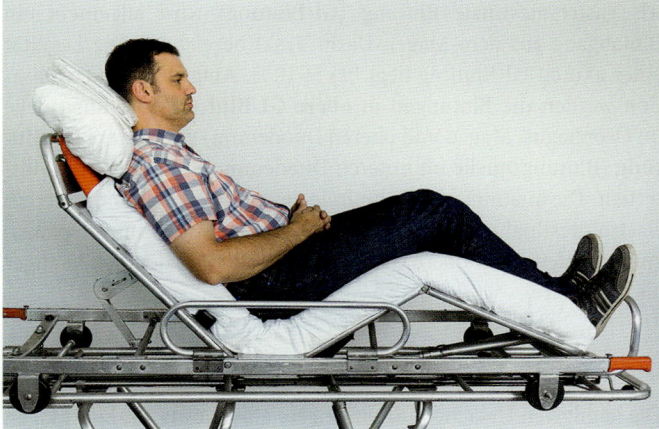

Abb. 29.1 Bauchdeckenentspannende Lagerung mit angewinkelten Knien und Fußstabilisierung [P100]

Es muss die Möglichkeit einer **unmittelbaren Bildgebung** gewährleistet sein (Sonografie, einsatzbereites CT).

> **PRAXISTIPP**
>
> Sonografie und CT sind heutzutage weit verbreitete Standarduntersuchungsmethoden mit guter Verfügbarkeit. Jedoch kann ein CT auch mal defekt sein oder sich in Wartung befinden. Die Leitstelle ist dann i. d. R. über den temporären Ausfall informiert. Nach Möglichkeit sollte nur eine **Klinik** mit **einsatzfähigem CT** angefahren werden.

Gynäkologische oder urologische Notfälle sind nach Möglichkeit in Kliniken mit einer entsprechenden Fachabteilung einzuliefern. Die operative Versorgung muss gewährleistet sein. Bei unverhältnismäßig weiten Transportwegen ist mit der nächsten erreichbaren chirurgischen Abteilung die Möglichkeit einer operativen Erstversorgung (Blutstillung) telefonisch abzuklären. Der Transport eines akuten Abdomens erfolgt immer so zügig wie möglich mit Sonderrechten und Voranmeldung.

> **SCHLAGWORT**
> **Akutes Abdomen**
>
> **Ursachen**
> Reizung des Peritoneums bei z. B.
> - Perforation
> - Organentzündung
> - Darmverschluss (Ileus)
> - Blutung im Bauchraum
> - Darmischämie
> - Erkrankungen der Nieren und Harnwege
> - Extraabdominelle Erkrankungen (auch: Pseudoperitonitis, s. u.)
>
> **Symptome**
> - Bauchschmerzen, oft mit Druckschmerzmaximum über dem betroffenen Organ
> - **Abwehrspannung („brettharter Bauch")**
> - Übelkeit, Erbrechen
> - Je nach auslösender Ursache ggf. zusätzlich:
>   – Bei schweren Blutungen: progredienter RR-Abfall und Tachykardie, progrediente Schocksymptomatik
>   – Bei OGI-Blutung speziell: anamnestisch Teerstuhl, evtl. kaffeesatzartiges Erbrechen
>   – Bei Ösophagusvarizen speziell: Erbrechen von Frischblut
>   – Bei unterer GI-Blutung: blutige Stühle oder Frischblut peranal
>
> **Maßnahmen**
> **Monitoring**
> - AF, SpO_2, Rekapillarisierungszeit, Puls (peripher/zentral), RR, BZ, GCS, EKG, Temperatur
> - BZ, ggf. aus i. v. Zugang
>
> **Basismaßnahmen und Lagerung**
> - Allgemeinmaßnahmen, Beruhigung, Betreuung
> - Freimachen und Freihalten der Atemwege (Erbrechen, Blutung etc.)
> - O_2-Gabe über Sauerstoffbrille 4–6 l/Min. (wegen Gefahr des Erbrechens Sauerstoffbrille gegenüber Maske bevorzugen)
> - Lagerung:
>   – Bewusstseinsklarer Patient: Eigenständig Schonhaltung einnehmen lassen, ggf. bauchdeckenentspannende Lagerung mit erhöhtem Oberkörper (45°) zum Aspirationsschutz (➤ Abb. 29.1). Bei Blutdruckabfall flache Seitenlagerung, ggf. mit angezogenen Beinen.
>   – Bewusstloser Patient: stabile Seitenlage oder adäquates Airway-Management in Rückenlage (➤ Kap. 18). (**Cave**: Erhöhte Gefahr der Regurgitation bzw. des Erbrechens, daher frühzeitig Intubation als RSI/Crush-Intubation anstreben!)
> - Ess-, Trink- und Rauchverbot wegen bevorstehender Operation
>
> **Erweiterte Maßnahmen**
> - i. v. Zugang, BZ, ggf. Laborblutentnahme nach lokalen Standards
> - Bei Ileus: Magensonde mit Ablaufbeutel anlegen. **Cave**: Die Magensonde ist wegen der Verletzungsgefahr kontraindiziert bei oberer GI-Blutung bzw. bekannten Ösophagusvarizen.
> - Analgesie:
>   – Bei allen leichten und mäßigen Schmerzzuständen: Metamizol (z. B. Novalgin®) 1–2,5 g als Kurzinfusion i. v.
>   – Bei Koliken ggf. zusätzlich Spasmolytikum: Butylscopolamin (Buscopan®) 20 mg i. v.
>   – Bei schweren Schmerzzuständen: Morphin 2,5–5–10 mg i. v. oder Piritramid (z. B. Dipidolor®) 7,5–15 mg i. v. (Vorsicht bei Koliken!); bei Koliken stattdessen: Pethidin (z. B. Dolantin®) 50–100 mg langsam i. v.
> - Antiemetika: Metoclopramid (MCP) 10 mg als Kurzinfusion i. v. (**Cave**: Nicht bei mechanischem Ileus!) oder Dimenhydrinat (z. B. Vomex A®) 62 mg langsam i. v.
> - Volumentherapie: kristalloide Infusionen (z. B. balancierte Vollelektrolytlösung) 500–1 500 ml i. v.
>   – Wenn keine Blutung vorliegt: Volumentherapie mit Ziel der Normotonie (120/80 mmHg)
>   – Bei inneren Blutungen: permissive Hypotension (Ziel-$RR_{syst.}$ 80–90 mmHg)
> - Bei Schock (insbesondere septisch-toxischer Schock), wenn Volumentherapie alleine nicht ausreicht: Noradrenalin 5 mg/50 ml (z. B. Arterenol®) über Perfusor i. v. (titrieren nach Blutdruck)
> - Gegebenenfalls Sedierung: Midazolam (z. B. Dormicum®) 2–5 mg i. v. oder Diazepam (z. B. Valium®) 2,5–10 mg i. v. **Cave**: Schutzreflexe!

29.2 Krankheitsbilder mit abdominellen Schmerzen

29.2.1 Gastrointestinale Blutung

Als gastrointestinale Blutung (GI-Blutung) wird allgemein ein Blutabgang aus dem Magen-Darm-Trakt bezeichnet. Die Letalität einer akuten GI-Blutung liegt bei 5–10 %. Aufgrund der Lokalisation werden die Blutungen in **obere GI-Blutung** (Blutungsquelle im Ösophagus, Magen und oberen Duodenum) und **untere GI-Blutung** (Blutungsquelle im unteren Duodenum, Kolon, Rektum) unterteilt. Die anatomische Trennlinie zwischen oberen und unterem Gastrointestinaltrakt ist das **Treitz-Band** (Ligamentum suspensorium duodeni). Die obere GI-Blutung ist mit 85 % deutlich häufiger als die untere.

Ursachen und Symptome

Die häufigsten Ursachen für eine obere GI-Blutung sind im Magen und Duodenum lokalisierte Schleimhautdefekte (Ulzerationen) und Ösophagusvarizen. Die häufigste Ursache für eine untere GI-

Blutung sind Hämorrhoiden (80 %), des Weiteren kommen z. B. entzündliche Darmerkrankungen oder Darmtumoren infrage.

Kaffeesatzerbrechen (Hämatemesis) und **Teerstuhl** (Meläna) deuten auf einen Abbau des Bluts durch Magensäure hin. In beiden Fällen ist eine obere GI-Blutung der Verdachtsbefund. **Blutstuhl** (Hämatochezie), d. h. dunkel- bis hellroter Blutabgang, findet man v. a. bei der unteren GI-Blutung; nur bei ausgeprägter Blutung aus einer arrodierten Arterie ist dies auch bei einer oberen GI-Blutung möglich.

Bluterbrechen und **Bluthusten** sind selten und können die unterschiedlichsten Ursachen haben. Ist bei einem wachen Patienten mit erhaltenen Schutzreflexen die respiratorische Symptomatik führend, also starkes Bluthusten, Dyspnoe und erniedrigte SpO_2, so liegt die Ursache vermutlich in der Lunge bzw. den Bronchien. Spuckt und hustet der Patient zwar hin und wieder mal größere Mengen frisches, hellrote Blut, ist aber ansonsten sowohl respiratorisch als auch kreislaufmäßig stabil, kommt eine **Epistaxis** (➤ Kap. 38.1.1) in Betracht, bei der Blut von der Nase in den Rachen läuft. Oft findet sich als Auslöser einer solchen Blutung eine hypertensive Krise.

Ulkusblutung

Patienten mit einem **Ulcus ventriculi** oder **duodeni** haben oft Bauchschmerzen und berichten über Teerstuhl und Hämatemesis. Eine Anämie ist häufig, sodass die Patienten oft blass und tachykard sind. Ulcera können verschieden stark bluten. Nach endoskopischem Befund werden sie in **Forrest-Klassifikationen** eingeteilt (➤ Tab. 29.1). Die Akuität kann variieren zwischen wochen- bis monatelangen Sickerblutungen, die sich nur schleichend durch Anämiesymptome bemerkbar machen, bis hin zu einer akuten Blutung mit Ausprägung eines hämorrhagischen Schocks innerhalb von Minuten bis Stunden. Patienten mit einer langsam entstehenden Anämie zeigen oft eine erstaunliche Adaptation und kommen teilweise noch mit Hb-Werten um 4 g/dl zu Fuß ins Krankenhaus. Bei einem akuten Geschehen ist eine solche Anpassung nicht möglich. Die Therapie der Ulkusblutung kann nur im Krankenhaus erfolgen. Sie umfasst die Stabilisierung des Kreislaufs mit Gabe von Blutkonserven sowie eine endoskopische oder chirurgische Therapie. Die Zielklinik sollte daher entweder über eine internistisch-gastroenterologische Abteilung mit 24-Stunden-Endoskopie-Bereitschaft oder über eine Allgemeinchirurgie verfügen. Ideal ist die Kombination aus beiden, da ein erfolgloser endoskopischer Blutstillungsversuch eine Operation bedingt.

Tab. 29.1 Endoskopische Forrest-Klassifikationen von oberen GI-Blutungen [F210-007]

Forrest	Korrelat
I	Aktive Blutung • Ia – spritzende arterielle Blutung • Ib – Sickerblutung
II	Stattgehabte Blutung • IIa – Gefäßstumpf sichtbar • IIb – Koagel • IIc – Hämatinbelag
III	Keine Zeichen einer aktiven oder abgelaufenen Blutung

Ösophagusvarizenblutung

Eine oft dramatische Variation der oberen GI-Blutung ist die Ösophagusvarizenblutung, bei der es meist zum wiederholten Erbrechen von Frischblut kommt, evtl. auch vermischt mit kaffeesatzartigem Hämatin. Ösophagusvarizen sind dicke Krampfadern in der Speiseröhre. Sie entstehen als Umgehungskreisläufe, wenn bei Erkrankungen der Leber der Blutdruck im Pfortaderkreislauf chronisch erhöht ist (portale Hypertension). Dementsprechend ist die Anamnese bezüglich chronischer **Lebererkrankungen**, speziell der Leberzirrhose wichtig (z. B. C_2-Abusus). Ösophagusvarizen können sehr stark bluten und dann innerhalb von Minuten bis Stunden zum Tod durch hämorrhagischen Schock führen. Die endgültige Versorgung erfolgt endoskopisch in der Gastroenterologie. Medikament zur Blutungseindämmung ist Terlipressin (z. B. Hämopressin®, 1 mg als Kurzinfusion), das jedoch im Rettungsdienst meistens nicht verfügbar ist.

Zur Kompression der Ösophagusvarizen steht die **Sengstaken-Blakemore-Sonde** zur Verfügung (➤ Abb. 29.2). Es handelt sich um eine Magensonde mit speziellen Druckballons (Cuffs), die in den Magen eingeführt wird. Dort wird der distale Ballon geblockt und die Sonde zurückgezogen, bis der Widerstand durch den Magenballon spürbar ist. Ein zweiter Cuff wird dann innerhalb des Ösophagus aufgeblasen und komprimiert die blutenden Ösophagusvarizen. Die Sonde sollte kontinuierlich unter leichtem Zug gehalten werden. Gerade bei langen Transportwegen ist die Sengstaken-Sonde das einzig verfügbare Mittel, weswegen man sie im Rettungsdienst kennen sollte. Sie ist allerdings auch nicht unumstritten, da die Anlage nicht immer einfach und die Gefahr, beim Vorschieben der Sonde noch weitere Varizen zu verletzen, sehr hoch ist. Sie sollte daher nur als Ultima Ratio zum Einsatz kommen.

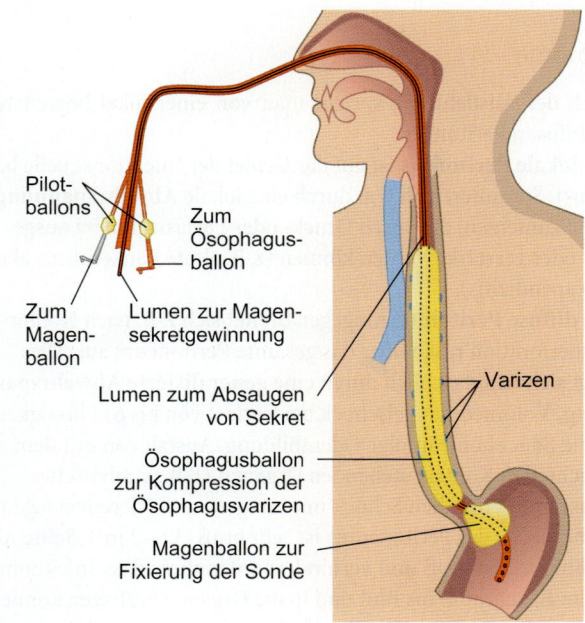

Abb. 29.2 Sengstaken-Blakemore-Sonde zur Kompression von blutenden Ösophagusvarizen [L138]

Da die GI-Blutung im Rettungsdienst nicht zu stillen ist, muss beim drohenden oder bereits eingetretenen Schock eine Volumentherapie nach dem Prinzip der permissiven Hypotension erfolgen, um die Blutung nicht zu verstärken (systolischer Ziel-RR 80–90 mmHg). Die Indikation zur Narkoseeinleitung und Intubation ist abhängig von Vigilanz, Aspirationsgefahr und Schockausprägung des Patienten. **Cave:** Bei der Narkoseeinleitung ist immer mit einem Blutdruckabfall zu rechnen (Verminderung der Sympathikuswirkung)!

MERKE
Jede von außen nicht stillbare Blutung wird präklinisch nach dem Prinzip der **permissiven Hypotension** („erlaubte" Hypotension) therapiert, bei der eine Volumengabe erst unterhalb eines systolischen RR von 80–90 mmHg erfolgt. Dieser RR sollte durch die Volumentherapie nicht überschritten werden, um die Blutung nicht zu verstärken und das Blut mitsamt Sauerstoffträgern und Gerinnungsfaktoren nicht unnötig zu verdünnen.

29.2.2 Bauchfellentzündung (Peritonitis)

Bauchfellentzündungen entstehen vorwiegend durch Hohlorganperforationen. Je nachdem, welches Hohlorgan perforiert ist, kann eine fibrinös-eitrige (Magen, Dünndarm) oder kotig-eitrige Peritonitis (Dickdarm) entstehen.

Ursachen

Die Ursachen für eine Hohlorganperforation sind entweder posttraumatisch (z. B. Dünndarmperforation), postoperativ (z. B. Anastomoseninsuffizienz) oder spontan auftretend (z. B. Appendizitis-, Ulkusperforation).

Symptome

Je nach der Ausdehnung spricht man von einer lokal begrenzten oder diffusen Peritonitis:
- Die **lokale Peritonitis** ist auf das Gebiet der Infektionsquelle begrenzt. Sie äußert sich v. a. durch eine lokale **Abwehrspannung** und Schmerzen, die durch Druck- oder Loslassschmerz ausgelöst oder verstärkt werden können (z. B. akute Pankreatitis, akute Appendizitis).
- Die **diffuse Peritonitis** hingegen breitet sich z. B. nach Hohlorganperforation rasch über das gesamte Peritoneum aus. Dies zeigt sich hauptsächlich durch eine **generalisierte Abwehrspannung,** Volumenmangelschock bei Verlust von bis 6 l Flüssigkeit in die Bauchhöhle infolge Ödembildung, Ausfall von mit dem Bauchfell in Kontakt stehenden Organen (z. B. paralytischer Ileus) und septischen Schock mit Lungen- und Nierenversagen.

Die Oberfläche des Peritoneums ist sehr groß (1,6–2 m^2). Seine Abwehrfähigkeit ist groß und verhindert anfänglich, dass Infektionen aus dem Bauchraum ins Blut und in die Organe übertreten können. Nachdem diese Abwehrfähigkeit bei ausgeprägten Infektionen erschöpft ist, kommt es zum Übertritt der Gifte (Toxine) und Bakterien ins Blut; eine Sepsis entsteht. Der Volumenverlust im Rahmen einer Peritonitis kann aufgrund der Ödembildung beträchtliche Ausmaße annehmen. Aufgrund der großen Schmerzhaftigkeit der Peritonitis besteht eine gesteigerte Druckempfindlichkeit des Abdomens mit Abwehrspannung. Als Allgemeinsymptome treten häufig Unruhe und zunehmende Verwirrung des Patienten auf. Neben einer umfassenden Infusions- und Volumentherapie steht eine adäquate Schmerztherapie im Mittelpunkt der Behandlungsmaßnahmen.

PRAXISTIPP
Seltene Ursache einer Abwehrspannung ohne Perforation oder Entzündung eines Bauchorgans ist die **Pseudoperitonitis,** deren Ursache nicht ganz geklärt ist. Sie kommt z. B. vor bei einer ausgeprägten Hyperglykämie oder einer Addison-Krise.

29.2.3 Darmverschluss (Ileus)

Ursachen

Der Ileus ist eine Störung der Darmpassage. Der Begriff „Verschluss" ist dabei etwas irreführend. Es werden zwei Hauptformen des Ileus unterschieden, der mechanische und der paralytische Ileus (> Abb. 29.3):
- Ein **mechanischer Ileus** entsteht durch eine starke Einengung des Darmlumens. Ursachen können narbige Bindegewebsstränge im Abdomen sein (Briden), die meist nach Bauchoperationen entstehen. Beim Dickdarmverschluss ist das Karzinom die häufigste Ursache. Auch ernährungsbedingte Darmverschlüsse sind möglich (z. B. nach exzessivem Orangen- oder Mandarinenkonsum).
- Der **paralytische Ileus** entsteht durch eine Motilitätshemmung des Darms. Ausgelöst wird er z. B. durch eine Reizung im Rahmen einer Peritonitis oder durch Perfusionsstörungen, wie z. B. beim Mesenterialinfarkt (> Kap. 27.3.6).

Der mechanische Ileus kann in einen paralytischen Ileus übergehen, was differenzialdiagnostisch mit bedacht werden muss. Die Störung der Darmpassage verursacht über eine Flüssigkeits- und Gasansammlung im Darmlumen eine Darmwandaufweitung. Der Stopp des Darminhalts führt zu einem vermehrten Bakterienwachstum. Wandern die Bakterien durch die geschädigte Darmwand, kommt es zu einer **Durchwanderungsperitonitis.**

Symptome

Die Durchblutung des Darms ist aufgrund der Darmerweiterung zusätzlich gestört. Es kommt durch eine Störung der normalen Schleimhautfunktion zu ausgeprägten Veränderungen des intra- und extrazellulären Wasser-Elektrolyt-Haushalts, des Säure-Basen-Haushalts, zu Eiweißverlust und Freisetzung von kreislaufwirksamen Mediatoren. Dieses zuerst nur auf den Darm beschränkte Krankheitsgeschehen wirkt sich langsam auf den ganzen Organismus aus und führt über ein SIRS bzw. eine Sepsis letztlich zu Multiorganversagen und Tod.

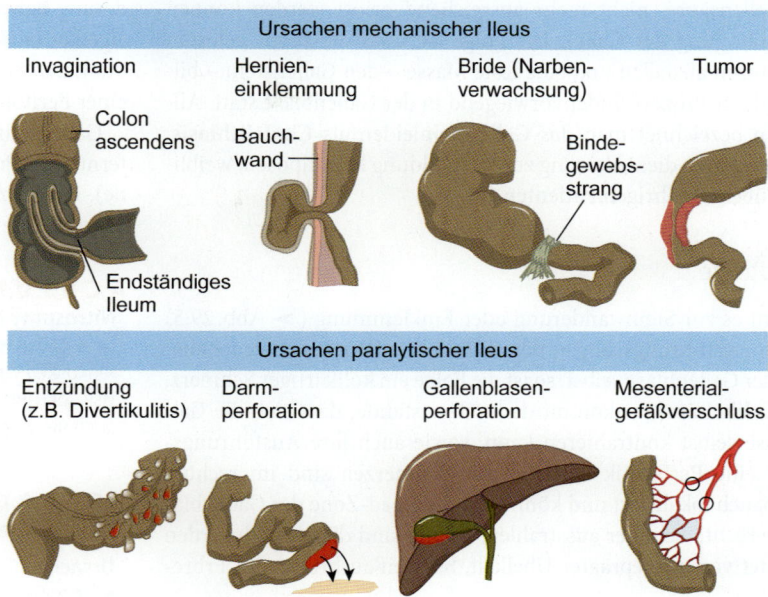

Abb. 29.3 Die häufigsten Ursachen eines Darmverschlusses (Ileus) [L138]

ACHTUNG
Während der paralytische Ileus in vielen Fällen mit abführenden Methoden behandelt wird, sind **Abführmittel und Medikamente,** die die **Darmbewegung** anregen (z. B. MCP) beim **mechanischen Ileus kontraindiziert.**

Das **Leitsymptom** des Darmverschlusses ist der **abdominelle Schmerz.** Der Schmerz kann entweder plötzlich und kolikartig auftreten oder allmählich zunehmen. Er wird häufig von Aufstoßen, Übelkeit, Erbrechen und einem geblähten Abdomen begleitet (Meteorismus). Die Auskultation ist bei Verdacht auf Ileus ein leicht einzusetzendes und wichtiges diagnostisches Mittel. Im fortgeschrittenen Stadium tritt beim **mechanischen Ileus** häufig eine gut hörbare **Hyperperistaltik** mit klingenden, spritzenden Pressstrahlgeräuschen auf. Der **paralytische Ileus** imponiert beim Abhören mit der sog. **Totenstille.** Zusätzliche Warnzeichen sind der Wind- und Stuhlverhalt sowie das **Koterbrechen (Miserere).**

Therapie

Aufgrund der akuten vitalen Gefährdung muss neben einer umfassenden Infusions-, Volumen- und Schmerztherapie die schnelle operative Versorgung in der Klinik angestrebt werden. Präklinisch sollte nach Gabe eines Antiemetikums bereits die Anlage einer Magensonde zur Entlastung erfolgen, da sich der Verdauungsbrei bis hin zum Koterbrechen zurückstauen kann und die Gefahr einer Aspiration besonders hoch ist.

MERKE
In der klinischen Praxis gilt: „**Über einem Ileus darf die Sonne nicht untergehen.**"

29.2.4 Gallenblasenkolik, akute Gallenblasenentzündung (Cholezystitis), Gallenblasenperforation

Ursachen

Die **Gallenkolik** bei akuter Cholezystitis ist eine schmerzhafte Entzündung der steinhaltigen Gallenblase **(Cholezystolithiasis).** Die **Gallenblasenperforation** gibt das Endstadium einer sich wiederholt entzündeten Gallenblase mit Peritonitis an. Gallensteine (> Abb. 29.4) bilden sich bei fettreicher und ballaststoffarmer Ernährung auf der Grundlage eines Lösungsungleichgewichts der Gallebestandteile. Dabei fallen zu viele Substanzen (z. B. Cholesterin, Kalziumkarbonat, Bilirubin) an, die von dem Lösungsmittel,

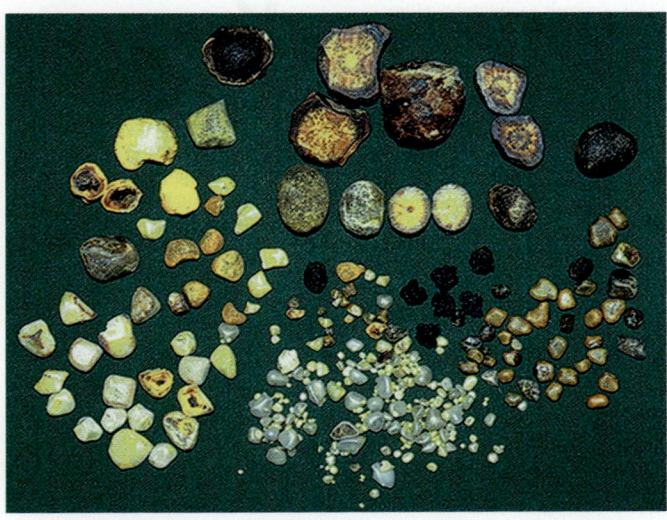

Abb. 29.4 Gallensteine unterschiedlicher Zusammensetzung und Größe [T173]

der Gallensäure, nicht mehr ausreichend gelöst werden können (Übersättigung der Galle). Die Folge ist, dass die zuvor gelösten Substanzen ausfallen und eine feste Masse – den Gallenstein – bilden. Dieser Prozess findet vorwiegend in der Gallenblase statt. Allgemein bezeichnet man das Gallensteinleiden als **Cholelithiasis.** Bevorzugt tritt diese Neigung zur Steinbildung bei adipösen, weiblichen, über 40-jährigen Patienten auf.

Symptome

Kommt es zur Steinwanderung oder Einklemmung (> Abb. 29.5) in den Ausführungsgängen der Gallenblase (Ductus choledochus) oder der Gallenblase selbst, so ist die Folge ein kolikartiger Schmerz. Der **Kolikcharakter** kommt dadurch zustande, dass sich die Gallenblase selbst kontrahieren kann, sowie auch ihre Ausführungsgänge eine Peristaltik besitzen. Die Schmerzen sind im rechten Oberbauch lokalisiert und können in die Head-Zone der Gallenblase, die rechte Schulter ausstrahlen. Häufig sind diese Beschwerden begleitet von ausgeprägter Übelkeit, Schweißausbruch und Erbrechen.

Die Gallenblasenperforation als Endstadium einer wiederholten Entzündung tritt mit akutem Perforationsschmerz und nachfolgendem schmerzfreiem Intervall auf. Anschließend setzt der diffuse Schmerz der generalisierten Peritonitis ein.

Therapie

Die Therapie im Anfangsstadium unterscheidet sich von der des akuten Abdomens. Bei Gallenkoliken, die keine entzündliche Komponente haben, geben die Patienten eine Linderung durch Auflage von feuchter Wärme an. Ganz im Gegensatz dazu bringt bei einer akuten Cholezystitis ein Eisbeutel Erleichterung. Zur Schmerzlinderung haben sich Spasmolytika (z. B. Butylscopolamin) und Analgetika (z. B. Metamizol) bewährt. Ein Transport mit Voranmeldung und Sonderrechten ist nur bei V. a. Perforation bzw. im Falle einer Peritonitis indiziert.

Gallensteine werden heutzutage vorwiegend **endoskopisch** entfernt (ERCP: endoskopische retrograde Cholangiopankreatikografie). Bei Entzündung oder Perforation der Gallenblase ist eine chirurgische Versorgung nötig.

ACHTUNG

Nitrospray hat eine relaxierende Wirkung auf die glatte Muskulatur und wird daher von manchen Autoren zur Behandlung von Gallen- und Nierenkoliken empfohlen. Hierbei handelt es sich jedoch um einen Off-Label-Use, der juristisch nicht empfohlen werden kann. Diese Indikation war auch nie von den Notkompetenz-Empfehlungen der BÄK abgedeckt.

SCHLAGWORT
Gallenblasenkolik und Gallenblasenentzündung

Ursachen
- Steinbildung im Organ
- Organentzündung
- Organperforation

Symptome
- Kolikartige Schmerzen im rechten Oberbauch
- Übelkeit, Erbrechen
- Eventuell Kaltschweißigkeit
- Tachykardie, Hypotonie
- Gelegentlich Ikterus (Gelbfärbung von Haut und Skleren) durch Rückstau von Galle

Maßnahmen
Monitoring
- AF, SpO$_2$, Rekapillarisierungszeit, Puls (peripher/zentral), RR, BZ (ggf. aus i. v. Zugang), GCS, EKG, Temperatur

Basismaßnahmen
- Allgemeine Maßnahmen, Beruhigung, Betreuung
- Patient selbst Schonhaltung einnehmen lassen, ggf. bauchdeckenentspannende Lagerung (Knierolle) mit erhöhtem Oberkörper

Erweiterte Maßnahmen
- i. v. Zugang, ggf. Laborblutentnahme je nach lokalen Standards
- Analgesie: Metamizol (z. B. Novalgin®) 1–2,5 g als Kurzinfusion i. v.
- Spasmolyse: N-Butylscopolamin (z. B. Buscopan®) 20 mg (= 1 Ampulle) i. v.
- Volumentherapie: kristalloide Infusionen (z. B. balancierte Vollelektrolytlösung) 500–1 000 ml i. v. (Vorsicht bei Herzinsuffizienz)
- Antiemetika: Metoclopramid (MCP) 10 mg (= 1 Ampulle) als Kurzinfusion i. v. oder Dimenhydrinat (z. B. Vomex A®) 62 mg als Kurzinfusion i. v.

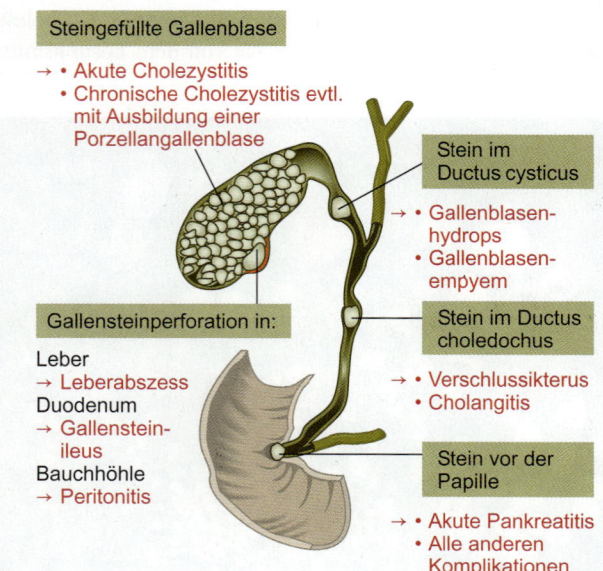

Abb. 29.5 Lokalisation und Folge von Gallensteinen [L138]

29.2.5 Geschwürerkrankungen des Magens und Zwölffingerdarms (Ulcus ventriculi et duodeni)

Ursachen

Die Geschwüre (einzeln oder zu mehreren) entstehen in denjenigen Abschnitten des Verdauungstrakts, die mit Magensaft in Berührung kommen. Im Bereich des oberen Verdauungstrakts werden Ulzerationen im Magen (**Ulcus ventriculi**) und Zwölffingerdarm

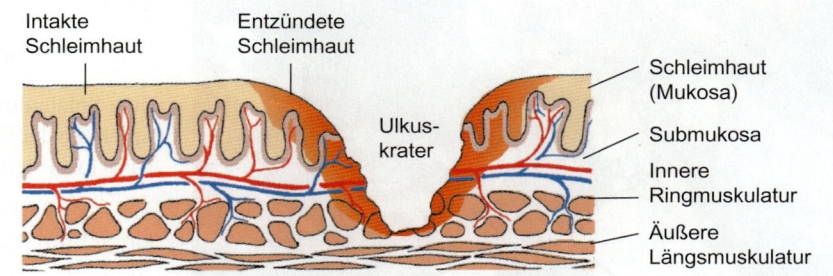

Abb. 29.6 Schematische Darstellung eines Ulkus [L190]

(**Ulcus duodeni,** ➤ Abb. 29.7) unterschieden. Normalerweise wird die Magenschleimhaut vor der verdauenden Kraft des Magensafts (Salzsäure, Pepsin, Gallensäuren) durch Schutzmechanismen bewahrt. Schützende Faktoren sind eine gute Durchblutung, eine ausreichende Schleimqualität und -menge sowie das Neutralisationsvermögen des Duodenalsekrets. Bei einem Ungleichgewicht zwischen der vorhandenen Menge an Säure und Verdauungsenzymen und der vorhandenen Menge an schützenden Faktoren entsteht ein Schleimhautgeschwür (Ulkus, ➤ Abb. 29.6), das bis zur Muskelschicht vordringen kann.

Symptome

Das typische Symptom der **Ulkuskrankheit** ist der epigastrische Schmerz. Oft sind die Schmerzen von Übelkeit, Aufstoßen, Druck- und Völlegefühl begleitet.
Schleimhautschädigende Faktoren sind z. B.:
- Übermäßige Magensaftproduktion (Salzsäure und Pepsin)
- Infektionen mit dem Bakterium *Helicobacter pylori*
- Verdauungsenzyme (z. B. Pepsin)
- Medikamenteneinnahme:
  - NSAR (nicht-steroidale Antirheumatika) wie ASS (Acetylsalicylsäure), Diclofenac und Ibuprofen erhöhen das Risiko um den Faktor 4.
  - Glukokortikoide allein haben keine nachgewiesene Risikoerhöhung, aber:
    Die **Kombination aus NSAR und Glukokortikoiden** erhöht das Risiko auf das 15-Fache!

Häufig treten die Beschwerden nahrungsabhängig auf. Die gefürchteten **Komplikationen** sind die Blutung aus dem Ulkusgrund und die Perforation in die freie Bauchhöhle. Die Blutungen entsprechen der Klinik der gastrointestinalen Blutung. Die Perforation mit Durchbruch aller Wandschichten beginnt mit akutem stechendem Schmerz und regionaler Abwehrspannung im Oberbauch. Mitunter kommt es zur Verklebung dieses Wanddefekts mit umgebenden Strukturen (großes Netz, Dickdarm, Gallenblase), was die Symptome dann etwas milder erscheinen lässt **(gedeckte Perforation).** Die freie Perforation führt in kürzester Zeit zur diffusen Peritonitis mit entsprechender Ausbildung eines septischen Schocks. Neben einer angepassten Infusions- und Volumentherapie steht daher eine adäquate Schmerztherapie im Mittelpunkt der Behandlungsmaßnahmen.

Als Hausmedikation zur Rezidivprophylaxe, und um eine Abheilung zu ermöglichen, bekommen die Patienten i. d. R. **Säureblocker.** Da eine Säure dadurch definiert ist, dass sie Protonen, also H^+-Ionen freisetzt, und diese von speziellen „Pumpen" auf zellulärer Ebene im Magen freigesetzt werden, nennt man diese Medikamente Protonenpumpeninhibitoren **(PPI).** Hierzu zählen z. B. Omeprazol (z. B. Antra®), Pantoprazol (z. B. Pantozol®) und Esomeprazol (z. B. Nexium®).

29.2.6 Entzündung der Bauchspeicheldrüse (Pankreatitis)

Eine Entzündung der Bauchspeicheldrüse (Pankreas) wird **Pankreatitis** genannt (➤ Abb. 29.8).

Ursachen

Gallenwegssteine und Alkoholismus sind bei Weitem die häufigsten Ursachen der Pankreatitis. Das Pankreas stellt als Verdauungsdrüse ein Pulverfass von Enzymen dar, die es sogar zur Selbstverdauung befähigen. Die Enzyme liegen in der Drüse selbst inaktiv vor. Die normale Aktivierung findet im Zwölffingerdarm statt.

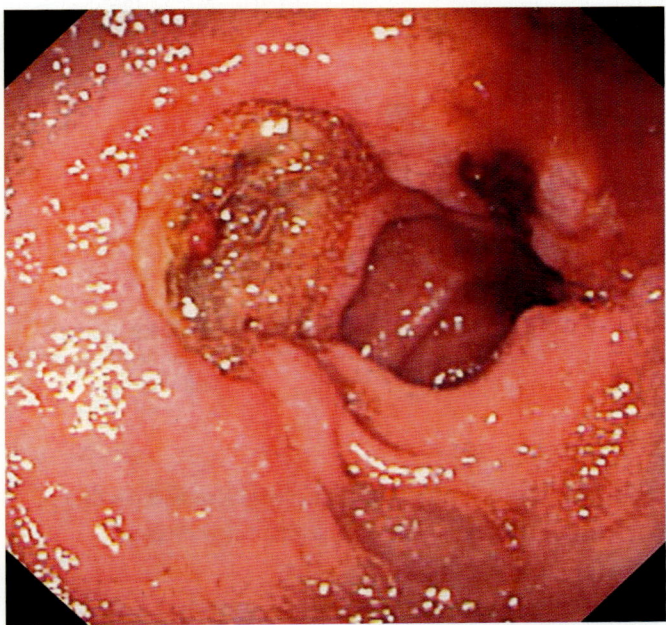

Abb. 29.7 Zwölffingerdarmgeschwür [F582]

29 Akutes Abdomen und gastrointestinale Notfälle

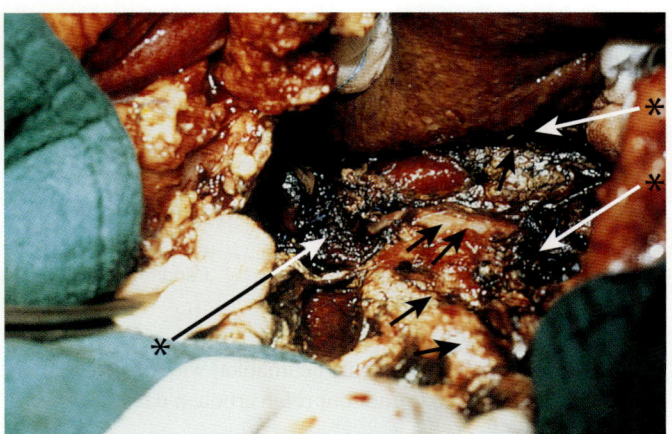

Abb. 29.8 Nekrosenbildung (*) bei hämorrhagisch-nekrotisierender Pankreatitis. Pfeile ohne Stern: erhaltenes Pankreasgewebe [M430]

> **PRAXISTIPP**
>
> **Alkohol** kann sowohl durch Langzeitkonsum zu einer Pankreatitis führen als auch durch kurzzeitige Alkoholexzesse (akute C_2-toxische Pankreatitis).

Bei einer toxischen (z. B. durch Alkohol) oder viralen Schädigung des Pankreas versagen die pankreasinternen Schutzmechanismen gegen die Selbstverdauung. Dadurch werden die Pankreasenzyme aktiviert und es folgt eine **Entzündung (ödematöse Form)** bzw. **Selbstzerstörung des Organs (nekrotisierende Form)** mit Beteiligung der umgebenden Strukturen (z. B. Peritonismus). Die Einschwemmung von Pankreasenzymen in die Kreislaufzirkulation lähmt Gefäßreaktionen, erhöht die Kapillarpermeabilität und den Flüssigkeitsverlust. Diese systemische Komplikation führt dann zum Schock.

Symptome und Therapie

Für die Pankreatitis charakteristisch sind gürtelförmige Schmerzen im Oberbauch. Weiterhin bestehen häufig Blähungen (Meteorismus), eine elastische Abwehrspannung **(Gummibauch)**, Übelkeit und Erbrechen. Die Kreislaufverhältnisse sind zu Beginn meist noch stabil, können anschließend aber schnell dekompensieren. Daher ist neben einer umfassenden Infusions- und Volumentherapie eine adäquate Schmerztherapie durchzuführen. Patienten mit einer ausgeprägten Pankreatitis benötigen oft enorme Mengen an Infusionen (> 10 l/24 Std.).

29.2.7 Entzündung des Wurmfortsatzes (Appendizitis)

Eine Entzündung der Appendix vermiformis (Wurmfortsatz), die unterhalb der Einmündung des Dünndarms in den Dickdarm (Caecum) lokalisiert ist, nennt man Appendizitis.

Ursachen

Die Entzündungsursachen dieses rudimentären lymphatischen Organs sind nicht eindeutig geklärt. Häufig wird die Appendizitis durch Allgemeininfektionen (z. B. Mandelentzündung bei Kindern) ausgelöst. Im Rahmen der entzündlichen Veränderung des Wurmfortsatzes kommt es zur Wanddurchlässigkeit für Bakterien. Mitunter kann diese lokale Bauchfellentzündung durch Verklebung abgeriegelt werden. Gelingt diese Abriegelung nicht, so kommt es zur diffusen Peritonitis.

Symptome

Typische Merkmale der Appendizitis sind **Bauchschmerzen mit Schmerzmaximum im rechten Unterbauch.** Klassische Untersuchungsbefunde sind Druckschmerzen bei der Palpation über dem **McBurney- bzw. dem Lanz-Punkt** (> Abb. 29.9, > Tab. 29.2), Schmerzen im rechten Unterbauch beim Anziehen des Beins gegen Widerstand (Oberschenkel im Liegen herunterdrücken, Patient soll Bein anwinkeln, sog. **Psoas-Schmerz**) sowie der kontralaterale **Loslassschmerz.** Hierbei wird vorsichtig der Unterbauch auf der linken Seite (spiegelbildlich zum McBurney-Punkt) etwas eingedrückt und gehalten. Nach ein paar Sekunden lässt der Untersucher plötzlich los, es kommt typischerweise zu Bauchschmerzen im rechten Unterbauch. Ein weiteres Zeichen ist eine Temperaturdifferenz von > 1 °C zwischen rektaler (höhere Temperatur) und axillärer Messung.

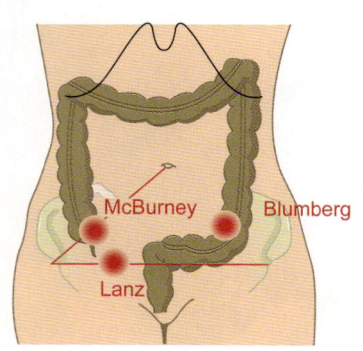

Abb. 29.9 Schmerzpunkte bei der Appendizitis [L138]

Tab. 29.2 Typische Appendizitis-Zeichen	
McBurney-Punkt	Druckschmerz auf der Mitte der Verbindungslinie zwischen Bauchnabel und rechter Spina iliaca anterior superior des Beckens
Lanz-Punkt	Druckschmerz auf dem rechten Drittel der Verbindungslinie zwischen rechter und linker Spina iliaca anterior superior
Blumberg-Zeichen	kontralateraler Loslassschmerz
Rovsing-Zeichen	Schmerz im rechten Unterbauch bei Ausstreichen des Querkolons von links nach rechts
Psoas-Schmerz	Schmerz im rechten Unterbauch bei Beugung des Oberschenkels gegen Widerstand

ACHTUNG

Bei der Appendix vermiformis gibt es **anatomische Lagevarianten,** sie muss nicht immer genau im Bereich des McBurney-Punktes liegen. Die Klinik kann daher atypisch sein.

PRAXISTIPP

Treten die genannten **Zeichen der Appendizitis spiegelbildlich,** also auf der linken Seite auf, so liegt in den meisten Fällen, insbesondere bei älteren Patienten, eine **Divertikulitis** vor. Sie wird präklinisch genauso behandelt wie die Appendizitis und aufgrund ihrer Klinik auch manchmal umgangssprachlich als „Linksappendizitis" bezeichnet.

Bei zunehmenden rechtsseitigen Unterbauchbeschwerden und ansteigendem Fieber kündigt sich die **Perforation** an. Initial kann die Perforation eine Erleichterung des subjektiven Krankheitsgefühls bringen, jedoch kommt es rasch zur Ausbildung eines septisch-toxischen Krankheitsbilds.

Therapie

Die Therapie erfolgt symptomatisch, bei Peritonitis ist ein zügiger Transport in eine Allgemeinchirurgie anzustreben.

Die einzige kausale und erfolgreiche Therapie ist die operative Entfernung des Wurmfortsatzes (Appendektomie).

29.2.8 Divertikulitis („Linksappendizitis")

Symptome

Divertikel sind Aussackungen der Darmwand im Bereich des Dickdarms (➤ Abb. 29.10). Kommt es innerhalb eines Divertikels zu

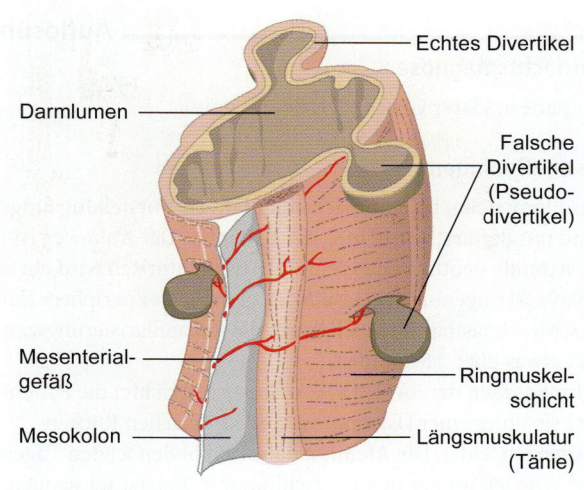

Abb. 29.10 Divertikel im Dickdarm [L138]

einer Entzündung, so kann diese die gleichen Symptome machen wie eine Appendizitis, jedoch mit dem Unterschied, dass sich die Divertikulitis für gewöhnlich auf der **linken Seite** abspielt, was ihr auch den – nicht ganz korrekten – Namen „Linksappendizitis" eingebracht hat. Zudem nimmt die Inzidenz der Divertikulitis mit dem Alter zu. Es ist jedoch auch eine Divertikulitis im rechten Unterbauch möglich, die, auch z. B. bei Patienten nach einer Appendektomie, eine Appendizitis vortäuschen kann.

Therapie

Die präklinische Behandlung der Divertikulitis entspricht der der Appendizitis. Auch hier ist die Perforation die Hautgefahr. Divertikel können zudem zu einer unteren GI-Blutung führen.

Wiederholungsfragen

1. Welche anatomische Struktur ist die Grenze zwischen oberem und unterem Gastrointestinaltrakt (➤ Kap. 29.2.1)?
2. Erläutern Sie die Therapiegrundsätze bei der rettungsdienstlichen Versorgung eines Patienten mit akutem Abdomen (➤ Kap. 29.1.2).
3. Erläutern Sie Ursache und Gefahren von Ösophagusvarizen (➤ Kap. 29.2.1).
4. Was versteht man unter dem Begriff „permissive Hypotension" (➤ Kap. 29.2.1)?
5. Erläutern Sie den Begriff „Peritonitis". Was ist das Leitsymptom (➤ Kap. 29.2.2)?
6. Welche Formen des Ileus kennen Sie (➤ Kap. 29.2.3)?
7. Beschreiben Sie die Schmerzlokalisation und -form bei einer Gallenblasenkolik (➤ Kap. 29.2.4).
8. Nennen Sie Medikamente zur präklinischen Behandlung der Gallenkolik (➤ Kap. 29.2.4).
9. Was ist die Hautgefahr einer Gallenblasenentzündung (➤ Kap. 29.2.4)?
10. Nennen Sie einen Hauptrisikofaktor für die Entwicklung von Ulzera im Magen oder Dünndarm (➤ Kap. 29.2.5).
11. Erläutern Sie die Vorgänge bei der Pankreatitis (➤ Kap. 29.2.6).
12. Nennen Sie die Lokalisationen und Bedeutungen von McBurney-, Lanz- und Blumberg-Punkt (➤ Kap. 29.2.7).

Auflösung des Fallbeispiels

Verdachtsdiagnose
Dyspnoe unklarer Genese, DD bei Anämie

Erstmaßnahmen
Das Einsatzteam beginnt nach einer kurzen Vorstellung umgehend mit der Erstbeurteilung der Patientin. Der Atemweg ist frei, die Atmung deutlich beschleunigt. Auskultatorisch wird ein vesikuläres Atemgeräusch beidseits festgestellt. Der periphere Puls ist schwach tastbar und tachykard, die Rekapillarisierungszeit liegt etwas über 2 Sekunden.

Im Rahmen der SAMPLER-Anamnese berichtet die Patientin, dass sie unter einer Osteoporose mit chronischen Rückenschmerzen leidet. Die Atemnot habe sich in den letzten Tagen und Wochen immer mehr verschlimmert. Zuletzt sei sie nicht mehr in der Lage gewesen, die Treppe zum ersten Stock ihres Wohnhauses hinaufzusteigen. Allergien sind bei der Patientin nicht bekannt. Sie nimmt seit längerer Zeit wegen der starken Rückenschmerzen verschiedene frei verkäufliche nichtopioide Schmerzmittel ein. Weiterhin berichtet die Patientin, dass sie seit ungefähr 4 Wochen sehr dunklen, fast schwarzen Stuhl habe.

Die exakte Ermittlung der Vitalparameter ergibt eine Atemfrequenz von 24/Min., eine Herzfrequenz von 104/Min. und einen Blutdruck von 100/55 mmHg. Die Sauerstoffsättigung liegt bei 99 % und der Blutzuckerwert bei 196 mg/dl.

Die Patientin erhält trotz guter Sauerstoffsättigung Sauerstoff, auf eine Volumengabe wird hingegen verzichtet, da der Blutdruck ausreichend stabil ist und eine weitere Verdünnung des Bluts verhindert werden muss, denn die Verdachtsdiagnose ist eine ausgeprägte Anämie bei oberer Gastrointestinalblutung.

Klinik
Im Krankenhaus bestätigt sich dies: Der Hb-Wert der Patientin liegt mit 4,3 g/dl bereits weit unterhalb der üblichen Transfusionsschwelle, die endoskopische Untersuchung (ÖGD) ergibt eine persistierende, kleine Sickerblutung (Forrest Ib) aus einem ausgeprägten Geschwür des Dünndarms sowie eine Gastritis. Bereits nach Transfusion von 2 Erythrozytenkonzentraten verschwindet die Dyspnoe der Patientin, da nun wieder genug Sauerstoffträger im Blut zirkulieren. Sie kann einige Tage später unter PPI-Schutz entlassen werden mit der Maßgabe, ihre Schmerzmedikation künftig mit dem Hausarzt oder einem Schmerzspezialisten abzustimmen.

Diagnose
Schwere Anämie bei oberer gastrointestinaler Blutung.

WEITERFÜHRENDE LITERATUR
Menche, N.: Pflege heute. Elsevier/Urban & Fischer, München, 6. Aufl., 2014
Renz-Polster, H., Krautzig, S. (Hrsg.): Basislehrbuch Innere Medizin. Elsevier/Urban & Fischer, München, 5. Aufl., 2012

KAPITEL 30

Stefan Dreesen

Endokrinologische Notfälle

30.1	**Notfälle im Glukosestoffwechsel**	650	30.1.6	Hyperglykämie (Coma diabeticum)	653
30.1.1	Insulin und Glukagon	650	30.1.7	Hypoglykämie („Zuckerschock")	655
30.1.2	Krankheitsformen des Diabetes mellitus	651			
30.1.3	Typ-1-Diabetes	651	**30.2**	**Addison-Krise**	657
30.1.4	Typ-2-Diabetes	652			
30.1.5	Begleiterkrankungen des Diabetes mellitus	653	**30.3**	**Thyreotoxische Krise**	658

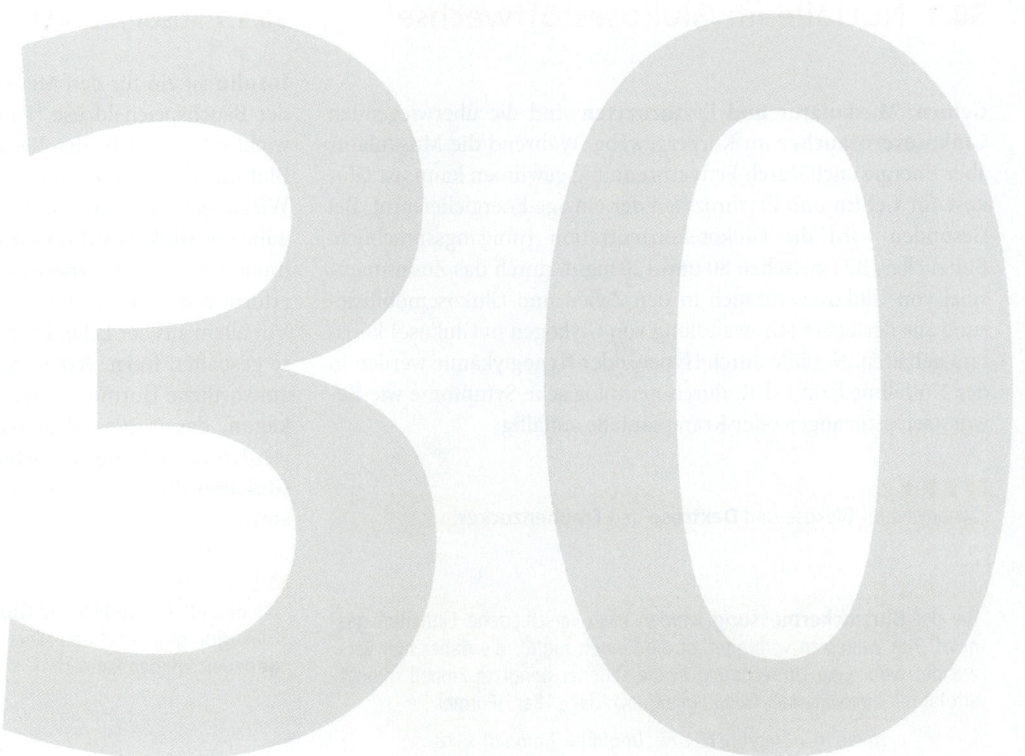

30 Endokrinologische Notfälle

Fallbeispiel

Notfallmeldung
Der RTW wird mit dem Stichwort „psychiatrischer Notfall" zu einem Supermarkt alarmiert.

Befund am Notfallort
Dort steht ein ca. 30-jähriger Mann schwankend vor einem Regal. Ein Mitarbeiter des Supermarkts steht dabei und berichtet, er sei von Kunden angesprochen worden, da der Patient auffallend geschwankt und „irgendwie komisch" gewirkt habe. Auf Ansprache würde er nicht adäquat reagieren und durch ihn hindurch starren. Eine gezielte Kontaktaufnahme der RTW-Besatzung zum Patienten misslingt. Der offensichtlich desorientierte Patient wird auf die Trage umgelagert und außer Sicht der Schaulustigen in den geschützten RTW verbracht.

Leitsymptome
Verwirrtheitszustand.

Inhaltsübersicht

30.1 Notfälle im Glukosestoffwechsel
- Insulin befördert Glukose aus dem Blut in die Zellen.
- Glukagon setzt Glukose aus Speicherformen ins Blut frei.
- Es werden diverse Diabetes-Typen unterschieden, von denen die wichtigsten Typ 1 und Typ 2 sind.
- Unbehandelter oder schlecht eingestellter Diabetes führt zu zahlreichen Folgeerkrankungen, da die Glukose Gefäße und Nerven schädigt.
- Man unterscheidet ketoazidotisches (v. a. Typ-1) und hyperosmolares (v. a. Typ-2) Coma diabeticum.
- Die Hypoglykämie kann die gesamte Palette an neurologischen Symptomen hervorrufen, weswegen der BZ immer standardmäßig gemessen werden sollte.

30.2 Addison-Krise
- Die Addison-Krise entsteht durch einen akuten Mangel an Gluko- und Mineralokortikoiden. Sie kann lebensbedrohlich sein.

30.3 Thyreotoxische Krise
- Bei der thyreotoxischen Krise kommt es zu einer übermäßigen Ausschüttung von Schilddrüsenhormonen mit Tachykardie und Fieber. Es besteht eine vitale Bedrohung.

30.1 Notfälle im Glukosestoffwechsel

Gehirn, Muskulatur und Erythrozyten sind die überwiegenden **Glukoseverbraucher** im Körpergewebe. Während die Muskulatur aber Energie auch durch Fettverbrennung gewinnen kann, ist Glukose für Gehirn und Erythrozyten der einzige Energielieferant. Bei Gesunden wird die Glukosekonzentration (umgangssprachlich: Blutzucker, BZ) zwischen 80 und 120 mg/dl durch das Zusammenspiel von Glukoseverbrauch in den Zellen und Glukosemobilisierung aus der Leber (Umwandlung von Glykogen in Glukose) konstant gehalten. Notfälle durch Hyper- oder Hypoglykämie werden in der Notfallmedizin i. d. R. durch neurologische Symptome wie Bewusstseinsstörungen oder Krampfanfälle auffällig.

> **MERKE**
> Synonyme für Glukose sind **Dextrose** und **Traubenzucker**.

> **MERKE**
> Bei der **Blutzuckermessung** werden zwei verschiedene Einheiten genutzt. Am weitesten verbreitet ist die Einheit mg/dl, die daher hier verwendet wird. Eine Umrechnung in die seltener benutzte Einheit mmol/l erfolgt mit hinreichender Genauigkeit nach der „18er"-Formel:
> $$[mmol/l] = [mg/dl]/18 \text{ bzw. } [mg/dl] = [mmol/l] \times 18$$

30.1.1 Insulin und Glukagon

Insulin ist ein für den Menschen lebenswichtiges Hormon, das in der Bauchspeicheldrüse (Pankreas) produziert wird. Es spielt die wichtigste Rolle in der Regulation der Glukosekonzentration im Blut und der Therapie des Diabetes mellitus. Eine der biologischen Wirkungen des Insulins im Organismus ist die rasche Beschleunigung der **Glukoseaufnahme** in Muskel- und Fettzellen. Insulin stimuliert auch die **Synthese von Glykogen.** Glykogen ist eine Speicherform von Glukose und findet sich in Muskeln, Leber und Nieren. Vor allem aus der Leber kann Glykogen bei Bedarf wieder in Glukose gespalten freigesetzt werden (Glykogenolyse). Das hierfür verantwortliche Hormon ist das ebenfalls im Pankreas gebildete **Glukagon,** das insgesamt als **Gegenspieler** des Insulins bezeichnet werden kann. Einige Diabetiker besitzen neben Insulin auch einen **Glukagon**-Pen als Notfallmedikament gegen eine akute Hypoglykämie.

> **MERKE**
> Die Begriffe **Glykogen** und **Glukagon** sind leicht zu verwechseln: Gluka**go**n gibt Leber und Niere ein **„go!",** damit aus Glyko**gen** Glukose **gen**eriert werden kann.

> **ACHTUNG**
> **Insulin** ist im Rettungsdienst v. a. aus zwei Gründen **nicht verfügbar**:
> 1. Eine zu schnelle BZ-Senkung kann zu **schweren Komplikationen** führen (z. B. Hirnödem).
> 2. Insulin verschiebt Kalium nach intrazellulär und kann daher als Nebenwirkung eine **Hypokaliämie** verursachen. Maligne Herzrhythmusstörungen können dann den Patienten vital gefährden.

30.1.2 Krankheitsformen des Diabetes mellitus

Die Erkrankung **Diabetes mellitus** ist eine umfassende **Stoffwechselstörung** des Kohlenhydrat-, Fett- und Eiweißstoffwechsels, die sich durch einen erhöhten Blut- und Urinzuckergehalt manifestiert und durch das Unvermögen des Körpers gekennzeichnet ist, Kohlenhydrate zu verwerten. Die Ursache ist ein **absoluter (Diabetes mellitus Typ 1)** oder **relativer (Diabetes mellitus Typ 2) Insulinmangel** im Organismus.

Der Begriff Diabetes mellitus wurde im Altertum geprägt und bedeutet wörtlich übersetzt „honigsüßer Durchfluss". Die Bezeichnung entstand, weil der „honigsüße" Geschmack des Urins zur damaligen Zeit die einzige Möglichkeit darstellte, die Erkrankung zu erkennen, was gleichbedeutend mit dem frühzeitigen Tod des Patienten war. Heutzutage wird im Volksmund der Begriff „Zuckerkrankheit" verwendet.

Nach einem Übereinkommen zwischen verschiedenen internationalen diabetologischen Fachgesellschaften und der Weltgesundheitsorganisation (WHO) werden vier Hauptgruppen des Diabetes mellitus unterschieden (➤ Tab. 30.1). Typ-1- und Typ-2-Diabetes spielen unter allen Formen die zentrale Rolle und sollen nachfolgend näher betrachtet werden.

30.1.3 Typ-1-Diabetes

Dem Typ-1-Diabetes liegt eine Zerstörung der β-Zellen in den **Langerhans-Inseln** des Pankreas zugrunde. Somit ist das Pankreas nicht mehr in der Lage, Insulin zu produzieren, woraus ein **absoluter Insulinmangel** resultiert. Die Patienten sind auf von außen zugeführtes Insulin angewiesen, was sich in dem früher gebräuchlichen Begriff „insulinabhängiger Diabetes mellitus" (IDDM = Insulin Dependent Diabetes mellitus) ausdrückt.

Hauptursache für die Entwicklung eines Typ-1-Diabetes ist eine **autoimmunologische Reaktion** des Körpers: Vom Körper produzierte Antikörper richten sich gegen körpereigene Zellen und zerstören diese irreversibel (immunologisch bedingter Diabetes mellitus Typ 1). Als Auslöser für die Autoimmunreaktionen werden aufgrund einer genetischen Verankerung Virusinfektionen (z. B. Mumps, Röteln) und Giftstoffe diskutiert. In der Folge kommt es zu einer Entzündungsreaktion des Inselzellgewebes, die allmählich innerhalb von Wochen bis Jahren zu einer vollständigen Zerstörung der β-Zellen führt. Erst wenn etwa 80 % der β-Zellen zerstört sind, kommt es zu klinisch bemerkbaren Krankheitserscheinungen: Je geringer die Anzahl insulinproduzierender β-Zellen, desto geringer ist die verfügbare Insulinmenge, sodass der Blutzuckerspiegel nicht mehr im Normbereich gehalten werden kann. In manchen Fällen entwickelt sich ein insulinpflichtiger Diabetes mellitus, ohne dass Antikörper nachgewiesen werden können (idiopathischer Diabetes mellitus Typ 1).

Grundsätzlich kann ein Typ-1-Diabetes in jedem Lebensalter auftreten. Hauptsächlich entwickelt er sich aber im Kindes- und Jugendalter, was den früher gebräuchlichen Begriff **„juveniler"** oder „jugendlicher" Diabetes mellitus erklärt. Etwa 10 % der Diabetiker leiden an einem Typ-1-Diabetes (➤ Abb. 30.1).

> **MERKE**
> **Typ-1-Diabetes = absoluter** Insulinmangel

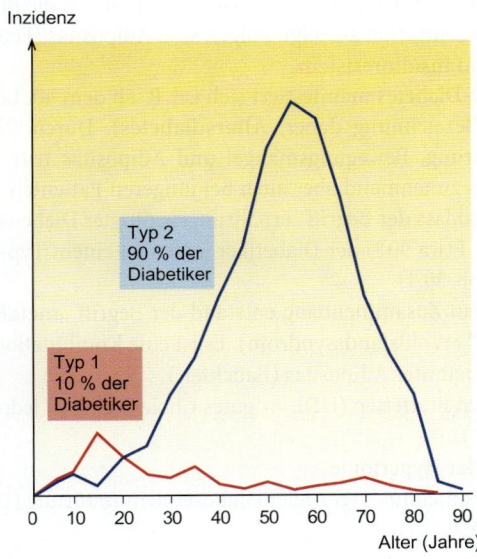

Abb. 30.1 Altersverteilung von Typ-1- und Typ-2-Diabetes [L157]

Tab. 30.1 Einteilung des Diabetes mellitus nach Ursachen (WHO-Klassifikation)	
I: Typ-1-Diabetes A: immunologisch bedingt B: idiopathisch	Zerstörung der β-Zellen; absoluter Insulinmangel
II: Typ-2-Diabetes A: ohne Adipositas B: mit Adipositas	Insulinresistenz mit nachfolgender Insulinsekretionsstörung; relativer Insulinmangel
III: andere Ursachen	8 verschiedene Untergruppierungen (A–H)
IV: Gestationsdiabetes	in der Schwangerschaft erstmals aufgetretener Diabetes mellitus mit erhöhter Gefahr für Schwangerschaftskomplikationen

30.1.4 Typ-2-Diabetes

Dem Typ-2-Diabetes (➤ Tab. 30.2) liegt eine verminderte Ansprechbarkeit der Insulinrezeptoren in den Geweben für Insulin zugrunde (Insulinresistenz), sodass der Glukoseeinstrom in die Zellen nachhaltig gestört ist und die Blutglukosekonzentration ansteigt. Wie in einem Teufelskreis erhöht sich die endogene Insulinsekretion aus den β-Zellen der Langerhans-Inseln, ohne dass die gesteigerte Sekretion zu einer verbesserten Insulinwirkung an den Zellen führt. Obwohl also ausreichend Insulin produziert werden kann, ist der Blutzuckerspiegel erhöht (**relativer Insulinmangel**). Der Typ-2-Diabetes ist primär nicht insulinabhängig und wurde daher früher als **NIDDM** (Non Insulin Dependent Diabetes mellitus) bezeichnet. Dies ist jedoch nicht ganz korrekt, da Insulinresistenz und Insulinsekretionsstörung nach Jahren und Jahrzehnten zu einer vollständigen Erschöpfung der Insulinproduktion führen können und dann eine Insulinabhängigkeit auslösen.

Zwei Faktoren entscheiden die Entwicklung des Typ-2-Diabetes:
- **Überernährung:** Dauerhafte Überernährung bei einem Überangebot an Nahrung und missbräuchlicher Auswahl der Nahrungsmittel steigert erheblich die Insulinsekretion, was zu einer Insulinresistenz an den Rezeptoren führt. 90 % der Typ-2-Diabetiker sind übergewichtig.
- **Bewegungsmangel:** Infolge nicht ausreichender Bewegung sinkt die Glukoseaufnahme in die Muskelzellen, sodass die Blutzuckerkonzentration ansteigt. Folgen sind Adipositas (Fettleibigkeit) und Insulinresistenz.

Der Typ-2-Diabetes manifestiert sich i. d. R. ab dem 40. Lebensjahr (frühere Bezeichnung daher: **Altersdiabetes**). Durch Über- und Fehlernährung, Bewegungsmangel und Adipositas tritt der Typ-2-Diabetes zunehmend aber auch bei jüngeren Patienten und Kindern auf, sodass der Begriff „ernährungsbedingter Diabetes" zutreffender ist. Etwa 90 % der Diabetiker leiden an einem Typ-2-Diabetes (➤ Abb. 30.1).

In diesem Zusammenhang entstand der Begriff **„metabolisches Syndrom"** (Wohlstandssyndrom). Es ist eine Kombination aus:
- Stammbetonter Adipositas (Bauchfett)
- Erhöhten Blutfetten (HDL = „gutes Cholesterin" ist jedoch erniedrigt)
- Arterieller Hypertonie
- Diabetes mellitus Typ 2 oder Glukosetoleranzstörung (Diabetes-Vorstufe)

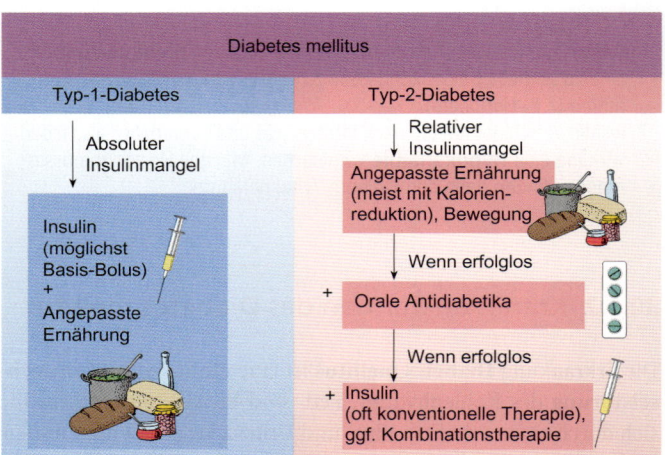

Abb. 30.2 Grundbausteine der Diabetestherapie [L190]

> **MERKE**
> **Typ-2-Diabetes = relativer Insulinmangel**

Langzeittherapie

Die **Langzeittherapie** eines Diabetes mellitus ist wesentlich von der Diabetes-Form abhängig. Eckpfeiler der Diabetestherapie sind:
- Regelmäßige Selbstkontrolle der Stoffwechsellage durch häusliche Blutzuckermessungen
- Konstanter Lebensstil mit regelmäßigen Mahlzeiten, körperliches Training (z. B. Sportgruppen für Diabetiker) und Reduzierung von Risikofaktoren für kardiovaskuläre Erkrankungen (z. B. Rauchen einstellen)
- Ernährung (Diät halten, Gewichtsreduzierung), v. a. bei Typ-2-Diabetikern
- Medikamentöse Therapie

Das Ziel jeder Diabetestherapie ist die **Einstellung der Blutzuckerwerte** auf Normalniveau zur Vermeidung akuter Stoffwechselentgleisungen und diabetischer Folgeerkrankungen. Über die Grundlagen der Langzeit-Diabetestherapie informiert ➤ Abb. 30.2.

Tab. 30.2 Gegenüberstellung von Typ-1- und Typ-2-Diabetes

	Typ-1-Diabetes	Typ-2-Diabetes
Typisches Manifestationsalter	< 40. Lebensjahr	> 40. Lebensjahr
Typische Klinik	schlanker Patient, Erstmanifestation oft akut mit Ketoazidose	adipöser Patient, meist metabolisches Syndrom, oft symptomarm
Ätiologie	Zerstörung der β-Zellen	Insulinresistenz
Körpereigene Insulinproduktion	praktisch erloschen	normal bis hoch, später auch erniedrigt
Reaktion auf Fasten	Hyperglykämie, Ketoazidose	Absinken des BZ
Reaktion auf Insulinentzug	Ketoazidose	in späteren Stadien Hyperglykämie, im Extremfall hyperosmolares Koma
Insulintherapie	erforderlich	nur bei Erschöpfung der Insulinreserven

30.1.5 Begleiterkrankungen des Diabetes mellitus

Vor dem Hintergrund einer v. a. an Blutgefäßen wirksamen Glukosetoxizität gehen mit dem Diabetes mellitus verschiedene Erkrankungen einher, die sich entweder durch den erhöhten Blutzuckerspiegel verschlimmern oder die erst nach langjähriger Diabeteserkrankung entstehen (➤ Abb. 30.3).

Erhöhte Glukosespiegel im Blut führen zu einer direkten Schädigung des Endothels der Blutgefäße. Hierdurch kommt es zu Durchblutungsstörungen v. a. der kleinen Gefäße auf Kapillarebene (Mikroangiopathie). Bei lange schlecht eingestelltem Diabetes können auch die größeren Gefäße betroffen sein (Makroangiopathie). Hinzu kommt vermehrt beim Typ-2-Diabetiker durch gesteigerte Insulinsekretion, metabolisches Syndrom und multiple, sich teilweise gegenseitig verstärkende Begleiterkrankungen die zusätzliche Gefahr der Gefäßschädigung durch eine Arteriosklerose (➤ Kap. 27.3.1). Formen der diabetischen **Mikroangiopathie** sind:
- **Diabetische Retinopathie:** Durchblutungsstörungen an der Netzhaut des Auges mit Sehstörungen (Schleier, Verschwommensehen); häufigste Erblindungsursache bei Erwachsenen über 20 Jahre in den Industrienationen
- **Diabetische Nephropathie** (diabetische Glomerulosklerose): Nierenfunktionsstörung mit der Hauptgefahr, eine dialysepflichtige Niereninsuffizienz zu entwickeln
- **Diabetische Neuropathie:** Schädigung des Nervensystems mit vielfältigen sensiblen und motorischen Störungen sowohl des somatischen als auch des autonomen Nervensystems. Hervorzuheben ist in diesem Zusammenhang, dass bei bestehender diabetischer Neuropathie myokardiale Ischämieschmerzen im Rahmen eines akuten Koronarsyndroms (➤ Kap. 27.2.5) nicht oder nur abgeschwächt wahrgenommen werden (z. B. „stummer Infarkt"). Aus diesem Grund schließen fehlende oder atypisch wahrgenommene Schmerzen beim Diabetiker einen Herzinfarkt nicht aus, wenn die übrigen klinischen Zeichen ansonsten zutreffen (EKG-Diagnostik!).

Der **Makroangiopathie** liegt v. a. eine Arteriosklerose (➤ Kap. 27.3.1) großer und mittlerer Arterien zugrunde. Formen der diabetischen Makroangiopathie sind:
- Koronare Herzkrankheit (➤ Kap. 27.2.4): 55 % der Diabetiker sterben an einem Herzinfarkt!
- Zerebrale Durchblutungsstörungen (➤ Kap. 33.4)
- Periphere arterielle Verschlusskrankheit (pAVK, ➤ Kap. 27.3.2)
- Diabetischer Fuß

Insbesondere im Krankentransport kommt es nicht selten vor, dass Diabetiker mit teilweise amputierten unteren Gliedmaßen (z. B. Vorfuß) transportiert werden müssen. Die Amputation steht am Ende einer langen Kette von Komplikationen der Diabetes-Erkrankung.

Der „diabetische Fuß" entsteht durch Schäden an den peripheren Nervenbahnen, aufgrund der größten Nervenfaserlänge insbesondere der Beine, die durch dauerhaft schlechte Blutzuckereinstellung entstehen **(diabetische Polyneuropathie).** Dadurch werden kleine Verletzungen an den Füßen kaum noch wahrgenommen. Hinzu kommt eine verschlechterte Durchblutung, wodurch der Heilungsprozess verzögert wird. In der Folge können sich Geschwüre bis hin zu einer Sepsis mit Indikation zur Amputation entwickeln.

30.1.6 Hyperglykämie (Coma diabeticum)

Bei einer akuten Hyperglykämie mit Notfallcharakter unterscheidet man zwischen **zwei Formen des Coma diabeticum** (➤ Tab. 30.3), deren gemeinsames Merkmal ein erheblich erhöhter Blutzuckerspiegel im Blut mit Störungen im Wasser-Elektrolyt-Haushalt ist.

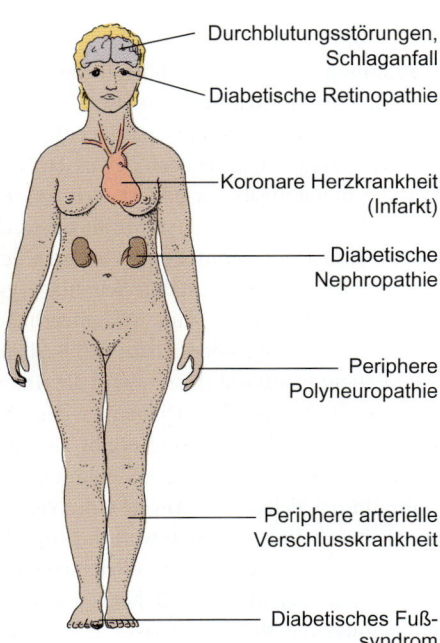

Abb. 30.3 Diabetische Spätschäden [L190]

Tab. 30.3 Vergleich zwischen ketoazidotischem und hyperosmolarem Koma

	Ketoazidotisches Koma	Hyperosmolares Koma
Typisch für	Typ-1-Diabetes (absoluter Insulinmangel)	Typ-2-Diabetes (relativer Insulinmangel)
Blutzucker	250–500 mg/dl	> 600 mg/dl, teils >1000 mg/dl
Entwicklung	Stunden bis Tage	Tage bis Wochen
Klinik	• Polyurie, Polydipsie • Gewichtsverlust • Abdominelle Symptomatik > 50 % (Pseudoperitonitis)	• Gestörtes Durstempfinden • Evtl. Fieber, Infektzeichen • Nierenversagen
Letalität	< 5 %	Zirka 15 %
Atmung	• Kußmaul-Atmung • Azetongeruch in der Ausatemluft	• Normale Atmung • Kein Azetongeruch
Gemeinsame Symptome	Bewusstseinstrübung, Stupor, Koma; Schwäche, Tachykardie, Hypotension, Zeichen der Exsikkose (trockene Schleimhäute und trockene Haut), erloschene Eigenreflexe	

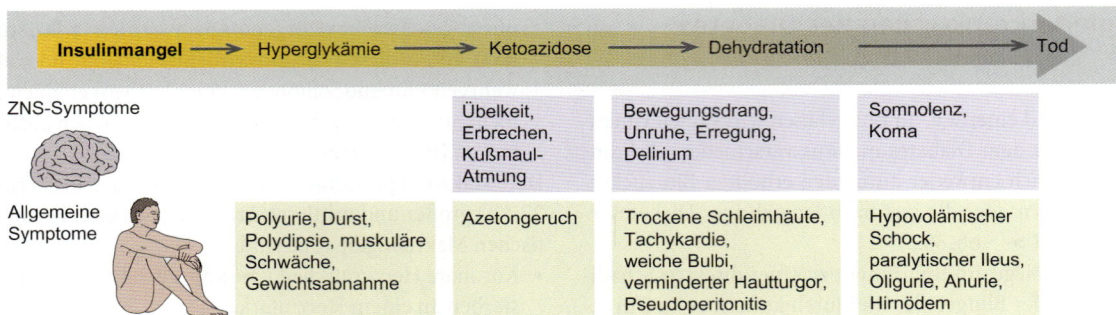

Abb. 30.4 Verlauf des ketoazidotischen Coma diabeticum [L157]

Die Hyperglykämie kann ausgelöst werden durch
- eine Unterbrechung der exogenen **Insulinzufuhr** (z. B. unzureichende oder unterlassene Insulininjektionen) oder
- einen erhöhten **Insulinbedarf,** ohne die Insulinmenge anzupassen (z. B. bei Infekten oder Stress).

Das **ketoazidotische Koma** ist i. d. R. das Koma des Typ-1-Diabetikers. Durch das fehlende Insulin ist zwar die Konzentration an Glukose im Blut deutlich erhöht, jedoch gelangt die Glukose nicht in die Zellen hinein. Diese stellen daher die Art der Energiegewinnung auf Fettverbrennung um (Lipolyse). Diese Fette werden zu **sauren Ketonen** verstoffwechselt, was zu einer metabolischen Azidose führt. Der Körper versucht, die Azidose durch Abatmung von CO_2 zu kompensieren (Elimination von Kohlensäure), es kommt zur **Kußmaul-Atmung** (➤ Abb. 28.6). Die Ausatemluft riecht durch die Ketone typischerweise nach Azeton (Nagellackentferner).

> **MERKE**
> Die **Kußmaul-Atmung** mit **Azetongeruch** ist typisch für die Ketoazidose.

> **MERKE**
> **Stresshormone** wie Adrenalin können den Blutzucker erhöhen. Künstlich wird dies jedoch am häufigsten durch die Therapie mit dem „Langzeit-Stresshormon" Kortison verursacht.

Das **hyperosmolare Koma** ist das Koma des Typ-2-Diabetikers. Die noch bestehende minimale Insulinaufnahme der Zellen hemmt in ausreichendem Maße die Lipolyse und schützt somit vor der Bildung der Ketonkörper. Die Hauptgefahr liegt vielmehr in beträchtlichen **Wasser- und Elektrolytverlusten,** weil die hohe Glukosekonzentration im Blut zu einer Glukosurie mit großen Verlusten an Wasser und Elektrolyten über die Niere (osmotische Diurese) führt.

Symptome

Das **hyperglykämische Koma** entwickelt sich langsam. Erste Vorzeichen sind gehäuftes Wasserlassen, starker Durst und Gewichtsverlust. Es entwickelt sich ein Volumenmangel mit Exsikkose, der über die Verschiebung des Säure-Basen- und Wasser-Elektrolyt-Haushalts in die Bewusstseinstrübung (Somnolenz bis Koma) einmündet. Beide Formen des Coma diabeticum verlaufen in zwei Phasen und unterscheiden sich in ihrer klinischen Manifestation kaum.

- Die **Frühphase (Präkoma)** ist von der beginnenden Hyperglykämie, Glukosurie mit osmotischer Diurese und Azidose (nur bei der ketoazidotischen Form) gekennzeichnet. Die Patienten klagen über zunehmende Appetitlosigkeit oder Völlegefühl, ein gesteigertes Durstempfinden und eine Polyurie mit wasserklarem Urin.
- Die **Spätphase (Koma)** umfasst zusätzlich die Zeichen eines ausgeprägten Volumenmangels, einer intrazellulären Dehydratation (Austrocknung) und Kußmaul-Atmung (fast ausschließlich beim ketoazidotischen Koma). Die Patienten sind bewusstseinsgetrübt (unruhig, verwirrt bis hin zu Apathie und Bewusstseinsverlust).

Das Ausmaß des **intrazellulären Flüssigkeitsverlusts** wird beim hyperglykämischen Koma oft unterschätzt. Wegen der verstärkten Flüssigkeitsverschiebung aus den Zellen in die Blutgefäße macht sich der Flüssigkeitsverlust, der bis zu 10 l betragen kann, nur selten in Form von ausgeprägten Schockzeichen bemerkbar. Leitsymptom bleibt daher bei hohen Blutzuckerwerten die Bewusstseinsstörung.

Therapie

Die **Basismaßnahmen** umfassen die Kontrolle der Vitalfunktionen und die Sicherung eines Blutzuckerwerts durch Teststreifen. Entscheidend ist, ob die komaauslösende Ursache eine Hyperglykämie ist. Die Patientenlagerung erfolgt je nach Bewusstseins- und Kreislaufzustand. Die Sauerstoffgabe orientiert sich am Patientenzustand (z. B. 4–6 l/Min. über eine Sauerstoffbrille bei wachen Patienten). Bei tiefem Koma mit erloschenen Schutzreflexen Atemwegsmanagement (➤ Kap. 18, ggf. stabile Seitenlage, ggf. Intubationsvorbereitung). Maßnahmen zum Wärmeerhalt und der beruhigende Zuspruch gehören ebenfalls zu den Basismaßnahmen.

Sobald es der Patientenzustand zulässt, wird die Anamnese erhoben (v. a. bekannter Diabetiker, Typ, Diabetiker-Pass, Medikation). Die Indikation zur Notarztalarmierung ergibt sich aus dem Bewusstseinzustand des Patienten und dem Volumendefizit. Die **erweiterten Maßnahmen** zielen nach Anlage eines venösen Zugangs auf die Flüssigkeitssubstitution. Richtwert bei der Infusionsbehandlung ist etwa 1 000 ml balancierte Vollelektrolytlösung innerhalb der ersten Stunde. Bei älteren, evtl. herz- und niereninsuffizienten Patienten muss die Volumenbelastung kritisch durch den Notarzt abgewogen werden. Bei Verlust der Schutzreflexe muss der Patient zum Aspirationsschutz, ggf. nach Narkoseeinleitung, intubiert und beatmet werden. Eine präklinische Insulintherapie ist ohne genaue Kenntnis der Elektrolyte (Kalium) und der Säure-Basen-Werte (pH, Bikarbonat) kontraindiziert. Durch vorzeitige Insulingabe besteht die Gefahr einer plötzlichen Hypoglykämie und weiterer Elektrolytverschiebungen (**Hypokaliämie**).

ACHTUNG

Metformin ist ein weit verbreitetes Medikament zur oralen Therapie des Typ-2-Diabetes. In sehr seltenen Fällen kann es eine schwere **Laktatazidose** auslösen. Sie zeichnet sich aus durch eine Kußmaul-Atmung ohne Azetongeruch, ist unabhängig vom BZ und geht oft mit einer ausgeprägten **Schocksymptomatik** einher. Eine umgehende intensivmedizinische Versorgung ist notwendig.

SCHLAGWORT
Hyperglykämisches Koma

Ursachen
Ketoazidotisches Koma
- Absoluter Insulinmangel
- Fettstoffwechsel beeinträchtigt (Lipolyse gesteigert)
- Anfall von sauren Ketonkörpern mit metabolischer Azidose

Hyperosmolares Koma
- Restsekretion von Insulin vorhanden
- Fettstoffwechsel nicht beeinträchtigt
- Glukosurie und osmotische Diurese

Symptome
- Glukosegehalt in Blut und Urin erhöht
- Starker Durst und Polyurie
- Appetitlosigkeit und Gewichtsverlust
- Intrazelluläre Dehydratation und später Volumenmangel
- Bewusstseinstrübung (Somnolenz bis Koma)
- Kußmaul-Atmung nur bei ketoazidotischem Koma

Maßnahmen
Monitoring
- AF, SpO$_2$, Rekapillarisierungszeit, Puls (peripher/zentral), RR, BZ, GCS, EKG, Temperatur
- BZ ggf. aus i. v. Zugang, sofern Messmethode für venöse Messung zugelassen. Ansonsten Kapillarblut benutzen.

Basismaßnahmen
- Ersteinschätzung und Anamnese
- Lagerung je nach Bewusstseins- und Kreislaufzustand
- Bei tiefem Koma mit erloschenen Schutzreflexen Atemwegsmanagement

Erweiterte Maßnahmen
- i. v. Zugang und BZ-Messung
- Mögliche Differenzialdiagnosen (andere Ursachen der Bewusstseinsstörung) bedenken.
- Infusion von 500–1 000 ml balancierte Vollelektrolytlösung
- Kein Insulin!
- Kein Natriumhydrogenkarbonat!
- Transport in Klinik mit freiem internistischem Intensivbett

30.1.7 Hypoglykämie („Zuckerschock")

Die Hypoglykämie (▸ Abb. 30.5) ist einer der **häufigsten Notfälle** im Rettungsdienst und führt die stoffwechselbedingten Notfälle mit großem Vorsprung an. Als Hypoglykämie gelten Werte < 50 mg/dl.

Da die Schwankungsbreite durch diverse Messfehler im Rettungsdienst bis zu 20 % betragen kann, sollte bereits ein Wert von **60 mg/dl** bei entsprechender Symptomatik als signifikant angesehen werden. Hinzu kommt, dass Patienten auf eine Unterzuckerung unterschiedlich reagieren. Erste Symptome können beispielsweise bereits ab 70 mg/dl auftreten, während andere Patienten derart adaptiert sind, dass sie auch Werte < 30 mg/dl ohne Bewusstseinsverlust tolerieren.

MERKE

Das Ausmaß der **Hypoglykämiesymptomatik** ist nicht nur vom absoluten BZ-Wert, sondern auch von der individuellen Toleranz des Patienten abhängig.

Ursachen

Die **Überdosierung** von **Insulin** oder von **oralen Antidiabetika** ist die Hauptursache einer Hypoglykämie bei Diabetikern. Zum größten Teil erfolgt die Überdosierung unabsichtlich, z. B., wenn bei fehlender Nahrungsaufnahme, körperlicher Anstrengung oder bei Infekten keine Reduktion der Insulindosis erfolgt. Die Verwechslung eines Insulinpräparats oder der fehlerhafte Gebrauch von Pens oder Insulinpumpen können ebenfalls für eine Unterzuckerung verantwortlich sein. Hin und wieder kommen auch Suizidversuche mit intravenös oder subkutan stark überdosiertem Insulin vor. Bei einer Alkoholintoxikation sinkt der BZ ebenfalls. Des Weiteren kommen seltenere Stoffwechselstörungen wie eine Hypothyreose oder eine Nebenniereninsuffizienz in Betracht.

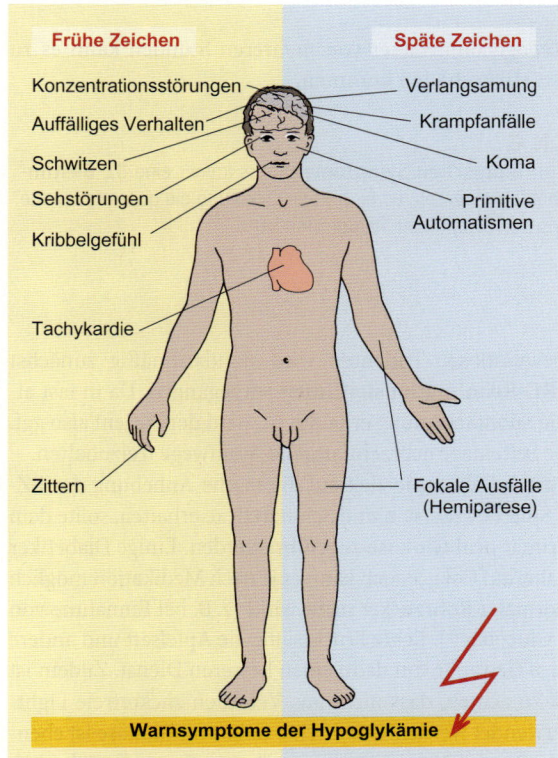

Abb. 30.5 Zeichen der Hypoglykämie [L157]

Symptome

Die Symptome einer Hypoglykämie entwickeln sich deutlich schneller als die der Hyperglykämie (➤ Abb. 30.5).

Das Auftreten erster Symptome kann innerhalb von Minuten bis wenigen Stunden erfolgen. Man kann die Symptome in zwei große Gruppen gliedern:

- **Autonome oder vegetative Symptome:** Versuche des Körpers, die fehlende Glukose zu kompensieren:
  - **Parasympathikuswirkung:** Heißhunger, Übelkeit, Erbrechen, Schwäche
  - **Sympathikuswirkung** (adrenerge Gegenregulation): Unruhe, Schwitzen, Tachykardie, Tremor, Mydriasis, Hypertonus, Tachypnoe
- **Zentralnervöse Symptome:** Funktionsausfall durch manifesten Glukosemangel im ZNS:
  - Kopfschmerzen
  - **Psychische Auffälligkeiten:** Verstimmung, Konzentrationsschwäche, Reizbarkeit/Aggressivität, Verwirrtheit
  - Koordinationsstörungen
  - Automatismen (Grimassieren, Greifen, Schmatzen)
  - **Krampfanfälle**
  - **Fokal neurologische Defizite** (Hemiplegie, Aphasie, Doppelbilder etc.), klinisch wie Apoplex imponierend (➤ Kap. 33.4)
  - **Somnolenz, Koma**
  - Zentrale Atem- und Kreislaufstörungen

> **MERKE**
> Das **Gehirn** reagiert gegenüber Glukosemangel am empfindlichsten.

Bei einer Hypoglykämiedauer von mehreren Stunden kann es zu **irreversiblen Hirnschäden** kommen.

> **ACHTUNG**
> Bei **allen neurologischen Symptomen** muss immer eine **BZ-Bestimmung** durchgeführt werden, da eine Unterzuckerung die gesamte Palette an neurologischen Symptomen hervorrufen kann.

Therapie

Bei allen bewusstlosen Patienten wird standardmäßig zunächst nach den ERC-Reanimationsleitlinien vorgegangen. Da in fast allen Fällen die Spontanatmung erhalten ist, wird der Patient also ggf. in die stabile Seitenlage gebracht, um die Atemwege freizuhalten.

Die **spezifische Therapie** zielt auf die rasche Anhebung des BZ-Spiegels ab. Sind Bewusstsein und Schutzreflexe erhalten, sollte dem Patienten primär **oral Glukose** zugeführt werden. Einige Diabetiker schwören dabei auf Cola, jedoch kann es je nach Medikation möglich sein, dass normaler Rohrzucker nicht wirkt (z. B. bei Einnahme von Acarbose = Glucobay®). Echte Fruchtsäfte wie Apfelsaft und andere glukosehaltige Getränke tun dann einen besseren Dienst. Zudem ist aktiv darauf zu achten, dass nicht aus Versehen zuckerfreie Lightprodukte verwendet werden! Die direkte Gabe von Glukose ist ebenfalls möglich. Bei der Verwendung von Dextro Energy®, sicherlich dem bekanntesten Produkt in diesem Zusammenhang, sollten es mindestens 3–6 Täfelchen (entsprechend 15–30 g) sein. Zur schnelleren Resorption sollten sie zerkaut werden. Ist der Patient nicht in der Lage, Glukose oral zu sich zu nehmen, so muss ein i. v. Zugang gelegt werden. Da Glukose Gefäßwände und Gewebe schädigen kann, ist auf eine **sichere intravenöse Lage des Zugangs** zu achten, welche beispielsweise durch komplikationsloses Einlaufen einer Vollelektrolytlösung verifiziert werden kann. Zudem ist Glukose nur verdünnt anzuwenden, also bei laufender Vollelektrolytlösung zuzuspritzen. Absolut kontraindiziert ist es hingegen, gering konzentrierte Lösungen wie Glukose 5 % als Initialtherapie einer Hypoglykämie zu verabreichen, da diese ein Hirnödem hervorrufen können.

> **ACHTUNG**
> Bei der Hypoglykämie findet sich sowohl außerhalb als auch innerhalb der Zellen nur sehr wenig Glukose. Infundiert man bei solch niedrigen BZ-Werten eine **gering konzentrierte Glukoselösung** wie z. B. G 5 %, so werden die 5 % Glukose unmittelbar verbraucht. Übrig bleibt reines Wasser ohne weitere osmotisch wirksame Komponenten wie z. B. Elektrolyte. Das freie Wasser strömt entlang des Konzentrationsgefälles in die Hirnzellen und lässt diese anschwellen, es entsteht ein **Hirnödem.** Daher darf zur initialen BZ-Anhebung **nur konzentrierte Glukose** (≥ G 20 %) gegeben werden. Um eine Venenreizung zu vermeiden, wird zur Verdünnung Vollelektrolytlösung infundiert. Erst nach Ausgleich des BZ ist die Gabe von G 5 %, besser G 10 %, wieder möglich.

In der Aufwachphase ist der Patient oft **verwirrt** und **gelegentlich aggressiv (Eigenschutz!).** Mit weiterem BZ-Anstieg geht diese Phase für gewöhnlich nach wenigen Minuten vorüber.

In Ergänzung zur Glukosegabe bzw. als Initialtherapie bei schlechten Venenverhältnissen, kann dem Patienten auch bei der Anwendung eines evtl. vorhandenen **Glukagon-Pens** (s. c. oder i. m.) geholfen werden. Hierbei sollte man jedoch selber nur das benutzen, was man kennt und auf dessen Handhabung man eingewiesen ist. Der Wirkungseintritt ist nach 10 Min. zu erwarten. Es ist zudem darauf zu achten, dass der hypoglykämisch verwirrte Patient nicht aus Versehen statt des Glukagons einen Insulin-Pen greift.

Einige Patienten besitzen eine Insulinpumpe, die Insulin über eine s. c. Nadel kontinuierlich abgibt. Bei der Hypoglykämie ist die Zufuhr durch Entfernen der s. c. Nadel zu unterbrechen. Das Display sollte abgelesen und die darauf angezeigten Informationen sollten notiert werden.

Es ist eine weit verbreitete Praxis, Patienten, die nach Glukosegabe wieder aufwachen und neurologisch unauffällig sind, zu Hause zu lassen. Es sollte jedoch bedacht werden, dass sowohl bei einer Insulintherapie als auch bei einer Therapie mit oralen Antidiabetika (z. B. Sulfonylharnstoffe) nach erfolgreicher initialer Anhebung des BZ-Spiegels **erneut** eine **Hypoglykämie** entstehen kann. Es muss daher sichergestellt sein, dass innerhalb der nächsten Stunden der BZ-Verlauf **engmaschig kontrolliert** und ggf. rechtzeitig eingeschritten werden kann. Eine entsprechend geeignete, **betreuende Person** ist in dieser Zeit unerlässlich (Ehepartner, erwachsene Kinder). Die antidiabetische Medikation sollte bis zum natürlichen (nicht durch gezielte Maßnahmen forcierten) Anstieg des BZ-Spiegels pausiert werden (oft reicht die Pausierung der nächsten geplanten Gabe). Im Zweifel ist der Patient in ein Krankenhaus mit internistischer Abteilung zu transportieren, ggf. muss dort auch eine generelle Dosisanpassung erfolgen.

SCHLAGWORT

Hypoglykämisches Koma

Ursachen
- Auslassen von Mahlzeiten ohne Anpassung der Insulindosis
- Fehlerhafter Gebrauch von Pens oder Insulinpumpen
- Verwechslung des Insulinpräparats
- Gesteigerter Kohlenhydratverbrauch ohne Insulindosisanpassung (bei ungewohnter körperlicher Anstrengung oder bei Infekten)

Symptome
- Glukosegehalt im Blut messbar erniedrigt (< 60 mg/dl)
- Parasympathische Reaktion: Übelkeit und Erbrechen
- Sympathische Reaktion: Unruhe, Kaltschweißigkeit, Tachykardie, Mydriasis
- Zentralnervöse Reaktion: Konzentrationsstörungen, Verhaltensauffälligkeiten (Verwirrtheit, Aggression), Halbseitenlähmung, Sprachstörungen, primitive Automatismen (Schmatzen, ungezieltes Greifen, Grimassieren), Somnolenz, Koma, häufig auch Krampfanfälle

Maßnahmen

Monitoring
- AF, SpO$_2$, Rekapillarisierungszeit, Puls (peripher/zentral), RR, BZ, GCS, EKG, Temperatur
- BZ ggf. aus i. v. Zugang, sofern Messmethode für venöse Messung zugelassen. Ansonsten Kapillarblut benutzen.

Basismaßnahmen
- Allgemeinmaßnahmen, bei Bewusstlosigkeit zunächst Atemwegsmanagement nach ERC-Leitlinien (z. B. stabile Seitenlage)
- Besteht bereits initial der V. a. Hypoglykämie und kann nicht unmittelbar ein i. v Zugang gelegt werden, BZ-Messung aus Kapillarblut, z. B. Finger.

Erweiterte Maßnahmen
- i. v. Zugang, ggf. BZ aus Zugang. Gegebenenfalls Blutentnahme je nach lokalen Standards.
  - Achtung: Die BZ-Messung aus dem i. v. Zugang ist zwar weit verbreiteter Rettungsdienst-Standard und erspart dem Patienten den zusätzlichen Stich mit der BZ-Lanzette, jedoch müssen die verwendeten BZ-Geräte/Teststreifen formal für venöses Blut zugelassen sein.
  - Sicherstellung der intravenösen Lage des Zugangs durch einlaufen lassen von Vollelektrolytlösung
- **Glukose 40 %** (z. B. 40 ml = 16 g i. v.), unter laufender Vollelektrolytlösung (VEL) in das Zuspritzventil des Zugangs oder mittels 3-Wege-Hahn (so langsam spritzen, dass VEL noch weiter tropfen kann)
- Nach 5 Min., oder wenn Patient wieder wach und kooperativ ist, BZ nachmessen.
- Eventuell erneute Glukosegabe abhängig vom BZ-Wert
- Um einem erneuten BZ-Abfall während des Transports vorzubeugen, können weitere 50 ml G 40 % in die bereits laufende Infusion zugegeben werden. Alternativ ist als Erhaltungstherapie nach BZ-Normalisierung auch 5- oder 10-prozentige Glukoselösung möglich.
- Klart der Patient auch bei normalen BZ-Werten nicht auf, so kann eine irreversible Schädigung durch die Hypoglykämie, aber auch eine andere Ursache vorliegen. Transport dann in Klinik mit Möglichkeit zum sofortigen k(c)ranialen CT (CCT).

30.2 Addison-Krise

Die Addison-Krise ist die häufigste Erstmanifestation einer **Nebennierenrinden-(NNR-),Insuffizienz,** die unbehandelt tödlich verläuft, da die in der Nebennierenrinde produzierten Steroidhormone (Kortisol und Aldosteron) fehlen. Das Vollbild der Erkrankung entsteht auf dem Boden einer latenten NNR-Insuffizienz durch den plötzlichen Mehrbedarf an Kortisol. Auslöser ist meist eine zu geringe Kortisolsekretion bei einfachen Infektionen, Erbrechen, Diarrhö oder durch chronische Belastungen. Addison-Krisen bei bereits therapierten Patienten sind zum überwiegenden Teil Folge einer mangelnden Dosisanpassung von Kortison bei erhöhtem Bedarf oder durch eigenständige Dosisreduktion.

Da die Kortisolproduktion über die Ausschüttung des Hormons ACTH (adrenokortikotropes Hormon) der Hirnanhangdrüse (Hypophyse) reguliert wird, führt der **Mangel an Glukokortikoiden** (Kortisol) zur akuten oder chronischen ACTH-Mehrausschüttung aus dem Hypophysenvorderlappen und damit MSH-Stimulation (Melanozyten-stimulierendes Hormon). MSH regt die Melanozyten zur Pigmentbildung an, weshalb die Haut auch an nicht sonnenbeschienenen Stellen **bräunlich pigmentiert** ist.

Das Hormon Aldosteron reguliert die Konzentration von Natrium und Kalium im Blut. Es wird auch als „Durstthormon" bezeichnet, da es bei Flüssigkeits- oder Volumenmangel im Körper vermehrt ausgeschüttet wird und zu einem Austausch von K$^+$- und H$^+$-Ionen gegen Natriumionen am Tubulussystem der Niere mit einer Rückresorption von Natrium und Chlorid führt. Den Ionen Na$^+$ und Cl$^-$ fließt Wasser in den Körper nach und führt zu einer Normalisierung des Flüssigkeitshaushalts im Körper. Der **Mangel an Mineralokortikoiden** (Aldosteron) bewirkt eine **Hyperkaliämie, Hyponatriämie** und einen erhöhten Reninspiegel als Folge der **Hypovolämie.** Der Patient gerät in eine **Dehydratation** (> Kap. 32.7) **mit Schocksymptomatik.**

Symptome

Patienten mit NNR-Insuffizienz sind schwach, rasch ermüdbar, leiden unter Hypotonie und neigen zu Kollaps und Schwindel. Die Addison-Krise tritt unerwartet unter Belastung (Fieber, Infekt, Trauma) auf und äußert sich durch abdominelle Beschwerden (Pseudoperitonitis, Bauchschmerzen), Oligurie mit Exsikkose, Hypoglykämie, Blutdruckabfall und Schock. Die Patienten werden delirant und fallen ins Koma.

MERKE
Ein **sofortiger Therapiebeginn** der Addison-Krise ist lebensrettend.

Therapie

Die Addison-Krise ist ein akut lebensbedrohliches Notfallbild. Die Therapie konzentriert sich initial auf die Stabilisierung des Patienten nach notfallmedizinischen Standards. Als spezifische Therapie ist die **schnellstmögliche Gabe von Kortison** entscheidend. Hier bieten sich Hydrokortison oder Dexamethason an, beide sind jedoch im Rettungsdienst nicht weit verbreitet. Als Ersatz kann auch Prednisolon (Solu-Decortin H®) gegeben werden. Idealerweise erfolgt vor der Gabe eine Blutabnahme, damit der Kortisolspiegel bestimmt werden kann. Ist ein Blutabnahmeset auf dem RTW nicht vorhanden, so darf allerdings mit der Kortisongabe auf keinen Fall bis zur Blutabnahme in der Klinik gewartet werden. Da eine Hyperkaliämie vorliegt, sollte eine **kaliumfreie Infusionslösung** verwendet werden (NaCl 0,9 %). Der Transport erfolgt rasch in ein Krankenhaus mit internistischer Intensivstation, ideal ist das Vorhandensein einer endokrinologischen Abteilung in der Zielklinik.

> **MERKE**
> Bei der Addison-Krise ist die **Gabe von Kortison** der einzige kausale Therapieansatz.

SCHLAGWORT
Addison-Krise
Ursachen
- Akute Nierennebenrindeninsuffizienz mit Mangel an Gluko- und Mineralokortikoiden

Symptome
Anamnese des Morbus Addison
- Allgemeines Schwächegefühl
- Rasche Ermüdbarkeit
- Bräunliche Verfärbung der Haut

Akut
- Bauchschmerzen
- Hypotonie/Schock
- Hypoglykämie
- Hyperkaliämie
- Eventuell Hypothermie
- Bewusstseinstrübung bis Koma

Maßnahmen
Monitoring
- AF, SpO$_2$, Rekapillarisierungszeit, Puls (peripher/zentral), RR, BZ, GCS, EKG, Temperatur
- BZ ggf. aus i. v. Zugang

Basismaßnahmen und Lagerung
- Allgemeine Basismaßnahmen
- Freimachen und Freihalten der Atemwege
- Gegebenenfalls O$_2$-Gabe nach Bedarf
- Lagerung nach Kreislaufzustand und Wunsch des Patienten, stabile Seitenlage bei Bewusstlosigkeit
- Wärmeerhalt

Erweiterte Maßnahmen
- i. v. Zugang, BZ-Messung und Laborblutentnahme (ggf. extra Serumröhrchen zur Bestimmung des Kortisolspiegels vor Medikamentengabe, darf jedoch Kortisongabe nicht bis in die Klinik verzögern.)
- 100 mg Hydrokortison oder 20–40 mg Dexamethason (z. B. Fortecortin®), aufgrund besserer Verfügbarkeit im Rettungsdienst jedoch meistens: 250 mg Prednisolon (Solu-Decortin-H®) i. v.
- Gegebenenfalls Hypoglykämie ausgleichen (➤ Kap. 30.1.7).
- Infusionstherapie: i. v. (500 ml NaCl 0,9 %, kein Kalium und 500 ml Glukose 5 % initial i. v.)
- Bei schweren Fällen: Reanimationsbereitschaft
- Zügiger Transport in Klinik mit internistischer Intensivstation

30.3 Thyreotoxische Krise

Die Schilddrüsenüberfunktion (Hyperthyreose) kann verschiedene Ursachen haben. So können übergeordnete hormonelle Einflüsse das Schilddrüsengewebe zur Hormonproduktion anregen, es können aber auch autonome Gebiete unabhängig einer übergeordneten Stimulation Hormone produzieren. Die thyreotoxische Krise ist die akut lebensbedrohliche Exazerbation einer Hyperthyreose, die mit einer **Letalität von 5–50 %** eine sehr ernste Prognose hat. Häufiger Auslöser ist die Zufuhr von Jod bei vorbestehender Hyperthyreose, z. B. in Form von Röntgenkontrastmittel oder Medikamenten wie Amiodaron. Es gibt auch spontane Formen im Sinne einer plötzlich kritisch verschlechterten Hyperthyreose. Schilddrüsenhormone haben im Körper global gesagt eine aktivierende Wirkung und führen zu entsprechenden Symptomen.

Symptome

Die Symptome der thyreotoxischen Krise entstehen durch die massiv gesteigerte Hormonwirkung und lassen sich in **drei Stadien** einteilen:

Stadium I
- Tachykardie >150/Min. oder Tachyarrhythmia absoluta bei Vorhofflimmern
- Fieber bis 41 °C, Schwitzen, Exsikkose
- Psychomotorische Unruhe, Tremor, Angst
- Erbrechen, Durchfälle
- Muskelschwäche, Adynamie

Stadium II
- Zusätzlich Bewusstseinsstörungen:
  - Somnolenz
  - Psychotische Zustände
  - Desorientiertheit

Stadium III
- Koma
- Eventuell Nebenniereninsuffizienz (➤ Kap. 30.2)
- Kreislaufversagen

Therapie

Die Therapie besteht in einer Blockade der Hormonwirkung und einer Hemmung der Hormonausschüttung. Die hierfür verwendeten Medikamente werden als **Thyreostatika** bezeichnet und sind im Rettungsdienst gewöhnlich nicht verfügbar.

Die Therapie im Rettungsdienst erfolgt daher symptomatisch. Wichtig ist die Gabe von **Volumen** aufgrund der hohen Exsikkosegefahr. Die Temperatur muss gesenkt werden, hierzu eignen sich typische fiebersenkende Medikamente und kalte Infusionen. Betablocker senken die Herzfrequenz und wirken sich zusätzlich günstig auf die bestehende Hyperthermie, Schwitzen, Agitation, Psychose und die gastrointestinale Symptomatik aus. Sie sind daher im Notfall die wichtigsten Medikamente. Zudem ist die Gabe von Glukokortikosteroiden empfohlen, da einerseits eine relative Nebenniereninsuffizienz bestehen kann, andererseits auch die Wirkung der Schilddrüsenhormone gehemmt wird.

SCHLAGWORT
Thyreotoxische Krise
Ursachen
- Exzessiv hohe Schilddrüsenhormonwerte
- Häufig durch Jodzufuhr, z. B. jodhaltige Arzneimittel, bei vorbestehender Hyperthyreose

Symptome
- Fieber und feuchte, warme Haut mit Flush
- Zentralnervöse Symptome: psychomotorische Unruhe, Delirium, Sopor oder Koma
- Gastrointestinale Symptome: Übelkeit, Erbrechen und Diarrhö (Exsikkose)
- Kardiale Symptome: Tachykardie, Vorhofflimmern, dekompensierte Herzinsuffizienz

Maßnahmen
Monitoring
- AF, SpO₂, Rekapillarisierungszeit, Puls (peripher/zentral), RR, BZ, GCS, EKG, Temperatur
- BZ ggf. aus i. v. Zugang

Basismaßnahmen
- Allgemeine Maßnahmen, beruhigen, betreuen.
- O₂-Gabe nach Bedarf

Erweiterte Maßnahmen
- i. v. Zugang, ggf. Laborblutentnahme je nach lokalen Standards
- Infusionstherapie: 1 000 ml kalte Vollelektrolytlösung i. v. initial
- Betablocker, z. B. Metoprolol (Beloc®) 3 mg inital, fraktioniert nach Wirkung, Wiederholung alle 2 Min.
- Fiebersenkung z. B. mit Metamizol (Novalgin®) 1–2,5 g als Kurzinfusion i. v. oder Paracetamol (z. B. Perfalgan®) 1 g als Kurzinfusion i. v.
- Kortison: z. B. 250 mg Solu-Decortin H® i. v.

Wiederholungsfragen

1. Nennen Sie die Wirkungen von Insulin und Glukagon (➤ Kap. 30.1.1).
2. Erläutern Sie die Unterschiede zwischen Typ-1- und Typ-2-Diabetes. (➤ Kap. 30.1.3 und ➤ Kap. 30.1.4).
3. Was ist der Unterschied zwischen einem hyperosmolaren und einem ketoazidotischen Coma diabeticum (➤ Kap. 30.1.6)?
4. Erläutern Sie Symptome und Maßnahmen bei der Hypoglykämie (➤ Kap. 30.1.7).
5. Dürfen Sie bei einer akuten Hypoglykämie eine G5 %-Infusion anhängen, anstatt unter laufender kristalloider Infusion G40 % zuzuspritzen? Begründen Sie (➤ Kap. 30.1.7).
6. Nennen Sie Symptome und wichtigstes präklinisches Medikament bei der Addison-Krise (➤ Kap. 30.2).
7. Nennen Sie Symptome und Gefahren der thyreotoxischen Krise (➤ Kap. 30.3).

Auflösung des Fallbeispiels

Verdachtsdiagnose
Hypoglykämie, Intoxikation, Schlaganfall, Psychose.

Erstmaßnahmen
Im Rettungswagen erfolgt umgehend die ABCDE-Beurteilung des Patienten. Der Atemweg des Patienten ist frei, die Atmung normofrequent. Der periphere Puls ist gut tastbar, die Rekapillarisierungszeit beträgt 2 Sek. Die Pupillen sind mittelweit und reagieren adäquat auf Lichteinfall. Die Messung des Blutzuckers ergibt einen Wert von 26 mg/dl. Hinweise auf eine äußere Verletzung, insbesondere im Bereich des Schädels finden sich nicht.

Der Notfallsanitäter des RTW legt einen i. v Zugang, an den er zunächst eine Vollelektrolytlösung anschließt. Diese läuft frei ein, ohne dass eine Schwellung im Bereich der Einstichstelle eine paravenöse Lage des Zugangs vermuten ließe. Die Infusion wird zur weiteren Kontrolle kurzzeitig unterhalb des Patientenniveaus gehalten, wodurch Blut in den Infusionsschlauch fließt, was die intravenöse Lage zusätzlich bestätigt. Da das Blut nicht pulsiert und die Infusion beim Hochhalten frei einläuft, besteht auch kein Hinweis auf eine arterielle Fehllage.

Unter laufender Infusion werden nun langsam 40 ml Glukose 40 % gespritzt. Der Patient unternimmt daraufhin zunächst weitere Aufstehversuche, kann sich aber nicht aus den Anschnallgurten befreien. Er beginnt jetzt auch zu sprechen, jedoch handelt es sich eher um verbale Unmutsbekundungen hinsichtlich der vermeintlichen Gefangenschaft in den Anschnallgurten der Trage. Erst als ein paar weitere Minuten verstrichen sind, scheint der Patient wieder einigermaßen orientiert zu sein und möchte wissen, wo er ist und was passiert ist.

Als der Teamleiter ihm erklärt, dass er unterzuckert ist, stöhnt er nur „Och, nich' schon wieder!" und lässt sich bereitwillig ins Krankenhaus mitnehmen. Da nun erstmalig eine adäquate Compliance vorhanden ist, werden die noch fehlenden Vitalwerte ergänzt, die jetzt nebst Rhythmus-EKG erhoben werden können. Für den Transport werden weitere 20 ml Glukose in die Infusionslösung gespritzt, um einem erneuten BZ-Abfall vorzubeugen. Der Patient kann nach komplikationslosem Transport wieder voll orientiert mit einem BZ von 136 mg/dl in der Notaufnahme übergeben werden.

Diagnose
Hypoglykämie.

WEITERFÜHRENDE LITERATUR

Dönitz, S., Flake, F. (Hrsg.): Mensch Körper Krankheit für den Rettungsdienst. Elsevier/Urban & Fischer, München, 2014

Homepage des Programms für Nationale Versorgungsleitlinien: www.leitlinien.de/nvl (letzter Zugriff: 15.8.2015)

Marischler, C.: BASICS Endokrinologie. Elsevier/Urban & Fischer, München, 2. Aufl., 2013

Renz-Polster, H., Krautzig, S. (Hrsg.): Basislehrbuch Innere Medizin. Elsevier/Urban & Fischer, München, 5. Aufl., 2012

Stahl, W.: Endokrinologische Notfälle. Notfall und Rettungsmedizin 4 (10) (2007), 301–314

KAPITEL 31

Oliver A. Blankenheim

Traumatologische Notfälle

31.1 Verletzungen der Kopfregion 664
31.1.1 Schädel-Hirn-Trauma (SHT) 664
31.1.2 Weichteilverletzungen von Gesicht und Schädel ... 671
31.1.3 Frakturen des Gesichtsschädels 671

31.2 Verletzungen des Halses 672
31.2.1 Verletzungen der Halsweichteile 672
31.2.2 Verletzungen des Kehlkopfes 673

31.3 Verletzungen des Thorax 674
31.3.1 Verletzungen der Brustwand 675
31.3.2 Verletzungen der Pleura 676
31.3.3 Verletzungen der Lunge 678
31.3.4 Verletzungen des Herzens und der großen Gefäße 679
31.3.5 Therapie der Verletzungen des Thorax 679

31.4 Verletzungen des Abdomens 681
31.4.1 Verletzungen der Organe und Hohlorgane des Abdomens 682
31.4.2 Therapie der Verletzungen des Abdomens 684

31.5 Verletzungen der Wirbelsäule 684
31.5.1 Frakturen der Wirbelsäule 686
31.5.2 Verletzungen des Rückenmarks 688
31.5.3 Therapie der Wirbelsäulenverletzungen 688

31.6 Verletzungen des Beckens 693
31.6.1 Untersuchung des Beckens 693
31.6.2 Therapie und Stabilisierung der Beckenverletzungen 693

31.7 Verletzungen des Bewegungsapparats 694
31.7.1 Behandlungsprinzipien bei Verletzungen des Bewegungsapparats 694
31.7.2 Frakturen und Luxationen der oberen Extremität .. 697
31.7.3 Frakturen und Luxationen der unteren Extremität .. 700
31.7.4 Reposition von Frakturen 701

31.8 Amputationsverletzung 702
31.8.1 Notfallamputation 703

31.9 Versorgung von Schwerstverletzten 704
31.9.1 Polytrauma-Management 704
31.9.2 Polytrauma-Management nach PHTLS 707
31.9.3 Small Volume Resuscitation (SVR) 709
31.9.4 Trauma und Reanimation 709

Fallbeispiel

Notfallmeldung

Durch Mitteilung der Polizei erhält die Rettungsleitstelle Meldung über einen Verkehrsunfall. Zwei Personenkraftwagen seien frontal in einer Kurve zusammengestoßen. Mehrere Personen seien verletzt. Ob Personen eingeklemmt sind, ist nicht bekannt. Die Rettungsleitstelle entsendet zwei Rettungswagen und ein Notarzteinsatzfahrzeug zum Unfallort. Die Rückmeldung des ersteintreffenden Rettungswagens lautet: „Zirka 5–6 Personen verletzt, mindestens drei schwer, ein Patient unter Reanimation, zwei weitere noch eingeklemmt."

Die Rettungsleitstelle alarmiert drei weitere Rettungswagen, ein weiteres Notarzteinsatzfahrzeug, einen Rettungshubschrauber, einen Krankenwagen und den Einsatzleiter Rettungsdienst nach. Die Leitstelle der Feuerwehr wird informiert. Diese alarmiert einen Löschzug zur technischen Hilfeleistung.

Befund am Notfallort

Die Besatzung des zuerst eintreffenden Rettungswagens reanimiert vor einem der verunfallten Pkw eine Patientin auf der Straße. In dem Fahrzeug befinden sich noch zwei eingeklemmte Patienten. Einer dieser Patienten ist offensichtlich polytraumatisiert, der andere nur leicht verletzt. Drei weitere Personen sind leicht bis mittelschwer (Nasenbeinfraktur, Prellungen, Atemnot etc.) verletzt, sitzen abseits der Unfallstelle am Straßenrand bzw. in einem Pkw und werden von Passanten betreut. Durch die nach und nach eintreffenden Rettungskräfte werden alle Patienten versorgt. Der zuerst eintreffende Notarzt lässt die Besatzung des Rettungswagens die unmittelbar vorher begonnene Reanimation fortführen und versorgt mit dem Fahrer des Notarzteinsatzfahrzeugs den eingeklemmten, polytraumatisierten Patienten im Fahrzeug. Der Patient ist wach, ansprechbar und klagt über starke Schmerzen im Brust- und Beckenbereich. Das Gesicht des Patienten ist blutverschmiert. Die Beine sind im Fußraum und Armaturenbereich eingeklemmt.

Leitsymptome

Schmerzen, Blutung im Gesicht, Frakturen.

Inhaltsübersicht

31.1 Verletzungen der Kopfregion

- Unterschieden werden die direkte Hirnschädigung durch unmittelbare Gewalteinwirkung auf Hirnstrukturen und die indirekte Hirnschädigung als Folge von Komplikationen der Gewalteinwirkung (Blutung, Ödem).
- Leitsymptom für die Beurteilung eines Schädel-Hirn-Traumas ist der Grad der Bewusstseinsstörung nach GCS (Glasgow Coma Scale).
- Das Verletzungsbild Schädel-Hirn-Trauma (SHT) wird in drei Schweregrade unterteilt:
  - SHT 1. Grades (Gehirnerschütterung)
  - SHT 2. Grades (Gehirnprellung)
  - SHT 3. Grades (Gehirnquetschung)
- Blutungen in den Gehirnschädel (Neurokranium) werden nach Lokalisation der Raumforderung unterschieden in epidurale Blutung (zwischen harter Hirnhaut und Schädel), subdurale Blutung (zwischen harter und weicher Hirnhaut) und intrazerebrale Blutung.
- Frakturen des Gesichtsschädels können durch Verlegung der Atemwege infolge Schwellung, Aspiration von Zähnen oder Prothesenteilen zu Atemnot führen.

31.2 Verletzungen des Halses

- Verletzungen der Halsregion sind meist auf stumpfe Gewalteinwirkung (Faustschlag, Aufprall auf Lenkrad) zurückzuführen.
- Gefährdete Strukturen sind vor allem die Aa. carotis, die Jugularvenen und der Kehlkopf.

31.3 Verletzungen des Thorax

- Eine Thoraxverletzung entsteht durch Gewalteinwirkung mit Verletzung des knöchernen Brustkorbs oder der von ihm umgebenen Organe.
- Vom Ausmaß der äußerlich erkennbaren Brustkorbverletzung kann nicht auf die Schwere der inneren Verletzung geschlossen werden.
- Gelangt Luft in den Pleuraspalt, kommt es zum Druckausgleich mit dem Umgebungsluftdruck und die Lunge fällt in sich zusammen (Pneumothorax). Beim geschlossenen Pneumothorax gelangt Luft über die normalen Atemwege, beim offenen Pneumothorax von außen in den Pleuraspalt (**Cave:** Mediastinalflattern).
- Kann beim Pneumothorax in der Ausatemphase die Luft nicht aus dem Pleuraspalt entweichen, führt der ansteigende Druck neben dem Kollaps des betroffenen Lungenflügels zu einer Verdrängung des Herzens und der intrathorakalen Gefäße zur gesunden Lunge hin und presst diese zunehmend zusammen. Der Gasaustausch der gesunden Lunge wird ebenfalls beeinträchtigt (Spannungspneumothorax).
- Eine Blutansammlung im Pleuraspalt wird als Hämatothorax bezeichnet.
- Die Therapie der Brustkorbverletzung zielt auf die Beseitigung von mechanischen Atemstörungen, Störungen des Gasaustauschs und der Kardiozirkulation.

31.4 Verletzung des Abdomens

- Ein Abdominaltrauma entsteht durch Gewalteinwirkung auf die Bauchwand mit Verletzung der in der Bauchhöhle liegenden Organe und Hohlorgane.
- Penetrierende Abdominaltraumata mit Eröffnung der Bauchhöhle sind selten.
- Bei Verletzungen des Abdomens können innerhalb kurzer Zeit große Blutmengen in die freie Bauchhöhle fließen.
- Schon der Verdacht auf eine Blutung in die Bauchhöhle gehört zu den wenigen Notfallsituationen, in denen eine Stabilisierung des Patienten nicht vor, sondern während des Transports in die Klinik durchzuführen ist („Load, go and threat.").
- Isolierte Verletzungen der Bauchorgane sind selten. Sie treten in überwiegendem Maße im Rahmen von Mehrfachverletzungen auf.

31.5 Verletzungen der Wirbelsäule

- Die Wirbelfraktur ist die am häufigsten übersehene Fraktur.
- Bei einem Teil der Wirbelsäulenverletzten wird das Rückenmark direkt in Mitleidenschaft gezogen.
- Bei Verdacht auf eine Wirbelsäulenverletzung stehen verschiedene Geräte zur Immobilisierung zur Verfügung (Stifneck®, Spineboard, Combi-Carrier®, Vakuummatratze).

31.6 Verletzungen des Beckens

- Verletzungen des Beckens können mit einer hohen Mortalität behaftet sein.
- Volumenverluste sind die Haupttodesursache bei einem Beckentrauma.
- Beckenfrakturen werden in verschiedene Arten unterteilt:
  – Frakturen der Sitzbeine
  – Azetabulumfrakturen
  – Beckenringfrakturen
- Eine manuelle Untersuchung ist zu vermeiden (KISS-Schema).
- Zur Stabilisierung stehen Beckengurte zur Verfügung.

31.7 Verletzungen des Bewegungsapparats

- Verletzungen des Bewegungsapparats umfassen Wunden, Verletzungen der Gefäße und Nerven sowie Luxationen und Frakturen.
- Durch Frakturen und Weichteilverletzungen kann es zu umfangreichen Blutungen kommen.
- Neben der Wundversorgung stehen die Blutstillung, Frakturbehandlung (Immobilisation) und Schmerzbekämpfung im Vordergrund der Therapie.
- Offene Wunden werden von sehr grobem Schmutz gesäubert und mit einer sterilen Wundauflage abgedeckt.
- Penetrierende Fremdkörper werden in der Wunde belassen.
- Eine adäquate Schmerzbekämpfung ist nicht nur Voraussetzung notwendiger Therapiemaßnahmen (Reposition), sondern reduziert auch unerwünschte Wirkungen des Schmerzes auf den Organismus (endogene Katecholaminausschüttung).
- Frakturen werden durch Lagerung des Patienten auf einer vorgeformten Vakuummatratze oder durch Anlegen von Schienenmaterial (Vakuumschiene, Sam-Splint®) ruhiggestellt.

31.8 Amputationsverletzung

- Grundprinzip der Versorgung amputationsverletzter Patienten ist die Sicherung der Vitalfunktionen vor der Versorgung der Amputation („Life before limb.").
- Die Blutstillung am Stumpf erfolgt durch Anwendung von Tourniquets und ferner durch Druckverbände. Als Ultima Ratio ist das Abklemmen des Gefäßes für geschultes Personal empfohlen.
- Das Amputat ist feucht-steril zu verpacken und in einem Replantatbeutel zu transportieren.
- Patient und Amputat werden gemeinsam transportiert, wenn dies ohne Zeitverzögerung für einen ggf. kritischen Patienten möglich ist.

31.9 Versorgung von Schwerstverletzten

- Als Polytrauma wird *„die gleichzeitige Verletzung verschiedener Körperregionen in Verbindung mit der Verletzung eines Organs oder Organsystems bezeichnet, wenn mindestens eine dieser Verletzungen oder deren Kombination lebensgefährlich ist"* (nach Tscherne).
- Eine strukturierte Herangehensweise nach ABCDE, prioritätenorientiertes Handeln und kurze Verweildauer an der Einsatzstelle senken die Letalität.
- Die präklinische Therapie eines Polytraumas umfasst notwendige Maßnahmen entsprechend ABCDE, sofortige Blutstillung äußerer Blutungen durch das adäquate Hilfsmittel und die Sicherstellung einer ausreichenden Oxygenierung während des gesamten Versorgungszeitraums.
- Die Versorgungszeit vor Ort muss so gering wie möglich gehalten werden. Zeitintensive Maßnahmen müssen auf ihren Nutzen für den Patienten abgewogen werden und u. U. unterbleiben (Golden Hour, Platinum 10 Min.)

31.1 Verletzungen der Kopfregion

31.1.1 Schädel-Hirn-Trauma (SHT)

Als Schädel-Hirn-Trauma (SHT) ist jede Verletzung des knöchernen Schädels mit Beteiligung von Hirnhäuten, Hirngefäßen oder Hirnsubstanz definiert (> Abb. 31.1, > Abb. 31.2, > Abb. 31.3). Neben dem Schweregrad der Verletzung (SHT 1.–3. Grades, s. u.) ist für die Beurteilung die anatomisch-pathophysiologische Einteilung von Bedeutung.

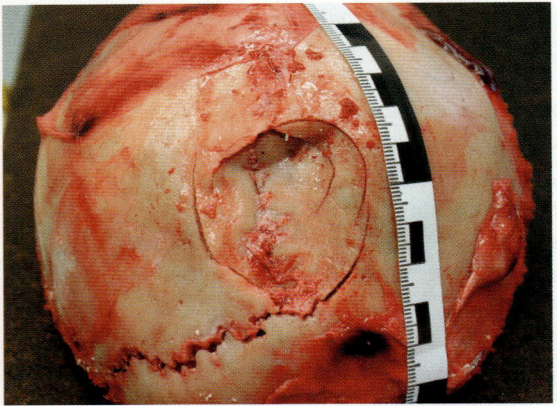

Abb. 31.1 Impressionsfraktur Schädelkalotte außen [M235]

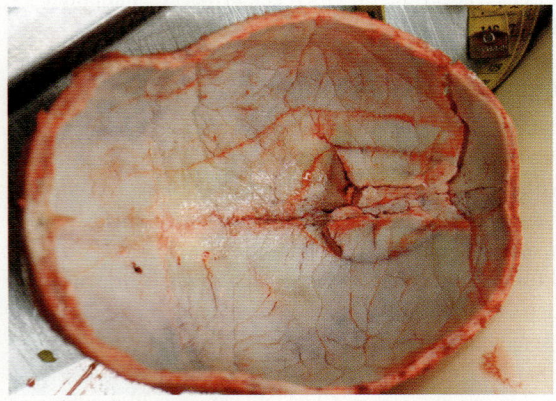

Abb. 31.2 Impressionsfraktur Schädelkalotte innen [M235]

Anatomische Unterteilung

Die Schädel-Hirn-Traumata werden in geschlossene und offene Verletzungen unterteilt. Ein **offenes Schädel-Hirn-Trauma** liegt vor, wenn die äußere Hirnhaut (Dura mater) eröffnet und das Eindringen von Krankheitserregern in das Schädelinnere mit schweren Infektionen begünstigt wird. Beim **geschlossenen Schädel-Hirn-Trauma** ist die Dura mater unverletzt.

Pathophysiologische Unterteilung

Durch Gewalteinwirkung auf den Kopf kann es neben äußerlichen Verletzungen der Kopfhaut und des Schädelknochens zu
- primären (direkten) oder
- sekundären (indirekten) Schädigungen

von Hirnsubstanz, Hirngefäßen- und Hirnhäuten kommen (> Abb. 31.3). Ausschlaggebend für diese Klassifizierung ist der Zeitpunkt der Entstehung des Schädel-Hirn-Schadens durch die Verletzung.

Bei den **primären (direkten) Hirnschädigungen** werden durch die Gewalteinwirkung Hirnstrukturen unmittelbar verletzt. Sie sind i. d. R. irreversibel und durch notfallmedizinische Maßnahmen kaum mehr zu beeinflussen.

Die **sekundären (indirekten) Hirnschädigungen** dagegen entwickeln sich als Folge der Gewalteinwirkung (z. B. Ödem, s. u.) auf den Kopf und das Gehirn. Die Krankheitsfolgen der Gewalteinwirkung entstehen durch Störung des Bewusstseins und/oder der Kreislauffunktion. Sie lassen sich durch entsprechende Therapiemaßnahmen in ihrem Schweregrad verringern oder gar vermeiden, wenn sie frühzeitig begonnen werden.

Sekundäre Hirnschädigungen umfassen folgende Mechanismen:
- **Raumforderungen** (Masseneffekt) durch intrakranielle Blutungen und/oder Entwicklung eines Hirnödems: Der Patient entwickelt einen erhöhten intrazerebralen Druck (Intercranial Pressure, ICP), weiterhin droht aufgrund der mechanischen Verdrängung von Hirnanteilen eine Herniation (Einklemmung), die mit signifikant erhöhter Mortalität und Morbidität einhergeht.
- **Hypoxie** durch Atemwegsverlegungen, Ventilationsstörungen, Kreislaufstörungen oder Raumforderungen (Kompression zerebraler Arterien) verursacht, führt zum Untergang von Neuronen.
- **Hypotonie** (unzureichender CBF; Ausfall der Autoregulation) bedingt eine unzureichende Sauerstoffversorgung und Versorgung mit essenziellen Substraten (z. B. Glukose).
- **Apoptose** (programmierter Zelltod). Als Folge der primären Hirnschädigungen werden immunologische Mechanismen, wie Entzündungsreaktionen, Aktivierung von Abwehrzellen und intrazelluläre Suizid-Kaskaden, eingeleitet, die zum Untergang von Neuronen führen.

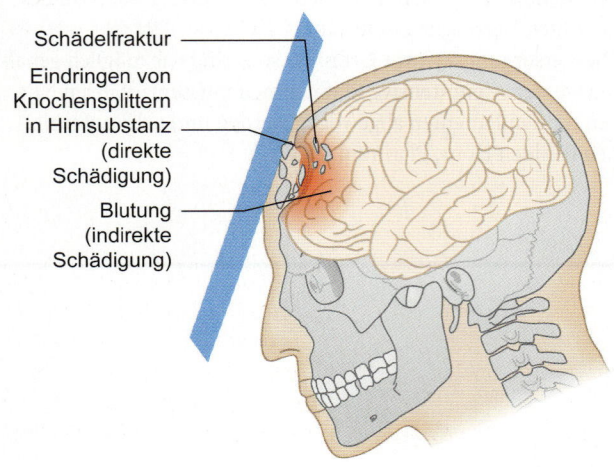

Abb. 31.3 Impressionsfraktur [L231]

Die **Störungen des Bewusstseins** beinhalten die Gefahr einer Verlegung der Atemwege oder einer Störung der Atemregulation, die beide zu einer Sauerstoffunterversorgung (Hypoxie) führen, in deren Folge Nervenzellen im Gehirn untergehen.

Die **Störungen der Kreislauffunktion,** insbesondere durch Blutdruckabfall, führen über eine Minderversorgung des Gehirns mit Blut ebenfalls zu einer Unterversorgung mit Sauerstoff. Hypoxie und Hypotonie ziehen einen Anstieg des Volumens im Schädelinneren nach sich, mit der Folge, dass der Hirndruck ansteigt und sich ein Hirnödem entwickelt.

Hirnödem

Das Hirnödem entwickelt sich meist als Folge einer primären Hirnschädigung auf zellulärer Ebene durch Schädigung der Zellmembranen und Einstrom von Wasser aus dem extrazellulären Raum. Des Weiteren kommt es zur Aktivierung von Entzündungsreaktionen durch das Abwehrsystem. Dies führt weiterhin zu einer erhöhten Permeabilität der neuronalen Zellmembranen und des kapillären Endothels. Durch das Ödem werden die Hirngefäße komprimiert, was wiederum zu einer Mangeldurchblutung führt. Diese Mangeldurchblutung verursacht jedoch durch Hypoxie wiederum ein Hirnödem. Das Hirnödem seinerseits verstärkt den Hirndruck und mündet im Verlauf eines Wechselspiels in einen vollständigen Verlust der Hirnfunktion. Ein **Teufelskreis** ist in Gang gesetzt, der irreversible Schäden des Gehirns bewirken kann.

Physiologie der Hirndurchblutung

Das Gehirn ist auf eine konstante Versorgung mit den Substraten wie Sauerstoff und Glukose angewiesen, um eine regelhafte neuronale Aktivität zu gewährleisten. Dies wird über die zuführenden, paarig angeordneten Gefäße (Aa. cerebrales internae und Aa. vertebrales) bewerkstelligt. Der zerebrale Blutfluss **(Cerebral Blood Flow; CBF)** beträgt beim Erwachsenen ca. 450–650 ml pro kg/Min. während der intrakranielle Anteil der gefüllten Blutgefäße lediglich bei 100–150 ml liegt.

Der **Grundbedarf** des Gehirns **an Sauerstoff und Glukose** ist bei gleichzeitig geringer Reservekapazität sehr hoch. So benötigt das Gehirn pro Minute ca. 50 ml Sauerstoff und ca. 78 ml Glukose. Der Energiebedarf kann bei regionaler, zerebraler Aktivierung deutlich zunehmen. Da das Gehirn nicht in der Lage ist, große Mengen an Energie zu speichern, zeigt sich dies auch in einer heterogenen, aktivitätsabhängigen Perfusion (CBF): In der grauen Substanz finden sich Werte von 900 ml pro kg/Min., in der weißen Substanz 250 ml pro kg/Min. Die Regulation der lokalen Durchblutung geschieht auf Anforderung sehr schnell. Bei willkürlicher Bewegung einer Extremität kann innerhalb von 1 Sek. in dem zugehörigen Hirnareal (Gyrus praecentralis) ein gesteigerter Blutfluss verzeichnet werden.

Der **zerebrale Blutfluss (CBF)** als Kenngröße für die Durchblutung des Gehirns wird einerseits durch einen ausreichenden Druck (zerebraler Perfusionsdruck) und andererseits durch Autoregulationsmechanismen (**Bayliss-Effekt;** myogene Autoregulation) sichergestellt. Der Bayliss-Effekt beruht auf einer Änderung des Gefäßwiderstands durch Kaliberänderung der Gefäße (Vasodilatation und -konstriktion; **Cerebral Vessel Resistance, CVR: zerebraler Gefäßwiderstand**) und kann somit den zerebralen Blutfluss konstant halten. Betrachtet man den CBF als größten Einflussfaktor für die Funktionen des Gehirns, hat die Autoregulation die Aufgabe diesen im physiologischen Bereich konstant zu halten. Möchte man die Autoregulation des Gehirns näher verstehen, lohnt ein Blick in die Physik. Dort gilt für jedes fließende System:

$$\text{Druck} = \text{Fluss [Volumenstrom]} \times \text{Widerstand}$$

Überträgt man diese Gleichung auf das Gehirn, gilt:

$$\text{CPP (Cerebral Perfusion Pressure)} = \text{CBF} \times \text{CVR}$$
$$\leftrightarrow \text{CBF} = \text{CPP/CVR}$$

Diese Gleichung verdeutlicht, dass die Autoregulation den zerebralen Blutfluss durch Veränderungen des zerebralen Gefäßwiderstands als Folge einer Änderung des **zerebralen Perfusionsdrucks (CPP)** konstant halten kann. Am folgenden **Beispiel** lässt sich dies verdeutlichen:

Ein Patient liegt flach auf einer Untersuchungsliege. Steht dieser Patient nun plötzlich auf (Lageänderung vom Liegen ins Stehen), erfolgt ein Abfall des CPP. Kompensatorisch erweitern sich die Hirngefäße, also eine Reduktion des CVR, um den CBF konstant zu halten.

Oder anders ausgedrückt: Steht der Patient plötzlich auf, käme es zu einem Abfall des CPP, wenn sich die Hirngefäße nicht kompensatorisch erweitern würden (eine Reduktion des CVR), um den CBF konstant zu halten.

Diese Autoregulation ist aber nur möglich, wenn der **mittlere, arterielle Druck (MAP)** im Bereich von 50–160 mmHg liegt – beim arteriellen Hypertonus sind die Werte etwas nach oben verschoben. Der MAP ist der gemessene Durchschnittsdruck über den gesamten Herzzyklus und beschreibt den Gefäßdruck, der Blut ins Gehirn drückt. Wenn der MAP auf null absinkt, kann natürlich der CBF durch die Autoregulation nicht aufrechterhalten werden, gleichfalls kommt die Autoregulation zum Erliegen, wenn der MAP den oberen Grenzbereich passiert und zerebrale Gefäße aufdrückt (vergleiche Bedarfshypertonus bei SHT, Cushing Reflex, s. u.), was zu Kapillarschäden, Hirnödem (s. o.) und zu einem Anstieg des intrakraniellen Blutvolumens führt.

Der **zerebrale Perfusionsdruck (Cerebral Perfusion Pressure; CPP)** ist der aktuelle MAP abzüglich des aktuellen intrakraniellen Drucks (Intracerebral Pressure; ICP):

$$\text{CPP} = \text{MAP} - \text{ICP}$$

Wenn man Normwerte (MAP = 85–95 mmHg; ICP < 15 mmHg) in die Gleichung einsetzt, erhält man einen physiologischen CPP von ca. 70–80 mmHg.

Ist der MAP niedrig oder der ICP erhöht, führen die Autoregulationsmechanismen dazu, dass proportional zu dieser Änderung eine Vasodilatation bewirkt wird, um durch ein erhöhtes intrakraniales Blutvolumen den CBF konstant zu halten und eine Ischämie zu verhindern. Ist der MAP erhöht, kommt es folglich zu einer Erhöhung des CVR durch Vasokonstriktion. Das intrakranielle Blutvolumen sinkt ab.

Im Hinblick auf einen **Schädel-Hirn-Patienten** mit Zeichen einer **Hirndrucksteigerung** machen die vorbenannten Gleichungen den präklinischen Therapieansatz deutlich: Durch Steigerung des MAP mittels Volumengabe erhöht sich der CPP und konsekutiv der CBF, da der CBF der Quotient aus CPP und CVR ist.

> **MERKE**
>
> **Einfluss von Kohlendioxid (CO_2) auf den zerebralen Blutfluss (CBF)**
>
> Der arterielle CO_2-Partialdruck hat direkt Einfluss auf den CBF insofern, dass durch eine Hyperkapnie (verursacht durch Hypoventilation) der CBF erhöht wird, indem zerebrale Gefäße dilatieren und der CPP abnimmt. Bei einer arteriellen Hypokapnie durch Hyperventilation verursacht, kommt es zu einer zerebralen Vasokonstriktion, die den CPP erhöht und CBF erniedrigt. Die Gefahr einer zu starken **Hyperventilation** ($p_aCO_2 < 25$ mmHg) besteht darin, dass der CBF ischämische Werte annimmt und zu Schädigung der Neurone führt.

Klinische Unterteilung nach dem Schweregrad

Die Schwere eines Schädel-Hirn-Traumas lässt sich nicht allein vom Ausmaß der äußeren Verletzungen am Schädel ableiten. **Leitsymptom** für die Beurteilung eines Schädel-Hirn-Traumas ist daher der Grad der Bewusstseinsstörung. Sie wird mit der Glasgow Coma Scale (➤ Tab. 33.1 und ➤ Tab. 33.2) erfasst. Orientierend kann man davon ausgehen, dass ein Patient, der auf Ansprache die Augen nicht öffnet und keine gezielte Reaktion auf Schmerzreize zeigt, eine höhergradige Bewusstseinsstörung aufweist. Es werden neben der Schädelprellung (Verletzung des Kopfes ohne jegliche Bewusstseinsstörung) **drei Schweregrade des Schädel-Hirn-Traumas** unterschieden. Die Einteilung der Schweregrade bezieht sich auf die Dauer der Bewusstlosigkeit.

Schädel-Hirn-Trauma 1. Grades

Das wichtigste Symptom der **Gehirnerschütterung (Commotio cerebri)** ist die sofort einsetzende Bewusstlosigkeit, die allerdings nur wenige Sekunden oder Minuten anhält. Fehlt eine primäre Bewusstlosigkeit, darf die Verdachtsdiagnose Gehirnerschütterung allerdings nicht verworfen werden, da bei einer überwiegenden Zahl an Patienten, die eine Gewalteinwirkung auf den Schädel und somit auf das Gehirn erlitten haben, lediglich feinste neurologische Defizite vorliegen. Demnach kann ein Patient eine Glasgow Coma Scale zwischen 15–12 (leichtes SHT) aufweisen. Hält die primäre Bewusstlosigkeit länger als 15 Min. an, muss mit dem Vorliegen einer höhergradigen Hirnschädigung gerechnet werden. Nach dem Erwachen sind die Patienten häufig noch für einige Zeit benommen und motorisch verlangsamt.

Für den Zeitraum des gestörten Bewusstseins besteht eine **Erinnerungslücke (Amnesie)**. Häufige Begleitsymptome sind Übelkeit, Erbrechen, Schwindel und Kopfschmerzen. Bei Patienten mit einer Gehirnerschütterung müssen Frakturen des Hirnschädels, des Gesichtsschädels sowie der Halswirbelsäule ausgeschlossen werden. Es muss eine stationäre Aufnahme zur weiteren Beobachtung erfolgen, da die Entwicklung einer intrakraniellen Blutung möglich ist.

Amnesie

Der Erinnerungs- oder Gedächtnisverlust (Amnesie) wird orientierend am Zeitpunkt des Unfallereignisses unterschieden:

- **Retrograde Amnesie:** Die retrograde Amnesie beschreibt einen Gedächtnisverlust für den Zeitraum **vor dem Unfallereignis** und führt zu einem Verlust des rückwirkenden Erinnerungsvermögens. Die Patienten können sich nicht an den Zeitraum vor dem Unfallereignis erinnern und vermögen Erinnerungen oder Zusammenhänge aus dem Bewusstsein nicht zurückzuholen.
- **Antegrade Amnesie:** Die antegrade Amnesie beschreibt einen Gedächtnisverlust für den Zeitraum **nach dem Unfallereignis** und führt zu einem Verlust der vorwärtswirkenden Neubildung von Erinnerung, d. h., das Kurzzeitgedächtnis ist für den Zeitraum nach dem Erwachen aus der Bewusstlosigkeit gestört. Der Patient vergisst neue Ereignisse innerhalb weniger Minuten. Klassischerweise wird der Patient ständig die Frage: „Was ist denn passiert?" wiederholen und die erhaltene Antwort darauf sofort wieder vergessen.
- **Kongrade Amnesie:** Die kongrade Amnesie beschreibt einen Gedächtnisverlust **für den Zeitpunkt des eigentlichen Ereignisses** ohne Verlust der rückwirkenden Erinnerung oder vorwärtswirkenden Erinnerung.

Schädel-Hirn-Trauma 2. Grades

Bei einer **Gehirnprellung (Contusio cerebri)** kommt es zu einer offenen oder auch gedeckten Schädigung der Hirnsubstanz, häufig ausgelöst durch Beschleunigungs- oder Verzögerungseffekte. Auch auf der Gegenseite der Gewalteinwirkung kann das Gehirn aufgrund der Massenträgheit geschädigt werden **(Contre-coup-Verletzung)**. Im Gegensatz zur Gehirnerschütterung hält die primäre Bewusstlosigkeit länger als 15 Min. an. Patienten weisen bei einem mittelschweren SHT eine GCS zwischen 12 und 9 Punkten auf.

Schädel-Hirn-Trauma 3. Grades

Schwere **Gehirnquetschungen (Compressio cerebri)** werden durch direkte Verletzungen oder intrakranielle Drucksteigerungen hervorgerufen. Der Patient weist eine GCS zwischen 8 und 3 Punkten auf. Die primäre Bewusstlosigkeit hält teilweise Tage oder Wochen an. Die intrakranielle Drucksteigerung wird durch Hirnödem oder/und Hirnblutungen erzeugt. Meist kommt es durch den Masseeffekt zu einer Einklemmung von Hirnanteilen. Es wird dabei eine obere von einer unteren Einklemmung unterschieden. Die **obere Einklemmung** ist definiert als Verdrängung von Hirnmasse in das Tentorium cerebelli (Kleinhirnzelt), die **untere Einklemmung** als Verdrängung von Anteilen des Kleinhirns (Kleinhirntonsillen) in das Foramen magnum. Werden dabei Anteile der Medulla oblongata, in der sich das Atemzentrum befindet, komprimiert, erleidet der Patient einen Atemstillstand. Die untere Einklemmung ist somit unmittelbar lebensbedrohlich.

Klinische Zeichen einer Einklemmung (Mittelhirnsyndrom):
- Anisokorie und fehlende Lichtreaktion
- Strecksynergismen
- Streckreaktionen auf Schmerzreiz

- Cushing-Phänomen
- Progrediente Bewusstlosigkeit
- Cheyne-Stokes-Atmung, zentrale neurogene Hyperventilation, ataktische Atemmuster
- Dekortikationssyndrom
- Dezerebrationssyndrom

MERKE
Der **Cushing-Reflex** beschreibt einen stark erhöhten Blutdruck (Bedarfshypertonus) bei reflektorischer Bradykardie.

Posttraumatische intrakranielle Hämatome

Epiduralhämatom

Das **Epiduralhämatom** (➤ Abb. 31.4, ➤ Abb. 31.5) (Blutung zwischen Dura mater und Schädel) entsteht in den meisten Fällen durch eine arterielle **Blutung aus der A. meningea** oder ihrer Gefäßäste, häufig in Verbindung mit einer linearen Fraktur der Schädeldecke in der Temporalregion. Nach einer kurzen anfänglichen Bewusstlosig-

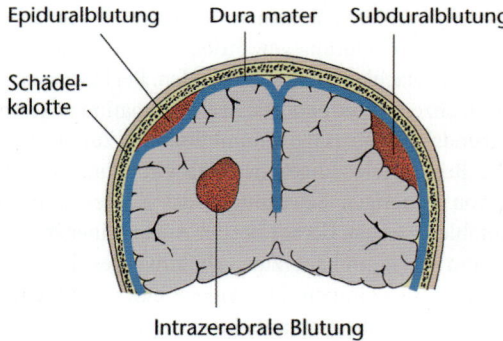

Abb. 31.4 Lokalisation der traumatisch bedingten intrakraniellen Blutungen. Trotz gewisser Unterschiede sind die drei aufgeführten Blutungen allein aufgrund der Klinik nicht zuverlässig voneinander zu unterscheiden. [L190]

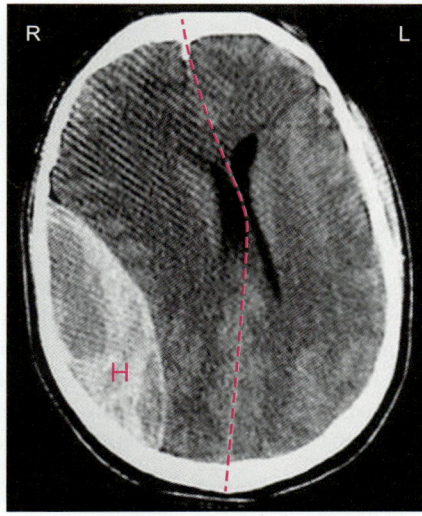

Abb. 31.5 Epidurale Blutung (H) im Schädel-CT, welche die rechte Hirnhälfte über die Mittellinie hinaus nach links verdrängt. [G069]

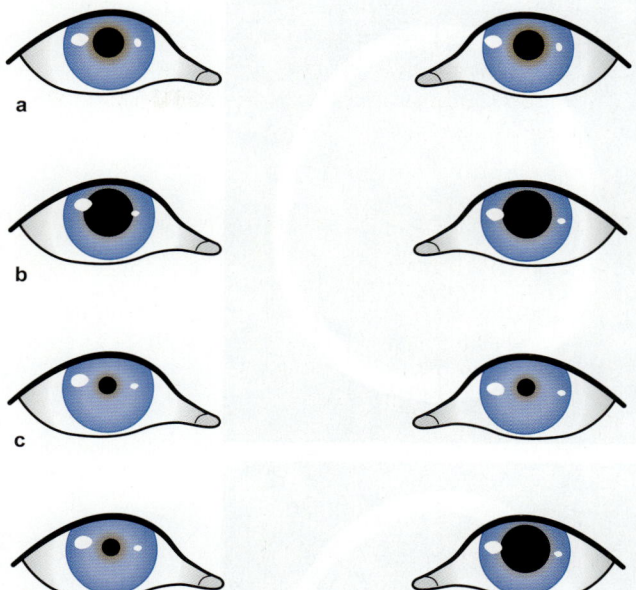

Abb. 31.6 Pupillenstatus [L231]
a) Normale Pupillenweite, **b)** Beidseitige Pupillenerweiterung, **c)** Beidseitige Pupillenverengung, **d)** Pupillendifferenz

keit und einem darauf folgenden symptomfreien Zeitraum (**freies Intervall**) kommt es in den ersten 4–8 Std. nach dem Ereignis erneut zu einer zunehmenden Eintrübung des Bewusstseins. Dieses freie Intervall kann bei einer initialen Gehirnprellung fehlen. Das epidurale Hämatom führt i. d. R. primär nicht zu einer direkten Schädigung der Hirnsubstanz, sondern beeinträchtigt diese erst durch eine sekundär auftretende, raumfordernde Blutung. Das raumfordernde Hämatom führt innerhalb des Schädels zu einem ansteigenden Druck auf die betroffene Hirnhälfte mit Verdrängung der Hirnmasse auf die nicht betroffene Seite. Neben der Bewusstlosigkeit kommt es zur Pupillenerweiterung (➤ Abb. 31.6d) der betroffenen Seite (ipsilaterale Mydriasis durch die Kompression des N. oculomotorius) und zur Halbseitenlähmung der Gegenseite (kontralaterale Hemiparese).

Subduralhämatom

Das Subduralhämatom (Hämatom zwischen harter und weicher Hirnhaut, ➤ Abb. 31.4 und ➤ Abb. 31.7) entsteht meist durch Verletzung venöser Gefäße (Brückenvenen oder Venen der Hirnoberfläche) vornehmlich in der Frontal- oder Temporalregion. Es kommt wesentlich häufiger als das epidurale Hämatom vor. Die Patienten sind zumeist durch die ausgeprägte Verletzung der Hirnoberfläche sofort bewusstlos und ihr Zustand verschlechtert sich aufgrund der durch die venöse Blutung langsam entstehenden Raumforderung (**latentes Intervall**). Ein freies Intervall wie beim epiduralen Hämatom wird fast nie beobachtet.

Neben der Bewusstlosigkeit kommt es auch hier zur **Pupillenerweiterung der betroffenen Seite (ipsilaterale Mydriasis)** und zur Halbseitenlähmung der Gegenseite (kontralaterale Hemiparese), allerdings i. d. R. bereits in den ersten 3 Stunden nach dem Unfallereignis.

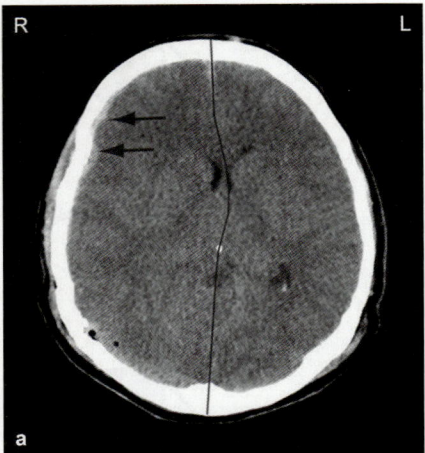

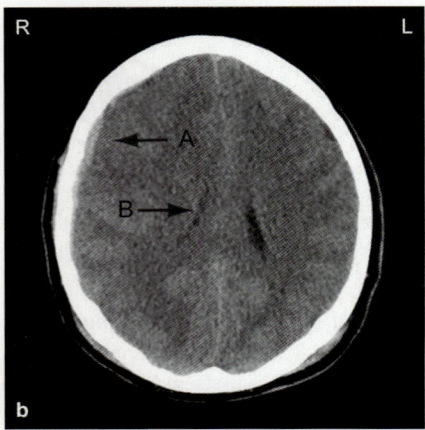

Abb. 31.7 a) Schmales akutes subdurales Hämatom rechts frontotemporal mit Mittellinienverlagerung, **b)** A: Schmales Subduralhämatom rechts frontotemporal, B: Kompression des rechten Seitenventrikelvorderhorns [T381]

Eine Sonderform stellt das **subakute subdurale Hämatom** dar. Es entsteht vornehmlich durch ein Bagatelltrauma bei älteren Menschen oder alkoholkranken Patienten infolge eines Einrisses kleiner venöser Blutgefäße der Hirnrinde, die langsam in das Schädelinnere einbluten. Liegt keine initiale Gehirnprellung mit Bewusstlosigkeit vor, kann es auch wesentlich länger als 1–2 Tage (Tage bis Wochen) dauern, bis sich Bewusstseinsstörungen zeigen. Oft ist dann der Zusammenhang mit einem Trauma nur noch schwer herstellbar.

Intrazerebrale Blutung

Intrazerebrale Hämatome (➤ Abb. 31.4) entstehen als Kontusionsblutungen durch massive, lokal einwirkende Gewalteinwirkung auf das Gehirn, die zu Gewebezerstörung und Verletzungen von Blutgefäßen in der betroffenen Hirnregion führen (➤ Abb. 31.8). In das geschädigte Hirngewebe tritt Blut aus, wodurch die Verletzung an Umfang zunimmt und sich sehr früh Symptome eines ansteigenden Hirndrucks zeigen. Die weiteren Symptome sowie die Ausprägung und Geschwindigkeit des Auftretens der Symptome sind abhängig vom Ort der Blutung. Kommt die Blutung nicht spontan zum Stillstand, besteht die Gefahr der Einblutung in das Ventrikelsystem, was eine tödlich endende Komplikation darstellen kann.

Therapie

Die **Basismaßnahmen** (➤ Abb. 31.9) dienen der Sicherung der Vitalfunktionen Atmung und Kreislauf. Sie haben oberste Priorität in der Behandlung des Schädel-Hirn-Traumas, um sekundäre Hirnschädigungen durch Hypoxie und Hypotonie zu vermeiden.

> **MERKE**
> **Hypotonie** und **Hypoxie** führen zu einer wesentlichen Verschlechterung der Prognose bei Schädel-Hirn-Verletzungen.

Eine frühzeitige Sauerstoffgabe über O_2-Maske mit Reservoir (O_2-Flow 15 l/Min.) zielt auf die Vermeidung einer sekundären Schädigung durch die Hypoxie. Das Ziel der Kreislaufbehandlung ist es, einen ausreichenden Perfusionsdruck im Gehirn zu erhalten, um eine ausreichende Durchblutung im Schädelinneren zur Vermeidung eines Hirnödems zu gewährleisten.

Nicht bewusstlose Patienten mit geschlossenen Kopfverletzungen werden in 15°-Oberkörperhochlagerung gelagert. Das Ziel der Oberkörperhochlagerung (Drehpunkt: Hüfte) ist es, einer intrakraniellen Drucksteigerung bei Hirnödem oder einem Hämatom vorzubeugen. Patienten mit einem offenen Schädel-Hirn-Trauma werden flach gelagert, um die Gefahr einer Luftembolie durch eröffnete Blutgefäße zu minimieren. Bei einem Schock muss das Sicherstellen der zerebralen Durchblutung gewährleistet sein. Daher ist auch in diesem Fall eine Flachlagerung anzuwenden. Bei bewusstlosen Patienten wird frühzeitig eine endotracheale Intubation angestrebt.

Eine grundsätzliche HWS-Immobilisation zur Ruhigstellung eventueller Begleitverletzungen der Halswirbelsäule und zur Vermeidung von unnötigen Bewegungen des Kopfes kann pauschal nicht empfohlen werden. Gerade bei der Anlage einer starren HWS-Orthese kann es signifikant zur Erhöhung des intrazerebralen Drucks (ICP, s. o.) kommen. Die Anlage einer HWS-Orthese bei gleichzeitiger Immobilisation auf einem Spineboard bringt keinen weiteren Vorteil (NEXUS-Kriterien, ➤ Kap. 31.5).

Ein engmaschiges Monitoring (Blutdruck, Puls, EKG und Pulsoxymetrie) ist zu gewährleisten, wobei an dieser Stelle der Bestimmung des Blutzuckers eine besondere Bedeutung zukommt, um eine Unterzuckerung auszuschließen.

> **ACHTUNG**
> Die primäre Schocksymptomatik ist selten durch das Schädel-Hirn-Trauma, fast immer jedoch durch einen größeren **extrakraniellen Blutverlust** verursacht.

Die **erweiterten Maßnahmen** umfassen die Anlage mehrerer venöser Zugänge zur Medikamentengabe und Flüssigkeitszufuhr. Das Sichern der zerebralen Sauerstoffzufuhr bei Bewusstlosigkeit erfolgt durch frühzeitige Intubation und Beatmung, um einen Sauerstoffmangel und eine erhöhte Kohlendioxidkonzentration (Hyperkapnie) im Blut zu vermeiden. Patienten mit Begleitverletzungen, die zu einer Verschlechterung des Zustands des Patienten führen können (z. B. Gesichtsschädelverletzungen) oder über eine anhaltende

Bewusstseinsstörung (GCS < 8) verfügen, sind ebenfalls frühzeitig zu intubieren und zu beatmen. Bei der Intubation ist ein Pressen und Würgen des Patienten durch adäquate Narkoseeinleitung (➤ Kap. 22.4) zu verhindern, da dies zu einer weiteren intrakraniellen Druckerhöhung führen würde. Die Gabe von Succinylcholin (Pantolax®) zur Intubation wird kontrovers diskutiert. Einerseits schützt es vor Husten und Pressen durch kurzwirksame Relaxierung, andererseits kann es selbst zu einer intrakraniellen Druckerhöhung führen. Insgesamt muss eine ausreichend tiefe Narkose eingeleitet werden, um Pressen und Husten zu vermeiden – Succinylcholin kann hier ausdrücklich hilfreich sein und kann Anwendung finden, alternativ bietet sich Rocuronium bei längerer Wirkdauer und höheren Kosten an.

Der Einsatz von **Ketamin** (Ketanest®) im hämorrhagischen Schock und isoliertem SHT kann insgesamt empfohlen werden. Studien zeigen einen neuroprotektiven Effekt durch Ketamin bei gleichzeitiger Senkung des ICP (s. DGAI-Handlungsempfehlung „Prähospitale Notfallnarkose beim Erwachsenen", 2015).

Die früher pauschal geforderte **Hyperventilation** muss heute differenzierter betrachtet werden. Durch die Hyperventilation wird zwar der ICP gesenkt, allerdings noch viel stärker der CBF, was zur Sauerstoffunterversorgung führt. Deswegen sollte eine Hyperventilation nur bei Patienten Anwendung finden, die akute Einklemmungszeichen und ein Mittelhirnsyndrom aufweisen. Die maschinelle Hyperventilation ist stets kapnografisch (etCO$_2$ 30 mmHg) zu überwachen. Steht keine Kapnografie zur Verfügung, können Richtwerte von 20 Atemzügen pro Min. zur Einstellung einer milden Hyperventilation als Hilfe dienen.

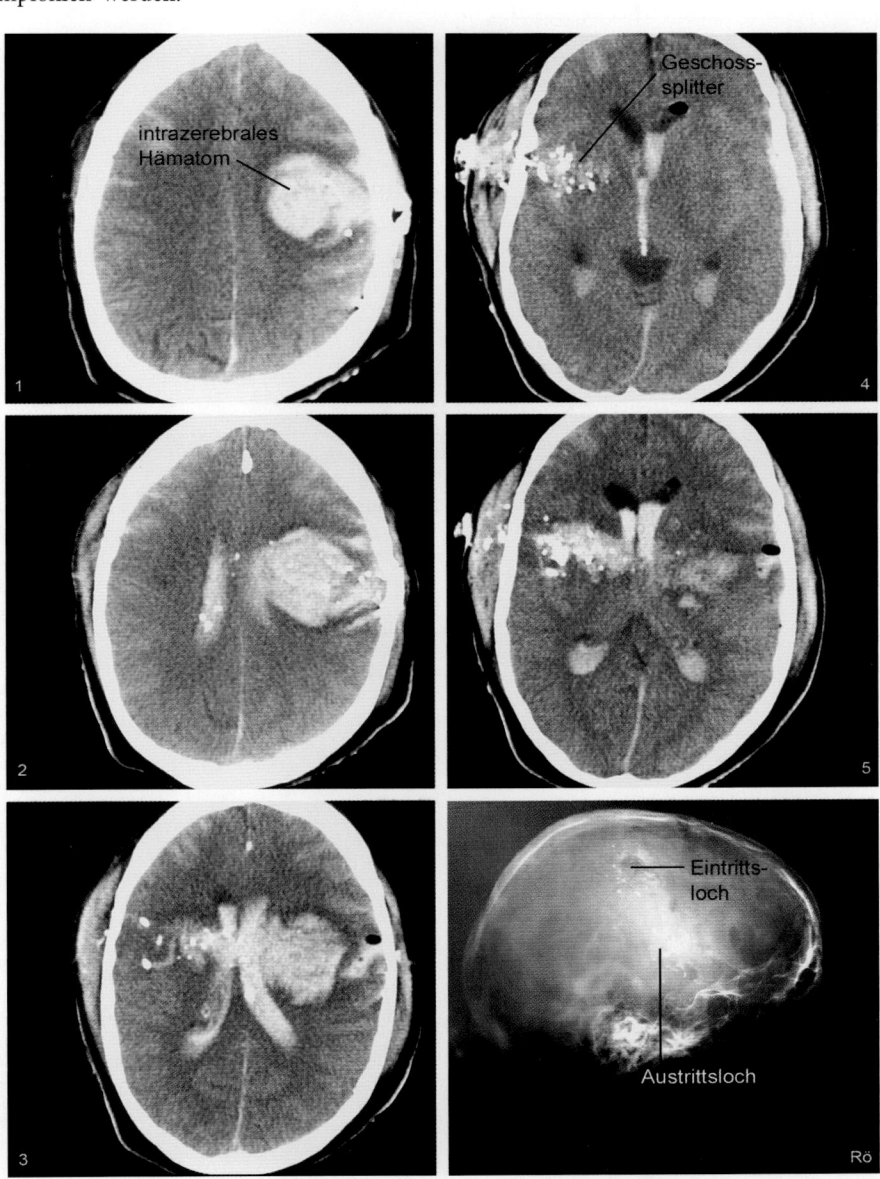

Abb. 31.8 Schussverletzung des Schädels mit Kleinkaliberpistole. Der Geschossweg im Schädel ist in den unterschiedlichen CT-Schichten gut erkennbar. Im konventionellen Röntgenbild (rechts unten) sind das Ein- und das Ausschussloch gut erkennbar. [T128]

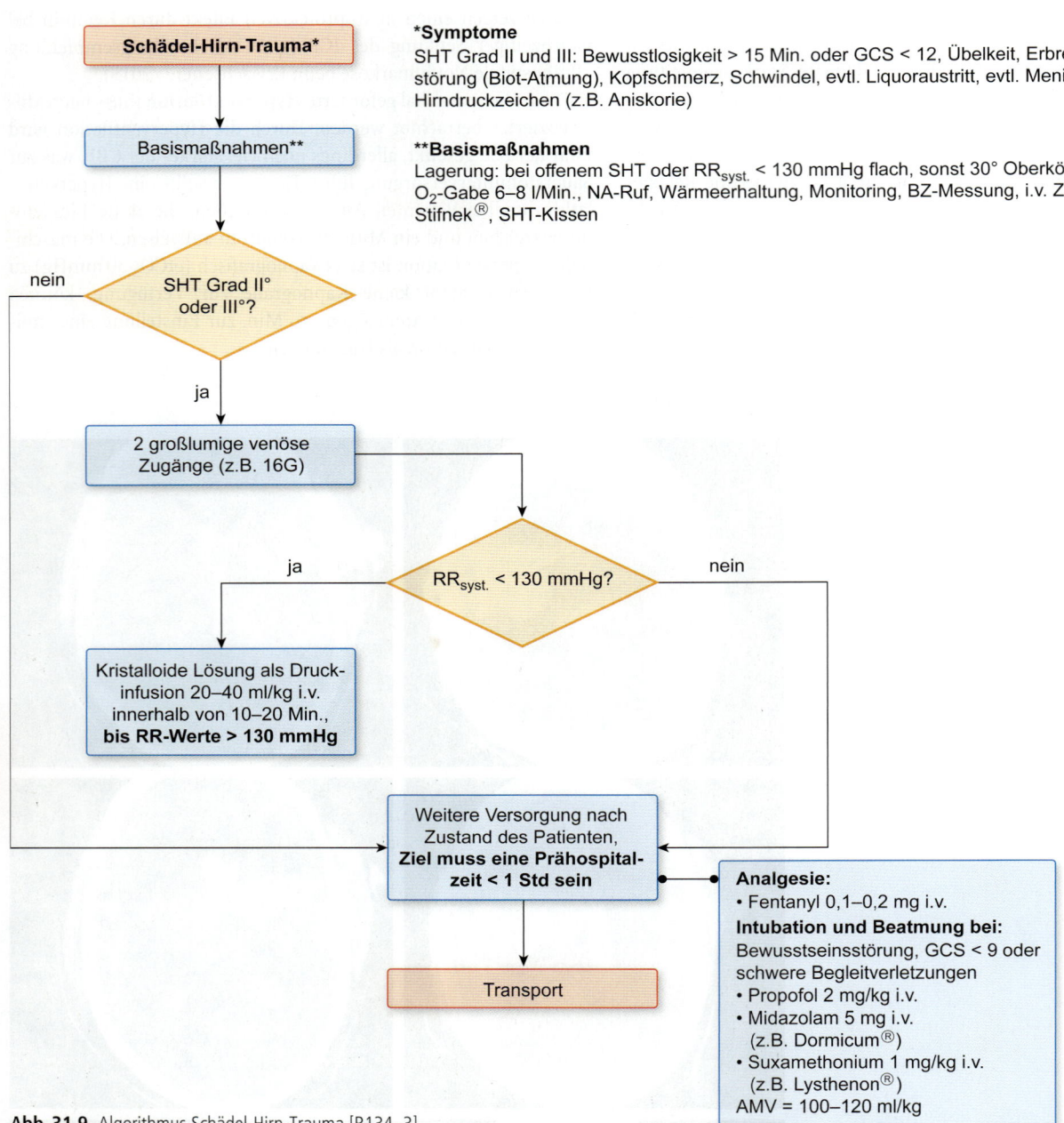

Abb. 31.9 Algorithmus Schädel-Hirn-Trauma [R134–3]

SCHLAGWORT

Schädel-Hirn-Trauma (SHT)

Ursachen
- Verletzung des knöchernen Schädels mit Beteiligung von Hirnhäuten, Hirngefäßen oder Hirnsubstanz durch Gewalteinwirkung von außen

Symptome
- **Bewusstseinslage**
  – Erinnerungslücken
  – Bewusstseinsstörung (GCS < 15) bis zur Bewusstlosigkeit
- **Hirndruckzeichen**
  – Übelkeit und Erbrechen
  – Kopfschmerzen
  – Schwindel und Gleichgewichtsstörungen
  – Krampfanfälle
  – Anisokorie (unterschiedlich große Pupillen)
  – Hemiparese, -plegie
- **Begleitverletzungen**
  – Sichtbare Verletzungen des Schädels
  – Blutung aus Ohr, Nase, Mund

Maßnahmen

Monitoring
- AF, SpO$_2$, Rekapillarisierungszeit, Puls (peripher/zentral), RR, BZ, GCS, EKG, Temperatur

Basismaßnahmen und Lagerung
- Freimachen und Freihalten der Atemwege
- O$_2$-Gabe über Maske mit Reservoir 15 l/Min.
- Flachlagerung bei offenem SHT wegen Gefahr der Luftembolie durch eröffnete Gefäße
- Bewusstseinsklarer Patient: Lagerung in leichter Oberkörperhochlage (15° Drehpunkt Hüfte) zum Aspirationsschutz und Vermeidung eines weiteren intrakraniellen Druckanstiegs
- Bewusstloser Patient: Flachlagerung, zügige endotracheale Intubation anstreben.
- Vermeiden von Beugung, Überstreckung oder starker Seitwärtsdrehung des Kopfes durch HWS-Immobilisation
- Bei Hypotonie (RR$_{syst.}$ < 130) Flachlagerung auf den Rücken
- Wärmeerhalt

Erweiterte Maßnahmen
- i. v. Zugänge nach Venenstatus und ggf. Laborblutentnahme
- Frühzeitige Intubation und Beatmung bei GCS < 9

Medikamente und Dosierungsempfehlungen
- Analgosedierung: 0,1 mg Fentanyl® i.v., 2–5 mg Dormicum®
- Manitol (Osmodiuretika) kann benutzt werden bei Einklemmungszeichen.
- Keine Diuretika oder Kalziumantagonisten

Intubation und Beatmung
- Fentanyl® und Dormicum® nach Narkoseeinleitung mit 3–5 mg/kg KG Trapanal® i. v.
- Ketamin (Neuroprotektion) und Succinylcholin können empfohlen werden
- Bei Volumenmangelschock: Propofol
- Beatmung mit Kapnografie: VCV/PCV, (> Kap. 19.2.1) etCO$_2$ 35–45 mmHg, bei Einklemmungszeichen: milde Hyperventilation: etCO$_2$ 25–30 mmHg oder 20 Atemzüge/Min.
- Keine prophylaktische Hyperventilation
- Infusionstherapie: balancierte Vollelektrolytlösung i. v. bis RR$_{syst.}$ wieder > 90 mmHg (auch bei Multisystemtrauma), HES-haltige Lösungen sind kontraindiziert

31.1.2 Weichteilverletzungen von Gesicht und Schädel

Wunden im Bereich von Gesicht und Schädel (z. B. Kopfplatzwunden, Schnittverletzungen durch Glassplitter) imponieren durch die meist kräftige Blutung, sind jedoch i. d. R. harmlos. Es ist jedoch wichtig abzuklären, ob die Verletzung am äußeren Schädel auf eine **Beteiligung des Schädelinnern** hindeutet. Übelkeit, Erbrechen, Schwindel und Bewusstseinsstörungen sind hier wegweisend.

Das Rettungsfachpersonal muss weiterhin untersuchen, ob Blutungen im Bereich von Auge, Nase oder Ohr durch äußere Verletzung hervorgerufen werden (Nasenbeinfraktur, Weichteilverletzung des Ohrs), oder ob sie Ausdruck einer Verletzung im Schädelinnern sind (z. B. Schädelbasisfraktur).

Auf Verletzungen der Schädelbasis deuten insbesondere Blutungen aus einem Ohr oder Liquor(Blut-)austritt aus der Nase hin. Da Liquor leichter als Blut ist, schwimmt er als Beimengung der Blutung auf und ist von anderen klaren Flüssigkeiten der Nase (z. B.

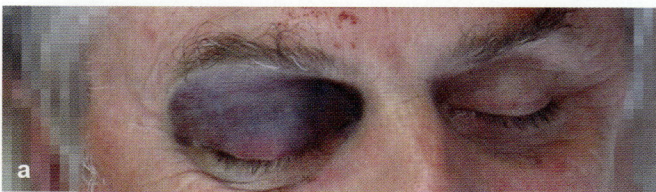
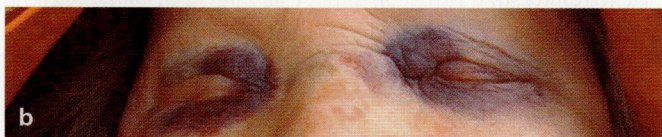

Abb. 31.10 Schädelbasisfraktur [M235]
a) Monokelhämatom, b) Brillenhämatom

muzine Sekrete) zu unterscheiden, indem die Ecke einer Kompresse in das austretende Blut gehalten wird. Der aufschwimmende Liquor ist an dem gelben Rand oberhalb des Blutes zu erkennen **(Kompressentest)**. Die Sensitivität und Spezifität dieses Testes sind aber fraglich und sollten nicht zu dem Schluss führen, dass ein vermeintlich negatives Testergebnis, ausschlaggebend für das Unterlassen bestimmter Maßnahmen ist. Die Klinik des Patienten ist entscheidend.

Blutergüsse im Bereich der oberen und unteren Augenlider („blaues Auge") können auf Einblutungen in die Augenhöhle im Rahmen einer Schädelbasisfraktur oder einer Orbitabodenfraktur („Blowout"-Fraktur, > Abb. 37.6) hinweisen. Diese Blutergüsse, die ein Auge oder beide Augen monokel- oder brillenförmig umgeben, zeigen sich als bläulich-schwarze Augenringe (> Abb. 31.10 a und b). Die Untersuchung des Patienten umfasst zusätzlich den Augapfel (etwa bei Verletzungen durch Glassplitter) und die Mundregion (kann der Patient den Mund problemlos öffnen und schließen?).

Eine besondere Form der Weichteilverletzungen am Schädel ist die Skalpierungsverletzung. Hierbei wird die feste Bindegewebsplatte, auf der die Kopfhaut aufliegt, mitsamt der Kopfhaut vom knöchernen Schädel abgeschert.

Therapie

Die **Basismaßnahmen** umfassen die sterile Abdeckung und evtl. Kompression der Wunde zur Blutstillung mit der Hand. Bei Kreislaufschwäche ist eine Flachlagerung zu wählen. Anschließend wird die Wundregion verbunden.

Erweiterte Maßnahmen umfassen bei Kreislaufinsuffizienz die Anlage eines venösen Zugangs mit nachfolgender Volumentherapie und Analgesie.

31.1.3 Frakturen des Gesichtsschädels

Frakturen der Gesichtsschädelknochen (Nasenbein, Unter- und Oberkiefer, Jochbein) treten im Rahmen von Schädel-Hirn-Traumen oder auch isoliert auf. Sie können durch Verlegung der Atemwege (z. B. Schwellungen der Zunge oder beidseitige Unterkieferfraktur) und/oder Aspiration von Blut, Zähnen, Prothesenteilen, Knochenfragmenten zu lebensbedrohlichen Zuständen führen.

Therapie

Die **Basismaßnahmen** des Rettungsdienstes zielen auf die Freihaltung der Atmung durch Entfernen von Blut, Prothesenteilen oder Knochenfragmenten aus Mund und Rachen. Anschließend steht die Sicherung der Atemwege im Vordergrund. Dies geschieht bei bewusstseinsklaren Patienten durch Lagerung in sitzender Position mit vorgebeugtem Kopf und bei bewusstlosen Patienten in stabiler Seitenlagerung. Die Sauerstoffgabe über O_2-Sonde gestaltet sich bei Patienten mit verletztem Gesichtsschädel oftmals schwierig. Lockeres Vorhalten der Sauerstoffmaske mit Reservoir mit hohem Sauerstoff-Flow kann die Sauerstoffversorgung des Patienten jedoch verbessern. Die Versorgung von äußeren Wunden geschieht mit sterilem Verband, soweit notwendig.

> **ACHTUNG**
> Die **Sicherung der Atemwege** hat absoluten Vorrang.

Die **erweiterten Maßnahmen** umfassen nach Anlage eines venösen Zugangs in erster Linie die medikamentöse Therapie (Analgesie). Starke Blutungen der Zunge können durch einen **adrenalingetränkten Tupfer** (Suprarenin® 1:10 000) im Sinne eines Off-Label-Use gemildert oder beendet werden. Da Adrenalin dabei in den Kreislauf aufgenommen wird, treten unerwünschte Nebenwirkungen (Tachykardie, ventrikuläre Extrasystolen, Hypertonie) auf. Der Einsatz eines Adrenalintupfers sollte nur durch den Notarzt erfolgen.

Aufgrund der starken Schwellung bei Mittelgesichtsfrakturen im Bereich von Mund, Nase und Rachen ist in einigen Fällen die frühzeitige Intubation und Beatmung erforderlich. Ist eine Intubation infolge massiver Weichteilschwellung nicht mehr möglich, bleibt als letzte Möglichkeit zur Freihaltung der Atemwege die Koniotomie (> Kap. 18.6).

> **SCHLAGWORT**
> **Verletzungen des Gesichtsschädels**
> **Ursachen**
> - Verletzung des knöchernen Gesichtsschädels durch Gewalteinwirkung von außen
>
> **Symptome**
> - Kopfschmerzen
> - Sehstörungen
> - Unvollständige Okklusion (Schlussbissstellung der Zähne)
> - Übelkeit und Erbrechen
> - Sichtbare Verletzungen des Schädels
> - Blutung aus Mund, Nase oder Ohr (Schädelbasisfraktur)
>
> **Maßnahmen**
> **Monitoring**
> - AF, SpO_2, Rekapillarisierungszeit, Puls (peripher/zentral), RR, BZ, GCS, EKG, Temperatur
>
> **Basismaßnahmen und Lagerung**
> - Freimachen und Freihalten der Atemwege
> - O_2-Gabe über Maske mit Reservoir 15 l/Min.
> - Bewusstseinsklarer Patient: Lagerung in sitzender Position mit vorgebeugtem Kopf
> - Bewusstloser Patient: Flachlagerung mit frühzeitiger Intubation
> - Sterile Abdeckung und evtl. Kompression einer Wunde zur Blutstillung
> - Kühlung von Schwellungen
> - Vermeiden von Beugung, Überstreckung oder starker Seitwärtsdrehung des Kopfes durch HWS-Immobilisation
>
> **Erweiterte Maßnahmen**
> - i.v. Zugang und ggf. Laborblutentnahme
>
> **Medikamente und Dosierungsempfehlungen**
> - Analgesie: 0,1 mg Fentanyl® i.v.
>
> **Intubation und Beatmung**
> - Gegebenenfalls Narkoseeinleitung mit 3–5 mg/kg KG Trapanal®, Fentanyl® und Dormicum® (bei Volumenmangelschock Propofol®), Mundöffnung prüfen!
> - Volumentherapie: 500 ml balancierte Vollelektrolytlösung
> - Beatmung: VCV/PCV (> Kap. 19.2.1)

31.2 Verletzungen des Halses

Verletzungen der Halswirbelsäule werden in > Kap. 31.5 besprochen.

31.2.1 Verletzungen der Halsweichteile

Verletzungen der Halsweichteile sind häufig als Folgen eines Selbstmordversuchs (Suizid) oder einer strafbaren Handlung (z. B. Mordversuch) und seltener als Folgen eines Unfalls anzutreffen (> Abb. 31.11). Eine vollständige Durchtrennung der A. carotis (Hauptschlagader der Hals- und Kopfregion) führt i. d. R. durch massiven Blutverlust innerhalb kurzer Zeit zum Tode. **Arterielle Verletzungen** sind als spritzende Blutungen hellroten Blutes zu erkennen. Ist die Arterie nur angerissen, kann sich u. U. ein pulsierender Bluterguss entwickeln. In diesem Falle nimmt der Halsumfang stetig zu und es kommt durch Kompression der Luftwege zur (Teil-)Verlegung. Da die A. carotis mit ihrem Ast A. carotis interna wesentlich zur Blutversorgung des Gehirns beiträgt, kann ihre Verletzung zu einer Unterversorgung bestimmter Hirnbezirke mit Ausfall von Hirnfunktionen (Hemiparese, Aphasie) führen.

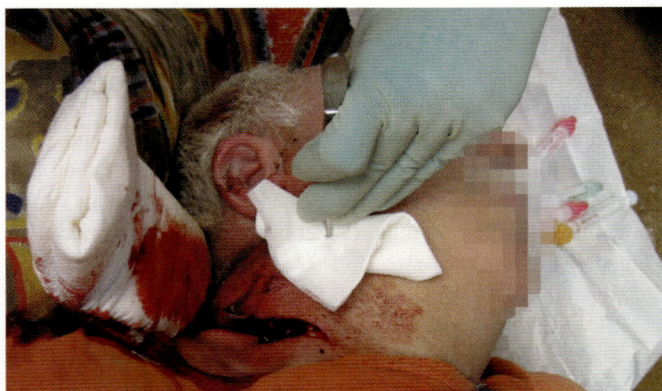

Abb. 31.11 Schnittverletzung am Hals [M235]

Ein **stumpfes Halstrauma** (z. B. durch einen Faustschlag in die Halsweichteile) kann einen Schaden im Bereich der Gefäßwand der Arterie hervorrufen. An der geschädigten Wand lagern sich Thrombozyten an, es kommt zur endogenen Aktivierung und Pfropfbildung mit Auswirkungen auf die Blutversorgung des Gehirns und einem entsprechenden Ausfall von Hirnfunktionen. In den großen herznahen Venen, zu denen auch die V. jugularis als Hauptvene der Hals- und Kopfregion gehört, herrscht durch die Pumpfunktion des Herzens ein Unterdruck. Klafft eine verletzte Jugularvene weit auseinander, so kann es neben umfangreichen Blutungen (typischerweise sickernde Blutungen dunkleren Blutes) durch den Unterdruck im venösen Gefäßsystem zu einem Ansaugen von Umgebungsluft kommen. In das Gefäßsystem eingedrungene Luft wird mit dem Blutstrom über das rechte Herz in den kleinen Kreislauf weitertransportiert und verlegt dort die kleineren Lungenkapillaren. Dieser Zustand wird als Luftembolie bezeichnet und ist funktionell der Lungenembolie gleichzusetzen ($\succ$ Kap. 27.3.4). Je nach Menge der eingedrungenen Luft ist die Luftembolie tödlich.

Symptome

Verletzungen der im Halsbereich verlaufenden Nervenbahnen können ebenfalls schwerwiegende Folgen haben. Ein **Abriss des N. vagus** (10. Hirnnerv) führt zumeist reflektorisch zu einer Tachykardie, da die dämpfenden Einflüsse auf den Sinusknoten fehlen. Eine **Verletzung des N. phrenicus** führt zu einer Zwerchfelllähmung auf der entsprechenden Seite. Als Folge resultiert ein einseitiger Zwerchfellhochstand, was zu einer Ateminsuffizienz führen kann. Wurde durch eine Gewalteinwirkung der N. phrenicus beidseitig durchtrennt, kommt es zu einer Zwerchfelllähmung. Der Patient weist dann eine Apnoe auf. Im Alter gewinnt die Zwerchfellatmung durch die zunehmende Rigidität des Brustkorbs immer mehr an Bedeutung. Ein einseitiger Ausfall der Zwerchfellatmung wiegt somit schwer. Die gestiegene Atemarbeit kann dann kaum noch kompensiert werden und führt schnell zur Erschöpfung.

Verletzungen des Plexus brachialis, in dem die den Arm versorgenden Nerven zusammengefasst sind, führen zu motorischen und sensiblen Ausfällen im Bereich des betroffenen Armes.

Therapie

Die **Basismaßnahmen** umfassen Blutstillung und Sicherung der Atemfunktion. Die Blutstillung einer Arterienverletzung der Halsregion ist äußerst schwierig. Zunächst kann versucht werden, durch äußeren Druck eine Kompression herzustellen und somit die Blutungsquelle genauer zu lokalisieren. Die Möglichkeit einer definitiven Blutstillung bietet neuerdings die iTClamp® ($\succ$ Abb. 31.12) oder ggf. Hämostatika. Bei venösen Verletzungen muss eine Blutstillung ohne Abdrücken der benachbarten Arterie erreicht werden. Die umgehende Sauerstoffgabe über eine O$_2$-Maske mit Reservoir dient der Aufsättigung des verbleibenden Blutes mit Sauerstoff.

Die **erweiterten Maßnahmen** umfassen die Anlage venöser Zugänge entsprechend des Venenstatus zur medikamentösen Therapie und Volumensubstitution sowie Schockprophylaxe. Bei Auftreten einer Luftembolie ist eine umgehende Intubation und Überdruckbeatmung mit Einsatz des PEEP-Ventils erforderlich.

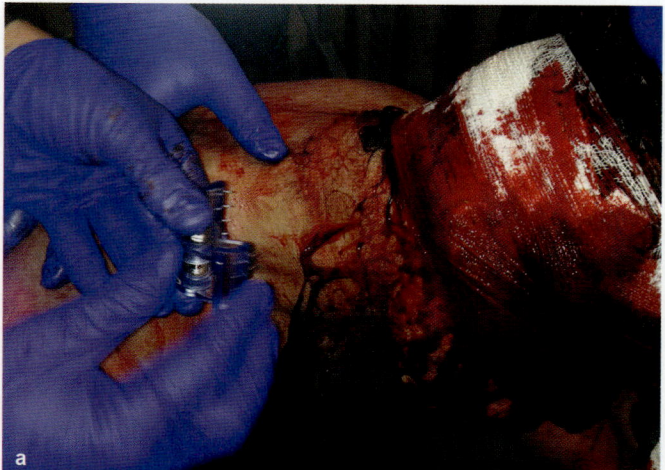
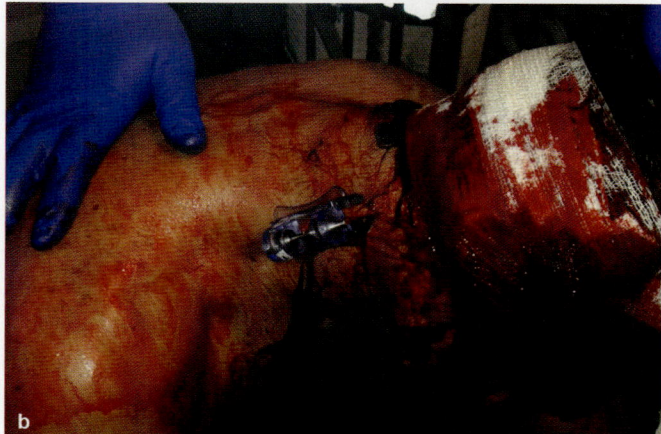
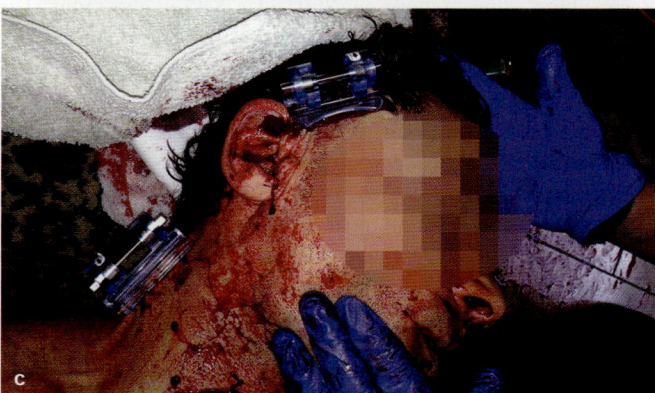

Abb. 31.12 Blutstillung einer Messerstichverletzung am Hals und Durchtrennung der Arteria temporalis mit iTClamp® [M235]

31.2.2 Verletzungen des Kehlkopfes

Durch stumpfe Gewalteinwirkung (z. B. Aufprall auf das Lenkrad im Pkw, Schlägereien, Strangulationsverletzung) kann es zum Anschwellen der Kehlkopfweichteile mit Blutung, Hautemphysem (Luftansammlung unter der Haut) oder Frakturen der Kehlkopfknorpel ($\succ$ Abb. 31.13) kommen.

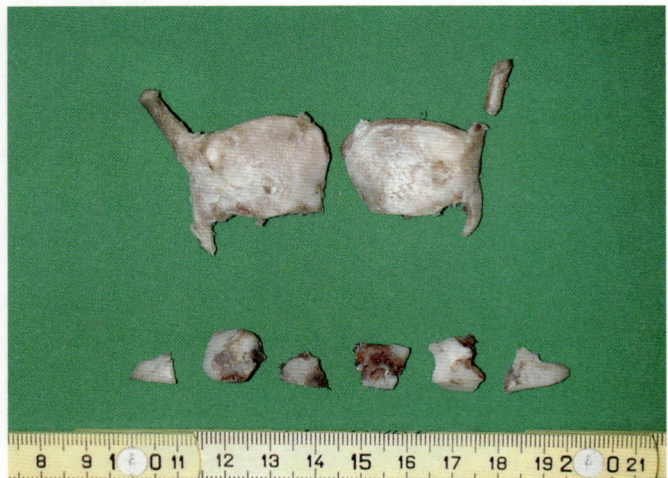

Abb. 31.13 Kehlkopffraktur [M235]

Symptome

Der Patient klagt über Atemnot und ist vital gefährdet. Scharfe Gewalteinwirkung (Schnitt- und Stichwunden) kann zu einer Eröffnung des Kehlkopfes mit der zusätzlichen Gefahr der Aspiration von Blut führen.

Therapie

Die **Basismaßnahmen** umfassen bei stumpfen Kehlkopfverletzungen abschwellende physikalische Hilfen wie das Auflegen eines Eisbeutels (Eiskrawatte). Sind die Atemwege blutig eröffnet, wird zur Vermeidung einer Aspiration Blut oder Sekret abgesaugt. Die Atemwege müssen gesichert werden und Sauerstoff mittels O_2-Maske mit Reservoir verabreicht werden. Es ist zu beachten, dass der Sauerstoff bei eröffneten Atemwegen (Trachea, Kehlkopf) nicht über Mund oder Nase, sondern direkt am eröffneten Atemweg verabreicht wird.

Die **erweiterten Maßnahmen** umfassen die Anlage eines venösen Zugangs, die Vorbereitung der Intubation und ggf. der Notkoniotomie oder Nottracheotomie. Die Sicherung der Atmung ist bei Gefahr der Kehlkopfschwellung durch frühzeitige Intubation und Beatmung, bei Einbruch des Kehlkopfgerüstes oder offener Kehlkopfverletzung durch Notkoniotomie oder Nottracheotomie zu gewährleisten (> Kap. 18.7).

SCHLAGWORT
Verletzungen des Halses

Ursachen
- Stumpfe oder spitze Gewalteinwirkung auf die Halsregion durch:
  – Unfall
  – Handlungen in suizidaler Absicht
  – Strafbare Handlung

Symptome
- **Arterielle Verletzungen**
  – Spritzende Blutungen hellroten Blutes
  – Pulsierender Bluterguss
  – Kompression der Luftwege durch Bluterguss und Zunahme des Halsumfangs
  – Ausfall von Hirnfunktionen (Bewusstseinsstörungen, Hemiparese, Aphasie)
- **Nervenverletzungen**
  – N. vagus (10. Hirnnerv): führt reflektorisch zur milden Tachykardie
  – N. phrenicus: führt zu Zwerchfelllähmung mit Ateminsuffizienz oder Apnoe
- **Atemwege und Kehlkopf**
  – Atemnot
  – Hautemphysem
  – Weichteilschwellung durch stumpfe Gewalt
  – Aufgeschäumtes Blut durch eröffnete Atemwege

Maßnahmen
Monitoring
- AF, SpO_2, Rekapillarisierungszeit, Puls (peripher/zentral), RR, BZ, GCS, EKG

Basismaßnahmen und Lagerung
- Freimachen und Freihalten der Atemwege
- Sterile Abdeckung und Kompressionsverband des verletzten Gefäßes zur Blutstillung
- O_2-Gabe über Maske mit Reservoir 15 l/Min.
- Kühlung durch Eisbeutel (Eiskrawatte)
- Bewusstseinsklarer Patient: Lagerung in leichter Oberkörperhochlage (30° Drehpunkt Hüfte) zum Aspirationsschutz
- Bewusstloser Patient: stabile Seitenlage; frühzeitige Intubation anstreben.
- Vermeiden von Beugung, Überstreckung oder starker Seitwärtsdrehung des Kopfes

Erweiterte Maßnahmen
- i. v. Zugang nach Venenstatus, frühzeitig i. o. Zugangsweg erwägen, ggf. Laborblutentnahme
- Intubation oder ggf. Koniotomie

Medikamente und Dosierungsempfehlungen
- Analgosedierung: 10 mg Morphium und 2–5 mg Dormicum®
- Volumentherapie: balancierte Vollelektrolytlösung, permissive Hypotonie
- Bei massivem Blutverlust: Einsatz von Arterenol® i. v. und permissive Hypotonie

Intubation und Beatmung
- Narkoseeinleitung und Intubation spontanatmend in tiefer Analgosedierung (z. B. Fentanyl®/Dormicum®)
- Gegebenenfalls Koniotomie
- Beatmung: VCV/PCV (> Kap. 19.2.1)

31.3 Verletzungen des Thorax

Ein Thoraxtrauma (Brustkorbverletzung, > Abb. 31.14) entsteht durch Gewalteinwirkung auf den Brustkorb mit Verletzung des knöchernen Thorax oder der von ihm umgebenen inneren Organe. Verletzungen des Brustkorbs werden in **stumpfe (geschlossene)** oder in **penetrierende (offene) Thoraxtraumata** unterteilt. Unabhängig, ob eine geschlossene oder offene Verletzung vorliegt, können mehrere Strukturen des Brustkorbs in Mitleidenschaft gezogen sein. Ein typischer Unfallmechanismus, der zu einem stumpfen Thoraxtrauma führt, ist der Aufprall mit dem Brustkorb auf das Lenkrad eines Fahrzeugs (> Abb. 15.4). Die typische perforierte Thoraxverletzung ist die Messerstichverletzung des Brustkorbs (> Abb. 45.6).

31.3 Verletzungen des Thorax

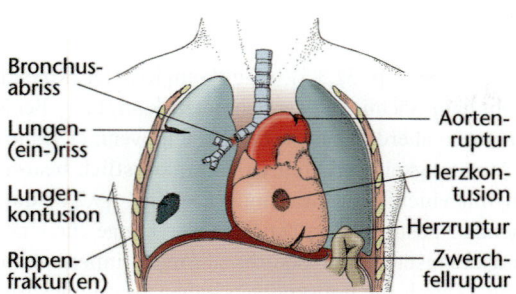

Abb. 31.14 Thoraxverletzungen im Überblick [L190]

MERKE
Vom **Ausmaß** der äußerlich erkennbaren Thoraxverletzungen kann nicht auf die **Schwere** der inneren Verletzungen geschlossen werden.

Etwa 10 % aller Unfallpatienten weisen ein Thoraxtrauma auf. Alle Brustkorbverletzungen können schnell zu lebensbedrohlicher Beeinträchtigung von Atmung (Hypoxie) und Kreislauf (Hypotonie) führen und sind in der Frühphase mit einer hohen Sterblichkeit belastet. Ein isoliertes Thoraxtrauma überleben 5 % der Patienten nicht, in Kombination mit Mehrfachverletzungen beträgt die Letalität 50 %.

Die **Leitsymptome der Thoraxverletzung** in Kombination oder einzeln sind:
- Schmerz und Atemnot mit ggf. atemabhängigen Schmerzen
- Prellmarken am Thorax
- Krepitationen
- Ateminsuffizienz mit Atemnot (Dyspnoe)
- Blauverfärbung von Haut und Schleimhäuten (Zyanose)
- Zunahme der Atemfrequenz (Tachypnoe)
- Einsatz der Atemhilfsmuskulatur

31.3.1 Verletzungen der Brustwand

Verletzungen der Brustwand führen durch Beeinträchtigung der Funktion des knöchernen Thorax, der Atemhilfsmuskulatur und des Zwerchfells vornehmlich zu einer **Störung der Ventilation.** Entsprechend dem Verletzungshergang werden Verletzungen der Brustwand in stumpfe (z. B. Prellungen) und penetrierende (z. B. Stichwunde) Verletzungen unterteilt. Die Gefahr bei den selten vorkommenden penetrierenden Brustwandverletzungen ist die Mitverletzung tiefer liegender Organe (z. B. Lunge, Herz). Die stumpfen Brustkorbverletzungen lassen sich wie folgt unterteilen.

Brustkorbprellung (Contusio thoracis)

Durch die Prellung des Brustkorbs werden i. d. R. **keine morphologischen Veränderungen** ausgelöst. Allerdings können elastische Fasern des Lungenparenchyms oder Alveolen zerreißen. Durch eine Minderbelüftung bzw. durch starke Schmerzen im Prellbereich erfolgt eine **reaktive Hypoventilation.**

Brustkorbquetschung (Compressio thoracis)

Die Quetschung des Brustkorbs entsteht durch länger andauernde Krafteinwirkung. Durch die kontinuierliche Gewalteinwirkung werden Rippen verbogen und der intrathorakale Druck erhöht. Es kommt zur **venösen Einflussstauung** vor dem rechten Herzen. Ist die Elastizität der Rippen erschöpft, kommt es zur Fraktur.

Frakturen des knöchernen Thorax

Die Rippen und das Brustbein geben dem Brustkorb seine äußere Form und schützen die inneren Organe des Brustraums. Können die Kräfte der Gewalteinwirkung auf den Thorax nicht mehr ausreichend absorbiert werden, kommt es zu Frakturen des knöchernen Thorax. Hier sind v. a. die **Frakturen der Rippen** zu nennen. Atemabhängige Schmerzen, Prellmarken und bewegungsabhängige Reibegeräusche (Krepitationen) des Brustkorbs können Hinweise auf eine Rippenfraktur sein.

An der Einsatzstelle ist es wichtig zu beurteilen, ob es durch die Fraktur der Rippe(n) zu einer **Instabilität des Brustkorbs** (instabiler Thorax) gekommen ist, die potenziell lebensbedrohlich sein kann (> Abb. 31.15). Die Fraktur einer einzelnen Rippe gefährdet den Patienten in aller Regel nicht. Wird allerdings der unterhalb jeder Rippe verlaufende Gefäß- und Nervenstrang verletzt, kann auch die isolierte Verletzung einer Rippe zu erheblichem Blutverlust führen.

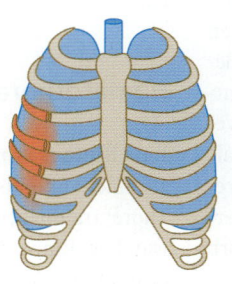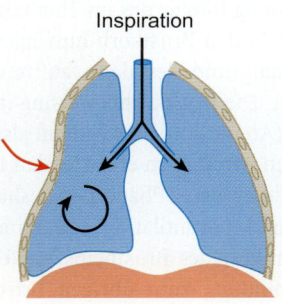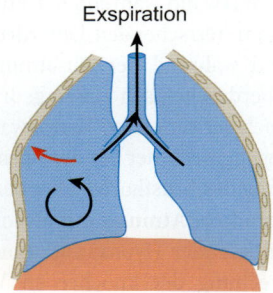

Abb. 31.15 Instabiler Thorax bei Rippenserienfraktur rechts. Bei der Inspiration bewegt sich der instabile Thoraxbereich nach innen, bei der Exspiration nach außen. Diese paradoxe Atmung führt zu Pendelluft (Luft pendelt im verletzten Lungenflügel) und respiratorischer Insuffizienz. [L231]

SCHLAGWORT

Rippenfrakturen

Ursachen
- Gewalteinwirkung auf den Brustkorb mit Bruch der Knochenstruktur einer oder mehrerer Rippen

Symptome
- Atemabhängige Schmerzen
- Prellmarken an der Thoraxwand
- Bewegungsabhängige Reibegeräusche der Brustwand
- Dyspnoe
- Zyanose
- Paradoxe Atmung (Rippenserienfraktur)

Maßnahmen

Monitoring
- AF, SpO$_2$, Rekapillarisierungszeit, Puls (peripher/zentral), RR, BZ, GCS, EKG, Temperatur

Basismaßnahmen und Lagerung
- Freimachen und Freihalten der Atemwege
- O$_2$-Gabe über Maske mit Reservoir 15 l/Min.
- Bewusstseinsklarer Patient: Lagerung in leichter Oberkörperhochlage (30° Drehpunkt Hüfte) zur Erleichterung der Atemmechanik
- Bewusstloser Patient: stabile Seitenlage (**Cave:** Wirbelsäulentrauma!)

Erweiterte Maßnahmen
- i. v. Zugänge entsprechend Venenstatus und ggf. Laborblutentnahme
- Frühzeitige Intubation und Beatmung zur inneren Schienung bei Rippenserienfrakturen bei ausgeprägter respiratorischer Insuffizienz

Medikamente und Dosierungsempfehlungen
- Analgosedierung: 0,1 mg Fentanyl® i. v., 2–5 mg Dormicum® i. v.

Intubation und Beatmung
- Fentanyl® und Dormicum® nach Narkoseeinleitung mit Propofol
- Beatmung: VCV mit PEEP + 10 cm (➤ Kap. 19.2.2)
- Infusionstherapie: z. B. 500 ml balancierte Vollelektrolytlösung i. v.

Rippenserienfraktur

Sind **mehr als drei Rippen** oder **zwei benachbarte Rippen** gebrochen, so spricht man von einer Rippenserienfraktur, die weitaus **bedrohlicher** sein kann, da sie **Auswirkungen auf die Atemmechanik** hat. Im Rahmen der Atemmechanik beruht die Einatmung auf einem durch Ausdehnung des Brustkorbs und Kontraktion des Zwerchfells entstehenden Unterdruck im Brustraum, wodurch sich die Lungen mit Luft füllen können. Diese Atemmechanik kann jedoch nur aufrechterhalten werden, wenn die Stabilität des Brustkorbs gewährleistet bleibt.

Sind Rippen an mehreren Stellen gebrochen, werden Teile der Thoraxwand während der Einatmung infolge des im Thoraxinnenraum herrschenden Unterdrucks in den Brustkorb hineingezogen und während der Ausatmung aufgrund des dann auftretenden Überdrucks nach außen gedrückt. Die Brustkorbbewegung im Bereich der verletzten Thoraxwand (Atemexkursion) verläuft also entgegengesetzt der bei der normalen Atmung zu erwartenden Bewegung des Brustkorbs. Man bezeichnet dieses Phänomen deshalb als **paradoxe Atmung** mit alveolärer Hypoventilation und daraus resultierender Hypoxämie. Eine Fraktur des Brustbeins mit Unterbrechung der knöchernen Verbindung zum übrigen Brustkorb führt ebenfalls zur paradoxen Atmung.

Therapie

Die Therapie (➤ Kap. 31.3.5) bei unkomplizierten Rippenfrakturen besteht hauptsächlich in der Schmerzbekämpfung. Bei Rippenserienfrakturen allerdings muss der Patient, wenn er keine ausreichende Atemtätigkeit durchführen kann, **künstlich beatmet** werden, um mit einer PEEP-Beatmung (➤ Kap. 19.2.2) durch den verbleibenden positiven Restdruck in der Lunge für eine innere Schienung des instabilen Brustkorbs zu sorgen (innerpneumatische Schienung). Durch die notwendigen hohen Beatmungsdrücke besteht allerdings die Gefahr, dass die Lunge einreißt und sich ein **Pneumothorax** entwickelt (➤ Kap. 31.3.2).

31.3.2 Verletzungen der Pleura

Die Pleura visceralis (**Lungenfell**) liegt außen direkt dem Lungengewebe auf und grenzt die Lunge ab. Am Lungenhilus schlägt die Pleura visceralis um und bildet die Pleura parietalis (**Rippenfell**). Lungen- und Rippenfell werden gemeinsam **Brustfell (Pleura)** genannt.

Pneumothorax

Im Pleuraspalt herrscht ein Unterdruck in Bezug auf die Umgebungsatmosphäre. Gelangt Luft in den Pleuraspalt, kommt es hier zum Druckausgleich mit dem Umgebungsluftdruck, und die Lunge fällt aufgrund ihrer Elastizität in sich zusammen (➤ Abb. 31.16). Es wird unterschieden zwischen einem **offenen** und einem **geschlossenen Pneumothorax.**

Beim offenen Pneumothorax gelangt die Luft von außen, beim geschlossenen Pneumothorax über die normalen Atemwege (z. B. Bronchuseinriss) in den Pleuraspalt. Die kollabierte Lunge steht nicht mehr für den Gasaustausch zur Verfügung.

Symptome

Ein einseitiger Pneumothorax ohne Begleitverletzungen und Komplikationen stellt **beim Lungengesunden** in aller Regel **keine lebensbedrohliche Situation** dar und kann durch Steigerung der Atemfrequenz gut kompensiert werden. Ältere Patienten mit vorgeschädigten Lungen können dies allerdings nicht. Bei der Untersuchung des Patienten fallen verminderte Atembewegungen sowie ein abgeschwächtes oder fehlendes Atemgeräusch auf der betroffenen Seite auf. Ein Hautemphysem (Luftansammlung unter der Haut) kann beim Betasten des Brustkorbs zu erkennen sein.

Hämatothorax

Eine **Blutansammlung im Pleuraspalt** wird als Hämatothorax bezeichnet. Er entsteht durch Gefäßverletzungen im Rahmen von Thoraxtraumen, etwa durch Blutungen aus Gefäßen der Thoraxwand bei Rippenfrakturen (Aa. et Vv. Intercostales; A. et V. thoracica interna). Kommt es gleichzeitig zum Einströmen von Luft in den

Pleuraspalt, wird dieser Zustand als Hämatopneumothorax bezeichnet. Die Auswirkungen auf die Atmung des Patienten entsprechen den Symptomen eines Pneumothorax. Zusätzlich besteht jedoch die Gefahr eines Volumenmangelschocks.

Spannungspneumothorax

Bei Eröffnungen der Brustwand, bei Lungen- oder Bronchusverletzungen kann Luft während der Einatmung in den Pleuraspalt strömen. Legt sich in der Ausatemphase ein Gewebeteil der Verletzung vor die Öffnungswunde, kann die Luft nicht mehr entweichen (**Ventilmechanismus,** ➤ Abb. 31.16). Der im Pleuraraum ansteigende Druck führt neben dem Kollaps des betroffenen Lungenflügels zu einer Verdrängung des Herzens und der großen intrathorakalen Gefäße zur gesunden Lunge hin. Dadurch wird das Mediastinum zum gesunden Lungenflügel hin verschoben und presst diesen zusammen. Der Gasaustausch der gesunden Lunge wird ebenfalls beeinträchtigt. Ein höchst **lebensgefährlicher Zustand** entsteht.

Symptome

Der verletzte Patient ringt zunehmend nach Luft (Dyspnoe) und entwickelt eine Zyanose. Durch den **intrathorakalen Druckanstieg** ist der Blutrückfluss zum rechten Herzen behindert und die äußeren Halsvenen sind gestaut. Gleichzeitig fällt der arterielle Blutdruck ab und die Herzfrequenz steigt an. Das Atemgeräusch der betroffenen Seite ist abgeschwächt bzw. nicht mehr zu hören. Die Atemfrequenz ist gesteigert und der Patient ringt nach Luft.

Ein Spannungspneumothorax kann sich besonders schnell und dramatisch bei intubierten und beatmeten Patienten durch die Überdruckbeatmung entwickeln. Ansteigende und stark erhöhte Atemwegsdrücke sind die Folge und als ein zusätzliches wichtiges Symptom zu werten.

Therapie

Die notwendigen therapeutischen Konsequenzen zielen auf eine schnell wirksame Druckentlastung des Brustkorbes durch Entlastungspunktion (➤ Kap. 18.8 und ➤ Kap. 31.3.5).

> **MERKE**
> Zeigt ein traumatisierter Patient unter Beatmung Zeichen einer **oberen Einflussstauung** (gestaute Halsvenen) und **Kreislaufdekompensation** (Blutdruckabfall) bei gleichzeitig **zunehmenden Beatmungsdrücken** (Anstieg des intrathorakalen Drucks), muss sofort ein Spannungspneumothorax in Betracht gezogen werden.

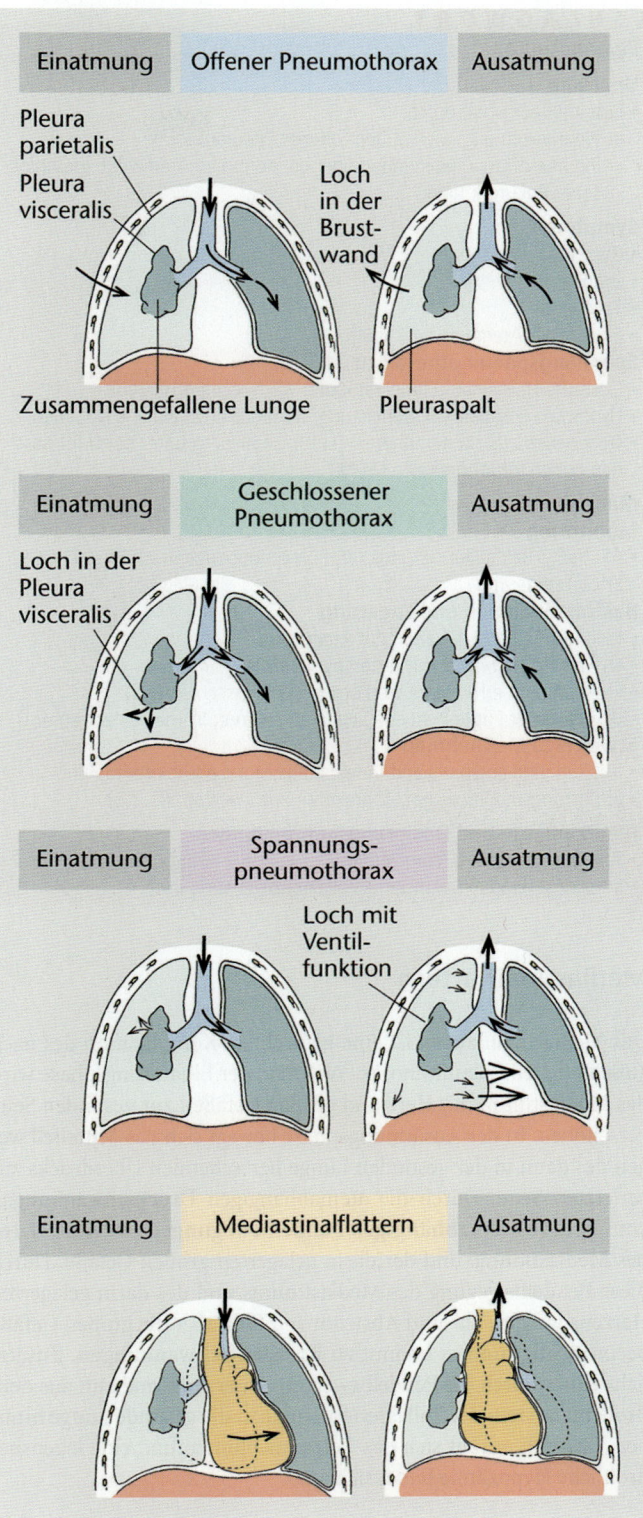

Abb. 31.16 Verschiedene Formen des Pneumothorax (Details siehe Text) [L190]

SCHLAGWORT
Pneumothorax

Ursachen
- Luft im Pleuraspalt durch:
  - Pleuraeröffnung nach außen (offener Pneumothorax)
  - Pleuraeröffnung nach innen über die normalen Atemwege (geschlossener Pneumothorax)

Symptome
- Dyspnoe
- Zyanose
- Tachypnoe
- Einsatz der Atemhilfsmuskulatur

Spannungspneumothorax zusätzlich:
- Gestaute Halsvenen (Einflussstauung vorm rechten Herzen)
- Hypotonie (kardiale Minderleistung, da reduziertes Füllungsvolumen)
- Gegebenenfalls Hautemphysem (Luftansammlung unter der Haut durch den hohen intrathorakalen Druck)

Maßnahmen
Monitoring
- AF, SpO$_2$, Rekapillarisierungszeit, Puls (peripher/zentral), RR, BZ, GCS, EKG, Temperatur

Basismaßnahmen und Lagerung
- Freimachen und Freihalten der Atemwege
- O$_2$-Gabe über Maske mit Reservoir 15 l/Min.
- Lagerung mit erhöhtem Oberkörper (erleichterte Atmung)
- Bewusstloser Patient: stabile Seitenlage (**Cave:** Wirbelsäulentrauma!)

Erweiterte Maßnahmen
- i. v. Zugänge entsprechend Venenstatus, ggf. Laborblutentnahme
- Entlastungspunktion, ggf. Thoraxdrainage (> Kap. 31.3.5)

Medikamente und Dosierungsempfehlungen
- Analgosedierung: 0,1 mg Fentanyl® i. v. und 2–5 mg Dormicum® i. v.
- Infusionstherapie: balancierte Vollelektrolytlösung i. v.

Mediastinalflattern

Das Mediastinalflattern ist eine gefürchtete Komplikation des nach außen offenen Pneumothorax. Während der Einatmungsphase wird das Mediastinum mit Herz und großen Gefäßen zur gesunden Seite verschoben. In der Ausatmungsphase bewegt sich das Mittelfell wegen des dann in der gesunden Lunge herrschenden Überdrucks zur verletzten Seite. Durch die atemabhängigen Druckschwankungen kommt es zu **atemabhängigen Pendelbewegungen** (> Abb. 31.16) des Mediastinums und der darin gelagerten großen Gefäße. Durch diese Pendelbewegung des Mediastinums und des darin gelagerten Herzens werden Zu- und Abstrom von Blut über die großen Gefäße beeinträchtigt und es kommt zu **Kreislaufschwankungen.** Zusätzlich strömt durch die Pendelbewegung sauerstoffarme Luft aus dem Bronchialsystem der kollabierten Lunge in die gesunde Lunge hinüber. Dadurch erhöht sich das Totraumvolumen und eine lebensbedrohliche Hypoxämie bildet sich aus.

31.3.3 Verletzungen der Lunge

Lungenverletzungen entstehen durch direkte **Verletzungen des Lungenparenchyms** (z. B. Stichverletzung), durch stetige Drucksteigerung im intrathorakalen Raum (z. B. Pneumothorax) oder durch plötzliche Druckstöße (z. B. Aufprall). Das häufigste Verletzungsbild ist die Lungenkontusion.

Lungenkontusion

Blutungen in das Lungenparenchym, Druckerhöhungen durch Spannungs- oder Hämatothorax oder der eigentliche Lungenkollaps beim Pneumothorax führen zu Druckeinwirkung auf das Lungengewebe. Eine kurze oder geringe Gewalt- oder Krafteinwirkung wird als **Lungenprellung,** eine länger wirkende Kraft als **Lungenquetschung** bezeichnet. Beide Begriffe werden unter dem Sammelbegriff **Lungenkontusion** zusammengefasst.

Im Rahmen der Lungenkontusion kommt es zu interstitiellen und alveolären Blutungen, teils auch zu Zerreißungen von Lungen- und Bronchusgeweben. Durch die Lungenkontusion nimmt das betroffene Lungenareal nicht mehr am Gasaustausch teil und die funktionelle Residualkapazität nimmt ab. Durch die Minderbelüftung im verletzten Teil der Lunge verringert sich nicht nur der Gasaustausch in diesem Areal **(Hypoxie),** sondern es entwickelt sich zusätzlich reflektorisch eine **hypoxische Vasokonstriktion** der Blutgefäße der Lunge im betroffenen Abschnitt **(Euler-Liljestrand-Mechanismus),** der nicht mehr durchblutet wird. Insgesamt kommt es zur funktionellen Totraumvergrößerung mit resultierender Hypoxämie. Führt die Gewalteinwirkung zu Einblutungen in das Bronchialsystem, folgt eine innere Blutaspiration mit Schädigung des Gasaustauschs auch in den gesunden, nicht gequetschten Lungenarealen. Leitsymptom ist das Abhusten von Blut (Hämatopnoe).

Trachea- und Bronchusverletzungen

Eine intrathorakale Druckerhöhung bewirkt eine Verlagerung und erhöhte Spannung in den Hauptbronchien. Hält die erhöhte Spannung im Bronchialsystem lange an bzw. ist die Energie der Gewalteinwirkung sehr hoch (z. B. Sturz aus großer Höhe), kann es zu Einrissen oder gar zum Abriss von Strukturen (Abschertrauma) im Bronchialsystem kommen. Erste Symptome sind **Ateminsuffizienz** (Atemnot, Zyanose) und **Bluthusten** (Hämatopnoe). Häufig ist ein ausgeprägtes **Hautemphysem** am Hals und an der Brustwand zu beobachten. Jedoch können diese Symptome bei kleinen Einrissen der Luftwege anfangs völlig fehlen und erst während des Transports durch die Ausbildung eines Spannungspneumothorax oder Mediastinalemphysems auffallen.

Mediastinalemphysem

Unter einem Mediastinalemphysem versteht man eine **Luftansammlung im Mittelfellraum.** Sie kann bei Verletzungen von Trachea, Bronchussystem und Speiseröhre auftreten. Ist die Luftansammlung stark ausgeprägt, wird sie auf das im Mittelfellraum gelegene Herz drücken und dessen Funktion beeinträchtigen (extraperikardiale Herztamponade) oder sich in Richtung Rachen ausbreiten und so die Atemwege verlegen.

31.3.4 Verletzungen des Herzens und der großen Gefäße

Verletzungen des Herzens und der großen Gefäße können durch **direkte, penetrierende Verletzungen** (z. B. Stichverletzung) oder **indirekte, stumpfe Gewalt** ausgelöst werden. Im Rahmen stumpfer Thoraxtraumen wird die Herzerschütterung von der Herzprellung unterschieden.

Herzerschütterung (Commotio cordis)

Die Erschütterung des Herzens stört ohne morphologische Veränderung am Herzgewebe kurzzeitig die Funktion des Herzens und kann zu kurzzeitigen Herzrhythmusstörungen führen.

Herzprellung bzw. -quetschung (Contusio et Compressio cordis)

Die Prellung oder Quetschung des Herzens durch Gewalteinwirkung führt im Gegensatz zur Herzerschütterung zu **morphologischen Veränderungen** am Herzgewebe (z. B. Einblutungen in den Herzmuskel), die später klinisch nachweisbar sind (z. B. Anstieg der Herzenzyme). Durch Zerreißungen kleiner Herzgefäße können Verletzungen des Myokards entstehen, dabei kommt es zu umschriebenen Blutungen mit der Folge einer bindegewebigen Vernarbung. **Verletzungen am Endokard** führen zu Störungen der Reizleitung am Herzen. Im Rahmen dieser Verletzungen treten Herzrhythmusstörungen auf, die oft noch über einen längeren Zeitraum nachweisbar sind. Durch die Kontusion des Herzens kann es zu Störungen der Erregungsleitung (AV-Blockierungen oder Schenkelblockbilder) oder der Erregungsbildung (z. B. ventrikuläre Extrasystolen) kommen.

Das Herz ist von einem schützenden Beutel, dem **Perikard**, umhüllt. Eine Einblutung in diesen Beutel bedingt eine Beeinträchtigung der Pumpfunktion des Herzens (Herzbeuteltamponade, ➤ Abb. 31.17). Im Extremfall führt die Kompression des Herzens zum kardiogenen Schock (➤ Kap. 32.3). Penetrierende Verletzungen, z. B. ein Einriss der Herzwand (Herzruptur) oder der großen herznahen Gefäße (z. B. Aortenruptur, ➤ Abb. 31.18), werden i. d. R. nicht überlebt. Die Prognose hängt von der Größe und der Lokalisation der Verletzung sowie den Begleitverletzungen ab.

31.3.5 Therapie der Verletzungen des Thorax

Bei Prellungen des Brustkorbs ist im Allgemeinen keine besondere Therapie erforderlich. Bei Brustkorbquetschungen und allen weiteren genannten Verletzungen des Brustkorbs steht die **Ateminsuffizienz** im Vordergrund, die unbehandelt zu einem rasch zunehmenden Sauerstoffdefizit führen kann. Die Sterblichkeit bei Brustkorbverletzungen lässt sich durch adäquate präklinische Therapie erfolgreich senken.

Die Therapie basiert auf der **Beseitigung von**
- mechanischen Atemstörungen,
- Störungen des Gasaustausches in der Lunge,
- kardiozirkulatorischen Störungen durch allgemeinen Blutverlust,
- kardiozirkulatorischen Störungen durch Verletzung des Herzens oder der großen Gefäße im Brustraum.

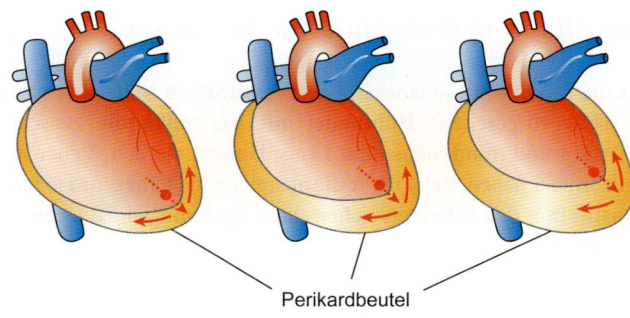

Abb. 31.17 Perikardtamponade. Wenn Blut aus dem Herzlumen in den Herzbeutel (Perikard) fließt, behindert es die Ausdehnung des Ventrikels. Daher kann die Herzkammer sich nicht ausreichend mit Blut füllen, das Schlagvolumen sinkt ab. [L143]

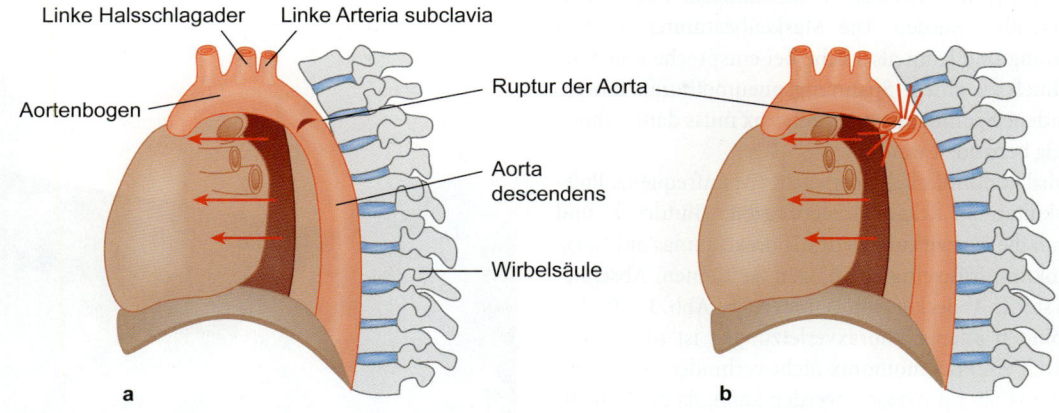

Abb. 31.18 Traumatische Aortenruptur [L231]
a) Die Aorta descendens ist gegen die Brustwirbelsäule verschieblich. Herz, Aortenbogen und Aorta sind im Mediastinum frei beweglich und können bei starken Beschleunigungs- oder Aufpralltraumen durch die hohe kinetische Energie zerreißen. **b)** Riss am Übergang vom Aortenbogen zur Aorta descendens

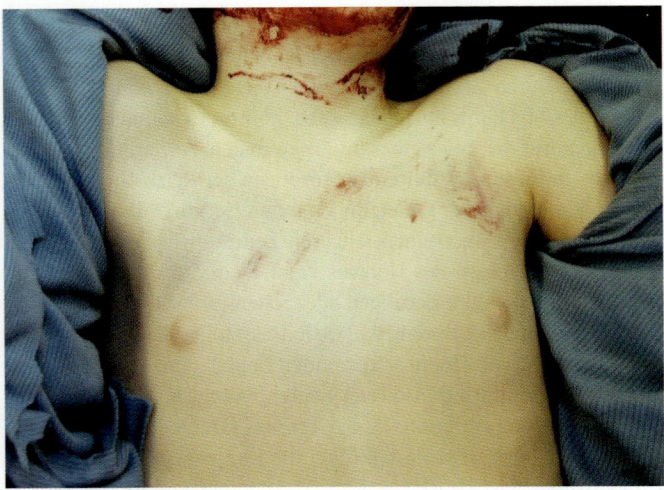

Abb. 31.19 Prellmarken bei einem Thoraxtrauma durch Verkehrsunfall. Auf dem Thorax sind Reifenabdrücke zu erkennen. [M235]

> **MERKE**
> Ein Thoraxtrauma (➤ Abb. 31.19) ist immer eine **Notarztindikation**.

Die **Basismaßnahmen** zielen auf die Aufrechterhaltung der Vitalfunktionen Atmung und Kreislaufzirkulation. Der bewusstseinsklare, aber ateminsuffiziente Patient wird mit erhöhtem Oberkörper (erleichterte Ventilation) gelagert. Die Atemwege müssen freigelegt bzw. freigehalten werden (Entfernen von Blut, Erbrochenem, Prothesen).

> **MERKE**
> Ein Mediastinalemphysem kann sich bis in den Rachen ausdehnen und so u. U. die Atemwege verschließen.

Ein **beginnender Schock** kann durch Hochlagern der Beine bei gleichzeitiger Oberkörperhochlagerung (angepasste Schocklage) zumindest kurzzeitig abgefangen werden. Gleichzeitig wird hierdurch der Perfusionsdruck in der Lunge erhöht. Die Gabe von Sauerstoff über O₂-Maske mit Reservoir ist obligatorisch. Eine Maskenbeatmung darf nur bei schwerer Ateminsuffizienz oder Atemstillstand durchgeführt werden. Die Maskenbeatmung ist eine Überdruckbeatmung und kann als solche bei entsprechender Verletzung sehr schnell zu einem Spannungspneumothorax führen. Der u. U. entstandene Spannungspneumothorax muss dann schnell erkannt und zügig behandelt werden.

Der Patient wird kontinuierlich überwacht (Atemfrequenz, Pulsoxymetrie, Auskultation, Rekapillarisierungszeit, Blutdruck und Pulsfrequenz), um die Auswirkungen des Thoraxtraumas auf Herz- und Kreislauffunktion frühzeitig abschätzen zu können. Abschließend erfolgt das sterile Abdecken von Wunden (➤ Abb. 31.20). Ein luftdichtes Verbinden offener Thoraxverletzungen ist nicht sinnvoll, weil hierdurch ein Pneumothorax nicht verhindert, ein Spannungspneumothorax aber provoziert werden kann, da die **Pendelbewegung** der Luft durch das Leck in der Thoraxwand bei einem luftdichten Verband verhindert wird. **Fremdkörper** (etwa bei Stichverletzungen) werden in der Wunde belassen, da sie verletzte Gefäße häufig komprimieren und so den Umfang der Blutung verringern.

Abschließend wird die notwendige Assistenz bei Maßnahmen des Notarztes, z. B. Intubation, Thoraxdrainage (➤ Kap. 18.8), vorbereitet. Die **erweiterten Maßnahmen** umfassen die Anlage eines oder mehrerer venöser Zugänge, die Bekämpfung von Schmerz, weiter bestehender Ateminsuffizienz und Schock über die Volumenzufuhr.

Zwei therapeutische Maßnahmenkomplexe stehen im Vordergrund:

Intubation und Beatmung

Nur bei Verletzungen des Thorax, bei denen mit den oben geschilderten Basismaßnahmen eine ausreichende Atemfunktion garantiert werden kann, wird auf Intubation und Beatmung verzichtet. Da Thoraxverletzungen jedoch oft im Rahmen von **Mehrfachverletzungen (Polytrauma)** auftreten, sprechen häufig bereits andere Indikationen für eine frühzeitige Intubation (z. B. SHT, Polytrauma). Intubationsschwierigkeiten sind besonders bei begleitenden Verletzungen im Mund- und Rachenbereich und bei Verletzungen von Trachea oder Bronchien zu erwarten (➤ Kap. 18.6.9).

Durchführung einer Entlastungpunktion

Für die Durchführung einer Entlastungpunktion sollte eine speziell dafür vorgesehene **Hohlnadel mit Verweilkanüle** zwischen G10–G14 und mindestens 6 cm Länge benutzt werden. Venenverweilkanülen haben meist nicht die ausreichende Länge, um je nach Konstitution des Patienten sicher einen Spannungspneumothorax zu entlüften.

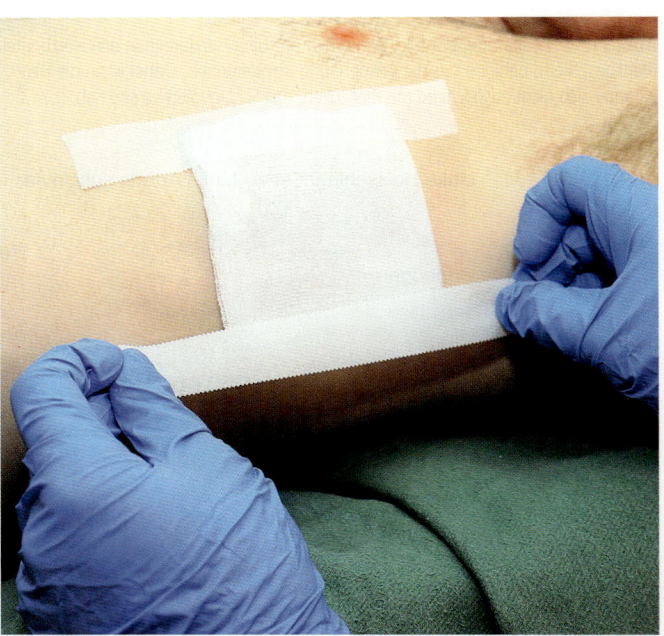

Abb. 31.20 Steriles Abdecken einer offenen Thoraxwunde [O429]

1. Lokalisation des Punktionsorts auf der betroffenen Thoraxseite: 2.–3. Interkostalraum (ICR), medioklavikular (➤ Abb. 18.34)
2. Desinfizieren.
3. Haut zwischen zwei Fingern der 2. Hand straffen und die Nadel am oberen Rand der Rippe durch die Haut einführen.
4. Auf das Entweichen von Luft aus dem Pleuraspalt achten, sobald die Nadel die Brusthöhle erreicht.
5. Verweilkanüle in situ belassen und fixieren.
6. Gegebenenfalls wiederholen, wenn sich der Patientenzustand erneut verschlechtert.

Aktuelle Studien zur anterioren Entlastungspunktion haben gezeigt, dass gerade bei **jungen, sportlichen Erwachsenen** die Thoraxwand deutlich breiter im Durchmesser ist als die Länge der Nadel einer Venenverweilkanüle. Deswegen müssen für eine erfolgreiche Thoraxdekompression spezielle Entlastungsnadeln mit einer Länge über 6–7 cm benutzt werden. Des Weiteren zeigte eine Studie, in der CT-Aufnahmen ausgewertet wurden, dass ein **axillärer Punktionsort** (➤ Abb. 18.34) Vorteile gegenüber der anterioren, medioklavikulären Stelle im 2. oder 3. Interkostalraums besitzt, da hier die Thoraxwandstärke geringer ist.

Anlage einer Thoraxdrainage

Die Technik zur Anlage einer Thoraxdrainage wird ausführlich in ➤ Kap. 18.8 beschrieben.

31.4 Verletzungen des Abdomens

Ein Abdominaltrauma (Bauchverletzung) entsteht durch Gewalteinwirkung auf die Bauchwand mit Verletzung der in der Bauchhöhle liegenden Organe und Hohlorgane. Etwa 12 % aller Unfallverletzten weisen ein Bauchtrauma auf. In der Regel treten Verletzungen intraabdomineller Organe nicht isoliert, sondern im Rahmen einer **Polytraumatisierung** auf. In Kombination mit **Mehrfachverletzungen** beträgt die Letalität aufgrund der parenchymatösen intraabdominellen Blutung über 50 %. Typische Unfallmechanismen, die zu einem stumpfen Bauchtrauma führen, sind **Dezelerationstraumen** durch schlagartiges Abbremsen des Körpers, z. B. im Rahmen eines Verkehrsunfalls (➤ Kap. 15.2). **Penetrierende Bauchtraumen** mit Eröffnung der Bauchhöhle sind weitaus seltener.

Leitsymptome des stumpfen Bauchtraumas

- Bauchschmerzen
- Prellmarken an der Bauchwand
- Abwehrspannung
- Schonhaltung durch Anwinkeln der Beine
- Zunehmender Bauchumfang
- Zunahme der Atemfrequenz (Tachypnoe)
- Flache Atmung (Schonatmung)
- Schockzeichen: erhöhte Atemfrequenz; feuchte, kalte, blasse Haut; Lippen- und Akrenzyanose; verzögerte Rekapillarisierung; peripher schlechter tastbarer, tachykarder Puls

Durch die Verletzung von Bauchorganen kommt es zu **einer Reizung des Bauchfells.** Die Reizung ist sehr schmerzhaft und führt zu einer Anspannung der Bauchdeckenmuskulatur (Abwehrspannung) im betroffenen Bereich. Schmerz und Abwehrspannung können auf bestimmte Bauchregionen beschränkt sein oder den gesamten Bauchraum umfassen. Mit zunehmenden Schmerzen wird der Patient eine charakteristische **Schonhaltung** einnehmen. Dabei winkelt er die Knie zur Entlastung der Bauchdecke an. Bei starken Schmerzen wird der Patient schnell und flach atmen, da die normale Zwerchfellatmung ihm Schmerzen bereitet. Durch umfangreiche Blutungen in die Bauchhöhle (➤ Abb. 31.21) kann es sehr schnell zur Ausbildung eines lebensbedrohlichen **Volumenmangelschocks** mit Blutdruckabfall und Herzfrequenzanstieg kommen. Eine Differenzialdiagnose, welche verletzte Struktur im Bauchraum die Blutung verursacht, kann am Unfallort i. d. R. nicht geleistet werden und ist auch nicht sinnvoll. Allein der Verdacht auf eine Blutung in die Bauchhöhle gehört zu den wenigen Notfallsituationen, in denen eine Stabilisierung des Patienten nicht vor, sondern während des Transports in die Klinik durchgeführt

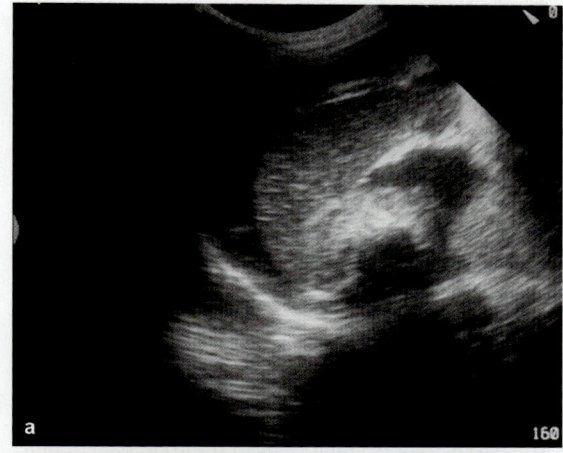

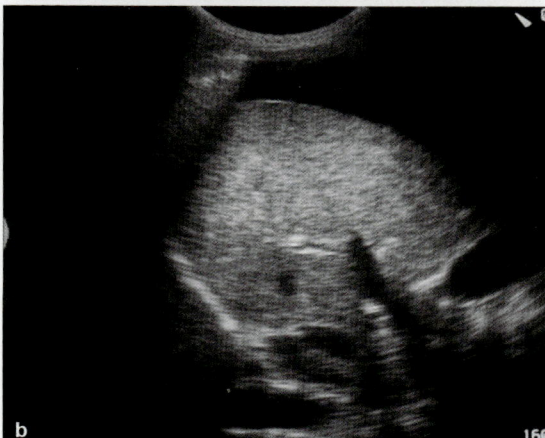

Abb. 31.21 Sonografie [T381]
a) Freie Flüssigkeit (hier Blut als weiße Fläche) in der Bauchhöhle, Milz von Blut umgeben, aber unverletzt, **b)** Freie Flüssigkeit (hier Blut als weiße Fläche) in der Bauchhöhle, Leber von Blut umgeben, aber unverletzt

wird, denn eine kausale Therapie der intraabdominellen Blutung ist nur durch eine Operation in der Klinik möglich. Daher ist kein Zeitverlust tolerabel (**Golden Hour: Platinum 10 Minutes**).

31.4.1 Verletzungen der Organe und Hohlorgane des Abdomens

Milzruptur

Die Milzruptur ist die häufigste Organverletzung eines Bauchorgans nach **stumpfer Gewalteinwirkung** (➤ Abb. 31.22). In der überwiegenden Zahl der Fälle (70 %) tritt die Milzruptur im Rahmen einer Mehrfachverletzung auf. Insbesondere bei einem linksseitigen Thoraxtrauma mit Rippenfrakturen ist die Milz stark gefährdet. In nur 30 % d. F. tritt die Verletzung isoliert auf.

Formen

Es werden **zwei Formen** der Milzruptur in Abhängigkeit vom Zeitpunkt des Einreißens der Milzkapsel unterschieden: die einzeitige und die zweizeitige Milzruptur.

Der Blutverlust bei einer Milzruptur ist mit 1 500–2 000 ml lebensbedrohlich und führt zum **hämorrhagischen Schock.**

Einzeitige Milzruptur: Symptome

Die einzeitige Milzruptur verursacht sofort **starke Schmerzen** und einen anfangs lokalen, später **generalisierten Abwehrschmerz,** da Milzparenchym und Milzkapsel unmittelbar durch die Verletzung zerreißen. Die lebensbedrohliche Blutung kann unmittelbar in die freie Bauchhöhle gelangen.

Zweizeitige Milzruptur: Symptome

Bei der zweizeitigen Milzruptur bildet sich dagegen durch einen **subkapsulären Einriss** zuerst ein **Hämatom** zwischen Milzoberfläche und Milzkapsel. Die Milzkapsel bleibt anfangs unverletzt. Die Blutung im Milzparenchym gelangt nicht in die freie Bauchhöhle, da die Milzkapsel nicht zerreißt und die Blutung scheinbar zum Stillstand kommt. Die bestehende **Sickerblutung** kann sich über Stunden oder Tage fortsetzen, bis sich der zunehmende Druck auf die Milzkapsel von innen entlädt, diese sekundär zerreißt und sich die Blutung anschließend in die freie Bauchhöhle fortsetzt.

Therapie

Eine umgehende operative Blutstillung in der Klinik ist angezeigt. Zu den einzelnen Therapiemaßnahmen ➤ Kap. 31.4.2.

SCHLAGWORT

Milzruptur

Ursachen
- Stumpfe oder spitze Gewalteinwirkung auf den linken Oberbauch
- Einzeitige Milzruptur
- Zweizeitige Milzruptur

Symptome
- Prellmarken an der Bauchwand
- Abwehrspannung und Schmerzen im linken Oberbauch
- Schonhaltung durch Anwinkeln der Beine
- Zunahme der Atemfrequenz (Tachypnoe)
- Flache Atmung (Schonatmung)
- Schockzeichen: erhöhte Atemfrequenz; feuchte, kalte, blasse Haut; Lippen- und Akrenzyanose; verzögerte Rekapillarisierung; peripher schlechter tachykarder Puls

Maßnahmen
Monitoring
- AF, SpO_2, Rekapillarisierungszeit, Puls (peripher/zentral), RR, BZ, GCS, EKG, Temperatur

Basismaßnahmen und Lagerung
- Freimachen und Freihalten der Atemwege
- Flachlagerung
- O_2-Gabe über Maske mit Reservoir 15 l/Min.
- Bewusstseinsklarer Patient: Lagerung in flacher Rückenlage mit Knierolle
- Bewusstloser Patient: stabile Seitenlage; frühzeitige Intubation anstreben.
- Offene Wunden nur steril abdecken, Fremdkörper in Wunde belassen.
- Wärmerhalt und Beruhigung des Patienten
- Ess-, Trink- und Rauchverbot des Patienten

Erweiterte Maßnahmen
- i. v. Zugänge entsprechend Venenstatus und ggf. Laborblutentnahme
- „Load, go and threat."
- Gegebenenfalls Intubation und Beatmung

Medikamente und Dosierungsempfehlungen
- Analgosedierung: 0,1 mg Fentanyl® i. v. und 2–5 mg Dormicum® i. v.
- Volumentherapie: balancierte Vollelektrolytlösung; permissive Hypotonie
- Narkoseeinleitung und Intubation mit Propofol® (kein Trapanal® wegen RR-Abfall) und Fentanyl®/Dormicum®
- Bei extremer Kreislaufdepression: Einsatz von Arterenol® i. v. zur Volumengabe
- Operative Blutstillung nur in der Klinik möglich!

Leberruptur

Verletzungen der Leber entstehen durch stumpfe Gewalteinwirkung auf die **rechte untere Thoraxseite,** meist mit Rippenverletzungen, oder auf die rechte Oberbauchregion, bevorzugt im Rahmen einer Mehrfachverletzung. Meistens ist dabei der größere, rechte Leberlappen betroffen. Isolierte Leberverletzungen sind selten. Die **geschlosse-**

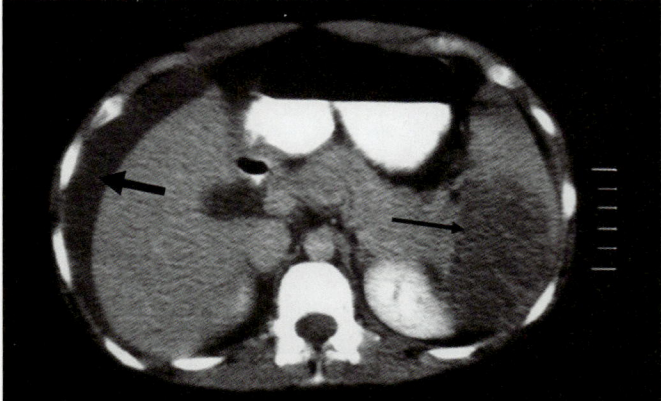

Abb. 31.22 Milzruptur im CT: Der schmale Pfeil zeigt auf die Milzruptur, der breite Pfeil auf die freie Flüssigkeit in der Bauchhöhle [F532]

ne (subkapsuläre) **Leberruptur** bleibt anfangs auf das Leberparenchym beschränkt und führt über Oberbauchschmerzen und Abwehrspannung zum langsam beginnenden Schock. Bei Leberverletzungen, die offen und frei bluten, resultiert die Lebensbedrohung unmittelbar aus der umfangreichen Blutung in die Bauchhöhle (bis 4000 ml Blutverlust) und der Ausbildung des hämorrhagischen Schocks.

Therapie

Nur eine schnellstmögliche **operative Blutstillung** vermag das Leben des Patienten zu retten. Bei einer frühzeitigen operativen Versorgung liegt die Letalität bei 30 %, bei zeitverzögerter operativer Therapie bei 90 %. Zu den einzelnen Therapiemaßnahmen ➤ Kap. 31.4.2.

SCHLAGWORT

Leberruptur

Ursachen
- Stumpfe oder spitze Gewalteinwirkung auf den rechten Oberbauch

Symptome
- Prellmarken an der Bauchwand
- Abwehrspannung und Schmerzen im rechten Oberbauch
- Schonhaltung durch Anwinkeln der Beine
- Zunahme der Atemfrequenz (Tachypnoe)
- Flache Atmung (Schonatmung)
- Schockzeichen: erhöhte Atemfrequenz; feuchte, kalte, blasse Haut; Lippen- und Akrenzyanose; verzögerte Rekapillarisierung; peripher schlechter tachykarder Puls

Maßnahmen

Monitoring
- AF, SpO$_2$, Rekapillarisierungszeit, Puls (peripher/zentral), RR, BZ, GCS, EKG, Temperatur

Basismaßnahmen und Lagerung
- Freimachen und Freihalten der Atemwege
- Flachlagerung
- O$_2$-Gabe über Maske mit Reservoir 15 l/Min.
- Bewusstseinsklarer Patient: Lagerung in flacher Rückenlage mit Knierolle
- Bewusstloser Patient: stabile Seitenlage; frühzeitige Intubation anstreben.
- Offene Wunden nur steril abdecken, Fremdkörper in Wunde belassen.
- Wärmeerhalt und Beruhigung des Patienten
- Ess-, Trink- und Rauchverbot des Patienten

Erweiterte Maßnahmen
- i. v. Zugänge nach Venenstatus und ggf. Laborblutentnahme
- „Load, go and threat."
- Gegebenenfalls Intubation und Beatmung

Medikamente und Dosierungsempfehlungen
- Analgosedierung: 0,1 mg Fentanyl® i. v. & 2–5 mg Dormicum® i. v.
- Volumentherapie: balancierte Vollelektrolytlösung; permissive Hypotonie anstreben.
- Narkoseeinleitung und Intubation mit Propofol® (kein Trapanal® wegen. RR-Abfall) und Fentanyl®/Dormicum®
- Bei extremer Kreislaufdepression: Einsatz von Arterenol® i. v. zur Volumengabe

Operative Blutstillung nur in der Klinik möglich!

Pankreasverletzungen

Verletzungen der Bauchspeicheldrüse sind eher **selten** und präklinisch nicht zu diagnostizieren. Sie seien der Vollständigkeit wegen aufgeführt. Die Pankreasverletzung ist eine Abdominalverletzung mit aufgeschobener Dringlichkeit. Die Versorgung kann nur klinisch erfolgen. Die Prellung (Kontusion) oder Quetschung (Kompression) des Pankreas ohne Ruptur erfordert i. d. R. keine zielgerichtete Therapie. Parenchymeinrisse oder Rupturen des Pankreas führen jedoch zur Freisetzung von in der Bauchspeicheldrüse produzierten Verdauungsenzymen. Die **Pankreasenzyme** fließen in die Bauchhöhle ab und führen zu einer Andauung körpereigener Strukturen. Die Letalität liegt in diesen Fällen bei über 30 %.

Verletzungen von Magen und Darm

Im Rahmen abdomineller Verletzungen kann es zur **Eröffnung (Perforation)** von Magen oder Darmabschnitten kommen. Ein voller Magen begünstigt die Perforation. Die Eröffnung des Dünndarms kann direkte Folge der stumpfen Gewalteinwirkung sein oder aber erst nach Tagen als **sekundäre Perforation** auftreten, wenn die beim Unfall gequetschte Darmwand teilweise abstirbt **(Darmwandnekrose)** und anschließend aufbricht. Dickdarmverletzungen sind häufiger Folgen penetrierender Bauchtraumen (z. B. Stichverletzungen). Eine Perforation führt jeweils zum Austritt von Magen- oder Darminhalt in die freie Bauchhöhle mit Ausbildung einer **Bauchfellentzündung (Peritonitis).** Besonders bei Eröffnung des stark keimbesiedelten Dickdarms kommt es zu einer kotigen Peritonitis.

Mesenterialeinrisse

Dünn- und Dickdarm sind an **Mesenterien,** die Gefäße und Nerven zum Darm führen und dem Darm Halt geben, aufgehängt. Abdominelle Verletzungen können zu einem Mesenterialeinriss mit Blutungen aus verletzten Darmgefäßen in die freie Bauchhöhle und zur Ausbildung eines **hämorrhagischen Schocks** führen. Die sekundäre Verletzungsfolge ist die Unterversorgung der abhängigen Darmteile **(Darmischämie).**

Zwerchfellruptur

Die Zwerchfellruptur als Begleitverletzung im Rahmen von Mehrfachverletzungen ist relativ selten, man findet sie in ca. 3 % d. F. Durch stumpfe Gewalteinwirkung auf den Bauch kommt es zu Einrissen im Zwerchfell. Durch den Sog der Atmung verlagern sich die Baucheingeweide durch die Öffnung im Zwerchfell in den Brustkorbbereich (**Prolaps**). Diese Verletzung kommt gehäuft (90 %) auf der linken Körperseite vor, denn das rechte Zwerchfell wird durch die breit anliegende Leber gut geschützt. Durch die Verlagerung der Bauchorgane (**Enterothorax**) wird die Lunge komprimiert. Der Patient erleidet eine Atemnot mit Zyanose und Dyspnoe. Das klinische Bild ist von einem Hämatopneumothorax nur schwer zu unterscheiden. Hinweise für eine Zwerchfellruptur können Thoraxschmerzen mit Ausstrahlung in die Schulter sein, gelegentlich können Darmgeräusche über dem Thorax auskultiert werden. Es gilt, an diese Verletzung zu denken, denn beim Polytrauma stehen i. d. R. andere Verletzungen im Vordergrund.

31.4.2 Therapie der Verletzungen des Abdomens

Die **Basismaßnahmen** in der Therapie der intraabdominellen Verletzungen umfassen neben der Sicherung der Vitalfunktionen und deren Monitoring (AF, Pulsoxymetrie, Rekapillarisierungszeit, Blutdruck und Puls) die Lagerung des Patienten in Abhängigkeit vom Bewusstseinszustand. Die Maßnahmen müssen zügig und zielgerichtet erfolgen.

Bewusstlose Patienten werden in stabile Seitenlage verbracht und eine zügige Intubation ist anzustreben. Bewusstseinsklare Patienten in Rückenlage mit Knierolle und Unterpolsterung des Kopfes gelagert (➤ Abb. 31.23, ➤ Kap. 25.1.5). Über eine Sauerstoffmaske oder eine O₂-Maske mit Reservoir wird Sauerstoff verabreicht. Der Kreislauf muss ständig überwacht werden. Bei offenen Bauchverletzungen werden die Wunden nur steril abgedeckt. Fremdkörper werden in der Wunde belassen, da sie verletzte Gefäße komprimieren und dadurch einen Volumenmangelschock verhindern können.

Die **erweiterten Maßnahmen** umfassen die Anlage venöser Zugänge entsprechend des Venenstatus, um eine permissive Hypotonie anzustreben.

MERKE
Bei Verletzungen des Abdomens können innerhalb kurzer Zeit große Blutmengen in die freie Bauchhöhle fließen.

Bei drohender oder bereits eingetretener Bewusstlosigkeit oder weiter bestehender Kreislaufinstabilität erfolgt die frühzeitige Intubation und Beatmung, um die durch den Schock drohende Gewebehypoxie zu unterbinden (➤ Kap. 32.1).

ACHTUNG
Im Volumenmangelschock kein Trapanal® verabreichen.

Da die endgültige Kreislaufstabilisierung eines Patienten mit intraabdomineller Blutung nur operativ in der Klinik erfolgen kann, ist nach Sicherung der Vitalfunktionen jeder weitere **Zeitverlust** am Unfallort zu **vermeiden.** Nach Durchführung oben genannter Maßnahmen erfolgt der Transport des Patienten in die nächstgelegene Klinik mit chirurgischer Abteilung. Die Zielklinik muss über das Verletzungsbild unbedingt vorab informiert werden. Dadurch soll gewährleistet werden, dass einerseits in der Notaufnahme des Zielkrankenhauses neben dem Chirurgen und dem Anästhesisten auch ein Radiologe mit einem Ultraschallgerät rechtzeitig bereitsteht, um die Verdachtsdiagnose noch im Schockraum zu bestätigen und andererseits frühzeitig Vorbereitungen für eine Notoperation getroffen werden können. Andere Verletzungen des Patienten, die evtl. spezieller Untersuchungs- und Behandlungsverfahren bedürfen (z. B. CT des Schädels), müssen zurückstehen.

Bei abdominellen Verletzungen mit aufgeschobener Dringlichkeit (d. h. keine intraabdominelle Blutung) muss die **Schmerzbekämpfung** durch die Gabe von Analgetika sichergestellt werden. Der Schmerz hat durch die Ausschüttung bestimmter Hormone (z. B. Katecholamine) einen negativen Einfluss auf die Gesamtsituation des Patienten. Die Argumentation, dass durch die Gabe von Schmerzmitteln die Untersuchungsmöglichkeiten des Arztes in der Klinik reduziert würden (z. B. könne der Patient die Bauchschmerzen nicht mehr lokalisieren), greift heutzutage nicht mehr. Die neuen apparativen Untersuchungsverfahren, insbesondere die Sonografie und CT-Spiral-Untersuchungen, ermöglichen es, das Abdomen auch beim analgesierten Patienten umfangreich zu beurteilen. Dies entbindet den Notarzt jedoch nicht von seiner Aufgabe, einen genauen Untersuchungsbefund des Abdomens vor der Schmerzmittelgabe zu erheben und zu dokumentieren.

MERKE
Bei anderweitig nicht erklärbarer Hypotension an abdominelle Blutungen denken.

31.5 Verletzungen der Wirbelsäule

Frakturen und **Luxationen** der Wirbelsäule werden durch direkte oder indirekte Gewalteinwirkung verursacht. Bei einem Teil der Wirbelsäulenverletzungen wird neben Verletzungen der knöchernen Struktur das Rückenmark direkt in Mitleidenschaft gezogen. In vielen Fällen bestehen zusätzliche Verletzungen von Schädel und Hirngewebe oder eine Polytraumatisierung, die eine vordringliche Sicherung der Vitalfunktionen erfordern. Leider ist die Wirbelfraktur der in der Notfallrettung am häufigsten übersehene Knochenbruch. Daher ist eine gezielte körperliche Untersuchung der gesamten Wirbelsäule zumindest durch Inspektion, Abtasten und eine auf Funktionsverlust zielende neurologische Analyse durchzuführen. Das Rettungsfachpersonal muss zusätzlich den **Unfallmechanismus (Kinematik)** beachten und bewerten, da dieser in vielen Fällen bereits Hinweise auf eine Wirbelsäulenfraktur birgt (➤ Kap. 15.5).

Symptome

Typische Symptome einer Wirbelverletzung werden häufig übersehen oder sind nicht sicher zu erheben. Die **Leitsymptome** der Verletzung der Wirbelsäule sind:

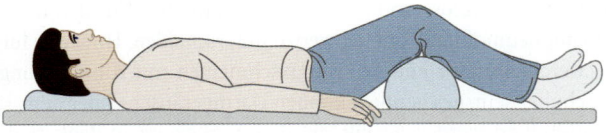

Abb. 31.23 Rückenlage mit Knierolle und Unterpolsterung des Kopfes [L231]

- Sensibilitätsstörungen
- Schmerzen im Wirbelsäulenbereich
- Subjektive motorische Schwächen
- Objektivierbare motorische und sensorische Ausfälle

Häufig treten die Verletzungen der Wirbelsäule bei Auffahrunfällen, Unfällen mit Motorrädern, Abstürzen aus großer Höhe und Badeunfällen auf. Der Verdacht einer Wirbelsäulenverletzung besteht grundsätzlich bei Vorliegen von **Sensibilitätsausfall, Sensibilitätsstörung** oder **motorischen Bewegungseinschränkungen** im Bereich von Armen und/oder Beinen.

Aufgrund des Ausfalls motorischer oder sensibler Funktionen kann anhand des **Innervationsmusters** eine **Höhenlokalisation** erfolgen (➤ Tab. 31.1, ➤ Abb. 31.24). Bei Patienten ohne neurologische Symptome sind oftmals Frakturbuckel, Prellmarken und Hämatome, Rückenschmerzen und gürtelförmige Schmerzen Hinweise auf einen möglichen Wirbelsäulenschaden. Liegt bereits ein Schaden des Rückenmarks vor, so kommt es unterhalb der Schädigung zu einem Ausfall aller zentral gesteuerten Impulse, zum **spinalen oder neurogenen Schock** (➤ Kap. 32.6).

Tab. 31.1 Lokalisation der Wirbelsäulenverletzung

Mobilität des Patienten	Betroffenes Segment
Der Patient kann nicht atmen.	C2–C4 (Zwerchfell)
Der Patient kann nicht die Schulter heben.	C3–C6 (Schultergürtel)
Der Patient kann nicht die Arme heben.	C4–C7 (Armmuskulatur)
Der Patient kann nicht die Unterarme heben.	C5–C7 (die Hände bewegen)
Der Patient kann nicht die Hände bewegen.	C6–C7 (Handmuskulatur)
Der Patient kann nicht die Beine bewegen.	unterhalb Th1

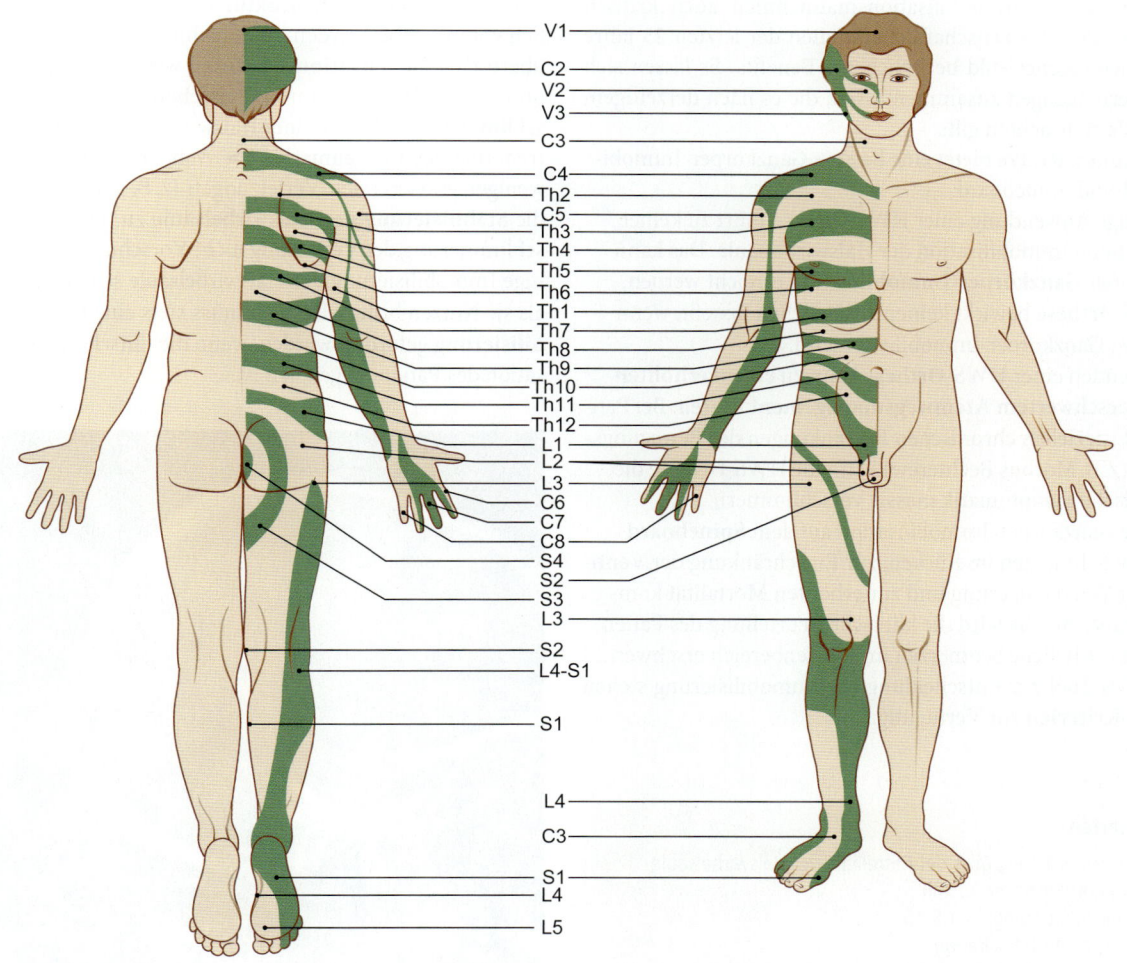

Abb. 31.24 Nervensegmente des Rückenmarks [L126]

Die Schäden betreffen die Motorik, Sensibilität, Reflexe, Gefäß- und Wärmeregulation sowie die Blasen- und Darmfunktion. Das Herz zeigt bei Unterbrechung der Innervation häufig Bradykardien, gelegentlich treten auch Asystolien auf. Bei einem Querschnitt im Bereich des thorakalen Rückenmarks kommt es zur **Paraplegie**. Ist das Rückenmark des Halses betroffen, so liegt eine **Tetraplegie** vor. Querschnittslähmungen oberhalb des vierten Halswirbels (C4) bewirken eine Zwerchfelllähmung und damit einen Atemstillstand.

> **MERKE**
> „Three, four, five keeps the diaphragm alive."

Besonders bei bewusstlosen Patienten im Zusammenhang mit einem Unfallereignis ist eine **Wirbelsäulenverletzung** grundsätzlich nicht auszuschließen. Da bewusstlose Patienten aber im Rahmen der Notfalluntersuchung keine Angaben zu Symptomen machen können, sind Patienten mit Verletzungen der Wirbelsäule in besonderem Maße der Gefahr einer sekundären Rückenmarksschädigung ausgesetzt. Sie kann durch unzureichende Rettungs-, Lagerungs- und Transportmaßnahmen entstehen und ist oft irreversibel.

Trotzdem müssen Immobilisationsmaßnahmen auch kritisch betrachtet werden. Wissenschaftliche Studien der letzten 25 Jahre zeigen ein heterogenes Bild bezüglich des Benefits. Es lassen sich demnach Kernaussagen zusammenfassen, die es nach derzeitigem Wissensstands zu beachten gilt:
- Die **Vakuummatratze** bietet eine bessere Ganzkörper-Immobilisation als das Spineboard.
- Die alleinige Anwendung einer HWS-Orthese führt zu keiner ausreichenden Immobilisation der Halswirbelsäule. Das kann nur mit einer **Ganzkörper-Immobilisation** erreicht werden.
- Die **HWS-Orthese** bewirkt keinen zusätzlichen Benefit, wenn der Patient Ganzkörper-immobilisiert wird.
- Das Anwenden einer **HWS-Orthese** kann zu einem **erhöhten ICP** und **erschwertem Atemwegsmanagement** führen. Bei Patienten mit speziellen chronischen Erkrankungen des Bewegungsapparats (z. B. Morbus Bechterew) kann die HWS-Orthese die neurologische Symptomatik massiv verschlimmern.
- Durch die Ganzkörper-Immobilisation auf dem **Spineboard** kann es zu Schmerzen im Rücken, zur Einschränkung der Ventilation, zur Zeitverzögerung und zur erhöhten Mortalität kommen. Darüber hinaus wird die klinische Beurteilung des Patienten durch zusätzliche Schmerzen im Rückenbereich erschwert.

Als hilfreiches Tool zur Entscheidung zur Immobilisierung stehen die **NEXUS-Kriterien** zur Verfügung.

> **MERKE**
> **NEXUS-Kriterien**
> 1. Fehlender Druckschmerz über der Mittellinie der Halswirbelsäule
> 2. Kein fokal-neurologischer Ausfall
> 3. Keine Vigilanzminderung – GCS 15
> 4. Keine Hinweise auf Intoxikation
> 5. Keine weiteren von der HWS-Verletzung ablenkende Verletzung

> **MERKE**
> „If in doubt, immobilize!"
> Im Zweifelsfall immer immobilisieren!

Therapie

Aufgrund der schweren Komplikationen einer nicht erkannten oder falsch behandelten Wirbelsäulenverletzung ist eine **richtige und sachgerechte Versorgung** durch das Rettungsfachpersonal und den Notarzt bei jedem für Verletzungen der Wirbelsäule verdächtigen Unfallmechanismus zu fordern. Hierfür stehen Geräte (Stifneck®-, Combi-Carrier®-, KED®-System, Spineboard, Vakuummatratze und Schaufeltrage) zur Verfügung, die mit einfachen Mitteln bei leichter Handhabung ein ausreichendes Maß an Stabilität vermitteln. Zu den einzelnen Therapiemaßnahmen ➤ Kap. 31.5.3.

31.5.1 Frakturen der Wirbelsäule

Typische Verletzungen der **Halswirbelsäule** sind Kompressions- und Luxationsfrakturen.

Bei der **Kompressionsfraktur** stürzen die Patienten mit den Füßen voraus, dabei werden die Stauchungskräfte auf die Wirbelsäule übertragen. Bei **Luxationsfrakturen** wirken die Kräfte durch Flexion und Hyperflexion **(Peitschenhiebmechanismus)**. Die schlimmste Unfallfolge einer Halswirbelfraktur ist dabei die Durchtrennung des Rückenmarks, (➤ Abb. 31.25). Daher ist bereits bei weniger gravierenden Verletzungen (z. B. HWS-Schleudertrauma) die **Stabilisierung der Halswirbelsäule** zu fordern, um einer Verschlimmerung der Verletzung nicht Vorschub zu leisten. Eine alleinige Immobilisierung der Halswirbelsäule schadet allerdings mehr als sie Nutzen bringt. Deshalb muss stets eine **Ganzkörper-Immobilisierung** gefordert werden, wenn die Entscheidung zu Immobilisation des Patienten gefallen ist.

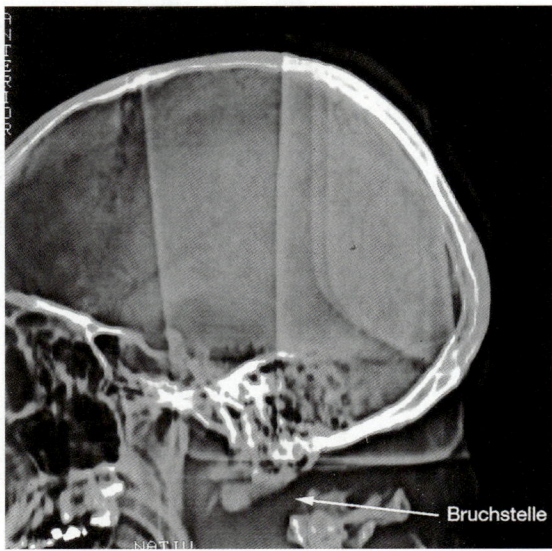

Abb. 31.25 C2-Trauma [M235]

31.5 Verletzungen der Wirbelsäule

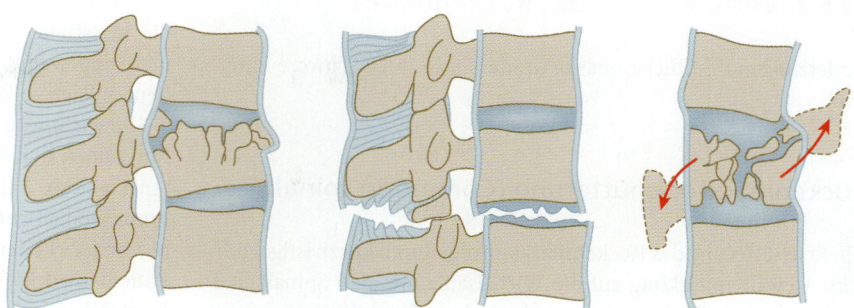

Abb. 31.26 Frakturarten der Wirbelsäule [L231]
a) Kompressionsfraktur, **b)** Luxationsfraktur, **c)** Schubfraktur

ACHTUNG
Die sachgerechte Immobilisation der Halswirbelsäule bedeutet stets eine Ganzkörper-Immobilisation.

Der Bereich der **Brustwirbelsäule** ist bei Wirbelsäulenverletzungen nach der Lendenwirbelsäule am häufigsten betroffen. Eine deutliche Häufung zeigt dabei die Verletzung des thorakolumbalen Übergangs (Th12/L1). Typische Verletzungen der Brust- oder **Lendenwirbelsäule**, (➤ Abb. 31.26, ➤ Abb. 31.27) sind Stauchungsfrakturen (Kompressionsfraktur), Drehfrakturen (Torsionsfraktur) durch Drehung eines Teils der Wirbelsäule bei gleichzeitig feststehendem Körper und Scherungsfrakturen bei Einwirkung zweier entgegengesetzter, in paralleler Richtung wirkender Kräfte (Schubfraktur).

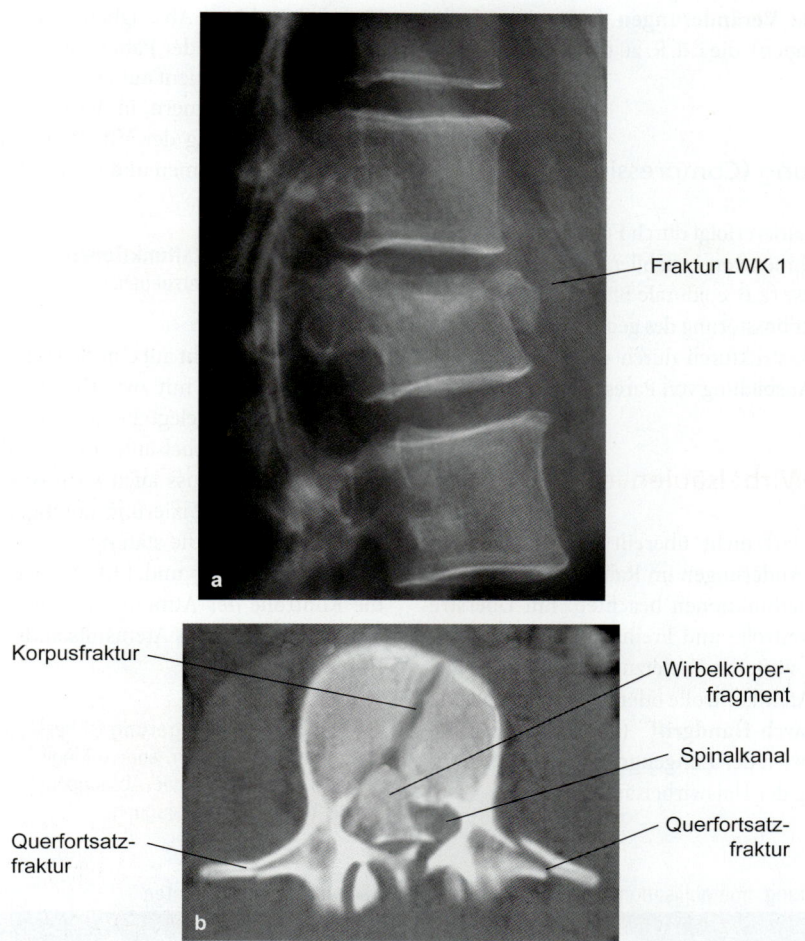

Abb. 31.27 Fraktur von LWK1 [E287]
a) Die Vergrößerung des Röntgenbilds zeigt eine instabile Fraktur von LWK1.
b) Die Computertomografie beim selben Patienten zeigt eine instabile Fraktur des Wirbelkörpers mit Ausbruch eines großen Fragments aus der Wirbelkörperhinterkante in den Spinalkanal. Zusätzlich sind Brüche beider Querfortsätze sichtbar.

31.5.2 Verletzungen des Rückenmarks

Verletzungen des Rückenmarks werden nach ihrer Schwere unterteilt.

Rückenmarkserschütterung (Commotio spinalis)

Die Erschütterung des Rückenmarks erfolgt durch kurzfristige indirekte Gewalteinwirkung auf die Wirbelsäule und den Spinalkanal. Es kommt zu **flüchtigen neurologischen Funktionsstörungen** (z. B. kurzzeitige reversible Parästhesien) ohne morphologische Veränderungen. Klinisch ist eine vollständige Wiederherstellung zu erwarten.

Rückenmarksprellung (Contusio spinalis)

Die Prellung des Rückenmarks führt zu unmittelbar nach dem Trauma auftretenden neurologischen Ausfällen, die sich manchmal verzögert und oft nur noch unvollständig zurückbilden. Es finden sich häufig **morphologische Veränderungen** (z. B. ein spinales Ödem oder kleine Hämorrhagien), die i. d. R. zu dauerhaften neurologischen Ausfällen führen.

Rückenmarksquetschung (Compressio spinalis)

Die Quetschung des Rückenmarks erfolgt durch **Fragment- oder Segmentverschiebungen** im Rahmen von instabilen Frakturen oder als Folge raumfordernder Prozesse (z. B. epidurale Blutung) im Spinalkanal (> Abb. 31.27). Die Funktionsstörung des gequetschten Areals ist **irreversibel**, da Rückenmarksstrukturen durch die Verletzung zerstört werden. Es kommt zur Ausbildung von Paresen oder Plegien.

31.5.3 Therapie der Wirbelsäulenverletzungen

Das Rettungsfachpersonal darf nicht übereilt handeln, sondern muss wenige, aber wichtige Änderungen im Rahmen der Überprüfung und Sicherung der Vitalfunktionen beachten. Ein Überstrecken des Halses zur Atemkontrolle und Freihalten der Atemwege muss zur Vermeidung einer weiteren Verletzungsgefahr unterbleiben. Als Alternative für die Atemkontrolle oder das Freimachen der Atemwege gilt der **Esmarch-Handgriff** („Trauma-Chinlift", > Kap. 18.1.5). Durch ihn wird der Zungengrund angehoben, ohne dass es zur Überstreckung der Halswirbelsäule kommt.

Zur Sicherung der Vitalfunktion „Kreislauf" ist zu beachten, dass die klassische Schocklage beim wirbelsäulenverletzten Patienten nicht angewandt werden darf. Es empfiehlt sich auch hier, den Patienten flach zu lagern.

Die wichtigste **Basismaßnahme** neben der Sicherung der Vitalfunktionen ist die korrekte Lagerung (Immobilisierung) des Patienten (> Tab. 31.2, > Abb. 31.28 und > Abb. 31.29). Sie erfolgt grundsätzlich auf einer harten Unterlage (z. B. Spineboard®, Combi-Carrier®) oder auf einer Vakuummatratze (> Abb. 31.30). Der Patient wird immer in flacher Rückenlage gelagert. Die einzelnen Immobilisationsdevices bieten individuell Vor- und Nachteile, die es bei der Auswahl zu berücksichtigen gilt. So ist das **Spineboard®** eine meist sehr schnelle Möglichkeit einen Patienten zu immobilisieren, führt aber auch dazu, dass der Patient sehr schnell durch die harte Lagerung zusätzliche Schmerzen verspürt und u. U., v. a. bei geriatrischen Patienten, Druckulzerationen erleidet. Die **Vakuummatratze** ist eine der schonendsten Immobilisationsgeräte. Sie benötigt aber vergleichsweise sehr viel mehr Zeit zur Vorbereitung und Anlage an der Einsatzstelle.

Bei **bewusstlosen, an der Wirbelsäule verletzten** Patienten muss die **stabile Seitenlage** solange vermieden werden, wie durch Unterhalten einer Absaugbereitschaft die Gefahr ausgeschlossen werden kann, dass der Patient aspiriert. Erst wenn dies nicht möglich ist, darf der Patient auf die Gefahr hin, eine Wirbelsäulenverletzung zu verschlimmern, in die stabile Seitenlage gebracht werden, denn die Sicherung der Vitalfunktion Atmung steht im Vordergrund der Maßnahmen und sichert dem Patienten das Überleben.

> **MERKE**
> **Sicherung der Vitalfunktionen** hat immer Vorrang vor der Vermeidung von Wirbelverletzungen.

Besteht der Verdacht auf eine Schädigung der Halswirbelsäule, wird zur **Stabilisierung** mit zwei Helfern eine Halskrawatte (Stifneck®, > Abb. 31.28) angelegt. Beim Umlagern (> Abb. 31.29) muss jede Bewegung der Wirbelsäule, insbesondere ein Abknicken, vermieden werden. Es muss auch nach Anlage einer HWS-Orthese eine manuelle In-Line-Fixierung durchgeführt werden. Weitere Basismaßnahmen sind die ständige Überwachung von Blutdruck, Puls, Sauerstoffsättigung und EKG (drohender spinaler Schock) sowie die Kontrolle der Atmung und des Atemtyps (aufsteigende Lähmung mit Gefahr des Atemstillstands).

> **ACHTUNG**
> Die **stabile Seitenlagerung** ist bei Verletzungen der Wirbelsäule kontraindiziert, es sei denn, andere Möglichkeiten zur Freihaltung der Atemwege (Guedel-Tubus und Absaugbereitschaft, Intubation) stehen für den Patienten nicht zur Verfügung.

Tab. 31.2 Hilfsmittel zur Rettung, Immobilisation und zum Transport wirbelsäulenverletzter Patienten

Verletzungsbereich	Hilfsmittel
Immobilisation der HWS	(Stifneck® in Kombination mit) Spineboard, Vakuummatratze oder Combi-Carrier®
Immobilisation der BWS oder LWS	(Stifneck® in Kombination mit) Spineboard, Vakuummatratze oder Combi-Carrier®
Immobilisation des gesamten Körpers	(Stifneck® in Kombination mit) Spineboard, Vakuummatratze oder Combi-Carrier®

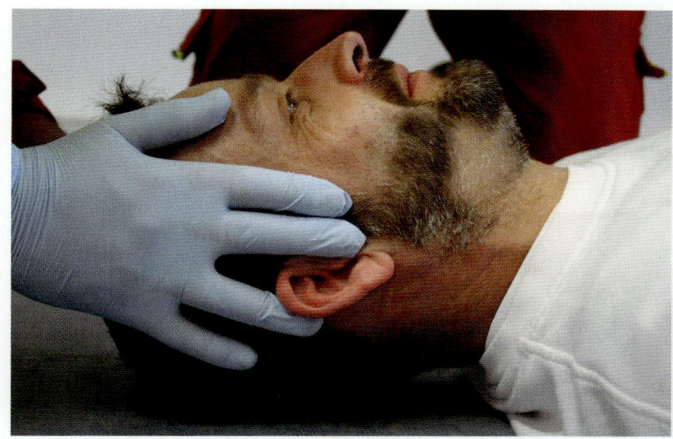

a) Helfer 1 befindet sich hinter dem Patienten und hält die Halswirbelsäule in Neutralposition, hierbei Zug/Extension unbedingt vermeiden.

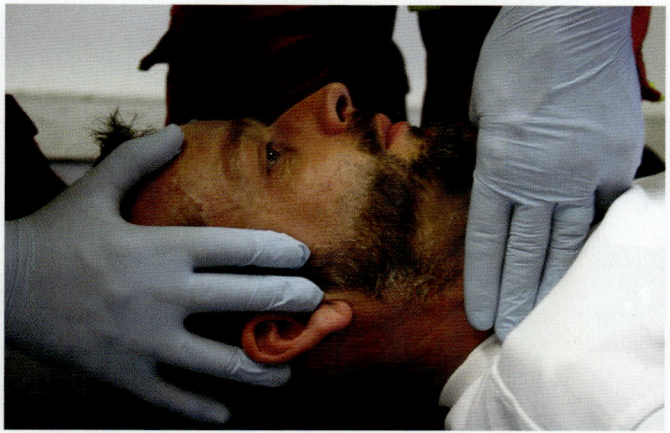

b) Helfer 2 misst mit den Fingern den Abstand zwischen Trapeziusmuskel und Kinn des Patienten, um den passenden Stifneck® auszuwählen.

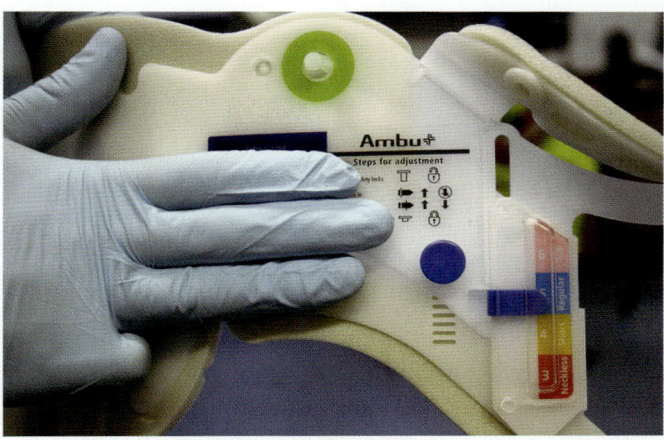

c) Helfer 2 vergleicht den am Patienten gemessenen Abstand mit den Markierungen auf dem Stifneck®.

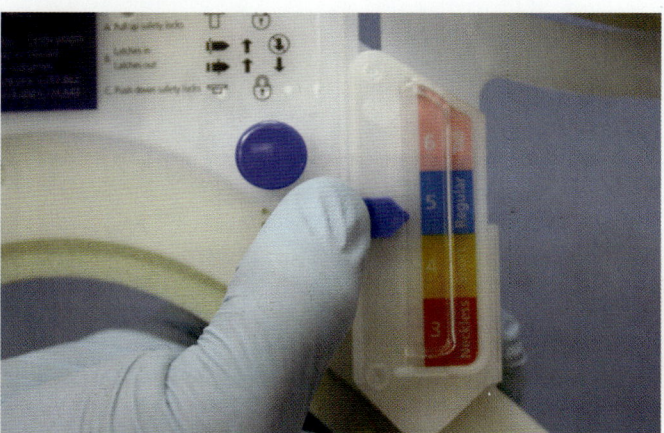

d) Helfer 2 wählt den passenden Stifneck® aus.

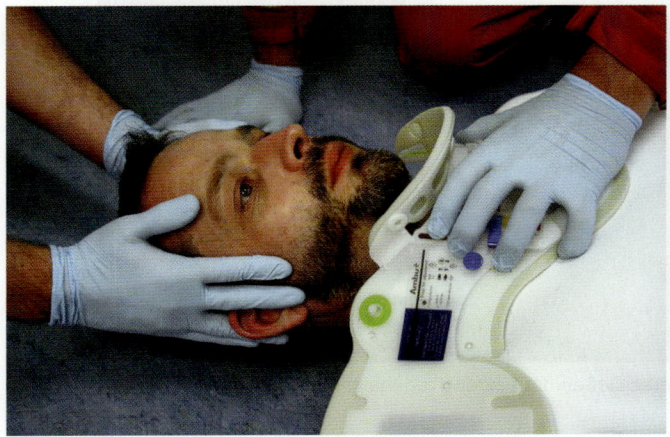

e) Helfer 2 legt den Stifneck® zunächst brustwärts fest an den Hals an.

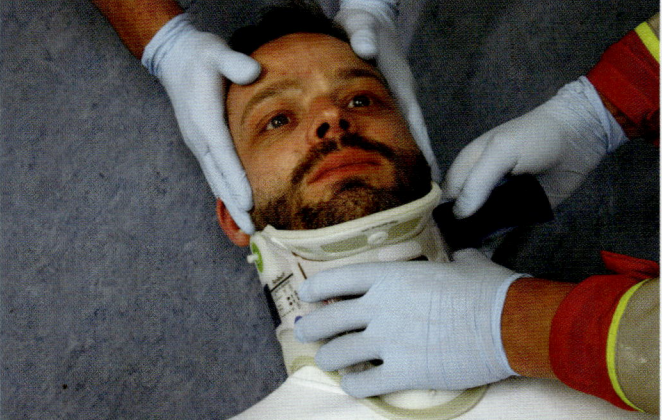

f) Unter gleichzeitiger Beibehaltung der HWS-Neutralposition durch Helfer 1 wird die freie Lasche um den Nacken gelegt und anschließend am seitwärts liegenden Klettverschluss straff fixiert.

Abb. 31.28 Anlegen eines Stifneck® [P151]

31 Traumatologische Notfälle

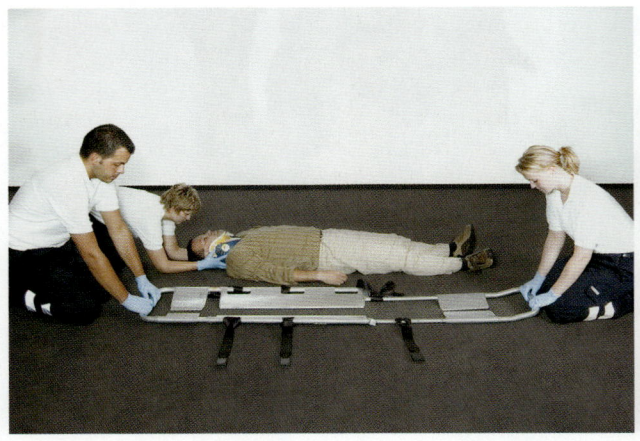
a) Positionierung der Helfer und der Schaufeltrage zu Beginn

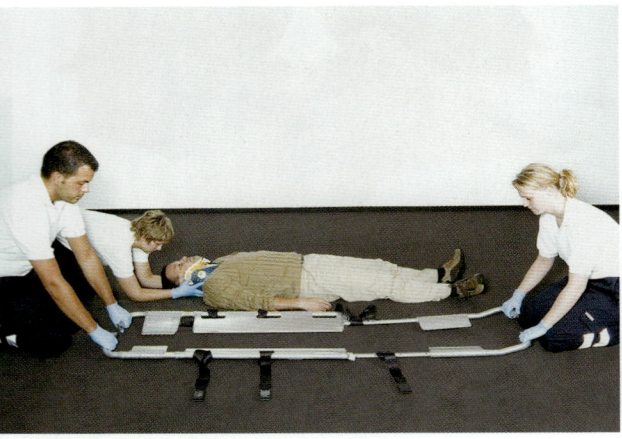
b) Öffnen der Sicherheitsverschlüsse

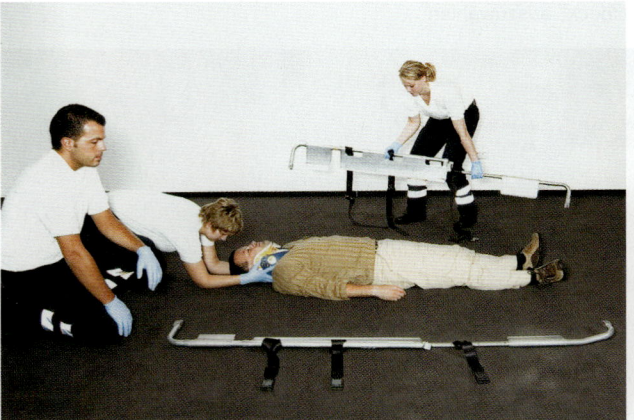
c) Teilen der Schaufeltrage

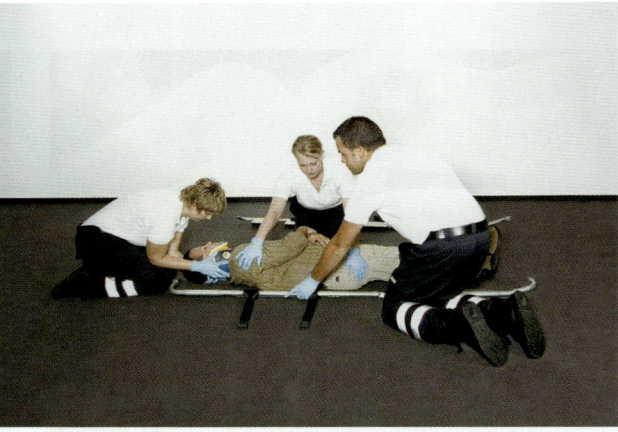
d) Erste Tragehälfte wird unter Patienten geschoben

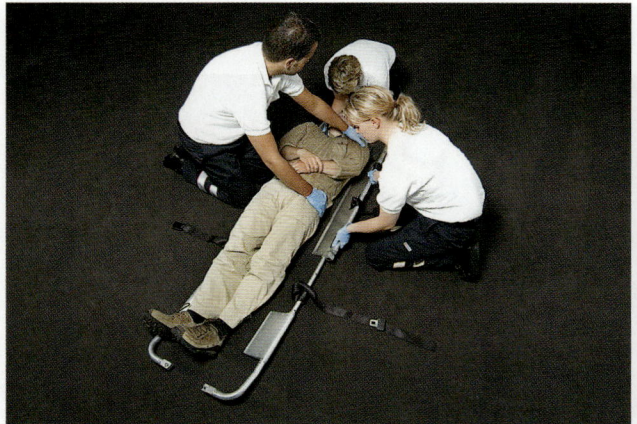
e) Zweite Tragehälfte wird unter Patienten geschoben

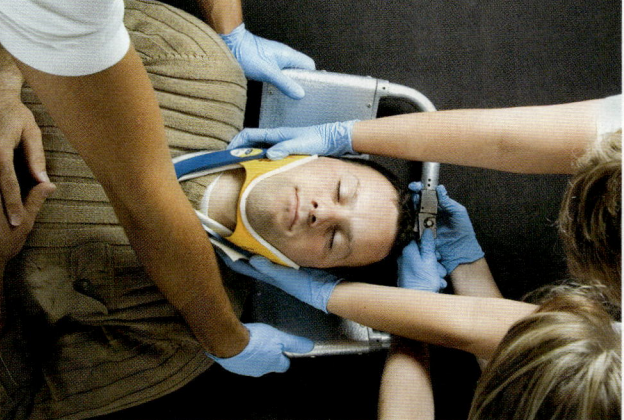
f) Verschließen der beiden Tragehälften am Kopfende

Abb. 31.29 a–i Handhabung der Schaufeltrage [J747]

31.5 Verletzungen der Wirbelsäule

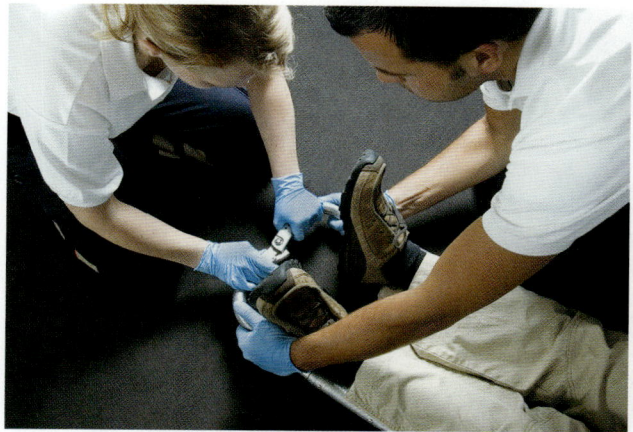

g) Verschließen der beiden Tragehälften am Fußende

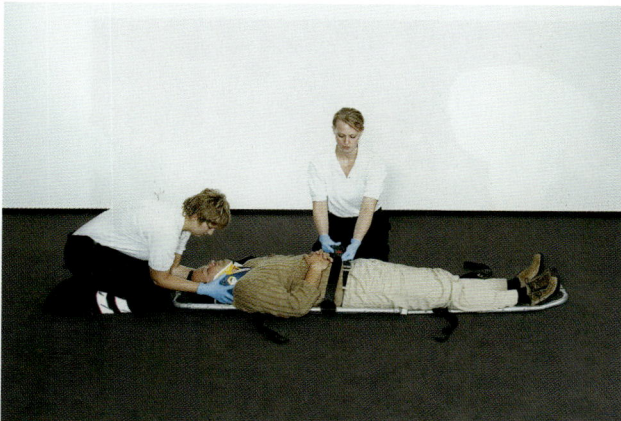

h) Fixierung der Haltegurte

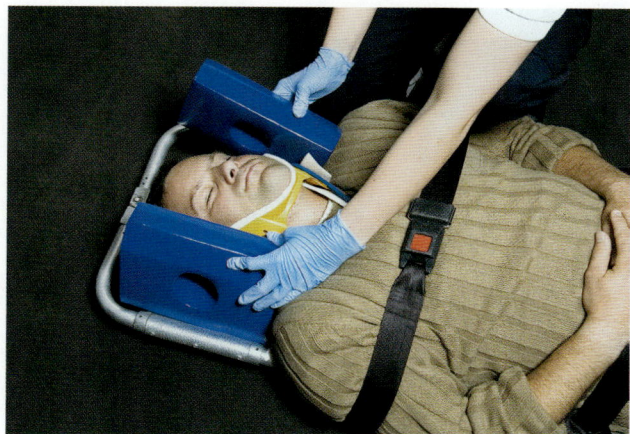

i) Aufbringen der Kopf-Blocs

Abb. 31.29a–i (Forts.) Handhabung der Schaufeltrage [J747]

Die **erweiterten Maßnahmen** umfassen die Anlage venöser Zugänge nach Venenstatus, da jederzeit mit dem verzögerten Auftreten eines neurogenen oder spinalen Schocks (➤ Kap. 32.6) gerechnet werden muss. Frühzeitig muss an intraossäre Zugangswege gedacht werden, sollte der Venenstatus venöse Zugänge nicht möglich machen. Besteht eine Kreislaufinstabilität des Patienten am Notfallort,

kann oft nicht unterschieden werden, ob es sich um ein hämorrhagisches (z. B. durch Zusatzverletzungen) oder spinales Schockgeschehen handelt. Im Zweifelsfall gilt auch hier die Regel der Traumatologie **„Im Zweifel Volumengabe"**. Es sind mindestens systolische Blutdruckwerte von über 90 mmHg anzustreben. Dies gilt ausdrücklich auch in Kombination mit Multisystem-Traumata. Die DGN fordert in ihrer Leitlinie einen mittleren arteriellen Druck von über 80 mmHg.

MERKE
Die Gabe von **Glukokortikoiden** ist zu unterlassen!

Wird eine Intubation und Beatmung aufgrund einer Halswirbel- oder Begleitverletzung notwendig, so darf die Intubation nur unter HWS-Stabilisierung in Neutralposition erfolgen. Ein Überstrecken des Kopfes muss vermieden werden. In der Praxis bietet sich an, dass ein Helfer seitlich am Patienten von ventral den Kopf In-Line fixiert.

SCHLAGWORT
Verletzungen der Wirbelsäule

Ursachen
- Stumpfe (selten spitze) Gewalteinwirkung auf Teile der Wirbelsäule durch Unfallmechanismen, denen
  - Kompressions-,
  - Luxations-,
  - Torsions-,
  - Rotations-,
  - Flexions- und Hyperflexionsbewegungen zugrunde liegen.

Symptome
- Sensibilitätsstörungen
- Schmerzen im Wirbelsäulenbereich
- Subjektive motorische Schwächen
- Objektivierbare motorische und sensorische Ausfälle

Maßnahmen
Monitoring
- AF, SpO$_2$, Rekapillarisierungszeit, Puls (peripher/zentral), RR, BZ, GCS, EKG, Temperatur

Basismaßnahmen und Lagerung
- In-Line-Fixierung der HWS, ggf. Immobilisation (**Cave:** Gefahren!)
- Freimachen und Freihalten der Atemwege in Rückenlage
- Bewusstseinsklarer Patient: Lagerung in flacher Rückenlage
- Bewusstloser Patient: Rückenlagerung mit zügiger Entscheidung zur Intubation
- O$_2$-Gabe über Maske mit Reservoir 15 l/Min.
- Anlage Stifneck® in Kombination mit Schaufeltrage und Vakuummatratze, Combi-Carrier® oder Spineboard®

Erweiterte Maßnahmen
- i. v. Zugänge nach Venenstatus und ggf. Laborblutentnahme
- Gegebenenfalls Intubation und Beatmung nur in Neutralposition der Haslwirbelsäule (In-Line-Fixierung)

Medikamente und Dosierungsempfehlungen
- Analgosedierung: 5–10 mg Morphium i. v. und 2–5 mg Dormicum®
- Volumentherapie im neurogenen Schock: balancierte Vollelektrolytlösung; RR > 90

692 31 Traumatologische Notfälle

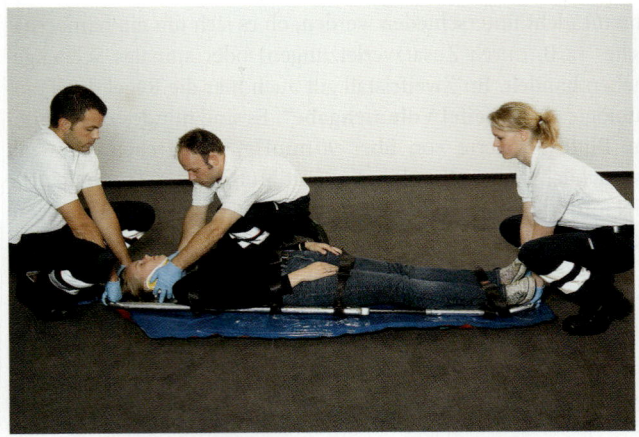

a) Umlagern eines Patienten auf die Vakuummatratze

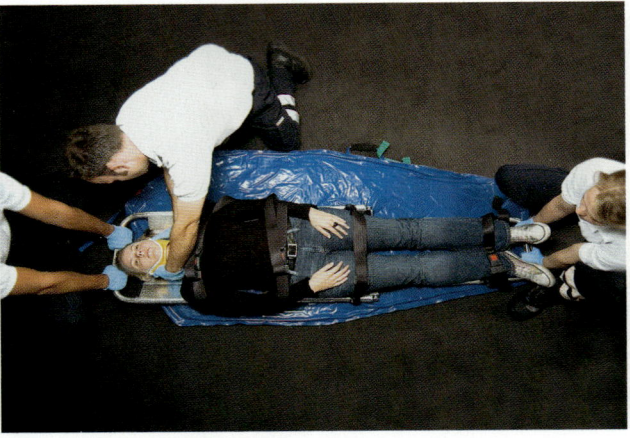

b) Lagerung eines Patienten mit Extremitätenverletzung auf Vakuummatratze (Randposition)

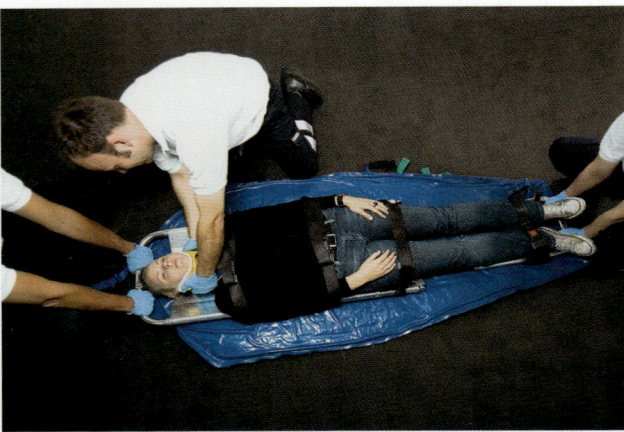

c) Lagerung eines Patienten mit Becken- oder Wirbelsäulenverletzung auf Vakuummatratze (zentrale Position)

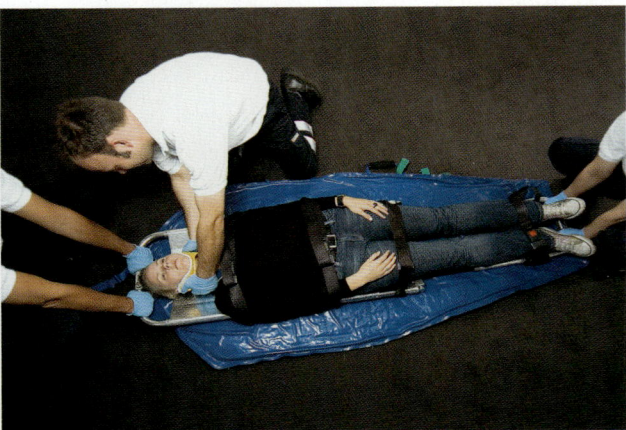

d) Öffnen des Sicherheitsventils bei evakuierter Vakuummatratze

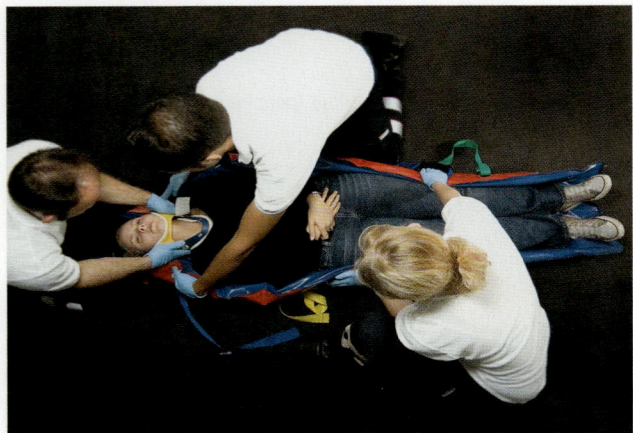

e) Anmodellieren der Vakuummatratze

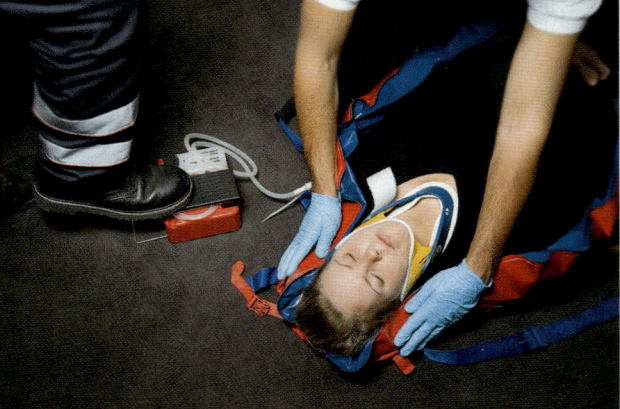

f) Absaugen der Vakuummatratze unter weiterer Anmodellierung

Abb. 31.30a–i Komplette Immobilisation durch Einsatz der Vakuummatratze [J747]

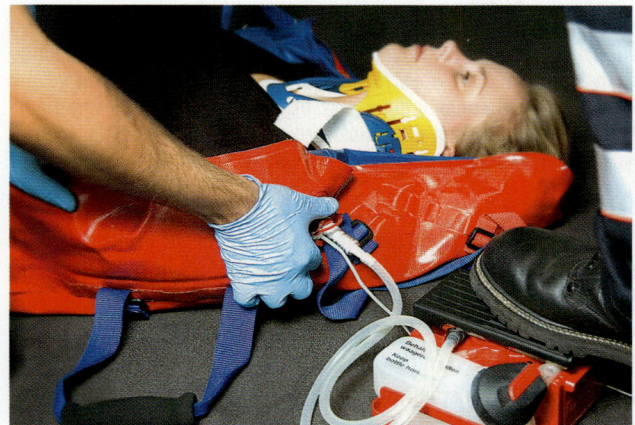
g) Verschließen des Sicherheitsventils nach dem Absaugen

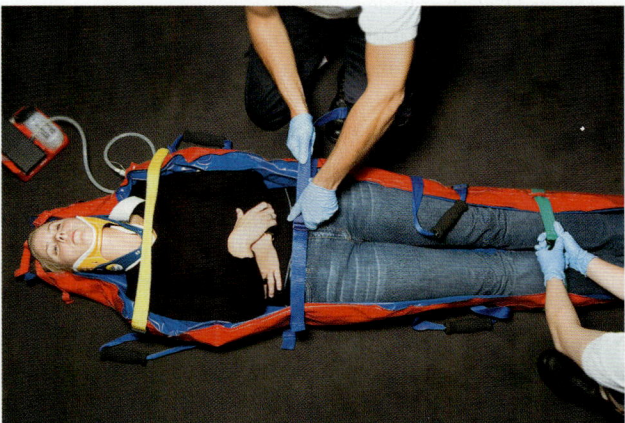
h) Sichern des Patienten auf der Vakuummatratze

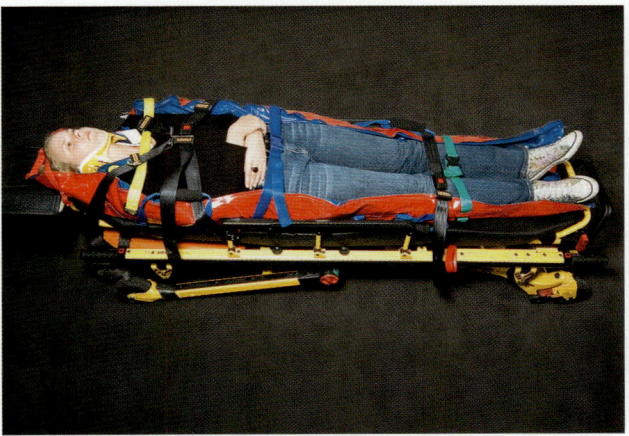
i) Sichern der Vakuummatratze auf der Trage

Abb. 31.30a–i *(Forts.)* Komplette Immobilisation durch Einsatz der Vakuummatratze [J747]

31.6 Verletzungen des Beckens

Ein lebensbedrohliches Beckentrauma tritt in aller Regel nicht isoliert auf, sondern als **Teil eines Multisystemtraumas,** das durch ein **Hochrasanztrauma** (Kinematik) verursacht wurde. Bei komplexen/offenen Beckenfrakturen liegt die Mortalität bei über 50 %, was hauptsächlich durch Volumenverluste erklärt wird. Aufgrund der großen Volumenverluste und der damit einhergehenden erhöhten Mortalität muss dem Beckentrauma im Rahmen der **Polytraumaversorgung** besondere Aufmerksamkeit zuteilwerden.

Unterschieden werden nach ihrer Lokalisation verschieden Arten von Beckenfrakturen:
- Frakturen der Sitzbeinäste
- Azetabulumfrakturen
- Beckenringfrakturen werden weiter unterteilt in:
  - Laterale Kompressionsfrakturen
  - Anteroposteriore Kompressionsfrakturen (Open Book Fracture)
  - Vertikale Scherbrüche des Beckens

Standardisierte **Klassifikation von Beckenringfrakturen** (nach: Arbeitsgemeinschaft für Osteosynthesefragen):
- Typ-A-Fraktur: stabil; lateraler Druckschmerz
- Typ-B-Fraktur: rotationsinstabil; Untersuchung von ventral zeigt Druckschmerz und/oder Instabilität; ggf. Auseinanderweichen der Symphyse (Dehiszenz) durch Palpieren; typisch bei Open-Book-Frakturen
- Typ-C-Fraktur: translations- und rotationsinstabil

31.6.1 Untersuchung des Beckens

Eine manuelle Untersuchung des Beckens auf Instabilität und Frakturen muss kritisch betrachtet werden, denn zum einen sind die Sensitivität und Spezifität niedrig (< 50 %) und abhängig vom Anwender, zum anderen steigt die Gefahr signifikant zusätzliche Blutungen auszulösen und bestehende Blutungen zu verstärken.

Von PHTLS-Deutschland wird zurzeit empfohlen, nach dem **KISS-Schema** vorzugehen: **K**inematik, **I**nspektion, **S**chmerzen, **S**tabilisierung. Hier soll zunächst die **Kinematik (K)** betrachtet werden: Lässt der Unfallmechanismus ein Beckentrauma vermuten, kann das Becken daraufhin immobilisiert werden. Finden sich im Rahmen der **Inspektion (I)** des Beckens Prellmarken, Hämatome oder sonstige Hinweise einer Gewalteinwirkung, soll das Becken immobilisiert werden. Gibt der Patient **Schmerzen (S)** im Beckenbereich an, ist auch dies Indikation zur **Stabilisierung (S).**

31.6.2 Therapie und Stabilisierung der Beckenverletzungen

Zur Stabilisierung des Beckens kann ein **Leinentuch** (z. B. Stecklaken) um das Becken in Höhe der Trochanteren (Trochanter major) gebunden werden. Die Beine sollen dabei unter Längszug innenrotiert werden, sodass über den Oberschenkelhals beidseits Druck auf das Becken ausgeübt werden kann. Die größte Fehlerquelle bei der

Stabilisierung des Beckens ist eine zu hohe Anlage des Leinentuchs, deshalb müssen vorher immer **beide Trochanteren** getastet werden, um eine richtige Anlage sicherzustellen. Es gibt verschiedene Hersteller, die **Beckengurte** (Pelvic Binders) anbieten (z. B. Pelvic Sling®).

31.7 Verletzungen des Bewegungsapparats

Verletzungen des Bewegungsapparats umfassen Wunden, Verletzungen von Gefäßen und Nerven sowie Luxationen und Frakturen. Bei Unfallverletzten liegen in über 50 % d. F. Verletzungen des Bewegungsapparats vor. In der Regel finden sich Kombinationen von **Weichteilverletzungen** und **Frakturen.**

Es wird zwischen geschlossenen und offenen Frakturen unterschieden.

Bei der **geschlossenen Fraktur** bleibt die Haut unbeschädigt und die Druckerhöhung durch Schwellung und Blutung im Weichteilareal (Kompartment) steht im Vordergrund. Die Gefahr eines **Kompartmentsyndroms** besteht, wenn eine chirurgische Versorgung verzögert wird. Bei ausgedehnten Extremitäten- und Weichteiltraumata droht bei Verzögerung und unsachgemäßer, präklinischer Versorgung eine traumatische Rhabdomyolyse mit nachfolgendem Crush-Syndrom.

MERKE

Das **Kompartmentsyndrom** ist eine gefürchtete Komplikation, bei der es durch Blutungen und/oder Ödeme zur einer Druckerhöhung im Gewebe bei intakten Hautverhältnissen kommt. Sehr häufig finden sich ein Kompartmentsyndrom nach Unterschenkel- und Unterarmfrakturen bei denen es zu Einblutungen gekommen ist. Im weiteren Verlauf wird durch die Druckzunahme in den Muskellogen die Durchblutung der Extremität reduziert, sodass es zu weiteren Gewebe-, Muskel- und Nervenschäden kommt. Im Krankenhaus muss durch eine Fasziotomie der Druck in den einzelnen Muskellogen reduziert und die Durchblutung wieder hergestellt werden.

Die **traumatische Rhabdomyolyse** beschreibt das Auflösen von quergestreifter Muskulatur, was zu einem hohen Myoglobinanteil im Blut führt **(Crush-Syndrom).** Die im Myoglobin enthaltenen Häm-Gruppen verlegen die feinen Nierentubuli durch sog. Pigmentzylinder und das im Häm befindliche Eisen schädigt die Tubuluszellen. Dadurch können die Nieren versagen und der Patient dialysepflichtig werden **(Crush-Niere).**

Bei der **offenen Fraktur** dagegen wird die Haut im Frakturbereich eröffnet und es besteht eine Verbindung zwischen Knochen und Außenwelt, weshalb die Infektionsrate wesentlich höher ist.

Analog dem Umfang der Weichteilschädigung wird die offene Fraktur unterschieden in (➤ Abb. 31.31):
- **Grad I:** Hautdurchspießung durch Knochen von innen mit minimalem Gewebeschaden
- **Grad II:** größere Hautverletzung durch Knochen von innen ohne größeren Gewebeschaden
- **Grad III:** großer Haut- und Weichteildefekt durch Knochen von innen mit schwerer Schädigung von Muskeln, Sehnen, Gefäßen und Nerven
- **Grad IV:** subtotale Amputation (Amputationsverletzungen, ➤ Kap. 31.8)

Es werden sichere und unsichere Frakturzeichen unterschieden:
- Die **sicheren Frakturzeichen** sind Fehlstellung des Knochens gegenüber seinem normalen, anatomischen Verlauf, Stufenbildung und eine abnorme Beweglichkeit. Dazu zählen im Weiteren ein Knochenreiben (Krepitation) bei Bewegung und sichtbare Knochenfragmente.
- Die **unsicheren Frakturzeichen** sind Schwellungen, Hämatome und Schmerzen sowie fehlende oder eine eingeschränkte Funktion.

31.7.1 Behandlungsprinzipien bei Verletzungen des Bewegungsapparats

Lebensbedrohliche Verletzungen des Bewegungsapparats sind **selten** (➤ Kap. 15.8). Bei unsachgerechter präklinischer Versorgung können allerdings anfangs nicht bedrohliche Verletzungen des Bewegungsapparats schnell lebensbedrohliche Verläufe annehmen. Daher müssen folgende **Richtlinien** beachtet werden, um eine sys-

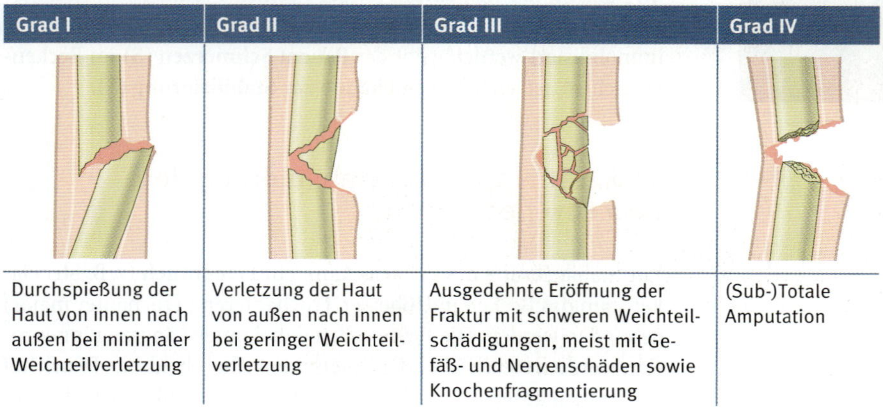

Grad I	Grad II	Grad III	Grad IV
Durchspießung der Haut von innen nach außen bei minimaler Weichteilverletzung	Verletzung der Haut von außen nach innen bei geringer Weichteilverletzung	Ausgedehnte Eröffnung der Fraktur mit schweren Weichteilschädigungen, meist mit Gefäß- und Nervenschäden sowie Knochenfragmentierung	(Sub-)Totale Amputation

Abb. 31.31 Gradeinteilung der offenen Frakturen [L190]

tematische und differenzierte Untersuchung von Wunden, Frakturen und Luxationen zu gewährleisten:

Die Untersuchung hat grundsätzlich am (teil-)entkleideten Patienten zu erfolgen. Bei bewusstseinsklaren Patienten sind Fragen nach Schmerzlokalisation oder Sensibilitätsstörungen schnell wegweisend. Grundsätzlich sind die peripher tastbaren Pulse (z. B. A. radialis und A. dorsalis pedis) immer beidseits zu tasten und zu vergleichen. Bei fehlenden Pulsen wird der jeweils proximal gelegene Pulstastpunkt aufgesucht, untersucht und abschließend dokumentiert. Die **Bewertungen** von **Frakturen** und **Luxationen** erfolgt weiterhin über die Beschreibung folgenden Faktoren:

- Schmerzen
- Sensibilitätsverluste
- Schwellungen
- Fehlstellungen
- Krepitation
- Funktionsverluste
- Abnorme Beweglichkeit

Weichteilverletzungen werden eher bildhaft mit Angaben zu Längen-, Tiefen- und Flächenausdehnung und über die Art der Wundsetzung, wie Schnitt-, Haut-, Platz-, Quetsch- oder Risswunde, beschrieben.

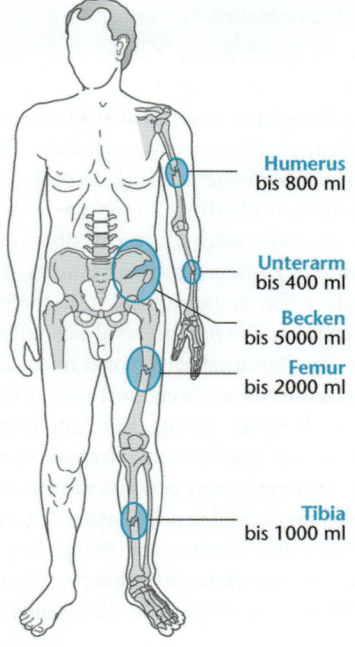

Abb. 31.33 Möglicher Blutverlust bei Frakturen [L190]

Blutungen

Durch Frakturen oder Weichteilverletzungen der Extremitäten kann es zu **umfangreichen Blutungen** kommen. Einblutungen in die Weichteile (z. B. Oberschenkel) werden oft gegenüber Blutungen aus offenen Wunden unterschätzt, können jedoch weitaus umfangreicher sein (➤ Abb. 31.32, ➤ Abb. 31.33) und erfordern eine adäquate Schockbehandlung. **Äußere Blutungen** sind i. d. R. Sickerblutungen aus kleinen arteriellen oder venösen Gefäßen. **Arterielle Blutungen** sind pulsierende, spritzende Blutungen hellroten Blutes, nur im Schock wird das Blut auch aus einer arteriellen Blutung **ununterbrochen fließen und eine dunkle Farbe besitzen, da die Sauerstoffanreicherung des Blutes** im Schockgeschehen unzureichend sein wird.

Therapie

Die einfachste **Basismaßnahme** zur Blutstillung ist, mit einer sterilen Kompresse Druck von außen auf die Wunde zu applizieren. Bei starken arteriellen Blutungen erfolgt die direkte Kompression des blutenden Gefäßes durch einen sterilen Druckverband (➤ Kap. 24.3.1). Frühzeitig soll der Einsatz eines **Tourniquets** bedacht werden. Das Tourniquet (➤ Kap. 24.3.2) muss so weit wie möglich distal, ca. 5 cm proximal der Verletzung, direkt auf der Haut des Patienten angelegt werden. Weiterhin muss auf die komplette Unterbrechung der arteriellen Blutversorgung geachtet werden. Wenn lediglich das Niederdrucksystem (Venen, Venolen) komprimiert wird, führt dies zu einer Verstärkung der Blutung.

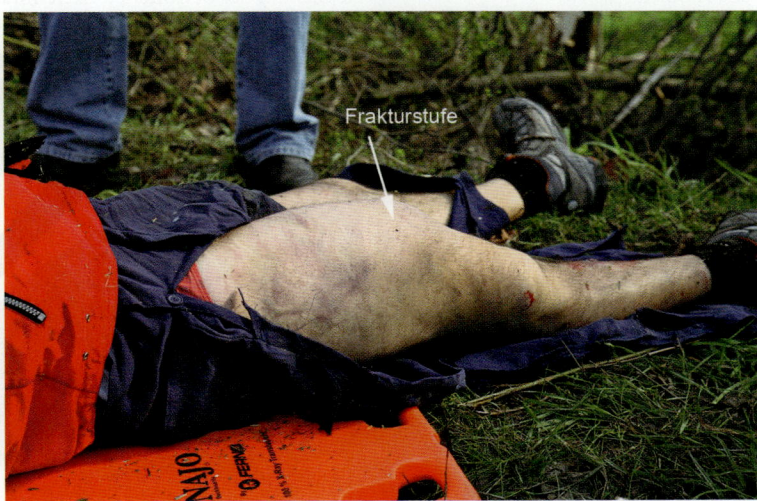

Abb. 31.32 Massive Einblutung ins Oberschenkelgewebe bei geschlossener Oberschenkelfraktur [M235]

PRAXISTIPP
Ein **Stauschlauch** darf niemals zum Abbinden benutzt werden, da hier nur das venöse System komprimiert wird.

Gleichfalls kann eine **Blutdruckmanschette** zum Abbinden benutzt werden, wenn kein entsprechendes Tool vorgehalten wird. Dabei muss der Manschettendruck deutlich (etwa 20–50 mmHg) über dem systolischen Blutdruck liegen (➤ Abb. 31.34, ➤ Abb. 31.35). Liegt der Manschettendruck nicht über dem systolischen Blutdruck, kommt es zu einer **venösen Stauung,** da arterielles Blut in die abgebundene Extremität einfließt, venöses Blut sie jedoch nicht mehr verlassen kann. Die Blutung wird sich unter diesen Umständen verstärken. Das Rettungsfachpersonal muss darauf achten, dass der **Manschettendruck nachreguliert** wird, wenn der Blutdruck (z. B. durch Schocktherapie) ansteigt. Der Zeitpunkt des Abbindens muss auf jeden Fall dokumentiert und der versorgenden Klinik übermittelt werden. Darüber hinaus benötigt der Patient eine ausreichende Analgesie, da das Abbinden nach kurzer Zeit starke Schmerzen hervorruft.

Das Abklemmen eines Blutgefäßes sollte unterlassen werden, denn eine **verletzte Arterie** zieht sich aufgrund der Elastizität ihrer Gefäßwand in die Wunde zurück und kann nur in seltenen Fällen sicher aufgefunden werden. Ein unkontrolliertes Abklemmen von vermeintlichen Gefäßstrukturen führt daher zumeist nicht zur gewünschten Blutstillung, sondern zu einer weiteren Traumatisierung.

ACHTUNG
Das Abklemmen von Blutgefäßen mit Klemmen ist Ultima Ratio.

Wundverband

Offene Wunden werden von grobem Schmutz gesäubert und mit einer sterilen Wundauflage abgedeckt. Die **Wundauflage** wird anschließend mit Mullbinden fixiert. Penetrierende Fremdkörper werden in der Wunde belassen und abgepolstert (➤ Kap. 24.2). Der Wundverband dient der Blutstillung und verhindert gleichzeitig eine zusätzliche Kontamination der Wunde.

Immobilisation von Frakturen

Frakturen werden durch **Lagerung** des Patienten auf einer vorgeformten Vakuummatratze (➤ Abb. 31.30) oder durch Anlegen von **Vakuumschienen/Sam-Splint®** (➤ Abb. 31.36) ruhiggestellt. Eine Fraktur zu schienen bedeutet, die der Fraktur benachbarten Gelenke zu immobilisieren. Vordringlichste Ziele sind die Sicherstellung oder Wiederherstellung der lokalen und peripheren Durchblutung der Extremität. Deshalb ist zu beachten, dass die **Durchblutung, Motorik** und **Sensibilität** unterhalb der Fraktur auch nach dem Anlegen einer Schiene erhalten bleiben. Deswegen muss vor und nach Anlage eines Schienungsdevices ein **DMS-Test** (DMS = Durchblutung, Motorik, Sensibilität) durchgeführt werden. Offene Frakturen werden wie offene Wunden versorgt und mit Wundverbänden oder Kompressen steril abgedeckt.

Oftmals steht jedoch bei Frakturen die Notwendigkeit einer **Reposition** (➤ Kap. 31.7.4) im Vordergrund der Notfalltherapie. Die Reposition wird durch einen moderaten, langsam zunehmenden Längszug ausgeführt. Ruckartige Zugbewegungen sind obsolet. Durch die Reposition der betroffenen Extremität wird die Muskulatur entlastet

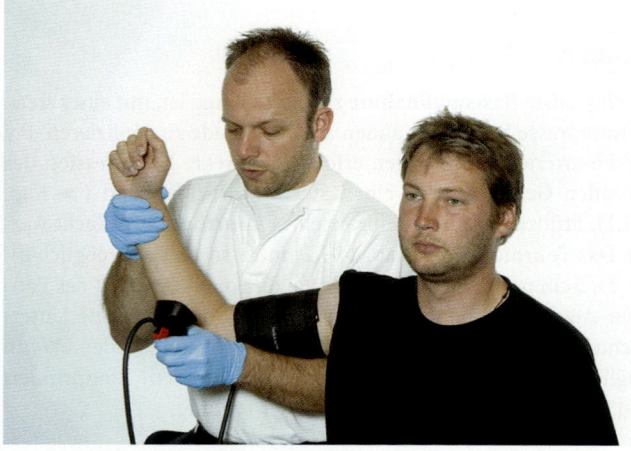

Abb. 31.34 Abbinden mit der Blutdruckmanschette [J747]

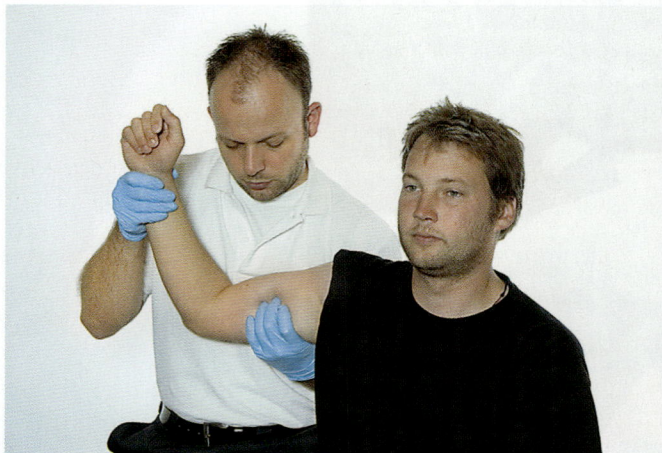

Abb. 31.35 Druckpunkte zur Kompression einer zuführenden Arterie [J747]

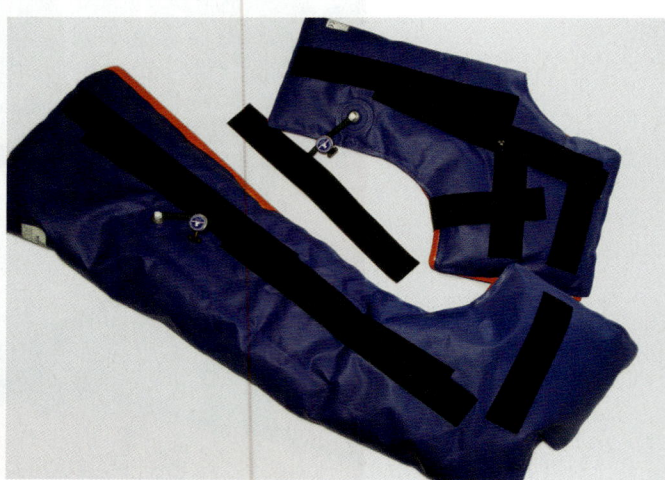

Abb. 31.36 Vakuumschienen für Unterschenkel und Unterarm [O996]

und der Reflex von Spannung und Gegenspannung durchbrochen. Dadurch wird die begleitende Gewebeverletzung vermindert oder verhindert und der Blutverlust eingedämmt. **Offene, dislozierte Frakturen** müssen am Unfallort reponiert werden. Dies gilt auch für **stark verschmutzte Frakturen.** Die Entlastung der Weichteile und Wiederherstellung der Durchblutung hat absoluten Vorrang.

> **MERKE**
> Vordringlichstes Ziel der Therapie von Frakturen und Luxationen ist die **Immobilisation** und die **Wiederherstellung** bzw. **Sicherstellung der Durchblutung.**

Schmerzbekämpfung

Extremitätenverletzungen sind **ausgesprochen schmerzhaft.** Eine adäquate Schmerzbekämpfung ist nicht nur aus der Sicht des Patienten vordringlich, sondern reduziert auch die unerwünschten Wirkungen des Schmerzes auf den Organismus (z. B. endogene Katecholaminausschüttung). Nicht nur die eigentliche Verletzung, sondern auch notwendige Therapiemaßnahmen wie die notwendige Reposition und Schienung sind äußerst schmerzhaft. Bei unzureichender Schmerzausschaltung ist der Repositionsversuch aufgrund der muskulären Gegenspannung des Patienten häufig erfolglos. Dadurch besteht die Gefahr einer weiteren Traumatisierung. Die **Reposition** durch den Notarzt hat daher **nur in ausreichender Analgosedierung** mit einem zentral wirkenden Schmerzmittel (z. B. Ketamin in Kombination mit Midazolam) zu erfolgen. Dies schließt auch notfalls die Narkose mit Intubation und Beatmung zur Schmerzbekämpfung ein.

> **SCHLAGWORT**
> **Verletzungen des Bewegungsapparats**
>
> **Ursachen**
> - Geschlossene Frakturen
> - Offene Frakturen 1.–4. Grades
> - Luxationen
> - Wunden (Schnitt-, Haut-, Platz-, Quetsch- oder Risswunde)
>
> **Symptome**
> - Blutende Wunden
> - Pulslosigkeit an der verletzen Extremität
> - **Sichere Frakturzeichen**
>   – Fehlstellungen
>   – Abnorme Beweglichkeit
>   – Krepitation
>   – Sichtbare Knochenfragmente
>   – Stufenbildung
> - **Unsichere Frakturzeichen**
>   – Hämatome
>   – Schmerzen
>   – Sensibilitätsverluste
>   – Schwellungen
>   – Funktionsverluste
>   – Gelenkfehlstellungen
>
> **Maßnahmen**
> **Monitoring**
> - AF, SpO_2, Rekapillarisierungszeit, Puls (peripher/zentral), RR, BZ, GCS, EKG, Temperatur

> **Basismaßnahmen und Lagerung**
> - Direkte Kompression: steriler Druckverband auf der Wunde
> - Indirekte Kompression: Benutzung eines Tourniquets oder Blutdruck-Manschette
> - Nur grobe Reinigung (Blätter etc.)
> - Kein Desinfektionsmittel in die Wunde einbringen.
> - Sterile Wundauflage (mit Mullbinden fixiert)
> - Penetrierende Fremdkörper in der Wunde belassen.
> - Immobilisation der verletzten Extremität (Schienung), anschließend Flachlagerung der verletzten Extremität
> - Patient flach lagern, wenn kreislaufinsuffizient.
> - O_2-Gabe über Maske mit Reservoir 15 l/Min.
> - Bei Frakturen: DMS-Kontrolle vor und nach Schienung, im Weiteren alle 5–10 Min.
>
> **Erweiterte Maßnahmen**
> - i. v. Zugänge entsprechend Venenstatus, frühzeitig i. o. Zugangsweg (EZ-IO®) erwägen und ggf. Laborblutentnahme
> - Reposition der Fraktur bzw. der Luxation
> - Gegebenenfalls. Intubation und Beatmung
>
> **Medikamente und Dosierungsempfehlungen**
> - Analgesie: Opiat (z. B. 0,1 mg Fentanyl® i. v.) evtl. in Kombination mit peripher wirkendem Analgetikum (z. B. 1 g Novalgin® i. v.)
> - Analgosedierung zur Rettung/Umlagerung (z. B. 0,5–1 mg/kg KG Ketanest® langsam i. v. in Kombination mit 2–5 mg Dormicum®); **Cave:** keine Monoanästhesie (d. h. kein Ketanest® ohne Dormicum®!)
> - Bei Unmöglichkeit der Anlage eines venösen Zugangs und nicht Vorhandensein eines i. o. Punktionsgeräts: intramuskuläre Analgesie mit Ketanest® (z. B. 3–8 mg/kg KG Ketanest® i. m.)
> - Volumentherapie: balancierte Vollelektrolytlösung
> - Narkoseeinleitung und Intubation mit Propofol® (kein Trapanal® wegen RR-Abfall) und Fentanyl®/Dormicum®

> **ACHTUNG**
> **Sedativa haben keine schmerzausschaltende Wirkung.** Daher keine Sedierung ohne Analgesie. Wird ein Patient nur sediert (z. B. mit Dormicum®), kann er seine Schmerzen lediglich nicht mehr artikulieren.

31.7.2 Frakturen und Luxationen der oberen Extremität

Schlüsselbeinbruch (Klavikulafraktur)

Der Schlüsselbeinbruch tritt zumeist in der Folge eines Sturzes auf die Schulter oder auf den gleichseitigen, ausgestreckten Arm auf. Durch den Muskelzug werden die Bruchstücke gegeneinander verschoben und es entsteht eine gut tastbare Stufe der Frakturstücke, oft im mittleren Drittel der Klavikula **(Klaviertasten-Phänomen).** Seltene Begleitverletzungen sind eine Läsion der unterhalb des Schlüsselbeins verlaufenden Schlagader (A. subclavia) oder der in den Arm ziehenden Nervenbahn (Plexus brachialis).

Therapie

Die **Basismaßnahmen** zielen auf eine Immobilisation der Fraktur und steriles Abdecken der Wunde im Falle einer offenen Fraktur.

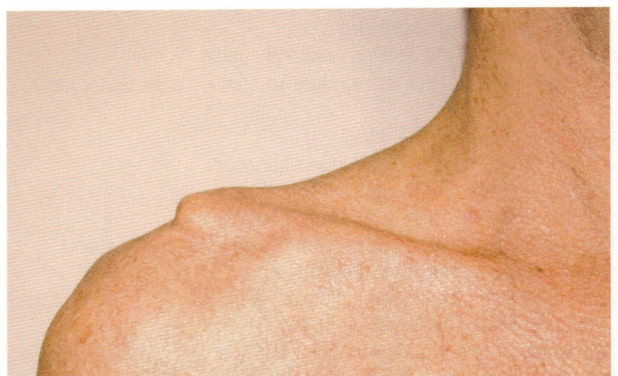

Abb. 31.37 Luxation im Akromioklavikulargelenk [E465]

Schulterluxation

Das Schultergelenk besitzt aufgrund seiner anatomischen Struktur eine besondere Anfälligkeit für Luxationen (➤ Abb. 31.37, ➤ Abb. 31.38). Man unterscheidet die **traumatische,** durch ein entsprechendes Trauma verursachte Luxation von der **habituellen Luxation** infolge einer Schwäche des umgebenden Bandapparats. Begleitend können Nervenverletzungen mit entsprechenden Ausfällen (etwa Verletzung des N. axillaris mit Ausfall der Gefühlswahrnehmung an der Schulteraußenseite) oder Verletzungen von Gefäßen auftreten.

Symptome

Der Patient beklagt stärkere Schmerzen, der Arm ist typischerweise federnd fixiert, die Gelenkpfanne des Schultergelenks leer.

Therapie

Die **Basismaßnahme** umfasst die Immobilisation des Arms in Beugestellung mit Dreiecktuch und zusätzlicher Fixierung mit Dreiecktuchbinden **(Desault-Verband)**. Schon zu den **erweiterten Maßnahmen** zählen die Schmerzbekämpfung und eventuelle Reposition durch den Notarzt nach Anlage eines venösen Zugangs.

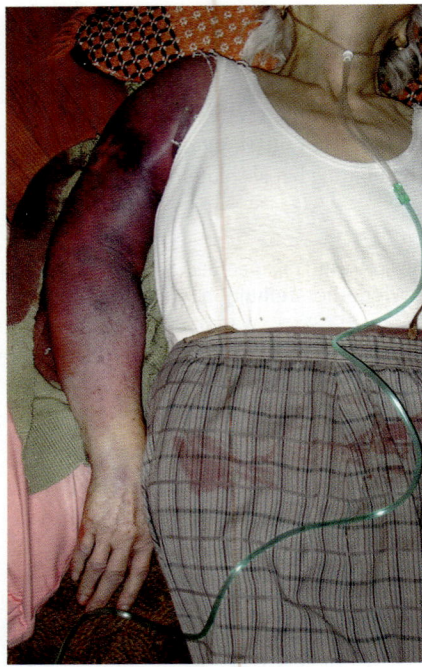

Abb. 31.39 Oberarmfraktur mit Hämatom (Fraktur 2 Tage alt) [M235]

Oberarmbrüche (Humerusfrakturen)

Oberarmbrüche in der Nähe des Schultergelenks (subkapitale Humerusfraktur) sind besonders **im Alter** nach Stürzen auf den ausgestreckten Arm häufig.

Symptome

Oft ist der Humeruskopf im Schultergelenk mitbetroffen. Liegt die Fraktur einige Tage zurück, können umfangreiche Hämatome an der Oberarminnenseite und seitlichen Brustkorbwand zu erkennen sein (➤ Abb. 31.39).

Bei Frakturen im Mittelstück des Oberarms (Humerusschaftfrakturen) ist eine Zerreißung des N. radialis, der sich um den Oberarm-

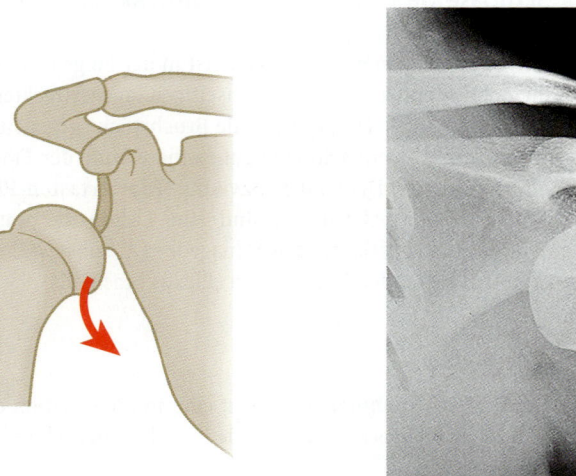
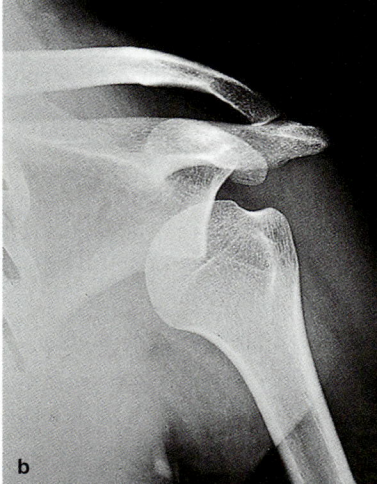

Abb. 31.38 Schulterluxation: Oberarmkopf ist aus der Gelenkpfanne nach vorne und unten luxiert. **a)** Skizze, **b)** Röntgenbild [a: L231, b: M502]

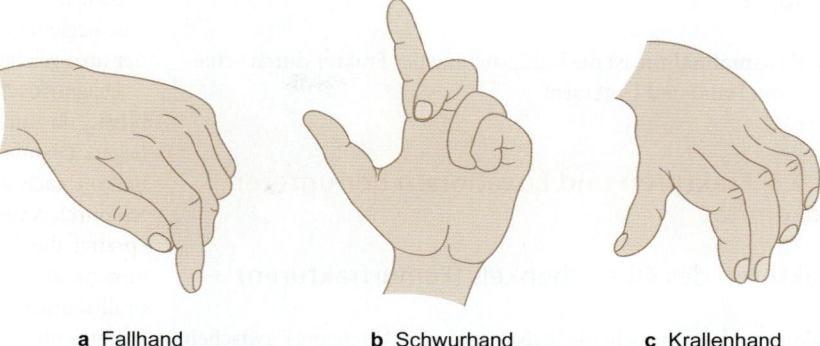

Abb. 31.40 Lähmungen bei Schädigung der Nerven im Armbereich. Alle drei Lähmungen sind mit Sensibilitätsstörungen in dem Versorgungsbereich des jeweiligen Nervs verbunden. [L231]
a) Schädigung des N. radialis im Oberarmbereich; es kommt zur Fallhand: Der Patient kann die Hand nicht mehr gegen die Schwerkraft strecken.
b) Schädigung des N. medianus führt zur charakteristischen Schwurhand. Der Patient kann die Hand nicht mehr zur Faust ballen, sondern nur noch die ulnaren Finger beugen.
c) Schädigung des N. ulnaris mit Krallenhand. Besonders Ring- und Kleinfinger sind im Grundgelenk überstreckt und im Mittelgelenk gebeugt.

a Fallhand **b** Schwurhand **c** Krallenhand

knochen herumwindet, als Komplikation besonders gefürchtet. Der Ausfall des N. radialis führt zur Fallhand (➤ Abb. 31.40). Bei Humerusschaftfrakturen kann es zu kräftigen Blutverlusten kommen.

Ellenbogennahe Oberarmbrüche entstehen durch Sturz auf den gebeugten Ellenbogen. Hierbei ist besonders der N. ulnaris gefährdet, bei dessen Verletzung typische Folgeerscheinungen (➤ Abb. 31.40) auftreten.

Therapie

Die **Basismaßnahmen** zielen auf die Immobilisation der Fraktur durch Lagerung des Patienten auf eine **Vakuummatratze**. Die Durchblutung des Arms wird anhand der Pulse überprüft. Die Beweglichkeit des Arms und evtl. Ausfallserscheinungen der Sensibilität und Motorik werden dokumentiert.

Unterarmbrüche (Frakturen von Radius und Ulna)

Die distale Radiusfraktur ist die häufigste Fraktur des Menschen.

Symptome

Unterarmbrüche entstehen zumeist durch **Sturz auf die Hand** (reflektorische Abfangbewegung von Arm und Hand bei einem Sturz). Schwellung und Schmerz im Bereich des Handgelenks sowie eine sehr schmerzhafte Drehbewegung des Unterarms sind charakteristische Kennzeichen dieser Fraktur.

Sind beide Unterarmknochen (Radius und Ulna) gebrochen, ist der Unterarm völlig instabil (➤ Abb. 31.41). Solche Frakturen entstehen beispielsweise als **Parierfraktur,** wenn ein Schlag durch den schützend erhobenen Arm abgewehrt werden sollte.

Therapie

Die **Basismaßnahmen** umfassen die Schienung des Unterarms auf einer Vakuumschiene oder in Sam-Splint®. Hierbei sollten **Hand** und **Handgelenk in Funktionsstellung** (Beugung im Handgelenk 30°, locker gebeugte Finger) fixiert werden. Dies erreicht man, indem man dem Patienten eine noch zusammengerollte Binde in die Hand gibt, auf die er die Mittelhand locker auflegt. Der Sam-Splint® kann entsprechend vorgeformt werden.

Frakturen im Bereich der Hand

Frakturen im Bereich der Hand umfassen Brüche der Handwurzelknochen, der Mittelhandknochen und der Fingerknochen (➤ Abb. 31.42).

Symptome

Unter Umständen weisen lediglich Schmerz und Schwellung auf eine mögliche Fraktur hin, die erst in der Klinik durch eine Röntgenaufnahme gesichert werden kann.

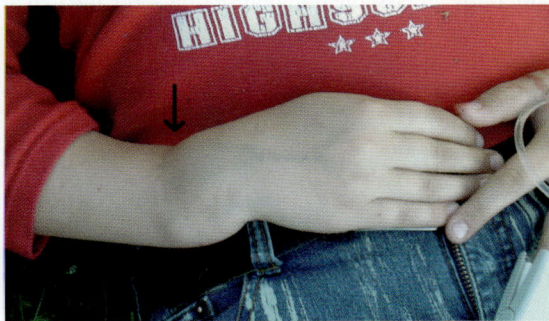

Abb. 31.41 Unterarmfraktur; Stufenbildung am Unterarm durch Verschiebung der Bruchenden [M235]

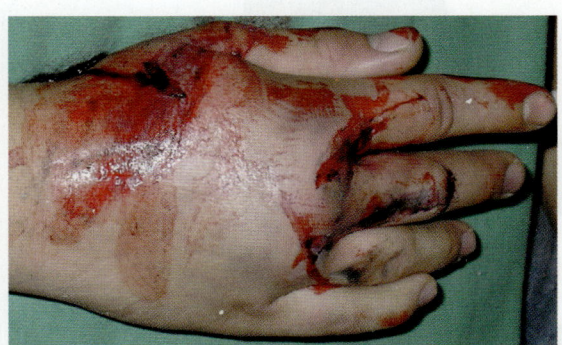

Abb. 31.42 Handfraktur durch Quetschung [M235]

Therapie

Die **Basismaßnahme** ist die Ruhigstellung der Fraktur durch Schienung von Hand und Unterarm.

31.7.3 Frakturen und Luxationen der unteren Extremität

Frakturen des Oberschenkels (Femurfrakturen)

Frakturen des Oberschenkelhalses und des Übergangs zwischen Oberschenkelhals und Oberschenkelschaft (**pertrochantäre Femurfrakturen**) treten bei jungen Patienten i. d. R. nur nach starker Gewalteinwirkung auf, in höherem Alter sind sie jedoch u. a. infolge Knochenentkalkung (Osteoporose) sehr häufig.

Man unterscheidet die wesentlich häufigeren **medialen Schenkelhalsbrüche,** bei denen der Bruchspalt innerhalb der Hüftgelenkkapsel verläuft, von den **lateralen Schenkelhalsbrüchen,** den außerhalb der Hüftgelenkkapsel gelegenen Frakturen.

Symptome

Schenkelhalsfrakturen fallen durch die typische Stellung des verletzten Beins auf, das nach außen gedreht steht und verkürzt wirkt. Bei **pertrochantären Femurfrakturen** ist diese Fehlstellung noch ausgeprägter (➤ Abb. 31.43). Zudem bestehen bei beiden Frakturtypen ein Stauchungsschmerz bei Druck auf die Ferse und ein Druckschmerz im Hüftbereich. Die Beweglichkeit des betroffenen Beins ist stark eingeschränkt. **Oberschenkelschaftfrakturen** entstehen meist durch stärkste Gewalteinwirkung (z. B. Sturz aus großer Höhe). Bei diesem Verletzungsbild stehen der erhebliche Blutverlust und die ausgeprägten Schmerzen im Vordergrund. Durch eine begleitende Verletzung der A. femoralis (selten) kann es zu einer unzureichenden Blutversorgung des Unterschenkels kommen.

Diagnostisch bereitet die Femurschaftfraktur i. d. R. keine Probleme, da zumeist alle sicheren Zeichen eines Knochenbruchs vorliegen. **Distale (kniegelenksnahe) Oberschenkelfrakturen** entstehen oft nach direkten Traumen, beispielsweise bei Verkehrsunfällen durch Anprall des gebeugten Knies auf das Armaturenbrett. Oft sprengt die Kniescheibe wie ein Keil den distalen Oberschenkel auseinander. Dabei sind offene Frakturen nicht selten. Bei Knieanpralltraumen sollte man immer auch an mögliche Verletzungen des Hüftgelenks bzw. an Oberschenkelhalsfrakturen denken.

Therapie

Die **Basismaßnahmen** umfassen die sterile Abdeckung der Wunden und offenen Frakturen. Der Patient wird auf einer Vakuummatratze gelagert und der gesamte Körper durch Absaugen der Luft geschient.

Die **erweiterten Maßnahmen** zielen nach Anlage venöser Zugänge entsprechend des Venenstatus (ggf. i. o. Zugangsweg erwägen) auf die adäquate Schmerz- und Volumentherapie.

Hüftgelenksluxation

Im Gegensatz zum Schultergelenk, das zwar eine hohe Beweglichkeit aufweist, aber mit relativ geringen Kräften luxiert werden kann, ist das Hüftgelenk durch einen **straffen Bandapparat** äußerst stabil gebaut. Eine Hüftluxation erfordert massive äußere Gewalt.

Symptome

Charakteristisch ist die federnde Fixierung des nach innen oder außen gedrehten ausgerenkten Beins. Zudem treten starke Schmerzen auf. Begleitend können Nerven (N. ischiadicus) und Gefäße (A. femoralis) verletzt sein. Eine Reposition ist dringlich, da durch Überdehnung und Zerreißen von Gefäßen (A. femoris capitis) der Kopf des Oberschenkelknochens unterversorgt werden kann und in der Folge abstirbt (**Hüftkopfnekrose**).

Therapie

Die **Basismaßnahme** umfasst die Immobilisierung des Patienten in der Vakuummatratze. Diese ist allerdings oft erst nach einer adäquaten Schmerztherapie durch den Notarzt möglich.

> **MERKE**
> **Repositionsbemühungen** seitens des Rettungsdienstpersonals sind zu **unterlassen.**

Frakturen der Kniescheibe (Patellafrakturen)

Eine typische Verletzung bei **Knieanpralltraumen** sind Patellafrakturen. Offene Frakturen sind dabei häufig. Hinweise auf eine mögli-

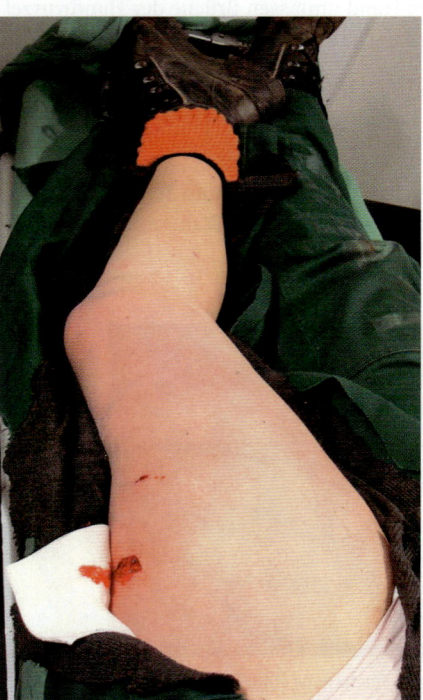

Abb. 31.43 Oberschenkelfraktur mit Einblutung [M235]

che Fraktur kann das Betasten der oberflächlich gelegenen Kniescheibe (Delle) geben. Das Bein kann bei Querfrakturen der Kniescheibe nicht gestreckt hochgehoben werden.

Therapie

Die **Basismaßnahme** umfasst die Stabilisierung des betroffenen Beins auf der Vakuummatratze bei leichter Beugung im Kniegelenk (**Knierolle**).

Frakturen von Unterschenkel und Knöchel

Durch Stauchen des Beins in Längsrichtung, etwa nach einem Sturz aus großer Höhe auf das ausgestreckte Bein, kann es zu Frakturen des kniegelenksnahen Schienbeines kommen (**Tibiakopffrakturen**). Das Kniegelenk ist dann immer mitbeteiligt, oft ist der Bandapparat des Kniegelenks geschädigt. **Unterschenkelschaftfrakturen** (> Abb. 31.44) entstehen durch direkte Gewalt (Stoßstangenverletzung verunfallter Fußgänger) oder im Rahmen von Rotationstraumen (Skiunfälle). **Knöchelbrüche** sind häufige Frakturen, die infolge Umknicken des Fußes nach außen (**Supinationstrauma**) oder nach innen (**Pronationstrauma**) entstehen können. Begleitende Bänderverletzungen sind die Regel. Knöchelfrakturen lassen sich oft schwer von reinen Bandverletzungen oder Verstauchungen des Sprunggelenks unterscheiden.

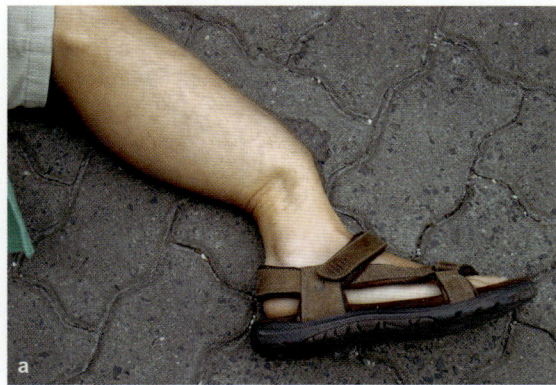

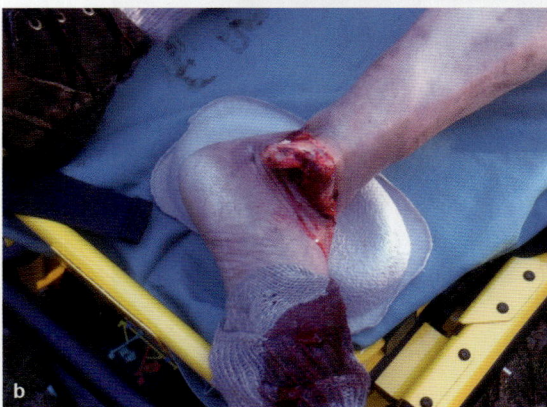

Abb. 31.44 a) Unterschenkelschaftfraktur, **b)** Sprunggelenksluxationsfraktur [M235]

Therapie

Die **Basismaßnahme** umfasst die **Fixierung** des betroffenen Unterschenkels in der Vakuummatratze oder Vakuumschiene. Sofern möglich, sollte eine **Kühlung** der geschlossenen Fraktur (insbesondere bei Knöchelfrakturen als typische Sportverletzung) erfolgen.

Achillessehnenruptur

Die Achillessehne reißt zumeist infolge degenerativer Vorschädigung im Rahmen von Bagatelltraumen oder auch ohne besondere Belastung. Bei sportlicher Betätigung tritt die Verletzung typischerweise ohne Einwirkung des Gegners auf. Die Patienten geben einen sich rasch reduzierenden stechenden Schmerz an, evtl. wird auch von einem knallenden Geräusch berichtet. Eine deutliche **Delle** in der oberflächlich verlaufenden Sehne kann getastet werden; die Patienten können sich nicht mehr auf die Zehen stellen.

Therapie

Die **Basismaßnahme** umfasst die bequeme Lagerung der betroffenen Extremität unter Einbeziehung des Patienten. Eine unbedingte Fixierung ist nicht notwendig. Wenn möglich, sollte eine **Kühlung** der Verletzung bereits auf dem Transport erfolgen.

31.7.4 Reposition von Frakturen

Die Reposition ist eine notfallmedizinische Maßnahme, die bei **dislozierten Frakturen** Anwendung findet.

Sie ist immer dann durchzuführen, wenn distal der Fraktur keine oder eine nicht mehr ausreichende Durchblutung vorgefunden wird. Darüber hinaus sind Motorik und Sensibilität weitere Entscheidungskriterien für eine Reposition dislozierter Frakturen, wenn diese nicht mehr vorhanden sind. **Ziel** soll sein, den sekundären Nervenschaden so gering wie möglich zu halten und eine regelhafte Durchblutung wieder herbeizuführen.

Durchführung

Zunächst muss der Patient über die Maßnahme, Notwendigkeit (mögliche Nerven- und Extremitätenschäden bis hin zum Extremitätenverlust) und das Vorgehen aufgeklärt werden. Eine ausreichende **Analgosedierung** (z. B. mit Fentanyl oder Ketamin/Midazolam) ist grundlegende Voraussetzung für den Erfolg, denn u. U. verhindert der durch Schmerz stark erhöhte reflektorische Muskeltonus eine erfolgreiche Reposition. Weiterhin muss als vorbereitende Maßnahmen die **Kleidung** an der betroffenen Extremität **entfernt** werden und passende **Schienungsmaterialien** präpariert und bereitgelegt werden.

Für die anatomischen Reposition wird durch einen Helfer der proximal zur Fraktur liegende Extremitätenabschnitt fixiert, distal der Fraktur nimmt ein anderer Helfer die Extremität unter achsengerechtem Längszug in seine Hände und bringt den distalen Extremitätenabschnitt unter Ausgleich eines vorliegenden Rotationsfehlers in die anatomisch korrekte Lage zurück. Im Anschluss an die Reposition muss die Fraktur geschient werden. Vor und nach der Reposition sowie nach der Schienung muss eine **DMS-Kontrolle** sattfinden (DMS = Durchblutung, Motorik, Sensibilität). Im folgenden Zeitraum der Patientenversorgung und während des Transports sollte alle 5–10 Min. eine DMS-Kontrolle durchgeführt werden. Hilfreich erscheint die Anlage eines **Pulsoximeters** distal der Fraktur, da hierdurch kontinuierlich die Durchblutung überwacht werden kann.

31.8 Amputationsverletzung

Nur etwa jeder tausendste Notfalleinsatz gilt der Erstversorgung einer Amputationsverletzung. Die entscheidende Bedeutung der rettungsdienstlichen Maßnahmen für den Verletzten erfordert allerdings gerade für diese seltene Situation eine **zielgerichtete Strategie** und **Rettungstaktik,** um ein Maximum an Rehabilitationschancen zu sichern. Amputationsverletzungen werden unterteilt in:

- **Glatte Amputationen** ohne Quetschverletzung der umgebenden Weichteile
- **Sägeamputationen** mit oberflächlicher Zerreißung der Weichteile
- **Ausrissamputation** mit Dehnungsverletzung insbesondere der Gefäß- und Nervenbahnen
- **Quetschamputation** durch flächige Gewalteinwirkung mit ausgedehntem Weichteilschaden

Im Vordergrund steht zunächst die Abwehr lebensbedrohlicher Risiken, da alle klinischen Maßnahmen zur Replantation nur bei stabilisierten Kreislaufverhältnissen und nach Versorgung bedrohlicherer Verletzungen stattfinden können. Es gilt schon bei der Erstversorgung durch den Rettungsdienst das **Prinzip der Stabilisierung der Vitalfunktionen** vor Einleitung amputationsspezifischer Maßnahmen.

> **MERKE**
> Grundprinzip bei der Versorgung Amputationsverletzter:
> „Life before limb = Leben vor Gliedmaßen".

Therapie

Die wichtigste **Basismaßnahme** bei Amputationsverletzungen ist die Sicherung der Vitalfunktionen nach ABCDE. Sind diese Funktionen sichergestellt, erfolgt die Versorgung der Amputation.

> **MERKE**
> Bei schwerwiegenden Amputationsverletzungen (Arm/Bein) erfolgt die Blutstillung am Stumpf durch das **sofortige Anwenden eines Tourniquets** oder einer passenden Blutdruckmanschette. Druckverbände benötigen in der Anlage meist mehr Zeit, was mit einem erhöhten Blutverlust einhergeht.

Das Setzen von Arterienklemmen oder Abbinden führt i.d.R. zu schweren Gewebeschäden und kann eine Replantation durch Quetschen der Gefäßstümpfe unmöglich machen. Nur in verzweifelten Situationen, bei denen der Tod des Verletzten durch eine spritzende Blutung aus dem Stumpf nicht anders abwendbar scheint, kann man Klemme oder Abbindung rechtfertigen. Dies sind aber extreme Ausnahmesituationen, denn arterielle Blutungen begrenzen sich bei Amputationsverletzungen in aller Regel von selbst, und sogar bei Oberschenkelamputationen (> Abb. 31.45) gelingt praktisch immer eine ausreichende **Blutstillung** durch ein entsprechendes **Tourniquet** oder einen **Druckverband.**

Die klinische Unterscheidung von **Mikro- und Makroreplantation,** d.h. Replantation von Fingern, Zehen, Ohren, Nase, Penis einerseits und Unterarm, Unterschenkel, Arm oder Bein andererseits, ist für die Maßnahmen des Rettungsdiensts in der präklinischen Notfallsituation zu vernachlässigen.

Die **Versorgung von Stumpf und Amputat** unterscheidet sich hierbei nicht grundsätzlich. Prinzipiell ist jedoch zu unterscheiden zwischen **totalen Amputationen** mit Unterbrechung der Gewebeverbindung zwischen Verletztem und Amputat und **subtotalen Amputationen,** bei denen zwar Gefäße, Nerven und knöcherne Verbindung durchtrennt sind, aber in irgendeiner Weise doch noch eine Gewebeverbindung zwischen dem „Beinahe-Amputat" und „Beinahe-Stumpf" verblieben ist. Diese Verbindung, wie unbedeutend sie beim ersten rettungsdienstlichen Angriff auch erscheinen mag, muss unter allen Umständen geschont werden und erhalten bleiben. Schädigung durch Lagerung und Transport ist durch entsprechenden Verband, Schienung und andere Maßnahmen auszuschließen. Ein intaktes Stück Haut, eine scheinbar unbedeutende Hautvene in der Gewebebrücke können dem Replantationsteam im Krankenhaus die Wiederherstellung des Verletzten entscheidend erleichtern.

Bei **totalen Amputationsverletzungen** kommt nach Durchführung der Stabilisierung und sterilem Verband des Stumpfes der Sicherung des Amputats besondere Bedeutung zu. Es liegt in der Verantwortung des Einsatzleiters vor Ort, alle nur möglichen Maßnahmen zu ergreifen, um das Amputat (oder die Amputate) zunächst einmal aufzufinden und vollständig sichern zu lassen (z.B. Finger zählen). Das Amputat wird sodann von groben Verschmutzungen oberflächlich gereinigt und trocken steril verbunden in dem inneren Plastikbeutel des Replantbeutels verpackt. Der äußere Beutel wird nun mit Eis oder dem mitgeführten Kühlmittel und Wasser

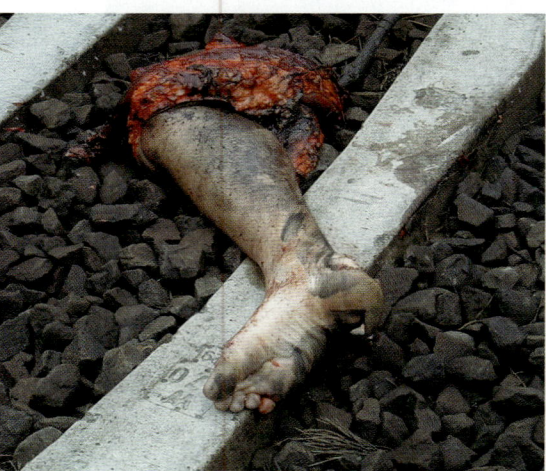

Abb. 31.45 Oberschenkelamputation (Quetschamputation) [M235]

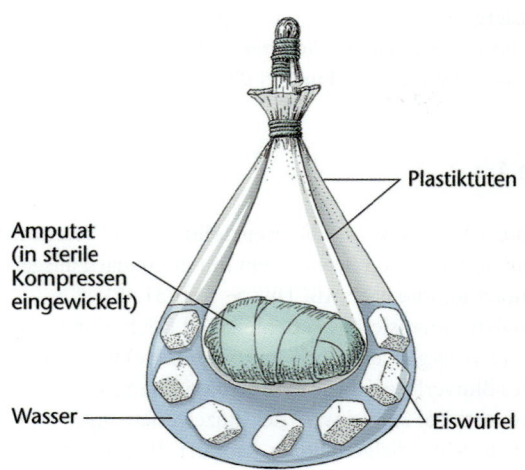

Abb. 31.46 Anwendung des Replantatbeutels (Details im Text) [L190]

gefüllt (➤ Abb. 31.46). **Keinesfalls** darf das Amputat **nass** transportiert werden. Ungeeignet ist auch die behelfsmäßige Kühlung mit Eis aus Haushaltstiefkühltruhen, die zu Erfrierungsverletzungen am Amputat führen kann. Optimal sind Transporttemperaturen um 2 °C, die durch den beschriebenen Zwei-Beutel-Transport mit einer Eis-Wasser-Mischung erreicht werden können.

Wenn nicht lebensbedrohliche Begleitverletzungen ein Warten auf die Amputatasservierung ausschließen (z. B. Blutung in die Bauchhöhle), soll der Verletzte grundsätzlich zusammen mit dem leitliniengerecht versorgten Amputat in die Klinik gebracht werden. Andernfalls ist das Amputat schnellstmöglich mit einem geeigneten Rettungsmittel nachzusenden.

Zu den **erweiterten Maßnahmen** ist die Anlage mehrerer venöser Zugänge zu zählen. Die konsequente Volumentherapie, eine adäquate Schmerztherapie und die evtl. notwendige Narkoseeinleitung zur Beatmung sind von dem Vorhandensein der venösen Zugänge abhängig.

Transport von Patient und Amputat

Die chirurgische Versorgung von Amputationsverletzungen mit dem Ziel der Replantation ist nur in **spezialisierten Zentren** möglich. Der Transport des Verletzten mit Amputat ist dringlich und nach Möglichkeit direkt in ein solches Zentrum durchzuführen. Die Rettungsleitstelle sollte frühzeitig, spätestens nach der ersten Lagemeldung durch Rettungsmittel vor Ort, Kontakt mit dem zuständigen Replantationsteam im Krankenhaus herstellen und klären lassen, ob der Verletzte für die i. d. R. außerordentlich zeitaufwendige mikrochirurgische Versorgung aufgenommen werden kann. Der Transport wird sinnvollerweise zumeist mit dem RTH durchgeführt.

> **MERKE**
> Selbst bei der **Auswahl der Zielklinik** darf das Prinzip **„Life before limb"** nicht außer Acht gelassen werden. Ist der Patient durch Begleitverletzungen vital bedroht, hat die Versorgung im nächstgeeigneten Krankenhaus absoluten Vorrang. Langstreckentransporte zur Replantation sind dann zu unterlassen.

> **SCHLAGWORT**
> **Amputationsverletzungen**
>
> **Ursachen**
> - Glatte Amputation
> - Sägeamputation
> - Ausrissamputation
> - Quetschamputation
>
> **Symptome**
> - Totale oder subtotale Amputation (Pulslosigkeit an der verletzen Extremität)
> - Blutende Stumpfwunde
> - Sichtbarer Amputatstumpf
> - Schmerzen
> - Funktionsverlust
>
> **Maßnahmen**
> **Monitoring**
> - AF, SpO$_2$, Rekapillarisierungszeit, Puls (peripher/zentral), RR, BZ, GCS, EKG, Temperatur
>
> **Basismaßnahmen und Lagerung**
> - Direkte Kompression (steriler Druckverband auf der Wunde)
> - Indirekte Kompression: Benutzung eines Tourniquets oder Blutdruck-Manschette
> - Nur grobe Reinigung (Blätter etc.)
> - Kein Desinfektionsmittel in die Wunde einbringen.
> - Ultima Ratio: Setzen von Arterienklemmen durch den chirurgisch erfahrenen Notarzt
> - Penetrierende Fremdkörper in der Wunde belassen.
> - Immobilisation der verletzten Extremität (Schienung), anschließend Flachlagerung der verletzten Extremität
> - Flachlagerung des Patienten bei Kreislaufinsuffizienz
> - O$_2$-Gabe über Maske mit Reservoir 15 l/Min.
> - **Subtotale Amputation**
>   – Gewebeverbindung zwischen „Beinahe-Amputat" und „Beinahe-Stumpf" muss unter allen Umständen geschont und erhalten werden.
> - **Totale Amputation**
>   – Amputat auffinden und vollständig sichern.
>   – Amputatasservierung nur im Replantatbeutel
>   – Keinesfalls das Amputat nass transportieren.
>   – Keinesfalls das Amputat „einfrieren".
>
> **Erweiterte Maßnahmen**
> - i. v. Zugänge entsprechend Venenstatus, frühzeitig i. o. Zugangsweg (EZ-IO®) erwägen und ggf. Laborblutentnahme
>
> **Medikamente und Dosierungsempfehlungen**
> - Analgosedierung: 0,1 mg Fentanyl i. v. und Dormicum® 2–5 mg i. v.
> - Idealerweise bietet sich zur Analgesie und gleichzeitigen Vasokonstriktion Ketamin an (z. B. 0,5–1 mg/kg KG Ketanest® langsam i. v. in Kombination mit 2–5 mg Dormicum®). **Cave:** keine Monoanästhesie (d. h. kein Ketanest® ohne Dormicum®)!
> - Bei Unmöglichkeit der Anlage eines venösen Zugangs und nicht vorhandenem i. o. Punktionsgerät: intramuskuläre Analgesie mit Ketanest® (z. B. 3–8 mg/kg KG Ketanest® i. m.)
> - Volumentherapie: balancierte Vollelektrolytlösung; permissive Hypotonie bei unzureichender externer Blutstillung
> - Narkoseeinleitung und Intubation mit Propofol® (kein Trapanal® wegen Blutdruckabfall) und Fentanyl®/Dormicum®

31.8.1 Notfallamputation

Die Notfallamputation am Einsatzort in ein äußerst seltenes Ereignis, da die meisten eingeklemmten Extremitäten durch technisches

Equipment und Know-how des Einsatzpersonals, das für die technisches Rettung zuständig ist, befreit werden können. Sollte dennoch einmal eine Notfallamputation notwendig werden, sollte dies nach Einleitung einer **Notfallnarkose** durch einen **Chirurgen an der Einsatzstelle** durchgeführt werden. Auf notarztbesetzten Einsatzmitteln kann ein **Amputationsset** vorgehalten werden.

31.9 Versorgung von Schwerstverletzten

Das **Polytrauma** stellt unter medizinischen und taktischen Gesichtspunkten eine der größten Herausforderungen an die präklinische Notfallmedizin dar. Der polytraumatisierte Patient muss mit den heute vorhandenen Mitteln **prioritätenoptimiert** behandelt werden. Das Zeitmanagement **(Golden Hour)** an der Einsatzstelle stellt alle Beteiligten vor Herausforderungen. Die Akutversorgung eines Polytraumas ist daher Testfall für die Kooperation zwischen den beteiligten Hilfsdiensten wie auch für die Effizienz der taktischen und strategischen Grundzüge eines Rettungsdienstbezirks.

> **MERKE**
> Unter einem Polytrauma versteht man die gleichzeitige Verletzung verschiedener Körperregionen in Verbindung mit Verletzungen von einem Organ oder einem Organsystem. Dabei ist mindestens eine Verletzung oder die Kombination mehrerer lebensbedrohlich (Tscherne).

Zentrale **Ursachen** des Polytraumas sind Unfälle im Straßenverkehr (ca. 70 %). Da sich das Polytrauma als eine Kombinations- oder Mehrfachverletzung verschiedener Körperregionen darstellt, ist der Schweregrad des Polytraumas durch die Verletzungsschwere der beteiligten Körperregionen klassifiziert. Der **Schweregrad** wird jedoch nicht aus der Summe der Einzelverletzungen, sondern durch die Potenzierung der aus den Einzelverletzungen resultierenden Gefahren des Polytraumas bestimmt. Der Schweregrad hängt dabei entscheidend von den begleitenden Organverletzungen der Körperhöhlen oder des Schädels wie auch von zusätzlichen Gefahren, wie der Unterkühlung, ab. Die höchste Sterblichkeit (100 %) liegt bei polytraumatisierten Patienten mit gleichzeitig bestehender **Unterkühlung** (unter 32 °C Körperkerntemperatur) vor.

31.9.1 Polytrauma-Management

Nur die frühzeitige Anwendung einer **prioritätenorientierten** und **zeitadäquaten Therapie** noch am Unfallort führt zu einer Absenkung der zu erwartenden Letalität.

> **MERKE**
> Treat first, what kills first!

Im Vordergrund steht dabei die zielgerichtete Therapie gegen die klassische Trias **Blutung – Schmerz – Schock** (> Kap. 32.1). Die präklinische Therapie wird in drei Phasen unterteilt.

Phase 1

Die erste Phase umfasst die **Beurteilung der Vitalfunktionen** Kreislauf, Atmung und Bewusstsein mit der danach ausgerichteten **Elementartherapie** nach ABCDE (> Abb. 31.47).

Die polytraumatisierten Patienten sind i. d. R. durch große Blutverluste (z. B. Organverletzung in Körperhöhle) vital gefährdet. Die Folge des Blutverlusts ist der **hämorrhagische Schock,** dessen Ausmaß proportional zur Schwere der Einzelverletzungen zunimmt.

Die erste Säule zielgerichteter kausaler Therapie besteht in der **Blutstillung** (soweit möglich) durch Druck von außen, der Anlage eines Torniquets, iTClamp® oder Druckverbands. Anschließend folgt sofort eine adäquate **Volumentherapie.** Da Blutdruckabfälle einerseits i. d. R. erst nach Verlust eines Drittels des Blutvolumens auftreten, andererseits ein Blutverlust von 20 % bereits zu einem Verlust des Herzzeitvolumens von 40 % führt, muss die therapeutische Konsequenz lauten:

> **MERKE**
> Die Volumentherapie orientiert sich nicht am Schockindex sondern am Grundsatz der permissiven Hypotonie. Bei unstillbaren Blutungen entsteht ein vermehrter Blutverlust durch Volumensubstitution. Daher sind systolische Blutdruckwerte von 70–90 mmHg (MAP > 50 mmHg) bis zur operativen Blutstillung anzustreben.

Die zweite Säule der Therapie dient der **Sicherstellung der Atmung.** Sie umfasst in erster Linie das Freimachen und Freihalten der Atemwege. Anschließend stellt sich bei polytraumatisierten Patienten leider immer noch die Frage, ob man beatmet oder nicht. Sie muss eindeutig in Richtung auf eine frühzeitige prophylaktische Beatmung beantwortet werden. Die in der Pathophysiologie des Schocks (> Kap. 32.1) beschriebene **Gewebehypoxie** bei noch bestehender, aber physiologisch nicht ausreichender Atmung bedingt die Frühintubation und Beatmung. Die Letalität polytraumatisierter Verletzter ohne Beatmung liegt bei knapp 50 %, mit Beatmung bei nur 20 %. Dies bedeutet, dass sich die Indikation zur Beatmung nicht allein am Ist-Zustand der Atemfunktion zu orientieren hat (z. B. Patient im Schock, aber noch in der Lage zu atmen), sondern am Sollzustand (ausreichende Gewebeoxygenierung unter Beatmung).

Phase 2

Nachdem die Vitalfunktionen Atmung und Kreislauf (ABC) stabilisiert worden sind, erfolgen die Beurteilung der Bewusstseinslage und die weitere Versorgung der Verletzungen. Die **Beurteilung der Bewusstseinslage** ist in die zweite Phase einzuordnen, denn bei einem polytraumatisierten Patienten mit SHT-Beteiligung führt ihre Beurteilung konsequenterweise erst dann zu therapeutischen Maßnahmen, wenn Atmung und Kreislauf stabil sind. Sind die Vital-

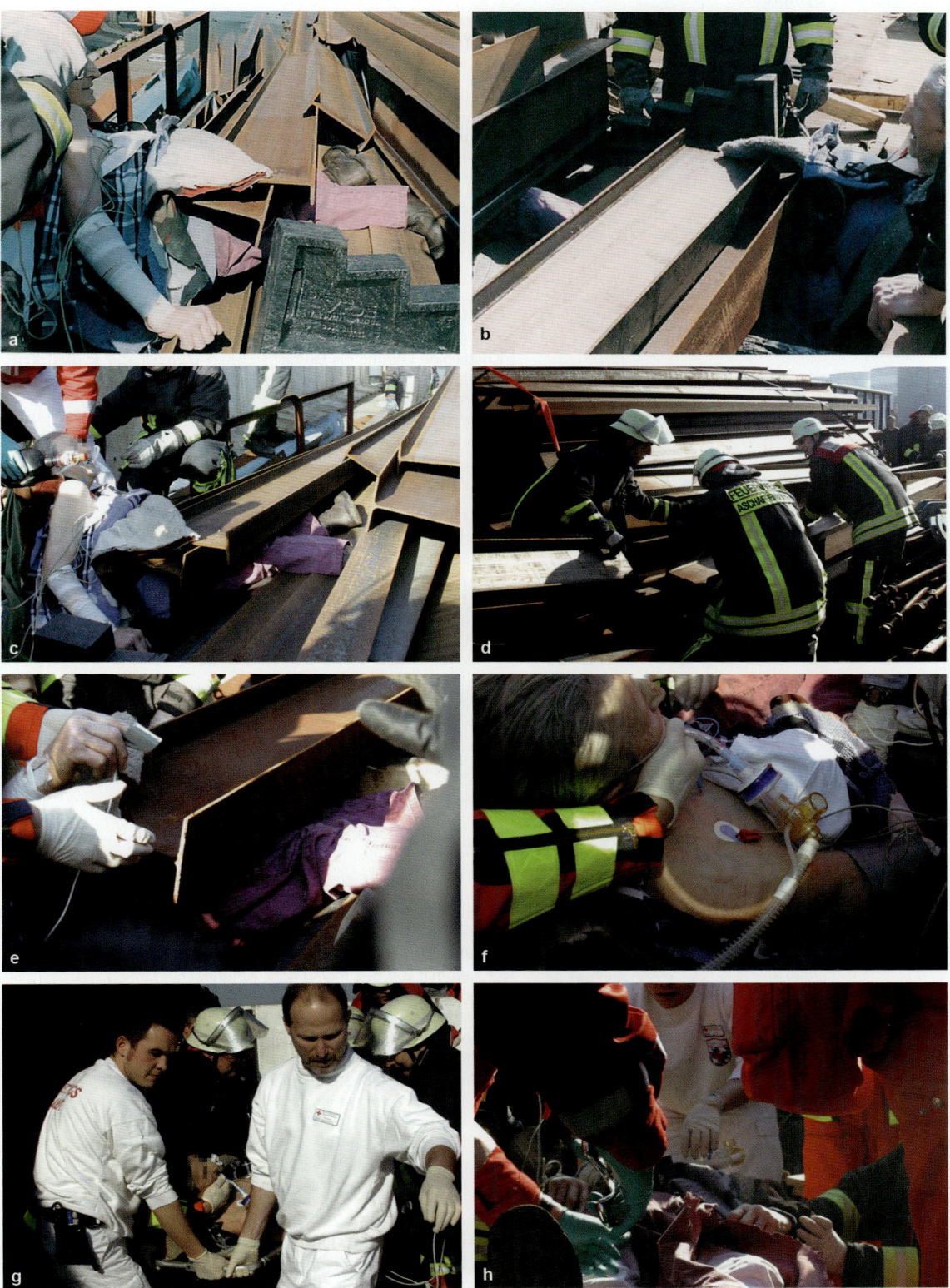

Abb. 31.47 Eingeklemmte Person durch umgestürzte Stahlträger [M235]
a), b) Untere Extremitäten frakturiert, Stahlträger liegt auf Becken und Oberschenkel. Der Oberkörper wird gegen ein Stahlgeländer gedrückt. Der Kopf kann nicht rekliniert werden. **c)** Nachdem das Geländer im Rücken des Patienten abgeflext wurde, kann der Patient intubiert und beatmet werden.
d), e) Anschließend werden die Stahlträger entfernt. **f), g)** Unter Sicherung des Intubationstubus wird der Patient mit der Schaufeltrage befreit und auf die Trage umgelagert. **h)** Vollständige Entkleidung und Untersuchung des Patienten nach Rettung aus der Einklemmung.

31 Traumatologische Notfälle

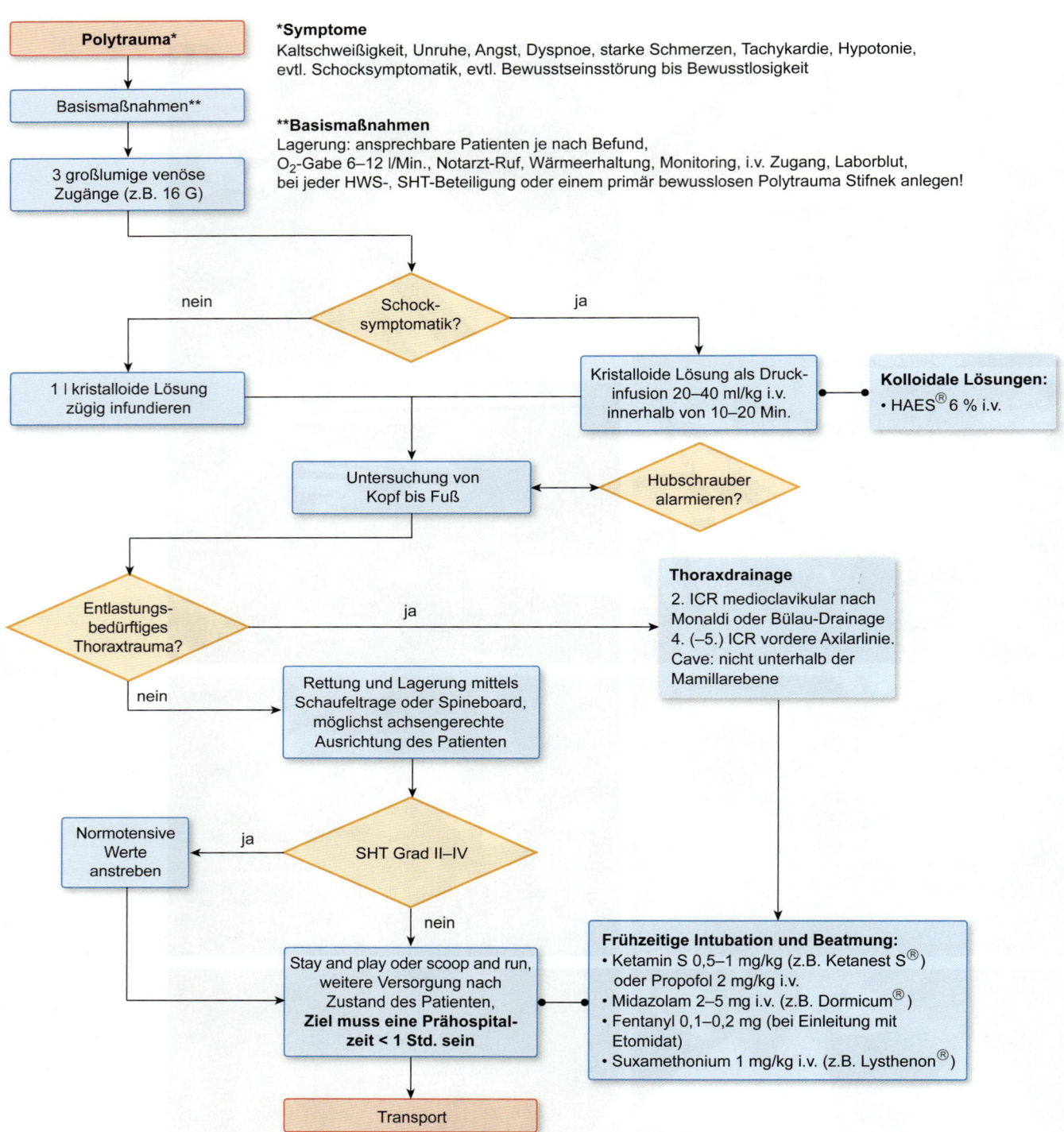

Abb. 31.48 Algorithmus „Polytrauma" [R134-3/L143]

funktionen Atmung und Kreislauf nicht zu stabilisieren, so spielt die sonst alles entscheidende Bewusstseinslage keine Rolle mehr. Eng verbunden mit der Beurteilung der Bewusstseinslage ist die Einschätzung einer **Schädel-Hirn-Verletzung.** Blutungen im Bereich des Gesichts- und Hirnschädels werden häufig unterschätzt. Sie müssen durch straff sitzende Druckverbände gestillt werden. Bei offenen Schädelverletzungen mit Austritt von Hirnsubstanz sind Druckverbände dagegen kontraindiziert. Durch die meisten Unfallmechanismen ist bei einem polytraumatisierten Patienten bis zum Beweis des Gegenteils immer von einer Beteiligung der Halswirbelsäule auszugehen. Konsequenterweise muss daher grundsätzlich eine Immobilisierung der Halswirbelsäule (z.B. Stifneck®, ➤ Abb. 31.28) mittels z.B. der NEXUS-Kriterien abgewogen werden.

Verletzungen des Thorax werden, wenn nicht bereits erfolgt, bei bestehender Ateminsuffizienz durch Intubation und Beatmung, ggf. durch Anlage einer Thoraxdrainage, therapiert. Dabei sollte immer an eine begleitende Verletzung des Herzens (z. B. Contusio cordis) gedacht werden, denn bei einem Großteil der polytraumatisierten Patienten lassen sich frühzeitig im EKG **Herzrhythmusstörungen** nachweisen. Bei der Versorgung des polytraumatisierten Patienten muss somit nicht nur auf die klar vor Augen liegenden Befunde geachtet, sondern auch an mögliche Verletzungen, die der Unfallmechanismus nahelegt, gedacht werden. Dies gilt im besonderen Maße für **Verletzungen der Wirbelsäule.** Grundsätzlich ist daher jeder polytraumatisierte Patient auf ein geeignetes Immobilisationsmittel zu immobilisieren.

Phase 3

Eine zeitaufwendige Versorgung von Bagatelltraumen an der Unfallstelle ist zugunsten eines zügigen Transports in eine geeignete Klinik zu unterlassen. Dies bedeutet nicht das Propagieren von „Scoop and run", wohl aber die **Unterlassung einer Komplettversorgung** auch der kleinsten Verletzungen noch am Notfallort (> Abb. 31.48). Dies würde Bagatelltraumen auf die Versorgungsstufe mit lebensbedrohlichen Verletzungen stellen. Bei gleichzeitig bestehenden vitalbedrohlichen Verletzungen ist daher dem zügigen Transport des Patienten gegenüber weiteren Versorgungen nicht lebensbedrohlicher Verletzungen der Vorrang zu geben. Dabei hat die **frühzeitige Organisation des Patiententransports** unter Beachtung der spezifischen Gegebenheiten im Rettungsdienstbereich, der zur Verfügung stehenden Kliniken, der Tageszeit, der Witterung und der Transportdringlichkeit zu erfolgen. So muss z. B. ein Patient mit einem in die Körperhöhle blutenden Organ umgehend in die nächstgelegene Klinik zur operativen Versorgung transportiert werden. Eine Amputationsverletzung oder Wirbelsäulenverletzung bedarf jedoch aufgrund der verlängerten Vorlaufzeit der frühzeitigen Bestellung eines luftgestützten Rettungsmittels zum Transport in die nächstgeeignete Klinik.

31.9.2 Polytrauma-Management nach PHTLS

Prehospital-Trauma-Life-Support (PHTLS) ist ein seit 2007 angebotenes Trauma-Kurskonzept aus dem angloamerikanischen Raum, das dort als Pendant zu dem schon existierenden ATLS-Kurs-System für die Schockraumversorgung von Traumapatienten seit 1982 entwickelt wurde, um die Mortalität von Traumapatienten durch geeignete präklinische Maßnahmen zu senken.

Principles und Preferences

Ziel des PHTLS ist es, durch das Vermitteln einer strukturierten und prioritätenorientierten Herangehensweise an die medizinische Versorgung des Traumapatienten, den **Transport** und die **Versorgung** im nächstgelegenen geeigneten Krankenhaus innerhalb eines sinnvollen Zeitfensters nach Durchführung der notwendigen Interventionen am Patienten zu gewährleisten. Ohne dogmatische Regelwerke aufzustellen, werden Prinzipien und Präferenzen in der Traumaversorgung dargestellt, die sich an der wissenschaftlichen Evidenz orientieren. **Prinzipien** sind Ziele in der Versorgung des Patienten, die erreicht werden müssen, um das Überleben des Patienten zu ermöglichen. So leuchtet es ein, dass das Überleben des menschlichen Organismus – wie ineinandergreifende Zahnräder einer Uhr – davon abhängig ist, ein funktionierendes **Zusammenspielen** zwischen **Atemweg (A)**, **Atmung (B)** und **Kreislauf (C)** aufrechtzuerhalten und eine ausreichende Energieproduktion für alle Organsystem zu gewährleisten. Maßnahmen, die am Patienten ergriffen werden, müssen also zum Ziel haben, diese grundsätzliche Funktionsweise des menschlichen Körpers wieder herzustellen oder zu verbessern. **Präferenzen** sind nun Maßnahmen, um diese Prinzipien (Ziele) zu erreichen. Sie sind sowohl abhängig vom individuellen Wissen und den praktischen Fähigkeiten des Rettungsfachpersonals und der Notärzte als auch von der Situation an der Einsatzstelle und dem Schweregrad der Verletzung des Traumapatienten.

Scene, Safety, Situation

Am Anfang eines Einsatzes ist Traumaversorgung zunächst das **Sammeln von Informationen** und beginnt mit den Informationen des Notrufs. Weiter sind die aktuelle Witterung, die Temperatur an der Einsatzstelle und die Lichtverhältnisse wichtig. Neben diesen grundsätzlichen Überlegungen ist die **Sicherheit** für den Patienten und für das gesamte Rettungsteam ein wesentlicher Aspekt, der Beachtung finden muss: Fließender Verkehr, mögliches Feuer oder Elektrizität, aber auch Krankheitserreger und nicht zuletzt Gewalt gegenüber dem Rettungsdienstpersonal sind Gefahrenquellen, die es zu erkennen gilt.

> **MERKE**
> Bei **offensichtlichen Gefahren** darf die Einsatzstelle durch das Rettungsfachpersonal nicht betreten werden.

Wird die Einsatzstelle durch das Rettungsteam betreten, gilt es einsatztaktische Schlüsse aus der Situation vor Ort zu ziehen. Wie viele Patienten sind tatsächlich vor Ort zu versorgen und reicht die Anzahl der Rettungskräfte dafür aus? Muss eine Triage eingerichtet werden? Sollen noch weitere Rettungswagen und Notarzteinsatzfahrzeuge oder ggf. Leitende Notärzte (LNA) nachalarmiert werden? Steht ein RTH zur Verfügung? Die Entscheidung zur Alarmierung eines RTH sollte sehr früh im Einsatzgeschehen getroffen werden, um Zeit für den Patienten zu gewinnen (**Golden Hour – Golden Period**). Wird erst am Ende der vor Ort Versorgung des Patienten die Entscheidung getroffen, einen RTH Transport durchführen zu wollen, ist der Zeitvorteil eines luft- vs. bodengebunden Transports nicht mehr gegeben. Anders verhält es sich, wenn eine medizinische Versorgung in weit entfernte Versorgungszentren oder Spezialzentren (z. B. Verbrennungschirurgie, Neurochirurgie) angestrebt wird. Daher sollte diese Entscheidung so früh wie möglich getroffen werden, um keine Zeitverluste an der Einsatzstelle in Kauf nehmen zu müssen.

Die Traumakinematik (> Kap. 15.5) ist ein weiterer wesentlicher Aspekt, den es beim Betreten der Einsatzstelle zu beachten gilt. Durch das **Lesen der Unfallstelle** und möglicher Deformitäten an Fahrzeugen und anderen Gegenständen, mit denen der Patient während des Unfallereignisses Kontakt hatte, aber auch das Erkennen der Beschaffenheit des Bodens, auf dem der Patient aufgekommen ist, geben einen wertvollen Hinweis auf potenzielle Traumata. Diese kurze Vorüberlegung zu möglichen Verletzungsmustern lässt im weiteren Verlauf der Versorgung auch Maßnahmen zu, die lediglich wegen der erkannten Traumakinematik getroffen worden sind und nicht wegen eines tatsächlichen Befunds am Patienten (KISS-Schema, > Kap. 31.6.1).

> **MERKE**
> Das Wissen über **Traumakinematik** ist zur Beurteilung von Traumapatienten essenziell.

Initiale Beurteilung (Primary Survey)

Erster Eindruck

Der Ersteindruck (erster Blick; General Impression) wird während der ersten Kontaktaufnahme mit dem Traumapatienten durchgeführt. Hier soll ein **Überblick** vom Patienten, dessen Atemwege/Atemqualität, Kreislauffunktion (Puls) und Ansprechbarkeit (neurologischer Status) **innerhalb von 15–30 Sek.** erfasst werden. Darüber hinaus soll Ausschau nach offensichtlichen Blutungen gehalten werden. Fällt eine externe Blutung auf, soll diese sofort durch äußeren Druck und weitere blutstillende Maßnahmen (Blutungskontrolle) kontrolliert werden.

Anschließend wird der **Gesamtzustand** des Patienten bewertet und festgelegt, ob der Patient sich jetzt oder in Kürze in einem potenziell kritischen Zustand befinden könnte. Der Ersteindruck muss dem ganzen Team als kurze Ansage mitgeteilt werden (kritisch, potenziell kritisch, nicht kritisch), sodass jedes Teammitglied die nächsten Schritte antizipieren kann. An dieser Stelle sollte auch die Entscheidung getroffen werden, ob ein RTH für den Transport in das geeignete Zielkrankenhaus (ländliche Einsatzstelle; SHT-Patient; Verbrennungsbett) notwendig ist und auch dann alarmiert werden.

Initiale Untersuchung (ABCDE)

Die initiale Untersuchung umfasst prioritätenorientierte Untersuchungs- und Behandlungsschritte, die nach Möglichkeit zügig aber konzentriert abgearbeitet werden sollten:

- **A** – Atemwegsmanagement und HWS-Stabilisierung
- **B** – Belüftung der Lungen/Atemqualität (Ventilation)
- **C** – Kreislauffunktion und Blutungskontrolle
- **D** – neurologische Defizite (Erhebung eines neurologischen Status)
- **E** – entkleideten Patienten untersuchen und Wärmeerhalt (Temperaturkontrolle)

A: Atemwegsmanagement und HWS-Stabilisierung (Airway)
Zunächst sollte sofort die Halswirbelsäule durch **manuelle In-Line-Fixierung** stabilisiert werden. Anschließend müssen die Atemwege untersucht werden. Sollte der Patient mit dem Untersucher sprechen können, kann das behandelnde Team davon ausgehen, dass kein Atemwegsproblem vorliegt. Gibt der Patient aber lediglich schnarchende Atemgeräusche von sich, können mittels **Trauma-Jaw-Thrust** oder **Trauma-Chin-Lift** die Atemwege freigemacht werden. Das Überstrecken der HWS ist bei Traumapatienten obsolet und stellt einen Kunstfehler dar.

> **ACHTUNG**
> Das Überstrecken der Halswirbelsäule ist obsolet.

Im weiteren Verlauf des Atemwegsmanagements kann zum Freihalten der Atemwege der Gebrauch von Oropharyngealtuben oder Larynxtuben bis zur Durchführung der endotrachealen Intubation notwendig sein. Sollte die (endotracheale) Intubation nicht möglich sein (Klassifikation nach Mallampati IV oder nach Cormack/Lehane IV), ist eine Koniotomie notwendig und muss durchgeführt werden, **wenn alternative Atemwegshilfen versagen.**

B: Belüftung der Lungen/Atemqualität (Breathing)
Im nächsten Schritt wird die Atmung untersucht: Atemfrequenz, Atemtiefe, Auskultation der Lungen, Inspektion und Palpation des Thorax auf Instabilität und das Vorhandensein von gestauten Halsvenen müssen hier überprüft werden. Als Maßnahmen steht an erster Stelle die Sauerstoffgabe mittels Sauerstoffmaske mit Reservoir und 15 l/Min. Flow. Sollte dies nicht ausreichen – v. a. wenn der Patient **brady- oder tachypnoeisch** ist – muss der Patient assistiert beatmet werden, um eine ausreichende Sauerstoffversorgung herzustellen. Der Erfolg kann durch das Ablesen der Sauerstoffsättigung kontrolliert werden.

C: Kreislauffunktion und Blutungskontrolle (Circulation)
Spätestens jetzt sollte aktiv nach möglichen **äußeren Blutungen** gesucht werden und wenn vorhanden gestillt werden (äußerer Druck, Druckverband, iTClamp®, Tourniquet). Die Kreislaufsituation kann sehr gut durch die Hautfarbe (Blässe, Marmorierung), Hauttemperatur (kalte Extremitäten) und Feuchtigkeitsgrad (klamm-feuchte Haut als Zeichen eines Schockgeschehens) beurteilt werden. Des Weiteren sollte der **periphere Puls** (A. radialis) getastet werden.

> **MERKE**
> Als Faustformel gilt, dass der **systolische Blutdruck** mindestens **80 mmHg** beträgt, wenn periphere Pulse tastbar sind. Im Alter nimmt dieser Wert zu.

Die **Überprüfung der Rekapillarisierungszeit** (physiologisch < 2 Sek.) ist ebenfalls eine schnell und einfach durchführbare Maßnahme, um sich Klarheit über die Kreislaufverhältnisse zu verschaffen. Neben der Anlage eines oder mehrerer Venenverweilkanülen zur Medikamenten- und Volumengabe, muss auch nach nicht **sichtbaren, inneren Blutungsquellen** gesucht werden. Dazu wird das Abdomen über alle vier Quadranten abgetastet und nach Abwehrspannung oder lokalen Resistenzen gesucht. Das Becken und die Oberschenkel gelten als weitere große Blutungsräume und müssen in diesem Untersuchungsgang berücksichtigt werden. Vor allem das Becken sollte bei Verdacht eines schweren Traumas, bei Hinweisen aus der Traumakinematik, mit einer **Beckenschlinge** versorgt werden, um eine innere Blutung kontrollieren zu können.

ACHTUNG
Sollte der Zustand des Traumapatienten nach der Kreislaufuntersuchung weiterhin schlecht sein, kann der **Primary Survey unterbrochen** und der Patient transportfertig gemacht werden. Im RTW können dann die fehlenden Untersuchungen nachgeholt werden.

D: Neurologischer Status (Disability)
Die **Glasgow Coma Scale (GCS)** sollte erhoben werden. Gerade hiermit kann während der weiteren Versorgung durch stetige Reevaluierung ein **Verlaufsprofil** erstellt werden. Die Pupillenkontrolle zur Identifikation einer Hirndrucksymptomatik und auch die Glukosemessung zum Ausschluss einer Hypoglykämie sind Maßnahmen, die an dieser Stelle durchgeführt werden sollen.

E: Entkleidung (Exposure)
Wenn es die Zeit zulässt, sollte ein Traumapatient spätestens im RTW vollständig entkleidet werden, um mögliche **verdeckte Verletzungen** zu finden. Abschließend muss aber einer Hypothermie entgegengewirkt werden und auf einen konsequenten Wärmeerhalt geachtet werden. Durch eine **Hypothermie** wird das Gerinnungssystem des Patienten erschöpft und die Blutstillung beeinträchtigt.

Erweiterte Beurteilung (Secondary Survey)

Der Secondary Survey findet bei kritisch kranken Patienten im RTW auf dem Transport in das Zielkrankenhaus statt. Lässt es der Zustand des Patienten zu (nicht kritisch), kann dieser auch noch an der Einsatzstelle durchgeführt werden. Nach einem schnellen Reassessment im ABCDE und das Ergänzen fehlenden Monitorings (etCO$_2$, SpO$_2$, RR, EKG), wird die **SAMPLER-Anamnese** (➤ Kap. 17.1.5) erhoben:
- **S** – Symptome
- **A** – Allergien
- **M** – Medikation (Dauer- und Bedarfs- sowie Eigenmedikation)
- **P** – Patientenvorgeschichte
- **L** – letzter Stuhl- und Urinabgang; letzte Flüssigkeits- und Essensaufnahme
- **E** – Ereignisse kurz vor dem Notfallgeschehen
- **R** – Risikofaktoren

Darüber hinaus kann nun eine detaillierte **Kopf-bis-Fuß-Untersuchung** stattfinden, wenn es der Zustand des Patienten erlaubt.

Transport

Während des Transports in ein geeignetes Krankenhaus sollte alle 5–10 Min. ein **Reassesment mittels ABCDE** durchgeführt werden, um frühzeitig Veränderungen zu erkennen und Interventionsmaßnahmen durchführen zu können. Die **Auswahl eines nächstgelegenen, geeigneten Krankenhauses** ist von entscheidender Bedeutung für das Überleben des Patienten, denn das nächstgelegene Hospital muss für den Traumapatienten nicht unbedingt das richtige Krankenhaus sein.

31.9.3 Small Volume Resuscitation (SVR)

Bei Traumapatienten treten häufig **große Volumenverluste** innerhalb kurzer Zeit auf. Obwohl es gelingt, diese Patienten nach schwerem Volumenmangelschock in die Klinik zu transportieren, versterben sie im weiteren Verlauf an Komplikationen (z. B. Lungenversagen), deren Ursache vermutlich Durchblutungsstörungen und daraus resultierende Organschäden im Rahmen des Primärereignisses sind. Ein entsprechend großer Blutverlust führt zu **Hypotonie** mit nachfolgender **Minderperfusion der Organe** sowie zu einer **Gewebsazidose** mit nachfolgendem Kapillarschaden und Zytokinausschüttung. Diese Störungen im Bereich der Mikrozirkulation wirken sich bei eingeleiteter Therapie nicht sofort aus. Es kommt jedoch in den folgenden Tagen zu Organstörungen bis zum Organversagen.

Das **optimierte Volumenmanagement** im Rettungsdienst versucht, Störungen im Bereich der Mikrozirkulation zu verhindern. Ein mögliches Behandlungskonzept **war** die Small Volume Resuscitation (SVR), die eine Kombination aus kolloidaler und hyperosmolarer, kristalloider Lösung ist. Ergänzt wird das Konzept durch die differenzierte Gabe von kristalloiden und kolloiden Lösungen. Durch die Verwendung der SVR-Lösungen kommt es zu einer Mobilisation von Flüssigkeit aus dem Extravasal- in den Intravasalraum und einer optimierten Rheologie (Fließeigenschaft des Blutes). Seit April 2014 ist HyperHAES® nach einem Feststellungsbescheid des Bundesamtes für Arzneimittel und Medizinprodukte (BfArM) nicht mehr verkehrsfähig, da der pharmazeutische Hersteller auf die Zulassung verzichtet hat. Risikoanalysen ergaben, dass durch HAES-haltige Arzneimittel die Mortalität steigt.

MERKE
Die Initialtherapie des Volumenmangelschocks ist auch auf die Prävention von Sekundärkomplikationen ausgerichtet. **Aktuell (2015) werden durch die Fachgesellschaften balancierte Vollelektrolytlösungen empfohlen.**

31.9.4 Trauma und Reanimation

Eine durch Trauma bedingte Reanimation wird traditionell mit einer **äußerst schlechten Prognose** für den Patienten verbunden. Aktuell wird diese Ansicht in Deutschland immer kritischer hinterfragt. Die Datenlage hierzu erscheint allerdings noch heterogen und Überlebensraten sind davon abhängig, welche Grundgesamtheit als Patientengruppe statistisch herangezogen wurde.

Wesentlich erscheint es, zwei Patientengruppen voneinander zu unterscheiden:
- **Primär reanimationspflichtige Traumapatienten**
- **Während der Versorgung reanimationspflichtig** gewordene Patienten.

Bei der zweiten Patientengruppe muss neben dem sofortigen Beginn mit Reanimationsmaßnahmen die bis dahin getroffene Therapie kritisch hinterfragt werden – dies sollte strukturiert mittels eines **ABCDE-Reassesments** stattfinden und vorher durchgeführte invasive Maßnahmen auf Erfolg kontrolliert werden, um z. B. eine ösophageale Fehlintubation oder eine anteriore Entlastungspunktion mit einer zu kurzen Punktionsnadel auszuschließen.

Grundsätzlich stehen **potenziell reversible Ursachen** (vgl. ERC: 4H's und HITS), die zum Herz-Kreislauf-Stillstand geführt haben können, therapeutisch bei reanimationspflichtigen Traumapatienten im Vordergrund:
- Hypoxämie durch Verlegung der Atemwege
- Blutungsassozierte Hypovolämie
- Spannungspneumothorax
- Perikardtamponade

Die **Therapiemaßnahmen,** um diese potenziell reversiblen Ursachen zu behandeln, müssen zügig und aggressiv umgesetzt werden:
- Es muss eine **ausreichende Sauerstoffversorgung** durch eine endotracheale Intubation oder einen alternativen Atemwege gesichert werden.
- Mögliche **Blutungsquellen** müssen sehr früh aktiv gesucht und kontrolliert werden.
- Blutende **Extremitätenverletzungen** können schnell und effizient mittels iTClamp® oder auch durch ein Tourniquet gestillt werden.
- Das **Becken** muss frühzeitig durch die Anlage eines Beckengurtes stabilisiert werden.

Ein möglicher **Spannungspneumothorax** muss auch frühzeitig in die Überlegung zur notfallmedizinischen Therapie gelangen und ggf. entlastet werden. Hier muss bedacht werden, dass eine Thoraxdrainage effektiver sein kann als eine anteriore Nadeldekompression.

MERKE
Eine Trauma-assoziierte **Reanimation** darf nicht abgebrochen werden, bevor der Patient nicht mit **bilateralen Thoraxdrainagen** versorgt wurde!

SCHLAGWORT
Polytrauma

Ursachen
- Einwirkung starker Gewalt auf den Körper mit lebensgefährlicher Verletzung verschiedener Körperregionen z. B. durch:
  - Verkehrsunfall (Einklemmungstrauma)
  - Betriebsunfall
  - Sturz aus großer Höhe

Symptome
Die Symptome sind abhängig vom individuellen Verletzungsmuster und Verletzungsumfang der betroffenen Körperregionen. Die häufigsten Symptome sind:
- Schockzeichen: erhöhte AF; feuchte, kalte, blasse Haut; Lippen- und Akrenzyanose; verzögerte Rekapillarisierung; peripher schlechter tachykarder Puls
- Starke Schmerzen
- Bewusstseinsstörungen bis Bewusstlosigkeit
- Dyspnoe
- Zeichen von Frakturen
- Anzeichen eines SHT, einer Thorax-, Abdominal-, Becken- und/oder Extremitätenverletzung

Maßnahmen
Monitoring
- AF, SpO_2, Rekapillarisierungszeit, Puls (peripher/zentral), RR, BZ, GCS, EKG, Temperatur

Basismaßnahmen und Lagerung
- Freimachen und Freihalten der Atemwege
- Ausreichende Oxygenierung sicherstellen, z. B. initial O_2-Gabe über Maske mit Reservoir 15 l/Min.
- Starke Blutungen stillen.
- Offene Wunden nur steril abdecken, Fremdkörper in Wunde belassen.
- Immobilisation der Halswirbelsäule mit Stifneck® und zusätzliche Wirbelsäulenimmobilisation (Combi-Carrier®, Vakuummatratze, Spineboard®)
- Bewusstseinsklarer Patient: Lagerung je nach Befund (s. einzelne Krankheitsbilder), meist Flachlagerung v. a. bei Schockzeichen
- Bewusstloser Patient: Lagerung je nach Befund (s. einzelne Krankheitsbilder)
- Schienung von Frakturen unter achsengerechtem Längszug
- Umlagerung und Transport unter Immobilisation der Wirbelsäule
- Wärmeerhalt (s. auch Volumentherapie!)

Erweiterte Maßnahmen
- i.v. Zugänge entsprechend Venenstatus, frühzeitig i. o. Zugangsweg (EZ-IO®) erwägen und ggf. Laborblutentnahme
- Volumentherapie: auf 39 °C vorgewärmte, balancierte Vollelektrolytlösung, permissive Hypotonie bei nicht stillbaren Blutungen
- Frühintubation und Beatmung (Narkose)
- Eventuell umgehende Entlastung des Spannungspneumothorax
- Keine zeitaufwendige Versorgung von Bagatelltraumen an der Einsatzstelle
- Frühzeitige Organisation des Patiententransports in eine **geeignete** Klinik; Voranmeldung

Medikamente und Dosierungsempfehlungen
- Analgosedierung: 0,1 mg Fentanyl® i. v. und Dormicum® 2–5 mg i. v.
- Idealerweise bietet sich zur Analgesie und gleichzeitigen Vasokonstriktion Ketamin an (z. B. 0,5–1 mg/kg KG Ketanest® langsam i. v. in Kombination mit 2–5 mg Dormicum®). **Cave:** keine Monoanästhesie (d. h. kein Ketanest® ohne Dormicum®!)
- Frühzeitige Narkoseeinleitung und Intubation mit Propofol® (kein Trapanal® wegen RR-Abfall) und Fentanyl®/Dormicum®
- Volumentherapie im hämorrhagischen Schock: balancierte Vollelektrolytlösung; permissive Hypotonie anstreben.
- Bei schweren Blutungen wird die Gabe Tranexamsäure: initial 2 g (15–30 mg/kg KG) oder 1 g als Aufsättigung über 10 Min. + 1 g über 8 Std.

Wiederholungsfragen

1. Was ist der Unterschied zwischen einer direkten und einer indirekten Hirnschädigung (➤ Kap. 31.1.1)?
2. Was ist ein Hirnödem (➤ Kap. 31.1.1)?
3. Erklären Sie den Unterschied zwischen Pneumothorax und Spannungspneumothorax (➤ Kap. 31.3.2).
4. Was ist bei einer Verletzung der Bauchorgane zu erwarten (➤ Kap. 31.4)?
5. Welches ist der am häufigsten übersehene Knochenbruch (➤ Kap. 31.5)?
6. Wie wird die geschlossene Fraktur einer Extremität versorgt (➤ Kap. 31.7.1)?
7. Was steht im Vordergrund der Versorgung einer Amputationsverletzung (➤ Kap. 31.8)?
8. Erklären Sie das Polytrauma-Management (➤ Kap. 31.9.1).
9. Woran orientiert sich die Volumentherapie (➤ Kap. 31.9.3)?

Auflösung des Fallbeispiels

Verdachtsdiagnose

Thoraxtrauma, Beckenverletzung, Volumenmangelschock, Polytrauma.

Erstmaßnahmen

Der Atemweg des Patienten ist frei, die Atmung tachypnoeisch. Der periphere Puls ist nur sehr schwach tastbar und die Rekapillarisierungszeit liegt bei 4 Sek. Die Haut des Patienten fühlt sich kühl und feucht an. Die Pupillen des Patienten sind isokor und reagieren adäquat auf Lichteinfall. Er hat Druckschmerzen im rechten Thorax und im dorsalen Hüftbereich. Das linke Knie ist stark blutverschmiert und schmerzempfindlich, der rechte Unterschenkel ist geschlossen frakturiert. Das Abdomen ist weich.

Der Patient erhält umgehend hoch dosiert Sauerstoff über eine Sauerstoffmaske mit Reservoirsystem. Der Notarzt legt vier periphere (G 18–G 14) Venenzugänge in beide Arme des Patienten. Nach Abnahme von Patientenblut werden insgesamt 2 000 ml balancierte Vollelektrolytlösung als Infusion angeschlossen.

Nachdem die Feuerwehr mit hydraulischem Rettungsgerät freien Raum (Entfernung des Daches) in dem Pkw geschaffen hat, steigt der Notarzt ein und der Patient wird noch im Pkw nach Gabe von 20 mg Hypnomidate und 0,3 mg Fentanyl orotracheal intubiert und beatmet (Tubus ID 8,5). Anschließend wird er durch die Feuerwehr befreit und auf die vorbereitete Vakuummatratze gelegt. Im Rettungswagen wird er weiter versorgt und stabilisiert. Eine Bülau-Drainage wird rechtsthorakal angelegt, da hier offensichtlich Frakturen vorliegen und das Atemgeräusch stark abgeschwächt ist. In der Folge wird der Patient der Besatzung des Rettungshubschraubers anvertraut und ins Klinikum geflogen.

Klinik

In der Notaufnahme wird bei dem kreislaufstabilen Patienten eine Sonografie des Abdomens durchgeführt, die keinen Anhalt für freie Flüssigkeit ergibt. Die Röntgendiagnostik zeigt eine Rippenserienfraktur 4–8 rechts mit Hämatothorax, eine bimalleoläre Fraktur des oberen Sprunggelenks links mit Dislokation, eine perforierende Knieverletzung mit Knorpeldefekt links und eine Azetabulumfraktur links. Nach der Versorgung der Weichteilverletzungen im Gesicht werden die Frakturen noch am Unfalltag osteosynthetisch versorgt. Bei Aufnahme auf der Intensivstation ist der Patient weiter kreislaufstabil. Postoperativ treten keine wesentlichen Probleme auf, sodass der Patient am 3. postoperativen Tag extubiert werden kann.

Diagnose

Rippenserienfraktur 4–8 rechts mit Hämatothorax, bimalleoläre Fraktur des oberen Sprunggelenks links, perforierende Knieverletzung links, Azetabulumfraktur links, Weichteilverletzungen im Gesicht.

WEITERFÜHRENDE LITERATUR

DGA: S3-Leitlinie Intravasale Volumentherapie beim Erwachsenen. AWMF-Leitlinien-Register 001/020, 2014

DGAI-Handlungsempfehlung: Prähospitale Notfallnarkose beim Erwachsenen. 2015

DGU: S3-Leitlinie Polytrauma/Schwerstverletzten-Behandlung. AWMF-Leitlinien-Register 012/019, 2014

NAEMT: Präklinisches Traumamanagement (PHTLS). Elsevier/Urban & Fischer, München, 2. Aufl. 2012

KAPITEL 32
Timur Sellmann (32.2–32.8), Jürgen Luxem (32.1)
Schock und Störungen des Flüssigkeitshaushalts

32.1	**Allgemeine Pathophysiologie des Schocks** 715	**32.5**	**Septischer Schock** 722
32.1.1	Terminale Strombahn 715		
32.1.2	Glykolyse 715	**32.6**	**Neurogener Schock** 723
32.1.3	Kompensationsmechanismen des Schocks 716		
32.1.4	Stadien des Schocks 716	**32.7**	**Störungen des Wasser- und Elektrolythaushalts** 723
32.1.5	Schockindex 718	32.7.1	Physiologische Grundlagen 723
		32.7.2	Störungen der Isovolämie und/oder Isotonie 724
32.2	**Hypovolämischer Schock** 718		
		32.8	**Störungen des Säure-Basen-Haushalts** 726
32.3	**Kardiogener Schock** 720	32.8.1	Physiologische Grundlagen 726
		32.8.2	Störungen der Isohydrie 726
32.4	**Anaphylaktischer Schock** 721		

32 Schock und Störungen des Flüssigkeitshaushalts

Fallbeispiel

Notfallmeldung

Die Integrierte Leitstelle erhält von der Polizeieinsatzzentrale die Mitteilung über einen Verkehrsunfall auf einer vierspurig ausgebauten Bundesstraße. Dort sei ein Lastwagen in einer Baustelle auf ein Baustellenfahrzeug aufgefahren. Der Lkw-Fahrer sei eingeklemmt und schwer verletzt.

Befund am Notfallort

Auf der autobahnähnlich ausgebauten Bundesstraße ist ein Lastkraftwagen scheinbar ungebremst auf einen Verkehrssicherungsanhänger (VSA) aufgeprallt. Das frontgelenkte Führerhaus ist auf der gesamten Breite keilförmig nach innen verformt. Der Fahrer befindet sich noch im Führerhaus. Er ist verletzt und auf seinem Sitz eingeklemmt, aber er ist wach und ansprechbar. Er klagt über starke Schmerzen in beiden Beinen, die er zwar nicht bewegen, aber spüren kann. Er gibt an, dass die Beine in der Pedalerie eingeklemmt sind. Eine Fehlstellung der Beine ist zu erkennen. Außerdem klagt er über Atemnot. Er könne nicht richtig durchatmen, weil das Lenkrad gegen seinen Bauch drücke. Er gibt an, dass ihm immer wieder schwarz vor Augen werde.

Leitsymptome

- Atemnot
- Atem- und Kreislaufbehinderung durch Einklemmung am Lenkrad
- Starke Schmerzen
- Fehlstellung beider Beine

Inhaltsübersicht

32.1 Allgemeine Pathophysiologie des Schocks

- Schock stellt eine lebensbedrohliche Form der akuten Kreislaufinsuffizienz dar, die mit einer inadäquaten Sauerstoffverwertung der Zellen einhergeht.
- Gemeinsame Endstrecke des Missverhältnisses von Blutvolumen und Perfusion ist die Hypoxie.
- Man unterscheidet das kompensierte, dekompensierte und irreversible Schockstadium. Übergänge können fließend sein.

32.2 Hypovolämischer Schock

- Der hypovolämische Schock ist charakterisiert durch Volumenverlust.
- Bekanntester Vertreter dieser Schockform ist der hämorrhagische Schock, bei dem der Patient Blutvolumen aus dem zirkulatorischen System verliert.
- Die Blutung kann dabei nach außen oder nach innen erfolgen.

32.3 Kardiogener Schock

- Der kardiogene Schock ist primär durch eine kritische Verminderung der (links-)kardialen Pumpleistung mit nachfolgend Sauerstoffunterversorgung der Organe gekennzeichnet.

32.4 Anaphylaktischer Schock

- Der anaphylaktische Schock ist eine akute Verteilungsstörung des Blutvolumens, der durch IgE-abhängige und IgE-unabhängige Überempfindlichkeitsreaktionen ausgelöst wird.

32.5 Septischer Schock

- Der septische Schock ist eine Sepsis-induzierte Verteilungsstörung des zirkulierenden Blutvolumens.
- Er entsteht infolge einer Infektion pathogener Keime oder deren toxischer Produkte.

32.6 Neurogener Schock

Der neurogene Schock beruht auf einer generalisierten und ausgedehnten Vasodilatation infolge einer Störung der sympathischen und parasympathischen Regulation der glatten Gefäßmuskulatur.

32.7 Störungen des Wasser- und Elektrolythaushalts

- Hyperhydratation bedeutet eine erhöhten, Dehydratation einen verminderten Wassergehalt des Organismus.
- Die Störungen können isoton, hyperton oder hypoton sein.
- Elektrolyte können entweder erhöht (z. B. Hypernatriämie oder Hyperkaliämie) oder erniedrigt sein (z. B. Hyponatriämie und Hypokaliämie) mit ganz unterschiedlichem Krankheitswert.

32.8 Störungen des Säure-Basen-Haushalts

- Der normale Blut-pH-Wert beträgt 7,35–7,45.
- Störungen der Isohydrie, die von den Puffersystemen nicht mehr ausgeglichen werden, können nach der basischen oder nach der sauren Seite erfolgen.
- Als Azidose wird eine Abweichung vom pH-Wert unter 7,35, als Alkalose eine Abweichung vom pH-Wert über 7,45 bezeichnet.

32.1 Allgemeine Pathophysiologie des Schocks

Der **Schock** präsentiert sich in der Notfallmedizin als Summe komplexer pathophysiologischer Vorgänge, die in Folge einer für den späteren Schock ursächlichen Erkrankung oder Verletzung auftreten. Der Schock ist somit kein eigenständiges Krankheitsbild, das einer spezifischen Ursache folgt, sondern ein **Symptomkomplex** aufgrund unterschiedlicher Krankheitsursachen, die in eine akute und lebensbedrohliche Störung des Herz-Kreislauf-Systems mit konsekutiver Minderversorgung des Gewebes mit Sauerstoff (Gewebehypoxie) einmünden. Entsprechend dem ursächlichen Geschehen wird der Schock in sechs verschiedene **Schockformen** unterteilt (➤ Tab. 32.1).

Den verschiedenen Schockformen ist gemeinsam, dass unabhängig von der Krankheits- oder Verletzungsursache alle Schockformen zu einer Abnahme der Organdurchblutung führen und Organstörungen auslösen. Durch die **verminderte Organdurchblutung** wird weniger Sauerstoff als benötigt im Organgewebe angeboten und es entsteht ein Missverhältnis zwischen Sauerstoffangebot und Sauerstoffbedarf. Eine Störung der Zellfunktion im betroffenen Organgewebe **(Gewebehypoxie)** mit Beeinträchtigung des Zellmetabolismus und des Energiestoffwechsels in der terminalen Strombahn sind die Folge.

32.1.1 Terminale Strombahn

Die **terminale Strombahn** umfasst den das Blut zu den Organgeweben hinführenden, arteriellen Schenkel und den aus diesem hervorgehenden, das Blut abführenden, venösen Schenkel der peripheren Blutbahn. Die terminale Strombahn ist der Organabschnitt, auf deren Ebene die Körperzellen Zugang zum strömenden Blut erhalten, und wo die Stoffwechselfunktionen der Kapillaren möglich werden. Diese transkapilläre Stoffwechselfunktion macht Leben erst möglich.

Aufgrund der Störung des Sauerstoffangebots durch die verminderte Durchblutung auf Ebene der terminalen Strombahn kann im Schock die regelhafte **aerobe Energiegewinnung** auf Zellebene nicht mehr erfolgen und wird eingestellt. Ersatzweise stellt der Körper auf die **anaerobe Energiegewinnung** um, die unter Verzicht von Sauerstoff die Aufrechterhaltung lebenswichtiger Organprozesse noch ermöglicht.

MERKE
Der Schock ist eine **lebensbedrohliche generalisierte Störung des Kreislauf-Systems** mit nicht ausreichender Durchblutung der terminalen Strombahn lebenswichtiger Organe und konsekutiver Minderversorgung der Organgewebe mit Sauerstoff (Gewebehypoxie).

32.1.2 Glykolyse

Die anaerobe Energiegewinnung erfolgt durch **Glykolyse.** In der Glykolyse wird Traubenzucker **(Glukose)** in zehn Einzelschritten zu Brenztraubensäure **(Pyruvat)** abgebaut. In der Summe wird dabei während der Glykolyse Energie in Form von zwei Molekülen ATP je einem Molekül abgebauter Glukose bereitgestellt. Aber es entstehen auch zwei Moleküle Brenztraubensäure (Pyruvat) pro Molekül Glukose, sodass die Glykolyse zu einer intensiven Anhäu-

Tab. 32.1 Ursachen und Auslöser der einzelnen Schockformen

Oberbegriff	Schockform	Ursache	Auslöser
Hypovolämie (➤ Abb. 32.2)	hypovolämischer Schock	intravasaler Volumenmangel	Verlust von Wasser, Elektrolyten, Plasma oder Blut nach innen oder außen
Kardiogen (➤ Abb. 32.3)	kardiogener Schock	myokardiales Pumpversagen (intrakardial)	• Akuter Myokardinfarkt • Herzrhythmusstörungen • Dekompensierte Herzinsuffizienz • Herzklappenfehler • Myokarditis • Kardiomyopathie
Obstruktiv	obstruktiver Schock	myokardiales Pumpversagen (extrakardial)	• Lungenarterienembolie • Spannungspneumothorax • Herzbeuteltamponade • Status asthmaticus (selten)
Distributiv (➤ Abb. 32.4)	anaphylaktischer Schock	Störung der Vasomotorik mit erhöhter Kapillar- und Zellmembranpermeabilität	allergische Reaktion mit Freisetzung von Histamin (Antigen-Antikörper-Reaktion)
	septischer Schock	Mikrozirkulationsstörung durch Eröffnung arteriovenöser Shunts, gestörte Zellfunktion und veränderter Metabolismus der Zellen	z. B. durch Endotoxine gramnegativer Bakterien
	neurogener Schock	Störung bzw. Ausfall der Vasomotorik aufgrund von Störungen des sympathischen Nervensystems	Blockade des sympathischen Nervensystems, z. B. durch Wirbelsäulentrauma oder pharmakologische (Spinal-, Periduralanästhesie)

fung von Pyruvat führt, während die Ausbeute an den Energie übertragenden Molekülen (ATP) gering ist.

Da unter Sauerstoffmangel Pyruvat im Zitratzyklus nicht weiterverwertet werden kann, wird es ersatzweise in der Milchsäuregärung mit NADH zu Milchsäure (**Laktat**) umgewandelt. Eine intensive Anhäufung von Laktat wird die unmittelbare Folge sein. Ist der Laktatanfall aber zu hoch, wird die Pufferkapazität des Bluts überschritten und der pH-Wert des Bluts fällt erheblich ab. Es entsteht eine metabolische **Laktatazidose** (erkennbar am erhöhten Laktatspiegel im Blut), welche die semipermeable Membran der Zellwände zerstört. Eine Minderperfusion im Gewebe ist die Folge und die notwendigen Stoffwechselfunktionen auf Zellebene werden verhindert.

Der entstehende Teufelskreis muss durch frühzeitige Schocktherapie konsequent vermieden werden. Wird der Schock zu spät behandelt, stellt er eine Bedrohung für alle Organe dar und wird in einem Multiorganversagen enden.

32.1.3 Kompensationsmechanismen des Schocks

Um eine ausreichende Durchblutung der lebenswichtigen Organe zu gewährleisten, wird es immer Ziel des Organismus sein, den arteriellen Blutdruck im Körper so lange wie möglich mit allen Mitteln aufrechtzuerhalten. Hierzu bedient er sich einiger Kompensationsmechanismen, die in ihrem **Zusammenspiel im Rahmen der Schockstadien** (> Kap. 32.1.4) näher erläutert werden.

Zentralnervöse sympathikoadrenerge Stimulation

Bereits im frühen Stadium des Schocks wird das zentralnervöse symphathikoadrenerge System in der Medulla oblongata aktiviert. Durch die Aktivierung der dort liegenden Biosensoren erfolgt die Ausschüttung von Katecholaminen, die am Herzen zu einer Steigerung der Herzfrequenz und der Herzkraft führen. Das Herz-Zeit-Volumen (HZV) wird erhöht. Durch die gleichzeitig einhergehende arterielle Gefäßverengung erfolgt eine Umverteilung des Blutvolumens zu Gehirn, Herz und Lunge, zu Lasten v. a. der Haut, der Skelettmuskulatur, der Nieren und der Leber. Die ebenfalls resultierende Verengung der großen venösen Kapazitätsgefäße führt zu einem vermehrten venösen Rückstrom zum Herzen und damit ebenfalls **zur Steigerung des HZV.**

Adrenalin

Die sympathikoadrenerge Stimulation wird durch die Freisetzung von Adrenalin aus dem Nebennierenmark verstärkt (> Kap. 32.1.4, Stadium 1 und 2).

Renin-Angiotensin-Aldosteron-System (RAAS)

Durch den renalen Blutdruckabfall wird das Renin-Angiotensin-Aldosteron System **(RAAS)** aktiviert. Es werden gefäßverengendes Angiotensin II und Wasser zurückhaltendes Aldosteron freigesetzt, wodurch ein **Anstieg des HZV** unterstützt wird (> Abb. 32.7).

32.1.4 Stadien des Schocks

Abhängig vom auslösenden Mechanismus des Schockgeschehens wird zwischen absolutem und relativem Missverhältnis mit der Folge einer Hypovolämie unterschieden. Die **absolute Hypovolämie** wird durch den Verlust an zirkulierendem Volumen nach außen oder innen ausgelöst. Bei **relativer Hypovolämie** wird durch Herz- oder Gefäßinsuffizienz Volumen in der Körperperipherie umverteilt. In beiden Fällen wird der venöse Rückstrom zum Herzen vermindert. Der Schock wird in **drei Stadien** eingeteilt.

Stadium 1 (kompensiertes Stadium)

Die Auslösung der ersten Schockreaktionen erfolgt durch einen **Volumenverlust** von ca. 500 ml aus dem zirkulierenden Volumen oder durch eine Fehlverteilung des Volumens im Gefäßsystem. Da das kardiovaskuläre System noch nicht auf die Volumenveränderung reagiert hat, ist die Schocksymptomatik noch unvollständig.

Erste Reaktion im Kreislauf ist eine **Verminderung des venösen Rückstroms** zum Herzen. Die Vorlast und das enddiastolische Füllungsvolumen der Ventrikel sind reduziert. Direkte Folge ist der Abfall des Schlagvolumens und des Herzzeitvolumens. In dieser unmittelbaren Frühphase des Schocks werden die entscheidenden **Kompensationsmechanismen** initiiert:

Die **Pressorezeptoren** (oder auch **Barorezeptoren**) im Aortenbogen und Sinus caroticus registrieren schnell den Blutdruckabfall im Gefäßsystem; über eine Rückkopplung via Kreislauf- und Vasomotorenzentrum in der Medulla oblongata wird die gewünschte **sympathoadrenerge Reaktion** im Organismus ausgelöst. Die **Katecholamine** Adrenalin, Noradrenalin und Dopamin werden aus dem Nebennierenmark in das zirkulatorische System ausgeschüttet. Ziel der Reaktion ist die **Aufrechterhaltung eines adäquaten Herzzeitvolumens** und eines **ausreichenden Blutdrucks** zur Organdurchblutung.

- An den peripheren Arterien und Arteriolen wird durch die α-Rezeptoren-Wirkung eine **Gefäßverengung (Vasokonstriktion)** verursacht, der periphere Gefäßwiderstand steigt.
- Am Herzen wird durch Stimulierung der β$_1$-Rezeptoren eine **Herzkraftsteigerung (positive Inotropie)** und **Zunahme der Herzfrequenz (positive Chronotropie)** ausgelöst. Die Zunahme der Herzfrequenz lässt sich im Rettungsdienst früh als typische kompensatorische Sinustachykardie diagnostizieren.
- Der Blutdruck bewegt sich meist in normotonen Grenzen, da die sympathoadrenerge Reaktion in der Makrozirkulation einen Druckabfall verhindert.

Das wichtigste Ziel der sympathoadrenergen Reaktion ist die Aufrechterhaltung der Blutzirkulation in Gehirn, Myokard und Lunge. Aufgrund des vorliegenden Volumenmangels kommt es in einigen Organen bereits frühzeitig zu kompensatorischen **Mikrozirkulationsstörungen,** da die Perfusion in diesen Organen gedrosselt wird (> Abb. 32.2). Vor allem die Haut, die Skelettmuskulatur, das Mesenterialgebiet (Dünndarmdurchblutungsgebiet im engeren Sinne), die Nieren und die Leber sind von der sympathoadrenergen Reaktion betroffen. Durch Veränderung des Druckgradienten zwischen dem arteriellen und dem venösen Schenkel nimmt die Resorption von Volumen aus dem Interstitium in den Intravasalraum zu. Diese Reaktion ermöglicht zusammen mit der Reaktion des sympathischen Nervensystems, dass Volumendefizite bis zu 20 % der Norm durch körpereigene Mechanismen kompensiert werden können. Bei einem Erwachsenen mit einem Gewicht von 70 kg und einem zirkulierenden Blutvolumen von ca. 5,6 l (8 % des Körpergewichts) kann also maximal ein Verlust bis ca. 1,2 l ausgeglichen werden. Die Mikrozirkulationsstörungen in Verbindung mit der beschriebenen Volumenverschiebung verlangen jedoch in jedem Fall eine dem Verlust entsprechende **Volumentherapie,** obwohl viele der Betroffenen zu diesem Zeitpunkt noch nahezu normale Blutdruckverhältnisse bieten.

SCHLAGWORT
Symptomatik im Schock
Stadium 1
- Unruhe
- Blässe
- Zyanose der Akren (nicht zwingend, z. B. Anämie)
- Lufthunger (Dsypnoe)
- Hyperventilation (Tachypnoe)
- Tachykardie (Herzfrequenz über 100/Min.)
- Blutdruck normal bis erniedrigt (systolisch ca. 100 mmHg)
- Durst
- Patient wach und ansprechbar

Stadium 2 (dekompensiertes Stadium)

Hält der absolute oder relative Volumenverlust weiter an oder verstärkt sich, ohne dass eine suffiziente Therapie eingeleitet wurde, wird sich die Situation für den betroffenen Patienten dramatisch verschärfen. Durch kontinuierlichen Druckabfall im arteriellen Gefäßsystem werden deutlich höhere Katecholaminmengen ausgeschüttet. Die **sympathoadrenerge Reaktion wird forciert** durch deutlich erhöhte Katecholaminkonzentrationen, die im ausgeprägten Stadium 2 des Schocks Katecholaminkonzentrationen um das 30- bis 50-Fache der Normalwerte erreichen können. Die Folge ist eine zunehmende, später fixierte **Kreislaufzentralisation,** wodurch die betroffenen Organe vollständig von der weiteren Durchblutung und Sauerstoffversorgung abgetrennt werden. Die Arteriolen verfügen über Sphinkter, die ringförmig am Beginn der Arteriolen angeordnet sind. Der ausgeprägt vasokonstriktorische Effekt wird unterstützt durch die Ausschüttung von Mediatoren, z. B. Endothelin. Wird der kritische Verschlussdruck der Arteriolen bei sinkendem Blutdruck unterschritten, wird das betroffene Kapillargebiet vollständig von der weiteren Durchblutung abgetrennt (Ischämie). Im betroffenen Kapillargebiet kommt das Blutvolumen zum Stehen (Stase). Folgende **Mikrozirkulationsstörungen** prägen den Ablauf dieser Phase des Schockgeschehens:
- Minderdurchblutung der Organe
- Ischämie der Kapillargefäße
- Hypoxämie
- Zellhypoxie
- Anaerobe Glykolyse
- Metabolische Azidose (Anhäufung von Pyruvat und Laktat)

Da durch die unterbrochene Durchblutung kein Sauerstoff mehr das Kapillargebiet erreicht, erfordert die Ischämie der betroffenen Kapillarbereiche die komplette Umstellung auf die anaerobe Energiegewinnung (Glykolyse). Eine intensive Anhäufung von Pyruvat und in der Folge Laktat führt rasch zur **akuten metabolischen Azidose.** Die Azidose führt wiederum zu einer kompensatorischen Hyperkaliämie (Kalium von intra- nach extrazellulär), u. a. mit einer weiteren Zunahme der Tachykardie.

SCHLAGWORT
Symptomatik im Schock
Stadium 2
- Unruhe, Angst
- Bewusstseinstrübung (Somnolenz) bis zum Koma
- Kaltschweißigkeit
- Hyperventilation (Tachypnoe), u. U.
- Massive Tachykardie (über 120/Min.)
- Hypotension (RR systolisch unter 80 mmHg)
- Oligurie (verminderte Urinausscheidung)
- Metabolische Azidose

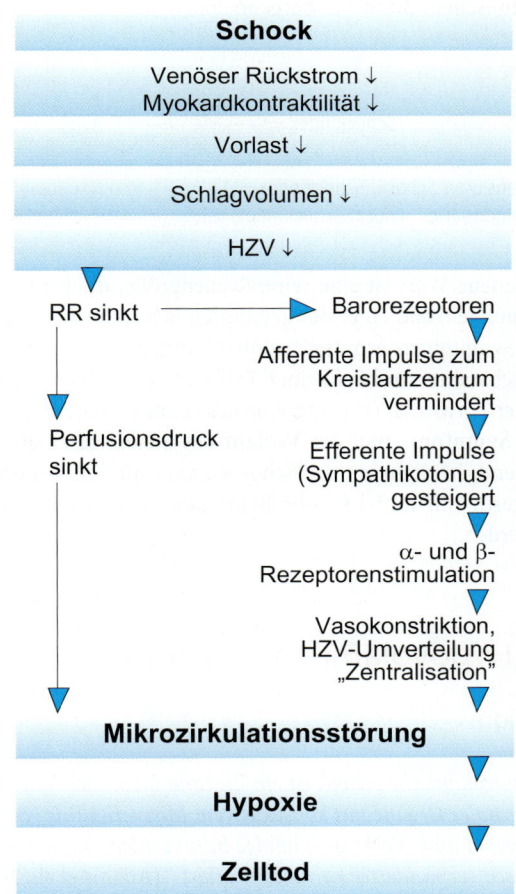

Abb. 32.1 Pathophysiologie des Schocks [L157]

Stadium 3 (irreversibler Schock)

Kann die Stase in der Mikrozirkulation nicht rechtzeitig unterbrochen werden, treten weitere Komplikationen auf. Der Entzug des intravasalen Volumens im Kapillargebiet führt zu einer steigenden Blutviskosität (Eindickung des Bluts). Die im Gefäß verbleibenden korpuskulären (festen) Bestandteile des Bluts verändern sich ebenfalls. Die Erythrozyten verlieren durch den hohen osmotischen Druckgradienten der Zellen ihre Flüssigkeit. Sie verlieren ihre ursprüngliche Form und werden rund. Wie Geldrollen legen sie sich aneinander und blockieren das Kapillargefäß. Dieser Zustand wird als **Sludge-Phänomen** (engl. für Schlamm) bezeichnet. Setzt zu diesem Zeitpunkt die Reperfusion der Kapillare ein, ist es nicht möglich, die verstopften Kapillargefäße wieder zu öffnen.

Gelingt es, die Erythrozyten erneut zum Fließen zu bringen, drohen sie sich als Gerinnsel (Thrombus, Embolus) in anderen Gefäßen festzusetzen. Die Thrombozyten, die neben Fibrinogen und Kalzium für die Blutgerinnung notwendig sind, werden durch die Stase u. U. aktiviert. Dann kommt es zu einer Thrombozytenaggregation mit Koagel (Gerinnsel-)Bildung. Dies äußert sich laborchemisch durch eine Thrombozytopenie bis hin zum **Thrombozytensturz**. Zeitgleich wird eine **Verbrauchskoagulopathie** induziert mit einer Abnahme einzelner Gerinnungsfaktoren (Faktor I, II, V, VII und VIII), ohne dass eine Blutgerinnung tatsächlich stattfindet. Das dritte Stadium ist therapeutisch nicht mehr beherrschbar und wird deshalb als irreversibles Stadium des Schocks bezeichnet. Charakteristisch für die Pathophysiologie in Stadium 3 sind die folgenden Veränderungen:

- Schwere metabolische Azidose
- Ausfall des Zitronensäurezyklus in der Zelle
- Extrazellulärer Natriummangel
- Zelltod

Zu diesem Zeitpunkt kommt es zu einer Minderperfusion der Organe und in der Folge zu „**Schockorganen**": In der Niere folgt ein akutes Nierenversagen mit Oligurie/Anurie, in der Lunge ein akutes Lungenversagen mit Mikroembolien, Ödem und einem gestörten Gasaustausch und in der Leber Nekrosen mit Funktionsausfall. Am **Herzen** wird die elektromechanische Kopplung außer Kraft gesetzt. Die Abnahme der Herzfrequenz und Rhythmusstörungen sind die Folge. Die myokardiale Kontraktilität ist durch Hypoxie und Azidose herabgesetzt; es entwickelt sich ein myokardiales Pumpversagen. Die Ventrikel sind nicht mehr in der Lage, die angebotenen Volumina in die Kreisläufe auszuwerfen. Selbst aggressivste Formen der Infusionstherapie erzielen zu diesem Zeitpunkt keinen Effekt mehr.

Im **arteriellen Gefäßsystem** ist eine generelle Vasodilatation mit weiterem Blutdruckabfall zu verzeichnen, da die Gefäßzellen und Rezeptoren durch Hypoxie und Azidose irreversibel geschädigt sind. Neben der Aktivierung des Gerinnungs-, Fibrinolyse-, Komplement- und Kallikrein-Kinin-Systems kommt es zur Freisetzung zahlreicher Mediatoren. Neben Schäden am Endothel lösen diese eine **inflammatorische Reaktion im Organismus** aus (Systemic Inflammatory Response Syndrome, SIRS).

Typisch für dieses Stadium ist, dass weder am Herzen noch an den Widerstandsgefäßen eine Reaktion auf körpereigene oder injizierte Katecholamine ausgelöst werden kann. Vor allem die schwere metabolische Azidose macht eine pharmakologische Wirkung der Katecholamine unmöglich, da deren Wirkstoffe in stark saurem Milieu inaktiviert werden.

> **SCHLAGWORT**
> **Symptomatik im Schock**
>
> **Stadium 3**
> - Zusammenbruch des kardiozirkulatorischen Systems, Koma
> - Blutdruckabfall bzw. fehlender Blutdruck trotz Volumentherapie
> - Abnahme der Körperkerntemperatur (Hypothermie)
> - Kalte, feuchte, marmorierte Haut
> - Abnahme der Atemfrequenz (Bradypnoe)
> - Abnahme der Herzfrequenz (Bradykardie)
> - Rhythmusstörungen
> - Anurie (trotz Infusionstherapie keine Ausscheidung messbar)

32.1.5 Schockindex

Der Schockindex kann anhand von Frequenz und systolischem Blutdruck ermittelt werden. Dabei wird der Quotient aus Frequenz und systolischem Blutdruck berechnet:

> **MERKE**
>
> $$\text{Schockindex} = \frac{\text{Frequenz}}{\text{systolischer RR}}$$
>
> - Kompensierter Schock: Schockindex = 1
> - Dekompensierter Schock: Schockindex = 1,5

Der erhobene Wert ist eine reine Rechengröße, die bei vorliegendem Krankheitsbild einer der genannten Schockformen zusätzlich zu den Symptomen ermittelt werden kann. Der Schockindex hat Hinweischarakter und auf keinen Fall sollte der Schockindex in irgendeiner Form allein die Therapie des Schocks steuern. Die **Summe der Symptome** und der **Verlauf des Schockgeschehens** sind maßgebend. Im Rahmen des Schocks kann mit dem Schockindex ein weiteres Hilfsmittel für die Beurteilung der Symptomatik genutzt werden.

32.2 Hypovolämischer Schock

Definition

„Der hypovolämische Schock ist ein Zustand unzureichender Durchblutung vitaler Organe mit konsekutivem Missverhältnis von Sauerstoff-Angebot und -Verbrauch infolge intravasalen Volumenmangels mit kritisch verminderter kardialer Vorlast." (Adams et al., 2001)

Tab. 32.2 Spezielle Formen des hypovolämischen Schocks (modifiziert nach: H. A. Adams et al.: Empfehlungen der Interdisziplinären Arbeitsgruppe Schock der DIVI. In: Anästhesiologie und Intensivmedizin 64 [2005], S. 111–124)

Form	Charakteristik	Beispiele
Hämorrhagischer Schock	akute Blutung	• Isolierte Messerstichverletzung • Aneurysmaruptur • Varizenblutung
Traumatisch-hämorrhagischer Schock	Blutverlust, verschiedene Verletzungen und Schmerzsymptomatik	Polytrauma
Traumatisch-hypovolämischer Schock	Volumenverlust, keine Blutung	Verbrennung
Hypovolämischer Schock ohne Blutung	hohe Flüssigkeitsverluste	• Diabetes insipidus • Cholera • Ileus

Tab. 32.3 Hämodynamik im Schock

	Hypovolämischer Schock	Kardialer Schock	Anaphylaktischer Schock	Septischer Schock	Neurogener Schock
Herzfrequenz	↑	↑↓	↑	↑	↑↓
Blutdruck	↓	↓	↓	↓	↓
Herzzeitvolumen	↓	↓	↓	↑	↑↓
Peripherer Gefäßwiderstand	↑	↑	↓	↓	↓

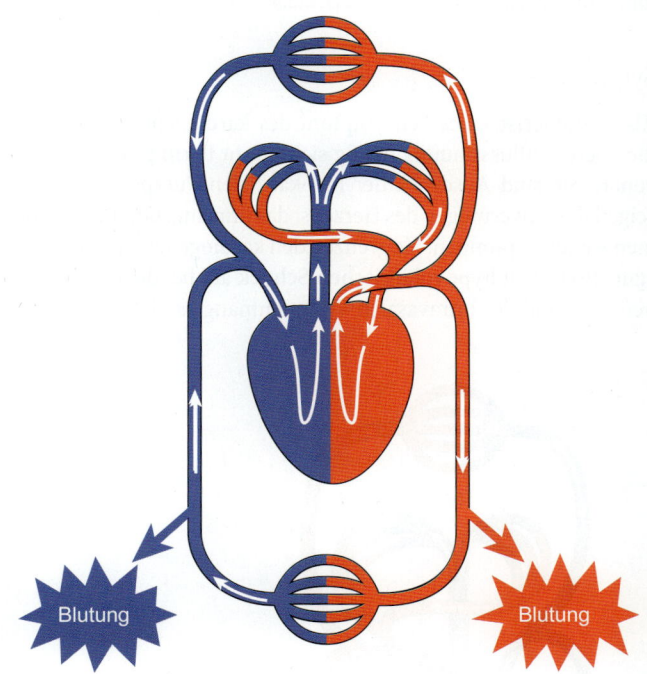

Abb. 32.2 Hypovolämischer Schock [P108/L231]

Symptome

Der hypovolämische Schock (➤ Abb. 32.2) ist charakterisiert durch Volumenverlust (➤ Tab. 32.3). Bekanntester Vertreter dieser Schockform ist der **hämorrhagische Schock** (Blutverlustschock), indem der Betroffene Blutvolumen aus dem zirkulatorischen System verliert (➤ Tab. 32.2). Die Blutung kann dabei nach außen oder nach innen erfolgen. Letztere Form kann präklinisch diagnostische Schwierigkeiten bereiten, v. a. wenn eine hilfreiche Anamnese fehlt und die Symptomatik nicht eindeutig zugeordnet werden kann. Durch den Verlust an zirkulierendem Blutvolumen wird der venöse Rückstrom zum Herzen (Vorlast) vermindert. Unmittelbare Folgen sind die Abnahme des Schlagvolumens am Herzen und die Abnahme des Dehnungsdrucks der Widerstandsgefäße, weshalb der Blutdruck abfällt. Die bereits geschilderten Kompensationsmechanismen werden daraufhin in Gang gesetzt. Hauptmechanismus ist dabei die **sympathoadrenerge Gegenregulation.** Sie hilft dem betroffenen Organismus jedoch nur dann, einen schweren Schock zu überstehen, wenn der Auslöser des Schocks beseitigt wird. Gelingt es über diesen Kompensationsmechanismus nicht, den Kreislauf zu stabilisieren, wird im weiteren Verlauf der Blutdruck abfallen. Weitere, deutlich höhere Katecholaminausschüttungen forcieren **Vasokonstriktion (Gefäßengstellung)** und **Inotropie (Erhöhung der Herzleistung).** Infolge der hohen Katecholaminkonzentration kommt es zur Zentralisation (reduzierte Durchblutung peripherer Organe und Gewebe zugunsten vitaler Organe wie Gehirn, Herz und Lunge).

Therapie

Die Therapie des Schocks ist v. a. **zeitkritisch,** was sich in dem Ausdruck „Golden Hour Of Shock" widerspiegelt. Maßgeblich für die (präklinische) Schocktherapie sind eine zügige Therapie vor Ort und ein sofortiger Transport mit Voranmeldung der aufnehmenden Klinik, damit eine rasche Übergabe im Schockraum erfolgen kann.

SCHLAGWORT

Hypovolämischer Schock

Maßnahmen des Rettungsfachpersonals
- Notarzt nachfordern, sollte dies durch die Leitstelle noch nicht erfolgt sein.
- Sichtbare spritzende Blutung sofort stoppen.
- BAK (Bewusstsein, Atmung, Kreislauf)-Schema („diagnostischer Block")
- Kopf-bis-Fuß-Komplettuntersuchung
- Basisdiagnostik: Herzfrequenz, Atemfrequenz, Blutdruck, EKG, Sauerstoffsättigung (SpO_2), Kapillarbettfüllung, Schockindex
- Entscheidung: Blutverlust oder Volumenverlust anderer Art?
- Sauerstoffgabe großzügig
- Möglichst großlumige periphervenöse Zugänge sichern, dabei Blutabnahme für Labordiagnostik.
- Volumensubstitution durch Elektrolytlösung (Vorsicht bei kardiogenem Schock!)
- Schmerzlindernde Lagerung des Patienten
- Rendezvous mit Notarzt

Maßnahmen des Notarztes
Verschiedene Strategien sind denkbar:
- Permissive Hypotonie erwägen. **Cave:** Nur wenn sicher kein Schädel-Hirn-Trauma vorliegt!
- Volumenmanagement mit verschiedenen Plasmaexpandern
- Druckinfusion
- Analgesie
- Frühe Intubation (**Cave:** Adäquate Beatmung! Hyper- und Hypoventilation vermeiden.)
- Differenzierte Katecholamintherapie
- Gegebenenfalls Beatmung mit 100 % O_2

32.3 Kardiogener Schock

Unter dem Begriff „kardiogener Schock" werden auch nicht genuin kardiale Unterformen (z. B. Lungenarterienembolie) subsummiert.

Definition

„Der kardiogene Schock ist primär durch eine kritische Verminderung der (links-)kardialen Pumpleistung mit nachfolgend insuffizienter Sauerstoffversorgung der Organe gekennzeichnet. Die Diagnose wird anhand klinischer und hämodynamischer Kriterien gestellt und erfordert den Ausschluss anderer korrigierbarer Faktoren sowie den Nachweis einer kardialen Dysfunktion." (Adams et al., Die Intensivmedizin, 2005; Topalian et al., 2008; ➤ Abb. 32.3).

Ursachen

Der kardiogene Schock muss neben dem Kreislaufstillstand als schwerste Komplikation kardiozirkulatorischer Notfälle angesehen werden. Die Auslöser des kardiogenen Schocks beruhen auf **extra- und intrakardialen Ursachen** (➤ Tab. 32.1). Liegen die Gründe hierfür extrakardial (z. B. Lungenarterienembolie), führen sie über eine Beeinträchtigung der myokardialen Füllung zum Pumpversagen. Intrakardiale Ursachen (z. B. Myokardinfarkt) beeinträchtigen die Förderleistung des Herzens durch ein muskuläres Pumpversagen. Die gemeinsame Endstrecke ist die reduzierte myokardiale Auswurfleistung. Eine exakte Diagnostik ist jedoch entscheidend, um die korrekte, differenzierte Therapie einzuleiten.

Störungen des kardialen Systems greifen bei längerem Bestehen zwangsläufig auf das zirkulatorische System über. Sowohl durch Verminderung des venösen Rückstroms zum Herzen als auch durch Verminderung der myokardialen Kontraktilität wird das Herzzeitvolumen reduziert. Auf den Abfall des Herzzeitvolumens und des Blutdrucks reagiert kompensatorisch das Kreislaufzentrum unter Aktivierung des sympathischen Nervensystems, die **sympathoadrenerge Reaktion** wird ausgelöst. Durch Ausschüttung der Katecholamine Adrenalin, Noradrenalin und Dopamin wird die Herzleistung erhöht und in der Peripherie eine Vasokonstriktion an den Arterien und Arteriolen verursacht. Der Mechanismus der sympathoadrenergen Reaktion führt zu einer Verschlechterung der Situation. Sinnvollerweise wird wie beim hypovolämischen Schock die Peripherie des Patienten enggestellt und gleichzeitig die Herzleistung erhöht, um für die lebenswichtige Durchblutung der Organe ein ausreichendes Herzzeitvolumen aufzubauen. Da jedoch die Ursache des Schockgeschehens am Herzen selbst liegt, führt die Widerstandserhöhung im großen Kreislauf am vorgeschädigten Herzen zu einer weiteren Herabsetzung des Herzzeitvolumens. Der Teufelskreis der Gegenregulation des Körpers wird in Gang gesetzt und führt zu Zentralisation und Mikrozirkulationsstörung.

Symptome

Als charakteristisches Leitsymptom des kardiogenen Schocks gilt die obere Einflussstauung häufig sichtbar in Form **gestauter Halsvenen**. Sie sind Ausdruck der myokardialen Pumpschwäche und zeigen das Unvermögen des Herzens, das ihm angebotene Blutvolumen weiter zu pumpen. Sie grenzen den kardiogenen differenzialdiagnostisch vom **hypovolämischen Schock** ab, bei dem die Halsvenen aufgrund des intravasalen Volumenmangels nicht mehr sicht-

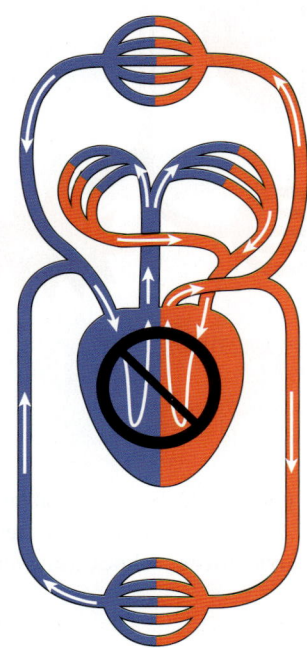

Abb. 32.3 Kardiogener Schock [P108/L231]

bar sind. Eine kompensatorische Tachykardie ist nicht zwingend vorhanden, zumal im Rahmen des Schockgeschehens sowie der zugrunde liegenden Ursache (z. B. Hinterwandinfarkt) auch bradykarde Rhythmusstörungen ausgelöst werden können.

Der **Blutdruck** stellt zur Beurteilung der Hämodynamik eine wichtige Größe dar; gerade im kardiogenen Schock kann er jedoch die Diagnose erschweren. Nicht selten wird er durch die kompensatorischen Gegenregulationsmechanismen relativ lange konstant gehalten, obwohl bereits deutliche Symptome des Schocks geboten werden. Das gesamte klinische Bild ist deshalb aussagekräftiger als die isolierte Bewertung einzelner Parameter. Wichtig in dieser Situation ist die genaue Inspektion des Patienten, der **„klinische Blick"**: Eine verlängerte Rekapillarisierungszeit (Capillary Refill), Akrozyanose, marmorierte Haut sowie eine klar abgrenzbare Warm-Kalt-Zone an den Extremitäten verdeutlichen die Schwere der Mikrozirkulationsstörungen. In diesen Fällen kann der arterielle Blutdruck durchaus noch in normotonen Bereichen liegen.

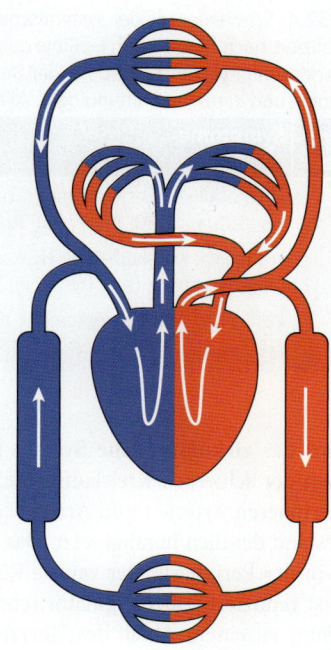

Abb. 32.4 Distributiver Schock [P108/L231]

32.4 Anaphylaktischer Schock

Definition

Der anaphylaktische Schock ist eine **akute Verteilungsstörung des Blutvolumens** und wird durch IgE-abhängige und IgE-unabhängige Überempfindlichkeitsreaktionen ausgelöst. Beide Reaktionen lassen sich klinisch nicht unterscheiden (modifiziert nach Adams et al., Anästhesiologie und Intensivmedizin, 2005).

Der anaphylaktische Schock führt in kürzester Zeit zu akut lebensbedrohlichen Situationen bis hin zum Kreislaufstillstand. Seine rasche Entstehung charakterisiert den dramatischen Verlauf. Der schwere Verlauf des anaphylaktischen Schocks wird durch eine **Antigen-Antikörper-Reaktion** getriggert. Antigene, die in den Organismus eindringen, werden bei einem ersten Kontakt als Fremdkörper klassifiziert. Der Körper bildet Antikörper (Sensibilisierung), die bei einem erneuten Eindringen der Antigene freigesetzt werden und in kürzester Zeit zum Schock führen (Sofortreaktion). Der anaphylaktische Schock wird v. a. durch die schweren Nebenwirkungen der Mediatorsubstanzen auf das kardiozirkulatorische System ausgelöst, die bei der Antigen-Antikörper-Sofortreaktion freigesetzt werden. Folgende Substanzen können beispielsweise als **Antigene** wirken:

- **Medikamente:** Penicillin, Metamizol (Novalgin®), Acetylsalicylsäure (Aspirin®)
- **Nahrungsmittel:** Obst, Nüsse, Eiweißprodukte
- **Insektengift:** Bienen, Wespen, Hornissen

Übersicht der freigesetzten **Mediatorsubstanzen** und ihre Wirkung:

- **Histamin:** Vasodilatation und erhöhte Zellpermeabilität mit Flüssigkeitseinwanderung
- **Serotonin:** Arteriolenkonstriktion (Lunge, Niere) und Arteriolendilatation (Skelettmuskulatur)
- **Bradykinin:** Vasodilatation der peripheren Arterien und Arteriolen
- **SRS-A** (Slow Reacting Substance Of Anaphylaxis, Leukotriene): erhöhte Gefäßpermeabilität, Bronchiolenspasmus, Schleimhautödem
- **Prostaglandine:** vermehrte Schleimproduktion, Hautreaktionen (Jucken, Quaddeln, Rötung)

Symptome

Das Hauptaugenmerk bei schweren allergischen Reaktionen gilt dem **Histamin,** das in Verbindung mit anderen Mediatorsubstanzen für die schweren **respiratorisch-kardiozirkulatorischen Veränderungen** verantwortlich ist. Die anaphylaktische Reaktion ist in verschiedene Schweregrade einzuteilen (➤ Tab. 32.4).

Das klinische Bild des **Schweregrads I** ist durch leichte Allgemeinreaktionen und Hautreaktionen gekennzeichnet. Eine akute Lebensbedrohung besteht zu diesem Zeitpunkt nicht, jedoch muss der weitere Verlauf sorgfältig beobachtet werden. Durch lokale Vasodilatation der Arterien und Arteriolen sowie erhöhte Gefäßpermeabilität entstehen Ödeme und Hautrötungen.

Je nach Lokalisation zeigen sich beim **Schweregrad II und III** auch Veränderungen der Vitalfunktionen.

Dabei kann das **respiratorische System** im Vordergrund stehen, z. B. nach Insektenstich im Rachenraum werden primär dort pathophysiologische Prozesse ausgelöst. Durch Anschwellen der Schleimhäute entwickelt sich ein Schleimhautödem, das die Atemwege verlegen kann und eine respiratorische Insuffizienz verursacht. Im tracheobronchialen Trakt löst eine Antigen-Antikörper-Reaktion die gleichen pathophysiologischen Veränderungen wie beim Asthma bronchiale aus. Bronchiolenspasmus, Schleimhautödem und Hypersekretion sind die Folge. Dyspnoe und Tachypnoe sind Zeichen der gestörten Ventilation und gehen häufig mit einer Hypoxie einher.

Tab. 32.4 Schweregrade der systemischen anaphylaktischen Reaktion (modifiziert nach Ring J et al. Leitlinie zu Akuttherapie und Management der Anaphylaxie. S2-Leitlinie der Deutschen Gesellschaft für Allergologie und klinische Immunologie. Allergo J Int 2014; 23: 96)

Schweregrad	Symptome
I	leichte Allgemeinsymptome (Juckreiz), Hauterscheinungen (z. B. Hautrötung, Flush, Urtikaria), Angioödem
II	zusätzlich: Kreislauf- (z. B. Hypotonie, Tachykardie) und Atemwegsreaktionen (z. B. Dyspnoe), Übelkeit, Erbrechen
III	zusätzlich: Schocksymptomatik, Bronchospasmus, Zyanose
IV	Herz-Kreislauf-Stillstand, Atemstillstand

Wird das **zirkulatorische System** betroffen, zeigen sich rasch Zeichen der schweren Kreislaufinsuffizienz. Durch Vasodilatation der peripheren Arterien und Arteriolen wird der periphere Gefäßwiderstand deutlich herabgesetzt. Das zirkulierende Volumen versackt in der Peripherie, der venöse Rückstrom zum Herzen (Vorlast) ist reduziert. Über regulatorische Maßnahmen kommt es in der Folge zu einem Abfall des Herzzeitvolumens sowie zu einem Blutdruckabfall aufgrund der reduzierten Nachlast. Die kompensatorische sympathoadrenerge Reaktion führt zur Erhöhung der Herzkraft **(Inotropie)** und Herzfrequenz **(Chronotropie),** sodass eine ausgeprägte Tachykardie imponiert. In der Peripherie überwiegt der vasodilatierende Effekt der Mediatorsubstanzen (Histamin, Bradykinin). Die **endogenen (körpereigenen) Katecholamine** sind in ihrer vasoaktiven Wirkung (i. d. R. Konstriktion) daher gehemmt, da die Rezeptoren bereits durch die Mediatorsubstanzen besetzt sind. Zusätzlich verlieren die betroffenen Kapillargebiete Volumen in den interstitiellen Raum, da die Gefäßpermeabilität durch Wirkung der Mediatorsubstanzen erhöht ist. Innerhalb kürzester Zeit entwickelt sich ein Bild analog eines schweren hypovolämischen Schocks. Bei **Schweregrad IV** kommt es zu einem Herz-Kreislauf-Stillstand.

32.5 Septischer Schock

Definition

„Der septische Schock ist eine Sepsis-induzierte Verteilungsstörung des zirkulierenden Blutvolumens im Sinne des distributiven Schocks. Er entsteht infolge einer Invasion pathogener Mikroorganismen oder deren toxischer Produkte und geht trotz adäquater Volumensubstitution mit einem SAP < 90 mm Hg oder einem Blutdruckabfall > 40 mm Hg vom Ausgangswert sowie den klinischen Zeichen einer eingeschränkten Organfunktion einher. Ein septischer Schock liegt auch bei den Patienten vor, die infolge einer Therapie mit inotropen oder vasoaktiven Substanzen nicht hypoton sind, aber Zeichen der Hypoperfusion aufweisen." (Adams et al., 2001)

Es ist im Rettungsdienst schwierig, diese Schockform eindeutig zu diagnostizieren. Hilfreich sind u. a. Anamnese (Infektionsanamnese?) sowie das Temperaturmessen. Auch die Palpation kann richtungsweisend sein (häufig warme, feuchte Haut). Wichtig in diesem Zusammenhang ist der Eigenschutz (➤ Kap. 16.2.2) da ein septischer Schock auch durch das Rettungsdienstpersonal potenziell gefährdende Erreger (MRSA, *E. coli* oder Tuberkulose) ausgelöst werden kann. Ursache des septischen Schocks (➤ Kap. 41.2) ist die **Freisetzung** von **Endotoxinen** (Zerfallsprodukte der Bakterienwand, häufig gramnegative Erreger) oder von **Exotoxinen** (Stoffwechselprodukte der Bakterien). Diese Stoffe nehmen als **vasoaktive Substanzen** direkten Einfluss auf das zirkulatorische System.

Symptome

Der septische Schock wird in eine hyperdyname und eine hypodyname Phase unterteilt:

In der **hyperdynamen Phase** des septischen Schocks wird die klinische Symptomatik durch die akute Sepsis überdeckt. Fieber, heiße, feuchte Haut, evtl. Schüttelfrost und Gliederschmerzen sind typische Zeichen einer ausgeprägten Infektion. Das hyperdyname Stadium des Schocks ist durch das erhöhte Herzzeitvolumen gekennzeichnet. Tachykardie, Hypotension und Hyperventilation sind wie im hypovolämischen Schock vorhanden. Durch das Fieber ist die Haut der Patienten jedoch warm und rosig, obwohl in der Peripherie eine deutliche Zyanose besteht. Klinische Messungen zeigen aber trotz der **Zyanose** keinen Anhalt für eine Hypoxie, da die arteriovenöse Sauerstoffdifferenz erniedrigt ist. Zwei Gründe werden für die Entstehung dieses Phänomens diskutiert: Möglicherweise wird durch Eröffnung arteriovenöser Shunts sauerstoffreiches Blut an den Kapillaren vorbeigeführt, weshalb in der Mikrozirkulation eine Ausschöpfungszyanose resultiert. Weiterhin können Störungen der Zellfunktion für die Veränderungen verantwortlich sein. In jedem Fall führen die **vasoaktiven Substanzen** im zirkulatorischen System zu einer Vasodilatation und Erhöhung der Gefäßpermeabilität. Das zirkulierende Volumen versackt in der Peripherie, wodurch der venöse Rückstrom zum Herzen erniedrigt wird. Es manifestieren sich die Zeichen einer **relativen Hypovolämie** (Reduktion der Vorlast führt zu einer Reduktion der Nachlast mit Tachykardie und beginnender Hypotension; ➤ Kap. 41.2.1).

Die **hypodyname Phase** des septischen Schocks bietet eine klassische Symptomatik. Durch die fortdauernde Sepsis und die schwere Hypovolämie wird das Herzzeitvolumen drastisch erniedrigt. Eine ausgeprägte **sympathoadrenerge Reaktion** führt zu Kreislaufzentralisation mit kalter, blasser und zyanotischer Haut. Die Mikrozirkulation bietet die typischen Veränderungen mit u. a. auch erniedrigter Rekapillarisierungszeit. Im Vordergrund stehen Gewebshypoxie, Azidose und Gerinnungsstörungen bis zur Verbrauchskoagulopathie (➤ Kap. 41.2.1).

Die Prognose der betroffenen Patienten ist trotz intensiver therapeutischer Bemühungen sehr ernst. Unbehandelt mündet der septische Schock in ein Multiorganversagen mit einer Letalität zwischen 40–60 %.

32.6 Neurogener Schock

Definition

Der neurogene Schock beruht auf einer generalisierten und ausgedehnten Vasodilatation infolge einer Störung der sympathischen und parasympathischen Regulation der glatten Gefäßmuskulatur (modifiziert nach Adams et al., Anästhesiologie und Intensivmedizin, 2005).

Symptome

Der **neurogene Schock** stellt im Rettungsdienst ein **sehr selten** auftretendes Krankheitsbild dar. Er wird v. a. durch eine **traumatische Schädigung des sympathischen Nervensystems** ausgelöst. Der Ausfall des sympathischen Nervensystems verursacht typische Veränderungen der Hauttemperatur (warm und trocken) und der Hämodynamik. Durch fehlende Ausschüttung der Katecholamine aus dem Nebennierenmark unterbleibt die Innervation der Gefäßrezeptoren. Arterien und Arteriolen dilatieren, der periphere Gefäßwiderstand nimmt ab. Folglich versackt das Blutvolumen in der Peripherie. Erneut kommt es zu einer reduzierten Vorlast durch einen verminderten venösen Rückstrom, das Herzzeitvolumen sinkt konsekutiv ab, der Blutdruck fällt im Zuge der reduzierten Nachlast. Durch Störung am vegetativen Nervensystem unterbleibt die sympathoadrenerge Gegenregulation, daher sind die Patienten häufig normfrequent bis bradykard. Bei fehlendem Hinweis auf eine Hämorrhagie lässt sich der neurogene Schock mit neurologischen Ausfallserscheinungen sicher diagnostizieren.

Durch die häufig gute therapeutische Beherrschbarkeit (Volumengabe meist ausreichend um einen adäquaten Blutdruck aufrechtzuerhalten) sind überhastete Rettungsmaßnahmen i. d. R. nicht indiziert. Vielmehr sollte nach Stabilisierung des Patienten besonderer Wert auf die schonende Rettung gelegt werden.

32.7 Störungen des Wasser- und Elektrolythaushalts

32.7.1 Physiologische Grundlagen

Der Wassergehalt beträgt beim Mann bis zu 60 %, bei der Frau bis zu 50 % und bei Säuglingen bis zu 75 % des Körpergewichts. Das Körperwasser (➤ Abb. 32.5) verteilt sich zu ⅔ innerhalb der Zelle (**intrazellulär**) und zu ⅓ außerhalb der Zelle (**extrazellulär**). Der extrazelluläre Flüssigkeitsanteil umfasst die Flüssigkeit zwischen den Zellen (**interstitiell**) und im Blutkreislauf (**intravasal**).

Die Flüssigkeitsräume unterliegen einem ständigen Austausch an Wasser. Für die unterschiedliche Wasserverteilung ist die Verteilung der osmotisch wirksamen Substanzen (Ionen) auf die Flüssigkeitsräume die Ursache (➤ Abb. 32.6). In der intrazellulären Flüssigkeit sind vornehmlich Kaliumkationen (K^+) und ionisierte Phosphate (Phosphatester) vorhanden. In der extrazellulären Flüssigkeit überwiegen das Kation Natrium (Na^+) und die Anionen Chlorid (Cl^-) und Bikarbonat (HCO_3^-). Aufgrund des unterschiedlichen Eiweißgehalts ergeben sich im Regelfall nur geringe Ionenverschiebungen zwischen interstitieller und intravasaler Flüssigkeit.

Osmolarität, Osmolalität, osmotischer Druck, onkotischer Druck

Die **Osmolarität** ist die Konzentration aller gelösten Teilchen (Na^+, K^+, Glukose, Harnstoff etc.) in einem **Liter** Lösungswasser. Die **Osmolalität** hingegen beschreibt die Konzentration aller gelösten Teilchen pro **Kilogramm** Lösungswasser. Der osmotische Druck des Plasmas steigt und fällt mit der Anzahl der in ihm gelösten Teilchen (Normwert der Osmolalität: 280–285 mOsmol/kg H_2O). Die

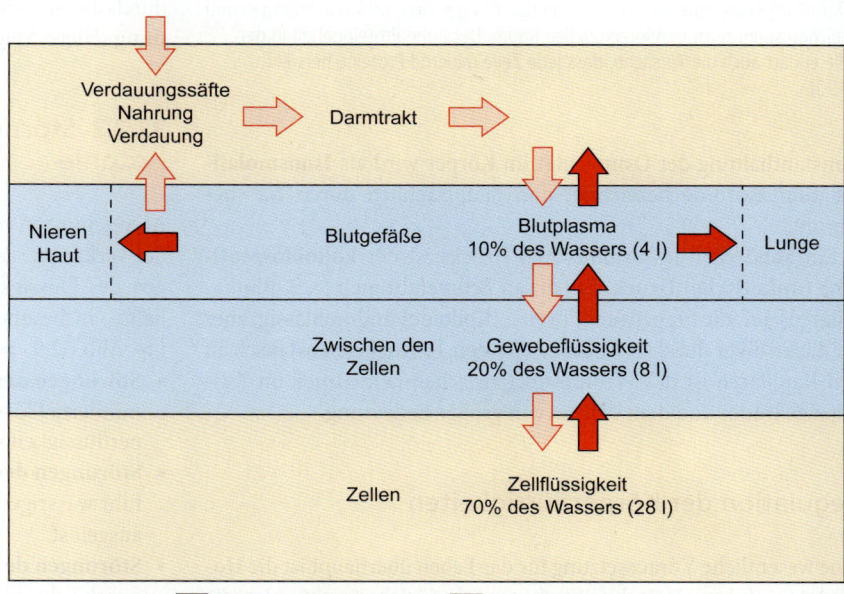

Abb. 32.5 Verteilung und Bewegung des Körperwassers [P108/L231]

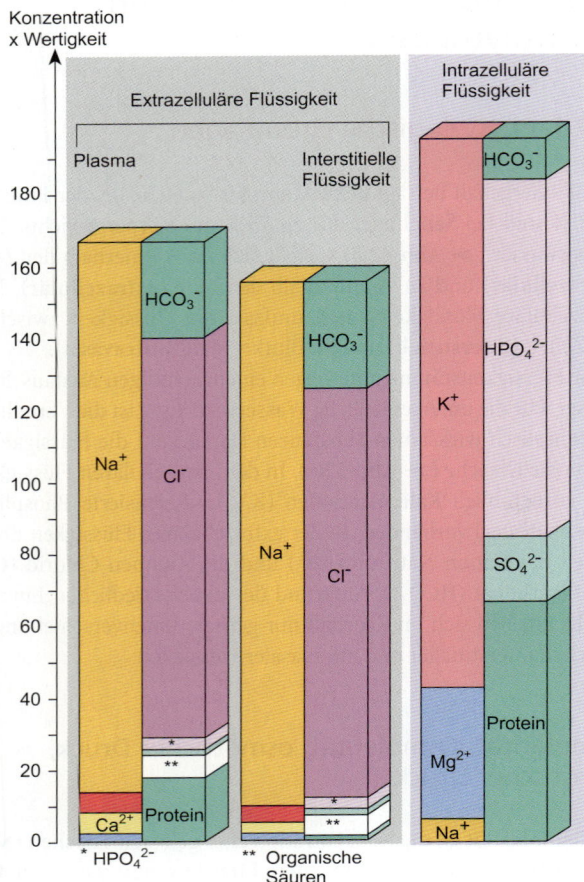

Abb. 32.6 Elektrolytkonzentrationen von Plasma, interstitieller Flüssigkeit und intrazellulärer Flüssigkeit im Vergleich. Die K^+-Konzentration in der Zelle ist am höchsten, die Na^+-Konzentration dagegen am niedrigsten. Interessant ist auch, dass der Proteingehalt der interstitiellen Flüssigkeit verschwindend gering im Vergleich zum Plasma ist; große Eiweißkörper können nämlich bei der Filtration in Kapillargebieten die kleinen Poren in den Blutgefäßen nicht durchdringen und erreichen somit nicht den interstitiellen Raum. Der hohe Proteingehalt in der Zelle erklärt auch die Tatsache, dass jede Zelle dauernd Proteine herstellt. [L190]

Konstanthaltung der Osmolalität im Körper wird als **Isoosmolalität** oder **Isotonie** bezeichnet und hauptsächlich durch Na^+ bestimmt.

Ein Sonderfall des osmotischen Drucks ist der **kolloidosmotische (onkotische) Druck.** Er tritt an Zellmembranen (z. B. Blutkapillaren) auf, die für größere Eiweiße (Kolloide) undurchlässig, aber für Elektrolyte durchlässig sind. Für den Flüssigkeitsaustausch in den Kapillaren ist das Wechselspiel zwischen dem Druck im Zwischenzellraum und dem Plasma von großer Bedeutung.

Regulation der Körperflüssigkeiten

Eine wesentliche Voraussetzung für das Leben überhaupt ist die **Homöostase** (physiologisches Streben nach Gleichgewicht, hier die Verteilung der Körperflüssigkeiten). Das Volumen und die Zusammensetzung der Körperflüssigkeiten müssen daher innerhalb enger Grenzen durch **komplexe Regelmechanismen** konstant gehalten werden (➤ Abb. 32.7). Jede deutliche Abweichung außerhalb dieser Grenzen geht mit einer vitalen Bedrohung einher. Durch den osmotischen und den kolloidosmotischen (onkotischen) Druck wird die **Flüssigkeitshomöostase** im Organismus geregelt. Die osmotischen Verhältnisse sind für die Wasserverteilung in den Kompartimenten des Organismus verantwortlich. So erfolgt z. B. ein **Einstrom von Wasser** in die Zelle entweder bei einem Absinken der Osmolalität im extrazellulären Flüssigkeitsraum oder bei einem Anstieg der Osmolalität im intrazellulären Flüssigkeitsraum. Gegensätzliche Veränderungen (Osmolalität im Extrazellulärraum steigend oder intrazellulär abfallend) bewirken einen **Wasserausstrom** aus der Zelle. Ziel der Regulation ist die Gewährleistung von **Isotonie** und **Isovolämie**, d. h. die Aufrechterhaltung der normalen osmotischen Konzentration und die konstante Erhaltung des Volumens im Extrazellularraum. Der physiologische Wasser- und Elektrolythaushalt wird durch die Balance zwischen **Aufnahme** (Resorption) und **Ausscheidung** (Niere, Magen-Darm-Trakt) gewährleistet (➤ Abb. 32.8).

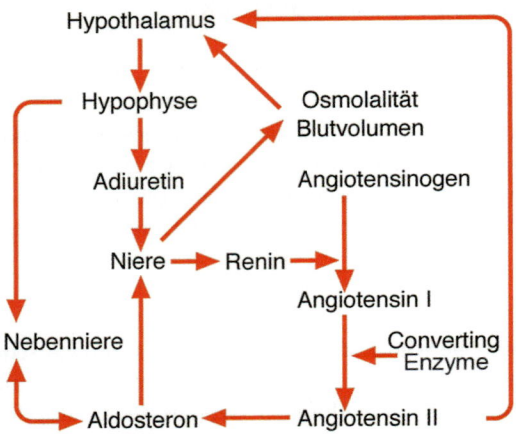

Abb. 32.7 Regulation des Flüssigkeits- und Elektrolythaushalts [L108]

32.7.2 Störungen der Isovolämie und/oder Isotonie

Abweichungen von der Isovolämie und Isotonie sind eng miteinander verknüpft. Es ist von großer Bedeutung, zwischen den Störungen des Flüssigkeitshaushalts und Störungen des Elektrolythaushalts, insbesondere des Natriumhaushalts, zu unterscheiden (➤ Abb. 32.9, ➤ Tab. 32.5):

- **Störungen der Flüssigkeitsbilanz** werden z. B. durch eine verminderte Flüssigkeitszufuhr bei vermehrter Ausfuhr von Körperflüssigkeit verursacht.
- **Störungen der Flüssigkeitsverteilung** werden v. a. durch Zufuhr wässriger Lösungen ohne ausreichenden Elektrolytgehalt ausgelöst.
- **Störungen der Flüssigkeitsregulation** werden in erster Linie durch Erkrankung der renalen, kardialen oder endokrinen Organe verursacht.

Als **Hyperhydratation** werden Störungen mit einem erhöhten Wassergehalt bezeichnet, als **Dehydratation** Störungen mit einem verminderten Wassergehalt. **Osmolalitätsstörungen** sind von der Natriumkonzentration abhängige Störungen des Flüssigkeitsstatus und werden als **isoton, hyperton oder hypoton** bezeichnet.

Dehydratation

- Die **isotone Dehydratation** bezeichnet eine Verminderung der Körperflüssigkeit bei normaler Osmolalität des Serums (z. B. Blut- und Plasmaverluste).

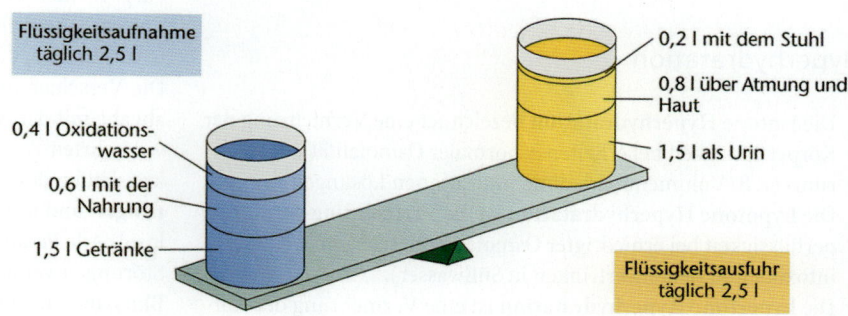

Abb. 32.8 Physiologische Flüssigkeitsaufnahme und -ausfuhr [A400]

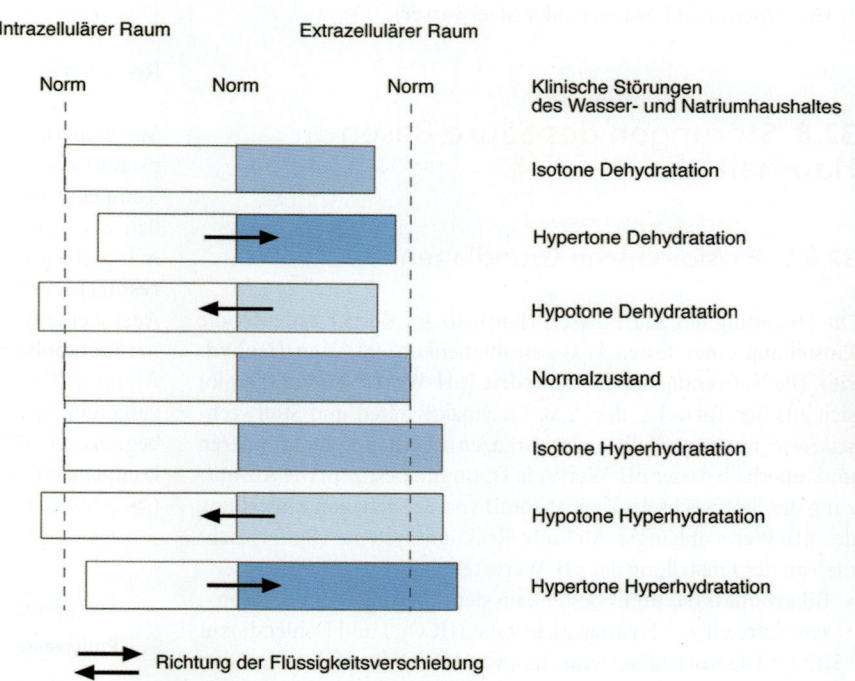

Abb. 32.9 Flüssigkeitsverschiebungen bei verschiedenen Störungen des Natriumhaushalts [L108]

Tab. 32.5 Störungen des Flüssigkeits- und Elektrolythaushalts in der Übersicht

	Ursache	Natriumgehalt im Plasma	Eiweißgehalt	Hämatokrit	Erythrozytenzahl
Hypotone Dehydratation	Natriummangel, zu viel freies Wasser	↓	↑	↑	↑
Hypertone Dehydratation	Verlust von freiem Wasser, Hypovolämie	↑	↑	↑	↑
Isotone Dehydratation	Flüssigkeitsmangel • Blutmangel • Plasmamangel	normal	normal	normal	normal
Isotone Hyperhydratation	zu viel Volumen und Natrium	normal	↓	↓	↓
Hypotone Hyperhydratation	zu viel freies Wasser, Volumen	↓	↓	↓	↓
Hypertone Hyperhydratation	wenig freies Wasser, zu viel Natrium	↑	↓	↓	↓

- Die **hypertone Dehydratation** ist die Verminderung der Körperflüssigkeit bei gleichzeitig erhöhter Osmolalität des Serums (z. B. massive renale Flüssigkeitsverluste beim Diabetes insipidus).
- Die **hypotone Dehydratation** bezeichnet die Verminderung der Körperflüssigkeit bei erniedrigter Osmolalität des Serums, d. h., der Verlust an Natrium ist größer als der an Wasser.

Hyperhydratation

- Die **isotone Hyperhydratation** bezeichnet eine Vermehrung der Körperflüssigkeit bei erhaltener normaler Osmolalität des Serums (z. B. Volumenüberladung mit isotonen Lösungen).
- Die **hypotone Hyperhydratation** ist die Vermehrung der Körperflüssigkeit bei erniedrigter Osmolalität des Serums (Wasserintoxikation, Beinaheertrinken in Süßwasser).
- Die **hypertone Hyperhydratation** ist eine Vermehrung der Körperflüssigkeit bei erhöhter Osmolalität des Serums (z. B. Trinken von hypertonen Lösungen oder Meerwasser).

32.8 Störungen des Säure-Basen-Haushalts

32.8.1 Physiologische Grundlagen

Die Steuerung des Säure-Basen-Haushalts im Körper bedeutet die Einstellung einer festen Wasserstoffionenkonzentration (**Isohydrie**). Die Notwendigkeit der **Isohydrie** (pH-Wert 7,35–7,45) ergibt sich aus der Tatsache, dass z. B. Enzymaktivitäten und Stoffwechselkreise nur innerhalb enger Grenzen überhaupt funktionieren und innerhalb dieser pH-Werte ein Optimum besitzen. Die Ausnutzung der Stoffwechselzyklen ist somit von der genauen Einstellung des pH-Werts abhängig. Mehrere Reaktionssysteme (Puffer) nehmen an der Einstellung des pH-Werts teil:

- **Bikarbonatsystem:** Es besteht aus dem Gleichgewicht der Konzentrationen von Hydrogenkarbonat (HCO_3^-) und Kohlendioxid (CO_2). Die Normalkonzentration von HCO_3^- (Base) liegt im Blut bei 24 mmol/l und wird als Standardbikarbonat bezeichnet. Die Normalkonzentration von CO_2 (Säure) im Blut (pCO_2) liegt bei 1,2 mmol/l. Da Base und Säure beide im Blut gelöst vorliegen, ergibt sich daraus für den normalen pH-Wert ein Verhältnis von 24:1,2 = 20:1.
- **Proteinsystem:** Dies beruht auf der Möglichkeit der Eiweiße, H^+ und OH^- abzugeben bzw. aufzunehmen. Das vorhandene Gleichgewicht saurer und basischer Gruppen in den Eiweißen sowie zwischen Hämoglobin (Hb) und (HbO_2) stellt den pH-Wert ein.

Die Summe der an der Einstellung des pH-Werts beteiligten Moleküle (HCO_3^-, Hb- und Proteinbasen) heißt **Pufferbasen** und beträgt 48 mmol/l. Dieser Wert ist der Bezugswert für die Bestimmung des **Basenüberschusses** (Base Excess, BE). Er hat den Normalwert null (± 2). Eine Vermehrung der Pufferbasen ergibt einen zunehmend positiven, eine Abnahme einen zunehmend negativen Base Excess.

32.8.2 Störungen der Isohydrie

Störungen der Isohydrie, die von den Puffersystemen nicht mehr ausgeglichen werden, können nach der basischen oder nach der sauren Seite erfolgen. Die Abweichung des pH-Werts unter 7,35 wird **Azidose**, die des pH-Werts über 7,45 wird **Alkalose** genannt. Die Verschiebungen erfolgen aufgrund veränderter Kohlendioxidabgabe mit der Atmung (Hypo- oder Hyperventilation) oder durch vermehrten Anfall von Säuren bzw. Basen aus den Stoffwechselkreisläufen des Körpers. Erstere heißen daher **respiratorische Störungen** und letztere **metabolische Störungen** (Azidose bzw. Alkalose). Alle verändern den pH-Wert des Bluts. Die respiratorischen Störungen verändern zusätzlich den CO_2-Partialdruck (pCO_2) des Bluts, die metabolischen den Base-Excess-Wert, da sie Pufferbasen vermehrt in Anspruch nehmen.

Regulationsmechanismen

Metabolische Störungen werden primär über die Atmung und respiratorische Störungen primär über die Niere ausgeglichen. Die Kompensation einer **metabolischen Azidose** verläuft hauptsächlich über eine vermehrte Abgabe von Kohlendioxid über die Atmung (Hyperventilation, Azidose- oder Kußmaul-Atmung). Die **respiratorische Azidose** wird hauptsächlich kompensiert über die Ausscheidung von H^+-Ionen über die Niere. Die Kompensation einer **metabolischen Alkalose** erfolgt über eine verminderte, flache Atmung (Hypoventilation), um vermehrt Kohlendioxid zurückzuhalten. In der Realität ist dies jedoch nur bis zu einem sehr begrenzten Maße möglich. Die **respiratorische Alkalose** wird kompensiert über die renale Ausscheidung von Bikarbonat (> Abb. 32.10).

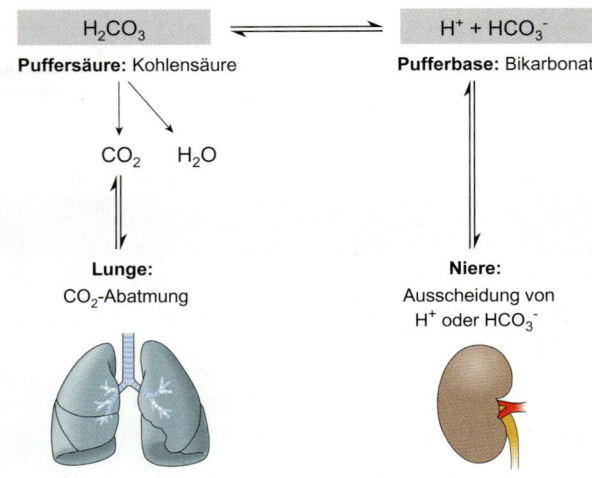

Abb. 32.10 Das Bikarbonat-Puffersystem [L190]

Wiederholungsfragen

1. Definieren Sie den Begriff „Schock" (➤ Kap. 32.1).
2. Erläutern Sie die allgemeine Pathophysiologie des Schocks (➤ Kap. 32.1).
3. Welche drei Stadien des Schocks gibt es (➤ Kap. 32.1.4)?
4. Welche Schockformen werden unterschieden (➤ Kap. 32.2, ➤ Kap. 32.3, ➤ Kap. 32.4, ➤ Kap. 32.5, ➤ Kap. 32.6, ➤ Tab. 32.1)?

Auflösung des Fallbeispiels

Verdachtsdiagnosen

Hypovolämischer Schock, stumpfes Bauchtrauma, Unterschenkelfrakturen.

Erstmaßnahmen

Der Patient wird umgehend beurteilt. Der Atemweg ist frei, die Atmung ist deutlich erschwert und tachypnoeisch. Der periphere Puls ist nicht tastbar, lässt sich aber an der A. carotis tasten. Der Patient ist tachykard, die Rekapillarisierungzeit liegt bei ca. 4 Sek. Der Patient ist zeitlich und örtlich desorientiert und kann sich nicht an den Unfallhergang erinnern (GCS 14). Die Pupillen sind isokor und reagieren adäquat auf Lichteinfall. Der Patient erhält umgehend hoch dosiert Sauerstoff über eine Sauerstoffmaske mit Reservoirsystem.

Durch die zerstörte Seitenscheibe auf der Fahrerseite kann der verletzte Fahrer seinen linken Arm heraushängen lassen, wodurch die Möglichkeit besteht, eine medizinische Grundversorgung zu beginnen. Der Notarzt sichert am linken Arm einen peripheren Venenzugang (G 14), über den zügig 1 000 ml balancierte Vollelektrolytlösung infundiert werden.

Zur Entlastung des eingeklemmten Fahrers muss der Raum zwischen der Brüstung (Instrumententräger, Lenkeinheit, Pedale) und dem Sitz erweitert werden.

Um die Frontpartie dafür nach vorn drücken zu können, sind Entlastungsschnitte in der Führerhauskarosserie notwendig. Im Anschluss kann ein Rettungszylinder zwischen A- und B-Säule in Höhe des Armaturenbretts angesetzt und die Frontpartie zurückgedrängt werden. Unmittelbar nach Entlastung des Bauchbereichs durch die Rückverlagerung des Lenkrads wird der systolische Blutdruck mit RR 120 mmHg gemessen. Der Notarzt und ein Notfallsanitäter haben nunmehr die Möglichkeit, in das Führerhaus zum Patienten einzusteigen.

Die Rettung des Patienten kann nur erfolgen, wenn Teile der Pedalerie abgeschnitten werden können. Um den Patienten zügig unter Ausschluss von Schmerzen aus seiner eingeklemmten Lage zu befreien, entschließt sich der Notarzt zur Intubationsnarkose. Nach Anlage eines zweiten Venenzugangs an der rechten Hand wird die Narkose mit 20 mg Hypnomidate® sowie 0,3 mg Fentanyl® und 3 mg Dormicum® eingeleitet und der Patient mit einem Tubus (ID 8,5) in sitzender Position orotracheal intubiert.

Nach Freigabe durch den Notarzt wird mit wenigen Schnitten das im Unterschenkel steckende Bremspedal oberhalb der Eintrittsstelle abgeschnitten und ein weiterer Rettungszylinder in das Führerhaus eingesetzt. Unter Einsatz der Schaufeltrage kann der intubierte und beatmete Patient über den linken Türeinstieg aus der Zwangslage befreit werden. Noch auf der Krankentrage wird das geschlossen luxierte Sprunggelenk links reponiert und die offene Fraktur am rechten Sprunggelenk steril abgedeckt und verbunden. Das abgeschnittene Bremspedal wird in der Wunde belassen. Im Rettungswagen werden die beiden verletzten Beine mit Kramerschienen fixiert. Er wird nach Abschluss der Maßnahmen im Rettungswagen in den mittlerweile eingetroffenen Rettungshubschrauber umgelagert und in eine Universitätsklinik geflogen.

Klinik

Noch im Schockraum wird eine abdominelle Sonografie durchgeführt, die den Nachweis eines schmalen, intraperitonealen Bands von freier Flüssigkeit im Bauchraum ergibt. Da der Patient kreislaufstabil ist, wird eine CT-Untersuchung durchgeführt, die jedoch keinerlei Anhalt für eine intraabdominale blutende Verletzung ergibt.

Die CT-Untersuchungen des Schädels und des Brustkorbs sind unauffällig. Die Röntgenuntersuchungen der unteren Extremität ergeben den Befund einer komplexen offenen Fraktur des rechten Unterschenkels in Kombination mit einer Fibulafraktur des rechten Beins. Im Bereich des linken Sprunggelenks finden sich zwar Zeichen einer Bänderüberdehnung, jedoch keine Anzeichen für eine Fraktur.

Diagnose

Frakturen der unteren Extremität.

WEITERFÜHRENDE LITERATUR

Dönitz, St., Flake, F.: Mensch Körper Krankheit für den Rettungsdienst. Elsevier/Urban & Fischer, München, 2015

KAPITEL 33
Cay Cordes
Neurologische Notfälle

- 33.1 Störung des Bewusstseins ... 731
  - 33.1.1 Formen der Bewusstseinsstörung ... 731
  - 33.1.2 Ursachen der Bewusstseinsstörung ... 732
  - 33.1.3 Beurteilung der Bewusstseinslage ... 732
  - 33.1.4 Klassifizierung der Bewusstseinslage (Koma) ... 733
- 33.2 Erhöhung des intrakraniellen Drucks ... 733
- 33.3 Subarachnoidalblutung ... 735
- 33.4 Ischämischer Insult ... 737
- 33.5 Hämorrhagischer Insult ... 745
- 33.6 Epileptische Anfälle und Epilepsien ... 746
- 33.7 Dyskinesien ... 749
- 33.8 Infektionen des Gehirns (Enzephalitis) und seiner Häute (Meningitis) ... 750
  - 33.8.1 Bakterielle Meningoenzephalitis ... 750
  - 33.8.2 Virale Meningoenzephalitis ... 750
  - 33.8.3 Therapie ... 751
- 33.9 Hydrozephalus ... 752
- 33.10 Demenz ... 752
- 33.11 Bandscheibenvorfall ... 753

33 Neurologische Notfälle

Fallbeispiel

Notfallmeldung

Die Rettungsleitstelle erhält über Notruf die Meldung über eine plötzlich nicht ansprechbare Person. Der Disponent alarmiert einen RTW und ein NEF zum Notfallort.

Befund am Notfallort

In einem Privathaushalt findet die Besatzung des RTW einen ca. 65-jährigen Patienten am Küchentisch sitzend vor. Der Patient ist nicht bewusstlos, er reagiert allerdings nicht auf Ansprache und der rechte Mundwinkel und der Arm hängen herab. Die Angehörigen des Patienten berichten, dass die Beschwerden vor 30 Min. beim Frühstück begonnen hätten.

Leitsymptome

Hemiparese rechts mit Aphasie.

Inhaltsübersicht

33.1 Störung des Bewusstseins

- Qualitative Bewusstseinsstörungen sind Störungen der Wahrnehmung und der Merk- und Denkfähigkeit.
- Quantitative Bewusstseinsstörungen sind Einschränkungen der Wachheit (= Vigilanz). Man unterscheidet Benommenheit, Somnolenz, Sopor und Koma.
- Die Bewusstseinslage lässt sich mit der Glasgow Coma Scale (GCS) objektivieren.
- Primäre und sekundäre Hirnerkrankungen können die Ursache für Veränderungen des Bewusstseins sein.
- Primäre Hirnerkrankungen sind Schlaganfälle, Hirnblutungen, epileptische Anfälle, Hirn- und Hirnhautentzündungen und viele andere.
- Sekundäre Ursachen sind Sauerstoffmangel bei Atemwegs-, Herzerkrankungen, körpereigene oder exogene Giftstoffe, metabole oder endokrine Störungen.
- Jede Form von Bewusstseinsstörung birgt durch Ausfall der Schutzreflexe die Gefahr der Aspiration in sich.
- Bewusstlose, spontan atmende Patienten werden in die stabile Seitenlage gebracht.
- Ein Koma als schwerste Form einer quantitativen Bewusstseinsstörung ist eine Bewusstlosigkeit, aus der ein Patient nicht durch äußere Reize erweckbar ist.
- Je nach Tiefe wird das Koma zusätzlich in die Stadien I–IV eingeteilt.

33.2 Erhöhung des intrakraniellen Drucks

- Ab einer bestimmten Volumenvergrößerung des Gehirns sind die Kompensationsmechanismen des Organismus erschöpft.
- Es kommt zur Verlagerung und zum Einklemmen von Gehirnanteilen an den Schädelöffnungen.
- Die Geschwindigkeit des intrakraniellen Druckanstiegs ist je nach Krankheitsbild unterschiedlich.

33.3 Subarachnoidalblutung

- Die Subarachnoidalblutung (SAB) entsteht meistens durch Zerreißen eines arteriellen Aneurysmas des vorderen Hirnkreislaufs (A. carotis interna).
- Der Blutaustritt in den Subarachnoidalraum kann zu einer Tamponade der äußeren Liquorräume führen.
- Die folgende Störung der Liquorzirkulation bewirkt einen akuten Anstieg des intrakraniellen Drucks (Intracranial Pressure = ICP), der umgehend lebensbedrohlich werden kann.

33.4 Ischämischer Insult

- Störungen des arteriellen Schenkels der Hirndurchblutung können schlagartig (apoplektisch) zu zentralnervösen neurologischen Ausfällen führen.
- Venöse Durchblutungsstörungen verursachen eher langsam auftretende und zunehmende neurologische Ausfälle.
- Ursachen ischämischer Insulte sind Gefäßeinengungen (Stenosen), thrombotische oder embolische Gefäßverschlüsse oder eine Gefäßkompression von außen.

33.5 Hämorrhagischer Insult

- Es kommt zu plötzlich auftretenden Hirnfunktionsstörungen durch eine Einblutung ins Gehirn.
- Ursache einer Hirnblutung ist oft, aber nicht immer eine bestehende arterielle Hypertonie.
- Im Gegensatz zu ischämischen Insulten tritt eine Hirnblutung häufiger unter Belastung auf.

33.6 Epileptische Anfälle und Epilepsien

- Epileptische Anfälle sind plötzlich auftretende vorübergehende Funktionsstörungen des Gehirns durch eine abnorme Entladung der Nervenzellen der Hirnrinde.
- Es kommt zu hochsynchronen und hochfrequenten zeitlich begrenzten pathologischen Entladungen von Nervenzellgruppen, die je nach Lage und Ausdehnung zu verschiedenen Formen von epileptischen Anfällen führen.
- Man unterscheidet generalisierte und fokale epileptische Anfälle, die je nach Lokalisation sehr unterschiedlich aussehen können.

33.7 Dyskinesien

- Auslöser einer Dyskinesie sind die Dopaminrezeptorantagonisten Metoclopramid (MCP, Paspertin®) und typische Neuroleptika (z. B. Haloperidol, Haldol®).
- Es werden Früh- und Spätdyskinesien unterschieden.
- Dyskinesien mit Zungen- und Schlundkrämpfen können gut mit Biperiden (Akineton®) behandelt werden.

33.8 Infektionen des Gehirns (Enzephalitis) und seiner Häute (Meningitis)

- Entzündungen des zentralen Nervensystems werden als Infektion durch Viren, Bakterien und Parasiten verursacht. Sonderfälle sind autoimmun vermittelte nicht infektiöse Hirn(-haut)entzündungen.
- Die infektiösen Entzündungen entstehen auf dem Blutweg (hämatogen), fortgeleitet durch Infektionen angrenzender Strukturen (Nasennebenhöhlen, Mittelohr) oder primär durch Eindringen von Krankheitserregern im Rahmen eines offenen Schädel-Hirn-Traumas.

33.9 Hydrozephalus

- Bei einem Hydrozephalus nimmt die Menge an Liquor innerhalb des Schädels zu Ungunsten des Raums für das Hirngewebe (Parenchym) zu.
- Drei Mechanismen sind ursächlich verantwortlich: vermehrte Liquorproduktion, Störung des Liquorabflusses oder Verminderung der Liquorresorption.

33.10 Demenz

- Demenz ist ein Syndrom des Gehirns mit Störung von Gedächtnis, Denken, Orientierung, Auffassung, Rechnen, Lernfähigkeit, Sprache, Sprechen, emotionaler Kontrolle, Sozialverhalten und Motivation und Entscheidungsfähigkeit (vgl. DGN-Leitlinie Demenz von 2009). Das Bewusstsein, Sinnesorgane und Wahrnehmung funktionieren normal.
- Primäre Demenzen und sekundäre Demenzformen des Erwachsenen werden unterschieden.
- Im Umgang mit einem dementen Patienten ist auf seine Situation und seine Wahrnehmung einzugehen. Der Patient ist mit empathischer Zuwendung zu beruhigen, ihm ist das Vorgehen in einfachen Worten zu erklären. Die Informationen und Anweisungen sind einfach zu halten.

33.11 Bandscheibenvorfall

- Einrisse im Faserring der Bandscheibe führen zu einem Austritt des gelartigen Bandscheibenkerns in den Rückenmarkskanal hinein und drücken dann auf die aus dem Rückenmark abgehenden Spinalnerven.
- Bandscheibenvorfälle ereignen sich am häufigsten an der Lendenwirbelsäule (LWS), gefolgt von der Halswirbelsäule (HWS).
- Typisch sind plötzlich auftretende von der HWS in die Arme oder der LWS in die Beine ausstrahlende, ziehende Schmerzen, die den entsprechenden Dermatomen der Spinalnerven folgen und zu Gefühlsstörungen in dem Bereich, ggf. auch Lähmungen und Blasen- oder Mastdarmstörungen (Inkontinenz) führen.

Neurologische Schädigungen oder Erkrankungen können einzelne Nervenstränge, aber auch größere Einheiten, z. B. das gesamte Gehirn, betreffen. Erschwerend für die Therapie im Rettungsdienst ist, dass sich das pathophysiologische Geschehen **nicht von außen einsehbar** vollzieht.

So lässt sich bei einem **Schlaganfall** ohne eine bildgebende Untersuchung des Gehirns in Form einer Computertomografie (CT) eine Einblutung ins Gehirn zwar durch klinische Zusatzbefunde vermuten, jedoch ist diese vor Ort nicht von einem ischämischen Schlaganfall abgrenzbar und somit in ihrer Bedrohung schwer einzuschätzen. Im Zweifel ist die bedrohlichste Differenzialdiagnose anzunehmen und entsprechend rasch zu handeln. Daher müssen alle vorgefundenen Symptome dokumentiert und in eine konsequente Therapie umgesetzt werden. Der kompletten Notfalluntersuchung kommt in diesem Fall eine entscheidende Bedeutung zu (➤ Kap. 17.1).

33.1 Störung des Bewusstseins

Die **Vitalfunktion** Bewusstsein steht im Mittelpunkt der Tätigkeit im Rettungsdienst. Bewusstseinsstörungen können Ursache oder Folge von lebensbedrohlichen Zuständen sein. Das Phänomen der **Bewusstlosigkeit** zu erklären, ist dabei nicht einfach, da es keine anatomischen Strukturen bzw. physiologischen Vorgänge gibt, die die Bewusstlosigkeit definieren. Es ist aber möglich zu sagen, dass ein Mensch, der die Kriterien des Bewusstseins nicht erfüllt, bewusstlos ist. Ein Patient ist bei Bewusstsein, wenn er wach, zu seiner eigenen Person und Situation, zu Ort und Zeit voll oder teilweise orientiert ist (aber ein Demenzpatient kann völlig desorientiert und trotzdem bei vollem Bewusstsein sein) und seine Denkabläufe formal-logischen Gesetzen folgen (außer er leidet an einer psychischen Erkrankung, die seine Denkabläufe stört, obwohl er bei vollem Bewusstsein ist).

33.1.1 Formen der Bewusstseinsstörung

Man unterscheidet **zwei Formen**:
1. **Qualitative Bewusstseinsstörungen** sind Bewusstseinsveränderungen, bei denen die normalen psychischen Abläufe gestört sind. Es kommt zu kognitiven (gestörte Denk- und Merkfähigkeit), affektiven, psychomotorischen und Wahrnehmungsstörungen (etwa als Halluzinationen) in verschiedenen Formen:
   - Bewusstseinstrübung
   - Bewusstseinseinengung
   - Bewusstseinsverschiebung
2. **Quantitative Bewusstseinsstörungen** sind Störungen bei denen die Wachheit (Vigilanz) meist vermindert, manchmal aber auch gesteigert ist. In der klassischen Vigilanzeinteilung werden diese Störungen untergliedert in:
   - **Benommenheit:** Die Reaktionen sind verlangsamt und können unpräzise sein.
   - **Somnolenz:** Der Patient ist schläfrig, aber durch Ansprache prompt erweckbar. Einfache Aufforderungen werden befolgt.

– **Sopor:** Der Patient ist nur durch starke Schmerzreize kurzfristig erweckbar.
– **Koma:** Der Patient ist trotz starker Schmerzreize nicht mehr erweckbar.
– **Hypervigilität:** Der Patient ist übermäßig wach.
– **Delir:** Der Patient befindet sich in einem Zustand gesteigerter Wachheit und nimmt seine Umgebung dabei nicht mehr richtig wahr. Er ist desorientiert, psychomotorisch unruhig, ängstlich agitiert und zeigt zusätzlich Kreislauf- und vegetative Störungen. Das Delir ist eine potenziell lebensbedrohliche Bewusstseinsstörung, die intensivmedizinisch behandelt wird.

Diese klassische Einteilung der Vigilanz ist sehr subjektiv, d.h., ein Bewusstseinsbefund ist im Rahmen einer Verlaufsbeobachtung des Kranken nicht beliebig nachvollziehbar.

33.1.2 Ursachen der Bewusstseinsstörung

Viele Erkrankungen aus den unterschiedlichsten Fachgebieten können Ursache einer Bewusstseinsstörung sein, die in der Folge je nach Schwere lebensbedrohlich wird.

Die **primäre Hirnfunktionsstörung** als Ursache der Bewusstlosigkeit kann durch folgende Krankheitsbilder bedingt sein:
- Gefäßbedingte Erkrankungen (Schlaganfall, Hirnblutung, Subarachnoidalblutung)
- Entzündliche Erkrankungen (Meningo-/Enzephalitis)
- Hirntumoren
- Traumen
- Epileptische Anfälle und Epilepsien
- Degenerative Erkrankungen (Morbus Alzheimer und andere Demenzerkrankungen im Endstadium)

Die **sekundäre Hirnfunktionsstörung,** die zur Bewusstseinsstörung führt, wird hervorgerufen durch:
- Sauerstoffmangel
- Exogene Intoxikation (z. B. Alkohol-, Medikamenten-, Drogenmissbrauch)
- Endogene Intoxikation (urämische und hepatische Enzephalopathie)
- Metabolische Störungen (z. B. Hypoglykämie, Hypo- oder Hypernatriämie, Exsikkose)
- Endokrine Störungen (z. B. Diabetes mellitus mit Hypoglykämie oder Ketoazidose)

Neben der Beherrschung der Erkrankungsfolge (hier: der Störung der Vitalfunktion Bewusstsein) muss die Suche nach der Ursache (Diagnostik) im Vordergrund stehen. Das Kernstück der **Diagnostik** ist die **Anamnese.** Die Notfalldiagnostik muss so ausgerichtet sein, möglichst alle Ursachen zu erfassen. Die Erstellung der Anamnese eines Notfallpatienten zielt darauf ab, so viele medizinische Daten über den Patienten zu sammeln, wie während des Kontakts mit dem Notfallpatienten möglich ist. Dabei können auch Personen des persönlichen Umfelds des Patienten behilflich sein. Gerade bei bewusstseinsgestörten Patienten ist die **Fremdanamnese** häufig die einzige Möglichkeit, weitere Informationen über den Patienten zu erhalten und so die **Notfalluntersuchung** zu komplettieren (➤ Kap. 17.1). Es muss zielgerichtet nach Vorerkrankungen gefragt werden, die die Bewusstseinstrübung erklären könnten und diese sind zu dokumentieren.

Im Anschluss an die Anamnese (noch besser allerdings parallel durch den zweiten Rettungsdienstmitarbeiter) muss die Notfalluntersuchung erfolgen (➤ Kap. 17.1). Dabei ist grundsätzlich nach respiratorischen oder kardialen Ursachen der Bewusstlosigkeit zu forschen, da diese durch einen akuten Sauerstoffmangel des Gehirns (= zerebrale Hypoxie) bei fehlender Akutbehandlung zu einem hypoxischen Hirnschaden mit dauerhafter Behinderung oder gar Tod des Patienten führen können.

Respiratorische Ursachen von Bewusstlosigkeit, die durch eine akute Gasaustauschstörung zu einem Sauerstoffmangel des Gehirns und/oder zu einer CO_2-Narkose führen können:
- Verlegung der Atemwege
- Lungenödem
- Lungenembolie
- Thoraxtraumen
- Allergische Erkrankungen
- Obstruktive oder restriktive Lungenerkrankungen

Kardiale Ursachen, die durch Sauerstoffmangel des Gehirns zu Bewusstlosigkeit führen können:
- Myokardinfarkt
- Herzrhythmusstörungen
- Kardiogener Schock

33.1.3 Beurteilung der Bewusstseinslage

Das ungetrübte Bewusstsein ohne neurologische Störungen ist Ausdruck einer normalen Funktion von Hirnrinde und Hirnstamm. In dieser Situation sind die zentral regulierten **Schutzreflexe** des Patienten erhalten. Ist das **Bewusstsein gestört** (➤ Kap. 17.2.2), **vermindern sich Reizaufnahme und Steuerungsfunktion des Zentralnervensystems.**

Bewusstseinsstörungen sind **Ausdruck einer akuten Hirnfunktionsstörung** und stellen eine für den Patienten lebensbedrohliche Situation dar. Zur Beurteilung der Bewusstseinslage und des Verlaufs einer Bewusstseinsstörung eignet sich besonders die **Glasgow Coma Scale**. Diese wurde ursprünglich 1974 von den Glasgower Neurochirurgen Teasdale und Jennett eingeführt zur raschen und objektiven Beurteilung von Patienten mit geschlossenem Schädel-Hirn-Trauma. Zunächst war sie auch nur für solche Patienten validiert, d.h. auf ihre Aussagekraft überprüft. 2014 wurde eine Adaptation der GCS vorgestellt, welche die Beurteilung des Trauma-Patienten noch weiter vereinfachen soll. Für Kinder unter 36 Monaten gibt es wegen des noch nicht vollständigen Sprachvermögens eine spezielle pädiatrische GCS.

Die GCS basiert auf einem Punktesystem, in dem je nach Schwere der Bewusstseinsstörung des Patienten 3 (Koma) bis 15 Punkte (Bewusstseinsklarheit) vergeben werden (➤ Tab. 33.1). Mithilfe der GCS kann eine objektive Beurteilung des Patienten aufgrund der Summe aus den Beurteilungsfeldern Augen öffnen, beste verbale Reaktion und beste motorische Reaktion erfolgen. Jedoch ist auch bei Patienten mit einer Aphasie und Demenzpatienten diese nur eingeschränkt aussagekräftig. Bei der erweiterten GCS werden wei-

33.2 Erhöhung des intrakraniellen Drucks

tere Parameter bewertet. Die Befunde werden jeweils für die linke und die rechte Körperseite erhoben (➤ Tab. 33.2).

Zur Klassifizierung eines kompletten Bewusstseinsverlusts (Bewusstlosigkeit) dient die Komastadieneinteilung.

33.1.4 Klassifizierung der Bewusstseinslage (Koma)

Als Koma bezeichnet man eine **tiefe Bewusstlosigkeit,** aus der der Patient durch äußere Reize (z. B. Ansprache, Berührung oder Schmerz) nicht weckbar ist. Gezielte oder ungezielte Abwehrbewegungen auf Schmerzreize können je nach Grad des Komas erhalten sein.

Die Komaeinteilung erfolgt nach Übereinkunft der World Federation of Neurosurgical Societies (WFNS) in **vier Stadien:**
- **Koma I:** Bewusstlosigkeit, keine Paresen, seitengleiche Pupillenreaktion und gezielte Beugereaktion auf Schmerz
- **Koma II:** Bewusstlosigkeit, Paresen und Anisokorie
- **Koma III:** zusätzlich Streckkrämpfe (spontan oder auf Reiz) und Augenbewegungsstörungen
- **Koma IV:** schlaffer Muskeltonus, keine Reaktion auf Schmerzreize, weite, reaktionslose Pupillen, Ausfall von Hirnstammreflexen (Kornealreflex, Schluckreflex und Hustenreflex) und erhaltene Spontanatmung

Dem Koma IV folgt der **Hirntod,** d. h. der unumkehrbare Ausfall aller Hirnfunktionen. Die Eigenatmung erlischt (Apnoe), ebenso die Regulation von Blutdruck und Körpertemperatur.

33.2 Erhöhung des intrakraniellen Drucks

Das Gehirn befindet sich vollständig von Knochen umgeben im Schädel. Zusätzlich finden sich im Schädel Blut und das **Hirnwasser** (Liquor cerebrospinalis). Innerhalb des Schädels führen die Volumina von Hirnsubstanz, Blut und Liquor zusammen zum **intrakraniellen Druck (Intracranial Pressure = ICP).** Da der Schädelknochen schon früh zusammengewachsen ist, führt eine Zunahme des intrakraniellen Gesamtvolumens aus Gehirn, Blut oder Liquor schnell zu einer Steigerung des intrakraniellen Drucks.

> **MERKE**
> Die Summe der drei Komponenten **Gehirngewebe, Blut und Liquor** muss innerhalb der Schädelhöhle stets gleich bleiben, um den intrakraniellen Druck konstant zu halten. Die Zunahme einer Komponente führt notwendigerweise zur Abnahme der beiden anderen. Ist eine Kompensation nicht möglich, kommt es zum Anstieg des Hirndrucks **(Monro-Kellie-Doktrin).**

Entsprechend der **Monro-Kellie-Doktrin** muss das Gesamtvolumen im Schädel konstant bleiben, sonst kommt es zu einer Steigerung des ICP. Nimmt das Volumen des einen zu, so muss kompen-

Tab. 33.1 Glasgow Coma Scale (GCS) von Teasdale und Jennett, 1974, adaptiert 2014 [F201-008]

Augen öffnen	
spontan	4 Punkte
auf Ansprache/Aufforderung	3 Punkte
auf Druck	2 Punkte
kein Augenöffnen	1 Punkt
Beste verbale Reaktion	
spricht und ist orientiert (Kind: verständlich)	5 Punkte
spricht und ist desorientiert	4 Punkte
inadäquate Worte	3 Punkte
unverständliche Laute (Kind: nur schreien)	2 Punkte
keine	1 Punkt
Beste motorische Reaktion	
befolgt Aufforderungen	6 Punkte
gezielte Reaktion/Abwehr auf Schmerzreiz	5 Punkte
ungezielte Reaktion/Abwehr auf Schmerzreiz	4 Punkte
Beugesynergismen	3 Punkte
Strecksynergismen	2 Punkte
keine Reaktion, schlaffer Muskeltonus	1 Punkt
Beurteilung der Gesamtpunktzahl	
leichtes Schädel-Hirn-Trauma (SHT)	13–15 Punkte
mittelschweres SHT	8–12 Punkte
schweres SHT	3–7 Punkte
Konsequenz der Einstufungen für den Rettungsdienst:	
keine spezifischen Maßnahmen erforderlich	15–14 Punkte
engmaschige Überwachung: wiederholte GCS-Erhebung	13–12 Punkte
Seitenlage, engmaschige Überwachung, Notarztruf	11–9 Punkte
zusätzlich Vorbereitung von Intubation, Reanimationsbereitschaft und Transport nur mit Arztbegleitung	8–3 Punkte

Tab. 33.2 Die erweiterte GCS

Untersuchung	Resultat
Extremitätenbewegungen (getrennt nach Seite und Arm und Bein)	• Normal • Leicht vermindert • Stark vermindert
Pupillenweite	• Eng • Mittel • Weit • Entrundet
Lichtreaktion	• Ja • Nein
Kornealreflex: Die Berührung der Augenhornhaut von seitlich führt zum reflektorischen Lidschluss. (Dieser Reflex fällt beim komatösen Patienten als letzter aus.)	• Ja • Nein
Meningismus: Beim Beugen des Kopfes auf die Brust werden durch Reizung der Hirnhäute die Beine automatisch angezogen (**Cave:** kann beim komatösen fehlen).	• Ja • Nein

satorisch das Volumen des oder der anderen abnehmen. Bei einer Volumenzunahme des Gehirns wird zunächst mehr Liquor aus den inneren Hirnkammern (Ventrikel) und den äußeren Liquorräumen und Blut aus den Venen des Gehirns abgepresst, um für ein konstantes Volumen innerhalb des Schädels zu sorgen. Ist dieser Mechanismus aufgebraucht, so führt eine weitere Volumenzunahme des Gehirns zu einer Erhöhung des Drucks im Hirnschädel. Die Durchblutung des Gehirns ist entsprechend folgender Formel unmittelbar vom ICP abhängig:

Zerebraler Perfusionsdruck = mittlerer arterieller Druck − intrakranieller Druck:

$$CPP = MAD - ICP$$

Daher führt eine **Erhöhung des ICP** zu einer Verschlechterung der Hirndurchblutung, wenn nicht der mittlere arterielle Druck kompensatorisch gesteigert wird. Übersteigt der ICP bestimmte Werte, so kommt es zur Verschlechterung der Hirndurchblutung und die Schwellung des Gehirns nimmt weiter zu. Damit entsteht ein Kreislauf aus Volumenzunahme des Gehirns, Verschlechterung der Hirndurchblutung und weiterer Hirnschwellung, bis schließlich die Hirndurchblutung zusammenbricht und der Betroffene bewusstlos wird und schließlich stirbt (> Kap. 31.1.1).

Welche Erkrankung zu einer Volumenzunahme im Schädel führt (Schlaganfall, Blutung, Tumor, Ödem oder Abszess), ist für den nachfolgend ablaufenden Prozess zweitrangig. Je nach Erkrankung unterscheidet sich nur die Geschwindigkeit der Ausbildung eines erhöhten ICP. Abhängig vom Ort des Krankheitsprozesses, kommt es zu Störungen der Blutzufuhr, des Blutabflusses oder der Liquorzirkulation. Ein langsam wachsender Tumor kann lange unbemerkt bleiben, wohingegen eine **Subarachnoidalblutung (SAB)** mit akuter Verlegung der Liquorabflusswege innerhalb von Minuten zu einer malignen ICP-Erhöhung mit Verlagerung und Einklemmung von Gehirnanteilen in die hintere Schädelgrube und das Hinterhauptloch (Foramen magnum) führen. Bewusstlosigkeit und Tod des Patienten u. U. noch vor Eintreffen des Rettungsdienstes oder im Krankenhaus können die Folge sein.

Symptome

Typische **Anfangssymptome** eines erhöhten Hirndrucks (**Hirndruckzeichen**) sind Kopfschmerzen, Übelkeit, Erbrechen, Schluckauf (Singultus), Nackensteifigkeit (Meningismus), Sehstörungen (Sehen von Doppelbildern durch Augenbewegungsstörungen, Augenfehlstellungen mit neuem Schielen durch Funktionsstörungen der Augenmuskelnerven, Koordinationsstörungen mit Ataxie, Antriebs- und Orientierungsstörungen). Bei fortgeschrittener Symptomatik kommen Massen- und Wälzbewegungen, Beuge-Streck-Synergismen, Bewusstseinsstörungen/Bewusstlosigkeit, Cushing-Reflex (hoher Blutdruck bei niedriger Herzfrequenz), Atemstörungen und Lärm- und Lichtscheu hinzu.

Die Pupillenmotorik ist verlangsamt, es kommt zu **Blickwendungen (Blickdeviationen).** Ursache für diese Phänomene ist eine zunehmende **Einklemmung des Hirns in der hinteren Schädelgrube** mit nachfolgender Einklemmung des Hirnstamms im Hinterhauptloch mit Schädigung der Hirnnerven und ihrer Funktion. In Abhängigkeit vom Schädigungsgrad und der Tiefe der Bewusstlosigkeit erlöschen die Funktionen der Hirnrinde und des Hirnstamms; der Bewusstlose verliert die Kontrolle über die quergestreifte Muskulatur und die Schutzreflexe fallen aus. Durch Atemstörung kommt es zur Hypoxämie mit Hypoxie des Gehirns.

Therapie

Die **Basismaßnahmen** zielen auf die Vermeidung eines weiteren intrakraniellen Druckanstiegs. Neben der Sicherung der Vitalfunktionen und dem Freimachen und Freihalten der Atemwege muss der Patient in **30°-Oberkörperhochlagerung** mit Kopfstellung in Neutralposition zur Verbesserung des venösen Abflusses gelagert werden. Ist der Patient bewusstseinsgetrübt, wird diese Maßnahme mit der stabilen Seitenlage kombiniert. Eine Beugung, Überstreckung oder starke Seitwärtsdrehung des Kopfes muss vermieden werden, da diese Maßnahme zur Kompression der venösen Gefäße mit zusätzlicher intrakraniellen Druckerhöhung führen kann. Begleitend zur Lagerung des Patienten muss eine kontinuierliche Überwachung (SpO_2, HF, RR, AF und EKG) etabliert werden. Die Vitalfunktionen werden kontinuierlich überwacht und der bewusstlose Patient erhält nach Bedarf Sauerstoff über eine Insufflationsmaske mit einem Zielwert der pulsoxymetrisch gemessenen Sauerstoffsättigung (SpO_2) von 94–98 %. Besonders wichtig ist die Bestimmung des Blutzuckers, um eine Hypoglykämie auszuschließen.

Die **erweiterten Maßnahmen** umfassen nach Anlage eines venösen Zugangs und Infusionsgabe (z. B. Vollelektrolytlösung) die medikamentöse Therapie (z. B. Antidote, Glukose) durch den Notarzt. Der Notarzt wird nach Übergabe die eingeleiteten Maßnahmen fortführen und die Anamneseerhebung und Ursachenforschung intensivieren. Ist eine Hypoglykämie ausgeschlossen und die Bewusstlosigkeit erreicht Werte auf der **Glasgow Coma Scale** von 8 oder weniger Punkten, muss von einem Ausfall der Schutzreflexe ausgegangen werden und der Patient wird zum Schutz vor Aspiration und zur Aufrechterhaltung der Sauerstoffversorgung des Körpers durch den anwesenden Notarzt nach Abwägung der Gesamtsituation narkotisiert, intubiert und kontrolliert beatmet. Hypotone Kreislaufwerte werden zur Sicherstellung eines ausreichenden zerebralen Perfusionsdrucks mit Infusionen oder Katecholaminen behandelt. Dann erfolgt der umgehende arztbegleitete Transport in die nächstgelege geeignete Klinik.

SCHLAGWORT

Intrakranieller Druckanstieg

Ursachen
- Blutung, Tumor, Ödem, Abszess

Symptome
- **Frühstadium:** Kopfschmerzen, Übelkeit, Erbrechen, Singultus, Nackensteife, Seh- und Augenbewegungsstörungen, Antriebs- und Orientierungsstörungen, reflektorische vegetative Symptome
- **Spätstadium:** Massen- und Wälzbewegungen, Beuge-Streck-Synergismen, Bewusstseinsstörungen/Bewusstlosigkeit, Cushing-Reflex (hoher Blutdruck bei niedriger Herzfrequenz), Atemstörungen, Ausfall der Schutzreflexe, Lärm- und Lichtscheu

Maßnahmen
Monitoring
- SpO$_2$, BZ, RR, Puls, EKG, AF, Temperatur

Basismaßnahmen und Lagerung
- Freimachen und Freihalten der Atemwege
- O$_2$-Gabe über Maske oder Nasensonde nach SpO$_2$
- Bewusstseinsklarer Patient: Lagerung in leichter Oberkörperhochlage (30° Drehpunkt Hüfte) zum Aspirationsschutz und Vermeidung eines weiteren intrakraniellen Druckanstiegs mit Kopf in Neutralstellung
- Bewusstloser Patient: stabile Seitenlage
- Vermeiden von Beugung, Überstreckung oder starker Seitwärtsdrehung des Kopfes

Erweiterte Maßnahmen
- i.v. Zugang und Blutentnahme

Medikamente und Dosierungsempfehlungen
- Analgesie: 5–10 mg Morphium i.v., kein ASS
- Volumentherapie: restriktiv; maximal 500 ml balancierte Vollelektrolytlösung i.v., keine Gabe von Mannit- oder Sorbitlösungen
- Gegebenenfalls Krampfdurchbrechung mit Midazolam nasal 2 ml = 10 mg, davon je 1 ml = 5 mg pro Nasenloch, Clonazepam 1 mg i.v. (Rivotril®) oder 10 mg Diazepam i.v. (Valium®), Medikamentengabe auch als Rektiole möglich
- Bei weiterer Therapieresistenz: Narkoseeinleitung mit 3–5 mg/kg KG Thiopental (= Trapanal®) i.v. (wirkt hirndrucksenkend und **Cave:** atem- und kreislaufdepressiv!) und 0,1–0,2 mg Fentanyl®

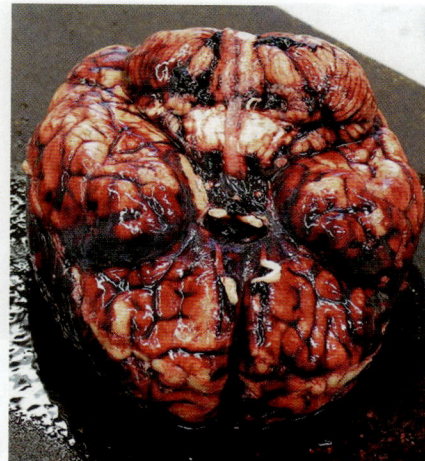

Abb. 33.1 Subarachnoidalblutung (SAB) [M235]

33.3 Subarachnoidalblutung

Das Gehirn ist von **drei Hirnhäuten** umgeben: die **äußere harte Hirnhaut** ist direkt mit dem Knochen verwachsen **(Dura mater)**. Die **mittlere** ist die **Spinnengewebshaut (Arachnoidea)**, die als äußerer Liquorraum mit Liquor gefüllt ist und das gesamte Gehirn umgibt. In dieser verlaufen zahlreiche Arterien, die das Gehirn mit Blut versorgen, besonders an der Hirnunterfläche. Die **innere** ist die **weiche Hirnhaut (Pia mater)**, die direkt dem Hirn aufliegt und die Oberfläche vollständig bedeckt. Eine **Subarachnoidalblutung (SAB)** ist eine akute Blutung in den Subarachnoidalraum (➤ Abb. 33.1). Die Blutung entsteht meist spontan durch das Zerreißen (Ruptur) eines angeborenen oder erworbenen arteriellen Aneurysmas. Ein **Aneurysma** ist eine sack- oder spindelförmige Erweiterung einer Arterie durch eine Bindegewebsveränderung, die oft an Gefäßaufzweigungen gelegen ist. 2 % der Erwachsenen haben ein intrakranielles Aneurysma. Etwa 80 % betreffen das vordere intrakranielle Gefäßsystem (A. carotis interna, A. cerebri media und A. cerebri anterior mit ihren Verzweigungen), (➤ Abb. 33.2, ➤ Abb. 33.3). Eine „spontane", d.h. nicht traumatische **SAB** ist neben dem ischämischen und dem hämorrhagischen Schlaganfall die dritthäufigste Schlaganfallursache. Das mittlere Alter der Patienten beträgt 50 Jahre. Innerhalb der ersten 30 Tage nach dem Ereignis sterben auch heute noch etwa 45 % an einer SAB. 15 % versterben sogar, bevor sie eine Klinik erreichen. Innerhalb der ersten 6 Std. nach der ersten Aneurysmablutung kommt es bei knapp der Hälfte der Patienten zu einer u. U. letalen Nachblutung. Somit ist die Subarachnoidalblutung ein **absoluter Notfall mit akuter Lebensgefahr**.

Der Blutaustritt in den Subarachnoidalraum führt zu einer Tamponade der äußeren Liquorräume. Diese Störung der Liquorzirkulation und Liquorresorption führt akut zu erhöhtem ICP. Das behindert den venösen Abfluss und verursacht ein Hirnödem mit ggf. auch Behinderung der arteriellen Durchblutung des Gehirns.

Oft besteht eine **arterielle Hypertonie** als Vorerkrankung. Subarachnoidalblutungen haben unabhängig von ihrer Ursache eine einheitliche Symptomatik, die jedoch nicht immer als solche erkannt wird. (➤ Tab. 33.3).

Symptome

Das **klassische Leitsymptom** einer SAB ist der **plötzliche stärkste Kopfschmerz**, der oft im Hinterkopf oder Nacken lokalisiert ist, innerhalb von Sekunden bis Minuten sein Maximum erreicht und den der Patient noch nie zuvor erlebt hat („**Kopfschmerz wie noch nie**"). Allerdings tritt dieser **Vernichtungskopfschmerz** nur in ca. 50 % d. F. auf. Wenn er angegeben wird, besteht bis zum sicheren Ausschluss einer SAB in der Klinik mittels CCT und Liquorpunktion der dringende Verdacht auf diese akut lebensbedrohliche Erkrankung und der Patient ist entsprechend zu behandeln.

Eine körperliche Anstrengung vor der Blutung gibt etwa die Hälfte der Patienten an. Bis zu zwei Drittel der Patienten mit einer SAB zeigen bis zum Eintreffen in der Klinik eine Bewusstseinsstörung. Die Patienten entwickeln Übelkeit, Erbrechen und Lichtempfindlichkeit als Ausdruck der meningealen Reizung und Bewusst-

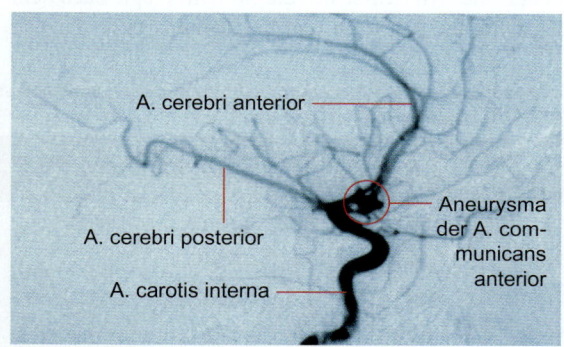

Abb. 33.2 Angiografie eines Aneurysmas [T170]

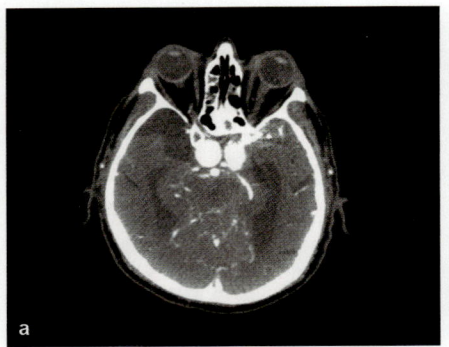 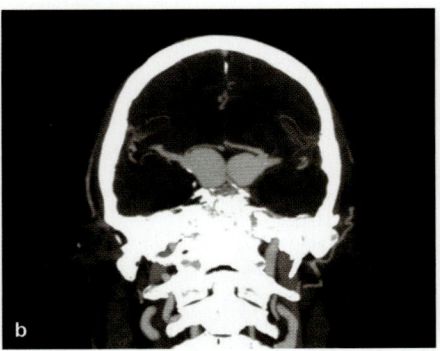 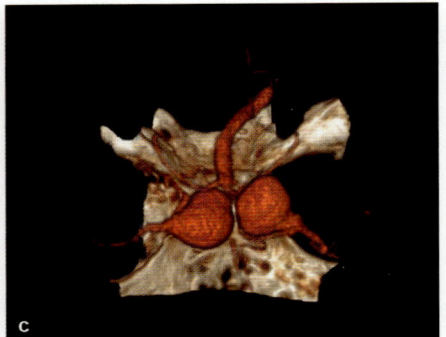

Abb. 33.3 Augapfelgroßes Aneursyma. Patient männlich, 67 Jahre alt, wach und ansprechbar, Übelkeit, Erbrechen. Pupillendifferenz rechts > links, leichte Fußheberschwäche rechts. **a)** CT-Angiographie transversal, **b)** sagital und **c)** als 3D-Rekonstruktion [T381]

seinsstörungen bis zum Koma. Zusätzlich kommt es zum Meningismus (Nackensteife: beim passiven Beugen des Kopfes nach vorn tritt hoher Widerstand der Nackenmuskulatur auf) und gelegentlich zu Krampfanfällen.

➤ Tab. 33.3 zeigt die gebräuchlichen klinischen Klassifikationen, um den Schweregrad einer SAB einzuteilen.

Diagnostik

Nachweis oder Ausschluss einer Subarachnoidalblutung sind außerhalb einer Klinik unmöglich. Zur Basisdiagnostik gehört die Erfassung der Vitalzeichen wie bei jedem Notfallpatienten.

> **ACHTUNG**
> Vorsicht ist bei einem **EKG** geboten! Eine SAB kann aus bisher nicht geklärten Gründen zu verschiedensten EKG-Veränderungen, so am häufigsten auch zu **ST-Hebungen** führen.

In dem Fall kann die Gabe von ASS und Heparin (unter der fälschlichen Vorstellung eines akuten Koronarsyndroms mit nachfolgender Bewusstseinsstörung) für den Patienten zu einer akut lebensbedrohlichen Zunahme der Subarachnoidalblutung führen. Das **Leitsymptom „plötzlicher Kopfschmerz wie noch nie"** zusammen mit einer Bewusstseinsstörung muss auch die Therapie in die richtige Richtung leiten.

Therapie

Bei Verdacht auf eine SAB richtet sich die Notfalltherapie nach dem klinischen Zustand des Patienten und der Symptomatik. Zu den wichtigsten **Basismaßnahmen** gehören neben dem Freimachen und Freihalten der Atemwege eine sofortige Immobilisation des Patienten mit 30°-Oberkörperhochlagerung und Lagerung des Kopfes in Neutralposition.

Die **erweiterten Maßnahmen** umfassen die Anlage eines venösen Zugangs, die Sauerstoffgabe über O$_2$-Sonde, für den Erhalt einer SpO$_2$ von 94–98 % und die medikamentöse Therapie. Agitierte Patienten müssen sediert werden, z. B. mit Diazepam (Valium®) oder Midazolam (Dormicum®) i. v. Zur Analgesie werden zentral wirkende Analgetika eingesetzt. ASS (Aspirin®) ist kontraindiziert, da es die Fähigkeit der Blutplättchen hemmt, einen gefäßabdichtenden Pfropf zu bilden (Thrombozytenaggregationshemmung) und so zu einer Blutungszunahme führen kann.

Ein erhöhter Blutdruck wird nicht auf Werte unter 180 mmHg systolisch gesenkt, um eine Minderperfusion des Gehirns zu vermeiden. Dann erfolgt der sofortige, möglichst schonende Transport in eine neurochirurgische Klinik.

Eine kausale Therapie kann **nur in der Klinik** erfolgen. Zur Diagnosesicherung erfolgt hier als erstes eine k(c)ranielle Computertomografie (cCT). Zeigt diese eine SAB, so folgt direkt eine CT-Angiografie, die heute oft schon das Aneurysma als Blutungsquelle nachweisen kann. Ist die kranielle Computertomografie ohne auffälligen Befund, so folgt als nächstes eine Liquorpunktion, die blutigen oder gelblich gefärbten Liquor (bei einer Blutung, die mindestens 7 Tage zuvor aufgetreten war) zeigt. Bei positivem Liquorbefund wird dann die CT-Angiografie durchgeführt. Lässt sich mit einer CT-Angiografie oder sonst bei nachfolgender konventioneller Katheterangiografie ein **verursachendes arterielles Aneurysma** nachweisen, so gibt es zwei unterschiedliche Therapiemöglichkeiten: Je nach Aufbau des Aneurysmas erfolgt heute oft eine

Tab. 33.3 Schweregrade einer Subarachnoidalblutung nach den Skalen von Hunt und Hess (1968) und nach der World Federation of Neurological Surgeons (WFNS, Teasdale et al. 1988) [F641]

Hunt und Hess		WFNS		
Symptome	Grad	GCS	Hemiparese, Aphasie	Grad
asymptomatisch oder leichter Kopfschmerz und/oder leichter Meningismus	I°	15	nein	Grad I
starker Kopfschmerz, Meningismus, Hirnnervensymptome	II°	14–13	nein	Grad II
Somnolenz, Verwirrtheit, fokale neurologische Ausfälle	III°	14–13	ja	Grad III
Sopor und vegetative Störungen, mäßige bis schwere fokale Ausfälle	IV°	12–7	ja/nein	Grad IV
Koma, Streckkrämpfe als Einklemmungszeichen	V°	6–3	ja/nein	Grad V

neuroradiologisch interventionelle Therapie, bei der das Aneurysma bei einer konventionellen Katheterangiografie aufgesucht und durch das Einbringen von Platinspiralen (**„Coiling"**) in das Lumen verschlossen wird. Die zweite Möglichkeit ist das **„Clipping"** durch den Neurochirurgen. Hierbei wird nach Schädeleröffnung das Aneurysma mit einer Klammer aus dem arteriellen Kreislauf ausgeschlossen.

Die Patienten sind in der Folgezeit gefährdet durch Nachblutungen aus dem Aneurysma und durch Vasospasmen mit nachfolgenden ischämischen Schlaganfällen.

SCHLAGWORT

Subarachnoidalblutung (SAB)

Ursachen
- Blutaustritt in den Subarachnoidalraum

Symptome
- Plötzlicher, heftigster Vernichtungskopfschmerz „wie noch nie", Nackenschmerz
- Übelkeit, Erbrechen, Lichtempfindlichkeit, motorische Unruhe
- Reflektorische vegetative Symptome (starkes Schwitzen), ggf. EKG-Veränderungen
- Bewusstseinsstörung bis zum Koma

Maßnahmen
Monitoring
- RR, Puls, BZ, SpO_2, EKG, AF, Temperatur

Basismaßnahmen und Lagerung
- Freimachen und Freihalten der Atemwege
- O_2-Gabe über Maske oder Nasensonde, Ziel: SpO_2 94–98 %
- Bewusstseinsklarer Patient: Lagerung in leichter Oberkörperhochlage (30–70° Drehpunkt Hüfte) zum Aspirationsschutz und zur Vermeidung eines weiteren intrakraniellen Druckanstiegs
- Bewusstloser Patient: stabile Seitenlage
- Sedierung und Blutdrucksenkung bis auf $RR_{syst.}$ **nicht** < 180 mmHg

Erweiterte Maßnahmen
- i. v. Zugang und Blutentnahme

Medikamente und Dosierungsempfehlungen
- Analgesie: 5–10 mg Morphium i. v., kein ASS
- Sedierung und ggf. Anfallsdurchbrechung: 2–5 mg Midazolam i. v. (Dormicum®), ggf. auch nasale Applikation von je 1 ml = 5 mg pro Nasenloch oder mit Clonazepam 1 mg i. v. (Rivotril®) oder Diazepam 10 mg i. v. (Valium®), Medikamentengabe auch als Rektiole möglich
- Antihypertonikum: 12,5–50 mg Urapidil (Ebrantil®)
- Volumentherapie: restriktiv; maximal 500 ml Vollelektrolytlösung i. v., keine Gabe von Mannit- oder Sorbitlösungen
- Bei tiefer Bewusstlosigkeit und Erbrechen mit fehlenden Schutzreflexen: Narkoseeinleitung mit 3–5 mg/kg KG Trapanal® i. v. und 0,1–0,2 mg Fentanyl®, ggf. Relaxierung und Schutzintubation

---

33.4 Ischämischer Insult

Der Begriff **„Apoplex"** bedeutet ein schlagartig auftretendes neurologisches Defizit, das durch eine akute **Minderversorgung des Gehirns mit Blut** und so **mit Sauerstoff und Glukose** verursacht wird. Da sowohl ein akuter Gefäßverschluss wie auch ein Zerreißen eines Hirngefäßes mit Blutung ins Gehirn (➤ Kap. 33.5) oder die Hirnhäute (➤ Kap. 33.8) zu solchen Ausfällen führen können, wird hier dieser veraltete Begriff nicht mehr benutzt, obwohl er in den Schlagwortkatalogen der Rettungsleitstellen weiter auftaucht.

Unter einem **„ischämischen Insult"** versteht man eine akute neurologische Symptomatik, die durch den **akuten Verschluss meist einer Hirnarterie,** selten auch einer Hirnvene mit dann eher langsam zunehmenden Ausfällen verursacht wird.
Begrifflich unterscheiden wir heute:
- Vorübergehende zerebrale Durchblutungsstörung in Form einer **transitorisch ischämischen Attacke (TIA)** mit einer Symptomdauer von weniger als 1 Std. und ohne Nachweis einer strukturellen Hirnläsion
- **Ischämischer Insult,** d. h. die länger als 24 Std. andauernde neurologische Symptomatik, die aber nicht zu einer in der Bildgebung (cCT oder kraniale MRT) nachweisbaren strukturellen Hirnläsion in Form einer Narbe führt
- **Ischämischer Infarkt,** der neben einer über 24 Std. andauernden Symptomatik zu einer in der CCT oder kranialen MRT nachweisbaren frischen ischämischen Läsion führt, die sich im Verlauf zu einer Narbe im Gehirn umwandelt
- **Sonderfälle:**
  - **TIA mit Nachweis einer Läsion** in der diffusionsgewichteten MRT-Sequenz
  - **„Progressive Stroke",** d. h. die zunehmende neurologische Symptomatik über Stunden, etwa bei einem embolischen Verschluss der A. basilaris

Typische **beeinflussbare Risikofaktoren** für das Auftreten ischämischer Schlaganfälle sind arterielle Hypertonie, Atherosklerose, Vorhofflimmern als häufigste Herzrhythmusstörung der meist älteren Patienten, Fettstoffwechselstörungen, Diabetes mellitus, Adipositas und das Rauchen. Weitere Risikofaktoren sind eine koronare Herzkrankheit (KHK), Herzinsuffizienz, Thromben im Herzen, Herzklappenerkrankungen oder Entzündungen der Blutgefäße (Vaskulitiden).

Nicht beeinflussbare Risikofaktoren sind Alter, Geschlecht, ein unbehandeltes persistierendes Foramen ovale, erblich bedingte Blutgerinnungsstörungen (Thrombophilien), z. B. die homozygote Faktor-V-Mutation u. a.

Rund 80–85 % aller Schlaganfälle verlaufen als **ischämische (unblutige) Insulte,** d. h., sie entstehen durch einen Gefäßverschluss, der im zu versorgenden Hirnareal den Untergang von Hirngewebe (Nekrose) verursacht (➤ Abb. 33.4). Das Hirnareal verliert seine Funktion und verursacht die erkennbaren neurologischen Ausfälle.

Die übrigen 15–20 % sind **hämorrhagische (blutige) Insulte** in Form nichttraumatischer intrakranieller Blutungen (➤ Kap. 33.5), die einerseits als hypertensiv bedingte Blutung oder bei oraler Antikoagulation mit Phenprocumon (Marcumar®) oder einem der neuen oralen Antikoagulanzien (z. B. Pradaxa®, Xarelto®) vorkommen. Andererseits sind die spontane Subarachnoidalblutung oder ein Trauma mit sub- bzw. epiduralem Hämatom (➤ Kap. 31.1.1) als Ursache häufig.

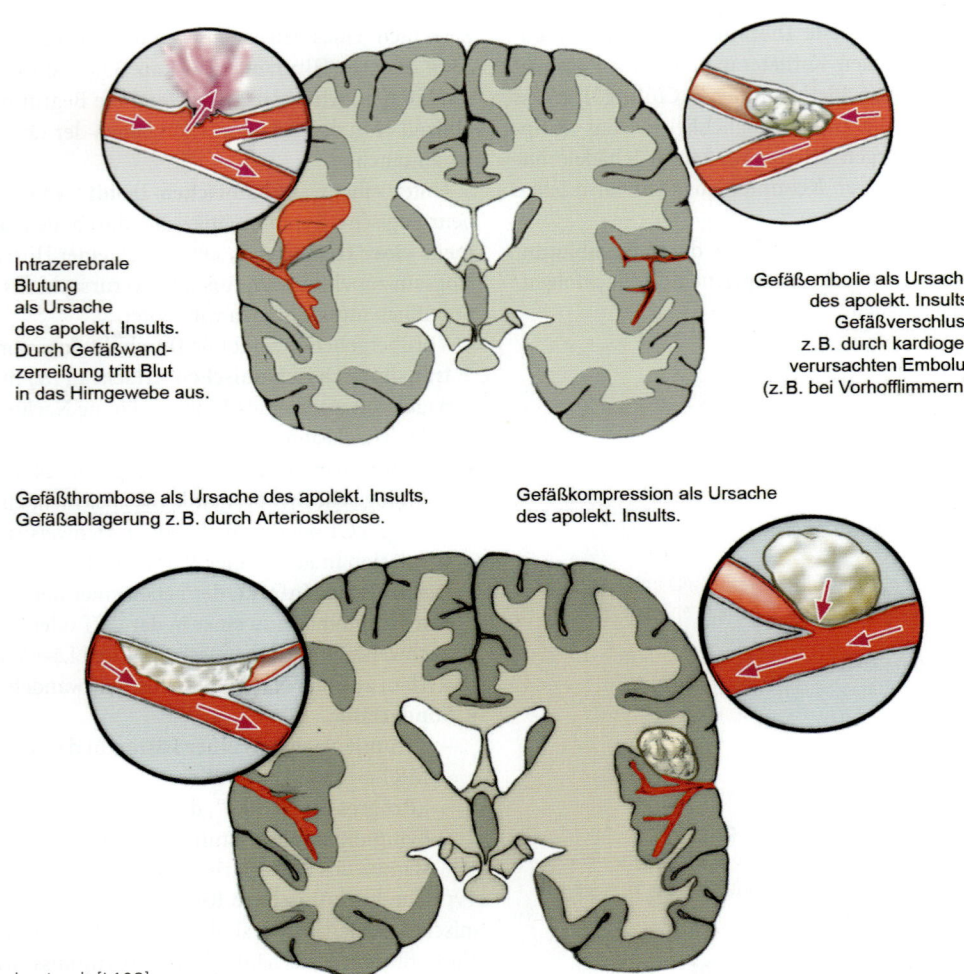

Abb. 33.4 Apoplektischer Insult [L108]

Symptome

Ischämische Insulte treten zu jeder Tages- und Nachtzeit auf. Zuweilen werden sie nach Ereigniseintritt im Schlaf erst morgens bemerkt. Dann ist es schwierig, den Zeitpunkt und damit die mögliche weitere Therapie festzulegen. Je nach Lokalisation können (bei Gefäßeinrissen sogar Tage zuvor) als **erste Warnzeichen Kopfschmerzen** und **Schwindelgefühl** auftreten. Schwindel ist ein Symptom für eine Schädigung im Hirnstamm/Kleinhirn und somit für Infarkte im vorderen arteriellen Stromgebiet nicht typisch. Ein hoher Blutdruck kann als Ausdruck einer gesteigerten Durchblutung im Gehirn (Bedarfshypertonie) auftreten.

Die eigentlichen neurologischen Symptome treten „schlagartig" und ohne Vorwarnung auf, was dem Schlaganfall seinen Namen gegeben hat. Die **neurologischen Symptome** sind die Lähmung einer kompletten Körperseite **(Hemiparese)**, mit Lähmung einer Gesichtshälfte **(faziale Parese)** mit herabhängendem Mundwinkel, hängendem Augenlid und unkontrolliertem Speichelfluss oder der unkontrollierte Abgang von Stuhl und Urin. Außerdem treten Gefühlsstörungen, Sehstörungen (z. B. Hemianopsie), Sprach- und Sprechstörungen, Koordinationsstörungen, Schluckstörungen (Dysphagien), Wahrnehmungs- und Bewusstseinsstörungen auf.

Bei einer **zentralen Lähmung** ist die Pyramidenbahn (1. Motorisches Neuron) geschädigt, die zum Wiederauftreten des frühkindlichen Fluchtreflexes führt, der als **Babinski-Zeichen** bekannt ist (➤ Abb. 33.5). Dabei werden die Großzehe hochgezogen und die anderen Zehen gespreizt.

In Abhängigkeit von der Lokalisation der Durchblutungsstörung (➤ Tab. 33.4) treten die Symptome nicht nur unterschiedlich lange auf, sondern sind außerdem sehr vielfältig (➤ Abb. 33.6, ➤ Abb. 33.7).

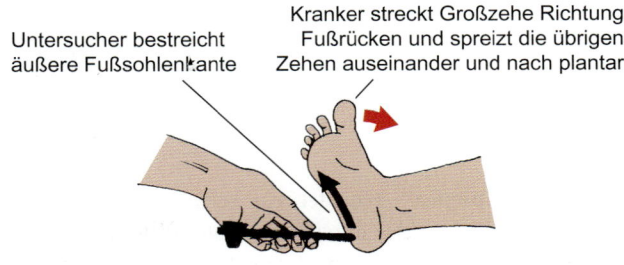

Abb. 33.5 Babinski-Zeichen [L215]

Tab. 33.4 Typische neurologische Ausfälle bei ischämischen Insulten je nach betroffenem arteriellem Versorgungsgebiet	
Gefäßregion	**Neurologische Symptomatik**
A. cerebri anterior	• Beinbetonte sensomotorische Hemiparese • Zerebrale Blasenstörung
A. cerebri media	• Brachiofazial betonte sensomotorische Hemiparese (vornehmlich komplette Halbseitenlähmungen) • Aphasie (Infarkt links) oder Neglect (Infarkt rechts)
A. cerebri posterior	• Hemihypästhesie • Hemianopsie

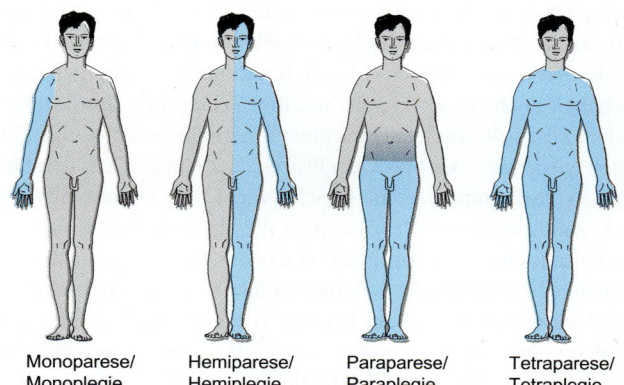

Abb. 33.6 Einteilung der Lähmungen [L215]

> **MERKE**
> Da die meisten Nervenfasern im ZNS von einer Seite auf die andere kreuzen, führt ein **rechtshirniger Insult** zu einer **Störung der linken Körperseite** und umgekehrt. Ein Sonderfall sind die Schäden des Kleinhirns, die zu einer gleichseitigen Lähmung führen können, da sie doppelt kreuzen.

Bei Gehirnläsionen im Stromgebiet der **A. cerebri media (Mediainfarkt)** treten typischerweise sensomotorische kontralaterale Halbseitensymptomatiken (z. B. Hemiparese links bei Hirninfarktgebiet rechts) und Blickwendungen (Blickdeviation) zur Seite des Infarkts auf. Ist die sprachdominante Hirnhälfte betroffen (i. d. R. linke Hemisphäre), findet sich zusätzlich eine Störung des Sprachzentrums, die sich durch eine Aphasie, also eine gestörte Sprachproduktion oder ein gestörtes Sprachverständnis bemerkbar macht. Eine **Broca-Aphasie** führt zu einer **motorischen Sprachstörung,** der Patient spricht nicht oder nur noch einzelne Worte („Jaja", „Nein"). Die **Wernicke-Aphasie** ist eine **sensorische Sprachverständnisstörung** bei der der Patient völlig unverständlich, manchmal jedoch ganz viel spricht („Wortsalat"). Er begreift nicht, dass die Umstehenden ihn nicht verstehen und er selber versteht die Umstehenden ebenso wenig, als wenn plötzlich verschiedene Sprachen gesprochen würden. Fälschlich werden diese Patienten oft als „verwirrt" bezeichnet, das sind sie aber nicht. Eine Aphasie, v. a. die Wernicke-Aphasie, kann für die Patienten eine schwere Behinderung bedeuten und dann auch die Einrichtung einer juristischen Betreuung nötig machen.

Ein Verschluss der **A. cerebri anterior** führt zu einer **beinbetonten Hemiparese** auf der anderen (= kontralateralen) Körperseite. Gelegentlich kommt es zu Harninkontinenz durch Störung des Blasenzentrums in der Großhirnrinde. Eine Aphasie oder ein Gesichtsfeldausfall treten nicht auf.

Bei einem Verschluss der **A. cerebri posterior** zeigt sich typischerweise durch Beeinträchtigung der okzipitalen Sehrinde eine **homonyme Hemianopsie.** Hierbei ist das Gesichtsfeld zur gegenüberliegenden Seite eingeschränkt. Dabei sehen die Patienten mit beiden Augen nur noch eine Seite ihres Gesichtsfelds. Um dies zu prüfen, lässt man die Patienten ein Auge zuhalten und fragt sie, ob sie nun alles wieder vollständig sehen (Visusausfall auf einem Auge, der als **Amaurosis fugax** auch ein Schlaganfall ist). Sehen sie weiterhin zu einer Seite nicht, so liegt eine Hemianopsie vor. Allerdings wird der Gesichtsfeldausfall, v. a. wenn die rechte Hirnhälfte betroffen ist, vom Patienten oft nicht wahrgenommen.

Verschlüsse der **A. basilaris** oder **A. vertebralis** (also im „hinteren Hirnkreislauf") beginnen häufiger mit Kopfschmerz und Schwindel. Hinzu kommen Stürze, Augenbewegungsstörungen, unwillkürliche, rhythmische Augenbewegungen (Nystagmus), Störung der Bewegungskoordination (Ataxie) und Sprechstörungen (undeutliches verwaschenes Sprechen) bei erhaltener Sprachkompetenz. Schluckstörungen gehören ebenfalls dazu. Besonders relevant sind aber die Störungen der im Hirnstamm verlaufenden Fa-

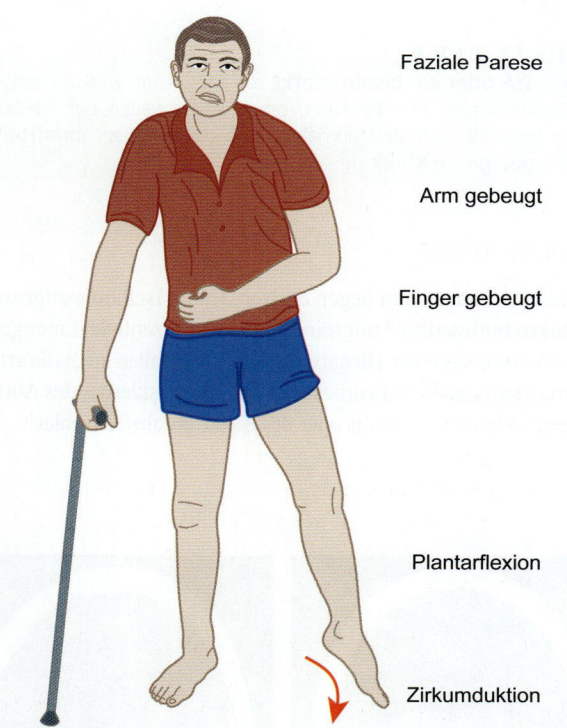

Abb. 33.7 Störungen eines Patienten mit Hemiparese links, wie sie sich nach einem Schlaganfall entwickeln. Typischerweise liegt eine spastische Hemiparese vor, bei der der Arm in Beugestellung und das Bein in Streckstellung verharren. Durch die Beinstreckung und die Spitzfußstellung würde das betroffene Bein beim Gehen ständig den Boden berühren. Um das zu verhindern, führen Schlaganfallpatienten ihr behindertes Bein beim Gehen kreisförmig nach vorn. Auf der Abbildung ist außerdem eine linksseitige faziale Parese zu erkennen. [L231]

sern, die für Wachheit und Bewusstsein sowie die vegetativen Funktionen zuständig sind. Ihre Beteiligung führt zu Bewusstseins- und vegetativen Störungen mit Bradykardien und Blutdruckentgleisungen. Da alle Fasern vom und ins ZNS durch den Hirnstamm verlaufen, kann es zu diagnostisch hilfreichen **„gekreuzten Hirnstammsymptomen"** kommen. Dabei treten gleichseitige (ipsilaterale) Hirnnervenausfälle und gegenseitige (kontralaterale) Hemisphärensymptome auf. Es gibt verschiedene Syndrome, die in neurologischen Fachbüchern genauer aufgelistet sind.

Präklinisch ist eine Abgrenzung der Krankheitsursache (Ischämie oder Blutung) allein anhand der Symptome nicht möglich. Therapeutische Entscheidungen (z. B. Thrombolyse, mechanische Rekanalisation, aggressive Blutdrucksenkung) dürfen erst nach **bildgebenden Untersuchungen** erfolgen.

In früheren Ausgaben wurde hier eine Aufteilung der ischämischen zentralnervösen Krankheitsbilder dargestellt. Heute unterscheiden wir entsprechend der Leitlinie der Deutschen Gesellschaft für Neurologie nur noch

- Die **reversible transitorische ischämische Attacke** (TIA, Symptomdauer bis maximal 1 Std. und keine akute ischämische Läsion in der diffusionsgewichteten MRT)
- Den **ischämischen Insult** (Symptome länger als 1 Std., keine akute ischämische Läsion in der MRT)
- Den **ischämischen Infarkt** (Symptome länger als 1 Std. und Nachweis einer ischämischen Läsion)

PRAXISTIPP
Ob eine **TIA oder ein Insult/Infarkt** vorliegen, kann anfangs nicht unterschieden werden. Eine **TIA** kann Vorbote eines zweiten, ggf. schlimmeren Schlaganfalls sein, deshalb gehört auch dieser Patient **unmittelbar in eine geeignete Klinik** zur Abklärung.

Pathophysiologie

Folgende **Mechanismen** liegen der zerebralen Ischämie zugrunde:
- **„Makroangiopathie"** mit mindestens 50-prozentiger-Einengung oder Verschluss einer Hirnarterie. Hierunter fallen auch die arterioarteriellen Insulte bei vorbestehender Atherosklerose des Aortenbogens oder der A. carotis oder der A. vertebralis/A. basilaris.
- **„Kardial-embolische Ursache"** durch Erkrankungen der Herzklappen, Vorhofflimmern, ein persistierendes Foramen ovale (PFO), Thromben im Herzen, eine dilatative Kardiomyopathie, eine infektiöse Endokarditis (dann ggf. mit septischen Embolien) u. a.
- **„Mikroangiopathie"** bei unterhalb der Hirnrinde (subkortikal) gelegenen kleinen (< 15 mm Durchmesser) ischämischen Läsionen, die durch lokale Gefäßveränderungen mit folgendem Verschluss entstehen und Schlaganfälle mit gering ausgeprägten Symptomen verursachen. Darunter fallen z. B. die Lähmung oder Sensibilitätsstörung nur eines Arms oder Beins.

Kommt es akut zu einem **Verschluss einer Hirnarterie,** z. B. der A. cerebri media, so sind innerhalb von wenigen Minuten der noch im nachgeschalteten Hirnareal vorhandene Sauerstoff und die Glukose verbraucht. Nun gehen die Nervenzellen vom Funktions- in den Strukturstoffwechsel über, d. h., sie funktionieren nicht mehr, aber sie haben noch genug Energie, um ihre Zellstruktur aufrechtzuerhalten. Löst sich der Gefäßverschluss innerhalb dieser wenigen Minuten wieder auf (**Autolyse,** ein Prozess, der tagtäglich in den Blutgefäßen vorkommt, da ein Gleichgewicht von Gerinnselbildung und -auflösung besteht), so können die Hirnzellen ihre Funktion wieder aufnehmen. Vermutlich ist das der Prozess, der einer TIA zugrunde liegt. Bleibt der Gefäßverschluss bestehen, so bricht auch der Strukturstoffwechsel der Hirnzellen zusammen und sie sterben ab, denn eine Energiereserve gibt es im Hirn nicht (➤ Abb. 33.8). Dieser Bereich bildet den **Infarktkern,** der selbst bei schnellster Therapie nicht zu retten ist. Das umliegende Gewebe wird auch von anderen Arterien mit Blut versorgt, sodass diese zwar nicht mehr richtig funktionieren, aber ihre Struktur noch erhalten können.

Wird durch eine rasche Thrombolysebehandlung in der Klinik die Blutversorgung nun wieder hergestellt, so nehmen diese Zellen ihre Funktion wieder auf und die **Lysetherapie** war erfolgreich. Diese Zone der Ischämie wird als **„Penumbra"** bezeichnet und beinhaltet das rettbare Hirngewebe. Durch die gestörte Funktion werden diese Hirnzellen jedoch unmittelbar abhängig von dem meist reflektorisch erhöhten Blutdruck. Wird der Blutdruck gesenkt, erhalten sie zu wenig Blut und auch der Strukturstoffwechsel bricht zusammen. Dadurch kommt es zu einer Zunahme der neurologischen Ausfälle, was früher als fortschreitender Schlaganfall (**Progressive Stroke**) bezeichnet wurde.

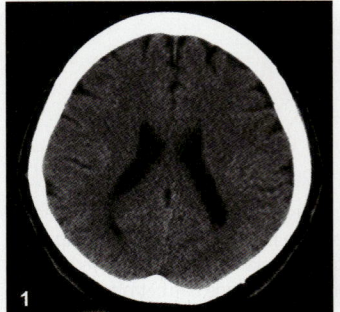
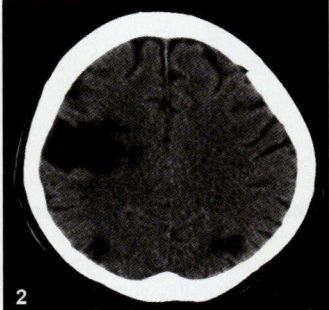
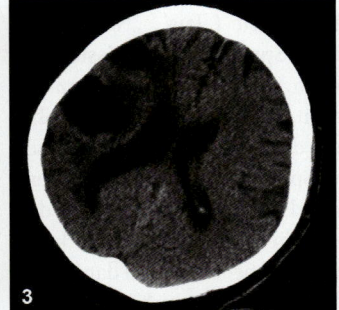
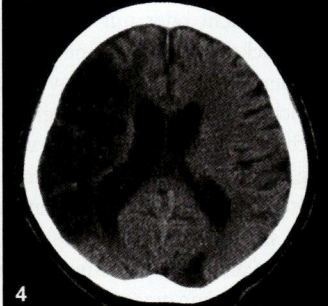

Abb. 33.8 Das CCT zeigt den Verlauf einer 67-jährigen Frau, die in sieben Jahren vier Schlaganfälle (1-4) erlitten hat. Es zeigen sich zunehmend hypodense (dunkle) Areale, die dem abgestorbenen Hirngewebe entsprechen. [T381]

Der Schlaganfall ist wie der Herzinfarkt oder die Lungenembolie als Notfall zu behandeln. Beim Verdacht auf einen Schlaganfall jeden Schweregrads soll der Rettungsdienst, bei schwerem Schlaganfall mit Bewusstseinsstörung oder bei Patienten mit kardiorespiratorischen Störungen der Notarzt dazugerufen werden. Um heute eine rasche Erkennung eines Schlaganfalls zu ermöglichen, wird die Bevölkerung in Kampagnen unterrichtet und die Mitarbeiter der Rettungsleitstellen werden geschult. Der primär eintreffende Rettungsdienst erfasst die Symptome z. B. anhand des **Face-Arm-Speech-Tests (FAST).** Telefonisch werden Patienten mit Verdacht auf einen Schlaganfall in einem geeigneten Krankenhaus, am besten mit einer eigenen Schlaganfallstation **(Stroke Unit)** und einer 24-stündigen CT-Bereitschaft angekündigt. In ländlichen Gegenden ohne Krankenhaus mit Stroke Unit bietet der Einsatz der Telemedizin einschließlich Teleradiologie die Möglichkeit, die Patienten trotzdem so rasch wie möglich (**„Time is brain"-Konzept,** jede Minute Verzögerung führt zum Absterben weiterer Hirnzellen und verschlechtert die Prognose der Patienten) einer Thrombolyse zuzuführen.

In Zukunft wird die **rekanalisierende Therapie,** welche die Arterie mechanisch mittels Katheter wieder eröffnet, immer bedeutender, besonders nachdem bis 2015 mehrere Studien den Vorteil der Therapie gezeigt haben. Die Schlaganfallversorgung wird heute zunehmend als Notfallversorgung verstanden.

PRAXISTIPP
Um die Versorgung zu optimieren und Abläufe zu beschleunigen, haben verschiedene Rettungsdienstbereiche mit ihren ärztlichen Leitern, zentralen Notaufnahmen der Kliniken sowie **Stroke Units Ablaufschemata** (Standard Operating Procedures = SOP) vereinbart, die das Vorgehen für den Rettungsdienst verbindlich und für die beteiligten Notärzte als Handlungsempfehlung festlegen.

Entsprechend der DGN-Leitlinie sind die **Ziele der Behandlung** durch den Rettungsdienst das **rasche Erkennen des Schlaganfalls** und der **rasche Transport** in eine geeignete Klinik.

Der Notarzt ist bei schwerem Schlaganfall mit Bewusstseinsstörung und/oder kardiorespiratorischen Störungen hinzuzuziehen. Sein Einsatz darf die definitive Therapie, die nur in der Klinik erfolgen kann, aber nicht verzögern. Notfalls treffen sich RTW und NEF auf dem Weg in die Klinik.

Therapie
Die **Basismaßnahmen** beim ischämischen Insult (▶ Abb. 33.9) zielen in erster Linie auf die Aufrechterhaltung der Vitalfunktionen Atmung und Bewusstsein und eines für die Durchblutung der „Penumbra"-Zone ausreichenden Blutdrucks. Bewusstseinsgetrübte Patienten werden in stabiler Seitenlage gelagert.

Schlaganfälle treten vornehmlich bei älteren Menschen auf, die auch an **kardiopulmonalen Begleiterkrankungen** leiden. Sauerstoffmangel führt zu einer Verschlechterung der Funktion der Hirnzellen in der durchblutungsgestörten Hirnregion. Daher ist bei einer Sauerstoffsättigung (SpO$_2$) < 94% die **initiale Sauerstoffgabe** mit einem Zielwert der pulsoxymetrisch gemessenen Sauerstoffsättigung (SpO$_2$) von ≥ 94% unbedingter Standard.

MERKE
Eine **unerkannte Hypoglykämie** kann jede Form eines Schlaganfalls imitieren. Deshalb gehört zu den ersten Maßnahmen nach dem Eintreffen die **Bestimmung des Blutzuckers.** Liegt eine Hypoglykämie vor, so ist diese umgehend nach Eintreffen des Notarztes durch Gabe von 40-prozentiger Glukoselösung (4 g/10 ml) zu beseitigen.

Der bewusstseinsklare Patient wird bei bestehender Hypertonie in 30°-Oberkörperhochlagerung und bei Hypotonie flach gelagert. Im Falle des Vorliegens von Paresen sind die gelähmten Extremitäten sicher zu lagern, sodass keine sekundären Verletzungen eintreten können.

Die **erweiterten Maßnahmen** (▶ Abb. 33.9) umfassen die Anlage eines venösen Zugangs und die medikamentöse Therapie. Ein bewusstseinsklarer Patient ist durch die plötzlich auftretenden Lähmungen, Sprach-, Seh- oder Wahrnehmungsstörungen oft verängstigt und kann sich womöglich nicht mehr adäquat artikulieren. Der Patient wird verbal beruhigt und nur wenn es nicht anders möglich ist, leicht sediert, um einem weiteren Blutdruckanstieg (gefährlich v. a. bei Blutungen) oder Herzrhythmusstörungen durch endogene Adrenalinausschüttung zu begegnen.

MERKE
Die **generelle Blutdrucksenkung** ist beim frischen Schlaganfall **nicht** angebracht.

Eine **Hypertonie** soll zur Aufrechterhaltung des zerebralen Perfusionsdrucks erhöht bleiben, solange sie Blutdruckwerte von über 220 mmHg (systolisch) oder 120 mmHg (diastolisch) nicht überschreitet. Innerhalb dieser Bandbreite erfolgt keine Blutdrucksenkung. Sollte bei noch höheren Blutdruckwerten eine Senkung notwendig sein, empfiehlt sich eine vorsichtige Senkung des übermäßig erhöhten Blutdrucks mit Urapidil (Ebrantil®) in 5- bis 10-mmHg-Schritten bis zu einer Grenze von 180–200 mmHg (systolisch), die nicht unterschritten werden soll.

Zur Blutdrucksenkung sollten keine Medikamente verwendet werden, die zentral wirken oder das Hirnödem verstärken können (z. B. Catapresan®). Ein zu starker Abfall des Blutdrucks verschlechtert die Prognose. Andererseits muss eine bestehende **Hypotonie** therapiert werden, um einen ausreichenden Perfusionsdruck im Gehirn zu gewährleisten. Der Blutdruck sollte dabei **mindestens 140–150 mmHg** (systolisch) erreichen und nicht darunter abfallen. Ist der niedrige Blutdruck durch eine Exsikkose verursacht, ist diese durch Gabe balancierter Vollelektrolytinfusionen zu therapieren. Ist die Störung der Blutdruckregulation jedoch durch den Schlaganfall (z. B. Insult im hinteren Hirnkreislauf, besonders der A. basilaris) bedingt, können Katecholamine eingesetzt werden.

Jedwede spezielle Therapie, die den Schlaganfall kausal behandelt, und die Weiterbehandlung sind Aufgabe einer **Klinik mit Stroke Unit.** Es gibt mancherorts auch Anstrengungen, die Versorgung der Schlaganfallpatienten noch schneller zu machen, indem die Therapie zum Patienten kommt. Genannt seien hier das STEMO (Stroke-Einsatz-Mobil der Berliner Feuerwehr), das Stroke-Angel-Projekt und andere.

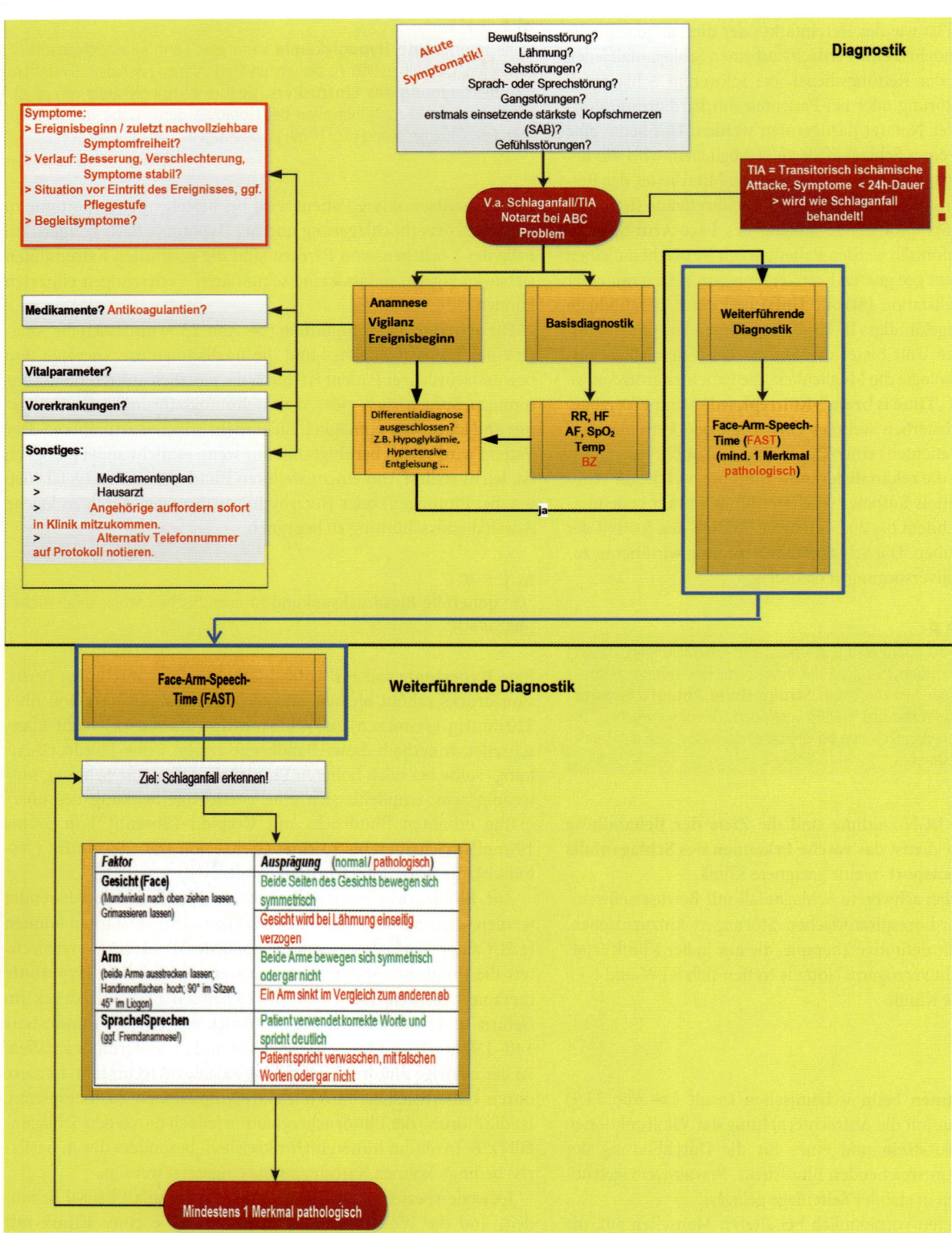

Abb. 33.9a SOP: Präklinisches Schlaganfallmanagement [W938/M235]

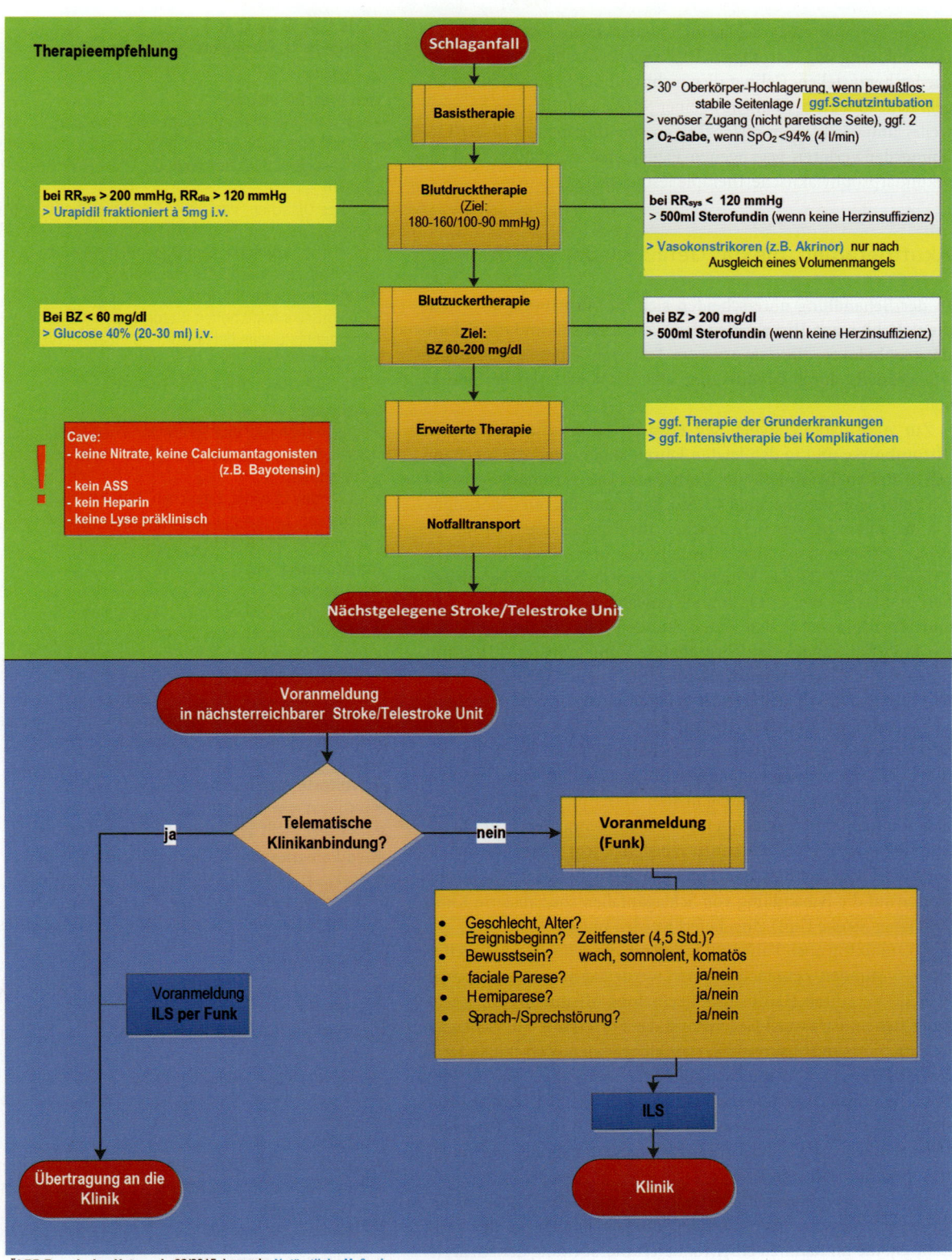

Abb. 33.9b SOP: Präklinisches Schlaganfallmanagement [W938/M235]

Jede Therapie eines Schlaganfallpatienten zielt darauf ab, die Durchblutung der betroffenen Hirnregion so schnell wie möglich wieder herzustellen. Gelingt dies nicht und der Schlaganfall ist abgelaufen, so wird der Patient in einer Stroke Unit überwacht, rasch weiter untersucht, vom ersten Tag an von Therapeuten in der Einübung der verloren gegangenen Fähigkeiten unterstützt und die sekundärprophylaktische Therapie festgelegt.

Akuttherapien, die das Gefäß wieder eröffnen

In der Behandlung unterscheiden sich die **Akuttherapie,** welche die verschlossene Hirnarterie wieder eröffnen soll und die **Sekundärprophylaxe,** die das erneute Auftreten eines ischämischen Schlaganfalls durch Modifikation der Risikofaktoren verhindern soll.

Zur Akuttherapie stehen seit etwa 20 Jahren die **systemische Thrombolyse** und in den letzten Jahren zunehmend die **mechanischen Rekanalisationen** zur Verfügung. Die Thrombolyse ist für ein Zeitfenster von maximal 4,5 Std. nach dem Beginn der Symptome bei einem akuten ischämischen Insult zugelassen. Grund für diese Zeitbegrenzung sind einerseits das oben erwähnte Prinzip „Time is brain", da jede Minute etwa 1,9 Mio. Nervenzellen absterben und damit der Erfolg immer unwahrscheinlicher wird. Zum anderen beginnen in den ersten Stunden die Schädigungen auch der Blutgefäßwände. Eine Thrombolyse kann, je später sie beginnt, umso eher eine sekundäre Einblutung ins Gehirn verursachen, die den Zustand verschlechtert oder den Patienten gar vital bedroht.

Vor einer systemischen Thrombolyse muss mit einem cCT eine Hirnblutung ausgeschlossen sein. Außerdem ist die normale Funktion der Blutgerinnung anhand von Bluttests nachzuweisen. Patienten, die den Vitamin-K-Antagonisten Marcumar® oder eines der neuen oralen Antikoagulantien (= NOAK) einnehmen (Pradaxa®, Xarelto® oder Eliquis®), können meistens nicht lysiert werden. In der Praxis bedeutet dies, dass jeder Schlaganfallpatient sehr schnell in eine auf die Behandlung von Schlaganfällen spezialisierte Klinik (mit einer Stroke Unit) eingeliefert werden muss.

Ob zukünftig auch Patienten innerhalb eines nochmals erweiterten 5–6-Stunden-Zeitfensters lysiert werden können, wenn spezielle MRT-Verfahren (**Diffusions-Perfusions-Mismatch**) zur Verfügung stehen, ist aktuell Gegenstand der Forschung. Für Schlaganfälle im hinteren Hirnkreislauf, speziell bei einem Verschluss der A. basilaris (Basilaristhrombose) mit Bewusstlosigkeit gibt es kein festes Zeitfenster, aber eine Komadauer von > 12 Std. wird als Kontraindikation gesehen. Eine **nicht behandelte Basilaris-Thrombose** ist akut lebensbedrohlich, deshalb versucht man hier jede mögliche Therapie einzusetzen.

Mit der Thrombolyse alleine lassen sich nicht alle akuten Hirnarterienverschlüsse wieder eröffnen, deshalb gibt es immer mehr Zentren, die im Rahmen einer Katheteruntersuchung der Hirnarterien (ähnlich einer Koronarangiografie) interventionell versuchen, den Thrombus aus dem verschlossenen Gefäß herauszuziehen. Beide Therapien, also Thrombolyse und mechanische Rekanalisation werden zunehmend auch kombiniert angewendet.

SCHLAGWORT
„Apoplex" („Hirninsult")

Ursachen

Ischämische Insulte
- Makroangiopathie: arterioarterielle Embolien
- Kardial-embolisch (u. a. Vorhofflimmern, Endokarditis, Herzinsuffizienz)
- Mikroangiopathie: zunehmende Atherosklerose der kleinen Arterien im Gehirn
- Andere Ursachen: Vaskulitis, Dissektion, Gerinnungsstörung
- Seltene Ursachen: Thrombosen venöser Abflussgefäße mit konsekutivem Stauungsinfarkt, Gefäßverengungen durch Gefäßverkrampfungen (Vasospasmen nach SAB), migränöser Infarkt

Hämorrhagische Insulte
- Gefäßrisse infolge hohen Blutdrucks
- Spontanblutungen bei gestörter Blutgerinnung (Vitamin-K-Antagonisten oder NOAK)
- SAB, sub- oder epidurale Hämatome

Symptome
- Sprach- (Aphasie) und Sprechstörungen (Dysarthrie), Sehstörungen, Paresen, Sensibilitätsstörungen (Taubheit, Kribbelgefühl), Blickdeviation, Kopfschmerz
- Schwindel, Übelkeit, Erbrechen, Unruhe
- Einnässen, Einkoten, Pupillendifferenz (selten)
- Bewusstseinsstörung bis zum Koma

Maßnahmen

Monitoring
- BZ, RR, Puls, EKG, SpO_2, AF, Temperatur

Basismaßnahmen und Lagerung
- Freimachen und Freihalten der Atemwege
- O_2-Gabe über Maske, Ziel: SpO_2 94–98 %
- Bewusstseinsklarer Patient: Lagerung in leichter Oberkörperhochlage (30° Drehpunkt Hüfte) zum Aspirationsschutz und Vermeidung eines weiteren intrakraniellen Druckanstiegs
- Bewusstloser Patient: stabile Seitenlage

Erweiterte Maßnahmen
- i. v. Zugang und Blutentnahme
- Gegebenenfalls Sedierung und Blutdruckeinstellung

Medikamente und Dosierungsempfehlungen
- Analgesie: 5–10 mg Morphium i. v., kein Aspisol®
- Sedierung: 2–5 mg Midazolam i. v. (Dormicum®)
- Antihypertonikum: fraktioniert 10–50 mg Urapidil (Ebrantil®); **Cave:** kein Nifedipin (Adalat®) wegen zu schneller und schlecht steuerbarer RR-Senkung!
- Blutdrucksteigerung: z. B. Theodrenalin + Cafedrin (Akrinor®): 1 Ampulle = 10 mg + 200 mg/2 ml mit 8 ml NaCl 0,9 % oder Wasser für Injektionszwecke auf 10 ml verdünnen. Davon 2,5–5 ml langsam über 1 Min. i. v. verabreichen. **Cave:** Akrinor® enthält 12 Vol.-% Alkohol. Bei Nichtansprechen Einsatz von Adrenalin oder Dobutamin über Perfusor möglich.
- Volumentherapie: restriktiv; maximal 500 ml Vollelektrolytlösung i. v.
- Bei schwerer Bewusstseinsstörung mit Aspirationsgefahr: Narkoseeinleitung mit Disoprivan (Propofol®), Midazolam (Dormicum®) und Fentanyl®
- In der Klinik nach Blutungsausschluss: Thrombolyse mit 0,9 mg/kg KG rt-PA (Actilyse®) innerhalb des 4,5-Stunden-Zeitfensters nach klinischer Entscheidung
- Alternativ oder ergänzend: mechanische Rekanalisation

33.5 Hämorrhagischer Insult

Ein hämorrhagischer Insult ist eine plötzlich auftretende Funktionsstörung des ZNS durch eine **intrakranielle Blutung.** Dabei kann es sich um eine Blutung in das Hirngewebe (intrazerebrale Blutung = ICB) oder die Hirnkammern (Ventrikelblutung), eine spontane SAB (➤ Kap. 33.3), eine Stauungsblutung bei Hirnvenen- oder Sinusthrombose oder ein epi- oder subdurales Hämatom handeln. Letztgenannte sind meist traumatisch verursacht. Die intrazerebrale Blutung kann als „**typische ICB**" in der Tiefe des Hirns in der Gegend der Stammganglien, im Kleinhirn oder dem Hirnstamm liegen und ist dann meist durch eine arterielle Hypertonie bedingt. An anderen Stellen im Hirn gelegene Blutungen, v. a. die direkt unter der Hirnrinde gelegenen, werden als „**atypische ICB**" bezeichnet und können **verschiedene Ursachen** haben: Dazu zählen die zerebrale Amyloidangiopathie, eine Blutgerinnungsstörung, eine arteriovenöse Gefäßfehlbildung (AV-Malformation = AVM), eine venöse Thrombose, die zu einer Abflussstörung des Bluts führt, ein dahinter liegender Tumor mit verletzlicheren Blutgefäßen, aber auch Vaskulitiden und Bindegewebsstörungen (Kollagenosen) sowie durch Substanzmissbrauch verursachte Blutungen.

Die Ursache einer **hypertensiven Massenblutung** (➤ Abb. 33.10) ist eine arterielle Hypertonie, oft in Kombination mit einer oralen Antikoagulation (Marcumar® oder NOAK). Sie ist für 60 % aller gefäßbedingten Hirnblutungen verantwortlich. Im Gegensatz zu ischämischen Insulten kommt es meist unter physischer oder psychischer Belastung zur Blutung. Intrazerebrale Blutungen sind nicht sicher von Ischämien (z. B. apoplektische Insulte) abzugrenzen. Manchmal verschlechtert sich der Zustand des Patienten aber rasch und der Blutdruck ist besonders hoch entgleist, z. B. etwa 250 mmHg systolisch.

Risikofaktoren für eine intrazerebrale Blutung sind arterielle Hypertonie (in über 70 % d. F.), Gerinnungsstörungen durch Antikoagulanzien oder Thrombozytenaggregationshemmer (ASS, Plavix®, Brilique®), Rauchen, erhöhter Alkoholkonsum, Hypercholesterinämie, aber auch die ethnische Zugehörigkeit (Asiaten und Afrikaner: 1,5- bis 2-fach höheres Risiko).

Symptome

Wie auch bei den ischämischen Insulten entwickeln sich bei Großhirnblutungen (supratentoriell gelegen) **schlagartig fokale neurologische Ausfälle,** etwa Paresen, Sensibilitätsstörungen, Sprach- oder Schluckstörungen oder Gesichtsfeldstörungen (Anopsien). Bei Blutungen in Hirnstamm oder Kleinhirn (infratentoriell) kommen Hirnnervenausfälle, rasche Bewusstseinsstörungen sowie Schwindel und Ataxien und bei Zunahme des Hirndrucks Kopfschmerz, Übelkeit und Erbrechen dazu. Je nach Lage der Blutung entwickeln sich gerade die Vigilanzstörung, Kopfschmerz, Übelkeit und Erbrechen sehr rasch und können einen Hinweis auf eine Blutung als Ursache geben. Zerreißt während einer Hochdruckkrise ein Gefäß (meist im Bereich der A. cerebri media), kommt es zur Massenblutung ins Hirngewebe. Die Blutung bleibt entweder auf die Stammganglien beschränkt oder sie bricht in die Hirnventrikel ein, wo das Blut eine **akute Liquorabflussstörung (Hydrocephalus occlusus)** verursacht, die zusätzlich zu einem akuten Anstieg des ICP mit Schädigung weiterer bisher unbetroffener Hirnanteile führt.

Die Blutung selbst wie auch das umgebende Ödem schädigen das umliegende Gewebe. Das **Ödem** entwickelt sich bei einem hämorrhagischen Insult rascher als bei einem ischämischen Insult, da bei der Blutung das Volumen innerhalb des starren Schädels akut zunimmt und bei der Ischämie erst innerhalb der nächsten 48–96 Std. durch die entstehenden Abräumvorgänge innerhalb der Läsion. Eine ICB kann ausgeprägte oder geringe Ausfälle verursachen, je nach Lage und Größe der Blutung. Zu den einzelnen Ausfällen sei auf ➤ Kap. 33.4 verwiesen. Eine Thalamusblutung äußert sich z. B. durch eine kontralaterale Hemihypästhesie und eine kontralaterale Hemiparese (indirekt) durch den Druck auf die Capsula interna. Blutungen in das Kleinhirn führen zur gleichseitigen Koordinationsstörung (ipsilaterale Hemiataxie) mit Fallneigung, Gangabweichung, Erbrechen und Schwindel.

Therapie

Die **Basismaßnahmen** und **erweiterten Maßnahmen** entsprechen denen der akuten Subarachnoidalblutung und zielen auf die Vermeidung eines weiteren Anstiegs des intrakraniellen Drucks (➤ Kap. 33.3). Wie auch bei diesem Krankheitsbild ist eine kausale Therapie nur in der Klinik durch Operation oder konservative Behandlung (Begrenzung des Hirnödems) auf einer Intensivstation möglich. Faktisch werden nur relativ wenige intrazerebrale Blutungen vom Neurochirurgen operativ behandelt. Ganz entscheidend für die Prognose betroffener Patienten ist eine rasche und konsequente Blutdrucksenkung unter zumindest 180 mmHg, besser gar unter 150 mmHg systolisch. Präklinisch muss eine Senkung auf unter 180 mmHg jedoch unterbleiben, da es unmöglich ist, eine Ischämie von einer Blutung als Ursache der Ausfälle zu unterscheiden.

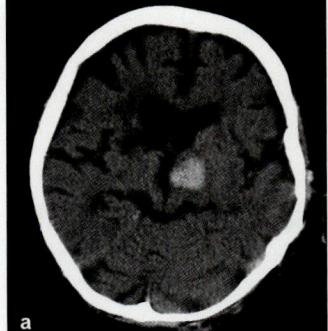
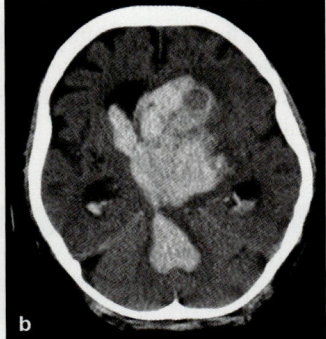

Abb. 33.10 Verlauf einer hypertensiven Blutung bei einer 65-jährigen Frau: **a)** Beginn als umschriebene Stammganglienblutung, dann nach 4 Std. Streckkrämpfe und Koma. **b)** Im Kontroll-CCT massive Blutungszunahme mit Ventrikeleinblutung und akutem Verschlusshydrozephalus. Die Patientin verstarb am Folgetag. [T381]

33.6 Epileptische Anfälle und Epilepsien

Epileptische Anfälle sind laut der Deutschen Gesellschaft für Neurologie (DGN) „*vorübergehende, plötzliche (Funktionsstörungen) des ZNS (durch) abnorme neuronale Entladungen der Hirnrinde ... (mit) hochsynchronen und hochfrequenten pathologischen, zeitlich begrenzten Entladungsfolgen ... variabler ... Gruppen von Nervenzellen*".

„*Epilepsie ist ein Zustand des Gehirns ... (mit) andauernder Prädisposition, epileptische Anfälle zu generieren*". (DGN-Leitlinie „Erster epileptischer Anfall und Epilepsien im Erwachsenenalter", Stand September 2012)

Ein epileptischer Anfall (Krampfanfall) dauert meist nicht länger als 2 Min. Beim Anfall ist der Patient im **iktalen Zustand,** danach folgt der **postiktale Zustand,** der bei älteren Patienten bis über 24 Std. andauern kann und durch fokale neurologische Ausfälle, psychische, psychotische und ggf. aggressive Störungen auffällig ist. Zwischen zwei Anfällen ist der Patient im **interiktalen Zustand,** in dem das ZNS normal funktioniert. Eine **Aura** ist ein subjektives Wahrnehmen von Empfindungen (z. B. „aus dem Bauch aufsteigendes Gefühl"), Gerüchen, Hör- oder Seheindrücken und ist bereits Teil des Anfalls.

Epileptische Anfälle werden unterschieden in (➤ Tab. 33.5):
- **Generalisierte Anfälle, die primär das gesamte Hirn betreffen:** tonisch-klonisch = Grand Mal, Absencen, myoklonisch, klonisch, tonisch und atonisch
- **Fokale Anfälle, die nur in einem Teil des Hirns ablaufen:**
  - Einfach-fokal (ohne Bewusstseinsstörung): fokal-motorisch, fokal-sensorisch etc.
  - Komplex-fokal (mit Bewusstseinsstörung): u. a. psychomotorisch
  - Fokal eingeleitete, sekundär generalisierte Anfälle, die sich von einseitigem Beginn auf das gesamte Hirn ausbreiten
- **Unklassifizierbare Anfälle**

Ursachen

Epileptische Anfälle haben verschiedenste Ursachen, wie genetische Veranlagung, Stoffwechseldefekte, Hirnmissbildungen (angeboren oder perinatal erworben), Entzündungen, Traumen, Schlaganfälle, Hirnblutungen oder demenzielle Erkrankungen. Dementsprechend werden nach neuerer Klassifikation Epilepsien in **genetisch bedingte** Epilepsien, **strukturell/metabolische (besser symptomatische)** Epilepsien und **Epilepsien unbekannter Ursache** eingeteilt.

Das Risiko eines einmaligen epileptischen Anfalls liegt bei > 10 %, das Risiko eine Epilepsie zu entwickeln bei etwa 5 % und steigt im Alter durch zunehmende Hirnveränderungen an. Ein Drittel der Epilepsien entsteht erst im Alter über 60 Jahre.

Folgende typische **Ursachen** für epileptische Anfälle sind im Rettungsdienst relevant:
- Hirnorganische Schädigungen (raumfordernde Prozesse, Hirnverletzungen)
- Vaskuläre Störungen
- Eklampsie (➤ Kap. 34.3.5)
- Substanzkonsum oder -entzug (Drogen, Alkohol)
- Hirnschäden nach Hypoxie (Z. n. Kreislaufstillstand) oder Verletzung (Z. n. SHT)
- Stoffwechselstörungen (z. B. Hypoglykämie, Hyponatriämie, Exsikkose)
- Genetische Ursachen

Symptome

Epileptische Anfälle können durch ihren Ablauf genauer eingeordnet werden. Deshalb ist eine genaue **Befragung der Anwesenden** über Art (ein- oder beidseitig) und Verlauf (z. B. Beginn in der Hand, dann Ausbreitung auf eine Körperseite, dann Bewusstseinsverlust und Zucken am ganzen Körper), über die Dauer des Krampfanfalls, die oft überschätzt wird, und die Frage nach der Reorientierung des Patienten wichtig.

> **PRAXISTIPP**
> Wird ein Anfall durch das Rettungsfachpersonal miterlebt, so muss der **Krampfanfall möglichst genau beschrieben** werden, da der Ablauf des Krampfanfalls für die weitere Einordnung entscheidend ist.

Ein **Grand Mal** als Prototyp eines primär generalisierten tonisch-klonischen Anfalls hat folgenden Ablauf:
- Plötzlich einsetzende Bewusstlosigkeit (Patient ist nicht mehr reaktionsfähig)
- **Tonische Phase:** Der Körper wird ganz steif und der Patient atmet nicht, wird zyanotisch.
- Aufschrei durch tonische Verkrampfung des Zwerchfells, dann Entweichen von Luft aus der Lunge durch die verkrampften Stimmbänder
- Sturz des Patienten auf den Boden und Übergang in die **klonische Phase** mit rhythmischen gleichmäßigen Zuckungen der Skelettmuskulatur
- **Postiktale Phase** mit Nachschlaf bis über 24 Std. oder psychomotorische Unruhe

Tab. 33.5 Einteilung der epileptischen Anfälle

Anfallstyp	Beispiele/Merkmale	Symptome
Primär generalisierte Anfälle	• Petit-Mal-Epilepsie des Kindes- und Jugendalters (Absencen) • Grand-Mal-Epilepsie in jedem Lebensalter	• Oft unbemerkte Vigilanzstörung (leerer Blick) ohne Aura mit geringen Muskelzuckungen • Großer, generalisierter Anfall
Einfach-fokale Anfälle	in jedem Lebensalter bei ungestörtem Bewusstsein	• Nur Zuckungen einzelner Muskeln/Gliedmaßen • Wandernde sensible Missempfindungen
Komplex-fokale Anfälle	wie einfach-fokale, aber **mit** Bewusstseinsstörung	• Vertrautheits- oder Fremdheitserlebnisse (z. B. Déja-vu) • Automatismen • Längere Reorientierungsphasen (Dämmerattacken)

Während des Anfalls kann es zu Zungenbiss, Urin- und Stuhlinkontinenz kommen.

> **PRAXISTIPP**
> Dem Patienten **keinen Beißschutz** in den Mund schieben, da es zu Zahnschäden (mit Gefahr der Aspiration) oder Verletzungen der Helfer kommen kann.

Seine Zunge hat noch kein Patient verschluckt. Durch den Sturz allerdings kann der Patient sich schwer verletzen.

Er wird im Anfall nicht festgehalten, das führt eher zu weiteren Verletzungen, sondern es wird Sorge getragen, dass er sich nicht verletzen kann (Gegenstände beiseite, Patient auf Boden legen, beengende Kleidung lösen etc.). Zu beachten ist, dass der Patient regelhaft in der tonischen Phase nicht atmet (atmen kann) und deshalb **zyanotisch** wird. Die Phase der Apnoe geht in der **klonischen Phase** in schnarchende Atembewegungen über, es wird durch den im Mund gesammelten Speichel ausgeatmet, was zum Schaum vor dem Mund führt. Die Pupillen sind im Anfall oft maximal weit und reagieren nicht auf Licht. Der Puls steigt stark an, ist aber oft nicht tastbar. Der Blutdruck kann hoch oder niedrig sein. Dies ist aber kein Zustand der Reanimationspflichtigkeit. Da nach 2 Min. ein Grand Mal vorbei ist, kann das Ende des Anfalls abgewartet werden. Eine Intubation sollte nicht erfolgen.

Ein Grand Mal oder dessen Beschreibung ist leicht erkennbar. Schwierig ist das Erkennen **komplex-fokaler Anfälle,** bei denen der Patient nestelt, Automatismen ausführt (Lippenlecken, an Knöpfen spielen) und dabei nicht reagiert, da das Bewusstsein gestört ist.

Meist ist ein einzelner Anfall bis zum Eintreffen des Rettungsdienstes beendet und der Patient wird in der postiktalen Phase angetroffen. Krampft der Patient jedoch weiterhin, so ist die erste Frage, ob er zwischendurch wach und bei Bewusstsein war (Anfallsserie) oder ob das Bewusstsein zwischen den einzelnen Anfällen nicht wiedererlangt wurde. Dann liegt genauso wie beim fortdauernden epileptischen Anfall ein **Status epilepticus,** also ein **anhaltender epileptischer Zustand** vor. Das ist ein absoluter Notfall, der durch den Notarzt medikamentös zu durchbrechen ist. Per Definition gilt jeder Anfall, der länger als 5 Min. dauert, als Status epilepticus. Dabei kommt es zur Minderversorgung des Gehirns mit Blut und damit mit Sauerstoff und Glukose. Folge ist ein Hirnödem, das zu schwerer Hirnschädigung oder Tod führen kann. Etwas weniger gefährlich sind Status epileptici fokaler Anfälle. Aber gerade **nicht-konvulsive Anfälle,** d. h. ohne erkennbare Muskelzuckungen aber mit Bewusstseinsstörung, können **nur in der Klinik mittels EEG erkannt** und auch nur dann passend behandelt werden.

> **MERKE**
> Jeder epileptische Anfall, der **länger als 5 Min.** dauert, ist ein **Status epilepticus** und ist potenziell lebensbedrohlich → umgehende Notarztnachforderung.

Therapie

Entscheidend ist, dass jeder epileptische Anfall durch die damit einhergehende Apnoe zu einer hypoxischen Hirnschädigung führen kann (Sauerstoffmangel). Die **Basismaßnahmen** (> Abb. 33.11) umfassen den Schutz vor Verletzungen des Patienten im Krampfanfall (jedoch **niemals einen Beißschutz**). Während des Anfalls ist darauf zu achten, dass sich der Patient nicht an Gegenständen in seinem Umfeld verletzt, er wird aber **nicht festgehalten.** Ist der Anfall vorüber, werden der Patient und seine Angehörigen beruhigt und die Atemwege freigemacht bzw. freigehalten. Der Patient ist bei Vigilanzstörung in der stabilen Seitenlagerung zu lagern. Aufgrund des zu erwartenden Sauerstoffmangels ist ihm Sauerstoff über eine O_2-Sonde zu verabreichen. Zusätzlich muss bei jedem Krampfanfall eine Blutzuckerbestimmung durchgeführt werden.

> **MERKE**
> Die **Krampfschwelle** ist nach einem durchlebten epileptischen Anfall **niedriger,** sodass eine kontinuierliche Überwachung unerlässlich ist.

Zu den **erweiterten Maßnahmen** gehört die Anlage eines venösen Zugangs zur Gabe antikonvulsiver Medikamente bei erneutem Anfall. Ein noch anhaltender Krampfanfall gilt wegen der Dauer für Alarmierung und Anfahrt des Rettungsdienstes als Status epilepticus und ist möglichst schnell medikamentös mit einem Benzodiazepin, z. B. Lorazepam (Tavor®) oder Clonazepam (Rivotril®) zu durchbrechen und eine weitere Hypoxie ist zu beheben. Inzwischen wird dafür auch wieder vermehrt Midazolam (Dormicum®) eingesetzt, da es in die Nase gesprüht von der Schleimhaut etwa genauso rasch aufgenommen wird, wie nach i. v. Gabe. Ohne venösen Zugang ist diese Gabe einfacher als die rektale Gabe. Nach Anfallsbeendigung ist dann sofort ein venöser Zugang, z. B. am Unterarm, nicht in der Nähe des Ellenbogens oder Handgelenks zu legen. Während der einmalige epileptische Anfall meist keiner medikamentösen Akutbehandlung mehr bedarf, muss ein Status epilepticus unterbrochen werden.

Stufenschema bei generalisiertem tonisch-klonischem Status epilepticus:

- **Stufe 1: Benzodiazepin:** Lorazepam, 2–4 mg i. v., Clonazepam 0,015 mg/kg KG i. v., alternativ Midazolam 0,2 mg/kg KG intranasal oder Lorazepam bis 4 mg bukkal (Wangentasche)
- Die **Stufen 2 und 3** erfolgen im Rahmen der erweiterten Notfalltherapie oft bereits in der Klinik:
  - **Stufe 2: spezifische Antikonvulsiva:** Valproinsäure 20–30 mg/kg KG i. v., Levetiracetam 30–60 mg/kg KG i. v., Phenytoin 20–30 mg/kg KG i. v. oder Phenobarbital (Luminal®) 20 mg/kg KG i. v.
  - **Stufe 3: narkotische Antikonvulsiva:** Propofol® 2 mg/kg KG i. v., dann Erhaltungsdosis, Thiopental (Trapanal®) 5 mg/kg KG i. v., Midazolam 0,2 mg/kg KG i. v., dann jeweils Erhaltungsdosis für 24 Std. Narkose mit Beatmung

> **PRAXISTIPP**
> Zur **Anfallsdurchbrechung** ist bei fehlendem Venenzugang die Gabe von Midazolam nasal oder bukkal oder Diazepam (Valium®) als Rektiole möglich. Auf Lorazepam in löslicher Tablettenform (Tavor Expidet®) wird heute verzichtet, da es zu lange dauert, bis es wirkt!

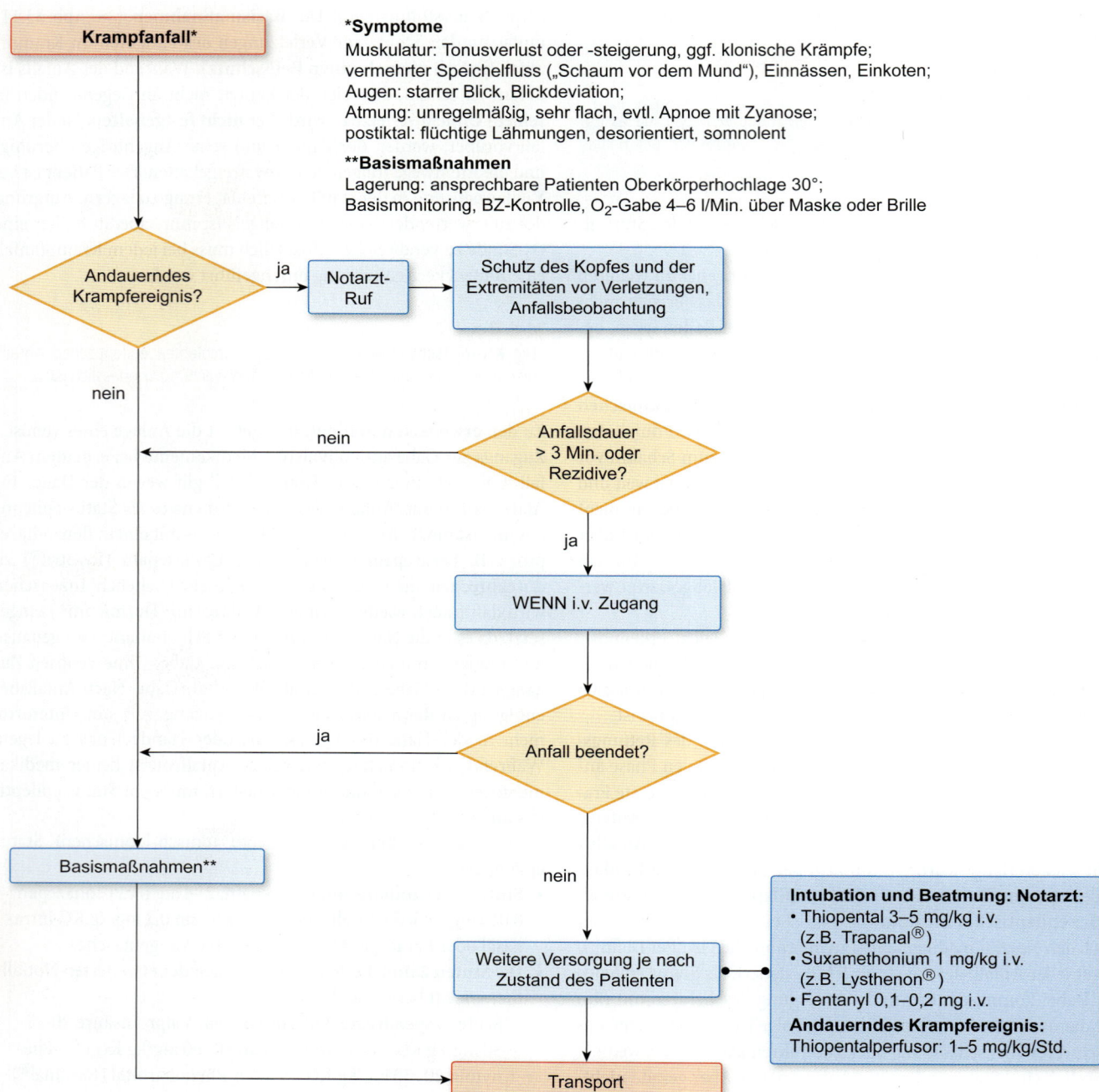

Abb. 33.11 Algorithmus „Krampfanfall" [R134-2]

SCHLAGWORT
Epileptischer Anfall (Krampfanfall)

Ursachen
- Genuine Epilepsien (von Geburt an)
- Symptomatische Epilepsien (infolge einer Erkrankung oder Verletzung)
  - Substanzmissbrauch (Drogen, Alkoholentzug)
  - Intrakranielle Raumforderung (z. B. Tumor)
  - Entzündungen (z. B. Meningitis)
  - Hirnschaden durch Hypoxie (z. B. nach CPR)
  - Fieber (z. B. der Fieberkrampf des Kleinkinds)
  - Stoffwechsel (z. B. Hypoglykämie, Elektrolytstörungen)
  - Schwangerschaftsinduzierte Anfälle (z. B. Eklampsie)

Symptome
Anfallsäquivalente
- Tonische Anfälle (Streckkrämpfe)
- Klonische Anfälle (Beugekrämpfe)

Anfallsarten
- Generalisierter Anfall
- Einfach-fokaler Anfall
- Komplex-fokaler Anfall

Fakultative Symptome
- Bewusstseinsstörung, Aura
- Zungenbiss, Inkontinenz, verstärkter Speichelfluss (Schaum vorm Mund)
- Übelkeit, Erbrechen, Unruhe

Maßnahmen
Monitoring
- BZ, RR, Puls, EKG, SpO_2, AF, Temperatur

Basismaßnahmen und Lagerung
- Freimachen und Freihalten der Atemwege
- O_2-Gabe über Maske, Ziel: SpO_2 94–98 %
- Bewusstseinsklarer Patient: Lagerung in leichter Oberkörperhochlage (30° Drehpunkt Hüfte)
- Bewusstloser Patient: stabile Seitenlage

Erweiterte Maßnahmen
- i. v. Zugang und Blutentnahme

Medikamente und Dosierungsempfehlungen
- Anfallsdurchbrechung:
  - Erwachsene: 2 × 5 mg Midazolam nasal, 2–4 mg Tavor® i. v. oder 1–2 mg Rivotril® i. v. (Tavor Expidet® ist obsolet, wirkt erst nach 10–20 Min.)
  - Schulkinder (über 15 kg KG): 10 mg Valium® i. v.
  - Säuglinge und Kleinkinder (unter 15 kg KG): 2–5 mg Valium® i. v., Applikation von Valium® ist auch als Rektiole möglich
- Im Status epilepticus: nach o. g. Stufenschema, ggf. Phenobarbital oder Thiopental
- Bei Hypoglykämie: z. B. 10–40 ml Glukose 40 % i. v.

33.7 Dyskinesien

Dyskinesien (➤ Abb. 33.12) sind Störungen im Bewegungsablauf. Diese betreffen einerseits **die glatte Muskulatur** (Gallenwege oder Uterus). Diese Krankheitsbilder sind aber für den Rettungsdienst nicht relevant. Es können aber auch **Störungen im Bewegungsablauf quergestreifter Muskulatur** auftreten, die zum Einsatz des Rettungsdienstes führen. Diese Dyskinesien treten als unerwünschte Nebenwirkung einer medikamentösen Therapie mit einem Dopa-

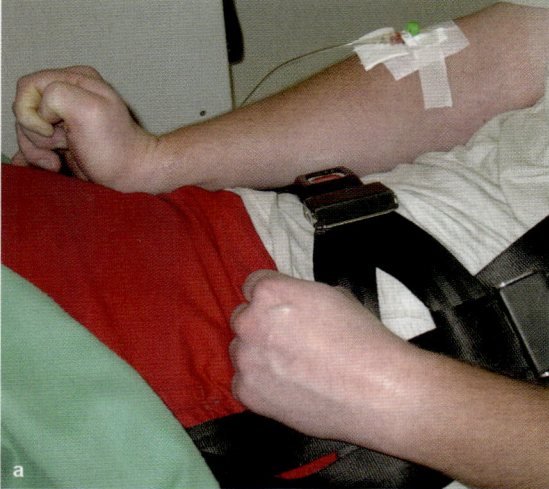

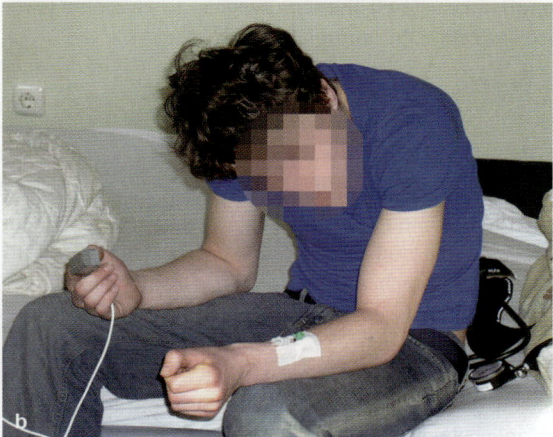

Abb. 33.12 Dyskinesie: **a)** Schmerzhafte Muskelspasmen, **b)** mit Verdrehung des Rumpfes und Schiefhals hier jeweils auf Metoclopramid (MCP) [M235]

minrezeptor-Antagonisten auf und werden im Rahmen des Notfalleinsatzes übersehen oder als atypischer Krampfanfall fehlgedeutet.

Auslöser einer **akuten Dyskinesie** können z. B. Metoclopramid (MCP, Paspertin®) als Antiemetikum und klassische Neuroleptika (wie Haloperidol) sein, die antipsychotisch eingesetzt werden. Oft sind jüngere Patienten betroffen.

Treten die Bewegungsstörungen im Rahmen der antipsychotischen Therapie auf, werden sie als **tardive (verspätete) Dyskinesien** bezeichnet. Je nach Zeitpunkt des Auftretens werden dabei zwei Formen unterschieden:

- **Frühdyskinesien** (Beginn in der 1. Behandlungswoche, meist innerhalb 48 Std.), die nach Absetzen der Therapie rasch abklingen
- **Spätdyskinesien** (nach Therapie mit Neuroleptika über > 6 Monate), die auch nach Absetzen der Therapie u. U. lebenslang bestehen bleiben und nur schlecht medikamentös beeinflussbar sind.

Die Pathogenese der medikamentös induzierten Dyskinesien ist weiter unklar. Vermutet werden eine arzneimittelinduzierte Rezeptorsensitivierung und eine Störung der GABA-ergen Neurone. Da Dopamin für eine Vielzahl von lebensnotwendigen Steuerungs- und Regelungsvorgängen benötigt wird, sind Nebenwirkungen durch die Blockade der Dopaminrezeptoren nicht unbedingt verwunderlich. Insbesondere bei Kindern unter 10 Jahren treten die Dyskinesien auf Metoclopramid häufiger auf als bei Erwachsenen. Im Mai 2014 wurde die Zulassung für Metoclopramid-haltige Arzneimittel mit > 1 mg/ml (Tropfen), > 5 mg/ml (i.v.-Lösung) und > 20 mg Einzeldosis (Suppositorien) zurückgenommen, um das Risiko für diese Nebenwirkung von MCP zu reduzieren.

Symptome

Oft treten Dyskinesien als **akute Zungen- und Schlundkrämpfe** auf oder zeigen sich als leichte Bewegungen an Fingern, Armen, Zehen oder Beinen, die in überschießende, evtl. aber auch verringerte, stockende oder krampfartige Bewegungen übergehen können. Schmerzhafte Muskelspasmen, die mit Verdrehung des ganzen Rumpfes einhergehen können, aber auch Blickkrämpfe oder Schiefhals, können bereits innerhalb eines Tages (bei Einnahme von Metoclopramid), ansonsten frühestens nach ca. 1 Behandlungswoche bei Neuroleptikatherapie auftreten.

Therapie

Die **Basismaßnahmen** bestehen darin, den Patienten während des Auftretens der Dyskinesie vor Begleitverletzungen zu schützen. Er ist von scharfen Kanten und spitzen Ecken fernzuhalten. In keinem Fall darf er festgehalten und so versucht werden, den vermeintlichen Krampf zu durchbrechen. Der Notarztruf ist obligat. Die **erweiterten Maßnahmen** umfassen die Anlage eines venösen Zugangs und die Blutabnahme durch den Notarzt. Während die durch Metoclopramid ausgelösten Dyskinesien durch die langsame intravenöse Gabe von 2,5–5 mg Biperiden (Akineton®) mit unmittelbar sichtbarem Erfolg behandelt werden können, ist eine gute Therapie bei den besonders quälenden tardiven Dyskinesien nicht verfügbar.

33.8 Infektionen des Gehirns (Enzephalitis) und seiner Häute (Meningitis)

Entzündungen des zentralen Nervensystems werden als **Infektion durch Viren, Bakterien und Parasiten** verursacht. Auf die nicht infektiösen Entzündungen des ZNS bei autoimmunen Erkrankungen (z.B. limbische Enzephalitis oder NMDA-Rezeptor-Enzephalitis, paraneoplastische Myelitis bei Tumoren) wird hier nicht eingegangen. Die infektiösen Entzündungen entstehen auf dem Blutweg (hämatogene Streuung bei Bakteriurie oder Sepsis, z.B. bei einer Herzklappenendokarditis), fortgeleitet von Infektionen angrenzender Strukturen (Nasennebenhöhlen, Mittelohr), dabei durchwandern die Erreger die papierdünnen Knochen der Schädelbasis, oder im Rahmen eines offenen Schädel-Hirn-Traumas.

Die verschiedensten Erreger können eine Meningoenzephalitis verursachen.

33.8.1 Bakterielle Meningoenzephalitis

Eine bakterielle Meningoenzephalitis ist eine **schwerwiegende akut bedrohliche Erkrankung.** 15–20 % d. F. einer Pneumokokkenmeningitis verlaufen trotz intensivmedizinischer Therapie tödlich. Häufigste Erreger bei Erwachsenen sind:
- Pneumokokken (*Streptococcus pneumoniae*, grampositiv)
- Meningokokken (*Neisseria meningitidis*, gramnegativ, **ansteckend,** 3–10 % letal)
- Listerien (< 5 % d. F., aber: 20–30 % letal)
- Staphylokokken (1–9 %, meist durch Fremdkörper, z.B. Liquorshunt oder bei Sepsis)
- Gramnegative Enterobakterien
- *Haemophilus influenzae* (1–3 %, seit Impfung deutlich weniger Fälle)

Häufigste Erreger bei Kindern:
- Pneumokokken (*Streptococcus pneumoniae*, grampositiv)
- Meningokokken (*Neisseria meningitidis*, gramnegativ, **ansteckend**)

Neugeborene erkranken eher an
- B-Streptokokken und
- Listerien.

> **MERKE**
> **Bakterielle Meningoenzephalitiden** sind **meldepflichtige Erkrankungen.** Details regelt das Infektionsschutzgesetz.
> Es sind alle Vorkehrungen für einen ordnungsgemäßen Infektionstransport und eine Desinfektion von Menschen und Material nach dem Transport zu treffen.

Während sich die Erkrankung bei den meisten viralen Entzündungen eher langsam entwickelt, ist die **eitrige, bakterielle Entzündung** ein schweres, **akut lebensbedrohliches** Krankheitsbild. Betroffen von der Entzündung sind nicht nur die Hirnhäute, sondern auch die angrenzende Hirnoberfläche (Meningoenzephalitis). Es tritt immer ein begleitendes Hirnödem auf.

Symptome

Typische **Leitsymptome** einer bakteriellen Meningoenzephalitis sind **Kopf- oder Nackenschmerz, hohes Fieber und Nackensteifigkeit = Meningismus.** Dazu kommen Übelkeit, Erbrechen, Lärm- und Lichtscheu und Berührungsempfindlichkeit. Manchmal als Ausdruck der Hirnbeteiligung auch Verwirrtheitszustände, epileptische Anfälle und Bewusstseinsstörungen bis zum Koma. Hirnnervenbeteiligung, Hörstörung und Hautveränderungen, manchmal mit **Petechien,** d.h. kleinen punktförmigen Einblutungen in die Haut bei Meningokokkenerkrankungen (➤ Abb. 41.7), kommen auch vor. Der Verlauf ist akut und kann innerhalb von Tagen durch ein generalisiertes Hirnödem tödlich sein.

Komplikationen im Verlauf sind Hirnödem, Hirninfarkte oder Hirnvenenthrombosen, Hydrozephalus (mit schlechter Prognose), Ertaubung, Hirnnervenausfälle, Hirnphlegmone, nur selten Abszesse.

33.8.2 Virale Meningoenzephalitis

Virusbedingte Entzündungen des ZNS sind häufiger als bakterielle. Sie sind nicht ansteckend. Als **typische Erreger** kommen infrage: HSV-1, VZV, EBV, Mumps- und Masern-Viren, Entero- und Tollwutviren. Für die wenigsten gibt es eine kausale Therapie. Besteht der Verdacht auf eine Herpes-Enzephalitis (Herpes-simplex-Virus), so ist noch vor Sicherung der Diagnose virustatisch zu behandeln, da es sonst zu schweren Hirnschädigungen und unbehandelt in 70 %, mit Behandlung immer noch in 20–30 % d. F. zum Tode kommen kann. Das FSME-Virus verursacht die gleichnamige Frühsommermeningoenzephalitis, die u. U. einer intensivmedizinischen Therapie bedarf.

Symptome

Die Symptome der viralen Entzündungen im ZNS sind wie bei den bakteriellen, nur verlaufen sie häufiger langsamer und nicht mit so hohem Fieber. Deshalb werden sie oft erst durch Komplikationen (epileptische Anfälle, psychotische Verwirrtheitszustände, Aphasien etc.) nach Ausbreitung auf das Hirn klinisch erkennbar.

Für den geübten Mitarbeiter sind **meningeale Reizsyndrome** auslösbar, das bedeutet, dass bei passiver Kopfbeugung nach vorn ein schmerzhafter Muskelwiderstand im Nacken auffällt (➤ Abb. 33.13). Dabei wird unterschieden in:

- **Brudzinski-Zeichen:** Bei passiver Kopfbeugung werden die Hüft- und Kniegelenke zur Entlastung automatisch gebeugt.
- **Kernig-Zeichen:** Die passive Streckung des Kniegelenks führt bei gebeugtem Hüftgelenk zu Schmerzen.
- **Lasègue-Zeichen:** Das passive Anheben des gestreckten Beins führt zu heftigen Schmerzen.

Patienten mit Verdacht auf eine Meningitis müssen umgehend zur Sicherung der Diagnose und zur kausalen Therapie (z. B. Antibiotika bzw. Virustatika) in ein Krankenhaus gebracht werden.

33.8.3 Therapie

Die **Basismaßnahmen** umfassen neben der Sicherung der Vitalfunktionen die Sauerstoffgabe über O_2-Sonde und die Patientenlagerung entsprechend des Bewusstseinszustands. In Rücken- oder Seitenlage wird der Patient immer in 30°-Oberkörperhochlagerung transportiert.

Die **erweiterten Maßnahmen** umfassen die Anlage eines venösen Zugangs und bei Bedarf die symptomatische analgetische, antiemetische und medikamentöse Therapie zur Fiebersenkung. Zur Behandlung epileptischer Anfälle ➤ Kap. 33.6.

> **PRAXISTIPP**
> Entgegen einer weitverbreiteten Annahme sind akute bakterielle und virale Infektionen des Zentralnervensystems **keine hochinfektiösen Erkrankungen**. Eine **Antibiotikaprophylaxe** wird nur bei engen Kontaktpersonen von an Meningokokkenmeningitis erkrankten Patienten empfohlen.

> **SCHLAGWORT**
> **Infektionen des Gehirns**
>
> **Ursachen**
> - Komplikation einer Entzündung im Kopfbereich (z. B. Durchwanderungsmeningitis bei Otitis media oder Mastoiditis)
> - Hämatogene Streuung (z. B. Endokarditis)
> - Iatrogen (z. B. nach Peridural- oder Spinalanästhesie)
>
> **Symptome**
> - Akutes Auftreten von Kopf-, Nacken- und Rückenschmerzen (z. B. Meningismus)
> - Übelkeit, Erbrechen
> - Hohes Fieber
> - Licht-, Lärm- und Berührungsempfindlichkeit
> - Bewusstseinsstörungen
>
> **Maßnahmen**
> **Monitoring**
> - Temperatur, BZ, RR, Puls, EKG, SpO_2, AF

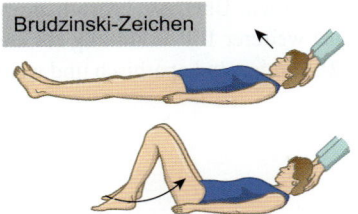
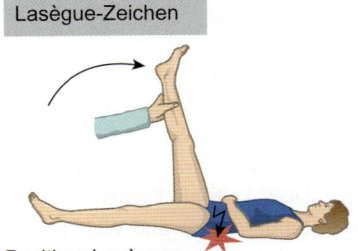

Abb. 33.13 Die wichtigsten Zeichen eines meningealen Reizsyndroms [L157]

Basismaßnahmen und Lagerung
- Freimachen und Freihalten der Atemwege
- O$_2$-Gabe über Maske oder Nasensonde, Ziel: SpO$_2$ 94–98 %
- Bewusstseinsklarer Patient: Lagerung in leichter Oberkörperhochlage (30° Drehpunkt Hüfte)
- Bewusstloser Patient: stabile Seitenlage

Erweiterte Maßnahmen
- i. v. Zugang und Blutentnahme

Medikamente und Dosierungsempfehlungen
- Analgesie (z. B. 1–2,5 g Novaminsulfon i. v., Nebeneffekt: Fiebersenkung), kein ASS wegen Thrombozytenaggregationshemmung
- Volumentherapie: kristalloide Infusionen (z. B. balancierte Vollelektrolytlösung) 500–1 500 ml i. v.
- Gegebenenfalls Therapie epileptischer Anfälle (Lorazepam oder Clonazepam)
- In der Klinik: Umgehende antibiotische oder virale Therapie nach Blutkultur und Liquorpunktion

33.9 Hydrozephalus

Unter einem Hydrozephalus versteht man die Erweiterung der Liquorräume des Gehirns (Wasserkopf) (➤ Abb. 33.14). Drei **Mechanismen** sind für die Bildung verantwortlich:
- Erhöhte **Liquorproduktion**
- Störung des **Liquorabflusses**
- Verminderung der **Liquorresorption**

Ihnen ist gemeinsam, dass im Hirnschädel übermäßig viel Liquor vorhanden ist und dieser Umstand zu einem **intrakraniellen Druckanstieg** führt. Kann dieser Druckanstieg nicht ausgeglichen werden, kommt es zur Bewusstseinsstörung bis hin zum Koma.

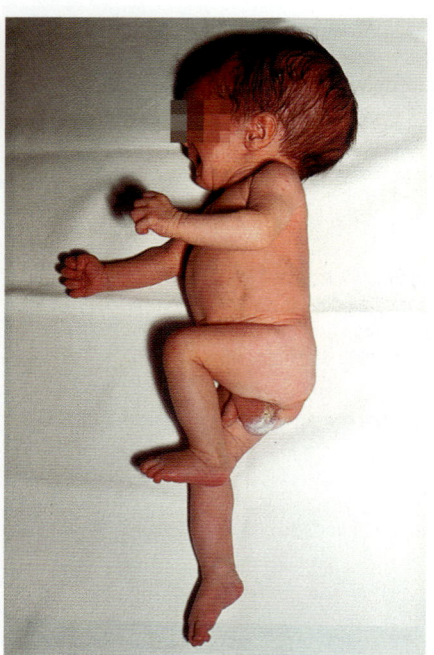

Abb. 33.14 Hydrozephalus bei einem Säugling, der bereits zu einer deutlichen Vergrößerung des Schädels geführt hat [T112]

Ein Hydrozephalus kann angeboren (z. B. im Rahmen von Fehlbildungen) oder erworben sein (z. B. nach Hämatom, SAB, SHT, Entzündungen oder durch einen Tumor).

Zur Behandlung des Hydrozephalus wird operativ ein künstlicher Liquorabfluss mithilfe eines **Drainagesystems** (ventrikulo-atrialer oder ventrikulo-peritonealer Shunt) mit einem druckabhängigen Ventil geschaffen. Dadurch kann das erhöhte Liquorvolumen in den Herzvorhof oder das Bauchfell abfließen. Häufige Komplikationen bei Shuntträgern sind der mechanische Verschluss der Liquordrainage, wodurch es zu einer Symptomatik mit akut erhöhtem ICP kommen kann und die Shuntinfektion, die ins Hirn aufsteigen und eine Entzündung der Hirnkammern (Ventrikel) verursachen kann. Eine Ventrikulitis hat eine **hohe Sterblichkeit** von bis zu 50 %.

Symptome

Es kommt zu Kopfschmerzen, Übelkeit, Erbrechen, evtl. epileptischen Anfällen und bei weiterer ICP-Erhöhung zur Bewusstseinsstörung (➤ Kap. 33.2). Kinder sind apathisch und weinerlich.

Therapie

Eine akute Behandlung am Einsatzort ist nicht möglich. Wichtig ist der **Transport in eine neurochirurgische Klinik** zur Abklärung und Behandlung. Alle den Shunt betreffenden Informationen sind hierbei mitzuführen. Die Therapie des Hydrozephalus entspricht der bei Erhöhung des intrakraniellen Drucks (➤ Kap. 33.2). In der Klinik werden ggf. der Shunt explantiert/revidiert und eine Shuntinfektion behandelt.

33.10 Demenz

In Deutschland gibt es etwa 1,2 Mio. Menschen mit Demenz. Diese Zahl steigt durch die Zunahme der Lebenserwartung kontinuierlich an und bedeutet eine große Herausforderung für die Betroffenen und Angehörigen und auch für die Gesundheitsberufe.

Definition

Eine Demenz ist ein *„Syndrom durch eine chronische und fortschreitende Erkrankung des Gehirns mit Störung vieler höherer kortikaler Funktionen, einschließlich Gedächtnis, Denken, Orientierung, Auffassung, Rechnen, Lernfähigkeit, Sprache, Sprechen und Fähigkeit zur Entscheidung"* (vgl. DGN-Leitlinie Demenz von 2009). Das Bewusstsein ist ungestört, Sinnesorgane und Wahrnehmung funktionieren normal. Gestört sind aber auch emotionale Kontrolle, Sozialverhalten und Motivation (➤ Kap. 39.2.2).

Unterschieden wird zwischen **den primären Demenzen** des Erwachsenen und **sekundären Demenzformen**.

Klassifikation

Primäre Demenzen:
- Alzheimer-Demenz (autosomal-dominant erbliche und nicht erbliche Form)
- Vaskuläre Demenz
- Gemischte Demenz
- Frontotemporale Demenz
- Demenz bei primärem Parkinson-Syndrom
- Demenz mit Lewy-Körperchen

Sekundäre Demenzen durch:
- Infektionskrankheiten (AIDS-Demenz-Komplex)
- Prionenerkrankungen (Creutzfeld-Jakob-Krankheit)
- Schwere Enzephalitiden
- Normaldruckhydrozephalus
- Chronischen Alkohol-/Medikamentenmissbrauch
- Chronische, nicht erkannte Depression (Pseudodemenz)
- Hirntumor, subdurales Hämatom, Hypothyreose, hypoaktives Delir etc.

Bei erstmaligem Auftreten einer demenziellen Symptomatik sind die sekundären, und völlig anders zu behandelnden, Formen auszuschließen.

Symptome

Für den Rettungsdienst ist relevant, dass zunehmend Patienten einer Notfallbehandlung bedürfen, die auch an einer Demenz erkrankt sind. Die Demenz ist ein sich **chronisch entwickelnder** Zustand. Eine Demenz alleine ist i. d. R. keine Indikation für den Rettungsdienst. Kommt es zur Alarmierung wegen einer erstmaligen demenziellen Störung („akut verwirrter Patient", „spricht nicht mehr", „akute Psychose im Altenheim"), so steckt oft eine andere Erkrankung dahinter. Ein solcher Patient ist unbedingt einer geeigneten klinischen Abklärung zuzuführen (➤ Kap. 39.1). Gegebenenfalls muss bei Eigen- oder Fremdgefährdung dann auch die Ordnungsbehörde hinzugezogen werden.

Durch die vorbenannten Beschwerden ist es dem Patienten evtl. nicht möglich, den Einsatz des Rettungsdienstes zu verstehen. Der Patient ist **verwirrt, desorientiert, misstrauisch, ängstlich,** hat ggf. sogar **Wahnvorstellungen** oder **versteht Sprache nicht mehr.** Je nach Form der Demenz sind die einzelnen Defizite sehr unterschiedlich und die Demenz ist primär schwer erkennbar („gut erhaltene Fassade").

Therapie

Bedarf der Patient einer akuten medikamentösen Therapie, ist der Notarzt zu rufen. Zu klären ist am Einsatzort, inwiefern der Patient zuvor noch einsichts- und geschäftsfähig war, ob eine Vorsorgevollmacht oder eine Bestellung eines Betreuers existieren, ob der Patient bereits zuvor weglaufgefährdet war.

Im **Umgang mit einem dementen Patienten** ist zu beachten, dass auf die Situation des Patienten und seine Wahrnehmung eingegangen wird. Der Patient ist bestmöglich in einem Gespräch mit empathischer Zuwendung zu beruhigen. Ihm ist das Vorgehen in einfachen Worten zu erklären. Die Informationen und Anweisungen sind einfach zu halten. Diskussionen verunsichern nur. Falls möglich, ist ihm die Notwendigkeit einer Behandlung in geeigneten Worten klarzumachen. Ist ein Transport in eine Klinik absolut notwendig und die Situation anders nicht lösbar, so wird der Notarzt den Patienten ggf. leicht sedieren. Allerdings reagieren demente Patienten u. U. paradox auf eine neue Medikation. Eine balancierte Vollelektrolytlösung kann hilfreich sein, da die Patienten oft exsikkiert sind. Es folgt ein ruhiger Transport in die Klinik, wenn möglich **in Begleitung eines Angehörigen.** Der nächtliche Aufruhr eines Rettungsdiensteinsatzes und die ungewohnte Umgebung, verbunden mit unbekannten Personen, die mit viel medizinischem Gerät auftauchen und den Patienten dann auch noch mitnehmen, obwohl er das gar nicht möchte, können diesen schwer verunsichern und zu aggressivem Verhalten führen. Hier wirkt ein **ruhiges Gespräch** manchmal mehr als eine anxiolytische Medikation.

33.11 Bandscheibenvorfall

Eine Bandscheibe besteht aus dem gallertigen Kern und einem festen Faserring. Drückt sich Bandscheibengewebe bei intaktem Faserring nach außen, so liegt eine **Bandscheibenvorwölbung (Protrusion)** vor. Kommt es zu Einrissen im Faserring der Bandscheibe, so drückt das Gewicht den Bandscheibenkern weiter vor in den Rückenmarkskanal (Spinalkanal) und er drückt auf benachbart verlaufende motorische oder sensible Fasern der Spinalnerven, die durch die Neuroforamina den Wirbelkanal verlassen (**Bandscheibenvorfall = Diskusprolaps,** ➤ Abb. 33.15). Löst sich ein Stück Bandscheibe vom Kern und rutscht in den Spinalkanal, so ist dies ein **Bandscheibensequester.**

Bandscheibenvorfälle ereignen sich am häufigsten an der Lendenwirbelsäule (➤ Abb. 33.16 a–c), seltener an der Halswirbel-

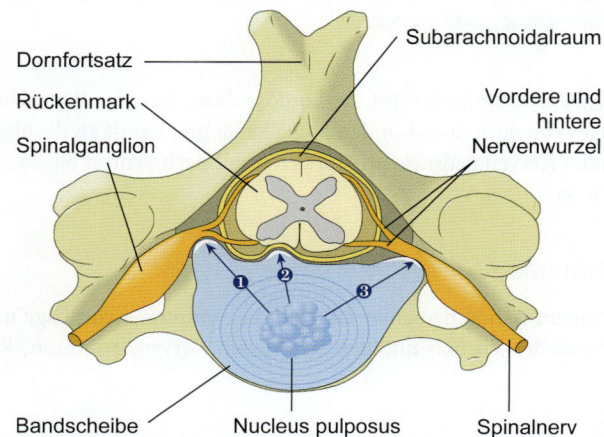

Abb. 33.15 Bandscheibenvorfall: Der Bandscheibenkern drückt auf eine Nervenwurzel. [L190]

754   33 Neurologische Notfälle

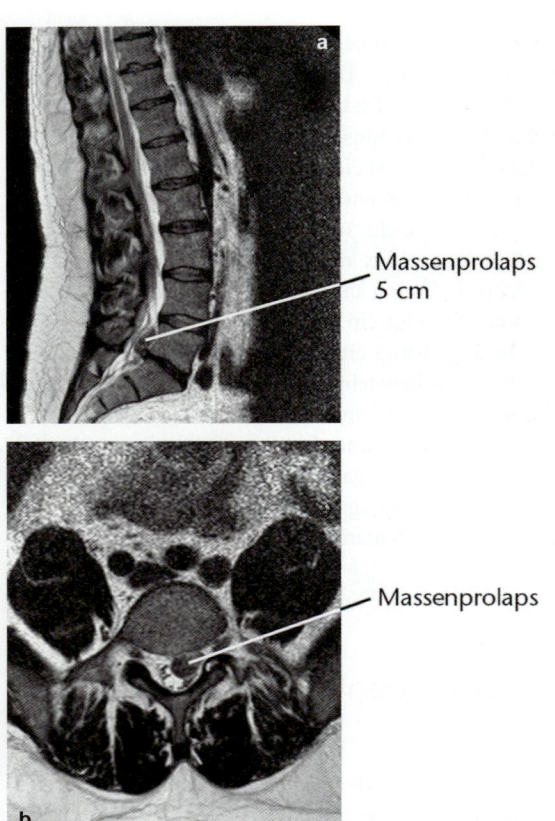

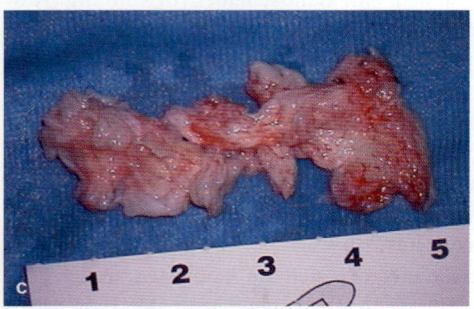

Abb. 33.16 Bandscheibenvorfall in der Lendenwirbelsäule [M235]
a) Massenprolaps L5/S1 sagittal, **b)** Massenprolaps L5/S1 transversal,
c) Massenprolaps L5/S1 postoperativ

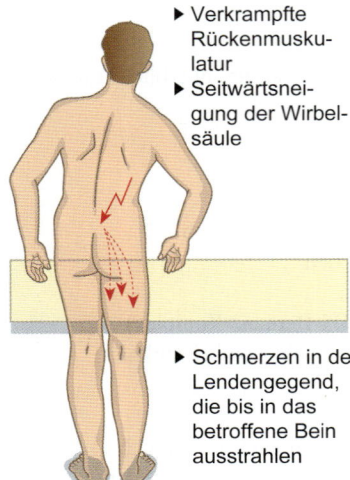

Abb. 33.17 Typische Fehlhaltung beim lumbalen Bandscheibenvorfall [L138]

säule. Vor allem hier führt die Lordose dazu, dass das Bandscheibengewebe nach dorsal in den Spinalkanal und damit an die abgehenden Nerven gedrückt wird. Ein Vorfall nach ventral bliebe unbemerkt.

Symptome

Bei einem Bandscheibenvorfall sind die Symptome von Lage und Ausmaß des Vorfalls und der betroffenen Nervenstrukturen (Rückenmark, Spinalnerven) abhängig. Die **Leitsymptome** des lumbalen Bandscheibenvorfalls sind der vom Rücken ins Gesäß/Bein strahlende ziehend-reißende Rückenschmerz (**Lumboischialgie**), das **Taubheitsgefühl** im Bein und ggf. auch eine akute auftretende **Lähmung** im Bein (Kniestreckung = L3, Kniebeugung = L4, Fuß- und Zehenhebung = L5, Fußsenkung = S1-Wurzel). Auch Bewegungseinschränkungen der Wirbelsäule und eine generelle Schonhaltung können beobachtet werden (> Abb. 33.17). Die Symptome treten oft akut nach starker mechanischer Belastung der Wirbelsäule, wie Heben schwerer Lasten, Gartenarbeit oder Sport, auf.

Große Vorfälle und Sequester drücken nicht nur auf einzelne Nervenwurzeln, sondern alle von hier nach unten gehenden Nervenfasern ab, auch die für Blasen- und Darmkontrolle und können neben einer Taubheit an den Oberschenkelinnenseiten und der Anogenitalregion (Reithosenanästhesie) zu einer Harn- und Stuhlinkontinenz führen. Letztlich ist ein solcher Vorfall als **Querschnittssyndrom der untersten vom Rückenmark abgehenden Spinalnerven** (als „Konus-/Kaudasyndrom" bezeichnet) zu verstehen und genauso notfällig zu behandeln.

Therapie

Die wichtigste **Basismaßnahme** ist die schonende Lagerung des Patienten unter Immobilisation der Wirbelsäule auf der Vakuummatratze. Die Umlagerung erfolgt ggf. mit der Schaufeltrage. Ist dies nicht ohne Schmerzen für den Patienten möglich, ist ein Notarztruf zur Schmerzbekämpfung obligat.

Zu den **erweiterten Maßnahmen** gehören die Anlage eines venösen Zugangs, die Blutentnahme und die adäquate Schmerztherapie mit Analgetika (vornehmlich Opiate) durch den Notarzt.

Wiederholungsfragen

1. Wie lassen sich Bewusstseinsstörungen einteilen (➤ Kap. 33.1.1)?
2. Wie kann man Bewusstseinsstörungen objektivieren (➤ Kap. 33.1.3)?
3. Nennen Sie die Symptome der vier Komastadien (➤ Kap. 33.1.4).
4. Wie lagern Sie einen Patienten mit Hirndrucksymptomatik (➤ Kap. 33.2)?
5. Welcher Mechanismus ist bei einer Subarachnoidalblutung gestört (➤ Kap. 33.3)?
6. Wohin tritt das Blut bei einer Subarachnoidalblutung aus (➤ Kap. 33.3)?
7. Was ist eine TIA (➤ Kap. 33.4)?
8. Was ist der Unterschied zwischen einem Hirninsult und einem Hirninfarkt (➤ Kap. 33.4)?
9. Was ist die Hauptursache einer Massenblutung im Gehirn (➤ Kap. 33.5)?
10. Nennen Sie drei Ursachen für epileptische Anfälle (➤ Kap. 33.6).
11. Was ist ein einfach fokaler epileptischer Anfall (➤ Kap. 33.6)?
12. Was ist ein Meningismus (➤ Kap. 33.8)?
13. Wie werden Gehirnentzündungen meist verursacht (➤ Kap. 33.8)?
14. Welche Gefahr besteht für Träger eines Ventrikeldrainagesystems (➤ Kap. 33.9)?
15. Was ist beim Umgang mit einem Patienten mit einer Demenz besonders zu beachten (➤ Kap. 33.10)?

Auflösung des Fallbeispiels

Verdachtsdiagnose
Schlaganfall, Tumor, psychiatrische Störung.

Erstmaßnahmen
Der Patient wird umgehend nach dem ABCDE-Schema beurteilt. Sein Atemweg ist frei und die Atmung ist normofrequent. Die Auskultation der Lunge ergibt ein vesikuläres Atemgeräusch beidseits. Der periphere Puls ist gut tastbar, normofrequent aber arrhythmisch. Es finden sich eine durchgehende Hemiparese rechts, eine Kopf- und Blickwendung nach links und eine globale Aphasie, der Patient spricht und versteht nicht. Die Pupillen sind mittelweit, isokor und reagieren adäquat auf Licht. Ein Anheben des rechten Arms oder Beins ist nicht möglich. Auch auf Schmerzreiz wird die rechte Seite nur vermindert bewegt. Muskeleigenreflexe (MER) sind an Armen und Beinen rechts weniger als links auslösbar. Das Babinski-Zeichen ist rechts positiv.

Stand und Gang sind nicht prüfbar. Die GCS wird mit 10 dokumentiert. Der Patient ist wach, aber unkooperativ. Er kann sich aufgrund seiner Aphasie nicht artikulieren. Der Versuch, den Patienten zu beruhigen und ihm die Situation zu erklären, scheitert. Das EKG zeigt eine absolute Arrhythmie bei bisher unbekanntem Vorhofflimmern mit einer mittleren Frequenz von 110/Min. Der Blutdruck beträgt 150/80 mmHg, die Herzfrequenz liegt bei 100/Min. und ist unregelmäßig, die Sauerstoffsättigung beträgt 93 %.

Der Notarzt legt einen venösen Verweilzugang (G 18 grün) in die linke Ellenbeuge. Nach Abnahme von Patientenblut für das Labor wird eine balancierte Vollelektrolytlösung zum Offenhalten der Vene angelegt. Der Patient erhält über Nasensonde 2 l Sauerstoff pro Minute. Unter Kontrolle der Vitalzeichen und des Bewusstseins erfolgt der Transport mit Sondersignal am nächstgelegenen Kreiskrankenhaus vorbei in die neurologische Klinik, die 15 km weiter entfernt liegt.

Klinik
In der kranialen Computertomografie zeigt sich keine intrazerebrale Blutung, aber eine Dichteanhebung am Anfang der linken A. cerebri media. Nun erfolgt auf dem CT-Tisch beginnend die Thrombolyse und es folgt die CT-Angiografie. Diese bestätigt den Verschluss der linken A. cerebri media über eine Strecke von 5 mm. Nach Kontaktaufnahme mit der nächsten Universitätsklinik wird der Patient 120 Min. nach Beginn der Symptome und 60 Min. nach Aufnahme in der Klinik mit einem Rettungshubschrauber zur mechanischen Rekanalisation dorthin verlegt. 180 Min. nach Beginn der Symptome zeigt sich das Gefäß wieder eröffnet. Der Patient hat nur noch eine ganz leichte Hemiparese rechts und bis auf einzelne Wortfindungsstörungen keine Sprachstörung mehr. Er bedankt sich sehr für die gute und rasche Behandlung.

Diagnose
Akuter Mediateilinfarkt links mit Hemiparese rechts und globaler Aphasie.

WEITERFÜHRENDE LITERATUR
Dietel, M., Dudenhausen, J., Suttorp, N. (Hrsg.): Harrisons Innere Medizin. ABW Wissenschaftsverlag, Berlin, Dt. Ausgabe der 15. Aufl., 2003

Hartje, W., Poeck, K. (Hrsg.): Klinische Neuropsychologie. Thieme, Stuttgart, 5. Aufl., 2002

Hermann, D., Steiner, Th., Diener, H. Ch. (Hrsg.): Vaskuläre Neurologie. Thieme, Stuttgart, 2010

KAPITEL 34

Jürgen Luxem

Gynäkologische Notfälle und Geburtshilfe

34.1 Erkrankungen im Genitalbereich 759
34.1.1 Entzündung der Eileiter (Salpingitis) 759
34.1.2 Tumorerkrankungen im Unterbauch 760
34.1.3 Stieldrehungen (Ovarialtorsion) 760
34.1.4 Hypermenorrhö und Dysmenorrhö 761
34.1.5 Endometriose 761

34.2 Verletzungen im Genitalbereich 761
34.2.1 Defloration, Kohabitationsverletzungen und Vergewaltigung 761
34.2.2 Pfählungsverletzungen 762

34.3 Komplikationen während der Schwangerschaft 762
34.3.1 Die Keimentwicklung während der Schwangerschaft 763
34.3.2 Extrauteringravidität (EUG)/ektopische Schwangerschaft 763
34.3.3 Fehlgeburten 764
34.3.4 Plazentainsuffizienz, vorzeitige Plazentalösung und Placenta praevia 765
34.3.5 Hypertensive Schwangerschaftserkrankungen 767
34.3.6 Vena-cava-Kompressionssyndrom 768

34.4 Geburtshilfe 769
34.4.1 Die regelrechte Geburt 769
34.4.2 Assistenz bei der Notgeburt 770
34.4.3 Erstversorgung des Neugeborenen 773

34.5 Komplikationen unter der Geburt 774
34.5.1 Fehllagen 774
34.5.2 Nabelschnurvorfall 775
34.5.3 Uterusatonie 775

Fallbeispiel

Notfallmeldung
Der Rettungsleitstelle wird eine gestürzte Frau in einem Treppenhaus gemeldet. Näheres ist nicht bekannt, da der Anrufer kein Deutsch spricht. Der Disponent entsendet einen Rettungswagen zum Unfallort.

Befund am Notfallort
Im Treppenhaus eines Mietshauses ist eine 20-jährige Frau kollabiert. Die Patientin ist US-Amerikanerin, wodurch die Verständigung erschwert ist. Die Besatzung kann jedoch feststellen, dass die Patientin nicht gestürzt, sondern schwanger ist und vaginal blutet. Umgehend wird ein Notarzt nachbestellt und die Patientin in den Rettungswagen transportiert.

Leitsymptome
Hypovolämischer Schock, vaginale Blutung ante partu.

Inhaltsübersicht

34.1 Erkrankungen im Genitalbereich
- Die Salpingitis ist eine aufsteigende Infektion durch Bakterien. Sie geht mit starken Schmerzen ohne Seitenlokalisation einher.
- Tumoren im Genitalbereich können jederzeit zu unterschiedlich starken Blutungen führen. Besonders das Kollumkarzinom kann im Rahmen einer Zerfallsblutung zu einem massiven Blutverlust führen.
- Leitsymptom der Stieldrehung ist der akut auftretende Zerreißungsschmerz.

34.2 Verletzungen im Genitalbereich
- Verletzungen im Genitalbereich treten meistens im Rahmen von Verkehrsunfällen auf.
- Bei allen Verletzungen im Genitalbereich steht die Blutstillung im Vordergrund.
- Bei Pfählungsverletzungen sind die sichtbaren äußeren Verletzungen meist viel geringer als die nicht sichtbaren inneren Verletzungen.

34.3 Komplikationen während der Schwangerschaft
- Die Keimentwicklung wird in drei Abschnitte unterteilt: die Blastogenese, die Embryogenese und die Fetogenese.
- Der Hauptort einer ektopischen Schwangerschaft ist der Eileiter. Durch Ausdehnung der wachsenden Eizelle dort reißt der Eileiter ein und löst eine Blutung aus.
- Als Fehlgeburt wird die ungewollte Beendigung einer Schwangerschaft bis zur 28. SSW bezeichnet. Häufigste Ursache ist eine Chromosomenaberration.
- Die Plazentainsuffizienz beschreibt das Missverhältnis zwischen dem mütterlichen Nährstoff- und Sauerstoffangebot und dem fetalen Bedarf.
- Bei der Placenta praevia hat sich die Eizelle in den tiefer gelegenen Arealen der Gebärmutter eingenistet. Durch diese ungünstige Lage kann die Plazenta den Geburtskanal versperren. Es entsteht im schlimmsten Fall eine geburtsunmögliche Situation.
- Die Gabe von Partusisten® im Rahmen der vorzeitigen Plazentalösung ist kontraindiziert. Eine definitive Therapie ist nur in der Klinik möglich (operative Blutstillung).
- Das Krankheitsbild der schwangerschaftsinduzierten Hypertonie (SIH) umfasst drei Leitsymptome: Ödeme, Proteinurie und Hypertonie. Die allen drei Leitsymptomen zugrunde liegende Störung ist eine Neigung zu Gefäßspasmen.
- Der eklamptische Krampfanfall ist einem epileptischen Krampfanfall sehr ähnlich.
- Der an Größe und Volumen zunehmende Uterus führt durch direkte Druckwirkung auf die untere Hohlvene zu einer Abflussbehinderung des venösen Rückstroms und einem relativen Volumenmangel.

34.4 Geburtshilfe
- Die Geburt wird unterschieden in Eröffnungs-, Austreibungs- und Nachgeburtsperiode.
- Eine Geburt, die ungeplant außerhalb der Klinik stattfindet, wird als Notgeburt bezeichnet.
- Eine Geburt in der Wohnung ist einer Geburt im Rettungswagen vorzuziehen.
- Partusisten® verzögert die Wehentätigkeit.
- Nahezu alle Notfälle mit Neugeborenen werden durch Sauerstoffmangel ausgelöst und können durch Sauerstoffzufuhr behoben werden.

34.5 Komplikationen unter der Geburt
- Geburtsfehllagen werden in Quer- und Längslagen eingeteilt.
- Querliegende Kinder können grundsätzlich nicht auf normalem Wege geboren werden.
- Bei Längslagen werden Schädel- und Beckenlagen unterschieden.
- Bei der Steißlage liegt das Kind in verkehrter Richtung im Geburtskanal. Während der Austreibungsperiode würde das Kind mit dem Kopf im Geburtskanal festsitzen und die eigene Nabelschnur abdrücken.
- Im Rahmen von Abgang des Fruchtwassers kann in einigen Fällen auch bei Schädellage die im Fruchtwasser treibende Nabelschnur im Geburtskanal vor den Kopf rutschen. Während der Austreibungsperiode würde der Kopf die Nabelschnur gegen das Becken abdrücken.
- Der wichtigste physiologische Mechanismus zur Blutstillung nach der Ausstoßung der Plazenta ist die Kontraktion der Gebärmutter. Bei einer Uterusatonie erfolgt diese Kontraktion der Gebärmutter nicht. Es folgt eine lebensbedrohliche, massive Blutung.

Das **Fachgebiet der Frauenheilkunde (Gynäkologie)** umfasst neben Geburtshilfe und schwangerschaftsbedingten Erkrankungen die Erkrankungen und Verletzungen der weiblichen Genitalorgane. Nur wenige der mit diesen Erkrankungen verbundenen Symptome können zu Notfallsituationen führen, die eine präklinische Erstversorgung notwendig erscheinen lassen. Akute Unterbauchschmerzen, starke vaginale Blutungen, Komplikationen während der Schwangerschaft oder eine frühzeitig einsetzende Geburt sind die häufigsten Indikationen, die zu einer Alarmierung des Rettungsdienstes führen.

34.1 Erkrankungen im Genitalbereich

Der **akute Unterleibschmerz** und/oder die **vaginale Blutung ohne traumatisches Vorereignis** können Ausdruck sowohl einer gynäkologischen Erkrankung als auch einer Vielzahl von nichtgynäkologischen Krankheitsbildern (> Kap. 29.2) sein.

34.1.1 Entzündung der Eileiter (Salpingitis)

Infektionen der weiblichen Genitalorgane können zu **starken Unterleibsschmerzen** führen und als Infekt mit **hohem Fieber** verlaufen. Die für den Rettungsdienst relevante Erkrankung ist die **Entzündung der Eileiter (Salpingitis,** > Abb. 34.1). Die übrigen Infektionen der weiblichen Genitalien (z. B. Zervizitis, Kolpitis) führen i. d. R. nicht zur Alarmierung des Rettungsdienstes. Ursächlich geht der Salpingitis eine aufsteigende Infektion z. B. mit Staphylokokken, Kolibakterien oder Chlamydien über den Muttermund voraus.

Symptome

Die Salpingitis entwickelt sich innerhalb weniger Tage und geht mit starken, dumpfen Unterleibsschmerzen **ohne typische Seitenlokalisation** (die meisten Eileiterentzündungen treten beidseitig auf), Fieber, Übelkeit, Obstipation und geblähtem Abdomen (Meteorismus) einher. Bei einem **einseitigen Auftreten** der Salpingitis, insbesondere im rechten Unterbauch, muss differenzialdiagnostisch immer auch an eine **Appendizitis** gedacht werden. Neben diesen Symptomen können Schmierblutungen oder vaginaler Ausfluss als Zeichen der Begleitinfektion des Endometriums auftreten. Im Rahmen der Eileiterentzündung besteht immer die Gefahr, dass bei längerem Krankheitsverlauf die Erreger in die freie Bauchhöhle vordringen und dort zu einer Bauchfellentzündung (Peritonitis) führen.

Therapie

Die **Basismaßnahmen** am Notfallort zielen auf die Reduzierung der abdominellen Schmerzen durch Entlastung der angespannten Bauchdecke und Versorgung einer vaginalen Blutung. Zur Entlastung der Bauchdecke winkelt die Patientin die Knie an, die mit einer Knierolle unterpolstert werden. Eine Blutung wird durch sterile Vorlage einer Kompresse vor die Vagina versorgt. Anschließend werden die Beine der Patientin im Bereich des Sprunggelenks überkreuzt (**Fritsch-Lagerung,** > Abb. 34.2).

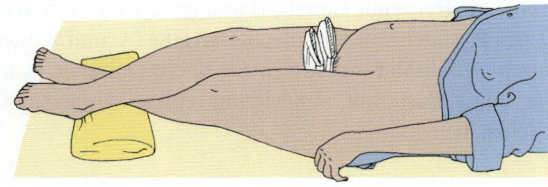

Abb. 34.2 Lagerung nach Fritsch. Die Beine sind gestreckt, die Unterschenkel übereinandergeschlagen. Eine saugstarke Vorlage liegt vor der Vulva. [L215]

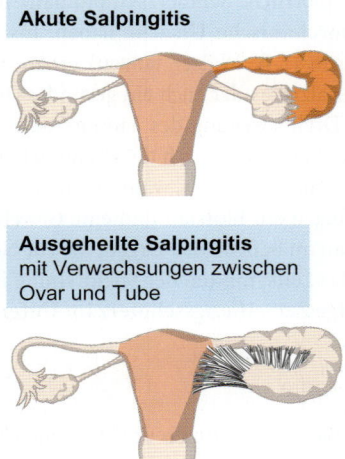

Abb. 34.1 Salpingitis [L138]

SCHLAGWORT
Salpingitis

Ursachen
- Entzündung der Eileiter (Salpingitis)
- Entzündung von Eileiter und Eierstock (Adnexitis, Oopherosalpingitis)
- Haupterreger der Infektion: Chlamydien

Symptome
- Unterleibschmerz ohne typische Seitenlokalisation
- Fieber
- Übelkeit

Maßnahmen
Monitoring
- AF, SpO_2, Rekapillarisierungszeit, Puls (peripher/zentral), RR, BZ, GCS, EKG, Temperatur

Basismaßnahmen und Lagerung
- Lagerung in leichter Oberkörperhochlage (15° Drehpunkt Hüfte) und mit angewinkelten Knien (Knierolle), um die Bauchdecke zu entspannen und dadurch Schmerzen zu reduzieren, bzw. bei Blutdruckabfall in flacher Rückenlage und mit Knierolle

Erweiterte Maßnahmen
- i. v. Zugänge entsprechend Venenstatus und ggf. Laborblutentnahme

Medikamente und Dosierungsempfehlungen
- Spasmolyse: N-Butylscopolamin (Buscopan®) 20 mg langsam i. v.
- Analgosedierung: 0,1 mg Fentanyl® i. v., 2–5 mg Dormicum®

In seltenen Fällen sind **erweiterte Maßnahmen** durch den Notarzt zur Schmerzbekämpfung angezeigt. Ist sie erforderlich, sollte die Analgesie (z. B. Novalgin®) in Verbindung mit einem Spasmolytikum (z. B. Buscopan®) durchgeführt werden.

34.1.2 Tumorerkrankungen im Unterbauch

Im fortgeschrittenen Stadium können Tumorerkrankungen (> Abb. 34.3) der weiblichen Genitalien zu rettungsdienstrelevanten Komplikationen führen. In den meisten Fällen ist der Patientin die Tumorerkrankung bereits bekannt.

Symptome

Gutartige (z. B. Myome) und bösartige Tumoren (z. B. Kollumkarzinome) können jederzeit zu unterschiedlich starken Blutungen führen. Die Myomblutungen sind jedoch äußerst selten und führen nur zu minimalen Blutverlusten. Größere Blutverluste resultieren i. d. R. nur aus der Tumorblutung des Kollumkarzinoms.

Das **Kollumkarzinom** zerstört anfangs das Gewebe des Gebärmutterhalses (Kollum) und befällt im weiteren Verlauf das an die Gebärmutter angrenzende Gewebe (Parametrium). Durch Arrodierung der im Parametrium verlaufenden Gefäße (A. und V. uterina) oder durch Zerfallsblutung aus einem Karzinomkrater kann ein massiver Blutverlust mit Ausbildung eines hämorrhagischen Schocks entstehen.

Therapie

Die **Basismaßnahmen** zielen auf die Sicherung der Vitalfunktionen und umfassen neben der klassischen Schocklage die Gabe von Sauerstoff über O_2-Sonde und ein engmaschiges Monitoring (AF, RR, EKG, SpO_2).

Die **erweiterten Maßnahmen** umfassen die Anlage mehrerer großlumiger venöser Zugänge und die Durchführung einer adäquaten Volumentherapie und Schmerzbekämpfung (> Kap. 32.2).

> **MERKE**
> **Volumenmangel** wird mit **Volumengabe** therapiert.

Auf keinen Fall sollte am Notfallort durch den Notarzt versucht werden, eine **Vaginaltamponade** zur lokalen Blutstillung durchzuführen. Die Gefahr des Aufreißens weiterer Gefäße oder Tumorgewebe ist zu hoch und kann zur Verschlimmerung des Zustands der Patientin führen. Die **sterilen Kompressen** sollten daher **nur lokal vor die Vagina** platziert werden.

> **SCHLAGWORT**
> **Tumorblutung im Unterbauch**
>
> **Ursachen**
> - Tumorblutung des Kollumkarzinoms (Gefäßarrodierung)
>
> **Symptome**
> - Massiver vaginaler Blutverlust
>
> **Maßnahmen**
> **Monitoring**
> - AF, SpO_2, Rekapillarisierungszeit, Puls (peripher/zentral), RR, BZ, GCS, EKG, Temperatur
>
> **Basismaßnahmen und Lagerung**
> - Bei Blutdruckabfall Lagerung in flacher Rückenlage und mit angewinkelten Knien (Knierolle), um die Bauchdecke zu entspannen und dadurch Schmerzen zu reduzieren
>
> **Erweiterte Maßnahmen**
> - i. v. Zugänge entsprechend Venenstatus und ggf. Laborblutentnahme
> - Operative Blutstillung in der Klinik
>
> **Medikamente und Dosierungsempfehlungen**
> - Volumentherapie: z. B. 500–1 500 ml balancierte Elektrolytlösung i. v.
> - Analgosedierung: 0,1 mg Fentanyl® i. v., 2–5 mg Dormicum®

34.1.3 Stieldrehungen (Ovarialtorsion)

Als Stieldrehungen werden **Drehungen des Eierstocks (Ovar)** an seinem Aufhängeapparat um die eigene Achse bezeichnet. Durch die nachfolgende Unterbrechung der Blutzufuhr treten die Schmerzen akut und einseitig auf. Aufgrund der relativ nahen Lage zum Blinddarm auf der rechten Seite, kann eine akute Stieldrehung des Eierstocks auch mit einer **Blinddarmentzündung verwechselt** werden.

Symptome

Eine plötzliche Schmerzsymptomatik im Unterbauch kann auch eine **mechanische Ursache** haben. Insbesondere durch Drehbewegungen (z. B. Walzer tanzen) erhalten ein gestielter Tumor, eine Ovarialzyste oder auch ein gesundes Ovar Drehmomente, die zu einer Drehbewegung des Tumors oder Ovars um die eigene Achse führen können. Durch die Drehung kommt es zu einem Verschluss des venösen Gefäßes, während der arterielle Zufluss erhalten bleibt. Es folgen ein Blutstau und eine Gewebshypoxie durch Minderperfusion im betroffenen Organ, die zur Nekrose führen kann.

Das Leitsymptom der Stieldrehung ist der **akut auftretende einseitige Zerreißungsschmerz im Unterbauch.**

Therapie

Die **Basismaßnahmen** umfassen die Überwachung der Kreislaufparameter der Patientin und deren Lagerung mit angewinkelten Knien.

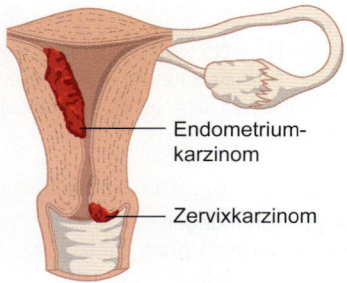

Abb. 34.3 Typische Lokalisationen von Zervixkarzinom und Endometriumkarzinom [L138]

Die **erweiterten Maßnahmen** zielen auf die Anlage eines venösen Zugangs zur Analgesie und Sedierung durch den Notarzt. Eine zielgerichtete Therapie (Laparoskopie) ist nur in der Klinik möglich.

SCHLAGWORT

Stieldrehung

Ursachen
- Drehbewegung des gesunden Ovars oder einer Ovarialzyste um die eigene Achse

Symptome
- Akuter Zerreißungsschmerz im Unterbauch

Maßnahmen
Monitoring
- AF, SpO$_2$, Rekapillarisierungszeit, Puls (peripher/zentral), RR, BZ, GCS, EKG, Temperatur

Basismaßnahmen und Lagerung
- Bei Blutdruckabfall Lagerung in flacher Rückenlage und mit angewinkelten Knien (Knierolle), um die Bauchdecke zu entspannen und dadurch Schmerzen zu reduzieren

Erweiterte Maßnahmen
- i. v. Zugänge entsprechend Venenstatus und ggf. Laborblutentnahme

Medikamente und Dosierungsempfehlungen
- Spasmolyse: N-Butylscopolamin (z. B. Buscopan®) 20 mg langsam i. v.
- Analgesie: Metamizol (z. B. Novalgin®) 1–2,5 g i. v. und 5–10 mg Morphium i. v
- Eventuell Sedierung: Benzodiazepin (z. B. Dormicum®) 1–3 mg i. v.

34.1.4 Hypermenorrhö und Dysmenorrhö

Menstruationsstörungen sind Abweichungen vom normalen Menstruationszyklus. Sie können organische oder auch psychische Ursachen haben. Für den Rettungsdienst ist lediglich das Krankheitsbild der **Hypermenorrhö,** die starke Regelblutung von Bedeutung, die oftmals mit starken Unterbauchschmerzen einhergeht und dann als **Dysmenorrhö** bezeichnet wird. Als Ursachen kommen meistens chronischen Entzündungen von Uterus und Adnexen, hormonelle Störungen, Myome oder ein Intrauterinpessar infrage.

Symptome

Neben der verstärkten Regelblutung (> 5 Vorlagen/Tampons pro Tag) treten bei der Dysmenorrhö starke, krampfartige Schmerzen im Unterbauch kurz vor oder während der Menstruation auf. Die Patientinnen klagen über ein allgemeines, unspezifisches Krankheitsgefühl und neigen zum Kollaps.

Therapie

Die **Basismaßnahmen** umfassen die Überwachung der Kreislaufparameter und die Lagerung der Patientin mit angewinkelten Knien.

Die **erweiterten Maßnahmen** bestehen in der Anlage eines venösen Zugangs und der medikamentösen Schmerztherapie. Die Wahl der Medikamente und deren Dosierungsempfehlung orientieren sich an den Empfehlungen zur Salpingitis bzw. Stieldrehung. Eine ursachenklärende Untersuchung ist nur in der Klinik möglich.

34.1.5 Endometriose

Normalerweise ist Gewebe der Gebärmutterschleimhaut (Endometrium) ausschließlich in der Gebärmutterhöhle zu finden. Manchmal lässt sich dieses oder **endometriumähnliches Gewebe der Gebärmutterschleimhaut** allerdings auch **außerhalb der Gebärmutterhöhle** auffinden (Endometriose). Fehlerhafte Ansiedlungen im Körper finden sich im Bauchfell des Beckens, in den Eierstöcken, in den Eileitern, im Darm oder in der Blase. Die Endometriose ist normalerweise nicht gefährlich, kann aber wiederkehrende Unterbauchschmerzen verursachen. Eine sichere Diagnose ist nur durch eine Laparoskopie in der Klinik möglich.

34.2 Verletzungen im Genitalbereich

Verletzungen im Genitalbereich können durch **stumpfe oder spitze Gewalteinwirkung** hervorgerufen werden. Die meisten Verletzungen treten im Rahmen von Verkehrsunfällen auf. Häufig sind diese mit schwerwiegenden Verletzungen anderer Organe verbunden (z. B. Polytrauma). Penetrierende Bauchverletzungen oder urogenitale Perforationen treten im Rahmen von Unglücksfällen, seltener durch sexuelle Missbrauchshandlungen und Fremdkörpermanipulationen auf.

34.2.1 Defloration, Kohabitationsverletzungen und Vergewaltigung

Defloration

Beim ersten Geschlechtskontakt zerreißt das **Hymen,** eine dünne Haut, die den Scheideneingang verengt **(Defloration).** Der Einriss ist niemals gefährlich, kann jedoch durch den Schmerz zu einer großen Angst führen. Dabei kann eine **geringgradige vaginale Blutung** auftreten.

Kohabitationsverletzungen und Vergewaltigung

Verletzungen im Rahmen des Geschlechtsverkehrs können bei jungen Mädchen durch den noch nicht ausgereiften Genitalapparat hervorgerufen werden. Bei älteren Patientinnen in der Postmenopause treten Verletzungen durch die verminderte Elastizität des Gewebes und Atrophie der Schleimhäute auf, in deren Folge sich die Scheide verengt und die Schleimhäute verletzlicher werden. Weiterhin können außergewöhnliche Sexualpraktiken zu Verletzungen der weiblichen Genitalien führen. Im Rahmen einer Vergewaltigung treten durch gewaltsames Vorgehen ebenfalls häufig Verletzungen auf.

Symptome

Alle Organstrukturen der weiblichen Genitalien können betroffen sein, jedoch sind i. d. R. Vulva oder Vagina verletzt. Einrisse der

Vulva, insbesondere bei Verletzungen der Klitoris, können zu **erheblichem Blutverlust** führen.

Therapie

Im Vordergrund der **Basismaßnahmen** steht in allen Fällen die Blutstillung bei größeren Verletzungen. Diese erfolgt durch Vorlage einer oder mehrerer steriler Kompressen. Anschließend werden die Beine der Patientin auf Höhe des Sprunggelenks gekreuzt (**Fritsch-Lagerung**, ➤ Abb. 34.2). Eine Tamponade wird nicht durchgeführt, da durch diese Maßnahme weitere Gewebestrukturen verletzt und die Blutung verstärkt werden kann. Da die sich dem Rettungsfachpersonal darstellende Blutung nicht unbedingt mit dem tatsächlichen Blutverlust einhergehen muss (beispielsweise **Blutung nach innen**), ist zur Beurteilung des Blutverlusts eine Überwachung der Vitalparameter mittels eines kontinuierlichen Monitorings erforderlich, um frühzeitig Schockzeichen zu erkennen.

Die **erweiterten Maßnahmen** zielen, falls erforderlich, auf die Kreislaufstabilisierung mit nachfolgender Analgesie und Sedierung der Patientin. Auf gar keinen Fall vernachlässigt werden darf die **Angst der Patientinnen**. Besonders bei Vergewaltigungsopfern steht die psychische Komponente im Vordergrund. In diesen Fällen muss mit viel Geduld und Einfühlungsvermögen gearbeitet werden. Besteht der Verdacht auf eine kriminelle Handlung, so ist die Patientin meistens nicht in der Lage, über die Möglichkeit einer eventuellen Strafverfolgung des Täters nachzudenken.

> **PRAXISTIPP**
>
> Um eine **spätere Beweissicherung** durch den Gynäkologen bzw. ein rechtsmedizinisches Institut zu ermöglichen, sollten folgende **Verhaltensweisen** beachtet werden:
> - Manipulationen an der Patientenkleidung sollten unterbleiben.
> - Mit Blut und Sekreten kontaminierte Gegenstände werden einzeln in Plastiktüten verpackt.
> - Die Patientin sollte aufgefordert werden, weder ihre Haare zu kämmen noch die Fingernägel zu reinigen.
> - Es ist zu beachten, dass die Patientin nicht ihre Kleidung wechselt, badet oder duscht, bevor sie von einem Gynäkologen untersucht wurde.

34.2.2 Pfählungsverletzungen

Pfählungsverletzungen der äußeren und inneren Genitalien mit möglichen Verletzungen von Uterus, Harnblase und Rektum können durch Sturz auf spitze Gegenstände bei Verkehrsunfällen (z. B. Fahrradlenker) oder durch verschiedene Sexualpraktiken hervorgerufen werden. Bei Pfählungsverletzungen sind die sichtbaren äußeren Verletzungen meist viel geringer als die **inneren Verletzungen**. Die **Basis-** und **erweiterten Maßnahmen** sind in ➤ Kap. 31.4.2 beschrieben.

34.3 Komplikationen während der Schwangerschaft

Die **Schwangerschaft** umfasst den Zeitraum von der Befruchtung bis zur Geburt. In dieser Zeitspanne (im Mittel 266 Tage) reift eine befruchtete Eizelle im Körper einer werdenden Mutter zu einem Kind heran. Die meisten Schwangerschaften verlaufen problemlos und unkompliziert.

Das ungeborene Kind unterliegt in der Schwangerschaft aber auch zahlreichen Einflüssen, die es schädigen können. Die Folgen dieser Einflüsse auf das ungeborene Kind hängen vom Zeitpunkt der Einwirkung innerhalb der Schwangerschaft ab.

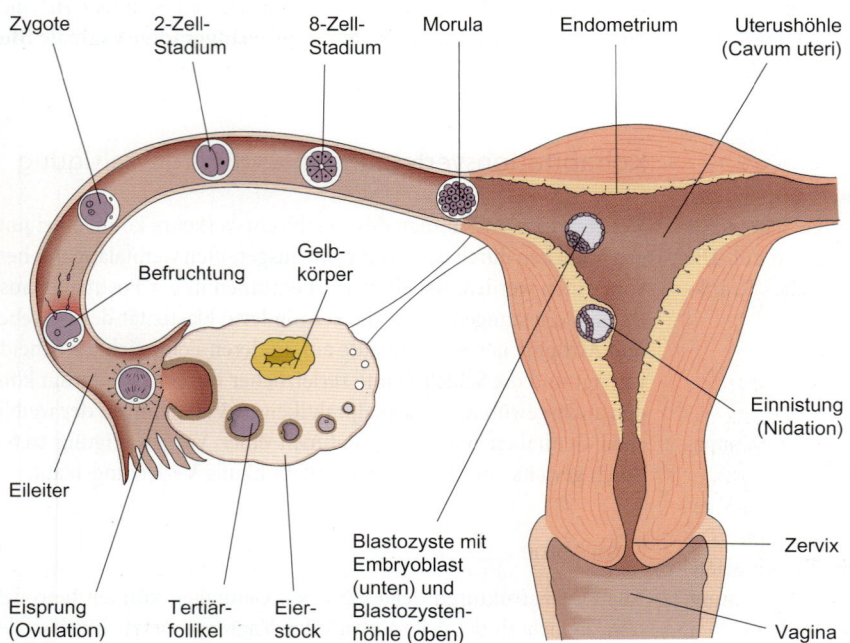

Abb. 34.4 Keimentwicklung von der Eizelle bis zur Blastozyste, die sich im Endometrium einnistet (Blastogenese) [L190]

34.3.1 Die Keimentwicklung während der Schwangerschaft

Blastogenese

Unter dem Einfluss von **follikelstimulierendem Hormon (FSH)** und **luteinisierendem Hormon (LH)** werden Wachstums- und Reifungsprozesse der Eizelle in den Follikeln der Eierstöcke in Gang gesetzt. Am 14. Tag des Zyklus springt der Eifollikel im Ovar auf **(Ovulation)** und gibt eine Eizelle in die freie Bauchhöhle frei. Dort wird sie von den Fimbrien der Eileiter aufgenommen. Im Eileiter ist die Eizelle ca. 8 Std. befruchtungsbereit und wird im ampullären Tubenabschnitt durch die Samenzelle befruchtet. Der anschließende Transport der befruchteten Eizelle durch die Tube in die Gebärmutter dauert ca. 3–4 Tage. Während dieser Transportphase teilt sich die Eizelle in rascher Folge und erreicht das Stadium einer Blastozyste, die sich abschließend im Endometrium der Gebärmutter einnistet (➤ Abb. 34.4). Zu diesem Zeitpunkt ist der erste Abschnitt **(Blastogenese)** der Keimentwicklung abgeschlossen.

Embryogenese

Anschließend folgt die **Embryogenese,** in der die Organe des Embryos gebildet werden. Sie dauert bis zur 8. Schwangerschaftswoche (SSW) an (➤ Abb. 34.5). In dieser Zeit bilden die Zellen des **Embryoblasten** die zweiblättrige Keimscheibe aus, die aus **Ektoderm** und **Entoderm** besteht. In der 3. SSW drängen sich umgewandelte Embryonalzellen zwischen Ektoderm und Entoderm und bilden das dritte Keimblatt, das **Mesoderm.** Aus diesen **drei Keimblättern** entwickelt sich eine Reihe spezifischer Organe. Das Ektoderm bildet z. B. die Anlage des ZNS, das Entoderm u. a. die Anlage des Magen-Darm-Trakts und das Mesoderm die Anlage für Skelett, Muskulatur und Bindegewebe.

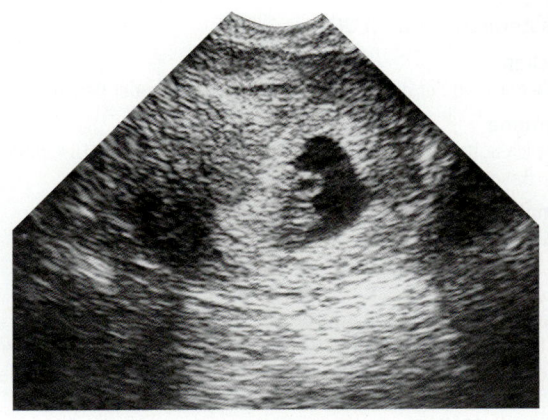

Abb. 34.5 Sonografiebild eines Embryos in der 8. SSW (Embryogenese) [O144]

Fetogenese

Ab der 9. SSW folgt als dritter Abschnitt der Keimentwicklung die **Fetogenese,** die durch Wachstum und Differenzierung der Organsynthese gekennzeichnet ist. Die Wachstumsvorgänge der Fetogenese verlaufen schubweise bis zur 37. SSW (➤ Abb. 34.6 und ➤ Abb. 34.7).

34.3.2 Extrauteringravidität (EUG)/ektopische Schwangerschaft

Die Implantation der befruchteten Eizelle findet normalerweise in der Gebärmutterhöhle statt. Verfehlt die Eizelle nach der Ovulation

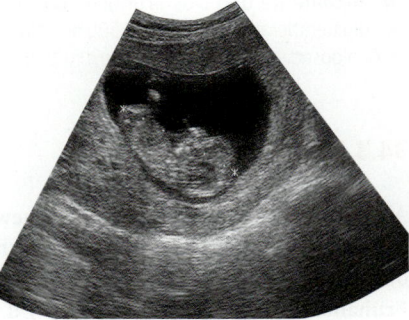

Abb. 34.6 Sonografiebild eines Fetus in der 11. SSW (Fetogenese) [R194-004]

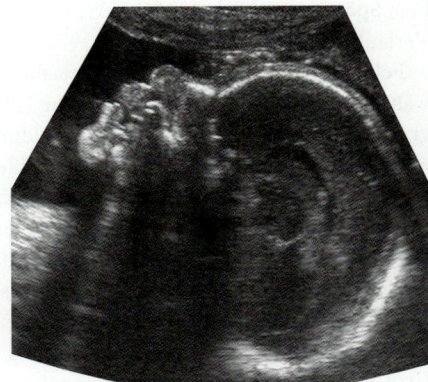

Abb. 34.7 Sonografiebild eines Fetus in der 34. SSW (Fetogenese) [R194-004]

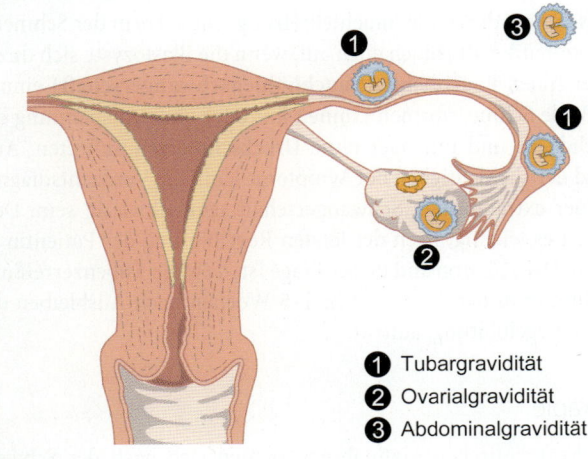

❶ Tubargravidität
❷ Ovarialgravidität
❸ Abdominalgravidität

Abb. 34.8 Mögliche Lokalisationen einer Extrauteringravidität [L138]

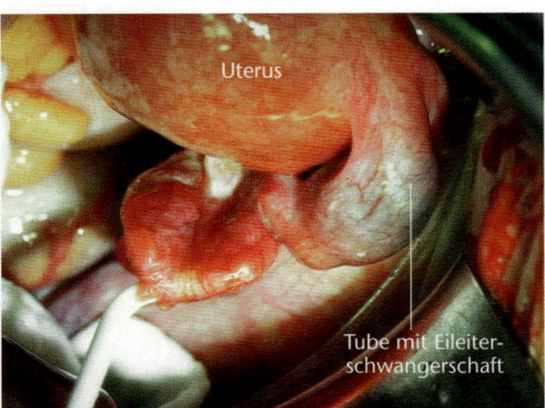

Abb. 34.9 OP-Situs einer Extrauteringravidität im engen uterusnahen Abschnitt der Tube. Erkennbar sind der vergrößerte, gut durchblutete Uterus und das linke hyperämische Tubusende. Der uterusnahe Tubenabschnitt ist verdickt und schimmert weißlich-livide. [T194]

die trichterförmige Öffnung des Eileiters, die Fimbrien, gleitet sie in die freie Bauchhöhle ab und kann dort in seltenen Fällen zu einer ektopischen Schwangerschaft führen (➤ Abb. 34.8). Der **Hauptort** einer ektopischen Schwangerschaft ist jedoch in 95 % der **Eileiter**. Wird der Transport der befruchteten Eizelle auf dem Weg vom Ovar zum Uterus im Eileiter behindert, so wird die Eizelle versuchen, sich am Ort der Behinderung einzunisten (➤ Abb. 34.9).

Ursache der Transportbehinderung können Verwachsungen innerhalb der Tube nach Infektionen oder eine gestörte Tubenperistaltik sein. Durch die Ausdehnung der wachsenden Eizelle wird der **Eileiter einreißen** und eine **intraabdominelle Sickerblutung** auslösen. Auf diese Weise können mehrere Liter Blut in die Bauchhöhle fließen.

Symptome

Die Symptome der Extrauteringravidität können je nach Implantationsstelle sehr unterschiedlich ausgeprägt sein. Bei der **Tubenruptur** steht ein plötzlich auftretender einseitiger Zerreißungsschmerz im Unterleib im Vordergrund. Durch die nachfolgende Sickerblutung aus der Tube folgt ein lang anhaltender, unspezifischer Unterleibsschmerz durch die Bauchfellreizung. Diese Form der Schmerzsymptomatik tritt jedoch auch auf, wenn die Blastozyste sich direkt in der freien Bauchhöhle (**Bauchhöhlenschwangerschaft**) einnistet. Beide Schmerzformen können mit oder ohne Anspannung der Bauchdecke und mit oder ohne Druckschmerzen auftreten. Aufgrund der Vieldeutigkeit der Symptome kann die Verdachtsdiagnose einer extrauterinen Schwangerschaft sehr schwierig sein. Deshalb ist es wichtig, nach der letzten Regelblutung der Patientin zu fragen. Der Hintergrund dieser Frage ist, dass die Tubenzerreißung fast immer in der 7. SSW, d. h. 4–5 Wochen nach Ausbleiben der letzten Regelblutung, auftritt.

Therapie

Die therapeutischen Maßnahmen richten sich nach der Schwere der Schocksymptome durch den lebensgefährlichen Blutverlust.

Die **Basismaßnahmen** umfassen die Anwendung der Schocklage, Sauerstoffgabe und ein engmaschiges Monitoring.

Die **erweiterten Maßnahmen** zielen auf die Kreislaufstabilisierung durch adäquate Volumengabe nach Anlage mehrerer venöser Zugänge (➤ Kap. 31.4.2). Da eine kausale Therapie nur in der Klinik durchgeführt werden kann (Laparoskopie), ist der schnellstmögliche Transport in die nächste Frauenklinik oder chirurgische Klinik durchzuführen.

> **MERKE**
> Nur eine **operative Blutstillung** vermag das Leben der Patientin zu retten.

> **SCHLAGWORT**
> **Extrauteringravidität (EUG)**
> **Ursachen**
> - Fehleinnistung der befruchteten Eizelle in Eileiter oder Bauchhöhle
>
> **Symptome**
> - Plötzlich auftretender einseitiger Zerreißungsschmerz im Unterleib
> - Schocksymptome
>
> **Maßnahmen**
> **Monitoring**
> - AF, SpO$_2$, Rekapillarisierungszeit, Puls (peripher/zentral), RR, BZ, GCS, EKG, Temperatur
>
> **Basismaßnahmen und Lagerung**
> - Bei Blutdruckabfall Lagerung in flacher Rückenlage und mit angewinkelten Knien (Knierolle), um die Bauchdecke zu entspannen und dadurch Schmerzen zu reduzieren
>
> **Erweiterte Maßnahmen**
> - Mindestens zwei großlumige i. v. Zugänge und Laborblutentnahme
> - Operative Blutstillung in der Klinik
>
> **Medikamente und Dosierungsempfehlungen**
> - Volumentherapie: z. B. 500–1 500 ml balancierte Elektrolytlösung i. v.
> - Analgosedierung: 0,1 mg Fentanyl® i. v. und 2–5 mg Dormicum® i. v.

34.3.3 Fehlgeburten

Als Fehlgeburt (Abort) wird die **ungewollte Beendigung einer Schwangerschaft bis zur 28. SSW** bezeichnet. Bis zur 16. SSW wird die Fehlgeburt als Frühabort, danach als Spätabort bezeichnet. **Frühaborte** verlaufen bis zur 12. SSW i. d. R. als vollständige Aborte ab, d. h., die Frucht und die Plazenta werden vollständig ausgestoßen. **Spätaborte,** nach der 16. SSW, zeigen einen geburtsähnlichen Verlauf.

Fehlgeburten stellen mit 10–20 % die häufigste Komplikation während der Schwangerschaft dar. Zur Fehlgeburt kommt es aufgrund hormoneller Störungen, Fehlbildungen der Gebärmutter oder Fehlentwicklung der Frucht. Die Fehlentwicklung der Frucht kann durch Chromosomenaberrationen, exogene Gifte, Medikamente oder Infektionen (z. B. Röteln) hervorgerufen werden. Während der Embryonalzeit können z. B. Pharmaka bereits in den ersten 2 Schwangerschaftswochen über Diffusion den Embryo erreichen, ihn schädigen (**Embryopathie**) und zu einem Frühabort führen, der wie eine verspätete Regelblutung verläuft. Die häufigste Ursache ist jedoch die **Chromosomenaberration**.

Symptome

Das **Leitsymptom** der gestörten Schwangerschaftsentwicklung in der Frühphase ist die unverhofft einsetzende schmerzlose **vaginale Blutung** mit Abgang von Blutklumpen oder leberartigem Gewebe. Je nach Ausmaß der Blutung kann sie zur Alarmierung des Rettungsdienstes führen.

Therapie

Die **Basismaßnahmen** umfassen die Vorlage einer sterilen Kompresse und die Fritsch-Lagerung der Patientin. Kreislaufstabilisierende Maßnahmen (z. B. Volumensubstitution, Schocklage) sind i. d. R. nicht notwendig, da die vaginalen Blutungen nicht stark ausgeprägt sind. In jedem Fall muss die Patientin in einer gynäkologischen Klinik vorgestellt werden, um sicherzustellen, dass durch eine Kürettage der Uterus vollständig von fetalem Gewebe entleert wird. Andernfalls können im Uterus verbleibende Gewebereste zum Ausgangspunkt einer Entzündung oder lebensbedrohlichen Nachblutung werden.

34.3.4 Plazentainsuffizienz, vorzeitige Plazentalösung und Placenta praevia

Plazentainsuffizienz

Die Plazenta (Mutterkuchen) entsteht im Bereich der Gebärmutterschleimhaut an der Stelle, an der sich die befruchtete Eizelle eingenistet hat. Normalerweise befindet sie sich an der Vorder- oder Hinterwand der Gebärmutter. Aufgabe der Plazenta ist es, die Frucht über Kontakt zum mütterlichen Blutkreislauf zu ernähren und am Leben zu erhalten. Der mütterliche Organismus, die Plazenta und die Frucht bilden dabei eine funktionelle Einheit. Mit zunehmendem Wachstum der Frucht benötigt diese immer mehr Nährstoffe und Sauerstoff. Um dies zu gewährleisten, wird die Plazenta immer größer, um dadurch die Austauschfläche zwischen dem fetalen und mütterlichen Kreislauf zu vergrößern. Kommt es durch Leistungseinschränkung der Plazenta zu einem **Missverhältnis zwischen** dem **mütterlichen Nährstoff- und Sauerstoffangebot** und dem **fetalen Bedarf,** spricht man von einer Plazentainsuffizienz. Im Rahmen der Plazentainsuffizienz kann es durch Sauerstoffmangel zu einem Absterben des Fetus im Mutterleib kommen.

Vorzeitige Plazentalösung

Besonders gefährlich wird die Situation, wenn sich die normal sitzende Plazenta von der Gebärmutterwand ablöst (➤ Abb. 34.10). Die **Ursachen** einer vorzeitigen Plazentaablösung können stumpfe Gewalteinwirkung auf den Bauch (z. B. durch die Wirkung des Beckengurts im Rahmen eines Verkehrsunfalls) oder eine vorbestehende Erkrankung der Mutter (z. B. Hypertonus, Diabetes) sein. Durch die vorzeitige Ablösung der Plazenta kommt es einerseits zu einer **Verminderung der Versorgungsoberfläche** für den Fetus

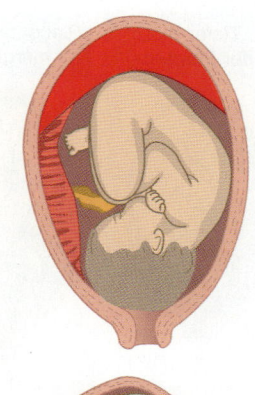
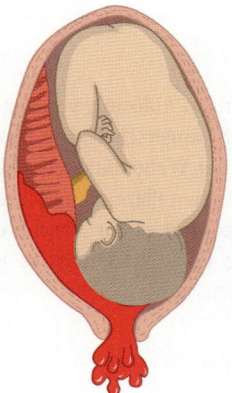

Abb. 34.10 Vorzeitige partielle Plazentalösung ohne und mit Blutung nach außen [L138]

mit der Gefahr des Absterbens, andererseits treten durch die Ablösung der Plazenta **ausgedehnte Blutungen ins Körperinnere** zwischen Uterus und Plazenta auf.

Symptome

Eine Besonderheit der vorzeitigen Plazentalösung ist, dass i. d. R. **keine oder nur eine schwache vaginale Blutung** (dunkle Schmierblutung) einsetzt. Entgegen dem sichtbaren Befund besteht aber für Mutter und Kind Lebensgefahr. Die Patientinnen klagen i. d. R. über einen heftigen Schmerz im Bereich der Plazentaablösung. Der Schmerz wird durch eine schmerzhafte Dauerkontraktion des Uterus ausgelöst. Das Abdomen der Mutter ist hart und schmerzhaft gespannt. Die kindlichen Herztöne sind auffallend leise oder gar verstummt. Die Kindsbewegungen lassen nach oder hören auf.

Placenta praevia

Bei der Placenta praevia (im Weg liegende Plazenta) kommt es zum Einnisten der Eizelle und Entwicklung der Plazenta in den tief gelegenen (kaudalen) Abschnitten der Gebärmutter. Durch diese **ungünstige Lage (tiefer Sitz)** kann die Plazenta den Geburtskanal versperren. Man unterscheidet je nach Lage der Plazenta vor dem Muttermund zwischen einer **Placenta praevia marginalis** (randständig), **partialis** (teilweise) und **totalis** (komplett) (➤ Abb. 34.11). Im schwersten Fall, der Placenta praevia totalis, entsteht eine geburtsunmögliche Situation. Die Gefahr der Placenta praevia besteht in ei-

34 Gynäkologische Notfälle und Geburtshilfe

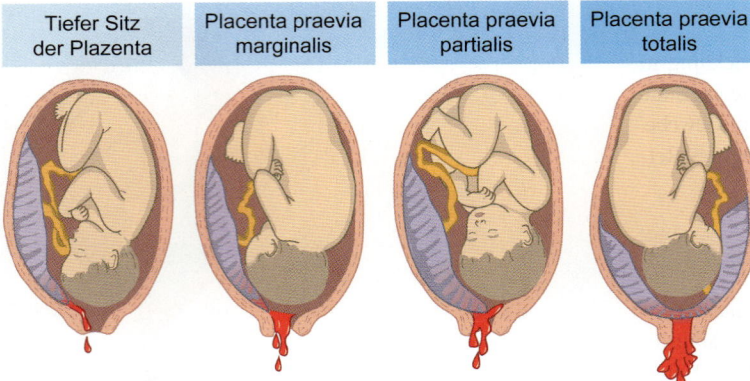

Abb. 34.11 Die Formen der Placenta praevia [L138]

ner vorzeitigen Ablösung von der Uteruswand in den letzten Monaten der Schwangerschaft. Die Plazentalösung erfolgt spätestens mit Einsetzen der Wehentätigkeit. Durch Verschiebungen der Gewebeanteile zwischen Plazenta und ihrer Haftstelle im tief gelegenen Uterusanteil kommt es zur Abscherung der Plazenta von der Uteruswand. Die Folge sind massive Blutungen aus dem mütterlichen Stromgebiet.

Symptome

Die ersten Symptome sind meistens leichte, u. U. aber auch massive vaginale hellrote Blutungen im letzten Drittel der Schwangerschaft. Die Patientin verspürt dabei anders als bei der klassischen, sich von der Normalposition lösenden Plazenta keine Schmerzen.

> **MERKE**
> Bei **vaginalen Blutungen im letzten Drittel** der Schwangerschaft ist immer an eine vorzeitige Plazentalösung oder eine Placenta praevia zu denken.

Therapie

Im Rahmen der Krankheitsbilder mit einer Beteiligung der Plazenta können mehr oder weniger starke Blutungen nach innen oder außen auftreten. Die Behandlung der Kreislaufsymptomatik steht daher im Vordergrund.

Die **Basismaßnahmen** umfassen die modifizierte Schocklage der Patientin in Kombination aus Kopftief- und Fritsch-Lagerung. Ein engmaschiges Monitoring aus Blutdruck- und Pulsmessung, Pulsoxymetrie und EKG wird kontinuierlich durchgeführt.

Die **erweiterten Maßnahmen** bestehen je nach Ausmaß der Blutung in der Anlage eines oder mehrerer venöser Zugänge zur Volumentherapie. Eine Gabe von Partusisten® zur Vermeidung der schmerzhaften Uteruskontraktion im Rahmen der vorzeitigen Plazentaablösung ist kontraindiziert, da die Kontraktion des Uterus über Kompression des blutenden Gewebes zu einer Tamponade der Blutung führt. Eine definitive Therapie ist nur in der Klinik möglich (operative Blutstillung, Sectio), daher muss die Patientin so schnell wie möglich, nach Stabilisierung der Vitalfunktionen, in die Klinik transportiert werden (> Kap. 31.4.2).

SCHLAGWORT

Vorzeitige Plazentalösung und Placenta praevia

Ursachen

Vorzeitige Plazentalösung
- Stumpfe Gewalteinwirkung auf den Bauch (z. B. Verkehrsunfall)
- Vorbestehende Erkrankung der Mutter (z. B. Hypertonus, Diabetes)

Placenta praevia
- Einnisten der Eizelle und Entwicklung der Plazenta in den tief gelegenen (kaudalen) Abschnitten der Gebärmutter
- Plazentalösung spätestens bei Einsetzen der Wehentätigkeit
- Auftreten im letzten Drittel der Schwangerschaft

Symptome

Vorzeitige Plazentalösung
- Keine oder schwache vaginale dunkle Schmierblutung
- Starke Blutung ins Körperinnere zwischen Uterus und Plazenta
- Heftiger Schmerz im Bereich der Plazentaablösung (Uterusdruckschmerz)
- Schocksymptome trotz geringer Blutung nach Außen, d. h. Diskrepanz zwischen sichtbarem Blutverlust und Kreislaufsituation

Placenta praevia
- Leichte bis massive vaginale hellrote Blutungen
- Keine Schmerzen
- Sichtbarer Blutverlust entspricht Kreislaufsituation

Maßnahmen

Monitoring
- AF, SpO₂, Rekapillarisierungszeit, Puls (peripher/zentral), RR, BZ, GCS, EKG, Temperatur

Basismaßnahmen und Lagerung
- Modifizierte Schocklage der Patientin in Kombination aus Kopftief- und Fritsch-Lagerung
- O₂-Gabe über Maske oder Nasensonde 4–6 l/Min.
- Keine aktiven Bewegungen der Patientin zulassen (z. B. zum RTW gehen)

Erweiterte Maßnahmen
- Mindestens zwei großlumige i. v. Zugänge und Laborblutentnahme
- Operative Blutstillung in der Klinik

Medikamente und Dosierungsempfehlungen
- Volumentherapie: z. B. 500–1 500 ml balancierte Elektrolytlösung i. v.
- Analgosedierung: 0,1 mg Fentanyl® i. v. und 2–5 mg Dormicum® i. v.
- Keine Gabe von Partusisten®

34.3.5 Hypertensive Schwangerschaftserkrankungen

Als **Gestosen** werden Erkrankungen bezeichnet, die während der Schwangerschaft mit einem erhöhten Blutdruck, der hypertensiven Schwangerschaftserkrankung, einhergehen und **frühestens in der 20. Schwangerschaftswoche** auftreten. Die hypertensiven Schwangerschaftserkrankungen können schwerwiegende gesundheitliche Probleme für Mutter und Kind haben. So treten die hypertensiven Erkrankungen in 6–8 % aller Schwangerschaften auf und tragen zu 20–25 % der perinatalen Sterblichkeit bei. Komplikationen der schwangerschaftsinduzierten Hypertonie (SIH) stehen in Europa für 10–15 % der mütterlichen Todesursachen.

Schwangerschaftsinduzierte Hypertonie (SIH)

Die schwangerschaftsinduzierte Hypertonie (SIH) oder Gestationshypertonie gehört zu den schwerwiegendsten Komplikationen einer Schwangerschaft. Vor der Schwangerschaft sind die Patientinnen beschwerdefrei und haben normale Blutdruckwerte. Erst mit der Schwangerschaft tritt ein isolierter Bluthochdruck von über 140/90 mmHg nach der 20. SSW auf. Definitionsgemäß tritt die schwangerschaftsinduzierte Hypertonie immer ohne Ausscheidung von Proteinen im Urin (**Proteinurie**) auf. Der Schweregrad der schwangerschaftsinduzierten Hypertonie wird ausschließlich über das Ausmaß der Hypertonie bestimmt.

Präeklampsie

Wird die schwangerschaftsinduzierte Hypertonie von einer Proteinurie begleitet, wird das Krankheitsbild als Präeklampsie bezeichnet, da sie als Vorbote der Eklampsie gilt.

Die Präeklampsie wird häufig noch als **EPH-Gestose** bezeichnet. Diese ältere Bezeichnung leitet sich als Akronym von den englischen Anfangsbuchstaben der Leitsymptome Ödem („**edema**"), Proteinurie („**proteinuria**") und Hypertonus („**hypertension**") ab.

Die genaue Ursache des Krankheitsbilds der Präeklampsie ist unklar. Neben immunologischen Faktoren wird u. a. eine vermehrte Produktion von Thromboxan im Uterus angenommen, wodurch sich ein Ungleichgewicht im Verhältnis von Thromboxan und Prostazyklin einstellt. Thromboxan verursacht eine verstärkte Vasokonstriktion der Gefäße, ein erleichtertes Verklumpen von Blutplättchen, eine gesteigerte Uterusaktivität und eine verminderte uteroplazentare Durchblutung.

Symptome

Das Krankheitsbild der Präeklampsie wird durch ihre Leitsymptome beschrieben:
- Ödeme
- Proteinurie
- Hypertonie

Dem Auftreten der Leitsymptome liegen die folgenden, vereinfacht dargestellten pathophysiologischen Vorgänge zugrunde: Dem **Auftreten von Ödemen** im Rahmen der hypertensiven Schwangerschaftserkrankungen geht die Verminderung der uteroplazentaren Durchblutung voraus. Um die drohende Ischämie des Uterus zu vermeiden, wird im Körper eine Gegenregulation zur Steigerung der uteroplazentaren Durchblutung eingeleitet. Durch Freisetzung von Renin aus dem Uterus wird der Renin-Angiotensin-Mechanismus in Gang gesetzt, an dessen Ende die Nebenniere Aldosteron ausschüttet, das zu einer vermehrten **Natriumrückresorption** in der Niere führt. Mit dem Natrium wird zusätzlich **Wasser im Körper zurückgehalten**. Das überflüssige Wasser verbleibt jedoch nicht im Gefäßsystem (Intravasalraum), sondern wird im Gewebe eingelagert (Ödem).

Im Rahmen der Ischämie des Uterus wird von der Außenwand der Blastozyste Gewebematerial freigesetzt, das über mehrere Schritte zu **Fibrinablagerungen** in den Nierenglomeruli führt. Diese Fibrinablagerungen führen zu einer **gesteigerten Durchlässigkeit von Albumin** (Eiweiß, Protein) über die Nieren in den Urin. Die durch Thromboxan erhöhte Vasokonstriktion wird durch die Aktivierung des Renin-Angiotensin-Mechanismus (Angiotensin II) noch verstärkt. Die **Vasokonstriktion** ist Ursache des **erhöhten Blutdrucks** und kann sich bis zum Gefäßspasmus entwickeln.

Die allen drei Leitsymptomen direkt oder indirekt zugrunde liegende Störung ist eine **allgemeine Neigung zu Gefäßspasmen** (Angiospasmen). Die **Gefäßspasmen** treten in allen Organen auf und führen zu weiteren Symptomen aufgrund der verminderten Organdurchblutungen. In der Niere bewirken sie eine Abnahme der Durchblutung und Verminderung der Filtrationsrate in den Glomeruli. In der Leber kommt es in schweren Fällen zu einer zellulären Schädigung mit Anstieg der Leberenzyme. Im Nervensystem führen sie zu einer gesteigerten Reflexneigung und Senkung der Krampfschwelle.

Eklampsie

Der **eklamptische Krampfanfall** ist einem epileptischen Anfall sehr ähnlich. Es treten tonische (Streckkrämpfe) und klonische Krämpfe (Beuge- oder Schüttelkrämpfe) mit Zungenbiss und Schaumbildung vor dem Mund auf. Es besteht im eklamptischen Krampfanfall die Gefahr der Hypoxie für Mutter und Kind. Ein eklamptischer Krampfanfall (**Eklampsie**) kann sich direkt durch subjektive Beschwerden wie Kopfschmerzen, Schwindelgefühl, Ohrensausen, Sehstörungen und Übelkeit ankündigen. Objektive Symptome der Eklampsie sind motorische Unruhe, Hyperreflexie, Bewusstseinstrübung durch intrakranielle Hypoxie (im Rahmen des Gefäßspasmus) und Erbrechen durch die intrakranielle Drucksteigerung. Jeder optische oder akustische Reiz kann bereits einen Krampfanfall auslösen. Die zu ergreifenden Maßnahmen im Rahmen eines eklamptischen Krampfanfalls entsprechen denen des epileptischen Krampfanfalls (➤ Kap. 33.6).

Therapie

Eine kausale Therapie der hypertensiven Schwangerschaftserkrankungen mit ihren Folgen ist nicht möglich. Die **Basismaßnahmen** orientieren sich an den vorliegenden Krankheitssymptomen. Die Ödeme sind für den Rettungsdienstmitarbeiter i. d. R. leicht zu erkennen. Nach leichtem Druck auf den Unterschenkel bleibt eine deutlich sichtbare Delle bestehen (**prätibiales Ödem**). Gezielte Fragen auf Veränderung des Körpergewichts werden eine exzessive Gewichtszunahme der Patientin (ca. 0,5–1 kg/SSW) ergeben. Zur Überwachung der Vitalfunktionen muss ein engmaschiges Monitoring (Blutdruckkontrolle, EKG, Pulsoxymetrie) durchgeführt werden.

Bewusstseinsklare Patientinnen werden in leicht nach links geneigter Oberkörperhochlagerung, bewusstseinsgetrübte Patientinnen in stabiler Linksseitenlage (wie bei Vena-cava-Kompression, ➤ Abb. 34.13) gelagert und auch transportiert.

Die **erweiterten Maßnahmen** umfassen die Anlage eines venösen Zugangs und die medikamentöse Therapie durch den Notarzt. Dabei ist zu beachten, dass die Medikamente den Fetus nicht schädigen dürfen, denn das Risiko für die Mutter ist bei milder Hypertonie gering, während eine deutliche Blutdrucksenkung die Plazentadurchblutung erheblich vermindern und das Risiko für das Kind erhöhen kann. Auch gelten bei einer Behandlung der Hypertonie während der Schwangerschaft andere Grenzwerte (> 150 mmHg$_{syst.}$/ > 100 mmHg$_{diast.}$) als außerhalb einer Schwangerschaft.

Zur Behandlung der akuten Hypertonie hat sich während der Schwangerschaft Ebrantil® (Urapidil) bewährt, wobei die Behandlung erst bei anhaltend hohen Blutdruckwerten über 160 mmHg$_{syst.}$ und/oder 110 mmHg$_{diast.}$ begonnen werden soll und der erhöhte Blutdruck nicht unter 140–150 mmHg$_{syst.}$ und 80–100 mmHg$_{diast.}$ gesenkt werden darf.

Zur Behandlung der Ödeme werden Diuretika, z. B. Lasix®, eingesetzt. Antikonvulsive Medikamente (z. B. Valium®, Rivotril®) sind nicht erst im Krampfanfall, sondern schon frühzeitig bei Auftreten der subjektiven oder objektiven Symptome notwendig. Auf die Gabe von Magnesiumsulfat zur Behandlung der Eklampsie sollte in der Notfallmedizin zugunsten der klinischen Therapie verzichtet werden.

SCHLAGWORT
Schwangerschaftsinduzierte Hypertonie (SIH) und Eklampsie

Ursachen
Nicht eindeutig geklärt, diskutiert werden z. B.:
- Vermehrte Produktion von Thromboxan im Uterus
- Störungen im Prostaglandinstoffwechsel
- Gestörte Implantation des Trophoblasten
- Fehlentwicklung arterieller Gefäße in der Plazenta

Symptome
- Ödeme
- Proteinurie
- Hypertonie

Maßnahmen
Monitoring
- AF, SpO$_2$, Rekapillarisierungszeit, Puls (peripher/zentral), RR, BZ, GCS, EKG, Temperatur

Basismaßnahmen und Lagerung
- O$_2$-Gabe über Maske oder Nasensonde 4–6 l/Min.
- Bewusstseinsklare Patientinnen: Lagerung in leicht nach links geneigter Oberkörperhochlagerung
- Bewusstseinsgetrübte Patientinnen: stabile Linksseitenlage (wie bei Vena-cava-Kompression)

Erweiterte Maßnahmen
- i. v. Zugänge entsprechend Venenstatus und ggf. Laborblutentnahme

Medikamente und Dosierungsempfehlungen
- Antihypertonika: z. B. 10–50 mg Ebrantil® i. v. **Cave:** Ein starker RR-Abfall kann zum intrauterinen Fruchttod führen!
- Diuretika: z. B. 10–40 mg Lasix® i. v.
- Antikonvulsiva: z. B. 1–2 mg Rivotril® i. v.
- Keine Flüssigkeitsgabe, Infusion nur zum Offenhalten der Vene

HELLP-Syndrom

Unter den schwangerschaftsinduzierten Hypertonien ist das HELLP-Syndrom die **gefährlichste Komplikation für Mutter und Kind.** Der Begriff selbst ist ein Akronym und erklärt das Krankheitsbild über die Anfangsbuchstaben seiner Symptome:
- **H** – emolysis (Hämolyse)
- **E** – levated (erhöhte)
- **L** – iver enzymes (Leberenzyme, Transaminasen)
- **L** – ow (erniedrigte)
- **P** – atelets (Blutplättchen, Thrombozyten)

Das HELLP-Syndrom kann sich innerhalb einer Schwangerschaft auch ohne die Merkmale der Präeklampsie entwickeln. Schmerzen im rechten Oberbauch oder im Epigastrium der Schwangeren sind das entscheidende Warnsignal. Oft ist allein das **Leitsymptom Oberbauchschmerz** Hinweis für die richtige Diagnose.

Eine sichere Diagnose und Therapie können aber nur in der Klinik erfolgen, da der Nachweis über Laborparameter geführt werden muss. Laborchemisch zeigt sich das HELLP-Syndrom als typische Kombination aus
- Gerinnungsstörungen,
- pathologischen Leberenzymwerten und
- Thrombozytenabfall.

Bei den meisten Schwangeren tritt das HELLP-Syndrom in der **32.–34. Schwangerschaftswoche** auf, wobei v. a. die Durchblutung der Leber gestört ist. In der Folge treten Leberzellschädigungen auf, die in Kombination mit der resultierenden Blutgerinnungsstörung und dem Abfall der Thrombozyten zu inneren Organblutungen, intrazerebralen Blutungen und Leberruptur durch Blutung unter die Leberkapsel mit Hämatombildung sowie vorzeitiger Plazentaablösung mit Atemstillstand des Feten führen können.

Da der Verlauf des HELLP-Syndroms schwer einzuschätzen ist, wird immer eine **intensivmedizinische Überwachung** der Schwangeren notwendig sein. Eine schwere Verlaufsform des HELLP-Syndroms ist eine Indikation zu einer vorzeitigen Entbindung per Kaiserschnitt.

34.3.6 Vena-cava-Kompressionssyndrom

Der während der Schwangerschaft an Größe und Volumen zunehmende Uterus führt durch direkte Druckwirkung auf die untere Hohlvene zu einer Abflussbehinderung des venösen Rückstroms und zur Zunahme des Venendrucks im Bereich der unteren Extremitäten, der Beckenvenen und der V. cava (➤ Abb. 34.12). Diese

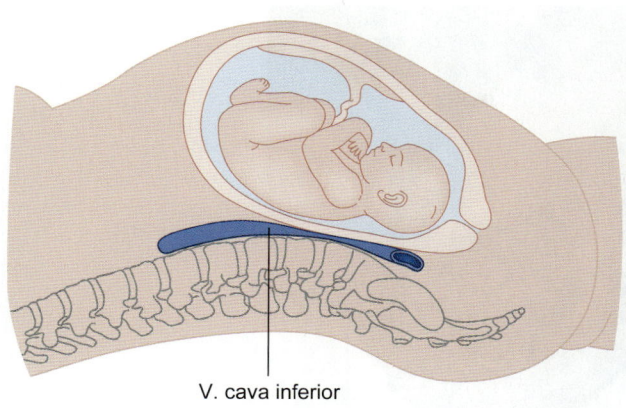

Abb. 34.12 Vena-cava-Kompressionssyndrom [L231]

Druckerhöhung im venösen Schenkel erklärt die Ausbildung von **Krampfadern** im Bereich der unteren Extremitäten, Anal- und Vulvaregion der Schwangeren. Gerät die Patientin in **Rückenlage,** wird der schwere Uterus die **untere Hohlvene** (V. cava inferior) der Patientin noch weiter komprimieren und den Blutrückstrom zum Herzen unterbinden. Da die kräftige A. abdominalis durch das Uterusgewicht nicht beeinträchtigt wird, fließt arterielles Blut weiter in die unteren Extremitäten, ohne über den venösen Schenkel zum Herzen zurückfließen zu können.

Symptome

Die Folge ist ein Kreislaufkollaps aufgrund eines **relativen Volumenmangels** der schwangeren Patientin. Die Symptome umfassen die klassischen Schocksymptome, wie kaltschweißige und blasse Haut, Atemnot und Blutdruckabfall.

Therapie

Als **Basismaßnahme** und gleichzeitig kausale Therapie wird die Patientin auf die linke Körperseite gelegt und ein Kissen wird hinter den Rücken geschoben, um die Lagerung auf der linken Körperseite zu fixieren (➤ Abb. 34.13). Durch die Linksseitenlage wird die untere Hohlvene vom Gewicht des Uterus entlastet und der venöse Rückstrom wieder freigegeben. Zur Vermeidung des Vena-cava-Kompressionssyndroms sollte eine schwangere Patientin im letzten Drittel der Schwangerschaft grundsätzlich nie flach auf den Rücken gelagert werden.

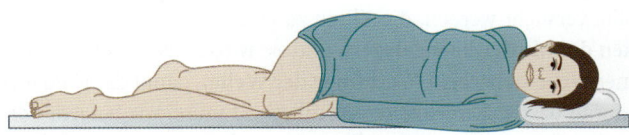

Abb. 34.13 Lagerung bei Vena-cava-Kompressionssyndrom [L231]

> **SCHLAGWORT**
> **Vena-cava-Kompressionssyndrom**
> **Ursachen**
> - Uterus drückt die untere Hohlvene gegen die Wirbelsäule ab.
>
> **Symptome**
> - Kreislaufkollaps
> - Relativer Volumenmangel (Vorlast am Herzen massiv gesenkt)
>
> **Maßnahmen**
> **Monitoring**
> - AF, SpO$_2$, Rekapillarisierungszeit, Puls (peripher/zentral), RR, BZ, GCS, EKG, Temperatur
>
> **Basismaßnahmen und Lagerung**
> - O$_2$-Gabe über Maske oder Nasensonde 4–6 l/Min.
> - Linksseitenlage
>
> **Erweiterte Maßnahmen**
> - i. v. Zugänge entsprechend Venenstatus und ggf. Laborblutentnahme
>
> **Medikamente und Dosierungsempfehlungen**
> - Selten notwendig, da durch Lagerung in Linksseitenlage der venöse Rückfluss wieder regelrecht ist

34.4 Geburtshilfe

34.4.1 Die regelrechte Geburt

Bei der überwiegenden Anzahl der Geburten (ca. 90–95 %) verläuft der Geburtsvorgang regelrecht (➤ Abb. 34.14). Der Kopf des Kindes liegt voran und führt den Körper in Längsrichtung durch den Geburtskanal. Dabei folgt das Kind während der Geburt dem geringsten Zwang, d. h., es passt sich den Raumverhältnissen im Geburtskanal so weit wie möglich an (➤ Abb. 34.15). Die Raumverhältnisse werden durch die Abmessungen des mütterlichen Beckens definiert.

Jede Geburt lässt sich in **drei Phasen (Perioden)** unterteilen:

1. **Eröffnungsperiode:** Die Eröffnungsperiode beginnt mit regelmäßigen Wehen im Abstand von maximal 10 Min. Der Muttermund weitet sich langsam auf. Bei einer Weite von 3–5 cm löst sich ein Schleimpfropfen, und es geht blutiger Schleim über die Vagina ab. Diesen Vorgang nennt man **Zeichnen.** In dieser Phase tritt der Kopf des Kindes tiefer in das Becken ein. Der Muttermund eröffnet sich bis auf eine Weite von ca. 10 cm. Die Eröffnungsperiode dauert zwischen 1 und 24 Std. Die Wehen werden während der Eröffnungsperiode immer stärker, halten länger an (45–60 Sek.) und treten in immer kürzeren Abständen auf (bis zu 2 Min.).

2. **Austreibungsperiode:** Nachdem der Muttermund vollständig geöffnet ist, beginnt die Austreibungsperiode, während der das Kind durch den Geburtskanal gebracht wird. Wenn der Kopf des Kindes den Beckenboden erreicht hat, drückt er auf das Rektum, und die Patientin verspürt oft Stuhldrang. Die Patientin unterliegt jetzt einem vegetativen Reflex, der sie zum **Pressen** zwingt. Sie kann sich diesem Presszwang nicht widersetzen, solange das Kind nicht geboren ist. Der kindliche Körper tritt schneller durch den Geburtskanal, und der Kopf wird von außen sichtbar.

770 34 Gynäkologische Notfälle und Geburtshilfe

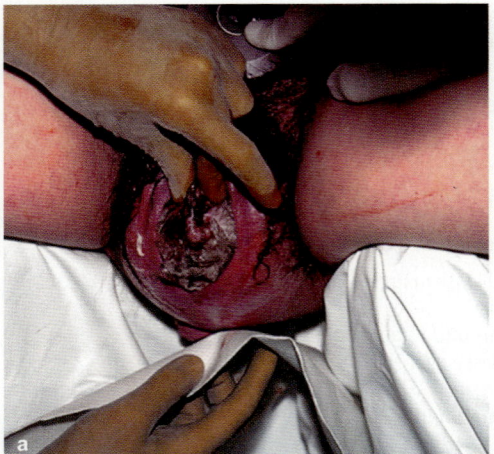

a Der Kopf des Kindes beim Durchschneiden. Die Hebamme ertastet die gerade stehende Pfeilnaht.

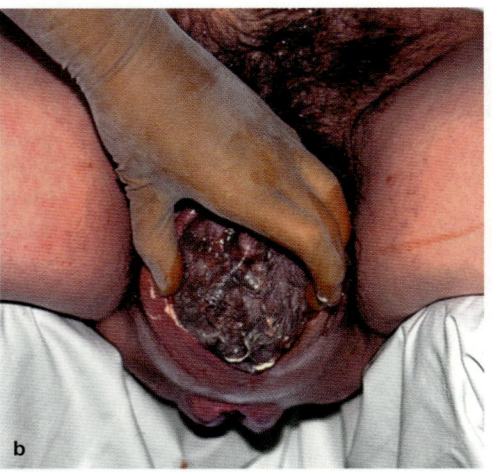

b Bei der nächsten Wehe tritt der Kopf weiter hervor. Der Anus der Gebärenden klafft weit, da die Weichteile im Beckenboden dem kindlichen Kopf weichen müssen.

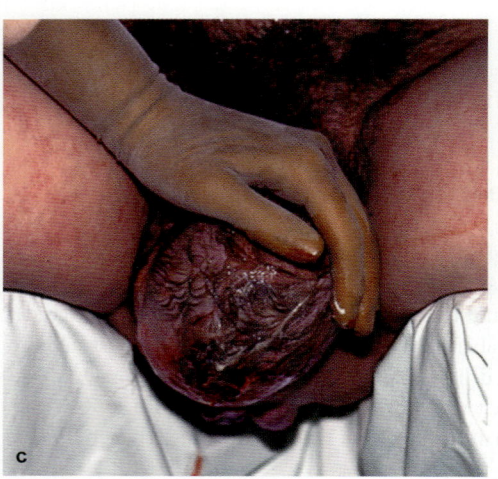

c Das Gesicht ist geboren, Kopf und Schultern drehen sich um 90°, damit die Schultern geboren werden können.

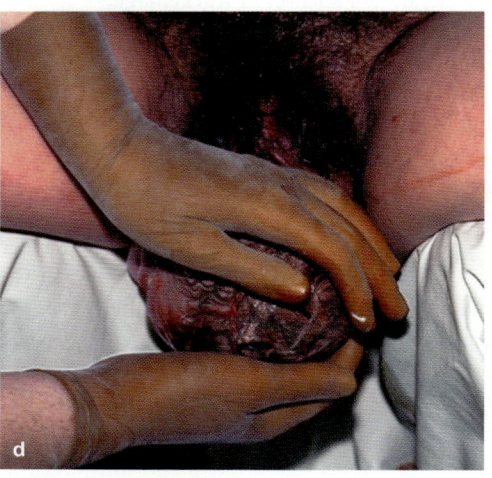

d Die Hebamme fasst den Kopf, der zur Seite blickt, und führt ihn nach unten, damit die vordere Schulter unter der Symphyse hervorgleiten kann.

Abb. 34.14a–h Geburt [K206]

Wenn der Kopf vollständig geboren ist, dreht er sich nach oben, damit die Schultern durch den Geburtskanal hindurchtreten können. Nachdem die **Schultern des Kinds entwickelt** sind, wird das Kind komplett geboren.

3. **Nachgeburtsperiode:** Die Nachgeburtsperiode beginnt unmittelbar nach der Geburt des Kindes und endet mit der Ausstoßung der Plazenta und der Eihäute.

34.4.2 Assistenz bei der Notgeburt

Eine Geburt, die ungeplant außerhalb der Klinik stattfindet, wird als Notgeburt bezeichnet. Sie stellt eine erhöhte Gefährdung für Mutter und Kind dar. Es sollte daher versucht werden, einen erfahrenen Geburtshelfer hinzuzuziehen. Dies kann auch telefonisch geschehen, ist jedoch nicht immer möglich. Daher sehen sich Rettungsfachpersonal und Notarzt manchmal vor die schwierige Frage gestellt, ob die Geburt vor Ort oder in der Klinik durchgeführt werden soll. Dabei muss unbedingt berücksichtigt werden, dass eine Geburt in der Wohnung einer Geburt im Rettungswagen während des Transports vorzuziehen ist.

Erscheint die Zeit bis zur Entbindung unter Berücksichtigung des Geburtsverlaufs (Kopf des Kindes ist noch nicht sichtbar), der Transportwege und des Zustands von Mutter und Kind ausreichend, sollte versucht werden, die Klinik zu erreichen. Dazu wird das **Becken der Mutter hochgelagert,** und sie wird aufgefordert, während einer Wehe zu hecheln **(Veratmen der Wehe),** damit das Kind nicht tiefer in das Becken eintritt. Anschließend muss, wie bei jeder drohenden Geburt, ein **venöser Zugang** angelegt werden, um jederzeit Medikamente (z. B. Wehenhemmung) applizieren zu können.

34.4 Geburtshilfe

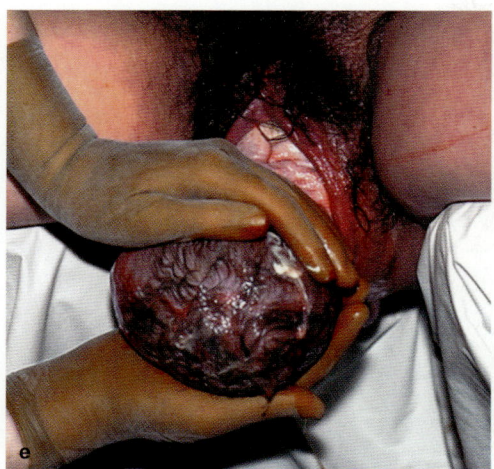
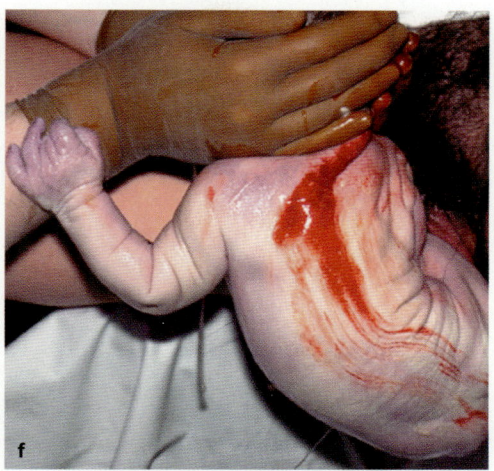

e: Die vordere Schulter ist an der Symphyse vorbei geglitten und steckt nur noch in der Vulva. Die Hebamme führt in der nächsten Wehe zur Geburt der hinteren Schulter den Kopf nach oben.

f: Ist die zweite Schulter geboren, folgt oft der restliche Körper in einer Wehe nach.

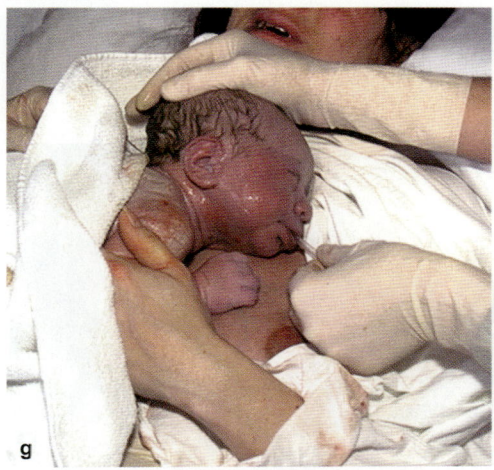
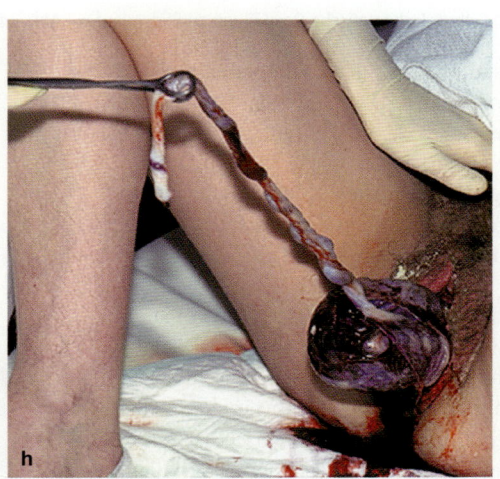

g: Dieses Neugeborene wurde unmittelbar nach der Geburt in ein Tuch gepackt und der Mutter auf den Bauch gelegt. Die Hebamme saugt mit einem speziellen Absaugset Schleim und Fruchtwasserreste aus Mund, Rachen und Nase. Anschließend erfolgt die Abnabelung.

h: Die Geburt der Plazenta wird von der Hebamme unterstützt durch leichten Zug an der Nabelschnur und gleichzeitigen Druck von außen auf den Uterus in Richtung Vulva.

Abb. 34.14a–h *(Forts.)* Geburt [K206]

Das Medikament zur Verzögerung der Wehentätigkeit **(Tokolyse)** ist Partusisten® (Fenoterol). Durch die wiederholte Gabe von 1–2 ml Partusisten® alle 10 Min. kann eine Abschwächung der Presswehen erreicht werden. Ersatzweise kann auch Sultanol® (Salbutamol) oder Berotec® (Fenoterol) Dosierspray mit einem Hub (Wiederholung in Abhängigkeit vom Wiedereintreten der Wehen) alle 10 Min. eingesetzt werden. Partusisten® wirkt überwiegend an der Uterusmuskulatur. Es führt jedoch bei der Mutter neben der Wehenhemmung zu Unruhe, Wärmewallungen, Tremor, Blutdruckabfall, Tachykardie und pectanginösen Schmerzen. Als fetale Nebenwirkung tritt nur eine initiale leichte Tachykardie auf. Um die Nebenwirkungen nicht durch die Angst der Patientin zu verstärken, sollte sie während der Wehenhemmung leicht sediert werden (Benzodiazepin). Steht die Geburt allerdings unmittelbar bevor, sollte vor Ort entbunden und ein Baby-NAW mit Kinderarzt und Inkubator zur weiteren Versorgung des Kindes nach der Geburt angefordert werden. Der Raum, in dem die Geburt stattfindet, muss gut geheizt sein, um der Auskühlung von Mutter und Kind vorzubeugen.

PRAXISTIPP
Im Notfall kann auf das **Asthma-Spray Berotec®** zurückgegriffen werden, das den gleichen Wirkstoff (Fenoterol) enthält.

Manchmal lässt sich die Geburt nicht mehr aufhalten und es empfiehlt sich, der regelrechten Geburt ihren Lauf zu lassen. Zur Vermeidung größerer Dammrisse bei der Mutter ist es ratsam, mit einer Hand den kindlichen Kopf zu führen und mit der anderen Hand den Damm gegenzuhalten (➤ Abb. 34.16).

34 Gynäkologische Notfälle und Geburtshilfe

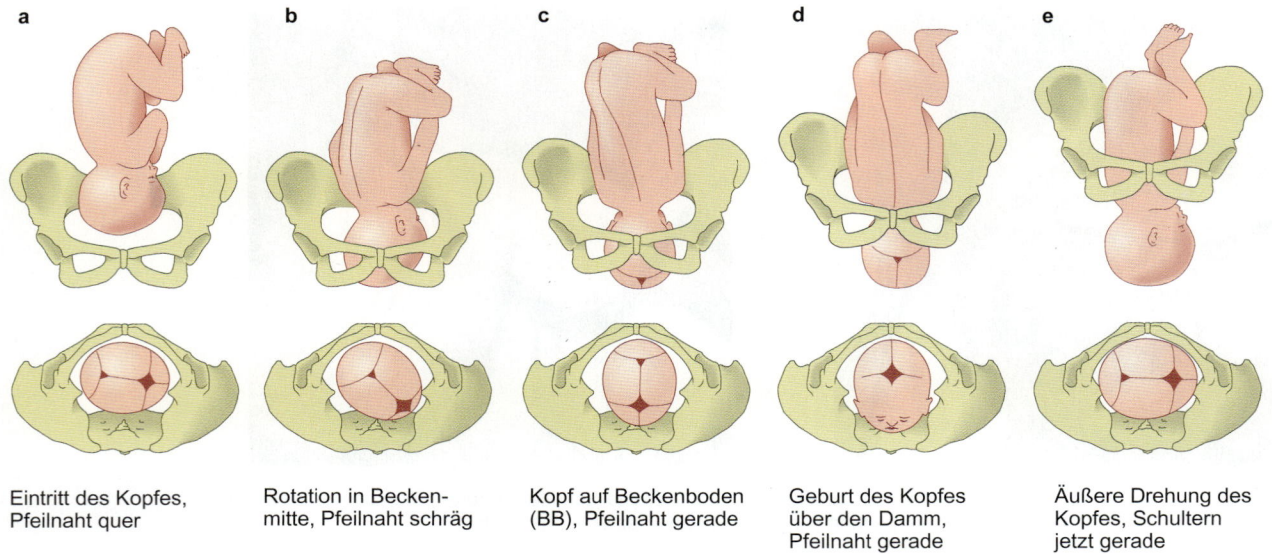

a Eintritt des Kopfes, Pfeilnaht quer
b Rotation in Beckenmitte, Pfeilnaht schräg
c Kopf auf Beckenboden (BB), Pfeilnaht gerade
d Geburt des Kopfes über den Damm, Pfeilnaht gerade
e Äußere Drehung des Kopfes, Schultern jetzt gerade

Abb. 34.15 Verlauf der normalen Geburt (schematische Darstellung zu Bildverlauf ➤ Abb. 34.14) [L190]

Dem Ungeübten gelingt es meist nicht, den spontanen Einriss im mütterlichen Damm zu vermeiden. Der oftmals propagierte **Dammschnitt (Episiotomie)** sollte dem Erfahrenen vorbehalten bleiben, denn der ungeübte Geburtshelfer wird mit dem Dammschutz und der Entwicklung des kindlichen Kopfes genügend zu tun haben. Oberstes Ziel für den Helfer muss der Erhalt des Lebens des Neugeborenen sein. Der Erhalt des Damms ist nicht das vorrangige Ziel.

Die Mutter wird aufgefordert, durch Pressen das **Kind vollständig zu entwickeln.** Die Mutter greift dazu unter ihren Kniekehlen hindurch und drückt während der Wehe kräftig mit. Anschließend wird die erste (vordere) Schulter durch leichte Abwärtsbewegung des Kopfes und die zweite (hintere) Schulter im Anschluss durch leichte Aufwärtsbewegung des Kopfes entwickelt. Hierbei darf nicht am Kopf des Kindes gezogen werden. Ist das Neugeborene vollständig entwickelt, wird es versorgt und der Mutter auf den Bauch/Brustkorb gelegt (➤ Abb. 34.17). In der nun folgenden **Nachgeburtsperiode** werden die Plazenta und die Eihäute (Nachgeburt) geboren (➤ Abb. 34.18).

Dieser Vorgang kann bis zu 1 Std. andauern. Mit dem Transport der Mutter ins Krankenhaus wird jedoch schon vorher begonnen.

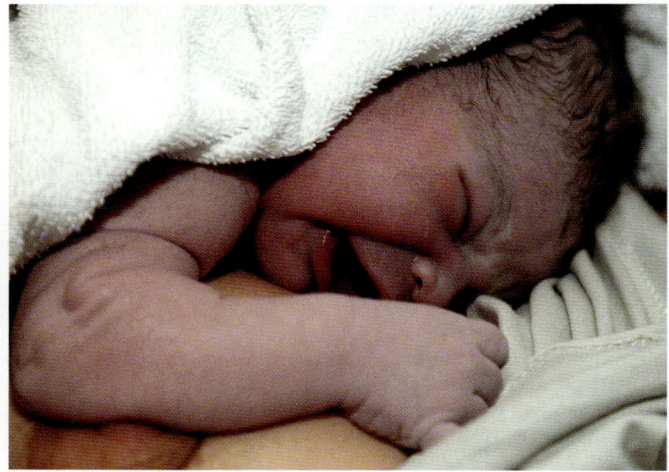

Abb. 34.17 Lagerung des Neugeborenen [J787]

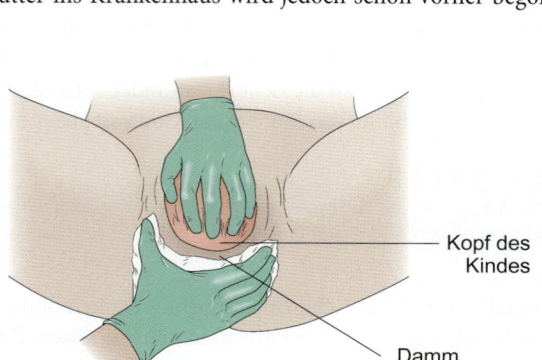

Kopf des Kindes
Damm (Rissgefahr)

Abb. 34.16 Dammschutz mit beiden Händen [L190]

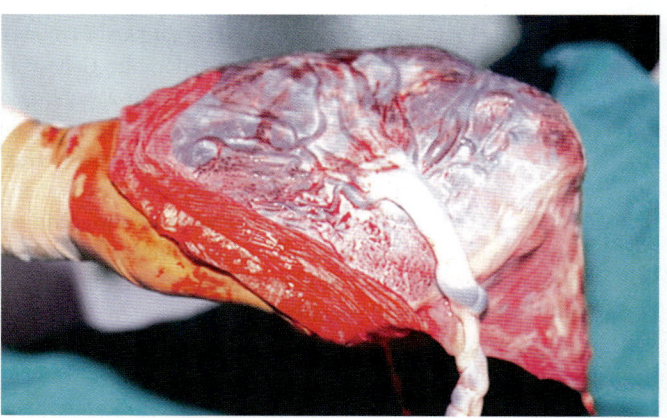

Abb. 34.18 Plazenta (Nachgeburt) post partum [K206]

Wird die Nachgeburt noch vor der Krankenhausaufnahme geboren, sollte sie vollständig zur Begutachtung ins Krankenhaus mitgenommen werden.

Während der Entwicklung der Nachgeburt ist ein Blutverlust von bis zu 500 ml als normal anzusehen. Die Ausmaße des Blutverlusts sind jedoch nicht leicht zu beurteilen, da sich größere Blutmengen in der schlaffen Gebärmutter ansammeln können.

34.4.3 Erstversorgung des Neugeborenen

Die Erstversorgung des Neugeborenen kann zumeist in aller Ruhe erfolgen. Die Geburt ist ein **natürlicher Vorgang**, der i. d. R. ohne Kunsthilfe vonstattengeht und dem Baby keinen Schaden zufügt.

Gleich nach der kompletten Entbindung wird der **Nasen-Rachen-Raum** des Kindes **abgesaugt,** zunächst die Mundhöhle, dann vorsichtig, wegen der Verletzungsgefahr, beide Nasenlöcher.

ACHTUNG
Das **Absauggerät des Rettungswagens** darf dafür **nicht** verwendet werden, da durch den starken Sog die zarten Schleimhäute des Kindes verletzt werden könnten.

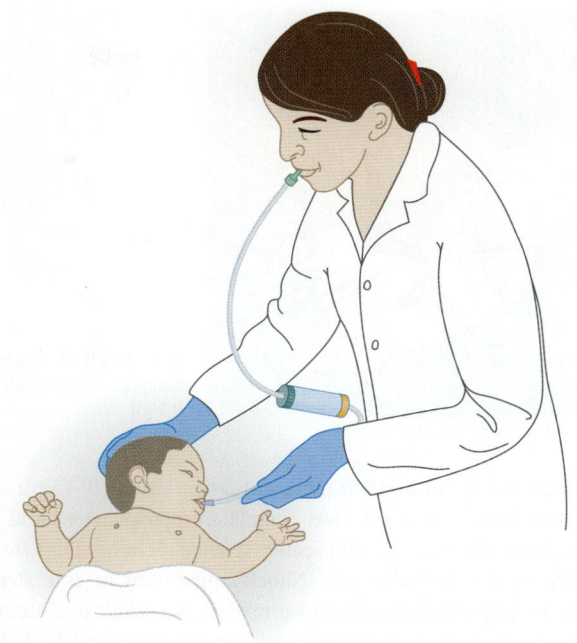

Abb. 34.19 Absaugen des Neugeborenen mit dem Orosauger [L231]

Im Entbindungsset befinden sich in jedem Rettungswagen spezielle Neugeborensauger, bei denen der Helfer mit seinem Mund den Sog selbst erzeugt und kindgerecht regulieren kann (Orosauger, ➤ Abb. 34.19).

Fast alle Neugeborenen reagieren mit Grimassieren, Husten oder Schreien auf diese Manipulation und zeigen durch Zappeln und Strampeln ihre Lebensfähigkeit. Alle Neugeborenen sind durch **Auskühlung** bedroht; dies gilt natürlich ganz besonders bei der Entbindung im Rettungswagen. Zugluft ist zu vermeiden und die Fahrzeugheizung frühzeitig einzuschalten. Schnellstmögliches Abtrocknen des Kindes und Einwickeln in die mitgeführte Aluminiumfolie sind wichtige Maßnahmen zur Vermeidung von Wärmeverlusten. Das Abrubbeln mit einem trockenen, möglichst warmen Tuch ist eine Sekundenmaßnahme, nach der sofort mit der Erstuntersuchung (➤ Tab. 34.1) des Neugeborenen begonnen wird.

ACHTUNG
Enorme **Wärmeverluste** erfolgen beim Neugeborenen **über die Kopfhaut,** die ebenfalls sorgfältig mit abgedeckt werden muss.

Die Überprüfung des Neugeborenenstatus nach dem **Apgar-Schema** dauert gleichfalls nur Sekunden (➤ Tab. 34.1). Nicht immer wird man die Punktebewertung unter dem Zeitdruck des Einsatzes vornehmen können. Man darf daher getrost die **Erstuntersuchung des Neugeborenen** nach sehr **simplen Kriterien** vornehmen: Ist es nach dem Absaugen und Abtrocknen rosig, schreit es und hat eine Herzfrequenz von über 100, so liegt keine Notfallsituation vor.

Bleibt das Neugeborene dagegen blau und/oder liegt die Herzfrequenz unter 100, muss sofort und zielgerichtet behandelt werden (➤ Kap. 23.4).

MERKE
Nahezu alle Neugeborenen-Notfälle werden durch **Sauerstoffmangel** ausgelöst und können durch adäquate Oxygenierung behoben werden.

Tab. 34.1 Apgar-Schema zur Bewertung (0–10 Punkte) des Neugeborenenstatus

Beurteilungskriterium	0 Punkte	1 Punkt	2 Punkte
Atembewegungen	Keine (Apnoe)	Flach, unregelmäßig, Schnappatmung	Regelmäßige Atmung, kräftiges Schreien
Puls	Nicht wahrnehmbar	< 100/Min.	> 100/Min.
Grundtonus (Muskeltonus, Aktivität)	Schlaffer Tonus, keine Bewegungen	Geringer Tonus, wenig Bewegungen	Guter Tonus, aktive Bewegung
Aussehen (Hautfarbe)	Blau (zyanotisch), weiß/blass	Stamm rosa, Extremitäten blau	Vollständig rosa
Reflexerregbarkeit (Reaktion auf Hautreiz oder Absaugen)	Keine Reaktion	Grimassieren, geringe Reaktion	Schreien, Husten, Niesen, abwehrende Reaktion
Bewertung anhand der Gesamtpunktzahl: 7–10 unauffällig; 4–6 mäßige Depression; < 4 schwere Depression, akute Gefährdung			

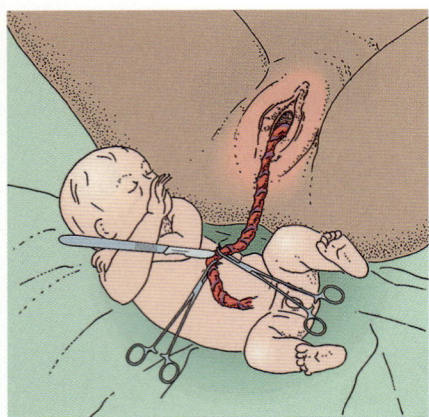

Abb. 34.20 Durchtrennung der Nabelschnur [L190]

34.5 Komplikationen unter der Geburt

34.5.1 Fehllagen

Die Geburtslage des Kindes stellt sich bereits ca. 4 Wochen vor der Geburt ein und wird durch den Frauenarzt in den Mutterpass eingetragen. Es werden **Längs- und Querlagen** des Kindes im Uterus unterschieden.

Therapie

Querliegende Kinder können grundsätzlich nicht auf normalem Wege geboren werden. Hier ist die Entwicklung des Kindes nur durch einen Kaiserschnitt möglich. **Längslagen** werden in Schädellagen und Beckenendlagen (Steißlagen) unterschieden (➤ Abb. 34.21).

Alle Fehllagen bereiten bei jeder Geburt so große Probleme, dass so schnell wie möglich versucht werden sollte, eine geburtshilfliche Klinik zu erreichen. Die Patientin ist auf der Trage kniend mit dem Kopf in Fußrichtung zu lagern. Sollte dies von der Patientin nicht toleriert werden, wird sie auf den Rücken, ebenfalls mit dem Kopf in Fußrichtung, gelagert und in der Trageeinstellung „Schocklage" transportiert, wodurch der Oberkörper der Patientin angehoben wird und gleichzeitig ausreichend Arbeitsraum im Rettungswagen entsteht.

Bei der **Steißlage** liegt das Kind in verkehrter Richtung im Geburtskanal. Wenn das Rettungsfachpersonal erkennt, dass nicht der Kopf, sondern der Steiß zuerst zwischen den Schamlippen erscheint, sollte auf jeden Fall versucht werden, die Geburt aufzuhalten **(Wehenhemmung).** Ist die Austreibungsperiode schon weit fortgeschritten, muss die Geburt beendet werden. Das Problem bei der Steißgeburt liegt in der **Erstickungsgefahr des Kindes** während der Austreibungsperiode. Ist der Steiß bereits entwickelt, steckt der größere Kopf im Geburtskanal fest und drückt die eigene Nabelschnur ab. Das Kind droht zu ersticken. Der Geburtshelfer hat nun nur noch 3–4 Min. Zeit, das Kind unbeschädigt zu entwickeln. Hierzu sind **spezielle Handgriffe** (**Manualhilfe nach Bracht,** ➤ Abb. 34.22a–c) zur Geburt des Kindes notwendig:
- Der erste Helfer drückt mit der Faust durch die Bauchdecke der Mutter den Kopf des Kindes in Richtung des Beckens (➤ Abb. 34.22a).
- Der zweite Helfer umfasst Beine und Becken des Kindes (**Klappmesser-Haltung des Kindes**) und führt es in einer bogenförmigen Bewegung in Richtung Bauch der Mutter, ohne dabei am Kind zu ziehen (➤ Abb. 34.22b, c). Gleichzeitig wird die Mutter zum Pressen aufgefordert. Dadurch wird die Geburt von Armen und Kopf unterstützt.

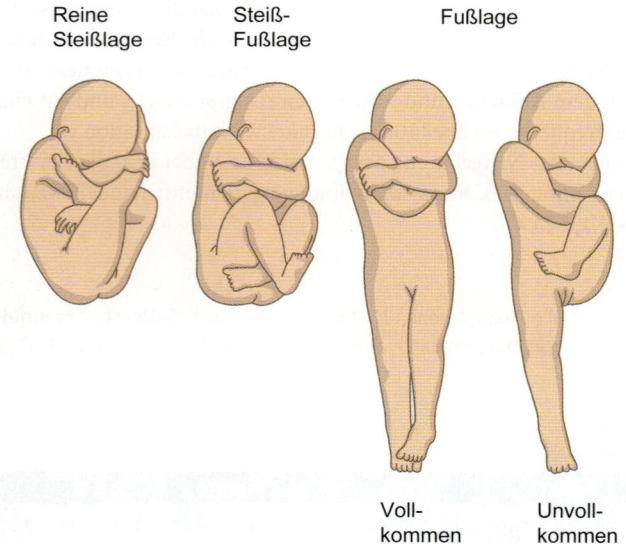

Abb. 34.21 Beckenendlagen. Am häufigsten ist die reine Steißlage. [L138]

34.5 Komplikationen unter der Geburt

34.5.2 Nabelschnurvorfall

Im Rahmen des Abgangs von Fruchtwasser kann in einigen Fällen die im Fruchtwasser treibende Nabelschnur im Geburtskanal vor den Kopf rutschen (➤ Abb. 34.23). Während der weiteren Geburt wird der große Kopf des Kindes seine eigene Nabelschnur gegen das Becken abquetschen. Das **Kind** droht zu **ersticken (Hypoxie, Bradykardie).**

Wird die Nabelschnur im Geburtskanal sichtbar, muss unter allen Umständen versucht werden, die Nabelschnur bis zum Operationsbeginn (Sectio) zu entlasten. Dazu wird das mütterliche Becken hochgelagert und der vorangehende Teil des Kindes samt Nabelschnur mit der Handfläche oder zwei Fingern von vaginal in die Gebärmutterhöhle zurückgeschoben, um ein weiteres Tiefertreten des Kopfes mit Abdrücken der Nabelschnur zu verhindern. Die Entbindung kann nur durch eine Notsectio in der Klinik erfolgen.

Unterstützend wird Partusisten® (Fenoterol) verabreicht, das über seine wehenhemmende Wirkung hinaus einer fetalen Bradykardie entgegenwirkt **(intrauterine Reanimation).**

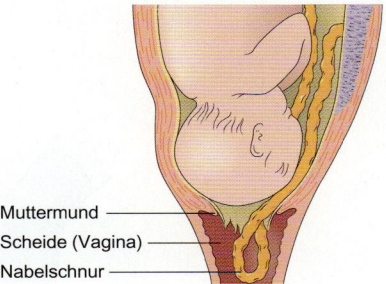

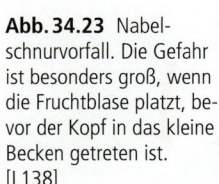

Abb. 34.23 Nabelschnurvorfall. Die Gefahr ist besonders groß, wenn die Fruchtblase platzt, bevor der Kopf in das kleine Becken getreten ist. [L138]

Muttermund
Scheide (Vagina)
Nabelschnur

34.5.3 Uterusatonie

Nach der Ausstoßung der Plazenta zieht sich der Uterus normalerweise zusammen. Erfolgt diese Kontraktion der Gebärmutter aufgrund einer Kontraktionsschwäche des Uterus nach vollständiger oder unvollständiger Ausstoßung der Plazenta aber nicht vollständig, so fällt der wichtigste Mechanismus zur Blutstillung aus (Uterus bleibt sehr weich) und es kommt zu stärksten, lebensbedrohlichen vaginalen Blutungen.

Symptome

Alle Anzeichen der beginnenden Kreislaufzentralisation und des Volumenmangelschocks.

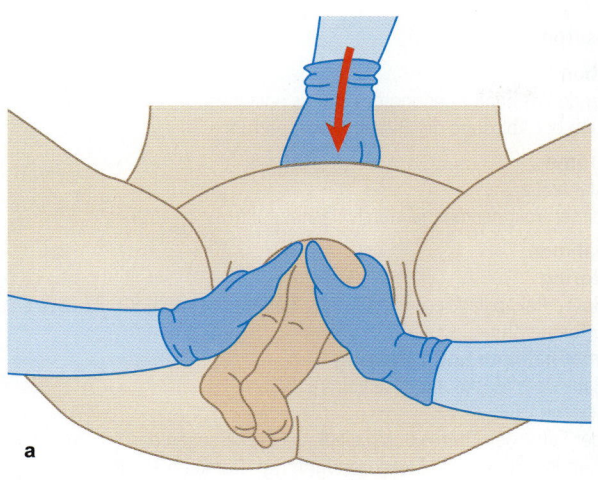
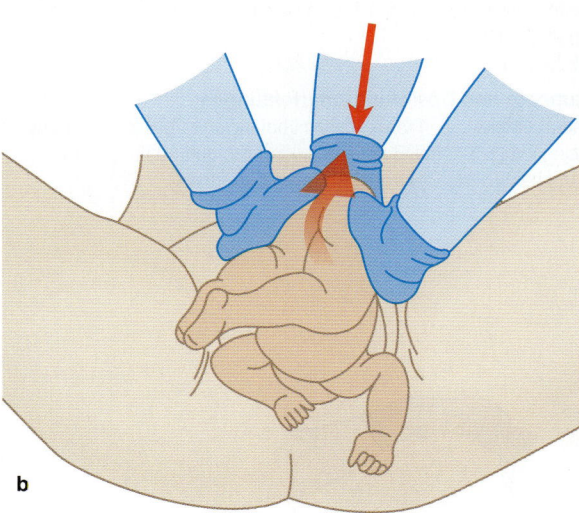
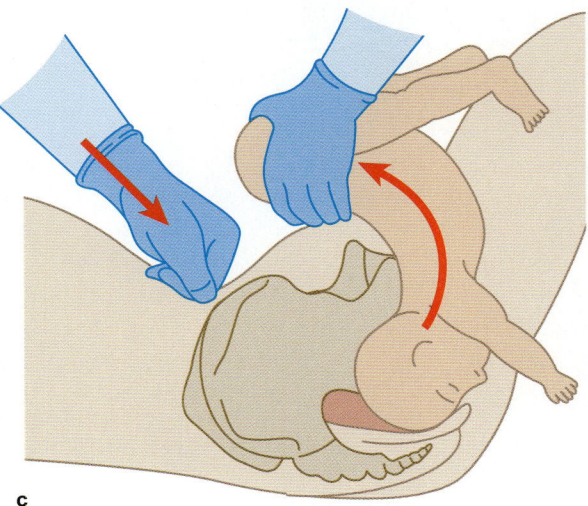

Abb. 34.22 Manualhilfe nach Bracht [L231]

Therapie

Die **Basismaßnahme** besteht in einer manuellen Komprimierung des Uterus von außen durch den Geburtshelfer. Dazu wird der Uterus durch die Bauchdecke gegen das Schambein gedrückt (**Credé-Handgriff**, ➤ Abb. 34.24). Hat dies nicht den gewünschten Erfolg, kann der erforderliche Gegendruck evtl. auch durch das Einführen der Faust in die Vagina und ein Zusammendrücken der Gebärmutter zwischen beiden Händen erreicht werden (**Hamilton-Handgriff, bimanuelle Kompression**, ➤ Abb. 34.24).

Die **erweiterten Maßnahmen** bestehen in der Anlage mehrerer großlumiger venöser Zugänge und einer adäquaten Volumentherapie des hypovolämischen Schocks. Durch die Gabe von Syntocinon® (Oxytocin) kann versucht werden, die Kontraktion des Uterus auszulösen und so die Blutung zum Stillstand zu bringen.

> **SCHLAGWORT**
> **Uterusatonie**
>
> **Ursachen**
> - Fehlende Zusammenziehung des Uterus post partum
> - Blutung bei Ablösung der Plazenta post partum
>
> **Symptome**
> - Kreislaufkollaps
> - Absoluter Volumenmangel durch Nachblutung
>
> **Maßnahmen**
> **Monitoring**
> - AF, SpO$_2$, Rekapillarisierungszeit, Puls (peripher/zentral), RR, BZ, GCS, EKG, Temperatur
>
> **Basismaßnahmen und Lagerung**
> - O$_2$-Gabe über Maske mit Reservoir 15 l/Min.
> - Schocklage
> - Mit der Faust den Uterus durch die Bauchdecke gegen das Schambein drücken (bis in den OP) Credé Handgriff ggf. Hamilton-Handgriff.
>
> **Erweiterte Maßnahmen**
> - Mindestens zwei großlumige i. v. Zugänge und Laborblutentnahme
> - Kreuzblut voraus
> - Schocktherapie
>
> **Medikamente und Dosierungsempfehlungen**
> - Volumentherapie: z. B. 1 000–1 500 ml balancierte Volllektrolytlösung
> - Oxytocingabe (z. B. initial 3 IE Syntocinon® i. v. und 10 IE Syntocinon® in 500 ml balancierte Elektrolytlösung als Dauertropf)

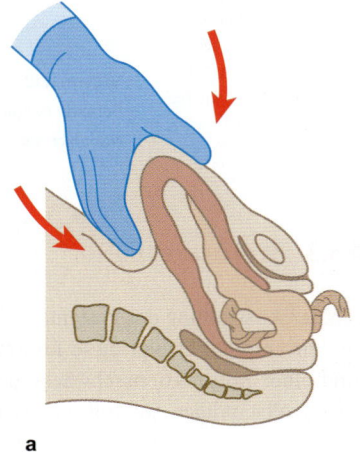 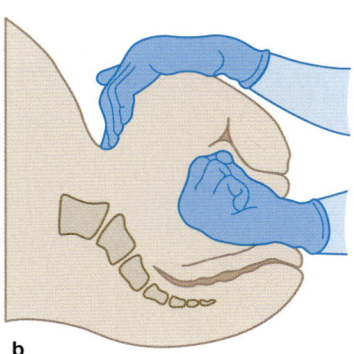

Abb. 34.24 a) Credé-Handgriff, **b)** bimanuelle Kompression (Hamilton-Handgriff) [L231]

34.5 Komplikationen unter der Geburt

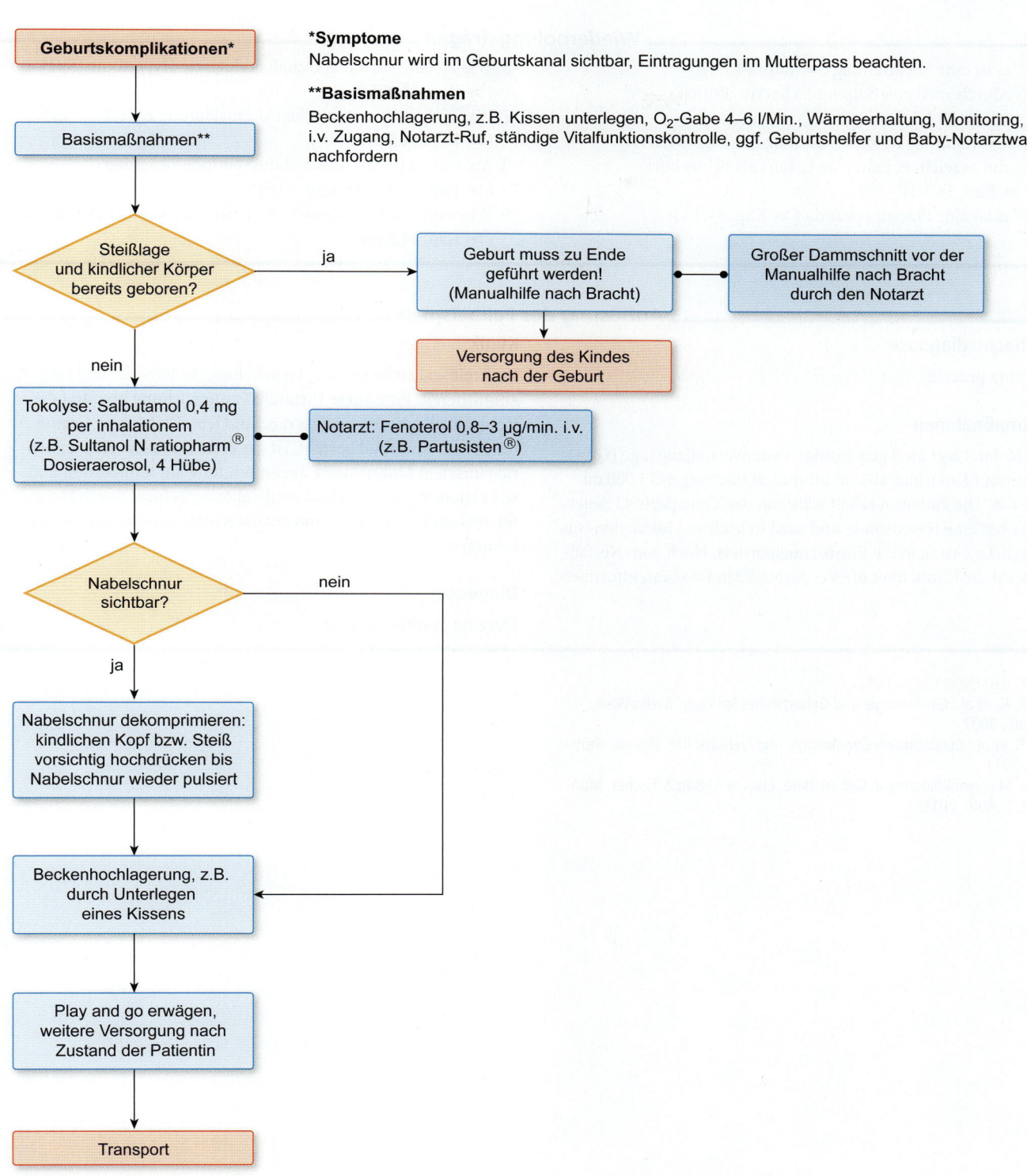

Abb. 34.25 Algorithmus „Geburtskomplikationen" [R134-3/L143]

Wiederholungsfragen

1. Was ist eine Stieldrehung (➤ Kap. 34.1.3)?
2. Wodurch wird eine Salpingitis hervorgerufen (➤ Kap. 34.1.1)?
3. Wie verläuft die Keimentwicklung (➤ Kap. 34.3.1)?
4. Wann bezeichnet man eine Geburt als Fehlgeburt (➤ Kap. 34.3.3)?
5. Was ist eine Placenta praevia (➤ Kap. 34.3.4)?
6. Was ist eine schwangerschaftsinduzierte Hypertonie (SIH) (➤ Kap. 34.3.5)?
7. Was ist bei einer atonischen Uterusblutung zu tun (➤ Kap. 34.5.3)?
8. Auf was ist bei der Austreibungsperiode zu achten (➤ Kap. 34.4.1, ➤ Kap. 34.5)?
9. Wie wird das Vena-cava-Kompressionssyndrom behandelt (➤ Kap. 34.3.6)?

Auflösung des Fallbeispiels

Verdachtsdiagnose

Placenta praevia.

Erstmaßnahmen

Der Notarzt legt zwei großlumige Venenverweilzugänge (G 14) an, nimmt Laborblut ab und infundiert nachfolgend 1 000 ml HES 6 %. Die Patientin erhält während des Transports 4 l Sauerstoff über eine Nasensonde und wird in leichter Linksseiten- und Fritsch-Lagerung in die Klinik transportiert. Noch vom Notfallort wird die Klinik über die Verdachtsdiagnose vorab informiert.

Klinik

Im Kreißsaal stehen bereits Gynäkologe, Anästhesist und Hebamme bereit. Eine kurze Ultraschalluntersuchung bestätigt die Verdachtsdiagnose und dass das Kind lebt. Da höchste Gefahr für Mutter und Kind besteht, ist das erste Ziel aller weiteren therapeutischen Maßnahmen die Entbindung auf schnellstem und sicherstem Wege. Das Kind wird daher umgehend durch Notsectio entbunden (Apgar 4) und auf die Kinderintensivstation übernommen.

Diagnose

Placenta praevia partialis.

WEITERFÜHRENDE LITERATUR

Dietrich, K. et al.: Gynäkologie und Geburtshilfe. Springer, Berlin/Wien, 2. Aufl., 2007

Gätje, R. et al.: Kurzlehrbuch Gynäkologie und Geburtshilfe. Thieme, Stuttgart, 2011

Kiechle, M.: Gynäkologie und Geburtshilfe. Elsevier/Urban & Fischer, München, 2. Aufl., 2011

KAPITEL 35

Manuel Wilhelm

Pädiatrische Notfälle

35.1	Das Kind als Notfallpatient	781	35.5 Fieberkrampf	791
35.2	Verletzungen im Kindesalter	782	35.6 Intoxikationen und Ingestionen im Kindesalter	791
35.2.1	Polytraumatisiertes Kind	782		
35.2.2	Thermische Verletzungen beim Kind	783	35.7 Monitoring und Normwerte	792
35.2.3	Misshandeltes Kind	784		
35.3	Respiratorische Notfälle	785	35.8 Invasive Maßnahmen	794
35.3.1	Kruppsyndrom	785	35.8.1 Beatmung	794
35.3.2	Asthmaanfall	788	35.8.2 Anlage eines venösen Zugangs	796
35.3.3	Fremdkörperaspiration	789	35.8.3 Intraossärer Zugang	797
35.4	Plötzlicher Kindstod (Sudden Infant Death Syndrome = SIDS)	790		

Fallbeispiel

Notfallmeldung

Rettungswagen und Notarzt werden bereits zum zweiten Mal in der gleichen Nacht parallel mit der Meldung „Säugling mit Fieberkrampf" alarmiert.

Befund am Notfallort

Die Besatzung des zuerst eintreffenden Rettungswagens findet einen 9 Monate alten Säugling vor. Es sind keine erkennbaren Krampfäquivalente mehr zu erkennen, die fehlende Reaktion des Kindes wird zunächst als postiktale Schläfrigkeit interpretiert.

Leitsymptom

Krampfanfall.

Inhaltsübersicht

35.1 Das Kind als Notfallpatient
- Kindernotfälle sind selten, bei richtigem Management aber auch selten lebensbedrohlich.
- Auch beim Kindernotfall sollten bewährte Basismaßnahmen konsequent umgesetzt werden.
- Kindernotfälle sind meistens nicht aufgrund der Komplexität der Notfallsituation eine Herausforderung, sondern eher aufgrund der psychischen Belastung für die Retter.
- Die Mitarbeit der Eltern ist im Notfall unersetzlich, v. a. beim noch ansprechbaren Kind.

35.2 Verletzungen im Kindesalter
- Schwer verletzte Kinder täuschen den Retter oft durch scheinbar nur geringfügige Beeinträchtigungen über das wahre Ausmaß der Verletzungen.
- Ist das Kind erst im manifesten Schock, läuft der Retter den Ereignissen hinterher.
- Ein verletztes Kind kühlt aufgrund der größeren Körperoberfläche im Vergleich zum Erwachsenen sehr schnell aus, hierdurch wird die Prognose deutlich verschlechtert.
- Auch Kinder mit Verletzungen haben das Recht auf eine suffiziente Analgesie noch am Einsatzort.
- Bei Kindesmisshandlung ist der Täter fast immer ein Elternteil oder eine Bezugsperson.
- Emotionale Äußerungen gegenüber Verdachtspersonen sind sinnlos und haben zu unterbleiben.
- Schon geringste Verdachtsfälle oder Auffälligkeiten sind dem Aufnahmearzt in der Klinik persönlich mitzuteilen.

35.3 Respiratorische Notfälle
- Der Pseudokrupp ist eine durch Viren ausgelöste Entzündung des Kehlkopfes mit Stridor, heiserer Stimme und bellendem Husten.
- Ein Kind mit Pseudokrupp ist meistens fieberfrei, der Anfall fast immer nachts.
- Die Epiglottitis ist eine durch Bakterien ausgelöste lebensbedrohliche Entzündung des Kehldeckels beim schwer kranken und fiebernden Kind. Beim vollständig geimpften Kind ist die Epiglottitis sehr unwahrscheinlich.

35.4 Plötzlicher Kindstod (SIDS)
- Das SIDS tötet leise und ohne Vorwarnung.
- Es gibt keine einzelne Ursache, sondern eine Vielzahl an Risikofaktoren. Die wichtigsten sind die Bauchlage, Rauchen in der Wohnung sowie eine Überwärmung des Kindes.
- Sofern keine sicheren Todeszeichen bei einem Kleinkind vorliegen, ist unverzüglich eine Reanimation nach den üblichen Standards einzuleiten.

35.5 Fieberkrampf
- Der Fieberkrampf tritt im Rahmen eines banalen Infekts unvermittelt als generalisierter Krampfanfall mit kurzzeitiger Bewusstlosigkeit auf.
- Der einfache Fieberkrampf dauert nur wenige Minuten und endet spontan.
- Nach jedem Fieberkrampf sollte das Kind grundsätzlich in eine Klinik oder zu einem Kinderarzt transportiert werden, da eine lebensbedrohliche Meningitis präklinisch nie sicher ausgeschlossen werden kann.

35.6 Intoxikationen und Ingestionen im Kindesalter
- Die Erstbehandlung der Vergiftung im Kindesalter unterscheidet sich grundsätzlich nicht von der Behandlung Erwachsener.
- Kinder mit Verätzungen leiden stärkste Schmerzen und sind durch Zuschwellen der Luftwege gefährdet.

35.7 Monitoring und Normwerte
- Die Pulsoxymetrie ist das wichtigste Monitoring beim Kind, das EKG dagegen meistens verzichtbar.
- Beurteilung von Mikrozirkulation und Bewusstseinslage ergeben wichtige Hinweise auf den Zustand des Kindes.

35.8 Invasive Maßnahmen
- Kindertuben werden in der präklinischen Notfallmedizin bis ins Vorschulalter nicht geblockt.
- Der Umfang des Kleinfingers des Kindes entspricht i. d. R. dem Außendurchmesser des für dieses Kind geeigneten Tubus.
- In der Erstversorgung sind intranasale oder rektale Medikamentengabe eine schonende und schmerzfreie Alternative.
- Bei Notwendigkeit für einen intravenösen Zugang, aber schwierigen Bedingungen sollte zügig auf die einfach und sicher durchzuführende Etablierung eines Intraossärzugangs zurückgegriffen werden.

35.1 Das Kind als Notfallpatient

> **MERKE**
> Kinder sind **keine kleinen Erwachsenen** – Säuglinge sind **keine kleinen Kinder**.

Krankheits- und Verletzungsspektrum des Kindesalters, spezielle Gefährdungen und kindspezifische notfallmedizinische Techniken erfordern vom Rettungsfachpersonal spezielle Kenntnisse und Fertigkeiten. Deshalb hat dieser kinderärztliche Lehrsatz auch in der präklinischen Notfallmedizin seine Gültigkeit.

Kindernotfälle sind **selten**. Nur etwa 4 % der Notfallalarmierungen des Rettungsdienstes betreffen Patienten unter 14 Jahren. Die Gründe hierfür sind vielschichtig. Die aktive Teilnahme am Straßenverkehr durch Führen von Kraftfahrzeugen fällt aus. Klassische internistische Notfallerkrankungen (z. B. koronare Herzkrankheit, Myokardinfarkt, Apoplexie etc.) gibt es im Kindesalter nicht.

Eine weitere Ursache für die seltene Alarmierung des Rettungsdienstes zu Kindernotfällen liegt in der **einfachen Transportfähigkeit von Kindern** durch Laien in Privatfahrzeugen. Ein Kind lässt sich leichter tragen als ein Erwachsener und es sind fast immer Eltern zugegen, die sich verantwortlich fühlen und aktiv helfen wollen. So werden heute leider immer noch Kindernotfallpatienten unversorgt in riskanter, rasender Fahrt auf dem Rücksitz des elterlichen Personenwagens ohne Voranmeldung in Kliniken gebracht, was mit entsprechenden Problemen und Komplikationen verbunden ist.

In der geringen Einsatzhäufigkeit liegt auch eines der besonderen Probleme bei der Versorgung kindlicher Notfallpatienten; Übung und Routine fehlen dem Rettungsfachpersonal und Notärzten beim Umgang mit kleinen Menschen in höchster Not. Auch auf die Mitarbeit kleiner Patienten kann nicht gezählt werden. Hinzu kommt eine in vielen Untersuchungen belegte **besondere psychische Belastung der Retter** beim Kindernotfall. Auch bei routinierten Profis steigen Puls und Blutdruck, wenn es um ein Kinderleben geht. Die Ursachen für diese emotionale Sonderrolle von Kindernotfällen im Rettungsdienst sind vielschichtig und berühren auch das Unterbewusstsein der Retter, die verschiedenen Stressfaktoren bei Kindernotfällen ausgesetzt sind (Kindernotfall ist selten, Angst um eigene Kinder, Kinder sind schutzbedürftig, Assoziation eigener Kindheitstraumen, intravenöser Zugang und Intubation sind schwieriger, Dosierungen der Medikamente sind schwieriger zu merken).

Die im Vergleich zum Erwachsenen **schlechtere Prognose der kindlichen Reanimation** durch die oft vorausgehende lange Hypoxie ist kein Trost für den Rettungsdienst, das Wissen um diese Tatsache schützt jedoch vor nicht angebrachten Schuldvorwürfen oder übertriebenen persönlichen Erwartungen in der Versorgung.

Ruhige und gelassene Helfer retten besser, deshalb lohnt sich eine kritische Analyse des eigenen Verhaltens bei der Notfallalarmierung zu Kindern.

Welche **Notfallsituationen** bedrohen Kinder in unserem Land, mit welchen Einsatzanlässen hat der Rettungsdienst in dieser Altersgruppe besonders zu rechnen? Eine Analyse der Todesursachenstatistik für Deutschland zeigt die besonderen Gefahren für Kinder nach Altersabschnitten gegliedert auf. Im 1. Lebensjahr stehen geburtshilfliche Komplikationen, angeborene Fehlbildungen und der plötzliche Säuglingstod im Vordergrund, auch wenn letzterer seit mehreren Jahren eine rückläufige Häufigkeit zeigt. Der Rettungsdienst wird mit der Versorgung dieser zumeist in Kliniken behandelten Säuglinge nur selten konfrontiert. Dagegen dominiert ab dem 2. Lebensjahr der gewaltsame Tod. **Häusliche Unfälle** im Krabbelalter, **Unfälle im Straßenverkehr, Ertrinken** und **Tötungsdelikte** sind die größten Bedrohungen in der Kinderzeit. Entsprechend setzt sich das Notfallspektrum zusammen, auf das wir im Rettungsdienst gefasst sein müssen.

Mitarbeit der Eltern

> **MERKE**
> Wer kranken oder verletzten Kindern hilft, hat immer **drei Patienten**: Kind, Mutter und Vater.

Sich schützend vor das eigene Kind zu stellen, ist ein uralter Instinkt. So reagieren Eltern in der **Ausnahmesituation des Notfalls** oftmals instinktiv und nicht vernunftgesteuert. Dieses muss der Helfer wissen und auf abwehrende und protektive Reaktionen gefasst sein, will er sich dem kleinen Notfallpatienten nähern, Hilfe bringen, eine Sauerstoffmaske vorhalten oder eine Vene punktieren. Das routinierte **Hinausbitten** von Verwandten und Familienangehörigen während der Notfallversorgung ist bei Kindernotfällen i. d. R. **kontraproduktiv,** denn in der Ausnahmesituation gehören die Eltern zum Kind, und das ist gut so. Niemand anderes wird unter geschickter psychologischer Anleitung so zuverlässig bei der Versorgung assistieren wie Eltern, denen man in kurzen Worten die Absicht, schnell und gut zu helfen, und die besondere Bedeutung ihrer Mitarbeit erklärt hat. Kein Sedativum wird ein Kind so rasch beruhigen wie der tröstende Zuspruch durch die vertraute Bezugsperson (> Abb. 35.1). Ob Polytrauma, Asthmaanfall, Reanimation – Eltern und Kind sollten nie grundlos getrennt werden, fast immer ist ein Platz frei, um Mutter oder Vater im Rettungswagen mitzunehmen. Aus vielen Gesprächen mit Eltern, deren Kinder in lebensbedrohlichen Situationen rettungsdienstlicher Hilfe bedurften, weiß man: Von besonderer Bedeutung für die Verarbeitung dieses seelischen Maximaltraumas für **Eltern** waren das **Miterleben und die aktive Mitarbeit** bei professionell und umfassend empfundener Rettungsarbeit von Rettungsdienst und Notarzt.

Eltern können Infusionsflaschen halten, Sauerstoff anbieten, Decken holen, den Arm zur Venenpunktion festhalten, und schließlich kann man die meisten erkrankten Kleinkinder im Rettungswagen auf dem Arm der sitzenden Mutter schonend für Körper und

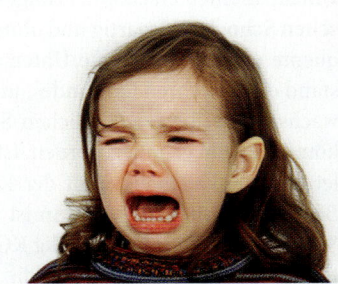

Abb. 35.1 Schreiendes Kind [J748-101]

Seele transportieren. Wichtig ist, **erklärend** auf die Eltern einzuwirken. In der panikbedrohten Notfallsituation können diese oftmals nur sehr **einfache Aufgaben** erfassen, z. B. „Halten Sie diese Flasche ganz fest und beobachten Sie ganz genau, dass Tropfen fallen!" Die psychologische Führung wird wesentlich erleichtert, wenn das Rettungsfachpersonal den angstgequälten Eltern das Gefühl besonderer Bedeutung ihrer Mitarbeit für die Rettung ihres Kindes vermittelt: „Sie helfen Ihrem Kind sehr gut mit der Sauerstoffmaske, so bekommt die Kleine viel besser Luft!"

35.2 Verletzungen im Kindesalter

35.2.1 Polytraumatisiertes Kind

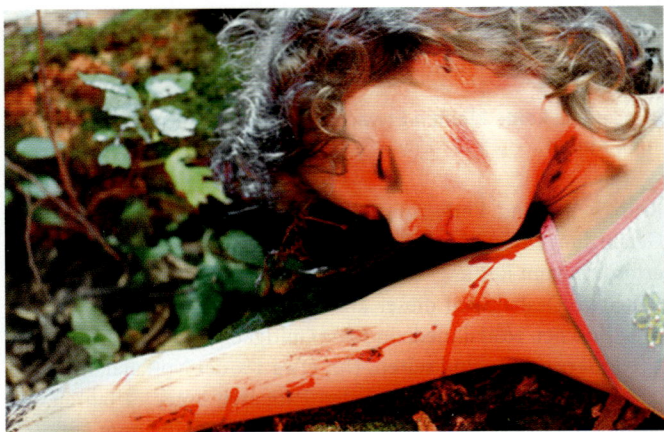

Abb. 35.2 Kindliches Trauma [J758-102]

Grundsätzlich gelten für die Versorgung schwer verletzter Kinder die gleichen Regeln wie im Erwachsenenalter. In der Praxis erprobte und klar strukturierte Algorithmen wie z. B. das **PHTLS-System** haben auch in der Kinderversorgung ihre Berechtigung. Die deutlich schlechteren Überlebenschancen polytraumatisierter Kinder ergeben sich aus halbherziger Anwendung der bei Erwachsenen selbstverständlichen Prinzipien, der Unterschätzung der Verletzungsschwere beim kleinen Patienten und aus technischen Schwierigkeiten bei der Durchführung invasiver Maßnahmen am Kind – die Thoraxdrainage beim polytraumatisierten Dreijährigen oder die Anlage großlumiger Venenzugänge beim schwer verletzten Baby werden auch dem Erfahrenen Schwierigkeiten bereiten. Schwer verletzte Kinder täuschen den Retter oft durch scheinbar nur geringfügige Beeinträchtigung über das wahre Ausmaß der Verletzungen (➤ Abb. 35.2). Die von Vorerkrankungen unbelasteten kleinen Patienten können z. B. ausgeprägte **Volumenverluste** über längere Zeiträume gut kompensieren. Das Ausmaß ihrer Bedrohung wird dann am Unfallort unterschätzt. Scheinbar geringe Blutverluste (z. B. durch Skalphautverletzungen) können Kleinkinder jedoch schon in erhebliche Schockgefahr bringen. 200 ml Blutung bei einem Zweijährigen entsprechen in der Relation einem Blutverlust von rund 1,5 l beim Erwachsenen, was in beiden Fällen zu einem manifesten hämorrhagischen Schockzustand führen, beim Kind aber nur eine unwesentliche Blutlache verursachen wird. Bei der **Einschätzung solcher Blutverluste** gilt, wie überhaupt in der Kindertraumatologie, dass man sich durch die kleineren Dimensionen und scheinbare Vitalität des Kindes nicht täuschen lassen darf. Sind die Kompensationsmöglichkeiten des Kreislaufs bei kleinen Unfallpatienten erschöpft, erfolgt der Absturz in den **hämorrhagischen Schock** schlagartig und ohne Vorwarnung. Nur durch konsequente und gewissenhafte Untersuchung, auch gegen den Widerstand des abwehrenden Kindes, und durch Anwendung der bei Erwachsenen selbstverständlichen Standards kann hier vor der Dekompensation geholfen werden. Ist das Kind erst im Schock und die letzte Vene kollabiert, läuft der Retter den Ereignissen hinterher. Bei der **Volumensubstitution** ist aber auch Vorsicht geboten. Die Standarddosis beträgt 20 ml/kg KG Vollelektrolytlösung in den ersten 10 Min. und, wenn notwendig, Wiederholung derselben Menge in weiteren 10 Min. Eine Gesamtmenge von 40 ml/kg KG Vollelektrolytlösung sollte initial nicht überschritten werden.

Besondere Beachtung verdienen **Verletzungen der Halswirbelsäule** im Kindesalter. Der Kopf ist im Verhältnis zum Körper bei Kindern größer und schwerer als bei Erwachsenen, und die gebräuchlichen Sicherheitssitze für Kleinkinder stabilisieren oftmals Kopf und Oberkörper überhaupt nicht. Der im Verhältnis zum Körper große und schwere Kopf wird so beim Aufprall besondere Zug- und Scherkräfte an der von zarten Bändern gehaltenen Halswirbelsäule (HWS) wirksam werden lassen. Jeder Rettungswagen muss spezielle **HWS-Immobilisierungskragen für Kleinkinder** mitführen, die ungeachtet eventueller Abwehr des kleinen Patienten bei allen Dezelerationstraumen konsequent bis zum röntgenologischen Ausschluss einer HWS-Fraktur angelegt und getragen werden müssen. Erforderlichenfalls muss das Kind vorsichtig sediert werden (z. B. mit Midazolam intranasal). Dadurch werden auch Maßnahmen wie Untersuchung oder Venenpunktion erleichtert und die Panik des kleinen Patienten gemindert.

Von größter Wichtigkeit ist auch die durch die relativ **größere Körperoberfläche** und **weniger wirksame Temperaturregulierung** deutlich erhöhte **Auskühlungsgefahr** des verletzten Kindes. Durch Liegen auf dem kalten Straßenasphalt, im Windzug und auch durch den Transport kann schnell durch Hypothermie eine zusätzliche Gefährdung des Kindes auftreten.

> **SCHLAGWORT**
> **Polytrauma beim Kind**
>
> **Ursachen (bei Kindern überwiegend)**
> • Verkehrsunfälle
> • Stürze aus großer Höhe
>
> **Symptome**
> • Die Symptome sind abhängig vom individuellen Verletzungsmuster und Verletzungsumfang der betroffenen Körperregionen. Die häufigsten Symptome sind:
>   – Schock (Tachykardie, Hypotonie)
>   – Starke Schmerzen
>   – Bewusstseinsstörungen bis zur Bewusstlosigkeit
>   – Dyspnoe

35.2 Verletzungen im Kindesalter

- Zeichen von Frakturen
- Anzeichen einer Thorax- oder Abdominalverletzungen

Maßnahmen

Monitoring
- AF, SpO$_2$, Rekapillarisierungszeit, Puls (peripher/zentral), RR, BZ, GCS, EKG, Temperatur
- Bewusstseinszustand

Basismaßnahmen und Lagerung
- Freimachen und Freihalten der Atemwege
- Immobilisation der Halswirbelsäule mit Zervikalstütze und zusätzliche Wirbelsäulenimmobilisation (z. B. Vakuummatratze)
- Ausreichende Oxygenierung sicherstellen, z. B. initial O$_2$-Gabe über Maske oder Nasenbrille mit 2–5 l/Min.
- Blutungen stillen.
- Offene Wunden nur steril abdecken, Fremdkörper in Wunde belassen.
- Lagerung je nach Befund (siehe einzelne Krankheitsbilder) und Bewusstseinszustand
- Schienung von Frakturen unter achsengerechtem Längszug
- Umlagerung und Transport unter Immobilisation der Wirbelsäule
- Wärmeerhalt

Erweiterte Maßnahmen
- Mindestens ein sicherer i. v. Zugang, ggf. intraossäre Infusion
- Medikamentengabe
- Bei ausreichender Erfahrung evtl. Narkoseeinleitung, Intubation und Beatmung

Medikamente und Dosierungsempfehlungen
- **Analgesie**
  - 1 µg/kg KG Fentanyl i. v. (z. B. Kind 10 kg KG = 10 µg Fentanyl)
  - 0,1–0,2 mg/kg KG Piritramid i. v.
  - 0,5–1 mg/kg KG S-Ketamin i. v. oder 2 mg/kg KG intranasal; bei Kindern möglichst vorab Gabe einer Einmaldosis Atropin wegen häufiger Hypersalivation
  - Idealerweise in Kombination mit 0,1 mg/kg KG Midazolam i. v.
  - **Cave:** keine Monoanästhesie (d. h. nur S-Ketamin ohne Midazolam)!
  - Wenn ausreichende Erfahrung, evtl. frühzeitige Narkoseeinleitung und Intubation.
- **Volumensubstitution**
  - 20 ml/kg KG Vollelektrolytlösung in 10 Min., bei weiterhin eingeschränkter Mikrozirkulation oder anderen Schockzeichen nochmals 20 ml/kg KG Vollelektrolytlösung in weiteren 10 Min.
- **Medikamente zur Intubation (nur wenn ausreichende Erfahrung!)**
  - Säuglinge
    - Midazolam 0,1 mg i. v. und Morphin 0,1 mg/kg KG i. v.
  - Kinder
    - Midazolam 0,1 mg/kg KG i. v., Fentanyl 3 µg/kg KG i. v.
    - oder
    - Midazolam 0,1 mg/kg KG i. v., S-Ketamin 2 mg/kg KG i. v.
    - Falls erforderlich, Relaxierung mit Succinylcholin 1 mg/kg KG oder Rocuronium 0,6 mg/kg KG

> **MERKE**
> **Kinder haben**
> - geringe Sauerstoffreserven,
> - geringe Toleranz gegenüber Volumenverlusten,
> - keine Wärmeproduktion durch Muskelzittern bei Neugeborenen und Säuglingen!

35.2.2 Thermische Verletzungen beim Kind

Die rettungsdienstliche Erstversorgung von Kindern mit Verbrennungen oder Verbrühungen (> Abb. 35.3) unterscheidet sich zunächst nicht grundsätzlich von der bei Erwachsenen (> Kap. 42.5). Im Kindesalter sind jedoch einige notwendige Modifikationen in der Therapie zu beachten. Vor allem auf die Gefahr der zusätzlichen Verschlechterung der Prognose durch eine **rasche Auskühlung** ist unbedingt zu achten, nasse Kleidung ist zügig zu entfernen. Kühlung der Verletzungen mit Wasser wird nur in den ersten 10 Min. überhaupt empfohlen und ist somit bei Eintreffen des Rettungsdienstes nur noch selten indiziert. Stattdessen sollten ohne Verzögerung Maßnahmen der medikamentösen Analgesie eingesetzt werden. Da es sich gerade bei Verbrühungen in den meisten Fällen um Kleinkinder handelt, findet man häufig die ungünstige Kombination von **ausgeprägter Abwehr** und **schwieriger Venensituation** vor. Da die starken Schmerzen dennoch ein rasches Handeln notwendig machen, hat sich die primär intranasale Verabreichung z. B. von Midazolam (0,2 mg/kg KG) und S-Ketamin (2 mg/kg KG) bewährt. Nach Einsetzen der Wirkung kann beim ruhiger werdenden Kind dann mit deutlich höherer Erfolgsquote ein intravenöser oder intraossärer Zugang etabliert werden, bei kurzem Transportweg kann bei suffizienter Analgesie aber ggf. hierauf ganz verzichtet werden.

Da Kinder in besonderem Maße von den Spätfolgen der Verbrennungskrankheit bedroht sind, sollte die klinische Versorgung der Brandverletzungen schon **ab 10 % Körperoberfläche** unabhängig vom Verbrennungsgrad in einer Klinik mit entsprechender Expertise durchgeführt werden. Die vom Rettungsdienst vorzunehmende erste Einschätzung des Ausmaßes der Verbrennungsverletzung gelingt bei Kindern am einfachsten durch die **„Handregel"**: Eine komplette Hand – also Handfläche plus ausgestreckte Finger – des Kindes erfasst ca. 1 % der Körperoberfläche, erfahrungsgemäß wird das Ausmaß eher über- als unterschätzt. Bei besonderen Risikofaktoren (drittgradige oder großflächige Verletzungen, Kinder unter 1 Jahr, begleitende Rauchgasinhalation) sollte die Weiterversorgung unbedingt in einem auf Kinder spezialisierten **Verbrennungszentrum** erfolgen (Karte und weitere Informationen unter www.verbrennungsmedizin.de, letzter Zugriff: 15.8.2015). Da es in den meisten Bundesländern nur 1–2 solcher Zentren gibt und die Anfahrtszeiten entsprechend lang sind, empfiehlt sich oft zunächst die

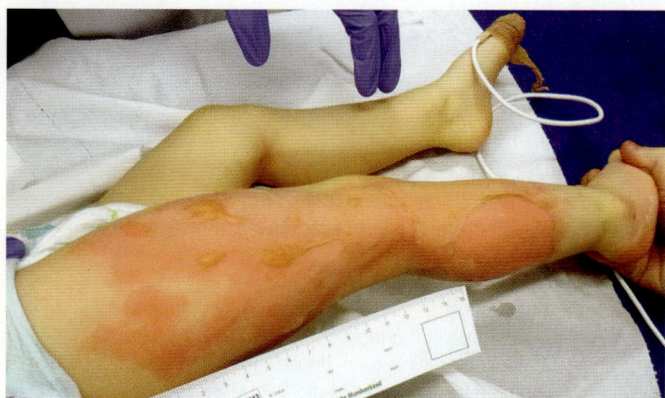

Abb. 35.3 Verbrühung [P109]

erweiterte Erstversorgung im Schockraum einer nahe liegenden geeigneten (Kinder-)Klinik und dann der schonende Weitertransport mit dem Hubschrauber.

Zu warnen ist vor einer **Übertherapie** des brandverletzten Kindes **mit Infusionslösungen** (z. B. großlumiger Zugang und frei tropfende Infusion). Zu viel Volumen wird neben den pulmonalen und zerebralen Komplikationen (z. B. Lungenödem, Hirnödem) auch noch zu einer Verstärkung des die Brandverletzung komplizierenden Gewebeödems führen. Bei der zu errechnenden Flüssigkeitszufuhr für die erste vom Rettungsdienst zu überbrückenden Stunde sind komplizierte und im Notfall häufig nicht sofort präsente Formeln wenig hilfreich, bewährt hat sich präklinisch die **kontinuierliche Verabreichung von 10 ml/kg KG/h** einer **Vollelektrolytlösung** sowie die zusätzliche **Bolusgabe** bei eingeschränkter Mikrozirkulation, persistierender Tachykardie trotz adäquater Analgesie oder sonstigen Schockzeichen.

MERKE
- **10 ml/kg KG Vollelektrolytlösung** als Infusion in der ersten Stunde
- Zusätzlicher **Volumenbolus** mit 20 ml/kg KG über 10 Min. bei Schockzeichen

Bevorzugt sollte bei Säuglingen und Kleinkindern die abgeschätzte oder berechnete Infusionsmenge über einen **Perfusor** verabreicht und genau bilanziert werden.

SCHLAGWORT
Thermische Verletzung beim Kind
Ursachen (bei Kindern überwiegend)
- Verbrühung (feuchte Hitze, heiße Flüssigkeiten)
- Verbrennung (trockene Hitze, Flammen)

Symptome
- **Verbrennung Grad I**
  – Hautrötung mit Schmerzen
- **Verbrennung Grad II**
  – Hautrötung mit Schmerzen und oberflächlicher Blasenbildung
  – Hautfarbe blassrosa oder weiß; feuchte, geschwollene Haut mit geplatzten Blasen
- **Verbrennung Grad III**
  – Grauweiße, nekrotisierte und lederartige Hautwunde

Maßnahmen
Monitoring
- AF, SpO_2, Rekapillarisierungszeit, Puls (peripher/zentral), RR, BZ, GCS, EKG, Temperatur
- Bewusstseinszustand

Basismaßnahmen und Lagerung
- Unterbrechung der Verbrennungsursache
- Entfernen der verbrannten und/oder nassen Kleidung
- Wärmeerhalt
- O_2-Gabe über Maske oder Nasensonde 2–4 l/Min.
- Ermittlung des Verbrennungsausmaßes (Tiefenausmaß, Flächenausmaß mittels Handregel)

Erweiterte Maßnahmen
- Adäquate Analgesie, z. B. mit Midazolam und S-Ketamin
- i. v. Zugang (falls problemlos möglich)
- Gegebenenfalls Narkoseeinleitung, Intubation und Beatmung (nur bei Verletzungen mit Beteiligung des Mund-Rachen-Raums oder zusätzlicher Rauchgasinhalation)

Medikamente und Dosierungsempfehlungen
- **Analgesie**
  – 0,1 mg/kg KG Morphin oder Piritramid i. v., ggf. nach 10 Min. wiederholen.
  – 1 mg/kg KG S-Ketamin i. v. oder 2 mg/kg KG S-Ketamin intranasal, Folgegaben mit 0,5 mg/kg KG bis zur Schmerzfreiheit
- Flüssigkeitstherapie mit 10 ml/kg Vollelektrolytlösung in der ersten Stunde
- Gegebenenfalls zusätzlicher Volumenbolus bei Schockzeichen

35.2.3 Misshandeltes Kind

Ein trauriges Kapitel stellt die mutwillige, nicht selten schwere oder tödliche Verletzung von Kindern dar. Täter ist i. d. R. ein Elternteil oder ein anderes Familienmitglied. Der Tat vorausgegangen ist oftmals ein langes Martyrium des Kindes. Wichtig ist daher, bei allen im Haushalt erlittenen Verletzungen eines Kindes sicherzugehen, dass **Angaben der Eltern** über die Herkunft und der vorgefundene Befund schlüssig und glaubhaft **übereinstimmen.**

MERKE
Misstrauisch muss der Retter werden, wenn zahlreiche, auch ältere **Blutergüsse, Unterernährung, Verwahrlosungszeichen** oder unlogische Angaben zum Unfallhergang Hinweise auf Misshandlungen geben (➤ Abb. 35.4).

Im Zweifelsfall sollten die gemachten **Beobachtungen** immer dem **Aufnahmearzt** in der Klinik **mitgeteilt** werden, damit dieser ggf. in Zusammenarbeit mit Jugendamt und Polizei eine Überprüfung und Hilfsmaßnahmen für das Kind einleiten kann. An vielen Kliniken existieren inzwischen **Kinderschutzgruppen oder -ambulanzen,** die Misshandlungsvorwürfen gezielt und konsequent, aber mit der nötigen Sensibilität nachgehen.

Auch Kinder **ohne äußere Verletzungszeichen** können **Misshandlungsopfer** sein. Das Hin- und Herschleudern des Kopfes durch Festhalten an den Schultern und Schütteln ist eine häufige

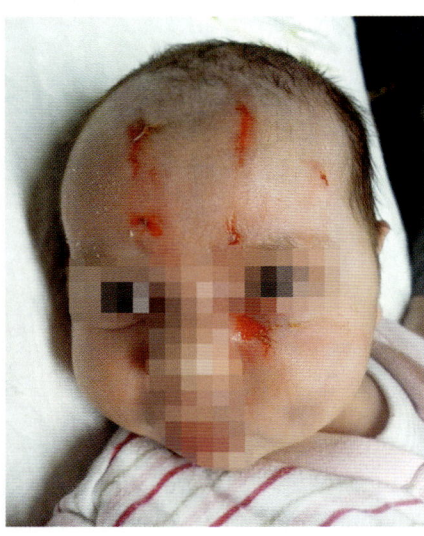

Abb. 35.4 Misshandeltes Kind [P109]

35.3 Respiratorische Notfälle

Die Ursachen für diese unterschiedlichen Erkrankungsschwerpunkte sind offensichtlich: Zum einen kommen fast alle Kinder herzgesund zur Welt und die Alterung der Blutgefäße mit Arterienverkalkung braucht Jahrzehnte. Zum anderen sind die Atemwege des Kindes naturgemäß viel kleiner als beim Erwachsenen – eine gleich starke Schleimhautschwellung im Kehlkopf kann das Baby zum Ersticken, den Erwachsenen lediglich zum Räuspern bringen. Fremdkörper, die der Erwachsene problemlos mit seiner Atemmuskelkraft abhustet, können bei Kleinkindern einen ganzen Hauptbronchus blockieren und dadurch die halbe Lungenkapazität lahmlegen. Die Möglichkeiten einer Kompensation eingeschränkter Lungenfunktion durch eine forcierte Atmung sind aufgrund der **schwach ausgeprägten Atemhilfsmuskulatur** gering.

35.3.1 Kruppsyndrom

Das Kruppsyndrom umfasst eine Gruppe verschiedener Erkrankungen im Säuglings- und Kleinkindesalter, die eine Verengung der Atemwege im Bereich des Kehlkopfs gemeinsam haben. Für die Notfallmedizin relevante Formen des Kruppsyndroms sind:
- **Sub**glottische Laryngotracheitis („Pseudokrupp")
- **Supra**glottische Laryngotracheitis (Epiglottitis)

Pseudokrupp (subglottische Laryngotracheitis)

Ein Pseudokrupp ist eine entzündliche, meist **durch Viren ausgelöste Erkrankung** des Kehlkopfs. Dabei schwillt die Schleimhaut v. a. unterhalb der Stimmritze an. Es kommt zur Luftnot bei der Einatmung mit deutlichem inspiratorischen Stridor und zu dem typischen, bellenden Husten. Trotz des häufig dramatisch wirkenden ersten Eindrucks und entsprechend besorgter Eltern, sollte man sich zunächst darauf beschränken, mithilfe letzterer und einiger weniger Basismaßnahmen die Situation zu stabilisieren. Eine intensive Notfalltherapie im Rettungsdienst ist nur in absoluten Ausnahmefällen erforderlich. Sodann gilt es, durch Befragen der Angehörigen die Diagnose zu sichern und den grundsätzlich **undramatischen Pseudokrupp** von anderen, lebensbedrohlicheren Erkrankungen der Atemwege abzugrenzen.

Symptome

Der Pseudokrupp tritt zum Leidwesen von Eltern und Rettungsdienst i. d. R. in der tiefen Nacht mit langsam zunehmender Luftnot und bellendem Husten auf, bei Aufregung kommt häufig noch ein inspiratorischer Stridor hinzu. Die Eltern berichten häufig, das Kind sei seit 1 oder 2 Tagen leicht erkältet, mit Schnupfen und etwas Husten.

> **MERKE**
> Der **Pseudokrupp** ist gekennzeichnet durch **plötzlichen Stridor** und **bellenden Husten** beim fieberfreien Kind (➤ Tab. 35.1).

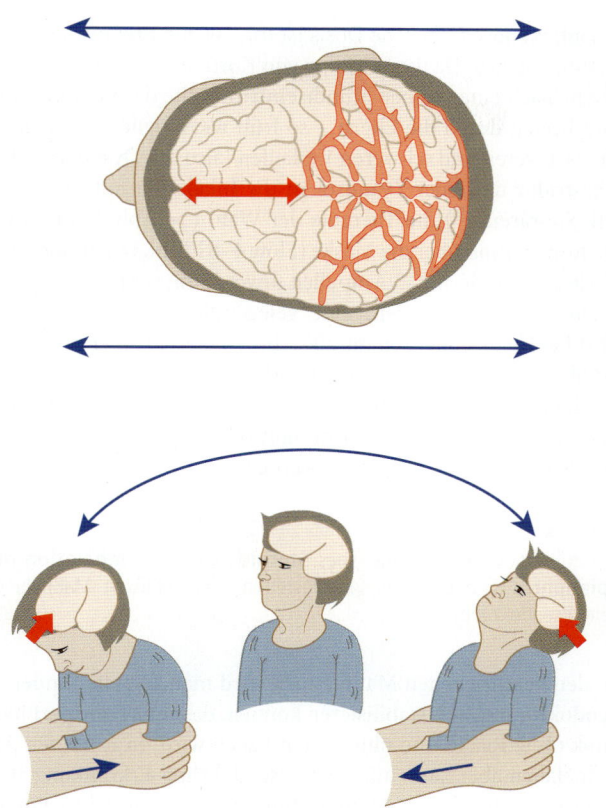

Abb. 35.5 Schütteltrauma [L231]

Brutalität gegen schreiende Kleinkinder, die auch ohne sichtbaren äußeren Bluterguss oder Fraktur zu schweren Hirnblutungen durch Abriss von Brückenvenen führen kann (➤ Abb. 35.5). Der Kindesmisshandlung kann nur Einhalt geboten werden, wenn alle, auch der Rettungsdienst, verdächtige Wahrnehmungen genau protokollieren und als Anwalt und Sprecher des Kindes handeln.

Im Vordergrund der **Maßnahmen** des Rettungsdienstes stehen die Weitergabe verdächtiger Beobachtungen und die Rettung des Kindes durch Transport in die sichere Klinik. Emotionale Äußerungen gegenüber dem mutmaßlichen Misshandler sind sinnlos und müssen in der rettungsdienstlichen Praxis unterbleiben. Wenn sich Eltern weigern sollten, ihre verletzten Kinder in die Obhut des Rettungsdienstes zu übergeben, obwohl dies offensichtlich notwendig ist, so sind umgehend ein Arzt zur Feststellung der Notwendigkeit und die Polizei zur Durchsetzung weiterer Maßnahmen hinzuzuziehen.

35.3 Respiratorische Notfälle

Während bei Erwachsenen überwiegend Notfälle des Herz-Kreislauf-Systems auftreten, stehen bei Kindern **bedrohliche Störungen der Atmung** im Vordergrund, deren häufigste Ursachen der **Pseudokrupp** (subglottische Laryngotracheitis), ein **Asthmaanfall** und die **Fremdkörperaspiration** sind.

Tab. 35.1 Unterscheidung von Epiglottitis und Pseudokrupp		
	Pseudokrupp	**Epiglottitis**
Beginn	langsam	schnell
Alter	0,5–4 Jahre	3–7 Jahre
Fieber	nein oder gering	hoch
Stimme	heiser	kloßig
Husten	bellend	kaum bis fehlend
Speichel	normal	fließt
Schlucken	normal	behindert

Die Körpertemperatur darf allenfalls gering erhöht sein. Ein „hoch fieberhafter Pseudokrupp" ist zumeist keiner, sondern möglicherweise die seltene, lebensbedrohliche Epiglottitis (s. u.), die niemals verkannt werden darf.

Therapie

Die **Basismaßnahmen** in der Behandlung des Kindes mit Pseudokrupp sind einfach. Zunächst ist die Beruhigung der Eltern wichtig, denn das Kind gehört auf den Arm der dann selbst beruhigend einwirkenden Mutter. **Feuchte, kalte Luft** hilft bei der Schleimhautabschwellung im Kehlkopf. Deshalb soll das Kind warm eingepackt und ans geöffnete Fenster gebracht werden, häufig bessert sich die Symptomatik auch schon auf dem Weg durch die frische Luft zum Rettungswagen. Manipulationen wie das Aufsetzen einer Sauerstoffmaske sind beim bewusstseinsklaren Kleinkind mit Pseudokrupp zumeist sinnlos. Der kleine Patient wird sich mit Nachdruck dagegen wehren und bei der Abwehr mehr Sauerstoff verbrauchen als aus der Maske zugeführt wird. Im Zweifelsfall sollte beim Kind vor der Sauerstoffgabe ohnehin immer erst mittels Pulsoxymetrie eine möglicherweise klinisch vermutete Zyanose bestätigt werden.

Erweiterte Maßnahmen zielen auf die Verminderung der entzündlichen Schwellung im Kehlkopfbereich, um hierdurch die Atemnot zu verbessern. Unabhängig vom Schweregrad empfiehlt sich die Verabreichung von Prednisolon-Zäpfchen (z. B. Rectodelt®, Infectocortikrupp®), die hoch dosiert ebenso gut wirken wie eine intravenöse Gabe. Die Dosis ist mit 100 mg Prednisolon in Altersstufen gleich. Da die Wirkung von Kortikosteroiden jedoch frühestens nach einer halben Stunde eintritt, sollte die Verabreichung – am besten durch die Eltern – so früh wie möglich erfolgen. Bei mittelschweren und schweren Verläufen (also mit Dyspnoezeichen, Ruhestridor und/oder Zyanose) ist die Inhalation mit Epinephrin (z. B. Suprarenin®) die Therapie der Wahl (➤ Abb. 35.6). Mittels Feuchtinhalation über die Maske (Flow 4–8 l/Min. O_2) können auch bei kleinen Kindern 1–3 Ampullen unverdünntes Epinephrin ohne Gefahr vernebelt werden, eine gelegentliche Tachykardie wird selbst bei Herzfrequenzen bis 200/Min. in diesem Alter problemlos und über längere Zeit toleriert. Der Effekt der Inhalation macht sich innerhalb weniger Minuten bemerkbar, bei unzureichender Wirkung kann die Inhalation wiederholt oder sogar als Dauerinhalation bis in die Klinik fortgesetzt werden.

> **MERKE**
> Die frühzeitige rektale Gabe eines **Steroids** sowie die **Inhalation mit Epinephrin** sind die zwei wichtigsten medikamentösen Maßnahmen beim Pseudokrupp.

Mit den beschriebenen Maßnahmen wird man fast alle Kinder mit Pseudokrupp soweit stabilisieren können, dass ein Transport in die Klinik ohne Risiko und ohne Eile möglich wird. In extremen Ausnahmefällen aber kann auch eine Pseudokrupp-Erkrankung zu einer lebensbedrohlichen Atemnot führen, die ein invasives Eingreifen zur Sicherung der Atemwege erforderlich macht. **Zeichen der lebensgefährlichen Atemnot** sind grau-zyanotisches Aussehen, eine pulsoxymetrisch gemessene Sättigung < 90 %, schwerer inspiratorischer Stridor und eingetrübtes Bewusstsein.

Gerade bei Pseudokrupp-Patienten gilt, dass eine gekonnte **Maskenbeatmung** der mühsamen und oft mit schweren Folgeschäden verbundenen **Notfallintubation** vorzuziehen ist. Da die Atemwegsverengung beim Pseudokrupp unterhalb der Stimmbänder liegt, wird sich bei der Intubation ein fast normales laryngoskopisches Bild ergeben. Erst nach Passieren der Stimmritze trifft man auf das eigentliche Problem, es sollte deshalb primär immer ein kleinerer Tubus (0,5 mm ID < altersentsprechend) sowie die orotracheale Intubation mittels Führungsstab gewählt werden. Aufgrund der Zeitverzögerung durch eine auch beim Pseudokrupp notwendige Narkoseinleitung sowie den fraglichen Erfolg der präklinischen Intubation ist in dieser Situation jedoch häufig ein schnellstmöglicher Transport unter Inhalation und Sauerstoffgabe in eine vorinformierte Klinik mit Kinderanästhesist/-intensivmediziner die beste Wahl!

> **ACHTUNG**
> Die **Intubation** von Pseudokrupp-Kindern ist **sehr selten erforderlich** und muss der akut lebensbedrohlichen Ateminsuffizienz mit Zyanose vorbehalten bleiben.

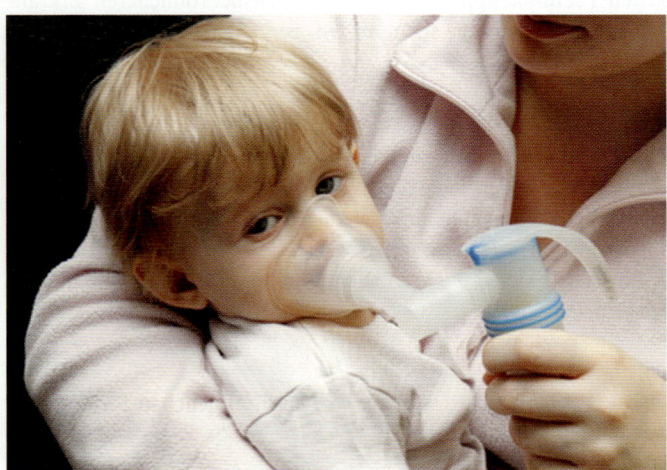

Abb. 35.6 Inhalation [J748-103]

> **SCHLAGWORT**
>
> **Pseudokrupp**
>
> **Ursachen**
> - Virale Erkrankung des Kehlkopfs (subglottisch)
>
> **Symptome**
> - Bellender Husten
> - Inspiratorischer Stridor
> - Kein oder nur geringes Fieber (Temperatur < 38,5 °C)
> - Normales, eher blasses Hautkolorit
>
> **Maßnahmen**
>
> **Monitoring**
> - AF, SpO₂, Rekapillarisierungszeit, Puls (peripher/zentral), RR, BZ, GCS, EKG, Temperatur
> - Bewusstseinszustand
>
> **Basismaßnahmen und Lagerung**
> - Beruhigung von Eltern und Kind
> - Kind auf Arm der Mutter in Oberkörperhochlage (z.B. Sitzen auf dem Schoß)
> - Feuchte, kalte Luft atmen lassen.
>
> **Erweiterte Maßnahmen**
> - Rektale Verabreichung eines Steroids
> - Feuchtverneblung von Epinephrin
>
> **Medikamente und Dosierungsempfehlungen**
> - Prednisolon/Prednison 100 mg rektal (alle Altersklassen)
> - Inhalation mit 1–3(–5) ml unverdünntem Epinephrin

Epiglottitis (supraglottische Laryngotracheitis)

Durch Schutzimpfung der meisten Kleinkinder gegen den Erreger *Haemophilus influenzae* ist die noch vor einigen Jahren gefürchtete Epiglottitis in Deutschland inzwischen eine **Seltenheit**. Dennoch kann sie bei ungeimpften Kindern immer noch auftreten, die Zunahme an „Impfgegnern" sowie von Migranten- und Flüchtlingskindern ohne bestehenden Impfschutz wird eher wieder zu einem Anstieg der Erkrankung führen. Die Epiglottitis führt aus völliger Gesundheit heraus in wenigen Stunden zu **lebensbedrohlicher Luftnot**. Stärkste Einziehungen, Erstickungsangst des kleinen Kindes und im Extremfall Bewusstseinstrübung durch Sauerstoffmangel, grau-zyanotische Hautfarbe, Schnappatmung oder Atemstillstand werden den im Einsatz angetroffenen Erstbefund kennzeichnen. Wichtig ist, eine Epiglottitis im Rettungsdienst zu diagnostizieren und dieses lebensbedrohliche Krankheitsbild nicht mit dem viel harmloseren Pseudokrupp zu verwechseln. Bestimmte Merkmale erleichtern die Unterscheidung dieser mit **Stridor** und **Atemnot** einhergehenden Krankheiten.

> **MERKE**
>
> Bis zum Beweis des Gegenteils sind alle Kinder mit **Stridor, Atemnot und Fieber** als an einer Epiglottitis erkrankt anzusehen. Alle Maßnahmen sind an dem pädiatrischen Maximalnotfall der Epiglottitis auszurichten.

Therapie

Alle Maßnahmen zielen auf die **Aufrechterhaltung der Atmung** und das **schnellstmögliche Erreichen einer geeigneten Zielklinik**, da die einzige kausale Therapie nur dort möglich ist, nämlich eine erregerspezifische Antibiose. Jede Aufregung des Kindes kann die Situation weiter verschärfen, deshalb sollten alle Manipulationen vermieden und Eltern mit Kind ruhig, aber zügig in den Rettungswagen verbracht werden. Niemals darf eine Racheninspektion erfolgen, da dies von einer Verstärkung der Schwellung bis hin zu einem reflektorischen Herzstillstand führen kann.

Die ohnehin bereits stark angeschwollene Epiglottis wird im Liegen nach hinten fallen und im schlimmsten Fall den Atemweg endgültig verlegen. Der Transport sollte deshalb in **sitzender oder leicht nach vorne gebeugter Position** erfolgen, am besten auf dem Schoß der Mutter. Über eine locker vorgehaltene Maske sollte dem Kind Sauerstoff vorgelegt werden. Für den weiteren Verlauf sind die richtige Wahl der Zielklinik sowie die telefonische Vorankündigung entscheidend: Auch in der Klinik wird die Intubation nur einem erfahrenen Anästhesisten oder Kinderintensivmediziner gelingen, bevorzugt in Endoskopiebereitschaft. Eine HNO-Abteilung oder versierte Kinderchirurgie sichert bei unmöglicher Intubation mittels chirurgischem Atemweg die weitere Beatmung des Kindes. Im Idealfall sollte bei Eintreffen des Rettungsdienstes das komplette Team im Schockraum oder auf der Kinderintensivstation bereitstehen, um eine zügige Weiterversorgung mit Einleitung einer Inhalationsnarkose, Etablierung eines venösen Zugangs und der anschließenden Intubation gewährleisten zu können.

Verschlechtert sich die Atmung des Kindes weiter oder tritt eine Bewusstseinstrübung ein, kann man zumeist mit **assistierender Maskenbeatmung** die Zeit bis zum Eintreffen in der Klinik überbrücken. Kinder mit Atemnot sterben i.d.R. nicht am kompletten Zuschwellen ihrer Atemwege, sondern an Erschöpfung der Atemmuskulatur durch langes überanstrengtes Atmen. Bei diesem Ersticken durch Erschöpfung kann eine assistierende Maskenbeatmung wirksam und lebensrettend sein. Da in dieser Situation das Kind bewusstseinsgetrübt ist, wird es die Maske fast immer tolerieren. Von sedierenden Maßnahmen ist abzuraten, da diese den verbleibenden Atemantrieb des Kindes weiter senken können. Eine ruhig und kontrolliert durchgeführte Maskenbeatmung mit Sauerstoff wird in den allermeisten Fällen ausreichen, Kinder mit bedrohlicher Atemnot lebend in die Klinik zu bringen.

Sehr selten wird eine **Intubation** erforderlich sein, diese sollte nur bei schwerer Atemstörung mit nicht mehr tolerabler Sauerstoffsättigung sowie fehlender Möglichkeit des „Scoop and Run" aufgrund längerer Fahrtzeit durchgeführt werden. In diesem Fall sollte unbedingt zunächst eine adäquate Narkose einschließlich Relaxierung eingeleitet werden, da erhaltene Schutzreflexe bzw. eine traumatische Intubation rasch zu einer zusätzlichen Verschlechterung führen und es in dieser Situation ohnehin kein Zurück zur Spontanatmung mehr gibt. Der Tubus sollte mindestens 0,5 mm kleiner als der altersentsprechende Innendurchmesser gewählt werden, es empfiehlt sich die orale Intubation mittels Führungsstab. Wenngleich die Intubation in Koniotomiebereitschaft empfohlen ist, handelt es sich bei letzterer präklinisch um eine Ultima-Ratio-Technik mit allenfalls anekdotischer Erfolgsquote.

SCHLAGWORT

Epiglottitis

Ursachen
- Bakterielle Erkrankung des Kehlkopfs (supraglottisch)

Symptome
- Kein Husten
- Inspiratorischer Stridor
- Hohes Fieber (Temperatur > 38,5 °C)
- Rotes, fiebriges Hautkolorit
- Eingeschränkte Mikrozirkulation

Maßnahmen
Monitoring
- AF, SpO$_2$, Rekapillarisierungszeit, Puls (peripher/zentral), RR, BZ, GCS, EKG, Temperatur
- Bewusstseinszustand

Basismaßnahmen und Lagerung
- Minimalinvasives Vorgehen („Scoop and Run")
- Sauerstoffgabe über Maske 6–8 l/Min.
- Kind auf Arm der Mutter in Oberkörperhochlage (z. B. Sitzen auf dem Schoß)

Medikamente und Dosierungsempfehlungen
- Keine Sedierung
- Kein Kortison
- Gegebenenfalls Versuch der Epinephrin-Inhalation über Vernebler
- Antibiotikagabe erst in Klinik

35.3.2 Asthmaanfall

Mit Asthma als chronischer Erkrankung sind das erkrankte Kind und seine Eltern zumeist gut vertraut und haben im betreuenden Kinderarzt ihre medizinische Bezugsperson. So erfolgt die Alarmierung des Rettungsdienstes vielfach erst dann, wenn die bewährte Eigenhilfe mit Inhalationsgerät, Dosieraerosol und Medikamenten versagt hat. Die Anamnese ist meist leicht und eindeutig zu erheben. Die erforderlichen **Basismaßnahmen** und **erweiterten Maßnahmen** sind ➤ Kap. 28.2.3 zu entnehmen.

Es gilt, einige **Besonderheiten** bei Kindern zu beachten. Die effektive Inhalation schnellwirkender bronchialerweiternder Betamimetika im Bedarfsfall sowie eine dauerhafte Kortisoninhalation sind Grundlage der Therapie. Häufig können Kinder mit asthmabedingter Atemnot die üblichen Dosieraerosole jedoch nicht mehr richtig anwenden. Dann muss mit einer Inhalierhilfe oder mit einem Vernebler inhaliert werden, im Rettungsdienst wird man i. d. R. Salbutamol vernebeln. Die Gabe von Prednisolon als Zäpfchen ist möglich, alternativ mit 2 mg/kg KG intravenös, höhere Dosen sind nicht effektiv. Die Wirkung des Kortisons setzt jedoch erst mit einiger Verzögerung ein. Wichtigstes diagnostisches Hilfsmittel ist die **Pulsoxymetrie:** Die Sauerstoffsättigung soll mindestens 92 % betragen, bei geringeren Werten ist die umgehende Sauerstoffgabe über eine Sauerstoffbrille oder das lockere Vorhalten einer Maske notwendig. Im Gegensatz zum älteren Menschen ist beim Kind eine Verminderung des Atemantriebs durch die Sauerstoffgabe nicht zu befürchten, dieser sollte deshalb eher frühzeitig und großzügig verwendet werden.

Bei **Zunahme der respiratorischen Insuffizienz** ist eine Intensivierung der Therapie notwendig; da es sich meistens um Schulkinder handelt und die Venen durch die angestrengte Atmung eher gestaut sind, sollte sich normalerweise zügig ein intravenöser Zugang etablieren lassen. Hierüber kann auch bei Kindern vorsichtig z. B. mit Reproterol als Betamimetikum gearbeitet werden, limitierend ist ggf. eine zunehmende Tachykardie. Alternativ kommt auch die subkutane Verabreichung von Terbutalin oder die intramuskuläre Gabe von Adrenalin infrage, je nachdem welche Medikamente im Rettungsdienstbereich vorgehalten werden. Die Infusion von Theophyllin ist in ihrer Wirksamkeit umstritten und meist der Behandlung in der Klinik vorbehalten.

Bei lebensbedrohlichen Symptomen, wie **Zyanose und Bewusstseinstrübung,** hilft oft als Ultima Ratio vor der komplikationsbelasteten Intubation eine assistierende Maskenbeatmung mit Sauerstoff! Gelegentlich erleichtert eine vorsichtige Sedierung mit Promethazin (Atosil®) die Kooperation und mindert den durch die Atemnot empfundenen Stress, ohne den Atemantrieb zusätzlich zu beeinträchtigen.

Wie bei allen Kindern mit Atemnotzuständen sollen bei der Versorgung und während des Transports **Ruhe und Sicherheit** vermittelt werden. Die Sauerstoffgabe per Maske ist zwar sinnvoll, hat aber bei heftiger Abwehr des Kindes zunächst zu unterbleiben. Das beruhigende Einwirken der Eltern ist bei einem psychisch überlagerten und angstauslösenden Krankheitsbild wie dem Asthmaanfall eine wirksame und nebenwirkungsfreie Therapie.

SCHLAGWORT

Asthma bronchiale bei Kindern

Ursachen
- Allergisches (extrinsic) Asthma
- Nichtallergisches (intrinsic) Asthma

Symptome
- Orthopnoe (höchste Atemnot), Tachypnoe (beschleunigte Atmung)
- Hustenattacken
- Giemen, Brummen
- Unruhe, Angst
- Zyanose

Maßnahmen
Monitoring
- AF, SpO$_2$, Rekapillarisierungszeit, Puls (peripher/zentral), RR, BZ, GCS, EKG, Temperatur
- Bewusstseinszustand
- Inspektion Atembewegungen (zunehmende Erschöpfung?)

Basismaßnahmen und Lagerung
- O$_2$-Gabe über Maske oder Nasensonde 4–6 l/Min.
- Oberkörperhochlagerung (30–90° Drehpunkt Hüfte) oder Kind auf Arm der Mutter in Oberkörperhochlage (z. B. Sitzen auf dem Schoß)

Erweiterte Maßnahmen
- Wenn schnell möglich i. v. Zugang

Medikamente und Dosierungsempfehlungen
- Schnellwirkendes Betamimetikum per Dosieraerosol mit Inhalierhilfe 2–4-mal/10 Min. oder per Vernebler z. B. mit Salbutamol-Fertiginhalat
- Prednisolon 2 mg/kg KG i. v. oder 100 mg rektal (z. B. Infectocortikrupp®)
- Reproterol 1 µg/kg KG langsam i. v. oder Terbutalin 5 µg/kg KG subkutan

35.3.3 Fremdkörperaspiration

Insbesondere Kleinkinder stecken alles in den Mund, was sie erreichen können und was hineinpasst. Beim Einatmen können Erdnüsse, Legosteine, Plastikspielzeugteile und vieles andere mehr aspiriert werden und den Kehlkopf, die Luftröhre oder Teile des Bronchialbaums ganz oder teilweise verlegen.

Symptome

Das **Leitsymptom** der Fremdkörperaspiration ist der **plötzliche heftige Hustenanfall** ohne vorhergehende Erkältung. Wenn dann noch offensichtlich kleine Gegenstände vom Kind in den Mund gesteckt wurden und ein Stridor oder über einer Lungenseite Giemen zu hören ist, fällt die Verdachtsdiagnose nicht schwer. Auch beim Essen von Nüssen, Paprika oder rohen Karotten treten Aspirationen überproportional häufig auf. Wurde eine kleine und nicht akut bedrohliche Aspiration von der Mutter nicht bemerkt oder vom Arzt übersehen, wird manchmal erst nach Wochen chronischer Husten zur korrekten Diagnose führen. Diese Kinder werden aber nicht vom Rettungsdienst gesehen.

Therapie

Die zu ergreifenden **Basismaßnahmen** hängen entscheidend von der gebotenen Symptomatik ab. Nach einem nur kurzen Erstickungsanfall sowie rasch wieder gebessertem Allgemeinzustand ohne persistierenden Husten, Zyanose oder Dyspnoe wurde der Fremdkörper entweder bereits ausgehustet oder aber ist unterhalb der Glottis in der Trachea oder einem Hauptbronchus zum Liegen gekommen. Jegliche Manipulation und die Aufforderung zum Husten sollten unterbleiben, da eine erneute Lageveränderung z. B. mit Verklemmen im Kehlkopf zu einem respiratorischem Notfall führen kann. Es sollte deshalb in Arztbegleitung ein schonender, aber zügiger Transport in die nächste Kinderklinik mit Möglichkeit der bronchoskopischen Fremdkörperextraktion erfolgen.

Beim hustenden Kind ist zunächst die Unterscheidung in effektives und ineffektives Husten wichtig. Beim **effektiven Husten** ist der Atemweg i. d. R. nur partiell verlegt, das Kind immer wach, ansprechbar und es liegt eine allenfalls mäßige Dyspnoe ohne Zyanose vor. Empfehlung ist in diesem Fall, das Kind weiter zum Husten zu ermutigen. Über eine vorgehaltene Gesichtsmaske kann Sauerstoff zugeführt werden, mittels Pulsoxymetrie kann die Sättigung überwacht werden. Auch hier ist der eilige Transport mit Notarzt und in Intubationsbereitschaft die sinnvollste Maßnahme, während der gesamten Fahrt muss das Kind engmaschig auf eine drohende respiratorische Erschöpfung oder weitere Zunahme der Obstruktion beobachtet und dann ggf. weitere Maßnahmen ergriffen werden.

Ist das Kind bereits zyanotisch, der Hustenstoß nur noch schwach, liegt bereits eine Bewusstseinsstörung oder Schaukelatmung vor, so spricht man von **ineffektivem Husten.** Hier sollten zügig Versuche zur Fremdkörperentfernung durch eine intrathorakale Druckerhöhung versucht werden. Unabhängig vom Alter sind bis zu **5 kräftige und ruckartige Schläge mit der Hand auf den Rücken** bzw. zwischen die Schulterblätter empfohlen. Insbesondere Säuglinge und Kleinkinder sollten hierzu möglichst in Kopftieflage gebracht werden, z. B. durch Legen auf den Unterarm oder über das eigene Knie (➤ Abb. 35.7).

Bei ausbleibender Besserung werden bei Kindern unter einem Jahr 5 Thoraxkompressionen in Rückenlage durchgeführt, diese sind vergleichbar mit der Herzdruckmassage im Rahmen einer Reanimation. Bei größeren Kindern kann wie beim Erwachsenen ein **Heimlich-Manöver** erfolgen, hierbei wird das Kind von hinten „umarmt" und eine Faust zwischen unterem Brustbeinrand und Nabel platziert. Anschließend wird diese Faust mit der zweiten Hand ruckartig nach innen und oben gezogen. Eine leicht nach vorne gebeugte Haltung des Kindes erleichtert das Herausfallen des Fremdkörpers. Bei Kindern unter 1 Jahr sollte dieses Manöver aufgrund der erhöhten Verletzungsgefahr nicht durchgeführt werden.

Bei Erfolglosigkeit der vorausgegangenen Maßnahmen oder bewusstlosem Kind ist umgehend eine **Reanimation** gemäß gültiger **ERC-Leitlinie** einzuleiten; im Rahmen der Intubation kann bei sichtbaren Fremdkörpern der Versuch einer Entfernung mittels Magillzange oder starrem Absauger erfolgen. Bei weiterhin unmöglicher Beatmung ist häufig das tiefe Vorschieben des Fremdkörpers mithilfe des Tubus noch eine Möglichkeit, da auch über die nur einseitige Beatmung oft eine suffiziente Beatmung möglich ist.

Nach Sicherstellung der Atmung sollte eine Zielklinik mit Bereitschaft einer starren Bronchoskopie angesteuert werden; diese Möglichkeit muss durch die Rettungsleitstelle vorab geklärt werden, damit bei Eintreffen in der Zielklinik die Bereitschaft des Teams aus Kinderintensivmediziner oder -pulmonologen und Anästhesisten sichergestellt werden kann.

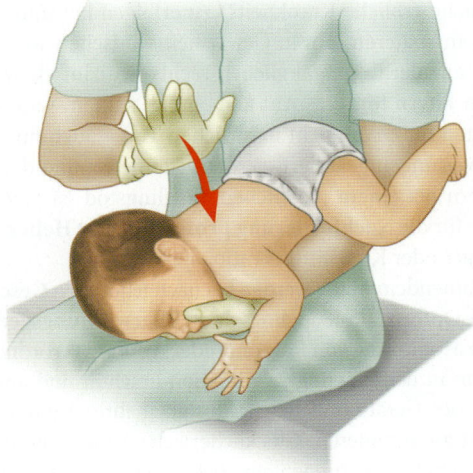

Abb. 35.7 Maßnahme bei Fremdkörperaspiration [L238]

SCHLAGWORT

Fremdkörperaspiration bei Kindern

Ursachen
- Vollständige oder teilweise Verlegung der Atemwege durch Fremdkörper

Symptome
- Inspiratorischer Stridor bei Teilverlegung der oberen Atemwege
- Giemen bei Teilverlegungen der unteren Atemwege mit verlängerter Ausatmung
- Fehlende oder nachhängende Brustkorbbewegungen
- Abgeschwächtes oder aufgehobenes Atemgeräusch des betroffenen Lungenabschnitts

Maßnahmen
Monitoring
- AF, SpO₂, Rekapillarisierungszeit, Puls (peripher/zentral), RR, BZ, GCS, EKG, Temperatur
- Bewusstseinszustand

Basismaßnahmen und Lagerung
- O₂-Gabe über Maske oder Nasensonde 4–6 l/Min.
- Kind auf Arm der Mutter in Oberkörperhochlage (z. B. Sitzen auf dem Schoß)
- Bei effektivem Husten: Zum Husten ermutigen, keine Versuche der Fremdkörperentfernung!
- Bei ineffektivem Husten :
  - Bis zu 5 ruckartige Schläge zwischen die Schulterblätter („Backblows")
  - Bei ausbleibendem Erfolg 5 Thoraxkompressionen in Rückenlage (Kinder < 1 Jahr) oder 5 abdominelle Kompressionen („Heimlich-Manöver", Kinder > 1 Jahr)

Erweiterte Maßnahmen
- Nur bei drohender Erstickung bzw. bewusstlosem Kind:
  - Laryngoskopie und Fremdkörperentfernung mit der Magillzange (nur oberhalb der Stimmbänder)
  - Endotracheale Intubation und Versuch des Vorschiebens des Fremdkörpers in einen Hauptbronchus

Medikamente und Dosierungsempfehlungen
- Gegebenenfalls Narkoseeinleitung

35.4 Plötzlicher Kindstod (Sudden Infant Death Syndrome = SIDS)

Diesem ursächlich immer noch nicht vollständig aufgeklärten Krankheitsbild fallen in Deutschland jährlich ca. 100 scheinbar gesunde Säuglinge zum Opfer. Wichtige **Risikofaktoren** wie z. B. die Bauchlage oder Rauchen in der Wohnung konnten inzwischen identifiziert werden, umgekehrt sind **präventive Maßnahmen** wie ausschließliches Stillen während der ersten Monate sowie die zeitgerechte Durchführung der empfohlenen Impfungen als Schutzfaktoren belegt. Die verstärkte Aufklärung junger Eltern über diese Schutz- bzw. Risikofaktoren hat erfreulicherweise zu konstant rückläufigen Fallzahlen geführt, dennoch ist jeder einzelne Kindstod weiterhin ein Drama für die betroffene Familie. Auch für den Rettungsdienst ist das Auffinden eines toten Säuglings häufig eine extreme psychische Belastung, und nicht immer fällt es leicht, den richtigen Mittelweg zwischen der professionellen Begleitung der Familie und den tatsächlich notwendigen Maßnahmen zu finden.

Die typische Alarmierung des Rettungsdienstes erfolgt zu einem Säugling mit Atemstillstand, der von den entsetzten Eltern scheinbar schlafend ohne Lebenszeichen im Bettchen aufgefunden wurde. Das SIDS tötet leise und ohne Vorwarnung, sodass die Eltern das Kind erst auffinden, wenn es sich überraschend nicht zu einer Mahlzeit gemeldet hat. In fast allen Fällen wird der Tod eingetreten sein, nicht selten sind schon sichere Todeszeichen festzustellen.

Maßnahmen

Sofern keine sicheren Todeszeichen vorliegen, muss umgehend eine kardiopulmonale Reanimation nach den üblichen Standards durchgeführt werden. Leider wird die **Reanimation** beim SIDS fast immer erfolglos abgebrochen werden müssen, spätestens nach 15–20 Min. ohne Lebenszeichen sind die Chancen auf ein Überleben verschwindend gering, schwere bleibende Behinderungen bei Wiedererlangen eines Spontankreislaufs im Gegenzug nahezu sicher. Auf keinen Fall sollte bei Vorliegen sicherer Todeszeichen mit einer Reanimation begonnen werden, nur „um etwas zu tun" oder den Eltern das Gefühl noch vorhandener Hoffnung zu geben. Es kann keinen Trost für Eltern geben, die ihr Kind verloren haben, auf entsprechende Versuche oder sogar gänzlich inadäquate Floskeln wie „… das wird schon wieder" oder „… ich verstehe genau, was Sie jetzt durchmachen" sollte deshalb verzichtet werden. Im Vordergrund der Bemühungen des Rettungsdienstes muss die einfühlsame und zurückhaltende Begleitung zusammengebrochener Eltern in ihrer ersten Trauerarbeit stehen.

Der den Tod bescheinigende Notarzt wird sich in einer **gründlichen Leichenschau** davon überzeugen, dass keinerlei äußere Verletzungs- oder Verwahrlosungszeichen am Säugling vorliegen und dass auch die sichtbaren Schleimhäute unverletzt sind. Er wird auf der Todesbescheinigung auch bei einem völlig unversehrten Baby stets „Ungeklärte Todesursache" ankreuzen und die Polizei bzw. die Staatsanwaltschaft verständigen müssen. Diese rechtlich gebotene Maßnahme muss mit Takt und Fingerspitzengefühl den fassungslos trauernden Eltern vermittelt werden. Der Hinweis, dass schon wegen der Geschwister eine genaue Klärung der Todesursache (mögliche erbliche Krankheit?) zu erfolgen hat und dass auch die Eltern in späteren Jahren Gewissheit wünschen werden, kann die Akzeptanz der unumgänglichen rechtsmedizinischen Obduktion bei den Eltern fördern. Auf keinen Fall sollten – auch bei Anhaltspunkten für einen nicht natürlichen Tod – auch nur geringste Schuldzuweisungen geäußert werden! Die Betreuung der verzweifelten Eltern bei einem plötzlichen Säuglingstod ist eine typische Indikation für die **Nachforderung professioneller Helfer,** wie Notfallseelsorger oder Kriseninterventionsteams.

In zunehmendem Maße werden bei nachgeborenen **Geschwistern von SIDS-Opfern** im Säuglingsalter **Überwachungsgeräte** zum häuslichen Monitoring von Puls und/oder Atmung verordnet. Die Eltern werden in der Säuglingsreanimation geschult und angewiesen, bei Alarm des Geräts und Bewusstlosigkeit ihres Kindes den Rettungsdienst zu alarmieren. Glücklicherweise handelt es sich in der Mehrzahl der Alarmierungen um Fehleinsätze wegen fehlerhafter Auslösung des Überwachungsgeräts. Auch im Falle eines Fehleinsatzes ist diesen Eltern mit besonderer Rücksicht und Freundlichkeit zu begegnen. Nach dem zurückliegenden Tod eines Säuglings an SIDS haben sie gerade erneut Todesängste um ihr nachgeborenes Baby durchgemacht. Die von vielen Eltern ohne Verordnung privat gekauften „Klingelmatten" hingegen sind nicht geeignet, einen plötzlichen Kindestod zu vermeiden, aber noch weit mehr anfällig für Fehlalarme. Gleichzeitig ist den Eltern oft nicht bewusst, dass nicht der Monitoralarm das Kind rettet, sondern nur die Kenntnis und konsequente Anwendung geeigneter Ersthelfermaßnahmen.

35.5 Fieberkrampf

Die **häufigste Ursache von Krampfanfällen im Kindesalter** ist der einfache Fieberkrampf. Bei dafür empfänglichen Kleinkindern von ca. 6 Monaten bis etwa 5 Jahren kommt es durch den Fieberanstieg im Rahmen eines banalen Infekts zu einem generalisierten Krampfanfall mit Bewusstlosigkeit.

Symptome

Der einfache Fieberkrampf dauert per definitionem nur wenige Minuten, läuft **generalisiert tonisch-klonisch** ab und endet spontan ohne weitere Maßnahmen. Nicht der Fieberkrampf ist bedrohlich, sondern allenfalls eine ärztliche Übertherapie. Selten wird das Kind noch krampfend angetroffen, häufiger ist eine typische postiktale Phase mit (noch) nicht ansprechbarem oder sehr müdem Kind.

Therapie

Für den Rettungsdienst bleibt bei einem Kind mit kurz dauerndem, unkompliziertem Fieberkrampf wenig zu tun. Die **Basismaßnahmen** zielen auf die Sicherung der Atemfunktion, und die Beruhigung der Eltern, die vor wenigen Minuten Todesängste um ihr Kind ausgestanden haben. Die **erweiterten Maßnahmen** umfassen nicht unbedingt die Anlage eines venösen Zugangs, da die erforderlichen Medikamente viel einfacher rektal oder intranasal verabreicht werden können. Befindet sich das Kind noch im Krampfanfall, kann der kleine Patient eine Rektiole Diazepam erhalten. Ähnlich effektiv und noch einfacher zu verabreichen ist Midazolam intranasal über einen geeigneten Adapter, z. B. über das MAD-System. Ist der Krampfanfall bereits vorbei, wird auf die Gabe von Benzodiazepinen verzichtet, um den Patienten in der Erschlaffungsphase nicht unnötig zu sedieren. Zur Fiebersenkung kann, wenn nicht bereits durch die Eltern geschehen, ein fiebersenkendes Zäpfchen appliziert werden. Der Sinn dieser Maßnahme ist jedoch umstritten, da Fieberkrämpfe nicht durch das Fieber an sich ausgelöst werden, sondern ihren Ursprung eher in einem schnellen ersten Temperaturanstieg haben. Bei Krampfanfällen mit mehr als 15 Min. Dauer, fokalen Zeichen oder wiederholten Krampfereignissen liegt nicht mehr ein einfacher, sondern ein **komplizierter Fieberkrampf** vor. In diesem Fall sollten eher großzügig die Anlage eines venösen Zugangs sowie die Verabreichung von Benzodiazepinen erfolgen, da die Gefahr des Übergangs in einen Status epilepticus besteht.

Ein Fieberkrampf ist zwar der bei weitem häufigste Grund eines kindlichen Krampfanfalls, jedoch prinzipiell eine **Ausschlussdiagnose.** Insbesondere eine lebensbedrohliche Hirnhautentzündung, aber auch symptomatische Hypoglykämien (siehe Fallbeispiel) oder eine Hirnblutung können sich beim Kind primär als Krampfanfall manifestieren. Das Kind sollte deshalb grundsätzlich nach jedem Fieberkrampf zur weiteren Diagnostik in eine Kinderklinik transportiert werden. Ein einmalig ausgeschlossener Herzinfarkt beim Erwachsenen würde auch keinen Retter dazu verleiten, bei erneuten Thoraxschmerzen der gleichen Person auf eine umgehende Vorstellung in einer Klinik zu verzichten!

> **SCHLAGWORT**
> **Fieberkrampf**
>
> **Ursachen**
> - Auslöser sind meistens banale Virusinfekte.
>
> **Symptome**
> - Generalisierte, tonisch-klonische Krampfanfälle
> - Bewusstseinsverlust während des Krampfanfalls
>
> **Maßnahmen**
> **Monitoring**
> - AF, SpO$_2$, Rekapillarisierungszeit, Puls (peripher/zentral), RR, BZ, GCS, EKG, Temperatur
> - Bewusstseinszustand
>
> **Basismaßnahmen und Lagerung**
> - Beim krampfenden Kind Absicherung der Umgebung zur Vermeidung von Verletzungen
> - Beim bewusstseinsgeminderten Kind Atemwegssicherung z. B. in der stabilen Seitenlage
>
> **Medikamente und Dosierungsempfehlungen**
> - Krampfdurchbrechung:
>   – 5 mg Diazepam-Rektiole im 1. Lebensjahr
>   – 10 mg Diazepam-Rektiole ab 2. Lebensjahr und älter
>   – Alternativ Midazolam intranasal mit 0,3 mg/kg (aufgrund der geringeren Menge immer konzentrierte Form mit 5 mg/ml verwenden!)
>   – Fiebersenkung mit Paracetamol- oder Ibuprofen-Zäpfchen in altersentsprechender Dosierung

35.6 Intoxikationen und Ingestionen im Kindesalter

Das Kind erkundet seine Umwelt mit den Händen und mit dem Mund. So wird von Kleinkindern alles in den Mund genommen und heruntergeschluckt, was das Interesse weckt, auch Sicherheitsnadeln, Münzen, Omas Tabletten und Reinigungsmittel (➤ Abb. 35.8). Die Erstbehandlung kindlicher **Intoxikationen (Vergiftungen)** unterscheidet sich nicht grundsätzlich von der bei Erwachsenen und wird i. d. R. nach telefonischer Rücksprache mit einer Vergiftungszentrale durchgeführt. Alternativ kann auch die kostenlose Handy-App des Bundesamts für Risikobewertung (BfR) zu Rate gezogen werden und erlaubt einen schnellen ersten Überblick über notwendige oder nutzlose Maßnahmen. Bei allen spezifischen Gegenmaßnahmen, wenn solche am Notfallort wirklich einmal dring-

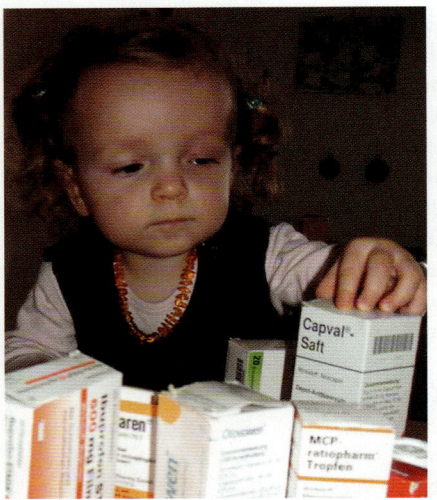

Abb. 35.8 Medikamente müssen außer Reichweite. [O405]

lich indiziert sind, ist besonders auf die **kindgerechte Dosierung von Antidoten** und **Flüssigkeitsmengen** zu achten (über die Vergiftungszentrale zu erfragen), um nicht zusätzlichen Schaden durch Übertherapie im Rettungsdienst zu verursachen.

Ein besonderes Problem in der Kindernotfallmedizin stellen **Verätzungen** von Mund und Rachen, Kehlkopf und Speiseröhre durch Säuren und Laugen dar. In vielen Haushalten findet man eine Anhäufung gefährlichster Desinfektions- und Reinigungsmittel, die schwerste Gewebszerstörungen anrichten können. Zudem enthalten alltägliche Produkte wie Entkalker für Geschirrspül- und Kaffeemaschinen Säurekristalle, die zu außergewöhnlich schweren Verätzungen führen können.

> **MERKE**
> Kinder mit **Verätzungen** leiden stärkste Schmerzen und sind gefährdet durch Zuschwellen der Luftwege als Folge der Gewebeschädigung.

Therapie

Die **Basis- und erweiterten Maßnahmen** zu den einzelnen Vergiftungssubstanzen sind im ➤ Kap. 40 nachzulesen. Einige **Besonderheiten** gilt es jedoch bei Verätzungsunfällen durch Verschlucken im Kindesalter zu beachten. So ist das Auslösen von Erbrechen auf jeden Fall zu vermeiden, da dies zu einem erneuten Schleimhautkontakt der verschluckten Säure oder Lauge führen und weitere Schäden auslösen würde. Der gut gemeinte und theoretisch sinnvolle Ratschlag, Kinder mit Verätzungen im Oropharynx oder nach Verschlucken ätzender Substanzen viel trinken zu lassen, ist in der Praxis zumeist undurchführbar. Diese Kinder schreien vor stärksten Schmerzen im Mund und verweigern jede Flüssigkeitsaufnahme. Somit sind in diesen Fällen oftmals die präklinische **Analgosedierung** zur Schmerzbekämpfung und bei ausreichender Übung auch die schonende **endotracheale Intubation** (solange möglich!) zur Sicherung der Atemwege noch am Notfallort angezeigt. Die Erstbehandlung sollte in einer Spezialklinik erfolgen (Hubschraubertransport), in der durch Bronchoskopie und Ösophagoskopie der Schleimhautschaden festgestellt und ggf. noch verbliebene ätzende Kristalle oder Partikel unter endoskopischer Sicht entfernt werden können.

> **SCHLAGWORT**
> **Intoxikationen und Ingestionen im Kindesalter**
>
> **Ursachen**
> • Exogene Vergiftung (Aufnahme körperfremder Stoffe)
>
> **Symptome**
> • Abhängig von der aufgenommenen Substanz
>
> **Maßnahmen**
> **Monitoring**
> • AF, SpO$_2$, Rekapillarisierungszeit, Puls (peripher/zentral), RR, BZ, GCS, EKG, Temperatur
> • Bewusstseinszustand
>
> **Basismaßnahmen und Lagerung**
> • Freimachen und Freihalten der Atemwege (ggf. absaugen)
> • Entfernen der Reste des Eingenommenen aus dem Mund
> • Gegebenfalls etwas Wasser trinken lassen.
>
> **Erweiterte Maßnahmen**
> • i. v. Zugang (falls erforderlich)
> • Asservierung von Mageninhalt, Blut, Tablettenresten, Verpackungen, Spritzen oder Kanülen
> • Giftentfernung
>
> **Medikamente und Dosierungsempfehlungen**
> • Siehe spezielle Vergiftungen.

35.7 Monitoring und Normwerte

Das Monitoring von Kindern und Erwachsenen unterscheidet sich beträchtlich, dies liegt v. a. an den unterschiedlichen Krankheitsbildern, aber auch an anatomischen bzw. pathophysiologischen Besonderheiten beim Kind. Da nahezu allen Reanimationen beim Kind eine **kritische Hypoxie** vorausgeht, ist die **Pulsoxymetrie** das wichtigste technische Hilfsmittel zur Überwachung. Gleichzeitig ist die Überwachung häufig schnell und problemlos bzw. ohne größere Gegenwehr zu etablieren, primär sollten Handgelenk oder Finger versucht werden (➤ Abb. 35.9, ➤ Abb. 35.10). Bei wehrigen Kindern ist der Fuß häufig geeigneter, da weitgehend außerhalb der Reichweite und gut

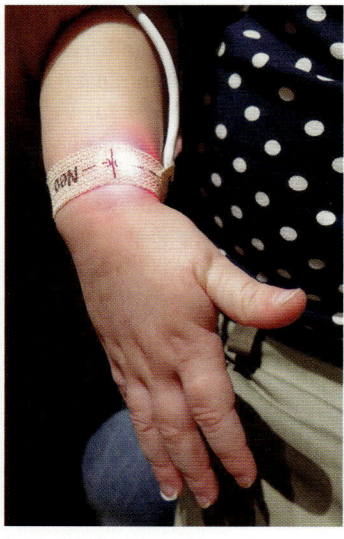

Abb. 35.9 Pulsoxymetrie Kleinkind [P109]

35.7 Monitoring und Normwerte

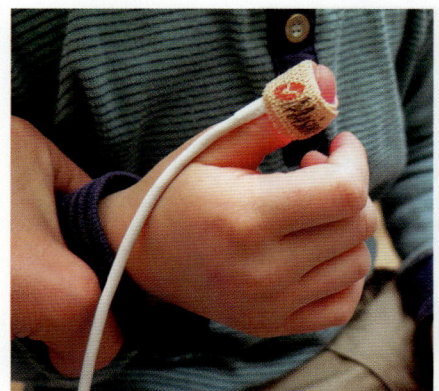

Abb. 35.10 Pulsoxymetrie Schulkind [P109]

durch einen Strumpf zu sichern. Bis ins Grundschulalter sollten flexible Sättigungsbändchen vorgehalten und verwendet werden, da Fingerclips zu häufigen Wackelartefakten führen oder schon aufgrund der Größenverhältnisse keine sichere Ableitung gewährleisten. Unabhängig vom Alter sollte die Sauerstoffsättigung stabil > 92 % liegen, lediglich bei kleinen Frühgeborenen oder Kleinkindern mit bestimmten Herzfehlern („normale" Sättigung bei den Eltern erfragen!) sind auch niedrigere Wert bis minimal 80 % erlaubt.

Parallel zur Sauerstoffsättigung wird über die Pulsoxymetrie auch die Herzfrequenz angezeigt. **Anhaltswerte** für den altersentsprechenden Normbereich sind der ➤ Tab. 35.2 zu entnehmen. Die **Herzfrequenz** liefert häufig einen wichtigen Hinweis auf den Kreislaufstatus, da insbesondere bei kleinen Kindern das Herzminutenvolumen fast nur über den Puls reguliert werden kann und nicht wie beim Erwachsenen über den Auswurf des Herzens oder den peripheren Gefäßwiderstand. Eine Tachykardie und/oder eingeschränkte Pulsvariabilität sind Warnzeichen, denen beim kranken Kind völlig unvermittelt der Zusammenbruch des Kreislaufs folgen kann.

MERKE
Die **Pulsoxymetrie** ist das wichtigste technische Monitoring beim Kind!

Das beim Erwachsenen meistens unverzichtbare EKG-Monitoring bringt beim Kind selten eine zusätzliche Information, die Herzfrequenz wird auch über die Pulsoxymetrie sicher erfasst. Herzrhythmusstörungen sind selten, Ischämien eine absolute Rarität. Auch ein 12-Kanal-EKG ist somit nur in Ausnahmefällen indiziert (z. B. supraventrikuläre Tachykardie beim Jugendlichen). Stattdessen steigt die Gefahr des zusätzlichen Auskühlens, da im Gegensatz zur Pulsoxymetrie das Kind hierzu zumindest teilweise entkleidet werden muss. Die häufige Gegenwehr mit hierdurch bedingter Verschlechterung des kindlichen Zustands spricht zusätzlich gegen eine routinemäßige EKG-Überwachung.

Wie bereits erwähnt, ist der Blutdruck beim Kind relativ lange stabil, ehe dann im Gegensatz zum Erwachsenen sehr abrupt der Zusammenbruch kommt. Dennoch wäre eine **Blutdrucküberwachung** theoretisch wünschenswert, scheitert i. d. R. jedoch bereits an den technischen Voraussetzungen. Selten werden im Rettungsdienst Blutdruckmanschetten in verschiedenen Kindergrößen vorgehalten, die Messung ist aufgrund der grundsätzlich niedrigeren Werte sowohl palpatorisch als auch mit dem Stethoskop schwierig und häufig nur oszillometrisch über einen geeigneten Monitor überhaupt möglich. Auf das Alter bezogene Normwerte finden sich in ➤ Tab. 35.2.

Anstelle der Blutdrucküberwachung bietet sich beim Kind eine regelmäßige Kontrolle der **Rekapillarisierungszeit** an, die am Daumenballen, dem Nagelbett oder auf der Stirn überprüft werden kann. Eine Rekap-Zeit von weniger als 2 Sek. spricht für einen kompensierten Kreislaufzustand, eine Tachykardie und eine Rekapillarisierung innerhalb von 2 oder mehr Sek. kann hingegen bereits ein deutliches Problem anzeigen. Bei mehr als 5 Sek. liegt unabhängig vom gemessenen Blutdruck i. d. R. ein manifester Schock vor und ein Kreislaufstillstand steht möglicherweise unmittelbar bevor.

Ebenfalls sinnvoll und ein wichtiges Monitoring zum Gesamtzustand des Kindes ist die **Prüfung des kindlichen Bewusstseinszustands.** Auch hier ist die Aussage der Eltern hilfreich und der eigenen Einschätzung häufig überlegen. Mangelnde Kooperation und Kommunikation mit dem aus kindlicher Sicht als beängstigend empfundenen Rettungsdienstpersonal sind eher die Regel als eine Seltenheit; solange das Kind noch mit der Mutter kommuniziert und/oder sich durch diese beruhigen lässt, liegt meistens eine noch kompensierte Gesamtsituation vor. Das anhaltend schreiende oder maximal wehrige Kind ist ebenfalls selten lebensbedrohlich erkrankt, während ein auffallend ruhiges oder nicht mehr adäquat auf (Schmerz-)Reize reagierendes Kind einen Notfall anzeigt. Immer ernst nehmen sollte man elterliche Aussagen wie „… gefällt mir gar nicht" oder „… ist ganz anders als sonst", die auffälligen Messwerten teilweise deutlich vorausgehen können. Behelfsweise können auch bestimmte Scoring-Systeme (z. B. pädiatrische Glasgow Coma Scale, AVPU-Score) verwendet werden, wobei diese im präklinischen Einsatz meistens unpraktikabel oder in ihrer absoluten Wertigkeit nicht sicher einzuordnen sind.

MERKE
Regelmäßige Überprüfung von **Rekapillarisierungszeit** und **Bewusstseinszustand** sind beim Kind dem Monitoring von EKG und/oder Blutdruck in der Aussage überlegen!

Die **Kapnografie** ist auch beim Kind der Goldstandard zur Sicherung der korrekten Tubuslage. Ein dauerhaftes Monitoring kann sinnvoll sein, um insbesondere die beim Kind präklinisch häufige Hyperventilation zu vermeiden. Allerdings ist hierbei zu bedenken, dass durch die im Rettungsdienst verwendete Hauptstromkapnografie aufgrund des einzusetzenden Zwischenstücks ein gerade für kleine Kinder durchaus relevanter zusätzlicher Totraum entstehen

Tab. 35.2 Normwerte: Herzfrequenz und Blutdruck bei Kindern

Alter	Herzfrequenz (HF)	Blutdruck (RR, systolisch)
Früh-/Neugeborene	120–180/Min.	50–70 mmHg
Säuglinge	100–140/Min.	70–90 mmHg
Kleinkinder	90–120/Min.	80–100 mmHg
Vorschulkinder	80–100/Min.	80–100 mmHg
Schulkinder	70–90/Min.	90–120 mmHg
Jugendliche	60–80/Min.	100–130 mmHg

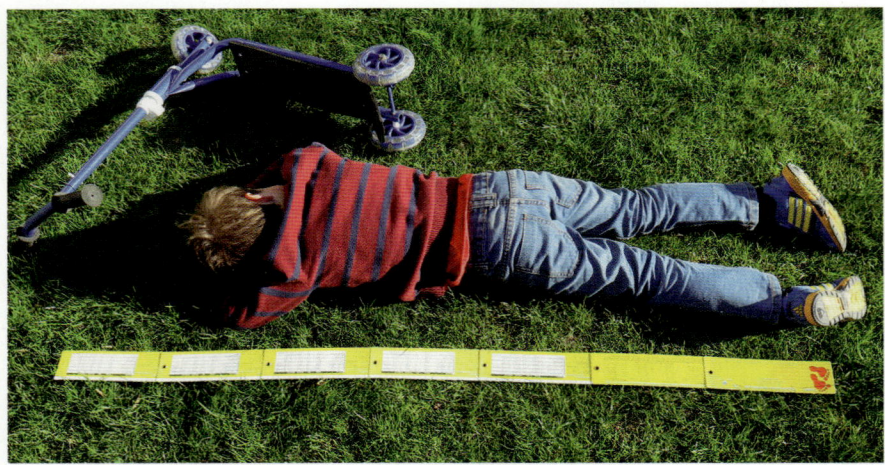

Abb. 35.11 Notfalllineal [P109]

Tab. 35.3 Normwerte: Durchschnittsgewicht

Alter	Ungefähres Gewicht	Rechentipp
Neugeborenes	3,5 kg	Geburtsgewicht
6 Monate	6–7 kg	Geburtsgewicht verdoppelt
12 Monate/1 Jahr	9–10 kg	Geburtsgewicht verdreifacht
5 Jahre	20 kg	–
10 Jahre	30 kg	–

kann. Als Normwerte sind im Rettungsdienst die aus der Erwachsenenversorgung bekannten Bereiche zu verwenden.

Alle Normwerte sind generell für das gesamte Kindes- und Jugendalter unterschiedlich; aufgrund dieser Bandbreite auf der einen Seite, der Seltenheit von Kindernotfällen auf der anderen Seite, ist ein „Auswendiglernen" kaum machbar. Es empfehlen sich stattdessen einfache Hilfsmittel für die Jackentasche wie Pocketcards für Kindernotfälle oder das Pädiatrische Notfalllineal (➤ Abb. 35.11). Ungefähre Anhaltswerte für Gewicht, Herzfrequenz und Blutdruck finden sich in ➤ Tab. 35.2 und ➤ Tab. 35.3.

35.8 Invasive Maßnahmen

35.8.1 Beatmung

Grundsätzlich unterscheiden sich Indikationen und Techniken der präklinischen Therapie mit Atemhilfen und Beatmung im Kindesalter nicht von denen bei Erwachsenen. Erschwerend wirken sich allerdings die **kleinere anatomische Struktur der Atemwege** (➤ Abb. 35.12), die Wahl der richtigen Größe für Maske, Tubus und Laryngoskop-Spatel sowie die nach Körpergewicht und Lebensalter höchst unterschiedlichen Beatmungsparameter aus. Auch hier können **Tabellen für den Notfall oder Hilfsmittel** wie das Pädiatrische Notfalllineal schnelle Hilfe bei der Auswahl bieten. Die Gabe von Sauerstoff zur Einatemluft, bei Erwachsenen eine Routinemaßnahme, gestaltet sich bei spontan atmenden, nicht bewusstlosen Kindern wegen heftiger Abwehr oftmals schwierig. Zumeist kann man dem kleinen Patienten die Bedeutung der Maßnahme für seine Gesundheit nicht erklären und die Kinder empfinden die Maske auf der empfindlichen Gesichtshaut oder vor den Atemöffnungen als Bedrohung. Gelingt es nicht, durch guten Zuspruch und die oft unverzichtbare Hilfe der Eltern beim Halten der Maske das Kind zur Akzeptanz der Therapie zu bewegen, sollte ggf. eine **milde Sedierung** z. B. mit Midazolam intranasal durchgeführt werden. Wenngleich die Sauerstoffgabe bei entsprechender Abwehr des Kindes sogar zu einem gesteigerten Sauerstoffbedarf führen kann, darf bei einer pulsoxymetrisch gemessenen Sauerstoffsättigung von < 92 % niemals darauf verzichtet werden!

Die **Wahl der richtigen Beatmungsmaske** und des Beatmungsbeutels ist nicht einfach. Das Angebot an Beatmungsbeuteln ist groß, die prinzipiellen Unterschiede der einzelnen Fabrikate klein. Wichtig ist, dass ein Sauerstoffreservoir angeschlossen ist und benutzt wird. Bei den geringen Atemvolumina von Kindern lässt sich mit diesem einfachen Hilfsmittel auch bei Beutelbeatmung ein inspiratorischer Sauerstoffanteil (FiO_2) von nahezu 1,0 erzielen. Im Vergleich zum Erwachsenen ist die kindliche Lunge eher steif, weist einen höheren Atemwegswiderstand und eine niedrigere funktionelle Residualkapazität auf. Deshalb sollte bis auf Sonderfälle niemals auf ein PEEP-Ventil verzichtet werden, selbst bei Früh- und

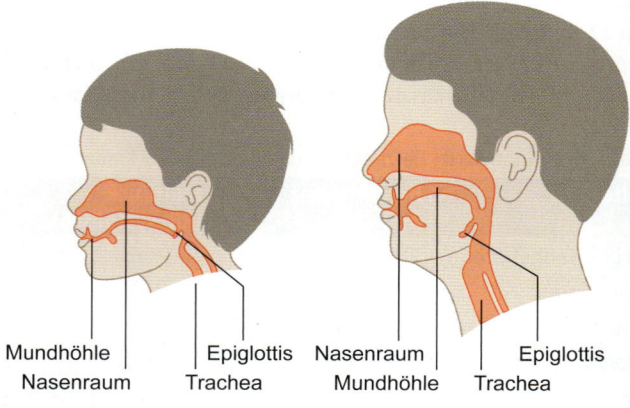

Abb. 35.12 Anatomie des Nasen-Rachen-Raums [L231]

Neugeborenen werden PEEP-Werte von 5–8 mbar nicht nur gut toleriert, sondern können entscheidend für eine adäquate Oxygenierung sein. Bei Klein- und Schulkindern können bei entsprechender Notwendigkeit (z. B. nach Ertrinkungsunfall) auch PEEP-Einstellungen von 10–15 mbar erforderlich werden.

> **PRAXISTIPP**
> Die **Sauerstoffmaske** ist die geeignete, die von der Nasenwurzel bis unter die Unterlippe des kleinen Patienten dicht abschließt.

Problematisch ist die Beutelbeatmung mit Maske oder über einen Endotrachealtubus, wenn ein **zu großes Atemvolumen** eingepresst wird. Nicht routinierte Helfer neigen dazu, im Stress der Notfallbeatmung von Kindern durch zu starken Handdruck auf den Beatmungsbeutel zu große Atemvolumina in die kleinen Patienten zu bewegen. Komplikationen (z. B. Überblähung des Magens bis zu Ruptur, Aspiration oder Pneumothorax) treten bei den zarten Geweben kindlicher Organe viel eher auf als bei Erwachsenen. Hier helfen spezielle **Baby- und Kleinkinderbeutel** mit entsprechend niedrigeren Volumina, die auf jedem Rettungsmittel vorgehalten werden sollten.

> **MERKE**
> Wichtiger als Beutelgröße oder „Daumenregeln" zur Anzahl der benutzten Finger ist die sorgsame **Beobachtung der Thoraxexkursion!** Hebt sich der Brustkorb adäquat, ist von einem ausreichenden Atemzugvolumen auszugehen, egal ob ein kleiner Beutel mit der ganzen Hand oder ein großer Beutel mit nur wenigen Fingern verwendet wird.

Der Nutzen der präklinischen Intubation von Kindern ist umstritten. Nicht der Tubus rettet Kinderleben, sondern die **sofortige und sichere Sauerstoffversorgung.** Eine gekonnte assistierte Beatmung mit Beutel und Maske ist oftmals sicherer als Intubationsversuche durch Ungeübte! Der Umgang mit alternativen Atemwegshilfen wie dem Larynxtubus ist einfacher und schneller zu erlernen als die Notfallintubation kleiner Patienten, sowohl Larynxmaske als auch -tubus sind selbst bei Früh- und Neugeborenen in der Anwendung erfolgreich validiert. Ist eine Intubation unumgänglich, muss je nach Alter bzw. Größe des Kindes der geeignete Endotrachealtubus ausgewählt werden.

Für die geeignete **Tubus- und Spatelgröße** gilt, sich mit den folgenden Faustregeln eine Gedächtnisstütze für den Einsatz zu erstellen.

> **PRAXISTIPP**
> Der **Umfang des Kleinfingers** des Patienten entspricht meistens dem Außendurchmesser des für ihn passenden Tubus. Alternativ kann der Durchmesser anhand folgender Formel abgeschätzt werden:
>
> $$\frac{\text{Alter (Jahre)}}{4} + 4$$
>
> Bei einem Zweijährigen ergibt sich so beispielsweise ein 4.5er-, beim Achtjährigen ein 6.0er-Tubus.

Im gesamten 1. Lebensjahr fällt die Intubation mit einem **geraden Spatel** (z. B. Miller-Spatel) aufgrund der Anatomie des Nasen-Rachen- und Kehlkopf-Raums meistens leichter. Ab dem Beginn des 2. Lebensjahrs ist oft auch ein **gebogener Spatel** (z. B. MacIntosh-Spatel) möglich.

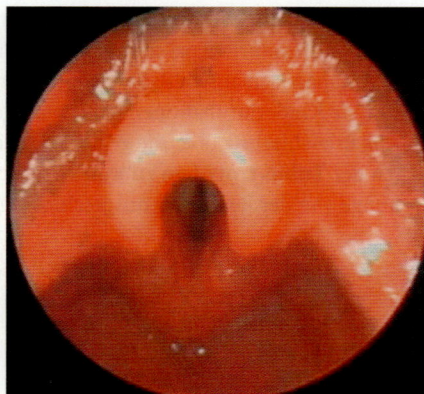

Abb. 35.13 Kindlicher Kehlkopf [P109]

Die Intubation bei Kindern weist einige **Besonderheiten** auf, die es zu beachten gilt:
- Die **relativ große Zunge** von Kindern kann für den Ungeübten ein erhebliches Intubationshindernis darstellen.
- Da die **Epiglottis** deutlich größer und weicher als beim Erwachsenen ist (> Abb. 35.13), stellt sie sich beim Neugeborenen oder Säugling auf Zug am Laryngoskopgriff nicht oder nur unvollständig auf und sollte deshalb besser mit einem geraden Spatel „aufgeladen" werden.
- **Kindertuben** sollten bis ins Vorschulalter **nicht geblockt** werden. Die engste Stelle der oberen Luftwege liegt bis zu diesem Alter unterhalb der Stimmritze, sodass der Tubus allein durch die Weichteile und Schleimhautpolster des unteren Kehlkopfanteils gesichert wird.
- Bei zu erwartenden **hohen Beatmungsdrücken** (z. B. Status asthmaticus) können auch präklinisch Tuben mit (Micro-)Cuff sinnvoll sein; es sollte aber darauf geachtet werden, den Cuff zur Vermeidung von Drucknekrosen nicht zu stark zu blocken
- Eine wichtige Hilfe bei der Kinderintubation sind **Einmaltuben mit schwarz markierter** Spitze (> Abb. 35.14). Diese dürfen

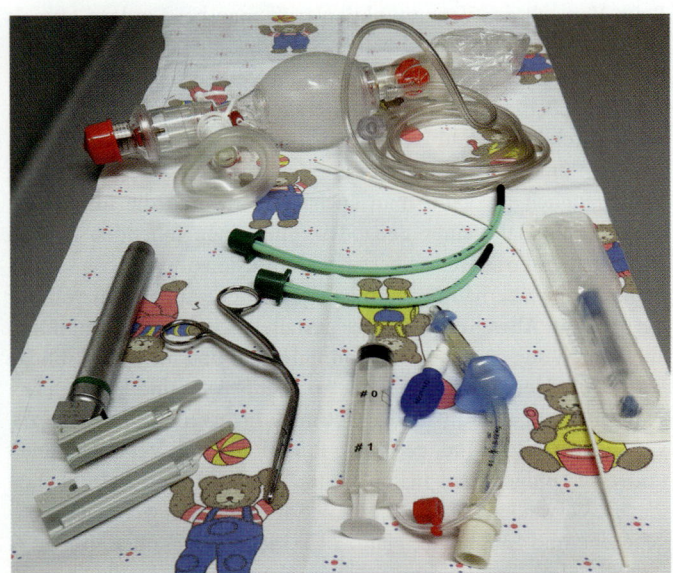

Abb. 35.14 Intubationszubehör [P109]

nur so weit eingeführt werden, dass das markierte Spitzenteil eben die Stimmritze passiert hat und gerade noch sichtbar ist. Wenn man sich auf diese Spitzenmarkierung konzentriert, sind zu tiefe Kinderintubationen nahezu ausgeschlossen.

- Aus Erleichterung über die geglückte Intubation wird nicht selten der **Tubus trotzdem zu weit vorgeschoben** und die linke Lunge von der Beatmung ausgeschlossen.

MERKE
Ein häufiger Fehler bei der Intubation kleiner Kinder durch Erwachsenenmediziner und -retter ist die **zu tiefe Lage der Tubusspitze** im **rechten Hauptbronchus**.

- Intubierte Kinder können, wenn die Sedierung zu flach wird oder sich durch verbesserte Sauerstoffversorgung die Bewusstseinslage bessert, urplötzlich durch schnelle Kopfbewegungen oder mit der Hand den Tubus herausreißen oder doch die Spitze so weit dislozieren, dass sie oberhalb der Stimmritze oder in den Rachenraum heraufrutscht. Schließlich ist der Tubus z. B. bei einem Zweijährigen nur eben 2 cm tief in die Trachea eingeführt. So muss gerade bei Kindern eine besonders sichere **Fixation des Tubus** durchgeführt werden. Hier lässt sich oftmals mit der bei Erwachsenen bewährten Binde oder Tubus-Fixiersets keine sichere und stabile Tubuslage erreichen. **Breites braunes Pflaster** sichert den Tubus am besten vor dem Verrutschen und ist daher zu empfehlen. Falls entsprechende Erfahrung vorliegt, ist in den ersten Lebensjahren die nasale Intubation dem oralen Weg aufgrund der geringeren Chance der Dislokation vorzuziehen.

MERKE
Eine **gute Maskenbeatmung** ist besser als eine schlechte Intubation.

35.8.2 Anlage eines venösen Zugangs

Beim Versuch der Venenpunktion trifft man bei Kindern oftmals auf ungewohnte und erhebliche Schwierigkeiten. Fast alle kleinen Patienten haben Angst vor Spritzen und werden sich, wenn bei Bewusstsein, heftig gegen Punktionsversuche wehren. Hier hilft neben Trost durch Helfer und Eltern manchmal nur entschlossenes Fixieren der Punktionsstelle. Wenn die Zeit ausreicht und ein Zugang unumgänglich ist, kann man auch einmal durch die intranasale oder rektale Gabe eines Benzodiazepins einen tobenden kleinen Notfallpatienten so weit sedieren, dass Infusion und andere Notfallmaßnahmen überhaupt erst möglich werden. Abgesehen von der **natürlichen Abwehr** des Kindes gestaltet sich die Venenpunktion auch durch den geringen Gefäßdurchmesser und die oft erhebliche Fettschicht kleiner Kinder gerade an Ellenbeugen und Handrücken schwierig und zeitaufwendig. Optimale Lichtverhältnisse, ein zuverlässig fixiertes Kind, geeignete Punktions- und Verweilkanülen und eine ruhige Hand helfen weiter. Geeignet sind die üblichen Plastik-Verweilkanülen, je nach Alter des Kindes in gelb/24G (Neugeborene und Säuglinge), blau/22 G (Kleinkinder) oder rosa/20 G (Schulkinder). Erst bei Jugendlichen können auch die für Erwachsene vorgehaltenen Zugänge verwendet werden.

Grundsätzlich sollte die Notwendigkeit eines venösen Zugangs beim Kind immer kritisch hinterfragt werden; häufig stehen **alternative und risikoärmere Wege** wie die intranasale oder rektale Verabreichung von Analgetika und Sedativa oder die Vernebelung von Medikamenten zur Verfügung. Auch ist der häufig nicht unerhebliche **Zeitverlust gegenüber der Transportzeit** abzuwägen; Stress und Gegenwehr des Kindes können rasch zu einer deutlichen klinischen Verschlechterung führen. Der beim Erwachsenen oft routinemäßig angelegte venöse Zugang für den Fall einer Verschlechterung ist somit beim Kind nicht indiziert, stattdessen kann beim tatsächlich eintretenden Notfall umgehend ein intraossärer Zugang etabliert werden.

Falls Medikamente intravenös/-ossär gegeben werden, ist immer zwingend auf eine **gewichtsadaptierte Dosierung** zu achten, auch hier helfen Tabellen, Notfalllineal oder eine Buch für die Jackentasche. Fast immer können Eltern ein annähernd aktuelles Gewicht zur Berechnung angeben, wenn die eigene Schätzung vielleicht zu unsicher erscheint. Die bei Erwachsenen übliche Strategie der Verabreichung von halben oder ganzen Ampullen wird bei Kindern schnell zu ernsthaften Komplikationen führen. Sinnvolle Verdünnungen (z. B. 50 mg S-Ketamin auf 5 ml) und standardisierte farbige Spritzenetiketten erleichtern die körpergewichtsbezogene Dosierung und die Vermeidung von Verwechslungen (➤ Abb. 35.15).

Durchführung der Venenpunktion

Während der Venenpunktion ist die Haut gut nach körperfernwärts zu straffen, um ein Wegrutschen des kleinen Blutgefäßes vor der Punktionskanüle zu verhindern. Anstelle eines herkömmlichen Staubands oder einer Blutdruckmanschette empfiehlt sich eine **Stauung mit der Hand** durch einen weiteren Helfer, hierdurch kann eine zu feste Stauung (und dadurch mangelnder Blutrückfluss) meistens vermieden werden. Gleichzeitig wird so eine sichere Fixierung gewährleistet. Es gilt, langsam in das Gefäß einzustechen und sorgfältig die Rückflusskammer des Systems zu beobachten. Durch das geringe Lumen der Kanüle dauert es länger als bei Erwachsenen, bis zurücklaufendes Blut die erfolgreiche Punktion anzeigt. Bei Säuglingen und Kleinkindern finden sich oftmals ausreichend große **Venen unter der Skalphaut.** Diese Punktionsstelle hat den Vorteil, dass die Vene zwischen Haut und Schädelknochen

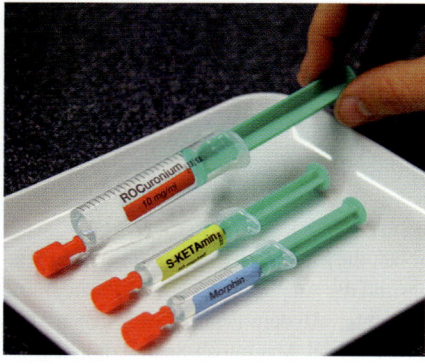

Abb. 35.15 Medikamentenbeschriftung [P109]

nicht in Weichteilgewebe ausweichen kann und dass im Gegensatz zu den Extremitäten hier relativ sicher an einem vergleichsweise unbeweglichen Körperteil die Infusion fixiert werden kann. Die Angst vor dem „Stich in den Kopf" ist rational völlig unbegründet. Auch entsetzte Eltern müssen hier manchmal sachlich beruhigt werden. Es handelt sich bei den Kopfhautvenen um ganz normale periphere Gefäße, gerade beim bereits zentralisierten Kind lässt sich hier häufig noch eine geeignete Vene finden. Eine weitere Punktionsstelle peripherer Venen ist die V. saphena magna oberhalb des Innenknöchels. Sie ist oftmals gut zugänglich und nicht durch Unterhautfettgewebe verdeckt.

MERKE
Die **Punktion zentraler Venen** ist im Rettungsdienst bei Kindern **komplikationsträchtig** und **unnötig**.

Gelegentlich kann die **Punktion der V. jugularis externa** eine gute Wahl sein. Dieses Gefäß ist bei Kindern jeden Alters bei Pressen oder Schreien gut zu sehen und liegt dicht unter der Hautoberfläche. Gerade in Problemsituationen ist sie eher leichter zu punktieren: beim Stau vor dem rechten Herzen wie bei der Herz-Lungen-Wiederbelebung, beim schreienden und tobenden Kind, bei der Pressatmung des Kleinkindes mit Asthma oder anderen obstruktiven Atemwegserkrankungen. Durch eine Kopf-tief-Lagerung, Seitdrehung des Kopfes und Stauen der Vene mit dem Zeigefinger kommt die Vene oft zusätzlich hervor. Nachteilig ist die oft schwierige Fixierung des (noch) wachen und dann wehrigen Kindes, im Falle einer Reanimation spricht die zur sicheren Punktion meistens notwendige kurze Unterbrechung der Herz-Druck-Massage eher gegen die Verwendung der V. jugularis externa.

35.8.3 Intraossärer Zugang

Als Standardmaßnahme bei Kindern mit „unmöglichen Venen" ist die Gabe von Volumen und Medikamenten über den intraossären Zugang (➤ Kap. 20.1.1) etabliert. Die Methode der **Punktion des Knochenmarkraums** für Infusionszwecke ist in der Kinderheilkunde seit vielen Jahren bewährt und hat sich dank moderner Hilfsmittel sowie der einfachen Anwendung mit hoher Erfolgsrate selbst

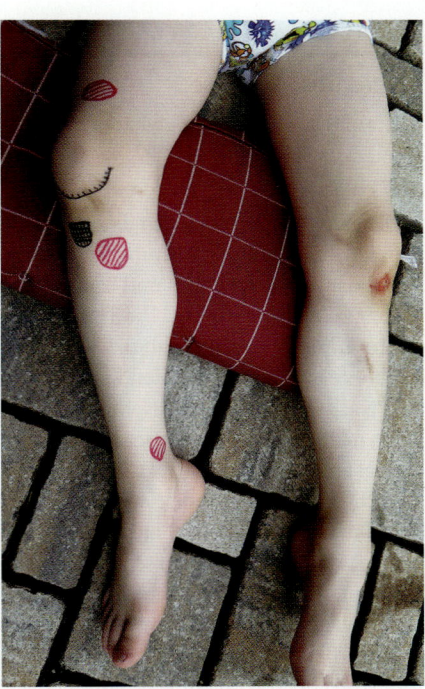

Abb. 35.16 Auswahl von intraossären Punktionsstellen [P109]

in der Erwachsenenmedizin etabliert. Die Knochenmarkhöhlen sind als Ort der Blutbildung stets stark durchblutet und v. a. an den langen Röhrenknochen der Punktionsnadel gut zugänglich. Bewährt hat sich die **Technik des Einstichs** in den **proximalen Schienbeinknochen.** Dabei hat die Punktion wenigstens zwei Fingerbreit und etwas medial unterhalb des gut tastbaren Oberrands des Schienbeins körperfern des Kniegelenks (Tuberositas tibiae) zu erfolgen. Punktiert man zu hoch, kann die Wachstumsfuge verletzt werden, mit der möglichen Folge einer Wachstumsstörung des punktierten Unterschenkels. Alternative Punktionsstellen sind der distale Femurknochen oder die distale Tibia oberhalb des medialen Fußknöchels (➤ Abb. 35.16).

Alle **Medikamente** können intraossär injiziert werden. Die Durchflussgeschwindigkeit für Volumengabe im Schock ist bei einfachen Tropfinfusionen oftmals nicht ausreichend; der Infusionsbeutel muss dann mit der Hand ausgepresst bzw. mit Blutdruckmanschette oder Druckinfusionssystem komprimiert werden.

Wiederholungsfragen

1. Was ist die wichtigste Maßnahme bei einer schweren Verbrühung (➤ Kap. 35.2.2)?
2. Wie unterscheiden sich Pseudokrupp und „echter Krupp" (➤ Kap. 35.3.1)?
3. Welches Monitoring sollte beim Kind grundsätzlich durchgeführt werden, was ist eher verzichtbar (➤ Kap. 35.7)?
4. Mithilfe welcher Daumenregel lässt sich die geeignete Tubusgröße abschätzen (➤ Kap. 35.8.1)?
5. Welche Alternativen zur Medikamentenverabreichung gibt es bei schwieriger Venensituation (➤ Kap. 35.8.3)?

Auflösung Fallbeispiel

Verdachtsdiagnose
Krampfanfall bei Hypoglykämie.

Erstmaßnahmen
Die erste Beurteilung nach dem ABCDE-Schema ergibt einen freien Atemweg, die Atmung ist tachypnoeisch. Der periphere Puls ist schwach tastbar und leicht tachykard, die Rekapillarisierungszeit liegt bei 3 Sek. Die Temperatur ist mit 37,9 °C nur gering erhöht. Das Kind und die Mutter werden zunächst ohne weitere Maßnahmen in den Rettungswagen gebracht.

Nach 10 Min. trifft der Notarzt ein. Der Säugling reagiert weiterhin nicht auf Ansprache oder Schmerzreize. Die Pulsoxymetrie zeigt eine normwertige SpO_2 mit 99 %, die Herzfrequenz beträgt 152/Min. Auffällig sind bei der Untersuchung lediglich sehr trockene Schleimhäute und tief halonierte Augen. Die SAMPLER-Anamnese ergibt, dass das Kind seit 2–3 Tagen an einer Magen-Darm-Infektion leidet. Außerdem bekomme das Kind einen Betablockersaft zur Behandlung eines „Blutschwämmchens". Die hierauf durchgeführte Blutzuckerkontrolle ergibt einen Wert von 14 mg/dl.

Umgehend wird ein venöser Zugang (24 G) in einer Kopfhautvene etabliert. Nach Gabe von 5 ml Glukose 40 % wird ein vorsichtiger Volumenbolus mit 10 ml/kg einer Kochsalzlösung verabreicht. Die Blutzuckerkontrolle ergibt im Verlauf einen Wert von 173 mg/dl, die Rekapillarisierung liegt nun bei weniger als 2 Sek. Der Säugling zeigt während des Transports in die nächste Kinderklinik zwar vereinzelt Spontanmotorik, wird jedoch nicht vollständig wach. Auf die Gabe eines Benzodiazepins wird bei Ausbleiben erneuter Krampfäquivalente verzichtet.

Klinik
Das Kind wird in der Kindernotaufnahme weiter versorgt. Die erste Laboruntersuchung ergibt eine starke Exsikkose mit einem pH von 7,1 sowie deutlich entgleiste Elektrolyte. Trotz problemlosem Flüssigkeitsausgleich in den nächsten Tagen entwickelt der Säugling im Verlauf eine schwere und bleibende Behinderung. Als Ursache bestätigt sich in den weiteren Untersuchungen eine durch den Betablocker in der Symptomatik unterdrückte und über längere Zeit bestehende Unterzuckerung bei Magen-Darm-Grippe. Erst durch den Krampfanfall wurde die Mutter auf den Zustand des Kindes aufmerksam.

Diagnose
Krampfanfall bei Hypoglykämie und Exsikkose unter Betablockermedikation.

WEITERFÜHRENDE LITERATUR

Fuchs, A.: Pädiatrie pocketcard Set. Börm Bruckmeier, 5. Aufl., 2014
Jöhr, M.: Kinderanästhesie. Elsevier/Urban & Fischer, München, 8. Aufl., 2013
Kaufmann, J.: Pädiatrisches Notfalllineal. 4. Aufl., 2014, www.notfalllineal.de (letzter Zugriff: 15.8.2015)
Nicolai, Th., Hoffmann, F.: Kindernotfall-ABC. Springer, Berlin/Wien, 2. Aufl., 2014
Nicolai, Th.: Pädiatrische Notfall- und Intensivmedizin. Springer, Berlin/Wien, 5. Aufl., 2014
Wigger, D., Stange, M.: Medikamente in der Pädiatrie. Elsevier/Urban & Fischer, München, 4. Aufl., 2013

KAPITEL 36
Stefan Dreesen (36.1), Jürgen Luxem (36.2, 36.3)

Nephrologische und urologische Notfälle

36.1 Niereninsuffizienz 801
36.1.1 Akutes Nierenversagen (ANV) 801
36.1.2 Chronische Niereninsuffizienz (CNI) 802
36.1.3 Grundlagen zur Dialyse 803
36.1.4 Dialysepflichtiger Patient 804

36.2 Erkrankungen des Urogenitaltrakts 806
36.2.1 Akuter Nierenstein (Nephro- und Urolithiasis) 806
36.2.2 Hämaturie 807
36.2.3 Akuter Harnverhalt (Ischurie) 808
36.2.4 Anurie/Oligurie 810
36.2.5 Priapismus 810
36.2.6 Phimose und Paraphimose 811
36.2.7 Akutes Skrotum 811

36.3 Verletzungen des Urogenitaltrakts 812
36.3.1 Verletzungen der Niere 812
36.3.2 Verletzungen der ableitenden Harnwege 814

36 Nephrologische und urologische Notfälle

Fallbeispiel

Notfallmeldung

Der Fahrer eines Pkw fordert über Mobiltelefon bei der Polizei Hilfe an. Er habe unsägliche Bauchschmerzen, krümme sich vor Schmerz und könne seine Fahrt auf der Autobahn nicht fortsetzen. Die Polizei informiert die Leitstelle und fordert einen Notarztwagen an.

Befund am Notfallort

Die Besatzung des ersteintreffenden Rettungswagens findet einen ca. 60-jährigen, männlichen Patienten in einem Wohnmobil vor. Der Patient ist sehr unruhig. Er liegt mit angezogenen Beinen auf dem Rücken im Bett seines Wohnmobils und klagt über plötzliche, starke Schmerzen im Bauchbereich und zunehmende Übelkeit.

Leitsymptome

Abdominale Schmerzen, vegetative Symptome.

Inhaltsübersicht

36.1 Niereninsuffizienz

- Die Niereninsuffizienz bezeichnet eine Störung der Niere mit eingeschränkter Ausscheidung harnpflichtiger Substanzen. Meistens ist auch die Ausscheidungsmenge verringert.
- Die Niereninsuffizienz kann akut oder chronisch verlaufen.
- Bei der terminalen Niereninsuffizienz ist eine Dialyse notwendig, um Wasser und Giftstoffe aus dem Körper zu eliminieren und Wasser-Elektrolythaushalt sowie Säure-Basen-Haushalt auszugleichen.
- Die Ansammlung harnpflichtiger Substanzen bei fortgeschrittener chronischer Niereninsuffizienz bezeichnet man als Urämie.
- Der Dialyseshunt ist eine Vene am Unterarm, die durch die chirurgisch geschaffene Verbindung zu einer Arterie massiv aufgeweitet ist.
- Der Shunt des Patienten ist „heilig" und darf nicht punktiert werden. Ideal für alle Punktionen ist die Verwendung des anderen Arms.
- Eine der Hauptgefahren bei versäumten Dialyseterminen ist neben der Überwässerung mit Lungenödem eine lebensbedrohliche Hyperkaliämie.

36.2 Erkrankungen des Urogenitaltrakts

- Das Einklemmen von Harnsteinen in Niere, Harnleiter, Blase und Harnröhre führt zu einem Aufstau des Urins vor dem Stein.
- Das Hauptsymptom ist der kolikartige Schmerz.
- Eine Schmerzlinderung ist oftmals nur durch die Gabe von Opiaten zu erreichen.
- Vergrößerung der Prostata oder Blasensteine führen zum Unvermögen, die volle Blase zu entleeren.
- Leitsymptom ist der starke Harndrang, ohne urinieren zu können.
- Der Harnverhalt wird akut durch übervolle Blase, Kälte oder Nässe ausgelöst.
- Durch verminderte Harnproduktion kann der Patient nicht ausreichend urinieren.
- Im Gegensatz zum Harnverhalt ist bei Anurie die Blase nicht gefüllt.
- Zur Erhöhung der Urinproduktion werden Diuretika und kaliumfreie Infusionen verabreicht.
- Schmerzhafte, auf eine Hodensackhälfte beschränkte Schwellung.
- Hauptkrankheitsursachen sind Hodentorsion und Entzündung der Hoden.
- Die Hodentorsion tritt akut bei vorwiegend jungen Patienten auf. In Abgrenzung dazu steht die Entzündung der Hoden, die vornehmlich zwischen dem 25. und 50. Lebensjahr auftritt.
- Das akute Skrotum bedarf einer schnellen klinischen Abklärung.

36.3 Verletzung des Urogenitaltrakts

- Geschlossene Nierenverletzungen machen 90 % aller Verletzungen mit Nierenbeteiligung aus.
- Es werden drei Schweregrade unterschieden: Nierenkontusion, Nierenruptur und Nierenberstung.
- Bei 80 % der Patienten mit Nierenverletzung tritt eine Makrohämaturie auf.
- Eine Katheterisierung der verletzten Harnröhre oder Blase ist verboten.
- Die Harnleiter sind in der Muskulatur gut gepolstert, daher sind Verletzungen hier selten.
- Es wird zwischen intra- und extrapelvinen Verletzungen der Harnröhre unterschieden.
- Die Verletzung der Blase ist nach der Nierenverletzung die häufigste Verletzungsform im Urogenitalbereich.
- Bei Verletzung des Blasendachs kann es zum Ausfluss von Urin in die freie Bauchhöhle kommen.

36.1 Nieireninsuffizienz

Die Nieren sind die wichtigsten Organe, wenn es um die Regulierung des Wasser-Elektrolythaushalts und des Säure-Basen-Haushalts geht. Sie sind zusammen mit der Leber Schlüsselorgan der Entgiftung des Körpers und steuern über hormonelle Regelkreise u. a. den Blutdruck. Zahlreiche Medikamente und deren Abbauprodukte, aber auch wasserlösliche Giftstoffe, werden über die Niere mit dem Urin ausgeschieden. Man bezeichnet schädliche Stoffe, die über die Niere ausgeschieden werden, als **harnpflichtige Substanzen.**

Kommt es zu einer Funktionsstörung der Niere, bei der die Ausscheidung harnpflichtiger Substanzen nicht mehr in ausreichendem Maße gelingt, liegt eine **Niereninsuffizienz** vor. Messparameter hierbei ist die **glomeruläre Filtrationsrate (GFR).** Die glomeruläre Filtrationsrate ist das pro Zeiteinheit von den Glomeruli der Nieren filtrierte Volumen und entspricht dem Primärharn (ca. 170 l/Tag). Eine Methode, die GFR zu messen ist, die Ausscheidungsrate bestimmter Stoffe (Clearance) zu bestimmen. Hierfür kommen v. a. das im Körper anfallende Kreatinin oder das zu diesem Zweck verabreichbare **Inulin** (nicht zu verwechseln mit Insulin) infrage. Dabei ist die **Diurese,** also die Menge der Sekundärharnausscheidung, für die Definition zweitrangig. Eine Niereninsuffizienz kann auch dann vorliegen, wenn normale oder gar zu große Mengen Harn ausgeschieden werden. Nichtsdestotrotz kommt es bei der Niereninsuffizienz häufig auch zu einer verminderten Diurese. Die Niereninsuffizienz kann sowohl einen akuten als auch einen chronischen Verlauf nehmen.

36.1.1 Akutes Nierenversagen (ANV)

Den akuten Verlauf der Niereninsuffizienz bezeichnet man als **akutes Nierenversagen (ANV)** (Synonym: akute Nierenschädigung). Das ANV ist definiert als über Stunden bis Tage akut einsetzende, prinzipiell reversible Verschlechterung der Nierenfunktion mit Abfall der GFR. Die Ursache des Nierenversagens kann im Bereich vor, innerhalb oder auch hinter der Niere liegen. Man teilt das akute Nierenversagen dementsprechend ein in:

- **Prärenales Nierenversagen**
Beim prärenalen Nierenversagen ist die Schädigung den Nieren vorgelagert. Ursachen können alle Zustände sein, die zu einer verminderten Durchblutung der Niere führen, wie z. B.:
    - Dehydratation/Exsikkose
    - Schock
    - Vasodilatation (z. B. Sepsis)
    - Verbrennung
    - Nierenarterienstenose
- **Intrarenales Nierenversagen**
Beim intrarenalen Nierenversagen kommt es zur Funktionsstörung des Nierenparenchyms. Ursachen hierfür sind:
    - Rhabdomyolyse (Auflösung quergestreifter Muskulatur, z. B. nach Trauma, langem Liegen, toxisch durch bestimmte Medikamente), u. a. durch Verstopfung der Nierentubuli
    - Hämolyse (Zerfall von Erythrozyten)
    - Medikamentös-toxische Nierenschädigung, z. B. Röntgenkontrastmittel
    - Entzündliche Nierenerkrankungen (Glomerulonephritis, interstitielle Nephritis)
    - Autoimmunerkrankungen (z. B. Vaskulitis)
- **Postrenales Nierenversagen**
Hierbei kommt es zur Abflussbehinderung des Harns entlang der ableitenden Harnwege, z. B. bei folgenden Ursachen:
    - Harnleitersteine
    - Tumoren
    - Prostatahypertrophie

Das akute Nierenversagen hat insgesamt einen **typischen, phasenartigen Verlauf:**

1. **Initial- bzw. Schädigungsphase:** Die Klinik ist gekennzeichnet durch das zum Nierenversagen führende Grundleiden (z. B. Schock, Hypotonie, Exsikkose, s. o.), die Nierenfunktion ist noch normal. Dauer dieser Phase: Stunden bis Tage.
2. **Oligo-/anurische Phase** (= Phase des manifesten Nierenversagens) (> Kap. 36.2.4): Die Nierenfunktion ist beeinträchtigt. Es kommt zur Abnahme oder zum vollständigen Erliegen der Urinausscheidung (**Oligurie** oder **Anurie,** > Tab. 36.1). In der Blutuntersuchung kommt es zum Anstieg bestimmter Markersubstanzen für die Nierenfunktion (Retentionswerte) wie Kreatinin. Es kann zur Überwässerung mit Bildung von **Ödemen** kommen. Auch das Auftreten eines Lungenödems ist möglich. Durch die Störung des Elektrolythaushalts kommt es insbesondere zum Anstieg von **Kalium,** wodurch die Gefahr von **Herzrhythmusstörungen** besteht. Da auch die Säureausscheidung gestört ist, entsteht häufig eine **metabolische Azidose.** Symptome der Urämie finden sich hingegen nur selten, sie sind eher typisch für die chronische Niereninsuffizienz (s. u.). Diese Phase dauert Tage bis Wochen. In dieser Phase kann auch eine **vorübergehende Dialyse** notwendig werden (> Abb. 36.1), um die akut schädlichen Effekte (Überwässerung, Kaliumanstieg etc.) zu kompensieren und der Niere die nötige Zeit zur Erholung zu verschaffen.
3. **Polyurische Phase (Erholungsphase):** In dieser Phase erholen sich die Tubuluszellen wieder, sind aber zunächst noch nicht zu einer ausreichenden Harnkonzentration in der Lage. Es kommt somit in den ersten Tagen zu einer Polyurie, oft werden 4–5 l Urin pro Tag ausgeschieden.
4. **Regenerationsphase:** Vollständige Erholung mit Normalisierung der Nierenfunktion über Wochen und Monate.

Häufig kommt es auch zu leichten Verläufen mit einem nur vorübergehenden Anstieg der Nierenwerte, die sich spontan oder nach Volumengabe wieder normalisieren. Die genannten Stadien entsprechen dem Vollbild eines ANV.

Tab. 36.1 Fachbegriffe bezüglich Urinproduktion

Bezeichnung	Urinproduktion
Anurie	< 100 ml/24 h
Oligurie	100–500 ml/24 h
Polyurie	>> 2000 ml/24 h

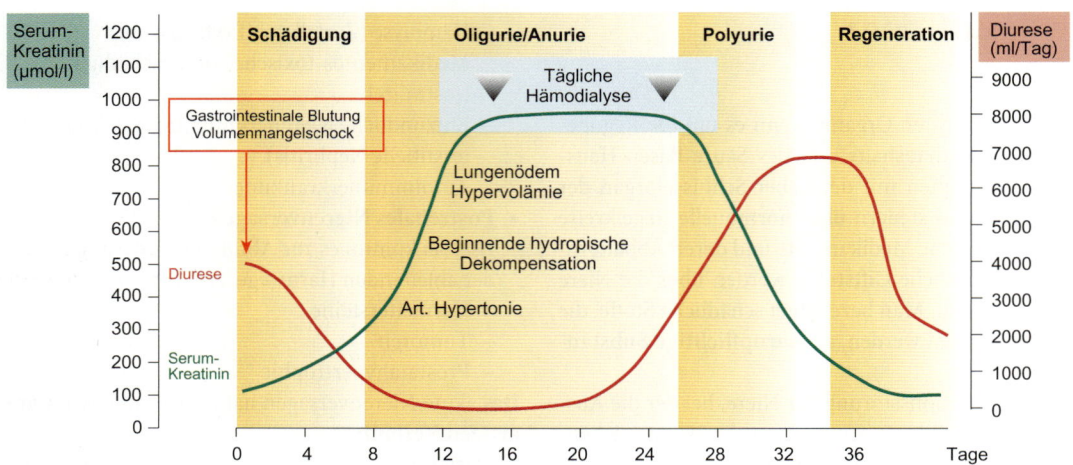

Abb. 36.1 Besserung eines akuten prärenalen Nierenversagens nach intermittierender Dialyse auf der Intensivstation [L157]

PRAXISTIPP

Insbesondere bei **älteren Pflegepatienten** sieht man häufig eine verringerte, dafür dunkel gefärbte Urinmenge im Katheterbeutel. Eine sehr häufige Ursache hierfür ist eine unzureichende Flüssigkeitszufuhr (prärenales ANV).

36.1.2 Chronische Niereninsuffizienz (CNI)

Die chronische Niereninsuffizienz ist die **irreversible,** progrediente Abnahme der Nierenfunktion (gemessen an der GFR) über Monate bis Jahre. Endstadium der Erkrankung ist die **terminale Niereninsuffizienz,** die unbehandelt zum Tode führt und eine **Nierenersatztherapie** in Form von **Dialyse** oder **Nierentransplantation** erforderlich macht. Die chronische Niereninsuffizienz ist Folge verschiedenster renaler oder systemischer Erkrankungen, die mit einer chronischen Schädigung der Niere einhergehen. Die zahlenmäßig größte Rolle spielt hierbei der **Diabetes mellitus.**

Die chronische Niereninsuffizienz wird in **fünf Stadien** eingeteilt (> Tab. 36.2).

Bei der chronischen Niereninsuffizienz können eine Reihe unterschiedlichster Symptome (> Abb. 36.2) auftreten:
- **Renale Anämie:** Die Niere stimuliert die Blutbildung durch das Hormon **Erythropoetin** (EPO), dessen Spiegel bei schwerer Nierenschädigung abnimmt.
- **Arterielle Hypertonie:** Die Niere ist durch viele Mechanismen an der Blutdruckregulation beteiligt. Hypertonie entsteht u. a. durch Retention von Wasser und Natrium, eine Aktivierung des Renin-Angiotensin-Aldosteron-Systems (RAAS) und verminderte Bildung vasodilatierender Substanzen.
- **Renale Osteopathie:** Durch eine verminderte Vitamin-D-Produktion kommt es zu einer Mineralisierungsstörung des Knochens. Zudem wird durch eine verminderte Phosphatausscheidung die Sekretion des **Parathormons** (PTH) aus den Nebenschilddrüsen stimuliert **(sekundärer Hyperparathyreoidismus).** Parathormon löst Kalzium aus den Knochen und stimuliert den Knochenabbau. Es besteht eine erhöhte Frakturgefahr.
- **Metabolische Azidose** durch verminderte Säureausscheidung
- **Periphere Polyneuropathie** durch Ansammlung harnpflichtiger toxischer Substanzen, die zu Nervenschädigungen führen. Folgen können vermindertes Vibrationsempfinden, Gangstörungen und abgeschwächte Reflexe aber auch atypisches Schmerzempfinden sein.
- Gerinnungsstörung mit verstärkter Blutungs-/Hämatomneigung durch **Störung der Thrombozytenfunktion** durch im Blut zirkulierende toxische Substanzen. Teilweise auch Schleimhautblutungen oder Petechien.
- Die **Urämie** ist die schwerste Ausprägung der Niereninsuffizienz und entsteht durch die Ansammlung von harnpflichtigen Substanzen im Blut, die verschiedene toxische Wirkungen entfalten. Symptome der Urämie sind neben den zuvor genannten:
    – Urämische **Gastroenteropathie** mit Appetitlosigkeit, Übelkeit, Erbrechen und Diarrhö
    – **Foetor uraemicus** (urinartiger Geruch der Ausatemluft)

Tab. 36.2 Stadien der chronischen Niereninsuffizienz (HPT = Hyperparathyreoidismus)

Stadium	Bezeichnung	GFR [ml/Min./1,73 m^2]	Symptome/Prozedere
1	Nierenschädigung, Nierenfunktion noch normal	≥ 90	Progression verhindern: Optimierung der Therapie von Ursachen/Begleiterkrankungen. Kardiovaskuläres Risiko vermindern. Hypertonie und HPT möglich
2	milde Niereninsuffizienz	60–89	
3	mittelschwere Niereninsuffizienz	30–59	Hypertonie, HPT, Anämie und Azidose möglich. Zusätzlich Diagnose und Therapie von Komplikationen
4	schwere Niereninsuffizienz	15–29	Urämie möglich. Vorbereitung der Nierenersatztherapie
5	terminale Niereninsuffizienz (Nierenversagen)	< 15	Urämie. Nierenersatztherapie (Dialyse/Transplantation)

36.1 Niereninsuffizienz

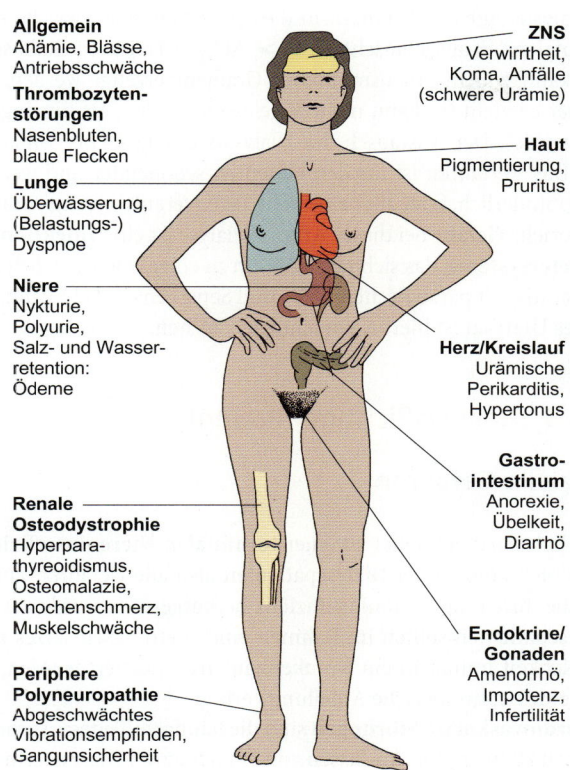

Abb. 36.2 Symptome und klinische Befunde bei chronischer Niereninsuffizienz [L157]

ende durchgeführt. Prinzipiell stehen zwei Verfahren zur Auswahl, die **extrakorporale Hämodialyse** und die **Pertitonealdialyse.**

Extrakorporale Hämodialyse

Spricht man von „Dialyse" ist i. d. R. dieses Verfahren gemeint. Die Patienten müssen in der Regel 3-mal pro Woche für mehrere Stunden in entsprechenden Einrichtungen dialysiert werden, sodass die Dialyse einen Großteil der Lebenszeit dieser Patienten beansprucht und die Lebensqualität damit entsprechend sinkt. Da die Patienten regelmäßig an das Dialysegerät angeschlossen werden müssen und dieses einen hohen Blutfluss benötigt (ca. 300 ml/Min.), ist ein entsprechend großes und gut punktables Blutgefäß vonnöten, welches künstlich geschaffen wird.

Dieses Blutgefäß ist der **Shunt,** auch als **Cimino-Fistel** oder Cimino-Brescia-Fistel bezeichnet. Hierbei wird gefäßchirurgisch eine Unterarmarterie mit einer Unterarmvene verbunden. Die Vene erweitert sich durch den hohen Druck innerhalb weniger Wochen sehr stark und wird dann für die Dialysesitzungen leicht punktierbar. Der Shunt wird an zwei Stellen punktiert, sodass man einen arteriellen Schenkel vom Patienten zum Dialysegerät und einen venösen Schenkel vom Gerät zum Körper leiten kann.

Ist eine Dialyse nur für eine absehbar kurze Zeit erforderlich (z. B. ANV bei septischem Schock auf der Intensivstation), so erfolgt die Dialyse über einen speziellen Dialysekatheter (z. B. **Shaldon-Katheter**). Dieser ist etwa bleistiftdick und entspricht prinzipiell einem besonders großlumigen zentralen Venen-Katheter (ZVK).

> **PRAXISTIPP**
> Mancherorts finden sich auf RTW und/oder NEF **Shaldon-Katheter.** Diese haben gegenüber normalen ZVKs den Vorteil, dass sie sehr großlumig sind und somit entsprechend hohe Flussraten zustande bringen (bis zu 500 ml/Min. je nach Modell). Die Anlage des bleistiftdicken Katheters ist

- Überwässerung mit Zeichen der **dekompensierten Herzinsuffizienz** (> Kap. 27.2.1). Verstärkt durch gesteigerten Eiweißverlust über die Niere
- Urämische **Pleuritis** und/oder **Perikarditis** mit thorakalem Schmerz, Dyspnoe und (im fortgeschrittenen Stadium) Zeichen der Rechtsherzinsuffizienz
- Teils lebensbedrohliche **Herzrhythmusstörungen**, v. a. durch **Hyperkaliämie**
- **Urämische Enzephalopathie** mit Bewusstseinsstörungen bis hin zum **urämischen Koma,** ausgelöst durch zentrale Wirkung von Urämiegiften

36.1.3 Grundlagen zur Dialyse

Die Dialyse ist ein Verfahren der **Nierenersatztherapie.** Sie dient v. a. dazu, die Ausscheidungs- und Entgiftungsfunktion der Nieren zu übernehmen. Mit der Dialyse können Flüssigkeit und harnpflichtige Giftstoffe eliminiert werden, es können dem Körper auch Stoffe zugeführt werden, z. B. Elektrolyte oder Bikarbonat. Die Elektrolyte und der Säure-Basen-Status können so ausgeglichen werden. Eine Dialyse kann vorübergehend notwendig sein, z. B. beim schweren Verlauf eines akuten Nierenversagens (> Abb. 36.1), sie kann bei der terminalen Niereninsuffizienz über Monate bis Jahre überbrückend bis zur Nierentransplantation durchgeführt werden oder wird bei Nichteignung zur Transplantation als permanente Therapie bis zum Lebens-

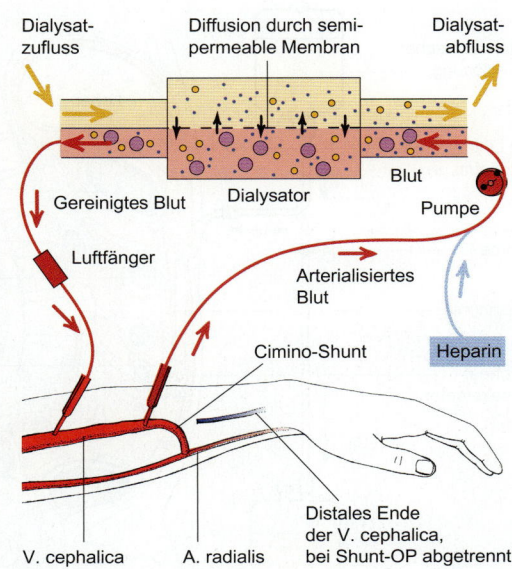

Abb. 36.3 Prinzip der extrakorporalen Hämodialyse [L215]

jedoch präklinisch aufwendig und nicht risikoarm. Wegen der geringsten Komplikationsgefahr ist präklinisch die V. femoralis zu bevorzugen. Es müssen grundsätzlich die insgesamt sehr restriktiven Empfehlungen für die ZVK-Anlage im Rettungsdiensteinsatz berücksichtigt werden.

Bei der Hämodialyse wird das Blut mittels Pumpe an einer semipermeablen Membran vorbeigeleitet, an deren Gegenseite die Dialysatflüssigkeit entgegengesetzt vorbeiströmt. Der Stoffaustausch findet durch Diffusion statt. Zusätzlich kann Wasser abgepresst werden, was bei Oligo- oder Anurie regelmäßig notwendig ist (➤ Abb. 36.3). Damit das Blut in der Maschine nicht gerinnt, wird Heparin zugesetzt. Das gereinigte Blut wird über den venösen Schenkel in den Shunt zurückgeführt.

Ein ähnliches Verfahren ist die **Hämofiltration.** Hierbei wird jedoch eine andere Technik angewendet. Bei der Hämofiltration wird das Blut an einer Membran mit hoher Wasserdurchlässigkeit vorbeigepresst. Das abgepresste, proteinfreie Ultrafiltrat wird verworfen und durch sterile Elektrolytlösung ersetzt.

Peritonealdialyse

Die Peritonealdialyse (Continuous Ambulatory Peritoneal Dialysis, CAPD) funktioniert grundsätzlich anders als die o. g. extrakorporalen Dialyseverfahren. Sie eignet sich besonders gut für die **Selbstbehandlung zu Hause.** Hierbei sind jedoch körperliche und geistige Eignung des Patienten Grundvoraussetzung. Zudem kann sie nur angewandt werden bei erhaltener Restfunktion der Niere und Urinrestausscheidung.

Das Peritoneum (Bauchfell) hat eine große Oberfläche (bis zu 2 m^2), ist gut durchblutet und dient bei der Peritonealdialyse als semipermeable Membran. Unter streng sterilen Bedingungen werden 2 000 ml Dialysat über den Peritonealkatheter in die Bauchhöhle infundiert und dort für 4–8 Std. belassen. Durch Diffusion gehen die zu dialysierenden Substanzen in die Spüllösung über, welche nach Ablauf der Zeit ausgetauscht wird (➤ Abb. 36.4). Durch Glukosezusatz kann zudem ein osmotischer Gradient erzeugt werden, der Wasser entzieht (es kann mehr abgelassen werden, als hineingegeben wurde). Der Austausch des Dialysats erfolgt 4- bis 5-mal pro Tag. Das Verfahren ist für den Patienten schonender und weniger alltagshinderlich, setzt aber eine hohe Eigenverantwortung voraus.

Spezielle **Gefahr** bei dieser Art der Dialyse ist eine **Infektion des Kathetersystems,** das sich rasch bis hin zu einer lebensgefährlichen Peritonitis mit paralytischem Ileus und Sepsis entwickeln kann. Ein **trübes Dialysat** ist hierbei ein häufiges Zeichen.

36.1.4 Dialysepflichtiger Patient

Spezielle Gefahren

Der Dialysepatient leidet an einer **terminalen Niereninsuffizienz.** Prinzipiell können bei Dialysepatienten also alle Gefahren auftreten, die durch die Niereninsuffizienz hervorgerufen werden (s. o.). Dialysepatienten sollten im Rahmen eines Rettungseinsatzes nach Möglichkeit immer in ein Krankenhaus transportiert werden, das über eine nephrologische Abteilung verfügt.

Kardiovaskuläre Störungen sind die häufigste Todesursache bei Dialysepatienten. Ein Auslassen von ein oder zwei Dialyseterminen kann bereits lebensbedrohlich sein. Daher ist immer gezielt nachzufragen, wann die letzte Dialyse war. Zudem sollte eine Änderung von Nahrungsgewohnheiten registriert werden: Kaliumreiche Mahlzeiten (z. B. Nüsse) können rasch zu einer **Hyperkaliämie** führen. Die Hyperkaliämie kann Muskelschwäche und Parästhesien auslösen, verläuft allerdings klinisch oft lange stumm. Herzrhythmusstörungen können u. U. das erste Symptom sein. Typisch sind hierbei v. a. Bradykardien (➤ Kap. 23.5.1), jedoch ist auch Kam-

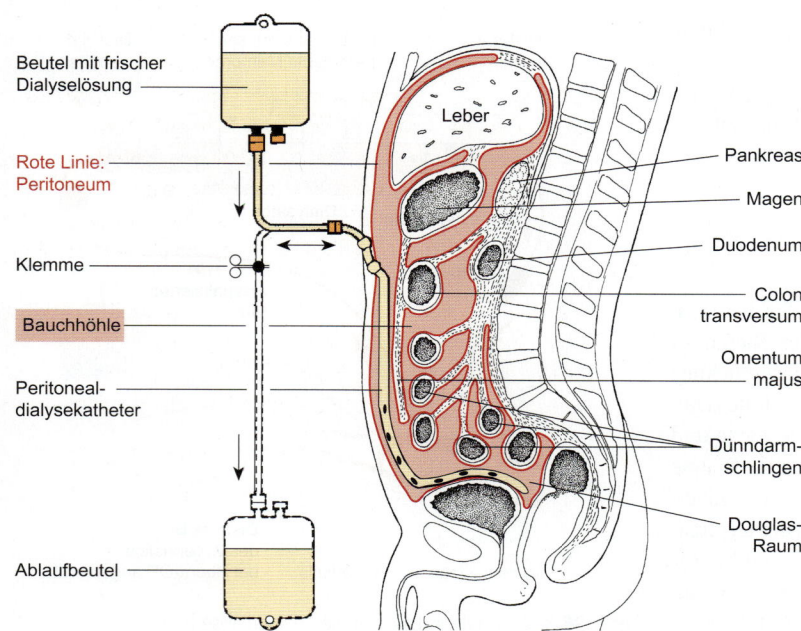

Abb. 36.4 Prinzip der Bauchfelldialyse (Peritonealdialyse) [L190]

Hyperkaliämie

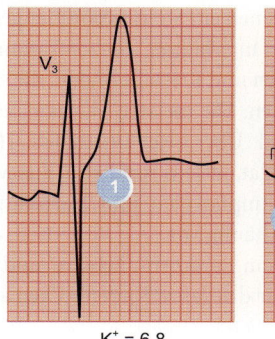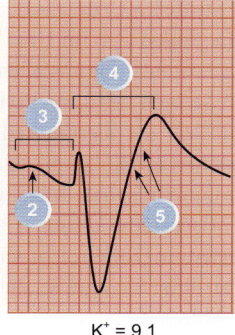

K⁺ = 6,8   K⁺ = 9,1

1. Überhöhung der T-Welle
2. P-Abflachung
3. PQ-Verlängerung
4. QRS-Verbreiterung (Schenkelblockbild)
5. Verschmelzung von S- und T-Welle, QT-Verkürzung;
Weiterhin:
- Ventrikuläre Extrasystolen
- Terminal Übergang in Kammerflimmern

Abb. 36.5 Bei versäumten Dialyseterminen kann es u. a. zu einer lebensbedrohlichen Hyperkaliämie kommen. [L157]

merflimmern möglich. Das EKG kann sich bereits vor dem Eintreten von Rhythmusstörungen verändern. Typisch ist eine spitze, überhöhte T-Welle, wie sie auch beim STEMI im Frühstadium auftreten kann (➤ Kap. 27.2.5 und ➤ Abb. 36.5). Mit Zunahme des Kaliumspiegels verbreitet sich der QRS-Komplex typischerweise.

ACHTUNG
Um den Kaliumwert nicht zusätzlich zu steigern, ist bei Dialysepatienten **NaCl 0,9 %** als Infusionslösung einer kaliumhaltigen Vollelektrolytlösung vorzuziehen. Die Infusion erfolgt grundsätzlich zurückhaltend, um eine Überwässerung zu vermeiden.

SCHLAGWORT
Hyperkaliämie bei Dialysepatienten
Im Rettungsdienst durchführbare Maßnahmen
- **β₂-Sympathomimetika** wie Salbutamol (Sultanol®) oder Fenoterol (Berotec®), auch inhalativ angewandt, verschieben Kalium nach intrazellulär. **Im Rettungsdienst Mittel der ersten Wahl!**
- Natriumbikarbonat 8,4 % 50–100 ml i. v., verschiebt Kalium nach intrazellulär, eine schnellstmögliche pH-Kontrolle ist anzustreben (BGA).
- Kalziumglukonat 10 % bei lebensbedrohlichen Rhythmusstörungen 10 ml rasch i. v., wirkt am Herzen antagonistisch und hebt die Kaliumwirkung für ca. 30 Min. auf.
- Schleifendiuretika erhöhen die Kaliumausscheidung über die Niere, wirken jedoch langsam und sind zudem bei terminaler Niereninsuffizienz ohne Restausscheidung wirkungslos.

Im Rettungsdienst nicht durchführbare Maßnahmen
- Insulingabe (+ Glukose, um Hypoglykämie zu vermeiden), da auch Insulin Kalium nach intrazellulär verschiebt, für gewöhnlich im Rettungsdienst nicht verfügbar.
- Austauscherharze (z. B. Resonium®), tauschen im Darm Kalium gegen Kalzium oder Natrium aus, jedoch im Rettungsdienst zu langsamer Wirkungseintritt.

Die **Dialyse** ist die einzige definitive Therapie bei Dialysepatienten zur Kalium-Elimination.

Blutungskomplikationen können zum einen nach einer Dialyse durch die Heparinisierung des Dialysesystems auftreten. Zudem ist bei der fortgeschrittenen Niereninsuffizienz auch eine Störung der Thrombozytenfunktion möglich. Eine Shuntverletzung kann zu erheblichen Blutungen führen (s. u.).

Eine **Hypovolämie** kann auftreten, wenn während der Dialyse zu viel Flüssigkeit entzogen wurde. Es kann zur Hypotonie mit Kreislaufkollaps kommen. Hier ist die vorsichtige Gabe von NaCl 0,9 % indiziert, wobei jedoch wegen der Gefahr der Hyperhydratation nicht zu viel infundiert werden sollte.

Bei Notfällen in einer Dialysepraxis sollte immer auch an **maschinenseitige Komplikationen** wie Luftembolie oder Hämolyse gedacht werden.

Besonderheiten durch den Shunt

Shunts sind meistens als sehr große Gefäße unter der Haut sichtbar und zeichnen sich zudem durch ein tastbares **„Schwirren"** und ein **auskultierbares Strömungsgeräusch** aus. Gelegentlich ist noch die Operationsnarbe im Bereich des Shunts sichtbar. Der Shunt ist empfindlich gegenüber zu starker Kompression (Gefahr der **Shuntthrombose**) und sollte aufgrund seiner außerordentlichen Bedeutung für den Patienten prinzipiell im Rettungsdienst keiner Manipulation unterzogen werden. Alle Maßnahmen sollten immer am anderen Arm durchgeführt werden:

- Die **Blutdruckmessung** sollte **immer am Nicht-Shunt-Arm** durchgeführt werden, da es sonst aufgrund der Strömungsphänomene zu Messfehlern kommen kann und der Shunt zudem durch die Kompression gefährdet werden kann.
- Der i. v. Zugang sollte ebenfalls nicht am Shunt-Arm gelegt werden, da die Entstehung einer Thrombophlebitis den Shunt gefährden kann. Da im Laufe eines Dialysepatientenlebens die Neuanlage eines Shunts notwendig werden kann, sollten Unterarmvenen auch am anderen Arm geschont werden, eine Handrückenvenenpunktion ist daher, wenn möglich, zu bevorzugen.
- Eine **Blutung** aus dem Shunt erfordert zur Blutstillung eine längere Kompression. Hierbei sollte die **Durchblutung des Shunts** jedoch erhalten bleiben, sodass der Druck des angelegten Druckverbands entsprechend dosiert werden muss. Shunt-Verletzungen sollten immer in einer **Gefäßchirurgie** vorgestellt werden. Bei Nachblutungen aus den Punktionsstellen nach Dialyse hingegen sollte mit dem betreffenden Dialysezentrum Kontakt aufgenommen werden.
- Eine Medikamentengabe in den Shunt ist **nur als Ultima Ratio** bei anders nicht beherrschbarer, akut lebensbedrohlicher Situation gestattet. Infusionen müssen dann ggf. mit einer Druckmanschette versehen werden, da der Shunt ja mit dem arteriellen System kommuniziert.

36.2 Erkrankungen des Urogenitaltrakts

Die Bezeichnung **Urogenitaltrakt** steht als Oberbegriff für die Gesamtheit der im Becken und retroperitonealen Raum gelegenen Organe der Harnbereitung (Nieren) und Harnableitung (Harnleiter und Blase) sowie der Genitalorgane (Harnröhre, Scheide, Penis). Obwohl das harnableitende System und die Geschlechtsorgane ganz unterschiedliche Aufgaben erfüllen, werden sie gemeinsam dargestellt, weil sie anatomisch sehr eng verknüpft sind **(Urogenitalsystem)**.

Die Öffnungen des Urogenitaltrakts (Harnröhre bei Mann und Frau, die Vagina bei der Frau) sind für das Eindringen infektiöser Keime besonders anfällig und begünstigen das Auftreten von aufsteigenden Infektionen (z. B. Blasenentzündung). Sie machen den Einsatz des Rettungsdienstes i. d. R. nicht notwendig, da entzündlichen Erkrankungen langsam verlaufen und unter hausärztlicher Obhut gut mit Antibiotika therapierbar sind. Andererseits führen Steine oder entzündliche Gerinnsel, die Verlegung, Teilverschluss oder vollständigem Verschluss der Harnröhre und/oder der Harnleiter verursachen, am ehesten zum Einsatz des Rettungsdienstes, da die Symptome kurzfristig auftreten und mit starken Schmerzen verbunden sind.

36.2.1 Akuter Nierenstein (Nephro- und Urolithiasis)

Das **Harnsteinleiden** ist eine **chronische Erkrankung**, deren Ursachen vielfältig und nicht für alle Steinarten vollständig geklärt sind. Die Entstehung von Harnsteinen wird jedoch durch die Lebensweise (z. B. eiweißreiche Ernährung), Stoffwechselerkrankungen und therapeutische Maßnahmen (Einnahme bestimmter Medikamente) begünstigt.

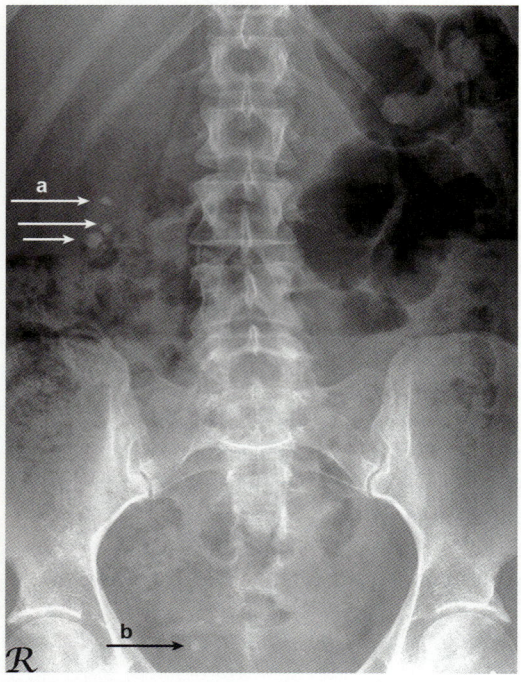

Abb. 36.6 Nierenbeckensteine (a) und Harnleiterstein (b) [M500]

Grundprinzip der Harnsteinbildung ist die **Übersättigung bestimmter Stoffe im Urin,** aus denen ein Stein zusammengesetzt ist. Diese Stoffe finden sich im Urin in erhöhter Konzentration, sodass die zuvor gelösten Stoffe ausfallen und Kristalle bilden, die später zu sichtbaren Steinen heranwachsen. Die meisten Harnsteine enthalten Kalzium als Kernbestandteil. Über zwei Drittel (ca. 70 %) der Steine bestehen aus Kalziumoxalat, jeweils rund 10 % aus Magnesiumammoniumphosphat, Kalziumphosphat und Harnsäure (Urate). Auch Mischsteine kommen häufig vor.

Die **Harnsteingröße** reicht von Reiskorn-, Erbsen- und Linsengröße bis zu einer Steingröße, die das ganze Nierenbecken ausfüllen kann (➤ Abb. 36.6).

Symptome

Die Beschwerden des akuten Harnsteins hängen in erster Linie von der Lokalisation und der Größe des Harnsteins im Verhältnis zum Durchmesser des zu durchschreitenden Organsystems ab. Durch Einklemmung von Harnsteinen in Niere, Harnleiter, Blase oder Harnröhre kommt es zu einer Verlegung der ableitenden Harnwege mit Aufstau des Urins vor dem Stein. Durch gesteigerte Kontraktionsbewegungen der glatten Muskulatur der ableitenden Harnwege versucht der Körper, das Hindernis zu überwinden.

Das Hauptsymptom des akuten Harnsteins ist der **kolikartige Schmerz** (wellenförmiger, dumpfer Schmerz) mit Projektion in den Unterbauch, die Leiste, die Genitalregion oder die Innenseite des Oberschenkels, der durch Spasmus und vermehrte Peristaltik der glatten Muskulatur der ableitenden Harnwege, aber auch durch Überdehnung der Nierenkapsel zustande kommt. Zusätzlich kann ein dumpfer, andauernder Flankenschmerz als Resultat der Harnstauung im Nierenbecken beobachtet werden. Dabei können durch den Kolikschmerz Übelkeit und Erbrechen auftreten. Anders als bei anderen abdominellen Beschwerden sind die Patienten typischerweise **sehr unruhig** und suchen Schmerzlinderung durch Bewegung (laufen z. B. hin und her). In 25 % d. F. werden Nieren- und Harnleitersteine von einer **Makrohämaturie,** die oft der Kolik vorausgeht, begleitet.

Blasensteine können dagegen lange Zeit symptomlos bleiben, obwohl sie eine beträchtliche Größe erreichen können. Der Blasenstein manifestiert sich durch den plötzlichen akuten **Harnverhalt,** wenn der Stein sich vor die Harnröhrenmündung legt. Da die Blase durch die Abflussstörung prall mit Urin gefüllt ist, wird der Stein bei einer Veränderung der Körperlage in der Blase umherrollen und die Ausflussöffnung wieder freigeben. Die lageabhängige Symptomatik des akuten Harnverhalts ist diagnostisch beweisend für den Blasenstein. Ein kleines Steinkonkrement kann sich allerdings auch in der Harnröhre festsetzen. Die Symptome sind anschließend lokale Schmerzen, Harnverhalten oder Veränderungen des Harnstrahls.

Therapie

Die **Basismaßnahmen** umfassen die Lagerung des Patienten nach Wunsch, um eine weitgehende Schmerzfreiheit zu erlangen. Anschließend werden abgegangene Steine asserviert. Deren chemische Untersuchung in der Klinik kann dem behandelnden Arzt wertvolle Hinweise darüber geben, wie der Patient in Zukunft (etwa durch

Vermeidung bestimmter Nahrungsmittel) eine erneute Steinbildung verhindern kann. Sind die Schmerzen erträglich, wird der Patient nach Maßgabe des Hausarztes oder ärztlichen Notdienstes in die Klinik transportiert. Ist durch Schmerz und Unruhe des Patienten ein Transport nicht möglich, so ist ein Notarzt nachzualarmieren.

Die **erweiterten Maßnahmen** zielen auf die Herstellung der Schmerzfreiheit. Dazu wird zuerst ein venöser Zugang angelegt, über den die medikamentöse Therapie erfolgen kann. Im Vordergrund steht die Gabe von Spasmolytika (z. B. Buscopan®) und peripher wirkender Analgetika (z. B. Novalgin®). Opiate sollten nicht gegeben werden, da durch sie der Tonus der glatten Muskulatur erhöht wird und die Gefahr einer weiteren Drucksteigerung im Bereich der ableitenden Harnwege besteht. Dennoch wird eine Schmerzfreiheit des Patienten meistens nicht ohne Opiate zu erreichen sein. Daher haben sie ihren festen Platz bei starken Kolikschmerzen. Diuretika sind kontraindiziert, weil sie die Harnmenge erhöhen und somit den Harnstau und die Schmerzen verstärken.

MERKE

Eine bestehende Dauermedikation des Patienten mit **Diuretika** (z. B. bei Herzinsuffizienz) muss **sofort abgesetzt** werden, da die zusätzliche Harnproduktion den Kolikschmerz erhöhen wird.

SCHLAGWORT

Akuter Harnstein (Nephro- und Urolithiasis)

Ursachen
- Ernährungsbedingte Faktoren (z. B. mangelnde Flüssigkeitszufuhr sowie erhöhter Konsum von tierischen Eiweißen, Milchprodukten, Alkohol, Kaffee, schwarzem Tee)
- Vorerkrankungen (z. B. häufige Harnwegsinfekte mit Harnstauungen, Stoffwechselerkrankungen wie Diabetes mellitus, Störungen des Harnsäurestoffwechsels, Nebenschilddrüsenerkrankungen mit Störungen des Kalziumstoffwechsels)
- Medikamente (z. B. Vitamin C und D, Analgetika, Diuretika, Abführmittel)

Symptome
- Kolikartiger Schmerz mit Projektion in den Unterbauch, die Leiste, die Genitalregion
- Dumpfer, andauernder Flankenschmerz
- Reflektorische vegetative Symptome
  – Tachykardie
  – Hypotonie
  – Schwitzen
  – Übelkeit
  – Erbrechen

Maßnahmen
Monitoring
- AF, SpO₂, Rekapillarisierungszeit, Puls (peripher/zentral), RR, BZ, GCS, EKG, Temperatur

Basismaßnahmen und Lagerung
- Lagerung in leichter Oberkörperhochlage (30–60° Drehpunkt Hüfte) zum Aspirationsschutz und mit angewinkelten Knien (Knierolle), um die Bauchdecke zu entspannen und dadurch Schmerzen zu reduzieren, bzw. bei Blutdruckabfall in flacher Rückenlage und mit Knierolle
- Wärmeerhalt und Beruhigung des Patienten

Erweiterte Maßnahmen
- i. v. Zugang und ggf. Laborblutentnahme

Medikamente und Dosierungsempfehlungen
- Spasmolyse: N-Butylscopolamin (z. B. Buscopan®) 40 mg (= 2 Ampullen) langsam i. v. (max. 100 mg/24 Std.)
- Analgesie: bei mäßigen Schmerzzuständen Metamizol (z. B. Novalgin®) 1–2,5 g als Kurzinfusion i. v. (max. 10 g/24 Std.) und 25–50 mg Tramadol (Tramal®) i. v., bei schweren Schmerzzuständen Piritramid (z. B. Dipidolor®) 7,5–15 mg i. v.
- Sedierung: Diazepam (z. B. Valium®) 2,5–10 mg i. v.
- Volumentherapie: restriktiv kristalloide Infusionen (z. B. balancierte Elektrolytlösung) 500 ml i. v.
- Antiemetika: Dimenhydrinat (z. B. Vomex A®) 62 mg (= 1 Ampulle) langsam i. v. oder Metoclopramid (z. B. Paspertin®) 10 mg i. v.

36.2.2 Hämaturie

Blut im Urin (Hämaturie) bezeichnet die erhöhte Ausscheidung von Erythrozyten im Urin. Es wird die **Mikrohämaturie**, bei der das Blut nur mikroskopisch nachzuweisen ist und keine sichtbare Rotfärbung des Urins vorliegt, von der **Makrohämaturie**, bei der das Blut durch die deutliche Rotfärbung des Urin mit bloßem Auge sichtbar ist, unterschieden.

Die Hämaturie ist ein häufiger Befund. Sie wird durch Erkrankungen oder Verletzungen des Urogenitaltrakts oder durch Blutgerinnungsstörungen verursacht und kann schmerzlos oder schmerzhaft verlaufen.

Makrohämaturie

Die häufigste Ursache einer Makrohämaturie sind Tumoren der Blase, Nieren, Prostata und der ableitenden Harnwege. Sie stellen in den meisten Fällen keinen akut lebensbedrohlichen Zustand dar. Bei

- **Blutungen aus dem oberen Harntrakt** (Niere, Harnleiter und Blase) ist der Urin völlig mit dem Blut vermischt und es finden sich wurmförmige Blutkoagel im Urin, die die Harnleiter verstopfen und schmerzhafte Koliken auslösen können
- **Blutungen in der Harnröhre** tritt eine Hämaturie gefolgt von gelbem Urin auf
- **Blutungen distal des Blasenschließmuskels** (M. sphincter externus) erfolgen kontinuierlich tropfend aus der Harnröhre

Symptome

Das Hauptsymptom der Makrohämaturie ist die Rotverfärbung des Urins. Nach dem Zeitpunkt des Auftretens der Rotverfärbung werden drei Symptome unterschieden:

- **Totale Makrohämaturie:** Der Urin ist während der gesamten Miktion rot gefärbt und die Ursache ist im Bereich des oberen Harntrakts zu suchen.
- **Initiale Makrohämaturie:** Der Urin ist zu Beginn der Miktion rot gefärbt und nimmt in der Folge der Miktion wieder eine gelbe Farbe an. Hier ist die Ursache im Bereich der Harnröhre zu suchen.

- **Terminale Makrohämaturie:** Der Urin ist zu Beginn der Miktion normal gelb gefärbt und verfärbt sich erst zum Ende der Miktion rot. Hier ist die Ursache im Bereich des Blasenhalses zu suchen.

In seltenen Fällen kann die Ursache einer Makrohämaturie eine Störung des Blutgerinnungssystems durch die fehlerhafte Einnahme von blutgerinnungshemmenden Medikamenten (Marcumar®, Plavix®, ASS, NOAK, z. B. Xarelto®) sein. Dann ist die Blutung im Körper nicht nur auf die sichtbare Makrohämaturie beschränkt, sondern findet im gesamten Körper statt. Es besteht die Gefahr einer massiven Blutung in weitere, nicht sichtbare Körperregionen (z. B. Gehirn, Gelenke, Magen-Darm) mit instabilen Kreislaufverhältnissen.

SCHLAGWORT
Hämaturie

Ursachen
- Schmerzlos
  - Tumoren
  - Nierenzysten
  - Medikamente (z. B. Marcumar®)
- Schmerzhaft
  - Koliken (Steine)
  - Entzündungen
  - Trauma

Symptome
- Sichtbare Blutbeimengungen im Urin (Zeitpunkt unterschiedlich)
- Schmerzhafte Koliken
- Symptome durch Blutverlust oder Schmerzen
  - Tachykardie
  - Hypotonie

Maßnahmen
- Siehe Schlagwortkasten „Akuter Harnstein"
- Bei starken Blutungen mit Kreislaufsymptomatik Schocktherapie

36.2.3 Akuter Harnverhalt (Ischurie)

Unter einem akuten Harnverhalt (Ischurie) wird das plötzlich auftretende **Unvermögen** verstanden, **die volle Harnblase zu entleeren.** Obwohl die Harnblase bis zur Grenze des Fassungsvermögens schmerzhaft gedehnt sein kann und der Patient quälenden Harndrang verspürt, ist es unmöglich, die Blase spontan zu entleeren (Miktion).

Ursache hierfür ist zumeist eine gutartige Vergrößerung der Prostata (benigne Prostatahyperplasie) oder ein Blasenstein.

Der **Blasenstein** verschließt den Blasenausgang oder die Harnröhre, die **Prostatavergrößerung** umschließt die Harnröhre und verengt diese funktionell. Patienten mit Prostatavergrößerung haben daher Probleme, den Urin durch die im Bereich der Prostata verengte Harnröhre zu entleeren. Zum akuten Harnverhalt kommt es, wenn durch eine übervolle Blase, Nässe, Kälte, alkoholische Getränke (v. a. Bier) oder Medikamente (z. B. Ephedrin) der Sympathikotonus der Blase derart gesteigert wird, dass sich die Blasenschließmuskulatur verkrampft und die übrige Blasenmuskulatur, welche die Entleerung der Blase fördert, erschlafft. Dadurch gerät ein zuvor grenzbelasteter Zustand akut außer Kontrolle und eine Blasenentleerung ist nicht mehr möglich. Die plötzliche Unfähigkeit zu urinieren

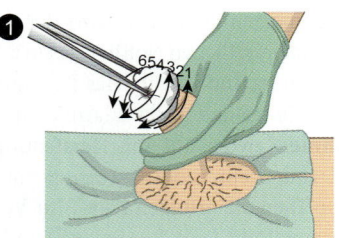
Glans penis desinfizieren.

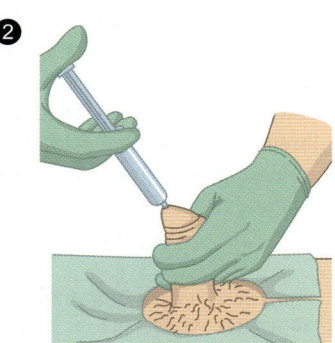
Anästhesierendes Gleitgel vorsichtig auf und in die Harnröhre spritzen.

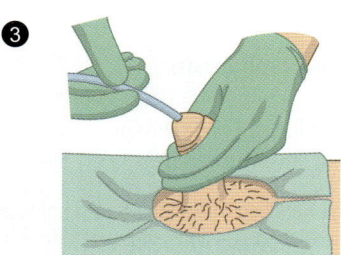
Katheter vorsichtig einführen bei deckenwärts gerichtetem Penis.

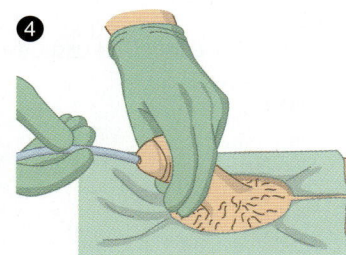
Weiter einführen bei bodenwärts gerichtetem Penis, um die zweite Harnröhrenkrümmung zu überwinden.

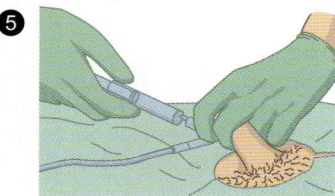
Beim Dauerkatheter Ballon blocken.

Abb. 36.7 Legen eines Dauerkatheters beim Mann [L138]
1: Desinfektion;
2: Anästhesie der Harnröhre;
3 und 4: Einführen des Katheters;
5: Blasenverweilkatheter mit Ableitungssystem einbringen und Ballon blockieren.

36.2 Erkrankungen des Urogenitaltrakts

ist das Schlüsselereignis bei Männern mit Prostataadenom, das sie zum Arzt führt oder den Rettungsdienst alarmieren lässt.

Symptome

Das Leitsymptom bei der Untersuchung dieser Patienten ist der **starke Harndrang, ohne urinieren** zu können. Bei der Palpation der Unterleibsregion wird erkennbar, dass die Blase prall gefüllt und schmerzhaft überdehnt ist. Die Patienten krümmen sich vor Schmerzen und sind unruhig. Oft zeigen sich auch vegetative Symptome wie Übelkeit, Erbrechen, Kaltschweißigkeit, Blässe und Tachykardie

Therapie

Die einzig richtige Maßnahme beim akuten Harnverhalt ist die sofortige Entlastung der Blase, die fraktioniert durchzuführen ist. Daher bestehen die **Basismaßnahmen** in der Lagerung des Patienten nach Wunsch (z. B. Oberkörperhochlage mit Knierolle) und in der Nachalarmierung des betreuenden Hausarztes oder eines Notarztes, **denn die Katheterisierung der Harnblase (** ➤ Abb. 36.7 und ➤ Abb. 36.8) **ist im Notfall** bei unklaren anatomischen Verhältnissen **immer eine ärztliche Maßnahme.** Keinesfalls sollte ohne umfangreiche Erfahrung ein selbstständiger Katheterisierungsversuch der Blase unternommen werden.

Die **erweiterten Maßnahmen** zielen auf die Entleerung der Harnblase durch den Arzt. Bei liegendem, aber verstopftem Harnblasenkatheter kann durch Anspülen mit Kochsalzlösung versucht werden, diesen wieder durchgängig zu machen und bei Erfolg die Harnblase dann langsam zu entleeren. Muss die Harnblase aber erst katheterisiert werden, stehen dem Arzt zwei Möglichkeiten zur Verfügung: die **Katheterisierung mit Urinkatheter** oder die suprapubische Blasenpunktion. Meist lässt sich die Blase mit einem Urinkatheter der Größe CH 14 bis CH 18 entlasten. Grundsätzlich gilt es, den Urinkatheter steril und ohne Gewalt einzuführen. Ist die Blase durch die Einmalkatheterisierung entleert worden, kann auf eine Klinikeinweisung zur weiteren Abklärung verzichtet werden, wenn der Patient eine bekannte Prostatavergrößerung hat, die in laufender hausärztlicher oder urologischer Kontrolle ist.

Ist die Katheterisierung der Blase über die Harnröhre nicht möglich oder besteht der Verdacht auf eine ausgeprägte Entzündung der Prostata (Prostatitis), so muss eine **suprapubische Blasenpunktion** erfolgen, die den Harn aus der Blase unter Umgehung der Harnröhre durch die Bauchdecke ableitet. Die suprapubische Blasenpunktion sollte jedoch nach Möglichkeit der Klinik vorbehalten bleiben. In diesem Fall wird nach Anlage eines periphervenösen Zugangs die medikamentöse Therapie durch den **Notarzt** durchgeführt. Zu ihr gehören eine Analgesie mit Metamizol (z. B. Novalgin®) bzw. bei stärksten Schmerzen auch Opiate (z. B. Dipidolor®) in Kombination mit einem Antiemetikum (z. B. Vomex A®) und die Spasmolyse mit Butylscopolamin (z. B. Buscopan®). Diuretika sind kontraindiziert. Die Infusionsmenge sollte möglichst gering gehalten werden, um die Blasenfüllung und damit den Harndrang nicht weiter zu verstärken.

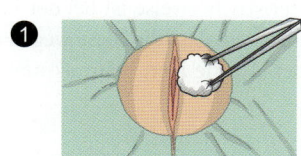

❶ Große Schamlippen mit je einem Tupfer von der Symphyse zum Anus desinfizieren.

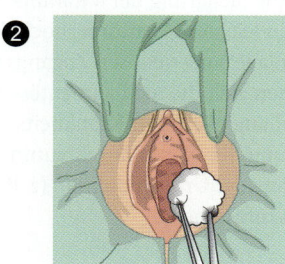

❷ Große Schamlippen mit einer Hand spreizen, dann kleine Schamlippen ...

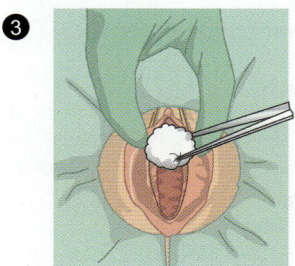

❸ ... sowie Harnröhrenöffnung mit je einem Tupfer desinfizieren.

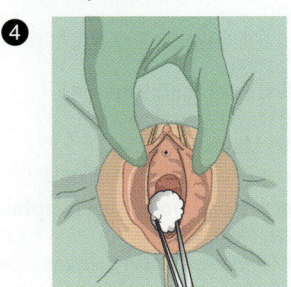

❹ Den sechsten Tupfer vor die Öffnung der Vagina legen.

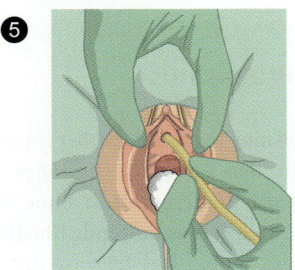

❺ Katheter von der Arbeitsfläche nehmen und in die Blase schieben.

Abb. 36.8 Legen eines Dauerkatheters bei der Frau [L138]
1: Desinfektion des äußeren Genitals;
2: Spreizen der großen Schamlippen;
3: Desinfektion Harnröhrenöffnung;
4: Schutz der Vagina mit Tupfer;
5: Einführen des Katheters

SCHLAGWORT
Akuter Harnverhalt (Ischurie)

Ursachen
- Prostatahyperplasie
- Blasensteine
- Traumatisch durch Verletzungen der Harnröhre durch z. B. unsachgemäß entfernten Harnblasenkatheter

Symptome
- Quälender Harndrang ohne Miktion
- Prallelastische Blase tastbar
- Reflektorische vegetative Symptome:
  - Tachykardie
  - Kaltschweiß, Blässe
  - Übelkeit, Erbrechen

Maßnahmen
Monitoring
- AF, SpO_2, Rekapillarisierungszeit, Puls (peripher), RR, BZ, GCS, EKG, Temperatur

Basismaßnahmen und Lagerung
- Lagerung in leichter Oberkörperhochlage (30–60° Drehpunkt Hüfte) und mit angewinkelten Knien (Knierolle), um die Bauchdecke zu entspannen und dadurch Schmerzen zu reduzieren, bzw. bei Blutdruckabfall in flacher Rückenlage und mit Knierolle
- Beruhigung des Patienten

Erweiterte Maßnahmen
- i. v. Zugang und ggf. Laborblutentnahme
- Blasenkatheterisierung

Medikamente und Dosierungsempfehlungen
- Spasmolyse: N-Butylscopolamin (z. B. Buscopan®): 40 mg (= 2 Ampullen) langsam i. v. (max. 100 mg/24 Std.)
- Analgesie: bei mäßigen Schmerzzuständen Metamizol (z. B. Novalgin®) 1–2,5 g als Kurzinfusion i. v., ggf. bei schweren Schmerzzuständen Piritramid (z. B. Dipidolor®) 7,5–15 mg i. v.
- Volumentherapie: restriktiv kristalloide Infusionen (z. B. balancierte Elektrolytlösung) 500 ml i. v.
- Antiemetika: Dimenhydrinat (z. B. Vomex A®) 62 mg (= 1 Ampulle) langsam i. v. oder Metoclopramid (z. B. Paspertin®) 10 mg i. v.

36.2.4 Anurie/Oligurie

Vom akuten Harnverhalt ist die Anurie abzugrenzen. Häufig geht einer Anurie eine Oligurie voraus, wobei die **ausgeschiedene Harnmenge** den Begriff bestimmt (> Tab. 36.1).

Symptome

Bei der **Anurie** kann der Patient infolge einer **stark verminderten Harnproduktion** nicht ausreichend urinieren. Die Ursache einer Anurie/Oligurie kann einerseits in einer Minderperfusion der Niere bei Schock, Dehydratation oder Thrombosen bestehen oder andererseits durch direkte Einwirkung von Giften, bei einer Sepsis oder durch Medikamente (z. B. Antibiotika) ausgelöst werden (> Kap. 36.1.1).

Charakteristischerweise ist bei der Palpation der Unterbauchregion festzustellen, dass die Blase wegen der fehlenden Urinproduktion bei der Anurie leer, beim akuten Harnverhalt dagegen prall gefüllt ist.

Therapie

Die **Basismaßnahmen** orientieren sich an den Symptomen und umfassen die Sicherung der Vitalfunktionen und die Lagerung des Patienten in leichter Oberkörperhochlagerung.

Nach Anlage eines venösen Zugangs im Rahmen der **erweiterten Maßnahmen** zielt die medikamentöse Behandlung durch den Notarzt in Abhängigkeit von Krankheitsstadium und Restdiurese auf die Erhöhung der Nierendurchblutung (z. B. Katecholamine) oder die Erhöhung der Urinproduktion (z. B. Diuretika und Gabe von kaliumfreien Infusionen).

SCHLAGWORT
Anurie/Oligurie

Ursachen
- Minderperfusion der Niere durch:
  - Schock
  - Exsikkose
  - Nierengefäßverschluss (Thrombose, Embolie, Tumor)
  - Infektionen (Sepsis, Pyelonephritis, Pneumonie)
  - Vergiftungen (Schwangerschaftstoxikosen, Antibiotika)

Symptome
- Sistieren der Urinausscheidung
- Oligurie < 500 ml/24 Std.
- Anurie < 100 ml/24 Std.

Maßnahmen
Monitoring
- AF, SpO_2, Rekapillarisierungszeit, Puls (peripher/zentral), RR, BZ, GCS, EKG, Temperatur

Basismaßnahmen und Lagerung
- Lagerung nach Patientenwunsch

Erweiterte Maßnahmen
- i. v. Zugang und ggf. Laborblutentnahme

Medikamente und Dosierungsempfehlungen
- Katecholamine (z. B. Dopamin i. v. per Perfusor)
- Flüssigkeitsoptimierung bei Dehydratation, z. B. initial 500–1 000 ml NaCl 0,9 %-Lösung i. v. (kaliumfreie Infusionen)
- Bei bekannter Überwässerung Diuretika, z. B. 20–100 mg Lasix® i. v.

36.2.5 Priapismus

Der Priapismus (benannt aus der griech. Mythologie nach Priapos, dem Sohn der Aphrodite und des Dionysos) bezeichnet eine **schmerzhafte Dauererektion** ohne vorausgegangenen sexuellen Stimulus durch eine **anhaltende Blutfüllung des paarigen Schwellkörpers** des Penis. Meistens ist der venöse Abfluss gleichzeitig durch Thromben oder Gefäßveränderungen unterbunden und das venöse Blut kann gar nicht oder nur langsam abfließen. Schon nach wenigen Stunden der venösen Abflussbehinderung droht eine hypoxische Schwellkörperschädigung mit erektiler Impotenz.

Therapie

Die sehr schmerzhafte Erektion ist systemisch durch eine intravenöse Analgesie zu behandeln. Die intrakavernöse Injektion von Alphasympathomimetika sollte der urologischen Klinik vorbehalten bleiben.

36.2.6 Phimose und Paraphimose

In den ersten 3 Lebensjahren besteht bei kleinen Jungen eine **physiologische Verklebung von Vorhaut und Eichel,** die dem Schutz der Peniseichel vor ständigem Urinkontakt dient. In den ersten Lebensjahren löst sich diese Verklebung spontan.

Die **Phimose** (griech. für „Knebelung") ist eine angeborene oder erworbene Vorhautverengung, bei der die Vorhaut nicht vollständig über die Eichel zurückgezogen werden kann. Sie führt zu Störungen der Miktion und zu wiederkehrenden Entzündungen von Eichel und Vorhaut.

Die **Paraphimose** („Spanischer Kragen") ist eine Komplikation der Phimose. Sie tritt als schmerzhafte Schwellung auf. Aufgrund einer Schnürringbildung hinter der Eichel durch die zu enge Vorhaut, schwellen Vorhaut und Eichel an, wodurch eine ernste **Durchblutungsstörung** auftritt, die zur Nekrose (Gangrän) der Peniseichel führen kann. Daher ist die **Therapie zeitkritisch.** Noch am Notfallort muss versucht werden, nach entsprechender Analgesie, eine Reposition (➤ Abb. 36.9) durchzuführen.

Gelingt die manuelle Reposition nicht, muss die Reposition in der Klinik in Lokalanästhesie erfolgen.

36.2.7 Akutes Skrotum

Unter dem Begriff des akuten Skrotums werden **verschiedene Krankheitsbilder** zusammengefasst, bei denen es zu einer plötzlich eintretenden Schwellung im Bereich einer Hodensackhälfte (Skrotalhälfte) mit ausgeprägten Schmerzen kommt. **Hauptursachen** des akuten Skrotums sind die Hodentorsion (➤ Abb. 36.10) und die Entzündung der Hoden oder Nebenhoden.

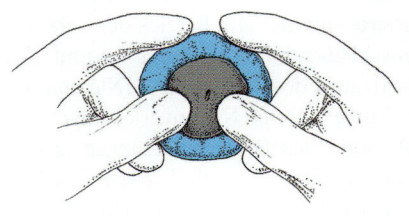

Abb. 36.9 Zeigefinger und Mittelfinger fassen hinter die Paraphimose (Kragen) und bilden ein Widerlager, sodass die Daumen die Eichel durch den Kragen drücken können. [L190]

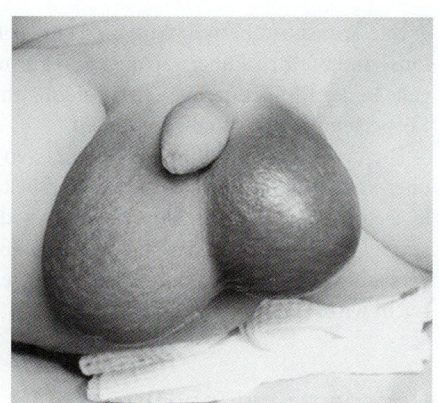

Abb. 36.10 Hodentorsion [E566]

Hodentorsion

Durch ruckartige Körperbewegungen (z. B. einen Sprung), aber auch ohne äußeren Anlass (z. B. im Schlaf) kann es zu einer **Verdrehung des Samenstrangs** kommen, womit die Blutzufuhr zu Hoden und Nebenhoden abgeschnürt wird. Man bezeichnet dieses Krankheitsbild als Hodentorsion. Besonders betroffen sind Jungen im ersten Lebensjahr und während der Pubertät.

Symptome

Leitsymptom ist das **plötzliche Auftreten von Schmerzen** in einer Skrotalhälfte mit Ausstrahlung in den Unterbauch und die Leiste, die mit Übelkeit und Brechreiz bis hin zu Ohnmachtsanfällen verbunden sein können (vegetative Begleiterscheinungen). Die **Hodenschwellung** bedarf einer schnellen klinischen Abklärung, da ansonsten der Verlust des betroffenen Hodens droht. Das betroffene Skrotum schwillt stark an. Nach 4–6 Std. ist der Hoden zum überwiegenden Teil abgestorben. Er wird in der Folgezeit funktionslos schrumpfen **(Hodenatrophie).** Die Fähigkeit zur Spermienbildung erlischt wahrscheinlich schon früher. Typischerweise bestehen kein Fieber und keine Beeinträchtigung der Harnblasenentleerung. Oft können in der Anamnese ähnliche Episoden mit plötzlich aufgetretenen Hodenschmerzen berichtet werden, die sich jedoch spontan wieder normalisierten.

Therapie

Die **Basismaßnahmen** des Rettungsdienstes sollten auf einen sofortigen Transport in eine geeignete Klinik (Chirurgie oder Urologie) zielen. Der Patient wird mit leicht gespreizten Beinen flach auf dem Rücken gelagert, um möglichst keine Druckbelastung auf den Hoden zu geben. Dabei gilt, dass sich der Patient seine Schonhaltung nach Möglichkeit selbst wählen sollte. Umfangreiche außerklinische Abklärungen sind daher zu vermeiden. Das Rettungsfachpersonal sollte dem Betroffenen oder dessen Eltern die Problematik der Situation verdeutlichen und auf einen **sofortigen Transport in die Klinik** bestehen.

Zur Transportüberwachung wird ein Monitoring, bestehend aus Puls- und Blutdrucküberwachung und Pulsoxymetrie, bis zur Übergabe in der Klinik durchgeführt. Bei Entzündungszeichen sollte die Körpertemperatur gemessen werden.

Die **erweiterten Maßnahmen** umfassen die Anlage eines peripher-venösen Zugangs und die Schmerzbekämpfung. Eine manuelle Detorquierung, d.h. die Entdrehung des verdrehten Samenstrangs von außen mit der Hand, sollte außerhalb der Klinik nicht versucht werden, da die notwendige suffiziente Analgesie selten erreicht wird.

Hodenentzündungen

Im Gegensatz zur Hodentorsion, die zumeist während der Pubertät auftritt, sind Entzündungen des Hodens vor der Pubertät selten (➤ Tab. 36.3). Entzündungen des Nebenhodens kommen um das 25. und das 50. Lebensjahr gehäuft vor. Entzündungen des Hodens **(Orchitis)** sind häufig durch Viren hervorgerufen (z.B. Mumpsvirus, hämatogener Infektionsweg). **Entzündungen des Nebenhodens (Epididymitis)** sind zumeist bakterielle Entzündungen durch über die Harnwege aufsteigende Keime. Als Entzündungen sind Orchitis und Epididymitis typischerweise mit Fieber verbunden, die Hodentorsion dagegen nicht. Beim älteren Mann kann eine Nebenhodenentzündung auch durch eine Harnblasenentleerungsstörung verursacht werden. Schwellung und Schmerz des Hodens kommen bei beiden Krankheitsbildern vor.

Das **Prehn-Zeichen**, wonach das Anheben des Hodens bei Entzündungen zu einer Linderung der Beschwerden führt, bei der Hodentorsion jedoch keine Linderung der Schmerzen bringt (**negatives Prehn-Zeichen**, weil der Kremaster-Reflex aufgehoben ist, denn der Hoden steht bereits höher), ist als unzuverlässig anzusehen.

> **MERKE**
> **Prehn-Zeichen:** abnehmende bis aufgehobene Schmerzsymptomatik bei Hodenhochlagerung.
> **Negatives Prehn-Zeichen:** unveränderte oder verstärkte Schmerzsymptomatik bei Hodenhochlagerung oder Anheben des Hodens.

Für das Rettungsfachpersonal liegt das Problem in der sicheren Abgrenzung der Krankheitsbilder zur Hodentorsion, die notfallmäßig operativ versorgt werden muss, während die Entzündung der Hoden oder Nebenhoden keiner notfallmäßigen Therapie bedarf.

Tab. 36.3 Unterscheidungsmerkmale von Hodentorsion und Epididymitis

	Hodentorsion	Entzündung von Nebenhoden
Lebensalter	erstes Lebensjahr und Pubertät	Pubertät und später
Fieber	nie	fast immer
Erbrechen/Übelkeit	häufig	selten
Schmerzen	plötzlich/stark	langsam zunehmend

> **SCHLAGWORT**
> **Akutes Skrotum**
>
> **Ursachen**
> - Hodentorsion
> - Nebenhodenentzündung (Epididymitis)
> - Hodenentzündung (Orchitis)
> - Inkarzerierte Leistenhernie
>
> **Symptome**
> - Schmerzen in einer Skrotalhälfte mit Ausstrahlung in den Unterbauch
> - Übelkeit und Brechreiz (vegetative Begleiterscheinungen)
> - Betroffenes Skrotum schwillt stark
>
> **Maßnahmen**
> **Monitoring**
> - AF, SpO$_2$, Rekapillarisierungszeit, Puls (peripher), RR, BZ, GCS, EKG, Temperatur
>
> **Basismaßnahmen und Lagerung**
> - Lagerung mit leicht gespreizten Beinen flach auf dem Rücken
>
> **Erweiterte Maßnahmen**
> - i.v. Zugang und ggf. Laborblutentnahme
>
> **Medikamente und Dosierungsempfehlungen**
> - Analgesie: Piritramid (z.B. Dipidolor®) 7,5–15 mg i.v.

36.3 Verletzungen des Urogenitaltrakts

Die Verletzungen der Nieren, der ableitenden Harnwege und der Blase treten häufig im Zusammenhang mit Wirbelsäulen- und Beckenfrakturen oder mit abdominellen Verletzungen auf.

Während im Zusammenhang mit Verletzungen des Bauchraums und der Fraktur von Wirbelkörpern eher Verletzungen der Nieren und der Harnleiter auftreten, besteht bei **Beckenfrakturen** eine erhöhte Gefahr der Verletzung von Blase, Harnröhre und des äußeren Genitals.

36.3.1 Verletzungen der Niere

Durch **direkte Gewalteinwirkung** in den Flankenbereich (Messerstich oder Sturz mit der Körperflanke auf eine Kante) oder **durch indirekte Gewalt** (Begleitverletzung bei Polytrauma) kann es zu **geschlossenen Nierenverletzungen** kommen. Patienten mit vorgeschädigter oder anatomisch veränderter Niere (z.B. Vergrößerung der verbleibenden Niere nach Nephrektomie) sind besonders gefährdet. Durch indirekte Gewalteinwirkung (z.B. Schleudertrauma) kann es zu Verletzungen der Gefäßinnenwand (Intima) der Nierenarterie kommen. Im Bereich der Gefäßwandschädigung lagern sich anschließend Blutgerinnsel an und bewirken eine zunehmende Verlegung der Nierenarterie (Nierenarterienthrombose).

Zumeist treten Nierenverletzungen in Kombination mit anderen abdominellen Organverletzungen (z.B. Polytrauma) auf. Isolierte Nierenverletzungen sind selten. Geschlossene Nierenverletzungen machen 90 % aller Verletzungen mit Nierenbeteiligung aus.

Einteilung

Zur Einteilung des Ausmaßes der Nierenverletzung existieren verschiedenste Klassifikationen. Zum besseren Verständnis werden die Nierenverletzungen in **drei Schweregrade des stumpfen Nierentraumas** unterteilt.

Nierentrauma Grad I (Nierenprellung, Nierenkontusion)

Die Nierenprellung (➤ Abb. 36.11a) betrifft 60 % aller Patienten und umfasst meist oberflächliche Verletzungen der Niere. In seltenen Fällen kann es zu **Einblutungen** (Hämatomen) in Nierenbezirke unterhalb der Organkapsel kommen, ohne dass Nierengewebe eingerissen ist (intakte Organkapsel).

Nierentrauma Grad II (Nierenruptur)

Einrisse in das Nierengewebe (➤ Abb. 36.11b) unterschiedlicher Größe können von der Oberfläche (Organkapsel) bis zum harnableitenden System reichen und führen zu einem retroperitonealen Hämatom. Bei 30 % aller Patienten mit Nierenruptur kommt es zum **Austritt von Harn in die Nierenkapsel.**

Nierentrauma Grad III (Nierenberstung)

Bei der **Nierenberstung** (➤ Abb. 36.11c) wird die Niere in eine Vielzahl von Bruchstücken aufgesplittert. Die Berstung (**Zerreißung von Nierengewebe**) von Organkapsel und Nierenparenchym führt zu einer Eröffnung des Hohlsystems der Niere und einem Austritt von Harn in das Verletzungsareal. Durch die Mitverletzung des Nierenstiels kann eine Durchtrennung der Nierengefäße (10 % aller Patienten) erfolgen und zu einem kompletten Ausfall der Nierenfunktion führen.

Symptome

Typischerweise klagt der nierenverletzte Patient über Schmerzen in der Flankenregion mit Ausstrahlung in Rücken, Oberbauch, Leiste oder Oberschenkel. Prellmarken im Bereich der Flanken oder spezielle Unfallmechanismen sollten insbesondere beim bewusstlosen Patienten an eine Nierenbeteiligung denken lassen. Uriniert der Patient nach dem Unfall, ist bei über 80 % der Patienten mit Nierenverletzungen eine **Hämaturie** nachweisbar. Die Frage, ob der Urin eines Unfallverletzten Blutbeimengungen enthält, ist von entscheidender Bedeutung für die weitere Behandlung des Patienten. Der **Urinstatus** ist daher unbedingt zu dokumentieren. Eine fehlende Hämaturie darf jedoch nicht darauf schließen lassen, dass die Nierenverletzung weniger dramatisch sei. So führt der Gefäßabriss am Nierenstiel nicht zu einer Hämaturie und ist doch eine der schwersten Nierenverletzungen. Gerade der **Gefäßabriss am Nierenstiel** kann ausgeprägte Blutungen in die Bauchhöhle mit Ausbildung eines Volumenmangelschocks verursachen. Da die Niere, genauso wie die Milz, von einer Organkapsel umgeben ist, kann es zu einer **zweizeitigen Nierenruptur** kommen, wobei durch den Unfall eine Blutung in die Nierenkapsel ausgelöst wird, die später (evtl. auch nach 2–3 Wochen) zu einer Berstung der Nierenkapsel mit Einstrom des Bluts in die freie Bauchhöhle und Volumenmangelschock führen kann. Zumeist ist bei mehrfach verletzten Patienten nicht abzuklären, welches Organ im Einzelnen betroffen ist.

Therapie

Die Therapie der Nierenverletzung entspricht der des stumpfen Bauchtraumas. Siehe dazu auch ➤ Kap. 31.4 und Schlagwort Abdominaltrauma.

> **SCHLAGWORT**
> **Verletzungen des Urogenitaltrakts**
>
> **Ursachen**
> - Direkte Gewalteinwirkung (penetrierende Verletzung der Körperflanke)
> - Indirekte Gewalteinwirkung (stumpfes Bauchtrauma, Polytrauma)
> - Unfallmechanismus beachten als Hinweis für Verletzungen der Körperflanke.
>
> **Symptome**
> - Abwehrspannung
> - Schmerzen, Prellmarken
> - Hämaturie
> - Klopfschmerz Nierenlager
> - Schocksymptomatik
>
> **Maßnahmen**
> **Monitoring**
> - AF, SpO$_2$, Rekapillarisierungszeit, Puls (peripher), RR, BZ, GCS, EKG, Temperatur
>
> **Basismaßnahmen und Lagerung**
> - Lagerung in leichter Seitenlage auf die gesunde Körperseite mit angewinkelten Knien, um die Bauchdecke zu entspannen und dadurch

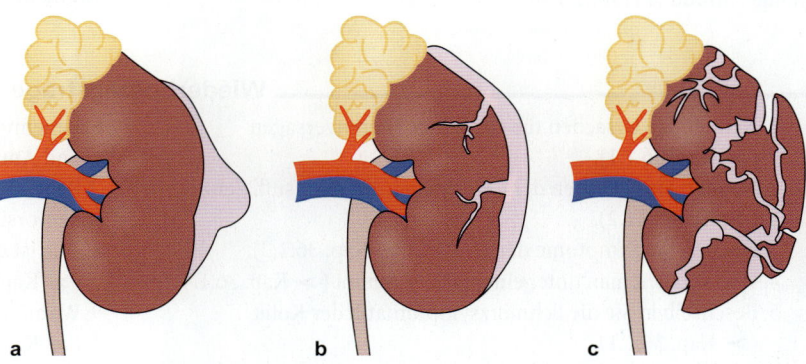

Abb. 36.11 Nierentraumen [L231]
a) Nierenkontusion, b) Nierenriss, c) Nierenberstung

Schmerzen zu reduzieren, bzw. bei Blutdruckabfall in flacher Rückenlage und mit Knierolle
- O_2-Gabe über Maske oder Nasensonde 4–6 l/Min.
- Wärmeerhaltung

Erweiterte Maßnahmen
- i.v. Zugang und ggf. Laborblutentnahme

Medikamente und Dosierungsempfehlungen
- Analgesie: Piritramid (z.B. Dipidolor®) 7,5–15 mg i.v. (**Cave:** kein Novalgin® wegen gefäßerweiternder Wirkung und Gefahr des RR-Abfalls)
- Volumentherapie: kristalloide Infusionen (z.B. balancierte Elektrolytlösung) 500–1 500 ml i.v., balancierte kolloidale Infusionen (z.B. HAES 6 % 130/0,4) 500–1 000 ml i.v. im Verhältnis 1:2 (kolloid:kristalloid)
- Narkose mit Propofol (Disoprivan®) 100–150 mg i.v., Midazolam (Dormicum®) 5 mg i.v. und Fentanyl 0,1–0,3 mg i.v.

36.3.2 Verletzungen der ableitenden Harnwege

Harnleiter

Verletzungen der Harnleiter (Ureter) sind selten, da die Harnleiter sehr beweglich sind und von der benachbarten Muskulatur gut abgepolstert werden. Dennoch können bei bestimmten Verletzungsmechanismen, etwa **nach Überrolltraumen** (Abquetschen des Harnleiters gegen die Lendenwirbelsäule) oder **nach seitlichen Flexionstraumen** (Hochschleudern der Niere und Abriss des Harnleiters an einem Wirbelkörperquerfortsatz), die Harnleiter verletzt werden. Eine Versorgung der Ureterruptur bleibt jedoch der Klinik vorbehalten, da die übrigen Verletzungen des zumeist polytraumatisierten Patienten im Vordergrund stehen.

Harnröhre

Verletzungen der **Harnröhre (Urethra)** sind ebenfalls selten. Man unterscheidet je nach Lokalisation die intrapelvine von der extrapelvinen Harnröhrenverletzung: Die innerhalb des Beckens gelegene **(intrapelvine) Harnröhrenverletzung** erfolgt meist durch stumpfe Gewalteinwirkung auf den Unterbauch und ist oberhalb der Beckenbodenmuskulatur lokalisiert. Die außerhalb des Beckens und unterhalb der Beckenbodenmuskulatur gelegene **(extrapelvine) Verletzung** tritt häufig nach stumpfer Gewalteinwirkung in der Dammregion (z.B. Sturz auf eine zwischen den Beinen befindliche Stange, Straddle-Trauma) auf.

Symptome

Erste Zeichen einer Harnröhrenverletzung sind Prellmarken und Schmerzen im Bereich des Damms. Ein Blutaustritt aus der Harnröhre kommt bei extrapelvinen Verletzungen häufiger als bei intrapelvinen Verletzungen vor.

> **MERKE**
> Eine **Katheterisierung** ist bei Verletzungen der Harnröhre streng verboten, da durch diese Maßnahme ein Teilabriss der Harnröhre zu einem Totalabriss komplettiert werden kann.

Harnblase

Verletzungen der **Blase (Cystis)** sind nach den Nierentraumen die häufigste Verletzungsform im Urogenitaltrakt. Im Vordergrund stehen nach außen geschlossene Verletzungen, etwa als **Blasenriss** nach stumpfen Bauchtraumen mit voller Blase oder als Blasenriss infolge Einspießung eines Knochenbruchstücks bei Beckenfrakturen. Da die Blase in ihrem oberen Anteil (Blasendach) vom Bauchfell überzogen ist, wird je nach Lokalisation der Blasenverletzung **die intraperitoneale Blasenruptur** im Bereich des Blasendachs mit Ausfluss des Urins in die freie Bauchhöhle von der **extraperitonealen Blasenruptur** mit Austritt von Urin in das kleine Becken unterschieden.

Symptome

Prellmarken im Unterbauch sowie Beckenbrüche sollten an eine mögliche Harnblasenverletzung denken lassen. Unterbauchschmerzen mit Abwehrspannung (durch Reizung des Bauchfells) sowie eine Hämaturie sind weitere wichtige Symptome. Oft besteht ein schmerzhafter Harndrang ohne Möglichkeit des Harnabgangs aufgrund der Verletzungen der Blase. Eine Hämaturie ist daher nicht festzustellen. Analog den Nierenverletzungen kann es bei umfangreichen Blasenverletzungen in Kombination mit zumeist begleitenden Beckenfrakturen zur Ausbildung eines Volumenmangelschocks durch Blutverlust kommen (➤ Kap. 31.6).

> **MERKE**
> Eine **Katheterisierung** ist bei Verdacht auf Verletzung der Harnblase **streng kontraindiziert**.

Wiederholungsfragen

1. Nennen Sie Ursachen für ein akutes Nierenversagen (➤ Kap. 36.1.1).
2. Nennen Sie Gefahren der chronischen Niereninsuffizienz (➤ Kap. 36.1.2).
3. Nennen Sie Symptome der Urämie (➤ Kap. 36.1.2).
4. Was versteht man unter einem Dialyseshunt (➤ Kap. 36.1.4)?
5. Beschreiben Sie die Schmerzsymptomatik der Kolik (➤ Kap. 36.2.1).
6. Benennen Sie den Unterschied zwischen akutem Harnverhalt und Anurie (➤ Kap. 36.2.3, ➤ Kap. 36.2.4).
7. Benennen Sie die Unterscheidungsmerkmale zwischen Hodentorsion und Hodenentzündung (➤ Kap. 36.2.7).
8. Wie ist der Fachbegriff „zweizeitige Nierenruptur" definiert (➤ Kap. 36.3.1)?
9. Wann darf die Harnröhre nicht katheterisiert werden (➤ Kap. 36.3.2)?

Auflösung des Fallbeispiels

Verdachtsdiagnose

Nierenkolik, Harnleiterkolik.

Erstmaßnahmen

Bei der Erstbeurteilung des Patienten zeigen sich ein freier Atemweg und eine normofrequente Atmung. Der periphere Puls ist gut tastbar und normofrequent. Die Haut fühlt sich allerdings kühl und feucht an. Die Rekapillarisierungszeit beträgt ungefähr 2 Sek. Bei der SAMPLER-Anamnese gibt der Patient an, dass die Schmerzen wellenförmig auftreten und sich auf die linke Körperseite beschränken würden. Laut seinen Angaben kann er nicht urinieren. Nierensteine sind bei ihm nicht bekannt. Insgesamt ist der Patient sehr unruhig und klagt jetzt über Schüttelfrost.

Während der Notarzt eine fokussierte Untersuchung durchführt, werden die Vitalparameter durch den Notfallsanitäter exakt erhoben. Die Atemfrequenz des Patienten liegt bei 20/Min., die Herzfrequenz beträgt 84/Min., der Blutdruck liegt bei 110/70 mmHg. Die Körpertemperatur des Patienten beträgt 37,9 °C.

Das leichte Beklopfen der linken Körperflanke des Patienten führt zu einer Schmerzverstärkung, das Beklopfen der rechten Körperflanke löst keine Schmerzen aus.

Der Notarzt legt einen venösen Venenzugang (G 18) an und injiziert 40 mg Buscopan® und 2 g Novalgin® sowie 10 mg MCP gegen die Übelkeit. Die Herstellung der Schmerzfreiheit gelingt nicht vollständig. Zur weiteren Untersuchung wird der Patient in die Klinik transportiert.

Klinik

Bei Aufnahme des Patienten in der Klinik klagt dieser immer noch über kolikartige Schmerzen im linken Flankenbereich. Die Ultraschalluntersuchung ergibt als Befund eine weitgehend leere Blase mit Anzeichen einer Nierenstauung und Konkrementanzeichen im Nierenbecken und Harnleiterbereich an einer der physiologischen Engen.

Diagnose

Nephrolithiasis, Urolithiasis.

WEITERFÜHRENDE LITERATUR
Gasser, T.: Basiswissen Urologie. Springer, Berlin/Wien, 5. Aufl., 2011
Hautmann, R., Gschwend, J.: Urologie. Springer, Berlin/Wien, 5. Aufl., 2014
Sökeland, J., Rübben, I.: Urologie. Thieme, Stuttgart, 14. Aufl., 2007

KAPITEL 37

Jürgen Luxem

Ophthalmologische Notfälle

37.1	Verätzung	819	37.6 Rotes Auge	824
37.2	Hornhautabschürfung und Verblitzung	820	37.7 Glaukomanfall	824
37.3	Fremdkörper	821	37.8 Lidverletzungen	825
37.4	Perforierende Verletzung	821	37.9 Plötzlicher Sehverlust	825
37.5	Augenprellung	822		

37 Ophthalmologische Notfälle

Fallbeispiel

Notfallmeldung

Die Leitstelle erhält über Notruf die Meldung einer schweren Augenverletzung nach Betriebsunfall. Genaueres lässt sich nicht erfragen, da der Meldende nach Angabe der Unfallstelle sofort wieder auflegt. Der Disponent alarmiert einen Rettungswagen und ein Notarzteinsatzfahrzeug zum Unfallort.

Befund am Notfallort

Im Lagereibetrieb einer Einzelhandelskette ist einem Lagerarbeiter eine Eisenstange auf das Auge geschlagen. Der Patient krümmt sich vor stärksten Schmerzen und klagt über ein Fremdkörpergefühl im Auge, und dass er das Auge nicht öffnen könne. Aus dem Auge sickert Blut.

Leitsymptome

Stärkste Schmerzen, Lidkrampf, Blutung aus Auge.

Inhaltsübersicht

37.1 Verätzung
- Verätzungen können durch Laugen oder Säuren hervorgerufen werden.
- Die wichtigste Basismaßnahme ist das schnelle Spülen des Auges.

37.2 Hornhautabschürfung und Verblitzung
- Hauptsymptome sind die Lichtscheuheit (Photophobie) und das Fremdkörpergefühl im Auge.
- Je nach Auslöser können die Symptome einseitig (Fremdkörper) oder beidseitig (Schneeblindheit) auftreten.

37.3 Fremdkörper
- Fremdkörper, die mit hoher Geschwindigkeit in das Auge geraten, dringen oft tief in das Gewebe ein.
- Die Fremdkörper sind meist mit bloßem Auge nicht zu sehen.
- Bei pflanzlichen Fremdkörpern droht die Gefahr einer mikrobiellen Entzündung. Metallische Fremdkörper können einen Rostring auf der Hornhaut hinterlassen.

37.4 Perforierende Verletzung
- Perforierend ist eine Verletzung des Auges, wenn die äußere Hülle (Hornhaut, Lederhaut) eröffnet ist.
- Fremdkörper sind im Auge bzw. der Augenhöhle zu belassen.

37.5 Augenprellung
- Bei der Augenprellung ist i.d.R. die äußere Augenhülle nicht beschädigt.
- Je nach Objekt können jedoch Orbitarand- oder -bodenfrakturen auftreten.
- Kleinere Objekte schädigen den Augapfel direkt.

37.6 Rotes Auge
- Ein rotes Auge kann einseitig oder beidseitig auftreten und geht mit einer verstärkten Durchblutung der Bindehaut einher.
- Ursache sind Infektion, Gefäßprozess oder Glaukom.

37.7 Glaukomanfall
- Ursache ist ein Missverhältnis zwischen Kammerwasserproduktion und -abfluss.
- Der Anstieg des Augeninnendrucks führt innerhalb weniger Minuten zur Kompression des Sehnervs bis hin zu dessen Zerstörung.
- Beim Betasten des Augapfels ist das betroffene Auge steinhart.

37.8 Lidverletzungen
- Die Versorgung einer Augenverletzung hat vor Lidverletzungen Vorrang.

37.9 Plötzlicher Sehverlust
- Ursachen des plötzlichen Sehverlusts sind vielfältig, z.B. Netzhautablösung, Zentralarterienverschluss, Glaskörperblutung oder Infektion.

Ophthalmologische Notfälle werden als die Krankheiten oder Verletzungen definiert, die innerhalb weniger Stunden eine augenärztliche Versorgung benötigen, um die Funktion des Auges zu erhalten. Grundsätzlich sollte jeder Notfall, bei dem auch nur der Verdacht besteht, dass die Augen beteiligt sind, **baldmöglichst** einem **Augenarzt** vorgestellt werden. Dies sollte auch dann gelten, wenn der Patient selbst keine eindeutigen Beschwerden angibt und die Augen scheinbar nicht betroffen sind.

Die **Mitbeteiligung des Auges** beim **Schädeltrauma** im Straßenverkehr ist seit Durchsetzung der Anschnallpflicht immer weiter gesunken. Der Anteil von Augenverletzungen an Arbeitsunfällen liegt jedoch weiterhin zwischen 10 und 20%. Tatsächlich ist ein großer Teil der Augenverletzungen bei gewerblicher und industrieller Arbeit durch entsprechende Vorsichtsmaßnahmen, z.B. das Tragen von Schutzbrillen, vermeidbar.

Hingegen sind die **schweren Verletzungen bei Kindern** im Umgang mit Pfeil und Bogen, Schleuder, Spielpistolen und Knallkörpern schwerer zu verhüten. Leider nehmen auch die Verätzungen durch Tränengaspistolen oder -sprays zu.

Zu bedenken ist, dass eine schwere Augenverletzung zwar das Auge und die Sehkraft unmittelbar bedrohen kann, jedoch praktisch **nie** innerhalb kurzer Zeit zu einer **Lebensgefahr** wird. Die Versorgung von lebensgefährlichen Verletzungen, z. B. Schädel-Hirn-Traumen und stark blutenden Wunden, hat bei polytraumatisierten Patienten Vorrang.

Im Folgenden werden die häufigsten augenärztlichen Notfälle dargestellt, wobei nur die Verätzung eine sofortige Therapie erfordert. Daher muss hier die wichtige primäre Versorgung vom Nichtaugenarzt durchgeführt und der verletzte Patient schnellstmöglich in einer Augenklinik weiterbehandelt werden. Alle anderen Notfälle erfordern selbstverständlich ebenfalls baldmöglichst augenärztliche Hilfe. Grundsätzlich ist anzumerken, dass die Diagnose und Behandlung einer Augenerkrankung, sei sie auf den ersten Blick auch noch so banal, ausschließlich in die Hände des Augenarztes gehören.

37.1 Verätzung

Verätzungen mit chemischen Substanzen sind die Notfälle, die sofortiges geistesgegenwärtiges Handeln erfordern. Sie sollen hier als Erstes genannt werden, da bei diesen Notfällen dem Ersthelfer die entscheidende Bedeutung und Behandlung zukommt, deren richtige Handhabung die Prognose stark beeinflusst. Folgen einer schweren Verätzung können das Eintrüben der Hornhaut (Kornea) (➤ Abb. 37.1) bis zum Verlust des Auges sein. Verätzungen können durch Laugen oder Säuren hervorgerufen werden. Verletzungen durch Farben, Lösungs- und Reinigungsmittel, Zement, ungelöschten Kalk, Benzin und Tränengas sollten als solche angesehen und behandelt werden.

Verätzungen durch **Laugen** sind schwerwiegender als Säureverätzungen. Die Hornhaut kann bei hoher Konzentration einer Lauge in weniger als 1 Min. perforieren.

Säuren hingegen verursachen eine Ausfällung von Gewebsproteinen, die wiederum einen Schutz vor weiterer Penetration der Säure darstellen. Unabhängig von der Art der chemischen Substanz gilt, dass die Verletzung umso schwerwiegender ist, je konzentrierter der Stoff ist und je länger er auf das Gewebe einwirkt.

Symptome

Die schwerwiegendere **Verätzung durch Laugen** führt zu einer **Kolliquationsnekrose** (Verflüssigungsnekrose) mit enormer Zerstörung des gesamten Augengewebes (z. B. Hornhautperforation). Die für die Verletzung ursächlichen Laugen sind überwiegend:

- Ammoniumhydroxid (NH_4OH)
- Ammoniak (NH_3)
- Gebrannter Kalk (CaO)
- Gelöschter Kalk ($Ca[OH]_2$)
- Natronlauge ($NaOH$)
- Kalilauge (KOH)

Verätzungen durch Säuren führen zu einer **Koagulationsnekrose** (Gerinnungsnekrose), die durch Ausfällung von Eiweißen entsteht und die (relativ) weniger zerstörend wirkt. Die für die Verletzung ursächlichen Säuren sind vorwiegend:

- Salzsäure (HCl)
- Schwefelsäure (H_2SO_4)
- Salpetersäure (HNO_3)
- Ameisensäure (CH_2O_2)
- Essigsäure ($C_2H_4O_2$)
- Trichloressigsäure ($C_2Cl_3O_2H$)

Die Säureverätzung ist typischerweise durch eine Lidschwellung, Lidkrampf, geschwollene Bindehäute bis zum Hornhautödem und Hornhauteintrübung (➤ Abb. 37.1) gekennzeichnet.

Therapie

> **MERKE**
> Die wichtigste **Basismaßnahme** bei einer Verätzung muss daher heißen: Schnellstens spülen.

Ein **Augenverband** allein **reicht nicht** aus. Mit der Flüssigkeitsmenge sollte dabei nicht sparsam umgegangen werden. Idealerweise sollte dazu Isogutt®-Augenspüllösung oder balancierte Elektrolytlösung benutzt werden, aber im Notfall sind Leitungswasser (Kopf unter den Wasserhahn halten), Limonade oder Bier sicher genauso wirksam, um die ätzende Substanz aus dem Auge heraus-

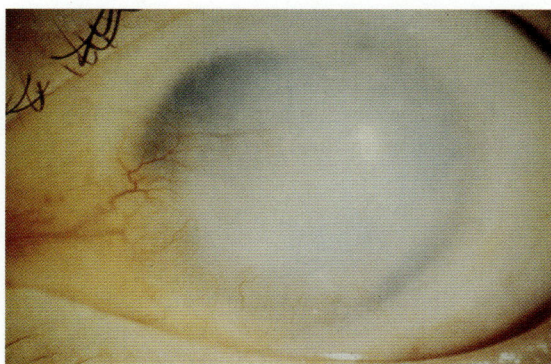

Abb. 37.1 Auge mit durchgetrübter Hornhaut nach Verletzung [M233]

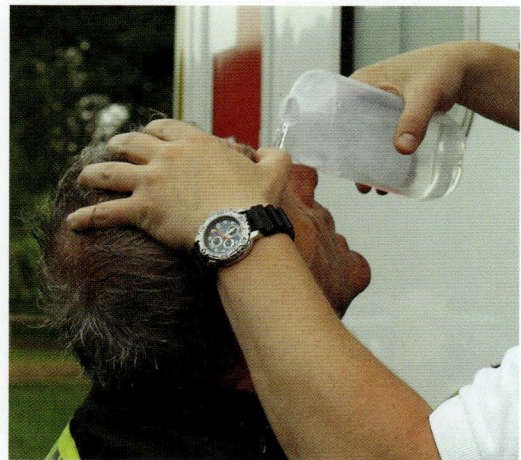

Abb. 37.2 Augenspülung [O429]

zuspülen. Die Augen sollten dabei notfalls mit Gewalt (Lidkrampf, s. u. evtl. Gabe von Novesine®-Augentropfen notwendig) offen gehalten und große Mengen Flüssigkeit direkt in die Augen gegossen werden (> Abb. 37.2).

Jede Sekunde, in der die chemische Substanz länger in den Augen verbleibt, kann die Prognose des Auges deutlich verschlechtern.

MERKE
Keine noch so gute folgende augenärztliche Behandlung kann das **Spülen des Ersthelfers** ersetzen.

Bei Verätzung mit **festen Stoffen**, z. B. dem stark alkalischen ungelöschten Kalk, werden diese trocken, z. B. mit einem Wattestab, aus dem Auge entfernt. Dabei ist das Auge auf etwaige unter dem Oberlid verbliebene Kalkbröckel zu untersuchen. Dazu werden die Wimpern des Oberlids beim Blick nach unten umfasst (> Abb. 37.3a). Das Umstülpen des Oberlids erfolgt anschließend durch Abwärts-Aufwärts-Zug über ein Widerlager (z. B. Streichholz, > Abb. 37.3b). Vermutet man einen Fremdkörper in der oberen Umschlagsfalte, die auch durch Umstülpen des Lids nicht einzusehen ist, empfiehlt sich das Auswischen des Oberlids mit einem Wattestäbchen. Dieses bringt die Kalkreste zum Vorschein. Sollte ein **Lidspasmus** das Öffnen der Augen nicht zulassen, kann ein Lokalanästhetikum (z. B. Novesine® 0,4 % Augentropfen) getropft werden. Der Schmerz lässt so nach, und das Auge kann geöffnet und gespült werden. Die anschließende augenärztliche Untersuchung bzw. bei schweren Fällen der schnellstmögliche Transport in eine Augenklinik sind unumgänglich.

MERKE
Ungelöschter Kalk darf **auf keinen Fall mit Flüssigkeit** in Kontakt geraten. Dadurch würde die Ätzwirkung verstärkt. Durch Oxidationsprozesse entstehen Temperaturen von über 100 °C, die das Auge zusätzlich schädigen würden. Daher wird ungelöschter Kalk trocken, z. B. mit einem Wattestab, aus dem Auge entfernt. Bei einem Blick unter das Oberlid kann auch von dort Kalk durch Ausstreichen entfernt werden.

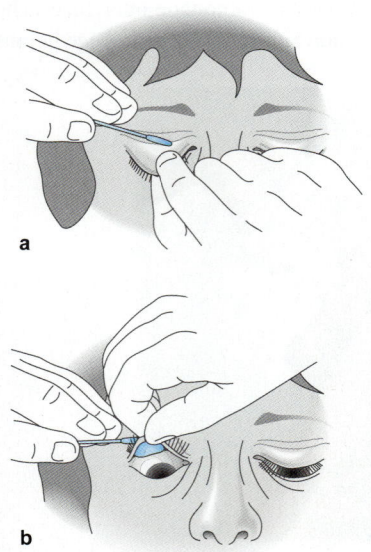

Abb. 37.3 Untersuchung unter dem Oberlid [L190] **a)** Herunterziehen des Augenlids, **b)** Einfaches Ektropionieren des Oberlids

SCHLAGWORT
Verätzung des Auges

Ursachen
- Verätzung durch Laugen: Kolliquationsnekrose
- Verätzung durch Säuren: Koagulationsnekrose

Symptome
- Laugenverätzung: meistens durch die völlige Zerstörung und Perforation des Auges gekennzeichnet
- Säureverätzung: Lidschwellung, Lidkrampf, geschwollene Bindehäute, Hornhautödem und Hornhauteintrübung
- Sehverlust

Maßnahmen
Monitoring
- AF, SpO_2, Rekapillarisierungszeit, Puls (peripher), RR

Basismaßnahmen und Lagerung
- Schnellstens Augenspülung mit viel Flüssigkeit direkt ins Auge
- Trockenes Auswischen bei festen Stoffen (z. B. ungelöschter Kalk)
- Bei Lidkrampf Augentropfen Novesine® 0,4 % (Lokalanästhetikum)
- Ektropionieren der Augenlider

Erweiterte Maßnahmen
- i. v. Zugang und Laborblutentnahme
- Vorstellung beim Augenarzt

Medikamente und Dosierungsempfehlungen
- Novesine® 0,4 % Augentropfen

37.2 Hornhautabschürfung und Verblitzung

Hornhautabschürfung und Verblitzung zählen zu den **einfachen ophthalmologischen Notfällen**. Meist lässt sich in der Anamnese ein Fingernagel oder ein zurückschnellender Ast im Auge, das zu lange Tragen von Kontaktlinsen oder ein Schweißen ohne Schutzbrille (auch bei dem, der nur beim Schweißen zuschaut) erfragen.

Symptome

Der Patient wird oft beschreiben, dass etwas ins Auge gekommen ist, mit nachfolgendem Fremdkörpergefühl, Lidkrampf, Lichtscheuheit (Photophobie), Schmerzen, geschwollenem Lid, gerötetem Auge und aufgrund der übermäßigen Tränenproduktion mit einer herabgesetzten Sehschärfe. Bei Symptomen aufgrund ultravioletter Strahlen (Schneeblindheit, Sonnenbank) und nach Schweißarbeiten treten die Beschwerden des geschädigten Hornhautepithels typischerweise beidseitig bis 12 Std. nach der Exposition auf. Bevor die Diagnose Hornhautabschürfung oder Verblitzung gestellt wird, sollte das **Vorhandensein eines Fremdkörpers** ausgeschlossen sein.

Therapie

Eine oberflächliche Abschürfung des Hornhautepithels ist sehr schmerzhaft, darf aber, außer zu diagnostischen Zwecken, **nicht dauerhaft** mit **lokalen Anästhetika** (z. B. Novesine® 0,4 % Augentropfen) behandelt werden. Die Wirkung dieser schmerzstillenden

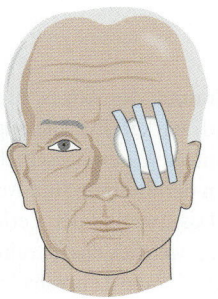
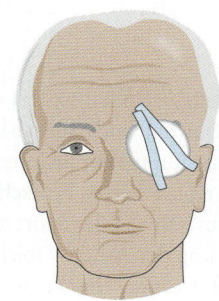

Abb. 37.4 Anlegen eines Augenverbands [L157]

Tropfen verhindert ein Zuheilen der epithelialen Wunde. In einigen Fällen können die beschriebenen Symptome auch ohne vorausgegangenes Trauma auftreten; hier muss an eine Infektion des Auges gedacht werden.

> **SCHLAGWORT**
> **Hornhautabschürfung und Verblitzung**
>
> **Ursachen**
> - Schweißen ohne Schutzbrille (Verblitzen), ungeschützter Aufenthalt in der Sonne (Schneeblindheit)
> - Unsachgemäßes Tragen von Kontaktlinsen
> - Oberflächliche Verletzung der Hornhaut (schlagender Ast)
>
> **Symptome**
> - Fremdkörpergefühl
> - Lidkrampf, Lidschwellung
> - Lichtscheuheit (Photophobie)
> - Schmerzen
>
> **Maßnahmen**
> **Monitoring**
> - RR, Puls
>
> **Basismaßnahmen und Lagerung**
> - Anlage eines (doppelseitigen) Augenverbands (➤ Abb. 37.4) zur Ruhigstellung
>
> **Erweiterte Maßnahmen**
> - Vorstellung beim Augenarzt
>
> **Medikamente und Dosierungsempfehlungen**
> - Novesine® 0,4 % Augentropfen

37.3 Fremdkörper

In der Regel werden Fremdkörper, die z. B. durch Wind ins Auge geraten, durch den Tränenfluss ausgespült oder vom Patienten durch Reiben in Richtung Nase aus dem Auge entfernt. Selten bleibt ein **Insektenflügel** unter dem Oberlid hängen. Bei Fremdkörpern, die durch **hohe Geschwindigkeit** in das Auge geraten (Holzhacken, Schwingschleifen, Sägen, Bohren), sieht der Fall oft anders aus. Hier hat der Fremdkörper genug Beschleunigung, um tiefer in das Gewebe einzudringen. In den meisten Fällen sitzt der Fremdkörper dann oberflächlich in der Bindehaut oder Hornhaut eingebettet und kann fast immer nur mechanisch unter mikroskopischer Führung entfernt werden. Makroskopisch, also mit bloßem Auge, sind die Fremdkörper oft nicht zu erkennen. Meistens kann der Patient angeben, bei welcher Gelegenheit der Fremdkörper in das Auge gelangt ist. Die **Art des Fremdkörpers** ist insofern wichtig, als metallische Fremdkörper in der Hornhaut einen Rostring hinterlassen können und bei pflanzlichen Fremdkörpern eher das Risiko einer mikrobiellen Entzündung besteht.

Symptome

Die Symptome gleichen denen der **Hornhautabschürfung** (Lidspasmus, Schmerzen, Lichtscheuheit und Tränenträufeln).

Therapie

Die **Basismaßnahme** besteht darin, eine Schutzklappe anzulegen, um eine weitere Schädigung (z. B. Druck auf das Auge) zu vermeiden. Als **Schutzklappe** empfiehlt sich in erster Linie eine Siebklappe aus Kunststoff, die mit Pflasterstreifen auf der Gesichtshaut des Patienten fixiert wird. Ein Mullverband sollte nur dann angewandt werden, wenn eine Begleitverletzung der Lider besteht, die eine starke Blutung verursacht. Bei Fremdkörpern in einem oder in beiden Augen sollten diese Schutzklappen an beiden Augen angebracht werden, um weitere Augenbewegungen zu vermeiden. Daher sollten zwei Siebklappen auf jedem RTW vorgehalten werden.

Wichtig ist, dass bei Verdacht auf eine Perforation der Hornhaut oder der Lederhaut (Sklera) durch einen Fremdkörper eine **schnelle fachgerechte Versorgung** des Patienten veranlasst wird. Eine Inspektion des Auges sollte dann unterbleiben.

37.4 Perforierende Verletzung

Die Herausforderung bei der perforierenden Augenverletzung (➤ Abb. 37.5) ist nicht unbedingt die Diagnose und operative Versorgung, sondern an diese Art von Verletzung zu denken. Perforierend ist eine Verletzung, bei der die **äußere Hülle des Auges** (Hornhaut, Lederhaut) **durch Fremdkörper oder Prellung** durchgreifend **geschädigt** ist. Die Diagnose ist einfach, wenn man einen Patienten versorgen muss, bei dem das Ende eines abgebrochenen Bohrers zwischen den Lidern hervorschaut. Schwieriger wird es, wenn der Patient z. B. eine tiefe Lidverletzung hat und die Binde-

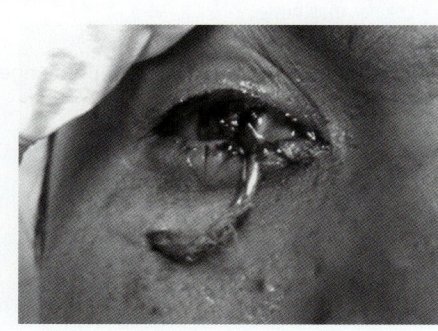

Abb. 37.5 Der lange Nagel penetriert das Auge am seitlichen Hornhautrand, verletzt die Linse und bleibt tief im Auge stecken. Es ist wichtig radiologisch herauszufinden, ob die Lederhaut hinten durchstochen ist und der Fremdkörper die Orbitawand verletzt hat. [E339]

haut unterblutet ist oder ein kleiner, scharfer Fremdkörper fraglich in das Auge eingedrungen ist, sodass eine oberflächliche Inspektion des Auges keine weiteren Erkenntnisse bringt.

Symptome

Die Symptome ähneln denen der Fremdkörperverletzung bzw. Hornhautabschürfung, wobei ein banales Sandkorn unter dem Oberlid u. U. mehr Schmerzen bereiten kann als eine Perforation des Oberlids und der Lederhaut. Die genaue Anamnese dürfte hier aber Aufschluss geben. Eine entrundete oder lichtstarre Pupille weist in diesem Zusammenhang immer auf eine schwere Augenverletzung hin.

Therapie

Die **Basismaßnahmen** reduzieren sich darauf, im Auge oder in der Augenhöhle steckende Fremdkörper zu belassen. Eine Untersuchung sollte unterbleiben, und das Auge muss steril abgedeckt werden (Schutzklappenverband mit Augenpolster). Die weitere Inspektion des Befunds erfolgt dann erst in der Augenklinik mit der Spaltlampe, ggf. sogar erst unter dem Operationsmikroskop. Die operative Versorgung der perforierenden Verletzung sollte innerhalb weniger Stunden in Vollnarkose erfolgen.

> **SCHLAGWORT**
> **Fremdkörper und perforierende Verletzungen**
> **Ursachen**
> - Fremdkörper im Auge (Eindringtiefe abhängig von der Eindringgeschwindigkeit)
>
> **Symptome**
> - Fremdkörpergefühl
> - Lidkrampf, Lidschwellung
> - Lichtscheuheit (Photophobie)
> - Schmerzen
> - Intraokulare Blutung
>
> **Maßnahmen**
> **Monitoring**
> - AF, SpO$_2$, Rekapillarisierungszeit, Puls (peripher), RR
>
> **Basismaßnahmen und Lagerung**
> - Fremdkörper in Bulbus belassen (u. U. erforderlich, auf Verband vollständig zu verzichten)
> - Keine Inspektion des Auges
> - Steriles Abdecken der Augenverletzung
> - Anlage eines (doppelseitigen) Augenverbandes zur Ruhigstellung
>
> **Erweiterte Maßnahmen**
> - Lokale Anästhesie
> - Vorstellung beim Augenarzt
>
> **Medikamente und Dosierungsempfehlungen**
> - Novesine® 0,4 % Augentropfen

37.5 Augenprellung

Ein häufiger Notfall ist das stumpfe Trauma des Auges, die Prellung. Obwohl auch hier bei genügend starker Einwirkung eine spontane Ruptur der äußeren Hüllen auftreten kann, geschieht dies jedoch relativ selten. **Typische Ursachen** der Prellung sind Autounfall, Faustschlag oder Sportverletzung. Das Ausmaß der Verletzungen ist von der Art des Objekts abhängig, welches das Trauma verursacht. Größere Objekte wie eine Faust oder ein Tennisball treffen vermehrt den knöchernen Orbitarand, können hier also eher zu knöchernen Verletzungen wie einer Orbitabodenfraktur führen (➤ Abb. 37.6). Kleinere Objekte (z. B. Squashball) schädigen das Auge eher direkt. Der Augapfel ist von der temporalen (äußeren) Seite gegenüber einem Trauma am wenigsten geschützt. Bei einer Prellung ist die äußere Hülle an sich zwar nicht beschädigt, jedoch kann die starke Erschütterung oder Quetschung des Augapfels zu Hornhautabschürfung, Blutung in die Vorderkammer, Riss der Iris, Trübung und/oder Luxation der Linse und zu Verletzungen der Ader- und Netzhaut führen.

Therapie

Die **Basismaßnahme** beschränkt sich auf die Anlage eines Schutzverbands beider Augen und die eventuelle Kühlung des betroffenen Auges mit einem Eisbeutel, denn oftmals sind die Augenlider nach einem Trauma so geschwollen, dass das Auge selbst gar nicht eingesehen werden kann.

Nach der sofortigen Vorstellung beim Augenarzt ist oftmals die Wiedervorstellung bei diesem erforderlich, da bei stark geschwollenen Lidern ein Teil der augenärztlichen Untersuchung auf einen späteren Zeitpunkt verschoben werden muss. Der Augenarzt wird bei Verdacht auf knöcherne Verletzungen Röntgenaufnahmen des Schädels veranlassen (➤ Abb. 37.6).

> **SCHLAGWORT**
> **Augenprellung**
> **Ursachen**
> - Direkte oder indirekte stumpfe Gewalt auf das Auge
>
> **Symptome**
> - Lidschwellung
> - Eingeschränkte Bewegungsfähigkeit des Auges (Augenhebung bzw. -senkung)
> - Schmerzen
> - Doppelbilder
>
> **Maßnahmen**
> **Monitoring**
> - AF, SpO$_2$, Rekapillarisierungszeit, Puls (peripher), RR
>
> **Basismaßnahmen und Lagerung**
> - Inspektion des Auges wegen Schwellung oft nicht möglich
> - Kühlende Kompressen zur Abschwellung
> - Anlage eines (doppelseitigen) Augenverbands zur Ruhigstellung
>
> **Erweiterte Maßnahmen**
> - Vorstellung beim Augenarzt
>
> **Medikamente und Dosierungsempfehlungen**
> - Novesine® 0,4 % Augentropfen bei Bedarf

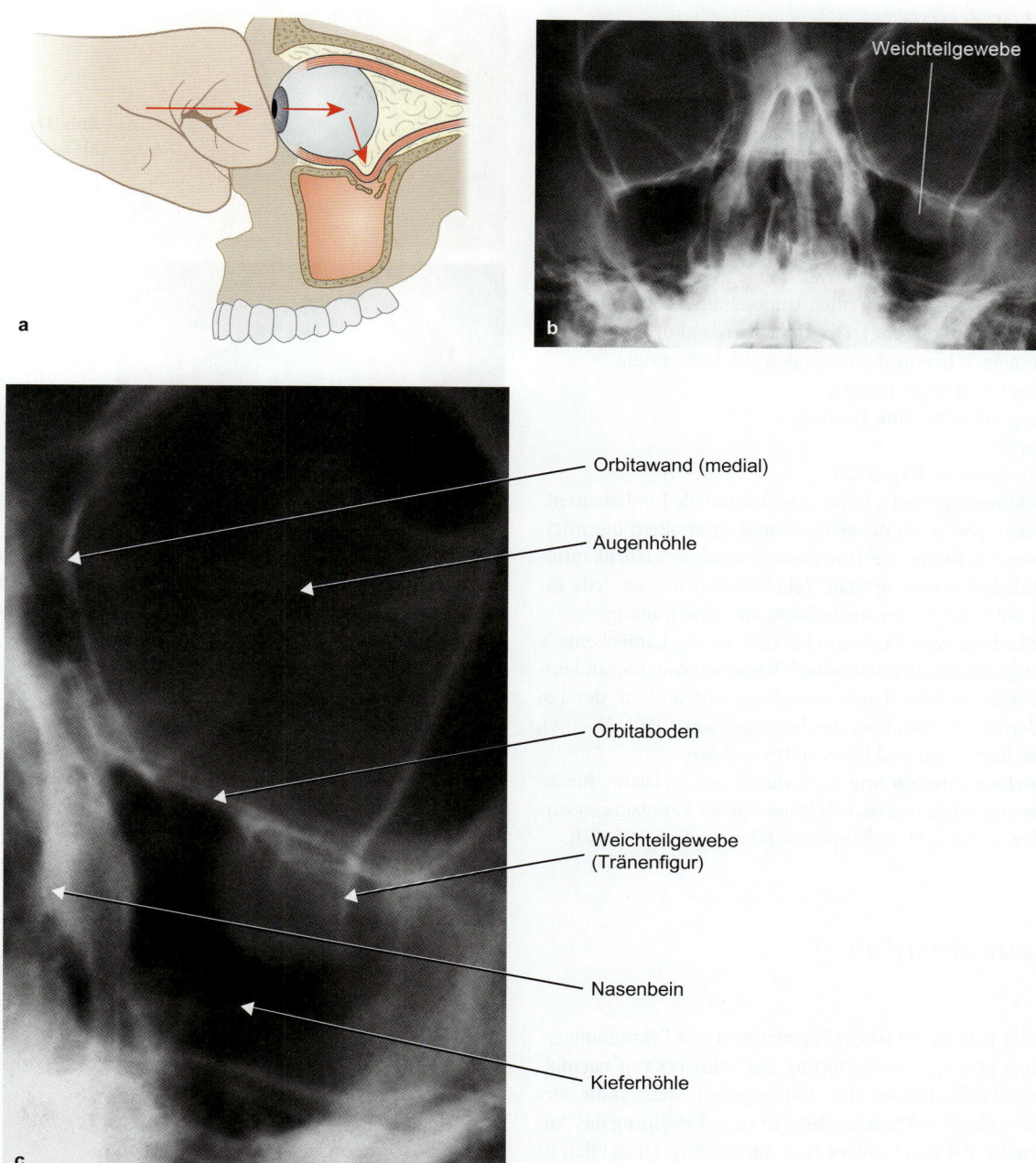

Abb. 37.6 Augenprellung durch Faustschlag und Blow-out-Fraktur
a) Der Anstieg des intraorbitalen Drucks verursacht eine Fraktur der schmalen Knochenplatte, die den Orbitaboden bildet. Fett und Muskel dringen nach unten in die Kieferhöhle ein. [L231]
b) Blow-out-Fraktur: Man sieht Weichteilgewebe vom Dach der linken Kieferhöhle herabhängen. [E287]
c) Ausschnitt von ➤ Abb. 37.6b. Tränenfigur (Fettgewebe) unterhalb des Orbitabodens/Kieferhöhlendachs [E287]

37.6 Rotes Auge

Die Differenzialdiagnose dieses häufigen Befunds kann hier nur ansatzweise behandelt werden. Ein rotes Auge kann **einseitig** oder **beidseitig** auftreten und geht meist mit einer verstärkten Durchblutung der Bindehaut und einer Lidschwellung und -rötung einher. Oft tritt eine verstärkte Sekretbildung auf, die schleimig, eitrig oder wässrig sein kann. Diagnose und Therapie des roten Auges gehören in die Hände des **Augenarztes**. Eine medikamentöse Vorbehandlung durch den augenärztlich Ungeschulten sollte nicht erfolgen (Ausnahme: Verätzung). Die **Ursache** des akut roten Auges fällt im Allgemeinen in eine der folgenden vier Kategorien:
- Infektion mit oder ohne Trauma
- Entzündung mit oder ohne Trauma
- Gefäßprozess
- Akutes Glaukom (> Kap. 37.7)

Infektionen können einfache virale oder bakterielle Bindehautentzündungen sein, aber auch die Sehkraft und Gesundheit unmittelbar bedrohende Befunde wie Hornhautentzündung, Hornhautulkus, Endophthalmitis oder orbitale Zellulitis hervorrufen. Jede Infektion birgt die Gefahr einer Ansteckung und Übertragung.

Eine **Entzündung** verschiedener okulärer Gewebe kann ebenfalls zum roten Auge führen. Die häufigsten Diagnosen sind Lidrandentzündung, allergische Bindehautentzündung, Entzündung der Lederhaut (Skleritis), Entzündung der Iris/Aderhaut (Iritis, Uveitis), Hornhautabschürfungen und Hornhautfremdkörper.

Eine **Bindehautunterblutung** wird durch ein geplatztes Bindehautgefäß hervorgerufen und ist, falls keine tieferen Verletzungen vorhanden sind (z. B. durch Fremdkörper), für das Auge ungefährlich.

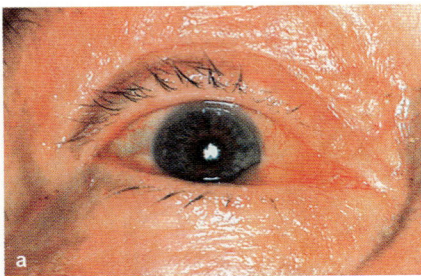
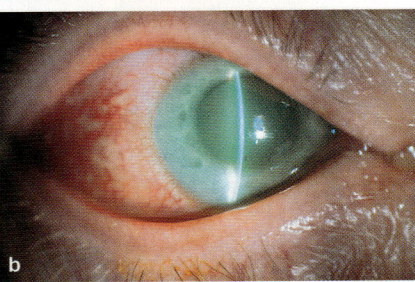

Abb. 37.7
a) Glaukomanfall: Das (eine) Auge ist gerötet. Der Patient klagt über Augen- und Kopfschmerzen sowie Sehverschlechterung. [E336-008]
b) Spaltlampenaufnahme bei akutem Winkelblockglaukom. Das Auge ist gerötet, die Iriszeichnung verwaschen und der Abstand zwischen dem Hornhautreflex (blaue Sichel) und dem Irisreflex (links davon, weiß) viel zu klein. [G337]

des Patienten ist gerötet, die Hornhaut sieht stumpf aus, und die Pupille ist weit und reagiert nicht oder nur wenig auf Licht. Beim vergleichenden Tasten des Augapfels durch das Oberlid hindurch fällt auf, dass das betroffene **Auge steinhart** ist.

Therapie

Der Patient muss **umgehend** einem **Augenarzt** vorgestellt werden. Folgen bei zu langem erhöhtem Augendruck sind die schon erwähnte rapide Zerstörung des Sehnervs und ggf. ein Zentralarterien-/Zentralvenenverschluss mit folgendem irreversiblem Verlust der Sehkraft. Die Therapie wird vom Augenarzt lokal am Auge und systemisch durchgeführt.

> **ACHTUNG**
> **Keine Gabe von Atropin** oder **Metoclopramid** (MCP)! Diese Medikamente verstärken die Symptome des Glaukoms.

> **SCHLAGWORT**
> **Glaukomanfall**
>
> **Ursachen**
> - Erhöhung des Augeninnendrucks
> - Gefahr der Zerstörung des Sehnervs
>
> **Symptome**
> - Einseitige Augenrötung
> - Pupille einseitig weit und lichtstarr
> - Hartes, pralles Auge
> - Sehverschlechterung (Regenbogenringe) und Lichtscheuheit
> - Vegetative Begleitsymptome:
>   – Übelkeit
>   – Erbrechen
>   – Kopfschmerz
>   – Hypertonie
>   – Tachykardie
>
> **Maßnahmen**
> **Monitoring**
> - AF, SpO$_2$, Rekapillarisierungszeit, Puls (peripher/zentral), RR, BZ, GCS, EKG, Temperatur

37.7 Glaukomanfall

Der Grüne Star (Glaukom) ist ein Formenkreis von Erkrankungen, bei denen eine progressive Zerstörung des Sehnervs mit nachfolgenden Gesichtsfeldausfällen im Vordergrund steht. Eine der Hauptursachen dieser Erkrankung liegt in einer **Erhöhung des Augeninnendrucks,** der den Sehnerv langsam zerstört. Ursächlich ist ein Missverhältnis zwischen Kammerwasserproduktion und -abfluss. Beim Glaukomanfall (> Abb. 37.7), der akuten Form des Grünen Stars, steigt der Augeninnendruck aufgrund eines totalen Verschlusses des Abflusses binnen weniger Minuten auf ein Mehrfaches seines Normaldrucks (10–20 mmHg) an. Der Sehnerv und die Sehkraft sind hierbei akut gefährdet.

Symptome

Die Symptome beginnen plötzlich und reichen vom roten Auge, von Sehverschlechterung, Sehen von Regenbogenringen beim Blick ins Licht über Augenschmerzen, Kopfschmerzen bis zu Magen-Darm-Symptomen, Übelkeit und Erbrechen, wobei letztere für den Patienten manchmal sogar im Vordergrund stehen. Nur ein Auge

Basismaßnahmen und Lagerung
- Betroffenes Auge steril abdecken
- Anlage eines (doppelseitigen) Augenverbands zur Ruhigstellung

Erweiterte Maßnahmen
- Vorstellung beim Augenarzt

Medikamente und Dosierungsempfehlungen
- Behandlung der vegetativen Symptome. **Cave:** Kein Atropin oder Metoclopramid (MCP)!

37.8 Lidverletzungen

Neben der Erhebung einer ausführlichen Anamnese bezüglich der Ursache einer Lidverletzung ist es wichtig, etwaige Verletzungen des Augapfels nicht zu übersehen. Mag ein Lid auch noch so schwer verletzt sein, die operative Versorgung einer **perforierenden Augenverletzung** hat **immer Vorrang.** Das bedeutet, dass eine Lidverletzung erst versorgt werden soll (➤ Kap. 31.1.2), wenn eine perforierende Augenverletzung ausgeschlossen worden ist und mit Sicherheit kein Fremdkörper (z. B. Glas, Metall) im Auge liegt. Aber auch wenn nur eine Lidlazeration (Zerreißung, Einriss) vorliegt, sollte diese möglichst von einem Augenarzt chirurgisch versorgt werden, da dieser die meiste Erfahrung mit der Lidchirurgie hat. Ein etwaiger Ausschluss von Fremdkörpern (z. B. Glas, Metall) sollte der operativen Versorgung vorausgehen. Es gilt auch hier wie bei allen anderen Augenverletzungen, dass der verletzte Bezirk während des Transports zur Augenklinik steril abgedeckt wird.

37.9 Plötzlicher Sehverlust

Die Differenzialdiagnose des plötzlichen Sehverlusts ist genauso weit gefächert wie die des roten Auges. Nach Erhebung der Anamnese kann die Unterteilung zwischen **Minderung der Sehkraft** mit vorausgegangenen Ereignissen oder Symptomen (z. B. Trauma, Operation, rotes Auge, Schmerzen) und **Sehverlust ohne vorangegangenes Ereignis** unternommen werden. Der Patient bemerkt plötzlich, d. h. mehr oder weniger von einer Minute auf die andere, auf einem Auge eine Sehverschlechterung. Diese kann hochgradig oder eher diskret sein, in Form eines Vorhangs vor dem Auge oder mit einem zentralen Gesichtsfeldausfall auftreten oder mit dem Sehen von Blitzen oder verzerrten Umrissen verbunden sein.
Ursachen des plötzlichen Sehverlusts sind:
- Netzhautablösung
- Zentralarterienverschluss
- Zentralvenenverschluss
- Glaskörperblutung
- Entzündung der Ader- oder Netzhaut
- Entzündung des Sehnervs
- Neurologische Ursachen

Da nur ein Augenarzt die Ursache mit Sicherheit feststellen kann, muss im Falle eines plötzlichen Sehverlusts die Überweisung sofort erfolgen. Im Falle eines Verschlusses der Zentralarterie des betroffenen Auges kann jede Stunde für den Therapieerfolg entscheidend sein.

Netzhautablösung

Normalerweise liegen **Netzhaut** (Retina) und das **Pigmentblatt** (Pigmentepithel) durch den Druck des gesunden Glaskörpers dicht aufeinander. Fest verbunden sind sie miteinander aber nur im Bereich der Papille und der Ora serrata, der Grenzlinie zwischen „sehendem" (engl. visual retina) und „blindem" (engl. non-visual retina) Teil der Netzhaut. Löst sich die Netzhaut vom Pigmentblatt ab, zerfallen die Rezeptoren des Sinnesepithels und die Funktion der Netzhaut wird im abgelösten Bezirk aufgehoben.

Rhegmatomatöse Netzhautablösung

Die **häufigste Form** der Netzhautablösung (idiopathische oder rhegmatomatöse Netzhautablösung) beruht auf einem **Loch oder Riss in der Netzhaut,** durch den Flüssigkeit aus dem Glaskörper fortschreitend unter die Netzhaut eindringt. Die Flüssigkeit hebt nach und nach die gesamte Netzhaut ab und führt langsam zum Sehverlust des Auges. Ursache für das Leck in der Netzhaut sind meistens degenerative Zonen im Netzhautgewebe oder Einrisse aufgrund von Gewalteinwirkung (Augenprellung, ➤ Kap. 37.5).

Nicht-rhegmatomatöse Netzhautablösung

Die Flüssigkeitsansammlung zwischen Netzhaut und Pigmentblatt entwickelt sich in der Folge einer **Entzündung** oder als Begleiterscheinung von Tumoren. Durch die Absonderung eiweißreicher Flüssigkeit (Exsudation) entsteht eine flächenhafte Abhebung größerer Netzhautbezirke. Hier kann eine Therapie der Grundkrankheit (z. B. Antibiose bei Entzündungen) eine vollständige Heilung bewirken.

Netzhautablösung durch Traktion

Da die Netzhaut dem Pigmentblatt nur flächenhaft aufliegt und beide nur im Bereich der Papille und der Ora serrata fest miteinander verbunden sind, kann sie auch durch Zugkräfte abgelöst oder angehoben werden. Wie bei der exsudativen Netzhautablösung ist in der Netzhaut kein Riss oder Loch vorhanden. Ursache der **einwirkenden Zugkräfte (Traktionen)** sind Narbengewebe, die sich nach Verletzungen fest mit der Netzhaut verbinden.

Symptome

Als Hauptsymptome der Netzhautablösung werden vom Patienten Lichtblitze und Schlieren angegeben. **Lichtblitze** treten v. a. bei ruckartigen Augenbewegungen auf und werden vom Glaskörper ausgelöst, der an der Netzhaut zieht. Die **Schlieren,** auch als „**fliegende Mücken**" (Mouches volantes) bezeichnet, treten im Rahmen einer akuten hinteren Glaskörperabhebung auf und wandern bei Augenbewegungen mit. Durch den Einriss der Netzhaut werden kleine Netzhautgefäße verletzt und der Patient beschreibt kleine, schwarze Punkte oder Schwebeteilchen, die nach unten sinken (**Rußregen**).

Eine Netzhautablösung im oberen oder seitlichen Bereich des Glaskörpers wird als **schwarzer Vorhang (Gesichtsfeldausfall)** wahrgenommen.

SCHLAGWORT
Plötzlicher Sehverlust

Ursachen
- Netzhautablösung
- Zentralarterienverschluss oder Zentralvenenverschluss
- Glaskörperblutung
- Entzündung der Ader- oder Netzhaut
- Entzündung des Sehnervs
- Neurologische Ursachen (apoplektischer Insult)

Symptome
- Sehverlust nach Trauma oder Entzündung
- Sehverlust ohne zusammenhängendes Ereignis
- Meist einseitiges Auftreten
- Gesichtsfeldausfälle

Maßnahmen
Monitoring
- AF, SpO$_2$, Rekapillarisierungszeit, Puls (peripher), RR, BZ, GCS, EKG, Temperatur

Basismaßnahmen und Lagerung
- Vorstellung beim Augenarzt

Erweiterte Maßnahmen
- Nur durch Augenarzt

Medikamente und Dosierungsempfehlungen
- Keine

Wiederholungsfragen

1. Ist die Verätzung durch Säuren oder Laugen schlimmer und warum (> Kap. 37.1)?
2. Nennen Sie die wichtigste Basismaßnahme bei der Augenverätzung (> Kap. 37.1).
3. Wie wird ein Lidspasmus behandelt (> Kap. 37.1)?
4. Was geschieht mit einem Fremdkörper in einem Auge (> Kap. 37.3)?
5. Nennen Sie Ursachen eines „roten Auges" (> Kap. 37.6).

Auflösung des Fallbeispiels

Verdachtsdiagnose
Fremdkörperverletzung am Auge.

Erstmaßnahmen
Die kurze Beurteilung des Patienten nach dem ABCDE-Schema ist unauffällig. Eine Beurteilung des Verletzungsbilds ist in dieser Lage nicht möglich. Die Inspektion des Auges gelingt aufgrund eines Lidkrampfs nicht. Im jetzigen Zustand kann der Patient zur Anamnese keine Angaben machen. Eine Fremdanamnese ist nicht möglich, da der Patient zum Unfallzeitpunkt alleine war.

Der Patient erhält einen intravenösen Zugang und nach der Blutentnahme neben einer balancierten Vollelektrolytlösung 10 mg Diazepam zur Sedierung. Zur Lösung des Lidkrampfs erhält der Patient 2 Tropfen Novesine® 0,4 % zur Lokalanästhesie. Die anschließende Inspektion ergibt keinen Anhalt für eine Perforation des Augapfels, die äußere Hülle scheint intakt. Es findet sich eine verstärkte Sekretbildung, eine kleine Schnittwunde in der Bindehaut und eine Bindehautunterblutung. Der Orbitarand erscheint unverletzt. Das andere Auge ist unverletzt. Der Patient wird umgehend unter Voranmeldung in eine Augenklinik transportiert.

Klinik
Bei der Untersuchung durch den Augenarzt in der Klinik stellt sich heraus, dass die äußere Hülle des Augapfels unverletzt blieb. Neben einer kleinen Schnittwunde der Bindehaut, die in Lokalanästhesie versorgt wurde, fanden sich keine weiteren Verletzungen. Der Patient erhielt einen Augensalbenverband und Augentropfen. Er konnte anschließend ambulant weiterbetreut werden.

Diagnose
Augenprellung, rotes Auge, Bindehautschnittwunde.

WEITERFÜHRENDE LITERATUR
Grehn, F.: Augenheilkunde. Springer, Berlin/Wien, 31. Aufl., 2012
Lang, G.: Augenheilkunde. Thieme, Stuttgart, 4. Aufl., 2008

KAPITEL 38

Jürgen Luxem

HNO-Notfälle

- 38.1 Akute Blutungen 828
- 38.1.1 Blutung aus der Nase (Epistaxis) 829
- 38.1.2 Blutung aus dem Mund 829
- 38.1.3 Blutung aus dem Ohr 830
- 38.2 Akute Luftnot/Verlegung der oberen Luftwege 831
- 38.3 Akuter Hörverlust (Hörsturz) 832
- 38.4 Tinnitus 832
- 38.5 Akuter Schwindelanfall 833
- 38.6 Knalltrauma/Explosionstrauma 833

38 HNO-Notfälle

Fallbeispiel

Notfallmeldung

Parallel gehen auf der Leitstelle mehrere Notrufe ein, die übereinstimmend einen Gerüsteinsturz in einer belebten Fußgängerzone melden. Die Leitstelle entsendet entsprechend der Alarm- und Ausrückordnung drei Rettungswagen, zwei Notärzte und den Einsatzleiter Rettungsdienst (ELRD) zum Einsatzort.

Befund am Notfallort

Bei Abrissarbeiten an einem Altbau ist in der Fußgängerzone ein Gebäudegerüst komplett über die gesamte Breite umgestürzt.

Mitten in den Trümmern steht eine Frau, neben der die Trümmerteile eingeschlagen sind. Sie erscheint äußerlich nicht verletzt, ist jedoch vollkommen verstört. Weitere Personen sind wie durch ein Wunder in der stark frequentierten Fußgängerzone nicht verletzt worden.

Leitsymptom

Verwirrtheit.

Inhaltsübersicht

38.1 Akute Blutungen
- Blutungen aus der Nase werden zwischen Nasenbluten aufgrund lokaler Schädigung der Nasenschleimhaut, z. B. durch örtliche mechanische Einwirkung, und aufgrund systemischer Schädigung, z. B. als Zeichen einer Bluthochdruckerkrankung oder medikamentöser Therapie mit Blutverdünnern, unterschieden.
- Blutungen aus der Mundhöhle betreffen in erster Linie Nachblutungen im Anschluss an die Entfernung der Gaumenmandeln.
- Blutungen aus dem Ohr sind meist geringfügig und treten im Zusammenhang mit Reinigungsversuchen der Ohren auf. Im Zusammenhang mit einem Kopftrauma kann eine Blutung aus einem Ohr auf eine Verletzung der Schädelbasis hinweisen.

38.2 Akute Luftnot/Verlegung der oberen Atemwege
- Einengungen der oberen Luftwege sind lebensbedrohlich. Hauptursache sind Schleimhautschwellungen, Tumoren oder Fremdkörper.
- Innerhalb kürzester Zeit können die üblichen Maßnahmen der Sicherung der Atemfunktion erschöpft sein.

38.3 Akuter Hörverlust (Hörsturz)
- Der akute Hörverlust tritt meist aus voller Gesundheit, ohne erkennbare Ursache und meist einseitig auf.
- Mögliche Ursachen sind Stress, Durchblutungsstörungen, Infektionen oder Medikamentennebenwirkung.
- Die plötzliche Hörminderung kann Erstsymptom eines Akustikusneurinoms sein.

38.4 Tinnitus
- Der Tinnitus beschreibt Ohrgeräusche, die zusätzlich zu Umgebungsgeräuschen (Schallwellen) wahrgenommen werden.
- Der Tinnitus ist ein Symptom.
- Die Ohrgeräusche werden als Pfeifen, Rauschen, Zischen oder Brummen erlebt.

38.5 Akuter Schwindelanfall
- Der akute Schwindel ist ein häufiges Symptom für Erkrankungen aus dem Fachgebiet HNO, Neurologie oder Innere Medizin.
- Nennenswert ist die Menière-Erkrankung mit der Symptomtrias Drehschwindel, Übelkeit und einseitiges Ohrgeräusch.

38.6 Knalltrauma/Explosionstrauma
- Das Knalltrauma ist eine zeitlich begrenzte Hörminderung, verursacht durch lautes Geräusch mit einem Schalldruck von unter 2 m/Sek.

Verletzungen und Erkrankungen im Hals-Nasen-Ohren-(HNO-)Bereich können Leben bedrohen. Zwar treten HNO-Notfälle im Vergleich zu sonstigen Notfallsituationen selten auf (2–4 % aller Einsätze im Rettungsdienst), aber durch die im Vordergrund stehenden Symptome der akuten Luftnot und Blutungen sind sie als potenziell lebensbedrohlich anzusehen.

38.1 Akute Blutungen

Stärkere Blutungen im HNO-Bereich treten überwiegend als Blutung aus Nase, Mund oder Weichteilverletzungen, seltener als Blutung aus Ohr oder Tracheostoma auf (zu Blutungen der Hals- und Gesichtsweichteile ➤ Kap. 31.1.2).

38.1.1 Blutung aus der Nase (Epistaxis)

Epistaxis (griech. epistaxo = darauftröpfeln) beschreibt eine Blutung aus der Nase. Während es sich beim Nasenbluten nicht um einen Notfall handelt, ist das **unstillbare Nasenbluten** durchaus als bedrohlich anzusehen. Bei spontanem und einseitigem Auftreten sind hiervon überwiegend ältere Patienten mit Bluthochdruck oder Patienten mit Defekten der Nasenscheidewand (Septum) betroffen. Blutungsquelle ist i. d. R. das Gefäßnetz unter der vorderen Nasenscheidewand. Aufgrund kleinerer mechanischer Einwirkungen auf die Nase (z. B. Nasenbohren, starkes Schnäuzen) oder traumatisch bedingt reißt eines der kleinen Gefäße ein und beginnt zu bluten. Als weitere Ursache der Blutung kommt eine bestehende Therapie des Patienten mit gerinnungshemmenden Medikamenten (z. B. Marcumar®, ASS, Eliquis®, Pradaxa®, Xarelto®) in Betracht.

Therapie

Eine Blutdruckmessung ist obligat, um eine symptomauslösende Hypertonie erkennen zu können. Die **Basismaßnahmen** umfassen weiterhin die richtige Positionierung des Patienten durch aufrechtes Sitzen oder Liegen mit angehobenem Kopf. Ist die Blutungsquelle im vorderen Nasenseptum lokalisiert, werden die Nasenflügel an die Nasenscheidewand für mehrere Minuten angepresst. Diese Maßnahme kann durch Auflage kalter Umschläge (z. B. Eisbeutel, nasskaltes Handtuch) auf den Nacken unterstützt werden. Fließt trotz Nasenflügelkompression weiter Blut in den Rachen ab, so ist eine Blutung in den hinteren Anteilen der Nasenhöhle wahrscheinlich und erweiterte Maßnahmen werden notwendig.

Die **erweiterten Maßnahmen** umfassen nach Anlage eines venösen Zugangs die medikamentöse Absenkung eines evtl. bestehenden Bluthochdrucks. Zusätzlich besteht die Möglichkeit, eine in Otriven® oder Suprarenin® (1:10 000, nicht bei Bluthochdruck oder KHK!) getränkte Watte in den vorderen Nasenabschnitt einzuführen und die Nasenflügel weiter zu komprimieren.

> **ACHTUNG**
> Die Verwendung von mit **Otriven®** oder **Suprarenin®** getränkten Tamponaden auf Schleimhäuten führt zu **starkem Anstieg von Blutdruck** und **Herzfrequenz** bis hin zur Auslösung von Stenokardien.

Bei Erfolglosigkeit dieser Maßnahme kann eine trockene Mulltamponade eingebracht werden. Hierdurch ist eine partielle Abdichtung des Nasen-Rachen-Raums möglich (**vordere Nasentamponade**).

Bei Blutungen aus den hinteren Nasenabschnitten kann eine pneumatische Tamponade improvisiert werden (**hintere Nasentamponade**). Dazu wird ein normaler Blasenkatheter verwendet, der ungeblockt durch das Nasenloch an der Nasenbasis langsam vorgeschoben, anschließend geblockt und in den Epipharynx zurückgezogen wird. Der Nasen-Rachen-Raum wird abgedichtet, indem der Katheterballon unter Zug, d.h. nicht manuell, sondern durch Verklebung des Blasenkatheters mit Pflasterstreifen am Naseneingang, fixiert wird. Bei längerer Transportzeit muss die Blockade des umgewandelten Blasenkatheters zur Vermeidung von Drucknekrosen regelmäßig aufgehoben werden.

Sind diese Maßnahmen nicht ausreichend (z. B. nach operativer Entfernung von Tumoren), bleibt nur der zügige Transport in die Klinik zur Durchführung einer hinteren Nasentamponade unter stationären Bedingungen (**Bellocq-Tamponade**).

> **SCHLAGWORT**
> **Blutung aus der Nase (Epistaxis)**
>
> **Ursachen**
> - Hypertonie
> - Einnahme blutgerinnungshemmender Medikamente (z. B. Marcumar®)
> - Reizung der Nasenschleimhaut
> - Defekte der Nasenscheidewand
> - Mechanische Einwirkung (Schlag, Aufprall)
>
> **Symptome**
> - Einseitige und spontane Blutung aus der Nase
>
> **Maßnahmen**
> **Monitoring**
> - AF, SpO$_2$, Rekapillarisierungszeit, Puls (peripher/zentral), RR, BZ, GCS, EKG, Temperatur
>
> **Basismaßnahmen und Lagerung**
> - Kompression der Nasenflügel, Nackenkühlung
> - Oberkörperhochlagerung (30–70° Drehpunkt Hüfte), angehobener Kopf
> - Freimachen und Freihalten der Atemwege (ggf. absaugen)
> - Eiskrawatte
>
> **Erweiterte Maßnahmen**
> - i. v. Zugang und Laborblutentnahme
>
> **Medikamente und Dosierungsempfehlungen**
> - Blutdrucksenkung bei Hypertonus, z. B. 10–50 mg Ebrantil® i. v.
> - Tamponade mit in Otriven® oder Suprarenin® (1:10 000) getränkter Watte oder Mull (nicht bei Hypertonus, Herzerkrankungen)
> - Improvisierte pneumatische Tamponade
> - Gegebenenfalls Infusionstherapie zur Bekämpfung eines evtl. Volumenmangels (z. B. 500–1 000 ml balancierte Vollelektrolytlösung)

38.1.2 Blutung aus dem Mund

Bei Blutungen aus dem Mund muss die **Blutungsquelle lokalisiert** werden. Dies ist bereits durch Erfragen der Vorgeschichte nach Operationen (z. B. Tonsillektomie, bekanntes Tumorleiden) oder Verletzungen leicht möglich. Die Blutungsquelle kann in der Mundhöhle oder im Rachenbereich liegen. Die Blutungen in der Mundhöhle betreffen in erster Linie Nachblutungen im Anschluss an die Entfernung der Gaumenmandeln (Tonsillektomie). Sie können auch 2 Wochen nach der Operation noch auftreten, wenn sich während der Wundheilung Fibrinbeläge vom Wundbett ablösen.

Ferner kann der Zungenbiss nach einem zerebralen Krampfanfall eine beachtliche Blutung aus dem Mund verursachen. Zu beachtlichen Blutungen aus Mund und Nase können außerdem Frakturen des Mittelgesichts führen (➤ Kap. 31.1.3).

Therapie

Die **Basismaßnahmen** umfassen wie beim Nasenbluten die Lagerung des Patienten mit aufrechtem Oberkörper, in Bauchlage oder bei bewusstseinsgetrübten Patienten in stabiler Seitenlage. Es ist auf einen ausreichenden Aspirationsschutz zu achten. Das Anlegen einer Eiskrawatte in den Nacken ist sinnvoll und der Patient muss zur Minimierung der Aspirationsgefahr angehalten werden die Blutkoagel nicht herunterzuschlucken, sondern auszuspucken oder das Blut aus dem Mund laufen zu lassen.

Bei der Inspektion findet sich meist im Wundgebiet eine Sickerblutung. Bei stärkeren Blutungen ist eine Kompression mit einem **Tupfer an einer langen Klemme (Stieltupfer)** notwendig – wenn der Patient diese Maßnahme zulässt. Ist eine solche Maßnahme erforderlich, muss dafür in jedem Falle ein Notarzt nachalarmiert werden. Die große Gefahr bei dieser Maßnahme ist, dass der Tupfer nicht sicher in der Klemme fixiert ist und im Mund des Patienten verloren wird **(Aspirationsgefahr!)**. Die Kompression muss auch während des Transports aufrechterhalten werden. Bei Blutungen im Rachenbereich kommen in erster Linie Tumorblutungen nach Operation oder Bestrahlung in Betracht. Die Ausrüstung im Rettungsdienst erlaubt hier meist keine gezielte Blutstillung. Erschwerend kommt hinzu, dass durch Blutungen eine unübersichtliche und durch Tumorwachstum eine veränderte anatomische Struktur vorliegt, die ein gezieltes Vorgehen unmöglich macht.

Alle **Basis-** und **erweiterten Maßnahmen** zielen daher auf die Aufrechterhaltung der Atemfunktion und Sicherung der Atemwege. Ein in die Mundhöhle eingelegter weicher Absaugkatheter schafft unter leichtem Sog oft bereits eine Erleichterung für den Patienten. Die Versorgung der Blutung im Rachen muss der Klinik vorbehalten bleiben.

> **MERKE**
> Eine **Intubation außerhalb der Klinik** sollte unter allen Umständen **vermieden** werden.

Es ist sehr wahrscheinlich, dass durch die veränderte anatomische Struktur eine Intubation unmöglich sein wird und der Patient unter der Narkoseeinleitung zu Tode kommen kann. Der erfahrene Notarzt wird eine Intubation unter diesen Vorbedingungen außerhalb der Klinik nicht durchführen. Alternativ besteht immer noch die **Möglichkeit der Koniotomie** (> Kap. 18.7).

> **SCHLAGWORT**
> **Blutung aus dem Mund**
> **Ursachen**
> - Mittelgesichtsfrakturen
> - Tumoren
> - OP-Nachblutungen (Tonsillektomie)
>
> **Symptome**
> - Blutung aus dem Mund oder aus Mund und Nase mit der Gefahr der Aspiration von Blut und Koagel in die Lunge
>
> **Maßnahmen**
> **Monitoring**
> - RR, Puls, EKG, SpO$_2$
>
> **Basismaßnahmen und Lagerung**
> - Freimachen und Freihalten der Atemwege (ggf. absaugen)
> - Oberkörperhochlagerung (30–70° Drehpunkt Hüfte)
> - Bauchlage (zum Abfluss des Blutes)
> - Stabile Seitenlage
> - Eiskrawatte

> **Erweiterte Maßnahmen**
> - i. v. Zugang und Laborblutentnahme
> - Stieltupfer
>
> **Medikamente und Dosierungsempfehlungen**
> - Infusionstherapie zur Bekämpfung eines evtl. Volumenmangels (z. B. 500–1 500 ml balancierte Vollelektrolytlösung)

38.1.3 Blutung aus dem Ohr

Blutungen aus dem Ohr sind meistens nur geringfügig und treten **nach Entzündungen (Grippeotitis)** oder **Verletzungen** auf. Blutungen im Rahmen von Reinigungsversuchen des Ohrs mit einem Wattestäbchen sprechen für eine Pfählungsverletzung und betreffen zumeist den äußeren Gehörgang (> Abb. 38.1). Sie können mit starken Schmerzen verbunden sein; bei einer Mitverletzung des Trommelfells (> Abb. 38.4) kommt es zur Hörminderung. Ist es außerdem zu einer Irritation des Innenohrs gekommen, kann zusätzlich Schwindel auftreten. Durch Frakturen im Bereich des Unterkieferköpfchens (Mandibulaköpfchen) nach einem Sturz auf das Kinn können ebenfalls Blutungen aus dem Ohr auftreten. Die Möglichkeit einer **Schädelbasisfraktur (Felsenbeinfraktur)** muss bedacht werden (> Kap. 31.1.2)

> **ACHTUNG**
> Eine **Blutung aus dem Ohr** kann Hinweis auf eine **Schädelbasisfraktur** sein.

Therapie

Als **Basismaßnahme** genügt i. d. R. das lockere Abdecken des äußeren Gehörgangs mit einem feinen Mullstreifen. Da das Trommelfell nur 2,5 cm vom äußeren Gehörgang entfernt ist, müssen alle Versuche einer Tamponade des Gehörgangs unterbleiben, um das Trommelfell nicht zu beschädigen. Säuberungsversuche des Gehörgangs werden aufgrund des Infektions- und weiteren Verletzungsrisikos ebenfalls grundsätzlich nicht vorgenommen.

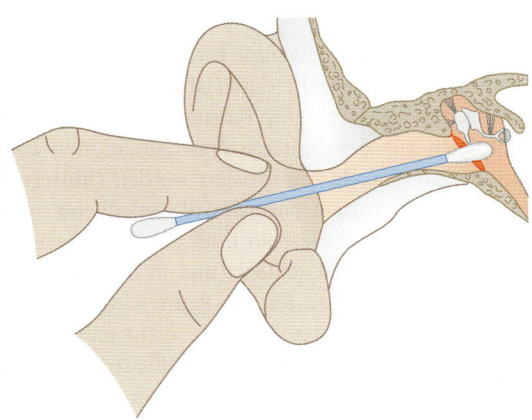

Abb. 38.1 Pfählungsverletzung von Gehörgang und Trommelfell [L231]

SCHLAGWORT
Blutung aus dem Ohr

Ursachen
- Entzündungen im Mittelohr
- Reinigungsversuch des Gehörgangs
- Knalltrauma, Barotrauma
- Schädelbasisfrakturen

Symptome
- Blutung
- Einseitige Hörminderung
- Schwindel

Maßnahmen
Monitoring
- AF, SpO$_2$, Rekapillarisierungszeit, Puls (peripher/zentral), RR, BZ, GCS, EKG, Temperatur

Basismaßnahmen und Lagerung
- Äußeren Hörgang locker mit einer sterilen **Zellstoffmullkompresse** abdecken.
- Fremdkörper im Ohr stecken lassen.

Erweiterte Maßnahmen
- i. v. Zugang und Laborblutentnahme

Medikamente und Dosierungsempfehlungen
- Infusionstherapie, z. B. 500 ml balancierte Vollelektrolytlösung i. v.

38.2 Akute Luftnot/Verlegung der oberen Luftwege

Die **Einengung der oberen Luftwege (Stenose)** mit Luftnot stellt für den Patienten eine **vitale Bedrohung** dar. Ursachen sind i. d. R. Fremdkörper, Tumoren oder Schleimhautschwellungen. Bei Kindern finden sich am häufigsten Erdnüsse oder Obststücke als Fremdkörper, welche die undankbare Eigenschaft haben, im Tracheobronchialsystem aufzuquellen und im Verlauf kurzer Zeit gefährliche Verschlusssyndrome hervorrufen (> Kap. 35.3.3). Die Fremdkörper des Erwachsenalters sind zumeist feste Speisen (z. B. Schnitzel) oder Zahnprothesen. Aspirierte Fremdkörper sind zumeist im rechten Hauptbronchus durch dessen steilen Verlauf oder in der Speiseröhre zu finden. Aber auch Verletzungen durch stumpfe Gewalteinwirkung auf den Kehlkopfbereich können schnell zu starker Atemnot führen (> Kap. 31.2.2). Der Patient wird mit Hustenreiz, Erstickungsanfall und Panik reagieren und vermehrt Sauerstoff verbrauchen.

Therapie

Der Mund und Rachenraum wird inspiziert und vorhandene, vorne im Mundraum festsitzende Fremdköper mit der Hand und weiter hinten im Rachenraum sitzende Fremdkörper mit einer Magill-Zange gefasst und entfernt. Gelingt dies nicht, so können innerhalb kürzester Zeit die üblichen Maßnahmen zur **Sicherung der Atemfunktion** erschöpft sein. Neben der Intubation ist in seltenen Fällen die Atmung nur noch durch invasive Maßnahmen wie die Koniotomie oder Nottracheotomie zu erhalten. Die **Koniotomie** ist dabei

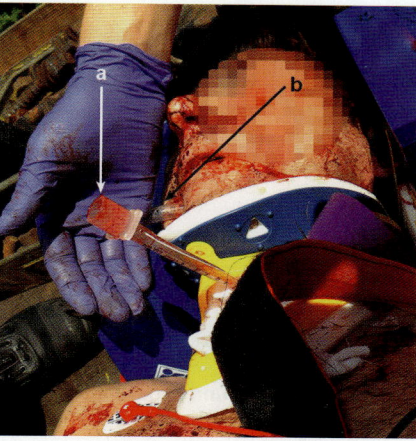

Abb. 38.2 Nottracheotomie. Platzierung eines (a) dünnen Tubus (ID 6,0) unterhalb des zertrümmerten Kehlkopfs nach Nottracheotomie. Der perioral nicht zu platzierende (b) Tubus (ID 9.0) liegt als Aspirationsschutz intraösophageal. [M235]

der Nottracheotomie (> Abb. 38.2, > Abb. 38.3) vorzuziehen, da hierdurch der subglottische (in der Trachea gelegene) Raum am sichersten und schnellsten erreicht werden kann (zur Technik der Koniotomie > Kap. 18.7.2). Die Koniotomie ist eine Maßnahme, die präklinisch **nur in höchster Not** eingesetzt wird. Nach der Stabilisierung des Patienten muss die Eröffnung der Trachea durch eine Tracheostomie ersetzt werden, um eine Ringknorpelstenose zu vermeiden. Die alleinige Punktion an gleicher Stelle mit dicken Kanülen ist unter notfallmäßigen Bedingungen nicht sinnvoll, da die Öffnungen zu klein sind, um eine ausreichende Beatmung zu gewährleisten, und leicht verstopfen. Die Nottracheotomie ist hier nur aus Gründen der Vollständigkeit erwähnt, da sie sehr komplikationsreich ist. Dies gilt besonders, wenn sie von einem Unerfahrenen ausgeführt wird. Sie ist daher für den Einsatz im Rettungsdienst nur eingeschränkt zu empfehlen und dem erfahrenen Notarzt vorbehalten.

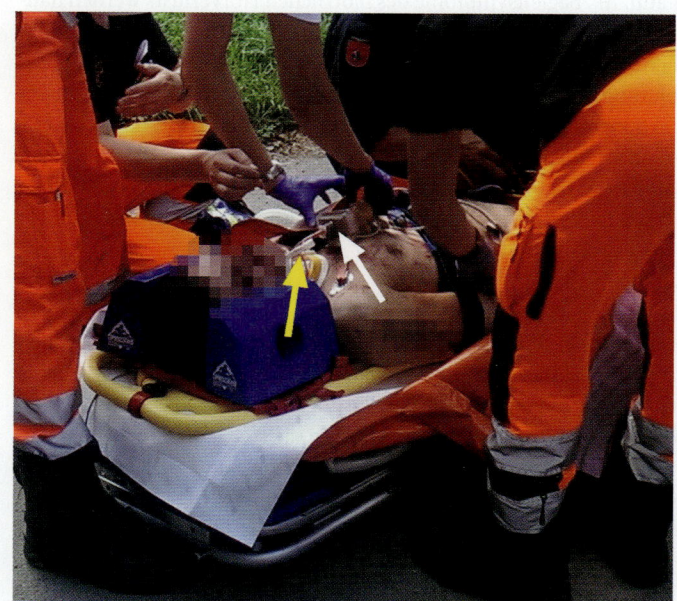

Abb. 38.3 Beatmung über Nottracheostoma (weißer Pfeil). Der perioral nicht zu platzierende Tubus (ID 9.0) (gelber Pfeil) liegt als Aspirationsschutz intraösophageal. [M235]

> **SCHLAGWORT**
> **Verlegung der oberen Luftwege**
>
> **Ursachen**
> - Verletzungen, Stenose
> - Fremdkörper, Tumoren
> - Schleimhautschwellungen
>
> **Symptome**
> - Atem- und Luftnot
> - Todesangst
>
> **Maßnahmen**
> **Monitoring**
> - AF, SpO$_2$, Rekapillarisierungszeit, Puls (peripher/zentral), RR, BZ, GCS, EKG, Temperatur
>
> **Basismaßnahmen und Lagerung**
> - Freimachen und Freihalten der Atemwege (ggf. absaugen)
> - O$_2$-Gabe über Maske oder Nasensonde, 6–12 l/Min.
> - Oberkörperhochlagerung (30° Drehpunkt Hüfte)
> - Sicherung der Atemfunktion
>
> **Erweiterte Maßnahmen**
> - i. v. Zugang und Laborblutentnahme
>
> **Medikamente und Dosierungsempfehlungen**
> - Bei weiterer Therapieresistenz Narkoseeinleitung mit Propofol, Midazolam (Dormicum®) und Fentanyl®
> - Intubation, Koniotomie, Nottracheotomie
> - Infusionstherapie, z. B. 500 ml balancierte Vollelektrolytlösung i. v.

38.3 Akuter Hörverlust (Hörsturz)

Als Hörsturz (**Sudden Deafness**) wird eine plötzliche, aus voller Gesundheit und ohne erkennbare Ursachen, meist **einseitig auftretende Schwerhörigkeit** verstanden, die bis zum Hörverlust führen kann. Als Begleitsymptome des plötzlichen Hörverlusts werden häufig ein Druckgefühl im Ohr und Ohrgeräusche angegeben. Als mögliche Ursachen werden Stress (psychosomatische Reaktion), Durchblutungsstörungen des Innenohrs (z. B. Innenohrembolie), Virusinfektionen oder Stoffwechselstörungen genannt. Aber auch verschiedene Medikamente (z. B. Antibiotika oder Furosemid) können direkt toxisch auf das Innenohr wirken. Der akute Hörverlust kann ebenfalls als Erstsymptom eines **Akustikusneurinoms** auftreten.

Therapie

Da es bis heute keine überzeugende präklinische Therapie gibt, müssen sich die **Basismaßnahmen** auf den beruhigenden Zuspruch, die Gabe von vasoaktiven Infusionslösungen (z. B. HES 6 % 130/0,4) und den Transport zum HNO-Arzt bzw. in die HNO-Abteilung einer Klinik beschränken. Dort erfolgen Diagnostik und i. d. R. eine Infusionstherapie nach dem Stennert-Schema (10 Tage Hydroxyethylstärke (HES)-Infusionen in aufsteigender Dosierung von Pentoxifyllin [Trental®] und absteigender Dosierung von Kortison).

> **SCHLAGWORT**
> **Akuter Hörverlust (Hörsturz)**
>
> **Ursachen**
> - Plötzlich auftretende, einseitige Hörminderung
>
> **Symptome**
> - Druckgefühl im Ohr
> - Klingende Ohrgeräusche (Rauschen, Pfeifen, Brummen)
>
> **Maßnahmen**
> **Monitoring**
> - AF, SpO$_2$, Rekapillarisierungszeit, Puls (peripher/zentral), RR, BZ, GCS, EKG, Temperatur
>
> **Basismaßnahmen und Lagerung**
> - Oberkörperhochlagerung (30° Drehpunkt Hüfte)
>
> **Erweiterte Maßnahmen**
> - i. v. Zugang und Laborblutentnahme
>
> **Medikamente und Dosierungsempfehlungen**
> - Vasoaktive Infusionstherapie, z. B. 500 ml balancierter Volumenersatzlösung (z. B. HES 6 % 130/0,4)

38.4 Tinnitus

Der Tinnitus beschreibt **Ohrgeräusche,** die zusätzlich zur Wahrnehmung der Umgebungsgeräusche (Schallwellen) wahrgenommen werden. Der Tinnitus ist ein Symptom. Die Ohrgeräusche werden als Pfeifen, Rauschen, Zischen oder Brummen erlebt, die ihre Ursache in einer Störung der Hörfunktion haben. Die häufigste Ursache sind Innenohrschäden durch Einwirkung von zu lautem Schall (z. B. Knalltrauma, Lärmarbeit, Diskothekenlärm). Aber auch eine Reihe anderer Erkrankungen des äußeren, Mittel- und Innenohrs sowie Erkrankungen der zentralen Hörbahn können einen Tinnitus auslösen (z. B. Ohrenschmalzpfropf, Erkrankung des Hörnervs). Seltener findet sich der Tinnitus bei Herz-, Kreislauf- und Stoffwechselerkrankungen. Er kann aber durch sein ständiges Vorhandensein ein psychosomatisches Krankheitsbild entwickeln, das häufig durch allgemeinen Stress verursacht wird.

Therapie

Die **Basismaßnahmen** beschränken sich auf den beruhigenden Zuspruch und den Transport des Patienten zum HNO-Arzt bzw. in die HNO-Abteilung einer Klinik. Wenn der Tinnitus durch Erkrankungen des Mittelohrs bedingt ist, kann er dort bei Geräuschen niedriger Frequenz (Brausen, Rauschen) oft durch spezifische Therapie der Grunderkrankung (z. B. Otosklerose) therapiert werden. Bei Ohrgeräuschen höherer Frequenz (Pfeifen, Piepsen) ist eine somatische Therapie nur sehr selten möglich.

38.5 Akuter Schwindelanfall

Verschiedene Erkrankungen aus dem HNO-Bereich (z. B. Menière-Erkrankung), der Neurologie (z. B. Neuropathien) oder der Inneren Medizin (z. B. Hypertension) kommen als Ursache in Betracht. Schwindel (**Vertigo**) als Symptom ist häufig, aber nur in Ausnahmefällen ein Grund, den Rettungsdienst in Anspruch zu nehmen. Es werden Dreh-, Schwank- und Bewegungsschwindel unterschieden. Die Patienten geben ein Gefühl ähnlich dem nach mehreren Drehungen um die eigene Körperachse oder nach einer Karussellfahrt an und klagen über Gangunsicherheit und Angstgefühl. Übelkeit und Erbrechen können ebenfalls auftreten. Der akute Schwindelanfall entsteht aufgrund **widersprüchlicher Reizimpulse des Gleichgewichtssinns.**

Die **Menière-Erkrankung** ist durch die **Symptomentrias** Drehschwindel mit Übelkeit/Erbrechen, einseitiges Ohrgeräusch und einseitige Schwerhörigkeit gekennzeichnet. Die mögliche Ursache der Menière-Erkrankung ist eine Elektrolytverschiebung in den Innenohrflüssigkeiten. Besonders betroffen sind Patienten nach psychischen Belastungen, Föhneinbruch, Nikotin- oder Alkoholabusus. Die Schwindelanfälle dauern Minuten bis Stunden an und wiederholen sich in Tagen und Wochen.

Therapie

Die **Basismaßnahmen** beschränken sich auf den beruhigenden Zuspruch und die Immobilisierung des Patienten (Bettruhe bzw. Liegendtransport).

Die **erweiterte Maßnahme** erfolgt einer an den Symptomen ausgerichteten medikamentösen Akuttherapie (z. B. Psyquil® oder Vomex A®). Bei Therapieresistenz erfolgt der Transport zum HNO-Arzt oder in die HNO-Abteilung einer Klinik zur weiteren Diagnostik.

SCHLAGWORT
Akuter Schwindelanfall

Ursachen
- Störungen im Gleichgewichtssystem (z. B. akuter Drehschwindelanfall mit Übelkeit und Erbrechen, Tinnitus und Schwerhörigkeit: Morbus Menière)
- Augenerkrankungen
- Neurologische Erkrankungen
- Intoxikationen
- Hypertonie

Symptome
- Übelkeit, Erbrechen, Gangunsicherheit und Angstgefühle
- Orientierungsstörung des Körpers im Raum
- Lichtempfindlichkeit

Maßnahmen
Monitoring
- AF, SpO$_2$, Rekapillarisierungszeit, Puls (peripher/zentral), RR, BZ, GCS, EKG, Temperatur

Basismaßnahmen und Lagerung
- Oberkörperhochlagerung (30° Drehpunkt Hüfte)
- Immobilisierung
- Raum abdunkeln, Augenlider schließen

Erweiterte Maßnahmen
- i. v. Zugang und Laborblutentnahme

Medikamente und Dosierungsempfehlungen
- Antiemetika/Antivertiginosa, z. B. 30–60 mg Vomex A® oder 10 mg Psyquil® i. v.
- Sedierung: 5 mg Valium® i. v.

38.6 Knalltrauma/Explosionstrauma

Das **Knalltrauma** ist eine kurz anhaltende Hörminderung, die meist durch ein sehr lautes Schallereignis (z. B. den lauten Mündungsknall einer Schusswaffe) verursacht wird. Jedes Geräusch, das einen Schalldruckpegel übersteigt (Lärm), kann ein Knalltrauma auslösen. Die Geschwindigkeit der Schalldruckwelle beim Mündungsknall liegt bei unter 2 m/Sek. In den ersten Tagen nach dem Knalltrauma erfolgt eine deutliche Besserung der Hörminderung. Eine Entwicklung zur Schwerhörigkeit ist nicht zu erwarten.

Liegt die Geschwindigkeit der Schalldruckwelle jedoch in einem höheren Bereich (> 2 m/Sek.), ist die Verletzung häufig mit einer Zerreißung des Trommelfells und einer Verletzung der Gehörknöchelchen verbunden und wird als **Explosionstrauma** bezeichnet (> Kap. 15.8.2, > Abb. 38.4), bei der die Entwicklung einer Hörstörung möglich ist. Daher ist jeder Patient nach einem erlittenen Knall- oder Explosionstrauma einem HNO-Arzt vorzustellen. Das Barotrauma des Mittelohrs wird in > Kap. 43.1.2 abgehandelt.

Therapie

Die **Basismaßnahme** umfasst die Abdeckung des betroffenen Ohrs mit einer Mullkompresse, um dem Eindringen von Keimen und Schmutz in den Bereich des Mittelohrs vorzubeugen.

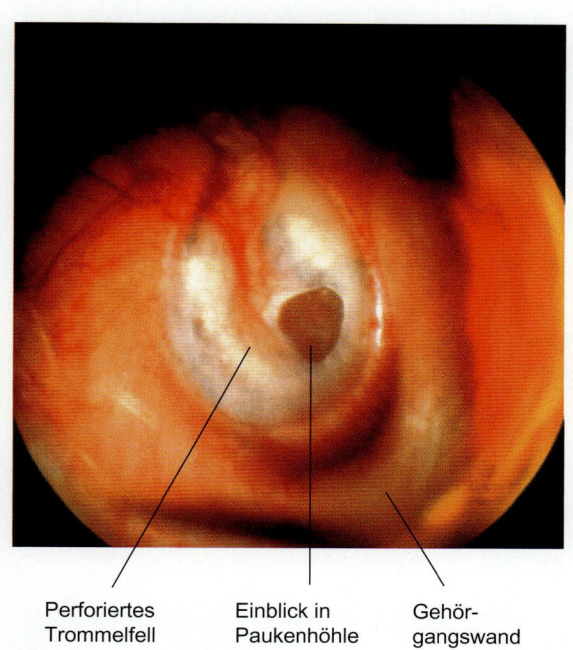

Abb. 38.4 Trommelfellperforation [A300]

Perforiertes Trommelfell | Einblick in Paukenhöhle | Gehörgangswand

Wiederholungsfragen

1. Wie wird ein Patient mit Epistaxis gelagert (➤ Kap. 38.1.1)?
2. Wann darf ein mit Suprarenin getränkter Wattebausch nicht angewendet werden (➤ Kap. 38.1.1)?
3. Nennen Sie vier Ursachen für eine Stenose der oberen Luftwege (➤ Kap. 38.2).
4. Was bedeutet „Sudden Deafness" (➤ Kap. 38.3)?

Auflösung des Fallbeispiels

Verdachtsdiagnose
Knalltrauma.

Erstmaßnahmen
Die Patientin wird aus dem Gefahrenbereich in den Rettungswagen gebracht und untersucht. Die ABCDE-Beurteilung ergibt keine Auffälligkeiten. Beim Erheben der SAMPLER-Anamnese stellt das Einsatzteam fest, dass die Patientin schwerhörig ist. Mit einiger Mühe und lauter Stimme ist es nun möglich, die SAMPLER-Anamnese zu erheben. Bis auf eine seit Jahren bestehende Schwerhörigkeit, gibt es keinerlei Auffälligkeiten. Die Patientin ist vollkommen eingestaubt, aber unverletzt. Beide Ohren werden mit Mullkompressen steril abgedeckt. Zur weiteren Untersuchung wird die Patientin in eine HNO-Praxis transportiert.

Klinik
Die Untersuchung durch den HNO-Facharzt ergibt eine einseitige Zerreißung des Trommelfells links. Das Ohr ist verschmutzt und Schmutzteile sind eingedrungen. Das Trommelfell ist eingerissen und in Teilen umgeklappt. Die weitere operative Therapie übernimmt der HNO-Arzt in der Klinik.

Diagnose
Trommelfellruptur links durch Druckwelle.

WEITERFÜHRENDE LITERATUR

Lenarz, T., Boenninghaus, H.-G.: Hals-Nasen-Ohren-Heilkunde. Springer, Berlin/Wien, 14. Aufl., 2012

Turnher, D. et al.: HNO-Heilkunde. Springer, Wien, 2011

KAPITEL 39

Carina Armgart

Psychiatrische Notfälle

39.1	**Syndromorientierte Akutzustände** 837	**39.2**	**Hirnorganisches Psychosyndrom (HOPS)** 841
39.1.1	Angstsyndrom 838	39.2.1	Delirantes Syndrom 841
39.1.2	Psychomotorisches Erregungssyndrom (Aggressivität) 839	39.2.2	Demenzen 842
39.1.3	Verwirrtheitssyndrom (Desorientierung) 840	**39.3**	**Depressionen** 843
		39.4	**Suizidalität** 844

Fallbeispiel

Notfallmeldung

Die Rettungsleitstelle wird von der besorgten Ehefrau des Patienten alarmiert. Ihr 75-jähriger Ehemann habe vor 2 Tagen das Krankenhaus nach einer Routine-Operation verlassen und irre nun ziellos in der gemeinsamen Wohnung umher, sei aufgebracht, schwitze stark und zittere. Bereits heute Morgen habe sie diese Symptome festgestellt, jetzt in den Abendstunden habe sich der Zustand massiv verschlimmert. Der Disponent entsendet einen RTW zum Unfallort.

Befund am Notfallort

Der Patient wirkt somnolent und reagiert nur verzögert und wortarm auf die konkrete Ansprache durch das Rettungspersonal. Eine psychomotorische Erregung ist nicht festzustellen. Beim Versuch einer Erstbeurteilung steht er plötzlich vom Sofa auf und läuft durch das Wohnzimmer, dabei wischt er permanent mit der Hand über seinen Oberschenkel. Bei Nachfrage des Rettungspersonals erschrickt er und beschreibt die kleinen Spinnenlarven, die überall auf seinen Beinen entlanghuschen würden. Auf die Frage, ob er wisse wo er sei, kann er keine Antwort geben und stellt das Sprechen wieder ein. Als die Ehefrau versucht, ihn zu überzeugen sich wieder hinzusetzen, wird er wütend und beschimpft sie. Es zeigt sich, dass er sie für die häusliche Reinigungskraft hält.

Leitsymptome

Bewusstseinsstörung, Desorientierung, Verwirrtheit, optische Halluzinationen, psychomotorische Erregung.

Inhaltsübersicht

- Der psychiatrische Notfall ist durch eine akute, schwerwiegende Störung des Denkens, der Stimmung, des Verhaltens und der sozialen Beziehungen gekennzeichnet.
- Eine Alarmierung erfolgt in vielen Fällen gegen den Willen des Patienten, was eine erhöhte Aggressivität und Störung der Kommunikation zur Folge haben kann. Häufig besteht keine Krankheitseinsicht.
- Es existieren unterschiedliche psychopathologische Symptome, die bei verschiedenen Störungsbildern auftreten und nur syndromorientiert behandelt werden können.
- Auch eine Vielzahl somatischer Symptome kann begleitend erscheinen (Psychosomatik).

39.1 Syndromorientierte Akutzustände

- Das Angstsyndrom ist gekennzeichnet durch ein Gefühl der Macht- und Hilflosigkeit, korrelierende physiologische Symptome wie Brustenge, Atemnot oder Tachykardie sind häufig. Basismaßnahme ist ein beruhigendes Gesprächsangebot (Zuwendung). Die Erklärung der physiologischen Symptome in Zusammenhang mit Angst sowie Ablenkung oder Bewegung ist hilfreich.
- Der psychomotorische Erregungszustand ist ein Zustand innerer Unruhe, der nicht adäquat verarbeitet werden kann. Er kann mit Fremdaggression einhergehen. Eine Untersuchung ist in diesem Zustand selten möglich. Der Patient darf auf keinen Fall durch Äußerungen provoziert werden, da die Gewaltbereitschaft hierdurch erhöht werden kann.
- Das Verwirrtheitssyndrom ist durch eine zeitliche, örtliche, personelle oder situative Desorientierung gekennzeichnet, ohne dass eine organische Ursache vorhanden ist (Ausschlussverfahren).

39.2 Hirnorganisches Psychosyndrom

- Als hirnorganisches Psychosyndrom (HOPS) werden psychopathologische Syndrome bezeichnet, die aufgrund einer krankhaften Veränderung des Gehirns auftreten. Diese kann durch eine direkte Schädigung oder durch systemische Erkrankungen bedingt sein.
- Trotz unterschiedlicher Ursachen sind die erkennbaren Symptome gleich.
- Akute Psychosyndrome kennzeichnen sich durch einen plötzlichen Beginn mit Abklingen der Symptomatik nach gewisser Zeit, wohingegen chronische Psychosyndrome einen schleichenden Beginn und progredienten Verlauf aufweisen.
- Die rasche Symptomfluktuation ist ein typisches Zeichen eines akuten HOPS.
- Das delirante Syndrom ist gekennzeichnet durch eine mit vegetativen, psychomotorischen Störungen, Halluzinationen einhergehende Verwirrtheit. Leitsymptom ist die Bewusstseinsstörung.
- Die begleitenden vegetativen Störungen der Herz- und Kreislauffunktion können eine vitale Bedrohung darstellen.
- Demenzen sind eine Form des chronischen HOPS und gehen mit der Abnahme von Gedächtnis, Urteilsvermögen, Sprachstörungen sowie Persönlichkeitsveränderungen einher. Eine Bewusstseinsstörung liegt nicht vor.
- Häufiger sind ältere Patienten betroffen, was einen Transport in eine gerontopsychiatrische Klinik notwendig macht.

39.3 Depressionen

- Depressionen äußern sich durch eine gedrückte bzw. gefühllose Stimmungslage, gehemmtes Denken und einen verminderten Antrieb. Neben psychischen kann eine Vielzahl somatischer Symptome auftreten.
- Bei depressiven Patienten liegt oftmals eine erhöhte Suizidalität vor.

39.4 Suizidalität

- Suizidalität bezeichnet alle Denk- und Verhaltensweisen von Menschen, die in Gedanken, durch aktives Handeln oder passives Unterlassen den eigenen Tod anstreben.
- Sie tritt bei vielen psychischen Erkrankungen als begleitendes Symptom auf, ist in ihrer Entstehung jedoch multifaktoriell bedingt.
- Jede Drohung und jeder Suizidversuch ist ernst zu nehmen und bedarf einer psychiatrischen Behandlung.

Psychiatrische Notfälle zeichnen sich durch akute und schwerwiegende Störungen des **Denkens, Verhaltens** und **Handelns** der **Stimmung,** oder der **sozialen Beziehungen** aus. Durch einen krankheitsbedingten **Realitätsverlust** und **mangelnde Krankheitseinsicht** kann es zu einer erhöhten **Selbst- oder Fremdgefährdung** kommen. Psychiatrische Notfälle imponieren im Wesentlichen als akute Erregungs- und psychomotorische Unruhezustände sowie als selbstschädigendes oder suizidales Verhalten. Häufig wird der Rettungsdienst gegen den Willen des Patienten alarmiert und seinerseits die Behandlung als unsinnig oder sogar als massiv bedrohlich empfunden. Daher ist mit einem erhöhten Aggressionspotenzial zu rechnen. Hierin unterscheidet sich der psychiatrische Notfall grundlegend vom klassischen Notfall anderer Fachdisziplinen. Die **mangelnde Einsichtsfähigkeit** und verschiedenste Symptomkomplexe können außerdem dazu führen, dass der Patient den Kontakt zum Rettungsdienst verweigert und eine adäquate Kommunikation erschwert wird. Dadurch entsteht die Schwierigkeit einer konkreten Anamnese bzw. psychopathologische Auffälligkeiten einordnen zu können.

Auch wenn in den meisten Fällen die körperlichen Vitalfunktionen des Patienten nicht lebensbedrohlich gefährdet sind (Ausnahme: hirnorganische psychische Störungen), tritt durch den engen Zusammenhang von Körper und Psyche eine Vielzahl somatischer Symptome auf, was im Gegensatz zu oben Genanntem die Alarmierung des Rettungsdienstes zur Folge hat.

> **MERKE**
> Psychiatrische Notfälle werden mit gleicher Professionalität behandelt wie somatische Notfälle, da sie ebenfalls **lebensbedrohliche (hirnorganische) Ursachen** oder **Folgen (Suizidalität)** haben können.

Bei psychiatrischen Notfallpatienten lassen sich **diagnoseunabhängige psychopathologische Symptome** ausmachen (➤ Tab. 39.1), deren entsprechende Anamnese und Beurteilung jedoch nicht dem Rettungsdienst, sondern fachpsychiatrischem Personal obliegt. Grundsätzlich steht bei psychiatrischen Notfällen die Behandlung bzw. Reduktion spezifischer syndromorientierter Akutzustände im Vordergrund. Dennoch können Verhalten und sprachliche Äußerungen des Patienten die Behandlung erschweren und mitunter auch das Rettungsdienstpersonal verwirren.

Zur Entstehung psychiatrischer Erkrankungen existieren verschiedenste Erklärungsansätze, eine abschließende Begründung ist noch nicht gefunden. Bislang wird von einem multifaktoriellen Entstehen – bestehend aus genetischer Veranlagung, Stoffwechselstörungen und belastende Lebensbedingungen – ausgegangen. Psychiatrische Erkrankungen können in jedem Lebensalter und bei allen Menschen auftreten.

> **MERKE**
> **Wahnzustände** und **Halluzinationen** sind **nicht diskutierbar,** da sie von dem Patienten als real empfunden werden. Eine Überzeugung vom Gegenteil gelingt im akuten Fall nicht und vermindert die Kooperations- und Behandlungsbereitschaft.

39.1 Syndromorientierte Akutzustände

Eine Behandlung psychiatrischer Notfallpatienten kann sich im Rettungsdienst lediglich an erkennbaren **Syndromen (Symptomenkomplexe)** ausrichten. Die definitive Diagnosestellung bleibt

Tab. 39.1 Übersicht psychopathologischer Symptome

Symptom	Erläuterung
Bewusstseinsstörungen	Veränderung der Bewusstseinslage entweder **quantitativ** (Vigilanzminderung) oder **qualitativ** (Verwirrtheit von Denken und Handeln, Steigerung des Intensitätserlebens von z. B. äußeren Reizen, traumhafte Veränderung des Erlebens)
Orientierungsstörungen	fehlende Kenntnis über zeitliche, räumliche, situative oder personelle Gegebenheiten
Konzentrationsstörungen	Beeinträchtigung der Fähigkeit, sich auf durch die Sinne vermittelten Eindrücke zu konzentrieren
Gedächtnisstörungen	Verminderung der Befähigung, alte und neue Gedächtnisinhalte wiederzugeben bzw. sich an diese zu erinnern. Geminderte Merkfähigkeit
Denkstörungen	**Formal:** Störung des Denkablaufs (plötzliches Abreißen des Gedankens, ständiges Wiederholen eines bestimmten Gedankens, verstandene Fragen des Rettungsdienstes werden mit anderen Inhalten beantwortet, Wortneuschöpfungen) **Inhaltlich:** subjektiv feste Überzeugung von einer falschen Beurteilung eines bestehenden Sinnesreizes bzw. der Realität, die im Widerspruch zum Erleben anderer steht (Wahn)
Wahrnehmungsstörungen	falsche Verarbeitung eines Sinnesreizes oder Halluzinationen auf allen Sinnesebenen ohne jeglichen Außenreiz, die dennoch für real gehalten werden (Stimmen hören, Rettungswagen mit Stromstößen, Käfer unter der Haut, Schmecken von vergiftetem Wasser)
Ich-Störungen	Entfremdungserlebnisse des eigenen Ichs: Körper(-teile) werden als fremd erlebt, Umgebung erscheint räumlich verändert, eigene Gedanken werden durch andere Personen generiert, gesteuert oder können ohne Aussprache gehört werden
Affektivitätsstörungen	Störung des Gefühlslebens und der Stimmungslage: rascher Wechsel der Stimmung, Gefühllosigkeit, innere Unruhe, übertriebene Gefühlszustände, Insuffizienzgefühle, Deprimiertheit, Störung der Vitalgefühle, Wehklagen, gleichzeitiges Erleben von widersprüchlichen Gefühlen
Antriebsstörungen Psychomotorische Störungen	verminderte oder gesteigerte Aktivitätsbereitschaft: mangelnde Energie, ausbleibende Motorik, Verstummen **(Mutismus)**, motorische Bewegungslosigkeit/Starrezustand **(Stupor)**, übermäßiger Rededrang **(Logorrhö)**, motorische Unruhe, Umherlaufen, Schreien, abnorme Bewegungen, Angst, Auto- und Fremdaggressivität

stets der Klinik vorbehalten. Mit entsprechenden Gesprächen kann jedoch bereits eine enorme Entlastung der Patienten erreicht werden. Eine **nicht abwertende oder denunzierende Grundhaltung** ist dabei zwingende Voraussetzung.

Psychiatrische Notfälle sind ebenso ernst zu nehmen wie andere Notfälle, erfordern jedoch ein hohes Maß an Feingefühl, Sozial- und Persönlichkeitskompetenz und Empathie. Zur Basisbehandlung zählt neben einer verlässlichen und vertrauensbildenden Beziehung ebenso das geduldige wie beruhigende Zureden. Techniken zur Kriseninterventionen sind hilfreich und stabilisieren den Patienten bis zum Eintreffen in die entsprechende Fachklinik. Obwohl in den meisten Fällen eine stationäre Behandlung zwingend notwendig ist, sind ein schneller Transport und/oder die Androhung einer Unterbringung abzuwägen.

39.1.1 Angstsyndrom

Angst- oder Panikgefühle sind **unspezifische Symptome,** die im Rahmen vieler Erkrankungen aus dem psychiatrischen oder somatischen Ursachenkreis auftreten. Obwohl **Angst** zunächst eine sinnvolle physiologische Alarmreaktion des Organismus (z. B. Herzinfarkt) ist, tritt sie im Rahmen verschiedener psychiatrischer Erkrankungen oder Lebenskrisen ohne somatisches Korrelat auf. Dennoch lähmt die pathologische Angst körperliche und geistige Funktionsweisen und wird zunächst **auf körperlicher Ebene wahrgenommen.** Sie kann plötzlich, überall und völlig grundlos auftreten. Häufiger betroffen sind weibliche Patienten. Das Angstsyndrom stellt für sich allein keine Einsatzindikation dar, ist jedoch aufgrund seiner zunächst physiologisch wahrgenommenen Auswirkungen Grund für die Alarmierung des Rettungsdienstes. Da bei der Notrufaufnahme am Telefon keine Differenzierung der Symptome gegenüber somatischen Erkrankungen möglich ist, muss im Zweifelsfall der Rettungsdienst zum Patienten entsandt und eine Einschätzung vor Ort vorgenommen werden.

> **MERKE**
> Angstsyndrome erfordern den **Ausschluss** zahlreicher **somatischer Erkrankungen** (z. B. Herzinfarkt, akute Atemnot).

Symptome

Angst ist ein Gefühl der Macht- und Hilflosigkeit einer Situation oder Person gegenüber und wird als erlebtes **Gefühl der Bedrohung** beschrieben. Der Patient befindet sich in einer Situation, von der er subjektiv überzeugt ist, dass er darin untergeht. Engegefühl in Brust oder Hals, das Gefühl des Ausgeliefertseins, allgemeine Unsicherheit, Benommenheit, Todesängste, Ohnmachtsgefühle und motorische Unruhe sind zu beobachten. Vegetative Störungen äußern sich in Blutdruckanstieg, Schwindel, retrosternalen oder abdominellen Schmerzen, Tachykardie, Atemnot, Schwitzen, Zittern, Parästhesien oder Mundtrockenheit.

Therapie

Die wichtigste **Basismaßnahme** im Umgang mit einem Angstpatienten ist das **Gesprächsangebot.** Durch ein beruhigendes und ablenkendes Gespräch können Angstsymptome bereits reduziert werden. Für den Erfolg des Gesprächs ist aber nicht nur Zuwendung, sondern auch die Vermittlung von Ruhe und Sicherheit bedeutsam. Auch die Erklärung des physiologischen Zusammenhangs zwischen Angstgefühl und körperlicher Reaktion bzw. der zeitlichen Begrenzung dieses Zustands ist bereits angstlindernd, v. a. wenn die Symptomatik das erste Mal erlebt wird. Ebenso hilfreich ist **Bewegung,** da somit psychomotorische Erregungszustände abgebaut werden. Da präklinisch nur sehr schwer eine Differenzierung der Angstursachen möglich ist, müssen die Symptome, und damit die Angst des Patienten, ernst genommen werden. Notwendige technische Untersuchungen (z. B. EKG oder Pulsoxymetrie) müssen kurz erklärt werden. Die Begründung und Erklärung der technischen Maßnahmen schafft Vertrauen und führt zu einer weiteren Beruhigung des Patienten.

Im Rahmen der **erweiterten Maßnahmen** benötigt der Angstpatient i. d. R. eine medikamentöse Therapie zur Angstbeseitigung (Anxiolyse). Sie darf nur durch einen Arzt durchgeführt werden. Zur schnellen Angstbeseitigung ist eine Benzodiazepin-Injektion (z. B. Valium®, Tavor®) Mittel der Wahl. Nach der Notfallbehandlung des Angstzustands ist eine weitere **diagnostische Klärung** durch einen **Psychiater** zu veranlassen, auch wenn der Patient durch die Wirkung der Anxiolyse beruhigt ist und sich keinen weiteren Maßnahmen mehr unterziehen möchte.

> **ACHTUNG**
> Keine Gabe von Neuroleptika!

> **SCHLAGWORT**
> **Angstsyndrom**
>
> **Ursachen**
> - Plötzlich auftretende, unbegründete und anhaltende Angst vor Situationen, Gegenständen, Tätigkeiten oder Personen
>
> **Symptome**
> - Gefühl der Machtlosigkeit oder Hilflosigkeit
> - Engegefühl in Brust oder Hals, Gefühl des Ausgeliefertseins, Unsicherheit, Benommenheit, Todesängste, Ohnmachtsgefühle, motorische Unruhe
> - Vegetative Störungen
>   – Hypertonie, retrosternale und abdominelle Schmerzen, Tachykardie, Atemnot, Schwitzen, Zittern, Parästhesien oder Mundtrockenheit
>
> **Maßnahmen**
> **Monitoring**
> - AF, SpO_2, Rekapillarisierungszeit, Puls (peripher/zentral), RR, BZ, GCS, EKG, Temperatur
>
> **Basismaßnahmen**
> - Beruhigendes Gespräch
> - Psychoedukation über Angst und ihre Wirkung
> - Hinweis auf zeitlich begrenztes Auftreten
> - Ablenkung, Bewegung
>
> **Erweiterte Maßnahmen**
> - i. v. Zugang und ggf. Laborblutentnahme
>
> **Medikamente und Dosierungsempfehlungen**
> - Anxiolyse: z. B. 10 mg Valium® i. v. oder 0,5–1 mg Tavor® i. v., keine Neuroleptika

39.1.2 Psychomotorisches Erregungssyndrom (Aggressivität)

Psychische Vorgänge können sich auf den gesamten Bewegungsablauf eines Patienten auswirken. Innere **Anspannungszustände** äußern sich beispielsweise durch motorische Unruhe und reichen von ziellosen und ungerichteten Aktivitäten bis hin zur Tobsucht oder Aggressivität. Die Ursachen hierfür sind unterschiedlich und können in Konfliktsituationen, Angstreaktionen oder Drogen- bzw. Alkoholintoxikationen ihren Ursprung haben. Auch aus der konkreten Einsatzsituation heraus kann sich aggressives Verhalten entwickeln. So sind z. B. das Überschreiten der Individualdistanz bei der Untersuchung, Überforderung und Ungewissheit, Einschränkung von Bewegungsfreiheit und Autonomie mögliche aggressionsauslösende Ereignisse.

> **ACHTUNG**
> Auch das **Verhalten oder Auftreten** des Rettungsdienstes selbst kann als Ursache für aggressives Verhalten infrage kommen. Der Patient darf auf keinen Fall durch Äußerungen oder Handlungen seitens des Rettungsdienstes provoziert werden.

Symptome

Das Erscheinungsbild des Patienten ist durch laute, drohende Sprache und motorische Unruhe (Hin- und Herlaufen, Zittern, geballte Fäuste) gekennzeichnet. Er ist teilweise verbal und/oder körperlich aggressiv und richtet Attacken gegen Gegenstände oder Personen. In dieser Situation besteht die Gefahr gewalttätiger Handlungen gegen sich selbst (**Selbstgefährdung**) oder andere (**Fremdgefährdung**). Erste Hinweise für Gewaltbereitschaft sind z. B. Drohgebärden oder das Treten gegen Türen und Möbel.

Eine **Untersuchung** des Patienten ist in diesem Zustand **unmöglich.** Eine Eigenanamnese des Patienten wird nicht zu erheben sein. Er ist i. d. R. unkooperativ, krankheitsuneinsichtig, nicht behandlungsbereit und kann jederzeit auf Reizeinflüsse (z. B. unerwünschte Personen) ohne Vorwarnung reagieren.

> **MERKE**
> Die **Gewaltbereitschaft** des Patienten kann durch Wahnvorstellungen, die enthemmende Wirkung von Alkohol oder drogenbedingte Verkennung der Umwelt erhöht sein.

Daher muss sich das Vorgehen des Rettungsdienstes bis zum Eintreffen des Notarztes auf die Beobachtung von Verhalten und Äußerungen des Patienten beschränken. Hierbei ist vermehrt auf Eigenschutz zu achten. Ansprüche an eigene Fähigkeiten oder eine Beantwortung auftretender Gewalt mit Gewalt sind zu vermeiden. Auch **verbleibt kein Helfer allein** beim Patienten.

Therapie

Der Umgang mit psychomotorisch auffälligen Patienten erfordert **Geduld** und **Besonnenheit.** Gleichwohl ist ein **klares und entschiedenes Vorgehen** mit dem Ziel der Behandlung erforderlich. Durch Gesprächsangebote muss der Patient von der Notwendigkeit der Maßnahmen überzeugt werden, was viel Zeit erfordert, aber im Vergleich zu einem drängenden oder forschen Verhalten mehr Erfolg für einen gütlichen Ausgang verspricht. Ist dem Patienten der Sinn der zu ergreifenden Maßnahmen (z. B. EKG, i. v. Zugang) verständlich, lässt er oftmals nach einer gewissen Zeit Maßnahmen zu.

Auch die **Anwesenheit einer Bezugsperson** kann zur **Verschärfung der Situation** führen, wenn sich die Aggressivität des Patienten gerade gegen diese richtet. Ist das der Fall, sollten Angehörige im Rahmen des Erstkontakts mit dem Patienten aufgefordert werden, den Raum zu verlassen. Hierdurch ergibt sich die Gelegenheit, wichtige Informationen (z. B. Drogeneinfluss, Streit oder bekannte psychiatrische Erkrankung) ohne Wissen des Patienten zu erfahren (**Fremdanamnese**). Sollte der Patient randalieren oder bewaffnet sein, darf das Rettungsfachpersonal keinen Versuch unternehmen, sich dem Patienten zu nähern. Befindet es sich bereits im Raum, wird dieser umgehend mit ständigem Blickkontakt zu dem Patienten verlassen.

> **PRAXISTIPP**
> **Keinesfalls** wird der Raum **mit dem Rücken zum Patienten** verlassen.

Nach dem Eintreffen weiterer Hilfe (z. B. Polizei, Notarzt) trifft der Notarzt in **Absprache mit der Polizei** die Entscheidung, ob der Patient durch Gespräche beruhigt werden kann oder eine körperliche Fixierung mit medikamentöser Sedierung notwendig ist. Unter Bezug auf einen rechtfertigenden Notstand kann diese Maßnahme erfolgen. Besteht die Entscheidung zur Durchführung der **körperlichen Fixierung,** muss das Vorgehen im Voraus abgesprochen werden. Idealerweise arbeiten **sechs Helfer** zusammen. Ein Helfer (z. B. Notarzt) bereitet die Injektion vor, während die übrigen fünf jeweils eine Extremität und den Kopf festhalten. Nach einer kurzen Ablenkung des Patienten wird dieser überwältigt und mit Lederriemen (z. B. Gürtel) sicher fixiert. Anschließend wird durch den Notarzt eine intravenöse Injektion zur Beruhigung verabreicht. Als Medikamente stehen **Benzodiazepine** (z. B. Dormicum®) oder **Neuroleptika** (z. B. Atosil® oder Haldol®) zur Verfügung. Auf keinen Fall sollten Barbiturate oder Opiate zum Einsatz kommen, da diese aggressives Verhalten verstärken können.

Im Anschluss an die Sedierung ist der Patient in der stabilen Seitenlage zu lagern (Aspirationsschutz). Die Vitalfunktionen sind über ein Monitoring (EKG, Pulsoxymetrie) laufend zu kontrollieren. Daraufhin ist der Patient nach **Maßgabe des Unterbringungsgesetzes** des jeweiligen Bundeslandes für psychisch Kranke in eine psychiatrische Einrichtung einzuweisen.

> **SCHLAGWORT**
> **Psychomotorisches Erregungssyndrom (Aggressivität)**
> **Ursachen**
> - Konfliktsituation, Angstreaktion
> - Drogen-, Alkoholintoxikationen, Wahn, Halluzinationen
> - Einsatzbedingte Gegebenheiten (z. B. Überschreiten der Individualdistanz)

Symptome
- Erregungszustand, Misstrauen
- Verbale oder körperliche Attacken auf Gegenstände oder Personen
- Störungen der Orientierung, des Denkens, der Wahrnehmung

Maßnahmen
Monitoring
- AF, SpO$_2$, Rekapillarisierungszeit, Puls (peripher/zentral), RR, BZ, GCS, EKG, Temperatur

Basismaßnahmen und Lagerung
- Beruhigendes Gespräch
- Vertrauensaufbau
- Konstante und aufmerksame Beobachtung des Patienten (überschießende und überraschende Aggressionsdurchbrüche sind auch nach medikamentöser Sedierung möglich)

Erweiterte Maßnahmen
- i. v. Zugang und ggf. Laborblutentnahme

Medikamente und Dosierungsempfehlungen
- **Psychomotorischer Erregungszustand (mit gerichteter Aggression/Gewalt)**
  - Rapid Tranquilization, d. h. vorzugsweise Haloperidol (Haldol®), aber auch Benzodiazepine (Dormicum®), als Wiederholungsdosis bis zu 3-mal innerhalb kurzer Zeit (30–60 Min.)
- **Psychomotorischer Erregungszustand (ohne Aggression)**
  - Sedierung bei reaktivem Erregungszustand: z. B. Konfliktreaktion: 10 mg Valium® i. v. oder 50 mg Atosil®
  - Sedierung bei endogen bedingtem Erregungszustand: z. B. Psychosen: 5 mg Haldol® i. v.
  - Sedierung bei exogen bedingtem Erregungszustand: z. B. Drogenintoxikationen: 10 mg Psyquil® oder 50 mg Atosil®

39.1.3 Verwirrtheitssyndrom (Desorientierung)

Verwirrtheitszustände sind durch **Orientierungs-** und **Bewusstseinsstörungen** gekennzeichnet. Die Orientierungsstörungen können sowohl somatische als auch psychische Ursachen haben:

- **Somatische Orientierungsstörungen** treten insbesondere bei Patienten durch zerebrale (z. B. Apoplex), vaskuläre (z. B. Hypertension) oder metabolische (z. B. Hypoglykämie) Auslöser auf. Sie können aufgrund der organischen Ursachen zielgerichtet behandelt werden und müssen bei der Untersuchung des psychiatrischen Notfallpatienten immer als Ursache ausgeschlossen werden.
- Die **psychische Orientierungsstörung** ist dagegen durch eine zeitliche, örtliche, personelle oder situative Desorientierung gekennzeichnet, ohne dass eine organische Ursache vorliegt.

ACHTUNG
Die Unkenntnis des genauen Kalenderdatums ist kein konkretes Indiz für eine Orientierungsstörung. Wichtig ist das **Wissen um den Wochentag**.

Symptome

Die Patienten sind wach und ansprechbar, eine pathologische Veränderung zeigt sich jedoch in Form von **qualitativen Bewusstseins-, Aufmerksamkeits-, Denk- oder Gedächtnisstörungen.** Die Verwirrtheit des Patienten kann als unzusammenhängendes und verworrenes Denken beobachtet werden, auch **Wahnvorstellungen** oder **Halluzinationen** können vorkommen. Sinnzusammenhänge können nicht mehr erfasst und ausgedrückt werden. Die Desorientierung des Patienten beschreibt die gestörte Wahrnehmung und Verarbeitung der Umwelt. Gerade ältere Patienten sind z. B. nach einem Umgebungswechsel (Umzug ins Altersheim) nicht in der Lage, die neue Situation angemessen zu verarbeiten.

MERKE
Das Leitsymptom der Verwirrtheit ist die **Störung der kognitiven Funktionen** wie Gedächtnis, Denken, Wahrnehmung und Aufmerksamkeit.

PRAXISTIPP
Um eine Bloßstellung und Insuffizienzgefühle des verwirrten Patienten bei der Überprüfung der Desorientierung zu vermeiden, sollte man die **Fragen** um das Wissen nach persönlichen Gegebenheiten, Tag, Ort und Situation **behutsam** in die Gesamtanamnese miteinfließen lassen.

Therapie

Die **Basismaßnahmen** bestehen in verbaler Zuwendung, Kontrolle der Vitalfunktionen und der zeitgerechten Untersuchung auf somatische Ursachen (z. B. Blutzuckertest, Blutdruckmessung). Können somatische Ursachen ausgeschlossen werden und hält der Verwirrtheitszustand an, muss der Patient einem **Facharzt für Psychiatrie** vorgestellt werden. Ist andererseits die Verwirrtheit des Patienten vom Rettungsdienstpersonal nicht klar einer psychiatrischen Erkrankung zuzuordnen, sollte der Patient in das nächstgelegene Krankenhaus transportiert werden. Dort kann der weitere **Ausschluss organischer Ursachen** fortgeführt werden. Eine medikamentöse Therapie mit Neuroleptika am Notfallort sollte durch den Notarzt sehr genau abgewogen werden, da im Falle einer Kumulierung mit bereits eingenommenen Psychopharmaka die Neuroleptika zu einer Verstärkung der Desorientierung führen können.

SCHLAGWORT
Verwirrtheitssyndrom (Desorientierung)

Ursachen
- Zerebrale Störungen (z. B. Apoplex)
- Vaskuläre Störungen (z. B. Hypertonie)
- Metabolische Störungen (z. B. Hypoglykämie)
- Psychische Störung ohne organische Ursache

Symptome
- Orientierungslosigkeit
- Sprachstörungen
- Verworrenes Denken
- Gedächtnisverlust, Gedächtnislücken
- Umtriebigkeit, Fahrigkeit

Maßnahmen
Monitoring
- AF, SpO$_2$, Rekapillarisierungszeit, Puls (peripher/zentral), RR, BZ, GCS, EKG, Temperatur

Basismaßnahmen und Lagerung
- Beruhigendes Gespräch
- Vertrauensaufbau
- Untersuchung auf somatische Ursachen (z. B. Blutzucker-, Blutdruckmessung)

Erweiterte Maßnahmen
- i. v. Zugang und ggf. Laborblutentnahme
- Können somatische Ursachen ausgeschlossen werden und hält der Verwirrtheitszustand an, muss der Patient einem Facharzt für Psychiatrie vorgestellt werden.

Medikamente und Dosierungsempfehlungen
- Symptomatische medikamentöse Therapie nur der somatischen Ursache (z. B. Glukose oder antihypertensive Therapie)

39.2 Hirnorganisches Psychosyndrom (HOPS)

Psychiatrischen Erkrankungen können in einigen Fällen auf klare organische Ursachen zurückgeführt werden. Als hirnorganisches Psychosyndrom (HOPS) werden **psychopathologische Syndrome** bezeichnet, die **aufgrund einer krankhaften Veränderung** des Gehirns auftreten. Diese können primär durch eine direkte Schädigung des Gehirns oder sekundär durch systemische Erkrankungen bedingt sein, die sich auf das Gehirn auswirken (➤ Kap. 33.10). In allen Fällen liegt eine zerebrale Schädigung (z. B. Strukturveränderung, Funktionsstörung) vor, die sich in den für psychische Prozesse zuständigen Bereichen Denken, Bewusstsein, Emotion, Verhalten lokalisiert. Trotz unterschiedlicher körperlicher Ursachen zeigen sich gleiche Symptome. Es kann ein progredienter oder akuter Verlauf beobachtet werden, der Aufschlüsse über die Ursache der Schädigung gibt. Somit kann das HOPS auch in „akute" oder „chronische" Syndrome unterteilt werden:

- **Akute Psychosyndrome** zeichnen sich durch einen plötzlichen Beginn aus und klingen nach einer gewissen Zeit wieder ab. Im Vorfeld sind meist Unruhe und Angst bei dem Patienten vorzufinden. Charakteristisch sind fluktuierende Störungen der Gedanken (verlangsamt, verwirrt), Wahrnehmung (visuelle Halluzinationen), Psychomotorik (Unruhe, Nesteln) und Affektivität (Furcht, Angst), die nach Beseitigung der Ursache verschwinden.
- Demgegenüber haben **chronische Psychosyndrome** einen schleichenden Beginn und einen fortschreitenden, meist irreversiblen Verlauf. Klassische Syndrome, die dem HOPS zugeordnet werden, sind Demenzen, das Delir oder die Amnesie.

39.2.1 Delirantes Syndrom

Das delirante Syndrom bezeichnet ein **akutes organisches Psychosyndrom** aufgrund einer **akuten körperlichen Erkrankung,** dessen Leitsymptom die Bewusstseinsstörung (Bewusstseinseintrübung, Vigilanzminderung) ist. Es ist gekennzeichnet durch eine mit vegetativen Störungen, optischen Halluzinationen einhergehende Verwirrtheit. Ein delirantes Syndrom kann durch unterschiedliche Ursachen ausgelöst werden:

- Metabolische Störungen (z. B. Elektrolytstörungen, Hyper- und Hypoglykämie, Enzephalopathie, Hyperthyreose)
- Zirkulationsstörungen (z. B. Hypoxie, intrazerebrale Blutungen)
- Infektionen (z. B. Harnwegsinfekt, Sepsis, Meningitis)
- Trauma (SHT)
- Alkohol-, Drogen-, Medikamentenabusus (Intoxikationen oder abrupter Entzug)
- Gleichzeitige Einnahme verschiedener Psychopharmaka (z. B. trizyklische Antidepressiva, Neuroleptika)
- Unkontrollierte Medikamenteneinnahme (z. B. Digitalis, Antihistaminika, Sympathomimetika)

Symptome

Das **auslösende Ereignis** führt anfangs zu vegetativen Störungen (z. B. Tremor, Übelkeit) und Wahrnehmungsstörungen (Halluzinationen) mit der Gefahr der zunehmenden vegetativen Entgleisung. Die Gedanken des Patienten sind verwirrt und widersprüchlich, das Kurzzeitgedächtnis gestört. Die **Wahrnehmungsstörungen** in Form von oftmals optischen Halluzinationen (oft kleine sich bewegende Objekte) führen zu einer spezifischen motorischen Aktivität in Form von Nesteln oder „Fäden ziehen" bzw. Unruhe. Die Psychomotorik ist verändert und äußert sich in einem Mangel oder Überschuss an Aktivität, verlängerter Reaktionszeit sowie einem vermehrten oder verminderten Rededrang. Delirante Patienten sind häufig desorientiert, sehr schreckhaft, reizbar, euphorisch oder apathisch und suggestibel. Klassisch lässt sich außerdem ein **veränderter „Schlaf-wach-Rhythmus"** feststellen, der mit Schlaflosigkeit, Tagesbenommenheit sowie Albträumen einhergeht. Die Symptome des Delirs verschlimmern sich meist in den Abend- und Nachtstunden.

Die begleitenden **vegetativen Störungen** betreffen Herz- und Kreislauffunktion (Tachykardie, Hypertonie), die Temperaturregulation (Hyperthermie), den Wasser-Elektrolyt-Haushalt (Schwitzen, Entgleisung des Natrium-Kalium-Haushalts) und die zerebrale Krampfbereitschaft. Sie können in eine akute Lebensgefährdung einmünden.

> **MERKE**
> Das delirante Syndrom ist eine die **Vitalfunktionen bedrohende Erkrankung.**

> **PRAXISTIPP**
> Häufig äußern Patienten aus Angst vor einer Klinikeinweisung gegenüber dem Rettungspersonal, dass sie einen Entzug von psychotropen Substanzen zu Hause durchführen werden. Gerade hier ist eine **stationäre Aufnahme und Überwachung** umso wichtiger, da ein Delir lebensbedrohliche Folge sein kann.

Therapie

Die **Basismaßnahmen** zielen auf die Sicherung und Überwachung der Vitalfunktionen Atmung, Bewusstsein und Kreislauf. Die Durchführung eines EKG-Monitorings neben der Pulsoxymetrie, die Blutzuckerkontrolle und die kontinuierliche Blutdruckmessung sind obligat. Eine bestehende Hyperthermie des Patienten muss durch physikalische Maßnahmen (z. B. feuchte, kalte Tücher) vermindert werden.

Die **erweiterten Maßnahmen** zielen nach der Anlage eines venösen Zugangs auf die **medikamentöse Therapie.** Während ein leichtes Entzugssyndrom (Prädelir) i. d. R. keine spezielle Medikamentengabe erfordert, ist im Falle eines ausgeprägten deliranten Zustands eine medikamentöse Ruhigstellung des Patienten notwendig. Das Medikament der Wahl ist Haloperidol (z. B. Haldol®). Haldol® führt zu einer Verringerung der motorischen Unruhe und der psychotischen Symptome. Die Gabe von Clomethiazol (Distraneurin®) sollte der klinischen Behandlung vorbehalten bleiben. Jeder delirante Patient muss in eine Klinik eingewiesen werden.

SCHLAGWORT
Delirantes Syndrom

Ursachen
- Metabolische Störungen
- Zirkulationsstörungen
- Infektionen
- Schädel-Hirn-Trauma
- Alkohol-, Drogen-, Medikamentenabusus (Intoxikationen oder abrupter Entzug)

Symptome
- Zittern (Tremor)
- Tachykardie
- Übelkeit, Erbrechen
- Krämpfe
- Hyperthermie
- Desorientierung
- Psychomotorische Unruhe
- (Optische) Halluzinationen
- Gestörter Schlaf-wach-Rhythmus mit Symptomverschlimmerung in Abendstunden

Maßnahmen
Monitoring
- AF, SpO_2, Rekapillarisierungszeit, Puls (peripher/zentral), RR, BZ, GCS, EKG, Temperatur

Basismaßnahmen und Lagerung
- O_2-Gabe über Maske oder Nasensonde 8–10 l/Min.
- Oberkörperhochlagerung (30–70° Drehpunkt Hüfte)
- Überprüfung und Sicherung der Vitalfunktionen
- Blutzuckerkontrolle
- Bei Hyperthermie physikalische Maßnahmen (z. B. feuchte, kalte Tücher)

Erweiterte Maßnahmen
- i. v. Zugang und ggf. Laborblutentnahme
- In jedem Fall Klinikeinweisung

Medikamente und Dosierungsempfehlungen
- Psychomotorische Dämpfung (z. B. 5–10 mg Haldol® i. v.)
- Distraneuringabe nur in der Klinik

39.2.2 Demenzen

Demenzen zählen zu den **chronisch-organischen Psychosyndromen.** Auch wenn Demenzen ebenfalls bei jüngeren Patienten auftreten können, sind am häufigsten ältere Patienten betroffen. Generell kann eine Zunahme psychiatrischer Notfälle im Alter gesehen werden, was z. T. durch den demografischen Wandel begründet ist.

Demenzen kann eine **Vielzahl organischer Ursachen** zugrunde liegen (z. B. Hirntraumen, Infektionen, Intoxikationen, Vitamin-Mangel-Zustände, Hypoglykämie, Leberinsuffizienz etc.) (➤ Kap. 33.10).

> **MERKE**
> Die **Alzheimer-Demenz** ist eine bestimmte Form der Demenz. Die Ursache liegt in einer degenerativen Erkrankung des Gehirns. Sie ist die am häufigsten vorkommende Demenzform im Alter (ca. 60 %).

Symptome

Charakteristisch ist das Auftreten **dreier Symptomkomplexe:**
- Zum einen liegen Gedächtnisstörungen vor, die sich vorerst auf die Lernfähigkeit neuer Inhalte und die Reproduktion von Erinnerungen auswirken. Auch zeitliche und räumliche Orientierungsschwierigkeiten sind möglich. Folge dieser **kognitiven Störungen** ist außerdem die Störung des abstrakten Denkens (Problemlösefähigkeit, Störung des Erkennens und Erklären von Zusammenhängen), wodurch auch die Kritik- und Urteilsfähigkeit eingeschränkt sein kann. Demzufolge sind ebenfalls paranoide Einbildungen oder Wahn möglich (z. B. Rettungsdienst hat die Geldbörse gestohlen, die im Flur lag).
- Als zweiter Komplex liegen **neuropsychologische Störungen (Werkzeugstörungen)** vor bzw. die **Beeinträchtigung von Kulturtechniken** (Lesen, Schreiben, Rechnen). Sowohl Sprachverständnis als auch das Sprachvermögen können beeinträchtigt sein (z. B. Wortfindungsstörungen). In fortgeschrittenem Stadium erkennen Patienten Gegenstände und Personen nicht mehr oder sind nicht mehr in der Lage, komplexe Handlungsabläufe durchzuführen.
- Als dritter Symptomkomplex besteht eine **Veränderung der Persönlichkeit** mit einhergehender Änderung der Affektivität (z. B. depressive Symptome) sowie möglichen Defizite der Impulskontrolle (z. B. Aggression). Charakteristisch ist ein bestimmtes Vermeidungsverhalten, das die kognitiven Defizite zu verstecken versucht (z. B. Witze darüber machen, dass Fragen nicht beantwortet werden können). In Abgrenzung zum Delir treten die ähnlich anmutenden Symptome über einen längeren Zeitraum auf, eine Bewusstseinsstörung liegt nicht vor.

In den meisten Fällen erfolgt die Alarmierung des Rettungsdienstes nicht aufgrund der demenziellen Symptome, sondern aufgrund eines **akut medizinischen Notfalls** (z. B. Hypertonie, Herzbeschwerden, Schlaganfall etc.).

Therapie

Die Behandlung und Anamnese des Patienten kann jedoch durch eine bestehende Demenz erschwert werden. Hier zählt neben der medizinischen Versorgung besonders ein sehr **einfühlsamer Umgang** mit dem Patienten sowie seinen Angehörigen. Eine genaue Beschreibung der durchgeführten Maßnahmen sowie orientierungsgebende Informationen sind zu empfehlen, v. a. wenn der Patient bereits sehr desorientiert ist. **Das Unterlassen von Veralberung** („Wir machen jetzt einen kleinen Ausflug, junger Mann") ist obligat. Sollten als Alarmierungsgrund die Veränderungen der Persönlichkeitsstruktur bzw. aggressive oder wahnhafte Symptome im Vordergrund stehen, muss der Patienten in eine psychiatrische Klinik mit gerontopsychiatrischer Abteilung transportiert werden.

39.3 Depressionen

Depressionen zählen zu den affektiven Störungen und gehören zu den am häufigsten auftretenden psychischen Erkrankungen. Vermehrt betroffen sind weibliche Patienten, wobei das durchschnittliche Ersterkrankungsalter bei beiden Geschlechtern zwischen 30 und 45 Jahren liegt. Als Leitsymptome sind eine gedrückte Stimmung, gehemmtes Denken und ein verminderter Antrieb auszumachen. Zu den psychischen Symptomen kann auch eine Vielzahl somatischer auftreten, deren Korrelat den Patienten meist nicht bewusst ist. Depressionen können **einmalig (depressive Episode)** oder in **rezidivierenden Phasen** (> zwei depressive Episoden) auftreten. Auch können wechselhafte Stimmungsbilder vorkommen und die Patienten nach Abklingen einer depressiven Phase eine **manische Episode** (Phase mit übertrieben gehobener Stimmung) bekommen, was dem Krankheitsbild einer **bipolar-affektiven Störung** entspricht. Patienten mit Depressionen weisen zudem ein erhöhtes Risiko für verschiedene somatische Erkrankungen (z. B. KHK, Diabetes, COPD, Arthritis) auf.

> **MERKE**
> **Antidepressiva** wirken sich sowohl auf die Stimmung als auch auf den Antrieb aus. Ihre Wirkung setzt nach ca. 4–6 Wochen ein. Zunächst wird der Antrieb gesteigert, die Stimmung erst zeitlich versetzt gehoben. In dieser Phase kann ein erhöhtes Suizidrisiko auftreten. Auch können bestimmte Antidepressiva (z. B. Sertralin®) Suizidalität auslösen.

Bis zu 80 % der depressiven Patienten haben **Suizidgedanken,** daher muss in der Anamnese konkret nach solchen gefragt werden.

Symptome

Der Patient ist in seinem Antrieb massiv gehemmt, interessen- und initiativlos und hat Entscheidungsschwierigkeiten. Angst und innere Unruhe können begleitend auftreten. Das Gefühl von innerer Leere (Gefühl der Gefühllosigkeit), Hilf- und Hoffnungslosigkeit sind charakteristisch. Häufig kommt es zu vermehrtem Grübeln, auch Wahnsymptome (Verarmungs-, Versündigungswahn) können vorhanden sein. Denkstörungen (gehemmtes Denken) und Konzentrationsstörungen kommen ebenfalls vor. Die Vitalität ist vermindert, die Patienten fühlen sich erschöpft. Häufig sind außerdem Schlafstörungen, einhergehend mit nächtlichem Gedankenkreisen und morgendlichem Früherwachen. Das Selbstwertgefühl ist erheblich gemindert, eine negativ-pessimistische Sichtweise die eigene Zukunft betreffend feststellbar.

Neben **psychischen** kann eine Vielzahl **psychosomatischer Symptome** auftreten, was die Alarmierung des Rettungsdienstes zur Folge haben kann:
- Kopfschmerzen, Schwindel, Tinnitus
- Atembeschwerden und Atemnot, Engegefühl, Schluckbeschwerden
- Herzbeschwerden (Druck, Stechen oder Brennen, Herzjagen, Herzstolpern, Herzrhythmusstörungen, erhöhter Blutdruck)
- Rückenschmerzen (v. a. bei weiblichen Patienten)
- Magen-Darm-Beschwerden (Übelkeit, Sodbrennen, Verstopfung, Diarrhö, krampf- und druckartiger Schmerz, Appetitlosigkeit mit massivem Gewichtsverlust in kurzer Zeit)
- Unterleibsbeschwerden (Zyklusstörungen, Krampf- und Druckschmerz im kleinen Becken, Reizblase, Libido- und Potenzstörungen)

Therapie

Die **Basismaßnahmen** zielen auf die Abklärung der psychosomatischen Symptome in Hinblick auf den Ausschluss organischer Ursachen sowie auf die Kontrolle der Vitalfunktionen. Der präklinische Ausschluss körperlicher Erkrankungen ist jedoch in den meisten Fällen schwierig. In der (Fremd-)Anamnese und durch das Auftreten sowie die Art der Kommunikation des Patienten wird eine depressive Symptomatik jedoch oftmals deutlich. Hier ist ein empathisches Gespräch indiziert sowie ein klinischer Aufenthalt in einer psychiatrischen Klinik meist notwendig. Suizidgedanken und -absichten sind immer abzuklären. Bei dem kleinsten Hinweis auf Selbstgefährdung ist ein Patient sofort in eine psychiatrische Klinik zu bringen.

Die **erweiterten Maßnahmen** zielen nach der Anlage eines venösen Zugangs auf die medikamentöse Therapie. Zur Reduktion psychomotorischer Unruhezustände empfiehlt sich Haloperidol (z. B. Haldol®). Als weitere Medikamente stehen Benzodiazepine (z. B. Valium®) zur Verfügung.

> **SCHLAGWORT**
> **Depressionen**
>
> **Ursachen**
> - Genetische Prädisposition
> - Dysbalance der Neurotransmittersysteme
> - Persönlichkeitsfaktoren
> - Belastende Lebensereignisse, Krisen
> - Entwicklungsfaktoren, Erziehung
> - Soziale Isolation
> - Aktuelle oder chronische körperliche Erkrankungen
> - Depressionsauslösende Medikamente
> - Physikalische Einwirkungen (Lichtentzug)
>
> **Symptome**
> - Verminderter Antrieb
> - Affektverflachung
> - Negativ-pessimistische Zukunftsvisionen
> - Denkhemmung
> - Gestörter Schlafrhythmus mit morgendlichem Früherwachen, Albträumen, nächtlichem Grübeln
> - Wahnsymptomatik

- Suizidalität
- Selbstzweifel
- Unterschiedliche Vitalstörungen

Maßnahmen
Monitoring
- AF, SpO$_2$, Rekapillarisierungszeit, Puls (peripher/zentral), RR, BZ, GCS, EKG, Temperatur

Basismaßnahmen und Lagerung
- Überprüfung und Sicherung der Vitalfunktionen

Erweiterte Maßnahmen
- i. v. Zugang und ggf. Laborblutentnahme
- Im Falle von Suizidgedanken und -absichten in jedem Fall Klinikeinweisung

Medikamente und Dosierungsempfehlungen
- Psychomotorische Dämpfung (z. B. 5–10 mg Haldol® i. v., 5 mg Valium® i. v.)

39.4 Suizidalität

Suizidgedanken und Suizidhandlungen werden unter dem wertneutralen Überbegriff Suizidalität zusammengefasst:
- **Suizidgedanken** sind dabei alle gedanklichen Vorgänge, in denen sich der Patient mit seinem selbst herbeigeführten Tod auseinandersetzt. Dabei kann es sich um flüchtige Gedanken oder die konkrete Planung des Suizids handeln. Auch wenn auf Suizidgedanken nicht zwingend ein Suizidversuch erfolgt, ist das Risiko erhöht.
- Unter dem Begriff **Suizidhandlungen** werden sowohl **Suizidversuche** als auch der **vollendete Suizid** verstanden. Suizidalität ist keine Erkrankung, sondern wird als Symptom oder Folge einer psychischen Erkrankung gesehen. Ob der Suizid als eine freie Entscheidung sowie als Wunsch nach einem selbstbestimmten Lebensende (**Bilanzsuizid**) gesehen werden kann, ist umstritten.

In Deutschland kommt es jährlich zu etwa 10 000 Suiziden. Da in vielen Fällen die suizidale Absicht im Todesfall nicht ermittelt werden kann und viele Suizidmethoden nicht als solche erkannt werden (z. B. Unterlassen der Einnahme lebenswichtiger Medikamente), kann von einer Dunkelziffer von ca. 30 % ausgegangen werden. Auf einen Suizid kommen schätzungsweise zehn Suizidversuche. Hierbei kommt es bei jüngeren (15–30 Jahre), weiblichen Patienten häufiger zu Suizidversuchen, bei männlichen zu vollendeten Suiziden. Vor allem im höheren Lebensalter (> 60 Jahre) wird ein Anstieg der Suizidrate verzeichnet, obwohl auch Suizide bei Kindern möglich sind.

Auch wenn Suizidalität bei allen Menschen gleichsam auftreten kann, wird sie durch unterschiedlichste Faktoren begünstigt und ist in ihrer Entstehung multifaktoriell. Häufig steht sie im Zusammenhang mit **psychischen Erkrankungen** (v. a. Depressionen, Suchtkrankungen, Borderline-Persönlichkeitsstörung) und **psychosozialen Krisen**. Auch entwickelt sie sich in einem kontinuierlichen Verlauf, bei dem sich der Patient zunehmend nicht mehr von Suizidgedanken und konkreten Suizidabsichten und -plänen distanzieren kann und unter zunehmendem Handlungsdruck leidet. Die Beweggründe und Auslösesituationen sind dabei ebenso individuell wie der Patient selbst und von strukturellen Bedingungen und dem Erleben des Versagens eigener Bewältigungsmöglichkeiten abhängig.

Das **Suizidrisiko** eines Patienten abzuschätzen, gehört zu einer der schwierigsten und verantwortungsvollsten Aufgaben im Rettungsdienst. Aus rechtlichen Gründen obliegt die medizinische Einschätzung dem Notarzt, der jedoch ohne psychiatrische Vorerfahrung damit überfordert sein kann. Von daher ist bei jedem Verdacht auf Suizidalität die Untersuchung durch psychiatrisches Fachpersonal zwingend indiziert – notfalls auch gegen den Willen des Patienten.

MERKE
Jede Suiziddrohung und jeder Suizidversuch ist **ernst zu nehmen.** Die Wahl der jeweiligen Suizidmethode (z. B. Tablettenintoxikation) entscheidet außerdem nicht zwangsläufig über die Ernsthaftigkeit der Suizidabsicht.

Therapie

Jedem suizidalen Patient sollte in sehr empathischer Weise begegnet werden – unabhängig davon, ob seine gegenwärtige Situation nachvollzogen werden kann, die eigene Tagesform oder Überforderung mit der Situation das Gespräch möglicherweise beeinträchtigen. Ein erstes Gespräch als **Basismaßnahme** hat grundsätzlich die psychische Stabilisierung und Entlastung zum Ziel. Generell ist eine Suiziddrohung oder eine bereits ausgeführte Handlung als ein letzter Appell an eine menschliche Beziehung zu verstehen. Auch wenn die Authentizität des Rettungsdienstpersonals im Gespräch als oberste Instanz gesehen werden muss, ist die Vermeidung einiger Verhaltensweisen für eine adäquate Behandlung elementar. Die **Kooperation mit dem Patienten** ist zwingend notwendig, um möglichst günstige Bedingungen für die Einwilligung einer Krankenhauseinweisung zu schaffen. So sollte der Patient in all seinen Belangen ernst genommen werden, Ungeduld, vorschnelle Ratschläge und Trost, Verurteilungen, Belehrungen, Verallgemeinerungen oder das Herunterspielen der Situation sind zu vermeiden. Vielmehr empfiehlt es sich, den Patienten ernsthaft nach seiner Situation zu fragen und nicht problembehaftete Lebensbereiche zu finden bzw. im Gespräch den Blickwinkel auf vorhandene Ressourcen, die den Patienten bislang am Leben gehalten haben, zu lenken.

PRAXISTIPP
Transparentes Handeln („Ich komme nun ein bisschen näher zu Ihnen") ist im Falle einer drohenden Suizidhandlung für das Rettungsdienstpersonal von großer Bedeutung. Der Patient sollte stets das Gefühl haben, dass er Herr der Lage ist.

Die **erweiterten Maßnahmen** richten sich auf die medikamentöse Entlastung durch Benzodiazepine (z. B. 2,5–5 mg Diazepam® i. v.) bzw. 5–10 mg Haldol® i. v. sowie das Hinzuziehen sozialer Bezugspersonen oder ausgebildeter Fachkräfte (z. B. Notfallseelsorge, KIT-Team etc.) als Unterstützung bei der Gesprächsführung.

Grundsätzlich muss klar sein, dass trotz aller Bemühungen des Rettungsdienstpersonals die Möglichkeit des anschließenden Suizids besteht, für den jedoch der Patient die alleinige Entscheidungsverantwortung trägt.

Wiederholungsfragen

1. Wodurch zeichnet sich der psychiatrische Notfall aus (➤ Kap. 39)?
2. Was versteht man unter psychopathologischen Symptomen (➤ Kap. 39)?
3. Welche Maßnahmen sind beim Angstsyndrom hilfreich (➤ Kap. 39.1.1)?
4. Worin besteht die Gefahr eines psychomotorischen Erregungszustands (➤ Kap. 39.1.2)?
5. Wieso kann ein delirantes Syndrom für einen Patienten lebensbedrohlich sein (➤ Kap. 39.2.1)?
6. Was versteht man unter einer Demenz (➤ Kap. 39.2.2)?
7. Welche Symptome sind bei einer Depression zu erkennen (➤ Kap. 39.3)?
8. Was sollte beim Umgang mit suizidalen Patienten beachtet werden (➤ Kap. 39.4)?

Auflösung des Fallbeispiels

Verdachtsdiagnose
Delirantes Syndrom.

Erstmaßnahmen
Da der Patient leicht aggressiv auf die Ehefrau reagiert und diese nicht erkennt, wird sie zunächst gebeten, in der Küche zu warten. Nach Eintreffen des nachalarmierten Notarztes wird durch einen Rettungsdienstmitarbeiter die Fremdanamnese des Patienten erhoben. Beim Patienten erfolgt nach beruhigendem Zureden zunächst die Erstbeurteilung nach dem ABCDE-Schema. Hierbei gibt es keinerlei Auffälligkeiten. Aufgrund der noch immer anhaltenden psychomotorischen Erregung und immer wiederkehrenden Halluzination werden nach Anlage eines venösen Zugangs zunächst 5 mg Haldol® durch den Notarzt verabreicht. Nach erstem Abklingen der Symptome wird der Patient in eine Klinik zur weiteren Untersuchung gebracht.

Diagnose
Akutes organisches Psychosyndrom.

WEITERFÜHRENDE LITERATUR
Althaus, D., Hegerl, U.: Ursachen, Diagnose und Behandlung von Suizidalität. Nervenarzt (75) (2004), 1123–1134

Arold, V.: Das Problem der Diagnostik psychischer Störungen in der Primärversorgung. In: Arold, V., Diefenbacher, A. (Hrsg.): Psychiatrie in der klinischen Medizin. Steinkopf, Darmstadt, 2004

Payk, T. R.: Pathopsychologie. Vom Symptom zur Diagnose. Springer, Berlin/Wien, 2002

KAPITEL 40

Thomas Semmel

Toxikologische Notfälle

40.1	**Allgemeine Toxikologie**	849	40.3.2 Atemgifte	858
40.1.1	Vergiftung	849	40.3.3 Vergiftungen mit Cholinesterase-Hemmstoffen	861
40.1.2	Entgiftung	849	40.3.4 Vergiftungen mit Methanol und Ethylenglykol	862
			40.3.5 Vergiftungen durch Pflanzen	863
40.2	**Beurteilung und Behandlung**	851	40.3.6 Vergiftungen durch Pilze	865
40.2.1	Allgemeine Beurteilung	851	40.3.7 Vergiftungen durch Tiergifte	867
40.2.2	Spezielle Beurteilung – Toxische Syndrome (Toxidrome)	852		
40.2.3	Merkhilfen und Gebote bei Vergiftungen	853	**40.4** **Drogennotfälle**	868
40.2.4	Antidottherapie	854	40.4.1 Vergiftungen mit Alkohol	868
40.2.5	Giftinformationszentralen (Giftnotruf)	854	40.4.2 Vergiftungen mit Opioiden	869
			40.4.3 Vergiftungen mit Kokain	870
40.3	**Spezielle Toxikologie**	855	40.4.4 Vergiftungen durch „Schnüffelstoffe"	871
40.3.1	Arzneimittelvergiftungen	855	40.4.5 Vergiftungen durch Designer- oder Modedrogen	871

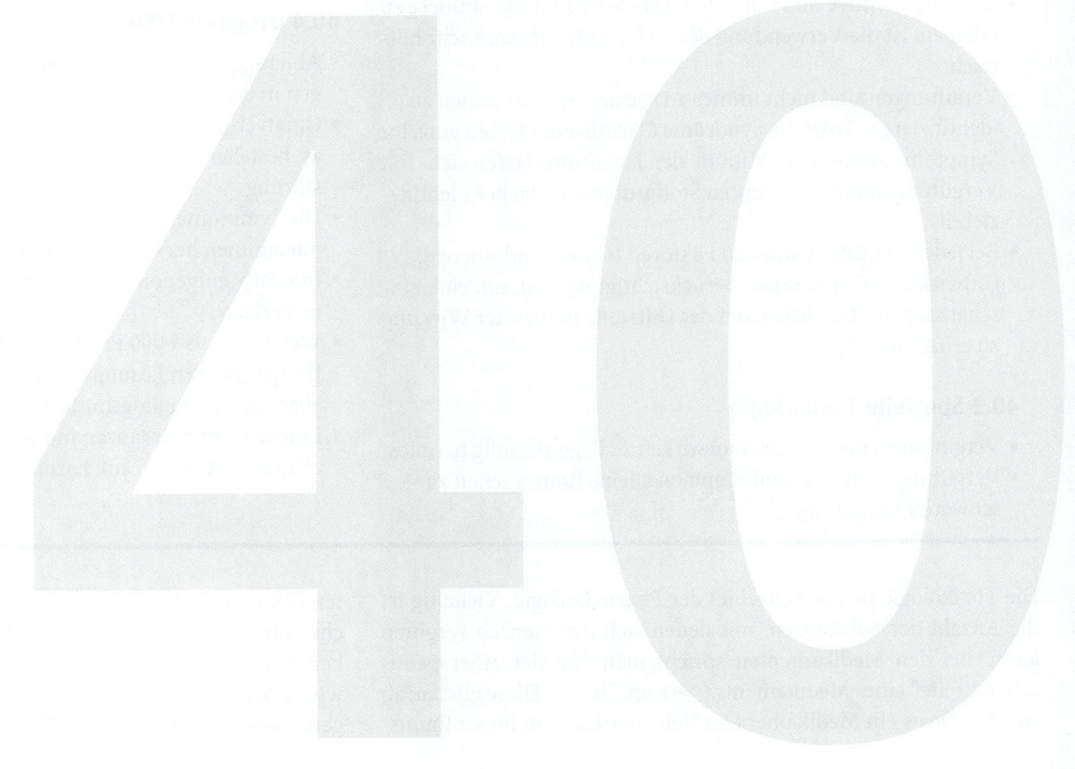

40 Toxikologische Notfälle

Fallbeispiel

Notfallmeldung
Die Leitstelle entsendet einen Rettungswagen zu einem nahe gelegenen Waldspielplatz. Dort soll sich ein Jugendlicher seltsam verhalten und scheinbar gesundheitliche Probleme haben.

Befund am Notfallort
Nachdem die Besatzung an der Einsatzstelle angekommen ist, trifft sie auf eine Gruppe Jugendlicher. Diese führen das Rettungsfachpersonal ganz aufgeregt zu einer Bank am Waldrand. Dort sitzt ein ca. 18 Jahre alter Mann. Auf Ansprache reagiert der Patient desorientiert und hat deutliche Sprachstörungen. Es fallen eine deutliche Rötung seiner Haut sowie maximal weite Pupillen auf.

Leitsymptome
Desorientiertheit, Mydriasis, Hautrötung.

Inhaltsübersicht

40.1 Allgemeine Toxikologie
- Gifte können auf unterschiedlichen Wegen (über Magen-Darm, Haut, Lunge und das Blut) in den Körper aufgenommen werden.
- Man unterscheidet akute von chronischen Vergiftungen.
- Als Antidot bezeichnet man Substanzen, die in der Lage sind, die toxischen Wirkungen von Giften abzuschwächen oder gar ganz aufzuheben.
- Es gibt vier Methoden der Entgiftung: Dekontamination, Neutralisation, Elimination und Antidot-Therapie.

40.2 Beurteilung und Behandlung
- Das ABCDE-Schema wird auch zur Beurteilung von Patienten mit Vergiftungen angewendet.
- Der Beurteilung der Einsatzstelle kommt bei Vergiftungsnotfällen besondere Beachtung zu. Insbesondere hat die Eigensicherung des Rettungsdienstpersonals einen sehr hohen Stellenwert.
- Um eine effektive und schnelle Eigen- oder Fremdanamnese zu erheben, ist die Verwendung des SAMPLER-Schemas sehr hilfreich.
- Vergiftungen sind nicht immer an speziellen Symptomen zu identifizieren. Toxische Syndrome (Toxidrome) fassen einzelne Symptome zusammen. Mithilfe der Toxidrome lassen sich Vergiftungen mit bestimmten Stoffgruppen einfacher identifizieren.
- Bei jeder Vergiftung müssen Faktoren (Giftart und -menge, Giftwirkung, Gifttherapie) berücksichtigt werden, um eine Einschätzung der Gefährlichkeit des Giftstoffs und seiner Wirkung zu erhalten.

40.3 Spezielle Toxikologie
- Vergiftungen mit Paracetamol wirken zu Beginn häufig harmlos.
- Vergiftungen mit Benzodiazepinen alleine führen selten zu schweren Vergiftungen.
- Vergiftungen durch trizyklische Antidepressiva (TCA) können sehr schnell lebensbedrohlich werden.
- Schwere Vergiftungen mit Betarezeptorenblockern haben eine hohe Mortalitätsrate.
- Vergiftungen mit Cholinesterase-Hemmstoffen werden mit dem Antidot Atropin behandelt.
- Alkoholische Getränke werden illegal mit Methanol gestreckt, was zu schweren Vergiftungen mit tödlichem Ausgang führen kann.
- Während Kinder häufig Pflanzenteile essen und es so zu Vergiftungen kommt, verwenden Jugendliche und junge Erwachsene manche Pflanzen, um Rauschzustände zu erreichen.
- Nach der Aufnahme einer Pilzmahlzeit kommt es nicht selten erst nach einer langen Latenzzeit zu Vergiftungssymptomen.
- Gifttierbisse durch heimische Gifttiere sind in Deutschland selten. In Deutschland vorkommende Giftschlangen sind die Kreuzotter und die Aspis-Viper.

40.4 Drogennotfälle
- Abhängig vom Blutalkoholgehalt verlaufen Alkoholvergiftungen in unterschiedlichen Stadien.
- Opiatvergiftungen zeigen sich häufig mit einer Symptomentrias, bestehend aus Miosis, Atemdepression und Bewusstseinsstörung.
- Die Symptome, die nach der Einnahme von Kokain oder Amphetaminen hervorgerufen werden, sind nahezu identisch.
- Inhalativ aufgenommen verursacht Cannabis nur selten schwere Verläufe.
- Weit mehr als 1 000 Produkte eignen sich zum „Schnüffeln". Hierzu gehören Lösungsmittel wie z. B. Nagellackentferner, aber auch Reinigungsmittel oder Amylnitrit.
- Immer mehr Substanzen mit scheinbar harmlosen Namen wie „Badesalz" tauchen auf, harmlos sind diese aber auf keinen Fall.

Die Toxikologie ist ein Teilgebiet der Pharmakologie. Vielfältig ist die Anzahl der Substanzen, mit denen sich der Mensch vergiften kann. Bei den Medikamenten spricht man von der „therapeutischen Breite" eines Medikaments (➤ Kap. 20.2.3). Diese gibt an, ab welcher Dosis ein Medikament zu Nebenwirkungen, im schlimmsten Fall zu toxischen Wirkungen führt. Unabhängig davon, um welche Substanz es sich handelt, die Dosis entscheidet über die Giftigkeit einer Substanz. Wird bei der Aufnahme einer Substanz ein gewisser Wert überschritten, kann die Substanz den Körper schädigen. Dieser Vorgang wird als **Vergiftung (Intoxikation)** bezeichnet.

> **MERKE**
> „Alle Dinge sind Gift und nichts ist ohne Giftigkeit. Allein die Dosis macht, dass ein Gift kein Gift ist."
>
> (Paracelsus, 1493–1541)

40.1 Allgemeine Toxikologie

Die Giftstoffe einer oder mehrerer Substanzen führen allein oder in Kombination zu einer Vergiftung des Organismus. Bei **endogenen Vergiftungen** wirken körpereigene Substanzen als Gift. Sie entstehen als Folge von Stoffwechselentgleisungen im Körper. **Exogene Vergiftungen** werden durch die Aufnahme körperfremder Gifte verursacht. Der Schweregrad einer Vergiftung ist abhängig von
- der Giftmenge,
- der Geschwindigkeit der Giftaufnahme,
- der Dauer der Giftexposition,
- der Giftwirkung im Körper (Giftart, Giftigkeit) und
- der Möglichkeit der Giftentfernung aus dem Körper.

40.1.1 Vergiftung

Giftaufnahme

Bei Vergiftungen werden verschiedene **Aufnahmewege** unterschieden (> Abb. 40.1). Gifte können über Magen oder Darm, die Atemwege oder über die Haut aufgenommen werden. Auf allen drei Wegen gelangen sie ins Blut und können den Körper schädigen als
- gasförmige Gifte über die Atemwege,
- fettlösliche Gifte über die Haut und die Schleimhäute,
- ätzende Substanzen über die Haut, die Atemwege, die Schleimhäute und über den Mund,
- Arzneimittel über die Atemwege, die Haut, die Schleimhäute, den Mund und das Gefäßsystem,
- Bakteriengifte über die Haut, die Schleimhäute und das Gefäßsystem,
- pflanzliche Gifte über die Haut, die Schleimhäute und den Mund,
- tierische Gifte über die Haut, die Schleimhäute und den Mund.

Giftexposition

Anhand des zeitlichen Ablaufs von Vergiftungserscheinungen unterscheidet man akute und chronische Vergiftungen. **Akute Vergiftungen** können suizidal (z. B. Einnahme von Arzneimitteln in Selbsttötungsabsicht) oder durch Unfälle (akzidentiell) bedingt sein (z. B. fahrlässiger Umgang mit Haushaltschemikalien). Bei **chronischen Vergiftungen** treten die Vergiftungssymptome erst nach längerer Giftexposition in Erscheinung (z. B. Nebenwirkungen von Medikamenten oder langjährige Giftexposition am Arbeitsplatz).

Giftwirkung

Nach der Aufnahme in den Körper können Gifte den Organismus auf unterschiedliche Weise schädigen:
- **Direkte Schädigung des Körpers (Primärschaden)** durch:
  - **Unmittelbare Giftwirkung** am Zielorgan: direkte und akute Beeinträchtigung von Vitalfunktionen: z. B. Zyanidvergiftung → Blockade der Atmungskette → innere Erstickung
  - **Mittelbare Giftwirkung** am Zielorgan: direkte, aber chronische Beeinträchtigung von Organen: z. B. langjähriger Alkoholabusus → Beeinträchtigung der Leberfunktion → Leberzirrhose
- **Indirekte Schädigung des Körpers (Sekundärschaden)** durch Ausfall von Schutzreflexen und Bewusstseinsstörungen infolge der Gifteinwirkung auf andere Organsysteme: z. B. Überdosierung von Benzodiazepinen → Koma → Verlust der Schutzreflexe → Aspiration bei Erbrechen → Hypoxie → Atemstillstand

40.1.2 Entgiftung

Primäre Giftelimination

Unter dem Begriff der primären Giftelimination sind alle Maßnahmen zusammengefasst, die zur Verhinderung oder **Verminderung einer Resorption** von toxischen Substanzen aus dem Gastrointestinaltrakt, den Atemwegen oder über die Haut führen sollen. Allerdings bestehen für keines der nachfolgend aufgeführten Verfahren durch klinische Studien gesicherte Erkenntnisse, dass durch deren Anwendung die Prognose eines vergifteten Patienten verbessert wird. Aus diesem Grund muss die Anwendung des jeweiligen Verfahrens sorgfältig abgewogen werden.

Magenspülung

Derzeit gibt es nur wenige Indikationen für eine Magenspülung im Rettungsdienst. Ziel einer Magenspülung ist es bisher, noch im Ma-

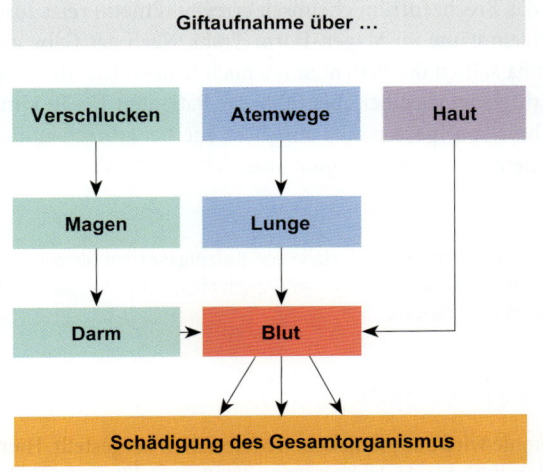

Abb. 40.1 Möglichkeiten der Giftaufnahme [A400]

gen verbliebene, nicht resorbierte Bestandteile einer toxischen Substanz aus dem Körper zu entfernen. Aufgrund der hohen Komplikationsrate und der geringen wissenschaftlichen Evidenz ist die **Indikation** zur Magenspülung **sehr zurückhaltend** zu stellen. Ist bereits mehr als 1 Std. nach der Giftaufnahme vergangen, sollte eine Magenspülung nur noch bei Vergiftungen mit Wirkstoffen, die zu einer Verklumpung neigen (z. B. Carbamazepin) oder Wirkstoffen, die zu einer Verzögerung der Magenentleerung führen (z. B. trizyklische Antidepressiva oder H_1-Antihistaminika der ersten Generation) in Erwägung gezogen werden.

Sollte man sich für die Durchführung einer Magenspülung entscheiden, so muss sie zwingend von darin erfahrenem Personal durchgeführt werden.

Als absolute **Kontraindikationen** für eine Magenspülung gelten beeinträchtigte Schutzreflexe ohne definitive Atemwegssicherung, die Aufnahme von Kohlenwasserstoffen, die Aufnahme ätzender Substanzen, Perforationen im Gastrointestinaltrakt und ein Risiko für gastrointestinale Blutungen.

> **ACHTUNG**
> **Keine Magenspülung** bei beeinträchtigten Schutzreflexen ohne definitive Atemwegssicherung oder nach der Aufnahme ätzender Substanzen.

Für die präklinische Magenspülung wird folgendes **Material** benötigt:
- 2 10-l-Eimer (Eimer für Spülflüssigkeit und Auffangbehälter)
- Großlumige Magensonde/-schlauch (Ch 36–40). Beim Erwachsenen „daumendick" oder spezieller Doppellumenschlauch
- Messbecher zur Einzelportionierung der Spülflüssigkeit
- Trichter zum Aufsetzen auf den Magenschlauch
- Beißkeil oder -ring
- Mindestens 15 l handwarmes, sauberes (Leitungs-)Wasser
- Verschließbarer Asservatbehälter
- Medizinische Kohle
- Eventuell Lidocain-Spray zur Oberflächenanästhesie
- Eventuell 50-ml-Spritze

Bevor die eigentliche Magenspülung durchgeführt wird, muss der **Patient** auf diese Maßnahme **vorbereitet** werden. Hierzu wird der Patient nach Möglichkeit über die geplante Maßnahme aufgeklärt. Falls noch nicht geschehen, sollte der Patient auf jeden Fall vor der Magenspülung einen peripheren-venösen Venenzugang oder ggf. intraossären Zugang erhalten. Möglicherweise muss der Patient vor der Durchführung sediert oder gar narkotisiert (endotracheale Intubation und Beatmung) werden. Der Patient sollte in die **stabile Seitenlage** gebracht werden. Beim nicht intubierten Patienten ist evtl. die Gabe eines Parasympatholytikums vor dem Einlegen des Magenschlauchs notwendig. Ebenso kann eine Oberflächenanästhesie des Mund-Rachen-Raums mit Lidocain-Spray vor dem Einlegen des Magenschlauchs notwendig werden.

Die **Magenspülung** selbst wird folgendermaßen **durchgeführt**: Dem Patienten wird oral der Magenschlauch über die Speiseröhre eingeführt. Der Trichter wird am oberen Ende des Schlauchs angebracht, in den dann mittels des Messgefäßes portionsweise Wasser (300–500 ml handwarmes Wasser bei Erwachsenen, 5 ml/kg KG bei Kindern) eingebracht wird. Dabei ist darauf zu achten, dass der **Trichter** in einer Höhe **über der Magenebene** gehalten wird, damit das Wasser in den Magen fließen kann. Ist die Wasserportion im Magen, wird der Trichter unter das Magenniveau gesenkt und in das bereitgestellte Auffanggefäß gehalten, um den Rückfluss zu starten.

Aus dem ersten **Rückfluss** wird eine Probe in den bereitgestellten Asservatbehälter gefüllt. Sie dient der späteren Analyse. Das Verfahren wird so lange durchgeführt, bis entweder das eingebrachte Wasser klar und ohne erkennbare Verunreinigung zurückläuft oder bis die festgelegte Menge an Spülflüssigkeit verbraucht ist. Hierzu können beim Erwachsenen Flüssigkeitsmengen von 10–20 l, bei Kindern bis zu 5 l notwendig werden.

Im Anschluss wird der Magenschlauch gezogen. Nach erfolgter Spülung wird eine **Magensonde** eingebracht und **Aktivkohle** instilliert. Die Aktivkohle soll Gifte binden und deren Resorption verhindern.

Induziertes Erbrechen

Erbrechen sollte nur innerhalb von 60 Min. nach Aufnahme einer potenziell toxischen Dosis eines Gifts in Erwägung gezogen werden. Eine Reihe von **Kontraindikationen** schränkt diese Maßnahme allerdings ein. Hierzu gehören drohende oder bereits bestehende Bewusstseinsstörungen, Vergiftungen mit Kohlenwasserstoffen, tensidhaltigen Produkten sowie die Aufnahme ätzender Substanzen.

> **ACHTUNG**
> **Kein induziertes Erbrechen** nach Einnahme von ätzenden Substanzen, tensidhaltigen Produkten und Kohlenwasserstoffen!

Das Erbrechen wird durch die Gabe von **Sirup Ipecacuanha** unter strenger Beachtung der Kontraindikationen ausgelöst. Sirup Ipecacuanha wird dazu folgendermaßen **dosiert:**
- Kinder 1–2 Jahre: 10–15 ml
- Kinder 2–3 Jahre: 20 ml
- Kinder > 3 Jahre/Erwachsene: 20–30 ml

Ipecacuanha-Sirup enthält die Alkoloide Cephaelin und Emetin, die beide das Brechzentrum chemisch erregen. Emetin reizt zusätzlich die Schleimhäute im Magen-Darm-Trakt. Nach der Gabe von Ipecacuanha sollten die Patienten reichlich trinken (ca. 10 ml/kg KG). Das Erbrechen wird bei über 90 % der Patienten 15–30 Min. nach Einnahme von Ipecacuanha ausgelöst, hierbei erbrechen die meisten Patienten zwei- bis dreimal innerhalb von 30 Min.

> **MERKE**
> Induziertes Erbrechen durch Gabe von **Salzwasser** gilt als **obsolet** und muss wegen der Nebenwirkungen (Verschiebungen im Wasser-Elektrolyt-Haushalt) unterbleiben.

Gabe von Aktivkohle

Aktivkohle wird aus pflanzlichen Materialien hergestellt. Hierzu gehören Torf, Kohle, Holz, Kokosnussschalen und Petroleum. Die Aktivierung erfolgt durch das Erhitzen auf hohe Temperaturen in Gegenwart eines Gases und/oder eines Katalysators. Ergebnis der Aktivierung ist eine **Oberflächenvergrößerung** auf bis zu 1 000 m²/g.

Aufgrund dieser großen Oberfläche hat die Aktivkohle eine hohe **Bindungskapazität für verschiedene, fettlösliche Substanzen.** Aktivkohle kann bei oralen Vergiftungen appliziert werden, wenn die Giftaufnahme nicht mehr als 1 Std. zurückliegt. Die Aktivkohle sollte in einer Dosierung von 0,5–1,0 g/kg KG oral oder über eine Magensonde appliziert werden. In einigen Fällen kann eine wiederholte Gabe der Aktivkohle sinnvoll sein, insbesondere wenn die Patienten sich mit **Carbamazepin, Theophyllin und Salicylaten vergiftet** haben. Gleiches gilt für Vergiftungen mit **trizyklischen Antidepressiva und H_1-Antihistaminika,** da diese die Magen-Darm-Passage deutlich verlangsamen.

Aktivkohle ist **unwirksam** bei Vergiftungen mit Alkoholen, Glykolen, Schwermetallen, anorganischen Salzen und ätzenden Substanzen.

Die Gabe von Aktivkohle ist **kontraindiziert** bei stark beeinträchtigten Schutzreflexen ohne definitive Atemwegsicherung sowie bei ausgeprägter Funktionsstörung des Magen-Darm-Trakts.

Gabe von Laxanzien

Die Gabe von Laxanzien wird dadurch begründet, dass sie die Elimination der mit dem Gift beladenen Aktivkohle aus dem Darm beschleunigen sollen. Aufgrund der Datenlage wird die einmalige Gabe einer Laxans nur **in Ausnahmefällen** empfohlen.

Kontraindikationen für die Gabe von Laxanzien sind fehlende Darmgeräusche, eine Obstruktion oder Perforation des Darms, schwere Elektrolytverschiebungen, eine Hypovolämie sowie die Aufnahme ätzender Substanzen.

Als Laxans wird beispielsweise **Glaubersalz** verwendet. Erwachsene erhalten 20 g Glaubersalz in ca. 250–500 ml Wasser gelöst. Kinder erhalten 0,25 g/kg KG mit entsprechend reduzierter Flüssigkeitsmenge.

Anterograde Darmspülung

Die Anwendung einer anterograden Darmspülung kann bei Arzneimitteln, die ihren Wirkstoff verzögert freigeben in Einzelfällen eingesetzt werden. Kontraindikationen sind die Obstruktion oder Perforation des Darms, ein Ileus, die Instabilität des Kreislaufs sowie gefährdete und ungeschützte Atemwege. Zur anterograden Darmspülung wird über eine nasogastrale Sonde Flüssigkeit zugeführt.

Lokale Dekontamination

Die Maßnahmen zur lokalen Dekontamination zielen auf die **Verhinderung der Giftaufnahme** durch Unterbrechung des Kontakts zwischen Patient und Gift. Sie orientieren sich am Aufnahmeweg des Gifts. Werden Gifte inhaliert, so besteht die Dekontaminationsmaßnahme im Verbringen des Patienten aus der toxischen Umgebung an die **frische Luft** (Eigenschutz beachten). Werden Kontaktgifte (z. B. E 605) oder Kampfstoffe (Tabun) über die Haut aufgenommen, so ist bereits vor Ort eine **ausgiebige Reinigung** mit Wasser und Seife durchzuführen.

Asservierung

Zur toxischen Analytik kann eine **Asservierung von Blut** sinnvoll sein. Die Abnahme sollte in einem EDTA-Röhrchen erfolgen. Die Asservierung von Erbrochenem oder anderen körperlichen Flüssigkeiten für eine spätere Analytik erscheint dagegen wenig sinnvoll. Ein klinischer Nutzen hieraus ist fraglich. Lediglich für eine spätere forensische Auswertung können einmal gewonnene Asservate möglicherweise genutzt werden.

Sekundäre Giftelimination

Die sekundäre Giftentfernung findet **in der Klinik** statt. Im Gegensatz zur primären Giftentfernung wird bei der sekundären Giftentfernung mithilfe **intensivmedizinischer Maßnahmen** versucht, Gifte aus dem Körper zu entfernen. Maßnahmen hierfür sind die forcierte Diurese, die Alkalisierung des Harns, die Hämodialyse und -filtration, eine forcierte Ventilation sowie die hyperbare Sauerstofftherapie.

Bei der Anwendung einer **forcierten Diurese** werden größere Mengen von Elektrolytlösungen (6–12 l pro Tag) appliziert. Ziel ist eine beschleunigte renale Entfernung des Gifts. Um eine ausgeglichene Bilanz zu erreichen, ist häufig die zusätzliche Gabe von Schleifendiuretika (z. B. Furosemid) erforderlich.

Bei der **Alkalisierung des Harns** wird der pH-Wert des Urins auf Werte von 7,5–8,5 eingestellt. Dies erfolgt durch die intravenöse Gabe von Natriumhydrogenkarbonat. Die **Hämodialyse oder die Hämofiltration** kommen bei lebensbedrohlichen Vergiftungen mit gut dialysierbaren Substanzen, wie beispielsweise Methanol oder Salicylaten, zum Einsatz.

Durch eine **forcierte Ventilation** können toxische Substanzen über die Atemluft beschleunigt entfernt werden. Bei der forcierten Ventilation werden die Patienten mit Atemminutenvolumina von 120–150 ml/kg KG beatmet. Die **hyperbare Sauerstofftherapie** kommt beispielsweise bei einer Vergiftung mit Kohlenmonoxid zum Einsatz. Die Patienten werden hierzu in einer Überdruckkammer bei einem Umgebungsdruck von ≥ 2 bar mit Sauerstoff versorgt. Diese Maßnahme kann sowohl bei spontan atmenden oder bei maschinell beatmeten Patienten angewendet werden.

40.2 Beurteilung und Behandlung

40.2.1 Allgemeine Beurteilung

Wie in allen Notfallsituationen ist auch bei Vergiftungsnotfällen ein zügiges und systematisches Vorgehen notwendig. Dem Prinzip folgend, zuerst das zu behandeln, was einen Menschen zuerst umbringen kann, stellt die ABCDE-Beurteilung (➤ Kap. 17.1.4) ein wichtiges Hilfsmittel zur Beurteilung und Behandlung dar. An erster Stelle steht hierbei die **Beurteilung der Einsatzstelle.** Dieser kommt gerade bei Vergiftungsnotfällen eine besondere Bedeutung zu. Die **Eigensicherung des Rettungsfachpersonals** muss an erster Stelle stehen. Je nach Art der Vergiftung kann es dem Rettungsdienstpersonal unmöglich sein, die Einsatzstelle zu betreten, ohne sich selbst in hohem Maße zu gefährden. In Abhängigkeit von der Art des Giftes (z. B. Atemgifte) darf eine Rettung nur durch Fachkräfte, wie beispielsweise die Feuerwehr erfolgen.

ACHTUNG

Hinweise zur **Eigensicherung** bei Vergiftungsnotfällen:
- Notwendige **Schutzbekleidung** tragen!
- Je nach Vergiftung kann die Rettung des Patienten nur durch **Fachpersonal** (z. B. Feuerwehr) mit entsprechender **Schutzausrüstung** (z. B. umluftunabhängiger Atemschutz, Chemieschutzanzug) erfolgen!
- **Keine Mund-zu-Nase-/Mund-zu-Mund-Beatmung** bei unklaren Vergiftungen (z. B. Kontaktgift)!

Bei jedem Verdacht auf eine mutmaßliche Vergiftung müssen daher die folgenden Faktoren berücksichtigt werden, um eine Einschätzung der Gefährlichkeit des Giftstoffs und seiner Wirkung zu erhalten:

- Liegt eine **Gefährdung für das Rettungsdienstpersonal** vor? Wenn ja, in welcher Weise und in welchem Umfang? Welche Vorkehrungen sind zu treffen (**Eigensicherung**)?
- Welcher **Art und Menge** ist das aufgenommene Gift?
- **Wie viele Personen** sind betroffen? Müssen umgehend weitere Kräfte zur Versorgung angefordert werden?

In dieser Situation kommt der gezielten Anamneseerhebung eine besondere Bedeutung zu. Die Verwendung des **SAMPLER-Schemas** (> Kap. 17.1.5) hilft in kurzer Zeit die wichtigsten Informationen über den Patienten zu erhalten. Ist der Patient selbst nicht mehr in der Lage adäquat zu antworten, hilft das SAMPLER-Schema selbstverständlich auch beim Erheben einer Fremdanamnese. Zusätzlich ist bei Vergiftungsnotfällen die Verwendung der nachfolgenden Merkhilfe sehr sinnvoll.

Die 6 „W" bei Vergiftungsnotfällen

- **Wer** hat sich vergiftet?
- **Was** hat sie/er aufgenommen?
- **Wann** wurde es aufgenommen
- **Wie** wurde es aufgenommen?
- **Wie viel** wurde aufgenommen?
- **Warum** wurde aufgenommen?

Die Frage nach der Person (**Wer?**) ist wichtig, da Kinder und alte Menschen auf Gifte anders reagieren können als junge und gesunde Erwachsene. In diesem Zusammenhang ist auch die Abschätzung des Körpergewichts im Hinblick auf die Behandlung (z. B. Antidotgabe) von großer Bedeutung. Besteht die Möglichkeit herauszufinden, **was** eingenommen wurde, so ist die Behandlung deutlich einfacher und spezifischer einzuleiten. Der Zeitpunkt der Aufnahme des Giftes (**Wann?**) zeigt auf, wie lange das Gift schon im Körper wirken konnte und ob eine Giftentfernung evtl. noch an der Einsatzstelle Sinn macht. Gifte, die beispielsweise über das Blut (z. B. intravenös) aufgenommen wurden (**Wie?**), wirken häufig sehr viel schneller, als z. B. über die Haut aufgenommene Gifte. Die Menge (**Wie viel?**) des Gifts ist oft für die Schwere der Vergiftung verantwortlich. Wurde ein Gift in suizidaler Absicht (**Warum?**) aufgenommen, kann dies zum einen die Glaubwürdigkeit der Aussagen des Patienten sehr stark einschränken und zum anderen ist dies entsprechend zu dokumentieren und bei der Übergabe in der Klinik zu berichten, um der Klinik die Möglichkeit zu geben, die notwendigen Maßnahmen einzuleiten.

40.2.2 Spezielle Beurteilung – Toxische Syndrome (Toxidrome)

Mitunter ist es schwer, eine Vergiftung immer korrekt anhand spezieller Symptome zu identifizieren. Einige Substanzen führen allerdings zu Symptomkonstellationen, die zu einem Syndrom zusammengefasst werden und die Diagnostik erleichtern können. Diese werden als toxische Syndrome, heute häufig als **Toxidrome**, bezeichnet.

Anticholinerges Syndrom

Verursacht wird das anticholinerge Syndrom durch Atropin und Atropinderivate, Nachtschattengewächse (Engelstrompete, Stechapfel, Tollkirsche), trizyklische Antidepressiva, Antihistaminika und Pilztoxine. Die Gifte wirken im Bereich der Synapse und blockieren dort die **Bindungsstellen für das Acetylcholin** (> Kap. 40.3.5).

Ein anticholinerges Syndrom ist gekennzeichnet durch die **Symptome:**
- Heiße, trockene Haut
- Mundtrockenheit
- Hyperthermie
- Mydriasis
- Sprachstörungen
- Halluzinationen
- Bewusstseinstrübung
- Zerebrale Krämpfe
- Tachykardie/Herzrhythmusstörungen

Cholinerges Syndrom

Das cholinerge Syndrom wird durch **Hemmstoffe der Cholinesterase** verursacht. Hierzu gehören Insektizide vom Organophosphat-Typ wie beispielsweise Parathion (z. B. E 605) oder Carbamate. Aber auch chemische Kampfstoffe wie Sarin, Tabun oder VX führen zu einer Hemmung der Cholinesterase (> Kap. 40.3.3 und > Kap. 44.3). Weiterhin können Pilztoxine ein cholinerges Syndrom verursachen. Zu den **Symptomen** eines cholinergen Syndroms gehören:
- Bradykardie
- Miosis
- Erbrechen
- Durchfälle
- Bronchorrhö
- Muskelfibrillationen

Sympathomimetisches Syndrom

Unter anderem durch die Aufnahme von Substanzen wie Kokain, Amphetaminen, Theophyllin, Koffein und Monoaminoxidase-Hemmer wird ein sympathomimetisches Syndrom verursacht (> Kap. 40.4.3). Es ist gekennzeichnet durch die **Symptome:**
- Mydriasis
- Schwitzen
- Heiße Haut
- Blässe
- Tremor
- Unruhe- und Angstzustände
- Zittrigkeit
- Hypertension
- Tachykardie

Extrapyramidal-motorisches Syndrom

Ein extrapyramidal-motorisches Syndrom kann durch die Aufnahme von **Neuroleptika** verursacht werden. Hierbei handelt es sich häufig um Neuroleptika vom **Phenothiazin-Typ** wie Promethazin (Atosil®). Aber auch eine Überdosierung von häufig unkritisch verwendeten Wirkstoffen wie z. B. Metoclopramid (MCP) kann ein extrapyramidal-motorisches Syndrom hervorrufen (> Kap. 33.7).

Patienten mit einem extrapyramidal-motorischen Syndrom zeigen die **Symptome:**
- Mimische Starre
- Blickkrämpfe
- Ophisthotonus
- Trismus
- Tremor
- Sprachstörungen

Narkotisches Syndrom

Ursächlich für ein narkotisches Syndrom sind H_1-Antihistaminika, Benzodiazepine (> Kap. 40.3.1), Opioide (> Kap. 40.4.2) und Ethanol (> Kap. 40.4.1). Durch die zentraldämpfenden Eigenschaften dieser Substanzen kommt es zu folgenden **Symptomen:**
- Miosis
- Hypotonie
- Bradykardie
- Hypothermie
- Bewusstseinsstörung bis hin zum Koma
- Atemstörungen bis hin zum Atemstillstand

„China-Restaurant"-Syndrom

Durch die Aufnahme von Speisen mit hohem **Glutamingehalt (Geschmacksverstärker)** kann es noch während oder kurz nach Aufnahme dieser Speisen zu folgenden **Symptomen** kommen:

- Kopfschmerzen
- Tachykardie
- Schweißausbruch
- Taubheitsgefühl in den oberen Extremitäten

Diese Symptome treten allerdings nur bei **disponierten Personen** auf und limitieren sich häufig innerhalb kürzester Zeit von selbst. Dennoch kann das plötzliche Auftreten dieses Syndroms zu einer Alarmierung des Rettungsdienstes führen.

Halluzinogenes Syndrom

Ursächlich für dieses Syndrom ist der Konsum von Cannabis, LSD, Mescalin oder Psilocybin-haltigen Pilzen (> Kap. 40.3.6). Ein halluzinogenes Syndrom zeigt die folgenden **Symptome:**
- Halluzinationen
- Derealisation
- Depersonalisierung
- Wahrnehmungsstörungen
- Übelkeit und Erbrechen
- Nystagmus

Serotonerges Syndrom

Dieses Syndrom entsteht bei **Überdosierungen** bzw. **Vergiftungen mit selektiven Serotonin-Wiederaufnahmehemmstoffen (SSRI)** und **Monoaminooxidase-B-Hemmern.** Zu den SSRI gehören z. B. die Wirkstoffe Citalopram (Cipramil®) oder Sertralin (Zoloft®), als MAO-B-Hemmer steht derzeit der Wirkstoff Tranylcypromin zur Verfügung. Diese Wirkstoffe werden zur Behandlung von Depressionen bzw. von Angst- und Zwangsstörungen eingesetzt. Ein serotonerges Syndrom zeigt folgende **Symptome:**
- Hyperthermie
- Schwitzen
- Blutdruckschwankungen
- Agitation
- Hyperreflexie
- Tremor
- Muskelzuckungen
- Verwirrtheit
- Krampfanfälle
- Bewusstseinsstörungen

40.2.3 Merkhilfen und Gebote bei Vergiftungen

Neben der „**Fünf-Finger-Regel**" findet man in manchen Arbeiten noch die „**7-A-Regel**". Beide Regeln sind nicht mehr ganz zeitgemäß. Durch das generelle Vorgehen zur Beurteilung und Behandlung nach dem **ABCDE-** und dem **SAMPLER-Schema** sind kaum noch weitere Merkhilfen erforderlich. Der Vollständigkeit halber sollen aber sowohl die „Fünf-Finger-Regel", als auch die „7-A-Regel" hier nicht unerwähnt bleiben.

Bei der „Fünf-Finger-Regel" geht es um die Eckpunkte der kompletten Versorgung von Vergiftungspatienten (Elementarhilfe, Giftentfernung, Asservierung, Antidotgabe und Transport). Dies beinhaltet auch die „7-A-Regel", diese geht allerdings noch etwas detaillierter auf die einzelnen Punkte ein. Die ersten 3 „A" stehen für das **ABC**-Schema, die **A**namnese und die Gabe von **A**ktivkohle. Es folgen das **A**uslösen von Erbrechen, die **A**ntidotgabe sowie die **A**nalytik. Das letzte „A" steht für **A**usnahme: die Magenspülung. Die Gebote bei Vergiftungen wurden vor über 20 Jahren aufgestellt. Ursprünglich waren es einmal 10 Gebote, von denen aber auch heutzutage nicht mehr alle für die Versorgung von Vergiftungspatienten zeitgemäß sind. Dennoch sollte man sich bei der Versorgung dieser Patienten an die noch immer aktuellen Gebote erinnern. Nachfolgend die **modifizierten Gebote bei der Versorgung von Vergiftungsnotfällen**:

- Immer an die **Möglichkeit einer Vergiftung** denken!
- **ABCDE-Probleme** erkennen und beseitigen!
- Bei Zwischenfällen **Atemweg und Atmung** den Vorrang geben!
- Nach Möglichkeit die **Ursache der Vergiftung** beseitigen!
- Nach Möglichkeit das **Gift entfernen**!
- Den Vergifteten laufend **beobachten**!
- Die Situation solange als **ernst beurteilen**, bis das Gegenteil feststeht!
- **Nicht vorzeitig aufgeben!**

Insbesondere das letzte Gebot spiegelt sich auch heute noch in den aktuellen Leitlinien des ERC zur Wiederbelebung in besonderen Umständen wider. Gerade bei **jüngeren Patienten** sollte man sich auf eine **verlängerte Reanimationszeit** einstellen, da das Gift während der Reanimation verstoffwechselt und ausgeschieden werden kann.

40.2.4 Antidottherapie

Mit dem Begriff Antidot bezeichnet man Substanzen, die in der Lage sind, die **toxischen Wirkungen** von Giften **abzuschwächen** oder gar ganz **aufzuheben**. Spezifische Antidota existieren nur gegen wenige toxische Stoffe. Die Wirkungen der Antidota beziehen sich auf eine Verdrängung der Gifte von den entsprechenden Rezeptoren, der Bildung von weniger toxischen Substanzen und der Förderung der körpereigenen Entgiftungsreaktion, der Verringerung der Resorption bei oraler Giftaufnahme sowie der Unterbrechung des enterohepatischen Kreislaufs.

Im Rettungsdienst werden zumindest auf den mit Notärzten besetzten Rettungsmitteln eine Anzahl verschiedener Antidota vorgehalten. 2012 wurde die **„Bremer Liste"** zur Vorhaltung von **Antidota im Rettungsdienst** veröffentlicht. Sie stellt eine Empfehlung zur Mindestausstattung mit Antidota im Rettungsdienst dar. Die dort genannten Antidota basieren auf der Erfahrung von Notärzten und Toxikologen. Die empfohlene **Mindestausstattung** beinhaltet:

- Atropinsulfat 100 mg
- 4-Dimethylaminophenol
- Naloxon
- Toloniumchlorid
- Aktivkohle

40.2.5 Giftinformationszentralen (Giftnotruf)

In Deutschland existieren derzeit **8 Giftinformationszentralen** (➤ Abb. 40.2). Jede Giftinformationszentrale hat ihre Zuständigkeit für bestimmte Regionen, beispielsweise ist die Giftinformationszentrale in Erfurt zuständig für die Bundesländer Mecklenburg-Vorpommern, Sachsen, Sachsen-Anhalt und Thüringen. Die meisten Giftinformationszentralen sind über die **Notrufnummer 19240 mit der jeweiligen Ortsvorwahl** zu erreichen. Dem Rettungsdienstpersonal sollte die zuständige Giftnotrufzentrale inkl. der Notrufnummer bekannt sein. Nicht selten ist es notwendig, die Giftinformationszentrale **direkt von der Einsatzstelle** aus zu kontaktieren. Ein Kontakt über die zuständige Leitstelle ist nicht immer sinnvoll, können doch auf dem Weg über Dritte wertvolle Informationen verloren gehen, bzw. wichtige Fragen seitens der Vergiftungsexperten nicht gestellt werden.

Vor dem Anruf bei der Giftinformationszentrale sollte man die wichtigsten **Patientendaten** (Alter, Gewicht, Vitalparameter, Giftart- und -menge, Aufnahmeweg) parat haben. Um die Empfehlungen der Giftexperten nach dem Anruf auch umsetzen zu können, sollten ein Notizblock und ein funktionierender Stift vorhanden sein.

SCHLAGWORT
Allgemeine Intoxikation

Ursachen
- Endogene Vergiftung (Stoffwechselentgleisungen körpereigener Stoffe)
- Exogene Vergiftung (Aufnahme körperfremder Stoffe)

Schweregrad ist abhängig von
- Giftaufnahme
  - Magen-Darm
  - Atemwege
  - Haut
- Giftexposition
  - Akute Vergiftung
  - Chronische Vergiftung
- Giftwirkung
  - Direkte Schädigung (Primärschaden)
  - Indirekte Schädigung (Sekundärschaden)
- Möglichkeit der primären Giftbindung bzw. -entfernung
  - Gabe von Aktivkohle
  - Primäre Giftelimination (Magenspülung, induziertes Erbrechen etc.)

Symptome
- Die Symptome sind abhängig vom aufgenommenen Gift.

Maßnahmen
Basismaßnahmen und Beurteilung
- Beurteilung der Einsatzstelle (Eigensicherung, Patientenanzahl, Nachforderung weiterer Kräfte, Rettung aus dem Gefahrenbereich durch Fachkräfte z. B. Feuerwehr)
- SAMPLER-Anamnese
- 6 „W" bei Vergiftungen
- Toxische Syndrome (Toxidrome) beachten.
- Frühzeitiger Kontakt zur Giftinformationszentrale

Umfassendes Monitoring
- AF, SpO$_2$, Puls (peripher/zentral), RR, BZ, GCS, EKG, Temperatur

Erweiterte Maßnahmen
- i.v. Zugänge nach Venenstatus und ggf. Laborblutentnahme
- Eventuell Antidotgabe

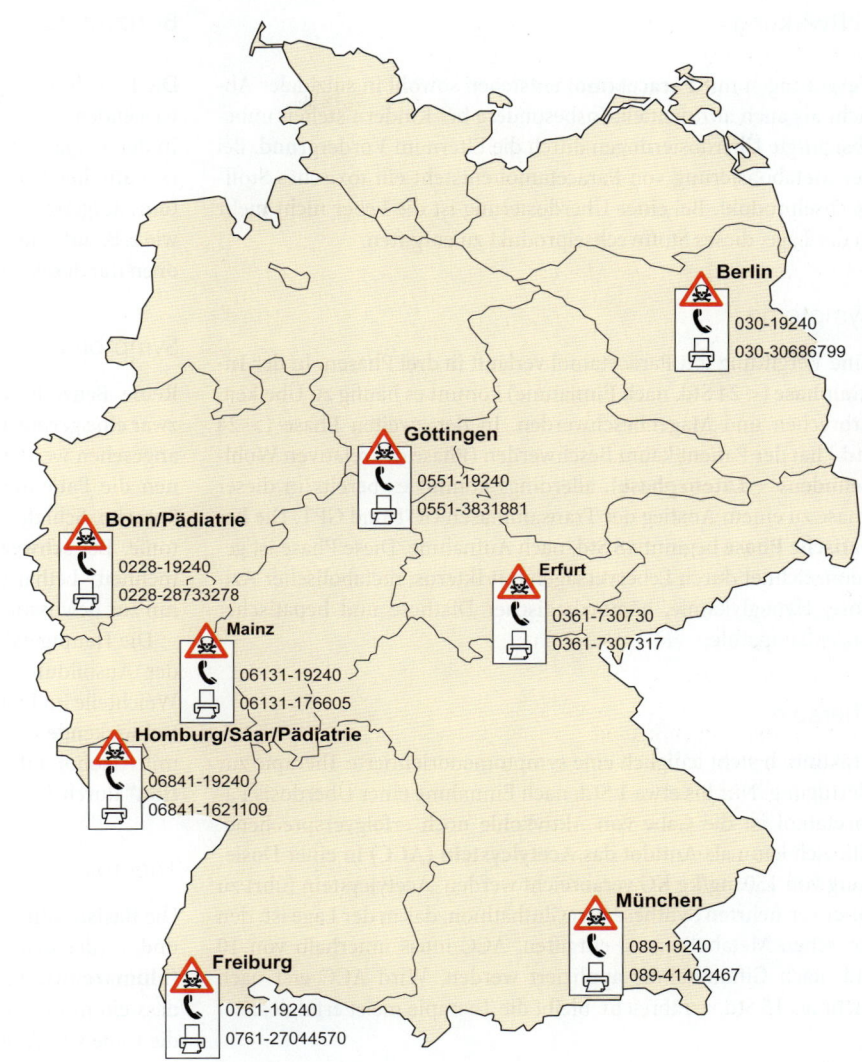

Abb. 40.2 Giftnotrufzentralen (GIZ) in Deutschland (Stand 04/2015) [L143]

40.3 Spezielle Toxikologie

Die überwiegende Zahl der toxikologischen Notfälle im **Erwachsenenalter** sind **Vergiftungsnotfälle mit Arzneimitteln,** die in suizidaler Absicht eingenommen wurden. Die suizidale Arzneimittelvergiftung ist häufig eine Mischvergiftung durch die Einnahme verschiedener Medikamente in Verbindung mit Alkohol. Akzidentielle Vergiftungen sind im Erwachsenenalter eher selten.

Dagegen stehen im **Kindesalter Arzneimittel und Haushaltschemikalien** als Ursachen einer Vergiftung im Vordergrund. Hier überwiegt klar die akzidentelle Aufnahme. **Jugendliche** und junge Erwachsene erleiden Vergiftungen dagegen häufig durch die unkontrollierte **Aufnahme von Alkohol oder Drogen.**

40.3.1 Arzneimittelvergiftungen

Die **Abfragestatistiken der Giftinformationszentralen** geben Aufschluss darüber, welche Arzneistoffe am häufigsten zu Vergiftungen führen. Anhand dieser Statistiken werden die wichtigsten Arzneistoffgruppen dargestellt. Bei Arzneimittelvergiftungen von Erwachsenen und Kindern führen Nichtopioid-Analgetika die Statistiken an.

Nichtopioid-Analgetika

Zu den nichtopioiden Analgetika zählt man Wirkstoffe wie **Paracetamol, Ibuprofen** oder die **Acetylsalicylsäure (ASS,** ➤ Kap. 20.3.1). Insbesondere Vergiftungen mit Paracetamol führen zu lebensbedrohlich bzw. tödlich verlaufenden Vergiftungen.

Giftwirkung

Vergiftungen mit **Paracetamol** entstehen sowohl in suizidaler Absicht als auch akzidentiell. Insbesondere bei Kindern stehen unbeabsichtigte Überdosierungen durch die Eltern im Vordergrund. Bei der Metabolisierung von Paracetamol entsteht ein toxisches Stoffwechselprodukt. Bei einer Überdosierung ist die Leber nicht mehr in der Lage, dieses Stoffwechselprodukt zu entgiften.

Symptome

Eine Vergiftung mit Paracetamol verläuft in drei Phasen: In der **Initialphase** (< 24 Std. nach Einnahme) kommt es häufig zu Übelkeit, Erbrechen und Magenbeschwerden. In der zweiten Phase (> 24 Std.) hat der Patient kaum Beschwerden (Phase des relativen Wohlbefindens – **Latenzphase**), allerdings kommt es bereits in dieser Phase zu einem Anstieg der Transaminasen GOT und GPT. Die **hepatische Phase** beginnt 48 Std. nach Aufnahme. Diese Phase ist gekennzeichnet durch Leberversagen mit Ikterus, metabolischer Azidose, Hypoglykämie, hämorrhagischer Diathese und hepatischer Enzephalopathie.

Therapie

Präklinisch steht lediglich eine symptomenorientierte Therapie zur Verfügung. Nur bis etwa 1 Std. nach Einnahme einer Überdosis Paracetamol ist die Gabe von Aktivkohle noch erfolgversprechend. Klinisch kann als Antidot das **Acetylcystein (ACC)** in einer Dosierung von 150 mg/kg KG verabreicht werden. Acetylcystein führt zu einer vermehrten Synthese von Gluthathion, das in der Lage ist, den toxischen Metaboliten zu entgiften. ACC muss innerhalb von 10 Std. nach Giftaufnahme appliziert werden. Wird ACC erst nach mehr als 15 Std. verabreicht, bleibt die Therapie meist erfolglos.

SCHLAGWORT
Paracetamolvergiftung

Ursachen
- Suizidale oder akzidentielle Überdosierung von Paracetamol

Symptome
- Ablauf der Vergiftung in drei zeitlichen Phasen:
  - Initialphase (< 24 Std.): gastrointestinale Beschwerden, Übelkeit, Erbrechen
  - Latenzphase (24–48 Std.): keine körperlichen Beschwerden, aber Anstieg der Transaminasen GOT und GPT
  - Hepatische Phase (> 48 Std.): Leberversagen mit Ikterus, metabolischer Azidose, Hypoglykämie, hämorrhagischer Diathese und hepatischer Enzephalopathie

Maßnahmen
- Beurteilung und Behandlung nach dem ABCDE-Schema
- SAMPLER-Anamnese
- Symptomenorientierte Therapie

Umfassendes Monitoring
- AF, SpO_2, Puls (peripher/zentral), RR, BZ, GCS, EKG, Temperatur

Antidottherapie
- Eine Antidottherapie ist nur klinisch möglich.
- Acetylcystein (Fluimucil Antidot 20 %®) – 150 mg/kg KG

Benzodiazepine

Die Einnahme von Benzodiazepinen alleine führt selten zu schwerwiegenden Vergiftungen. Sie werden als „**Safe Drugs**" bezeichnet. In der Vergangenheit wurde die 100-fache Überschreitung der therapeutischen Dosis beschrieben, ohne dass lebensbedrohliche Symptome aufgetreten sind. Kommt es allerdings zu Mischintoxikationen wie z. B. mit Alkohol, können sehr schnell lebensbedrohliche Situationen durch **sekundäre Komplikationen (Aspiration)** entstehen.

Symptome

Reine Benzodiazepinvergiftungen sind eher selten. Sie besitzen zwar eine geringere Toxizität, dürfen deshalb aber nicht als harmlos angesehen werden. Bei **leichten und mittleren Vergiftungen** können die Patienten folgende Symptome zeigen: eine verwaschene Sprache, Schläfrigkeit, Muskelrelaxierung sowie eine milde Hypotonie. Bei **schweren Vergiftungen** kommt es zu Ataxie, Benommenheit, Lethargie, Atemdepression, Bewusstseinsstörungen bis hin zur Bewusstlosigkeit.

Die Hauptgefahr der Benzodiazepinvergiftung besteht jedoch in der Ausbildung einer **Hypoxie** infolge eines Tonusverlusts der Weichteile im Pharynx (weicher Gaumen, Epiglottis) durch die zentral wirkende Bewusstseinstrübung, die besonders in Kombination mit Alkohol auftritt. Ebenfalls möglich ist eine „**stumme Aspiration**" durch Ausfall der Schutzreflexe (Husten- und Schluckreflex).

Therapie

Die **Basismaßnahmen** umfassen die Sicherung der Vitalfunktionen und werden **erweitert** durch die Antidotbehandlung mit **Anexate® (Flumazenil)**. Im Rahmen der Antidotbehandlung ist zu beachten, dass ein mit Benzodiazepinen vorbehandeltes Krampfleiden durch die Gabe von Anexate® zur Auslösung eines Krampfanfalls führen kann, der nicht durch übliche Gabe von Benzodiazepinen durchbrochen werden kann (Status epilepticus, > Kap. 33.6). In diesem Falle ist die Gabe von Barbituraten (Trapanal®) zur Krampfdurchbrechung angezeigt.

Eine Antidotbehandlung mit Anexate® ersetzt jedoch nicht die Maßnahmen der Giftelimination (forcierte Diurese) in der Klinik. Da die Halbwertszeit von Anexate® kürzer ist als die der meisten Benzodiazepine, besteht die Gefahr des **Rebound-Effekts,** d.h., durch den Wirkungsverlust des Antidots Anexate® tritt die toxische Wirkung des Benzodiazepins wieder in den Vordergrund. Bei einer vorbestehenden **Benzodiazepinabhängigkeit** ist das Auslösen eines Entzugsyndroms durch die Gabe von Flumazenil möglich und die präklinische Gabe von Anexate® daher kritisch zu betrachten.

H_1-Antihistaminika der ersten Generation (AH_1G)

Zu den H_1-Anithistaminika der ersten Generation (AH_1G) gehören die Wirkstoffe **Doxylamin, Diphenhydramin** und **Dimenhydrinat.** Medikamente mit diesen Inhaltsstoffen sind größtenteils rezeptfrei in den Apotheken erhältlich. Sie finden ihren Einsatz als

Schlafmittel, Sedativa, Antiemetika und sind mit anderen Stoffen kombiniert auch in Husten- und Erkältungsmitteln zu finden. Als **Schlafmittel** tragen sie vermeintlich harmlose Namen wie Halbmond® oder Schlafsterne®. Insbesondere bei **Kindern** haben die Anwendungen dieser Wirkstoffe in der Vergangenheit zu schwerwiegenden Vergiftungen, teilweise mit Todesfolge geführt.

Symptome

Bei Vergiftungen mit den AH_1G kommt es bedingt durch die **Blockade zerebraler H_1-Rezeptoren** zu zentralnervösen Symptomen wie einer ausgeprägten und lang anhaltenden Sedierung. Selbst im Rahmen der üblichen Dosierung hält die Sedierung über 24 Std. an und zeigt sich in Benommenheit und Konzentrationsstörungen. Nach der Gabe von toxischen Konzentrationen kommt es zu Halluzinationen und zerebralen Krampfanfällen. Die AH_1G wirken zudem anticholinerg und es treten hierdurch bedingt Mundtrockenheit, bronchiale Obstruktion durch dickflüssiges Bronchialsekret, Blasenentleerungsstörungen, Obstipation und tachykarde Herzrhythmusstörungen auf. Insgesamt zeigen die AH_1G in ihren Wirkungen eine enge Verwandtschaft zu den trizyklischen Antidepressiva (s. u.).

Therapie

Präklinisch steht eine **symptomenorientierte Therapie** im Vordergrund. Bei schweren Herzrhythmusstörungen kann die Gabe von Natriumhydrogenkarbonat indiziert sein. Bei ausgeprägten anticholinergen Symptomen kann Physostigmin (Anticholium®) (➤ Kap. 20.3.15) als Antidot in Erwägung gezogen werden. Da die H_1-Antihistaminika die Magenentleerung verzögern, können eine Magenspülung sowie die Gabe von Aktivkohle auch noch Stunden nach der Aufnahme dieser Substanzen sinnvoll sein.

Trizyklische Antidepressiva (TCA)

Trizyklische Antidepressiva (z. B. **Imipramin** oder **Amitryptilin**) werden zur Behandlung von Depressionen und Angststörungen eingesetzt. Trizyklische Antidepressiva **hemmen die Wiederaufnahme der Neurotransmitter Serotonin, Noradrenalin und Dopamin** aus dem synaptischen Spalt und führen so zu einer Erhöhung dieser Wirkstoffe. Sie wirken dadurch stimmungsaufhellend (aktivierend) und anxiolytisch (angstlösend). Viele Arzneimittelvergiftungen sind auf die Einnahme von trizyklischen Antidepressiva zurückzuführen.

Symptome

Die Patienten sind somnolent und weisen eine ausgeprägte **Exzitation** (Enthemmung) auf, die durch Sprachstörungen, Erregung, Halluzinationen, Überwärmung des Körpers, Zittern, Mundtrockenheit und Blutdruckabfall gekennzeichnet ist **(anticholinerges Syndrom)**. Dosisabhängig führen schwere Vergiftungen zur Bewusstlosigkeit und generalisierten Krampfanfällen. Vor allem die **kardiotoxischen Effekte** machen Vergiftungen mit trizyklischen Antidepressiva in hohen Dosierungen gefährlich. Trizyklische Antidepressiva blockieren Natriumkanäle. So können Tachykardien oder Tachyarrhythmien durch Störungen der Erregungsbildung und Reizleitungen (z. B. QRS-Verbreiterungen, QT-Verlängerungen) auftreten.

Therapie

Neben der Beurteilung und Behandlung der Patienten gemäß dem **ABCDE-Schema** und einer Anamneseerhebung gemäß dem **SAMPLER-Schema,** besteht die Therapie in der Gabe von Natriumhydrogenkarbonat 8,4 %. Erwachsene erhalten 50 mmol, Kinder 1 mmol/kg KG. Zusätzlich kann Physostigmin (Anticholium®) (➤ Kap. 20.3.15) eingesetzt werden.

> **SCHLAGWORT**
> **Vergiftung mit trizyklischen Antidepressiva**
>
> **Ursachen**
> - Suizidale oder akzidentielle Einnahme trizyklischer Antidepressiva (Aponal®, Doxepin®, Saroten®, Stangyl®, Tofranil®)
>
> **Symptome**
> - Anticholinerges Syndrom
>
> **Maßnahmen**
> - Beurteilung und Behandlung nach dem ABCDE-Schema
> - SAMPLER-Anamnese
> - Symptomenorientierte Therapie
>
> **Umfassendes Monitoring**
> - AF, SpO_2, Puls (peripher/zentral), RR, BZ, GCS, EKG, Temperatur
>
> **Antidottherapie**
> - Natriumhydrogenkarbonat 8,4 % i. v.
>   – Erwachsene: 50 mmol
>   – Kinder: 1 mmol/kg KG
>   – Physostigmin (Anticholium®) i. v. (➤ Kap. 20.3.15)

Betarezeptorenblocker

Betarezeptorenblocker (➤ Kap. 20.3.7) werden als **Antiarrhythmika, Antihypertonika** und als **Antianginosa** eingesetzt. Vergiftungen mit Betarezeptorenblockern kommen akzidentell oder in suizidaler Absicht vor. Betarezeptorenblocker enden im internationalen Freinamen (INN), dem Generic-Namen mit der **Endung „olol" oder „lol".** Beispiele: Beloc® = **Metoprolol** oder Sotalex® = **Soltalol.**

Symptome

Betarezeptorenblocker hemmen die Wirkung endogener und exogener adrenerger Substanzen an den Betarezeptoren. Nach oraler Aufnahme toxischer Dosen, treten erste Symptome nach 15–30 Min. auf. Als Leitsymptome gelten **Bradykardie** und **Hypotonie.** Die bradykarden Herzrhythmusstörungen können in sehr schweren Fällen schnell in eine Asystolie übergehen. An weiteren Symptomen können Bewusstseinsstörungen bis hin zu Bewusstlosigkeit, Krampfanfälle, Hypoglykämie und Hyperkaliämie auftreten. Die Patienten weisen möglicherweise zusätzlich einen Bronchospasmus sowie eine periphere Zyanose auf.

Tab. 40.1 Einteilung von Atemgiften	
Gruppe	**Beispiele**
Erstickende, Sauerstoff verdrängende Gase	Butan, Edelgase, Kohlendioxid, Methan, Propan, Wasserstoff
Reiz- und Ätzgase	Halogene, Halogenwasserstoff, Nitrosegase, Phosgen, Schwefeldioxid
Giftige Gase mit Wirkung auf Blut oder Stoffwechsel	Blausäure, Kohlenmonoxid, Schwefelwasserstoff

Therapie

Präklinisch steht eine **symptomenorientierte Therapie** im Vordergrund. Medikamentös kann die Gabe von Atropin oder Katecholaminen (Adrenalin, Noradrenalin) notwendig werden. Möglicherweise muss der Einsatz eines transkutanen Schrittmachers in Erwägung gezogen werden.

40.3.2 Atemgifte

Als Atemgifte werden Stoffe bezeichnet, die über die Atemwege aufgenommen werden und den menschlichen Organismus in der Folge schädigen können. Atemgifte werden ihrer **Wirkung auf den Organismus** in drei Gruppen eingeteilt (> Tab. 40.1).

Blausäure (Zyanide)

Blausäure (HCN) kommt in natürlicher Umgebung in verschiedenen Nahrungsmitteln, z. B. der Bittermandel, in Kernen von Steinobst oder Maniok vor. Für die Bittermandel wird die tödliche Dosis eines Erwachsenen mit 60 Bittermandeln, bei kleinen Kindern mit 5–10 Bittermandeln beschrieben.

Die Blausäure ist eine farblose, sehr leicht flüchtige Flüssigkeit mit einem Siedepunkt von 26 C°. Sie wird beispielsweise zur Schädlingsbekämpfung eingesetzt. Blausäure entsteht aber auch bei Bränden stickstoffhaltiger Materialien, wie z. B. Nylon, Seide, Wolle oder Polyurethan. Die Blausäure kann sowohl als Gas **über die Atemwege** als auch **peroral** aufgenommen werden. Hierbei handelt es sich überwiegend um die Salze der Blausäure (Natrium-, Kalium- und Kalziumzyanid). Das Kaliumzyanid ist besser bekannt als **Zyankali.**

Das Zyanidion (CN^-) blockiert das Enzym Cytochromoxidase der Atmungskette. Dieses Enzym ist für die intrazelluläre Umsetzung des Sauerstoffs im Gewebe unerlässlich. Durch die Verbindung des dreiwertigen Eisens (Fe^{3+}) der Cytochromoxidase mit dem Zyanid kann Sauerstoff (O_2) im Gewebe nicht mehr umgesetzt werden, obwohl der Sauerstofftransport im Blut nicht beeinträchtigt ist. Diese Blockierung wird „innere Erstickung" genannt.

Neben der Cytochromoxidase werden zahlreiche weitere Enzyme gehemmt. Unter anderem wird die Entstehung der **Gammaaminobuttersäure (GABA),** ein inhibitorischer Neurotransmitter, gehemmt. Hierdurch wird die **Krampfbereitschaft** der Patienten gefördert.

Symptome

Bei **leichten Vergiftungen** treten Reizungen der Konjunktiven, Kratzen im Hals, Kopfschmerzen, Schwindel, Übelkeit, Erbrechen, Ohrensausen, Atemnot, Engegefühl in der Brust und Angstzustände auf. Einer **stärkeren Vergiftung** entsprechen die Leitsymptome Tachypnoe bis hin zur Schnappatmung, Tachykardie mit Übergang zur Bradykardie und Asystolie, eine Rotfärbung der Haut (venöse Arterialisierung), Erbrechen, zentrale und periphere Atemlähmung und der Patientengeruch nach **Bittermandeln.** Vor dem Kreislaufstillstand treten schwerste zerebrale Krampfanfälle auf.

Therapie

Vor der Durchführung von **Basismaßnahmen** ist auf den Eigenschutz zu achten. Die Rettung der Patienten aus dem Gefahrenbereich (Brände, Galvanisierbetriebe) muss durch **Fachpersonal** (Feuerwehr mit umluftunabhängigem Atemschutz) erfolgen. Danach ist ein Vorgehen nach dem **ABCDE-Schema** zur Beurteilung und Behandlung der Patienten notwendig. Anschließend stehen für die **erweiterten Maßnahmen** Antidota zur Verfügung. Als Antidota werden 4-Dimethylaminophenol (**4-DMAP®**) in Kombination mit **Natriumthiosulfat** oder Hydroxocobalamin (**Cyanokit®**) eingesetzt.

Die **Hemmung der Sauerstoffumsetzung** in der Zelle ist **reversibel.** Angriffspunkt des Gifts (Zyanid) und des Gegengifts (4-DMAP) ist das dreiwertige Eisen (Fe^{3+}) in der Cytochromoxidase. Zyanid verbindet sich zwar sehr leicht mit dem dreiwertigen Eisen der Cytochromoxidase, aber noch leichter (aufgrund der höheren Affinität) mit dem dreiwertigen Eisen des **Methämoglobins.** Da im Körper aber im Normalfall kein Methämoglobin vorhanden ist, muss dieses erst durch Gabe des Antidots 4-DMAP gebildet werden, das in der Lage ist, Hämoglobin in Hämiglobin (Methämoglobin) umzuwandeln.

Nach der Applikation von 4-DMAP werden ca. 30 % des Hämoglobins in Methämoglobin umgewandelt. Das Zyanid verlässt anschließend die Cytochromoxidase und bildet **Zyan-Methämoglobin,** das zwar keinen Sauerstoff transportieren kann, aber die Blausäure von der Körperzelle abhält und durch langsame Ausscheidung über die Nieren den Körper verlässt.

Um diesen Vorgang einerseits zu beschleunigen und andererseits das ebenfalls nicht ungefährliche Zyan-Methämoglobin zu beseitigen, wird als zweites Antidot **Natriumthiosulfat** verabreicht. Durch das körpereigene Enzym Rhodanase wird das Zyanid in Anwesenheit von Natriumthiosulfat zu ungiftigem Rhodanid umgewandelt, das sehr viel schneller mit dem Urin ausgeschieden werden kann. Das entstandene Methämoglobin kann durch bestimmte Reparationsmechanismen im Körper wieder in funktionsfähiges Hämoglobin umgewandelt werden.

Gerade bei **Rauchgasvergiftungen** ist die Gabe von 4-Dimethylaminophenol nicht unkritisch. Bei einer therapeutischen Dosierung werden wie oben erwähnt ca. 30 % des Hämoglobins in Methämoglobin umgewandelt. Dieses steht für den Sauerstofftransport nicht mehr zur Verfügung. In Kombination mit einer **Kohlenmonoxidvergiftung** und einem entsprechend hohen Carboxyhämoglobingehalt, steht generell nicht mehr genügend Hämoglobin für den Sauerstofftransport zur Verfügung.

In diesen Situationen bietet sich der Einsatz des **Hydroxocobalamin** an. Hydroxocobalamin ist ein Derivat des Vitamins B_{12} (Cobalamin). Hydroxocobalamin wirkt bei Blausäurevergiftungen als **Zyanidfänger,** indem die Hydroxogruppe des Moleküls durch das Zyanid ersetzt wird. Das dabei entstandene Zyano-Cobalamin wird rasch über den Urin ausgeschieden. Durch die Gabe von Hydroxocobalamin entsteht kein Methämoglobin, weshalb bei Mischintoxikationen durch Rauchgase die Therapie mit Hydroxocobalamin der bisherigen Standardtherapie mit 4-DMAP/Natriumthiosulfat überlegen ist.

Wird **4-Dimethylaminophenol** als Antidot eingesetzt, so sollte es bei Erwachsenen in einer Dosierung von 3–4 mg/kg KG (250 mg als initialer Bolus) langsam intravenös appliziert werden. Kinder erhalten 3,25 mg/kg KG langsam intravenös. Nach der Gabe von 4-Dimethylaminophenol wird **Natriumthiosulfat 10 %** in einer Dosierung von 1–2 ml/kg KG langsam intravenös verabreicht. (Beispiel: Erwachsener mit 80 kg KG = 160 ml = 16 g Natriumthiosulfat 10 %).

Hydroxocobalamin (**Cyanokit®**) wird als Kurzinfusion über 15 Min. intravenös appliziert. Erwachsene erhalten initial 5 g, Kinder 70 mg/kg KG als Kurzinfusion in mindestens 200 ml NaCl 0,9 %. Bei Kindern sollte die Maximaldosis von 5 g nicht überschritten werden.

SCHLAGWORT
Vergiftung mit Blausäure,

Ursachen
- Akzidentielle Aufnahme von Blausäure (Zyanid) über Rauchgase, Unkrautvernichtungsmittel oder Bittermandeln
- Suizid mit zyanidhaltigen Chemikalien

Symptome
- Zerebrale Krampfanfälle
- Atemstillstand
- Kreislaufstillstand

Maßnahmen
- Beurteilung und Behandlung nach dem ABCDE-Schema
- SAMPLER-Anamnese
- Symptomenorientierte Therapie

Umfassendes Monitoring
- AF, SpO_2, Puls (peripher/zentral), RR, BZ, GCS, EKG, Temperatur

Antidottherapie
- Antidotgabe von 4-Dimethylaminophenol (4-DMAP):
  – Erwachsene: 3–4 mg/kg KG langsam i. v. (initialer Bolus = 250 mg)
  – Kinder: 3,25 mg/kg KG langsam i. v.
- Anschließend Gabe von 1–2 ml/kg KG Natriumthiosulfat 10 % langsam i. v.
- Antidotgabe von Hydroxocobalamin (Cyanokit®)
  – Erwachsene: initial 5 mg i. v. über Kurzinfusion in 200 ml NaCl 0,9 %
  – Kinder: initial 70 mg/kg KG als Kurzinfusion in 200 ml NaCl 0,9 % (Maximaldosis von 5 g darf nicht überschritten werden!)

Kohlenmonoxid (CO)

Kohlenmonoxid (CO) ist ein **farb- und geruchloses Gas** mit einer ca. 200-fach höheren Affinität zum Hämoglobinmolekül als der Sauerstoff. Ist das Hämoglobin mit Kohlenmonoxid beladen, kann es keinen Sauerstoff mehr aufnehmen und somit kann der Transport des Sauerstoffs zu den Zellen nicht mehr stattfinden. Bereits ein CO-Gehalt der Raumluft von 0,1 Vol% führt zur Blockierung von 50 % des Hämoglobins mit Kohlenmonoxid. Steigt der CO-Gehalt auf 0,5 Vol% an, sind bereits 90 % des Hämoglobins für das Sauerstoffmolekül nicht mehr zugänglich. Daher sind schon 0,05 % Kohlenmonoxid in der Umgebungsluft für den Menschen als potenziell toxisch einzustufen.

Kohlenmonoxid entsteht bei unvollständiger Verbrennung von Kohlenstoff oder Kohlenwasserstoffen. Das Gas ist **brennbar** und **explosibel,** der Zündbereich liegt in Luft bei 12,5–74 %. Kohlenmonoxid entsteht physiologisch im menschlichen Körper beim Abbau von Hämoglobin in geringen Mengen (ca. 0,5–1,5 % beim Nichtraucher).

ACHTUNG
In letzter Zeit kommt es vermehrt zu **Suiziden mithilfe von Holzkohlengrills** in geschlossenen Räumen, bei denen sich die Luft mit Kohlenmonoxid hoch anreichert.
Wegen der hohen Toxizität von Kohlenmonoxid sind **Rettungskräfte** unmittelbar nach dem Eintreffen im kurz vorher noch abgeschlossenen Raum **hoch gefährdet.** CO-Warner könnten hier Abhilfe schaffen.

Symptome

Die Symptome (> Tab. 40.2) der Kohlenmonoxid-Vergiftungen sind abhängig von der Konzentration des mit Kohlenmonoxid beladenen Hämoglobinanteils im Blutkreislauf (HbCO). Sie sind eher unspezifisch und reichen von Kopfschmerzen über Atemnot bis hin zur Bewusstlosigkeit. Eine **Rosafärbung der Haut** (durch das HbCO) ist meist erst bei an dieser Vergiftung verstorbenen Patienten zu erkennen (> Abb. 40.3).

Therapie

Die Therapie der Kohlenmonoxid-Vergiftung besteht in einer möglichst frühzeitigen, **hoch dosierten Gabe von Sauerstoff.** Die Elimi-

Tab. 40.2 Symptome der Kohlenmonoxid-Vergiftung

Kohlenmonoxidkonzentration im Blut	Symptome
1–3 % HbCO	Normalwert bei Gesunden
5–10 % HbCO	leichte Einschränkung der Sehleistung
10–20 % HbCO	Herzklopfen, Dyspnoe bei Belastung, leichter Kopfschmerz
20–30 % HbCO	Zunahme der Beschwerden
30–40 % HbCO	Bewusstseinsverlust, Kreislaufkollaps
40–60 % HbCO	tiefe Bewusstlosigkeit
60–70 % HbCO	letal nach 10 Min. – 1 Std.
> 70 % HbCO	letal innerhalb weniger Minuten

nationshalbwertzeit des Kohlenmonoxids beträgt bei Raumluft etwa 250 Min. und bei Atmung von 100 % Sauerstoff unter normalem Umgebungsdruck (1 bar) noch ungefähr 45 Min. Bei **hyperbarer Sauerstoffatmung** (100 % Sauerstoff bei 2,5 bar) reduziert sich die Halbwertszeit auf 22 Min. Da die Ausscheidung des Kohlenmonoxids nur über die Lunge möglich ist, ist die Behandlung in einer Druckkammer die erfolgversprechendste Therapie, um den HbCO-Gehalt beschleunigt abzubauen.

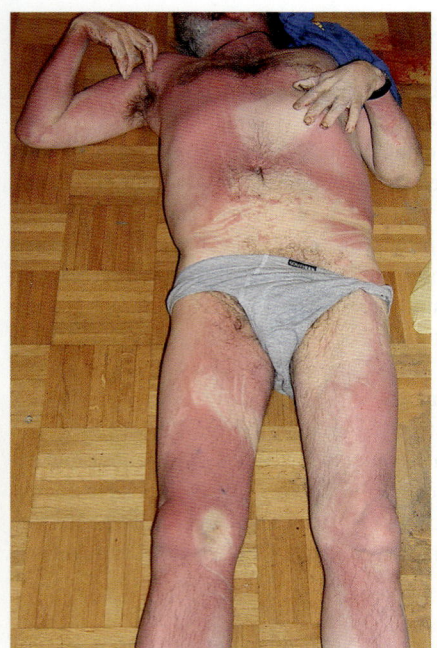

Abb. 40.3 Rosafärbung der Haut durch Kohlenmonoxid-Vergiftung [M235]

Kohlendioxid (CO_2)

Kohlendioxid (CO_2) findet sich zusätzlich immer dort, wo **organische Abbauprozesse**, z. B. Gärung oder Verwesung, stattfinden. Dies geschieht meist in geschlossenen Räumen wie Weinkellern oder Silos.

Das an und für sich ungiftige Kohlendioxid wird durch sein hohes spezifisches Gewicht von 1,5 (Luft = 1) besonders am Boden angereichert, sodass durch Verdrängung des Sauerstoffs **Erstickung** eintreten kann. Bei hohen Kohlendioxidkonzentrationen bilden sich sauerstofflose Kohlendioxidseen bis in Kopfhöhe aus. Auswirkungen des unterschiedlichen Sauerstoffgehalts in der Umgebungsluft sind in der nachfolgenden Tabelle dargestellt (➤ Tab. 40.3).

Tab. 40.3 Sauerstoffgehalt der Atemluft

Sauerstoffgehalt der Atemluft	Auswirkungen
21 Vol%	normaler Sauerstoffgehalt der Luft
12–15 Vol%	Kopfschmerzen, Schwindel, Herzklopfen, deutlich verminderte Belastbarkeit
10–12 Vol%	Zunahme der Beschwerden, Übelkeit, körperliche Arbeit ist unmöglich
6–8 Vol%	Bewusstseinsverlust, Kreislaufkollaps
< 6 Vol%	tödlich in wenigen Minuten

Tab. 40.4 Kohlendioxidkonzentration in der Atemluft

Kohlendioxidkonzentration	Bedeutung/Reaktionen des Körpers
0,3 Vol%	Normalwert in der Einatemluft
0,5 Vol%	Arbeitsplatzgrenzwert (früher MAK-Wert)
4 Vol%	Normalwert in der Ausatemluft
4–6 Vol%	Kopfschmerzen, Schwindel, Hypertonie, Erregung
10 Vol%	Krämpfe, Bewusstlosigkeit, Atemstillstand
30 Vol%	Bewusstlosigkeit innerhalb von 30 Sek.

Symptome

Die Symptome der Kohlendioxidvergiftung sind sehr **unspezifisch** (z. B. Kopfschmerzen bis hin zu Krämpfen und Atemstillstand; ➤ Tab. 40.4). Bei hohen Konzentrationen allerdings können die Vergifteten plötzlich bewusstlos zusammenbrechen. Aufgrund der **hohen Eigengefährdung des Rettungsfachpersonals** dürfen zur Rettung der Patienten aus diesen Räumen nur Fachkräfte mit umluftunabhängigen Atemschutzgeräten eingesetzt werden.

Therapie

Die Therapie der Wahl ist bei der Kohlendioxidvergiftung die **Inhalation** bzw. die **Beatmung** mit **hoch dosiertem Sauerstoff**.

SCHLAGWORT
Vergiftung mit Kohlenmonoxid und Kohlendioxid

Ursachen
- Suizidale Aufnahme von **Kohlenmonoxid** durch Pkw-Abgase (nur bei Fahrzeugen ohne Katalysator bzw. Fahrzeugen mit defektem Katalysator, Suizidversuch mit Holzkohlegrills in geschlossenen Räumen)
- Akzidentielle Aufnahme von **Kohlenmonoxid** über Rauchgase, defekten Kamin, defekte Gasheizung
- Akzidentielle Aufnahme von **Kohlendioxid** über Gärgase (Silo, Weinkeller)

Symptome
- Abhängig von der jeweiligen Konzentration (➤ Tab. 40.2 und ➤ Tab. 40.4)

Maßnahmen
- Rettung aus dem Gefahrenbereich durch Fachpersonal (Feuerwehr mit umluftunabhängigem Atemschutz)
- Beurteilung und Behandlung nach dem ABCDE-Schema
- SAMPLER-Anamnese
- Symptomenorientierte Therapie
- Hoch dosierte O_2-Gabe
- Eventuell hyperbare Oxygenation (Kohlenmonoxid-Vergiftung)

Umfassendes Monitoring
- AF, SpO_2, Puls (peripher/zentral), RR, BZ, GCS, EKG, Temperatur

Schwefelwasserstoff (H₂S)

Schwefelwasserstoff (H_2S) ist ein **farbloses Gas.** Es entsteht durch Fäulnis und Verwesung in Abwasserkanälen, Abwassertanks und Jauchegruben. Neuerdings stellen die immer zahlreicher werdenden **Biogasanlagen** eine weitere Quelle für das Vorkommen von Schwefelwasserstoff dar, der neben anderen Gasen dort die größte Gefährdung darstellt.

> **ACHTUNG**
> **Biogasanlagen – ökologisch, aber auch gefährlich!**
> Ende des Jahres 2014 existierten in Deutschland bereits knapp 8 000 Biogasanlagen. Mit der Zahl der Biogasanlagen wächst auch die Möglichkeit, zu Notfalleinsätzen in Biogasanlagen alarmiert zu werden. Ohne entsprechende **Schutzausrüstung** stellt der Einsatz in Biogasanlagen eine hohe Gefährdung für das Rettungsfachpersonal dar.
> Biogas besteht zu ca. 40–70 Vol% aus **Methan,** weitere Bestandteile sind **Kohlendioxid** (25–55 Vol%), **Wasserstoff** (0–1 Vol%) und **Schwefelwasserstoff** (10–30 000 mg/mm³ = 7–21 180 ppm). Daneben können noch Ammoniak, Sauerstoff, Stickstoff und Wasserdampf in Biogas enthalten sein. Neben der Gefahr einer Vergiftung, besteht bei Einsätzen in und um Biogasanlagen auch eine erhebliche **Explosionsgefahr.**

Eine Freisetzung von Schwefelwasserstoff kommt auch in Schwefelminen, bei der Verarbeitung schwefelhaltiger Erze sowie in der Viskose- und Zellstoffindustrie vor.

Das schwefelhaltige Gas riecht nach faulen Eiern, allerdings geht der Geruchssinn bei höheren Konzentrationen (> 150 ppm) verloren. Schwefelwasserstoff **blockiert** die **Cytochromoxidase** der Atmungskette, die Affinität zum dreiwertigen Eisen der Cytochromoxidase ist jedoch deutlich größer als die des Zyanidions (s. o.).

Symptome

Die Symptome der Schwefelwasserstoff-Vergiftung sind abhängig von der vorherrschenden Konzentration in der Umgebungsluft (➤ Tab. 40.5). Die Reizungen der Konjunktiven und der Atemwege entstehen, da es sich bei Schwefelwasserstoff um eine schwache Säure (in wässriger Lösung nur teilweise ionisiert) handelt. Aufgrund eines **extrem schnellen Eindringens** über alle **biologischen Membranen** ist sowohl eine pulmonale als auch transkutane Aufnahme des Schwefelwasserstoffs in den Körper möglich. Für die Schwere einer Vergiftung mit Schwefelwasserstoff ist die Konzentration in der Umgebungsluft ausschlaggebend.

Therapie

Bei Einsätzen dieser Art besteht **höchste Lebensgefahr** für das eingesetzte Personal. Eine Rettung der Betroffenen ist nur durch die Feuerwehr in **besonderer Schutzbekleidung** (Chemieschutzanzüge und umluftunabhängiger Atemschutz) möglich. Die eigentliche Versorgung der Patienten kann erst stattfinden, nachdem sie von der Feuerwehr in einen gut belüfteten Raum gebracht und dort dekontaminiert wurden. Die Therapie erfolgt **symptomenorientiert.** Eine Gabe von 4-Dimethylaminophenol in Verbindung mit Natriumthiosulfat kann in sehr schweren Fällen erwogen werden.

> **SCHLAGWORT**
> **Vergiftung mit Schwefelwasserstoff**
> **Ursachen**
> - Akzidentielle Aufnahme
> - Selten: Aufnahme in suizidaler Absicht
>
> **Symptome**
> - In Abhängigkeit von der Konzentration in der Umgebungsluft u. U. **sofort tödlich**
> - Schleimhautreizungen
> - Verlust der Geruchswahrnehmung
> - Akutes Lungenödem
> - Vigilanzstörungen bis hin zum Bewusstseinsverlust
> - Tachypnoe bis hin zur Apnoe
>
> **Maßnahmen**
> - Rettung aus dem Gefahrenbereich durch Fachpersonal (Feuerwehr mit Chemieschutzanzug und umluftunabhängigem Atemschutz)
> - Beurteilung und Behandlung nach dem ABCDE-Schema
> - SAMPLER-Anamnese
> - Symptomenorientierte Therapie
> - Hoch dosierte O_2-Gabe
>
> **Umfassendes Monitoring**
> - AF, SpO_2, Puls (peripher/zentral), RR, BZ, GCS, EKG, Temperatur
>
> **Medikamente und Dosierungsempfehlungen**
> - Eventuell Gabe von 4-Dimethylaminophenol in Verbindung mit Natriumthiosulfat

Tab. 40.5 Symptome der Schwefelwasserstoff-Vergiftung

Konzentration von H_2S (ppm)	Symptome
0,02–0,13	olfaktorische Wahrnehmung „faule Eier"
> 50	Schleimhautreizung (Auge, Atemwege)
> 100	Kehlkopfreizung
> 150	Verlust der Geruchswahrnehmung
250–500	Erregung, Kopfschmerz, Zyanose, Lungenödem (akut)
500–1000	Ataxie, Übelkeit, Schwindel, beginnende Vigilanzstörungen, Tachypnoe
> 1000	Bewusstseinsverlust, Apnoe, Paralyse des ZNS (Tod innerhalb von Minuten)
5 000	sofortiger Tod bei Inhalation

ppm = parts per million (z. B. 1 000 ppm H_2S entsprechen 1 416 mg/m³ Luft)

40.3.3 Vergiftungen mit Cholinesterase-Hemmstoffen

Organophosphate

Organophosphate sind organische Phosphorsäureester oder Alkylphosphate und werden als **Pflanzenschutzmittel (Insektizide)** eingesetzt. Sie können über die Haut (Kontaktgifte), die Atemwege und den Magen-Darm-Trakt aufgenommen werden und wirken als schwer reversible Cholinesterase-Hemmer. Dadurch erfolgt eine endogene Acetylcholinvergiftung.

Das bekannteste Präparat ist **E 605,** es enthält den Wirkstoff **Parathion.** Dieser wurde im Jahr 2002 durch die Europäische Kommission verboten. Ähnliche Wirkungen wie Parathion weisen die **chemischen Kampfstoffe Sarin, Soman, Tabun** und **VX** auf. Sarin hat im Jahr 1995 seine verheerende Wirkung gezeigt, als damit ein Anschlag auf die Tokioter U-Bahn verübt wurde. Damals starben 12 Menschen und 5500 Menschen wurden durch diesen Nervenkampfstoff verletzt. Insbesondere **Soman** stellt eine große Gefahr dar, da es bereits nach 2 Min. zu einer **irreversiblen** Verbindung zwischen Soman und der Acetylcholinesterase kommt. Organophosphate werden sowohl oral, inhalativ und über die Haut sehr gut aufgenommen. Nach Aufnahme kommt es zu einer schnellen Verteilung in den Geweben und Organen (➤ Kap. 44.3).

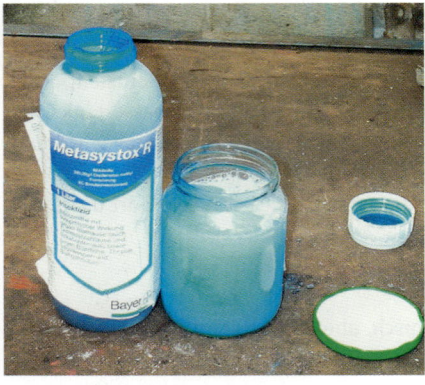

Abb. 40.4 Metasystox [M235]

Symptome

Organophosphate hemmen die Cholinesterase. Durch ihre Aufnahme kommt es zum Auftreten eines **cholinergen Syndroms** (➤ Kap. 40.2.2).

Therapie

Bei Vergiftungen mit Organophosphaten steht der **Eigenschutz des Rettungsfachpersonals** im Vordergrund. Ein direkter Kontakt mit den Körpersekreten (z. B. Speichel) ist zwingend zu vermeiden. Die Patienten sollten in gut belüfteten Räumen behandelt werden, da das Gift auch über die Atemwege aufgenommen werden kann. Die **Dekontamination** der Patienten erfolgt durch Entkleiden und Abwaschen kontaminierter Haut. Danach ist ein Vorgehen nach dem **ABCDE-Schema** zur Beurteilung und Behandlung der Patienten notwendig.

Als Antidot steht präklinisch **Atropin** zur Verfügung. Atropin wirkt als kompetetiver Antagonist und verdrängt Acetylcholin vom muskarinen Rezeptor. Die Blockade am nikotinergen Rezeptor kann von Atropin jedoch nicht aufgehoben werden. Damit bleibt v. a. die **zentrale Atemlähmung** unbeeinflusst. An dieser Stelle setzt die Gabe von Toxogonin® ein. Toxogonin® (Obidoxim) reaktiviert die Cholinesterase, sodass sie wieder ihre physiologische Aufgabe übernehmen kann. **Toxogonin®** darf **nie vor oder anstatt Atropin** verabreicht werden, sondern immer nur zusätzlich.

Die Dosierungsmenge von Atropin orientiert sich an der Rückbildung der Symptome (z. B. deutlich sichtbar an der Verminderung des Speichelflusses).

> **SCHLAGWORT**
> **Vergiftung mit Organophosphaten**
> **Ursachen**
> • Suizidale oder akzidentielle Einnahme von Pflanzenschutzmittel oder im Rahmen terroristischer Anschläge als chemische Kampfstoffe
> **Symptome**
> • Cholinerges Syndrom
> **Maßnahmen**
> • Rettung unter Beachtung des Eigenschutz
> • Beurteilung und Behandlung nach dem ABCDE-Schema
> • SAMPLER-Anamnese
> • Antidotgabe

> **Umfassendes Monitoring**
> • AF, SpO₂, Puls (peripher/zentral), RR, BZ, GCS, EKG, Temperatur
> **Antidottherapie**
> • Atropin:
>   – Erwachsene: initial 2–5 mg i. v. alle 10–15 Min. bis zum Rückgang der Bronchialsekretion (in Einzelfällen können bis zu 50 mg Atropin erforderlich werden)
>   – Kinder: initial 0,5–2 mg i. v.

Carbamate

Carbamate werden als **Fungizide** (Mittel zur Bekämpfung pflanzenschädigender Pilze), **Herbizide** (Pflanzenvernichtungsmittel = Unkraut), **Insektizide** (Insekten vernichtende Mittel) und **Nematizide** (Mittel zur Abtötung von Fadenwürmern) eingesetzt.

Die Vergiftung mit Carbamaten (Urethane), die ebenso wie die Alkylphosphate als Insektizide eingesetzt werden (➤ Abb. 40.4), hat augenscheinlich denselben Symptomverlauf wie die Alkylphosphatvergiftung. Vergiftungen mit Carbamaten verursachen, wie die Organophosphate, ein **cholinerges Syndrom** (➤ Kap. 40.2.2). Als Antidot wird Atropin eingesetzt. Der große Unterschied zur vorbenannten Behandlung ist, dass bei Vergiftung mit Carbamaten **niemals Toxogonin®** verabreicht werden darf. Toxogonin® geht in zu hoher Dosierung mit Carbamaten Bindungen ein, welche die Giftwirkung noch verstärken.

40.3.4 Vergiftungen mit Methanol und Ethylenglykol

Vergiftungen durch Methanol und Ethylenglykol sind selten. Beide zählen zu den toxischen Alkoholen. Vergiftungen mit **Ethylenglykol** kommen häufig akzidentell vor. Es ist beispielsweise in Frostschutzmitteln oder Kühlerflüssigkeit enthalten. **Methanol** findet man in Lösungsmitteln, als Treibstoff für Modellflugzeuge oder in chemischen Laboren.

Der **Methanolvergiftung** liegt i. d. R. eine Verwechslung mit Äthylalkohol (Ethanol) oder die gewollte Einnahme als Ersatzdroge bei Alkoholabusus zugrunde. Methylalkohol (Methanol) wird durch das Enzym Alkoholdehydrogenase über die Zwischenstufe des Formaldehyds zu Ameisensäure oxidiert.

Weiterhin kann Methanol auch in selbst hergestellten Schnäpsen enthalten sein. Grund hierfür ist eine fehlerhafte Destillationstechnik. In den letzten Jahren ist es allerdings auch immer wieder zu schweren Vergiftungen durch **„gepanschten" Alkohol** gekommen. Grund hierfür scheint zu sein, dass der vermeintliche Alkohol für den Schwarzmarkt nicht gebrannt, sondern in chemischen Laboren gemischt wird. Die Ursache für eine Vergiftung mit Methanol ist allerdings nicht immer akzidentiell. Nicht selten wird Methanol von Alkoholabhängigen als **Ersatzdroge** missbraucht.

Symptome

Leichte Vergiftungen mit **Ethylenglykol** führen zu Ausfallerscheinungen, wie sie z. B. auch durch die Aufnahme von Ethanol hervorgerufen werden. Größere Mengen verursachen Übelkeit und Erbrechen, teilweise kommt es zu Durchfällen. Sehr schwere Vergiftungen führen bereits in einem frühen Stadium zum Auftreten eines **Hirnödems.** Mit einer Latenzzeit von 12 Std. kommt es bei diesen Patienten zur Tachypnoe und -kardie. Im weiteren Verlauf können Schädigungen der Nieren auftreten.

Die **Methanolvergiftung** läuft in drei Stadien ab. Im **ersten Stadium** kommt es zu einem Rauschzustand, der im Vergleich zu Ethanol eher schwach, aber verlängert auftritt. Am **3.–4. Tag** entwickelt sich eine schwere **metabolische Azidose.** Diese wird hauptsächlich durch die Entstehung der Ameisensäure hervorgerufen. Die **neurotoxischen Wirkungen** beruhen ebenfalls auf den Metaboliten Formaldehyd und der Ameisensäure. Es kommt anfangs zu reversiblen Sehstörungen, die allerdings nach höheren Dosierungen zur einer irreversiblen Schädigung des N. opticus führen können. Daneben kommt es zu Übelkeit und Erbrechen, gastrointestinalen Beschwerden und einer Atemlähmung. Die letale Dosis für Methanol liegt bei 30–100 ml.

Therapie

Präklinisch steht eine Beurteilung und Behandlung dieser Patienten nach dem **ABCDE-Schema** im Vordergrund. Als **Antidot** kann in der Klinik der **Wirkstoff Fomepizol** sowohl bei der Vergiftung mit Ethylenglykol als auch bei der Vergiftung mit Methanol eingesetzt werden. Fomepizol hemmt die Alkoholdehydrogenase kompetitiv und kann somit das Entstehen der toxischen Methanol-Metabolite verhindern. Als alternative Behandlung ist die Gabe von Ethanol (oral oder intravenös) möglich. Ethanol ist schwächer wirksam als Fomepizol, häufig schwieriger zu dosieren und auch mit einer höheren Rate an Nebenwirkungen behaftet, aber i. d. R. leichter und schnell verfügbar.

40.3.5 Vergiftungen durch Pflanzen

Vergiftungen durch Pflanzen betreffen sowohl Erwachsene als auch Kinder. Bei **Kindern** steht die akzidentelle Aufnahme im Vordergrund. Nicht selten führen Unachtsamkeiten bei der **Bepflanzung des häuslichen Gartens** bei Kindern zu Vergiftungen. Neben der akzidentiellen Aufnahme von Pflanzen oder Pflanzenbestandteilen spielt bei **Erwachsenen** der Missbrauch, um Rauschzustände zu erreichen, und die Aufnahme von Pflanzenteilen in suizidaler Absicht eine Rolle. Mehr als eine halbe Million Pflanzarten sind bekannt und **jede 10. Pflanze** davon ist **giftig.** In Europa existieren ungefähr 50 Pflanzenfamilien mit giftigen Arten.

Bei Giftpflanzen unterscheidet man in **sehr stark giftige, stark giftige** und **giftige Pflanzen.** An giftigen Stoffen in den Pflanzen unterscheidet man Alkaloide, Triterpen-Glykoside, zyanogene Glykoside und andere Giftstoffe.

Nachtschattengewächse

Zu den Nachtschattengewächsen zählen beispielsweise die **Alraune,** das **Bilsenkraut,** die **Engelstrompete** (➤ Abb. 40.5), der **Stechapfel** und die **Tollkirsche.** Die Inhaltsstoffe dieser Pflanzen sind die Alkoloide **Scopolamin** und **Hyoscyamin.** Atropin kommt in diesen Pflanzen nicht direkt vor, vielmehr kann es aus Hyoscyamin entstehen. Die Verteilung von Scopolamin und Hyoscyamin ist in den einzelnen Pflanzen unterschiedlich. Häufig enthalten alle Pflanzenbestandteile die Wirkstoffe. Nicht selten werden Tees aus den getrockneten Pflanzenbestandteilen zubereitet und aufgenommen, um einen Rauschzustand zu erlangen.

Symptome

Die Inhaltsstoffe Hyoscyamin und Scopolamin wirken **parasympatholytisch.** Bei einer Vergiftung durch eine dieser Pflanzen kommt es zu einem **anticholingergen Syndrom** (➤ Kap. 40.2.2).

Therapie

Präklinisch steht eine **symptomenorientierte Therapie** im Vordergrund. Sind nach der Aufnahme von Pflanzenbestandteilen (z. B. als Tee) noch keine oder nur leichte Symptome aufgetreten, ist die Gabe von **Aktivkohle** sinnvoll. Sobald erste Symptome aufgetreten sind, ist die Applikation der Aktivkohle kaum noch Erfolg versprechend. Als Antidot steht der Wirkstoff Physostigmin (➤ Kap. 20.3.15) zur Verfügung.

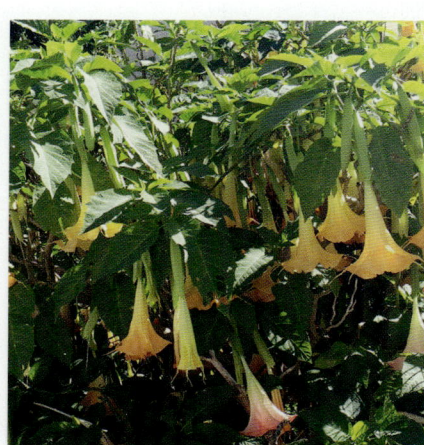

Abb. 40.5 Engelstrompete [M235]

Wild- und Zierpflanzen

Eibe

Die Eibe ist eine Zierpflanze, die häufig in Gärten, auf Friedhöfen oder Parks vorkommt. Der bis zu 20 m hohe **Nadelbaum** trägt ca. 3 cm lange Nadeln. Die Eibe blüht in den Monaten März und April. Der Samen der Eibe ist von einem roten Samenmantel umgeben. Dieser Samenmantel ist allerdings der einzige ungiftige Teil dieser Pflanze. Den höchsten Giftanteil scheinen die **Nadeln** der Eibe zu haben. Vergiftungen mit der Eibe sind häufig auf **suizidale Handlungen bei Jugendlichen** und **Erwachsenen** zurückzuführen. Bei Kindern stehen die akzidentiellen Vergiftungen im Vordergrund. Der Hauptbestandteil des Gifts heißt **Taxin.** Auch das Taxin ist ein Alkaloid. Der Extrakt aus 50–100 Nadeln gilt als potenziell letale Dosis bei Erwachsenen.

Symptome
Erste Symptome treten ungefähr **1 Std. nach der Aufnahme** von Pflanzenbestandteilen auf. Hierzu gehören:
- Mundtrockenheit
- Rotverfärbung der Lippen
- Mydriasis
- Blässe
- Übelkeit
- Koliken
- Durchfälle
- Schwindel

Nachfolgend kommt es zu einer Tachypnoe mit Übergang zu einer flachen, bradypnoeischen Atmung. Es treten tachykarde Herzrhythmusstörungen bis hin zum Kammerflimmern auf.

Therapie
Präklinisch steht eine **symptomenorientierte Therapie** im Vordergrund. Bei einer Vergiftung mit Eiben-Nadeln kann eine **Magenentleerung, wie auch die Gabe von Aktivkohle** noch Stunden nach Aufnahme der Nadeln sinnvoll sein.

Herbstzeitlose

Die Herbstzeitlose (> Abb. 40.6) ist eine 20–25 cm hohe Pflanze mit rosa bis violetten Blüten. Vergiftungen mit der Herbstzeitlose kommen hauptsächlich akzidentiell vor. In der Vergangenheit ist es immer wieder zu Vergiftungsfällen durch die **Verwechslung mit dem Bärlauch** gekommen. Die Herbstzeitlose zählt zu den sehr stark giftigen Pflanzen. Sie enthält in allen Pflanzenteilen das **Kolchizin.** Den höchsten Gehalt an Kolchizin findet man in den Blüten der Pflanze.

Symptome
Ungefähr 2–6(–14) Std. nach Aufnahme kommt es zu schweren gastrointestinalen Beschwerden mit Übelkeit, Erbrechen und Durchfällen. Die Patienten klagen über ein Kratzen und Brennen im Mund-Rachenraum. Weiterhin tritt Fieber auf. In sehr schweren Fällen kommt es nachfolgend zu neurologischen, pulmonalen, kardiovaskulären, hepatischen und hämatologischen Symptomen. Die **potenziell tödliche Dosis** für **Kinder** liegt bei 1–1,5 g Samen. Für **Erwachsene** liegt die potenziell tödliche Dosis bei ca. 5 g Samen bzw. 50–60 g der Blätter der Herbstzeitlosen. Der Tod tritt häufig 3–8 Tage nach Aufnahme der Pflanzenteile auf.

Therapie
Präklinisch steht eine **symptomenorientierte Therapie** im Vordergrund. Bei einer Vergiftung mit der Herbstzeitlosen ist eine wiederholte Gabe von Aktivkohle sinnvoll.

Blauer Eisenhut

Der Blaue Eisenhut (> Abb. 40.7) gilt als die **giftigste Pflanze in Europa.** Sie kommt auf feuchten Wiesen oder an Bachläufen vor. Nicht selten findet man den blauen Eisenhut sogar in Blumensträußen.

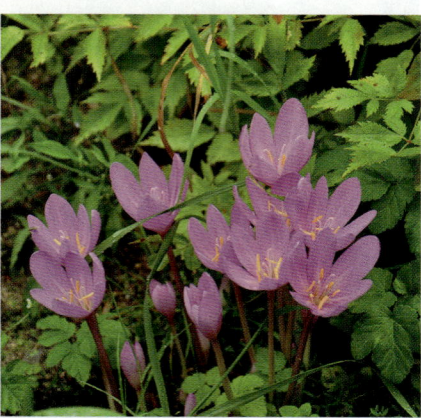

Abb. 40.6 Herbstzeitlose [J748-104]

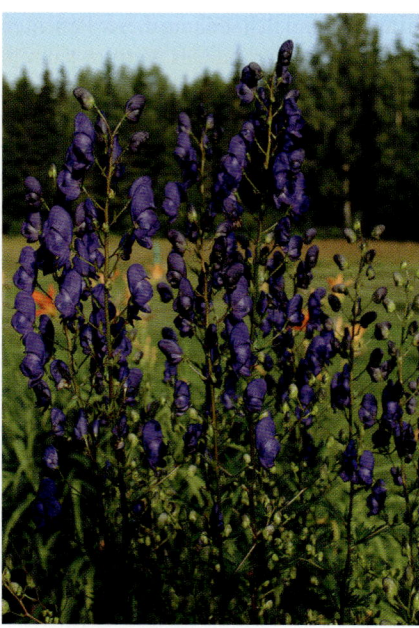

Abb. 40.7 Blauer Eisenhut [J748-105]

Symptome

Neben vielen anderen Wirkstoffen enthalten alle Pflanzenteile das Alkaloid **Aconitin**. Die **tödliche Dosis** für einen Erwachsenen liegt bei 6–8 mg. Nach der Aufnahme kommt es zu Brennen und Kribbeln im Mund. Dieses breitet sich anschließend über die ganze Haut aus. Weitere Symptome sind heftiges Erbrechen, schwere Durchfälle mit Koliken, Sehstörungen, starke Schmerzen, Lähmungen der Muskulatur, alle erdenklichen Formen von Herzrhythmusstörungen sowie eine Atemlähmung. Die ersten Symptome treten bereits 10–20 Min. nach Aufnahme der Pflanzenteile auf.

Therapie

Wie bei vielen Pflanzenvergiftungen steht auch für Vergiftungen mit dem Blauen Eisenhut **kein spezifisches Antidot** zur Verfügung. Die Therapie ist an den Symptomen zu orientieren. Sowohl eine Magenentleerung als auch die Gabe von Aktivkohle gelten schon alleine bei einem Ingestionsverdacht aufgrund der hohen Toxizität als indiziert. In der Klinik muss über 24 Std. ein **kardiales Monitoring** durchgeführt werden.

Fingerhut

Der rote Fingerhut (➤ Abb. 40.8) gilt als die **erste Arzneipflanze** der modernen Medizin. Die Pflanzen werden 40–120 cm hoch und haben 4–5 cm lange glockige Blüten. Neben dem Roten Fingerhut existieren noch andere Fingerhutarten. Der Fingerhut enthält ungefähr 100 herzwirksame **Glykoside.** Hierzu gehören beispielsweise das **Digitoxin** und das **Digitalin.**

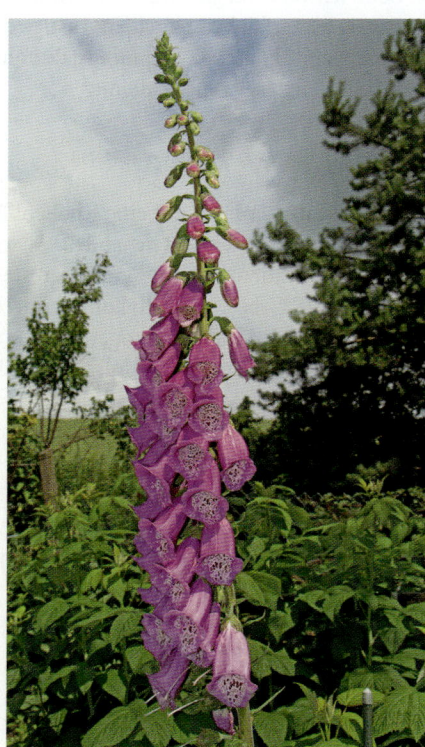

Abb. 40.8 Roter Fingerhut [J748-106]

Symptome

Digitoxin und **Digoxin** werden zur **Therapie der Herzinsuffizienz** eingesetzt. Optimale Plasmakonzentrationen liegen bei 0,8–1,4 ng/ml (Digitoxin) und 10–30 ng/ml (Digoxin). Bei Plasmaspiegeln von 6,3 ng/ml für das Digoxin kommt es zum Kammerflimmern. Wird die therapeutische Dosis um das 1,5- bis 3-Fache überschritten, ist mit toxischen Symptomen zu rechnen. Alle Pflanzenteile enthalten die herzwirksamen Glykoside. Beispielsweise sind die getrockneten Blätter ab einer Menge von 0,3 g für einen Erwachsenen giftig.

Frühe Zeichen einer Vergiftung sind Übelkeit und Erbrechen sowie Durchfälle. Zusätzlich können Kopfschmerzen, Schwindel, Müdigkeit und Verwirrtheit auftreten. Weiterhin sind Seh- und Farbsehstörungen (Gelbgrünsehen) beschrieben. Es können jegliche Formen einer Herzrhythmusstörung auftreten. Typisch für eine Vergiftung sind hierbei **ventrikuläre Extrasystolen mit atrioventrikulären Blockierungen.**

Therapie

Die präklinische Therapie der Vergiftung mit dem Fingerhut muss an den vorliegenden Symptomen orientiert durchgeführt werden. Klinisch steht ein **Digitalis-Antitoxin** zur Verfügung.

40.3.6 Vergiftungen durch Pilze

Von den über 6 000 bekannten Pilzen in Europa sind nur rund **150 Pilze** als **giftig** einzustufen. Pilzvergiftungen häufen sich in den letzten Jahren (5000–10 000 Pilzvergiftungen jährlich). Pilzvergiftungen entstehen häufig im Rahmen von **Pilzmahlzeiten.** Aber auch die Aufnahme von Pilzen, um **Rauschzustände** zu erlangen, kann zu Vergiftungen führen.

Pilzgifte lassen sich in Parenchym- und Nervengifte, gastrointestinale Reizstoffe und sonstige Gifte unterscheiden. Zu den **Parenchymgiften** gehören die Ama- und Phallotoxine sowie das Gyromitrin und die Orellanine. Bufotenin, Ibotensäure, Muscimol, Muskarin und Psilocybin werden zu den **Nervengiften** gezählt. Pilzvergiftungen lassen sich nach **Syndromen** einteilen. Man unterscheidet:
- Gastrointestinales Pilzsyndrom
- Gyromitra-Syndrom
- Muskarin-Syndrom
- Pantherina-Syndrom
- Amatoxin- oder Phalloides-Syndrom

SCHLAGWORT
Magic Mushrooms – magische Pilze?

Mit dem Fliegen-, Panther-, Kahlkopf- oder Mutterkornpilz gibt es viele **halluzinogene Pilze** in der **heimischen Flora**, deren Verzehr in der Kulturgeschichte eine lange Tradition hat. Psilocybin und Psilocin sind beispielsweise Substanzen, die in Pilzen wie dem **Spitzkegeligen Kahlkopf** vorkommen. Er ist auf beweideten Wiesen, insbesondere in der Nähe von Tierdung zu finden. Die Inhaltsstoffe **Psilocybin** und **Psilocin** weisen strukturelle Ähnlichkeiten mit dem potenten Halluzinogen LSD und dem Neurotransmitter Serotonin auf. Die Pilze werden meist getrocknet in einer Menge von 1–3 g verzehrt. Der Spitzkegelige Kahlkopf gehört im Hinblick auf den Wirkstoffgehalt zu den potentesten Pilzen seiner Art. Seine halluzinogene Wirkung beginnt i. d. R. 10–60 Min. nach dem Verzehr und hält bis zu 4 Std. an. Die Wirkungsintensität ist, wie bei den meisten Halluzinogenen, vom Gemütszustand des Konsumenten abhängig. Auch die Umgebung des Konsumenten während der Einnahme kann den Rauschzustand merklich beeinflussen. Die **optischen Halluzinationen** stehen im Vordergrund des Rausches. Tödliche Vergiftungen mit psilocybin- und psilocinhaltigen Pilzen sind bisher nicht bekannt. Bei den klassischen Symptomen einer solchen Vergiftung muss zwischen körperlichen und psychischen Zeichen unterschieden werden. An **körperlichen Symptomen** können auftreten:
- Kopfschmerzen
- Benommenheit
- Schwindel
- Parästhesien
- Bradykardie und Hypotonie
- Bewusstlosigkeit

Psychische Symptome sind Angstzustände, Depressionen, ein gestörtes Raum- und Zeitgefühl, der Verlust des Persönlichkeitsgefühls sowie ein Delirium.

Die **Behandlung** dieser Patienten erfolgt **symptomenorientiert**.

Knollenblätterpilz

Der Knollenblätterpilz gehört zu den gefährlichsten Pilzarten. Es gibt verschiedene **Knollenblätterpilzarten**. Hierzu gehören:
- Grüner Knollenblätterpilz (*Amanita phalloides*)
- Weißer Knollenblätterpilz (*Amanita verna*)
- Kegelhütiger Knollenblätterpilz (*Amanita virosa*)
- Porphybrauner Wulstling (*Amanita porphyria*)
- Grauer Wulstling (*Amanita spissa*)

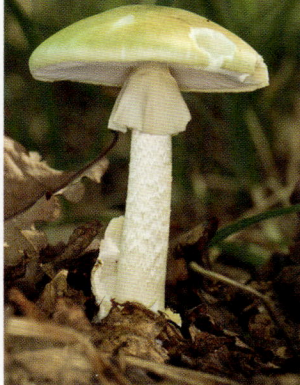

Abb. 40.9 Grüner Knollenblätterpilz [J748-107]

Während der Graue Wulstling ein essbarer Pilz ist, sind der Grüne und der Weiße Knollenblätterpilz gefährliche Pilze. Der **Grüne Knollenblätterpilz** (➤ Abb. 40.9) gilt als der **gefährlichste einheimische Pilz.** Er enthält 1,4–8,8 mg **Amatoxin** pro Gramm des getrockneten Pilzes. Tödlich verlaufende Pilzvergiftungen werden in über 90 % d. F. durch den Grünen oder Weißen Knollenblätterpilz verursacht.

Symptome

Das **Amatoxin-** oder **Phalloides-Syndrom** entsteht bei Aufnahme des Knollenblätterpilzes mit einer Latenzzeit von 6–24 Std. und führt zu einer **schweren Gastroenteritis,** die 6–9 Std. anhält. Hierbei kommt es zu massiven Durchfällen und Erbrechen. Je kürzer nach einer Pilzmahlzeit das Erbrechen einsetzt, desto schwerer scheint der Vergiftungsverlauf. Nach der Phase der gastrointestinalen Beschwerden beginnt ein nahezu symptomenfreies Intervall für ca. 1–3 Tage. In dieser Phase beginnt die **Schädigung der Leber** mit einem Anstieg der Leberenzyme, der seinen Höhepunkt am 2.–4. Tag erreicht. Nach 36–48 Std. kann es zu Gerinnungsstörungen kommen. Symptome des **Leberzerfalls** mit Verwirrtheit und sehr schweren Gerinnungsstörungen machen sich nach dem 3.–4. Tag bemerkbar. Ohne eine Lebertransplantation tritt der Tod nach 6–10 Tagen ein. Generell unterscheidet man bei dieser Vergiftung **vier Schweregrade:**
- **Leichte Vergiftung** mit gastrointestinalen Beschwerden ohne Leber- und Nierenschädigung
- **Mittelschwere Vergiftung** mit gastrointestinalen Beschwerden und leichter Leberschädigung (keine Störung der Gerinnung)
- **Schwere Vergiftung** mit gastrointestinalen Beschwerden mit schweren Leberschäden und gestörter Gerinnung
- **Sehr schwere Vergiftung** mit gastrointestinalen Beschwerden und Leberzerfall bei schnellem Anstieg der Leberenzyme, schnellem Abfall der Gerinnungsfaktorenkonzentration und den Zeichen einer Nierenschädigung

Therapie

Patienten mit Verdacht auf eine Knollenblätterpilzvergiftung werden **symptomenorientiert** behandelt. Allerdings sollten vor Einsetzen gastrointestinaler Symptome Pilzreste durch eine Magenspülung und die Gabe von **Aktivkohle** entfernt werden. Sind bereits gastrointestinale Syndrome aufgetreten, so sollte nur noch eine Gabe von Aktivkohle erfolgen. Klinisch steht als **Antidot** der Wirkstoff **Silibinin** zur Verfügung.

SCHLAGWORT
Vergiftung mit Knollenblätterpilz

Ursachen
- Akzidentielle Aufnahme im Rahmen von Pilzmahlzeiten

Symptome
- Gastrointestinale Beschwerden (je nach Schweregrade, teilweise schwere Durchfälle und Erbrechen)
- Anstieg der Leberenzyme
- Leberzerfall
- Gerinnungsstörungen

Maßnahmen
- Beurteilung und Behandlung nach dem ABCDE-Schema
- SAMPLER-Anamnese
- Symptomenorientierte Therapie

Umfassendes Monitoring
- AF, SpO_2, Puls (peripher/zentral), RR, BZ, GCS, EKG, Temperatur

Fliegen- und Pantherpilz

Aufgrund seines auffälligen Aussehens gilt der Fliegenpilz als der bekannteste Giftpilz in Europa. Der Pantherpilz trägt im Gegensatz zum Fliegenpilz einen Hut in brauner Farbe. Vergiftungen durch den Fliegenpilz kommen hauptsächlich durch den Missbrauch des Pilzes, um Rauschzustände zu erlangen, vor. Beim Pantherpilz kann es zu Verwechslungen mit dem essbaren Perlpilz kommen. In beiden Pilzen kommen die **Nervengifte Ibotensäure** und **Muscimol** vor. Der giftigere Pilz von beiden Pilzen ist der Pantherpilz. Für einen Erwachsenen gilt die Aufnahme von **10 Fliegenpilzen** als **tödlich,** nach der Aufnahme von 1–2 Pilzen kommt es zu ersten Vergiftungssymptomen.

Symptome

Die Aufnahme von Fliegen- oder Pantherpilz führt zum **Pantherina-Syndrom.** Dieses ist einem **anticholinergen Syndrom** (➤ Kap. 40.2.2) gleichzusetzen. Im Einzelnen kommt es zu verschwommenem Sehen und Doppelbildern. Die Patienten haben ein Gefühl der Trunkenheit mit Gang- und Bewegungsunsicherheit, sind motorisch unruhig und zittrig. Psychisch können das Gefühl des Schwebens und das Bildersehen sowie fröhliche Stimmungen, aber auch Niedergeschlagenheit sowie Angst oder Wutanfälle auftreten. Bei schweren Vergiftungen kommt es zu Erregung bis hin zur totalen Verwirrtheit. Es treten Muskelzuckungen und zerebrale Krampfanfälle sowie Bewusstlosigkeit auf. Erste Symptome treten ca. 15–30 Min. nach der Aufnahme der Pilze auf.

Therapie

Die Therapie erfolgt an den **Symptomen orientiert.** Sollten bei sicherer Pilzaufnahme noch keine Symptome vorhanden sein, kann eine primäre Giftentfernung durch provoziertes Erbrechen oder eine Magenspülung, gefolgt von der Gabe von Aktivkohle, sinnvoll sein.

40.3.7 Vergiftungen durch Tiergifte

Vergiftungen durch einheimische Giftiere sind selten. Am häufigsten kommen Menschen mit dem Gift von **Insekten** in Kontakt. In diesen Fällen steht die **allergische Reaktion** im Vordergrund. Die meisten Spinnenarten sind giftig, sie benötigen ihr Gift zur Jagd. Es gibt drei **einheimische Spinnenarten,** die in der Lage sind, mit ihren Giftklauen die menschliche Haut zu durchdringen. Dies sind:
- Kreuzspinne
- Wasserspinne
- Dornfingerspinne

Der Biss von Kreuz- oder Wasserspinne ist für den Menschen harmlos. Lediglich der Biss der **Dornfingerspinne** kann an der Bissstelle einen heftigen, brennenden Schmerz verursachen. Insbesondere bei Kindern können Übelkeit, Erbrechen, Kopfschmerzen und eine leichte Temperaturerhöhung auftreten. In den meisten Fällen klingen die Beschwerden innerhalb von 24 Std. wieder ab.

Unter den **Amphibien** verfügen Feuersalamander sowie Rot- und Gelbbauchunke über ein giftiges Hautsekret. Vergiftungen mit diesen Tieren kommen allerdings praktisch nicht vor.

Unter den einheimischen **Fischen** existiert eine giftige Art, das **Petermännchen.** Es besitzt 4–8 spitze Rückenstacheln sowie einen Dorn auf dem Kiemendeckel. Zu Unfällen mit dem Petermännchen kommt es bei Strandwanderungen im seichten Gewässer oder beim Fischfang. Der Stich des Petermännchens ist sehr schmerzhaft und breitet sich zunehmend aus. Der Schmerz dauert bis zu 24 Std. an. Nachfolgend entwickelt sich an der Stichstelle ein Ödem, das sich schnell über die komplette Extremität ausbreiten kann. Bis das Ödem zurückgeht, können mehrere Tage vergehen.

Auch der Kontakt mit den in **Nord- und Ostsee** lebenden **Quallen** kann unangenehme Folgen nach sich ziehen. Nach Kontakt mit Tentakeln der **Feuer- oder Haarqualle** tritt ein scharfer, brennender Schmerz auf. Dieser kann über mehrere Stunden anhalten. In seltenen Fällen kann es zu Benommenheit, Übelkeit und Muskelschmerzen kommen.

Aspisviper und **Kreuzotter** (➤ Abb. 40.10) sind die einzigen einheimischen Giftschlangen. Beide Schlangen gehören zu den Vipern. Die Aspisviper ist meist zwischen 60 und 70 cm lang, die Kreuzotter zwischen 50 und 60 cm. Beide Schlangen versuchen immer zuerst vor dem Menschen zu flüchten. Nur wenn sie sich in die Enge getrieben fühlen, kommt es zu einem Biss. Das Gift beider Schlangen ähnelt sich. Das Gift wirkt sowohl **hämato- als auch neurotoxisch.** Allerdings ist das Gift der Aspisviper potenter und wirksamer.

Durch den **Giftbiss** kommt es sowohl zu **lokalen** als auch zu **systemischen Reaktionen.** Lokal kann es zu milden Ödemen bis hin zu einem Kompartmentsyndrom kommen. Systemisch treten gastrointestinale Beschwerden am häufigsten auf. Verschiebungen im Flüssigkeitshaushalt und die Rhabdomyolyse können zu renalen Symptomen mit Mikrohämaturie und Proteinurie führen. Gerinnungsstörungen sind bis hin zu systemischen Blutungen nicht auszuschließen. An neurologischen Symptomen können Schwindel, Missempfindungen und Parasen ebenso auftreten wie zerebrale

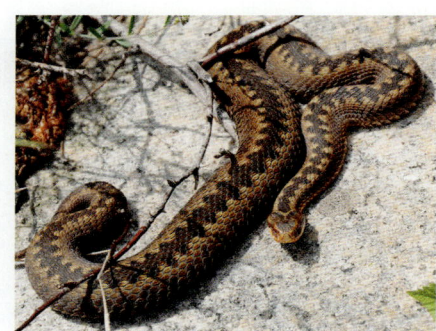

Abb. 40.10 Kreuzotter
[J748-108]

Krampfanfälle und Bewusstseinsstörungen. Nach einem Biss ist jederzeit mit dem Auftreten allergischer Reaktionen zu rechnen.

Die **Therapie des Bisses** von Aspisviper und Kreuzotter erfolgt **symptomenorientiert.** Die betroffene Extremität sollte immobilisiert werden, generell darf sich der Patient nicht mehr viel bewegen. Die aktive Bewegung fördert die Verteilung des Giftes im Körper.

ACHTUNG
Auf keinen Fall sollten Maßnahmen wie das **Aussaugen des Giftes** oder das **Einschneiden der Bissstelle** erfolgen.

Die klinische Gabe eines Antiserums ist bei Bissen durch einheimische Schlangen selten notwendig. Ebenso sind Todesfälle nach Giftbissen durch einheimische Giftiere sehr selten.

Neben den einheimischen Giftieren, werden hierzulande auch **exotische Giftiere** gehalten. Kommt es hier zu Biss- oder Stichverletzungen, können deutlich schwere Symptome auftreten. Zusätzlich besteht bei diesen Einsätzen ein nicht zu unterschätzendes **Gefährdungspotenzial für das Rettungsfachpersonal,** beispielsweise wenn sich das Tier nach dem Unfall nicht mehr im gesicherten Terrarium befindet.

40.4 Drogennotfälle

Das Wort **Droge** stammt aus dem Französischen (drogue) bzw. Niederländischen (droog) und bedeutet „trocken, Getrocknetes, Trockenware". Eigentlich werden mit dem Wort Droge pflanzliche, tierische oder mineralische Rohstoffe für Heilmittel, Stimulanzien oder Gewürze beschrieben. Heute wird das Wort Droge für die Beschreibung von **Rauschgiften** verwendet. Die Weltgesundheitsorganisation (WHO) definiert jede Substanz (nicht nur Drogen, aber auch diese) als Wirkstoff, der in einem lebenden Organismus Funktionen zu verändern mag. Schon seit tausenden von Jahren nutzen Menschen Substanzen, um ihren psychischen Zustand zu verändern.

Das Spektrum der aufgenommenen Substanzen reicht von Pflanzen bis hin zu den Designerdrogen. Hierbei handelt es sich nicht immer nur um illegale Substanzen, gerade in der letzten Zeit machen z. B. die „Legal Highs" von sich reden.

Durch zeitweisen oder fortgesetzten Konsum eines Wirkstoffs kann eine psychische und physische Abhängigkeit des Patienten entstehen (Drogenabhängigkeit). Während die **psychische Abhängigkeit** durch ein unbezwingbares seelisches Verlangen (➤ Kap. 39.1.2) charakterisiert ist, mit der Einnahme des Pharmakons fortzufahren und es um jeden Preis zu beschaffen, ist die **körperliche Abhängigkeit** durch somatische Entzugserscheinungen (➤ Kap. 39.2.1) nach Absetzen des Pharmakons gekennzeichnet. Dieser Zustand wird als **Sucht,** das Pharmakon als **Suchtmittel** und die fortgesetzte Aufnahme des Pharmakons als **Missbrauch (Abusus)** bezeichnet. Notfallsituationen im Rahmen des Suchtmittelmissbrauchs sind überwiegend akzidentiell und weniger suizidal bedingt.

40.4.1 Vergiftungen mit Alkohol

Aus dem Drogen- und Suchtbericht der deutschen Bundesregierung aus dem Jahr 2014 geht hervor, dass der **Pro-Kopf-Alkoholkonsum** in Deutschland bei durchschnittlich 9,6 l reinen Alkohols liegt. 9,5 Millionen Menschen in Deutschland konsumieren Alkohol in gesundheitlich riskanter Form. Dies bedeutet eine Aufnahme von mehr als 12 g Alkohol (Frauen) oder mehr als 24 g Alkohol (Männer) am Tag. 12 g Alkohol entsprechen dabei einem Standardglas Alkohol, wie beispielsweise ein kleines Glas Bier oder Wein. 1,77 Millionen Menschen im Alter von 18–64 Jahren gelten als alkoholabhängig. Jährlich sterben ungefähr 74 000 Menschen an den Folgen des Alkoholmissbrauchs. Die volkswirtschaftlichen Kosten, die auf Alkoholmissbrauch bzw. riskanten Konsum zurückzuführen sind, sind enorm.

Aufgrund dieser hohen Zahlen wird der Rettungsdienst häufig mit Notfallsituationen, die im Zusammenhang mit Alkohol stehen (Trinkexzesse, psychische Krisen), konfrontiert.

Symptome

Bei einer **Alkoholvergiftung** unterscheidet man in Abhängigkeit von der Blutalkoholkonzentration **vier unterschiedliche Stadien** (➤ Tab. 40.6).

Die **letale Dosis** von resorbiertem Alkohol liegt bei Kindern bei 3 g/kg KG, bei Erwachsenen bei 5–8 g/kg KG. Allerdings wurden auch schon höhere Dosen überlebt.

Tab. 40.6 Stadien der Alkoholvergiftung

Stadium	Promille (‰)	Symptome
Stadium 1 Exzitatorisches Stadium	0,5–1,5 ‰	verwaschene Sprache, Benommenheit, Distanzlosigkeit, Redeschwall, Reizbarkeit, leichte Gangunsicherheit
Stadium 2 Hypnotisches Stadium	1,5–2,5 ‰	euphorische Glückstimmung oder aggressive Gereiztheit, schwere Gangstörungen
Stadium 3 Narkotisches Stadium	2,5–3,5 ‰	Verwirrtheit, Somnolenz bis Bewusstlosigkeit, Hypoglykämie, Hypalgesie, Adynamie, Hypothermie, schwere Koordinations- und Gangstörungen
Stadium 4 Asphytisches Stadium	ab 3,5 ‰	Vergiftete sind tief komatös, reflexlos, keine Reaktion auf Schmerzreize, Atemlähmung, beginnend mit flacher hochfrequenter Atmung, Cheyne-Stokes-Atmung, Atem- und Herzstillstand

> **MERKE**
> **Berechnung der Blutalkoholkonzentration**
> - Männer: getrunkener Alkohol in g/kg KG × 0,7
> - Frauen: getrunkener Alkohol in g/kg KG × 0,6
>
> **Beispiel:**
> Ein Mann mit 70 kg KG hat 3 Gläser Bier (0,3 l) getrunken. Dies entspricht ca. 36 g reinem Alkohol. Nach der Berechnung mit der oben genannten Formel ergibt sich eine Blutalkoholkonzentration von 0,73 ‰.

Während ein geringer Anteil des Alkohols bereits über die Schleimhaut von Mund und Speiseröhre in das Blut gelangt, wird der Rest des Alkohols über die Magenschleimhaut bzw. den Darm aufgenommen und ist im Nüchternzustand sehr schnell (unter 1 Std.), nach einer üppigen Mahlzeit wesentlich langsamer beendet. Die **Geschwindigkeit der Aufnahme** ist von mehreren Faktoren abhängig. Beispielsweise werden warme oder kohlensäurehaltige alkoholische Getränke schneller in das Blut aufgenommen. Der Alkohol verteilt sich nach Aufnahme schnell und gleichmäßig im Körper. Maximale Blutalkoholkonzentrationen sind nach ungefähr 60 Min. erreicht.

Der Körper ist in der Lage, ungefähr **0,1 ‰ Alkohol pro Stunde abzubauen.** Vom aufgenommenen Alkohol werden 10 % unverändert ausgeschieden, teils durch die Lunge abgeatmet, teils durch die Niere ausgeschieden. Die Hauptmenge jedoch wird im Körper verstoffwechselt. Die ersten beiden Reaktionsschritte des Abbaus von **Alkohol zu Acetat** (Essigsäure) finden in der Leber statt. Für diesen Vorgang werden bereits bei einem durchschnittlichen Alkoholkonsum 85 % des Sauerstoffverbrauchs und Energiestoffwechsels der Leber nur für den Alkoholabbau verbraucht. Die Leber gerät dadurch in einen Sauerstoffmangel und ist nicht mehr in der Lage, ihre wesentlichen metabolischen Aufgaben der Neubildung von Aminosäuren und Eiweißsubstanzen, neben ihren Aufgaben im Fett- und Zuckerstoffwechsel, zu erfüllen. In der Konsequenz führt dies von der **Hypoglykämie** über die **Störung der Blutgerinnung** bis zum akuten **Leberversagen.**

Therapie

Präklinisch steht eine **symptomenorientierte Therapie** im Vordergrund. Die Beurteilung und Behandlung nach dem ABCDE-Schema sind wichtig. Bei der Beurteilung von Patienten darf man nie einem „Tunnelblick" verfallen. Nur weil ein bewusstseinsgestörter oder wesensveränderter Patient nach Alkohol riecht, bedeutet es noch lange nicht, dass der Grund für die Vigilanzstörung auch tatsächlich im Alkohol begründet ist. Schon die Aufnahme einer minimalen Menge an Alkohol, kann zu dem typischen **Foetor alcoholicus** führen.

> **SCHLAGWORT**
> **Vergiftung mit Alkohol**
> **Ursachen**
> - Übermäßige orale Alkoholaufnahme bei:
>   - Ausufernder Gesellichkeit
>   - Trinkexzessen
>   - Psychischen Krisen
>
> **Symptome**
> - Exzitation bei 0,5–1,5 ‰
> - Hypnose bei 1,5–2,5 ‰
> - Narkose bei 2,5–3,5 ‰
> - Asphyxie bei > 3,5 ‰
>
> **Maßnahmen**
> - Beurteilung und Behandlung nach dem ABCDE-Schema
> - SAMPLER-Anamnese
> - Symptomenorientierte Therapie
>
> **Umfassendes Monitoring**
> - AF, SpO$_2$, Puls (peripher/zentral), RR, BZ, GCS, EKG, Temperatur

40.4.2 Vergiftungen mit Opioiden

Opioid ist der Überbegriff für alle Opiate und opiatartigen Substanzen. Die **natürliche Herkunft** der Opiate ist der **Schlafmohn** (> Abb. 40.11) (*Papaver somniferum*). Die Pflanze ist eigentlich in Klein- und Zentralasien sowie im Mittelmeerraum beheimatet. In Mitteleuropa kommt sie als Zierpflanze vor. Beim Schlafmohn handelt es sich um eine 1 m hohe Pflanze mit meist weißen Blüten. Das **Opium** wird aus dem Milchsaft der unreifen Kapseln gewonnen. Um 1 kg Opium zu gewinnen, müssen ca. 20000 Mohnkapseln eingeritzt werden. Sumerer und Ägypter haben sich die heilsame, aber auch berauschende Wirkung des Schlafmohns schon 4000 Jahre v. Chr. zunutze gemacht. In Persien und der Türkei kam um 1500 n. Chr. das Opium-Essen auf, in China 200 Jahre später das Opiumrauchen. Hierdurch wurden sehr große Suchtprobleme ausgelöst, was zu staatlichen Regulierungen führte und den illegalen Anbau unter Strafe stellte.

Im Jahr 1806 gelang es Sertürner, das **Morphin** aus dem Saft des Schlafmohns zu extrahieren und schon im Jahr 1827 wurde Morphin industriell hergestellt. Bis heute gilt Morphin als die **Referenzsubstanz für sämtliche Opioide.** Neben dem Morphin enthält das Opium zahlreiche andere Alkaloide, wie Codein oder Papaverin.

Um ein wirksames **Schmerzmittel** zu erzeugen, das aber kein Abhängigkeitspotenzial hat, wurde im Jahr 1874 der Wirkstoff Diamorphin synthetisiert. Das Diamorphin wurde einige Jahre später in großem Umfang hergestellt und unter dem Namen **Heroin** als Mittel gegen Husten und als Ersatz für das Morphin auf den Markt gebracht. Schnell fand man heraus, dass das Heroin viel stärker als Morphin wirkte, aber leider auch eine wesentlich höhere Abhängigkeit erzeugt.

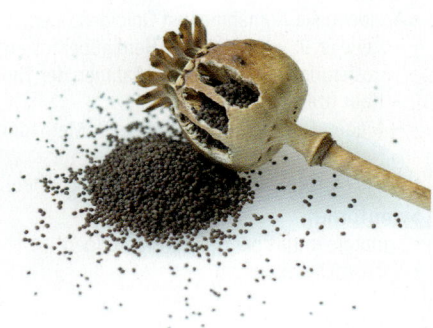

Abb. 40.11 Schlafmohnkapsel [J748-109]

Der Konsum von Opioiden führt immer wieder zu Notfalleinsätzen. Opioide werden **intravenös, inhalativ** und mittlerweile auch **sublingual** (Auslutschen von Transdermalpflastern) aufgenommen. Ursachen für Vergiftungen mit Opioiden sind die akzidentielle Überdosierung oder die Überdosierung in suizidaler Absicht. In der Vergangenheit wurde über einige Fälle berichtet, bei denen ein therapeutisch eingesetztes transdermales Fentanylpflaster Ursache einer Vergiftung war.

Symptome

Bei Vergiftungen mit Opioiden kommt es zum Auftreten eines **narkotischen Syndroms** (> Kap. 40.2.2). Klassisch ist die **Symptomentrias** aus:

- Bewusstseinsstörung bis hin zur Bewusstlosigkeit
- Bradypnoe bis hin zur Apnoe
- Miosis

Neben diesen klassischen Symptomen gehören aber auch die Hypotonie und die Hypothermie zu einem narkotischen Syndrom.

Therapie

Ein Beurteilung und Behandlung gemäß dem **ABCDE-Schema** ist bei Vergiftungen mit Opioiden notwendig. Insbesondere im Hinblick auf Vergiftungen durch transdermale Pflaster sollte eine körperliche Untersuchung der Patienten von Kopf nach Fuß erfolgen. Dabei ist auch der Rücken der Patienten einzuschließen, denn gerade dort werden diese Pflaster häufig angebracht.

Als **Antidot** steht bei Vergiftungen mit Opioiden der Wirkstoff **Naloxon** zu Verfügung. Hierbei handelt es sich um einen **kompetitiven Opioid-Antagonisten.** Die Applikation kann sowohl intravenös, intraossär, intramuskulär, subkutan, als auch intranasal erfolgen. Die Gabe von Naloxon ist allerdings nicht risikolos, so kann beispielsweise ein **akutes Entzugssyndrom** schlagartig ausgelöst werden. Weiterhin kann die Applikation dazu führen, dass Patienten unkooperativ werden und mit der Behandlung nicht einverstanden sind. Da die Halbwertszeit des Naloxon kürzer ist als die der meisten Opioide, besteht die Gefahr für den Patienten, dass erneut Vergiftungssymptome auftreten. Unter Umständen müssen die Patienten gegen ihren Willen weiter beobachtet werden.

SCHLAGWORT

Vergiftung mit Opioiden

Ursachen
- Akzidentielle Aufnahme von Opioiden über:
  - Vene (z. B. versehentliche Heroinüberdosierung, versehentliche Überdosierung von Opioiden im Rahmen der Therapie)
  - Haut (transdermale Pflaster)
  - Magen-Darm-Trakt (peroral) (z. B. Methadonsubstitution trotz Heroineinnahme)
- Suizidale Einnahme von Opioiden (sehr selten)

Symptome
- Symptomentrias bei Opioidvergiftungen
- Narkotisches Syndrom

Maßnahmen
- Beurteilung und Behandlung nach dem ABCDE-Schema
- Ganzkörperuntersuchung (von Kopf nach Fuß einschließlich des Rückens)
- SAMPLER-Anamnese

Umfassendes Monitoring
- AF, SpO_2, Puls (peripher/zentral), RR, BZ, GCS, EKG, Temperatur

Antidottherapie
- Naloxon:
  - i. v./i. o.: Erwachsene – 0,4 mg
  - i. m.: Erwachsene – 0,8 mg
  - s. c.: Erwachsene – 0,8 mg
  - Intranasal: Erwachsene – 2,0 mg
  - Kinder erhalten initial 0,01–0,02 mg langsam i. v. oder i. o.
- Wenn der Patient bewusstlos ist und die Antidottherapie keine Wirkung zeigt → Intubation und Beatmung.
- Eventuell Sedierung mit Benzodiazepinen i. v. bei akuten Entzugserscheinungen mit Fremd- und Selbstgefährdung

40.4.3 Vergiftungen mit Kokain

Kokain gehört unter den Drogen zur Gruppe der „**Upper**", also Substanzen, die zu einer Sympathikusaktivierung führen. Sie wirken aktivierend und euphorisierend. Das Kokain wird aus den **Blättern des Kokastrauchs** gewonnen. Die Kokapflanze wurde schon 2 500 v. Chr. in Peru angebaut. Kokablätter wurden gekaut, um die schwere Arbeit dort ertragen zu können. Im Jahr 1859 gelang es in Göttingen, die im Kokablatt vorkommenden Alkaloide zu isolieren. Wenige Jahre später wurde das Kokain erstmals in größeren Mengen hergestellt. Kokain wurde als Lokalanästhetikum bei Augenoperationen eingesetzt und Sigmund Freud empfahl die Einnahme von Kokain bei körperlicher und geistiger Erschöpfung. Im ursprünglichen Getränk Coca-Cola® waren die Hauptinhaltsstoffe Kokain und Koffein. Erst im Jahr 1903 musste das Kokain aufgrund einer Gesetzesänderung in den USA aus dem Getränk entfernt werden.

Kokain ist ein kristallines Pulver, das als Droge **geschnupft** (intranasal), **intravenös** gespritzt oder **geraucht** (inhaliert) werden kann. Es ist zumeist mit Zucker gestreckt oder mit Koffein, Strychnin, Amphetamin, Lidocain oder Heroin („Speed-Ball") verschnitten. Wird die freie Base („Freebase") des Rohalkaloids mit Wasser und Backpulver aufgekocht, entsteht das berüchtigte **„Crack"**, das sich durch eine kurze Wirkzeit, aber eine enorme Anflutungsgeschwindigkeit („Kick") auszeichnet.

Kokain ist eine Droge mit einem **hohen psychischen Suchtpotenzial.** Der Kokainrausch führt zu einem Gefühl der Euphorie und der Macht, häufig mit enormer Steigerung des Selbstbewusstseins. Die Kokainwirkung beginnt nach 5 Min., hält 1–2 Std. an und endet in einer erhöhten Reizbarkeit mit depressiver Stimmung, Kopfschmerzen und Katzenjammer. Durch Verstärkung dieser Rauscherscheinungen ähnelt das Erscheinungsbild der Kokainvergiftung auf den ersten Blick der paranoiden Schizophrenie oder Manie (> Kap. 39.1).

Symptome

Bei einer Kokainvergiftung kommt es zu einem **sympathomimetischen Syndrom** (> Kap. 40.2.2) mit hypertensiven Krisen, Tachykardie, Hyperthermie, Mydriasis, Tremor und zerebralen Krämpfen und Blutungen. Diese **vegetativen Krisen** halten im Vergleich zur psychotischen Erkrankung nur kurz (bis zu 1 Std.) an. Differenzialdiagnostisch weist die gesteigerte Aktivität des Sympathikotonus, im Gegensatz zur Psychose, auf den Kokainkonsum hin. Eine kardiale Ischämie kann durch die Aufnahme von Kokain auch bei jungen, bisher eigentlich gesunden Patienten ausgelöst werden. Bei längerer Einnahme von Kokain sind **Wesensveränderungen** der Patienten in Form von aggressivem Verhalten oder Angstzuständen möglich.

Therapie

Patienten mit einer Kokainvergiftung werden **symptomenorientiert** behandelt. Ein Vorgehen gemäß dem **ABCDE-Schema** ist notwendig. Spezifische Antidota stehen bei der Behandlung einer Kokainvergiftung nicht zur Verfügung. Bei starker Erregtheit und Krämpfen können Benzodiazepine verabreicht werden.

Aufgrund der lokalanästhetischen Wirkung des Kokains kann es zu einer Blockade des schnellen Natriumkanals kommen. Dies stellt sich in Form von **EKG-Veränderungen** (QRS-Verbreiterung, prominentes S in den Ableitungen I und aVL sowie ein prominentes R in der Ableitung aVR) dar. In diesen Fällen kann der Einsatz von Natriumhydrogenkarbonat 8,4 % in Erwägung gezogen werden. Das Bikarbonat hebt den Blut-pH, korrigiert dadurch Elektrolytstörungen und bewirkt eine vermehrte Proteinbindung des Kokains (Inaktivierung).

Betarezeptorenblocker sollten sehr zurückhaltend eingesetzt werden. Durch die Betablockade kann es zu einer überschießenden Wirkung der durch Kokain freigesetzten Katecholamine kommen. Hierdurch können Herzrhythmusstörungen begünstigende Koronarspasmen ausgelöst werden. Bei lebensbedrohlichen ventrikulären Tachykardien kann jedoch Propanolol (Dociton®) wirksam sein.

40.4.4 Vergiftungen durch „Schnüffelstoffe"

Eine Vielzahl von Produkten und Stoffen eignet sich zum „Schnüffeln". Beispielsweise werden **Klebstoffe, Feuerzeuggas, Lösungsmittel** oder **Deosprays** zum Schnüffeln verwendet. Bei den Inhaltsstoffen handelt es sich um Aceton, Amyl- oder Isobutylnitrit, alipathische und aromatische Kohlenwasserstoffe, Auto- oder Waschbenzin sowie Butan oder Propan. Die Aufnahme der Schnüffelstoffe erfolgt entweder direkt aus den Behältnissen (z. B. Deospraydose), aus getränkten Tüchern oder aus einer Plastiktüte.

Symptome

Durch die Aufnahme von Schnüffelstoffen kommt es zur Hypoxämie, Larnygo- und Bronchospasmus. Weiterhin können pulmonale Reizungen bis hin zu einem Lungenödem auftreten. Insbesondere durch die Inhalation der Stoffe Amylnitrit oder Isobutylnitrit kann es zu einer Methämoglobinämie kommen.

Zentralnervöse Symptome sind Euphorie, Exzitation, Halluzinationen sowie generelle Rauschzustände. Weitere Symptome sind Parästhesien oder Lähmungserscheinungen sowie Bewusstseinsstörungen bis hin zur Bewusstlosigkeit. Daneben kommt es zu zerebralen Krampfanfällen. In besonders schweren Fällen können plötzlich schwere Herzrhythmusstörungen (häufig Kammerflimmern) auftreten.

Neben den akuten Symptomen, kann es zu folgenden **chronischen Schädigungen** kommen:
- Chronische Leber- und Nierenfunktionsstörungen
- Dauerhafte Sehstörungen durch eine Atrophie des N. opticus
- Durchgangssyndrome
- Polyneuritis

Therapie

Die Patienten mit einer Vergiftung durch Schnüffelstoffe werden nach dem **ABCDE-Schema** beurteilt und behandelt. Da spezifische Antidota nicht zur Verfügung stehen, werden diese Patienten symptomenorientiert therapiert. Eine Gabe von Katecholaminen ist wegen der sympathoadrenergen Wirkung kontraindiziert. Ein überschießender Erregungszustand ist mit Benzodiazepinen therapierbar.

40.4.5 Vergiftungen durch Designer- oder Modedrogen

Unter einer **Designerdroge** versteht man synthetische Veränderungen von bereits bekannten, teilweise therapeutisch eingesetzten Substanzen. Amphetamin, Fentanyl, Phencyclidin, Pethidin und Tryptamin werden chemisch verändert und als Designerdroge auf den Markt gebracht.

Symptome

Die Wirkungen sind unterschiedlich, die Aufnahme von **Fentanyl** (China White) führt zu Antriebssteigerung, Euphorie und leider auch zur Atemlähmung. **Prodine** (verändertes Pethidin) lässt den Mensch Glückszustände empfinden. **Phencyclidine,** bekannt als „Angel Dust", „Peace Pill" oder „Monkey Tranquilizer" lösen Bewusstseinsstörungen, Dyskinesien, Enthemmung und Konzentrationsstörungen aus. **Tryptamine** machen euphorisch, sind aber auch ursächlich für das Auftreten eines sympathomimetischen Syndroms (> Kap. 40.2.2).

Amphetamin wurde bereits im Jahr 1887 synthetisiert und 1930 als Schnupfenmittel auf den Markt gebracht. Schnell fiel die stimulierende Wirkung des Wirkstoffs auf. Pharmakologische Weiterentwicklungen führten zur Einführung des Dextroampethamins und Methamphetamins, das im Zweiten Weltkrieg als Stimulans für Soldaten und Piloten eingesetzt wurde. Auch **Methamphetamin** wurde im Jahr 1930 als Stimulans im Markt eingeführt. Die Wirkung des Methamphetamin hält länger an, Euphorisierung und stimulierende Wirkung sind stärker ausgeprägt als bei Amphetamin. Aus Methamphetamin wird **Crystal Meth** hergestellt. Crystal Meth wird als die gefährlichste Droge der Welt bezeichnet und ist auch hierzulande sehr stark auf dem Vormarsch. Es hat ein sehr hohes Abhängigkeitspotenzial, wirkt neurotoxisch, schädigt die Gefäßwände und löst Psychosen aus. Der körperliche Zerfall, der durch die dauerhafte Aufnahme von Crystal Meth verursacht wird, ist gekennzeichnet durch Gewichtsverlust, Entzündungen der Haut, Haar- und Zahnausfall.

Nach ihren unterschiedlichen Wirkweisen kann man **Amphetamine** und **deren Derivate** in **drei Gruppen** unterscheiden:
- Psychostimulanzien (Amphetamin und Methamphetamin)
- Entaktogene (MDA, MDMA, MDE)
- Halluzinogene (DOM)

Ecstasy besteht aus verändertem Amphetamin und liegt in unterschiedlichen Varianten (z. B. MDMA, MDA, MDE) vor. Überdosierungen mit Amphetaminen und Amphetaminderivaten sind ursächlich für das Auftreten eines sympathomimetischen Syndroms.

Irreführend ist der Begriff „**Liquid Ecstasy**", lässt er doch vermuten, dass es sich um die flüssige Form des Ecstasy handelt. Hinter „Liquid Ecstasy" steckt aber keine Amphetminabwandlung, sondern es handelt sich um **Gammahydroxybuttersäure (GHB)**. GHB ist ein Hypnotikum und führt bei oraler Aufnahme und entsprechender Dosierung zu Anxiolyse, Entspannung, Euphorisierung und Sedierung. In höheren Dosen treten Amnesie, Bradykardie sowie Übelkeit und Erbrechen auf. Werden mehr als 3 g aufgenommen, kommt es zu Atemdepression und Bewusstlosigkeit. GHB wird häufig im Rahmen von Straftaten in Form von **K.o.-Tropfen** genutzt, um die Opfer zu betäuben und wehrlos zu machen („Date-Rape-Drug").

In den letzten Jahren hat die Zahl an Rauschmitteln stark zugenommen. Die Europäische Beobachtungsstelle für Drogen und Drogensucht (EMCDDA) hat im Jahr 2013 allein 81 neue Drogentypen registriert. Bezeichnungen wie **Spice, Badesalz** oder **Legal Highs** suggerieren Harmlosigkeit sowie Legalität. Teilweise ist zu Beginn die Legalität auch gegeben. Sobald eine Substanz durch Gesetzgebung verboten wird, wird sie chemisch verändert und kann für eine gewisse Zeit wieder einen legalen Status besitzen. Bei allen diesen Substanzen handelt es sich aber um potente Rauschdrogen. Unter der Bezeichnung **neue psychoaktive Substanzen (NPS)** sind diese Drogen zusammengefasst. Dort finden sich drei **Untergruppen:**
- Designerdrogen
- Legal Highs
- Research Chemicals

Hinter dem Begriff **Spice** versteckt sich eine Kräutermischung, die rasch zu einer neuen Modedroge wurde. Die Kräuter dienen hierbei aber hauptsächlich als Tarnmittel, die berauschende Wirkung ist synthetischen Cannabinoiden zuzurechnen. Mittlerweile kennt man über 300 **synthetische Cannabinoide,** deren Affinität zu den entsprechenden Rezeptoren um ein Vielfaches höher ist, als die Affinität von Tetrahydrocannabinol (THC), dem Wirkstoff des Cannabis. Während der Missbrauch von **Cannabis** selten zu Notfallsituationen führt, ist bei den synthetischen Cannabinoiden das Gegenteil der Fall. Durch die Aufnahme von synthetischen Cannabinoide kann es zu Agitation, Halluzinationen, Dyspnoe, Tachykardie, Hypokaliämie, zerebralen Krampfanfällen, Myoklonien sowie Übelkeit und Erbrechen kommen.

Bei den **Badesalzdrogen** handelt es sich um synthetische Substanzen wie beispielsweise **Cathionderivate.** Sie lösen stimulierende Rauschzustände aus. Cathion ist neben Cathin und Khatamine einer der Wirkstoffe von Khat, einer Pflanze die vorwiegend im Jemen und Äthiopien vorkommt. „Badesalze" werden oral, nasal oder inhalativ aufgenommen. Gefahren der Aufnahme sind Gefäßspasmen und Organinfarkte sowie Psychosen.

Neben chemischen Substanzen werden auch biogene Substanzen aufgenommen. Hierbei handelt sich vorwiegend um psilocybinhaltige Pilze (➤ Kap. 40.3.6; Magic Mushrooms) und Pflanzenbestandteile einiger Nachtschattengewächse (➤ Kap. 40.3.5; z. B. Engelstrompete).

Therapie

Bei Vergiftungen mit pyschoaktiven Substanzen steht eine **symptomenorientierte Therapie** der Patienten im Vordergrund. Aufgrund von Aggressionen oder Halluzinationen, die durch die Aufnahme einiger Substanzen ausgelöst werden können, besteht ein nicht unerhebliches **Gefährdungspotenzial** für das eingesetzte Personal. Unter Umständen ist eine Beurteilung und Behandlung dieser Patienten erst in Zusammenarbeit mit der Polizei möglich.

Wiederholungsfragen

1. In welcher Dosierung wird Aktivkohle bei entsprechender Indikation appliziert (➤ Kap. 40.1.2)?
2. Welche Symptome beinhaltet ein anticholierges Syndrom (➤ Kap. 40.2.2)?
3. In wie vielen zeitlichen Phasen läuft eine Vergiftung mit Paracetamol ab (➤ Kap. 40.3.1)?
4. Welches Antidot kann bei einer Vergiftung mit Organophosphaten eingesetzt werden (➤ Kap. 40.3.3)?
5. Wie hoch ist die tödliche Dosis für einen Erwachsenen bei einer Vergiftung mit dem Blauen Eisenhut (➤ Kap. 40.3.5)?
6. Wie heißen die Hauptinhaltsstoffe der Engelstrompete (➤ Kap. 40.3.5)?
7. Nennen Sie die Stadien der Alkoholvergiftung (➤ Kap. 40.4.1).
8. In welcher Dosierung wird Naloxon bei einer Opioidvergiftung intranasal appliziert (➤ Kap. 40.4.2)?
9. Nennen Sie die Symptomentrias bei einer Opioidvergiftung (➤ Kap. 40.4.2).
10. Welche synthetischen Substanzen beinhalten die „Badesalzdrogen" häufig (➤ Kap. 40.4.5)?

Auflösung des Fallbeispiels

Verdachtsdiagnose
Krampfanfall, Aufnahme eines unbekannten Rauschmittels.

Erstmaßnahmen
Umgehend wird die Erstbeurteilung gemäß ABCDE-Schema durchgeführt. Der Patient hat einen freien Atemweg und ist tachypnoeisch. Der junge Mann hat einen peripher gut tastbaren, aber tachykarden Puls. Seine Haut ist zusätzlich zu der bereits festgestellten Rötung heiß und trocken. Der Patient halluziniert. Die Pupillen des Patienten sind maximal geweitet. Gerade als die Besatzung die SAMPLER-Anamnese erheben will, beginnt der Patient generalisiert zu krampfen.

Gemäß des lokalen Notfallalgorithmus bereitet das Rettungsfachpersonal Midazolam zur intranasalen Applikation vor. Der ca. 70 kg schwere Patient erhält 15 mg Midazolam intranasal über das MAD-System. Ungefähr 1 Min. nach der Applikation sistiert der zerebrale Krampfanfall. Der Patient weist nun ein schnarchendes Atemgeräusch bei der Inspiration auf. Der Atemweg wird umgehend mittels modifiziertem Esmarch-Handgriff freigemacht und anschließend wird ein Nasopharyngealtubus (ID 6 mm) eingelegt. Der Patient erhält Sauerstoff (15 l/Min. über Sauerstoffmaske mit Reservoirsystem) appliziert, der Notarzt wird nachalarmiert. Der Patient hat eine Atemfrequenz von 25/Min. und eine Herzfrequenz von 130/Min. Die Sauerstoffsättigung beträgt 91 %, der Blutdruck liegt bei 180/90 mmHg. Im EKG zeigt sich eine Sinustachykardie. Das Messen der Körpertemperatur ergibt einen Wert von 39,2 °C und der Blutzucker liegt bei 90 mg/dl (5 mmol/l).

Die Fremdanamnese gemäß dem SAMPLER-Schema ergibt, dass der Patient keine Allergien hat, Vorerkrankungen/Unfälle oder größere Operationen sind nicht bekannt. Der Patient nimmt keine Dauermedikation ein. Parallel zur Befragung legt der Notfallsanitäter dem Patienten einen peripher-venösen Venenzugang am linken Unterarm an und infundiert eine balancierte Vollelektrolytlösung zum Offenhalten der Vene.

Auf die Frage nach der letzten Nahrungsaufnahme wird berichtet, man habe von einem ungefähr 20 m entfernt stehenden Busch Blüten geerntet und anschließend einen Tee davon zubereitet. Der Patient hatte als Einziger davon getrunken, dies sei nun etwa 3 Std. her.

Der von den Zeugen beschriebene Busch wird als Engelstrompete identifiziert. Die ermittelten Symptome passen zu einem anticholinergen Syndrom. Nach Eintreffen des Notarztes erfolgt eine Übergabe, anschließend wird der Patient in die interdisziplinäre Notaufnahme der 15 Min. entfernt liegenden Klinik der Maximalversorgung transportiert.

Diagnose
Anticholinerges Syndrom bei Vergiftung durch Pflanzenbestandteile der Engelstrompete.

WEITERFÜHRENDE LITERATUR
Albrecht, K.: Intensivtherapie akuter Vergiftungen. Ullstein Mosby, Berlin/Wiesbaden, 1997
Roth, L., Daunderer, M., Kormann, K.: Giftpflanzen Pflanzengifte. ecomed Verlagsgesellschaft, Landsberg, 4. Aufl., 1994
Reichl, F.-X.: Taschenatlas Toxikologie. Thieme, Stuttgart, 3. Aufl., 2009
Internetseiten der Giftinformationszentralen in Deutschland

KAPITEL 41

Sebastian Casu

Infektionsnotfälle

41.1 **Mikrobiologische Grundlagen** 877
41.1.1 Bakterien 877
41.1.2 Viren 878
41.1.3 Pilze (Fungi) 880
41.1.4 Parasiten 880

41.2 **Sepsis und SIRS** 881
41.2.1 Pathophysiologie der Sepsis 882
41.2.2 Therapie der Sepsis 884

41.3 **Hepatotrope Viren** 885
41.3.1 Hepatitis B 886
41.3.2 Hepatitis C 886

41.4 **HIV und AIDS** 887

41.5 **Hämorrhagisches Fieber** 888
41.5.1 Ebola-Fieber 888
41.5.2 Marburg-Fieber 889

41.6 **Nosokomiale Infektionen** 889
41.6.1 Multiresistente Erreger 889
41.6.2 Norovirus 891

Fallbeispiel

Notfallmeldung

Ein Rettungswagen wird in die Seniorenwohnanlage am Stadtrand alarmiert. Gemeldet wurde durch eine betreuende Pflegekraft der Wohnanlage die unklare Vigilanzminderung eines Heimbewohners.

Befund am Notfallort

Der Patient liegt in einem Pflegebett und reagiert nicht auf das Eintreffen des Rettungsdienstpersonals. Die Haut des ca. 75 Jahre alten Patienten erscheint warm und trocken. Er wird im Ersteindruck zunächst als potenziell kritisch angesehen.

Leitsymptome

Vigilanzminderung.

Inhaltsübersicht

41.1 Mikrobiologische Grundlagen

- Mikroorganismen werden in Bakterien, Viren, Pilze und Parasiten unterschieden.
- Bakterien sind einzellige Lebewesen, die für den Organismus schädlich sind, weil sie Giftstoffe (Endo- und Exotoxine) enthalten.
- Viren sind besonders kleine Krankheitserreger, die niemals DNS und gleichzeitig RNS haben.
- Pilze (Myzeten) werden wie Pflanzen und Tiere in einem eigenen Reich zusammengefasst. Es wird unterschieden zwischen **Makromyzeten** (Speisepilze und ihre giftigen Verwandten) und **Mikromyzeten** (mikroskopisch kleine Arten).
- Parasiten sind Krankheitserreger, die im oder vom Wirt leben und diesem schaden.

41.2 Sepsis und SIRS

- Die Sepsis ist ein lebensgefährliches Erkrankungsbild.
- Die Sepsis beschreibt eine **generalisierte Immunreaktion** des Körpers nach einer Infektion unabhängig davon, ob die Infektion durch Bakterien, Viren oder Pilze verursacht wurde.
- SIRS beschreibt eine generalisierte Entzündungsreaktion, die sich aufgrund unterschiedlicher Ursachen (Auslöser) entwickeln kann.
- Der **septische Schock** ist definiert als eine Sepsis, die mit einer persistierenden Hypotonie trotz adäquater Infusionstherapie einhergeht und länger als 2 Std. anhält.
- Die Therapie der Sepsis besteht in der Behandlung der für die Sepsis verantwortlichen Infektion (kausale Therapie) und der Sicherstellung einer ausreichenden Gewebsperfusion.

41.3 Hepatotrope Viren

- Hepatotrope Viren sind Erreger, die eine Leberinfektion auslösen können. Hierzu gehören beispielsweise das **Zytomegalievirus (ZMV)** oder auch das **Epstein-Barr-Virus (EBV)**.
- Als Hepatitis-Viren werden solche Viren bezeichnet, deren primärer Angriffspunkt die Leberzellen sind.
- Hepatits **A** und **E** werden **fäkal-oral** übertragen. Die restlichen Hepatitis-Viren **B, C** und **D** werden **parenteral** übertragen.

41.4 HIV und AIDS

- AIDS beschreibt das Erkrankungsbild, das sich in Form eines **schweren Immundefekts** auf Grundlage einer HIV-Infektion ausbildet.
- HIV und AIDS können mit unterschiedlichen Erkrankungsbildern vergesellschaftet sein, die durch die ausgelöste Immundefizienz verursacht werden.

41.5 Hämorrhagisches Fieber

- Das hämorrhagische Fieber (auch virales hämorrhagisches Fieber) beschreibt eine Gruppe ähnlich verlaufender Erkrankungen, die durch eine **Infektion mit RNA-Viren** entstehen können.
- Bis heute sind vier Familien aus der Gruppe der RNA-Viren bekannt, die ein hämorrhagisches Fieber auslösen.
- Das **Ebola-Virus** ist ein **RNA-Virus** und gehört zur Gruppe der Filoviridae.
- Das Marburg-Virus gehört wie das Ebola-Virus zu den Filoviridae.

41.6 Nosokomiale Infektionen

- Resistenzen gegen Antibiotika entwickeln sich auf Grundlage unterschiedlicher Mechanismen und beruhen meist auf der Bildung von Enzymen, die den Wirkmechanismus der jeweiligen Wirkstoffe verhindern.
- Mit dem Schwerpunkt auf multiresistenten Erreger und den Norovirus behandelt dieses Kapitel nosokomiale Infektionen und ihren Bezug zum Rettungsdienst.

41.1 Mikrobiologische Grundlagen

Infektiologische Erkrankungen sind alltäglich und können rasch zum Notfall führen. Um die Hintergründe dieser Erkrankungsbilder besser verstehen zu können, bedarf es einiger Grundkenntnisse, die hier in Form von mikrobiologischen Grundlagen vermittelt werden. Die medizinische Mikrobiologie beschäftigt sich mit **Mikroorganismen,** die in **Bakterien, Viren, Pilze und Parasiten** unterschieden werden.

41.1.1 Bakterien

Bakterien sind einzellige Lebewesen, die im Menschen als Krankheitserreger vorkommen können. Bakterielle Krankheiterreger sind für den Organismus schädlich, weil sie Giftstoffe enthalten. Diese Giftstoffe können in **Exotoxine** und **Endotoxine** unterschieden werden. Exotoxine sind Giftstoffe, die von Bakterien gebildet und abgesondert werden (z. B. bei Botulismus oder auch Tetanus). Endotoxine sind Bestandteile der bakteriellen Zellmembran und werden bei der Zerstörung der Zellen (Zelllyse) frei. Einige Bakterienarten können Dauerformen bilden, die **Sporen.** Diese Sporen ermöglichen den Bakterien ein Überleben bei ungünstigen Umweltbedingungen und machen sie dadurch besonders widerstandsfähig und damit auch besonders gefährlich: Die Sporen widerstehen Hitze, Trockenheit, Desinfektionsmitteln und Chemotherapeutika. Bessern sich die Umweltbedingungen, werden aus den Sporen wieder Bakterien.

Aerobe Sporenbildner werden als **Bazillen** und anaerobe Sporenbildner als **Clostridien** (➤ Abb. 41.1) bezeichnet.

Man kann die Bakterien nach Form, Färbbarkeit, Sauerstoffbedarf und Lebensart unterscheiden.

Nach ihrer **Form** lassen sich Bakterien in stäbchenförmige Zellen (z. B. *Escherichia coli,* Salmonellen, Shigellen), kugelförmige Zellen (Kokken: z. B. Staphylokokken, Streptokokken) und Schraubenbakterien, die Spirochäten (z. B. *Borrelia burgdorferi, Treponema pallidum*), einteilen (➤ Abb. 41.2).

Die häufigste Färbung zur Identifikation von Bakterien ist die **Gram-Färbung,** die 1884 von dem Dänen Christian Gram entwickelt wurde. Die meisten Bakterien lassen sich so in **grampositiv** (z. B. Streptokokken, Mykobakterium) oder **gramnegativ** (z. B. Pseudomonas, Enterobacter) unterscheiden, je nachdem, ob sie den Farbstoff annehmen oder nicht.

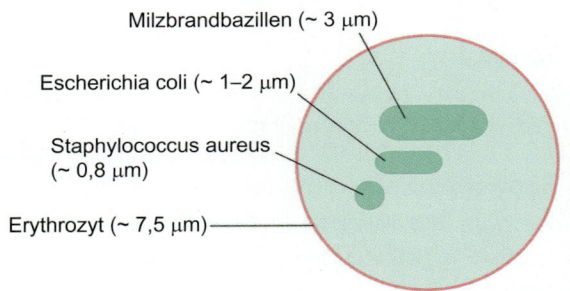

Abb. 41.1 Diverse Bakterien im Größenvergleich mit einem Erythrozyten [L108]

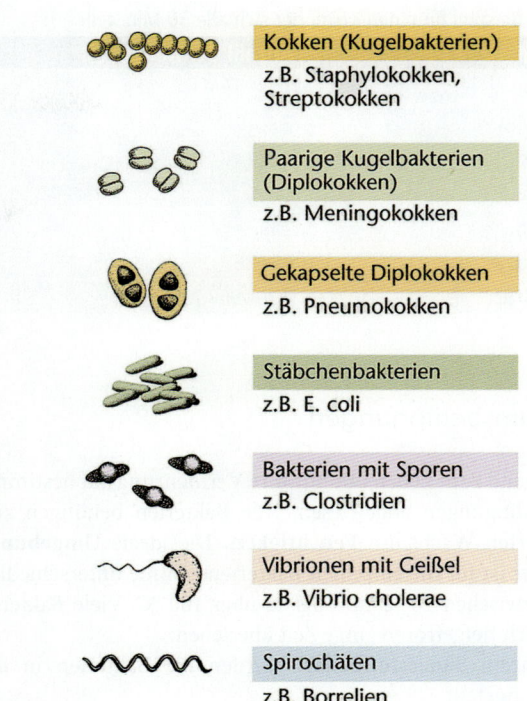

Abb. 41.2 Verschiedene Bakterienformen, die lichtmikroskopisch zu unterscheiden sind [A400]

Entscheidend ist auch der **Lebensort** der Bakterien. Man unterscheidet wirtsungebundene und wirtsgebundene Bakterien. Wirtsungebundene Bakterien, z. B. Saprophyten, kommen überall in der freien Natur vor und leben von der Beseitigung von Tierkadavern und abgestorbenen Pflanzen. Ebenfalls wirtsungebunden ist auch ein Krankheitserreger wie *Clostridium tetani,* der Tetanuserreger. **Wirtsgebundene Bakterien** sterben ohne den Kontakt zu ihrem Wirt schnell ab. Man unterscheidet hier:
- **Kommensalen:** Schmarotzer, die ihrem Wirt weder nützlich noch schädlich sind
- **Symbionten** sind dem Wirt nützlich; sie produzieren Nährstoffe oder Vitamine oder helfen bei der Abwehr schädlicher Mikroorganismen.
- **Parasiten** können ihrem Wirt gefährlich werden; die wenigsten Bakterien gehören dieser Gruppe an.

Vermehrung

Meist erfolgt die Vermehrung der Bakterien durch **Querteilung.** Durch die entstehende Verdopplung bei jedem Schritt kommt es zu einer rasanten Vermehrung (➤ Tab. 41.1). Dabei wird zunächst der DNS-Faden des Bakterienchromosoms verdoppelt. Danach bildet sich eine Querwand, welche die Mutterzelle in zwei gleiche Teile trennt. Jede dieser Tochterzellen erhält einen DNS-Faden. Die Dauer dieser Verdopplung ist unterschiedlich. So dauert sie bei einem Kolibakterium nur 20 Min., während sie beim Tuberkelbakterium 18 Std. dauert.

Tab. 41.1 Beispiel für einen Keim, der sich alle 30 Min. teilt

Zeitverlauf	Anzahl der Keime
Anfangskeim	1
Nach 30 Min.	2
Nach 1 Std.	4
Nach 2 Std.	16
Nach 4 Std.	256
Nach 8 Std.	65 536
Nach 16 Std.	4 294 967 296

Wachstumsbedingungen

Bakterien sind zum Leben und für ihre Vermehrung auf bestimmte Umweltbedingungen angewiesen. Alle Bakterien benötigen zum ungehinderten Wachstum **Feuchtigkeit**. Die ideale **Umgebungstemperatur** ist für die einzelnen Bakterienstämme unterschiedlich und liegt zwischen 10 °C und bis zu über 100 °C. Viele Bakterien können auch tiefgefroren lange Zeit überleben.

Nach ihrem **Sauerstoffbedarf** werden die Bakterien in drei Gruppen eingeteilt:
- **Obligat aerobe Bakterien:** benötigen Luftsauerstoff zum Leben.
- **Obligat anaerobe Bakterien:** Leben ist nur bei Sauerstoffausschluss möglich.
- **Fakultativ anaerobe Bakterien:** leben sowohl mit als auch ohne Sauerstoff.

Der für Bakterien optimale **pH-Bereich** liegt bei einem Wert von 7. Die meisten Arten jedoch vertragen einen Bereich des pH-Werts von 6–9, einige sogar noch größere Abweichungen.

Bakterienähnliche Erreger

Zu den bakterienähnlichen Erregern gehören Chlamydien, Mykoplasmen und Rickettsien. **Chlamydien** wurden früher aufgrund ihres obligaten Zellparasitismus zu den Viren gerechnet. **Mykoplasmen** sind die kleinsten auf zellfreien Medien züchtbaren Lebewesen, die keine feste Zellwand besitzen und die eine Reihe von atypischen Pneumonien auslösen können. **Rickettsien** rufen Erkrankungen, z. B. das in Kriegszeiten bedeutsame Fleckfieber, hervor. Die Erreger werden von Läusen, Zecken und Milben auf den Menschen übertragen. Die Folge ist ein schweres infektiöses Krankheitsbild mit teils tödlichem Verlauf durch Enzephalitis, Myokarditis oder Pneumonie.

> **MERKE**
> Jeder Patient kann potenziell mit verschiedenen Erregern kontaminiert oder infiziert sein, daher ist bei jedem Transport ein **hygienisch einwandfreies Vorgehen** notwendig.

Häufige Erreger

Häufige Erreger sind in > Tab. 41.2 dargestellt.

41.1.2 Viren

Viren sind besonders kleine Krankheitserreger, die normale Bakterienfilter passieren und auf Nährboden nicht gezüchtet werden können (> Abb. 41.3). Sie unterscheiden sich von anderen Erregern außerdem durch fünf Punkte:
1. Viren können nur innerhalb menschlicher, tierischer oder pflanzlicher Zellen leben und sich darin vermehren.
2. Viren können mit den bekannten Antibiotika nicht bekämpft werden.

Tab. 41.2 Häufige Erreger und von ihnen ausgelöste Infektionen

Gattung	Art	Infektion (Beispiele)
Grampositive Erreger		
Staphylokokken (> Abb. 41.1)	• *Staphylococcus aureus* • *Staphylococcus epidermidis*	• Furunkulose, Osteomyelitis • Entzündungen durch Katheter (z. B. zentraler Venenkatheter)
Streptokokken (> Abb. 41.2 und > Abb. 41.6)	Streptokokken A und B	Pharyngitis, Scharlach, Harnwegsinfekte, Wundinfektionen
Enterokokken	*Enterococcus faecium*	Endokarditis
Pneumokokken (> Abb. 41.2)	*Streptococcus pneumoniae*	Pneumonie, Meningitis
Meningokokken (> Abb. 41.2 und > Abb. 41.7)	*Meningococcus neisseriae*	Meningitis
Escherichia (> Abb. 41.2)	*E. coli*	Harnwegsinfekte, Wundinfektionen
Proteus	*P. mirabilis*	Harnwegsinfekte, Mittelohrinfektionen
Klebsiellen	*K. pneumoniae*	Harnwegsinfekte, Infektionen des Respirationstrakts
Pseudomonas	*P. aeruginosa*	Hospitalkeim, Harnwegsinfekte, Wundinfektionen
Vibrionen (> Abb. 41.2)	*Vibrio cholerae*	Cholera

3. Viren haben niemals DNS und gleichzeitig RNS, sondern nur eine der beiden Nukleinsäuren.
4. Viren haben keine Enzymsysteme, daher können sie keine eigenen Eiweißstoffe aufbauen oder selbst Energie gewinnen.
5. Viren vermehren sich nicht selbst.

Die Vireneinteilung erfolgt nach der vorhandenen **Nukleinsäure** in DNS-Viren (z. B. Herpesviren) oder RNS-Viren (Masern- oder Tollwutviren).

Vermehrung

Viren können sich nur **innerhalb bestimmter lebender Zellen vermehren,** was stets auf Kosten der Wirtszelle geschieht. Die Vermehrung erfolgt in **fünf Schritten:**

1. **Adsorption:** Ein Virus kann nur bestimmte Zellen befallen. Entscheidend hierfür sind bestimmte Schlüssel (Rezeptoren) in der Zellmembran. In dieser Phase besteht die letzte Möglichkeit des Eingreifens für körpereigene Antikörper.
2. **Penetration:** Durch Verschmelzung der Virushülle mit der Zellmembran gelangt das Virus ins Zellinnere. Dort wird die Nukleinsäure des Virus freigesetzt.
3. **Synthese der Virusbestandteile:** Durch die Nukleinsäure des Virus wird die Zelle gezwungen, Virusbestandteile aufzubauen.
4. **Reifung** der neuen Viren: Zusammensetzung des Nukleokapsids, bei manchen Viren erfolgt zusätzlich eine Umhüllung (Envelope).
5. **Ausschleusung** der neuen Viren: Freisetzung der Viren durch Zytolyse sowie durch Ausschleusung aus der lebenden Zelle unter Integration von Zellmembranbestandteilen in den Envelope.

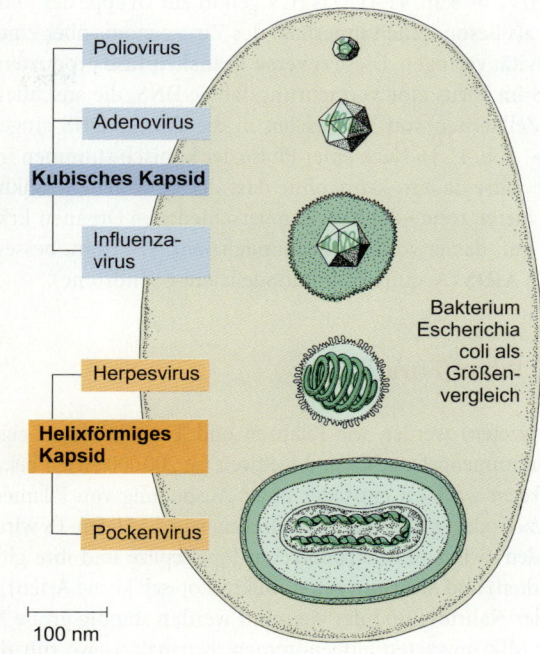

Abb. 41.3 Diverse Viren und Virusformen im Größenvergleich mit einem *Escherichia coli*-Bakterium [L190]

Retroviren

Eine Gruppe von Viren ist durch eine pandemische Verbreitung innerhalb der letzten 20 Jahre mit großer Aufmerksamkeit verfolgt worden. Dabei handelt es sich um das humane Immundefizienz-

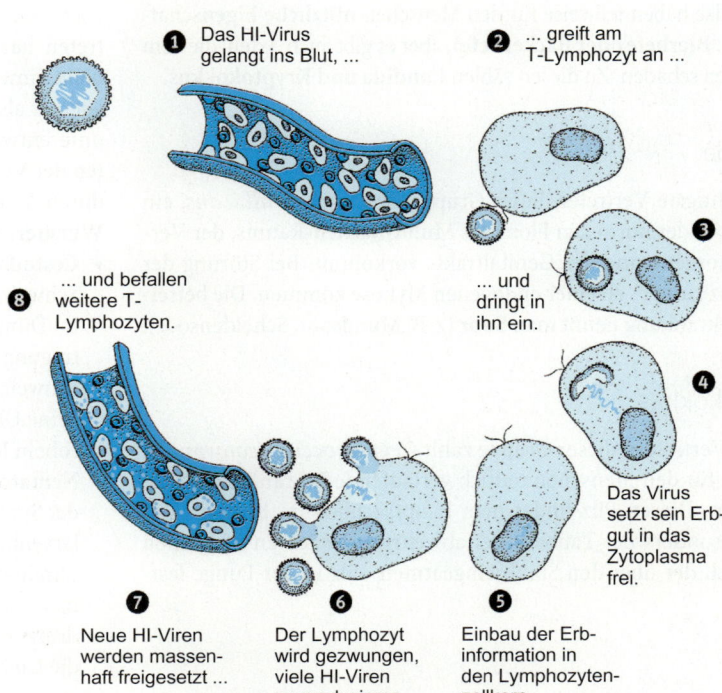

Abb. 41.4 Eindringen in die Wirtszelle, Vermehrung und Ausbreitung von HIV [L190]

Virus (HIV, ➤ Kap. 41.4). Das HIV gehört zur Gruppe der Retroviren, die als Besonderheit innerhalb des Virusgenoms über eine Enzymaktivität verfügen. Diese **reverse Transkriptase** produziert aus der RNS im Virus eine vermehrungsfähige DNS, die anschließend in den Zellkernen von Wirtszellen in die dortige DNS eingebaut wird (➤ Abb. 41.4). Nach einer Phase der klinisch stummen Infektion, die Jahre dauern kann, ohne dass der Betroffene Krankheitszeichen bietet, treten dann an den verschiedenen Organen Erkrankungen auf, das erworbene Immundefizienz-Syndrom, besser bekannt als **AIDS** (Acquired Immunodeficiency Syndrome).

41.1.3 Pilze (Fungi)

Pilze (Myzeten) werden wie Pflanzen und Tiere in einem eigenen Reich zusammengefasst. Es sind weltweit ca. 200 000 Arten bekannt. Die Myzeten wachsen entweder unter Ausbildung von Filamenten, dem Myzel, oder sprossen als Einzelzellen, wie die Hefen. Es wird unterschieden zwischen **Makromyzeten** (Speisepilze und ihre giftigen Verwandten) und **Mikromyzeten** (mikroskopisch kleine Arten).

Mit der Nahrung und der Atemluft werden ständig große Mengen der Mikromyzeten aufgenommen. Normalerweise ruft dieser Vorgang keine Symptome hervor. Allerdings können bei empfindlichen Menschen Allergien ausgelöst werden. Bei Resistenzschwäche (z. B. bei Diabetes mellitus) kann es in einigen Fällen zu einer Infektion (Mykose) kommen. Bestimmte Myzeten bilden giftige Stoffwechselprodukte, die Mykotoxine. Davon betroffene Lebensmittel können zu Vergiftungen führen.

Hefen

Sprosspilze haben teilweise für den Menschen **nützliche Eigenschaften (z. B. Bierhefe oder Bäckerhefe)**, aber es gibt auch Arten, die dem Menschen schaden. Zu diesen zählen **Candida und Kryptokokkus.**

Candida

Der wichtigste Vertreter dieser Gruppe ist *Candida albicans*, ein Pilz, der in der normalen Flora des Mund-Rachen-Raums, der Verdauungsorgane und des Genitaltrakts vorkommt. Bei Störung der Resistenz kann es zu einer endogenen Mykose kommen. Die betreffende Erkrankung nennt man **Soor** (z. B. Mundsoor, Scheidensoor).

Kryptokokkus

Zu den Vertretern dieser Gruppe zählt *Cryptococcus neoformans*, der eine für den Menschen tödlich verlaufende Erkrankung auslösen kann. Diesen Pilz findet man hauptsächlich im Kot von Vögeln, besonders bei Tauben. Bei abwehrgeschwächten Menschen kann sich der über den Staub eingeatmete Pilz in der Lunge festsetzen.

Schimmelpilze

Schimmelpilze sind **selten pathogen,** aber in der Natur weitverbreitet. Menschen kommen daher häufig mit ihnen in Berührung. Empfindliche Menschen können bei Kontakt mit Schimmelpilzen mit einer Allergie reagieren. Manche Schimmelpilze verursachen Lebensmittelvergiftungen. In der pharmazeutischen Industrie werden Schimmelpilze zur Antibiotikaproduktion genutzt, in der Lebensmittelindustrie werden sie für die Käseherstellung eingesetzt.

Pathogene Formen der Schimmelpilze führen zu Erkrankungen der Atemwege, der Verdauungswege oder der Haut.

41.1.4 Parasiten

Parasiten sind Krankheitserreger, die im oder vom Wirt leben und diesem schaden.

Arthropoden

Die Hauptgefahr der Arthropoden liegt in der *Übertragung von Krankheitserregern,* jedoch können sie auch selbst Krankheiten auslösen **(Allergien).** In die Gruppe der Arthropoden gehören Läuse (Kopf-, Kleider- und Filzläuse), Zecken (Haft- und Wanderzecken), Milben, Flöhe (Menschenfloh) und Wanzen (Hauswanze).

Helminthen

Würmer sind mehrzellige Lebewesen mit weitgehender Entwicklung von Organsystemen. Die Bedeutung von Würmern als Ursachen von Krankheiten wird oft unterschätzt. Wurmerkrankungen treten häufiger bei Kleinkindern auf, die sich durch hygienisch nicht einwandfreien Umgang mit Ausscheidungen und Haustieren leichter als Erwachsene infizieren. Auch in Ländern mit einer noch unterentwickelten Hygiene bzw. nur eingeschränkten Möglichkeiten der Versorgung mit sauberem Trinkwasser spielen Infektionen durch Würmer eine wichtige Rolle. Helminthen sind **parasitäre Würmer.** Sie werden in **drei Gruppen** eingeteilt:

- **Cestoda (Bandwürmer):** Der wichtigste Vertreter ist der Schweinebandwurm, der bis zu 3 m lang werden kann und sich im Dünndarm des Menschen einnistet (➤ Abb. 41.5). Die Übertragung erfolgt überwiegend durch infiziertes (finnenhaltiges) Schweinefleisch. Der Rinderbandwurm wird bis zu 10 m lang. Seine Übertragung erfolgt durch den Genuss von finnenhaltigem rohem Rindfleisch (Hack-/Schabefleisch).
- **Nematoda (Fadenwürmer):** Für den Menschen ist insbesondere der Spulwurm von Bedeutung. Er gelangt durch die Infektion mit larvenhaltigen Eiern (mit Gartenerde verschmutzte Hände, verunreinigtes Trinkwasser oder verunreinigtes Gemüse) in den menschlichen Organismus und lebt dann im Dünndarm. Er dringt teilweise bis in die Gallenwege vor. Außerdem bohren sich die Larven durch die Darmwand und gelangen auf dem Blutweg in die Lungen, wo sie schwere Infektionen hervorrufen können.

- **Trematoda (Saugwürmer):** In dieser Gruppe ist der große Leberegel hervorzuheben, der beim Menschen in den Gallengängen und in der Leber vorkommen kann und dort Entzündungen hervorruft.

Protozoen

Protozoen sind tierische Einzeller, die sich mithilfe von Wimpern oder Geißeln fortbewegen und von denen einige beim Menschen zu Infektionen führen können. Einige Protozoen sind **Erreger von tropischen Krankheiten** und werden häufig von Insekten übertragen. Auffällig ist dabei, dass die Insekten als **Zwischenwirte** selbst nicht erkranken und erst der **Endwirt** (z. B. der Mensch) deutliche Krankheitszeichen aufweist.
- Eine weitverbreitete, durch Protozoen ausgelöste Krankheit ist die Malaria, deren Erreger, die **Plasmodien**, über Stechmücken (Zwischenwirt) auf den Menschen (Endwirt) übertragen werden.
- **Trypanosomen** verursachen die durch die Tsetse-Fliege übertragene Schlafkrankheit.
- **Amöben** sind Ursache der mit Durchfällen einhergehenden Amöbenruhr. Bei einer Verschleppung der Amöben in den Pfortaderkreislauf können sie auch für Leberabszesse verantwortlich sein.
- Die **Toxoplasmen** verursachen eine besonders in der Schwangerschaft gefürchtete Infektion, die Toxoplasmose, die zu Früh- oder Totgeburten führen kann.

41.2 Sepsis und SIRS

Die Sepsis beschreibt eine **generalisierte Immunreaktion** des Körpers nach einer Infektion unabhängig davon, ob die Infektion durch Bakterien, Viren oder Pilze verursacht wurde. Die Sepsis ist ein lebensbedrohliches Erkrankungsbild mit hoher Sterblichkeitsrate und immer ein ernst zu nehmender medizinischer Notfall.

MERKE
Die Prognose der Sepsis ist signifikant vom Zeitraum zwischen Erkrankungsbeginn und Therapieeinleitung abhängig.

Diagnostik

Die Voraussetzungen für die Diagnose der Sepsis sind das Vorliegen einer mikrobiologisch nachgewiesenen Infektion sowie das Vorhandensein eines **SIRS (Systemic Inflammatory Response Syndrome)**. SIRS beschreibt eine generalisierte Entzündungsreak-

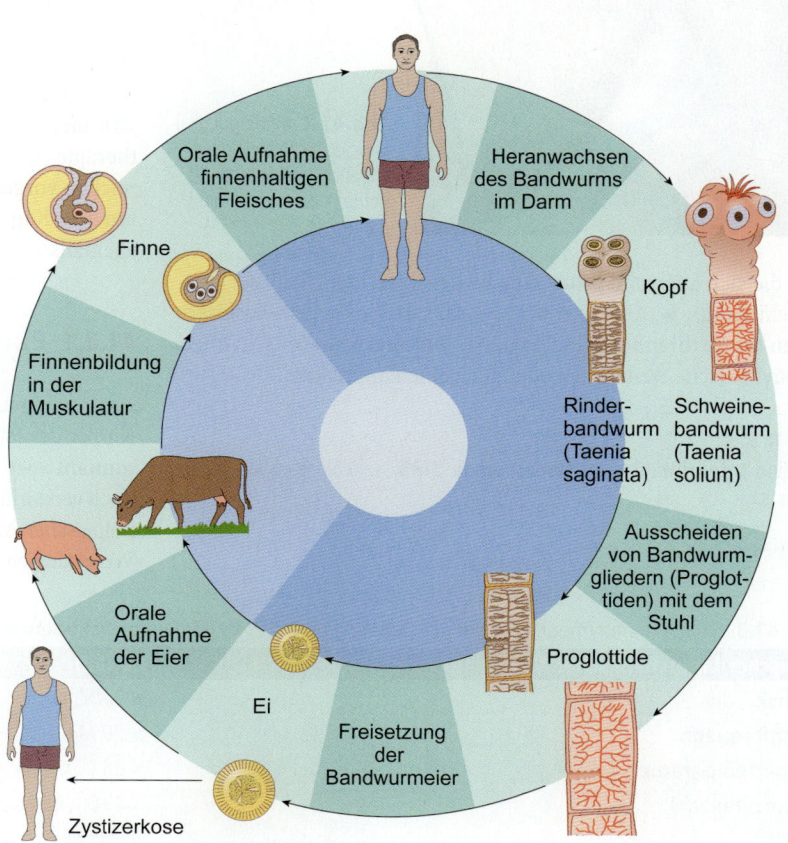

Abb. 41.5 Entwicklungszyklus des Rinder- und Schweine(finnen)bandwurms [L190]

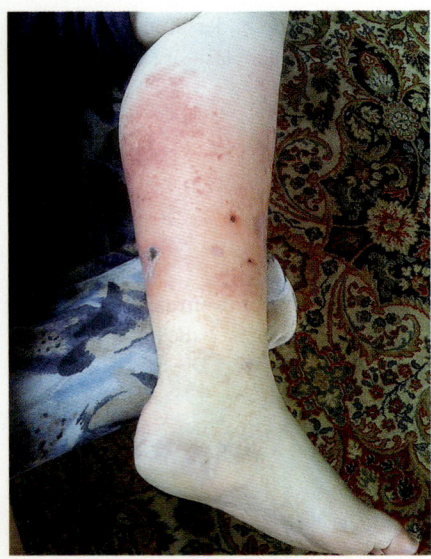

Abb. 41.6 Sepsisursache Erysipel (Streptokokken) [M235]

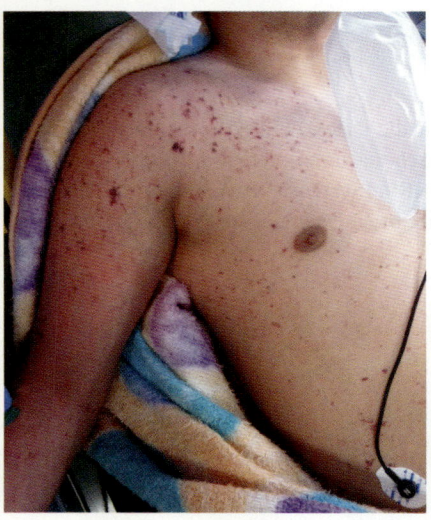

Abb. 41.7 Meningokokken-Sepsis (Waterhouse-Friderichsen-Syndrom als Komplikation einer fulminanten Sepsis) [M235]

Die Diagnose eines SIRS darf gestellt werden, wenn mindestens zwei der vier **SIRS-Kriterien** vorliegen (➤ Tab. 41.3).

ACHTUNG
Im Rettungsdienst stehen zur **Diagnose eines SIRS** nur drei von vier Kriterien zur Verfügung, da eine laborchemische Untersuchung der Leukozyten präklinisch nicht möglich ist. Umso wichtiger ist es, die **Atemfrequenz**, die **Herzfrequenz** und die **Körpertemperatur** sorgfältig zu erfassen, um kein SIRS und – bei vorliegender Infektion – die Diagnose Sepsis zu übersehen.

Eine **schwere Sepsis** (➤ Abb. 41.7 und ➤ Abb. 41.8) liegt vor, wenn die Kriterien einer Sepsis erfüllt sind und gleichzeitig ein Organversagen, beispielsweise ein akutes Nierenversagen, eine respiratorische Insuffizienz, eine Thrombozytopenie oder auch eine metabolische Dysfunktion vorliegen.

MERKE
Septische Enzephalopathie als Kriterium der schweren Sepsis

Die septische Enzephalopathie stellt sich als Ausdruck eines Organversagens klinisch in Form von **Orientierungsstörungen, Delir oder auch Vigilanzminderung** (➤ Kap. 33.1.1) dar. Sie kann durch eine gründliche körperliche Untersuchung und Anamnese erkannt werden und gibt dadurch auch in der präklinischen Notfallmedizin die Möglichkeit, frühzeitig einen Hinweis auf die Schwere der Erkrankung zu erhalten. Nicht zuletzt aus diesem Grund sind die Erfassung und Dokumentation der Vigilanz auch bei infektiologischen Notfällen wichtige Maßnahmen, die nicht das Ausmaß der Erkrankung erfassen, sondern gleichzeitig auch Rückschlüsse auf den Erkrankungsverlauf zulassen.

Der **septische Schock** ist definiert als eine Sepsis, die mit einer persistierenden Hypotonie bei einem systolischen Blutdruck unter 90 mmHg (oder MAD unter 70 mmHg) trotz adäquater Infusionstherapie einhergeht und länger als 2 Std. anhält. Sobald für das Erreichen vorgenannter Blutdruckwerte der Einsatz von Vasopressoren (➤ Kap. 20.3.2) notwendig ist, wird die vorliegende Sepsis ebenfalls als septischer Schock bezeichnet.

41.2.1 Pathophysiologie der Sepsis

Am Anfang einer Sepsis steht das Eindringen eines Erregers in den Körper des Patienten. Durch diese **Infektion** wird eine **primäre Immunantwort** ausgelöst, die durch Freisetzung weiterer Mediatoren noch verstärkt wird. Die Folge ist eine übermäßige Aktivierung immunologischer Abläufe. Diese systemische Entzündungsreaktion wird im Wesentlichen durch Zytokine vermittelt. Zytokine sind Proteine, die

tion, die sich aufgrund unterschiedlicher Ursachen (Auslöser) entwickeln kann (➤ Abb. 41.6 und ➤ Abb. 41.7). Zu den Auslösern zählen die Verbrennung, ein Trauma, Blutungen sowie Ischämien, anaphylaktische Reaktionen oder auch eine Pankreatitis.

MERKE
Ist eine **Infektion der Auslöser eines SIRS**, spricht man von einer **Sepsis**.

Tab. 41.3 SIRS-Kriterien (modifiziert von der Arbeitsgruppe Sepsis der European Society of Intensive Care Medicine) [F588-001/W949-001]

Klinischer/laborchemischer Marker	Befund
Tachykardie	> 90/Min.
Atemfrequenz	> 20/Min.
Körpertemperatur	> 38,0 °C oder < 36,0 °C
Leukozytenzahl	> 12 000/µl oder < 4 000/µl oder ≥ 10 % unreife Granulozyten im Differenzialblutbild

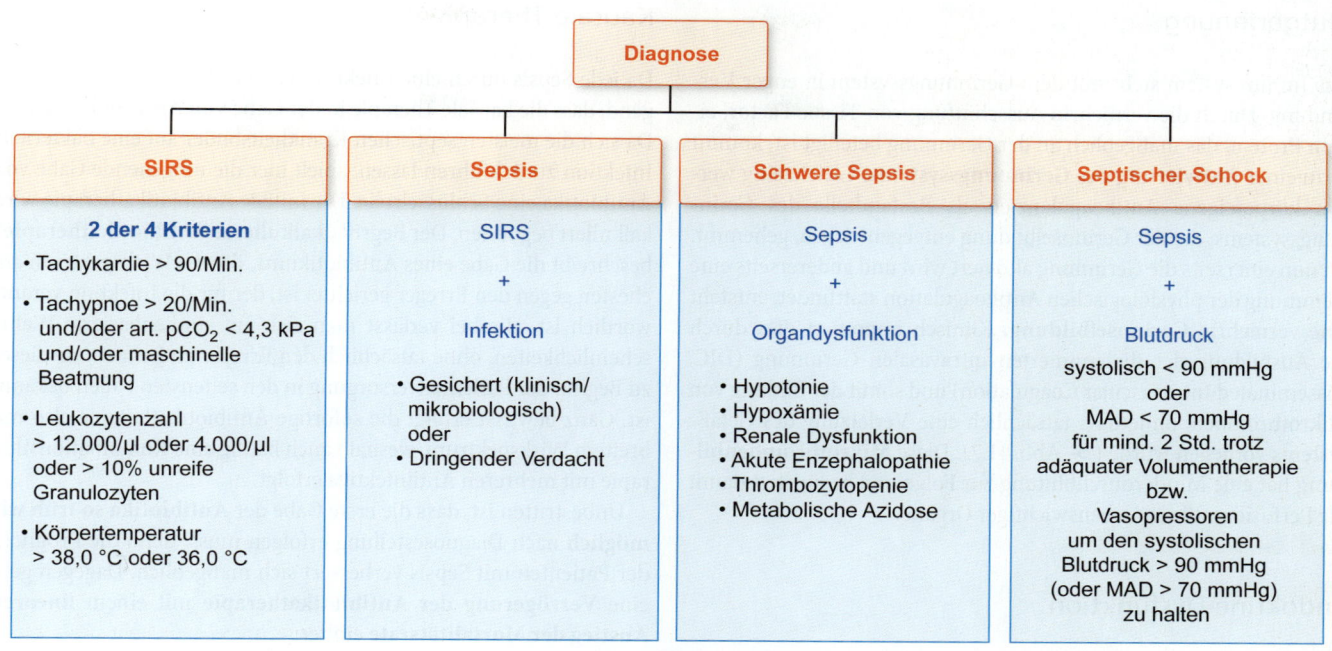

Abb. 41.8 Diagnose SIRS, Sepsis, schwere Sepsis, septischer Schock [P110/L143]

von Leukozyten, T-Zellen, Makrophagen und Endothelzellen gebildet werden. Hierzu zählen u. a. der **Tumornekrosefaktor-alpha** (TNF-alpha) und die **Interleukine**. Beide spielen bei den immunologischen Abläufen im Rahmen der Sepsis eine maßgebliche Rolle.

Die pathophysiologischen Abläufe in der Sepsis haben in ihrer Summe eine **Minderperfusion des Gewebes** zur Folge. Diese Minderperfusion bewirkt ein reduziertes Angebot von Sauerstoff und Nährstoffen in den Zellen. Dadurch kommt es zu einer Beeinträchtigung der Zellfunktion und im schlechtesten Fall zum Zelltod. Dies wirkt sich in Organdysfunktionen aus, die schließlich bis zu einem Multiorganversagen führen können.

> **MERKE**
> Sepsis ist geprägt durch eine **Minderperfusion des Gewebes.**

Betrachtet man die einzelnen Aspekte dieser überschießenden Immunreaktionen näher, lassen sich verschiedene Symptome der Patienten, die an einer Sepsis leiden, sehr gut nachvollziehen.

Mediatorenausschüttung

Die Ausschüttung der Mediatoren führt zu einer **Aktivierung der Leukozyten.** Hierdurch werden zytotoxische Substanzen freigesetzt. Diese sollen zwar die Ausbreitung der Erreger hemmen, aber es entsteht gleichzeitig eine **Schädigung der Endothelzellen an den Gefäßinnenseiten.** Aus dieser Schädigung resultieren **kleine Gefäßleckagen (Capillary Leak)** und ein Austritt von Flüssigkeit (Plasma) aus dem Intravasalraum in das Interstitium. Durch diesen Volumenverlust innerhalb der Gefäße kommt es zu einer **Reduktion der Vorlast** und einem Abfall des Blutdrucks, was in den meisten Fällen in der Anfangsphase der Sepsis noch durch eine vermehrte Herzarbeit kompensiert werden kann.

Stickstoffmonoxid (NO) ist ein Botenstoff, der u. a. in Endothelzellen sowie Makrophagen gebildet und in der Sepsis vermehrt ausgeschüttet wird. Es bewirkt durch die intrazelluläre Erhöhung von cGMP (zyklisches Guanosinmonophosphat) eine Relaxation der glatten Gefäßmuskulatur. Dies hat eine Vasodilatation zur Folge. Diese immunologisch vermittelte **Gefäßerweiterung** bedingt eine **Reduktion der Nachlast.** Das durch die Gefäßleckage ohnehin reduzierte intravasale Volumen steht dem zentralen Kreislauf nun noch weniger zur Verfügung und es resultiert ein verstärkter Blutdruckabfall (➤ Kap. 32.5).

Myokardiale Dysfunktion

Eine weitere pathophysiologische Komponente in der Sepsis ist die **myokardiale Dysfunktion,** die auch als **akute septische Kardiomyopathie** bezeichnet wird. Sie geht mit einer Erweiterung der Ventrikel einher und hat im Verlauf eine **reduzierte Auswurfleistung** des Herzens zur Folge, obgleich in der hyperdynamen Phase des Schocks (➤ Kap. 32.5) das Herzzeitvolumen normal oder teilweise sogar erhöht sein kann.

Die myokardiale Dysfunktion wird multifaktoriell verursacht, wobei die Ausschüttung von Endotoxinen und der oben genannten Mediatoren TNF-alpha, NO und Interleukin-1-Beta eine tragende Rolle spielen. Die Koronardurchblutung ist nicht beeinträchtigt und kann zeitweise sogar erhöht sein.

Die septische Kardiomyopathie spielt in der generalisierten Perfusionsstörung eine bedeutende Rolle. Tatsächlich sind ca. 10 % der Todesfälle in der Sepsis auf Herzversagen zurückzuführen.

Blutgerinnung

Das Immunsystem steht mit dem Gerinnungssystem in enger Verbindung. Durch die vermehrte Ausschüttung von Tissue Factor, einem Protein, das maßgeblich an der Gerinnung beteiligt ist, kommt es zu einer **Aktivierung des Gerinnungssystems.** Gleichzeitig werden körpereigene Antikoagulanzien als Bestandteile des Gerinnungssystems, die der Gerinnselbildung entgegenwirken, gehemmt. Da nun einerseits die Gerinnung aktiviert wird und andererseits eine Hemmung der physiologischen Antikoagulation stattfindet, entsteht eine vermehrte **Gerinnselbildung.** Klinisch imponiert dies durch die Ausbildung der disseminierten intravasalen Gerinnung (DIC, Disseminated Intravascular Coagulation) und somit der Bildung von Mikrothromben, ohne dass tatsächlich eine Verletzung des Gefäßsystems vorliegen würde (> Abb. 41.7). Diese **Mikrothrombenbildung** hat eine Minderdurchblutung zur Folge und begünstigt damit die Perfusionsstörung lebenswichtiger Organe.

Endokrine Dysfunktion

Die Sepsis führt zu einer endokrinen Dysfunktion, die durch Zytokine (TNF-alpha, Interleukin-1, Interleukin-6) im Rahmen der inflammatorischen Reaktion verursacht wird. Hiervon ist insbesondere die Hypothalamus-Hypophysen-Nebennierenrindenachse betroffen (> Kap. 30.2). Es resultieren eine **Nebenniereninsuffizienz** mit verminderter Produktion von Aldosteron sowie eine Kombination aus **Kortisoldefizit und Steroidresistenz** im Gewebe, die als „Critical Illness-Related Corticosteroid Insufficiency" (CIRCI) bezeichnet wird.

Schließlich spielen pathophysiologische Prozesse, wie die Beeinträchtigung der Insulinproduktion, die Leberfunktion und auch die Integrität der intestinalen Barriere der Darmwand im weiteren Verlauf der Sepsis eine Rolle, die allerdings insbesondere im Bereich der Intensivmedizin und weniger im Aufgabengebiet der präklinischen Notfallmedizin Beachtung finden müssen.

> **MERKE**
> **Pathophysiologie der Sepsis: ein multifaktorielles Geschehen**
> - „Capillary Leak" durch Freisetzung zytotoxischer Substanzen
> - Vasodilatation durch gesteigerte Stickstoffmonoxid-Produktion
> - Verringerte kardiale Auswurfleistung durch myokardiale Dysfunktion
> - Mikrothrombenbildung durch Aktivierung des Gerinnungssystems
> - Endokrine Dysfunktion durch Freisetzung von Zytokinen

41.2.2 Therapie der Sepsis

Die Therapie der Sepsis, der schweren Sepsis und des septischen Schocks verfolgt zwei maßgebliche **Ziele:**
1. Behandlung der für die Sepsis verantwortlichen Infektion (kausale Therapie)
2. Sicherstellung einer ausreichenden Gewebsperfusion

Kausale Therapie

Da jede Sepsis durch eine Infektion verursacht wird, ist es naheliegend, dass die kausale Therapie in der **Gabe von Antiinfektiva** liegt. Da sich die meisten septischen Krankheitsbilder auf eine bakterielle Infektion zurückführen lassen, spielt hier die umgehende Gabe von Antibiotika eine Schlüsselrolle. Die initiale Antibiotikatherapie wird kalkuliert begonnen. Der Begriff „**kalkulierte Antibiotikatherapie**" beschreibt die Gabe eines Antibiotikums, dessen Wirkspektrum am ehesten gegen den Erreger gerichtet ist, der für die Infektion verantwortlich ist. Hierbei verlässt man sich auf studienbasierte Wahrscheinlichkeiten, ohne tatsächlich den Erreger zu kennen, da dieser zu Beginn der Patientenversorgung in den seltensten Fällen bekannt ist. Ganz bewusst erfolgt die sofortige Antibiotikatherapie also mit breitem Wirkspektrum, weshalb auch häufig eine Kombinationstherapie mit mehreren Antiinfektiva erfolgt.

Unbestritten ist, dass die erste Gabe der **Antibiotika so früh wie möglich** nach Diagnosestellung erfolgen muss, denn die Prognose der Patienten mit Sepsis verbessert sich maßgeblich. Dagegen geht eine **Verzögerung der Antibiotikatherapie** mit einem **linearen Anstieg der Mortalitätsrate** einher.

Einige Rettungsdienste in Deutschland führen Antibiotika auf den Rettungsmitteln mit, um die Antibiotikagabe so schnell wie möglich einleiten zu können. Zu beachten ist jedoch, dass der frühzeitige Beginn der Antibiotikatherapie tatsächlich nur dann Sinn macht, wenn **im Vorhinein Blutkulturen** für die mikrobiologische Untersuchung **entnommen** werden, da anderenfalls eine Diagnostik im Rahmen der Erregersuche deutlich erschwert wird.

Blutkulturen werden aus der Vene unter sterilen Bedingungen entnommen, um die Blutproben nicht zu kontaminieren. Eine Kontamination (Verunreinigung) hätte zur Folge, dass die mikrobiologischen Ergebnisse verfälscht werden könnten und im Verlauf die falsche Antibiotikatherapie begonnen würde, was tödliche Folgen für den Patienten haben könnte. Um diese Folgen zu vermeiden

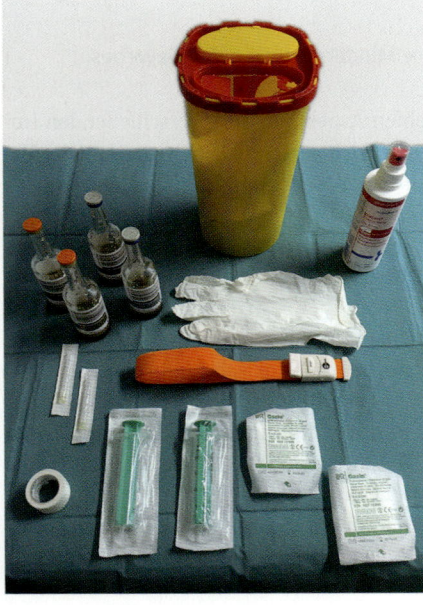

Abb. 41.9 Material für die Abnahme von Blutkulturen [P110]

sind **sterile Bedingungen** durch eine gute Vorausplanung der präklinischen Entnahme der Blutkulturen bereits im Voraus sicherzustellen (> Abb. 41.9).

> **MERKE**
> **Praktisches Vorgehen bei der Abnahme von Blutkulturen**
> - Aufsuchen einer passenden Punktionsstelle unter Beachtung, dass der Punktionsbereich nach Desinfektion nicht mehr palpiert werden darf
> - Entfernen der Schutzkappen von Blutkulturflaschen
> - Desinfektion des Diaphragmas der Blutkulturflaschen (muss bis zur Füllung mit Blut wieder vollkommen getrocknet sein)
> - Eigene Händedesinfektion
> - Desinfektion der Punktionsstelle mit entsprechender Wartezeit nach Herstellerangaben
> - Anlegen von Einmalhandschuhen
> - Punktion der Vene (bei Fehlpunktion muss neue Kanüle verwendet werden)
> - Gewinnung des Bluts (4 × 10 ml Blut für 4 Flaschen, 2 × aerob und 2 × anaerob)
> - Entfernung der Nadel ohne Kontamination der Blutproben
> - Befüllen der Blutkulturflaschen unter sterilen Bedingungen mit neuen Kanülen (zuerst anaerobe und dann aerobe)

> **PRAXISTIPP**
> Blutkulturflaschen werden in solche für aerobe und anaerobe Erreger unterschieden. Grundsätzlich sollten mindestens **2 Paar Blutkulturflaschen** (also 2 Flaschen für aerobe Erreger und 2 Flaschen für anaerobe Erreger) mit jeweils **10 ml** Blut steril gefüllt werden, um die Wahrscheinlichkeit eines Erregernachweises zu erhöhen.

Sicherstellung einer ausreichenden Gewebsperfusion

Die pathophysiologischen Prozesse nach Infektion und Entstehen einer Sepsis, schweren Sepsis oder septischem Schock haben eine **generalisierte Minderperfusion** des Gewebes zur Folge. Hieraus entsteht ein Mangel an Sauerstoff und Nährstoffen in den Zellen. Wird diese Minderversorgung nicht schnell genug behandelt, führt sie zum Zelltod. Betrachtet man dieses Geschehen nicht nur auf Zellebene, sondern beleuchtet die Organsysteme während dieser pathophysiologischen Prozesse, so ist zu erkennen, dass die Minderversorgung des Gewebes über eine Organdysfunktion zum **Organversagen** führt. Sind hiervon mehrere Organe betroffen, spricht man von dem tödlichen Erkrankungsbild des **Multiorganversagens (MOV).**

Da die kausale Therapie in Abhängigkeit des Erregers, des Infektfokus, der gewählten Antibiotika u. v. m. einige Zeit benötigt, bis sie ihre Wirkung erzielt, muss zwischenzeitlich durch eine **aggressive** und **möglichst frühzeitig eingeleitete Therapie** sichergestellt werden, dass die entstandene Minderversorgung des Gewebes so gering wie möglich gehalten oder bestenfalls sogar vermieden wird. Diese Therapie beginnt bereits durch den Notfallsanitäter in der präklinischen Versorgung unter engmaschiger Überwachung der Vitalparameter. Zeigt sich der Patient hypoton, ist die initiale Volumentherapie mit 30 ml pro Kilogramm Körpergewicht empfohlen. Steigt hierunter der Blutdruck nur unzureichend oder gar nicht an, erfolgt die Gabe von Vasopressoren, um den arteriellen Mitteldruck über die Zielvorgabe von 65 mmHg anzuheben. Als Mittel der Wahl gilt hier das **Noradrenalin.** Ergänzt werden diese **kreislaufstabilisierenden Maßnahmen** durch die Sicherstellung einer **adäquaten Sauerstofftherapie.** Hierbei sollte zunächst die Sauerstoffinsufflation über eine Sauerstoffinsufflationsmaske mit Reservoir gewählt werden. Je nach Ausmaß des Erkrankungsbilds können sogar die frühzeitige endotracheale Intubation und anschließende Beatmung notwendig sein, um ein ausreichendes Sauerstoffangebot zu Verfügung stellen zu können.

> **MERKE**
> Die Krankheitsbilder **Sepsis, schwere Sepsis** und **septischer Schock** sind medizinische Notfälle, die umgehendes Handeln des Rettungsdienstpersonals erfordern. Im Fokus der Behandlung stehen die kausale Therapie mit Antibiotika und überbrückende Maßnahmen im Sinne der Sicherstellung einer ausreichenden Perfusion des Gewebes, um ausreichend Zeit zu gewinnen, damit die kausale Therapie ihre Wirkung entfalten kann.

Die als **Early Goal Directed Therapy** bezeichnete Bündelung verschiedener medizinischer Maßnahmen nach Vorgabe definierter klinischer Zielgrößen (ZVD, ScvO$_2$, MAD, HK) hat sich in weiteren Studien bis heute nicht eindeutig bestätigt, ist allerdings aktuell noch Bestandteil nationaler und internationaler Leitlinien zur Therapie der Sepsis. Neuere Untersuchungen konnten jedoch zeigen, dass die frühzeitige Gabe von Antibiotika in Verbindung mit der raschen Sicherstellung einer adäquaten Perfusion des Gewebes auch unabhängig von genannten Zielparametern das Überleben der Patienten mindestens in gleichem Maße begünstigt (> Kap. 32.1 und > Kap. 32.5).

> **MERKE**
> Eine gute **Sepsistherapie** beginnt mit der präklinischen Versorgung. Führen die eingesetzten Rettungsmittel keine Antibiotika mit sich, ist nach Einleitung der Initialtherapie zur Sicherstellung einer ausreichenden Gewebsperfusion die **Organisation und Durchführung eines raschen Transports** in die nächstgelegene, geeignete Klinik eine für den Patienten überlebenswichtige Maßnahme.

41.3 Hepatotrope Viren

In der Gruppe der hepatotropen Viren werden virale Erreger zusammengefasst, die eine **Leberinfektion** verursachen. Hierzu gehören beispielsweise das **Zytomegalievirus (ZMV)** oder auch das **Epstein-Barr-Virus (EBV)** sowie eine Reihe weiterer Viren aus unterschiedlichen Familien und mit unterschiedlichem Krankheitsverlauf, die z. T. neben anderen Organschäden auch eine Infektion der Leber hervorrufen und deshalb dieser Gruppe zugeordnet werden können. Für den Rettungsdienst sind einige **Hepatitis-Viren,** die der Gruppe der hepatotropen Viren zugehörig sind, von besonderer Bedeutung, da eine Ansteckung zu chronischen Erkrankungen mit

Tab. 41.4 Hepatitis-Viren

Virus	Familie	Übertragung
Hepatitis-A-Virus	Picornaviridae	fäkal-oral in seltenen Fällen parenteral
Hepatitis-B-Virus	Hepadnaviridae	parenteral sexueller Kontakt während der Geburt
Hepatitis-C-Virus	Flaviviridae	parenteral sexueller Kontakt während der Geburt
Hepatitis-D-Virus	Viroidähnliche	parenteral sexueller Kontakt während der Geburt
Hepatitis-E-Virus	Hepeviridae	fäkal-oral selten parenteral und während der Geburt

wesentlichen gesundheitlichen Folgen führen kann. Als Hepatitis-Viren werden solche Viren bezeichnet, deren primärer Angriffspunkt die Leberzellen sind (➤ Tab. 41.4).

MERKE
Hepatits A und E werden **fäkal-oral** übertragen. Die restlichen Heptitis-Viren **B, C** und **D** werden **parenteral** übertragen.

41.3.1 Hepatitis B

Hepatits B (HBV) kann **parenteral über Blut, Speichel und Samenflüssigkeit** übertragen werden und wird damit den sexuell übertragbaren Krankheiten zugerechnet. Auch eine Infektion durch **kontaminiertes Material** (z. B. Kanülen, Piercing) ist möglich.

Für eine **Hepatitis D-Infektion** ist eine vorausgegangene Ansteckung mit HBV Voraussetzung, weil die Hepatitis D durch ein **Viroid** ohne eigene Hülle verursacht wird, das die Oberflächenproteine von HBV benötigt, um sich vermehren zu können. Dieser besondere Umstand erklärt, weshalb bei Patienten mit einer Hepatitis-D-Infektion auch immer Hepatitis B nachgewiesen werden kann. Im Falle einer zusätzlichen Infektion mit Hepatitis D ist das Risiko einer Leberzirrhose für Hepatitis-B-Patienten deutlich erhöht und gleichzeitig die Therapie mit antiviralen Interferonen deutlich erschwert. Häufig sind Rezidive der Hepatitis-D-Infektion zu beobachten.

Symptome und Therapie

Die Inkubationszeit liegt zwischen 40 und 200 Tagen, wobei die chronische HBV-Infektion oft ohne wesentliche Beschwerden verläuft. Im Falle auftretender Symptome sind diese meist unspezifisch. Patienten beklagen Schmerzen im Oberbauch sowie eine Leistungsminderung und Müdigkeit. Die **akute HBV-Infektion** muss meist nicht behandelt werden, da sie in bis zu 95 % d. F. spontan ausheilt. Wenn notwendig, erfolgt eine symptomatische Therapie, die sich nach dem Beschwerdebild des Patienten richtet. Die **chronische HBV** kann mit verschiedenen Medikamenten behandelt werden. Durch die chronische Entzündung der Leber sind die Entwicklung einer Zirrhose und auch die Entstehung eines hepatozellulären Karzinoms (HCC) möglich.

In Deutschland ist seit 1995 die Grundimmunisierung gegen HBV im Säuglings- und Kleinkindalter empfohlen und soll spätestens bis zum 18. Lebensjahr abgeschlossen sein. Für medizinisches Personal werden die Kosten durch den jeweilgen Arbeitgeber übernommen, da die Impfung als Verhütung einer Berufserkrankung gilt.

41.3.2 Hepatitis C

Hepatitis C (HCV) ist weltweit verbreitet und nach Angaben des Robert Koch-Instituts sind zwischen 2 und 3 % der Weltbevölkerung chronisch mit HCV infiziert. Zwar geht man davon aus, dass in Deutschland nur ca. 0,2–0,5 % der Bevölkerung betroffen sind, doch gibt es für diese Erkrankung besondere Risikogruppen, die eine deutlich höhere Infektionsrate aufweisen. Hierzu gehören beispielsweise Konsumenten von intravenös zu applizierenden Drogen, Dialysepatienten und solche, die vor Beginn der 90er-Jahre vermehrt Bluttransfusionen erhielten oder vor Ende der 80er-Jahre mittels Plasmaderivaten behandelt wurden, da während dieser medizinischen Therapie vermehrt HCV übertragen wurde, was durch verschiedene technische und medizinische Maßnahmen heute nur noch ausgesprochen selten vorkommt.

HCV wird **parenteral**, durch **sexuellen Kontakt** oder auch **während der Geburt** übertragen. Bezüglicher einer Übertragung durch Nadelstichverletzungen ist besonders die Risikogruppe von Drogenkonsumenten betroffen, die den gemeinsamen Gebrauch von Spritzenbesteck (Needle Sharing) pflegen. Grundsätzlich liegt das Infektionsrisiko bei Nadelstichverletzungen mit HCV kontaminierten Kanülen durchschnittlich unter 1 %.

Die Inkubationszeit liegt zwischen 2 und 26 Wochen. HCV kann übertragen werden solange die Virus-RNA im Blut nachweisbar ist. Nachweisbar ist HCV bereits durch einen laborchemischen Antikörpersuchtest nach einem Zeitraum von 7–8 Wochen, der durch weitere Untersuchungen zum Nachweis von HCV-RNA bestätigt werden muss.

HCV ist eine **meldepflichtige Erkrankung** nach dem Infektionsschutzgesetz. Nicht nur die nachgewiesene Erkrankung oder der Tod an einer Virushepatitis, sondern auch der Verdacht auf jede Hepatitis C muss durch den behandelnden Arzt an das zuständige Gesundheitsamt gemeldet werden.

Symptome

Bei einer Infektion zeigen ca. 75 % der Patienten **keine nennenswerte klinische Symptomatik.** In manchen Fällen werden unspezifische Beschwerden, die als grippeähnlich beschrieben werden, beobachtet und nur ausgesprochen selten kommt es zur Ausbildung einer fulminanten Hepatitis. Allerdings ist die Rate der Erkrankungsverläufe, die zu eine chronischen Erkrankung führen mit 50–85 % ausgesprochen hoch und nach ca. 25 Jahren erreichen bis zu

35 % der chronisch infizierten Patienten das Stadium der Leberzirrhose mit hohem Risiko, hieraus ein hepatozelluläres Karzinom zu entwickeln. Gleichzeitig können chronische HCV-Patienten zusätzliche Erkrankungsbilder (Vaskulitis, Glomerulonephritis, Arthritis etc.) ausbilden, die den Verlauf noch weiter komplizieren.

Therapie

Während sich für die präklinische Behandlung von HCV-Patienten die Maßnahmen auf die Linderung der individuellen Beschwerden begrenzt, stehen heute für die kausale Therapie der HCV mehrere antivirale Substanzen zur Verfügung. Allerdings existiert bis heute noch **keine Möglichkeit einer Impfung.**

ACHTUNG
Medizinisches Personal ist je nach Aufgabengebiet einem erhöhten HCV-Infektionsrisiko ausgesetzt. Abgesehen von der Beachtung der medizinischen Standardhygiene und üblichen präventiven Maßnahmen zur Vermeidung von Nadelstich- oder Schnittverletzungen sollten insbesondere bei der Durchführung invasiver Maßnahmen besondere **Schutzvorkehrungen** getroffen werden. Hierzu gehören das Tragen doppelter Handschuhe sowie vorschriftsmäßiger Schutzkleidung, die – je nach Maßnahme – auch einen Mundschutz sowie eine Schutzbrille mit beinhalten kann.

41.4 HIV und AIDS

Die Infektion mit **Humanen Immundefizienz-Viren (HIV)** wurde erstmals im Jahre 1959 bei einem afrikanischen Patienten beschrieben. Seither kam es zur weltweiten Ausbreitung des Virus, das erstmals im Jahr 1983 aus einem Patienten isoliert werden konnte. HIV wird in HIV-1 und HIV-2 sowie weitere Subtypen beider Formen unterschieden. Die mit Abstand am meisten betroffenen Patienten leben in Afrika. Weltweit sind ca. 35 Millionen Patienten HIV-positiv und obgleich die Gesamtzahl der Toten jährlich rückläufig ist, versterben aktuell dennoch ca. 1,5 Millionen Menschen pro Jahr an **AIDS (Acquired Immune Deficiency Syndrome).**

Übertragungsweg

Der häufigste Infektionsweg des HIV ist **ungeschützter Sexualverkehr.** Die Übertragung erfolgt durch Sperma, Vaginal- oder Darmsekret, wobei Schleimhautverletzungen des Empfängers nicht zwingend Voraussetzung für die Ansteckung sein müssen, aber die Wahrscheinlichkeit einer solchen erhöhen. Ein weiterer Übertragungsweg ist das direkte **Einbringen infizierten Blutes in die Blutbahn.** Hier sind in erhöhtem Maße drogenabhängige Patienten betroffen, die sich das Spritzenbesteck mit infizierten Patienten teilen. Auch ist im Rahmen einer Bluttransfusion eine Infektion mit HIV möglich, wenngleich durch die heutigen Sicherheitsmaßnahmen im Rahmen der Blutspende die Wahrscheinlichkeit mit einer HIV-Infektion durch Transfusionstherapie mit < 1:16 000 000 ausgesprochen gering ist. Schließlich kann auch eine **Übertragung durch Schwangere auf ihr Kind** erfolgen. Hier ist der Zeitraum während der Geburt am gefährlichsten für eine Virus-Übertragung. Auch durch **Stillen** kann eine Ansteckung von der Mutter auf ihr Kind erfolgen.

MERKE
Besonders wichtig für das Rettungsfachpersonal ist es zu verinnerlichen, dass **kein Infektionsrisiko durch normalen Körperkontakt** besteht. Es besteht auch keine Gefahr einer Tröpfcheninfektion, also einer Übertragung durch Tränenflüssigkeit, Speichel oder einem Kontakt kontaminierter Sekrete mit intakter Haut.

Symptome

AIDS beschreibt das Erkrankungsbild, das sich in Form eines **schweren Immundefekts** auf Grundlage einer HIV-Infektion ausbildet. Dadurch kommt es zu lebensbedrohlichen Infektionen, zu denen insbesondere die **Lungenentzündung** (z. B. durch Pneumocystis jirovecii), **Pilzinfektionen** der Speiseröhre (z. B. durch Candida species), die Bildung von **Abszessen** und andere Folgen des Immundefizits gehören.

Grund für die Ausbildung dieser Immunschwäche ist die Tatsache, dass HIV für seinen Eintritt in die Zielzelle einen Rezeptor mit der Bezeichnung CD4 nutzt. CD4-Rezeptoren befinden sich insbesondere auf solchen Zellen, die an der Immunabwehr des Körpers beteiligt sind. Hierzu gehören beispielsweise T-Lymphozyten, T-Zellvorläuferzellen, Monozyten und Makrophagen. Ist das Virus erst einmal in seine Zielzelle eingedrungen, kann sich diese fortan nicht mehr an ihrer ursprünglichen Aufgabe, also der Immunreaktion, beteiligen. Somit kommt es zur Immunschwäche.

MERKE
Die **HIV-Infektion** wird in **drei Phasen** eingeteilt:
- Primäre HIV-Infektion
- Symptomlose Latenzphase
- Symptomatische Phase mit AIDS

Bis es zur Ausbildung eines schweren Immundefekts im Sinne von AIDS kommt, sind zwei **Stadien der HIV-Infektion** vorangeschaltet: Die ersten Beschwerden äußern sich nach 1–6 Wochen in einem allgemeinen Krankheitsbild mit Fieber, Schwellung der Lymphknoten und dezentem Hautausschlag am Körperstamm. Dieses Stadium kann durch weitere Symptome wie Schluckbeschwerden oder auch Durchfälle begleitet werden und begrenzt sich zeitlich meist auf 1–2 Wochen. Aufgrund der milden Ausprägung werden die Beschwerden häufig nicht sofort mit einer HIV-Infektion in Verbindung gebracht. Diese Phase wird auch als **primäre HIV-Infektion** bezeichnet.

Im Anschluss an diese erste Phase folgt ein symptomfreies Intervall, das über Jahre andauern kann und als **symptomlose Latenzphase** bezeichnet wird. In diesem Zeitraum werden Patienten manchmal durch schmerzlose, vergrößerte Lymphknoten in unterschiedlichen Körpergebieten auffällig. Diese Lymphknotenvergrößerungen können über Wochen bis Monate bestehen bleiben. Im

Verlauf verschlechtert sich der Allgemeinzustand. Magen-Darm-Beschwerden, Veränderungen der Haut und Schleimhäute stehen hierbei im Vordergrund und in einigen Fällen werden verschiedene neurologische Symptome beobachtet.

Schließlich kommt es zu solch einer **ausgeprägten Schwächung des Immunsystems,** dass selbst banale Krankheiten vom körpereigenen Immunsystem nicht mehr abgewehrt werden können. Im Laborblut ist in diesem Stadium ein Abfall der CD4-Zellen unter 200/μl nachweisbar und die Patienten zeigen Erkrankungen, die lebensbedrohlich und für das **Vollbild der AIDS-Erkrankung** typisch sind.

MERKE
Zu den häufigsten **opportunistischen Erkrankungen** bei HIV/AIDS gehören:
- Pneumocystis-Pneumonie
- Soor-Ösophagitis
- Tuberkulose
- Toxoplasmose
- Zytomegalie-Infektion

Therapie

Zur Therapie von HIV stehen mehrere Medikamente zur Verfügung. Allen gemeinsam ist, dass sie entweder das Eindringen der Viren in ihre Zielzellen verhindern oder virale Enzyme blockieren, die für die Vermehrung der Viren verantwortlich sind. Zwar kann durch diese Therapie das Virus nicht endgültig zerstört oder komplett aus dem Körper entfernt werden, doch sind die Medikamente in der Lage, das Ausmaß der Immunsuppression so niedrig zu halten, dass ein relevanter Immundefekt und damit die Ausbildung der lebensbedrohlichen opportunistischen Infektionen verhindert oder zumindest verzögert werden kann.

Im Rettungsdienst kann der Kontakt zu HIV-Patienten aus den unterschiedlichsten Gründen stattfinden. Die medizinischen und organisatorischen Maßnahmen des Notfallsanitäters fokussieren sich meist auf die **symptomatische Behandlung des jeweils vorliegenden Beschwerdebilds** und auf den Transport in eine für die genannten Beschwerden und gleichzeitig vorliegende Grunderkrankung geeignete Klinik. Zu beachten sind die bekannten Standardschutzmaßnahmen.

Die **standardisierten Schutzmaßnahmen im Rettungsdienst** orientieren sich an der Prävention vor einer Infektion. Diese Maßnahmen sind grundsätzlich einzuhalten und beginnen mit dem konsequenten Tragen von Einmalhandschuhen bei allen Tätigkeiten, die zu einem Kontakt mit virushaltigen Sekreten führen könnten und reichen bis zu den üblichen Präventionsmaßnahmen im Umgang mit Nadeln, Skalpellen und anderen scharfen, spitzen oder mit Blut kontaminierten Materialien. Ist die Entstehung blutkontaminierter Aerosole möglich, beispielsweise in der Traumaversorgung, sind die Schutzbrille und ein adäquater Mundschutz zu tragen.

Nach Behandlung und Transport eines HIV-infizierten Patienten sind **hygienische Standardmaßnahmen** (Flächendesinfektion patientennaher Flächen, Routineaufbereitung verwendeter Medizinprodukte) absolut ausreichend (➤ Kap. 16.1).

41.5 Hämorrhagisches Fieber

Das hämorrhagische Fieber (auch virales hämorrhagisches Fieber) beschreibt eine Gruppe ähnlich verlaufender Erkrankungen, die durch eine **Infektion mit RNA-Viren** entstehen können. Bis heute sind vier Familien aus der Gruppe der RNA-Viren bekannt, die ein hämorrhagisches Fieber auslösen (➤ Tab. 41.5).

Tab. 41.5 Virales hämorrhagisches Fieber

Familie der RNA-Viren	Erkrankung
Filoviridae	• Ebolafieber • Marburgfieber
Flaviviridae	• Gelbfieber • Denguefieber • Omsk-Fieber
Bunyaviridae	• Hanta-Fieber (mit Unterformen) • Krim-Kongo-Fieber • Rift-Valley-Fieber
Arenaviridae	• Lassafieber • Argentinisches hämorrhagisches Fieber • Bolivianisches hämorrhagisches Fieber • Brasilianisches hämorrhagisches Fieber • Venezolanisches hämorrhagisches Fieber

41.5.1 Ebola-Fieber

Ebola-Fieber entsteht durch eine virale Infektion, die durch das Ebola-Virus hervorgerufen wird. Das **Ebola-Virus** ist ein **RNA-Virus** und gehört zur Gruppe der Filoviridae. Derzeit sind fünf verschiedene Spezies des Ebola-Virus bekannt. Vier dieser fünf Spezies lösen beim Menschen eine schwere Erkrankung aus. Je nach Virustyp verläuft die Infektion in **25–90 % tödlich.** Nur eine der bekannten Spezies läuft ohne dramatische Infektion für den Menschen ab (➤ Tab. 41.6).

Erstmalig wurde das Ebola-Virus von Wissenschaftlern 1976 in der heutigen Demokratischen Republik Kongo entdeckt. Seither wurden **im tropischen Teil Afrikas** immer wieder Infektionen nachge-

Tab. 41.6 Spezies aus der Gattung Ebola

Bezeichnung	Auswirkung auf den Menschen
Reston-Ebolavirus	Infektion ohne wesentliche Folgen für den Menschen
Bundibugyo-Ebolavirus	Infektion mit hoher Letalitätsrate verbunden
Sudan-Ebolavirus	Infektion mit hoher Letalitätsrate verbunden
Tai-Forest-Ebolavirus	Infektion mit hoher Letalitätsrate verbunden
Zaire-Ebolavirus	Infektion mit hoher Letalitätsrate verbunden

wiesen. Im Jahr 2013 kam es zu einem Ausbruch in Guinea. Seither war insbesondere in Westafrika eine rasche Verbreitung der Erkrankung zu beobachten, die viele Todesfälle forderte. Zu diesen Todesopfern gehörten nicht nur Patienten, sondern auch medizinische Helfer, die sich mit dem Virus infizierten und verstarben.

Zwar konnte eine Erkrankung über Tröpfcheninfektion bis heute nicht nachgewiesen werden, doch kann sie nach Angaben der WHO aber auch nicht kategorisch ausgeschlossen werden. Nachgewiesen ist, dass eine **Übertragung von Tier zu Mensch** durch Nahrungsaufnahme (Buschfleisch) sowie auch eine **Infektion von Mensch zu Mensch** durch direkten Kontakt und Austausch von Körperflüssigkeiten mit Erkrankten möglich ist.

Zu Symptomen und Therapie s. Marburg-Fieber, ➤ Kap. 41.5.2.

41.5.2 Marburg-Fieber

Das Marburg-Virus gehört wie das Ebola-Virus zu den **Filoviridae**. Es erhielt seinen Namen, nachdem es erstmals im Jahre 1967 in Marburg (Hessen) identifiziert wurde. Die durch das Marburg-Virus hervorgerufene Erkrankung ist dem Ebola-Fieber ausgesprochen ähnlich.

Symptome

Die Inkubationszeit beider Infektionen wird durch das Robert Koch-Institut mit einem Zeitraum von 2–21 Tagen angegeben. Infizierte Patienten beklagen zu Beginn unspezifische Symptome, die als grippeähnlich beschrieben werden. Hierzu gehören Fieber, Kopf- und Gliederschmerzen, Übelkeit mit Erbrechen, Schmerzen im Oberbauch sowie Durchfälle. Im Verlauf zeigen erkrankte Patienten nach innen und außen gerichtete Hämorrhagien, Rötungen der Bindehäute, Hautauschlag sowie Hals- und Brustschmerzen, Schluckbeschwerden und Atemnot.

> **ACHTUNG**
> **Ebola-** und **Marburg-Fieber** sind **hoch ansteckend**. Der **Eigenschutz** bei der Versorgung von Patienten mit nachgewiesener Infektion oder begründetem Verdacht auf eine Infektion hat **oberste Priorität!** Das Ankleiden der **kompletten Schutzausrüstung** muss sorgsam und verantwortungsbewusst durchgeführt werden. Ziel ist es, durch das Ankleiden keine freien Körperoberflächen zur Umwelt offen zu lassen. Komplettiert wird die Schutzausrüstung in der präklinischen Versorgung durch das Tragen einer FFP3-Atemschutzmaske. Insbesondere das Auskleiden der Schutzausrüstung stellt eine große Herausforderung dar. Hierbei können schnell durch eine kleine Unachtsamkeit eine Kontamination und die große Gefahr einer Infektion entstehen.

Therapie

Derzeit gibt es noch **keine zugelassene Therapie** und auch Impfstoffe sind aktuell noch Gegenstand der Forschung. Die therapeutischen Maßnahmen beschränken sich somit auf die intensivmedizinische, symptomatische Behandlung, wobei die Qualität der medizinischen Versorgung eine Auswirkung auf die Sterblichkeit aufzeigt. Der **Ausgleich des Flüssigkeit- und Elektrolythaushalts** unter strengen Isolationsmaßnahmen steht im Vordergrund. Diese Maßnahmen können präklinisch bereits eingeleitet- und der Patient in das nächstgelegene, geeignete Zentrum zur Therapie hochkontagiöser Erkrankungen transportiert werden.

41.6 Nosokomiale Infektionen

Nosokomiale Infektionen sind im Infektionsschutzgesetz (➤ Kap. 16.1.2) als Infektionen definiert, die mit lokalen oder systemischen Anzeichen einer **Infektion** einhergehen und **zeitlich in einem Zusammenhang mit ambulant oder stationär durchgeführten medizinischen Maßnahmen** stehen. Für die Diagnose einer nosokomialen Infektion darf diese bei Aufnahme in die medizinische Einrichtung (z. B. Klinik) noch nicht vorhanden gewesen sein und sich auch nicht in der Inkubationszeit befunden haben.

Die Definition nosokomialer Infektionen bedeutet nicht, dass medizinischen Maßnahmen in der Klinik Ursache für die nosokomiale Infektion sind. Vielmehr gehen nosokomiale Infektionen auf eine **besondere Keimspezies** zurück, die über ein **besonderes Resistenzspektrum gegen Antibiotika** verfügen. Untersuchungen zeigen, dass im Vergleich verschiedener medizinischer Disziplinen insbesondere Intensivpatienten häufig von nosokomialen Infektionen betroffen sind. Harnwegsinfektionen stellen mit hohem Anteil die häufigsten nosokomialen Infektionen dar, gefolgt von Infektionen der unteren Atemwege und Wundinfektionen nach Operationen.

Die meisten nosokomialen Infektionen (71 %) werden durch Bakterien hervorgerufen. Während Viren mit 21 % an zweiter Stelle als Auslöser nosokomialer Infektionen stehen, spielen Pilze (5 %) und Parasiten (3 %) hier in der Häufigkeit meist eine untergeordnete Rolle.

41.6.1 Multiresistente Erreger

Antibiotika haben sich seit Entdeckung des Penicillins zu einem unverzichtbaren Medikament in der Behandlung der Infektionskrankheiten entwickelt. Seither stehen verschiedene antibiotische Substanzen unterschiedlicher Wirkstoffklassen für die Therapie zur Verfügung. Je nach Wirkstoff entfalten Antibiotika ihre Wirkung entweder durch Zerstörung der bakteriellen Zellwand **(bakterizid)** oder durch Hemmung der bakteriellen Vermehrung **(bakteriostatisch).** In der Vergangenheit wurden in der Tiermast und in der Humanmedizin Antibiotika jedoch therapeutisch häufig undifferenziert eingesetzt. Die negative Folge ist die rasche Bildung von Resistenzen, die sich heute in der teilweise fehlenden Wirkung eingesetzter Antibiotika gegen die resistenten Bakterien bemerkbar macht.

Für den Rettungsdienst ist das Wissen über multiresistente Erreger aus mehreren Gründen von Bedeutung. Das Rettungsfachpersonal muss in der Lage sein, zu erkennen, dass im Falle einer schweren Sepsis oder eines septischen Schocks bei bekanntem Resistenzspektrum die evtl. präklinisch mitgeführten Antibiotika unwirksam sein könnten. In diesen Fällen muss der Einsatz der im Rettungsdienst mitgeführten Antibiotika infrage gestellt werden, weil die Initialtherapie mit Reserveantibiotika in der Klinik deutlich sinnvoller ist.

Weiterhin ist es obligat, dass sich das Rettungsfachpersonal mit notwendigen **Schutzmaßnahmen** auskennt, um Kontaminationen und damit die Gefahr der weiteren Verbreitung der resistenten Erreger an nachfolgende Patienten zu vermeiden (➤ Kap. 16.2).

Resistenzen

Resistenzen gegen Antibiotika entwickeln sich auf Grundlage unterschiedlicher Mechanismen und beruhen meist auf der Bildung von Enzymen, die den Wirkmechanismus der jeweiligen Wirkstoffe verhindern. Eine unsachgemäße Handhabung der Antibiotika wirkt begünstigend auf die Ausbildung solcher Resistenzen. Werden die **Antibiotika zu niedrig dosiert,** reicht der Wirkspiegel nicht aus, um alle Bakterien ausreichend zu bekämpfen.

Durch den Kontakt mit dem antibiotischen Wirkstoff können von den überlebenden Bakterien Strategien entwickelt werden, um sich gegen einen erneuten Angriff mit diesem Antibiotikum zur Wehr zu setzen.

Das gleiche Prinzip gilt für den Einsatz von Antibiotika über einen zu **kurzen Therapiezeitraum.** Wird das Antibiotikapräparat zu früh abgesetzt, könnte ein ähnlicher Überlebensprozess der Bakterien entstehen, wie er am Beispiel der zu niedrigen Dosierung beschrieben wurde. Allerdings gibt es Hinweise, dass Antibiotika eher über einen zu **langen Zeitraum** verschrieben werden und diese Therapien ebenfalls zu Resistenzen führen können. Es wird angenommen, dass Bakterien, die sich beispielsweise im Darm befinden und durch die Therapie nicht absterben, in der Lage sind, Resistenzen zu bilden und sich dann ungehindert vermehren. Hierbei handelt es sich um ein Dilemma, das aufgrund der Vielfalt von Erregern, Infektionen und Infektionsorten keine allgemeingültige Aussage zulässt.

Resistenzen werden aber auch durch den **unsachgemäßen Gebrauch von Antibiotika** in der Tiermast begünstigt. Antibiotische Wirkstoffe geraten in niedrigen Dosierungen nicht nur in das Fleisch, das konsumiert wird, sondern gelangen auch ins Grundwasser und dadurch in den menschlichen Organismus, wodurch abermals Resistenzen begünstigt werden können.

Mechanismen der Resistenzübertragung

Die Übertragung der genetischen Information von Bakterien, die bereits Resistenzen gebildet haben, auf solche, die noch keine Resistenzen vorweisen, ist durch verschiedene Mechanismen möglich (➤ Abb. 41.10):
- Transformation
- Konjugation
- Transduktion

Bei der **Transformation** werden durch Bakterien Gene mit Informationen über die jeweilige Resistenz aus der Umgebung aufgenommen. Diese Gene werden durch absterbende (resistente) Zellen freigesetzt. Diese Resistenzgene können dann durch das aufnehmende Bakterium in die eigene DNA eingebaut werden, wobei alle notwendigen Informationen über die Resistenzen übernommen werden.

Befinden sich die Resistenzgene auf einer ringförmigen DNA-Sequenz **(Plasmid),** kann eine Übertragung der Resistenzen von einem resistenten Bakterium auf ein nicht resistentes Bakterium durch **Konjugation** erfolgen. Konjugation beschreibt hierbei den Vorgang der Übertragung eines solchen Plasmidrings von Bakterium zu Bakterium.

Die **Transduktion** beschreibt die Weitergabe von Erbinformationen – also auch von Resistenzgenen – von Zelle zu Zelle durch Viren. Infiziert ein Virus ein Bakterium mit Resistenzen gegen Antibiotika und verfolgt seinen weiteren Vermehrungszyklus, kann nach dem Freiwerden der Viren die Geninformation an neue und bisher nicht resistente Gene übertragen werden.

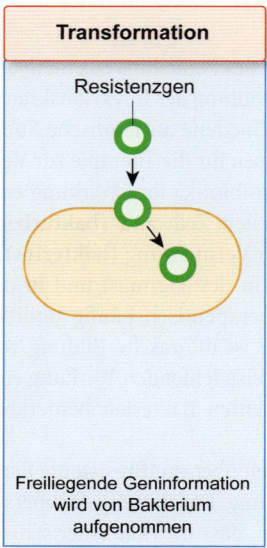
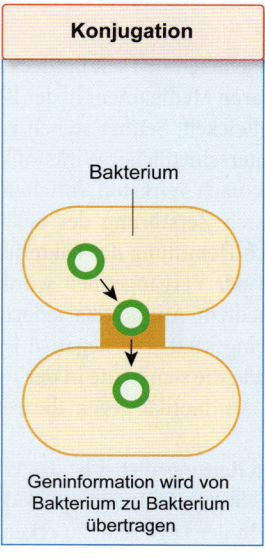
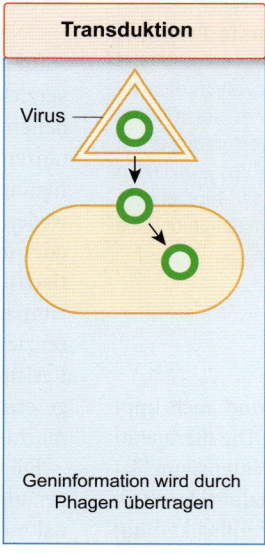

Abb. 41.10 Wege der Übertragung von Resistenzen von Bakterium zu Bakterium [P110/L143]

Tab. 41.7 Definition von 3MRGN und 4MRGN nach Resistenzen gegen Leitsubstanz [X221]

Leitsubstanz	Enterobakterien		*Pseudomonas aeroginosa*		*Acinetobacter baumanii*	
	3MRGN	4MRGN	3MRGN	4MRGN	3MRGN	4MRGN
Piperacillin	R	R	–	R	R	R
Cefotaxim und/oder Ceftazidim	R	R	–	R	R	R
Ciprofloxacin	R	R	–	R	R	R
Imipenem und/oder Meropenem	S	R	–	R	S	R

Methicillin-resistenter Staphylococcus aureus (MRSA)

Ein bekanntes Beispiel für eine **ausgeprägte Antibiotikaresistenz** ist der Methicillin-resistente *Staphylococcus aureus* (MRSA). In den vergangenen Jahren wurde eine stetige Zunahme der Inzidenz von MRSA beobachtet. Der Erreger kann neben einer Infektion auch bestimmte Körperstellen kolonisieren, ohne Krankheitserscheinungen auszulösen. Führt der Erreger allerdings zu einer Infektion, ergibt sich ein dramatisches und **oft tödliches Erkrankungsbild (schwere Sepsis, septischer Schock).**

Bei bekannter Infektion mit MRSA ist der Transport der Patienten als Infektionstransport durchzuführen. Die Versorgung der Patienten erfolgt unter Sicherstellung eines ausreichenden Infektionsschutzes (Infektionsschutzanzug, Handschuhe, Mundschutz, Kopfbedeckung). Im Rahmen der nachfolgenden Fahrzeugdesinfektion können alle zugelassenen Desinfektionsmittel den Bakterienstamm MRSA bei korrekter Anwendung abtöten.

Multiresistente gramnegative Erreger (MRGN)

Die Abkürzung MRGN steht für **„multiresistente gramnegative Erreger"**. Diese werden in die Gruppen 3MRGN und 4MRGN unterteilt. Die Ziffer vor MRGN weist darauf hin, gegen wie viele der vier hierfür definierten Antibiotikagruppen die gramnegativen Stäbchen resistent sind. Handelt es sich um einen 3MRGN, erweisen sich drei Antibiotikagruppen als wirkungslos. Wird ein 4MRGN diagnostiziert, ist keine der definierten Antibiotikagruppen mehr gegen den Erreger wirksam. Stellvertretend für die jeweilige Gruppe wurden Leitsubstanzen (Antibiotika) definiert, die für die Testung im Labor Verwendung finden (➤ Tab. 41.7).

Die MRGN-Erreger können durch direkten Hautkontakt und indirekt durch infizierte Sekrete übertragen werden. Eine Übertragung über kontaminierte Flächen oder Gegenstände ist ebenfalls möglich. Besonders bei der Anwendung medizinischer Geräte, die keine Einwegartikel sind und somit bei mehreren Patienten zum Einsatz kommen (z. B. Stethoskop, Blutdruckmanschette etc.), ist dieser Übertragungsweg zu beachten. Daher sind für die Unterbindung der Übertragungswege die Händedesinfektion und das Tragen von Einmalhandschuhen außerordentlich wichtig.

Die **Prävention** ist einer der Kernpunkte im Kampf gegen MRGN. Kommt es dennoch zu einer Übertragung, kann ähnlich wie bei MRSA eine Kolonisation ohne Krankheitserscheinungen beobachtet werden. Handelt es sich allerdings um eine tatsächliche Infektion, sind die Beschwerden von der Art des Erregers und dem Infektionsherd maßgeblich abhängig. Hierbei steht die symptomatische Behandlung für das Rettungsfachpersonal im Vordergrund.

41.6.2 Norovirus

Das Norovirus ist für einen großen Teil der **nichtbakteriell bedingten Gastroenteritiden** verantwortlich und hat insbesondere in den Wintermonaten der letzten Jahre deutlich zugenommen. Betroffen sind v. a. Kinder bis zu ihrem 5. Lebensjahr und ältere Erwachsene jenseits des 70. Lebensjahrs.

Übertragungsweg

Der Mensch dient als Reservoir des Virus, das durch Erbrochenes oder auch Stuhlgang ausgeschieden wird. Die Übertragung erfolgt fäkal-oral und ist auch durch die Aufnahme virushaltiger Tröpfchen möglich. Diese Tröpfchen können durch schwallartiges Erbrechen entstehen. In zweiter Linie kann die Infektion auch durch kontaminierte Speisen oder unsauberes Wasser erfolgen. Die **Infektiosität** ist ausgesprochen hoch. Man geht derzeit davon aus, dass bereits die Anzahl von 10–100 Viruspartikeln ausreichend ist, um eine Infektion zu übertragen.

Symptome

Kommt es zu einer Infektion, klagen die Patienten über Übelkeit, Erbrechen und Durchfälle, die durchaus massiv sein können und insbesondere **ältere Menschen** und **kleine Kinder** aufgrund der vermehrten Flüssigkeits- und Elektrolytverluste gefährden.

Therapie

Die Therapie nach Norovirusinfektion erfolgt **symptomatisch.** Somit stehen der Ausgleich des Flüssigkeitshaushalts und die Korrektur von Elektrolytverschiebungen im Vordergrund. Um den Leidensdruck der Patienten zu mindern, kann die Gabe von Antiemetika erwogen werden. Abgesehen vom Eigenschutz des medizinischen Personals müssen die Patienten auch für den Zeitraum der Infektion konsequent **isoliert** werden. Dies macht nicht nur eine gut geplante Vor- und Nachbereitung des transportierenden Rettungsmittels notwendig, sondern setzt die adäquate Anmeldung auf eine vorliegende Norovirusinfektion voraus.

Wiederholungsfragen

1. Mikroorganismen werden in Bakterien, Pilze, Viren und Parasiten unterschieden. Was sind die wesentlichen Unterscheidungsmerkmale dieser Mikroorganismen im Vergleich (➤ Kap. 41.1)?
2. Wie werden die Begriffe SIRS, Sepsis, schwere Sepsis und septischer Schock definiert (➤ Kap. 41.2)?
3. Welche pathophysiologischen Vorgänge spielen sich bei septischen Patienten ab (➤ Kap. 41.2.1)?
4. Was sind die Grundsätze der Sepsistherapie (➤ Kap. 41.2.2)?
5. Was sind hepatotrope Viren und wieso spielen diese für den Notfallsanitäter eine Rolle (➤ Kap. 41.3)?
6. In welchem Zusammenhang stehen HIV und AIDS mit dem Immunsystem (➤ Kap. 41.4)?
7. Nennen Sie fünf Erkrankungen, die dem Oberbegriff des hämorrhagischen Fiebers zugeordnet werden können. Mit welchen Symptomen rechnen Sie im Falle einer solchen Infektion (➤ Kap. 41.5)?
8. Wie werden nosokomiale Infektionen definiert (➤ Kap. 41.6)?
9. Wie können Resistenzen von Bakterium zu Bakterium übertragen werden (➤ Kap. 41.6.1)?
10. Wie werden multiresistente gramnegative Erreger voneinander unterschieden (➤ Kap. 41.6.1)?
11. Wie kann das Norovirus übertragen werden (➤ Kap. 41.6.2)?

Auflösung des Fallbeispiels

Verdachtsdiagnosen
Schwere Sepsis.

Erstmaßnahmen
Bei der Erstbeurteilung des Patienten zeigt sich, dass die Atemwege frei sind. Die Lunge ist seitengleich belüftet und die Atemgeräusche sind auskultatorisch beidseits unauffällig. Der Patient hat keine Zyanose, die Atemfrequenz liegt bei 26/Min. Das Pulsoxymeter zeigt 92 % ohne Sauerstoffzufuhr. Der Puls ist im Bereich der A. radialis beidseits flach tastbar, tachykard mit einer Herzfrequenz von ca. 115 Schlägen/Min. und arrhythmisch. Die Haut ist warm und trocken.

Neurologisch präsentiert sich der Patient bei bekannter seniler Demenz deutlich eingeschränkt. Die Augen sind durchweg geschlossen. Die verbale Reaktion begrenzt sich auf einzelne Wörter ohne inhaltlichen Zusammenhang. Motorisch zeigt sich eine gezielte Reaktion auf Schmerzreiz. Maßgebliche Hinweise auf ein neu aufgetretenes fokal-neurologisches Defizit finden sich nicht.

Es fallen eine perkutane endoskopische Magensonde (PEG) sowie ein suprapubisch einliegender Dauerkatheter auf. Die enterale Ernährung scheint aktuell pausiert, der Urinbeutel ist leer. Eine ca. 3 Monate alte Narbe zeigt sich an typischer Stelle nach konventioneller Entfernung der Gallenblase. Der Patient erhält 15 l/Min. Sauerstoff über eine Sauerstoffmaske mit Reservoir unter regelmäßiger Re-Evaluation der vorhandenen Schutzreflexe. Es erfolgen die Anlage einer peripheren Venenverweilkanüle und die Infusion balancierter Vollelektrolytlösungen. Unter Sicherstellung einer lückenlosen Überwachung einschließlich EKG-Diagnostik erfolgt der Transport in die nächstgelegene, geeignete Klinik. Sowohl eine Harnwegsinfektion als auch ein abdominaler Fokus nach konventioneller Entfernung der Gallenblase müssen zunächst als wahrscheinlichste Ursachen in Betracht gezogen werden.

Klinik
In der zentralen Notaufnahme wird nach Übergabe die Fortführung der adäquaten Volumentherapie sichergestellt. Nach Anlage eines weiteren venösen Zugangs sowie einer arteriell eingelegten Kanüle, erfolgt die umgehende Abnahme von Blutkulturen und die Sicherung von Trachealsekret für eine mikrobiologische Untersuchung. Die Gewinnung von Urin für weiterführende Diagnostik scheitert zunächst an der offensichtlichen Anurie. Die antiinfektive Therapie wird umgehend nach Sicherung der Proben durch die kalkulierte Gabe kombinierter Antibiotika begonnen. Bei persistierend niedrigem Mitteldruck unter 65 mmHg trotz adäquater Volumenzufuhr erfolgt die Therapie mittels kontinuierlicher Noradrenalingabe. Nach Beendigung der Erstmaßnahmen wird der Patient auf die Intensivtherapiestation verlegt.

Diagnose
Schwere Sepsis.

WEITERFÜHRENDE LITERATUR
Cameron, P. et al.: Textbook of Adult Emergency Medicine. Elsevier Health Science, 2014

Doerr, H. W., Gerlich, W.: Medizinische Virologie. Thieme, Stuttgart, 2. Aufl., 2009

Hahn, H. et al.: Medizinische Mikrobiologie und Infektiologie. Springer, Berlin/Wien, 2013

Rossaint, R., Werner, C., Zwißler, B.: Die Anästhesiologie. Springer, Berlin/Wien, 2. Aufl., 2012

KAPITEL 42

Matthias Klausmeier

Thermische Notfälle

42.1	**Wärmelehre** 895	**42.5**	**Verbrennungstrauma** 906
42.1.1	Wärmeabgabe 895	42.5.1	Beurteilung des Ausmaßes der Brandverletzung 907
42.1.2	Aggregatszustände 895	42.5.2	Pathophysiologie des Verbrennungstraumas 908
42.2	**Hypothermie** 896	42.5.3	Therapierichtlinien 910
42.3	**Erfrierungen** 899	**42.6**	**Strom- und Blitzunfälle** 912
42.4	**Hyperthermie** 900	42.6.1	Wirkung der elektrischen Energie auf den Körper 914
42.4.1	Sonnenstich 901	42.6.2	Selbstschutz und Therapie 917
42.4.2	Hitzekrampf 902		
42.4.3	Hitzeerschöpfung 903		
42.4.4	Hitzschlag 904		

42 Thermische Notfälle

Fallbeispiel

Notfallmeldung

Die Rettungsleitstelle entsendet um 16 Uhr einen Rettungswagen in ein Pflegeheim, das ca. 8 Min. entfernt ist. Dort läge eine ältere Bewohnerin im Bett und sei nicht mehr auskunftsfähig. Das nächstgelegene Krankenhaus der Grund- und Regelversorgung ist vom Pflegeheim aus in ca. 10 Min. zu erreichen. Es ist ein heißer Sommertag bei 32 °C im Schatten.

Befund am Notfallort

Auf der Station wird die Besatzung von der diensthabenden Pflegerin empfangen, die sie zu der Patientin in ihr Zimmer führt. Im Bett finden sie die ältere Patientin liegend vor, die auf ihr Herantreten nicht reagiert. Sie atmet sichtbar beschleunigt und regelmäßig. Ihre Haut sieht blass aber trocken aus. Auf lautes Ansprechen reagiert die Dame nicht.

Leitsymptome

Bewusstseinsstörung, Tachypnoe.

Inhaltsübersicht

42.1 Wärmelehre

- Die Körperkerntemperatur wird auch bei hoher Umgebungstemperatur durch die Mechanismen der Wärmeabgabe (Wärmestrahlung, Wärmekonvektion, Wärmeleitung und Verdunsten) konstant gehalten.

42.2 Hypothermie

- Als Hypothermie wird das Absinken der Körperkerntemperatur unter 35 °C bezeichnet.
- Bewusstlosigkeit und Kammerflimmern drohen bei Körperkerntemperaturen von unter 28 °C.
- Nur Patienten mit milder Hypothermie dürfen aktiv erwärmt und mobilisiert werden.
- Alle Verfahren zur suffizienten Erwärmung des kritisch unterkühlten Patienten sind der Klinik vorbehalten.

42.3 Erfrierungen

- Erfrierungen verursachen analog dem Verbrennungstrauma einen lokalen Haut- und Gewebeschaden unterteilt in vier Schweregrade.
- Lebensbedrohliche Komplikation einer Erfrierung ist die häufig begleitende Hypothermie des Patienten, deren Behandlung immer Vorrang hat.
- Erfrierungen werden trocken, steril und locker versorgt, ohne dabei Druck auf die Wunde auszuüben (Gefahr der Nekrosebildung).

42.4 Hyperthermie

- Nicht ausreichende Möglichkeit zur Wärmeabgabe mündet in einen sich selbst erhaltenden Kreislauf (Circulus vitiosus) der Hyperthermie mit Sonnenstich, Hitzekrämpfen, Hitzeerschöpfung und Hitzschlag.
- Die Hitzeerschöpfung entsteht durch eine Kombination aus Hyperthermie und Dehydratation.
- Der anstrengungsinduzierte Hitzschlag führt durch den lebensbedrohlichen Anstieg der Körperkerntemperatur ohne lebensrettende Akutbehandlung innerhalb kürzester Zeit zum Tod.

42.5 Verbrennungstrauma

- Verbrennungen und Verbrühungen sind durch thermische Einflüsse ausgelöste morphologische Schädigungen der Haut.
- Das Ausmaß der Verletzung ist von den Faktoren Temperaturhöhe, Einwirkdauer, Flächenausdehnung und Tiefenausdehnung abhängig.
- Zentrale Maßnahmen bei großflächigen tiefgradigen Verbrennungen sind die Analgesie und der Wärmeerhalt.
- Bei Patienten mit einem isolierten Verbrennungstrauma ist für die meist kurze präklinische Versorgungsphase keine übermäßige oder aggressive Infusionstherapie erforderlich.

42.6 Strom- und Blitzunfälle

- Der elektrische Strom kann thermische Schäden verursachen und erregbare Strukturen im menschlichen Körper reizen (Myokard, Muskulatur, Nervensystem).
- Man unterscheidet den direkten vom indirekten Stromschlag.
- Die Gefahr, auch für den Retter, ist bei indirekten Stromflüssen meist nicht sofort ersichtlich. Der indirekte Stromschlag wirkt durch eine Überspannung in einer Leitung, durch Funkenentladung oder Schrittspannung.
- Im Rahmen von Stromunfällen ist auf den Selbstschutz des Rettungsdienstpersonals höchste Aufmerksamkeit zu verwenden. Befindet sich der Patient noch im Gefahrenbereich, ist technische Hilfe anzufordern.
- Erst wenn sichergestellt ist, dass keine Spannung mehr am Stromleiter anliegt, darf sich das Rettungsfachpersonal dem Patienten nähern.
- Das Berühren des Patienten ist vor Abschalten des Stroms verboten.

42.1 Wärmelehre

42.1.1 Wärmeabgabe

Um verschiedene Temperaturen objektiv miteinander vergleichen zu können, ist eine fixe Temperaturskala nötig. Der Abstand zwischen Schmelz- (0 °C) und Siedepunkt (100 °C) des Wassers wird in 100 gleiche Teile geteilt, die jeweils 1 °C entsprechen. Die so geschaffene Temperaturskala ist nach oben und unten offen.

Die meistverwendeten **Temperaturmessgeräte** stellen heute digitale oder Infrarotthermometer dar. Die früher üblichen Quecksilberthermometer sind für den Rettungsdienst aufgrund ihrer langen Messdauer weder geeignet noch generell zugelassen. Geeignet sind dagegen Ohrthermometer oder elektrische Thermometer mit einer unteren Skalengrenze von 20 °C, da sie auch eine schwere Hypothermie sicher erfassen können.

Elektrische Thermometer nutzen elektrische Eigenschaften von Substanzen (z. B. Widerstandsthermometer, Thermoelemente) aus. Ihr Vorteil liegt in der schnellen Reaktion auf Temperaturschwankungen, die bei Flüssigkeitsthermometern nicht gegeben ist.

Voraussetzung für die **Wärmeausbreitung** sind Temperaturdifferenzen. Der Wärmetransport kann auf drei verschiedene Arten erfolgen: durch Wärmeleitung, durch Wärmekonvektion oder durch Wärmestrahlung.

Erhitzt man Wasser mittels eines Tauchsieders, geschieht nach der Teilchenvorstellung Folgendes: Die elektrische Energie wird in Wärme umgewandelt. Diese wird dazu benutzt, die Moleküle des Heizstabs verstärkt zu bewegen. Durch Anstoß werden auch die Wasserteilchen zu größeren Bewegungen angeregt, dies bedeutet nichts anderes als einen Anstieg der Temperatur des Wassers. In diesem Fall erfolgt die **Wärmeleitung (Konduktion)**, ohne dass die energiegeladenen Teilchen ihren Platz verlassen.

Im Fall der **Wärmekonvektion** sind Entstehungsort der Wärme und Empfänger räumlich getrennt. Die Wärme muss von Teilchen, die als Wärmeträger fungieren, transportiert werden. Eine selbsttätige Konvektion heißt Wärmeströmung (z. B. Meeresströmungen wie der Golfstrom).

Bei der Übertragung der Sonnenwärme auf die Erde können Wärmeleitung und Wärmekonvektion ausgeschlossen werden, da der Raum zwischen den Himmelskörpern praktisch frei von Materie ist. In diesem Fall spricht man von **Wärmestrahlung (Radiation)**, da keine Teilchen am Übertragungsvorgang beteiligt sind. Körper mit dunkler Oberfläche absorbieren die Wärmestrahlung stärker als solche mit heller oder glänzender Oberfläche. Sie strahlen auch mehr Wärme ab.

42.1.2 Aggregatzustände

Die Moleküle einer Substanz üben Anziehungskräfte aufeinander aus, die je nach Entfernung voneinander zu den einzelnen Aggregatzuständen führen. Es gibt **drei Aggregatzustände** (gasförmig, flüssig, fest), in denen Materie vorliegen kann.

Im **gasförmigen Zustand** sind die Teilchen weit voneinander entfernt. Sie befinden sich in dauernder ungeordneter Bewegung, Ursache der Bewegung ist die Brown-Molekularbewegung. Ein Gas versucht, den ihm zur Verfügung stehenden Raum auszufüllen.

Die Teilchen einer **Flüssigkeit** sind näher zusammengerückt, sodass sie aufeinander stärker einwirken können. Sie bewegen sich zwar noch ungeordnet umher, können sich aber unter dem Einfluss der gegenseitigen Anziehung nicht mehr wie ein Gas beliebig weit voneinander entfernen. Durch diesen stärkeren Zusammenhalt kann eine Flüssigkeit zwar jede vorgegebene Form einnehmen, aber nicht mehr jedes angebotene Volumen voll ausfüllen.

In einem **Feststoff** ziehen sich die Teilchen so stark an, dass eine einmal vorgegebene Form nicht ohne weiteres verändert wird. Die Moleküle haben ihre freie Beweglichkeit eingebüßt; sie schwingen nur noch um Ruhepunkte.

Unter **Verdunsten** versteht man ein langsames Verdampfen von Flüssigkeiten bei Temperaturen, die weit unter dem Siedepunkt liegen. Beim **Vereisen** von Körperstellen werden leicht flüchtige Verbindungen eingesetzt. Sie liegen i. d. R. bei Zimmertemperatur als Gas vor. Aufbewahrt werden sie unter hohem Druck (in komprimierter Form) als Flüssigkeit. Werden sie auf die warme Haut gesprüht, entziehen sie der Umgebung die Wärme, um wieder in den gasförmigen Zustand überzugehen. Die besprühte Fläche kühlt dabei stark ab.

Wird die Haut mit heißen Flüssigkeiten oder Dämpfen in Kontakt gebracht, spricht man von einer **Verbrühung.** Die Wärme der Flüssigkeit wird an die Haut abgegeben und führt dort zu einer Temperaturerhöhung. Handelt es sich um heißen Dampf, führt die frei werdende Kondensationswärme, bei dem die Moleküle sprunghaft einen Teil ihrer Energie verlieren, zu einer zusätzlichen thermischen Schädigung.

> **MERKE**
> Die Reaktion der betroffenen Hautareale ist die Entzündung. Bei Mitreaktion des gesamten Organismus kommt es zur **Verbrennungskrankheit.**

Temperaturregulation (Thermoregulation)

Der Mensch ist zur Erhaltung seiner biologischen Funktionen auf die Aufrechterhaltung (Homöostase) einer stabilen **Körperkerntemperatur (KKT)** von ca. **37 °C** angewiesen. Bei dieser Temperatur herrschen im Körper die optimalen Bedingungen für die maximale Leistungsfähigkeit des menschlichen Stoffwechsels. Deshalb müssen **Wärmeproduktion** und **Wärmeaufnahme** einerseits und die **Wärmeabgabe** andererseits im Gleichgewicht zueinander stehen. Durch das gegenseitige Wechselspiel von Wärmeabgabe und Wärmeproduktion wird die Körpertemperatur reguliert. Allerdings führen bereits geringe Abweichungen von diesem Sollwert zu charakteristischen körperlichen Veränderungen.

42.2 Hypothermie

Als Hypothermie (**Unterkühlung**) wird das Absinken der Körperkerntemperatur unter 35 °C bezeichnet. Die Hypothermie wird eingeteilt in eine **milde** (35–32 °C), eine **moderate** (32–28 °C) und eine **schwere** (32–28 °C) Hypothermie. Die **schwerste Form der Hypothermie** (< 24 °C) ist durch die Zeichen des klinischen Todes mit Koma, Atem- und Kreislaufstillstand gekennzeichnet. Sie ist eine im Rettungsdienst häufig auftretende Komplikation, da im Zusammenhang mit anderen Erkrankungen und Verletzungen immer wieder Wärmeverluste entstehen können. Die Unterkühlung tritt nicht nur in der kalten Jahreszeit auf (z. B. niedrige Außentemperaturen bei hoher Luftfeuchtigkeit und Wind). Eine Unterkühlung kann sich auch bei sommerlichen Temperaturen (z. B. durchschwitzte Kleidung, zu langer Aufenthalt im Wasser) oder selbst innerhalb geschlossener Räume (z. B. längere Liegezeit hilflos auf kaltem Boden) entwickeln. Die **Entstehung** der Hypothermie hängt dabei wesentlich von der eigentlichen Notfallerkrankung und den klimatischen Umständen, unter denen sie eintritt, ab. Wesentliches Kriterium für den Wärmeverlust ist die Geschwindigkeit der Wärmeabgabe im Verhältnis zur Wärmeproduktion, z. B. während eines Aufenthalts in kalter Umgebung mit unangemessener Kleidung. Nur selten liegt primär eine Störung der Wärmeregulation vor.

Ein Absinken der Körperkerntemperatur hat allgemein eine zunehmende **Verlangsamung des Stoffwechsels** zur Folge. Je schneller dabei die Körperkerntemperatur sinkt, umso schneller wird auch der Stoffwechsel reduziert. Diese Tatsache erklärt auch die unterschiedliche Prognose unterkühlter Patienten. Sinkt die Körperkerntemperatur bei Patienten, die z. B. in Eiswasser einbrechen, sehr rasch, ist ihre Prognose generell günstiger als beispielsweise bei eingeklemmten Traumapatienten mit traumatisch-hämorrhagischem Schock, die langsam unterkühlen. Generell scheint die isolierte Hypothermie für die betroffenen Patienten günstiger zu sein als in Kombination mit einem weiteren akuten Notfallereignis.

Insgesamt erhöht die Reduktion des Stoffwechsels die **Ischämietoleranz** der Organe, insbesondere des Gehirns, um ein Vielfaches. So wichtig das Erkennen der Unterkühlung auch ist, so selten wird sie erkannt, weil nicht an sie gedacht und im Rettungsdienst zu selten die Temperatur gemessen wird. Es ist daher eine wichtige Aufgabe im Rettungsdienst, eine bereits eingetretene **Unterkühlung zu erkennen** und eine weitere Abkühlung zu vermeiden. Von einer Unterkühlung besonders gefährdet sind Patienten mit Erkrankungen (z. B. reduzierter Allgemeinzustand, Erschöpfung, Alkoholmissbrauch) oder Verletzungen (z. B. Verbrennungen, Schock, Polytrauma), bei denen der Wärmeverlust über die Körperschale größer als die Wärmeproduktion im Körperkern ist.

ACHTUNG

Die **Kombination Polytrauma** und **traumatisch-hämorrhagischer Schock** wird durch eine Hypothermie u. a. aufgrund der pathophysiologischen Veränderungen der Gerinnungskaskade dramatisch verschlechtert und muss unbedingt vermieden werden.

Symptome

Patienten mit einer **milden Hypothermie** (35–32 °C) wehren sich über körpereigene Kompensationsmechanismen aktiv gegen die Unterkühlung (> Abb. 42.1). Die auftretenden Symptome sind deshalb durch die **sympathoadrenerge Reaktion** gekennzeichnet. Durch Freisetzung der Katecholamine Adrenalin, Noradrenalin und Dopamin resultieren eine Tachykardie und Vasokonstriktion, die den zentralen Blutdruck erhöhen und die weitere Wärmeabgabe verhindern sollen. Tachypnoe und Hyperventilation sind typische Veränderungen der Atmung. Durch gesteigerte Wärmeproduktion der Skelettmuskulatur entsteht das **Kältezittern.** Dadurch kann die Körperkerntemperatur um bis zu 4 °C erhöht werden. Der Sauerstoffverbrauch steigt ebenfalls um das Drei- bis Vierfache an. Auch Veränderungen im ZNS machen sich bemerkbar. Die Patienten sich wach, jedoch zunehmend agitiert und in ihrer Konzentrationsfähigkeit herabgesetzt. Die Hypertonie kann zusätzlich zu einer Kältediurese zu Ausscheidung größerer Urinmengen führen.

Patienten im Zustand der **moderaten Hypothermie** (32–28 °C) sind kritisch und gekennzeichnet von Symptomen verminderter Stoffwechselaktivitäten. Der Metabolismus kann dabei um bis zu 10 % reduziert sein und Kältezittern und Frieren sind nicht mehr festzustellen. Die Gelenke und Muskeln werden steif. Die Kreislaufparameter sind durch Bradykardie, Hypotonie und Kreislaufzentralisation deutlich rückläufig und Ausdruck der akuten Kreislaufinsuffizienz. Bradypnoe, unregelmäßige Atmung und Hypoventilation kennzeichnen die Ateminsuffizienz. Obwohl der Sauerstoffverbrauch in diesem Stadium deutlich geringer ist, besteht aber letztlich doch eine Hypoxie, da der Sauerstoffverbrauch nicht in der Geschwindigkeit abnimmt wie das reduzierte Angebot bei Ateminsuffizienz. Dieser Aspekt erfordert die konsequente und hoch dosierte Sauerstoffgabe. Durch Abnahme der zerebralen Stoffwechselvorgänge werden die Patienten zunehmend ruhiger und zeigen Bewusstseinsstörungen. Ab Temperaturen ≤ 28 °C tritt eine Bewusstlosigkeit ein. Eine Hypoglykämie kann als Folge des gesteigerten Glukoseverbrauchs in der milden Hypothermie begleitend auftreten. Typische EKG-Veränderungen als Ausdruck von atrialen und ventrikulären Herzrhythmusstörungen können in Form von verlängerten PQ- und QT-Zeiten auftreten.

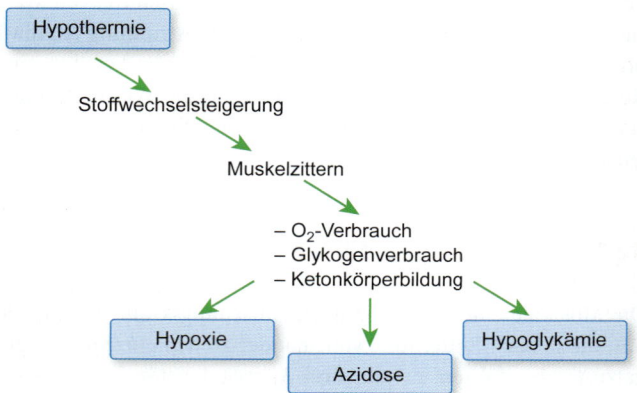

Abb. 42.1 Folgen der Hypothermie [L143]

Bei **schwerer Hypothermie** (28–24 °C) sind die Patienten bereits tief komatös ohne Schutzreflexe. Die zunehmende Bradypnoe und Hypoventilation verursacht durch die Hypoxie eine respiratorische Azidose. Die Sauerstoffabgabe im Gewebe ist bei Temperaturen um 28 °C beeinträchtigt. Der periphere Puls ist durch die Kreislaufzentralisation nicht mehr tastbar, die zentralen Pulse sind schwach und bradykard. Da es ab diesem Stadium zu allen Arten von **bradykarden Herzrhythmusstörungen** kommen kann, sind die Pulse häufig arrhythmisch. Bei Temperaturen unter 28 °C besteht die Gefahr des ventrikulären Flimmerns (VF). Der Blutdruck ist massiv hypoton und im weiteren Verlauf nicht mehr messbar. Insgesamt sind die Lebenszeichen unterhalb von 27 °C nur noch sehr eingeschränkt (**Vita minima**) feststellbar. Der Organismus bewegt sich auf unterstem Stoffwechselniveau (**Scheintod**). Ein weiteres pathophysiologisches Problem stellt die sich entwickelnde Kälte-Koagulopathie dar, die durch verminderte Aggregation der Thrombozyten die Blutungsneigung verstärkt.

Die **schwerste Hypothermie** (< 24 °C) dominiert symptomatisch durch die Zeichen des klinischen Todes mit Koma, weite und lichtstarre Pupillen sowie Atem- und Kreislaufstillstand.

Das **Schweizer Klassifizierungsmodell** hat sich in der Praxis sehr gut bewährt, da es neben einer schnellen Beurteilung der Vitalfunktionen auch ohne eine sofortige Temperaturmessung die Einteilung der Patienten nach Schweregrad und Symptomatik ermöglicht (> Tab. 42.1).

Therapie

Die **Basismaßnahmen** zielen auf die Rettung des unterkühlten Patienten, die Vermeidung weiterer Wärmeverluste und auf die Sicherung der vitalen Funktionen. Patienten mit **milder Hypothermie** sind nicht kritisch und dürfen mobilisiert werden. Das eigenständige Entfernen nasser Kleidung, das Verbringen in einen vorgewärmten Rettungswagen und die Gabe heißer, gezuckerter und alkoholfreier Getränke sind Maßnahmen, die bei diesen Patienten angezeigt sind. Bei **moderater und schwerer Hypothermie** bedarf es einer anderen Behandlungsstrategie. Die schonende Rettung des unterkühlten Patienten muss unter Beachtung von Begleitverletzungen (Schaufeltrage, Combi-Carrier®) durchgeführt werden, möglichst ohne die Körperlage, in der der Patient vorgefunden wird, zu verändern. Es kann sonst zur Umverteilung von kaltem Blut aus der Peripherie zum Körperkern kommen, wodurch die Körperkerntemperatur weiter absinkt und die Unterkühlung verstärkt wird. Auf diese Weise kann die Körpertemperatur um bis zu 3 °C weiter absinken. Im ungünstigsten Fall kann der rasante Abfall der Körperkerntemperatur reflektorisch einen Herz-Kreislauf-Stillstand auslösen (**Bergungstod, Afterdrop,** > Kap. 52.2.6).

> **MERKE**
> Schon geringe **Umlagerungsmanöver** in tiefer Hypothermie können schwerste Herzrhythmusstörungen hervorrufen. Daher ist ein behutsames Vorgehen mit Ganzkörperimmobilisation bei der Rettung und Versorgung geboten.

Nach der Rettung muss der weitere Verlust von Körperwärme vermieden werden. Dazu wird der Patient an einen warmen und windstillen Ort gebracht, wo die nasse Kleidung entfernt wird. Ist das nicht möglich, bleibt der Patient vollständig bekleidet und es wird nur so viel Kleidung entfernt, wie für die Notfallversorgung unbedingt notwendig ist. In jedem Fall wird der Patient in eine luftundurchlässige und isolierende Folie (**Rettungsfolie**) eingewickelt. Die Folie soll möglichst eng am Körper anliegen und den Kopf mit abdecken, um ein weiteres Auskühlen durch Verdunstung zu vermeiden. Der Einsatz der Rettungsfolie ist aber nur dann effektiv, wenn weiterhin niedrige Außentemperaturen bestehen. Liegt der Patient bereits im warmen Rettungswagen, ist die Rettungsfolie nicht zuträglich, weil sie das langsame Erwärmen der Körperschale verhindert.

> **MERKE**
> Auch nach der Rettung aus der Kälte muss noch mit einem **weiteren Abfall der Körpertemperatur** von bis zu 3 °C gerechnet werden (Gefahr des Afterdrop).

Es kann jederzeit zu einer Verschlechterung der Vitalfunktionen im Verlauf der Notfallversorgung kommen. Da eine endgültige Erwärmung am Notfallort nicht möglich ist, steht neben der Wärmeerhaltung die **Sicherung der Vitalfunktionen** im Vordergrund. Zur Deckung des gesteigerten Sauerstoffbedarfs ist eine Zufuhr von Sauerstoff über Maske von 10–15 l/Min. unabdingbar. Außerdem müssen bei bewusstseinsgetrübten Patienten die Atemwege gesichert werden. Eine lückenlose Überwachung der Herz-Kreislauf-Funktion durch ein angelegtes EKG und die Messung von Puls und Blutdruck sind notwendig, um die häufig auftretenden Herzrhythmusstörungen zu erkennen. Bei jedem unterkühlten Patienten sollte zusätzlich ein Blutzuckerschnelltest gemacht werden, da eine Hypoglykämie sowohl Ursache als auch Folge der Unterkühlung sein kann.

> **MERKE**
> Die **moderate bis schwere Hypothermie** ist immer Ausdruck eines **kritischen** Patientenzustands.

Tab. 42.1 Schweizer Klassifizierungsmodell der Hypothermie

Stadium	Schweregrad	Körperkerntemperatur	Klinische Symptomatik
I	mild	35–32 °C	wacher Patient, Kältezittern
II	moderat	32–28 °C	Bewusstseinsstörung, kein Kältezittern, kein Frieren
III	schwer	28–24 °C	Koma, Spontanatmung vorhanden (Bradypnoe)
IV	schwerste	< 24 °C	Koma, Atem- und Kreislaufstillstand

Die **erweiterten Maßnahmen** umfassen nach der Anlage eines peripher-venösen Zugangs bei milder bzw. zentral-venösen Zugangs bei moderater bis schwerer Hypothermie die Infusion von balancierten Vollelektrolytlösungen zur Steigerung des Blutdrucks. Wenn möglich, sollten die Infusionslösungen auf bis zu 40 °C erwärmt werden. Bei stärkerer Erwärmung ist mit einer Schädigung der Erythrozyten (Hämolyse) zu rechnen. Die **medikamentöse Therapie** muss sich symptombezogen an den auftretenden Herzrhythmusstörungen orientieren. Dabei ist zu beachten, dass die Wirksamkeit der Medikamente und der Defibrillation in Hypothermie unter 28 °C Körperkerntemperatur nicht gesichert ist. Nach den aktuellen Leitlinien (AHA, ERC) sollen nach 3 erfolglosen Defibrillationen erst ab einer Körperkerntemperatur > 30 °C weitere Defibrillationsversuche erfolgen. Da die enzymatischen Stoffwechselaktivitäten und die Wirkung endogener und exogener Katecholamine bei Körperkerntemperaturen unter 35 °C zusehends inaktiviert werden, soll die medikamentöse Reanimation bei Temperaturen < 30 °C unterbleiben. Bei Temperaturen zwischen 30–35 °C soll Adrenalin alle 6–10 Min. verabreicht werden. Ab Temperaturen > 35 °C wird Adrenalin alle 3–5 Min. verabreicht. Eine evtl. notwendig werdende Reanimation wird bis zur Wiedererwärmung in der Klinik durchgeführt, da in tiefer Hypothermie eine **Vita minima**, ein Leben auf dem untersten energetischen Niveau, möglich ist. Man kann bei tief unterkühlten Patienten sogar **unsichere Zeichen des Todes** finden (z. B. nicht tastbarer Puls oder weite, lichtstarre Pupillen). Daher sind Wiederbelebungsmaßnahmen bei unterkühlten Patienten länger durchzuführen als bei Patienten mit normaler Körpertemperatur, da die Prognose und die Überlebenschancen bei Unterkühlung erheblich besser sind.

> **ACHTUNG**
> „Niemand ist tot, ehe er nicht warm und tot ist."
> Eine zweifelsfreie Feststellung des Todes kann somit nur bei Vorliegen der sicheren Todeszeichen erfolgen.

Das geeignete Krankenhaus zur Aufnahme des unterkühlten Patienten ergibt sich aus der Schwere der Hypothermie. Bewusstseinsklare, kreislaufstabile Patienten können in jedes Krankenhaus gebracht werden. Patienten mit Störungen der Vitalfunktionen sollten auf die Intensivstation einer Schwerpunktklinik gebracht werden, um die gerätetechnischen Möglichkeiten zur Wiedererwärmung zu nutzen. Bei weiteren Strecken kann hierfür der Rettungshubschrauber eingesetzt werden.

Klinische Therapie

Alle Verfahren der Erwärmung sind der Klinik vorbehalten, da es erwiesenermaßen in der Notfallversorgung nicht gelingt, eine Steigerung der Körpertemperatur effektiv zu erreichen.

Für die **klinische Wiedererwärmung** bieten sich verschiedene Verfahren an:

- **Spontanerwärmung:** Die Ausnutzung der Wärmeproduktion des Patienten ist die am häufigsten angewandte Methode zur Wiedererwärmung. Sie ist aber nur bei guter Isolierung gegen weiteren Wärmeverlust möglich. Durch diese Methode ist ein Temperaturanstieg von bis zu 1 °C pro Stunde erreichbar. Nachteilig an dieser Behandlungsmethode ist der hohe Sauerstoffverbrauch des Patienten.
- **Warmwasserbad:** Warmwasserbäder führen zu einer schnellen Aufwärmung insbesondere der Peripherie und damit zu einer raschen Erweiterung der Hautgefäße. Die Gefahr dieser Behandlungsmethode liegt im plötzlichen Rückstrom saurer Stoffwechselprodukte zum Körperkern und in einer orthostatischen Regulationsstörung mit Bewusstlosigkeit und Herzrhythmusstörungen.
- **Lokale Wärmebehandlung:** Lokale Wärmeanwendungen mit Wärmflaschen oder Wärmestrahlern sollten nur mit großer Zurückhaltung angewendet werden. Sie bergen die Gefahr, an der minderdurchbluteten Haut Verbrennungen hervorzurufen.
- **Künstliche Beatmung:** Die künstliche Beatmung mit angewärmter Atemluft ist eine gefahrlose Methode der Wiedererwärmung. Der Effekt liegt aber nicht über dem der Spontanerwärmung (1 °C pro Stunde).
- **Invasive Wiedererwärmung:** Sehr effektiv und rasch kann mithilfe von invasiven Methoden eine Wiedererwärmung herbeigeführt werden, was insbesondere in der Wiederbelebungssituation anzustreben ist. Die **Peritoneallavage,** also die Spülung des Peritonealraums mit auf 40 °C erwärmter Dialyseflüssigkeit, oder die **Hämodialyse/Hämofiltration** (künstliche Niere) gehören zu diesen Methoden. Am schnellsten aber kann der unterkühlte Patient mithilfe der **Herz-Lungen-Maschine** wiedererwärmt werden.

SCHLAGWORT
Hypothermie

Ursachen
- Der Wärmeverlust über die Körperschale ist größer als die Wärmeproduktion im Körperkern bei:
  - Aufenthalt in kalter Umgebung mit unangemessener Kleidung (Obdachlose, erschöpfte oder bewusstlose Patienten)
  - Aufenthalt in kalter Umgebung mit zweckmäßiger Kleidung (Lawinenunfall, Wasserunfall mit verlängerten Rettungszeiten)
  - Begleiterkrankungen (alkoholisierte Patienten) oder Begleitverletzungen (Polytrauma)
  - Patiententransport in unzureichend geheizten Rettungsdienstfahrzeugen

Symptome
- **Stadium I: milde Hypothermie (35–32 °C KKT)**
  - Wach, Unruhe
  - Hyperventilation
  - Tachykardie
  - Hypertonie
  - Muskelzittern
- **Stadium II: moderate Hypothermie (32–28 °C KKT)**
  - Teilnahmslos, verwirrt
  - Atmung flach und unregelmäßig
  - Bradykardie
  - Hypotonie
  - Muskel- und Gelenkstarre
- **Stadium III: schwere Hypothermie (28–24 °C KKT)**
  - Bewusstlos
  - Bradypnoe

- Extreme Bradykardie
- Hypotonie
- Erweitere Pupillen, schwacher Muskeltonus
- **Stadium IV: schwerste Hypothermie (< 24 °C KKT)**
  - Bewusstlos, reflexlos
  - Brady- bis Apnoe
  - Asystolie oder Kammerflimmern
  - RR nicht messbar
  - Weite, lichtstarre Pupillen

Maßnahmen

Monitoring
- AF, SpO$_2$, Rekapillarisierungszeit, Puls (peripher/zentral), RR, BZ, GCS, EKG, Temperatur, etCO$_2$

Basismaßnahmen und Lagerung
- Schonende Rettung
- Horizontallagerung (Vermeidung Afterdrop)
- Ganzkörperimmobilisation bei moderater und schwerer Hypothermie
- Entfernen der nassen Kleidung, Wärmeerhalt (Rettungsdecke)
- Aktive Erwärmung nur bei leichter Hypothermie (vorgewärmter Rettungswagen)
- O$_2$-Gabe über Maske 10–15 l/Min.

Erweiterte Maßnahmen
- i. v. Zugang und Laborblutentnahme
- Klinische Maßnahmen der Wiedererwärmung

Medikamente und Dosierungsempfehlungen
- Analgesie: 5–10 mg Morphium i. v., Paracetamol (für Kinder) 125–500 mg supp. oder Diclofenac (für Kinder) 1 mg/kg KG supp.
- Sedierung: 2–5 mg Midazolam (Dormicum®) i. v. oder 2,5–10 mg Diazepam (Valium®) i. v.
- Volumentherapie: erwärmte balancierte Vollelektrolytlösung
- Narkoseeinleitung mit Ketamin/S-Ketamin, Fentanyl und Midazolam
- **KKT < 30 °C:**
  - Reanimation, keine medikamentöse Therapie
- **KKT > 30 °C:**
  - Adrenalin 1 mg alle 6–10 Min. i. v.
  - Amiodaron: 300 mg nach 3 erfolglosen Defibrillationen
  - (Repetition: 150 mg) i. v.
- **KKT > 35 °C:**
  - Adrenalin 1 mg alle 3–5 Min. i. v.
  - Amiodaron: 300 mg nach 3 erfolglosen Defibrillationen
  - (Repetition: 150 mg) i. v.

42.3 Erfrierungen

Werden einzelne Körperregionen über einen längeren Zeitraum intensiver Kälte ausgesetzt, so versagt der typische Mechanismus der Wärmeerhaltung und es kann zu lokalen Erfrierungen kommen. Sie können bereits bei Temperaturen oberhalb des Gefrierpunkts entstehen, da sie sowohl von der Temperatur, der Art, der Geschwindigkeit als auch von der Dauer der Kälteeinwirkung abhängig sind. Besonders von Erfrierungen betroffen sind **peripher gelegene, ungeschützte Körperregionen**, z. B. Finger, Hände, Zehen und Füße sowie Nase und Ohren. Begünstigend wirken Bewusstlosigkeit oder Alkoholmissbrauch, da hier die periphere Vasoregulation gestört ist. Über eine Vasokonstriktion der Blutgefäße in dem betroffenen Gewebe versucht der Körper, sich vor einer Auskühlung des Körperkerns zu schützen, und nimmt dafür die periphere Auskühlung in Kauf. Zusätzlich führt die Vasokonstriktion kleiner Blutgefäße zu einer Aufrechterhaltung eines ausreichenden Blutdrucks an lebenswichtigen Organen (**Kreislaufzentralisation**). Die Blutgefäßverengung führt in der Körperperipherie allerdings zu Sauerstoffmangel und über einen verlangsamten Blutfluss zu einem Eindicken des Bluts, wodurch einem Verklumpen von Blutplättchen (**Sludge-Phänomen**) Vorschub geleistet wird. Zusätzlich führt die periphere Durchblutungsstörung zu einer gesteigerten Durchlässigkeit (Permeabilität) der Gefäßwände und zu Flüssigkeitsverschiebungen (Ödeme).

Analog zu den Verbrennungen teilt man die Erfrierungen in vier **Schweregrade** ein:
- **Erfrierung 1. Grades:** Die Haut ist durch die Vasokonstriktion weiß-bläulich marmoriert. Bei Wiedererwärmung der lokalen Erfrierung treten durch die vermehrte Durchblutung eine schmerzhafte Rötung und Schwellung der betroffenen Region auf.
- **Erfrierung 2. Grades:** Durch Schädigung der Kutis und Subkutis kommt es zur Blasenbildung. Die Haut ist kalt und blau-rot verfärbt. Bei Wiedererwärmung der lokalen Erfrierung tritt Plasma in das Gewebe und die Blasen aus. Es kommt zur Ausbildung schmerzhafter Frostbeulen und zu Gewebeschwellung.
- **Erfrierung 3. Grades:** Durch schwerste Durchblutungsstörungen bilden sich tief in das Gewebe reichende Veränderungen mit ausgedehnter Blutblasenbildung. Die Haut ist blass-bläulich verfärbt und bildet schwarze Hautnekrosen aus. Da die Hautnervenendigungen in der Subkutis mitbetroffen sind, bestehen Gefühllosigkeit und Schmerzfreiheit. Bei Wiedererwärmung können die intensiven Gefäßspasmen wegen arterieller Thrombosen mit Intima- und Medianekrosen der Blutgefäße nicht mehr gelöst werden. Die erfrorene Körperregion stirbt ab.
- **Erfrierung 4. Grades:** Die Erfrierung 4. Grades ist ein Synonym für die **Nekrose** des Wundgebiets. Alle Gewebestrukturen sind zerstört.

Therapie

Die **Basismaßnahmen** zielen auf eine langsame Erwärmung der erfrorenen Körperteile. Dabei muss von einer Unterkühlung des gesamten Patienten ausgegangen werden, deren Behandlung Vorrang vor der lokalen Erfrierung hat. Lokale Erfrierungen müssen wie Wunden behandelt und trocken, steril (Brandwundenverbandpäckchen) und warm eingepackt werden, ohne dabei Druck auf das erfrorene Gebiet auszuüben. Durch die eigene Körperwärme kommt es zur langsamen Erwärmung. Erfrorene Körperteile müssen darüber hinaus gepolstert gelagert werden. Es darf keinesfalls der Versuch unternommen werden, durch Reiben die erfrorenen Körperteile wiederzuerwärmen, da die Gefahr einer Vergrößerung des Hautdefekts besteht.

ACHTUNG

Erfrierungen stellen einen **lokalen Haut- und Gewebeschaden** dar, der irreversible Schädigungen auslösen kann. Kritisch bedrohliche Zustände des Patienten werden aber durch die häufig **begleitende Hypothermie** verursacht, die deshalb immer im Vordergrund der Behandlung steht!

Im Rahmen der **erweiterten Maßnahmen** ist eine ausreichende Schmerzbehandlung zu gewährleisten, da mit der Reperfusion erhebliche Schmerzen auftreten werden. Nach Anlage eines peripheren Venenzugangs zielt die Therapie des Fachpersonals auf die intravenöse Verabreichung von Morphin zur Schmerzbekämpfung und die Vermeidung von Thrombosen durch die Gabe von niedermolekularem Heparin und Acetylsalicylsäure (ASS).

SCHLAGWORT
Erfrierung
Ursachen
- Intensive Kälteeinwirkung auf ungeschützte Körperregionen (Nase, Ohren)
- Vasokonstriktion peripherer Blutgefäße zur zentralen Wärmeerhaltung

Symptome
- Schwellung der Haut und schmerzhafte Rötung
- Haut blau-rot verfärbt, Blasenbildung
- Haut blass-bläulich verfärbt, Blutblasen, einzelne schwarze Hautnekrosen
- Haut blau-schwarz verfärbt, Nekrose des Wundgebiets

Maßnahmen
Monitoring
- AF, SpO_2, Rekapillarisierungszeit, Puls (peripher/zentral), RR, BZ, GCS, EKG, Temperatur

Basismaßnahmen und Lagerung
- Verband trocken, steril und warm
- Erfrorene Körperteile gepolstert lagern
- Kein Wiedererwärmen durch Reibung oder warmes Wasser
- O_2-Gabe über Maske oder Nasensonde 6–8 l/Min.

Erweiterte Maßnahmen
- i. v. Zugang und Laborblutentnahme

Medikamente und Dosierungsempfehlungen
- Analgesie: 5–10 mg Morphium i. v.
- Antikoagulation: Heparin 5 000 IE i. v oder/und 0,5 g Aspirin® i. v.
- Volumentherapie: erwärmte balancierte Vollelektrolytlösung

42.4 Hyperthermie

Die Körperkerntemperatur wird auch bei hohen Umgebungstemperaturen über verschiedene Regelkreise konstant gehalten. Die **vermehrte Wärmeabgabe** erfolgt über die Mechanismen der Konvektion, der Wärmestrahlung, im Wesentlichen aber durch die Schweißabsonderung (Verdunstung) und damit über die Reduzierung der Oberflächentemperatur.

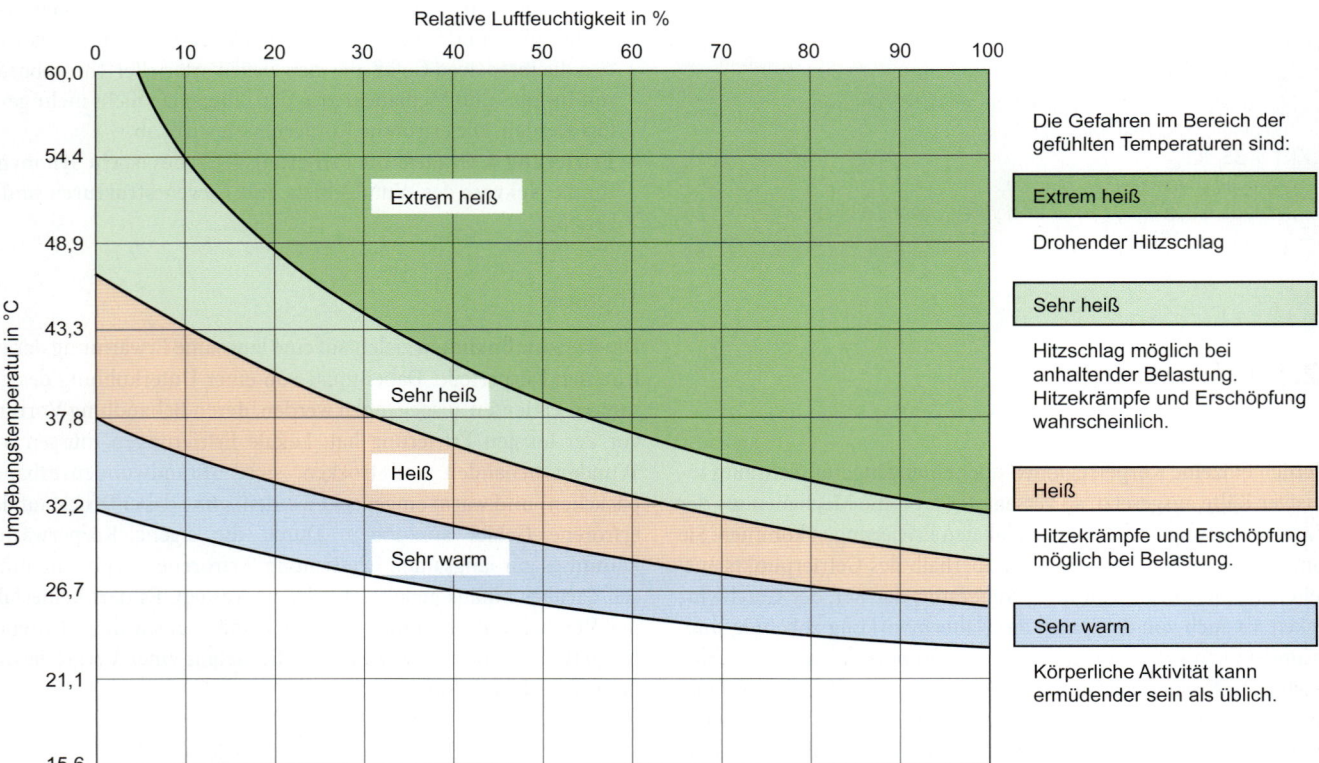

Abb. 42.2 Hitzestress-Index [L143]

42.4 Hyperthermie

per erzeugt, können sich die üblichen Mechanismen der Wärmeabgabe schnell erschöpfen (➤ Abb. 42.2). Besonders bei **behinderter Wärmeabgabe** durch hohe Umgebungstemperaturen und hohe Luftfeuchtigkeit kommt es rasch zur Überwärmung des Körpers. Die mangelnde Wärmeabgabe führt zu einer **Erhöhung der Körperkerntemperatur,** die eine Erhöhung der Stoffwechselaktivität nach sich zieht, die wiederum eine Erhöhung der Körpertemperatur auslöst. Es entsteht dadurch ein sich selbst unterhaltender Kreislauf (Circulus vitiosus, ➤ Abb. 42.3), der zu den typischen Krankheitsbildern des Sonnenstichs, der Hitzekrämpfe, der Hitzeerschöpfung oder gar zum Hitzschlag führen kann (➤ Tab. 42.2).

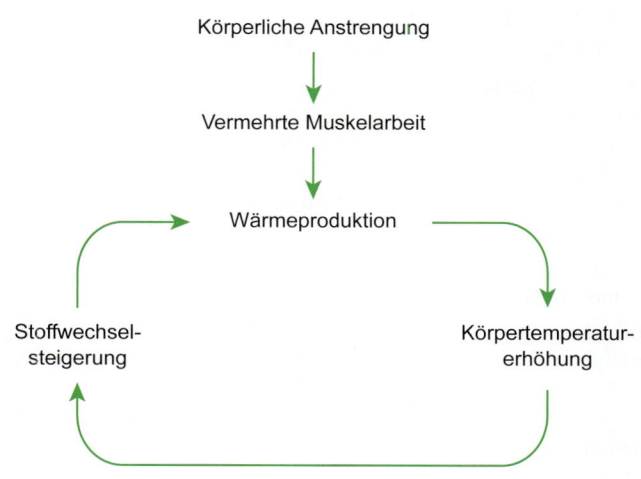

Abb. 42.3 Circulus vitiosus der Hyperthermie [L143]

> **MERKE**
> Betroffen sind überwiegend **ältere Patienten, Säuglinge und Kleinkinder,** seltener auch **junge Menschen nach hoher körperlicher Anstrengung.**

Bei körperlichen Anstrengungen wird vom Körper durch die Muskelarbeit vermehrt Wärme produziert, die zu einer erhöhten Körperkerntemperatur führt. Wird nunmehr in einer erhöhten Umgebungstemperatur durch körperliche Anstrengung Wärme im Kör-

42.4.1 Sonnenstich

Der Sonnenstich (Heliosis, Insolation) entsteht durch länger andauernde **direkte Sonneneinstrahlung** auf den **ungeschützten Kopf.** Die direkte Wärmebelastung führt innerhalb des Schädels zur Hirnhautreizung und Permeabilitätsstörungen der Blut-Hirn-Schranke. Daraus resultiert ein erhöhter Einstrom von extrazellulärer Flüssigkeit in die Zellen des Gehirns. Die Folge ist ein Hirnödem, das in seltenen Fällen auch einen lebensbedrohlichen Hirndruck mit Reizung der Hirnhäute und Nackensteifigkeit (**Meningismus**) auslösen kann. Die Körperkerntemperatur erhöht sich dabei i. d. R. nicht. Besonders gefährlich ist die Hitzeeinwirkung auf den unbedeckten Kopf bzw. auf gering behaarte Köpfe von Neugeborenen, Säuglingen, Kleinkindern oder Erwachsenen.

Tab. 42.2 Gegenüberstellung der Symptome bei Hitzeerkrankungen

	Hitzekrämpfe	Hitzeerschöpfung	Hitzschlag
Bewusstsein	keine Störungen	• Desorientierung, delirante Erscheinungen • Unruhe (Agitation)	• Bewusstseinsstörungen • Desorientierung • Bewusstlosigkeit • Hirndruckzeichen • Zerebrale Krämpfe
Atmung	normal	schnell, flach (Tachynpoe, Hypopnoe)	• Zunächst schnell und flach • Dann langsam und flach • Dyspnoe • Kußmaul-Atmung
Kreislauf	normal	• Tachykardie • Hypotonie • Zentralisation	• Tachykardie • Hypertonie • Herzrhythmusstörungen • Hypotonie • Kreislaufzentralisation
Körpertemperatur	normal (37 °C) bis erhöht (> 38 °C)	normal (37 °C) bis erhöht (> 38 °C)	> 40,6 °C (Hyperpyrexie)
Haut	starkes Schwitzen	• Zunächst warm und rot • Später blass und kaltschweißig • Stehende Hautfalten	• Heiße und feuchte Haut • Heiße und trockene Haut (Anhidrosis) • Später blasse und graue Haut
Nebenbefunde	• Schmerzhafte Muskelkrämpfe • Schwäche • Durst	• Schwindel • Kopf- und Gliederschmerzen • Übelkeit, Erbrechen • Sehstörungen • Deutliche Erschöpfung • Durst	• Verwirrtheit • Kopfschmerzen • Übelkeit, Erbrechen • Leistungsschwäche • Abgeschlagenheit • Exsikkose • Gerinnungsstörung (Koagulopathie)

Symptome

Ein Sonnenstich tritt typischerweise zeitlich **verzögert zur Sonnenexposition** (z. B. nachts) auf. Bei Säuglingen und Kleinkindern können die Symptome aufgrund der größeren zerebralen Expansionsfähigkeit des Gehirns 4–6 Std. betragen. Zur Symptomatik des Sonnenstichs gehören ein hochroter und heißer Kopf, während der übrige Körper meist normal temperiert ist. Die betroffenen Personen beklagen Schwindel, Übelkeit und Erbrechen, heftige Kopfschmerzen und Sehstörungen und Lichtempfindlichkeit. Gelegentlich tritt eine Nackensteifigkeit (**Meningismus**) auf. Infolge der Hirnhautreizung ist die Beweglichkeit der Halswirbelsäule und des Kopfs derart eingeschränkt, dass die Patienten nur unter großen Schmerzen in der Lage sind, das Kinn auf die Brust zu beugen. Die Kreislaufparameter sind meist durch Tachykardie und Normotonie gekennzeichnet. Viele Patienten mit der Diagnose Sonnenstich weisen diese deutlichen, aber nicht lebensbedrohlichen Symptome auf. Selten verursachen schwere Verlaufsformen durch die gesteigerte Durchlässigkeit (Permeabilität) der Hirnhäute ein ausgeprägtes Hirnödem mit akuter Hirndrucksymptomatik. In diesen Fällen zeigen die Patienten eine deutliche Vigilanzminderung bis hin zum Koma, das von tonisch-klonischen Krämpfen begleitet sein kann. Vor allem ein rascher Hirndruckanstieg zeigt sich charakteristisch durch die Symptome des **Cushing-Reflex,** die sich durch einen bradykarden Druckpuls, eine systolischen Hypertonie und eine Pupillendifferenz (Anisokorie) auszeichnen. Eine evtl. auftretende Cheyne-Stokes-Atmung als Ausdruck einer **medullären Hirndrucksymptomatik** unterstreicht das lebensbedrohliche Ausmaß des Notfalls.

> **ACHTUNG**
> Bei einigen Patienten wird der Sonnenstich begleitet von **Komplikationen** wie Alkohol- oder Drogenintoxikation. Die **Beurteilung der Auffindesituation** und die sorgfältige **Initialbeurteilung des Patienten** sind deshalb unbedingt notwendig, um die komplette Problematik des Patienten zu erfassen und nicht vorschnell eine wichtige Differenzialdiagnose zu vergessen!

Therapie

Als **Basismaßnahme** genügt es in leichten Fällen, den Patienten mit erhöhtem Oberkörper in kühler Umgebung (z. B. Schatten) zu lagern. Eine wohltuende Kühlung des Nackens und des Kopfes mit feuchten Tüchern lindert die Beschwerden. Ein peripherer Venenzugang und eine balancierte Vollelektrolytlösung werden appliziert, um dem Patienten Medikamente gegen die Übelkeit und das Erbrechen zu verabreichen und eine evtl. begleitende Dehydrierung zu korrigieren.

Bei Vigilanzminderung, Hirndruckzeichen oder Meningismus ist der Patient als kritisch einzustufen und **erweiterte Maßnahmen** sind durchzuführen. Zur Sicherung eines ausreichenden zerebralen Abflusses wird der Oberkörper 30° erhöht und der Kopf in Mittelstellung gelagert. Bei Bewusstseinsstörung oder Bewusstlosigkeit sind die Atemwege zu sichern und der Patient wird in die stabile Seitenlage gebracht. Bei ausreichender Eigenatmung erhält der Patient Sauerstoff 8–10 l/Min. über eine Maske. Bei Hypoventilation oder Cheyne-Stokes-Atmung wird der Patient assistiert beatmet. Zur Sicherung der Atemwege und Verhinderung eines weiteren Hirndruckanstiegs wird eine Narkose vorbereitet und durch den Notarzt eingeleitet. Wie bei jedem kritischen Patienten erfolgt ein lückenloses Monitoring (Pulsfrequenz, Blutdruck, Atemfrequenz, EKG, SpO$_2$, etCO$_2$, BZ, Temperaturmessung) des Patienten.

> **SCHLAGWORT**
> **Sonnenstich**
>
> **Ursachen**
> - Länger andauernde direkte Sonneneinstrahlung auf den ungeschützten Kopf
> - Körperkerntemperatur **nicht** erhöht
>
> **Symptome**
> - **Einfacher Verlauf**
>   – Hochroter, heißer Kopf
>   – Schwindel, Übelkeit, Erbrechen
>   – Sehstörungen, Lichtempfindlichkeit
>   – Kopfschmerzen
>   – Eventuell Nackensteifigkeit (Meningismus)
> - **Schwerer Verlauf**
>   – Bewusstseinsstörungen bis Bewusstlosigkeit
>   – Tonisch-klonische Krämpfe
>   – Cushing-Reflex (bradykarder Druckpuls, Hypertonie, Anisokorie)
>   – Unregelmäßige, flache Atmung (Cheyne-Stokes-Atmung)
>
> **Maßnahmen**
> **Monitoring**
> - AF, SpO$_2$, Rekapillarisierungszeit, Puls (peripher/zentral), RR, BZ, GCS, EKG, Temperatur
>
> **Basismaßnahmen und Lagerung**
> - Bei erhaltenem Bewusstsein: Oberkörper 30° erhöht
> - Kopf in Neutralposition (evtl. HWS-Distraktionsschiene anlegen)
> - Kühlung von Kopf und Nacken mit feuchten Tüchern
> - O$_2$-Gabe über Maske 8–10 l/Min.
> - i. v. Zugang und balancierte Vollelektrolytlösung
>
> **Erweiterte Maßnahmen**
> - Assistierte Beatmung (Ateminsuffizienz, Hypoventilation)
> - Durchbrechung des Krampfanfalls
> - Vorbereitung der Narkose (RSI)
>
> **Medikamente und Dosierungsempfehlungen**
> - Antiemetikum: 62 mg Dimenhydrinat (Vomex A®) i. v.
> - Analgesie: Paracetamol 1 g als Kurzinfusion i. v.
> - Sedierung: 0,025–0,05 mg/kg KG Midazolam (Dormicum®) i. v.
> - Narkoseeinleitung mit Thiopental, Succinylcholin, Rocuronium (Esmeron®) i. v.
> - Volumentherapie: balancierte Vollelektrolytlösung 500–1 000 ml

42.4.2 Hitzekrampf

Symptome

Im Vordergrund dieses Krankheitsbildes steht der **Elektrolytmangel** (Salzmangel). Hitzekrämpfe sind sehr schmerzhaft, aber ungefährlich, denn eine Hyperthermie oder ZNS-Beteiligung ist gewöhnlich nicht vorhanden (> Tab. 42.2). Durch körperliche Arbeit in heißer Umgebung produzieren die Schweißdrüsen des Körpers ein Maximum und scheiden dabei beträchtliche Mengen an Flüssigkeit und Kochsalz aus. Wird der Flüssigkeitsverlust mit elektrolytarmen Getränken (z. B. Tee, Kaffee) gedeckt, so entsteht ein extrazellulärer Flüssigkeits- und Kochsalzmangel (**hypotone Dehydratation**). Im Gegensatz zur Hitzeerschöpfung führt der Wasser- und Elektrolytverlust zur keiner akuten Kreislaufinsuffizienz mit hypovolämischem Schock. Durch den erhöhten Sympathikotonus wird zusätzlich verstärkt Natrium in die Zelle aufgenommen, wodurch die intrazelluläre Kalziumaktivität erhöht wird. Schmerzhafte, aber ungefährliche Krämpfe der Muskulatur sind die Folge.

Therapie

Die **Basismaßnahme** besteht in der oralen Zufuhr von ausreichend **kochsalzreichen Getränken.** Kochsalzreiche Getränke werden durch Zugabe von 2 Teelöffeln Salz auf 1 l süßen Tee, Limonade oder Fruchtsaft hergestellt. Mineraldrink-Lösungen erfüllen ebenfalls den gewünschten Zweck. Nur bei starker Beeinträchtigung des Allgemeinbefindens (Übelkeit, Erbrechen, Durchfälle) oder Nichtvorhandensein oraler Trinklösungen kann als **erweiterte Maßnahme** ein peripherer Venenzugang angelegt werden, um 1 000–1 500 ml balancierte Vollelektrolytlösung zu infundieren.

> **SCHLAGWORT**
> **Hitzekrampf**
> **Ursachen**
> - Mangel an Flüssigkeit und Elektrolyten (Kalzium, Magnesium)
> - Körperkerntemperatur **nicht** erhöht
>
> **Symptome**
> - Gesteigerte Schweißbildung
> - Schmerzhafte Krämpfe in den Extremitäten
> - Tachykardie
> - Normotonie bis leichte Hypotonie
>
> **Maßnahmen**
> **Monitoring**
> - AF, SpO$_2$, Rekapillarisierungszeit, Puls (peripher/zentral), RR, BZ, GCS, EKG, Temperatur
>
> **Basismaßnahmen und Lagerung**
> - Patient in kühle und schattige Umgebung bringen.
> - Flachlagerung mit leicht erhöhtem Oberkörper
> - Wunschlage des Patienten respektieren.
> - Orale Zufuhr kochsalzhaltiger Getränke
> - Gabe von mineralhaltigen Getränken
> - O$_2$-Gabe über Maske oder Nasensonde 6–8 l/Min.
>
> **Erweiterte Maßnahmen**
> - i. v. Zugang und balancierte Vollelektrolytlösung
>
> **Medikamente und Dosierungsempfehlungen**
> - Analgesie: 5–10 mg Morphium i. v.
> - Volumentherapie: balancierte Vollelektrolytlösung 500–1 000 ml

42.4.3 Hitzeerschöpfung

Trotz der eher verharmlosenden Namensgebung ist die Hitzeerschöpfung durch die **Kombination von Hyperthermie** und **hypotoner oder hypertoner Dehydratation** mit **hypovolämischem Schock** ein dramatisches Notfallereignis, das schnell in den Hitzschlag übergehen kann (> Tab. 42.2). Ursache der Hitzeerschöpfung sind ein Mangel an Körperflüssigkeit, im Wesentlichen an Extrazellulärflüssigkeit, und Kochsalzmangel. Verantwortlich ist dafür meistens ein längerer Aufenthalt bei hohen Umgebungstemperaturen oder starke körperliche Belastung bei fehlender Flüssigkeitszufuhr. Auch Patienten mit diuretischer Dauertherapie oder Erbrechen und Durchfall können rasch in diesen Dehydratationszustand geraten. Die Hitzeerschöpfung kann in Hitzeperioden epidemisch auftreten. Nicht hitzeadaptierte Menschen sind dabei häufiger betroffen. Es werden zwei Formen der Hitzeerschöpfung unterschieden.

Symptome der Salzmangel-Hitzeerschöpfung

Die Hitzeerschöpfung mit **hypotoner Dehydratation** ist die leichtere Form und führt zu **Schock** und **zentralnervösen Symptomen** (Bewusstseinsstörungen, Bewusstlosigkeit, Hirnödem, Hirndrucksymptomatik, tonisch-klonische Krämpfe). Sie entsteht, wie die Hitzekrämpfe, durch Substitution der Flüssigkeitsverluste mit salzarmen Getränken (Tee, Kaffee). Kreislaufzentralisation, Blutdruckabfall und Tachykardie kennzeichnen die Kreislaufsituation. Die Patienten sind gelegentlich überhitzt, zeigen Muskelkrämpfe und klagen über Kopfschmerzen und Übelkeit. Die Patienten haben allerdings keinen Durst.

Symptome der Wassermangel-Hitzeerschöpfung

Die Hitzeerschöpfung mit **hypertoner Dehydratation** ist die schwere Form und häufig **Vorläufer eines Hitzschlags**. Sie entsteht, wenn die Patienten nicht genügend Wasser trinken können, weil z. B. Wasser nicht vorhanden ist (Wüstenklima) oder sie aufgrund ihres Alters oder bestehender Vorerkrankungen ein gestörtes Durstempfinden haben (pflegebedürftige oder demente Menschen in einem Pflegezentrum). Da im Schweiß der Wasseranteil deutlich höher als der Elektrolytanteil ist, ist das verbleibende Plasmavolumen hyperton. Der Hämatokrit steigt deutlich an. Ferner wird bei lang anhaltendem Schwitzen das Elektrolyt Natrium gegen Kalium ausgetauscht, wodurch eine bedrohliche **Hypokaliämie** mit Herzrhythmusstörungen entstehen kann. Die Symptome sind Schock, Überhitzung, quälender Durst und zentralnervöse Erscheinungen wie Angst, Konfusion oder Delirium.

Durch die Hypovolämie fehlt zusätzlich die Möglichkeit der Schweißbildung (**Anhidrosis**).

> **MERKE**
> Bei der **Wassermangel-Hitzeerschöpfung** ist der hypovolämische Schock durch zu geringe oder fehlende Flüssigkeitszufuhr weitaus gravierender als bei der Salzmangel-Hitzeerschöpfung.

> **ACHTUNG**
> Die **Wassermangel-Hitzeerschöpfung** mit hypertoner Dehydratation führt nicht rechtzeitig oder unbehandelt zum **klassischen Hitzschlag**.

Therapie

Die **Basismaßnahmen** beziehen sich auf die Stabilisierung der Kreislaufsituation. In **leichteren Fällen** reicht es aus, wenn die Patienten in eine kühlere Umgebung gebracht werden und durch ausreichendes Trinken ihren Wasser- und Elektrolythaushalt wieder normalisieren. Beengende Kleidung wird geöffnet, und es wird für körperliche Ruhe und Betreuung gesorgt. Überdies wird eine ausreichende Luftbewegung sichergestellt.

In den **schweren Fällen** kommt es zu starken Elektrolytverschiebungen, die unter stationären Bedingungen im Krankenhaus wieder normalisiert werden müssen. Als **erweiterte Maßnahme** ist die rasche Infusion von 1 000–1 500 ml balancierter Vollelektrolytlösung bereits im Vorfeld der Krankenhausaufnahme angezeigt. Ebenso erhält der Patient Sauerstoff 10–15 l/Min. über eine Sauerstoffmaske. Zur Überwachung des Patienten wird ein fortlaufendes Monitoring (EKG, Blutdruckmessung, Sauerstoffsättigung) durchgeführt. Außerdem wird die Körpertemperatur gemessen und der Blutzuckergehalt bestimmt. Die Patientenlagerung erfolgt bei Bewusstseinsstörung in stabiler Seitenlage, sonst in Flachlagerung mit angehobenen Beinen.

SCHLAGWORT
Hitzeerschöpfung

Ursachen
- Wasser- und Elektrolytverlust durch starkes Schwitzen mit unzureichender oder fehlender Flüssigkeitszufuhr (hypotone oder hypertone Dehydratation)
- Körperkerntemperatur normal bis erhöht, jedoch **unter 40 °C**

Symptome
- **Salzmangel-Hitzeerschöpfung mit hypotoner Dehydratation**
  - Kein Durst
  - Kühle, blasse Haut, Kaltschweißigkeit
  - Tachykardie, Hypotonie, Zentralisation
  - Tachypnoe
  - Zyanose der Akren
  - Übelkeit, Kopfschmerzen, Muskelkrämpfe
  - Bewusstseinsstörungen bis Bewusstlosigkeit
  - Meningismus, Pupillendifferenz
  - Körperkerntemperatur **nicht** erhöht
- **Wassermangel-Hitzeerschöpfung mit hypertoner Dehydratation**
  - Quälender Durst bei Artikulationsmöglichkeit
  - Bewusstseinsstörungen bis Bewusstlosigkeit
  - Anfangs gerötete, später blasse Haut
  - Trockene Haut und Schleimhäute, herabgesetzter Hautturgor
  - Tachykardie, Hypotonie, Kreislaufzentralisation
  - Herzrhythmusstörungen (Hypokaliämie)
  - Fehlende Schweißbildung (Anhidrosis)
  - Körperkerntemperatur ist erhöht, jedoch **unter 40 °C**

Maßnahmen
Monitoring
- AF, SpO$_2$, Rekapillarisierungszeit, Puls (peripher/zentral), RR, BZ, GCS, EKG, Temperatur

Basismaßnahmen
- Bei erhaltenem Bewusstsein: Flachlagerung in kühler Umgebung
- Bei Bewusstlosigkeit: stabile Seitenlage
- Beengende Kleidung öffnen
- O$_2$-Gabe über Maske 10–15 l/Min.
- Assistierte Beatmung bei extremer Tachypnoe und Hypoventilation
- Durchbrechung des Krampfanfalls
- i. v. Zugang und balancierte Vollelektrolytlösung (Druckinfusion)

Erweiterte Maßnahmen
- Vorbereitung der Narkose (RSI)

Medikamente und Dosierungsempfehlungen
- Antiemetikum: 62 mg Dimenhydrinat (Vomex A®) i. v.
- Krampfdurchbrechung: Midazolam (Dormicum®) 10 mg i. v.
- Sedierung: 0,025–0,05 mg/kg KG Midazolam i. v.
- Manifester Schock: Narkoseeinleitung mit Ketamin/S-Ketamin, Midazolam, Succinylcholin, Rocuronium (Esmeron®) i. v.
- Volumentherapie: balancierte Vollelektrolytlösung 1 000–2 000 ml

42.4.4 Hitzschlag

Der Hitzschlag ist eine seltene und ausgesprochen bedrohliche Erkrankung, die unbehandelt zum Tode führen kann. Im Vordergrund steht das Versagen der körpereigenen Temperaturregulationsmechanismen im Hypothalamus, da bei hoher Umgebungstemperatur bzw. hoher Luftfeuchtigkeit die Wärmeabgabe über die Körperschale im notwendigen Maße nicht mehr möglich ist (➤ Tab. 42.2). Es resultiert ein **lebensbedrohlicher Anstieg der Körperkerntemperatur** über 40,6 °C. Betroffen sind überwiegend ältere Patienten, Kleinkinder und Säuglinge sowie jüngere Menschen bei körperlicher Anstrengung. Es werden **zwei Formen** des Hitzschlags unterschieden.

Anstrengungsinduzierter Hitzschlag

Der **anstrengungsinduzierte Hitzschlag** betrifft häufig junge, gesunde Menschen, die hitzeadaptiert und leistungsfähig sind wie beispielsweise Soldaten oder Sportler. Ursache ist eine länger dauernde körperliche Anstrengung in heißer oder feuchtwarmer Umgebung.

Je nach Anstrengung, Bekleidung und Umgebungstemperaturen entwickelt sich der anstrengungsinduzierte Hitzschlag innerhalb von Minuten bis Stunden. Die lebensbedrohliche Erhöhung der Körperkerntemperatur über 40,6 °C (**Hyperpyrexie**) entsteht durch die **enorm gesteigerte endogene Wärmeproduktion**. Unsachgemäße Kleidung und die bestehenden klimatischen Bedingungen verursachen eine stark reduzierte oder eingeschränkte Wärmeabgabe. Der Mechanismus, über Verdunsten dem Körper rasch große Mengen an Wärme zu entziehen, versagt. Durch die globale Hyperpyrexie droht dem Patienten unbehandelt ein Multiorganversagen durch irreversible Schädigung der Zellen und Denaturierung der Eiweiße. Ausdruck dafür ist u. a. die Zerstörung der Muskelfasern (**Rhabdomyolyse**) mit Freisetzung der Eiweiße ins Blut (Myoglobinämie), die über den Urin ausgeschieden werden und dabei eine mechanische Verlegung der Nierenkanälchen und akuter Niereninsuffizienz verursachen (**Crush-Niere**).

Symptome

Oftmals treten **Bewusstseinsstörungen** und **Bewusstlosigkeit** als frühe Zeichen der Hyperpyrexie **ohne Vorankündigung** auf. Im

Weiteren können sich tonisch-klonische Krämpfe als Folge der Hirndrucksymptomatik entwickeln, die Ausdruck der schweren Zellschädigungen im ZNS sind. Typischerweise ist die Haut der Patienten heiß, gerötet und feucht. Die Schweißbildung ist reduziert, aber insgesamt noch vorhanden. Aufgrund der im Verhältnis zum klassischen Hitzschlag deutlich kürzeren Entstehungszeit ist die Hypovolämie der Patienten deutlich geringer ausgeprägt. In der frühen Phase zeigen die Kreislaufparameter eine Tachykardie mit Normo- oder Hypertonie. Mit Einsetzen der kardialen Dekompensation im Spätstadium entwickeln die Patienten eine ausgeprägte Hypotonie mit blasser Haut. Die Körperkerntemperatur liegt weit über 40,6 °C (**Hyperpyrexie**). Bedingt durch die **sympathoadrenerge Reaktion** ist die Atmung schnell (Tachypnoe) und flach (Hypopnoe).

> **MERKE**
> Aufgrund der **kürzeren Entstehungszeit** gegenüber dem klassischen Hitzschlag ist die Schweißproduktion reduziert, aber noch vorhanden. Die Haut ist deshalb heiß und feucht.

Klassischer Hitzschlag

Der klassische Hitzschlag entsteht über einen längeren Zeitraum und ist häufig die Folge einer nicht rechtzeitig behandelten **Hitzeerschöpfung mit hypertoner Dehydratation**. Vor allem ältere Patienten mit reduziertem Durstgefühl, Vorerkrankungen und gestörter Thermoregulation sind davon betroffen. Auch bei psychiatrischen Patienten mit gestörtem Durstempfinden besteht eine Prädisposition. In Hitzeperioden verursacht das tagelange Schwitzen bei ungenügender oder fehlender Flüssigkeitszufuhr eine Wassermangel-Hitzeerschöpfung mit hypertoner Dehydratation. Wird dieser Zustand nicht rechtzeitig behandelt, nimmt die nun fehlende Schweißbildung (**Anhidrosis**) den Patienten die Möglichkeit, Körperwärme abzugeben. Es entwickelt sich eine Hyperpyrexie mit allen zuvor beschriebenen Multiorgankomplikationen. Patienten mit klassischem Hitzschlag sind einerseits von der Schwere des **hypovolämischen Schocks** und andererseits von den akuten Folgen der **Hyperpyrexie** bedroht.

> **MERKE**
> Tagelanges Schwitzen bei ungenügender oder fehlender Flüssigkeitszufuhr hat eine **hypertone Dehydratation** mit **hypovolämischen Schock** zur Folge. Kann der Volumenmangel nicht rechtzeitig behandelt werden, entwickelt sich bei nun fehlender Möglichkeit der Schweißbildung (**Anhidrosis**) ein lebensbedrohlicher Anstieg der Körperkerntemperatur. Die Haut ist deshalb typischerweise heiß und trocken.

Symptome

Patienten im **klassischen Hitzschlag** zeigen die typischen Symptome des **hypovolämischen Schocks** mit Tachykardie, Hypotonie, Kreislaufzentralisation und Tachypnoe.

Die Veränderungen im ZNS entstehen langsamer als bei Patienten im **anstrengungsinduzierten Hitzschlag**. Unruhe, Verwirrtheit und Desorientiertheit verstärken sich zunehmend zur Bewusstseinsstörung und Bewusstlosigkeit. Bei noch erhaltenem Bewusstsein sind die Betroffenen von quälendem Durst gekennzeichnet. Durch den ausgeprägten Volumenmangelschock zeigen die Patienten eine trockene Haut und Schleimhäute sowie eine fehlende Schweißbildung (**Anhidrosis**). Ein herabgesetzter Hautturgor als Ausdruck der bereits vorbestehenden Exsikkose ist häufig zu beobachten. Im Vollbild des klassischen Hitzschlags zeigt sich neben der Hypovolämie auch ein lebensbedrohlicher Anstieg der Körperkerntemperatur (**Hyperpyrexie**). Die daraus resultierende Multiorganbedrohung wird nicht selten durch vorbestehende Erkrankungen bedrohlich verstärkt und erklärt die insgesamt ernste Prognose der Patienten. Im Akutstadium des klassischen Hitzschlags zeigen die Patienten aufgrund der schweren Hypovolämie und kardialen Dekompensation eine blasse und grau-marmorierte Haut.

> **ACHTUNG**
> Die frühzeitige und konsequente **Kühltherapie** stellt die elementare Basismaßnahme dar. Ohne sie haben erweiterte Maßnahmen keine Aussicht auf eine erfolgreiche Therapie.

Therapie

Ziel der **Basismaßnahmen** ist die möglichst rasche Wiederherstellung der normalen Körpertemperatur. Der Patient sollte umgehend an einen kühlen, schattigen Ort gebracht und aktiv mit kaltem Wasser oder kalten, nassen Tüchern abgekühlt werden. Am besten sind die Mechanismen der Körperauskühlung durch Aufbringen von feuchten Gazestreifen auf die Haut zu nutzen, die regelmäßig nachgefeuchtet werden (künstliches Schwitzen). Das Befeuchten der Haut mit Alkohol verbessert durch den erhöhten Verdunstungseffekt die Wärmeabgabe. Ziel ist die Abkühlung auf etwa 38 °C. Zusätzlich muss die Stabilisierung und Erhaltung der vitalen Funktionen durch **erweiterte Maßnahmen** erfolgen. Über einen oder zwei möglichst großlumige venöse Zugänge werden je nach Ausmaß des hypovolämischen Schocks 1 000–2 000 ml Flüssigkeit in Form von balancierten Vollelektrolytlösungen infundiert. 10–15 l/Min. Sauerstoff wird über eine Sauerstoffmaske bereits frühzeitig appliziert. Die begleitende Behandlung richtet sich nach der Einschränkung vitaler Funktionen. Bewusstlose Patienten werden intubiert und beatmet. Generalisierte Krämpfe werden medikamentös mit Benzodiazepinen durchbrochen bzw. wenn notwendig durch eine Intubationsnarkose behandelt. Vor allem bei kardialer Dekompensation werden Katecholamine erst nach erfolgreicher Kühltherapie eingesetzt, um einen weiteren Anstieg der Körperkerntemperatur zu vermeiden. Nach **Stabilisierung der Vitalfunktionen** muss der Patient auf einer Intensivstation nachbehandelt werden, denn die nachhaltige Überwärmung des Körperkerns ist ein lebensbedrohlicher Zustand, in dessen Folge es zu schweren Komplikationen mit Leber- und Nierenversagen sowie zu Blutgerinnungsstörungen (disseminierte intravasale Gerinnung) kommen kann.

SCHLAGWORT
Hitzschlag
Ursachen
- Versagen der körpereigenen Temperaturregulationsmechanismen im Hypothalamus bei hoher Umgebungstemperatur
- Körperkerntemperatur **über 40,6 °C (Hyperpyrexie)**

Symptome
- **Anstrengungsinduzierter Hitzschlag**
  - Kurze Entstehungszeit
  - Reduzierte, aber noch vorhandene Schweißbildung
  - Heiße, gerötete, schweißnasse Haut
  - Tachykardie, Normotonie, Hypertonie
  - Gering ausgeprägter Volumenmangel
  - Bei Kreislaufdekompensation: Tachykardie, Hypotonie, Herzrhythmusstörungen
  - Tachypnoe, Ateminsuffizienz
  - Cheyne-Stokes-Atmung (Hirnödem und Hirndrucksymptomatik)
  - Bewusstseinsstörungen bis Bewusstlosigkeit
  - Pupillenerweiterung (Mydriasis), Pupillendifferenz, Meningismus
  - Tonisch-klonische Krampfanfälle
  - Körperkerntemperatur erhöht über 40,6 °C (Hyperpyrexie)
- **Klassischer Hitzschlag**
  - Fehlende Schweißbildung (Anhidrosis)
  - Verwirrt, desorientiert, unruhig (agitiert)
  - Bewusstseinsstörungen bis Bewusstlosigkeit
  - Tonisch-klonische Krämpfe
  - Mydriasis, Anisokorie
  - Anfangs gerötete, später blasse Haut
  - Trockene Haut und Schleimhäute, herabgesetzter Hautturgor
  - Tachykardie, Hypotonie, Kreislaufzentralisation
  - Deutlich verzögerte Rekapillarisierungszeit
  - Schwer ausgeprägter hypovolämischer Schock
  - Herzrhythmusstörungen (Hyperkaliämie)
  - Körperkerntemperatur erhöht über 40,6 °C (Hyperpyrexie)

Maßnahmen
Monitoring
- AF, SpO$_2$, Rekapillarisierungszeit, Puls (peripher/zentral), RR, BZ, GCS, EKG, Temperatur

Basismaßnahmen und Lagerung
- Bei erhaltenem Bewusstsein: Flachlagerung in kühler Umgebung
- Bei Bewusstlosigkeit: stabile Seitenlage
- Beengende Kleidung öffnen.
- Lebensrettende Ganzkörperkühlung einleiten.
- Durchbrechung des Krampfanfalls
- O$_2$-Gabe über Maske 10–15 l/Min.
- Assistierte Beatmung bei extremer Tachypnoe und Hypoventilation
- i. v. Zugang und balancierte Vollelektrolytlösung (Druckinfusion)

Erweiterte Maßnahmen
- Vorbereitung der Narkose (RSI)

Medikamente und Dosierungsempfehlungen
- Krampfdurchbrechung: Midazolam (Dormicum®) 10 mg i. v.
- Sedierung: 0,025–0,05 mg/kg KG Midazolam i. v.
- Manifester Schock: Narkoseeinleitung mit Ketamin/S-Ketamin, Midazolam, Fentanyl, Succinylcholin, Rocuronium (Esmeron®) i. v.
- Volumentherapie: balancierte Vollelektrolytlösung 1 000 – 2 000 ml
- Kreislaufstabilisierung nach Kühl- und Volumentherapie: Dobutamin 2,5-5-10 µg/kg KG/Min. und evtl. zusätzlich Noradrenalin 0,1–0,2 µg/kg KG/Min. über Perfusoren

42.5 Verbrennungstrauma

Verbrennungen und Verbrühungen sind durch thermische Einflüsse ausgelöste **morphologische Schädigungen der Haut**, z. T. unter Beteiligung der tieferen Gewebeschichten. Diese Schädigungen haben nicht nur eine isolierte Auswirkung auf das betroffene Gewebe, sondern schädigen je nach Ausmaß den gesamten Organismus. Verbrennungen und Verbrühungen können daher lebensbedrohliche Störungen aller vitalen Funktionen auslösen. Verbrennungen machen etwa 1 % aller präklinischen Notfälle aus. Das entspricht ca. 15 000 Patienten jährlich, die wegen einer Verbrennung stationär aufgenommen werden; ca. 2 000 Patienten davon bedürfen einer intensivmedizinischen Behandlung.

MERKE
Ursachen des Verbrennungstraumas
- Flammen
- Verbrühung durch heißes Wasser oder Wasserdampf
- Stromunfälle (vor allem Hochspannung)
- Verätzungen (Säuren, Laugen, organische Lösungsmittel)
- Kontaktverletzungen durch heiße Gegenstände (z. B. Herdplatte)
- Kindesmisshandlung

Tab. 42.3 Einstufung der Brandverletzung entsprechend ihrem Ausmaß (unter Berücksichtigung der genannten Entscheidungskriterien)

	Leichte Brandverletzungen	Mittelschwere Brandverletzungen	Schwere Brandverletzungen	Schwerste Brandverletzungen
Erwachsene	• Verbrennungen Grad I unter 20 % KOF • Verbrennungen Grad II unter 10 % KOF • Verbrennungen Grad III unter 2 % KOF	• Verbrennungen Grad I über 20 % KOF • Verbrennungen Grad II mit 10–20 % KOF • Verbrennungen Grad III bis 10 % KOF • Alle Verbrennungen beider Hände oder Füße, des Gesichts oder Genitalbereichs	• Verbrennungen Grad II und III mit mehr als 20 % KOF • Alle Verletzungen durch elektrischen Strom oder Verätzungen	Schwere Brandverletzungen mit vital bedrohlichen Zusatzgefährdungen wie Polytrauma oder Inhalationstrauma
Kinder	• Verbrennungen Grad I unter 10 % KOF • Verbrennungen Grad II unter 5 % KOF	• Verbrennungen Grad I über 10 % KOF • Verbrennungen Grad II mit 5–10 % KOF • Verbrennungen Grad III bis 10 % KOF • Alle Verbrennungen beider Hände oder Füße, des Gesichts oder Genitalbereichs	• Verbrennungen Grad II und III mit mehr als 10 % KOF • Alle Verletzungen durch elektrischen Strom oder Verätzungen	Schwere Brandverletzungen mit vital bedrohlichen Zusatzgefährdungen wie Polytrauma oder Inhalationstrauma

42.5.1 Beurteilung des Ausmaßes der Brandverletzung

Das Ausmaß der Verbrennungsverletzung bestimmt in Abhängigkeit vom Lebensalter des Patienten die Prognose. Kaum eine andere Unfallart führt zu so ausgedehnten Wunden wie eine Verbrennung. Das Ausmaß und die Schwere der Verletzung sind von den Faktoren **Temperaturhöhe, Einwirkdauer, Flächenausdehnung** und **Tiefenausdehnung** abhängig (➤ Tab. 42.3).

Schweregrade der Verbrennung

Die **Tiefenausdehnung** der Verbrennung wird in **vier Schweregrade** unterteilt, die durch die Schädigung des betroffenen Gewebes definiert werden. Sie ist neben anderen Aspekten wie Begleitverletzungen entscheidend für die Wahl des Transportziels.

Die Einschätzung der Verbrennungsschwere an der Einsatzstelle ist schwierig. Das wird dadurch deutlich, dass das Rettungsfachpersonal die Tiefe der Verbrennung häufig unterschätzt und die prozentuale Ausdehnung häufig überschätzt. Daraus resultieren nachhaltige Konsequenzen in der Versorgungsstrategie wie korrekte Auswahl der Zielklinik und tatsächlich erforderliche Volumentherapie der Patienten.

Verbrennung/Verbrühung Grad I

Eine **oberflächliche epidermale Verbrennung,** bei der lediglich die Epidermis betroffen ist, bezeichnet man als Verbrennung ersten Grades. Es kommt zu einer schmerzhaften Rötung (Erythem) der Haut mit anschließender spontaner Hautregeneration ohne Narbe. Gelegentlich treten vorübergehende Schwellungen auf. Der Sonnenbrand ohne Narbenbildung ist dafür ein typisches Beispiel.

Verbrennung/Verbrühung Grad II

Die **oberflächliche dermale Verbrennung zweiten Grades** (Grad IIa) ist durch eine ausgeprägte Rötung und Schmerzhaftigkeit der Haut mit Blasenbildung gekennzeichnet. Die tiefen Anteile des Koriums (Lederhaut) mit den Hautanhangsgebilden bleiben erhalten. Hier ist ebenfalls eine spontane Erneuerung der Hautschichten ohne Folgeschäden gegeben. Verbrühungen mit oberflächlicher Blasenbildung sind hierfür ein Beispiel. Die **Blasen** entstehen durch Plasmaansammlung zwischen Epidermis und Korium. Durch die zerstörten Kapillargefäße gelangt die klare, seröse und eiweißhaltige Flüssigkeit zwischen die Hautschichten und hebt die Epitheldeckschicht blasenförmig ab. Kann die hyperämische Rötung des Blasengrunds durch Druck beseitigt werden, ist dies als Zeichen zu werten, dass die Kapillaren des Koriums noch durchgängig sind.

Bei einer **tiefen dermalen Verbrennung zweiten Grades** (Grad IIb) dagegen kommt es zu einem weitgehenden Verlust des Koriums (➤ Abb. 42.4). Es bleiben lediglich Reste tief liegender Hautanhangsgebilde erhalten. Bei der tieferen Schädigung werden teils prall gefüllte, teils durch Druck geplatzte Bläschen sichtbar, deren Wundgrund sich zunehmend weiß darstellt. Gründe hierfür sind die stärkere Schädigung des Kapillarnetzes sowie die Veränderung der Eiweiße im Korium. Die Möglichkeit, die hyperämische Rötung des Blasengrunds durch Druck zu beseitigen, ist gering. Oberflächlich sitzende Haare fallen aus. Die Schmerzempfindung nimmt ab. Die Abheilung der tiefen Verbrennung zweiten Grades dauert meist länger als 3 Wochen und ist häufig mit einer erheblichen Narbenbildung und Infektion verbunden.

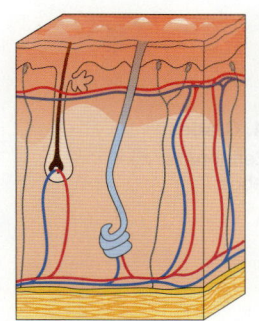

Abb. 42.4 Verbrennung Grad II [L231]

Verbrennung 2. Grades:
Epidermis, teilweise Dermis betroffen
- Blasenbildung
- Schmerzhaft
- Glänzend-feuchtes Wundbett

Verbrennung/Verbrühung Grad III

Kommt es durch die **subdermale Verbrennung** zu einem totalen Verlust des Koriums, liegt eine Verbrennung dritten Grades vor (➤ Abb. 42.5). Die Zerstörung der oberflächlichen Kapillaren lässt die Verbrennungswunde weiß erscheinen. In diesem Falle sind die Haut mit ihren Anhangsgebilden und teilweise auch das darunter liegende Subkutangewebe zerstört. Die Epidermis weist eine lederartige Struktur auf, und Schmerzempfindungen durch Berührungen sind in diesem Verbrennungsstadium nicht mehr möglich. Die im Korium liegenden Schmerzrezeptoren sind zerstört. Bei isolierten drittgradigen Verbrennungen besteht deshalb **Schmerzfreiheit.** Das gilt jedoch nicht für Verbrennungen, die durch mehrere Verbrennungsgrade gekennzeichnet sind. Eine **spontane Abheilung** ist bei drittgradigen Verbrennungen **unmöglich.**

Verbrennung/Verbrühung Grad IV

Die Verbrennung vierten Grades ist eine **komplett subdermale Verbrennung mit Beteiligung subdermaler Strukturen** und ein Synonym für die Verkohlung des Wundgebiets. Alle Gewebestruk-

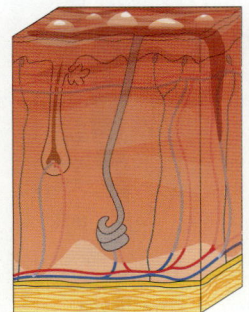

Verbrennung 3. Grades:
Epidermis und komplette Dermis betroffen
- Ledrig
- Weiß bis verkohlt
- Totes Gewebe
- Patienten haben nur noch Schmerzen im nicht komplett verbrannten Gewebe

Abb. 42.5 Verbrennung Grad III [L231]

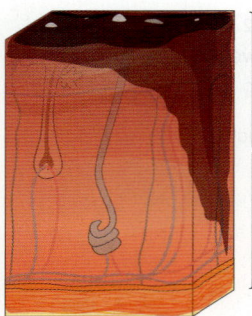

Abb. 42.6 Verbrennung Grad IV [L231]

turen sind zerstört (➤ Abb. 42.6). Eine Beteiligung von Knochen, Sehnen und Muskeln ist häufig zu verzeichnen. Eine **Spontanheilung** ist **nicht** mehr **möglich**. Bei Beteiligung von Extremitäten ist eine Rekonstruktion häufig nicht mehr möglich und eine **Amputation** meist notwendig.

Ausdehnung der Verbrennung

Die **Flächenausdehnung** der Verbrennung wird durch die Beteiligung des betroffenen Gewebes in **Prozent der Körperoberfläche (% KOF)** definiert. Als Hilfsmittel wird häufig die **Neunerregel** nach Wallace (➤ Abb. 42.7) genutzt, die modifiziert auch die anatomischen Proportionen von Kindern berücksichtigt. Gerade die **differenzierten Proportionen bei Kindern** (➤ Abb. 42.8) als auch die Tatsache, dass Verbrennungen nicht immer in zusammenhängenden Körperflächen auftreten, machen die Anwendung der Neunerregel in der Praxis meist schwierig. In diesen Situationen soll deshalb die Ausdehnung der Verbrennung nach der **Handflächenregel** erfolgen.

> **MERKE**
> **Handflächenregel**
> Sind Körperregionen nur teilweise betroffen, so gilt als Faustregel:
> Die **Handfläche** mit den Fingern des Patienten entspricht ca. **1 % der Körperoberfläche**.

Trotz der bisher gemachten Feststellungen bleibt die **Beurteilung des Ausmaßes von Brandverletzungen** eine der schwierigsten Aufgaben der Notfallmedizin (➤ Tab. 42.3). Dies ist i. d. R. durch die Diskrepanz des ersten Erscheinungsbilds zur tatsächlichen Schwere der Brandverletzung begründet. Der Mitarbeiter des Rettungsdienstes wird i. d. R. mit einem Patienten konfrontiert, der nicht zuletzt durch **Ausschüttung körpereigener (endogener) Hormone** (z. B. Endorphine) über einen längeren Zeitraum kaum Schmerzen verspürt und kreislaufstabil (Adrenalin, Noradrenalin) ist. Vor allem die initiale Kreislaufstabilität ist in vielen Fällen bei isoliertem Verbrennungstrauma üblich, da sich der traumatisch-hypovolämische Schock über Stunden entwickelt.

> **ACHTUNG**
> Eine **ausgeprägte Schocksymptomatik** mit Kreislaufinsuffizienz ist auch bei schwerem Verbrennungstrauma zu diesem Zeitpunkt unüblich und fordert zwingend den Verdacht auf **thermomechanisches Kombinationstrauma** (z. B. Polytrauma).
> **Vital gefährdende Begleitverletzungen** haben **Behandlungspriorität**. Die Patienten müssen deshalb in die nächste geeignete Klinik transportiert werden.

> **MERKE**
> Es bleibt zu beachten, dass jederzeit die **Gefahr einer Dekompensation** eines scheinbar stabilen Zustands v. a. bei akuten Begleitverletzungen (z. B. Polytrauma) besteht.

42.5.2 Pathophysiologie des Verbrennungstraumas

Wenn die einwirkende Temperatur am Ort der thermischen Schädigung 50 °C übersteigt, werden abhängig von der tatsächlichen Temperatur und der Einwirkzeit analog dem Tiefengrad der Verbrennung **drei Zonen von innen nach außen** unterschieden. Bei der inneren Zone, die als **Nekrose- oder Koagulationszone** bezeichnet wird, kommt es zu einer irreversiblen Zellschädigung ohne Heilungschance. Diese Zone entsteht als Folge einer drittgradigen Verbrennung. In der mittleren Zone, der **Stasezone,** ist die Gewebeperfusion herabgesetzt. Es finden sich zerstörte als auch intakte Zellen. Diese Zone ist typisch für zweitgradige Verbrennungen. In der äußeren Zone, der **Hyperämiezone,** findet sich eine gesteigerte Gewebeperfusion. Diese Zone entspricht einer erstgradigen Verbrennung.

Volumenverschiebung

Beim Verbrennungstrauma werden Kapillaren in zweierlei Hinsicht geschädigt. Einerseits entsteht die Schädigung als Folge der

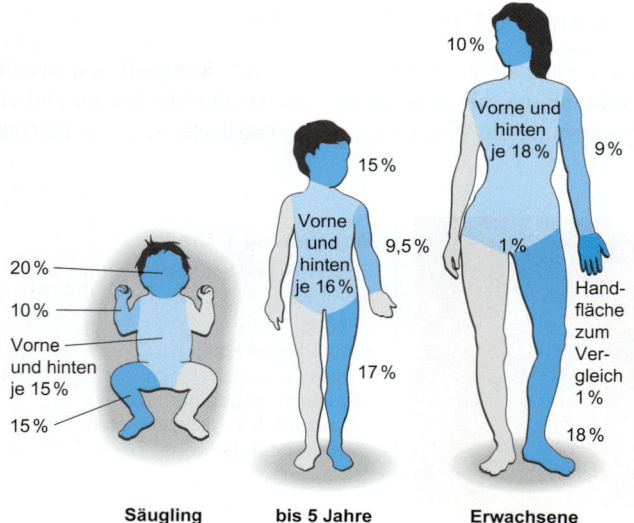

Abb. 42.7 Neunerregel nach Wallace [L108]

42.5 Verbrennungstrauma

tung der vasoaktiven Mediatoren verstärken. Beides führt zu einer **Zunahme des Verbrennungsödems**.

Verbrennungsschock

Mit der Entstehung eines **traumatisch-hypovolämischen Schock** (Verbrennungsschock) muss gerechnet werden, wenn beim Erwachsenen mehr als 15 % und bei Kindern mehr als 10 % zweit- bis viertgradig verbrannte Körperoberfläche (VKOF) vorliegt. Die **akute Kreislaufinsuffizienz** ist das Resultat aus dem Verbrennungsödem und dem Plasmaverlust über die Verbrennungswunde nach außen. Der Ausstrom von Flüssigkeit in den interstitiellen Raum ist in den ersten 8 Std. am stärksten ausgeprägt und erreicht sein Maximum 12–24 Std. nach dem Verbrennungstrauma. Insgesamt bleibt die Ausströmung (Exsudation) von Flüssigkeit für 48–72 Std. bestehen. Erst dann findet nach und nach eine Restitution der Endothelfunktion mit Resorption und Rückbildung des Ödems statt. Hat sich der traumatisch-hypovolämische Schock manifestiert, entwickeln sich an allen Organsystemen die Folgen einer akuten Minderdurchblutung und Sauerstoffunterversorgung. Der intravasale Verlust von Wasser, Elektrolyten und Eiweißen verursacht neben dem Volumenmangel eine Hämokonzentration des Bluts, bei der es zu einer Verklumpung und Zerstörung von Erythrozyten kommt **(Sludge-Phänomen)**. Weiterhin werden intravasale Gerinnungsprozesse aktiviert, die über den Verbrauch von einzelnen Gerinnungsfaktoren eine **akute Blutgerinnungsstörung** verursachen (DIC = Disseminated Intravascular Coagulation; Verbrauchskoagulopathie). Durch die Hypoperfusion der Organe entwickelt sich eine schwere Hypoxie und metabolische Azidose.

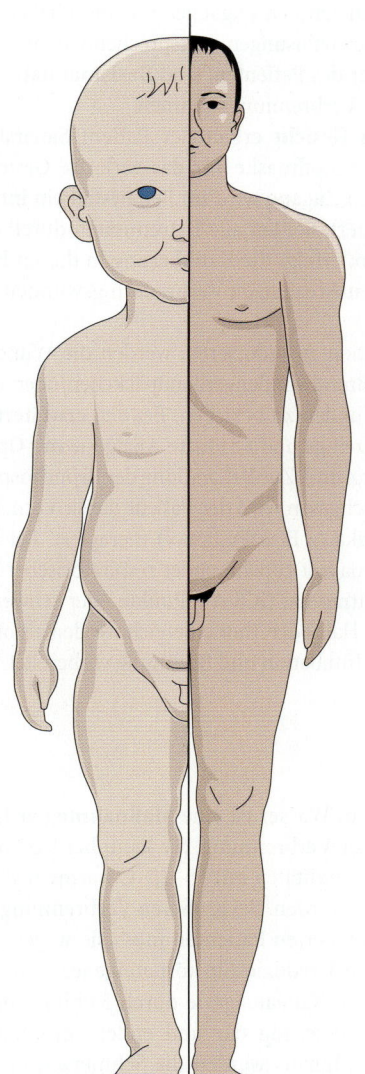

Abb. 42.8 Oberflächenvergleich Kind/Erwachsener [L157]

direkten thermischen Einwirkung selbst, andererseits durch die dadurch resultierende Ausschüttung vasoaktiver Mediatoren (z. B. Prostaglandine, Histamin, Kinine), welche die Permeabilität der Kapillaren deutlich erhöhen. Wasser, Elektrolyte und Eiweiße fließen verstärkt in den Zellzwischenraum und verursachen ein interstitielles Ödem. Diese auch als **Kapillarleck** bezeichnete pathophysiologische Komplikation verursacht einen intravasalen Volumenmangel bei gleichzeitiger Eindickung des Blutes **(Hämokonzentration)**. Bei Verbrennungen bis 10 % bleibt der Kapillarschaden lokal begrenzt, darüber hinaus aber wird durch die Freisetzung und Einschwemmung der **vasoaktiven Mediatoren** in das Kreislaufsystem durch Bildung eines generalisierten Verbrennungsödems der gesamten Organismus betroffen. Weiterhin erfolgt über die Verbrennungswunde ein Plasmaverlust nach außen, der den intravasalen Volumenmangel verstärkt. Durch die thermische bedingte Eiweißdenaturierung sinkt der kolloidosmotische Druck (KOD) im Intravasalraum ab und es werden Endotoxine gebildet, die die Ausschüt-

Verbrennungskrankheit

Neben dem Verbrennungsschock selbst stellen seine Folgekomplikationen an den betroffenen Organen sowie andere Komplikationen der Verbrennung für den Patienten eine mitunter lebensbedrohliche Situation dar. Die pathophysiologischen Folgen der akuten Hypovolämie durch Hypoxie, Azidose und Organminderfunktion stehen dabei im Vordergrund.

Die Folgen der Hypoperfusion an vitalen Organen wie Gehirn, Herz, Lunge, Niere, Leber und Darm führen bei vielen Patienten mit Verbrennungen > 20 % KOF zu einem **Multiorgandysfunktionssyndrom** (MODS) bis hin zum **Multiorganversagen** (MOV).

Die Denaturierung der Eiweiße stellt für die Niere ein zusätzliches Problem dar. Durch Ansammlung der Zerfallsprodukte in den Nierenkapillaren kann sich über deren Verstopfen eine **Crush-Niere** mit akutem Nierenversagen entwickeln. Weiterhin stellt die häufige Entwicklung einer Sepsis bis zum septischen Schock als Folge einer bakteriellen Infektion und systemischen Entzündungsreaktion (**SIRS = Systemic Inflammatory Response Syndrome**) eine bedrohliche Zusatzkomplikation für den Patienten dar. Ebenso verhält es sich bei Patienten, die neben den beschriebenen pathophysiologischen Komplikationen eine Hypothermie vorweisen. Ihre Prognose verschlechtert sich dadurch erheblich.

Inhalationstrauma (IHT)

Bei ca. 20 % aller stationär aufgenommenen Verbrennungspatienten liegt zusätzlich ein Inhalationstrauma vor. Bei den Patienten, die an den Folgen eines Verbrennungstraumas versterben, ist in bis zu 80 % d. F. das Inhalationstrauma die Todesursache. Das Inhalationstrauma kann in zwei Formen unterteilt werden. Beim **thermischen Inhalationstrauma** entsteht die physikalische Schädigung der oberen und unteren Atemwege durch die direkte Hitzeeinwirkung. Hinweiszeichen sind Rußspuren, Rötung, Schwellung der Schleimhäute im Mund-Rachenraum, versengte Nasen- oder Barthaare und Augenbrauen sowie zunehmende Atemnot mit in- und exspiratorischem Stridor.

Beim **chemischen Inhalationstrauma** entsteht die Schädigung des Gewebes durch systemische Intoxikation nach Inhalation von Noxen über die Atemwege. Wasserlösliche (hydrophile) Noxen wie z. B. Ammoniak, Chlorwasserstoff, Fluor- und Schwefelwasserstoff verursachen rasch Schäden durch Verätzungen in den oberen Atemwegen mit der Bildung von Larynx- oder Pharynxödem. Lipophile Noxen wie z. B. Aldehyde, Nitrosegase oder Stickstoffoxide, Ozon oder Phosgen verursachen dagegen eine verzögerte Schädigung in den unteren Atemwegen. Bei diesen Patienten zeigt sich die Atemstörung durch Reizhusten, exspiratorischen Stridor mit Bronchospastik bis hin zu brodelnden und rasselnden Atemgeräuschen als Ausdruck eines **toxischen Lungenödems.** Dyspnoe, Orthopnoe und Tachypnoe mit respiratorischer Insuffizienz sind charakteristische Zeichen. Gerade beim chemischen Inhalationstrauma ist der Störungsverlauf so langsam, dass die Patienten initial noch stabil sein können.

Der Patientenzustand kann sich aber rasch in einer akuten Dekompensation verändern, der beim thermischen Inhalationstrauma durch Zuschwellen der Atemwege ein eskalierendes Atemwegsmanagement wie z. B. die Notkoniotomie notwendig machen würde. Aus diesem Grund werden die Patienten engmaschig überwacht und die **Indikation zur Narkose, Intubation und Beatmung** abhängig von der Transportzeit entsprechend großzügig gestellt.

Bei **Inhalation von Erstickungsgasen** wie Kohlenmonoxid, Kohlendioxid oder Zyaniden droht den Patienten durch Abnahme der Sauerstofftransportkapazität eine schwere Hypoxie. Im Fokus steht das **Kohlenmonoxid,** das bei tödlich verlaufenden Rauchgasinhalationen die Hauptnoxe darstellt. Andere inhalative Noxen sind bezüglich der Akutbedrohung weniger lebensbedrohlich.

42.5.3 Therapierichtlinien

Die wichtigsten Erstmaßnahmen bei Verbrennungen sind die Verhinderung eines weiteren thermischen Schadens und die Initialbeurteilung nach dem **ABCDE-Schema.** In Abhängigkeit vom Beurteilungsergebnis leiten sich daraus die notwendigen Schlüsselinterventionen ab. Ebenso steht bei schweren und schwersten Verbrennungen der Schutz vor Hypothermie durch Wärmeerhaltung im Vordergrund der Akutbehandlung. Kleinere lokale Verbrennungen können, falls noch nicht durch Laienhelfer geschehen, gekühlt werden. Die frühzeitige Sauerstoffgabe über eine Maske mit 10–15 l/Min. und die Anlage von 1–2 großlumigen venösen Zugängen mit anschließender Gabe balancierter Vollelektrolytlösungen, entsprechend dem Verbrennungsausmaß und Alter des Patienten, sind **Basismaßnahmen** in der Versorgung schwerer Verbrennungstraumen.

Bei **Verbrennungen im Gesicht** erhält der Patient Sauerstoff durch Vorhalten einer Sauerstoffmaske vor das verletzte Gesicht. Alternativ zum intravenösen Zugang wird im Bedarfsfall ein intraossärer Zugangsweg appliziert. Sollten alle Extremitäten durch die Verbrennung betroffen sein, erfolgt die Kanülierung in diesen Fällen auch an den verbrannten Arealen, da Verbrennungswunden als steril gelten.

Um die bakterielle Infektion zu reduzieren, werden die Wunden keimfrei und trocken mit Brandwundenverbandpäckchen oder -tüchern versorgt, ohne die Wunden zu bekleben. Bei den **erweiterten Maßnahmen** steht die frühzeitige und adäquate Analgesie mit Opiaten oder Ketamin im Vordergrund. Zur Behandlung der Bronchospastik nach Inhalation von Rauchgasen wird der Patient durch Vernebelung inhalativer β-2-Mimetika (z. B. Salbutamol) therapiert. Bei begleitendem Inhalationstrauma mit zunehmender respiratorischer Insuffizienz, schwerem Begleittrauma, GCS < 8 Punkte oder schweren Verbrennungen im Gesicht, Hals oder Thoraxbereich werden als obligater Standard die Narkose, Intubation und Beatmung vorbereitet.

Kaltwassertherapie

Die Kühlung mit lauwarmem Wasser ist eine **Maßnahme der Laienhilfe** unmittelbar nach der Verbrennung. Sie kann bei Verbrennungen < 10 % VKOF an Extremitäten mit 15–20 °C warmem Wasser für 10 Min. durchgeführt werden. Bei größeren Verbrennungen, Bewusstlosigkeit und narkotisierten Patienten muss sie wegen der **Gefahr der Hypothermie** bei reduzierter körpereigener Wärmeproduktion unterbleiben. Die Kälteanalgesie durch Kühlung stellt nur eine vorübergehende Besserung dar und endet unmittelbar nach der Kühlung. Darüber hinaus werden die Schmerzen durch eine reaktive Hyperämie im gekühlten Bereich mitunter ausgeprägter als zuvor. Durch die **dauerhafte Vasokonstriktion** bei Kaltwasserbehandlung wird das betroffene Gebiet ischämisch minderversorgt, was sich auf die Wundheilung und das bestehende Infektionsrisiko negativ ausübt. Für die präklinische Versorgung ist aus diesen Gründen die frühzeitige adäquate medikamentöse Analgesie die Therapie der Wahl.

> **MERKE**
> Die Kühltherapie mit lauwarmem Wasser ist eine **Maßnahme der Laienhilfe** bei lokalen Verbrennungen < 10 % und **nur unmittelbar nach dem Verbrennungstrauma** sinnvoll. Sie ist bei größeren Verbrennungen aufgrund der sich entwickelnden Hypothermie kontraindiziert. Eine Hypothermie verschlechtert grundsätzlich die Prognose der Patienten.

Infusionstherapie

Balancierte Vollelektrolytlösungen sind die Infusionen der Wahl zur Volumengabe bei Verbrennungstrauma. Allerdings zeigte sich in der Vergangenheit, dass die bisher in der Praxis angewandten Formeln (z. B. Parkland-Formel nach Baxter, modifizierte Brooke-Formel) zur Berechnung der Volumenmenge sich nicht bewährt haben, da Patienten häufig mehr Volumen als notwendig erhielten.

Für die Volumentherapie bei **Kindern** wird die Gabe von **10 ml/kg KG** im Rettungsdienst empfohlen. Bei **Erwachsenen** gilt für die präklinische Akutbehandlung die Faustregel von **500–1 000 ml** für die erste Stunde. Da jedoch selbst diese Menge für manche Patienten zu hoch sein kann, empfehlen einige Experten auch die Anwendung der **Rule of 10's** zur Berechnung der Volumenmenge beim Erwachsenen. Sie ist für Patienten mit einem Gewicht von 40–80 kg gedacht.

Für jede 10 kg Körpergewicht über 80 kg hinaus werden pro Stunde 100 ml zusätzlich verabreicht. Grundlage ist die **Einschätzung der verbrannten Körperoberfläche (VKOF)**. Der dabei ermittelte prozentuale Wert wird auf die nächste 10er-Größe aufgerundet (z. B. 17 % auf 20 % oder 23 % auf 30 %). Der nach der Aufrundung ermittelte Prozentwert wird anschließend mit 10 ml Infusionslösung pro Stunde multipliziert (z. B. 30 % VKOF × 10 ml = 300 ml balancierte VEL/h). Besteht eine Kreislaufinsuffizienz durch traumatisch-hämorrhagischen Schock bei Begleittrauma, gelten die Therapierichtlinien zur Behandlung einer kontrollierten oder unkontrollierten Hämorrhagie (z. B. kontrollierte Hypotension).

ACHTUNG
Eine **Hypervolämie** muss unbedingt vermieden werden, da sie das Kapillarleck und die Entwicklung des Verbrennungsödems fördert und die Prognose des Patienten verschlechtert!

Versorgung von Brandwunden

Verbrennungswunden werden zur Reduzierung einer bakteriellen Infektion mit **sterilen Brandwundenverbandpäckchen oder Brandwundenverbandtüchern** versorgt. Bei der Anlage ist darauf zu achten, dass sie mit der Brandwunde nicht verkleben. Deshalb erfolgt eine Fixierung locker ohne Verwendung von klebenden Pflastern. Zur Verhinderung einer weiteren unkontrollierten Auskühlung der Patienten werden die Verbände nicht befeuchtet. Begleitende Schmerzen müssen durch Analgesie behandelt werden. Spezielle kommerzielle Verbandmaterialien mit begleitendem Kühleffekt bieten keinen Vorteil. Sie erhöhen ggf. das Risiko einer Hypothermie der Patienten und sollen bei ausgedehnten Verbrennungen nicht angewandt werden.

Intubation und Beatmung

Die präklinische **Intubation** des brandverletzten Patienten wird bei **schwerem Inhalationstrauma,** aufgrund des progressiven Verlaufs und der drohenden Eskalation, mit der Notwendigkeit eines erweiterten Atemwegsmanagements großzügig gestellt. Die Brandverletzung an sich ist keine Indikation zur Intubation und Beatmung. Unbestritten ist jedoch die Intubationsnotwendigkeit bei nicht beherrschbaren Atemstörungen oder Brandverletzungen im Gesichts- und Halsbereich. Wartet der Notarzt hier zu lange, kann ein Larynx- oder Pharynxödem zusammen mit Schwellungen des Gesichts eine Intubation unmöglich machen und eine Notkoniotomie erfordern.

Die kontrollierte Beatmung erfolgt präklinisch mit einem FiO_2 von 1,0 (= 100 %). Bei der Entscheidung zur Intubationsnarkose (ITN) im Rettungsdienst werden immer Alter, Vorerkrankungen und die Transportumstände (Dauer des Transports, Transportmittel) mit berücksichtigt. Bei **thermomechanischem Kombinationstrauma** mit vitaler Bedrohung gelten die in der Notfallmedizin bestehenden Indikationen zur Narkose, Intubation und Beatmung.

MERKE
Indikationen zur Intubation und Beatmung bei Verbrennungstrauma
- Zunehmender in- oder exspiratorischer Stridor trotz eingeleiteter Therapie bei Inhalationstrauma
- GCS < 8 Punkte
- Schwere respiratorische Insuffizienz (Atemfrequenz > 29/Min.) trotz Sauerstoffgabe
- Massives toxisches Lungenödem mit respiratorischer Insuffizienz
- Schwere Verbrennungen im Gesicht und/oder Hals
- Zirkuläre Rumpfverbrennungen
- Schweres thermomechanisches Kombinationstrauma (schweres Schädel-Hirn-Trauma, traumatisch-hämorrhagischer Schock, progrediente respiratorische Insuffizienz)
- Verbrennungen > 50 % VKOF
- Einsatzspezifische Aspekte (lange Transportzeiten, eingeschränkte Behandlungsmöglichkeiten im Rettungshubschrauber)

Medikamentöse Therapie

Für die Behandlung von Verbrennungspatienten gibt es keine spezifischen Medikamente. Eine ausreichende **Analgesie** muss noch an der Notfallstelle begonnen werden. Hierfür stehen Opiate und Ketamin zur Verfügung. Die Gabe von Plasmaexpandern, Diuretika, Dopamin oder Kortison ist dagegen **streng kontraindiziert,** da sie sich negativ auf die Prognose der Patienten auswirken oder zusätzliche Komplikationen verursachen.

Inhalative Kortikosteroide bei Inhalation von Rauchgasen sind ebenfalls **kontraindiziert,** da sie einerseits keinen nachgewiesenen therapeutischen Effekt besitzen und andererseits durch Immunsuppression das Risiko einer Pneumonie deutlich erhöhen. Die intravenöse Gabe von Kortikosteroiden bei Bronchospastik in Verbindung mit Vernebelung von β-2-Mimetika ist dagegen wie beim Asthmaanfall indiziert.

SCHLAGWORT
Verbrennungstrauma

Ursachen
- Verbrühung (feuchte Hitze, heiße Flüssigkeiten)
- Verbrennung (trockene Hitze, Flammen)
- Strom (elektrischer Flammbogen)
- Strahlung (Sonnenstrahlen, radioaktive Strahlung)

Symptome
- **Verbrennung Grad I**
  - Hautrötung mit Schmerzen
- **Verbrennung Grad II**
  - Hautrötung mit Schmerzen und oberflächlicher Blasenbildung
  - Hautfarbe blassrosa oder weiß; feuchte, geschwollene Haut mit geplatzten Blasen
- **Verbrennung Grad III**
  - Grauweiße, nekrotisierte und lederartige Hautwunde
- **Verbrennung Grad IV**
  - **Verkohlung der Haut**
  - **Beteiligung und Zerstörung subdermaler Strukturen (Haut, Knochen, Sehnen)**

Maßnahmen
Monitoring
- AF, SpO_2, Rekapillarisierungszeit, Puls (peripher/zentral), RR, BZ, GCS, EKG, Temperatur, CO-Hb

Basismaßnahmen und Lagerung
- Unterbrechung der Verbrennungsursache (z. B. Löschen des Patienten mit einer Löschdecke)
- **frühzeitige** und **dosierte** Kühlung der verbrannten Hautareale, falls noch nicht geschehen, mit 20 °C warmen Wasser bei Verbrennungen < 10 % für maximal 10 Min.
- Entfernen der verbrannten Kleidung
- Flachlagerung bzw. Oberkörperhochlage bei stabilem Kreislauf
- Frühzeitiger Wärmeerhalt
- O_2-Gabe über Maske 10–15 l/Min.
- Ermittlung des Verbrennungsausmaßes (Tiefenausmaß, Flächenausmaß nach Neunerregel bzw. Handflächenregel)
- Brandblasen nicht eröffnen (Erhöhung des Infektionsrisikos).
- Wundversorgung durch Brandwundenverbandpäckchen oder -tücher

Erweiterte Maßnahmen
- Mindestens zwei großlumige i. v. Zugänge und Laborblutentnahme
- Gegebenenfalls Narkoseeinleitung, Intubation und Beatmung

Medikamente und Dosierungsempfehlungen
- Sedierung: z. B. 0,025–0,05 mg/kg KG Midazolam (Dormicum®) i. v.
- Analgesie:
  - z. B. 7,5–15 mg Piritramid (Dipidolor®) i. v.
  - z. B. 0,05–0,1 mg/kg KG Morphin i. v.
  - z. B. 0,1–0,2 mg Fentanyl i. v.
  - z. B. 0,125–0,25 mg/kg KG S-Ketamin (z. B. Ketanest S®) i. v.
  - z. B. 0,25–0,5 mg/kg KG Ketamin (z. B. Ketanest®) i. v.
- Flüssigkeitstherapie in der ersten Stunde:
  - Erwachsene: 500–1 000 ml balancierter Vollelektrolytlösung
  - Erwachsene: Infusionstherapie nach „Roule of 10's"
  - Kinder: 10 ml/kg KG
- Keine Gabe von Diuretika, Dopamin, Plasmaexpander oder Kortison
- Inhalative Blausäure-Intoxikation: ggf. 5 mg (Erwachsene) Hydroxocobalamin (z. B. Cyanokit®) i. v.; keine Gabe inhalativer Kortikosteroide (Immunsuppression)
- Bei Bronchospatik: z. B. 2,5–5 mg Salbutamol unverdünnt vernebeln und z. B. 1 mg/kg KG Methylprednisolon (Urbason solubile®) i. v.

Transport und Wahl des Krankenhauses

Im Anschluss an die Herstellung der Transportfähigkeit ist es wichtig, den Patienten **schnellstmöglich** in ein **geeignetes Krankenhaus** zu bringen, in dem eine chirurgische und intensivmedizinische Versorgung gewährleistet ist. Langwierige Transporte bis zur ersten klinischen Versorgung sind zu vermeiden. Für den Transport bietet sich insbesondere der **Rettungshubschrauber** an. Durch ihn können Transportzeiten auch bei größeren Entfernungen relativ kurz gehalten werden. Eine Verlegung des Patienten durch Sekundärhubschrauber ist dann die Alternative, wenn ein Spezialbett für Verbrennungspatienten nicht in der Nähe zur Verfügung gestellt werden kann. Bei **thermomechanischem Kombinationstrauma** liegt die Behandlungspriorität immer in der Versorgung und Stabilisierung des nichtthermischen Traumas. Dementsprechend haben diesbezüglich geeignete Kliniken absolute Priorität.

> **MERKE**
> **Indikationen zum Transport in ein Verbrennungszentrum**
> - Verbrennungen Grad II über 15 % VKOF
> - Verbrennungen Grad III über 10 % VKOF
> - Verbrennungen durch elektrischen Strom
> - Verbrennungen mit Inhalationstrauma
> - Verbrennungen bei Kindern < 8 Jahre
> - Verbrennungen bei Erwachsenen > 60 Jahre mit Vorerkrankungen oder Begleitverletzungen
> - Verbrennungen an Körperstellen mit der Notwendigkeit plastischer Chirurgie (Gesicht, Hals, Hände, Füße, Genitalien, große Gelenke, Achseln)

> **MERKE**
> Die **Koordination von Betten für Schwerstbrandverletzte** ist in Deutschland zentral geregelt (➤ Abb. 42.9). Durch den Senat der Hansestadt Hamburg wurde eine **zentrale Anlaufstelle für die Vermittlung von Betten für Schwerbrandverletzte (ZA-Schwerbrandverletzte)** bei der Feuerwehr Hamburg unter der Telefonnummer 040/4 28 51–39 98 oder 040/4 28 51–39 99 eingerichtet.

Im Rahmen der europäischen Einigung wird immer mehr von der Möglichkeit Gebrauch gemacht, Brandverletzte Patienten auch im benachbarten Ausland in Verbrennungszentren zu verlegen. Im Gegenzug werden in deutschen Zentren auch ausländische Patienten versorgt.

42.6 Strom- und Blitzunfälle

Der Strom- und Blitzunfall gehört im Rahmen der Unfälle mit elektrischer Energie zu den seltenen Einsatzindikationen für den Rettungsdienst. Glücklicherweise hat die Zahl der Unfälle mit elektrischem Strom nicht in gleichem Maße zugenommen wie der Verbrauch an elektrischer Energie. Über die Häufigkeit der Strom- und Blitzunfälle liegen keine zuverlässigen Angaben vor. Sicher ist jedoch, dass diese seltene Unfallart durch eine **Letalität von über 40 %** gekennzeichnet ist.

Wenn Strom durch den menschlichen Körper fließt, wirkt der Körper als elektrischer Leiter und ist Teil eines geschlossenen Stromkreises. Stromunfälle entstehen entweder durch direkte Berührung spannungsführender Teile mit Stromdurchtritt durch den Körper oder durch **Lichtbogeneinwirkung**. Der Lichtbogenüber-

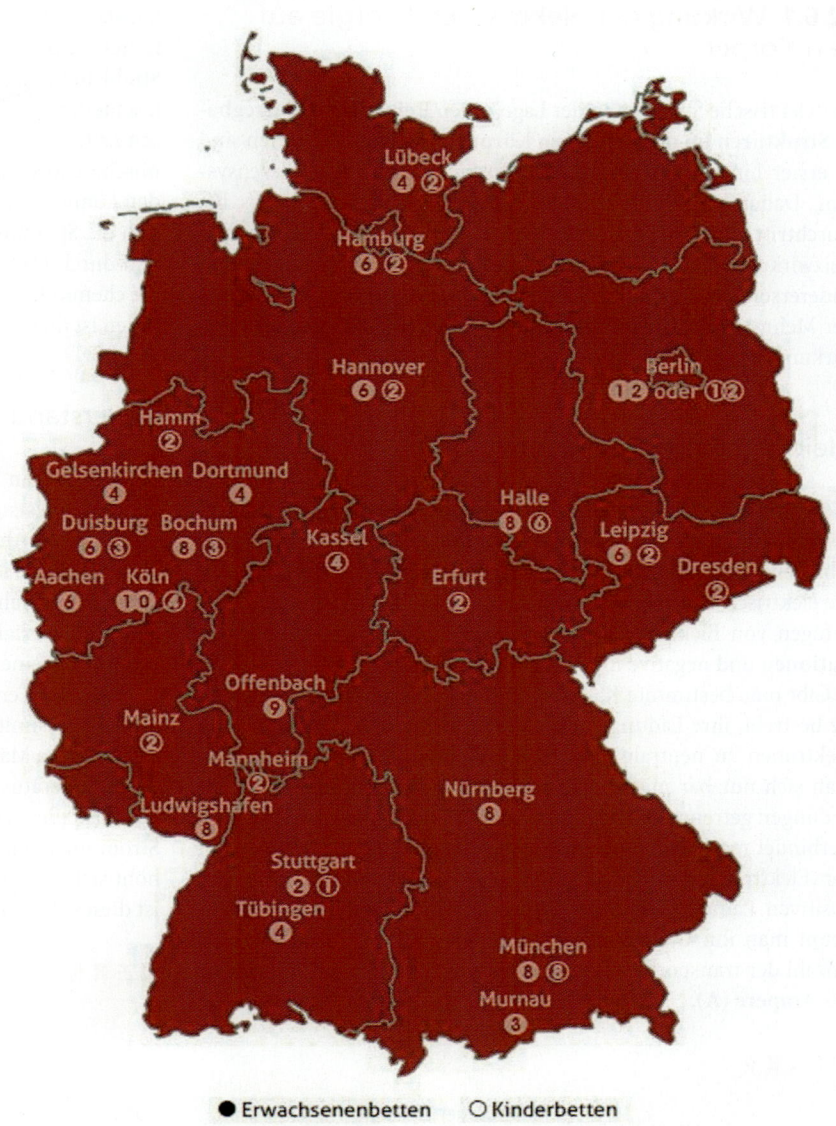

Abb. 42.9 Verbrennungskliniken in Deutschland, Stand 07/2014 [W937]

tritt bei Annäherung an Hochspannungsleitungen stellt eine besondere Gefahr dar. In trockener Luft können 1000 Volt maximal 1–2 cm überbrücken. Durch die Strahlungseinwirkung des Lichtbogens kommt es zu einer unmittelbar thermischen Schädigung von Körpergewebe oder zu Verbrennungen durch die Entzündung von Kleidungsstücken. Die Schädigung wird durch **alleinige Wärmestrahlung (Verbrennung)** und **kurzwellige Strahlung (UV-C) verursacht (Verblitzen).** Das Ausmaß der reinen Lichtbogeneinwirkung ist im Wesentlichen abhängig von der Distanz zur hochspannungsführenden Leitung und der Dauer der Stromeinwirkung.

Der **Blitz** ist ein gleichstromführender, außerordentlich hochgespannter Flammbogen, der durch das Potenzialgefälle zwischen Gewitterwolke und Erde zustande kommt. Die Blitzdauer ist sehr kurz. Es werden bis zu 300 kV innerhalb weniger Millisekunden entwickelt. Verletzungen finden sich vorwiegend an Kopf, Nacken und Schultern. Drei Viertel aller Unfälle ereignen sich im freien Gelände, auf Wegen oder unter Bäumen. Die hohe Blitzgefährdung auf dem Lande ist in erster Linie auf den freien Standort des Betroffenen im Gelände zurückzuführen.

Häufig sind periphere Nervenschädigungen, intrazerebrale Blutungen und ein Hirnödem die direkten Folgen eines Blitzschlags. Durch die enorme Hitze während des Blitzeinschlags können **massive innere Verbrennungen und Verkochungen** resultieren, die von außen kaum bis gar nicht feststellbar sind. Die Mortalität beträgt bis zu 30 % der Betroffenen. In 70 % d. F. weisen Überlebende eines Blitzschlags zusätzliche Begleitverletzungen auf. Weiterhin werden nach einem Blitzschlag bei den Patienten hohe Katecholaminausschüttungen beobachtet, die zu Tachykardie, Herzrhythmusstörungen, Hypertonie und Nekrosen am Myokard führen.

42.6.1 Wirkung der elektrischen Energie auf den Körper

Der elektrische Strom ist in der Lage, einen **Reizeffekt auf erregbare Strukturen im menschlichen Körper** auszuüben. Betroffen sind in erster Linie das Myokard, die Muskulatur und das Nervensystem. Daher beruht die Schädigung des elektrischen Stroms bei Durchtritt durch den Körper einerseits auf diesen elektrischen Reizwirkungen, die die relativ stabile Zellmembran schädigen, und andererseits auf der **hohen Wärmeentwicklung im Gewebe.** Bei der Mehrzahl der Unfälle liegt eine Kombination der Schädigungswirkungen vor.

Gleichstrom/Wechselstrom

Wesentlich für das Verständnis des Begriffs Ladung ist die Kenntnis des Atomaufbaus. Gleichartige Ladungen stoßen sich ab, verschiedenartige Ladungen ziehen sich an. Nach außen hin sind Atome elektrisch neutral; **Ionen** entstehen durch Entfernen oder Hinzufügen von Elektronen der Hülle. Dabei werden positive Ionen **Kationen** und negative Ionen **Anionen** genannt.

Gibt man bestimmte Kationen und Anionen zusammen, so sind sie bestrebt, ihre Ladungen durch die Abgabe oder Aufnahme von Elektronen zu neutralisieren. Diese **Elektronenwanderung** kann man sich nutzbar machen. In Batterien und Akkumulatoren sind Ladungen getrennt konserviert: positiver Pol (+), negativer Pol (−). Verbindet man beide Pole leitend miteinander, so fließt ein Strom von Elektronen von der Seite der negativen Ladung zur Seite der positiven Ladung. Da dieser Strom nur in einer Richtung fließt, nennt man ihn **Gleichstrom.** Die **Stromstärke** wird definiert als Anzahl der transportierten Ladungen pro Sekunde; ihre Einheit ist das **Ampere (A).**

> **MERKE**
>
> $$\text{Stromstärke (A)} = \frac{\text{transportierte Ladung}}{\text{Sekunde}}$$

Werden in den verschiedenen Abschnitten der Ladungsträger abwechselnd positive und negative Ladungen erzeugt, ändert sich im gleichen Rhythmus auch die Richtung des Stromflusses. Ein derartiger Strom wird als **Wechselstrom** bezeichnet. Die angegebene Frequenz zeigt an, wie häufig der Richtungswechsel pro Sekunde zustande kommt. Der übliche Haushaltsstrom besitzt eine Frequenz von 50 Hz.

Gleichspannung

Es muss ein gewisses Maß an Arbeit aufgewendet werden, um Ladungen zu trennen und getrennt zu speichern. Sie wird durch die **elektrische Spannung** beschrieben; deren Einheit ist das **Volt (V).** Eine gleich bleibende Spannung ist Voraussetzung dafür, dass ein konstanter Strom fließen kann. Zum Vergleich dient ein wassergefülltes Becken, aus dem die Flüssigkeit in einem unveränderten Strahl abfließt, solange der Druck in dem Gefäß groß genug ist. Betrachtet man z. B. eine Batterie, ist die Spannung über einen gewissen Zeitraum gleich bleibend, da abgeflossene Ladungen durch chemische Umwandlungen aus der Batteriefüllung nachgebildet werden können. Ist dieses Material allerdings aufgebraucht, erniedrigt sich die Spannung kontinuierlich gegen null. Akkumulatoren können durch Stromzufuhr von außen erneut aufgeladen werden, da die chemische Reaktion umgekehrt werden kann. In einfachen Batterien ist dies nicht möglich.

Widerstand

Betrachtet man Wasser, das sich durch ein Bachbett schlängelt, so kann man feststellen, dass es stets den Weg des geringsten Widerstands sucht. Ähnlich verhält es sich mit dem elektrischen Strom. Je geringer der Widerstand, desto besser kann er fließen. Der Widerstand eines Drahts hängt von seiner **Länge** und seinem **Querschnitt** ab. Das **Material** spielt ebenfalls eine wichtige Rolle. Auch die **Temperatur** hat einen enormen Einfluss auf die Größe des Widerstands. Je höher die Temperatur, desto stärker bewegen sich die Teilchen. Sie stellen damit für Elektronen, die sich einen Weg suchen, in zunehmendem Maß ein Hindernis dar. Der Widerstand steigt also mit der Temperatur. **Spannung, Strom und Widerstand** hängen folgendermaßen zusammen: Ist die Spannung konstant, wird der Strom umso kleiner, je größer der Widerstand ist. Umgekehrt erhöht sich der Strom mit abnehmendem Widerstand. Nachfolgend ist dieses Verhältnis in einer Formel ausgedrückt:

> **MERKE**
>
> $$\text{Strom (I)} = \frac{\text{Spannung (U)}}{\text{Widerstand (R)}}$$
>
> Ohmsches Gesetz
>
> $$\text{Widerstand (R)} = \frac{\text{Spannung (U)}}{\text{Strom (I)}}$$

Daraus ergibt sich, dass der **Widerstand** als das **Verhältnis zwischen Spannung und Strom** definiert werden kann. Die Einheit V/A wird als **Ohm (Ω)** bezeichnet.

Die elektrische Leistung ist abhängig von Spannung und Strom. Sie setzt sich multiplikativ aus diesen Größen zusammen:

> **MERKE**
>
> Elektrische Leistung (W) = Spannung (U) × Strom (I)

Die Einheit der **elektrischen Leistung** lautet **Watt (W).**

Stromstärke

Mit der Zunge kann man schon Stromstärken von 0,05 mA wahrnehmen. An der übrigen Haut liegt die **Wahrnehmungsgrenze bei 0,5–1 mA.** Die **Loslassgrenze,** an der ein elektrischer Leiter noch reflexartig losgelassen werden kann, wird bei 10–20 mA erreicht. Bei Stromstärken darüber kommt es durch Krämpfe der durchströmten Muskulatur zu einem Klebenbleiben am Stromleiter.

Stromwirkdauer und Stromeinwirkzeitpunkt

Im Bereich von 10–500 mA sind die Folgen von der Stromwirkdauer, dem **Stromeinwirkzeitpunkt,** dem **Stromweg** und der **Stromart** durch den Körper abhängig. So können Ströme mit einer Wirkdauer von bis zu 100 Millisekunden (ms) nur in der vulnerablen Phase des Herzens ein Kammerflimmern auslösen. Ströme zwischen 300 und 400 ms Dauer können über die Auslösung einer Extrasystole und deren vulnerablen Phase zum Kammerflimmern führen. Hierzu sind bereits niedrige Stromstärken ausreichend. Bei Strömen über 600 ms Dauer spielt der Zeitpunkt des Strombeginns keine Rolle mehr; es kommt auf jeden Fall zu Störungen der Herzaktion.

Stromweg und Körperwiderstand

Der v. a. auch vom Feuchtigkeitszustand der Oberhaut abhängige **Körperwiderstand** wird mit ca. 1 000 Ohm berechnet. Er bedingt einen starken Spannungsabfall, der zu einer Gleitentladung längs der Körperhülle führt. Obwohl dadurch meist nur ein kleiner Teil des Stroms durch den Körper fließt und der größte Teil über die Oberfläche in den Boden abgeleitet wird, reicht dieser verbleibende Reststrom oft aus, um tödliche Verletzungen hervorzurufen. Der Reststrom läuft im Wesentlichen über gut leitende Körpergewebe. Als **Hauptleiter des Stroms** kommen v. a. die **Muskulatur** und die **Blutgefäße** in Betracht, die mit 700–1 000 Ohm von allen Organstrukturen den geringsten Eigenwiderstand besitzen. Muskelkontraktionen können zu Muskel-, Sehnen- und Kapselrissen führen. Im Extremfall kann ein Krampf der Atemmuskulatur einen Atemstillstand bewirken. Der **Herzmuskel** ist ebenfalls ein relativ guter Leiter des elektrischen Stroms. Hier entstehen Arrhythmien und Kammerflimmern durch Entkoppelung der elektrischen Reizleitung. Recht gut isoliert sind dagegen Knochen und Nervenbahnen, über die nur ein geringer Teil des Stromflusses geht. Trotzdem kann der direkte Stromfluss durch das Gehirn zu primärer Bewusstlosigkeit und Krämpfen führen.

Stromart und thermische Schädigungen

Die Wärmeentwicklung ist von der **Stromfrequenz** abhängig. Mit Zunahme der Stromfrequenz nimmt die **Wärmeentwicklung** des Stroms zu. Die Schädigung durch Wechselstrom ist daher im Allgemeinen stärker als die des Gleichstroms, v. a. bei längeren Einwirkzeiten. Neben lokalen thermischen Schäden, v. a. im Bereich der Stromein- und Stromaustrittsstellen an der Haut, ist mit großflächigen Verbrennungen oder mit Verkochen von Gewebe zu rechnen. Besonders beim Starkstrom- bzw. Blitzunfall kommt es in der Haut und Muskulatur zur Bildung von Energie in Form von Wärme, die ausreicht, das Gewebe blitzschnell zu kochen.

Stromspannung

Niederspannungsunfälle

Niederspannungsunfälle machen den Großteil aller Stromunfälle aus und treten bei Stromspannungen unter 1 000 Volt auf. **Niederspannung** kommt als **Haushaltsstrom** (230 V, 50 Hz Wechselstrom) und als Industriestrom (z. B. Straßenbahnleitung mit 500–750 V Gleichstrom) vor. Niederspannungsunfälle ereignen sich meist durch unsachgemäßen Umgang mit Stromleitungen oder elektrischen Geräten. Das Verletzungsbild ergibt sich hauptsächlich aus der direkten elektrischen Wirkung (Herzrhythmusstörungen, Kammerflimmern) des Stroms auf Muskelgewebe und Nerven (➤ Abb. 42.10).

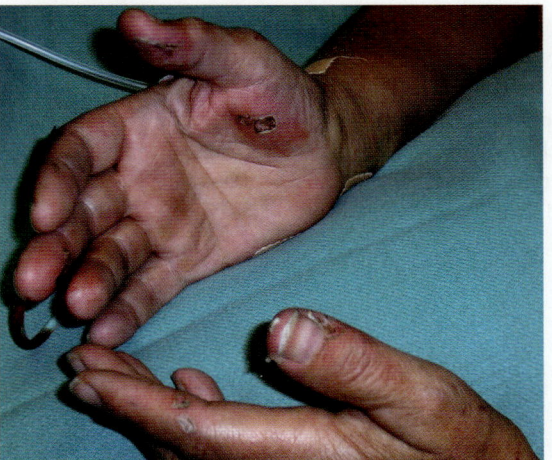

Abb. 42.10 Verbrennung Grad II durch Niederspannungsunfall [M235]

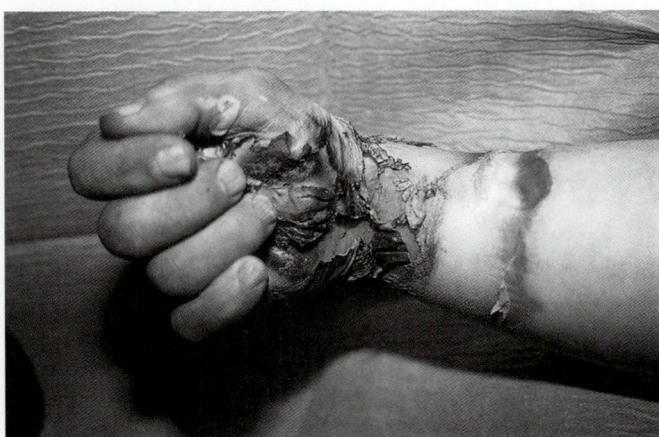

Abb. 42.11 Stromverletzung durch Hochspannungsunfall [M235]

Hochspannungsunfälle

Hochspannungsunfälle treten bedeutend seltener auf und setzen Stromspannungen von über 1 000 V voraus. Hochspannung kommt in **Eisenbahnoberleitungen** (15 000 V, Wechselstrom), in **Überlandleitungen**, **Elektrizitätswerken** oder **Umspannstationen** (bis zu 400 000 V Wechselstrom) vor. Meistens ereignen sich Hochspannungsunfälle im Rahmen von Arbeitsunfällen, Freizeitunfällen (z. B. Paragliding) oder Suizidversuchen durch direkten Kontakt oder Lichtbogenwirkung. Das Verletzungsbild ergibt sich hauptsächlich durch die frei werdende elektrothermische Wirkung (➤ Abb. 42.11). Die beim Lichtbogen entstehende Hitze kann bis zu 10 000 °C erreichen. Zwischen den Ein- und Austrittsstellen des Stroms können schwerwiegende Verkochungen (Verbrennungen Grad IV) mit Zerstörung der Knochen auftreten. Zusätzlich können weitere schwere Verletzungen hervorgerufen werden, wenn die betroffene Person durch den Stromschlag oder Lichtbogen weggeschleudert wird.

ACHTUNG
Gerade bei Hochspannungsunfällen kann ein **schweres Trauma** an Organen und Geweben entstehen. Welche Schädigung genau zwischen den Strommarken entstanden ist, kann präklinisch nicht sicher eingeschätzt werden.

Direkter und indirekter Stromschlag

Bei einem **direkten Stromschlag** (➤ Abb. 42.12) wirken innerhalb kurzer Zeit hohe Stromstärken auf den Körper ein, der in diesem Moment in den Stromkreis eingeschaltet ist. Dass bei einer Durchströmung diese Stromstärken überlebt werden, liegt im Wesentlichen am

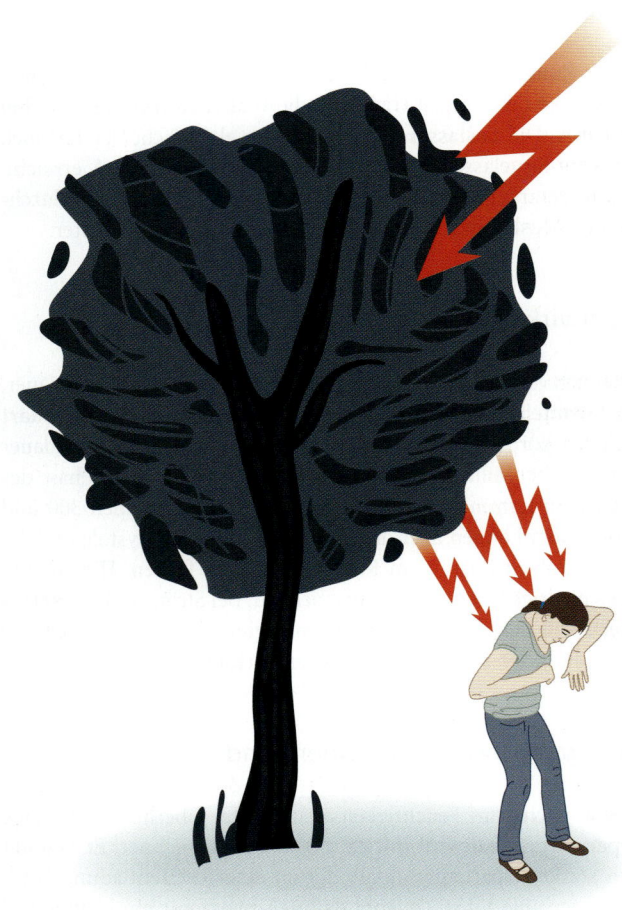

Abb. 42.13 Funkenentladung [L231]

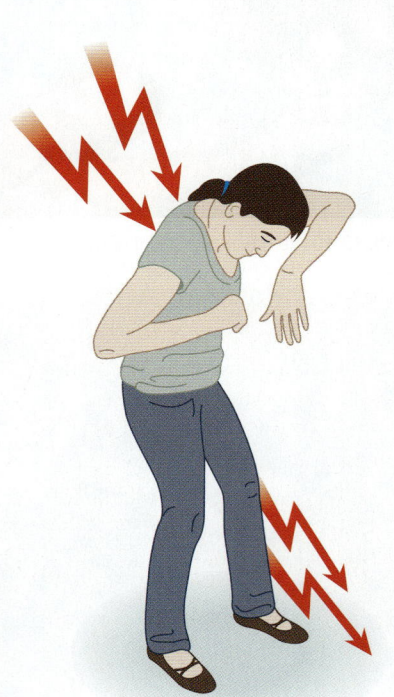

Abb. 42.12 Direkte Stromwirkung [L231]

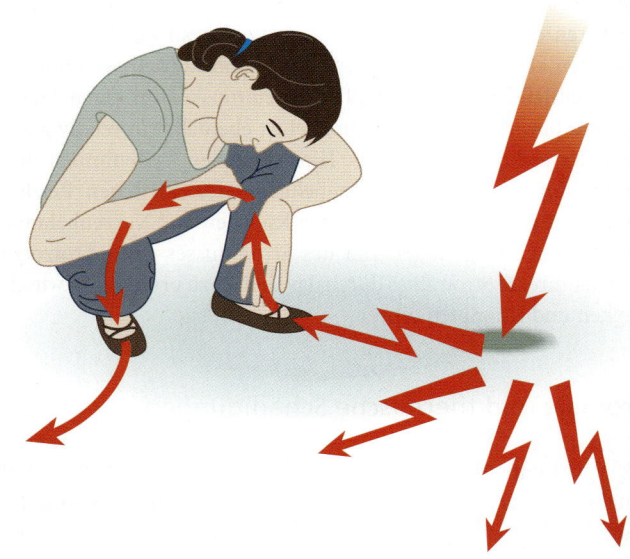

Abb. 42.14 Schrittspannung [L231]

elektrischen Widerstand, den der Körper und die ihm aufliegende Kleidung dem Stromfluss entgegenzusetzen vermögen. Neben dem direkten Stromschlag stellt auch die indirekte Berührung eine Gefahr dar. Der **indirekte Stromschlag** wird durch eine Überspannung in einer Leitung, durch Funkenentladung (➤ Abb. 42.13) getroffener Gegenstände sowie durch Schrittspannung (➤ Abb. 42.14) bei Einschlag in der Nähe verursacht. Die Verletzungen durch direkte und indirekte Stromschläge können gleich sein.

42.6.2 Selbstschutz und Therapie

Im Rahmen von Stromunfällen ist auf den **Selbstschutz** des Rettungsdienstpersonals höchste Aufmerksamkeit zu verwenden. Vor jeglichen medizinischen Maßnahmen muss sich das Personal einen Überblick über die **Art des Stroms**, die **Expositionsdauer**, die **Begleitumstände** und den **Schädigungsmechanismus** verschaffen, um nicht selbst in Gefahr zu geraten.

ACHTUNG
Das **Berühren des Patienten** vor Abschaltung des Stroms ist **verboten**.

Vor heroischen Rettungsversuchen muss eindringlich gewarnt werden. Befindet sich der Patient noch im Gefahrenbereich, ist unbedingt technische Hilfe anzufordern. **Niederspannungsstromkreise** werden durch **Ausschalten der Hauptsicherung** unterbrochen. **Hochspannungsstromquellen** müssen **durch Fachpersonal** abgeschaltet werden. Erst wenn sichergestellt ist, dass keine Spannung mehr am Stromleiter anliegt darf sich das Rettungsfachpersonal dem Patienten nähern. In jedem Fall ist **übereiltes Handeln gefährlich** und führt zur Eigengefährdung.

ACHTUNG
Vorgehensweise im Bereich von Niederspannung
- Isolierten Standort suchen (Gummimatte, Glasplatte, Porzellanteller).
- Gerät abschalten bzw. Netzstecker ziehen.
- (Haupt-)Sicherung entfernen.
- Schrittspannung beachten.

Die **Trennung des Verunglückten** von der **Stromquelle** kann dann mithilfe eines isolierenden Gegenstands erfolgen.

ACHTUNG
Vorgehensweise im Bereich von Hochspannung
Warten!
Die Rettung des Verunglückten kann erst dann erfolgen, wenn folgende Voraussetzungen durch **Fachpersonal** (VDE, Feuerwehr, Bahn AG) umgesetzt wurden:
- Unter Spannung stehende Teile sind abgeschirmt.
- Schrittspannung und Lichtbögen sind ausgeschlossen.
- Ein ausreichender Sicherheitsabstand wird eingehalten (1 cm pro 1 000 V → 5–10 m).
- Die Hochspannungsleitung ist ausgeschaltet und vor Wiedereinschalten gesichert.

Die **Rettung oder Bergung** erfolgt grundsätzlich nur **in Anwesenheit eines Fachmanns** (VDE, Feuerwehr, Bahn AG).

MERKE
Anders als beim Stromunfall kann der vom **Blitz** getroffene Mensch vom Retter **ohne Gefahr berührt** werden, da die einwirkende Ladung längst abgeflossen ist, wenn der Rettungsdienst eintrifft.

Unmittelbar nach Rettung des Verunglückten können die lebenswichtigen Basismaßnahmen eingeleitet werden. Die **Basismaßnahmen** richten sich nach dem Ausmaß der Schädigung und folgen den üblichen Maßnahmen im Rahmen der Sicherung der Vitalfunktionen. Beim **Stromunfall im Niederspannungsbereich** handelt es sich um ein **Alles-oder-Nichts-Ereignis,** d.h., wenn durch den Stromschlag keine Asystolie oder Kammerflimmern ausgelöst wurden, ist mit weiteren Schäden des Patienten kaum zu rechnen. Bei **Stromunfällen mit Hochspannung** wird das weitere Überleben des Patienten dagegen von den erlittenen Begleitverletzungen bestimmt. Wenn der Patient den Stromdurchtritt und mögliche Sekundärverletzungen (z.B. durch Sturz) am Unfallort überlebt, stehen die Verbrennungsschäden meist im Vordergrund. Schädigungen der darunter liegenden Organsysteme sind häufig.

MERKE
Nach den aktuellen Leitlinien sollen folgende Patienten, die einen Stromschlag überleben, einer **klinischen Überwachung** unterzogen werden:
- Zustand nach Bewusstlosigkeit
- Zustand nach Kreislaufstillstand
- Vorhandene Herzrhythmusstörungen
- Vorhandene Weichteilverletzungen und Verbrennungen

Grundsätzlich sind bewusstlose oder bewusstseinsgetrübte Patienten nach einem Strom- oder Blitzunfall mit ausreichender Spontanatmung in die **stabile Seitenlage** zu bringen. Bei unzureichender Spontanatmung sind die Atemwege freizumachen bzw. freizuhalten und Sauerstoff 10–15 l/Min. über Sauerstoffmaske zu verabreichen. Bei einem Herz-Kreislauf-Stillstand gelten die allgemeinen Richtlinien der kardiopulmonalen Reanimation. Alle Patienten müssen einem EKG-Monitoring unterzogen werden, da sich die elektrischen Reizeffekte nach Stromunfällen am häufigsten in Herzrhythmusstörungen (z.B. supraventrikuläre Tachykardie) manifestieren.

Die **erweiterten Maßnahmen** umfassen die Sicherung mehrerer venöser Zugänge, um eine frühzeitige Volumensubstitution mit balancierten Vollelektrolytlösungen zu gewährleisten. Dabei ist zu beachten, dass der aufgrund der verbrannten Körperoberfläche errechnete Flüssigkeitsbedarf verdoppelt werden sollte. Durch die erhöhte Flüssigkeitsgabe wird eine ausreichend hohe Diurese sichergestellt, die durch Diuretikagabe (z.B. Lasix®) verstärkt werden kann. Durch die muskuläre Schädigung werden hohe Myoglobinmengen freigesetzt, die in der Folge die Nierenkapillaren verstopfen und zu Nierenschädigungen (z.B. Crush-Niere) führen. Bei Verdacht auf eine muskuläre Schädigung soll die stündliche Urinmenge bei über 1 ml/kg KG (mindestens 100 ml/h) liegen. Weiterhin muss die Schmerzbekämpfung der Begleitverletzungen, wie Verbrennungen oder Frakturen, in ausreichendem Maße durch Opiate durchgeführt werden.

SCHLAGWORT
Stromunfall

Ursachen
- Niederspannung
- Hochspannung
- Blitzschlag

Symptome
- Elektrophysiologische Reizwirkung
  - Herzrhythmusstörungen
  - Kammerflimmern
  - Muskelkontraktionen, Muskel- und Bänderrisse
  - Knochenfrakturen durch unkontrollierte Muskelbewegung
  - Blutgefäßspasmen
  - Sensibilitätsstörungen, Paralysen
- Elektrothermische Reizwirkung
  - Verbrennungen
  - Strommarken
  - Verletzung innerer Organe
  - Verblitzen der Augen

Maßnahmen
Monitoring
- AF, SpO_2, Rekapillarisierungszeit, Puls (peripher/zentral), RR, BZ, GCS, EKG, Temperatur, $etCO_2$

Basismaßnahmen und Lagerung
- Unterbrechung des Stromflusses unter Eigenschutz bzw. durch Fachpersonal
- **Frühzeitige** und **dosierte** Kühlung der verbrannten Hautareale mit Wasser
- Entfernen der verbrannten Kleidung
- O_2-Gabe über Maske 10–15 l/Min.
- Ermittlung des Verbrennungsausmaßes (Tiefenausmaß, Flächenausmaß nach Neunerregel)

Erweiterte Maßnahmen
- Mindestens zwei großlumige i. v. Zugänge und Laborblutentnahme
- Gegebenenfalls kardiopulmonale Reanimation bei Kammerflimmern

Medikamente und Dosierungsempfehlungen
- Analgesie: 0,1 mg/kg KG Morphium i. v.
- Sedierung: 0,025–0,05 mg/kg KG Midazolam i. v.
- Diurese: 20–40 mg Lasix® i. v.
- Antiarrhythmische Therapie: 150–300 mg Cordarex® (Amiodaron) 2% i. v. bei Kammertachykardie oder 6 mg Adenosin (Repetition bei Erfolglosigkeit: 12 mg) i. v. als rascher Bolus bei supraventrikulärer Tachykardie
- Flüssigkeitstherapie mit balancierter Vollelektrolytlösung in den ersten 4 Std., um eine Urinmenge von 100 ml/h zu erhalten, nach der Formel: (% KOF × kg KG × 1 ml balancierter Vollelektrolytlösung) × 2, d. h. bei Verbrennung von 10 % KOF und 80 kg KG: (10 × 80 × 1) × 2 = 1 600 ml in den ersten 4 Std.

Wiederholungsfragen

1. Welche Auswirkungen auf den Körper hat übermäßige Kälteeinwirkung (➤ Kap. 42.2)?
2. Wie und wo wird ein Patient erwärmt (➤ Kap. 42.2)?
3. Wie erfolgt die normale Wärmeabgabe im Körper (➤ Kap. 42.2)?
4. Wodurch ist das Ausmaß einer Brandverletzung oder Erfrierung bestimmt (➤ Kap. 42.3, ➤ Kap. 42.5)?
5. Was bedeutet „Kapillarleck" (➤ Kap. 42.5.2)?
6. Was ist eine Schrittspannung (➤ Kap. 42.6.1)?
7. Welche Gewebe werden durch fließenden Strom geschädigt (➤ Kap. 42.6.1)?

Auflösung des Fallbeispiels

Verdachtsdiagnose
Schlaganfall, Medikamentenüberdosierung, Exsikkose.

Erstmaßnahmen
Die Initialbeurteilung ergibt, dass die Patientin einen freien Atemweg bei sehr trockenen Mundschleimhäuten hat. Die Halsvenen sind nicht sichtbar, die Atmung ist tachypnoeisch und regelmäßig. Die Lungen sind auskultatorisch basal und apikal seitengleich belüftet, das Atemgeräusch ist vesikulär. Die peripher gemessene Sauerstoffsättigung beträgt 92 %, die Thoraxbewegungen sind gut sichtbar.

Der periphere Puls ist tachykard, regelmäßig und schwach tastbar. Die Haut ist blass, aber ausgesprochen heiß und trocken. Der Hautturgor ist deutlich herabgesetzt und die Rekapillarisierungszeit liegt bei 4 Sek. Der Blutdruck beträgt 80/50 mmHg. Die Pupillen sind beidseits weit und reagieren verzögert auf Lichteinfall. Die Dame öffnet auf Schmerzreiz die Augen, antwortet auf Fragen mit einzelnen Worten und reagiert ungezielt. Sie ist auffällig warm bekleidet und liegt mit einer Decke zugedeckt in ihrem Bett.

Die Patientin wird in der Rückenlage flach gelagert und komplett entkleidet. Anschließend wird sie am ganzen Körper mit lauwarmem Wasser befeuchtet und durch einen Ventilator der Station mit Luftzufuhr versorgt. Dadurch ist sie in der Lage, über Verdunsten viel Wärme abzugeben, bis eine Körperkerntemperatur unter 38 °C erreicht wird. Parallel erhält sie über eine Maske 15 l/Min. Sauerstoff.

Es wird ein großlumiger peripherer Venenzugang gelegt und zügig werden 500–1 000 ml balancierte Vollelektrolytlösung infundiert. Neben der kontinuierlichen Puls- und Blutdruckmessung, Kontrolle der Atmung und Sauerstoffsättigung wird der Patientin ein EKG angelegt. Unter dieser Behandlung wird die Patientin zusehends wacher und stabilisiert sich bei einer Körperkerntemperatur von 37,7 °C.

Im Anschluss wird sie unter leicht erhöhtem Oberkörper und lückenlosem Monitoring in das ca. 8 Min. entfernte Krankenhaus der Grund- und Regelversorgung transportiert.

Klinik

Die Patientin wird dem diensthabenden Aufnahmearzt nach kurzer Schilderung der Auffindesituation, Initial- und erweiterter Beurteilung sowie der durchgeführten Maßnahmen in stabilem Zustand übergeben.

Diagnose

Klassischer Hitzschlag nach Wassermangel-Hitzeerschöpfung mit hypovolämischem Schock.

WEITERFÜHRENDE LITERATUR

Adams, H. A., Vogt, P. M.: Die notfall- und intensivmedizinische Grundversorgung des Schwerbrandverletzten. Anästhesie Intensivmedizin 51 (2010), 90–112

Gille, J., Fischer, H., Willms-Jones, J.-C.: Versorgung von Brandverletzten. Notfallmedizin up2date 7 (2012), 29–40

Grap, S., Walter, S., Ravussin, P.: Die akzidentielle Hypothermie. Schweizerisches Medizin-Forum 12 (9) (2012), 199–202

KAPITEL

43 Tauch- und Ertrinkungsnotfälle

Stefan Dreesen

43.1	Tauchunfälle	923	43.2	Ertrinkungsunfälle	933
43.1.1	Physik der Gase	923	43.2.1	Ursachen	933
43.1.2	Pathophysiologie des Tauchgangs	925	43.2.2	Definitionen und Begrifflichkeiten	933
43.1.3	Tauchunfälle beim Apnoetauchen und Schnorcheln	927	43.2.3	Pathophysiologie	933
			43.2.4	Maßnahmen	934
43.1.4	Tauchunfälle beim Gerätetauchen	929			

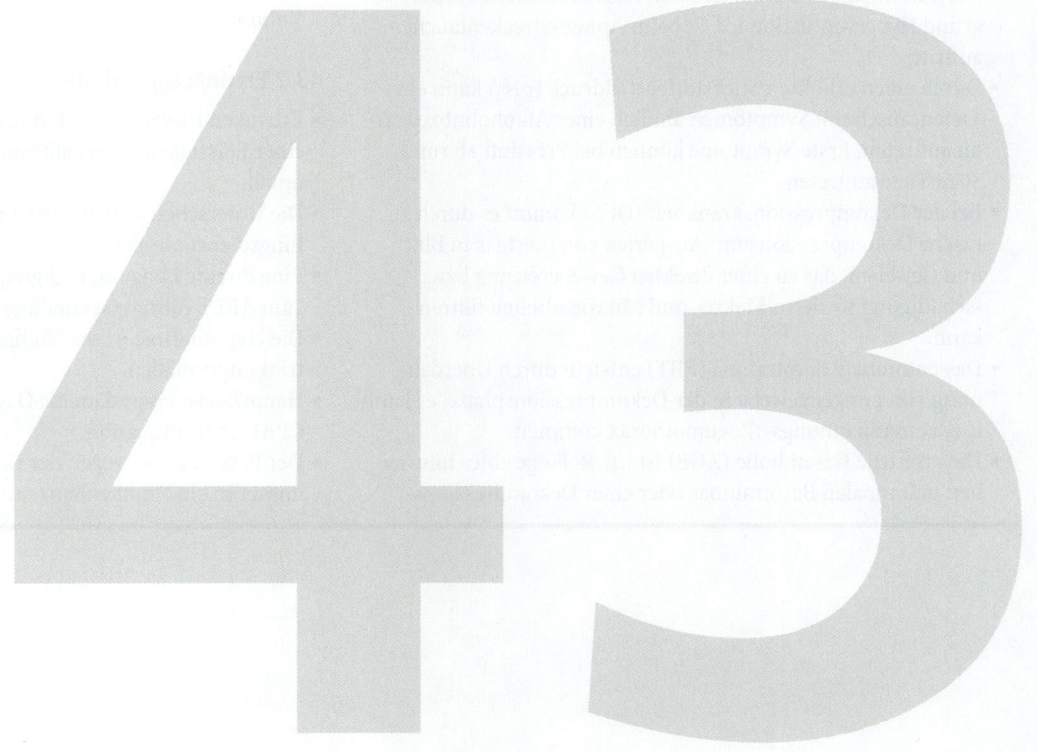

43 Tauch- und Ertrinkungsnotfälle

Fallbeispiel

Notfallmeldung

Der RTW wird mittags an einem sonnigen Tag im März zu einem bekannten Erholungssee gerufen. Der Melder zeigt „Ertrinkungsunfall", die Besatzung erfährt jedoch über Funk, dass dort ein Taucher verunglückt sein soll. Der Notarzt sei ebenfalls alarmiert. Die Lufttemperatur beträgt ca. 20 °C, weitere Informationen sind nicht bekannt.

Befund am Notfallort

Die Anfahrt erfolgt über den angegebenen Parkplatz, auf dem sich bereits einige Taucher mit Ihren Pkw vor Ort befinden und sich offenbar für einen Tauchgang vorbereiten. Der Patient ist zunächst nicht zu sehen. Auf Nachfrage bei einem der Taucher erfährt die RTW-Besatzung, dass sich der Einstieg in den See etwas weiter hinter einer ca. 50 m entfernten, kioskartigen Holzhütte befinde. Der RTW setzt seinen Weg in diese Richtung fort, als ihm hinter der Hütte bereits ein aufgeregt wirkender junger Mann entgegenkommt.

Neben einem ins Wasser führenden Steg befindet sich auf einer leicht abschüssigen Uferwiese ein schwer atmender Taucher, der von einem anderen Taucher gestützt wird. Im Gras liegt bereits eine Sauerstoffflasche, der Patient atmet über eine Maske Sauerstoff (O_2) mit einem Flow von 15 l/Min. Der Taucheranzug wurde im Oberkörperbereich geöffnet. Auf Nachfrage, was denn passiert sei, berichtet der aufgeregte Ersthelfer, der den Oberkörper des Patienten stützt und ihm die Maske vor das Gesicht hält, dass er mit dem Patienten zusammen auf ca. 25 m Tiefe getaucht sei, als er in Panik einen Notaufstieg vollzogen habe. Die Wassertemperatur in dieser Tiefe habe bei 6 °C gelegen und der Kollege habe Probleme mit dem Tarieren gehabt und viel geatmet. Daraufhin sei der Atemregler, den der Patient bislang immer nur im Urlaub getaucht hätte, plötzlich vereist und hätte massiv Luft abgeblasen. Der Patient sei in Panik geraten, habe sein Jacket aufgeblasen, das Blei abgeworfen und sei „an die Oberfläche durchgeschossen". Der Ersthelfer berichtet weiter, er sei dann „sofort hinterher" und habe seinen Kollegen, der an der Wasseroberfläche nicht mehr richtig ansprechbar gewesen sei, ans Ufer gebracht, wo ihm Mittaucher geholfen hätten, ihn an Land zu ziehen und Erste Hilfe zu leisten.

Leitsymptom

Dyspnoe.

Inhaltsübersicht

43.1 Tauchunfälle

- Eine zu rasche Dekompression kann durch Ausperlen von Inertgas zur Dekompressionskrankheit (DCS) führen.
- Der Schwimmbad-Blackout ist eine Bewusstlosigkeit durch Sauerstoffmangel, die durch einen fehlenden Atemreiz aufgrund Hyperventilation i. d. R. beim Apnoe-Streckentauchen auftritt.
- Durch einen erhöhten Stickstoffpartialdruck (pN_2) kann ein Tiefenrausch mit Symptomen ähnlich einer Alkoholintoxikation auftreten. Erste Symptome können bei Pressluft ab rund 30 m Tiefe auftreten.
- Bei der Dekompressionskrankheit (DCS) kommt es durch zu rasche Dekompression zum Ausperlen von Inertgas in Blut und Geweben, das zu einer direkten Gewebereizung bzw. -schädigung sowie zu Makro- und Mikroembolien führen kann.
- Das pulmonale Barotrauma (PBT) entsteht durch Überdehnung von Lungengewebe in der Dekompressionsphase, es kann u. a. zum (Spannungs-)Pneumothorax kommen.
- Die arterielle Gasembolie (AGE) ist i. d. R. Folge eines hilusnahen pulmonalen Barotraumas oder einer Dekompressionskrankheit und wird begünstigt durch Vorhandensein eines Rechts-links-Shunts, z. B. persistierendes Foramen ovale (PFO).
- Wichtigste spezifische Maßnahmen beim Tauchunfall sind Gabe von Sauerstoff in der höchstmöglichen Konzentration und Volumengabe.

43.2 Ertrinkungsunfälle

- Ertrinken ist der Tod durch Ersticken infolge Untertauchens in einer Flüssigkeit innerhalb von 24 Std. nach dem Ertrinkungsunfall.
- Die Unterscheidung in Süß- und Salzwasser ist für den Rettungsdienst obsolet.
- Eine direkte Lungenschädigung kann nach Stunden bis Tagen zum ARDS führen (sekundäres Ertrinken).
- Die Hypothermie ist die häufigste Begleitproblematik bei Ertrinkungsunfällen.
- Hauptziel ist eine adäquate Oxygenierung, ggf. durch Masken-CPAP oder Intubation.
- Der Patient muss wegen der Gefahr des sekundären Ertrinkens immer in ein Krankenhaus transportiert werden.

43.1 Tauchunfälle

Nach Schätzungen des **Verbands Deutscher Sporttaucher (VDST)** üben zwischen 300 000 und 600 000 Sporttaucher in Deutschland ihr Hobby ganzjährig aus. Einige **Sporttaucher** trainieren zudem in Schwimmbädern, sodass auch hier Berührungspunkte zum Rettungsdienst auftreten können. Ausbildung, Ausrüstung und Vorbereitung der Freizeittaucher variieren stark, sodass es immer wieder zu Unfällen kommt. Weitere potenzielle Patientengruppen sind natürlich **Berufstaucher,** z. B. aus Industrie, Feuerwehr, Polizei und anderen Organisationen sowie Arbeiter auf **Druckluftbaustellen.** Die letztere Patientengruppe gehört zwar nicht zu den Tauchunfällen im engeren Sinne, jedoch ergeben sich die meisten Tauchunfälle durch Komplikationen, die mit Druck bzw. Druckveränderungen zu tun haben. Diese Phänomene sind auf Menschen, die in einer Überdruckatmosphäre arbeiten, analog anwendbar. Druckluftbaustellen findet man unter anderem im Tunnel- oder Schachtbau.

43.1.1 Physik der Gase

Das Gewicht, mit dem die Luft der Atmosphäre auf die Erde drückt, bezeichnet man als **Luftdruck.** Eine Luftsäule mit einer Grundfläche von 1 m² hat ein Gewicht von 10 t. Bei dieser Art der Veranschaulichung muss man sich allerdings vor Augen führen, dass dieser Druck nicht nur von oben nach unten wirkt, sondern dass es zu einer gleichmäßigen Verteilung des Drucks innerhalb der uns umgebenden Luft kommt. Der Luftdruck wirkt also von allen Seiten auf den Körper. Den Umstand, dass wir hiervon nicht zerquetscht werden, verdanken wir im Wesentlichen zwei Faktoren:

- Erstens besteht der menschliche Körper zum größten Teil aus Flüssigkeit, die durch den uns umgebenden Luftdruck nicht komprimiert werden kann, und
- zweitens herrscht dort, wo luftgefüllte Höhlen vorhanden sind, also beispielsweise im Mittelohr oder in den Nasennebenhöhlen, ein Gegendruck, der dem umgebenden Luftdruck entspricht.

Ändert sich der Umgebungsdruck sehr rasch, so merkt man die Änderung des Luftdrucks fast immer zuerst als typisches Druckgefühl in den Ohren.

Die SI-Einheit für den Luftdruck ist Pascal (Pa), diese Einheit ist jedoch weder in der Medizin noch bei Tauchern gebräuchlich. In beiden Fällen wird die Einheit **bar** bevorzugt. Der normale Luftdruck auf Meereshöhe beträgt rund 1 bar, was das Rechnen sehr vereinfacht.

MERKE
Der **Luftdruck auf Meereshöhe** beträgt 1 bar.

Nachfolgend werden kurz drei physikalische Gesetzmäßigkeiten vorgestellt, die eine wichtige Rolle beim Verständnis der Pathophysiologie der unterschiedlichen Tauchunfälle spielen.

Boyle-Mariotte-Gesetz

Das Gesetz von Boyle und Mariotte besagt: „*Der Druck idealer Gase ist bei gleich bleibender Temperatur und gleich bleibender Stoffmenge umgekehrt proportional zum Volumen.*" Für die praktische Anwendung in der Notfallmedizin kann man diesen Satz vereinfachen in: **Das Produkt aus Druck und Volumen bleibt immer konstant.** Oder als Formel ausgedrückt: $p \times V$ = konstant

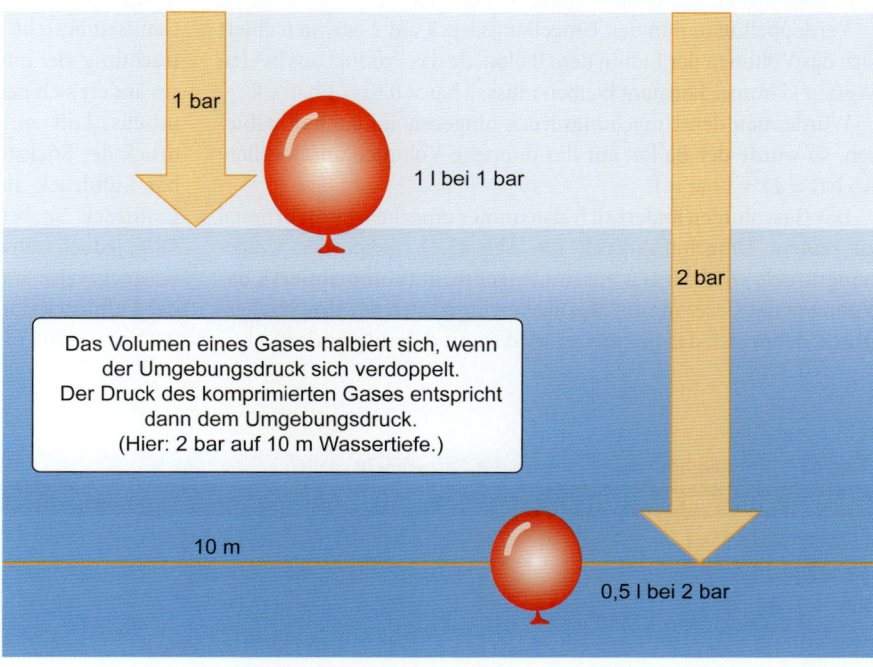

Abb. 43.1 Luftvolumen in verschiedenen Wassertiefen (Druckverhältnissen) [P100/L143]

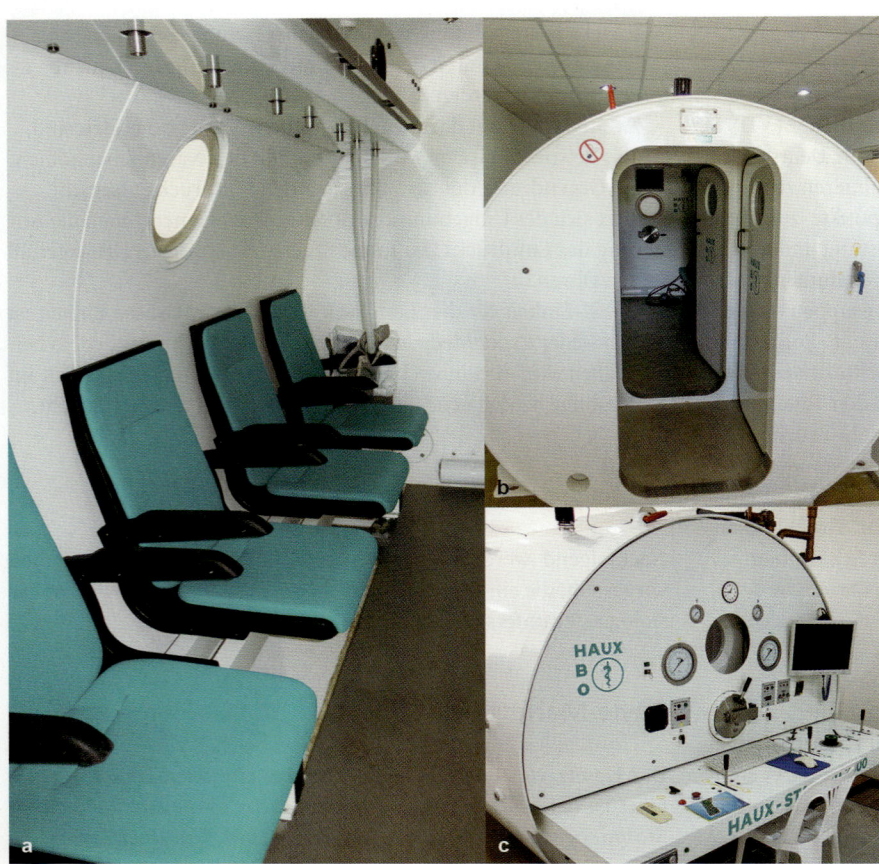

Abb. 43.2 Druckkammer: **a)** Behandlungsplätze für sitzende Patienten, **b)** Vorkammer und Hauptkammer (Druckschleuse), **c)** Leitstand [P100]

Noch deutlicher wird es mit folgendem **Beispiel:** Der Luftdruck auf Meereshöhe beträgt rund 1 bar. Man befüllt nun in dieser Umgebung einen Luftballon mit einem Luftvolumen von einem Liter (1 l). Die Formel hierzu lautet: 1 bar × 1 l = 1 bar × l.

Verdoppelt man nun den Umgebungsdruck auf 2 bar, so halbiert sich das Volumen der Luft in dem Ballon, da das Produkt aus beiden Werten ja immer konstant bleiben muss: 2 bar × 0,5 l = 1 bar × l.

Würde man den Umgebungsdruck hingegen auf 0,5 bar halbieren, so würde der Ballon auf das doppelte Volumen anschwellen: 0,5 bar × 2 l = 1 bar × l.

Das Gasvolumen ändert sich also immer umgekehrt proportional zu seinem Umgebungsdruck (➤ Abb. 43.1). Steigt der Umgebungsdruck, wird das Gas zusammengedrückt **(komprimiert),** das Volumen des Gases nimmt also ab; verringert sich der Umgebungsdruck, dehnt sich das Gas aus, es wird somit **dekomprimiert.**

Dalton-Gesetz

Das Gesetz von Dalton besagt, dass der Partialdruck eines Gasgemischs gleich der Partialdrücke der Einzelgase ist, aus denen das Gemisch besteht. Für Tauchunfälle ist jedoch die umgekehrte Betrachtung viel interessanter: Der Partialdruck eines einzelnen Gases ändert sich nämlich proportional zum Gesamtdruck des Gasgemischs. Luft enthält beispielsweise 78 % Stickstoff. Der Partialdruck des Stickstoffs (pN_2) beträgt 78 % des Gesamtdrucks, bei 1 bar Luftdruck also 0,78 bar (➤ Tab. 43.1). Verändert sich der Luftdruck, so beträgt der Partialdruck des Stickstoffs weiterhin 78 %, jedoch nun eben 78 % des veränderten Luftdrucks. Steht man beispielsweise am Ufer eines Bergsees auf 800 m Höhe, so beträgt der Luftdruck dort nur noch rund 0,9 bar, der pN_2 somit 78 % von 0,9 bar = 0,702 bar.

Tab. 43.1 Partialdrücke der Einzelgase des Gasgemischs „Luft"

Gas und Anteil am Gemisch	Luft bei 1 bar	Luft bei 2 bar
Stickstoff 78 % (pN_2)	78 % von 1 bar = 0,78 bar	78 % von 2 bar = 1,56 bar
Sauerstoff 21 % (pO_2)	21 % von 1 bar = 0,21 bar	21 % von 2 bar = 0,42 bar
Rest 1 % (pRest)	1 % von 1 bar = 0,01 bar	1 % von 2 bar = 0,02 bar
Gesamt:	0,78 + 0,21 + 0,01 = **1 bar**	1,56 + 0,42 + 0,02 = **2 bar**

Henry-Gesetz

Das Gesetz von Henry beschreibt das Löslichkeitsverhalten eines Gases in Abhängigkeit von seinem Partialdruck. Konkret bedeutet dies, dass sich ein Gas (z. B. Stickstoff) umso besser in einer Flüssigkeit (z. B. Blutplasma) löst, je höher der Partialdruck des Gases ist. Auf den Taucher angewendet bedeutet dies wiederum, dass sich u. a. Stickstoff mit zunehmender Tauchtiefe immer besser im Blutplasma löst. Umgekehrt nimmt die Löslichkeit beim Aufstieg wieder ab, sodass das Gas im Blut ausperlen kann.

Dieses Prinzip macht man sich auch bei der Behandlung von Tauchunfällen in einer **Druckkammer** (➤ Abb. 43.2) zunutze. Hierbei wird der Druck in der Kammer erhöht, sodass die Löslichkeit des Gases wieder zunimmt. Der Druck wird danach so langsam reduziert, dass der Körper das überschüssige Gas abatmen kann. In der Regel wird zusätzlich Sauerstoff gegeben, was über die Diffusion entlang eines Konzentrationsgradienten die Auswaschung des schädlichen Gases begünstigt. Eine therapeutische Sauerstoffanwendung unter erhöhtem Umgebungsdruck bezeichnet man als **hyperbare Oxygenierung (HBO)**.

43.1.2 Pathophysiologie des Tauchgangs

Der Luftdruck an der Meeresoberfläche beträgt 1 bar. Pro 10 m Wassertiefe erhöht sich der auf dem Taucher lastende Druck um 1 weiteres bar. In 10 m Wassertiefe addiert sich also zu dem Luftdruck von 1 bar ein Wasserdruck von 1 bar, sodass der **Umgebungsdruck** insgesamt 2 bar beträgt. Der auf dem Taucher lastende Druck verdoppelt sich beim Abtauchen also das erste Mal bei 10 m Tiefe (von 1 auf 2 bar), anschließend erst nach weiteren 20 m, also bei insgesamt 30 m Tiefe (von 2 auf 4 bar) etc. Gemäß dem Gesetz von Boyle und Mariotte halbiert sich das Volumen eines Gases bei der Verdoppelung des Umgebungsdrucks. Die größten druckbedingten Veränderungen der Gasvolumina ergeben sich also auf den ersten 10 m (➤ Abb. 43.3), sodass der oft fälschlicherweise erteilte Ratschlag, „einfach nicht so tief zu tauchen", keineswegs vor druckbedingten Schädigungen schützt.

> **MERKE**
>
> Als **Barotrauma** (Druckverletzung) bezeichnet man **Verletzungen, die durch Veränderungen des auf den Körper einwirkenden Umgebungsdrucks** verursacht wurden. Betroffen sind meist luftgefüllte Hohlräume am und im Körper wie z. B. das Mittelohr, die Nasennebenhöhlen etc.

Tauchgangsphasen

Einen Tauchgang kann man grob in drei Phasen einteilen: **Kompression, Isopression** und **Dekompression.** In jeder Phase kann es zu spezifischen Problemen kommen. Vor dem Tauchgang herrscht in allen luftgefüllten Hohlräumen des Körpers ein Druck von 1 bar.

Kompression (Abtauchen)

Beim Abtauchen nimmt der auf dem Taucher lastende Umgebungsdruck zu, das Volumen in allen gas-, bzw. luftgefüllten Höhlen am und im Körper nimmt gemäß dem Gesetz von Boyle und Mariotte ab. Es kann zu **Barotraumen** in folgenden Bereichen kommen:
- **Mittelohr/Trommelfell:** Durch eine Abnahme des Luftvolumens im Mittelohr kommt es zu starken Schmerzen des Trommelfells, da sich dieses immer weiter nach innen wölbt. Abhilfe schafft hier das **Valsalva-Manöver,** bei dem der Taucher sich die Nase zuhält und gegen die geschlossene Nase ausatmet (➤ Abb. 43.4). Hierdurch wird die Eustachi-Röhre **(Tuba auditiva)** geöffnet und Luft kann ins Mittelohr gelangen, wodurch

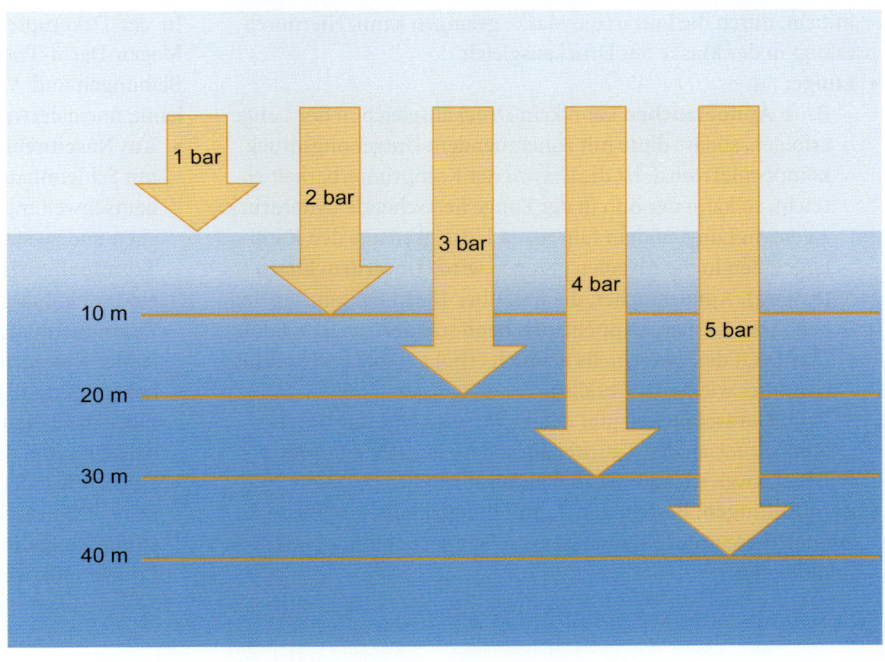

Abb. 43.3 Druckverhältnisse in verschiedenen Wassertiefen [P100/L143]

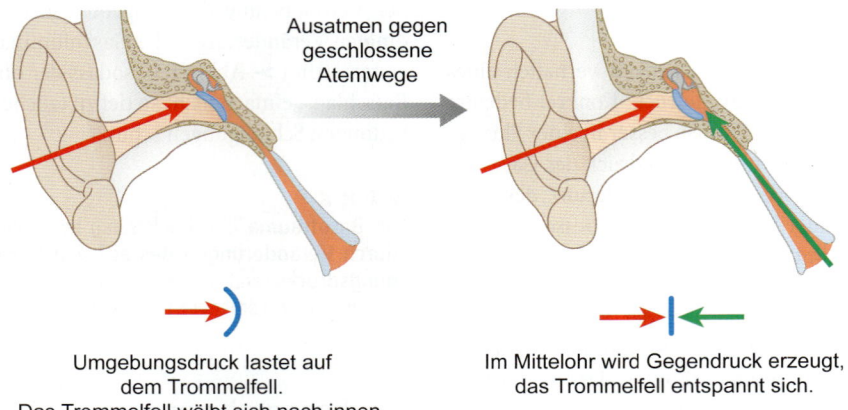

Abb. 43.4 Valsalva-Manöver [P100/L143]

ein Gegendruck erzeugt wird, sodass sich das Trommelfell wieder entspannen kann. Das Valsalva-Manöver wird umgangssprachlich oft als „Druckausgleich" bezeichnet. Voraussetzung hierfür ist, dass die Schleimhäute nicht zu stark geschwollen sind, wie das z. B. bei einer Allergie oder einem grippalen Infekt der Fall sein kann.

- **Innenohr:** Sehr selten kann es auch zu einem Barotrauma des Innenohrs mit Ruptur der Rundfenstermembran kommen. Typische Symptome sind Schwindel, Hörverlust und Tinnitus.
- **Nasennebenhöhlen:** Ähnlich wie im Mittelohr kann Unterdruck in den Nasennebenhöhlen zu Schmerzen führen, wobei es auch zu Blutungen kommen kann. Da die Nasennebenhöhlen mit dem Nasen-Rachenraum verbunden sind, werden sie beim Valsalva-Manöver automatisch mitbelüftet.
- **Tauchermaske:** Auch in der Tauchermaske entsteht ein Unterdruck, der im schlimmsten Fall zu Augenschäden führen kann. Aus diesem Grund schließen Tauchermasken immer die Nase mit ein, durch die Luft in die Maske gelangen kann. Hierdurch erfolgt in der Maske der Druckausgleich.
- **Lunge:**
  – Beim **Apnoetauchen** kann kein Druckausgleich in der Lunge erfolgen, sodass diese mit zunehmendem Umgebungsdruck komprimiert wird. Ist die Grenze der Komprimierbarkeit erreicht, so kann der nun in der Lunge herrschende Unterdruck zu einem Lungenödem führen, da Flüssigkeit aus den Kapillargefäßen in die Alveolen gezogen wird (**Unterdruckbarotrauma**). Apnoetaucher, die weit über 100 m tief tauchen, haben ihren Körper zuvor entsprechend trainiert, so ist z. B. die Elastizität des Zwerchfells deutlich erhöht. Trotzdem kommt es immer wieder zu Unfällen.
  – Beim **Gerätetauchen** gibt der Atemregler Luft mit Umgebungsdruck an den Taucher ab, sodass in jeder Tiefe der Druckausgleich automatisch gegeben ist.
- **Zahnfüllungen:** Bestehen in Zahnfüllungen Lufteinschlüsse, so können diese unter Kompression zu Schmerzen führen oder gar implodieren.

Isopression (Tauchen auf gleich bleibender Tiefe)

In der Phase der Isopression ist der Umgebungsdruck zwar konstant, aber generell erhöht und mit ihm die Löslichkeit der eingeatmeten Gase. Im Falle von Pressluft führt dieses Phänomen mit zunehmender Dauer zu einer **Aufsättigung von Blut und Geweben mit Stickstoff**. Dies begünstigt das Auftreten einer Dekompressions- oder Caissonkrankheit (**DCS**) (➤ Kap. 43.1.4).

Zudem werden die Atemgase mit Erhöhung des Partialdrucks zunehmend reaktionsfreudig, sodass es sowohl zu einer **Stickstoff-** als auch zu einer **Sauerstoffvergiftung** kommen kann. Die Stickstoffvergiftung zeigt sich in Form eines **Tiefenrauschs** (➤ Kap. 43.1.4).

Dekompression (Auftauchen)

Probleme durch Druckveränderungen

In der Dekompressionsphase dehnt sich die Luft wieder aus. Im Magen-Darm-Trakt führt die Zunahme des Gasvolumens u. U. zu Blähungen und Aufstoßen, was theoretisch Erbrechen begünstigen kann, normalerweise aber keine Probleme verursacht.

- Aus **Nasennebenhöhlen und Mittelohr** entweicht die Luft über mit Schleimhaut ausgekleidete Öffnungen. Liegt eine Schleimhautschwellung vor, so kann die Luft u. U. nicht mehr entweichen und zu starken Schmerzen bzw. Verletzungen wie einem **Trommelfellriss (Barotrauma des Mittelohrs)** führen. Auch ein Innenohrbarotrauma ist möglich, jedoch selten. In diesem Zusammenhang kann die Anwendung kurzwirksamer abschwellender Nasentropfen vor dem Tauchgang fatale Auswirkungen haben, wenn nämlich das Abtauchen zwar noch problemlos möglich ist, dann aber die Wirkung der Tropfen unter Wasser nachlässt und die Schleimhäute wieder anschwellen.
- Hinsichtlich der **Lunge** gibt es beim Apnoetauchen zunächst keine Probleme, jedoch besteht beim Gerätetauchen unter bestimmten Bedingungen die Gefahr eines **Pneumothorax.** Diese Problematik wird im ➤ Kap. 43.1.4 genauer beleuchtet.

MERKE

Als **Inertgase** bezeichnet man in der Medizin Gase, die nicht oder nur sehr langsam verstoffwechselt werden. Beim Gerätetauchen handelt es sich i. d. R. um **Stickstoff**. Dieser kann sich mit zunehmender Tauchtiefe und -dauer in Blut und Gewebe ansammeln und bei zu raschem Auftauchen wieder ausperlen. Hierdurch kommt es zur **Taucherkrankheit (DCS)**, auf welche im ➤ Kap. 43.1.4 näher eingegangen wird.

43.1.3 Tauchunfälle beim Apnoetauchen und Schnorcheln

Apnoetauchen

Der Begriff **Apnoe** bezeichnet den **Atemstillstand.** Im Tauchsport bezeichnet der Begriff eine Variante des Tauchens, bei der ausschließlich mit einem Atemzug, durch Luftanhalten, getaucht wird. Prinzipiell gehört auch das Streckentauchen im Schwimmbad zum Apnoetauchen, bekannter jedoch sind die sportlich organisierten Tieftauchwettbewerbe, bei denen die Taucher unter verschiedenen Bedingungen versuchen, eine möglichst große Tiefe zu erreichen. Die **Extremsportvariante** geht über die Grenzen normaler körperlicher Belastbarkeit hinaus und erfordert ein extremes Training. Der Weltrekord liegt jenseits der 200 m-Marke. Blackouts und hypoxisch bedingte Krampfanfälle kommen häufig vor.

Schwimmbad-Blackout

Als **Schwimmbad-Blackout** bezeichnet man eine Bewusstlosigkeit, die üblicherweise während des **Streckentauchens** ohne Warnsymptome durch plötzlichen O_2-Mangel des zentralen Nervensystems auftritt. Bei vielen Menschen besteht der Irrglaube, durch tiefes Ein- und Ausatmen vor dem Tauchgang die Sauerstoffreserven des Körpers auffüllen zu können. Eine gute SpO_2 wird jedoch durch Hyperventilation nicht wesentlich verbessert, allerdings wird vermehrt CO_2 abgeatmet. Da der Atemantrieb im Normalfall primär durch den Kohlendioxid-Partialdruck (pCO_2) im Blut bestimmt wird, führt eine Hyper-

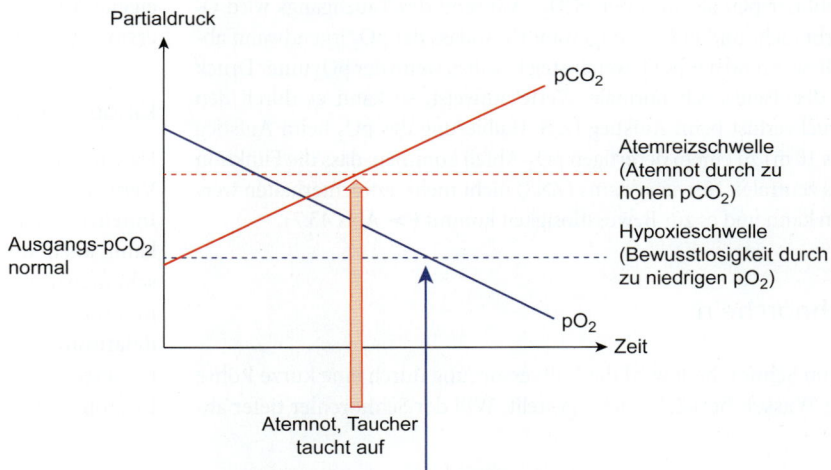

Abb. 43.5 Normaler Verlauf von pO_2 und pCO_2 ohne Hyperventilation (vereinfachtes Schema) [P100/L143]

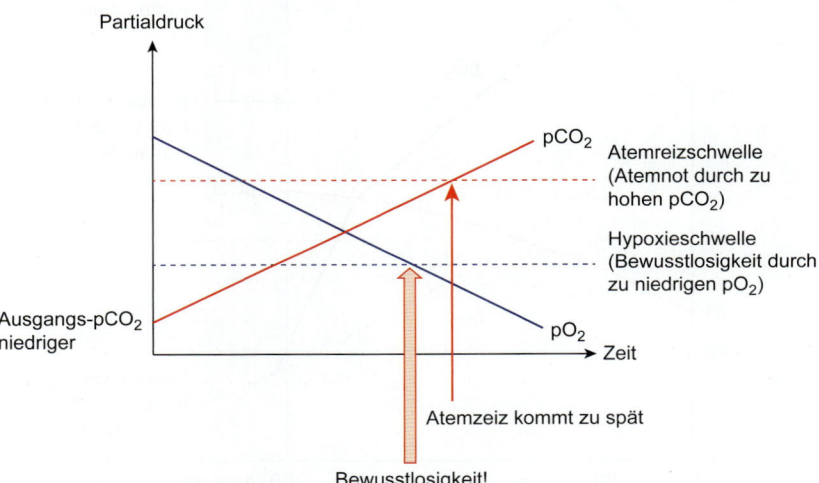

Abb. 43.6 Verlauf von pO_2 und pCO_2 nach Hyperventilation (vereinfachtes Schema). Durch den niedrigeren Ausgangs-pCO_2 setzt der Atemreiz zu spät ein. [P100/L143]

ventilation vor dem Tauchgang tatsächlich dazu, dass die Atemnot unter Wasser erst später einsetzt. Trotzdem wird kontinuierlich weiter Sauerstoff verbraucht. Sinkt die Sauerstoffkonzentration bzw. der pO_2 unter die **Hypoxieschwelle,** kommt es zur Bewusstlosigkeit. Dies kann passieren, ohne dass der Taucher Atemnot verspürt, da der pCO_2 durch die zuvor durchgeführte Hyperventilation u. U. noch immer unter der **Atemreizschwelle** liegt und erst deutlich verzögert ansteigt. Die Grafiken (➤ Abb. 43.5, ➤ Abb. 43.6) verdeutlichen diesen Zusammenhang. Interessant hierbei ist: Bei trainierten Tauchern liegt die CO_2-Toleranz u. U. höher, sodass der Schwimmbad-Blackout auch ohne vorherige Hyperventilation eintreten kann.

Aufstiegs-Blackout (früher: Flachwasser-Ohnmacht)

Eine Bewusstlosigkeit, die während der Auftauchphase eines Apnoe-**Tieftauchgangs** in geringer Wassertiefe durch plötzlichen O_2-Mangel des zentralen Nervensystems auftritt, nennt man **Aufstiegs-Blackout,** eine ältere Bezeichnung hierfür ist „Flachwasser-Ohnmacht". Der Aufstiegs-Blackout tritt i. d. R. ohne vorherige Warnsymptome auf. Beim Abtauchen steigen parallel zum Umgebungsdruck zunächst sowohl der pO_2 als auch der pCO_2. Während des Tauchgangs wird O_2 verbraucht und in CO_2 umgewandelt, sodass der pO_2 irgendwann abfällt, während der pCO_2 weiter steigt. Selbst, wenn der pO_2 unter Druck in der Tiefe noch normale Werte aufweist, so kann es durch den Druckverlust beim Aufstieg (z. B. Halbierung des pO_2 beim Aufstieg aus 10 m) zu einem derartigen pO_2-Abfall kommen, dass die Funktion des zentralen Nervensystems (ZNS) nicht mehr aufrechterhalten werden kann und es zur Bewusstlosigkeit kommt (➤ Abb. 43.7).

Schnorcheln

Beim Schnorcheln wird die Luftversorgung durch eine kurze Röhre zur Wasseroberfläche sichergestellt. Will der Schnorchler tiefer abtauchen, so wird er zum Apnoetaucher, da er dann die Luft anhalten muss. Zusätzlich zu den Tauchunfällen, die beim Apnoe-Tauchen auftreten können, gibt es jedoch noch spezifische Besonderheiten:

Schnorchelverlängerung

Die Länge eines Schnorchels überschreitet für gewöhnlich nicht die 35 cm. Verlängert man den Schnorchel, z. B. durch das Anmontieren von Plastikrohren, so nimmt beim Abtauchen der Druck auf den Thorax bzw. die Lungen zu. Da die Atemwege zusammen mit dem Schnorchel allerdings ein offenes System bilden, dessen Ende an der Wasseroberfläche liegt, befindet sich in den Atemwegen immer nur der dort herrschende Druck von 1 bar. Dieser Druckunterschied kann zum einen dazu führen, dass eine **Inspiration nicht mehr möglich** ist, zum anderen kann es durch den Unterdruck in der Lunge zu einem **Lungenödem** kommen. Außerdem wird durch die Schnorchelverlängerung der funktionelle **Totraum** vergrößert, sodass letztendlich eine **Pendelatmung** droht, bei der nur noch die eigene Ausatemluft wiedereingeatmet wird, ohne an frischen Sauerstoff zu gelangen.

Kinder- und Erwachsenenschnorchel

Da Kinder generell ein geringeres Atemzugvolumen haben, ist die Verwendung spezieller Kinderschnorchel mit einem angepassten Innenvolumen nötig. Genau wie bei der Schnorchelverlängerung kann auch die Benutzung eines herkömmlichen Erwachsenenschnorchels durch Kinder zu einer übermäßigen Vergrößerung des funktionellen Totraums führen. Hierdurch kommt es zu einer **Pendelatmung,** bei der die verbrauchte Luft im Schnorchel hin- und hergeschoben wird, ohne dass Frischluft in die Atemwege gelangt. Es drohen Hypoxie und Hyperkapnie.

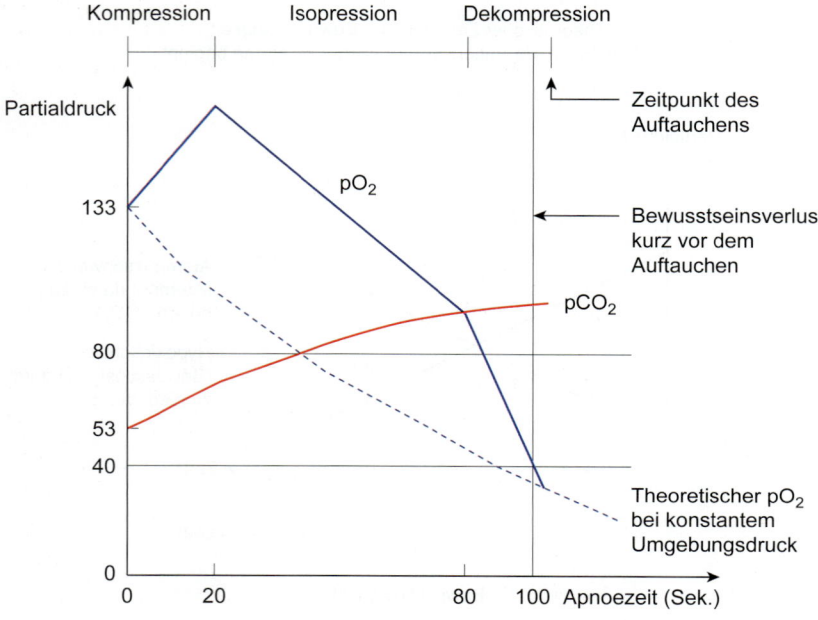

Abb. 43.7 Aufstiegs-Blackout [P100/L143]

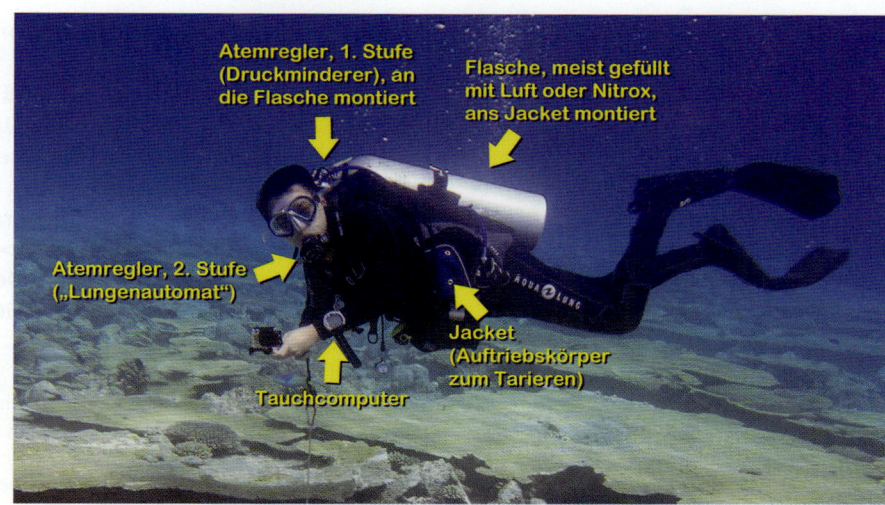

Abb. 43.8 Sporttaucher unter Wasser [P100]

ACHTUNG

CO_2-Retention beim Schnorcheln

Wird ein Schnorchel über das vorgesehene Maß hinaus verlängert oder benutzt ein kleines Kind zum Schnorcheln einen Erwachsenenschnorchel, so vergrößert sich der funktionelle Totraum der Atemwege. Es kann zur **CO_2-Narkose** durch **Hyperkapnie** kommen.

43.1.4 Tauchunfälle beim Gerätetauchen

Tauchausrüstung

Beim Gerätetauchen nimmt der Taucher komprimierte Atemluft mit, die über den Atemregler mit dem gleichen Druck abgegeben wird, der in der Umgebung herrscht. Um den Auftrieb regulieren zu können nutzt der Taucher eine aufblasbare Weste, das **Jacket**, das ebenfalls mit Luft aus der Flasche befüllt wird (➤ Abb. 43.8). Ein Tauchcomputer liefert wichtige Informationen wie Tauchtiefe und -zeit, zeichnet den Tiefenverlauf auf und hilft dabei, Tauchunfälle zu vermeiden. Durch Kälte und Druck kommt es zur **Taucherdiurese**, wobei der Taucher vermehrt Urin produziert und das im Kreislauf zirkulierende Volumen abnimmt. Der Tauchanzug dient dem Kälteschutz.

PRAXISTIPP

Bei allen Tauchunfällen kann allein oder zusätzlich ein **Ertrinkungsunfall** vorliegen. Tauch- und Ertrinkungsunfälle können immer auch **Folge** eines anderen medizinischen Notfalls sein (z. B. Hypoglykämie, Krampfanfall).

Verschiedene Atemgasgemische

Normalerweise benutzen Taucher normale Umgebungsluft, die gefiltert und mittels eines Kompressors in Flaschen von meistens 10, 12 oder 15 l mit einem Druck von 200 bar, seltener auch 300 bar gefüllt wird. Die Zusammensetzung entspricht also der Luft mit ca. 78 % Stickstoff, 21 % Sauerstoff und 1 % Restgasen. Um den Stickstoffanteil zu reduzieren, gibt es Gase mit erhöhtem Sauerstoffanteil, diese werden als **Nitrox** bezeichnet. Die Kurzform ist **EAN** (Enriched Air Nitrox). EAN32 wäre beispielsweise ein Gemisch mit 32 % Sauerstoffanteil. Technische Taucher (Tech-Diver) nutzen weitere Gasgemische, mit denen ein Tauchen in weitaus größere Tiefen möglich ist. Eine detaillierte Betrachtung führt jedoch für den normalen Rettungsdienst zu weit.

Es liegen Einzelfallberichte über verunreinigte Gase vor, die z. B. Kohlenmonoxid oder Allergene in schädlicher Konzentration enthalten haben. Dies ist sehr selten, sollte aber im Hinterkopf behalten werden.

Tiefenrausch (Stickstoffintoxikation)

Stickstoff ist im menschlichen Körper sehr reaktionsträge. Ab einem Partialdruck von ca. 3,2 bar (Tauchtiefe von ca. 31 m) können sich jedoch Symptome einstellen, die denen eines Alkoholrauschs ähneln. Die Schwelle ist schwierig vorauszubestimmen und weist bei verschiedenen Personen sowie in Abhängigkeit von der Tagesform teilweise deutliche Unterschiede auf. Es können Euphorie, Selbstüberschätzung und Verwirrtheit folgen. Im schlimmsten Fall führen Fehlhandlungen unter Wasser zum Ertrinken oder zu einem unkontrollierten Notaufstieg.

Zur Vermeidung eines Tiefenrauschs liegt die empfohlene **Sporttauchergrenze** (für Tauchen mit Pressluft) je nach Tauchausbildungsorganisation **zwischen 30 und 40 m**.

SCHLAGWORT

Tiefenrausch

Pathophysiologie
- Zentralnervöse Wirkungen des fettlöslichen Stickstoffs an Membranen von Nervenzellen ab einem (pN_2) von ca. 3,2 bar
- Eintritt unvorhersehbar, Empfindlichkeit zwischen verschiedenen Tauchern aber auch bei derselben Person zu verschiedenen Zeitpunkten stark variierend. Wahrscheinlichkeit des Auftretens steigt mit zunehmender Tauchtiefe.

Symptome
- Ähnlich den Symptomen eines Alkoholrauschs
- Vom Taucher oft subjektiv nicht wahrgenommen
- Tunnelblick
- Euphorie
- Angstzustände

- Logisches Denken und Urteilsvermögen herabgesetzt
- Selbstüberschätzung
- Lebensgefährliche Fehlhandlungen

Gefahren
- Ertrinken (s. u.)
- Unkontrollierter Aufstieg mit Tauchunfall (DCI, s. u.)

Sauerstoffintoxikation

Sauerstoff wirkt ab einem Partialdruck von ca. 1,7 bar toxisch auf das zentrale Nervensystem. Auch hier sind die inter- und intraindividuellen Grenzen sehr variabel. Im Gegensatz zum Tiefenrausch führt die Sauerstoffintoxikation eher zu einer Erregung (**Exzitation**) des ZNS bis hin zu zerebralen Krampfanfällen (**Paul-Bert-Effekt**). Mit Pressluft würde die ZNS-toxische Grenze erst ab einer Tiefe von ca. 80 m erreicht, liegt also jenseits der Sporttauchergrenze. Durch Gasgemische mit erhöhtem O_2-Anteil ist jedoch auch eine O_2-Intoxikation bereits in deutlich geringeren Tiefen möglich.

Sauerstoff hat zudem auch eine toxische Wirkung auf die Lunge (**Lorrain-Smith-Effekt**), die bereits bei einem pO_2 von 0,5 bar eintreten kann, jedoch nur bei sehr langer Einwirkung, sodass dieses Phänomen beim Tauchen zu vernachlässigen ist.

SCHLAGWORT
Sauerstoffintoxikation

Pathophysiologie
- Exzitatorische Wirkungen des Sauerstoffs auf das ZNS ab einem pO_2 von ca. 1,7 bar
- Eintritt unvorhersehbar, Empfindlichkeit zwischen verschiedenen Tauchern aber auch bei derselben Person zu verschiedenen Zeiten variierend
- Nur zu erwarten bei Atemgasgemischen mit erhöhtem O_2-Anteil

Symptome
- Tunnelblick
- Ohrgeräusche
- Übelkeit, Erbrechen
- Schwindel
- Persönlichkeitsveränderungen
- Erregung, Angst
- Verwirrtheit
- Krampfanfall

Gefahren
- Ertrinken (s. u.), v. a. bei Krampfanfall unter Wasser
- Fehlhandlungen mit unkontrolliertem (Not-)Aufstieg und Tauchunfall (DCI, s. u.)

Dekompressionsunfall (Decompression Illness, DCI)

Unter dem Begriff **Dekompressionsunfall** werden die Entitäten **Decompression Sickness (DCS), pulmonales Barotrauma (PBT)** und **arterielle Gasembolie (AGE)** zusammengefasst, da sie sich gegenseitig bedingen können und ähnlich therapiert werden. Im englischen Sprachgebrauch lautet die Abkürzung für den Dekompressionsunfall **DCI** (➤ Abb. 43.9) und steht für die weitgehend synonymen Begriffe **Decompression Illness, Decompression Injury** bzw. **Decompression Incident.**

MERKE
Jede nicht anders hinreichend erklärbare Symptomatik, die **innerhalb von 24 Std. nach einem Tauchgang** auftritt, ist bis zum Beweis des Gegenteils als Tauchunfall zu werten.
Die Verdachtsdiagnose „Tauchunfall" ist beim Vorliegen folgender Voraussetzungen wahrscheinlich:
- Es wurde **unter Wasser** Luft oder ein anderes Atemgas/-gemisch **geatmet**, z. B. aus einem Tauchgerät oder aus einer anderen Luftansammlung (z. B. Wrack, Höhle).

oder
- Es wurden Apnoe-Tauchgänge durchgeführt (i. d. R. mehrere tiefe Tauchgänge).

und
- es liegen milde und/oder schwere **Symptome** vor (s. u.).

Decompression Sickness (DCS)

ACHTUNG
Das häufigste Inertgas ist **der Stickstoff,** weshalb er im Text stellvertretend für alle Inertgase genannt wird. Prinzipiell sind aber auch je nach Gasgemisch andere Inertgase mit ähnlicher Wirkung denkbar.

Häufig verwendete Synonyme für die DCS sind **Dekompressionskrankheit, Taucherkrankheit** und **Caisson-Krankheit.** Mit zunehmender Tiefe und Dauer des Tauchgangs sammelt sich aufgrund des erhöhten pN_2 Stickstoff in Blut und Geweben an. Die Gewebe sättigen dabei mit unterschiedlichen Geschwindigkeiten auf. Beim zu schnellem Auftauchen nimmt der Umgebungsdruck so schnell ab, dass **Stickstoffbläschen im Blut und in den Geweben ausperlen** können. Man spricht veranschaulichend vom **Sprudelflascheneffekt,** da auch im Sprudel Gas unter Druck gelöst ist und der Druck durch das Öffnen der Flasche schlagartig entweicht. Da das Ausperlen des Gases in verschiedenen Geweben erfolgen kann, entstehen unterschiedliche Symptome. Perlt der Stickstoff in der Haut aus, kann es durch Rei-

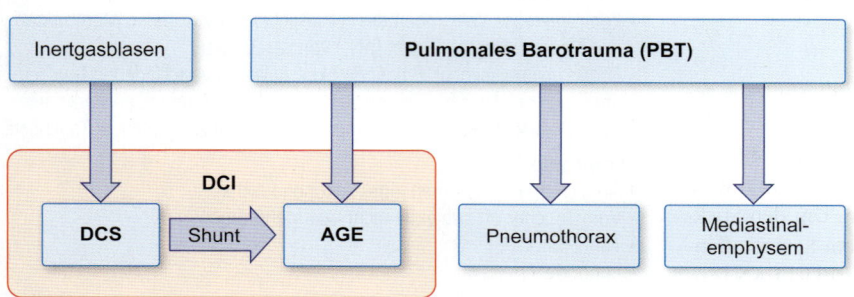

Abb. 43.9 Überblick über die Zusammenhänge bei der DCI [P100/L143]

zung dort liegender Nervenenden zum Jucken kommen, man bezeichnet dieses Phänomen auch als **Taucherflöhe.** Kommen sichtbare Hautveränderungen (i. d. R. rötliche Flecken) hinzu, gelten die Symptome bereits als schwer. Auch Gelenkschmerzen sind häufig, sog. **Bends.** Kleinere Gasblasen im Blut entstehen meist im venösen Niederdrucksystem und können zum Großteil von der Lunge herausgefiltert und verzögert abgeatmet werden. Es kann aber auch zu Mikroembolien im Kapillarbett verschiedener Organe kommen. Besonders gefürchtet ist der Übertritt von Gasblasen aus dem venösen in das arterielle System, wie z. B. bei einem offenen Foramen ovale **(persistierendes Foramen ovale, PFO)** vorkommen kann. Man spricht bei der Umgehung des Lungenkreislaufs auch von einem **Shunt-Mechanismus.** Es kann hierdurch zu einer **paradoxen Embolie** (➤ Kap. 27.3.2) kommen, in diesem Fall zu einer **arteriellen Gasembolie (AGE).** Hierdurch können auch größere Gasblasen zirkulieren und zu Embolien verschiedener Gewebe und Organe führen.

ACHTUNG
Die Symptome einer DCS treten meist erst mit einigen Minuten Verzögerung auf, sodass der Taucher, wenn er den Rettungsdienst alarmiert, u. U. sogar wieder zu Hause ist.

SCHLAGWORT
Mögliche Symptome der DCS

Milde Symptome
- Auffällige Müdigkeit
- Hautjucken („Taucherflöhe")

mit vollständiger oder fast vollständiger Rückbildung innerhalb von 30 Min. nach Einleiten der spezifischen Erste-Hilfe-Maßnahmen

Schwere Symptome
- Hautflecken und -veränderungen
- Schmerzen (z. B. Gelenkschmerzen, „Bends")
- Atembeschwerden
- Neurologische Symptome wie
  - Parästhesien („Ameisenlaufen")
  - Seh-, Hör-, Sprachstörungen,
  - Schwindel, Übelkeit
  - Taubheitsgefühl
  - Körperliche Schwäche, Lähmungen, Blasenentleerungsstörungen
  - Bewusstseinsstörungen, Bewusstlosigkeit
- Fortbestehen milder Symptome über 30 Min. trotz Sauerstoff- und Volumengabe

Pulmonales Barotrauma (PBT)

In der Dekompressionsphase dehnt sich das in der Lunge vorhandene Atemgas aus. Kann die Luft nicht entweichen, kommt es zu einer Überdehnung des Lungengewebes, das letztlich zerreißen kann. Insbesondere **zwei Mechanismen** sind hierfür verantwortlich:
- Ein **Stimmritzenkrampf (Laryngospasmus),** der z. B. aus Panik bei einem Notaufstieg und/oder durch Aspiration von Wasser entstehen kann, verhindert die Abatmung von Luft aus der gesamten Lunge. Wird die Dehnbarkeit der Lunge an einer Stelle überschritten, kommt es dort zur Ruptur.
- Bei einem **Lungenemphysem** liegen überblähte, dünnwandige Areale vor, **Emphysembullae** (= „Blasen", ➤ Kap. 28.2.2). In diesen Bullae kann sich Luft im Sinne eines „Air Trappings" verfangen und nicht oder nicht schnell genug entweichen. Hierdurch kann es zur Ruptur der Bulla kommen.

Eine Ruptur der Lunge im Bereich der Pleura führt i. d. R. zu einem **Pneumothorax.** Entsteht dieser bereits in größerer Wassertiefe, so kann die weitere Dekompression beim Aufstieg die Entwicklung eines **Spannungspneumothorax** stark beschleunigen. Auch die Entstehung eines **Mediastinalemphysems** ist möglich. Breitet sich die Luft bis unter die Haut aus, ist ein tastbares **Hautemphysem** praktisch beweisend.

Kommt es neben der Verletzung der Lunge ebenfalls zur Ruptur benachbarter Blutgefäße, so kann Atemgas in das Blutgefäßsystem eingeschwemmt werden und auf diese Weise zu einer arteriellen Gasembolie (AGE, s. u.) führen. Nach einer maximal tiefen Einatmung ist ein PBT auch in flachem Wasser, z. B. bei der Ausbildung im Schwimmbad, denkbar.

Arterielle Gasembolie (AGE)

Bei einer arteriellen Gasembolie gelangt Gas in die Arterien des großen Kreislaufs und kann somit in verschiedenen Arealen zu **akuten Durchblutungsstörungen** führen.

- Durch die **DCS** entstehen Gasblasen zunächst im venösen System. Liegt ein Rechts-links-Shunt vor, z. B. bei einer Verbindung zwischen den Vorhöfen (persistierendes Foramen ovale, PFO), so können die Gasblasen unter Umgehung des Lungenkreislaufs direkt in das linke Herz und von dort aus ins arterielle System gelangen. Möglicherweise findet auch beim Gesunden zumindest teilweise eine direkte Passage von Luftbläschen durch den apikalen Lungenkreislauf statt.
- Die zweite Ursache ist **ein pulmonales Barotrauma (PBT)** mit einer Ruptur der Lunge im Hilusbereich, wenn z. B. Luft direkt aus dem verletzten Bereich in die Lungenvenen eingeschwemmt wird. Von hier gelangt sie in den linken Vorhof und somit in den arteriellen Körperkreislauf.

Besonders gefürchtet ist die **zerebrale Gasembolie (CAGE),** bei der die Blasen hirnzuführende Gefäße verstopfen und auf diese Weise zu einem Apoplex führen können.

Die Symptomatik ist je nach Ort und Ausmaß der Embolie(n) sehr variabel und oft nicht von den Symptomen einer DCS zu unterscheiden.

Allgemeine Maßnahmen beim Tauchunfall

Da die verschiedenen Tauchunfälle zahlreiche Gemeinsamkeiten aufweisen und zudem mehrere verschiedene Ursachen gleichzeitig bzw. an verschiedenen Körperregionen auftreten können, ist es sinnvoll, die Therapie als Gesamtkonzept zu betrachten.

PRAXISTIPP
An den Buddy denken!

Tauchen ist ein Partnersport. Bei jedem Tauchunfall kann daher prinzipiell auch der **Tauchpartner** („Buddy") des Patienten mitbetroffen sein.

Die zwei wichtigsten spezifischen Maßnahmen bei allen Tauchunfällen sind **Sauerstoffgabe** und **Volumentherapie**. Durch die Volumengabe wird die Stickstoffkonzentration im Blut schlichtweg verdünnt. Zudem ist beim Taucher immer von einem latenten Volumenmangel auszugehen. Auch beim Spannungspneumothorax ist Volumen hilfreich, um die durch Mediastinalverschiebung und Kompression der V. cava beeinträchtigte Vorlast zu verbessern. Sauerstoff hingegen hat neben den offensichtlichen Vorteilen im Falle eines Ertrinkungsgeschehens, eines Pneumothorax oder einer Gewebeischämie bei der AGE die Funktion, den Abtransport von Stickstoff zu erleichtern. Es kommt aufgrund der unterschiedlichen Konzentrationsgefälle hierbei zu einer Diffusion von Sauerstoff in die Stickstoffbläschen, aus denen im Gegenzug Stickstoff herausdiffundiert.

> **ACHTUNG**
>
> Beim Tauchunfall ist – unabhängig vom zuvor geatmeten Gasgemisch – immer eine **sofortige Sauerstoffgabe mit maximaler Konzentration** indiziert! Auch bei begrenztem O_2-Vorrat soll so lange wie möglich 100 % O_2 geatmet werden unter Inkaufnahme, dass der Transport mit Luftatmung zu Ende geführt werden muss.

> **SCHLAGWORT**
> **Maßnahmen beim Tauchunfall**
>
> **Monitoring**
> - AF, SpO_2, Rekapillarisierungszeit, Puls (peripher/zentral), RR, BZ, GCS, EKG, Temperatur
>
> **Basismaßnahmen und Lagerung**
> - Sofern noch nicht erfolgt: Rettung unter Beachtung des Eigenschutzes nach den Prinzipien des Ertrinkungsunfalls (➤ Kap. 43.2.4).
> - Bewusstseinskontrolle (ansprechen, Orientiertheit prüfen, Pupillenkontrolle)
> - „Treat first, what kills first": Bei Bewusstlosigkeit bzw. Atemstillstand zunächst vorgehen nach aktuell gültigen Reanimationsleitlinien.
> - Ein Ertrinkungsunfall kann bei Tauchern allein oder zusätzlich zum Tauchunfall vorliegen und muss immer mitbedacht werden.
> - Lagerung nach notfallmedizinischen Standards:
>   - Flachlagerung anstreben. Nicht gegen den Willen des Patienten. Bei Bewusstlosigkeit stabile Seitenlagerung bzw. flache Rückenlagerung falls CPR indiziert
>   - Keine Kopftieflagerung!
>   - Patient möglichst wenig bewegen! (**Cave:** Gasblasen, Hypothermie, Verletzung!)
> - Sauerstoffgabe mit maximaler Konzentration, z. B. dicht sitzende Maske mit Demand-Ventil, mindestens Inhalationsmaske mit O_2-Reservoir und maximalem Flow
> - Bei respiratorischer Insuffizienz und ausreichender Vigilanz mit vollständig erhaltenen Schutzreflexen ist eine nichtinvasive Beatmung bzw. Masken-CPAP der Intubation vorzuziehen, um die neurologische Verlaufsbeurteilung nicht zu verschleiern.
> - Für Untersuchung und Monitoring muss der Tauchanzug entfernt werden. Hierbei ist auf den richtigen Wärmehaushalt des Tauchers zu achten: Sowohl Unterkühlung als auch Überwärmung müssen vermieden werden.
>   - Tauchanzug entfernen (lassen). Ein bewusstseinsklarer, orientierter Taucher ohne Hinweise auf Verletzungen tut dies am besten selbst bzw. mithilfe seines Tauchpartners. Taucheranzug im Notfall aufschneiden.
>   - Patient abtrocknen und in vorgeheizten RTW bringen, ggf. mit Decken versorgen.
> - Auskultation, Perkussion. Insbesondere: Hinweis auf (Spannungs-)Pneumothorax?
>   - **Cave:** Ein einseitig abgeschwächtes/fehlendes Atemgeräusch kann auch von der Verlegung eines Bronchus herrühren, wie sie bei der Aspiration von Wasser bzw. Mageninhalt auftreten kann! Vor der Entscheidung zur Thoraxdrainage sollten weitere Zeichen eines Spannungspneus evaluiert werden, z. B. zunehmende Schockzeichen bei gleichzeitiger oberer Einflussstauung, Überblähung der betroffenen Seite, Entwicklung eines Hautemphysems etc.
> - Orientierende neurologische Untersuchung und Dokumentation:
>   - Glasgow Coma Scale
>   - Orientiert zu Person, Situation, Zeit und Ort?
>   - Prüfung von Motorik und Sensibilität
>   - Prüfung der Hirnnerven inkl. Pupillenkontrolle
>   - Babinski-Reflex
>
> **Erweiterte Maßnahmen**
> - i.v. Zugang und ggf. Laborblutentnahme
> - Nach i.v. Zugang Gabe von 500–1000 ml balancierte Vollelektrolytlösung in der ersten Stunde. Keine reinen Glukoselösungen verwenden!
>   - **Hinweis:** Tauchern ohne Gefahr der Bewusstseinstrübung wird als Erste-Hilfe-Maßnahme empfohlen, kohlensäure- und alkoholfreie Getränke zu sich zu nehmen.
> - Bei Spannungspneumothorax frühzeitige Entlastung, z. B. mittels Nadelpunktion nach Monaldi, ggf. Anlage einer Bülau-Drainage, z. B. bei bevorstehendem RTH-Transport (Gefahr: Abnahme des Umgebungsdrucks beim RTH-Aufstieg → Zunahme des Pneus)
> - Im Falle einer Intubation:
>   - Immer 100 % Sauerstoff geben.
>   - Wenn Pneumothorax vorliegt: Bülau-Drainage durch Notarzt.
> - Tauchcomputer sicherstellen, enthält u. U. wichtige Informationen zum Tauchgangsverlauf.
> - Abwägung, ob der Tauchpartner ebenfalls durch einen tauchmedizinisch erfahrenen Arzt untersucht und ggf. behandelt werden muss
> - Ärztliche Entscheidung ob Transport in eine Druckkammer indiziert ist:
>   - Gegebenenfalls Beratung durch Taucherarzt einer tauchmedizinischen Hotline
>   - Schnellstes und schonendstes Transportmittel wählen. Bei RTH-Transport möglichst niedrige Flughöhe einhalten.
> - Weitere Behandlung je nach vorliegender Klinik gemäß notfallmedizinischen Standards
> - Weitere (z. B. internistische/neurologische) Primärursachen für den Tauchunfall in die differenzialdiagnostischen Erwägungen einbeziehen!
> - Patienten auch bei milden Symptomen grundsätzlich ins Krankenhaus bringen zur Verlaufsbeobachtung. Bei Transportverweigerung (nur möglich bei vollorientierten Patienten) entsprechende ärztliche Aufklärung und Dokumentation

> **PRAXISTIPP**
> **Tauchmedizinische Hotlines**
> - Nationale DAN-Hotline für Deutschland und Österreich: 00800 326 668 783 (00800 DAN NOTRUF) (DAN = Divers Alert Network)
> - VDST-Hotline: 0049 69 800 88 616
> - Ansprechstelle des Schifffahrtmedizinischen Instituts der Marine: 0049 431 5409 1441
> - Taucherhotline von aqua med: 0049 700 348 354 63
> - Internationale DAN-Hotline: 0039 06 4211 8685 oder -5685
>
> Aktuelle Druckkammerlisten auf www.gtuem.org (letzter Zugriff: 15.8.2015)

Immersions-Lungenödem

Das Immersions-Lungenödem stellt eine Besonderheit dar und kann sowohl beim Tauchen als auch bei anderen Aktivitäten im Wasser auftreten, bei denen sich ein Großteil des Körpers unter Wasser befindet. Hierbei kommt es durch den Wasserdruck zu einer Kompression des venösen Systems mit einer **Erhöhung der kardialen Vorlast.** Insbesondere bei Hypertonikern und Patienten mit Herzinsuffizienz kann dies zu einem akuten Lungenödem führen. Denkbar ist auch das Auftreten beispielsweise **bei der Wassergymnastik** (z. B. Reha-Sport bei bereits kardial vorbelasteten Patienten). Neben dem sofortigen **Retten des Patienten aus dem Wasser** gelten die Prinzipien zur Behandlung des kardialen Lungenödems (➤ Kap. 27.2.6).

43.2 Ertrinkungsunfälle

43.2.1 Ursachen

Die meisten Ertrinkungsunfälle ereignen sich in heißen Sommermonaten an unbewachten Binnengewässern. Zirka 80 % der Ertrunkenen sind männlich, was einer erhöhten Risikobereitschaft zugeschrieben wird. Oft gehen Menschen an Stellen baden, die aufgrund Strömung oder anderer Gefahren nicht zum Schwimmen zugelassen sind. Mehr als die Hälfte der Ertrunkenen sind älter als 50 Jahre, hier spielen vermutlich körperliche Faktoren und Vorerkrankungen die Hauptrolle.

43.2.2 Definitionen und Begrifflichkeiten

Im deutschen medizinischen Sprachgebrauch bezeichnet man als **Ertrinken** den **Tod durch Ersticken infolge Untertauchens in einer Flüssigkeit innerhalb von 24 Std.** nach dem Ertrinkungsunfall. Überlebt der Patient das Ertrinkungsgeschehen **mehr als 24 Std.,** so spricht man vom **Beinahe-Ertrinken.** Das ILCOR empfiehlt bereits seit den Reanimationsleitlinien 2005, diesen und andere Begriffe nicht mehr zu gebrauchen. Die Definition des Ertrinkens gemäß ILCOR lautet wie folgt:

„Als Ertrinken bezeichnet man einen Prozess, der in einer primären respiratorischen Verschlechterung durch Submersion/Immersion in einem flüssigen Medium resultiert. Voraussetzung für die Definition ist eine Flüssigkeits-/Luft-Grenzfläche am Eingang der Atemwege des Unfallopfers, welche ein Luftholen verhindert. Nach diesem Ereignis kann das Unfallopfer überleben oder versterben, hat aber, unabhängig vom Outcome, einen Ertrinkungsunfall erlitten."

Submersion bezeichnet hierbei das vollständige Untertauchen des Körpers, während **Immersion** bedeutet, dass nur Teile des Körpers ins Wasser eintauchen. Ertrinken durch Immersion käme z. B. infrage, wenn ausschließlich Mund und Nase unter Wasser wären, was z. B. bei Kleinkindern in der Badewanne oder bei alkoholisierten Menschen in flachem Wasser vorkommen kann.

Aufgrund der medizinischen Praxis scheint es entgegen der ILCOR-Empfehlung sinnvoll, auch noch weitere Begriffspaare zu kennen:

Der klassische Ertrinkungsunfall, bei dem der Patient im Rahmen des Akutgeschehens verstirbt, wird als **primäres Ertrinken** bezeichnet. Es kann aber auch innerhalb von 24 Std. (teilweise bis zu 72 Std.) nach einer zunächst erfolgreichen Rettung durch eine Schädigung der Lunge zur Ausbildung eines Lungenödems bzw. eines ARDS kommen. Da man dann quasi erneut „Wasser in der Lunge" hat, bezeichnet man diesen Vorgang traditionell auch als **sekundäres Ertrinken.**

> **ACHTUNG**
> Nach einem Ertrinkungsunfall muss jeder Patient wegen der Gefahr des **„sekundären Ertrinkens"** für mindestens 24 Std. im Krankenhaus beobachtet werden.

Auch die Unterscheidung in „nasses" und „trockenes" Ertrinken ist noch immer geläufig: Beim **nassen Ertrinken** kommt es zur Aspiration größerer Mengen Flüssigkeit, welche die Lunge entsprechend schädigen kann (85–90 % d. F.).

Häufig entwickelt sich durch den Kontakt mit dem Wasser zunächst ein Laryngospasmus, der manchmal auch nach dem Bewusstseinsverlust bestehen bleibt und das Eindringen weiterer Flüssigkeit in die Atemwege verhindert. Bei diesem **trockenen Ertrinken** wird die Lunge primär überhaupt nicht oder zumindest deutlich weniger geschädigt, die reine Hypoxie steht hier im Vordergrund.

43.2.3 Pathophysiologie

Ertrinkungsvorgang

Der Ertrinkungsvorgang läuft immer in ähnlicher Reihenfolge ab: Zunächst versucht der Ertrinkende, willkürlich den Atem anzuhalten. Es kommt normalerweise zum Verschlucken größerer Mengen Wasser in den Magen. Dann folgt ein **Laryngospasmus,** der die unteren Atemwege verschließt und das Eindringen größerer Wassermengen zunächst verhindert. In ca. 10–15 % d. F. bleibt dieser Laryngospasmus auch noch in tiefer Bewusstlosigkeit erhalten („trockenes" Ertrinken), in allen anderen Fällen löst er sich unter einer zunehmenden Hypoxie und Hyperkapnie mit Ausfall der Schutzreflexe wieder und Wasser kann in die unteren Atemwege eindringen („nasses" Ertrinken). In diesem Fall kommt es zusätzlich zur ohnehin schon bestehenden Hypoxie noch zu einer Lungenschädigung, die den Gasaustausch – auch nach erfolgreicher primärer Rettung – weiter erschweren kann.

Nasses Ertrinken in Süß- oder Salzwasser

Schon seit geraumer Zeit wird die klinische Bedeutung der Unterscheidung zwischen Süß- und Salzwasserertrinken als sehr nachrangig angesehen. Daher wird auf die weitere Darstellung an dieser Stelle ausdrücklich verzichtet. Mäßige Elektrolytstörungen sind selten von klinischer Relevanz und bedürfen meist keiner Behandlung. Wichtig ist die **Gemeinsamkeit beider Ertrinkungsarten,** nämlich die **Auswaschung bzw. Inaktivierung von Surfactant.** Fehlt die Surfactantwirkung in den Alveolen, kollabieren diese und können verkleben, es bilden sich **Atelektasen**. Die betroffenen Lungenareale können nicht mehr ausreichend am Gasaustausch teilnehmen, sodass der relative Anteil sauerstoffarmen Bluts, das aus der Lunge zum linken Herzen transportiert wird, zunimmt. Man spricht in diesem Fall von einer **intrapulmonalen Shunt-Bildung**. Die resultierende **Hypoxie** stellt das Hauptproblem bei Ertrinkungsunfällen dar. Im Verlauf kann es außerdem zu einer Pneumonitis (Lungenentzündung durch physikalische Schädigung) bzw. zu einer Pneumonie (Lungenentzündung durch Krankheitserreger) kommen. Die Ausbildung eines ARDS im Verlauf ist eine gefürchtete Komplikation mit hoher Letalität.

> **PRAXISTIPP**
> Die Unterscheidung in **Süß- und Salzwasserertrinken** hat für die rettungsdienstliche Praxis **keine Relevanz**. Hauptproblem beider Formen des Ertrinkens sind **Hypoxie und Lungenschädigung** durch Verlust der Surfactantwirkung.

Hypothermie

Wasser hat eine ca. 25-mal höhere Wärmeleitfähigkeit als Luft. Daher ist die Hypothermie eine der **häufigsten Begleiterscheinungen** bei Ertrinkungsopfern. Obwohl die akzidentielle Hypothermie eine eigene Krankheitsentität darstellt, kann die rasche Auskühlung im Falle einer Reanimationspflichtigkeit jedoch auch Vorteile haben. Der Sauerstoffverbrauch der Zellen sinkt um ca. 6 % pro Grad Celsius Abnahme der Körperkerntemperatur. Insbesondere bei Kindern sind, aufgrund der deutlich rascheren Auskühlung im Gegensatz zu Erwachsenen, Einzelfallberichte bekannt, bei denen eine Reanimation noch nach 60 Min. Submersion in Eiswasser (< 5 °C) ohne neurologisches Defizit geglückt ist.

Die Versorgung eines Ertrinkungsopfers muss daher immer auch eine Temperaturmessung beinhalten und die **Prinzipien der Versorgung von Hypothermiepatienten beachten** (> Kap. 42.2). Im Falle einer Reanimation soll eine Wiedererwärmung nicht auf über 34 °C Körperkerntemperatur (KKT) erfolgen, da sich eine Phase therapeutischer Hypothermie der primär erfolgreichen Reanimation anschließen soll.

HWS-Verletzung

Eine vielbeachtete Begleitverletzung bei Ertrinkungsunfällen ist das HWS-Trauma, meist unter der Vorstellung eines Kopfsprungs in unbekannte Gewässer. Tatsächlich hat jedoch nur jedes 200. Ertrinkungsopfer auch eine HWS-Beteiligung. Das bedeutet, dass statistisch von allen Ertrinkungsopfern in Deutschland jährlich nur bei ca. 2 tatsächlich ein HWS-Trauma vorliegt.

Die **Immobilisation der HWS** ist im Wasser oft schwierig und kann die adäquate Rettung des Unfallopfers verzögern. Schlecht angebrachte Zervikalstützen können bei bewusstlosen Patienten zudem zur Atemwegsverlegung führen. Eine HWS-Immobilisation ist daher **nicht indiziert, wenn keine Anzeichen für eine schwere Verletzung bestehen oder aufgrund des Unfallhergangs naheliegen**.

Begleitumstände, die eine HWS-Verletzung nahelegen, sind:
- Sprung ins Wasser
- Wasserrutschen
- Zeichen für ein Trauma
- Hinweise auf eine Alkoholintoxikation

Es gilt: HWS-Schonung, wo möglich, aber: Eine HWS-Immobilisation darf die Rettung eines Patienten mit Atemstillstand auf keinen Fall verzögern.

Die Koinzidenz zwischen HWS-Trauma und Schädel-Hirn-Trauma (SHT) ist hingegen sehr hoch, sodass bei den genannten Begleitumständen auch immer gezielt nach einem SHT gesucht werden sollte.

43.2.4 Maßnahmen

Die Rettung aus dem Wasser ist i. d. R. Aufgabe von Wasserrettungsorganisationen wie der Deutschen Lebens-Rettungs-Gesellschaft (DLRG), der Wasserwacht oder Spezialkräften der Feuerwehr, im offenen Meer auch die der Deutschen Gesellschaft zur Rettung Schiffbrüchiger (DGzRS). Sie erfolgt nach dem Schema der > Abb. 43.10.

- Erweitertes Monitoring mit engmaschiger **RR-Messung, Pulsoxymetrie, 12-Kanal-EKG, BZ, Temperatur**. Bei beatmeten Patienten zusätzlich $etCO_2$.
  - Das Einschalten des QRS-Tons hilft, auch in stressigen Situationen Veränderungen des Herzrhythmus nicht zu übersehen!
  - Eine Sinusbradykardie ist im Falle einer Hypothermie normal und dem verringerten Sauerstoffbedarf geschuldet. Eine medikamentöse Therapie ist dann i. d. R. nicht indiziert.
- Bei Bewusstlosigkeit bzw. Atemstillstand Vorgehen nach aktuell gültigen Reanimationsleitlinien. Hierbei folgende Punkte besonders beachten:
  - **Technisch einwandfreie Thoraxkompressionen**, um Druck auf den gefüllten Magen zu verhindern.
  - **Keine Kompression-Only-CPR!** Immer für bestmögliche **Oxygenierung** sorgen!
  - Permanente **Absaugbereitschaft!**
  - Wird die Beatmung durch Wasser oder Erbrochenes behindert, Patient auf die Seite drehen und absaugen.
  - Vorsichtiges Vorgehen bei V. a. HWS-Verletzung (> Kap. 52.3.4), jedoch keinesfalls Verzögerung lebensrettender Maßnahmen.
  - Bei nicht intubierten Patienten Absaugung nur im Bereich der oberen Atemwege. Keine Versuche, Wasser aus den unteren Atemwegen zu entfernen (blinde Absaugung dort aufgrund der Bronchialverzweigung kaum möglich, Wasser wird ohnehin resorbiert, Gefahr des Erbrechens erhöht).
  - Frühzeitig Einlage einer **Magensonde** erwägen, da zum einen die Gefahr der Regurgitation/Aspiration deutlich erhöht ist und zum anderen der prall gefüllte Magen von unten gegen das Zwerchfell drückt, sodass dessen Entlastung die Beatmung deutlich vereinfachen kann.
  - Die **endotracheale Intubation** ist aufgrund des Aspirationsschutzes und der oft vorliegenden Erfordernis hoher Beatmungsdrücke supraglottischen Atemwegshilfen vorzuziehen.

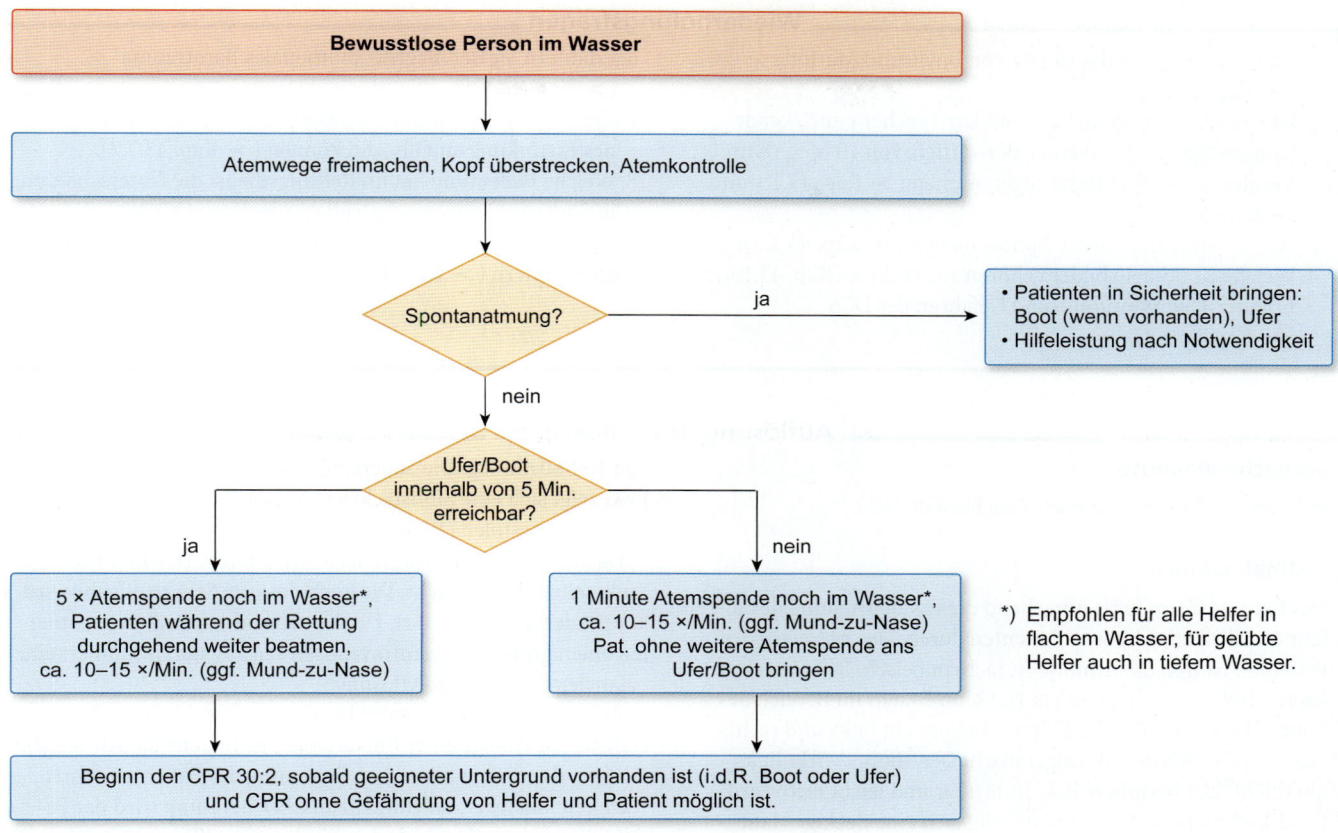

Abb. 43.10 Ablaufschema zur Rettung aus dem Wasser gem. ERC-Leitlinie 2010 [P100/L143]

- **Crush-Intubation,** ggf. Sellick-Handgriff (Cricoid-Druck) zur Verhinderung von Regurgitation/weiterer Aspiration.
- **PEEP** 5–10 mbar, bei schlechter Oxygenierung Steigerung bis 20 mbar. Bei hohem PEEP unter maschineller Beatmung auf ausreichendes Atemzugvolumen (AZV) achten!
- Die Reanimation des Ertrinkungsopfers wird solange fortgesetzt, bis sichere Todeszeichen vorliegen oder ein zeitgerechter Transport in eine medizinische Einrichtung nicht mehr möglich ist (z. B. beim Ertrinken auf offener See).
- Immer die Gefahren der **Hypothermie** bedenken (Bergungstod/Afterdrop) (➤ Kap. 52.2.6)!
  - Hypothermen Patienten möglichst wenig bewegen!
  - Bei einer Hypothermie unter 30 °C kann die Wirksamkeit von Defibrillation und Medikamentengabe eingeschränkt sein. **Faustregel:** Bis zum Erreichen einer KKT ≥ 30 °C Verzicht auf Medikamentengabe und maximal 3 Defibrillationen. Zwischen 30 und 35 °C Medikamente nur halb so oft geben wie normalerweise.

- Bei spontan atmenden Patienten oder nach erfolgreicher Reanimation, Titrierung der O_2-Gabe, sodass eine **Zielsättigung von 94–98 %** erreicht wird.
- Bei erhaltenem Bewusstsein, ausreichenden Schutzreflexen, aber schlechter Oxygenierung trotz maximal möglichem O_2-Flow ggf. **nicht-invasive Beatmung (NIV) bzw. Masken-CPAP** zur Wiedereröffnung bzw. Prävention von Atelektasen.
- Bei Oxygenierungsversagen trotz NIV/CPAP, **großzügige Indikation zur Intubation.**
- Wärmeerhalt bzw. Aufwärmung nach den Prinzipien der Hypothermiebehandlung (vgl. Hypothermie). Nasse Kleidung entfernen!
- **Glasgow Coma Scale** und **neurologischer Basischeck,** ggf. im Verlauf mehrfach wiederholen.
- Monitoring und körperliche Untersuchung können Hinweise auf **Ursachen und Folgen** des Ertrinkungsunfalls liefern!
- **Immer Transport** in ein Krankenhaus mit internistischer Intensivstation (Gefahr des „sekundäres Ertrinken" durch ARDS innerhalb von Minuten bis Stunden nach dem Ereignis).

Wiederholungsfragen

1. Erläutern Sie kurz das Gesetz von Boyle und Mariotte (➤ Kap. 43.1.1).
2. Um welchen Faktor hat der auf den Taucher einwirkende Umgebungsdruck auf einer Wassertiefe von 10 Metern im Vergleich zur Oberfläche zugenommen (➤ Kap. 43.1.1 und ➤ Kap. 43.1.2)?
3. Was versteht man unter Apnoetauchen (➤ Kap. 43.1.3)?
4. Welche Krankheitsbilder gehören zur DCI (➤ Kap. 43.1.4)?
5. Erläutern Sie Symptome und Gefahren der DCS (➤ Kap. 43.1.4).
6. Erläutern Sie den Begriff „pulmonales Barotrauma" (➤ Kap. 43.1.4).
7. Nennen Sie Begleiterkrankungen, die Ursache oder Folge eines Ertrinkungsunfalls sein können (➤ Kap. 43.2.3).
8. Welche Bedeutung hat im Rettungsdienst die Unterscheidung in Süß- und Salzwasserertrinken (➤ Kap. 43.2.3)?
9. Erläutern Sie das Vorgehen bei der Reanimation von Ertrinkungsopfern (➤ Kap. 43.2.4).

Auflösung des Fallbeispiels

Verdachtsdiagnose
Pulmonales Barotrauma nach Tauchunfall, DCS.

Erstmaßnahmen
Das Rettungsteam führt umgehend die Erstbeurteilung des ungefähr 40-jährigen, adipösen Patienten durch. Der Atemweg des Patienten ist frei, die Atmung ist tachypnoeisch. Es fallen eine obere Einflussstauung und ein Hautemphysem im Bereich des linken Halses auf. Die Auskultation ergibt ein links und rechts basal abgeschwächtes Atemgeräusch. Der Thorax wirkt links überbläht. Der periphere Puls ist tastbar und leicht tachykard. Das Hautkolorit ist blass und es zeigt sich eine fleckige Hautrötung im Bereich des Oberkörpers. Auf Ansprache öffnet der Patient die Augen und sieht den Notfallsanitäter gezielt an, die Pupillen sind mittelweit, isokor lichtreagibel. Alle 4 Extremitäten werden spontan bewegt.

Der Patient wird schonend auf die Trage umgelagert und zur weiteren Untersuchung und Behandlung unter Fortführung der Sauerstoffinhalation in den RTW verbracht. Nach vorsichtigem Entfernen des sehr eng sitzenden Taucheranzugs mittels Kleiderschere wird der Patient abgetrocknet, um ein weiteres Auskühlen zu verhindern. Das Erheben einer SAMPLER-Anamnese ist nicht möglich, da der Patient aufgrund der massiven Dyspnoe nicht sprechen kann. Allerdings wird die Frage nach Luftnot und Schmerzen durch Kopfnicken bejaht.

Das Erheben der Vitalparameter ergibt eine Atemfrequenz von 28/Min., eine Herzfrequenz von 104/Min. und einen Blutdruck von 100/60 mmHg. Die Sauerstoffsättigung liegt bei 94 % und im EKG zeigt sich eine Sinustachykardie mit vereinzelten ventrikulären Extrasystolen (VES).

Da der Patient eine Rückenlage nicht toleriert, wird er in Linksseitenlage gebracht. Die hoch dosierte Sauerstoffgabe wird kontinuierlich fortgeführt. Der Notfallsanitäter legt dem Patienten einen großlumigen intravenösen Zugang und infundiert eine balancierte Vollelektrolytlösung.

Bei weiter fortschreitender Hypotonie entscheidet sich der Notarzt zur Anlage einer Bülau-Drainage in Lokalanästhesie, die zu einer deutlichen klinischen Besserung des Patienten führt. Nach telefonischer, tauchmedizinischer Beratung wird der Patient mit dem nachgeforderten RTH in eine 30 km entfernte Druckkammer mit Möglichkeit einer intensivmedizinischen Versorgung geflogen.

Klinik
In der Klinik kann der Patient stabilisiert werden und überlebt den Vorfall nach 2-wöchiger Intensivbehandlung bei einer verkomplizierenden Pneumonie rechtsbasal letztlich ohne Folgeschäden.

Diagnose
Pulmonales Barotrauma mit Spannungspneumothorax links nach Tauchunfall, DCS.

WEITERFÜHRENDE LITERATUR
Deutsche Lebensrettungsgesellschaft. Ertrinkungsstatistik 2014. www.dlrg.de/presse/pm-ertrinkungsstatistik.html (letzter Zugriff: 15.8.2015)

Dreesen, S.: Zertifizierte Fortbildung Teil 7 – Ertrinkungsunfälle: Die Hypoxie ist das Hauptproblem. Rettungsdienst 34 (7) (2011), 47–54

Klingmann, Ch., Tezlaff, K.: Moderne Tauchmedizin: Handbuch für Tauchlehrer, Taucher und Ärzte. Gentner, Stuttgart, 2012

KAPITEL 44

Jürgen Luxem

ABC-Notfälle

44.1	**Schäden durch radioaktive Stoffe** 938	**44.2**	**Schäden durch biologische Stoffe** 942
44.1.1	Strahlenverbrennung 939	44.2.1	Seuchen (Epidemie) 942
44.1.2	Akutes Strahlensyndrom (ASS) 940	44.2.2	Biologische Kampfmittel 942
44.1.3	Schutz vor Strahlenschäden 941		
44.1.4	Messgeräte für die Radioaktivität 941	**44.3**	**Schäden durch chemische Stoffe** 943

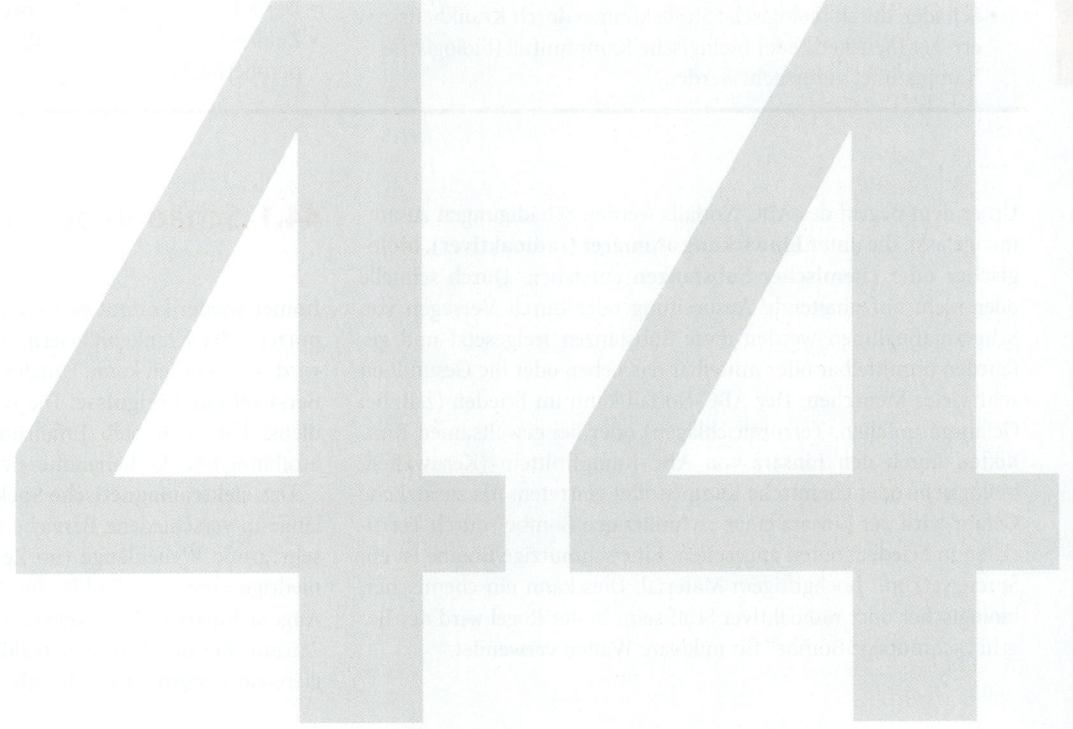

Fallbeispiel

Notfallmeldung

Die Rettungsleitstelle alarmiert den Rettungshubschrauber zu einem Betriebsunfall. Am Unfallort sei eine Person bei Abrissarbeiten in einem stillgelegten Kernkraftwerk abgestürzt.

Befund am Notfallort

Die Feuerwehr hat unter Selbstschutz (Strahlenschutzanzug) einen Arbeiter aus dem Sicherheitsbereich des Reaktors gerettet. Der Arbeiter ist aus einer Höhe von 4 m von einer Leiter gestürzt. Dabei ist sein Schutzanzug eingerissen. Die Kleidung des Arbeiters wird entfernt. Der Patient wird dem Rettungsdienst übergeben.

Der Patient ist wach und ansprechbar. Er klagt über Schmerzen im linken Bein, das offensichtlich geschlossen frakturiert ist. Der ebenfalls anwesende Strahlenschutzbeauftragte des Werks verneint eine erhöhte Strahlenbelastung des Patienten, kann diese allerdings nicht objektivieren. Der mobile Geigerzähler der Feuerwehr gibt einen Strahlenalarm bei der Untersuchung der Kleidung des Arbeiters, bleibt jedoch stumm bei Untersuchung des entkleideten Patienten.

Leitsymptome

Schmerzen im linken Unterschenkel, radioaktive Kontamination der Kleidung des Patienten.

Inhaltsübersicht

44.1 Schäden durch radioaktive Stoffe

- Der menschliche Körper besitzt keinen Erkennungssinn für Radioaktivität.
- Die von radioaktiven Substanzen emittierten α-, β- und γ-Strahlen besitzen die Möglichkeit, den menschlichen Organismus zu durchdringen.
- Damit besteht die Gefahr, wichtige Körperstrukturen (DNS, Keimzellen) zu zerstören.
- Die radioaktive Strahlendosis nimmt mit wachsender Einwirkzeit der Strahlung zu.
- Die Intensität der Strahlung nimmt mit dem Quadrat der Entfernung von der Strahlenquelle ab.

44.2 Schäden durch biologische Stoffe

- Schäden durch biologische Stoffe können durch Krankheitserreger (Seuchen) oder biologische Kampfmittel (biologische Kampfstoffe) verursacht werden.
- Wenn Schutzmaßnahmen (hygienische Bedingungen) vernachlässigt werden, können bereits örtliche Schäden (Erdbeben, Ausfall der Trinkwasserversorgung) den Ausbruch übertragbarer Krankheiten begünstigen.
- Biologische Stoffe sind Krankheitserreger oder deren Giftstoffe (Toxine).

44.3 Schäden durch chemische Stoffe

- Chemische Stoffe wirken i. d. R. direkt und unmittelbar auf den Körper.
- Sie können im Rahmen von Unfällen (Produktionsunfall) oder beabsichtigt (Terroranschlag) auftreten.
- Alle Hautkampfstoffe rufen neben ihrer Giftwirkung auch chemische Verbrennungen der Haut und der Schleimhäute hervor.
- Der Eigenschutz steht im Vordergrund.
- Zu den Basismaßnahmen zählt die Dekontamination der Körperoberfläche.

Unter dem Begriff des ABC-Notfalls werden Schädigungen zusammengefasst, die unter **Einwirkung atomarer (radioaktiver), biologischer oder chemischer Substanzen** entstehen. Durch schnelle oder nicht aufzuhaltende Ausbreitung oder durch Versagen von Schutzmaßnahmen werden diese Substanzen freigesetzt und gefährden unmittelbar oder mittelbar das Leben oder die Gesundheit sehr vieler Menschen. Der ABC-Notfall kann im Frieden (z. B. bei Gefahrgutunfällen, Terroranschlägen) oder bei gewaltsamen Konflikten durch den Einsatz von ABC-Kampfmitteln (Kernwaffen, biologische oder chemische Kampfstoffe) eintreten. Als zusätzliche Gefahr wird der Einsatz einer „schmutzigen Bombe" durch Terroristen in Friedenszeiten angesehen. Eine schmutzige Bombe ist ein Sprengsatz mit hochgiftigem Material. Dies kann ein chemischer, biologischer oder radioaktiver Stoff sein. In der Regel wird der Begriff „schmutzige Bombe" für nukleare Waffen verwendet.

44.1 Schäden durch radioaktive Stoffe

Immer wieder kommt es zu Störfällen in Atomkraftwerken, Arztpraxen oder Krankenhäusern, bei denen Radioaktivität freigesetzt wird oder werden kann. Unfälle mit radioaktiven Strahlen sind **äußerst seltene Ereignisse.** Die wenigsten Mitarbeiter im Rettungsdienst haben deshalb Erfahrung im Umgang mit ionisierender Strahlung und der Behandlung von Strahlenverletzen.

Das **elektromagnetische Spektrum** wird je nach seiner Wellenlänge in verschiedene Bereiche eingeteilt. Radiowellen haben eine sehr große Wellenlänge (im Zentimeter- und Meterbereich) und niedrige Frequenz (75 kHz bis 10 GHz). Das für das menschliche Auge sichtbare Licht bewegt sich im Wellenlängenbereich von 380–780 nm. Bei den **Röntgenstrahlen** handelt es sich um sehr energiereiche hochfrequente Strahlung.

Durchdringen Röntgenstrahlen Materie, werden sie je nach Dichte des durchstrahlten Mediums unterschiedlich stark abgeschwächt. Diesen Umstand macht sich die diagnostische Röntgenuntersuchung zunutze. Knochengewebe verursacht wegen der relativ hohen Dichte eine stärkere Schwächung als Muskel- oder Fettgewebe. Gelangen Röntgenstrahlen nach dem Passieren des Gewebes auf Fotoplatten oder Filme, verursachen kaum abgeschwächte Strahlen eine stärkere Schwärzung als stark geschwächte Strahlen. Knochen erscheinen auf Röntgenbildern daher immer hell.

Durch die stark ionisierende Wirkung der Röntgenstrahlen besteht die Gefahr von **Gewebeschädigungen** durch Zerstörung chemischer Strukturen (DNS, Enzyme etc.), im extremen Fall bis hin zu Krebs.

44.1.1 Strahlenverbrennung

Das physikalische Universum begegnet uns in zwei Erscheinungsformen – Materie und Energie.

Einstein schon formulierte die Formel $E = m \times c^2$, wobei m für die Masse und E für die Energie steht. Die Formel bedeutet, dass die beiden Erscheinungsformen **um**wandelbar und nicht **un**wandelbar sind. Diese Erkenntnis ist Grundlage der Kernenergie, da Strahlung, auch **radioaktive Strahlung (Radioaktivität),** eine **Form der Energie** ist.

Da der menschliche Körper **keinen Erkennungssinn für Radioaktivität** besitzt, ist deren Vorhandensein nicht unmittelbar und sofort zu spüren, sondern nur anhand der Kennzeichnung der Behälter und/oder der Information beteiligter Personen mittelbar zu erkennen, ohne die Strahlung als Bedrohung wahrzunehmen.

Die von radioaktiven Substanzen emittierten α-, β- und γ-Strahlen sind sehr energiereich und besitzen die Möglichkeit, unbelebte und belebte Materie (z. B. den menschlichen Organismus) zu durchdringen. Beim Aufprall der Strahlen auf Atome können Elektronen aus den Schalen geschlagen werden. Werden hierbei Elektronen der äußeren Schalen entfernt, so sind i. d. R. Bindungsbrüche die Folge. Damit besteht die Gefahr, wichtige Körperstrukturen zu zerstören (DNS, Enzyme, Zellbestandteile, Keimzellen).

Die verschiedenen Strahlen besitzen eine unterschiedliche Eindringtiefe in den Körper:
- **α-Strahlen** sind sehr energiereich, haben aber im Körpergewebe nur eine Eindringtiefe von wenigen (ca. 50) μm. Die Abschirmung ist bereits mit einem Blatt Papier möglich.
- **β-Strahlen** sind ebenfalls energiereich und besitzen eine Eindringtiefe ins Körpergewebe von einigen Millimetern (ca. 1 cm). Die Abschirmung ist bereits mit einer Kunststoffplatte möglich.
- **γ-Strahlen** und Röntgenstrahlen sind eine sehr energiereiche elektromagnetische Wellenstrahlung und erreichen das Körperinnere problemlos, da sie das Körpergewebe komplett durchdringen können (Röntgenbild).

α- und β-Strahlen verursachen daher nur stärkere Hautläsionen, während die elektromagnetischen γ-Strahlen eher zu Organschäden führen.

Symptome

Etwa 2–3 Std. nach Strahlenexposition (➤ Abb. 44.1) entwickelt sich ein Früherythem, das im Wesentlichen durch Kapillardilatationen verursacht wird. Darüber hinaus bilden sich Blasen (➤ Abb. 44.2) und oberflächliche bis tiefe Nekrosen. Noch nach einer Latenzzeit von 2–3 Wochen besteht die Möglichkeit, dass sich Symptome ausbilden, die einer thermischen Verbrennung ähneln (Hauterythem).

Strahlenverbrennungen treten z. T. mit erheblicher zeitlicher Verzögerung auf. Noch nach Monaten können sich **Strahlennekrosen** (➤ Abb. 44.3, ➤ Abb. 44.4 und ➤ Abb. 44.5) entwickeln. Weitere Auswirkungen machen sich in Form von Haarausfall und Versagen der Schweiß- und Talgdrüsen der Haut bemerkbar.

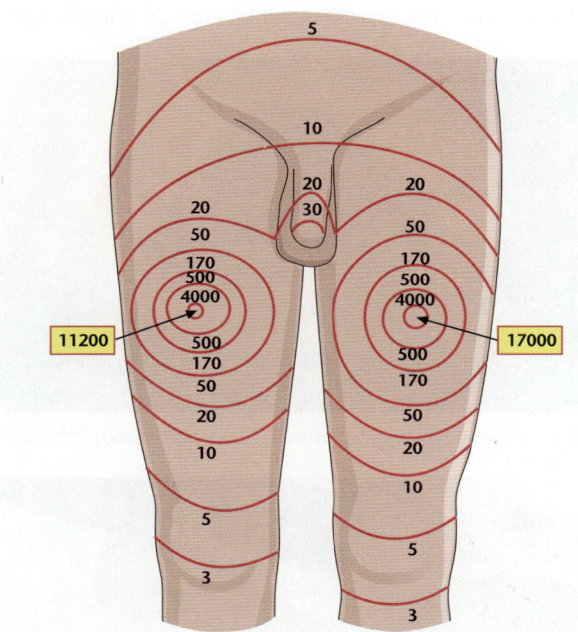

Abb. 44.1 Ausbreitung der Verbrennungswirkung nach Auflage eines lokalen Strahlers (Cäsium-137) in der Hosentasche (Skizze). Zahlenangaben = Energiedosis in Gray (Gy) [L157]

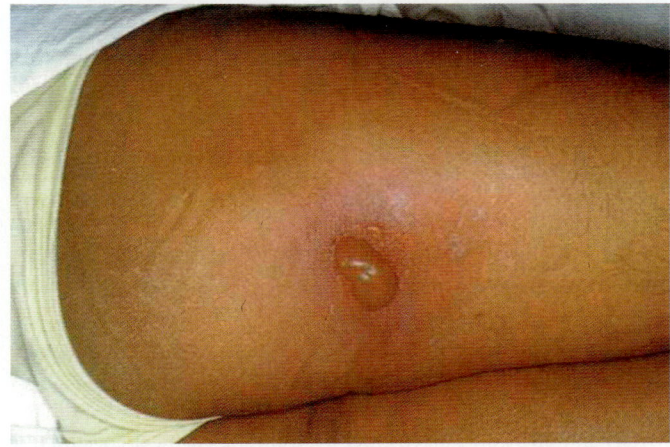

Abb. 44.2 Strahlenverbrennung mit Iridium-192, ein Tag nach Unfall [W272]

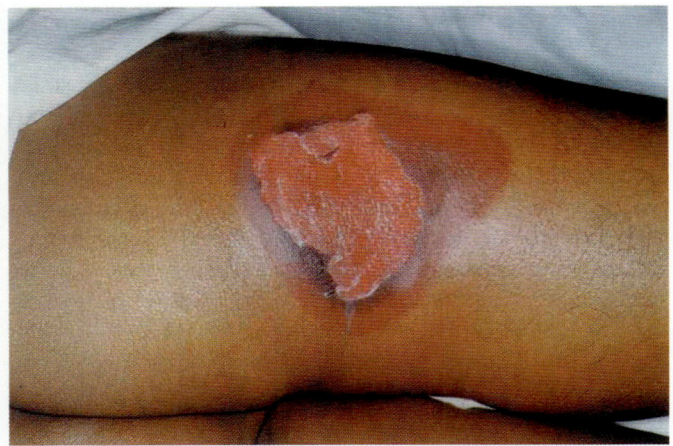

Abb. 44.3 Strahlenverbrennung mit Iridium-192, acht Tage nach Unfall [W272]

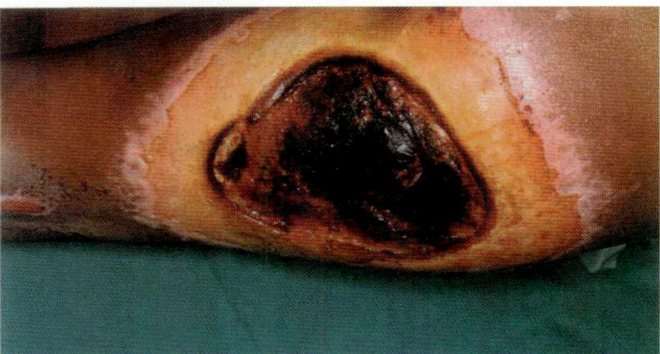

Abb. 44.4 Strahlenverbrennung mit Iridium-192, zwei Monate nach Unfall [W272]

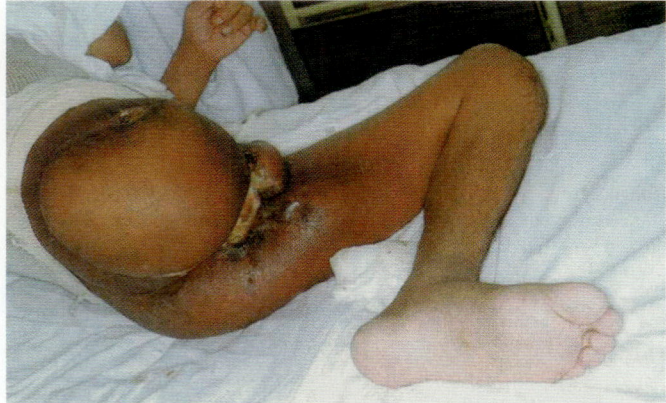

Abb. 44.5 Strahlenverbrennung mit Iridium-192, acht Monate nach Unfall [W272]

Therapie

Die Behandlungsgrundsätze orientieren sich an denen des Verbrennungstraumas (➤ Kap. 42.5.3).

44.1.2 Akutes Strahlensyndrom (ASS)

Kriterien, welche die Folgen einer Bestrahlung ausmachen, sind mit denen einer **Intoxikation** vergleichbar. Bei Vergiftungen und Bestrahlungen bestimmen die Zeitdauer der Einwirkung und die Menge der aufgenommenen Strahlung bzw. des aufgenommenen Gifts die Wirkung. Im Extremfall liegt eine Ganzkörperbestrahlung des Körpergewebes vor. Das daraus resultierende vielfältige Krankheitsbild wird als **akutes Strahlensyndrom** (ASS) bezeichnet. Für die Schwere der Strahlenschäden ist die auf den Körper einwirkende Strahlendosis ausschlaggebend. Schon Strahlendosen von über 1 Gy führen zum akuten Strahlensyndrom. Es werden **drei Formen** unterschieden:

- Hämatologische Form bei Dosen von 1–6 Gy
- Gastrointestinale Form bei Dosen von 6–20 Gy
- Zentralnervöse Form bei Dosen über 20 Gy

Symptome

Bei der **hämatologischen Form** werden sämtliche Knochenmarkzellen zerstört. Ohne Behandlung kann das Opfer an Blutungen oder Infektionen versterben. Bereits nach kurzer Zeit kommt es im Anschluss an die Bestrahlung zu Kopfschmerzen, Speichelfluss und Erbrechen. Die Symptome treten umso schneller auf, je höher die Strahlendosis war. Nach 2–4 Wochen zeigen sich grippeartige Symptome mit Fieber, Unwohlsein, Abgeschlagenheit und Infektionsneigung. Zusätzlich können auch Haarausfall und Hautentzündungen (Radiodermatitis) auftreten. Je nach Schwere des Krankheitsbildes versterben ca. 50 % der Betroffenen an der Knochenmarksdepression.

Bei noch stärkerer Strahlenexposition tritt zusätzlich die **gastrointestinale Form** auf. Die Darminnenfläche wird zerstört, was zu massiver Diarrhö mit Störungen des Wasser- und Elektrolythaushalts führt. Eine zusätzliche Komplikation stellen Infektionen dar, die durch überwuchernde Darmbakterien verursacht werden. Ein Überleben ist heute trotz intensivmedizinischer Maßnahmen kaum möglich. Die Patienten versterben nach 2–3 Wochen.

Die **zentralnervöse Form** bildet sich bei stärkster Bestrahlung aus. Innerhalb von 3 Tagen fällt der Patient nach wechselnden Phasen der Erregung und Apathie mit begleitenden Krämpfen ins Koma und verstirbt.

Therapie

Die **Basismaßnahmen** orientieren sich wie in jedem anderen Fall am Zustand des Betroffenen. Sind nur eine oder wenige Personen betroffen, gelten die Prinzipien der Individualtherapie. Es stehen die Erhaltung und Kontrolle der Vitalfunktionen im Vordergrund. Die Individualtherapie umfasst das Monitoring aus EKG, Pulsoxymetrie, Blutdruck- und Pulsmessung. Wundversorgungen dienen dazu, weitere Inkorporationen zu vermeiden. Bei kleinen Wunden durch lösliche Radionuklide (z. B. Laborunfall) kann die Wunde mit Wasser oder Kochsalzlösung ausgewaschen werden.

Als **erweiterte Maßnahmen** sind die Anlage eines venösen Zugangs und die symptomatische Therapie gegen Flüssigkeitsverluste, Erbrechen und Schmerzen anzusehen.

Im Anschluss an die Erstversorgung ist der Patient bei hohen radioaktiven Inkorporationen in eine Spezialklinik zu transportieren (z. B. berufsgenossenschaftliche Unfallkliniken mit Spezialabteilung für schwere Verbrennungen oder Strahlenzentrum). Andererseits ist jedes Krankenhaus in der Lage, nach Beratung und Unterstützung der regionalen Strahlenschutz-Zentren die Behandlung einzuleiten.

Bei einem Großschadensereignis sind die Prinzipien der Individualtherapie nicht mehr aufrechtzuerhalten.

SCHLAGWORT

Strahlensyndrom

Ursachen
- Teil- oder Ganzkörperbestrahlung des Körpergewebes mit radioaktiven Substanzen

Symptome
- Hämatologische Form bei Dosen von 1–6 Gy
- Gastrointestinale Form bei Dosen von 6–20 Gy
- Zentralnervöse Form bei Dosen über 20 Gy

Maßnahmen
Monitoring
- AF, SpO_2, Rekapillarisierungszeit, Puls (peripher/zentral), RR, BZ, GCS, EKG, Temperatur

Basismaßnahmen und Lagerung
- Unterbrechung der Strahlungsursache, um weitere Inkorporation zu vermeiden
- Entfernen der verstrahlten Kleidung
- Wärmeerhalt
- O_2-Gabe über Maske oder Nasensonde 6–8 l/Min.
- Ermittlung des Strahlungsausmaßes

Erweiterte Maßnahmen
- i. v. Zugänge und ggf. Laborblutentnahme
- Symptomatische Therapie

Medikamente und Dosierungsempfehlungen
- Infusionstherapie, z. B. 500–1 000 ml balancierte Elektrolytlösung i. v.
- Analgesie, z. B. 10 mg Morphium i. v.
- Antiemetikum, z. B. Vomex A® 1 Amp. i. v.

44.1.3 Schutz vor Strahlenschäden

Die aufgenommene radioaktive Strahlendosis nimmt mit wachsender Einwirkungszeit der Strahlung zu. Bei gleich bleibender Strahlenbelastung verdoppelt sich die empfangene Strahlendosis mit der Verdopplung der **Einwirkdauer.** Daher ist die Zeit der Strahlenbelastung so kurz wie möglich zu halten.

Da sich die Intensität der Strahlung mit dem Quadrat der Entfernung von der Strahlenquelle verringert, ist größtmöglicher **Abstand** zur Strahlenquelle anzustreben (➤ Abb. 44.6).

Den besten Schutz bieten gut abschirmende Materialien wie Blei und Beton unter der Erde, z. B. ein Schutzraum. **Deckung** in Kellern und Schutzräumen ist wirksamer als eine behelfsmäßige Deckung. Aber selbst eine behelfsmäßige Deckung ist besser als überhaupt keine. Im Keller eines Betonhauses verringert sich die Strahlung auf 1/100 des Werts, den man ungeschützt erhalten würde, in Schutzräumen sogar auf 1/1 000.

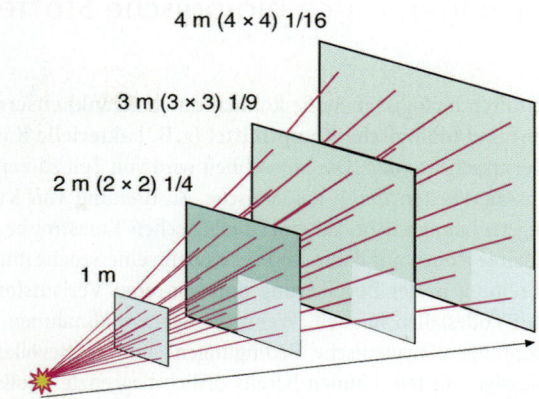

Abb. 44.6 Abstandsgesetz [L108]

MERKE
- Zeit der Strahlenbelastung kurz halten.
- Abstand von der Strahlenquelle vergrößern.
- Abschirmung von der Strahlung.

44.1.4 Messgeräte für die Radioaktivität

Das gebräuchlichste Messgerät ist der Geigerzähler (➤ Abb. 44.7). Er ist mobil und leicht zu handhaben. Ein **Geigerzähler** und andere Zählgeräte beruhen auf dem **Prinzip der Ionisationskammer:** Radioaktive Strahlen können Außenelektronen von Atomen nicht nur anregen, sondern auch völlig abspalten. Die entsprechenden Teilchen sind dann ionisiert. Normalerweise nicht leitende Luft kann dadurch leitend gemacht werden. Die radioaktiven Strahlen werden durch eine Ionisationskammer geführt; der durch die Ionisierung der Luft hervorgerufene Ionisationsstrom wird als Messgröße für die Stärke der Strahlung verwendet. Die meisten Geräte geben nicht nur optische, sondern auch akustische Signale.

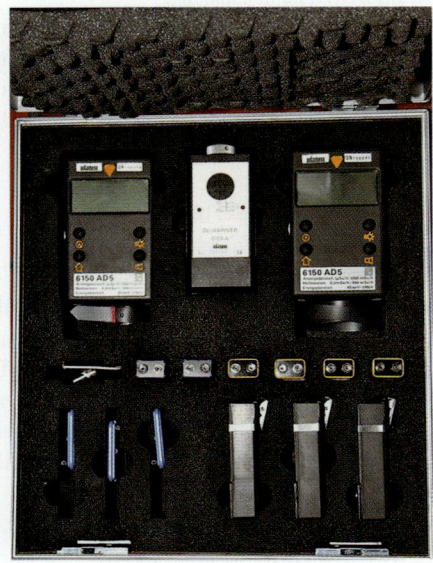

Abb. 44.7 Geigerzähler [O429]

44.2 Schäden durch biologische Stoffe

Schäden durch biologische Stoffe können durch **Krankheitserreger (Seuchen)** und **biologische Kampfmittel (z. B. bakterielle Kampfstoffe)** verursacht werden. Die Menschheit wird von Zeit zu Zeit von Infektionskrankheiten durch epidemische Ausbreitung von Krankheitserregern heimgesucht. Zu einer biologischen Katastrophe wird eine Epidemie jedoch nur dann, wenn es sich um eine Seuche mit weiter Ausbreitung in der Bevölkerung und schweren Verlaufsformen mit vielen Todesfällen handelt. Wenn die Schutzmaßnahmen (z. B. Schutzimpfungen, hygienische Bedingungen) für die Bevölkerung vernachlässigt wurden, können bereits örtlich begrenzte Großschäden (z. B. Ausfall der Trinkwasserversorgung) den Ausbruch übertragbarer Krankheiten begünstigen (➤ Kap. 16.1 und ➤ Kap. 41.1).

44.2.1 Seuchen (Epidemie)

Eine Epidemie ist ein **unübliches und gehäuftes Auftreten einer Krankheit** innerhalb einer Gruppe von Menschen **durch biologische Krankheitserreger** und wird als Seuche bezeichnet. Schon vor „ewigen Zeiten" kämpfte der Mensch gegen seine feindliche Umwelt", die auch die für ihn unbekannten Infektionskrankheiten mit einschloss. Diese für ihn „unbekannten Wesen" als Auslöser einer Infektion verwies er in das Reich der Dämonen und Geister, was noch heute an den Redewendungen und Wortbildern in Bezug auf Infektionen festzustellen ist. Von einer Krankheit wird man „befallen" und ist davon „betroffen". Das Fieber „kommt" und „geht" und eine Seuche „bricht aus" wie ein Raubtier aus seinem Käfig.

Cholera, Typhus und die **Pest** waren einige der damaligen „Geißeln der Menschheit", die Millionen von Opfer kosteten. Erst in den letzten 150 Jahren gelang es den Menschen, die mikrobiologischen und infektiologischen Zusammenhänge zu erfassen. Durch Maßnahmen der Gesundheitserziehung, der Hygiene und der medizinischen und pharmazeutischen Forschung gelang es, die meisten Krankheiten zu „besiegen".

Dennoch bedrohen auch in heutiger Zeit Krankheitserreger, in viraler oder bakterieller Form, den Menschen, wenn die entwickelten Schutzmaßnahmen zur Risikoverminderung (z. B. Impfung, Hygiene) versagen oder nicht beachtet werden.

44.2.2 Biologische Kampfmittel

Eine zusätzliche Bedrohung besteht in der Vorhaltung bakteriologischer Kampfstoffe zum Zwecke der **Kriegführung.** Das Thema biologische Kampfstoffe ist an sich bereits beunruhigend, denn Möglichkeiten, **natürlich vorkommende Stoffe** einzusetzen, gibt es theoretisch viele. Gefährlich wird es aber, wenn diese natürlichen Stoffe so **verändert** werden, dass ihre ohnehin vorhandene potenzielle Gefährlichkeit weiter erhöht wird. Als **biologische Kampfmittel** können eingesetzt werden:
- Krankheitserreger
- Giftstoffe (Toxine)
- Infizierte Insekten und Tiere, die Krankheiten übertragen
- Pflanzenschädlinge, die Pflanzen zerstören, das Wachstum beeinflussen oder die Fruchtbildung verhindern

Die Wirkung der biologischen Kampfmittel zielt auf die **Seuchenausbreitung** unter Menschen und Tieren und auf die **Schädigung des Naturbestands** zur Entziehung der Ernährungsgrundlage. Biologische Kampfstoffe können in flüssiger Form und in gefriergetrocknetem, staubförmigem Zustand gelagert werden. Ihre kriegsmäßige Verbreitung ist durch Abwurf in Behältern oder durch Versprühen von Schwebstoffen möglich. Da biologische Kampfmittel durch die Sinnesorgane nicht erkennbar sind und keine unmittelbare Krankheitswirkung entfalten, sind unmittelbare kausale Therapien nicht möglich.

Milzbrand

Als Beispiel eines Krankheitserregers, der in der öffentlichen Diskussion zunehmend an Gewicht gewonnen hat, wird hier der Milzbranderreger *Bacillus anthracis* vorgestellt. Milzbrand ist in erster Linie eine **Erkrankung des Weideviehs** (Schafe, Rinder). Der Erreger kann über die Haut, die Lunge oder den Darm aufgenommen werden. Der Milzbrandbazillus besitzt die Fähigkeit, sich bei Nahrungsmangel (Blut etc.) in Sporen umzuwandeln, die äußerst robust gegen Umwelteinflüsse sind. Sie können durch Kratzen mit Sporen behafteter Fingernägel an unbekleideten Hautstellen in den

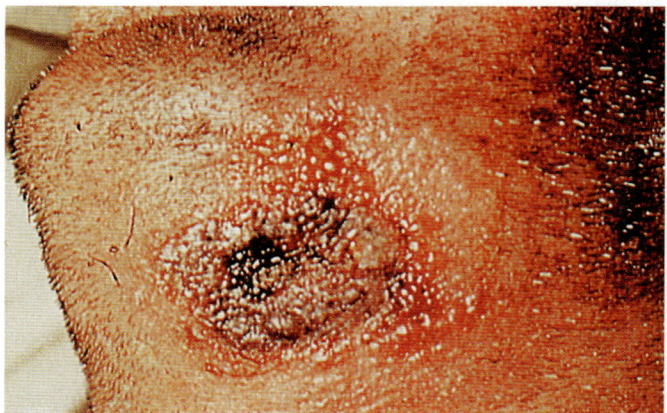

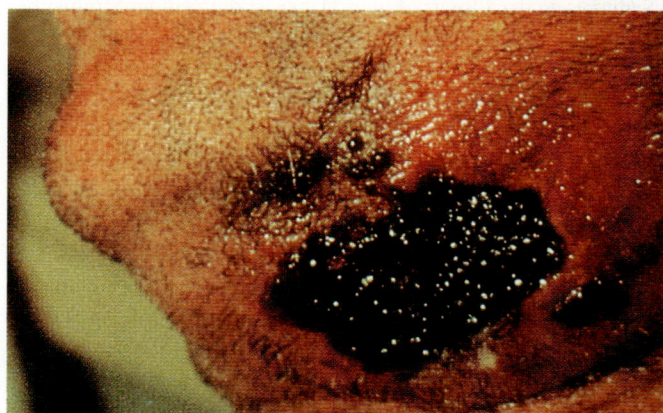

Abb. 44.8 Hautmilzbrand [R172]

Körper eindringen. Am Ort der Infektion entstehen kleine Pusteln, die sich rasch in blauschwarzen Brandschorf, den sog. **Milzbrandkarbunkel,** umwandeln (> Abb. 44.8). Sie sind mit Eiter gefüllt und werden erst gefährlich bei Anschluss an das Blutgefäßsystem nach 2–3 Tagen durch Kapillarbildung. Eine Infektion kann aber auch durch Einatmen sporenhaltigen Staubs oder Trinken von Milch infizierter Kühe ausgelöst werden.

Der Milzbrandbazillus kann aufgrund einer speziellen Eiweißkapsel wichtige Abwehrmechanismen menschlicher und tierischer Zellen umgehen. Er bildet v. a. bei seiner Zerstörung **Giftstoffe (Exotoxine),** die an die Umgebung abgegeben werden. Diese Giftstoffe schädigen die Blutgefäße bis in die kleinsten Kapillaren, sodass die betroffenen Gefäße für rote Blutkörperchen durchlässig werden. Die Folgen sind Entzündungsreaktionen und Blutungen. Beides äußert sich als blutgetränkte Schwellung des befallenen Gewebes.

Milzbrand wurde bereits im Zweiten Weltkrieg als biologischer Kampfstoff getestet (1941–45, Insel Gruinard). Milzbrand ist **extrem beständig** und kann als trockenes Pulver fast unbegrenzt gespeichert werden. Als B-Waffe ist er genetisch manipuliert und besitzt eine geringe Körnungsgröße, um besser eingeatmet werden zu können. Er kann in gefriergetrocknetem Zustand in den Munitionskartuschen oder als Aerosol mit großen Sprühern verbreitet werden.

Therapie

Die **Basismaßnahmen** gegen biologische Kampfmittel müssen auf eine Aufrechterhaltung der Vitalfunktionen und deren Kontrolle zielen.

Erweiterte Maßnahmen (venöser Zugang, Medikamente) können nur symptomatisch durchgeführt werden. Zur eigentlichen Bekämpfung des biologischen Stoffs bedarf es aber frühzeitiger Informationen zu Art, Zustand und Umfang des Krankheitserregers oder seiner Toxine, die i. d. R. nicht vorliegen, wodurch jeder Therapieansatz nur zeitverzögert in Angriff genommen werden kann.

SCHLAGWORT

Schäden durch biologische Stoffe

Ursachen
- **Krankheitserreger oder deren Toxine, freigesetzt durch**
  - Seuchen
  - Biologische Kampfstoffe

Symptome
- Werden durch den auslösenden Krankheitserreger oder dessen Toxin bestimmt

Maßnahmen
Monitoring
- AF, SpO_2, Rekapillarisierungszeit, Puls (peripher/zentral), RR, BZ, GCS, EKG, Temperatur

Basismaßnahmen und Lagerung
- Unterbrechung der Inkorporation
- Dekontamination

Erweiterte Maßnahmen
- i. v. Zugänge und ggf. Laborblutentnahme

Medikamente und Dosierungsempfehlungen
- Impfen
- Symptomatische Therapie
- Kausale Therapie (z. B. Antibiose), wenn möglich

44.3 Schäden durch chemische Stoffe

Schäden durch chemische Stoffe können einerseits durch Freisetzung bei Unfällen (z. B. Produktionsunfall oder Transportunfall), andererseits durch beabsichtige Freisetzung im Rahmen von kriegerischen Auseinandersetzungen oder Terroranschlägen auftreten. **Chemische Kampfstoffe** sind seit der Genfer Konvention von 1925 und der Konferenz von Paris zum Verbot von Chemiewaffen im Jahre 1989 verboten. Dieses Verbot hat jedoch nicht dazu geführt, dass chemische Kampfstoffe nicht mehr produziert oder nicht mehr eingesetzt wurden (Irak 1988, Tokio 1995 und Syrien 2013).

Die chemischen Stoffe wirken i. d. R. **direkt und unmittelbar auf den Körper.** Die **Hauptklassen** chemischer Kampfstoffe unterscheiden sich nach ihrem Inhalt und ihrem Zielort:
- Hautkampfstoffe (Senfgas, Schwefellost)
- Lungenkampfstoffe (Phosgen)
- Blutkampfstoffe (Zyanide)
- Nervenkampfstoffe (Sarin)

Die Klasse der **über die Haut** aufgenommenen chemischen Giftstoffe **(Kontaktgifte)** ist besonders gefährlich, da die Effekte bei ungeschützten Personen, und das wird die Regel sein, erst zeitlich verzögert auftreten. Da die **Dämpfe** aller Hautkampfstoffe **schwerer als Luft** sind, lagern sie sich nicht nur auf der Haut ab, sondern sinken auch tiefer auf den Boden, in U-Bahn-Schächte (Tokio 1995) oder die Kanalisation, was die weitere Verbreitung fördert und die Beseitigung des Kampfstoffes erschwert.

Senfgas fällt z. B. sofort durch seinen knoblauch- oder senfartigen, strengen Geruch auf. Senfgas schädigt hauptsächlich die Augen, Atemwege und die Haut.

Sarin

Der Nervenkampfstoff **Sarin** dagegen ist **farb- und geruchlos,** fällt vor dem Auftreten der ersten Symptome überhaupt nicht auf und ist bereits in kleinsten Mengen tödlich. Sarin wird über den gesamten Körper, insbesondere aber über die Augen, Atemwege und die Haut aufgenommen.

Die Giftwirkung des Sarins beruht auf einem **Eingriff in die Erregungsübertragung der Nervenbahnen** an der motorischen Endplatte, wo der Reiz zwischen zwei Nervenzellen durch **Acetylcholin** übertragen wird. Solange Acetylcholin im synaptischen Spalt vorhanden ist, wird die Empfängerzelle erregt. Normalerweise wird unmittelbar nach seiner Ausschüttung in den synaptischen Spalt das Acetylcholin durch das Enzym **Acetycholinesterase** gespalten, damit die Erregung beendet wird und die Zelle für die nächste Erregungsübertragung zur Verfügung steht.

In diesem Regelkreis blockiert Sarin die Acetylcholinesterase an allen Synapsen des parasympathischen Nervensystems, an den acetylcholinvermittelten Synapsen des Sympathikus sowie an den motorischen Endplatten. Acetylcholin kann in der Folge nicht mehr gespalten (abgebaut) werden (> Abb. 44.9). Dadurch steigt der Acetylcholinspiegel im synaptischen Spalt und es kommt zu einer Dauererregung aller betroffenen Nervensysteme.

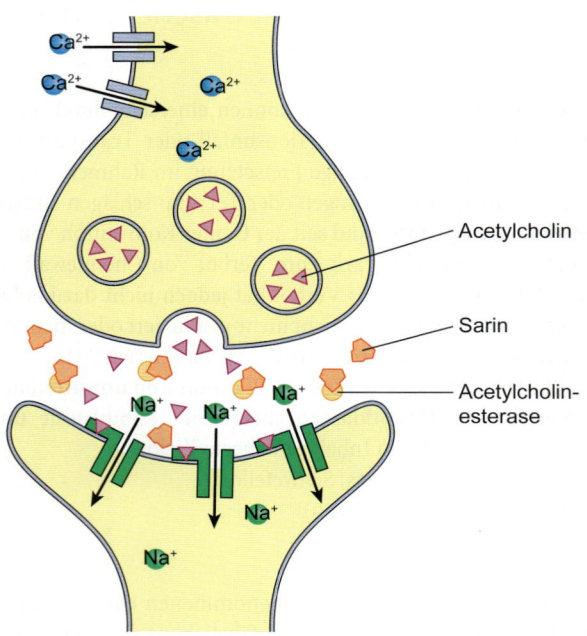

Abb. 44.9 Wirkweise von Sarin [L231]

> **MERKE**
> Ähnliche Wirkungen wie die des Sarins zeigen sich auch bei den chemisch verwandten Kampfstoffen **Tabun und VX.**

Da sich Sarin nur sehr langsam wieder von dem blockierten Enzym lösen lässt, ist die Behandlung von Vergiftungen mit derartigen Kampfstoffen außerordentlich schwierig bis unmöglich. So führt Sarin zu einer **inneren Acetylcholinvergiftung** (➤ Kap. 40.3.3), deren Symptome denen der Organophosphatvergiftung (z. B. E605) gleichen, wobei Sarin 1000-fach wirksamer und toxischer ist als E605.

Alle Hautkampfstoffe rufen neben ihrer Giftwirkung auch **chemische Verbrennungen** der Haut und der Schleimhäute hervor, die denen der thermischen Verbrennung der Haut (➤ Kap. 42.5) ähnlich sind und in entsprechenden Verbrennungszentren nach Dekontamination (s. u.) behandelt werden müssen.

Therapie

Verätzungen des Verdauungs- und des Atemtrakts durch chemische Substanzen sind im Zusammenhang mit Massenschäden nicht selten. Kontraindiziert ist das Auslösen von Erbrechen, denn Säuren und Laugen sollen nur neutralisiert werden. Bei **Kontamination der Körperoberfläche** müssen die Schadstoffe durch Wasser oder andere Flüssigkeiten verdünnt und abgewaschen werden. Das Rettungsfachpersonal kann nicht alle Gefahren der verschiedenen Giftstoffe kennen. Daher ist bei Massenvergiftungen frühzeitig ein erfahrener klinischer Toxikologe an den Unfallort bzw. in die Technische Einsatzleitung (TEL) zu beordern (➤ Kap. 45.3.1). Noch vor den Basismaßnahmen steht an erster Stelle der **Selbstschutz** des Rettungspersonals. Die nachfolgenden behelfsmäßigen Entgiftungsmaßnahmen (Dekontamination) sind nur in ABC-Schutzkleidung mit ABC-Schutzmaske (➤ Abb. 44.10) möglich.

> **SCHLAGWORT**
> **Schäden durch chemische Stoffe**
>
> **Ursachen**
> - Hautkampfstoffe (Senfgas, Schwefellost)
> - Lungenkampfstoffe (Phosgen)
> - Blutkampfstoffe (Zyanide)
> - Nervenkampfstoffe (Sarin)
>
> **Symptome**
> - Verbrennungen
> - Verätzungen
> - Lungenödem
>
> **Maßnahmen**
> **Monitoring**
> - AF, SpO_2, Rekapillarisierungszeit, Puls (peripher/zentral), RR, BZ, GCS, EKG, Temperatur
>
> **Basismaßnahmen und Lagerung**
> - Unterbrechung der Kontamination
> - Dekontamination
>
> **Erweiterte Maßnahmen**
> - i. v. Zugänge und ggf. Laborblutentnahme
>
> **Medikamente und Dosierungsempfehlungen**
> - Symptomatische Therapie
> - Frühzeitige kausale Therapie (z. B. Antidot), wenn möglich

Dekontamination

Die Dekontamination (➤ Abb. 44.11, ➤ Abb. 44.12a–f) zielt auf das **Entfernen gefährlicher Verunreinigungen,** die Personen gefährden. Die Dekontamination ist aufgrund der Gefährlichkeit der Stoffe oftmals nur von Rettungsfachpersonal in **Schutzkleidung** durchzuführen.

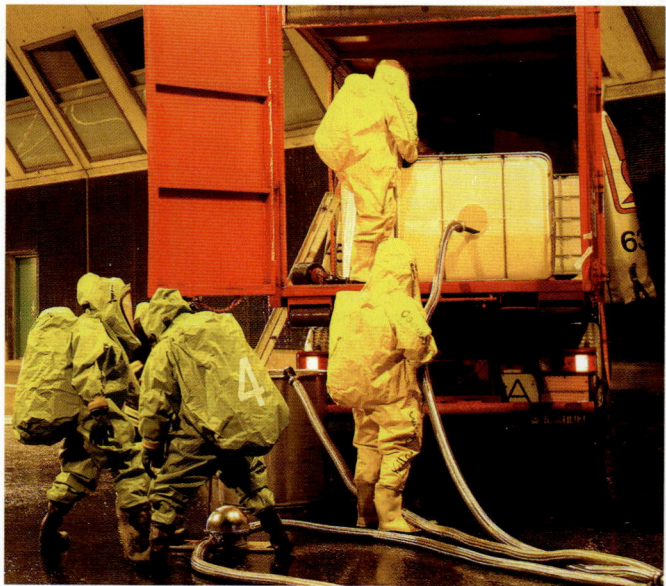

Abb. 44.10 ABC-Schutzkleidung [O429]

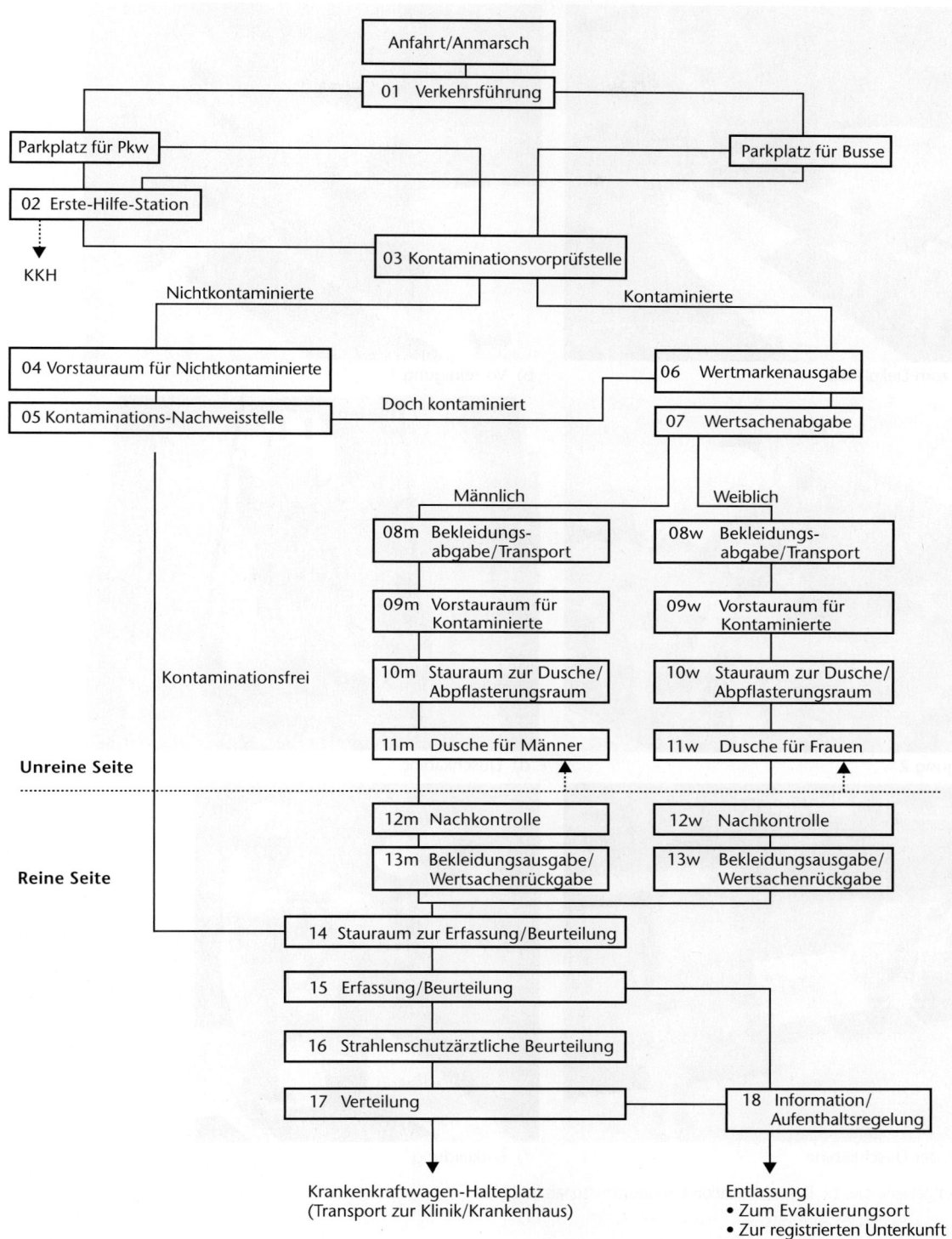

Abb. 44.11 Deko-Konzept [M235]

44 ABC-Notfälle

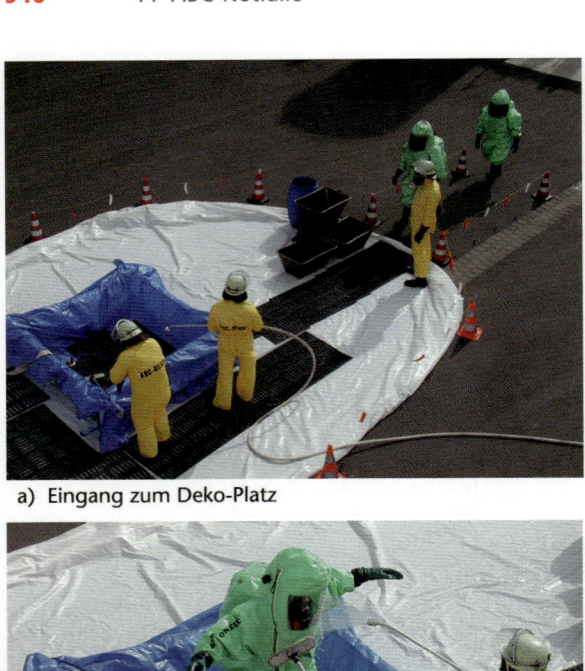
a) Eingang zum Deko-Platz

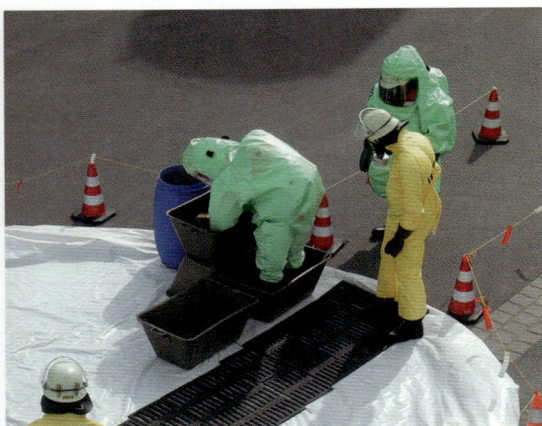
b) Vorreinigung 1

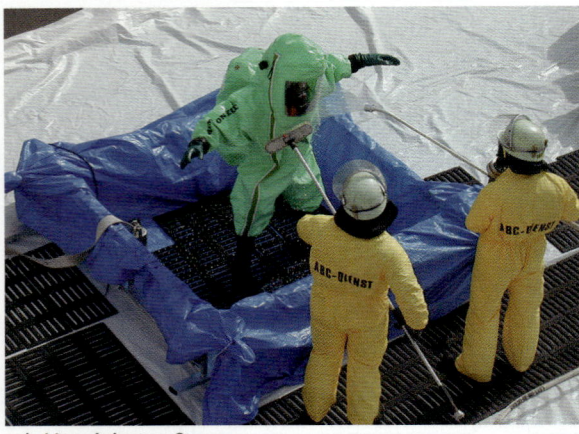
c) Vorreinigung 2

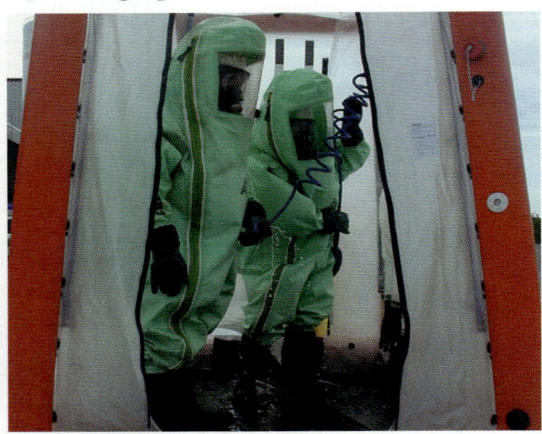
d) Duschkabine

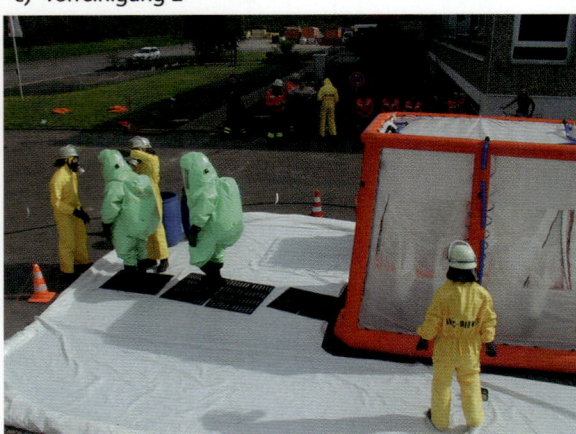
e) Verlassen der Duschkabine

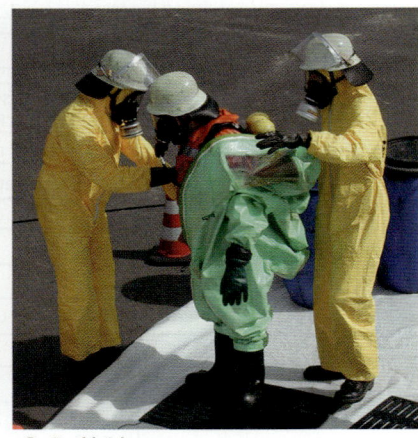
f) Entkleidung

Abb. 44.12 Vorgehensweise zur Dekontamination des Einsatzpersonals [M235]

Zur Durchführung der Dekontamination eignen sich Gebäude wie Sporthallen, Hallenbäder oder Schulen mit entsprechenden Kapazitäten an Duscheinrichtungen und Räumen. Hier sind auch die Notfallstationen in der Umgebung kerntechnischer Anlagen geeignet. Die Dekontamination kann aber auch durch **mobil einsetzbare Einheiten (Deko-Züge)** an fast jedem gewünschten Ort durchgeführt werden.

Die **technische Ausstattung** wird sowohl von der Feuerwehr (Deko-Ausstattung) als auch vom Rettungsdienst (medizinisches Gerät) gestellt. Personen werden in einem **dreistufigen Prozess** dekontaminiert:
1. Entfernung der Kleidung (wenn keine Schutzkleidung getragen wurde)
2. Reinigung (Dusche)
3. Neueinkleidung

Vor der **Dekontaminationsstelle (Deko-Platz)** werden die verletzten Personen betreut und durch Ärzte triagiert. Entsprechend der Einstufung in der Triage werden sie der Dekontamination zugewiesen. Die **Dekontamination** nach einem Unfall mit einer chemischen Substanz (z. B. Kampfstoff) erfolgt bei der Haut, indem nach Kampfstoffspritzern gesucht wird. Diese werden abgetupft. Die Tupfer müssen vernichtet werden (Sammelbehälter). Die Haut wird mit Schmierseife entgiftet. Viele hierbei nicht entfernbare Substanzen lassen sich durch vorheriges Lösen in Macrogol 400 (Lutrol®) entfernen. Anschließend wird die Schmierseife abgetupft, und auch diese Tupfer werden vernichtet. Hautentgiftungspuder (Macrogol-Puder, z. B. Klean-Prep®) können ggf. aufgetragen werden. Innerhalb des Dekontaminationsplatzes können, so weit es die Kontamination zulässt, medizinische Erstmaßnahmen durchgeführt werden. Betroffene Augen müssen gründlich mit Wasser ausgespült werden. Wenn Isogutt®-Augentropfen vorhanden sind, sollten sie eingeträufelt werden. Bei starken Schmerzen werden Anästhetika-Augentropfen (z. B. Novesine® 0,4 %) appliziert.

Von der Bekleidung müssen einzelne Kampfstoffspritzer entfernt, ansonsten muss die Bekleidung abgelegt werden. Die Patienten müssen duschen oder sich abwaschen und neue Kleidung anlegen. Die benetzte Bekleidung muss beseitigt (z. B. eingegraben) werden. Nachdem die Dekontamination abgeschlossen ist, verlassen die Personen den Absperrbereich und werden an einer Sammelstelle weiter betreut.

Wiederholungsfragen

1. Welche Körperstrukturen werden durch radioaktive Substanzen geschädigt (➤ Kap. 44.1.1)?
2. Beschreiben Sie das Abstandsgesetz (➤ Kap. 44.1.3).
3. Beschreiben Sie die drei wirkungsvollsten Schutzmaßnahmen gegen radioaktive Strahlung (➤ Kap. 44.1.3).
4. Nennen Sie einige biologische Stoffe, die den menschlichen Organismus schädigen können (➤ Kap. 44.2).
5. Beschreiben Sie den Vorgang der Dekontamination nach einem chemischen oder radioaktiven Unfall (➤ Kap. 44.3).

Auflösung des Fallbeispiels

Verdachtsdiagnose
Geschlossene Unterschenkelfraktur links, fragliche Kontamination mit Radioaktivität.

Erstmaßnahmen
Die Erstbeurteilung nach dem ABCDE-Schema ist unauffällig. Auch die SAMPLER-Anamnese ergibt keine besonderen Auffälligkeiten.

Der Notarzt legt einen venösen Verweilzugang in die rechte Ellenbeuge (G 17) und analgosediert den Patienten mit 5 mg Dormicum® und 0,1 mg Fentanyl. Weiterhin werden langsam 500 ml balancierte Elektrolytlösung infundiert. Der frakturierte Unterschenkel wird mit einer Luftkammerschiene stabilisiert, der Patient auf einer Vakuummatratze gelagert und in eine berufsgenossenschaftliche Unfallklinik mit Strahlenschutzzentrum geflogen.

Klinik
Die Unterschenkelfraktur wird operativ versorgt. Hinweise auf eine erhöhte Strahlenbelastung ergeben sich in den Folgeuntersuchungen nicht.

Diagnose
Fraktur des linken Unterschenkels.

WEITERFÜHRENDE LITERATUR

Fabrizio, M. et al.: Persönliche Schutzausrüstung. Ecomed, Heidelberg, 2014
Schäfer, A.: Lexikon biologischer und chemischer Kampfstoffe. Köster, Berlin, 2. Aufl., 2009
Schnedlitz, M.: Chemische Kampfstoffe: Geschichte, Entwicklung, Einsatz. Grin, München, 2013

KAPITEL 45

Claas Buschmann (45.2, 45.4–45.5), Klaus Püschel (45.2.1, 45.4),
Jürgen Luxem (45.2.2, 45.2.4, 45.3.1), Hanne Shah (45.1, 45.3)

Sterben und Tod im Rettungsdienst

45.1	**Sozialwissenschaftliche Grundlagen**	951
45.1.1	Umgang mit Sterben und Tod in der Gesellschaft	951
45.1.2	Religiöse und kulturelle Aspekte	951
45.1.3	Individuelle Todesvorstellungen	953
45.1.4	Sterbephasen	954
45.2	**Herausforderungen im Rettungsdienst**	955
45.2.1	Umgang mit Sterben und Tod im Rettungsdienst	955
45.2.2	Ethische Herausforderungen	956
45.2.3	Rechtliche Herausforderungen	957
45.2.4	Palliativer Notfall	958
45.3	**Organtransplantation**	959
45.3.1	Organtransplantation und Hirntod	959
45.3.2	Organspende	960
45.4	**Todesfeststellung und Leichenschau**	961
45.4.1	Sichere Todeszeichen	962
45.4.2	Unsichere Todeszeichen	964
45.4.3	Leichenschau und Todesbescheinigung	965
45.5	**Obduktion**	967
45.5.1	Auftraggeber	967
45.5.2	Exhumierung	968
45.5.3	Praktische Durchführung der Obduktion	968
45.5.4	Zusatzuntersuchungen	968
45.5.5	Notfallmedizinische Relevanz	968

45 Sterben und Tod im Rettungsdienst

Fallbeispiel

Notfallmeldung

Die Leitstelle alarmiert RTW und NEF zu einer Bushaltestelle im Stadtgebiet. Einsatzstichwort: Reanimation.

Befund am Notfallort

Der RTW trifft zuerst an der Einsatzstelle ein. Schon aus dem Fahrzeug sieht die RTW-Besatzung wie anwesende Passanten eine Person reanimieren. Das RTW-Team gibt über Funk umgehend über die laufende Laienreanimation Rückmeldung an die Leitstelle. Bei der Person handelt es sich um eine ca. 80 Jahre alte Frau.

Leitsymptom

Herz-Kreislauf-Stillstand.

Inhaltsübersicht

45.1 Sozialwissenschaftliche Grundlagen
- Bestattungsriten sind ein wichtiger Bestandteil des Abschiednehmens.
- Die Art des Abschieds ist dabei maßgeblich geprägt von Glauben und Kultur.
- Gläubige Menschen, gleich welcher Religion sie angehören, können Trost im Glauben finden.
- Kinder bis zum 2. Lebensjahr haben noch keine Vorstellung vom Tod.
- Viele Menschen haben Angst vor dem Sterben.
- Das Grundgefühl in allen fünf Phasen nach Kübler-Ross ist Angst.
- Aus der biologischen Perspektive bedeutet Sterben den zunehmenden Verlust von Organfunktionen in der letzten Lebensphase.

45.2 Herausforderungen im Rettungsdienst
- Ein trotz Behandlung verstorbener bzw. sterbender Patient bedeutet keinesfalls ein Versagen des Rettungsteams.
- Einsätze bei Patienten am Lebensende führen regelmäßig zu einer Gratwanderung zwischen einer maximalen medizinischen Notfallbehandlung und einer möglicherweise unnötigen teilweise sogar menschenunwürdigen Verlängerung des Sterbevorgangs.
- Je nach Einsatzsituation kann es sich empfehlen, bei einem erkennbar präfinalen Patienten Angehörige oder andere Bezugspersonen zum Abschiednehmen mit einzubeziehen.
- Die notfallmedizinische Behandlung einer Erkrankung oder Verletzung liegt im Interesse des jeweiligen Patienten, selbst wenn dieser im Einzelfall seine Zustimmung zur Behandlung (temporär) nicht (mehr) geben kann.
- Die formalen und juristischen Anforderungen an eine DNR-Anordnung sind so hoch, dass die Überprüfung einer DNR-Anordnung in einer akuten Notfallsituation einfach unmöglich ist.
- Wer in einer Notlage seinen Möglichkeiten entsprechend versucht zu helfen, hat aus juristischer Sicht keine negativen Konsequenzen zu erwarten.
- Wird dagegen nicht geholfen, können sowohl zivil- wie auch strafrechtlich erhebliche Folgen auf den Nichthelfer zukommen.
- Die Palliativmedizin dient der Unterstützung von Patienten und ihrer Angehörigen bei Eintritt einer unheilbaren und lebensbegrenzenden Erkrankung.
- Das Ziel jeder palliativen Therapie muss sein, die Lebensqualität des Patienten zu sichern und ihm ein angst- und schmerzfreies Verweilen in vertrauter Umgebung zu ermöglichen.

45.3 Organtransplantation
- Ein Mensch gilt gemäß Transplantationsgesetz als verstorben, wenn die Ärzte keine Hirnaktivität mehr feststellen können und wenn die Schäden im gesamten Gehirn irreparabel sind.
- Der Hirntod des Organspenders muss von zwei dafür qualifizierten Ärzten unabhängig voneinander festgestellt werden.
- In den Krankenhäusern entscheiden in neun von zehn Fällen die Angehörigen über eine Organspende.
- Findet keine Begleitung, keine richtige Aufklärung der Angehörigen statt, kann sich die Organtransplantation für die Angehörigen traumatisch auswirken.

45.4 Todesfeststellung und Leichenschau
- Man unterscheidet sichere und unsichere Todeszeichen.
- Sind sichere Todeszeichen nicht erkennbar, muss mit der Reanimation begonnen werden.
- Falls eines der drei sicheren Todeszeichen Leichenflecke, Leichenstarre oder Fäulnis vorliegt, darf der Nicht-Arzt den Tod zwar nicht formal „feststellen" und entsprechend dokumentieren, kann aber als „Vermutungsdiagnose" seine Handlungen der Situation entsprechend anpassen (Unterlassen von Reanimationsversuchen).
- Erst wenn der Tod eines Menschen durch einen Arzt festgestellt wurde, darf der tote Körper auch als Leichnam behandelt werden.
- An die ärztliche Todesfeststellung schließt sich eine ärztliche Leichenschau an.
- Um eine schnelle Einsatzbereitschaft des Notarztes wiederherzustellen, kann statt eines vollständigen Leichenschauscheins eine vorläufige Todesbescheinigung ausgestellt werden.
- Ursachen für Scheintodesfälle sind z. B. Vergiftungen und Unterkühlung.

> **45.5 Obduktion**
> - „Natürliche" Todesfälle werden pathologisch obduziert, falls die Patienten selbst (im Krankenhaus-Behandlungsvertrag) oder die Angehörigen zugestimmt haben.
> - „Nichtnatürliche" bzw. „ungewisse" Todesfälle werden rechtsmedizinisch obduziert, wenn Gericht bzw. Staatsanwalt dies anordnen.
> - Die rechtsmedizinische Obduktion ist in der Strafprozessordnung (StPO) formal geregelt.
> - Bildgebende Verfahren können ergänzend eingesetzt werden.
> - Negativbefunde sind genauso wichtig wie Positivbefunde.
> - Die Obduktion ist der Goldstandard der notfallmedizinischen Qualitätskontrolle im Todesfall.

45.1 Sozialwissenschaftliche Grundlagen

45.1.1 Umgang mit Sterben und Tod in der Gesellschaft

Wer nach dem Verhältnis der heutigen Gesellschaft zum Tod fragt, erhält häufig formelhafte Antworten in denen von „Verdrängung" und „Tabuisierung", von „Unfähigkeit zu trauern" und von einem „Verfall" der Rituale und Trauerkultur die Rede ist. Doch war der Umgang früherer Generationen mit Sterben, Tod und Trauer wirklich so viel besser? Ist unser heutiges Verhältnis tatsächlich so sehr von Unfähigkeit, Tabu und Verdrängung bestimmt? Vor allem der Begriff der **Verdrängung** erscheint bei genauer Betrachtung als höchst problematisch angesichts der allgegenwärtigen Präsenz des Todes in den Medien einerseits und einer kaum noch zu überblickenden Zahl von Angeboten zur Trauerverarbeitung andererseits.

Die Angebotsbandbreite reicht von Selbsthilfegruppen über individuelle Trauerbegleitung bis hin zu Trauerreisen. **Ambulante und stationäre Hospize** sind fester Bestandteil unserer Gesellschaft und zahlreiche Ratgeber zu Trauerbegleitung erhält man in jeder Buchhandlung. Durch die modernen Medien sind wir täglich mit so vielen Todesereignissen konfrontiert wie keine Generation zuvor.

> **MERKE**
> Trauer ist mehr als „traurig sein".

Und doch erscheint in dieser komplexen Welt vielen Menschen der reale Umgang mit Sterben, Tod und Trauer als zu schwer. Manche Menschen können 50 Jahre alt werden, ohne einen nahen geliebten Menschen verloren zu haben. Sie kennen den Schmerz der Trauer nicht aus persönlicher Erfahrung. Sie kennen vielleicht das „Gefühl der Traurigkeit", aber nicht den „Zustand der Trauer". Denn Trauer beinhaltet außer dem „Traurig Sein" viele **unterschiedliche Gefühle** wie Wut, Verzweiflung, Angst und Ohnmacht.

Die Trauer nach dem Tod eines geliebten Menschen hinterlässt den Trauernden meist hilflos in seinem Schmerz. Der Tod ist endgültig, hier gibt es nichts mehr zu reparieren und oft auch keinen Trost. Insbesondere wenn ein **junger Mensch** stirbt, ist die Trauer wie ein „Tsunami" mit z. T. verheerenden Auswirkungen auf das Leben der Hinterbliebenen. Sie hinterlässt Betroffene sowie die Umgebung meist hilf- und sprachlos, denn der Tod traf die **Folgegeneration,** die für das Weiterleben – für das Überleben – bestimmt war. Tritt der Tod auch noch plötzlich und gewaltsam ein, so ist dieses für die Hinterbliebenen zusätzlich traumatisierend. Daher reagiert jede Gesellschaft mit besonderer Emotionalität, wenn durch einen Unfall, einen Terroranschlag (➤ Kap. 15.9.5) oder einen Amoklauf (➤ Kap. 15.9.4) Kinder und Jugendliche ums Leben kommen.

45.1.2 Religiöse und kulturelle Aspekte

Bestattungskultur im Wandel

Die Bestattung der Toten ist eine Kulturleistung, die der Mensch im Laufe der Geschichte erst lernen musste. So variieren die Zeitangaben der Altertumsforscher zu den **ersten Bestattungen** zwischen 40 000 und 120 000 vor unserer Zeitrechnung. Warum wurden die Menschen bestattet? Darüber lassen sich heute nur noch Vermutungen anstellen. Es ist anzunehmen, dass **religiöse Aspekte** für die Bestattung zugrunde lagen, zumal vermutlich auch Religion aus den Fragen zur Bedeutung des Todes entstanden ist.

Dabei wird vorausgesetzt, dass das Leben nicht mit dem Tod erlischt, sondern in einer anderen Daseinsform weitergeht. So war im **antiken Griechenland** die Ekphora, der Leichenzug vom Haus des Verstorbenen zu seiner Grabstätte, Sinnbild für diesen Übergang aus der Welt der Lebenden in die Welt der Toten. Polis, die Stadt der Lebenden, und die Nekropole, die Stadt der Toten, galten dabei als strikt voneinander **getrennte Sphären,** die sich nicht berühren durften.

Unterschiedliche Bestattungsriten

Bestattungsriten sind ein wichtiger Bestandteil des Abschiednehmens und damit bedeutsam für den Verlauf der Trauer. Ein Abschied in Würde und die Achtung der Verstorbenen ist für fast alle Menschen besonders wichtig. Die Art des Abschieds ist dabei maßgeblich geprägt von **Glauben** und **Kultur.**

Die christliche Bestattung

Lange war die **Erdbestattung** die traditionelle Form der Bestattung der verschiedenen christlichen Religionen, da der Körper für die Auferstehung aufbewahrt werden musste. Eine Verbrennung nach dem Tode kam daher nicht infrage. Eine zwingend vorgeschriebene oder schriftlich überlieferte Bestattungsform gibt es aber nicht.

So werden in Deutschland die Toten erst nach einigen Tagen bestattet. Üblich sind bei uns die **Erd- oder Urnenbestattung.** Inzwischen gibt es auch etliche andere Beisetzungsarten wie die **Friedwälder** oder die **Seebestattung.** Meist wird dem Verstorbenen in Form einer **Trauerfeier** gedacht. Für die Beisetzung braucht man einen Bestatter, der sich auch meist um die Einkleidung und Aufbahrung des Verstorbenen kümmert.

Die islamische Bestattung

Nach muslimischem Brauch werden dem Toten unmittelbar nach dem Eintreten des Todes die **Augen geschlossen.** Die **rituelle Reinigung** – auch Waschung genannt – ist ein verpflichtender Ritus bei allen Muslimen, der im Sterbezimmer oder in einem dafür vorgesehen Raum in der Moschee durchgeführt wird. Frauen dürfen nur von Frauen gewaschen werden, Männer nur von Männern. Nach der rituellen Reinigung, der Salbung des Körpers und des Gebets wird der Verstorbene in ein Totengewand oder unbekleidet in **saubere weiße Tücher** gehüllt. Der Koran legt fest, dass die islamische Bestattung möglichst noch **am Tag des Todes** stattfinden soll. Muslime werden ohne Sarg begraben und ausschließlich erdbestattet. Das **Gesicht** des Verstorbenen muss **Richtung Mekka** weisen. Ist eine Bestattung ohne Sarg nicht möglich, wird ein einfacher Sarg verwendet.

Die jüdische Bestattung

Im Judentum wird dem Sterbenden eine besondere Hochachtung entgegengebracht. Nichts darf sein Sterben verzögern, aber auch nichts beschleunigen. Ist der Tod eingetreten, bleibt der Tote, so wie er ist, im Raum liegen. Ihm werden die Augen geschlossen und das Gesicht mit einem weißen Tuch bedeckt. Mit einer Kerze, die neben seinem Haupt angezündet wird, beginnt die **Totenwache.** Das **brennende Licht** weist auf die Seele hin, die sich noch im Raum aufhält. Noch einmal wird mit dem Verstorbenen gemeinsam gebetet. Danach werden die **Fenster geöffnet,** damit die Seele den Leib verlassen kann.

Im Judentum ist die **Erdbestattung** die vorgeschriebene Form der Bestattung. Freie Gemeinden wenden auch die Feuerbestattung an. Die **rituelle Waschung** des Verstorbenen findet in einer speziellen Leichenhalle auf dem Friedhof statt. Ein weißes langes Gewand und eine gleichfarbige Kopfbedeckung dienen als Totenkleidung. Nachdem der Sarg ins Grab gelassen wurde, wirft jeder Anwesende drei Hände Erde auf den Sarg und spricht dazu eine bestimmte Formel. Ist der Sarg ganz bedeckt, folgt das **Kaddischgebet** zum Totengedenken. **Händewaschen** nach der jüdischen Bestattung und vor dem Verlassen des Friedhofs ist Pflicht.

Die hinduistische Bestattung

Hindus glauben an die **Wiedergeburt.** Jedes Lebewesen hat eine unsterbliche Seele, Atman genannt. Dem Verstorbenen werden von Priestern Mantren zugesprochen, damit seine Seele nicht im Körper bleibt, sondern aufsteigen kann und wiedergeboren wird.

Auch im Hinduismus ist die **Reinigung** des Körpers besonders wichtig, da mit der körperlichen Reinigung die Reinigung der Seele einhergeht. Hindus **verbrennen** ihre Verstorbenen und streuen die Asche in Flüssen aus. Männer und Frauen begehen die Trauerfeier getrennt voneinander. Innerhalb eines Monats nach der Bestattung findet das **Shaddra-Ritual** statt, eine Totenfeier, bei der ein männlicher Nachfahre des Verstorbenen Reisklöße opfert. Dieses Bestattungsritual erfolgt, solange es männliche Nachfahren gibt. Sie glauben daran, dass sie durch Ahnenverehrung die Form ihrer eigenen Wiedergeburt begünstigen können.

Die buddhistische Bestattung

Innerhalb des Buddhismus, wie auch im Hinduismus existieren verschiedene Strömungen und somit auch unterschiedliche buddhistische Bestattungsrituale.

Der Stillstand der Atmung ist für Buddhisten nicht der Tod, denn sie glauben, dass im Leichnam noch viel Energie ist und der Geist noch **vier Phasen bis zur Auflösung** durchlaufen muss. Der Körper des Verstorbenen sollte deshalb einige Zeit, im Tibetischen Buddhismus sogar 3 Tage, in Ruhe gelassen werden. Er soll **nicht berührt** werden (z.B. sollen die Augen nicht geschlossen werden), damit der Sterbeprozess nicht behindert wird.

Im Buddhismus werden **Erd- und Feuerbestattungen** durchgeführt. Mönche und Angehörige versammeln sich um den Verstorbenen in dessen Haus. Sie halten eine **Totenandacht** und meditieren. Sarg oder Urne werden bei der buddhistischen Bestattung in einem schmucklosen Grab beerdigt. An bestimmten Tagen kommen die Angehörigen dorthin, gedenken des Verstorbenen und hinterlassen Speisen und Getränke.

Trauerkultur

In unserer westlichen Welt sind wir geprägt von einer **stillen Trauerkultur.** Höflich halten wir Abstand, sprechen leise, drücken unser Beileid in behutsam gewählten Worten aus. Bei einem Trauergottesdienst herrscht in der Kirche oder Aussegnungshalle meist **„Totenstille".** Wird ein Mensch zu Grabe getragen, folgt dem Sarg die schweigende Trauergemeinde nach. Während dieses Trauermarsches wird selbst das Lachen eines Kindes, geschweige denn die laute Äußerung eines Erwachsenen als störend und unziemlich empfunden.

Wir halten uns eher zurück und lassen bereits **Sterbende** eher **in Ruhe.** Nur wenige ausgewählte Besucher, meist die engen Familienangehörigen, sind am Totenbett zugegen. Zu viele Menschen werden am Totenbett als lästig empfunden. In **vielen Kulturen** ist es aber genau **umgekehrt.** Dort ist es undenkbar, einen Trauernden (oder Sterbenden) „in Ruhe" zu lassen. Selbstverständlich kommen Familienmitglieder aus allen Himmelsrichtungen, wenn es einen Toten zu beklagen gibt. Nachbarn, Freunde bringen Essen, man unterhält sich, unterstützt die Hinterbliebenen und feste Riten und Rituale lassen bisweilen wenig Spielraum für individuelle Wünsche und Bedürfnisse.

Manchmal wiegen sich laut klagende Frauen im Rhythmus, um ihren Schmerz auszudrücken. Bestimmte Speisen werden serviert, um den Trauernden Kraft zu geben. In etlichen Kulturen trauern

Frauen und Männer getrennt, auch ist es dann den Männern vorbehalten, den Verstorbenen zu Grabe zu tragen. Die Frauen besuchen das Grab erst am nächsten Tag oder sogar einige Tage später.

Diese Form der Trauer ist vielen fremd, die mit einer stillen Trauerkultur aufgewachsen sind. Ebenso wird „unsere Zurückhaltung" von anders geprägten Menschen oft nicht verstanden und als kaltherzig angesehen. Dabei sollte nicht vergessen werden, dass **jeder Mensch** so **trauert, wie er** trauern **kann.** Wie jeder einzelne mit Schmerz umgeht, ist so unterschiedlich, wie die Menschen selbst.

Wie kann man Menschen mit einer fremden Trauerkultur begegnen?

Vom Rettungsfachpersonal kann nicht erwartet werden, sich in den verschiedenen Sterbe- und Trauerritualen der unterschiedlichen Kulturen auszukennen. Selbst wenn Grundwissen über Trauerriten im Islam oder Judentum vorhanden sind, existieren innerhalb einer Glaubensrichtung oft bestimmte Bräuche in nur einem Land oder einer ganz bestimmten Region. Eine katholische Familie aus Bayern wird sicherlich eine andere Form des Trauergottesdienstes wählen als eine streng pietistische Familie aus Norddeutschland. Und eine katholisch-mexikanische Trauerfeier unterscheidet sich wiederum völlig von einer katholischen Trauerfeier auf den Philippinen.

Wichtiger als über alle kulturellen Unterschiede Bescheid zu wissen, ist es eine **offene und nicht wertende Haltung** gegenüber der uns fremden oder ungewöhnlichen Art zu trauern, einzunehmen. Halbwissen über „So trauert man im Islam" oder „jüdische Trauerriten" führen leicht zu Schubladendenken. Man meint, etwas zu kennen und reduziert den Sterbenden oder die Trauernden auf das beschränkte Wissen.

Viel wichtiger ist es, sich über seine **eigene Prägung zum Thema Tod** klar zu werden und völlig **wertfrei** und **offen** gegenüber einer anderen Trauerkultur zu sein. Dies kann nur gelingen, indem man anderen nicht die eigenen Denkmuster überstülpt. Eine Mutter, die laut schreiend und sich schlagend vor dem Bett ihres toten Kind kniet, trauert genauso wie eine andere Mutter, die im Schmerz erstarrt keine Träne über den Tod ihres Kindes vergießen kann. Trotzdem kann davon ausgegangen werden, dass beide mit einem Teil des Bewusstseins sehr klar alle Reaktionen ihrer Umwelt aufnehmen.

Äußerungen der Missachtung oder des Unverständnisses werden abgespeichert und können sich zu einem späteren Zeitpunkt als hochgradig belastend ins Gedächtnis drängen. Wenn es die Zeit und Möglichkeit gibt, **fragen Sie nach den Wünschen** und **Bedürfnissen** des Sterbenden oder der trauernden Hinterbliebenen. Selbst wenn auf bestimmte kulturelle Traditionen oder Gebräuche nicht eingegangen werden kann, so ist es doch ein wichtiges Zeichen für die Menschen, wenn sie mitbekommen, dass man versucht, ihre Wünsche zu berücksichtigen und diese nicht einfach übergeht.

Trost im Glauben

Gläubige Menschen, gleich welcher Religion sie angehören, können Trost im Glauben finden. Der **Glauben** aber wird **auf die Probe gestellt,** wenn der Schmerz um den Verlust des nahen Angehörigen die Trauer überwiegt und der Tod nicht als natürliches Ende des Lebens gesehen wird, da der Tod unerwartet zur „Unzeit" kam.

Stirbt ein junger Mensch, bietet der Glaube nicht immer Trost. Mütter und Väter, die um ihre Kinder trauern, aber auch jung verwitwete Männer und Frauen reagieren oft ähnlich – unabhängig, welcher Glaubensrichtung sie angehören. Dann spielt die Frage, ob der geliebte Mensch bei Gott ist oder wiedergeboren wird, nur eine untergeordnete Rolle – der Mensch fehlt im Hier und Jetzt. Ein Teil der Zukunft ist mit ihm gestorben.

Niemals sollte das Rettungsfachpersonal versuchen, einen Trauernden mit dem Verweis auf ein besseres Leben des Verstorbenen im Jenseits zu trösten. Sätze wie „Ihr Kind ist jetzt bei Gott in guten Händen" helfen nur dem Helfer, der sich sprachlos und ohnmächtig fühlt. Trauernde empfinden solche Äußerungen meist als grobe **Missachtung ihrer Gefühle,** die sich tief und meist über Jahre ins Gedächtnis einbrennen.

Einfach **da zu sein und „mit aushalten"** wird in fast allen Fällen von Trauernden als wohltuend empfunden. Für den Helfer wiegt allerdings das scheinbar so einfache „mit aushalten" besonders schwer und wird von diesem als belastend empfunden.

45.1.3 Individuelle Todesvorstellungen

Im Laufe der Geschichte haben sich Menschen aller Kulturkreise mit der Frage befasst, wie es nach dem Tode weitergehen könnte. Allen Religionen ist bei der Beantwortung dieser Frage gemeinsam, dass sie einen **Endzustand** anstreben, in dem es **kein Leiden** gibt.

Die **Christen** glauben an die **Auferstehung von den Toten** und das ewige Leben. Jesus ist in den Himmel aufgefahren und lebt dort mit Gott, den Engeln und den Verstorbenen weiter. Wie das ewige Leben im Himmel aussieht, kann zwar niemand sagen, aber in der Bibel wird die Vorstellung vom ewigen Leben in unterschiedlichen Bildern beschrieben. Der Himmel ist dabei weniger ein Ort als vielmehr ein Zustand vollendeter Glückseligkeit und die Vollendung des Lebens. Im christlichen Glauben bedeutet der Himmel die ewige Gemeinschaft der Menschen mit Gott.

Für den **Hindu** kehrt die Seele des Verstorbenen auf die Erde zurück, indem sie in einem anderen Lebewesen wiedergeboren wird **(Reinkarnation).** Um diesem ewigen Kreislauf aus Leben und Tod zu entrinnen, versucht er sein **Karma** positiv durch gute Taten zu Lebzeiten zu beeinflussen. Nur mit einem großen Karma kann er den Kreislauf der Wiedergeburten durchbrechen, dem Prozess von Leid und Tod entrinnen, um im Nirwana eins zu werden mit dem Göttlichen.

Auch alle **Buddhisten** glauben nach dem Tode **wiedergeboren** zu werden – wenn auch nicht unbedingt als Mensch. Das Lebensziel des Buddhisten ist es aber, nicht genügend Karma anzuhäufen. Er versucht vielmehr im Leben so zu handeln, dass er **kein Karma zurücklässt** und so den Zustand der Erleuchtung erlangt. Nur so kann er den Kreislauf der Wiedergeburten überwinden und ins Nirwana gelangen. Für den Buddhisten ist das **„Nirwana"** kein Ort, sondern die Erlösung.

Im **Judentum** spielt das **ewige Leben** eine zentrale Rolle. Der Tod ist wie die Nacht, die 2 Tage voneinander trennt: Dem Tag auf der irdischen Welt und dem Tag des ewigen Lebens. Das Leben vergeht daher nicht mit dem Tode, die Seele des Toten kann bei Gott geborgen weiterleben. Allerdings sind die Vorstellungen, wie das ewige Leben nach dem Tode im Jenseits weitergeht, im Judentum verschieden.

Im **Islam** wird das Leben der Menschen von Beginn an **von Allah festgelegt.** Demnach hat Allah auch den Todestag jedes Gläubigen bereits festgelegt. Am Tag des Todes wird der Gläubige in Jenseits gerufen und von den beiden Todesengeln über den Glauben befragt. Hat der er die richtigen Antworten, gelangt die Seele des Gläubigen unbeschadet ins Paradies.

In allen großen Religionen gibt es auch die Vorstellung, dass **Ungläubige** und „schlechte Menschen" nach dem Tod in der Hölle, durch „Nicht-Erlösung" oder die Wiedergeburt eines niederen Wesens **bestraft werden.**

Todesvorstellungen von Kindern

Kinder **bis zum 2. Lebensjahr** haben noch **keine Vorstellung vom Tod.** Sie spüren zwar den Schmerz der Trauer um eine geliebte Person, aber sie haben noch kein Bewusstsein, was Tod bedeutet.

Vorschulkinder bis zum ca. 6. Lebensjahr kennen das Wort „tot", aber es hat für sie noch keine endgültige Bedeutung. Sie haben noch **keine Vorstellung von Zeit** und begreifen nicht, dass der Tod irreversibel ist. „Der Opi ist jetzt gestorben und liegt im Grab. Aber zu meinem Geburtstag kommt er doch wieder?"

Grundschulkinder können zwischen „belebt" und „unbelebt" unterscheiden, auch wenn sie sehr unterschiedliche Wahrnehmungen vom Tod haben können. Der **Tod** wird oft **personifiziert,** als Engel in menschenähnlicher Gestalt oder als Skelett. Die Kinder entwickeln ein sachliches-nüchternes Interesse am Sterbevorgang, aber auch an dem, was nach dem Tod mit dem Leichnam passiert.

Jugendliche haben meist **ähnliche Vorstellung** vom Tod **wie Erwachsene.** Sie fürchten v. a. die Belastung der Schmerzen, des Sterbens und stellen sich die Frage, was nach dem Tod mit ihnen geschieht.

Glauben ist Nichtwissen

Was ist der Tod denn überhaupt? Sokrates beantwortet die Frage im Dialog recht schlicht folgendermaßen: „Doch wohl nichts anderes, als die Trennung der Seele vom Körper?"

Trotz allem medizinischen Wissen und Fortschritt stehen wir alle genauso hilflos vor der Frage, ob es nach dem Tod ein Weiterleben gibt und wenn ja in welcher Form. Wir wissen inzwischen, was mit dem Körper passiert, können biologische Vorgänge bis ins kleinste Detail erklären. Wir **wissen** aber **nicht,** was genau es ist, was Sokrates als **Seele** bezeichnet. Und wir wissen nicht, ob es ein „danach" gibt, noch wie dieses „danach" aussieht.

Was kommt nach dem Tod? Diese Frage betrifft ausnahmslos jeden Menschen. Jeder Mensch stirbt und setzt sich in den meisten Fällen vorher mit dem eigenen Sterben und dem, was danach kommt, auseinander. Viele Menschen erleben den Tod eines geliebten Angehörigen und stellen sich dann die Frage, wo das, was den Menschen in seiner Persönlichkeit ausgemacht hat, jetzt ist. Hier gibt es **kein Wissen,** sondern nur ein **Glauben** – es gibt kein richtig oder falsch. Ein Akademiker weiß nicht mehr darüber, was ihn nach dem Tod erwartet, als ein Analphabet, ein alter Mensch nicht mehr als ein Kind. Unser Wissen beschränkt sich auf medizinische Abläufe, wir können einen Sterbeprozess erklären und ein Arzt kann den Tod feststellen und dokumentieren. Aber manche Fragen bleiben unbeantwortet. Dieses Nichtwissen macht unsicher und vielen Angst.

Viele Menschen haben **Angst vor dem Sterben. Todesangst** ist irrational. Es ist die Angst vor dieser möglichen psychischen Qual, aber auch, dass das Sterben von körperlichen Schmerzen begleitet sein kann. Und auch die Angst vor dem Unbekannten. Beim Sterben **nicht alleine** gelassen zu werden, jemanden zu haben, der einen so weit es geht bis zum Ende des Lebens begleitet, ist ein großer Trost und mindert die Angst. Einen Arzt an seiner Seite zu wissen, der zwar nicht mehr heilen kann, aber die Schmerzen bekämpft, die innere Unruhe lindert, ist eine unglaubliche Beruhigung für den Sterbenden.

45.1.4 Sterbephasen

Viele Sterbeforscher haben versucht, das Sterben, den Weg in den Tod, in Phasen einzuteilen. Sie haben versucht nachzuvollziehen, wie das Sterben abläuft, um ein Grundmuster zu erkennen.

Sterbephasen nach Kübler-Ross

Das seit einigen Jahrzehnten bekannteste Modell ist das von Elisabeth Kübler-Ross, das die psychischen Vorgänge im Zusammenhang mit dem nahenden Tod in **fünf Sterbephasen** zusammenfasst.

1. **Nicht wahrhaben Wollen und Isolierung:** „Nein, ich nicht." Das ist eine typische Reaktion, wenn der Patient erfährt, dass er oder sie tödlich krank ist.
2. **Zorn und Ärger:** „Warum ich?" Die Tatsache, dass andere gesund und am Leben bleiben, während er oder sie sterben muss, stößt den Patienten ab.
3. **Verhandeln:** „Ja, ich, aber." Die Patienten akzeptieren die Tatsache des Todes, aber versuchen, über mehr Zeit zu verhandeln.
4. **Depression:** „Ja, ich." Anfangs trauert die Person um zurückliegende Verluste, Dinge, die sie nicht getan hat, Fehler, die sie begangen hat. Aber dann tritt er oder sie in ein Stadium der „vorbereitenden Trauer" ein und bereitet sich auf die Ankunft des Todes vor.
5. **Zustimmung:** „Meine Zeit wird nun sehr kurz, und das ist in Ordnung so. „Dieses Stadium ist ohne Gefühle, aber es ist keine Resignation, es ist vielmehr ein Sieg."

Das Grundgefühl in allen fünf Phasen ist **Angst.** Sie wird ausgelöst durch die Wahrnehmung des unaufhaltsamen Endes und des befürchteten Kontrollverlusts (körperlicher und geistiger Fähigkeiten) bei einer grundlegend veränderten Situation, in der die betroffene Person kaum Steuerungsmöglichkeiten besitzt. In allen Phasen schwingt dennoch die **Hoffnung** mit, es könnte doch noch ein Wunder geschehen.

Sterbephasen aus biologisch-medizinischer Sicht

Aus der biologischen Perspektive bedeutet Sterben den zunehmenden **Verlust von Organfunktionen in der letzten Lebensphase** – dem Sterben. Der biologische Prozess der letzten Lebensphase beginnt, wenn die direkte oder indirekte Schädigung von Herz, Lunge, Leber, Niere oder Gehirn so weit fortgeschritten ist, dass eine unwiderrufliche Genesung nicht mehr möglich ist.

> **MERKE**
> Das **Sterben** ist der **letzte Teil des Lebens.**

Die Krankheit tritt in den Übergang vom Leben zum Tod ein. Diese Sterbephase wird als **Agonie** bezeichnet. Die Agonie ist gekennzeichnet durch die meist nacheinander auftretenden **Funktionsverluste** von Organen:
- Die Hirnaktivität lässt nach.
- Die Atmung wird flacher.
- Das Seh- und Hörvermögen werden schlechter.
- Das Herz hört auf zu schlagen.
- Die Hirnaktivität hört ganz auf.
- Der Tod tritt ein.

Die **Verläufe der Sterbephase** sind von Mensch zu Mensch sehr unterschiedlich. Wie stark Unruhe, Ängste, Schmerzen und Luftnot ausgeprägt sind, kann niemand vorhersagen. Manch ein Patient kämpft bis zum Schluss und andere Patienten „schlafen friedlich ein".

Palliativmediziner unterteilen den **Sterbeprozess** von Patienten mit einer fortschreitenden, nicht heilbaren Krankheit im fortgeschrittenen Stadium in **vier Phasen** (Die Zeitangaben dienen der Orientierung. In der Literatur gibt es keine einheitliche Definition):
- Die **Rehabilitationsphase** umfasst die letzten Monate, manchmal auch Jahre vor dem Tod. Der Patient ist schwer krank, kann aber weitgehend noch sein normales Leben führen. Er gilt aus medizinischer Sicht als „austherapiert".
- In der darauf folgenden **Präterminalphase** nimmt die Lebensqualität deutlich ab. Der Patient kann immer weniger am aktiven Leben teilnehmen. Dieser Zeitraum dauert einige Wochen bis Monate.
- In der **Terminalphase** verändert sich der Sterbende. Die Körperkraft lässt nach, er zieht sich immer mehr zurück, wird immer schwächer, verbringt die meiste Zeit im Bett und wird dadurch noch schwächer und i. d. R. pflegebedürftig. Diese Phase dauert wenige Tage bis zu einer Woche.
- Auf die Terminalphase folgen die letzten Stunden (selten Tage). Diese Phase nennen Palliativmediziner auch **Final- oder Sterbephase.** In der Finalphase können neue Beschwerden auftreten, bestehende Symptome können ab- oder zunehmen. Der Patient wird schläfriger und sein Bewusstsein ist getrübt. Er ist nicht mehr ansprechbar und kann wegen seiner geistigen Abwesenheit nicht mehr sprechen. Der Sterbende kann nur noch mühsam schlucken und husten. Die Hirnaktivität lässt nach, der Blutdruck sinkt. Äußere Zeichen sind eine fahlgraue Haut, kalter Schweiß auf der Stirn, eine blasse, kühle Nase und ein zurückfallendes Kinn. Der **Death Rattle,** das rasselnde Atmen, ist der häufigste Vorbote des Todes.

> **ACHTUNG**
> Bei vielen Sterbenden sammelt sich, besonders wenn lange künstlich Flüssigkeit zugeführt wurde, in den oberen oder unteren Luftwegen schleimiges Sekret. Der **röchelnde Atem (Death Rattle)** ist für Angehörige schwer auszuhalten, doch das **Absaugen** ist für den Sterbenden **belastend und sinnlos,** weil es das Rasseln nicht beendet.

45.2 Herausforderungen im Rettungsdienst

Mit der Thematik Sterben und Tod, die lange Zeit aus dem öffentlichen Bewusstsein ausgeklammert war, beschäftigen sich heute wieder viele Menschen. Es wird deutlicher, dass es sich hierbei um eine **Sinnfrage** handelt. Wäre es nicht möglich, dem Sterben und somit dem Tod einen Sinn abzugewinnen, wäre das menschliche Dasein zweifellos als ein im Grunde sinnfremdes Unterfangen anzusehen. Das Leben selbst ist immer zugleich ein Werden und ein Sein, ein Vergehen im Sterben und ein Neuwerden. Nur in dieser Ganzheit und Gleichzeitigkeit hat das menschliche Leben Bestand. Jeder Mensch nähert sich dem Tod auf seine ihm ganz eigene Art und drückt im **Sterben** seine **Individualität** aus. Der Tod ist so individuell wie das Leben und somit wie jeder einzelne Mensch.

45.2.1 Umgang mit Sterben und Tod im Rettungsdienst

Zu den Aufgaben des Rettungsdienstes gehört es regelmäßig, Menschen in akut lebensbedrohlichen Situationen zu helfen. Ziele aller rettungsdienstlichen Hilfen sind die **Wiederherstellung der Gesundheit** und die **Vermeidung von Folgeschäden.** Ein sterbender Patient ist ein Mensch mit irreversiblem Versagen einer oder mehrerer vitaler Funktionen, bei dem der Eintritt des Todes trotz aller medizinischen Maßnahmen in kurzer Zeit zu erwarten ist; für den Rettungsdienst seien hier **beispielhaft** der **nicht beherrschbare kardiogene- oder anaphylaktische Schock** und der Patient **mit schwersten Verletzungen** nach Verkehrsunfall genannt. Für das Rettungsfachpersonal sind der miterlebte Tod eines Patienten wie auch das Auffinden eines toten Menschen stets eine belastende Situation. Das Sterben eines Menschen ist keinesfalls immer sanft und schmerzfrei. Für die Betroffenen wie auch für die Begleitenden kann der Tod gewaltsam und voller Leiden sein. Geringes Lebensalter, wie beispielsweise beim Plötzlichen Kindstod, dem Unfalltod einer jungen Mutter oder auch der Selbsttötung eines Menschen, erschweren die Situation zusätzlich. Häufig wird der Tod aus Sicht der Rettungsfachkräfte als **Niederlage** erlebt, teilweise sogar als persönliches Versagen bewertet. Manchmal scheint das Sterben eines Menschen mithin ein **Kampf zwischen Patienten** und **Rettungsdienst** zu sein.

Bewältigungsmöglichkeiten von Einsatzerlebnissen mit Sterben und Tod werden häufig diskutiert und beschrieben. Es geht hierbei keinesfalls um den Widerstand gegen den Tod und nicht um seine

Bewältigung, sondern vielmehr um jeden einzelnen Mitarbeiter. Für den Außenstehenden – i. d. R. das Rettungsfachpersonal – geht es um das, was **„Empathie"** genannt wird: das engagierte Mitfühlen und Mitgehen des Weges des Patienten, der leidet und sich ängstigt, ehrlich gemeinter Respekt vor dem zu Ende gehenden Leben, vor der Trauer und Betroffenheit der Angehörigen, um Respekt und ehrlich mitfühlendes Verhalten vor der unterschiedlichen Art und Weise, wie Menschen verschiedenster Kulturen und mit unterschiedlicher Familien- und Lebensgeschichte mit dem Tod umgehen.

An erster Stelle sollte die **Auseinandersetzung mit dem eigenen Leben** und dem eigenen Tod stehen. Die Frage ist dabei, was ich für mich selbst akzeptiere. Wie kann oder soll mein Leben enden? Wie mache ich mich mit dem Gedanken vertraut, ebenfalls sterben zu müssen? Damit wird erreicht, dass das Sterben und der Tod nicht mehr außerhalb des eigenen Lebens gesehen werden, sondern als **Bestandteil des eigenen Seins** und als Teil des Lebens der im Rettungsdienst betreuten Menschen. Das Vertrautmachen mit dem eigenen Tod gelingt am besten dadurch, dass man einen anderen Menschen in seinem Sterben begleitet und den Tod dieses Menschen bewusst miterlebt. Dadurch entsteht die Möglichkeit zu erkennen, dass der Tod nicht nur schrecklich sein kann, sondern dass auch **Hingabe, Barmherzigkeit** und **verlässliche Liebe** auf dem Weg von Sterben und Tod zu finden sind.

Sehr wichtig ist das gemeinsame **Gespräch aller am Einsatz beteiligten Rettungsfachkräfte** nach dem Erlebnis. Sie müssen ihre Gedanken und Gefühle nach der Konfrontation mit Sterben und Tod austauschen. Das Gespräch und die Diskussion aller am Einsatz Beteiligten sind wichtig und hilfreich für die Verarbeitung des Erlebten und für das Bewusstwerden, dass Sterben und Tod jeden von uns jederzeit treffen können.

Ähnlich wie beispielsweise Massenunfälle und Katastropheneinsätze psychologisch aufgearbeitet werden müssen, bedarf es auch bei belastenden Todesgeschehen einer **qualifizierten Hilfestellung.** In der Regel kann dies durch einen oder mehrere speziell geschulte Mitarbeiter des Rettungsdienstes geleistet werden. Auch sollte im Rahmen des eigenen Umgangs mit belastenden Todessituationen ein speziell für **Krisensituationen ausgebildeter Mitarbeiter** nach dem Einsatz zur Verfügung stehen, sodass Belastungen dieser Art nicht „mit nach Hause" genommen werden, ohne dass sie vorher erörtert und besprochen wurden. Häufig hat sich der Beistand eines Priesters sowohl für Angehörige als auch für das Rettungsfachpersonal bewährt. Nicht bewältigte seelische Belastungen können zu gravierenden psychischen und körperlichen Symptomen führen.

45.2.2 Ethische Herausforderungen

Wie bereits weiter oben ausgeführt, kann der Prozess des Sterbens eines Patienten auch für das Rettungsfachpersonal sehr belastend sein. Es muss innerhalb von Sekunden, meist ohne hilfreiche Informationen zu Erkrankungen oder Vorgeschichte des Patienten, entschieden werden, ob der sterbende Patient reanimiert werden soll, oder ob es vielleicht sein Wille war bzw. ist, dass genau dies nicht mehr geschehen soll.

Reanimationspatient

Das Rettungsfachpersonal steht urplötzlich unter erheblichem **Entscheidungsdruck,** bei dem es nicht nur ethische (➤ Kap. 6.3.2), sondern auch rechtliche Aspekte (➤ Kap. 45.2.3) abzuwägen gilt. Dieser Druck lässt sich auflösen, wenn man folgende **Grundsätze** beherzigt:
- Don't ask first.
- In doubt start saving life.

Auf Reanimationsmaßnahmen kann anfangs nur verzichtet werden, wenn definitiv sichere Todeszeichen vorliegen (➤ Kap. 45.4.1).

Es darf hier nicht verschwiegen werden, dass derartige Einsätze regelmäßig **Gratwanderungen** zwischen einer maximalen medizinischen Notfallbehandlung und einer möglicherweise unnötigen, teilweise sogar menschenunwürdigen Verlängerung des Sterbevorgangs sind. Um dieses Dilemma aufzulösen, bedarf es Informationen zum Patienten, die es gilt, so schnell wie möglich zu erhalten. Das Motto **„Weniger ist mehr"** kann in solchen Situationen zwar zutreffen. Es erfordert aber Mut der Handelnden – und nicht zuletzt Zeit zur Informationsgewinnung über den vermeintlichen Wunsch des Patienten.

Die Entscheidung, eine **Reanimation abzubrechen** und zu beenden, muss daher immer eine **individuelle Entscheidung** zugunsten der Würde und dem Wunsch des Sterbenden sein, die innerhalb des Rettungsteams und unter Einbeziehung weiterer Personen (Angehörige, Betreuer) getroffen werden muss. Diese Entscheidung muss in letzter Konsequenz jedoch ein Arzt treffen. Es stellt sich in dieser Situation immer die Frage:

„Wie lange ist lange genug, wie viel ist zu viel?"

Prinzipiell besteht medizinischer Konsens darüber, dass eine Reanimation mindestens 30 Min., lege artis und unter Beachtung der potenziell reversiblen Ursachen des Herzkreislaufstillstands (z. B. „4 H + HITS" nach ATLS, ➤ Kap. 17.1.8) durchgeführt werden soll.

Präfinaler Patient

Je nach Einsatzsituation kann es sich empfehlen, bei einem erkennbar präfinalen Patienten **Angehörige** oder **andere Bezugspersonen** zum **Abschiednehmen** mit einzubeziehen und sich selbst als Außenstehender ein wenig zurückzuziehen – wenn der Todeseintritt unmittelbar absehbar erscheint (z. B. Agonie).

Es können **schmerzlindernde** und/oder **sedierende Medikamente** verabreicht werden, um das Leiden zu vermindern. Das Rettungsfachpersonal kann versuchen, eine **beruhigende** oder **beschützende Umgebung,** durch Verweis fremder Personen aus dem Zimmer und Abschalten von Fernseh- und Radiogeräten, herzustellen. Auch hier gilt es, eine **individuelle Entscheidung** zugunsten der Würde und dem Wunsch des sterbenden Patienten unter Einbeziehung von Angehörigen oder Betreuern zu finden.

Suizidpatient

Gleiches gilt für die Frage der Dauer und den Umgang der Reanimation eines Patienten, der sich erkennbar am Ende seines Lebenswegs befindet und seinem Leben selbst ein Ende setzen wollte. Suizidpatienten sind weltweit die größte Gruppe von Menschen, die durch **Gewalt zu Tode** kommen. Allein in Deutschland verüben jährlich ca. 10 000 Menschen Suizid, d. h. ca. ein Mensch pro Stunde. Entsprechend hoch ist die rettungsdienstliche Relevanz.

Wie aber verhält es sich z. B. bei dem 25-jährigen Mann, der sich in suizidaler Absicht im Bahnhof vor eine einfahrende S-Bahn stürzt? Ansichten wie: „Der wollte das doch" oder „Fangen wir mal kurz an zu reanimieren", weil sich z. B. der Einsatzort in der Öffentlichkeit befindet, dürfen nicht das Handeln des Rettungsfachpersonals bestimmen. Ein Suizident muss denselben **Anspruch auf medizinische Versorgung** haben wie ein Verunglückter. Eine entsprechende Selektion durch den Rettungsdienst wäre in höchstem Maße unethisch. Denn auch hier gilt das Grundgesetz, Art. 3. Abs. 1: „Alle Menschen sind (…) gleich". Dies betrifft in medizinischer Hinsicht selbstverständlich auch Suizidenten.

Fallbeispiel

Als bedrückendes Beispiel mag folgende wahre Begebenheit dienen: Es wurde ein erkennbar schwer polytraumatisierter junger Mann nach suizidaler Zugüberrollung (u. a. offenes Schädel-Hirn-Trauma, Unterarmamputation) und 90-minütiger Rettungszeit noch lebend, aber ohne jeglichen präklinischen Therapie- oder wenigstens Analgesieversuch („Der schafft das sowieso nicht") per RTW mit Notarztbegleitung (!) direkt ins Leichenschauhaus verbracht, wo er dann bei Einlieferung verstarb. Auf dem Weg habe man drei Schockräume passiert. Da nach der Obduktion aufgrund des schweren Verletzungsmusters nicht nachzuweisen war, dass der Patient auch bei zeitgerecht einsetzender notfallmedizinischer Behandlung das Ereignis „mit an Sicherheit grenzender Wahrscheinlichkeit" überlebt hätte, resultierten keine juristischen Folgen für die Rettungsfachkräfte bzw. den verantwortlichen Notarzt. Ethisch verantwortliches Handeln im Sinne des Patienten bzw. menschenwürdiges Sterben sieht allerdings zweifellos anders aus.

45.2.3 Rechtliche Herausforderungen

Der (Not-)Arzt ist im Sinne der **„Geschäftsführung ohne Auftrag"** (§ 677 BGB) zur Durchführung sämtlicher medizinisch indizierter Maßnahmen berechtigt, wenn „die Geschäftsübernahme dem Interesse und dem wirklichen oder mutmaßlichen Willen des Geschäftsherrn entspricht" (§ 683 [2] BGB). Regelmäßig kann davon ausgegangen werden, dass die notfallmedizinische Behandlung einer Erkrankung oder Verletzung im Interesse des jeweiligen Patienten liegt, selbst wenn dieser im Einzelfall evtl. seine Zustimmung zur Behandlung (temporär) nicht (mehr) geben kann.

Auch in diesem Kontext soll kurz auf Selbstmordpatienten eingegangen werden. Ein wirklich **frei verantwortlicher** und als solcher **unzweifelhaft erkennbarer Selbstmord(-versuch)** wird rechtlich zwar nicht als „Unglücksfall" gewertet. Dies ist insofern von Bedeutung, als bei einem Unglücksfall von jedem Mitbürger und erst recht bei sog. „Garanten" (Rettungsfachpersonal, Notarzt) gesetzlich erwartet wird, Hilfe zu leisten. Inwieweit ein Suizid(versuch) aber überhaupt frei verantwortlich sein kann, also auch ohne das Vorliegen einer psychischen Erkrankung oder einer Intoxikation zum Tatzeitpunkt, ist zumindest zweifelhaft. Auch hier gilt also: Nicht nur ethisch verantwortliches, sondern auch rechtlich sicheres notfallmedizinisches Handeln lässt eine Differenzierung zwischen Suizident und Verunglücktem nicht zu.

Patientenverfügungen mit Bezug zum Lebensende (DNR-Verfügung)

Während in Deutschland aktuell **kein einheitliches Patientengesetz** und entsprechend keine allgemein gültigen Richt- oder Leitlinien zum Thema „Do-not-resuscitate" (DNR) existieren, ist z. B. im § 12 des österreichischen Patientenverfügungsgesetzes (PatVG) bereits festgehalten, dass eine solche DNR-Anordnung (schriftlich fixierte Weisung des Patienten an medizinisches Personal, Reanimationsmaßnahmen zu unterlassen) unbeachtet bleiben kann, sofern „die Suche nach der Patientenverfügung oder deren Prüfung das Leben oder die Gesundheit des Patienten ernstlich gefährdet". Das ist im Falle eines leblosen Patienten zweifellos zu bejahen. Bereits das Lesen einer möglicherweise umfangreichen DNR-Verfügung vor dem Einleiten von Reanimationsmaßnahmen ist in einer Wiederbelebungssituation nicht praktikabel.

Ferner sind die formalen und juristischen Anforderungen an eine solche DNR-Anordnung hoch. Zu prüfen ist beispielsweise nach § 1904a BGB, ob die in der DNR- oder Patientenverfügung niedergelegten Wünsche auch tatsächlich auf die aktuelle Situation des Patienten zutreffen – dies ist in einer akuten Notfallsituation einfach unmöglich.

> **MERKE**
> Jede **Grenzsituation** bedarf einer **individuellen Würdigung** der Gesamtumstände (➤ Kap. 56.3).

Deshalb sollte auch bei Vorliegen einer DNR- oder Patientenverfügung – falls überhaupt in der Notfallsituation verfügbar – **zunächst reanimiert** werden, sofern der Tod nicht sicher festgestellt werden kann. Die praktische Erfahrung lehrt, dass das Rettungsfachpersonal in derartigen Situationen von meist überforderten Angehörigen nicht alarmiert wird, nur um dann **nichts** am Patienten zu unternehmen!

Prinzipiell gilt: Wenn ein Mensch in einer Notlage seinen Möglichkeiten entsprechend versucht zu helfen, dann hat dies juristisch keine negativen Konsequenzen, auch wenn die Hilfe nicht (im objektiven Sinne) optimal verläuft bzw. wenn der Patient dennoch verstirbt.

Wird dagegen nicht geholfen, können sowohl zivil- wie auch strafrechtlich erhebliche Folgen auf den Nichthelfer nach § 323c StGB (unterlassene Hilfeleistung) und für den Notarzt nach §§ 13, 222 StGB (Begehen durch Unterlassen, fahrlässige Tötung) zukommen. Die juristische Literatur zu diesem Themenkomplex ist ebenso wie die ständige Rechtsprechung sehr umfangreich.

Fallbeispiel

Als **anschauliches Beispiel** mag folgende wahre Begebenheit dienen: Ein junger Mann teilt über Notruf der Feuerwehr seine Anschrift mit und beendet das kurze Gespräch mit dem Hinweis, er werde sich jetzt erhängen. Etwa 6 Min. nach dem Ende des Telefonats wird die Wohnungstür durch alarmierte Feuerwehrbeamte gewaltsam geöffnet, der Mann wird erhängt im Wohnzimmer vorgefunden. Die mitalarmierte RTW-Besatzung überprüft sogleich (am in der Schlinge frei hängenden Körper!) die Mundöffnung. Es ist natürlich nicht möglich, den Mund zu öffnen. Trotz des Wissens, dass der Mann wenige Minuten zuvor noch telefonieren konnte, geht die Besatzung nun von „Leichenstarre" aus und bestellt den auf der Anfahrt befindlichen Notarzt ab. Etwa 20 Min. später eintreffende Kriminalpolizisten bemerken am Körper keine sicheren Todeszeichen und alarmieren erneut den Rettungsdienst. Der Patient wird ins Krankenhaus verbracht und verstirbt 3 Tage später durch einen hypoxischen Hirnschaden. Gegen die Besatzung des ersten RTW wird der Tatvorwurf der „Unterlassenen Hilfeleistung" nach § 323c StGB erhoben.

45.2.4 Palliativer Notfall

Die Palliativmedizin dient der **Unterstützung** von Patienten und ihrer Angehörigen **bei Eintritt einer unheilbaren und lebensbegrenzenden Erkrankung.** Die Unterstützung soll so früh wie möglich beginnen und entsprechend den Erfordernissen des Krankheitsverlaufs, **planbar** auf die Zeit, in der die Erkrankung nicht mehr auf heilende Behandlung anspricht, auf die Linderung der zu erwartenden Krankheitssymptome ausgerichtet sein. Das Ziel jeder palliativen Therapie muss sein, die **Lebensqualität des Patienten** zu sichern und ihm ein **angst- und schmerzfreies Verweilen in vertrauter Umgebung** zu ermöglichen.

Die Anwendung der Palliativmedizin ist daher nicht auf den klinischen Bereich beschränkt. Die ambulante (häusliche) Betreuung von Patienten mit unheilbaren Erkrankungen gewinnt zu recht an Bedeutung und umfasst nicht nur die medizinische Betreuung. Neben der Linderung von Schmerzen muss ein ganzheitlicher Ansatz im Sinne des Wortes „palliare" (lat. für „umhüllen") gefunden werden, der neben den zu erwartenden medizinischen Problemen auch begleitende psychologische und soziale Probleme angeht.

Da dieser Ansatz, der **vorausschauenden Betreuung und Planung** von zu erwartenden Notfallereignissen bei Palliativpatienten, noch lange nicht die Regel ist, wird das Rettungsfachpersonal häufig mit Palliativpatienten an deren Lebensende konfrontiert. Wenn dann das persönliche Umfeld des Patienten durch fehlende Vorbereitung schnell überlastet ist und die zu erwartenden Krankheitssymptome sich zu bedrohlichen Problemen für den Patienten und seine Angehörigen entwickeln, stellt sich der palliative Notfall wie jeder andere Notfall für den Patienten und seine Angehörigen als akutes Krankheitsereignis und Gefährdung dar.

Notfallereignisse bei Patienten mit einer lebensbedrohlichen Erkrankung, für die kein heilender Therapieansatz mehr gegeben ist, werden als **palliativer Notfall** bezeichnet. Je nach Stadium der Grunderkrankung werden Ursache und mögliche Folgen in **vier Gruppen** unterteilt:

1. **Allgemeine Notfallsituation** (z. B. Apoplex, Herzinfarkt) ohne direkten Zusammenhang zur Grunderkrankung
2. Notfallsituationen, deren **Symptome ursächlich mit der Grunderkrankung** in Zusammenhang stehen (z. B. akute Blutung, Krampfanfall bei Hirnmetastasen)
3. Notfallsituationen, deren **Symptome mit therapeutischen Maßnahmen** der Grunderkrankung in Zusammenhang stehen (z. B. Strahlentherapie, Chemotherapie – erhöhte Infektionsneigung)
4. **Verschlechterung** bereits bestehender oder bekannter Symptome, die ursächlich mit der Grunderkrankung in Zusammenhang stehen (z. B. Schmerzen, Dyspnoe)

Die Unterteilung ist für die weitere notfallmedizinische Therapie am Notfallort und für eine – wenn notwendig – zusätzlich klinische Weiterbehandlung von Bedeutung.

> **MERKE**
> Der **palliative Notfall** beschreibt eine Notfallsituation bei Patienten mit einer lebensbedrohlichen Erkrankung, für die kein heilender Therapieansatz mehr gegeben ist.

Palliative Notfälle treten oftmals als Folge des Fortschreitens der Grunderkrankung auf. Da die Verschlechterung des Patientenzustands aufgrund der Entwicklung der Grunderkrankung (Verschlimmerung) **im Vorfeld absehbar** und zu erwarten ist, kann das **therapeutische Vorgehen** bei palliativen Notfallpatienten der Gruppen 2–4 im zu erwartenden Notfall vorab geplant werden, wenn mit dem Patienten und seinen Angehörigen die notwendige Vorgehensweise vorab besprochen wurde.

Neben der Information über die auftretenden medizinischen Probleme der Grunderkrankung müssen auch **klare Handlungsanweisungen für Notfallsituationen** erstellt und – ganz wichtig – **dokumentiert** werden. Nur dann ist die häusliche Weiterversorgung des Patienten durch entsprechende, vorbereitete Notfallmedikationen (z. B. Opiate bei Luftnot) sowie durch geschulte Angehörige, einen ambulanten Pflegedienst oder den Hausarzt denkbar.

> **MERKE**
> Damit auch im Anschluss an die Akutversorgung eine optimale weitere Patientenversorgung gewährleistet ist, müssen **ambulante Pflegedienste, Hausärzte** und **Notfallmediziner kooperieren.**

Atemnot bei Palliativpatienten

Palliative Notfälle sind etwas Besonderes und müssen auch als ein **besonderer Notfall** betrachtet werden, denn die Zielsetzungen in der Notfallversorgung vor Ort und der weiteren Betreuung nach Stabilisierung des Patienten am Notfallort sind oftmals andere als üblicherweise in der Notfallmedizin. Dies wird am Beispiel des Einsatzstichworts „Akute Atemnot" deutlich, denn die akute Atemnot ist das **häufigste Symptom** im palliativen Notfall und erfordert eine sofortige, aber differenzierte Therapie.

Symptom

Das **Gefühl der Luftnot** tritt bei fast der Hälfte aller Tumorpatienten und bei bis zu 80 % der Palliativpatienten in den letzten 24–48 Lebensstunden auf. Die Luftnot stellt in diesem Zusammenhang ein für den Patienten **(überwiegend) subjektives Gefühl** dar, dessen Stärke und Bedrohlichkeit nur durch den Patienten selbst bestimmt werden können. Die subjektive Luftnot des Patienten wird durch **entstehende Panik und Todesangst** gerade bei Palliativpatienten deutlich verstärkt.

Die vom Rettungsfachpersonal am Notfallort erhobenen **(objektiven) Messwerte** (Sauerstoffsättigung und Atemfrequenz) können somit im palliativen Notfall **nur Hinweise auf die Stärke** und **Behandlungsbedürftigkeit** der Atemnot sein, denn in diesem Zusammenhang ist eine tatsächliche, den Patienten belastende Atemnot von einem, die Angehörigen und nicht den Patienten belastenden, trachealem Rasseln (Death Rattle) in der Finalphase des Lebens zu unterscheiden.

Therapie

Nicht nur die Interpretation der Atemnotsymptome des Palliativpatienten unterscheidet sich vom „normalen" Notfallpatienten, auch das Therapieziel des Patienten und seiner Angehörigen ist oftmals ein anderes als bei „normalen" Notfallpatienten. So besteht die medikamentöse Therapie der Atemnot des Palliativpatienten in erster Linie in der **intravenösen Gabe** eines stark wirksamen Opiats **(Morphium)** durch den Notarzt und erst in zweiter Linie in der Gabe von Sauerstoff.

Diese Vorgehensweise steht in Gegensatz zur üblichen Therapie der Atemnot, wird aber bei Palliativpatienten als Therapie der Wahl erfolgreich eingesetzt, da die Atemnot mit der **Angst vor Ersticken** verbunden ist und sich, als eine Urangst des Menschen, gut durch Opiate behandeln lässt. Die Vorgehensweise steht im Kontext der modernen Palliativbewegung die den Begriff **Total Pain** geprägt hat. Das Leiden des sterbenden Menschen umfasst eben nicht nur körperliches Leid, sondern auch emotionalen, sozialen und spirituellen Schmerz.

45.3 Organtransplantation

Organe sind eine knappe Ressource. Menschen werden in unserer Gesellschaft immer älter, und chronische Leiden können dann manchmal nur noch durch den Austausch von Organen behandelt werden. Zudem steigt mit jeder Transplantation die Zahl notwendiger Retransplantationen, weil das neue Organ irgendwann versagt. Mittlerweile können auch ältere Menschen Organe spenden, solange diese nicht durch Krankheit oder Medikamente geschädigt sind. In vielen Fällen allerdings sind die Spender junge und gesunde Menschen, die durch einen Unfall so schwer verletzt wurden, dass sie für hirntot erklärt wurden.

45.3.1 Organtransplantation und Hirntod

Damit einem verstorbenen Patienten Organe entnommen werden dürfen, müssen **zwei Voraussetzungen** erfüllt sein:
- Der Verstorbene oder – stellvertretend – seine Angehörigen müssen in die Organentnahme eingewilligt haben.
- Der Hirntod muss nach den Richtlinien der Bundesärztekammer eindeutig festgestellt worden sein.

Früher wurde der Tod grundsätzlich mit dem dauerhaften Stillstand von Herz und Kreislauf gleichgesetzt. Im Jahr 1968 veröffentlichte eine Kommission der Harvard Medical School eine damals vollkommen neue Definition des Begriffs „**Hirntod**". Die Kommission schlug vor den Zustand des „Coma dépassé" als Hirntod zu bezeichnen. Das „Coma dépassé" bezeichnete damals den medizinischen Zustand eines hirngeschädigten Patienten, bei dem Atmung und Herztätigkeit künstlich stimuliert werden konnten, ohne dass die lebenswichtige Organtätigkeit Atmung und Kreislauf jemals ohne künstliche Unterstützung aufrechtzuerhalten gewesen wäre. Dabei war der Patient, nach der damals gültigen Definition des Todes als Versagen von eigenständiger Herz-und Kreislauftätigkeit, eigentlich tot. Diesen Widerspruch versuchte die Kommission der Harvard Medical School aufzulösen und den Hirntod als **neues Todeskriterium** festzulegen.

Es dauerte aber noch viele Jahre, bis sich der medizinische Begriff „Hirntod" durchsetzte. Erst 1997 definierte die Bundesärztekammer den Hirntod als „Zustand der **irreversibel erloschenen Gesamtfunktion** des **Großhirns,** des **Kleinhirns** und des **Hirnstamms.** Dabei wird durch kontrollierte Beatmung die Herz- und Kreislauffunktion noch künstlich aufrechterhalten". Im selben Jahr 1997 trat das **Transplantationsgesetz (TPG)** in Kraft und ist in der neuesten Fassung von 2015 immer noch gültig.

Inzwischen gilt ein Mensch laut Transplantationsgesetz schon dann als verstorben, wenn die Ärzte keine Hirnaktivität mehr feststellen können und wenn die Schäden im gesamten Gehirn irreparabel sind, dass ausgeschlossen wird, sodass dieser Mensch je wieder ohne Maschinen wird leben können.

Der **Hirntod des Organspenders** muss gemäß § 5 TPG von zwei dafür qualifizierten Ärzten unabhängig voneinander festgestellt werden. Sie dürfen weder an der Entnahme noch an der Übertragung der Organe des Organspenders beteiligt sein, noch der Weisung eines beteiligten Arztes unterstehen. Seit 2015 muss einer der beiden Ärzte, die den Hirntod feststellen, Facharzt für Neurologie oder Neurochirurgie sein.

Erst **nach 12 Std.** darf der Hirntod endgültig festgestellt werden. Während dieser Zeit wird der Patient künstlich beatmet, um die Organe voll funktionsfähig zu erhalten. Außer dem Gehirn funktioniert der Körper des Verstorbenen weiter. Er kann eigenständig die Temperatur regulieren, Infektionen bekämpfen, er reagiert auf Schmerzreize. Hirntote Frauen können immer noch ein Kind austragen. Für Angehörige ist der Hirntod oft schwer zu begreifen, weil der „Tote" noch warm ist, atmet und sich lebend anfühlt.

Empfänger

Durch die Organspende gelingt es, schwer kranken Menschen zu helfen, deren eigene Organe versagen – etwa durch einen Unfall oder eine Krankheit. Die Transplantation ist häufig die einzige Therapie, die das Leben dieser Menschen noch retten kann oder deren Lebensqualität deutlich verbessert. Bundesweit stehen etwa 11 000 Patienten auf der Warteliste für eine Transplantation. Doch viele warten vergebens. Täglich sterben statistisch gesehen drei von ihnen, weil für sie nicht rechtzeitig ein passendes Organ verfügbar ist. In Deutschland gibt es einen **akuten Organmangel.**

Das Empfangen eines Spenderorgans kann als ambivalent empfunden werden. Patienten selbst sprechen in diesem Zusammenhang davon, dass ihnen das Leben neu geschenkt wurde. Gleichzeitig berichten etliche von Sorgen, Ängsten bis hin zu chronischen depressiven Verstimmungen und psychosomatischen Beschwerden, Schuldgefühlen und Unsicherheiten. Ein neues Leben muss erst wieder gelernt werden. Stand über Jahre die Frage des Überlebens im Vordergrund, beginnt nach der Transplantation die seelische Auseinandersetzung mit dem, was war, und dem, was kommen mag. Manche Transplantierte berichten, dass sich mit dem neuen Organ beispielsweise ihr Geschmackssinn oder ihre Interessen verändert hätten. Sie fragen sich, ob sie nun vielleicht Eigenschaften des Verstorbenen in sich tragen und sind dadurch verunsichert. Eine gute **therapeutische Begleitung** kann sicher etlichen helfen, sich leichter wieder im Alltag zurechtzufinden.

Spender

Laut Transplantationsgesetz soll sich jeder Bundesbürger ab seinem 16. Lebensjahr entscheiden, ob er „nach seinem Tod" Organe spenden möchte.

Ist ein Organspender unmittelbar vor der Organentnahme eine **Leiche** oder **ein Lebender ohne messbare Hirnfunktion?** In dieser Frage nehmen Fachleute aus Medizin, Rechtswesen und Theologie gegensätzliche Positionen ein. Das deutsche Transplantationsgesetz hat diesen Konflikt nicht gelöst. Schließlich leben 97 % des Organismus zu diesem Zeitpunkt noch. Dieser Tatsache muss sich jeder bewusst sein und sich vor diesem Hintergrund eine eigene Meinung bilden.

Tatsächlich müssen transplantierbare Organe „lebendfrisch" sein, also von einem Menschen stammen, der noch atmet und dessen Herz schlägt.

Viele Menschen denken bei Organtransplantation nur an die **inneren Organe** wie Herz, Lunge, Leber und Niere. Dass inzwischen **fast alle Körperteile** (z. B. auch 206 verschiedene Knochen und ca. 2 m² Haut) transplantiert werden können, ist den wenigsten klar.

Was kann transplantiert werden?

Organtransplantationen werden seit über 60 Jahren durchgeführt und sind ein etabliertes therapeutisches Verfahren der medizinischen Versorgung. Voraussetzung dafür waren **bahnbrechende medizinische Erkenntnisse** die sich aus der **Entdeckung**

- der Blutgruppen (AB0-System 1901),
- der Immunreaktionen und Gewebekompatibilitäten (Abstoßungsreaktion durch Eiweißmoleküle 1944),
- der Entschlüsselung der Abstoßungsreaktion (HLA-Antigene 1958),
- der Einführung von Cyclosporin A (Immunsuppressive Wirkung 1978) ergeben haben.

Ohne diese Erkenntnisse fand bereits 1883 (Kocher in Bern, Nobelpreis 1909) die **erste Transplantation von Schilddrüsengewebe** unter die Haut und in den Bauchraum statt, um Wachstums- und Entwicklungsstörungen zu lindern.

Aufgrund der eine große Öffentlichkeit herstellenden Organtransplantationen von Niere (1962), Pankreas (1966), Leber (1967), Herz und Lunge (1968), trat die **Transplantation von Geweben** zunehmend in den Hintergrund der Wahrnehmung. Dennoch stellt sie den Hauptanteil der durchgeführten Transplantationen dar, denn im Gegensatz zu Organen müssen Gewebe (Hornhaut, Haut, Herzklappen, Knochen und Knorpel, Blutgefäße und Sehnen) nicht direkt übertragen werden. Gewebe können konserviert und zwischengelagert werden. Nach der Entnahme werden die Gewebe untersucht, bearbeitet, verpackt und gelagert, bis sie benötigt werden. Damit steht der Empfänger der Gewebe im Regelfall zum Zeitpunkt der Gewebeentnahme beim Spender, anders als bei der Organentnahme, noch nicht fest.

Ein Durchbruch in der Transplantationsmedizin zeichnet sich durch die **Einführung der Stammzelltransplantationen** ab. Dabei kann es sich bei Spender und Empfänger um dieselbe Person (autologe Transplantation) oder um verschiedene Personen (allogene Transplantation) handeln. Durch die begleitende Verpflanzung von körperfremden, blutbildenden Stammzellen im Rahmen von Organtransplantationen können immunologisch bedingte Abstoßungsreaktionen vermindert oder ganz verhindert werden.

45.3.2 Organspende

In den Krankenhäusern **entscheiden** in 9 von 10 Fällen die **Angehörigen** über eine Organspende, weil der Verstorbene seine Entscheidung nicht mitgeteilt oder dokumentiert hat oder zu jung war, um sich zu äußern. Dies ist für viele Angehörige in einer ohnehin schon schwierigen Situation sehr belastend.

Hinterbliebene

Selbst wenn ein Erwachsener einen **Organspendeausweis** besitzt und sich bewusst für eine Organentnahme nach seinem Tod entschieden hat, so ist er doch kaum darauf vorbereitet, wenn die Frage nach einer Organspende einen nahen Angehörigen, gar das eigene Kind betrifft. Und selbst wenn ein junger Mensch mit einem Organspendeausweis in eine Organentnahme eingewilligt hat, so sind es die Angehörigen, die mit ihren Phantasien um den Transplantationsvorgang weiterleben müssen.

Ganz besonders belastend ist es für Eltern, wenn sie für ihr hirntotes Kind (selbst wenn dieses schon erwachsen ist) diese Entscheidung fällen müssen. In den meisten Fällen starben die jungen Menschen einen plötzlichen Tod, der ohnehin meist traumatisch für die Hinterbliebenen ist. Meist müssen die Angehörigen unter **großem Zeitdruck** entscheiden, ob und wenn welche Organe sie zur Entnahme freigeben. Nicht selten gibt es einen subtilen Druck und Hinterbliebene berichten, dass sie Schuldgefühle gehabt hätten, Organe zu verweigern und damit womöglich für den Tod eines Schwerkranken mitverantwortlich zu sein. Andererseits empfinden auch etliche Angehörige massive Schuldgefühle gegenüber dem Verstorbenen, wenn sie sich im Nachhinein genauer über den Transplantationsvorgang informieren. So quälen sich beispielsweise viele mit der Frage, ob der Hirntote vor der Organentnahme noch narkotisiert wurde oder ob er womöglich doch unter Schmerzen litt.

Aufklärung und Begleitung

Im §2 Transplantationsgesetz wird gefordert: „Die Aufklärung hat die gesamte Tragweite der Entscheidung zu umfassen und muss ergebnisoffen sein." Um die Zustimmung der Angehörigen zu erhalten, gibt es bestimmte **Standards,** die von den Transplantationszentren einzuhalten sind und die jeder nachlesen kann.

Zu einer rechtlich notwendigen Aufklärung der Angehörigen gehört neben einer **Gesprächsdokumentation** auch eine angemessene Gesprächsatmosphäre. So wird empfohlen, die Gespräche in einem separaten Raum mit genügend Zeit zu führen und den Operationsablauf grob zu erklären. Angehörige berichten jedoch nicht selten, dass die Aufklärungsgespräche im Stehen auf dem Flur oder am Krankenbett auf der Intensivstation stattgefunden haben. Diese Aufklärungsgespräche, so wurde berichtet, waren meist kurz, knapp und wenig informativ. Fragen wie: „Schließen Sie Organe aus?" und „Wollen Sie noch weitere Informationen?" überfordern die meisten Angehörigen. (Wer weiß schon, dass die Haut das größte Organ ist?) Welche Fragen soll man stellen, wenn man in dem Moment gar nichts weiß? Wenn man den Tod noch gar nicht realisieren kann? „War Ihr Kind ein sozialer Mensch?" ist eine weitere Frage, die Angehörige subtil unter Druck setzt und in Gewissensnöte bringt.

Angehörige sind in dieser Situation oftmals nicht mehr entscheidungsfähig. Sie bräuchten mehr Zeit und auch jemanden an ihrer Seite, der ihre Interessen vertritt. Die Gespräche sollten daher immer und ohne Ausnahme in einem **geschützten Raum** stattfinden und nicht zwischen Tür und Angel. Es muss gewährleistet sein, dass die Angehörigen von dem Verstorbenen auch nach der Transplantation **Abschied nehmen** dürfen und zwar so, dass es ein würdiger Abschied ist und der Anblick des Toten kein erneutes Trauma auslöst.

Einhaltung bestehender Standards

Es existieren in der Theorie gut durchdachten Standards zum Umgang mit Angehörigen potenzieller Organspender. Leider werden sie in der Praxis oft nur ungenügend umgesetzt. Der Grund mag gerade in diesem hochsensiblen Bereich eine **große Hilflosigkeit** sein, die man vielleicht gar nicht aufkommen lassen möchte. Die Konzentration auf das zu rettende Leben ist die ursprüngliche medizinische Aufgabe. Die Beschäftigung mit einem totkranken Menschen, der aber durch ein Spenderorgan Hoffnung auf Leben haben darf, ist sicherlich leichter zu verkraften, als sich mit trauernden Hinterbliebenen und ihren schweren Fragen auseinanderzusetzen.

Eine **intensivere und gute Betreuung** der **Hinterbliebenen** für 1 oder 2 Tage ist sicherlich nicht leicht. Finden allerdings keine Begleitung, keine richtige Aufklärung statt, kann sich die Organtransplantation für die Angehörigen traumatisch auswirken.

Folgen von unzureichender Aufklärung und Begleitung

Qualifizierte psychosoziale Unterstützungen für Organempfänger und für Angehörige von Organspendern helfen Langzeitfolgen für die Überlebenden zu minimieren.

Findet die notwendige Unterstützung nicht statt, so drohen:
- **Schuldgefühle,** dass man den Sterbenden in seiner letzten Stunde allein gelassen hat
- **Schuldgefühle,** den Angehörigen mit der Zustimmung erst getötet zu haben
- **Entsetzen,** wenn man sich im Nachhinein genauer über den Vorgang der Organentnahme informiert hat
- **Wut,** dass man in der größten eigenen Not verantwortlich gemacht wird für den Tod anderer

Das eigene Entsetzen, die Wut und die Schuldgefühle können den **Trauerprozess** über Jahre gravierend belasten und zu massiven psychischen und physischen Problemen führen.

> **MERKE**
> Es sollte eine **ehrliche Auseinandersetzung** mit diesem Thema geben, bei dem versucht wird, allen Parteien mit Respekt, Empathie und Rücksicht zu begegnen.

45.4 Todesfeststellung und Leichenschau

Der Stillstand von Atmung und Kreislauf wird als **„klinischer Tod"** bezeichnet: Die Pupillen sind meist weit und lichtstarr, die Muskeln erschlafft, Reflexe (auch Schmerzreflexe!) fehlen, der Patient ist pulslos, hat keinen messbaren Blutdruck und die Atmung steht still. Innerhalb der **„Wiederbelebungszeit"** des Gehirns (i. d. R. 3–5 Min., unter günstigen Umständen z. B. Hypothermie, auch länger) kann eine Reanimation u. U. nicht nur am Einsatzort („primär") gelingen, sondern auch „sekundär" erfolgreich sein, d. h., der Patient weist nach dem Ereignis keine neurologischen Schäden auf. Andere Organe und Gewebe des Körpers sterben unterschiedlich schnell – gestaffelt – innerhalb von Stunden (innere Organe) bis hin zu Tagen (Bindegewebe) ab. Als **intermediäres Leben** (auch: Supravitalphase) bezeichnet man den Zeitraum zwischen Individualtod **(Hirntod)** und Absterben der letzten Zelle. Endpunkt ist der **biologische Tod.**

Die **Todesfeststellung** ist primär eine ärztliche Aufgabe. Die **Leichenschau** ist in den Bestattungsgesetzen der einzelnen deutschen Bundesländer geregelt. Diesbezüglich neuere Gesetze wurden gerade in den letzten Jahren in mehreren Bundesländern verabschiedet. Die diversen Landesgesetze unterscheiden sich in zahlreichen Details, wesentliche Aspekte haben sie aber gemeinsam: Erst wenn von einem Arzt der Tod eines Menschen festgestellt worden ist, darf der Körper auch als Leichnam behandelt werden. Zur Leichenschau sind die **niedergelassenen Ärzte** und die im **ärztlichen Notfalldienst** tätigen Ärzte **verpflichtet.** Bei Sterbefällen in Krankenhäusern sind die dort arbeitenden Ärzte zuständig. Die Leichenschau hat bei guten Lichtverhältnissen sorgfältig am vollständig entkleideten Körper zu erfolgen.

Die Diskussion über die Situation im Rettungsdienst wird z. T. noch kontrovers geführt. Teilweise wird die Ansicht vertreten, dass sich der Notarzt grundsätzlich nicht der Leichenschau entziehen darf. Andererseits muss sichergestellt werden, dass die Einsatzbereitschaft des Rettungsteams möglichst schnell wiederhergestellt wird, um evtl. an anderer Stelle Leben retten zu können. Aus diesem Grund ist z. B. im „Bremer Gesetz über das Leichenwesen" eindeutig festgelegt (§ 5, Abs. 3), dass **Ärzte im Rettungsdienst** nicht zur Leichenschau verpflichtet sind. Sie können sich auf die Feststellung und Dokumentation des Todes („**vorläufige Todesbescheinigung**") beschränken. Dieses Verfahren wird seit 1984 ebenso aufgrund einer behördeninternen Dienstanweisung in Hamburg praktiziert und hat sich seitdem bewährt.

Ähnliches gilt in **Bayern** seit 2001. Grundsätzlich ist in Bayern nach dem Bayerischen Bestattungsgesetz (BestG, Art. 2 Abs. 2) **jeder Arzt,** der in dem Gebiet der Kreisverwaltungsbehörde, in dem sich die Leiche befindet, oder in dem Gebiet einer angrenzenden kreisfreien Gemeinde niedergelassen ist (Vertragsarzt) und in Krankenhäusern außerdem jeder dort tätige Arzt, zur Leichenschau verpflichtet.

Der **Notfallarzt** des **Ärztlichen Notdienstes** und der **Notarzt** des **Rettungsdienstes** unterliegen der gleichen Verpflichtung, nur haben sie die Möglichkeit (nicht aber die Verpflichtung), sich auf die Feststellung des Todes, Todeszeitpunkts, des Zustands der Leiche und der äußeren Umstände zu beschränken und lediglich eine „vorläufige Todesbescheinigung" auszustellen ohne sich zur Todesart **(natürlicher, ungeklärter oder nicht natürlicher Tod)** zu äußern.

Natürlich muss auch das Rettungsfachpersonal die **sicheren Zeichen des Todes** kennen und zweifelsfrei beurteilen können, wenngleich ein Nicht-Arzt den Tod eines Menschen nicht beurkunden darf (Ausnahme: amtlich bestellte Laienleichenschauer auf den deutschen Halligen). Da der RTW zumeist vor dem Notarzt bei einem Patienten eintrifft, muss auch das nicht-ärztliche Rettungsfachpersonal sofort entscheiden können, ob Wiederbelebungsmaßnahmen erforderlich/erfolgversprechend oder aber sinnlos sind, weil der Patient bereits vor längerer Zeit verstorben ist und sichere Zeichen des Todes erkennbar sind. Dies setzt praktische Erfahrung im Einsatzdienst voraus. Sehr kritisch ist in diesem Zusammenhang zwischen sicheren und unsicheren Todeszeichen zu unterscheiden.

45.4.1 Sichere Todeszeichen

Eindeutig sichere Todeszeichen sind **Leichenflecke, Leichenstarre** und **Fäulnis.** Diese sicheren Todeszeichen können auch (in Abhängigkeit vom Todeszeitpunkt) einzeln auftreten.

ACHTUNG
Alle Leichenveränderungen sind sehr stark **temperaturabhängig!**

Eine Übersicht über das zeitliche Auftreten der drei sicheren Todeszeichen nach irreversiblem Kreislaufstillstand erläutert ➤ Tab. 45.1.

Leichenflecke (Livores)

Nach dem Stillstand des Herzens kommt es zu einem **Absinken des Blutes** in die abhängigen Körperpartien – das ehemals zirkulierende Blutvolumen folgt also der Schwerkraft. **Leichenflecke** (Livores) finden sich also je nach Lage des Körpers unter Aussparung von Bereichen mit eng anliegenden Kleidungsstücken und der Aufliegeflächen, beispielsweise an Schulterblatt und Gesäß bei Rückenlage des Körpers (➤ Abb. 45.1).

Leichenflecke treten bereits 15–30 Min. nach Todeseintritt vereinzelt im Kopf- und Nackenbereich auf; nach 1–4 Std. konfluieren

Tab. 45.1 Sichere Todeszeichen (immer abhängig von der Umgebungstemperatur, hier: Raumtemperatur)

Leichenflecke		Leichenstarre		Fäulnis	
Beurteilung von:	Zeitfenster (nach irreversiblem Kreislaufstillstand)	Beurteilung von:	Zeitfenster (nach irreversiblem Kreislaufstillstand)	Beurteilung von:	Zeitfenster (nach irreversiblem Kreislaufstillstand)
Lokalisation?	Beginn: ca. 0,25–2 Std.	Lokalisation?	Beginn: ca. 0,25–3 Std.	Grün-faul?	ab ca. 1–2 Tage (rechter Unterbauch)
Intensität?	konfluieren: ca. 1–4 Std.	Intensität?	vollständig: ca. 6–10 Std.	Fäulnisflüssigkeit?	ab ca. 5–10 Tage
Farbe?	vollständig: ca. 3–16 Std.	Wiedereintritt nach Bruch?	evtl. Wiederbildung: bis ca. 20 Std.	Durchschlagen des Gefäßnetzes?	ab ca. 2–5 Tage
Wegdrückbar?	vollständig bis ca. 20 Std.	NYSTEN-Regel (d. h. Bildung wie Lösung von kranial nach kaudal)?	Lösung: 2–4 (max. 8) Tage	Madenbesatz?	ab ca. 2–14 Tage (Verdopplung nach 10–14 Tagen)
	unvollständig bis ca. 36 Std.			Mumifikation?	Wochen
Umlagerbar?	vollständig bis ca. 6 Std.			Fettwachsbildung?	Monate
	unvollständig bis ca. 12 Std.				

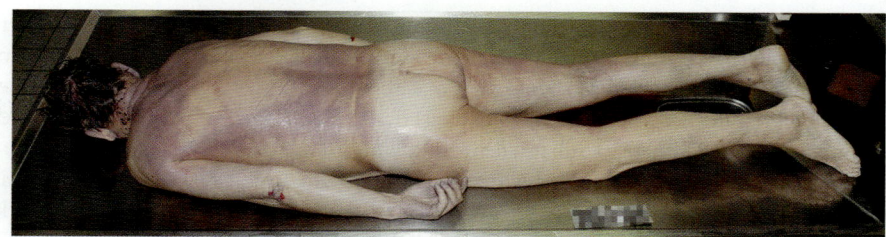

Abb. 45.1 Typisch blau-rote („livide") Leichenflecke an der Körperrückseite mit **Aussparungen** im Bereich der Aufliegestellen (Rückenlage) und der getragenen Bekleidung (Kleiderfalten). [T800]

die Leichenflecke und erreichen nach 3–16 Std. ihre maximale Ausdehnung. In der Regel weisen Leichenflecke durch den Sauerstoffverlust des Blutes (Desoxygenierung) eine **blau-violette Färbung** auf. **Braune oder grüne Leichenflecke** treten bei Intoxikationen mit Giften auf, die eine modifizierte Version des roten Blutfarbstoffs bilden **(Met- oder Sulfhämoglobin-Bildner).** Bei starkem Blutverlust oder Anämien finden sich nur schwach ausgeprägte oder auch gar keine Leichenflecke. Bis zu 6 Std. nach dem Todeseintritt lassen sich die Leichenflecke vollständig umlagern: Wird die Position der Leiche verändert, so verlagern sich auch die Leichenflecke vollständig entsprechend der Schwerkraft. Wird die Position der Leiche in einem Zeitraum zwischen 6 und 12 Std. nach Todeseintritt verändert, finden sich die Leichenflecke sowohl in den aktuell abhängigen wie auch den früher abhängigen Körperpartien, sie sind also noch teilweise umlagerbar; 12 Std. und länger nach dem Tod lassen sich die Leichenflecke nicht mehr umlagern. Ferner kann es unter der Einwirkung der Schwerkraft zur Ausbildung von punktförmigen **Berstungsblutungen (Vibices)** in den Leichenflecken kommen, wenn Blut nach dem Tod aus dem Gefäßsystem ins Gewebe austritt. Innerhalb der ersten 20 Std. nach Todeseintritt sind die Leichenflecke auf Fingerdruck vollständig wegdrückbar, da sich ein Teil des Blutes noch beweglich innerhalb des Gefäßsystems befindet. 36 Std. post mortem ist Serum aus dem Gefäßsystem entwichen, damit die Viskosität des Blutes heraufgesetzt und die Gefäßwände werden zunehmend instabil bzw. durchlässig, sodass dieser Mechanismus nicht mehr stattfinden kann.

Schwierig kann das Erkennen der Leichenflecke unter den Bedingungen des Rettungsdienstalltags sein. Da bis zur Entstehung und äußerlichen Sichtbarkeit der ersten Leichenflecke eine **bestimmte Zeit** verstreichen muss, ist der Rettungsdienst häufig so frühzeitig vor Ort, dass noch keine Leichenflecken sichtbar sind, wenn der Tod des Patienten unmittelbar zuvor eingetreten ist. Da auch im Rahmen einer suffizient und leitliniengerecht durchgeführten Herzdruckmassage nur etwa ein Drittel des normalen Blutdrucks erreicht werden kann, ist es möglich, dass während einer lang andauernden Reanimation Leichenflecke entstehen.

Leichenflecke sind erfahrungsgemäß zuerst im seitlichen **hinteren Nackenbereich** erkennbar, wenn Kopf und Schulterpartie leicht zur Seite gedreht werden. Die Beurteilung der Leichenflecke kann durch äußere Umstände (dicke Bekleidung, schlechte Lichtverhältnisse) erschwert sein.

Bei **Kohlenmonoxid- oder Blausäurevergiftungen** zeigen die Leichenflecke eine hellrote Farbe (➤ Kap. 40.3.2 und ➤ Abb. 40.3). Da Kohlenmonoxid ein farb- und geruchsloses Gas ist, das u. a. bei unvollständiger Verbrennung von organischem Material entsteht, muss bei aufgefundenen Verstorbenen mit hellroten Leichenflecken in geschlossenen Räumen immer – v. a. im Hinblick auf den Eigenschutz! – eine Kohlenmonoxid-Intoxikation in Betracht gezogen bzw. ausgeschlossen werden. Bei tödlichen Kohlenmonoxid-Vergiftungen sind die Leichenflecke wegen ihrer rosigen Farbe zunächst schwer erkennbar. Insbesondere spielt hier die Beleuchtung bei der Beurteilung der Leichenflecke eine erhebliche Rolle. Wird mehr als ein Verstorbener ohne äußerlich erkennbare todeswürdige Befunde in einem geschlossenen Raum aufgefunden, ist eine **Kohlenmonoxid-Vergiftung** stets die erste Differenzialdiagnose!

Fallbeispiel

Aus der eigenen Praxis ist der Fall einer älteren Frau bekannt, die in ihrem Wohnzimmer bei geschlossenen Fenstern einen Kachelofen betrieb und aufgrund von „Unwohlsein" den Rettungsdienst alarmierte. Wenige Minuten nach Eintreffen des RTW wurde die Frau reanimationspflichtig. Auch die Rettungsfachkräfte zeigten schnell unspezifische Vergiftungssymptome, welche sie zunächst offenbar nicht einordnen konnten. Es gelang ihnen allerdings noch, ihrerseits weitere Kräfte zu alarmieren, die sich ebenfalls in das Wohnzimmer begaben. Nach dem Einsatz musste eine zweistellige Personenanzahl mit teilweise schweren Vergiftungserscheinungen stationär aufgenommen werden. Tote gab es glücklicherweise nicht, als Kohlenmonoxidquelle ließ sich später der fehlerhaft betriebene Kachelofen ausmachen.

Generell gilt es, beim **Auffinden von Verstorbenen** in **Badezimmern** und **Gartenlauben** besondere Aufmerksamkeit walten zu lassen. Es sind typischerweise Räumlichkeiten, in denen Kohlenmonoxid-Intoxikationen durch defekte oder fehlerhaft betriebene Gasthermen oder aus dem Freien in die Laube verbrachte Holzkohlegrills gehäuft auftreten.

Leichenstarre (Rigor mortis)

Die **Muskelfasern** des Körpers bestehen auf mikroskopischer Ebene aus **Myosin- und Aktin-Filamenten** (lat. filamentum = Fadenwerk), die sich unter Energieverbrauch ineinander verschieben und so eine Verkürzung des Muskels bewirken. Zur Lösung der Aktin- und Myosin-Filamente voneinander ist ebenfalls Energie nötig. Diese Energie steht dem lebenden Körper in Form des Moleküls **Adenosintriphosphat (ATP)** zur Verfügung. Da der Körper nach dem Tod kein „frisches" ATP aus Sauerstoff mehr herstellen kann, kommt es post mortem zunächst zur Bildung von ATP über alternative Stoffwechselwege, u. a. die **anaerobe Glykolyse** (➤ Kap. 32.1.2), bei der aus Glykogen ATP gewonnen wird. Sobald die Glykogen-Reserven im Muskel erschöpft sind, resultiert eine „Verkrampfung" der Aktin- und Myosin-Filamente ineinander, die sich als **Leichenstarre** (Rigor mortis) bemerkbar macht.

Die Ausbreitung der Leichenstarre folgt meist der **Nysten-Regel:** Beginnend nach 15 Min. bis 3 Std. mit der Muskulatur im Kiefergelenk und in der weiteren Folge zu den unteren Gliedmaßen absteigend, ist die Leichenstarre nach 6–10 Std. vollständig ausgebildet. Bis zu 20 Std. nach dem Tod kann sich die Leichenstarre nach Brechung erneut bilden.

Die **Lösung der Leichenstarre** geschieht nach etwa 2–4 (maximal 8) Tagen in der gleichen Reihenfolge wie die Entstehung durch Zerfallsprozesse der Myosin- und Aktin-Filamente auf molekularer Ebene. Eine **Ausnahme** der Ausbreitung der Leichenstarre nach der Nysten-Regel kann **nach schwerer körperlicher Arbeit** auftreten: Beim **„Läufer-Typ"** kommt es – bedingt durch Glykogen-Verarmung in der beanspruchten Muskulatur – zuerst in den unteren Extremitäten zur Ausprägung der Leichenstarre.

Die **praktische Prüfung** der Leichenstarre geschieht immer in den großen Körpergelenken und im Seitenvergleich: Zunächst wird versucht, den Mund zu öffnen – dann wird versucht, die oberen und unteren Extremitäten zu bewegen. Die Leichenstarre ist erst 2–3 Std. nach dem Tod so kräftig ausgebildet, dass sie auch für den Ungeübten spürbar ist.

Fäulnis

Unproblematisch ist die Todesfeststellung beim Vorliegen von Fäulnisveränderungen (➤ Abb. 45.2).

Man muss allerdings die **Frühveränderungen** (beginnende Grünfäulnis der Haut am Unterbauch, „Durchschlagen der Venennetze" oder „Fäulnisblutaderzeichnung") kennen und wissen, dass bei fortgeschrittener Fäulnis die Leichenstarre wieder in Lösung übergeht. Die Zersetzung eines Leichnams geschieht als Kombination aus bakterieller Fäulnis und enzymatisch ausgelöster Autolyse in Abhängigkeit von der Umgebungstemperatur. Als **erstes sichtbares Zeichen** kommt es bei Raumtemperatur (ca. 20 °C) nach 1–2 Tagen zur Grünverfärbung der Oberhaut meist des rechten Unterbauchs – hier liegt der Darm der Bauchwand dicht an. Im weiteren Verlauf löst sich nach 4–5 Tagen die Totenstarre zunehmend vollständig, die Augäpfel sinken zurück und es kommt zu einer weiter fortschreitenden Grünverfärbung der gesamten Haut mit Durchschlagen des Venennetzes. Ab etwa 5–10 Tagen bilden sich **Fäulnisblasen** auf der Oberhaut, die Bauchdecke ist aufgetrieben und gasgebläht, aus Mund und Nase rinnt rötliche Fäulnisflüssigkeit ab (wird durch Unerfahrene gelegentlich mit Blut verwechselt). Etwa 2–3 Wochen nach Todeseintritt kommt es zu großflächig-fetzigen Hautablösungen, Haare und Nägel sind erleichtert ausziehbar, flüssigkeitsgefüllte Fäulnisblasen entstehen auch in den Weichgeweben, der Körper ist stark aufgedunsen. Zu den **späten Leichenveränderungen** zählen z.B. auch Madenbefall, Tierfraß, Mumifizierung, Skelettierung und Fettwachsbildung (wächsern-seifige Umwandlung des Gewebes unter kalten und sauerstoffarmen Bedingungen Wochen oder Monate nach dem Tod, „Saponifikation").

Nicht überlebbare Verletzung

Die äußerlich sichtbare „nicht überlebbare Verletzung" (z.B. komplette Enthauptung, komplette quere Durchtrennung und/oder Fragmentation des Körpers) erfordert **keine Reanimationsbemühungen.** Allerdings gilt es zu bedenken, dass auch Verletzungen, die äußerlich nicht sichtbar sind, den unmittelbaren Todeseintritt zur Folge haben, während umgekehrt schwerste Verletzungen (z.B. Brandverletzungen), die zunächst als nicht mit dem Leben vereinbar eingeschätzt werden, bei adäquater Behandlung durchaus überlebt werden können. Hier ist im Zweifelsfall immer die bestmögliche medizinische Versorgung durchzuführen.

45.4.2 Unsichere Todeszeichen

Unsichere Todeszeichen nennt man Befunde, die weder in ihrer Summe geschweige denn einzeln die Todesfeststellung erlauben, weil sie schon **vor dem unwiderruflichen Herzstillstand** in Erscheinung treten können. Zu nennen sind hier insbesondere **Blässe der Haut, Abkühlung des Körpers** (besonders der Extremitäten), **Reflexlosigkeit, keine erkennbare Atmung, kein peripher oder zentral tastbarer Puls** oder **keine wahrnehmbaren Herztöne** bei der Auskultation.

Wie bereits weiter oben ausgeführt, genügt bereits das Vorliegen **eines sicheren Todeszeichens,** um den Tod eines Menschen unabhängig von der vermuteten Todesursache mit ausreichender Sicherheit festzustellen – weitere Diagnostik und Therapie können dann eingestellt werden, ohne sich wegen Fahrlässigkeit oder Vorsatz strafbar zu machen. Unverzichtbar ist es hingegen, **beim ge-**

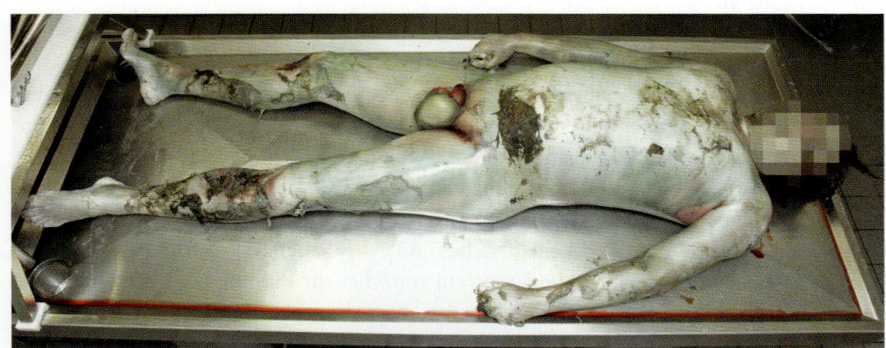

Abb. 45.2 Fortgeschrittene Leichenfäulnisveränderungen [T800]

ringsten Zweifel hinsichtlich des Todes eines Patienten sofortige **Wiederbelebungsmaßnahmen** zu unternehmen: Sind sichere Todeszeichen nicht eindeutig feststellbar, muss die Reanimation unverzüglich begonnen werden. Über einen eventuellen **Abbruch einer erfolglosen Reanimation** hat allein der (obligat zu alarmierende) Notarzt zu entscheiden.

Zeitliche Grenzen bezüglich der Dauer von **Reanimationsmaßnahmen** sind nicht starr festgelegt, sondern unterscheiden sich von Fall zu Fall. Nach allgemeiner Auffassung erscheint mindestens eine **Wiederbelebungszeit** von ca. **30 Min.** gerechtfertigt, die zeitlich beliebig ausdehnbar ist. Aus dem Institut für Rechtsmedizin der Charité – Universitätsmedizin Berlin ist der Fall eines 7-jährigen Mädchens bekannt, das im Winter in das Eis eines zugefrorenen Gewässers eingebrochen war und nach ca. 3 Std. gerettet werden konnte. Obgleich Reanimationsmaßnahmen über 12 Std. hinweg durchgeführt wurden, verstarb das Kind. Insbesondere nach Ertrinkungsunfällen in Eiswasser gilt der Satz: **Nobody is dead, until warm and dead.** Auf keinen Fall darf man sich bei der Todesfeststellung bzw. beim Verzicht auf Reanimationsmaßnahmen von den oben angesprochenen „unsicheren Todeszeichen" leiten lassen.

Scheintod (Vita minima)

Der Scheintod (lat. vita minima, vita reducta) ist zwar ein ausgesprochen **seltenes Phänomen,** andererseits aber eine verhängnisvolle Fehldiagnose.

Mögliche Ursachen für Scheintodesfälle sind **Vergiftungen** (z. B. Schlafmittelvergiftungen) mit tiefem Koma sowie schwere **Stoffwechselentgleisungen** (z. B. Urämie, Coma diabeticum), insbesondere dann, wenn eine Unterkühlung hinzukommt. Der Körper fühlt sich u. U. kalt und relativ steif an. Atmung und Puls können sehr flach und dadurch nicht oder kaum wahrnehmbar sein (s. unsichere Todeszeichen). Der auf Basis unsicherer Todeszeichen festgestellte Tod ist eine gravierende Fehleinschätzung und muss unbedingt vermieden werden (➤ Tab. 45.2).

Fallbeispiel

Die 52-jährige Wohnungsinhaberin war nicht auf ihrer Arbeitsstelle erschienen – sie arbeitete als Krankenschwester. Bei Eintreffen von zwei Polizeibeamten zeigte sich keine Reaktion auf Klingeln und Klopfen. Daraufhin wurden ein RTW sowie die Feuerwehr angefordert und die Wohnungstür wurde geöffnet. Als die Notfallsanitäter die Wohnung betraten, bot sich ihnen folgendes Bild: In der Einzimmerwohnung lag neben einem Schrankbett die lediglich mit einem Nachthemd bekleidete Frau in Rückenlage, die Haut an den freiliegenden Extremitäten war weiß-bläulich marmoriert, der Körper kalt und fest („wie bei einer älteren Leiche" – Zitat). Pupillen beidseits weit, entrundet und lichtstarr. Mund geöffnet, am Mundwinkel angetrocknetes grünliches Sekret, keine Atembewegungen feststellbar, Karotispuls nicht tastbar. Beide Rettungsfachkräfte vermerkten in ihrem Bericht „Exitus letalis". Ein NEF wurde nicht nachgefordert, sondern der Abtransport des Leichnams in das Institut für Rechtsmedizin veranlasst. Während der Gesamtaufenthaltsdauer der Notfallsanitäter von 7 Min. zeigte sich zu keinem Zeitpunkt eine Veränderung des initial erhobenen Untersuchungsbefunds. Von den Polizeibeamten wurde auf dem Wohnzimmertisch ein Abschiedsbrief gesichert. Auf dem Bett stand eine halbleere Flasche Wick MediNait®, im Bettschrank befanden sich einige nicht näher bezeichnete Tablettenschachteln. Die Polizeibeamten gingen von einem Suizid aus.

Schon kurz darauf trafen die Mitarbeiter des Bestattungsunternehmens ein. Vor dem Verbringen des (vermutlichen) Leichnams in den Transportsarg wurden von den Bestattern deutliche Schluckbewegungen am Kehlkopf wahrgenommen. Die Frau wurde sofort in eine stabile Seitenlage verbracht, wobei sich aus Mund und Nase etwas Sekret entleerte sowie Schnarchgeräusche hörbar und Atembewegungen des Brustkorbs sichtbar waren. Der nunmehr schnellstmöglich hinzu gerufene Notarzt war mit seinen Reanimationsbemühungen erfolgreich. Auch die Besatzung des erstversorgenden RTW traf erneut ein und unterstützte die notärztlichen Maßnahmen. Im Krankenhaus erholte sich die Frau rasch.

Fallbeispiel

Eine RTW-Besatzung traf auf einen bewusstlosen jungen Mann. Der Patient war kalt, hatte Schaum vor dem Mund und weite, lichtstarre Pupillen. Der verantwortliche Rettungsassistent A entschloss sich, keine Maßnahmen mehr durchzuführen und meldete der Rettungsleitstelle „Patient ex" mit der Verdachtsdiagnose der Überdosierung einer Droge. Der kurz darauf eintreffende Notarzt leitete Wiederbelebungsmaßnahmen ein und erreichte nach kurzzeitiger Reanimation einen passablen Herzrhythmus bei dem Patienten. Am 2. Post-Reanimationstag konnte der Patient wieder extubiert werden und verließ im Verlauf das Krankenhaus ohne neurologische Schäden.

Die Fallbeispiele stellen gravierende Fehlleistungen des Rettungsfachpersonals dar und machen deutlich, dass es **eindeutiger, praktikabler Richtlinien** für die **Feststellung des Todes im Rettungsdienst** bedarf – es darf nicht vergessen werden, dass es sich bei der Todesfeststellung um die gravierendste Diagnose handelt, die einen Menschen überhaupt treffen kann.

45.4.3 Leichenschau und Todesbescheinigung

Nach der äußeren Leichenschau muss der leichenschauende Arzt eine **amtliche Todesbescheinigung** ausfüllen. An diesem Verfah-

Tab. 45.2 Ursachen von Scheintodesfällen

A	Anämie, Anoxie, Alkohol
E	Epilepsie, Elektrizität
I	Injury (insbesondere Schädel-Hirn-Trauma)
O	Opium, Betäubungsmittel, Schlafmittel
U	Unterkühlung, Urämie

ren ist immer wieder Kritik geäußert worden. Hinzuweisen ist in diesem Zusammenhang darauf, dass die ärztliche Leichenschau häufig nicht ausreichend sorgfältig geschieht, z. B. ohne vollständige Entkleidung, ohne Untersuchung des gesamten Körpers sowie unter unzureichenden äußeren Bedingungen (beengter Raum, unzureichende Lichtverhältnisse). Die Konsequenz ist, dass die mithin nur vermuteten und in der Todesbescheinigung eingetragenen Todesursachen nicht zutreffen. Nachfolgende Sektionen ergaben **eine Rate an Fehldiagnosen** von bis zu 50 %.

Gelegentlich wird sogar die **Identität des Toten** nicht ausreichend überprüft. Hier ist insbesondere vor der Identifizierung anhand eines Personalausweises zu warnen, falls die Leiche bereits fortgeschritten fäulnisverändert ist. Kritisiert wird auch, dass eventuelle ärztliche Behandlungsfehler nicht erkannt, Berufserkrankungen nicht gemeldet und verdeckte Tötungsdelikte bzw. sonstige äußere Schadensursachen übersehen werden (Stromtod, suizidale/homizidale Vergiftung, Drogentod, Gasvergiftung, Ersticken etc.).

Entsprechend ist bereits bei der äußeren Leichenschau auf **diskrete** und ggf. **unspezifische äußere Befunde** zu achten, die im

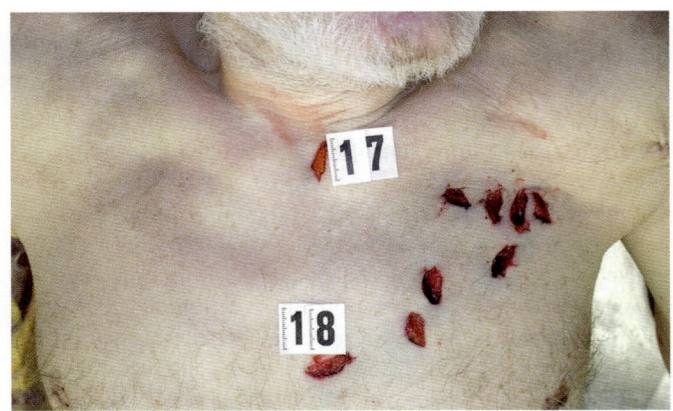

Abb. 45.6 Multiple Messerstichverletzungen in der Herzgegend nach Säuberung von Blutantragungen. Deutlich erkennbar sind die glatten Wundränder. [T800]

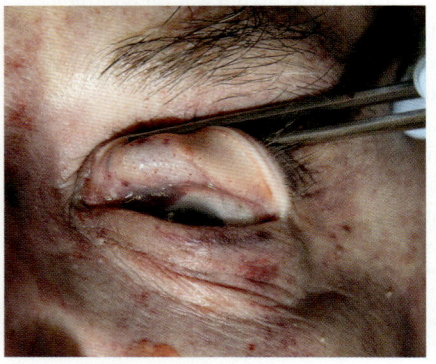

Abb. 45.3 Auf den ersten Blick leicht zu übersehen sind diese Einblutungen (Petechien oder Flohstichblutungen) in den Augenlidern. Sie sind als Ausdruck einer oberen Einflussstauung zu werten, wie sie u. a. beim Angriff gegen den Hals zu erwarten ist. [T800]

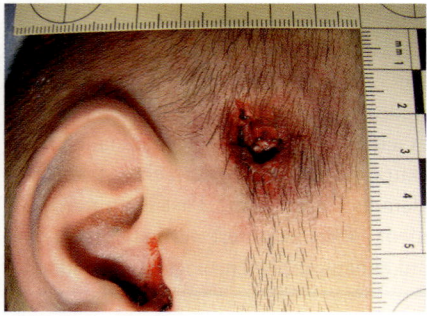

Abb. 45.4 Einschuss in der rechten Schläfe. Umgebende Schürfung, Stanzmarke durch die Waffenmündung. Nahezu aufgesetzter Schuss. [T800]

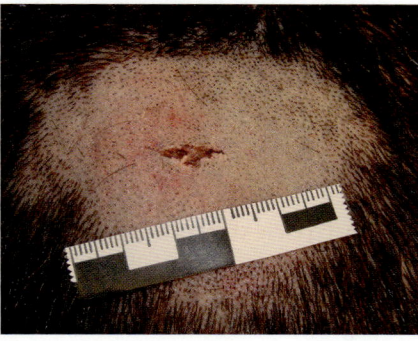

Abb. 45.5 Ausschuss am oberen Hinterkopf ohne umgebende Schürfung (im Gegensatz zu z. B. einer Riss-Quetsch-Wunde). [T800]

Weiteren aber eine todesursächliche Relevanz erlangen können, z. B. petechiale Stauungsblutungen in den Augenbinde- und Lidhäuten (> Abb. 45.3) oder Nadeleinstichstellen bei vermutetem Drogentod. Bereits äußerlich deutlich erkennbare Befunde sind nach der Leichenschau selbstverständlich zu dokumentieren (> Abb. 45.4, > Abb. 45.5, > Abb. 45.6).

In diesem Zusammenhang ist insbesondere darauf hinzuweisen, dass bei **verstorbenen Kleinkindern** neben dem Plötzlichen Kindstod (engl. Sudden Infant Death Syndrome, SIDS) auch dem „**Schütteltrauma**" eine todesursächliche Bedeutung durch ein subdurales Hämatom aufgrund rupturierter Brückenvenen zukommen kann, ohne dass äußerlich erkennbare Verletzungen vorliegen müssen (> Kap. 35.2.3). Auch die Möglichkeit einer **tödlichen Kindesvernachlässigung** (z. B. Verhungern/Verdursten, systemische Blutvergiftung aus infizierten Hautwunden, stark reduzierter Allgemeinzustand) sollte bereits im Rahmen einer äußeren Leichenschau in Betracht gezogen werden.

Gleiches gilt für **verstorbene ältere Menschen,** die bei längerer krankheitsbedingter Immobilität und mangelnder Pflege **Dekubitalulzera (Druckliegegeschwüre) ausbilden** können. Diese sind bereits bei der äußeren Leichenschau erkennbar und können nicht nur Hinweise auf mögliche Pflegefehler, sondern auch auf die Todesursache (z. B. systemische Blutvergiftung, Sepsis) geben.

Das Rettungsfachpersonal kann mit seiner Arbeit in Teilbereichen durch eigene sorgsame Beobachtungen durchaus zu einer Verbesserung des Systems der Leichenschau und der Todesfeststellung beitragen. Man muss sich bewusst machen, dass nach der Todesfeststellung bzw. nach Abbruch erfolgloser Reanimationsbemühungen gerade die Leichenschau einen sehr **wichtigen letzten Dienst am Menschen** darstellt. Für die Hinterbliebenen oder andere Beteiligte können sich hieraus wichtige Konsequenzen ableiten (Erkennen von äußeren Schadensursachen und Berufskrankheiten, Aufdecken von Tötungsdelikten, Fälligkeit von Versicherungsleistungen etc.).

Insbesondere wenn der Rettungsdienst vor der Polizei am Leichenfundort eintrifft, sind **sämtliche Auffälligkeiten** zu registrieren. Zu nennen sind hier besonders Giftbehältnisse, Tabletten oder entsprechendes Verpackungsmaterial (z. B. im Mülleimer), Alkoholika, offene stromführende Leitungen oder Geräte, Gasquellen

(Boiler, Ofen), eventuelle Tatwerkzeuge, Fixer-Utensilien, Blutspuren sowie sonstige Auffälligkeiten jeder Art (➤ Abb. 45.3).

Erbrochenes sollte zum Nachweis einer Vergiftung asserviert werden. Wurde bei der Ersthilfe z. B. ein größerer Speisebrocken (Bolus) aus dem Rachen entfernt, so ist dies zu dokumentieren, da ansonsten die genaue Todesursache (Bolustod) nicht mehr festgestellt werden kann. **Kleidungsstücke** mit relevanten Spuren (z. B. Ein-/Ausschüsse; ➤ Abb. 45.4 und ➤ Abb. 45.5), Perforationen, Blut, auffällige Anhaftungen sollten niemals achtlos beiseitegeworfen oder gar entsorgt werden, sondern sind für eventuelle kriminaltechnische Untersuchungen aufzubewahren.

Im Zusammenhang mit **Verkehrsunfällen** sind weitere entscheidende Fragen relevant, u. a., ob ein Autofahrer angeschnallt war, bevor er aus dem Unfallfahrzeug gerettet wurde, ob er auf dem Fahrersitz saß oder eine andere Sitzposition hatte (➤ Abb. 45.7) oder ob ein Motorradfahrer einen Helm aufhatte.

Generell bedeutsam ist die Frage, ob/wie der Körper am **Auffindungsort** bedeckt war und/oder der Raum beheizt/belüftet war (wichtig zur Rekonstruktion der Todeszeit). Neben der Ausprägung der Leichenerscheinungen wird insbesondere die rechtsmedizinisch erhobene tiefe **Rektaltemperatur** in Bezug zur Umgebungstemperatur und weiteren Variablen zur Einschätzung der Todeszeit herangezogen.

Jedenfalls kann das Rettungsfachpersonal eine Reihe von Beobachtungen treffen sowie Spuren sichern, aber auch vernichten, welche bei einer evtl. notwendigen Ereignisrekonstruktion von richtungweisender Bedeutung sein können.

> **MERKE**
> Ein wichtiges Prinzip ist es, an einem Auffindungsort sowie am betreffenden Körper **zunächst nicht mehr zu verändern** als es für lebensrettende Maßnahmen bzw. Todesfeststellung unbedingt notwendig ist. Vor allem im Fall einer (vermuteten) nicht-natürlichen Todesursache müssen jegliche **Manipulationen am Leichnam** (auch zur Leichenschau!) **unterbleiben.**

Wenn der Tod eines Menschen zweifelsfrei festgestellt wurde, muss insbesondere bei jedem Verdacht einer nicht-natürlichen Todesursache alles für die Spurensicherung der Kriminalpolizei unverändert belassen werden. Die im Rahmen des Einsatzes durchgeführten Maßnahmen am Leichnam und in der Umgebung sind sorgfältig zu dokumentieren. Medizinische Gerätschaften (Tuben, Braunülen, intraossäre Zugänge, Drainagen) müssen im Körper verbleiben.

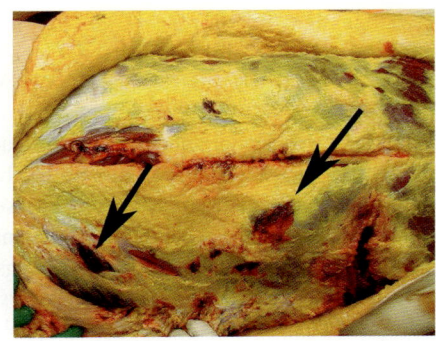

Abb. 45.7 Deutlich erkennbare Einblutungen im Unterhautfettgewebe der Körpervorderseite entsprechend einem als Pkw-Beifahrer angelegten Sicherheitsgurt (Pfeile, Obduktionsbefund) [T800]

Dass andererseits jegliche evtl. notwendige lebensrettende Maßnahme zunächst ohne Rücksicht auf eine vielleicht nötige Spurensicherung durchgeführt werden muss, bedarf keiner weiteren Erläuterung. Hier gilt das Prinzip: **„Lebensrettung vor Spurensicherung".** Insgesamt soll auch bei den Einsätzen, bei denen Hilfe zu spät kommt bzw. erfolglos bleibt, die abschließende Untersuchung des Toten durch den Arzt mit der gleichen Verantwortung und Sorgfalt durchgeführt werden wie die Rettungsmaßnahmen selbst. Die Bedeutung der Leichenschau für die Feststellung der Todesursache, insbesondere von äußeren Schadensursachen, ist für die Hinterbliebenen, für die Rechtssicherheit und letztlich auch als Qualitätskontrolle für das Rettungswesen von gewichtiger Bedeutung.

45.5 Obduktion

Zwei medizinische Fachdisziplinen führen Obduktionen durch. Die klinische Untersuchung des natürlichen Todes zur Feststellung einer Krankheitsursache erfolgt in der **Pathologie,** während in der **Rechtsmedizin** die Untersuchung des nicht-natürlichen Todes infolge einer äußeren Einwirkung bzw. der Todesfälle erfolgt, bei denen durch die ärztliche Leichenschau die Todesart nicht geklärt werden konnte.

45.5.1 Auftraggeber

Für die **pathologische oder „klinische" Obduktion** ist die Einwilligung der Angehörigen (Zustimmungs-/Widerspruchsregelung) erforderlich. **Ziel ist die Klärung der Todesursache** im Sinne einer medizinischen Qualitätskontrolle. Obduktionen im Auftrag von Versicherungen oder Berufsgenossenschaften dienen der Klärung von Ansprüchen Hinterbliebener bei Verdacht auf eine todesursächliche Berufserkrankung. Angehörige können die Zustimmung zur Durchführung einer Obduktion verweigern. Dies kann allerdings zum Verlust der Entschädigungsansprüche führen.

Obduktionen gemäß § 16 Infektionsschutzgesetz (vormals § 32 IV Bundesseuchengesetz) können bei Verdacht auf eine übertragbare Infektionskrankheit vom Amtsarzt (Gesundheitsamt) angeordnet werden.

Wird die Todesart mit „natürlich" bescheinigt, besitzt der Todesfall zunächst also keine polizeiliche Relevanz. Dennoch kann eine „klinische" Obduktion durch den Pathologen durchgeführt werden. Ergeben sich dabei Hinweise auf eine **„nicht-natürliche" Todesart** (z. B. Verdacht auf ärztlichen Kunstfehler), wird die Obduktion zunächst abgebrochen und die Polizei wird verständigt. Die Fortführung der Obduktion erfolgt dann durch die Rechtsmedizin.

Wird im Rahmen der Todesfeststellung bzw. der Leichenschau die Todesart mit „nicht-natürlich" oder „ungewiss" bescheinigt oder ist die Identität des Verstorbenen nicht feststellbar, muss die Polizei durch den leichenschauenden Arzt verständigt werden. Die Polizei wird den Leichnam dann beschlagnahmen und Ermittlungen einleiten (wann zuletzt lebend gesehen, Abschiedsbrief, Anamnese, Hausarzt, Verschlusszustand der Wohnung etc.). Das Ermittlungsergebnis wird durch die Polizei der zuständigen Staatsanwaltschaft vorgelegt, die dann aufgrund dieses Ermittlungsergebnisses nach § 87 IV der Strafprozessordnung (StPO) eine **rechtsmedizinische Obduktion gerichtlich beantragt** bzw. selbst anordnet (bei eilbedürftigen Verfahren, z. B. Verdacht auf ein Tötungsdelikt).

45.5.2 Exhumierung

Eine Exhumierung („Enterdigung") dient der Aufklärung eines den Todeseintritt betreffenden Informationsdefizits nach Beerdigung des Verstorbenen. Häufigste Fragestellungen sind Intoxikationsverdacht, Verdacht auf ärztlichen Behandlungsfehler bzw. Tötung durch fremde Hand, Rekonstruktion von Arbeits- und Verkehrsunfällen oder Berufskrankheiten. Die Anordnung einer Exhumierung erfolgt gemäß § 87 StPO durch Richter oder Staatsanwaltschaft. Auch auf Veranlassung von Berufsgenossenschaften, Versicherungen oder Privatpersonen können Exhumierungen durchgeführt werden. In diesen Fällen ist allerdings Zustimmung der Angehörigen und des Gesundheitsamts erforderlich.

45.5.3 Praktische Durchführung der Obduktion

Die **rechtsmedizinische Obduktion** (Synonym: „Autopsie", „Nekropsie", „Sektion", „Innere Leichenschau") ist in der Strafprozessordnung (StPO) formal geregelt. Die Einwilligung der Angehörigen ist hierfür nicht erforderlich bzw. die Verweigerung der Obduktion ist ohne praktische Relevanz, da die Staatsanwaltschaft die Verfahrensherrin ist. Nach § 87 StPO muss eine rechtsmedizinische Obduktion stets durch zwei Ärzte durchgeführt werden **(„Vier-Augen-Prinzip")**, wovon einer Leiter eines rechtsmedizinischen Instituts oder von diesem ermächtigt (Facharzt) sein muss.

Nach § 89 StPO muss die **Öffnung aller drei Körperhöhlen** (Kopfhöhle, Brusthöhle, Bauchhöhle) erfolgen und nach § 90 StPO müssen ergänzend bei der Obduktion Neugeborener Lebensproben (z. B. die Lungenschwimmprobe oder postmortale bildgebende Verfahren zum Nachweis von belüftetem Lungengewebe) durchgeführt werden. Die Obduktion ermöglicht i. d. R. (mit genauer Beschreibung und fotografischer Befunddokumentation) eine Klärung der Todesursache und somit der Todesart sowie der zum Tod führenden Geschehensabläufe.

Das primäre **Obduktionsziel ist die Klärung der Todesart,** d. h., die Obduktion zielt, bei im Rahmen der ursprünglichen Leichenschau mit „ungewiss" bescheinigter Todesart, auf die entsprechende Abklärung, ob ein „natürlicher" oder „nicht-natürlicher" Tod vorliegt. Die **exakte** Feststellung der Todesursache ist dabei **nicht** zwingend erforderlich. In einigen Fällen ist eine Klärung der **Todesursache** durch eine Obduktion auch gar nicht möglich (fäulnisveränderte Tote, funktionelle Todesursachen [z. B. Herzrhythmusstörungen]). **Bei Tötungsdelikten dient die Obduktion der Rekonstruktion des Tatablaufs;** Maßnahmen zur Todeszeitbestimmung werden in diesen Fällen häufig bereits am Leichenfundort fachärztlich-rechtsmedizinisch durchgeführt.

Eine Obduktion besteht aus einer äußeren Leichenschau und einer inneren Leichenschau (eigentliche Obduktion). In besonderen Fällen (z. B. tote Kinder, Verkehrsunfallopfer, durch fremde Hand Getötete) gelangen zunächst **postmortale bildgebende Verfahren** zur Anwendung (postmortale Computertomografie).

Die **äußere Leichenschau** wird am entkleideten Leichnam bei guten Lichtverhältnissen systematisch durchgeführt. Sichere Todeszeichen, Beigaben und jegliche Auffälligkeiten am Leichnam (Narben, Wunden, Tätowierungen etc.) werden exakt beschrieben. Besondere Beachtung erfährt der Kopf- und Halsbereich hinsichtlich Stauungszeichen („Petechien" oder „petechiale Stauungsblutungen"), die auf eine venöse obere Einflussstauung hindeuten, was wiederum durch eine Gewalteinwirkung gegen den Hals bedingt sein kann. Anschließend erfolgt die **innere Leichenschau;** auch hier sind stets Positiv- und Negativbefunde von gleichwertiger, essenzieller Bedeutung. Zunächst wird der Rumpf schichtweise präpariert, in einigen Fällen auch Rücken und Extremitäten (z. B. Tötungsdelikte, Polytrauma). Nach Eröffnung aller drei Körperhöhlen werden die Organe je nach Fragestellung paketweise, d. h. in anatomischem Zusammenhang, oder einzeln dem Körper entnommen und präpariert. Die inneren Organe werden nach Beendigung der Obduktion in Brust- und Bauchhöhle zurückgelegt und der Leichnam wird verschlossen. Im weiteren Verlauf wird ein strukturiertes Obduktionsprotokoll angefertigt und dem Auftraggeber übersendet.

45.5.4 Zusatzuntersuchungen

Falls bei der Obduktion eine morphologisch sicher fassbare Todesursache nicht festgestellt werden konnte bzw. wenn der jeweilige Sachverhalt es erfordert, können nach der Obduktion Zusatzuntersuchungen eingeleitet werden. Bei Verdacht auf (mit-)todesursächliche Vergiftungen oder zur Bestätigung bzw. zum Ausschluss einer Beeinträchtigung der Handlungsfähigkeit zum Todeszeitpunkt durch Drogen, Medikamente oder Alkohol, werden **Gewebeproben und Körperflüssigkeiten chemisch-toxikologisch** analysiert. Auch können Gewebeproben nicht-fäulnisveränderter Leichen nach chemischer Fixierung **mikroskopisch** (histologisch) untersucht werden. Bei besonderen Fragestellungen, z. B. bei familiär gehäuft auftretenden Erkrankungen, kann auch eine **molekulargenetische Zusatzdiagnostik** erfolgen. Diese Zusatzuntersuchung wäre allerdings nicht mehr durch den staatsanwaltschaftlichen Untersuchungsauftrag gedeckt.

45.5.5 Notfallmedizinische Relevanz

Goldstandard der notfallmedizinischen Qualitätskontrolle im Todesfall ist zweifellos die Obduktion; bildgebende postmortale Verfahren können ergänzend sinnvoll eingesetzt werden. Zunächst dürfen medizinische Sachverhalte in nicht-natürlichen/ungeklärten Todesfällen mit laufenden Todesermittlungsverfahren und polizeilich beschlagnahmten Leichen selbstverständlich nicht unbeschränkt kommuniziert werden. Auftraggeber (und damit Verfahrensherrin) ist stets die ermittlungsführende Staatsanwaltschaft (s. o.), die im konkreten Einzelfall die Erlaubnis zur „externen" Informationsweitergabe geben muss.

Generell sind Fallkonferenzen zur **retrospektiven Evaluation** besonderer Einzelfälle mit Erlaubnis der Staatsanwaltschaft jedoch durchführbar. Die Autoren konnten in juristisch „unbedenklichen" Einzelfällen nach Einhaltung des Procedere bereits gelegentlich interdisziplinäre Fallkonferenzen mit Beteiligung von Rechts- und Notfallmedizin abhalten, und der „Aha"-Effekt auf beiden Seiten war z. T. beträchtlich: Präklinische Behandlungspfade wurden in Kenntnis der Obduktionsbefunde diskutiert, aber auch notfallmedizinische Artefakte am Leichnam konnten eingeordnet werden.

Die **rechtsmedizinische Interpretation** wird unnötig erschwert bzw. unmöglich gemacht, wenn rettungsdienstliche Artefakte nicht oder nur indirekt oder eingeschränkt feststellbar bzw. dokumentiert sind. Die notfallmedizinische Arbeit kann rechtsmedizinisch nur evaluiert werden, wenn durch den **Rettungsdienst** eine **suffi-ziente Dokumentation sämtlicher Maßnahmen** erfolgt ist, diese mit den erhobenen Befunden und am/im Leichnam verbliebenen Materialien verglichen werden können und Übereinstimmung besteht. Ebenfalls kann nur auf diesem Wege für den Rettungsdienst Rechtssicherheit bezüglich der Korrektheit der durchgeführten Notfallmaßnahmen hergestellt werden.

Weiterhin können nicht nur die Durchführung notfallmedizinischer Maßnahmen (mit eventuellen medizinischen Komplikationen), sondern v. a. das Unterlassen notfallmedizinischer Maßnahmen von rechtsmedizinischer, ggf. sogar juristischer Bedeutung sein. Neben der Beurteilung von notfallmedizinischen Artefakten am/im Leichnam muss bei Leichenschau und Obduktion auch ggf. die Nicht-Durchführung indizierter notfallmedizinischer Maßnahmen hinterfragt werden. Beispielhaft sei in diesem Zusammenhang auf den nicht-entlasteten Spannungspneumothorax nach Thoraxtrauma verwiesen.

Wiederholungsfragen

1. Warum befasst sich der Rettungsdienst auch mit Sterben und Tod (➤ Kap. 45.2)?
2. Bedeutet das Sterben eines Patienten die Niederlage des Rettungsdienstes (➤ Kap. 45.2)?
3. Wie können traumatische Erfahrungen im Rettungsdienst bearbeitet werden (➤ Kap. 45.2.1)?
4. Wie verhält sich das Rettungsfachpersonal bei Auffindung einer DNR-Verfügung (➤ Kap. 45.2.3)?
5. Wie werden die Todeszeichen eingeteilt (➤ Kap. 45.4.1, ➤ Kap. 45.4.2)?
6. Was sind sichere Todeszeichen (➤ Kap. 45.4.1)?
7. Wer stellt den Tod fest (➤ Kap. 45.4)?
8. Wer kann eine Obduktion anordnen (➤ Kap. 45.5.1)?
9. Führt eine Obduktion immer zur Bestätigung einer definitiven Todesursache (➤ Kap. 45.5.3)?

Auflösung des Fallbeispiels

Verdachtsdiagnose

Exitus letalis.

Maßnahmen

Das RTW-Team übernimmt die Reanimationsmaßnahmen. Die Passanten berichten, dass die Patientin plötzlich kollabiert sei. Nach kurzer Überprüfung der Vitalfunktionen wurde mit den Wiederbelebungsmaßnahmen begonnen. Während die Thoraxkompression ununterbrochen durch einen Notfallsanitäter fortgeführt wird, bringt der zweite Notfallsanitäter den Defibrillator an. Die Thoraxkompression wird für die Rhythmusanalyse kurz unterbrochen, das EKG-Bild zeigt ein Kammerflimmern. Die Patientin wird umgehend defibrilliert.

Kurze Zeit später trifft das NEF ein. Bereits 6 Min. später erhebt der Notarzt als Erstbefund: „Glasgow-Coma-Scale 3 Punkte, keine Atmung, kein Puls". Als Maßnahmen verzeichnet das Notarzteinsatzprotokoll: „Thoraxkompression, Defibrillation (über 10 Min.; zuletzt mit 360 Joule), venöser Zugang, Sauerstoffgabe, Intubation, Beatmung, 1 mg Adrenalin i. v., Ringer-Laktat-Infusion. Als Reaktion auf die Defibrillation elektrische Herzaktivität jeweils nur für Sekunden". Im EKG-Monitoring angeblich (nicht dokumentiert) Asystolie.

Der Notarzt füllt die für die Region gültige „Vorläufige Bescheinigung des Todes" aus und entfernt sich vom Einsatzort. Der RTW befördert den – vermeintlichen – Leichnam in das nahe gelegene Institut für Rechtsmedizin; beim Eintreffen dort sind 33 Min. seit der Todesfeststellung vergangen.

Im Fahrstuhl zur Leichenhalle bemerkt das RTW-Team Atembewegungen bei der angeblich Verstorbenen. Mithilfe der sofort herbeigeholten Gerätschaften aus dem RTW erfolgen mit Unterstützung eines ebenfalls herbeieilenden Rechtsmediziners sogleich Reanimationsmaßnahmen. Der an die noch klebenden Defibrillationselektroden angeschlossene Monitor zeigt eindeutig Herzaktionen. Der Puls ist jetzt an Hals und Handgelenk sicher tastbar.

Die alarmierten Ärzte der Anästhesieabteilung des Klinikums treffen 7 Min. nach Beginn der Reanimationsmaßnahmen in der Leichenhalle ein und übernehmen die weitere Behandlung. Die Patientin wird mit einem Blutdruck von 130/80 mmHg transportfähig gemacht und auf eine Intensivstation verbracht. Dort werden folgende Befunde erhoben: „AV-Block III°, Zustand nach Hinterwandinfarkt, kreislaufstabil bei spontaner Atmung, tiefes Koma". 6,5 Std. später werden die Kreislaufverhältnisse zunehmend instabil, schließlich tritt der Tod ein. Die gerichtliche Obduktion ergibt als Todesursache einen rezidivierten Hinterwandinfarkt.

Epikrise: Für die rettungsdienstliche Praxis ist festzuhalten, dass jeder Abbruch einer Notfallmaßnahme aufgrund ausbleibender Herzaktion unbedingt durch eine EKG-Ableitung dokumentiert werden muss. Für den Rettungsdienst der betreffenden Region wurde daher die Richtlinie erlassen, nach Abbruch der Maßnahmen noch eine 10-minütige „Null-Linie" im EKG zu dokumentieren. Darüber hinaus hat sich gezeigt, dass die seit über 20 Jahren in dieser Region betriebene „Vorläufige Bescheinigungen des Todes" im Rettungsdienst in Kombination mit einer zeitnahen Leichenschau durch einen Rechtsmediziner eine sinnvolle Ergänzung zum hergebrachten Notarztwesen ist.

Diagnose

Vita minima, AV-Block 3. Grades, Myokardinfarkt (Hinterwand).

WEITERFÜHRENDE LITERATUR
Püschel, K., Lach, H.: Faszination Rechtsmedizin. Verlag Dr. Kovacs, Hamburg, 2012
Dettmeier, R., Verhoff, M.: Rechtsmedizin. Springer, Berlin/Wien, 2011

H Algorithmen und Einsatzkonzepte

46 Einsatzkonzepte 973

47 Behandlungsalgorithmen
(SOP – Standard Operation Procedures) 1003

48 Strukturierung von Abläufen 1013

Lehr- und Lernziele des Abschnitts H

Der folgende Abschnitt deckt die **Themenbereiche 4 und 5** der Ausbildungs- und Prüfungsordnung für Notfallsanitäterinnen und Notfallsanitäter ab. Demnach sind Auszubildende zu befähigen,
- Versorgungsalgorithmen entsprechend dem aktuellen Stand von Wissenschaft und Technik unter Berücksichtigung sachlicher, personenbezogener und situativer Erfordernisse anzuwenden,
- das eigene Handeln bei besonderen Lagen an aktuellen Einsatzkonzepten auszurichten,
- auf einer Rettungswache nach Verfahrensanweisungen zur Strukturierung und Organisation von Arbeitsabläufen zu handeln,
- ihre Einsatzbereitschaft und die Einsatzbereitschaft der Einsatzmittel des Rettungsdienstes durch tägliche Kontrolle des Materials und der Geräte anhand von Vorschriften und Checklisten sicherzustellen,
- bis zum Eintreffen von Leitungspersonal unter Beachtung der dann zu erwartenden Strukturen und Maßnahmen der Einsatzleitung bei außergewöhnlichen Einsatzlagen wie insbesondere Großschadensfällen, CBNR-Gefahren, terroristischen Gefahren und Katastrophen zu handeln.

Vor diesem Hintergrund werden in **Kapitel 46** zunächst die theoretischen Grundlagen zu verschiedenen Einsatzkonzepten wie die Alarm- und Ausrückeordnung oder die Verwendung von Einsatzstichwörtern behandelt. Diese sind Grundlage der Arbeit innerhalb der Leitstellen, die ebenfalls in diesem Kapitel beleuchtet werden. Die Abarbeitung eines Großschadensereignisses mit allen Facetten von der Führungsorganisation vor Ort über die Sichtung und Registrierung bis zum Einsatzablauf bei einer Katastrophe wird ebenfalls in diesem Kapitel behandelt.

Kapitel 47 behandelt das System und die Vorgehensweise nach SOP (Standard Operation Procedures) bzw. Behandlungsrichtlinien. Diese bilden die Grundlage des Handelns des Rettungsfachpersonals und im Besonderen des Notfallsanitäters. Beschrieben werden die Erstellung, Konzeption, Implementierung und Fortschreibung. Beispielhaft werden abschließend die Algorithmen des Deutschen Berufsverbandes Rettungsdienst e. V. (DBRD) dargestellt, die sich streng am Pyramidenprozess orientieren und eine Handlungsgrundlage bilden können.

Das Thema Strukturierung von Abläufen wird in **Kapitel 48** aufgegriffen. Hier wird beschrieben, wozu Verfahrensanweisungen notwendig sind und wie sie erstellt werden. Anhand der Materialkontrolle wird deren Nutzen deutlich gemacht. Eine Thematik, die zukünftig an Bedeutung gewinnen wird, ist die Telemedizin. Diese wird auch im Rettungsdienst Einzug halten und die Vorgehensweisen beeinflussen. Besonders wichtig ist die Dokumentation im Rettungsdienst. Nur was gut dokumentiert wurde, hält auch einer rechtlichen Überprüfung stand und schützt so den Notfallsanitäter vor rechtlichen Auseinandersetzungen.

Hinweis: Der hier thematisierte Themenbereich 5 der Ausbildungs- und Prüfungsordnung für Notfallsanitäterinnen und Notfallsanitäter enthält außerdem die Bereiche „Luft-, Berg- und Wasserrettungsdienst". Aus didaktischen Gründen wurden diese Aspekte jedoch Kapitel 52 in Abschnitt I zugeordnet.

KAPITEL 46

Matthias Thöle

Einsatzkonzepte

46.1	**Alarm- und Ausrückeordnung**	977	**46.3**	**Großschadenslage** ... 986
46.1.1	Erstellung und Pflege der Alarm- und Ausrückeordnung	978	46.3.1	Führungsorganisation ... 986
			46.3.2	Führungskräfte vor Ort ... 987
46.1.2	Verwendung von Einsatzstichwörtern	979	46.3.3	Rettungsdienstliche Organisation der Großschadenslage ... 988
46.1.3	Rettungsdienstrelevante Einsatzstichwörter	979	46.3.4	Registrierung ... 990
46.1.4	Einsatzstichwörter für die Zusammenarbeit mit anderen Einsatzkräften	980	46.3.5	Kommunikationsmanagement bei einem Großschadensfall ... 990

46.1 Alarm- und Ausrückeordnung ... 977
- 46.1.1 Erstellung und Pflege der Alarm- und Ausrückeordnung ... 978
- 46.1.2 Verwendung von Einsatzstichwörtern ... 979
- 46.1.3 Rettungsdienstrelevante Einsatzstichwörter ... 979
- 46.1.4 Einsatzstichwörter für die Zusammenarbeit mit anderen Einsatzkräften ... 980

46.2 Standardeinsatzregeln ... 981
- 46.2.1 Notfalleinsatz ... 981
- 46.2.2 Krankentransport ... 981
- 46.2.3 Eingang des Anrufs und Bearbeitung in der Leitstelle ... 982
- 46.2.4 Anfahrt zum Einsatzort ... 982
- 46.2.5 Ankunft bei einer Großschadenslage ... 982
- 46.2.6 Patientenversorgung am Einsatzort ... 985
- 46.2.7 Patiententransport ... 985
- 46.2.8 Übergabe an die Klinik und Dokumentation des Einsatzes ... 985
- 46.2.9 Wiederherstellung der Einsatzbereitschaft und Abrechnung des Einsatzes ... 985

46.3 Großschadenslage ... 986
- 46.3.1 Führungsorganisation ... 986
- 46.3.2 Führungskräfte vor Ort ... 987
- 46.3.3 Rettungsdienstliche Organisation der Großschadenslage ... 988
- 46.3.4 Registrierung ... 990
- 46.3.5 Kommunikationsmanagement bei einem Großschadensfall ... 990
- 46.3.6 Aufgaben der Leitstelle ... 991
- 46.3.7 Tätigkeit des Leitenden Notarztes (LNA) ... 991
- 46.3.8 Sichtung ... 994
- 46.3.9 Aufgaben des Organisatorischen Leiters Rettungsdienst (OrgLRD) ... 997

46.4 Katastrophe ... 997
- 46.4.1 Rechtliche Grundlagen der Katastrophenmedizin ... 997
- 46.4.2 Definition einer Katastrophe ... 998
- 46.4.3 Rettungsdienstliche Leitungsebenen des Katastrophenschutzes ... 999
- 46.4.4 Einsatzablauf bei einer Katastrophe ... 999
- 46.4.5 Medical Task Force ... 1001

Fallbeispiel

Notfallmeldung

Ein Rettungswagen wird an einem Sonntag im Mai von der Leitstelle zu einem schweren Verkehrsunfall auf einer Landstraße gerufen. Bei der Anfahrt zur Unfallstelle erfährt das RTW-Team von der Rettungsleitstelle, dass es sich bei dem Unfall um einen Reisebus handelt, der gegen einen Baum gefahren ist. Die Leitstelle informiert das RTW-Team darüber, dass es vermutlich das erste Rettungsmittel am Einsatzort sein wird und bittet um eine erste Rückmeldung, sobald die Einsatzstelle erreicht wurde.

Befund am Notfallort

Bei der Einsatzstelle handelt es sich um eine gut ausgebaute Landstraße, die durch eine ländliche Gegend führt. Neben der Straße befinden sich Getreidefelder und Wiesen. Die Wetterlage ist wie folgt: sonnig, ungefähr 20 °C bei leichtem Wind (2–3 Windstärken nach Beaufort aus südlicher Richtung), mit Niederschlag ist in den nächsten Stunden nicht zu rechnen. In einer leichten Kurve nach links steht ein im Frontbereich beschädigter Reisebus vor einer ausgewachsenen Eiche. Auf den ersten Blick ist weder Feuer noch Rauchentwicklung zu erkennen. Das Auslaufen von Betriebsstoffen ist nicht zu beobachten. Die Unfallstelle ist durch Ersthelfer und die Besatzung eines Streifenwagens bereits abgesichert. Die Einsatzstelle ist primär als sicher einzustufen. Das RTW-Team teilt der Leitstelle die erste Lage auf Sicht mit und verlässt mit der nötigen PSA und dem digitalen BOS-Handfunkgerät den Rettungswagen.

Neben dem Reisebus stehen ungefähr 20 Senioren, von denen ungefähr 5 Personen Blut im Gesicht haben und dem RTW-Team hektisch mitteilen, dass noch ca. 20–30 Personen im Bus sitzen, die nicht ohne fremde Hilfe den Bus verlassen können.

Die Türen des Busses sind bereits geöffnet. Das Team betritt den Bus durch die Vordertür. Der Busfahrer ist hinter seinem Steuer mit den Beinen eingeklemmt, aber wach und orientiert. Der Busfahrer teilt mit, dass 42 Fahrgäste im Bus waren, als es zu dem Unfall kam. Der Bus kam laut der Aussage des Busfahrers von der Fahrbahn ab und prallte trotz Vollbremsung mit ca. 40 km/h gegen die ausgewachsene Eiche.

Leitsymptom

Blutung, Trauma, Massenanfall von Verletzten (MANV)

Inhaltsübersicht

46.1 Alarm- und Ausrückeordnung

- Die Alarm- und Ausrückeordnung (AAO) legt fest, mit welchen Rettungsmitteln, Fahrzeugen, Geräten und Einsatzkräften auf verschiedene Einsatzlagen reagiert werden kann.
- Zur Einordnung der verschiedenen Einsatzmeldungen verfügen die Rettungsleitstellen über verschiedene Einsatzstichwörter.
- Die Alarmstufen dienen dazu, das Ausmaß bzw. die Größe der Einsatzlage in Ziffern oder Worte zu fassen.
- Anhand der Alarm- und Ausrückeordnung erstellen die Rettungsleistellen einen Alarmplan.

Erstellung und Pflege der Alarm- und Ausrückeordnung

- Die Erstellung und Pflege der AAO ist ein wichtiger Aufgabenbereich des Trägers des Rettungsdienstes. Der Träger muss sich auf Veränderungen einstellen (z. B. Ansiedelung von Fabriken im Einsatzgebiet) deshalb wird die AAO regelmäßig aktualisiert.

Verwendung von Einsatzstichwörtern

- Nach dem Eingang des Notrufs in der Rettungsleitstelle entscheidet der Leitstellendisponent, unter welchem Einsatzstichwort dieser Einsatz abgearbeitet werden soll und alarmiert die benötigten Einsatzkräfte.
- Einsatzstichwörter können sich auch im laufenden Einsatz ändern, wenn sich z. B. der Zustand des Patienten verschlechtert oder die Anzahl und die Ausrüstung der eingesetzten Kräfte nach Erkundung der Einsatzstelle nicht ausreichen.

Rettungsdienstrelevante Einsatzstichwörter

- Viele der Einsatzstichwörter, die von der Rettungsleitstelle vergeben werden, sind nur für den rettungsdienstlichen Einsatz relevant, z. B. Einsatzstichwörter mit der Beteiligung eines Notarztes.
- Die Vergabe des Einsatzstichwortes ist im Anschluss auch für die Abrechnung mit den Kostenträgern wichtig. Anhand des Einsatzstichwortes ist zu erkennen, ob eine Pauschale für den RTW oder KTW abgerechnet werden soll.
- Es ist für das Personal im Rettungsdienst enorm wichtig, die Einsatzstichwörter zu kennen, um bereits auf der Anfahrt zum Einsatzort zu wissen, auf was sich die Besatzung des RTW einstellen muss (Infektionskrankheiten).

Einsatzstichwörter für die Zusammenarbeit mit anderen Einsatzkräften

- Damit die Rettungsleitstellen nicht für den Rettungsdienst, die Feuerwehr oder das THW immer eigene Einsatzstichwörter vergeben müssen, werden von den Leitstellen Einsatzstichwörter vergeben, die für alle gelten (z. B. „TH_Person_klemmt").

46.2 Standardeinsatzregeln

Notfalleinsatz

- Für die Abwicklung des Einsatzes ist bereits die zuvor getroffene Auswahl des Einsatzstichwortes durch den Leitstellendisponenten wichtig. Anhand des Stichwortes und der Alarmierungsart, weiß die Besatzung des Rettungsmittels, ob es sich

um einen Notfall, einen Krankentransport oder vielleicht sogar um eine Großschadenslage handelt.
- Bei der Notfallrettung liegt eine Einsatzlage vor, in der Leib und Leben des Patienten in Gefahr sein kann und somit höchste Eile geboten ist. Bei dieser Art von Einsätzen kommt es auf den zeitlichen Verlauf des Einsatzes an.

Krankentransport
- Bei einem Krankentransport handelt es sich um einen geplanten Transport (Einweisung zur stationären Behandlung, Entlassung aus der Klinik oder Konsilfahrt) bei diesen Patienten ist keine höchste Eile geboten.
- Der Standardeinsatz erstreckt sich von dem Eingang des Notrufs bis zur Abrechnung mit den Kostenträgern.

Eingang und Bearbeitung in der Leitstelle
- Wenn der Einsatz egal ob Notfall oder Krankentransport auf der Leitstelle eingeht, wird dort ein Einsatzstichwort vergeben und das geeignete Rettungsmittel nach AOO oder der nächsten Fahrzeugstrategie alarmiert.
- Damit die Leitstelle immer genau weiß, in welchem Status sich das Rettungsmittel befindet, wird bei allen Einsätzen der jeweilige Status der Leitstelle über Funk per FMS mitgeteilt.

Anfahrt zum Einsatzort
- Wenn es sich bei dem Einsatz um einen Notfall handelt, dann ist höchste Eile geboten und aufgrund der Einschätzung des Leitstellendisponenten die Anfahrt mit Sonder- und Wegerechten indiziert.
- Bei Krankentransporten ist keine höchste Eile geboten. Deshalb wird bei einem Krankentransport auf die Verwendung von Sonder- und Wegerechten verzichtet.
- Bei der Anfahrt zu einer Großschadenslage wird die Besatzung des Rettungsmittels bereits über Funk mit den neuesten Informationen über die Einsatzlage versorgt. Sollte bereits eine Führungsstruktur an der Einsatzstelle installiert sein, kann diese den anrückenden Kräften bereits erste Befehle über Funk erteilen.

Ankunft bei einer Großschadenslage
- Als erstes Rettungsmittel an der Einsatzstelle hat der Transportführer viele organisatorische Aufgaben zu bewältigen. Neben der Absicherung der Einsatzstelle und der ersten Rückmeldung an die Leitstelle auf Sicht, gehört die Lagefeststellung zu seinen primären Aufgaben.
- Um eine Großschadenslage besser abarbeiten zu können, kommt der sog. Führungsvorgang zum Einsatz. Der Führungskreis besteht aus den drei Punkten: Lagefeststellung (Erkundung und Kontrolle), Planung (Beurteilung und Entschluss) und schließlich die Befehlsgebung.
- Die Lagefeststellung ist in die Unterpunkte allgemeine Lage, eigene Lage und Schadenslage unterteilt.
- Bei der Feststellung der allgemeinen Lage müssen Faktoren wie Ort, Wetter und Zeit genauso berücksichtigt werden wie die örtlichen Begebenheiten und mögliche Anfahrtswege für nachalarmierte Kräfte.
- Im Rahmen der sog. eigenen Lage wird festgestellt, welche Einsatzkräfte bereits vor Ort sind und welche Einsatzkräfte sich noch auf dem Weg zur Einsatzstelle befinden.
- Bei der Schadenslage wird beurteilt, wie groß das Ausmaß des Schadens ist und ob es Gefahren an der Einsatzstelle gibt. Es ist auch wichtig zu wissen, ob das Schadensereignis bereits abgeschlossen ist oder ob sich das Ausmaß noch vergrößern kann.
- Die Lageerkundung ist in die Unterpunkte Frontalansicht, Befragung von beteiligten Personen, Zugänge prüfen und Rundumsicht auf das Schadensobjekt unterteilt.
- Je nach Aufgabenbereich (technische Rettung oder medizinische Versorgung) muss jeder Bereich für sich eine Beurteilung der Lage und eine Planung durchführen.
- Die Befehlsgebung gehört zu den wichtigen Bestandteilen des Führungsvorgangs.

Patientenversorgung am Einsatzort
- Vor der eigentlichen Versorgung des Patienten muss darauf geachtet werden, dass die Einsatzstelle sicher ist, und das Personal des Rettungsmittels die nötige PSA angelegt hat.
- Je nach der Situation vor Ort, wird der Patient entsprechend seiner Erkrankung oder Verletzung durch die Besatzung des Rettungsmittels behandelt und für den Transport vorbereitet.

Patiententransport
- Bevor der Patient transportiert wird, ist bei einem Notfall eine aufnehmende Klinik zu suchen. Die Leitstelle wird über die Auswahl der Zielklinik informiert.
- Der Patient wird im Rettungsmittel gut gesichert. Natürlich werden auch Gegenstände wie Medizinprodukte und der betreuende Kollege gesichert.
- Während der Fahrt wird der Patient nicht nur medizinisch, sondern auch psychosozial versorgt und betreut.

Übergabe an die Klinik und Dokumentation des Einsatzes
- Vollkommen unabhängig von der Einsatzart wird nach dem Transport in der aufnehmenden Stelle (Klinik, Altenheim oder Privatwohnung) eine Übergabe durchgeführt.
- Die Dokumentation eines Einsatzes erfolgt entweder während des Einsatzes oder direkt im Anschluss nach der Patientenübergabe.
- Bei der Dokumentation einer Großschadenslage gibt es neben analogen Dokumentationshilfsmittel wie Patientenanhängekarten auch digitale Medien (Tablet-PC).

Wiederherstellung der Einsatzbereitschaft und Abrechnung des Einsatzes
- Nach jedem Einsatz muss die Einsatzbereitschaft wiederhergestellt werden. Vorher darf der Leitstelle die Meldung „Frei über Funk" nicht übermittelt werden.
- Zur Wiederherstellung der Einsatzbereitschaft gehören neben der hygienischen Aufbereitung von Flächen oder das Auffüllen

der Notfallkoffer auch die Kontrolle der Medizinprodukte, die in dem Einsatz benutzt wurden.
- Je nach System wird das Protokoll nach dem Einsatz direkt an der Rettungswache zur Abrechnung mit den Kostenträgern bearbeitet oder direkt mittels mobiler Datenerfassung aus dem Einsatzfahrzeug zur Abrechnungsstelle übermittelt.

46.3. Großschadenslage

- Bei einer Großschadenslage sind viele Menschen und/oder Sachwerte betroffen. Im Unterschied zur Katastrophe können die Folgen jedoch regional und kurzfristig bewältigt werden.
- Diverse Auslöser kommen für eine Großschadenslage in Betracht, z. B. ein Terroranschlag oder eine Massenpanik bei einer Großveranstaltung.
- Die Versorgungsstufen, die den Umfang der Lage beschreiben, sind für den jeweiligen Rettungsdienstbereich klar definiert.
- Die rettungsdienstliche Großschadenslage ist ein Ereignis, mit dem das Rettungsfachpersonal jederzeit konfrontiert werden kann.
- Bei einer Großschadenslage gilt es, die für den Rettungsdienst geltenden Qualitätsstandards der Individualmedizin möglichst beizubehalten.

Führungsorganisation

- Die Leitstelle übernimmt die Führung nur so lange, bis eine Technische/Örtliche Einsatzleitung installiert ist. Damit unterstehen alle Fachdienste vor Ort einer einheitlichen Führung.
- In Führungsmodellen einzelner Länder, die für einzelne Fachdienste eine eigene Führung vorsehen, ist ein Gesamteinsatzleiter oder Stab eingesetzt.

Führungskräfte vor Ort

- Die Führung erfolgt bei einer Großschadenslage durch den Einsatzleiter der Feuerwehr, den Organisatorischen Leiter Rettungsdienst, den Leitenden Notarzt und verschiedene Abschnittsführer.
- Die unterschiedlichen Aufgaben der Hilfsorganisationen und ihrer Führung müssen jedem am Einsatz Beteiligten bekannt sein.

Rettungsdienstliche Organisation der Großschadenslage

- Um die Krankenhäuser nicht zu überfordern, werden vor Ort folgende Versorgungsstrukturen aufgebaut: Patientenablage, Behandlungsplatz, Rettungsmittelhalteplatz und Bereitstellungsräume.
- Die sanitätsmäßige Organisation kann nur funktionieren, wenn jede Einsatzkraft die besonderen Organisationsstrukturen kennt und die Vorgaben berücksichtigt.

Registrierung

- Um den Überblick nicht zu verlieren, muss jeder Betroffene frühestmöglich eindeutig gekennzeichnet und erfasst werden.
- Die Registrierung wird immer mit einer Hilfeleistung verbunden.
- Die vielfach nach wie vor verwendete Verletztenanhängekarte besteht aus drei Teilen: gelb für den Suchdienst, weiß mit gelbem Querbalken als Transportschein, weiß bleibt zur Dokumentation beim Verletzten.
- Inzwischen gibt es auch digitale Hilfsmittel für die Registrierung.

Kommunikationsmanagement bei einem Großschadensfall

- Die herkömmlichen Funkbetriebskanäle sind meist nicht für eine hohe Kanalbelegung konzipiert und versagen häufig bei steigender Anzahl der Funksprüche.
- Funkdisziplin und die Nutzung von Ausweichkanälen sind zwingend erforderlich.
- Der Funkverkehr zwischen den Kräften an der Einsatzstelle darf ausschließlich im lokalen Einsatzstellenfunk erfolgen (2-m-Band/DMO digital).
- Die Anfragen und Meldungen an die Leitstelle sind auf ein Minimum zu begrenzen.

Aufgaben der Leitstelle

- Im Rahmen einer Großschadenslage obliegt der Leitstelle zunächst die gesamte Alarmierung und das Heranführen der Einsatzkräfte.
- Nach Etablierung der entsprechenden Führungs- und Organisationsstrukturen gibt die Leitstelle wesentliche Führungsaufgaben an die Einsatzleitung vor Ort ab.
- Das Rettungsfachpersonal muss diese Organisationsstruktur kennen und sich funktechnisch entsprechend verhalten.

Tätigkeit des Leitenden Notarztes

- Der Leitende Notarzt (LNA) übernimmt im organisierten Rettungsdienst Führungsaufgaben im Rahmen eines rettungsdienstlich ausgerichteten Großschadensfalls.
- Er wird unterstützt durch den Organisatorischen Leiter Rettungsdienst (OrgLRD) oder eine andere geeignete Rettungsfachkraft.
- An Großeinsatzstellen wird es regelmäßig zur Zusammenarbeit mit dem Leitenden Notarzt kommen, daher müssen Aufgabenbereiche und Kompetenzen klar geregelt und allen bekannt sein.

Sichtung

- Die Sichtung führt zur Festlegung von Sichtungskategorien, an denen sich nachfolgende Kräfte orientieren, welchen Betroffenen mit welcher Priorität Hilfe zu leisten ist.
- Es existieren verschiedene Systeme für die Vorsichtung durch das ersteintreffende Rettungsmittel und die eigentliche Sichtung durch den Arzt.
- Sichtung ist immer ein dynamischer Prozess, die Festlegung der Sichtungskategorien wird kontinuierlich überprüft und an die Lage angepasst.
- Internationaler Standard bei der Sichtung sind die Sichtungskategorien (SK1–SK4)

- Die Sichtung geht immer mit einer entsprechenden Dokumentation einher.
- Die Aufgaben eines Sichtungsarztes sind genau definiert.
- Der Sichtungspunkt ist Teil des Behandlungsplatzes.
- Die Assistenz bei der Durchführung der Sichtung und die Sichtungskategorien muss jeder Rettungssanitäter, Rettungsassistent und Notfallsanitäter sicher beherrschen.

Aufgaben des Organisatorischen Leiters Rettungsdienst

- Der Organisatorische Leiter Rettungsdienst (OrgLRD) wird im Rahmen eines rettungsdienstlich ausgerichteten Großschadensfalls im organisatorisch-taktischen Bereich tätig.
- Er stellt ein wichtiges Bindeglied zwischen den eingesetzten Fachdiensten dar.
- In seinen Aufgabenbereich fallen v. a. die Koordination der Einsatzmittel und der Einsatzkräfte sowie die Organisation der Versorgungsplätze und Bereitstellungsräume.
- Der OrgLRD organisiert die Dokumentation des Einsatzablaufs.

46.4 Katastrophe

Rechtliche Grundlagen der Katastrophenmedizin

- Zuständig für den Katastrophenschutz sind die Länder, der Bund beteiligt sich finanziell und materiell im Rahmen des Zivilschutzes.
- Der Katastrophenschutz ist je nach Land in Landesgesetzen über den Brandschutz, die allgemeine Hilfe und den Katastrophenschutz (LBKG) geregelt.
- Die Vorlaufzeit, bis der Katastrophenschutz greift, dauert Minuten bis Stunden.

Definition einer Katastrophe

- Eine Katastrophe entwickelt sich oft aus einer Großschadenslage heraus.
- Sie verursacht unerwartet so viele Personen- und/oder Sachschäden, dass die betroffene Gemeinschaft mit der Rettung überfordert ist und Hilfe von außen benötigt.
- Das Rettungsfachpersonal kann auch im Rahmen einer Katastrophe eingesetzt werden, muss daher auch die dort geltenden Regeln kennen und sicher beherrschen.
- Den Ablauf einer Katastrophe beschreibt man mit den Phasen Alarm, Isolation, Retten, Wiederherstellen.
- Die Feststellung des Katastrophenfalls und die Leitung des Katastrophenstabs obliegt in den meisten Ländern dem Hauptverwaltungsbeamten (HVB), dies sind i. d. R. Landrat, Oberbürgermeister oder deren Vertreter.

Rettungsdienstliche Leitungsebenen des Katastrophenschutzes

- Die rettungsdienstliche Leitungsebene wird in einigen Bundesländern als Technische Einsatzleitung Rettungsdienst bezeichnet.

Einsatzablauf bei einer Katastrophe

- Aufgrund der Schadensgröße muss immer eine räumliche und organisatorische Unterteilung der Einsatzstelle angestrebt werden.
- Hierzu sind verschiedene Versorgungsstellen einzurichten und mit geeigneten Führungskräften, denen klare Führungs- und Organisationsaufgaben zugewiesen werden, zu besetzen. Man unterscheidet die Aufgabenfelder Schadensgebiet, Behandlungsplatz, Transportkoordination, Nachschub und Bereitstellung.
- Die Rettungsfachkraft muss grundsätzliche Möglichkeiten und Verfahrensweisen kennen, um diese auch im Einsatzfall unter Stress folgerichtig zu beachten.

Medical Task Force

- Die Medical Task Force ist ein Einsatzverband, der im Rahmen des Bevölkerungsschutzes in Deutschland zum Einsatz kommt.

46.1 Alarm- und Ausrückeordnung

Wenn in der Rettungsleitstelle (RLST) ein Notruf eingeht, legt die sog. **Alarm- und Ausrückeordnung** (AAO) ganz genau fest, wie und vor allem mit welchen Rettungs- und Einsatzmitteln auf die Einsatzlage reagiert wird. In der AAO sind genaue **Einsatzstichwörter** hinterlegt, die von dem Leitstellendisponenten im sog. Einsatzleitrechner ausgewählt werden müssen. Anhand dieser Information schlägt der Einsatzleitrechner aufgrund der hinterlegten AAO die passenden Fahrzeuge und Einsatzkräfte vor, um gezielt auf die Einsatzlage vor Ort reagieren zu können. Diese Einsatzstichwörter sind i. d. R. auch den anfahrenden Einsatzkräften bekannt, damit die Einsatzkräfte genau wissen, mit was für einer Einsatzlage vor Ort gerechnet werden muss. Der Leitstellendisponent kann sich bei der ersten Einschätzung nur auf die Angaben des Anrufers verlassen. Sollte die Lage vor Ort anders sein als in dem Einsatzstichwort beschrieben, ist eine **Rückmeldung** (➤ Kap. 46.2.3) an die Rettungsleitstelle zu geben.

Jede Rettungsleitstelle verfügt über eine eigene AAO, da nur so auf lokale Besonderheiten (z. B. große Industriegebiete) und gesetzliche Vorgaben (z. B. Hilfsfristen) reagiert werden kann. Gerade im Bereich der technischen Hilfeleistung und der Brandbekämpfung muss bei der Erstellung der AAO darauf geachtet werden, ob eine Berufsfeuerwehr oder nur freiwillige Einsatzkräfte zur Verfügung stehen.

Die Verwendung eines Einsatzstichworts ist im Rahmen der AAO ein ganz wichtiger Punkt.

46 Einsatzkonzepte

MERKE
Der Aufbau der Einsatzstichwörter ist nicht bundesweit einheitlich. Deshalb kommt es von Leitstelle zu Leitstelle zu unterschiedlichen Einsatzstichwörtern, obwohl sich vielleicht ein ähnlicher Notfall dahinter versteckt.

In den Einsatzstichwörtern werden viele Abkürzungen benutzt, damit die Einsatzstichwörter kurz und prägnant sind.

PRAXISTIPP
Einsatzstichwörter
- NF = Notfall
- RD = Rettungsdienst
- NA = Notarzt
- MANV = Massenanfall von Verletzten
- KT = Krankentransport
- TH = Technische Hilfeleistung
- F = Feuer

Es gibt nur wenige Ausnahmen, in denen es gestattet ist, von der AAO abzuweichen. Die Einsatzleiter können das i. d. R. vor Ort entscheiden, aber nur dann, wenn diese Entscheidung eine bessere oder schnellere Hilfe beinhaltet.

Um das Ausmaß des Einsatzes genauer definieren zu können, werden für einige Einsatzstichwörter noch passende **Alarmstufen** vergeben. Die Auswahl der Alarmstufe ist abhängig von der jeweiligen Gefährdungsgrundlage und der möglichen Anzahl von Patienten oder Betroffenen, kommt ursprünglich aus dem militärischen Bereich und ist von Region zu Region unterschiedlich definiert. Für den Rettungsdienst sind die Alarmstufen bei einem MANV von großer Bedeutung. In diesem Fall wird z. B. die Anzahl der Patienten und Betroffenen eingestuft.

Je nach Alarmierungssystem, welches die Leitstelle benutzt, gibt es unterschiedliche Alarmstufen und verschiedene Definitionen. Ein Brand einer Mülltonne könnte mit der Alarmstufe 1 (Kleinbrand) im Einsatzleitrechner hinterlegt sein. Sollte ein großes Gebäude (Wohnhaus) brennen, kann dann die Alarmstufe 3 (Großbrand) ausgerufen werden.

46.1.1 Erstellung und Pflege der Alarm- und Ausrückeordnung

Jede Leitstelle verfügt über eine eigene AAO. Die Erstellung der AAO ist die Aufgabe des Trägers des Rettungsdienstes (Landkreise, kreisfreie Städte). Da jedes Bundesland eigene Gesetze und Vorgaben hat, was den Brandschutz betrifft, sind natürlich auch die AAO zwischen den einzelnen Bundesländern unterschiedlich. Nicht jedes Bundesland verfügt über jeweils ein eigenes Gesetz für den Brandschutz und den Rettungsdienst wie Niedersachen (Niedersächsisches Brandschutzgesetz und Niedersächsisches Landesrettungsdienstgesetz). Im Freistaat Sachsen gibt es ein Gesetz, das beide Bereiche beinhaltet (Sächsisches Gesetz über den Brandschutz, Rettungsdienst und Katastrophenschutz).

Wenn es um die Erstellung und die Pflege der Alarm- und Ausrückeordnung geht, müssen sehr viele verschiedene Faktoren berücksichtigt werden. Im Bereich des Rettungsdienstes gestaltet sich die Erstellung der AAO wesentlich einfacher als für den Brandschutz bzw. die technische Hilfeleistung durch die Feuerwehr oder das THW. Wenn der Landkreis der Träger des Rettungsdienstes ist, betreibt der Landkreis auch eine Leitstelle oder ist Teil einer **Regionalleitstelle**. In diesem Fall sind die Mitarbeiter der Leitstelle für die Erstellung der AAO verantwortlich. Der **Regelrettungsdienst** besteht aus hauptamtlichen Einsatzkräften, die anhand eines **Rettungsmittelbedarfsplans** die verschiedenen Rettungsmittel besetzen und sofort greifbar sind für die Rettungsleitstelle. Erst, wenn es sich um eine große Anzahl Patienten oder Betroffene handelt, werden Einheiten alarmiert, die von ehrenamtlichen Kräften besetzt sind. In diesem Fall muss damit gerechnet werden, dass eine gewisse Vorlaufzeit einzuplanen ist, bis die angeforderten Einheiten einsatzbereit sind.

PRAXISTIPP
Tagesalarmstärke
Im Rahmen des Brandschutzes und der technischen Hilfeleistung müssen bei der Erstellung der AAO ganz viele verschiedene Faktoren berücksichtigt werden. Ein ganz wichtiger Faktor ist die Tageszeit. Viele freiwillige Feuerwehren haben tagsüber Probleme, ihre Fahrzeuge mit der ausreichenden Qualität und Quantität zu besetzen, da viele Mitglieder der freiwilligen Feuerwehr entweder ihren Arbeitsplatz nicht verlassen können oder einen Arbeitgeber außerhalb des Einsatzgebietes haben und deshalb aufgrund der langen Anfahrt im Alarmfall nicht ausrücken können. In einigen Bundesländern sind die Gemeinde- bzw. Ortsbrandmeister für die Erstellung der AAO zuständig. Diese Personen kennen sich in ihrem Einsatzgebiet sehr gut aus und wissen auch, mit wie vielen Einsatzkräften zu den jeweiligen Tageszeiten sie rechnen können.

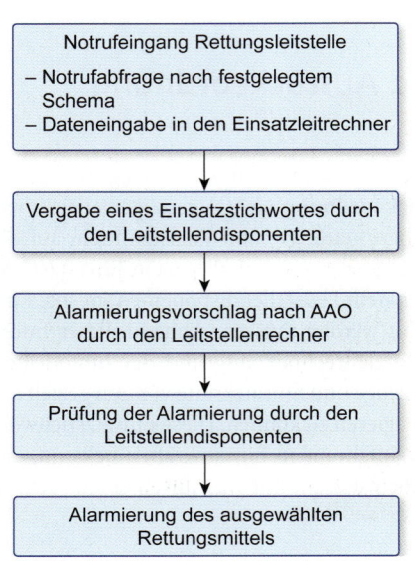

Abb. 46.1 Bearbeitung eines Notrufs in der Leitstelle [L143]

46.1.2 Verwendung von Einsatzstichwörtern

Wenn ein Notruf in der Rettungsleitstelle (RLST) eingeht, wird dieser Notruf von einem Leitstellendisponenten bearbeitet (➤ Abb. 46.1). Jeder Einsatz, egal ob es sich um einen Rettungsdienst- oder Feuerwehreinsatz handelt, bekommt automatisch eine sog. Einsatznummer zugeteilt. Diese Aufgabe wird vom Einsatzleitrechner erledigt. In vielen Leitstellen existieren **standardisierte Abfragekataloge,** die es dem Disponenten ermöglichen, über das Telefon viele wichtige Informationen zu erhalten. Die Leitstelle ist ein fester Bestandteil der Rettungskette. Die Leitstellendisponenten müssen zeitnah Entscheidungen treffen, die von weitreichenden taktischen, medizinischen und wirtschaftlichen Folgen geprägt sind. Deshalb gehören Voraussetzungen wie **Belastbarkeit, Stressresistenz,** aber auch **Einfühlungsvermögen** neben den **fachlichen Kompetenzen** aus den Bereichen Rettungsdienst und Feuerwehr zu den Schlüsselkompetenzen eines Leitstellendisponenten.

Der Leitstellendisponent nimmt den Notruf entgegen und vergibt je nach Informationslage ein Einsatzstichwort für diesen Einsatz. Sollte der Anrufer ein akutes Koronarsyndrom gemeldet haben, wird der Disponent (je nach regionaler AAO) ein Einsatzstichwort, z. B. RD_NF_Thoraxschmerz_NA vergeben. In diesem Einsatzstichwort ist klar zu erkennen, dass es sich wegen der Abkürzung *RD_NF* um einen rettungsdienstlichen Notfall handelt. Der Thoraxschmerz beschreibt das Leitsymptom und die Abkürzung NA, dass es sich bei diesem Einsatz um eine Notarztindikation handelt. Je nach Leitstelle können diese Abkürzungen unterschiedlich definiert sein.

Der Leitstellendisponent pflegt diese Information mit der Adresse des Einsatzortes in den Einsatzleitrechner ein. Im Einsatzleitrechner ist der aktuelle Status der gesamten Rettungsmittel gespeichert. Deshalb schlägt der Einsatzleitrechner dem Leitstellendisponenten dann ein passendes Rettungsmittel vor. Der Leitstellendisponent bestätigt diesen Vorschlag des Einsatzleitrechners und alarmiert die benötigten Einsatzkräfte (➤ Abb. 46.2).

Im Verlauf eines Einsatzes kann es vorkommen, dass sich das primär vergebene Einsatzstichwort noch einmal ändern kann. Der Leitstellendisponent kann die Entscheidung zur Vergabe des Einsatzstichwortes nur aufgrund der Informationen durch den Notruf treffen. Wenn das erste Rettungsmittel am Einsatzort ist, erfolgt je nach Lage vor Ort eine Rückmeldung an die Leitstelle. Ein wichtiger Bestandteil einer Rückmeldung ist dann auch die Nachalarmierung von weiteren Kräften (Notarzt, Feuerwehr und ggf. weitere Rettungsmittel).

> **PRAXISTIPP**
> Ein Grund für die Änderung des Einsatzstichwortes ist die Nachalarmierung eines Notarztes, wenn sich der Zustand des Patienten anders darstellt als gemeldet oder sich der Zustand des Patienten im Lauf des Einsatzes verschlechtert.

Im Rahmen eines MANV ist die Rückmeldung an die Rettungsleitstelle ein ganz wichtiger Punkt. Nach der Vorsichtung der Patienten durch das ersteintreffende Rettungsmittel erfolgt eine Rückmeldung, um die Alarmstufe genau zu definieren.

46.1.3 Rettungsdienstrelevante Einsatzstichwörter

Anhand des vergebenen Einsatzstichwortes hat die Besatzung des alarmierten Rettungsmittels schon einige Informationen über die Art des Einsatzes. Wenn in dem Einsatzstichwort die Abkürzung RD oder NF (je nach Einsatzstichwortkatalog der Leitstelle) vorkommt, weiß das Team bereits, dass es sich um einen **Notfalleinsatz** handelt und auf dem Weg zur Einsatzstelle Sonder- und Wegerechte in Anspruch genommen werden sollen, da es sich um einen Patienten handelt, der entweder vital gefährdet ist oder bei dem schwere gesundheitliche Schäden zu befürchten sind.

> **PRAXISTIPP**
> In vielen Einsatzstichwortkatalogen der Rettungsleitstellen werden auch Hinweise auf das Leitsymptom oder den Verletzungsmechanismus gegeben.

Anhand des Einsatzstichwortes kann das Rettungsdienstpersonal bereits bei der Anfahrt erkennen, ob es an der Einsatzstelle besondere Gefahren gibt. Sollte es sich z. B. um eine Körperverletzung handeln, muss immer damit gerechnet werden, dass es vor Ort noch zu Gewalt kommen kann. Sollte es sich bei dem Einsatz um einen Notfall auf der Straße handeln (Verkehrsunfall), ist diese Information für das anrückende Rettungsdienstteam von großer Bedeutung, da das Team dann die Einsatzstelle besonders absichern muss.

Der Rettungsdienst ist auch für den **qualifizierten Krankentransport** zuständig. Entweder hält der Landkreis im Rahmen der Vorhaltung diverse Krankenwagen für den qualifizierten Krankentransport vor oder es wird die Mehrzweckfahrzeugstrategie bevorzugt.

> **PRAXISTIPP**
> Bei der Mehrzweckfahrzeugstrategie werden RTW auch für Krankentransporte eingesetzt.

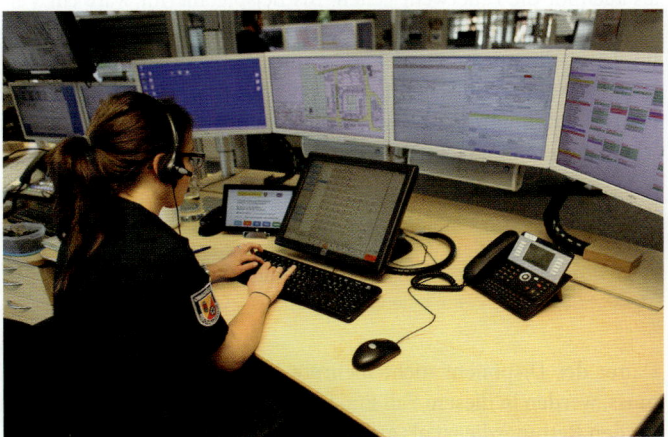

Abb. 46.2 Leitstellendisponentin nimmt einen Notruf entgegen [O991]

Die Disponierung der qualifizierten Krankentransporte ist eine weitere Aufgabe der Leitstelle. Auch in diesem Fall sind regionale Unterschiede zu berücksichtigen. Im Bereich der Disponierung von Krankentransporten werden Einsatzstichwörter vergeben.

Diese Stichwörter beginnen i. d. R. mit der Abkürzung KT für Krankentransport. Wenn die Besatzung des alarmierten Rettungsmittels die Abkürzung KT im Einsatzstichwort sieht, weiß sie schon, dass es sich nicht um einen Notfall handelt. Deshalb werden auf der Anfahrt auch keine Sonder- und Wegerechte in Anspruch genommen.

Genau wie bei der Vergabe von Einsatzstichwörtern im Bereich des qualifizierten Krankentransports ist das Stichwort ähnlich gegliedert wie bei einem Notfalleinsatz. Anhand des Einsatzstichwortes kann die Besatzung des Rettungsmittels viele Informationen erhalten, die für die Abarbeitung des Einsatzes von großer Bedeutung sind. Ein Beispiel wäre das Einsatzstichwort *KT_Zwang*. Hierbei handelt es sich um eine **Zwangseinweisung** in eine psychiatrische Fachklinik.

> **MERKE**
> Je nach Bundesland ist das Vorgehen bei einer Zwangseinweisung unterschiedlich geregelt.

Das Personal des Rettungsmittels kann auch anhand des Einsatzstichwortes erkennen, ob der Patient sitzend oder liegend transportiert werden soll oder ob es sich um eine Einweisung ins Krankenhaus oder eine **Konsilfahrt** handelt. Eine wichtige Information bei der Abarbeitung eines Krankentransports ist auch der Zielort. Es gibt teilweise Einsatzstichwörter wie z. B. *KT_liegend_fern*. Dabei handelt es sich um eine Fernfahrt. Hier ist zu beachten, ob der Sauerstoffvorrat auf dem Fahrzeug ausreicht.

Die Vergabe des Einsatzstichwortes hat neben der Organisation und Abarbeitung des eigentlichen Einsatzes auch etwas mit der **Abrechnung** des Einsatzes zu tun. Es ist zu beachten, dass je nach Beauftragung oder regionalen Unterschieden die Abarbeitung unterschiedlich erfolgen kann. Wenn der Leitstellendisponent den Einsatz als Notfall disponiert, wird als Transportmittel ein Rettungswagen eingesetzt. Die Gebühr für einen Rettungswagen ist genau definiert und wird dann als Berechnungsgrundlage für die Abrechnung genutzt. Sollte es sich bei dem Einsatz um einen Krankentransport handeln, wird entweder ein KTW zur Einsatzstelle geschickt oder ein RTW im Rahmen der Mehrzweckfahrzeugstrategie.

> **PRAXISTIPP**
> Beim Einsatzstichwort Krankentransport wird, egal welches Fahrzeug den Einsatz übernimmt, ein KTW, der wesentlich günstiger ist als ein Rettungswagen, abgerechnet.

Bei einem **geplanten Krankentransport** wird ein **Transportschein** benötigt. Der Transportschein wird bei einer Einweisung in die Klinik vom Hausarzt oder bei Entlassungen und Konsilen von der Klinik ausgestellt. Der Rettungsdienst muss zur Abrechnung des Krankentransports den Transportschein einreichen, um die anfallende Gebühr erstattet zu bekommen. Es ist durchaus möglich, dass der Transportschein erst nach dem Transport eingereicht wird. Auch hier müssen die regionalen Unterschiede berücksichtigt werden.

> **MERKE**
> Wenn der Leitstellendisponent den Einsatz als Notfall disponiert, ist die Vorlage eines Transportscheins nicht notwendig, da es sich um eine akut aufgetretene Erkrankung oder Verletzung handelt und der Patient vorher nicht zum Arzt gehen konnte, um sich einen Transportschein ausstellen zu lassen.

Anhand der Auswahl des Einsatzstichwortes wissen auch die Mitarbeiter in der Fakturierung (Abrechnungsstelle), welche Gebühr abgerechnet werden muss.

Jeder Mitarbeiter im Rettungsdienst muss die Einsatzstichwörter kennen, um die damit verbundenen Informationen richtig einschätzen zu können. Das Einsatzstichwort ist teilweise schon vor dem eigentlichen Einsatz eine wichtige Information für die Besatzung des Rettungsmittels. Sollte die Rettungsleitstelle einen **Infektionstransport** disponieren, muss im Einsatzstichwort ein Hinweis auf diese besondere Einsatzart erfolgen. Ein Bespiel für ein Einsatzstichwort für einen Infektionstransport wäre das Einsatzstichwort *KT_Infekt*. Je nach Art der Infektion und den Übertragungswegen müssen vor dem Einsatz einige Vorkehrungen getroffen werden. Es ist durchaus möglich, das Einsatzfahrzeug abzurüsten, damit nicht alle Medizinprodukte hygienisch aufgearbeitet werden müssen. Ferner muss überlegt werden, ob der Praktikant den Einsatz begleitet. Ein ganz wichtiger Aspekt bei diesem Beispiel für das Einsatzstichwort *KT_Infekt* ist die richtige Auswahl der persönlichen Schutzausrüstung (PSA).

46.1.4 Einsatzstichwörter für die Zusammenarbeit mit anderen Einsatzkräften

In vielen Einsätzen kommt es zur Zusammenarbeit des Rettungsdienstes und der Feuerwehr. In vielen Rettungsdienstbereichen in der Bundesrepublik werden Feuerwehr- und Rettungsdiensteinsätze von der gleichen Leitstelle disponiert. Deshalb werden viele Einsatzlagen mit Einsatzstichwörtern versehen, die sowohl für den Rettungsdienst als auch für die Feuerwehr gelten. Als Beispiel hierfür wäre ein Verkehrsunfall mit eingeklemmter Person zu nennen. Wenn eine Person im verunfallten Fahrzeug eingeklemmt ist, wird die Feuerwehr gemäß AAO zur **technischen Rettung** des Patienten alarmiert. Parallel wird auch der Rettungsdienst zur Einsatzstelle entsendet um sich um die **notfallmedizinische Versorgung** des Patienten zu kümmern

> **MERKE**
> Bereits bei der Anfahrt zur Einsatzstelle wird sich über die **Raumordnung** (wo parke ich meinen RTW) und die **Gefährdungsbeurteilung** (tragen mein Kollege und ich die Warnkleidung/Schutzkleidung) Gedanken gemacht.

Damit der Disponent nicht mehrere Einsatzstichwörter vergeben muss, werden in diesem Fall Einsatzstichwörter benutzt, die sowohl für den Rettungsdienst als auch für die Feuerwehr gelten. Sollte das Einsatzstichwort *TH_VU_Person_klemmt* verwendet werden, ist somit für jede Einsatzkraft bereits bei der Anfahrt klar, dass bei diesem Einsatz der Rettungsdienst und die Feuerwehr beteiligt sind.

Auch im Bereich der **Brandbekämpfung** kommt es zu einer Zusammenarbeit zwischen dem Rettungsdienst und der Feuerwehr. Sollten sich noch Personen in dem brennenden Haus befinden, werden laut AAO zusätzliche Rettungsmittel zur Einsatzstelle entsendet. Je nach AAO kann es dazu kommen, dass bei einem Brand ein RTW zur Absicherung der Feuerwehrleute entsendet wird. Sollte sich die Brandbekämpfung zeitlich in die Länge ziehen, werden ehrenamtliche Rettungskräfte im Rahmen eines **SEG-Einsatzes** zur Einsatzstelle entsendet, damit der RTW, der im Regelrettungsdienst eingeplant ist, schnell wieder frei werden kann, um anfallende Einsätze übernehmen zu können.

46.2 Standardeinsatzregeln

In der Leitstelle gehen Notrufe und Bestellungen für einen qualifizierten Krankentransport ein. Der **Leistellendisponent** hat die Aufgabe, die Abfrage des Anrufs durchzuführen. Während des Gesprächs pflegt der Leistellendisponent die **relevanten Daten** in den Einsatzleitrechner ein und vergibt dann ein Einsatzstichwort und alarmiert die nötigen Einsatzkräfte.

46.2.1 Notfalleinsatz

Wenn der Patient vital gefährdet ist, schwere gesundheitliche Schäden zu befürchten sind oder der Patient starke Schmerzen hat, wird der Einsatz als Notfalleinsatz disponiert. Die Tatsache, dass es sich um einen **Notfalleinsatz** handelt, erlaubt dem Rettungsmittel auf der Anfahrt die Sonder- und Wegerechte in Anspruch zu nehmen. Notfalleinsätze werden durch einen RTW mit oder ohne NEF abgearbeitet. Nur in besonderen Situationen wie **Großschadenslagen** oder als sog. **First Responder (Ersthelfer)** werden auch KTW zu einem Notfalleinsatz geschickt. Bei einem Notfalleinsatz kommt es darauf an, dass das erste geeignete Rettungsmittel so schnell wie möglich an der Einsatzstelle ist, um die zeitnahe Versorgung des Patienten zu gewährleisten.

> **MERKE**
> In jedem Bundesland gibt es genaue Regeln, in welcher Zeit das erste geeignete Rettungsmittel vor Ort sein muss. Diese Hilfsfristen sind in den jeweiligen Landesrettungsdienstgesetzen geregelt.

46.2.2 Krankentransport

Im Gegensatz zu einem Notfalleinsatz, handelt es sich bei einem **Krankentransport** nicht um einen vital gefährdeten Patienten. Deshalb wird bei einem Krankentransport auf den Gebrauch von Sonder- und Wegerechten verzichtet. Bei geplanten Krankentransporten (Dialyse, Entlassung aus der Klinik) ist es üblich, dass die

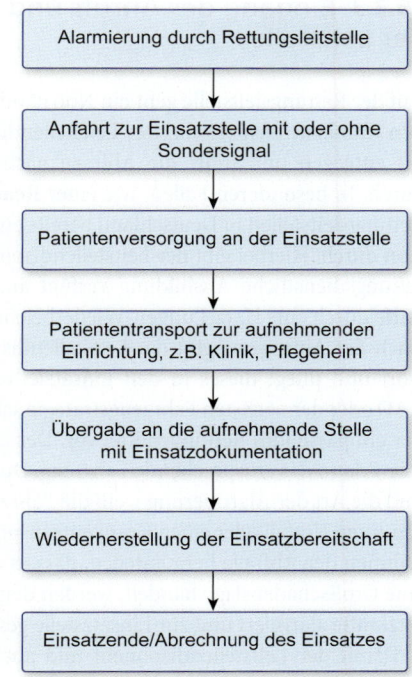

Abb. 46.3 Durchführung eines Standardeinsatzes [L143]

Einsätze bereits im Vorfeld bei der Rettungsleitstelle bestellt werden. Der Leitstellendisponent nimmt den Auftrag an und kann den Einsatz schon im Vorfeld auf ein bestimmtes Fahrzeug disponieren. So kann gewährleistet werden, dass die Fahrzeuge (i. d. R. KTW) so wenige Leerfahrten wie möglich haben.

Wenn ein Anrufer einen Krankentransport meldet, der nicht im Vorfeld zu planen war (Einweisung ins Krankenhaus), nimmt der Leitstellendisponent den Einsatz an, pflegt die Daten wie bei einem Notfalleinsatz in den **Einsatzleitrechner** ein und vergibt ein passendes Einsatzstichwort. Daraufhin schlägt der Einsatzleitrechner das passende Fahrzeug vor, welches diesen Transport am besten übernehmen kann (➤ Kap. 25.2).

Egal, ob es sich um einen Krankentransport oder einen Notfalleinsatz handelt werden die Einsätze nach demselben Schema abgearbeitet. Nach Eingang des Anrufs in der Leitstelle vergibt der Disponent ein **Einsatzstichwort** und alarmiert das entsprechende Rettungsmittel. Je nach dem örtlich üblichen System erhält die Besatzung die nötigen Informationen über eine Faxdepesche, per SMS oder der Einsatzauftrag wird direkt auf ein Display mit integriertem Navigationsgerät übertragen. Weitere Informationen können bei Bedarf über Funk von der Leitstelle angefordert werden. Das Rettungsmittel nimmt je nach Alarmierung bei der Anfahrt Sonder- und Wegerechte in Anspruch und fährt zur Einsatzstelle. Wenn das Rettungsmittel am Einsatzort angekommen ist, erfolgt die Versorgung des Patienten. Nach der Versorgung am Einsatzort wird der Patient in die aufnehmende Einrichtung (Klinik oder Pflegeheim) transportiert. An der aufnehmenden Einrichtung findet die Übergabe statt. Anschließend muss, wenn noch nicht geschehen, die Dokumentation erfolgen und die Einsatzbereitschaft des Fahrzeugs wiederhergestellt werden. Der Einsatz wird dann mit der Abrechnung des Einsatzes beendet (➤ Abb. 46.3).

46.2.3 Eingang des Anrufs und Bearbeitung in der Leitstelle

Auf der Rettungsleitstelle geht ein Notruf oder eine Bestellung für einen Krankentransport ein. Der Leitstellendisponent nimmt den Anruf entgegen und führt die Abfrage nach regionalen Protokollen durch. In besonderen Fällen, wie einer **Reanimation,** führen einige Rettungsleitstellen in Deutschland bereits eine sog. **Telefonreanimation** durch. Hierbei gibt der Leitstellendisponent, der auch über eine rettungsdienstliche Ausbildung verfügt an, wie der Anrufer **Erste Hilfe** durch eine Herz-Lungen-Wiederbelebung (HLW) leisten kann. Nach der Abfrage vergibt der Leitstellendisponent ein Einsatzstichwort und pflegt dieses in den Einsatzleitrechner ein. Anhand der AAO oder der nächsten Fahrzeugstrategie schlägt der Einsatzleitrechner ein passendes Rettungsmittel vor. Der Leitstellendisponent alarmiert dann das entsprechende Fahrzeug. Durch das Einsatzstichwort und die Art der Alarmierung weiß die Fahrzeugbesatzung, ob es sich um einen Notfall oder einen Krankentransport handelt. Sollte sich im Rahmen der Abfrage herausstellen, dass es sich bei dem Einsatz um eine Großschadenslage handelt, werden dementsprechend viele Einsatzkräfte alarmiert und zur Einsatzstelle geschickt.

Damit der Leitstellendisponent und auch der Leitstellenrechner wissen, welches Rettungsmittel sich im Einsatz befindet oder einsatzbereit auf der Wache ist, müssen die Besatzungen der Rettungsmittel ihren sog. Status per Funkmeldesystem (FMS) an die Rettungsleitstelle übermitteln. In der Regel werden acht verschiedene Status benutzt, die eine entsprechende Bedeutung haben (➤ Kap. 54.1.5).

PRAXISTIPP
In einigen Rettungsdienstbereichen in Deutschland ist es dem Leitstellendisponenten über GPS möglich zu erkennen, wo sich ein Fahrzeug gerade befindet. Diese Technik ist von Bedeutung, wenn die sog. nächste Fahrzeugstrategie verwendet wird.

In diesem Fall ist es so, dass immer das Rettungsmittel mit der objektiv geringsten Anfahrtszeit alarmiert wird. So wird ermöglicht, dass freie Rettungsmittel in der Nähe des Notfallortes erkannt werden und dementsprechend schnell am Einsatzort eintreffen können. Das ist ein großer Vorteil für die Patienten, da die medizinische Versorgung schneller eingeleitet werden kann.

46.2.4 Anfahrt zum Einsatzort

Notfalleinsatz

Wenn es sich um einen Notfalleinsatz handelt, gibt die Leitstelle die Empfehlung bei der Anfahrt Sonder- und Wegerechte in Anspruch zu nehmen. Der Disponent kann als einziger aufgrund der Notfallmeldung entscheiden, ob es sich um einen Notfallpatienten handelt. Sobald die Besatzung des Rettungsmittels auf dem Weg zum Patienten ist, wird der Status Ausfahrt *(Status 3 FMS)* zur Leitstelle übermittelt. Da es sich um einen Notfalleinsatz handelt, muss der schnellste Weg zum Patienten gefahren werden. Es gibt diverse Hilfsmittel wie Straßenkarten, Navigationsgeräte und die Möglichkeit, sich über die Leitstelle führen zu lassen. Der Beifahrer ist für die **Navigation** und die Bedienung des Funkgeräts auf der Anfahrt zum Einsatzort zuständig, damit sich der Fahrer voll und ganz auf die anspruchsvolle **Alarmfahrt** konzentrieren kann. Eine gute **Ortskunde** ist gerade in ländlichen Bereichen von Vorteil.

Krankentransport

Wie bei einem Notfalleinsatz, wird auch bei einem Krankentransport bei der Übernahme des Einsatzes der *Status 3* per FMS an die Leitstelle übermittelt. Da es sich bei einem Krankentransport nicht um eine zeitkritische Einsatzlage handelt, werden diese Einsätze i. d. R. ohne Gebrauch von Sonder- und Wegerechten abgearbeitet.

Anfahrt zur einer Großschadenslage

Wenn sich ein Rettungsmittel auf der Anfahrt zu einer Großschadenslage befindet ist es enorm wichtig, auf die Anweisungen der Leitstelle entsprechend zu reagieren. Die Leitstelle versorgt die **anrückenden Kräfte** mit neuen **Informationen** und **Anweisungen.** Wenn es sich um eine Großschadenslage handelt, können die Leitstellen, die über einen digitalen BOS-Funk verfügen dieser Einsatzlage eine eigene Gruppe (Kanal) zuweisen. Damit soll gewährleistet werden, dass alle Rettungsmittel, die an diesem Einsatz beteiligt sind, untereinander kommunizieren können, ohne den landkreisweiten Funk zu stören (➤ Kap. 54.1.6). Es besteht die Möglichkeit alle an dem Einsatz beteiligten Kräfte, auch Polizei und Feuerwehr, in diese Gruppe zu integrieren. Sollte es an der Einsatzstelle bereits eine **Führungsstruktur** geben, können über Funk die ersten Anweisungen an die nachrückenden Einsatzkräfte erteilt werden z. B. *„RTW 49/83/01 fahren Sie zum Behandlungsplatz!"* oder *„RTW 49/83/2 beziehen Sie Stellung im Bereitstellungsraum auf dem Parkplatz der Realschule!"*.

46.2.5 Ankunft bei einer Großschadenslage

Das **erste Rettungsmittel** bei einer Großschadenslage hat viele Aufgaben. Wichtig ist, dass die medizinische Versorgung der Patienten in einer derartigen Situation zweitrangig ist.

MERKE
Die primäre Aufgabe des ersteintreffenden Rettungsmittels hat eher organisatorischen Charakter. Die medizinische Versorgung der Patienten ist bei Großschadenslagen erst einmal zweitrangig.

Ersteintreffendes Rettungsmittel

Die organisatorischen Entscheidungen des **ersteintreffenden Rettungsmittels** sind entscheidend für den weiteren Verlauf der Abarbeitung der Einsatzlage. Als Erstes wird die Einsatzstelle abgesichert. Dann wird eine Lagemeldung auf Sicht zur Leitstelle durchgegeben, damit die Leitstelle schon einen groben Überblick über die Einsatzlage hat. Hierbei hat sich das sog. **MELDEN-Schema** als sehr hilfreich erwiesen.

> **PRAXISTIPP**
> **Rückmeldung**
> Für die erste Rückmeldung an die Leitstelle hat sich das **MELDEN-Schema** bewährt:
> M = Meldender
> E = Einsatzstelle
> L = Lage
> D = Durchgeführte Maßnahmen
> E = Eingesetzte Kräfte
> N = Nachforderung

Um eine gewisse Struktur an der Einsatzstelle zu haben, hat sich der sog. **Führungsvorgang** etabliert. Dieser Führungsvorgang entstammt aus der FwDV 100, einer Dienstvorschrift der Feuerwehr (▶ Kap. 13.4). Der Führungsvorgang ist ein zielgerichteter, immer wiederkehrender und in sich geschlossener Denk- und Handlungsablauf. Dabei werden Entscheidungen vorbereitet und umgesetzt.

> **PRAXISTIPP**
> Der Führungsvorgang ist nicht auf die Tätigkeit des Einsatzleiters beschränkt, sondern ist auch von den Führungskräften auf allen Führungsebenen wie z. B. dem Leiter Behandlungsplatz sinngemäß anzuwenden.

Der **Führungsvorgang** (▶ Kap. 13.4) besteht aus den **drei Elementen**:
- Lagefeststellung
- Planung
- Befehlsgebung

Lagefeststellung

Die **Lagefeststellung** setzt sich aus den Unterpunkten **Kontrolle und Erkundung** zusammen und wird auf allen **Führungsebenen** durchgeführt. Die Erkundung ist die erste Phase. Im Rahmen der Erkundung müssen wichtige Informationen gesammelt werden. Diese Informationen sind zwingend erforderlich, da sie als Grundlage für die Entscheidungsfindung und zusätzlich der **Gefahrenabwehr** dienen. Die gesetzlichen Vorgaben müssen hierbei dringend beachtet werden.

Nach der Rückmeldung der Lage auf Sicht wird eine Lagefeststellung durchgeführt.

> **MERKE**
> Die Lagefeststellung wird in die drei Unterpunkte allgemeine Lage, eigene Lage und Schadenslage unterteilt.

Allgemeine Lage

Bei der Feststellung der **allgemeinen Lage** (auch „kalte Lage" genannt) müssen diverse Faktoren berücksichtigt werden:

- Ort: Anfahrtswege, Gefahrenbereich, Raumordnung, Aufstellmöglichkeiten für Rettungsmittel.
- Wetter: Werden Zelte zum Wetterschutz benötigt?
- Windrichtung: Ausbreitung gefährlicher Gase?
- Tageszeit: Tagesalarmstärke, vermutete Anzahl an Patienten.

Eigene Lage

Bei der Beurteilung der **eigenen Lage** wird darauf geachtet, wie viele Einsatzkräfte alarmiert und welche Einsatzkräfte bereits vor Ort sind. Anschließend wird beurteilt, in welcher **Anzahl** die Einsatzkräfte vor Ort sind und über welche **Qualifikation** die einzelnen Einsatzkräfte verfügen. Sollten nur Sanitätshelfer vor Ort sein, wird es schwierig die fachliche Versorgung der Patienten zu gewährleisten. Im weiteren Verlauf wird sich ein Überblick über die **medizinisch-technische Ausstattung** an der Einsatzstelle verschafft:

- Sind ausreichend Beatmungsgeräte vor Ort?
- Ist die Menge an Medikamenten oder Infusionen ausreichend oder muss auf örtliche Besonderheiten wie Infusionsdepots zurückgegriffen werden?
- Sind ausreichend PSA oder Behandlungsliegen vor Ort?
- Wann werden die nachgeforderten Einsatzkräfte an der Einsatzstelle eintreffen?

Schadenslage

Bei der Erkundung der Schadenslage kommt es darauf an, zu erkunden, um welches **Schadensobjekt** es sich handelt (z. B. Bus oder brennendes Haus) und wie ausgeprägt das Schadensausmaß ist. Jetzt kommt es darauf an die Gefahren zu beurteilen. Hierfür hat sich die **Gefahrenmatrix (4A, 1C, 4E)** als besonders hilfreich erwiesen.

In der 4A – 1C – 4E Regel werden die wesentlichen Gefahren an einem Einsatzort für die Einsatzkräfte beschrieben:

- **A**temgifte
- **A**ngstreaktionen
- **A**tomare Gefahren
- **A**usbreitung
- **C**hemische Stoffe
- **E**xplosion
- **E**insturz
- **E**lektrizität
- **E**rkrankung

Neben der Gefahrenmatrix muss auch auf **besondere Gefahren** geachtet werden. Hierbei werden Gefahren wie der fließende Verkehr besonders berücksichtigt.

Für den weiteren Verlauf der Rettungsarbeiten ist darauf achtzugeben, ob sich die Lage als **abgeschlossen** darstellt oder ob die Lage noch **instabil** ist. Bei einer abgeschlossenen Lage wird nicht mehr mit einer weiteren Verschlimmerung der Lage gerechnet (z. B. Bus steht sicher). Sollte sich die Lage als instabil herausstellen, ist mit weiteren Verletzten zu rechnen (z. B. Bus steht an einem Abhang und droht abzurutschen).

Im nächsten Schritt erfolgt die **Ersteinschätzung/Vorsichtung** der Patienten. Diese Ersteinschätzung wird durch das ersteintreffende Rettungsmittel noch vor der eigentlichen Sichtung durch den LNA vorgenommen. Es gibt viele Möglichkeiten, die Ersteinschätzung oder die Vorsichtung durchzuführen. Hilfreich kann der **PRIOR-Algorithmus** für das ersteintreffende Rettungsmittel sein (➤ Kap. 46.3.8).

> **PRAXISTIPP**
> Bei der Ersteinschätzung/Vorsichtung ist darauf zu achten, dass die betroffenen Personen zunächst einmal als verletzt oder nicht verletzt eingestuft werden.

Es ist gängige Praxis, alle Personen an einem zentralen Punkt zu sammeln, der sich außerhalb des Gefahrenbereichs befindet. Hierbei sollten sie in Schwer-, Leicht- und Unverletzte unterteilt werden.

Es ist sinnvoll, die Schwerverletzen am ersten Rettungsmittel zu sammeln, damit das Material im weiteren Verlauf von dort benutzt werden kann.

Um die Lage an der Einsatzstelle beurteilen zu können, sind die **vier Phasen der Lageerkundung** anzuwenden.

> **PRAXISTIPP**
> **Lageerkundung**
> Die vier Phasen der Lageerkundung sind:
> - Frontalansicht
> - Befragung von beteiligten Personen
> - Zugänge prüfen
> - Rundumsicht um das Schadensobjekt

Durch die **Frontalansicht** bekommt man einen ersten Eindruck von der eigentlichen **Schadenslage**. Hierbei ist zu beachten, um welchen **Unfallmechanismus** es sich im vorliegenden Fall handelt. Die **Befragung** von beteiligten Personen ist eine sehr wichtige **Informationsquelle**. Bei dieser Befragung kann man herausfinden, wie viele Personen sich im Schadensobjekt befunden haben und wie es zu dem Unfall gekommen ist. Im weiteren Verlauf wird überprüft, wie der **Zugang** zu den Patienten überhaupt möglich ist oder ob durch technische Hilfe wie Schere und Spreizer erst einmal ein Zugang geschaffen werden muss. Als Letztes muss versucht werden, eine **Rundumsicht** über das Schadensobjekt zu erhalten. Bei Verkehrsunfällen ist die Rundumsicht relativ einfach. Bei großen Einsatzstellen oder bei Gefahren gestaltet sich die Rundumsicht als äußerst schwierig. In einigen Lagen kam es aufgrund der schwierigen Rundumsicht schon zur Verwendung von **Flugdrohnen.**

Planung

Als nächster Punkt im Führungsvorgang folgt nun die **Planung, bestehend aus Beurteilung und Entschluss** der Lage.

> **MERKE**
> Jede am Einsatz beteiligte Leiter (LNA, OrgL, TEL oder Abschnittsleiter) muss die Planung und Beurteilung für seinen Verantwortungsbereich selbstständig durchführen.

Folgende Punkte sind bei der Beurteilung wichtig:
- Gibt es **Gefahren für Menschen?**
- Wo ist jetzt **Einsatzschwerpunkt?**
- Welche **Aufgaben** sind insgesamt noch zu erledigen?
- Welche dieser Aufgaben erledige ich als Nächstes?

Wenn die Aufgaben definiert sind, wird nach Lösungsmöglichkeiten gesucht. Es ist sinnvoll die Vor- und Nachteile genau abzuwägen, um anschließend die beste Möglichkeit zu benennen. Hilfreich sind besondere **Entscheidungskriterien** wie der Aufwand der geplanten Maßnahme, die Sicherheit für den Patient und die Rettungskräfte und natürlich die Erfolgsaussichten. Bei der Abwägung der Entscheidungskriterien werden auch Nebenerscheinungen wie mögliche Verkehrsstaus, welche z. B. den Abtransport der Verletzten behindern, mit einkalkuliert.

Wenn die ganzen Punkte bei der Planung berücksichtigt wurden, muss als Nächstes der **Entschluss** gefasst werden. Es wird ein genaues Ziel definiert und die Einsatzkräfte werden nach ihren Qualifikationen richtig eingeteilt. Dabei ist auf die **Kommunikation** an der Einsatzstelle zu achten (2 m analog oder Gruppeneinteilung per digitalem Funk).

Befehlsgebung

Bei der **Befehlsgebung** wird der Entschluss der Führung schrittweise in die Tat umgesetzt. Ein neuer Befehl wird erst erteilt, wenn der vorherige Befehl ausgeführt wurde („*Erst muss das Zelt am Behandlungsplatz stehen bevor die Behandlungsliegen aufgebaut werden!*"). Der Befehl dient den unterstellten Einsatzeinheiten als **Anweisung für bestimmte Einsatzaufgaben.** Der Befehl soll bewirken, dass im Sinne der Einsatzleitung gehandelt wird.

> **PRAXISTIPP**
> In dem Befehl ist genau definiert
> - **wer** den Befehl auszuführen hat (welche Einheit),
> - **was** auszuführen ist (Einsatzauftrag) und
> - **wie** der Befehl auszuführen ist (Mittel, Ziel und Weg).

Der Befehl wird im Normalfall mündlich erteilt. Es gilt das Prinzip von **Befehl und Gehorsam.** Ein Befehl wird kurz und knapp formuliert und ähnelt einem Telegramm.

Der **Befehlsgeber** erteilt einer Einheit seinen Befehl. Es muss für alle Beteiligten der genannten Einheit klar sein, dass ihre Einheit angesprochen wird. Es besteht natürlich auch die Möglichkeit, dass eine einzelne Person angesprochen wird (z. B. Abschnittsleiter Behandlungsplatz).

Der **Einsatzauftrag** wird klar definiert und mit einem Ziel für den Befehlsempfänger versehen. Der **Befehlsempfänger** passt sein Handeln an den Befehl an. Es dürfen nur Befehle erteilt werden, die auch tatsächlich durchführbar sind. Hierbei ist darauf zu achten, dass der **Einsatzauftrag** auch den **Fähigkeiten** der Befehlsempfänger entspricht.

Wenn der Befehlsgeber eine genaue Vorstellung davon hat, wie der Einsatzauftrag abgearbeitet werden soll, werden Mittel, Ziele und Wege klar definiert. Das könnte z. B. dann der Fall sein, wenn der Befehlsempfänger wenig Erfahrung hat und noch etwas Hilfestellung benötigt.

MERKE
Checkliste für das ersteintreffende Rettungsmittel
1. Erste Rückmeldung auf Sicht an die Leitstelle
2. Keine Patientenversorgung, keine Teamtrennung, kein Patiententransport
3. Überblick verschaffen
4. Konkrete zweite Rückmeldung
5. Kommissarische Übernahme der Aufgaben des OrgLRD
6. Raumordnung/Einweisung von nachrückenden Kräften
7. Ersteinschätzung und Vorsicht
8. Übergabe an den LNA und OrgLRD

46.2.6 Patientenversorgung am Einsatzort

Die **Versorgung** eines Patienten hängt natürlich von der Einsatzlage und der Erkrankung oder Verletzung ab. Bei jeder Art von Einsatz, egal ob es sich um einen Krankentransport oder Notfalleinsatz handelt, kommen diverse Regeln zum Einsatz. Bei jedem Einsatz wird die Einsatzstelle beurteilt (➤ Kap. 15 und ➤ Kap. 16). Die Besatzung des Rettungsmittels trägt die persönliche Schutzausrüstung (PSA).

Je nach Erkrankung oder Verletzung stellt das Rettungsdienstpersonal die Transportfähigkeit des Patienten her. Es ist von der Erkrankung/Verletzung und den örtlichen Begebenheiten abhängig, welche Hilfsmittel dafür zum Einsatz kommen. Neben den Hilfsmitteln wie Tragetuch, Tragestuhl oder Immobilisationsbrett die laut DIN EN 1789 in einem Rettungswagen vorgehalten werden müssen, gibt es weitere Hilfsmittel, die an der Einsatzstelle zum Einsatz kommen können (Ausrüstung für stark adipöse Patienten; ➤ Kap. 53).

Wenn sich bei dem Patienten herausstellt, dass es sich nicht um einen gemeldeten Krankentransport, sondern um einen Notfallpatienten handelt, wird ein geeignetes Rettungsmittel nachalarmiert, um mit der speziellen Ausstattung an medizinischen Geräten die **Patientenversorgung** zu gewährleisten (z. B. EKG-Monitoring).

46.2.7 Patiententransport

Im Rahmen eines Standardeinsatzes macht sich die Besatzung des Rettungsmittels so schnell wie möglich Gedanken über die aufnehmende Einrichtung (Zielkrankenhaus).

PRAXISTIPP
Es ist wichtig, die lokalen Krankenhausstrukturen zu kennen. Das Leistungsspektrum der aufnehmenden Klinik muss mit der Erkrankung oder Verletzung des Patienten übereinstimmen.

In Ausnahmen ist es möglich erst eine Klinik anzufahren, um den Patienten dort stabilisieren zu lassen, um dann anschließend im Rahmen eines **Sekundärtransports** den Patienten in eine geeignete Zielklinik zu verlegen. Die aufnehmende Klinik und die Rettungsleitstelle sind zeitnah zu informieren. Bei einem Krankentransport steht meistens bereits im Vorfeld die aufnehmende Einrichtung fest und wird im Rahmen der Alarmierung durch die Leitstelle in der Einsatzdepesche bekannt gegeben.

Bei dem Transport eines Patienten kommt es darauf an, den Patienten ordnungsgemäß zu sichern. Auf allen gängigen Fahrtragen sind Gurtsysteme integriert. Die Fahrtrage wird auf einem fest installierten Tragetisch arretiert. Nicht nur der Patient, sondern auch das betreuende Personal sichert sich mit den Anschnallgurten auf dem Betreuerstuhl.

Die wichtigste Aufgabe des Kollegen, der den Patienten betreut, liegt darin, die medizinisch notwendigen Maßnahmen wie das Monitoring oder die Versorgung von Wunden zu gewährleisten. Gerade im Bereich des Krankentransports kommt aber auch eine **psychosoziale Komponente** hinzu, die nicht zu verachten ist. Der Patient hat das Recht, gut versorgt zu werden. Dazu gehört auch das Patientengespräch. Für den Patienten ist ein Transport in einem Rettungsmittel, egal ob KTW oder RTW, eine Ausnahmesituation. Die Patienten haben möglicherweise Angst vor dem Klinikaufenthalt. So kann es sein, dass der Patient einfach einen Menschen braucht, der ihm zuhört und vielleicht erklären kann, was als Nächstes im Krankenhaus passiert (➤ Kap. 25.2).

46.2.8 Übergabe an die Klinik und Dokumentation des Einsatzes

Ein wichtiger Punkt im Rahmen eines Einsatzes ist die Übergabe an das weiterbehandelnde Personal. Dabei ist es egal, ob der Patient in der Klinik oder in einem Pflegeheim weiterbehandelt wird. Mit der Übergabe ist die eigentliche Patientenversorgung abgeschlossen.

Das aufnehmende Personal wird über das Notfallgeschehen, die Maßnahmen, die Therapie vor Ort und den Verlauf des Transports informiert.

Die Dokumentation des Einsatzes gehört ebenso wie die Übergabe zum eigentlichen Einsatz und wird entweder während des Patiententransports oder direkt nach der Übergabe durchgeführt (➤ Kap. 14).

Für die **Dokumentation** bei einer Großschadenslage stehen den Einsatzleitern ebenfalls diverse Dokumentationsmöglichkeiten zur Verfügung. Bei der Sichtung der Patienten durch den LNA bekommen die Patienten eine Anhängekarte, auf der die wichtigsten Daten dokumentiert werden. Der Patient bekommt die **Anhängekarte** bei der Sichtung umgehängt. Damit ist gewährleistet, dass es zu keiner Verwechselung kommt. Seit einiger Zeit existieren auch **digitale Medien** zur Dokumentation bei Großschadenslagen. Hierbei wird ein System wie z. B. iOrgL® auf einen Tablet-PC installiert und der Einsatzleiter bzw. Abschnittsleiter kann so eine digitale Dokumentation erstellen (➤ Kap. 46.3, ➤ Kap. 48.4).

46.2.9 Wiederherstellung der Einsatzbereitschaft und Abrechnung des Einsatzes

Ein Einsatz ist erst dann formal abgeschlossen, wenn die Einsatzbereitschaft wiederhergestellt ist. Erst wenn das Rettungsmittel wieder einsatzbereit ist, darf der *Status 1* („*Frei über Funk*") per FMS zur Leitstelle übermittelt werden. In einigen Fällen kann es vorkommen, dass das Rettungsmittel erst wieder in der Rettungswache einrücken muss, um wieder einsatzbereit zu sein (z. B. defekte Medizinprodukte oder starke Verschmutzungen des Patientenraums).

Die **Wiederherstellung der Einsatzbereitschaft** wird entweder direkt nach der Übergabe am Krankenhaus/Pflegeheim oder an der Rettungswache durchgeführt. Nach einem Standardeinsatz kommt es darauf an, dass die verbrauchten Materialien wieder auf den Notfallkoffer verlastet werden, damit der Notfallkoffer auch beim Rückweg in die Rettungswache wieder einsatzbereit ist. Im RTW an sich werden eine größere Menge Verbrauchsgegenstände vorgehalten. Somit ist es möglich einen venösen Zugang aus dem Bestand des RTW auf den Koffer zu legen. Neben dem Material muss auch dafür gesorgt werden, dass die benutzten Medizinprodukte wieder einsatzbereit sind. Wenn das Medizinprodukt wieder in Ordnung ist, erfolgt eine **Funktionsprüfung** um zu gewährleisten, dass bei dem nächsten Einsatz alles funktioniert (➤ Kap. 55.5.2).

Die hygienische Aufbereitung ist ebenfalls ein wichtiger Punkt. Nach jedem Transport werden die patientennahen Kontaktflächen wie die Fahrtrage im Rahmen einer **laufenden Desinfektion** desinfiziert. Bei einer Schlussdesinfektion nach einem Infektionstransport ist diese Art der Desinfektion aufwendiger und muss je nach Erregerart auf der Rettungswache durchgeführt werden (➤ Kap. 16.1.5).

Wenn das Rettungsmittel wieder die Rettungswache erreicht und den *Status 2* („*Frei auf Wache*") per FMS zu Rettungsleitstelle übertragen hat, ist der Einsatz als solches abgeschlossen. Nachdem der Einsatz abgeschlossen ist, muss der Einsatz noch **abgerechnet** werden. Je nach Rettungsdienstbereich und Art der Dokumentation wird die Abrechnung unterschiedlich durchgeführt. Sollte der Einsatz mittels Protokoll in Papierform dokumentiert sein, müssen die relevanten Daten in ein Abrechnungsprogramm eingegeben werden. Anschließend muss das Protokoll archiviert werden.

> **MERKE**
> Nur das am Einsatz beteiligte Personal und der Patient dürfen das Protokoll einsehen.

Rettungswachen, die über ein MDE-System verfügen, sind in der Lage, das Einsatzprotokoll mit allen abrechnungsrelevanten Daten direkt an die Abrechnungsstelle zu senden.

46.3 Großschadenslage

Bei einer **Großschadenslage** ist mit einer großen Anzahl von Verletzten und Erkrankten zu rechnen. Zusätzlich ist von einer Vielzahl weiterer Betroffener und erheblichen Sachschäden auszugehen. Zur Bewältigung des **Massenanfalls von Verletzten** (MANV) unterhalb der Katastrophenschwelle sind die vorgehaltenen Einsatzkräfte des Regelrettungsdienstes nicht ausreichend, um die hohe Anzahl von Verletzten und Erkrankten zu versorgen. Die Entscheidung, ob es sich bei einem Ereignis um eine Großschadenslage handelt, ist abhängig von der individuellen Lage vor Ort, der eigenen Lage und der allgemeinen Lage im Rettungsdienstbereich (➤ Kap. 46.2.3). Bei der Lage vor Ort ist darauf zu achten, wie sich die Großschadenslage darstellt. Wenn es sich um eine Großveranstaltung handelt, muss mit vielen beteiligten Personen gerechnet werden, die aber nicht zwangsläufig verletzt oder betroffen sind. Wenn es sich um einen terroristischen Anschlag handelt, ist nicht auszuschließen, dass noch weitere Anschläge und damit noch weitere Verletzte oder Betroffene folgen und eine Panik ausbricht. In Bezug auf mögliche Gefahren an der Einsatzstelle bei einem MANV ist darauf zu achten, dass die Einsatzstelle primär sicher für die Einsatzkräfte ist (➤ Kap. 15). Die Entscheidung, ob es sich um eine Großschadenslage handelt, liegt zunächst beim Leitstellendisponent und im weiteren Verlauf bei dem Einsatzleiter.

> **MERKE**
> Die Organisations- und Befehlsstrukturen bei einem Großschadensfall weichen von denen des täglichen Einsatzes erheblich ab.

Großschadensfall und Katastrophe sind aus organisatorischer Sicht voneinander abzugrenzen: Bei einem Großschadensfall können die erforderlichen Maßnahmen sofort anlaufen, während bei einer Katastrophe die erforderlichen Strukturen zunächst zeitversetzt installiert werden müssen.

> **MERKE**
> **Versorgungsstufen bei einem MANV**
> Der Bedarf an Einsatzmitteln ist stark abhängig vom Ausmaß und vom Umfang des MANV. Jeder Rettungsdienstbereich hat klare Kriterien definiert, um die jeweilige **Versorgungsstufe** an die Lage anzupassen. Kriterien wie Risikopotenzial, Schutzziele, Rechtsgrundlagen und vor allem die Anzahl der Betroffenen sind ausschlaggebend für die Auswahl der Versorgungsstufe. Die einzelnen Versorgungsstufen werden in den Rettungsdienstbereichen anhand der AAO unterschiedlich genannt (➤ Kap. 46.1).

46.3.1 Führungsorganisation

Während im normalen Rettungsdienstablauf die Leitstelle als übergeordnete Befehlsstelle fungiert, wird bei einem Großschadensereignis eine Einsatzleitung vor Ort, die man zumeist als **Technische/Örtliche Einsatzleitung** (TEL/ÖEL) bezeichnet, installiert. Die Führungskräfte der Technischen Einsatzleitung bilden die Einsatzleitung. Zur Einsatzleitung gehören z.B. **Gesamteinsatzleiter** (GEL), **Leitender Notarzt** (LNA) und **Organisatorischer Leiter Rettungsdienst** (OrgLRD). Das Nähere regeln die Rettungsdienstgesetze der Länder und gesonderte Dienstordnungen. So ist der Einsatzleiter Rettungsdienst nicht in allen Ländern der TEL zugehörig, teilweise ist seine Institutionalisierung auch nicht gesetzlich geregelt.

Die Einrichtung einer Einsatzleitung vor Ort hat den Vorteil, dass alle Fachdienste (Rettungsdienst, Brandschutz) einer einheitlichen Führung unterstehen, was ihre Koordination wesentlich vereinfacht und effektiver gestaltet. Die Führungsstruktur bei einer Großschadenslage unterhalb der Katastrophenschwelle wurde den Führungsgrundsätzen der Katastrophenmedizin entnommen und hat sich in der Praxis bewährt. Als Führungsgrundlage dient die Dienstvorschrift (DV) 100, die von der Ständigen Konferenz für Katastrophenvorsorge und Katastrophenschutz (SKK) erarbeitet wurde.

Es gibt auch **andere Führungsmodelle.** So sehen einige Richtlinien für örtliche Einsatzleitungen der Länder ausdrücklich vor, dass die verschiedenen Arten von Hilfskräften eine eigene Einsatzleitung bilden können. Zur Vermeidung von Verwechslungen sind diese Einsatzleitungen mit dem Namen des Fachdienstes oder der Organisation zu bezeichnen. Zum Zweck der Koordinierung sollten dann die Fachdiensteinsatzleitungen günstig zueinander gelegene Standorte beziehen. Um auch innerhalb der Fachdienste schnell und optimal koordinieren zu können, bedarf es eines **Gesamteinsatzleiters** oder zumindest eines Stabes, dem die Einsatzführungskräfte der einzelnen Fachdienste angehören. So kann es im Einzelfall erforderlich sein, dass Kräfte des Brandschutzes die Sanitätskräfte am Behandlungsplatz unterstützen müssen. Um eine solche Koordinierung schnell umsetzen zu können, muss ein Gesamteinsatzleiter in die Lage versetzt werden, schnell und unbürokratisch zu entscheiden. Eine führungstechnische Gleichstellung der Einsatzleiter der Fachdienste würde diesem Grundsatz entgegenstehen.

In vielen Bereichen fehlen für diese Fälle eindeutige Strukturen. In Einsatzgebieten mit Berufsfeuerwehren existieren dagegen regelmäßig klare **Führungsstrukturen.** So wird die Führung der jeweiligen Lage entsprechend angepasst. Treffen erste Feuerwehrkräfte und mehrere Rettungswagen vor Ort ein, so führt der Zugführer des Zuges. Zeitversetzt trifft bei einer höheren Alarmfolge der höhere Einsatzführungsdienst ein und übernimmt die Gesamteinsatzleitung. Danach werden die beschriebenen Befehlsstrukturen installiert. Es kommt so nicht zu einem Führungsleerlauf.

Ist der Rettungsdienst trotz aller sich etablierenden Führungsstrukturen und Alarmplanungen primär vor Ort, fällt die Aufgabe der Einsatzführung, auch in der Großschadenslage, dem ersteintreffenden Rettungsfachpersonal bzw. Notarzt zu.

46.3.2 Führungskräfte vor Ort

Gesamteinsatzleiter

Der Gesamteinsatzleiter kann ein Beamter des höheren oder gehobenen feuerwehrtechnischen Dienstes, ein entsprechend hochgestellter Feuerwehrdienstgrad der freiwilligen Feuerwehr oder eine Führungskraft des Kreises/der Stadt sein. In Bereichen ohne Berufsfeuerwehr kann auch der Einsatzleiter Rettungsdienst die Funktion des Gesamteinsatzleiters übernehmen. In jedem Fall sind Form und Struktur der Einsatzleitung unbedingt in ein den örtlichen Gegebenheiten entsprechendes Führungssystem einzugliedern und mit allen Partnern abzusprechen.

Technischer Einsatzleiter

In einigen Rettungsdienstbereichen wird ein Technischer Einsatzleiter (TEL) oder Technischer Einsatzleiter Rettungsdienst (TEL Rettungsdienst) benannt. Das Führen der Einsatzkräfte am Schadensort gehört zu den Aufgaben der TEL. Eine weitere Hauptaufgabe ist die technisch-taktische Führung der Einheiten/Kräfte während des Einsatzes.

Leitender Notarzt

Ein leitender Notarzt (LNA) kommt bei einer Vielzahl von verletzten und kranken Personen zum Einsatz, um medizinische Maßnahmen organisatorisch zu leiten. An der Einsatzstelle arbeitet der LNA eng mit dem organisatorischen Leiter Rettungsdienst (OrgLRD) zusammen. Der LNA wird von einer öffentlichen Stelle berufen und muss die nötige Qualifikation haben.

Existiert im jeweiligen Rettungsdienstbereich eine **Leitende Notarztgruppe** (LNG), so stellt diese den diensthabenden Leitenden Notarzt. Besteht keine Leitende Notarztgruppe, so wird ein LNA vom Gesamteinsatzleiter benannt. Die Ernennung eines LNA erst an der Einsatzstelle ist jedoch als Provisorium zu betrachten und keineswegs als eine kostengünstige Alternative zum funktionierenden System zu akzeptieren.

> **PRAXISTIPP**
> Bis zum Eintreffen des LNA aus der LNG oder bis zu seiner Ernennung übernimmt der zuerst eintreffende Arzt eines arztbesetzten Rettungsmittels regelmäßig die Aufgaben des LNA, wie dies auch in den Rettungsdienstgesetzen der Länder verbindlich geregelt ist.

Organisatorischer Leiter Rettungsdienst

Der **Organisatorische Leiter Rettungsdienst** (OrgLRD) ist ein hierfür besonders qualifizierter Rettungsdienstmitarbeiter, der im Einsatzfall mit vielen verletzten und erkrankten Personen eine Führungsaufgabe übernimmt. Der OrgLRD und der LNA organisieren gemeinsam die medizinische Versorgung der Patienten und treffen taktische Entscheidungen. Der OrgLRD verfügt über eine Zusatzqualifikation und wird von einer öffentlichen Stelle berufen. Im Rahmen der Ausbildung zum Notfallsanitäter werden den Auszubildenden die Kompetenzen eines OrgLRD vermittelt. Eine weitere Zusatzqualifikation ist somit nicht mehr nötig. Es ist damit zu rechnen, dass diese Tatsache bei einer Novellierung der Landesrettungsdienstgesetze berücksichtigt wird.

Fernmeldezüge

Die TEL benötigt Personal zur Bedienung der technischen, insbesondere der fernmeldetechnischen Einrichtungen. Diese Aufgabe wird in vielen Bundesländern von sog. **Fernmeldezügen** der freiwilligen Feuerwehr oder von Hilfsorganisationen übernommen. Weiterhin ist genügend Personal zur Durchführung einer ununterbrochenen **Dokumentation des Einsatzablaufs** vorzuhalten. Außerdem werden häufig zur Befehls- und Informationsübermittlung sog. **Melder** benötigt. Es kann sich bei diesen Personen um Angehörige der Feuerwehren, des THW oder der Hilfsorganisationen handeln. Der Begriff des Melders findet sich in den Feuerwehr-Dienstvorschriften (FwDV) wieder.

Abschnittsführer

Aufgrund der räumlichen Gegebenheiten, der Anzahl der eingesetzten Kräfte oder aufgrund des Einsatzauftrags können bzw. sollten frühzeitig Einsatzabschnitte gebildet werden. Jeder Einsatzabschnitt wird von einem **Abschnittsführer** geleitet. Viele Feuerwehren installieren z. B. bei einem Massenanfall von Verletzten und Kranken einen eigenen Einsatzabschnitt für die rettungsdienstliche Versorgung. Die Abschnittsbildung hat den wesentlichen Vorteil für den Gesamteinsatzleiter, dass Führungsverantwortung delegiert werden kann und somit die Gefahr einer Informationsüberflutung im Rahmen der Gesamtführung unter Umständen vermieden wird. Es ist jedoch zu beachten, dass die kommunikative Anbindung der Abschnitte zu jeder Zeit sichergestellt ist.

46.3.3 Rettungsdienstliche Organisation der Großschadenslage

Während der Patient im normalen Rettungseinsatz von der Besatzung des Rettungsmittels versorgt und anschließend in das nächste, geeignete Krankenhaus gefahren wird (Individualmedizin), ist bei einem Großschadensereignis möglichst umgehend eine **Führungs-** und **Versorgungsstruktur vor Ort** aufzubauen, um den Großschadensfall nicht vom Ort des Geschehens in das Krankenhaus zu verlagern. Man stelle sich nur einmal vor, bei einem Großschadensereignis mit 20 verletzten Personen würde der Rettungsdienst die Patienten direkt in die Krankenhäuser verbringen, die schon aufgrund der angespannten Personalsituation im normalen Tagesgeschäft an die Grenzen ihrer Belastung stoßen. Zwangsläufig wird so der Großunfall ins Krankenhaus verlagert. Deshalb ist bei einem Großschadensereignis immer die Installation einer sanitätsdienstlichen Organisationsstruktur anzustreben (➤ Abb. 46.4 und ➤ Abb. 46.5).

Patientenablage

> **PRAXISTIPP**
> **Dynamische Patientensimulation**
>
> Um Tätigkeiten wie lebensrettende Sofortmaßnahmen oder Vorsichtung trainieren zu können, ohne dafür aufwendige Übungen organisieren zu müssen, wurde die Dynamische Patientensimulation (DPS) entwickelt. Die DPS ist ein Simulationssystem und richtet den Fokus auf die Umsetzung medizinischer Maßnahmen und Entscheidungen unter Zeitdruck. Es werden Patientenkarten ausgegeben, aus denen der Zustand des Patienten zu erkennen ist. Die Helfer treffen im Rahmen der Vorsichtung und Behandlung Entscheidungen wie z. B. die Anlage einer Infusion. Diese Maßnahme dauert 1–2 Minuten. So lange darf der Helfer keine anderen Maßnahmen durchführen, um genau zu simulieren, wie lange die Sichtung und Behandlung des Patienten dauert.

Behandlungsplatz

Von der Patientenablage aus werden Verletzte/Erkrankte zu einem **Behandlungsplatz** getragen. Personen mit geringfügigen Verletzungen oder unverletzte Personen, die lediglich betreut werden müssen, können einer Behelfsunterkunft, einer Arztpraxis oder der Wohnung einer bekannten oder verwandten Person zugeführt werden. Spätestens auf dem Behandlungsplatz findet die Sichtung statt, anschließend eine ärztliche Versorgung und die weitere Registrierung. Der Behandlungsplatz kann u. a. durch folgende Kräfte besetzt werden:

- Ärzte der LNG.
- Ärzte der kassenärztlichen Vereinigung und/oder Ärzte, die über Rundfunkdurchsage aufgefordert wurden, an der Schadensbewältigung mitzuwirken.
- Schnelleinsatzgruppen (SEG).
- Sanitätskräfte der Hilfsorganisationen/Bundeswehr.

Je nach Qualifikation des Personals der SEG oder der Hilfsorganisationen können auch Kräfte des Rettungsdienstes inkl. der Notärzte unterstützend am Behandlungsplatz tätig werden. Es ist ratsam am Behandlungsplatz die leicht verletzten und unverletzten Personen

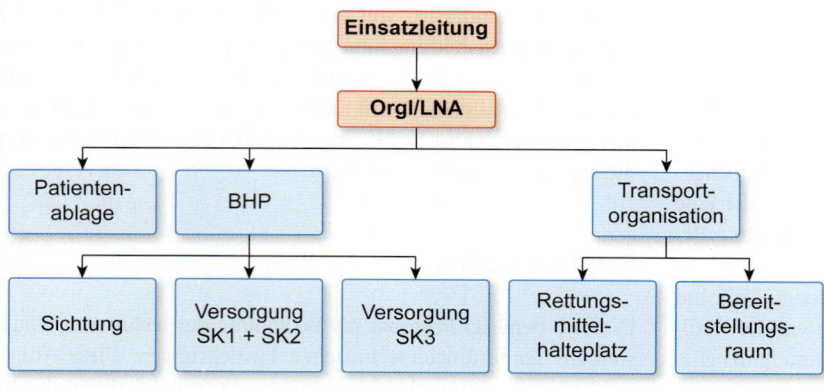

Abb. 46.4 Rettungsdienstliche Einsatzabschnitte [L231]

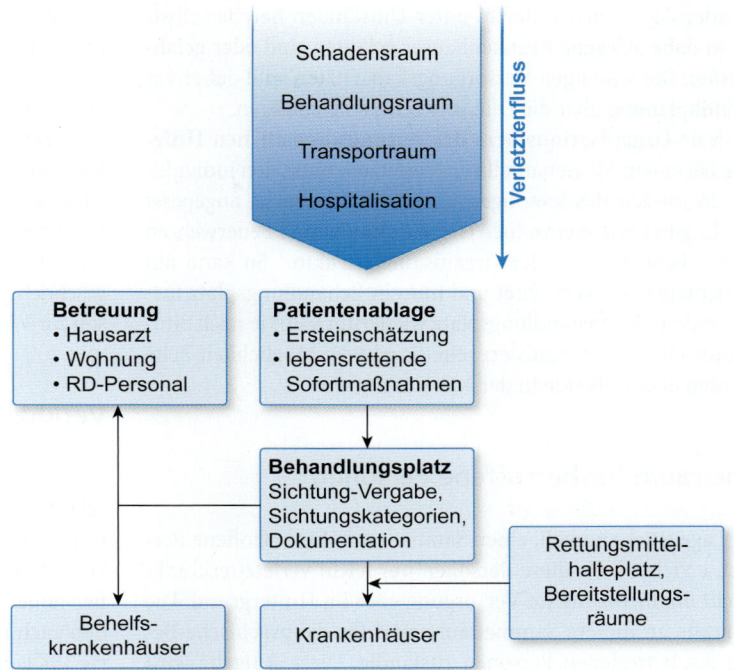

Abb. 46.5 Sanitätsdienstliche Organisationsstruktur bei einer Großschadenslage [L231]

von den schwer verletzten Personen zu trennen. Ideal wäre ein Aufbau nach Sichtungskategorien. So können Hilfsmittel sinnvoller am Behandlungsplatz platziert werden (Tragen, medizinische Geräte etc.). Es erscheint zweckmäßig, wenn der Gesamteinsatzleiter oder der Einsatzabschnittführer in Absprache mit dem LNA einen **Leiter Behandlungsplatz** und einen **leitenden Behandlungsplatzarzt** benennt. Außerdem wird eine **Kraft zur Registrierung** benötigt, die die Patientendaten notiert und diese in regelmäßigen Abständen an die TEL weitergibt.

Aufbau des Behandlungsplatzes

Der Aufbau eines Behandlungsplatzes richtet sich nach individuellen Gegebenheiten, der örtlichen Situation oder planerischen Vorgaben im Rahmen der Einsatz- und Alarmplanung. Meist steht in unmittelbarer Nähe des Schadenereignisses kein geeignetes festes Gebäude für die Installation eines Behandlungsplatzes zur Verfügung, sodass für den Großschadensfall mehrere Zelte bereitstehen sollten. Außerdem wird für einen Behandlungsplatz aus technischer Sicht noch mindestens folgendes **Material** benötigt:
- Einrichtungen zur Beleuchtung
- Spannungserzeuger
- Verbindungskabel zwischen Spannungserzeuger und Verbrauchern
- Kraftstoff für den Spannungserzeuger
- Absperrband, ggf. Gitter für den Spannungserzeuger
- Feuerlöscher (12 kg)
- Feuerlöschdecken
- Wasserkanister
- Trinkbecher
- Tücher
- Werkzeugsatz
- Trageböcke in ausreichender Anzahl

Neben der technischen Ausstattung sind auf einem Behandlungsplatz umfangreiche **medizinische Ausstattungskomponenten** vorzuhalten. Diese medizinische Ausstattung kann in Großunfallsets oder Großunfallcontainern der Feuerwehren oder Hilfsorganisationen vorgehalten werden.

Zusätzlich halten die **Schnelleinsatzgruppen (SEG)** meist umfangreiche Materialien zur präklinischen medizinischen Erstversorgung bereit. Häufig werden diese Materialien in Kisten untergebracht, die nach individuellen Bedürfnissen gekennzeichnet sind. Für den Intensivbereich eines Behandlungsplatzes, sofern erforderlich, werden zudem Beatmungsgeräte, Intubationseinheiten und Defibrillatoren mit EKG-Monitoring benötigt.

> **PRAXISTIPP**
> In einigen Rettungsdienstbereichen werden sog. Depots im Vorfeld errichtet, wo eine große Anzahl von Infusionen und Medikamenten vorgehalten wird.

Sind die Patienten transportfähig, so wird über die TEL ein Rettungsmittel, das am Rettungsmittelhalteplatz wartet, angefordert. Der **Rettungsmittelhalteplatz** ist ein Ort, an dem Rettungsmittel zusammengezogen werden, um den Patiententransport vom Behandlungsplatz zur Zielklinik durchzuführen. Damit der Rettungsmittelhalteplatz nicht zu voll wird, wird in weiterer Entfernung ein **Bereitstellungsraum** eingerichtet, an dem sich die Einsatzkräfte treffen und von dort bei Bedarf angefordert werden. Gleiches gilt für den einzurichtenden **Hubschrauberlandeplatz.**

Die Zielklinik wird vom LNA bestimmt. Sinnvollerweise wird der LNA die nächstliegenden Kliniken als **Schwerpunktkliniken** für Schwerverletzte frei halten und Leichtverletzte in weiter entfernte

Kliniken verbringen lassen. Zu beachten ist jedoch, dass je nach Art der Schadenslage Leichtverletzte unter Umständen bereits selbstständig in nahe gelegene Krankenhäuser gelaufen sind oder gefahren wurden. Die jeweiligen Versorgungskapazitäten sind daher vor jeder Klinikplanung über die Leitstelle zeitnah abzufragen.

Die ideale **Organisationsform der rettungsdienstlichen Hilfeleistung** bei einem Massenanfall von Verletzten muss den individuellen Bedürfnissen des jeweiligen Versorgungsbereichs angepasst werden. Es gibt bei den einzelnen Organisationen und Feuerwehren unterschiedliche Modelle der Organisationsstruktur. So kann auf eine Patientenablage verzichtet und nur ein Behandlungsplatz installiert werden. Der Behandlungsplatz wiederum kann je nach Situation unterschiedlich organisiert sein. Es gibt die Möglichkeit Zelte zu errichten oder Gebäude in der Nähe zu nutzen.

Sammelraum für betroffene Personen

Je nach Lage ist es sinnvoll, einen Sammelraum für betroffene Personen zu errichten. Da diese Personen nur leicht verletzt/erkrankt sind, steht die medizinische Versorgung eher im Hintergrund. Die Einsatzkräfte an diesem Sammelraum sind für die psychische Betreuung der betroffenen Personen zuständig. Diese Aufgabe wird von Einsatzkräften übernommen, die Erfahrung im Umgang mit Personen haben, die Angst und Trauer verspüren.

46.3.4 Registrierung

An verschiedenen Stellen des Ablaufs zur Schadensbewältigung ist eine Registrierung verletzter und unverletzter Personen vorzunehmen. Gerade bei Einsätzen mit mehreren Notfallpatienten, vor allem aber in der Situation des Großschadensfalls, ist die Registrierung aller Betroffenen besonders wichtig. Die eindeutige Registrierung ist unabdingbare Voraussetzung für die weitere Einsatzplanung. Missverständnisse, Rückfragen und dadurch bedingte unnötige Hektik lassen sich von vornherein vermeiden, wenn die exakte Registrierung aller Betroffenen möglichst frühzeitig vorgenommen wird. Registriert werden müssen:
- Name und Vorname, alternativ: eindeutige Nummerierung
- Geschlecht
- Art und Ausmaß der Verletzungen
- Durchgeführte Versorgungsmaßnahmen
- Aufenthaltsort/Lage des Betroffenen während des Schadensereignisses

Für die Durchführung der Registrierung sind unabhängig von der Art und Weise der Dokumentation **drei Regeln** unbedingt zu beachten:
1. Die Registrierung beginnt immer dort, wo der Betroffene aufgefunden wird. Sie wird an jeder weiteren Stelle, die mit dem Betroffenen in Berührung kommt, erneuert.
2. Die Registrierung wird immer mit Hilfeleistungen verbunden; sie stellt keine isolierte Maßnahme dar.
3. Die Betroffenen werden nach Möglichkeit angehalten, möglichst schnell ihre Angehörigen zu benachrichtigen.

Um die Registrierung schnell und systematisch bewerkstelligen zu können, ist es erforderlich, bereits im Vorfeld des Schadensereignisses die geplante Systematik zu trainieren und vor allem entsprechende Hilfsmittel zur Registrierung entweder vorzubereiten oder zu beschaffen.

In einigen Bereichen kommen bereits digitale Registrierungshilfen wie iOrgL® zum Einsatz, die als App auf einem Tablet-PC installiert wird. Mit diesen technischen Hilfsmitteln ist es möglich, dass erhobene Daten an verschiedenen Orten abrufbar sind und alle Einsatzabschnitte und Abschnittsleiter auf die Daten zugreifen können. Die auf Papier geschriebenen Informationen bleiben statisch und stehen nur der Person zur Verfügung bei der sich die entsprechende Notiz befindet.

Verletztenanhängekarte

Bei der **Verletztenanhängekarte,** die auch bei Erkrankten eingesetzt wird, handelt es sich um eine Karte, die im Rahmen der Sichtung mit einem Band am Handgelenk des Patienten befestigt wird. Diese Karten ermöglichen eine einheitliche Dokumentation bei einer hohen Anzahl von Patienten. Neben den Patientendaten werden auch medizinische Daten wie die vergebene **Sichtungskategorie** (SK1–SK4) auf dieser Karte dokumentiert. In vielen Rettungsdienstbereichen wurde die DRK-Verletztenanhängekarte durch eine eigene Verletztenanhängekarte ersetzt.

Für Deutschland gelten einige **Anforderungen,** die eine Verletztenanhängekarte erfüllen muss:
- Höchstmögliche Materialstabilität, auch bei extremer Hitze und Regen
- Optimale Beschreibbarkeit
- Gute Erkennbarkeit der Sichtungskategorie (auch aus großer Entfernung)
- Gute Befestigungsmöglichkeiten an dem Patienten (Gummiband)

Die Verletztenanhängekarte befindet sich in einer Plastikhülle und ist je nach System noch mit einem Einsatzprotokoll, einer Identifikationsnummer und Sichtungsnachweisen bestückt.

Bei der ersten Sichtung werden neben den Patientendaten die Uhrzeit, eine Identifikationsnummer und die Sichtungskategorie notiert. Eine Zeichnung des menschlichen Körpers ermöglicht es durch ankreuzen die betroffene Körperregion kenntlich zu machen.

Wenn der Einsatz abgeschlossen ist, können die erhobenen Daten in ein EDV-System eingegeben werden.

46.3.5 Kommunikationsmanagement bei einem Großschadensfall

Zur **Befehls- und Informationsübermittlung** muss bei einem Massenanfall von Verletzten ein funktionstüchtiges Kommunikationsmanagement installiert werden (➤ Abb. 46.6). Würde man die erforderliche Kommunikation über den Rettungsdienstkanal abwickeln, wäre der Zusammenbruch der Funkinfrastruktur vorprogrammiert. Es sollten für den Großschadensfall im 4-m- und 2-m-Band **Ausweichkanäle** vorhanden sein. Gerade in diesen Einsatzsituationen

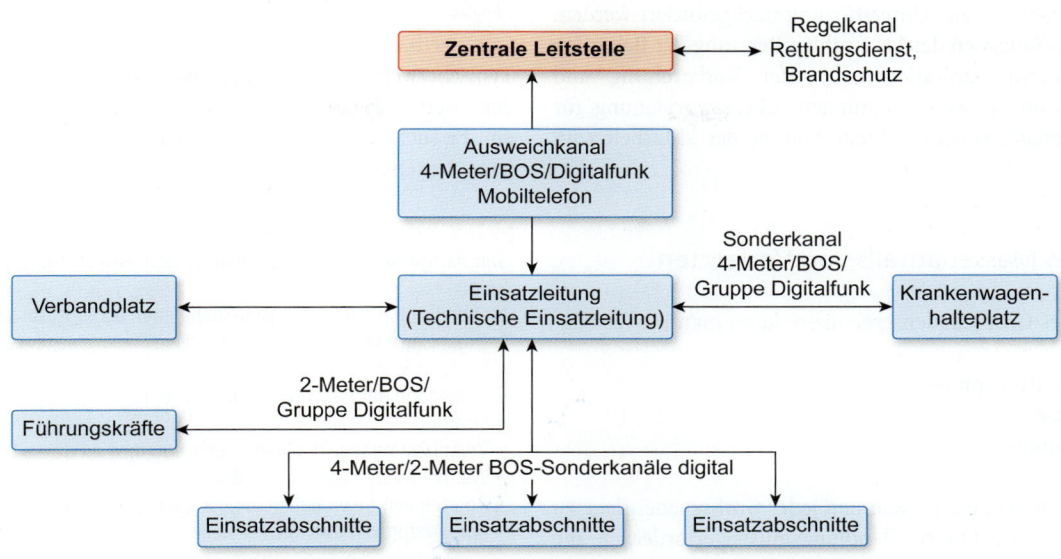

Abb. 46.6 Kommunikationsstruktur bei einer Großschadenslage in der Übersicht [L231]

hat sich die Ausrüstung des Rettungsdienstes mit tragbaren **Handfunksprechgeräten** im 2-m-Band bewährt. In vielen Bereichen in Deutschland ist inzwischen die digitale Funktechnik installiert. Bei Großschadenslagen können so einzelne Funkgruppen erstellt werden, in die nur die beteiligten Einsatzeinheiten aufgenommen werden. Über die Direct-Mode-Operation-Funktion (DMO) kann der digitale Funk an der Einsatzstelle wie ein 2-m-Band genutzt werden. So ist die Kommunikation an der Einsatzstelle gewährleistet, ohne den gesamten Funkverkehr zu stören (➤ Kap. 46.2). Um den Funk zu entlasten werden auch Mobiltelefone eingesetzt.

Gerade der ersten, aber auch allen folgenden **Rückmeldungen** ist große Bedeutung beizumessen. Erst eine gut informierte Leitstelle wird alle Entscheidungen folgerichtig treffen und Anordnungen seitens der TEL oder des Einsatzleiters sinnvoll umsetzen können. (➤ Kap. 46.2.3).

> **PRAXISTIPP**
> Rückmeldungen von Einsatzstellen, unabhängig von deren Größe, sind möglichst über einen verbindlichen Ansprechpartner in der Leitstelle abzusetzen.

46.3.6 Aufgaben der Leitstelle

Die Leitstelle hat nur in der ersten Phase des Einsatzes unmittelbare Führungsaufgaben, bis eine Führungskraft vor Ort die Einsatzleitung übernimmt. Ist auf der Grundlage der eingehenden Notrufe und unter Berücksichtigung der allgemeinen Lage von einem Großschadensfall auszugehen, so werden entsprechende Einsatzkräfte gemäß Alarm- und Ausrückordnung alarmiert. Hierbei sind insbesondere folgende **Einsatzkräfte** zu entsenden, so weit diese im Versorgungsbereich existieren:

- Rettungsdienstfahrzeuge unter Berücksichtigung des „normalen" Einsatzaufkommens
- Führungskräfte
- Leitender Notarzt, Organisatorischer Leiter Rettungsdienst
- SEG
- Einsatzleitwagen (Befehlswagen)
- Großunfallset (Abrollbehälter Großunfall)
- Feuerwehreinsatzkräfte
- Kräfte des THW
- Technische Einsatzkräfte für die TEL

Nach Installation der TEL/ÖEL hält die Leitstelle direkt Verbindung mit ihr. Wichtige Daten (Patientendaten, Kräfteübersicht) werden in der Leitstelle dokumentiert; das **Führen einer Lagekarte** ist auch in der Leitstelle sinnvoll. Eine weitere wichtige Aufgabe der Leitstelle ist das **taktisch sinnvolle Heranführen** der Einsatzkräfte unter Beachtung der örtlichen Gegebenheiten. Bereits frühzeitig muss an die Einrichtung getrennter Einsatzräume für Feuerwehr, THW und Rettungsdienst gedacht werden. Zwar ist dies primär eine Aufgabe der Einsatzleitung vor Ort, jedoch kann die Leitstelle hier durchaus unterstützend tätig werden.

46.3.7 Tätigkeit des Leitenden Notarztes (LNA)

Die vordringlichste Aufgabe des LNA ist es, durch organisatorisch-taktische Maßnahmen das Chaos der Einsatzstelle nicht in das Krankenhaus zu verlagern. Der LNA ist organisatorischer Bestandteil des regulären Rettungsdienstes. Eine enge Zusammenarbeit mit dem OrgLRD ist zwingend erforderlich

Als LNA eignen sich ausschließlich Ärzte mit langjähriger Erfahrung im Rettungsdienst. Eine zusätzliche Ausbildung zum Leitenden Notarzt entsprechend den Empfehlungen der DIVI (Deutsche interdisziplinäre Vereinigung für Intensivmedizin) ist erforderlich.

Die Alarmierungsschwelle für den LNA muss in jedem Rettungsdienstbereich individuell festgelegt werden. Über die im Rahmen der Alarm- und Ausrückordnung festgelegten Einsatzkriterien und Alarmstufen hinaus kann der Leitende Notarzt selbstverstänlich von jedem Notarzt zur Unterstützung nachgefordert werden. Zu den weiteren Aufgaben des LNA zählen Beratung der Behörden und Rettungsdienstorganisationen bei der Vorbereitung und Durchführung von Großveranstaltungen, Einsatzvorplanung für den Großschadensfall sowie die Weiterbildung der Mitarbeiter im Rettungsdienst.

Phasen eines Massenanfalls von Verletzten

Den Ablauf eines Großschadensereignisses kann man in vier Phasen unterteilen:
- **Selbstorganisationsphase**
- **Rettungsphase**
- **Versorgungsphase**
- **Klinikphase**

In jeder dieser Phasen, die im Rahmen jeder Großschadenslage zu erkennen sind, sind definierte Handlungsmuster erforderlich, die vergleichbar und damit systematisierbar sind.

Phase I: Selbstorganisation

In der ersten Phase eines Großschadensereignisses übernimmt der zuerst eintreffende Notarzt automatisch die Aufgaben des Leitenden Notarztes, solange bis er vom nachrückenden LNA abgelöst wird. Diese Regelung findet sich fast übereinstimmend in allen Rettungsdienstgesetzen der Bundesländer. Kann der Notarzt diese Funktion tatsächlich mit Leben füllen, werden die entscheidenden ersten Minuten nach Eintreffen des Rettungsdienstes taktisch sinnvoll strukturiert und die Überlebenschancen der Betroffenen nachweislich optimiert. Dem zuerst eintreffenden Notarzt fallen dabei folgende Aufgaben zu:

> **MERKE**
> Die **Aufgaben des ersteintreffenden Notarztes in der Selbstorganisationsphase** sind:
> - Lageerkundung, Gefahrenanalyse
> - Transportstopp von der Situation abhängig machen
> - Qualifizierte Rückmeldung an die Leitstelle (MELDEN-Schema)
> - Alarmierung des LNA, SEG etc., falls noch nicht geschehen nach vorhandenen Einsatzstichwörtern
> - Sichtung der Patienten mit Vergabe der Sichtungskategorie
> - Einleitung erster Rettungs- und Versorgungsmaßnahmen
> - Einteilung der vorhandenen Rettungsdienstkräfte
> - Raumordnung für anwesende und nachrückende Kräfte

Zu diesem Zeitpunkt herrscht üblicherweise ein schwer überschaubares Chaos an der Einsatzstelle und es entwickelt sich schnell eine **unerwünschte Eigendynamik**, der **unverzüglich entgegenzuwirken** ist. Die Patienten laufen unkoordiniert durcheinander; Panikreaktionen können sich hochschaukeln und außer Kontrolle geraten. Die ersten (meist nur leicht verletzten) Patienten verlassen den Notfallort und versuchen, die nächstgelegene Klinik zu erreichen, in der sie dann den Aufnahmebereich blockieren. Es werden Rettungsversuche eingeleitet, die möglicherweise nicht sinnvoll sind oder die Retter zusätzlich gefährden.

Phase II: Rettung

Typischerweise trifft der diensthabende LNA meist erst während der zweiten Phase eines Großschadensereignisses am Einsatzort ein. Er sucht den ersteingetroffenen Notarzt und lässt sich in die Lage einweisen.

> **MERKE**
> Die **Aufgaben des ersteintreffenden Notarztes bei der Rettung** sind:
> - Organisation der Rettungsmaßnahmen in enger Absprache mit dem Organisatorischen Leiter Rettungsdienst oder einer entsprechenden Führungskraft
> - Festlegung der Patientensammelstelle, Rettungsmittelhalteplatz etc.
> - Sichtung
> - Veranlassung regelmäßiger Rückmeldungen an die Leitstelle
> - Weitere Nachforderung von Kräften und Material
> - Abfrage von freien Behandlungskapazitäten in den Krankenhäusern oder Arztpraxen über die Leitstelle

Während dieser Phase muss der LNA engen Kontakt zur TEL oder ÖEL (falls schon eingerichtet) halten, um alle Maßnahmen der technischen Rettung abzusprechen. Vor allem die Sichtung der Patienten ist ein dynamischer, sich ständig wiederholender Vorgang, da sich der Zustand der Patienten dauernd ändern kann, wodurch diese plötzlich in eine Kategorie mit höherer Behandlungs- oder Transportpriorität geraten.

> **ACHTUNG**
> Ohne Rücksprache mit dem LNA/OrgLRD darf kein Patient die Einsatzstelle verlassen!

Phase III: Versorgung

Typische Aufgabe des LNA in der Versorgungsphase ist die Überwachung der medizinischen Versorgung an der Einsatzstelle und die Organisation des Abtransports in die für den jeweiligen Patienten geeignete Behandlungseinrichtung.

> **MERKE**
> Die **Aufgaben des ersteintreffenden Notarztes bei der Versorgung** sind:
> - Organisation und Überwachung der medizinischen Versorgung
> - Zuteilung der Patienten in die verschiedenen Versorgungseinrichtungen
> - Dokumentation
> - Kontakt zur TEL/ÖEL/Leitstelle optimieren
> - Abschätzung der weiteren Schadensentwicklung
> - Abschließende Lagebeurteilung

Bei der **Zuteilung der Patienten** in die Versorgungseinrichtungen muss der LNA nicht nur das individuelle Verletzungsmuster des Patienten berücksichtigen, sondern auch Kenntnis über die zur Verfügung stehenden Behandlungskapazitäten haben. So können Leichtverletzte oder Patienten ohne körperlichen Schaden, die aber noch unter dem Eindruck des Schadensereignisses stehen, häufig auch in Arztpraxen suffizient versorgt werden. Dadurch kann eine Entlastung der Aufnahmebereiche der Krankenhäuser erreicht werden. In Abhängigkeit von den Transportkapazitäten kann es sinnvoll sein, ausreichend stabilisierte Patienten auch primär über eine größere Distanz in Spezialkliniken einzuweisen (z. B. Zentrum für Schwerbrandverletzte). Ein weiterer wichtiger Punkt ist die **Dokumentation des Einsatzablaufs.** Es muss nach Abwicklung des Einsatzes möglich sein, nachzuvollziehen, wohin welcher Patient transportiert und in welche Sichtungskategorie er eingeteilt wurde. Die Dokumentation ist von besonderer Bedeutung für die Nachbereitung eines Großschadensereignisses und zur Beantwortung von Fragen der Angehörigen von Betroffenen.

Phase IV: Klinikversorgung

In dieser Phase kann der LNA beratend für die Leitstelle und die erstversorgenden Kliniken tätig werden.

> **MERKE**
> Die **Aufgaben des ersteintreffenden Notarztes bei der Klinikversorgung** sind:
> - Koordination notwendiger Weiterverlegungen
> - Nachweis von weiteren Behandlungskapazitäten
> - Informationen für Angehörige
> - Auswertung des Einsatzes mit allen Beteiligten

In vielen Fällen, in denen eine große Zahl von Patienten zu versorgen ist, wird es trotz umsichtiger Einsatzführung am Schadensort notwendig sein, den Patienten nach seiner Erstversorgung in eine Spezialklinik zu überweisen. Hier kann der LNA bei der Vermittlung von Spezialbetten und dem Transport dorthin seine Hilfe anbieten.

Aufgaben des Leitenden Notarztes

Lageerkundung und Lagebeurteilung

Hierbei ist die **Sichtung** aller Verletzten/Erkrankten von zentraler Bedeutung. Jeder Patient muss kurz untersucht werden, damit Ausmaß und Schwere seiner Verletzungen festgestellt werden. Gegebenenfalls sind erste Anordnungen für die Versorgung zu geben. Die Sichtung aller Patienten muss schnell und umfassend durchgeführt werden, damit jedem Patienten eine adäquate Hilfe zuteilwerden kann. Somit kann sich der LNA nicht an einen Patienten binden, sondern muss die Durchführung lebensrettender Maßnahmen i. d. R. an andere Ärzte oder das Rettungsfachpersonal delegieren.

Zur **Lagebeurteilung** zählt auch das Erkennen des Gefährdungspotenzials für die Hilfskräfte, etwa durch austretende Giftstoffe oder mögliche Explosionsgefahren. Hierzu sind ggf. andere Fachkräfte, insbesondere der Feuerwehren, zur Beratung heranzuziehen.

Rückmeldung

Nachdem die erste Lagebeurteilung durch den LNA abgeschlossen ist, muss eine umfassende, ggf. alarmierende **Rückmeldung** an die Leitstelle erfolgen:

> **MERKE**
> Die **Rückmeldung des LNA** muss Folgendes beinhalten:
> - Art und Ausmaß des Schadensereignisses aus medizinischer Sicht
> - Weiteres Gefährdungspotenzial
> - Lage, Schweregrad und Anzahl der Betroffenen
> - Art und Umfang weiterer benötigter Kräfte

Durch die Rückmeldung des LNA muss die **Leitstelle** in die Lage versetzt werden, nachzualarmieren, Vorabinformationen an die Kliniken zu geben und freie Behandlungskapazitäten in überregionalen Zentren und Spezialkliniken festzustellen.

Lagebewältigung

Im Rahmen der **Lagebewältigung** hat der LNA **Art und Umfang** der medizinischen Versorgung vor Ort festzulegen. Bei dieser Entscheidung muss er die vorhandenen personellen und materiellen Mittel berücksichtigen. So nützt es wenig, noch spontan atmende Patienten zu intubieren, wenn sie anschließend nicht beatmet werden können. Ebenso ist der Beginn einer Reanimation eines polytraumatisierten Patienten genau abzuwägen, da die Erfolgsaussichten hierbei außerordentlich gering sind und viele Hilfskräfte gebunden werden. Der LNA legt eine Reihenfolge fest, in welcher die Patienten gerettet, versorgt und/oder transportiert werden. Diese Entscheidungen, besonders über die Reihenfolge der Rettung von z. B. Eingeklemmten, müssen mit dem Einsatzleiter der Feuerwehr unbedingt abgesprochen werden. Ferner muss der LNA in Absprache mit der TEL die Zahl der Patientensammelstellen sowie deren Lage und personelle Besetzung festlegen. Bei allen Großschadenslagen müssen Rettungsmittelhalteplätze und ggf. Hubschrauberlandeplätze festgelegt werden. Hierbei ist auf getrennte An- und Abfahrten, befestigte Untergründe und freie Anflugzonen zu achten.

Alle diese Maßnahmen haben zum **Ziel,** die Arbeit an der Einsatzstelle zu strukturieren, sodass möglichst vielen Patienten in kurzer Zeit eine individuelle Versorgung zuteilwird.

Beratung einer Einsatzleitung

Bei der Gefährdung einer größeren Anzahl von Personen (z. B. Chemieunfälle, Großbrand) kann der LNA auch von der TEL mit alarmiert werden. Er fungiert als **medizinisch sachverständiger Berater.** Es gilt, im Wesentlichen drei Fragen zu klären:
- Wie groß ist die vom Schadensereignis ausgehende gesundheitliche Gefährdung?
- Welche vorbeugenden Maßnahmen sind zu treffen?
- Ist eine Behandlung von Beteiligten notwendig?

Zur **Beurteilung der Gefährdungslage** sind Kenntnisse in der Toxikologie ratsam oder es werden Experten befragt (Giftnotrufzentrale). Aus der Abschätzung der Gefahrenlage ergibt sich dann eine Empfehlung zum Schutz der Einsatzkräfte (z. B. Anlegen spezieller Schutzkleidung, Atemschutz etc.) bzw. der Bevölkerung (Schließen von Fenstern, Evakuierung). Bei dem Stichwort **Evakuierung** ist stets daran zu denken, dass Rundfunk- oder Fernsehdurchsagen auch bei der nicht betroffenen Bevölkerung unter Umständen eine Panik auslösen können. Eine Absprache mit der Polizei ist empfehlenswert. Ist die sofortige Behandlung von Beteiligten notwendig, so muss der LNA Art und Umfang der zu alarmierenden Rettungskräfte festlegen.

46.3.8 Sichtung

Eine **Sichtung** ist zur Versorgung von Patienten bzw. Verletzten immer dann notwendig, wenn ein extremes Missverhältnis zwischen der Zahl der Betroffenen und dem eingesetzten medizinischen Personal und/oder Material besteht. Diese Situation tritt klassischerweise bei Massenanfällen von Verletzten und Katastrophen auf. Die Sichtung ist eine **Notmaßnahme.** Sie dient hauptsächlich der Wahrung der Überlebenschancen möglichst vieler Hilfsbedürftiger. Ein zweites Ziel ist es, eine Überforderung der Helfer zu vermeiden, die ursächlich für das Zusammenbrechen der gesamten Hilfsstruktur wäre. Die Notwendigkeit der Sichtung endet immer dann, wenn es wieder möglich ist, jeden Patienten nach den Grundsätzen der Individualmedizin zu versorgen.

Der Ablauf der Sichtung entspricht grundsätzlich dem Vorgehen beim Basischeck der Notfallmedizin. Die Sichtung ist eine ärztliche Beurteilung und Entscheidung über die Priorität der medizinischen Versorgung von Patienten hinsichtlich Art und Umfang der Behandlung sowie über Zeitpunkt, Art und Ziel des Transports. Dabei ist zu beachten, dass die in der Notfallmedizin üblichen Möglichkeiten der Diagnostik nur sehr begrenzt vorhanden sind. Kenntnisse über den Unfallhergang und strukturierte Untersuchungen nach dem ABCDE-Schema und ggf. eine schnelle Traumauntersuchung sind wichtige Bestandteile der Sichtung. So kann schnell ermittelt werden, ob der Patient als kritisch oder nicht kritisch einzustufen ist.

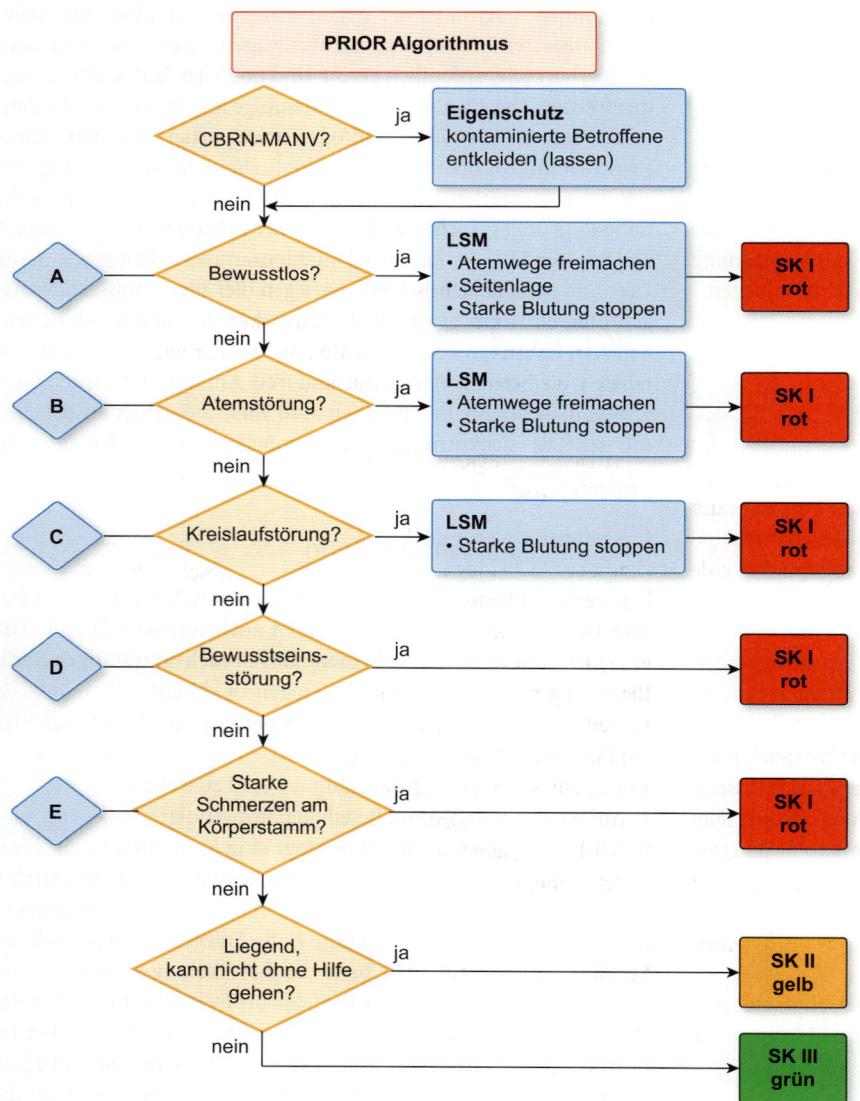

Abb. 46.7 Sichtungskategorien des PRIOR-Algorithmus [O1001/L143]

Vorsichtung

In dem **PRIOR-Algorithmus,** der 2014 vorgestellt wurde, wird eine mögliche Verlaufsbeschreibung der **Vorsichtung** vorgestellt. PRIOR ist ein Akronym und steht für **Primäres Ranking zur Initialen Orientierung im Rettungsdienst**. PRIOR ist ein Algorithmus für das ersteintreffende Rettungsmittel bei einer Großschadenslage und ist extra für Rettungsassistenten und Notfallsanitäter entwickelt worden, um eine **Vorsichtung** durchzuführen. Im Rahmen einer Übung wurden auch unerfahrene Einsatzkräfte wie Krankenpflegepersonal oder Polizisten für die Vorsichtung eingesetzt. Diese Kräfte konnten eine Vorsichtung binnen 10 Sekunden durchführen. Dabei wurde festgestellt, dass kaum ein Patient eine falsche Sichtungskategorie erhalten hatte (➤ Abb. 46.7).

Die Vorgehensweise ähnelt im Prinzip dem des normalen Notfalleinsatzes mit Beurteilung der Einsatzstelle mittels Erkundung, ob eine CBRN-Lage vorliegt, und der Entscheidung, ob Spezialkräfte wie eine Dekontaminationseinheit erforderlich sind.

> **MERKE**
> **CRBN-Lage**
> C = Chemische Gefahr
> B = Biologische Gefahr
> R = Radiologische Gefahr
> N = Nukleare Gefahr

> **MERKE**
> Die Vorsichtung durch den Rettungsassistenten oder Notfallsanitäter ersetzt nicht die ärztliche Sichtung.

Im Anschluss erfolgt die Ersteinschätzung nach dem bekannten ABCDE-Schema und bei entsprechender Indikation die Durchführung der lebensrettenden Sofortmaßnahmen wie Freimachen der Atemwege, Verbringen in die stabile Seitenlage und Stoppen starker Blutungen. Dann wird entschieden, ob der Patient gehen kann oder getragen werden muss und der Patient erhält eine Sichtungskategorie 1–3. Auf die sonst übliche Sichtungskategorie 4 wurde bewusst verzichtet.

Sichtungskategorien

Bei der Sichtung hat sich der Einsatz von **Sichtungskategorien** bewährt (auf den Begriff Triage soll verzichtet werden, da eine Assoziation mit dem Krankentötungsprogramm zur Zeit des Nationalsozialismus möglich ist). Die quantitative und qualitative Ausprägung der einzelnen Sichtungskategorien hängt entscheidend von der Art und Größe des Schadensereignisses und der regionalen Infrastruktur ab. Bei Katastrophen kommt es rein statistisch zu nachstehender ungefähren Verteilung der Sichtungskategorien:

- Kategorie SK1: 15 %
- Kategorie SK2: 20 %
- Kategorie SK3: 60 %
- Kategorie SK4: 5 %

Dabei ist zu bedenken, dass die Sichtung ein dynamischer Prozess ist. Dies bedeutet, dass die Einstufung der Patienten in die Kategorien unter Beachtung der an der Einsatzstelle vorhandenen Infrastruktur durchzuführen und kontinuierlich deren Veränderungen anzupassen ist. Eine Änderung der Lage bzw. des Zustands des Patienten beeinflusst somit unter Umständen auch immer die jeweilige Sichtungskategorie.

Sichtungskategorie SK 1 (rot): Sofortige Behandlung

In diese Kategorie fallen alle Patienten, die eine vitale Gefährdung aufweisen, die aber durch sofortige Behandlung zu beheben ist. Die durchzuführenden Maßnahmen richten sich dabei nach den therapeutischen und personellen Möglichkeiten sowie nach dem zur Verfügung stehenden Material.

Sichtungskategorie SK 2 (gelb): Dringende Behandlung

Der Patient ist schwer verletzt, bedarf auch dringend der medizinischen Intervention, befindet sich aber zurzeit nicht in einem vitalgefährdeten Zustand. Auch hier richtet sich der Zeitpunkt der Behandlung nach dem Gesamtpatientengut, den eigenen personellen Ressourcen und dem Verletzungsmuster.

Sichtungskategorie SK 3 (grün): Spätere Behandlung

Dabei handelt es sich um leicht oder unverletzte Patienten. Diese bedürfen einer nur geringen medizinischen Versorgung, es besteht keinerlei Lebensgefahr. Weiterhin können hier Personen eingestuft werden, die betreut werden müssen.

Sichtungskategorie SK 4 (blau): Betreuende Behandlung

Patienten, die aufgrund ihrer Verletzungsschwere und unter Beachtung der Gesamtlage wahrscheinlich das Geschehen nicht überleben werden. Ebenso wenig ist es möglich, ihren Zustand so zu stabilisieren, dass sie sicher transportiert werden können. Die Versorgung der Patienten beschränkt sich daher auf Schmerztherapie und Betreuung sowie, wenn sinnvoll und möglich, auf seelsorgerische Begleitung. Wie in keiner anderen Sichtungskategorie hängt hier die Einstufung vom Ausmaß der Schadenslage und den eigenen zur Verfügung stehenden Mitteln ab.

Auf die Sichtungskategorie SK5 (schwarz) für bereits tote Betroffene wird bei diesem System verzichtet. Personen die weder krank noch verletzt sind, werden vom Betreuungsdienst erfasst und registriert.

Sichtungsorganisation

Die **Sichtung** ist im Gegensatz zur Vorsichtung eindeutig eine ärztliche Aufgabe. Rettungssanitäter, Rettungsassistent und Notfallsanitäter müssen jedoch in der Lage sein, die Organisation der Maß-

996 46 Einsatzkonzepte

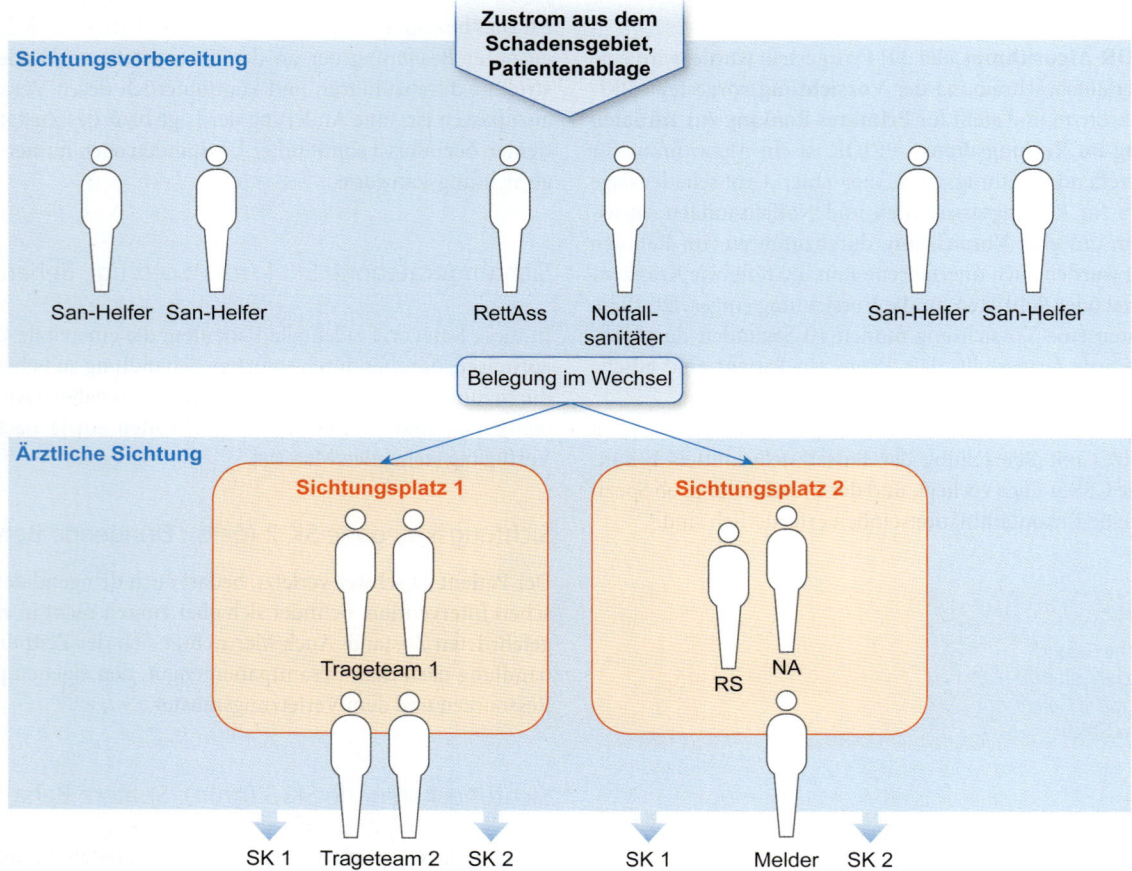

Abb. 46.8 Organisationsablauf im Sichtungsbereich [L231]

nahme vor, während und nach der Sichtung durchzuführen und zu begleiten (> Abb. 46.8). Bei der **Planung eines Sichtungsbereichs** wird damit gerechnet, dass das Sichtungsteam grundsätzlich nicht mit einer homogenen Patientengruppe konfrontiert wird. Neben den verschiedenartigen Verletzungsmustern der einzelnen Betroffenen können folgende Faktoren die Sichtung erschweren:
- Verletzte mit Vorerkrankungen (z. B. KHK, Asthma)
- Patienten extremen Alters (Säuglinge, Kleinkinder, Greise)
- Schwangere
- Psychisch oder physisch wenig belastbare Menschen
- Angehörige auf der Suche nach Vermissten
- Vertreter der Medien
- Schaulustige

Einige **Grundsätze** müssen **für die Funktion des Sichtungsplatzes** unbedingt berücksichtigt werden:
- Der Sichtungspunkt als integrativer Bestandteil des Behandlungsplatzes
- Deutliche Kennzeichnung des Sichtungspunktes
- Eindeutige Vereinbarung und Kennzeichnung von Übergabepunkten
- Einplanung eines Verletztenvorbereitungsraums vor dem Sichtungspunkt
- Absicherung des Sichtungspunkts durch Sicherheitskräfte

- Deutliche Kennzeichnung der Funktionsträger des Teams
- Registrierung aller Betroffenen während der Sichtung
- Optisch eindeutige Kennzeichnung der Sichtungskategorie
- Bei Nacht adäquate Beleuchtung des Sichtungsbereichs

Aufgaben des Sichtungsarztes

Bei der Sichtung hat naturgemäß der die Sichtung **durchführende Arzt** die größte Verantwortung im Team. Er muss dementsprechend einige **Voraussetzungen** erfüllen:
- Berufserfahrung in einsatzrelevanter Fachrichtung (z. B. Rettungsarzt, Anästhesist, Chirurg, Pädiater)
- Lange Einsatzerfahrung als Notarzt
- Gute Fähigkeiten in Menschenführung
- Hohe psychische/physische Belastbarkeit
- Ausbildung als LNA
- Gute Kenntnis der materiellen/personellen Situation im Einsatzgebiet
- Trainingserfahrung mit seinem Team

Wenn die notwendige Untersuchung im Rahmen der Sichtung strukturiert durchgeführt wird, dauert eine **Sichtung** nur 1–3 Minuten. Bei einem entsprechend großen Anfall von Patienten ist es aber notwendig, dass mehrere Sichtungsteams parallel arbeiten. Nur so lässt sich der Zeitbedarf für die Sichtung der Betroffenen in vertretbaren Grenzen halten. Die Verlaufskontrolle wird immer von dem Arzt durchgeführt, der auch die erste Sichtung vorgenommen hat, da nur er die Veränderungen richtig beurteilen kann.

Aufgaben des Rettungsdienstpersonals im Sichtungsbereich

Die Aufgaben des Sanitätspersonals im Sichtungsbereich sind abhängig vom Arbeitsplatz. Am Arbeitsplatz **Verletztenvorbereitungsraum** ergeben sich folgende Aufgaben:
- Lebensrettende Sofortmaßnahmen
- Registrierung aller ankommenden Verletzten (Nummerncode, Registrierbogen, Verletztenanhängekarte)
- Erstellung einer groben Sichtungsreihenfolge (z. B. Schwerverletzte vor Gehfähigen)
- Entkleiden der Patienten
- Gegebenenfalls Dekontamination
- Wärmeerhaltung (mit Decken)
- Registrierung von Wertsachen
- Registrierung und Verpacken von Kleidung und Eigentum der Patienten

Am Arbeitsplatz **Sichtungspunkt** ergeben sich folgende Aufgaben:
- Qualifizierte Schreibkraft (Ausfüllen der Verletztenanhängekarte, Ausfüllen des Patientenregistrierbogens, Anhängen der jeweiligen Sichtungskarten [rot, gelb, grün, blau])
- Melder (ständige Kommunikation mit Leiter Transport, Versorgungsbereich, Verletztenvorbereitungsraum, Leiter Schadensgebiet)
- Tragetrupp (reibungsloser Abtransport zur Weiterversorgung)

Dokumentation bei der Sichtung

Die Dokumentation bei der Sichtung ist integrativer Bestandteil des Sichtungsvorgangs. Neben den Verletztenanhängekarten finden folgende Hilfsmittel neben der digitalen Datenerfassung (➤ Kap. 46.3.4) Anwendung bei der Patientendokumentation:

Nummerncode

Bei einem Mischsystem aus Namen und Nummern kommt es schnell zu Missverständnissen. Ein **Nummerncode** sollte folgende Eigenschaften besitzen: eindeutige Zuordnung zum Sichtungsteam, Quittiermöglichkeit durch den Sichtungsarzt, eindeutige Zuordnung zum jeweiligen Patienten.

Der Nummerncode muss verwechslungsfrei am Patienten angebracht werden. Es bietet sich dazu die Beschriftung eines Unterarmes oder der Stirn mit einem wasserfesten dicken Filzstift an. Der gleiche Code muss auch auf Wertsachen und Kleidersäcken des Patienten, den Laborröhrchen, der Verletztenanhängekarte, dem **Protokollbogen Sichtung** und dem **Protokollbogen Transport** vermerkt und eindeutig lesbar sein.

Protokollbogen Sichtung bzw. Protokollbogen Transport

Ein solcher Bogen sollte grundsätzlich geführt werden, um nach dem Einsatz bzw. während des Einsatzes überprüfen zu können, ob ein Patient noch auf dem Behandlungsplatz ist oder diesen bereits in Richtung Zielklinik verlassen hat. Am Einsatzende müssen die Bögen, die am Sichtungspunkt geführt wurden, und die Bögen, die vom Transportleiter geführt wurden, dieselben Patienten ausweisen. Die einzige zulässige Abweichung sind auf dem Behandlungsplatz verstorbene Patienten.

Begleitkarte

Neben der Registrierung von Evakuierten kann diese Karte auch als Karteikarte zur Überwachung der Lebensmittel- oder Kleiderausgabe genutzt werden. Ferner sollte sie auch als Ausweis zum Betreten und Verlassen von Auffangstellen benutzt werden.

Ausweisbezugskarte

Diese Karte wird von den Einsatzkräften des Betreuungsdienstes bei der Essensausgabe bzw. der Zuteilung von Notunterkünften ausgegeben. Das Original der Karte bleibt als Ausweis beim Betroffenen. Der erste Durchschlag geht zur Auskunftsstelle, die grüne Karte bleibt als Karteikarte bei der Leitung der Notunterkunft, die rosa Karte wird als Essensmarke benutzt.

46.3.9 Aufgaben des Organisatorischen Leiters Rettungsdienst (OrgLRD)

Die Aufgaben des Organisatorischen Leiters Rettungsdienst (OrgLRD) liegen ausschließlich im organisatorisch-taktischen Bereich und stellen sich wie folgt dar und sind z. B. in § 7 *NRettDG* (Niedersächsisches Rettungsdienstgesetz) geregelt:
- Beurteilung der Schadenslage unter taktischen Gesichtspunkten
- Festlegung des Standorts von Patientenablage und Behandlungsplatz etc.
- Organisation des Abtransports in die festgelegten Zielkrankenhäuser
- Beachtung der Unfallverhütungsvorschriften
- Assistenz des LNA

Alle Aufgaben erfordern zu deren effektiver Bewältigung die enge Zusammenarbeit mit dem Einsatzleiter der Feuerwehr und dem Leitenden Notarzt sowie einer eventuell vor Ort eingerichteten Örtlichen Einsatzleitung oder einer Technischen Einsatzleitung.

46.4 Katastrophe

46.4.1 Rechtliche Grundlagen der Katastrophenmedizin

Grundsätzlich fällt der **Katastrophenschutz** in der Bundesrepublik in die originäre Zuständigkeit der 16 Bundesländer. Dies bedeutet, dass jedes Bundesland seine eigenen Konzepte zur Bewältigung von Großschadenslagen entwickelt bzw. entwickelt hat. Der Bund beteiligt sich am sanitätsdienstlichen Katastrophenschutz nur noch insofern, als er den Ländern vom Bund beschaffte Fahrzeuge und Ausrüstungen für den Katastrophenschutz zur Verfügung stellt und einen Teil der Personalkosten trägt (➤ Kap. 57).

Regelungen der Länder

Die Regelungen der Länder unterscheiden sich z. T. wesentlich. Die rettungsdienstliche Regelversorgung ist in allen Ländern in den Landesgesetzen über den Rettungsdienst sowie den Notfall- und Krankentransport (RettDG, LRDG) geregelt (➤ Kap. 57.8.9). Je nach Bundesland sind die Strukturen zur Bewältigung einer Katastrophe im Landesgesetz über den Brandschutz, die allgemeine Hilfe und den Katastrophenschutz (LBKG) sowie die anhängigen Dienstvorschriften festgeschrieben.

In Niedersachsen übernimmt die Leitung der Katastrophenbekämpfung der **Hauptverwaltungsbeamte (HVB)** der Katastrophenschutzbehörde (Landrat). Der HVB übernimmt die Führung des Katastrophenschutzstabs. Zur Seite stehen ihm die Leiter der sechs Sachgebiete der jeweiligen **Stabsbereiche und deren Fachberater.** Der Stab wird in den Katastrophenschutzgesetzen nur erwähnt. Seine Organisation ergibt sich in Deutschland überwiegend einheitlich aus Verwaltungsvorschriften.

> **MERKE**
> **Katastrophenschutzstab**
> Die Aufteilung Katastrophenschutzstab sieht folgende Sachgebiete vor:
> - Sachgebiet 1: Personal und Innerer Dienst
> - Sachgebiet 2: Lage
> - Sachgebiet 3: Einsatz
> - Sachgebiet 4: Versorgung
> - Sachgebiet 5: Presse und Medienarbeit
> - Sachgebiet 6: Informations- und Kommunikationswesen

> **PRAXISTIPP**
> Der Katastrophenschutzstab befindet sich normalerweise nicht an der Einsatzstelle, sondern in speziell ausgerüsteten Räumen, die z. B. im Kreishaus zu finden sind.

46.4.2 Definition einer Katastrophe

Bei einer Katastrophe handelt es sich um ein Geschehen, bei dem eine Vielzahl von Menschen oder Sachwerten in ungewöhnlichem Maß geschädigt oder gefährdet sind. Der Katastrophenschutz muss eingreifen, um die Lage zu bewältigen und die Gefährdung zu beseitigen.

> **MERKE**
> Eine Katastrophe ist ein über das Großschadensereignis hinausgehendes Ereignis mit einer wesentlichen Zerstörung oder Schädigung der örtlichen Infrastruktur, das im Rahmen der medizinischen Versorgung mit den Mitteln und Einsatzstrukturen des Rettungsdienstes allein nicht bewältigt werden kann.

Bei der konsequenten Anwendung der Begriffsdefinition wird klar, dass die **Unterscheidung zwischen Großschadenslage und Katastrophe** im Allgemeinen nicht mit numerischen Größen fassbar ist, sondern eine Funktion von örtlichen bzw. regionalen Gegebenheiten und der Infrastruktur – insbesondere der rettungsdienstlichen Ressourcen und dem Ausmaß der Zerstörung wirtschaftlicher und sozialer Gefüge – ist.

Die meisten Bundesländer gehen davon aus, dass sich der Katastrophenfall aus einer Großschadenslage entwickelt. Da es nicht sinnvoll ist, bestehende Strukturen der Großschadenslage zu deinstallieren, um die Strukturen des Katastrophenschutzes an deren Stelle zu setzen, belässt man diese und ergänzt sie nach den Katastrophenschutzgesetzen der Länder. In diesem Fall findet man Strukturen und Begriffsbestimmungen der Großschadenslage (z. B. LNA) und der Katastrophe nebeneinander. **Ziel** ist, dass die Katastrophendefinition so spät wie möglich zur Anwendung kommt.

Katastrophenmedizin und **Individualmedizin** im alltäglichen Rettungsdienst arbeiten zwar mit ähnlichen Methoden, die Ziele sind jedoch unterschiedlich. Steht bei der Rettungsmedizin der einzelne Patient im Mittelpunkt der Tätigkeit, ist es bei der Katastrophenmedizin die betroffene Gruppe. Es ist naheliegend, dass es durch den relativen oder absoluten Mangel an Personal und/oder Material nur möglich sein kann, die vorhandenen Ressourcen sinnvoll und gerecht unter den Betroffenen aufzuteilen.

Aus einsatztaktischen Gründen unterscheidet man **abgeschlossene Katastrophen,** z. B. Einstürze, Flugzeugabstürze oder Bahnunfälle, und **nicht abgeschlossene Katastrophen,** z. B. Brände, Hochwasserlagen, Giftgasemissionen etc.

> **PRAXISTIPP**
> Diese Unterscheidung sagt jedoch nichts über das Maß der Eigengefährdung der Helfer aus. Auch bei abgeschlossenen Schadensereignissen können Helfer erheblich gefährdet sein.

Häufig gehen Katastrophen auch mit einer Zerstörung oder Beeinträchtigung der gewohnten Infrastruktur einher.

> **MERKE**
> Ziel jeder Katastrophenhilfe, insbesondere der medizinischen, ist es, die bestmögliche Hilfe für die größtmögliche Zahl Betroffener zur rechten Zeit am richtigen Ort zu leisten, damit möglichst viele Betroffene überleben.

Ablaufphasen einer Katastrophe

Phase 1: Isolation

Eine organisierte Hilfe ist noch nicht möglich. Die Hilfe ist spontan und unkoordiniert. Der Verletztentransport wird improvisiert, eine adäquate Versorgung ist Zufall. Diese Phase kann je nach Ausprägung des Gesamtereignisses einige Minuten bis mehrere Stunden dauern.

46.4 Katastrophe

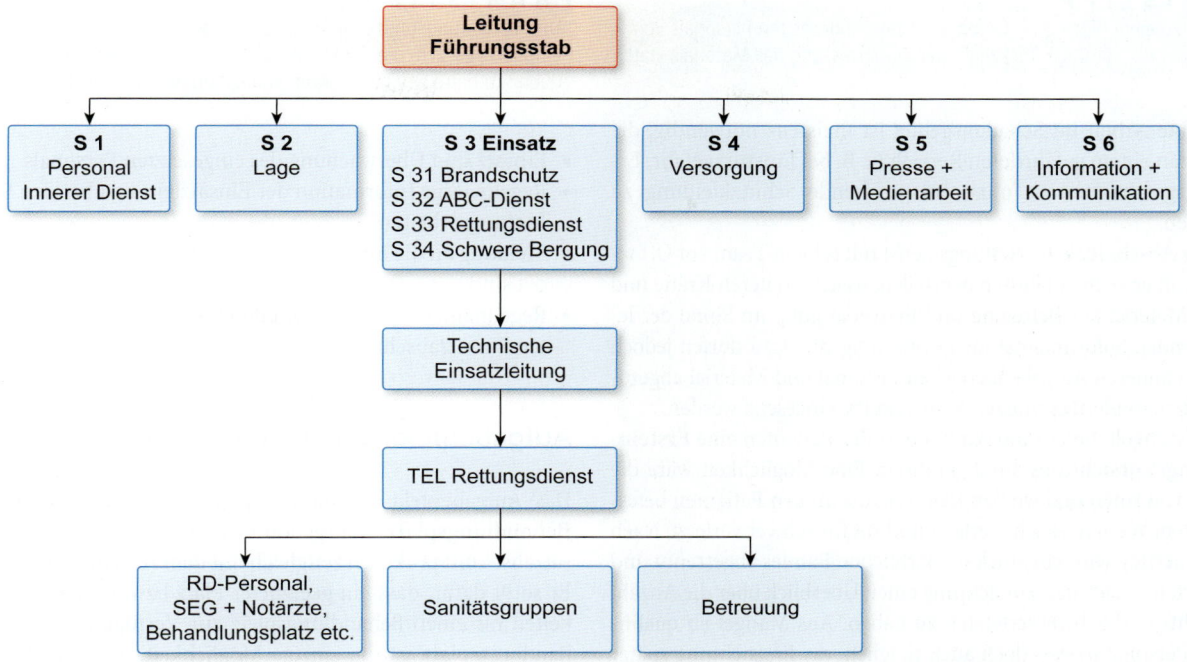

Abb. 46.9 Beispiel für die rettungsdienstliche Leitungsebene des Katastrophenschutzes [L231]

Phase 2: Retten

Es steht der Einsatz geschulter Helfer im Vordergrund. Dies bedeutet den Einsatz von Rettungsdienst, LNA, SEG, Zügen des Katastrophenschutzes und vergleichbarer Strukturen, die koordinierte Hilfe leisten. Diese Phase kann Stunden bis Tage dauern.

Phase 3: Wiederherstellung

In diese Phase der Katastrophe fällt die Wiederherstellung der regionalen Infrastruktur, z. B. der Wiederaufbau von Krankenhäusern nach Erdbeben. Die Phase Wiederherstellung kann Tage bis Jahre in Anspruch nehmen.

46.4.3 Rettungsdienstliche Leitungsebenen des Katastrophenschutzes

In Bundesländern wie Schleswig Holstein ist die rettungsdienstliche Leitungsebene im Katastrophenfall genau geregelt. Die **Technische Einsatzleitung (TEL)** ist die gesamtverantwortliche Führungskraft am Einsatzort und gehört zum Sachgebiet S3 Einsatz des Führungsstabs. Das Sachgebiet S3 Einsatz wird aus rettungsdienstlicher Sicht aus Vertretern der Hilfsorganisation, dem ÄLRD oder LNA bzw. OrgLRD besetzt und dient als Fachberater. Die **Technische Einsatzleitung Rettungsdienst (TEL Rettungsdienst)** besteht aus dem OrgLRD und dem LNA und muss laut einer Landesverordnung 30 Minuten nach der Alarmierung ihre Arbeit aufnehmen. Die TEL Rettungsdienst arbeitet eng mit der TEL zusammen, übernimmt die organisatorische Leitung der medizinischen Maßnahmen und führt die rettungsdienstlichen Einsatzabschnitte. Die TEL trifft die erforderlichen Entscheidungen zur Gefahrenabwehr an der Einsatzstelle (> Abb. 46.9).

46.4.4 Einsatzablauf bei einer Katastrophe

Anfang der 1990er-Jahre betrug die Vorlaufzeit, bis der Katastrophenschutz griff, noch Tage. Seit der Neuordnung des Katastrophen- und Zivilschutzes, u. a. mit Institutionalisierung von flächendeckenden Schnelleinsatzgruppen oder Medical Task Forces (> 46.4.5), konnte dieses Intervall auf Minuten bis Stunden verkürzt werden.

Wie der Einsatzablauf einer Katastrophe beeinflusst werden kann, ist in den einzelnen Katastrophenschutzgesetzen der Länder beschrieben. Hier wird beispielhaft eine Möglichkeit eines Einsatzablaufs dargestellt. Um den Einsatz zu strukturieren, ist er in verschiedene Aufgabenfelder mit einem jeweils verantwortlichen „Leiter" gegliedert.

Aufgabenfeld: Schadensgebiet

Im Einsatz wird zunächst der **Abschnittsleiter Rettungsdienst** für das Aufgabenfeld Schadensgebiet ernannt. Diese Führungskraft ist für die Verbringung der primär geretteten Betroffenen zum Behandlungsplatz verantwortlich. Ferner muss er im bzw. am Schadensgebiet Patientenablagen organisieren. Dabei ist eine enge Absprache mit der Einsatzleitung notwendig, um eine Gefährdung der sanitätsdienstlichen Einsatzkräfte im Schadensgebiet zu vermeiden.

> **PRAXISTIPP**
> Sollte es zu einer plötzlichen Gefährdung des eingesetzten Personals kommen, findet der sofortige Rückzug unter Zurücklassung des Materials statt.

Die direkte Arbeit im Schadensgebiet ist meistens notwendig, die Tätigkeit in einem gefährdeten Bereich (z. B. bei Einsturzgefahr, Erstickungsgefahr etc.) ist ohne entsprechende Schutzkleidung zu vermeiden.

Da der Abschnittsleiter Rettungsdienst mit seinem Team vor Ort tätig ist, kann er auch am besten beurteilen, welche weiteren Kräfte und welches Material zur Befreiung und Erstversorgung im Sinne der lebensrettenden Sofortmaßnahmen notwendig ist. Dazu dürfen jedoch nicht von anderen Aufgabenbereichen Personal und Material abgezogen werden, sondern es müssen Reservekräfte eingesetzt werden.

Es ist sinnvoll, bereits am Auffindeort der Patienten eine **Ersteinschätzung/Vorsichtung** durchzuführen. Eine Möglichkeit wäre die Vergabe von roten und weißen Bändern, die an den Patienten befestigt werden. Weiß für leicht verletzt und rot für schwer verletzt. Nach der Markierung wird ein Stück des farblichen Bandes abgetrennt und archiviert, um nach der Vorsichtung einen Überblick über die Anzahl der Leicht- und Schwerverletzten zu haben. Aus Mangel an qualifiziertem Personal ist es jedoch auch möglich, die Erstsichtung später am Behandlungsplatz durchzuführen. Dennoch gilt:

> **MERKE**
> Schwerverletzte werden vor Leichtverletzten zum Behandlungsplatz transportiert.

In einer Einsatzsituation mit erheblichen **Zusatzgefahren,** z. B. bei Bahnunfällen in verqualmten Tunnelstrecken, wird nach dem Grundsatz verfahren, dass der erste Patient als Erster versorgt wird. Bei Unfällen mit Bussen, Zügen etc. ist oft die primäre Rettung von Leichtverletzten notwendig, um an eingeklemmte und Schwerverletzte zu gelangen. Einsatztaktisch ist es sinnvoll, im Schadensgebiet wenige Rettungssanitäter, Rettungsassistenten, Notfallsanitäter und Notärzte einzusetzen, da diese qualifizierten Kräfte auf dem Behandlungsplatz dringend gebraucht werden. Sie sollten im Schadensgebiet eher die Kontrolle über die Einsatzkräfte mit geringerer Qualifikation übernehmen. Ihre Aufgabe ist die Durchführung qualifizierter lebensrettender Maßnahmen bei eingeklemmten Patienten, also die Anlage von Infusionen, Intubation oder die Schmerzbekämpfung.

Die **Aufgaben des Abschnittsleiters Rettungsdienst** lassen sich folgendermaßen zusammenfassen:
- Verantwortlichkeit für den Eigenschutz des Teams
- Gefährdungsbeurteilung
- Raumordnung organisieren
- Ausreichend Reserven bilden
- Festlegung der Arbeitsschwerpunkte (z. B. Stabilisierung eingeklemmter Patienten, erste Sichtung, Aufbau von Patientenablagen)
- Personal- und Materialanforderung zur schonenden Rettung von Patienten
- Personal- und Materialanforderung für die Durchführung lebensrettender Sofortmaßnahmen
- Aufbau einer effektiven Kommunikation mit der Einsatzleitung

> **PRAXISTIPP**
> Um Verwirrung und eine Überlastung des Funkverkehrs zu vermeiden, empfiehlt es sich, die Funkkommunikation vor Ort auf einer anderen Frequenz zu betreiben als die Kommunikation mit der Einsatzleitung.

- Einsatz und Überwachung des eingesetzten Personals
- Regelmäßige Information der Einsatzleitung über den Stand der Rettungsarbeiten
- Meldung an die Einsatzleitung, wenn die Rettungsarbeiten beendet sind
- Regelmäßige Absprache mit den übrigen Leitern der benachbarten Einsatzabschnitte

Aufgabenfeld: Behandlungsplatz

Das Aufgabenfeld Behandlungsplatz wird vom **Abschnittsleiter Behandlungsplatz** wahrgenommen. Dieser etabliert seinen Einsatzabschnitt praktisch zeitgleich mit dem Abschnittsleiter Rettung. Er sorgt dafür, dass ein geeigneter Platz bzw. geeignete Räumlichkeiten für einen Behandlungsplatz zur Verfügung stehen. Der Behandlungsplatz ist die einzige Möglichkeit, bei einer Katastrophe die Patienten mit vergleichsweise geringem Personalaufwand den Umständen entsprechend zu versorgen. Je nach der Größe der Schadenslage kann man einen Behandlungsplatz nur in zwei **Versorgungsabschnitte** für Leicht- und Schwerverletzte teilen oder es kann die klassische Einteilung des Behandlungsplatzes in vier Abschnitte gewählt werden (➤ Abb. 46.10).

Der **Abschnittsleiter Behandlungsplatz** setzt sein Team für seinen Aufgabenbereich eigenständig sinnvoll ein. Er informiert die Einsatzleitung über den Fortgang der Arbeit und kommuniziert direkt mit den Abschnittsleitern Rettung und Transport. Es ist für die Sichtungsentscheidung und letztlich auch für die Behandlung der Patienten von großer Wichtigkeit, dass die Veränderung der Lage den verantwortlichen Ärzten und dem Leiter Behandlungsplatz aktuell mitgeteilt wird. Natürlich muss er auch der Einsatzleitung mitteilen, wann der erste Patient am Behandlungsplatz ankommt und der letzte abtransportiert wurde.

Aufgabenfeld: Transportkoordination

Das Aufgabenfeld Transportkoordination beinhaltet die Tätigkeit nach der Versorgung der Patienten. Sobald die Patienten zum Transport vorbereitet sind, fallen sie in den Aufgabenbereich des **Abschnittsleiters Transport**. Diesem Abschnittsleiter kommt eine hohe Verantwortung zu. Nach Absprache mit dem LNA legt er die genaue Transportreihenfolge, das Transportziel und das geeignete Transportmittel fest.

In Absprache mit dem Abschnittsleiter Transport informiert die Einsatzleitung die aufnehmenden Krankenhäuser. Aufnahmekapazitäten von Krankenhäusern müssen ihm sofort von der Einsatzleitung mitgeteilt werden. Einsatzfähige Transportmittel sprechen direkt den Abschnittsleiter Transport an. Letztlich stellt er eine „Leitstelle" vor Ort dar. Je nach Umfang der Aufgabe kann es sinnvoll

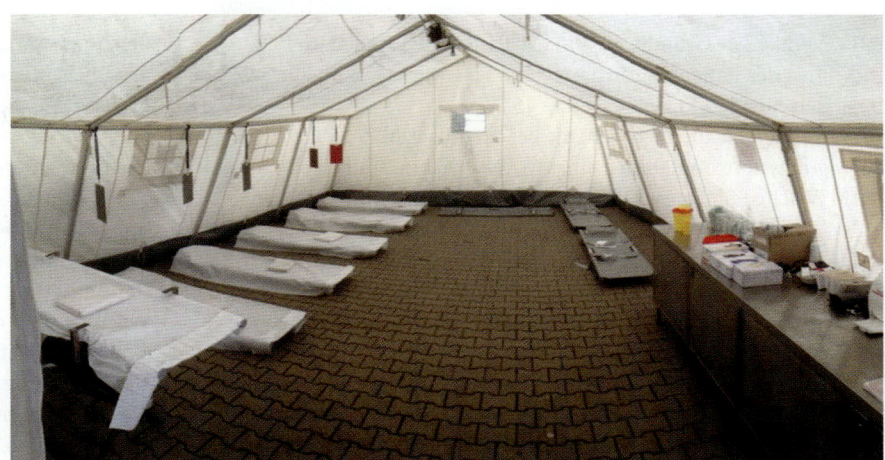

Abb. 46.10 Einsatzbereiter Behandlungsplatz [O990]

sein, dass der Abschnittsleiter Transport Unterführer mit Detailaufgaben betraut. Diese Unterführer sind dann für den Krankenkraftwagenhalteplatz, den Hubschrauberlandeplatz und die Kommunikation verantwortlich. Sie unterstehen direkt dem Leiter Transport.

Zusammengefasst hat der Abschnittsleiter Transport folgende **Aufgaben:**

- Aufbau und Betrieb eines Rettungsmittelhalteplatzes bzw. RTH-Landeplatzes
- Unterhaltung eines Übergabepunktes vom Behandlungsplatz zum Rettungsmittel
- Enge Zusammenarbeit mit der Leitstelle
- Koordination des Patiententransports
- Führung der Unterführer in seinem Bereich
- Absprache mit Behandlungsplatz bzw. benachbarten Leitern
- Ständige Information der Einsatzleitung

Aufgabenfeld: Nachschub und Bereitstellung

Das Aufgabenfeld Nachschub und Bereitstellung stellt den letzten Abschnitt für einen optimalen Einsatzablauf dar. Bei größeren Einsätzen ist die Einrichtung eines **Abschnittsleiters Bereitstellung** unbedingt notwendig. Diese Führungskraft organisiert Bereitstellungsräume für weitere Kräfte und Fahrzeuge. Hierzu gehören Absprachen mit der Polizei bezüglich des Freihaltens von Rettungswegen, der Sperrung und Koordinierung des Luftraums und anderes mehr. Seine Aufgabe ist es, auf Anforderung der Einsatzleitung die Kräfte zu entsenden. Unter die Koordination des Abschnittsleiters Bereitstellung sollten alle Kräfte gestellt werden, die nicht direkt unter der Führung von Feuerwehr und Polizei stehen.

PRAXISTIPP
Während des Einsatzes werden auch Medienvertreter vom Leiter Bereitstellung und seinem Team betreut, um so Störungen im Einsatzgebiet selbst zu vermeiden.

46.4.5 Medical Task Force

In der Bundesrepublik sind an über 60 Standorten sog. **Medical Task Forces** (MTF) errichtet worden. Eine MTF ist ein arztbesetzter Einsatzverband und ist in einheitlich gegliederten Teileinheiten wie Führungsgruppe, Logistik, Behandlung, Transport und sogar Dekontamination aufgebaut und wurde für den Schutz der Bevölkerung gegründet. Eine MTF hat die Möglichkeit, Patienten zu dekontaminieren, einen Behandlungsplatz zu errichten und auch Transportkapazitäten zur Verfügung zu stellen. Eine MTF ist als eine taktische Einheit zu verstehen und ist überörtlich/überregional bei einem MANV (ÜMANV) in ungefähr 60–90 Minuten verfügbar. Bei Katastrophen, Großschadenslagen und planbaren Ereignissen wie Großveranstaltungen kann die MTF zum Einsatz kommen.

Wiederholungsfragen

1. Wer ist für die Erstellung einer Alarm- und Ausrückeordnung zuständig (➤ 46.1.1)?
2. Wie erfolgt die Bearbeitung eines Notrufs in der Leitstelle (➤ 46.1.2)?
3. Nennen Sie die Schlüsselkompetenzen, über die ein Leitstellendisponent verfügen sollte (➤ 46.1.2).
4. Welche Hinweise können im Einsatzstichwort für die anrückenden Einsatzkräfte enthalten sein (➤ 46.1.3)?
5. Beschreiben Sie die Durchführung eines Standardeinsatzes im Rettungsdienst (➤ 46.2).
6. Wie funktioniert die sog. nächste Fahrzeugstrategie im Rahmen der Auswahl des zu alarmierenden Rettungsmittels durch die Leitstelle (➤ 46.2.1)?
7. Nennen Sie die sechs wesentlichen Inhalte der Rückmeldung an die Leitstelle (➤ 46.2.3).
8. Nennen Sie die drei Abschnitte des Führungskreises (➤ 46.2.3).
9. Nennen Sie die vier Phasen der Lageerkundung (➤ 46.2.3).
10. Welche Maßnahmen führen Sie als ersteintreffendes Rettungsmittel bei einer Großschadenslage durch (➤ 46.2.3)?

11. Nennen Sie Gründe, warum das Patientengespräch im Rahmen des Patiententransports eine sehr wichtige Aufgabe des betreuenden Kollegen ist (▶ 46.2.7).
12. Nennen Sie die Kriterien, die bei der Auswahl der Versorgungsstufe im Rahmen eines MANV wichtig sind (▶ 46.3).
13. Welche Führungskräfte können zur Einsatzleitung gehören (▶ 46.3.1)?
14. Welche Maßnahmen werden im Rahmen einer Großschadenslage an der Patientenablage durchgeführt (▶ 46.3.3)?
15. Welches Material neben dem medizinischen Material benötigen Sie, um einen Behandlungsplatz zu errichten (▶ 46.3.3)?
16. Nennen Sie die Anforderungen an eine Verletztenanhängekarte (▶ 46.3.4).
17. Nennen Sie die vier Phasen im Ablauf eines MANV (▶ 46.3.7).
18. Benennen Sie die Aufgaben des LNA im Rahmen der Versorgung bei einem MANV (▶ 46.3.7).
19. Erklären Sie die vier Sichtungskategorien (▶ 46.3.8).
20. Welche Aufgaben hat das Rettungsdienstpersonal im Verletztenvorbereitungsraum bei einer Sichtung (▶ 46.3.8)?
21. Wie lauten die Aufgaben des Organisatorischen Leiters Rettungsdienst (▶ 46.3.9)?
22. Wie sind die sechs Teilbereiche eines Katastrophenschutzstabs unterteilt (▶ 46.4.1)?
23. Worin besteht der Unterschied zwischen der Individualmedizin und der Katastrophenmedizin (▶ 46.4.2)?
24. Nennen Sie die Aufgaben des Abschnittsleiters Rettungsdienst im Rahmen des Einsatzablaufs im Rahmen einer Katastrophe (▶ 46.4.4)?

Auflösung Fallbeispiel

Verdachtsdiagnose

Massenanfall von Verletzten (MANV)

Erstmaßnahmen

Die Lage ist als sicher und abgeschlossen zu werten. Auch die Einsatzstelle ist sicher und mit CBRN-Gefahren ist nicht zu rechnen. Das RTW-Team erkundet nun die weiteren Sitzreihen und führt eine Vorsichtung der Patienten durch. Während der Teamleiter die Vorsichtung durchführt, dokumentiert der Kollege die Ergebnisse, um anschließend eine erneute Lagemeldung an die Leitstelle abzugeben. Bestandteile der Lagemeldung sind die konkrete Lage, die Anzahl der Verletzten sowie die Nachforderung technischer Hilfeleistung durch die Feuerwehr zur Rettung des eingeklemmten Busfahrers. Dabei wird auch auf die räumlichen Besonderheiten hingewiesen und es werden Hinweise für den Anfahrtsweg der weiteren Einsatzkräfte gegeben. Aufgrund der Rückmeldung löst die Rettungsleitstelle einen MANV-2-Alarm aus (örtliche Alarmstufe). Sie alarmiert neben OrgLRD und LNA noch weitere Einsatzkräfte anhand der vor Ort üblichen Alarm- und Ausrückeordnung.

Nur 2 Minuten später trifft der erste Notarzt an der Einsatzstelle ein. Das zuerst eingetroffene RTW-Team übergibt die Einsatzstelle an den Notarzt. Der Notarzt entscheidet, dass sich ein Notfallsanitäter des ersteingetroffenen RTW um die Raumordnung kümmern soll und beauftragt den Teamleiter des RTW mit der Errichtung eines Behandlungsplatzes.

Nach weiteren 10 Minuten treffen der OrgLRD und der LNA ein. Der Teamleiter des RTW erhält den Auftrag, vorerst die Abschnittsleitung des Behandlungsplatzes zu übernehmen.

Diagnose

Massenanfall von Verletzten (MANV)

WEITERFÜHRENDE LITERATUR

Bundesamt für Bevölkerungsschutz und Katastrophenhilfe – KatS Dv 100
Bundesamt für Bevölkerungsschutz und Katastrophenhilfe – Rahmenkonzept MTF
DIN 13050:2009–02. Beuth Verlag
DIN EN 1789:2010–11. Beuth Verlag
Feuerwehrdienstvorschrift 100
Haan, W., Grönheim, M., Willems, J. (Hrsg.): Sanitätsdienst. Elsevier/Urban & Fischer, München, 2009
Peter, H.: Notarzt und Rettungsassistent beim MANV – Aufgaben des zuerst eintreffenden Rettungsteams. Stumpf und Kossendey, Edewecht, 3. Aufl., 2001
Positionspapier DBRD e. V. Künftige Qualifikation von Leitstellendisponenten
Schläfer, H.: Das Taktikschema: Grundlagen der Einsatzführung. Kohlhammer, Stuttgart, 4. Aufl., 1998
Secchi, A., Ziegenfuß, T.: Checkliste Notfallmedizin. Thieme, Stuttgart, 4. Aufl., 2009
Wölfl, C., Matthes, G.: Unfallrettung Einsatztaktik, Technik und Rettungsmittel. Schattauer, Stuttgart, 2010
Zeitschrift Rettungsdienst. SK-Verlag 37. Jahrg. 8 (2014)

KAPITEL 47

Oliver Peters

Behandlungsalgorithmen (SOP – Standard Operation Procedures)

47.1	**Grundlagen und Begriffe** 1004	**47.2.3**	Phase 3: Notfallspezifische Handlungsvorgaben .. 1007
47.1.1	Rechtssicherheit für das Personal 1005	47.2.4	Phase 4: Transport 1009
47.1.2	Algorithmen – Abkehr vom Notarztsystem? 1006	47.2.5	Phase 5: Einsatznachbereitung 1010
47.2	**Aufbau und Struktur** 1006	**47.3**	**Konzeption und Philosophie** 1010
47.2.1	Phase 1: Eintreffen an der Einsatzstelle und ABCDE-Schema 1007	**47.4**	**Erarbeitung, Implementierung und Fortschreibung** 1010
47.2.2	Phase 2: Kategorisierung 1007		

Szenario

Ein RTW wird am Sonntagmorgen gegen 5.30 Uhr mit dem Einsatzstichwort „akute Luftnot" in eine Neubausiedlung in seinem Einsatzgebiet gerufen. Der Notarzt muss aus dem Nachbarlandkreis kommen, da der örtliche Notarzt derzeit gebunden ist. Auf dem RTW versieht erstmalig ein neuer Kollegen seinen Dienst. Bisher hat er in einem anderen Bundesland im Rettungsdienst gearbeitet. Beide Teammitglieder sind Notfallsanitäter und haben vereinbart, sich in der Transportführerposition abzuwechseln.

Die Anfahrt verläuft ohne besondere Vorkommnisse. Vor Ort wird das Team von einer aufgeregten Frau, ca. 45 Jahre alt, schon vor dem Haus erwartet. Sie berichtet, dass ihr Sohn, ca. 15 Jahre alt, einen schweren Asthmaanfall hat. Ihr Mann wäre bei dem Jungen und hätte ihm schon sein Spray gegeben.

Beim Patienten angekommen, hört man schon beim Betreten des Zimmers ein exspiratorisches Giemen, Brummen und Pfeifen. Der Junge sitzt auf dem Schoß des Vaters. Er ist ansprechbar und unruhig. Es fällt eine Lippenzyanose auf. Der Vater zeigt dem RTW-Team das Sultanolspray, welches er seinem Sohn bereits zweimal verabreicht hat. Der Junge beantwortet Fragen ohne Zeichen einer ausgeprägten Sprechdyspnoe. Die Atmung ist normofrequent. Bei der Auskultation zeigt sich eine Bronchospastik. Die Lunge ist beidseitig belüftet. Der Thorax hebt und senkt sich regelhaft. Die Haut ist normal warm, der periphere Puls ist gut tastbar und normofrequent. Die Rekapillarisierungszeit liegt unter 2 Sekunden.

In Absprache mit den Eltern werden 2,5 mg Sultanol Fertiginhalat mittels Verneblermaske appliziert. Weiterhin wird dem Jungen ein i. v. Zugang installiert; darüber werden 50 mg Solu Decortin H verabreicht. Anschließend wird er zum RTW gebracht. Der neue Kollege bereitet alles vor und legt das Mittel Bronchospasmin hin. Auf den verwunderten Blick des Notfallsanitäters, entgegnet er, dass er das Mittel nun auch verabreichen würde. In den Algorithmen des zuständigen ÄLRD ist dies jedoch nicht vorgesehen.

Inhaltsübersicht

47.1 Grundlagen und Begriffe

- Aufgrund struktureller Veränderungen im Gesundheitswesen wird sich das Aufgabenspektrum des Rettungsfachpersonals und insbesondere des Notfallsanitäters zukünftig erweitern.
- Für die Praxis müssen klare Handlungsvorgaben und -anweisungen in Form sog. Algorithmen erarbeitet werden, die ein strukturiertes, standardisiertes und nachvollziehbares Vorgehen am Notfallort erlauben.
- Algorithmen sind nach dem Wenn-dann-Prinzip strukturierte und in Form von Fließdiagrammen aufgebaute Handlungsanweisungen und -vorgaben.
- Algorithmen im Rettungsdienst stellen eine systematische und effiziente Möglichkeit zur Verbesserung der Prozess- und Ergebnisqualität des Rettungsdienstes dar.

47.2 Aufbau und Struktur

- Algorithmen werden in fünf Phasen unterteilt:
  – Phase 1: Eintreffen an der Einsatzstelle und ABCDE-Schema
  – Phase 2: Kategorisierung
  – Phase 3: Notfallspezifische Handlungsvorgaben
  – Phase 4: Transport
  – Phase 5: Einsatznachbereitung

47.3 Konzeption und Philosophie

- Die hier beispielhaft gezeigten Algorithmen werden in acht verschiedenen Notfallkategorien und anhand von 28 Notfalldiagnosen so standardisiert, bedarfsgerecht gestaltet und konkretisiert, dass der Anwender dieser Algorithmen in die Lage versetzt wird, mehr als 95 % des Rettungsdienstalltags sicher und einheitlich abzuarbeiten.

47.4 Erarbeitung, Implementierung und Fortschreibung

- Die Implementierung von Algorithmen sollte immer in enger Abstimmung und unter Verantwortung eines verantwortlichen Arztes erfolgen – idealerweise, wo bereits etabliert, dem Ärztlichen Leiter Rettungsdienst –, damit ein Konsens bezüglich der Inhalte und der Maßnahmen besteht und die formulierten Empfehlungen und Standards akzeptiert werden.
- Algorithmen sind nicht als feste und starre Behandlungsvorschriften misszuverstehen: Ihre Inhalte müssen regelmäßig hinsichtlich Effizienz und wissenschaftlicher Aktualität überprüft, die Empfehlungen regelmäßig infrage gestellt und ggf. durch neue, gesicherte Empfehlungen ergänzt oder geändert werden.

47.1 Grundlagen und Begriffe

Die Folgen der strukturellen Veränderung im Gesundheitswesen für den Rettungsdienst sind auch nach der Schaffung des Berufsbildes des Notfallsanitäters nicht absehbar. Man kann lediglich erahnen, welche Defizite beispielsweise aus der zunehmenden Umstrukturierung der Krankenhauslandschaft und der drohende Fachkräftemangel im Bereich des ärztlichen und des nichtärztlichen Personals entstehen werden. Längere Transportzeiten und der

Wegfall von Notarztstandorten scheinen dabei die offensichtlichsten Auswirkungen zu sein.

Klar ist, dass sich das **Aufgabenspektrum für das Rettungsfachpersonal** und insbesondere für die Notfallsanitäter deutlich erweitern wird. Eine zwingende Forderung hierfür bleibt die flächendeckende Institutionalisierung des Ärztlichen Leiters Rettungsdienst, der für seinen Rettungsdienstbereich die medizinische Verantwortung übernehmen muss und damit auch für die Qualität des Rettungsfachpersonals zuständig ist.

Für die Tätigkeit des Rettungsfachpersonals in der Praxis müssen regelmäßig **klare Handlungsvorgaben und -anweisungen** erarbeitet werden, die ein strukturiertes, standardisiertes und nachvollziehbares Vorgehen am Notfallort erlauben.

Als ideale Möglichkeit, derart klare Handlungsvorgaben und -anweisungen systematisch umzusetzen und anwendbar zu machen, haben sich sog. **Algorithmen** klinisch sowie präklinisch bewährt. Algorithmen sind nach dem Wenn-dann-Prinzip strukturierte und in Form von Flussdiagrammen aufgebaute Handlungsanweisungen und -vorgaben.

In den angloamerikanischen Ländern und auch in Deutschland versteht man in der Notfallmedizin unter dem Begriff Algorithmus eine Darstellung von Entscheidungsbäumen und Flussdiagrammen. Diese geregelten und beschriebenen Abläufe führen (bei Einhaltung) zu einer gleichbleibenden hohen Qualität, unabhängig vom diensthabenden Kollegen oder der Tageszeit. Ständige Improvisation oder individuelles Handeln nach eigenen Erfahrungen gehören durch Verwendung vorgegebener und geregelter Handlungsempfehlungen dann der Vergangenheit an. Einzelne Abweichungen sind dann erlaubt, wenn sie begründbar und nachvollziehbar sind. Durch eine systematische Umsetzung und insbesondere durch die konsequente Einbeziehung in die Aus-, Fort- und Weiterbildung des Personals, ist es dann auch in der Notfallmedizin möglich, allgemein anerkannte, aktuelle Leitlinien und Behandlungsempfehlungen flächendeckend umzusetzen bzw. einzuhalten. Durch ihren einfachen, logischen Aufbau und eindeutig definierte Ja-/Nein-Entscheidungen, sind sie leicht erlernbar und bieten entsprechende aktuelle Problemlösungen. Geordnet nach Prioritäten werden Einzelentscheidungen und Maßnahmen in einen folgerichtigen Ablauf gebracht, sodass auch komplexe Behandlungsrichtlinien übersichtlich und damit praktikabel werden. Im Rahmen eines Qualitätsmanagementsystems wird so auch eine zielführende und eindeutige Fehlersuche und -beschreibung möglich. Diese können innerhalb eines Algorithmus identifiziert und gelöst werden. Der Nutzen von Algorithmen ist nicht nur in angloamerikanischen – überwiegend paramedizinisch orientierten – Rettungsdienstsystemen bewiesen, die sog. Standing Orders oder Protocols schon seit über 30 Jahren einsetzen (z. B. in den USA oder in England). Spätestens seit der Einführung des Mega-Code-Trainings zur optimierten Abarbeitung eines Herz-Kreislauf-Stillstands oder einzelner Notfallbilder, sind diese Algorithmen auch im deutschen Rettungsdienst bekannt und mittlerweile bundesweit etabliert.

Auch die von diversen medizinischen Fachgesellschaften und -verbänden empfohlenen, übergeordneten Anweisungen innerhalb der Notfallmedizin, werden in Form von Algorithmen formuliert und fixiert, z. B. die Reanimationsrichtlinien (ERC- oder AHA-Algorithmen), die diversen Standards zur Traumaversorgung (PHTLS-, ITLS- oder die klinische Variante die ATLS-Algorithmen) und viele mehr.

Ein häufiges Vorurteil gegenüber Algorithmen ist die angeblich fehlende Möglichkeit, flexibel reagieren zu können und nicht vom vorgegebenen Algorithmus abweichen zu dürfen. Diese Aussage ist falsch. Algorithmen zeigen einen **strukturierten Lösungsweg und Handlungsrahmen** auf, bei dem im Einzelfall begründbare Abweichungen mitunter sogar zwingend notwendig sind. Es ist essenziell für ein solches System zu erkennen, dass ein Algorithmus niemals alle Eventualitäten darstellen kann. Wird z. B. in einem Algorithmus zur Versorgung beim Myokardinfarkt die Nitrogabe als Handlungsempfehlung an- und vorgegeben, muss der Anwender selbstverständlich in der konkreten Situation vor Ort am Patienten die Frage nach der Einnahme von potenzsteigernden Präparaten in den letzten 24 Stunden oder andere Kontraindikationen, wie z. B. eine bekannte Unverträglichkeit erfragen. Werden diese bejaht, muss die Nitrogabe, obgleich im Algorithmus beschrieben, „begründet" unterlassen werden. Algorithmen stellen somit kein System dar, in dem ein stumpfes und automatisiertes Anwenden von Handlungsvorgaben gewünscht bzw. erreicht werden soll. Im Gegenteil: Anwender von Algorithmen müssen definitiv über deutlich mehr (Hintergrund-)Wissen verfügen als „nur" die in den Algorithmen aufgeführten Maßnahmen zu kennen und anzuwenden. Die Anwender müssen zwingend „mitdenken", um z. B. erkennen zu können, wann es sich beispielsweise eben nicht um ein „typisches" akutes Koronarsyndrom handelt und aufgrund der besonderen Situation und Symptomatik des Patienten entsprechend begründet vom vorgegebenen Algorithmus abgewichen werden muss. Allerdings muss auch deutlich sein, dass die Versorgung bestimmter Krankheitsbilder mit den dafür vorgesehenen Algorithmen die Regel sein wird und nur in Ausnahmefällen – eine begründbare – Abweichung von dieser Regelversorgung notwendig ist.

47.1.1 Rechtssicherheit für das Personal

Ein weiteres wichtiges Argument für die Etablierung von Algorithmen ist die **Rechtssicherheit für das Personal**, den Arbeitgeber und den Träger des Rettungsdienstes. Hält sich das eingesetzte Personal an die Algorithmen und kann dies durch die richtige Dokumentation auch nachweisen, besteht sowohl bei der Ausführung invasiver Maßnahmen – die in den Algorithmen enthalten sind – als auch bei Komplikationen eine deutlich größere Rechtssicherheit, da sich das Personal an die Anweisungen, z. B. des Ärztlichen Leiters Rettungsdienst und an den allgemeinen Stand von Wissenschaft und Technik, gehalten hat. Auch stellen sie nicht nur eine Verbesserung der Rechtssicherheit für den einzelnen Mitarbeiter dar, sondern ebenfalls für den ÄLRD oder den Träger des Rettungsdienstes. Denn wer nicht sagt bzw. in einem Algorithmus beschreibt, was erlaubt ist, unterbindet auch nichts. In der aktuellen Zeit stellt sich ansonsten die Frage nach einem Organisationsverschulden.

47.1.2 Algorithmen – Abkehr vom Notarztsystem?

Befürwortern eines solchen Systems wird häufig nachgesagt, ein Paramedic-System einführen zu wollen. Keinesfalls dienen Algorithmen dazu, den Notarzt überflüssig zu machen. Vielmehr geht es darum, einen bedarfsgerechten Einsatz zu sichern. Das bedeutet, der Notarzt muss an den Einsatzort, an dem er auch tatsächlich benötigt wird, was auch im Algorithmus mit dem Verweis „Notarzt-Ruf" gesichert werden kann. Gerade aber auch vor dem Hintergrund des **zunehmenden Ärztemangels** können über die konsequente Einführung, Anwendung und Überprüfung von Algorithmen bedarfsgerechte und effiziente Lösungen gesucht und gefunden werden, z.B. indem bestimmte Einsätze durch das Rettungsfachpersonal allein versorgt werden. In Kombination mit neuen und praxiserprobten Möglichkeiten der Telemetrie, z.B. in Form von Telemedizin, Telekonsultation oder Telenotarzt, ergeben sich sogar noch weitere zukunftsweisende Möglichkeiten.

Aber Algorithmen bieten noch ganz andere **Möglichkeiten.** Eingebunden in ein ganzheitliches und umfassendes Konzept, stellen Algorithmen eine systematische und effiziente Möglichkeit zur **Verbesserung der Prozess- und Ergebnisqualität des Rettungsdienstes** dar.

Ein solches ganzheitliches **Algorithmenkonzept** für den Rettungsdienst wird in diesem Beitrag vorgestellt. Das Besondere an diesem Konzept ist, dass sich die Handlungsvorgaben für das Rettungsfachpersonal nicht auf die Beschreibung einzelner Krankheitsbilder beschränken, sondern den gesamten Einsatzablauf vom Einsatzbeginn bis zur Übergabe des Patienten in der Klinik abdecken und diese Handlungsvorgaben dennoch übersichtlich und praktikabel sind (➤ Abb. 47.1).

47.2 Aufbau und Struktur

Um das Rettungsdienstteam im gesamten Einsatzablauf unterstützen zu können, wurden die Algorithmen in fünf Phasen unterteilt:
- Phase 1: Eintreffen an der Einsatzstelle und ABCDE-Schema
- Phase 2: Kategorisierung
- Phase 3: Notfallspezifische Handlungsvorgaben
- Phase 4: Transport und Übergabe
- Phase 5: Einsatznachbereitung

Mit diesen fünf Phasen lassen sich alle Einsätze nach einem einheitlichen, standardisierten Verfahren mit gleichbleibender Qualität abarbeiten. Der große Vorteil bei dieser fünfphasigen Gliederung der Algorithmen ist, dass vier dieser fünf Phasen (die Phasen 1, 2, 4 und 5) unabhängig vom Notfallereignis immer „gleich" sind und dass lediglich die Phase 3 in Abhängigkeit von der jeweiligen Spezifität des Notfalls „anders" ist. Dadurch stellt sich bei **Anwendung dieser Algorithmen** sehr schnell ein hohes Maß an **Routine** und damit **Handlungssicherheit** ein, was im Weiteren wiederum sehr schnell zu einem hohen Maß an Handlungskompetenz führt. Darüber hinaus kommt es durch den hohen Anteil gleichbleibender, verinnerlichter, automatisierter Handlungsabläufe zu einer **Reduktion des Einsatzstresses** beim Anwender sowie einer **vermehrten Aufmerksamkeit und Konzentration** auf etwaige Besonderheiten oder Auffälligkeiten abseits der Routine.

Ein weiterer Vorteil liegt darin, dass auch das Vermitteln und Erlernen der Algorithmen aufgrund der einfachen, klaren und gleichbleibenden Struktur und Inhalte schnell und gut gelingt und die daraus resultierenden Erfolgserlebnisse zudem sehr motivierend sind.

Weiterhin lässt sich in den nächsten Jahren, in der die Umstellung vom Rettungsassistenten zum flächendeckenden gesetzlich

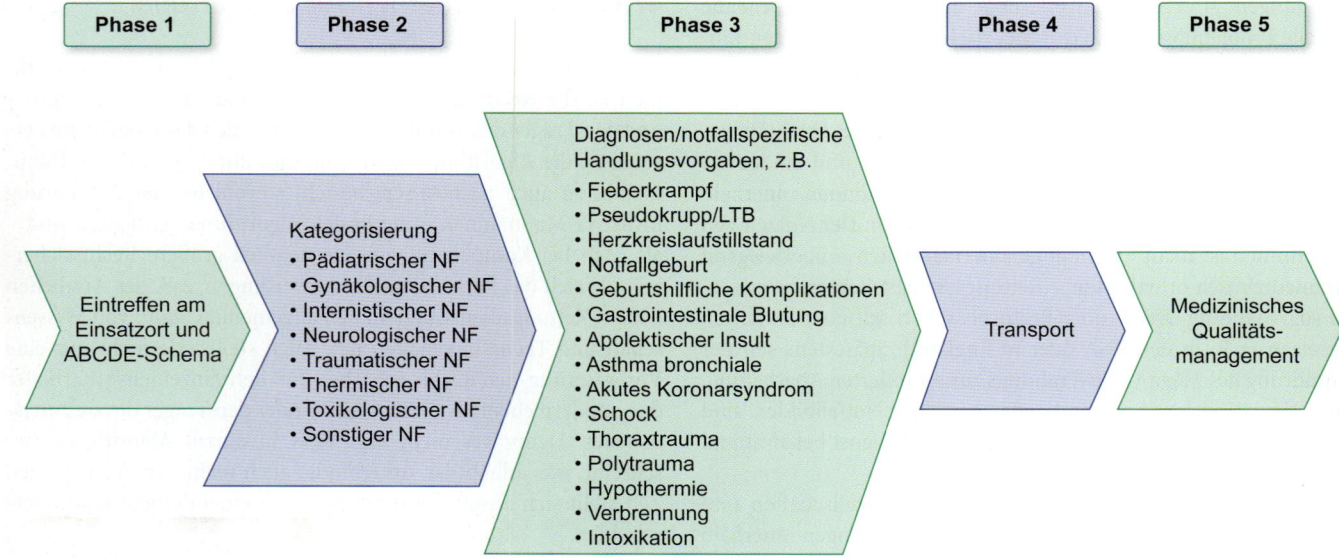

Abb. 47.1 Der Weg der Algorithmen [R134/L143]

festgeschriebenen Einsatz von Notfallsanitätern vollzogen wird, auch hier eine differenzierte Unterteilung der jeweilig spezifischen Maßnahmen nach Ausbildungsstand darstellen.

Die Darstellung der Algorithmen erfolgt in übersichtlichen, schematischen Flussdiagrammen unter Verwendung von drei einfachen Symbolen:
- Ellipse = Anfang und Ende
- Raute = Entscheidungsfeld Ja/Nein
- Kästchen = Maßnahme

Durch diese drei einfachen Symbole wird das Verstehen, Aufnehmen und Verinnerlichen der einzelnen Abläufe erleichtert. Durch eine unterschiedliche Farbgestaltung können dann auch fachliche Zuordnungen, gerade in der Umstellungsphase des Rettungsassistenten zum Notfallsanitäter gut dargestellt werden.

47.2.1 Phase 1: Eintreffen an der Einsatzstelle und ABCDE-Schema

Diese erste Phase nach dem Eintreffen an der Einsatzstelle dient – nach der Überprüfung der Einsatzstelle auf mögliche Gefährdungen und ggf. deren Beseitigung (Lagefeststellung und -beurteilung) – der **Sicherung oder Wiederherstellung der lebenswichtigen Vitalfunktionen,** d.h., von Bewusstsein, Atmung und Kreislauf. Diese Phase ist bei jedem Notfallereignis gleich und dauert meist weniger als 2 Minuten.

47.2.2 Phase 2: Kategorisierung

Nach der Sicherung oder Wiederherstellung der Vitalfunktionen erfolgt in der zweiten Phase die **Kategorisierung des Notfallereignisses** hinsichtlich der acht verwendeten Kategorien:
- Pädiatrischer Notfall
- Gynäkologischer Notfall
- Internistischer Notfall
- Traumatologischer Notfall
- Thermischer Notfall
- Toxikologischer Notfall
- Neurologischer Notfall
- Sonstiger Notfall

Aus der Kategorisierung ergibt sich im nächsten Schritt gleichzeitig eine Limitierung und Auswahl der möglichen Verdachtsdiagnosen (➤ Kap. 47.1), die anschließend in Abhängigkeit von dieser Verdachtsdiagnose eine spezifische, aber dennoch standardisierte Vorgehensweise in Phase 3 zur Folge hat.

Eine Kategorisierung des Notfallereignisses erfolgt häufig bereits mit der Notfallmeldung bzw. Alarmierung durch die Leitstelle, sodass sie vor Ort nur noch bestätigt werden muss. Vereinzelt wird eine Korrektur dieser Kategorisierung oder die Kombination von Kategorien und Verdachtsdiagnosen notwendig, z.B. bei einem Patienten, der aufgrund eines Herzinfarkts beim Autofahren einen Verkehrsunfall verursacht. Auch die Phase 2 ist bei jedem Notfallereignis gleich und dauert meist weniger als 15 Sekunden.

47.2.3 Phase 3: Notfallspezifische Handlungsvorgaben

In der dritten Phase werden die für die einzelnen Verdachtsdiagnosen und Notfallbilder spezifischen Handlungsvorgaben detailliert beschrieben. Die **Überprüfung der Verdachtsdiagnose** kann mithilfe der im Algorithmus zu Beginn aufgezeigten Symptome sehr schnell erfolgen. Danach erfolgt die **Abarbeitung der Basismaßnahmen,** die sich innerhalb der Algorithmen häufig wiederholen, z.B.
- Lagerung,
- Sauerstoffgabe mit Angabe des erforderlichen Flows,
- Basismonitorring,
- ggf. Legen eines peripher venösen Zugangs.

Im Anschluss an die Basismaßnahmen folgen die **erweiterten spezifischen Maßnahmen** wie
- Medikamentengabe,
- Volumensubstitutionen mit kristalloiden Lösungen,
- Durchführung erforderlicher Manipulationen, z.B. die Reposition oder der transkutane Schrittmachereinsatz.

Schließlich erfolgen in dieser dritten Phase auch weitere Maßnahmen, wie die **Gabe spezieller Notfallmedikamente.** Diese können in der Darstellungsweise gut die verschiedenen Kompetenzen, gerade in der Umstellungsphase vom Rettungsassistenten zum Notfallsanitäter, die je nach Bundesland noch bis 2026 andauern wird, unterteilen. Hell dargestellt die Maßnahmen des bisherigen Rettungsfachpersonals (➤ Abb. 47.2). In Blau die speziellen Maßnahmen des Notfallsanitäters (➤ Abb. 47.3). Aber auch die darüber hinausgehenden Kompetenzen, die dann durch das ärztliche Rettungsdienstpersonal, z.B. durch den Notarzt, ergriffen werden, dargestellt in den grünen Feldern (➤ Abb. 47.4), sind übersichtlich enthalten. Daran wird deutlich, dass Algorithmen in keinem Widerspruch zum Teamgedanken des Rettungsdienstes stehen. Im Gegenteil, es zeigt sich eine höchst effektive **Optimierung der Teamarbeit** während des Einsatzes durch klare Beschreibung und Zuordnung von Aufgaben, Maßnahmen und Verantwortlichkeiten

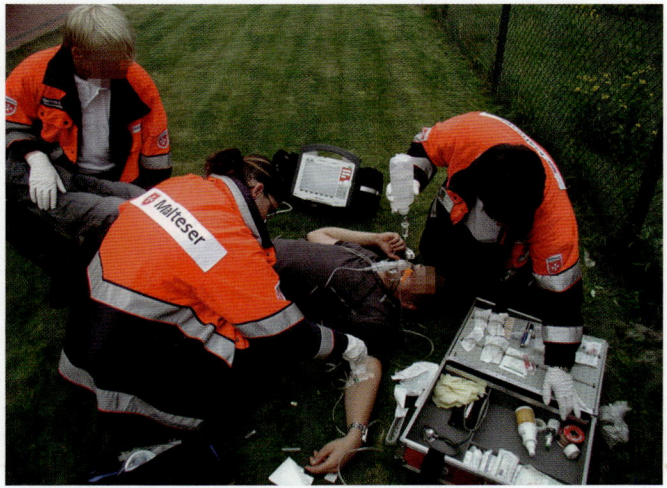

Abb. 47.2 Versorgung eines anaphylaktischen Schocks [P101]

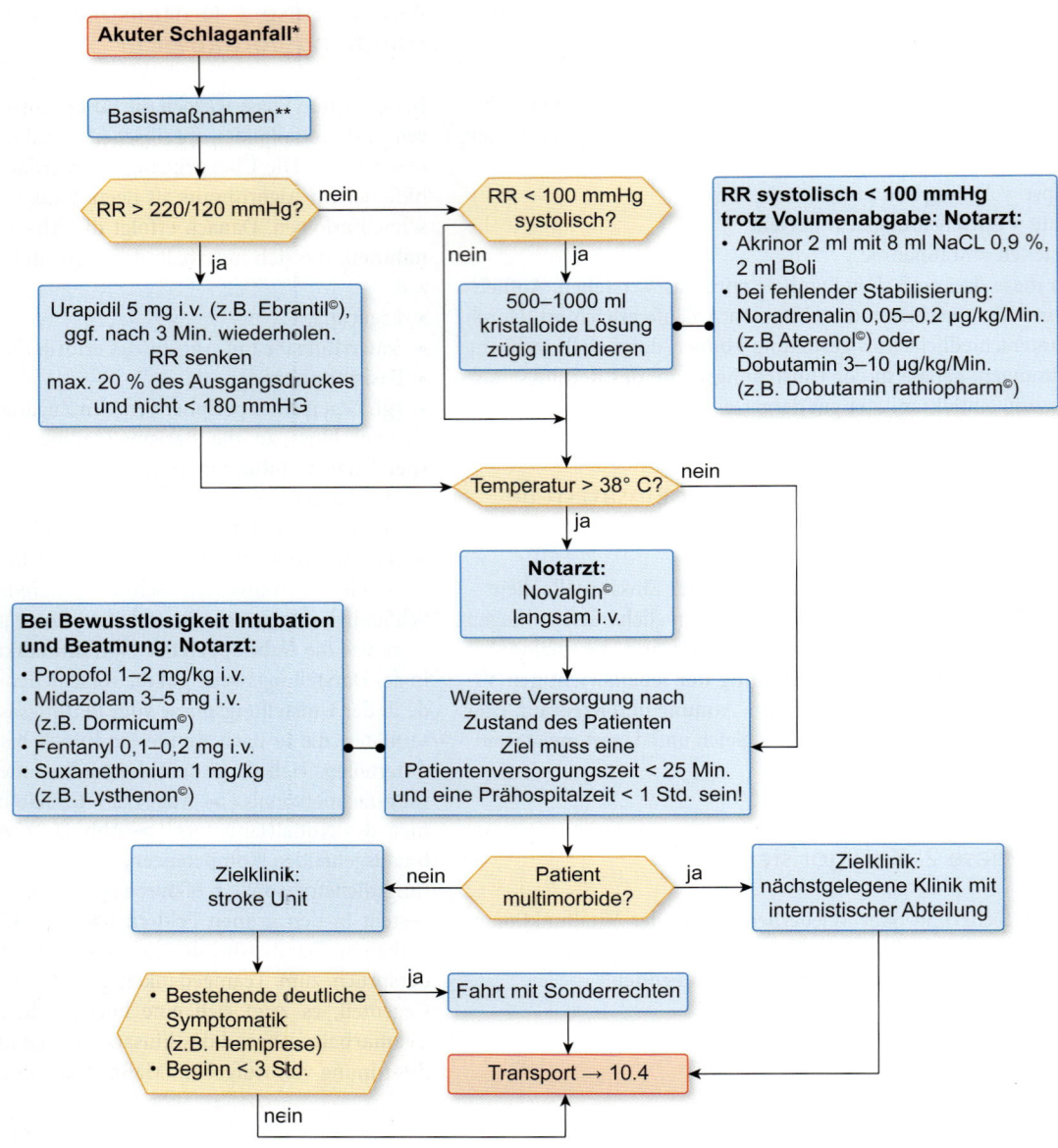

Abb. 47.3 Algorithmus „Akuter Schlaganfall" [P101/L231]

*Symptome FAST-Schema***

Bewusstseinstörungen bzw. Bewusstlosigkeit, Übelkeit, Erbrechen, neurologische Störungen (z.B. Aphasie, Sehstörungen, Paresen, Blickdeviation), Kopfschmerzen, Cheyne-Stokes-Atmung, Einnässen, Einkoten, Meningismus, Pupillendifferenz

***FAST
Face: Asymmetrie beim Lächeln? Ja/Nein
Arm: beide Arme strecken Seitendifferenz, Absinken, Eindrehen Ja/Nein
Speech: verwaschen und undeutlich? Ja/Nein
Time: Einer der Tests „neu positiv"?
→ Hinweis für einen akuten Schlaganfall

**Basismaßnahmen:

Lagerung: ansprechbarer Pat. wenn RR > 100 mmHg systolisch Oberkörperhochlage etwa 30°, sonst flach;
O$_2$-Gabe 4–8 l/Min., Wärmeerhaltung, Monitoring, BZ-Messung, Temperaturmessung, i.v. Zugang, Laborblut

Nachalarmierung des Notarztes beim akuten Schlaganfall

- RR > 220 mmHg systolisch
- RR < 100 mmHg systolisch
- GCS < 11

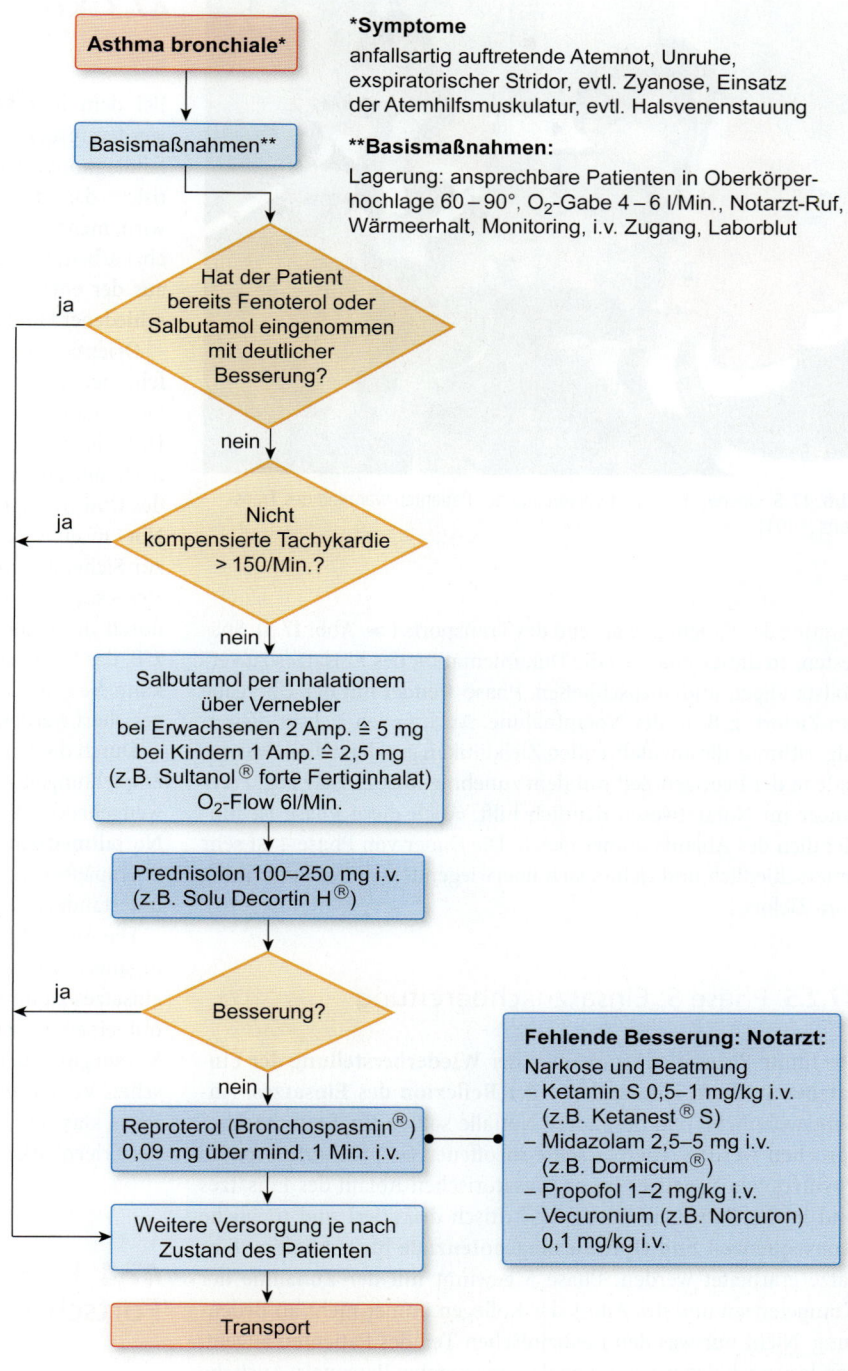

Abb. 47.4 Algorithmus „Asthma bronchiale" [R134/L143]

(➤ Abb. 47.2). Phase 3 endet immer damit, dass die Versorgung so weit abgeschlossen wurde, dass der Patient transportfähig ist und die Vorbereitung sowie die Durchführung des Transports (= Phase 4) erfolgen kann. Die Phase 3 dauert meist 3–10 Minuten.

Die in ➤ Abb. 47.3 und ➤ Abb. 47.4 exemplarisch dargestellten spezifischen Algorithmen (Phase 3) sind drei von zurzeit 28 Notfallalgorithmen. Alle Algorithmen wurden von Rettungsassistenten, Notfallsanitätern und Notärzten gemeinsam mit dem Ziel erarbeitet, notfallmedizinisches Wissen mit den heutigen Qualitätsmaßstäben zu verbinden und zugleich bedarfsgerechte „Spielregeln" für das Rettungsfachpersonal im Rettungsdienstalltag zu definieren.

47.2.4 Phase 4: Transport

Die vierte Phase dient der Sicherstellung einer adäquaten **Transportvorbereitung und -durchführung** inkl. der sicheren Fixierung von Patienten und Ausrüstung sowie der Überwachung und Ver-

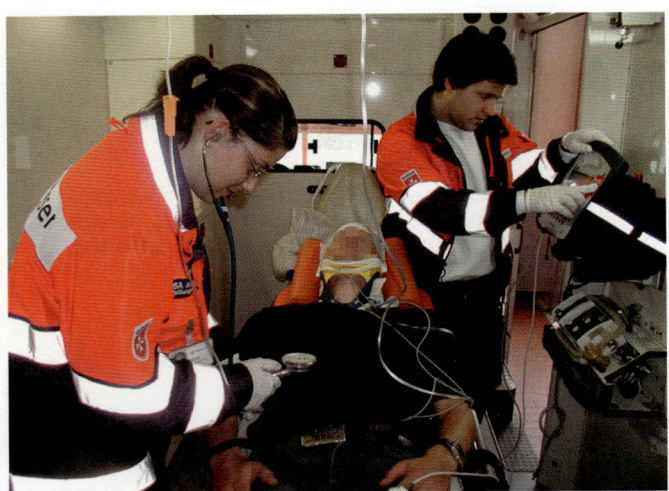

Abb. 47.5 Überwachung und Versorgung des Patienten während des Transports [P101]

sorgung des Patienten während des Transports (➤ Abb. 47.5). Spätestens in dieser Phase ist die Dokumentation des Einsatzes zu vervollständigen und abzuschließen. Phase 4 endet mit der Übergabe am Zielort, z. B. in der Notaufnahme. Auch lassen sich in diesem Algorithmus die anzufahrenden Zielkliniken gut darstellen, was gerade in der heutigen Zeit mit dem zunehmenden Einsatz sog. Freelancer im Notarztwesen deutlich hilft. Auch diese Phase ist hinsichtlich des Ablaufs immer gleich. Die Dauer von Phase 4 ist sehr unterschiedlich und richtet sich überwiegend nach der Entfernung vom Zielort.

47.2.5 Phase 5: Einsatznachbereitung

Die fünfte Phase dient zum einen der **Wiederherstellung der Einsatzbereitschaft,** zum anderen der **Reflexion des Einsatzes.** Außergewöhnliche und besondere Notfälle sollten im Team nachbesprochen werden. Hierbei sollte in offener Gesprächsatmosphäre Positives wie Negatives im organisatorischen Ablauf des Einsatzes und in der Patientenversorgung kritisch diskutiert und mögliche **Konsequenzen und Optimierungspotenziale** für zukünftige Einsätze erarbeitet werden. Phase 5 gewinnt mit der Zunahme der Kompetenzen und des Alters der Kollegen immer mehr an Bedeutung. Nicht nur was den medizinischen Teil des Patienten angeht, sondern auch den psychischen des eingesetzten Personals. Auch die Aufarbeitung der Einsatzdaten zum medizinischen Qualitätsmanagement gehört zur Einsatznachbereitung. Hierbei wird anhand von festgelegten Prüfmerkmalen für den jeweiligen Notfall ausgewertet, ob die empfohlenen Maßnahmen im Notfallgeschehen um- bzw. eingesetzt wurden. Die Daten werden anhand der Einsatzprotokolle abgefragt. **Ziel der Auswertung** ist es, vor allem durch Darstellung des Erreichten und Motivation, den Qualitätsstandard der Rettungswache zu fördern. Zusätzlich lässt sich ggf. die Ermittlung von weiterem Schulungsbedarf aufzeigen.

47.3 Konzeption und Philosophie

Bei dem hier vorgestellten ganzheitlichen **Algorithmenkonzept** werden insgesamt in acht verschiedenen Notfallkategorien 28 Notfalldiagnosen so standardisiert, bedarfsgerecht gestaltet und konkretisiert, dass der Anwender dieser Algorithmen in die Lage versetzt wird, mehr als 95 % des Rettungsdienstalltags sicher und einheitlich abzuarbeiten. Die Auswahl der verwendeten Notfallbilder ergab sich aus der empirischen Auswertung von realen Einsatzspektren verschiedener ländlich und städtisch geprägter Rettungsdienste.

Orientiert an Leitsymptomen und aktuellen Behandlungsempfehlungen, werden diese Algorithmen für das gesamte Rettungsfachpersonal zu **Checklisten strukturierten Handelns,** mit deren Hilfe sich einzelne Notfall- und Krankheitsbilder standardisiert und nachvollziehbar abarbeiten lassen. Dies stellt gerade in einer Zeit des Umbruchs, in der der Notfallsanitäter die Umstellung von einer Not- in eine Regelkompetenz erfährt, einen guten Lösungsansatz zur Sicherstellung einer optimalen Patientenversorgung sowie zur Verbesserung der Handlungssicherheit des Personals dar. Nur durch die regelmäßige Übernahme der verschiedenen Aufgaben, z. B. das Legen eines periphervenösen Zugangs oder die Intubation, kann die geforderte „Beherrschung" der Maßnahme auch weiterhin gesichert werden.

Durch die Verwendung von allgemein akzeptierten Behandlungsempfehlungen/-richtlinien innerhalb der Algorithmen erfolgt eine weitgehende **Verhinderung subjektiver oder experimenteller Notfallmedizin,** z. B. der Einsatz wissenschaftlich nicht gesicherter Therapieformen oder das Nichtanwenden/Ignorieren zeitgemäßer und standardisierter Behandlungsmethoden.

Die Algorithmen helfen, ein diagnostisches, therapeutisches und organisatorisches Durcheinander bereits im Vorfeld eines Notfalleinsatzes zu unterbinden. Der Einsatz von **Algorithmen** leistet somit einen wesentlichen **Beitrag zur Sicherheit und optimalen Versorgung** der Patienten in der präklinischen notfallmedizinischen Versorgung. Sie sind sicherlich nicht „allumfassend", doch muss klar sein, dass ein Übermaß an Einzelalgorithmen zulasten der Erlernbarkeit und Handlungssicherheit geht.

47.4 Erarbeitung, Implementierung und Fortschreibung

Entscheidend für den Erfolg solcher Behandlungsstandards ist die **überregionale Gültigkeit** der einzelnen Maßnahmen. Unbestritten gibt es Maßnahmen, die lebensrettend sind, wenn sie so schnell wie möglich Anwendung finden. Bei der Einbringung dieser Maßnahmen oder Medikamente in einen derartigen Algorithmus, darf jedoch nicht die Frage im Vordergrund stehen, wer die Maßnahme ausführen oder das Medikament verabreichen darf (Notfallsanitäter oder Notarzt), sondern es geht vorrangig um die Fragestellung: Braucht der Notfallpatient dieses Präparat oder diese Maßnahme jetzt oder reicht der Einsatz auch noch in 10 oder 20 Minuten aus (wenn z. B. ein Notarzt nachalarmiert werden muss).

Der richtige Schritt zur Erstellung überregionaler Algorithmen ist erstmalig im sog. **Pyramidenprozess** gelungen. Unter Federführung des Bundesverbandes der ÄLRD Deutschland e. V. und des Deutschen Berufsverbandes Rettungsdienst e. V., wurde in verschiedenen Arbeitsabschnitten ein Fachkonsens zur Frage eines Maßnahmen- und Medikamentenindikationskatalogs erreicht. Unterteilt wurde der Prozess in sechs Stufen/Fragestellungen:

1. Welche Maßnahmen und Medikamente sind in der Praxis notwendig?
   Beteiligt an dieser ersten Fragestellung waren die an der Ausführung im Rettungsdienst beteiligten Gruppen, ÄRLD, Notärzte und zukünftige Notfallsanitäter, vertreten durch den Deutschen Berufsverband Rettungsdienst.
2. Welche dieser Maßnahmen und Medikamente sind fachlich akzeptabel?
   Die einzelnen Maßnahmen wurden dann durch die medizinischen Fachgesellschaften bewertet und die jeweiligen erforderlichen Empfehlungen ausgesprochen.
3. Was ist in der dreijährigen Ausbildungszeit der Notfallsanitäter nachhaltig lehrbar?
   Beteiligt an der Fragestellung waren die Ausbildungseinrichtungen und Prüfungsbehörden.
4. Was ist für die Arbeitgeber verantwortbar und leistbar?
   Beteiligt waren die Vertreter der Hilfsorganisationen, Feuerwehren, Kommunen und Unternehmen.
5. Was ist für die Zusammenarbeit der Berufsgruppen notwendig?
   Beteiligte waren die Bundesärztekammer, die Ärztekammer, Kassenärztliche Bundesvereinigung.
6. Welches dieser Ergebnisse ist im öffentlichen Interesse und praktisch regelbar?
   Beteiligt waren die Kommunen und die Länder.

Alle Ergebnisse der einzelnen Fragestellungen wurden dann wiederkehrend mit den nachgeordneten Beteiligten zusammenfassend abgestimmt. Das Ergebnis dieses Pyramidenprozesses stellt der aktuelle Maßnahmen- und Medikamentenkatalog dar. Der Katalog kann abgerufen werden unter: http://dbrd.de oder www.bgs-aelrd.de

Der Fachkonsens dient hierbei lediglich als Empfehlung, da die Zuständigkeit derartiger rettungsdienstlicher Entscheidungen in der Regelungshoheit der einzelnen Bundesländer liegt. Immer mehr Bundesländer nehmen diese Aufgabe auch in der Form wahr, dass Sie aus diesen Empfehlungen landeseigene Behandlungsalgorithmen erarbeiten. Beispielhaft sei hier auf die Algorithmen aus Hessen oder Niedersachsen verwiesen.

Weitergehend können dann die einzelnen ÄLRD als Fachberater im jeweiligen Landkreis bzw. in den kreisfreien Städten diese Landesempfehlungen im eigenen Wirkungsbereich an die regionalen Besonderheiten anpassen.

Das Ziel eines bundesweit einheitlichen Versorgungsstandards ist in der Art sicherlich nicht zu erreichen und zu gewährleisten, da in Deutschland die föderalen Strukturen den Rettungsdienst prägen. Die ÄLRD, als Beauftragte der Landkreise bzw. der kreisfreien Träger, werden sich gut überlegen, ob Sie von derartigen Empfehlungen abweichen.

> **PRAXISTIPP**
> **Algorithmen des DBRD (Deutscher Berufsverband Rettungsdienst e. V)**
>
> Der DBRD hat 2015 Musteralgorithmen entwickelt, die den Pyramidenprozess vollständig abbilden (siehe Anhang). Es sind dort alle Maßnahmen und Medikamente enthalten, die auch im Pyramidenprozess beschrieben sind. Diese können und sollen gerne von allen interessierten Ärztlichen Leitern Rettungsdienst als Grundlage für eigene Algorithmen, aber gerne auch vollständig übernommen werden. In solchen Rettungsdienstbereichen, in denen keine Algorithmen oder Behandlungsrichtlinien vorhanden sind, können sie eine Richtschnur für die Maßnahmen des Notfallsanitäters im Rahmen der Lebensrettung oder der Abwendung gesundheitlicher Schäden bilden.
> Auf der Homepage des DBRD (www.dbrd.de) können die Aktualisierungen der Musteralgorithmen zur Umsetzung des Pyramidenprozesses heruntergeladen werden. Ebenfalls sind sie im Anhang dieses Buches zu finden.

Die **Implementierung** sollte immer in enger Abstimmung und unter Federführung eines verantwortlichen Arztes erfolgen – idealerweise, wo bereits etabliert, dem Ärztlichen Leiter Rettungsdienst.

Wo bisher solche Behandlungsalgorithmen noch nicht verwendet werden, sollte mit ausgewählten Algorithmen, z. B. für Hypoglykämie, Herz-Kreislauf-Stillstand und Asthma bronchiale (➤ Abb. 47.4), begonnen werden. Ziel muss es sein, in einem ersten Schritt bei allen Beteiligten, ärztlichem und nichtärztlichem Rettungsdienstpersonal, das Prinzip und die offensichtlichen Vorteile der Algorithmen zu vermitteln, um in einem zweiten Schritt möglichst rasch erste Erfolgserlebnisse bei den Anwendern zu erzielen, was der schnellen Implementierung weiterer Algorithmen zusätzlich Motivation verleihen würde.

Durch regelmäßiges Lehren, Lernen und Trainieren der Algorithmen, z. B. entsprechend dem Mega-Code-Team-Training, entwickeln sich die Algorithmen zu einem festen **Instrument der Qualitätssicherung.** Im Anschluss an die jährlich wiederkehrenden Schulungen erfolgt dann eine Überprüfung des Teams durch einen Notarzt und einen Praxisanleiter. Geprüft werden:

- Durchführung der Reanimation nach Empfehlungen der ERC
- Die fachgerechte Anwendung der Algorithmen anhand dargestellter Fallbeispiele
- Der Kenntnisstand bezüglich der Anwendung der Präparate, die sich in den erweiterten Maßnahmen des Notfallsanitäter wiederfinden

Ziel der Überprüfung darf es jedoch nicht sein, einzelne Kollegen unter Druck zu setzen. Vielmehr geht es darum, durch die bestandene Prüfung und Ausgabe einer Bestätigung durch das Prüfungsteam, einerseits die regelmäßige Überprüfung zu bestätigen und andererseits dem ÄLRD einen Überblick über die Handlungskompetenz des eingesetzten Rettungsfachpersonals zu geben.

Es muss an dieser Stelle ausdrücklich davor gewarnt werden, Algorithmen als feste und starre Behandlungsvorschriften misszuverstehen:

- Ihre Inhalte müssen regelmäßig hinsichtlich Effizienz und wissenschaftlicher Aktualität überprüft werden.
- Die Empfehlungen müssen regelmäßig infrage gestellt und ggf. durch neue, gesicherte Empfehlungen ergänzt oder geändert

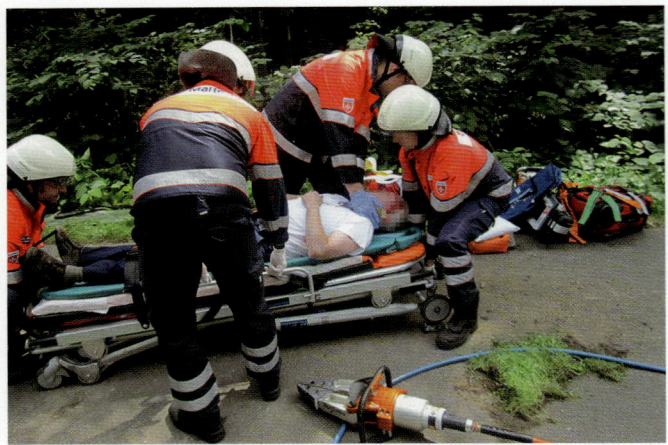

Abb. 47.6 Ein standardisiertes Vorgehen am Notfallort leistet einen wesentlichen Beitrag zur optimalen Versorgung eines Patienten. [P101]

Der dem Pyramidenprozess anschließende Prozess, der **Pyramidenprozess II**, wird genau hier ansetzen. So sollen in den wiederkehrenden Sitzungen Empfehlungen entwickelt werden, in die die medizinisch, wissenschaftlichen Informationen der jeweiligen Fachgesellschaften Einzug finden. Dies soll dann den einzelnen Ländern und am Ende den einzelnen ÄLRD zur Orientierung dienen, was der aktuelle der Stand der Technik für medizinische Maßnahmen ist.

Die Versorgung des Patienten mithilfe solcher Behandlungsalgorithmen nach dem aktuellen Kenntnisstand der Medizin bringt eine **optimale Versorgungsqualität für den Patienten** (➤ Abb. 47.6). Der Kollege, der seine Maßnahmen beim gleichen Krankheitsbild unter Missachtung der aktuellen Algorithmen anderweitig abarbeitet, muss sein Vorgehen und das Outcome des Patienten dann an den gültigen Empfehlungen (Algorithmen) messen lassen.

Algorithmen sind dadurch nicht nur in der Lage, eine einheitliche Prozess- und Ergebnisqualität bei der Versorgung von Notfallpatienten durch das Rettungsfachpersonal zu schaffen, sondern sie ermöglichen durch regelmäßige Überprüfung und Einbringung aktueller Empfehlungen, diese Qualität kontinuierlich zu verbessern. Dies muss das erklärte Ziel eines jeden Mitarbeiters im Rettungsdienst sein.

werden. Da sich diese Ergänzungen bzw. Änderungen meist nur auf kleine Bereiche beschränken werden, lassen sie sich ohne großen Aufwand in die regelmäßigen Schulungen bzw. Fortbildungen einarbeiten und anschließend einfach in modifizierter Form umsetzen.

Wiederholungsfragen

1. Was sind Algorithmen (➤ Kap. 47.1)?
2. In welche fünf Phasen lassen sich Algorithmen unterteilen (➤ Kap. 47.2)?
3. Wie sollten Algorithmen in einem Rettungsdienstbereich eingeführt werden und was gilt es dabei besonders zu beachten (➤ Kap. 47.3)?
4. Wovor muss beim Einsatz von Algorithmen ausdrücklich gewarnt werden (➤ Kap. 47.4)?
5. Welche Vorteile bieten Algorithmen im Rettungsdienst dem Rettungsfachpersonal und den Patienten (➤ Kap. 47)?
6. Wer sollte an der Erstellung solcher Algorithmen beteiligt werden (➤ Kap. 47.4)?
7. Welchen rechtlichen Vorteil bietet die Anwendung von Algorithmen (➤ Kap. 47.4)?

Fortsetzung des Szenarios

Der Notfallsanitäter entscheidet sich dafür, dass Präparat nicht zu geben, da es nicht in den gültigen Algorithmen enthalten ist und er aufgrund des Patientenzustands auch keine Notwendigkeit für eine weitergehende Medikation im Rahmen des § 4 NotSanG – in der Eigenverantwortlichkeit – sieht. Der Patientenzustand verbessert sich unter der Sultanolgabe. Als der Notarzt eintrifft, findet er einen stabilen Patienten vor. In Absprache mit dem RTW-Team entschließt er sich, den Patienten ohne Notarztbegleitung in das nahe gelegene Krankenhaus mit internistischer Abteilung transportieren zu lassen. Die Fahrt verläuft ohne Komplikationen.

An der Wache angekommen, erklärt der neue Kollege, dass er in seinem bisherigen Rettungsdienstbereich regelmäßig „Bronchospasmi" im Rahmen des akuten Asthmaanfalls gegeben hat. Er erhält den Hinweis, dass das Präparat in den Algorithmen des neuen Rettungsdienstbereichs nicht enthalten ist und deshalb auch nicht appliziert werden sollte.

WEITERFÜHRENDE LITERATUR

Algorithmen Niedersachsen Vers. 2.0, Ergebnisse der Arbeitsgruppe NUN (Notfallsanitäter Umsetzung Niedersachsen), 2014

Peters, O., Runggaldier, K.: Algorithmen im Rettungsdienst, Elsevier/Urban & Fischer, München, 4. Aufl., 2011

Pyramidenprozess I und II, Bundesverband der ärztlichen Leiter, 2014

KAPITEL 48

Frank Flake, Oliver Peters

Strukturierung von Abläufen

48.1	Verfahrensanweisungen	1014	48.4	Dokumentation ... 1017
			48.4.1	Allgemeines zu Daten ... 1017
48.2	Ablauf der Materialkontrolle	1014	48.4.2	Grundprinzipien der Einsatzdokumentation ... 1023
48.3	Telemetrie und Telemedizin	1015		

48 Strukturierung von Abläufen

Fallbeispiel

Notfallmeldung

Die Rettungsleitstelle alarmiert einen Rettungswagen und ein Notarzteinsatzfahrzeug mit dem Einsatzstichwort: „Leitersturz aus größerer Höhe."

Befund am Notfallort

Der Rettungswagen trifft früher als das NEF an der Einsatzstelle ein. Die RTW-Besatzung wird zu einem Handwerker geführt, der neben einer Leiter liegt. Die Einsatzstelle ist sicher. Der etwa 35-jährige Patient liegt auf dem Rücken. Er ist wach und ansprechbar und klagt über Schmerzen im Rücken und im rechten Fußbereich.

Leitsymptom

Starke Schmerzen

Inhaltsübersicht

48.1 Verfahrensanweisungen
- Verfahrensanweisungen sind häufig als Flussdiagramme dargestellt.
- Mit Verfahrensanweisungen werden alle möglichen Abläufe innerhalb einer Rettungswache beschrieben.

48.2 Ablauf der Materialkontrolle
- Das Unterlassen des Checks und die daraus resultierende mögliche Schädigung eines Patienten wird als grob fahrlässig eingestuft und hat massive rechtliche Folgen.
- Medizingeräte müssen vor jeder Anwendung am Patienten geprüft werden.

48.3 Telemetrie und Telemedizin
- Unter Telemetrie versteht man die Übertragung von Messwerten von einem definierten Ort, an dem sich die Messgeräte befinden, zu einer räumlich getrennten Stelle.
- Beim Telenotarzt-System wird über eine Kommunikationseinheit an der Einsatzstelle eine Verbindung zu einer Telenotarzt-Zentrale hergestellt.

48.4 Dokumentation
- Das Einsatzprotokoll dient der Kommunikation innerhalb des Rettungsdienstes und mit der weiterbehandelnden Einrichtung, der Abrechnung, der rechtlichen Absicherung und der Forschung.
- Eine zweckmäßige Gliederung für den Einsatzbericht ist das ABCDE-Schema.

48.1 Verfahrensanweisungen

Unter **Verfahrensanweisungen (VA)** wird die Dokumentation eines Verfahrens, also eines Ablaufs verstanden. Verfahrensanweisungen sind häufig in Form eines Flussdiagramms aufgebaut, können aber auch in Fließtext formuliert sein. Innerhalb von **Qualitätsmanagementsystemen** wird mit Verfahrensanweisungen gearbeitet. Es ist üblich, alle notwendigen Abläufe innerhalb einer Rettungswache (im Besonderen wenn ein QM-System vorhanden ist) zu beschreiben, zu dokumentieren und damit zu strukturieren. Dies dient vor allem der **Standardisierung von Abläufen** und stellt sicher, dass alle Mitarbeiter zum einen wissen wie ein Ablauf zu erfolgen hat und soll zum anderen verhindern, dass jeder Mitarbeiter anders vorgeht.

> **MERKE**
> Die Standardisierung von Abläufen soll einen einheitlichen Standard für die Sicherung der Dienstleistungsqualität gewährleisten.

Verfahrensanweisungen sind zunächst grundsätzlich zu befolgen. Sollte eine VA nicht dem allgemein üblichen Standard entsprechen, ist sie anzupassen. Klassische Verfahrensanweisungen im Rettungsdienst sind z. B.:
- Check des Fahrzeugs und des Materials
- Ablauf der Schichtübergabe
- Umgang mit defektem Material
- Ablauf einer Desinfektion

48.2 Ablauf der Materialkontrolle

Der Check des Materials auf Vollständigkeit und Funktionsfähigkeit ist eine der wichtigsten Maßnahmen vor jedem Dienstbeginn. Das **Unterlassen** des Checks wird arbeitsrechtlich als **grob fahrlässig** eingestuft und kann damit **drastische Konsequenzen des Arbeitgebers** nach sich ziehen. Dies vor allem dann, wenn die Versorgung eines Patienten darunter leidet, z. B. ein Patient mit einem A-Problem (verlegter Atemweg), der nicht abgesaugt werden kann, weil die elektrische Absaugpumpe defekt ist und dieser Defekt aufgrund des Unterlassens des Materialchecks vor Dienstbeginn nicht festgestellt wurde.

Medizinische Geräte müssen laut Medizinproduktegesetz (MPG) sogar vor jeder Anwendung am Patienten überprüft werden. Das ist natürlich in der Praxis kaum möglich. Deshalb bedient man sich eines Tricks: Das Gerät wird vor Dienstbeginn und nach jedem Einsatz gecheckt – nach dem Einsatz ist vor dem Einsatz! Jeder Check sollte dokumentiert werden, z. B. auf dem Einsatzprotokoll. Einige Geräte besitzen auch eine Selbsttestfunktion und die Hersteller schreiben in ihren Gebrauchsanweisungen die Intervalle (meist täglich) dieser Selbsttests vor. Für die Materialüberprüfung sind folgende Dokumente erforderlich:

- **Bestandsliste:** In ihr sind die genauen Mengen (besser Minimum-/Maximum-Mengen) des Materials gelistet.
- **Checkliste:** In ihr wird beschrieben, wie und was zu prüfen ist. Durchgeführte Checks sind i. d. R. darauf zu dokumentieren.
- **Gebrauchsanweisungen** der Hersteller der vorhandenen Medizinprodukte.

48.3 Telemetrie und Telemedizin

Unter **Telemetrie** versteht man die Übertragung von Messwerten von einem definierten Ort, an dem sich die Messgeräte befinden, zu einer räumlich getrennten Stelle. In unserer digitalen Welt nutzt man zur Datenübertragung i. d. R. GSM/UMTS-Technik. Diese Technik hält mit der **Telemedizin,** also der Übertragung von medizinischen Messwerten, auch Einzug in die präklinische Notfallmedizin.

> **MERKE**
> **Telemedizin worldwide**
>
> Die echte Telemedizin ist nicht nur auf die Übertragung von Messwerten begrenzt. Mit ihr lassen sich auch Bilder z. B. über das Internet übertragen oder sie ermöglicht die Konsultation eines Arztes per Videokonferenz. In Regionen, die weit abgelegen von medizinischen Versorgungseinrichtungen liegen, ist dies keine Seltenheit und oftmals die einzige Möglichkeit, medizinische Hilfe zu erhalten.

Die Telemetrie wird in der Präklinik in den USA in vielen Bereichen schon seit langer Zeit genutzt. Allerdings werden hier meist nur EKG an Kliniken bzw. Spezialisten gesendet, um die Kliniken auf den Patienten vorzubereiten oder um das EKG direkt am Einsatzort zu interpretieren und tätig werden zu können.

Aufgrund der auch in Deutschland zunehmenden **Versorgungsproblematik,** vor allem **im ländlichen Raum,** durch immer weniger Krankenhäuser, Veränderungen im (haus-)ärztlichen Bereitschaftsdienst und der schwieriger werdenden notärztlichen Versorgung, gewinnt die Telemedizin zunehmend auch präklinisch an Bedeutung. Wenn man bedenkt, dass viele notfallmedizinische Erkrankungen oder auch Verletzungen zeitkritisch sind, wird klar, dass meist nicht auf einen spezialisierten Arzt gewartet werden kann. Sofortiges Handeln ist dann erforderlich. Notfallsanitäter haben aber trotz ihrer sicher guten und fundierten Ausbildung nicht in allen Bereichen ausreichend klinische Erfahrung. Hier greift die Telemedizin mit der Möglichkeit, einen nicht am Einsatzort befindlichen Arzt zu konsultieren und ihm gleichzeitig zur Diagnostik erforderliche Daten zu übermitteln.

Weitere Beispiele für telemedizinische Projekte sind:
- **Stroke Angel:** Telemedizinische Datenübertragung von Schlaganfallpatienten aus dem Rettungsdienst in die Zielklinik mit einer Stroke Unit. Dadurch, dass strukturierte Vorabinformationen die Zielklinik erreichen, können Versorgungszeiten in der Klinik verkürzt und Lyseraten erhöht werden. Dies wirkt sich positiv auf das Outcome des Patienten aus. In einigen wenigen Standorten wurde aus dem Projekt bereits eine Regelversorgung. Mittlerweile gibt es analoge Projekte bei der Versorgung des Herzinfarkts (Cardio Angel).
- **Telemedizinisches Rettungsassistenzsystem (TemRas):** Der Name impliziert bereits, dass es sich um ein System zur präklinischen Versorgung handelt. Es ermöglicht eine telemedizinische Unterstützung inner- und außerhalb des Rettungswagens bei praktisch jeder Art von Notfall.
- **Telenotarzt-System:** Beim Telenotarzt-System wird über eine Kommunikationseinheit an der Einsatzstelle eine Verbindung zu einer Telenotarzt-Zentrale hergestellt. Hierüber können neben Monitorvitaldaten auch akustische Töne wie Atem- und Herzgeräusche über ein elektronisches Stethoskop übertragen werden. Eine Sprachverbindung zwischen Rettungsfachpersonal und Telenotarzt wird über ein Headset und per Knopfdruck aufgebaut. Die Übertragung von Bildern ist mit einem Smartphone ebenfalls möglich.

In der Telenotarzt-Zentrale sitzt ein notfallmedizinisch erfahrener Arzt, der zudem noch auf umfangreiche Informationsquellen zurückgreifen kann. Eine eigens entwickelte Software unterstützt ihn bei der leitliniengerechten Versorgung. Der Telenotarzt gibt somit die Anweisungen zur Versorgung, die der Notfallsanitäter ausführt.

Kommt es zu einem Transport, kann innerhalb des speziell ausgestatteten Rettungswagens über eine Kamera in der Decke des RTW eine Videoübertragung stattfinden. Hierzu ist allerdings die Einwilligung des Patienten erforderlich. Daten werden dazu nicht gespeichert, sondern per Livestream übertragen. Nachteil dieses Systems sind, neben den allgemeinen Nachteilen, die enormen Kosten, die zusätzlich zur telemedizinischen Einheit (Monitor) durch den Umbau und die Ausrüstung des RTW entstehen.

Einsatzbereiche

- **Offshorewindparks:** Ein derzeit großes Einsatzfeld ist die Versorgung innerhalb der entstehenden Offshorewindparks in der Nord- und Ostsee. Dieses Einsatzfeld wird sich in den nächsten Jahrzehnten noch weiter ausdehnen. Insbesondere der Arbeitsschutz verlangt eine sichergestellte Versorgung der Arbeitskräfte, die meist Tag und Nacht vor Ort im Einsatz sind. Die Telemedizin bietet hier das geeignete Potenzial.
- **Bergrettung:** Auch hier sind Retter in unwegsamem Gelände oftmals auf sich allein gestellt und haben so die Möglichkeit im Zweifel telemedizinische Hilfe hinzuzuziehen.

- **Katastrophenschutz:** Bei Inlands- und Auslandseinsätzen zur Absicherung der eigenen Helfer.
- **Einsatz auf Halligen und Inseln:** Auf zahlreichen abgelegenen Inseln gibt es i. d. R. zwar Krankenschwestern, aber keine ärztliche Versorgung.
- **Schifffahrt:** Kapitäne verfügen zwar über eine erweiterte Grundausbildung in Medizin, aber bei Weitem nicht über die Kompetenz eines Notfallsanitäters oder Arztes.
- **Ambulante Versorgung chronisch Kranker:** z. B. heimbeatmete Patienten etc., die in der häuslichen Umgebung versorgt werden müssen.
- **Rettungsdienst:** Neben der Einsatzmöglichkeit im Regelrettungsdienst in Gegenden, in denen kein Notarzt in ausreichender Zeit zur Verfügung steht, ist z. B. auch an einen Einsatz im Rahmen von arztbegleiteten Verlegungstransporten zu denken. Meist werden hier stabile Patienten mit geringer notärztlicher Interventionswahrscheinlichkeit transportiert. Nicht selten werden dazu NEF aus dem Regelrettungsdienst eingesetzt, welche dann jedoch für Primäreinsätze nicht mehr zur Verfügung stehen. Dies kann mit einem Telemedizin-System vermieden werden.

Telemedizin-Systeme

Es drängen zunehmend Anbieter mit ihren Telemedizin-Systemen auf den Markt. Beispielhaft sei die Firma IQ.medworks genannt. Auch bei diesem System arbeitet man mit einer Telenotarzt-Leitstelle, angesiedelt in einem Zentrum der Maximalversorgung, zusammen. Im Fokus: Der Notfallsanitäter soll bei seinen Aufgaben auf Augenhöhe mit dem Notfallmediziner unterstützt und damit eine möglichst effektive und effiziente Notfallversorgung sichergestellt werden. Der Einsatz bezieht sich dabei nicht nur auf den ausgebildeten Helfer, sondern falls nötig auch auf Ersthelfer. Man denke hier z. B. nur an die vielen Katastrophenschutzhelfer der Hilfsorganisationen oder des THW. Gearbeitet wird nicht mit großen, oft unhandlichen Systemen, sondern mit kleinen leistungsstarken Monitoren, die umfangreiche Komfortfunktionen bieten (➤ Abb. 48.1). Die Anschaffungskosten liegen etwa in Höhe der Kosten für eine konventionelle EKG/Defibrillator-Einheit. Im telemedizinischen Prozess werden Vitaldaten sowie audiovisuelle Kommunikation in Echtzeit übertragen. Ersthelfer ohne weitere medizinische Kenntnisse können sich durch das Menü führen lassen.

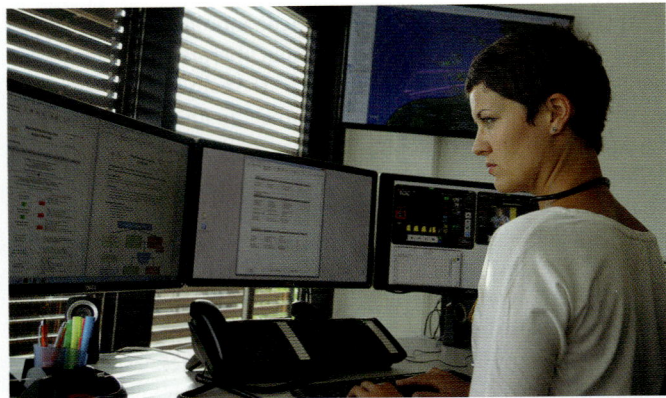

Abb. 48.2 Blick auf einen telemedizinischen Arbeitsplatz in der Leitstelle einer Klinik der Maximalversorgung [V665]

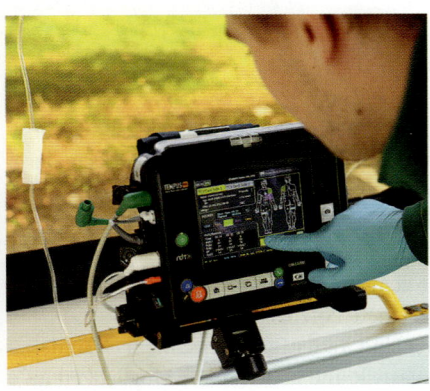

Abb. 48.1 Tempus Pro™-Monitor im Einsatz am Patienten während eines Verlegungstransports [V664]

Das System von IQ.medworks bietet dem Anwender einige weitere Vorteile:
- Dokumentation: synchronisierte Aufzeichnung aller Daten, Maßnahmen und Dialoge
- Audiovisuelle Kommunikation und Vitaldatenübertragung in Echtzeit
- Medizinisches Qualitätsmanagement bei Anleitung von Fachpersonal mit Delegation
- Standardisierte Prozesse und Anwenderschulung
- Standardisiertes, anwenderspezifiziertes Equipment

Die telemedizinischen Leitstellen (➤ Abb. 48.2) sind an leistungsfähigen Kliniken der Maximalversorgung eingerichtet und bieten folgende Vorteile:
- Hohe Durchführungsexpertise
- Speziell geschulte Fachärzte als Telekonsil-Operator
- Interdisziplinärer Ansatz

Natürlich gibt es auch **Nachteile** solcher Telemedizin-Systeme:
- Zu befürchten ist, dass qualifiziertes Personal durch den Einsatz von Telemedizin-Systemen am Einsatzort überflüssig wird, da die Einsatzkraft vor Ort ja nur die Anweisungen des Telenotarztes ausführen muss.
- Ebenfalls ist zu bedenken, dass man die entstehenden einmaligen und fortlaufenden Kosten auch in die Ausbildung des präklinisch tätigen Personals investieren könnte (und somit zur Verbesserung der präklinischen Versorgung beitragen würde). Reine Paramedic-Systeme, die in Australien, England oder in den USA bereits etabliert sind, beweisen dies, was aber nicht bedeuten soll, dass diese Systeme per se besser sind.
- Ein weiterer Nachteil sind die hohen Kosten für die Anschaffung eines entsprechenden Systems, die sich auf Dauer dann rechnen, wenn notärztliche Kapazitäten eingespart werden können.

48.4 Dokumentation

48.4.1 Allgemeines zu Daten

Unter **Dokumentation** versteht man die Nutzbarmachung von Informationen zur weiteren Verwendung. Ziel der Dokumentation ist es, festgehaltene Informationen (Dokumente) dauerhaft bzw. temporär auffindbar und ggf. nutzbar zu machen.

Qualitätsmerkmale von Dokumentation sind: Vollständigkeit, Übersichtlichkeit, Verständlichkeit, Strukturiertheit, Korrektheit, Nachvollziehbarkeit, Authentizität (z. B. Änderungshistorie), Objektivität.

Die Aufgabe der Dokumentation des ärztlichen und nichtärztlichen Rettungsdienstpersonals hat sich im Lauf der Zeit verändert. Stand zunächst die Pflicht des Arztes zur Dokumentation im Vordergrund, kommen heute weitere Belange, wie die Abrechnung oder Rechtssicherheit, hinzu.

Die Dokumentation stellt heute ein **formales Kommunikationsmittel** zwischen dem Rettungsdienst, der Klinik und den Kostenträgern dar. Dabei gewinnt sie zunehmend auch Bedeutung im gesundheitsökonomischen Bereich. So steht das Einsatzprotokoll immer mehr im Mittelpunkt der Qualitätssicherung und -verbesserung, indem z. B. anhand des NACA-Scores eine retrospektive Überprüfung des ressourcenschonenden Einsatzes von Notärzten und Rettungsmitteln erfolgen kann.

Dazu erfüllt sich mit der Dokumentation der gesetzliche Auftrag, der es dem Patienten ermöglicht, jederzeit seine Behandlung und Befunde einsehen zu können (§ 810 und § 630g BGB). Aber auch im Rahmen des Schutzes vor haftungsrechtlichen Konsequenzen, bis hin zur Beweislastumkehr des ärztlichen und nichtärztlichen Personals, bekommt die Dokumentation eine zentrale Bedeutung.

Prinzip der Dokumentation

Gewissenhaft wird vom Rettungsfachpersonal ein **Tatsachenbericht** verfasst: Was ist wann und wo geschehen? Welche Besonderheiten gab es, die festzuhalten sind? Die Befunde und durchgeführten Maßnahmen werden umfassend beschrieben, dabei aber freigehalten von unwesentlichen bzw. überflüssigen Informationen. Ziel muss es sein, Mutmaßungen zu vermeiden, um einen möglichst **objektiven Bericht** zu schaffen, der nachprüfbar ist. Das Rettungsfachpersonal soll sich auf das **Wesentliche** konzentrieren.

> **MERKE**
> Je objektiver die Beschreibung, desto mehr lässt man den Weiterbehandelnden die Möglichkeit, eigene Einschätzungen vorzunehmen.

Innerhalb der Dokumentation sollte man auch Wert auf die **Grammatik** und somit auf die Lesbarkeit der Informationen legen. **Fremdwörter** sollte man nur verwenden, wenn man sie sicher anwenden, also auch richtig schreiben kann. Eine „Austrocknung" wirkt professioneller als eine „Exsikkose".

Ein zunehmend problematischer werdendes Übel sind **kreative, vermeintlich fachspezifische Abkürzungen**. Die meisten dieser Abkürzungen sind nicht standardisiert, sondern vom Schreiber lediglich frei interpretiert bzw. konstruiert. Dies führt in der Folge für den Patienten ggf. zu nicht ungefährlichen Situationen, wenn der eingewiesene Patient mit Harnwegsinfekt, abgekürzt als HWI, vom Rettungsfachpersonal als Patient mit Herz- oder Hinterwandinfarkt aufgefasst wird.

Erhebung von Daten

Eng mit dem Begriff Dokumentation verbunden ist der Begriff der **Daten.** Im streng wissenschaftlichen Sinne sind Daten nicht interpretierte Elemente, z. B. Patientenname, elektrische Aktivitäten des Herzens, Blutdruck oder ein Symptom.

Daten lassen sich in zwei Bereiche, in **objektive** und **subjektive Daten**, kategorisieren:

- Alle Daten, die mit den fünf Sinnen (Sehen, Hören, Riechen, Schmecken, Tasten) des Untersuchers gesammelt werden, sind **objektive Daten.** Sie können auch von einer anderen Person bei demselben Patienten auf ihre Richtigkeit hin überprüft werden, sind also offenkundig (z. B. Blutdruck, feuchte Haut, Temperatur, EKG).
- **Subjektive Daten** sind jene Daten, die nur von der betroffenen Person selbst angegeben werden, oder die aus der Interpretation von Situationsbeschreibungen des Dokumentierenden gewonnen werden. Der Kommentar: „Der Patient ist benommen und hat Einstichstellen an den Unterarmen" ist objektiver als die Aussage: „Der Patient ist drogensüchtig." Der Inhalt des ersten Satzes ist nachprüfbar, der des zweiten nicht sicher zu beweisen.

Im Wesentlichen gibt es **drei Methoden der Datensammlung**: Beobachtung, Befragung und Untersuchung.

Beobachtung ist die vorsätzliche, bewusste Verwendung der fünf Sinne, um Daten zu sammeln. Der Notfallsanitäter stellt sich Fragen wie:

- Wo ist der Unfall passiert? Auf der Straße oder dem Radweg?
- Was genau ist passiert? Ist der Verletzte angefahren worden oder vom Rad gefallen?
- Was für Beschwerden/Verletzungen hat der Verunfallte?
- Was ist auffällig an der Notfallstelle?
- Wie ist die unmittelbare Umgebung des Patienten (Blutflecken am Boden, hektische Angehörige)?

Eine **Befragung** ist die geplante und strukturierte Kommunikation, um bestimmte, für die weitere Untersuchung und Therapie relevante Informationen festzuhalten. Dabei ist auch die Fragetechnik zu beachten. Fragen sollten ruhig, sachlich und in einer für den Patienten verständlichen Ausdrucksweise gestellt werden. Fragen, die nur mit „Ja" oder „Nein" beantwortet werden können, sind zu vermeiden. Besser sind Fragen, bei denen der Patient eine Möglichkeit zur Schilderung hat.

Die **Untersuchung** dient der Ermittlung des Patientenzustands mittels Inspektion, Palpation, Perkussion, Auskultation und Funktionsprüfung (▶ Kap. 17).

05/15 DokuFORM Verlags-GmbH · Willy-Brandt-Allee 31a · 23554 Lübeck · Tel 0 700/36 58 36 76 · Fax 04 51/9 89 94 84 - 50 · Email: info@dokuform.de · www.dokuform.de · RETTUNGSDIENSTPROTOKOLLE · SCHREIBMAPPEN · AMTL. TODESBESCHEINIGUNGEN
Nachdruck verboten!

Krankenkasse bzw. Kostenträger

Name, Vorname des Versicherten

geb. am

Kostenträgerkennung | Versicherten-Nr. | Status

Betriebsstätten-Nr. | Arzt-Nr. | Datum

EINSATZPROTOKOLL ○ **NOTARZT** ○ **NotSan/RettAss/RS**

DIVIDOK® Version EPRO 4.2

Patient ○ männlich ○ weiblich Geb.-Datum

Notarzt: ○ Arzt in WB ○ Anästhesie ○ Innere ○ Facharzt ○ Chirurgie ○ Pädiatrie ○ Andere

Sondersignal ○ zum E-Ort ○ Pat.-fahrt

1. RETTUNGSTECHNISCHE DATEN

○ Folgeeinsatz

Standort | Einsatzdatum T T M M J J | Einsatznummer

Rettungsmittel / Funk | Fahrzeug | Einsatzgrund | kein Patient Einsatzabbruch

Typ ○ RTW ○ KTW ○ NEF ○ NAW ○ RTH ○ ITH ○ ITW ○ LNA

Einsatzort | Alarm

Ankunft Pat.

Transportziel | Abfahrt

NotSan / RettAss / RS | Übergabe

NotSan / RettAss / RS | Einsatzbereit

Notarzt | Ende

km Anfang | km Ende | km (gesamt)

2. Notfallgeschehen / Anamnese / Erstbefund (Beschwerdebeginn, Unfallzeitpunkt, Vormedikation, Vorbehandlung)

Zeit: (Ereignis, Schaden, Unfall, Sympt.)

CPR: Kollaps beobachtet? ○ nein ○ ja (Zeitpunkt)

3. Erstbefund

3.1. Neurologie

Zeitpunkt ○ unauffällig

Augen öffnen
4 ○ spontan
3 ○ auf Aufforderung
2 ○ auf Schmerzreiz
1 ○ kein

beste verbale Reaktion
konversationsfähig
5 ○ orientiert
4 ○ desorientiert
3 ○ inadäquate Äußerung (Wortsalat)
2 ○ unverständliche Laute
1 ○ keine

beste motorische Reaktion
6 ○ auf Aufforderung
auf Schmerzreiz:
5 ○ gezielt
4 ○ normale Beugeabwehr
3 ○ abnorme Abwehr
2 ○ Strecksynergismen
1 ○ keine

Arm / Bein (re / li)

Glasgow-Coma-Scale Summe

Bewusstseinslage
○ orientiert
○ getrübt
○ narkotisiert / sediert
○ bewusstlos

Extremitätenbewegung (re / li)
3 ○ normal
2 ○ leicht vermindert
1 ○ stark vermindert
Arm / Bein

Pupillenweite

	re	li
eng	○	○
mittel	○	○
weit	○	○
entrundet	○	○
nicht beurteilbar	○	○

keine Lichtreaktion ○ re ○ li
Cornealreflex ○ re ○ li
Meningismus ○ ja

3.2. Messwerte

○ keine Temperatur

RR / Puls regelmäßig ○ ja ○ nein

BZ mg/dl AF SpO$_2$ etCO$_2$

Schmerzen ⓪–①–②–③–④–⑤–⑥–⑦–⑧–⑨–⑩

3.3. EKG

○ keine

○ Sinusrhythmus
○ absolute Arrhythmie
○ AV-Block ○ II° ○ III°
○ Bradykardie
○ schmale QRS-Tachykardie
○ breite QRS-Tachykardie
○ Kammerflimmern / -flattern
○ elektromechanische Dissoziation
○ Asystolie
○ Schrittmacher
○ Infarkt-EKG
○

Extrasystolen ○ SVES ○ VES ○ monotop ○ polytop ○ Salven

3.4. Atmung

○ nicht untersucht
○ unauffällig ○ Spastik ○ Atemwegverlegung ○ Beatmung
○ Dyspnoe ○ Rasselgeräusche ○ Schnappatmung ○ Hyperventilation
○ Zyanose ○ Stridor ○ Apnoe ○ nicht beurteilbar

3.5. psychischer Zustand

○ unauffällig ○ aggressiv ○ depressiv ○ wahnhaft
○ verwirrt ○ verlangsamt ○ euphorisch ○ nicht beurteilbar

4. Erstdiagnose

4.1. Erkrankung

○ keine

ZNS
○ TIA / Insult / Intracranielle Blutung
○ Krampfanfall / Krampfleiden
○ sonstige Erkrankung ZNS

Herz-Kreislauf
○ Angina Pectoris
○ Herzinfarkt
○ Rhythmusstörung
○ Lungenembolie
○ Lungenödem / Herzinsuffizienz
○ hypertensive Krise
○ Orthostase
○ Herz-Kreislauf-Stillstand
○ PM/ICD Fehlfunktion
○ sonst. Erkrank. Herz/Kreislauf

Atmung
○ Asthma
○ exacerbierte COPD
○ Aspiration
○ Pneumonie / Bronchitis
○ Hyperventilationstetanie
○ Pseudokrupp / Epiglottitis
○ sonst. Erkrankung Atmung

Stoffwechsel
○ Blutzuckerentgleisung
○ Exsikkose ○ sonst. Erkr. Stoffwechsel

Psychiatrie
○ Psychose / Depression / Manie
○ Erregungszustand
○ Intoxikation
○ Entzug Alkohol / Drogen / Medikamente
○ Suizidversuch
○ sonst. Erkrankung Psychiatrie

Abdomen
○ akutes Abdomen
○ gastrointestinale Blutung
○ Kolik
○ sonst. Erkrankung Abdomen

Gynäkologie / Geburtshilfe
○ Geburt
○ vaginale Blutung
○ sonst. Erkrankung Gynäkologie

Sonstiges
○ anaphylaktische Reaktion
○ Unterkühlung
○ Ertrinken
○ SIDS
○ sonstige Intoxikation
○ Tumorleiden / Finalstadium
○ unbekannte Erkrankung
○

4.2. Verletzungen

○ keine

	offen	geschlossen	leicht	mittel	schwer
Schädel-Hirn	○	○	○	○	○
Gesicht	○	○	○	○	○
HWS	○	○	○	○	○
Thorax	○	○	○	○	○
Abdomen	○	○	○	○	○
BWS / LWS	○	○	○	○	○
Becken	○	○	○	○	○
Obere Extremitäten	○	○	○	○	○
Untere Extremitäten	○	○	○	○	○
Weichteile	○	○	○	○	○

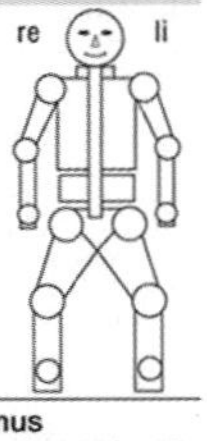

○ **Verbrennung/ Verbrühung**
____ Grades ____ %
____ Grades ____ %
○ Inhalationstrauma
○ Elektrounfall ○ andere

○ **Polytrauma**

Unfallmechanismus
Trauma: ○ stumpf ○ penetrierend
○ Sturz > 3m Höhe
Verkehr: ○ Fußgänger angefahren
○ PKW/LKW-Insasse
○ Motorradfahrer
○ Fahrradfahrer

○ **ERSTDIAGNOSE (Notarzt)** ○ **VERDACHTSDIAGNOSE (NotSan/RettAss/RS)**

ICD 1 | ICD 2 | ICD 3

a

Abb. 48.3a–b Kombiniertes Einsatzprotokoll für Notarzt und Rettungsdienst [V663]

5. Verlauf Verlaufsbeschreibung

UHRZEIT 15 30 45 15 30 45

280 260 240 220 200 180 160 140 120 100 80 60 40 20

Puls • • •

RR

HDM

Defibrillation

Transport T

In/Extubation

Spontanatmung ○

assistierte Beatmung ◉

kontrollierte Beatmung ●

Maßnahmen

SpO_2

O_2 L/min

Temp.

et CO_2

6. Maßnahmen

6.1. Herz / Kreislauf ○ keine — Anzahl

○ peripher-ven. Zugang
○ zentral-ven. Zugang Ort/Größe

○ peripher-ven. Zugang
○ zentral-ven. Zugang Ort/Größe

○ intraossäre Kanüle
○ art. Kanüle Ort/Größe

○ Spritzenpumpe
○ Schrittmacher (extern)

○ Reanimation / HDM — Anzahl — Joule letzte Defi.
○ Defibrillation / Kardioversion
○ monophasisch ○ biphasisch

Zeit 1. Defi — Zeit 1. ROSC

○ **Reanimationsregister (DIVI-MIND 2) s. Rückseite – nur RD / NA**

6.2. Atmung ○ keine

○ Sauerstoffgabe — O_2 l/min
○ Freimachen der Atemwege
○ Absaugen

Beatmung ○ manuell ○ maschinell
Atemwegssicherung / Intubation ○ ITN oral ○ ITN nasal

○ LT ○ LMA ○ Combitubus ○ chir./tracheost. ○ andere

Tubus Gr. ID — AMV — AF — PEEP — Fi O_2

6.5. Medikamente — Dosis: (mg / ml / IE)

○ keine Medikamente ○ Analgetika (Opiate) ○ Antiarrhythmika ○ Antidota ○ Antiemetika ○ Antiepileptika
○ Antihypertensiva ○ Antikoagulantien ○ Bronchodilatantien ○ Diuretika ○ Glukose ○ Katecholamine
○ Kortikosteroide ○ Muskelrelaxantien ○ Narkotika ○ Sedativa ○ Thrombolytikum ○ Vasodilatantien
○ Kristalloide ○ Kolloide ○ Small Volume Lsg. ○ Pufferlösung ○ Sonstige

6.3. Weitere Maßnahmen ○ keine

○ Anästhesie ○ Entbindung ○ Dauerkatheter
○ Blutstillung ○ Magensonde ○ Krisenintervention
○ Verband

○ Reposition ○ Ort

○ bes. Lagerung ○ Art
○ Cervicalstütze ○ Vakuummatratze ○ Schaufeltrage

○ Thoraxdrainage ○ rechts ○ links — Ch
Ort

○ Sonstiges
Art

6.4. Monitoring ○ keine

○ EKG-Monitor ○ Kapnometrie ○ Temperatur
○ 12-Kanal-EKG ○ manuelle Messung RR ○ Blutzucker
○ Pulsoxymetrie ○ oszillometr. Messung RR ○ Sono
○ Sonstiges

7. Übergabe

7.1. Zustand ○ verbessert ○ gleich ○ verschlechtert

Zeitpunkt — Glasgow-Coma-Scale — ○ orientiert ○ getrübt ○ narkotisiert/sediert ○ bewusstlos

7.2. Messwerte — Temperatur

RR / — Puls — regelmäßig ○ ja ○ nein

BZ mg/dl — AF — SpO_2 — etCO_2

Schmerzen ⓪ ① ② ③ ④ ⑤ ⑥ ⑦ ⑧ ⑨ ⑩

7.3. EKG ○ keine

○ Sinusrhythmus ○ Kammerflimmern / -flattern
○ absolute Arrhythmie ○ elektromechanische Dissoziation
○ AV-Block ○ II° ○ III° ○ Asystolie
○ Bradykardie ○ Schrittmacher
○ schmale QRS- Tachykardie ○ Infarkt-EKG
○ breite QRS- Tachykardie ○
Extrasystolen ○ SVES ○ VES ○ monotop ○ polytop ○ Salven

7.4. Atmung ○ nicht untersucht

○ unauffällig ○ Spastik ○ Atemwegverlegung ○ Beatmung
○ Dyspnoe ○ Rasselgeräusche ○ Schnappatmung ○ Hyperventilation
○ Zyanose ○ Stridor ○ Apnoe ○ nicht beurteilbar

8. Ergebnis

8.1. Einsatzbeschreibung

○ Transport ins KH ○ mit Notarzt
○ Sekundäreinsatz ○ ohne Notarzt
○ Patient lehnt Transport ab
○ nur Untersuchung/Behandlung
○ Übergabe an anderes Rettungsmittel

Art
○ Übernahme von arztbes. Rettungsmittel
○ Reanimation primär erfolgreich
○ Reanimation primär erfolglos
○ Tod auf dem Transport
○ Todesfeststellung

Zeitpunkt

8.2. Ersthelfermaßnahmen (Laien)

○ suffizient ○ AED
○ insuffizient ○ keine

8.5. Zielklinik / Patientenübergabe

○ Notaufnahme ○ Intensiv-Stat. ○ OP
○ Allgemeinstation ○ Arztpraxis ○ k.A.

8.3. Notfallkategorie

○ kein Notfall
○ akute Erkrankung
○ Vergiftung
○ Verletzung

Unfall

○ Verkehr ○ Sportunfall
○ Arbeit ○ Hausunfall

○ Sonstiger

8.4. NACA-Score

○ I geringfügige Störung
○ II ambulante Abklärung
○ III stationäre Behandlung
○ IV akute Lebensgefahr nicht auszuschließen
○ V akute Lebensgefahr
○ VI Reanimation
○ VII Tod

9. Bemerkungen (z.B. Allergien, Hausarzt, Tel. Angeh., Wertsachen)

übergeben wurden ○ Chipkarte ○ Blut ○ Rhythmusstreifen ○ Prothesen ○ Wertsachen ○ Andere

Übergabe an:

Unterschrift Notarzt — Unterschrift NotSan / RettAss / RS

Arztbrief erbeten ○ ja ○ nein — Nachforderung Notarzt ○ ja ○ nein
ZEK (s. Rückseite) ○ ja ○ nein — Notkomp. Notsan / RettAss / RS ○ ja ○ nein

b

Abb. 48.3a–b *(Forts.)* Kombiniertes Einsatzprotokoll für Notarzt und Rettungsdienst [V663]

Das Einsatzprotokoll

Das Einsatzprotokoll dient vorrangig der Dokumentation des Patientenzustands und der vom Rettungsteam getroffenen Maßnahmen vom Einsatzort bis zur Übergabe in der Klinik. **Ziel** der gängigen Einsatzprotokolle ist es, die Kollegen in ihrem didaktischen Aufbau bei der richtigen Dokumentation zu unterstützen.

Vor über 25 Jahren wurde durch die Interdisziplinäre Vereinigung für Intensiv- und Notfallmedizin (DIVI) erstmals versucht, ein überregionales Protokoll für die Dokumentation von Notarzteinsätzen zu etablieren. Trotz aller Bemühungen gibt es auch heute noch eine Vielzahl unterschiedlicher Protokolle. Um trotz der Vielzahl der Protokolle eine Möglichkeit zu schaffen, vergleichbare Daten zu erzeugen, wurde 1996 von Prof. Ahnefeld und Dr. Messelken ein Kerndatensatz entwickelt, der bei jeder Dokumentationsvariante erzeugbar sein soll. Dieser **Minimale Datensatz (MIND)** findet sich derzeit in fast allen gängigen Protokolltypen wieder.

Neben der Heterogenität der Protokolle ist vielerorts auch das Vorgehen bei der Dokumentation sehr unterschiedlich. So werden in einigen Rettungsdienstbereichen für die Dokumentation des Notfalleinsatzes mit und ohne Notarzt zwei unterschiedliche Notfallprotokolle vorgehalten. In einigen Rettungsdienstbereichen erfolgt dann im Rahmen des Notarzteinsatzes jeweils eine eigene Dokumentation des Notarztes und des Rettungsassistenten/Notfallsanitäters.

Bewährt hat sich ein einheitliches Protokoll, z. B. Einsatzprotokoll DIVIDOK® für den Notfalleinsatz mit und ohne Notarzt. Der Notfallsanitäter muss und kann einen Notfall genauso umfangreich dokumentieren wie ein Notarzt. Aus rechtlichen Gründen sollte auch bei einem Notfalleinsatz mit einem Notarzt nur ein **gemeinsam geführtes Protokoll** erstellt werden (> Abb. 48.3). Der Vorteil liegt in der **Vermeidung von Widersprüchen** und der Reduzierung des zeitlichen Aufwandes für die Dokumentation. Diese Zeit kommt dann dem Patienten zugute. Zudem wird die Kommunikation zwischen dem Notfallsanitäter und dem Notarzt bei unterschiedlicher Auffassung gefördert.

Die Dokumentation muss in der aufnehmenden Klinik abgeschlossen werden. Nicht zu vergessen ist die Dokumentation der Übergabe von Wertgegenständen, die man sich ggf. auch vom übernehmenden Notaufnahmepersonal gegenzeichnen lassen sollte. Das Originalprotokoll verbleibt dann beim Patienten in der Klinik und ist dort für die Patientenakte bestimmt. Dass eine nachträgliche Änderung des Protokolldurchschlags nicht erlaubt ist, muss sicherlich nicht weiter beschrieben werden.

Unterschieden wird heute zwischen der handschriftlichen Dokumentation auf Papier und der elektronischen Protokollform. Die handschriftliche papierne Form, etabliert im deutschen Rettungsdienst in Form des DIVI-Protokolls, wird zunehmend durch die Einführung der mobilen elektronischen Datenerfassung abgelöst.

Mobile elektronische Datenerfassung

Das Interesse an mobilen Dokumentationssystemen im Rettungsdienst nimmt immer mehr zu. Ziel ist die Reduzierung des Dokumentationsaufwandes und von Doppelerfassungen. Auch einzelne Bundesländer beschäftigen sich mit dem Thema. So haben beispielsweise Brandenburg und Niedersachsen die Verwendung mobiler Erfassungen sogar empfohlen. Hierdurch ergibt sich dann auch die Möglichkeit zur Refinanzierung solcher Lösungen.

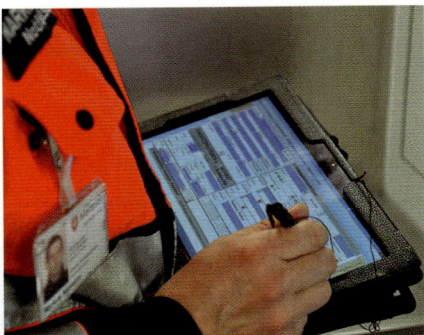

Abb. 48.4 Mobile Datenerfassung im Rettungsdienst mittels Tablets [P101]

Unterschieden werden sog. **Stift-** und **Tablet-Lösungen.**

Bei den sog. **Stiftlösungen** wird auf besonderen Papierprotokollen mit einem speziellen Stift geschrieben, der das Geschriebene gleichzeitig scannt. Wieder in der Wache angekommen, wird der Stift dann in einer Dockingstation ausgelesen. Anschließend muss der Anwender die übergebenen Einsätze am Bildschirm auf Fehler überprüfen und ggf. Korrekturen vornehmen.

Hauptnachteil bei dieser Lösung ist, dass die Handschrift die Lesbarkeit des Protokolls weiterhin bestimmt. Außerdem erfolgt im Einsatz keine Plausibilitätskontrolle und die nachträgliche Korrektur kostet Zeit.

Tablet-Lösungen gibt es mittlerweile von verschiedenen Anbietern (> Abb. 48.4). Die Möglichkeiten und Konfigurationen derartiger Lösungen sind vielfältig. Exemplarisch soll hier das System der Firma Unipro aus Halberstadt mit seinen Möglichkeiten dargestellt werden, welches im Landkreis Vechta seit mittlerweile 3 Jahren genutzt wird.

Die Einsätze werden protokollbasiert, auf der Basis des jeweiligen landeseigenen Originalprotokolls, erfasst. Vorteil dieser protokollbasierten Lösung ist es, dass nur eine geringe Einarbeitungszeit erforderlich ist. Durch den hohen Wiedererkennungswert steigert sich die Akzeptanz. Fehlende Daten durch vergessene Datenmasken entfallen. Durch datenmaskenbasierte Abfragesysteme können Schwächen der Protokolle, die aktuell Verwendung finden, ausgeglichen werden.

Die Dateneingabe auf dem Tablet kann auf unterschiedlichen Wegen erfolgen:
- Mit einem Stift, mit dem direkt auf dem Bildschirm geschrieben werden kann,
- per Bildschirmtastatur oder
- per separater Tastatur.

Die zugehörige Software liefert der Hersteller. Die Tablets sind nach den eigenen Wünschen frei wählbar und können selbst beschafft werden. So ist man nicht gezwungen, teure Geräte des Anbieters kaufen zu müssen. Voraussetzung ist ein Windows-8-System, da die Daten offline in einer Windows-basierten Datenbank erfasst werden. Dieses Verfahren hat sich etabliert, da die Onlinebearbeitung des Protokolls direkt auf dem Server eine stabile Netzanbindung benötigt, die auf dem Land nicht überall installiert ist.

Patientendaten können mittels separatem Kartenlesegerät ins Protokoll eingelesen werden (> Abb. 48.5). Genutzt werden externe Geräte, die dafür vom Bundesamt für Sicherheits- und Informationstechnik (BSI) zertifiziert sein müssen. Die Anwendung der Kartenlesegeräte ist schnell und man erhält einen „sauberen" Datensatz, der dann in der Abrechnungsstelle keiner weiteren Bearbeitung bedarf.

Viele Felder für die Datenerfassung, wie z. B. Fahrzeugkennung, Wache oder Personal, können voreingestellt werden. Die Pflege der Stammdaten, z. B. Medikamentenbezeichnungen, Dosierungen, Mitarbeiternamen, Fahrzeugkennungen, Bestimmung von Pflichtfeldern etc. kann vom Anwender selbst durchgeführt werden. Vorteil: Änderungen können sofort eingepflegt werden, das Protokoll ist stets tagesaktuell.

Nachdem ein Protokoll fertiggestellt wurde, wird es direkt auf dem Tablet mit der Unterschrift des Mitarbeiters digital signiert. Zu Beginn des Prozesses erfolgt eine Überprüfung, ob alle selbst festgelegten Pflichtfelder ausgefüllt sind. Danach erfolgt die Unterschrift auf dem Protokoll direkt am Bildschirm. Anschließend wird das Protokoll in eine rechtsverwertbare PDF-Datei umgewandelt. Das PDF-Dateiformat stellt sicher, dass das Protokoll nicht mehr bearbeitet oder geändert werden kann. Dieses Verfahren der qualifizierten elektronischen Signatur gilt als rechtsgültiges Verfahren und ist der handschriftlichen Unterschrift gleichgestellt.

Außerdem können Dokumente verknüpft werden, um Doppelerfassungen zu vermeiden. So wird z. B. bei der Signatur das Feld *Transportverweigerung* geöffnet, wenn man im Bereich der Ergebnisse das Feld *Patient lehnt den Transport ab* angeklickt hat. So werden die Patientendaten übernommen und der Patient kann direkt auf dem Tablet unterschreiben. Die Dokumente werden dann zusammen in der Datenbank archiviert. Die **Vorteile** dieser Art der Protokollbearbeitung sind:

- Weitere Exemplare des unterschriebenen Protokolls können jederzeit gedruckt werden.
- Das Protokoll kann bei späteren Nachfragen schnell wieder aufgerufen werden. Die mühsame Suche im Archivordner entfällt.
- Die platzraubende Papierablage entfällt.

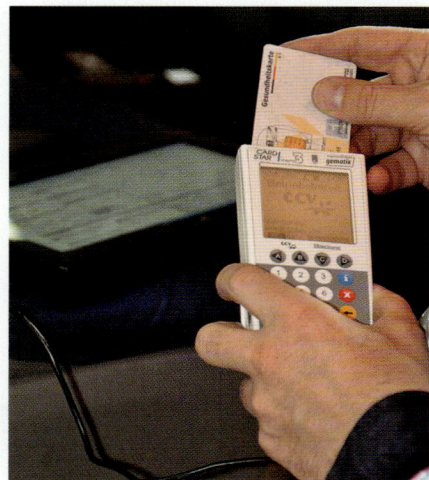

Abb. 48.5 Mit einem Kartenlesegerät können die Daten direkt übernommen werden. [P101]

Das Protokoll wird im Krankenhaus in der jeweiligen Notaufnahme ausgedruckt oder kann per PDF online übergeben werden. In den Rettungsmitteln selbst sind mobile Tintenstrahldrucker verbaut. Diese kommen zum Einsatz, wenn der Patient vor Ort belassen wird oder auch bei Entlassungen. Anfängliche Bedenken, z. B. die Drucker halten den Erschütterungen nicht stand oder die Tinte verweigert aufgrund der unterschiedlichen Temperaturen den Dienst, haben sich zerstreut. Die Drucker funktionieren problemlos. Lediglich der Tintenverbrauch bei derartigen mobilen Druckern ist hoch. Da jedoch 90 % der Protokolle in den Krankenhäusern gedruckt werden, ist dies zu vernachlässigen.

Nach der Rückkehr in die Wache werden die Daten per WLAN über einen gesicherten Zugang, sog. VPN-Tunnel, übergeben. Dies dient dem Datenschutz, da es sich um medizinische und/oder persönliche Daten handelt. In der Leitstelle kann dann ein automatisches Datenmatching mit dem Originaldatensatz erfolgen. Die Daten der Leitstelle (Einsatz- und Zielort) sind i. d. R. georeferenziert, wodurch die Einsatzdaten z. B. mit einem GIS-System für Fahrroutenauswertungen o. Ä. optisch schneller aufbereitet werden können. Außerdem helfen diese Daten und die Originalzeiten aus dem Leitstellenrechner, bei der Erstellung von Statistiken, Auswertungen sowie bei der automatisierten Bedarfsplanung.

Die Abrechnungsdaten stehen nach der Übergabe direkt der Abrechnung zur Verfügung. Mit dem integrierten Abrechnungsprogramm werden die Abrechnungsdaten direkt auf Vollständigkeit und Plausibilität geprüft. Datensätze, die von der Patientenkarte aus eingelesen wurden, sind gekennzeichnet, da diese zumeist keiner größeren Prüfung bedürfen. Natürlich beinhaltet die Software alle für die Übergabe an die Kostenträger notwendigen Schnittstellen. Dieses Verfahren verkürzt die Zeit vom Einsatz bis zur Abrechnung deutlich. Außerdem, und das ist im Rettungsdienst nicht unwesentlich, erübrigt sich die aufwendige und zeitraubende Sortierarbeit und die Weitergabe von Papierprotokollen von den Wachen an die Abrechnungsstellen sowie die nachträgliche Übertragung der Patientendaten in die Erfassungsprogramme.

Die Vereinfachung der Dateneingabe und die Abrechnung sind wichtige Faktoren der digitalen Protokollerstellung und Datenbearbeitung. Ebenso wichtig ist die Möglichkeit, mit den gewonnenen Daten die eigene Qualität belegen und/oder verbessern zu können. Nur wer seine Schwächen kennt, kann sich verbessern. Und genau darum muss es im Rettungsdienst, im Sinne des Patienten, gehen. Dazu können alle Daten miteinander in Verbindung gebracht werden. Dies ist über zwei Wege möglich:

- Alle Daten stehen auf Excel-Basis zur Verfügung. Mittels eingestellter oder individuell gestalteter Pivot-Tabellen können diese dann schnell miteinander verknüpft werden. So können auch sehr differenzierte Abfragen schnell erstellt werden.
- Eine zweite, sehr professionelle Lösung stellt die Firma InManSys zur Verfügung. Mithilfe von Click View, werden die Daten so aufbereitet, dass viele Auswertungen schon vorbereitet und leicht auf einzelne Standorte oder den gesamten Rettungsdienstbereich angewandt werden können. Hiermit können z. B. Auslastungsanalysen, die Berechnung der Hilfsfrist und sogar die sonst sehr komplexe Bedarfsberechnung einfach per Mausklick

erstellt werden (➤ Abb. 48.6). Auch die medizinischen Daten sind auf diese Weise auswertbar. Viele weitere Kreuzanalysen sind möglich. Die Frage des Ärztlichen Leiters Rettungsdienst *„Wie viele weibliche Patienten im Alter von 50–60 Jahren mit einem ACS haben im Rahmen der Algorithmen Aspirin i. v. durch den NotSan erhalten?"* erfordert dann keine tagelange Recherchearbeit mehr, sondern kann direkt beantwortet werden.

Nachteile eines Tablet-Systems sind:
- Die Rechner können „abstürzen" oder einfach einmal die Arbeit verweigern und einen Neustart erforderlich machen.
- Eine leere Druckertintenpatrone verhindert den Ausdruck des Protokolls vor Ort, was die Nutzung des Papierprotokolls, welches als Rückfallebene stets vorgehalten werden sollte, erforderlich macht.
- Die automatisierte Einbeziehung von Daten, z. B. des Defis, ist nicht ohne Weiteres möglich. Dies ist jedoch kein technisches, sondern ein rechtliches Problem, das Tablet müsste nach MPG geprüft und zertifiziert werden. Dies ist aufgrund der Schnelllebigkeit dieser Systeme allerdings häufig nicht bezahlbar.

Vorteile einer Tablet-Lösung sind:
- Eindeutige Lesbarkeit der Daten, was bei Papierprotokollen meist nur eingeschränkt gegeben ist.
- Die Verknüpfung mit anderen Systemen, wie z. B. dem Reanimationsregister, ist möglich.
- Mobile Nutzung anderer Datenbanken, wie z. B. der Roten Liste, ist möglich.
- Unternehmenseigene Dokumente, Dienstanweisungen oder auch Bedienungsanleitungen der MPG können auf dem Gerät gespeichert und so mobil nutzbar gemacht werden.
- Nutzbarmachung der Einsatzdaten für ein nachhaltiges Qualitätsmanagement.
- Schnellere Abrechnung mit den Kostenträgern.
- Reduzierung der „Papierberge" und damit Platzersparnis in vielen Rettungsdienstbereichen.

Rechtliche Aspekte der Dokumentation

Die **Dokumentationspflicht** für den Arzt ist gesetzlich geregelt, die des Notfallsanitäters in vielen Bundesländern bislang nicht. Das Rettungsdienstgesetz des Landes Niedersachsen verpflichtet z. B. dazu, über jeden Einsatz einen Bericht und über jede Patientenübergabe ein Protokoll anzufertigen.

> **MERKE**
> Wird der Notfallsanitäter im Rahmen einer Notkompetenzsituation tätig, ist eine Dokumentation aus juristischer Sicht auf jeden Fall erforderlich.

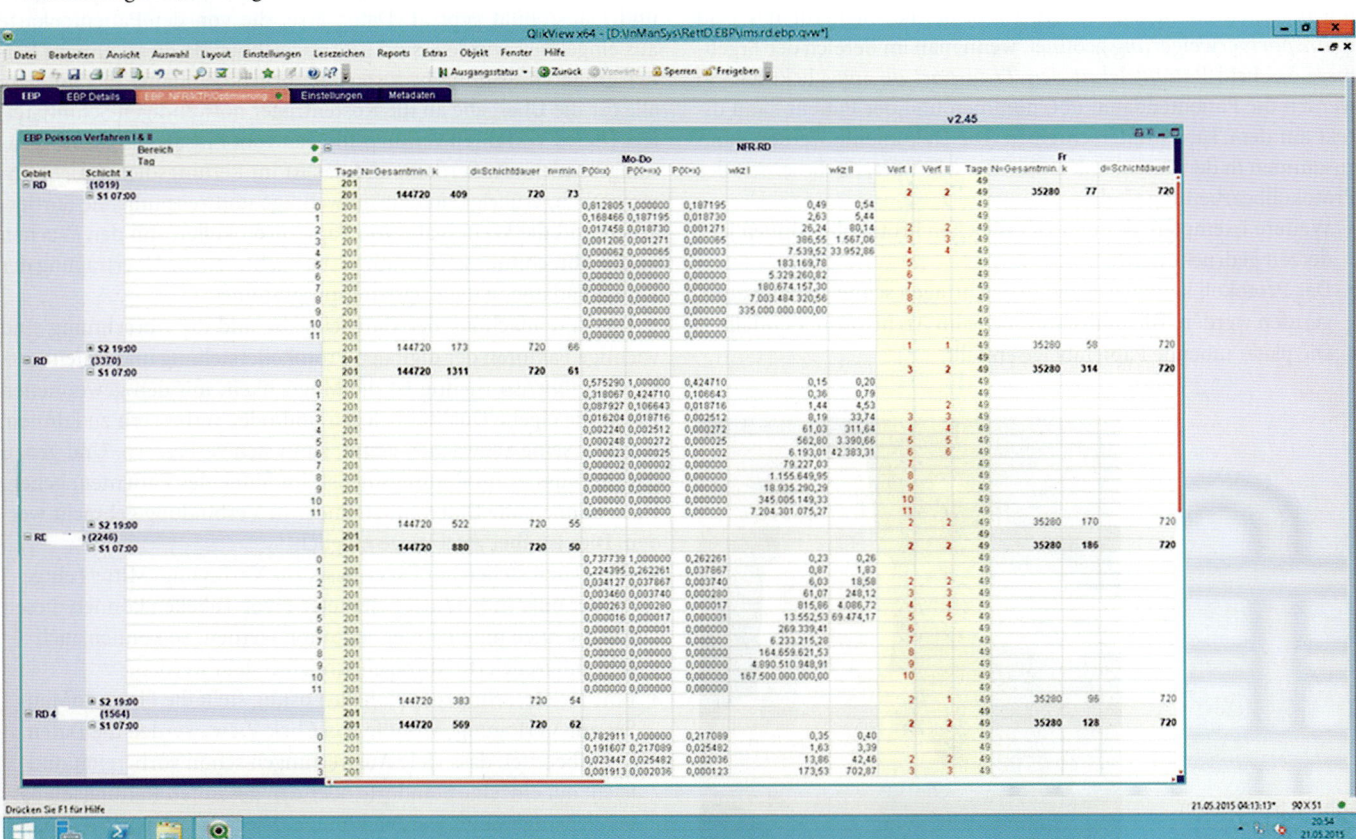

Abb. 48.6 Nach der Dateneingabe ist die Bedarfsplanung nur noch Formsache. [P101]

Ein Schadens- oder Schmerzensgeldanspruch eines Patienten gegenüber einem Arzt unterliegt den Rechtsnormen der **Zivilprozessordnung** *(§ 308 ZPO)*. Eine Maxime des Zivilprozesses ist der sog. Beibringungsgrundsatz, der besagt, dass es Aufgabe der Parteien ist, die für die Entscheidung maßgeblichen Tatsachen vorzutragen und zu beweisen, d. h., der vermeintlich geschädigte Patient muss die Behandlungs- bzw. Dokumentationsfehler vortragen und beweisen. Erst dann kann er auf ein für ihn positives Urteil hoffen.

Es gibt hiervon Ausnahmen, z. B. bei groben Behandlungsfehlern oder beim Vorliegen einer mangelnden oder sogar fehlenden Dokumentation. Verletzt ein Arzt oder Rettungsdienstmitarbeiter die Dokumentationspflicht in Bezug auf Umstände, die für einen Schadenseintritt erheblich sein könnten, greift die Beweislastumkehr. Das bedeutet, nicht mehr der Patient hat den Beweis des Verschuldens oder des Fehlers beizubringen, sondern der Arzt bzw. der Notfallsanitäter muss beweisen, dass er z. B. eine nicht dokumentierte, medizinisch indizierte Intervention auch tatsächlich durchgeführt hat. Hier gilt der alte römische Grundsatz „*Est non in actis not est in mundo*". Das bedeutet: Was nicht in den Akten steht, existiert nicht. Wann ein Dokumentationsfehler vorliegt, der zu einer Beweislastumkehr führt, muss im Einzelfall geprüft werden.

Nicht zuletzt dient die Einsatzdokumentation auch dem Notfallsanitäter und stellt eine Form der rechtlichen Absicherung dar. Wer erinnert sich z. B. 2 Jahre nach einem Ereignis, unter welchen Umständen er einen Patienten vorgefunden und gerettet hat und ob er z. B. die Halswirbelsäule mit einer Immobilisationskrause versorgt hat? Ein detailliert geführtes Einsatzprotokoll hilft, die Erinnerung wachzurufen und viele Fragen zu beantworten.

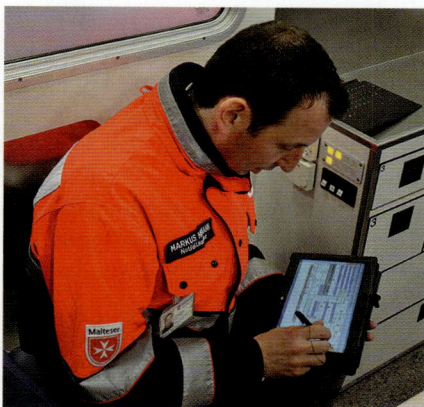

Abb. 48.7 Wichtiger Aspekt rettungsdienstlicher Tätigkeit: die Dokumentation [P101]

Aufbewahrungspflichten

Ärztliche Dokumentationen sind für die Dauer von **10 Jahren** nach Abschluss der Behandlung aufzubewahren, sofern nicht andere rechtliche Vorschriften längere Aufbewahrungsvorschriften vorsehen. Diese Aufbewahrungsfrist gilt nicht für das nichtärztliche Personal. Hier gibt es nur vereinzelt Vorschriften wie im Rettungsdienstgesetz von Schleswig-Holstein, das eine Aufbewahrungsfrist von 4 Jahren vorschreibt.

Dokumentation zur Qualitätssicherung/-verbesserung

Gefühlt fährt jeder Mitarbeiter, jeder Rettungsdienstbereich den besten Rettungsdienst der Bundesrepublik. Objektiv können das jedoch nur wenige wirklich darstellen. Um Qualität messbar/vergleichbar zu machen, bedarf es der Scores und Tracerdiagnosen, die sich aus den Einsatzprotokollen erheben lassen. Daher gilt: **Ohne Dokumentation keine Qualität.** Qualität, d. h. die Überprüfung der Güte einer Leistung, kann nur durch die Erhebung von Daten erfolgen (➤ Abb. 48.7).

Score-Systeme wie z. B. der **Mainzer Emergency Evaluation Score** (MEES), der Befunde wie die Herzfrequenz, den Blutdruck und den Schmerz zu Beginn der Behandlung und bei der Übergabe des Patienten in der Klinik vergleicht und damit die Effektivität der Versorgung darstellt, ermöglichen einen Vergleich von Patientenkollektiven.

Ein weiteres Score-System stellt der **NACA-Score** (National Advisory Committee for Aeronautics) dar. Dieser Score klassifiziert präklinisch Notfallpatienten über deren Schweregrad der Erkrankung bzw. Verletzung. Der NACA-Score dient damit vielerorts zur retrospektiven Überprüfung der Einsatzindikationen von Notärzten und Rettungsmitteln. Wichtig ist hierbei der **richtige Zeitpunkt der Erhebung.** Dies kann nicht der Zeitpunkt der Übergabe sein, da nach der z. T. intensiven Intervention durch das Rettungsdienstteam der Zustand des Patienten im Optimalfall nicht mehr lebensbedrohlich ist. Hier muss nach dem Prinzip der intensivmedizinischen Scores umgedacht werden, die den Zustand eines Intensivpatienten zum Zeitpunkt seines schlechtesten Befindens während des Beobachtungszeitraums festmachen.

Weitere gute Qualitätsüberprüfungen stellen die **Tracerauswertungen** dar. Hierbei werden festgelegte Prüfmerkmale spezieller Notfallbilder anhand der Einsatzdokumentation ausgewertet. Die Auswertung zeigt wie vollständig die aktuellen Empfehlungen der Notfallmedizin in der Versorgung des Patientenkollektivs abgearbeitet werden.

Aus- und Weiterbildung

Die aus Datensammlung und -analyse resultierenden Veränderungen fließen in die **Aus- und Weiterbildung** von Rettungsfachpersonal ein.

Kosten- und Effizienzanalyse

Durch die Begrenzung und Reduzierung der finanziellen Unterstützung für den Ausbau und Erhalt des Rettungswesens gewinnt die Einsatzdokumentation auch an Stellenwert für die **Kosten- und Effizienzanalyse.** Es sollte im eigenen Interesse des Rettungsdienstes liegen, Institutionen und Bevölkerung den finanziellen Vorteil eines professionellen Rettungssystems zu demonstrieren.

Berufspolitische Gründe

Es ist das Merkmal einer **Professionalisierung**, die eigene Arbeit überprüfbar zu machen. Die schriftliche Einsatzdokumentation zeigt Patienten und Ärzten, dass im Rettungsdienst professionelle Arbeit geleistet wird.

Das Einsatzprotokoll ist mithin ein Beleg professioneller Zuverlässigkeit des Rettungsfachpersonals und ein ebenso selbstverständlicher Teil der Arbeit wie das perfekte Beherrschen einer Reanimation.

48.4.2 Grundprinzipien der Einsatzdokumentation

Das korrekte Einsatzprotokoll

Der Notfallsanitäter schreibt, einen **gewissenhaften Bericht** über die **Fakten** (> Kap. 48.4.1).

Der Bericht muss objektiv sein und sich an Fakten halten. Die eigene Meinung ist subjektiv und gehört nicht in das Protokoll. Das Festhalten von Meinungen kann am besten vermieden werden, wenn man Beobachtungen (objektive Daten) festhält.

Was gehört in ein Notfallprotokoll?

Hier sollte man sich an dem orientieren, was am Notfallpatienten auch tatsächlich angewendet wurde bzw. was auch durch den Weiterbehandelnden nachvollziehbar ist: Das sind feste Schemata wie das ABCDE Schema (> Kap. 17.1.4) und die SAMPLER-Anamnese (> Kap. 17.1.5).

So dokumentiert man all das, was man abgefragt hat und was das Gegenüber, in diesem Fall die aufnehmende Klinik, interessiert.

ABCDE-Schema

- **A**temwege: Waren diese frei oder lag eine Behinderung vor?
- **B**reathing: Wie stellte sich die Atmung dar? Wie hoch war die Atemfrequenz? Bestanden auffällige Atemgeräusche, Atemmuster etc.?
- **C**irculation: Wie stellte sich die Kreislaufsituation dar? Schockzeichen, HF, SpO2 etc.? Lagen erkennbare Blutungen vor oder gab es Anzeichen für Verletzungen z. B. im Abdominal- oder Beckenbereich?
- **D**isability: Wie stellte sich der neurologische Status dar? Einschätzung GCS, Pupillenstatus etc.
- **E**xposure: Gesamteindruck/Untersuchung, bei Traumapatienten möglichst am komplett entkleideten Patienten.

Viele dieser Angaben finden sich später im Bereich der Messwerte (Blutdruck, Atemfrequenz etc.) wieder.

SAMPLER

- **S**ymptomatik: Hierbei handelt es sich um die Angabe der Hauptbeschwerde, weshalb der Rettungsdienst gerufen wurde, z. B. plötzlich einsetzende Luftnot. Auch Schmerzen, deren Stärke und Ausstrahlungen etc., werden hier ggf. benannt.
- **A**llergie: Bestehen Allergien und wenn ja, welche?
- **M**edikation: Besteht eine Dauermedikation, die ggf. Rückschluss auf eine Grunderkrankung zulässt. Gibt es Interaktionen, Kontraindikationen, die beachtet werden müssen?
- **P**atientenvorgeschichte: Welche Vorerkrankungen bestehen? Bluthochdruck, Diabetes mellitus, koronare Herzkrankheit etc.
- **L**etzte/r Mahlzeit, Stuhlgang, Krankenhausaufenthalt?
- **E**reignis: Welches Ereignis hat zu dem Unfall/Notfall geführt bzw. was ist dem Ereignis vorausgegangen?
- **R**isikofaktoren des Patienten.

Eine Dokumentation in einem Notfallprotokoll könnte beispielsweise dann so aussehen: *„Patientin mit Brustschmerzen seit 1 Stunde. Ausstrahlend in den linken Arm. Allergien bestehen keine. Die Patientin nimmt regelmäßig Nitrospray bei ähnlichen Beschwerden. Weiterhin ASS 100 morgens bei einer bestehenden koronaren Herzkrankheit. Letzter Krankenhausaufenthalt war vor 2 Jahren mit der Diagnose stabile Angina pectoris. Sie hatte vor dem Einsetzen der Schmerzen im Garten gearbeitet. Besondere Risikofaktoren bestehen nicht. Ein ABCDE-Problem bestand nicht."*

Eine solche Beschreibung, vor allem wenn sie regelhaft angewendet wird, wird schnell auch zur Akzeptanz in den Notaufnahmen führen. Wichtige Informationen gehen nicht verloren und sind dann für den Aufnehmenden mittels derselben Fragetechnik nachprüfbar.

Praktische Tipps zum Einsatzprotokoll

Das Protokoll muss **zeitnah verfasst** werden, spätestens bei Übergabe des Patienten im Krankenhaus:

- Allgemein gebräuchliche Symbole und Abkürzungen dürfen verwendet werden.
- Medizinische Fachausdrücke sollten nur dann gebraucht werden, wenn man sie korrekt anwenden und schreiben kann.
- Ein ungenaues, schlampig ausgefülltes Einsatzprotokoll provoziert Rückschlüsse auf die präklinische Versorgungsqualität.
- Zeitlücken beim Verlaufsprotokoll sind zu vermeiden.
- Es sollte beachtet werden, dass nach Abgabe der Durchschläge keine Veränderungen mehr am Protokoll vorgenommen werden. Sollten Korrekturen notwendig sein, sind die Angaben durchzustreichen und mit den eigenen Initialen zu dokumentieren. Das Durchgestrichene sollte lesbar bleiben, um nicht den Eindruck zu erwecken, dass Fakten ausgelöscht oder getilgt werden sollten.
- Sollten Nachträge notwendig sein, müssen diese mit Datum und Initialen ebenfalls gekennzeichnet sein.

- Einträge dürfen nur von autorisierten Personen gemacht werden. Wenn mehrere Personen in Teamarbeit Einträge oder Notizen am Protokoll vorgenommen haben, müssen alle diese Personen das Protokoll auch unterschreiben.

MERKE
Das Protokoll darf nicht als notwendiges Übel betrachtet, sondern muss als die Möglichkeit zur Rechtssicherung und als Medium der Qualitätserhebung verstanden werden.

Wiederholungsfragen

1. Was ist der Unterschied zwischen subjektiven und objektiven Daten im Rahmen der Dokumentation (➤ Kap. 48.4)?
2. Nach welchem Prinzip soll bei der Dokumentation verfahren werden (➤ Kap. 48.4)?
3. Nennen Sie die drei Methoden zur Datensammlung im Rahmen der Dokumentation (➤ Kap. 48.4).
4. Warum bietet es sich an, dass der Notarzt und der Notfallsanitäter ein gemeinsam geführtes Protokoll nutzen (➤ Kap. 48.4)?
5. Nennen Sie die Vorteile einer mobilen Datenerfassung gegenüber der bisher verwendeten Papierform im Rettungsdienst (➤ Kap. 48.4)?
6. Wie lange ist die Aufbewahrungspflicht einer ärztlichen Dokumentation (➤ Kap. 48.4)?

Auflösung Fallbeispiel

Verdachtsdiagnose

Prellung/Fraktur der Lendenwirbelsäule, Fraktur des rechten Sprunggelenks

Erstmaßnahmen

Die Beurteilung des Patienten gemäß ABCDE-Schema ist ohne Befund. Der Patient wird als nicht kritisch eingestuft und von Kopf nach Fuß untersucht. Parallel zur Untersuchung wird die SAMPLER-Anamnese durchgeführt. Der Patient gibt an, durch Unachtsamkeit aus ungefähr 2 Meter Höhe von der Leiter gefallen, mit den Füßen aufgekommen und anschließend auf den Rücken gefallen zu sein. Dabei ist er auf ein Strommessgerät, das er in seiner Hosentasche trug, gefallen. Der Patient war bisher immer gesund, die letzte Mahlzeit liegt 4 Stunden zurück. Bei der körperlichen Untersuchung zeigt sich ein starker Abdruck des Strommessgeräts im Bereich der Lendenwirbelsäule. Das rechte Sprunggelenk ist geschwollen und sehr schmerzhaft (NRS = 7). Dies wird im Notfallprotokoll entsprechend dokumentiert.

Die RTW-Besatzung entschließt sich zu einer Analgesie mit 20 mg S-Ketamin und 1 mg Dormicum. Hierzu wird am rechten Unterarm ein venöser Zugang gelegt und eine balancierte Vollelektrolytlösung zum Offenhalten langsam infundiert. Nach der Analgesie wird der Fuß mit einer Samsplint-Schiene immobilisiert. Zusätzlich erhält der Patient 4 Liter Sauerstoff pro Minute über eine Nasenbrille.

Nach Eintreffen des Notarztes und einer kurzen Übergabe wird der Patient in das 4 Kilometer entfernte Traumazentrum transportiert. Da das Strommessgerät einen starken Abdruck im Rückenbereich hinterlassen hat, wird das Gerät mit in die Klinik genommen, damit die Aufnahme die Deformation und damit die Krafteinwirkung auf den Rücken besser beurteilen kann. Transport und Übergabe verlaufen ohne weitere Besonderheiten.

Zwei Wochen nach dem Einsatz, wird das RTW-Team vom zuständigen Wachleiter privat angerufen. Er teilt dem Team mit, dass bei einem Einsatz, den das Team durchgeführt hat, eine Wertsache verschwunden sei. Der Wachleiter möchte das RTW-Team umgehend auf der Rettungswache sprechen, um den Vorfall aufzuklären. Beide Kollegen fahren etwas verunsichert und nachdenklich zur Wache.

An der Wache angekommen ruft der Teamleiter den Mitarbeiter der Elektrofirma an, der 2 Wochen zuvor nach einem Leitersturz rettungsdienstlich versorgt und transportiert worden war. Dieser erklärt, dass er am Einsatztag ein sehr teures Messgerät bei sich hatte, welches nun fehlen würde. Aus dem archivierten Notfallprotokoll geht hervor, dass das Gerät zur Klinik mitgenommen und zur Darstellung der Krafteinwirkung in der Klinik übergeben wurde. Der Handwerker wird daher an die Klink verwiesen und erhält das Angebot, eine Kopie des Notfallprotokolls zu erhalten, um den Sachverhalt mit der aufnehmenden Klinik zu klären.

Diagnose

Prellung der Lendenwirbelsäule, Fraktur des rechten Sprunggelenks

WEITERFÜHRENDE LITERATUR

Brokmann, J. C. et al.: Telemedizin – Perspektiven für die ländliche Notfallversorgung. In: Notfall + Rettungsmedizin 17(3) (2014) 209–216

Peters, O., Müller-Lindloff, P.: Einsatzdokumentation im Rettungsdienst. Ein Mittel zur Qualiltätsverbesserung? Rettungsdienst 6 (2005) 50–56

Organisation und Struktur

49 Organisation des Gesundheitswesens in Deutschland 1029

50 Organisation von Gefahrenabwehr und Rettungsdienst
in Deutschland 1045

51 Rettungsdienstsysteme der deutschen Nachbarländer,
in Großbritannien und den USA 1067

52 Luft-, Berg- und Wasserrettung 1085

53 Fahrzeuge 1113

54 Funk- und Kommunikationsmittel 1129

Lehr- und Lernziele des Abschnitts I

Der folgende Abschnitt deckt die **Themenbereiche 5 und 9** der Ausbildungs- und Prüfungsordnung für Notfallsanitäterinnen und Notfallsanitäter ab. Auszubildende sind demnach zu befähigen,
- das Gesundheitssystem in Deutschland in seinen wesentlichen Strukturen zu kennen und Entwicklungen im Gesundheitswesen wahrzunehmen, deren Folgen für den Notfallsanitäterberuf einzuschätzen und sich in die Diskussion einzubringen,
- bei Transportentscheidungen die Krankenhausorganisation in Deutschland zu berücksichtigen,
- die Einsatzmittel des Rettungsdienstes einschließlich Luft-, Berg- und Wasserrettungsdienst zu kennen,
- Unterschiede von Rettungsdienstsystemen innerhalb der Bundesrepublik Deutschland sowie in den verschiedenen europäischen Ländern mit Blick auf die Stellung der Notfallsanitäterin oder des Notfallsanitäters zu bewerten,
- mit Funk- und Kommunikationsmitteln zu arbeiten.

Damit diese Ziele in der Ausbildung erreicht werden können, werden in **Kapitel 49** zunächst drei verschiedene Grundorganisationsformen des Gesundheitswesens vorgestellt. Dann wird dezidiert auf das in Deutschland praktizierte System des Sozialversicherungsmodells eingegangen und die einzelnen Bestandteile und Grundprinzipien erläutert. Es folgt ein Abschnitt zur Notfallversorgung in Deutschland. Den Schluss des Kapitels bildet eine Darstellung zur Finanzierung des Rettungsdienstes.

In **Kapitel 50** werden die Organisation von Gefahrenabwehr und Rettungsdienst in Deutschland beschrieben. Ausgehend von der Differenzierung von polizeilicher und nichtpolizeilicher Gefahrenabwehr werden das Bevölkerungsschutzsystem im Allgemeinen und der Rettungsdienst als Teil der Gefahrenabwehr im Besonderen dargestellt. Es folgt ein Rückblick auf die Geschichte des Rettungsdienstes von den Anfängen bis zur Gegenwart. Im Abschnitt Organisation und Struktur des Rettungsdienstes werden detailliert verschiedene Organisationsformen, Finanzierungsformen und Einrichtungen des Rettungsdienstes sowie das Rettungsdienstpersonal erläutert. Abgerundet wird das Kapitel durch Informationen zu aktuellen Entwicklungen im Rettungsdienst.

Kapitel 51 beschreibt die Rettungsdienstsysteme der deutschen Nachbarländer und die Rettungsdienstsysteme in Großbritannien und den USA. Die Beschreibung der Systeme fokussiert dabei insbesondere auf die Ausbildung und das Personal sowie ausgewählte Aspekte der Einsatzlogistik in den jeweiligen Ländern.

Anschließend geht es in **Kapitel 52** um die Luft-, Berg- und Wasserrettung. Während im Bereich der Luftrettung eine Darstellung von Primär- und Sekundäreinsätzen, der Besonderheiten von Rettungshubschrauber und Ambulanzflugzeug sowie der Qualifikation des Personals erfolgt, werden bei der Berg- und Wasserrettung insbesondere die grundlegenden Besonderheiten, einsatztaktische Aspekte, typische Verletzungsmuster sowie ebenfalls die Qualifikationsanforderungen für das Personal vorgestellt.

In **Kapitel 53** werden zunächst Grundlagen der fahrtechnischen Ausbildung unter besonderer Berücksichtigung der Fahrphysik und -sicherheit, der Fahrtaktik und das Fahren mit Sondersignal sowie das Verhalten bei einem Unfall dargestellt. Danach werden wichtige Aspekte der Fahrzeugtechnik, der zugrunde liegenden Normen sowie der Geräte und Einrichtungen der Rettungsmittel beschrieben.

Schließlich erfolgt in **Kapitel 54** die Vermittlung der notwendigen Inhalte und Zusammenhänge im Bereich Funk- und Kommunikationsmittel. Aspekte wie die funktechnische Ausbildung inkl. der technischen Grundlagen sowie die Erläuterung der üblichen Kommunikationsmittel im Rettungsdienst wie Funkgeräte, Funkmeldempfänger, Handys, Smartphones, Kartenleser, Navigationssysteme etc. werden dabei ebenso dargestellt wie verschiedenste Themen aus dem Bereich der EDV, die für den Rettungsdienst und insbesondere für die Leitstellen von Bedeutung sind.

KAPITEL 49

Christopher Niehues

Organisation des Gesundheitswesens in Deutschland

49.1	**Gesundheitswesen im Sozialstaat** 1030	49.2.3	Niedergelassene Ärzte und Kassenärztlicher Notdienst 1039
49.1.1	Verfassungsrecht und Sozialstaatsprinzip 1031	49.2.4	Notfallversorgung in Krankenhäusern 1040
49.1.2	Besonderheiten von Gesundheitsgütern und Marktversagen 1031	**49.3**	**Finanzierung des Rettungsdienstes** 1040
49.1.3	Sozial- und Krankenversicherungen 1031	49.3.1	Finanzierung nach Sozialgesetzbuch (SGB V) 1040
49.1.4	Gemeinsamer Bundesausschuss (G-BA) 1033	49.3.2	Regelungen der Landesrettungsdienstgesetze 1041
49.1.5	Wirtschaftlichkeitsgebot und Qualitätssicherung .. 1035	49.3.3	Diskussion: Rettungsdienst als eigenständige Leistung im SGB V? 1042
49.1.6	Ausgabenentwicklung im Gesundheitswesen und Rettungsdienst 1036		
49.2	**Notfallversorgung in Deutschland** 1037		
49.2.1	Föderalismus und Zuständigkeit 1037		
49.2.2	Sektorale Trennung des Gesundheitswesens 1039		

Inhaltsübersicht

49.1 Gesundheitswesen im Sozialstaat

- International existieren drei Grundorganisationsformen von Gesundheitswesen: Nationaler Gesundheitsdienst, Sozialversicherungsmodell und Privatversicherungsmodell.
- Das deutsche Grundgesetz gibt das Sozialversicherungsmodell vor und die Rechtsprechung des Bundesverfassungsgerichts bekräftigt die Ansprüche auf eine umfangreiche Gesundheitsversorgung durch die Krankenkassen.
- Eine besondere Bedeutung kommt im Gesundheitswesen der Selbstverwaltung zu, im Bereich der gesetzlichen Krankenkassen hat der Gemeinsame Bundesausschuss (G-BA) weitreichende Regelungskompetenzen.
- Im Ausgabenbereich der gesetzlichen Krankenversicherung gelten das Wirtschaftlichkeitsgebot und der Grundsatz der Beitragsstabilität, nach denen nur zweckmäßige Leistungen bezahlt werden dürfen und diese das Maß der Notwendigkeit nicht überschreiten dürfen.
- Im Gesundheitswesen steigt die Bedeutung der Qualitätssicherung und Transparenz. Aus diesem Grund sind im Sozialgesetzbuch umfangreiche Regelungen zur Qualität enthalten, die sich überwiegend auf die Krankenhausbehandlung und den Bereich der niedergelassenen Ärzte beziehen.

49.2 Notfallversorgung in Deutschland

- Der Föderalismus prägt die Strukturen der Notfallversorgung und insbesondere des Rettungsdienstes in Deutschland.
- Durch die konkurrierende Gesetzgebung steht den Ländern für viele Bereiche der Notfallversorgung die Gesetzgebungsbefugnis zu. Der Bund regelt insbesondere die Finanzierung im Sozialgesetzbuch und die Zulassung zu den Gesundheitsberufen, während wiederum die Länder die Berufsausübung bestimmen.
- Die sektorale Trennung des Gesundheitswesens in viele separate Vorsorgungsbereiche führt zusätzlich zu einem Nebeneinander des kassenärztlichen Notdienstes, des Rettungsdienstes und der Notfallversorgung in Krankenhäusern.
- Für die klinische Notfallversorgung existieren im ärztlichen und pflegerischen Bereich keine einheitlichen Ausbildungsstandards.

49.3 Finanzierung des Rettungsdienstes

- Verfassungsrechtlich gehört der Rettungsdienst in den Zuständigkeitsbereich der Bundesländer. Allerdings wird der Rettungsdienst inzwischen nahezu vollständig durch die Krankenkassen (Bundesebene) finanziert (Ausnahme sind originäre Elemente des Katastrophen- und Brandschutzes).
- Die Struktur, Organisation und Finanzierung des Rettungsdienstes gestalten sich bundesweit und teils in den Ländern sehr heterogen. Es existieren keine Qualitäts- und Kostendaten, die einen bundesweiten Vergleich des Rettungsdienstes ermöglichen.
- Die Implementierung des Rettungsdienstes als eigenständiger Leistungserbringer im Bereich der gesetzlichen Krankenkassen kann die Handlungsfreiheit der Bundesländer erheblich einschränken.

Das **Gesundheitswesen** umfasst die Gesamtheit aller Einrichtungen, Personen, Berufe, Sachmittel, normativen Regelungen und Maßnahmen, die sich mit der Verhütung (Prävention), Erkennung (Diagnostik), Behandlung (Therapie) und Nachsorge (Anschlussheilbehandlung und Rehabilitation) von Krankheiten befassen. Zum Gesundheitswesen gehören alle Bereiche und Institutionen einer Gesellschaft, die bei der Erhaltung oder Wiedererlangung der Gesundheit von einzelnen Personen, ganzen Bevölkerungsgruppen oder der gesamten Bevölkerung mitwirken.

Die Organisation des Gesundheitswesens wird durch das am 23. Mai 1949 verkündete Grundgesetz (GG) der Bundesrepublik Deutschland geprägt, das zentrale Normen zur Staatsorganisation und Zuständigkeit im Gesundheitswesen enthält. Aufgrund der zahlreichen Zuständigkeiten und Intransparenz werden das Gesundheitswesen im Allgemeinen und die Notfallversorgung im Speziellen häufig als Blackbox bezeichnet. Zu den Kosten-Nutzen-Effekten einzelner Maßnahmen und ganzer Versorgungsbereiche gibt es häufig keine validen Daten. Damit kann die Effizienz der Notfallversorgung als Verhältnis von Input zu Output letztendlich nicht beurteilt werden. Im Folgenden werden zentrale Organisationselemente des deutschen Gesundheitswesens näher erläutert.

49.1 Gesundheitswesen im Sozialstaat

In den Gesundheitswissenschaften werden drei Organisationsformen des Gesundheitswesens beschrieben, die sich insbesondere hinsichtlich der Finanzierung unterschieden:

- **Nationaler Gesundheitsdienst:** Finanzierung aus Steuermitteln (z. B. Großbritannien, Dänemark)
- **Sozialversicherungsmodell:** Finanzierung über gesetzliche Pflichtversicherung (z. B. Deutschland, Frankreich)
- **Privatversicherungsmodell:** Finanzierung über freiwillige Krankenversicherung (z. B. USA)

Teilweise existieren in den einzelnen Ländern Mischformen der Finanzierungsmodelle. Die Finanzierung und insbesondere der rechtliche Rahmen bestimmen die Ansprüche der Bürger und prägen damit die Organisation des Gesundheitswesens. Bevor die Organisation der Notfallversorgung und die Finanzierung des Rettungsdienstes erläutert werden können, sind Kenntnisse zum Rechtsrahmen und dem Sozialstaatsprinzip von Bedeutung. In diesem Zusammenhang steht das System der gesetzlichen Krankenversicherung im Vordergrund, da nahezu der gesamte Rettungsdienst und die Notfallsanitäterausbildung durch die Krankenkassen finanziert werden.

Tab. 49.1 Zentrale Normen des Grundgesetzes prägen die Organisation des Gesundheitswesens und die Rechtsansprüche der Bürger

Art. 1, Abs. 1 GG	*Die Würde des Menschen ist unantastbar. Sie zu achten und zu schützen ist Verpflichtung aller staatlichen Gewalt.*
Art. 2, Abs. 2 GG	*Jeder hat das Recht auf Leben und körperliche Unversehrtheit. Die Freiheit der Person ist unverletzlich. In diese Rechte darf nur aufgrund eines Gesetzes eingegriffen werden.*
Art. 20, Abs. 1 GG	*Die Bundesrepublik Deutschland ist ein demokratischer und sozialer Bundesstaat.*

49.1.1 Verfassungsrecht und Sozialstaatsprinzip

Die Organisation des Gesundheitswesens wird in Deutschland im Wesentlichen durch die Verfassungsgrundsätze im Grundgesetz (GG) geprägt. In *Art. 20 Abs. 1 GG* wird unabänderlich festgelegt, dass Deutschland ein demokratischer und **sozialer Bundesstaat** ist. Daraus ergeben sich das Sozialversicherungsmodell und das Prinzip des Föderalismus, d.h., die überwiegende Zuständigkeit der Bundesländer. Da das Thema Gesundheit an sich im deutschen Grundgesetz nicht direkt erwähnt wird, kommt dem in *Art. 2 Abs. 2 Satz 1 GG* formulierten Recht auf Leben und körperliche Unversehrtheit sowie der entsprechenden Rechtsprechung des Bundesverfassungsgerichts eine besondere Bedeutung zu (➤ Tab. 49.1).

Der Anspruch auf die körperliche Unversehrtheit und das Sozialstaatsprinzip garantieren den Bürgern in Deutschland einen umfassenden Anspruch auf Gesundheitsleistungen, wie es in kaum einem anderen Land der Fall ist. Vor dem Hintergrund des demografischen Wandels und der zunehmenden Ressourcenknappheit stellt sich jedoch die Frage, wie die umfassenden Sozial- und Gesundheitsleistungen dauerhaft finanziert werden können.

49.1.2 Besonderheiten von Gesundheitsgütern und Marktversagen

„*Gesundheit ist unbezahlbar.*" Und: „*Bei Krankheit dürfen Kosten keine Rolle spielen.*"

Diese beiden Aussagen wird vermutlich jeder bestätigen. Aber die erforderlichen Ressourcen stehen nicht unbegrenzt zur Verfügung und es besteht das Problem der Mittelknappheit. Auch wenn nahezu jeder der These „*Gesundheit ist das Wichtigste im Leben*" zustimmt, wird sich kaum jemand darauf einlassen (können), für die Gesundheit auf alle anderen Güter zu verzichten. Folglich findet stets eine Güterabwägung statt, indem nicht das gesamte Einkommen für die Verbesserung unseres Gesundheitszustands verwendet wird, sondern vielmehr andere Grundbedürfnisse wie Ernährung, Kleidung oder Wohnen erfüllt werden. In diesem Zusammenhang stellt sich die Frage, ob sich Gesundheit letztlich als ein Gut wie jedes andere darstellt.

Kritiker sehen Gesundheit als ein besonderes Gut wie Frieden, Freiheit und Sicherheit. Demnach dürfe eine Gesellschaft nicht die Versorgung mit Gesundheitsgütern dem Markt überlassen, da der Markt ungerecht sei. Ökonomen entgegnen dieser Kritik, dass jeder Einzelne täglich Entscheidungen trifft, die der Gesundheit abträglich sind. Beispielhaft können der Konsum von Alkohol und Nikotin oder die Ausübung von Risikosportarten angeführt werden. Obwohl die meisten Menschen die Gesundheitsgefahren kennen, gehen sie bestimmte Risiken ein. Ökonomisch betrachtet findet eine Nutzenabwägung statt. Dennoch gibt es zahlreiche Aspekte von Gesundheitsgütern, die zeigen, dass Gesundheitsleistungen nicht wie andere Güter im klassischen marktwirtschaftlichen System angeboten werden können. Besonderheiten von Gesundheitsgütern sind z.B.:

- **Externe Effekte:** Der Konsum von Gesundheitsleistungen kann Effekte auf andere Individuen haben. So profitieren von Impfungen auch nicht geimpfte Mitglieder der Gesellschaft.
- **Informationsunterschiede:** Behandler haben mehr Wissen und die Kunden bzw. Patienten können die Qualität einer medizinischen Leistungen kaum beurteilen.
- Die Minderschätzung zukünftiger Bedürfnisse führt zu einer zu geringen **Eigenvorsorge.**

Bei Gesundheitsleistungen mit positiven Effekten kann der Staat die Produktion vornehmen oder durch Subvention fördern, um ein Marktversagen zu vermeiden. Das heißt aber nicht zwingend, dass eine Bereitstellung über Märkte generell nicht möglich wäre. Der Staat muss zumindest die Rahmenbedingungen so setzen, dass ein Marktversagen ausgeschlossen wird. Mit dem System der Sozialversicherung wird an vielen Stellen versucht innerhalb eines begrenzten Rahmens Wettbewerbsstrukturen zu schaffen.

49.1.3 Sozial- und Krankenversicherungen

Das deutsche **Sozialversicherungssystem** gilt bis heute als Vorbild. Obwohl schon im mittelalterlichen Zunftwesen für einzelne Berufsstände eine Art Krankenversicherung existierte, gilt die Verkündung der „Kaiserlichen Botschaft" von Bismarck zur sozialen Absicherung im Krankheitsfall am 17. November 1881 als die Geburtsstunde unseres heutigen Sozial- und Krankenversicherungssystems. Während zunächst die Absicherung bei Arbeitsunfällen und Krankheit im Vordergrund stand, haben sich inzwischen die sog. **fünf Säulen** des Sozialversicherungssystems etabliert, deren Leistungen weit über die unmittelbare Gesundheitsversorgung hinausgehen:

1. Krankenversicherung (seit 1883)
2. Unfallversicherung (seit 1884)
3. Rentenversicherung (seit 1889)
4. Arbeitslosenversicherung (seit 1927)
5. Soziale Pflegeversicherung (seit 1995)

Die Leistungsansprüche der Bürger und Aufgaben der einzelnen Sozialversicherungszweige werden in den **Sozialgesetzbüchern** (SGB) geregelt. Gemäß § 1 SGB I hat die Sozialgesetzgebung zur „*Verwirklichung sozialer Gerechtigkeit und sozialer Sicherheit*" beizutragen. Nach dem **Solidarprinzip** soll innerhalb der Solidargemeinschaft gegenseitig Hilfe und Unterstützung gewährt werden. Rechtlich verankert ist es im Sozialgesetzbuch, z. B. §§ 3–10 SGB I und §§ 1, 2 und 11 SGB V. Die Solidargemeinschaft soll wirksamen (finanziellen) Schutz vor den großen Lebensrisiken und deren Folgen wie Krankheit, Arbeitslosigkeit, Alter, Betriebsunfällen und Pflegebedürftigkeit bieten. Die zu versichernden Risiken werden grundsätzlich gemeinsam von allen Versicherten getragen.

Das Solidarprinzip ist durch eine allgemeine Beitragspflicht für alle Mitglieder der Solidargemeinschaft gekennzeichnet. Die Beiträge sind einkommensabhängig und werden in prozentualer Form vom Einkommen berechnet. Damit richten sich die Beiträge nach der individuellen Leistungsfähigkeit jedes einzelnen Mitglieds. Der Anspruch auf Leistungen hingegen ist unabhängig von der Höhe der gezahlten Beiträge, sondern richtet sich nach dem Bedarfsdeckungsprinzip. Jedes Mitglied hat demnach, unabhängig davon wie viel Beiträge es in die Solidargemeinschaft gezahlt hat, einen gleichen Leistungsanspruch.

Es gibt auch Kritikpunkte an der Ausgestaltung des Sozialversicherungssystems. Vor dem Hintergrund des demografischen Wandels und der steigenden Bedeutung von Kapitaleinkünften wird die alleinige Bindung der Beiträge an Arbeitseinkommen zunehmend infrage gestellt bzw. es gibt große Zuschüsse aus dem Bundeshaushalt in die sozialen Sicherungssysteme. Des Weiteren ist das Sozialrecht so komplex, dass der ehemalige Richter Steiner (Steiner 2009) am Bundesverfassungsgericht zu der Komplexität feststellte: *„Als Dädalus das Labyrinth erfunden habe, hätte er nicht wissen können, dass ihm das Modell für die deutsche Sozialgesetzgebung gelungen sei."*. Aus diesem Grunde werden die einzelnen Sozialversicherungszweige grob skizziert und für den Rettungsdienst relevante Besonderheiten beschrieben.

Krankenversicherung

In Deutschland besteht eine allgemeine Krankenversicherungspflicht, nach der jeder Bürger krankenversichert ist. Mehr als 90 % der Bürger sind Mitglied der gesetzlichen Krankenversicherung. Selbstständige und Angestellte mit einem hohen Einkommen können sich privat versichern und für Beamte existiert eine Mischform aus staatlicher Beihilfe und eigener privater Versicherung. Nach § 1 des fünften Buchs des SGB (SGB V) hat die **gesetzliche Krankenversicherung** (GKV) als Solidargemeinschaft die Aufgabe, die Gesundheit der Versicherten zu erhalten, wiederherzustellen oder ihren Gesundheitszustand zu verbessern. Die Versicherten sind für ihre Gesundheit mitverantwortlich und sollen durch eine gesundheitsbewusste Lebensführung sowie durch Beteiligung an gesundheitlichen Vorsorgemaßnahmen den Eintritt von Krankheit und Behinderung vermeiden oder ihre Folgen überwinden. Die **gesetzliche Krankenversicherung** leistet hierzu als ältester Zweig der Sozialversicherung einen entscheidenden Beitrag. Die gesetzliche Krankenversicherung besteht in Deutschland im Jahr 2014 aus rund 130 Krankenkassen (1970 noch 1 815). Diese Krankenkassen sind eingeteilt in Ortskrankenkassen, Betriebskrankenkassen, Innungskrankenkassen, Ersatzkrankenkassen, Seekrankenkassen, Landwirtschaftliche Krankenkassen und die Bundesknappschaft (Krankenkasse für Bergleute).

Der fünfte Band des SGB gibt die **Leistungen der gesetzlichen Krankenkassen** vor. Die Versicherten können diese Gesundheitsleistungen in Anspruch nehmen, ohne direkt dafür zu bezahlen. Die Vergütung erfolgt durch die Krankenkassen unmittelbar an die Leistungserbringer (z. B. Ärzte, Rettungsdienste, Physiotherapeuten). Folgende **Leistungen** gehören zur gesetzlichen Krankenversicherung:

- Leistungen zur Förderung der Gesundheit und zur Verhütung von Krankheiten (Gesundheitsberatung, Gesundheits-Check-up, Individual- und Gruppenprophylaxe)
- Leistungen zur Früherkennung von Krankheiten (Krebsvorsorgeuntersuchung, Früherkennungsuntersuchungen bei Kindern)
- Leistungen bei Krankheit (ärztliche und zahnärztliche Behandlung, Arznei- und Verbandmittel, Heilmittel, Hilfsmittel und Sehhilfen, häusliche Krankenpflege, Haushaltshilfe, Krankenhausbehandlung, kieferorthopädische Behandlung, Zahnersatz, medizinische Rehabilitation, Krankengeld)
- Leistungen bei Schwangerschaft und Mutterschaft (ärztliche Betreuung, Hebammenhilfe, Versorgung mit Arznei-, Verband- und Heilmitteln, stationäre Entbindung, Mutterschaftsgeld bzw. Entbindungsgeld)
- Rehabilitationsleistungen (nur wenn keine Erwerbstätigkeit, bei sozialversicherungspflichtigen erwerbstätigen Personen ist die Rentenversicherung Träger der Rehabilitationsleistungen)
- Schutzimpfungen
- Krankentransporte und Notfalleinsätze (> Kap. 49.3.1)

Gesetzliche Unfallversicherung

Die **gesetzliche Unfallversicherung** ist bei Arbeitsunfällen und Berufskrankheiten zuständig. Daher ist bei Rettungsdiensteinsätzen in Bezug auf Kostenübernahme und bei der Auswahl der Zielklinik zu berücksichtigen, ob ein Unfall im Zusammenhang mit der Berufsausübung steht. Die wichtigsten **Leistungen** der gesetzlichen Unfallversicherung hierfür sind:

- Überwachung der Unfallverhütungsvorschriften und Schulung in Erster Hilfe im Betrieb
- Heilbehandlung
- Berufshilfe, z. B. Umschulungen
- Geldleistungen (Verletztengeld, Übergangsgeld, Rente, Abfindungen, Sterbegeld)

Die meisten Mitarbeiter im Gesundheitswesen sind bei der Berufsgenossenschaft für Gesundheitsdienst und Wohlfahrtspflege (BGW) über ihren Arbeitgeber versichert. Die Beiträge zur Unfallversicherung werden individuell in Bezug auf das Risiko einzelner Berufsgruppen ermittelt. Von der gesetzlichen Unfallversicherung ist die private Unfallversicherung zu unterscheiden, die z. B. Freizeitunfälle zusätzlich absichert und nicht Bestandteil der gesetzlichen Unfallversicherung ist.

Rentenversicherung

Aufgabe der **gesetzlichen Rentenversicherung** ist es unter anderem, eine durch Krankheit oder Behinderung erheblich gefährdete oder geminderte Erwerbsfähigkeit der Versicherten durch Rehabilitationsmaßnahmen zu verbessern oder wiederherzustellen. Oberstes Ziel ist dabei die Verhinderung der Berufs- und Erwerbsunfähigkeit des Versicherten. Die wichtigsten **Leistungen** der gesetzlichen Rentenversicherung sind:

- Medizinische, berufsfördernde und ergänzende Leistungen zur Rehabilitation
- Zahlung von Renten wegen Erwerbs- und Berufsunfähigkeit
- Zahlung von Renten wegen Erreichen der Altersgrenze
- Zahlung von Renten an Hinterbliebene von Versicherten
- Zahlung an Renten wegen Kindererziehung

Arbeitslosenversicherung

Die **Arbeitslosenversicherung** ist eine Pflichtversicherung. Versicherungspflicht und Versicherungsfreiheit in der Arbeitslosenversicherung sind im dritten Buch des Sozialgesetzbuches (SGB III) geregelt. Danach sind grundsätzlich alle Personen, die eine mehr als geringfügige Beschäftigung gegen Arbeitsentgelt ausüben, versicherungspflichtig in der gesetzlichen Arbeitslosenversicherung. Versicherungspflichtig sind auch die Auszubildenden. Die Versicherungspflicht tritt kraft Gesetzes ein, wenn die gesetzlichen Voraussetzungen dafür vorliegen. Bestimmte Personengruppen sind von der Versicherungspflicht ausdrücklich ausgenommen, da sie dem Schutz der Versicherung nicht unterliegen sollen, z. B. Beamte oder Soldaten. Eine freiwillige Versicherung gegen Arbeitslosigkeit sieht das Recht der **Arbeitsförderung** nicht vor.

Die Leistungen der Arbeitsförderung (z. B. Arbeitsvermittlung und Arbeitslosengeld) und die sonstigen Ausgaben der Bundesagentur für Arbeit werden durch Beiträge der Arbeitnehmer, der Arbeitgeber und Dritter (Beitrag zur Arbeitsförderung) sowie durch Umlagen, Mittel des Bundes und sonstige Einnahmen finanziert. Arbeitnehmer und Arbeitgeber zahlen den Beitrag zur Arbeitsförderung je zur Hälfte.

Der Beitragssatz beträgt im Jahr 2015 3,0 % des beitragspflichtigen Bruttoentgelts. Bis Anfang 2007 hatte der Beitragssatz noch 6,5 % betragen. Die Beiträge sind zusammen mit den Beiträgen zur Kranken-, Pflege- und Rentenversicherung als Gesamtsozialversicherungsbeitrag von den Arbeitgebern an die Krankenkassen (Einzugsstelle) zu zahlen. Die Einzugsstellen leiten die für die Arbeitslosenversicherung bestimmten Beiträge an die Bundesagentur für Arbeit weiter.

Problematisch ist die starke konjunkturelle Abhängigkeit des Beitragssatzes der Arbeitslosenversicherung. Danach steigt der Beitragssatz bei schlechter Konjunktur und steigender Arbeitslosigkeit. Dies wiederum verteuert den Faktor Arbeit, vermindert die Wettbewerbsfähigkeit mit steigender Arbeitslosigkeit, was wiederum zu steigenden Beiträgen führt. Umgekehrt haben eine gute Konjunktur und sinkende Beiträge einen doppelt positiven Effekt.

Pflegeversicherung

Bis 1995 gab es für Pflegebedürftige keinen sozialversicherungsrechtlichen Schutz wie bei Krankheit. Vielmehr mussten die mit der Pflege verbundenen Belastungen der Pflegebedürftige und seine Familie oder die Kommunen tragen. Erst 1995 wurde die **Pflegeversicherung** eingeführt. Mit der Pflegeversicherung erhalten die etwa 80 Mio. Bundesbürger in Deutschland einen Versicherungsschutz bei Pflegebedürftigkeit, den es bisher noch nicht gab. In der Pflegeversicherung wird jede Person, die in einer gesetzlichen Krankenversicherung versichert ist, Mitglied. Jedes Mitglied einer privaten Krankenversicherung muss eine private Pflegeversicherung abschließen.

Rund 80 % der pflegebedürftigen Menschen werden in ihrem häuslichen Umfeld versorgt. Wenn ein Mensch bei gesundheitsbedingten Einschränkungen nicht mehr zu Hause versorgt werden kann, die stationäre Behandlung in einem Krankenhaus aber nicht indiziert ist, stehen neben den Angeboten der **ambulanten Pflege** besondere **stationäre Einrichtungen** zur Betreuung zur Verfügung. Insgesamt leben ca. 1 Mio. Menschen in mehr als 10 000 stationären Einrichtungen wie Altenwohn-, Altenpflege- und Behindertenheimen. Aufgrund des demografischen Wandels ist mit einem deutlichen Anstieg der Pflegebedürftigen zu rechnen. Da es sich wie bei den anderen Sozialversicherungen um eine **Umlagefinanzierung** handelt (die Mittel der Beitragszahler werden unmittelbar ausgegeben), steigt der Pflegeversicherungsbeitrag kontinuierlich und liegt 2015 bei 2,35 % mit einem Zuschlag für Kinderlose von 0,25 %.

49.1.4 Gemeinsamer Bundesausschuss (G-BA)

Die Komplexität des deutschen Gesundheitssystems wird durch die Besonderheit geprägt, dass ein großer Teil der Regulierungs- und Koordinationsaufgaben auf die Selbstverwaltung übertragen wird. In vielen Bereichen werden Leistungsbeziehungen zwischen den Leistungsträgern und Leistungserbringern sowie der gesetzliche Leistungsumfang durch die Organe der Selbstverwaltung bestimmt. Im Folgenden wird das Leistungserbringungsrecht der gesetzlichen Krankenversicherung näher beschrieben, das insbesondere durch den **Gemeinsamen Bundesausschuss** (G-BA) als dem zentralen Organ der Selbstverwaltung geprägt wird. Während der **Gesundheitsfonds** die zentrale Stelle zur Einzahlung der Krankenkassenbeiträge und deren Verteilung an die einzelnen Versicherungsträger ist, bestimmt der **G-BA** den Leistungskatalog der gesetzlichen Krankenversicherung und legt damit fest, welche medizinischen Versorgungsleistungen von Krankenkassen erstattet werden.

Der G-BA wurde am 1. Januar 2004 durch das Gesetz zur Modernisierung der Gesetzlichen Krankenversicherung (GMG) eingerichtet. Mit der Gesundheitsreform des Jahres 2007 (GKV-Wettbewerbsstärkungsgesetz) wurde die bis dahin sektoral organisierte Struktur des G-BA geändert. Seit dem 1. Juli 2008 werden alle Entscheidungen in einem einzigen sektorenübergreifend besetzten Beschlussgremium für ambulante, ärztliche und zahnärztliche sowie stationäre Belange getroffen (sog. Plenum). Geregelt ist der G-BA in den §§ *91 und 92 SGB V*. Der G-BA wird gemäß § 91 Abs. 1 S. 1 *SGB V* von der Kassenärztlichen Bundesvereinigung (KBV), der Kassenzahnärztlichen Bundesvereinigung (KZBV), der Deutschen Krankenhausgesellschaft (DKG) und dem Spitzenverband Bund der Krankenkassen (GKV-Spitzenverband) gebildet.

Das Beschlussgremium (Plenum) setzt sich gemäß § 91 Abs. 2 SGB V folgendermaßen zusammen (> Abb. 49.1):
- Ein unparteiischer Vorsitzender
- Zwei weitere unparteiische Mitglieder
- Ein Mitglied der Kassenzahnärztlichen Bundesvereinigung (KZBV)
- Je zwei Mitglieder von der Kassenärztlichen Bundesvereinigung (KBV) und der Deutschen Krankenhausgesellschaft (DKG)
- Fünf Mitglieder des Spitzenverbandes Bund der Krankenkassen (GKV-Spitzenverband)

Vertreter des Rettungsdienstes sind nicht in dem Beschlussgremium vertreten, da der Rettungsdienst kein eigenständiger Leistungserbringer im Sinne des SGB V ist und der Rettungsdienst vom Ausgabenumfang von geringerer Bedeutung ist. Neben dem Beschlussgremium existieren allerdings zahlreiche themenspezifische Unterausschüsse, in denen Vertreter des Rettungsdienstes hinzugezogen werden können, wenn es um dementsprechende Themen geht. Problematisch ist allerdings die Bestimmung von Experten aus dem Rettungsdienst, da der Rettungsdienst in Deutschland keine repräsentative Interessenvertretung hat (> Kap. 49.3.3).

Als höchstes Beschlussgremium im Leistungserbringungsrecht ist der G-BA für die Weiterentwicklung und Bereinigung des Leistungskatalogs der gesetzlichen Krankenversicherung verantwortlich. Im Gegensatz zu privaten Standards im Umwelt- und Technikrecht unterscheiden sich die Richtlinien des G-BA insoweit, dass sie parlamentsgesetzliche Normen nicht konkretisieren, sondern ersetzen. Der Gemeinsame Bundesausschuss ist nicht auf die Ausfüllung unbestimmter Rechtsbegriffe beschränkt, vielmehr trifft er direkte gesundheitspolitische Präferenz- und Verteilungsentscheidungen.

Der G-BA unterliegt der Rechtsaufsicht des Bundesministeriums für Gesundheit, das die Richtlinienbeschlüsse des G-BA genehmigen muss. Vom G-BA werden gemäß § 92 SGB V die zur Sicherung der ärztlichen Versorgung erforderlichen Richtlinien über die Gewähr für eine ausreichende, zweckmäßige und wirtschaftliche Versorgung der Versicherten beschlossen. Dies sind Richtlinien
- zu ärztlicher und zahnärztlicher Behandlung,
- zur Einführung neuer Untersuchungs- und Behandlungsmethoden,
- zur Bedarfsplanung etc.

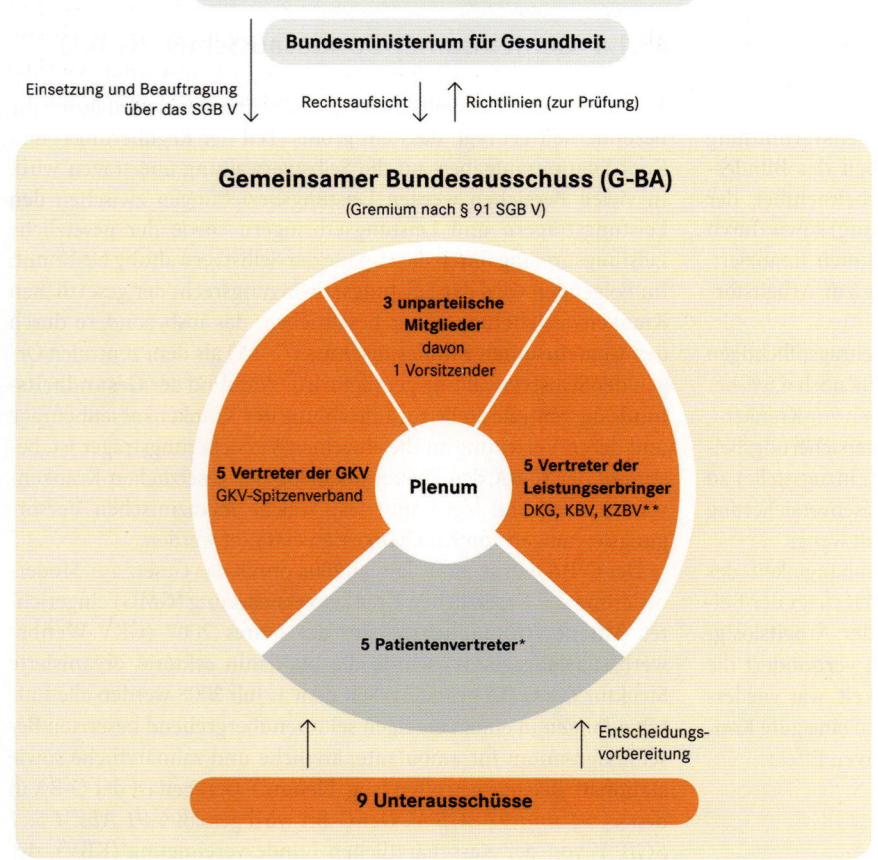

Abb. 49.1 Zusammensetzung des G-BA [W257]

In Bezug auf seine enorme Entscheidungsmacht und die Steuerung der Gesamtausgaben der gesetzlichen Krankenversicherung von mehr als 182 Mrd. € im Jahr 2013 wird der G-BA auch häufig als der „kleine Gesetzgeber" beschrieben. Der G-BA bestimmt über die Richtlinie zur Verordnung von Krankentransporten (§ 92 Abs. 1 Nr. 12 SGB V) letztendlich die Erstattungsfähigkeit und Finanzierung des Rettungsdienstes. Die in diesem Zusammenhang häufig kritisierte „Reduzierung des Rettungsdienstes auf die Transportdienstleistung" wird in ➤ Kap. 49.3.3 diskutiert. Neben der Erstattungsfähigkeit von Leistungen hat der G-BA weitgehende Kompetenzen zur Bestimmung der Qualitätssicherung.

49.1.5 Wirtschaftlichkeitsgebot und Qualitätssicherung

Die Leistungen und Ausgaben der gesetzlichen Krankenversicherung werden durch die Grundsätze der Wirtschaftlichkeit und Beitragsstabilität geprägt. Damit soll ein sinnvoller Einsatz der Mittel sichergestellt und eine Verschwendung von Beitragsgeldern vermieden werden. Des Weiteren gilt es vor dem Hintergrund der demografischen Entwicklung und der Wettbewerbsfähigkeit in Deutschland die Krankenkassenbeiträge stabil zu halten, da sich eine Steigerung unmittelbar auf die Lohn- und damit Produktionskosten auswirkt. Während für Krankenkassen, in Krankenhäusern und im Bereich der niedergelassenen Ärzte Gerichtsurteile und Regressforderungen zur „Mittelverschwendung" existieren, ist dieser Aspekt im Rettungsdienst kaum bekannt.

Wenngleich das Wirtschaftlichkeitsgebot für alle Leistungen der Krankenkassen – und damit auch für den Rettungsdienst – gilt, verweist das Land Nordrhein-Westfalen als erstes Bundesland mit § 2a des Landesrettungsdienstgesetzes darauf. Die Leistungen müssen ausreichend, zweckmäßig und wirtschaftlich sein. Sie dürfen das Maß des Notwendigen nicht überschreiten. Leistungen, die nicht notwendig oder unwirtschaftlich sind, können Versicherte nicht beanspruchen, dürfen die Leistungserbringer nicht bewirken und die Krankenkassen nicht bewilligen (vgl. Bundessozialgericht, Urteil vom 10.3.2015, B 1 KR 2/15). Dies betrifft auch den Rettungsdienst. Zum einen müssen die Länder für die Umsetzung des Notfallsanitätergesetzes entsprechende rechtliche Rahmenbedingen schaffen und zum anderen dürfen die Ausgaben für den Rettungsdienst nicht das Maß des Notwendigen übersteigen. Demnach dürfen nicht mehr Notfallsanitäter ausgebildet und bezahlt werden als tatsächlich erforderlich sind. Die heute noch vielfach geübte Praxis, dass regelmäßig zwei Rettungsassistenten einen RTW besetzten, wird aufgrund der zu erwartenden Mehrkosten der Notfallsanitäter in Zukunft kaum möglich sein.

> **MERKE**
> Das Wirtschaftlichkeitsgebot und der Grundsatz der Beitragsstabilität in der gesetzlichen Krankenversicherung gelten auch für die Leistungen des Rettungsdienstes.

§ 12 SGB V – Wirtschaftlichkeitsgebot

Der maßgebliche § 12 SGB V lautet:

(1) Die Leistungen müssen ausreichend, zweckmäßig und wirtschaftlich sein; sie dürfen das Maß des Notwendigen nicht überschreiten. Leistungen, die nicht notwendig oder unwirtschaftlich sind, können Versicherte nicht beanspruchen, dürfen die Leistungserbringer nicht bewirken und die Krankenkassen nicht bewilligen.

(2) Ist für eine Leistung ein Festbetrag festgesetzt, erfüllt die Krankenkasse ihre Leistungspflicht mit dem Festbetrag.

(3) Hat die Krankenkasse Leistungen ohne Rechtsgrundlage oder entgegen geltendem Recht erbracht und hat ein Vorstandsmitglied hiervon gewußt oder hätte es hiervon wissen müssen, hat die zuständige Aufsichtsbehörde nach Anhörung des Vorstandsmitglieds den Verwaltungsrat zu veranlassen, das Vorstandsmitglied auf Ersatz des aus der Pflichtverletzung entstandenen Schadens in Anspruch zu nehmen, falls der Verwaltungsrat das Regressverfahren nicht bereits von sich aus eingeleitet hat.

Neben den strengen **Vorgaben zur wirtschaftlichen Mittelverwendung** enthält das SGB V zentrale Vorgaben zur Qualitätssicherung der Leistungen der gesetzlichen Krankenversicherung. Die Regelungen konzentrieren sich auf die Krankenhausbehandlung und den Bereich der niedergelassenen Ärzte. Allerdings lässt sich aus den folgenden Gesetzespassagen auch für den Rettungsdienst eine Pflicht zur **Qualitätssicherung** ableiten. Gerade im Zusammenhang mit den steigenden Kosten werden die Themen Qualität und Transparenz im Rettungsdienst an Bedeutung gewinnen.

§§ 135 ff. SGB V – Qualitätssicherung

Die maßgeblichen Passagen im SGB V hinsichtlich der Pflicht zur Qualitätssicherung lauten wir folgt:

§ 135a Verpflichtung zur Qualitätssicherung

(1) Die Leistungserbringer sind zur Sicherung und Weiterentwicklung der Qualität der von ihnen erbrachten Leistungen verpflichtet. Die Leistungen müssen dem jeweiligen Stand der wissenschaftlichen Erkenntnisse entsprechen und in der fachlich gebotenen Qualität erbracht werden.

(...)

§ 137a Institut für Qualitätssicherung und Transparenz im Gesundheitswesen

(1) Der Gemeinsame Bundesausschuss nach § 91 gründet ein fachlich unabhängiges, wissenschaftliches Institut für Qualitätssicherung und Transparenz im Gesundheitswesen. Hierzu errichtet er eine Stiftung des privaten Rechts, die Trägerin des Instituts ist.

(2) (...)

(3) Das Institut arbeitet im Auftrag des Gemeinsamen Bundesausschusses an Maßnahmen zur Qualitätssicherung und zur Darstellung der Versorgungsqualität im Gesundheitswesen. Es soll insbesondere beauftragt werden,

1. für die Messung und Darstellung der Versorgungsqualität möglichst sektorenübergreifend abgestimmte risikoadjustierte Indikatoren und Instrumente einschließlich Module für ergänzende Patientenbefragungen zu entwickeln,
2. die notwendige Dokumentation für die einrichtungsübergreifende Qualitätssicherung unter Berücksichtigung des Gebotes der Datensparsamkeit zu entwickeln,
3. sich an der Durchführung der einrichtungsübergreifenden Qualitätssicherung zu beteiligen und dabei, so weit erforderlich, die weiteren Einrichtungen nach Satz 3 einzubeziehen,
4. die Ergebnisse der Qualitätssicherungsmaßnahmen in geeigneter Weise und in einer für die Allgemeinheit verständlichen Form zu veröffentlichen,
(...)

49.1.6 Ausgabenentwicklung im Gesundheitswesen und Rettungsdienst

In Deutschland wurden im Jahr 2013 insgesamt 314,9 Mrd. € für Gesundheit ausgegeben. Auf jeden Einwohner entfielen demnach 3 910 €, der Anteil der Gesundheitsausgaben am Bruttoinlandsprodukt lag bei 11,2 %. Dies ist ein leichter Anstieg gegenüber den Vorjahren. Die gesetzliche Krankenversicherung ist mit 181,5 Mrd. € der größte Ausgabenträger im Gesundheitswesen (➤ Abb. 49.2).

Sehr heterogen ist die Ausgabenentwicklung der einzelnen Leistungsbereiche im Gesundheitswesen. Während die Gesamtgesundheitsausgaben seit 1992 um 89,4 % gestiegen sind, betrug die Ausgabensteigerung für den Pflegebereich 134,2 % und für den Rettungsdienst 179,7 %. Damit steigen die Ausgaben für den Rettungsdienst deutlich überproportional an. Als Gründe sind ein deutlich gestiegenes Einsatzaufkommen aufgrund des demografischen Wandels und der Spezialisierung im Krankenhausbereich bzw. die Schließung von ganzen Krankenhäusern und damit längere Transportstrecken zu vermuten.

> **MERKE**
> Nach dem Grundsatz der Beitragsstabilität in der gesetzlichen Krankenversicherung müssen die Mehrausgaben im Rettungsdienst durch Einsparungen in anderen Bereichen kompensiert werden.

§ 71 SGB V – Beitragssatzstabilität

Der Grundsatz der Beitragsstabilität ist in *§ 71 SGB V* verankert:
(1) Die Vertragspartner auf Seiten der Krankenkassen und der Leistungserbringer haben die Vereinbarungen über die Vergütungen nach diesem Buch so zu gestalten, dass Beitragserhöhungen ausgeschlossen werden, es sei denn, die notwendige medizinische Versorgung ist auch nach Ausschöpfung von Wirtschaftlichkeitsreserven nicht zu gewährleisten (Grundsatz der Beitragssatzstabilität). Ausgabensteigerungen aufgrund von gesetzlich vorgeschriebenen Vorsorge- und Früherkennungsmaßnahmen oder für zusätzliche Leistungen, die im Rahmen zugelassener strukturierter Behandlungsprogramme (§ 137g) aufgrund der Anforderungen der Richtlinien des Gemeinsamen Bundesausschusses nach § 137f. oder der Rechtsverordnung nach § 266 Abs. 7 erbracht werden, verletzten nicht den Grundsatz der Beitragssatzstabilität.
(2) Um den Vorgaben nach Absatz 1 Satz 1 Halbsatz 1 zu entsprechen, darf die vereinbarte Veränderung der jeweiligen Ver-

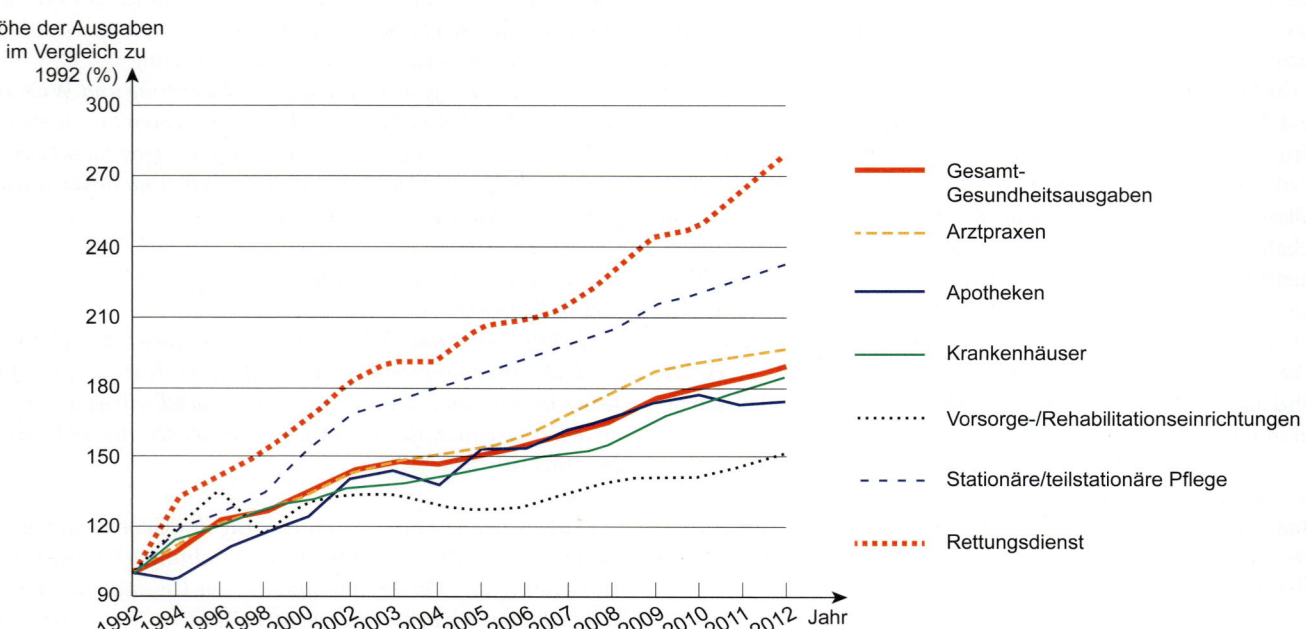

Abb. 49.2 Entwicklung der Gesamtausgaben im Gesundheitswesen zeigen, dass die Ausgaben für den Rettungsdienst am stärksten steigen. [W193/L143]

49.2 Notfallversorgung in Deutschland

Die **Notfallversorgung** in Deutschland gilt als eines der besten flächendeckenden und allgemein zugänglichen Systeme der Welt. Gleichzeitig prägen historische Strukturen und große regionale Unterschiede die Notfallversorgung, da diese Ländersache ist. Komplexe Zuständigkeiten der Länder und die sektorale Trennung zwischen ambulant und stationär führen zu zahlreichen Schnittstellenproblemen. So weist der Sachverständigenrat zur Begutachtung des Gesundheitswesens seit 1991 auf Effektivitäts- und Effizienzprobleme im Bereich der Notfallversorgung hin. Zum Verständnis der Versorgungsprobleme werden im Folgenden die Bedeutung des Föderalismus und die Bedeutung der sektoralen Trennung für die Notfallversorgung erläutert.

49.2.1 Föderalismus und Zuständigkeit

Wie in > Kap. 49.1.1 dargestellt, gibt das Grundgesetz (GG) für die Bundesrepublik Deutschland die Struktur eines Bundesstaates vor, d. h., eine gewisse Eigenständigkeit der Bundesländer innerhalb des Gesamtstaates. Dieses Organisationsprinzip wird häufig als **Föderalismus** bezeichnet (> Abb. 49.4). Nach Art. 70 GG sind die Bundesländer für die Sicherstellung der Notfallversorgung zuständig und haben entsprechende Krankenhaus-, Rettungsdienst- und Feuerschutzgesetze erlassen. Es ist das Ziel, die Notfallversorgung unter Wahrung der medizinischen Erfordernisse flächendeckend und bedarfsgerecht zu sozial tragbaren Kosten sicherzustellen. Die Gesetze auf Landesebene regeln insbesondere Aufgabe, Trägerschaft und Organisation der Einrichtungen. Nach Art. 74. Abs. 1 Nr. 19 und 19a regelt der Bund im Rahmen der konkurrierenden Gesetzgebung die „*Maßnahmen gegen gemeingefährliche oder übertragbare Krankheiten bei Menschen und Tieren, Zulassung zu ärztlichen und anderen Heilberufen und zum Heilgewerbe sowie das Recht des Apothekenwesens, der Arzneien, der Medizinprodukte, der Heilmittel, der Betäubungsmittel und der Gifte*" und „*die wirtschaftliche Sicherung der Krankenhäuser und die Regelung der Krankenhauspflegesätze*". Demnach soll der Bund im besonderen Bereich der Gesundheit für gleichwertige Lebensverhältnisse sorgen und hat u. a. folgende Gesetze dazu erlassen:

- Sozialgesetze
- Approbationsordnungen für Ärzte, Zahnärzte, Tierärzte und Apotheker
- Bundesärzteordnung
- Gesetze der Gesundheitsberufe
- Infektionsschutzgesetz
- Arzneimittelgesetz
- Betäubungsmittelgesetz
- Krankenhausfinanzierungsgesetz
- Medizinproduktegesetz

Die Aufgabe der einzelnen Bundesländer besteht darin, diese Gesetze auszuführen.

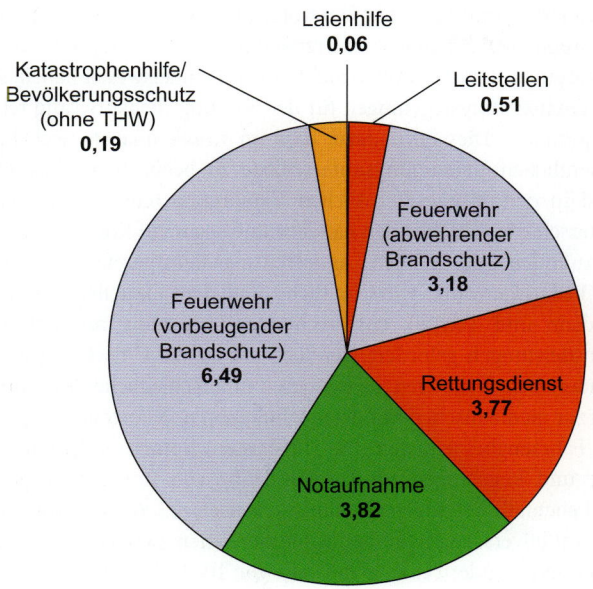

Abb. 49.3 Ausgaben für Notfallversorgung im Jahr 2013 [P099/L143]

gütung die sich bei Anwendung der Veränderungsrate für das gesamte Bundesgebiet nach Absatz 3 ergebende Veränderung der Vergütung nicht überschreiten. Abweichend von Satz 1 ist eine Überschreitung zulässig, wenn die damit verbundenen Mehrausgaben durch vertraglich abgesicherte oder bereits erfolgte Einsparungen in anderen Leistungsbereichen ausgeglichen werden.

Für die Betrachtung der Notfallversorgung als Ganzes muss der Kreis der Akteure aus dem Gesundheitswesen ergänzt werden, da auch die Rettungsleitstellen und der Brandschutz einen Beitrag zur Gesundheit leisten und nicht Bestandteil der klassischen Gesundheitsausgabenrechnung sind. Allerdings existieren außerhalb des Gesundheitswesens kaum einheitliche Daten, sodass die Ausgaben für die Notfallversorgung nur mit Berechnungen auf Basis von Sekundärdaten geschätzt werden können (> Abb. 49.3).

In Bezug auf die Ausgaben für die Notfallversorgung ist aus Sicht der Steuer- und Beitragszahler interessant, wie viele Geldeinheiten (€) in den einzelnen Bereichen ausgegeben werden, um ein **zusätzliches** Menschenleben zu retten. Diese Kennzahl ist aufgrund der schlechten Datenlage nicht zu ermitteln.

Es ist allerdings von einer ineffizienten Mittelverwendung auszugehen. Gerade das Kosten-Nutzen-Verhältnis der sehr teuren Baumaßnahmen im gewerblich-vorbeugenden Brandschutz erscheint im Vergleich zu günstigen Rauchmeldern in Privatwohnungen und anderen Bereichen fragwürdig. Im Jahr 2013 sind laut Statistischem Bundesamt 415 Personen bei Exposition gegenüber Rauch, Feuer und Flammen gestorben, der Großteil bei Wohnungsbränden im Privatbereich. Gleichzeitig sterben im Rettungsdienst und Notaufnahmen jährlich mehrere 10 000 Menschen an Herz-Kreislauf-Erkrankungen. Mit relativ kostengünstigen Maßnahmen wie der Telefonreanimation und der Etablierung von First Respondern könnten viele Menschenleben gerettet werden.

Auf Bundesebene werden die Regelungen für die **Berufszulassung** für Gesundheitsberufe erlassen und die Länder sind für die **Berufsausübung** zuständig. Im Rahmen der Berufszulassung im Bereich der Notfallversorgung sind dies das **Notfallsanitätergesetz** und die **Bundesärzteordnung.** Die strikte Trennung von Berufszulassung und Berufsausübung sorgt für zahlreiche Konflikte und ist für Außenstehende oft kaum nachvollziehbar. Mit der Zuständigkeit des Bundes für die Berufszulassung der Gesundheitsberufe soll insbesondere sichergestellt werden, dass eine in einem Bundesland abgeschlossene Ausbildung auch in einem anderen Bundesland anerkannt wird. Daher bestimmt der Bund die Inhalte der Ausbildung und Prüfung, d.h., die Regelungen bis zur Erlangung der Berufszulassungsbezeichnung (Approbationsurkunde, Urkunde über die Erlaubnis zum Führen der Berufsbezeichnung Notfallsanitäter etc.).

Für die tatsächliche Berufsausübung, d.h., die durchzuführenden Tätigkeiten, Fortbildungspflichten und Hygienemaßnahmen, sind die Länder zuständig. Im Bereich der ärztlichen Berufsausübung haben die Länder diese Aufgabe in weiten Teilen an die jeweiligen Landesärztekammern übertragen. Ansonsten sind auf Landesebene i.d.R. die Gesundheitsministerien zuständig, die wiederum einen Großteil der praktischen Aufgabendurchführung auf nachgelagerte Gesundheitsbehörden wie Landesgesundheitsämter, Bezirksregierungen und kommunale Gesundheitsämter übertragen. So existieren im gesamten Bundesgebiet über 500 Gesundheitsämter, die auf kommunaler Ebene die eigentliche praktische Arbeit des staatlichen Gesundheitsdienstes leisten. Der Rettungsdienst selbst ist oft nicht den Gesundheitsämtern, sondern dem Bereich Sicherheit und Gefahrenabwehr zugeordnet. Die **Gesundheitsämter** haben im Wesentlichen folgende Aufgaben:

- Aufsicht über die (nichtärztlichen) medizinischen Fachberufe, die Apotheken, die Krankenhäuser und die Arztpraxen
- Bekämpfung von übertragbaren Krankheiten, einschließlich Desinfektion, Impfung und Überwachung der Bakterienträger
- Überwachung und Förderung der allgemeinen Orts- und Umwelthygiene einschließlich des Verkehrs mit Lebensmitteln
- Durchführung der Gesundheitsfürsorge insbesondere bei Kranken, Behinderten und Süchtigen
- Ausstellung amtsärztlicher Zeugnisse und Erstellung von Gutachten (z.B. Einweisung von Patienten nach den landesgesetzlichen Bestimmungen zur Unterbringung von psychisch Kranken)

Während die Regelungen zur Krankenhausfinanzierung auf Bundesebene einen starken Einfluss auf das Krankenhauswesen haben, sind die Finanzierungsregelungen für den Rettungsdienst bislang relativ unspezifisch. Dies führt dazu, dass im Krankenhausbereich keine wesentlichen Versorgungsunterschiede zu beobachten sind, während in der rettungsdienstlichen Versorgung teilweise erhebliche Unterschiede zwischen den Ländern und sogar auf Kommunalebene vorzufinden sind. In allen Landesrettungsdienstgesetzen wird zwar die bedarfsgerechte, wirtschaftliche und dem aktuellen Stand der Medizin und Technik entsprechende Versorgung mit Rettungsdienstleistungen gefordert, dennoch erfolgt die Umsetzung in den Ländern sehr heterogen. Es existieren unterschiedliche Bestimmungen zur medizinischen Mindestqualifikation und Fortbildungspflicht der Fahrzeugbesatzungen. Die Hilfsfristen, Notarztindikationskataloge und Regelungen zur Durchführung von Intensivtransporten sind ebenfalls heterogen gestaltet. So weisen z.B. die Hilfsfristen für die Notfallversorgung in ländlichen Bereichen zwischen den einzelnen Bundesländern eine Spannweite von 10–17 Minuten auf.

Nach *Art. 72 Abs. 2 GG* kann der Bund von dem konkurrierenden Gesetzgebungsrecht nur Gebrauch machen, „*wenn und soweit die Herstellung gleichwertiger Lebensverhältnisse im Bundesgebiet oder die Wahrung der Rechts- oder Wirtschaftseinheit im gesamtstaatlichen Interesse eine bundesgesetzliche Regelung erforderlich macht.*" Inwiefern die großen Unterschiede im Rettungsdienst mit dem Sozialrecht und den Verfassungsprinzipien vereinbar sind, erscheint zumindest fragwürdig. Die unterschiedlichen Regelungen auf Länderebene widersprechen dem Ziel einer Rettungsdienstversorgung auf dem aktuellen Stand der Medizin. Die Grundlagen der evidenzbasierten Medizin beruhen überwiegend auf internationalen Standards. So sind unterschiedliche Vorgaben zur Notarztindikation und Behandlung von bestimmten Krankheitsbildern auf Länder- und Kommunalebene kaum zu rechtfertigen und stehen im starken Gegensatz zum strengen Wirtschaftlichkeitsgebot im SGB V.

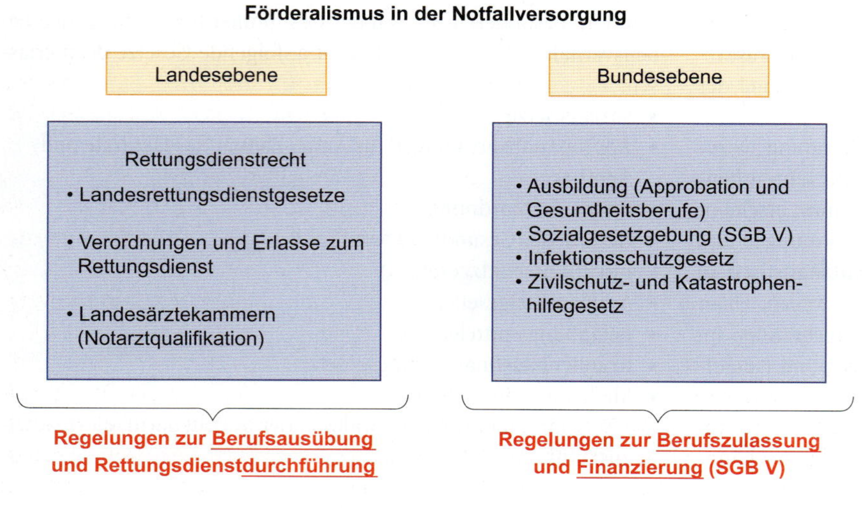

Föderalismus in der Notfallversorgung

Landesebene
Rettungsdienstrecht
- Landesrettungsdienstgesetze
- Verordnungen und Erlasse zum Rettungsdienst
- Landesärztekammern (Notarztqualifikation)

Regelungen zur Berufsausübung und Rettungsdienstdurchführung

Bundesebene
- Ausbildung (Approbation und Gesundheitsberufe)
- Sozialgesetzgebung (SGB V)
- Infektionsschutzgesetz
- Zivilschutz- und Katastrophenhilfegesetz

Regelungen zur Berufszulassung und Finanzierung (SGB V)

Abb. 49.4 Der Föderalismus prägt mit unterschiedlichen Zuständigkeiten die Notfallversorgung. [P099/L143]

49.2.2 Sektorale Trennung des Gesundheitswesens

Eine strikte **sektorale Trennung** der Organisation und Finanzierung über alle Bereiche des Gesundheitswesens sorgt neben dem Föderalismus für eine zusätzliche Komplexität. Die damit einhergehende mangelhafte Kooperation wird als zentrales Entwicklungshemmnis der Patientenversorgung gesehen. Politiker sprechen bei Reformen häufig von der „Überwindung der Sektorengrenzen" und „Vermeidung von Doppeluntersuchungen". Solange aber die Budgets getrennt und begrenzt bleiben, besteht kein nachhaltiges Interesse an einer Zusammenarbeit. Dies betrifft auch die Notfallversorgung, die strikt in die drei Bereiche **kassenärztlicher Notdienst, Rettungsdienst** und **Krankenhaus** getrennt ist. Zusätzlich ist die Differenzierung zwischen dem qualifizierten Krankentransport und den einfachen Liegendfahrten im Taxibereich zu beachten.

Während früher eine klare Abgrenzung zwischen ambulanter und stationärer Leistung möglich war, stehen dieser heute der medizinische Fortschritt und die leistungsrechtliche Entwicklung entgegen. Grundsätzlich ist zwischen der ambulanten und stationären Leistungsunterbringung zu unterscheiden, ohne dass im Einzelfall eine klare Abgrenzung zwischen diesen Bereichen möglich ist. So ist die nachstationäre Behandlung gem. § 115a SGB V nach einem Krankenhausaufenthalt tatsächlich ambulanter Natur, rechtlich hingegen eine stationäre Leistung. Selbst bei der Arzneimittelversorgung wird zwischen ambulanter und stationärer Versorgung unterschieden, sodass z. B. Krankenhäuser den Patienten angebrochene Tablettenpackungen bei Entlassung im Regelfall nicht mitgeben und keine Rezepte ausstellen dürfen. Für die Arzneimittelversorgung im Rettungsdienst gibt es ebenfalls eine Sonderregelung. Seit 2002 sind Rettungsdienste gem. § 14 Abs. 8 Apothekengesetz den Krankenhäusern gleichgestellt und über die Krankenhausapotheke mit Medikamenten zu versorgen.

Im Zuge der sektoralen Trennung existieren mittlerweile so viele Sonderformen der Leistungserbringung, dass Außenstehende nicht mehr beurteilen können, in welchem Leistungsbereich sie sich befinden. Niedergelassene Vertragsärzte können als Konsiliararzt, Belegarzt oder auch im begrenzten Umfang als angestellter Arzt im Krankenhaus tätig werden und Krankenhäuser können medizinische Versorgungszentren gründen, in denen niedergelassene Ärzte arbeiten. Bei der sektoralen Trennung kommt es zu vielen Schnittstellen und da jeder Sektor sein eigenes Budget hat, auch zu vielen Streitigkeiten hinsichtlich der Zuständigkeit und Finanzierung.

Die Notfallversorgung ist wie kaum ein anderer Bereich von der sektoralen Trennung betroffen. Dabei geht es nicht nur um die Trennung zwischen ambulanter und stationärer Versorgung. Im Zuge der erweiterten Rettungskette sind Leitstellen, Feuerwehren und Rettungsdienste ebenfalls Bestandteil der Notfallversorgung. Neben den Fragen der Zuständigkeit und Vergütung der einzelnen Leistungserbringer führen die zahlreichen Schnittstellen zu erheblichen Organisations- und Qualitätsproblemen der Patientenversorgung. Zur Überwindung der sektoralen Trennung ist insbesondere eine sektorübergreifende Bedarfsplanung erforderlich. Weder die einfache Verhältniszahl von niedergelassenen Ärzten je Einwohner noch die unspezifische Landeskrankenhausplanung werden dem tatsächlichem Versorgungsbedarf gerecht. Für den Bereich der Notfallversorgung ist zusätzlich der Rettungsdienst in die Bedarfsplanung zu integrieren, da das Transportaufkommen in einem direkten Zusammenhang zu den Versorgungsstrukturen des kassenärztlichen Notdienstes und den Krankenhäusern steht.

49.2.3 Niedergelassene Ärzte und Kassenärztlicher Notdienst

Die ambulante Versorgung erfolgt überwiegend durch die **niedergelassenen Ärzte und Zahnärzte.** Ärzte sind im ambulanten Bereich überwiegend freiberuflich in einer eigenen Praxis, in einer Berufsausübungsgemeinschaft (z. B. Gemeinschaftspraxis) tätig. Allerdings wählen immer mehr Ärzte ein Anstellungsverhältnis in den beschriebenen Ärztegesellschaften oder in einem medizinischen Versorgungszentrum. Der niedergelassene Arzt muss bei der Niederlassung als Vertragsarzt eine Facharztweiterbildung vorweisen. Im hausärztlichen Bereich sind dies entweder Fachärzte für Allgemeinmedizin oder Fachärzte für Innere Medizin. Andere Fachgebiete sind von der hausärztlichen Versorgung ausgeschlossen. Sowohl Allgemeinärzte als auch die anderen Fachärzte haben nach der Anerkennung als Arzt (Approbation) größtenteils an Krankenhäusern eine 5–6 Jahre dauernde Weiterbildung und abschließend eine Facharztprüfung absolviert. Fast alle niedergelassenen Ärzte und Zahnärzte entscheiden sich für eine Zulassung zur **vertragsärztlichen Versorgung** im Rahmen der kassenärztlichen Vereinigung, da ca. 90 % der Bevölkerung in der gesetzlichen Krankenversicherung versichert sind.

Im Bereich der ambulanten Versorgung sind die niedergelassenen Ärzte für den sog. kassenärztlichen bzw. vertragsärztlichen **Notdienst** zuständig. Dabei werden die Begriffe „Notdienst", „Notfalldienst" und „Bereitschaftsdienst" gleichbedeutend verwendet. Gegebenenfalls werden die Worte mit Adjektiven wie ärztlich oder kassenärztlich ergänzt. Gemeint ist der Sicherstellungsauftrag nach § 75 Abs. 1 SGB V: *„Die Kassenärztlichen Vereinigungen und die Kassenärztlichen Bundesvereinigungen haben die vertragsärztliche Versorgung in dem in § 73 Abs. 2 bezeichneten Umfang sicherzustellen (…) Die Sicherstellung umfasst auch die vertragsärztliche Versorgung zu den sprechstundenfreien Zeiten (Notdienst), nicht jedoch die notärztliche Versorgung im Rahmen des Rettungsdienstes, soweit Landesrecht nichts anderes bestimmt."* Dies verdeutlicht, dass die Definition des medizinischen Notfalls inhaltlich von der Zuständigkeit des Notdienstes zu trennen ist. Es ist zwischen dem lebensbedrohlichen medizinischen Notfall – der einer rettungsdienstlichen Versorgung bedarf – und der akuten Notsituation zu differenzieren. Bei der akuten Notsituation handelt es sich um einen Krankheitszustand ohne vitale Gefährdung und der Patient sucht außerhalb der Sprechstunde dringend ärztliche Hilfe.

Im Rahmen des Sicherstellungsauftrags garantieren die 17 Kassenärztlichen Vereinigungen (je Bundesland eine, nur Nordrhein-Westfalen hat zwei), dass jeder Bürger rund um die Uhr wohnortnah versorgt wird. Unabhängig von der Zulassung als niedergelassener Kassenarzt besteht auch für alle niedergelassenen Privatärzte eine Verpflichtung zur Teilnahme am Notfalldienst. Aufgrund der unterschiedlichen regionalen Rahmenbedingungen unterscheiden sich die Strukturen des Notdienstes z. T. erheblich. In der jüngsten Vergangenheit sorgt die Organisation des kassenärztlichen Notdienstes regelmäßig für Schlagzeilen, da gerade im ländlichen Bereich immer größere Notdienstbezirke gebildet und die Wege und Wartezeiten immer länger werden. Dies ist einer der Gründe, warum die Patienten verstärkt die Behandlung in den Notaufnahmen der Krankenhäuser zu den sprechstundenfreien Zeiten in Anspruch nehmen.

49.2.4 Notfallversorgung in Krankenhäusern

Hauptaufgabe der Krankenhäuser mit ca. 1,1 Mio. Beschäftigten ist es, jederzeit nach *§ 107 Abs. 1 Nr. 3 SGB V „vorwiegend durch ärztliche und pflegerische Hilfeleistung Krankheiten der Patienten zu erkennen, zu heilen, ihre Verschlimmerung zu verhüten, Krankheitsbeschwerden zu lindern oder Geburtshilfe zu leisten."* Des Weiteren müssen die Patienten untergebracht und verpflegt werden. Wie die niedergelassenen Ärzte sind zugelassene Krankhäuser nach *§ 108 SGB V* zur Teilnahme an der Notfallversorgung verpflichtet. Neben der allgemeinen Hilfeleistungspflicht bezieht sich die Notfallversorgung i. d. R. auf Leistungen im Rahmen des Versorgungsauftrags des Krankenhauses und der zugeteilten Versorgungsstufe des jeweiligen Bundeslandes. Die Versorgungsstufen werden in jedem Bundesland individuell definiert. Meistens wird nach Größenklassen in Form von aufgestellten Krankenhausbetten und Zahl der vorhandenen Fachabteilungen differenziert. Häufig wird zwischen folgenden Krankenhäusern unterschieden:

- Krankenhäuser der **Grund- und Regelversorgung** mit wenigen klinischen Abteilungen, nach Möglichkeit den drei Hauptdisziplinen Innere Medizin, Chirurgie und Gynäkologie/Geburtshilfe sowie einer Intensivbehandlungseinheit. In einigen Bundesländern wird noch zwischen Krankenhäusern der Grundversorgung und Krankenhäusern der Regelversorgung unterschieden, während in den meisten Bundesländern beide Stufen zusammengefasst sind.
- **Krankenhäuser der Schwerpunktversorgung,** die neben den Hauptdisziplinen Innere Medizin, Chirurgie und Gynäkologie/ Geburtshilfe über weitere Krankenhausabteilungen, z. B. Urologie, Kinderheilkunde, Orthopädie oder Psychiatrie verfügen.
- **Krankenhäuser der Maximalversorgung** mit i. d. R. 800 und mehr Betten und oft mehr als 20 Fachabteilungen.

Die Unterscheidung der Krankenhäuser wird aber immer schwieriger. Der medizinische Fortschritt und insbesondere die Reform der Krankenhausfinanzierung führen zu einer starken Spezialisierung. Lange Zeit wurden im Krankenhausbereich – wie noch heute im Rettungsdienst – sämtliche entstandenen Kosten erstattet. Dieses **Selbstkostendeckungsprinzip** wurde seit den 1990er-Jahren aufgeweicht und im Jahr 2004 durch ein **Fallpauschalensystem** ersetzt. Damit wurde ein enormer Kosten- und Wettbewerbsdruck ausgelöst, der insbesondere zur Spezialisierung und Schließung von Krankenhäusern im ländlichen Bereich führt. Dies hat einen direkten Einfluss auf den Rettungsdienst, da viele kleine Krankenhäuser einen Schwerpunkt in der Inneren Medizin oder Chirurgie haben und sich mit deren Schließung längere Transportwege ergeben. So führen die Einsparungen im Krankenhausbereich zu Ausgabensteigerungen im Rettungsdienst.

Im Jahr 2013 gab es noch 1 996 zugelassene Krankenhäuser mit insgesamt 500 000 Betten, von denen allerdings nur ca. 1 600 Krankenhäuser an der regulären Notfallversorgung teilnehmen. Bei den nicht an der Notfallversorgung teilnehmenden Krankenhäusern handelt es sich überwiegend um Fachkrankenhäuser mit einem eingeschränkten Leistungsspektrum. Aber nicht alle kleinen Krankenhäuser die an der Notfallversorgung teilnehmen, verfügen über eine zentrale Notaufnahme. Während es in vielen anderen westlichen Ländern einen Facharzt für Notfallmedizin in zentralen Notaufnahmen gibt, wird in Deutschland die Erstversorgung der Patienten von der jeweiligen Fachabteilung vorgenommen. Zudem werden immer mehr ambulante Bagatellerkrankungen behandelt und wirklich vital bedrohte Patienten nehmen nur noch einen kleinen Teil der Notfälle im Krankenhaus ein.

49.3 Finanzierung des Rettungsdienstes

Wie in ➤ Kap. 49.1.6 dargestellt gehört der Rettungsdienst zu den am stärksten steigenden Ausgabenbereichen im Gesundheitswesen. Im Jahr 2013 lagen die Gesamtausgaben noch bei 3,77 Mrd. €. Aufgrund des steigenden Einsatzaufkommens und mit der Umsetzung des Notfallsanitätergesetzes ist mit einem weiteren Anstieg der Rettungsdienstausgaben zu rechnen. Im Vergleich zu den anderen Sektoren des Gesundheitswesens ist die **Finanzierung des Rettungsdienstes** ungewöhnlich. Während die **Bedarfsplanung** des Rettungsdienstes Ländersache ist, erfolgt die **Finanzierung** nahezu vollständig durch die Krankenkassen, deren Leistungsrecht wiederum ausschließlich durch den Bund im Rahmen des Sozialrechts der gesetzlichen Krankenversicherung (SGB V) bestimmt wird. Nur noch wenige Länder bezuschussen die reguläre Rettungsdienstversorgung in Form von Zuschüssen für Investitionsmaßnahmen. Damit ist die Organisations- und Durchführungsverantwortung des Rettungsdienstes weitgehend von der Finanzierung getrennt.

49.3.1 Finanzierung nach Sozialgesetzbuch (SGB V)

Die **Finanzierung** der Rettungsdienstleistungen erfolgt überwiegend durch die gesetzlichen Krankenkassen. Den zentralen Rahmen bildet das **SGB V,** wenngleich die Länder sehr unterschiedliche Ansätze zur Berechnung der Entgelthöhe haben. Die Krankenkassen übernehmen gem. *§ 60 SGB V* die Kosten der Notfallrettung und des Krankentransports, wenn ein Arzt die Notwendigkeit bescheinigt oder die Kassen eine Genehmigung erteilen. Nach den *§§ 60 und 61 Satz 1 SGB V* haben die Patienten eine **Zuzahlung** von max. 10 % bzw. höchstens 10 € für den Transport zu leisten.

Handelt es sich um einen Arbeits- oder Wegeunfall und die gesetzliche Unfallversicherung ist der Kostenträger, entfällt der Eigenanteil. Für die Verlegung eines Patienten in ein anderes Krankenhaus muss eine Krankenkasse die Kosten nur übernehmen, wenn die Verlegung medizinisch notwendig ist. Erfolgt die Verlegung z. B. aus religiösen Gründen, muss der Versicherte die Kosten selbst tragen (so entschied das Bundessozialgericht im Fall eines Angehörigen der Glaubensgemeinschaft der Zeugen Jehovas, der sich ohne Fremdblutinfusion operieren lassen wollte und deshalb das Krankenhaus wechselte; Urteil des BSG vom 2.11.2007, B 1 KR 11/07 R). Die in § 133 Abs. 1 und 2 SGB V vorgesehenen Begrenzungsmöglichkeiten der Entgelte für Rettungsdienstleistungen durch die Krankenkassen sind in der Praxis kaum durchsetzbar.

Die Details für die Verordnungs- und Erstattungsfähigkeit von Leistungen des Rettungsdienstes werden gem. § 92 Abs. 1 Nr. 12 SGB V vom G-BA mit der Richtlinie zur Verordnung von Krankentransporten bestimmt. Die sog. Krankentransportrichtlinie über die Verordnung von **Krankenfahrten, Krankentransportleistungen** und **Rettungsfahrten** wurde zuletzt im Jahr 2004 geändert. Da der **Rettungsdienst kein eigenständiger Leistungserbringer im Sinne des SGB V** ist, müssen die Leistungen des Rettungsdienstes in Form von Transportleistungen verordnet werden. Der Vertragsarzt soll die Verordnung vor der Beförderung ausstellen. Nur in Ausnahmefällen, insbesondere in Notfällen, können Transporte nachträglich verordnet werden. Nach der Krankentransportrichtlinie wird nach Rettungsfahrten, Krankentransporten und Krankenfahrten als sog. Transportdienstleistungen unterschieden und an entsprechende Verordnungsvoraussetzungen geknüpft:

§ 5 Rettungsfahrten

(1) Der Versicherte bedarf einer Rettungsfahrt, wenn er aufgrund seines Zustands mit einem qualifizierten Rettungsmittel (Rettungswagen, Notarztwagen, Rettungshubschrauber) befördert werden muss oder der Eintritt eines derartigen Zustands während des Transports zu erwarten ist.

(2) Rettungswagen (RTW) sind für Notfallpatienten zu verordnen, die vor und während des Transportes neben den Erste-Hilfe-Maßnahmen auch zusätzlicher Maßnahmen bedürfen, die geeignet sind, die vitalen Funktionen aufrechtzuerhalten oder wieder herzustellen.

(3) Notarztwagen (NAW) sind für Notfallpatienten zu verordnen, bei denen vor oder während des Transportes lebensrettende Sofortmaßnahmen durchzuführen oder zu erwarten sind, für die ein Notarzt erforderlich ist. Dies gilt entsprechend für die Verordnung von Notarzteinsatzfahrzeugen (NEF).

(4) Rettungshubschrauber (RTH) sind zu verordnen, wenn ein schneller Transport des Patienten mit einem bodengebundenen Rettungsmittel nicht ausreichend ist. Darüber hinaus sind Rettungshubschrauber anzufordern, wenn eine schnellere Heranführung des Notarztes an den Notfallort zur Durchführung lebensrettender Maßnahmen oder zur Herstellung der Transportfähigkeit des Patienten mit dem jeweils geeigneten Transportmittel notwendig ist.

§ 6 Krankentransporte

(1) Ein Krankentransport kann verordnet werden, wenn der Versicherte während der Fahrt einer fachlichen Betreuung oder der besonderen Einrichtungen des Krankentransportwagens (KTW) bedarf oder deren Erforderlichkeit aufgrund seines Zustands zu erwarten ist. Die fachliche Betreuung in Krankentransportwagen wird nach den maßgeblichen landesrechtlichen Vorschriften durch qualifiziertes nichtärztliches Personal gewährleistet. Die medizinisch-technische Einrichtung ist auf die Beförderung von Nicht-Notfallpatienten ausgelegt.

(2) Der Krankentransport soll auch dann verordnet werden, wenn dadurch die Übertragung schwerer, ansteckender Krankheiten der Versicherten vermieden werden kann.

§ 7 Krankenfahrten

(1) Krankenfahrten sind Fahrten, die mit öffentlichen Verkehrsmitteln, privaten Kraftfahrzeugen, Mietwagen oder Taxen durchgeführt werden. Zu den Mietwagen zählen z. B. auch Wagen mit behindertengerechter Einrichtung zur Beförderung von Rollstuhlfahrern. Eine medizinisch-fachliche Betreuung des Versicherten findet in diesen Fällen nicht statt. (...)

Die Anknüpfung der Finanzierung der Rettungsdienstleistungen an das Kriterium „Transportdienstleistung" sorgt regelmäßig für Diskussionen und wird in > Kap. 49.3.3 vertieft erörtert. In der Praxis sorgt die Abgrenzung zwischen den qualifizierten **Krankentransporten** und den einfachen **Krankenfahrten** in Mietwagen oder Taxen für zahlreiche Rechtsstreitigkeiten. Wie die obige rechtliche Definition zeigt, gibt es zwischen diesen ähnlichen Begriffen deutliche Qualifikations- und Qualitätsunterschiede. Bei den einfachen Krankenfahrten dürfen keinerlei medizinischen Maßnahmen wie z. B. eine fachgerechte Lagerung, das Heben des Patienten, eine Sauerstoffgabe oder Desinfektionsmaßnahmen erforderlich sein, da das Personal nicht medizinisch qualifiziert ist. Die Kläger sind allerdings nicht die Aufsichtsbehörden. Vielmehr kritisieren die Gerichte (z. B. OVG NRW vom 29.4.2008 13 A 2457/05) die Untätigkeit der Behörden in dem „grauen Markt Krankenfahrt", die insbesondere wegen Hygienemängeln zu einer Patientengefährdung führen.

49.3.2 Regelungen der Landesrettungsdienstgesetze

Aufgrund der Zuständigkeit der Länder sind für die Durchführung des Rettungsdienstes verschiedene Betreibermodelle vorzufinden, die unter wettbewerbs- und haftungsrechtlichen Aspekten von Bedeutung sind. In den meisten Fällen sind die Kreise und kreisfreien Städte nur der Träger des Rettungsdienstes, die tatsächliche Durchführung des Rettungsdienstes erfolgt durch Dritte (Hilfsorganisationen und Unternehmen). In einigen Großstädten ist auch ein Nebeneinander von mehreren Betreibermodellen vorzufinden. Dort werden die Aufgaben des Rettungsdienstes sowohl durch eigene

Bedienstete der Feuerwehr als auch durch Hilfsorganisationen und private Unternehmen wahrgenommen.

Die **Landesrettungsdienstgesetze** delegieren i. d. R. die Zuständigkeit auf die Kreisebene, daher ist die Finanzierung sehr heterogen. In vielen Bundesländern werden auf kommunaler Ebene **Gebührenordnungen** für die Leistungen des Rettungsdienstes auf Basis von Rettungsdienstbedarfsplänen festgelegt, die gleichzeitig die Finanzierung der Rettungsleitstellen miteinbeziehen. Grundsätzlich sind die Gebühren zur Nutzung des Rettungsdienstes kostendeckend zu gestalten und entstehende Unter- bzw. Überdeckungen im Verlauf auszugleichen. Für den Einsatz von Krankentransportwagen, Rettungswagen und den Notarzteinsatz werden i. d. R. separate Grundgebühren erhoben. In ländlichen Gebieten sind aufgrund der niedrigeren Einsatzzahlen meist höhere Gebühren fällig, da es sich größtenteils um Vorhaltekosten, sog. Fixkosten, handelt. Einige Rettungsdienstträger erheben zusätzlich kilometerabhängige oder zeitabhängige Gebühren. Aufgrund der unterschiedlichen landesrechtlichen Vorgaben zur Besetzung der Fahrzeuge und den Hilfsfristen sind länderübergreifende Vergleiche nicht möglich. Da sich auch die in die Gebührenordnungen einbezogenen Kosten unterscheiden, sprechen Schmiedel und Betzler von einem „**polygenen Finanzierungssystem**" im Rettungsdienst.

Für den Betrieb von Leitstellen für die Aufgaben des Brandschutzes, der technischen Hilfeleistung und für Katastrophenfälle dürfen keine Rettungsdienstgebühren erhoben werden. Für die Aufgaben des Rettungsdienstes werden die entsprechenden Kosten der Leitstelle in die Kalkulation der Rettungsdienstgebühren miteinbezogen. Dabei lag der Kostenanteil der Leitstellenaufgaben im Rettungsdienstbereich im Jahr 2000 bei rund 10 % der Gesamtkosten des Rettungsdienstes.

49.3.3 Diskussion: Rettungsdienst als eigenständige Leistung im SGB V?

Nach der gegenwärtigen Regelung im SGB V ist der Rettungsdienst nicht mehr als ein „Taxi mit Blaulicht", da ausschließlich auf die Transportleistung abgestellt wird. Dieser Umstand sorgt für kontroverse Diskussionen. Im SGB V befinden sich keine Regelungen, die Details zur medizinischen Versorgung im Rettungsdienst enthalten. Lediglich die Transportkosten für den Rettungsdienst zählen nach §§ *60 und 133 SGB V* zu den Leistungen der Krankenkasse. Hierbei handelt es sich allerdings nicht nur um die Fahrtkosten, sondern um die gesamten Kosten der präklinischen Rettungsdienstbehandlung. Aus diesem Grund gibt es seit Jahren aus einigen Bundesländern den Versuch zur Aufnahme des Rettungsdienstes als **eigenständigen Leistungserbringer** ins SGB V (geplanter § *38a*). Wenngleich dieser Vorstoß auf den ersten Blick plausibel erscheint, sollen im Folgenden die **potenziellen Konsequenzen** dargestellt werden, die in vielen Fällen für große Veränderungen sorgen dürften.

Mit der Verankerung des Rettungsdienstes als eigenständiger Leistungserbringer im SGB V würde die medizinische Leistung des Rettungsdienstes eine Aufwertung erfahren. Die bisherige Verknüpfung der Kostenübernahme in § *60 Absatz 1 SGB V* mit einer Transportdurchführung führt bei sog. „Fehleinsätzen" zu einem massiven Fehlanreiz. So ist davon auszugehen, dass für eine sichere Kostenabrechnung der Leistungserbringer gegenüber den Krankenkassen nicht selten ein Transport ins Krankenhaus durchgeführt wird, ohne dass hierfür eine medizinische Notwendigkeit gegeben ist. Dadurch entstehen erhebliche zusätzliche Kosten, die vermieden werden könnten.

Wenn der Rettungsdienst als eigenständige Leistung in das SGB V integriert werden sollte, dürften die Länder allerdings viel ihrer bisherigen Gestaltungsfreiheit verlieren. So müssen auch für Leistungen des Rettungsdienstes die Generalklauseln der §§ *2 Abs. 1 und 12 Abs. 1 SGB V* gelten. Danach müssen alle Leistungen dem **anerkannten Stand der medizinischen Erkenntnisse** entsprechen und das **Wirtschaftlichkeitsgebot** beachten. Gegenwärtig haben die Krankenkassen i. d. R. nur ein Anhörungsrecht hinsichtlich der Gebührengestaltung des Rettungsdienstes. Gleichzeitig haben sich die Länder aus der Finanzierung der Investitionen für Rettungswachen, Fahrzeuge und Ausstattung weitgehend zurückgezogen und in den meisten Ländern auf die Krankenkassen übertragen. Mit der Verankerung des Rettungsdienstes als eigenständiger Leistungsbereich im SGB V werden die Krankenkassen wie im ambulanten und stationären Bereich großen Einfluss auf die Bedarfsplanung und Finanzierung nehmen. Dann würde vermutlich der Forderung des Sachverständigenrats gefolgt, dem G-BA zentrale Kompetenzen zu Umfang und Qualität der Rettungsdienstversorgung zu übertragen. Dieser soll demnach die Festlegung von Hilfsfristen, Qualifikationsanforderungen, Notarztindikationen und Behandlungsstandards bestimmen. Wenngleich diese Forderungen aus Sicht der Patienten positiv sind, dürfte der Verlust an Einflussmöglichkeit nicht im Interesse vieler Bundesländer sein.

Wiederholungsfragen

1. Wann wurde das Grundgesetz verkündet (➤ Kap. 49)?
2. Welche drei Organisationsformen von Gesundheitswesen werden unterschieden (➤ Kap. 49.1)?
3. Welche Artikel des Grundgesetzes sind für das Gesundheitswesen von Bedeutung? (➤ Kap. 49.1.1)?
4. Was sind die Besonderheiten von Gesundheitsgütern (➤ Kap. 49.1.2)?
5. Nennen Sie die fünf Säulen der Sozialversicherung (➤ Kap. 49.1.3).
6. Was wird unter Solidarprinzip verstanden (➤ Kap. 49.1.3)?
7. Beschreiben Sie die Leistungen der gesetzlichen Krankenversicherung (➤ Kap. 49.1.3).
8. Erläutern Sie das Problem der konjunkturellen Abhängigkeit der Arbeitslosenversicherungsbeiträge (➤ Kap. 49.1.3).
9. Beschreiben Sie die Zusammensetzung und Kompetenzen des Gemeinsamen Bundesausschusses (➤ Kap. 49.1.4).
10. Erläutern Sie das Wirtschaftlichkeitsgebot (➤ Kap. 49.1.5).
11. Beschreiben Sie die Regelungen im SGB V zur Qualitätssicherung und diskutieren Sie die Bedeutung für den Rettungsdienst (➤ Kap. 49.1.5).
12. Beschreiben Sie die Ausgabenentwicklung im Gesundheitswesen (➤ Kap. 49.1.6).
13. Erläutern Sie den Grundsatz der Beitragsstabilität mit Bezug auf die Ausgabenentwicklung im Rettungsdienst (➤ Kap. 49.1.6).
14. Wer ist für die Berufszulassung zuständig (➤ Kap. 49.2.1)?
15. Wer ist für die Berufsausübung zuständig (➤ Kap. 49.2.1)?
16. Welche Sektoren sind an der Notfallversorgung beteiligt (➤ Kap. 49.2.2)?
17. Erläutern Sie die Struktur und Aufgaben der vertragsärztlichen Versorgung (➤ Kap. 49.2.3).
18. Wie ist die Notfallbehandlung in Krankenhäusern strukturiert (➤ Kap. 49.2.4)?
19. Was sind die Besonderheiten der Finanzierung im Rettungsdienst (➤ Kap. 49.3)?
20. Welche Vor- und Nachteile wären mit der Implementierung des Rettungsdienstes als eigenständiger Leistungserbringer im SGB V verbunden (➤ Kap. 49.3.3)?

WEITERFÜHRENDE LITERATUR

Niehues, C., Barbe, W.: Unzureichende Berücksichtigung der Notfallversorgung im DRG-System. In: das Krankenhaus, 104(5) (2012), 470–474

Niehues, C., Fenger, H.: Qualifikationsanforderungen und Haftungsrisiken in der Zentralen Notaufnahme. In: das Krankenhaus 105(8) (2013), 822–826

Preusker, U.: Das deutsche Gesundheitssystem verstehen. medhochzwei, Heidelberg, 2015

Wessels, M., Schmitt, L., Niehues, C.: Leistungserbringer im Sozialgesetzbuch (SGB) V – Braucht der Rettungsdienst dafür einen eigenen Paragrafen? In: Der Notfallsanitäter 2(3) (2014), 66–68

KAPITEL 50

Michael Grönheim

Organisation von Gefahrenabwehr und Rettungsdienst in Deutschland

50.1	**Organisation der Gefahrenabwehr** 1047	**50.5**	**Einrichtungen** 1056
50.1.1	Polizeiliche und nichtpolizeiliche Gefahrenabwehr 1048	50.5.1	Leitstelle 1056
50.1.2	Bevölkerungsschutzsystem 1048	50.5.2	Rettungswache 1057
50.1.3	Rettungsdienst als Teil der Gefahrenabwehr 1048	50.5.3	Krankenhaus 1058
		50.5.4	Ambulante Pflegedienste, betreutes Wohnen und Pflegeheime 1058
50.2	**Geschichte des Rettungsdienstes** 1049		
50.2.1	Die Anfänge der Notfallmedizin 1049	**50.6**	**Rettungsdienstpersonal** 1058
50.2.2	Die Notfallmedizin ab dem 19. Jahrhundert 1050		
50.2.3	Entwicklung des modernen Rettungsdienstes im deutschsprachigen Raum 1050	**50.7**	**First Responder, Helfer vor Ort, Notfallhilfe** 1060
50.3	**Organisationsformen** 1054	**50.8**	**Regionale Besonderheiten** 1064
50.4	**Finanzierungsformen** 1056	**50.9**	**Aktuelle Entwicklungen im Rettungsdienst** .. 1064
		50.9.1	Telenotarzt 1064
		50.9.2	(Notfall-)medizinische Versorgung in abseits gelegenen Gebieten 1065

50 Organisation von Gefahrenabwehr und Rettungsdienst in Deutschland

Szenario

Nach einem schönen, heißen Sommertag klingt am unteren Niederrhein ein Jugendzeltlager bei Liedern und Lagerfeuer aus. Wenige Stunden, nachdem sich die Feiernden in ihre Zelte zum Schlafen zurückgezogen haben, zieht ein in Heftigkeit und Stärke unerwartetes Gewitter auf – ein Blitz schlägt in unmittelbarer Nähe der Zelte ein. Was passiert und was ist zu tun?

Inhaltsübersicht

50.1 Organisation der Gefahrenabwehr

- Die Gefahrenabwehr in Deutschland lässt sich in die polizeiliche und nichtpolizeiliche Gefahrenabwehr differenzieren.

Polizeiliche und nichtpolizeiliche Gefahrenabwehr

- Die polizeiliche Gefahrenabwehr stellt bei zeitkritischen Gefährdungslagen für die öffentliche Sicherheit und Ordnung Abwehr- und Verfolgungsmaßnahmen durch die Polizeibehörden sicher.
- Die nichtpolizeiliche Gefahrenabwehr wird durch Feuerwehr, Rettungsdienst und Katastrophenschutz sichergestellt.
- Rettungsdienst und Katastrophenschutz bilden die Behörden und Organisationen mit Sicherheitsaufgaben.

Bevölkerungsschutzsystem

- Das Bevölkerungsschutzsystem in Deutschland ist mehrdimensional.
- Private (jeder Bürger und jedes Unternehmen) und staatliche (Land und Bund) Aufgaben und Zuständigkeiten ergänzen und bedingen sich gegenseitig.

Rettungsdienst als Teil der Gefahrenabwehr

- Die präklinische Notfallversorgung bildet die zentrale Säule der nichtpolizeilichen Gefahrenabwehr.
- Notfallrettung und qualifizierter Krankentransport sind Aufgaben des öffentlichen Rettungsdienstes.

50.2 Geschichte des Rettungsdienstes

- Die Notfallmedizin ist eine junge Fachdisziplin, die in den letzten Jahrzehnten mit rasanter Dynamik klinische Standards in der Präklinik etabliert hat.
- Personelle, technische und materielle Standards haben sich kontinuierlich weiterentwickelt.

Die Anfänge der Notfallmedizin

- Erste Ansätze der Notfallmedizin werden bereits in der Bibel erwähnt. Starke Impulse der Notfallmedizin gingen immer wieder von kriegerischen Auseinandersetzungen und der dabei erforderlichen Versorgung von Verletzten aus.

Die Notfallmedizin ab dem 19. Jahrhundert

- Ab dem 19. Jahrhundert sind systematische Entwicklungen der Notfallmedizin wie Methoden der Reanimation, manuelle Techniken der Beatmung oder erste Ansätze von Infusionstherapien feststellbar. Entscheidende Impulse gingen weiterhin von Kriegen, z. B. dem Ersten und Zweiten Weltkrieg oder dem Vietnamkrieg, aus.
- Kirschners Postulat (1938), den Arzt schnellstmöglich zum Patienten zu bringen, wird als Geburtsstunde der modernen präklinischen Notfallmedizin in Deutschland gewertet.

Entwicklung des modernen Rettungsdienstes im deutschsprachigen Raum

- Der Zweite Weltkrieg führte zu unterschiedlichen Entwicklungen: Die Briten übertrugen den Rettungsdienst in ihrer Besatzungszone vor allem den Feuerwehren, Franzosen und Amerikaner den Rotkreuzverbänden. In der sowjetischen Besatzungszone, der späteren DDR, wurde der Rettungsdienst zunächst verstaatlicht.
- Die rapide Zunahme von Verkehrsunfällen führte zu einem systematischen Ausbau des Rettungsdienstes in Deutschland.
- In den 1950er-Jahren finden sich erste Versuche, Ärzte im Rettungsdienst einzusetzen.
- Vor allem die hohe Zahl an Verkehrstoten führte Ende der 1960er-Jahre zu ersten Versuchen mit Rettungshubschraubern. In den Folgejahren wurde dieses System weiter ausgebaut und verbessert, heute ist es nahezu flächendeckend.
- Rettungsdienst ist eine öffentliche Aufgabe, die sowohl im Bereich der Daseinsfürsorge als auch der öffentlichen Gefahrenabwehr anzusiedeln ist und in Landesrettungsgesetzen verankert ist.
- Bundeslandspezifische Besonderheiten werden in Rettungsdienstbedarfsplänen berücksichtigt.
- Das Rettungswesen in Deutschland ist als Rettungskette organisiert, bestehend aus Erster Hilfe, Notfallmeldung, Rettungsdienst und Krankenhaus.
- Jährlich werden in Deutschland mehr als elf Millionen Notfalleinsätze und Krankentransporte durch den Rettungsdienst durchgeführt. Die Zahlen steigen zunehmend, auch durch den Wegfall ärztlicher Notfallversorgung in ländlichen Regionen und bedingt durch den demografischen Wandel.

50.3 Organisationsformen

- Beim in Deutschland am häufigsten etablierten Rendezvous-System wird der Notarzt mit einem zusätzlichen Fahrzeug zum Notfallort gefahren.
- Beim Kompakt- oder Stationssystem fährt der Notarzt direkt mit dem RTW zum Notfallort. Dieses System verliert aufgrund mangelnder Flexibilität und höherer Kosten an Bedeutung.

- Eine Sonderform des Notarztsystems ist die Luftrettung.
- Rettungsmittel sind alle Fahrzeuge, die im Rettungsdienst eingesetzt werden: Krankentransportwagen (KTW), Rettungswagen (RTW), Notarzteinsatzfahrzeuge (NEF) sowie Rettungstransporthubschrauber (RTH), Intensivtransporthubschrauber (ITH) und Spezialfahrzeuge (Intensivtransportwagen, Schwerlastrettungswagen, Rettungsboote etc.).

50.4 Finanzierungsformen

- Die Vergabe von Rettungsdienstleistungen ist in Deutschland stark durch die landesrechtlichen Besonderheiten der einzelnen Bundesländer geprägt.
- Im deutschen Rettungswesen gibt es mit dem Konzessions- und dem Submissionsmodell zwei rechtlich legitimierte Finanzierungsmodelle.

50.5 Einrichtungen

- Alle Einrichtungen in der Notfallrettung arbeiten partnerschaftlich-kollegial zusammen und leisten gleichermaßen ihren essenziellen Beitrag für eine bestmögliche sowie nachhaltige Patientenversorgung.
- Die Leitstelle ist das Lenkungs-, Koordinations- und Informationszentrum des Rettungsdienstes.
- Aufgrund der zunehmenden Anforderungen und Aufgabenverdichtung wird die Entwicklung eines eigenen Berufsbildes für Leitstellendisponenten aktuell forciert.
- Die Rettungswachen sind die Orte, an denen die für die Durchführung des Rettungsdienstes erforderlichen Rettungsmittel und das Personal für den Einsatz bereitgehalten werden.
- Krankenhäuser sind zwar keine direkten Einrichtungen des Rettungsdienstes, doch da die meisten Patienten des Rettungsdienstes einem Krankenhaus zur weiteren Versorgung zugeführt werden, haben die Krankenhäuser eine wichtige Funktion für den Rettungsdienst und die Vorhaltung von Rettungsmitteln, auch in Bezug auf Großschadenslagen.
- Die nachstationäre Versorgung dient der Förderung oder Wiederherstellung der Eigenständigkeit des Patienten und setzt die präklinische und klinische Versorgungszeit durch Informationen und gezielte praktische Hilfen unter Berücksichtigung der individuellen Bedürfnisse fort.

50.6 Rettungsdienstpersonal

- Das Rettungsdienstpersonal setzt sich aus Rettungsfachpersonal (ca. 60 000 Rettungsassistenten, Rettungssanitäter und Rettungshelfer) sowie ärztlichem Rettungsdienstpersonal (ca. 20 000 aktive Notärzte) zusammen.
- Etwa 75 % aller Einsätze des Rettungsdienstes werden ausschließlich vom Rettungsfachpersonal durchgeführt.

50.7 First Responder, Helfer vor Ort, Notfallhilfe

- Zur Ergänzung des organisierten Rettungsdienstes hat sich, beginnend etwa im Jahr 1998, die Einrichtung von First-Responder-Systemen in Deutschland bewährt. Diese überbrücken durch qualifizierte medizinische Erstmaßnahmen die Zeit bis zum Eintreffen des Rettungsfachpersonals.
- Gerade bei vital bedrohlichen Verletzungs- und Erkrankungsbildern werden so wertvolle Minuten zum Nutzen des Patienten gewonnen.
- First Responder können den Rettungsdienst nicht ersetzen, sondern zielgerichtet ergänzen.
- Schnelleinsatzgruppen sind vielerorts die erste Unterstützung des Rettungsdienstes bei einem Massenanfall von Verletzten.
- Ihr Aufbau ist bundeslandspezifisch geregelt und kann verschiedene Schwerpunkte haben.
- Einsatzeinheiten, Sanitäts- und Betreuungszüge sind klar definierte Einheiten der Hilfsorganisationen, die verschiedene Aufgaben im Bereich Sanitätsdienst und Betreuungsdienst wahrnehmen.
- Medical Task Forces bilden nach Beschluss der Innenministerkonferenz von 2007 das aktuelle Modell des bundesdeutschen Bevölkerungsschutzes und dienen insbesondere der sanitätsdienstlichen Versorgung der Bevölkerung bei Großschadenslagen.
- Medical Task Forces bilden zur Wahrnehmung ihrer Aufgaben Einheiten der Gefahrenabwehr, unterteilt in Trupps, Gruppen, Züge und Verbände.

50.8 Regionale Besonderheiten

- Regionale Besonderheiten spiegeln sich in der rettungsdienstlichen Ausstattung, Vorhaltung und im konkreten Einsatzspektrum wider.

50.9 Aktuelle Entwicklungen im Rettungsdienst

- Das neue rettungsdienstliche Berufsbild des Notfallsanitäters hat tief greifende Veränderunen in allen notfallmedizinischen Strukturen zur Folge.
- Telemedizinische Projekte unterstützen die Entscheidungsfindung sowie die Kompetenzen des präklinisch tätigen Personals.

50.1 Organisation der Gefahrenabwehr

Die **Organisation der Gefahrenabwehr** ist in Deutschland mehrstufig und durch Beteiligung unterschiedlicher Behörden, Institutionen und Organisationen vielschichtig. Ob Bombendrohung, Notlandung einer Passagiermaschine, Altenheimbrand, Schiffskollision, Chemikalienaustritt in einem Großunternehmen oder Massenkarambolage auf der Autobahn – nach landesspezifischen Vorgaben laufen in allen beispielhaft genannten Szenarien **standardisierte Alarmierungs- und Bewältigungsprozesse** der polizeilichen und nichtpolizeilichen Gefahrenabwehr mit dem Ziel ab, Verletzten und

Betroffenen schnell effiziente Hilfe noch am Ereignisort zukommen zu lassen. Eine zentrale Säule bildet im Rahmen der nichtpolizeilichen Gefahrenabwehr der Rettungsdienst, der seit 2014 mit dem neuen, bundeseinheitlichen Berufsbild des Notfallsanitäters nachhaltig reformiert wurde.

50.1.1 Polizeiliche und nichtpolizeiliche Gefahrenabwehr

Mit Gefahrenabwehr wird originär das Eingreifen der zuständigen Behörden zur Verhinderung bevorstehender Gefahren bezeichnet. Für die Gefahrenabwehr enthält das **Polizei- und Ordnungsrecht der Länder** (= Polizeigesetze/Sicherheitsgesetze) die notwendigen Regelungen und Ermächtigungsgrundlagen.

Von der Gefahrenabwehr ist die **Strafverfolgung** abzugrenzen. Während die Strafverfolgung erst einschreitet, wenn eine Straftat schon begangen wurde, ist es Aufgabe der Gefahrenabwehr, Gefahren (vor allem die Begehung von Straftaten) präventiv zu verhindern.

Die polizeiliche Gefahrenabwehr obliegt den Polizeibehörden, daneben ist die allgemeine Gefahrenabwehr den Ordnungsbehörden (Ordnungsbehördengesetze der Länder) und den Behörden der allgemeinen Verwaltung zuzuordnen.

Dabei sind grundsätzlich die Behörden der allgemeinen Verwaltung zuständig, wenn nicht ein sachlicher oder zeitlicher Eilfall vorliegt, für den die **Polizei- und Ordnungsbehörden** (Gefahr für die öffentliche Sicherheit und Ordnung) zuständig sind, oder wenn es sich um eine diesen Behörden gesondert zugewiesene Aufgabe handelt. Zwischen Polizei- und Ordnungsbehörden gilt im Eilfall das Prinzip der Erstbefassung – zuständig ist, wer zuerst da ist, und damit bei Gefahr im Verzug in erster Linie die Polizei (polizeiliche Gefahrenabwehr).

Rettungsdienst, Feuerwehr und Katastrophenschutz bilden als Behörden und Organisationen mit Sicherheitsaufgaben die nichtpolizeiliche Gefahrenabwehr.

Die Hilfsorganisationen Arbeiter-Samariter-Bund, Deutsche Lebensrettungsgesellschaft, Deutsches Rotes Kreuz, Malteser Hilfsdienst und Johanniter-Unfall-Hilfe an sich sind nicht Mitglied der **Behörden und Organisationen mit Sicherheitsaufgaben** (BOS), sie stellen jedoch oft ihr Personal und Gerät dem Rettungsdienst oder dem Katastrophenschutz (als Organisationen der öffentlichen Daseinsfürsorge) zur Verfügung. Wird das Personal der Hilfsorganisationen für diese Tätigkeiten eingesetzt, ist es auch Teil der BOS und als „Verwaltungshelfer" damit „öffentlich-rechtlich" tätig. Die übrigen Tätigkeitsfelder der Hilfsorganisationen, wie Breitenausbildung (nicht dagegen die Helferausbildung für den Katastrophenschutz), soziale Dienste, Jugendarbeit etc., gehören jedoch nicht den BOS an.

50.1.2 Bevölkerungsschutzsystem

Der Schutz der Bürger vor Gefahren ist eine der wichtigsten Aufgaben des Staates. Dieser Maxime folgend werden unter dem Begriff **Bevölkerungsschutz** alle zivilen Maßnahmen zum Schutz der Bevölkerung und ihrer Lebensgrundlagen vor den Auswirkungen von Kriegen, bewaffneten Konflikten, Katastrophen und anderen schweren Notlagen sowie solcher zur Vermeidung, Begrenzung und Bewältigung der genannten Ereignisse verstanden.

Die Gewährleistung dieses Schutzziels (Sicherheit für die Bevölkerung) ist eine Gemeinschaftsaufgabe und auf verschiedene Schultern verteilt:
- Alle Bürger sollen im Rahmen des Selbstschutzes Vorsorge für plötzliche Notlagen treffen. In (gesonderten) Kursen der Breitenausbildung werden diese Inhalte zusätzlich vermittelt (Lebensmittelvorrat, Notstrom, Sicherung wichtiger Dokumente etc.).
- Unternehmen treffen Vorsorgemaßnahmen für Schadensereignisse, um Personen zu schützen und Betriebsfunktionen aufrechtzuerhalten oder wieder in einen sicheren Zustand zu bringen.
- Der Bevölkerungsschutz auf staatlicher Seite wird durch die Katastrophenschutzbehörden organisiert, die zudem die Leitung und Koordinierung des Einsatzes im Ereignisfall innehaben.
- In besonderen Lagen nimmt das Land zentrale Aufgaben wahr und koordiniert in Krisenstäben (Verwaltungs- und Führungsstab) die erforderlichen Maßnahmen.
- Aufgabe des Bundes ist es, im Vorfeld sowie bei besonders großflächigen Lagen oder solchen von nationaler Bedeutung in vielfältiger Weise mit Informationen und Beratung sowie mit der Bereitstellung von Ressourcen zu unterstützen. Aktuell wurden z. B. eine Warn-App entwickelt und automatisierte, großflächige Warnsysteme der Bevölkerung (Betätigung der Autohupe, Anruf auf dem Mobiltelefon, Sirenenalarm etc.) in Pilotprojekten erprobt.
- Für den Spannungs- und Verteidigungsfall regelt der Bund die staatlichen Maßnahmen im Bevölkerungsschutz.

Zur Sicherstellung der oben genannten Aufgaben stellen Land und Bund finanzielle Mittel zur Beschaffung von standardisierter, einheitlicher Ausstattung bereit.

50.1.3 Rettungsdienst als Teil der Gefahrenabwehr

Eine zentrale Säule in der nichtpolizeilichen Gefahrenabwehr bildet die präklinische Versorgung Verletzter oder akut Erkrankter durch den öffentlichen Rettungsdienst.

Rettungsdienst ist in Deutschland eine **öffentliche Aufgabe der Daseinsvorge,** die gemäß *Art. 30, 70 und 83 GG* keine Aufgabe des Bundes ist, sondern durch die Ländergesetzgebung wahrgenommen wird (Föderalismusprinzip). Die Bundesländer delegieren die öffentlich-rechtliche Durchführung (Trägerschaft) an die Kommunen (kreisfreie Städe und Landkreise) durch Landesgesetze (Rettungsdienstgesetze). Die kommunalen Träger des Rettungsdienstes hingegen können den Rettungsdienst in eigener Verantwortung wahrnehmen oder ihn an Hilfsorganisationen (HIOG) oder Berufsfeuerwehren delegieren.

Der rettungsdienstliche Versorgungsauftrag in der Notfallrettung und im qualifizierten Krankentransport – hier sind Besatzung und Fahrzeugtechnik im Gegensatz zum nicht qualifizierten Krankentransport gesetzlich normiert – fällt somit landesrechtlich in die

Zuständigkeit der Bundesländer. Wir haben damit in Deutschland z. T. sehr heterogene Landesrettungsgesetze, die regionale und strukturelle Unterschiede im jeweiligen Bundesland auch bei der rettungsdienstlichen Vorhaltung von Einsatzkräften und Mitteln berücksichtigen.

In **Rettungsdienstbedarfsplänen** werden notwendige materielle (Fahrzeuge, Rettungswachen), strukturelle (Besetzung, Erreichbarkeit und Platzierung der Wachen) und personelle (Welches Personal mit welchen Qualifikationen wird benötigt? Wie viele Ausbildungsplätze sind vorgesehen?) Ressourcen näher bestimmt.

50.2 Geschichte des Rettungsdienstes

Die **Notfallmedizin** ist noch eine sehr junge Fachdisziplin und hat sich innerhalb der letzten Jahrzehnte von einem bloßen Transportauftrag zu einem hochqualifizierten (Erst-)Diagnostik- und Behandlungssystem auf klinischem Niveau gewandelt.

Zum besseren Verständnis dieses „Quantensprungs" und der besseren Reflexion der eigenen Rolle sowie des Berufsverständnisses wird nachfolgend die Geschichte des Rettungsdienstes anhand bedeutender Meilensteine kursorisch aufgezeigt.

50.2.1 Die Anfänge der Notfallmedizin

Die Geschichte der Notfallmedizin ist ein Beispiel für die Entwicklung der Medizin im Allgemeinen. Schon immer waren plötzliche Ereignisse, von denen Menschen betroffen wurden, erschreckend für die menschliche Gesellschaft. Und schon immer stand die Frage nach Leben und Tod im Mittelpunkt des menschlichen Denkens.

Die früheren Hochkulturen entstanden an Flüssen, Seen und Meeren, wo man sich Methoden zur Wiederbelebung Ertrunkener überlegte. Eine dieser Methoden, die sich bis ins 20. Jahrhundert hielt, war die **Inversionsmethode.** Dabei stellte man den Patienten auf den Kopf, um so Wasser aus dem Körper zu entfernen. Eine der wohl ältesten Maßnahmen in der Medizin ist die **Mund-zu-Mund-Beatmung.** Obwohl es bis in die 1950er-Jahre dauerte, bis sich die Methode bei der Reanimation Erwachsener durchsetzen konnte, waren bereits 1300 v. Chr. Hebammen des Volkes Israel in der Lage, asphyktische Neugeborene wiederzubeleben. Auch im Neuen Testament finden sich solche Hinweise. Besonders im Evangelium nach Lukas erscheinen viele Berichte über Totenerweckungen.

Im klassischen Griechenland nahm die Versorgung traumatisierter Patienten eine große Bedeutung ein. Homer erwähnt in der Ilias (4, 244 ff.) eine Verletztenbehandlung am Notfallort.

Bei den vielen Feldzügen in der römischen Zeit erkannte man die Notwendigkeit, die eigenen Verwundeten zu versorgen. Neben **Verbänden** wurden dabei eher zufällig Methoden wie die **Tracheotomie** entwickelt. Hierbei wurden besonders griechische Heilkundige als Söldner eingesetzt. Im frühen Mittelalter übernahmen Klostergemeinschaften die Versorgung der Verletzten und Kranken, im Zeitalter der Kreuzzüge waren es Ordensritter, die freiwillig Krankenpflege aus Barmherzigkeit und Nächstenliebe ausübten. Zur Zeit der Ritterorden bildeten sich auch Männer- und Frauengemeinschaften weltlicher Prägung, die sich ähnlichen Bestrebungen widmeten.

Zur Zeit des **Hochmittelalters,** so auch während der Kreuzzüge, wurde Notfallmedizin weitestgehend verachtet. Bei allem Leid, das die Kreuzzüge anrichteten, gibt es nur einen Bericht über ein Militärlazarett vor Akkon im Jahr 1190. Unter den Segeln norddeutscher Koggen versorgten Ärzte und Helfer aus den Hansestädten verwundete Krieger. Diese Einstellung zur Medizin, insbesondere zur Notfallmedizin, hatte mehrere Gründe: Krankheit und Tod wurden als Strafe Gottes gesehen, die Medizin kam somit in die Nähe der Gotteslästerung, den Umgang mit Kranken und Toten betrachtete man als entehrend für die eigene Person, und es bestanden rechtliche Hindernisse der Hilfeleistung. Letztlich wurde das Leben als Weg zur ewigen Glückseligkeit verstanden, sodass die Rettung eines vital gefährdeten Patienten etwas Negatives war.

Bis ins 16. Jahrhundert waren Feldschere, die sich um die Notfallversorgung von Verwundeten kümmerten, gesellschaftlich wenig geachtet. Die Feldschere standen auf einer Stufe mit Barbieren, Starstechern, Henkern und Scharfrichtern. Die Tätigkeit der **Feldschere** war weit von einer wissenschaftlichen Tätigkeit entfernt, sodass es nicht verwundert, dass neben einigen genialen Vertretern der Zunft viele Quacksalber ihr Unwesen trieben. Bei den zahlreichen Feldzügen dieser Zeit hatten nur die Fürsten und Könige eigene Ärzte im Gefolge. Einer dieser Ärzte war **Andreas Vesalius.** Nicht zuletzt durch seine anatomischen Studien machte er um 1553 erste Beatmungsversuche durch ein Schilfrohr bei Tieren.

Erste **organisierte Sanitätsdienste** bei Feldzügen werden um 1470 von Schweizer Söldnerheeren aufgestellt. Dabei ist zu beachten, dass man damals praktisch nur eigene Verwundete versorgte. Aus der Entwicklung der Schweizer Sanitätsdienste heraus wird verständlich, dass im 16. Jahrhundert starke Impulse der Akutmedizin aus dem eidgenössischen Einflussbereich kamen. Hans von Gersdorff, der als Straßburger Feldscher zahlreiche Söldnertruppen versorgte, fasste im „Feldbuch der Wundartzney" (1517) die wesentlichen Erfahrungen der Notfallmedizin der damaligen Zeit zusammen. Etwas später, 1536, erschienen die „Praktika der Wundartzney" von Felix Wirtz. In diesem historischen Werk werden notfallchirurgische Methoden beschrieben, die im Grundsatz noch heute Gültigkeit haben. **Ambroise Paré,** Sohn eines Barbiers, brachte es im 16. Jahrhundert zum Leibarzt von vier Königen und war der Erste, der das Ausbrennen von Wunden als Unsinn erkannte und die **Wundversorgung** revolutionierte.

Mit dem Jahr 1740 schlug die Geburtsstunde der Notfallmedizin. König Ludwig XV. erließ in Frankreich einen Befehl (Avis) „*wie man demjenigen, welchen man ertrunken zu seyn glaubt, zu Hülfe kommen solle*". Bereits 1742 wurde dieser Avis von einem Braunschweiger Arzt übersetzt. Dabei ist bemerkenswert, dass der Autor bereits die Bedeutung einer Beatmung erkannte.

In der zweiten Hälfte des 17. Jahrhunderts war es die **Wasserrettung,** welche die Notfallmedizin beeinflusste; vor allem in den Küstenländern Zentraleuropas und in England gab es Anstrengungen zur Rettung Ertrunkener. Verschiedenste Methoden, so auch die **Fassrollmethode,** wurden entwickelt. Aber auch bürokratische

Hemmnisse wurden abgebaut. War es Anfang des Jahrhunderts noch bei Strafe verboten, Verletzte bis zum Abschluss amtlicher Untersuchungen zu versorgen, wurden nun Prämien für die Menschenrettung gezahlt.

Die Ursprünge der Notfallmedizin gehen auf die Gründung der „Maatschappij tot Redding van Drenkelingen" in Amsterdam zurück. Zehn Amsterdamer Bürger gründeten diese Gesellschaft zur Rettung Ertrunkener im Jahre 1767. Neben der allgemeinen Furcht, lebendig begraben zu werden, war die Angst vor dem Ertrinken weitverbreitet. Daher fanden die „Empfehlungen zur Wiederbelebung Ertrunkener" weite Verbreitung.

Van Swieten, Niederländer und Arzt der Kaiserin Maria-Theresia, griff diese Empfehlungen auf, die 1769 zur kaiserlichen Verordnung „zur Rettung ins Wasser Gefallener und darin Ertrunkener, und in andere Unglücksfälle Verwickelter" durch Maria Theresia führte. Darin forderte van Swieten die aktive Beatmung durch „Einblasung von Luft mit starker und durchhaltender Wirkung". Zur Gründung der ersten Wasserrettungsgesellschaften kam es 1799 in Prag und 1803 in Wien.

50.2.2 Die Notfallmedizin ab dem 19. Jahrhundert

In Budapest sollte ab 1803 die Betreuung der Verunglückten den Chirurgischen Ambulatorien (sog. Chirurgische Manufakturen) obliegen, die zur chirurgischen Versorgung der Einwohner des jeweiligen Umkreises eingerichtet worden waren. In ihnen waren Barbiere tätig. Den Antransport der Verletzen führte die Polizei durch.

Ackermann beschrieb 1804 eine Methode der **Reanimation,** die schon sehr an unsere heutige kardiopulmonale Reanimation erinnert. Berühmte Männer wie Alexander von Humboldt befassten sich mit der Konstruktion von Rettungsgeräten, so 1793 eine Maske zum Einatmen atmosphärischer Luft aus einem Tornister oder einem auf einem Wagen fahrbaren Sack. In fast allen „Rettungskästen" war ein Blasebalg zur Beatmung und eine Pfeife zum Einblasen von Tabakrauch in den Mastdarm vorhanden. Als Vorläufer der künstlichen Beatmung sind die Praktiken mit dem Gorcy-Apparat anzusehen, bei dem der Brustkorb in Abständen stoßweise zusammengedrückt wurde. Allerdings bleibt zu erwähnen, dass die eigentliche Herz-Lungen-Wiederbelebung erstmals 1958 beschrieben wurde. 1847 beschrieb Erichsen eine Maschine zur Beatmung. Aber auch manuelle Techniken, die sich bis in die 1960er-Jahre hielten, wurden Mitte des 19. Jahrhunderts entwickelt. Silvester und Hall entwickelten um 1860 die nach ihnen benannten Methoden. Obwohl Anfang des 19. Jahrhunderts der Einsatz von Blasebälgen als Beatmungshilfe Mittel der Wahl war, erlebte der Blasebalg erst zur Jahrhundertwende eine erneute Renaissance. Der Weg zum Ruben-Beutel war geebnet. Um die Jahrhundertwende entwickelte sich die interne Herzmassage. 1901 überlebte der erste Patient aufgrund einer internen Herzmassage. Aber auch erste Ansätze der externen Herzmassage werden in dieser Zeit beschrieben.

Nicht anders verhielt es sich mit der **Infusionstherapie** am Notfallort. Im Jahr 1892 beschreibt der „Brockhaus" die Infusion als eine veraltete Methode, die nur noch in der Veterinärmedizin Anwendung findet. Mangels physiologischer Kenntnisse und Möglichkeiten der Sterilisation entsprechender Infusionslösungen war diese Aussage auch verständlich. Nicht zuletzt erinnerte man sich auch noch an Forschungsansätze des 17. Jahrhunderts. Damals konnten z. B. in England zum Tode verurteilte Delinquenten zwischen dem Schwert des Scharfrichters oder der Verabreichung dubioser Infusionslösungen wählen. Meist trafen diejenigen, die sich für erstere Methode entschieden, die bessere Wahl. Erst durch den Sanitätsdienst der amerikanischen Streitkräfte im Zweiten Weltkrieg erlebte die Infusionstherapie eine Renaissance, indem die Versorgung Verwundeter mit venösen Zugängen und Infusionen regelmäßig erfolgte.

Ärztliche Tätigkeit am Unfallort war somit grundsätzlich schon um die Jahrhundertwende vom 19. ins 20. Jahrhundert in Deutschland bekannt. Im Gegensatz zur heutigen Vorstellung der präklinischen Notfallmedizin beschränkte sich die Tätigkeit damals auf wenige spektakuläre Einsätze bei Großschadensereignissen. Eine routinemäßige Versorgung am Schadensort gab es jedoch nicht. Bemerkenswert dabei ist, dass die Feuerwehr in Köln bereits um 1899 einen organisierten Rettungsdienst betrieb. Interessanterweise machte man dabei erste Versuche mit einem Notarztdienst. Bei entsprechenden Unfällen wurde ein Arzt mit einem schnellen Zweispänner in der Klinik abgeholt, um vor Ort die Erstversorgung zu übernehmen. Die Ausbildung des Sanitätspersonals nahm ebenfalls Form an, als der Korpsarzt der Münchner Feuerwehr, Dr. Lukas, um 1910 postulierte, dass „... der sachgerechten Erstversorgung im Unfallrettungsdienst besondere Bedeutung zukommt und dass die Klinik in der Erstversorgung Versäumtes nicht wieder gut machen" könne.

Obwohl im **Ersten Weltkrieg** eine neue Dimension des menschlichen Leids entstand, hinkte der Sanitätsdienst dieser Entwicklung hinterher. Weder für Splitterverletzungen noch für Giftgasopfer hatte man außerklinische Behandlungskonzepte. Die Patienten wurden transportiert, aber von einer Erstversorgung im Sinne der Notfallmedizin konnte keine Rede sein. Auch im zivilen Bereich sah es nicht wesentlich anders aus. Die Helfer verschiedener Hilfsorganisationen verbanden und transportierten.

Allgemein wird das auf der 62. Tagung der Deutschen Gesellschaft für Chirurgie (1938) von **Martin Kirschner** aufgestellte Postulat, dass der Arzt möglichst schnell zum Patienten und nicht der Patient zum Arzt kommen solle, als Geburt der modernen Notfallmedizin gewertet. „Der Fahrplan des Todes fährt im Zeittakt" (Martin Kirschner).

Durch den **Zweiten Weltkrieg** fielen Kirschners Theorien jedoch dem Vergessen anheim. Nachdem bereits vor dem Krieg alle Hilfsorganisationen aufgelöst bzw. mit dem Roten Kreuz zwangsvereinigt wurden, übertrug man am 30. November 1942 dem DRK die alleinige Verantwortung für den Krankentransport.

50.2.3 Entwicklung des modernen Rettungsdienstes im deutschsprachigen Raum

Mit dem Ende des Zweiten Weltkriegs ging die Trägerschaft der öffentlichen Rettungsdienste in Deutschland auf die vier Besatzungsmächte über und wurde von jeder Besatzungsmacht unterschiedlich organisiert. In der **amerikanischen Zone** wurden die Bundesländer Bayern, Hessen, Nord-Württemberg und Nord-Baden schon Ende 1945 mit der Aufstellung von Rot-Kreuz-Organisationen beauftragt, die den Rettungs- und Krankentransportdienst zu übernehmen hatten; in **der französischen Zone** wurde das aus dem Nationalsozialismus belastete DRK zunächst aufgelöst, aber 1948 für den Rettungsdienst und Krankentransport neu aufgestellt. In der **britischen Zone** wurde der Krankentransport den Städten und Landkreisen zugewiesen und von diesen, wie in England, den Feuerwehren übertragen. Die Bundesländer Schleswig-Holstein und Niedersachsen rückten später von der britischen Vorstellung der Organisation des Krankentransports wieder ab. In der **sowjetisch besetzten Zone** wurde der Krankentransport zunächst verstaatlicht, dann allein dem Roten Kreuz übertragen. Somit entstanden zunächst in den beiden deutschen Staaten voneinander unabhängige Rettungsdienstsysteme.

Entwicklung in der Bundesrepublik Deutschland (BRD)

In den **1950er-Jahren** nahm die Zahl der Unfälle in allen Bereichen rapide zu. So zählte man bald 50 000 Unfalltote und 430 000 Schwerverletzte pro Jahr (➤ Abb. 50.1). Der Rettungsdienst arbeitete immer noch nach der alten Taktik „Einladen und möglichst schnell in die Klinik" (Scoop and Run). Namhafte Professoren deutscher Universitäten lehnten die ärztliche Erstversorgung an der Unfallstelle strikt ab. Dennoch wurde 1950 in Bochum ein betriebsärztlicher Unfallwagen der Bergbauindustrie in Dienst gestellt. Am 16. Februar 1957 rückte das **„Heidelberger Klinomobil"** zum ersten Mal aus. Mit einem Daimler-Benz-Omnibus (O 320 H) wollte Bauer noch an der Einsatzstelle große Chirurgie betreiben. Man hatte noch nicht erkannt, dass die Sicherung der Vitalfunktionen vor der chirurgischen Definitivversorgung steht. Obwohl sich dieser Operationswagen bald als Fehlentwicklung herausstellen sollte, war die Grundidee von Kirschner verwirklicht.

Ein anderes System war wesentlich effektiver. Am 3. Juni 1957 rückte in Köln zum ersten Mal ein moderner **Notarztwagen** aus (➤ Abb. 50.2 und ➤ Abb. 50.3). Unter der ärztlichen Leitung von Friedhoff und Hofmann installierte man das neue Kölner System. Der „Notfallarztwagen" (auf der Basis des Ford-Lkw FK 2500) war bereits mit Funk ausgestattet. Grundsätzlich entsprach das System einem NAW heutiger Prägung. Im Einsatzfall übernahm man einen Arzt der chirurgischen Universitätsklinik. Die Tatsache, dass die NAW-Systeme zunächst als Unfallwagen gedacht waren, zeigt sich auch in den Einsatzstatistiken der frühen Jahre. Die Anzahl der chirurgischen Einsätze dominierte; das Aufkommen internistischer Einsätze lag bei ca. 14 %! Durch Köln beeinflusst, entstand 1966 an

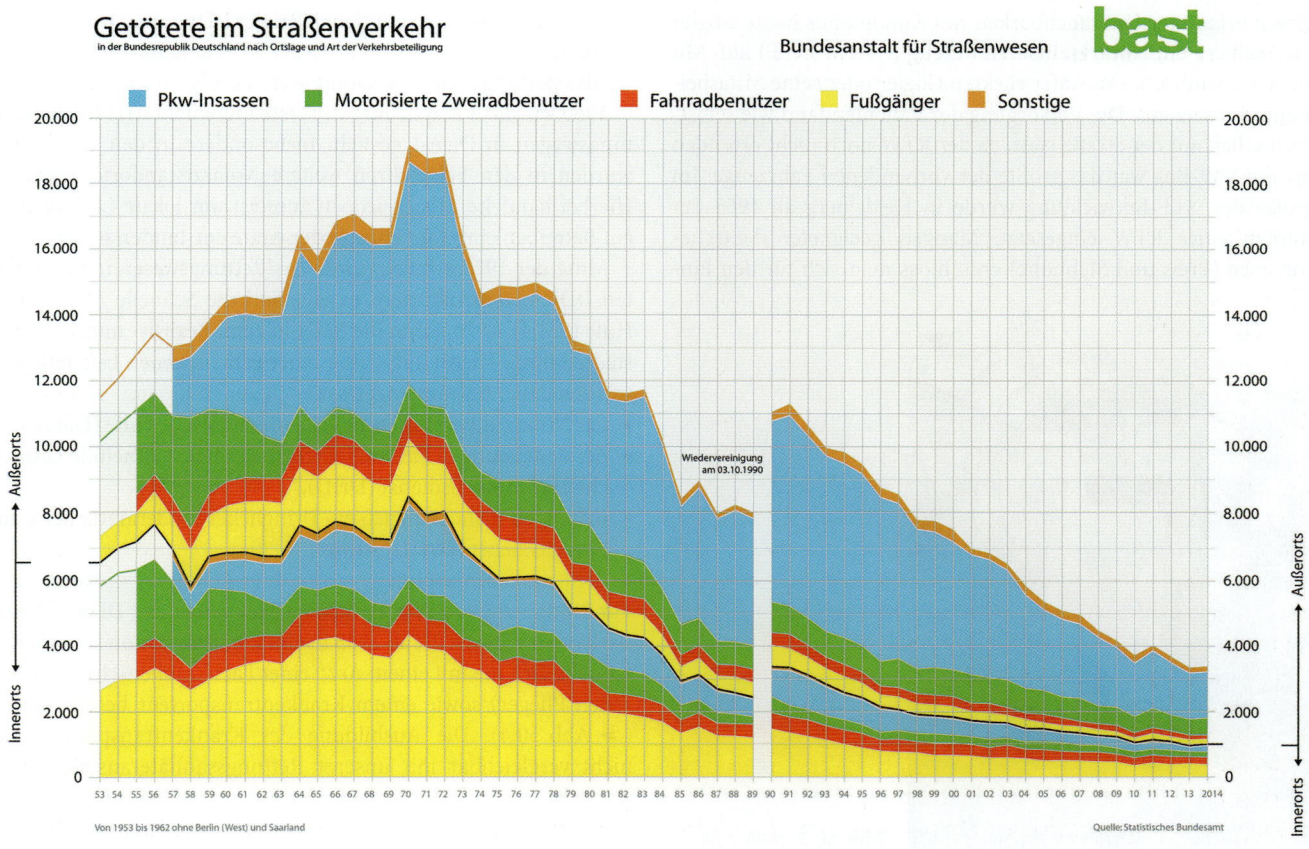

Abb. 50.1 Zahl der Verkehrstoten in der Bundesrepublik seit 1955 [W930-001]

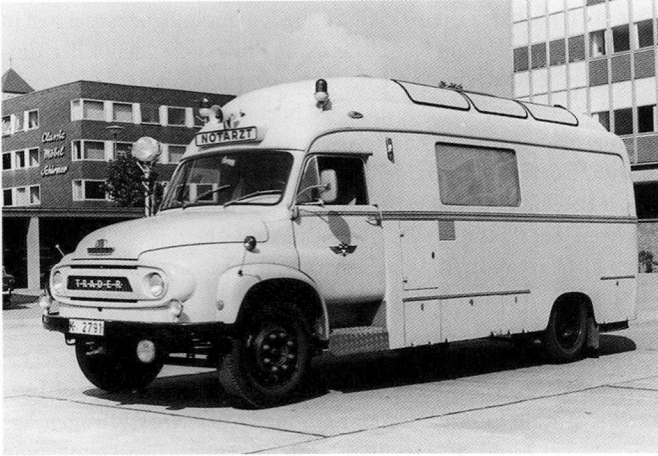

Abb. 50.2 NAW Köln 1957: Außenansicht [M237]

der Isar der „Gemeinsame Notarztdienst der Landeshauptstadt und des Landkreises München". Mit einem BMW-Funkdienstwagen wurden die Ärzte zum Einsatz gefahren.

1963 installierte Herzog das „Gummersbacher Modell – Notarztwagen". Die Besatzung bestand aus einem Arzt – aus der Chirurgie kommend – und Krankenpflegern sowie als Fahrer fungierenden Pförtnern der Klinik.

Neben dem Kölner Notarztwagensystem begann am 7. April 1964 der Siegeszug des **Rendezvous-Systems**.

Nach erkannter Unbrauchbarkeit des Klinomobils baute Gögler in Heidelberg ein **Notarzteinsatzfahrzeug-System** (NEF) auf. Mit einem gespendeten VW-Käfer rückten Gögler oder seine Mitarbeiter zum Einsatz aus. Die Versorgung der Patienten fand wie selbstverständlich auf der Straße statt, da der RTW noch nicht erfunden war. Ein VW-Bus war das größte der vorhandenen Fahrzeuge. Im Gefolge der NEF-Entwicklung wurde in Heidelberg ab 1965 der Prototyp eines RTW eingesetzt. Mangels geeigneter deutscher Fahrzeuge (Preis und Stehhöhe) entschloss man sich für den Einsatz des Citroën HY 1500, der liebevoll „Wellblechbomber" genannt wurde.

In den Großstädten wurden mehr und mehr Systeme aufgebaut. So rückte am 8. Juni 1966 der erste Frankfurter NAW aus. 1969 wagte man in Köln einen Kompromiss zwischen NAW- und NEF-System. Je nach Standort und speziellen örtlichen Einsatzbedingungen wurde entweder mit NAW oder NEF gefahren. Auch diese Kölner Idee bewährte sich. In der Inneren Medizin war bis Mitte der 1960er-Jahre die Zeit für Notfallmedizin noch nicht reif. Erst 1967 wurde die Versorgung von internistischen Notfallpatienten in Nordirland und in den USA beschrieben. Heute machen internistische Notfälle den Großteil der Notarzteinsätze in Deutschland aus.

Während für lange Zeit der Einsatz von Notärzten im NAW-System (Stationssystem) in der Bundesrepublik vorherrschte, gab es in den letzten Jahren eine deutliche Verschiebung zugunsten des Rendezvous-Systems mit NEF und RTW. Hauptgründe sind die höhere Flexibilität, die zunehmend größeren Einsatzradien der NEF sowie die Kosteneinsparung durch effizientere Fahrzeugdisposition.

Aktuell werden in Deutschland ca. 2000 NEF in der Notfallrettung eingesetzt.

Entwicklung in der Deutschen Demokratischen Republik (DDR)

In der sowjetischen Besatzungszone wurde der Rettungsdienst zunächst verstaatlicht, später dem DRK der DDR unterstellt. Lediglich in Ost-Berlin gab es bis zum Ende der DDR eine staatliche Stelle, die für das Rettungswesen zuständig war, das sog. Rettungsamt.

1960 wurde in Magdeburg der erste mit einem Arzt besetzte Rettungswagen in Dienst gestellt. Insbesondere in den Großstädten wurden in den Folgejahren weitere Notarztstandorte gegründet. Hierbei handelte es sich jedoch zumeist um lokale Lösungen, die auf Betreiben einzelner engagierter Ärzte entstanden waren.

Mitte der 1970er-Jahre wurde das Rettungswesen in der gesamten DDR neu strukturiert, es entstand die Schnelle Medizinische Hilfe (SMH). 1976 nahm die SMH in zehn Bezirks- und vier Kreisstädten ihren Dienst auf. Unter einer gemeinsamen Leitstelle SMH wurden dabei zusammengefasst

- der Notarztdienst als Dringliche Medizinische Hilfe (DMH),
- der dem heutigen kassenärztlichen Notdienst ähnelnde Dringliche Hausbesuchsdienst (DHD),
- in einigen Regionen auch ein Dringlicher kinderärztlicher Hausbesuchsdienst (DkHD) sowie
- der Krankentransport.

Für Notfalleinsätze (DMH) kamen Fahrzeuge des DDR-Fabrikats Barkas (sog. „SMH 2", ab 1983 in einer Spezialversion als „SMH 3") zum Einsatz, die mit einem Arzt, einer Fachkrankenschwester (sehr selten Pfleger) sowie einem Krankentransporteur besetzt wurden (> Abb. 50.4). Die Ausbildung des Krankentransporteurs war nicht vergleichbar mit unserer Rettungssanitäterausbildung. Sie war sehr stark auf die Technik des Fahrzeugs abgestimmt. Ausgestattet waren die Fahrzeuge der DMH unter anderem mit Intubationsbesteck, Beatmungsbeutel, tragbarer Sauerstoffanlage, Absaugpumpe, EKG-Sichtgerät, tragbarem Defibrillator, Vakuummatratze

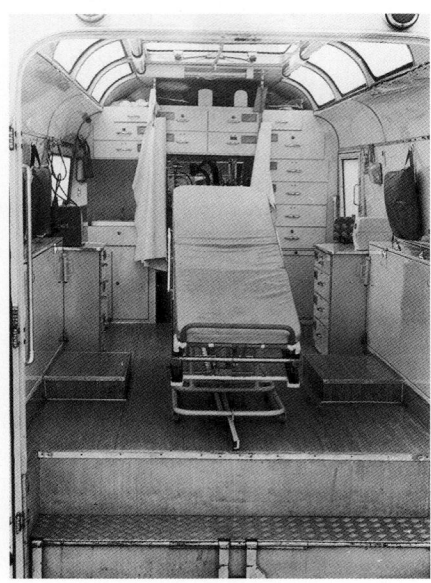

Abb. 50.3 NAW Köln 1957: Innenansicht [M237]

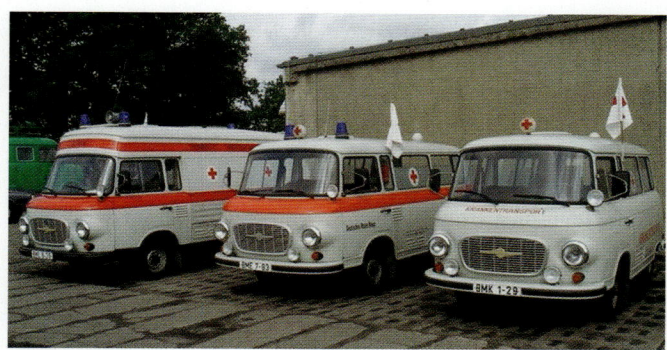

Abb. 50.4 Einsatzfahrzeuge der SMH in den 1980er-Jahren; von links: SMH 3, SMH 2, Krankentransportwagen [T355]

und pneumatischen Schienen. Die Fahrzeuge des Krankentransports verfügten über keine Sondersignalanlage und wurden bei Notfällen mit einer Rotkreuzflagge gekennzeichnet. Die Leitstellen der SMH konnten in der gesamten DDR über die einheitliche Notrufnummer 115 erreicht werden.

Besonders in der engen Verzahnung von DMH (Notarztdienst) und dem Dringlichen Hausbesuchsdienst (DHD) war eine der Stärken des Rettungswesens der DDR zu sehen. So war auch der DHD mit Einsatzfahrzeugen ausgestattet, der diensthabende Arzt wurde von einem Krankentransporteur oder einer Krankenschwester begleitet und konnte so den Rettungsdienst bei Bedarf unterstützen. Mit der Wiedervereinigung 1990 etablierte man in den neuen Bundesländern in kürzester Zeit einen Rettungsdienst nach bundesdeutschem Muster. Viele ehemalige Krankentransporteure wurden zu Rettungssanitätern ausgebildet, später zu Rettungsassistenten weitergebildet.

Entwicklung der Luftrettung

1910 wurde in den USA ein Militärflugzeug zum Transport eines liegenden Verwundeten gebaut. 1911 brachte Blau im deutschen Militärsanitätsdienst den Einsatz von Flugzeugen im Sinne einer Patientensuche auf dem Schlachtfeld ins Gespräch. Seine Idee stieß allerdings nicht auf große Gegenliebe. Bis in die 1920er-Jahre wurden Ambulanzflugzeuge besonders in Afrika und Asien von den entsprechenden Kolonialmächten eingesetzt. Kurz nach dem Ersten Weltkrieg stand auch in Deutschland das Flugzeug im Interesse des Militärsanitätsdienstes. So existierte eine Anweisung des Reichsamtes für Luft- und Kraftfahrzeugwesen, die das Flugzeug als Mittel der Arztzubringung in bestimmten Fällen und zum Patiententransport empfahl. Dies führte dazu, dass bekannte deutsche Flugzeughersteller in den 1920er-Jahren **Sanitätsflugzeuge** auf der Basis von Passagiermaschinen anboten. Auch der Zweite Weltkrieg brachte große und gute Erfahrungen mit dem Lufttransport Verwundeter. So wurden Tausende deutscher Soldaten 1942/43 aus Stalingrad ausgeflogen und vor dem sicheren Tod gerettet.

Erste Erfahrungen mit Drehflüglern zum Transport von Verwundeten machte die US-Armee im Koreakrieg, doch erst der **Vietnamkrieg** konnte dieser Idee zum Durchbruch verhelfen. Mit der gezielten Erstversorgung Verwundeter am Unfallort und dem schnellen Hubschraubertransport in adäquate Versorgungseinrichtungen schufen die amerikanischen Streitkräfte ein Konzept, das bis heute in der Notfallmedizin und insbesondere der Luftrettung Gültigkeit besitzt.

Vor dem Hintergrund dieser Erfahrungen und beeinflusst vor allem durch die hohe Zahl an Verkehrstoten Ende der 1960er-Jahre in Deutschland, wurden 1967 erste Versuche mit **Rettungshubschraubern** (RTH) in Deutschland gestartet. Nach einigen weiteren Versuchen in Mittelfranken und Frankfurt stellte der ADAC 1970 in München dauerhaft einen ersten Rettungshubschrauber in Dienst („Christoph 1").

Bereits ein Jahr später ging am Bundeswehrkrankenhaus Ulm das sog. „Test-Rettungszentrum" in Betrieb; hier stationierte die Bundeswehr einen RTH, der auch dem zivilen Rettungsdienst zur Verfügung stand. In Frankfurt am Main wurde 1972 mit Christoph 2 der erste durch das Bundesinnenministerium beschaffte RTH in Dienst gestellt. Unterstützt wurde dessen Beschaffung durch die Björn-Steiger-Stiftung, aus der kurz darauf die **Deutsche Rettungsflugwacht** (DRF) hervorging. Die DRF nahm ihren ersten eigenen RTH 1973 in Stuttgart in Betrieb. Der Großteil der Luftrettungsstationen wird heute von ADAC, DRF und Bundesministerium des Inneren besetzt; die Bundeswehr hat sich 2006 endgültig aus der zivilen Luftrettung zurückgezogen und betreibt nur noch Rettungshubschrauber im Rahmen des von ihr unterhaltenen SAR-Dienstes für Luftnotlagen und Notlagen über See.

Im Lauf der Jahre entstand so in der Bundesrepublik ein flächendeckendes Netz an Luftrettungsstationen; auch in den neuen Bundesländern konnte ein solches Netz nach der Wiedervereinigung binnen weniger Jahre realisiert werden (> Kap. 52.1). Die vorläufig letzte RTH-Station wurde dort im Sommer 2008 im brandenburgischen Perleberg in Dienst genommen.

Insbesondere die Luftrettungsmittel kommen immer häufiger auch grenzüberschreitend zum Einsatz; insbesondere an den Grenzen zu den Niederlanden, Belgien, Luxemburg, der Schweiz, Österreich und Dänemark geht die Zusammenarbeit so weit, dass einige Standorte von vornherein für den Einsatz in den benachbarten Staaten gerüstet sind. Häufig tragen diese RTH die zusätzliche Bezeichnung „Europa" in ihrem Rufnamen, so Christoph Europa 1 (Würselen) oder Christophorus Europa 3 im österreichischen Suben.

Als Standardmodell in der zivilen Luftrettung etablierte sich nach einigen Versuchen mit anderen Hubschraubermustern die MBB BO 105 C, die lange Zeit den am weitesten verbreiteten RTH-Typ darstellte und mittlerweile durch das Modell EC 135 des Herstellers Eurocopter abgelöst worden ist. Neben der EC 135 (> Abb. 50.5) kommen heute vor allem Hubschrauber vom Typ BK 117 und als neue Generation Maschinen des Typs EC 145 T2 (Airbus) in der Primärluftrettung zum Einsatz. Diese Hubschrauber sind sehr kompakt konstruiert, um auch auf kleinen Flächen, z. B. Straßenkreuzungen, landen zu können. Ausreichenden Platz zu einer erweiterten Versorgung vital gefährdeter Patienten bieten sie jedoch nicht, sodass i. d. R. die Stabilisierung des Patienten zuvor in einem RTW durchgeführt werden muss (> Kap. 52.1.1).

Ergänzt wird das Luftrettungsnetz durch die zunehmende Verbreitung von **Intensivtransporthubschraubern** (ITH), die vorran-

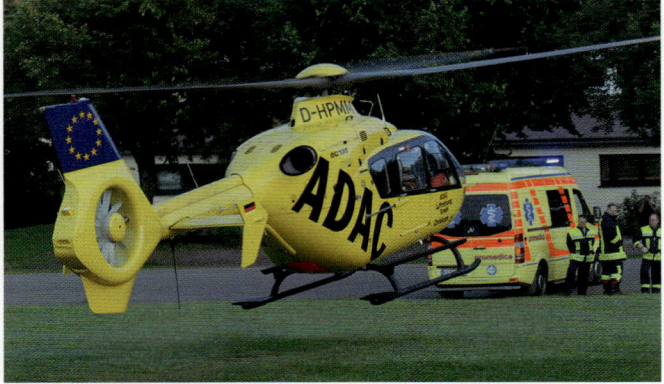

Abb. 50.5 Moderner RTH des Typs EC 135 [W241]

gig für Sekundäreinsätze zur Verfügung stehen, aber zumeist auch bei Primäreinsätzen eingesetzt werden können (➤ Kap. 52.1.2). Im Gegensatz zu RTH werden die ITH zunehmend einheitlich mit einem Rufnamen versehen, der aus der Kennung „Christoph" und der Heimat- bzw. Einsatzregion besteht, z. B. Christoph Hessen, Christoph Westfalen oder Christoph Rheinland. Im Gegensatz zu den meisten RTH ist ein größerer Teil der ITH auch in den Nachtstunden einsatzbereit.

Aufgrund des demografischen und strukturellen Wandels und dem damit einhergehenden weiteren Besiedlungsrückgang wird eine angemessene und gleichzeitig ökonomische medizinische Versorgung der Bevölkerung gering besiedelter ländlicher Gebiete immer schwieriger. Der Kostendruck auf die Krankenkassen und das gesamte Gesundheitswesen führt zur Zentralisierung von Krankenhäusern und der Planung von spezialisiert-versorgenden Einrichtungen. Diese Veränderung der Krankenhausinfrastruktur stellt ebenfalls eine Herausforderung für die präklinische Notfallversorgung dar, da die Krankenhäuser das letzte Glied der Rettungskette bilden.

Bislang werden Rettungshubschrauber in Deutschland grundsätzlich ergänzend zum bodengebundenen Rettungsdienst genutzt, um schnell einen Notarzt zur Einsatzstelle heranzuführen und Notfallpatienten intensivmedizinisch betreut schnell zu Kliniken zu transportieren. Als neuer Ansatz hierzu hat das Projekt PrimAIR aktuell untersucht, ob eine luftgestützte Primärrettung auch als Alternative zum bodengebundenen Rettungsdienst implementiert werden kann. Luftrettungsmittel könnten dann größere Gebiete abdecken und Patienten vom Notfallort auf direktem Weg in die für sie geeigneten Kliniken transportieren.

50.3 Organisationsformen

Der Rettungsdienst ist eine organisierte Hilfe, die die Notfallrettung und den Krankentransport beinhaltet. Die **Notfallrettung** umfasst die Durchführung lebensrettender Maßnahmen bei Notfallpatienten am Notfallort und die Herstellung der Transportfähigkeit sowie die Beförderung dieser Personen unter fachgerechter Betreuung in ein geeignetes Krankenhaus. Der qualifizierte **Krankentransport** stellt die Beförderung von Kranken, Verletzten oder sonstigen hilfsbedürftigen Personen, die keine Notfallpatienten sind, unter fachgerechter Betreuung dar.

Der Rettungsdienst in Deutschland ist eine öffentliche Aufgabe, die im Bereich sowohl der Daseinsfürsorge als auch der Gefahrenabwehr anzusiedeln ist. Nach dem Grundgesetz sind die Länder für den Rettungsdienst zuständig. Sie regeln diesen Bereich durch eigene Rettungsdienstgesetze (➤ Kap. 57). Den Hintergrund für die Organisation des Rettungsdienstes in Deutschland bilden die historischen Rahmenbedingungen, z. B. das Besatzungsrecht, die Mitwirkung von Hilfsorganisationen aufgrund des Subsidiaritätsprinzips und die Zusammenarbeit mit den gesetzlichen Krankenkassen. Stand lange Zeit die Transportleistung im Vordergrund, haben sich die Prioritäten zunehmend verschoben: Ziel des Rettungsdienstes ist es heute, unter eingeschränkten medizinischen Bedingungen, mit einer begrenzten Ausstattung an Geräten und Medikamenten, insbesondere eingeschränkten Möglichkeiten einer Diagnostik sowie engen personellen Ressourcen ein breites Spektrum von Notfällen kurzfristig zu analysieren und zu versorgen, um so ein Überleben der Patienten zu sichern. Nur eine qualifizierte Behandlung bereits am Notfallort und während des Transports kann die Überlebenschancen vital gefährdeter Personen erhöhen und damit häufig auch die stationäre Behandlungsdauer verkürzen, die Invalidität senken und die Lebensqualität steigern.

Der Rettungsdienst ist ein Bestandteil des Gesamtsystems Rettungswesen. Die **Organisation des Rettungswesens** lässt sich am Modell der Rettungskette verdeutlichen (➤ Abb. 50.6).

> **MERKE**
> Zur Gewährleistung einer optimalen Notfallversorgung müssen alle Glieder der Rettungskette (Erste Hilfe, Notfallmeldung, organisierter Rettungsdienst, Krankenhaus) reibungslos ineinandergreifen.

Es ist weiterhin entscheidend, die Zeit vom Eintritt des Notfalls bis zu einer ersten Versorgung des Patienten durch den **Einsatz von Laienhelfern** zu verkürzen. Laienhelfer sind Menschen, die in unmittelbarer Nähe zum Notfallort und Patienten bereit sind, häufig unter großem persönlichem Einsatz Erste Hilfe zu leisten. Für den Laienhelfer sind die Hilfsmöglichkeiten beschränkt, doch die eingeleiteten Maßnahmen können im Einzelfall für den Patienten lebensrettend sein.

Ausgangspunkt für den Einsatz des Rettungsdienstes ist eine **Notfallmeldung,** in der ein Hilfeersuchen bei der Leitstelle eingeht. Damit die Leitstelle die notwendigen Rettungsmaßnahmen einleiten kann, muss eine Meldung vollständig sein, d. h., sie sollte idealerweise folgende Informationen enthalten:
- Wo genau ist der Notfallort?
- Was genau ist passiert?

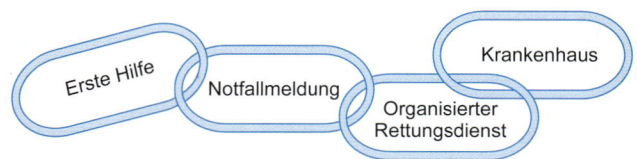

Abb. 50.6 Rettungskette [L143]

- Wie viele Verletzte?
- Welche Art der Verletzung/Erkrankung liegt vor?
- **Optional:** Wer meldet den Notfall? Wie ist die Erreichbarkeit?
- Warten auf Rückfragen (durch die Leitstelle)!

Zur Unterstützung der Laienhilfe gibt es eine Reihe innovativer Projekte.

So hat das von Dr. Ralf Stropp aus Halle entwickelte und im September 2013 im Kreis Gütersloh gestartete Projekt der „Mobilen Retter" den Gründerwettbewerb „Startklar OWL" gewonnen. Über das innovative Ersthelferalarmierungssystem „Mobile Retter" wird bei einer Notfallmeldung in der Leitstelle aus einem Netz an freiwillig registrierten Ersthelfern mittels Computer sofort derjenige Ersthelfer alarmiert, der den kürzesten Weg zum Einsatzort hat. Über sein Smartphone wird er zum Patienten gelotst. Damit ist er oft schneller als die Rettungskräfte vor Ort und kann die ansonsten therapiefreie Zeit bis zu deren Eintreffen mit lebensrettenden Maßnahmen überbrücken.

Seit einigen Jahren entwickeln verschiedene Forscherteams Drohnen, die einen AED transportieren können (sogenannte AED-Drohnen). Die AED-Drohne oder **„Defikopter"** sollen im Notfall einen Defibrillator zum Patienten bringen. Mit nur wenigen AED-Drohnen lassen sich große Gebiete abdecken. Einige dieser AED-Drohnen schaffen Geschwindigkeiten um die 100 km/h und haben eine Reichweite von gut 10 km. Da vollautomatische AED-Drohnen im zivilen Luftraum wohl kaum durchsetzbar sind und ein Risiko darstellen könnten, braucht es für jede AED-Drohne einen Bediener, welcher bei (Absturz-)Gefahr eingreifen kann. Vorstellbar wäre, dass in Zukunft die Leitstellen solche AED-Drohnen überwachen und ggf. manuell lenken.

Die Leitstelle beauftragt den Einsatz des organisierten Rettungsdienstes. Nach dem Eintreffen des Rettungsdienstes übernimmt dieser die Verantwortung für den Patienten. Der Rettungsdienst führt zunächst lebensrettende Sofortmaßnahmen durch, um dann nach einer ersten Stabilisierung mit der Einleitung von Basismaßnahmen und erweiterten rettungsdienstlichen Maßnahmen zu beginnen. Schließlich wird der Transport zu einer geeigneten Zielklinik durchgeführt. In der Zielklinik finden in der Notaufnahme eine Übergabe und anschließend die klinische und definitive Versorgung des Patienten statt. Der Rettungsdienst hat gegenüber einem Notfallpatienten drei **Aufgaben:**

- Der Patient muss zunächst unbedingt aus einer möglichen Gefahrenzone, z. B. Feuer, Strom, gerettet werden.
- Dann muss der Patient schnellstmöglich medizinisch (erst-)versorgt und stabilisiert werden.
- Der Patient muss außerdem im Gefühlszustand der Hilflosigkeit und Einsamkeit psychischen Beistand erhalten. Es sollte ihm das Gefühl vermittelt werden, dass er kompetente Hilfe erhält und Alles für ihn und in seinem Interesse getan wird.

Diese Aufgaben haben eine **wesentliche Grundforderung** gemeinsam: Alle Aufgaben müssen so bald als möglich, idealerweise ohne jeglichen zeitlichen Verzug, nach Notfalleintritt erfüllt werden.

Die Rolle der **Laienhilfe** gewinnt – auch in aktuellen Leitlinien (z. B. Reanimationsleitlinien 2015) – zunehmend an Bedeutung: *„Eine Kette ist nur so stark wie ihr schwächstes Glied!"* Die Überbrückung des therapiefreien Intervalls rettet aktiv Menschenleben! Daher ist auch für das Rettungsdienst-Personal ein wertschätzender und motivierender Umgang mit Ersthelfern unerlässlich.

Die Rettungsdienstträger haben die Aufgabe, Leitstellen und Rettungswachen einzurichten, zu unterhalten und zu fördern, soweit die Benutzerentgelte des Rettungsdienstes hierfür nicht ausreichen. Finanziert wird der Rettungsdienst auf Selbstkostenbasis, d. h., die tatsächlich entstehenden Kosten sind die Grundlage für die Finanzierung des Rettungsdienstes. Das System der Finanzierung des Rettungsdienstes ist in den einzelnen Ländern verschieden. Gemeinsam ist die Aufteilung in Benutzungsentgelte seitens der Kostenträger, z. B. Krankenkassen, Zuschüsse seitens der Länder bzw. Kommunen und Eigenanteile der Leistungserbringer.

Die Durchführung des Rettungsdienstes ist in Deutschland unterschiedlich geregelt. Entweder nehmen die Rettungsdienstträger die Aufgabe des Rettungsdienstes selbst wahr oder sie delegieren diese an einen, vielerorts auch mehrere Leistungserbringer. Die Durchführung des Rettungsdienstes kann von kommunalen Einrichtungen, wie den Feuerwehren, Hilfsorganisationen (z. B. Deutsches Rotes Kreuz, Johanniter-Unfall-Hilfe, Malteser-Hilfsdienst, Arbeiter-Samariter-Bund) sowie privaten Anbietern übernommen werden. Die Beauftragung zur Durchführung ist oftmals historisch gewachsen. Zunehmend werden diese historisch gewachsenen Gegebenheiten unter Gesichtspunkten der Wirtschaftlichkeit und Effektivität kritisch hinterfragt.

Mittlerweile wird die Durchführung des Rettungsdienstes vermehrt für einen definierten Zeitraum von 4–7 Jahren öffentlich ausgeschrieben. Nach einer solchen Ausschreibung erhält der wirtschaftlichste Anbieter den Auftrag, den Rettungsdienst für die Ausschreibungsperiode durchzuführen. Rücksicht auf gewachsene Strukturen oder eine bisher gegebene enge Verzahnung des Rettungsdienstes mit Einheiten des Katastrophenschutzes/SEG wird dabei nicht mehr zwangsläufig genommen. Einerseits wechselt im ungünstigsten Fall der Betreiber einer Rettungswache bei jeder Ausschreibungsperiode und eine kontinuierliche Arbeit wird damit deutlich erschwert. Zudem besteht die Gefahr, dass bei einer reinen Preisausschreibung die Qualität auf der Strecke bleibt. Andererseits gibt es mittlerweile in Deutschland zahlreiche positive Beispiele, wie durch gut gemachte transparente Vergabeverfahren mit definierten Qualitätszielen und -parametern (z. B. Hilfsfristen- und Ausrückezeitenerreichung, medizinische Versorgungsqualität bei Tracerdiagnosen etc.) sowohl die Qualität als auch die Wirtschaftlichkeit des jeweiligen Rettungsdienstes systematisch gesteigert wird, da getreu dem Motto „Konkurrenz belebt das Geschäft", jeder Leistungserbringer gezwungen wird, besser zu sein als die Mitbewerber, wenn er weiter im Geschäft bleiben will

Einen wesentlichen Bestandteil des Rettungsdienstes in Deutschland stellt – auch heute noch – der **Notarztdienst** dar. Der Forderung Kirschners aus den 1930er-Jahren Folge leistend, wonach nicht der Notfallpatient zum Arzt, sondern der Arzt zum Notfallpatienten kommen muss, etablierten sich im Lauf der Jahre zwei Grundformen des Notarztdienstes:

- Beim **Rendezvous-System** wird der Notarzt mit einem speziellen Notarzteinsatzfahrzeug, das in der Regel an einer Klinik stationiert ist, vom Rettungsassistenten zum Notfallort gebracht.

Am Notfallort trifft das NEF-Team dann mit der Besatzung des Rettungswagens zusammen und kann die Patientenversorgung durchführen.

- Beim **Kompakt- oder Stationssystem** wird der Notarzt mit dem RTW, der dann zum NAW wird, und zwei Rettungsassistenten direkt zur Einsatzstelle gefahren. Auch die NAW sind meist an der Klinik stationiert, von der der Notarzt gestellt wird.

Welche dieser beiden Organisationsformen zur Anwendung kommt, ist von vielen unterschiedlichen Faktoren innerhalb des Rettungswachenbereichs abhängig. Rund 87 % aller Notarztsysteme sind als Rendezvous-System organisiert, während der Anteil des Stations- oder Kompaktsystems nur noch knapp 9 % beträgt, die restlichen Systeme werden in Mischformen durchgeführt. Zu beobachten ist dabei eine deutliche Verschiebung zugunsten des Rendezvous-Systems in den letzten Jahren.

Eine Sonderform des Notarztdienstes stellt die **Luftrettung** dar. Neben den Luftrettungsmitteln (RTH) zur Primärrettung etablieren sich zunehmend auch Hubschrauber für den Sekundärtransport (ITH). Diese Entwicklung trägt der immer häufiger notwendig werdenden Verlegung von Intensivpatienten Rechnung, insbesondere über große Entfernungen hinweg. Den wesentlichen Anteil an der Luftrettung haben aber die Primärrettungshubschrauberzentren. Mit ihnen wird eine fast 95-prozentige Flächendeckung erreicht. Der Luftrettungsdienst in Deutschland gilt nach internationaler Einschätzung als beispielhaft.

Ungeachtet berufsrechtlicher Reformen (Notfallsanitäter) gilt weiterhin der uneingeschränkte (juristische) Anspruch eines Notfallpatienten auf (not-)ärztliche Versorgung, auch in der Präklinik.

International bewährte **Paramedic-Systeme** (z. B. in England, USA, Kanada und Niederlande) haben sich in Deutschland **nicht durchsetzen** können, da sie gerade auf nicht arztgestützten Rettungsdienstsystemen basieren. Die Ausbildung und die Kompetenzen von Paramedics unterscheiden sich je nach örtlichen Gegebenheiten und setzen Zertifizierungen nach internationalen Versorgungsstandards voraus. Beispielsweise dauert die Ausbildung zum Emergency Medical Technician – Paramedic (EMT-P) in den USA zwischen 2 und 4 Jahren. Die Ausbildung teilt sich dabei in die Basisausbildung zum Emergency Medical Technician – Basic (EMT-B), die weitergehende Ausbildung zum Emergency Medical Technician – Intermediate (EMT-I) und die abschließende Ausbildung auf. EMT-P haben oft ein College-Studium mit einem Associate Degree als Associate of Applied Sciences – Paramedic abgeschlossen.

Paramedics sind in ihrer Handlungsweise stark an strukturierte, algorithmisierte Vorgehensweisen gebunden, nach denen sie strikt zu handeln haben. In den USA haben die Paramedics eine durch den jeweiligen Bundesstaat vorgegebene Liste an Standardmaßnahmen, die sie vornehmen dürfen. Es kann dabei auch vorgesehen sein, dass ein Arzt der Maßnahme über Funk zustimmen muss.

Resultierend aus diesen Erfahrungen hat man in Deutschland die Etablierung von Algorithmen (auch: SOP) in den Ausführungsbestimmungen zum Notfallsanitätergesetz zum obligaten Bestandteil gemacht und die Zuständigkeit wie die Verantwortung zentral einem ärztlichen Leiter Rettungsdienst zugewiesen.

Eine (telemedizinische bzw. funk- oder telefongestützte) Abstimmung mit einem (anfahrenden) Notarzt vor Durchführung einer erweiterten Versorgungsmaßnahme hat man in einigen Regionen ebenfalls fest etabliert.

50.4 Finanzierungsformen

Die Vergabe von Rettungsdienstleistungen ist in Deutschland stark durch die landesrechtlichen Besonderheiten der einzelnen Bundesländer geprägt.

Im deutschen Rettungswesen gibt es grundsätzlich zwei rechtlich legitimierte Finanzierungsmodelle – das **Konzessions-** (Baden-Württemberg, Bayern, Hamburg, Berlin, Hessen, Rheinland-Pfalz) und das **Submissionsmodell** (alle anderen Bundesländer).

Jedes Bundesland hat zudem ein Landesgesetz über den Rettungsdienst. Diese enthalten z. T. auch Anforderungen an die Durchführung von Vergabeverfahren.

- Im **Submissionsmodell** erhalten die Leistungserbringer das Entgelt unmittelbar vom Leistungsträger (Kreis oder kreisfreie Stadt bzw. Zweckverband). Dem Europäischen Gerichtshof (EuGH) zufolge findet daher bei Vergabe von Aufträgen über Notfallrettung und Krankentransportleistungen das europäische Vergaberecht Anwendung.
- Im **Konzessionsmodell** erhalten die Leistungserbringer das Entgelt nicht unmittelbar vom Leistungsträger, sondern von den gesetzlichen Krankenkassen. Das Fehlen einer unmittelbaren Vergütung führt nach Ansicht des EuGH dazu, dass Dienstleistungskonzessionen vergeben werden, was zwar keine förmliche Ausschreibung, i. d. R. aber ein wettbewerbsrechtliches und diskriminierungsfreies Verfahren erfordert.

50.5 Einrichtungen

Analog der aus der Ersten Hilfe bekannten Rettungskette greifen auch bei den Einrichtungen des Rettungsdienstes die einzelnen Strukturen wie Zahnräder ineinander – beginnend mit dem Eingang der Notfallmeldung in der Leitstelle bis zur nachstationären Rehabilitation und Versorgung des Patienten. Auch hier gilt: „*Die Kette ist nur so stark wie das schwächste Glied.*" Abseits von Konkurrenzgedanken oder Kompetenzwirrwarr – alle Einrichtungen müssen im Sinne des betroffenen Patienten partnerschaftlich-kollegial und effizient ohne Reibungs- und Informationsverluste zusammenarbeiten.

50.5.1 Leitstelle

In den meisten Bundesländern ist für jeden Rettungsdienstbereich eine eigene **Leitstelle** einzurichten. Einige Bundesländer wie auch die Kostenträger favorisieren inzwischen kreisübergreifende Großleitstellen (Regionalleitstellen), die kostengünstiger und effektiver arbeiten sollen; so wird das Bundesland Schleswig-Holstein nur noch von sieben Leitstellen abgedeckt, die den Rettungsdienst (sowie Feuerwehr und Katastrophenschutz) in insgesamt zwölf Kreisen und vier kreisfreien Städte koordinieren. Gegner dieser Großleitstellen befürchten einen Verlust an Orts- und Strukturkenntnis, wenn eine Leitstelle mehrere Landkreise versorgt. Gerade vor dem Hintergrund der schrittweise erfolgten Einführung des Digitalfunks (> Kap. 54.1.6) und der damit verbundenen Investitionen in eine funktechnische Infrastruktur nimmt die Zahl der Befürworter von Regionalleitstellen zu. Häufig wird bei diesen Planungen auch die Polizei miteinbezogen, um Kosten bei der Infrastruktur zu senken („bunte" Leitstelle) und personelle Schnittstellen – auch im Sinne eines effizienten Informationsflusses – zu optimieren.

Die **Leitstelle** ist – auch bei größeren Einsatzlagen und gemäß DV 100 – das zentrale Lenkungs-, Koordinations- und Informationszentrum des Rettungsdienstes. In Deutschland gibt es 280 Leitstellen (2015). Die Leitstelle stellt den Schnittpunkt zwischen dem Hilfesuchenden (Meldenden) und dem Rettungsdienst dar und ist daher ständig mit Fachpersonal besetzt – qualifiziert je nach Leitstellentyp; aktuell wird an einem einheitlichen Berufsbild mit einheitlicher Ausbildung und Qualifikation gearbeitet (Fachverband Leitstelle e. V.) – und für Hilfesuchende über die europaweit geltende, einheitliche **Notrufnummer 112** immer erreichbar. Die Leitstelle nimmt die verschiedenen Hilfeersuchen entgegen, bewertet diese Hilfeersuchen, entscheidet gemäß geltender Alarm- und Ausrückeordnung (festgelegt durch den Träger des Rettungsdienstes nach der regionalen Infrastruktur) über die ihr zugeordneten Rettungsmittel, lenkt und steuert den gesamten Ablauf der Einsätze und Transporte, sucht ggf. ein geeignetes Krankenhaus für den Patienten und informiert das Krankenhaus über Ankunft und Zustand des Notfallpatienten (Voranmeldung). Handelt es sich bei dem Hilfeersuchen bzw. der Meldung um einen Notfall, so wird dieser in Abhängigkeit vom Meldebild als Notfalleinsatz ohne Notarzt oder als Notfalleinsatz mit Notarzt gemäß **Notarztindikationskatalog** (Empfehlung der Bundesärztekammer) durchgeführt. Liegt kein akuter Notfall vor, so werden diese Einsätze als dringliche oder disponible, d. h., planbare Krankentransporte eingestuft. Die Leitstelle arbeitet mit den Krankenhäusern, dem ärztlichen Notfalldienst, der Polizei, den Feuerwehren und dem Katastrophenschutz eng zusammen.

Aufgrund geschichtlicher Entwicklungen in den verschiedenen Bundesländern haben sich auch unterschiedliche **Organisationsformen** der Leitstellen etabliert. So finden sich im Wesentlichen folgende Typen:

- **Rettungsleitstellen,** die ausschließlich nur Einsätze des Rettungsdienstes koordinieren und deren Personal meist nur über rettungsdienstliche Qualifikationen verfügt. Zusätzlich kann über die Rettungsleitstelle auch die „Feuerwehr-Erstalarmierung" erfolgen.
- **Feuerwehrleitstellen oder Feuerwehreinsatzzentralen** koordinieren und lenken nur die Einsätze der Feuerwehr in einem Versorgungsgebiet. Oftmals werden diese an den Feuerwehrhäusern nur im Bedarfsfall besetzt, der Notruf läuft dann z. B. bei den Polizeidienststellen oder in den Rettungsleitstellen auf, die auch die Erstalarmierung übernehmen. Ebenso wie die reinen Rettungsleitstellen ist auch dieses Modell vor allem im Süden und Südwesten Deutschlands anzutreffen.
- **Integrierte Leitstellen** vereinen in sich beide oben dargestellte Aufgabenbereiche und nehmen meistens darüber hinaus noch Funktionen im Rahmen des Katastrophenschutzes wahr. Neben den Diensten Brandschutz und Rettungsdienst werden teilweise auch weitere Dienste wie der kassenärztliche Notdienst, Handwerkernotdienste o. Ä. koordiniert. Das Personal muss sowohl Qualifikationen im Bereich des Rettungsdienstes als auch der Feuerwehr besitzen. Auch in Süd- und Südwestdeutschland, wo bisher häufig getrennte Leitstellen für Feuerwehr und Rettungsdienst existiert haben, setzt sich diese Struktur immer mehr durch. So hat die Landesregierung von Baden-Württemberg angeordnet, dass auch seitens des Rettungsdienstes ausschließlich noch die Notrufnummer 112 „beworben" werden darf und damit die Zusammenlegung von Leitstellen forciert.

Die technische Ausstattung einer Leitstelle entspricht i. d. R. dem aktuellen Stand moderner Kommunikationstechnologien und ist vielfach auch für die Bearbeitung von Großschadenslagen als Führungsstelle für die Stabsarbeit ausgestattet. In allen Leitstellen erfolgt die Einsatzbearbeitung rechnergestützt (> Kap. 54.3). Neben optimalen technischen Ausstattungsmerkmalen kommt gerade der personellen Besetzung in Leitstellen eine erhebliche Bedeutung zu. Als direkter und erster Ansprechpartner für den Betroffenen bietet sich hier, bei entsprechender fachlicher Eignung, eine Möglichkeit, frühzeitig die Einleitung lebensrettender Maßnahmen zu initiieren. Die Unterstützung des Hilfesuchenden durch telefonische Hinweise zu Sofortmaßnahmen durch die Leitstellenmitarbeiter bis zum Eintreffen der Rettungsmittel etabliert sich in zunehmendem Maße, z. B. in der Anleitung zur Reanimation (Telefonreanimation, vgl. ERC-Guidelines 2010). Die Wahl des richtigen Rettungsmittels in Abhängigkeit von der Notfallmeldung erfordert von den Leitstellenmitarbeitern eine **hohe Fachkompetenz und Einsatzerfahrung.** Wird z. B. aufgrund einer falschen Bewertung des Hilfeersuchens durch den Leitstellendisponenten ein höherwertiges Rettungsmittel zu einem einfachen und disponiblen Krankentransport entsandt, entstehen unnötigerweise höhere Kosten und zugleich eine Blockierung dieses Rettungsmittels. Das kann unter Umständen für den nächsten „echten" Notfallpatienten schwerwiegende Folgen haben.

Optimierungsmöglichkeiten im Bereich der Leitstellen liegen vor allem in der weiteren Verbesserung der (kommunikativen) Kompetenzen des dort eingesetzten Personals, einer zeitgemäßen technischen Ausstattung und der Verringerung der Gesamtzahl von Leitstellen in Deutschland.

Aktuell wurde 2014 ein bundesweit vernetzter **Fachverband Leitstelle e. V.** gegründet, der sich auch für die Entwicklung eines einheitlichen Berufsbildes für Leitstellendisponenten engagiert und die Einführung technischer Innovationen (z. B. eCall oder GPS-Notruf als automatisierte elektronische Notfallmeldung) fachlich begleitet.

50.5.2 Rettungswache

Die **Rettungswachen** sind die Orte, an denen die für die Durchführung des Rettungsdienstes erforderlichen Rettungsmittel und das

Personal für den Einsatz bereitgehalten werden. Insgesamt gibt es in Deutschland zurzeit ca. 1 800 Rettungswachen. Sie werden jeweils vom Leistungserbringer unterhalten. Rettungswachen sollten zweckmäßig und funktional gebaut und eingerichtet sein. Die Einrichtung der Rettungswachen erfolgt unter dem Gesichtspunkt, dass die Eintreffzeiten, d. h. die Zeitspanne vom Eingang der Notfallmeldung in der Leitstelle bis zum Eintreffen des Rettungsmittels am Notfallort, so kurz wie möglich gehalten werden bzw. den diesbezüglichen Vorgaben der Landesrettungsdienstgesetze (Hilfsfristen) entsprechen müssen.

Personell werden Rettungswachen durch Wachleiter (je nach Größe auch Leiter Rettungsdienst) administrativ (Dienst- und Einsatzplanung, Disziplinarrecht) geführt. Im Sinne einer organigrafischen Struktur werden Zuständigkeiten auf verschiedene Personen aufgeteilt. Typische Aufgabenschwerpunkte sind Ausbildung (Lehrrettungsassistent/Praxisanleiter), Hygiene (Hygienebeauftragte/Desinfektoren), Material und Beschaffung (MPG-/Lagerbeauftragte), Arznei- und Betäubungsmittel (Arzneimittelbeauftragte) sowie Fahrzeugtechnik (Kfz-Beauftragte). Die genauen Kompetenzen und Zuständigkeiten ergeben sich durch Stellen- und Arbeitsplatzbeschreibungen.

50.5.3 Krankenhaus

Bei den **Krankenhäusern** handelt es sich zwar nicht direkt um Einrichtungen des Rettungsdienstes, doch da die meisten vom Rettungsdienst versorgten und transportierten Patienten einem Krankenhaus zugeführt werden, stellt das Krankenhaus bzw. dessen Notaufnahme die Schnittstelle zwischen präklinischer und klinischer Versorgung dar.

Außerdem stellt das Krankenhaus häufig im Rahmen einer vertraglichen Regelung den Notarzt und sichert teilweise in enger Zusammenarbeit mit dem rettungsdienstlichen Träger die Aus- und Fortbildung des Personals. In einigen Krankenhäusern befinden sich auch Rettungswachen, z. B. wenn dort ein Notarzteinsatzfahrzeug stationiert ist.

Neben Schwerpunktkrankenhäusern – z. B. (überregionalen) Traumazentren, etwa berufsgenossenschaftlichen Unfallkliniken – werden je nach vorhandener Fachabteilung, personeller und materieller Ausstattung **Krankenhäuser der Grund-, Regel- und Maximalversorgung** unterschieden (> Kap. 49.2.4).

Das Personal des Rettungsdienstes hat gemäß des Leitsatzes „*vor die Lage kommen*" bereits an der Einsatzstelle das benötigte Zielkrankenhaus anhand der Parameter Leistungsspektrum, Entfernung und Aufnahmekapazität auszuwählen und je nach Gefährdung des Patienten und regionaler Regelung (über die Leitstelle oder selbsttätig durchgeführt) eine qualifizierte Voranmeldung zu geben. Notfallpatienten sind immer vorrangig von Krankenhäusern aufzunehmen und zunächst zu stabilisieren (> Abb. 50.7).

50.5.4 Ambulante Pflegedienste, betreutes Wohnen und Pflegeheime

Der demografische Wandel sowie fortschreitende Medizintechnik und medizinische Versorgung sorgen dafür, dass zunehmend ältere Menschen Leistungen des Rettungsdienstes in Anspruch nehmen müssen.

Häufig werden Alten- und Pflegeheime durch den Rettungsdienst angefahren oder der Rettungsdienst durch Hausnotruf- oder ambulante Pflegedienste angefordert. Ein offener kommunikativer Umgang und eine Nutzung der häufig umfangreich vorhandenen (dokumentierten) Kenntnisse über den Betroffenen (Pflegekurve, Ernährungs- und Hautzustand, Vorerkrankungen) kommt einer bestmöglichen Patientenversorgung zugute und sorgt für eine zeiteffiziente (auch klinische) Versorgung des Patienten. So kann frühzeitig eine Fachklinik ausgewählt oder eine bestehende Erkrankung oder Infektionskrankheit erkannt und im Rahmen der Voranmeldung weitergegeben werden.

Auch nachstationär erfolgt durch diese Strukturen eine geordnete, fachlich qualifizierte Betreuung des Patienten mit dem Ziel der Wiederherstellung einer eigenständigen Lebensführung. Bei chronisch Erkrankten oder Pflegebedürftigen werden dem Patienten und seinen Angehörigen zudem entscheidende und kontinuierliche Hilfen für die Bewältigung des Alltags gegeben.

50.6 Rettungsdienstpersonal

Das Personal des Rettungsdienstes in Deutschland setzt sich aus dem **Rettungsfachpersonal,** d. h., Notfallsanitäter/Rettungsassistenten (RA), Rettungssanitätern (RS) und Rettungshelfern (RH) sowie dem ärztlichen Rettungsdienstpersonal, den **Notärzten,** zusammen (> Kap. 2.3).

Die tragende Rolle im Rettungsdienst hat das Rettungsfachpersonal, da das ärztliche Rettungsdienstpersonal insgesamt nur an ca. 23 % aller Einsätze des Rettungsdienstes beteiligt ist (> Abb. 50.8). Bei diesen Einsätzen mit ärztlicher Beteiligung handelt es sich in der Regel um Notfalleinsätze. Insgesamt werden gut 50 % aller Notfalleinsätze im Rettungsdienst ausschließlich vom Rettungsfachpersonal ohne ärztliche Begleitung oder Unterstützung durchgeführt. Die Krankentransporte, die ca. 54 % des gesamten Einsatz-

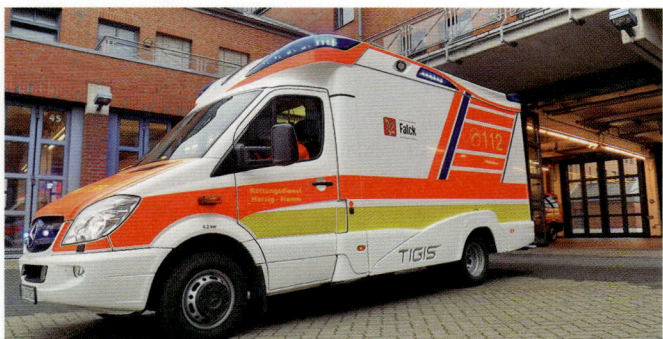

Abb. 50.7 Rettungswagen auf dem Weg zur Notaufnahme eines Krankenhauses, der Schnittstelle zwischen präklinischer und klinischer Versorgung [W925]

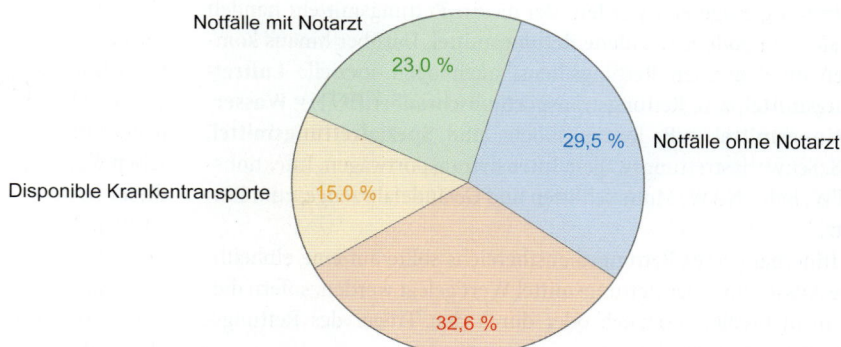

Abb. 50.8 Verteilung der Rettungsdiensteinsätze nach Einsatzart [W930-001/L143]

aufkommens im Rettungsdienst ausmachen, werden sogar ausschließlich vom Rettungsfachpersonal durchgeführt.

Die **Qualifikation des Rettungsfachpersonals** reicht von einer 60-stündigen Ausbildung zum Sanitätshelfer bis zur dreijährigen Berufsausbildung zum Notfallsanitäter mit umfassenden, auch eigenverantwortlichen (invasiven) Kompetenzen nach festgelegten, regional konkretisierten SOP (➤ Kap. 46). Ärztliche Leiter Rettungsdienst haben als feste Ansprechpartner in den Kreisen und kreisfreien Städten zudem eine qualitätssichernde und -verbessernde Überwachungsfunktion.

Die **Besetzung der Rettungsdienstfahrzeuge** in der Notfallrettung und im Krankentransport ist in allen Bundesländern durch Rettungsdienstgesetze oder entsprechende Verordnungen geregelt. Danach sind für die Notfallrettung i. d. R. ein Rettungssanitäter und aktuell (noch) ein Rettungsassistent vorgesehen. Im Zuge der Novellierung der Landesrettungsdienstgesetze zeichnet sich ab, dass es nach großzügig bemessenen Übergangsfristen im Bereich des Krankentransports in den meisten Ländern zukünftig ausreicht, wenn zumindest ein Rettungssanitäter auf dem Fahrzeug als Transportführer tätig ist.

Insgesamt umfasst das Rettungsfachpersonal zurzeit ca. 60 000 hauptberufliche, nebenberufliche und ehrenamtliche Notfallsanitäter, Rettungsassistenten, Rettungssanitäter und Rettungshelfer. Vom Rettungsfachpersonal werden durchschnittlich pro Jahr und Person fast 600 Einsätze, davon ca. 250 Notfalleinsätze, im Rettungsdienst durchgeführt.

Das **ärztliche Rettungsdienstpersonal** besteht aus ca. 20 000 aktiven Notärzten (nach einer Mitteilung der Bundesärztekammer aus dem Jahr 2014 haben 40 000 Ärzte bundesweit die hierfür erforderliche Qualifikation), die in erster Linie in Krankenhäusern und Kliniken beschäftigt sind und dienstplanmäßig im Rettungsdienst tätig werden. Durchschnittlich werden von jedem Notarzt pro Jahr ca. 80 Rettungsdiensteinsätze durchgeführt. Als Qualifikationsnachweis zur notärztlichen Tätigkeit im öffentlichen Rettungsdienst gelten regelmäßig der „Fachkundenachweis Rettungsdienst" und die Zusatzbezeichnung „Rettungsmedizin". Die Inhalte und der Umfang des Fachkundenachweises wurden von der Bundesärztekammer 1994 verabschiedet. Damit wurden die bis heute diesbezüglich gültigen Richtlinien aus dem Jahr 1983 weiter konkretisiert, um eine bundesweit einheitliche Ausbildung und Qualifikation von Notärzten zu gewährleisten. In der Diskussion befindet sich seit einigen Jahren die Schaffung eines „Facharztes für Notfallmedizin" analog zu anderen Ländern; dieser könnte neben der präklinischen Notfallmedizin vor allem auch als interdisziplinäre Fachkraft in Notaufnahmen zum Einsatz kommen. Seit Jahren versucht beispielsweise die Deutsche Gesellschaft für Interdisziplinäre Notfall- und Akutmedizin (DGINA) durchzusetzen, dass die Facharztbezeichnung „Notfallmedizin" in die (Muster-)Weiterbildungsordnung (MWBO) übernommen wird.

Der Rettungsdienst in Deutschland wird jedoch auch weiterhin zum größten Teil vom Rettungsfachpersonal getragen. Damit kommt der Qualifikation dieser Gruppe sicherlich eine Garantenstellung für den Gesamterfolg des Rettungsdienstes zu. Entscheidende Grundlage einer hohen Qualität ist letztendlich die Zusammenarbeit des Rettungsfachpersonals und der Notärzte im Rettungsteam. Keine der beiden Personalgruppen kann auf die andere Gruppe verzichten, ohne das Ziel einer optimalen Patientenversorgung zu gefährden. Daher sind allen ärztlichen wie nichtärztlichen Funktionen im Rettungsdienst neben soliden fachlichen vor allem hohe Anforderungen in sozialen Kompetenzen gemein.

Der Begriff Rettungsmittel umfasst die Gesamtheit der in Rettungsdienst und Krankentransport eingesetzten Fahrzeuge. Dies sind vornehmlich:

- **Krankentransportwagen** (KTW): Beförderung von Nichtnotfallpatienten
- **Rettungswagen** (RTW): Herstellung und Aufrechterhaltung der Transportfähigkeit von Notfallpatienten vor und während der Beförderung
- **Notarztwagen** (NAW): mit einem Notarzt besetzter Rettungswagen, als Vorhaltestruktur in Deutschland zunehmend rückläufig
- **Notarzteinsatzfahrzeug** (NEF): Grundausstattung mit medizinisch-technischem Gerät; dient dazu, den Notarzt zur Einsatzstelle zu bringen, wo er mit einem anderen Rettungsmittel, i. d. R. einem RTW, zusammentrifft.

Des Weiteren kommen im Zuge der neuen europäischen Normung für Rettungsfahrzeuge auch in Deutschland vermehrt Notfallkrankenwagen zum Einsatz; diese sind dabei primär dem Krankentransport zugeordnet, können jedoch häufig aufgrund ihrer Ausstattung und personellen Besetzung auch als taktische Reserve in der Notfallrettung eingesetzt werden. Bei diesen Rettungsmitteln handelt es sich um bodengebundene Rettungsmittel. Darüber hinaus kommen im deutschen Rettungsdienst auch noch spezielle **Luftrettungsmittel,** z. B. Rettungstransporthubschrauber (RTH), **Wasserrettungsmittel,** z. B. Rettungsboote, und **Spezialrettungsmittel,** z. B. Schwerlastrettungswagen, Intensivtransportwagen, Infektions-RTW, Baby-NAW, Motorschlitten und Geländefahrzeuge, zum Einsatz.

Innerhalb eines Rettungsdienstbereichs sollte auf eine einheitliche Ausstattung der Rettungsmittel Wert gelegt werden, sofern diese nicht bereits gesetzlich oder durch den Träger des Rettungsdienstes vorgeschrieben ist.

Die Ausstattung der jeweiligen Rettungsmittel sollte den aktuellen Erkenntnissen der Notfallmedizin sowie dem notwendigen Ausbildungsstand des Personals angepasst sein, wobei ein Gleichgewicht zwischen medizinischen Erfordernissen, technischen Möglichkeiten, praktischer Nutzbarkeit und wirtschaftlichen Grenzen anzustreben ist.

Die Vorhaltung des Rettungsdienstes ist darauf ausgerichtet, das übliche Aufkommen an Notfalleinsätzen zu bewältigen. Jedoch ist es aus Kostengründen nicht möglich, eine so dichte Infrastruktur zu betreiben, dass auch in dünn besiedelten Regionen stets in wenigen Minuten der Rettungsdienst verfügbar ist; ebenso ist es nicht finanzierbar, ständig eine so große Menge an Rettungsmitteln vorzuhalten, dass diese einen Massenanfall von Verletzten selbstständig versorgen könnten. Um diese Lücken, die der reguläre Rettungsdienst hinterlässt, schließen zu können, sind ehrenamtliche Strukturen in Form von First-Responder-Gruppen, Schnelleinsatzgruppen und Einsatzzügen weitverbreitet, die bei Bedarf und auf Anforderung der zuständigen Leitstelle den hauptamtlichen Rettungsdienst unterstützen.

> **MERKE**
> Der Regelrettungsdienst, der ständig vorgehalten und zumeist hauptamtlich besetzt wird, kann – gerade in ländlichen Regionen – oft nicht ausreichend schnell Hilfe leisten und verfügt nicht über ausreichende Reserven, um allein größere Schadensfälle zu bewältigen. Um diese Lücken zu schließen, kommen – zumeist ehrenamtlich besetzte – Einheiten wie First-Responder- und Schnelleinsatzgruppen zum Einsatz.

50.7 First Responder, Helfer vor Ort, Notfallhilfe

In den verschiedenen Rettungsdienstgesetzen der Bundesländer sind die Hilfsfristen zwar unterschiedlich lang definiert, jedoch ist allen gemeinsam, dass sie bei Vorliegen einer vitalen Gefährdung (z. B. Herz-Kreislauf-Stillstand) oftmals einfach zu groß sind. Zwar müssen in den meisten Bundesländern mindestens 95 % aller Einsatzstellen vom Rettungsdienst innerhalb der Hilfsfristen – zumeist im Bereich von 10–15 Minuten – erreicht werden, doch kommt diese organisierte Hilfe aufgrund der geringen Hypoxietoleranz der lebenswichtigen Organe des Menschen, vor allem des Gehirns, oft zu spät. Da wegen der enger werdenden finanziellen Ressourcen ein Ausbau des Rettungsdienstes nicht zu erwarten ist, schließt hier die Einrichtung sog. „**First Responder**" – in einigen Regionen und bei einigen Organisationen auch als Helfer vor Ort, Sanitäter vor Ort oder Notfallhilfe bezeichnet – eine wichtige Lücke in der präklinischen Versorgung des Notfallpatienten. Die Organisationsformen dieser Systeme sind bundesweit sehr unterschiedlich. Gemeinsam ist allen diesen Einrichtungen jedoch, dass sie personell ausschließlich durch ehrenamtliche Helfer der verschiedensten Organisationen (Hilfsorganisationen, freiwillige Feuerwehren) besetzt sind.

Oberstes Prinzip der First-Responder-Gruppen ist die **Überbrückung des therapiefreien Intervalls** bis zum Eintreffen des Rettungsdienstes durch adäquate medizinische, häufig lebensrettende Maßnahmen. Dazu zählen auch eine qualifizierte Erstrückmeldung sowie die Absicherung der Einsatzstelle. Die Übernahme rettungsdienstlicher Aufgaben ist – gerade bei der Wahrnehmung der First-Responder-Funktion als Einzelperson – weder fachlich realisierbar noch notwendig.

Die **Aufgaben** der First-Responder-Systeme lassen sich wie folgt beschreiben:

- Erkundung der Lage und qualifizierte Rückmeldung an die Leitstelle
- Qualifizierte (lebensrettende) Erste-Hilfe-Leistung
- Einweisung des Rettungsdienstes und Übergabe der bisherigen Informationen
- Unterstützung des Rettungsdienstes insbesondere bei MANV-Lagen

Bei allen diesen Aufgaben macht man sich die meist sehr guten Ortskenntnisse, die hohe Motivation und das hohe Ausbildungsniveau der Helfer zunutze. Unterstützt wird die Erfüllung dieser Aufgaben durch eine adäquate Ausstattung, die jedoch örtlich, bedingt durch fehlende einheitliche Vorgaben, sehr unterschiedlich ausfallen kann. Eine typische Zusammenstellung der Ausstattung wäre:

- Einsatzfahrzeug mit Signalanlage und Funk (➤ Abb. 50.9); in ländlichen Regionen häufig aber auch der Privat-Pkw des Helfers
- Notfallrucksack mit Sauerstoff für den mobilen Einsatz, AED-Gerät und HWS-Schienen
- Einsatzbekleidung
- Sicherheitsschuhwerk
- Funkmeldeempfänger

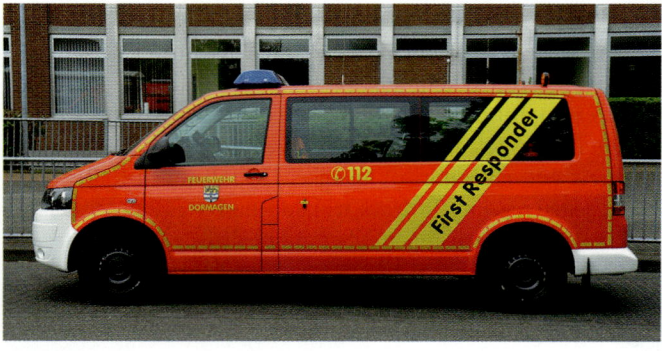

Abb. 50.9 Einsatzfahrzeug einer First-Responder-Gruppe [O465]

50.7 First Responder, Helfer vor Ort, Notfallhilfe

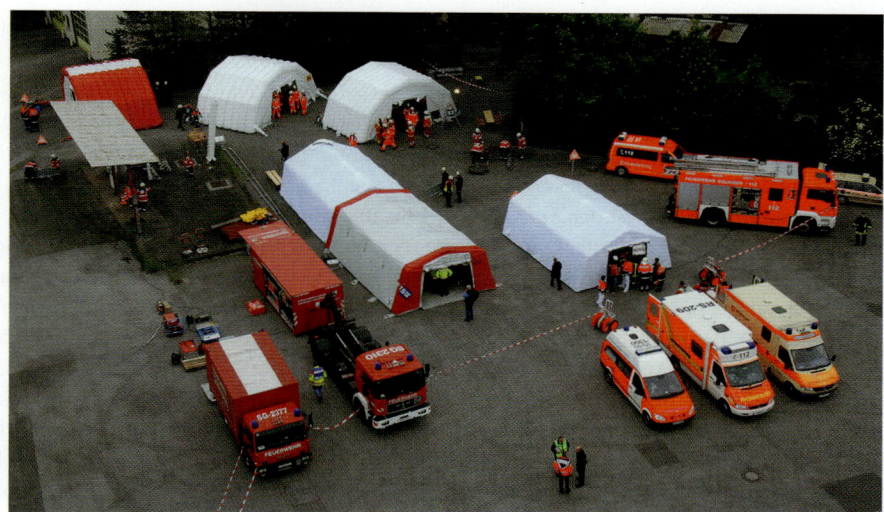

Abb. 50.10 Aufbau eines Behandlungsplatzes durch eine SEG [O465]

Die Alarmierung der First-Responder-Systeme erfolgt über die zuständige Leitstelle, meist angelehnt an die Entsendung eines (arztbesetzten) Notfallrettungsmittels, parallel zum örtlich zuständigen Rettungsdienst. Je nach Organisationsform des Systems ergeben sich Eintreffzeiten beim Patienten von unter 5 Minuten. Daran lässt sich der enorme Vorteil des Systems für den Patienten erkennen, liegen diese Eintreffzeiten doch i. d. R. insbesondere in ländlich strukturierten Gebieten, deutlich unter den z. T. landesrechtlich festgelegten Eintreffzeiten des Rettungsdienstes (in NRW z. B. 8 Minuten innerstädtisch und 12 Minuten im ländlichen Bereich).

Insbesondere in Großstädten mit in den Rettungsdienst eingebundenen Berufsfeuerwehren werden oft auch mit Löschfahrzeugen First-Responder-Einsätze gefahren, wenn kein Rettungsdienstfahrzeug zeitnah bei einem medizinischen Notfall eingesetzt werden kann. Da die Löschfahrzeuge meist mit einem Notfallkoffer und oft auch mit Sauerstoff und AED ausgestattet sind und die meisten Berufsfeuerwehrangehörigen überdies die Qualifikation zum Rettungssanitäter oder Rettungsassistenten/Notfallsanitäter besitzen, kann so effektive Hilfe geleistet werden, bis ein freier RTW den Einsatz übernehmen kann. In einigen Regionen ist auch die Polizei einbezogen, hier kommen dann reguläre Streifenwagen als First Responder zum Einsatz.

Das Land Baden-Württemberg hat 2015 z. B. in einem Pilotprojekt zur taktischen Medizin verschiedene Polizeieinheiten (auch den Streifendienst) mit einer Basisausstattung zur Ersten Hilfe ausgerüstet, die neben Bedrohungs- und Gefährdungslagen auch eine erste Notfallhilfe an Einsatzstellen ermöglicht.

An vielen Standorten der Hilfsorganisationen wurden in den vergangenen Jahrzehnten – vor allem aber seit Ende des Kalten Krieges und der damit verbundenen Reduzierung von KatS-Einheiten – sog. **Schnelleinsatzgruppen** (SEG) gegründet, wobei mancherorts auch die Bezeichnung Sanitätseinsatzgruppe oder Sondereinsatzgruppe (beide ebenso als „SEG" abgekürzt) verwendet wird. Diese Gruppen sollen die Lücke zwischen dem regulären Rettungsdiensteinsatz und dem Katastrophenfall schließen und kommen dann zum Einsatz, wenn die Kräfte des regulären Rettungsdienstes nicht ausreichen.

Das System SEG ist dabei ähnlich aufgebaut wie das der freiwilligen Feuerwehren in Deutschland. Die Helfer sind zumeist ehrenamtlich tätig und werden im Falle eines Einsatzes zu Hause, in der Freizeit oder am Arbeitsplatz über Funkmeldeempfänger von der Rettungsleitstelle alarmiert. Sie fahren daraufhin ihre Unterkunft an, um von dort zur Einsatzstelle auszurücken. Ausgestattet sind die Helfer dabei sowohl mit Rettungswagen und Krankentransportwagen als auch mit anderen Fahrzeugen wie Mannschaftswagen, Einsatzleitwagen, Gerätewagen oder 4-Tragen-Wagen.

Je nach Planung, Qualifikation und Ausstattung können unterschiedliche Bereiche von diesen Gruppen abgedeckt werden. **Einsatzschwerpunkte** einer SEG sind u. a.:
- Unterstützung der medizinischen Versorgung vor Ort
- Stellung zusätzlicher Transportkapazitäten
- Wahrnehmung von Betreuungsaufgaben
- Verpflegung und (provisorische) Unterbringung
- Technische Aufgaben
- Führungsunterstützung

Dabei werden zum einen Aufgaben übernommen, die den Rettungsdienst lediglich verstärken (Stellung weiterer RTW/KTW), zum anderen aber auch solche, die der Rettungsdienst im Regelfall materiell wie personell gar nicht leisten kann, z. B. die Einrichtung und den Betrieb eines Behandlungsplatzes (➤ Abb. 50.10).

Regional stark unterschiedlich ist neben der Ausstattung der Gruppen auch die Qualifikation der Helfer. Diese können sowohl eine Ausbildung zum Sanitätshelfer als auch zum Rettungshelfer, Rettungssanitäter oder Rettungsassistenten (selten) umfassen. Manche SEG verfügen über Ärzte, die sich hier ehrenamtlich engagieren. Eine allgemeingültige Festlegung existiert bisher ebenso wenig wie eine verbindliche Festlegung der Größe einer Schnelleinsatzgruppe, wennschon üblicherweise im Katastrophenschutz, Sanitätsdienst und Rettungsdienst der Begriff „Gruppe" eine Stärke von 8–16 Helfern definiert.

Fahrzeuge und Helfer einer SEG können, müssen aber nicht an einem Standort stationiert sein. Gerade in ländlichen Regionen stehen sie oft an mehreren Standorten, von wo aus die einzelnen Fahrzeuge getrennt die Einsatzstelle anfahren. Dies hat den Vorteil, dass eine erste Verstärkung oftmals schon in relativ kurzer Zeit eintrifft, es aber unter Umständen länger dauern kann, bis die Gruppe vollständig ist. **Grundsätzlich** ist beim Einsatz einer SEG zu bedenken, dass diese eine **gewisse Vorlaufzeit** hat und gerade während der üblichen Arbeitszeiten ihre **geplante Einsatzstärke** unter Umständen nicht oder nur mit erheblicher Verzögerung erreicht.

Im Gegensatz zur SEG ist der Aufbau einer **Einsatzeinheit** weitgehend einheitlich und unterliegt nur geringen regionalen Schwankungen bzw. Unterschieden zwischen den verschiedenen Organisationen (➤ Abb. 50.11). Die Einsatzeinheiten können als Nachfolger der früheren Katastrophenschutzzüge betrachtet werden und setzen sich materiell aus Material der Hilfsorganisationen, des Bundes und der Länder zusammen. Durch ihren **modularen Aufbau** sind sie im Gegensatz zu früheren Strukturen flexibler einsetzbar; oft finden sich Komponenten der Einsatzeinheiten auch als Schnelleinsatzgruppe wieder.

Bei einer Einsatzeinheit handelt es sich um einen erweiterten Zug, der sich aus dem Führungstrupp, der Sanitätsgruppe, der Betreuungsgruppe und der Gruppe Technik und Sicherheit zusammensetzt:

- Die **Sanitätsgruppe** kümmert sich um Verletzte/Erkrankte und verfügt dabei über RTW, KTW oder 4-Tragen-Wagen, sie besteht aus neun Helfern (Gruppe). Vielfach kommen die Sanitätsgruppen, ggf. ergänzt durch den Führungstrupp, auch als SEG einzeln zum Einsatz.
- Ebenso kann auch die **Betreuungsgruppe** (13 Helfer) einzeln als entsprechende SEG eingesetzt werden; ihr Aufgabenschwerpunkt liegt in der Betreuung, Versorgung und Unterbringung Betroffener.
- Die **Gruppe Technik und Sicherheit** ist aufgrund ihrer Personalstärke (vier Helfer) keine Gruppe im eigentlichen Sinne, ihre Zuständigkeit liegt in der Bereitstellung von Strom und Wasser sowie der logistischen Unterstützung, z. B. beim Betrieb eines Behandlungsplatzes.
- Geführt werden die einzelnen Gruppen durch den **Führungstrupp** (vier Helfer), wie er sich in ähnlicher Form bei allen BOS findet.

Aufgrund ihrer Strukturen und ihrer vorgesehenen Einsatzverwendung haben Einsatzeinheiten i. d. R. eine längere Vorlaufzeit bis zur Herstellung der Einsatzbereitschaft, als dies bei einer SEG der Fall ist. Zudem kann es je nach örtlicher Planung dazu kommen, dass bei einem Großschadensfall eine vollständige Einsatzeinheit nicht mehr sinnvoll eingesetzt werden kann, da Teile von ihr bereits als SEG zum Einsatz alarmiert worden sind. Somit werden Einsatzeinheiten teilweise weniger zur Hilfe im eigenen Bereich eingesetzt. Sie dienen vielmehr als Verstärkung zur überörtlichen Hilfe, da sie autark arbeiten können.

In einigen Bundesländern gibt es nach wie vor Einsatzkonzepte, die trotz des Rückzugs des Bundes aus diesem Bereich auf den taktischen Einheiten Sanitätszug und Betreuungszug basieren. Beispielhaft seien hier für NRW die landeseinheitlichen Konzepte Patiententransportzug, Behandlungsplatz 50 und Betreuungsplatz 500 genannt, die sich im praktischen Einsatz beim Weltjugendtag 2005 sowie bei der Fußballweltmeisterschaft in Deutschland 2006 bewährt haben.

Die Innenminister und -senatoren haben anlässlich der Innenministerkonferenz im Juni 2007 das neue Konzept zum Bevölkerungsschutz des Bundes einstimmig verabschiedet. Zentrales Element der Planung sind die **Medizinischen Task Forces** (MTF). Bisher war der Bevölkerungsschutz in Deutschland nicht flächendeckend in der Lage, kontaminierte Patienten medizinisch zu versorgen. Dies wird mit der Einführung der neuen Einheit geändert. Mit dieser grundlegenden Umstrukturierung verfolgt der Bund eine komplett neue Strategie bei der medizinischen Versorgung der Bevölkerung bei Großschadenslagen. Während er bisher die ergänzenden Komponenten für den Katastrophenschutz der Länder zur Verfügung gestellt hat, stellt er in Zukunft eigene Einheiten auf, die den Katastrophenschutz der Länder mit Spezialkräften unterstützen sollen. Die bisher durch den Bund nahezu flächendeckend für den Sanitäts- und Betreuungsdienst der Länder zur Verfügung gestellten Arzttruppkraftwagen, 4-Tragen-Krankentransportwagen, Betreuungskombis, Betreuungslastkraftwagen und Feldkochherde werden in Zukunft nicht mehr durch diesen gestellt.

Mit der Einführung des neuen Konzepts soll die bisherige Trennung zwischen Zivil- und Katastrophenschutz neu definiert werden. Die Medizinischen Task Forces sollen in der **Schutz- und Versorgungsstufe 4** eingesetzt werden. Dieser Sonderschutz ermöglicht die Versorgung von mehr Schwerverletzten auf einem Behandlungsplatz der Schutzstufe 3, verlängert seine Durchhaltefähigkeit und erweitert darüber hinaus den Behandlungsplatz um die Fähigkeit, auch kontaminierte Patienten notfallmedizinisch zu versorgen. Bei allen vorherigen Versorgungsstufen behalten die Instrumente der alltäglichen bzw. der erweiterten Gefahrenabwehr der Kommunen bzw. Länder ihre Zuständigkeit. Jede MTF umfasst somit idealtypisch 21 Fahrzeuge. Insgesamt werden für alle MTF zusammen 1 242 Fahrzeuge produziert. In diesem Zusammenhang wurden den MTF bis 2014 insgesamt 170 der geplanten 450 Gerätewagen Sanitätsdienst mit „Material zur Ergänzung der medizinischen Versorgungskapazität" zur Verfügung gestellt. Im überörtlichen Einsatz ermöglichen diese Gerätewagen den Aufbau eines Behandlungsplatzes.

Um eine effektive Führung im Einsatz zu ermöglichen, sind die Einheiten der Gefahrenabwehr in verschiedene **Untereinheiten** eingeteilt. Dies resultiert aus der Erfahrung, dass eine einzelne Person nicht mehr als maximal fünf andere führen kann, ohne den Überblick zu verlieren.

Die kleinste Einheit in der Gefahrenabwehr ist ein **Trupp**; dieser besteht aus zwei Personen – so handelt es sich z. B. bei der Besatzung eines RTW im klassischen Sinne um einen solchen Trupp. Um die Wahrnehmung besonderer Aufgaben zu ermöglichen, kann ein solcher Trupp auch erweitert werden, man spricht dann von einem erweiterten Trupp. Geführt wird der Trupp von einem Truppführer (bei einer RTW-Besatzung z. B. vom Rettungsassistenten des RTW).

Mehrere Trupps – i. d. R. mindestens zwei und maximal fünf – bilden wiederum eine **Gruppe**. Diese besteht damit aus 8–16 Personen (je nach Fachdienst und Aufgabe) und wird von einem Gruppenführer geführt. Da diesem nur die Truppführer direkt unterstehen, führt auch er trotz der Gruppengröße maximal fünf andere Personen.

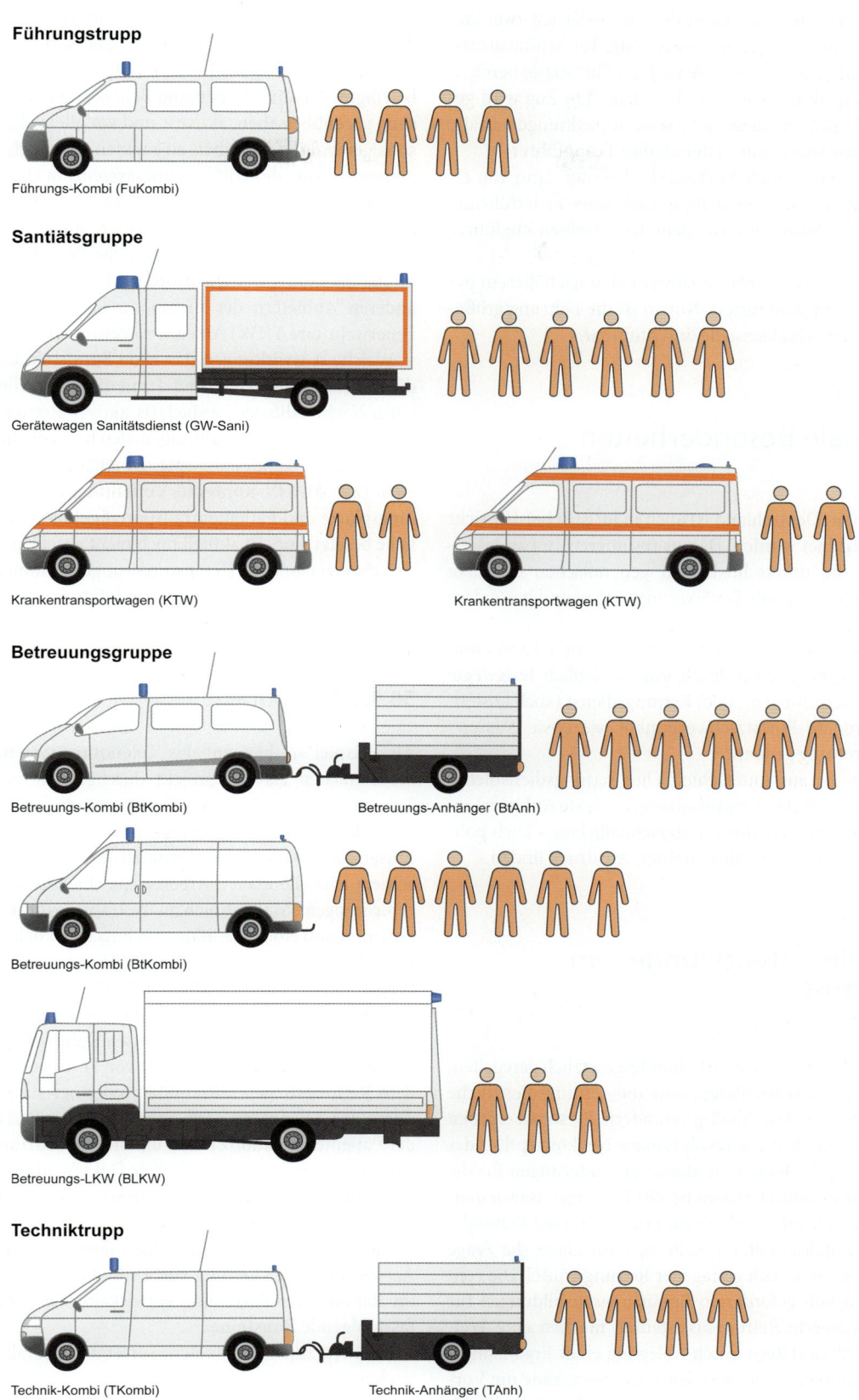

Abb. 50.11 Aufbau einer Einsatzeinheit [L231]

Mehrere Gruppen – auch hier kann die Zahl zwischen zwei und fünf schwanken – bilden wiederum einen **Zug.** Im Sanitätsdienst kann das eine Einsatzeinheit (teilweise auch als Einsatzzug bezeichnet) sein, im Bereich Brandschutz ein Löschzug. Ein Zug wird geführt von einem Zugführer; dieser gibt seine Anordnungen an die Gruppenführer, diese wiederum weiter an ihre Truppführer.

Mehrere Züge können einen **Verband** bilden, der dann von einem Verbandsführer – 2007 erstmals zentral unter Federführung des BBK geschult – geführt wird und dem die einzelnen Zugführer unterstellt sind.

Nahezu alle Einheiten der Gefahrenabwehr sind nach diesem pyramidenartigen System strukturiert. Nur so ist die Führung größerer Einheiten an einer Schadensstelle durchführbar.

50.8 Regionale Besonderheiten

Der Rettungsdienst in Deutschland ist auch in juristischer Hinsicht den Ländern zugeordnet worden. Daraus resultieren 16 Landesrettungsgesetze, die die unterschiedlichen geografischen Spezifika ebenso berücksichtigen wie die Bevölkerungsdichte und besondere Gefährdungspotenziale.

Beispielhaft seien hier die Unterschiede zwischen Land- und Stadtrettung – ausgeprägt etwa durch unterschiedlich festgelegte Hilfsfristen – oder verschiedene, dem Rettungsdienst (auch kostentechnisch) zugeordnete Einsatzschwerpunkte wie etwa Wasser-/Küsten- und Bergrettung genannt.

Hinzu kommen die aus unterschiedlicher rettungsdienstlicher Trägerschaft (Feuerwehr, Hilfsorganisationen, private Anbieter) resultierenden Besonderheiten, die in unterschiedlichen – auch politischen – Zielsetzungen und Strategien ihren Ausdruck finden.

50.9 Aktuelle Entwicklungen im Rettungsdienst

Nicht nur die Einführung des seit 2014 bundesgesetzlich geregelten, neuen Berufsbildes Notfallsanitäter wird die rettungsdienstliche Landschaft in Deutschland nachhaltig verändern. Personell ergeben sich jedoch gerade durch diese revolutionäre Neukonzeption des rettungsdienstlichen Berufsbildes umfassende Änderungen für die Besetzung der Rettungsmittel. Neben bereits in einigen Bundesländern landesrechtlich normierten Übergangsfristen („vom Rettungsassistenten zum Notfallsanitäter") stellt sich vor allem die Frage nach der Zukunft ehrenamtlich getragener Rettungsmittel. Die vom Gesetzgeber umfänglich geforderten Ergänzungsausbildungen für ehrenamtlich qualifizierte Rettungsassistenten machen eine Weiterbildung zu Notfallsanitätern durch Ablegung einer Ergänzungsprüfung nahezu unmöglich. Da in vielen Regionen gerade die Vorhaltekonzepte für den Großschadens- und MANV-Fall auf hoch qualifizierten ehrenamtlichen Helfern beruhen, zugleich jedoch das Interesse junger Menschen für ein ehrenamtliches Engagement in der Notfallrettung und im Katastrophenschutz – auch durch den Wegfall der Wehrpflicht – mindestens stagniert, werden sich die beteiligten Organisationen und Behörden künftig der Herausforderung gegenübersehen, aktive – und vor allem ehrenamtliche – Personalgewinnung betreiben zu müssen, um auch künftig die komplexen Systeme des Hilfeleistungssystems in Deutschland auf Basis des Ehrenamts uneingeschränkt aufrechterhalten zu können. Vielfache motivierende und insbesondere auch qualifizierende Maßnahmen, wie z. B. der nebenberufliche Erwerb der Rettungssanitäterqualifikation – werden erforderlich sein, um im Wettbewerb mit anderen Anbietern der nichtpolizeilichen Gefahrenabwehr (z. B. Feuerwehr und THW) Akteure zu gewinnen.

Welche Auswirkungen das neue Berufsbild auf Rettungsmittel, die Sicherheitskonzepte (und damit die personelle Vorhaltung inkl. eines Nachqualifizierungsbedarfs aktiver Rettungsassistenten) bei Events und Großveranstaltungen, den betrieblichen Rettungsdienst sowie auf die Landeskonzepte der nichtpolizeilichen Gefahrenabwehr (z. B. MANV-Konzepte, Vorhaltung von Personal für Behandlungsplätze und Patiententransportzüge) hat, die durch Ehrenamtliche besetzt sind, ist aktuell noch nicht absehbar.

Neben personellen Herausforderungen kommen auch technische Neu- und Weiterentwicklungen auf den deutschen Rettungsdienst zu.

50.9.1 Telenotarzt

Als Beispiel sei hier auf das **Telenotarztsystem**, welches in der Stadt Aachen als Pilotprojekt durchgeführt wird, genannt. Der Telenotarzt unterstützt durch ein speziell für den Rettungsdienst entwickeltes Telekonsultationssystem Rettungsdienstpersonal im Einsatz. Auf Anfrage des Einsatzteams kann der Telenotarzt von seinem leitstellennahen Arbeitsplatz aus einsatztaktische und therapiebezogene Maßnahmen an die transportführenden Rettungsassistenten und Notfallsanitäter am Einsatzort delegieren. Ermöglicht wird die Telekonsultation von der Einsatzstelle und aus dem Rettungswagen heraus via Mobilfunk. Die speziell entwickelte Kommunikationseinheit ermöglicht die zuverlässige Liveübertragung von Sprache und diagnoserelevanten Daten des Patientenmonitors sowie bei Bedarf die Übertragung von Fotos oder Videomaterial aus dem Rettungswagen. Zusammen mit einer strukturierten Abfrage durch den Telenotarzt wird ein umfassendes Bild des Einsatzes und der Patientensituation erfasst, um die telemedizinische Assistenz zu realisieren. Eine speziell gestaltete Dokumentationssoftware unterstützt den Telenotarzt bei der Umsetzung einer leitliniengetreuen Patientenversorgung.

Das von der Klinik für Anästhesiologie der Uniklinik der RWTH Aachen unter der Leitung von Univ.-Prof. Dr. med. Rolf Rossaint im Rahmen der Forschung entwickelte **Telenotarztkonzept** umfasst folgende **Bausteine:**

- Die notärztliche Kompetenz sofort und überall verfügbar machen
- Die Realisierung eines nahtlosen Informationsmanagements entlang der gesamten Rettungskette

- Die Orientierung an aktuellen Behandlungsleitlinien
- Die Rechtssicherheit des Rettungsdienstpersonals durch ärztliche Delegation erhöhen

Nach 7 Jahren Forschungs- und Entwicklungsbemühungen ist der Telenotarzt seit 2014 in der Stadt Aachen im Regelrettungsdienst im Einsatz.

50.9.2 (Notfall-)medizinische Versorgung in abseits gelegenen Gebieten

Ein weiteres Beispiel betrifft die **(notfall-)medizinische Versorgung in abseits gelegenen Gebieten,** wie etwa die Offshorewindparks in Nord- und Ostsee.

Hier soll **zeitgemäße Telemedizintechnik** bei medizinischen Notfällen auf See und auf Offshorewindkraftanlagen künftig die Notfallversorgung für Patienten erleichtern. Die Deutsche Gesellschaft zur Rettung Schiffbrüchiger (DGzRS) sowie die Berliner Universitätsklinik Charité und das Unfallkrankenhaus Berlin (ukb) haben im Dezember 2014 ein Kooperationsprojekt vorgestellt.

Bei einem Notfall auf einer Offshorewindkraftanlage greift zunächst der betriebliche Arbeitsschutz. Es liegt in der Verantwortung der Unternehmen, ein bedarfsgerechtes Schutz- und Sicherheitskonzept inkl. Rettungsmittel und lückenloser Meldekette vorzuhalten, um menschliches Leben und menschliche Gesundheit zu schützen.

Während die DGzRS über ihre **Gesellschaft für Maritimes Notfallmanagement** (GMN) eine Notfallleitstelle Offshorewindparks betreibt, hat die Charité-Tochter GHC Global Health Care moderne Telemedizintechnik entwickelt. Sie bringt mittels drahtloser Kommunikation notärztliche Hilfe auch an weit entfernte Orte auf See. Dies gewährleistet telemedizinische Rund-um-die-Uhr-Versorgung durch Ärzte der Charité und des auf Notfälle spezialisierten berufsgenossenschaftlichen Unfallkrankenhauses Berlin. Mittelfristig planen GHC, GMN, Charité, ukb und DGzRS, ihre Zusammenarbeit auf medizinische Notfälle auf See auszudehnen. Die Seenotrettungskreuzer der DGzRS sollen dazu mit entsprechender Technik ausgerüstet werden und diese – abseits von Notfällen in Offshorewindparks – auch im „klassischen" Seenotfall einsetzen können. Zum Einsatz kommen soll das von GHC entwickelte telemedizinische Notfallsystem „AescuLink". Es unterstützt Ersthelfer wie die Seenotretter vor Ort und ist auch für Nichtmediziner einfach zu bedienen. „AescuLink" umfasst Echtzeit-Audio-Video-Kommunikation und Liveübertragung von Vitalparametern (3- und 12-Kanal-EKG-Daten, Herzfrequenz, Blutdruck, Sauerstoffsättigung des Blutes, Körpertemperatur etc.) über drahtlose Verbindungen.

In Berlin ist die telemedizinische Beratung durch erfahrene Notärzte rund um die Uhr geplant. Dazu gehört, die übermittelten Vitaldaten und Bilder zu analysieren, kompetente Diagnosen zu stellen sowie an Ersthelfer wirkungsvolle Behandlungsanweisungen zu geben und deren Ausführung zu überwachen. Logistische Entscheidungen zur weiteren Notfallversorgung können so auf solider medizinischer Grundlage getroffen werden. Die Technik ermöglicht außerdem die Überwachung des Patienten nach der akuten Phase, also während des Transports mit Seenotrettungskreuzer oder Hubschrauber an Land.

Wiederholungsfragen

1. Nennen Sie die beiden Kernaufgaben des öffentlichen Rettungsdienstes (➤ Kap. 50.1).
2. Unterscheiden Sie die polizeiliche und nichtpolizeiliche Gefahrenabwehr (➤ Kap. 50.1.1).
3. Welche Strukturen gehören zu den BOS (➤ Kap. 50.1.1)?
4. Nennen Sie Beteiligte im Bevölkerungsschutzsystem und deren jeweilige Kernaufgabe (➤ Kap. 50.1.2).
5. Welche Rolle spielt das Bundesland für die rettungsdienstliche Vorhaltung (➤ Kap. 50.1.3)?
6. Welche Elemente werden in einem Rettungsdienstbedarfsplan unterschieden (➤ Kap. 50.1.3)?
7. Wo werden erstmals grundlegende Ansätze von Notfallmedizin erwähnt (➤ Kap. 50.2.1)?
8. Welcher Bereich hat die Notfallmedizin immer wieder beeinflusst und entscheidend geprägt (➤ Kap. 50.2.1)?
9. Welche Entwicklung führte in Deutschland zu einem systematischen Ausbau des Rettungsdienstes (➤ Kap. 50.2.3)?
10. Welche Bedeutung hat die Luftrettung in Deutschland (➤ Kap. 50.2.3)?
11. Nennen Sie Grundsätze der Zusammenarbeit mit den Einrichtungen und Partnern der präklinischen Notfallversorgung (➤ Kap. 50.2.3).
12. Aus welchen „Gliedern" besteht die Rettungskette (➤ Kap. 50.3)?
13. Welche Informationen sollten in einem Notruf gegeben werden (➤ Kap. 50.3)?
14. Beschreiben Sie die Bedeutung der Laienhilfe und Ihre Zusammenarbeit mit Ersthelfern (➤ Kap. 50.3).
15. Welche Qualifikationsstufen für das nichtärztliche Personal im Rettungsdienst werden unterschieden (➤ Kap. 50.3)?
16. Welche Rettungssysteme werden unterschieden (➤ Kap. 50.3)?
17. Wie werden rettungsdienstliche Leistungen finanziert (➤ Kap. 50.4)?
18. Welche Aufgaben hat eine Leitstelle (➤ Kap. 50.5.1)?
19. Wie ist eine Rettungswache personell strukturiert (➤ Kap. 50.5.2)?
20. Welche Bedeutung hat das Krankenhaus für den Rettungsdienst (➤ Kap. 50.5.3)?
21. Welche Krankenhausformen werden unterschieden (➤ Kap. 50.5.3)?
22. Welche Aufgabe hat ärztliches Personal in der Notfallrettung (➤ Kap. 50.6)?
23. Welche Rettungsmittel gibt es (➤ Kap. 50.7)?
24. Was verstehen Sie unter einem therapiefreien Intervall (➤ Kap. 50.7)?
25. Ersetzen First Responder rettungsdienstliche Strukturen (➤ Kap. 50.7)?

26. Worin liegen die Stärken einer SEG (➤ Kap. 50.7)?
27. Warum wurden Medical Task Forces gegründet (➤ Kap. 50.7)?
28. Erklären Sie die taktischen Begriffe Trupp, Gruppe, Zug und Verband (➤ Kap. 50.7).
29. Welche Auswirkungen ergeben sich durch das neue Notfallsanitätergesetz auf die bestehenden Strukturen der Notfallrettung (➤ Kap. 50.9)?
30. Beschreiben Sie Möglichkeiten und Grenzen der Telemedizin (➤ Kap. 50.9.1).

Fortsetzung des Szenarios

Nach mehreren Notrufen alarmiert die Leitstelle des Landkreises neben Einheiten der Feuerwehr, des (Regel-)Rettungsdienstes, Einsatzeinheiten und SEG der Hilfsorganisationen und unterstützt die vor Ort tätige operative Einsatzleitung rückwärtig. Neben Meldungen an das Innenministerium und die Bezirksregierung (zusätzliche Struktur in NRW) erfolgt eine kooperative Zusammenarbeit mit der Polizei. Nach der Sichtung der Patienten vor Ort wird eine qualifizierte Voranmeldung der Patienten nach Schweregrad in den vorab als aufnahmebereit ermittelten Krankenhäusern vorgenommen. Unverletzte Beteiligte werden durch ehrenamtliche Einheiten des Betreuungsdienstes sicher untergebracht und verpflegt, eine psychosoziale Akuthilfe durch Notfallseelsorger sichergestellt.

Dieses typische, sich nahezu jährlich ähnlich wiederholende Szenario aus der rettungsdienstlichen Praxis veranschaulicht die strukturierte und präventiv umfassend normierte, zeiteffektive Abarbeitung von Schadensereignissen durch die Kräfte und Einrichtungen der nichtpolizeilichen Gefahrenabwehr einerseits und die Notwenigkeit einer kooperierenden Zusammenarbeit zwischen haupt- und ehrenamtlichen Kräften am Ereignisort sowie den zugehörigen Schnittstellen anderseits – ganz im Sinne einer bestmöglich organisierten Hilfe für betroffene Patienten und Dritte.

WEITERFÜHRENDE LITERATUR

Birkhäuser, B.: Organisationale Entscheidungseffizienz in komplexen Einsatzsituationen: Eine Untersuchung am Beispiel der Gefahrenabwehr. Monsenstein und Vannerdat, Münster, 2014
Cimolino, U et al.: Einsatz- und Abschnittsleitung: Das Einsatz-Führungssystem. ecomed, Landsberg/Lech, 2003
Jachs, S.: Einführung in das Katastrophenmanagement. tredition, Hamburg, 2011
Kemper, H.: Führen und Leiten im Einsatz. ecomed, Landsberg/Lech, 4. Aufl., 2014
Schröder, H.: Einsatztaktik für den Gruppenführer. ecomed, Landsberg/Lech, 18. Aufl., 2009

Thiel, M.: Die „Entgrenzung" der Gefahrenabwehr: Grundfragen von Freiheit und Sicherheit im Zeitalter der Globalisierung. Mohr-Siebeck, Tübingen, 2011

Zum Bevölkerungsschutz und zur Gefahrenabwehr:
www.bbk.bund.de (Bundesamt für Bevölkerungsschutz und Katastrophenhilfe)
www.denis.bund.de (Gefahrenabwehrsystem und Selbsthilfe)

Zum rettungsdienstlichen Berufsbild und zum Notfallsanitäter:
www.dbrd.de (Berufsverband, Herausforderungen in den Bundesländern)
www.bgs-aelrd.de (Kompetenzen des Notfallsanitäters)

KAPITEL 51

Christoph Redelsteiner

Rettungsdienstsysteme der deutschen Nachbarländer, in Großbritannien und den USA

51.1 Belgien 1069
51.1.1 Allgemeines 1069
51.1.2 Ausbildung und Personal 1069
51.1.3 Aspekte der Einsatzlogistik 1069

51.2 Dänemark 1070
51.2.1 Allgemeines 1070
51.2.2 Ausbildung und Personal 1070
51.2.3 Aspekte der Einsatzlogistik 1071

51.3 Frankreich 1071
51.3.1 Allgemeines 1071
51.3.2 Ausbildung und Personal 1071
51.3.3 Aspekte der Einsatzlogistik 1071

51.4 Luxemburg 1072
51.4.1 Allgemeines 1072
51.4.2 Ausbildung und Personal 1072
51.4.3 Aspekte der Einsatzlogistik 1072

51.5 Niederlande 1072
51.5.1 Allgemeines 1072
51.5.2 Ausbildung und Personal 1073
51.5.3 Aspekte der Einsatzlogistik 1073

51.6 Polen 1073
51.6.1 Allgemeines 1074
51.6.2 Ausbildung und Personal 1074
51.6.3 Aspekte der Einsatzlogistik 1074

51.7 Tschechien 1074
51.7.1 Allgemeines 1074
51.7.2 Ausbildung und Personal 1075
51.7.3 Aspekte der Einsatzlogistik 1075

51.8 Österreich 1075
51.8.1 Allgemeines 1075
51.8.2 Ausbildung und Personal 1076
51.8.3 Aspekte der Einsatzlogistik 1076

51.9 Schweiz 1077
51.9.1 Allgemeines 1077
51.9.2 Ausbildung und Personal 1077
51.9.3 Aspekte der Einsatzlogistik 1078

51.10 Großbritannien 1078
51.10.1 Allgemeines 1078
51.10.2 Ausbildung und Personal 1078
51.10.3 Aspekte der Einsatzlogistik 1079

51.11 USA 1080
51.11.1 Allgemeines 1080
51.11.2 Ausbildung und Personal 1080
51.11.3 Aspekte der Einsatzlogistik 1081

Inhaltsübersicht

51.1 Belgien
- In Belgien kommen systematisch hauptberufliche und ehrenamtliche Kräfte im Rettungsdienst zum Einsatz.
- Neben Sanitätern kommen Notärzte und vereinzelt speziell geschulte Krankenpfleger/-schwestern zum Einsatz.

51.2 Dänemark
- In Dänemark kommen nur hauptberufliche Rettungskräfte zum Einsatz.
- Es gibt die drei Ausbildungsstufen Ambulance-Assistent, Ambulance-Behandler und Paramedic sowie Notärzte.

51.3 Frankreich
- In Frankreich kommen überwiegend hauptberufliche Kräfte, in ländlichen Regionen aber auch ehrenamtliche Kräfte zum Einsatz.
- Neben den Ambulanciers genannten Fahrzeuglenkern kommen auch Pflegekräfte als Rettungsfachkräfte zum Einsatz. Es gibt Pilotprojekte für Paramedics, die Infiermiers genannt werden.
- Es gibt in Frankreich ein gut ausgeprägtes boden- und luftgebundenes Notarztsystem.

51.4 Luxemburg
- In Luxemburg werden weit über 90 % der Einsätze von ehrenamtlichen Kräften gefahren, lediglich bei der Berufsfeuerwehr gibt es im Rettungsdienst hauptberufliches Personal.
- Neben der Hauptgruppe der Sanitäter kommen in Luxemburg insbesondere Anästhesiepfleger und auch Notärzte zum Einsatz.

51.5 Niederlande
- Im Rettungsdienst der Niederlande arbeitet nur hauptberufliches Personal.
- Eine Fahrzeugbesatzung besteht üblicherweise aus einem Rettungsfahrer und einem landesweit einheitlich ausgebildeten Rettungspfleger (= Ambulanceverpleegkundige).
- Notärzte werden nur in Ausnahmefällen, z. B. auf einem der wenigen Rettungshubschrauber, zum Einsatz gebracht.

51.6 Polen
- Im Rettungsdienst in Polen arbeitet nur hauptberufliches Personal.
- Eine Fahrzeugbesatzung besteht üblicherweise aus einen Sanitäter und einem Paramedic oder einem speziell geschulten Krankenpfleger.
- Es gibt in Polen ein boden- und luftgebundenes Notarztsystem.

51.7 Tschechien
- Im Rettungsdienst in Tschechien arbeiten nur hauptberufliche Einsatzkräfte.
- Es kommen in Tschechien vier Berufsgruppen im Rettungsdienst zum Einsatz: Einsatzlenker, Rettungspfleger, Paramedics und Notärzte.

51.8 Österreich
- In Österreich kommen systematisch hauptberufliche und ehrenamtliche (sog. Freiwillige) Kräfte und Zivildienstleistende im Rettungsdienst zum Einsatz.
- Neben der Hauptgruppe der Rettungssanitäter kommen Notfallsanitäter und in geringem Umfang Notfallsanitäter mit Notfallkompetenz Venenzugang und Notfallsanitäter mit der besonderen Notfallkompetenz Intubation und Beatmung zum Einsatz.
- Österreich verfügt über ein bodengebundenes Notarztsystem und hat zudem die größte Dichte an Rettungshubschraubern weltweit.

51.9 Schweiz
- Der Schweizer Rettungsdienst wird praktisch ausschließlich von hauptberuflichem Personal getragen, nur in wenigen ländlichen Regionen kommen ehrenamtliche Kräfte zum Einsatz.
- Neben dem Transportsanitäter kommen sog. diplomierte Rettungssanitäter zum Einsatz
- Auf den RTH und in einigen wenigen bodengebundenen Rettungsdiensten kommen auch Notärzte zum Einsatz.

51.10 Großbritannien
- Im staatlichen Rettungsdienst in Großbritannien kommen nur hauptberufliche Kräfte zum Einsatz.
- Es gibt folgende Qualifikationsstufen: Patient Transport Service Drivers, Ambulance Attendants, Emergency Care Assistents, Paramedics, Critical Care Paramedics und Paramedic Practitioners.
- Das Rettungsdienstsystem Großbritanniens ist ein reines Paramedic-System. Auch auf den RTHs werden überwiegend Paramedics eingesetzt.

51.11 USA
- Es gibt in den USA kein einheitliches Rettungsdienstsystem. Je nach Bundesstaat unterscheiden sich die Systeme teilweise extrem.
- Grundsätzlich sind alle Rettungsdienstsysteme der USA reine Paramedic-Systeme in denen der Einsatz von Ärzten am Einsatzort die absolute Ausnahme, z. B. auf einigen wenigen Hubschraubern, darstellt.
- Die zahlenmäßig stärkste Mitarbeitergruppe im Rettungswesen der USA sind die Emergency Responders bzw. First Responders.
- Auf den Rettungswagen kommen neben Emergency Medical Technicians – Ambulance (EMT-A), Advanced EMTs und Paramedics zum Einsatz.

In diesem Kapitel werden die Rettungsdienstsysteme der an Deutschland angrenzenden Länder vorgestellt und Aspekte des Rettungsdienstes in Großbritannien und den USA skizziert. Innerhalb der meisten der beschriebenen Länder ist der Rettungsdienst von hohen lokalen Unterschieden geprägt.

Einleitend wird jeweils ein Überblick mit allgemeinen Informationen, der z. B. rechtliche Hintergründe und die Finanzierung umfasst, gegeben. Ein eigener Abschnitt erklärt die Ausbildung und die Personalsituation. Zuletzt werden für jedes Land jeweils besondere Aspekte der Einsatzlogistik dargestellt, musterhaft referenziert welches Einsatzmittel bei einem Asthmaanfall entsandt werden würde und abschließend einige Schwächen und Stärken des Systems dargestellt.

51.1 Belgien

Das Königreich Belgien ist eine parlamentarische Demokratie mit Niederländisch, Französisch und Deutsch als Amtssprachen. Es leben rund 11 Mio. Einwohner auf 30 528 km² (364 Einwohner/km²) in Belgien.

51.1.1 Allgemeines

Die Vorhaltung des Rettungsdienstes in Belgien ist von der jeweiligen Gemeinde oder Region abhängig, es gibt keine Vorgaben für wie viele Einwohner ein Rettungsmittel vorhanden sein muss. Der Rettungsdienst Eupen hat z. B. für 20 000 Einwohner ein am Krankenhaus stationiertes NEF und einen RTW, deckt aber noch die Nachbargemeinde Raeren mit 10 000 Einwohnern zusammen mit dem Roten Kreuz Kemlis ab.

Eine landesweite Registrierung des Rettungsfachpersonals ist nicht vorhanden, es gibt aber in den einzelnen Gemeinden Einsatzpläne, in denen das lokale Personal aufscheint. Im Jahr 2012 wurden 9 077 Sanitäter die in den Bereichen Feuerwehr, private Rettungsdienste, Krankenhausrettungsdienste und Militär bzw. auch nicht mehr im aktiven Dienst waren, gezählt. Die wesentlichen gesetzlichen Grundlagen für den Rettungsdienst sind in einem königlichen Erlass festgehalten. Finanziert wird der Rettungsdienst in erster Linie von den Gemeinden, durch Spenden und in geringem Ausmaß vom Staat. Ein Teil der Rechnung des Einsatzes ist vom Patienten zu bezahlen, der andere Teil wird von der Sozialversicherung abgegolten. Bis zu 10 km kostet der Einsatz 63 €, darüber hinaus sind weitere 4 € pro km fällig. Seit Längerem wird versucht, die Finanzierung des Rettungswesens auf eine kostendeckende Weise sicherzustellen.

51.1.2 Ausbildung und Personal

Als Mitarbeiter werden hauptberufliche und ehrenamtliche Kräfte eingesetzt. **Sanitäter** erhalten eine 120-Stunden-Mindestausbildung, zumeist eine 240-Stunden-Ausbildung und absolvieren danach ein mindestens 40-stündiges Praktikum im Rettungsdienst, im Krankenhaus oder auf einem NEF. Sie dürfen keine erweiterten Maßnahmen durchführen, eine allfällige Delegation von invasiven Maßnahmen könnte durch einen anwesenden Arzt erfolgen, wäre aber dann von ihm zu verantworten. Auf einigen Fahrzeugen (Paramedisch Interventie Team, PIT) sind **Krankenpfleger** als Paramedics mit einem speziellen Zusatzzertifikat tätig, die einige Medikamente geben dürfen und auch eine Intubation durchführen können. Auf den NEF sind Krankenpfleger zusammen mit **Notärzten** tätig. Dies sind häufig Fachärzte für Innere Medizin mit Zusatzausbildung Notfallmedizin. Jährlich sind von den Sanitätern insgesamt 24 Stunden gesetzliche Fortbildung zu erbringen, davon acht Stunden inkl. Prüfung im Bereich der Reanimation von Babys, Kindern und Erwachsenen. Die Rettungsdienstschule Ecole Provinciale d'Aide Médicale Urgente (EPAMU) legt die Inhalte von 12 weiteren Stunden fest, die verbleibenden Stunden können frei gewählt werden. Alle 5 Jahre muss die Sanitäterprüfung völlig neu abgelegt werden.

51.1.3 Aspekte der Einsatzlogistik

Die Rufnummer des Rettungsdienstes ist 112 und wird in der jeweiligen Provinz zentral entgegengenommen. Die Rufnummer 105 ist eigentlich für den Krankenwagen gedacht, wird jedoch noch immer für Notfälle verwendet, 100 führt ebenfalls zu Feuerwehr und Rettungsdienst und wird in zwei Regionen bereits einfach auf die 112 geroutet. Die sog. „Zentralisten" führen eine Anleitung zur Herz-Lungen-Wiederbelebung nach Protokoll durch, allgemeine Erste Hilfe Anweisungen werden aufgrund der individuellen Erfahrung angeleitet. Der Disponent muss mindestens 5 Jahre auf einem RTW oder NEF gefahren sein, um in der Leitstelle arbeiten zu dürfen.

Im dicht besiedelten Norden muss der Rettungsdienst innerhalb von 12, im ländlichen Süden innerhalb von 18 Minuten beim Patienten sein. Die Ausrückzeit darf maximal 3 Minuten betragen. Die durchschnittliche Eintreffzeit liegt im Norden bei 8, im Süden bei 12 Minuten. Als Rettungsmittel kommen ähnliche Fahrzeuge wie in Deutschland zum Einsatz, landesweit stehen zwei RTH zur Verfügung. Eine gemeinsame aktuelle landesweite Statistik der Rettungsorganisationen, die alle Rettungsmittel und Einsätze beinhaltet, wird nicht geführt.

Ein Patient mit schwerem Asthmaanfall würde sich an den Rettungsdienst via 112 wenden, RTW und NEF würden als Rettungsmittel eingesetzt werden.

Stärken des Belgischen Rettungsdienstes sind die relativ raschen Eintreffzeiten und die geringen Kosten für die Patienten. Herausforderungen sind die schlechte Finanzierungsgrundlage und die geringe Ausbildung der Sanitäter, die über keine Notfallkompetenzen verfügen. Diese Probleme versucht man durch vereinzelten Einsatz von Pflegekräften und durch eine höhere Dichte von Notarztmitteln auszugleichen.

51.2 Dänemark

Das Königreich Dänemark ist eine parlamentarische Demokratie. Es leben ohne Berücksichtigung von Grönland und den Färöer-Inseln rund 5,7 Mio. Einwohner auf 43 094 km² (130 Einwohner/km²) in Dänemark (> Abb. 51.1).

51.2.1 Allgemeines

In Dänemark gibt es keine Vorgaben für wie viele Einwohner ein Rettungsmittel vorhanden sein muss. Das Gesetz 1150 regelt seit 2011 grundsätzliche Aspekte der Anforderungen an den Rettungsdienst und der Organisation des Rettungsdienstes. Finanziert wird der Rettungsdienst aus Steuermitteln ohne Verwendung von Spenden. Der Rettungsdienst in Dänemark wird traditionell „Falck" genannt. Das 1906 gegründete private Unternehmen stellt in weiten Teilen des Landes Feuerwehr, Pannendienst und Rettungsdienst.

51.2.2 Ausbildung und Personal

Insgesamt gibt es in Dänemark rund 3 000 aktive berufliche Sanitäter. Man ist der Auffassung, dass moderne Notfallmedizin eine professionelle berufliche Aufgabe ist und das notwendige Niveau von ehrenamtlichen Mitarbeitern auf Dauer nicht gehalten werden kann.

Es gibt drei Ausbildungsstufen, ihre Rahmenbedingungen sind:
- Der **Ambulance-Assistent** besucht 1,5 Jahre eine Rettungsdienstschule und muss danach 1,5 Jahre Praktikum in einer Klinik bzw. auf dem RTW absolvieren. Seine primäre Aufgabe ist das Lenken des Fahrzeugs, Assistenz bei der Behandlung sowie Basic Life Support inkl. Defibrillation. Medikamente dürfen keine verabreicht werden. Rund 1 500 Personen besitzen diese Ausbildung, sie müssen 2 Tage Pflichtfortbildung pro Jahr absolvieren.
- **Ambulance-Behandler** müssen ein Jahr als Ambulance-Assistent gearbeitet haben und zusätzlich 5 Wochen Ausbildung, inkl. PHTLS-Kurs absolvieren. Sie sind in der Lage EKG zu interpretieren und dürfen Fentanyl, Glukose 10 %, Heparin i. v. verabreichen, Salbutamol per Inhalator sowie Nitro, ASS und einen Thrombozytenaggregationshemmer p. o. verabreichen, Diazepam kann rektal oder intranasal verabreicht werden. Zusätzlich erfüllen sie beim Massenanfall von Verletzten die Funktion des leitenden Behandlers vor Ort. Etwa 1 200 Personen verfügen über diese Qualifikationsstufe und müssen pro Jahr 2 Tage Pflichtfortbildung absolvieren.
- Derzeit gibt es rund 300 **Paramedics,** die höchste Ausbildungsstufe für Sanitäter. Um zur Ausbildung zugelassen zu werden, sind 3 Jahre Berufserfahrung als Behandler erforderlich, ebenso muss eine Eignungsprüfung bestanden werden. Die theoretische Ausbildung dauert 6 Wochen, danach müssen 6 Wochen Praktikum im Rettungsdienst, auf einer Intensivstation und einem NEF absolviert werden. Nach bestandener Prüfung dürfen u. a. Adrenalin, Atropin, Amiodaron, Furosemid, Fentanyl, Odansetron, Diazepam und Glukose 20 % verabreicht werden. Derzeit läuft ein Modellversuch in Bezug auf Videolaryngoskopie; als Atemweg kommt die Larynxmaske zum Einsatz. Bei Bradykardien darf ein externes Pacing durchgeführt werden. Ebenso dürfen nach Konsultation mit einem Arzt Patienten vor Ort belassen werden. Je nach Region müssen 5–8 Tage Pflichtfortbildung pro Jahr absolviert werden.

Ein Berufsregister, in dem sich Sanitäter registrieren lassen müssen, gibt es derzeit noch nicht. Notärzte sind nicht eigens gelistet, aber als Ärzte bei einer Kammer registriert. In einer dänischen Region sind Anästhesiepfleger zusammen mit einem Paramediziner auf einem Einsatzfahrzeug. In den urbanen Bereichen kommen NEF zum Einsatz. Notärzte sind im letzten Ausbildungsjahr zum Facharzt für Anästhesie oder sind bereits Fachärzte. Viele haben bereits eine eigene prähospitale Ausbildung der Skandinavischen Gesellschaft für Anästhesiologie und Intensivmedizin (SSAI), die berufsbegleitend 2 Jahre dauert.

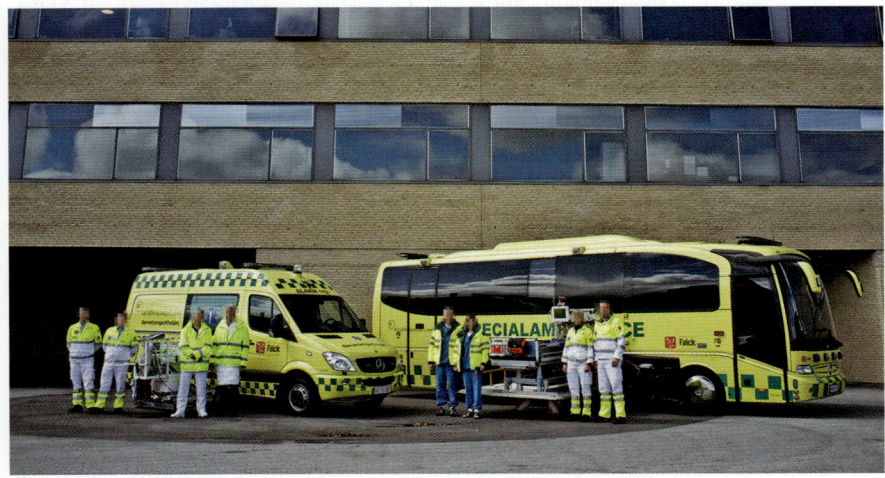

Abb. 51.1 Intensivtransportfahrzeug der Firma Falck, Dänemark [W925]

51.2.3 Aspekte der Einsatzlogistik

Der Notruf 112 wird an eine der drei Leitstellen der Polizei geleitet. Dort werden Adresse und Personaldaten erhoben und der Grund des Anrufs ermittelt. Notrufe, die den Rettungsdienst betreffen, werden an einen medizinischen Mitarbeiter der zuständigen Rettungsleitstelle weitervermittelt. Dieser erhält die schon erhobenen Informationen automatisch in seinen Einsatzleitrechner eingespeist. Die Leitstellen benutzen halbschematisierte Erste-Hilfe-Anweisungen, die von erfahrenen Sanitätern oder Krankenschwestern gegeben werden.

Im Rettungsdienst kommen Krankentransportwagen für sitzende Krankentransporte, KTW, RTW und Pkw, mit denen Notärzte oder Paramedics im Rendezvous-System aktiviert werden, zum Einsatz. Die drei Rettungshubschrauber sind neben dem Piloten mit einem Paramedic und einem Notarzt besetzt. Zusätzlich werden in den Regionen Intensivtransportbusse, RTW für Interhospitaltransporte von Intensivpatienten und spezielle Einsatzmittel für Neugeborene und Kleinkinder sowie RTW für schweradipöse Patienten vorgehalten.

Landesweit erfolgen 80 % der Einsätze zu internen Notfällen, 10 % zu Unfällen und 10 % zu sonstigen Notfällen. Etwa 5 % der Einsätze erfolgt zu Notfällen mit Kindern unter 15 Jahren.

Ein Patient mit Asthmaanfall ruft entweder die Notrufnummer 112 oder die regionale Nummer für Visiten. Der Patient wird entsprechend beraten, bei schwerem Asthmanfall wird ein RTW und ein Notarzt entsandt.

Als Herausforderungen im dänischen Rettungsdienst werden Anpassungen der Ausbildung genannt. Insbesondere sollten Paramedics noch umfangreicher im Bereich der erweiterten Pathophysiologie und Differenzialdiagnostik geschult werden. Verschiedene Initiativen arbeiten für einen Masterstudiengang „Prähospitale Medizin". Stärken des Rettungsdienstes sind das hohe fachliche Niveau und die Qualitätssicherung durch interne und externe Supervision, die landesweit einheitliche und staatlich kontrollierte Ausbildung, verbunden mit einheitlichen Standards für prähospitale Diagnostik und Therapie.

51.3 Frankreich

Frankreich ist eine zentralistische demokratische Republik. Ohne die Überseegebiete leben in Frankreich rund 66,1 Mio. Einwohner auf etwa 668 763 km^2 (99 Einwohner/km^2).

51.3.1 Allgemeines

Der Rettungsdienst in Frankreich ist zentral organisiert und wird ausschließlich vom Staat über Steuereinnahmen finanziert. Die Patienten zahlen nicht für den Einsatz, die Kosten werden von der Krankenkasse übernommen. Der Rettungsdienst wird primär von der staatlichen Einrichtung **Service d'Aide Médicale Urgente** (SAMU) durchgeführt, insbesondere in ländlichen Regionen ergänzt durch Einheiten der Feuerwehr. Jede der 101 gebietskörperschaftlichen Verwaltungseinheiten Frankreichs (Départements) ist eine SAMU-Region, die über lokale Untereinheiten namens **Service Mobile d'Urgence et de Réanimation** (SMUR) verfügt. Von diesen werden RTW, NEF, NAW, RTH oder wie in Paris auch Motorräder eingesetzt. Der Krankentransport wird von privaten Unternehmen durchgeführt. Es gibt keine gesetzlichen Vorgaben einer Mindestvorhaltung von Einsatzmitteln und für Eintreffzeiten.

51.3.2 Ausbildung und Personal

Im Bereich der Feuerwehr gibt es insbesondere auf dem Land zahlreiche ehrenamtliche Kräfte. Im staatlichen Rettungsdienst gibt es nur berufliches Personal.

Als Lenker kommt ein **Ambulancier** zum Einsatz, der eine kurze Erste-Hilfe-Ausbildung hat. Er assistiert bei Reanimationen, darf Medikamente unter Aufsicht der Krankenschwester vorbereiten. Die **Krankenschwester im Rettungsdienst** darf venöse Zugänge legen, Medikamente verabreichen, EKG diagnostizieren und mit Zusatzausbildung in Anästhesie intubieren und eine Vollnarkose überwachen.

Die Ausbildung der **Notärzte** ist aktuell recht uneinheitlich. Ältere Notärzte sind oft Anästhesisten oder Allgemeinärzte mit einer Zusatzausbildung (Capacité de Médecine d'Urgence, Dauer 2 Jahre, berufsbegleitend). Die jüngere Notarztgeneration hat eine einheitliche Ausbildung, das **Diplôme des Etudes Specialisés Complémentaires de Médecine d'Urgence** (DESC). Das DESC baut meist auf der Facharztausbildung zum Allgemeinmediziner auf (3 Jahre) und beinhaltet eine praktische Ausbildung mit 6 Monaten Intensivstation, 6 Monaten Rettungsdienst, 6 Monaten Pädiatrie und 6 Monaten Notaufnahme sowie 2 Jahren berufsbegleitendem Unterricht (1 Tag pro Monat) mit einer Prüfung am Ende des ersten und des zweiten Jahres sowie einer schriftlichen Arbeit. Teile der Ausbildung sind überlappend, nach 4 Jahren ist man Allgemeinmediziner und Notarzt. In Zukunft wird es eine spezielle Facharztausbildung zum Facharzt für Notfallmedizin geben. Die Notärzte sind beim „Ordre des médecins" registriert, (entspricht einem Ärztebund). Eine gesetzliche Pflicht zur Fortbildung besteht nicht.

Im Bereich der Feuerwehr gibt es Pilotprojekte mit Paramedics, **Infirmiers** genannt. Diese fahren allein im Pkw zum Rendevous mit dem RTW und dürfen Patienten eigenverantwortlich nach vorgegebenen Protokollen bzw. SOPs zur Notfallversorgung behandeln.

51.3.3 Aspekte der Einsatzlogistik

Die Notrufnummer für den Rettungsdienst lautet 15 und läuft bei einer von 100 SAMU-Leitstellen, die je nach Region zwischen 200 000 und bis zu 2 Mio. Einwohner betreuen, auf. Die 112 wird zur Feuerwehr geroutet. In manchen Regionen gibt es bereits Leitstellen die Feuerwehr, Polizei und Rettungsdienst zusammenfassen. SAMU-Leitstellen sind auch mit Ärzten besetzt, die sich insbesondere der Patientenberatung widmen. Es gibt rund einen Notruf pro sechs Einwohner im Jahr. Bei etwa 30 % wird eine Information oder medizinische Beratung gegeben, 30 % der Anrufer werden zu Hausärzten weitervermittelt, bei 10 % wird ein Rettungsmittel mit Notarzt entsandt, in den restlichen Fällen ein Rettungswagen.

Die Eintreffzeiten im städtischen Bereich liegen im Schnitt bei etwa 15 Minuten, im ländlichen Bereich sind einige Gebiete recht entlegen und es kann bis zu 25 Minuten dauern, bis der Einsatzwagen des Rettungsdienstes vor Ort ist. Es gibt auch sog. rote Bereiche (Zones Rouges), in denen der Rettungsdienst mehr als 30 Minuten zum Einsatzort braucht. In vielen Fällen sind Einsatzfahrzeuge der Feuerwehr schneller vor Ort und leiten erste Rettungsmaßnahmen ein.

Stärken des französischen Rettungsdienstes sind die hohe Zahl an Ärzten in den Leitstellen und auf den Rettungsmitteln. Herausforderungen sind die manchmal langen Anfahrtszeiten und die Ausbildung der Ambulanciers und Feuerwehrleute im Bereich der Notfallmedizin. Zwischen Feuerwehrrettungsdienst und SAMU gibt es nicht in allen Regionen eine perfekte Zusammenarbeit, die Strukturen sind formell getrennt und operativ eng verwandt. Der Bereich des Krankentransports ist den freien marktwirtschaftlichen Kräften überlassen, in Paris gibt es rund 100 private Firmen, die um Aufträge konkurrieren.

Kontaktiert ein Patient die Leitstelle des Rettungsdienstes, wird vom Arzt die Schwere des Asthmaanfalls abgeschätzt und je nachdem, ein privater Krankentransport, die Feuerwehr oder der Rettungsdienst eingesetzt.

51.4 Luxemburg

Das Großherzogtum Luxemburg ist formal eine konstitutionelle Monarchie mit einer Demokratie als Staatsform. Auf 2 586 km² leben 563 000 Einwohner (217 Einwohner/km²). Landessprache ist Luxemburgisch, Deutsch und Französisch sind Amtssprachen.

51.4.1 Allgemeines

In Luxemburg gibt es keine Vorgaben für wie viele Einwohner ein Rettungsmittel vorhanden sein muss. Im Rettungsdienst sind die Berufsfeuerwehr Luxemburg, krankenhausgestützte Notarztmittel und ehrenamtliche Sanitäter der **Protection Civile (Zivilschutz)** aktiv. Die Finanzierungsstruktur ist komplex. Der Staat bezahlt Material wie NEF, Ärzte rechnen selbst einen Tarif pro Einsatz ab. Die im Rettungsdienst aktiven Pfleger werden vom Krankenhaus gestellt und bezahlt. Rund 98 % der Einsätze werden von ehrenamtlichen Kräften geleistet, der Staat zahlt dafür 1 € pro Dienststunde und stellt das Material. Die Berufsfeuerwehr ist eine kommunale Einrichtung und wird aus Steuergeldern finanziert. Als Rettungsmittel werden RTW, NEF und RTH analog dem deutschen Ausstattungsstandard eingesetzt.

51.4.2 Ausbildung und Personal

Das Gesetz über den Rettungsdienst Luxemburg, der wie in Frankreich Service d'Aide Médicale Urgente (SAMU), dringlicher medizinischer Hilfedienst, genannt wird, erlaubt nur Fachärzten für Anästhesie und Anästhesiepflegern erweiterte präklinische notfallmedizinische Maßnahmen. Die **Anästhesiepfleger** verfügen über eine zusätzliche PHTLS und Pädiatriezertifizierung und müssen pro Jahr per Gesetz 40 Stunden Weiterbildung besuchen. Die drei NEF werden abwechselnd von vier Krankenhäusern gestellt und bestehen aus kleinen Teams. Im Norden sind 6 **Notärzte** und 24 Anästhesiepfleger, im Stadtgebiet 20 Notärzte und 25 Anästhesiepfleger und im Süden 18 Notärzte und 13 Anästhesiepfleger abwechselnd im Einsatz. Das sichert eine relativ hohe Einsatzerfahrung.

Für die **Sanitäter** der Berufsfeuerwehr und des Zivilschutzes gibt es lokal unterschiedliche Ausbildungsprogramme. Derzeit wird eine 160-stündige modulare Ausbildung entwickelt, die auch AED-Einsatz und Infusionsvorbereitung beinhaltet.

51.4.3 Aspekte der Einsatzlogistik

Es gibt keine gesetzlich vorgeschriebenen Eintreffzeiten. Manche der ehrenamtlichen Wachen auf dem Land werden erst im Einsatzfall besetzt. Die Eintreffzeit ist aber insgesamt gut, rund 90 % der Einsätze werden innerhalb von 15 Minuten erreicht. Als Rettungsnotruf wird die 112 verwendet, die in eine nationale Notrufzentrale geschaltet ist. Erste-Hilfe-Beratung am Telefon ist nicht Versorgungsstandard.

Die Leitstelle kann neben zahlreichen ehrenamtlichen RTW auf drei NEF und zwei RTH zurückgreifen. Die längste Transportzeit zum nächsten Krankenhaus beträgt 20 Minuten. Stärken des luxemburgischen Systems sind die hohe Notarztdichte und die hohe Qualifikation der Krankenpfleger und Ärzte auf den Notarztmitteln. Herausforderungen sind das sehr geringe Ausbildungsniveau der Sanitäter und der Mangel an einer verpflichtenden Fortbildung für Ärzte. Ein Asthmapatient sollte sich an den Rettungsdienst via 112 wenden, der RTW und Notarzt entsenden würde.

51.5 Niederlande

Die Niederlande sind eine Monarchie mit einer parlamentarischen Demokratie als Staatsform und Niederländisch bzw. in einigen Landesteilen Friesisch als Amtssprache. Es leben rund 16,8 Mio. Einwohner auf 41 548 km² (405 Einwohner/km²) in den Niederlanden (➤ Abb. 51.2).

51.5.1 Allgemeines

Der Rettungsdienst in den Niederlanden ist zentral organisiert. Viele Vorgaben ergeben sich aus dem Qualitätssicherheitsgesetz im Gesundheitswesen, das auch für die Rettungsdienste gilt. Es gibt ei-

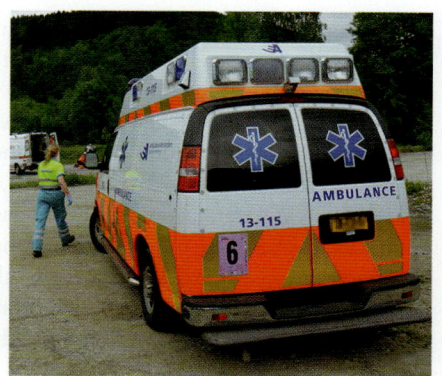

Abb. 51.2 Rettungswagenteam aus den Niederlanden mit Rettungspflegerin und Rettungsfahrer [P098]

ne Vorhalteplanung, die die Zahl der Rettungsmittel pro Region aufgrund der Einwohnerzahl und Fläche berechnet. Es gibt 725 Rettungsfahrzeuge, die auf 200 Stationen über das Land verteilt sind.

Die Niederlande sind in 25 Sicherheitsregionen unterteilt. Trotz unterschiedlicher Finanzierungssysteme sind diese für Polizei, Feuerwehr und Rettungsdienst identisch. Die Finanzierungsstruktur ist unterschiedlich. Feuerwehr und Polizei gehören zum Ministerium für Justiz und Sicherheit, der Rettungsdienst gehört zu den Sozialversicherungsträgern. Die Krankenkassen bezahlen den Rettungsdiensten Beiträge, die durch die Regierung festgelegt werden. Die Patienten zahlen pro Jahr einen eigenen Beitrag für Leistungen im Gesundheitswesen. Ist dieser aufgebraucht, sind medizinische Basisleistungen wie auch der Rettungsdienst trotzdem nicht extra zu bezahlen. Die Kosten des Rettungswesens in den Niederlanden betragen 1 % der Gesamtkosten des staatlichen Gesundheitswesens.

Es gibt eine nationale Einsatzstatistik mit 25 Kategorien. Die häufigsten Einsätze sind aktuell Herz-Kreislauf-Erkrankungen 17,3 % und unklare Notfallart beim Anruf 15 %. Etwa 12 % der Einsätze betreffen Verkehrsunfälle, 2,4 % Gewaltdelikte, 2 % Reanimationen, 1,4 % diabetische Notfälle.

51.5.2 Ausbildung und Personal

Im Rettungsdienst sind 440 Leitstellenmitarbeiter, 1 900 Rettungsfahrer und 2 100 Rettungspfleger, also Sanitäter, die zuvor eine Krankenpflegeausbildung gemacht haben, aktiv. Diese werden an einer nationalen Akademie für den Rettungsdienst zentral ausgebildet und zertifiziert. Für das medizinische Personal gibt es ein Register, zusätzlich für das Rettungsdienstpersonal ein Qualitätsregister. Die Anmeldung zur Dokumentation der Erfahrung und Weiterbildung ist noch nicht verpflichtend.

Leitstellenmitarbeiter erhalten eine Ausbildung, die 7 Monate dauert. Davon sind 168 Stunden Theorie und 850 Stunden Praktikum. Der **Rettungsfahrer** erhält eine Ausbildung, die 8 Monate dauert. Die theoretische Ausbildung umfasst 184 Stunden, 925 Stunden müssen als Praktikant absolviert werden. Ein **Ambulanceverpleegkundige** (= Rettungspfleger) absolviert dieselbe Stundenzahl, aber erst nach einer dreijährigen Krankenpflegeausbildung. Die Kurse laufen integriert und werde in bestimmten notfallmedizinischen Fächern dann getrennt geführt. Invasive Kompetenzen wie venöser das Legen Zugänge werden den Rettungspflegern bereits in der Grundausbildung vermittelt. Intubation, Notfallmedikamentengabe, intraossärer Zugang, Thoraxpunktion, Koniotomie, Defibrillation und Kardioversion werden im Rettungsdienstkurs vermittelt. Zusätzlich müssen sie noch standardisierte Kurse wie AMLS, PHTLS und ERC absolvieren. Alle 3 Jahre muss die Lizenzierungsprüfung bei beiden Mitarbeitergruppen völlig neu absolviert werden. Aktuell wird parallel zur Pflegeausbildung ein Bachelor-Ausbildungsprogramm für Paramedics, die in den Bereichen Anästhesie und präklinische Notfallmedizin eingesetzt werden sollen, entwickelt. **Notärzte** werden nur auf RTH eingesetzt und sind Fachärzte für Chirurgie oder Anästhesie mit PHTLS/ATLS-Ausbildung und einem pädiatrischem Notfallkurs.

51.5.3 Aspekte der Einsatzlogistik

Die Notrufnummer für den Rettungsdienst ist 112 und läuft in einer der derzeit zehn überregionalen Rettungsleitstellen auf, die zumeist mit Polizei und Feuerwehr gemeinsam geführt werden. Pro Jahr werden rund 1 Mio. Rettungseinsätze disponiert. Davon entfallen auf die höchste Dringlichkeitskategorie A1 etwa 450 000 Einsätze, auf die zweitdringlichste Kategorie A2 ca. 250 000 Einsätze und auf die Krankentransportkategorie B rund 350 000 Einsätze. Landesweit müssen 95 % alle Notfälle der Kategorie A1 innerhalb von 15 Minuten erreicht werden. Die durchschnittliche Eintreffzeit beträgt landesweit 9,4 Minuten (Stand 2014). Wird bei einem Patienten eine Transportindikation festgestellt, so muss er innerhalb von 45 Minuten im Krankenhaus sein.

Es gibt landesweit vier RTH, die mit einem Notarzt und einem Rettungspfleger besetzt sind. Diese werden rund um die Uhr, also auch nachts eingesetzt. Des Weiteren kommen RTW und KTW zum Einsatz, ebenso Motorräder, Fahrräder und Boote. Rapid-Responder-Fahrzeuge sind Pkw mit einem Rettungspfleger, die als First Responder zusammen mit einem RTW eingesetzt werden oder bei einfachen Notfällen, die einer Abklärung vor Ort bedürfen, ohne RTW-Unterstützung in den Einsatz gehen.

Bei einem Asthmaanfall würde die Rettungsleitstelle den Schweregrad einschätzen. Bei schweren Asthmaanfällen würde ein RTW ohne Notarzt entsendet werden, in einfacheren Fällen der Hausarzt oder ärztliche Notdienst.

Stärken des niederländischen Rettungsdienstes sind die Kennzahlen, die national erhoben werden und Grundlage für die zentrale Planung und Steuerung sind. Fahrzeuge und Versorgungsprotokolle sind landesweit einheitlich, die Eintreffzeiten sehr rasch. Als Herausforderung stellen sich die hohe Zahl an Fehlfahrten und Konkurrenzverhältnisse zwischen den verschiedenen neuen und bestehenden Berufsgruppen im Rettungsdienst dar.

51.6 Polen

Polen ist eine parlamentarische Demokratie mit rund 38,5 Mio. Einwohnern auf 312 679 km^2 (123 Einwohner/km^2).

51.6.1 Allgemeines

Der Rettungsdienst in Polen wird zentral vom Ministerium für Gesundheit überwacht und per Vertrag in den einzelnen Regionen an öffentliche Einrichtungen, Krankenhäuser, privatwirtschaftliche Rettungsdienstfirmen oder an den **Narodowy Fundusz Zdrowia** (NFZ), den nationalen Gesundheitsfonds übertragen. Pro 100 000 Einwohner müssen drei Rettungsmittel vorgehalten werden.

Rettungswagen, die außen mit einem P gekennzeichnet sind, sind mit Paramedics besetzt. Notarztwagen sind mit einem S markiert. Neonatologische Einsatzfahrzeuge sind mit Paramedic, Arzt und Kinderkrankenschwester besetzt und außen am N erkennbar.

Die Einsatzkosten werden von der Sozialversicherung des Patienten übernommen. Derzeit wird in Anbetracht der hohen Rate von nicht indizierten Einsätzen überlegt, Patienten für die „Visite" bezahlen zu lassen.

Der Krankentransport ist der freien Marktwirtschaft überlassen und mit dem Rettungsdienst nicht verbunden. Diese Fahrzeuge sind unter anderem am Buchstaben T für Transport erkennbar. Ein RTW ist mit einem Sanitäter und einem Paramedic oder einer Krankenschwester besetzt, ein NAW mit Fahrer, Arzt und Paramedic oder Krankenschwester. Der **Lotnicze Pogotowie Ratunkowe** (LPR) ist das flächendeckende RTH-System mit 17 Hubschraubern, die teilweise 24 Stunden im Dienst sind. Im Sommer wird ein zusätzlicher Hubschrauber eingesetzt.

51.6.2 Ausbildung und Personal

Eine zentrale Registrierung für **Krankenschwestern** und Paramedics gibt es noch nicht, die Zahl diese Mitarbeitergruppe ist daher nicht ermittelbar. Ärzte sind über die Ärztekammer registriert. Bisher wurden Paramedics an einer zweijährigen Gesundheitsfachschule ausgebildet, seit 2015 ist ein sechssemestriges Studium an der Medizinischen Universität mit Möglichkeiten der Durchlässigkeit in ein Pflege- oder Medizinstudium vorgeschrieben.

Derzeit dürfen **Paramedics** 28 Medikamente eigenverantwortlich einsetzen, eine endotracheale Intubation ist nur im Rahmen der Reanimation erlaubt. Des Weiteren dürfen Paramedics eine Dekompressionsnadel beim Spannungspneumothorax einsetzen, Infusionen geben sowie einen intraossären Zugang legen. Als Notärzte kommen Anästhesisten, Chirurgen und vereinzelt auch Pädiater zum Einsatz. Seit einigen Jahren gibt es in Polen auch die fünfjährige Ausbildung zum **Facharzt für Notfallmedizin.** Die Zahl der Absolventen reicht aber noch nicht aus, um damit flächendeckend NAW und Notfallaufnahmen zu besetzen.

51.6.3 Aspekte der Einsatzlogistik

Die Notrufnummer des Rettungsdienstes ist 999, die Rufnummer 112 läuft bei der Feuerwehr auf und wird bei Bedarf durchgestellt. Anrufer werden am Telefon nach einem regional entwickelten Protokoll beraten. In Städten mit mehr als 10 000 Einwohnern muss der Rettungsdienst in 90 % der Fälle innerhalb von 8 Minuten und längstens innerhalb von 15 Minuten am Einsatzort sein. Auf dem Land müssen 90 % der Fälle innerhalb von 15 und maximal in 20 Minuten erreicht sein.

Der Rettungsdienst in Polen ist in einer Aufbruchstimmung, die neue Ausbildung zum Paramedic im Rahmen der Universität wird als neue berufliche Perspektive betrachtet. Der Ausrüstungsstandard ist hoch. Als Herausforderung wird das RTW-Zweimannteam betrachtet, das bei einigen Notfällen zusätzliche Personalressourcen benötigen würde. Ebenso wandern gut qualifizierte polnische Ärzte, Krankenschwestern und vermehrt Rettungsdienstmitarbeiter oft ins englischsprachige Ausland ab, da dort die Einkommensverhältnisse attraktiver sind.

Ein Asthmapatient würde sich zumeist via 999 an den Rettungsdienst wenden, der einen RTW entsenden würde.

51.7 Tschechien

Tschechien ist eine parlamentarische Demokratie mit rund 10,5 Mio. Einwohnern auf 78 866 km² (134 Einwohner/km²).

51.7.1 Allgemeines

Die wesentlichen gesetzlichen Vorgaben für den Rettungsdienst stammen aus dem Jahr 1993, als ein integriertes Rettungssystem, insbesondere auf Leitstellenebene zwischen Feuerwehr, Polizei und Rettungsdienst bestimmt wurde. Die Aufgaben der im Rettungsdienst tätigen Krankenschwestern, Paramedics und Ärzte sind allgemein in Berufsgesetzen festgehalten.

Der Rettungsdienst ist staatlich einheitlich organisiert und wird von Gesundheitsregionen erbracht, die meist mehrere Landkreise umfassen und jeweils 300 000 bis 1,6 Mio. Einwohner betreuen. Der Rettungsdienst finanziert sich aus einer Grundsubvention durch die regionale Gesundheitsbehörde (zumeist mehrere Bezirke in einer Einheit) und die Kommunen sowie aus Transporterlösen, die von der Sozialversicherung des Patienten bezahlt werden. Der Rettungsdienst Prag wurde 1857 gegründet und ist einer der ältesten Rettungsdienste der Welt (➤ Abb. 51.3).

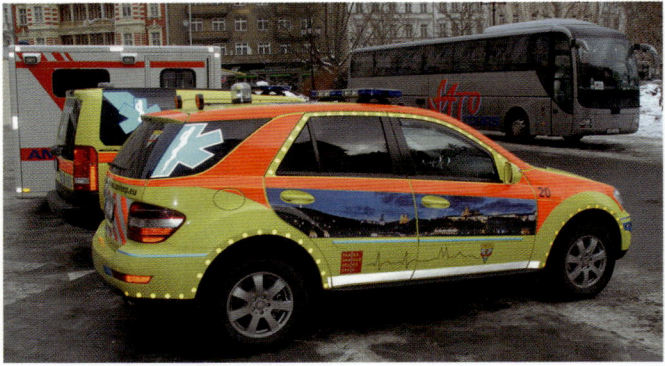

Abb. 51.3 Notarzteinsatzfahrzeug des Prager Rettungsdienstes [P098]

Der Einsatztarif beträgt 2 600 CZK für einen Notarzteinsatz (ca. 100 €) und rund ca. 1 000 CZK (ca. 40 €) für einen Rettungswageneinsatz. Der Einsatztarif ist nicht kostendeckend, 75 % des Budgets müssen von der Gesundheitsregion beigesteuert werden.

Pro Jahr werden rund 850 000 Einsätze absolviert. Rund ein Drittel davon wird von NAW, der überwiegende Teil von RTW bedient. Insgesamt stehen zehn RTH mit den Funkrufnamen Kryštof 1–10 zur Verfügung. Drei RTH werden vom Militär inkl. Personal, sieben RTH von zwei privaten Firmen gestellt und mit staatlichem Rettungsfachpersonal besetzt. Einige der RTH fliegen auch nachts zu Einsätzen.

51.7.2 Ausbildung und Personal

Vier Berufsgruppen kommen zum Einsatz: Einsatzlenker, Diplom-Krankenschwestern (Rettungspfleger), Paramedics und Notärzte.

Die **Einsatzlenker** erhalten eine Ausbildung von zumindest 100 Stunden, um die wichtigsten rettungsdienstlichen Fertigkeiten zu erlernen. Fahrer von Notarztwagen erhalten eine organisationsinterne Ausbildung von bis zu 300 Stunden. Die **Diplom-Krankenschwestern** brauchen formal noch keine spezielle Ausbildung, um im Rettungsdienst eingesetzt werden zu können. Tatsächlich verfügen sie aber häufig über eine Ergänzungsausbildung in Intensivpflege oder ein Bakkalaureat in Pflege. Die Sanitäterausbildung wurde nach der politischen Wende zuerst von 300 auf 600 Stunden verlängert, nunmehr gibt es für Abiturenten eigene dreijährige **Paramedicausbildungen** an Krankenpflegeschulen, die mit einem Bachelorstudium verglichen werden können. Die Kompetenzen sind derzeit gesetzlich nicht exakt definiert, üblicherweise kommen Larynxtubus, Larynxmaske, Medikamentengabe i.v., s.c. und i.m. zum Einsatz. Opiate werden nach telefonischer Rücksprache mit dem Notarzt gegeben.

Notärzte müssen Fachärzte der Anästhesie, Chirurgie, Allgemeinmedizin oder Inneren Medizin sein. Die Ärzte im Rettungsdienst können seit 1999 eine eigene Notarztausbildung mit Zusatzdekret absolvieren. An einigen Kliniken sind Musterausbildungen für Fachärzte in Notfallmedizin in Erprobung.

51.7.3 Aspekte der Einsatzlogistik

Die Leitstelle nimmt unter der Rufnummer 155 Hilfeersuchen der Bevölkerung entgegen, die Rufnummer 112 läuft ebenfalls in der integrierten Leitstelle oder bei der Feuerwehr auf. Sämtliche Mitarbeiter des rettungsdienstlichen Teils der Leitstelle sind Paramedics oder Diplom-Krankenpflegerinnen mit langjähriger Erfahrung. Neben der Abfrage und Maßnahmenanleitung von echten Notfällen, insbesondere der telefonisch angeleiteten Reanimation, dürfen sie auch Beratung bei einfachen medizinischen Problemen durchführen. Patienten werden auch an Hausärzte oder Krankenhausambulanzen verwiesen bzw. es werden unberechtigte Wünsche nach einem Rettungsmitteleinsatz auch abgewiesen.

Neben den RTW kommen NAW oder NEF zum Einsatz, bis 20 Uhr kann auch der ärztliche Vertretungsdienst als Ersatznotarzt eingesetzt werden; er besetzt zusammen mit einem Sanitäter ein NEF oder einen RTW. Grundsätzlich sollten alle Patienten innerhalb von maximal 20 Minuten vom Rettungsdienst erreicht werden.

Stärken des tschechischen Rettungsdienstes sind ein hoher struktureller Standardisierungsgrad und die umfangreiche Zusatzausbildung für Notärzte. Die neuen Ausbildungsmodelle erzeugen großes Interesse bei jungen Menschen, den Beruf des Paramedics oder der Krankenschwester mit präklinischem Schwerpunkt zu wählen. Schwierigkeiten sind der teilweise noch vorhandene Mangel an zentralen klinischen Notaufnahmen und der Mangel an Ärzten.

In Tschechien findet seit 1995 ein bekannter notfallmedizinischer Simulationswettbewerb statt, die Rallye Rejvíz. Dabei fahren Teams aus bis zu 30 Nationen durch die tschechisch-polnische Grenzregion nördlich von Olmütz und absolvieren Einsatzübungen.

Ein Asthmapatient sollte sich an den Rettungsdienst via 155 wenden. RTW und NEF würden als Rettungsmittel eingesetzt werden.

51.8 Österreich

Österreich ist eine parlamentarische Demokratie mit 8,5 Mio. Einwohnern auf 83 879 km^2 (102 Einwohner/km^2). Amtssprache ist Deutsch, regionale Amtssprachen sind Kroatisch, Slowenisch und Ungarisch.

51.8.1 Allgemeines

Die Sicherstellung des Rettungsdienstes ist grundsätzlich Aufgabe der Gemeinde, in manchen Bundesländern wird der überregionale Rettungsdienst in der Verantwortung der Bundesländer organisiert. Größter Leistungserbringer ist das Österreichische Rote Kreuz. Des Weiteren sind der Arbeiter-Samariter-Bund, die Johanniter-Unfall-Hilfe, der Malteser Hospitaldienst und einzelne privatwirtschaftliche Unternehmen im Rettungswesen aktiv. In Wien gibt es seit 1881 eine kommunale Berufsrettung (> Abb. 51.4). Mit Ausnahme von Wien sind Krankentransport und Rettungsdienst eng miteinander verflochten.

Finanziert wird der Rettungsdienst über eine Abgabe pro Einwohner, die von den Gemeinden erhoben wird, Subventionen der Länder und Erlöse der Krankenkassen. Letztere werden aber nur bei erfolgtem Transport ins Krankenhaus bezahlt, Belassungen vor Ort werden meist nicht erstattet. In den meisten Regionen werden für einen Notarzteinsatz unter 100 € erstattet. Es erfordert Spenden und den massiven Einsatz von Zivildienstleistenden sowie auch Ehrenamtlichen, um den Rettungsdienst bei den bestehenden Finanzierungsformen und Strukturen aufrechtzuerhalten. Trotzdem besteht in einigen Regionen ein Wettbewerb von Organisationen insbesondere im Bereich Krankentransport, eine hohe Dichte an Einsatzmitteln und im internationalen Vergleich hohe Raten an Einsätzen und Transporten. So bewältigt das Österreichische Rote Kreuz allein – ohne die anderen Rettungsorganisationen – pro Jahr rund 2,9 Mio. Einsatzfahrten. Im Vergleich mit den Niederlanden

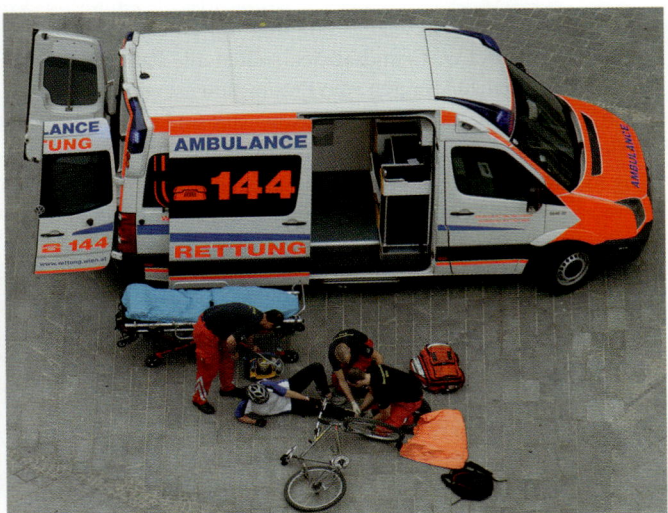

Abb. 51.4 Sanitäterteam der Magistratsabteilung 70 der Stadt Wien – Berufsrettung [X350]

werden in Österreich bei etwa der Hälfte der Einwohner rund drei Mal so viele Einsätze absolviert.

51.8.2 Ausbildung und Personal

Die wesentliche Mitarbeitergruppe im österreichischen Rettungsdienst sind Zivildienstleistende, die zusammen mit Hauptberuflichen vor allem für die Vorhaltung wochentags sorgen. Nachts und am Wochenende kommt primär die zahlenmäßig stärkste Mitarbeitergruppe der ehrenamtlichen Kräfte, sog. Freiwillige, zum Einsatz.

Die zahlenmäßig größte Mitarbeitergruppe im Rettungsdienst sind **Rettungssanitäter,** die über eine Ausbildung von 100 Stunden Theorie und 160 Stunden Praktikum verfügen. Sie stellen vielerorts, insbesondere im ländlichen Bereich, die primäre Ressource dar, die die oftmals komplexe Einschätzung vornehmen muss, ob die Lage vor Ort einer Hauskrankenpflege, eines Hausarztes, eines Notarztes oder einer Hospitalisation bedarf.

Die zweite Ausbildungsstufe, **Notfallsanitäter,** absolviert darauf aufbauend 160 Stunden theoretische Ausbildung und 320 Stunden Praktikum. Schließlich können Notfallsanitäter sog. Notfallkompetenzen erwerben und nach weiteren 40 Stunden bestimmte vom Chefarzt der jeweiligen Organisation freigegebene Medikamente verabreichen. Für die **Notfallkompetenz „Venenzugang"** sind weitere 50 Stunden Theorie und Praxis erforderlich. In der höchsten fachlichen Ausbildungsstufe sind Sanitäter der **„besonderen Notfallkompetenz Intubation und Beatmung"** nach zusätzlichen 30 Stunden Theorie und 80 Stunden Krankenhauspraktikum sowie der Einzelermächtigung des Chefarztes ihrer Organisation bei insgesamt 1 600 Stunden theoretischer und praktischer Ausbildung angelangt. Per Gesetz müssen Sanitäter 16 Stunden Fortbildung in 2 Jahren nachweisen und sich für den Einsatz des AED und ggf. der Intubation neu zertifizieren.

In der Praxis finden sich teilweise kuriose Bedingungen. Formal sind Mitarbeiter in der Arzneimittelkompetenz geschult, die Medikamentenliste des Chefarztes wird aber nicht wirksam, da auf den Rettungsmitteln die entsprechende Medikation nicht vorhanden ist. Es muss erst der Notarzt angefordert werden, um die Applikation durchzuführen. Mitarbeitern, die in einem Bundesland bei der Organisation A alle Notfallkompetenzen durchführen, wird, wenn sie im Nachbarbundesland bei der „Schwesterorganisation" A oder der Organisation B ehrenamtlich tätig sind, (rechtswidrigerweise) „untersagt", diese Kompetenzen einzusetzen.

Der Terminus „Rettungswagen" wird in Österreich, mit Ausnahme von Wien, nicht gemäß CEN 1789 verwendet. Ein „Rettungswagen" ist mancherorts ein Krankenwagen oder Notfall-KTW mit zwei (oft unerfahrenen, zivildienstleistenden) Rettungssanitätern, andernorts ein echter RTW mit einem Rettungs- und einem Notfallsanitäter unterschiedlicher Kompetenzstufen. Welche Mitarbeiter auf welchen Rettungsmitteln eingesetzt werden können, liegt in der Regelungskompetenz der Länder, wird aber in den einzelnen Landesrettungsgesetzen nicht festgeschrieben.

Notärzte müssen in Österreich Allgemeinmediziner oder Fachärzte sein und eine 60-stündige Ausbildung absolvieren. Kommt ein Notarzt auf einem Rettungsmittel zum Einsatz, so muss ihm ein Notfallsanitäter assistieren bzw. den Transport durch den Notarzt begleiten. Notärztliche Assistenz fällt nicht in den Kompetenzrahmen von Rettungssanitätern.

51.8.3 Aspekte der Einsatzlogistik

Der Euronotruf 112 geht meist zum nächstgelegenen Bezirkspolizeikommando. Die Rufnummer des Rettungsdienstes ist 144 und wird in der Mehrzahl der Bundesländer in eine landesweite Rettungsleitstelle geschaltet. Anrufe werden strukturiert abgefragt und Sofortmaßnahmenhinweise meist nach dem System des **Advanced Medical Priority Dispatch** (AMPDS) gegeben. Es gibt keine nationalen Vorgaben in Bezug auf Eintreffzeiten. Die notfallmedizinische Versorgung wird bei Sichtflugbedingungen wesentlich von einem Netz an RTH sichergestellt. Neben 16 RTH des Automobilclubs ÖAMTC werden insbesondere in Skigebieten zusätzliche 21 RTH von anderen Betreibern gestellt. Im Bundesland Tirol sind in der Winterzeit insgesamt 15 RTH in Betrieb.

Stärken des österreichischen Rettungsdienstes sind die überregionale Einsatzsteuerung durch Bundeslandleitstellen in vielen Regionen und die Umsetzung des Sanitätergesetzes durch den Einsatz von Notfallsanitätern mit Intubationskompetenz in Wien und Graz. Durch die stark ehrenamtliche Struktur stehen bei Katastrophenfällen ausreichend Helfer mit rettungsdienstlicher Grunderfahrung zur Verfügung. In manchen Regionen werden Rettungsdienstmitarbeiter in der Freizeit als First Responder eingesetzt. Dies reduziert die Eintreffzeiten signifikant. Seit 2003 gibt es an der Donau-Universität in Krems ein Masterstudienprogramm für Rettungsdienstmanager. Seit 2015 existiert an der Fachhochschule St. Pölten ein Pilotprogramm, bei dem Krankenpflege- und Notfallsanitäterausbildung verzahnt werden. Mit Beschluss der Landesgesundheitsreferenten aus dem Jahr 2014 soll ein Masterstudium Paramedic entwickelt werden, um das Notarztsystem zu ergänzen.

Die zunehmend geringer werdende Zahl an Hausärzten verlagert Patientenanliegen, die früher durch Visiten bedient wurden, in den Bereich des Notarzt- und Rettungsdiensts. Weitere Schwächen des Systems sind die Besetzung von RTW mit gering ausgebildeten Rettungssanitätern und die schleppende Umsetzung der Ausbildungsstufen für Notfallsanitäter mit Arzneimittel-, Venen- und Intubationskompetenz.

Ein Asthmapatient sollte sich an den Rettungsdienst via 144 wenden. In manchen Regionen würde die Zentrale den Hausarzt als First Responder alarmieren, RTW und NEF würden als Rettungsmittel eingesetzt werden.

51.9 Schweiz

Die Schweiz ist eine föderale demokratische Republik mit Deutsch, Französisch, Italienisch, und Rätoromanisch als Amtssprachen. Es leben rund 8,2 Mio. Einwohner auf 41 285 km^2 (199 Einwohner/km^2) in der Schweiz.

51.9.1 Allgemeines

In der Schweiz haben die Kantone (Gebietskörperschaften ähnlich den Bundesländern) eine extrem hohe Autonomie. Sie sind für das Gesundheitswesen und damit auch für das Rettungswesen verantwortlich. Die Umsetzung wird teilweise an Bezirke oder Gemeinden delegiert. Als Dienstleister sind Krankenhäuser, privatwirtschaftliche Organisationen, kantonale oder kommunale Organisationen im Einsatz. Wesentlicher Leistungserbringer im Flugrettungsdienst ist die gemeinnützige Stiftung Rega (Schweizerische Rettungsflugwacht), die von 13 RTH-Basen aus jährlich rund 11 000 Einsätze absolviert. Die Air Zermatt und Air Glacier sind im Kanton Wallis im Flugrettungsdienst tätig (> Abb. 51.5).

Die Finanzierung erfolgt überwiegend durch die Einsatzerlöse. In manchen Kantonen beteiligen sich die Gebietskörperschaften bis maximal 45 % an den Kosten, in anderen Regionen muss sich der Rettungsdienst ausschließlich über die Einnahmen finanzieren. Der jeweilige Patient muss bei Einsätzen jeweils mindestens die Hälfte der Kosten tragen. Nur wenn eine betriebliche Unfallversicherung besteht, werden die Kosten für diese Fälle voll übernommen.

Nationale oder kantonale Vorgaben über die Zahl der Rettungsmittel in Bezug auf Einwohner oder Fläche existieren nicht. Einige Kantone übernehmen die Richtlinie des Interverbandes für Rettungswesen (IVR), wonach 90 % der Patienten innerhalb von 15 Minuten erreicht werden sollen.

51.9.2 Ausbildung und Personal

Der Schweizer Rettungsdienst wird praktisch ausschließlich von hauptberuflichem Personal getragen. Nur in wenigen ländlichen Regionen gibt es ehrenamtliche Kräfte. In der Mehrzahl der Kantone kommen einjährig ausgebildete **Transportsanitäter** mit Berufsprüfung und Rettungssanitäter, die an höheren Fachschulen eine dreijährige Ausbildung durchlaufen haben, zum Einsatz. Rettungssanitäter dürfen selbstständig venöse Zugänge legen, Infusionen verabreichen und Medikamente im Rahmen einer schriftlichen Vorabdelegation applizieren. In den meisten Systemen beinhaltet dies auch Schmerzmittel, die unter das Betäubungsmittelgesetz fallen. Die Intubation mit Larynxtubus ist Standard, die endotracheale Intubation durch Sanitäter nur in einigen Regionen Teil der Kompetenzen. Insbesondere in den ländlichen Gebieten der Romandie (Jura, Neuchâtel) sind außerdem diplomierte Krankenpfleger, oftmals mit Zusatzausbildung Anästhesie im Einsatz. Für Pflegepersonal umfasst die Ausbildung zum Rettungssanitäter 2 Jahre.

Es gibt eine Pflicht zur Registrierung von Ausbildungsabschlüssen. Diese Registrierung erfolgt gestützt auf einen Vertrag (derzeit bis Ende 2016) mit dem Schweizerischen Roten Kreuz (SRK) und umfasst alle Diplome von Schweizer Ausbildungen und die Anerkennung ausländischer Abschlüsse. Damit werden aber nur die Ausbildungen erfasst. Die Kantone kennen unterschiedlich ausgestaltete Bewilligungsverfahren für **diplomierte Rettungssanitäter.** Die genaue Zahl der aktiven Rettungssanitäter ist nicht bekannt, die Zahl der Diplome ist genau erfasst. Von 1977 bis 2014 wurden 2 981 Rettungssanitäter ausgebildet sowie 497 ausländische Ausbildungsabschlüsse anerkannt (67 % Männer, 33 % Frauen). Derzeit ist das Verhältnis von Männern und Frauen bei den Diplomen bzw. in der Ausbildung jeweils 50 : 50.

Im einem freiwilligen System zur Qualitätssicherung, das von fast 90 % der Rettungsdienste umgesetzt wird, ist eine Fortbildungspflicht von 40 Stunden pro Jahr vorgesehen.

Auf den RTH und in einigen bodengebundenen Rettungsdiensten kommen auch Notärzte zum Einsatz. Sie benötigen den Fähigkeitsausweis der Schweizerischen Gesellschaft für Notfall- und Rettungsmedizin (SGNOR). Voraussetzungen dafür sind 3 Jahre klinische Tätigkeit, davon 1 Jahr Anästhesie, 1 Jahr Innere oder Chirur-

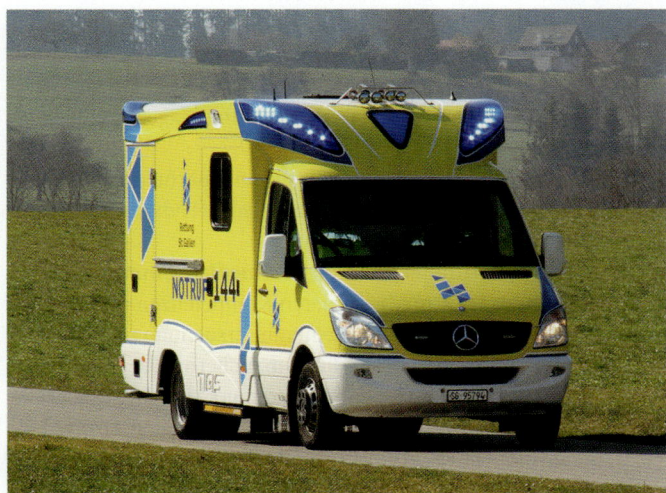

Abb. 51.5 Rettungswagen der Rettung St. Gallen [W929]

gie, 3 Monate Notfall- und 3 Monate Intensivstationstätigkeit. Des Weiteren müssen die Kurse ACLS und PALS sowie 50 Einsätze an einer anerkannten Weiterbildungsstätte absolviert werden. Abschließend erfolgt ein viertägiger Notarztkurs inklusive Prüfung. Der Befähigungsausweis ist 5 Jahre gültig und wird mit Nachweis der Fortbildung verlängert. Die Befähigungsausweise der SGNOR (Notarzt/klinische Notfallmedizin) sind keine Facharztausbildungen, aber durch den Ärzteverband anerkannte Notarztbezeichnungen.

51.9.3 Aspekte der Einsatzlogistik

Unter der Notrufnummer 144 kann in der ganzen Schweiz der Rettungsdienst erreicht werden. Die Rufnummer 112 wird auf den Polizeinotruf 117 weitergeleitet. Da die Nummer 112 früher die Störungsstelle einer Schweizer Telefongesellschaft war, sind auch heute noch ein großer Teil der Kontaktaufnahmen zu 112 Fehlanrufe.

Anrufer unter 144 werden in den meisten Regionen nach dem AMPDS-System, nach dem Schweizer System „NotrufNavigator" oder lokalen oder individuellen Konzepten beraten. Die Schweiz hat international eine der niedrigsten Notfalleinsatzraten. Bezogen auf die Einwohnerzahl werden nur für 4,11 % der Bevölkerung im Jahr Einsätze erforderlich. Das sind jährlich rund 320 000 Einsätze.

Stärken des Schweizer Rettungssystems sind die hohe Personalqualifikation, das gute Image des Berufes „Diplom-Rettungssanitäter" in der Bevölkerung und im Gesundheitswesen und das flächendeckende RTH-System. Verbesserungsfähig sind u. a. die Finanzierungsformen und der Kooperationsgrad zwischen benachbarten Rettungsdiensten. Die Vorgehensweise bei Asthmapatienten wäre kantonal und regional stark unterschiedlich. Je nach Region würde ein RTW, mancherorts zusätzlich mit notärztlicher Unterstützung zum Einsatz kommen.

51.10 Großbritannien

Das Vereinigte Königreich Großbritannien und Nordirland ist eine parlamentarische Demokratie. Es leben rund 63,7 Mio. Einwohner auf 244 820 km^2 (260 Einwohner/km^2), davon 53,5 Mio. in England (130 395 km^2, 410 Einwohner/km^2).

51.10.1 Allgemeines

Der **National Health Service** (NHS) ist der staatliche Gesundheitsdienst und der wesentliche, öffentliche und aus Steuermitteln finanzierte operative Dienstleister im Bereich Krankenhäuser, Rettungsdienste und anderer Gesundheitseinrichtungen. Der NHS untersteht dem Gesundheitsministerium. Die Struktur und Aufgaben des Rettungsdienstes sind in entsprechenden Verordnungen beschrieben. Ebenso gibt es genaue gesetzliche Vorgaben in Bezug auf Eintreffzeiten und Monitoring von notfallmedizinischen Erfolgsparametern.

Insgesamt gibt es derzeit zehn Rettungsdienstregionen (NHS Ambulance Trusts) in England und je eine in Schottland, Wales und Nordirland. Diese Rettungsdienste führen Notfallrettung und Krankentransport im staatlichen Auftrag durch. In urbanen Gebieten benützen sie mancherorts im Bereich des Krankentransports private Unternehmen, Johanniter oder Rotes Kreuz als Subauftragnehmer. Der Krankentransport wird Patient Transport Service genannt, die Fahrzeuge verfügen zumeist nicht über Blaulicht und sind i. d. R. in der Lage, mehrere liegende bzw. sitzende Patienten aufzunehmen.

Die Leistungen des NHS sind im Bereich des Rettungsdienstes und Krankentransports für den Patienten unabhängig von seiner Nationalität grundsätzlich kostenlos. Ausbildung, Ausrüstung und medizinische Behandlungsstandards sind in einem hohen Ausmaß identisch.

Im Unterschied zum finanzierten staatlichen bodengebundenen Rettungsdienst werden die insgesamt 39 RTH in sehr geringem Ausmaß vom NHS finanziert. Sie finanzieren sich meist über Spenden und Werbemaßnahmen. Im Bereich Küsten- und Seenotrettung wird der Search-and-Rescue-Dienst (SAR) gerade vom Militär an private Betreiber übergeben. Ab 2016 werden diese Aufgabe 22 Hubschrauber von zehn SAR-Standorten aus übernehmen.

Um die Chance einer erfolgreichen Wiederbelebung bei Herz-Kreislauf-Stillstand zu erhöhen, versuchen die NHS Ambulance Trusts seit einigen Jahren vor allem in ländlichen Gegenden freiwillige Mitarbeiter (meist Krankenschwestern oder Angehörige von anderen Gesundheitsfachberufen) als erste Versorgungswelle (Community First Responders) einzubinden. Dem war der erfolglose Versuch vorausgegangen, die Feuerwehren, die aufgrund der geringen Einsätze und hohen Kosten unter öffentlichen Druck geraten waren, für diese Aufgabe einzubinden. Die Personalvertretung der Feuerwehr verhinderte jedoch eine entsprechende Aufgabenausweitung.

51.10.2 Ausbildung und Personal

Im Einsatzdienst gibt es folgende Mitarbeitergruppen:
- **Patient Transport Services Drivers** (Lenker Krankenwagen, 2 Wochen Ausbildung)
- Ambulance Care Assistant/**Ambulance Attendant**/Ambulance Technician (Sanitäter im Krankentransport, 3–4 Wochen Ausbildung)
- **Emergency Care Assistant** (Lenker Rettungswagen, 9 Wochen Ausbildung)
- **Paramedic** (Notfallsanitäter, 3 Jahre, meist Bachelorausbildung)
- **Critical Care Paramedic**/HEMS Paramedic (Hubschrauberparamedic, ca. 1 Jahr Zusatzausbildung).
- **Paramedic Practitioners/Senior Paramedic/Community Paramedic** (Paramedic mit besonderen Kompetenzen im Bereich der Primärversorgung, der Patientenuntersuchung und Diagnostik, 1–2 Jahre Zusatzausbildung, mancherorts bereits ein Masterprogramm). Diese versorgen weniger dringliche, aber medizinisch bzw. psychosozial komplexere Einsätze. So werden „Daueranrufer" oder chronisch kranke Patienten betreut, an die lokalen staatlichen Gesundheitszentren weitergeleitet und Behandlungspläne abgesprochen oder koordiniert.

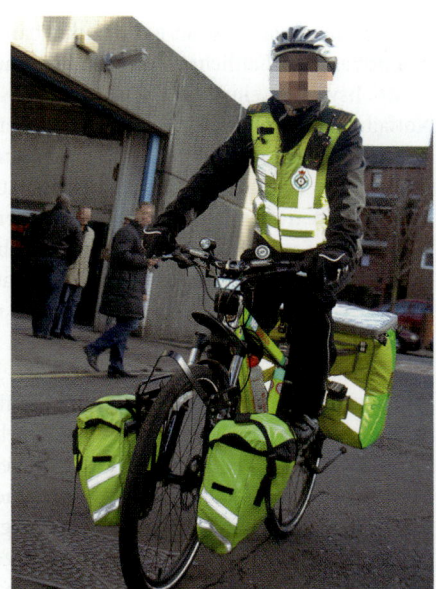

Abb. 51.6 Fahrrad-Paramedic des London Ambulance Service [P098]

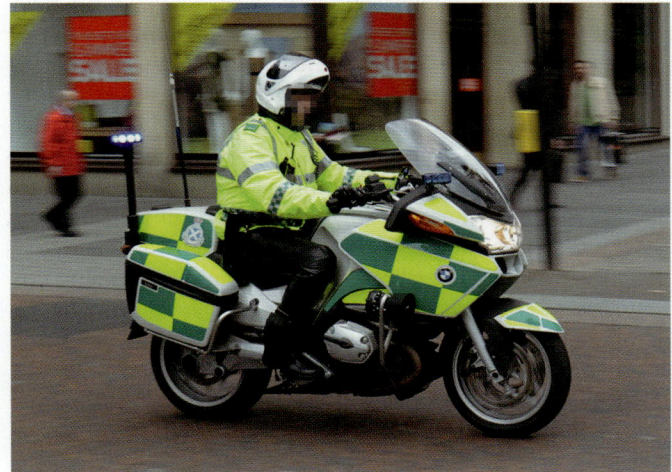

Abb. 51.7 Motorrad-Paramedic des Scottish Ambulance Service [P098]

Paramedics sind beim Health and Care Professions Council (HCPC) registriert (➤ Abb. 51.6 und ➤ Abb. 51.7). Diese staatliche Einrichtung führt ein Standesregister aller Psychologen, Sozialarbeiter und Gesundheitsfachberufe. Diese Berufsgruppen verpflichten sich, einen ethischen Kodex einzuhalten. Bürger können sich dort über Mitarbeiter beschweren, der HCPC führt dann Vermittlungsverfahren und Mediationen durch bzw. leitet ggf. auch ein Verfahren gegen die betreffenden Fachkräfte ein. Pro Jahr werden einigen Paramedics die Lizenzen vorübergehend oder vollständig entzogen. Bisherige Gründe dafür waren z. B. Alkohol- bzw. Drogenkonsum, Anfertigen und Posten von Einsatzfotos ohne Erlaubnis, Patienten mit Herzinfarkt ohne weitere Untersuchung und Behandlung zum Fahrzeug und in die Notaufnahme gehen zu lassen, körperliche und psychiatrische Erkrankungen, die mit der Berufsausübung nicht vereinbar sind, Unterlassung einer systematischen Patientenuntersuchung bzw. sexuelle Belästigung von Patientinnen bzw. Kolleginnen.

Der überwiegende Teil des Rettungsdienstes wird derzeit durch Ambulance Attendants und Paramedics sichergestellt. Paramedics führen notfallmedizinische Maßnahmen wie EKG-Diagnose, Medikamentengabe oder die Atemwegssicherung mittels Intubation selbstständig durch. Die medizinischen Maßnahmen werden von Clinical Officers, langjährige erfahrene Paramedics, überwacht und ausgewertet und von einem Medizinischen Direktor kontrolliert. Neu ist die Möglichkeit, sich zum Consultant Paramedic mit dem Schwerpunkt Systemaufsicht weiterzuqualifizieren. Das erfordert ein Doktorat mit Schwerpunkt Forschung und klinische Analysen mit bis zu 6 Jahren Studium zum Doctor of Philosophy (PhD).

Auch die Mehrzahl der Rettungshubschrauber wird von medizinischer Seite durch Paramedics besetzt. Der RTH im Großraum London ist allerdings mit einem speziell geschulten **notfallmedizinischen Facharzt** besetzt. Dieses RTH-Team wird aus qualitativen Gründen extrem kleingehalten und besteht aus sechs Ärzten und acht Paramedics, die sich gemeinsam mit den Piloten die Dienste teilen. Der RTH London (London 8,6 Millionen Einwohner) behandelt pro Jahr rund 1 800 Patienten und versucht auch auf experimenteller Ebene Maßnahmen der Klinik in die Präklinik zu verlagern, z. B. Thorakotomien zur internen Herzdruckmassage oder endovaskuläre Stentgrafts (Resuscitative Endovascular Balloon Occlusion of the Aorta, REBOA) bei Beckenblutungen. Bei entsprechender Indikation gehört ein Bluttransfusion zum Standardverfahren der London Air Ambulance. Die Überlebensrate von Patienten nach traumatischem Herz-Kreislauf-Stillstand ist mit 7,5 % international hoch und hat auch mit der Tatsache zu tun, dass dieser RTH nur drei fixe Kliniken zur Hospitalisation seiner Patienten benützt, sämtliche Schnittstellen daher fest eingespielt sind. Kann der RTH nicht fliegen, so rückt das Team mit einem NEF aus.

Insgesamt hat das Gesundheitswesen in Großbritannien einen enormen Personalmangel in den meisten Berufsgruppen. Es fehlt an Ärzten und mittlerweile auch an Rettungsfachpersonal. Im April 2015 waren 1 400 Planposten für Paramedics unbesetzt. Jährlich werden maximal 600 Mitarbeiter erfolgreich ausgebildet. Derzeit versucht man verstärkt, Paramedics aus Australien und Polen zur Migration nach Großbritannien zu bewegen um ausreichend Mitarbeiter zu bekommen.

51.10.3 Aspekte der Einsatzlogistik

Rettungsdienst, Feuerwehr und Polizei sind unter der gemeinsamen Rufnummer 999, auf die auch die 112 geschaltet ist, erreichbar. Daneben gibt es allgemeine Beratungsnummern des NHS für Anfragen, die im Bereich von pflegerischen, sozialarbeiterischen oder nicht dringlichen medizinischen Problemen (Rufnummer 111) liegen. Diese Hotlines sind jeweils eng mit dem Rettungsdienst verbunden. Im letzten Berichtsjahr 2013/2014 war der Rettungsdienst in England mit 8,47 Mio. Notrufen befasst. 6,33 Millionen Mal wurde ein Rettungsmittel zu einem Patienten disponiert, etwa 5 % der Einsätze wurden über die Rufnummer 111 vermittelt, der Rest über die Nummer 999.

Etwa 45 % der Einsätze waren in der höchsten Kategorie A (2,87 Mio.), 75 % dieser Einsätze wurden englandweit in unter 8

Minuten erreicht. Die besten Eintreffzeiten hatte im Berichtszeitraum der Rettungsdienst auf der Isle of Wight: In 80,2 % der Fälle waren die Rettungskräfte innerhalb von 8 Minuten am Einsatzort. Die schlechteste Quote wurde für den East Midlands Ambulance Service ermittelt: Hier erreichten die Einsatzkräfte in 71,3 % der Fälle den Einsatzort innerhalb von 8 Minuten. Dabei wird die Zeit gemessen, bis das erste Rettungsmittel am Einsatzort eintrifft. In vielen Fällen ist dies ein Pkw mit einem Paramedic, in Städten häufig auch ein Sanitäter mit Motorrad oder Fahrrad. Ein RTW mit Transportfunktion trifft englandweit in 96,1 % der Notfalleinsätze innerhalb von 19 Minuten ein.

Jeder der einzelnen NHS-Trusts in Großbritannien hat rund um die Uhr ein Hazardous Area Response Team (HART) im Einsatz. Dieses Team, bestehend aus speziellen Paramedics mit besonderer Ausrüstung für Atemschutz oder Strahlenschutz, wird bei Sondereinsätzen eingesetzt, um auch unmittelbar im Gefahrenbereich notfallmedizinische Hilfe zu leisten. Das Einsatzspektrum umfasst z. B. Einsätze in Schächten oder Höhlen, bei Gebäudeeinstürzen, bei chemischen und biologischen Gefahren, Strahlenunfällen, Explosionen oder bei Schusswaffengebrauch.

Stärken des britischen Rettungsdienstes sind die national einheitlichen Vorgaben im Bereich Ausbildung, medizinische Versorgung, Kennzahlen, Berufsregistrierung, das gute Image und attraktive Karrieremöglichkeiten für die Mitarbeiter. Herausforderungen sind die stetig steigende Einsatzlast mit einer Vielzahl nicht indizierter Einsätze, insbesondere im Bereich von Notlagen im sozialen oder pflegerischem Bereich, mancherorts lange Übergabezeiten von Patienten in Krankenhäusern, bedingt durch deren Überlastung, und der Personalmangel.

Patienten mit Asthmaanfall würden am Telefon nach Schweregrad kategorisiert und je nach Stufe an einen unmittelbar erreichbaren Hausarzt weitergeleitet, in mittleren Fällen ein Paramedic mit Pkw als Soloeinsatz entsandt, in schwereren Fällen würde gleichzeitig ein RTW mit Paramedic entsandt.

51.11 USA

Die Vereinigten Staaten von Amerika sind eine präsidiale parlamentarische Demokratie. Es leben rund 317,2 Mio. Einwohner auf 26 675 km^2 (33 Einwohner/km^2).

51.11.1 Allgemeines

Die USA weisen extrem hohe Unterschiede in Bezug auf Einwohnerdichte, kulturelle, geografische und klimatische Bedingungen auf. Der Rettungsdienst wird in den einzelnen Bundesstaaten von einer Aufsichtsbehörde überwacht, die Mindestanforderungen in Bezug auf Ausstattung und Personal kontrolliert. In Kalifornien fallen diese Kompetenzen z. B. jedoch in die Hoheit des einzelnen Landkreises (County). In den meisten Regionen wird der Rettungsdienst landkreisweit organisiert und untersteht entweder diesem, der Kreisfeuerwehr, ist an ein Krankenhaus gebunden oder an einen privatwirtschaftlichen Rettungsdienst ausgelagert.

Mischsysteme sind häufig, so kann z. B. die Verpflichtung, im Notfall einen Paramedic zu entsenden, über den kreiseigenen Rettungsdienst abgedeckt und für den Patienten kostenfrei sein. Der Abtransport erfolgt dann über einen privaten Rettungsdienst und muss vom Betroffenen oder seiner Versicherung bezahlt werden.

Die Idee, Sanitäter mit ärztlichen, notfallmedizinischen Kompetenzen auszustatten, entstand, als in der Zeit des Vietnamkriegs im Rahmen einer Studie festgestellt wurde, dass die Chance, eine schwere Verletzung im Krieg zu überleben, höher sei als bei einem Verkehrsunfall auf den Straßen der USA. Dr. Peter Safar, der in Pittsburgh arbeitende österreichische Pionier der Anästhesie und Entdecker der Herz-Lungen-Wiederbelebung und Mund-zu-Mund-Beatmung, versuchte Mitte der 1960er-Jahre seine ärztlichen Kollegen und die lokale Feuerwehr zu einem Rettungsdienst mit notfallmedizinischer Ausrichtung zu bewegen. Er stieß jedoch auf wenig Interesse und so begann Safar langzeitarbeitslose schwarze Bürger in der Durchführung notfallmedizinischer Maßnahmen wie der Schaffung venöser Zugänge, EKG-Diagnose oder Intubation zu schulen. Er bezeichnete die Absolventen seiner Freedom-House-Project-Initiative als Paramedics.

Das Projekt war regional sehr erfolgreich und führte zu weiteren Pilotprojekten z. B. in Miami, Baltimore und Chicago. Die Verbreitung in den US-amerikanischen Bundesstaaten begann erst, nachdem ein Hollywood-Produzent auf der Suche nach Ideen für eine Feuerwehrfernsehserie auf Jim Page, einen der ersten Paramedics von Los Angeles traf. Dieser konnte ihn dazu überreden eine Serie über die neue notfallmedizinische Berufsgruppe zu schreiben. Die Serie „Emergency" prägte eine ganze Generation von Kindern in den 1960er- und 1970er-Jahren, die plötzlich nicht mehr nur Pilot, Krankenschwester oder Feuerwehrmann werden wollten, sondern davon träumten Paramedic zu werden. Emergency war unter dem Titel „Notruf California" vor einigen Jahren auch auf deutschen Fernsehenkanälen zu sehen.

Die Bürger der USA stellten jedoch schnell fest, dass ihre lokalen Retter primär mit Trage ausgestattet waren, Patienten lediglich rasch einluden und in die Klinik fuhren, und Infusionen, Schmerzmittelgabe oder EKG-Diagnostik nur in der Fernsehserie „Realität" waren. Der daraus resultierende Druck der Bürger führte zu einer raschen Verbreitung der neuen Berufsgruppe. Jim Page wurde später Jurist mit Schwerpunkt Rettungsdienst und gründete die Fachzeitschrift Journal of Emergency Medical Service (JEMS), die heute weltweit die bekannteste Rettungsdienstfachzeitschrift ist. Die durch die TV-Serie hohe Bekanntheit und Beliebtheit des Berufes Paramedic führt heute noch dazu, dass der Rettungsdienst in den USA kaum Nachwuchsprobleme hat.

51.11.2 Ausbildung und Personal

Für die Ausbildung im Rettungsdienst gibt es keine nationalen Vorschriften, sondern ein Rahmencurriculum des Verkehrsministeriums. Die einzelnen Bundesstaaten halten dieses Curriculum als Mindeststandard ein. Das bedeutet jedoch nicht, dass eine in einem

Bundesstaat erworbene Ausbildung in einem anderen automatisch anerkannt wird. Meist sind ergänzende Schulungen oder Prüfungen erforderlich. Eine freiwillige nationale Registrierung bei der National Registry of Emergency Medical Technicians inkl. Prüfung für Rettungsfachpersonal erleichtert die berufliche Mobilität zwischen den Bundesstaaten.

Die zahlenmäßig stärkste Mitarbeitergruppe im Rettungswesen sind die **Emergency Responders,** oft auch **First Responder** genannt. Die Ausbildung beträgt in den meisten Bundesstaaten etwa 60 Stunden und wird von Feuerwehrleuten und Polizisten absolviert. Sie schult in den Basismaßnahmen wie Reanimation, AED-Anwendung und Blutstillung, berechtigt aber nicht, auf einem Rettungswagen tätig zu sein.

Die Mindestausbildungsstufe, um Dienst auf einem Rettungswagen versehen zu dürfen, ist der **Emergency Medical Technician – Ambulance** (EMT-A) oder mancherorts auch EMT-Basic genannt. Er absolviert mindestens 120 Stunden theoretische Ausbildung – in den meisten Bundesstaaten 180 Stunden – plus Praktikum mit Schwerpunkt lebensrettende Basismaßnahmen und AED-Anwendung.

Ein **Advanced EMT** verfügt zusätzlich über 200–500 Stunden theoretische Ausbildung und darf einen venösen Zugang legen, Glukose und wenige andere Medikamente verabreichen sowie einen supraglottischen Atemweg setzen.

Höchste Ausbildungsstufe ist der **Paramedic,** der auch endotracheale Intubationen durchführen, venöse Zugänge auch via Punktion der Vena jugularis externa schaffen sowie Medikamente verschiedenster Art auf den unterschiedlichsten Zugangswegen verabreichen darf. Weitere Maßnahmen sind das Legen einer Magensonde, Krikotomie und die Dekompression eines Spannungspneumothorax. Nur in wenigen Regionen wie Seattle oder King County werden auch Maßnahmen wie Thoraxdrainage oder die Einleitung einer Narkose standardmäßig durchgeführt. Die Ausbildungsdauer für Paramedics dauert je nach Bundesstaat zwischen 1 (Kalifornien) und 3 Jahren (Hawaii). Der Gesundheitsfachberuf Paramedic ist seit den 1970er-Jahren ein integraler Bestandteil des Gesundheitssystems der USA.

Ursprünglich war die Aufgabe des Paramedics, die Erstuntersuchung von verletzten oder erkrankten Patienten im Akut- oder Notfall sowie lebensrettende Maßnahmen oder erste Versorgungsaufgaben durchzuführen und Patienten in das nächste geeignete Krankenhaus zu transportieren. Diese Kernaufgabe ist bis heute bedeutsam. Im Lauf der Jahrzehnte wurde jedoch evident, dass diese Profession eine entscheidende Verbesserung des Outcomes nach Verkehrsunfällen, Herz-Kreislauf-Stillstand oder Herzinfarkt bewirkte.

In den letzten Jahren und bedingt durch eine noch breiter angelegte Ausbildung, meist mit Universitätsabschlüssen, hat sich der Tätigkeitsbereich erweitert, um die steigenden Gesundheitsbedürfnisse der Bevölkerung erfüllen zu können. So sind Paramedics mittlerweile z. B. auch für den Hochrisikotransfer von Intensivpatienten zwischen Kliniken, für Primärversorgung in sehr ländlichen Gebieten, für postoperative Nachbetreuung von Patienten im privaten Kontext aktiv. Sie arbeiten dabei mit Fachärzten für Notfallmedizin und Krankenpflegern auch im klinischen Bereich, insbesondere in Notaufnahmen zusammen.

Zusätzlich engagieren sich Paramedics erfolgreich als Initiatoren und Aktivisten im Bereich sozialer Veränderung und Prävention mit Schwerpunkt Verletzungsvorbeugung, Alkohol- oder Drogenmissbrauch. In vielen Bundesstaaten bestehen zahlreiche Kriterien, um eine Lizenz als Paramedic zu erhalten, z. B. die Ableistung von mehr als 80 Arbeitsstunden pro Monat, die Absolvierung von 100 Stunden anerkannter Fortbildung in 2 Jahren und die Fachkursnachweise **Advanced Cardiac Life Support – Reanimation** (ACLS), **International Trauma Life Support** (ITLS) oder **Prehospital Trauma Life Support** (PHTLS) und **Emergency Pediatric Care** (EPC) und deren regelmäßige Auffrischung. Zahlreiche Systeme fordern zusätzlich eine Rezertifizierungsprüfung nach 2 Jahren und eine Mindestanzahl invasiver Maßnahmen, um seine Lizenz aufrechterhalten zu können.

Insbesondere auf RTH kommen neben einem Paramedic auch Krankenpfleger zum Einsatz. Diese haben eine dreijährige Bachelorausbildung, müssen aber zumindest den EMT-Kurs absolvieren, um präklinisch tätig zu sein. Die Aufgabenteilung dieser Registered Nurse ist üblicherweise die Fallführung von Patienten bei Intensivverlegungen, der Paramedic übernimmt meist die Fallführung bei unversorgten Patienten im Rahmen von Primäreinsätzen.

Notärzte sind in den USA als Fachärzte für Notfallmedizin primär in den klinischen Notaufnahmen und vereinzelt auf Rettungshubschraubern tätig, als medizinische Direktoren gelegentlich mit einem Feldsupervisor überwachend vor Ort und vor allem auf strategisch-planerischer Ebene aktiv. Das Verhältnis zwischen Paramedics und Fachärzten für Notfallmedizin ist durchgängig konkurrenzfrei, kollegial und kooperativ. Formal verfügen Paramedics in den meisten Bundesstaaten nicht über eine eigenständige Lizenz zur Ausübung der Notfallmedizin. Sie sind im Dienst den schriftlichen Anweisungen des medizinischen Direktors unterstellt, arbeiten also formal unter dessen Lizenz. Mancherorts werden Paramedics daher auch als Augen, Ohren und Hände eines Facharztes für Notfallmedizin bezeichnet.

51.11.3 Aspekte der Einsatzlogistik

Die Rufnummer für Feuerwehr, Polizei und Emergency Medical Services (EMS) ist 911. Die Leitstellen sind üblicherweise auf der Ebene der kreisfreien Städte oder Landkreise angesiedelt. Der Einsatz eines Abfrage- bzw. Beratungssystems wie Advanced Medical Priority Dispatch (AMPDS) ist in 85 % der 200 größten US-Städte Standard.

Von besonderer Bedeutung für den Rettungsdienst in den USA ist die Strategie, First Responder einzusetzen, die fast in der ganzen Nation verbreitet sind. In vielen Regionen werden bei Verdacht auf Herz-Kreislauf-Stillstand oder anderen höchst akuten Notfällen das nächstgelegene Feuerwehr- und Polizeifahrzeug zusätzlich zum RTW disponiert. Das sichert nicht nur in urbanen, sondern auch in vielen ländlichen Gebieten sehr rasche Eintreffzeiten beim Patienten. Die Dichte an Feuerwehrstationen ist in den USA traditionell hoch, da die Höhe der Brandschutzversicherung von der Einstufung der Leistungsfähigkeit der lokalen Feuerwehr, insbesondere deren Eintreffzeiten abhängt. Die Bürger haben daher traditionell ein hohes Interesse, ihre Feuerwehren zu unterstützen.

In Regionen, in denen Feuerwehren und Polizei den Rettungsdienst motiviert und aktiv unterstützen, z. B. in Seattle, sind Überlebensraten nach Herz-Kreislauf-Stillstand (initialer Rhythmus Kammerflimmern) zwischen 21 und 45 % möglich.

Die Zahl der RTH in den USA hat sich von 150 im Jahr 1986 auf nunmehr knapp unter 700 RTH vervielfacht. Insbesondere in urbanen Gebieten gibt es Doppelstrukturen, die Konkurrenzsituation führt auch dazu, dass Flüge nachts und unter erschwerten Bedingungen durchgeführt werden. Die Unfallstatistik ist verglichen mit der normalen Luftfahrt um 0,7 Vorfälle höher: Es gibt zwei tödliche Flugunfälle pro 100 000 Flugstunden. Logistisch und sicherheitsmäßig stellt der RTH-Dienst des Bundesstaates Maryland eine Besonderheit dar: Er wird von der Polizei des Bundesstaats gestellt und ist mit Piloten und einem Paramedic, der auch Polizist und bewaffnet ist, durchgeführt. Die elf RTH werden für Polizei-, vorrangig aber für Rettungsdiensteinsätze verwendet und betreuen rund 5,8 Mio. Einwohner auf 32 133 km^2 (180 Einwohner/km^2) und fliegen pro Jahr von zehn Standorten aus knapp über 5 000 Einsätze.

Schwächen des Rettungssystems in den USA sind das Fehlen einer verpflichtenden Krankenversicherung für die Bürger. Die Kosten für einen medizinischen Notfall inkl. Rettungsdiensteinsatz, Behandlung in der Notaufnahme, Operation und Intensivstation belaufen sich rasch auf einen hohen sechsstelligen Eurobetrag und können den Betroffenen und sein unmittelbares Umfeld rasch in den wirtschaftlichen Bankrott treiben. Die präklinische und klinische Akutversorgung ist in den USA gesetzlich verankert, ein Unterlassen der Hilfeleistung ist verboten. Im Notfall wird nicht nach der Kreditkarte gefragt. Nach Stabilisierung der Vitalfunktionen in der Notaufnahme oder Intensivstation ergibt sich jedoch die Kostenfrage. Ein weiteres Problem ist die teilweise schlechte Versorgung in Gebieten mit geringer Siedlungsdichte und hoher Armut. Anfahrtszeiten von bis zu 40 Minuten und Transportzeiten in die Klinik von bis zu 2 Stunden sind in dünn besiedelten Regionen möglich. Insbesondere die medizinische Versorgung in den formal exterritorialen Gebieten, in denen Indianer (Native Americans) heute leben, ist verbesserungsbedürftig und steht in starkem Kontrast zur internationalen Spitzenmedizin in den urbanen Gebieten.

Besondere Stärke des EMS in den USA ist das meist starke Engagement der vom operativen Rettungsdienst meist unabhängigen externen **Medical Directors.** Diese medizinischen Leiter sind für die präklinischen Versorgungsstandards und die Auswertung der Einsatzdokumentation verantwortlich und sorgen in niederfrequenten Systemen dafür, dass die manuellen Kompetenzen der Paramedics durch klinische Praktika auf dem aktuellen Stand bleiben. Sie arbeiten eng mit Feldsupervisoren zusammen.

Feldsupervisoren sind sehr erfahrene Paramedics, die meist eine Führungskräfteausbildung auf Collegeniveau haben und rund um die Uhr unmittelbar von der Leitstelle einsetzbar sind. Sie haben meist einen erweiterten medizinischen Kompetenzrahmen. Ihre Hauptaufgabe ist die kollegiale Betreuung und Überwachung der Kollegen im Einsatz.

Die Unterstützung findet partnerschaftlich statt. Der Supervisor ist Coach und nicht „Besserwisser" und daher im System akzeptiert und anerkannt. Bei mehreren Verletzten übernimmt er die Funktion eines Einsatzleiters. Ein weiteres Qualitätsmerkmal ist **Medical Control,** die medizinische Beratungsstelle des Rettungsdienstes. Möchte das Einsatzteam die schriftlichen medizinischen Handlungsanweisungen verlassen, so wird mit einem Facharzt für Notfallmedizin Rücksprache gehalten. Das sichert auch bei komplexen Einsätzen eine distanzierte Meinung. Der ärztliche Kollege kann mit geringerem (Zeit-)Druck Informationen, andere Meinungen zu alternativen Vorgehensweisen einholen bzw. recherchieren oder Dosierungen für selten verwendete Medikamente überprüfen.

Hohen Stellenwert nimmt die Einsatzdokumentation ein. Sie muss vollständig ausgefüllt und in den meisten Systemen vom aufnehmenden Arzt gegengezeichnet werden. Kopien der Einsatzdokumentation werden in vielen Systemen nicht nur der Patientenakte beigefügt, sondern auch an den Feldsupervisor und den medizinischen Direktor weitergeleitet. In einigen Landkreisen oder Bundesstaaten werden sie auch an die Rettungsdienstbehörde zur Auswertung übermittelt und bilden so die Grundlage für die Weiterentwicklung des Rettungssystems. Manche Rettungssysteme werten EDV-gestützt Einsatzdiagnosen praktisch in Echtzeit aus, um z. B. grippe-, drogen- oder umweltbedingte Erkrankungswellen rasch zu erkennen und besser darauf reagieren zu können.

Viele weltweit übernommene Komponenten des Rettungswesens haben ihre Wurzeln in den USA: das First-Responder-System, die Anruferberatung via AMPDS, das Mitarbeiterbetreuungssystem Critical Incident Stress Management, Kursformate wie ACLS, PHTLS, PALS oder Einsatzstrategien wie dynamische Fahrzeugvorhaltung und Triagesysteme wie START.

Ein Asthmapatient sollte sich in den USA an den Notruf 911 wenden, der einen RTW mit einem Advanced EMT oder Paramedic entsenden würde.

Wiederholungsfragen

1. Welche Berufsgruppen des Gesundheitswesens kommen in den Nachbarländern Deutschlands zum Einsatz (➤ Kap. 51)?
2. Was sind die Kennzeichen des Rettungsdienstsystems von Belgien (➤ Kap. 51.1)?
3. Welche Qualifikationsstufen kommen im Rettungsdienst von Dänemark zum Einsatz (➤ Kap. 51.2)?
4. Was sind die Besonderheiten des Rettungsdienstsystems von Frankreich (➤ Kap. 51.3)?
5. Was sind die Stärken des französischen Rettungsdienstsystems (➤ Kap. 51.3)?
6. Wie ist der Rettungsdienst in Luxemburg organisiert (➤ Kap. 51.4)?
7. Welche Besonderheiten weist das Rettungsdienstsystem der Niederlande auf und wo liegen die Stärken dieses Systems (➤ Kap. 51.5)?
8. Was zeichnet das polnische Rettungsdienstsystem aus (➤ Kap. 51.6)?
9. Welche Qualifikationsstufen kommen im Rettungsdienst in Tschechien zum Einsatz und was sind die Vorteile des Systems (➤ Kap. 51.7)?
10. Was sind die Besonderheiten des österreichischen Rettungsdienstsystems (➤ Kap. 51.8)?
11. Welche Qualifikationsstufen kommen in Österreich zum Einsatz und wodurch unterscheiden sie sich (➤ Kap. 51.8)?
12. Was ist typisch für das Schweizer Rettungsdienstsystem und welche Stärken weist das System auf (➤ Kap. 51.9)?
13. Welches Grundsatzsystem kommt im Rettungsdienst Großbritanniens zur Anwendung (➤ Kap. 51.10)?
14. Was sind die Stärken des Rettungsdienstsystems von Großbritannien (➤ Kap. 51.10)?
15. Welche Qualifikationsstufen kommen in Großbritannien zum Einsatz (➤ Kap. 51.10)?
16. Was zeichnet das Rettungsdienstsystem der USA aus (➤ Kap. 51.11)?
17. Welche Rolle spielen Ärzte in den Rettungsdienstsystemen der USA (➤ Kap. 51.11)?
18. Welche Standards rettungsdienstlicher Versorgung, die heute weltweit gelten, gehen auf die Rettungsdienstsysteme der USA zurück (➤ Kap. 51.11)?

WEITERFÜHRENDE LITERATUR

Bissell, R., Redelsteiner, C.: First Responders and Bystanders. In: Tintinalli, J. E. et al. (Eds.): EMS A Practical Global Guidebook. People's Medical Publishing House, Shelton, 2010, 109–123

Redelsteiner, C.: Von der „Rettung" zum mobilen präklinischen Dienst. Der Rettungsdienst auf dem Weg zu einem Paradigmen- und Strategiewechsel? In: ÖZPR, Österreichische Zeitschrift für Pflegerecht 6 (2014), 164–166

KAPITEL 52

Gerson Conrad und Stefan Neppl (52.1), Herbert Forster (52.2), Tobias Uhing (52.3)

Luft-, Berg- und Wasserrettung

52.1 Luftrettung 1087
52.1.1 Primäreinsätze 1090
52.1.2 Sekundäreinsätze 1091
52.1.3 Rettungshubschrauber 1092
52.1.4 Ambulanzflugzeug 1096
52.1.5 Repatriierung mit Flugzeugen 1096
52.1.6 Ausbildung im Bereich Luftrettung 1098

52.2 Bergrettung 1101
52.2.1 Geschichte der Bergrettung 1101
52.2.2 Strukturen der Bergrettung (national/international) 1101
52.2.3 Notfallort Gebirge 1101
52.2.4 Besonderheiten der Bergrettung und notwendige Ausrüstung 1102
52.2.5 Ausbildung und Anforderungen 1105
52.2.6 Typische Verletzungen und medizinische Probleme in den Bergen 1105

52.3 Wasserrettung 1107
52.3.1 Geschichte der Wasserrettung 1107
52.3.2 Organisationen der Wasserrettung 1108
52.3.3 Strukturen der Wasserrettung 1108
52.3.4 Besonderheiten der Wasserrettung 1108
52.3.5 Ausbildung und Anforderungen 1111

Inhaltsübersicht

52.1 Luftrettung

- In Deutschland besteht ein nahezu flächendeckendes Luftrettungsnetz mit Rettungshubschraubern (RTH).
- Die Luftrettung steht nicht in Konkurrenz zum bodengebundenen Rettungsdienst.
- Der Einsatz von Rettungshubschraubern trägt neben der medizinischen Akutversorgung zur einsatztaktischen Ergänzung im Rettungsdienst bei.

Primäreinsätze

- Der Einsatzweck des RTH dient zum einen der schnellen Zuführung des Notarztes zum Notfallort, zum anderen der überregionalen Versorgung und zum Transport der Patienten in entsprechende Zielkliniken.
- Der Vorteil des RTH liegt in der Verkürzung der Transportzeit bei gleicher Wegstrecke gegenüber dem bodengebundenen Rettungsdienst.
- Die Disposition des RTH obliegt den jeweils zuständigen Leitstellen. Grundsätzlich wird zu jedem Einsatz eines RTH ein RTW zur Unterstützung disponiert.

Sekundäreinsätze

- In der Luftrettung werden Interhospitaltransporte als Sekundärtransporte bezeichnet.
- Bei Einsatzplanung und Durchführung von Sekundärtransporten im Bereich der Luftrettung sind die medizinische Indikationsstellung, die Einsatzplanung, die Ausrüstungskomponenten, die transportmittelbezogenen Aspekte, die patientengerechte Durchführung sowie die bodenbezogenen Komponenten wichtige Qualitätsfaktoren.
- Für Sekundäreinsätze im Mittelstreckenbereich von 100–600 km ist der Intensivtransporthubschrauber (ITH) meistens das geeignete Transportmittel. Bei einer Entfernung von über 600 km empfiehlt sich der Einsatz von Flächenflugzeugen.

Rettungshubschrauber

- Im Luftrettungsdienst in Deutschland werden unterschiedliche Hubschraubermuster eingesetzt.
- Die Hubschraubertypen im Luftrettungsdienst sind: Airbus Helicopter (ehemals Eurocopter): H 135, BK 117, EC 145 und H 145.

Ambulanzflugzeug

- Ambulanzflugzeuge werden in der Luftrettung für den risikoarmen Krankentransport und den Interhospitaltransfer von Intensivpatienten eingesetzt.

52.1.5 Repatriierung mit Flugzeugen

- Repatriierung ist die Rückholung eines Patienten i. d. R. aus dem Ausland.

Ausbildung im Bereich Luftrettung

- Ausbildungsanforderungen an Rettungsassistenten, Notfallsanitäter: Zusatzausbildung zum Helicopter Emergency Medical Service – Technical Crew (HEMS-TC).
- Erweiterte Ausbildungskonzepte in der Luftrettung.

52.2 Bergrettung

Geschichte der Bergrettung

- Anfangs erfolgte die Bergrettung durch Bergführer, Gendarmen und Freiwillige, später durch Alpenvereine.
- Durch die rasch zunehmende Zahl der Bergsportler stieg die Unfallzahl und damit die Notwendigkeit eines organisierten Rettungsdienstes.
- Die Bergwacht in Bayern wurde 1920 offiziell gegründet.

Strukturen der Bergrettung in Deutschland (national/international)

- In Deutschland wird die Bergrettung offiziell durch die Bergwacht des Deutschen Roten Kreuzes organisiert und sichergestellt.
- In Europa wird die Bergrettung überwiegend durch die Alpenvereine oder durch Spezialeinheiten der Polizei organisiert.
- Weltweit befindet sich die organisierte Bergrettung z. B. im Himalaya, den Anden oder in Nordamerika noch im Aufbau.

Notfallort Gebirge

- Der Notfallort Gebirge ist dadurch gekennzeichnet, dass neben den geografischen und topografischen Besonderheiten und Gefahren das Wetter von besonderer Bedeutung ist.
- Auch vergleichsweise kleine und einfache Verletzungen oder Erkrankungen führen im Gebirge aufgrund der besonderen Rahmenbedingungen häufig zu schwierigen und dramatischen Einsätzen.

Besonderheiten der Bergrettung und notwendige Ausrüstung

- Bei jedem Unfall oder Notfall in den Bergen kommt dem Ersthelfer und der Kameradenhilfe eine besondere Bedeutung zu.
- Die Meldung von Bergunfällen erfolgt heute meistens über Mobiltelefon direkt vom Ort des Geschehens.
- Bei der Bergrettung wird zwischen der terrestrischen Rettung, d. h., bodengestützten, und der Luftrettung unterschieden.
- Häufig erfolgt in der Bergrettung eine Kombination von terrestrischer Rettung und Luftrettung.
- In der Bergrettung kommen als spezifische Rettungsmittel der Ackja, der Bergesack und die Gebirgstrage zum Einsatz.

Ausbildung und Anforderungen

- Das in der Bergrettung eingesetzte Personal wird als Bergretter bezeichnet.
- Die Ausbildung von Bergrettern umfasst neben der bergsteigerischen Qualifikation für Sommer und Winter auch eine bergrettungstechnische Ausbildung.

- Ergänzend zu den Bergrettern kommen im Einsatzfall häufig auch Notarzt und Rettungsfachpersonal zur medizinischen Versorgung zum Einsatz.

Typische Verletzungen und medizinische Probleme in den Bergen

- Typische Verletzungen und Erkrankungen im Bereich der Bergrettung sind Ermüdung und Erschöpfung, Unterkühlung und Erfrierung, Hänge- und Rotationstrauma sowie Höhenerkrankungen.

52.3 Wasserrettung

Geschichte der Wasserrettung

- Die Anfänge der organisierten Wasserrettung in Deutschland reichen bis zum Ende des 19. Jahrhunderts zurück.
- Die Gründung der Deutsche Lebensrettungsgesellschaft (DLRG) erfolgte nach einem Seebrückenunglück auf Rügen im Sommer 1912.

Organisationen der Wasserrettung

- Der größte Leistungserbringer in der Wasserrettung in Deutschland ist die DLRG.
- Weitere Leistungserbringer und Organisationen sind die Wasserwacht des DRK und des ASB sowie die Deutsche Gesellschaft zur Rettung Schiffbrüchiger (DGzRS).

Strukturen der Wasserrettung

- Wasserrettungsstationen und Schnelleinsatzgruppen sind die beiden wesentlichen Strukturen der Wasserrettung.

Besonderheiten der Wasserrettung

- Notfälle, mit denen der Wasserrettungsdienst konfrontiert wird, ereignen sich nicht nur im oder auf dem Wasser, sondern zu einem relevanten Anteil am Strand oder auf der Liegewiese.
- Im Wasser kommen Badeunfälle und Ertrinken sowie der Badetod vor.
- Auf dem Wasser handelt es sich vor allem um wassersportbedingte, oft chirurgische, Notfälle.
- Besondere Rettungstechniken der Wasserrettung sind die Strömungsrettung, die achsengerechte Wasserrettung sowie die luftgestützte Wasserrettung.
- Aufgrund der häufig unsichtbaren Gefahren in stehenden und fließenden Gewässern, kommt dem Eigenschutz der Ersthelfer und Rettungskräfte in der Wasserrettung eine besondere Bedeutung zu.

Ausbildung und Anforderungen

- Mindestvoraussetzung für die Mitwirkung am Wasserrettungsdienst ist das deutsche Rettungsschwimmabzeichen in Silber und ein Erste-Hilfe-Kurs.
- Neben der schwimmerischen und medizinischen Ausbildung ist die Qualifikation als Bootsführer für die Wasserrettung von besonderer Bedeutung.

52.1 Luftrettung

In Deutschland besteht ein nahezu flächendeckendes **Luftrettungsnetz** mit Rettungshubschraubern, die von unterschiedlichen Betreibern vorgehalten werden und in das öffentlich-rechtliche System des Rettungsdienstes integriert sind; Träger der Luftrettung sind die Länder. Das Luftrettungsnetz hat sich von der ursprünglich zugedachten Ergänzungsfunktion zu einem integralen Bestandteil im Rettungsdienst weiterentwickelt. Die Stationen sind so verteilt, dass die dortigen RTH einen Radius von etwa 50–70 km abdecken und damit binnen 15 Minuten jeden Einsatzort innerhalb ihres Bereichs erreichen können. Neben der bisherigen Funktion als zusätzliches Glied in der Rettungskette übernimmt die Luftrettung zunehmend die Funktion eines selbstständigen Rettungsmittels, z.B. im unwegsamen Gelände. Über die **Notrufnummern 110 und 112** oder die regionale Rettungsleitstelle ist sie jederzeit zu alarmieren (> Abb. 52.1).

Die RTH sind täglich von 7 Uhr morgens bzw. von Sonnenaufgang bis Sonnenuntergang einsatzbereit. Nachts sind nur einige der Luftrettungsmittel besetzt und können zeitnah zum Einsatz kommen. In weniger als 2 Minuten ist der RTH tagsüber gestartet und auf dem Anflug zum Notfallort. Der Einsatzradius beträgt i.d.R. 60 km um den Stationierungsort.

Der **Luftrettungsdienst** ist ein **elementarer Bestandteil der rettungsdienstlichen Versorgung** in Deutschland. Die Finanzierung der Luftrettung wird durch die Krankenkassen, die Träger der Luftrettung und durch die Durchführenden des Luftrettungsdienstes selbst sichergestellt (z.B. durch Fördermitglieder und Spender). Somit ist für den Patienten eine Kostenfreiheit grundsätzlich gewährleistet. Ebenso entstehen den Meldenden oder Anfordernden bei der Alarmierung keine Kosten.

Die Luftrettungsstützpunkte befinden sich zum einen an leistungsfähigen Krankenhäusern, zum anderen an Flugplätzen.

Neben dem Piloten besteht die medizinische **Besatzung** aus einem in der Notfallmedizin erfahrenen Arzt (> Kap. 52.1.6) und einem Notfallsanitäter/Rettungsassistenten. Die **Mindestausstattung** für RTH ist durch DIN EN 13718–1 (Anforderungen an medizinische Geräte) und DIN EN 13718–2 (Operationelle und technische Anforderungen an Luftfahrzeuge zum Patiententransport) festgelegt.

Diese Normen legen **flugtechnische und medizinische Minimalforderungen** fest, die von der Ausstattung im RTH meist übertroffen werden. Ergänzt werden diese Vorgaben durch **luftfahrtspe-**

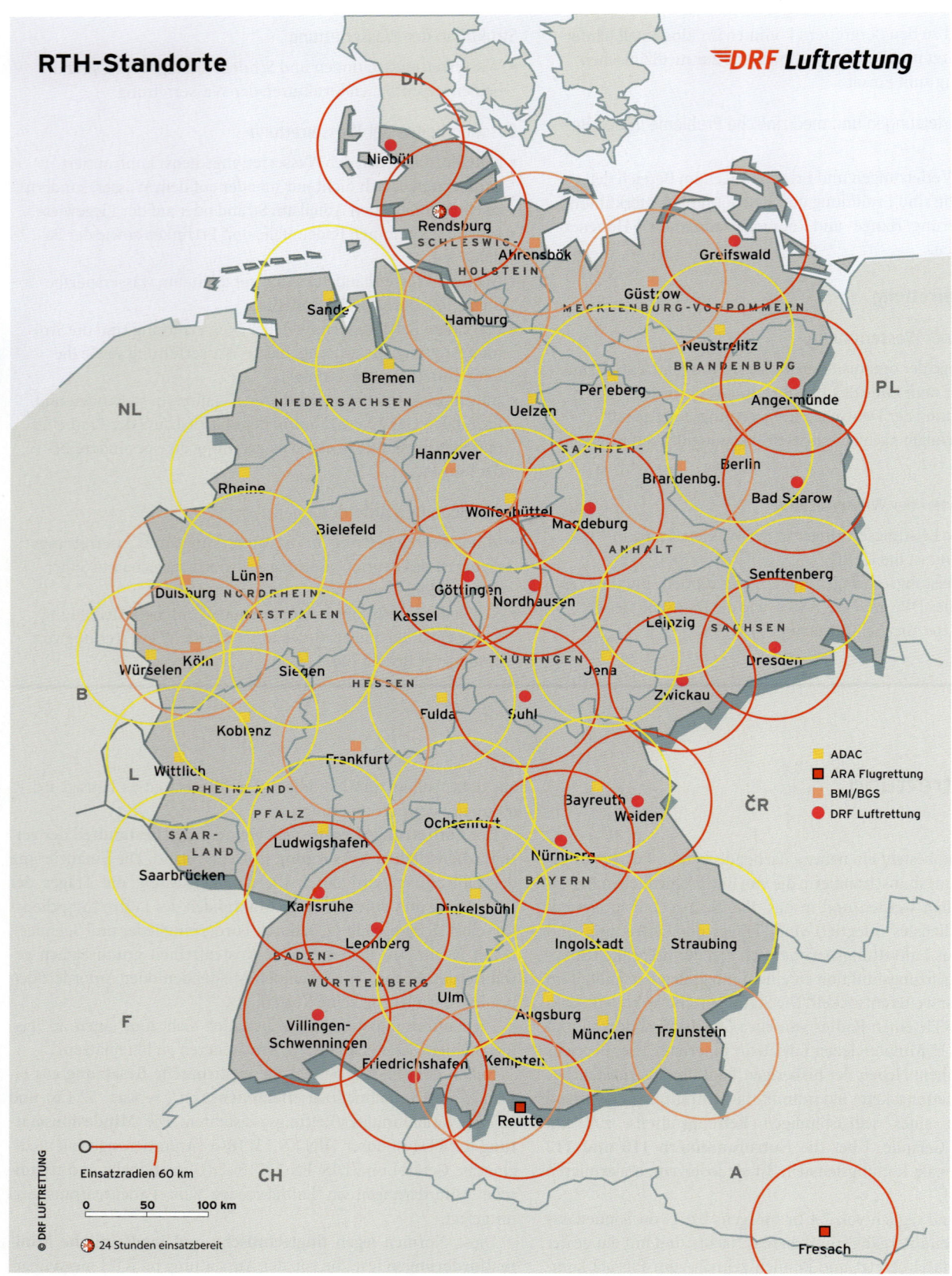

Abb. 52.1a Standorte der RTH in Deutschland [W947]

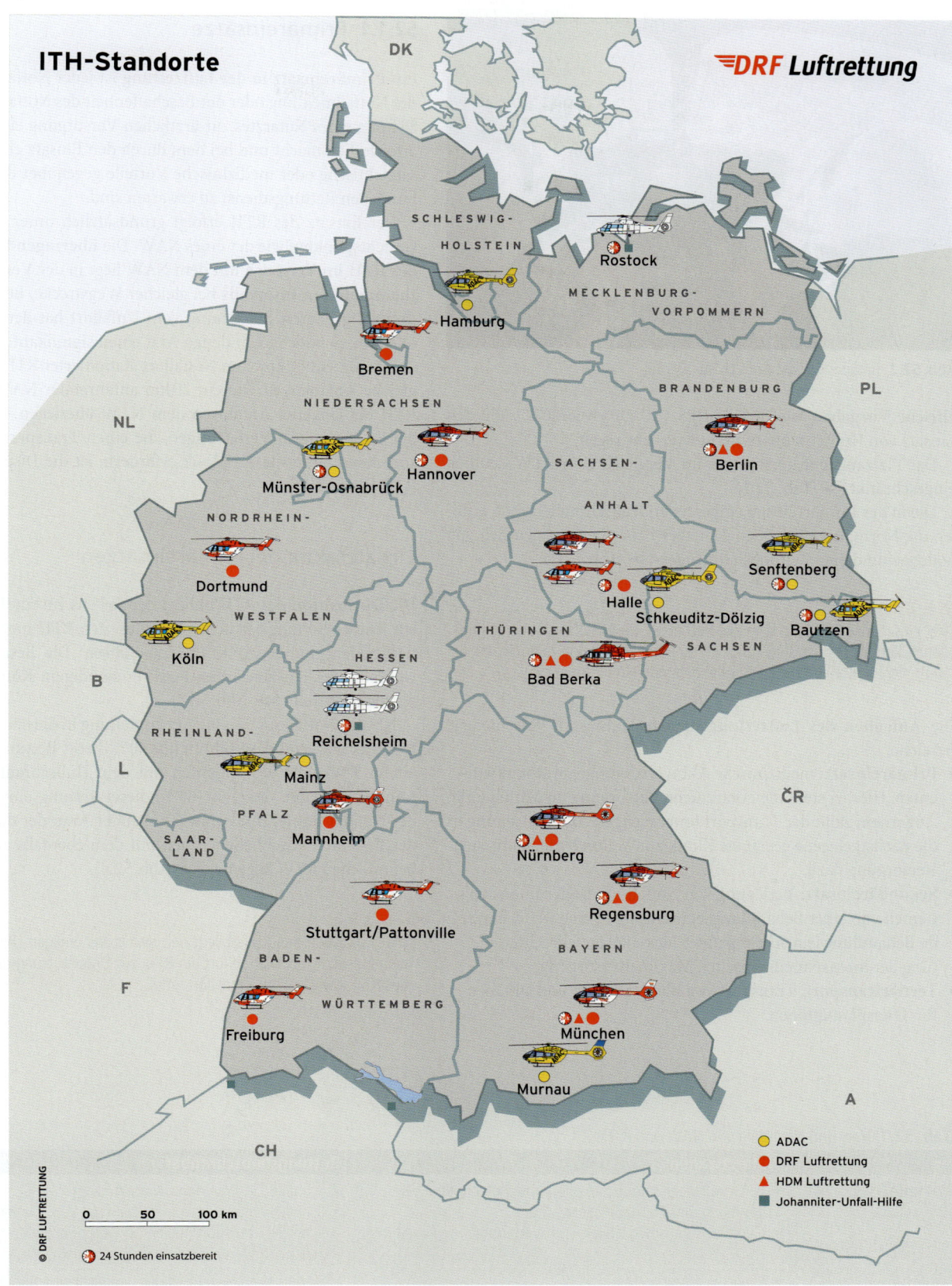

Abb. 52.1b Standorte der ITH in Deutschland [W947]

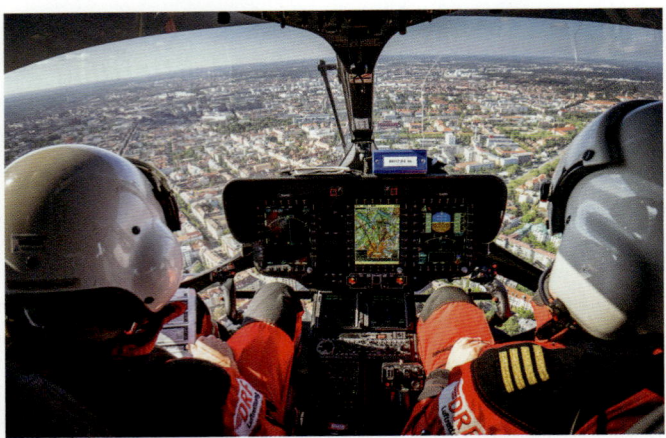

Abb. 52.2 Blick ins Cockpit eines H 145 [W946]

zifische Vorgaben wie die EU-OPS (EU-OPS 965/2012), die den Einsatz von Hubschraubern im Luftverkehr regelt.

Das Platzangebot im RTH ist im Vergleich zum RTW deutlich eingeschränkt (> Tab. 52.1).

Die in der Primärrettung eingesetzten Hubschraubertypen erfüllen die Norm, unterscheiden sich aber bauartbedingt deutlich von bodengebundenen Rettungsfahrzeugen (> Abb. 52.2).

> **MERKE**
> Der Einsatz des RTH trägt dem Ziel Rechnung, die Mittel des bodengebundenen Rettungsdienstes wirkungsvoll zu unterstützen und zu ergänzen. Er steht nicht in Konkurrenz zum bodengebundenen Rettungsdienst.

Die **Aufgaben des Luftrettungsdienstes** umfassen verschiedene Bereiche:
- **Primäreinsatz:** medizinische Akutversorgung von Notfallpatienten. Hierbei steht die notärztliche Versorgung im Mittelpunkt. Außerdem zählt der Transport unter fachgerechter Betreuung in die nächstgelegene geeignete Klinik zur weiteren medizinischen Versorgung dazu.
- **Sekundäreinsatz:** Verlegung von Notfall- und/oder Intensivpatienten von einer Behandlungseinrichtung in eine weiterführende Behandlungseinrichtung unter lückenloser Aufrechterhaltung der intensivmedizinischen Maximalversorgung.
- **Tertiärtransport:** Transport von Blutkonserven und Organen für Transplantationen.

52.1.1 Primäreinsätze

Ein **Primäreinsatz in der Luftrettung** ist jeder Notfall, der gemäß der Notfallmeldung oder der Beschaffenheit des Notfalls die Hinzuziehung eines Notarztes zur ärztlichen Versorgung eines Patienten erforderlich macht und bei dem durch den Einsatz eines RTH einsatztaktische oder medizinische Vorteile gegenüber dem bodengebundenen Rettungsdienst zu erwarten sind.

Der Einsatz des RTH erfolgt grundsätzlich unter den gleichen Gesichtspunkten wie der eines NAW. Die **überragende Bedeutung des RTH** im Vergleich mit dem NAW liegt in der **Verkürzung des therapiefreien Intervalls** bei gleicher Wegstrecke. Bei einer bis zu dreimal größeren Entfernung vom Unfallort hat der RTH gegenüber einem bodengebundenen Arzt einen signifikanten Zeitvorteil. Das heißt, ein 60 km vom Notfallort stationierter RTH benötigt die gleiche Anfahrtszeit wie ein 20 km anfahrender NAW. So ist der RTH bei längeren Anfahrten dem NAW überlegen. Insbesondere bei Erkrankungen/Verletzungen, die einen Transport in eine entsprechend entfernte Zielklinik erfordern, ist die Disposition eines RTH zu erwägen.

Einsatztaktik bei Primäreinsätzen

Die **Disposition** der RTH obliegt den jeweils zuständigen Leitstellen. Dieser Rettungsleitstelle obliegt es, den RTH im Verbund mit den bodengebundenen Kräften zu führen. Die Besatzung bleibt während des Einsatzes über Funk in ständigem Kontakt mit der Rettungsleitstelle (> Abb. 52.3).

Ist vom Notfallort aus eine Arztbegleitung in die nächste geeignete Klinik notwendig, so führen nur 40 % dieser Rettungseinsätze zu einem Transport des Patienten mit dem Hubschrauber (Primärtransport). In der Mehrzahl (60 %) dieser Rettungseinsätze fungiert der Notarzt des RTH als erstversorgender Arzt, der den Transport des Patienten anschließend auch mit dem ebenfalls am Notfallort befindlichen RTW begleitet (> Abb. 52.4).

> **MERKE**
> Die Disposition des RTH obliegt der jeweils zuständigen Leitstelle. Zu jedem Einsatz eines RTH gehört ein RTW zur Unterstützung der Besatzung des RTH sowie ggf. als Transportmittel.

Tab. 52.1 Vor- und Nachteile von NAW und RTH

	Notarztwagen	Rettungshubschrauber
Vorteile	• Gute räumliche und technische Voraussetzungen für Behandlung und Transportüberwachung • Gute Lagerungsmöglichkeit und Wetterunabhängigkeit	• Schnelle Zuführung des Notarztes • Schnelle Zuführung von Spezialisten, z. B. Kinderärzten • Schneller Transport in eine Schwerpunktklinik • Schonender Transport unabhängig vom Gelände
Nachteile	• Lange Transportzeiten • Starke Erschütterungen	• Eingeschränkte Behandlungsmöglichkeit während des Flugs • Nachts eingeschränkte Verfügbarkeit von 24 Std. besetzten Luftrettungsmitteln

52.1 Luftrettung

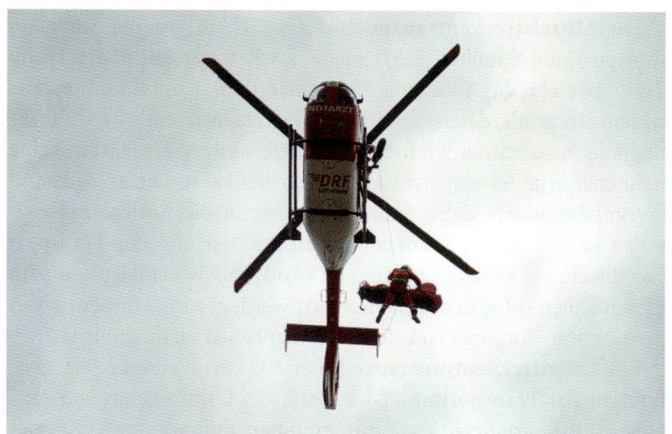

Abb. 52.3 Rettungshubschrauber im Einsatz (DRF Luftrettung BAB) [W946]

Primäreinsatz ohne Transport im RTH

Kriterium der Einsatzbeschreibung **Primäreinsatz ohne Transport** ist die Versorgung des Patienten durch den Arzt des RTH an der Notfallstelle ohne anschließenden Transport im RTH. Es bestehen **zwei Möglichkeiten** der Versorgung eines Patienten:
1. RTW und RTH werden gemeinsam zu einem Notfallort alarmiert. Nach der unmittelbar am Notfallort erfolgten ärztlichen Behandlung wird der Patient ohne Begleitung des Hubschraubernotarztes mit dem RTW in die Klinik transportiert. Der RTH ist mit seinem Arzt ab Einsatzstelle wieder einsatzbereit.
2. RTW und RTH werden gemeinsam zu einem Notfallort alarmiert. Nach der unmittelbar am Notfallort erfolgten ärztlichen Behandlung wird der Patient in Begleitung des Hubschraubernotarztes im RTW in die Klinik transportiert. Der RTH fliegt nicht einsatzbereit (ohne Arzt) ebenfalls in die Klinik, um den Hubschraubernotarzt im Anschluss wieder aufzunehmen. Erst dann ist der RTH wieder für einen Einsatz bereit.

Primärtransport

RTW und RTH werden gemeinsam zur Notfallstelle entsandt. Nach der unmittelbar erfolgten ärztlichen Behandlung wird der Patient im RTH mit Arztbegleitung in eine geeignete Klinik transportiert.

52.1.2 Sekundäreinsätze

Beim Sekundäreinsatz werden Patienten betreut, deren **Vitalfunktionen** im Rahmen des medizinisch Möglichen ausreichend **stabilisiert** wurden. Das Krankheitsbild ist bei Übernahme durch die Rettungshubschrauberbesatzung weitgehend bekannt. Bei diesen Patienten findet eine Verlegung für Interventionen oder diagnostische Maßnahmen statt, die am verlegenden Krankenhaus nicht durchführbar sind.

Die Heranziehung eines RTH für einen **Interhospitaltransfer** ist neben den jeweils gültigen Dispositionsgrundsätzen unter Umständen einzelfallabhängig. Der RTH stellt i. d. R. die einfachste und schnellste Transportmöglichkeit dar. Durch die Bindung des RTH an den oftmals sehr zeitaufwendigen **Intensivtransport** steht der RTH für Primäreinsätze nicht zur Verfügung. Gerade in ländlichen Gebieten ist somit die zeitgerechte notärztliche Versorgung nicht mehr sichergestellt. Für die Intensivtransporte stehen i. d. R. flächendeckend **Intensivtransporthubschrauber** (ITH) zur Verfügung. Neben den unter Umständen logistischen Vorteilen, z. B. durch ein größeres Platzangebot im ITH, und einer erweiterten medizinischen Ausstattung, z. B. Sauerstoffvorrat, Stromversorgung etc., sind die ITH bei Verlegungen vorrangig zu wählen.

Einsatzplanung und Durchführung von Sekundäreinsätzen

Für den **Sekundäreinsatz** in der Luftrettung sind zusätzliche Überlegungen zu den für Primärtransporte wichtigen Kriterien anzustellen.

Auf eine **patientengerechte Durchführung** sollte geachtet werden. Dazu gehört auch die medizinische Indikationsstellung. Sie sollte durch den Arzt, der den Sekundäreinsatz durchführt, überprüft werden. Er sollte sich auf jeden Fall vor dem Flug über den Zustand des Patienten in einem Telefongespräch, sog. Arzt-Arzt-Gespräch, mit dem behandelnden Arzt informieren.

Weiterhin muss die **aufnehmende Klinik,** zu der der Patient verlegt werden soll, und der Name des zuständigen Arztes erfragt werden. Im Einzelfall ist hier die telefonische Kontaktaufnahme mit der aufnehmenden Klinik anzuraten. Bei traumatisierten, beatmungspflichtigen Patienten ist weiterhin sicherzustellen, dass der für die Beatmung zuständige Arzt (i. d. R. der Anästhesist) ebenfalls informiert wird.

Keineswegs ist es die Aufgabe des Hubschrauberarztes, für die Aufnahme des Patienten in der weiterbehandelnden Klinik zu sorgen. Die **garantierte Aufnahme** muss im Vorfeld durch den verlegenden Krankenhausarzt abgeklärt werden.

Bei der Übernahme des Patienten sind noch einmal sämtliche erhobenen **Befunde** auf Vollständigkeit und Richtigkeit zu prüfen.

Zur patientengerechten Durchführung gehört auch, dass geprüft wird, ob der Patient transportfähig ist und ob die gegebenen **technischen Möglichkeiten** (Beatmungsgerät, Anzahl der Spritzenpumpen, evtl. Zusatzgeräte) den Erfordernissen entsprechen.

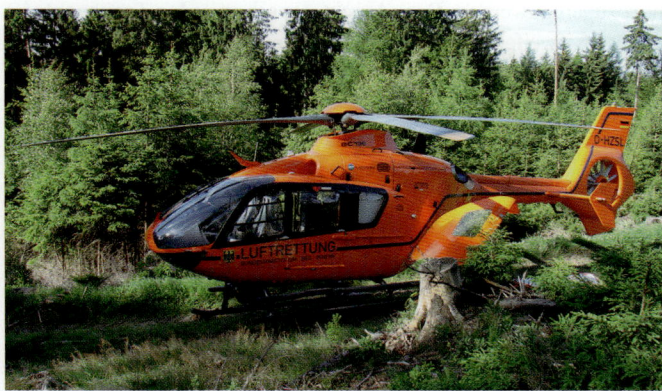

Abb. 52.4 Außenlandung im Wald [O987]

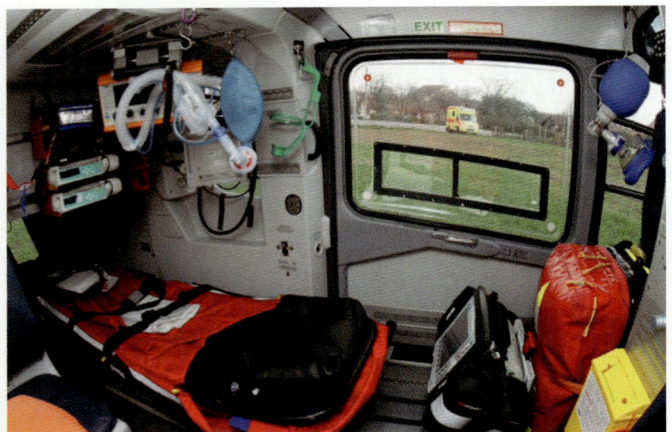

Abb. 52.5 Inneneinrichtung EC 135 DRF Luftrettung [W946]

Folgende **Qualitätsfaktoren** für Sekundäreinsätze in der Luftrettung sind zu beachten:
- Medizinische Indikationsstellung
- Einsatzplanung (Pilot und medizinische Besatzung)
- Meteorologische Abklärung (z. B. Nebel, Eisregen)
- Ausrüstungskomponenten
- Transportmittelbezogene Aspekte (Auswahl des Transportmittels)
- Patientengerechte Durchführung
- Bodenbezogene Komponenten (Landeplatz)

Auswahl des Transportmittels

Die Auswahl des Transportmittels ist für die **Effektivität eines Sekundäreinsatzes** von besonderer Bedeutung. Der Transport sollte schnell und schonend erfolgen. Daher werden schon bei kürzeren Entfernungen RTH eingesetzt. Der **Zeitvorteil** kann jedoch verloren gehen, wenn der Hubschrauber nicht direkt am Krankenhaus landen kann. In diesen Fällen muss ein Zwischentransport mittels RTW durchgeführt werden.

Neben dem Zeitfaktor ist aber der Faktor der größtmöglichen **Schonung des Patienten** zu beachten. Würde man diesen Faktor außer Acht lassen, könnten dem Kranken oder Verletzten zusätzlich schwere Schäden durch einen langen bodengebundenen Transport zugefügt werden. Dem Aspekt des **schonenden Transports** ist daher im Zweifelsfall vor dem Faktor Zeit **Vorrang** zu gewähren.

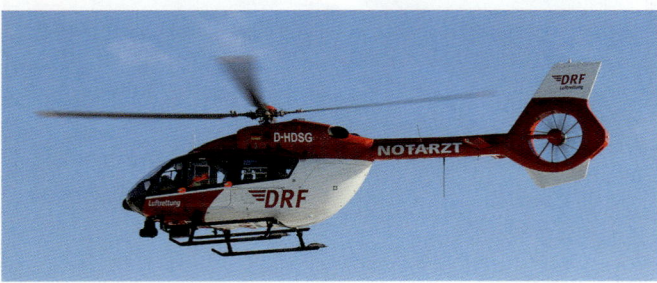

Abb. 52.6 Hubschrauber vom Typ H 145 DRF Luftrettung [W946]

Für **Mittelstreckentransporte** (100–600 km) ist der Intensivtransporthubschrauber (ITH) meist das Rettungsmittel der Wahl. Zwar erreicht das Flugzeug gegenüber dem Hubschrauber eine wesentlich größere Reisegeschwindigkeit, jedoch sind An- und Abflugphasen so zeitraubend, dass bei Entfernungen bis 600 km keine nennenswerte Zeitersparnis erzielt werden kann. Dieser Umstand kommt besonders dann zum Tragen, wenn die Entfernung zwischen Flugplatz und Krankenhaus zu groß ist und der Transport von dort in die Klinik mit einem RTW oder NAW erfolgen muss. In diesen Fällen sollte der ITH eingesetzt werden, zumal dieser im Gegensatz zum Flugzeug von Verkehrsflugplätzen unabhängig ist.

Für **Langstreckentransporte** (über 600 km) bleibt das Flächenflugzeug das Transportmittel der Wahl. Der Lufttransport von Patienten mit Flugzeugen kann mit Ambulanzflugzeugen (AFZ) oder Linienmaschinen durchgeführt werden. In Linienflugzeugen dürfen allerdings keine Notfallpatienten oder Patienten mit ansteckenden Krankheiten transportiert werden. Daher werden solche Transporte mit speziell ausgerüsteten Ambulanzflugzeugen verschiedener Träger durchgeführt.

Intensivtransporthubschrauber

Durch die Entwicklung der medizintechnischen Ausstattung haben sich in den letzten Jahren zahlreiche Neuerungen ergeben. Besonders die Möglichkeiten im Bereich des Intensivtransports erlauben den Transport von schwerstkranken Patienten unter Weiterführung der maximalen intensivmedizinischen Möglichkeiten ohne Unterbrechung. Die Kompetenz und Expertise des durchführenden Personals spielt neben der technischen Ausstattung im Intensivtransport eine wesentliche Rolle (> Abb. 52.5 und > Abb. 52.6).

Nachstehende Erkrankungen stellen eine **Indikation zum Einsatz** eines als ITH ausgerüsteten Transportmittels dar:
- Beatmungspatienten mit Herz-Kreislauf-, Lungen- bzw. Multiorganversagen in internistische oder anästhesiologisch-intensivmedizinische Zentren
- Beatmungspatienten zur Diagnostik oder operativen Therapie in chirurgische, neurochirurgische oder herzchirurgische Zentren
- Intensivpflichtige Patienten
- Spezielle Traumapatienten (z. B. Schwerbrandverletzte in Brandverletztenzentren)
- Neugeborene in neonatologische Zentren
- Multiorganspender
- Kardiale Risikopatienten zur Herzkatheterdiagnostik
- Patienten mit progredienter neurologischer Symptomatik zur Diagnostik

52.1.3 Rettungshubschrauber

Ausrüstung des Rettungshubschraubers

Im Luftrettungsdienst werden in Deutschland unterschiedliche **Hubschraubermuster** verwendet. Dabei müssen alle in Deutschland eingesetzten Hubschrauber über zwei Turbinen verfügen. Des

Weiteren sind die technischen und operationellen Rahmenbedingungen im Luftrettungsdienst vorgeschrieben. Als europäische Institution steht die **European Aviation Safety Agency** (EASA) im Mittelpunkt der Luftverkehrspolitik. Sie legt umfassende Vorgaben sowohl zur Hubschrauberausstattung als auch zur Technik (in den sog. EU-OPS) fest. Rechtliche Grundlagen finden sich weiterführend u. a. in der EN 13718. Die Normvorgabe EN 13718–2 2008 beinhaltet folgende Aspekte:
- Anforderungen an medizinische Geräte, die in Luftfahrzeugen zum Patiententransport verwendet werden.
- Operationelle und technische Anforderungen an Luftfahrzeuge zum Patiententransport (z. B. Abmessungen).

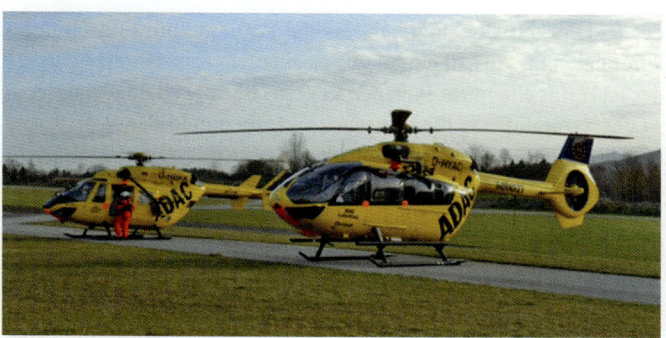

Abb. 52.7 BK 117 und H 145 ADAC [W161-001]

> **MERKE**
> Die Ausrüstung des RTH kann abhängig von der konzeptionellen Anforderung (vornehmlich Primär- oder Sekundärhubschrauber) durchaus variieren. Die festgelegten Normen dürfen jedoch nicht unterschritten werden.

In Deutschland sind in der **Primärrettung** folgende **Hubschraubertypen** im Einsatz:
- Airbus Helicopter BK 117 (eingesetzt von ADAC, DRF)
- Airbus Helicopter H 135 (ehemals Eurocopter EC 135, eingesetzt von ADAC, DRF, BMI)
- Airbus Helicopter EC 145 (ehemals Eurocopter EC 145, eingesetzt von ADAC, DRF)
- Airbus Helicopter H 145 (ehemals Eurocopter EC 145 T2)

Diese werden vor allem durch die **ADAC-Luftrettung,** die **Deutsche Rettungsflugwacht** (DRF) sowie das **Bundesministerium des Inneren** (Zivilschutz) gestellt; daneben gibt es weitere Unternehmen wie z. B. die Johanniter Luftrettung.

Als **Dual-Use** wird die Nutzung eines RTH sowohl für Primär- als auch für Sekundäreinsätze verstanden.

Für **Interhospitaltransporte** mittels ITH wird i. d. R. auf Hubschraubermuster der Bauart BK 117 und EC 145 und H 145 zurückgegriffen (> Abb. 52.7).

Prinzipiell ist zwischen **zwei Grundkomponenten der Ausstattung** zu unterscheiden, der mobilen Ausstattung und der stationären Ausstattung des RTH:
- Die **mobile Ausstattung** des RTH umfasst vor allem die Notfallrucksäcke. Die Ausstattung orientiert sich an den bekannten Notfallkoffern der RTW und NAW. In den meisten Rettungszentren wird auf das Rucksacksystem zurückgegriffen. Hier ist die gesamte mobile Ausrüstung in speziellen Rucksäcken verstaut und so besser zu transportieren. Weiterhin gehören zur mobilen Ausstattung ein tragbares EKG-Gerät mit Defibrillator, ein Beatmungsgerät und eine mobile elektrische Absaugpumpe.
- Die **stationäre Ausstattung** ist durch DIN EN 13718–1 und DIN EN 13718–2 vorgegeben. Die Gerätschaften sind in der EC 135 an der Rückwand des Innenraums angebracht. Hier befinden sich die Behältnisse für Medikamente, Infusionen und Verbrauchsmaterial. Ein Beatmungsgerät und ein EKG-Monitor sind als Modulteile angebracht, d. h., sie sind stationär und mobil verwendbar. Die stationäre Absaugeinheit und die Sauerstoffanlage dagegen sind fest montiert.

Aufgaben des Notfallsanitäters/Rettungsassistenten im Rettungshubschrauber

Die Zuständigkeit des Notfallsanitäters/Rettungsassistenten umfasst nicht nur die **Einsatzausführung,** sondern er ist für die **Vollständigkeit und Einsatzbereitschaft** der gesamten **medizinisch-technischen Ausrüstung** sowie für einen **reibungslosen Stationsbetrieb** verantwortlich. Seit 1998 muss eine Person, die für einen medizinischen Hubschraubernoteinsatz eingeteilt ist, um im Hubschrauber beförderte Personen, die medizinische Hilfe benötigen, zu versorgen und um den Piloten während des Einsatzes zu unterstützen, über eine **Zusatzausbildung** als Helicopter Emergency Medical Service – Technical Crew (HEMS-TC) nach EU-OPS verfügen (> Abb. 52.7).

Nach einer Alarmierung begibt sich der Notfallsanitäter/Rettungsassistent sofort zum RTH und sichert die bereits durch den Piloten eingeleitete **Startphase** ab. Nach der Trennung des externen Anlassgeräts überprüft er den sicheren Verschluss der Arzttür und steigt ein. Sein Platz befindet sich in Flugrichtung links neben dem Piloten. Nach der Beendigung des Funkgesprächs zwischen Piloten und Flugsicherung erfolgen die Abmeldung bei der eigenen Rettungsleitstelle und kurz darauf die Anmeldung bei der anfordernden Rettungsleitstelle durch den HEMS-TC. Diese teilt nochmals den genauen Einsatzort und den Namen des Ansprechpartners vor Ort mit. Während des Flugs orientiert sich der HEMS-TC über Kurs und aktuelle Position durch Mitverfolgung des Kurses auf der Flugkarte (**Flugphase**). Der Pilot navigiert parallel dazu mit seiner eigenen Luftfahrtkarte der **International Civil Aviation Organisation** (ICAO) oder dem **Flight Management System** (FMS), das Satellitennavigationssystem und elektronische Kartendarstellung beinhaltet.

Rechtzeitig vor Eintreffen am Einsatzort spricht der HEMS-TC die Einsatzkräfte vor Ort nochmals an bzw. informiert die Rettungsleitstelle über die Landung. Die Landeplätze werden letztendlich durch den Piloten festgelegt. Er hat aus der Luft die beste Übersicht und im Umgang mit dem Hubschrauber die Verantwortung. In der **Landephase** gilt es für die gesamte Besatzung, das Umfeld des vom Piloten bestimmten Landeplatzes genau zu beobachten, um eventuelle Hindernisse frühzeitig zu erkennen.

Nach der Landung verlässt der Notarzt die Maschine und eilt zur Einsatzstelle. Der HEMS-TC sichert die unmittelbare Umgebung des RTH gegen Unbefugte ab, bis die Rotoren zum Stillstand gekommen sind. Anschließend eilt er ebenfalls zur Einsatzstelle. Ist der RTH mit einem zusätzlichen Piloten (Bordmechaniker) besetzt, so übernimmt dieser die Sicherheitsaufgaben, und der Notfallsanitäter/Rettungsassistent verlässt gleichzeitig mit dem Notarzt den RTH in Richtung Einsatzstelle.

Sollte der Patient mit dem RTH transportiert werden müssen, können der Notfallsanitäter/Rettungsassistent und der Pilot gemeinsam bereits die **Transportvorbereitungen** treffen. Sind alle Vorbereitungen getroffen, wird der Patient auf die RTH-Trage umgelagert, gesichert und bei den meisten Hubschraubermodellen durch die Hecktür in den Helikopter geschoben. Hierbei ist besonders auf die venösen Zugänge und zur Patientenüberwachung notwendigen Apparaturen zu achten. Ansprechbare Patienten werden vor Beginn des Flugs über die Besonderheiten und Verständigungsmöglichkeiten an Bord informiert, um ihnen die Angst zu nehmen. Während des Flugs übernimmt der Notfallsanitäter/Rettungsassistent zusammen mit dem Notarzt die weitere Überwachung und Betreuung des Patienten und wickelt den Funkverkehr mit der Rettungsleitstelle ab.

Nach dem Einsatz erfolgt die **Einsatznachbearbeitung.** Hierzu gehören Aufrüstung und Reinigung des RTH, die Einsatzdokumentation und die Protokollführung.

Sicherheitsregeln für den Umgang mit Rettungshubschraubern

Bei allen (Rettungs-)Flügen kann es zu Situationen kommen, die einen geordneten Flugbetrieb unmöglich machen. Die besonderen Risiken ergeben sich unmittelbar aus den **Anforderungen,** die an den Luftrettungsdienst gestellt werden.

Luftrettungseinsätze werden ohne besondere navigatorische Vorbereitung schnellstmöglich, auch bei relativ schlechtem Wetter, angetreten, wenn es die Gefahrenabwägung im Rahmen der Mindestvorgaben Sicht/Flughöhe gestattet, und zu Notfallorten durch-

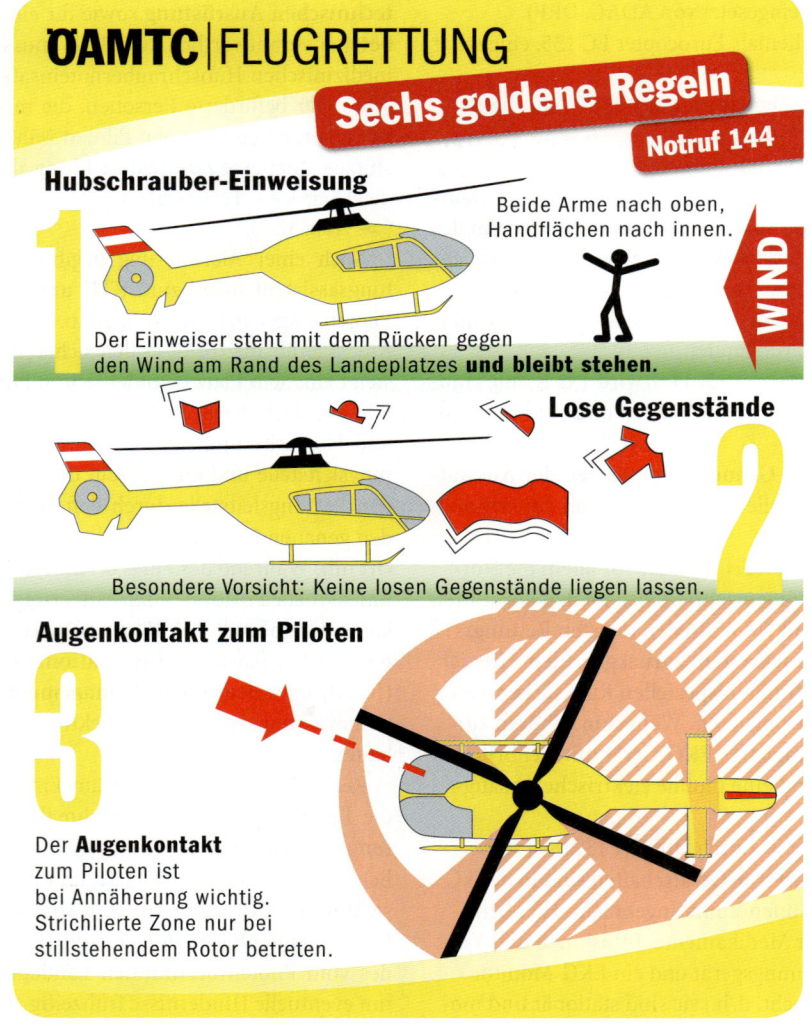

Abb. 52.8a Die sechs goldenen Regeln der Flugrettung [W947]

geführt, die in vorher nicht erkundetem Gelände (Wohngebiete, verkehrsträchtige Straßen, Nähe von Hindernissen) liegen.

Der unbekannte Einsatz- und Landeort bleibt ein nicht zu unterschätzendes **Risiko**. Nicht die Zielfindung oder der Überflug birgt das fliegerische Risiko, sondern die Zeit ab der Aufgabe der Sicherheitshöhe unter Instrumenten- oder Sichtflugbedingungen. Dabei ist es unerheblich, ob es sich um einen Unfallort oder um einen Krankenhauslandeplatz handelt. Der entscheidende Faktor ist der unbekannte Landeort.

ACHTUNG
Verhalten bei der Annäherung des RTH
- Gemähtes Gras, lockerer Schnee, feine Steine, Split und Sand können die Sicherheit des RTH, aber auch die Sicherheit zu nahe stehender Personen gefährden.

- Niemals von hinten an den Hubschrauber herangehen. Der schnell drehende Heckrotor ist kaum zu sehen.
- Bei laufendem Rotor begrenzt das Heckleitwerk den Arbeitsbereich beim Be- und Entladen. Hinter dem Heckleitwerk besteht Lebensgefahr.
- Nach Möglichkeit keine Annäherung an den Hubschrauber solange die Rotoren laufen; falls doch erforderlich, nur von vorn mit Blickkontakt zum Piloten (sitzt in Flugrichtung rechts). Nicht laufen. Keine Gegenstände über den Kopf halten. Hände unten halten.
- Wer auf die andere Seite des RTH will: Immer vorn um den Hubschrauber herumgehen.
- Lose Bekleidungsstücke wie Mützen und Schals sowie Brillen bei Annäherung an den Hubschrauber festhalten.
- Im schrägen Gelände auf unterschiedlichen Abstand des Rotors zum Boden achten. Immer zur Talseite aus dem Hubschrauber aussteigen bzw. von der Talseite an diesen herangehen (> Abb. 52.8).

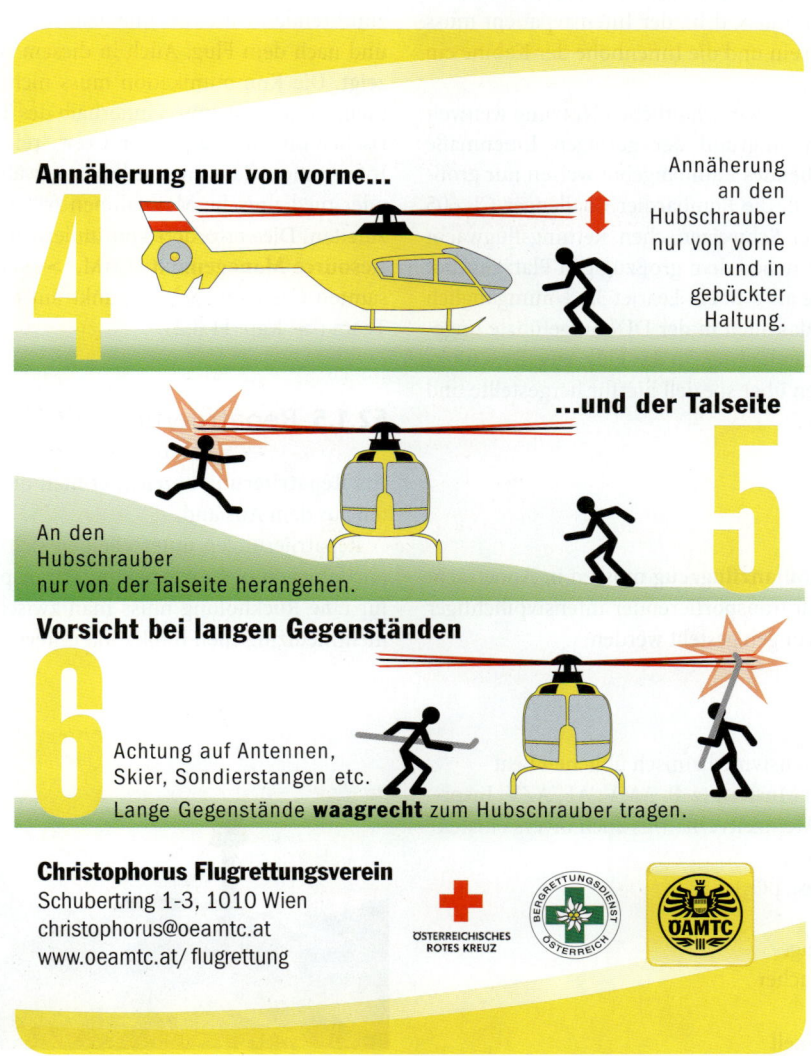

Abb. 52.8b Die sechs goldenen Regeln der Flugrettung [W947]

52.1.4 Ambulanzflugzeug

Ambulanzflugzeuge stehen für **zwei Aufgabenbereiche** zur Verfügung, zum einen für den weltweiten Intensiv- und Krankentransport, zum anderen für den schonenden Interhospitaltransfer von Intensivpflegepatienten.

Der **Deutsche Normenausschuss** (DNA) hat in diesem Zusammenhang für Ambulanzflugzeuge die ursprüngliche DIN 13234 (Ambulanzflugzeug) überarbeitet und 1998 durch DIN 13230 (Luftfahrzeuge zum Patiententransport) ersetzt. Hier gehen die Teile 5 und 6 (Luftfahrzeuge zum Patiententransport und Anforderungen an Linienflugzeuge) explizit auf das Ambulanzflugzeug ein.

In zunehmendem Maße werden intensivpflichtige Patienten von Krankenhaus zu Krankenhaus über große Entfernungen auch länderübergreifend (Repatriierung) geflogen. Für diese Patientengruppe war die alte DIN für Ambulanzflugzeuge nicht ausreichend. Ein größeres Raumangebot, das über die Vorgaben der alten DIN hinausgeht wurde erforderlich. Bei der Auswahl des Flugzeugtyps ist aus medizinischer Sicht zu fordern, dass das Flugzeug über ausreichende Innenmaße verfügen muss, d. h., der Intensivpatient muss von allen Seiten zugänglich sein und die Innenhöhe der Kabine ein Arbeiten im Stehen erlauben

Dies ist in den im Sinne einer wirtschaftlichen Nutzung weltweit eingesetzten Flugzeugtypen aufgrund der geringen Innenmaße nicht möglich. Ein entsprechendes Raumangebot weisen nur großräumigere Flugzeuge, wie z. B. die Bombardier Challenger CL 605 auf. Diese wird u. a. von der Schweizerischen Rettungsflugwacht (Rega) eingesetzt und bietet neben dem großzügigen Platzangebot auch eine höhere Reichweite als z. B. ein Learjet 35. Unumgänglich bei allen Flugzeugtypen ist das auch in der DIN aufgeführte ungefährliche Einbringen der Patiententrage in das Flugzeug. Dies funktioniert in den meisten Fällen über speziell hierfür hergestellte und zugelassene Rampensysteme.

Ausrüstung

An das **Monitoring im Ambulanzflugzeug** müssen in Anbetracht der zunehmenden Anzahl zu transportierender intensivpflichtiger Patienten folgende Anforderungen gestellt werden:

- **Lungenfunktion**
  - Pulsoxymetrie
  - Kapnometrie
  - Beatmungsgerät mit intensivmedizinisch üblichen Beatmungsmodalitäten und Mustern (z. B. AMV, AF, AZV, Inspirationsflow stufenlos, Atemzeitverhältnis auch invers einstellbar, PEEP, F_iO_2 stufenlos)
  - Blutgasanalyse (ph, pCO_2, pO_2)
- **Herz-Kreislauf**
  - EKG mit Frequenzanzeige
  - Transkutaner Schrittmacher
  - Brustwandableitungen
  - Blutdruck invasiv, manuell
  - Perfusoren und Infusionspumpen
- **Klinische Chemie**
  - Blutzucker
  - Natrium, Kalium, Kalzium
  - Hämatokrit

Sämtliche Medizingeräte müssen sicher (luftfahrtzugelassen) in das Flugzeug eingebaut und während des Transports ständig einsetzbar, einsehbar und bedienbar sein.

Besatzung

Grundsätzlich sollte auf Ambulanzflugzeugen medizinisches Fachpersonal eingesetzt werden, das die **Grundlagen der Flugmedizin und Flugphysiologie** beherrscht. Dies gilt sowohl für das Rettungsfachpersonal als auch für den Arzt. Neben Kenntnissen der flugphysiologischen Voraussetzungen benötigt der Notfallsanitäter/Rettungsassistent Grundkenntnisse der chirurgischen, internistischen und anästhesiologischen Indikationen und Kontraindikationen eines Flugs bei entsprechenden Krankheitsbildern sowie der durchzuführenden (intensiv-)medizinischen Maßnahmen vor, während und nach dem Flug. Auch in diesem Bereich ist **Teamwork** angezeigt. Die Kommunikation muss nicht nur nach außen hin stimmen, sondern sie muss innerhalb des Teams, bestehend aus fliegerischer und medizinischer Crew, reibungslos funktionieren. Der Informationsfluss muss jederzeit gewährleistet sein, um fliegerische oder medizinische Maßnahmen frühzeitig abzustimmen und einzuleiten. Dies erfordert kontinuierliches Training in Sachen **Crew Resource Management** (CRM, > Kap. 52.1.6) innerhalb der gesamten Crew mit Schwerpunkt auf effektive Kommunikation im Team (> Kap. 11.3.2).

52.1.5 Repatriierung mit Flugzeugen

Als **Repatriierung** bezeichnet man die Rückführung eines Patienten aus dem Ausland.

Repatriierungen unterscheiden sich im Hinblick auf die Transportfähigkeit nicht von Sekundärtransporten. Bei den Indikationen für eine Rückholung muss man zwischen der medizinischen und nichtmedizinischen Indikation unterscheiden.

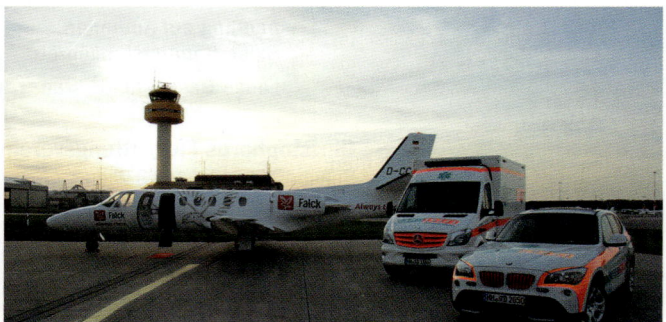

Abb. 52.9 Ambulanzflugzeug vom Typ Cessna 550 Citation Bravo [W925]

Medizinische Indikation

Die **medizinische Indikation** ist gegeben, wenn eine Behandlung des Patienten am derzeitigen Aufenthaltsort nicht oder nur unzureichend stattfinden kann. In einem solchen Fall sollte eine Rückholung zur weiteren, adäquaten Behandlung stattfinden, sobald der Zustand des Patienten einen Transport zulässt. Dies kann im Einzelfall ein Abwarten von einigen Tagen bedeuten, um den Zustand des Patienten und damit seine Prognose zu verbessern. Häufig ist jedoch schnelles Handeln geboten, um den Schaden durch Ausbleiben einer adäquaten Behandlung vom Patienten abzuwenden. Die gebotene Eile kann auch eventuell mit einem erhöhten Risiko für den Patienten während des Transports einhergehen.

Nichtmedizinische Indikation

Einige Anbieter der Rückholversicherungen gewähren Repatriierung, wenn sich der Krankenhausaufenthalt über einen gewissen Zeitraum hinausbewegt **(nichtmedizinische Indikation)**. Bei Rückholtransporten aus nichtmedizinischer Indikation muss in erster Linie darauf geachtet werden, dass das Transportrisiko herabgesetzt wird und eine durch den Transport absehbare Gefährdung des Patienten in Bezug auf die weitere Genesung ausgeschlossen ist. Eine Abwägung zum Wohle des Patienten ist im Einzelfall vorzunehmen. Auch bei nichtmedizinischen Indikationen müssen die Kriterien der Transportfähigkeit natürlich strengstens beachtet werden.

Einsatzplanung

Repatriierungen sind als eine **Sonderform des Sekundärtransports** anzusehen. Daher gelten zunächst einmal dieselben Regeln. Darüber hinaus muss bedacht werden, dass Patienten auf Repatriierungsflügen im Gegensatz zum üblichen Primär- oder Sekundärtransport über einen wesentlich längeren Zeitraum betreut werden müssen, eventuell auch intensivmedizinisch. Hierzu müssen nicht nur die **medizintechnischen,** sondern auch die **personellen Voraussetzungen** gegeben sein. So muss bei Flügen aus weit entfernten Ländern unter Umständen eine zweite fliegerische und medizinische Crew an Bord sein, um eine Ablösung sicherstellen zu können.

Die im Vorfeld des Transports durchzuführende **Abklärung der Diagnosen und Befunde** kann oft große Probleme bereiten. Einerseits können sprachliche Barrieren, andererseits technische Probleme, z. B. unzureichende Telefonverbindungen in entlegene Gebiete, eine Abklärung erschweren. Gelegentlich ist man auch auf die Aussage medizinischer Laien angewiesen. Bewährt hat sich das Vorgehen, auf die Hilfe von Botschaften, Konsulaten oder auch Fluggesellschaften zurückzugreifen. Ein Gespräch mit dem Hausarzt am Heimatort kann weitere wichtige Informationen liefern. Sollten diese Maßnahmen keinen Erfolg bringen, so bleibt als Ultima Ratio zur weiteren Abklärung die Entsendung eines Arztes zum Einsatzort.

Die Frage, ob und auf welche Art ein Patient transportfähig ist, kann und sollte nur von einem Arzt abschließend beantwortet werden, der mit den besonderen Gegebenheiten der Repatriierung vertraut ist. Er muss die zur Verfügung stehenden Mittel kennen und auf dem Gebiet der Rückholflüge mit ihren speziellen Problemen ausreichende Erfahrung besitzen.

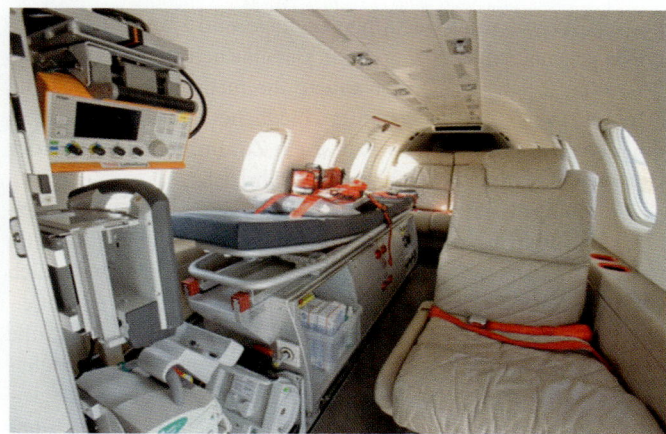

Abb. 52.10 Innenansicht einer Lear 35 der DRF Luftrettung mit Stretcher [W946]

Bei der Auswahl des für die Rückholung geeigneten Verkehrsmittels hat man mehrere Möglichkeiten. Dem **Stretchertransport** (Stretcher = Krankenliege zum Einbau in Flugzeuge) auf Linienflügen (➤ Abb. 52.10) steht das speziell ausgestattete **Ambulanzflugzeug** und bei kürzeren Entfernungen gelegentlich auch der **Transporthubschrauber** gegenüber. Die Auswahl des Transportmittels sollte neben der Entfernung vom Gesundheitszustand des Patienten und von den für die Rückholung benötigten medizinischen Geräten abhängig gemacht werden.

> **MERKE**
> Die **Durchführungsmaxime** für die Repatriierung lautet: Schnell, aber mit maximaler Sicherheit.

Vor der Durchführung eines Flugs sind bei der **Einsatzgrobplanung** folgende Punkte zu beachten:
- Auswahl der Flight Crew (Anzahl, Qualifikation)
- Auswahl der Medical Crew (Anzahl, medizinische Qualifikation, flugbetriebliche Qualifikation, z. B. absolviertes Emergency-Training)

Bei der anschließenden **Einsatzdetailplanung** sind folgende Punkte zu beachten:
- Vorlaufzeit (Dauer abhängig von der Einsatzregion)
- Flugwegplanung
- Planung der medizinischen Logistik
- Festlegung des medizinischen Anforderungsprofils
- Flughöhenrestriktion (Atemphysiologie, Gasausdehnung)
- Beschleunigungsfaktoren
- Luftfeuchtigkeit
- Restriktionen der Druckänderung
- Überprüfung der flugbetrieblichen Restriktionen
- Reichweite abhängig von der Flughöhe
- Wetter
- Airfield Performance
- Politische Restriktionen

Bei der Durchführung der Ambulanzflüge sind zwei **Aufgabenbereiche** gegeneinander abzugrenzen. Der eine betrifft die fliegerische Besatzung (Flight Crew), der andere die medizinische Besatzung (Medical Crew). Sie haben unterschiedliche Aufgaben, die allerdings so zu koordinieren sind, dass ein **Zusammenwirken beider Gruppen** die Einsatzdurchführung gewährleistet.

Die Mindestbesatzung für Ambulanzflüge besteht aus zwei Piloten als **Flight Crew.** Bei längeren Flügen muss eine komplette weitere Cockpit Crew mitgenommen werden, um durch gesetzlich vorgeschriebene Ruhezeiten den zeitlich reibungslosen Ablauf einer Repatriierung nicht zu gefährden. Ab einer Flugzeuggröße von mehr als 20 Tonnen Gesamtgewicht müssen auch Flugbegleiter der Crew angehören. Die gesetzliche Anzahl von Flugbegleitern wird i. d. R. durch die **Medical Crew** gewährleistet. Die Konsequenz ist, dass Notfallsanitäter/Rettungsassistent und Arzt plötzlich Besatzung im Sinne des Luftrechts sind. Sie unterliegen den Flugdienstzeiten und sind im Notfall neben der Patientenbetreuung für die Vorbereitungen der Kabine zur Notlandung oder Kabinenevakuierung zuständig. Aus diesem Grund ist bei der Auswahl der Medical Crew auch die flugbetriebliche Qualifikation von Bedeutung.

Vor einem Ambulanzflug sind **Vorlaufzeiten** einzurechnen, deren Dauer abhängig von der Einsatzregion ist. In diesem Zeitraum werden die Flugwegplanung durchgeführt, Visa- und Überflugsgenehmigungen eingeholt und technische und medizinische Restriktionen einkalkuliert.

> **MERKE**
> Die optimierte zeitliche, organisatorische Detailplanung der Flugdurchführung ist Voraussetzung für einen reibungslosen Flugablauf.

Bei der eigentlichen **Einsatzdurchführung** sind folgende Punkte zu beachten:
- **Aufgaben der Flight Crew:** Vorflugkontrolle, Flugdurchführung Hinflug, Optimierung der Bodenlogistik am Rückholflughafen, operationelle Kommunikation, Hilfe bei Patientenbe- und entladung, Durchführung Rückflug unter Umsetzung medizinischer Anforderungen an das Flugprofil (z. B. Beschleunigung, Druck)
- **Aufgaben der Medical Crew:** Vollständigkeitskontrolle Equipment, Medikamente etc., Funktionsprüfung der Geräte vor Abflug, Briefing mit Flight Crew vor Abflug, Optimierung des Bodentransports, Prüfung der Transportfähigkeit vor Ort, Patientenaufklärung, Patientenbetreuung an Bord, evtl. Anschlusstransport (➤ Abb. 52.11)

Die **Kommunikation** zwischen Medical und Flight Crew dient dem Informationsaustausch zwischen Piloten und medizinischer Besatzung sowie der Weitergabe von Handlungsanweisungen an die jeweils andere Gruppe im Normalbetrieb. Folgende Informationen sind dabei zu beachten:
- Details zum Flugstatus
- Details zum Patientenstatus
- Konsequenzen aus der Änderung von Flug- bzw. Patientenstatus
- Information über Systemausfälle
- Besonderheiten und daraus abgeleitete Handlungskonsequenzen

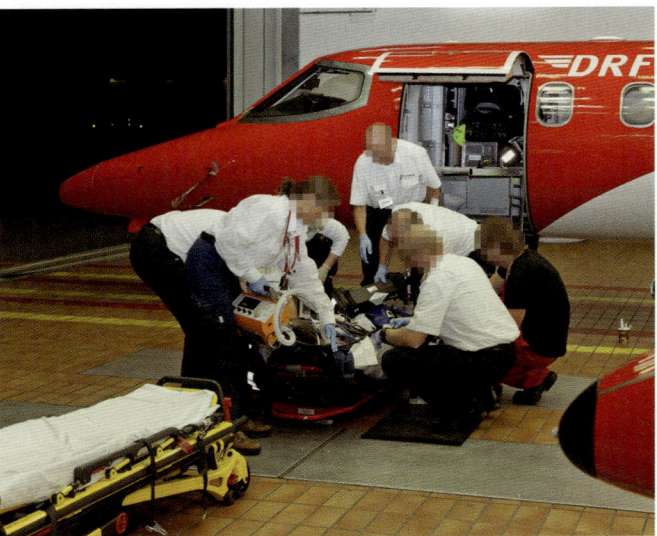

Abb. 52.11 Rückholung mit einer Lear 35 der DRF Luftrettung [W946]

52.1.6 Ausbildung im Bereich Luftrettung

Jeder RTH ist mit einem Notarzt und einem Rettungsassistenten bzw. künftig mit einem Notfallsanitäter besetzt. Die auf den ITH eingesetzten Notärzte und Rettungsassistenten bzw. Notfallsanitäter verfügen über eine **spezielle intensivmedizinische Qualifikation.**

Notfallsanitäter/Rettungsassistent, Pilot und Arzt sollen ein **eingespieltes Team** bilden. Wesentliche Voraussetzung für die Flugsicherheit ist daher ein möglichst geringer Personalwechsel. Dies gilt für Notfallsanitäter/Rettungsassistent gleichermaßen wie für Ärzte und Piloten.

Diese Lehrinhalte werden dem Notfallsanitäter/Rettungsassistent in einem zehntägigen Lehrgang zum HEMS-TC nach EU-OPS vermittelt. Durch Verordnung des Bundesministeriums für Verkehr, Bau- und Wohnungswesen (BMVBW) wurden diese Vorschriften der EU-OPS Joint Aviation Authorities (JAA) ab 1. Oktober 1998 – als „JAR-OPS 3 deutsch" seit 29. Oktober 2014 – rechtskräftig vorgeschrieben. JAR-OPS 3 EU-OPS enthält ein Kapitel Helicopter Emergency Medical Service (HEMS), das sich speziell Noteinsätzen mit Hubschraubern widmet.

EU-OPS definiert den Notfallsanitäter/Rettungsassistent als Helicopter Emergency Medical Service – Technical Crew (HEMS-TC), der aufgrund dieser Rechtsstellung eine **besondere Ausbildung** benötigt. Der Notarzt auf dem Hubschrauber gilt formell nicht als Besatzungsmitglied, sondern als medizinische Begleitperson und muss deshalb die Ausbildung nicht nachweisen.

Für das Erreichen dieses **Ausbildungsziels** ist die theoretische Unterweisung die unabdingbare Voraussetzung. Für den Bereich Flugtechnik und Flugsicherheit müssen Kenntnisse aus den Fächern Luftrecht, Technik, Navigation und Meteorologie vermittelt werden.

Für den Bereich **Luftrecht** muss der Notfallsanitäter/Rettungsassistent über die Gliederung des Luftraums, über Luftverkehrsregeln, Außenstarts und -landungen, Inanspruchnahme von Sonderrechten, Rechts- und Verfahrensgrundsätze für die Mitnahme von

Personen in Luftfahrzeugen und über die Möglichkeiten und Grenzen seiner Unterstützung des Piloten Bescheid wissen.

Im Unterrichtsfach **Technik** erhält der Notfallsanitäter/Rettungsassistent einen Überblick über den Aufbau des RTH, seine Maße und Leistungsdaten, die Systemverträglichkeit der elektronischen Ausrüstung mit der medizinischen Ausrüstung sowie über die Funktion und Handhabung der Funk- und Navigationsgeräte. Um dem Piloten beim Navigieren, insbesondere bei der Zielfindung in unbekanntem Gelände, bei Schlechtwetter oder Nachtflugbedingungen, helfen zu können, muss er die wichtigsten **Navigationsmittel** und deren Anwendung kennen. Dazu gehören neben der Funknavigation auch Methoden der Weg-/Zeitberechnung und Standortbestimmung und der terrestrischen Navigation. Da der Flugbetrieb ausschließlich nach Sichtflugregeln durchgeführt wird, interessieren im Fach **Meteorologie** vor allem die besonderen Wettererscheinungen wie Nebel, Vereisung, Gewitter und ihre Auswirkungen auf den Flugbetrieb.

Die **Ausbildung zum HEMS-TC** umfasst i. d. R. folgende Inhalte:
- Flugtechnik und Sicherheit: Luftrecht, Technik, Navigation, Meteorologie, Flugeinsatz, Unfall- und Feuerverhütung, Gefahrenabwehr, Verhalten bei Störungen
- Organisation: Grundlagen des Luftrettungsdienstes, Einsatzdokumentation, Einsatzkosten, Einsatzaktivierung, RTH-Ausstattung (z. B. medizinisch-technisches Gerät, Funkgeräte), Kenntnis des Einsatzgebiets, Versicherungsfragen
- Medizin: Einflüsse auf den Patienten (z. B. Veränderungen des Luftdrucks, Veränderungen des Sauerstoffdrucks oder Schwingungseinflüsse), Einflüsse auf das Gerät (z. B. Veränderungen des Luftdrucks, Schwingungseinflüsse), Patientenvorbereitung, Anwendung von medizinisch-technischem Gerät.

Weiterführende Ausbildung für medizinische Luftrettungsteams

Neben dem Piloten und dem beschriebenen Notfallsanitäter/Rettungsassistent, der als HEMS-TC speziell ausgebildet ist, besteht die medizinische **Besatzung** aus einem in der Notfallmedizin erfahrenen Arzt, d. h., mit Fachkundenachweis Rettungsdienst/Zusatzbezeichnung Notfallmedizin. In aller Regel kommen Fachärzte für Anästhesie, aber auch für Chirurgie und Innere Medizin zum Einsatz.

Grundsätzlich gilt die Pflicht zu Fortbildung und deren Nachweis für Fachärzte in Krankenhäusern alle 5 Jahre. Die Fortbildungsschwerpunkte der Luftrettungsorganisationen für die medizinischen Teams orientieren sich an den spezifischen Erfordernissen des Luftrettungsdienstes. Neben einsatztaktischen und medizintechnischen Besonderheiten müssen ein hoher Anteil von Einsätzen mit **Traumapatienten** sowie eine überdurchschnittlich große Anzahl von **Kindernotfällen** in der Luftrettung berücksichtigt werden.

Neben reinem **Skill-Training** (Technical Skills, das Trainieren von manuellen Fähigkeiten) wird in den Trainingskonzepten auf folgende Aspekte Wert gelegt: Teambildung, Kommunikation im Einsatz, Decision Making und Crew Resource Management (CRM, Human Factors, Non-Technical Skills, ➤ Abb. 52.12). Ein weiterer Fokus richtet sich auf den Bereich der **Schnittstellen** zum bodenge-

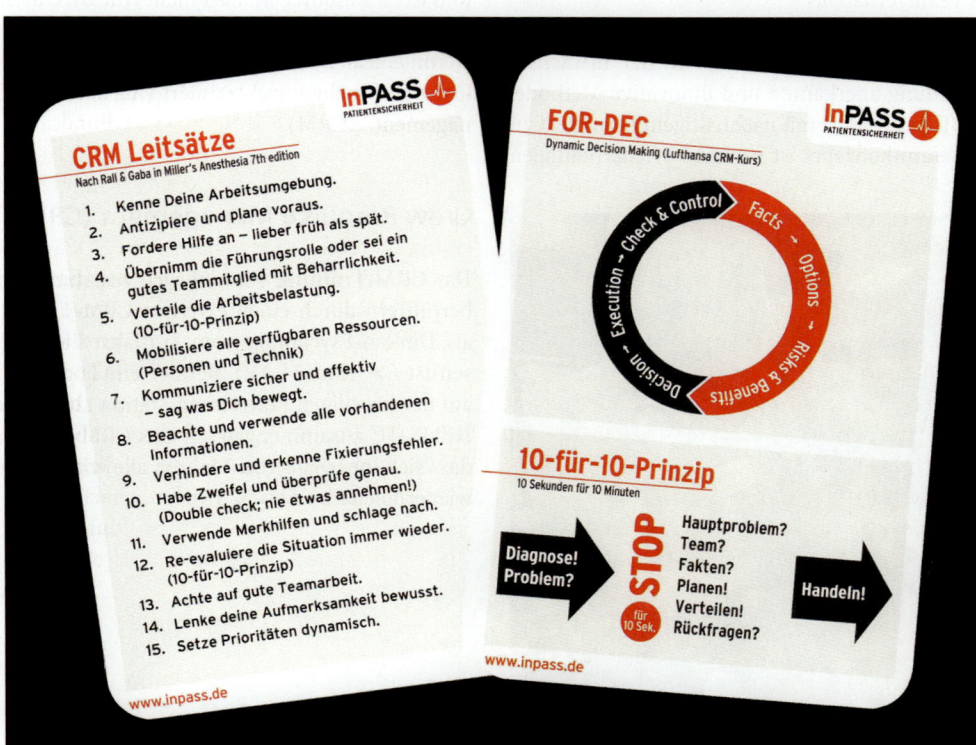

Abb. 52.12 CRM Karten [O988]

bundenen Rettungsdienst und zur Klinik. Darüber hinaus muss berücksichtigt werden, dass die Luftrettung einen relativ großen Anteil i. d. R. zeitkritischer Sekundärtransporte, auch über größere Distanzen, zu bewältigen hat. Daher muss den **spezifischen Erfordernissen des Intensivtransports** in einem Fortbildungskonzept Rechnung getragen werden.

Luftgebundene Intensivtransporte sind **grundsätzlich Teamarbeit.** Das Gelingen eines Transports hängt wesentlich von einem gut aufeinander eingespielten Team ab, sodass Kurskonzepte wie der Intensivtransportkurs nach DIVI z. B. ausdrücklich die Einbeziehung der auf einer Luftrettungsstation tätigen Notfallsanitäter/Rettungsassistenten vorsieht. In den Szenarien der Praxisstationen können gezielt komplizierte Transportszenarien abgebildet und trainiert werden. Darüber hinaus wird auch dem zunehmenden Transport von Patienten mit Organersatzverfahren (IABP, ECMO, PECLA) innerhalb des Kurskonzepts Rechnung getragen.

Teamorientierte Trainingskonzepte in der Luftrettung

Um generell die **Teamarbeit** zu trainieren wird in strukturierten Ausbildungskonzepten die Modularisierung von Kurskonzepten zu sog. Technical und Non-Technical Skills angewandt. Nachgewiesene Effekte von **Simulationsteamtrainings** sind:
- Verbesserung im medizinischen Bereich
- Verbesserung im Bereich Fehlervermeidung (Human Factors, CRM)
- Verbesserung des Notfallmanagements
- Verbesserung des Teamverhaltens
- **Erhöhung der Sicherheitskultur**

Simulatorbasierte Teamtrainings sind eine in der Erwachsenen-/Expertenweiterbildung anerkannte und innovative Methode, Verfahrensweisen im Team vor Ort mit nachhaltigem Lerneffekt zu trainieren. Ziel des Gesamtkonzepts ist es, über Wiederholungen

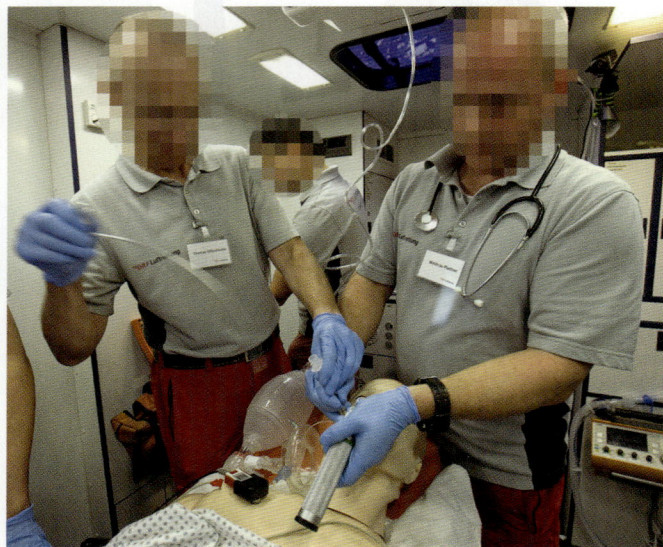

Abb. 52.13 Simulatorbasiertes Teamtraining [W946]

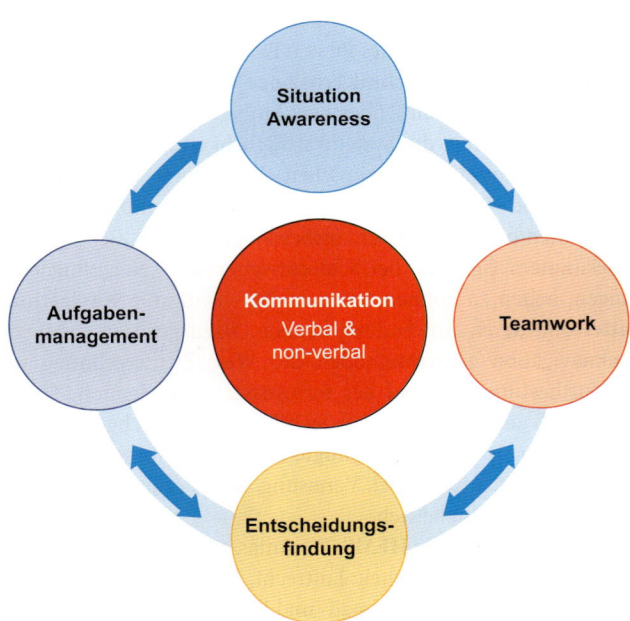

Abb. 52.14 Crew Resource Management (CRM) [O988/L143]

von Technical und Non-Technical Skills alle für den Luftrettungsdienst essenziellen Fähigkeiten (Expert Status) aus- und fortzubilden (➤ Abb. 52.13 und ➤ Abb. 52.14).

In den simulatorbasierten Teamtrainings mit Audio-Video-Assistenz wird insbesondere auf folgende Aspekte Wert gelegt: Teambildung, Kommunikation im Einsatz, Dynamic Decision Making und Crew Resource Management (CRM). Durch die spezifische Berücksichtigung des Umfelds Hubschrauber werden auch gezielt sog. Aeromedical Decisions und ihre Auswirkungen auf Patient und Crew besprochen und trainiert (Aeromedical Crew Resource Management, ACRM).

Crew Resource Management (CRM-Training)

Das **CRM-Training** wird jährlich zusammen mit den Hubschrauberführern durch einen externen CRM-Trainer durchgeführt, der als Diplom-Psychologe vom Luftfahrt-Bundesamt (LBA) zugelassen ist (➤ Kap. 11.3.2). Bei der eintägigen Schulung werden alle auf der jeweiligen Luftrettungsstation tätigen Rettungsassistenten/HEMS-TC zusammengefasst. Das CRM-Training ist so aufgebaut, dass sich innerhalb von 3 Jahren alle vorgeschriebenen Lerninhalte wiederholen (➤ Abb. 52.15).

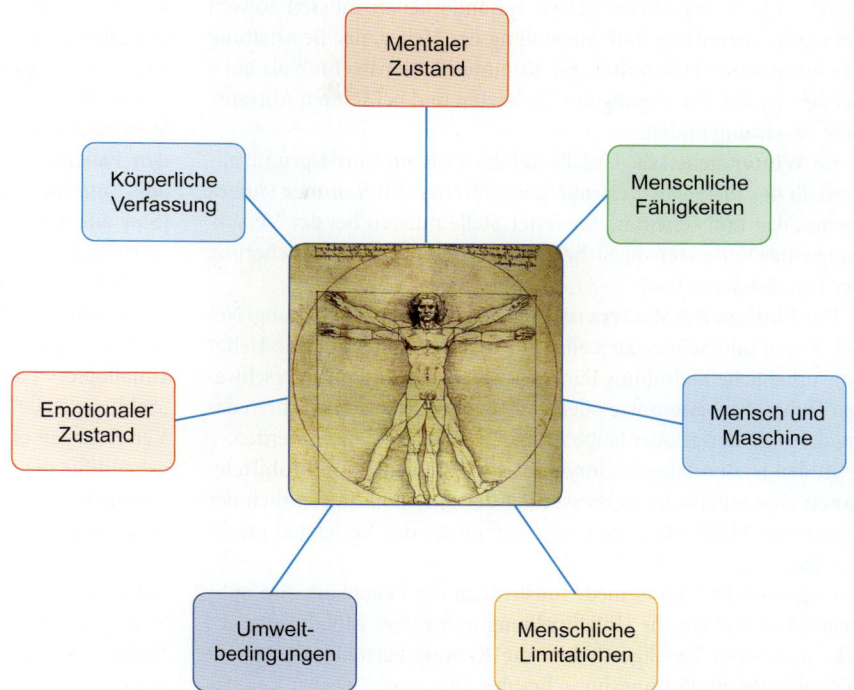

Abb. 52.15 CRM Human Performance and Limitations
[P097/L143/J787]

52.2 Bergrettung

52.2.1 Geschichte der Bergrettung

Das Gebirge bedeutete für unsere Vorfahren für lange Zeit Gefahr und Risiko. Diese Einstellung änderte sich erst im letzten Drittel des 19. Jahrhunderts. Immer mehr Besucher aus gebirgsfernen Gegenden, vor allem aus Großstädten wie Wien oder München strömten nun in die Berge.

Zunächst erfolgte die **Bergung von Verunglückten** durch Bergführer, Gendarmen oder Freiwillige. Später übernahmen die Alpenvereine zunächst unorganisiert die Bergrettung.

Durch die rasch zunehmende Zahl der Bergsportler stieg die Unfallzahl und damit die **Notwendigkeit eines organisierten Rettungsdienstes.** Es entstanden der alpine Rettungsdienst des deutschen und österreichischen Alpenvereins, der Gebirgsunfalldienst des Roten Kreuzes und 1920 die Bergwacht durch Fritz Berger. Nach dem Zweiten Weltkrieg wurde die **Bergwacht** in jetziger Form im Bayerischen Roten Kreuz neu gegründet.

52.2.2 Strukturen der Bergrettung (national/international)

In Bayern sind die örtlichen Bergwachten für Rettungseinsätze in ihrem Bereich zuständig. Die **Bergwacht Bayern** hat Ihr **Zentrum für Organisation und Ausbildung** (ZSA) in Bad Tölz. Dieses ist weltweit derzeit einzigartig. In der großen Halle des ZSA ist das Hubschraubertraining ebenso möglich wie das Training der Wasserrettung und Seilbahnrettung.

Die **Deutsche Bergwacht** ist eine Organisation des Deutschen Roten Kreuzes. Im Schwarzwald stellt die Bergwacht eine selbstständige Rettungsorganisation dar.

In Österreich wird die Bergrettung durch den **österreichischen Bergrettungsdienst** als landesweit unabhängige Rettungsorganisation durchgeführt.

In Südtirol übernimmt die Bergrettung der Bergrettungsdienst im **Alpenverein Südtirol,** in Italien das **Corpo Nazionale Soccorso Alpino e Speleologico** (C. N. S. A. S), in Frankreich überwiegend die Alpine Gendarmerie.

Im **Himalaya** (Nepal) befindet sich eine organisierte Bergrettung erst im Aufbau, momentan sind hier die einzelnen Expeditionen oder Bergsteigergruppen im Wesentlichen selbst für eine Rettung verantwortlich. In den **Anden** und in **Nordamerika** existieren lokale Bergrettungsgruppen, jedoch keine überregionale Organisation.

52.2.3 Notfallort Gebirge

Unfälle im Gebirge bringen besondere Probleme mit sich, die ein früherer Landesarzt der bayerischen Bergwacht (Neureuther) treffend beschrieben hat: „*Der Unfallort im Gebirge ist schöner als der im flachen Land, aber er ist höher, schwieriger und kennt keine Grenzen. Er ist entweder zu heiß, zu kalt oder zu nass, ein Arzt kann nicht einfach gerufen werden und ein Krankenwagen nicht einfach vorfahren."* Diese Besonderheiten müssen sowohl bei der Vorbereitung und Ausbildung der Helfer, der Beschaffung der technischen Hilfsmittel, der Kommunikationstechnik als auch bei der Art der Versorgung des Verletzten und bei seinem Abtransport Beachtung finden.

Im **Winter** stehen die Unfälle auf der Piste im Vordergrund, außerhalb der Piste Lawinen und Schneebretter. Im **Sommer** sind es Steinschlag und Gewitter. An erster Stelle müssen bei der Versorgung eines Verletzten die Sicherheit der Retter und die Absicherung der Unfallstelle stehen.

Der **Einfluss des Wetters** ist von entscheidender Bedeutung. Nebel, Regen und Schneefall stellen für den Verletzten und die Helfer eine erhebliche Bedrohung dar. Diese Wetterbedingungen erschweren Hubschraubereinsätze oder schließen sie oft aus und führen dazu, dass schwierige oder lange Anmarschwege notwendig werden.

In den letzten Jahren konnte durch den **Einsatz von Mobiltelefonen** eine erhebliche Verbesserung der Situation hinsichtlich der Dauer von Meldefristen und des Auffindens des Verletzten erzielt werden.

Es gibt große Unterschiede hinsichtlich der Zeitabläufe. Im optimalen Fall erreicht die Unfallmeldung meist über Mobiltelefon direkt nach dem Unfallgeschehen die Rettungsleitstelle. Bei gutem Wetter kann ein Rettungshubschrauber in kurzer Zeit den Verletzten erreichen, versorgen und abtransportieren. Anderseits gibt es jedoch immer wieder Notfälle, bei denen lange Zeit vergeht bis die Meldung eintrifft und das Hilfsteam den Notfallort oft unter Gefahren und großen Anstrengung erreicht. Besonders problematische Situationen entstehen, wenn Personen allein unterwegs sind, verunglücken und keine Verbindung über ein Telefon schaffen können.

Der Verletzte in den Bergen sollte so viel Notfallmedizin wie möglich und sinnvoll am Notfallort erhalten. Jedoch muss eine **situationsgerechte Versorgung** angestrebt werden.

Bei **großen objektiven Gefahren** wie z.B. Absturzgefahr, Steinschlag oder Lawinengefahr muss der Verletzte ohne jegliche Versorgung aus dem Gefahrenbereich gebracht werden. Diese Methode wird als **Kaperbergung** beschrieben und stellt hohe Anforderungen an das Rettungsteam, speziell bei Einsatz des Hubschraubers.

Es gibt jedoch auch Notfälle, bei denen es möglich ist, das ganze Spektrum der Notfallmedizin durchzuführen. Die Entscheidung, den Patienten ohne Versorgung aufzunehmen (Scoop and Run) oder am Notfallort eine vollständige Versorgung durchzuführen (Stay and Play), ist oft schwierig und erfordert ein hohes Verantwortungsbewusstsein.

Wichtig für die Entscheidung über das Ausmaß der Versorgung nach Eintreffen des ersten Helfers sind die Einschätzung der objektiven Gefahren und die Beurteilung des Verletzungsmusters des Unfallopfers (➤ Abb. 52.16). Die **Erstuntersuchung** ist daher die „Schlüsselstelle" der Erstversorgung, da hierbei lebensbedrohliche Verletzungen erkannt und behandelt werden müssen. Sie ist maßgebend für die Einleitung der Rettungsaktion und bestimmt deren Ausmaß und Dringlichkeit. Diese Erstuntersuchung muss einen **strukturierten Ablauf** haben, der in der Ausbildung gut zu vermitteln und zu erlernen ist. Wichtig ist hierbei, dass alle an der Rettung Beteiligten diesen Ablauf kennen. Das Ablaufschema ist an die Strukturen des Advanced Trauma Life Support (ATLS) oder des Prehospital Trauma Life Support (PHTLS) angelehnt und berücksichtigt das Prinzip *„Treat first what kills first."*

52.2.4 Besonderheiten der Bergrettung und notwendige Ausrüstung

Bei jedem Unfall oder Notfall in den Bergen kommt dem **Ersthelfer** („Bergkamerad") eine besondere Bedeutung zu. Häufig ist dieser mit der Situation auf sich allein gestellt und zudem für den Betroffenen oftmals die einzige Möglichkeit, adäquate Hilfe zu bekommen. Die Kameradenhilfe ist häufig lebensrettend. Der Ablauf eines Einsatzes der **Bergrettung** sollte nach folgendem **Prinzip** erfolgen:

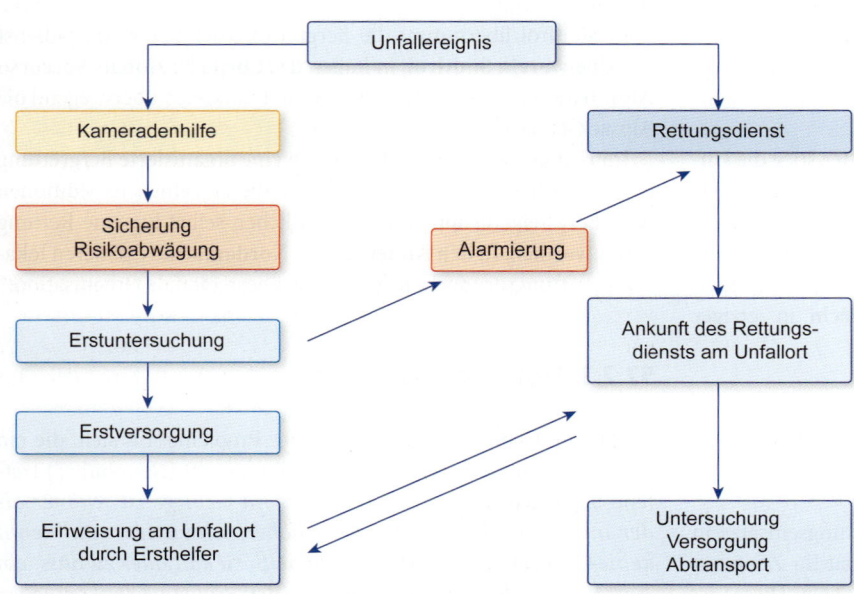

Abb. 52.16 Erstuntersuchung bei einem Unfallopfer im Gebirge [P096/L231]

Auch für den Ersthelfer bzw. Kameraden ist ein Notfall bzw. Unfall eine außerordentliche Herausforderung. Er muss die Risiken des Unfallorts abwägen, den Unfall zeitnah melden und eine medizinische Erstversorgung durchführen. Der Patient sollte hierzu an einem sicheren Platz stabil gelagert werden. Im Fall eines Herz-Kreislauf-Stillstands, z. B. bei einem Herzinfarkt, kann eine Reanimation durch den Ersthelfer sogar lebensentscheidend sein. Zumindest in einer Gruppe ist eine Tourenapotheke zu empfehlen. Für den Inhalt der Tourenapotheke gilt grundsätzlich: „*Only use what you know how to use.*" Klare und detaillierte Anweisungen für den Gebrauch müssen beigefügt sein. Es wäre wünschenswert, dass Organisationen wie der Alpenverein seine Mitglieder medizinisch auf diese Notfälle vorbereitet.

Besondere Anforderungen an die Ersthelfer stellt ein **Lawinennotfall.** Ersthelfer sind hier die Einzigen, die durch gezieltes und rasches Auffinden des Verschütteten dessen Überleben möglich machen können. Dazu benötigen sie jedoch die entsprechende Ausrüstung wie z. B. ein **Verschüttetensuchgerät.** Wichtig ist, dass eine Einweisung in die Benutzung des Geräts erfolgt ist und die Anwendung durch regelmäßiges Training geübt wird.

Meldung des Unfalls

Meist werden Bergunfälle heute über Mobiltelefon gemeldet. Hierbei sollte der Melder den Ort, von dem aus er telefoniert, nicht verlassen und somit als Ansprechpartner verbleiben. Er muss den Unfallort so genau wie möglich beschreiben und auf Erkennungsmerkmale (z. B. Kleidung oder markante Geländeformationen) hinweisen. Es gibt jedoch nach wie vor Unfälle, bei denen der Einsatz eines Mobiltelefons nicht möglich ist. Hier ist es wichtig, dass der beste und sicherste Bergsteiger einer Gruppe mit ausreichenden Ortskenntnissen dazu eingesetzt wird, die Meldung weiterzuleiten.

Beim Eintreffen der Notfallmeldung alarmiert die Rettungsleitstelle den für das Gebiet zuständigen Einsatzleiter über Melderschleife. Er bestimmt dann den weiteren Ablauf. Die Kommunikation der Bergretter erfolgt in Zukunft über Digitalfunk. Probleme können bei grenzüberschreitenden Einsätzen durch die unterschiedlichen Funkfrequenzen auftreten.

Bei der Bergrettung wird zwischen der **terrestrischen Rettung,** d. h. bodengestützten, und der **Luftrettung** unterschieden. Häufig erfolgt in der Bergrettung eine Kombination von terrestrischer Rettung und Luftrettung.

Terrestrische Rettung

Ackja

Im Winter wird für terrestrische Einsätze ein **Rettungsschlitten (Ackja)** verwendet (> Abb. 52.17). Für Einsätze außerhalb der Pisten kann dieser zerlegt und somit von mehreren Personen getragen werden.

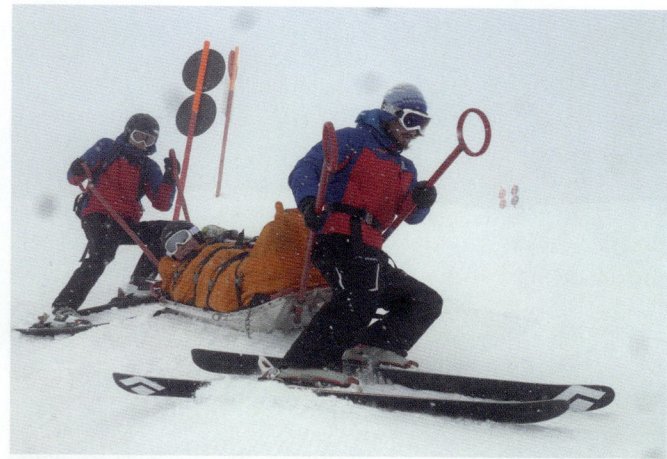

Abb. 52.17 Rettungsschlitten (Ackja) [W928]

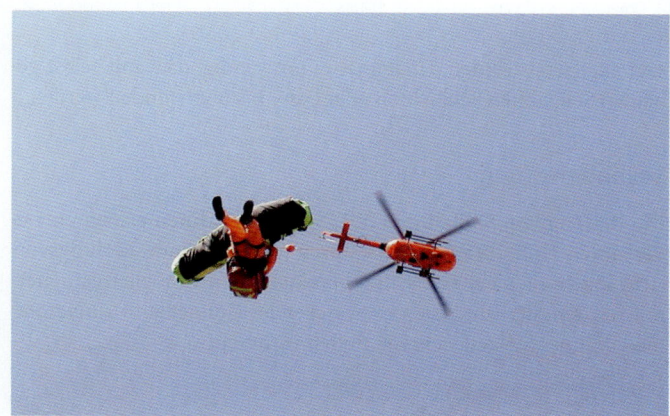

Abb. 52.18 Bergesack [W928]

Bergesack

Der **Bergesack** (> Abb. 52.18) wird sowohl in der terrestrischen als auch in der Luftrettung im Sommer und im Winter als **Standardrettungsmittel** eingesetzt. Er gibt dem Patienten Wärme, Schutz und kann auch mit einliegender Vakuummatratze verwendet werden. Durch entsprechende Aufhängesysteme werden diese Bergesäcke auch für Winden- oder Tauberge-Einsätze mit dem Hubschrauber verwendet.

Gebirgstrage

Dieses **wannenartige Transportgerät** (> Abb. 52.19) findet in der Sommerrettung seine Verwendung. Die Tragen sind meist teilbar und so leichter zu transportieren. Im steilen Gelände oder auf Schneefeldern können sie ähnlich wie Schlitten verwendet und durch Seile in der Falllinie herabgelassen werden. Zusätzlich ist es möglich, ein Rad und Holme an beiden Seiten zu montieren.

Canyon- und Höhlenrettung

Für eine **Canyon- oder Höhlenrettung** sind komplett andere Rettungsmittel erforderlich. Die Ausrüstung des Retters muss dem Ein-

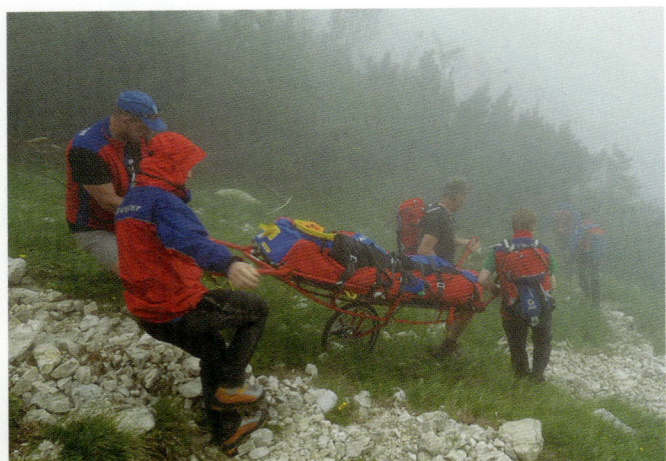

Abb. 52.19 Gebirgstrage [W928]

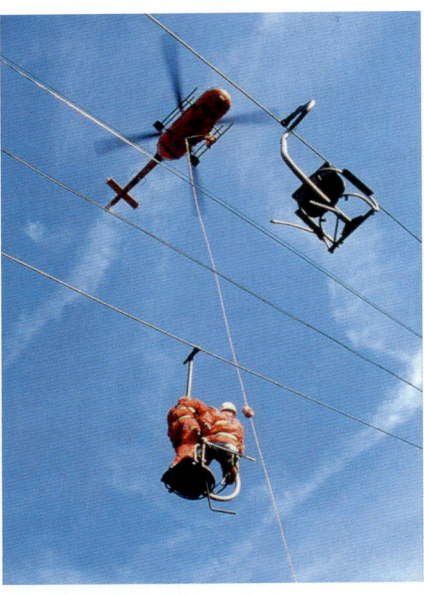

Abb. 52.20 Luftrettung mit Rettungstau [W928]

satz angepasst werden. Häufig ist es notwendig, dass mit selbst gebauten Seilbahnen Schluchten oder Canyons überwunden werden.

Seilbahnrettung

Die Rettung von **Seilbahnen** oder von **Bergbahnen** erfolgt entweder durch Hubschrauber oder durch entsprechende Rettungsvorrichtungen, falls ein Hubschraubereinsatz nicht möglich ist. Hiermit werden die Fahrgäste der Sessel- oder Gondelbahn aufgenommen und per Seil auf sicheren Boden verbracht.

Luftrettung

Für die Bergrettung werden Hubschrauber benötigt, deren medizinische Ausrüstung den internationalen Standards entspricht und die die Möglichkeit zu einer Bergung mit einem **Fixtau** oder einer **Winde** bieten. Sie müssen genug **Zuladungsmöglichkeiten** sowie genug **Leistung** auch in größeren Höhen haben. Solche Hubschrauber waren ab 1955 verfügbar. Ab 1966 wurden das **Rettungstau** (➤ Abb. 52.20) und das **Horizontalnetz** zur Bergung von Verunglückten eingesetzt.

Es gibt verschiedene Möglichkeiten für den Einsatz eines Hubschraubers. Häufig kann die Maschine direkt neben den Verletzten landen. Dies ist die einfachste, schnellste und sicherste Methode der Versorgung. Wenn das Gelände dies jedoch nicht erlaubt, kann der Einsatz im Schwebeflug erfolgen. Dies ist jedoch eine mehr oder weniger instabile und risikoreiche Flugsituation.

Einsätze mit Winden oder alternativ mit fixem Tau sind häufig. Beide Methoden erlauben es sowohl Retter in unwegsamem Gelände abzusetzen als auch Retter und Patienten von dort aufzunehmen. Eine Besonderheit dieser Einsatzart stellt das sog. **Longline-Verfahren** dar. Hier wird mit Seillängen bis ca. 200 Meter gearbeitet, um Verletzte auch aus tiefen Schluchten oder überhängenden Wänden zu bergen. In Fällen mit hoher Gefährdung des Verletzten durch objektive Gefahren, bei exponierter Lage des Notfalls und grenzwertigen Wetterverhältnissen kommt die sog. **Kaperbergung** (➤ Kap. 52.2.3) zum Einsatz.

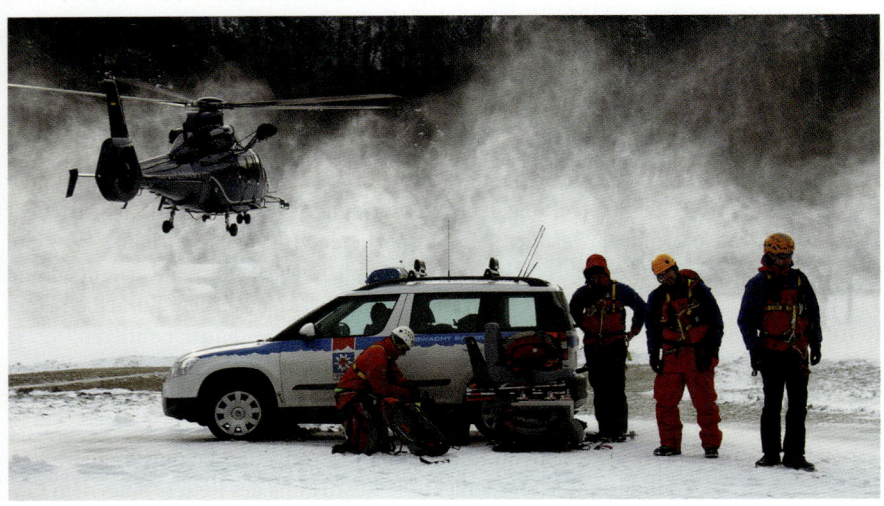

Abb. 52.21 Bergretter im Einsatz [W928]

52.2.5 Ausbildung und Anforderungen

Das in der Bergrettung eingesetzte Personal wird als **Bergretter** bezeichnet. Ergänzend zu den Bergrettern kommen im Einsatzfall häufig auch Notarzt und Rettungsfachpersonal zur medizinischen Versorgung zum Einsatz (➤ Abb. 52.21).

Bergretter beginnen in der örtlichen Bergwacht als **Anwärter**. Dort erhalten sie eine **bergsteigerische Ausbildung** sowohl für den Sommer (Klettern, Bergsteigen) als auch für den Winter (Skifahren). Zusätzlich wird eine **bergrettungstechnische Ausbildung** durchgeführt wie z. B. Anwenden des Seils, Sicherungsmethoden, Erkennen von objektiven Gefahren, Einsatztaktik und Kommunikation. Es folgen **Lehrgänge** in Sommer- und Winterrettung, Notfallmedizin sowie Hubschrauberrettung. Nach Bestehen der Lehrgänge wird der Anwärter zum Bergretter. Im weiteren Verlauf können dann zusätzliche Ausbildungsgänge zum Rettungssanitäter, Ausbilder, Hundeführer oder Einsatzleiter durchlaufen werden.

Notarzt

Jeder Verletzte oder Erkrankte in den Bergen sollte am Ort des Notfalls von einem Notarzt versorgt werden. Aufgrund der großen Anzahl von Einsätzen der Bergrettung mit medizinischem Hintergrund gibt es mittlerweile eine Spezialisierung von Notärzten zum **Bergrettungsnotarztes.** Diese Tätigkeit setzt eine Zulassung zum Notarzt (Zusatzbezeichnung Notfallmedizin) sowie die Integration in einer örtlichen Bergwacht voraus. Der Notarzt in der Bergwacht muss eine abgeschlossene **Bergrettungsausbildung (Bergwachtmann)** mit entsprechender körperlicher Fitness haben. Es gibt zudem verschiedene Weiterbildungen, in deren Verlauf das Diploma in Mountain Medicine, das Diploma in Mountain Emergency Medicine, das Diploma in Expedition and Wilderness Medicine sowie als höchste Stufe das Diploma als Mountain Emergency Doctor erworben werden können.

52.2.6 Typische Verletzungen und medizinische Probleme in den Bergen

Lawinennotfall

Personen, die von einer Lawine erfasst werden, erleiden oftmals schwere Verletzungen durch Kollisionen mit Bäumen oder Felsen sowie durch das Gewicht des oft nassen Schnees. Weiterhin sind sie bedroht durch Verlegung der Atemwege durch Schnee oder durch Behinderung der Atemmechanik durch die umgebenden Schneemassen. In den beiden letzten Fällen kommt es rasch zum Ersticken des Verletzten. Sollte jedoch ein schneefreier Raum um das Gesicht des Verletzten verbleiben **(Atemhöhle),** so ist ein Überleben für eine gewisse Zeit möglich, bis der im Schnee befindliche Sauerstoff aufgebraucht ist und die CO_2-Konzentration immer höher steigt.

Die Dauer der Verschüttung (➤ Abb. 52.22) ist hinsichtlich der Überlebenschancen von größter Bedeutung. In den ersten 10 Minuten nach Lawinenabgang sterben 9 % der Verunglückten an tödlichen Verletzungen, 91 % überleben jedoch die ersten 20 Minuten. In dieser Zeit ist nur eine Hilfe durch Kameraden möglich. Nach 30 Minuten Verschüttungsdauer fällt die Überlebensrate bereits auf 34 % ab. Nach einer Verschüttungsdauer von mehr als 35 Minuten steht die zunehmende **Hypothermie** im Vordergrund (➤ Kap. 42.2).

Grundsätzlich benötigen alle Patienten, die aus einer Lawinenverschüttung geborgen werden, Sauerstoff, einen Kälteschutz, ein Monitoring mit EKG und wenn möglich eine Kerntemperaturbestimmung. Ein venöser Zugang ist nur sinnvoll, wenn dies ohne Entkleiden des Patienten möglich ist. Die Gabe von Medikamenten wie **Epinephrin** oder **Vasopressin** in den Stadien III und IV der Hypothermie ist **nicht empfohlen,** da ihre Wirkung nicht sicher ist und da wegen des fehlenden Sauerstoffwechsels die Gefahr der Akkumulation bis hin zur toxischen Konzentration besteht.

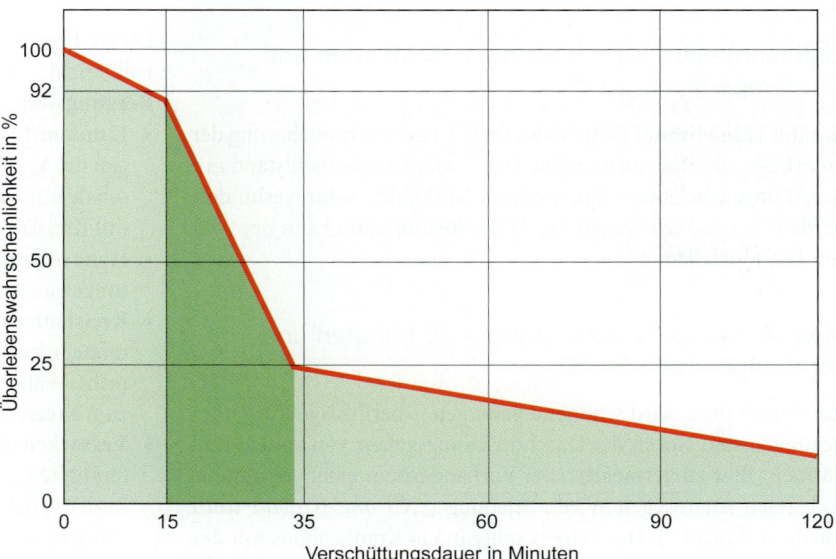

Abb. 52.22 Überlebenschancen nach einem Lawinenunglück [P096/L231]

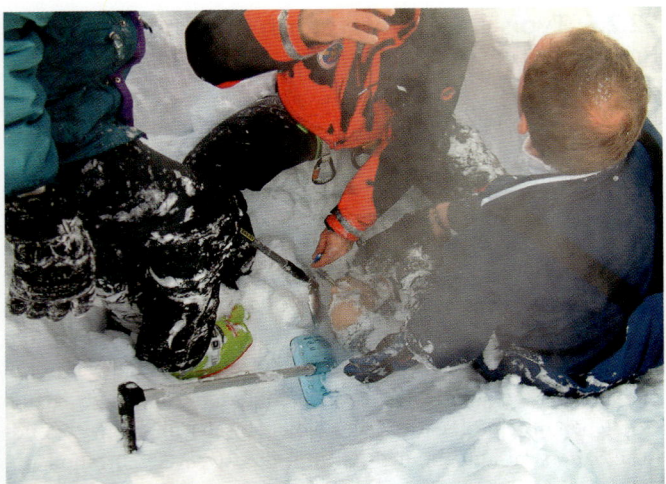

Abb. 52.23 Bergung eines Verunglückten aus einer Lawine [W928]

Ein **Lawinenunfall** stellt an die Rettungsmannschaften **hohe Anforderungen** hinsichtlich Einsatztaktik und Logistik. Bei allen Entscheidungen muss das Ziel der schnellen Rettung des Verletzten gegen das Risiko des Rettungsteams (Nachlawine, Schneebedingungen und meteorologische Fakten) abgewogen werden. Bergretter, Notärzte und Hundeführer mit Hunden (**Docs and Dogs**) müssen so schnell wie möglich auf der Lawine sein. Der Notarzt oder der für die medizinische Versorgung zuständige Bergretter sollte beim Auffinden und Ausgraben des Patienten vor Ort sein (➤ Abb. 52.23), um das weitere Prozedere mitzubestimmen. Wichtig ist hierbei, ob eine Atemhöhle vorhanden ist, ob diese mit Schnee gefüllt ist und das Vermeiden unnötiger Bewegungen des Verletzten, um kein kaltes peripheres Blut mit dem zentralen wärmeren Blut zu vermischen (Gefahr des sog. Afterdrop). Eine Pulsoxymetrie ist wegen der Zentralisierung selten sinnvoll. Hingegen sollte ein EKG-Monitoring durchgeführt werden, um vor allem auf Veränderungen wie Arrhythmien oder Kammerflimmern während und nach der Bergung des Patienten zu achten.

Maßnahmen bei Verschüttung ≤ 35 Minuten und Kerntemperatur ≤ 32 °C

Es zählt jede Minute! Erste Maßnahmen sind rasche Sicherung der Atemwege und Reanimation bei Atem- oder Kreislaufstillstand mit Herz-Lungen-Belebung. Ein weiteres Auskühlen sollte verhindert werden. Bei ausbleibendem Erfolg der Reanimation kann der Arzt den Tod feststellen.

Maßnahmen bei Verschüttung > 35 Minuten und Kerntemperatur > 32 °C

Der Verschüttete wird schonend geborgen. Überflüssige Körperbewegungen sind wegen der Durchmischungsgefahr von kaltem und warmem Blut zu vermeiden. Bei Vorhandensein einer Atemhöhle und freien Atemwegen Wiederbelebung („*No one is dead until warm and dead.*"). Der Patient sollte in ein Krankenhaus mit der Möglichkeit der **extrakorporalen Wiedererwärmung** (Herz-Lungen-Maschine) gebracht werden, am besten durch Lufttransport und unter Verwendung eines Geräts zur externen Herzdruckmassage (z. B. Lucas). Steht eindeutig fest, dass keine Atemhöhle besteht oder dass die Atemwege vollständig durch Schnee verstopft sind, kann die Wiederbelebung durch den Notarzt abgebrochen werden.

> **MERKE**
> **Überblick über Maßnahmen bei Lawinenverschüttung**
> - Notarzt rufen
> - Atemwege und Brustkorb freilegen
> - Auf Atemhöhlen achten
> - ABC-Sicherung
> - Rasche Bergung bei Verschüttungsdauer < 35 Min.
> - Schonende Bergung bei Verschüttungsdauer > 35 Min.
> - Reanimation bei Kreislaufstillstand
> - Wärmeerhalt
> - Andere Maßnahmen nach Notwendigkeit
> - Lückenlose Überwachung und Dokumentation

Ermüdung und Erschöpfung

Wird ein Organismus dauernd stark beansprucht kommt es zur **Ermüdung** (Lischke et al. 2008), die sowohl muskulär als auch geistig sowie häufig gemischt sein kann. Das Überschreiten der eigenen Leistungsgrenze in Kombination mit Energie- und Flüssigkeitsmangel, zu wenigen Pausen, Kälte und Nässe (mit der Folgen einer leichten Unterkühlung oder örtlichen Erfrierung) führt zu einem raschen Abfall der Leistungsfähigkeit bis hin zur Erschöpfung.

Im **Erschöpfungszustand** mobilisiert der Körper die letzten Reserven, er befindet sich in einer maximalen Stresssituation. Körpereigene Hormone wie Adrenalin oder Kortison haben eine wichtige Funktion für das Überleben in einer derartigen körperlichen Stressphase.

Bergungstod

Dieser Begriff ist nicht genau definiert. Es gibt im Wesentlichen Fallberichte, jedoch keine gesicherten Daten. Als **Ursachen des Bergungstods** kommen infrage:

- **Kammerflimmern:** nach längerer Kälteeinwirkung beim Bewegen des Verletzten Vermischung des kalten Bluts der Körperschale mit warmem Kernblut und dadurch Kammerflimmern mit Kreislaufstillstand.
- **Hypovolämie:** bei der Bergung wiederauftretende starke Blutungen aus gequetschten Extremitäten mit letalem Blutverlust.
- **Kreislaufzusammenbruch:** In Stresssituation halten die Hormone Adrenalin und Kortison lebenswichtige Funktionen aufrecht. Während und nach der Rettung fehlt der Stress, es kann zum Kreislaufzusammenbruch kommen.
- **Versacken des Blutes bei Lagewechsel:** Die Rettung eines unterkühlten Patienten muss schonend und unter Beachtung von Begleitverletzungen durchgeführt werden, möglichst ohne die Körperlage, in der der Patient vorgefunden wurde, zu verändern. Wird der Verunglückte in eine aufrechte Position ge-

bracht, kann dies zu einem Versacken des Blutes in die Beine und zu einem Absinken der Körperkerntemperatur führen. Im ungünstigsten Fall kann der rasante Abfall der Körperkerntemperatur (um bis zu 3 °C) reflektorisch einen Herz-Kreislauf-Stillstand auslösen (sog. **Afterdrop**, ➤ Kap. 42.2).

Erfrierung und Unterkühlung

➤ Kap. 42.2

Hängetrauma

Bei längerem Hängen im Seil, vor allem bei unzureichender Kletterausrüstung, kommt es zu einem **Pooling** des Blutes in den Beinen. Bei und nach der Rettung strömt zu viel Blut in den Organismus und kann durch Überlastung zu einem Herzversagen führen. **Bewusstlose** werden nach der Rettung in stabiler Seitenlagerung gelagert. Bei Bewusstlosigkeit und gleichzeitigem Atemstillstand wird die sofortige Wiederbelebung entsprechend der gültigen Guidelines eingeleitet. Die früher häufig vertretende Meinung, dass die aufrechte Körperhaltung des Absturzopfers während der Rettung einzuhalten und der Gerettete mit erhöhtem Oberkörper sitzend zu lagern ist lässt sich anhand wissenschaftlicher Daten bzw. Literatur nicht bestätigen.

Rotationstrauma

Beim Aufnehmen eines Bergesackes mit dem Hubschrauber kann der Bergesack beginnen, sich um die eigene Achse zu drehen. Dabei werden je nach Dauer des Vorgangs enorme Beschleunigungskräfte von bis zu 15 G im Kopf- und Beinbereich erreicht. Damit wird die Blutzirkulation stark beeinträchtigt und das Blut in den Kopf und die unteren Extremitäten verlagert. Dieses **Rotationstrauma** kann an folgenden Befunden erkannt werden:
- Unfallhergang bzw. Ablauf des Windenvorgangs
- Schwindel und Übelkeit
- Einblutungen im Gesichtsgewebe des Kopfes und der Füße und in den Augen
- Schockzeichen
- Bewusstseinsstörung bis Bewusstlosigkeit

MERKE
Beim Auftreten von Symptomen, die auf ein Rotationstrauma hinweisen, erfolgen ein Monitoring und eine Therapie entsprechend den Leitlinien.

Höhenerkrankungen

In den letzten Jahrzehnten hat sich die Zahl derjenigen Bergsteiger drastisch erhöht, die in Ländern mit hohen Bergen den Reiz und die Herausforderung suchen. Hier gilt der Grundsatz: *„If I want the ultimate thrill, I've got to be willing to pay the ultimate price."*

Etwa ein Drittel der Bergsteiger, die einen Achttausender bezwingen wollen, bezahlen den Versuch mit ihrem Leben (Berghold und Schaffert 2009).

Die Gefahren der Höhe sind Kälte, trockene Luft, erhöhte UV-Strahlung und vor allem Sauerstoffmangel. Je langsamer eine **Höhenanpassung** verläuft, umso mehr Zeit hat der Organismus, sich auf die veränderten Bedingungen einzustellen. Der **Sauerstoffmangel** führt nicht nur zu den verschiedenen Formen der **Höhenkrankheit,** sondern auch zu **Kälteschäden** (lokale Erfrierungen, Thrombosen und Thromboembolien). Als **Organic-Brain-Syndrom** wird eine Gehirnerschöpfung durch Sauerstoffmangel in größeren Höhen beschrieben. Sie wird für eine sehr hohe Unfallrate verantwortlich gemacht. Für Todesfälle von Bergsteigern in über 7000 Meter Höhe gibt es vier Ursachen, **die 4 Hypos:**
- Hypoxie
- Hypothermie
- Hypoglykämie
- Hypohydrierung

Die wichtigsten **Formen** der Höhenerkrankung sind
- Akute Höhenerkrankung (Acute Mountain Sickness, AMS)
- Höhenlungenödem (High Altitude Pulmonary Edema, HAPE)
- Höhenhirnödem (High Altitude Cerebrale Edema, HACE)

Von entscheidender Bedeutung zur **Vermeidung** dieser beschriebenen Erkrankungen ist zu beachten:
- Beginn einer Tour nur bei vollständiger Gesundheit und Leistungsfähigkeit
- Ausreichende Flüssigkeitsaufnahme und Ernährung während der Tour
- Langsamer Höhengewinn, vorsichtige und langsame Adaption an die Höhe
- Kritische Überwachung des eigenen Zustands
- Kritische Beobachtung der Begleiter der Tour

ACHTUNG
Beim Auftreten von Symptomen wie Kopfschmerzen, Leistungsreduktion, Ruhefrequenzerhöhung, Appetitlosigkeit, nächtlichen Atempausen und unruhigem Schlaf, Übelkeit und Erbrechen sowie Schwindel und Gleichgewichtsstörungen muss zum dringenden Abstieg unter Begleitung geraten werden. Dringend abgeraten wird von einer prophylaktischen medikamentösen Unterstützung zur Höhenanpassung (z. B. Diamox).

52.3 Wasserrettung

52.3.1 Geschichte der Wasserrettung

Bereits seit dem **Ende des 19. Jahrhunderts** gibt es Wasserrettungsstrukturen in Deutschland. Die anfänglichen Wasserrettungsbestrebungen des Roten Kreuzes wurden durch die Gründung des Arbeiter-Samariter-Bundes (ASB) und der Deutschen Lebens-Rettungs-Gesellschaft (DLRG) verstärkt. Anlass für die Gründung der DLRG war ein Seebrückenunglück auf Rügen im Sommer 1912. Heute wird die Wasserrettung vorrangig durch die DLRG und die

Wasserwacht sichergestellt. Alle beteiligten Organisationen leisten ihre Arbeit nahezu ausschließlich ehrenamtlich. Die **Wasserrettung** ist in Deutschland in den jeweilgen Landesrettungsdienstgesetzen erfasst, jedoch nicht einheitlich geregelt. Ebenso ist die Finanzierung ausgesprochen unterschiedlich, sodass die Verfügbarkeit länderspezifisch variiert.

52.3.2 Organisationen der Wasserrettung

Deutsche Lebens-Rettungs-Gesellschaft

Die **DLRG** besetzt mit ihren etwa 2 000 örtlichen Gliederungen und 1,3 Mio. Mitgliedern und Förderern unzählige Wasserrettungsstationen im Binnenland und an der Küste. Damit ist die DLRG die **größte freiwillige Wasserrettungsorganisation** der Welt. Aufgaben des Verbands sind außerdem unter anderem die Vorbeugung von Ertrinkungsunfällen, die Ausbildung von Schwimmern und Rettungsschwimmern, der Katastrophenschutz und die Gefahrenabwehr. In vielen Bereichen werden für die Wasserrettung ausgerüstete Schnelleinsatzgruppen (SEG) vorgehalten.

Wasserwacht

Als Gemeinschaft im Deutschen Roten Kreuz verfolgt die **Wasserwacht** vorrangig die Ziele der Wasserrettung. Darüber hinaus besteht oft eine enge Verbindung und Zusammenarbeit mit anderen Fachgruppen des DRK. Die Mitglieder der Wasserwacht besetzen Wasserrettungsstationen, leisten SEG-Einsätze und engagieren sich in der Ausbildung.

Arbeiter-Samariter-Bund (ASB)

Die Wasserrettung wird vom **ASB** als satzungsgemäße Aufgabe wahrgenommen. In diesem Rahmen betreibt der ASB, vor allem im Binnenland, einige Wasserrettungsstationen und bildet Rettungsschwimmer aus.

Deutsche Gesellschaft zur Rettung Schiffbrüchiger (DGzRS)

Die **Deutsche Gesellschaft zur Rettung Schiffbrüchiger** (DGzRS) versieht den **maritimen Such- und Rettungsdienst** (SAR, Search and Rescue) auf der Basis von Vereinbarungen mit der Bundesrepublik Deutschland. Dabei finanziert sich die Organisation größtenteils selbst, vor allem aus Spenden. Zur Erfüllung ihrer Aufgaben verfügt die DGzRS über 60 Seenotrettungsboote und -kreuzer, die teilweise hauptamtlich, meist jedoch ehrenamtlich besetzt werden. Koordiniert werden die Einsätze über die **Seenotleitstelle** (Maritime Rescue Coordination Centre, MRCC) in Bremen.

Weitere Organisationen

Neben den genannten Organisationen sind regelhaft auch die Feuerwehren in die Wasserrettung im Sinne der Gefahrenabwehr eingebunden. Außerdem werden bei der Bundesanstalt Technisches Hilfswerk (THW) **Fachgruppen Wassergefahren** vorgehalten, die unter anderem Pontonbrücken bauen und Lasttransporte durchführen können. Der Freiwillige Seenot-Dienst (FSD) ist ein Verein, in dem Freizeitskipper mit ihren Privatbooten Hilfe leisten.

52.3.3 Strukturen der Wasserrettung

Schnelleinsatzgruppen (SEG)

Die **Schnelleinsatzgruppen Wasserrettung** sind die Haupteinheiten des mobilen Wasserrettungsdienstes und verfügen unter anderem oft über geländegängige Fahrzeuge, über Boote und über Ausrüstung für Tauchgänge unter schwierigen Einsatzbedingungen. Oft ist eine Sprechverbindung zwischen dem Einsatztaucher und dem Signalmann vorhanden. Je nach Fahrzeugkonzept können sich die Einsatztaucher bereits während der Anfahrt zum Einsatzort umziehen. Regional unterschiedlich ist die Ausrüstung mit Spezialmaterial, wie Hebesäcken, Beleuchtung und Strömungsrettungsausrüstung.

Wasserrettungsstationen

An zahlreichen Seen, Fließgewässern und Stränden werden vor allem in den Sommermonaten **Wasserrettungsstationen** besetzt. Je nach Einsatzgebiet und -aufgaben werden neben Motorrettungsbooten auch Einsatzfahrzeuge und Tauchausrüstung vorgehalten. Teilweise sind die Wasserrettungsstationen direkt an die örtlichen Leitstellen angebunden und werden von diesen zu Wassernotfällen und als First Responder zur Unterstützung des Rettungsdienstes alarmiert. Besonders an Nord- und Ostsee gibt es zertifizierte Strände, an denen anhand eines sog. Risk Assessments die Ausrüstung und personelle Besetzung geprüft wurde.

52.3.4 Besonderheiten der Wasserrettung

Notfälle, mit denen der **Wasserrettungsdienst** konfrontiert wird, ereignen sich nicht nur im oder auf dem Wasser, sondern zu einem relevanten Anteil am Strand oder auf der Liegewiese. Im Wasser kommen Badeunfälle und Ertrinken sowie der Badetod vor. Auf dem Wasser handelt es sich vor allem um wassersportbedingte, oft chirurgische Notfälle. Dazu zählen z. B. Dyspnoe nach dem flachen Auftreffen auf die Wasseroberfläche bis hin zu Luxationen und Frakturen durch den Zusammenprall von Wassersportlern und Wassersportgeräten. Außerhalb des Wassers kommt die gesamte Bandbreite der Notfallmedizin zum Tragen. Häufig sind Hitzeschä-

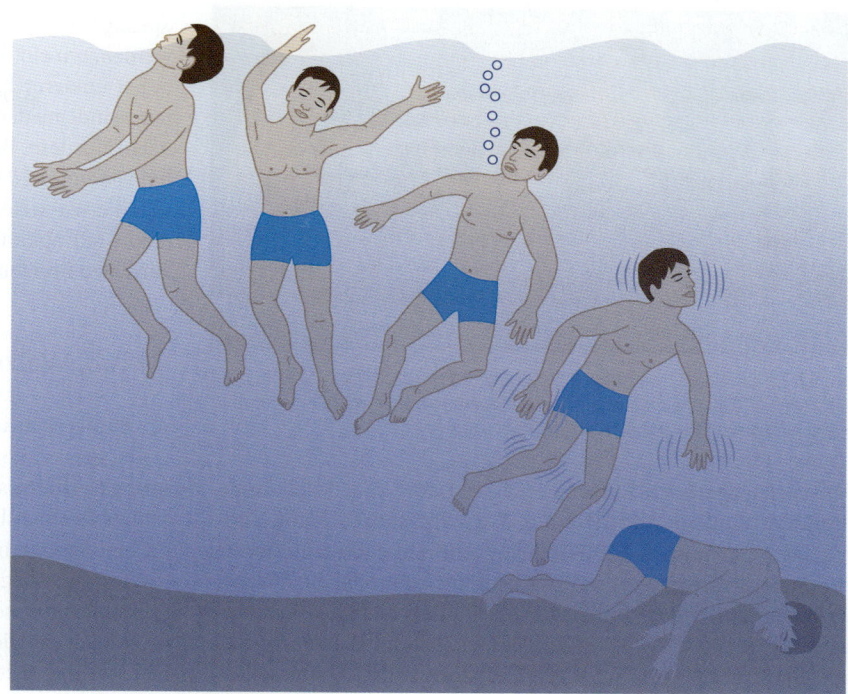

Abb. 52.24 Phasen des Ertrinkens [L231]

den durch Sonneneinstrahlung zu versorgen. Dabei sind die Differenzialdiagnosen Sonnenstich, Hitzeerschöpfung und Hitzschlag wichtig (➤ Kap. 42.4).

Ertrinken

Besonders anspruchsvoll ist das schnelle und korrekte **Erkennen von Notlagen im Wasser** (➤ Kap. 43.2). Ein Ertrinkender kann i. d. R. nicht auf sich aufmerksam machen. Winken und Hilferufe sind (entgegen verbreiteter Meinung) meist nicht zu erwarten, da der Ertrinkende seine verbleibende Kraft darauf verwenden muss Mund und Nase über Wasser zu halten und atmen zu können. Für „Luxusfunktionen", wie Schreien oder das Heben der Arme über das Wasser fehlt die Kraft. In den meisten Fällen bleiben nur 1–2 Minuten, um einen Ertrinkenden zu retten, bevor er untergeht. Das Ertrinken verläuft oft in Phasen, wobei sich die Phasen I und II anfangs mehrfach abwechseln können (➤ Abb. 52.24). Letztlich ist das Ausmaß des Sauerstoffmangels entscheidend für den weiteren Verlauf. Kann die **Rettung vor einem Kreislaufstillstand** erfolgen, ist die Prognose gut.

> **MERKE**
> **Phasen des Ertrinkens**
> Phase I: Luftschnappen vor dem Untertauchen
> Phase II: Atemanhalten nach dem Untertauchen
> Phase III: extremer Atemreiz durch CO_2-Anstieg mit Einatmen unter Wasser und Aspiration
> Phase IV: Laryngospasmus und ggf. hypoxische Krämpfe
> Phase V: Schnappatmung

Besondere Rettungstechniken

Strömungsrettung

Als ein **Spezialgebiet** der Wasserrettung hat sich die **Strömungsrettung** etabliert. Die entsprechend geschulten Einsatzkräfte sind in der Lage, sich auch in schnell strömenden Flüssen und in Wildwasser sicher zu bewegen und Personen zu retten. Außerdem können Strömungsretter Patienten mithilfe seilgestützer Techniken horizontal und vertikal transportieren und z. B. aus Schluchten evakuieren.

Luftgestützte Wasserrettung

In Zusammenarbeit mit der Bundespolizei werden ausgewählte Wasserretter für den Einsatz in der **luftgestützten Wasserrettung** geschult. Die Aufgaben umfassen dabei unter anderem die Rettung von Personen aus hochwasserführenden Flüssen und die Evakuierung von Personen auf Hausdächern. Ferner können die Einsatzkräfte, z. B. am Windenseil oder am langen Seil von Hubschraubern hängend, treibende Personen aus dem Wasser retten.

Achsengerechte Wasserrettung

Unfälle mit V. a. **Wirbelsäulenverletzung** ereignen sich vor allem bei Kopfsprüngen in flache Gewässer oder bei unterschätzter Tiefe und unter Alkoholeinfluss bei jungen Patienten (Durchschnittsalter < 30 Jahre). In nahezu allen Fällen liegt die Verletzung im Bereich der Halswirbelsäule (➤ Kap. 43.2.3). Die Rettung dieser Patienten stellt eine besondere Herausforderung dar. Sofern der Patient bei Bewusstsein ist und kein relevantes A-, B- oder C-Problem hat, soll-

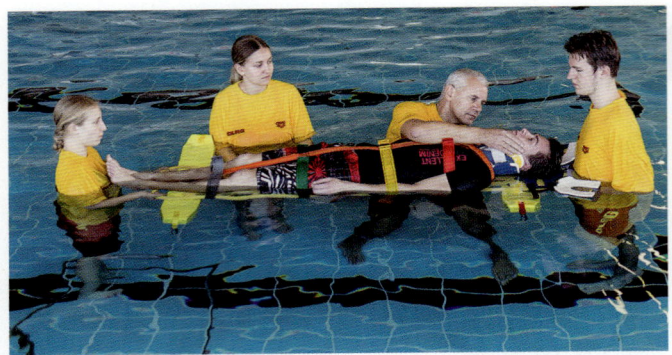

Abb. 52.25 Ein Patient wird achsengerecht gerettet. Zusätzlich zum HWS-Stützkragen erfolgt eine manuelle Inlinestabilisierung bis die endgültige Kopffixierung am Spineboard etabliert ist. [O986]

te eine **achsengerechte Rettung** erfolgen. Dabei eignen sich Immobilisationsmittel mit Auftrieb wie z. B. ein Spineboard deutlich besser als eine Schaufeltrage. Zusätzlicher Auftrieb und Stabilisierung sind durch Schwimmkörper wie Gurtretter zu erreichen. **Voraussetzungen** sind jedoch ruhiges Wasser und geschultes Personal. Das Anlegen eines HWS-Stützkragens ist auch im Wasser möglich und anzustreben (➤ Kap. 43.2.4). Wasserrettungskräfte sollten, falls vor Ort, bei der achsengerechten Rettung eingebunden und auf deren Erfahrung zurückgegriffen werden (➤ Abb. 52.25).

Eigenschutz

Stehende, vor allem aber fließende Gewässer bergen häufig auch unsichtbare Gefahren. Sind beim Eintreffen des Rettungsdienstes keine Wasserrettungskräfte anwesend, sollte ein Rettungsversuch vorrangig vom Ufer aus erfolgen. Ein schwimmerischer Einsatz sollte aufgrund einer potenziellen Selbstgefährdung nur von guten Schwimmern und unter strenger **Beachtung des Eigenschutzes** unternommen werden. Dabei können die Vakuummatratze und das Spineboard ggf. als Auftriebsmittel benutzt werden. Falls ein Sprung ins Wasser erfolgen muss, sollte der **Paketsprung** gewählt werden, um ein tiefes Eintauchen zu vermeiden (➤ Abb. 52.26).

Bei unklarer Lage, z. B. fraglich vermisstem (weiterem) Patienten, sind niederschwellig und frühzeitig Wasserrettungskräfte nachzufordern. Bei stehenden Gewässern ist teilweise schon in Tiefen von unter 2 Metern mit einer Sprungschicht zu rechnen, in der sich die Wassertemperatur innerhalb weniger Zentimeter um mehrere Grad abkühlt. Dies kann durch Sympathikusaktivierung zu kardialen Problemen führen.

Wehre, Walzen und Strudel

An **Bauwerken und Hindernissen im Wasser** können sich, auch wenn sie sich komplett unter Wasser befinden, **gefährliche Strömungsverhältnisse** ergeben. Auch gute Schwimmer kommen dort schnell in lebensbedrohliche Situationen. Vor **Kraftwerken** gibt es oft eine automatische Reinigungsvorrichtung (z. B. automatischer Rechen oder sog. „Leerschuss"). Kraftwerke und Reinigungsvorrichtungen müssen sicher deaktiviert sein, bevor eine Annäherung im Wasser möglich ist. Informationen darüber haben die örtlichen Feuerwehren, Betreiber und Wasserrettungskräfte. Von **Wehren** ist ein ausreichender Sicherheitsabstand zu halten, um nicht in den Sog zu geraten. Hinter horizontalen Hindernissen können sich Walzen bilden, die den Schwimmer immer wieder unter Wasser ziehen. Eine **Selbstrettung** ist am unteren Punkt der Walze möglich, wenn man sich dort vom Boden abstoßen und am Grund wegtauchen kann (➤ Abb. 52.27).

Ähnlich funktioniert die Selbstrettung aus **Strudeln.** Ein Schwimmer im Sog eines Strudels kann sich von diesem mit nach unten ziehen lassen, sich am Boden abstoßen und seitlich wegtauchen.

Strömungen

Gerade an **Flüssen** wird die Strömung oft unterschätzt und stellt eine tödliche Gefahr dar. Wenn Schwimmer von der Strömung mitgerissen und in die Fahrrinne gezogen werden, endet die Situation

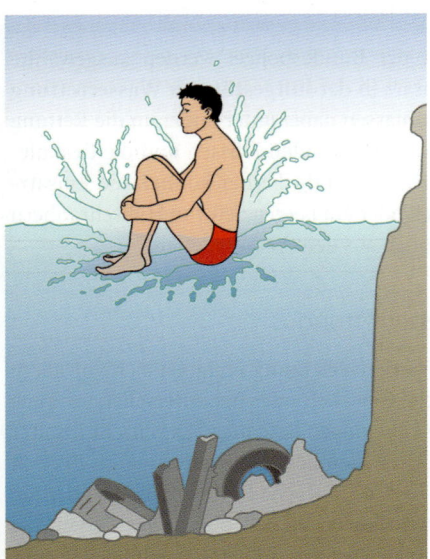

Abb. 52.26 Der Paketsprung verhindert ein zu tiefes Eintauchen beim Sprung in ein Gewässer. [W927]

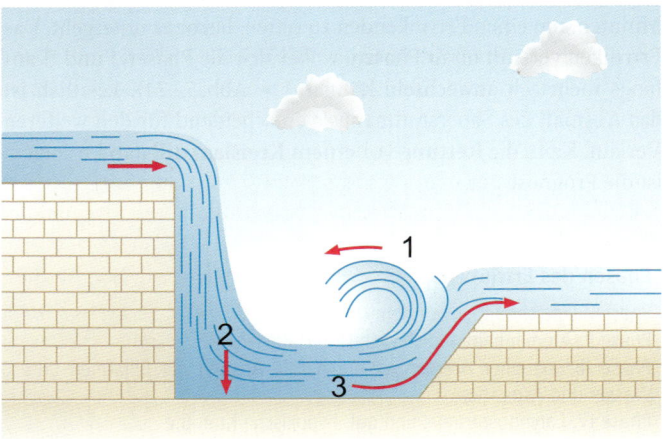

Abb. 52.27 Selbstrettung aus Walzen: 1 Schwung ausnutzen, 2 mit der Walze absinken, 3 flusswärts wegtauchen [W927]

häufig tödlich. Falls eine Rettung aus einem strömenden Gewässer angestrebt wird, ist die Strömung beim Anschwimmen einzuberechnen. Der Retter muss seinen schwimmerischen Einsatz so planen, dass der Patient auf ihn zutreibt. Es ist nahezu aussichtslos, einem Abtreibenden hinterherzuschwimmen.

Am **Meer** sind die Strömungen für Ungeübte nur schwer einzuschätzen. Besonders tückisch sind die sog. **Rip-Strömungen,** die einen Schwimmer schnell in Richtung offene See ziehen und für Ungeübte nur schwer zu erkennen sind. Auch **Unterströmungen** werden oft unterschätzt und bringen Schwimmer schnell in eine gefährliche Lage.

Keinesfalls sollte gegen eine Strömung angeschwommen, sondern versucht werden seitlich aus der Strömung herauszuschwimmen. Ein **Rettungsversuch** ist nur mit ausreichender **Eigensicherung** denkbar.

Umklammerungen und Befreiungsgriffe

Da ein **Ertrinkender oft panisch reagiert** und nach allem greift, was er erreichen kann, muss der Retter **Abstand halten,** um eine Umklammerung zu verhindern. Bei schwimmerischem Einsatz empfiehlt sich die Annäherung von hinten. Ein direkter Körperkontakt sollte, wann immer möglich, vermieden werden. Mitgeführte Auftriebsmittel oder lange Gegenstände (z. B. auch ein Ast) können dem Ertrinkenden gereicht werden, sodass er sich daran festhalten kann, ohne eine Gefahr für den Retter darzustellen.

Falls der Patient den Retter ergreifen kann wird er sich i. d. R. an diesen klammern und so unter Umständen am Schwimmen hindern. In diesen Fällen muss sich der Retter zuerst selbst befreien. Zu diesem Zweck gibt es **Befreiungsgriffe,** mit denen der Patient direkt in eine für den Retter kontrollierbare Haltung überführt wird. Diese werden in Rettungsschwimmkursen vermittelt. **Grundsätzlich gilt:** kleinmachen und abtauchen. Der Retter sollte die Schultern anziehen und versuchen selbst abzutauchen. Der Patient wird dann in vielen Fällen loslassen, um nicht aktiv unter Wasser gezogen zu werden.

Patiententransport über das Wasser

Der **Patiententransport über das Wasser** ist eine besondere Herausforderung für alle Beteiligten. Falls der Patient nicht bodengebunden erreicht werden kann und ein bootsgestütztes Zubringen des Rettungsdienstes erforderlich ist, sollte bereits während der Anfahrt der **Übernahmepunkt** abgeklärt werden, sofern es keine festen Absprachen mit den Wasserrettungskräften gibt. Aufgrund der mitunter langen Transferzeiten muss das komplette Material für die Notfallversorgung bereits vom ersteintreffenden Fahrzeug mitgenommen werden. Beim Transport eines Patienten mit dem Boot ist dieser mit den trageneigenen Gurtsystemen zu fixieren. Dadurch werden zusätzliche Verletzungen durch das Herunterfallen von der Trage bei Kurvenfahrten oder Wellenschlag verhindert. Sofern das Motorrettungsboot über eine **Tragenfixierung** verfügt, ist diese zu nutzen.

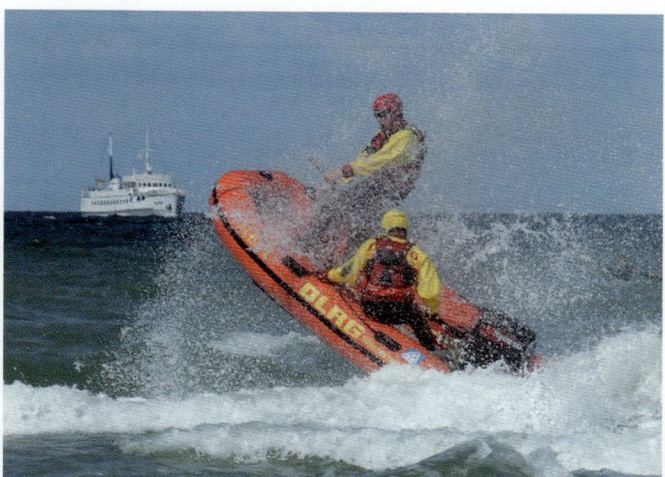

Abb. 52.28 Einsatz eines Motorrettungsbootes in der Brandungsrettung unter schwierigen Bedingungen. [W927]

52.3.5 Ausbildung und Anforderungen

Das **Deutsche Rettungsschwimmabzeichen Silber mit Erste-Hilfe-Kurs** ist die **Grundvoraussetzung** für die Mitwirkung im Wasserrettungsdienst. Die Einsatzkräfte verfügen nahezu alle zusätzlich über eine **sanitätsdienstliche Ausbildung** und in vielen Fällen über die **Fachausbildung Wasserrettungsdienst** als weiterführende Grundausbildung. **Einsatztaucher** sind sehr erfahrene Taucher mit umfangreicher Spezialausbildung, die auch unter anspruchsvollen Bedingungen einsatzfähig sind. Die **Bootsführer** sind geschult, ihre Motorrettungsboote auch unter Bedingungen sicher steuern zu können, bei denen das Führen von Sportbooten gefährlich oder nahezu unmöglich ist (➤ Abb. 52.28). Da der Bootsführer die Verantwortung für Boot und Besatzung trägt, hat er an Bord Weisungsbefugnis bezüglich der Sicherheit des Bootes und der Besatzung.

Wasserrettungskräfte können bei Rettungsdiensteinsätzen oftmals für Assistenzaufgaben herangezogen werden. Nicht selten sind die zu erreichenden Einsatzstellen für den Rettungsdienst nur schwer zugänglich oder nur per Boot zu erreichen. In diesen Fällen ist eine enge Zusammenarbeit mit den Wasserrettungskräften unerlässlich. Der Einsatzverantwortliche für den Rettungsdiensteinsatz sollte sich eng mit den Führungskräften der Wasserrettungsorganisationen, die i. d. R. über eine Gruppen- oder Zugführerqualifikation verfügen, abstimmen und deren Spezialwissen nutzen.

Wiederholungsfragen

1. Welche Aufgabe hat die Luftrettung im deutschen Rettungsdienst (➤ Kap. 52.1)?
2. Entstehen Kosten für jemanden, der die Luftrettung anfordert (➤ Kap. 52.1)?
3. Welche Vorteile weist ein Luftrettungsmittel gegenüber einem bodengebundenen Rettungsmittel auf (➤ Kap. 52.1)?
4. Welche Hubschraubermodelle werden in Deutschland in der Luftrettung eingesetzt (➤ Kap. 52.1.3)?
5. Nennen Sie die disponierende Stelle der Luftrettung (➤ Kap. 52.1).
6. Wie viel Monitoring kann im Ambulanzflugzeug zum Einsatz kommen (➤ Kap. 52.1.4)?
7. Welche Punkte sind bei der Einsatzgrobplanung eines Ambulanzflugs zu beachten (➤ Kap. 52.1.4)?
8. Nennen Sie die Mindestbesatzung eines Rettungshubschraubers (➤ Kap. 52.1.3).
9. Über welche besonderen Qualifikationen sollten Rettungsdienstmitarbeiter verfügen, die in der Luftrettung tätig sind (➤ Kap. 52.1.6)?
10. Welche Vorteile hat die teamorientierte Ausbildung für die Luftrettung (➤ Kap. 52.1.6)?
11. Was waren die wesentlichen Meilensteine der Geschichte der Bergrettung (➤ Kap. 52.2.1)?
12. Wer ist in Deutschland für die Bergrettung zuständig und wie ist die Bergrettung in Deutschland organisiert (➤ Kap. 52.2.2)?
13. Wer ist außerhalb Deutschlands für die Bergrettung zuständig und wie ist die Bergrettung in anderen Ländern organisiert (➤ Kap. 52.2.2)?
14. Was sind die Besonderheiten von Notfällen im Gebirge und was ist entsprechend bei Einsätzen der Bergrettung zu beachten (➤ Kap. 52.2.3)?
15. Welche Formen der Rettung werden in der Bergrettung unterschieden (➤ Kap. 52.2.4)?
16. Was sind typische Rettungsgeräte und -techniken in der Bergrettung (➤ Kap. 52.2.4)?
17. Welche Qualifikationsanforderungen für die Bergrettung in Deutschland gibt es (➤ Kap. 52.2.5)?
18. Was sind typische Notfälle und Erkrankungen im Gebirge und wie sollte damit umgegangen werden (➤ Kap. 52.2.6)?
19. Seit wann gibt es eine organisierte Wasserrettung in Deutschland und wann wurde die DLRG gegründet (➤ Kap. 52.3)?
20. Welche Leistungserbringer in der Wasserrettung gibt es in Deutschland (➤ Kap. 52.3.2)?
21. Was sind die Besonderheiten von Notfällen an und im Wasser (➤ Kap. 52.3.4)?
22. Welche Eigenschutzmaßnahmen sind bei der Wasserrettung zu beachten und warum (➤ Kap. 52.3.4)?
23. Welchen Vorteil bietet der Paketsprung für den Retter (➤ Kap. 52.3.4)?
24. In welchen Fällen sollte eine achsengerechte Wasserrettung erfolgen und welche Hilfsmittel sind dabei zu bevorzugen (➤ Kap. 52.3.4)?
25. Welche baulichen Einrichtungen und Verhältnisse im Wasser sind für den Retter besonders gefährlich (➤ Kap. 52.3.4)?

WEITERFÜHRENDE LITERATUR

Bartmann, H., Muth, C.-M.: Notfallmanager Tauchunfall. Gentner, Stuttgart, 4. Aufl., 2012

Berghold, F., Brugger, H.: Alpin- und Höhenmedizin. Springer, Wien, 2015

Durner, G., Römer, A.: Erste Hilfe Bergrettung. Bergverlag Rother, München, 2002

Freudig, T., Martin, A.: Bergrettung: Lehrbuch der Bergwacht. Bergwacht Bayern, 1995

Gesellschaft für Tauch- und Überdruckmedizin. Leitlinie Tauchunfall. gtuem.org/198/tauchmedizin/leitlinie-tauchunfall (letzter Zugriff: 15. August 2015)

Jüttner, B., Bartmann, H.: Hyperbare Sauerstofftherapie (HBO) – Das Ziel bei CO-Vergiftungen und schweren Tauchunfällen. BRANDSchutz Deutsche Feuerwehr-Zeitung 12 (2014), 931–935

Klingmann, Ch., Tetzlaff, K. (Hrsg.): Moderne Tauchmedizin. Gentner, Stuttgart, 2. Aufl., 2012

Künneth, T., Vorderauer, A., Fischer, P.: Taschenbuch für Wasserretter. ecomed, Heidelberg, 2. Aufl., 2010

Lischke, V., Berner, A. et al.: Medizinisches Simulationstraining luftgestützter Bergrettungseinsätze (MedSim.BW-ZSA). Notfall und Rettungsmedizin 1(2014), 46–52

Piepho, T., Ehrmann, U., Werner, C., Muth, C.-M.: Sauerstofftherapie nach Tauchunfall. Der Anästhesist 56(1) (2007), 44–52

Rall, M.: Human Factors und CRM: Eine Einführung, in Simulation in der Medizin. In: St. Pierre, M., Breuer, G. (Eds.): Grundlegende Konzepte – Klinische Anwendung. Springer, Berlin Heidelberg, 2013, 135–153

Rall, M., Gaba, D.M.: Patient Simulation. In: Miller, R.D. (Ed.): Miller's Anesthesia. Elsevier, Churchill Livingstone: Philadelphia, 7th ed., 2009, 151–192

Rieke, B., Küpper, Th., Muth, C.-M. (Hrsg.): Moderne Reisemedizin. Gentner, Stuttgart, 2. Aufl., 2013

Teilnehmerbroschüre Rettungsschwimmen. DLRG, Bad Nenndorf, 3. Aufl., 2012

KAPITEL 53

Achim Thamm

Fahrzeuge

53.1 Fahrtechnische Ausbildung 1115
53.1.1 Faktoren der Fahrsicherheit 1115
53.1.2 Fahrtaktik und Unfallvermeidung bei Notfalleinsätzen 1117
53.1.3 Verwendung von Sondersignalen 1121
53.1.4 Verhalten bei einem Unfall 1122
53.1.5 Zusammenfassung der wichtigsten Sicherheitsregeln für Einsatzfahrer 1123

53.2 Fahrzeugtechnik 1123
53.2.1 DIN für Rettungsmittel 1123
53.2.2 Geräte und Einrichtungen der Rettungsmittel 1124
53.2.3 Anwendung der Geräte 1126

Fallbeispiel

Durch die Rettungsleitstelle wird das Rettungsdienstteam zu einem pädiatrischen Notfall an einem Freitagabend um 23:07 Uhr alarmiert. Die Anfahrt zur Einsatzstelle führt durch ein Wohngebiet mit einer Ampelkreuzung. Der Fahrer des Einsatzfahrzeugs fährt – aufgrund der vorangeschrittenen Zeit und der lokalen Situation – nur mit blauem Blinklicht ohne Einsatzhorn mit 60 km/h in die für ihn auf Rot stehende Ampelkreuzung ein und kollidiert mit einem anderen Fahrzeug aus dem durch Grünlicht vorfahrtsberechtigten Querverkehr. Wer hat Schuld? Nach dem Durcharbeiten des folgenden Kapitels wird sich die Schuldfrage klären.

Inhaltsübersicht

53.1 Fahrtechnische Ausbildung

- Eine gute Vorbereitung auf die Fahrerfunktion reduziert das Unfall- und Verletzungsrisiko.
- In besonderem Maße ist die Grundregel § 1 StVO zu beachten.

Faktoren der Fahrsicherheit

- Einsatzfahrten stehen in einem ständigen Interessenkonflikt zwischen zügigem und sicherem Ankommen an der Einsatzstelle.
- Aus Reaktions- und Bremsweg setzt sich der entscheidende Anhalteweg zusammen.
- Spezielle Straßen-, Sicht- und Witterungsverhältnisse sowie plötzlich auftretende Mängel am Einsatzfahrzeug erfordern entsprechende fahrtechnische Kenntnisse und Verhaltensweisen bei Einsatzfahren.

Fahrtaktik und Unfallvermeidung bei Notfalleinsätzen

- Präventionsarbeit zur Unfallverhütung beginnt bereits bei einer adäquaten Notrufabfrage.
- Eine gute Ortskenntnis im primären Einsatzgebiet lässt eine Einsatzfahrt stressfreier verlaufen.
- Der gefährlichste Platz in einem Krankenkraftwagen ist der Patientenraum.
- Persönliche Emotionen können sich negativ auf das Verhalten im Straßenverkehr auswirken.
- Zeitdruck führt zu Stresssituationen. Dieser ist bei Einsatzfahrten noch ungleich höher.
- Kollisionen mit Personen, Tieren, Fahrzeugen und Gegenständen sind zu vermeiden.
- Das Befahren von Straßenbahnschienen, Bahnübergängen und Fußgängerzonen erfordert eine große Achtsamkeit vom Fahrer, da sie potenzielle Gefahrenbereiche darstellen.

Verwendung von Sondersignalen

- § 35 (5a) StVO befreit Fahrzeuge des Rettungsdienstes in besonderen Notfällen von den Verkehrsvorschriften.
- Der Einsatz von Sondersignal wird bei der Anfahrt zur Einsatzstelle durch die Leitstelle angeordnet, beim Patiententransport durch das Rettungsteam vor Ort mit ihr abgesprochen.

Verhalten bei einem Unfall

- § 34 StVO regelt das Verhalten bei einem Unfall.

Patiententransport

- Ein unsanfter Transport ist für den Patienten eine zusätzliche körperliche und seelische Belastung.
- Nur ein sehr geringer Teil der Notfallpatienten bedarf eines Transports unter Inanspruchnahme von Sondersignal in die Klinik.

Zusammenfassung der wichtigsten Sicherheitsregeln für Einsatzfahrer

- Neben einem voll funktionsfähigen Einsatzfahrzeug muss sich vorausschauend, zielorientiert und vorschriftmäßig im Straßenverkehr verhalten werden.
- Sondersignale sind zweckmäßig einzusetzen.

53.2 Fahrzeugtechnik

DIN für Rettungsmittel

- Rettungsmittel, deren Ausstattung und Ausrüstung sowie wichtige Begriffe des Rettungswesens werden national in Deutschland per DIN-Normen oder als deutsche Ausgabe einer unveränderten Europäischen Norm per DIN EN definiert.
- Die DIN EN 1789 steht für die Krankenkraftfahrzeuge (Krkw) vom Typ A 1 und 2, Typ B und Typ C
- In der DIN EN 1789 wird auch zwischen Patient und Notfallpatient unterschieden.
- Durch die DIN EN 1865 werden die Anforderungen an Krankentragen und andere Krankentransportmittel im Krankenkraftwagen gestellt.
- Notarzteinsatzfahrzeug (DIN 75079) und Notfall-Arztkoffer (DIN 13 232) bzw. Notfall-Arztkoffer Säugling-Kleinkinder (DIN 13 233) unterliegen keiner EN.
- Die medizinische Ausstattung Rettungstransporthubschrauber unterliegt der DIN EN 13 718 (bzw. DIN 13 230).

Geräte und Einrichtungen der Rettungsmittel

- Einsatzspektrum und Einsatzgebiete erfordern spezielle Anforderungen an ein Einsatzfahrzeug.
- Das primär zu transportierende Notfallequipment muss schnell und einfach zugänglich sein.
- Auf allen medizinisch-technischen Geräten bedarf es einer Einweisung nach dem Medizinproduktegesetz.

Anwendung der Geräte

- Beim Tragen niemals rückwärtsgehen, nur an den herausgezogenen Holmen anfassen und nur auf Kommando arbeiten.
- Patienten sollten bei längeren Transportwegen nicht auf dem Spineboard gelagert werden, da ein Dekubitus entstehen kann.
- Patienten und Material sind beim Ein- und Ausladen entsprechend vor dem Herunterfallen zu sichern.
- Immer an den Wärmeerhalt des Patienten denken!

53.1 Fahrtechnische Ausbildung

MERKE
Das Unfall- und Verletzungsrisiko lässt sich durch eine gute Vorbereitung auf die Fahrerfunktion zwar deutlich senken, ein Restrisiko bleibt trotzdem bestehen.

Neben einer professionellen notfallmedizinischen Versorgung des Patienten an der Einsatzstelle und während des Transports ist die **Fahrerfunktion** eine Kernaufgabe des Rettungsfachpersonals. Sie stellt vielfältige Anforderungen an Fahrer von Einsatzfahrzeugen und birgt ein potenzielles Verletzungsrisiko für alle Insassen. Einsatzfahrten mit Sonder- und Wegerechten sind Ausnahmesituationen im Straßenverkehr, doch gilt in besonderem Maße die **Grundregel § 1 der Straßenverkehrsordnung** (StVO): Es darf niemand „geschädigt, gefährdet oder mehr, als nach den Umständen unvermeidbar, behindert oder belästigt" werden. Daher sollte das Rettungsfachpersonal auf diese Funktion gut vorbereitet werden, damit es in individuellen Verkehrssituationen situativ und angemessen reagieren kann.

53.1.1 Faktoren der Fahrsicherheit

Einsatzfahrten stehen in einem ständigen Interessenkonflikt zwischen einem zügigen und sicheren Ankommen am Zielort. Grundsätzlich sind Einsatzfahrzeuge bei der Übernahme auf die einwandfreie **Funktionalität** aller **fahrtechnischen** (z. B. Reifenprofil) und **elektronischen** (z. B. Lüftungsanlage, Beleuchtung) Anlagen zu überprüfen. Die Geschwindigkeit ist den jeweiligen Sicht- und Straßenverhältnissen so anzupassen, dass das Fahrzeug konstant beherrscht wird. Jegliche Missachtung dieses Grundsatzes potenziert die Gefahr eines Unfalls durch Zunahme des Anhaltewegs.

MERKE
Den Weg vom Erkennen einer Gefahr bis zum kompletten Stillstand des Fahrzeugs nennt man Anhalteweg.

PRAXISTIPP
Neben funktionierenden fahrtechnischen und elektronischen Anlagen tragen auch die Sauberkeit der Rückspiegel, Windschutz-, Seiten- und Heckscheiben zu einer Unfallvermeidung bei.

Der **Anhalteweg** setzt sich aus dem **Reaktions**- und **Bremsweg** zusammen (> Abb. 53.1). Maßgebender Faktor für die Länge des Anhaltewegs ist die Geschwindigkeit. So beträgt der Anhalteweg eines mit 50 km/h fahrenden Einsatzfahrzeugs bei normaler Bremsung etwa 40 m und bei einer Gefahrenbremsung 27,50 m (> Abb. 53.2).

Besonders das Fahren bei **speziellen Straßen-, Sicht- und Witterungsverhältnissen** erfordert vom Fahrer entsprechende fahrtechnische Erfahrung und Kenntnisse über die Verhaltensweisen des Einsatzfahrzeugs. Insbesondere sollte beachtet werden, dass z. B. durch Nässe, Eis, Fahrbahnverschmutzungen oder unangepasste Geschwindigkeit in Bereichen von

- Baustellenausfahrten,
- Einmündungen landwirtschaftlicher Wege,
- Kurven und
- Straßen mit wechselnder Oberfläche (z. B. Schienen)

ein erhöhtes Rutsch- und Schleuderrisiko besteht (> Abb. 53.3).

Werden **Straßenalleen** befahren, ist eine Geschwindigkeit zu wählen, die den Straßenverhältnissen entspricht. Enge Straßenführungen oder Kurven, entgegenkommende Fahrzeuge, vorhandene Bäume oder Straßenwölbungen, verursacht durch Baumwurzeln, sowie wechselnde Lichtverhältnisse (Sonne oder Scheinwerfer) sind ein potenzielles Unfallrisiko.

Bei einer reduzierten Sichtweite von weniger als 50 m, z. B. durch **Regen, Nebel** oder **Schneefall,** ist die Fahrgeschwindigkeit auf 50 km/h zu drosseln sowie sorgfältig auf langsam vor dem Einsatzfahrzeug fahrende oder stehende Fahrzeuge zu achten. Dies gilt auch bei Einsatzfahrten.

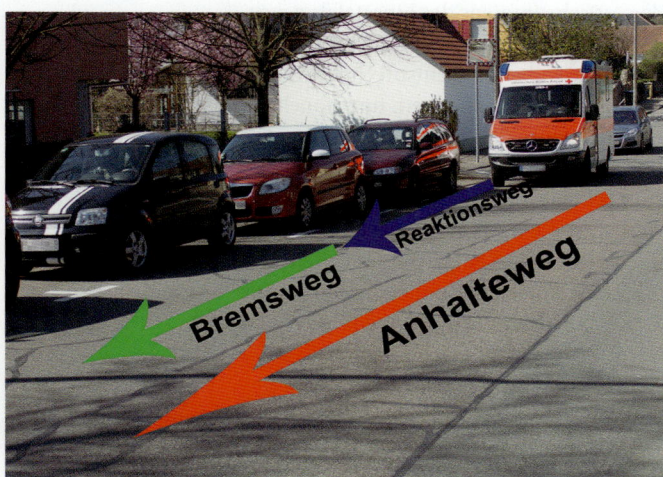

Abb. 53.1 Reaktions- und Bremsweg ergeben den Anhalteweg [O985]

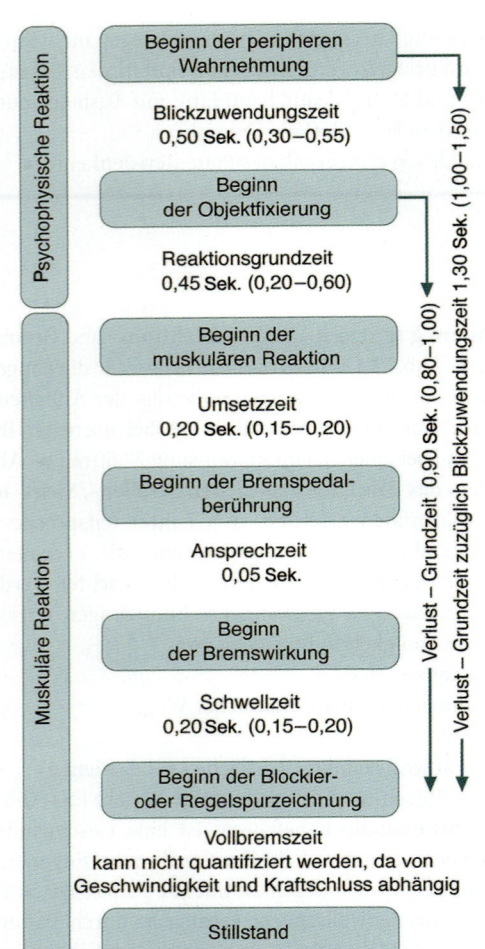

Abb. 53.2 Zeitlicher Ablauf eines Notbremsvorgangs [L108]

ACHTUNG
Bei Regen, Schnee und Eis gilt es, folgende Regeln zu beachten, damit ein Einsatzfahrzeug nicht ausbricht und es zu einem Unfall kommt:
- Rasche Beschleunigungen, rasches Bremsen und schnelle Lenkbewegungen vermeiden.
  - Vorsichtig und pumpend bremsen, damit ein Schleudern vermieden wird.
  - Verlässt man den festen Straßenuntergrund, nicht versuchen, durch Lenkbewegungen auf diesen wieder zurückzukommen.
- Kommt ein Einsatzfahrzeug ins Schleudern, in die entgegengesetzte Richtung steuern.
- Das Lenkrad stets fest in beiden Händen halten und den Fuß vom Gas nehmen!
- Grundsätzlich gilt:
  - Geschwindigkeit reduzieren
  - Gute Ortskenntnisse
  - Anfahrt vorausschauend planen
- Sonderrechte setzen die Gesetze der Fahrphysik nicht außer Kraft!

Mit plötzlichem **Nebel** muss man insbesondere an Flussläufen, in Moorgebieten oder in Bereichen von Seen rechnen. Neben dem Abblendlicht können bei Bedarf vorhandene Nebelscheinwerfer und die Nebelschlussleuchte eingeschaltet werden. Der Einsatz von Fernlicht bei Nebel ist zu vermeiden. Bei Einsatzfahrten in starkem Nebel sollte der Fahrer ggf. das Blaulicht abschalten, um sich nicht selbst zu blenden. Zu bedenken ist weiterhin, dass die Schallabstrahlung der Signalanlage durch den Nebel vermindert werden kann.

Wenn es nötig ist anzuhalten, mehrmals kurz auf das Bremspedal steigen, um die nachfolgenden Fahrzeuge zu warnen, am äußersten Straßenrand anhalten, Blaulicht und Warnblinkanlage einschalten und die Stelle mit einem Warndreieck absichern.

Hindernisse auf der Fahrbahn erfordern vom Fahrer ein besonderes Verhalten. Sollte (plötzlich) ein größeres, stabiles **Objekt** auf der Fahrbahn liegen und das Einsatzfahrzeug nicht mehr rechtzeitig anhalten können, sind folgende Maßnahmen ratsam:
- Abwägen, welche Maßnahme die geringste Gefährdung für die Insassen des Fahrzeugs und die anderen Verkehrsteilnehmer bringt.
- Nicht nach links in den Gegenverkehr ausweichen.
- Nicht versuchen, das Objekt zu überfahren, außer wenn sicher ist, dass dabei kein Schaden angerichtet werden kann. Objekte können sich im Nachhinein als größer als zunächst angenommen erweisen.
- Bremsen und versuchen, rechts am Objekt vorbeizukommen.
- Wenn das Objekt ein Verkehrshindernis darstellt, über die Leitstelle die Polizei informieren lassen.

Mit einsetzender Nässe bei **Regen** bildet sich u. a. ein gefährlicher Schmierfilm auf der Fahrbahndecke. Vorhandene Fahrbahnsenken und Spurrillen erhöhen die Gefahr von Aquaplaning. Diese Einflüsse führen zur Verlängerung des Bremswegs und der Gefahr des Aufschwimmens des Einsatzfahrzeugs.

Bei **Schnee und Eis** ist nur mit Einsatzfahrzeugen auszurücken, wenn diese über eine entsprechende Bereifung (z. B. Winterreifen) verfügen und sich in einem funktionell einwandfreien Zustand befinden. Schneeketten, Rollsplitt und eine Schaufel sollten an Bord und der Umgang damit geübt sein. Erfordert es die Witterungslage, sind Schneeketten schon vor einem Einsatz zu montieren. Beachtet werden sollte auch die Außentemperatur, denn bei Temperaturen über 0 °C kann es aufgrund des kalten Straßenuntergrunds zur Eisbildung kommen; besonders gefährdet sind hierbei Brücken sowie Straßenabschnitte, die nicht windgeschützt sind.

MERKE
Der Bremsweg verdoppelt sich bei nasser Fahrbahn. Bei Eis und Schnee kann er um das Fünffache verlängert sein.

	Trocken	Nass	Schnee	Eis
0 bis 30 km/h	2 s	+ 1 s	× 2	× 4
30 bis 60 km/h	3 s	+ 1 s	× 2	× 4
60 bis 90 km/h	4 s	+ 1 s	× 2	⚠
90 bis 130 km/h	5 s	+ 1 s	⚠	☠

Abb. 53.3 Anhaltedauer bei unterschiedlichen Geschwindigkeiten [L108]

Tab. 53.1 Vorgehensweise bei einem Bremsversagen

Automatisches Getriebe	Manuelles Getriebe
• In den niedrigsten Gang schalten. Die Fahrtgeschwindigkeit wird dadurch reduziert. • Versuchen, das Fahrzeug so lange wie möglich auf der Straße zu halten, wenn sich die Geschwindigkeit verringert. • Wenn eine Kollision oder eine Fahrt in unpassendes Gelände unvermeidlich scheint, Handbremse betätigen.	• Nur dann versuchen einen niedrigeren Gang einzulegen, wenn das Fahren und Bremsen mit Zwischenkuppeln und Einsatz der Getriebebremse vertraut sind. Wenn es nicht gelingt, einen Gang einzulegen, rollt das Fahrzeug ohne Bremswirkung im Leerlauf weiter. • Motorbremskraft so lange wie möglich wirken lassen. • Wenn die Benutzung der Handbremse unvermeidlich ist, vorsichtig und langsam anziehen.

Bei Fahrten durch Gebiete mit häufigem Wildwechsel sowie in Weide- und Wohngebieten können plötzlich **Tiere** die Fahrbahn überqueren. Grundsätzlich ist eine Kollision mit einem Tier zu vermeiden. Im Optimalfall ist das Einsatzfahrzeug, ohne weitere Verkehrsteilnehmer zu schädigen, angemessen abzubremsen, es sollte gehupt und bei Dämmerung das Licht abgeblendet werden. Konnte das Tier durch Hupen verscheucht werden, wird die Fahrt am besten in Schritttempo und Bremsbereitschaft fortgesetzt, da noch weitere Tiere oder Personen die Straße plötzlich kreuzen könnten. Kann eine Kollision mit einem Tier nicht vermieden werden, wird mit maximaler Kraft die Bremse betätigt und das Lenkrad mit beiden Händen festgehalten.

Der Klang des Einsatzhorns zieht die Aufmerksamkeit von **Menschen,** vor allem von **Kindern,** auf sich. Es muss damit gerechnet werden, dass Kinder auf die Fahrbahn laufen, um ein Einsatzfahrzeug besser sehen zu können. Gerade deshalb muss in bewohnten Gebieten, vor allem in Wohnstraßen, die Geschwindigkeit angemessen gewählt werden.

Auch **Faktoren,** die eine Beeinträchtigung der Sichtverhältnisse bedeuten, erfordern einige besondere Verhaltensweisen vom Fahrzeugführer. Dunkelheit und Dämmerung sind für Verkehrsteilnehmer besonders gefährlich. Die Sicht ist eingeschränkt, die Fahrer oft übermüdet, weniger konzentriert und die Reaktionszeiten sind verlängert.

ACHTUNG
Nie in die tief stehende Sonne oder in die Scheinwerfer eines entgegenkommenden Fahrzeugs schauen!

MERKE
Manche Verkehrsteilnehmer haben Schwierigkeiten mit der Weiteneinschätzung und nicht wenige Nachtfahrer fahren alkoholisiert.

Der Grundsatz „Vorbeugen ist besser als heilen" gilt auch für die Instandhaltung der Einsatzfahrzeuge. Trotzdem kann das plötzliche **Auftreten eines mechanischen Problems** am Fahrzeug nicht immer vermieden werden.

Verliert ein **Reifen** während der Fahrt plötzlich Luft oder platzt er, so ist das Lenkrad mit beiden Händen festzuhalten und das Fahrzeug langsam abzubremsen, um ein Blockieren der Räder zu verhindern. Das Fahrzeug ist noch vor dem völligen Stillstand an den Straßenrand zu steuern. Die Gefahrenstelle ist entsprechend abzusichern und die Leitstelle über den Ausfall des Fahrzeugs zu informieren.

Kommt es während der Fahrt zum **Verlust der Lenkfähigkeit,** so ist das Fahrzeug so schnell und sicher wie möglich zum Stillstand zu bringen. Bei höheren Geschwindigkeiten kann das Fahrzeug durch den Verlust der Lenkfähigkeit ins Schleudern geraten und/oder sich überschlagen.

Ein **Bremsversagen,** wird erst zum Zeitpunkt der Einleitung eines Bremsmanövers entdeckt. Um sich selbst und andere Verkehrsteilnehmer in dieser Situation nicht noch mehr zu gefährden, sollte man mittels Sondersignal oder Hupen auf die Gefahr aufmerksam machen. Eine Notbremsung mit der Handbremse sollte vermieden werden, denn die Hinterräder könnten blockieren. Die Fußbremse sollte mehrfach heftig gepumpt werden, um ggf. eine ausreichende Bremskraft zu erzeugen. Je nachdem, ob das Einsatzfahrzeug mit **automatischem oder manuellem Getriebe** ausgestattet ist, ist wie in ▶ Tab. 53.1 beschrieben vorzugehen.

ACHTUNG
Sollte es sich nicht vermeiden lassen, die Handbremse zu benutzen, ist Folgendes zu beachten: Das Betätigen der Handbremse wirkt durch einen Seilzug nur auf die Hinterräder, es kommt zu einer ruckartigen Geschwindigkeitsverminderung. Durch eine ungleiche Verteilung der Bremskraft wird das Fahrzeug auf eine Seite gezogen. Dies sollte durch Lenkbewegungen ausgeglichen werden.

Nachdem das Fahrzeug zum Stillstand gekommen ist, sollte die Fahrzeugbesatzung sofort die Leitstelle von der Panne unterrichten, die Pannenstelle absichern und unter keinen Umständen weiterfahren.

53.1.2 Fahrtaktik und Unfallvermeidung bei Notfalleinsätzen

Risikominimierung durch veränderte Einsatzstrategien

Eine adäquate und zielgerichtete Notrufabfrage durch gut geschultes Leitstellenpersonal leistet Präventionsarbeit bei der Unfallverhütung. Ist ein Leitstellenmitarbeiter auf dem aktuellen notfallmedizinischen Wissensstand, so ist er in der Lage, lebensrettende Sofortmaßnahmen per Telefon zu vermitteln. Folglich können Sondersignalfahrten z. B. mit dem Einsatzstichwort „unklarer Notfall" sowie das therapiefreie Intervall durch Hinweise auf Sofortmaßnahmen per Telefon auf ein Minimum reduziert werden. Das anfahrende Rettungsteam kann dann sicher sein, dass es nicht die allererste Hilfe vor Ort sein wird, sondern dass bereits lebensrettende Maßnahmen eingeleitet sind.

Kenntnis des Einsatzgebiets

Eine gute Ortskenntnis im primären Einsatzgebiet hilft dabei, gelassener zu fahren, ohne Angst, den Einsatzort ggf. nicht gleich zu finden. Vor allem bei Stau, Schnee, Glatteis oder anderen widrigen Bedingungen können alternative und sichere Anfahrtswege gewählt werden. Vorhandene Navigationsgeräte in Einsatzfahrzeugen sollten nur unterstützend bei der Anfahrt genutzt werden. Die Erfahrung zeigt, dass neben der Ortskenntnis auch ein individuelles Nachschlagen in detaillierten Kartensätzen einen Zeitvorteil für Patienten durch Vermeiden unnötiger **Geh-** und **Fahrstrecken** bringt.

Ist die Einsatzstelle im eigenen oder überregionalen Einsatzgebiet nicht bekannt, wird die zuständige Leitstelle über Funk um Hilfe gebeten. Ergänzend sollte ein Navigationsgerät zum **regionalen** bzw. **überregionalen** Kartensatz genutzt werden. Die Anfahrt bzw. Weiterfahrt sollte erst dann erfolgen, wenn zumindest der ungefähre Anfahrtsweg bekannt ist. Etwaige Wendemanöver des Einsatzfahrzeugs sollten vermieden werden, da sie gefährlich sind und Zeit benötigen.

> **MERKE**
> Für die **Planung der schnellsten und sichersten Anfahrt** sind folgende Faktoren entscheidend:
> - Wochentag
> - Tageszeit
> - Wetter
> - Ortsbedingte Umleitungen
>
> Bahnübergänge, Brücken, Tunnel und die Umgebung von Kindergärten bzw. Schulen sind zu meiden. Hierfür ist eine gute Ortskenntnis des Einsatzgebiets erforderlich. Eine gute Ortskenntnis kann aber nicht durch ein Navigationssystem ersetzt werden.

Sicherheitsmaßnahmen am und im Fahrzeug

Einsatzfahrzeuge des Rettungsdienstes verfügen über **Sicherheitsgurtsysteme** für jeden Sitzplatz und über diverse **Airbag-Systeme**. Um ein Verletzungs- und Unfallrisiko bei einer Fahrt zu vermeiden, sollten die Sicherheitsgurtsysteme von jedem Insassen auf den eingetragenen Sitzplätzen angelegt werden. Das im **Patientenraum** mitgeführte medizinische Equipment muss an den dafür vorgesehenen Halterungen fixiert und gesichert werden. Jede Zusatzbeladung (z. B. Patientenkoffer), die nicht ausreichend fixiert werden kann, bietet ein potenziell lebensbedrohliches Verletzungsrisiko. Auffällige Lackierungen sowie integrierte Front- und Heckblaulichter tragen dazu bei, auf ein Einsatzfahrzeug aufmerksam zu machen, und verringern somit das Unfallpotenzial.

Sicherheit des Fahrers

Grundsätzlich gilt, dass man ein Fahrzeug nur dann steuert, wenn man sich persönlich dazu in einer guten körperlichen und geistigen Verfassung fühlt. Auch **Emotionen** können sich negativ auf das Verhalten im Straßenverkehr auswirken. Sie lassen sich grob in vier Kategorien einteilen (➤ Tab. 53.2)

Insbesondere sollte das Rettungsfachpersonal seinen eigenen Ärger kontrollieren und Frustration tolerieren können, um in der Fahrerfunktion einen Unfall zu vermeiden. Ein **Mangel an Erfahrung** und eine höhere **Nervosität** führen meist bei jungen Kollegen zu Unfällen mit Einsatzfahrzeugen, während bei älteren Kollegen häufig eine jahrelange **Routine** die Ursache ist.

Weitere **Risikofaktoren** sind Mangel an Schlaf, Einnahme von Alkohol, Medikamenten, Drogen und besondere Problembelastungen.

> **ACHTUNG**
> Nur in guter – körperlicher und geistiger – Verfassung ans Steuer eines Einsatzfahrzeugs setzen!

Eine **Fahrerausbildung** für Rettungsfachpersonal ist nicht vorgeschrieben, sondern dem Engagement des Arbeitgebers überlassen. Doch zeigt die Praxis, dass Fahrerschulungen oder Fahrsicherheitstrainings einen bedeutenden Beitrag leisten, um das Unfallrisiko zu minimieren.

Unfallursachen bei Unfällen von Rettungsfahrzeugen im Einsatz

Bei normalen Verkehrsbedingungen führt bereits Zeitdruck bei jedem Fahrzeugführer zu einer **Stresssituation.** Dieser Zeitdruck ist bei Einsatzfahrern noch ungleich höher. Denn die **Erwartungshaltung** und **Erfüllungschance,** schnell ans Ziel zu kommen, ist durch Faktoren wie z. B. die Einhaltung von Hilfsfristen oder die Notwendigkeit, lebensrettende Maßnahmen am Einsatzort einleiten zu müssen, hoch. Auch wenn von gut ausgebildeten Einsatzfahrern stets erwartet wird, einen „kühlen Kopf" zu bewahren und eventuelle beeinträchtigende Einflussfaktoren (z. B. Einsatzmeldung)

Tab. 53.2 Einteilung von Emotionen

Zuneigung	Unbehagen	Wohlbefinden	Abneigung
• Stolz	• Frust	• Freude	• Ärger
• Selbstwertgefühl	• Anspannung	• Lust	• Wut
• Sympathie	• Stress	• Entspanntheit	• Angst, Furcht
	• Trauer	• Glück	• Verachtung

auf einer Einsatzfahrt möglichst nicht zu beachten, so ist dies in der Praxis i. d. R. nicht umzusetzen. Denn bei aller Erfahrung und Ausbildung handelt es sich um eine Person, die sich in einer Extremsituation befindet.

Einsatzfahrten unter Inanspruchnahme von Sonder- und Wegerechten nach StVO sind ein grundsätzlicher „**Störfaktor**" mit einem deutlich höheren Unfall- und Verletzungsrisiko im laufenden Straßenverkehr. Einsatzfahrten, die mit Sonder- und Wegerechten durchgeführt werden, haben

- ein 4-faches Risiko für Unfälle mit tödlichem Ausgang,
- ein 8-faches Risiko für Unfälle mit Schwerverletzten und
- ein 17-faches Risiko für Unfälle mit hohem Sachschaden.

Allein das Wissen über die Notwendigkeit, zügig an der Einsatzstelle eintreffen zu müssen, um dort schnelle Hilfe zu leisten, kann psychische Ressourcen binden. Dies führt dazu, dass die nötige Wahrnehmung der aktuellen Verkehrslage sowie die **Reaktionsfähigkeit, die Risikoabwägung** und die gebotene **vorausschauende Fahrweise** nachhaltig beeinträchtigt werden. (➤ Abb. 53.4 und ➤ Abb. 53.5)

Ein zusätzliches Risiko stellen die übrigen Verkehrsteilnehmer dar, da sie zusätzlich einem enormen Stress durch ein herannahendes Einsatzfahrzeug mit Sonder- und Wegerechten ausgesetzt sind. Dies muss von Einsatzfahrern berücksichtigt werden. Steht z. B. bedingt durch enge Fahrspuren oder Straßenverhältnisse nicht sofort eine Ausweichmöglichkeit zur Verfügung, reagieren viele Verkehrsteilnehmer oftmals zusätzlich verunsichert oder gar panisch, da das exakte Wissen über angemessenes Verhalten in derartigen Situationen häufig fehlt.

Grundsätzlich lassen sich keine besonderen **Umfeldbedingungen** als Unfallverursacher ausmachen. Die typischen Unfälle passieren bei normalem Wetter, Tageslicht und Straßenzustand. Jeder vierte Unfall eines Einsatzfahrzeugs ereignet sich allerdings während der ersten Einsatzfahrt. Ein Großteil des Rettungsfachpersonals gibt als besondere **Belastungsfaktoren** Kindernotfälle, Schlafstörungen bei Nachtdiensten, Lärm, der durch die Signalanlage entsteht, und den Funkverkehr an.

Unfälle mit Sondersignal haben einen durchschnittlichen Sachschaden von ca. 6 000 Euro, Unfälle ohne Sondersignal einen mittleren Schaden von ca. 3 500 Euro.

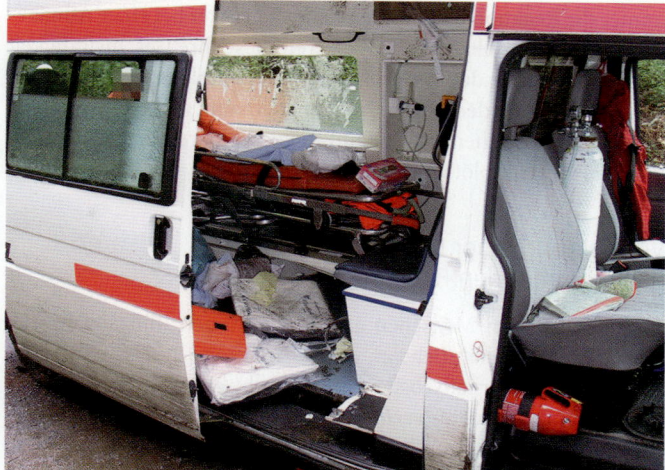

Abb. 53.5 Unfall eines Krankentransportfahrzeugs: Ursache hier war, dass der Fahrer durch den Funkverkehr abgelenkt war und von der Straße abkam. In der Folge überschlug sich das Fahrzeug. [W926]

ACHTUNG
Die Wahrnehmung von Sonderrechten erhöht das Risiko schwerer Unfälle gehäuft zwischen 9 und 10 Uhr sowie zwischen 17 und 18 Uhr.

Hinweise für die tägliche Fahrpraxis

Grundsätzlich schreibt die **Fahrerlaubnis-Verordnung** (FeV) vor, dass eine Person, die ein Kraftfahrzeug führt, fahrtüchtig sein muss. Dies gilt auch für Fahrzeugführer von Einsatzfahrzeugen.

MERKE
- „Schädige niemanden zusätzlich!" – Bei jeder Einsatzfahrt ist besondere Vorsicht geboten!
- Rote Ampeln und Kreuzungen erfordern äußersten Respekt!
- Stressoren bereits bei der Anfahrt reduzieren: durch klare Aufgabenverteilung zwischen Fahrer (konzentriert sich auf den Verkehr) und Teamführer (führt etwaige Kommunikation mit der Leitstelle und unterstützt das Auffinden der Einsatzstelle).
- Bei Schichtbeginn ist die Fahrtauglichkeit des Einsatzfahrzeugs durch den Fahrer zu überprüfen. Ebenso sind alle Sitz- und Spiegelpositionen entsprechend der Köpergröße des Fahrers einzustellen.

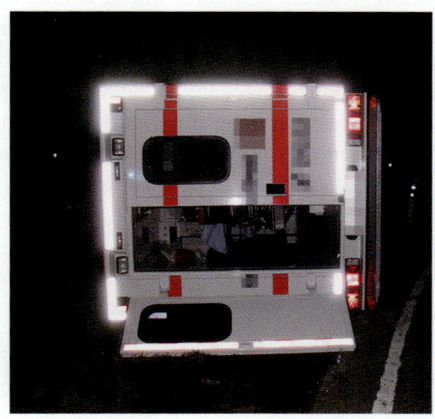

Abb. 53.4 Unfall eines Rettungswagen: Ursache war überhöhte Geschwindigkeit bei einer Signalfahrt. [W926]

Vermeidung einer Kollision beim Ein- und Aussteigen

Auch beim Ein- oder Aussteigen dürfen keine anderen Personen gefährdet werden. Grundsätzlich dürfen Türen erst geöffnet werden, wenn es die Verkehrssituation zulässt. Der Fahrer eines Einsatzfahrzeugs trägt hier die komplette Verantwortung.

Vermeidung einer Kollision mit einem vorausfahrenden Fahrzeug

Durch vorausschauendes Fahren kann eine Kollision mit **vorausfahrenden Fahrzeugen** verhindert werden. Beachtet werden sollte immer die Reaktion der anderen Fahrzeugführer bei einer Annäherung des Einsatzfahrzeugs: Reduzieren diese ihre Geschwindigkeit und signalisieren durch das Setzen eines Blinkers, dass sie freie Bahn gewähren, oder reagieren diese überhaupt nicht? Daher sollte immer ein ausreichender Abstand zu vorausfahrenden Fahrzeugen für den Fall einer plötzlichen Bremsung gehalten werden.

Vermeidung einer Kollision mit einem nachkommenden Fahrzeug

Manchmal fahren Menschen aus Neugier einem Einsatzfahrzeug hinterher. Das Gefährliche an dieser Situation ist, dass ein vorgeschriebener Sicherheitsabstand meist nicht eingehalten wird. Um einen **Auffahrunfall** zu vermeiden, sollte mehrmals das Bremspedal betätigt werden, um den Fahrer hinter dem Einsatzfahrzeug zu warnen. Führt dies nicht zum gewünschten Effekt und zur Vermeidung einer Gefährdung, gilt: Vorsichtig abbremsen, sodass der „Trittbrettfahrer" überholen kann.

Vermeidung einer Kollision mit einem entgegenkommenden Fahrzeug

Frontalzusammenstöße bergen ein besonders hohes Risiko für gefährliche Verletzungen. Überholvorgänge müssen deshalb wohlüberlegt sein und sollten erst dann eingeleitet werden, wenn das vorausfahrende Fahrzeug an den äußersten rechten Fahrbahnrand gefahren ist und der Gegenverkehr nicht gefährdet wird. Bei Einsatzfahrten ist beim Überholvorgang die Signalanlage einzuschalten. Nach dem Überholvorgang durch einen Blick in die Rückspiegel prüfen, ob ein gefahrenloses Wiedereinscheren möglich ist.

Kurven stellen eine besondere Gefährdung dar. In einer Rechtskurve neigt das Einsatzfahrzeug bei zu hoher Geschwindigkeit dazu, nach links in die Spur des Gegenverkehrs zu driften. Dies kann vermieden werden, indem das Fahrzeug möglichst am rechten Fahrbahnrand gehalten wird. Bei einer Linkskurve sollte der Fahrer das Einsatzfahrzeug in der Mitte der eigenen Spur halten.

- **Vor** Kurven immer abbremsen!
- Bei Bremsmanövern **in** der Kurve besteht die Gefahr, dass das Einsatzfahrzeug dadurch ins Schleudern gerät.
- Ist der Scheitel der Kurve erreicht, Gas geben, um das Fahrzeug stabil in der Fahrspur zu halten.

Vermeidung einer Kollision beim Überqueren einer Kreuzung

Unbedachte **Lenkbewegungen** in sämtlichen Kreuzungsbereichen sind potenzielle Auslöser für einen Unfall. Daher sind diese durch ein vorausschauendes und zielorientiertes Fahrverhalten zu vermeiden. Außerdem ist auf nicht gekennzeichnete Kreuzungen, Haus- und Garageausfahrten zu achten. Ist der zu überquerende Kreuzungsbereich durch eine **Ampelanlage** gesichert, sollte aus ökonomischer Sicht der Eintreffzeitpunkt so gewählt werden, dass die Ampel beim Eintreffen des Einsatzfahrzeugs an der Kreuzung auf Grün zeigt. Trotz alledem wird die Geschwindigkeit verringert und der Fahrtrichtungsanzeiger (§ 9 Abs. 1 StVO) rechtzeitig gesetzt. Durch Blicke nach links, nach rechts sowie erneut nach links wird sich vergewissert, dass die anderen Verkehrsteilnehmer das Einsatzfahrzeug wahrgenommen haben bzw. der Kreuzungsbereich ohne jegliche Gefahr passiert werden kann. Bei Bedarf muss das Einsatzfahrzeug zum Stillstand gebracht werden können.

> **MERKE**
> Rund 70 % aller Unfälle eines Rettungsfahrzeugs ereignen sich an Kreuzungen. Das Sonderrecht stellt kein Recht dar, das mit Gewalt durchgesetzt wird. Es ist vielmehr die Bitte an die übrigen Verkehrsteilnehmer, dem Einsatzfahrzeug Platz zu machen.

> **ACHTUNG**
> Denken Sie daran, dass Kollegen des Rettungsdienstes, der Feuerwehr und der Polizei ebenfalls mit Sonderrecht aus der Querstraße kommen können.

Vermeidung einer Kollision beim Zurücksetzen des Einsatzfahrzeugs

Beim **Wenden und Zurücksetzen** eines Einsatzfahrzeugs muss man sich so verhalten, dass eine Gefährdung anderer Verkehrsteilnehmer ausgeschlossen wird. Grundsätzlich sollte man sich hierbei durch den Kollegen immer einweisen lassen und beide Seitenspiegel benutzen.

Befahren von Straßenbahnschienen im Einsatz

Das Befahren von **Straßenbahnschienen** im Einsatz setzt genaue Kenntnisse über den Verlauf und die Fahrtrichtung der Straßenbahntrasse voraus. Selbst dann muss jedoch mit notwendigen Änderungen der Fahrtrichtung z. B. wegen Umleitungen gerechnet werden. Befindet sich der Schienenkörper auf einem Sockel oberhalb des restlichen Straßenniveaus, muss der Fahrer besondere Vorsicht walten lassen.

Bahnübergänge

Bahnübergänge stellen eine große Gefahr für den Rettungsdienst dar. Ein Zug hat einen Bremsweg im Bereich von mehreren Kilometern. Selbst wenn ein Lokführer wollte, könnte er einem Einsatzfahrzeug keinen Vorrang einräumen. Der Versuch, teil- oder unbeschrankte Bahnübergänge zu überqueren, wenn bereits die Warnanlage das Ankommen eines Zuges ankündigt, ist **lebensgefährlich** und daher **zu unterlassen.** Für unbeschrankte Bahnübergänge ohne Lichtwarneinrichtungen gilt: rechtzeitig das Einsatzhorn abstellen, um einen herannahenden Zug zu hören, und ggf. warten, bis der Zug vorüber ist.

Fußgängerzone

Das **Befahren von Fußgängerzonen** unter Inanspruchnahme von Sonderrechten birgt besondere Gefahren, da die Passanten nicht mit dem Auftauchen eines rasch fahrenden Einsatzfahrzeugs rechnen. **Es gilt:**

- Schritttempo fahren,
- Menschen nicht gefährden und
- Sachwerte nicht beschädigen.

MERKE
Eine Einsatzfahrt durch die Fußgängerzone ist Öffentlichkeitsarbeit für den Rettungsdienst und das Rettungsfachpersonal. Rowdys haben kein gutes Image.

„Copiloting"

Der Beifahrer eines Einsatzfahrzeugs kann als **Kopilot** äußerst hilfreich sein. Er übernimmt die Abwicklung des Funkverkehrs und beobachtet den Straßenverkehr vor allem auf der rechten Fahrbahnseite. Als Kopilot blickt er in Seitenstraßen und ist für die Zielfindung verantwortlich, sucht nach Straßennamen und Hausnummern in der Einsatzstraße.

Eigenheiten von Einsatzfahrzeugen des Rettungsdienstes

Vorsicht ist geboten, wenn man nach längerem Fahren von RTW oder NAW auf ein kleines NEF oder einen KTW wechselt und Signalfahrten durchführt. NEF und KTW bieten aufgrund der Fahrzeuggröße einen wesentlich geringeren Verkehrsüberblick. Beim Einfahren in eine Kreuzung sieht der Fahrer des Fahrzeugs nicht wie beim RTW in die gesamte Kreuzung ein und muss sich erst vorsichtig in eine Kreuzung vortasten.

Patiententransport

Neben der Anfahrt zur Einsatzstelle ist auch ein **Patiententransport vorausschauend, schonend, sanft und zielorientiert** durchzuführen. Für den Patienten ist ein unsanfter Transport eine zusätzliche körperliche sowie seelische Belastung und bestehende Verletzungen könnten sich verschlimmern. Ferner müssen die Teamkollegen im Patientenraum in der Lage sein, den Patienten auch während der Fahrt adäquat behandeln und betreuen zu können. Zu berücksichtigen ist, dass nur ein sehr geringer Teil der Notfallpatienten einen Transport in die Klinik unter Inanspruchnahme von Sonderrechten benötigt. Sollten diese trotzdem beansprucht werden, muss ein plötzliches Abbremsen oder Beschleunigen vermieden werden. Um eine Vorstellung über einwirkende Schwingungen und Fliehkräfte bei einer Fahrt auf der Krankentrage zu bekommen, sollte man dies zweimal jährlich in einem Krankenkraftwagen (Krkw) mit den Kollegen trainieren (➤ Abb. 53.6).

53.1.3 Verwendung von Sondersignalen

Die Verwendung von Blaulicht und Folgetonhorn (Martinshorn) führt beim Benutzer manchmal zur völlig falschen Annahme, dass diese Einrichtungen Verkehrshindernisse einfach per Knopfdruck beseitigen. Der Gesetzgeber befreit wohl bei der Verwendung dieser Signale von der Einhaltung mancher Verkehrsregeln, letztlich sollte aber aus der Sicht des Lenkers der Einsatz von Sonderrechten als **Bitte** an die anderen Verkehrsteilnehmer verstanden werden, Platz zu machen.

Gesetzliche Grundlagen

(➤ Kap. 57)
§ 35 (5 a) StVO befreit die Fahrzeuge des Rettungsdienstes von den Vorschriften, wenn höchste Eile geboten ist, um Menschenleben zu retten oder schwere gesundheitliche Schäden abzuwenden. In einer Zusatzverordnung wurde ergänzend festgelegt: Bei Fahrten, bei denen nicht alle Vorschriften eingehalten werden können,

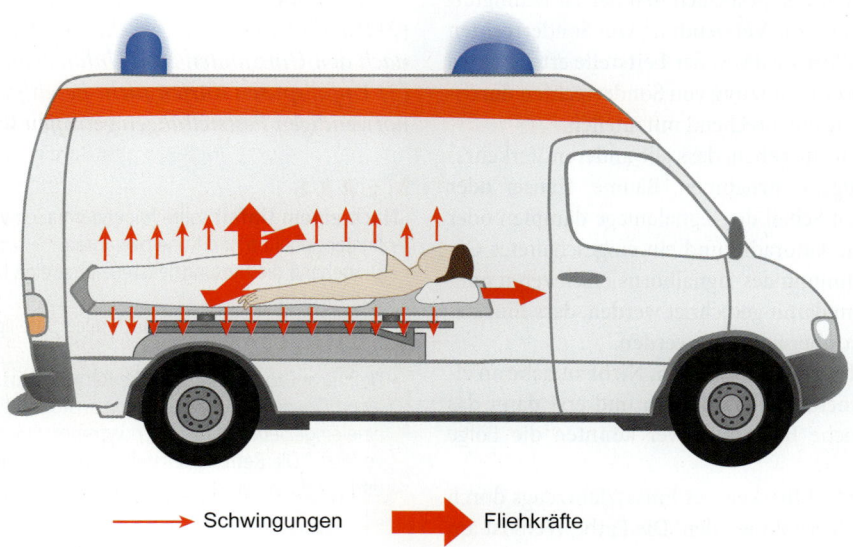

Abb. 53.6 Auf den Patienten wirkende Fliehkräfte während einer Einsatzfahrt [L231]

sollte, wenn möglich und zulässig, die Inanspruchnahme von Sonderrechten durch blaues Blinklicht zusammen mit dem Einsatzhorn angezeigt werden (VwV zu § 38 Abs. 1 StVO). Die Sonderrechte dürfen nur unter gebührender Berücksichtigung der öffentlichen Sicherheit und Ordnung ausgeübt werden (§ 35 [8] StVO).

Blaues Blinklicht zusammen mit dem Einsatzhorn darf nur verwendet werden, wenn höchste Eile geboten ist, um Menschenleben zu retten oder schwere gesundheitliche Schäden abzuwenden, eine Gefahr für die öffentliche Sicherheit oder Ordnung abzuwenden, flüchtige Personen zu verfolgen oder bedeutende Sachwerte zu erhalten. § 38 StVO (1) ordnet an: „Alle übrigen Verkehrsteilnehmer haben sofort freie Bahn zu schaffen. Blaues Blinklicht allein darf nur zur Warnung an Unfall- oder sonstigen Einsatzstellen, bei Einsatzfahrten […] verwendet werden (2)."

Auswirkungen von Sondersignalen

Zu häufige Verwendung von Sondersignalen führt zu einem Gewöhnungseffekt. Die **Verkehrsteilnehmer** nehmen die Signale nicht mehr ernst.

Patienten werden noch aufgeregter und nervöser, ihr Zustand kann sich dadurch medizinisch gesehen auch verschlechtern. Bei Patientinnen mit Präklampsie oder Eklampsie kann es zur Auslösung von Krampfanfällen kommen.

Der **Fahrer des Einsatzfahrzeugs** wird selbst nervöser. Versuche haben gezeigt, dass bei Ertönen der Signalanlage grundsätzlich, zwischen 15 und 25 km/h schneller gefahren wird. Durch das Ertönen der Signalanlage entsteht bei vielen Fahrern ein **Aufwacheffekt** mit paradoxen Reaktionen. Das Unfall- und Verletzungsrisiko nimmt dadurch zu.

Grundregeln zur Benutzung von Sondersignalen

Sondersignale sind nur unter den gesetzlich definierten Bedingungen einzusetzen. Die Freigabe zur Verwendung von Sonderrechten bei der Anfahrt zum Notfallort wird von der **Leitstelle** erteilt. Wird eine Fahrt in die Klinik unter Benutzung von Sonderrechten durchgeführt, ist dies der Leitstelle entsprechend mitzuteilen.

Niemals sollte man davon ausgehen, dass alle anderen Verkehrsteilnehmer Einsatzfahrzeuge wahrnehmen. Bäume, Häuser oder andere Objekte können den Schall der Signalanlage dämpfen oder umlenken. Musik aus dem Autoradio und ein eingeschaltetes Gebläse können die Wahrnehmung des Signalhorns erschweren oder verhindern. Es muss zudem damit gerechnet werden, dass Einsatzfahrzeuge wahrgenommen, aber ignoriert werden.

Die Signalanlage ist rechtzeitig zu benutzen. Nicht zu nahe an einen anderen Verkehrsteilnehmer heranfahren und erst dann das Signal einschalten. Plötzliche Bremsmanöver könnten die Folge sein.

Auch bei Tage kann die Sichtbarkeit des Einsatzfahrzeugs durch Benutzen des Abblendlichts erhöht werden. Die Farbe Weiß ist am weitesten sichtbar; das Blaulicht ist über größere Distanzen schlechter sichtbar.

53.1.4 Verhalten bei einem Unfall

Gesetzliche Rahmenbedingungen

§ 34 Unfall StVO lautet:
(1) Nach einem Verkehrsunfall hat, wer daran beteiligt ist,
1. unverzüglich zu halten,
2. *den Verkehr zu sichern und bei geringfügigem Schaden unverzüglich beiseitezufahren,*
3. *sich über die Unfallfolgen zu vergewissern,*
4. *Verletzten zu helfen (§ 323 c StGB),*
5. *anderen am Unfallort anwesenden Beteiligten und Geschädigten*
    a. *anzugeben, dass er am Unfall beteiligt war und*
    b. *auf Verlangen seinen Namen und seine Anschrift anzugeben sowie Führerschein und Fahrzeugschein vorzuweisen und nach bestem Wissen Angaben über seine Haftpflichtversicherung zu machen,*
6. *so lange am Unfallort zu bleiben, bis er zugunsten der anderen Beteiligten und*
    a. *Geschädigten die Feststellung seiner Person, seines Fahrzeugs und die Art seiner Beteiligung durch seine Anwesenheit ermöglicht hat, oder*
    b. *eine nach den Umständen angemessene Zeit zu warten und am Unfallort Namen und Anschrift zu hinterlassen, wenn niemand bereit war, die Feststellung zu treffen (Wartepflicht),*
7. *unverzüglich die Feststellung nachträglich zu ermöglichen, wenn er sich berechtigt entschuldigt oder nach Ablauf der Wartepflicht (6., b) vom Unfallort entfernt hat. Dazu hat er mindestens den Berechtigten (6., a) oder einer nahe gelegenen Polizeidienststelle mitzuteilen, dass er am Unfall beteiligt gewesen ist, und seine Anschrift, seinen Aufenthalt sowie das Kennzeichen und den Standort seines Fahrzeugs anzugeben und dieses zu unverzüglichen Feststellungen für eine ihm zumutbare Zeit zur Verfügung zu halten.*
(2) *Beteiligt an einem Verkehrsunfall ist jeder, dessen Verhalten nach den Umständen zum Unfall beigetragen haben kann.*
(3) *Unfallspuren dürfen nicht beseitigt werden, bevor nicht die notwendigen Feststellungen getroffen worden sind.*

> **MERKE**
> **Nach einem Unfall** sollte folgendermaßen vorgegangen werden:
> - Immer anhalten und Ruhe bewahren.
> - Umgehend die Rettungsleitstelle über eine Mitbeteiligung am Unfall unterrichten.
> - Unfallstelle absichern und nach allen Beteiligten schauen, ob es Verletzte gibt.
> - Definitive Lagemeldung an die Rettungsleitstelle, z. B.: „3/83–1 ist in einen Eigenunfall durch Zusammenstoß mit Kleintransporter beteiligt; eine eingeklemmte Person, polytraumatisiert. Kollege und Patient leicht verletzt." Die Rettungsleitstelle wird dann entsprechende Einsatzkräfte und die Polizei verständigen.

53.1.5 Zusammenfassung der wichtigsten Sicherheitsregeln für Einsatzfahrer

1. **Fahrzeugcheck vor Einsatzfahrt:** Bei Schichtbeginn bzw. nach jedem Einsatz sollte das Fahrzeug entsprechend den Vorgaben auf Vollständigkeit und Funktionalität überprüft werden. Zumindest bei Schichtbeginn sind Wasser, Öl, Luft, Kraftstoff und Elektrizität des Fahrzeugs (WOLKE) zu kontrollieren.
2. **Fahrertraining und Schleuderkurs:** Ein formales Sicherheitstraining ist für Fahrer von Einsatzfahrzeugen unumgänglich. Zum Fahrprofi wird man nicht geboren, man wird dazu trainiert.
3. **Den Weitblick behalten:** Bei einer Einsatzfahrt darf nicht nur die Straße fixiert werden, auch Gehsteige, Ausfahrten und Seitenstraßen müssen beobachtet werden.
4. **Argwöhnisch bleiben:** Wie bei der Patientenuntersuchung auf alles gefasst sein. Immer mit den Fehlern anderer Verkehrsteilnehmer rechnen.
5. **Das Einsatzgebiet kennen:** Wer mit den Eigenheiten seines Einsatzgebiets vertraut ist, sieht einer Signalfahrt gelassener entgegen.
6. **Zweimal pro Jahr eine Probefahrt auf der Trage eines Krankenkraftfahrzeugs:** Dies bringt die auf Betreuer und Patienten einwirkenden Kräfte wieder in Erinnerung.
7. **Kein falscher Stolz beim Rückwärtssetzen oder an Engstellen:** Sieht man nicht, was hinter dem Einsatzfahrzeug ist, oder ist man nicht sicher, ob das Fahrzeug noch durch die Enge passt, einweisen lassen.
8. **Auf allen Nachrangstraßen das Fahrzeug immer vor dem Überqueren anhalten:** Die Eintreffzeit wird dabei kaum verlängert, die Wahrscheinlichkeit, einen Unfall zu verursachen, verringert sich hingegen enorm.
9. Den **Augenkontakt zu anderen Straßenteilnehmern,** denen ein Vorrecht genommen wird, suchen. Niemals annehmen, dass diese die Absicht des Lenkers des Einsatzfahrzeugs erkennen.
10. Bei der **Verwendung von Sondersignalen** den anderen Verkehrsteilnehmern eine Chance geben, darauf zu reagieren. Viele Menschen geraten durch Sehen oder Hören von Sonderrechten in Panik und reagieren vielfach unerwartet. Vor allem sehr junge, sehr alte oder betrunkene Verkehrsteilnehmer verhalten sich oft unberechenbar.

53.2 Fahrzeugtechnik

53.2.1 DIN für Rettungsmittel

Für die klassischen **Krankenkraftwagen** (Krkw) bestehen europaweite gültige Normen. Sie werden entsprechend der Kategorien **Patient** und **Notfallpatient** definiert und in der europäischen Norm EN 1789 in vier Fahrzeugkategorien unterschieden (> Tab. 53.3). Für Notarzteinsatzfahrzeuge (NEF) gibt es keine spezifische europäische Norm, für sie gilt die Norm DIN 75079. Weitere rettungsdienstlich relevante Normen sind die DIN EN 1865, die die Anforderungen an Krankentragen und andere Krankentransportmittel im Krkw definiert, sowie die DIN EN 13718 für Patiententransportmittel in der Luft, zu Wasser und in schwierigem Gelände.

> **MERKE**
> Bei einem **Patient** handelt es sich um eine Person, deren Zustand den Einsatz geschulten Personals für medizinische Versorgung und/oder einen geeigneten Transport erfordert.
> Befindet sich eine Person infolge von Erkrankung, Verletzung oder sonstigen Umständen in unmittelbarer oder zu erwartender Lebensgefahr, die eine sofortige Notfallversorgung, Überwachung oder einen zügigen Transport in eine weiterführende medizinische Einrichtung bedarf, handelt es sich um einen **Notfallpatient.**

DIN-Normen im Rettungsdienst und ihre Anforderungen

Normen bieten nicht nur Sicherheit in allen Bereichen des täglichen Lebens, sondern berücksichtigen auch eine nachhaltige Entwicklung im Gesundheits-, Arbeits- und Umweltschutz für den Anwender. Durch den **Normenausschuss Rettungsdienst und Krankenhaus** (NARK) wird in unterschiedlichen Gremien die Funktionalität und Praxistauglichkeit von rettungsdienstlichen Systemen überprüft.

DIN EN 1789 Krankenkraftwagen

Die DIN EN 1789 gilt für alle **Krankenkraftwagen** (> Tab. 53.3), die mindestens eine Person liegend auf einer Krankentrage transportieren können. In ihr werden Anforderungen an das Basisfahrzeug, den Ausbau und die Ausrüstung festgelegt. Bei jedem Grund-

Tab. 53.3 Krankenkraftwagen nach DIN EN 1789

Fahrzeugkategorie	Beschreibung
Typ A1 und A2: Patient Transport Ambulance (PTA)	Diese Fahrzeuge sind für den Transport eines oder mehrerer Patienten, liegend auf einer Krankentrage oder sitzend auf einem Krankensessel, geeignet.
Typ B: Emergency Ambulance (EA), Notfallkrankenwagen	Neben einem liegenden oder sitzenden Transport sind die Fahrzeuge für eine Erstversorgung und die Überwachung von Patienten ausgerichtet. Er sollte nicht mit regional eingesetzten **„Mehrzweckfahrzeugen"** verwechselt werden, die nach DIN EN 1789 nicht existieren.
Typ C: Mobile Intensiv Care Unit (MICU), Rettungswagen	Dies sind Fahrzeuge, die für den Transport, die erweiterte Behandlung und die Überwachung von Patienten ausgestattet sind.

Tab. 53.4 Begriffsdefinitionen, Beschreibungen und Anforderungen für Rettungsmittel

Rettungsmittel	Anforderungen an die Rettungsmittel
• Haupttrage und Fahrgestell • Stuhltrage • Tragematratze • Tragetuch • Schaufeltrage • Vakuummatratze und Pumpe • Langes Wirbelsäulenbrett (Spineboard) • Klappbare Tragesessel • Nicht klappbare Tragesessel	• Die Beförderung von Patienten muss sicher und schonend sein. • Ein Verrutschen im Fahrzeug muss auch bei schlechten Transportbedingungen unmöglich sein. • Tragegriffe müssen auch in ausgezogener Stellung arretiert werden können. • Scharfe Kanten oder Verformungen, die an Mensch oder Material Schäden verursachen könnten, dürfen nicht vorhanden sein. • Für alle transportierten Patienten muss ein entsprechendes Rückhaltesystem mit Schnellverschluss vorgehalten werden, welches ihn hält und gleichzeitig die Behandlung während der Fahrt zulässt. • Die Sitz- oder Liegefläche muss antimikrobiell, abwaschbar, wasserfest und ölbeständig sein.

fahrzeug sind ein **Antiblockiersystem** (ABS) für die **Bremsanlage** und eine **Beschleunigung** von 0 auf 80 km/h innerhalb von 35 Sekunden (bei einem innerhalb des zulässigen Gesamtgewichts beladenen Fahrzeug) festgeschrieben. Außerdem wird in ihr ein Augenmerk auf die **aktive** und **passive** Sicherheit von Patienten und Personal gelegt. So sind ausnahmslos alle Personen und Gegenstände, die sich im Krkw befinden, so zu sichern, dass sie sich nicht zu einem zehnfachen Geschoss ihres Eigengewichts (10 G) verwandeln. Hierdurch ergibt sich, dass alle Geräte und sonstige Gegenstände so zu befestigen sind, dass keine Verlagerung von mehr als 150 mm in jede Richtung stattfinden kann. Weitere normative Verweise an Werkstoffanforderungen bezüglich des Brandschutzes, der Reinigung und Desinfektion, der Rutschfestigkeit bei Nässe (Boden Patientenraum) oder Verweise an die Anforderungen des **ergonomischen Freiraums der Arbeitsplätze Fahrersitz und Patientenraum** sind entsprechend zu berücksichtigen.

DIN EN 1865 Anforderungen an Krankentragen und andere Krankentransportmittel im Krankenkraftwagen

Die Europäische Norm 1865 beinhaltet genaue Anforderungen an Krankentragen und andere Krankentransportmittel (> Tab. 53.4)

Des Weiteren macht die Norm ausführliche und detaillierte Angaben bezüglich Material, Abmessungen und Gewichten sowie Produkteigenschaften, die bei Vorliegen einer entsprechenden Konformitätsbescheinigung des Herstellers aus Sicht des Kunden als erfüllt betrachtet werden sollten.

Notarzteinsatzfahrzeug (NEF) DIN 75079

NEF werden im **Rendezvous-System** eingesetzt, dabei wird der Notarzt parallel zum RTW oder nachträglich (Anforderung des RTW) dem Schadensort zugeführt. Mit einem NEF kann kein Patiententransport vorgenommen werden; es handelt sich bei diesen Fahrzeugen um speziell ausgerüstete Pkw (DIN 75079).

Rettungstransporthubschrauber (RTH) DIN EN 13230–10 für Luftrettungsmittel

Das Einsatzspektrum von RTH ist vielfältig. Sie können als **primäres** Rettungsmittel für einen schnellen und schonenden Transport von Notfallpatienten oder, wenn kein bodengebundenes NEF zur Verfügung steht, als Notarztzubringer eingesetzt werden. Im Rahmen von **Sekundäraufträgen** werden die RTH meist für Verlegungen eingesetzt, wenn die Entfernung der Kliniken zueinander einen zeitgerechten Transport mit einem bodengebundenen Rettungsmittel nicht zulässt oder z. B. das besondere Schwingungsverhalten des RTH für den Patienten von Vorteil ist (z. B. Wirbelsäulenverletzungen). Meist werden diese Transporte durch größere Intensivtransporthubschrauber (ITH), die seit den 1990er-Jahren vorgehalten werden, durchgeführt. Sie verfügen im Vergleich zu einem RTH über ein erweitertes medizinisches Equipment. Außerdem können RTH und ITH für **sonstige** Einsätze wie z. B. Organtransporte, Suchflüge und dergleichen eingesetzt werden.

Neben den Normen für Rettungsmittel gibt es auch eine DIN für **Notfallkoffer.** So beschreibt die DIN 13 232 die Ausstattung des Notfall-Arztkoffers, die DIN 13 233 die Ausstattung des Notfall-Arztkoffers für Säuglinge und Kleinkinder.

53.2.2 Geräte und Einrichtungen der Rettungsmittel

Für Einsatzfahrzeuge des Rettungs- und Krankentransportdienstes gibt es unterschiedliche Ausbaufirmen und deren **Fahrzeugkonzepte.** Die Entscheidung der beschaffenden Stelle wird durch verschiedene Faktoren bestimmt:
- Betriebswirtschaftliche Gesichtspunkte
- Einsatzgebiet: Großstadt, Kleinstadt, ländlicher Bereich, Gebirge, Küste etc.
- Auswahl der medizinisch-technischen Anforderungen
- Einsatzschwerpunkte: überwiegend Primärnotfälle oder überwiegend Krankenbeförderungen

Ein Rettungsmittel, das vermehrt zur **Krankenbeförderung** eingesetzt wird, sollte z. B. über einen Tragestuhl verfügen (> Abb. 53.7).

Neben einem schnell zugänglichen und transportablen Notfallequipment bestehend aus
- **Notfallrucksäcke** (Notfallkoffer),
- **Absaugeinheit,**
- **EKG mit Defibrillationseinheit** und
- **Beatmungsgerät** für die Versorgung des Patienten vor Ort, wird auch weiteres **Material** (z. B. Beatmungsbeutel, Medikamente) im Rettungsmittel für die Versorgung, üblicherweise in beschrifteten Schubläden und Schränken, vorgehalten. Zweckmäßig befindet sich im Patientenraum von Rettungsmitteln der Notfallrettung ein **Thermobehältnis** als **Wärme- und Kühlfach.**

53.2 Fahrzeugtechnik

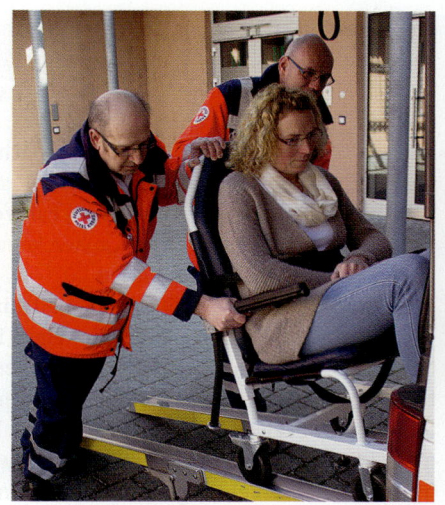

Abb. 53.7 Patientin auf einem Tragestuhl beim Be- bzw. Entladen aus einem KTW mit Rampe [O985]

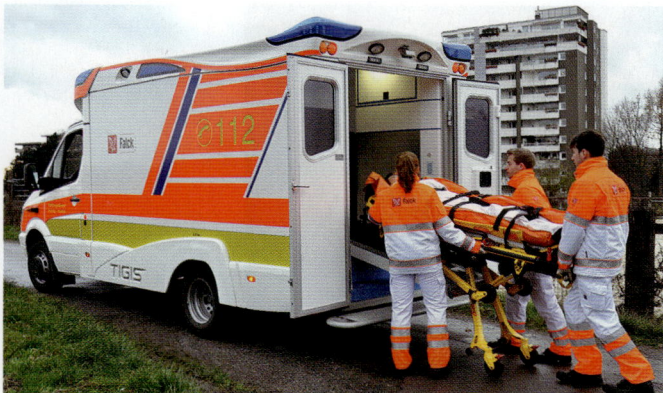

Abb. 53.8 Be- und Entladen einer Roll-in-Trage mit drei Personen [W925]

Im Fahrerraum der Einsatzfahrzeuge befinden sich neben den Bedienelementen der Sondersignalanlage auch die der Funkanlage, die jeweils mit individuellen Zusatzfunktionen wie z. B. Außenlautsprecher oder Funkmeldesystem ausgestattet sind.

Gemäß StVO sind auch die gängigen **Sicherheitsausrüstungen** in allen Einsatzfahrzeugen (Kraftfahrzeugverbandkasten, Warndreieck und Warnweste) mitzuführen. Insofern kein eigener Schutzhelm oder Feuerwehrlederhandschuhe durch den Arbeitgeber zur Verfügung gestellt werden, sind diese in den Einsatzfahrzeugen vorhanden. Im Fahrzeuginneren befindet sich meist eine Zusatzleselampe auf der Beifahrerseite, um bei schlechten Lichtverhältnissen die Einsatzdaten notieren oder die Straßenkarten lesen zu können. Damit in der Dunkelheit die Einsatzstelle bei schlecht oder nicht beleuchteten Hausnummernschildern aufgefunden wird, verfügen die Einsatzfahrzeuge über leistungsstarke **Handlampen.** Weitere notwendige Unterlagen, wie z. B. spezielle Anfahrtsskizzen (z. B. Firmen), Stadtpläne, Patientendokumentation, Funkkanalübersichtsplan der Nachbarkreise, Krankenhauslagepläne und die Tankkarte befinden sich ebenfalls im Fahrerraum.

Tragen

Damit Notfallpatienten schonend und der jeweiligen Situation angepasst gelagert (Kopf-/Bein-Hoch- oder Tieflagerung) werden können, verfügen mindestens alle Krankenkraftwagen (Krkw) der Kategorie C über einen **hydraulisch unterstützten Tragetisch,** der durch Schwingungen Straßenunebenheiten ausgleicht. Teilweise wird dies durch ein luftdruckunterstütztes Fahrwerk zusätzlich unterstützt.

In den letzten Jahren haben sich im Rettungs- und Krankentransportdienst die Roll-in-Tragen (Krankentragen) etabliert. Mit ihnen lassen sich neben einer liegenden Position weitere Patientenlagerungsmöglichkeiten realisieren, z. B. Knierolle, Reklination des Kopfes (Jackson-Position), Oberkörperhochlagerung und die Beinhochlagerung (Schocklage). Alle Roll-in-Tragen bestehen aus zwei schnell trennbaren Elementen, dem Fahrgestell mit Rollen und der Patiententrage. Zwar entfällt die eigentliche Tragearbeit, aber es ist zu berücksichtigen, dass sich Schwingungen durch Unebenheiten auf Wegen oder Straßen negativ auf den Patientenzustand auswirken können (z. B. Wirbelsäulentrauma). Die Patientensicherheit bei einem Transport ist durch **Sicherheitsgurte** (Schulter-, Thorax-, Beckengurt sowie untere Extremitätengurte) und seitliche **Halterungen** gewährleistet. Das **Ein- und Ausladen** wird ebenfalls durch die Hydraulik und teils auch elektrisch (z. B. Power-Pro™ XT von der Firma Stryker) unterstützt.

Medizinisches Equipment (z. B. EKG-Halterung, Sauerstoffeinheit) kann an den Roll-in-Tragesystemen individuell mit vom jeweiligen Hersteller vorgesehenen Originaladaptern oder Geräteplatten (z. B. Pac-Rac-Geräteplatte der Firma Ferno) außerhalb des Fahrzeugs für einen Transport befestigt werden. Viele Roll-in-Tragesysteme verfügen bereits über einen Infusionsflaschenhalter. Durch diese Zusätze behält das Rettungsdienstpersonal die Hände für wichtige Arbeiten frei (> Abb. 53.8).

Absaug- und Beatmungseinrichtungen

Alle Gerätschaften müssen im Einsatzfahrzeug so angebracht sein, dass der schnelle und komplikationslose Zugriff und die Entnahme aus den Halterungen jederzeit möglich ist (> Abb. 53.9).

> **MERKE**
> „Kennst du ein Gerät, kennst du alle." Dieser Grundsatz ist bei medizinisch-technischen Geräten grundsätzlich falsch. Jedes neue Gerät bedarf einer Einweisung nach dem Medizinproduktegesetz (MPG).

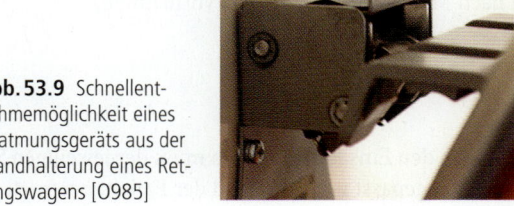

Abb. 53.9 Schnellentnahmemöglichkeit eines Beatmungsgeräts aus der Wandhalterung eines Rettungswagens [O985]

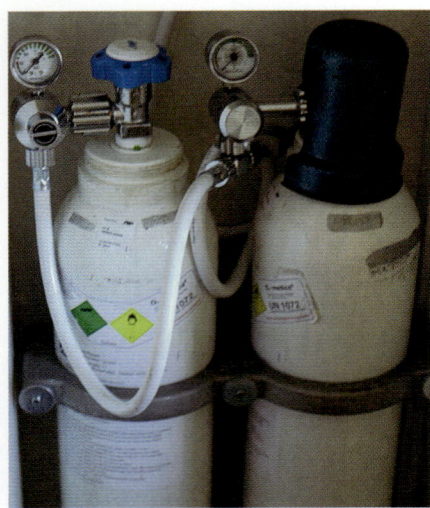

Abb. 53.10 Sauerstoffanlage [O985]

Bei den Absaugeinrichtungen gibt es neben integrierten Systemen (z. B. WM Life II von der Firma Weinmann) auch manuelle oder eigenständig elektrisch arbeitende Absaugeinrichtungen.

Für die Sauerstoffinsufflations- und Beatmungseinheiten wird Sauerstoff im Einsatzfahrzeug benötigt. Die Beatmungseinheiten verfügen nur über ein kleines Volumen (2-Liter-Sauerstoffflaschen), daher sind in den Rettungsmitteln der Kategorie Typ C meist zwei zusätzliche Sauerstoffflaschen mit je 10 Liter Inhalt installiert. Die Module Sauerstoffflaschen und -zuleitungen bilden zusammen mit den Schnellkupplungen (für Sauerstoffinsufflations- und Beatmungseinheiten) im Patientenraum die Sauerstoffanlage. Über die Schnellkupplung können die Module dann mit der Sauerstoffanlage verbunden oder davon getrennt werden (> Abb. 53.10). Zudem kann bei Transporten mit längeren Beatmungszeiten ein Luftanfeuchter über die Sauerstoffanlage betrieben werden.

Folgende **Grundsätze** sind **beim Betreiben von Sauerstoffanlagen** zu beachten:

- Sauerstoffflaschen nie vollständig leerlaufen lassen, da dann ein einfaches Wiederauffüllen nicht möglich ist, was höhere Kosten verursacht.
- Sauerstoffanlage nie mit Fett in Berührung bringen (z. B. eingecremte Hände): Es besteht **Explosionsgefahr!**
- Sauerstoffanlage nicht unter ständigem Druck betreiben (Ausblasen z. B. über die Sauerstoffinhalation nach dem Benutzen), da sonst die Ventile und Dichtungsteile leicht unbrauchbar werden.
- Absperrventil nur handfest und nie mit Werkzeug schließen; das Gleiche gilt für das Festziehen sämtlicher beweglicher Teile an der Sauerstoffanlage und Beatmungsmaschine.
- Verbrauchte Flaschen austauschen und kennzeichnen.
- Neue Flaschen auf Sauerstoffdruck im eingebauten Zustand überprüfen.
- Prüfungen nach Medizinproduktegesetz vornehmen.

Sitzverteilung

Die Sitzverteilung in den Einsatzfahrzeugen muss der jeweiligen Situation individuell angepasst werden. Wird der Patient beatmet, so muss der Notarzt oder das Rettungsfachpersonal am Kopfende des Patienten arbeiten.

Nach Möglichkeit sollten alle Insassen in den Einsatzfahrzeugen, auch die im Krankenraum, während der Fahrt angegurtet sein. Müssen Notarzt und/oder das Rettungsfachpersonal im Krankenraum stehen, so ist für einen entsprechenden Halt zu sorgen, damit bei einem plötzlichen Abbremsen des Fahrzeugs keine Unfälle passieren. Aus dem gleichen Grund sollten keine Materialien im Krankenraum ungesichert herumliegen.

Grundsätzlich gehören Säuglinge und Kinder bei einem Transport nicht auf den Arm oder Schoß einer Bezugsperson (z. B. Eltern). Sie sind nur in den dafür vorgesehenen **Kinderrückhaltesystemen** oder **Kindersitzen** zu transportieren, jedoch sollte ein Elternteil im Blickfeld des Kindes auf einem Betreuersitz Platz nehmen können. Eine Ausnahme für dieses Vorgehen könnten hysterische oder aufgeregte Elternteile sein, die eine Versorgung des Kindes erschweren. Hier sollten alternative Transportmöglichkeiten für die Eltern geschaffen werden.

Muss während der Fahrt ein Positionswechsel vorgenommen werden, so haben sich die Insassen zu vergewissern, dass dieser ohne Risiko erfolgen kann. Für einen entsprechenden Halt ist zu sorgen. Ein Blick nach vorn und ggf. eine kurze Absprache mit dem Fahrer können helfen, die Situation richtig einzuschätzen.

53.2.3 Anwendung der Geräte

Tragen

Am einfachsten ist das **Be- und Entladen** mit einer Roll-in-Trage (> Abb. 53.8). Hierbei wird die Trage nur auf das heruntergeschwenkte und herausgezogene Trageblech des Rettungsmittels geschoben, der Fahrgestellhebel der Trage entrastet (Fahrgestell kann einfahren) und die Trage eingeschoben. Danach wird die Trage mit Tragegestell und Trageblech des Krankenraums in den Krankenraum geschoben. Mithilfe der Hydraulik oder Elektrik kann das Tragegestell des Krankenraums hochgefahren und in verschiedene Positionen gebracht werden. Werden herkömmliche DIN-Tragen verwendet oder ist die Roll-in-Trage vom Fahrgestell getrennt, so muss die Trage zunächst auf das Trageblech des Krankenraums gestellt werden. Hierzu wird die Trage mit zwei oder vier Personen an das Trageblech getragen. Auch hierbei gelten die üblichen **Grundsätze des Tragens:**

> **MERKE**
> - Niemals rückwärtsgehen.
> - Nur an den herausgezogenen Holmen anfassen.
> - Auf Kommando arbeiten.

Infusionen

Häufig wird bereits präklinisch bei Patienten eine **Infusionstherapie** durchgeführt. Beim Einladen in den Krkw kann die Infusion für die Zeit des Einladens kurz abgestellt werden. Die Infusionsflasche bzw. der Infusionsbeutel sollte so auf der Trage gelagert werden, dass diese nicht herunterfallen kann. Nach dem Einladen wird sie an den dafür vorgesehenen Infusionshaken an der Decke des RTW eingehängt. Zusätzliche Klettverschlüsse verhindern, dass die Infusionsflasche bei Schwingungen, die durch Straßenunebenheiten entstehen, herunterfällt.

Fixiergurte

Die Anwendung von **Fixiergurten** sollte standardmäßig durchgeführt werden. Grundsätzlich ist der Patient mit einem Fixiergurt in Brusthöhe ausreichend zu sichern, ebenso sollten Schultergurte angewendet werden, um bei einer Notbremsung oder einem Aufprall auf ein Hindernis zu verhindern, dass der Patient zusätzliche Verletzungen erleidet. Eine zusätzliche Fixierung im Beckenbereich rundet die effektive Sicherung eines Patienten ab.

Kälteschutz

Der **Kälteschutz des Patienten** ist besonders im Winter sehr wichtig, da der Krkw an der Einsatzstelle schnell auskühlt. In der Praxis ist es leider nicht immer möglich, sämtliche Türen nach dem Verlassen des Fahrzeugs zu schließen. Umso mehr muss auf den Kälteschutz des Patienten geachtet werden. Dieser muss nach der Lagerung auf der Trage unverzüglich mit zwei oder mehreren Decken zugedeckt werden. Auch sollte das Fahrzeug mit der Standheizung vorgeheizt sein.

Vakuummatratze

Die Anwendung der **Vakuummatratze** sollte bei fast allen chirurgischen Notfällen standardmäßig erfolgen. Neben dem Effekt der Ruhigstellung frakturierter Knochen und der Stabilisierung der Wirbelsäule trägt die Vakuummatratze wesentlich zur Reduzierung transportbedingter Einflüsse **(Transporttrauma)** bei. So ist die generelle Anwendung der Vakuummatratze bei Patienten nach größeren traumatischen Ereignissen unabhängig von dem Verdacht auf Einfach- oder Mehrfachfrakturen zu fordern.

Schaufeltrage, Spineboard und CombiCarrier

Die **Schaufeltrage** sollte immer in Kombination mit der Vakuummatratze, für ein schonendes und achsengerechtes Umlagern des Patienten benutzt werden. Es ist darauf zu achten, dass die richtige Länge der Schaufeln vor dem Unterlegen am Patienten gewählt wird. Beim Schließen der beiden Schaufeln wird der Kopfteil als Erstes geschlossen und als Letztes geöffnet. In der Vergangenheit wurde verstärkt das **Spineboard** für die Wirbelsäulenimmobilisation präferiert. Es gilt jedoch zu beachten, dass es nicht bei jedem Notfall geeignet ist und bei längeren Liegezeiten ein Dekubitus entstehen kann. Der **CombiCarrier** hat die Funktionen einer Schaufeltrage und eines Spineboards.

Tragestuhl

Viele Krkw verfügen über einen **Tragestuhl.** Insbesondere dann, wenn das Rettungsmittel überwiegend in der Krankenbeförderung eingesetzt ist, kann ein solcher Tragestuhl wertvolle Hilfe leisten. Neben den starren Systemen gibt es zusammenklappbare Tragestühle. Die meisten Tragestühle verfügen über Trageholme am Kopf- und Fußende. Diese müssen vor dem Transport herausgezogen werden. Zur Sicherheit des Patienten besitzen die Tragestühle Sicherungsgurte, die man unter allen Umständen anlegen sollte. Wird der Tragestuhl gerollt, sollte das Rettungsteam darauf achten, dass der Stuhl nicht kopflastig wird und umkippt. Dies kann passieren, wenn der Stuhl auf eine Erhöhung des Weges (z. B. hervorragender Pflasterstein) trifft und so plötzlich abgebremst wird.

Die meisten Tragestühle müssen mittels Muskelkraft in den Krankenraum gehievt werden. Im Krankenraum befindet sich eine Vorrichtung zur Arretierung des Stuhls. Bei einigen Systemen erleichtern ein schwenkbares und ggf. hydraulisch unterstütztes Ladeblech oder Auffahrrampen den Vorgang des Be- und Entladens (➤ Abb. 53.8).

Wird der Patient auf einem Tragestuhl sitzend befördert, so ist er während des Transports ausreichend zu sichern. Insbesondere in Fahrtrichtung sitzende Patienten sollten stets durch eine direkt an der Karosserie des Fahrzeugs befestigte **Dreipunktgurtanlage** gesichert werden.

Wiederholungsfragen

1. Was beinhaltet die Grundregel § 1 StVO (➤ Kap. 53.1)?
2. Welchen Anhalteweg hat ein Krankenkraftwagen bei einer Gefahrenbremsung in etwa (➤ Kap. 53.1.1)?
3. Sie werden zu einem Verkehrsunfall bei eingesetzter Dämmerung und dichtem Nebel entsandt. Welche Maßnahmen beachten Sie bei der Anfahrt (➤ Kap. 53.1.1)?
4. Durch welche Maßnahme wird eine Präventionsarbeit zur Unfallverhütung eingeleitet (➤ Kap. 53.1.2)?
5. Persönliche Emotionen können sich negativ auf das Verhalten im Straßenverkehr auswirken. Welche vier Kategorien lassen sich unterscheiden (➤ Kap. 53.1.2)?
6. Einsatzfahrten, die unter Inanspruchnahme von Sonder- und Wegerechten durchgeführt werden, sind bekanntermaßen ein Störfaktor im Straßenverkehr. Wie hoch ist das Risiko, dabei einen Unfall mit Schwerverletzten zu haben (➤ Kap. 53.1.2)?
7. Wann dürfen Sonder- und Wegerechte vom Rettungsfachpersonal angewendet werden (➤ Kap. 53.1.3)?

8. Bei einer Einsatzfahrt unter Inanspruchnahme von Sonder- und Wegerechten wurden Sie Beteiligter eines Verkehrsunfalls. Nach welchen gesetzlichen Rahmenbedingungen gehen Sie vor (➤ Kap. 53.1.4)?
9. Welchen Kräften ist ein liegender Patient im Krankenkraftwagen ausgesetzt (➤ Kap. 53.1.2)?
10. Krankenkraftwagen werden nach DIN EN 1789 in vier Fahrzeugtypen eingeteilt. Benennen Sie diese und beschreiben Sie Kernaspekte der Anforderungen (➤ Kap. 53.2.1).
11. Wie lauten die Grundsätze des Tragens (➤ Kap. 53.2.3)?
12. Auf was müssen Sie achten, wenn Sie mit einem Spineboard arbeiten (53.2.3)?

Auflösung des Fallbeispiels

In diesem Fall haftet der Fahrer des Einsatzfahrzeuges allein (OLG Naumburg, Az 4 U 23/11). Denn Blaulicht allein – ohne Einsatzhorn – bewirkt kein Wegerecht. Im o. g. Fall ist der geschädigte Verkehrsteilnehmer aus dem mit Grünlicht freigegebenen Querverkehr rechtlich nicht angehalten, gemäß *§ 38 Abs. 1 S. 2 StVO* freie Bahn zu schaffen.

WEITERFÜHRENDE LITERATUR

Bockting, S.: Verkehrsunfallanalyse bei der Nutzung von Sonder- und Wegerechten gemäß StVO. Berufsgenossenschaft für Gesundheitsdienst und Wohlfahrtspflege, Hamburg, 2009

Wasielewski, A.: Sonderrechte im Einsatz. Einsatzfahrten von Rettungsdienst, Feuerwehr und Polizei – Rechtsgrundlagen und Fahrpraxis. Lehmanns Media, Köln, 2005

KAPITEL 54

Marco Behns

Funk- und Kommunikationsmittel

54.1	**Funktechnische Ausbildung** 1131	**54.3**	**EDV** 1141
54.1.1	Physikalische Grundlagen 1131	54.3.1	Software in Leitstellen 1142
54.1.2	Funkverkehrsarten des analogen BOS-Funks 1132	54.3.2	Digitale Karteninformations- und Ortungssysteme 1144
54.1.3	Durchführung des Sprechfunkverkehrs 1133	54.3.3	Digitale Telefontechnik in Leitstellen 1144
54.1.4	Funkalarmierung (FME) 1134	54.3.4	Digitale Textnachrichten 1145
54.1.5	Funkmeldesystem (FMS) 1135	54.3.5	Sonstige Kommunikationssysteme in Leitstellen .. 1145
54.1.6	Digitaler Sprech- und Datenfunk TETRA 1136	54.3.6	Datenschutz 1146
		54.3.7	Störungen im EDV-Leitstellensystem 1146
54.2	**Kommunikationsmittel** 1138	54.3.8	EDV-gestützte Abrechnung von Einsätzen 1147
54.2.1	Funkgeräte und Funkmeldeempfänger 1138	54.3.9	EDV-Einsatz an Dienststellen 1147
54.2.2	GSM-Technik, Handys, Smartphones 1139		
54.2.3	Mobile Computer, Tablets 1139		
54.2.4	Gesundheitskartenleser 1140		
54.2.5	Karten- und Navigationssysteme 1140		
54.2.6	Internetanwendungen 1141		

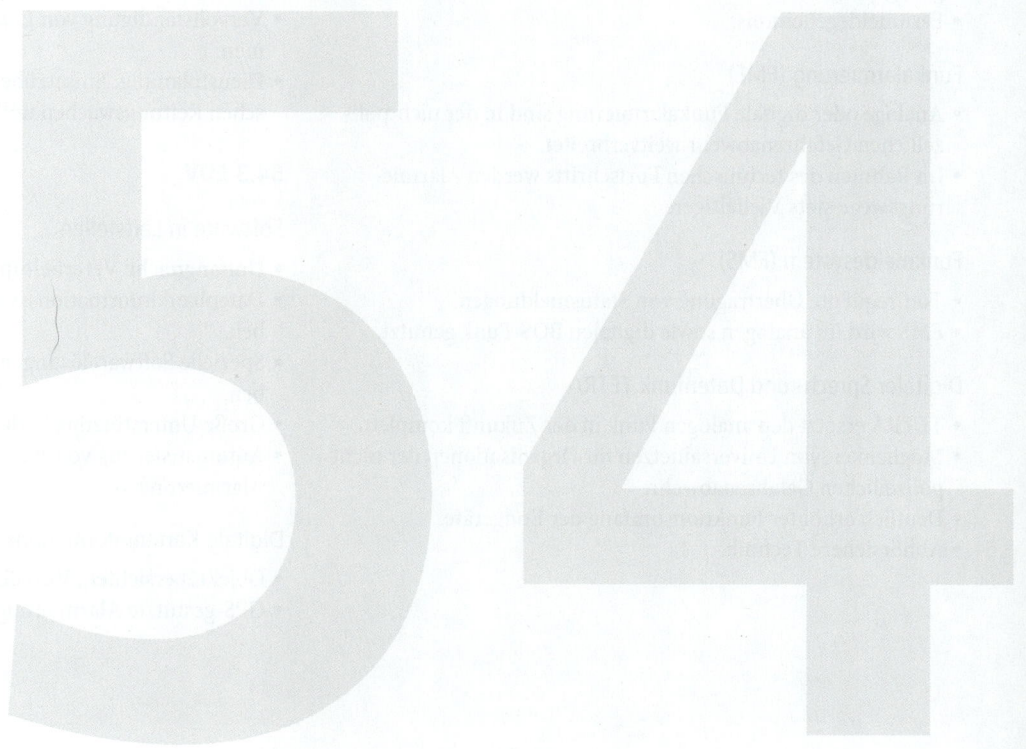

Inhaltsübersicht

54.1 Funktechnische Ausbildung

Physikalische Grundlagen
- Funktechnik ist die drahtlose Übermittlung von Signalen mittels Radiowellen.
- Radiowellen sind modulierte elektromagnetische Wellen, auch Signalträger.
- Elektromagnetische Wellen unterscheiden sich durch Amplitude, Frequenz und Länge.
- Die Frequenz gibt die Schwingungsanzahl pro Minute in Hertz wieder.
- Frequenzbereiche werden in definierte Bänder und Kanäle aufgeteilt.
- Die Bandbreite ist entscheidend für die Menge der Signale, wobei eine hohe Bandbreite zum Verlust von Kanälen führt.

Funkverkehrsarten des analogen BOS-Funks
- Der Funkverkehr trennt sich in analogen BOS- und digitalen BOS-Funk.
- Beide Funkverkehre kennzeichnen sich durch verschiedene Verkehrsarten.
- Analoge Verkehrsarten sind Wechsel- und Gegenverkehr, bedingter Gegenverkehr, Relaisverkehr und Richtungsverkehr.
- Digitale Verkehrsarten sind Trunked Mode Operation (TMO) und Direct Mode Operation (DMO).

Durchführung des Sprechfunkverkehrs
- Sprechfunkverkehr ist durch Verhaltensregeln organisiert.
- Verhaltensregeln sind durch bundesweit einheitliche Grundregeln geprägt.
- Fernmeldegeheimnis.

Funkalarmierung (FME)
- Analoge oder digitale Funkalarmierung sind in der nichtpolizeilichen Gefahrenabwehr weitverbreitet.
- Im Rahmen des technischen Fortschritts werden Alarmierungswege stets Vielfältiger.

Funkmeldesystem (FMS)
- Tonfrequente Übertragung von Statusmeldungen.
- FMS wird im analogen sowie digitalen BOS-Funk genutzt.

Digitaler Sprech- und Datenfunk TETRA
- TETRA ersetzt den analogen Funk in der Zukunft komplett.
- Möglichkeit von Universalnetzen für Organisationen der nichtpolizeilichen Gefahrenabwehr.
- Deutlich erhöhter Funktionsumfang der Endgeräte.
- Abhörsichere Technik.

54.2 Kommunikationsmittel

Funkgeräte und Funkmeldempfänger
- Vielzahl erhältlicher Endgeräte mit ähnlichem Funktionsumfang.
- Funkmeldempfänger können in Gruppen alarmiert werden.

GSM-Technik, Handys, Smartphones
- Umfangreiche Anwendungsarten und Möglichkeiten.
- Applikationen unterstützen auf Smartphones die tägliche Arbeit.

Mobile Computer, Tablets
- Datenerfassung bereits im Einsatz durch den Einsatz von Tablet-Anwendungen.
- Papierlose Dokumentation des Einsatzgeschehens.
- Informationsgewinnung.

Gesundheitskartenleser
- Erfassung von Daten durch das Auslesen z. B. von Gesundheitskarten.
- Komplett digitale Erfassung aller Patientendaten auch für die Abrechnung der Einsätze mit den Kostenträgern.

Karten- und Navigationssysteme
- GPS-Anwendungen unterstützen die tägliche Arbeit.
- Navigations- und Ortungssysteme helfen Leitstellen und Fahrzeugen bei der Zusammenarbeit.

Internetanwendungen
- Vervollständigung von Einsatzdaten direkt in Einsatzleitsystemen.
- Dienstplanung, Einsatzübersichten und Kommunikation zwischen Rettungswachen und Leitstellen.

54.3 EDV

Software in Leitstellen
- Umfangreiche Verarbeitung von elektronischen Daten.
- Datenbankinformationssysteme unterstützen die tägliche Arbeit.
- Spezielle Softwarelösungen für die unterschiedlichsten Aufgaben.
- Große Unterstützung in der täglichen Arbeit.
- Automatisierung von standardisierten Abläufen und/oder Alarmierungen.

Digitale Karteninformations- und Ortungssysteme
- Objektübersichten, Visualisierung von Anfahrtsmöglichkeiten.
- GPS-gestützte Alarmierung von Ressourcen.

Digitale Telefontechnik in Leitstellen
- Erfassung der Rufnummern identifiziert sowohl den Anrufer als auch Objekte.
- Routingmöglichkeiten der Anrufer in Großleitstellen.
- Automatisierung von Abläufen durch Anrufererkennung.

Digitale Textnachrichten
- Digitale Übermittlung aller Einsatzdaten an die beteiligten Ressourcen.
- Informationsmöglichkeiten mit Dokumentation.
- Entlastung der Tele- und Funkkommunikationskanäle.

Sonstige Kommunikationssysteme in Leitstellen
- Zur digitalen Datenübertragung und/oder Datenauswertung können Leitstellen noch weitere Systeme nutzen.
- Brandmeldeanlagen und Defibrillatorenhalterungen in öffentlichen Gebäuden.
- Personenkraftwagennotrufsysteme.

Datenschutz
- Gesetzliche Vorschriften regeln den Schutz des Einzelnen beim Umgang mit persönlichen Daten.
- Leitstellensoftware unterliegt hier den gesetzlichen Regelungen.
- Mobile Datenerfassungssysteme verfügen über sichere Datenanbindungen an die Leitstelle.

Störungen im EDV-Leitstellensystem
- Redundante Auslegung von Hardware in Leitstellen schafft Ausfallsicherheit.
- Definierte Prozesse bei einem Leitstellenausfall sind nötig, um einen kurzfristigen Ausfall der EDV-Unterstützung ohne Auswirkungen auf die nichtpolizeiliche Gefahrenabwehr zu gewährleisten.

EDV-gestützte Abrechnung von Einsätzen
- Datenerfassung für die Abrechnung mit dem Kostenträger, meist Krankenkasse.
- Vereinfachung durch EDV-gestützte Systeme.

EDV an den Dienststellen
- Anbindung an die Leistelle, Übersicht über Besonderheiten zu Fahrzeugen.
- Dienstplanung, Qualitätssicherung und Einsatzdatenübersicht.
- Möglichkeiten der Warenbestellung, Dokumentation und Information.

54.1 Funktechnische Ausbildung

Im Berufsalltag des Notfallsanitäters kommen diverse Kommunikationsmittel zum Einsatz. Kommunikationsverbindungen zur Leitstelle und anderen werden sowohl über drahtgebundene als auch über drahtlose Anbindungen realisiert. Auf den Rettungsfahrzeugen sind zumeist Funkanbindungen verbaut – umgangssprachlich „Sprechfunk" genannt. Da dieses Kommunikationsmittel auch für die zeitkritische Kommunikation mit der Leitstelle genutzt wird, sollte der Notfallsanitäter im praktischen Umgang damit vertraut und geübt sein. Ebenfalls ist es notwendig, grundlegende Kenntnisse über die technischen Gegebenheiten zu erlangen.

Im diesem Kapitel wird der Funkverkehr der nichtpolizeilichen Gefahrenabwehr dargestellt. Diesem Funkverkehr unterliegen Rettungsdienste, Feuerwehren und Organisationen des Katastrophenschutzes. Häufig wird der Funkverkehr der nichtpolizeilichen Gefahrenabwehr unter dem Begriff **BOS-Funk** zusammengefasst.

BOS steht dabei als Kürzel für **Behörden und Organisationen mit Sicherheitsaufgaben.** Welche Organisationen regional in die jeweilige konkrete Schadensabwehr eingebunden sind, ist unterschiedlich (➤ Kap. 50.1.1). Teilweise übernimmt die Kommune den Rettungsdienst selbst, dann meist angebunden an die örtlichen Feuerwehren. Eine andere Form ist die öffentliche Vergabe des Rettungsdienstes an andere Organisationen nach einem Ausschreibungsverfahren. Geregelt wird das Vorhandensein eines Rettungsdienstes durch die öffentliche Daseinsfürsorge des Staates, die ihren Ursprung bereits im Grundgesetz findet.

54.1.1 Physikalische Grundlagen

Als **Funk** wird die Technik bezeichnet, die Signale mittels modulierter elektromagnetischer Wellen übermittelt. Hauptmerkmal ist, dass keine drahtgebundene Anbindung zwischen dem Sender und dem Empfänger der Signale notwendig ist. Somit benötigt man für eine einzelne Funkanbindung ein Sende- und ein Empfangsgerät, welche mit entsprechender Antennentechnik zur Aufnahme der elektromagnetischen Wellen ausgelegt sind.

Eine **elektromagnetische Welle** (Radiowelle) ist eine sich ständig wiederholende Schwingung, die sich räumlich ausbreitet. Elektromagnetische Wellen unterscheiden sich in ihrer Amplitude, Frequenz und Länge. Dieses Phänomen lässt sich mit einer spiegelglatten Wasseroberfläche vergleichen, in deren Mitte ein Gegenstand eingetaucht wird und sich danach kreisförmig Wasserwellen um den Eintauchpunkt ausbreiten, die in ihrer Form den elektromagnetischen Wellen gleichen. Zu bedenken ist, dass bei den Wasserwellen nur die Wasseroberfläche betrachtet wird, die elektromagnetischen Wellen sich jedoch räumlich ausbreiten. Während dieser Wellenausbreitung steigt ihr Verlauf von der Ruhelage, auch als Nulllinie bezeichnet, zu einem positiven Höchstwert (Wellenberg), fällt dann wieder ab und unterschreitet die Nulllinie zu einem negativen Höchstwert (Wellental). Schließlich erreicht sie wieder die Nulllinie. Räumlich ist die Welle nun eine Wellenlänge von ihrem Ausgangspunkt entfernt. Den Abstand zwischen Nulllinie und positivem oder negativem Höchstwert, übertragen auf die elektromagnetische Welle, bezeichnet man als **Amplitude**.

Unter **Frequenz** ist die Schwingungszahl der Welle pro Sekunde zu verstehen. Die Maßeinheit der Frequenz ist Hertz (Hz). Ein Hertz entspricht einer Schwingung pro Sekunde. Als Beispiel soll der elektrische Wechselstrom im Haushaltsnetz dienen, der fünfzig Mal in der Sekunde seine Polarität ändert und somit eine Frequenz von 50 Hz hat. Es werden weitere Vielfache der Frequenz verwendet:
- 1 000 Hz = 1 kHz (Kilohertz)
- 1 000 kHz = 1 MHz (Megahertz)
- 1 000 MHz = 1 GHz (Gigahertz)

Die räumliche Ausdehnung einer Welle zwischen Anfangs- und Endpunkt bezeichnet die **Wellenlänge.** Sie wird in der Maßeinheit Meter angegeben. Physikalisch besteht eine bedingte Abhängigkeit zwischen Wellenlänge und Frequenz. Je länger die Welle, desto niedriger ist ihre Frequenz und je kürzer die Welle, desto höher die Frequenz.

Der gesamte Bereich der Funkwellen ist in **Wellenbereiche** unterteilt, die wiederum mit der Maßeinheit Meter bezeichnet werden. Ebenso werden die Wellenbereiche auch nach der Wellenlänge bezeichnet. Am Beispiel des Rettungsdienstes, der im Meterwellenbereich arbeitet (4 m und 2 m), ist dies der Wellenbereich zwischen 10 m und 1 m. Die zugelassenen und genutzten Frequenzen liegen im Bereich zwischen 30 und 300 MHz.

Im BOS-Funk (BOS = Behörden und Organisationen mit Sicherheitsaufgaben) sind die Wellenbereiche in **Bänder** unterteilt. Aufgrund der senkrechten Darstellung der nutzbaren Funkwellen, bei der die Wellen mit den niedrigen Frequenzen und großer Wellenlänge unten beginnen, die Frequenz nach oben zunimmt und die Wellenlänge kürzer wird, werden sie als Ober- und Unterband bezeichnet. Das Ober- und Unterband wird in **Kanäle** mit zugehörigen Kanalpaaren aufgegliedert. Der Kanal definiert einen bestimmten Frequenzbereich in einem Frequenzspektrum, der zur Übermittlung einer Nachricht notwendig ist.

Unter **Modulation** versteht man die Umwandlung von Sprache in niederfrequente Schwingungen. Dies geschieht nach Aufnahme durch das Mikrofon im Modulator. Die Sprache wird hierbei einer Funkwelle „mitgegeben", die die Sprachsignale zum Empfänger transportiert, in dem sie demoduliert werden. Der Transport erfolgt in einem hochfrequenten Bereich, sodass sowohl im Empfänger als auch im Sender eine Umsetzung zwischen Hoch- und Niederfrequenz erforderlich ist.

54.1.2 Funkverkehrsarten des analogen BOS-Funks

In diesem Abschnitt werden die Verkehrsarten des analogen BOS-Funks dargestellt. Da die Entwicklung des digitalen TETRA-Funks aus der Weiterentwicklung des analogen Funks resultiert, hilft das Wissen im analogen Bereich, um anschließend die Funktionsweise des Digitalfunks zu verstehen. Die im digitalen BOS-Funk vorhandenen Verkehrsarten TMO und DMO werden in ▸ Kap. 54.1.6 behandelt.

Als **Verkehrsart** wird die Art der Gesprächsabwicklung eines Funkgesprächs bezeichnet. Sie ist abhängig von den technischen Möglichkeiten der Anlagen und Geräte der jeweiligen Betreiber der Funkanlage. Hier sind die Funkverkehrsarten zu unterscheiden:
- Wechselverkehr (W)
- Gegenverkehr (G)
- Bedingter Gegenverkehr (bG)
- Relaisverkehr (R)
- Richtungsverkehr

Die Funkverkehrsarten lassen sich durch entsprechende Schalterstellungen an den einzelnen Funkgeräten verändern, wenn sie nicht schon bei der Gerätebeschaffung festgelegt wurden (z. B. Handsprechfunkgeräte).

In der Verkehrsart **Wechselverkehr** erfolgt abwechselnd Senden und Empfangen von Nachrichten auf einem Funkkanal. Der Verkehrsartenschalter muss dazu auf Stellung W stehen. Durch Betätigung der Sendetaste (Sprechtaste) wird der Sender aktiviert und der Empfänger deaktiviert. Die Nachricht (Sprache) wird übertragen, sobald in das Mikrofon eingesprochen wird. Beim Loslassen der Sendetaste kommt es nun umgekehrt zur Abschaltung des Senders und zur Einschaltung des Empfängers. Eine Unterbrechung des Wechselverkehrs ist nur in den Sendepausen möglich. Aufgrund seiner leichten Störanfälligkeit und dem daraus resultierenden vollständigen Ausfall der Funkverbindung ist strenge Funkdisziplin unabdingbar.

In der Verkehrsart **Gegenverkehr** besteht die Möglichkeit des gleichzeitigen Sendens und Empfangens. Hierbei ist wichtig, dass Sender und Empfänger eine unterschiedliche Bandlage (Oberband/Unterband) eingestellt haben, der Kanal aber identisch ist. Die Senderbandlage ist am Bandlagenschalter sichtbar. Feste Funkstellen (Leitstelle) schalten i. d. R. auf Oberband/Gegenverkehr und mobile Funkstellen (Fahrzeug) auf Unterband/Gegenverkehr. Die Gesprächsabwicklung erfolgt auf einem Kanalpaar. Das Funkgerät muss hierzu mit einer Antennenweiche ausgestattet sein, die gleichzeitiges Empfangen und Senden ermöglicht.

Der **bedingte Gegenverkehr** wird als Sonderform des Gegenverkehrs bezeichnet. Hierbei werden Funkgeräte ohne Antennenweiche verwendet. Anstatt einer Weiche haben diese Geräte einen Antennenumschalter. Sie können zwar auf verschiedenen Frequenzen senden und empfangen, dies aber nicht gleichzeitig.

Beim **Richtungsverkehr** wird auf der einen Teilnehmerseite nur gesendet oder nur empfangen. Diese Verkehrsart findet zur Alarmierung Anwendung.

Aufgrund der begrenzten Reichweite eines Funkgeräts, die durch die Sendeleistung und topografische Besonderheiten limitiert ist, sind **Relaisfunkstellen** auf erhöhten und messtechnisch ermittelten Punkten im Versorgungsbereich installiert. Der Einsatz von Relaisfunkstellen ermöglicht die gleichmäßige Funkversorgung eines bestimmten Gebiets. Bei diesen Relaisstellen handelt es sich um gegensprechfähige Funkgeräte mit entsprechenden Relaisstellenzusätzen, die Sender und Empfänger der Funkgeräte miteinander verbinden.

In den **Funkverkehrskreisen** werden im 4-m-Band-Bereich alle beweglichen Funkbetriebsstellen im Unterband/Gegenverkehr betrieben, was normalerweise zur Folge hätte, dass keinerlei Nachrichtenaustausch möglich wäre. Dazu kommt, dass – bedingt durch die begrenzte Reichweite der Funkgeräte und die landschaftliche Topografie – eine Verständigung über größere Entfernungen hinweg nicht möglich wäre. Hier setzt man die Relaisfunkstellen ein. Es sind verschiedene technische Ausführungen möglich, grundsätzlich ist die Funktionalität jedoch gleich. Der Empfänger eines Funkgeräts der Relaisfunkstelle, die auf einem hohen Bauwerk (Kirchturm, Sendemast o. Ä.) installiert wurde, nimmt die Signale der beweglichen Funkstellen auf. Diese werden dann auf den Sender desselben oder eines zweiten Funkgeräts gegeben und wieder ausgestrahlt. Die Übertragung des Signals zur Leitstelle kann über Funk im 4-m-Band oder als Richtfunkstrecke, z. B. im 75-cm-Band, erfolgen. Eine weitere technische Lösung ist die Anbindung der Leitstelle an die Relaisfunkstelle direkt über eine Drahtleitung. In jedem Fall ist die **Leitstelle bevorrechtigter Nutzer** und kann verschiedene Funktionalitäten innerhalb der Relaisfunkstelle beeinflussen. Um die Relaisfunkstelle zu aktivieren, muss in verschiedenen Rettungsdienstbereichen der Tonruf vorab betätigt werden. Eine weitere technische Lösung besteht darin, dass die Relaisfunkstelle bei Betätigung der Sprechtaste automatisch aktiviert wird. Die Relaisfunkstelle stellt aber zugleich auch ein Nadelöhr im Funkverkehrskreis dar, da der Empfänger immer nur ein Signal auswerten und weiterleiten kann. Störungen im Bereich der Relaisfunkstellen führen somit zu nachhaltigen Beeinträchtigungen des gesamten Funkverkehrs.

54.1.3 Durchführung des Sprechfunkverkehrs

Das Funkgespräch ist ein formal definierter, unmittelbarer Informationsaustausch. Der **Sprechfunkverkehr** ist so kurz wie möglich, aber so umfassend wie nötig durchzuführen. Es ist deutlich und nicht zu schnell zu sprechen. So werden unnötige Rückfragen vermieden. Da übermäßig lautes Sprechen nur zu Verzerrungen in Bezug auf die Sprachqualität führt, bedingt durch die Form der Modulation, ist die Lautstärke, auch unter Stress, auf ein Normalmaß zu reduzieren. Ebenso sollten Abkürzungen vermieden werden. Diese führen unter Umständen zu Missverständnissen. Zahlen sind unverwechselbar auszusprechen, d.h., die Ziffern 0 bis 9 werden deutlich betont. Hierbei ist zu beachten, dass die 2 als *„Zwo"* und die 5 als *„Fünnef"* gesprochen wird. Auf Höflichkeitsformen ist zu verzichten und die Teilnehmer sind mit *„Sie"* anzureden. Personennamen sowie Amtsbezeichnungen usw. sind nur in begründeten Fällen zu nennen, um den Datenschutz zu gewährleisten. Aufgrund eines polizeilichen Schutzbedürfnisses sollte dies strengstens beachtet werden. Schwer verständliche Wörter und Eigennamen (Medikamente, Chemikalien usw.) sollten ggf. buchstabiert werden (▶ Tab. 54.1).

Jedes **Funkgespräch** beinhaltet feste Gesprächsbestandteile, die im Wortlaut immer gleich sind und im Rahmen der Dienstvorschrift DV 810 genau definiert wurden. Anruf und Anrufantwort gehören zur Gesprächseröffnung. Durch den **Anruf** wird ein Funkgespräch eröffnet. Der Anruf muss den Rufnamen der Gegenseite, das Wort

Tab. 54.1 Buchstabiercode (Deutsche Buchstabiertafel)

Buchstabe	Aussprache
A	Anton
Ä	Ärger
B	Berta
C	Cäsar
D	Dora
E	Emil
F	Friedrich
G	Gustav
H	Heinrich
I	Ida
J	Julius
K	Kaufmann (Konrad)
L	Ludwig
M	Martha
N	Nordpol
O	Otto
Ö	Ökonom
P	Paula
Q	Quelle
R	Richard
S	Siegfried
Sch	Schule
T	Theodor
U	Ulrich
Ü	Übel
V	Viktor
W	Wilhelm
X	Xanthippe
Y	Ypsilon
Z	Zacharias

„Von …", den eigenen Rufnamen, evtl. die Ankündigung einer Nachricht und die Aufforderung zur Antwort *„kommen!"* enthalten.

PRAXISTIPP
Beispiel: *„Leitstelle Musterdorf von 1/83–1 – kommen!"*

Die Anrufantwort muss hierauf sofort bestätigt werden. Inhaltlich muss diese **Antwort** enthalten: das Wort *„Hier …"*, den eigenen Rufnamen und die Aufforderung zur Antwort: *„kommen!"*.

PRAXISTIPP
Beispiel: *„Hier Leitstelle Musterdorf – kommen!"*

Jetzt ist die Gesprächseröffnung beendet. Nun kann die **Übermittlung der Nachrichten und Informationen** beginnen. Hier folgen z. B. Einsatzinformationen, Lagemeldungen, Nachforderungen,

Auftragsübernahme usw. Wichtig ist, dass jede übermittelte Nachricht mit dem Wort „kommen!" abgeschlossen wird.

Das Funkgespräch wird von der gesprächsleitenden Funkstelle (meist die Funkstelle, die Fragen stellt oder Informationen übermittelt) mit dem Wort „*Ende*" deutlich hörbar beendet. In der Praxis zeigt sich, dass sich die Leitstellen als höchste Instanz der teilnehmenden Funkstellen etablieren und daher das Funkgespräch beenden wird.

PRAXISTIPP
Beispiel: „*Ende von Leitstelle Musterdorf.*"

Eine erneute Nennung des eigenen Funkrufnamens ist nicht erforderlich.

In Deutschland fordert die Aufsichtsbehörde für den Funk der BOS für jede Funkstelle einen eindeutigen und unverwechselbaren **Funkrufnamen.** Dieser wird in die Genehmigungsurkunde eingetragen und muss im Sprechfunkverkehr in angemessener Zeit genannt werden. Bereits 1979 wurde ein Schema zu bundeseinheitlichen Funkrufnamen erarbeitet, welches die Mehrzahl der Bundesländer übernommen hat. Nach diesem Schema besteht der Funkrufname aus drei **Teilkennzahlen.** Im Rettungsdienst bezeichnet die erste Teilkennzahl den Standort der jeweiligen Funkstelle (Fahrzeug). In der zweiten Teilkennzahl finden wir die Art des Fahrzeugs. Im Rettungsdienst unterscheiden wir z. B. folgende Fahrzeuge:

- Notarztwagen (NAW): 81
- Notarzteinsatzfahrzeug (NEF): 82
- Rettungswagen (RTW): 83
- Krankentransportwagen (KTW): 85
- Großraum-Krankentransportwagen (GKTW): 87

Die dritte Teilkennzahl gibt die laufende Nummer der Fahrzeuge gleicher Bauart an. Sie hat nur dann Relevanz, wenn sich an einem Standort mehrere Fahrzeuge gleicher Bauart befinden. Die Benutzung der zugelassenen Funkrufnamen hat neben der Eindeutigkeit des Fahrzeugs auch taktische Bedeutung für den Einsatzleiter. Nach Alarmierung der Fahrzeuge kann bereits während der Anmeldung durch Mithören des Funks festgestellt werden, welche taktischen Einheiten zur Lage alarmiert wurden. Hierauf kann eine erste taktische Grobplanung aufsetzen.

Viele Bundesländer verfügen heute über ein Funkrufnamensystem nach o. g. Schema oder orientieren sich daran. In Niedersachsen, Bayern, Hamburg und Berlin kommen für den Bereich des Rettungsdienstes Funkrufnamen nach vollkommen anderen Systematiken zum Einsatz.

Fernmeldegeheimnis

Das **Fernmeldegeheimnis,** in der neuesten Fassung auch Telekommunikationsgeheimnis, regelt das Verbot des Verwertens von Fernmeldebotschaften. Ferner regelt es unbefugtes Abhören, Unterdrücken oder auch Entstellen von über Telekommunikationsweg gesendeten Informationen.

Grundlegende Regelungen gibt schon der **Artikel 10 unseres Grundgesetzes** (GG) wieder. Aufgrund nachstehender Gesetze und Verordnungen sind aber z. B. Strafverfolgungen möglich. Im Rettungsdienst werden durch Verschwiegenheitserklärungen als Anlage zum Arbeitsvertrag häufig auch weitere Regelungen getroffen – besonders für Leitstellenmitarbeiter gelten hier weitere Dienstanweisungen und/oder Verordnungen.

Ziel der Regelungen ist die Sicherung der Vertraulichkeit und der Unverletzlichkeit individueller Kommunikation, welche übrigens auch Übertragung auf das Brief- und Postgeheimnis findet. Derzeit befinden sich die Gesetze und Verordnungen in einer Novellierung, da es gilt, gesonderte Bestimmungen für die digitale Kommunikation (E-Mail) zu treffen.

54.1.4 Funkalarmierung (FME)

Stille Alarmierung

Die Alarmierung der Einsatzkräfte im Rettungsdienst über analoge Funkmeldempfänger (FME) ist sicherlich ein auslaufendes Alarmierungsmittel. Dennoch ist diese Technik noch immer in vielen Bereichen vertreten und findet daher hier Erwähnung.

Diese Form der Alarmierung ist allgemein bekannt unter der Bezeichnung **„stille Alarmierung".** Bei der „stillen Alarmierung" besteht sowohl die Möglichkeit der Einzelalarmierung als auch der Gruppenalarmierung über eine Sammelschleife.

Den Funkmeldempfängern sind **fünfstellige Kennziffern** zugewiesen:

- Die erste Stelle dieser Kennziffer kennzeichnet das Bundesland.
- Die zweite Kennziffer bezeichnet den Landkreis.
- Die letzten drei Ziffern sind für jeden Betreiber individuell verwendbar.

Verschiedene Funkmeldempfänger können mit denselben Kennziffern versehen und einer **Alarmierungsschleife** zugeordnet werden.

Wird eine Einsatzressource per stiller Alarmierung über diese Technik alarmiert, versendet der Alarmgeber nach Auslösung durch den Leitstellenmitarbeiter die entsprechende Kennziffer in Form von Tönen aus (Fünf-Ton-Folge). Nach der Alarmierung prüft ein Tonfolgeauswerter im FME die gesendete Fünf-Ton-Folge. Ist die fünfstellige Rufnummer mit der gesendeten Fünf-Ton-Folge identisch, stellt sich der Lautsprecher des FME auf Empfang. Unverzüglich nach dieser Fünf-Ton-Folge strahlt die Leitstelle einen Weckruf ab, welcher aus mehreren Tönen derselben Frequenz besteht. Dieser gesamte ausgestrahlte Alarmimpuls wird nun vom Empfänger, je nach Ausführung des FME, akustisch und optisch angezeigt. Was nun gehört wird, ist der Weckruf mit einer anschließenden Sprachdurchsage. Durch die technischen Möglichkeiten moderner Leitstellensoftware kann hier ein Text-to-Speak-Modul verwendet werden. Dies liest den Einsatzkräften die Einsatzmeldung vor und ermöglicht dem Leitstellenmitarbeiter zeitgleiche Arbeitsabläufe. Derzeit entwickeln mehrere Hersteller diese Art der Alarmierung weiter und implementieren dieses System in die modernen GSM-Systeme und in das TETRA-Digitalfunknetz.

Sirenenalarmierung

Im Gegensatz zur stillen Alarmierung steht die **Sirenenalarmierung** zur Alarmierung freiwilliger Feuerwehren in größeren Schadenslagen oder wenn diese nicht mit Funkmeldeempfängern ausgestattet wurden.

Während der vergangenen Jahre schienen Sirenenalarmierungen nicht mehr zeitgemäß und viele veraltete Sirenen wurden abgebaut. Dies galt sowohl für die Feuerwehr als auch für den Katastrophenschutz. In den Bundesländern ging man davon aus, dass, nachdem kreisweite Alarmpläne für den Katastrophenschutz ausgearbeitet und eingeführt worden waren, auf die Alarmierung mittels Sirenen zugunsten der stillen Alarmierung mit Funkmeldeempfänger verzichtet werden könnte. Die Terroranschläge des 11. September 2001 in New York haben jedoch zu einem Umdenken geführt, sodass in den Bundesländern im Rahmen der Umsetzung des Konzepts „Warnen der Bevölkerung" stillgelegte Sirenen wieder in Betrieb genommen und neue Sirenen installiert werden.

Digitale Alarmierung

Die **digitale Alarmierung** findet im 2-m-Band-Bereich statt und ist zum jetzigen Zeitpunkt eine sehr verbreitete Art, Rettungsdienstressourcen zu alarmieren. Diese Alarmierungsform bedingt eine eigene technologische Infrastruktur, bestehend aus einem digitalen Alarmgeber, mehreren digitalen Alarmumsetzern und den digitalen Meldeempfängern als Alarmierungsgeräte. Die digitale Alarmierung hat die analoge Alarmierung bereits in größten Teilen abgelöst. Neben dem variablen Signalton können im digitalen Bereich auch Textinformationen auf das Display des Meldeempfängers übertragen werden. Anhand verschiedener Töne ist es dem Rettungsdienstpersonal bereits möglich, die Einsatzart zu erkennen – häufig wird hier zwischen Einsätzen mit und ohne Sondersignalen differenziert. So ist eine umfassende und sichere detaillierte Information der Einsatzkräfte schon in der Alarmierungsphase möglich.

Diese Art der Alarmierung findet mehr und mehr Einzug in weitere Kommunikationsmittel (➤ Kap. 54.2.1).

54.1.5 Funkmeldesystem (FMS)

Bedingt durch die stetig steigende Belegung der Funkkanäle aufgrund ständig wiederkehrender Routinemeldungen, wurde bereits Anfang der 1980er-Jahre für die BOS-Dienste das **Funkmeldesystem** (FMS) entwickelt. Ziel war es, Standardmeldungen wie z.B. „Am Einsatzort eingetroffen" oder „Einsatzbereit über Funk" in einer übertragungstechnisch komprimierteren und damit schnelleren Form zu übermitteln.

Gleichzeitig sollten aber auch Informationen zur BOS-Zugehörigkeit der Funkstelle (Rettungsdienst, Feuerwehr etc.), der Funkverkehrskreis, Funkrufname und sonstige fahrzeug- oder besatzungsrelevante Daten übertragen werden. Mittels eines digitalen Kurztelegramms wird nun eine **achtstellige Ziffernkombination** an das FMS-Gerät der Leitstelle übermittelt. Diese Ziffernkombination enthält alle Routineinformationen, die zur Identifizierung einer Funkstelle (Fahrzeug) nötig sind (**Kennung**). Gleichzeitig kann hier auch eine Standardmeldung in Form einer Zahl abgegeben werden.

FMS-Datentelegramme werden durch Drücken der entsprechenden Zifferntaste am FMS-Fahrzeuggerät (Hörer oder Einbaugerät) abgestrahlt. Bei der Kennung kennzeichnen

- die ersten drei Ziffern den Bereich, in dem das Fahrzeug eingesetzt ist,
- die vierte bis siebte Stelle das Fahrzeug,
- die achte Stelle den momentanen Betriebszustand (Status). Die Fahrzeugzustände werden mit den Ziffern 0 bis 9 angegeben (Statusmeldung).

Die Übermittlung eines solchen Kurztelegramms dauert zwischen 80 und 160 ms.

Im Rahmen der Einführung des **Digitalfunks** wurde diese Technik übernommen bzw. weiterentwickelt. So ist es auch heute mit den Endgeräten des TETRA-Funks möglich, der Leitstelle seinen Fahrzeugstatus mitzuteilen. Aufgrund der Bewährtheit der eingeführten Statusmeldungen wurde die Ziffernfolge des Status beibehalten. Weitere Informationen zum **digitalen FMS:** ➤ Kap. 54.1.6.

> **MERKE**
> **Statusziffern und ihre Bedeutung**
> - 0: Notruf (Gerät schaltet auf Sendung)
> - 1: Einsatzbereit über Funk
> - 2: Einsatzbereit an Wache
> - 3: Auftrag übernommen, unterwegs zum Einsatzort
> - 4: Am Einsatzort eingetroffen
> - 5: Sprechwunschanmeldung
> - 6: Nicht einsatzbereit, außer Dienst
> - 7: Abfahrt vom Einsatzort
> - 8: Am Zielort (z.B. Krankenhaus)
> - 9: Frei durch jeweilige Leitstelle belegbar, z.B. Handquittung/Anmeldung

Ist eine **Statusmeldung** abgegeben, erscheint die jeweilige Ziffer oder Klartext im Display des Endgeräts. Softwarelösungen heutiger Leitstellen verarbeiten diese Signale ohne Zutun des Leitstellenpersonals und protokollieren die Statusmeldungen z.B. im Einsatz oder visualisieren dem Leitstellenmitarbeiter durch unterschiedliche Farbgestaltungen den Status des Fahrzeugs. Bereits im Rahmen der zweiten Baustufe des Funkmeldesystems ist auch die Leitstelle in der Lage, dem Fahrzeug definierte Nachrichten zu übermitteln, z.B. „Wache anfahren" oder „Lagemeldung geben". Diese Fernanweisungen werden mittels Buchstaben an die betreffenden Fahrzeuge weitergegeben. Der Buchstabe oder Klartext erscheint im Display des FMS-Endgeräts.

Ergänzt wird das Funkmeldesystem durch die Weiterentwicklung zur Übertragung von Kurztexten aus der Leitstellensoftware an das Rettungsmittel. Diese Kurztexte können die Einsatzstelle, den Anfahrtsweg oder besondere Gefahrenhinweise sowie Informationen beinhalten.

In der **Weiterentwicklung des Digitalfunks** sind Textmitteilungen und auch Einsatzdatentransfer möglich. Im Prinzip fußt diese Weiterentwicklung auf den Erfahrungen mit dem in den 1980er-Jahren eingeführten FMS System.

54.1.6 Digitaler Sprech- und Datenfunk TETRA

Die Einführung und somit die Umsetzung des Digitalfunks in Deutschland befindet sich derzeit in der abschließenden Umsetzung. Da es sich hier um eine **komplett neue Technik** handelt, musste eine eigene Infrastruktur in einem zellularen System aufgebaut werden. Die besondere Herausforderung liegt in dem dualen Nutzen der analogen und digitalen Technik und der Finanzierbarkeit des Projekts.

Werden Neubeschaffungen schon seit einiger Zeit nur noch mit Endgeräten des Digitalfunks beschafft, sind vorhandene Strukturen des analogen Funks weiter in Betrieb. Zum anderen stellt die Umstellung Kommunen und Gemeinden vor einen finanziellen Kraftakt, da alle BOS-beteiligten Behörden eine Umrüstung sowohl in der Leitstelle als auch auf den Ressourcen erfahren müssen. Die genaue Kostenverteilung und viele weitere Fakten zu dem Projekt Digitalfunkaufbau ist transparent auf der Internetseite www.bdbos.de dargestellt.

Am 1. Juni 2007 haben die Innenminister des Bundes und der Länder ein Verwaltungsabkommen für die Einführung von **TETRA-Digitalfunk** unterzeichnet. Ursprünglich sah dieses Abkommen einen Abschluss des Netzaufbaus bis 2010 vor. Im Jahr 2009 wurde bereits erkannt, dass dieser Termin sehr ambitioniert war und er wurde auf 2012 verschoben. Doch auch dieser Termin ließ sich nicht flächendeckend halten. Derzeit ist das Netz zu 94 % ausgebaut und verzeichnet rund 500 000 Teilnehmer.

Aufbau des Systems/autorisierte Stellen

Wie bereits oben beschrieben, basiert der Digitalfunk nicht mehr auf Relaisstellen oder Gleichwellenanlagen. Einzelne Endgeräte buchen sich in dem **zellularen System** ein und werden miteinander verbunden. Der genutzte Frequenzbereich liegt zwischen 380 und 385 MHz Uplink (Vergleichbar mit dem Unterband des analogen Funks) und zwischen 390 und 395 MHz Downlink (Vergleichbar mit dem Oberband des analogen Funks) und damit über dem genutzten Frequenzbereich des analogen Funks. Das zellulare System bietet eine Vielzahl von konfigurierbaren Einstellungsmöglichkeiten, welches Endgerät in welcher Gruppe mit anderen Endgeräten kommunizieren darf. Dabei ist es unabhängig, in welcher Zelle sich das Endgerät aufhält. In der Theorie kann eine Ressource mit einem Standort in Bayern mit einer Ressource in Schleswig-Holstein kommunizieren, wenn dies in den Konfigurationen eingestellt ist.

Hier wird besonders deutlich, welchen Projektumfang die Einführung von Digitalfunk hat. Dazu haben die Länder und der Bund **autorisierte Stellen** eingerichtet, die den Betrieb des Netzes koordinieren und der **Bundesanstalt für den Digitalfunk der Behörden und Organisationen mit Sicherheitsaufgaben** (BDBOS) unterstellt sind. Die **autorisierten Stellen** (AS) sind gegenüber der Polizei, der Feuerwehr, den KatS-Einheiten des Bundes und der Gemeinden, dem Rettungsdienst, dem Zoll, der Bundespolizei, dem THW, den Hilfsorganisationen und anderen BOS-Organisationen weisungsbefugt.

Jeder neue TETRA-Funk-Teilnehmer wird durch die AS nach der Erstanmeldung berechtigt, an dem System teilzunehmen. Das Endgerät erhält mit dieser Berechtigung die Programmierung, an welchen Gruppen es in dem System teilnehmen darf und kann. Die Identifizierung der Geräte regeln gemeinsame Vorgaben von Bund und Ländern – ähnlich dem Grundgedanken des analogen Funks mit seinem FMS-Kennziffern.

Operativ-taktische Adresse (OPTA)

Mit der Einführung des TETRA-Funks wurde jedem Gerät zur Teilnehmeridentifizierung ein Datensatz nach bundesweit geltenden Regelungen zugewiesen. Dieser Datensatz besteht aus 24 Zeichen und wird als **operativ-taktische Adresse** (OPTA) bezeichnet. Die Zeichen sind in Blöcke aufgeteilt und geben in der Reihenfolge von 1 nach 24 diese klaren Informationen:

- Zeichen 1/Block 1: Bundesland
- Zeichen 2/Block 2: Organisationskennzeichnung
- Zeichen 3/Block 3: Regionale Zuordnung
- Zeichen 4/Block 4.1: Örtliche Zuordnung
- Zeichen 4/Block 4.2: Funktionszuordnung
- Zeichen 4/Block 4.3: Ordnungskennung
- Zeichen 5/Block 5: Ergänzung

Am Beispiel eines Rettungswagens wird erkenntlich, wie sich die Adresse zusammensetzt (➤ Tab. 54.2).

In ➤ Tab. 54.2 ist die OPTA-Adresse Baden-Württemberg, Deutsches Rotes Kreuz, Landkreis Schwäbisch Hall, Rettungswachen Standort 4, Fahrzeugart RTW dargestellt. Freie Ziffern werden mit Leerzeichen nach dem ASCII-Code aufgefüllt und sind somit nicht sichtbar.

Es ist in den meisten Geräteeinstellungen der OPTA ein Alias zugeordnet, sodass die Erkennung auf dem Display für den Nutzer schnell möglich ist. Um ein digitales Funkgerät im TETRA-Netz anwenden zu können, muss eine BSI-Sicherheitskarte eingelegt werden. Diese Karte ist in etwa vergleichbar mit einer SIM-Karte bei herkömmlichen Handys. Durch die autorisierten Stellen werden die BSI-Karten verwaltet bzw. erstellt.

Tab. 54.2 Buchstabiercode (Deutsche Buchstabiertafel)

Zeichen																							
1	2	3	4	5	6	7	8	9	10	11	12	13	14	15	16	17	18	19	20	21	22	23	24
Blöcke																							
1	2		3			4.1					4.2										4.3		5
B	W	D	R	K	S	H	A			4		I	8	3		R	T	W					

Verkehrsarten im TETRA-Funk

Als **Verkehrsart** wird die Art der Gesprächsabwicklung eines Funkgesprächs auch im digitalen Funk bezeichnet. Der TETRA-Funk ermöglicht folgende Betriebsarten und stellt damit eine Weiterentwicklung des analogen Funks dar:
- **Trunked Mode Operation** (TMO): Hier kommunizieren zwei oder mehr Funkgeräte in einer oder verschiedenen Zellen und nutzen die Infrastruktur des Netzes. Im TMO-Bereich unterschieden sich zwei Verkehrsarten:
  – Gegensprechen: Zwei Teilnehmer nutzen die Endgeräte wie ein Telefonnetz.
  – Bedingtes Gegensprechen: Zwei oder mehr Teilnehmer nutzen die Endgeräte wie gewohnt aus dem analogen Funk.

Gegensprechen beansprucht die Leistungsfähigkeit des TETRA-Netzes stark und wird somit meist der Kommunikation von Führungsendgeräten vorbehalten (> Abb. 54.1). Diese Konfigurationen unterliegen den Bedürfnissen der jeweiligen Organisation. Hingegen bringt das bedingte Gegensprechen nur geringe Auslastung.
- **Direct Mode Operation** (DMO): Hier kommunizieren zwei oder mehr Funkgeräte ohne die Verwendung der Infrastruktur des Netzes. Diese Verkehrsart findet in Regionen mit Funklöchern und an Einsatzstellen Anwendung. Funklöcher müssen nicht auf Regionen beschränkt sein. Auch Objekte und größere Gebäude können sich zum Einsatz dieser Verkehrsart eignen. Man kann diese Art mit dem Einsatzstellenfunk aus dem analogen Netz vergleichen.

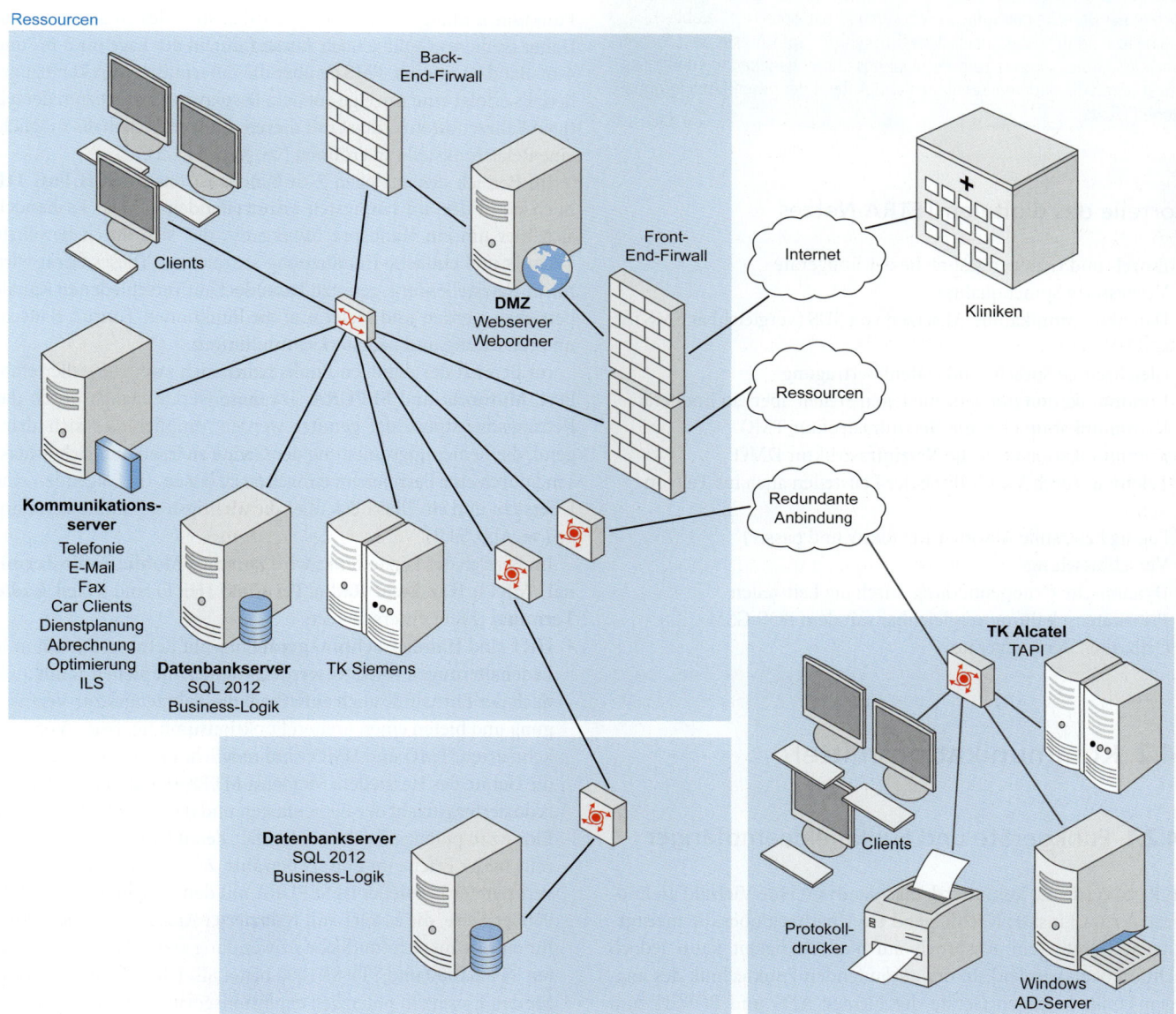

Abb. 54.1 Auslösung des Gruppenrufs und Einbindung aller Gruppenmitglieder unter Nutzung der Infrastruktur im TETRA-Digitalfunk [P095/L231]

Die Endgeräte ermöglichen einen Einsatz als **Repeater,** so kann ein im Fahrzeug verbautes Endgerät die Basisstation bilden und die Kommunikation der an der Einsatzstelle eingesetzten Geräte sicherstellen. Ebenfalls finden sich in vielen größeren Objekten sog. Gebäudefunkanlagen. Meist werden diese mit der Auslösung der Brandmeldeanlage aktiviert. Den Einsatzkräften ist dann die Kommunikation in dem gesamten Großobjekt ohne die Nutzung der TETRA-Infrastruktur möglich.

Manche Endgeräte lassen sich auch als **Gateway** einsetzen. Dabei empfängt und sendet das Gateway-Gerät im DMO-Modus, sendet diese Daten an die Infrastruktur im TMO-Modus und stellt so wiederum eine Möglichkeit her, auch in entlegenen Gebieten über die Handgeräte z. B. die Leitstelle zu erreichen.

PRAXISTIPP

Nachteil des DMO-Modus ist die Aufbauzeit des Gesprächs. Daher hat sich in der Branche der Spruch *„Drücken, warten, sprechen"* etabliert. Gemeint ist damit, dass nach dem Drücken der Sprechtaste dem System noch eine gute Sekunde zum Verbindungsaufbau gegeben werden muss, sonst hören die anderen Beteiligten den Anfang der gesendeten Informationen nicht.

Vorteile des digitalen TETRA-Netzes

- Einzel- und Gruppengespräche der Endgeräte
- Verbesserte Sprachqualität
- Datenkommunikation: Absetzen von SDS (vergleichbar SMS im GSM-Netz)
- Gleichzeitige Sprach- und Datenübertragung
- Kommunikation mit verschiedenen Stellen über ein Endgerät
- Kommunikation über die Netzinfrastruktur TMO
- Kommunikation ohne die Netzinfrastruktur DMO
- Telefonie durch Vermittlung der Leitstellen auch ins Telefonnetz
- Paging bzw. stille Alarmierung (aktiv und passiv)
- Verschlüsselung
- Dynamische Gruppenbildung durch die Leitstellen
- Prioritätenschaltung vergleichbar mit dem BOS-GSM
- Ortbarkeit der Endgeräte

54.2 Kommunikationsmittel

54.2.1 Funkgeräte und Funkmeldeempfänger

Im Rettungsdienst kommen deutschlandweit eine Vielzahl an Endgeräten zum Einsatz. Nachfolgend ein Überblick über die meistgenutzten Geräte (ein Anspruch auf Vollständigkeit kann jedoch nicht erhoben werden). In der auslaufenden Funktechnik des analogen Funks kommen Geräte der Firmen AEG und BOSCH zum Einsatz. Hier handelt es sich bei Fahrzeugeinbauten in einer Groß-

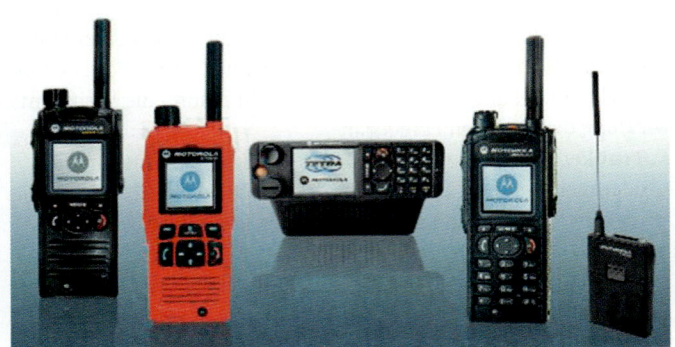

Abb. 54.2 Produktserie Digitalfunkgeräte Firma Motorola [V662]

zahl um das **AEG TELEDUX 9.** Diese Funkgeräte bieten einen Funktionsumfang aus der letzten Ausbaustufe des analogen Funks. Daher ist dieses Gerät je nach Ausstattung in der Lage im 2-m- und 4-m-Band zu agieren. FMS ist über die Zifferntasten direkt einzugeben. Es erfolgt eine Anzeige auf dem Display in Klartext zum derzeitigen Fahrzeugstatus. Es ist mit diesem Endgerät ebenfalls möglich, eine Relaisfunkstelle zu eröffnen (➤ Kap. 54.1.2).

Im Bereich des analogen 2-m-Bandes ist das **BOSCH FuG 11b** noch eines der am häufigsten anzutreffenden Geräte. Es handelt sich hier um ein Handsprechfunkgerät, das sich durch bewährte Technik und einfache Handhabung auszeichnet. Dieses Gerät wird für Einsatzstellenfunk genutzt, kann dort auf verschiedenen Kanäle betrieben werden und bietet u. a. die Funktionen Tonruf, Rauschunterdrückung und Lautstärkeeinstellungen.

Im Bereich des digitalen Funks haben sich zwei Hersteller etabliert, **Motorola** und **SEPURA.** Da diese Geräte täglich durch das Rettungsdienstpersonal genutzt werden, empfiehlt es sich dringend, die Bedienungsanleitung der Geräte zu lesen und sich umfassend durch eine Fachperson einweisen zu lassen. Im Folgenden eine Übersicht und ein Überblick über die wichtigsten Funktionsumfänge (➤ Abb. 54.2).

Im Bereich des Digitalfunks wird zwischen **Mobile Radio Terminal** (MRT), **Handheld Radio Terminal** (HRT) und **Fixed Radio Terminal** (FRT) unterschieden.

- **HRT** sind **Handsprechfunkgeräte,** die auf Rettungsmitteln in Ladehalterungen verlastet werden können. Sie stehen somit nach der Entnahme auch außerhalb des Fahrzeuges zur Verfügung und bieten einen breiten Funktionsumfang. Beide Verkehrsarten, TMO und DMO, sind möglich. Es haben sich hier die Geräte des Herstellers Motorola MTP850 und MTP830 mit reduzierter Anzahl der Bedientasten und das MTP850Ex für den Einsatz in potenziell explosionsgefährdeten Umgebungen bereits in der Fläche im Einsatz bewährt. Zweiter ebenfalls weitverbreiteter Hersteller ist SEPURA mit den Endgeräten der STP-9000er-Serie, die es auch mit reduzierter Anzahl an Bedientasten für eine benutzerfreundliche Anwendung gibt. Mit den Endgeräten STP 8X000 und STP 8X1000 bietet SEPURA ebenfalls Geräte für den Einsatz in potenziell explosionsgefährdeten Umgebungen an. Alle HRT sind mit umfangreichem Zubehör lieferbar, um den Nutzer weiter zu unterstützen. Faustmikrofone, Schutzhüllen und Ohrstecker geben nur einen Bruchteil der erhältlichen Zubehörteile wieder. Das Zubehör wird stetig weiterentwickelt und kann daher hier nicht abschließend und schon gar nicht komplett Erwähnung finden.

- **MRT** sind **Einbaugeräte** für die Nutzung im Fahrzeugbereich. Durch diverse Zubehörteile können mehrere Funkstellen in einem Fahrzeug installiert werden. Im Rettungsdienst hat es sich etabliert, sowohl im Patientenraum als auch in der Fahrgastzelle ein Bedienteil mit Handhörer zu verbauen. Auch hier sind die Geräte von Motorola mit dem Modell MTM800 und SEPURA SRG3900 die am häufigsten im Rettungsdienst verbauten Geräte.
- **FRT** sind **Einbaugeräte** für den Einsatz in Leitstellen oder als Tischgerät und gelten somit als ortsfeste Funkgeräte. Auch hier haben sich die Produkte der Firmen SEPURA und Motorola etabliert.

Neben den beiden stark dominierenden Firmen sind noch zwei weitere Anbieter anzutreffen. Erwähnt man die Hersteller nach derzeitigen Marktanteilen, so ist die Reihenfolge:
1. SEPURA
2. Motorola
3. Cleartone
4. Cassidian

Funkmeldempfänger dienen als Alarmierungsweg verschiedenster an der nichtpolizeilichen Gefahrenabwehr beteiligten Ressourcen. Der große Vorteil an diesen kompakten Geräten ist der, dass sich der Nutzer dieses Endgeräts ortsunabhängig aufhalten kann. Diese Geräte sind sowohl für reine Gebäude- und Objektanwendungen als auch für nationale und regionale Nutzung im Angebot vieler Hersteller.

Bereits im analogen BOS-Funk sind Funkmeldempfänger zum Einsatz gekommen (> Kap 54.1.4). Dort wurde der Lautsprecher des Geräts durch eine Tonfolge auf Empfang gestellt und man konnte die Durchsage der Leitstelle empfangen. Diese Technik ist nahezu nicht mehr anzutreffen und im Rahmen der Umstellung auf TETRA-Digitalfunk auch definitiv ein Auslaufmodell. Heutige Geräte empfangen Textmitteilungen und geben diese über ein kleines Display an den Nutzer wieder. Viele Hersteller bieten auch die Möglichkeit, einen akustischen Alarmton in unterschiedlicher Ausprägung wiederzugeben. So ist es möglich, bereits am Ton des Funkmeldempfängers die Information zu erkennen, ob es sich um einen zeitkritischen oder normalen Einsatz handelt. Mehrere Funkmeldempfänger können zu einer Gruppe zusammengeführt werden, sodass die Alarmierung stets bei mehreren Beteiligten zeitgleich aufläuft. Insbesondere bei der Feuerwehr wird so eine gesamte Wehr alarmiert. Im Rettungsdienst ist diese Gruppenalarmierung in den Katastrophenschutzeinheiten häufig zu finden.

54.2.2 GSM-Technik, Handys, Smartphones

Neben dem analogen und digitalen BOS-Funk etabliert sich zunehmend auch die drahtlose Anbindung verschiedenster GSM-Systeme. Spezielle **BOS-GSM-Systeme,** also Global System for Mobile Commuications für Behörden mit Sicherheitsaufgaben, bieten Funktionen, die auf die Organisationen der Gefahrenabwehr ausgelegt sind. Ein Beispiel hierfür ist die priorisierte Verbindung innerhalb einer Mobilfunkzelle: Sind in einer Zelle die Kapazitäten an Verbindungen durch eine Großzahl gleichzeitiger Telefonverbindungen erschöpft, bekommt ein Nutzer des BOS-GSM-Systems dennoch eine Verbindung. Diese Vorrangschaltung dient dazu, in Mobilfunkzellen mit z. B. einer Großschadenslage den Geräten der BOS-Organisationen trotz Überlastung Kommunikation zu ermöglichen.

Ebenfalls sind **Mobiltelefone,** umgangssprachlich Handy, nicht mehr aus dem Alltag des Rettungsdienstes wegzudenken. Hier dienen die Geräte den verschiedensten Aufgaben:
- Sprachkommunikation mit leitstellenfremden Einrichtungen, z. B. Notaufnahme eines Krankenhauses
- Empfangen von Einsatzdaten über die Technik des Short Message Service (SMS)
- Nutzung der Modemfunktionen um Datenübertragung zu ermöglichen
- Rückfallstufe zur Erreichung der Ressource in Gebieten mit geringer Funkabdeckung

Zunehmend werden auch **Smartphones** im Rettungsdienst eingesetzt. Spezielle Applikationen (Apps) ermöglichen hier Anbindungen an die Leitstelle und Informationsgewinnung vor Ort. Speziell für die Informationsgewinnung stehen verschiedenste Medikamenten-, Gefahrstoff- und Fachapplikationen zur Auswahl.

Große Anbieter für Leitstellensoftware und auch Anbieter von Dienstplansoftware haben meist eine eigene Applikation, die dem Nutzer alle Informationen zur Verfügung stellt. Alarmierungen über diese Applikationen sind möglich und in der heutigen Rettungsdienstlandschaft angekommen.

54.2.3 Mobile Computer, Tablets

Zunehmend sind Ressourcen des Rettungsdienstes mit mobilen Computern ausgestattet. Die stetige Weiterentwicklung des IT-Bereichs machte eine umfassende Nutzung dieser Endgeräte möglich. Mittlerweile sind Outdoorgeräte erhältlich, die der Belastung im Rettungsdienst gewachsen sind (> Abb. 54.3). Sicherlich war hier der militärische Bereich Vorreiter, doch stellen auch hier Desinfektionslösungen die Hersteller immer wieder vor neue Herausforderungen. Diverse **Anwendungsbereiche** erfreuen sich zunehmend der mobilen Endgeräte:
- Navigation zu den Einsatzorten und Zieladressen
- Statusmeldung der Ressource
- Komplette Einsatzdaten papierlos von der Leitstelle empfangen
- Informationswerke zu Medikamenten, Gefahrstoffen etc.
- Einsatzprotokollierung
- Erfassung der Parameter eines Patienten
- Anbindung an die medizinischen Geräte per Bluetooth oder WLAN
- Datenübermittlung via UMTS/GSM an das Zielkrankenhaus
- Hinweise zu Behandlungsalgorithmen
- Projektstatus: Telenotarzt, Videokonferenz mit einem Arzt in Leitstellen und/oder Klinik

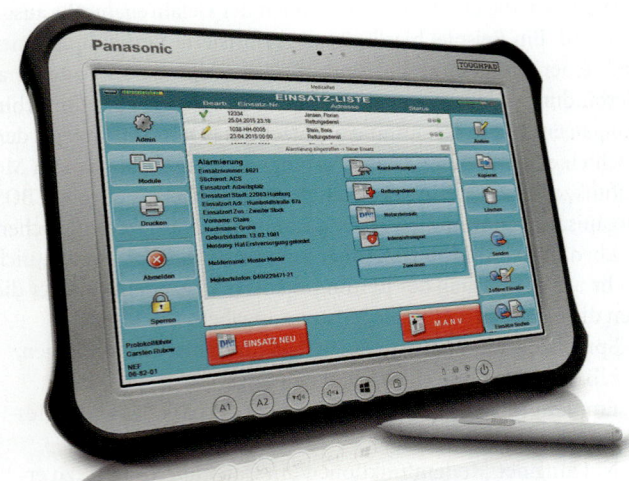

Abb. 54.3 Outdoortablet mit Einsatzdokumentationssoftware [V660]

54.2.4 Gesundheitskartenleser

Zur Datenerfassung im Rettungsdienst kommt häufig ein **Gesundheitskartenleser** zum Einsatz. Mit diesem Endgerät ist der Besatzung von Rettungsmitteln die vereinfachte Dokumentation der Einsatzdaten möglich. Auf der Gesundheitskarte der Krankenkassen sind in einem einheitlichen Speicherformat Daten abgelegt. Über ein Display können die Daten für eine evtl. Papierdokumentation abgelesen werden. Meist sind die Geräte über verschiedene Anschlussmöglichkeiten mit dem Dokumentationssystem verbunden. Hier bestehen zwei bewährte Möglichkeiten:

- Erfassung im Fahrzeug und anschließende Vervollständigung der Einsatzdaten an der Dienststelle über PC-Client-Lösungen
- Erfassung im Fahrzeug mit direkter Übermittlung an das Dokumentationssystem

Letzteres Verfahren ermöglicht einem modernen Rettungsdienst die schnelle Komplettierung der Daten eines Einsatzes. Weitere Aspekte zu dieser Lösung: ➤ Kap. 54.3.8.

54.2.5 Karten- und Navigationssysteme

Auf den Fahrzeugen des Rettungsdienstes kommen zunehmend **Navigationssysteme** zum Einsatz. Die besondere Anforderung an Navigationssysteme in der nichtpolizeilichen Gefahrenabwehr ist die, dass es eine Unterscheidung für die Anfahrt der Einsatzstellen geben muss. Bei einer Anfahrt mit Sondersignalen können z. B. Abbiegevorschriften oder Einbahnstraßenregelungen missachtet werden, bei einer Anfahrt ohne Sondersignale muss sich das Einsatzfahrzeug zwingend an die Straßenverkehrsordnung halten. Eine weitere Forderung an ein Navigationssystem ist auch die Einbindung von Verkehrslagen. In der Navigation zu einem Einsatzort mit Sondersignalen dürfen Verkehrsbehinderungen nicht zu einem geänderten Routing führen. Bei nicht zeitkritischen Anfahrten, z. B. zu Krankenhäusern, sollte eine Rettungsdienstressource jedoch auch nicht in einen Stau geraten. Hier ist der heutige Markt noch in den Kinderschuhen, jedoch stetig am Weiterentwickeln.

Einzelne Anbieter sind derzeit mit Lösungen in der Projektphase, die die Rettungsdienstressource nicht nur an die postalische Adresse des Krankenhauses bringt, sondern auch auf dem Krankenhausgelände routen kann. Besonders bei großen Klinikarealen kann dies eine erheblich Erleichterung für das Rettungsdienstpersonal darstellen.

54.2.6 Internetanwendungen

Die meisten im Rettungsdienst eingesetzten Systeme verfügen über **Internetanwendungen,** die es außerhalb der Leitstelle möglich machen, mit diesen Systemen zu arbeiten. Häufig haben große Rettungsdienste eine eigene IT-Infrastruktur, in der die PCs auf den Wachen als Clients in das Gesamtsystem eingebunden sind. Kleinere Wachstrukturen nutzen daher gern Internetanwendungen, die verschiedenste Funktionen bieten.

Es darf davon ausgegangen werden, dass die Bedeutung dieser Endgeräte weiter zunehmen wird. Besonders Anwendungen, die bei der Indikation einer notärztlichen Behandlung unterstützen. Hier sind bereits Systeme im Einsatz, die einem in Anfahrt befindlichen Notarzt die Informationen über den Patienten zukommen lassen. Es ist denkbar, mit der flächendeckenden Verfügbarkeit von Notfallsanitätern, bestimmte Erkrankungs- und Verletzungsmuster aus der Notwendigkeit eines Notarztes vor Ort zu lösen und hier **Telemedizinanwendungen** zum Einsatz zu bringen.

DIVI-Protokolle sind ebenfalls auf vielen mobilen Computern zu finden. Sie bieten dem Rettungsdienstpersonal in der digitalen Form die Möglichkeit, alle Daten bereits digital zu erfassen. Hier sind verschiedene Applikationen im Einsatz, die auch bereits Daten aus der Einsatzalarmierung in die Dokumentation übernehmen. Ergänzt das Rettungsdienstpersonal nun die Dokumentation, entsteht im Augenblick der Speicherung eine unveränderbare Datei, die das Papierprotokoll ersetzen kann. Ebenfalls sind Lösungen im Einsatz, mit denen über mobile Drucker die Protokolle nach Einsatzende ausgedruckt und im Zielkrankenhaus übergeben werden können. Hier ist der Bedarf in der papierlosen Dokumentation noch am größten: Zwischen Krankenhäusern und Rettungsdiensten gibt es bislang keine einheitliche Datenbank, um diese Protokollierungen auszutauschen.

Einige Anbieter von mobilen Computern bieten bereits Schnittstellen zu den gängigen Diagnostikgeräten der Notfallrettung. Hier kommen zwei bekannte Techniken zum Einsatz: die Anbindung über **Bluetooth** oder über **WLAN**. Die Ziele sind bei beiden Wegen dieselben: Man bekommt die Möglichkeit, diese Daten für die **Telemedizin** zu nutzen. Der Rettungsdienst ist so in der Lage, das aufnehmende Krankenhaus bereits auf der Anfahrt umfassend über die Vitalparameter des Patienten zu informieren. Besonders bei langen Anfahrten in Fachkliniken wird sich diese Technik weiter etablieren, um das Hauptziel der qualitativ und zeitlich unverzögerten Behandlungseinleitung zu erreichen.

Außerdem finden gleiche Applikationen wie im Smartphonebereich Verwendung, insbesondere zur Informationszwecken.

Manche Systeme nutzen den PC auf der Rettungswache als **Alarmierungsweg.** Hierzu läuft über eine gesicherte Internetanbindung ein Programm, welches ständigen Kontakt zur Leitstelle hält. Empfängt es eine Alarmierung, können verschiedene Abläufe angesteuert werden. Über angeschlossene Lautsprecher kann ein Signal wiedergegeben werden, angeschlossene Drucker können wiederum die Einsatzdaten ausdrucken. Ein beispielsweise in der Fahrzeughalle installierter Monitor kann einen Kartenausschnitt anzeigen, der dem Rettungsdienstpersonal eine schnelle örtliche Orientierung gibt.

Ebenfalls ist über viele dieser Anwendungen die **Einsatzdokumentation** vorgesehen. Die Besatzungen der einzelnen Ressourcen können so nach Einsatzende die Einsatzabschlussmeldungen und Einsatzprotokollierung erledigen. Hier richten sich die Möglichkeiten nach der Anforderung der verschiedenen Organisationen und sind dementsprechend vielschichtig.

Meist werden über diese Anbindungen auch **Fahrzeugstatusmeldungen** abgesetzt. Es ist dann auf der Wache ohne einen weiteren Anruf in der Leistelle möglich, Fahrzeuge in Dienst zu nehmen oder fahrzeugrelevante Dinge zu pflegen, damit die Leitstelle einen aktuellen Überblick über die Verfügbarkeit der Ressource hat.

Dienstplanung auf den Rettungswachen über Webanwendungen ermöglicht zudem allen Beteiligten einen hohen Informationswert. Kann hier die Leitstelle bereits die Dienstplanung der kommenden Tage sehen, ist auch häufig ein Modul erhältlich, mit dem der einzelne Rettungsdienstmitarbeiter seinen individuellen Dienstplan einsehen kann.

Oftmals dienen die Anwendungen zur **Pflege der in der Datenbank** hinterlegten Informationen. Bestimmte Mitarbeiter pflegen dann direkt von der Wache aus die Informationen zu den im Wachbezirk befindlichen Objekten. Durch diese Art der Datenbankpflege wird die Aktualität der vorliegenden Informationen weiter gesteigert.

Kartenleser bieten viele Anwendungsmöglichkeiten. Unter anderem können die Daten aus den Kartenlesern ins Leitstellensystem und dann weiter in die Abrechnung übertragen werden (> Kap. 54.2.4).

Generell kann man bereits heute sagen, dass sich dieses System in den nächsten Jahren sehr intensiv weiterentwickeln wird, um dem Rettungsdienstpersonal Unterstützung bei der täglichen Arbeit zukommen lassen.

54.3 EDV

Ein Rettungsdienst ohne **elektronische Datenverarbeitung** (EDV) ist heute nicht mehr zukunftsfähig, sprich: nicht mehr leistungsfähig. Insbesondere wird dies bei der Betrachtung der Leitstellen deutlich.

Eine Leitstelle leitet das Einsatzaufkommen der angeschlossenen Einheiten, die aus verschiedensten Organisationen der nichtpolizeilichen Gefahrenabwehr stammen. Auf Grundlage der Bestimmungen des Gesetzes zum Schutz der öffentlichen Sicherheit und Ordnung und der öffentlichen Daseinsvorsorge besteht das Einsatzaufkommen aus den Kernaufgaben

- Brandschutz,
- Rettungsdienst und
- Katastrophenschutz.

Die Zusammenlegung von **Rettungsleitstellen** (RLSt) und **Feuerwehrleitstellen** (FEZ oder FLSt) zu einer integrierten Leitstelle nimmt immer mehr an Bedeutung zu.

- Die **integrierten Leistellen (ILS)** trennen sich durch regionale Zuständigkeiten und vereinen die Kernaufgaben, sodass Einsätze der Feuerwehr, des Katastrophenschutzes, des Rettungsdienstes, des Technischen Hilfswerkes und weitere Einsatzdienste der Hilfsorganisationen von einer Stelle aus koordiniert werden.
- Unter dem Begriff Rettungsdienst sind hier alle Einheiten des mobilen Landrettungsdienstes – Notarztdienst, Luftrettungsdienst, First Responder, Bergwacht, Wasserwacht und andere Schnelleingreifgruppen – zusammengefasst.
- Die **kooperativen Leitstellen (KRLS)** gehen einen Schritt weiter. Sie fassen die polizeiliche und nichtpolizeiliche Gefahrenabwehr an einem Standort zusammen. Jedoch sind die Tätigkeitsbereiche unterteilt, lediglich Software und Räumlichkeit werden gemeinsam verwendet.
- Eine weitere Form sind **integrierte Regionalleitstellen (IRLS)**. Sie stellen im Wesentlichen eine weitere Vertiefung des Gedankens einer integrierten Leitstelle dar. Es werden hier mehrere Kreise und/oder kreisfreie Städte zusammengefasst.

Zu den **Hauptaufgaben einer Leitstelle** gehören die Notrufannahme, Notrufabfrage, Alarmierung der entsprechenden Einheiten in der nötigen Dringlichkeit, Übermittlung aller relevanten Informationen zum Einsatzauftrag, Unterstützung und Koordination, Sicherstellung der Gebietsabdeckung und die Dokumentation des Einsatzes (> Abb. 54.4). Ebenfalls wird ein großer Teil an Aufgaben, die nachgelagert der Abrechnung der erbrachten Hilfeleistungen dienen, in der Leitstelle erbracht und durch die dort verwendete Software unterstützt.

54.3.1 Software in Leitstellen

Leitstellen sind komplexe Arbeitsbereiche, die durch hoch entwickelte **Softwarelösungen** nachhaltig unterstützt werden. Die An-

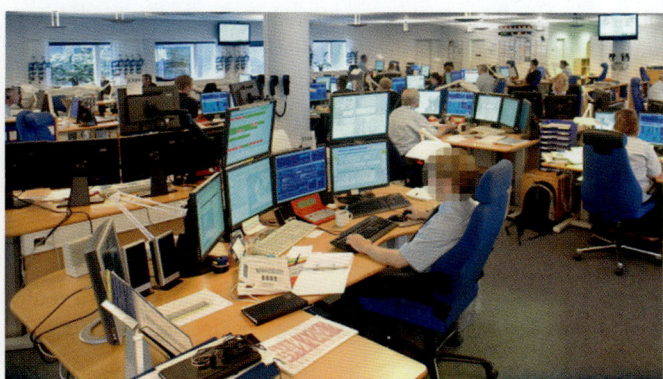

Abb. 54.4 Blick in eine Leitstelle mit einer Aufteilung in mehrere eigenständige, voll ausgestattete Arbeitsplätze und einer funktionellen Anordnung der Arbeitstische [W925]

forderungen an einen Leitstellenmitarbeiter sind in den vergangenen Jahren stark angestiegen. Es gibt Initiativen, diese Tätigkeit zu einem eigenen Berufsbild zu heben, da das Aufgabengebiet durch Integration der verschiedenen Aufgaben stetig erweitert wird und eine hohe Sicherheit in den Handlungsabläufen einfordert.

Die Angebote von Softwarelösungen für Leitstellen sind vielschichtig und immer an regionale und aufgabentypische Dinge angepasst. Die nachfolgende Darstellung kann deshalb den Anspruch auf Vollständigkeit nicht erfüllen. Die Verbesserung und Implementierung von Softwarelösungen ist ein sich rasant entwickelnder Bereich, sodass gerade auf diesem Gebiet auch weiterhin mit ständig neuen Programmen und Updates zu rechnen ist.

Die einzelnen Funktionen sind an die Prozessabläufe einer Leitstelle und deren Gegebenheiten angepasst. Die Softwarelösung einer modernen Leitstelle unterliegt einer ständigen Weiterentwicklung und Aktualisierung. Speziell die Adress- und Objektdatenbanken unterliegen einem ständigen Wandel und einer Weiterentwicklung. Viele Leitstellen haben daher feste Funktionen für die Administration der datenbankgestützten Informationsmöglichkeiten und/oder Verträge mit Unternehmen, die ständig aktuelle Datensätze liefern.

Ziel der verschiedenen Lösungen ist, die Verwaltung wiederkehrender Prozessabläufe, z. B. die Notrufabfrage, die Alarmierung und die Informationsgewinnung für die Einsatzkräfte, wesentlich zu vereinfachen und zu optimieren. Durch den Einsatz von Softwarelösungen in der Leitstelle werden auch Großschadenslagen in ihrer Logistik für den Leitstellenmitarbeiter beherrschbar, Abläufe werden automatisiert und vorher festgelegte Entscheidungen im Rahmen der Alarm- und Ausrückeordnung umgesetzt.

Obwohl die Aufträge der Leitstellen gleich erscheinen und somit Prozessabläufe also auch leitstellenübergreifend vereinheitlicht werden könnten, sind die Unterschiede in den Softwarelösungen sehr ausgeprägt.

Bereits während der Notrufabfrage werden die Einsatzdaten vom Leitstellenmitarbeiter in die **Annahmemaske** des Programms eingegeben. An dieser Stelle kann der Leitstellenmitarbeiter erkennen, ob die angegebene Einsatzstelle im regionalen Zuständigkeitsbereich liegt, eventuell die Straße mehrfach vorkommt oder phonetisch ähnlich lautende Straßen existieren. Die Softwarelösung gleicht die Eingabe mit Informationen aus der Datenbank ab und gibt dem Leitstellenmitarbeiter weitere Informationen zur Telefonnummer des Anrufers wieder. Ist in der Datenbank z. B. ein Objekt mit entsprechenden Informationen und Adressdaten hinterlegt, so zeigt die Softwarelösung diese Daten bereits bei der Annahme des Gesprächs an.

Mit jeder weiteren Vervollständigung der Einsatzdaten kann die Softwarelösung einen konkreten Vorschlag zu den benötigten Einsatzmitteln erarbeiten. Diese kann der Leitstellenmitarbeiter übernehmen, verändern oder erweitern. Im Wesentlichen ist hier die jeweilige Ausrückeordnung (AAO) in der Datenbank hinterlegt und es kann eine automatische Alarmierung der Einsatzmittel ausgelöst werden.

Einsatzmittel haben verschiedenste **Alarmierungswege.** Diese hängen vom eingesetzten System und den Endgeräten ab. Zeitgleich ist dem Programm bekannt, an welchem Ort sich das Einsatzmittel befindet. So kann je nach Definition berücksichtigt werden, ob das Einsatzmittel über Mobilfunksysteme und/oder über stationäre Alarmierungseinrichtungen informiert wird.

Durch einen hohen Grad der Automatisierung werden in dieser ersten stressintensiven Phase der Einsatzabwicklung die Alarmierungszeit und die Fehlerquote minimiert und der Leitstellenmitarbeiter maximal unterstützt.

Nach der Alarmierung von Einsatzmitteln, erfolgt auch die weitere Protokollierung des Einsatzes in der Softwarelösung. Über verschiedene eingesetzte Systeme und Endgeräte teilen die Einsatzmittel der Softwarelösung per Statusmeldungen mit, in welchem Stadium sich der Einsatz befindet. In modernen Lösungen sind Teile dieser Meldungen automatisiert, da sich das Erreichen der Einsatzstelle auch mittels bekannter Geodaten bestimmen lässt.

Neben der Einsatzkoordination ist die Einsatzunterstützung eine wichtige Aufgabe der Softwarelösung. Hier sind Informationen für den reibungslosen Einsatzablauf vorzuhalten und durch schnelle Suche, den Einsatzmitteln zur Verfügung zu stellen. Dies können Informationen für Gefahrstoffeinsätze, für Vergiftungsnotfälle, für die Verfügbarkeit von Krankenhausressourcen und für die Nachforderung von weiteren Einsatzmitteln sein. Hier wird besonders deutlich, welchen Umfang die Aufgabe des Leitstellenmitarbeiters hat.

Standardisierte medizinische Abfrage

Bereits Ende der 1970er-Jahre wurden in den USA Abfrageprotokolle in den Leitstellen eingesetzt. Ziel ist die richtige Bestimmung des Einsatzmittels und deren Alarmierung, nachgelagert die telefonische Erste Hilfe.

Zwei Kategorien unterscheiden die Abfragesysteme im Wesentlichen:

- **Abfrageprotokolle** bestehen aus den Einstiegsfragen und den dann folgenden symptombasierten Abfragen. Bei dieser Art der medizinischen Notrufabfrage ist die Reihenfolge der Fragen genauestens strukturiert, das Protokoll wird 1 : 1 vorgelesen und die Angaben in das Abfrageprotokoll eingeben. Hierdurch kommt das Protokoll zu den entsprechenden Einsatzmitteln. Es liegen am Ende eines Protokolls sehr detaillierte Angaben z. B. über Geschlecht, Alter, Bewusstsein und Verletzungs-/Erkrankungsmuster vor. Abweichungen von dem Protokoll sind nicht vorgesehen.

- **Leitlinienabfragen** orientieren sich an einem üblichen Gesprächsverlauf. Die Einstiegsfragen ähneln denen der Abfrageprotokolle, nur bei offensichtlichem Bedarf führen fehlende Kriterien zu Zusatzfragen. Vorteil ist hier die Akzeptanz der Leitstellenmitarbeiter und die schnellere Reaktion auf genannte Schlüsselworte. Eine Leitlinie wird nicht verpflichtend bis zum Ende „abgefragt", sondern erlaubt das Einbringen der Erfahrung des Leitstellenmitarbeiters – und genau hier liegt die Gefahr der Leitlinienabfrage. Eine richtige Fragestellung kann von entscheidender Bedeutung für das Ergebnis der Notrufabfrage sein.

Daher sind beide Abfragearten ein Qualitätsgewinn für den Anrufer/Patienten. Dennoch haben Protokolle bzgl. ihrer Wirksamkeit und der immer gleichen Formulierung einen Vorteil in der wissenschaftlichen Auswertung. Daher ist es möglich, Protokolle immer wieder an Ergebnisse von Auswertungen anzupassen. Diese Anpassungen sind dann durch die verpflichtende Einhaltung der Reihenfolge und Formulierung ohne zeitliche Verzögerung und „Umgewöhnung" des Leitstellenmitarbeiters einzuführen.

Rechnerarchitektur in Leitstellen

Eine funktionierende Leitstelle ist die Basis für die Erfüllung der nichtpolizeilichen Gefahrenabwehr. Eigene Bauvorschriften regeln gesonderte Anforderungen an diesen Sicherheitsbereich. Neben rechnergestützten Zutrittskontrollen und Videoüberwachung befinden sich in Leitstellen viele technische Einrichtungen, die zur Absicherung der Leistungsfähigkeit auch im ungünstigsten Fall dienen. Daher liegt es nahe, dass sich auch die **Rechnerarchitektur** deutlich von normalen Büronetzwerken unterscheidet.

Der Aufbau eines Netzwerks in einer Leitstelle wird durch den Einsatz von Servern, an denen sich dann die einzelnen Arbeitsplätze anmelden, realisiert. Die eigentlichen Programme sind dabei auf den Servern im Einsatz, sodass ein Arbeitsplatz in der Leitstelle nur als Eingabe- und Ausgabegerät dient. Vorteil einer solchen Clientstruktur ist, dass alle Rechner auf dieselben Datenbanken zugreifen und so stets aktuelle gleichlautende Daten verarbeiten. Leitstellenserver sind gern etwas abgesetzt von der Leitstelle in speziellen klimatisierten Serverräumen untergebracht. In der heutigen IT kommen eine Vielzahl von physikalischen Servern und virtuellen Serverinstanzen zum Einsatz. So macht die physikalische Trennung zwischen Leitstellensoftware und Telekommunikationssoftware großen Sinn. Fällt einer der Server aus, kann die Leitstelle noch mit der einen Technik arbeiten, während bei der zweiten Technik eine Redundanz die Arbeit übernimmt oder der Serverausfall in Teilen durch händische Arbeit „mit Bleistift und Papier" überbrückt wird.

Nicht nur zwischen Leitstellensoftware und Telekommunikation wird diese Trennung realisiert, sondern auch für weitere angebundene Systeme wie z. B. die verschiedenen Alarmierungswege. So kommt eine Vielzahl von unterschiedlichen Servern zum Einsatz. Insgesamt kann dieses Thema an dieser Stelle nur angeschnitten werden, da die Thematik komplex und in die Anforderung der jeweiligen Leitstelle sehr individuell ist. Einen exemplarischen schematischen Netzwerkaufbau zeigt ➤ Abb. 54.5.

Der einzelne Arbeitsplatz einer Leitstelle richtet sich an den Bedürfnissen zur Aufgabenbewältigung der Leitstellenmitarbeiter aus. Mehrere Monitore, die die vorhandenen Informationen darstellen, sind heute üblich und etabliert. Auf eigenen Bildschirmen werden Einsätze, Fahrzeugübersichten, Kartenmaterial und weitere Informationen dargestellt. Touchscreens z. B. für die Telefonanwendungen haben sich ebenfalls etabliert und ermöglichen den Leitstellenmitarbeitern eine schnelle komfortable Bedienung.

Als Betriebssystem hat sich in Leitstellen nahezu ausnahmslos Microsoft Windows etabliert. Leitstellensoftware wird heute in der Microsoft-.NET-Technologie als Eigenentwicklung der verschiedenen Anbieter vertrieben. Wurde in der Vergangenheit aus Zuverlässigkeitsgründen noch auf UNIX-Anwendungen gesetzt, so ist heute kein Unterschied mehr hinsichtlich dieses Leistungsmerkmals zu erkennen. Daher sind die Entscheidungen in der Auswahl des Grundsystems nur noch durch Kosten- und Philosophiefragen zu entscheiden. Da aber die meisten nachgelagerten Systeme Windows-kompatibel sind, hat sich dies als wirtschaftlich beste Lösung herauskristallisiert.

Es empfiehlt sich für die Mitarbeiter des Rettungsdienstes eine Schicht in der Leitstelle zu absolvieren, um sich einen Eindruck und

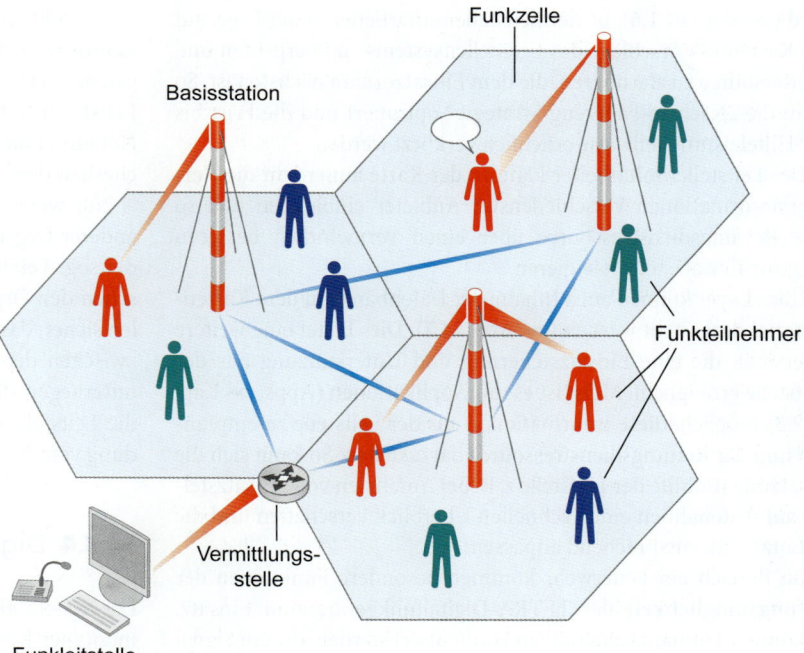

Abb. 54.5 Übersicht über einen Netzaufbau in einer Leitstelle mit den verschiedenen Bauteilen und Abschirmungen durch Firewalls [P095/L231]

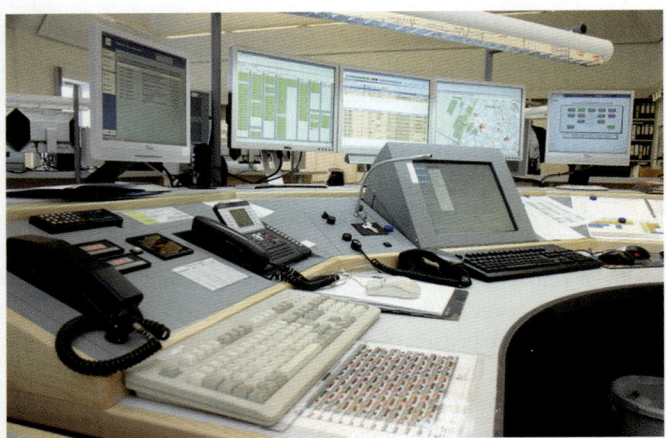

Abb. 54.6 Arbeitsplatz in einer modernen Leitstelle mit der Verteilung verschiedener Bildschirmmenüs auf mehrere Monitore [W309]

eine Übersicht über diesen komplexen Arbeitsbereich zu verschaffen (> Abb. 54.6).

54.3.2 Digitale Karteninformations- und Ortungssysteme

Eine Leitstelle ohne die Einbindung von **Karteninformationssystemen** ist heute undenkbar. Besonders die stets wachsenden Zuständigkeitsgebiete in den regionalen Leitstellen stellen die Ortskenntnis des Leitstellenpersonals vor eine schwere Aufgabe. Hier ist es unabdinglich, die Umgebung der Einsatzstelle auf einer Karte zur besseren Orientierung des Leitstellenmitarbeiters darzustellen. Durch die Möglichkeiten der GPS-Ortung von Rettungsdienstressourcen, die durch verschiedenste Endgerättechnik ermöglicht wird (> Kap. 54.1.6), ist der Leitstellenmitarbeiter in der Lage, auf der Karte die Vorschläge des Leitstellensystems zu überprüfen und die Ressource zu alarmieren, die dem Einsatzort am nächsten ist. So kann die „Nächste-Fahrzeug-Strategie" optimiert und die Frist bis zur Hilfeleistung teilweise erheblich verkürzt werden.

Der Leitstellenmitarbeiter kann in der Karte außerdem die Verkehrsinformationen verschiedenster Anbieter einblenden und so eine Rettungsdienstressource über einen vermeintlich besseren Weg zur Einsatzstelle navigieren.

Über **Layer** können auch Inhalte der Datenbank auf dem Kartenmaterial dargestellt werden (> Abb. 54.7). Dies bietet eine weitere Übersicht, die eine Einsatzsteuerung und Unterstützung aus der Leitstelle ermöglicht. Meist ist es mit Applikationen (Apps, > Kap. 54.2.3) möglich, diese Informationen aus der Leitstelle zu empfangen und der Rettungsdienstressource darzustellen. So kann sich die Besatzung mithilfe der Leitstelle z. B. bei Anfahrten von Einsatzstellen auf Autobahnen einen schnellen Überblick verschaffen und die Einsatztaktik entsprechend anpassen.

Im Bereich der Feuerwehr kommen besondere Funktionen der **Ortungsmöglichkeit** der TETRA-Digitalfunkgeräte zum Einsatz. Es können Totmannschaltungen konfiguriert werden, die ein Signal an die anderen in der Gruppe geschalteten Geräte senden, wenn sich der Träger des mobilen Geräts länger nicht bewegt hat oder den manuellen Notruf auslöst.

54.3.3 Digitale Telefontechnik in Leitstellen

Die **Telefonanlage** in einer Leitstelle ist eine komplexe Einrichtung und kann neben der eigentlichen Leitstellensoftware als **Herzstück** bezeichnet werden. Die Hauptaufgabe dieser Anlage ist es, die Anrufe an die richtigen Plätze weiterzuleiten. Bei direkten Anrufen durch Fachpersonal wird dies über die veröffentlichten Durchwahlen der Apparate in der Leitstelle sichergestellt. Für alle weiteren in der Leitstelle auflaufenden Anrufe gibt es Systeme wie z. B. die **Automatic Call Distribution** (ACD), es handelt sich hier um eine Steuerung der eingehenden Anrufe durch vorher genau definierte Prozesse. Beginnt ein Leitstellenmitarbeiter seinen Dienst, meldet er sich an der ACD an. Somit kennt die Telefonanlage seine fachliche Aufgabe und, wenn die Funktion genutzt wird, auch seine fachliche Kompetenz. Ein gutes Beispiel hierfür ist eine integrierte Regionalleitstelle (> Kap. 54.3). Sind Mitarbeiter mit unterschiedlichen örtlichen Kenntnissen in der gleichen Schicht, so ist eine Anrufzuteilung aus dem jeweiligen Kenntnisgebiet der Leitstellenmitarbeiter sinnvoll. Zudem bringt bereits das Routing von Rückfragen der eingesetzten Kräfte viele Vorteile. So kann die Anlage durch Konfiguration die anrufenden Einsatzkräfte direkt zum zuständigen Disponenten in der Leitstelle durchstellen.

Außerdem kann eine derartige Anlage auch die **Frequenz der Anrufzuteilung** steuern. Hat ein Leitstellenmitarbeiter gerade einen Notfalleinsatz in das Leitstellensystem eingeben, ist es i. d. R. sinnvoll, ihm nicht unmittelbar nach dem Auflegen bereits das nächste Gespräch zuzustellen. Durch die Einstellung von Nachbearbeitungszeiten erhält der Mitarbeiter Gelegenheit, Abläufe nach dem Beenden des Telefongesprächs konzentriert abzuschließen.

Unabdingbar für das Routing dieser Anrufe ist also die **Anruferkennung.** Anhand dieser Kennung (Telefonnummer) lässt sich der genaue Ort häufig schon bestimmen, da der Anrufer aus einem dem Leitstellensystem bekannten Objekt anruft. Beispiel: die zentrale Notaufnahme eines Krankenhauses, deren Daten mit großer Sicherheit dem Leitstellensystem bekannt sind.

Nur wenige Rettungsdiensteinsätze finden ohne die Beteiligung anderer Organisationen statt. Daher haben Leitstellen untereinander sog. **Telefonstandleitungen,** um eine direkte Verbindung zwischen den Organisationen herzustellen. Diese Standleitungen stellen sicher, dass auch bei einer Netzüberlastung die Kommunikation zwischen den Leitstellen gewährleistet und verfügbar ist. Zudem unterliegen diese Leitungen einer besonderen Überwachung und die Leitstellenmitarbeiter erhalten unmittelbar eine Störungsmeldung vom System, wenn die Gegenstelle nicht mehr erreichbar ist.

54.3.4 Digitale Textnachrichten

Das System **digitaler Textnachrichten** wird mit den Möglichkeiten moderner Kommunikation immer weiter ausgebaut. Waren es anfangs nur Statusmeldungen und einfache Informationen durch

Buchstabenübermittlung aus der Leitstelle (BOS-System), sind daraus heute umfassende Informations- und Alarmierungswege geworden. Die Vorteile für beide Seiten der Anwendung sind eindeutig zu erkennen: Hat eine Besatzung im Fahrzeug alle Informationen „schwarz auf weiß", kann der Leitstellenmitarbeiter durch das Einsatzleitsystem seiner Einsatzkräfte durch vordefinierte Nachrichten mit weiteren Informationen unterstützen. Gerade diese Wege sind in der zeitkritischen Phase der Erstalarmierung für den Leitstellenmitarbeiter sehr entlastend, da das Leitstellensystem die Informationen automatisch verteilt und der Mitarbeiter die „Hände frei" hat.

Short Message Services (SMS) werden heute im GSM-Netz vielfach genutzt. Als Alarmierungsweg für zeitkritische Einsätze empfiehlt sich diese Technik jedoch nicht, da SMS durch die Netzanbieter manchmal erst zeitversetzt zugestellt werden. Ein guter Einsatzbereich ist hingegen die Information von Führungsdiensten, die durch eine vordefinierte SMS eine Meldung aus dem Leitstellensystem zur Lage erhalten.

Der Grundgedanke dieser Technik findet sich heute auch im BOS-Digitalfunk wieder. Dort ist es möglich, mit den Endgeräten **Short Data Services** (SDS) innerhalb des Netzes zu versenden.

Die Nutzung von Textnachrichten ist zwischenzeitlich auch bei vielen Assistenzgeräten in den Rettungsdienstfahrzeugen möglich. So werden Zielortkoordinaten auf diesem Weg aus der Leitstelle an Navigationsgeräte übermittelt. Hier kann die Navigation dann mit nur einem Tastendruck gestartet werden. Je nach Anbieter kann das Leitstellensystem auch weitere Informationen an diese Geräte übermitteln. Einige Rettungsdienste nutzen eigene Bordcomputer, um dem Rettungsdienstpersonal durch mehrere verschiedene Nachrichten Informationen zukommen zu lassen. Hier können bei der Alarmierung der Ressource alle nötigen Informationen mitgesendet werden, bis hin zu Lage- und Objektplänen. Ob dieser PC stationär oder als mobiles Endgerät abgebildet wird, ist wiederum eine Frage der Kosten bzw der Philosophie innerhalb der einzelnen Rettungsdienste.

Die Übertragung dieser Informationen kann durch eigene Infrastruktur, durch die vorhandene Infrastruktur des BOS-Digitalfunks oder auch über externe Anbieter erfolgen. Hier hat sich ein großer Markt mit unterschiedlichsten Lösungen entwickelt, der die individuellen Anforderungen einer Leitstelle und ihrer Ressourcen bedienen kann.

54.3.5 Sonstige Kommunikationssysteme in Leitstellen

Eine Leitstelle verfügt über die hier beschriebenen Systeme hinaus zudem über eine Vielzahl an weiteren Kommunikationssystemen oder Systemen, die die Kommunikation unterstützen.

So ist eine **Sprachaufzeichnung** aus Leitstellen der nichtpolizeilichen Gefahrenabwehr nicht mehr wegzudenken. Die Leitstellenmitarbeiter haben so die Möglichkeit, den Notruf erneut abzuhören, wenn Angaben unklar oder unvollständig sind. Besonders wichtig ist das bei Gesprächen, die während der Kommunikation unvermittelt abreißen. Zudem wird die Aufzeichnung zur Dokumentation verwendet. Erhält eine Leitstelle eine umfassende Rückmeldung von einer Einsatzstelle, so kann die Einsatzdokumentation auch im Nachgang des Einsatzes erfolgen. Für den Leitstellenmitarbeiter, der in der „heißen Phase" eines Einsatzes nicht unmittelbar in die Arbeitsabläufe eingebunden ist, ist dies ein großer Vorteil bei der nachgelagerten Dokumention.

Viele in der Altenbetreuung eingesetzte **Hausnotrufsysteme** sind in Leitstellen aufgeschaltet. Einen ähnlichen Ansatz verfolgen Sicherungssysteme von in öffentlichen Gebäuden installierten automatischen externen Defibrillatoren (AED). Entnimmt ein Helfer dieses Gerät aus seiner Halterung, läuft in der Leitstelle ein entsprechender Notruf auf.

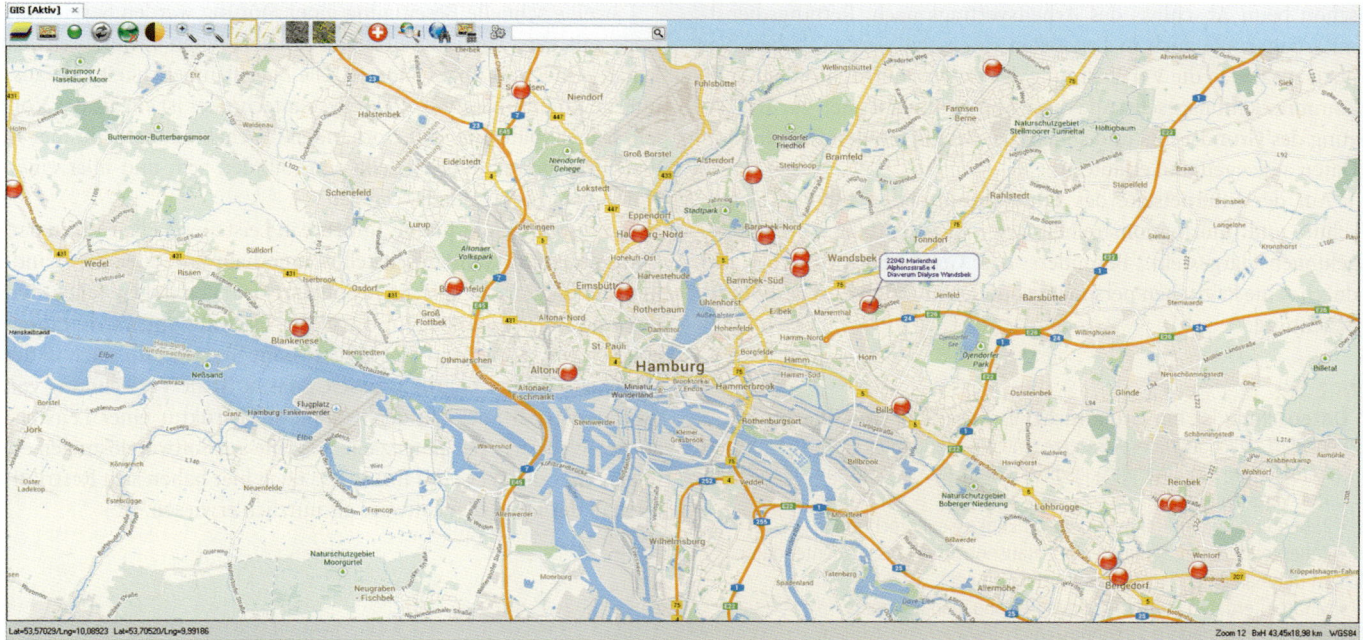

Abb. 54.7 Bildschirmansicht eines Leitstellensystems mit einem Kartenlayer für die Einrichtung in einer Großstadt [V671]

Brandmeldeanlagen sind in Objekten weitverbreitet und auch in der örtlich zuständigen Leitstelle aufgeschaltet. Durch Vernetzung und definerte Prozesse können bei einer Auslösung der Anlage im Objekt der Einsatz in der Leitstellensoftware automatisiert angelegt, die entsprechenden Kräfte in den Ressourcenvorschlag des Leitsystems übernommen und am Ende nur noch durch den Leitstellenmitarbeiter final alarmiert werden. Die definierten Prozesse sind auf die einzelnen Objekte und deren Gefahrenklasse abgestimmt. Ein Alarmierungsvorschlag der Leitstellensoftware richtet sich dort stark nach der AAO (Alarmierung- und Ausrückeordnung).

54.3.6 Datenschutz

Rettungsdienst ist auch Datenmanagement. Für den Umgang mit persönlichen Daten gelten besondere gesetzliche Vorschriften, die u. a. bereits im Grundgesetz enthalten sind: *„Die Würde des Menschen ist unantastbar. Sie zu achten und zu schützen ist die Verpflichtung aller staatlichen Gewalt."* (Art. 1 Abs. 1 GG).

Weitere gesetzliche Vorgaben trägt das **Bundesdatenschutzgesetz** (BDSG). Es regelt die aus *Art. 1 GG* resultierenden Grundrechte genauer. Im Wesentlichen trägt das Bundesdatenschutzgesetz zur Einhaltung des Grundrechts der informationellen Selbstbestimmung bei. Im Nachgang unterliegt der Rettungsdienst weiteren landesrechtlichen Datenschutzbestimmungen, Verordnungen und eigenen Dienstanweisungen.

Bereits in § 5 BDSG findet sich eine für den Rettungsdienst wesentliche Vorschrift. Er regelt die Pflicht von Unternehmen und Behörden, ihre Mitarbeiter, die mit der Verarbeitung von personengebundenen Daten betraut sind, mit Aufnahme der Tätigkeit auf das Datengeheimnis zu verpflichten. Dieser gesetzlichen Pflicht kommen Rettungsdienste über eine Verpflichtungserklärung meist schon beim Abschluss des Arbeitsvertrags nach. Rettungsdienstmitarbeiter, die auch in Leitstellen eingesetzt werden, haben hier noch zusätzlich die Verpflichtung des Datenschutzes aus dem Telekommunikationsgesetz. Alle diese Maßnahmen dienen zur Umsetzung des Grundrechts und sollen den Beteiligten den Umgang mit Daten aufzeigen und erläutern.

Auf der Internetseite des Bundesbeauftragten für den Datenschutz und Informationsfreiheit (www.bfdi.bund.de) sind alle Regelungen dargestellt. Besonders das Gesundheitswesen erfährt durch seine kritischen personengebundenen Daten dort gesonderte Beachtung.

> **MERKE**
> **Datenschutz ist ein Grundrecht,** das bereits im **Grundgesetz** geregelt wird. Nachgeordnete Gesetze und Verordnungen enthalten für die Mitarbeiter, die in ihrer rettungsdienstlichen Tätigkeit personenbezogene Daten verarbeiten, z. B.
> - Patientendaten im Rahmen der Krankenkassenabrechnung,
> - Patientendaten im Rahmen eines Hausnotrufsystems, Patientendaten im Rahmen einer Beförderungserhebung oder
> - Mitarbeiterdaten im Rahmen des Personalmanagements,
> weitergehende genaue Umgangsregeln.

54.3.7 Störungen im EDV-Leitstellensystem

Systemstörungen der Leitstellensoftware und/oder in den Kommunikationsanlagen dürfen nicht zum kompletten Zusammenbruch der Informationsverarbeitung und Leistungsbereitschaft der Leitstelle führen. Dies gilt insbesondere für den Bereich der Einsatzbearbeitung und somit der Alarmierungsmöglichkeit der Ressource. Es müssen daher **Redundanzen und Rückfallebenen** geschaffen werden, die die weitere Einsatzabwicklung in vergleichbarer Dispositionsqualität sicherstellen. Typische Rückfallebenen sind der Einsatz eines Redundanzservers oder die Dopplung (Spiegelung) der Datenbank auf zwei physikalisch getrennten Servern. Die Einsatzannahme und die Alarmierung sollten für den Fall einer Störung aber immer auch im Handbetrieb beherrscht werden. Hier sind regelmäßige Übungen und Training für die Leitstellenmitarbeiter unabdingbar.

Große Leistellen sind nicht selten auch räumlich redundant ausgelegt und können innerhalb kurzer Zeit an anderer Stelle in Betrieb genommen werden. Telekommunikationswege sind mehrfach ausgelegt, sodass auch hier eine hohe Ausfallsicherheit vorliegt.

Telefonanschlüsse von Leitstellen sind mehrfach redundant ausgelegt. Dies beginnt schon in der frühen Phase der Bauplanung einer Leitstelle. Kabelgebundene Anbindungen werden über zwei unterschiedliche Hausanschlüsse in das Gebäude hineingeführt. Damit wird einer Zerstörung durch z. B. Baggerarbeiten vorgebeugt. Ebenfalls ist es wichtig, die Anbindung nicht nur über einen Verteilerknoten des Netzanbieters darzustellen. Fällt dieser durch ein mechanisches Ereignis aus, übernimmt der zweite Verteilerknoten.

Entsprechendes Equipment, um einen Softwareausfall zu überbrücken (getrennte Funk- und Kommunikationsgeräte, mechanische Fahrzeugzustandsanzeigen, Einsatzzettel, gedruckte Alarm- und Ausrückeordnungen etc.), muss darüber hinaus jederzeit für die Leitstellenmitarbeiter verfügbar sein.

Für eine schnelle Beseitigung einer Störung werden Serviceverträge mit genauen Eingreifzeiten der beteiligten Lieferanten der Leitstellentechnik abgeschlossen. Die Zugriffsmöglichkeit auf hausinterne Kommunikations- oder Systemtechniker ist ein großer Vorteil. Daher sollte eine evtl. vorhandene Fachabteilung IT immer in die Infrastruktur der Leitstelle eingebunden sein und über einen Notdienst in Bereitschaft verfügen.

Eine große Gefahr für die Software in Leitstellen stellen **Viren** dar. Computerviren können Leitstellen innerhalb kürzester Zeit handlungsunfähig machen. Heutige Softwarelösungen in Leitstellen sind mehrfach durch spezielle Infrastruktur, Firewalls und Virenscanner abgeschirmt. Meist sind dies geschlossene Systeme, die auch in der Peripherie keinen Zugriff zulassen. So ist z. B. die Verwendung von (privaten) USB-Sticks in der Rechnerinfrastruktur einer Leitstelle ausgeschlossen. Viele potenzielle Angriffe auf Softwarelösungen erfolgen über die Wege des Intranets. Auch hier haben sich Restriktionen in der Leitstellensoftware als nützlich erwiesen.

54.3.8 EDV-gestützte Abrechnung von Einsätzen

Die durch das Rettungsdienstpersonal durchgeführten Einsätze werden von den Kostenträgern bezahlt. In einem Großteil der Fälle rechnen die Betreiber der Rettungsdienste direkt mit den Krankenkassen ab. Es kann auch eine **Abrechnung** mit dem Träger des Rettungsdienstes erfolgen. Dennoch sind Krankentransportleistungen davon häufig ausgenommen. Am Markt haben sich Abrechnungsdienstleister etabliert, die eine Alternative zu einer eigenen Abrechnungsabteilung darstellen. Die Abrechnungsgrundlagen sind heute vielfältig und überwiegend leistungsbezogen. Wird der Notfalleinsatz zumeist über eine Pauschale abgerechnet, sieht es im Krankentransport wiederum ganz anders aus. Hier gibt es mehrere aufeinander aufbauende Beträge, die sowohl die Grundkosten als auch die einsatzbezogenen Kosten widerspiegeln. So kommen auf Krankentransporteinsätze z. B. extra Vergütungen für Desinfektionen oder gefahrene Kilometer bei Ferneinsätzen hinzu. Einsätze mit Rettungshubschraubern werden zudem häufig nach Flugminuten abgerechnet. Es ist demnach offensichtlich, dass auch hier ohne EDV und Software eine zeitgemäße Bearbeitung kaum noch möglich ist.

Daher sind Leitstellensysteme immer mit einer Schnittstelle zur Abrechnungsabteilung versehen. Aufgabe eines Leitstellensystems ist es u. a. auch alle für die Abrechnung relevanten Daten zur Verfügung zu stellen und auf digitalem Weg zu übergeben. In ▶ Kap. 54.2.3, ▶ Kap. 54.2.4 und ▶ Kap. 54.2.6 sind Möglichkeiten der Datenerfassung für das Rettungsdienstpersonal dargestellt.

Ein Einstieg in die verschiedenen Berechnungen des Entgelts für den Einsatz findet meist über die Schadensart statt. Wie erwähnt wird ein Notfallrettungseinsatz häufig pauschal abgerechnet. Das Rettungsdienstpersonal hat die Datenerfassung auf den entsprechenden Protokollen erledigt und die Dokumentation durch Eingabe der Mindestangaben in das Leitstellensystem vervollständigt. **Mindestangaben** sind u. a.

- personengebundene Daten des Patienten,
- Name, Vorname, Geburtsdatum, Wohnort, Krankenkasse,
- einsatzbezogene Daten,
- Einsatzart, Einsatzort, Einsatzdauer, Einsatzressource,
- ergänzende Daten sowie
- Kilometerangaben, eingesetzte Geräte und
- Desinfektionszeiten.

Für die **Abrechnung von Krankentransportzusatzleistungen** kann die Leitstellensoftware der Abrechnungsabteilung automatisch weitere Angaben übergeben. Diese Angaben ermitteln moderne Systeme heute ohne ein Zutun des Rettungsdienstpersonals, z. B. die Berechnung der Kilometer zwischen Einsatzort und Zielort. Diese Berechnung kann die Software selbst durchführen und im Übergabedatensatz zur Abrechnung hinterlegen.

In manchen Rettungsdiensten sind weitere Geräte wie z. B. Dokumentenscanner auf der Wache oder auf Fahrzeugen verbaut, um weitere Belege des Einsatzes digital an die Einsatzdokumentation zu heften. Das Leitstellenprogramm wiederum kann diese gescannten Unterlagen mit dem Datensatz des Einsatzes an die Abrechnung übergeben. Diese Art des Beleglaufs wird in Zukunft mehr Bedeutung bekommen, da hier eine Verschlankung auch seitens der Kostenträger erwünscht ist.

54.3.9 EDV-Einsatz an Dienststellen

Insgesamt ist eine EDV aus dem Rettungsdienst nicht mehr wegzudenken. Auch im Wachenalltag stehen EDV-gestützte Systeme zur Verfügung, die die tägliche Organisation des Rettungsdienstes strukturell unterstützen. In ▶ Kap. 54.2.6 sind exemplarisch verschiedene Anwendungen, die einen EDV-Einsatz an der Dienststelle nötig und möglich machen, aufgeführt.

Hier kann neben der Leitstellensoftware auch weitere Software zum Einsatz kommen, die z. B. die Dienstplanung maßgeblich unterstützt und über eine Schnittstelle mit dem Leitstellensystem verbunden ist. Außerdem finden auf den Wachen häufig rettungsdienstliche Fortbildungen statt, die die Nutzung von entsprechender Software für die mit der Ausbildung beauftragten Rettungsdienstmitarbeiter unumgänglich machen.

Weitere Möglichkeiten zum Einsatz von Software in der Rettungswache bieten Programme zur Warenbestandsaufnahme. Wenn gewährleistet ist, dass sowohl Wareneingänge als auch Warenausgänge erfasst werden, ist eine lückenlose Übersicht über die vorgehaltenen Bestände – insbesondere des medizinischen Verbrauchsmaterials – jederzeit möglich. In weiteren Stufen können solche Programme auch dazu genutzt werden, um Warenlieferungen automatisiert anzufordern, wenn definierte Mindestzahlen unterschritten werden. Dies setzt jedoch einen Abgleich der verwendeten Software mit dem Lieferanten voraus.

Aus der internen Kommunikation der Rettungswachen untereinander oder mit übergeordneten Stellen ist eine Nutzung von EDV-Lösungen heute nicht mehr wegzudenken. Dabei finden vorwiegend E-Mail-Programme wie das Microsoft-Produkt Outlook® oder das IBM-Produkt Lotus Notes® Verwendung. Viele Softwarelösungen bieten darüber hinaus auch ein internes Informations- und Kommunikationssystem an. Zunehmend setzen sich Sharepoint und ähnliche Lösungen durch, die Urlaubsanträge, Werkstattaufträge und andere Verwaltungsarbeiten digitalisieren und so den zuständigen Abteilungen ohne Zeitverzug vorliegen.

Ein weiterer Anwendungsbereich der EDV auf der Rettungswache liegt in der **Erfassung, Auswertung und Analyse von Einsatzdaten** im Rahmen des **medizinischen Qualitätsmanagements.** Insbesondere der Einsatz von mobilen PCs (▶ Kap. 54.2.3) bei der Erstellung von Notfallprotokollen ermöglicht über die Kopplung mit den PC-Systemen der Wache die Auswertung einsatzbezogener Daten, anhand derer sich z. B. nachvollziehen lässt, ob Algorithmen und allgemeine Versorgungsstandards eingehalten werden. Eine Alternative stellt die Verwendung von **standardisierten Notfallprotokollen** dar, die maschinell ausgewertet werden können und so eine Auswertung der Kerndaten ermöglichen. Die Erfassung solcher Daten ist allerdings nur dann sinnvoll, wenn diese in einem weiteren Prozess auch analysiert werden, um die Versorgungsqualität zu sichern oder zu optimieren.

Wiederholungsfragen

1. Beschreiben Sie eine elektromagnetische Welle mit ihren Eigenschaften (➤ Kap. 54.1.1).
2. Welche Funkverkehrsarten sind im BOS-Funk möglich (➤ Kap. 54.1.2)?
3. Bauen Sie einen Funkruf von Ihrem Fahrzeug zur Leitstelle auf (➤ Kap. 54.1.3).
4. Buchstabieren Sie das Wort „anaphylaktischer Schock" (➤ Kap. 54.1.3).
5. Wie und wo ist das Fernmeldegeheimnis geregelt (➤ Kap. 54.1.3)?
6. Nennen Sie die Statusmeldungen in der Abfolge bei einem Notfalleinsatz (➤ Kap. 54.1.5).
7. Beschreiben Sie den Aufbau einer OPTA im TETRA-Funk (➤ Kap. 54.1.6).
8. Beschreiben Sie den Unterschied zwischen TMO und DMO des TETRA-Funks (➤ Kap. 54.1.6).
9. Nennen Sie drei Einsatzmöglichkeiten von mobilen Computern im Rettungsdienst (➤ Kap. 54.2.3).
10. Worin unterscheiden sich kooperative von integrierten Leitstellen (➤ Kap. 54.3)?
11. Worin unterscheiden sich Abfrageprotokolle von Leitlinienabfragen (➤ Kap. 54.3.1)?
12. Nennen Sie drei Vorteile von Textnachrichten aus der Leitstelle (➤ Kap. 54.3.4).
13. Nennen Sie zwei Nutzen von Sprachaufzeichnung in der Leitstelle (➤ Kap. 54.3.5).
14. Nennen Sie zwei Gesetze, die den Datenschutz im Rettungsdienst regeln (➤ Kap. 54.3.6).
15. Welche vorbeugenden Maßnahmen können Leitstellen gegen einen Softwareausfall treffen. Nennen Sie drei Maßnahmen (➤ Kap. 54.3.7).

WEITERFÜHRENDE LITERATUR
www.bdbos.de (letzter Zugriff: 15. August 2015)
www.bfdi.bund.de (letzter Zugriff: 15. August 2015)

J Qualitätsmanagement und Recht

55 Qualitätsmanagement 1151

56 Grundlagen staatlicher Ordnung 1165

57 Rechtliche Rahmenbedingungen des Rettungsdienstes ... 1179

Lehr- und Lernziele des Abschnitts J

Der folgende Abschnitt deckt den **Themenbereich 6** der Ausbildungs- und Prüfungsordnung für Notfallsanitäterinnen und Notfallsanitäter ab. Demnach sind Auszubildende zu befähigen,
- das eigene Handeln an den rechtlichen Rahmenbedingungen des des Rettungsdienstes einschließlich der für seine Organisation und Durchführung relevanten Vorschriften der Landesrettungsdienstgesetze sowie des Katastrophenschutzes auszurichten,
- bei der medizinischen Behandlung die rechtlichen Rahmenbedingungen zu berücksichtigen,
- das eigene Handeln an relevanten Rechtsvorschriften aus dem Straf- und Zivilrecht, aus dem Straßenverkehrsrecht sowie aus anderen einschlägigen Rechtsgebieten, insbesondere dem Arbeits- und Arbeitsschutzrecht, auszurichten,
- das eigene Handeln an Qualitätsmanagement- und Dokumentationssystemen im Rettungsdienst auszurichten.

Vor diesem Hintergrund werden in **Kapitel 55** zunächst die Grundlagen von Qualitätsmanagementsystemen beschrieben und in einen Zusammenhang mit der täglichen Arbeit gebracht. Wie Qualität überhaupt definiert wird und was bei der Umsetzung zu beachten ist, wird ebenfalls aufgeführt. Dies schafft die Grundlage für die wirtschaftlichen und ökologischen Rahmenbedingungen eines effektiven und effizienten Rettungsdienstes. Hierzu zählen neben Aspekten des Umweltschutzes auch die des Arbeitsschutzes. Die Berechnung von Einsatz- und Vorhaltekosten sowie notwendige Wirtschaftlichkeitsanalysen schließen das Kapitel ab.

Kapitel 56 behandelt das System und die Grundlagen unseres Rechtsstaates. Sein Aufbau und die Rechte und Pflichten der Bürger werden hier beschrieben. Im Besonderen werden die Verfassung und auch die Demokratie als eine der wichtigsten Säulen unseres Zusammenlebens behandelt.

Das Thema Recht wird in **Kapitel 57** aufgegriffen. Auch wenn es als letztes Kapitel in diesem Buch steht, so könnte es auch am Anfang stehen. Neben den rechtlichen Grundlagen werden auch die rechtlichen Besonderheiten des Rettungsfachpersonals beschrieben. Die rechtlichen Stellungen mitsamt ihren Pflichten und Kompetenzen, die sich daraus ergeben, werden eingehend erläutert. Die strafrechtlichen Verantwortlichkeiten werden benannt und Schadensersatzansprüche, die sich daraus ergeben, hergeleitet. Ebenso finden sich hier die wichtigen rechtlichen Grundlagen des Straßenverkehrs-, Arzneimittel- und Medizinprodukterechts. Weitere Rechtsfragen wie die Transportverweigerung, die Patientenverfügung und vieles mehr werden beschrieben und gilt es zu beachten.

KAPITEL 55

Frank Flake

Qualitätsmanagement

55.1	**Allgemeine Grundlagen zum Qualitätsmanagement** 1152	**55.4**	**Umsetzung von Qualitätsmanagement in der Praxis** 1158
55.1.1	Begrifflichkeiten 1153		
55.1.2	Nutzen von Qualitätsmanagement im Rettungsdienst 1154	**55.5**	**Wirtschaftliche und ökologische Rahmenbedingungen** 1159
55.1.3	Instrumente des Qualitätsmanagements 1154	55.5.1	Rettungsdienst und Umweltschutz 1159
		55.5.2	Rettungsdienst und Arbeitsschutz 1159
55.2	**Qualitätsmerkmale und qualitative Erfordernisse in der präklinischen Versorgung** 1154	55.5.3	Personal- und Bedarfsplanung 1162
		55.5.4	Berechnung von Einsatz- und Vorhaltungskosten 1163
55.2.1	Auswirkungen auf die Strukturqualität 1155	55.5.5	Wirtschaftlichkeitsanalysen im Rettungsdienst ... 1163
55.2.2	Auswirkungen auf die Prozessqualität 1155		
55.2.3	Auswirkungen auf die Ergebnisqualität 1155		
55.3	**Qualitätsmanagementsysteme** 1155		
55.3.1	ISO 9001 ff. 1156		
55.3.2	KTQ für den Rettungsdienst 1157		
55.3.3	EFQM 1158		

Szenario

Während der Schichtübergabe wird ein RTW zu einem internistischen Notfall alarmiert. Die Besatzung des RTW rückt ohne die Ausrüstung vollständig überprüft zu haben zu dem Notfall aus. Die Einsatzstelle liegt ca. 4 km von der Rettungswache entfernt. Da es sich um ein sehr erfahrendes RTW-Team handelt, weiß das Team genau, was an der Einsatzstelle zu tun ist.

Beim Patienten angekommen untersucht der Teamleiter zunächst den Patienten, während der Kollege ein EKG ableiten möchte. Dabei entdeckt er, dass keine EKG-Elektroden in der Tasche am EKG-Gerät vorhanden sind und so muss er zunächst ins Fahrzeug zurück, um welche zu holen.

Nachdem das EKG angeschlossen ist, zeigen sich dort ST-Streckenhebungen in den Ableitungen II, III und aVF. Die Sauerstoffsättigung zeigt einen Wert von 89 %. Der Patient erhält eine Sauerstoffmaske, um ihm Sauerstoff zu applizieren. Leider wird erst jetzt festgestellt, dass die Sauerstoffflasche leer ist und nochmals zum Fahrzeug gegangen werden muss, um eine Ersatzflasche zu holen.

Inhaltsübersicht

55.1 Allgemeine Grundlagen zum Qualitätsmanagement

- Qualität ist die Gesamtheit der Merkmale einer Einheit bezüglich ihrer Eignung, festgelegte und vorausgesetzte Erfordernisse zu erfüllen. Hierbei spielt die Übereinstimmung zwischen den eigenen organisationsbezogenen Ansprüchen und Möglichkeiten ebenso eine wesentliche Rolle wie die stillschweigend vorausgesetzten bzw. offen ausgesprochenen Erwartungen der Kunden und Leistungspartner.
- Innerhalb eines Qualitätsmanagementsystems gibt es feststehende Begriffe.

55.2 Qualitätsmerkmale und qualitative Erfordernisse in der präklinischen Versorgung

- Qualität im Rettungsdienst wird definiert durch Sicherstellung, Zugänglichkeit, menschliche Betreuung, Angemessenheit, zeitgerechtes, gleichmäßiges und kosteneffektives Handeln und verbessertes Patienten-Outcome (Redelsteiner 2010: 967). Rettungsdienstgesetze auf Länderebene geben entsprechende Anforderungen vor, z. B. Qualifikation der Fahrzeugbesatzungen, unterschieden nach Transport- und Einsatzarten, oder sog. Hilfsfristen, also der Zeitraum zwischen Einsatzannahme und Eintreffen am Einsatzort.

55.3 Qualitätsmanagementsysteme

- Zum Qualitätsmanagement zählen alle Maßnahmen zur Erzielung und Verbesserung einer Mindestqualität.
- Die vier Ebenen des Qualitätsmanagementsystems nach DIN ISO 9001 sind: Verantwortung der Leitung, Ressourcenmanagement, Dienstleistungserstellung sowie Messung, Analyse und Verbesserung.

55.4 Umsetzung von Qualitätsmanagement in der Praxis

- In Qualitätszirkeln werden Struktur-, Prozess- und Ergebnisqualität analysiert.
- Ein Problemlösungszyklus besteht aus Planen, Tun, Prüfen und Handeln. (PDCA-Zyklus).

55.5 Wirtschaftliche und ökologische Rahmenbedingungen

- Arbeitsschutz bedeutet Prävention und Erhaltung der Arbeitskraft.
- Die Menge an vorgehaltenen Fahrzeugen und dazugehörigem Personal ist genau definiert und unterliegt klaren Regeln.
- Kosten des Rettungsdienstes unterliegen auch dem Gebot der Wirtschaftlichkeit, da es sich um Kosten der Gesamtheit (Krankenkassenbeiträge) handelt.

55.1 Allgemeine Grundlagen zum Qualitätsmanagement

Qualität ist die Gesamtheit der Merkmale einer Einheit bezüglich ihrer Eignung, festgelegte und vorausgesetzte Erfordernisse zu erfüllen. Hierbei spielt die Übereinstimmung zwischen den eigenen organisationsbezogenen Ansprüchen und Möglichkeiten ebenso eine wesentliche Rolle wie die stillschweigend vorausgesetzten bzw. offen ausgesprochenen Erwartungen der Kunden und Leistungspartner.

Das heißt, ein Patient im Rettungsdienst erwartet stillschweigend, dass das eingesetzte Rettungsdienstpersonal die erforderliche Qualifikation besitzt, um (ihm) sach- und fachgerechte Hilfe (Betreuung, Versorgung, Transport) zukommen zu lassen. Er erwartet jedoch ebenso eine adäquate Bedienschnelligkeit – und er wird sich sehr wohl nachdrücklich zu Wort melden, wenn diese (z. T. gesetzliche) Anforderung nicht erfüllt wird.

Die Qualität eines bekannten Gegenstands des täglichen Gebrauchs lässt sich relativ einfach definieren: Von einer 5-ml-Spritze erwarten wir z. B., dass 5 ml Flüssigkeit darin Platz finden, dass sie steril verpackt ist, einen Luer-Konus zum Aufsetzen einer Nadel besitzt, der Spritzenstempel beweglich ist, die Markierungen tatsächlich der Anzahl der Milliliter entsprechen und dass die Spritze transparent ist. Gesetzliche Regelungen, Prüf- und Kontrollsysteme der Hersteller sorgen dafür, dass die wesentlichen Merkmale und Eigenschaften einer Spritze gewahrt bleiben.

Qualität ist laut der internationalen Norm DIN EN ISO 8402 definiert als Grad in dem ein Satz inhärenter Merkmale Anforderungen erfüllt.

Die Qualität von Produkten zu definieren und zu überprüfen ist relativ einfach. Im Dienstleistungsbereich, z. B. auch im Rettungsdienst, ist dies wesentlich schwieriger. Je nach Position würde die Antwort auf die Frage „*Was ist Qualität im Rettungsdienst?*" unterschiedlich aussehen. So würde z. B. ein Patient darunter rasche, kompetente und freundliche Hilfe verstehen, ein Notfallsanitäter ein sauberes Fahrzeug, eine korrekte Patientenversorgung, einen klar definierten Rahmen zum Einsatz lebensrettender Maßnahmen und Kompetenz statt Notkompetenz. Ein Vertreter der Kostenträger würde sparsamsten Einsatz der zur Verfügung gestellten Mittel und eine Reduktion der Krankenhausbehandlungsdauer nennen. Alle diese Kriterien beschreiben wesentliche Qualitätsmerkmale, die aus unterschiedlichen **Blickwinkeln** wahrgenommen werden.

Qualitätsmanagement geht davon aus, dass jeder Mitarbeiter in einem System, egal welche Stellung er einnimmt, seine Arbeit engagiert verrichten will, wenn ihm dazu die entsprechenden Rahmenbedingungen zur Verfügung gestellt werden. Fehler in den betrieblichen Abläufen sind in den allermeisten Fällen nicht auf menschliches Versagen eines Einzelnen zurückzuführen, sondern Ausdruck einer Systemschwäche, eines Fehlers in der Ablauforganisation, die verbessert werden muss (➤ Abb. 46.2).

55.1.1 Begrifflichkeiten

Innerhalb eines Qualitätsmanagementsystems gibt es feststehende Begriffe, die man kennen sollte, um ein solches System auch „leben" zu können. Diese werden in der DIN ISO 8402 beschrieben (➤ Tab. 55.1).

PRAXISTIPP

Die Liste der Begrifflichkeiten in ➤ Tab. 55.1 erhebt keinen Anspruch auf Vollständigkeit: Es gibt sicher einige spezielle Begriffe mehr, die man sich einprägen sollte, wenn man am Aufbau und an der Pflege von QM-Systemen beteiligt ist.

Tab. 55.1 Häufige Begrifflichkeiten innerhalb eines Qualitätsmanagementsystems

Begriff	Erläuterung
Audit	Eine systematische und unabhängige Untersuchung, um festzustellen, ob die qualitätsbezogenen Tätigkeiten und die damit zusammenhängenden Ergebnisse den geplanten Anordnungen entsprechen und ob diese Anordnungen wirkungsvoll verwirklicht und geeignet sind, die Ziele zu erreichen
Arbeitsanweisung (AA)	Dokumentation eines Arbeitsgangs
Dienstleistung	Die durch Tätigkeiten an der Schnittstelle zwischen Lieferant und Kunde sowie durch den Lieferanten intern erbrachten Ergebnisse zur Erfüllung der Erfordernisse des Kunden
Kalibrierung	Ermitteln der systematischen Messabweichungen einer Messeinrichtung ohne Veränderung der Messeinrichtung
Korrekturmaßnahme	Tätigkeit, ausgeführt zur Beseitigung der Ursachen eines vorhandenen Fehlers, Mangels oder einer anderen unerwünschten Situation, um deren Wiederkehr vorzubeugen
Kunde	Der Empfänger eines Produkts, das von einem Lieferanten bereitgestellt wurde
Lieferant	Die Organisation, welche dem Kunden ein Produkt bereitstellt
Nachweis	Eine Information, deren Richtigkeit bewiesen werden kann, basierend auf Tatsachen, gewonnen durch Beobachtung, Messung, Untersuchung oder durch andere Ermittlungsverfahren
Prozess	Ein Satz von in Wechselbeziehungen stehenden Mitteln und Tätigkeiten, die Eingaben in Ergebnisse umgestalten
Qualität	Grad, in dem ein Satz inhärenter Merkmale Anforderungen erfüllt
Qualitätsmanagement (QM)	Alle Tätigkeiten der Gesamtführungsaufgabe, welche die Qualitätspolitik, Ziele und Verantwortungen festlegen sowie diese durch Mittel wie Qualitätsplanung, Qualitätslenkung, Qualitätssicherung und Qualitätsverbesserung im Rahmen des Qualitätsmanagementsystems verwirklichen
Qualitätsbeauftragter (QB)	Von der Geschäftsleitung des Lieferanten bestimmte Person zum Aufbau und zur Pflege des Qualitätsmanagementsystems
Qualitätsmanagementsystem	Die Organisationsstruktur, Verantwortlichkeiten, Verfahren, Prozesse und erforderlichen Mittel für die Verwirklichung des Qualitätsmanagements
Qualitätsmanagementhandbuch (QMH, QSH)	Qualitätssicherungshandbuch (QSH), auch Qualitätsmanagementhandbuch (QMH): Ein Dokument, in dem die Qualitätspolitik dargelegt und das Qualitätsmanagementsystem einer Organisation beschrieben ist
Qualitätspolitik	Die umfassenden Absichten und Zielsetzungen einer Organisation zur Qualität, wie sie durch die oberste Leitung formell ausgedrückt werden
Qualitätsziel	Von der Unternehmensleitung festgelegte Ziele des Qualitätsmanagements
Verfahrensanweisung	Dokumentation eines Verfahrens (Ablaufs)

55.1.2 Nutzen von Qualitätsmanagement im Rettungsdienst

Der **Nutzen** von QM im Rettungsdienst liegt vor allem in der einheitlichen und guten **Steuerbarkeit von Rettungswachen** oder noch größeren Einheiten und der **Sicherstellung einer einheitlichen Qualität.** Abläufe müssen auch bei Personalwechsel gesichert sein. Im Fokus steht die Einhaltung von **gesetzlichen Vorgaben.** Diese nehmen immer mehr zu und müssen überwacht werden. Insbesondere sensible Bereiche wie der Umgang mit Medizinprodukten, Arzneimitteln, Hygiene, Desinfektion und Arbeitsschutz gilt es zu strukturieren, um Gesetze und Verordnungen einhalten zu können. In letzter Konsequenz geht es immer um die **Sicherheit von Patienten und Mitarbeitern.** Mit einem Zertifikat kann man dann das Erreichte nach außen sichtbar machen. Mittlerweile ist der Nachweis eines QM-Systems oft Grundlage, um sich an rettungsdienstlichen Ausschreibungen zu beteiligen.

Ein **Qualitätsmanagementsystem** bietet die Möglichkeit, an der ständigen Verbesserung dieser wichtigsten Elemente der präklinischen Versorgung zu arbeiten. Es legt Ziele, Prioritäten und Verantwortlichkeiten fest und plant, sichert und lenkt mit verschiedenen Mitteln.

> **MERKE**
> Qualitätsmanagement ist somit der Überbegriff für alle erforderlichen Maßnahmen zur Erzielung einer definierten Mindestqualität und zu deren ständiger Verbesserung.

55.1.3 Instrumente des Qualitätsmanagements

Unter **Instrumenten** im Rahmen eines QM-Systems versteht man Techniken und Methoden, die zur Lösung von Problemen aber auch zu deren Verständnis eingesetzt werden. Ebenso dienen Sie dazu die im QM beschriebenen Ziele zu erreichen. Hierzu zählt als wichtigstes Instrument der PDCA-Zyklus (➤ Kap. 55.4). Weitere Instrumente sind z. B. Mitarbeiter- und Patientenbefragungen, Beschwerde- und Risikomanagement, Organigramme, Checklisten sowie Verfahrensanweisungen und Dokumentationen.

55.2 Qualitätsmerkmale und qualitative Erfordernisse in der präklinischen Versorgung

Qualität im Rettungsdienst wird definiert durch Sicherstellung, Zugänglichkeit, menschliche Betreuung, Angemessenheit, zeitgerechtes, gleichmäßiges und kosteneffektives Handeln und verbessertes Patienten-Outcome (Redelsteiner 2010: 967). Rettungsdienstgesetze auf Länderebene geben entsprechende Anforderungen vor, z. B. Qualifikation der Fahrzeugbesatzungen, unterschieden nach Transport- und Einsatzarten, oder sog. Hilfsfristen, also der Zeitraum zwischen Einsatzannahme und Eintreffen am Einsatzort.

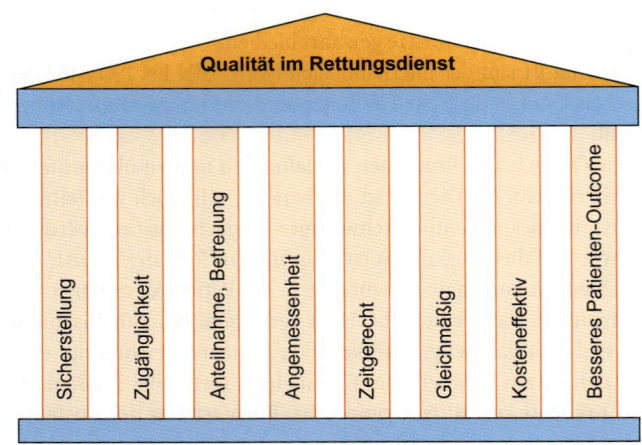

Abb. 55.1 Qualitätsmerkmale im Rettungsdienst (Redelsteiner 2010: 967) [L143]

Leider differieren die o. g. Regelungen in Deutschland von Bundesland zu Bundesland, sodass nicht von einem einheitlichen nationalen Standard gesprochen werden kann.

Folgende Merkmale bestimmen die festgelegten und vorausgesetzten Erfordernisse der präklinischen Versorgung und dienen der Definition von Qualität im Rettungsdienst (➤ Abb. 55.1):

- **Sicherstellung:** Der Rettungsdienst muss einschließlich lokal vorhandener, spezieller, untereinander vernetzter Dienste (Wasserwacht, Bergwacht, Höhlenrettung etc.) installiert sein.
- **Zugänglichkeit:** Der Rettungsdienst muss über zeitgemäße Alarmierungsmöglichkeiten (Telefon, Fax etc.) erreichbar sein. Das Wählen einer einheitlichen Notrufnummer muss dem Hilfesuchenden den Zugang zum für ihn nächstgelegenen und nächstgeeigneten Rettungsmittel sichern.
- **Menschliche, anteilnehmende Betreuung:** Die Versorgung und Betreuung der Patienten muss menschlich, anteilnehmend und einfühlsam erbracht werden. Dies kann z. B. über regelmäßige Patientenbefragungen herausgefunden werden.
- **Angemessenheit:** Der Patient muss jeweils die seiner spezifischen Situation angemessene Versorgung erhalten. Es muss also einerseits wissenschaftlich belegte und weithin anerkannte gemeinsame Versorgungsrichtlinien geben, andererseits muss entsprechend ausgebildetes Personal vorhanden sein, das in der Lage ist, nach diesen Versorgungsstandards zu handeln. Die Angemessenheit der Versorgung kann z. B. bereits durch eine notfallmedizinische Abfrage in der Leitstelle, durch Sofortmaßnahmenhinweise am Telefon und durch konsequente statistische Analyse der Einsatzprotokolle optimiert werden.
- **Zeitgerechtes Handeln:** Die Intervention des Rettungsdienstes muss zeitgerecht erfolgen. Hier gibt es klare Vorgaben durch wissenschaftliche Studien. Um tatsächlich Leben retten zu können, müssen Erstmaßnahmen bei einer Wiederbelebung innerhalb von 3–5 Minuten erfolgen. Die Auswertung der Einsatzdokumentation unter diesen Gesichtspunkten gibt Auskunft über den Erfüllungsgrad dieses Qualitätskriteriums.
- **Gleichmäßigkeit:** Der Patient in einem Dorf mit 500 Einwohnern hat den gleichen Anspruch auf eine zeitgerechte und kom-

petente notfallmedizinische Versorgung wie der Einwohner einer Großstadt. Eine konsequente Analyse der Einsatzdokumentation gibt über „weiße Flecken" auf der notfallmedizinischen Landkarte Auskunft und ist Grundlage für Veränderungen in den Einsatzstrategien, z. B. der Einführung von First-Responder-Gruppen durch Ortsvereine von Hilfsorganisationen oder Ortsfeuerwehren.

- **Kosteneffektivität:** Das Rettungssystem muss so strukturiert sein, dass mit den vorhandenen finanziellen Mitteln die für die Bürger beste notfallmedizinische Versorgung erzielt wird (Maximum-Prinzip).
- **Besseres Patienten-Outcome:** Durch das Vorhandensein eines Rettungssystems müssen messbar mehr Patienten überleben. Es muss messbar bewiesen werden, dass es zu einer Reduktion der Verweildauer im Krankenhaus kommt. Schmerzen, Not und Leiden müssen für die Patienten und deren Angehörige reduziert werden.

55.2.1 Auswirkungen auf die Strukturqualität

Mit **Strukturqualität** ist die Schaffung eines Rahmens gemeint, der einen geordneten Betriebsablauf ermöglicht. Sie bezieht sich somit auf die **Aufbau- und Ablauforganisation.** Ein QM-System hat immer auch Einfluss auf die Struktur. Hierzu zählen ganz praktische Dinge wie bauliche Aspekte einer Rettungswache oder auch deren Einrichtung (Inventar). Auch hierfür gibt es i. d. R. gesetzliche Rahmenbedingungen, die einzuhalten sind. Ebenso dazu zählen die Qualifikation des Personals sowie die materielle Ausstattung von Mitarbeitern und Fahrzeugen. Letztlich müssen Strukturen so gestaltet sein, dass sie dazu geeignet sind, die gewünschten Ergebnisse zu erzielen.

55.2.2 Auswirkungen auf die Prozessqualität

Bei der **Prozessqualität** geht es um die eigentliche Analyse des Betriebes und seiner Abläufe. Unter einem **Prozess** versteht man immer wiederkehrende Abläufe und Verfahren. Hier ist besonders wichtig, dass alle Räder ineinandergreifen, ohne dass es zu Verlusten an den Schnittstellen kommt. Unterschieden werden **Kern- und Unterstützungsprozesse:**

- **Kernprozesse** betreffen die Dienstleistung an sich. In diesem Fall ist z. B. die Durchführung eines Krankentransports oder eines Rettungseinsatzes ein Kernprozess. Damit sie fehlerfrei ablaufen, müssen sie genau definiert werden. Funktionieren diese Prozesse nicht, hat dies umgehend Einfluss auf die Qualität der eigentlichen Dienstleistung.
- Zu den **Unterstützungsprozessen** zählen z. B. die Management- oder Führungsprozesse. Werden beispielsweise im Rahmen der Informationsweitergabe im Führungsprozess Fehler durch unvollständige oder gänzlich ausbleibende Weitergabe von Informationen begangen, hat auch dies Auswirkungen auf die Dienstleistungsqualität.

55.2.3 Auswirkungen auf die Ergebnisqualität

Ergebnisqualität bezeichnet auf Basis der oben beschriebenen Strukturen und der folgenden Prozesse das daraus folgende Ergebnis. Leider ist die **Ergebnisqualität im Rettungsdienst** nicht genau nachweisbar da sie nicht gemessen wird bzw. gemessen werden kann. Bei Vorhandensein von Behandlungsrichtlinien (Algorithmen) kann man deren Anwendung ggf. mit der Auswertung der Einsatzprotokolle messen. Wie oft ist z. B. bei der Diagnose Herzinfarkt ein 12-Kanal-EKG abgeleitet worden? Ebenso lässt sich häufig der Erreichungsgrad der Hilfsfrist messen. Dies führt dann bei Unterschreiten einer gewissen Norm zu Auswirkungen auf den Bedarfsplan.

55.3 Qualitätsmanagementsysteme

Während bis vor einigen Jahren ausschließlich die **DIN EN ISO 9000 ff.** für die Integration in den Rettungsdienst infrage kam, gibt es nunmehr auch alternative Systeme oder Add-ons, die man in ein bestehendes System integrieren kann. Diese sollen hier kurz beschrieben werden, wobei aufgrund der hohen Umsetzungsdichte der ISO 9000 ff. derzeit noch die größte Bedeutung zukommt (➤ Abb. 55.2 und ➤ Abb. 55.3).

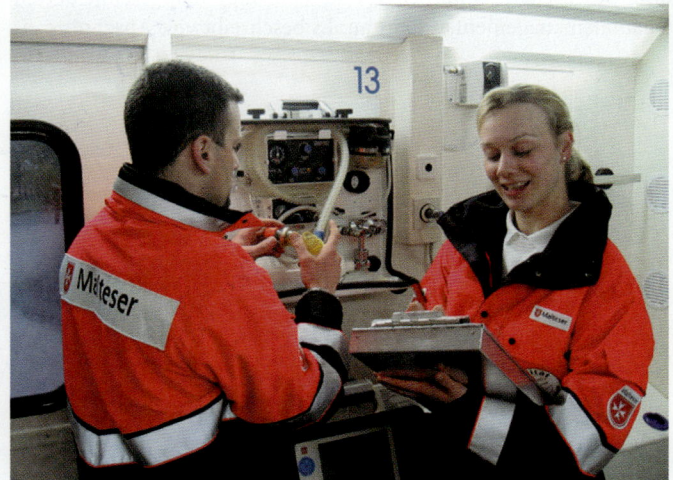

Abb. 55.2 Praktische QM-Arbeit [M234]

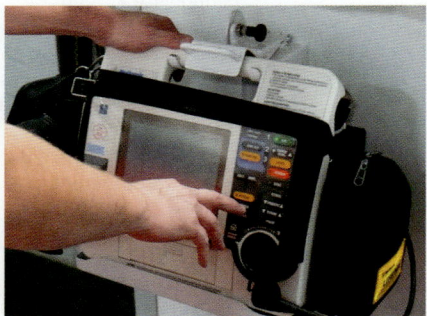

Abb. 55.3 MPG-Check [W311]

55.3.1 ISO 9001 ff.

Als Hilfsmittel zur Strukturierung der Qualitätsbemühungen bietet sich die **Internationale Standardisierungs-Organisation (Norm ISO 9001)** an.

In den Normen werden die Erfordernisse eines Qualitätsmanagementsystems in allgemeiner, also nicht branchenspezifischer Form beschrieben. Ein Schwerpunkt der Norm ist die **Organisation des Betriebs** in den Bereichen der Zuständigkeit, Abwicklung betrieblicher Abläufe, Ereignisrückverfolgung und Vertragssicherung.

Für den Punkt **Korrektur** und **Vorbeugungsmaßnahmen** wird festgelegt, wie Fehler abgearbeitet, korrigiert, reduziert und ggf. völlig vermieden werden können. Ein Qualitätsmanagement-Handbuch, das den Kunden zur Einsicht zur Verfügung gestellt wird, beschreibt die Organisation des Qualitätsmanagementsystems. Bei einem Zertifizierungsaudit wird das Qualitätsmanagementsystem von unabhängiger Stelle begutachtet. Bestätigt das Audit (Soll-Ist-Vergleiche vor Ort) die vollständige Übereinstimmung mit den Forderungen der Norm, wird ein Zertifikat verliehen. Es ist nur für einen bestimmten Zeitraum gültig.

Zertifizierungen nach ISO 9001 sind in der Industrie bereits weitverbreitet und gewinnen nun auch im Gesundheitswesen an Bedeutung.

Die weltweit am weitesten verbreitete Norm ist die **ISO 9001:2015**. Sie bietet ein Modell zur Entwicklung eines auf die Bedürfnisse aller Interessenten (Kunden wie Patienten, Bezahler und Gesellschaft, Mitarbeiter und Führung) maßgeschneiderten Qualitätsmanagementsystems an. Es beschreibt vier Abschnitte eines Qualitätsmanagementsystems, die integriert zusammenwirken müssen:

- Verantwortung der Leitung
- Ressourcenmanagement
- Dienstleistungserstellung
- Messung, Analyse und Verbesserung

Das Ineinanderwirken der vier Normenabschnitte für den Bereich Rettungsdienst ist aus ➤ Abb. 55.4 ersichtlich.

Die **Verantwortung der Leitung** beinhaltet unter anderem die Verpflichtung des Managements zur Qualität, die Verpflichtung zu einem Leitbild, das Erarbeiten von Zielen und die regelmäßige Analyse der Zielerreichung, die Anforderung an ein Qualitätsmanagementsystem und die interne Kommunikation.

Ressourcenmanagement beschreibt Anforderungen an die Mittel, die zur Erbringung der Dienstleistung vorhanden sein müssen. Das Personal muss geschult sein, es muss regelmäßig bedarfsgerecht weitergebildet werden. Die Ausrüstung und Arbeitsumgebung müssen so gestaltet sein, dass die Dienstleistung auch wirklich sinnvoll erbracht werden kann.

Unter dem Begriff **Leistungserstellungsprozess** (Originalbegriff der Norm: „Realisierungsprozesse") versteht man die Abfolge jener Abläufe, die erforderlich sind, um rettungsdienstliche Leistungen koordiniert und aufeinander abgestimmt zu erbringen (➤ Abb. 55.5).

Der Kern jedes Qualitätsmanagementsystems ist die kontinuierliche Verbesserung. Der Normabschnitt **Messung, Analyse und Verbesserung** erklärt, wie innerbetriebliche Abläufe analysiert werden sollten, gibt Hinweise zur Datenanalyse und fordert die regelmäßige Analyse der Kundenzufriedenheit. Die ständige Verbes-

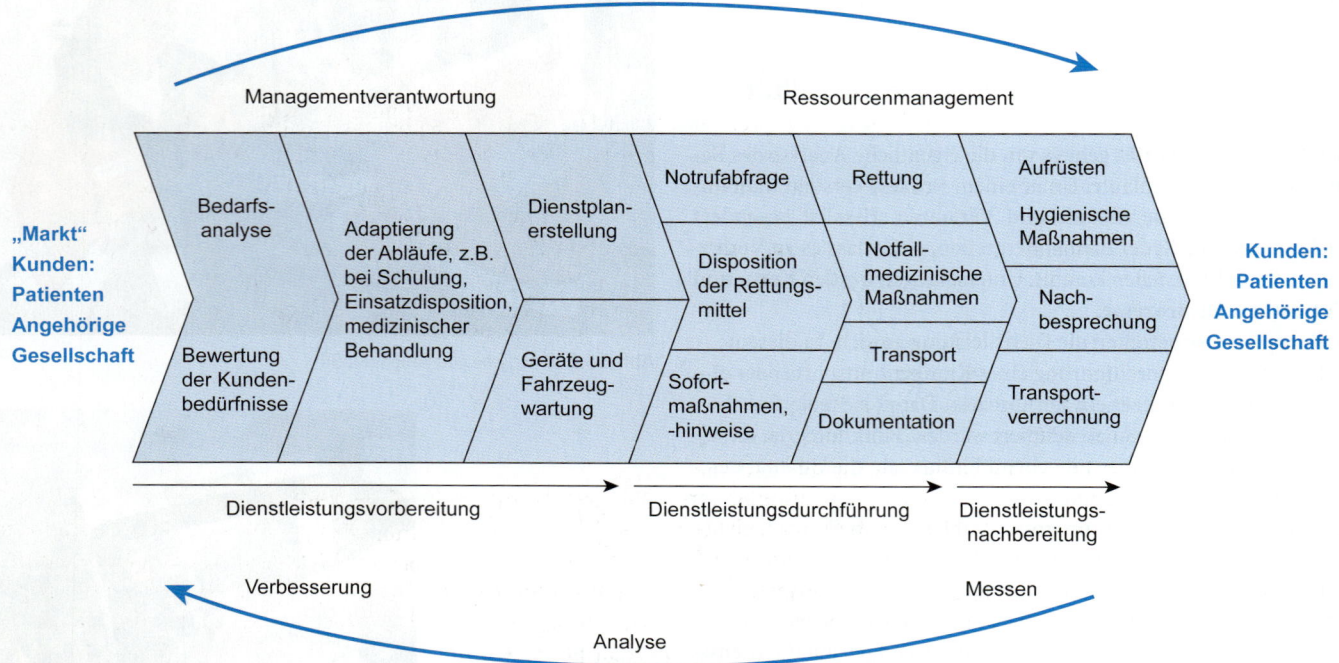

Abb. 55.4 Prozessmodell im Rettungsdienst (Redelsteiner 2010: 969) [L143]

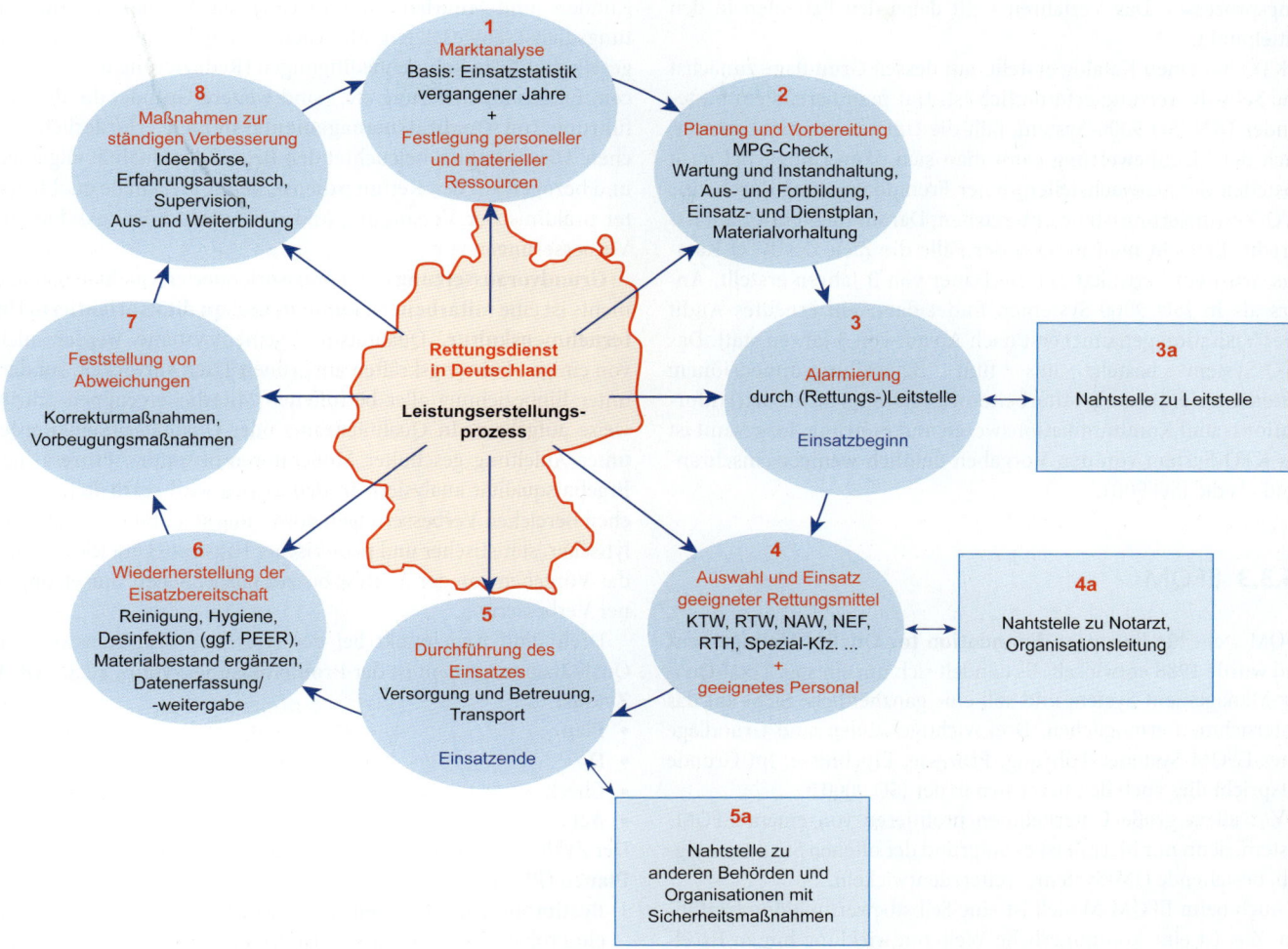

Abb. 55.5 Leistungserstellungsprozess im Rettungsdienst [L143]

serung beinhaltet auch die Durchführung interner Audits, bei denen die Institution selbst die Wirksamkeit ihrer Qualitätsbemühungen bewertet. Außerdem muss aus Sicht der Norm festgelegt werden, wie der Umgang mit und die Beseitigung von Fehlern erfolgt und wie sich die Organisation bemüht, durch vorbeugende Maßnahmen das Auftreten von Fehlern zu verringern bzw. idealerweise sogar zu verhindern.

Die DIN EN ISO 9001 wird oft als Grundstock für ein alles umfassendes, ein **ganzheitliches Qualitätsmanagement** (Total Quality Management, TQM) verwendet. Das TQM ist die Bezeichnung für eine auf der Mitwirkung aller Mitarbeiter beruhenden Leitungsmethode einer Organisation, die Qualität in den Mittelpunkt stellt und durch Zufriedenstellen der Kunden auf langfristigen Institutionserfolg sowie Nutzen für die Mitarbeiter und die Gesellschaft zielt. Zusätzlich zu den Elementen der ISO-9000-Reihe werden dabei z. B. auch Aspekte des Arbeits- und Umweltschutzes, der finanziellen Situation sowie der Mitarbeiter- und Kundenzufriedenheit behandelt.

Weltweit arbeiten mehr als 1,2 Mio. Unternehmen nach ISO-9000-Standard, darunter mittlerweile auch viele Einrichtungen des Sozial- und Gesundheitswesens. Im deutschen Sprachraum sind zahlreiche Pflegeheime und Krankenhäuser nach ISO 9001 begutachtet. Im Bereich des Rettungswesens ist bisher der Malteser-Hilfsdienst als einzige Rettungsorganisation bundesweit mit allen 172 Rettungswachen zertifiziert. Darüber hinaus sind in Österreich und Deutschland mittlerweile rund 100 Rettungsdienste und Ausbildungseinrichtungen zertifiziert, z. B. das Wiener Rote Kreuz, ca. 45 Kreisverbände des Bayerischen Roten Kreuzes sowie alle BRK-Rettungsleitstellen (Stand Mai 2010).

55.3.2 KTQ für den Rettungsdienst

Kooperation für Transparenz und Qualität im Gesundheitswesen (KTQ) für den Rettungsdienst ist ein relativ junges System (2011). Es handelt sich bei den Urhebern nicht um dienstleistungsfremde Beratungsunternehmen, sondern um Praktiker aus dem gesamten Gesundheitswesen. Es soll dadurch auch eine hohe Praxistauglichkeit aufweisen.

Die Grundidee ist die Entwicklung eines freiwilligen Zertifizierungsverfahrens auf Grundlage eines kontinuierlichen Verbesserungsprozesses. Das Verfahren stellt dabei den Patienten in den Mittelpunkt.

KTQ hat einen Katalog erstellt, auf dessen Grundlage zunächst eine Selbstbewertung erforderlich ist. Hat man bereits ein bestehendes DIN ISO 9000-System, fällt die Umstellung nicht schwer. Nach der Eigenbewertung kann man sich dann (möglichst nach Abstellen der Schwachstellen) einer Fremdbewertung durch eine KTQ-Zertifizierungsstelle unterziehen. Darauf folgt ein Qualitätsbericht. Erreicht man in 55 % der Fälle die Ziele des KTQ-Katalogs, wird ein Zertifikat auf die Dauer von 3 Jahren erstellt. Anders als in ISO 9000-Systemen findet dann ein erneutes Audit (hier Visitation genannt) erst nach Ablauf von 3 Jahren statt. Das KTQ-System besteht aus fünf Beurteilungsdimensionen: Patientenorientierung, Mitarbeiterorientierung, Sicherheit, Informations- und Kommunikationswesen und Führung. Insgesamt ist das KTQ-System von den Vorgaben deutlich weniger einschränkend als die ISO 9001.

55.3.3 EFQM

EFQM steht für **European Foundation for Quality Management** und wurde 1988 entwickelt. Es handelt sich um ein sog. Total-Quality-Management-System und soll eine ganzheitliche Sicht auf das Unternehmen ermöglichen. Drei wichtige Säulen sind Grundlage eines EFQM-Systems: Führung, Prozesse, Ergebnisse. Im Grunde entspricht dies auch den Bereichen in der ISO 9000 ff.

Vor allem große Unternehmen profitieren von einem EFQM-System, denn nur hiermit ist es aufgrund der offenen Struktur möglich, bestehende QM-Systeme weiterzuentwickeln.

Auch beim EFQM-Modell ist eine Selbstbewertung durchzuführen. Ziel ist eine kontinuierliche Weiterentwicklung hin zu Excellence-Systemen. Vor allem die Bereiche Mitarbeiter, Kunden und die Marktposition werden betrachtet. EFQM ist relativ theoretisch und sehr umfangreich. Ohne dauerhafte externe Beratung ist die Implementierung kaum zu leisten. Dadurch führt es zu hohen Kosten, weshalb bisher noch kein Rettungsdienst (Non-Profit-Organisation) ein solches System implementiert hat. Möglich ist aber die Anwendung von Teilbereichen. Jährlich wird der EFQM-Award verliehen, wobei hier meist nur große Unternehmen vertreten sind. Für diese bedeutet eine vordere Platzierung im Gesamtergebnis einen nicht zu unterschätzenden Wettbewerbsfaktor.

55.4 Umsetzung von Qualitätsmanagement in der Praxis

Der Rettungs- und Krankentransport hat sich in den letzten Jahren vom reinen Patiententransport zu einer primär medizinischen, aber auch psychosozialen Dienstleistung entwickelt. Die Qualität der präklinischen Versorgung hat auf den Krankheits- bzw. Rehabilitationsprozess einen wichtigen Einfluss und bestimmt maßgeblich das Patienten-Outcome. Verstärkung der Kunden- und Mitarbeiterorientierung, die Vielzahl der im Rettungsdienst eingesetzten Mitarbeitergruppen sowie veränderte gesellschaftliche Rahmenbedingungen (Reduzierung der Ressourcen, Entmonopolisierung etc.) sind weitere Gründe, die die Einführung von **Qualitätsmanagementsystemen** erforderlich machen. Dieses Kapitel beleuchtet den Begriff der Qualität allgemein und bezogen auf den Rettungsdienst, nennt Merkmale qualifizierter präklinischer Versorgung und stellt einen Lösungszyklus für Verbesserungen vor.

Grundvoraussetzung eines praxisorientierten Qualitätsmanagements ist eine **mitarbeiter-, kunden- und qualitätsorientierte Unternehmenskultur.** Qualitätsmanagementsysteme werden nicht von einigen Führungskräften am grünen Tisch entwickelt, sondern unter Einbeziehung aller betroffenen Mitarbeitergruppen schrittweise aufgebaut. In Qualitätsteams oder Qualitätszirkeln werden unter Anleitung geschulter Moderatoren Struktur-, Prozess- und Ergebnisqualität analysiert. In den Teams wird erarbeitet, in welchen Bereichen Verbesserungen notwendig sind. Eine Vielzahl analytischer, statistischer und planerischer Hilfsmittel erleichtert dabei das Vorgehen von der Analyse bis zur tatsächlichen Umsetzung einer Verbesserung.

Dreh- und Angelpunkt bei der typischen Vorgehensweise im Qualitätsmanagement ist der **Problemlösungszyklus,** auch **PDCA-Zyklus**:
- **P**lan
- **D**o
- **C**heck
- **A**ct

Der Zyklus besteht aus zehn typischen Einzelschritten.
Planen (Plan):
1. **Bestimmung des Problems:** Was ist das Problem? Warum ist es ein Problem? Wie bedeutsam ist das Problem?
2. **Beschreibung der derzeitigen Prozesse:** Bestimmung einer geordneten Reihenfolge. Kontrolle jedes Schritts, der im derzeitigen Prozess abläuft.
3. **Sammeln und Analysieren der Daten:** Festlegung einer Messmethode, Messen des Problems und Analysieren der Daten.
4. **Ursachenbestimmung:** Beschreibung aller möglichen Ursachen.
5. **Ursachenanalyse:** Bewertung der Ursachen.
6. **Erarbeiten der Ziele für die Verbesserung:** Erarbeiten von Lösungen und eines Aktionsplans, Setzen einer Frist bis zur Zielerreichung.

Tun (Do):
1. **Umsetzung der Lösung in die Praxis.**

Prüfen (Check):
1. **Überprüfen und Beurteilen des Ergebnisses:** Vergleich mit den Daten von Schritt 3.

Handeln (Act):
1. **Standardisieren:** Definieren und Implementieren von Vorbeugemaßnahmen und einer Monitoringmethode.
2. **Nachbereitung:** Überprüfen der Wirksamkeit in vorbestimmten Intervallen. Überlegung, ob weitere Verbesserungsmöglichkeiten gemacht werden können. Wenn ja, wird der Zyklus erneut durchlaufen.

55.5 Wirtschaftliche und ökologische Rahmenbedingungen

Wirtschaftliche und ökologische Rahmenbedingungen haben im Rettungsdienst mittlerweile eine **sehr hohe Bedeutung.** Der schonende Umgang mit Ressourcen, im Rahmen immer enger werdender Budgets und knapper Kassen, um die Wirtschaftlichkeit zu erhalten und die Umwelt zu schonen, ist nicht zu vernachlässigen. Bisher war dieses Thema eher ein Spezialthema für Rettungsdienstleiter oder Geschäftsführer. In Ansätzen hat es nunmehr jedoch auch Eingang in die Notfallsanitäterausbildung gefunden und ist **Bestandteil des mündlichen Examens.**

55.5.1 Rettungsdienst und Umweltschutz

In den letzten 5–10 Jahren hat der Verbrauch an Einmalmaterial im Rettungsdienst deutlich zugenommen. Beatmungsbeutel, Schlauchsysteme und Laryngoskopspatel, um nur einige Beispiele zu nennen, wurden in den vergangenen Jahren als Mehrwegsysteme angeschafft und nach Benutzung desinfiziert. Mittlerweile gibt es fast alles auch als Einwegprodukt zu einem attraktiven Preis. Ob die Ökobilanz durch das Desinfektionsmittel oder den Herstellungs- und Verwendungsprozess der Einmalprodukte mehr belastet wird hat bisher noch niemand ermittelt. Entscheidend ist aber, dass der Einsatz von Einmalsystemen das Risiko von Infektionen minimiert und Desinfektionsräume „fast" überflüssig macht. Wirtschaftlich macht es das System zwar zunächst teurer, entlastet aber durch entfallende Arbeitsschritte und schont somit die Ressource Personal.

Während an der Belastung durch Autoabgase, die die Rettungsmittel „produzieren", kaum zu sparen ist, kann man im kleinen Rahmen einer Rettungswache aber einiges leisten. Hierzu gehört z. B. ein schonender Umgang mit Energie für Heizung und Licht. Wer es ganz besonders gut machen möchte, kann ein zertifiziertes Umweltschutzsystem an sein bestehendes QM-System andocken oder ein eigenständiges einführen.

> **MERKE**
> **Umweltschutz** geht alle an: Auch im Dienst kann man seinen Beitrag zum Umweltschutz leisten. Schon kleine Dinge wie das Löschen des Lichts beim Verlassen eines Raums oder das Herunterdrehen der Heizung schont die Ressourcen und den Geldbeutel des Beauftragten und sichert dadurch auch Arbeitsplätze.

55.5.2 Rettungsdienst und Arbeitsschutz

Den **Arbeitsschutz,** nicht nur im Rettungsdienst, regelt das **Arbeitsschutzgesetz.** Es stammt aus dem Jahr 1996. Richtig umgesetzt wurde es im Rettungsdienst erst mit Implementierung von QM-Systemen, da diese die Einhaltung von Gesetzen und Vorschriften fordern, obwohl Beschäftigte im **Rettungsdienst besonderen Gefahren ausgesetzt** sind. Hierzu zählen unter anderem

- Gefährdungen im Einsatz, aber auch
- Gefährdungen durch die Anwendung von Desinfektionsmitteln.

Arbeitsschutz gilt nicht für Patienten, sondern nur für Mitarbeiter. Die Mitarbeiter vor Gefährdungen zu schützen und als wichtigste Ressource zu schonen gewinnt nicht nur im Rahmen des Fachkräftemangels an Bedeutung. Regressforderungen der Unfallkassen des Bundes oder der Berufsgenossenschaften bei Nichteinhaltung des Arbeitsschutzes nehmen zu. Aus diesem Grund steht der Arbeitsschutz mittlerweile an einer der obersten Stellen. Arbeitsschutz setzt vor allem auf Prävention, also die Vermeidung von Verletzungen und Erkrankungen. Deshalb wandelt er sich derzeit vom reinen Arbeitsschutz zum **betrieblichen Gesundheitsmanagement.** Hierbei zählen dann nicht nur die Einhaltung von gesetzlichen Vorgaben, sondern auch die Implementierung von Betriebssport, Ernährungs- und Suchtberatung, familienfreundlichen Schichtsystemen und vielem mehr zu den Aufgaben im Rettungsdienst.

Die **praktische Umsetzung des Arbeitsschutzes** ist durch eine ganze Reihe von Vorgaben, die im Bereich des Arbeitsschutzes einzuhalten sind, geregelt. Für die Umsetzung und Einhaltung dieser Vorgaben ist immer der Unternehmer zuständig, der diese Aufgabe aber auch an untergeordnete Führungskräfte delegieren kann. Heutzutage sollten alle beschriebenen Komponenten auf einer Rettungswache umgesetzt sein. Falls nicht, so sollte der Unternehmer auf sein Versäumnis hingewiesen werden, da auf ihn im Falle eines Schadens enorme Kosten zukommen können.

> **MERKE**
> **Arbeitsschutz ist Chefsache!** Grundsätzlich ist immer der Unternehmer für den angemessenen Schutz seiner Mitarbeiter zuständig. Er kann diese Aufgabe aber auch auf unter ihm stehende Führungskräfte delegieren.

Organisation von Arbeitsschutz im Rettungsdienst

Für die Organisation gelten **allgemeine Regeln, die gesetzlich festgeschrieben** sind. Die wichtigsten sind:
- Der Arbeitgeber muss Arbeitsmediziner und Fachkräfte für Arbeitssicherheit verpflichten.
- In Rettungswachen mit regelmäßig mehr als 20 Beschäftigten ist mindestens ein **Sicherheitsbeauftragter** (SiB) schriftlich zu bestellen. Dieser muss aus den Reihen der Mitarbeiter stammen und darf keine Personalgewalt besitzen. Bei räumlicher Nähe kann ein SiB auch mehrere Gebäude betreuen. Er sollte einen entsprechenden Lehrgang besucht haben.
- Per Aushang muss allen Versicherten der zuständige Unfallversicherungsträger bekannt gemacht werden.
- Es ist ein **Arbeitsschutzausschuss** (ASA) zu gründen. Dieser muss mindestens vierteljährlich tagen. Gibt es keine abzuarbeitenden Punkte und fällt die Tagung aus, so ist das zu dokumentieren. Dem Ausschuss gehören an:
  – Unternehmer
  – Sicherheitsbeauftragter
  – Fachkraft für Arbeitssicherheit
  – Arbeitsmediziner

- Betriebsrat/Mitarbeitervertreter
- Gegebenenfalls weitere Experten
- Es müssen in der Rettungswache die Schutzgesetze (auch aushangpflichtige Gesetze) vorhanden und für jeden Mitarbeiter jederzeit zugänglich sein. Ebenso müssen die relevanten Unfallverhütungsvorschriften vorhanden sein.
- Es muss ein Prüfbuch für die systematische Ablage von Prüfbescheinigungen und Arbeitsmitteln nach § 4 *Arbeitsstättenverordnung (ArbStättV)* und § 11 *Betriebssicherheitsverordnung (BetrSichV)* vorhanden sein. Zu prüfen sind insbesondere: elektrische Betriebsmittel und Anlagen, kraftbetätigte Türen und Tore, Leitern und Tritte, Feuerlöscher, Notaggregate und Notschalter etc.

Organisation der arbeitsmedizinischen Betreuung

2013 wurde die **Verordnung zur arbeitsmedizinischen Vorsorge (ArbMedVV)** neu geregelt. Der Gesetzgeber sorgte hierbei für deutlich mehr Klarheit in der Umsetzung der arbeitsmedizinischen Vorsorge. Die arbeitsmedizinische Vorsorge ist demnach **Teil der Prävention in einem Betrieb** und so auch im Rettungsdienst. Eine regelmäßige arbeitsmedizinische Untersuchung der Mitarbeiter nach den berufsgenossenschaftlichen Grundsätzen muss demnach gewährleistet sein.

Es müssen **Vorsorgeuntersuchungen** durchgeführt werden. Grundsätzlich wird unterschieden zwischen Pflichtvorsorge-, Angebotsvorsorge und Wunschvorsorgeuntersuchungen. Diese werden nach Gesetz folgendermaßen definiert:

- **Pflichtvorsorge** ist arbeitsmedizinische Vorsorge, die bei bestimmten besonders gefährdenden Tätigkeiten veranlasst werden muss. Hierzu zählen:
  - G42: Tätigkeiten mit Infektionsgefährdung
  - G24: Arbeit mit Gefahrstoffen/Feuchtarbeit
  - G25: Fahr-, Steuer- und Überwachungstätigkeiten
  - Evtl. G26: Atemschutzgerätetauglichkeit
- **Angebotsvorsorge** ist arbeitsmedizinische Vorsorge, die bei bestimmten gefährdenden Tätigkeiten angeboten werden muss. Hierzu zählt Bildschirmarbeit (G37).
- **Wunschvorsorge** ist arbeitsmedizinische Vorsorge, die bei Tätigkeiten, bei denen ein Gesundheitsschaden nicht ausgeschlossen werden kann, auf Wunsch des oder der Beschäftigten ermöglicht werden muss.

Davon unabhängig gibt es noch die Eignungsuntersuchungen, die vor Beginn einer Tätigkeit die grundsätzliche Eignung eines potenziellen Mitarbeiters nachweisen. Diese muss mindestens in der Probezeit durchgeführt werden, um bei Nichteignung entsprechende Schritte einleiten zu können.

Ebenso gelten folgende **weitere Grundsätze:**
- Der Arbeitgeber muss dem Mitarbeiter eine Hepatitis-Prophylaxe anbieten und kostenlos ermöglichen. Verweigert der Mitarbeiter die Impfung, so muss dies schriftlich dokumentiert werden.
- Es muss eine Vorsorgekartei vom Unternehmer über jeden Mitarbeiter geführt werden. Es dürfen dort keine Untersuchungsergebnisse im Einzelnen dokumentiert werden, sondern nur die Einsatzfähigkeit und die letzten Untersuchungen.
- Arbeitgeber haben kein Anrecht auf die Untersuchungsergebnisse von Mitarbeitern. Diese unterliegen der Schweigepflicht.

Durchführung von Gefährdungsbeurteilungen

Grundlage für eine Vielzahl von Handlungen, Maßnahmen und Regeln sind **Gefährdungsbeurteilungen.** Dadurch werden systematisch alle relevanten Gefährdungen ermittelt und bewertet. Wird bei der Beurteilung Handlungsbedarf entdeckt, so müssen Maßnahmen zur Behebung eingeleitet und deren Wirksamkeit überprüft werden. Weiterhin gilt:
- Für alle Arbeitsplätze ist eine Gefährdungsbeurteilung anzufertigen. Diese ist ggf. Grundlage für spezifische Arbeitsschutzmaßnahmen.
- Eine Gefährdungsbeurteilung muss in regelmäßigen Abständen (mindestens alle 2 Jahre) oder bei entscheidenden Änderungen überprüft und erneuert werden, z. B. bei räumlichen Änderungen, Änderungen von rechtlichen Anforderungen etc.
- Zur Erstellung der Gefährdungsbeurteilung ist eine entsprechende Fachkunde notwendig. Wenn der Unternehmer diese nicht selbst besitzt, muss er sich beraten lassen. Die Fachkraft für Arbeitssicherheit oder der Betriebsarzt besitzen i. d. R. die erforderliche Fachkunde.

Sicherheitstechnische Begehungen

Die **sicherheitstechnische Begehung** dient ebenfalls dem Erkennen und Beseitigen von Gefährdungen. Die Ergebnisse der Begehungen fließen in die Gefährdungsbeurteilungen ein.

Es gilt, dass Fachkräfte für Arbeitssicherheit und/oder Betriebsärzte Rettungswachen regelmäßig begehen müssen. Es gibt für die Begehungen durch die Fachkraft jedoch keine gesetzlich definierte Frist. In der Regel wird ein Ein- bis Zweijahreszeitraum angesetzt. Dieser sollte den Erfordernissen angepasst werden.

Begehungen können auch aufgrund eines bestimmten Anlasses (z. B. Neu- oder Umbau) erfolgen.

Erforderliche Schutzausrüstung

Grundlage für die erforderliche **Schutzausrüstung im Rettungsdienst** ist die DGUV-Regel 105–003 (bisher GUV-R 2106) *„Benutzung von persönlichen Schutzausrüstungen im Rettungsdienst"* Ausgabe Oktober 2005 (➤ Kap. 16.2.2). In dieser Regel wird u. a. die Warnwirkung, Ausstattung und vieles mehr beschrieben. Es handelt sich nicht um eine „Kann"-, sondern um eine „Muss"- Vorschrift:
- Jeder Mitarbeiter hat Anspruch auf eine persönliche Einsatzjacke, die den Ansprüchen an Warnwirkung und Wetterschutz genügt. Muss die Jacke gereinigt werden, muss Ersatz vorhanden sein.

- Zur Verfügung gestellte Einmalhandschuhe müssen puderfrei sein. Ebenso sollte heutzutage kein Latex mehr enthalten sein. Eine gute Alternative bieten Nitril-Handschuhe. Sie lösen keine Allergien aus.
- Auch Arbeitshandschuhe müssen gestellt werden. Hierbei ist zu beachten, dass nicht jeder Retter sein eigenes Paar besitzen muss. Es müssen ausreichend Handschuhe auf dem Fahrzeug sein, um das Einsatzpersonal auszustatten.
- Jeder Mitarbeiter muss ein Paar geeignete Sicherheitsschuhe gestellt bekommen. Im Rettungsdienst müssen sie der S3-Norm genügen. D. h., sie müssen mindestens knöchelhoch und mit Stahlkappe ausgestattet sein. Eine atmungsaktive Membran ist wünschenswert, aber keine Pflicht. Im Krankentransport reicht i. d. R. die Norm S2.
- Für Desinfektionsmaßnahmen müssen Augenschutzbrillen, Schutzkittel sowie spezielle Schutzhandschuhe vorgehalten werden. Nitril-Einmalhandschuhe reichen nicht aus. Für Schlussdesinfektionen muss teilweise ein Atemschutz (Filtermasken) vorgehalten werden.

> **PRAXISTIPP**
> Schutzkleidung muss vom Arbeitgeber gestellt werden und muss Schutz vor äußeren Einflüssen und Gefahren bieten. Das bedeutet jedoch nicht, dass der Arbeitgeber auch Unterwäsche oder Komfortbekleidung bzw. besonders modische Bekleidung stellen muss. Vielmehr handelt es sich i. d. R. um einen Kompromiss zwischen bezahlbarer und komfortabler Bekleidung.

Umgang mit Arbeitsunfällen

Der regelgerechte **Umgang mit Arbeitsunfällen**, aber auch mit Bagatellverletzungen ist wichtig, um im Falle eines Schadens Kosten durch die Unfallkassen ersetzt zu bekommen. Dies ist im Übrigen nur dann der Fall wenn die erforderliche Schutzausrüstung auch getragen wurde und gilt sowohl für den Einsatzfall als auch z. B. für Unfälle bei Routinedesinfektionen:

- Einige Arbeitsunfälle sind **meldepflichtig,** wenn bestimmte Voraussetzungen erfüllt sind. Dafür muss eine Unfallanzeige an den zuständigen Unfallversicherungsträger gesendet werden. Diese sollte vorher in jedem Fall von der Fachkraft für Arbeitssicherheit oder dem Betriebsarzt gegengelesen werden, da schon bei der Meldung Formfehler entstehen können.
- Die Meldung hat innerhalb von 3 Tagen nach dem Unfall durch den Arbeitgeber zu erfolgen.
- Eine Unfallanzeige an den Unfallversicherungsträger ist immer dann notwendig, wenn durch den Arbeitsunfall eine Arbeitsunfähigkeit von **mehr** als 3 Tagen entstanden ist oder den Tod des Versicherten zur Folge hatte.

> **PRAXISTIPP**
> Bei **Infektionsgefahr** besteht eine **besondere Meldepflicht:** Im Bereich des Rettungsdienstes und Krankentransports kann die dreitägige Meldepflicht auch verkürzt sein. Bei einer Nadelstichverletzung oder bei Verletzungen mit Gefahr von Infektionen muss umgehend eine Unfallanzeige erstellt werden (➤ Kap. 16.2.3).

- Auch Bagatellverletzungen können im weiteren Verlauf zu weitreichenden Konsequenzen führen. Alle Verletzungen (auch Bagatellschäden) müssen deshalb im Verbandbuch dokumentiert werden. Jeder Mitarbeiter ist durch den Vorgesetzten bei Beginn des Beschäftigungsverhältnisses und jährlich wiederkehrend darüber zu belehren. Nur ein geführtes Verbandbuch signalisiert der Unfallkasse im „echten" Schadensfall, dass in dieser Rettungswache Arbeitsschutz gelebt wird. Dies gewährleistet dann auch die komplikationslose Kostenübernahme.
- Auch eine Rettungswache ist ein Betrieb und muss deshalb einen Betriebsverbandkasten nach DIN 13157 (klein) oder DIN 13169 (groß) vorhalten. Das Material ist regelmäßig zu überprüfen und ggf. zu ersetzen.

Unterweisungen

Entscheidend für die Einhaltung von Vorschriften auch im Arbeitsschutz ist, dass der Mitarbeiter auch Kenntnis von diesen Vorschriften und Vorgehensweisen hat. Gerade in den sensiblen Bereichen Arbeitsschutz, Hygiene, Desinfektion und Medizintechnik hat der Gesetzgeber dafür Vorgaben erlassen:

- Mitarbeiter müssen vor der Aufnahme eines Arbeitsverhältnisses eingewiesen sein. Die Unterweisung muss schriftlich dokumentiert werden. Eine Wiederholung der Unterweisung hat jährlich zu erfolgen. Eine außerplanmäßige Unterweisung ist notwendig in folgenden Fällen:
  - Bei Einführung neuer Arbeitsmittel und -verfahren
  - Bei Veränderungen im Aufgabenbereich
- Alle Unterweisungen sind schriftlich zu dokumentieren (mit Unterschriften des Einweisers und des Eingewiesenen).

Umgang mit Gefahrstoffen

Neben den Desinfektionsmitteln können auch normale Haushaltsreinigungsmittel zu den **Gefahrstoffen** in einer Rettungswache gehören. Aufgrund der von ihnen ausgehenden Gefahr für die Versicherten ist ein besonderer Umgang vorgeschrieben. Da hier die Unfallkasse im Falle eines Schadens einzutreten hat, unterscheidet sich die Vorgehensweise deutlich von der in einem Privathaushalt:

- Vor dem Umgang und der Einführung eines Gefahrstoffes, z. B. eines Desinfektionsmittels, ist eine Ersatzstoffprüfung durchzuführen. Das bedeutet, dass dokumentiert und nachgewiesen werden muss, dass es keinen weniger giftigen Stoff gibt, mit dem dasselbe Ergebnis erreicht werden kann.
- Gefahrstoffe müssen als solche gekennzeichnet sein.
- Alle Mitarbeiter müssen vor dem Umgang mit Gefahrstoffen mündlich unterwiesen worden sein.
- Für jeden Gefahrstoff muss am Lagerort und an der Stelle, an der mit dem Gefahrstoff umgegangen wird, eine Betriebsanweisung vorhanden sein. Aus dieser gehen entsprechende Schutz- und Ersthelfermaßnahmen hervor. Die Betriebsanweisungen sind mindestens jährlich auf ihre Aktualität zu überprüfen.

- Auf der Rettungswache muss ein **Gefahrstoffverzeichnis** vorhanden sein. Hier müssen neben dem Gefahrstoff auch die gelagerten und Jahresumsatzmengen ersichtlich sein.
- Für jeden Gefahrstoff müssen die dazugehörigen **Sicherheitsdatenblätter** vorgehalten werden. Die Sicherheitsdatenblätter sind mindestens jährlich auf ihre Aktualität zu überprüfen.

Elektroprüfung

Die sog. **Elektroprüfung** dient der Sicherstellung, dass alle elektrischen Geräte einwandfrei funktionieren und keine Gefahr von ihnen ausgeht. Auch die Elektroprüfung dient dem Schutz der Versicherten. Kommt es durch ein defektes Elektrogerät zu einem Brand, tritt die Gebäudeversicherung für den Schaden ein. Es geht bei der Elektroprüfung aber darum, Schäden am Mitarbeiter abzuwenden. In einer Rettungswache dürfen demnach nur geprüfte Geräte verwendet werden.

ACHTUNG

Auch **private Elektrogeräte** müssen vor der Verwendung in einer Rettungswache geprüft werden, z.B. Kaffeemaschinen, Handyladekabel etc. Wird dies unterlassen und gibt es auf der Rettungswache dafür eine Vorschrift, haftet im Schadensfall der Verursacher, also der Mitarbeiter.

- Ortsfeste elektrische Geräte und Anlagen müssen regelmäßig durch eine dazu befähigte Person geprüft werden. Eine befähigte Person ist in diesem Fall ein Elektriker. Die Prüfung muss in bestimmten Zeitintervallen wiederholt werden. Defekte Geräte sind auszusondern. Der Prüfstatus muss am Gerät erkennbar sein, z.B. durch eine Prüfplakette.
- Es muss ein Bestandsverzeichnis der elektrischen Geräte geführt werden.
- Halbjährlich muss eine Überprüfung der FI-Schutzschalter erfolgen. Dies kann durch den Betreiber oder einer von ihm dazu bestimmten Person erfolgen.
- Auch die elektrische Anlage in Rettungsmitteln muss jährlich überprüft werden. Dies wird entweder von den Ausbauherstellern oder technischen Überwachungsvereinen durchgeführt (TÜV, DEKRA etc.).

PRAXISTIPP

Auch im Arbeitsschutz kann die ISO 9001 durch Arbeitsschutzsysteme sinnvoll ergänzt werden. Hierzu zählt das OHSAS-System (Occupational Health- and Safety Assessment Series), aber auch eigene Systeme der Berufsgenossenschaft wie die Managementanforderungen der BGW zum Arbeitsschutz (MAAS-BGW). Die Vorgaben des Arbeitsschutzes gehen dabei aber über die gesetzlichen Anforderungen hinaus und werden in das bestehende System integriert. Gerade im Bereich der Arbeitssicherheit schafft dies zusätzliche Rechtssicherheit.

55.5.3 Personal- und Bedarfsplanung

Die **Personal- und Rettungsmittelbedarfsplanung** steht in unmittelbarer Beziehung zur Strukturqualität im Rettungsdienst. Nur wenn die Ressourcen ausreichend sind, ist eine einwandfreie Dienstleistung möglich.

Die **Planung** der genannten Komponenten Personal- und Rettungsmittelbedarf stellt hohe fachliche Anforderungen an die ausführenden Stellen. Ohne sie ist ein ressourcenschonender, aber auch gerechter Einsatz von Mensch und Material nicht möglich. Ebenso würde sie unweigerlich zur fehlenden Wirtschaftlichkeit und damit im schlimmsten Fall zu hohen Defiziten in der Dienstleistung Rettungsdienst führen. Zur Bedarfsplanung gehören folgende Bereiche:
- **Bedarfsplanung Leitstellenbereiche:** Aufgabe von Land und Kommunen. Derzeitiger Trend ist es, mehrere Rettungsdienstträger (Kreise und Städte) in Großraumleitstellen zu vereinen.
- **Bedarfsplanung Fahrzeugstandorte:** Aufgabe der Rettungsdienstträger (Kreise und Städte).
- **Bedarfsplanung Fahrzeugvorhaltung:** Aufgabe der Rettungsdienstträger (Kreise und Städte) in Zusammenarbeit mit den beauftragten Rettungsdienstunternehmen.
- **Bedarfsplanung Personal:** Aufgabe der beauftragten Rettungsdienstunternehmen.

Zur Veranschaulichung zeigen ➤ Tab. 55.2, ➤ Tab. 55.3 und ➤ Tab. 55.4 ein vereinfachtes Beispiel für eine Personalbedarfsberechnung für eine Rettungswache mit einem Rettungswagen in 24-Stunden-Vorhaltung.

Zunächst wird bei dem Beispiel die Gesamtstundenvorhaltung ermittelt. Hierbei ist zu beachten, dass ein Rettungswagen mit zwei Mitarbeitern unterschiedlicher Qualifikation besetzt ist. Im Anschluss erfolgt die Berechnung der Jahresarbeitsstunden der Mitarbeiter. Hierbei ist anhand der Auslastung des Fahrzeugs zu unterscheiden, ob Vollarbeitszeit geleistet werden muss oder ob Arbeitsbereitschaft angeordnet werden kann (Es gibt je nach Tarifvertrag noch weitere Stufen der Anrechnung von Arbeitszeit, nämlich Bereitschaftsdienste, auf die hier aber nicht näher eingegangen werden soll). Zu berechnen sind bei der Jahresarbeitszeit eines Mitarbeiters die sog. Ausfallzeiten. Da man einige dieser Zeiten (z.B. Krankheit) nicht vorausberechnen kann, werden Anhaltswerte genommen. Diese können sich innerhalb verschiedener Organisationen durchaus unterscheiden. Zum Schluss werden dann die Vorhaltestunden durch die Jahresarbeitsstunden geteilt.

Ergebnis in diesem Beispiel: Entspricht die Auslastung einer Vollarbeitszeit, so werden mindestens 11,15 Stellen mit einem Qualifikationsmix nach Vorgabe Rettungsdienstgesetz benötigt. Bei Möglichkeit der Arbeitsbereitschaft werden 8,95 Stellen benötigt. Stellen werden i.d.R. auf 0,5 aufgerundet.

Tab. 55.2 Rettungsmittelvorhaltung/Personalstunden

Rettungsmittel	Tage/Jahr	Std./Tag	Std./Jahr	Std. NFS	Std. RS/RA
RTW	365	24	8760	8760	8760

Tab. 55.3 Jahresstundenberechnung Mitarbeiter (Ermittlung Jahresbruttoarbeitszeit)

Ohne Arbeitsbereitschaft			Mit Arbeitsbereitschaft		
Bezeichnung	Stunden gesamt	Stunden/Tag		Stunden gesamt	Stunden/Tag
Wochenstunden	39	7,8		48	9,6
Jahreswochen	52			52	
Jahresbruttoarbeitszeit	2 028			2 496	
Ermittlung Jahresnettoarbeitszeit					
	Tage			Tage	
Erholungsurlaub	30			33	
Krankheit	10			10	
Fortbildung	7			4	
Wochenfeiertage	9			9	
Ausfalltage gesamt	56			56	
Ausfallstunden	436,8			537,6	
Jahresnettoarbeitszeit	1 591,2			1 958,4	

Tab. 55.4 Personalbedarf (Rettungsmittelvorhaltung ÷ Jahresnettoarbeitszeit)

Qualifikation	Ohne Arbeitsbereitschaft	Mit Arbeitsbereitschaft
Notfallsanitäter	5,50	4,47
Rettungsassistenten/Rettungssanitäter	5,50	4,47
Gesamt	11,00	8,95

> **MERKE**
> **Stellenplan im Rettungsdienst:** Bei dem dargestellten Ergebnis von 11,00 oder 8,95 Stellen muss es sich nicht immer um volle Stellen handeln. Im weiteren Verlauf muss überprüft werden, auf wie viele und auch welche Fahrzeuge und Schichten sich die Mitarbeiter verteilen. Es können also durchaus mehr „Köpfe" mit weniger Stunden sinnvoller sein.

55.5.4 Berechnung von Einsatz- und Vorhaltungskosten

Im Rettungsdienst gibt es sowohl variable als auch fixe Kosten. Dabei sind die Kosten, die direkt durch einen Einsatz entstehen, als variable Kosten zu verstehen. Sie machen i. d. R. den kleinsten Teil der Gesamtkosten aus (ca. 20–25 %). Der deutlich größere Teil wird durch die Vorhaltung, auch fixe Kosten, verursacht. Diese entstehen durch die Vorhaltung aller im Einsatzfall benötigten Komponenten. Hierzu gehören das Personal, aber auch die Rettungsmittel und das Material.

> **MERKE**
> **Vorhaltung im Rettungsdienst:** Ob sie ständig benötigt werden oder nicht, sobald ein Notfall eintritt, müssen alle notwendigen Komponenten bereitstehen. Auch wenn die Auslastung einer klassischen Rettungswache in Deutschland nur 50 % beträgt, muss bei einem Alarm alles umgehend einsatzbereit sein. Es müssen also alle notwendigen Ressourcen „vorgehalten" werden.

Um die Kosten eines Einsatzes zu berechnen, nutzt man die im vergangenen Jahr gefahrenen Einsätze und kalkuliert einen entsprechenden Steigerungsfaktor anhand von Erfahrungswerten hinzu. Die **Vorhaltekosten**, bestehend aus Personalkosten und Sachkosten (Rettungsmittel, Material, Gebäuden etc.), werden nun auf die voraussichtliche Anzahl der Einsätze eines Jahres verteilt. Dadurch entstehen die Einsatzkosten. Im Folgejahr werden i. d. R. die Gewinne, aber auch Verluste mit den neu kalkulierten Einsatzkosten verrechnet und mit den Kostenträgern verhandelt. So sollte ein ausgeglichener Haushalt entstehen.

> **MERKE**
> Je besser die Kalkulation desto geringer die Gefahr einer Unterdeckung der Kosten.

Durch diese Berechnung wird auch deutlich, dass die Kosten für Einsätze in ländlichen Bereichen höher sind als für Einsätze in städtischen Bereichen, da die Einsatzfrequenz hier deutlich geringer ist. Die Vorhaltekosten sind hingegen nahezu identisch.

55.5.5 Wirtschaftlichkeitsanalysen im Rettungsdienst

Wenn in einem bestimmten gesellschaftlichen Bereich die Mittel knapp sind, stellt sich die Frage, ob diese Mittel zur Erreichung der Ziele geeignet und ausreichend, also wirtschaftlich sind.

Auch im Rettungsdienst gilt das **Prinzip der Wirtschaftlichkeit.** Dies wird gleichgesetzt mit dem **Sparsamkeitsprinzip,** da es sich bei den verwendeten Geldern um grundsätzlich knappe Mittel, nämlich Versicherungsbeiträge der Krankenversicherung und damit der Allgemeinheit, handelt. Mit geringstem Input sollte ein Maximum an Output, also Effizienz erreicht werden.

Um Wirtschaftlichkeit zu messen, werden i. d. R. Quotienten aus dem Output und einem angemessenen Input gebildet. Folgende Relationen spielen dabei eine Rolle:
- **Effizienz:** Hiermit ist das Verhältnis des einzusetzenden Aufwands zum erzielten Ertrag einer rettungsdienstlichen Maßnahme gemeint. Je wirtschaftlicher der Mitteleinsatz, desto höher ist die Effizienz.
- **Effektivität:** Zielerreichungsgrad einer Maßnahme, also Wirksamkeit im Hinblick auf das anvisierte Ziel. Ziel ist dabei die adäquate Versorgung und der sachgerechte Transport.

Um beurteilen zu können, ob ein Rettungsdienst wirtschaftlich ist, müsste man ihn mit anderen Rettungsdiensten ähnlicher Strukturen und Rahmenbedingungen im Sinne eines Benchmarks vergleichen. Dazu werden entsprechende Kennzahlen benötigt, die es leider nur in geringem Maße gibt, da sie meist nicht erhoben und i. d. R. nicht veröffentlicht und freigegeben werden. Wirtschaftlichkeitsanalysen sind deshalb im Rettungsdienst nur schwierig möglich. Effektiv und Effizient ist ein Rettungsdienst aber, wenn er zu
- einer höheren Überlebensquote,
- einer verbesserten Wiederherstellungsquote,
- einer verkürzten Krankenhausverweildauer,
- weniger neurologischen Defiziten und zu
- einer rascheren Rehabilitation

führt. Dies lässt sich aber meist nur sehr schwer nachweisen.

Wiederholungsfragen

1. Was bedeutet das Qualitätsmerkmal „Angemessenheit" für den Rettungsdienst (> Kap. 55.2)?
2. Welche Qualitätsmerkmale sehen Sie in Ihrer Rettungswache erfüllt? Wo bestehen Defizite, die die Qualität des Rettungsdienstes einschränken (> Kap. 55.2)?
3. An welcher Normenreihe orientiert sich die Qualitätssicherung (> Kap. 55.3)?
4. Erklären Sie die Begriffe Strukturqualität, Prozessqualität und Ergebnisqualität (> Kap. 55.2).
5. Während eines Einsatzes wird irrtümlich als Trägerlösung für eine Kurzinfusion Natriumbikarbonat verwendet. Die Verwechslung wird glücklicherweise noch vor der Medikamentenapplikation entdeckt. Analysieren Sie den Fehler anhand des Problemlösungszyklus und identifizieren Sie Maßnahmen, die ein erneutes Auftreten einer derartigen Verwechslung verhindern könnten (> Kap. 55.4).
6. Aus welchem Jahr stammt das Arbeitsschutzgesetz und wen soll es schützen (> Kap. 55.5.2)?
7. Welche Arten von Untersuchungen unterscheidet man bei der arbeitsmedizinischen Vorsorge und welche Untersuchungsbeispiele fallen Ihnen dazu ein (> Kap. 55.5.2)?
8. Sie haben ein Paar besonders gut aussehende und laut Hersteller auch schützende Arbeitsschuhe gesehen. Ist ihr Arbeitgeber verpflichtet Ihnen diese zu bestellen und zu bezahlen? Begründen Sie Ihre Aussage (> Kap. 55.5.2).
9. Laut neuem Bedarfsplan soll Ihre Rettungswache einen zusätzlichen RTW tagsüber in der Zeit von 7.00–17.00 Uhr und einen zusätzlichen KTW von 9.00–12.00 Uhr bekommen. Berechnen Sie den Personalbedarf und versuchen Sie die notwendige Anzahl an Mitarbeitern (Köpfen) zu ermitteln (> Kap. 55.5.3).
10. Nennen Sie Argumente, warum Wirtschaftlichkeitsanalysen im Rettungsdienst notwendig sind und erklären Sie den Unterschied zwischen Effizienz und Effektivität (> Kap. 55.5.5).

Fortsetzung des Szenarios

In diesem Fallbeispiel wurde vor allem das Problem des fehlenden Materials angesprochen. Dies kann zu Qualitätseinbußen in der Dienstleistung Rettungsdienst führen und in letzter Konsequenz zum Nachteil des Patienten werden. Genau dies möchte man mit einem Qualitätsmanagementsystem verhindern. Halten sich alle an die Vorgaben so gelingt das i. d. R. auch. Heutzutage betreibt fast jeder Rettungsdienst ein QM-System. Man kann daher schon fast von „grober Fahrlässigkeit" reden, wenn die Vorgaben von den Mitarbeitern nicht eingehalten werden. Hierzu gehört neben dem Check des Fahrzeugs auch das Auffüllen von Verbrauchsmaterial nach einem Einsatz. Auch das Arbeiten nach Algorithmen bzw. Behandlungsrichtlinien, die sich an internationalen Leitlinien orientieren, gehört zum Einhalten von Qualitätsmanagementrichtlinien.

WEITERFÜHRENDE LITERATUR
DIN EN ISO 9001:2015
Hellmich, C.: Qualitätsmanagement und Zertifizierung im Rettungsdienst. Springer, Heidelberg, 2010
Neumayr, A., Schinnerl, A., Baubin, M.: Qualitätsmanagement im prähospitalen Notfallwesen. Springer, Wien, 2013
Schmiedel, R., Behrend, H., Betzler, E.: Bedarfsplanung im Rettungsdienst. Springer, Heidelberg, 2004
Schmiedel, R., Behrend, H., Betzler, E.: Regelwerk zur Bedarfsplanung im Rettungsdienst. Mendel-Verlag, Witten, 2012
Arbeitsschutzgesetz – ArbSchG, Stand 7.8.1996
Verordnung zur arbeitsmedizinischen Vorsorge (ArbMedVV)

KAPITEL 56

Frank Flake

Grundlagen staatlicher Ordnung

56.1	**Grundlagen des Staates**	1166
56.2	**Grundrechte der Bürger**	1167
56.3	**Pflichten der Bürger**	1169
56.4	**Deutschland als föderativer Staat**	1169
56.5	**Deutschland als parlamentarische Demokratie**	1171
56.5.1	Wahlen	1171
56.5.2	Staatsgewalt	1171
56.5.3	Gewaltenteilung	1172
56.5.4	Gesetzgebende Gewalt	1172
56.5.5	Vollziehende Gewalt	1173
56.5.6	Richterliche Gewalt	1174
56.6	**Die Verfassungsorgane in Deutschland**	1175
56.6.1	Bundestag	1175
56.6.2	Bundesrat	1176
56.6.3	Bundespräsident	1177
56.6.4	Bundesregierung	1178
56.6.5	Bundeskanzler	1178

56 Grundlagen staatlicher Ordnung

Inhaltsübersicht

56.1 Grundlagen des Staates
- Ein Staat besteht aus einem Staatsgebiet, einem Staatsvolk und aus einer Staatsgewalt.
- Als Verfassung bezeichnet man die Gesamtheit der Regeln über die Staatsform.
- Die Verfassung Deutschlands ist das Grundgesetz, ein elementarer Bestandteil des Grundgesetzes sind die Menschenrechte.
- Der Staat schützt Leben, Freiheit und Eigentum.
- Der Staat stellt den inneren Frieden sicher.
- Der Staat fördert Wirtschaft, Wissenschaft und Kunst.
- Der Staat schützt sein Volk gegen Übergriffe von außen.

56.2 Grundrechte der Bürger
- Der Bürger besitzt Rechte der Unverletzlichkeit, z. B. des Lebens und Eigentums.
- Der Bürger besitzt Gleichheitsrechte.
- Der Bürger besitzt Freiheits- und soziale Rechte.

56.3 Pflichten der Bürger
- Der Bürger hat die Pflicht, Steuern zu bezahlen und Ehrenämter z. B. als Schöffe zu übernehmen.
- Der Bürger hat eine Nothilfe- und Wehrpflicht (im Spannungs- oder Verteidigungsfall).
- Der Bürger hat eine Anzeige- und Zeugnispflicht.

56.4 Deutschland als föderativer Staat
- Deutschland ist ein Bund eigenständiger Länder, die in gewissen Bereichen eine teilweise weitgehende Autonomie besitzen. Dies wirkt sich auch auf den Rettungsdienst aus, z. B. bei der Umsetzung von Gesetzen. Alle Länder zusammen bilden die Republik.
- Die Außenpolitik, die Verteidigungspolitik sowie die Geldpolitik sind Angelegenheiten des Bundes.
- Der Staat hat die Pflicht, allen Bürgern ein menschenwürdiges Dasein zu ermöglichen.

56.5 Deutschland als parlamentarische Demokratie
- Das Wesentliche einer Demokratie ist, dass das Volk der Träger der Staatsgewalt ist.
- Es werden allgemeine, unmittelbare, gleiche, freie und geheime Wahlen durchgeführt.
- Im Grundgesetz ist die Gewaltenteilung festgelegt.
- Die drei Gewalten der Bundesrepublik sind Legislative (gesetzgebende Gewalt), Exekutive (vollziehende Gewalt) und Judikative (richterliche Gewalt).

56.6 Die Verfassungsorgane in Deutschland
- Der Bundestag ist als Vertretung des deutschen Volkes in der Gesetzgebung das höchste, letztendlich entscheidende Organ und repräsentiert das Volk bei der Ausübung der Staatshoheit.
- Der Bundesrat wirkt als Vertretung der Länder an der Gesetzgebung und Verwaltung des Bundes mit. Er muss Gesetzesvorlagen des Bundestages, die unmittelbar die Interessen der Länder betreffen, zustimmen.
- Der Bundespräsident hat weitgehend repräsentative Aufgaben und übt als neutrale Kraft und Hüter der Verfassung eine ausgleichende Wirkung aus.
- Die Bundesregierung übt die vollziehende Gewalt aus, soweit dies nicht dem Bundesrat oder Bundespräsidenten vorbehalten ist. Sie besteht aus dem Bundeskanzler und den Bundesministern und erledigt alle staatlichen und politischen Geschäfte.
- Der Bundeskanzler steht der Bundesregierung vor. Er bestimmt die Richtlinien der Politik und trägt dafür die Verantwortung. Er ist allein dem Bundestag gegenüber verantwortlich.

56.1 Grundlagen des Staates

Auf der Erde gibt es zurzeit mehr als 190 selbstständige Staaten. Obwohl diese Staaten in ihrer Gesellschafts- und Wirtschaftsform z. T. erheblich differieren, sind allen drei Merkmale gemeinsam, die jeden Staat charakterisieren.

Ein Staat braucht ein Land, das **Staatsgebiet.** Ein Staat braucht Menschen, das **Staatsvolk.** Das Staatsvolk setzt sich grundsätzlich aus allen Bewohnern (unabhängig von ihrer Nationalität, Sprache oder Kultur) zusammen, die innerhalb der Staatsgrenzen ihren festen Wohnsitz haben (➤ Abb. 56.1). Ein Staatsvolk mit gemeinsamer Abstammung, Sprache und Kultur bezeichnet man als Nation, einen solchen Staat als Nationalstaat. Ein Staat braucht die Macht, die **Staatsgewalt** (politische Macht). Die Staatsgewalt ist für das Leben in der Gemeinschaft unentbehrlich, denn ohne sie lässt sich eine allgemeingültige Ordnung nicht herstellen. Um die Ordnung innerhalb eines Staates zu gewährleisten, hat der Staat das Recht, seinen Bürgern Pflichten aufzuerlegen und das Funktionieren des Staates durch Gesetze zu regeln.

In demokratischen Staaten wie Deutschland wird diese Staatsgewalt im Namen des Volkes ausgeübt, d. h., das Staatsvolk in seiner Gesamtheit hat das Recht, sich Gesetze zu geben und diese durch gewählte Volksvertreter ausüben zu lassen. Die Verteilung und Handhabung dieser Aufgabe (Staatsmacht) wird in einer Verfassung festgelegt. Die Verfassung Deutschlands ist das Grundgesetz (GG).

MERKE
Unter Staat versteht man die politische Einheit einer Gemeinschaft von Menschen (Staatsvolk) in einem bestimmten Gebiet (Staatsgebiet) unter einer obersten Gewalt (Staatsgewalt).

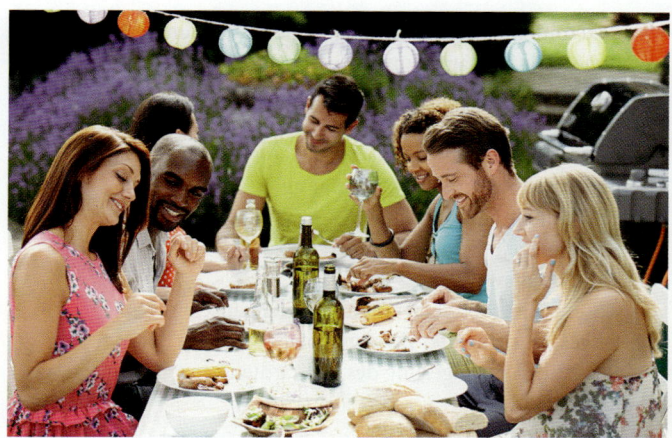

Abb. 56.1 Der Mensch ist kein Einzelgänger, sondern ein soziales Wesen, das zu seinem Wohlbefinden die Gemeinschaft mit anderen braucht [J787]

Als **Verfassung** bezeichnet man im weiteren Sinne die in einem Staat bestehende politische Kräfteverteilung und die damit verbundenen Macht- und Entscheidungsmechanismen. Im engeren Sinne bezeichnet der Begriff Verfassung die Gesamtheit der Regeln über die Staatsform, die Leitung des Staates, die Bildung und den Aufgabenkreis der oberen Staatsorgane, der sog. Verfassungsorgane, z. B. Bundespräsident, Bundesrat, Bundesregierung und Bundesverfassungsgericht, die Verfahren zur Bewältigung von Konflikten und die Beschreibung der Grundrechte.

Nach dem Ende des Zweiten Weltkrieges besaß Deutschland keinerlei politische Macht und keine Einheit mehr. Die alliierten Siegermächte verwalteten es in vier Besatzungszonen. Nachdem die ursprüngliche Übereinkunft der Siegermächte, Deutschland gemeinsam insgesamt durch geeignete Maßnahmen kontrollierbar zu halten, aufgrund unterschiedlicher machtpolitischer Interessen scheiterte, kam es zur **Teilung Deutschlands.**

In der amerikanischen, englischen und französischen Besatzungszone wurde im Jahr 1949 die **Bundesrepublik Deutschland (BRD)** gegründet. Das Grundgesetz, das zunächst nicht als dauerhafte Verfassung gedacht war, wurde am 23. Mai 1949 verkündet. Mit der deutschen Wiedervereinigung wurde es zur Verfassung des wiedervereinigten Deutschlands. Es enthält im ersten Abschnitt Verfassungsgrundsätze und Grundrechte des Menschen.

Auf dem Gebiet der sowjetischen Besatzungszone wurde 1949 die **Deutsche Demokratische Republik (DDR)** gegründet. Die Beziehungen der beiden deutschen Staaten zueinander und insbesondere die Frage der gegenseitigen Anerkennung waren jahrzehntelang heftig umstritten. Erst durch einen Grundlagenvertrag, der nach harten politischen Auseinandersetzungen 1973 in Kraft trat, konnten die gegenseitigen Beziehungen den Umständen entsprechend normal geregelt werden. Durch die Präambel des GG der BRD wurde das gesamte deutsche Volk zur Vollendung der Einheit und Freiheit Deutschlands in freier Selbstbestimmung aufgefordert. Dieses Ziel von Einheit und Freiheit Deutschlands stand vor allen anderen Artikeln des GG.

Im Zuge der politischen Umbrüche innerhalb der sozialistischen Staatengemeinschaft kam es ab Herbst 1989 zu einer breit angelegten Protestbewegung in der DDR, zu deren Symbol die sog. „Montagsdemonstrationen" wurden. Der Druck auf die DDR-Regierung durch die Proteste und die ständig steigenden Flüchtlingszahlen wurde schließlich so stark, dass die Regierung am 9. November 1989 die Grenzen zur BRD und Westberlin öffnete (Mauerfall). Bei den ersten freien Wahlen im März 1990 übernahm erstmals wieder eine demokratisch legitimierte Regierung die Macht. Die weitere Entwicklung dieser „friedlichen Revolution" gipfelte in der **Wiedervereinigung** der beiden deutschen Staaten am 3. Oktober 1990, die genau genommen ein Beitritt der DDR zur Bundesrepublik Deutschland war.

MERKE
Die deutsche Wiedervereinigung fand am 3. Oktober 1990 statt. Danach wurden alle politischen Prozesse umgestellt. Auch das differente rettungsdienstliche System der DDR wurde in das bundesdeutsche Rettungssystem überführt.

Ein Staat hat folgende Aufgaben:
- Schutz von Leben, Freiheit und Eigentum durch vorausschauende Maßnahmen und Gesetze
- Herstellung und Wahrung des inneren Friedens und Rechts durch Unterhaltung von Ordnungsbehörden und -einrichtungen und einer unabhängigen Justiz
- Selbstbehauptung nach außen durch Teilnahme an Vorkehrungen zur Friedenssicherung und durch Teilnahme an Verteidigungsbündnissen (z. B. NATO)
- Förderung der materiellen Wohlfahrt in Wirtschaft, Verkehr und Sozialleben (z. B. durch Abbau der Staatsverschuldung, Abbau der Arbeitslosigkeit, Verbesserung der Infrastruktur in wirtschaftsschwachen Gebieten, durch eine ordnende Wettbewerbsgesetzgebung und durch Verbesserung der sozialen Einrichtungen)
- Förderung der Wissenschaft und Kunst, der Bildung, der Erziehung und Schutz der Jugend

56.2 Grundrechte der Bürger

Die Grundlage des deutschen Grundgesetzes sind die **Menschenrechte,** die auf den unveräußerlichen Rechten in der nordamerikanischen Unabhängigkeitserklärung von 1776 beruhen. Während der Französischen Revolution wurden diese Menschenrechte erstmals einzeln aufgezählt. Den Charakter eines Völkergewohnheitsrechts erhielten sie 1948 durch die von der Generalversammlung der Vereinten Nationen (UN) verkündete „Allgemeine Erklärung der Menschenrechte". Insgesamt wird durch die Gültigkeit der Menschenrechte jedem Bürger die Freiheit und Sicherheit, derer ein Mensch für ein freies, glückliches und würdiges Leben bedarf, gewährt.

MERKE
Die Menschenrechte sind natürliche Rechte der Menschen und werden nicht erst durch Verfassungen geschaffen. Vielmehr haben sie eine universale Bedeutung über staatliche, ideologische und religiöse Grenzen hinweg.

An den Menschenrechten lässt sich eindrucksvoll die Grenze der Macht des Staates festmachen. So können auch durch Verfassungsänderungen diese Menschenrechte nicht abgeschafft oder unterbunden werden. Sie sind die Basis der Verfassungen aller demokratischen Rechtsstaaten. In Europa werden die Menschenrechte von allen Ländern des Europarats gewährt, dazu haben sich diese Länder durch die Unterzeichnung der **Europäischen Konvention zum Schutze der Menschenrechte und Grundfreiheiten** 1949 verpflichtet. Nach dieser Konvention lassen sich die Menschenrechte in vier Gruppen unterteilen:

1. **Unverletzlichkeitsrechte**
   - Recht auf Leben
   - Recht auf körperliche Unversehrtheit
   - Unverletzlichkeit der Wohnung
   - Wahrung von Brief- und Fernmeldegeheimnis
   - Schutz des Eigentums
2. **Gleichheitsrechte**
   - Gleichheit vor dem Gesetz
   - Gleichberechtigung von Mann und Frau
   - Gleichheit aller Rassen, Hautfarben, Sprachen und Religionen
3. **Freiheitsrechte**
   - Gedanken- und Gewissensfreiheit
   - Bekenntnisfreiheit und freie Religionsausübung
   - Freie Meinungsäußerung
   - Pressefreiheit
   - Versammlungsfreiheit
   - Vereinigungsfreiheit
   - Freiheit der politischen Betätigung
   - Eheschließungsrecht
   - Freizügigkeit
   - Freie Berufswahl
   - Abschaffung der Sklaverei und Leibeigenschaft
   - Ungesetzlichkeit der Zwangsarbeit
   - Recht auf Verweigerung des Militärdienstes
4. **Soziale Rechte**
   - Recht auf Bildung
   - Erziehungsrecht der Eltern
   - Beschwerde- und Petitionsrecht
   - Wahlrecht

Im deutschen GG vom 23. Mai 1949 sind die Grundrechte des Menschen und Staatsbürgers in den Artikeln 1–19 und 20/4 sowie 38 aufgeführt (> Abb. 56.2):

- Würde des Menschen *(Art. 1)*,
- Freiheit der Person *(Art. 2)*,

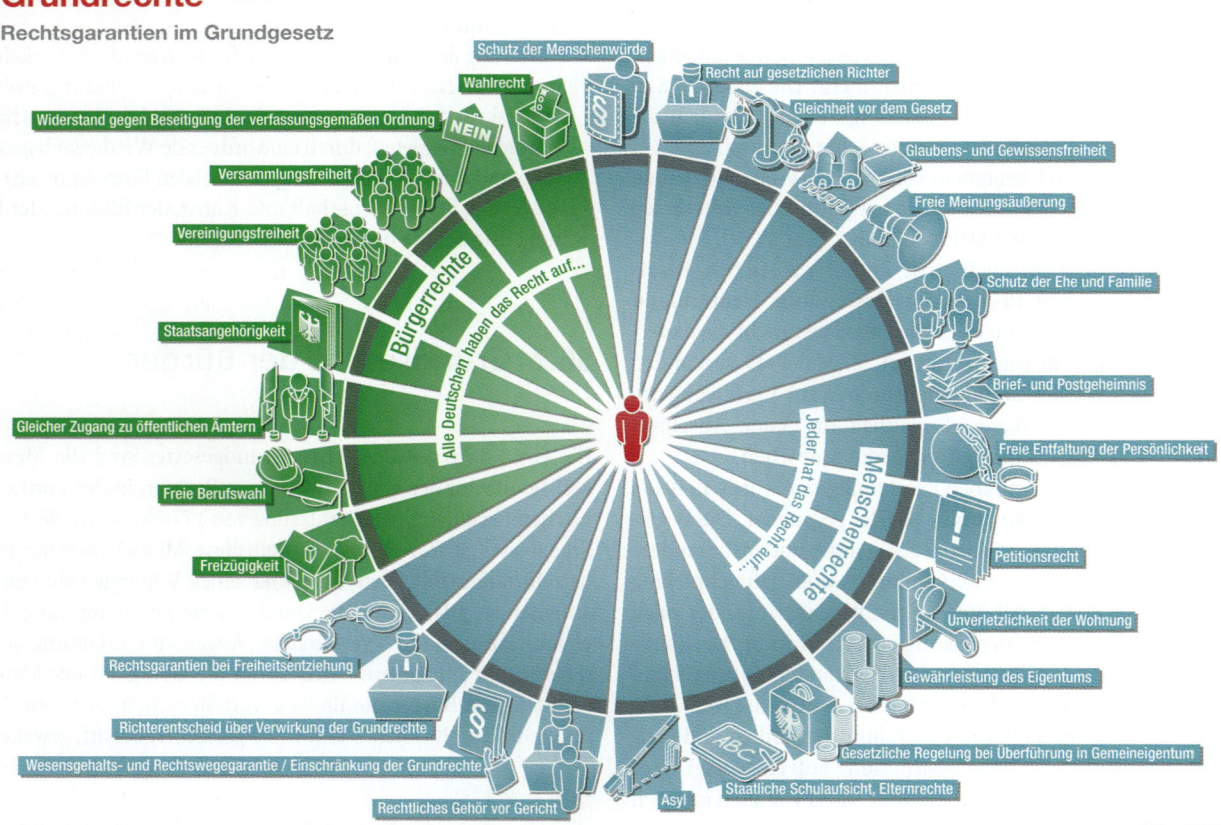

Abb. 56.2 Rechtsgarantien im Grundgesetz [W859]

- Gleichheit vor dem Gesetz *(Art. 3)*,
- Glaubens- und Gewissensfreiheit *(Art. 4)*,
- Freie Meinungsäußerung *(Art. 5)*,
- Pressefreiheit *(Art. 5)*,
- Freiheit von Kunst und Wissenschaft *(Art. 5)*,
- Schutz der Familie *(Art. 6)*,
- Schulwesen *(Art. 7)*,
- Versammlungsfreiheit *(Art. 8)*,
- Vereins- und Koalitionsfreiheit *(Art. 9)*,
- Postgeheimnis *(Art. 10)*,
- Freizügigkeit aller Bewohner *(Art. 11)*,
- Rechte auf freie Berufswahl *(Art. 12)*,
- Unverletzlichkeit der Wohnung *(Art. 13)*,
- Recht auf Eigentum *(Art. 14)*,
- Staatsangehörigkeit, Auslieferungsverbot, Asylrecht *(Art. 16)*,
- Bitt- und Beschwerderecht *(Art. 17)*,
- Missbrauchsverbot *(Art. 18)*,
- Unantastbarkeit der Grundrechte *(Art. 19)*,
- Widerstandsrecht *(Art. 20/4)* und
- Wahlrecht *(Art. 38)*.

56.3 Pflichten der Bürger

Damit der Genuss des Grundgesetzes für jedermann möglich ist, ist es notwendig, dass alle ihre Treuepflicht gegenüber Volk und Verfassung und gegenüber Staat und Gesetz erfüllen; somit stellen die staatsbürgerlichen Pflichten ein Gegengewicht zu den staatsbürgerlichen Rechten dar. Es ist selbstverständlich, dass jeder Staatsbürger darüber hinaus seine körperlichen und geistigen Kräfte auch zum Wohl der Gesamtheit betätigen muss. Weitere Pflichten eines deutschen Staatsbürgers sind:

- **Steuerpflicht:** Jeder Staatsbürger hat die Pflicht, entsprechend seinem Einkommen und Vermögen Steuern zu zahlen und damit die öffentlichen Lasten mitzutragen.
- **Pflicht zur Übernahme von Ehrenämtern:** Jeder Staatsbürger ist verpflichtet, ehrenamtliche Tätigkeiten, z. B. Schöffendienst, Waisenrat, Vormundschaft, zu übernehmen.
- **Wehrpflicht:** Für alle männlichen Staatsbürger vom 18. bis 45. Lebensjahr gilt die Wehrpflicht. Diese ist in der Bundesrepublik Deutschland allerdings seit Juli 2011 in Friedenszeiten ausgesetzt.
- **Nothilfepflicht:** Alle Staatsbürger sind bei Unglücksfällen, Notständen, Naturkatastrophen und im nachbarlichen Verkehr zur gegenseitigen Hilfe verpflichtet.
- **Anzeige- und Zeugnispflicht:** Jeder Staatsbürger ist verpflichtet, Kapitalverbrechen anzuzeigen bzw. Zeugnis darüber abzugeben.

Grundsätzlich gelten alle Pflichten, mit Ausnahme der Wehrpflicht, für Männer und Frauen.

56.4 Deutschland als föderativer Staat

Deutschland ist ein demokratischer, sozialer, rechtsstaatlicher **Bundesstaat** *(Art. 20 GG)*. Das heißt, Deutschland hat als Bund eigenständige Untergliederungen mit mehr oder weniger großer Autonomie. Die Ausübung der staatlichen Befugnisse und die Erfüllung der staatlichen Aufgaben ist Sache der Länder, soweit das GG keine andere Regelung trifft oder zulässt *(Art. 30 GG)*.

Die Untergliederungen Deutschlands sind die 16 Länder bzw. **Bundesländer:** Baden-Württemberg, Bayern, Berlin, Brandenburg, Bremen, Hamburg, Hessen, Mecklenburg-Vorpommern, Niedersachsen, Nordrhein-Westfalen, Rheinland-Pfalz, Saarland, Sachsen, Sachsen-Anhalt, Schleswig-Holstein und Thüringen.

Viele der Flächenländer sind wiederum in Regierungsbezirke unterteilt. Die kleinste **politische Einheit** ist die Gemeinde, mehrere Gemeinden bilden einen Kreis, mehrere Kreise einen Regierungsbezirk.

Alle Länder sind zusammengeschlossen zur **Bundesrepublik.** In der Bundesrepublik nimmt der **Bundespräsident** die Rechte und Aufgaben des Staatsoberhauptes wahr. Er wird durch die Bundesversammlung für einen Zeitraum von fünf Jahren gewählt und kann die Aufgabe höchstens zwei Amtszeiten ausüben.

In der Verfassung ist allen Ländern des Bundesstaates die **Eigenstaatlichkeit** in Bezug auf Gesetzgebung, Verwaltung und Rechtsprechung garantiert. Alle Staatsgewalt geht vom Volk aus (Prinzip der Demokratie). Der Staat hat eine Fürsorgepflicht für alle Teile der Bevölkerung, um ein menschenwürdiges Dasein zu ermöglichen (Prinzip des Sozialstaates). Der Staat soll Gerechtigkeit und Rechtssicherheit gewährleisten und seine Tätigkeiten an Gesetz und Recht orientieren (Prinzip des Rechtsstaates). In Deutschland verfügt jedes Land über eine **Kulturhoheit** und erlässt eigene Schul- und Hochschulgesetze. Auch die Gewährleistung der inneren Sicherheit und damit die gesetzliche Zuständigkeit für Polizei, Brand- und Katastrophenschutz sowie den Rettungsdienst (➤ Kap. 12) sind zunächst Aufgabe der Länder. Manche Länder besitzen auch eigene Funk- und Fernsehstationen (z. B. Bayerischer Rundfunk, Radio Bremen, Hessischer Rundfunk).

Die Länderverfassungen müssen den Grundsätzen des republikanischen, demokratischen und sozialen Rechtsstaates entsprechen.

Im zweiten Abschnitt des GG wird das Verhältnis zwischen Bund und Ländern bestimmt. Im Bundesstaat verteilt sich die staatliche Gewalt auf den **Zentralstaat** (Bund) und die **Gliederstaaten** (Länder). Dabei sind die Ausübung staatlicher Befugnisse und die Erfüllung staatlicher Aufgaben Sache der Länder, soweit das GG keine andere Aussage trifft. Die Länder haben ausschließliches Stimmrecht im Bundesrat und wirken durch ihn an der Gesetzgebung und Verwaltung des Bundes mit.

Der **Bund** übernimmt nur die Aufgaben, die zentral geregelt werden müssen, z. B. die Außenpolitik, die Landesverteidigung oder der Schutz der Bevölkerung bei kriegerischen Konflikten (Zivilschutz). In allen anderen Bereichen stehen den Ländern nach der

Verfassung Eigenständigkeiten zu (Subsidiaritätsprinzip). Das **Subsidiaritätsprinzip** bedeutet, dass übergeordnete Einheiten (z. B. der Bund) nur solche Aufgaben übernehmen sollen, zu deren Wahrnehmung untergeordnete Einheiten (z. B. die Länder oder die Gemeinden) nicht in der Lage sind (➤ Kap. 49).

In den Ländern, Kreisen und Gemeinden muss das Volk eine aus allgemeinen, unmittelbaren, freien, gleichen und geheimen **Wahlen** hervorgegangene Vertretung haben. Der Bund garantiert, dass die verfassungsmäßige Ordnung der Länder diesen Bestimmungen und Grundsätzen entspricht.

Die Selbstverwaltung der **Gemeinde** ist in der Verfassung garantiert. So erfüllen die Gemeinden Gemeinschaftsaufgaben, die der Einzelne nicht erfüllen kann, unter Beachtung der bestehenden Gesetze zum Wohl und im Auftrag des Einzelnen, z. B. Feuerwehr auf Grundlage des entsprechenden Landesgesetzes, Straßenreinigung und Müllabfuhr, Jugendschutz, Straßenbeleuchtung, Einrichtung von Friedhöfen etc.

Als weitere Pflichtaufgaben kommen die Armen-, Waisen-, Altenfürsorge, die Führung des Personenstands- und Einwohnerregisters sowie die Durchführung der Bundes- und Landtagswahlen etc. hinzu.

Föderalismus und Auswirkungen auf den Rettungsdienst

Die Eigenstaatlichkeit der Länder hat auch Auswirkungen auf den Rettungsdienst. Jedes Bundesland hat ein eigenes Rettungsdienstgesetz. Diese unterscheiden sich oft in Fragen der Finanzierung und Organisation. Ein weiteres Bespiel für das eigene Wirken ist das Notfallsanitätergesetz und die Ausbildungs- und Prüfungsverordnung. Diese werden vom Bund erlassen. Die praktische Umsetzung erfolgt aber in den Bundesländern. Dies führt mitunter zu deutlichen Unterschieden bei der Umsetzung (➤ Kap. 1 und ➤ Kap. 2).

Die Rettungsdienstgesetze der Länder wiederum übertragen die praktische Durchführung des Rettungsdienstes auf die Städte, Landkreise und Gemeinden, genannt **Rettungsdienstträger**. Auch hier gibt es je nach Engagement der sog. Rettungsdienstträger deutliche Unterschiede in der Ausübung, Organisation und der Qualität.

> **MERKE**
> Die Durchführung des Rettungsdienstes in Deutschland ist keine staatliche Aufgabe, sondern wird über die Bundesländer an die Kommunen und Städte übertragen.

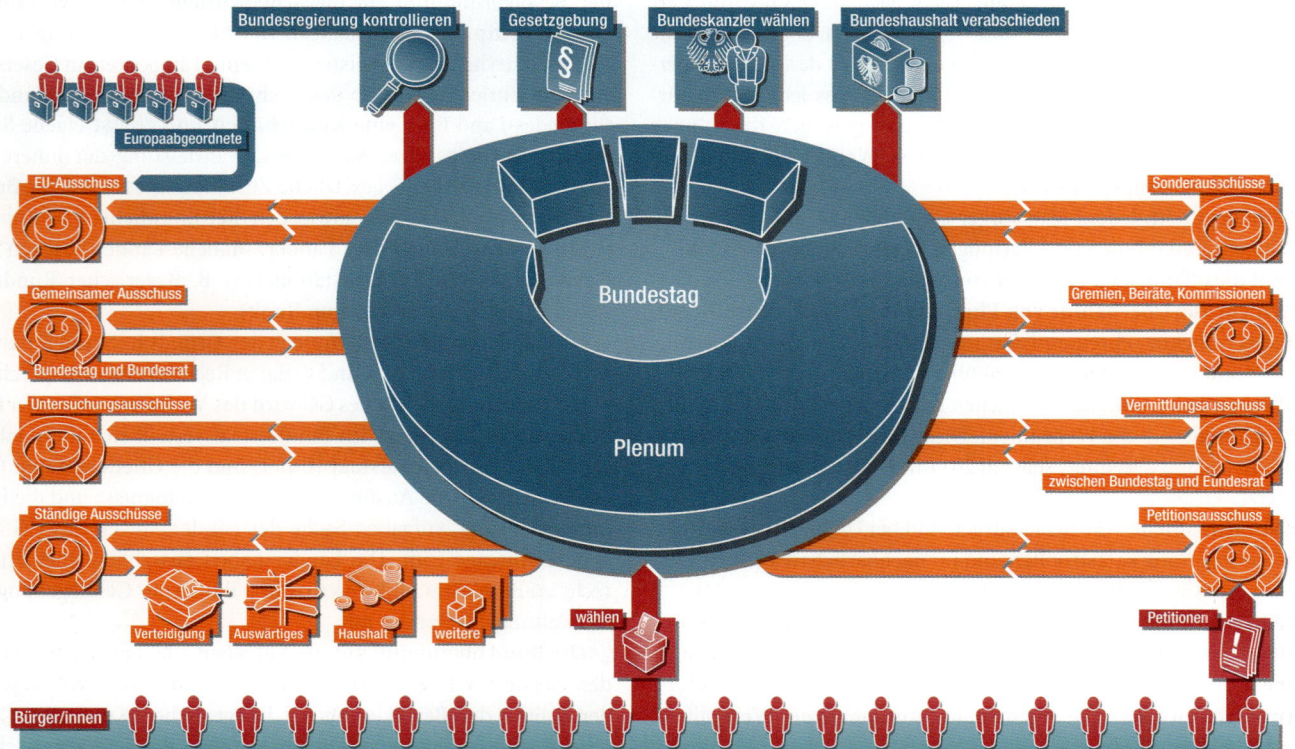

Abb. 56.3 Bundestag – Beispiele für Aufgaben und Arbeitsweisen [W859]

56.5 Deutschland als parlamentarische Demokratie

Die Demokratie (Volksherrschaft) ist eine Form menschlichen Zusammenlebens, sie ist eine Gesellschaftsordnung. Man kann von einer Demokratie erst dann sprechen, wenn alle Mitglieder dieser Gesellschaft gleich und frei sind, wenn sie alle an der Lenkung ihres Gemeinwesens teilhaben können. Das wesentliche Kennzeichen einer Demokratie ist, dass der Träger der Staatsgewalt das Volk ist. Allen Bürgern muss Gelegenheit gegeben werden, in allgemeiner, unmittelbarer, geheimer, freier und gleicher Wahl über die Angelegenheiten des Staates zu entscheiden.

MERKE
Eine Demokratie ist ein Staat, der allgemeine, unmittelbare, freie, gleiche und geheime Wahlen, unverzichtbare Grundrechte, dreigeteilte Gewalten und die Bindung der Staatsorgane an die Gesetze unterhält.

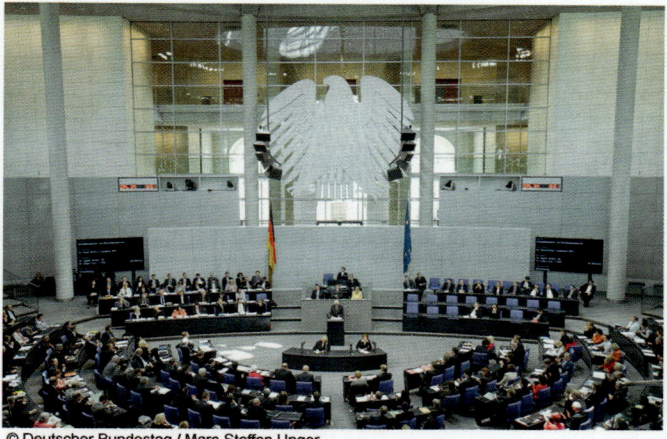

Abb. 56.4 Der Plenarsaal des Deutschen Bundestags im Reichstagsgebäude in Berlin. Der Bundestag ist das oberste Staatsorgan, das sich aus gewählten Vertretern des Volkes, den Abgeordneten, zusammensetzt. [W214]

Als **Parlament** bezeichnet man ein in demokratischen Verfassungsstaaten aus Wahlen hervorgegangenes oberstes Staatsorgan; in der Bundesrepublik wird diese Aufgabe durch den Deutschen Bundestag und seine Mitglieder wahrgenommen (➤ Abb. 56.3). Im Parlament soll das Staatsvolk durch gewählte Abgeordnete, die als Vertreter des ganzen Volkes gelten, repräsentiert sein. Die Abgeordneten sind an Anträge und Weisungen ihrer direkten Wähler nicht gebunden.

Eine **parlamentarische Demokratie** wie Deutschland ist eine Volksherrschaft, in der der Volkswille durch eine Vertretungskörperschaft (Parlament) repräsentiert wird, wobei der Schwerpunkt der Macht beim Parlament liegt. Die Vertretungskörperschaft ist in Deutschland der Bundestag (➤ Abb. 56.4).

Liegt der Schwerpunkt der Macht beim Präsidenten, etwa dadurch, dass dieser mit speziellen Vollmachten ausgestattet wird, so spricht man von einer **Präsidialdemokratie** (z. B. USA, Frankreich).

Nach einem Urteil des Bundesverfassungsgerichts vom 23. Oktober 1952 versteht man unter einer **freiheitlich-demokratischen Grundordnung** (fdGO) eine Ordnung, die unter Ausschluss jeglicher Gewalt und Willkürherrschaft eine rechtsstaatliche Herrschaftsordnung darstellt. Sie basiert auf der Grundlage der Selbstbestimmung des Volkes nach dem Willen der jeweiligen Mehrheit und der Freiheit und der Gleichheit. Zu den grundlegenden Prinzipien dieser Ordnung sind mindestens zu rechnen die Achtung vor den Menschenrechten, vor allem vor dem Recht der Persönlichkeit auf Leben und freie Entfaltung, die Volkssouveränität, die Gewaltenteilung, die Verantwortlichkeit der Regierung, die Gesetzmäßigkeit der Verwaltung, die Unabhängigkeit der Gerichte, das Mehrparteienprinzip und die Chancengleichheit für alle politischen Parteien mit dem Recht auf verfassungsmäßige Bildung und Ausübung einer Opposition.

So weist Deutschland als parlamentarische Demokratie folgende charakteristische Merkmale auf:
- Allgemeine, unmittelbare, freie, gleiche und geheime Wahlen
- Verfassung und Gesetze
- Teilung der Gewalten
- Bindung der Staatsorgane an die Gesetze

56.5.1 Wahlen

Das Volk wählt die Regierenden über mehrere zugelassene Parteien durch **Wahlen** für einen bestimmten Zeitraum, die Legislaturperiode. Eine Legislaturperiode dauert im Bund vier, in den Ländern (Ausnahme Bremen: 4 Jahre) mittlerweile fünf Jahre.
- Allgemeine Wahlen: Jeder wahlberechtigte Staatsbürger kann ohne Unterschied der Person wählen und gewählt werden.
- Unmittelbare Wahlen: Je nach Wahlverfahren gibt der Wähler seine Stimme direkt einem Bewerber oder einer Partei.
- Freie Wahlen: Dem Wähler steht es frei, ob er wählt oder nicht, welchen Kandidaten er wählt, ob er gültig oder ungültig wählt. Der Wähler darf nicht zur Ausübung seines Wahlrechts gezwungen oder an der Ausübung gehindert werden.
- Gleiche Wahlen: Jede abgegebene gültige Stimme hat den gleichen Wert.
- Geheime Wahlen: Bei der Ausübung des Wahlrechts muss die Anonymität des Wahlvorgangs gewährleistet sein. Niemand kann verpflichtet werden, seine Wahlentscheidung offenzulegen.

56.5.2 Staatsgewalt

Die politische Macht der Regierenden ist durch die Verfassung und durch die nachrangigen Gesetze begrenzt und festgelegt. Insbesondere bestimmte, in der Verfassung aufgezählte Grundrechte sind unverzichtbar. Sie können lediglich durch Gesetze in vorher festgelegtem Umfang eingeschränkt werden. So ist z. B. das im GG festgelegte Grundrecht der persönlichen Freiheit (Art. 2 GG) durch die Einführung des Wehrpflichtgesetzes eingeschränkt worden.

Allerdings müssen Gesetze immer in Übereinstimmung mit der Verfassung stehen. Widerspricht ein einzelnes Gesetz aus irgendeinem Grund der Verfassung, so kann es vom **Bundesverfassungsgericht** für nichtig erklärt werden.

56.5.3 Gewaltenteilung

Die Staatsgewalt in einem demokratischen Staat wie Deutschland ist organisatorisch und personell auf verschiedene **Organe** aufgeteilt:
- Gesetzgebende Gewalt oder **Legislative**: Bundestag unter Beteiligung des Bundesrates
- Vollziehende Gewalt oder **Exekutive**: Bundesregierung und Verwaltungsbehörden von Bund und Ländern
- Richterliche Gewalt oder **Judikative**: unabhängige, selbstständige, neutrale und nur nach Recht und Gesetz entscheidende Gerichte

Die **Dreiteilung der Gewalten** soll die Zusammenballung staatlicher Macht in einer Hand verhindern. Die Verfassung Deutschlands bejaht den Grundsatz der Gewaltenteilung.

> **MERKE**
> Art. 20, Abs. 2 GG lautet:
> „Alle Staatsgewalt geht vom Volke aus. Sie wird vom Volke in Wahlen und Abstimmungen und durch besondere Organe der Gesetzgebung, der vollziehenden Gewalt und der Rechtsprechung ausgeübt."

Die Parlamente des Bundes (Bundestag) und der Länder (Landtage) beschließen Gesetze. Die Bundesregierung und die Bundesbehörden sowie die Regierungen der Länder und die Landesbehörden führen die Gesetze durch konkrete Maßnahmen, z. B. den Erlass entsprechender Verordnungen, aus. Verbrechen werden abgeurteilt, und bei Streitigkeiten wird von unabhängigen Richtern Recht gesprochen, d. h., von Richtern, die auf Lebenszeit ernannt sind und von keiner Regierung und keinem Parlament bei ihrer Urteilsfindung beeinflusst werden. Sie sind nur dem Gesetz verpflichtet.

Zwischen den Einrichtungen der drei Teilgewalten bestehen gegenseitige Kontrollen und bestimmte Verbindungen. So wirken z. B. Bundestag und Bundesrat nicht nur bei der Gesetzgebung, sondern auch bei der Verwaltung (Haushaltsplan) und Rechtspflege (Amnestie) mit. Auch innerhalb der Organe bestehen Kontrollmöglichkeiten. Der Bundestag kann Untersuchungsausschüsse einsetzen. Die Regierung wird von der Opposition kontrolliert. Die Verwaltung steht unter der Kontrolle des Rechnungshofes. Der Bürger kann gegen Verwaltungsakte vor dem Verwaltungsgericht klagen (z. B. gegen die Entziehung der Fahrerlaubnis). Die Richter sind unabhängig und nur dem Gesetz unterworfen.

Alle Staatsorgane dürfen nur handeln und in dem Rahmen tätig werden, in dem sie durch ordnungsgemäß zustande gekommene Gesetze dazu ermächtigt worden sind. Alle hoheitlichen Handlungen können auf dem Prozesswege angefochten werden. Den Bürger belastende Gesetze dürfen nicht mit rückwirkender Kraft versehen werden. So darf die Enteignung eines Grundstücks nach dem Enteignungsrecht nur mit voller Entschädigung und bei zwingendem öffentlichem Interesse, etwa beim Straßenbau, vollzogen werden. Der Betroffene kann die Enteignungsverfügung vor dem Gericht anfechten.

56.5.4 Gesetzgebende Gewalt

Die gesetzgebende Gewalt, die Legislative, wird in den Artikeln 70–82 GG geregelt. Das GG definiert die Gesetzgebungskompetenz grundsätzlich als Aufgabe der Bundesländer, soweit nicht ausdrücklich der Bund für zuständig erklärt ist. Diese Zuständigkeit ist durch *Art. 70 GG* festgelegt. Man unterscheidet drei verschiedene Gesetzgebungsformen.

Gesetzgebungsformen

Ausschließliche Gesetzgebung

Die **ausschließliche Gesetzgebung** wird in *Art. 73 GG* bestimmt. Sie bedeutet, dass ausschließlich der Bund für die Gestaltung dieser Gesetze infrage kommt. In diesen Bereich fallen z. B.:
- Auswärtige Angelegenheiten
- Währungs-, Geld- und Münzwesen
- Passwesen
- Regelung der Staatsangehörigkeit im Bund
- Verteidigung des Staates
- Arzneimittel- und Betäubungsmittelgesetze
- Luftverkehr

Ländergesetzgebung

Solange der Bund von seinem Gesetzgebungsrecht keinen Gebrauch macht, haben die Länder die Befugnis, Gesetze zu erlassen *(Art. 74 GG)*. Das Recht der Länder erlischt, wenn der Bund Gesetze erlässt. In diesen Bereich fallen:
- Öffentliche Fürsorge
- Arbeitsrecht
- Umweltschutz
- Rettungsdienstgesetze

Rahmengesetzgebung

Bei der **Rahmengesetzgebung** legt der Bund in einem näher definierten Umfang Rahmenvorschriften fest, die von den Ländern durch eigene Gesetze ausgefüllt werden, wie:
- Melde- und Ausweiswesen
- Landesbeamtengesetze
- Hochschulrahmengesetz

Gesetzgebung

Hauptorgan der Gesetzgebung ist der Bundestag. Das Recht der **Gesetzesinitiative** liegt jedoch bei Bundesregierung, Bundesrat und Mitgliedern des Bundestages.

Die Bundesregierung leitet ihre **Gesetzesvorlagen** dem Bundesrat zu, der innerhalb von 6 Wochen Stellung nehmen kann. Der Entwurf geht dann wieder der Bundesregierung zu, die ihrerseits eine Stellungnahme zu den Änderungswünschen des Bundesrates abgibt. Schließlich wird der Gesetzesentwurf dem Bundestag zugeleitet. Dieser berät den Vorschlag in drei Lesungen und stimmt anschließend zu oder lehnt diesen ab. Nach der **Gesetzesannahme** durch den Bundestag wird er dem Bundesrat zugeleitet. Hier richtet sich die Tätigkeit des Bundesrats danach, ob es sich um ein Einspruchsgesetz oder ein Zustimmungsgesetz handelt.

- Bei **Einspruchsgesetzen** gilt als Zustimmung, wenn der Bundesrat innerhalb von 2 Wochen keinen Einspruch erhebt.
- **Zustimmungsgesetze,** z. B. verfassungsändernde Gesetze oder Gesetze zum föderativen Aufbau der Bundesrepublik, bedürfen der ausdrücklichen Zustimmung des Bundesrats.

Kommt es zu keiner Einigung, kann der Bundesrat den **Vermittlungsausschuss** anrufen. Gesetze, die durch beide Instanzen Zustimmung erhalten, werden vom Bundespräsidenten nach Genehmigung durch den Bundeskanzler oder zuständigen Bundesminister ausgefertigt und im **Bundesgesetzblatt** verkündet. Die Gesetze und Rechtsverordnungen sollen den Tag ihres Inkrafttretens bestimmen oder sie treten spätestens 14 Tage nach Ablauf des Tages in Kraft, an dem das Bundesgesetzblatt ausgegeben wurde (➤ Abb. 56.5).

Während einfache Gesetzesvorlagen nur einer einfachen Mehrheit im Bundestag (und im Falle der Mitbestimmungspflicht zusätzlich im Bundesrat) bedürfen, wird für Änderungen des Grundgesetzes stets eine Zweidrittelmehrheit benötigt.

Im Juli 2006 wurde eine Änderung des Grundgesetzes beschlossen, die das Gesetzgebungsverfahren beschleunigen und transparenter machen soll. Die sog. **Föderalismusreform** soll den Anteil der Gesetzesinitiativen, denen der Bundesrat zustimmen muss, deutlich reduzieren. Im Gegenzug erhalten die Länder die ausschließliche Gesetzgebungskompetenz in den Bereichen Presserecht, Versammlungsrecht, Gaststätten- und Ladenschlussrecht, Strafvollzug sowie Beamtenrecht für Landes- und Kommunalbeamte.

Auf **Länderebene** wird das Gesetzgebungsverfahren in den Landesverfassungen geregelt. Landesregierung und die Abgeordneten der Volksvertretung (Landtag, Bürgerschaft bzw. Abgeordnetenhaus) haben hier die Möglichkeit der Gesetzesinitiative. Die Volksvertretung beschließt die Gesetze.

56.5.5 Vollziehende Gewalt

Die vollziehende Gewalt, die Exekutive, wird in den Artikeln 83–91 GG geregelt. Sie führt die von der Legislative beschlossenen Gesetze aus. Sie ist an Institutionen auf Bundes-, Landes- und Kommunal-

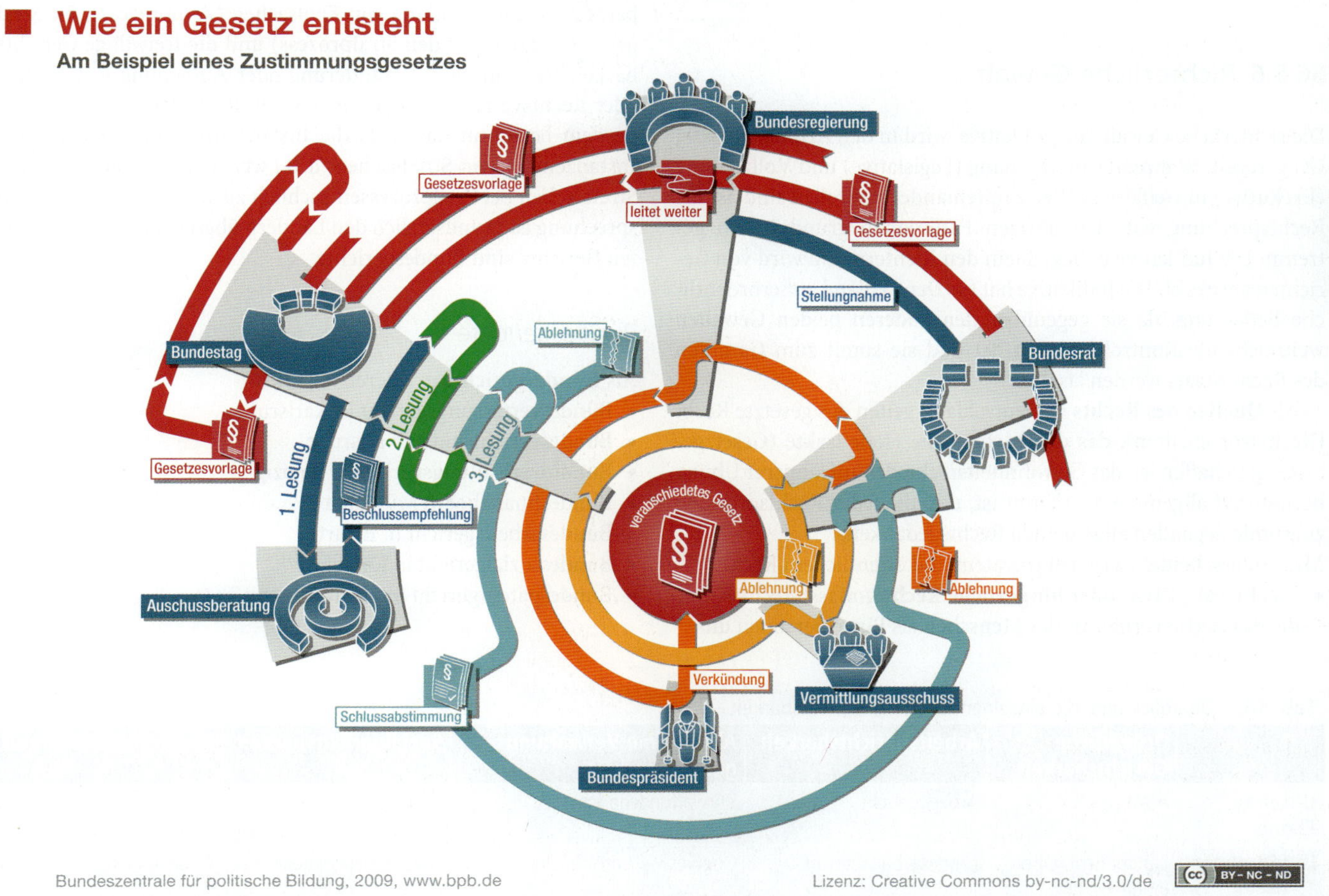

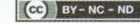

Abb. 56.5 Wie ein Gesetz entsteht [W859]

ebene übertragen. In der Regel findet ihre Verwaltung hauptsächlich auf Länderebene statt. Den Entscheidungen der gesetzgebenden Organe ist jedoch grundsätzlich Folge zu leisten.

In der **Hierarchie** gibt es die bundeseigene Verwaltung, die Bundesauftragsverwaltung, die ländereigene Verwaltung und die kommunale Verwaltung.

- In der **bundeseigenen** Verwaltung findet die Verwaltung der bundeseigenen Einrichtungen statt. Sie ist zuständig für die Bundeswehrverwaltung und den Auswärtigen Dienst.
- Die **Bundesländer** vollziehen im Auftrag der Bundesregierung die Bundesgesetze durch die Bundesauftragsverwaltung. Sie sind zuständig für die Bundesautobahn- und Bundeslandstraßenverwaltung und das Wehrersatzwesen. In der ländereigenen Verwaltung werden Landesgesetze und Bundesgesetze als eigene Angelegenheiten bestimmt und ausgeführt. Sie sind zuständig für das Rettungswesen, das Schulwesen und den Gesundheitsdienst.
- Die **kommunalen** Verwaltungen sind für die Selbstverwaltungsangelegenheiten innerhalb der Gemeinden und Kreise zuständig, inkl. der Verwaltung verschiedener Bundes- und Landesaufgaben. In ihren Bereich fallen die Müllabfuhr, Einrichtung und Betrieb von Sportanlagen und Kinderspielplätzen, Einrichtung und Betrieb von Krankenhäusern, das Standesamtswesen und Melde- und Passbehörden.

56.5.6 Richterliche Gewalt

Die richterliche Gewalt, die Judikative, wird in den Artikeln 92–104 GG geregelt. Während Gesetzgebung (Legislative) und Vollziehung (Exekutive) in vielfältiger Weise miteinander verwoben sind, ist die Rechtsprechung von den übrigen Funktionen grundsätzlich getrennt. Die Judikative obliegt allein den Richtern und wird von Gerichten ausgeübt. Die Judikative hat für Deutschland außerordentliche Bedeutung, da sie gegenüber den anderen beiden Gewalten weitreichende Kontrollfunktion hat und sie somit zum Garanten des Rechtsstaats werden lässt.

Als **Quellen des Rechts** in Deutschland gelten das gesetzte Recht (Rechtsvorschriften), das durch staatliche Hoheitsakte (Gesetzgebung) geschaffen ist, das Gewohnheitsrecht, das auf längerer Übung beruht und allgemein anerkannt ist, und die jeder Rechtsordnung zugrunde liegenden allgemeinen Rechtsgedanken.
Man unterscheidet zwischen privatem und öffentlichem Recht:
- Das **Privat-, Zivil- oder bürgerliche Recht** umfasst Rechtssätze, die das Rechtsverhältnis der Menschen als Einzelpersonen untereinander regeln. Die zentrale Privatrechtsordnung ist das Bürgerliche Gesetzbuch (BGB).
- Zum **öffentlichen Recht** gehören das Völker-, Kirchen-, Staats-, Straf- und Strafprozessrecht sowie Rechtsbeziehungen zwischen öffentlichen Verwaltungsträgern, deren Aufbau und Aufgabenverteilung. Allgemein regelt das öffentliche Recht Rechtsbeziehungen, die zwischen dem Einzelnen und einer übergeordneten Gewalt (Staat, Gemeinde, öffentliche Körperschaft) auftreten oder die die Beziehungen dieser Gewalten untereinander betreffen.

Justizbehörden

Justizbehörden sind für die Tätigkeiten der Rechtspflege zuständig. Durch sie wird das Recht, z. B. durch Rechtsprechung, angewendet.

Die Rechtsprechung geschieht durch staatliche **Gerichte** (➤ Tab. 56.1).

Der Staat bestimmt die Organisation der Gerichte und die Abgrenzung ihrer Geschäftsbereiche teils durch die Verfassung, teils durch eine Gerichtsverfassung.

In Deutschland gilt das Gerichtsverfassungsgesetz (GVG) für die ordentliche Gerichtsbarkeit. Diese umfasst die streitige Gerichtsbarkeit zur Entscheidung von Zivilsachen (Zivilprozess), die Strafgerichtsbarkeit (für den Strafprozess) und die freiwillige Gerichtsbarkeit (Begründung, Veränderung oder Aufhebung von Rechten oder Rechtsverhältnissen, ohne dass ein Rechtsstreit vorliegt). Außerdem bestimmt das GVG die Instanzenzugehörigkeit und den Instanzenweg von Streitsachen, d. h., welche Instanzen für welche Streitsachen bei Zivilprozessen sachlich zuständig sind. Die Rechtsprechung ist grundsätzlich den Ländern überlassen. Nur die obersten Gerichte sind Bundesgerichte.

Bundesgerichte

Als **Bundesgerichte** existieren lediglich:
- Bundesverfassungsgericht in Karlsruhe
- Bundesgerichtshof in Karlsruhe
- Bundesverwaltungsgericht in Leipzig
- Bundesfinanzhof in München
- Bundesarbeitsgericht in Erfurt
- Bundessozialgericht in Kassel
- Bundespatentgericht in München

Tab. 56.1 Überblick über die einzelnen Arten der Gerichtsbarkeit

	Ordentliche Gerichtsbarkeit	Arbeitsgerichtsbarkeit	Allgemeine Verwaltungsgerichtsbarkeit	Sozialgerichtsbarkeit	Finanzgerichtsbarkeit
Unterste Ebene	Amtsgericht	Arbeitsgericht	Verwaltungsgericht	Sozialgericht	–
Länderebene	Landgericht, Oberlandesgericht	Landesarbeitsgericht	Oberverwaltungsgericht	Landessozialgericht	Finanzgericht
Bundesebene	Bundesgerichtshof	Bundesarbeitsgericht	Bundesverwaltungsgericht	Bundessozialgericht	Bundesfinanzhof

Alle Bundesgerichte entscheiden grundsätzlich nur über die Anwendung des Bundesrechts, es sei denn, eine Landesgesetzgebung hat ihnen die letztinstanzliche Entscheidung übertragen.

Grundsätze der Rechtsprechung

Zu den wichtigsten Grundsätzen der Rechtsprechung für Bund und Länder gehören:
- Niemand darf seinem gesetzlichen Richter entzogen werden.
- Die Todesstrafe ist abgeschafft.
- Vor Gericht hat jeder einen Anspruch auf rechtliches Gehör.
- Eine Tat darf nur bestraft werden, wenn sie vorher gesetzlich als eine Straftat definiert war.
- Niemand darf wegen ein und derselben Tat mehrmals bestraft werden.
- Jeder ist vor dem Gesetz gleich.

56.6 Die Verfassungsorgane in Deutschland

Die fünf wichtigsten **Verfassungsorgane** Deutschlands sind Bundestag, Bundesrat, Bundespräsident, Bundesregierung und Bundeskanzler.

56.6.1 Bundestag

Der **Bundestag** ist als Vertretung des deutschen Volkes in der Gesetzgebung das höchste, letztendlich entscheidende Organ und repräsentiert das Volk bei der Ausübung der Staatshoheit. Bei bestimmten wichtigen Gesetzen bedarf der Bundestag allerdings auch der Zustimmung des Bundesrates.

Der Bundestag besteht aus der gesetzlichen Anzahl von 598 Abgeordneten des deutschen Volkes und wird für 4 Jahre gewählt. Die Abgeordneten unterliegen nur ihrem eigenen Gewissen. Aufgrund des 2013 geänderten Wahlrechts wurden im selben Jahr sog. Überhangmandate durch Mandate der einzelnen Parteien ausgeglichen. Dadurch wurde die Gesamtzahl der Sitze auf 631 erhöht. Nicht immer werden diese auch wahrgenommen, sodass die tatsächliche Zahl meist darunter liegt.

Der Bundestag tagt grundsätzlich öffentlich. Die Beschlussfassungen erfolgen mit einfacher Mehrheit, d. h., mit mehr als der Hälfte der abgegebenen Stimmen. In besonderen Fällen, etwa bei Verfassungsänderungen, ist für eine Beschlussfassung die absolute Mehrheit, d. h., die Mehrheit der gesetzlichen Mitglieder, oder die Zweidrittelmehrheit aller abgegebenen Stimmen bindend.

Der Bundestag wählt seinen **Bundestagspräsidenten,** der das Hausrecht und die Polizeigewalt im Gebäude des Bundestags ausübt und zugleich das zweithöchste Staatsamt der Bundesrepublik Deutschland nach dem Bundespräsidenten innehat. Der Bundestag gibt sich eine Geschäftsordnung und beschließt neue Gesetze. Er setzt den Bundeshaushalt und damit die Verteilung der Steuermittel fest.

Die weiteren Befugnisse des Bundestags erstrecken sich auf die Kontrolle der Bundesregierung, z. B. das Einsetzen von Untersuchungsausschüssen, die Weitergabe von Bitten und Beschwerden und das Verlangen von Auskünften, Rechnungskontrollen, die Wahl des Bundeskanzlers und das Misstrauensvotum. Letztendlich erfolgt hier die Feststellung des Verteidigungs- oder Spannungsfalls.

Eine besondere Einrichtung des Bundestages ist der **Petitionsausschuss,** an den sich jeder mit einer Eingabe wenden kann. Er bildet damit eine wichtige Schnittstelle zwischen Bevölkerung und Parlament.

Kontrollfunktion hat der Bundespräsident, der unter bestimmten Voraussetzungen den Bundestag vorzeitig auflösen kann.

Regierung und Opposition

Erringt eine einzelne Partei bei einer Wahl keine arbeitsfähige Mehrheit, so muss durch Zusammenarbeit zweier oder mehrerer Parteien eine **Koalition** gebildet werden. Diese Koalition muss sich über den Inhalt des Regierungsprogramms und über die Personen der zu bildenden Regierung verständigen. Der Regierung, gebildet entweder von Regierungspartei oder Regierungskoalition, steht die **Opposition** gegenüber, die in vielen Fragen der politischen Tagesarbeit eine gegenteilige Auffassung vertritt.

Parteien

Als **Parteien** werden die auf freier Werbung beruhenden Vereinigungen Gleichgesinnter bezeichnet, die politische Geltung in einem Staat anstreben, um durch ihren Einfluss ihre Ziele im Staat durchsetzen zu können. Die Parteien sind in einer parlamentarischen Demokratie wie Deutschland von besonderer Wichtigkeit, da sie das Verbindungsglied zwischen Volksvertretung (Parlament) und ihren Wählern (Volk) darstellen. Die Aufgaben der Parteien bestehen darin, die öffentliche Meinung im Hinblick auf politische Fragen zu bilden und zu führen. Als Mittel zur Meinungsbildung werden von Parteien dazu Diskussionen, Versammlungen, Pressemitteilungen, Werbungen und individuelle Gespräche eingesetzt.

Da die Parteien in Deutschland die verantwortungsvolle Aufgabe haben, den politischen Willen ihrer Wähler zu repräsentieren bzw. ihm zum Ziel zu verhelfen und das Funktionieren der Demokratie zu gewährleisten, muss die innere und äußere Orientierung und Organisation den demokratischen Grundgesetzen entsprechen. Sobald Parteien nach ihren Zielen oder dem Verhalten der Anhänger offensichtlich daran interessiert sind, die freiheitliche demokratische Grundordnung Deutschlands zu beeinträchtigen oder sogar zu beseitigen, können diese Parteien durch das Bundesverfassungsgericht für **verfassungswidrig** erklärt und verboten werden.

Fraktionen

Eine **Fraktion** stellt den organisatorischen Zusammenschluss einer Gruppe von Abgeordneten zur gemeinsamen Wahrnehmung parlamentarischer Aufgaben dar. Üblicherweise bilden die Abgeordneten derselben Partei eine Fraktion; sofern zwei Parteien in keinem Bundesland miteinander in Konkurrenz stehen, können sie auch eine gemeinsame Fraktion bilden. Dies ist der Fall bei CDU und CSU.

Fraktionen sind integrierender Bestandteil der parlamentarischen Meinungsbildung und Entscheidungsfindung. Sie sind Teile der Parteien im Parlament bzw. Teile des Bundestages. Obwohl Parteien und Fraktionen rechtlich zu trennen sind, spiegelt sich das Parteiensystem im Bundestag in fest gefügten Fraktionen (Mindeststärke: 5 % der Mitglieder des Bundestags) und **Gruppen** (mindestens 3 Abgeordnete einer Partei, die zusammen weniger als 5 % der Mitglieder des Bundestages ausmachen) wider. Einzelpersonen oder Personen aus Gruppierungen, die nicht als Gruppe anerkannt sind, gelten als **fraktionslose Abgeordnete.**

Arbeitsweise des Bundestages

Seine Aufgaben erfüllt der Bundestag mit Debatten und Auseinandersetzungen über die Ziele der Politik. Unterstützt wird der Bundestag durch zahlreiche Ausschüsse und Arbeitsgruppen, die einen Großteil der sachlichen Arbeit leisten. So bestehen z. B. Ausschüsse für die Bereiche Wirtschaft, Außenpolitik und Verteidigung. In den Ausschüssen werden i. d. R. bereits die endgültigen Formulierungen für die Gesetzesvorlagen vorbereitet, die im Bundestag beraten und verabschiedet werden. Im Gegensatz zu den Sitzungen des Bundestages sind die Sitzungen der Ausschüsse in der Regel nichtöffentlich.

Abgeordnete

Die Abgeordneten des Bundestags werden amtlich als **Mitglied des Deutschen Bundestags (MdB)** bezeichnet. Sie werden üblicherweise über eine Partei, was aber nicht unbedingt notwendig ist, in den Bundestag gewählt. Sie sind die repräsentativen Vertreter des ganzen Volkes und an Aufträge, Weisungen und Abmachungen nicht gebunden, sondern nur ihrem Gewissen unterworfen. So kann eine Partei ihre Abgeordneten also nicht zwingen, z. B. bei einer Gesetzesvorlage im Bundestag in bestimmter Weise abzustimmen. Es kommt allerdings gerade bei wichtigen Abstimmungen sehr selten vor, dass sich einzelne Abgeordnete nicht an Fraktionsabsprachen, die innerhalb einer Partei oder einer Fraktion getroffen werden, halten.

Die Mitglieder des Deutschen Bundestags unterliegen der Immunität gegen Strafverfolgung. Diese soll die Abgeordneten vor Willkürmaßnahmen schützen und die freie Meinungsäußerung sichern. In bestimmten Fällen kann sie vom Parlament aufgehoben werden.

Abgeordnete, die während einer Legislaturperiode (Wahlperiode) aus ihrer Partei austreten, müssen ihr Bundestagsmandat nicht niederlegen.

Bundestagswahl

Die Bundestagswahl ist nach *Art. 38 GG* geregelt. Wahlberechtigt und wählbar ist jeder deutsche Staatsbürger, der das 18. Lebensjahr vollendet hat. Jeder Wahlberechtigte hat zwei Stimmen.

Die **Erststimme** bedeutet die Personenwahl. Der Wähler entscheidet sich für den seiner Ansicht nach am besten geeigneten Kandidaten in seinem Wahlkreis. Mit der **Zweitstimme** kann sich der Wähler für die Landesliste der Partei entscheiden, die seinen Auffassungen am meisten entspricht. Jeweils die Hälfte der Abgeordneten wird durch die Erst- bzw. Zweitstimme in den Bundestag gewählt. Die Parteien, deren Stimmenanteil mit der Zweitstimme unter 5 % liegt, sind jedoch im Bundestag nicht vertreten (Fünfprozentklausel). Erringt eine Partei mindestens drei Direktmandate, gilt die Fünfprozentklausel nicht.

56.6.2 Bundesrat

Der **Bundesrat** wirkt als Vertretung der Länder an der Gesetzgebung und Verwaltung des Bundes mit. Er hat gewisse Einspruchsrechte gegen den Bundestag. Der Bundesrat ist das Mitwirkungsorgan der Länder auf Bundesebene. Nach dem GG ist die Ausübung der staatlichen Befugnisse und die Erfüllung vieler staatlicher Aufgaben Sache der Länder. Diese Aufgaben können sie im Bundesrat wahrnehmen. Sie vertreten damit die Interessen aller Länder und Gemeinden.

Der Bundesrat besteht nicht aus gewählten Abgeordneten, sondern aus 69 ausgewählten Mitgliedern der Länderregierungen, die von diesen bestellt und abberufen werden. Die Stimmenzahl der Länder bestimmt sich nach ihrer Einwohnerzahl und beträgt mindestens drei, höchstens sechs.

Anders als im Bundestag also kommt im Bundesrat nicht das parteipolitische Kräfteverhältnis, sondern das **föderative System** des Bundes zum Ausdruck.

Der Bundesrat verhandelt ebenfalls grundsätzlich öffentlich. Er bildet außerdem Ausschüsse, an denen auch andere Mitglieder oder Beauftragte der Länderregierungen teilnehmen können. Dem Bundesrat steht der Bundesratspräsident vor, der aus den Reihen der Ministerpräsidenten der Länder gewählt wird. Er amtiert für jeweils ein Jahr und fungiert zugleich als Stellvertreter des Bundespräsidenten.

Der Bundesrat stellt im Gesetzgebungsverfahren ein Gegengewicht der Länder zu den Interessen des Bundes dar und nimmt sowohl an der gesetzgebenden als auch an der vollziehenden bundesstaatlichen Gewalt teil. Bei Verfassungsänderungen oder Gesetzen, die den föderativen Aufbau des Bundes betreffen, ist eine Zustimmung des Bundesrats erforderlich. Gegen jedes Gesetz hat der Bundesrat ein Einspruchsrecht.

56.6.3 Bundespräsident

Der **Bundespräsident** ist das Staatsoberhaupt Deutschlands. Er wird von der Bundesversammlung für 5 Jahre gewählt. Eine anschließende Wiederwahl ist nur einmal möglich. Die **Bundesversammlung** besteht aus den Abgeordneten des Bundestags und einer gleichen Anzahl von Mitgliedern, die von den Volksvertretern der Länder nach den Grundsätzen des Verhältniswahlrechts gewählt werden. Zum Bundespräsidenten wählbar ist jeder Wahlberechtigte, der das 40. Lebensjahr vollendet hat. Er hat die Befugnisse eines Staatsoberhaupts, ist aber für die Politik des Staates nicht verantwortlich.

Anordnungen und Verfügungen des Bundespräsidenten bedürfen daher zur Gültigkeit der Gegenzeichnung durch den Bundeskanzler oder den zuständigen Bundesminister, die damit die politische Verantwortung übernehmen.

Der Bundespräsident hat weitgehend repräsentative Aufgaben und übt als neutrale Kraft und Hüter der Verfassung eine ausgleichende Wirkung aus.

Er vertritt Deutschland völkerrechtlich, schließt Verträge mit anderen Ländern ab und empfängt und akkreditiert Botschafter und Gesandte fremder Länder.

Der Bundespräsident hat aber auch Anteil an der gesetzgebenden und der vollziehenden Gewalt. Er fertigt Gesetze aus und verkündet sie im **Bundesgesetzblatt.** Er kann die Einberufung des Bundestags verlangen und diesen auch auflösen lassen. Der Bundespräsident kann für einen Gesetzesvorschlag der Bundesregierung den Gesetzgebungsnotstand mit Zustimmung des Bundesrats ausrufen.

Er schlägt dem Bundestag einen Bundeskanzler vor und ernennt und entlässt auf Vorschlag des Bundeskanzlers die Bundesminister. Der Bundespräsident genehmigt die Geschäftsordnung der Bundesregierung. Er kann beratend an Sitzungen der Bundesregierung teilnehmen und Berichte von Bundesministern über den Stand ihrer Regierungsgeschäfte verlangen. Der Bundespräsident ernennt und entlässt die Bundesrichter und Bundesbeamten und hat ein Begnadigungsrecht für den Bund.

In seinen Aufgabenbereich fällt auch, dass er den Beschluss des Bundestags verkündet, dass ein Verteidigungsfall eingetreten oder beendet ist.

Zur Durchführung seiner Aufgaben unterhält der Bundespräsident ein **Bundespräsidialamt.** Dies stellt die oberste Bundesbehörde dar und bearbeitet:
- Protokollangelegenheiten
- Gesetzgebungsfragen

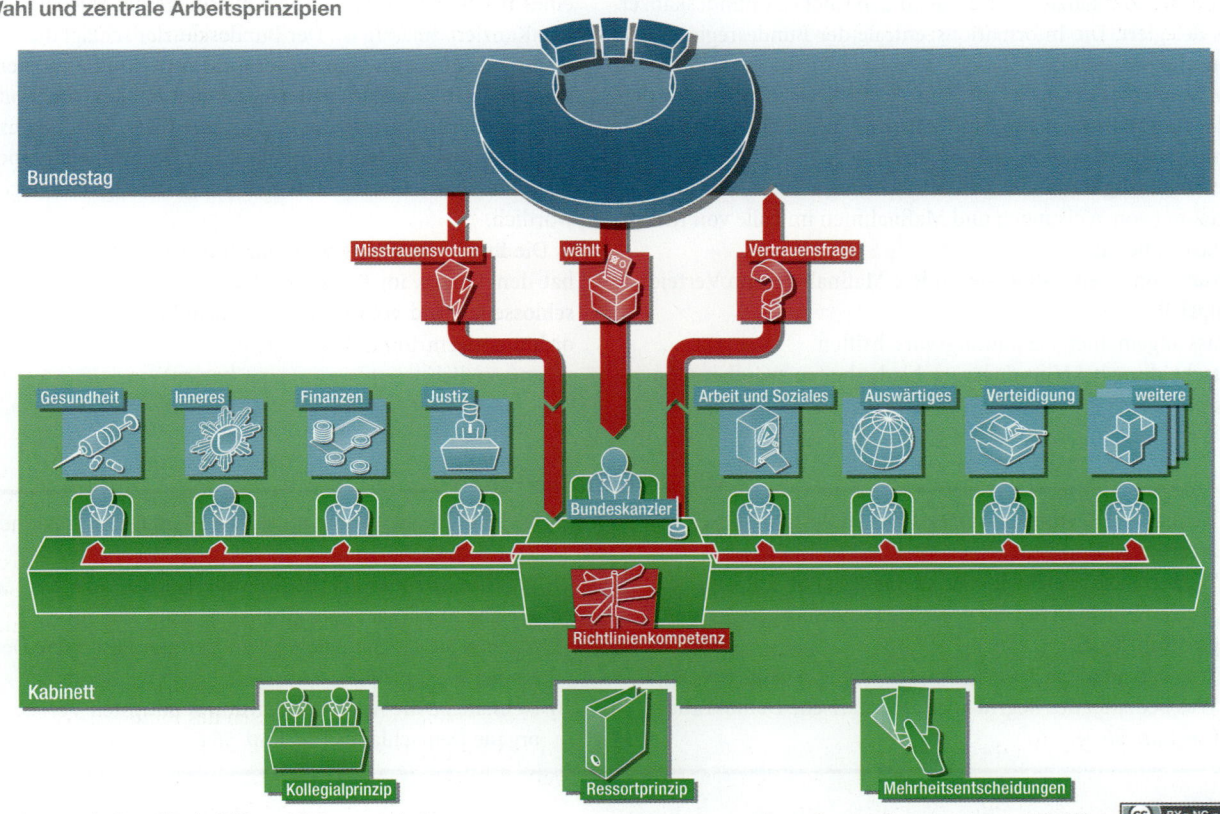

Abb. 56.6 Bundeskanzler und Bundesregierung – Wahl und zentrale Arbeitsprinzipien [W859]

- Gnadengesuche
- Öffentliches Dienstrecht
- Ordensangelegenheiten
- Petitionen
- Presse- und Informationssachen

Der Bundespräsident besitzt damit gegenüber den Präsidenten anderer Staaten – insbesondere denen der eingangs genannten Präsidialdemokratien – eine schwache politische Position. Diese bewusste Schwächung des Bundespräsidenten ist vor allem eine Reaktion auf die Erfahrungen aus der Zeit der Weimarer Republik, in der die Präsidenten deutlich weiter reichende Machtbefugnisse hatten.

56.6.4 Bundesregierung

Während es Aufgabe des Bundespräsidenten ist zu repräsentieren, und Aufgabe des Parlamentes, Gesetze zu erlassen, ist es Sache der **Bundesregierung**, die Staatsgeschäfte zu führen.

Die Bundesregierung übt die vollziehende Gewalt aus, soweit dies nicht dem Bundesrat oder Bundespräsidenten vorbehalten ist. Die Bundesregierung besteht aus dem Bundeskanzler und den Bundesministern und erledigt alle staatlichen und politischen Geschäfte. Die Anzahl der Bundesministerien ist vom Regierungsprogramm und von der Zusammensetzung der Koalition abhängig. Die administrativen Geschäfte der Bundesregierung (**Bundeskabinett**) leitet der Bundeskanzler, der diese an den Chef des Bundeskanzleramtes delegiert. Die Informationszentrale der Bundesregierung ist das Bundespresseamt.

Die Bundesregierung ist im Prinzip ein Kollegialorgan, in dem nur der Bundeskanzler aufgrund seiner Richtlinienkompetenz eine führende Stellung hat (➤ Abb. 56.6).

Die **Zuständigkeiten** der Bundesregierung sind:
- Erteilung von Weisungen und Maßnahmen im Falle von Krisen, Katastrophen u. Ä.
- Einsatz von Streitkräften, besondere Maßnahmen im Verteidigungsfall
- Erlass allgemeiner Verwaltungsvorschriften
- Entscheidung bei Meinungsverschiedenheiten zwischen Bundesministern
- Einbringen von Gesetzesvorlagen in den Bundestag
- Einbringen von Gesetzesvorlagen des Bundesrats in den Bundestag mit Stellungnahme
- Aufsicht über die Ausführung der Bundesgesetze durch die Länder
- Zustimmung zu Beschlüssen des Bundestags und Bundesrats über Erhöhungen oder Neufestsetzungen von Ausgaben im Etat
- Verordnungsrecht

An der gesetzgebenden Gewalt ist die Bundesregierung beteiligt durch das Recht, die Erklärung des Gesetzgebungsnotstands zu beantragen, das Recht der Gesetzesinitiative und die Befugnis, unter bestimmten Voraussetzungen Rechtsverordnungen (wie Gesetze, verbindliche Rechtsvorschriften) zu erlassen etc.

An der vollziehenden Gewalt ist die Bundesregierung beteiligt durch Mithilfe der Bundesministerien und der nachgeordneten Verwaltungsbehörden.

56.6.5 Bundeskanzler

Der **Bundeskanzler** ist die wichtigste Person innerhalb der Bundesregierung, denn er bestimmt letztendlich die **Richtlinien der Politik** und trägt dafür die Verantwortung. Der Bundeskanzler wird auf Vorschlag des Bundespräsidenten vom Bundestag gewählt. Seine Amtszeit endet durch Rücktritt, Misstrauensvotum des Bundestags unter Wahl eines neuen Kanzlers, Tod oder beim Zusammentreten eines neuen Bundestags, wobei allerdings die Wiederwahl desselben Kanzlers zulässig ist. Der Bundeskanzler schlägt die Bundesminister vor, die dann vom Bundespräsidenten ernannt werden. Die Amtszeit der Bundesminister endet durch Rücktritt, Tod, Entlassung oder mit Beendigung der Amtszeit des Bundeskanzlers. Die Bundesminister leiten innerhalb dieser Richtlinienkompetenz des Kanzlers ihren Geschäftsbereich selbstständig und eigenverantwortlich.

Die Bundesregierung wird durch den Bundeskanzler geleitet. Er hat den Vorsitz im Bundeskabinett nach einer vom Kabinett beschlossenen und vom Bundespräsidenten genehmigten Geschäftsordnung. Dem Bundestag gegenüber ist der Bundeskanzler allein verantwortlich.

Wiederholungsfragen

1. Nennen Sie die drei charakteristischen Bestandteile eines Staates (➤ Kap. 56.1).
2. Worauf basiert die deutsche Verfassung (➤ Kap. 56.2)?
3. Welche Pflichten hat ein deutscher Staatsbürger (➤ Kap. 56.3)?
4. Was bedeutet der Begriff „Bundesstaat" (➤ Kap. 56.4)?
5. Was bedeutet der Begriff „parlamentarische Demokratie" (➤ Kap. 56.5)?
6. Welche Voraussetzung muss eine Wahl in Deutschland erfüllen (➤ Kap. 56.5.1)?
7. Was bedeutet der Begriff „Gewaltenteilung" (➤ Kap. 56.5)?
8. Welche Bundesgerichte gibt es (➤ Kap. 56.5.3)?
9. Nennen Sie die fünf wichtigsten Verfassungsorgane Deutschlands (➤ Kap. 56.6).
10. Nennen Sie die Aufgaben der fünf wichtigsten Verfassungsorgane Deutschlands (➤ Kap. 56.6).

WEITERFÜHRENDE LITERATUR
www.bundestag.de
www.bundesregierung.de
www.bpb.de (Bundeszentrale für politische Bildung)

KAPITEL 57

Dennis Lentz

Rechtliche Rahmenbedingungen des Rettungsdienstes

57.1	**Allgemeine rechtliche Grundlagen** 1182	57.6.3	Wegerecht 1203
		57.6.4	Fahrerlaubnis zur Fahrgastbeförderung 1204
57.2	**Ausbildung des Rettungsdienstpersonals** 1182	57.6.5	Sonderfahrberechtigung für Einsatzfahrzeuge 1204
57.2.1	Rettungsfachpersonal 1182		
57.2.2	Ärztliches Rettungsdienstpersonal 1189	**57.7**	**Arzneimittel-, Betäubungsmittel- und Medizinprodukterecht** 1205
57.3	**Tätigkeit des Rettungsfachpersonals** 1189	57.7.1	Arzneimittelrecht 1205
57.3.1	Rechtliche Stellung der Mitarbeiter im Rettungsdienst 1189	57.7.2	Betäubungsmittelrecht 1205
		57.7.3	Medizinprodukterecht 1206
57.3.2	Pflichten des Rettungsfachpersonals 1191		
57.3.3	Kompetenzen des Rettungsfachpersonals 1192	**57.8**	**Weitere Rechtsfragen** 1208
57.3.4	Zusammenarbeit mit Ärzten 1194	57.8.1	Behandlungs- oder Transportverweigerung 1208
		57.8.2	Gewahrsamnahme 1208
57.4	**Strafrechtliche Verantwortung** 1194	57.8.3	Zwangsmaßnahmen gegen Patienten und Unterbringung von psychisch Kranken 1209
57.4.1	Tötung und Körperverletzung 1194		
57.4.2	Unterlassene Hilfeleistung 1196	57.8.4	Patientenverfügung 1209
57.4.3	Schweigepflicht 1196	57.8.5	Todesfeststellung und Leichenschau 1209
57.4.4	Sonstige relevante Strafvorschriften 1197	57.8.6	Kindesmisshandlung 1210
		57.8.7	Behinderung des Rettungsdienstes und tätliche Angriffe 1210
57.5	**Schadensersatzhaftung** 1198		
57.5.1	Haftungsrechtliche Grundlagen 1198	57.8.8	Massenanfall an Verletzten 1210
57.5.2	Vorsatz und Fahrlässigkeit 1199	57.8.9	Katastrophenschutz 1210
57.5.3	Beweisrechtliche Besonderheiten 1200	57.8.10	Ersthelfergruppen 1211
		57.8.11	Sanitätsdienst 1211
57.6	**Straßenverkehrsrecht** 1201		
57.6.1	Grundlagen 1201		
57.6.2	Sonderrechte 1201		

57 Rechtliche Rahmenbedingungen des Rettungsdienstes

Szenario

Der an einer Landrettungswache stationierte Rettungswagen, besetzt mit einem Notfallsanitäter und einem Rettungssanitäter, erhält von der Leitstelle den Einsatzauftrag, mit Sondersignal zu einem Patienten mit Atemnot zu fahren.

Dort eingetroffen, erfährt die RTW-Besatzung von einem Angehörigen, dass der Patient von einer Wespe gestochen worden sei. Der etwa 75-jährige Patient ist inzwischen somnolent und er hat eine deutliche Dyspnoe.

Nach Ausführung der indizierten Basismaßnahmen legt der Notfallsanitäter in jede Ellenbeuge je einen großlumigen Zugang und infundiert jeweils 500 ml balancierte Vollelektrolytlösung als Druckinfusion. Weiterhin verabreicht der Notfallsanitäter 0,5 mg Suprarenin® i. m. (Adrenalin), 4 mg Fenistil® (Dimetinden) und 250 mg Solu-Decortin H® (Prednisolon).

Als der Notarzt wie erwartet ca. 18 Minuten nach dem RTW eintrifft, ist der Patient wieder wacher, sein Blutdruck mit einem diastolischen Wert von 70 mmHg wieder messbar.

Der Notarzt freut sich jedoch nicht über den verbesserten Zustand des Patienten, sondern behauptet verärgert, die RTW-Besatzung habe ärztliche Maßnahmen ausgeführt, sich daher rechtswidrig verhalten und strafbar gemacht. Ist die Behauptung des Notarztes richtig?

Inhaltsübersicht

57.1 Allgemeine rechtliche Grundlagen

- Die Gesetzgebungskompetenz für die Organisation des Rettungsdienstes liegt bei den Bundesländern.
- In den meisten Bundesländern müssen Rettungsdienstfahrzeuge in der Notfallrettung mit mindestens je einem Rettungsassistenten und Rettungssanitäter, im qualifizierten Krankentransport mit mindestens je einem Rettungssanitäter und Rettungshelfer besetzt sein.

57.2 Ausbildung des Rettungsdienstpersonals

Rettungsfachpersonal

- Rettungshelfer, Rettungssanitäter, Rettungsassistenten und Notfallsanitäter sind Rettungsfachpersonal.
- Personal mit einer Sanitätsausbildung ist Sanitätspersonal.

Ärztliches Rettungsdienstpersonal

- Die im Rettungsdienst tätigen Ärzte bezeichnet man als Notärzte.
- Notärzte können als Leitender Notarzt oder als Ärztlicher Leiter Rettungsdienst besonders qualifiziert sein.

57.3 Tätigkeit des Rettungsfachpersonals

Rechtliche Stellung der Mitarbeiter im Rettungsdienst

- Rettungsfachpersonal kann hauptberuflich, nebenberuflich, ehrenamtlich oder freiwillig im Rahmen eines sozialen Jahres oder des Bundesfreiwilligendienstes tätig sein.

Pflichten des Rettungsfachpersonals

- Wichtige Pflichten des Rettungsfachpersonals sind Fortbildungs-, Datenschutz-, Dokumentations- und Schweigepflicht.

Kompetenzen des Rettungsfachpersonals

- Rettungsfachpersonal darf nichtinvasive medizinische Maßnahmen eigenständig durchführen.
- In Notkompetenzsituationen dürfen Rettungssanitäter, Rettungsassistenten und Notfallsanitäter auch bestimmte heilkundliche Maßnahmen eigenständig durchführen.
- Notfallsanitäter dürfen bestimmte heilkundliche Maßnahmen auch außerhalb von Notkompetenzsituationen eigenständig durchführen.

Zusammenarbeit mit Ärzten

- Rettungsfachpersonal kann Ärzten assistieren, ärztlich delegierte Maßnahmen im Beisein eines Arztes durchführen oder bestimmte heilkundliche Maßnahmen – ohne Arzt vor Ort – eigenständig ausführen.
- Ärzte sind Rettungsfachpersonal in medizinischen Fragen weisungsbefugt.

57.4 Strafrechtliche Verantwortung

Tötung und Körperverletzung

- Rettungsfachpersonal hat gegenüber Patienten eine Garantenstellung.
- Aus dieser Garantenstellung ergibt sich die Garantenpflicht des Rettungsfachpersonals.
- Rettungsfachpersonal kann sich aufgrund dieser Garantenpflicht auch durch Unterlassen einer Tötung oder Körperverletzung strafbar machen.

Unterlassene Hilfeleistung

- Unterlassene Hilfeleistung nach § 323c StGB ist für jedermann strafbar.
- Hieraus ergibt sich die allgemeine Hilfeleistungspflicht.

Schweigepflicht

- Rettungsfachpersonal unterliegt der Schweigepflicht.
- Eine Informationsweitergabe ist nicht strafbar, wenn eine Einwilligung des Betroffenen vorliegt oder eine gesetzliche Ausnahme, wie z. B. ein rechtfertigender Notstand im Fall von Kindesmissbrauch.

Sonstige relevante Strafvorschriften

- Rettungsfachpersonal ist nicht berechtigt, gewaltsam gegen Patienten vorzugehen, sondern nur die Polizei.
- Bildaufnahmen bei Rettungsdiensteinsätzen in Wohnungen sind strafbar.

57.5 Schadensersatzhaftung

Haftungsrechtliche Grundlagen

- In der Notfallrettung haften nur die Rettungsdienstträger gegenüber geschädigten Patienten unmittelbar (Amtshaftung).
- Im Fall von mittlerer und grober Fahrlässigkeit sowie Vorsatz kann Rettungsfachpersonal vom Arbeitgeber in Regress genommen werden.

Vorsatz und Fahrlässigkeit

- Für die Schadensersatzhaftung gilt ein objektiver Verschuldensmaßstab.
- Zu den wichtigsten Sorgfaltspflichten gehört die fachgerechte Untersuchung, Versorgung und Überwachung der Patienten sowie die fachgerechte Reinigung und Desinfektion der Rettungsdienstfahrzeuge.

Beweisrechtliche Besonderheiten

- Unter bestimmten Voraussetzungen kann es im Schadensersatzrecht eine Beweislastumkehr zulasten des Rettungsfachpersonals geben.

57.6 Straßenverkehrsrecht

Grundlagen

- Auch im Rettungsdienst sind grundsätzlich sämtliche Verkehrsregeln und Verkehrszeichen zu beachten.
- Patienten und medizinische Geräte sind in Rettungsdienstfahrzeugen besonders sorgfältig zu sichern.

Sonderrechte

- Die Sonderrechte des Rettungsdienstes sind in § 35 StVO geregelt.

Wegerecht

- Das Wegerecht des Rettungsdienstes ist in § 38 StVO geregelt.
- Die Inanspruchnahme des Wegerechts erfordert den Einsatz von blauem Blinklicht zusammen mit dem Einsatzhorn.

Fahrerlaubnis zur Fahrgastbeförderung

- Zum Führen von Krankenkraftwagen von privaten Krankentransport- oder Rettungsdienstunternehmen wird zusätzlich zur allgemeinen Fahrerlaubnis eine besondere Fahrerlaubnis zur Fahrgastbeförderung benötigt.

Sonderfahrberechtigung für Einsatzfahrzeuge

- Zum Führen von Einsatzfahrzeugen bis 4,75 bzw. 7,5 t wurde für Ehrenamtliche eine Sonderfahrberechtigung für Einsatzfahrzeuge geschaffen, um hierfür keine Lkw-Fahrerlaubnis zu benötigen.

57.7 Arzneimittel-, Betäubungsmittel- und Medizinprodukterecht

Arzneimittelrecht

- Arzneimittel sind grundsätzlich apotheken- und verschreibungspflichtig.
- Hiervon abweichend dürfen apotheken- und verschreibungspflichtige Arzneimittel durch den Rettungsdienst an Notfallpatienten verabreicht werden.

Betäubungsmittelrecht

- Einzelne im Rettungsdienst gebräuchliche Arzneimittel unterliegen den strengen Vorschriften des Betäubungsmittelrechts.

Medizinprodukterecht

- Beim Umgang mit Medizinprodukten ist das Medizinprodukterecht zu beachten.
- Bestimmte medizinische Geräte dürfen nur nach spezieller Einweisung in den konkreten Gerätetyp und die konkrete Softwareversion durch zur Einweisung berechtigte Personen angewendet werden.

57.8 Weitere Rechtsfragen

Behandlungs- oder Transportverweigerung

- Eine rechtswirksame Behandlungs- oder Transportverweigerung erfordert eine eindringliche und schonungslose Aufklärung des Patienten über die Risiken dieser Verweigerung.
- Die Aufklärung ist im Einzelnen zu dokumentieren und vom Patienten unterschreiben zu lassen.

Gewahrsamnahme

- Die Gewahrsamnahme einer Person zum Schutz des Betroffenen oder der Allgemeinheit ist Aufgabe der Polizei.

Zwangsmaßnahmen gegen Patienten und Unterbringung von psychisch Kranken

- Eine zwangsweise Unterbringung von Personen darf nur bei Vorliegen einer akuten Selbst- oder Fremdgefährdung durchgeführt werden.

Patientenverfügung

- Eine Patientenverfügung ist in der Notfallrettung grundsätzlich unbeachtlich, sodass stets mit lebensrettenden Maßnahmen zu beginnen ist.

Todesfeststellung und Leichenschau

- Die Todesfeststellung ist eine ärztliche Aufgabe.
- Wenn sichere Todeszeichen vorliegen, darf Rettungsfachpersonal auch ohne ärztliche Todesfeststellung von lebensrettenden Maßnahmen absehen.

Kindesmisshandlung
- Bei Kindesmisshandlung ist ein Verstoß gegen die Schweigepflicht aufgrund rechtfertigenden Notstands nicht strafbar.

Behinderung des Rettungsdienstes und tätliche Angriffe
- Die Behinderung des Rettungsdienstes durch Gewalt oder Drohung mit Gewalt während eines Einsatzes ist strafbar.

Massenanfall an Verletzten
- Bei einem Massenanfall an Verletzten sind die ersteintreffenden Rettungskräfte verpflichtet, sich zunächst einen Überblick zu verschaffen, Rückmeldung an die Leitstelle zu geben sowie vorübergehend die Einsatzleitung zu übernehmen.

Katastrophenschutz
- Der Katastrophenschutz ist nicht Teil des Rettungsdienstes.
- Die Bundesländer sind für die Organisation des Katastrophenschutzes zuständig.

Ersthelfergruppen
- Ersthelfergruppen sind weder organisatorisch noch rechtlich Teil des Rettungsdienstes.

Sanitätsdienst
- Bei der Ableistung von Sanitätsdiensten gelten die Rechtsvorschriften für den Rettungsdienst weitgehend entsprechend.

57.1 Allgemeine rechtliche Grundlagen

Zur Vermeidung von straf-, haftungs- und arbeitsrechtlichen Risiken kommen Rettungsdienstmitarbeiter nicht umhin, die rechtlichen Grundlagen des Rettungsdienstes zu kennen. Diese werden als „**Rettungsdienstrecht**" bezeichnet. Das Rettungsdienstrecht umfasst alle Rechtsvorschriften, die für Organisation, Durchführung und Finanzierung des Rettungsdienstes, für die Aus- und Fortbildung sowie für die Tätigkeit des Rettungsdienstpersonals wichtig sind.

Auf den Abdruck von Gesetzesvorschriften wird in diesem Kapitel weitgehend verzichtet, da diese heute stets mit aktuellstem Stand im Internet abrufbar sind. Bundesrechtliche Gesetze sind unter www.gesetze-im-internet.de einsehbar. Auch die meisten Bundesländer haben inzwischen ähnliche Internet-Gesetzesportale.

Der öffentliche Rettungsdienst ist in Deutschland ein wesentlicher Bestandteil des Gesundheitssystems. Als Teil der durch den Staat zu gewährleistenden Daseinsvorsorge stellt er eine **öffentliche Aufgabe der Gesundheitsvorsorge und (gesundheitlichen) Gefahrenabwehr** dar.

Das Grundgesetz weist die **Gesetzgebungskompetenz** für die Organisation des Rettungsdienstes den Bundesländern zu. Diese erlassen Landesrettungsdienstgesetze, Verordnungen, Rettungsdienstpläne und Verwaltungsvorschriften, sog. (Rund-)Erlasse.

Die Umsetzung dieser landesrechtlichen Rettungsdienstvorschriften ist mit Ausnahme der Luftrettung (> Kap. 52.1) eine Aufgabe der **kommunalen Selbstverwaltung. Träger des Rettungsdienstes** sind daher – außer in Baden-Württemberg – Landkreise, kreisfreie Städte oder sog. Zweckverbände, die mehrere Gebietskörperschaften umfassen. Die Rettungsdienstträger sind verpflichtet, die flächendeckende, bedarfs- und fachgerechte Versorgung der Bevölkerung mit Leistungen der Notfallrettung einschließlich einer notärztlichen Versorgung und des qualifizierten Krankentransports sicherzustellen. In der Notfallrettung sind dabei vorgegebene **Hilfsfristen** einzuhalten, die je nach Bundesland 8–15 Minuten betragen. In manchen Bundesländern ist auch für den qualifizierten Krankentransport eine maximale **Wartezeit** vorgegeben, z. B. in Rheinland-Pfalz von maximal 40 Minuten für dringliche Krankentransporte.

Von besonderer Bedeutung für das Rettungsfachpersonal sind die landesrechtlichen Regelungen, die die **fachliche Mindestqualifikation der Fahrzeugbesatzungen** vorschreiben. Inzwischen ist in den meisten Bundesländern vorgeschrieben, dass bodengebundene Rettungsdienstfahrzeuge in der Notfallrettung (RTW/NAW/ITW) mit mindestens je einem Rettungsassistenten und Rettungssanitäter, im qualifizierten Krankentransport mit mindestens je einem Rettungssanitäter und Rettungshelfer besetzt sein müssen (> Tab. 57.1). Es ist davon auszugehen, dass Notfallsanitäter in der Notfallrettung (RTW/NAW/ITW) nach längeren, in den meisten Bundesländern noch zu regelnden Übergangszeiträumen Rettungsassistenten als Transportführer ersetzen werden.

57.2 Ausbildung des Rettungsdienstpersonals

Das Personal im Rettungsdienst wird in **ärztliches Rettungsdienstpersonal (Notärzte)** und **Rettungsfachpersonal** unterteilt. Letzteres übernimmt dabei die tragende Rolle im Rettungsdienst, da Notärzte nur an ca. 20 % aller Einsätze beteiligt sind.

57.2.1 Rettungsfachpersonal

Ausführungen zur rechtlichen Stellung des Rettungsfachpersonals finden sich in > Kap. 57.3.1, speziell zu den Kompetenzen in > Kap. 57.3.3.

Die Tätigkeit des Fachpersonals im Rettungsdienst kann haupt- oder nebenberuflich, ehrenamtlich oder freiwillig im Rahmen eines sozialen Jahres oder des Bundesfreiwilligendienstes erfolgen. Der Einsatz kann auf allen boden- und luftgebundenen Rettungsdienst-

Tab. 57.1 Mindestqualifikation der Fahrzeugbesatzungen

Bundesland	Krankentransport (KTW)		Notfallrettung (RTW/NAW)		NEF
	Fahrer	Beifahrer	Fahrer	Beifahrer	Fahrer
Baden-Württemberg	g. P.	RettSan	g. P.	RettAss	RettAss
Bayern	g. P.	RettSan	g. P.	RettAss	RettSan
Berlin	San60[1]	RettSan	RettSan	RettAss	g. P.
Brandenburg	RettSan	RettSan	RettSan	RettAss[2]/NotSan	RettAss/NotSan
Bremen	RettHelf	RettSan	RettSan	RettSan	RettAss
Hamburg	RettSan	RettSan	RettSan	RettAss	k. R.
Hessen	San48[3]	RettSan	RettSan	RettAss	RettAss
Mecklenburg-Vorpommern	RettSan	RettSan	RettSan/NotSan i. A.	RettAss[4]/NotSan	RettAss[4]/NotSan
Niedersachsen	g. P.	RettSan	g. P.	RettAss	g. P.
Nordrhein-Westfalen	RettHelf NRW[5]	RettSan	RettSan/RettAss i. P.	RettAss[6]/NotSan	RettAss[6]/NotSan
Rheinland-Pfalz	RettHelf Rh.-Pf.[7]	RettAss i. P./RettSan[8]	RettAss i. P./RettSan[8]	RettAss	RettAss i. P./RettSan[8]
Saarland	San[9]	RettSan	San[9]	RettAss	RettAss
Sachsen	RettHelf	RettSan	RettSan	RettAss	RettAss
Sachsen-Anhalt	RettSan	RettAss	RettSan	RettAss	RettAss
Schleswig-Holstein	RettSan	RettAss	RettSan200[10]	RettAss	k. R.
Thüringen	g. P.	g. P.[11]	g. P.	RettAss[12]/NotSan	RettAss[12]/NotSan

g. P. = geeignete Person: Die landesrechtlichen Vorschriften enthalten keine konkreten Vorgaben zur Qualifikation.
i. A. = in Ausbildung, mindestens gleichwertiger Bildungsstand wie RettSan.
k. R. = keine Regelung: Es existiert keine landesrechtliche Regelung.

[1] Sanitätsausbildung mit mind. 60 Std.
[2] Rettungsassistent nur bis 31.12.2020.
[3] Sanitätsausbildung mit mind. 48 Std. (Lehrgangsinhalt ist im Einzelnen vorgegeben).
[4] RettAss nur bis 30.4.2025.
[5] RettHelf Nordrhein-Westfalen: 80 Std. theoretische Ausbildung und 80 Std. Rettungswachenpraktikum (keine klinisch-praktische Ausbildung).
[6] RettAss nur bis 31.12.2026.
[7] RettHelf Rheinland-Pfalz: 80 Std. theoretische Ausbildung, 80 Std. klinisch-praktische Ausbildung und 100 Std. Rettungswachenpraktikum.
[8] Fahrer von RTW/NAW/NEF und Beifahrer von KTW müssen „i. d. R." RettAss im Praktikum (abgeschlossener RettAss-Lehrgang und bestandene staatliche Prüfung), „mindestens aber" RettSan sein.
[9] Zumindest „eine abgeschlossene Sanitätsausbildung" (ohne nähere Stundenangaben).
[10] RettSan mit mind. 200 abgeleisteten Einsätzen.
[11] Bis 30.6.2009 „sollte" nach dem früheren Thüringer Rettungsdienstgesetz (ThürRettG) mindestens ein RettAss den Patienten betreuen. Die aktuelle Regelung ist damit im Vergleich zur früheren eine qualitative Verschlechterung.
[12] RettAss nur bis 31.12.2022.

fahrzeugen erfolgen und ist ausschließlich von der erworbenen Qualifikation abhängig.

Die **Ausbildung des Rettungsfachpersonals** umfasst folgende Qualifikationsstufen:
- Rettungshelfer (RettHelf)
- Rettungssanitäter (RettSan)
- Rettungsassistent (RettAss)
- Notfallsanitäter (NotSan)

MERKE
Rettungshelfer, Rettungssanitäter, Rettungsassistenten und Notfallsanitäter sind Rettungsfachpersonal.

Für die Ausbildung zum Rettungshelfer und Rettungssanitäter haben die Hilfsorganisationen **Ausbildungsrichtlinien** und einige Bundesländer **Ausbildungsvorschriften** erlassen. Nur die Ausbildung zum Notfallsanitäter ist bundesgesetzlich geregelt, die Ausbildung zum Rettungsassistenten war bis Ende 2014 bundesgesetzlich geregelt.

Personal mit einer Ausbildung unterhalb der Qualifikationsstufe Rettungshelfer bezeichnet man nicht als Rettungsfachpersonal, sondern als **Sanitätspersonal.** Gleichwohl werden im Folgenden auch die Sanitätsausbildungen dargestellt, da es zahlreiche Berührungspunkte zwischen Rettungsfach- und Sanitätspersonal gibt. Auch die Ausbildung zum Betriebssanitäter ist eine Sanitätsausbildung. Aufgrund der besonderen Vorschriften für Betriebssanitäter wird diese in einem gesonderten Abschnitt behandelt.

Sanitätsausbildungen

Für die **Sanitätsausbildungen,** die auch als sanitätsdienstliche Fachausbildungen bezeichnet werden, gibt es weder gesetzliche Regelungen auf Bundes- oder Länderebene noch gemeinsame Vereinbarungen der Hilfsorganisationen über einheitliche Qualifikationsbezeichnungen, Ausbildungsdauer und -inhalte sowie Lernzielkataloge. Daher unterscheiden sich die Ausbildungen der Hilfsorganisationen in den genannten Punkten (➤ Tab. 57.1). Für die verschiedenen organisationsspezifischen Qualifikationsstufen unterhalb des Rettungshelfers sind u. a. die Bezeichnungen **Sanitätsersthelfer, Sanitätshelfer** (SanHelf), **Notfallhelfer, Sanitäter** und **Einsatzsanitäter** gebräuchlich (➤ Tab. 57.2).

Bei allen diesen Qualifikationsstufen handelt es sich um erweiterte Erste-Hilfe-Ausbildungen, die auf einem abgeschlossenen Erste-Hilfe-Lehrgang aufbauen. Neben sanitätsdienstlichen Kenntnissen und Fertigkeiten werden zwar auch notfallmedizinische Grundkenntnisse, u. a. in Frühdefibrillation, vermittelt. Üblicherweise beinhaltet eine Sanitätsausbildung jedoch keinerlei Klinik- oder Rettungswachenpraktika. In einem solchen Rahmen ist es daher nicht möglich, den heutigen Stand der Notfallmedizin theoretisch und praktisch in dem Umfang zu erlernen, der für die anspruchsvolle Tätigkeit im Rettungsdienst erforderlich ist. Daher zählen die Qualifikationsstufen unterhalb des Rettungshelfers nicht zum Rettungsfachpersonal, sondern werden als **Sanitätspersonal** bezeichnet. Sanitätspersonal darf nur noch in wenigen Bundesländern als zweites Besatzungsmitglied in der Notfallrettung oder im qualifizierten Krankentransport eingesetzt werden (➤ Tab. 57.1).

> **MERKE**
> Personal mit einer Sanitätsausbildung ist kein Rettungsfachpersonal, sondern Sanitätspersonal.

Sanitätspersonal übernimmt mit der Versorgung und Betreuung von Nichtnotfallpatienten sowie der Erstversorgung von Notfallpatienten, z. B. im Sanitätsdienst bei (Groß-)Veranstaltungen (➤ Kap. 46.3), in Schnelleinsatzgruppen (➤ Kap. 50.7) oder im Katastrophenschutz (➤ Kap. 46.4.1), wichtige Aufgaben. Es unterstützt und entlastet so das Rettungsfachpersonal. Sanitätspersonal arbeitet i. d. R. eng mit Rettungsfachpersonal zusammen.

Sanitätsausbildungen können im Umfang ihrer Gleichwertigkeit auf die Ausbildung zum Rettungshelfer oder -sanitäter angerechnet werden, soweit sie nicht zu lange zurückliegen.

Betriebssanitäterausbildung

Betriebssanitäter ist eine Qualifikation aus dem betrieblichen Sanitätswesen, jedoch kein Ausbildungsberuf. Es handelt sich ebenfalls um eine Sanitätsausbildung. Sie ist in § 27 der Unfallverhütungsvorschrift „Grundsätze der Prävention" (BGV A1) in Grundzügen geregelt und in dem BG-Grundsatz 949 (BGG/GUV-G 949)

Tab. 57.2 Organisationsspezifische Qualifikationsbezeichnungen des Sanitätspersonals

Organisation	Lehrgangsbezeichnung	Qualifikationsbezeichnung	Ausbildungsumfang
ASB	Erste-Hilfe-Aufbaulehrgang (EHA)	–	24 UE
	Sanitätshelferlehrgang (SHL)	Sanitätsersthelfer	22 UE
	Sanitätsdienstlehrgang (SDL)	Sanitätshelfer (SanHelf)	32 UE
DRK	Sanitätsausbildung[1]	Sanitäter	48 UE
JUH	Integrierte Basisausbildung Sanität/Betreuung	Sanitätshelfer der JUH	48 UE
	Einführung in den Sanitätsdienst	–	33 UE
	Spezielle medizinische Gerätekunde	Sanitätshelfer der JUH im KatS	20 UE
MHD	Modul Sanitätshelfer	Sanitätshelfer (SanHelf)	24 UE
	Modul Frühdefibrillation	Notfallhelfer	10 UE
	Allgemeine Fachausbildung Sanität[2]	Einsatzsanitäter	80 UE
DLRG	Sanitätsausbildung A	Sanitätshelfer (SanHelf)	24 UE
	Sanitätsausbildung B	Sanitäter	24 UE
Bundeswehr	Einsatzersthelfer A	Einsatzersthelfer A	30 Std.
	Einsatzersthelfer B	Einsatzersthelfer B	50 Std.
	Sanitätsgrundlagenausbildung	–	4 Wochen

Die Sanitätsausbildungen aller Hilfsorganisationen bauen auf einem abgeschlossenen Erste-Hilfe-Lehrgang auf.
Soweit nicht anders kenntlich gemacht, bauen die innerhalb einer Hilfsorganisation dargestellten Sanitätslehrgänge jeweils aufeinander auf.
UE = Unterrichtseinheit, eine UE dauert bei allen Hilfsorganisationen 45 Min.

[1] Diese Sanitätsausbildung ersetzt seit 2009 die zuvor in die Abschnitte SAN A (24 UE, Sanitätshelfer, SanHelf), SAN B (24 UE) und SAN C (14 UE) aufgeteilte Sanitätsausbildung. Die Inhalte entsprechen denen des früheren SAN A und B mit Elementen des früheren SAN C.
[2] Dieser Lehrgang baut nicht auf den vorgenannten Modulen auf. Er entspricht dem Theorieteil des „RettHelf NRW" und umfasst die Grundausbildung zum Betriebssanitäter. Die abgeschlossene Ausbildung als Einsatzsanitäter beinhaltet zusätzlich zu den 80 UE Lehrgang ein Praktikum in der Notfallrettung, ersatzweise im Sanitätsdienst.

Tab. 57.3 Bundesländer, in denen die Rettungssanitäterausbildung landesrechtlich geregelt ist

Bundesland	Bezeichnung der Ausbildungsvorschrift
Bayern	Bayerische Rettungssanitäterverordnung (BayRettSanV) vom 23.4.2015
Hamburg	Hamburgische Ausbildungs- und Prüfungsordnung für Rettungssanitäterinnen und Rettungssanitäter (HmbRettSanAPO) vom 5.2.2008
Hessen	Hessische Ausbildungs- und Prüfungsordnung für Rettungssanitäterinnen und Rettungssanitäter (APORettSan) vom 5.5.2011, zuletzt geändert am 11.12.2012
Mecklenburg-Vorpommern	Verordnung über die Ausbildung und Prüfung von Rettungssanitätern (Rettungssanitäterausbildungsverordnung – RettSanAPrV) vom 19.12.1995, zuletzt geändert durch Verordnung vom 19.2.2010
Niedersachsen	Verordnung über die Ausbildung und Prüfung für Rettungssanitäterinnen und Rettungssanitäter (APVO-RettSan) vom 17.12.2013, zuletzt geändert am 21.2.2014
Nordrhein-Westfalen	Ausbildungs- und Prüfungsverordnung für Rettungssanitäterinnen und Rettungssanitäter und Rettungshelferinnen und Rettungshelfer (RettAPO) vom 30.6.2012
Rheinland-Pfalz	Richtlinie für die Ausbildung und Prüfung von Rettungssanitäterinnen und Rettungssanitätern in Rheinland-Pfalz vom 10.1.1995 (Hinweis: Diese Richtlinie ist eine Verwaltungsvorschrift und hat nicht den Rechtsstatus einer Verordnung.)
Saarland	Verordnung über die Ausbildung und Prüfung von Rettungssanitäterinnen und Rettungssanitätern vom 7.7.1995, zuletzt geändert durch Gesetz vom 19.11.2008
Sachsen-Anhalt	Ausbildungs- und Prüfungsordnung für Rettungssanitäterinnen und Rettungssanitäter im Land Sachsen-Anhalt (APORettSan LSA) vom 14.7.2014
Schleswig-Holstein	Landesverordnung über die Ausbildung und Prüfung von Rettungssanitäterinnen und Rettungssanitäter (RettSan-APVO) vom 22.2.2012

„Aus- und Fortbildung für den betrieblichen Sanitätsdienst" präzisiert. Sie umfasst:
- Grundausbildung für den betrieblichen Sanitätsdienst (63 UE)
- Aufbaulehrgang für den betrieblichen Sanitätsdienst (32 UE)

Mindestens ein Betriebssanitäter muss vor Ort sein (*§ 27 Abs. 1 BGV A1*), wenn
- in einer Betriebsstätte mehr als 1 500 Mitarbeiter anwesend sind,
- in einer Betriebsstätte 1 500 oder weniger, aber mehr als 250 Mitarbeiter anwesend sind und Art, Schwere und Zahl der Unfälle den Einsatz von Sanitätspersonal erfordern,
- auf einer Baustelle mehr als 100 arbeitende Personen anwesend sind.

Hierdurch soll bei Arbeitsunfällen eine effektive Erstversorgung der Verletzten durch Maßnahmen der erweiterten Ersten Hilfe sichergestellt werden. Kleinere Verletzungen können Betriebssanitäter eigenverantwortlich versorgen.

Aktive Betriebssanitäter sind verpflichtet, mindestens alle 3 Jahre einen 16 UE umfassenden Fortbildungslehrgang zu besuchen (*§ 27 Abs. 6 BGV A1*).

Rettungshelferausbildung

Rettungshelfer (RettHelf) ist keine Berufsbezeichnung, sondern eine Qualifikationsbezeichnung. Mangels gesetzlicher Regelung haben die Hilfsorganisationen ASB, DRK, JUH und MHD im August 1995 gemeinsame Grundsätze für eine Mindestausbildung von Rettungshelfern festgelegt (**Grundsätze der Hilfsorganisationen zur Ausbildung von Rettungshelfern**). Hiernach umfasst die Ausbildung zum Rettungshelfer mindestens 320 Stunden („**320-Stunden-Programm**"):

- Theoretische und praktische Ausbildung (Lehrgang) mit schriftlicher und praktischer Abschlussprüfung (160 Std.)
- Klinisch-praktische Ausbildung, z. B. Notaufnahme, Anästhesie/Operationsbereich, Intensivstation, Kreißsaal (80 Std.)
- Praktische Ausbildung in der Notfallrettung (RTW/NAW/NEF) an einer anerkannten Lehrrettungswache (80 Std.)

Lediglich in **Nordrhein-Westfalen** ist die Rettungshelferausbildung landesgesetzlich geregelt und zwar in der **Ausbildungs- und Prüfungsordnung für Rettungssanitäterinnen und Rettungssanitäter und Rettungshelferinnen und Rettungshelfer (RettAPO NRW,** > Tab. 57.3). Allerdings umfasst diese Ausbildung insgesamt nur 160 Stunden, davon 80 Stunden theoretische Ausbildung einschließlich Prüfung und 80 Stunden praktische Ausbildung an einer Lehrrettungswache („160-Stunden-Programm"). In **Hessen** wird eine Ausbildung von 240 Stunden (160 Stunden theoretische Ausbildung und 80 Stunden Rettungswachenpraktikum), in **Rheinland-Pfalz** nach der Richtlinie für die Rettungssanitäterausbildung eine Ausbildung von 260 Stunden (80 Stunden Theorie, 80 Stunden klinisch-praktische Ausbildung und 100 Stunden Rettungswachenpraktikum) als Rettungshelferausbildung anerkannt. Wegen der jeweils deutlich kürzeren Ausbildungsdauer im Vergleich zur Rettungshelferausbildung nach dem 320-Stunden-Programm werden diese Ausbildungen in allen anderen Bundesländern jedoch nicht als Rettungshelferausbildung, sondern nur als Sanitätsausbildung anerkannt. Zur Verdeutlichung des Qualifikationsunterschiedes werden sie in den anderen Bundesländern als **Rettungshelfer Hessen**, **Rettungshelfer NRW** und **Rettungshelfer Rheinland-Pfalz** bezeichnet.

Nach dem **320-Stunden-Programm** erfolgt die Ausbildung im **Rettungshelferlehrgang** in Anlehnung an den Lernzielkatalog der Rettungssanitäterausbildung. Dabei erhält ein Rettungshelfer die theoretische und praktische Ausbildung, die ein Rettungssanitäter im Rahmen des 160 Stunden umfassenden Rettungssanitätergrundlehrgangs vermittelt bekommt. Die Rettungshelferausbildung muss die fachlichen Voraussetzungen und praktischen Fertigkeiten vermitteln, die für eine notfallmedizinische Tätigkeit unter Aufsicht und Anleitung von höher qualifiziertem Rettungsdienstpersonal (Rettungssanitäter, Rettungsassistenten, Notfallsanitäter oder Notärzte) erforderlich sind. Es besteht Einigkeit, dass ein Rettungshelfer insbesondere wegen der kurzen praktischen Ausbildung nicht eigenverantwortlich notfallmedizinisch tätig werden kann. Daher sollte ein Rettungshelfer – abgesehen von einer Frühdefibrillation mit einem AED – aus straf- und haftungsrechtlichen Gründen (Übernahmeverschulden, > Kap. 57.4.1 und > Kap. 57.5.2) keine invasiven Maßnahmen an Patienten durchführen.

Rettungshelfer ist die unterste Qualifikationsstufe des Rettungsfachpersonals. Die Ausbildung richtet sich heute hauptsächlich an Freiwillige im Rahmen eines sozialen Jahres und des Bundesfreiwilligendienstes. Zudem ermöglicht sie ehrenamtlich Engagierten den Einstieg in den Rettungsdienst. Nach den landesrechtlichen Vorschriften können Rettungshelfer in einigen Bundesländern als Fahrer im qualifizierten Krankentransport tätig sein sowie in einigen wenigen Bundesländern immer noch als Fahrer in der Notfallrettung (> Tab. 57.1).

Eine abgeschlossene Ausbildung zum Rettungshelfer ermöglicht eine Weiterbildung zum Rettungssanitäter. Sie kann dabei regelmäßig in vollem Umfang angerechnet werden.

Rettungssanitäterausbildung

Rettungssanitäter (RettSan) ist eine Qualifikationsbezeichnung und – ebenso wie Krankenpflegehelfer und Altenpflegehelfer – ein **Gesundheitshilfsberuf**. Die Ausbildung zum Rettungssanitäter ist bis heute auf Bundesebene nicht gesetzlich geregelt. Nachdem eine bundesgesetzliche Regelung in den 1970er-Jahren wegen Finanzierungsfragen scheiterte, wurden im Jahr 1977 vom Bund-Länder-Ausschuss „Rettungswesen" (heute Ausschuss „Rettungswesen") „Grundsätze zur Ausbildung des Personals im Rettungsdienst" („**520-Stunden-Programm**") einschließlich eines Lernzielkataloges festgelegt. Diese sind allerdings rechtlich unverbindlich. Dennoch werden Rettungssanitäter bis heute von allen Hilfsorganisationen nach diesen Grundsätzen ausgebildet. Die Ausbildung umfasst:
- Theoretische und praktische Ausbildung (Grundlehrgang, 160 Std.)
- Klinisch-praktische Ausbildung (z. B. Notaufnahme, Anästhesie/Operationsbereich, Intensivstation, Kreißsaal, 160 Std.)
- Praktische Ausbildung in der Notfallrettung (RTW/NAW/NEF) an einer anerkannten Lehrrettungswache (160 Std.)
- Abschlusslehrgang mit schriftlicher, mündlicher und praktischer Prüfung (40 Std.)

Für die **Bewertung der Prüfungsleistungen** gelten die sechs Notenstufen „sehr gut" (1), „gut" (2), „befriedigend" (3), „ausreichend" (4), „mangelhaft" (5) und „ungenügend" (6). Zum Bestehen der Abschlussprüfung ist für jeden der drei Prüfungsteile (schriftlich, mündlich und praktisch) mindestens die Note „ausreichend" erforderlich. Die gesamte Prüfung oder einzelne Prüfungsteile können höchstens zweimal wiederholt werden.

In Anlehnung an das 520-Stunden-Programm (13 Wochen à 40 Std.) wurde die Ausbildung zum Rettungssanitäter inzwischen in zahlreichen Bundesländern in landesrechtlichen Vorschriften rechtsverbindlich geregelt, in Rheinland-Pfalz in einer „Richtlinie" (> Tab. 57.3).

Aus diesen Ausbildungsvorschriften und aus der Möglichkeit, Rettungssanitäter in den meisten Bundesländern als Fahrer in der Notfallrettung oder als Transportführer im qualifizierten Krankentransport einzusetzen (> Tab. 57.1), ergeben sich die **Ausbildungsziele** und **Aufgaben** eines Rettungssanitäters:
- Unterstützung des Notarztes und des Rettungsassistenten/Notfallsanitäters bei der Durchführung lebensrettender Maßnahmen und bei der Herstellung der Transportfähigkeit von Notfallpatienten
- Bis zur Übernahme der Behandlung durch einen Notarzt oder bis zum Tätigwerden eines Rettungsassistenten/Notfallsanitäters selbstständige Durchführung von lebensrettenden Maßnahmen (z. B. Reanimation)
- Gewährleistung einer fachgerechten Betreuung beim qualifizierten Krankentransport

Auch dürfen Rettungssanitäter in einigen Bundesländern immer noch als Leitstellendisponenten und Fahrer von Notarzteinsatzfahrzeugen (> Tab. 57.1) eingesetzt werden.

Einige Bundesländer schreiben in ihren Ausbildungs- und Prüfungsordnungen für den (mittleren) feuerwehrtechnischen Dienst vor, dass angehende Feuerwehrbeamte auch eine Ausbildung zum Rettungssanitäter absolvieren müssen.

Bei der Bundeswehr wurde 2006 die Ausbildung zu Einsatzsanitätern (**Einsatzsanitäter BW**) neu eingeführt. Sie dauert insgesamt 17 Wochen und beinhaltet die zivile Rettungssanitäterausbildung nach dem 520-Stunden-Programm. In den zusätzlichen 4 Wochen erlernen die angehenden Einsatzsanitäter der Bundeswehr bundeswehrspezifische Inhalte, z. B. Rettungs- und Bergemaßnahmen im Gelände.

Im September 2008 hat der Ausschuss „Rettungswesen" nach 31 Jahren neue „Empfehlungen für die Ausbildung von Rettungssanitäterinnen und Rettungssanitätern" beschlossen. Diese ersetzen das sog. 520-Stunden-Programm von 1977. Auch nach diesen neuen Empfehlungen umfasst die Rettungssanitäterausbildung weiterhin 520 Stunden, aufgeteilt in 160 Stunden Grundlehrgang, jeweils 160 Stunden Klinik- und Rettungswachenpraktikum sowie 40 Stunden Abschlusslehrgang mit Prüfungen. Allerdings sind die Beschlüsse des Ausschusses Rettungswesen rechtlich unverbindlich. Daher ist es derzeit noch nicht absehbar, wann bundesweit – soweit vorhanden – die landesrechtlichen Rettungssanitäterausbildungsvorschriften an die neuen Ausbildungsempfehlungen des Ausschusses Rettungswesen angepasst werden und ab wann die Hilfsorganisationen und Feuerwehren in den Bundesländern, in denen es (noch) keine landesrechtlichen Regelungen gibt, Rettungssanitäter nach den neuen Empfehlungen ausbilden werden. Soweit ersichtlich haben bisher nur die Bundesländer Bayern, Hessen, Niedersachsen, Sachsen-Anhalt und Schleswig-Holstein diese neuen Ausbildungsempfehlungen umgesetzt.

Eine abgeschlossene Ausbildung zum Rettungssanitäter hatte eine verkürzte weiterqualifizierende Ausbildung zum Rettungsassistenten ermöglicht. Dagegen verkürzt eine vorhandene Ausbildung als Rettungssanitäter nicht die Ausbildung zum Notfallsanitäter.

Rettungsassistentenausbildung

Rettungsassistent (RettAss) ist ein als **Gesundheitsfachberuf** anerkannter Ausbildungsberuf. Das Berufsbild des Rettungsassistenten wurde 1989 vom Bundesgesetzgeber durch das **Rettungsassistentengesetz** (RettAssG) geschaffen. Die Ausbildung zum Rettungsassistenten war bis zum 31.12.2014 im RettAssG und der dazugehörigen Ausbildungs- und Prüfungsverordnung **(RettAssAPrV)** geregelt. Allerdings sind das RettAssG und die RettAssAPrV infolge des Notfallsanitätergesetzes (NotSanG) mit Ablauf des 31.12.2014 außer Kraft getreten. Eine bis zum 31.12.2014 begonnene Ausbildung zum Rettungsassistenten darf jedoch nach den Vorschriften des RettAssG und der RettAssAPrV abgeschlossen werden *(§ 32 Abs. 1 S. 1 NotSanG, § 25 NotSanAPrV)*.

Die **Berufsbezeichnung „Rettungsassistent/in"** (RettAss) darf nur mit behördlicher Erlaubnis geführt werden. Wer diese Erlaubnis nach den Vorschriften des RettAssG erworben hat oder erwirbt, darf diese auch nach dem Inkrafttreten des NotSanG weiterführen *(§§ 30, 32 Abs. 1 S. 2 NotSanG)*. Diese Erlaubnis erhält, wer neben der Erfüllung von bestimmten persönlichen Voraussetzungen (z. B. gesundheitliche Eignung und grundsätzlich keine Vorstrafen) die Regelausbildung erfolgreich abgeschlossen hat.

Die **Regelausbildung** dauert zwei Jahre (2 800 Std.) und gliedert sich in:

- Ein Jahr (1 200 Std.) theoretische und praktische Ausbildung an einer staatlich anerkannten Berufsfachschule für Rettungsassistenten (Rettungsassistentenschule) mit
  - schulischem Unterricht (780 Std.),
  - 14 Wochen (420 Zeitstd.) theoretische und praktische Ausbildung im Krankenhaus (Allgemeine Pflegestation, Notaufnahme, Anästhesie/Operationsbereich, Intensivstation),
  - 3 Wochen (120 Zeitstd.) Einführungspraktikum im Rettungsdienst,
  - staatliche Abschlussprüfung (schriftlich, mündlich und praktisch).
- Ein Jahr (1 600 Zeitstd.) praktische Ausbildung an einer Lehrrettungswache als **Rettungsassistent im Praktikum** (RettAss i. P.).
- Abschlussgespräch.

Bei **Vorkenntnissen**, etwa der Ausbildung als Rettungssanitäter oder Gesundheits- und Krankenpfleger, ist eine verkürzte Ausbildung möglich.

Die Ausbildung soll den Rettungsassistenten insbesondere dazu befähigen *(§ 3 RettAssG)*,

- am Notfallort bis zur Übernahme der Behandlung durch den Notarzt lebensrettende Maßnahmen bei Notfallpatienten durchzuführen,
- die Transportfähigkeit solcher Patienten herzustellen,
- die lebenswichtigen Vitalfunktionen während des Transports zum Krankenhaus zu beobachten und aufrechtzuerhalten sowie
- kranke, verletzte und sonst hilfsbedürftige Personen, auch wenn sie nicht Notfallpatienten sind, unter sachgerechter Betreuung zu befördern.

Aus diesen **Ausbildungszielen** und aus der bisherigen (vor Einführung des neuen Berufsbildes des Notfallsanitäters) **Funktion** des Rettungsassistenten als Transportführer in der Notfallrettung (RTW/NAW/ITW), als Fahrer von Notarzteinsatzfahrzeugen (➤ Tab. 57.1), als Besatzungsmitglied von Rettungs- und Intensivtransporthubschraubern (HEMS-Funktion) sowie als Leitstellendisponent ergeben sich dessen Aufgaben.

Allerdings sind die notfallmedizinischen Befugnisse der Rettungsassistenten bis zum Außerkrafttreten des RettAssG nie ausdrücklich gesetzlich geregelt worden (zu den Kompetenzen des Rettungsfachpersonals ➤ Kap. 57.3.3).

Notfallsanitäterausbildung

Aufgrund der nicht geregelten notfallmedizinischen Befugnisse der Rettungsassistenten und zahlreicher Defizite bei der Rettungsassistentenausbildung war man sich in Fachkreisen seit Mitte der 1990er-Jahre einig, dass die Ausbildung dringend reformiert werden muss. Es wurde gefordert, diese auf 3 Jahre auszudehnen und eigene Fachkompetenzen der Rettungsassistenten zu schaffen. Das Bundesgesundheitsministerium hatte die Vorlage eines entsprechenden Gesetzesentwurfs bereits für das Jahr 2005 angekündigt, doch diese Zusage nicht eingehalten.

Im Mai 2012 hat das Bundesgesundheitsministerium dann einen ersten Entwurf, einen sog. Referentenentwurf, eines neuen **Gesetzes über den Beruf der Notfallsanitäterin und des Notfallsanitäters** (Notfallsanitätergesetz – NotSanG) und im Oktober 2012 einen sog. Regierungsentwurf vorgelegt. Am 28.2.2013 wurde das NotSanG durch den Bundestag verabschiedet, am 22.3.2013 hat der Bundesrat zugestimmt. Das NotSanG ist zum 1.1.2014 in Kraft getreten. Mit diesem Gesetz wurde das neue Berufsbild des Notfallsanitäters geschaffen.

Die **Berufsbezeichnung „Notfallsanitäter/in"** (NotSan) darf nur mit behördlicher Erlaubnis geführt werden *(§ 1 Abs. 1 NotSanG)*. Diese Erlaubnis erhält, wer neben der Erfüllung von bestimmten persönlichen Voraussetzungen (z. B. gesundheitliche Eignung zur Ausübung des Berufs, grundsätzlich keine Vorstrafen, zur Berufsausübung erforderliche Deutschkenntnisse) die vorgeschriebene Ausbildungszeit abgeleistet und die staatliche Prüfung bestanden hat *(§ 2 Abs. 1 NotSanG)*.

Für die Ausbildung gelten folgende Eckpunkte:

- Die Ausbildung zum Notfallsanitäter dauert in Vollzeit 3 Jahre, in Teilzeit höchstens 5 Jahre *(§ 5 Abs. 1 NotSanG)*.
- Zugangsvoraussetzung zur Ausbildung ist grundsätzlich ein mittlerer Schulabschluss *(§ 8 NotSanG)*.
- Es gibt kein Mindestzugangsalter.
- Zwischen dem Träger der Ausbildung (Hilfsorganisation, Feuerwehr, privates Rettungsdienstunternehmen) und dem Notfallsanitäterschüler muss ein schriftlicher Ausbildungsvertrag mit gesetzlich vorgeschriebenem Mindestinhalt geschlossen werden *(§ 12 NotSanG)*.

- Notfallsanitäterschüler müssen eine Ausbildungsvergütung erhalten und Ausbildungsmittel (z. B. Fachbücher) kostenlos zur Verfügung gestellt bekommen *(§§ 13 Abs. 1 Nr. 2, 15 NotSanG)*.
- Die Ausbildung besteht aus theoretischem und praktischem Unterricht und einer praktischen Ausbildung. Sie schließt mit einer staatlichen Prüfung ab *(§ 5 Abs. 1 NotSanG)*.
- Der theoretische und praktische Unterricht wird in staatlich anerkannten Schulen durchgeführt *(§ 5 Abs. 2 NotSanG)*.
- Die Qualitätsanforderungen an Notfallsanitäterschulen sind deutlich strenger als bisher an Rettungsassistentenschulen (vgl. § 6 Abs. 2 NotSanG).
- Die Notfallsanitäterschulen tragen die Gesamtverantwortung für die Ausbildung *(§ 5 Abs. 3 NotSanG)*.
- Die praktische Ausbildung wird nicht nur an Lehrrettungswachen, sondern auch in geeigneten Krankenhäusern durchgeführt *(§ 5 Abs. 2 S. 3 NotSanG)*.
- Die Ausbildungsziele sind sehr ausführlich in *§ 4 NotSanG* (Tab. 57.4) geregelt. Hierbei wird u. a. ausdrücklich unterschieden zwischen (invasiven) medizinischen Maßnahmen, die Notfallsanitäter im Rahmen der Erstversorgung bis zur Verfügbarkeit eines (Not-)Arztes durchführen *(§ 4 Abs. 2 Nr. 1 Buchstabe c) NotSanG)*, und heilkundlichen Maßnahmen, die Notfallsanitäter unter bestimmten weiteren Voraussetzungen eigenständig durchführen (vgl. *§ 4 Abs. 2 Nr. 2 Buchstabe c)* NotSanG).

Weitere Einzelheiten zur Notfallsanitäterausbildung und -prüfung sind in der **Ausbildungs- und Prüfungsverordnung für Notfallsanitäterinnen und Notfallsanitäter (NotSan APrV)** geregelt, die ebenfalls zum 1.1.2014 in Kraft getreten ist. Hier ist auch die zeitliche Gliederung der Ausbildung im Einzelnen festgelegt *(§ 1 Abs. 1 NotSan APrV sowie Anlagen 1–3,* Tab. 57.5*)*. Zur Umsetzung dieser bundesrechtlichen Vorgaben gibt es auf Länderebene weitere Regelungen wie Ausführungsbestimmungen, Lehrpläne etc. Diese unterscheiden sich von Bundesland zu Bundesland. Leider wird das NotSanG in den einzelnen Bundesländern unterschiedlich schnell umgesetzt.

Aus den Ausbildungszielen ergeben sich die Aufgaben der Notfallsanitäter. Es ist davon auszugehen, dass Notfallsanitäter in der Notfallrettung (RTW/NAW/ITW) nach längeren, in den meisten

Tab. 57.4 § 4 NotSanG Ausbildungsziel

§ 4 NotSanG Ausbildungsziel
(1) Die Ausbildung zur Notfallsanitäterin oder zum Notfallsanitäter soll entsprechend dem allgemein anerkannten Stand rettungsdienstlicher, medizinischer und weiterer bezugswissenschaftlicher Erkenntnisse fachliche, personale, soziale und methodische Kompetenzen zur eigenverantwortlichen Durchführung und teamorientierten Mitwirkung insbesondere bei der notfallmedizinischen Versorgung und dem Transport von Patientinnen und Patienten vermitteln. Dabei sind die unterschiedlichen situativen Einsatzbedingungen zu berücksichtigen. Die Ausbildung soll die Notfallsanitäterinnen und Notfallsanitäter außerdem in die Lage versetzen, die Lebenssituation und die jeweilige Lebensphase der Erkrankten und Verletzten und sonstigen Beteiligten sowie deren Selbstständigkeit und Selbstbestimmung in ihr Handeln mit einzubeziehen.
(2) Die Ausbildung nach Absatz 1 soll insbesondere dazu befähigen,
1. die folgenden Aufgaben eigenverantwortlich auszuführen:
a. Feststellen und Erfassen der Lage am Einsatzort und unverzügliche Einleitung notwendiger allgemeiner Maßnahmen zur Gefahrenabwehr,
b. Beurteilen des Gesundheitszustands von erkrankten und verletzten Personen, insbesondere Erkennen einer vitalen Bedrohung, Entscheiden über die Notwendigkeit, eine Notärztin oder einen Notarzt, weiteres Personal, weitere Rettungsmittel oder sonstige ärztliche Hilfe nachzufordern sowie Umsetzen der erforderlichen Maßnahmen,
c. Durchführen medizinischer Maßnahmen der Erstversorgung bei Patientinnen und Patienten im Notfalleinsatz und dabei Anwenden von in der Ausbildung erlernten und beherrschten, auch invasiven Maßnahmen, um einer Verschlechterung der Situation der Patientinnen und Patienten bis zum Eintreffen der Notärztin oder des Notarztes oder dem Beginn einer weiteren ärztlichen Versorgung vorzubeugen, wenn ein lebensgefährlicher Zustand vorliegt oder wesentliche Folgeschäden zu erwarten sind,
d. angemessenes Umgehen mit Menschen in Notfall- und Krisensituationen,
e. Herstellen und Sichern der Transportfähigkeit der Patientinnen und Patienten im Notfalleinsatz,
f. Auswählen des geeigneten Transportzielortes sowie Überwachen des medizinischen Zustands der Patientinnen und Patienten und ihrer Entwicklung während des Transports,
g. sachgerechtes Übergeben der Patientinnen und Patienten in die ärztliche Weiterbehandlung einschließlich Beschreiben und Dokumentieren ihres medizinischen Zustands und seiner Entwicklung,
h. Kommunizieren mit am Einsatz beteiligten oder zu beteiligenden Personen, Institutionen oder Behörden,
i. Durchführen von qualitätssichernden und organisatorischen Maßnahmen im Rettungsdienst sowie Dokumentieren der angewendeten notfallmedizinischen und einsatztaktischen Maßnahmen und
j. Sicherstellen der Einsatz- und Betriebsfähigkeit der Rettungsmittel einschließlich Beachten sowie Einhalten der Hygienevorschriften und rechtlichen Arbeits- und Unfallschutzvorschriften,
2. die folgenden Aufgaben im Rahmen der Mitwirkung auszuführen:
a. Assistieren bei der ärztlichen Notfall- und Akutversorgung von Patientinnen und Patienten im Notfalleinsatz,
b. eigenständiges Durchführen ärztlich veranlasster Maßnahmen bei Patientinnen und Patienten im Notfalleinsatz und
c. eigenständiges Durchführen von heilkundlichen Maßnahmen, die vom Ärztlichen Leiter Rettungsdienst oder entsprechend verantwortlichen Ärztinnen oder Ärzten bei bestimmten notfallmedizinischen Zustandsbildern und -situationen standardmäßig vorgegeben, überprüft und verantwortet werden,
3. mit anderen Berufsgruppen und Menschen am Einsatzort, beim Transport und bei der Übergabe unter angemessener Berücksichtigung der Gesamtlage vom individual-medizinischen Einzelfall bis zum Großschadens- und Katastrophenfall patientenorientiert zusammenzuarbeiten.

Tab. 57.5 Gliederung der Notfallsanitäterausbildung (§ 1 Abs. 1 NotSan APrV)

Gliederung der Notfallsanitäterausbildung (§ 1 Abs. 1 NotSan APrV)		
Ausbildungsteil	Umfang (Std.)	Einzelheiten in
Theoretischer und praktischer Unterricht	1920	Anlage 1
Praktische Ausbildung in Lehrrettungswachen	1920	Anlage 2
Praktische Ausbildung in	720	Anlage 2

Bundesländern noch landesrechtlich zu regelnden Übergangszeiträumen Rettungsassistenten als Transportführer ersetzt werden (> Tab. 57.1).

Auch langjährig tätige Rettungsassistenten werden nicht automatisch als Notfallsanitäter anerkannt. Rettungsassistenten mit mindestens fünfjähriger nachgewiesener Berufstätigkeit können jedoch bis Ende des Jahres 2020 eine staatliche Ergänzungsprüfung ablegen *(§ 32 Abs. 2 S. 1 NotSanG)*. Rettungsassistenten **mit** mindestens dreijähriger, nachgewiesener Berufstätigkeit können bis Ende des Jahres 2020 eine staatliche Ergänzungsprüfung nach einer Vorbereitungsausbildung von 480 Stunden ablegen. Rettungsassistenten **ohne oder mit kürzerer** Berufstätigkeit können bis Ende des Jahres 2020 eine stattliche Ergänzungsprüfung nach einer Vorbereitungsausbildung von 960 Stunden ablegen *(§ 32 Abs. 2 S. 2 NotSanG)*.

Für Rettungssanitäter und/oder Gesundheits- und Krankenpfleger ist keine verkürzte Ausbildung zum Notfallsanitäter möglich.

Die Kompetenzen von Notfallsanitätern werden in > Kap. 57.3.3 dargestellt.

57.2.2 Ärztliches Rettungsdienstpersonal

Wesentlicher Bestandteil des deutschen Rettungsdienstsystems ist die Einbeziehung von Ärzten in die Notfallrettung bei vitaler Bedrohung. Dies ermöglicht eine frühzeitige differenzierte Diagnostik und Therapie. Die im Rettungsdienst eingesetzten Ärzte bezeichnet man als **Notärzte.** Um als solche tätig sein zu dürfen, müssen Ärzte je nach Bundesland den Fachkundenachweis „Rettungsdienst" oder die weiterqualifizierende Zusatz- bzw. Bereichsbezeichnung „Notfallmedizin" vorweisen. Um die Qualifikation der eingesetzten Notärzte zu erhöhen, reicht mittlerweile in manchen Bundesländern der bisherige Fachkundenachweis „Rettungsdienst" nicht mehr aus.

> **MERKE**
> Die notärztliche Versorgung im Rettungsdienst ist fester Bestandteil des medizinischen Gesamtversorgungskonzepts.

Für die Einbindung der Notärzte in die Notfallrettung gibt es zwei Systeme:

- **Rendezvous-System:** Ein Notarzteinsatzfahrzeug (NEF) transportiert den Notarzt zur Einsatzstelle (Notarztzubringerfunktion). Rettungswagen (RTW) und NEF treffen sich am Notfallort. Dort erfolgt gemeinsam die medizinische Versorgung. Gegebenenfalls kann der Notarzt den Patienten im RTW begleiten. Sollte keine Transportbegleitung erforderlich sein, steht das NEF sofort für einen neuen Einsatz zur Verfügung.
- **Stationssystem/NAW-System:** Der Notarzt ist einem RTW fest zugeordnet; Notarzt und Rettungswagen bilden somit eine organisatorische Einheit (**Notarztwagen, NAW**). Zusätzliche Unterhaltungskosten für ein NEF entfallen, jedoch ist der Notarzt immer an dieses Fahrzeug gebunden und damit wenig flexibel einsetzbar. Zudem ist der räumliche Einsatzbereich, den ein NAW innerhalb der Hilfsfrist abdecken kann, geringer als bei einem NEF, da ein NAW nicht so dynamische Fahreigenschaften hat. Welches Notarztsystem in den einzelnen Rettungsdienstbereichen eingerichtet ist, hängt von verschiedenen Faktoren ab. Es existieren auch Mischformen innerhalb eines Rettungsdienstbereichs. Aufgrund der größeren Flexibilität und der damit verbundenen Vorteile überwiegt das Rendezvous-System (über 99,1 %) deutlich gegenüber dem Stationssystem. Insbesondere aus Effizienz- und Kostengründen haben in den letzten Jahren einige jahrzehntelange Anhänger des Stationssystems auf das Rendezvous-System umgestellt, z. B. Düsseldorf, Frankfurt a. M., Hamburg und Berlin.

Bei Ereignissen mit einer Vielzahl oder einem Massenanfall von Verletzten oder Erkrankten (MANV bzw. Großschadensereignis, > Kap. 46.3.1) wird die rettungsdienstliche Versorgung durch einen **Leitenden Notarzt** (LNA) – je nach landesrechtlichen Vorschriften in Zusammenarbeit mit einem **Organisatorischen Leiter Rettungsdienst** (OrgLRD) – geleitet und koordiniert. Im Einsatz ist ein LNA allen eingesetzten rettungsdienstlichen Kräften weisungsbefugt.

Zur Qualitätssicherung sehen die meisten Rettungsdienstgesetze einen **Ärztlichen Leiter Rettungsdienst** (ÄLRD) vor. Dies ist ein langjährig erfahrener Notarzt mit spezieller Weiterbildung. Er führt im jeweiligen Rettungsdienstbereich die medizinische Aufsicht über die Notärzte und das Rettungsfachpersonal. In manchen Bundesländern ist der ÄLRD diesen in medizinischen Angelegenheiten weisungsbefugt und kann insbesondere einheitliche Behandlungsleitlinien aufstellen (siehe auch *§ 4 Abs. 2 Nr. 2 Buchstabe c) NotSanG*, > Tab. 57.4).

57.3 Tätigkeit des Rettungsfachpersonals

57.3.1 Rechtliche Stellung der Mitarbeiter im Rettungsdienst

Rettungsfachpersonal kann **hauptberuflich, nebenberuflich, ehrenamtlich** oder **freiwillig** im Rahmen eines **freiwilligen sozialen Jahres** oder des **Bundesfreiwilligendienstes** tätig sein. Bis zum Jahr 2011 gab es im Rettungsdienst auch **Zivildienstleistende.** Die rechtliche Stellung des Rettungsfachpersonals ist für dienstliche

Pflichten sowie straf- und haftungsrechtliche Konsequenzen grundsätzlich unerheblich. Einzelne Ausnahmen bestehen bei Beamten, Ehrenamtlichen und ehemaligen Zivildienstleistenden. In den folgenden Abschnitten wird stellvertretend für die unterschiedlichen Stellungen des Rettungsfachpersonals von Mitarbeitern, Dienstverhältnissen und Dienstpflichten gesprochen.

Haupt- und nebenberufliche Mitarbeiter

Die Rechte und Pflichten von haupt- und nebenberuflichen Mitarbeitern ergeben sich aus den einschlägigen Rechtsvorschriften, dem jeweiligen **Arbeitsvertrag** und, soweit vorhanden, aus **tarifvertraglichen und/oder betrieblichen Vereinbarungen** sowie aus **Dienstanweisungen.** Verstoßen haupt- oder nebenberufliche Mitarbeiter gegen gesetzliche oder vertragliche Dienstpflichten, können sie – je nach Einzelfall – abgemahnt oder aus wichtigem Grund außerordentlich (fristlos) gekündigt werden.

Ist die **Berufsfeuerwehr** im Rettungsdienst tätig, kommen i. d. R. Beamte zum Einsatz. Für sie gilt das **Beamtenrecht** ihres jeweiligen Bundeslandes. Dienstvergehen können mit Disziplinarmaßnahmen, in schwerwiegenden Fällen mit der Entlassung aus dem Beamtenverhältnis geahndet werden.

Auf allgemeine arbeits- und beamtenrechtliche Fragen kann aus Platzgründen in diesem Kapitel nicht näher eingegangen.

Ehrenamtliche Mitarbeiter

Die rechtliche Stellung von Ehrenamtlichen ergibt sich aus der **Satzung** der jeweiligen Hilfsorganisation, in der das Mitgliedschaftsverhältnis geregelt ist, und aus **Dienstanweisungen.** Verstoßen ehrenamtliche Mitarbeiter gegen die Satzung, dienstliche Weisungen oder gesetzliche Bestimmungen, können sie von der Rettungsdiensttätigkeit oder in schwerwiegenden Fällen aus der Hilfsorganisation ausgeschlossen werden.

Zivildienstleistende

Über Jahrzehnte hinweg waren **Zivildienstleistende** (ZDL) eine wichtige personelle Stütze im Rettungsdienst. Sie trugen in der Bundesrepublik Deutschland maßgeblich zum Auf- und Ausbau eines flächendeckenden, professionellen Rettungsdienstes bei. Vielerorts waren Rettungswagen/Notarztwagen regulär – neben einem hauptamtlichen Mitarbeiter – mit einem Zivildienstleistenden besetzt, mancherorts bis in die 1990er-Jahre hinein sogar nur mit Zivildienstleistenden. Krankentransportwagen waren teilweise bis zuletzt mit zwei Zivildienstleistenden besetzt. Ein Großteil des haupt-, neben- und ehrenamtlichen Rettungsfachpersonals hatte den Einstieg in den Rettungsdienst in der Vergangenheit über den Zivildienst gefunden. Mit der faktischen Abschaffung des Grundwehrdienstes (offizieller Wortlaut: „Aussetzung des Grundwehrdienstes") zum Juli 2011 wurde auch der Zivildienst abgeschafft (offizieller Wortlaut „Aussetzung des Zivildienstes außerhalb des Spannungs- oder Verteidigungsfalles", *§ 1a Zivildienstgesetz*). Am 31.12.2011 wurden die letzten Zivildienstleistenden aus dem Dienst entlassen. Damit ist im Rettungsdienst eine Ära zu Ende gegangen.

Die Rechtsstellung der zivildienstleistenden Mitarbeiter war im **Gesetz über den Zivildienst der Kriegsdienstverweigerer (Zivildienstgesetz, ZDG)** geregelt. Aufgrund der Abschaffung des Zivildienstes wird hierauf an dieser Stelle nicht mehr näher eingegangen.

Leistende eines Freiwilligen Sozialen Jahres

Seit einigen Jahren bieten die Hilfsorganisationen auch im Rettungsdienst Stellen für **Freiwillige** zur Leistung eines **Freiwilligen Sozialen Jahres** (FSJ) an. Die rechtliche Stellung der Freiwilligen ergibt sich aus dem **Gesetz zur Förderung von Jugendfreiwilligendiensten (Jugendfreiwilligendienstegesetz, JFDG).**

Vor Beginn des Freiwilligen Sozialen Jahres ist zwischen dem Freiwilligen und dem Träger des Freiwilligen Sozialen Jahres eine schriftliche Vereinbarung zu schließen, die u. a. nähere Angaben über den konkreten Freiwilligendienst enthalten muss (*§ 11 Abs. 1 JFDG*). Das Freiwillige Soziale Jahr dauert im Inland normalerweise 12 Monate und kann um bis zu 6 Monate verlängert werden (*§ 5 Abs. 1 JFDG*). Die Freiwilligen erhalten ein angemessenes Taschengeld sowie unentgeltliche Unterkunft, Verpflegung und Arbeitskleidung oder entsprechende Geldersatzleistungen (*§ 2 Abs. 1 Nr. 3 und § 11 Abs. 1 Nr. 6 JFDG*). Das Freiwillige Soziale Jahr muss zwingend pädagogisch begleitet werden (*§ 5 Abs. 2 JFDG*), u. a. durch Seminare – zusätzlich zur rettungsdienstlichen Ausbildung. Seit Juni 2008 ist es möglich, einen Jugendfreiwilligendienst auch kombiniert im In- und Ausland zu leisten (*§ 7 JFDG*), z. B. 12 Monate im deutschen Rettungsdienst und anschließend 3–6 Monate in der (medizinischen) Entwicklungshilfe.

Bei Missachtung von dienstlichen Pflichten kann das Dienstverhältnis vom Träger unter denselben Voraussetzungen beendet werden wie ein Arbeitsverhältnis.

Freiwillige können sich nach Beendigung ihres Dienstes ein **qualifiziertes Zeugnis** über Art und Dauer ihres Dienstes sowie über ihre Leistungen und Führung im Dienst erteilen lassen (*§ 11 Abs. 4 JFDG*). In dieses sind berufsqualifizierende Merkmale des Freiwilligendienstes aufzunehmen. In Anbetracht der verantwortungsvollen Tätigkeit im Rettungsdienst ist es jedem Freiwilligen zu empfehlen, von dieser Möglichkeit Gebrauch zu machen, um im weiteren Berufsleben ggf. davon zu profitieren.

Leistende eines Bundesfreiwilligendienstes

Zum Juli 2011 wurde sehr kurzfristig der **Bundesfreiwilligendienst** (BFD) eingeführt. Dieser soll die bestehenden Freiwilligendienste (Freiwilliges Soziales Jahr, Freiwilliges Ökologisches Jahr) ergänzen und die Folgen der kurzfristigen Abschaffung des Zivildienstes zumindest teilweise kompensieren.

Die Einzelheiten des Bundesfreiwilligendienstes sind im **Gesetz über den Bundesfreiwilligendienst (Bundesfreiwilligendienstge-**

setz, BFDG) geregelt. Mit der Abschaffung des Zivildienstes wurde das bisherige Bundesamt für den Zivildienst (BAZ) in Bundesamt für Familie und zivilgesellschaftliche Aufgaben (BAFzA) umbenannt. Dieses ist von staatlicher Seite aus für die Verwaltung des Bundesfreiwilligendienstes zuständig.

Der Bundesfreiwilligendienst kann nur in anerkannten Einsatzstellen geleistet werden (§ 6 Abs. 1 u. 2 BFDG). Alle nach dem Zivildienstgesetz anerkannten früheren Zivildienststellen und -plätze wurden automatisch als Einsatzstellen und -plätze des Bundesfreiwilligendienstes anerkannt (§ 6 Abs. 3 BFDG).

Der Bundesfreiwilligendienst dauert i. d. R. 12 Monate, mindestens jedoch 6 und höchstens 18 Monate, in Ausnahmefällen 24 Monate (§ 3 Abs. 2 BFDG). Einer der Unterschiede zum Freiwilligen Sozialen Jahr ist, dass es für den Bundesfreiwilligendienst keine Altersgrenze nach oben gibt. Der Bundesfreiwilligendienst ist grundsätzlich vergleichbar einer Vollzeitbeschäftigung zu leisten (§ 2 Nr. 2 BFDG). Bei Freiwilligen, die älter als 27 Jahre sind, ist auch eine Ableistung in Teilzeit von mehr als 20 Wochenstunden möglich.

Vor Beginn des Dienstes ist zwischen der Bundesrepublik Deutschland und dem Freiwilligen auf gemeinsamen Vorschlag des Freiwilligen und der Einsatzstelle eine schriftliche Vereinbarung abzuschließen, deren Mindestbestandteile gesetzlich vorgegeben sind (§ 8 Abs. 1 BFDG). Die gegenseitigen Rechte und Pflichten der Einsatzstelle und des Freiwilligen ergeben sich aus dem BFDG, den allgemeinen Gesetzen und aus dieser Vereinbarung.

In der Regel ist eine Probezeit von 6 Wochen vorgesehen. Bei Verstoß gegen dienstliche Pflichten kann das Freiwilligendienstverhältnis unter denselben Voraussetzungen wie ein Arbeitsverhältnis aus wichtigem Grund außerordentlich (fristlos) gekündigt werden.

Der Bundesfreiwilligendienst ist als freiwilliges Engagement ein unentgeltlicher Dienst. Freiwillige erhalten ein Taschengeld sowie ggf., je nach Einsatzstelle, unentgeltliche Unterkunft, Verpflegung und Arbeitskleidung oder entsprechende Geldersatzleistungen (§ 2 Nr. 4 BFDG).

Der Bundesfreiwilligendienst ist zwingend pädagogisch zu begleiten (§ 4 BFDG).

Nach dem Abschluss des Dienstes stellt die Einsatzstelle dem Freiwilligen eine Bescheinigung über den geleisteten Dienst aus (§ 11 Abs. 1 BFDG). Außerdem hat der Freiwillige ein qualifiziertes Zeugnis über Art und Dauer des Dienstes sowie über seine Leistungen und Führung während des Dienstes zu erhalten, in das auch die berufsqualifizierenden Merkmale des Dienstes aufzunehmen sind (§ 11 Abs. 2 BFDG).

Weitere Informationen zum Bundesfreiwilligendienst finden sich u. a. auf der offiziellen Webseite des Bundes (www.bundesfreiwilligendienst.de) und auf den Webseiten der Hilfsorganisationen.

57.3.2 Pflichten des Rettungsfachpersonals

Alle Rettungsdienstmitarbeiter sind verpflichtet, Patienten entsprechend ihrer jeweiligen **Qualifikation** nach aktuellen rettungsdienstlichen und (notfall-)medizinischen Standards und Erkenntnissen, ggf. in Zusammenarbeit mit einem Notarzt, bestmöglich zu untersuchen, zu versorgen, zu betreuen und zu transportieren. Dabei haben sie sämtliche gesetzlichen, vertraglichen und dienstlichen Vorgaben zu beachten.

Rettungsdienstmitarbeiter müssen alle generellen und individuellen **Dienstanweisungen** befolgen. **Generell weisungsbefugt** ist der Vorgesetzte, z. B. für Schichteinteilung, Reinigungspläne, Desinfektionsvorgaben u. Ä. Im Einsatzfall ist die Leitstelle für die Einsatzdisposition **organisatorisch** und der Notarzt **medizinisch weisungsbefugt**. Ist kein Notarzt zugegen, ist der höchstqualifizierte Mitarbeiter des Rettungsfachpersonals, der sich am Einsatzort befindet, den anderen Rettungsdienstmitarbeitern medizinisch weisungsbefugt.

Allerdings bestehen diese Weisungsbefugnisse nur in den Grenzen des jeweiligen Dienstverhältnisses (z. B. des Arbeitsvertrages) und des höherrangigen Rechts (Gesetze, sonstige Rechtsvorschriften, Tarifvertrag und Betriebsvereinbarungen). Dienstanweisungen dürfen insbesondere nicht straf- oder öffentlich-rechtlichen Bestimmungen (z. B. der strafrechtlich sanktionierten Garanten- und allgemeinen Hilfeleistungspflicht oder den landesrechtlichen Rettungsdienstvorschriften) zuwiderlaufen. Dienstanweisungen, die diese Grenzen überschreiten, sind rechtswidrig. **Rechtswidrige Dienstanweisungen** sind unwirksam und müssen – im Gegensatz zu rechtmäßigen Dienstanweisungen – nicht befolgt werden. Um straf- und haftungsrechtliche Risiken zu vermeiden, sollten sie auch keinesfalls beachtet werden.

Wer eine medizinische Maßnahme anordnet (z. B. ein Notarzt oder ein Notfallsanitäter), hat stets die Verantwortung für die richtige Anordnung (**Anordnungsverantwortung**). Dagegen ist derjenige, der die Maßnahme ausführt (z. B. ein Notfallsanitäter bei ärztlicher Anordnung oder ein Rettungssanitäter bei Anordnung durch einen Notfallsanitäter), für die korrekte Ausführung verantwortlich (**Ausführungsverantwortung**). Zur Vermeidung eines **Übernahmeverschuldens** (▶ Kap. 57.4.1 und ▶ Kap. 57.5.2) muss daher derjenige, der eine Maßnahme ausführen soll, dem Anordnenden ungefragt mitteilen, wenn er die Ausführung nicht sicher beherrscht.

Fortbildungspflichten des Rettungsfachpersonals ergeben sich nicht nur aus den jeweiligen Dienstverhältnissen, z. B. für haupt- und nebenberufliche Mitarbeiter aus dem Arbeitsvertrag und für Ehrenamtliche aus dem ehrenamtlichen Dienstverhältnis, sondern auch aus den Rettungsdienstvorschriften der meisten Bundesländer. Meist umfasst die Fortbildungspflicht, unabhängig von der konkreten Qualifikation, **mindestens 30 Stunden pro Jahr.** Wird die Fortbildungspflicht missachtet, kann dies straf-, haftungs- und arbeitsrechtliche Konsequenzen nach sich ziehen.

> **PRAXISTIPP**
> Jede Teilnahme an einer Fortbildung sollte man sich schriftlich bestätigen lassen, um die Einhaltung der Fortbildungspflicht lückenlos belegen zu können.

Darüber hinaus sind in den Rettungsdienstgesetzen der meisten Bundesländer spezielle **Datenschutz- und/oder Dokumentationspflichten** geregelt, die vom Rettungsfachpersonal zu beachten sind. Die Pflicht zur **Dokumentation** der Untersuchung, der Versorgung und des Transports eines Patienten ergibt sich auch als **Neben-**

pflicht aus dem Rechtsverhältnis zum Patienten und ist im neuen Patientenrechtegesetz *(§ 630 BGB)* geregelt. Wird das Rettungsfachpersonal ohne Notarzt tätig, hat es die Dokumentation des Einsatzes (➤ Kap. 48.4) selbstständig und unaufgefordert anzufertigen. Um späteren Streitigkeiten vorzubeugen, empfiehlt es sich, insbesondere bei bewusstlosen, alkoholisierten, dementen und sonst hilflosen Patienten, zusätzlich die Übergabe von Wertsachen der Patienten (z. B. Geldbeutel, Ausweise, Krankenversicherungskarte/elektronische Gesundheitskarte [eGK], Uhr/Schmuck, Brille, Zahn- oder sonstige Prothesen) an die weiterbehandelnde Einrichtung im **Einsatzprotokoll** zu vermerken. Eine unvollständige, mangelhafte oder unterlassene Dokumentation kann für das Rettungsfachpersonal u. a. haftungsrechtliche Konsequenzen haben (➤ Kap. 57.5.3).

> **PRAXISTIPP**
> Die Übergabe von Wertsachen des Patienten immer im Einsatzprotokoll vermerken und von einem Mitarbeiter der weiterbehandelnden Einrichtung bestätigen lassen, insbesondere bei bewusstlosen, alkoholisierten, dementen oder sonst hilflosen Patienten.

Weiterhin besteht die dienstliche **Nebenpflicht**, in Rettungsdienstfahrzeugen und im Einsatz nicht zu rauchen. Das Rettungsfachpersonal darf während des Dienstes oder der Dienstbereitschaft weder den Dienst oder die Dienstbereitschaft beeinträchtigende Mittel (z. B. Alkohol, Drogen, bestimmte Medikamente) zu sich nehmen noch den Dienst unter der Wirkung solcher Mittel antreten.

Ferner muss sich die Fahrzeugbesatzung bei jedem Schichtbeginn von der **Fahrtüchtigkeit** des Rettungsdienstfahrzeugs (z. B. Bremsen, Bereifung, lichttechnische Einrichtungen) sowie der **Vollständigkeit** und **Funktionsfähigkeit** der Ausrüstung und Ausstattung, insbesondere der Rettungs- und Transportgeräte sowie des Rettungsmaterials, überzeugen. Die fachgerechte Reinigung und Desinfektion der Rettungsdienstfahrzeuge und medizinischen Geräte (➤ Kap. 16.1.5) gehört ebenfalls zu den wichtigen Pflichten des Rettungsfachpersonals.

Auf die Schweigepflicht und die sich aus dem Medizinprodukterecht ergebenden Pflichten wird gesondert eingegangen (➤ Kap. 57.4.3 und ➤ Kap. 57.7.3), ebenso auf die Garanten- und allgemeine Hilfeleistungspflicht des Rettungsfachpersonals (➤ Kap. 57.4.1 und ➤ Kap. 57.4.2).

57.3.3 Kompetenzen des Rettungsfachpersonals

In der täglichen Einsatzpraxis, insbesondere in ländlichen Gebieten, kommt es regelmäßig – in den Einsatzbereichen mancher Rettungswachen aufgrund der Entfernung zum nächstgelegenen Notarztstandort immer – vor, dass das Rettungsfachpersonal deutlich früher am Einsatzort ist als ein Notarzt. Daher ist es wichtig zu wissen, welche medizinischen Maßnahmen das Rettungsfachpersonal ohne Anwesenheit eines Arztes und ohne konkrete Anordnung durch einen Arzt **eigenverantwortlich** und eigenständig durchführen darf, d. h., welche Befugnisse bzw. Kompetenzen das Rettungsfachpersonal hat.

Kompetenzen des gesamten Rettungsfachpersonals

Heute ist allgemein anerkannt, dass das Rettungsfachpersonal sämtliche medizinischen Maßnahmen eigenständig durchführen darf, die **nichtinvasiv** sind, d. h., nicht in die Körperintegrität des Patienten eingreifen. Hierzu zählen z. B. die fachgerechte Lagerung des Patienten, die Wundversorgung, die Ruhigstellung von Frakturen, die Durchführung von Basismaßnahmen der Reanimation (Herzdruckmassage, Beatmung mit Beatmungsbeutel, Sauerstoffgabe), die (nichtinvasive) Erhebung und Überwachung der Vitalparameter sowie das nur minimalinvasive Stechen zur Blutzuckermessung. Darüber hinaus darf das Rettungsfachpersonal – ebenso wie Laien, organisierte Ersthelfer und Sanitätspersonal – auch die Defibrillation mit automatisierten externen Defibrillatoren (AED) durchführen; denn bei AED entscheiden nicht die anwendenden Personen, sondern eine vorprogrammierte Elektronik eigenständig über die Indikation zur Defibrillation.

Notkompetenz von Rettungssanitätern, Rettungsassistenten und Notfallsanitätern

Allerdings ist bis heute **nicht ausdrücklich** gesetzlich geregelt, zu welchen **invasiven** medizinischen Maßnahmen (hierunter fällt z. B. die Venenpunktion, die Medikamentenapplikation – unabhängig vom Applikationsweg –, die Intubation, aber auch die Koniotomie, das Legen einer Thoraxdrainage oder eines zentralen Venenkatheters) das Rettungsfachpersonal befugt ist. Für Rettungsassistenten ergibt sich diesbezüglich nichts Konkretes aus dem Rettungsassistentengesetz, für Notfallsanitäter nichts Konkretes aus dem Notfallsanitätergesetz. Im RettAssG waren lediglich die Ausbildungsziele angehender Rettungsassistenten ausdrücklich geregelt (*§ 3 RettAssG*). Auch im Notfallsanitätergesetz sind lediglich die Ausbildungsziele geregelt (vgl. *§ 4 Abs. 2 Nr. 1 Buchstabe c) NotSanG*).

Deshalb könnte man annehmen, dass die eigenverantwortliche Durchführung invasiver medizinischer Maßnahmen durch das Rettungsfachpersonal grundsätzlich als unerlaubte Ausübung der Heilkunde strafbar wäre (*§ 5 Heilpraktikergesetz*). Doch bereits vor dem Inkrafttreten des NotSanG überwog unter den auf Rettungsdienstrecht spezialisierten Juristen bei Weitem die Auffassung, dass das **Heilpraktikergesetz (HeilprG)** aus den verschiedensten Gründen keine Anwendung findet, **wenn** Rettungsfachpersonal bis zum Eintreffen eines (Not-)Arztes (oder, falls im Einzelfall in absehbarer Zeit kein Notarzt verfügbar ist, bis zum Erreichen eines Krankenhauses) **überbrückend** invasive Maßnahmen durchführt, die ohne das konkrete Risiko einer Verschlechterung des Patientenzustands nicht aufschiebbar sind. Jedoch gibt es zur Unanwendbarkeit des HeilprG auf die Tätigkeit des Rettungsfachpersonals noch keine (höchst-)richterliche strafrechtliche Rechtsprechung. Daher sollte das Rettungsfachpersonal sicherheitshalber von der grundsätzlichen Anwendbarkeit des HeilprG ausgehen, bis diese Frage (höchst-)richterlich entschieden oder eindeutig gesetzlich geregelt ist. Letzteres ist leider auch durch das NotSanG nicht geschehen, einen entsprechenden Vorschlag des Bundesrats hat der Bundestag nicht aufgegriffen.

Im Falle der Anwendbarkeit wäre die eigenverantwortliche Durchführung invasiver Maßnahmen durch Rettungssanitäter, Rettungsassistenten und Notfallsanitäter zwar grundsätzlich wegen unerlaubter Ausübung der Heilkunde strafbar *(§ 5 HeilprG)*, jedoch **bei Vorliegen der nachfolgend genannten Voraussetzungen** aufgrund **rechtfertigenden Notstands** *(§ 34 StGB)* gerechtfertigt und damit im Ergebnis ebenfalls straffrei. Diese Rechtsauffassung findet sich nun auch in der Gesetzesbegründung zum Notfallsanitätergesetz (Bundestagsdrucksache 17/11689, S. 21, zu *§ 4 Abs. 2 Nr. 1 Buchstabe c) NotSanG)*.

Daher besteht – unabhängig von der rechtlichen Begründung im Detail – Einigkeit, dass **Rettungssanitäter, Rettungsassistenten und Notfallsanitäter** unter den folgenden Voraussetzungen bestimmte invasive medizinische, d. h. heilkundliche Maßnahmen eigenverantwortlich und eigenständig durchführen dürfen (sog. „**Notkompetenz**"):

- Die konkrete Maßnahme ist medizinisch indiziert.
- Eine ausdrückliche oder mutmaßliche Einwilligung des Patienten in die konkrete Maßnahme liegt vor.
- Die konkrete Maßnahme wird fachgerecht durchgeführt.
- (Not-)Ärztliche Hilfe ist trotz An- oder Nachforderung nicht oder nicht rechtzeitig verfügbar oder erreichbar.
- Die konkrete Maßnahme ist zur unmittelbaren Abwehr von Gefahren für das Leben des Patienten oder von wesentlichen Folgeschäden dringend erforderlich.
- Das gleiche Ziel kann allein durch weniger invasive Maßnahmen, z. B. Basismaßnahmen, nicht ebenso sicher erreicht werden.
- Die Durchführung der konkreten Maßnahme, die damit verbundenen Gefahren und möglicherweise auftretenden Komplikationen werden grundsätzlich sicher beherrscht.

Liegen die genannten Voraussetzungen vor, sind Notfallsanitäter und Rettungsassistenten (wegen der deutlich kürzeren Ausbildungsdauer jedoch nicht Rettungssanitäter und Rettungshelfer) aufgrund ihrer Garanten- und allgemeinen Hilfeleistungspflicht (▶ Kap. 57.4.1 und ▶ Kap. 57.4.2) sogar dazu verpflichtet, die indizierten invasiven Maßnahmen zu ergreifen.

Die ersten drei der genannten Voraussetzungen müssen vorliegen, damit die Durchführung einer invasiven medizinischen Maßnahme nicht als Körperverletzung strafbar ist (hierzu noch ausführlicher ▶ Kap. 57.4.1). Das Vorliegen einer mutmaßlichen Einwilligung ist bei bewusstlosen Patienten in Lebensgefahr, insbesondere bei reanimationspflichtigen oder polytraumatisierten Patienten, unproblematisch. Dagegen ist bei ansprechbaren Patienten für eine wirksame Einwilligung grundsätzlich eine sehr kurze Aufklärung über die geplante Maßnahme (z. B. bei Venenpunktion oder Schmerzmittelgabe) erforderlich, zumindest jedoch deren Ankündigung **einschließlich** des Hinweises, dass man kein Arzt ist.

Hinsichtlich der **Dringlichkeit** einer invasiven Maßnahme ist es wichtig, zwischen akuter Lebensgefahr und „bloßer" Gesundheitsgefahr/latenter Lebensgefahr zu unterscheiden. So ist die algorithmengerechte Gabe von Medikamenten im Rahmen einer Reanimation, die Gabe von Glukose bei einem hypoglykämischen Schock, die Gabe von Medikamenten bei einem anaphylaktischen Schock sowie die Gabe von Antikonvulsiva bei einem anhaltenden Krampfanfall im Regelfall weit dringlicher als die Gabe von Schmerzmitteln bei einem (isolierten) Extremitätentrauma.

Als **Notkompetenzmaßnahmen** kommen für **Rettungsassistenten** z. B. die Intubation ohne Relaxanzien, die Venenpunktion, die Applikation kristalloider Infusionen und ausgewählter Medikamente und die Frühdefibrillation (auch ohne AED) in Betracht.

Welche **Notkompetenzmaßnahmen** im Sinne des *§ 4 Abs. 2 Nr. 1 Buchstabe c NotSanG* (▶ Tab. 57.4) darüber hinaus für **Notfallsanitäter** in Betracht kommen, muss sich im Einzelnen noch herausbilden. Hierzu gibt es derzeit zahlreiche verschiedene Übersichten über invasive Techniken und Medikamente.

MERKE
Bereits jetzt ist absehbar, dass es bezüglich der Notkompetenzmaßnahmen des Notfallsanitäters erhebliche Unterschiede zwischen den einzelnen Bundesländern geben wird.

Rettungssanitäter haben im Vergleich zu Rettungsassistenten und Notfallsanitätern eine deutlich kürzere Ausbildungsdauer. Daher kommen als Notkompetenzmaßnahmen für Rettungssanitäter i. d. R. nur das Legen eines periphervenösen Zugangs, die Verabreichung von kristalloiden Infusionen und **im Einzelfall** die Applikation von Medikamentensprays in Betracht (z. B. Nitroglyzerin-, β_2-Sympathomimetikum- und Kortikoid-Spray; **Achtung:** Nitroglyzerin ist arzneimittelrechtlich nicht zur Blutdrucksenkung bei einer hypertensiven Krise zugelassen!). Bei Rettungssanitätern kann grundsätzlich nicht davon ausgegangen werden, dass sie die Intubation und die intravenöse Applikation von Medikamenten **hinreichend sicher** in Theorie und Praxis **beherrschen**. Hierbei wird oft übersehen, dass keinesfalls allein die Beherrschung einer Maßnahme unter klinischen Idealbedingungen ausreicht. Vielmehr ist für die sichere Beherrschung einer Maßnahme auch die Kenntnis und mögliche Bewältigung der mit dieser Maßnahme verbundenen, notfallmedizinisch relevanten Gefahren und Komplikationen (bei Medikamentengabe: Kontraindikationen, Wechselwirkungen, Nebenwirkungen, insbesondere anaphylaktische Reaktionen bis hin zum anaphylaktischen Schock!) **zwingend erforderlich.** Hierfür reicht der Umfang der Rettungssanitäterausbildung hinsichtlich der Intubation und intravenösen Verabreichung von Medikamenten kaum aus, sodass diesbezüglich durch Rettungssanitäter allergrößte Zurückhaltung geboten ist. Anders mag dies im Einzelfall bei sehr erfahrenen und überdurchschnittlich fortgebildeten Rettungssanitätern sein, die langjährig in der Notfallrettung tätig sind.

Für **Rettungshelfer** wird aufgrund der noch einmal deutlich kürzeren Ausbildungsdauer im Vergleich zu Rettungssanitätern eine hinreichend sichere Beherrschung aller invasiven medizinischen Maßnahmen in Theorie und Praxis grundsätzlich verneint. Somit sollten Rettungshelfer (erst recht Rettungshelfer Hessen, NRW und Rheinland-Pfalz, die nicht nach dem 320-Stunden-Programm ausgebildet sind, sondern eine noch deutlich kürzere Ausbildung haben) auch in Notsituationen **grundsätzlich keine** invasiven medizinischen Maßnahmen eigenverantwortlich an Patienten durchführen (Ausnahme: Defibrillation mit AED). Da in allen

Bundesländern Krankentransportwagen mit mindestens einem Rettungssanitäter besetzt sein müssen, stellt dies in der täglichen Einsatzpraxis kein Problem dar.

Das Rettungsfachpersonal trägt die **straf- und haftungsrechtliche Verantwortung** für die Indikation und fachgerechte Durchführung von Notkompetenzmaßnahmen. Deren Durchführung ist stets zu dokumentieren. Werden durch das Rettungsfachpersonal medizinische invasive Maßnahmen vorgenommen, ohne dass die genannten Voraussetzungen vorliegen, können straf- und haftungsrechtliche sowie arbeitsrechtliche Konsequenzen bis hin zur Kündigung drohen.

Eigenständiges Durchführen heilkundlicher Maßnahmen durch Notfallsanitäter

Unabhängig von einer Notkompetenzsituation sieht das NotSanG vor, dass Notfallsanitäter bestimmte heilkundliche Maßnahmen (ohne Anwesenheit eines Arztes) eigenständig durchführen, die vom Ärztlichen Leiter Rettungsdienst oder – in den Bundesländern, in denen es einen solchen nicht gibt – von entsprechend verantwortlichen Ärzten bei bestimmten notfallmedizinischen Zustandsbildern und -situationen standardmäßig vorgegeben, überprüft und verantwortet werden (*§ 4 Abs. 2 Nr. 2 Buchstabe c) NotSanG*, ➤ Tab. 57.4). Dies führt dazu, das Notfallsanitäter in einem Rettungsdienstbereich bestimmte heilkundliche Maßnahmen eigenständig durchführen dürfen, während diese Maßnahmen in anderen Rettungsdienstbereichen nur unter die Notkompetenzmaßnahmen fallen oder auch als solche nicht vorgesehen sind.

57.3.4 Zusammenarbeit mit Ärzten

Die Zusammenarbeit des Rettungsfachpersonals mit (Not-)Ärzten kann sich im **Assistieren** bei der ärztlichen Notfall- und Akutversorgung von Patienten im Notfalleinsatz oder z. B. im Rahmen eines Sanitätsdienstes erschöpfen (vgl. *§ 4 Abs. 2 Nr. 2 Buchstabe a) NotSanG*, ➤ Tab. 57.4).

Im Rahmen der **Delegation** kann Rettungsfachpersonal – im Beisein eines (Not-)Arztes – ärztlich veranlasste bzw. angeordnete Maßnahmen eigenständig durchführen, z. B. die Gabe eines Medikaments (vgl. *§ 4 Abs. 2 Nr. 2 Buchstabe b) NotSanG*, ➤ Tab. 57.4).

Soweit ein Arzt anwesend ist, ist dieser dem Rettungsfachpersonal grundsätzlich in medizinischen Fragen weisungsbefugt. Unabhängig hiervon wird ein Hausarzt oder ein spezialisierter Facharzt (z. B. HNO-Arzt oder Dermatologe) kaum fachlich in der Lage sein, dem Rettungsfachpersonal fachlich adäquate Weisungen nach den neuesten notfallmedizinischen Erkenntnissen zu erteilen, sondern allein ein Notarzt.

57.4 Strafrechtliche Verantwortung

Die für Rettungsfachpersonal und Notärzte wichtigsten Strafvorschriften finden sich im **Strafgesetzbuch** (StGB). Daneben gibt es spezielle Strafvorschriften, die z. B. im **Medizinproduktegesetz** (MPG), **Arzneimittelgesetz** (AMG), **Betäubungsmittelgesetz** (BtMG) und **Infektionsschutzgesetz** (InfSG) enthalten sind.

Im Blick behalten sollte man, dass im Fall einer strafrechtlichen Verurteilung in Abhängigkeit vom Einzelfall auch die Erlaubnis zum Führen der Berufsbezeichnung „Notfallsanitäter" zu widerrufen ist (vgl. *§ 2 Abs. 2 S. 2 NotSanG*).

57.4.1 Tötung und Körperverletzung

Vorsätzliche Tötung und Körperverletzung

Die Tötung eines anderen Menschen durch aktives Tun ist als **Totschlag** strafbar (*§ 212 StGB*).

Bedeutung für das Rettungsfachpersonal hat die **vorsätzliche Körperverletzung,** die mit Freiheitsstrafe bis zu 5 Jahren geahndet wird (*§ 223 StGB*).

Körperverletzung bedeutet die körperliche Misshandlung oder Gesundheitsschädigung einer anderen Person. Hierunter fällt etwa das Ohrfeigen eines Alkoholisierten zur Feststellung der Bewusstseinslage.

Auch jede **invasive,** d. h. in die Körperintegrität des Patienten eingreifende, **medizinische Maßnahme** fällt darunter und zwar auch dann, wenn sie in diagnostischer oder therapeutischer Absicht durchgeführt wird. Somit erfüllt z. B. das Stechen mit einer Lanzette zur Blutzuckerbestimmung, die Venenpunktion, die Verabreichung von Medikamenten – unabhängig vom Applikationsweg –, die Intubation und Defibrillation den Straftatbestand der Körperverletzung. Für die **Strafbarkeit** spielt es keine Rolle, ob die Maßnahme von einem Arzt oder von Rettungsfachpersonal vorgenommen wurde. Ebenfalls unerheblich ist, ob die Maßnahme medizinisch indiziert war, zur Linderung oder Heilung beigetragen hat oder fachgerecht (lege artis), d. h., nach den anerkannten Regeln der ärztlichen Kunst, ausgeführt wurde.

Jedoch entfällt die Strafbarkeit, wenn ein Patient **ausdrücklich in die konkrete Maßnahme einwilligt** oder sich eine **Einwilligung aus den Umständen** (z. B. wortloses Hinstrecken eines Arms zum Legen eines venösen Zugangs) ergibt. Straffreiheit ist auch gegeben, wenn mangels anderer Anhaltspunkte davon ausgegangen werden kann, dass der bewusstlose oder sonst einwilligungs**un**fähige Patient (z. B. durch Alkohol, Drogen oder Demenz) in die entsprechende Maßnahme einwilligen würde, wenn er dazu in der Lage wäre (**mutmaßliche Einwilligung**).

Beim **einwilligungsfähigen** Patienten setzt eine wirksame Einwilligung grundsätzlich die Erläuterung der Maßnahme, der damit verbundenen Risiken und ggf. das Aufzeigen möglicher Behandlungsalternativen voraus (**Aufklärung**). Selbstverständlich darf die

Aufklärung umso geringer ausfallen, je dringlicher die Maßnahme ist. So reicht beim Notfallpatienten i. d. R. eine pauschale Aufklärung – ohne das Eingehen auf alternative Behandlungsmethoden – aus, bei akuter Lebensgefahr kann eine Aufklärung ausnahmsweise komplett entfallen. Doch sollte eine bevorstehende Maßnahme bei einem nicht bewusstlosen Patienten zumindest kurz angekündigt werden. **Einwilligungsfähig** ist ein Patient, wenn er die Bedeutung und Tragweite seiner Entscheidung vollständig erfassen kann und entsprechende Verstandesreife und Urteilsfähigkeit hat.

Diese von der straf- und zivilrechtlichen Rechtsprechung entwickelten Grundsätze zu Aufklärung und Einwilligung bei invasiven medizinischen Maßnahmen sind jetzt im zivilrechtlichen Patientenrechtegesetz *(§§ 630d und 630e BGB)* geregelt worden.

Die Durchführung einer invasiven medizinischen Maßnahme, die nicht indiziert ist, nicht fachgerecht oder ohne (mutmaßliche) Einwilligung vorgenommen wird, ist stets strafbar.

> **MERKE**
> Die Durchführung einer invasiven medizinischen Maßnahme, die nicht indiziert ist, nicht fachgerecht oder ohne (mutmaßliche) Einwilligung vorgenommen wird, ist stets als Körperverletzung strafbar!

Körperverletzung mit Todesfolge

Körperverletzung mit Todesfolge wird mit Freiheitsstrafe nicht unter 3 Jahren geahndet *(§ 227 StGB)*. Zur Verdeutlichung:

Ein Patient stirbt an den Folgen einer Körperverletzung, z. B. an einem anaphylaktischen Schock oder an einer nicht beherrschbaren Herzrhythmusstörung nach der Applikation eines nicht indizierten Medikaments. Da die Applikation eines nicht indizierten Medikaments – unabhängig von der Einwilligung des Patienten – immer eine Körperverletzung darstellt, ist dies als Körperverletzung mit Todesfolge *(§ 227 StGB)* strafbar.

Fahrlässige Körperverletzung und Tötung

Fahrlässige Körperverletzung ist mit Freiheitsstrafe bis zu 3 Jahren *(§ 229 StGB)* und **fahrlässige Tötung** mit Freiheitsstrafe bis zu 5 Jahren *(§ 222 StGB)* strafbar. Rettungsfachpersonal handelt fahrlässig, wenn es die **Sorgfalt** außer Acht lässt, zu der es nach den Umständen und seinen persönlichen Kenntnissen und Fähigkeiten verpflichtet und fähig ist (subjektiver Sorgfaltsmaßstab). Paradebeispiele hierfür sind Unachtsamkeit und Nachlässigkeit. Dazu zwei Beispiele:

- Ein Notfallsanitäter bemerkt aus Unachtsamkeit bei Schichtbeginn nicht, dass im RTW Medikamente, medizinische Geräte oder sonstige Medizinprodukte fehlen bzw. nicht einsatzbereit sind. Bei einem Einsatz verstirbt infolgedessen ein Patient. Der Notfallsanitäter hat sich einer fahrlässigen Tötung *(§ 229 StGB)* strafbar gemacht.
- Ein nicht fachgerecht auf der Trage im RTW gesicherter Patient rutscht bei einem plötzlichen Bremsmanöver von der Trage und schlägt mit dem Kopf so unglücklich gegen die eingebaute Schrankwand, dass er verstirbt. Die RTW-Besatzung hat sich wegen der nicht ordnungsgemäßen Sicherung des Patienten einer fahrlässigen Tötung *(§ 229 StGB)* strafbar gemacht.

Körperverletzung und Tötung durch Unterlassen

Ferner kann sich Rettungsfachpersonal durch eine unzureichende oder unterlassene Versorgung eines Patienten einer **Tötung oder Körperverletzung durch Unterlassen** *(§ 212 bzw. § 223 i. V. m. § 13 StGB)* strafbar machen.

Eine Strafbarkeit durch Unterlassen erfordert *(§ 13 StGB)*, dass eine Pflicht besteht, gesundheitliche Schäden oder den Tod des Patienten durch aktives Tun abzuwenden **(Garantenpflicht)**. Eine solche Garantenpflicht des Rettungsfachpersonals ergibt sich gegenüber den einzelnen Patienten aus der Übernahme der konkreten Einsatzaufträge, außerdem aus den Rettungsdienstgesetzen **(Garantenstellung)**. Das Rettungsfachpersonal ist daher im Rahmen seiner Möglichkeiten verpflichtet, sämtliche geeigneten, erforderlichen und zumutbaren Maßnahmen vorzunehmen, um eine drohende Gefahr für die Gesundheit oder das Leben des Patienten abzuwenden sowie weitere (Gesundheits-)Schäden zu verhindern. Hierunter fällt für Notfallsanitäter insbesondere die eigenverantwortliche Durchführung von medizinischen Maßnahmen der Erstversorgung i. S. d. *§ 4 Abs. 2 Nr. 1 Buchstabe c) NotSanG* sowie die eigenständige Durchführung von heilkundlichen Maßnahmen i. S. d. *§ 4 Abs. 2 Nr. 2 Buchstabe c) NotSanG* (▶ Tab. 57.4 sowie ▶ Kap. 57.3.3). Ein Beispiel:

Eine KTW-Besatzung, die trotz starker Schmerzen des Patienten keinen RTW und Notarzt zur Analgesie nachfordert, macht sich einer Körperverletzung durch Unterlassen strafbar *(§ 223 i. V. m. § 13 StGB)*.

Übernahmeverschulden

Besitzt jemand die für Notfallrettung, Krankentransport, Sanitätsdienst oder Durchführung einer einzelnen medizinischen Maßnahme erforderlichen Kenntnisse, Fähigkeiten und Erfahrungen **nicht**, übernimmt aber dennoch die entsprechende Tätigkeit oder die Ausführung der entsprechenden Maßnahme, kommt eine Strafbarkeit wegen (fahrlässiger) Körperverletzung bzw. Tötung aufgrund eines **Übernahmeverschuldens** in Betracht.

> **ACHTUNG**
> Zur Vermeidung einer Strafbarkeit wegen Übernahmeverschuldens darf man Tätigkeiten in Notfallrettung, Krankentransport oder Sanitätsdienst sowie die Ausführung von einzelnen Maßnahmen nur übernehmen, wenn man die dafür erforderlichen Kenntnisse, Fähigkeiten und Erfahrungen besitzt.

57.4.2 Unterlassene Hilfeleistung

Unterlassene Hilfeleistung ist nach § 323c StGB (> Tab. 57.6) für jedermann strafbar (**allgemeine Hilfeleistungspflicht**).

Unglücksfälle im Sinne des § 323c StGB sind **plötzlich** eintretende Ereignisse, die erhebliche Gefahren für Menschen oder Sachen mit sich bringen oder mit sich zu bringen drohen. Hierunter fallen sowohl Unfall- als auch Krankheitsereignisse. Allerdings stellt nicht jede Erkrankung einen Unglücksfall dar, sondern nur eine plötzlich eingetretene oder sich akut verschlimmernde Erkrankung (z. B. plötzliche Schmerzen, plötzliche Atemnot, plötzliche Bewusstlosigkeit). Auch jede durch einen Suizidversuch verursachte gesundheitliche Gefahr stellt nach der Rechtsprechung grundsätzlich einen solchen Unglücksfall dar.

Erforderlich ist eine Hilfeleistung, wenn ohne sie möglicherweise weiterer (gesundheitlicher) Schaden entsteht. Für die Erforderlichkeit kommt es auf die Erfolgsaussichten der Hilfeleistung ebenso wenig an wie auf die Folgen des Unterlassens.

Zumutbar ist eine Hilfeleistung, wenn sich die hilfeleistende Person **nicht** in erhebliche eigene Gefahr (Eigenschutz!), insbesondere für ihre Gesundheit oder ihr Leben, begibt. Das Rettungsfachpersonal muss also keine viel befahrene Autobahn zu Fuß überqueren, nicht in brennende Gebäude stürmen oder einem psychisch Kranken auf Bahngleise folgen, solange der Bahnverkehr nicht ruht. Aufgrund der beruflichen Stellung des Rettungsfachpersonals und der Möglichkeit von planbaren Schutzmaßnahmen gegen Infektionsgefahren entfällt die Zumutbarkeit einer Hilfeleistung durch Rettungsfachpersonal jedoch nicht bei infizierten oder ansteckenden Patienten (z. B. Hepatitis, HIV, „offene" Tuberkulose, MRSA, ESBL, Ebola-Virus).

Besteht eine Hilfeleistungspflicht, richten sich **Art und Umfang** der zu leistenden Hilfe nach den **Fähigkeiten und Möglichkeiten** der hilfeleistenden Person. **Jede Person** muss – im Rahmen ihrer Möglichkeiten – sofort und auf die wirksamste Weise helfen. Jede Person, die über **keine** Erste-Hilfe-Kenntnisse verfügt, ist daher – im Rahmen des Zumutbaren (Eigenschutz!) – zumindest zur Absicherung einer Notfallstelle, zum Notruf und zur Betreuung eines Verletzten bzw. Erkrankten verpflichtet.

Dagegen macht sich **Rettungsfachpersonal** bereits strafbar, wenn es sich nicht unverzüglich nach Erhalt eines Einsatzauftrags zum Einsatzort begibt. Von Rettungsfachpersonal wird erwartet, dass es seine **besondere Fach- und Sachkunde** sowie zur Verfügung stehende **Hilfsmittel** (Werkzeug, Rettungs-, Transportgeräte und/oder Rettungsmaterial einschließlich medizinischer Geräte) einsetzt. Hierzu gehört für Notfallsanitäter insbesondere die eigenverantwortliche Durchführung von medizinischen Maßnahmen der Erstversorgung i. S. d. *§ 4 Abs. 2 Nr. 1 Buchstabe c) NotSanG* sowie die eigenständige Durchführung von heilkundlichen Maßnahmen i. S. d. *§ 4 Abs. 2 Nr. 2 Buchstabe c) NotSanG* (> Tab. 57.4 sowie > Kap. 57.3.3)

Leitstellendisponenten haben in der Notfallrettung stets das am schnellsten am jeweiligen Einsatzort verfügbare, geeignete Rettungsdienstmittel zu alarmieren und zwar unabhängig von den Gebietsgrenzen der einzelnen Rettungsdienst- und/oder Leitstellenbereiche. In akut lebensbedrohlichen Situationen, z. B. bei (vermutlich) reanimationspflichtigen oder polytraumatisierten Patienten, sind, soweit standortnäher und verfügbar, zur Erstversorgung stets zusätzlich ein Krankentransportwagen und/oder organisierte Ersthelfer zu alarmieren. Es spricht vieles dafür, dass zwischenzeitlich auch in Deutschland, insbesondere bei reanimationspflichtigen Patienten, die telefonische Aufforderung und Anleitung von sich am Notfallort befindenden Laienhelfern zu suffizienten Ersthelfermaßnahmen zu den Hilfeleistungspflichten der Leitstellendisponenten gehören.

57.4.3 Schweigepflicht

Zweck der Schweigepflicht ist es, den **persönlichen Lebens- und Geheimbereich des Einzelnen zu schützen.** Durch die Schweige-

Tab. 57.6 § 323c StGB Unterlassene Hilfeleistung

§ 323c StGB Unterlassene Hilfeleistung
*Wer bei **Unglücksfällen** oder gemeiner Gefahr oder Not nicht Hilfe leistet, obwohl dies **erforderlich** und ihm den Umständen nach **zuzumuten** ist, insbesondere ohne erhebliche eigene Gefahr und ohne Verletzung anderer wichtiger Pflichten möglich ist, wird mit Freiheitsstrafe bis zu einem Jahr oder mit Geldstrafe bestraft.* (Hervorhebungen vom Autor)

Tab. 57.7 § 203 StGB Schweigepflicht

§ 203 StGB Schweigepflicht
(1) Wer unbefugt ein fremdes Geheimnis, namentlich ein zum persönlichen Lebensbereich gehörendes Geheimnis oder ein Betriebs- oder Geschäftsgeheimnis, offenbart, das ihm als   *(...) Arzt, Zahnarzt, Tierarzt, Apotheker oder **Angehörigen eines anderen Heilberufs, der für die Berufsausübung oder die Führung der Berufsbezeichnung eine staatlich geregelte Ausbildung erfordert** (...)*   *anvertraut worden oder sonst bekannt geworden ist, wird mit Freiheitsstrafe bis zu einem Jahr oder mit Geldstrafe bestraft.*   *(2) (...)*   *(3) (...) Den in Absatz 1 (...) Genannten stehen ihre **berufsmäßig tätigen Gehilfen und die Personen gleich, die bei ihnen zur Vorbereitung auf den Beruf tätig sind.** (...)*   *(4) Die Absätze 1 bis 3 sind auch anzuwenden, wenn der Täter das fremde Geheimnis nach dem Tod des Betroffenen unbefugt offenbart.*   *(5) Handelt der Täter gegen Entgelt oder in der Absicht, sich oder einen anderen zu bereichern oder einen anderen zu schädigen, so ist die Strafe Freiheitsstrafe bis zu zwei Jahren oder Geldstrafe.*   (Hervorhebungen vom Autor)

pflicht soll ein besonderes Vertrauensverhältnis zwischen Patienten einerseits sowie (Not-)Ärzten und/oder Rettungsfachpersonal andererseits geschaffen werden. Patienten sollen keine Bedenken haben, auch persönlichste Dinge, über die keiner gerne spricht (z. B. Suchterkrankungen, psychiatrische oder infektiöse Erkrankungen, berufliche oder private Probleme), deren Kenntnis zu einer effektiven Behandlung jedoch oftmals erforderlich ist, den sie behandelnden Personen anzuvertrauen.

Die Schweigepflicht ergibt sich als **Nebenpflicht** aus dem jeweiligen Dienstverhältnis, für Beamte aus dem Beamtenrecht. Daneben ist sie in den Rettungsdienstgesetzen mancher Bundesländer festgeschrieben, für (Not-)Ärzte zusätzlich im ärztlichen Berufsrecht. Die Verletzung der Schweigepflicht wird nach *§ 203 Abs. 1 bzw. 3 StGB* mit Freiheitsstrafe bis zu 1 Jahr bestraft, unter den besonderen Voraussetzungen des *§ 203 Abs. 5 StGB* mit Freiheitsstrafe bis zu 2 Jahren (> Tab. 57.7).

Der Schweigepflicht im Rettungsdienst unterliegen nicht nur Ärzte, Notfallsanitäter und Rettungsassistenten, die zur Führung einer Berufsbezeichnung berechtigt sind *(§ 203 Abs. 1 StGB)*, sondern, unabhängig von ihrer Qualifikation oder ihres rechtlichen Status, **alle im Rettungs- oder Sanitätsdienst tätigen Personen,** auch Auszubildende und Praktikanten. Für die persönliche Anwendbarkeit der Schweigepflicht kommt es nicht darauf an, ob gerade ein Arzt zugegen ist, sondern nur, ob die im Rettungsdienst tätigen Personen, die nicht als Notfallsanitäter oder Rettungsassistent qualifiziert sind, **berufsmäßig tätige Gehilfen** sind *(§ 203 Abs. 3 StGB)*. Berufsmäßig tätig in diesem Sinne ist, wer bei der eigentlichen Berufsausübung hilft, ohne dass dies der Erwerbs- oder Hauptberuf sein muss. Das trifft grundsätzlich auf alle notfallmedizinisch oder sanitätsdienstlich ausgebildeten Personen zu, die in dieser Eigenschaft tätig werden, auch auf organisierte Ersthelfer.

Unter den Begriff des **fremden Geheimnisses** fallen alle dienstlichen Angelegenheiten der Dienststelle, die Inanspruchnahme des Rettungsdienstes durch den Patienten, alle Informationen über dessen Gesundheitszustand (z. B. Vorerkrankungen, Symptome, Diagnose, Therapie, Prognose), seine personenbezogenen Daten (z. B. Name, Anschrift, Geburtsdatum, Krankenversicherung) und das Transportziel, darüber hinaus sämtliche Informationen aus dem Lebensbereich des Patienten, etwa über dessen persönliche, familiäre, finanzielle und berufliche Angelegenheiten. Unbedeutend ist, ob das Rettungsfachpersonal von diesen Informationen durch ausdrückliche Mitteilung des Patienten oder anderweitig, etwa durch Umschauen in der Wohnung oder am Arbeitsplatz des Patienten, Kenntnis erlangt hat.

ACHTUNG
Sämtliche personenbezogenen Daten des Patienten, Informationen über dessen Gesundheitszustand und alle sonstigen, im Einsatz erlangten Informationen fallen unter die Schweigepflicht, auch bereits die Inanspruchnahme des Rettungsdienstes!

Ausnahmsweise fallen Anlass, Ort und Zeit eines Einsatzes nicht unter die Schweigepflicht, wenn dieser im **öffentlichen Bereich** stattgefunden hat (z. B. bei Unfällen) und daher ohnehin bekannt ist.

Die Schweigepflicht besteht über den Tod der Patienten hinaus. Sie gilt gegenüber jedermann, grundsätzlich auch gegenüber Angehörigen (Ausnahme: gesetzliche Vertreter/Erziehungsberechtigte oder Betreuer von einwilligungsunfähigen Patienten), Polizei, Staatsanwaltschaft und nicht am konkreten Einsatz beteiligten Kollegen und Ärzten. Dazu ein Beispiel:

Ein Notfallsanitäter wird von seiner Großmutter gefragt, ob die Gerüchte stimmen, dass Frau Maier ins Krankenhaus eingeliefert wurde. Der Notfallsanitäter, der an dem entsprechenden Einsatz beteiligt war, bejaht dies durch Kopfnicken. Allein dadurch hat er sich einer Verletzung der Schweigepflicht strafbar gemacht *(§ 203 Abs. 1 StGB)*.

Die Weitergabe eines fremden Geheimnisses ist nicht strafbar, wenn sie mit der ausdrücklichen, sich aus den Umständen ergebenden oder mutmaßlichen **Einwilligung** eines Patienten geschieht oder wenn eine gesetzliche Pflicht zur Weitergabe (z. B. nach dem Infektionsschutzgesetz [IfSG], > Kap. 16.1.2, oder nach *§ 138 StGB*, Anzeige bevorstehender Verbrechen) besteht. Eine Einwilligung des Patienten aus den Umständen ergibt sich z. B., wenn er der für ihn offensichtlichen Weitergabe seiner persönlichen Daten zu Weiterbehandlungs- oder Abrechnungszwecken nicht widerspricht. Sofern es keine gegenteiligen Anhaltspunkte gibt, kann bei **bewusstlosen Patienten** eine **mutmaßliche Einwilligung** zur Benachrichtigung von nahen Angehörigen angenommen werden. Dasselbe gilt für die Hinzuziehung der **Polizei,** wenn dies im Interesse des Patienten als Geschädigten eines Unfalls oder einer Straftat geschieht.

Eine Weitergabe von erlangten Informationen kann außerdem wegen **rechtfertigenden Notstands** straffrei sein *(§ 34 StGB)*, wenn das Interesse an einer Weitergabe das Geheimhaltungsinteresse des Patienten wesentlich überwiegt. Dies ist z. B. der Fall, wenn die Informationsweitergabe zur Abwendung von ernstlichen Gefahren für Gesundheit oder Leben anderer Personen erfolgt, etwa bei (Verdacht auf) **Kindesmisshandlung** oder sonstige **häusliche Gewalt**. Auch ist dies der Fall bei Hinzuziehung der Polizei oder sonstiger Dritter (z. B. Feuerwehr) zu einem Einsatz zum Schutz des Rettungsdienstpersonals.

57.4.4 Sonstige relevante Strafvorschriften

Wenn Rettungsdienstpersonal einen Patienten gegen seinen Willen festhält, transportiert und/oder fixiert, macht es sich einer **Nötigung** *(§ 240 StGB)*, möglicherweise einer **Freiheitsberaubung** *(§ 239 StGB)* strafbar. Die gewaltsame Durchsetzung einer **Zwangseinweisung** (> Kap. 57.8.3) und die **Gewahrsamnahme** (> Kap. 57.8.2) zum Schutz eines Patienten oder der Allgemeinheit ist der **Polizei** vorbehalten.

Ausnahmsweise ist eine Gewaltanwendung zur Abwendung einer akuten Gesundheits- oder Lebensgefahr durch das Rettungsdienstpersonal wegen **rechtfertigenden Notstands** *(§ 34 StGB)* straffrei, z. B. wenn ein alkoholisierter Patient auf eine befahrene Straße oder ein Suizidgefährdeter im Winter mit leichter Bekleidung in den Wald laufen will. In diesen Fällen ist das Rettungsdienstpersonal aufgrund seiner Garantenpflicht (> Kap. 57.4.1) und der allgemeinen Hilfeleistungspflicht (> Kap. 57.4.2) – soweit zumutbar (Eigenschutz!) – sogar zum Eingreifen verpflichtet. Ist ein Eingreifen nicht zumutbar, muss zumindest die Polizei informiert werden.

Wird Rettungsdienstpersonal von Patienten oder Dritten tätlich angegriffen, darf es stets **Notwehr** üben (*§ 32 StGB*), soweit die konkrete Ausübung im Einzelfall verhältnismäßig ist.

Wer den höchstpersönlichen Lebensbereich einer anderen Person, z. B. eines Patienten, durch das unbefugte Herstellen, Übertragen, Gebrauchen oder Zugänglichmachen von **Bildaufnahmen** verletzt, haftet nicht nur auf Schadensersatz, sondern macht sich möglicherweise auch strafbar (*§ 201a StGB*). Dies gilt grundsätzlich auch für Bildaufnahmen, die zu (vorgeschobenen) Ausbildungszwecken gefertigt werden.

Das Unterschreiben von **Transportscheinen** (offizielle Bezeichnung: „Verordnung einer Krankenbeförderung") ist – wie bei allen ärztlichen Verordnungen – ausschließlich Ärzten vorbehalten. Bei Manipulationen an Transportscheinen ohne oder gegen den Willen des zuständigen Arztes, etwa wenn Rettungsfachpersonal diese selbst mit Stempel oder Unterschrift versieht oder nachträglich ein anderes Beförderungsmittel ankreuzt, kann wegen **Urkundenfälschung** eine Freiheitsstrafe bis zu 5 Jahren verhängt werden (*§ 267 StGB*).

> **ACHTUNG**
> Manipulationen an Transportscheinen sind als Urkundenfälschung strafbar.

57.5 Schadensersatzhaftung

57.5.1 Haftungsrechtliche Grundlagen

Haftung des rettungsdienstlichen Leistungserbringers

Wenn Rettungsfachpersonal fahrlässig oder vorsätzlich seine dienstlichen Pflichten (z. B. durch unzureichende, fehlerhafte oder unterlassene Untersuchung oder Versorgung des Patienten, Missachtung von oder Verstöße gegen Dienstanweisungen oder gesetzlichen Vorschriften) verletzt und dem Patienten dadurch ein (gesundheitlicher) Schaden oder Folgeschaden entsteht, muss hierfür grundsätzlich der **rettungsdienstliche Leistungserbringer** (z. B. eine Hilfsorganisation oder ein gewerbliches Rettungsdienstunternehmen) aufkommen, für das Rettungsfachpersonal tätig ist. Grundlage dieser Haftung ist das Rechtsverhältnis, das mit der Übernahme der Versorgung und des Transports eines Patienten durch das Rettungsfachpersonal zwischen dem Leistungserbringer und dem Patienten entsteht – unerheblich, ob der Patient geschäftsfähig ist oder nicht.

Der **Schadensersatz** besteht regelmäßig in einer Geldleistung als finanzielle Kompensation für die entstandenen Schäden, bei erlittenen Schmerzen oder Beeinträchtigungen des Wohlbefindens zusätzlich in einem Schmerzensgeld. Er kann heute – in Abhängigkeit vom Einzelfall – durchaus einen sechs- bis siebenstelligen Betrag erreichen.

Nach den **Grundsätzen der Arbeitnehmerhaftung** kann die Hilfsorganisation bzw. das Rettungsdienstunternehmen ihren Mitarbeiter, der den Schaden verursacht hat, bei Vorsatz und grober Fahrlässigkeit im Regelfall vollständig und bei normaler Fahrlässigkeit – je nach den Umständen des Einzelfalls – teilweise in Regress nehmen (Fahrlässigkeit und Vorsatz > Kap. 57.5.2). In einigen Tarifverträgen ist die Regressmöglichkeit des Arbeitgebers auf grobe Fahrlässigkeit beschränkt.

Persönliche Haftung des Rettungsdienstmitarbeiters

Daneben kommt eine **unmittelbare persönliche Haftung des Rettungsdienstmitarbeiters** gegenüber dem Patienten wegen unerlaubter Handlung (*§§ 823 ff. BGB*) in Betracht, insbesondere wenn er den Patienten vorsätzlich oder fahrlässig an Leben, Gesundheit, Freiheit oder Eigentum geschädigt hat. Da das Rettungsfachpersonal gegenüber den Patienten eine **Garantenpflicht** (> Kap. 57.4.1) hat, kann die schädigende Handlung auch durch Unterlassen geschehen, z. B. durch unzureichende oder unterlassene Untersuchung, Versorgung oder Überwachung eines Patienten.

Hat der Mitarbeiter den Schaden mit leichtester Fahrlässigkeit verursacht, kann er nach den **Grundsätzen der Arbeitnehmerhaftung** von der Hilfsorganisation bzw. dem Rettungsdienstunternehmen eine vollständige Freistellung von seiner unmittelbaren Haftung gegenüber dem Patienten verlangen, bei normaler Fahrlässigkeit – je nach den Umständen des Einzelfalls – eine teilweise. Hat der Mitarbeiter grob fahrlässig oder vorsätzlich gehandelt, muss er im Regelfall den vollständigen Schadensersatz selbst leisten, ohne Freistellung verlangen zu können.

Eine **Berufshaftpflichtversicherung** schützt vor solchen Schadensersatzansprüchen. Daher ist ein solcher Versicherungsschutz dringend zu empfehlen.

Besonderheiten für Beamte, Ehrenamtliche und Zivildienstleistende

Für Beamte, ehrenamtliche Mitarbeiter und ehemalige Zivildienstleistende bestehen haftungsrechtliche Privilegien:

Ehemalige **Zivildienstleistende** haften für Schäden, die sie durch Verletzung von dienstlichen Pflichten bei ihrer Zivildienststelle verursacht haben, nur im Fall von Vorsatz und grober Fahrlässigkeit (*§ 34 ZDG*). Haben Zivildienstleistende im Zusammenhang mit dienstlichen Tätigkeiten Schäden bei Dritten verursacht, etwa an Patienten, haftet diesen gegenüber nach Amtshaftungsgrundsätzen nur die Bundesrepublik Deutschland unmittelbar (*§ 839 BGB* i. V. m. *Art. 34 GG*). Bei Vorsatz und grober Fahrlässigkeit kann der Zivildienstleistende jedoch in Regress genommen werden (*Art. 34 S. 2 GG*).

Im Unterschied zu den ehemaligen Zivildienstleistenden haben **Freiwillige im Rahmen eines sozialen Jahres oder des Bundesfreiwilligendienstes** kein solches Haftungsprivileg. Für Schäden, die Freiwillige im Rahmen ihres sozialen Jahres oder des Bundesfreiwilligendienstes durch Verletzung dienstlicher Pflichten bei ihrer Einsatzstelle oder bei Dritten, etwa Patienten, verursachen, haften sie wie haupt- oder nebenberufliche Mitarbeiter unmittelbar persönlich gegenüber den Geschädigten (§ 13 S. 2 JFDG bzw. § 9 Abs. 2 BFDG).

Beamte, etwa einer im Rettungsdienst tätigen Berufsfeuerwehr, sind haftungsrechtlich ebenso privilegiert wie die früheren Zivildienstleistenden. Für (gesundheitliche) Schäden, die sie bei Dritten verursachen, haftet den Dritten gegenüber nur ihr Dienstherr unmittelbar (Amtshaftung gemäß § 839 BGB i. V. m. Art. 34 GG). Bei Vorsatz und grober Fahrlässigkeit können Beamte jedoch ebenfalls von ihrem Dienstherrn in Regress genommen werden (Art. 34 S. 2 GG).

Ehrenamtliche erhalten für ihre Rettungsdiensttätigkeit keine Arbeitsvergütung, sondern allenfalls eine Aufwandsentschädigung. Daher erscheint es nach der hier vertretenen Auffassung sachgerecht, ihre Schadensersatzhaftung – im Unterschied zu der von angestellten Mitarbeitern – auf grobe Fahrlässigkeit zu beschränken: Im Fall einer unmittelbaren persönlichen Inanspruchnahme durch einen Geschädigten haben Ehrenamtliche bei mittlerer Fahrlässigkeit einen vollständigen Freistellungsanspruch gegenüber ihrer Hilfsorganisation. Die Hilfsorganisation kann im Fall einer unmittelbaren Inanspruchnahme durch einen Geschädigten ehrenamtliche Mitarbeiter nicht bereits bei mittlerer, sondern erst bei grober Fahrlässigkeit in Regress nehmen.

Amtshaftung

Inzwischen hat die haftungsrechtliche Rechtsprechung für Bayern, Niedersachsen, Nordrhein-Westfalen, Mecklenburg-Vorpommern, Rheinland-Pfalz und Schleswig-Holstein entschieden, dass wegen der öffentlich-rechtlichen Trägerschaft des Rettungsdienstes in diesen Bundesländern (in Bayern die Rettungszweckverbände, in den anderen Bundesländern grundsätzlich die Kreise und kreisfreien Städte) zumindest in der Notfallrettung **keine unmittelbare persönliche Schadensersatzhaftung des einzelnen Mitarbeiters** gegenüber Patienten oder Dritten besteht. Dies gilt unabhängig vom rechtlichen Status des einzelnen Mitarbeiters (z. B. haupt-, ehrenamtlich oder Freiwilliger im Rahmen eines sozialen Jahres oder des Bundesfreiwilligendienstes). Vielmehr haftet nur der Träger des Rettungsdienstes dem Patienten oder Dritten gegenüber nach **Amtshaftungsgrundsätzen** unmittelbar (§ 839 BGB i. V. m. Art. 34 GG). Dies gilt auch dann, wenn der Rettungsdienstträger mit der Durchführung der Notfallrettung eine Hilfsorganisation oder ein gewerbliches Rettungsdienstunternehmen beauftragt hat. Das Rettungsdienstpersonal kann jedoch in Regress genommen werden, wenn es grob fahrlässig oder vorsätzlich gehandelt hat.

Ob diese Amtshaftung auch in allen anderen Bundesländern besteht, ist noch nicht höchstrichterlich geklärt. So wurde dies für Baden-Württemberg vom Bundesgerichtshof hinsichtlich der Notfallrettung noch ausdrücklich offen gelassen, dagegen für die Lenkungstätigkeit der Rettungsleitstelle mittlerweile bejaht.

> **MERKE**
> Verletzt sich Rettungsdienstpersonal untereinander (z. B. Nadelstich beim Kollegen oder Verletzung des Beifahrers bei einem Verkehrsunfall), so sind gegenseitige Schadensersatzansprüche nach den Vorschriften der gesetzlichen Unfallversicherung (SGB VII) ausgeschlossen. Stattdessen hat der Geschädigte Ansprüche gegenüber der gesetzlichen Unfallversicherung.

Einsicht in die Patientenakte

Jeder Patient – falls dieser verstorben ist, dessen Angehörige – hat grundsätzlich einen Anspruch auf Einsicht in die rettungsdienstliche Patientenakte. Dies galt bereits zuvor nach allgemeinen Rechtsvorschriften und wurde nun durch das Patientenrechtegesetz ausdrücklich geregelt (§ 630g BGB). Im Rettungsdienst besteht die Patientenakte regelmäßig aus dem Einsatzprotokoll, aus Protokollausdrucken von medizinischen Geräten wie EKG/Defibrillator sowie aus den Abrechnungsunterlagen.

57.5.2 Vorsatz und Fahrlässigkeit

Vorsätzlich handelt nicht nur, wer mit Absicht seine Pflichten bzw. das Leben, die Gesundheit oder sonstige Rechtsgüter (z. B. Eigentum, Ehre, Geheimbereich) des Patienten verletzt, sondern auch, wer deren Verletzung im Rahmen einer Handlung oder eines Unterlassens für möglich hält und billigend in Kauf nimmt.

Normale bzw. mittlere Fahrlässigkeit liegt vor, wenn die für die konkrete Tätigkeit erforderliche Sorgfalt außer Acht gelassen wird, ohne dass ein besonders schwerer Vorwurf zu machen ist.

Leichteste Fahrlässigkeit ist gegeben, wenn kleinere Unachtsamkeiten oder Nachlässigkeiten geschehen, die wegen der menschlichen Unzulänglichkeit jedem noch so aufmerksamen und sorgfältigen Mitarbeiter passieren können.

Dagegen handelt **grob fahrlässig**, wer die für die konkrete Tätigkeit erforderliche Sorgfalt in besonders schwerem Maße verletzt, schon einfachste, ganz naheliegende Überlegungen nicht anstellt und das außer Acht lässt, was unter den gegebenen Umständen jedem hätte einleuchten müssen. Beispiele für grobe Fahrlässigkeit sind:

- Betreuung und Überwachung des Patienten während der Fahrt durch den weniger qualifizierten Mitarbeiter
- Benutzung von medizinischen Geräten ohne die erforderliche Ausbildung oder ohne die erforderliche zusätzliche Einweisung
- Fortbildungspflichten seit Jahren nicht oder nur unzureichend erfüllt
- Verstöße gegen Hygiene-/Desinfektionsvorschriften oder sonstige Dienstanweisungen
- Rückwärtsfahren ohne Einweiser mit Krankenkraftwagen, die nicht mit einer Rückfahrkamera ausgestattet sind

MERKE
Zur Beurteilung des Fahrlässigkeitsgrades kommt es immer auf den konkreten Einzelfall an.

Für die Schadensersatzhaftung gilt grundsätzlich ein **objektiver Sorgfaltsmaßstab**. Die **erforderliche Sorgfalt** richtet sich **nicht** nach den individuellen Kenntnissen und Fähigkeiten des einzelnen Rettungsdienstmitarbeiters, sondern nach den Kenntnissen und Fähigkeiten, die ein Mitarbeiter der jeweiligen **Qualifikationsstufe** (z. B. Notfallsanitäter, Rettungsassistent oder Rettungssanitäter) mit aktueller Fortbildung aufweisen muss. Sie ergibt sich aus den aktuellen notfallmedizinischen Standards und Erkenntnissen, aus Dienstanweisungen und gesetzlichen Vorschriften. Erforderlich ist das Maß an Umsicht und Sorgfalt, das nach der Beurteilung eines besonnenen und gewissenhaften Rettungsdienstmitarbeiters der jeweiligen Qualifikationsstufe in der konkreten Situation anzuwenden ist.

Zu den wichtigen Sorgfaltspflichten des Rettungsfachpersonals gehört die **fachgerechte** Untersuchung, Versorgung und Überwachung der Patienten entsprechend den aktuellen notfallmedizinischen Standards und Erkenntnissen, die **fachgerechte** Reinigung und Desinfektion der Rettungsdienstfahrzeuge und der medizinischen Geräte (> Kap. 16.1.5) sowie die Beachtung des Medizinprodukterechts (> Kap. 57.7.3).

Zudem zählt hierzu die **fachgerechte und ordnungsgemäße** Sicherung der anvertrauten Patienten mit Sicherheitsgurten während des Transports. Dies gilt sowohl für den Transport der Patienten mit Tragestuhl, Tragetuch, Schaufeltrage oder Spineboard durch (enge) Treppenhäuser oder unwegsames Gelände zum Rettungsdienstfahrzeug als auch für den Transport mit dem Fahrzeug. Die Rechtsprechung verlangt hierbei stets **äußerste** Sorgfalt, und zwar auch bei schwierigen Bedingungen, wie z. B. nassem oder unebenem Untergrund oder stark übergewichtigen Patienten. Zum fachgerechten Transport eines liegenden Patienten mit einem Tragetuch sind mindestens drei Personen erforderlich. Gegebenenfalls muss zur Trageunterstützung ein weiteres Rettungsdienstfahrzeug oder bei zu engem Treppenhaus und/oder schwergewichtigem Patienten die Feuerwehr (Drehleiter) nachgefordert werden.

Selbstverständlich hat das Rettungsdienstpersonal alle straßenverkehrsrechtlichen Vorgaben (> Kap. 57.6) zu beachten, um seinen Sorgfaltspflichten zu genügen.

Für die anzuwendende Sorgfalt macht es keinen Unterschied, ob jemand haupt-, nebenberuflich, ehrenamtlich, als Beamter, als Zivildienstleistender oder als Freiwilliger im Rahmen eines sozialen Jahres oder des Bundesfreiwilligendienstes im Rettungsdienst tätig ist oder als früherer Zivildienstleistender tätig war.

Besondere Beachtung verdient das **Übernahmeverschulden**. Wegen Übernahmeverschuldens haftet ein Mitarbeiter für Schäden, wenn er sich für eine Tätigkeit in der Notfallrettung, im Krankentransport oder Sanitätsdienst einteilen lässt oder eine einzelne medizinische Maßnahme durchführt, ohne die dazu erforderlichen Kenntnisse, Fähigkeiten und Erfahrungen zu besitzen.

57.5.3 Beweisrechtliche Besonderheiten

In Schadensersatzprozessen hat im Normalfall jede Prozesspartei (z. B. ein geschädigter Patient) die Umstände (z. B. fehlerhafte Behandlung durch den Rettungsdienst) zu beweisen, aus denen sich zu ihren Gunsten günstige Rechtsfolgen (z. B. Schadensersatzansprüche) ergeben.

Allerdings wird – meist aus Unkenntnis – von vielen Rettungsdienstmitarbeitern nicht bedacht, dass es in Prozessen wegen fehlerhafter oder unterlassener Behandlung **Beweiserleichterungen** oder sogar eine **Beweislastumkehr zugunsten des geschädigten Patienten** geben kann. Dies ist bei unzureichender oder unterlassener Aufklärung der Patienten (> Kap. 57.4.1), bei lückenhafter, mangelhafter oder unterbliebener Dokumentation (> Kap. 48.4), bei Verstößen gegen anerkannte Reinigungs- und Desinfektionsstandards für Rettungsdienstfahrzeuge und medizinische Geräte (> Kap. 16.1.3), bei Befunderhebungs- und groben Behandlungsfehlern sowie bei Übernahmeverschulden der Fall. Ein **Befunderhebungsfehler** liegt vor, wenn ein Patient trotz Indikation nicht oder nur unzureichend untersucht wird.

Fallbeispiel
Befunderhebungsfehler
1. Bei einem bewusstlosen Patienten führt das Rettungsfachpersonal dessen Zustand (allein) auf übermäßigen Alkoholkonsum zurück. Eine – bei jedem bewusstlosen Patienten indizierte – Blutzuckermessung führt es jedoch nicht durch. Deshalb erkennt es eine Hypoglykämie (Unterzucker) und die daraus resultierende Lebensgefahr nicht.
2. Eine Notfallpatientin klagt über Rücken- und/oder Bauchschmerzen und allgemeines Unwohlsein. Das Rettungsfachpersonal unterlässt es, differenzialdiagnostisch, zum Ausschluss eines Herzinfarkts, u. a. ein (12-Kanal-)EKG zu schreiben sowie weitere Infarktdiagnostik zu betreiben, sondern stellt die fehlerhafte Arbeitsdiagnose Rückenbeschwerden bzw. unklare Bauchbeschwerden/Magen-Darm-Infekt. Tatsächlich hat die Patientin jedoch einen Herzinfarkt erlitten.

Ein **grober Behandlungsfehler** wird von der Rechtsprechung angenommen, wenn bei der Patientenversorgung eindeutig gegen bewährte medizinische Behandlungsregeln oder gesicherte medizinische Erkenntnisse verstoßen wurde und wenn der Fehler aus objektiv medizinischer Sicht nicht mehr verständlich ist, da er schlechterdings nicht unterlaufen darf.

Fallbeispiel
Grober Behandlungsfehler
1. Bei einem Verkehrsunfall wurde ein Patient vom Rettungsdienst aus einem schwer beschädigten Fahrzeug ohne Anlegen eines Stifnecks® und ohne Anwendung von KED®-System/Spineboard/Schaufeltrage herausgezerrt sowie ohne

Vakuummatratze transportiert, obwohl aufgrund der Fahrzeugbeschädigungen von einer Wirbelsäulenverletzung ausgegangen werden musste und keine Indikation für eine sog. Crashrettung bestand.
2. Bei einem Notfallpatienten wurden (im konkreten Urteil nach vorangegangenem Krampfanfall) weder unverzüglich noch vor dem Transport die Vitalfunktionen sowie die Reaktionslage sorgfältig überprüft und es wurde keine körperliche Untersuchung durchführt.

Weiterhin kommt es im Falle eines Übernahmeverschuldens (> Kap. 57.4.1 und > Kap. 57.5.2) zu einer Beweislastumkehr.

Bei einer **Beweislastumkehr** muss nicht der Patient beweisen, dass er vom Rettungsdienst aufgrund einer fehlerhaften Versorgung einen (gesundheitlichen) Schaden oder Folgeschaden (z. B. eine Infektion oder eine Querschnittslähmung oder einen Hypoxieschaden) erlitten hat, sondern der Rettungsdienstmitarbeiter muss nachweisen, dass der Patient den Schaden **nicht** aufgrund fehlerhafter Behandlung (z. B. aufgrund Verstoßes gegen anerkannte Reinigungs- und Desinfektionsstandards für Fahrzeug und medizinische Geräte) erlitten hat. Dies wird ihm selten gelingen.

MERKE
Bei unzureichender oder unterlassener Aufklärung, bei lückenhafter, mangelhafter oder unterbliebener Dokumentation, bei Verstößen gegen anerkannte Reinigungs- und Desinfektionsstandards sowie bei Befunderhebungs- und groben Behandlungsfehlern sowie bei Übernahmeverschulden kann es zugunsten des geschädigten Patienten Beweiserleichterungen bis hin zur Beweislastumkehr geben!

An diesen von der Rechtsprechung entwickelten beweisrechtlichen Besonderheiten hat sich durch das sog. **Patientenrechtegesetz** (*§§ 630 a – 630 h BGB*) nichts geändert. Vielmehr wurden diese nun erstmals gesetzlich geregelt.

57.6 Straßenverkehrsrecht

Das für den Rettungsdienst relevante Straßenverkehrsrecht ist im **Straßenverkehrsgesetz** (StVG), der **Straßenverkehrs-Ordnung** (StVO), der **Straßenverkehrs-Zulassungs-Ordnung** (StVZO), der **Fahrerlaubnis-Verordnung** (FeV) sowie dem **Personenbeförderungsgesetz** (PBefG) geregelt.

57.6.1 Grundlagen

Im Normalfall gelten auch für den Rettungsdienst **sämtliche Verkehrsregeln und Verkehrszeichen** der StVO, z. B. Geschwindigkeitsbeschränkungen, sowie die Vorschriften zur technisch zulässigen Gesamtmasse, Anschnall- und Ladungssicherungspflichten.

Auch sitzende und liegende Patienten sowie Angehörige sind anzuschnallen (Ausnahme: Eine Verletzung erlaubt dies nicht). Säuglinge und (Klein-)Kinder dürfen nur auf einer Trage mit speziellen Kinderrückhaltesystemen transportiert werden, da die Sicherheitsgurte der gewöhnlichen Tragen, Tragestühle und Fahrzeugsitze nicht für sie ausgelegt sind.

Medizinische Geräte, Gepäck oder Gehhilfen der Patienten (Ladung) sind so zu verstauen oder zu sichern, dass im Fall einer plötzlichen Bremsung niemand durch umherfliegende Ladung zu Schaden kommen kann. Ist keine ordnungsgemäße Sicherung des Patientengepäcks möglich, so muss das Rettungsfachpersonal dessen Mitnahme verweigern.

Rettungsdienstfahrzeuge dürfen nur von Personen gesteuert werden, die für das jeweilige Fahrzeug die erforderliche **Fahrerlaubnis** besitzen. Mit Rettungsdienstfahrzeugen dürfen nur so viele Personen befördert werden, wie Sitz- und Liegeplätze in der Zulassungsbescheinigung Teil I (bis 28.2.2007 „Fahrzeugschein") ausgewiesen sind.

Wer diese straßenverkehrsrechtlichen Vorschriften missachtet, handelt (grob) fahrlässig und haftet für entstandene Schäden. Ein bestehender Versicherungsschutz geht möglicherweise – zumindest zum Teil – verloren.

Allerdings kann es für den Rettungsdienst im Einsatzfall erforderlich sein, den Einsatzort oder ein Krankenhaus schneller zu erreichen, als es der normale Verkehrsfluss sowie die Verkehrsregeln und -zeichen ermöglichen. Dem hat der Gesetzgeber durch die Vorschriften zu **Sonderrechten** und **Wegerecht** Rechnung getragen. Auch wenn beide Rechte in der Praxis oft gemeinsam gebraucht werden, ist in rechtlicher Hinsicht zwischen ihnen zu unterscheiden.

57.6.2 Sonderrechte

Grundlagen

Die **Sonderrechte des Rettungsdienstes** sind in *§ 35 Abs. 5a und 8*, die der Feuerwehr und des Katastrophenschutzes in *§ 35 Abs. 1 und 8 StVO* geregelt (> Tab. 57.8).

Wenn höchste Eile geboten ist, um Menschenleben zu retten oder schwere gesundheitliche Schäden abzuwenden, sind Fahrzeuge des Rettungsdienstes von den Vorschriften der StVO **befreit** (*§ 35 Abs. 5a StVO*). Diese dürfen dann z. B. die zulässige Höchstgeschwindigkeit überschreiten, trotz roter Ampelzeichen weiterfahren, rechts überholen, links bzw. auf der Gegenfahrbahn fahren, entgegen einem Fahrverbot oder einer Einbahnstraße fahren, Grünflächen, Feld- und Forstwege befahren, im Halte- bzw. Parkverbot halten und parken.

MERKE
Sonderrechte des Rettungsdienstes bestehen im Straßenverkehr nur, wenn höchste Eile geboten ist, um Menschenleben zu retten oder schwere gesundheitliche Schäden abzuwenden.

Tab. 57.8 § 35 StVO Sonderrechte

§ 35 StVO Sonderrechte
(1) Von den Vorschriften dieser Verordnung sind die Bundeswehr, die Bundespolizei, die **Feuerwehr**, der **Katastrophenschutz**, die Polizei und der Zolldienst befreit, soweit das zur Erfüllung hoheitlicher Aufgaben dringend geboten ist. (…) (5a) **Fahrzeuge des Rettungsdienstes** sind von den Vorschriften dieser Verordnung befreit, wenn höchste Eile geboten ist, um Menschenleben zu retten oder schwere gesundheitliche Schäden abzuwenden. (…) (8) Die Sonderrechte dürfen nur unter gebührender Berücksichtigung der öffentlichen Sicherheit und Ordnung ausgeübt werden. (Hervorhebungen vom Autor)

Allerdings gewährt § 35 Abs. 5a StVO Rettungsdienstfahrzeugen **keine Vorrechte, insbesondere keine Vorfahrt, gegenüber dem restlichen Verkehr.** Der restliche Verkehr ist nach § 35 StVO nicht verpflichtet, freie Bahn zu schaffen. Auch bei **Sonderrechtsfahrten** müssen Zeichen und Weisungen eines Polizeibeamten beachtet werden (§ 36 StVO).

Die Inanspruchnahme von Sonderrechten setzt nicht voraus, dass blaues Blinklicht und Einsatzhorn verwendet werden. Dennoch sollten diese i. d. R. gebraucht werden (anders z. B. zur Nachtzeit auf freier Straße), um anderen Verkehrsteilnehmern die Inanspruchnahme von Sonderrechten anzuzeigen und diese zu erhöhter Vorsicht anzuhalten.

Sonderrechte werden **nur** in den Grenzen des § 35 Abs. 8 StVO (> Tab. 57.8) gewährt. Diese sehr juristisch formulierte Vorschrift besagt, dass Sonderrechte jeweils **nur so weit im Einzelfall erforderlich** und **nur** unter **Beachtung größtmöglicher Sorgfalt** in Anspruch genommen werden dürfen. Daher muss sich ein Sonderrechtsfahrer auf einer Einsatzfahrt bei **jeder einzelnen** Abweichung von den Vorschriften der StVO überlegen, ob diese erforderlich ist. Je weiter sich ein Sonderrechtsfahrer über die sonst geltenden Verkehrsregeln hinwegsetzt, desto vorsichtiger muss er fahren.

Ein Sonderrechtsfahrer darf nicht darauf vertrauen, sondern **muss sich** davon **überzeugen**, dass ihn alle anderen Verkehrsteilnehmer wahrgenommen und sich auf seine Fahrabsicht eingestellt haben. Er darf **keinesfalls** in eine unübersichtliche Verkehrslage hineinfahren, ohne rechtzeitig anhalten zu können. Insbesondere aus nicht vorfahrtsberechtigten Straßen heraus und über rote Ampeln in Kreuzungen hinein darf ein Sonderrechtsfahrer bei unübersichtlicher Verkehrslage (z. B. bei Sichtbehinderung durch Bebauung oder Lkw oder Bus, bei mehrspurigen Fahrbahnen oder bei vielbefahrenen Kreuzungen) nur mit Schrittgeschwindigkeit und jederzeitiger Möglichkeit zum vollständigen Anhalten fahren. Falls erforderlich, muss er das Fahrzeug fast zum Stillstand abbremsen, sich zuerst einen hinreichenden Überblick über die Verkehrslage verschaffen und ggf. vorsichtig in die unübersichtliche Verkehrslage „hineintasten".

Bei Fahrten mit Sonderrechten dürfen zu keiner Zeit **andere Verkehrsteilnehmer** wie Autofahrer, Fahrradfahrer oder Fußgänger gefährdet oder gar geschädigt werden. Wer diese Grenzen des § 35 Abs. 8 StVO überschreitet, verhält sich (grob) fahrlässig und begeht eine Ordnungswidrigkeit (§ 49 Abs. 4 Nr. 2 StVO). Im Falle eines Unfalls führt dies zumindest zu einer teilweisen Haftung.

Außerdem befreit § 35 Abs. 5a StVO nur von den Vorschriften der StVO, nicht aber von strafrechtlichen Vorschriften. Auch bei Sonderrechtsfahrten kann man sich wegen Sachbeschädigung, Körperverletzung, Tötung, Nötigung oder Straßenverkehrsgefährdung strafbar machen. Eine **Straßenverkehrsgefährdung** (§ 315c StGB) begeht z. B., wer an unübersichtlichen Stellen, an Straßenkreuzungen und Straßeneinmündungen zu schnell fährt und dadurch Gesundheit oder Leben eines anderen Menschen gefährdet. Das Fahren unter dem Einfluss von Stoffen, die die Fahrtüchtigkeit beeinträchtigen (z. B. Alkohol, Drogen, bestimmte Medikamente), gestattet § 35 StVO nicht.

> **MERKE**
> Sonderrechte werden nur in den engen Grenzen des § 35 Abs. 8 StVO gewährt und befreien nicht von strafrechtlichen Vorschriften.

Wer Sonderrechte zu Unrecht ausübt, verstößt nicht gegen § 35 StVO, sondern gegen jede einzelne Verkehrsvorschrift, die missachtet wird. Er begeht entsprechende bußgeldbewehrte Ordnungswidrigkeiten und haftet möglicherweise im Falle eines Unfalls.

Einzelfragen

Sonderrechte werden nach dem Wortlaut des § 35 Abs. 5a StVO nur **Fahrzeugen des Rettungsdienstes** gewährt. Deshalb stehen haupt- oder ehrenamtlichen Mitarbeitern des Rettungsdienstes, die aufgrund einer Alarmierung in der Freizeit mit **Privat**fahrzeugen zur Rettungswache oder zum Fahrzeugstandort einer Schnelleinsatzgruppe (> Kap. 50.7) fahren, **keine** Sonderrechte zu. Auch in Ersthelfergruppen organisierten Ersthelfern (> Kap. 57.8.10), die zu Erstversorgungen im Rahmen eines Ersthelfersystems (> Kap. 50.7) fahren, stehen aus diesem Grund **keine** Sonderrechte zu. Etwas anderes gilt aufgrund des unterschiedlichen Wortlauts in § 35 Abs. 1 StVO („die Feuerwehr" und nicht „Fahrzeuge der Feuerwehr") ausschließlich für Privatfahrzeuge der **Feuerwehrmitglieder.**

Auch Fahrzeuge des Katastrophenschutzes oder sonstige (Sanitäts-)Fahrzeuge der Hilfsorganisationen werden nicht zu „Fahrzeugen des Rettungsdienstes" im Sinne des § 35 Abs. 5a StVO, wenn sie von der Rettungsleitstelle ausnahmsweise zu Erstversorgungen bei Notfalleinsätzen eingesetzt werden. Bedienen sich organisierte Ersthelfer bei ihren Erstversorgungen solcher Fahrzeuge, stehen ihnen daher ebenfalls **nie** Sonderrechte zu, selbst wenn diese Fahrzeuge als Bestandteil einer Katastrophenschutzeinheit zulässigerweise mit blauem Blinklicht und Sondersignalanlage ausgestattet sind. Denn organisierte Ersthelfersysteme ersetzen weder den Rettungsdienst noch sind sie Bestandteil desselben (> Kap. 57.8.10).

Vereinzelt wird zwar vertreten, dass auch organisierten Ersthelfern, die keine Feuerwehrmitglieder sind, Sonderrechte zustehen würden. Aufgrund des eindeutigen Gesetzeswortlauts sind diese Äußerungen jedoch sehr bedenklich und kaum haltbar. Es fällt nämlich allein in die Zuständigkeit des Gesetzgebers, im Rahmen einer Gesetzesänderung auch organisierten Ersthelfern der Hilfsorganisationen Sonderrechte einzuräumen. Daher ist diesen aus verkehrs-, haftungs- und versicherungsrechtlichen Gründen derzeit dringend davon abzuraten, auf Anfahrten zu Erstversorgungen Sonderrechte in Anspruch zu nehmen.

Abweichend vom vorangehend Dargestellten stehen **in Bayern** Einsatzfahrzeugen von Ersthelfergruppen der Feuerwehr und der im Rettungsdienst tätigen Hilfsorganisationen bei Vorliegen weiterer, im Einzelnen festgelegter Voraussetzungen dieselben Sonderrechte zu wie Fahrzeugen des Rettungsdienstes. Rechtsgrundlage hierfür ist eine zeitlich befristete, jederzeit widerrufbare Allgemeinverfügung des Bayerischen Staatsministeriums des Innern (vom 6.8.2015, Aktenzeichen: IC4–3612.35–54), die auf Grundlage des *§ 46 Abs. 2 S. 1 StVO* (Ausnahmegenehmigung) erlassen wurde.

Rechtfertigender Notstand

Im Einzelfall kann das Begehen von Verkehrsordnungswidrigkeiten (z. B. Durchfahren roter Ampeln, Geschwindigkeitsüberschreitungen) trotz nicht zustehender Sonderrechte **wegen rechtfertigenden Notstands** nach *§ 16 Ordnungswidrigkeitengesetz* (OWiG) dennoch nicht rechtswidrig sein, z. B. für organisierte Ersthelfer oder Mitglieder von Schnelleinsatzgruppen (SEG).

Die Rechtswidrigkeit entfällt jedoch **nur** dann, wenn bereits eine **gegenwärtige, konkrete** Gefahr für Gesundheit oder Leben eines Patienten besteht, die **nicht anders abwendbar** ist. Dies ist z. B. der Fall, wenn ein Rettungsdienstmitarbeiter in der Freizeit alarmiert wird, um ein zusätzliches Rettungsdienstfahrzeug zur Abwicklung eines **bereits anliegenden** Notfalleinsatzes zu besetzen, oder wenn organisierte Ersthelfer zu Erstversorgungen bei **akut lebensbedrohlichen Notfällen** (also nur bei einer Notarztindikation, nicht bei einer alleinigen RTW-Indikation) alarmiert werden.

Dagegen entfällt die Rechtswidrigkeit von Verkehrsordnungswidrigkeiten **nicht** bei (vorsorglichen) **Alarmierungen** zur Nachbesetzung von Rettungsmitteln oder zu SEG-(Betreuuungs-)Einsätzen von Schnelleinsatzgruppen, wenn (noch) keine **gegenwärtigen, konkreten** Gesundheits- oder Lebensgefahren von Patienten bekannt sind.

Damit die hauptamtlichen und/oder ehrenamtlichen Mitarbeiter bei einer Alarmierung in der Freizeit unterscheiden können, ob ein Fall des rechtfertigenden Notstands (*§ 16 OWiG*) vorliegt oder nicht, muss die Leitstelle sie bei der Alarmierung **zwingend** entsprechend informieren. Dies hat je nach Alarmierungssystem z. B. mit einer entsprechenden Durchsage oder mit einem entsprechenden Alarmierungstext zu geschehen. Erschreckenderweise beachten dies immer noch nicht alle Leitstellendisponenten und setzen sich sowie die alarmierten Haupt- und/oder Ehrenamtlichen dadurch unnötigen rechtlichen Risiken aus. Denn **die Rechtsprechung ist beim Prüfen, ob die Voraussetzungen des rechtfertigenden Notstandes** (*§ 16 OWiG*) **tatsächlich vorgelegen haben, insbesondere im Fall von Verkehrsordnungswidrigkeiten und Verkehrsunfällen, sehr streng.**

Weiterhin ist zu beachten, dass die Rechtsprechung für Abweichungen von den Vorschriften der StVO aufgrund eines rechtfertigenden Notstands (bei *§ 16 OWiG*) noch **deutlich strengere Sorgfaltspflichten** aufgestellt hat als bei Sonderrechtsfahrten. Es kommen mit **Privat**fahrzeugen – wenn überhaupt – nur mäßige Geschwindigkeitsüberschreitungen in Betracht. Zudem ist die Zeitersparnis durch Geschwindigkeitsüberschreitungen bei einsatzortnah alarmierten organisierten Ersthelfern meist gering. Daher sind Geschwindigkeitsüberschreitungen dieser Ersthelfer häufig nicht erforderlich und stehen dann außer Verhältnis zu den damit verbundenen Gefahren. Mangels Verhältnismäßigkeit sind sie **nicht** gemäß *§ 16 OWiG* zulässig.

Auf keinen Fall dürfen bei der Inanspruchnahme eines rechtfertigenden Notstands andere Verkehrsteilnehmer gefährdet oder geschädigt werden. Vor Strafverfolgung (z. B. wegen Nötigung, Straßenverkehrsgefährdung, Körperverletzung, Tötung) schützt *§ 16 OWiG* nicht.

57.6.3 Wegerecht

Das **Wegerecht des Rettungsdienstes** ist in *§ 38 Abs. 1 StVO* geregelt (➤ Tab. 57.9).

Tab. 57.9 § 38 StVO Blaues Blinklicht und gelbes Blinklicht

§ 38 StVO Blaues Blinklicht und gelbes Blinklicht
(1) **Blaues Blinklicht zusammen mit dem Einsatzhorn** *darf nur verwendet werden,* **wenn höchste Eile geboten ist, um Menschenleben zu retten oder schwere gesundheitliche Schäden abzuwenden,** *eine Gefahr für die öffentliche Sicherheit oder Ordnung abzuwenden, flüchtige Personen zu verfolgen oder bedeutende Sachwerte zu erhalten.* Es ordnet an: „Alle übrigen Verkehrsteilnehmer haben sofort freie Bahn zu schaffen."
(2) **Blaues Blinklicht allein** *darf nur von den damit ausgerüsteten Fahrzeugen und nur zur Warnung an Unfall- oder sonstigen Einsatzstellen, bei Einsatzfahrten oder bei der Begleitung von Fahrzeugen oder von geschlossenen Verbänden verwendet werden.*
(3) **Gelbes Blinklicht** *warnt vor Gefahren. Es kann ortsfest oder von Fahrzeugen aus verwendet werden. Die Verwendung von Fahrzeugen aus ist nur zulässig, um vor Arbeits- oder Unfallstellen, vor ungewöhnlich langsam fahrenden Fahrzeugen oder vor Fahrzeugen mit ungewöhnlicher Breite oder Länge oder mit ungewöhnlich breiter oder langer Ladung zu warnen.* (…)
(Hervorhebungen vom Autor)

> **MERKE**
>
> **Blaues Blinklicht zusammen mit dem Einsatzhorn** darf vom Rettungsdienst nur verwendet werden, wenn höchste Eile geboten ist, um Menschenleben zu retten oder schwere gesundheitliche Schäden abzuwenden.

Wird blaues Blinklicht zusammen mit dem Einsatzhorn verwendet, haben die übrigen Verkehrsteilnehmer einem Einsatzfahrzeug ohne Rücksicht auf die geltenden Verkehrsregeln Vorrang zu gewähren („… sofort freie Bahn zu schaffen"). Sie müssen auf ihren eigenen Vorrang verzichten. Allerdings wird dadurch **kein Vorrangrecht** des Einsatzfahrzeugs begründet. Ein Einsatzfahrzeug darf sich über fremden Vorrang daher nur hinwegsetzen, wenn der übrige Verkehr erkennbar auf seinen eigenen Vorrang verzichtet.

> **MERKE**
>
> Das Fahren mit blauem Blinklicht und Einsatzhorn begründet nach § 38 Abs. 1 StVO weder ein Vorrangrecht noch Sonderrechte.

Voraussetzung für das Bestehen eines Wegerechts in einer konkreten Verkehrssituation ist das **rechtzeitige** Einschalten von blauem Blinklicht **und** Einsatzhorn. Was rechtzeitig ist, hängt von der jeweiligen Verkehrssituation ab. Die übrigen Verkehrsteilnehmer müssen stets ausreichend Zeit haben, um wahrzunehmen, aus welcher Richtung das Einsatzfahrzeug kommt, um dann entsprechend reagieren zu können. Nach einem aktuelleren obergerichtlichen Urteil dürfte das Einschalten von blauem Blinklicht **und** Einsatzhorn 10 Sekunden vor der Einfahrt in einen Kreuzungsbereich (Überqueren der Haltelinie) trotz roter Ampel jedenfalls i. d. R. rechtzeitig sein. Beim Durchfahren von Kreuzungen müssen blaues Blinklicht **und** Einsatzhorn bis zum **vollständigen** Verlassen des Kreuzungsbereichs eingeschaltet bleiben, ansonsten dürfen die übrigen Verkehrsteilnehmer annehmen, dass der Fahrer des Einsatzfahrzeuges kein Wegerecht mehr in Anspruch nehmen will.

Allein das Fahren mit blauem Blinklicht und Einsatzhorn befreit **nicht** von den Vorschriften der StVO, sondern nur die gleichzeitige rechtmäßige Inanspruchnahme von Sonderrechten nach § 35 StVO. Liegen allein die Voraussetzungen des § 38 Abs. 1 StVO, nicht aber die des § 35 Abs. 5a StVO vor (kein Fahrzeug des Rettungsdienstes, sondern z. B. ein Privatfahrzeug eines organisierten Ersthelfers mit behördlich genehmigter Sondersignalanlage oder ein Fahrzeug des Katastrophenschutzes oder einer Hilfsorganisation, das zu einer Erstversorgung eingesetzt wird), bestehen keine Sonderrechte. **Wegerechtsfahrzeuge** bleiben dann an alle Verkehrsregeln gebunden, außer es liegen im Einzelfall die engen Voraussetzungen des rechtfertigenden Notstandes (§ 16 OWiG, ➤ Kap. 57.6.1) vor. Die für Sonderrechtsfahrten dargestellten strengen Sorgfaltspflichten gelten ebenso für alleinige Wegerechtsfahrten.

Nach § 38 Abs. 2 StVO (➤ Tab. 57.9) darf **blaues Blinklicht allein**, d. h., ohne Einsatzhorn, nur zur **Absicherung** an Einsatzstellen oder auf Einsatzfahrten verwendet werden. Allerdings besteht auf Einsatzfahrten dann **kein** Wegerecht, auch wenn aufmerksame Verkehrsteilnehmer in der Praxis dennoch häufig freiwillig freie Bahn schaffen. Nach der Rechtsprechung muss der übrige Verkehr bei alleinigem Gebrauch von blauem Blinklicht nicht damit rechnen, dass eine rote Ampel überfahren oder sonst eine Verkehrsregel missachtet wird.

> **MERKE**
>
> Nur blaues Blinklicht zusammen mit dem Einsatzhorn gewährt ein Wegerecht.

Wer ohne das Vorliegen der Voraussetzungen des § 38 StVO blaues Blinklicht zusammen mit dem Einsatzhorn oder allein verwendet, begeht eine bußgeldbewehrte **Ordnungswidrigkeit** (§ 49 Abs. 3 Nr. 3 StVO). Dies gilt ebenso für andere Verkehrsteilnehmer, die trotz blauem Blinklicht und Einsatzhorn nicht sofort freie Bahn schaffen.

Blaues Blinklicht und Einsatzhorn (**Sondersignalanlagen**) dürfen an Privatfahrzeugen nur nach behördlicher Genehmigung installiert oder in diesen mitgeführt werden.

Gelbes Blinklicht darf an Privat- oder Vereinsfahrzeugen nur zur Absicherung einer Notfallstelle verwendet werden (§ 38 Abs. 3 StVO, ➤ Tab. 57.9). Gelbes Blinklicht und/oder Warnblinker dürfen daher auch von organisierten Ersthelfern nicht auf der Anfahrt zu einer Erstversorgung gebraucht werden.

57.6.4 Fahrerlaubnis zur Fahrgastbeförderung

Wer einen Krankenkraftwagen führt, der zu einem **privaten Krankentransport- oder Rettungsdienstunternehmen** gehört, bedarf neben der allgemeinen Fahrerlaubnis einer zusätzlichen **Fahrerlaubnis zur Fahrgastbeförderung** (§ 48 Abs. 1 FeV). Diese ist zu erteilen, wenn u. a. folgende Voraussetzungen erfüllt sind (§ 48 Abs. 4 FeV):

- Vorliegen der Fahrerlaubnis für die Klasse B seit mindestens einem Jahr
- Vorliegen eines tadellosen Führungszeugnisses
- Vollendung des 19. Lebensjahres
- Geistige und körperliche Eignung
- Ausreichendes Sehvermögen
- Nachweis über Teilnahme an einer Ausbildung in Erster Hilfe
- Nachweis der erforderlichen Ortskenntnisse bei Tätigkeit in Ortschaften ab 50 000 Einwohnern

Die Erlaubnis wird für die Dauer von nicht mehr als 5 Jahren erteilt und auf Antrag jeweils bis zu 5 Jahre verlängert (§ 48 Abs. 5 FeV).

Dieser zusätzlichen Fahrerlaubnis zur Fahrgastbeförderung bedarf es **nicht** für Krankenkraftwagen der Bundeswehr, Bundespolizei, Polizei, des Katastrophenschutzes – wenn sie für dessen Zweck verwendet werden – sowie für Krankenkraftwagen der Feuerwehren und der nach Landesrecht anerkannten Rettungsdienste (§ 48 Abs. 2 FeV).

57.6.5 Sonderfahrberechtigung für Einsatzfahrzeuge

Seit der Änderung des Fahrerlaubnisrechts im Jahr 1999 dürfen Inhaber einer neuen Pkw-Fahrerlaubnis (Klasse B) nur noch Fahrzeuge mit einer zulässigen Gesamtmasse von bis zu 3,5 t – statt früher von bis zu 7,5 t – fahren. Allerdings weisen zahlreiche Einsatzfahrzeuge der Feuerwehren, der Rettungsdienste, des Technischen Hilfswerks und des Katastrophenschutzes mindestens eine zulässige Gesamtmasse im Bereich zwischen 3,5 und 7,5 t auf, z. B. viele Rettungswagen, Notarztwagen und Intensivtransportwagen. Da der zusätzliche Erwerb einer Lkw-Fahrerlaubnis (Klasse C1 bzw. C) allein für ehrenamtliche Zwecke unverhältnismäßig hohe Kosten verursachte, gab es bei den vorgenannten Organisationen im ehrenamtlichen Bereich einen Fahrermangel.

Um diesem Missstand zu begegnen, wurde vom Bundesgesetzgeber im Jahr 2009 eine sog. **Sonderfahrberechtigung für Einsatzfahrzeuge** bis zu 4,75 t geschaffen, die sog. „kleine" Sonderfahrberechtigung. Diese Regelung wurde im Jahr 2011 auf Einsatzfahrzeuge von bis zu 7,5 t ausgedehnt, sog. „große" Sonderfahrberechtigung. Umgangssprachlich ist für diese Sonderfahrberechtigungen auch die Bezeichnung „**Feuerwehrführerschein**" gebräuchlich.

Heute können Angehörigen der freiwilligen Feuerwehren, der nach Landesrecht anerkannten Rettungsdienste, des Technischen Hilfswerkes und sonstiger Einheiten des Katastrophenschutzes, die ihre Tätigkeit ehrenamtlich ausüben, **für ihre ehrenamtliche Aufgabenerfüllung** Fahrberechtigungen zum Führen von Einsatzfahrzeugen (einschließlich Fahrzeugkombinationen mit Anhänger) bis zu einer zulässigen Gesamtmasse von 4,75 oder 7,5 t erteilt werden (*§ 2 Abs. 10a u. 16 StVG*), wenn sie

- mindestens seit 2 Jahren eine Fahrerlaubnis der Klasse B besitzen,
- in das Führen von Einsatzfahrzeugen bis zu einer zulässigen Gesamtmasse von 4,75 oder 7,5 t eingewiesen worden sind und
- in einer praktischen Prüfung ihre Befähigung nachgewiesen haben.

Einweisung und praktische Prüfung können die Organisationen selbst durchführen.

Die Einzelheiten zur Erteilung der Sonderfahrberechtigungen sind von den Bundesländern zu regeln (*§ 6 Abs. 5 StVG*) und können sich daher im Detail unterscheiden. Zwingend zu berücksichtigen sind beim Erlass der Ausführungsvorschriften jedoch die unterschiedlichen Massenklassen von bis zu 4,75 und bis zu 7,5 t (*§ 6 Abs. 5 S. 2 StVG*), d. h., an die Erteilung einer Sonderfahrberechtigung für Einsatzfahrzeuge von bis zu 7,5 t sind hinsichtlich Einweisung und praktischer Prüfung höhere Anforderungen zu stellen als an die für Einsatzfahrzeuge von bis zu 4,75 t. Allerdings haben bis heute nicht alle Bundesländer von der Möglichkeit zur Einführung dieser Sonderfahrberechtigungen für Einsatzfahrzeuge Gebrauch gemacht und sich z. T. sogar bewusst dagegen entschieden.

Die Sonderfahrberechtigungen gelten nur innerhalb der Bundesrepublik Deutschland. Sie sind **ausschließlich auf eine ehrenamtliche**, d. h., auf eine nicht auf Verdiensterzielung gerichtete **Tätigkeit bei den vorgenannten Organisationen** zu Einsatz-, Übungs- und Ausbildungszwecken sowie für Fahrten zur Sicherung der Einsatzbereitschaft **beschränkt** (vgl. *§ 2 Abs. 10a S. 3 StVG*). Privat- und Vereinsfahrten (z. B. Verpflegungseinkäufe während einer Rettungsdienstschicht oder der Transport eines Verkaufsstandes für eine Festveranstaltung) oder Fahrten im Rahmen von sanitätsdienstlichen Betreuungen von Veranstaltungen können damit nicht rechtmäßig durchgeführt werden.

57.7 Arzneimittel-, Betäubungsmittel- und Medizinprodukterecht

Im heutigen Rettungsdienst sind Arzneimittel, Betäubungsmittel und Medizinprodukte zur fachgerechten Versorgung und Behandlung von Notfallpatienten unverzichtbar.

57.7.1 Arzneimittelrecht

Zweck des Arzneimittelrechts ist es, im Interesse einer ordnungsgemäßen Arzneimittelversorgung von Mensch und Tier für die Sicherheit im Verkehr mit Arzneimitteln, insbesondere für die Qualität, Wirksamkeit und Unbedenklichkeit der Arzneimittel zu sorgen (vgl. *§ 1* **Arzneimittelgesetz, AMG**).

Arzneimittel sind daher grundsätzlich **apotheken- und verschreibungspflichtig**, d. h., diese dürfen grundsätzlich nur von Apotheken aufgrund ärztlicher Verschreibung an Endverbraucher abgegeben werden (vgl. *§§ 43, 48 AMG*).

Hiervon abweichend dürfen die nach Landesrecht bestimmten Träger und Durchführenden des Rettungsdienstes von Krankenhausapotheken mit Arzneimitteln beliefert werden (vgl. u. a. *§ 14 Abs. 8 Apothekengesetz*). Diese Arzneimittel dürfen nur Notfallpatienten verabreicht werden.

Die Verabreichung von apotheken- und/oder verschreibungspflichtigen Arzneimitteln an Notfallpatienten durch den Notarzt und Rettungsfachpersonal ist keine Abgabe im arzneimittelrechtlichen Sinne. Es bedarf hierfür also keiner vorherigen ärztlichen Verschreibung. Dies gilt unabhängig davon, ob Rettungsfachpersonal Arzneimittel in Anwesenheit eines Notarztes im Rahmen ärztlicher Delegation, ohne Anwesenheit eines Notarztes im Rahmen der Durchführung von medizinischen Maßnahmen zur Erstversorgung (i. S. d. *§ 4 Abs. 2 Nr. 1 Buchstabe c) NotSanG*) oder im Rahmen der eigenständigen Durchführung von heilkundlichen Maßnahmen (i. S. d. *§ 4 Abs. 2 Nr. 2 Buchstabe c) NotSanG*) verabreicht. Ansonsten darf Rettungsfachpersonal Arzneimittel jedoch nicht an Dritte abgeben.

57.7.2 Betäubungsmittelrecht

Für die im Rettungsdienst gebräuchlichen **Betäubungsmittel** (BtM) gilt neben den arzneimittelrechtlichen Vorschriften zusätzlich das Betäubungsmittelrecht: das **Betäubungsmittelgesetz** (BtMG) und die **Betäubungsmittel-Verschreibungsverordnung** (BtMVV).

Hiernach dürfen Betäubungsmittel nur von Ärzten verabreicht werden und nur, wenn ihre Anwendung begründet ist (*§ 13 Abs. 1 S. 1 BtMVV*). Das ist insbesondere dann nicht der Fall, wenn der beabsichtigte Zweck, z. B. eine Schmerzlinderung, anderweitig erreicht werden kann (*§ 13 Abs. 1 S. 2 BtMVV*). Die in diesem Sinne unbegründete Verabreichung sowie die Verabreichung durch einen Nichtarzt sind strafbar (*§ 29 Abs. 1 Nr. 6 Buchstabe b) BtMG*).

Nach der hier vertretenen Auffassung entfällt eine Strafbarkeit von Notfallsanitätern nach § 29 Abs. 1 Nr. 6 Buchstabe b) BtMG wegen der Verabreichung von Betäubungsmitteln durch einen Nichtarzt jedoch unter dem Gesichtspunkt des rechtfertigenden Notstands gemäß § 34 StGB, wenn Notfallsanitäter indizierte Betäubungsmittel im Rahmen der Durchführung von medizinischen Maßnahmen zur Erstversorgung (i. S. d. § 4 Abs. 2 Nr. 1 Buchstabe c) NotSanG) oder im Rahmen der eigenständigen Durchführung von heilkundlichen Maßnahmen (i. S. d. § 4 Abs. 2 Nr. 2 Buchstabe c) NotSanG) verabreichen. Allerdings gibt es hierzu noch keine Rechtsprechung.

In den Einrichtungen des Rettungsdienstes sind der Verbleib und der **Bestand von Betäubungsmitteln lückenlos nachzuweisen** (§ 1 Abs. 3 Nr. 5 BtMVV). Details hierzu sind in den §§ 13 und 14 BtMVV geregelt. Unter anderem ist jeder Verbleib unverzüglich nach jeder Bestandsveränderung, d. h. nach jedem Einsatz, auf einem amtlichen Formblatt zu erfassen (§ 13 Abs. 1 BtMVV).

Die Versorgung von Einrichtungen des Rettungsdienstes mit Betäubungsmitteln ist in § 6 i. V. m. § 2 Abs. 4 BtMVV im Einzelnen geregelt.

Aufgrund der erhöhten Diebstahlsgefahr sind Betäubungsmittel stets gesondert **verschlossen und besonders gesichert** auf Rettungswachen und in Rettungsdienstfahrzeugen aufzubewahren.

57.7.3 Medizinprodukterecht

Das **Medizinprodukterecht** ist ein junges Rechtsgebiet und regelt die rechtlichen Rahmenbedingungen für den Einsatz von medizinischen Geräten. Zweck des Medizinprodukterechts ist es, die Sicherheit, Eignung und Leistung der Medizinprodukte sicherzustellen sowie bei der Anwendung von Medizinprodukten für die Gesundheit und den erforderlichen Schutz der Patienten, Anwender und Dritter zu sorgen. Die Teile des Medizinprodukterechts, die für das Rettungsdienstpersonal wichtig sind, finden sich im **Medizinproduktegesetz** (MPG), in der **Medizinprodukte-Betreiberverordnung** (MPBetreibV) und in der **Medizinprodukte-Sicherheitsplanverordnung** (MPSV).

Medizinprodukte sind, neben allen medizinischen Geräten (z. B. EKG-Gerät, Defibrillator, externer Herzschrittmacher, Beatmungsgerät, Sauerstoffeinheit, Absauggerät, Spritzenpumpe, Säuglingsinkubator, Kapnometer, Pulsoxymeter, Blutzuckermessgerät, Thermometer, Blutdruckmessgerät, Säuglingsinkubator), sämtliche sonstigen Produkte und Materialien, die zur Erkennung, Überwachung, Behandlung oder Linderung von Krankheiten oder Verletzungen eingesetzt werden und keine Arzneimittel sind (z. B. medizinische Verbrauchsmaterialien, Stifneck®, KED®-System, Spineboard, Schaufeltrage, Vakuummatratze).

Sämtliche Medizinprodukte dürfen nur von Personen angewendet werden, die aufgrund ihrer Ausbildung die Gewähr für deren sachgerechte Handhabung bieten (§ 2 Abs. 2 MPBetreibV). Hiervon ist bei ausgebildetem Rettungsdienstpersonal i. d. R. auszugehen.

Allerdings ist für die rechtmäßige Anwendung bestimmter Medizinprodukte, z. B. für Defibrillator, externen Herzschrittmacher, Beatmungsgerät, Spritzenpumpe und Säuglingsinkubator, zusätzlich eine **spezielle Einweisung** in deren sachgerechte Handhabung durch den Hersteller oder durch eine vom Hersteller eingewiesene Person (**Medizinproduktebeauftragter**) zwingende Voraussetzung (§ 5 Abs. 2 MPBetreibV). Diese Einweisung hat stets für den konkreten Gerätetyp und die konkrete Softwareversion zu erfolgen. Sie muss in einem sog. Medizinproduktebuch **dokumentiert** werden. Ohne diese zusätzliche Einweisung ist weder das Rettungsfachpersonal noch ein (Not-)Arzt befugt, solche Geräte zu bedienen.

> **MERKE**
> Bestimmte medizinische Geräte dürfen nur nach spezieller Einweisung in den konkreten Gerätetyp und die konkrete Softwareversion durch zur Einweisung berechtigte Personen angewendet werden.

Medizinprodukte dürfen nur für ihren eigentlichen, vom Hersteller festgelegten Zweck angewendet werden. Bei ihrer Anwendung und Instandhaltung müssen Gebrauchsanweisungen sowie sonstige beigefügte sicherheitsbezogene Informationen und Instandhaltungshinweise, die allgemein anerkannten Regeln der Technik sowie Arbeitsschutz- und Unfallverhütungsvorschriften beachtet werden (§ 2 Abs. 1 MPBetreibV).

Es ist verboten, Medizinprodukte (z. B. Venenverweilkanülen oder Spritzen) zu verwenden, die Mängel aufweisen oder deren Verfallsdatum abgelaufen ist (§§ 4 Abs. 1 und § 14 Satz 2 MPG).

> **MERKE**
> Der Gebrauch von abgelaufenen oder mangelhaften Medizinprodukten ist verboten.

Soweit es der Zustand des Patienten erlaubt, muss sich das Rettungsfachpersonal vor jedem Gebrauch eines Medizinprodukts, zumindest aber bei jedem Dienstbeginn sowie nach jeder Anwendung und Instandhaltung, von dessen **Funktionsfähigkeit** und **ordnungsgemäßem Zustand** überzeugen (§ 2 Abs. 5 MPBetreibV).

Die **Instandhaltung** (Wartung, Inspektion, Instandsetzung und Aufbereitung) von Medizinprodukten darf nur von Personen durchgeführt werden, die auch speziell hierfür – und nicht nur für die Anwendung – die erforderliche Ausbildung oder Kenntnis und Erfahrung haben (§ 2 Abs. 2 MPBetreibV).

Bei Defibrillatoren, externen Herzschrittmachern, Beatmungsgeräten, Spritzenpumpen, Säuglingsinkubatoren und, wenn vom Hersteller vorgeschrieben, bei anderen Medizinprodukten müssen in den vom Hersteller angegebenen Fristen **sicherheitstechnische Kontrollen** (STK) durchgeführt werden (§ 6 MPBetreibV).

Besonders in Schnelleinsatzgruppen (SEG) und Katastrophenschutzeinheiten wird immer wieder vernachlässigt, dass für bestimmte Medizinprodukte (z. B. Geräte zur Bestimmung der Körpertemperatur, nichtinvasive Blutdruckmessgeräte und für andere Medizinprodukte, für die es der Hersteller vorgeschrieben hat) regelmäßig **messtechnische Kontrollen** (MTK) zu veranlassen sind (§ 11 MPBetreibV).

Funktionsstörungen oder Ausfälle von Medizinprodukten müssen **unverzüglich** an das Bundesinstitut für Arzneimittel und Medizinprodukte (BfArM) gemeldet werden, wenn das aufgetretene Problem unmittelbar oder mittelbar zum Tod oder zu einer erheblichen Verschlechterung des Gesundheitszustands eines Patienten, eines Anwenders oder einer anderen Person geführt hat, geführt haben könnte oder führen könnte (§§ 3 Abs. 2 i. V. m. § 2 Nr. 1 und § 5 Abs. 2 MPSV). Das Formblatt für eine solche Meldung ist unter www.bfarm.de abrufbar.

Verstöße gegen das Medizinprodukterecht werden als Ordnungswidrigkeiten mit Geldbußen oder als Straftaten mit Geldstrafen oder Freiheitsstrafen bis zu 5 Jahren geahndet. Auch können sie zu weiteren straf- und haftungsrechtlichen Konsequenzen führen, wenn dadurch Patienten zu Schaden kommen (➤ Kap. 57.4.1 und ➤ Kap. 57.5.2). Aufgrund häufiger Missachtungen des Medizinprodukterechts in der Vergangenheit haben die zuständigen Behörden angekündigt, die Einhaltung des Medizinprodukterechts zukünftig überhaupt bzw. strenger überwachen zu wollen.

Das Medizinprodukterecht unterscheidet zwischen Pflichten, denen die Betreiber, und Pflichten, denen die Anwender eines Medizinprodukts nachkommen müssen.

Betreiberpflichten

Betreiber eines Medizinprodukts ist derjenige, der die tatsächliche Sachherrschaft über dieses innehat. Im Rettungsdienst ist also der Arbeitgeber oder Dienstherr des Rettungsfachpersonals Betreiber.

Die Betreiberpflichten werden in den meisten medizinischen Einrichtungen jedoch nicht vom Betreiber (Inhaber bzw. Geschäftsführer, Vereinsvorstand oder Behördenleiter als Repräsentant des Betreibers) selbst wahrgenommen, sondern im Auftrag des Betreibers von einer durch diesen Betreiber bestellten und dafür besonders ausgebildeten Person, dem **Medizinproduktebeauftragten.**

Die wichtigsten **Betreiberpflichten** sind:
- Mit der **Anwendung** von Medizinprodukten dürfen nur Mitarbeiter beauftragt werden, die für die jeweiligen Medizinprodukte die erforderliche Ausbildung haben.
- Einweisung der Anwender in die Medizinprodukte und Dokumentation dieser Einweisungen.
- Aufbewahrung der Gebrauchsanweisungen und der dem Gerät beigefügten (Sicherheits-)Hinweise so, dass jeder Anwender diese während seiner Dienstzeit einsehen kann.
- Führen von Medizinproduktebüchern für fast alle (es gibt einzelne Ausnahmen) energetisch betriebenen Medizingeräte und für diejenigen, die messtechnischen Kontrollen unterliegen *(§ 7 MPBetreibV).*
- Führen eines Bestandsverzeichnisses für alle energetisch betriebenen Medizingeräte *(§ 8 MPBetreibV).*
- Durchführung bzw. Veranlassung der Geräteinspektionen in den vom Hersteller vorgeschriebenen Intervallen.
- Durchführung bzw. Veranlassung der sicherheits- oder messtechnischen Kontrollen innerhalb der vorgeschriebenen Fristen.
- Mit der **Instandhaltung** (Wartung, Inspektion, Instandsetzung und Aufbereitung) von Medizinprodukten dürfen nur Personen und Betriebe beauftragt werden, die hierfür u. a. die erforderliche Sachkenntnis haben *(§ 4 Abs. 1 MPBetreibV).*
- **Unverzügliche** Meldung von Funktionsstörungen oder Ausfällen von Medizinprodukten an das Bundesinstitut für Arzneimittel und Medizinprodukte, wenn das aufgetretene Problem unmittelbar oder mittelbar zum Tod oder zu einer erheblichen Verschlechterung des Gesundheitszustands eines Patienten, eines Anwenders oder einer anderen Person geführt hat, geführt haben könnte oder führen könnte.

Anwenderpflichten

Anwender eines Medizinprodukts ist jeder, der dieses tatsächlich handhabt. Im Rettungsdienst sind also das Rettungsfachpersonal und Notärzte Anwender.

Die wichtigsten **Anwenderpflichten** sind:
- Sämtliche Medizinprodukte dürfen nur angewendet werden, wenn die Anwendung sicher beherrscht wird. Falls hierfür erforderlich, muss sich der Anwender um eine (Wiederholungs-)Einweisung kümmern.
- Defibrillatoren, externe Herzschrittmacher, Beatmungsgeräte, Spritzenpumpen und Säuglingsinkubatoren dürfen nur angewendet werden, wenn eine Einweisung in den konkreten Gerätetyp und die konkrete Softwareversion durch eine dazu berechtigte Person (z. B. Medizinproduktebeauftragter) erfolgt ist.
- Medizinprodukte stets gemäß den Vorschriften der Gebrauchsanweisung, den sonstigen sicherheitsbezogenen Informationen und den Instandhaltungshinweisen anwenden und instand halten, unter sorgfältiger Beachtung der allgemein anerkannten Regeln der Technik sowie der Arbeitsschutz- und Unfallverhütungsvorschriften.
- Zu jedem Dienstbeginn, vor jeder Anwendung – soweit es der Zustand des Patienten erlaubt –, nach jeder Anwendung und nach jeder Instandhaltung eines medizinischen Geräts dessen ordnungsgemäßen Zustand und Funktionsfähigkeit überprüfen.
- Abgelaufene Medizinprodukte dürfen nicht mehr angewendet werden.
- Ein medizinisches Gerät, dessen Frist für die nächste sicherheits- oder messtechnische Kontrolle abgelaufen ist, darf nicht mehr gebraucht werden!
- Werden Mängel oder Funktionsstörungen festgestellt oder besteht ein Verdacht hierauf, Gerät **sofort** außer Betrieb nehmen und deutlich als defekt kennzeichnen. Gerät keinesfalls mehr anwenden!
- Mängel und Funktionsstörungen sind umgehend dem Vorgesetzten und dem innerbetrieblichen Geräteverantwortlichen (z. B. Medizinproduktebeauftragter) mitzuteilen.
- **Unverzügliche** Meldung von Funktionsstörungen oder Ausfällen von Medizinprodukten an das Bundesinstitut für Arzneimittel und Medizinprodukte, wenn das aufgetretene Problem unmittelbar oder mittelbar zum Tod oder zu einer erheblichen Verschlechterung des Gesundheitszustands eines Patienten, eines Anwenders oder einer anderen Person geführt hat, geführt haben könnte oder führen könnte (diese Pflicht gilt für Betreiber und Anwender).

- Die **Instandhaltung** (Wartung, Inspektion, Instandsetzung und Aufbereitung) von Medizinprodukten darf nur von Anwendern übernommen werden, die vom Betreiber damit beauftragt wurden und auch für die Instandhaltung – und nicht nur für die Anwendung – die erforderliche Ausbildung oder Kenntnis und Erfahrung haben.

57.8 Weitere Rechtsfragen

57.8.1 Behandlungs- oder Transportverweigerung

Will sich ein Patient trotz medizinischer Notwendigkeit (Indikation) nicht behandeln oder transportieren lassen, ist die Situation einer **Behandlungs- oder Transportverweigerung** gegeben.

Das Selbstbestimmungsrecht der Patienten verbietet grundsätzlich eine zwangsweise Behandlung oder einen zwangsweisen Transport entgegen ihrem Willen (➤ Kap. 57.4.4, ➤ Kap. 57.8.2 und ➤ Kap. 57.8.3). Rettungsfachpersonal und Ärzte müssen den Patientenwillen grundsätzlich akzeptieren und zwar auch dann, wenn er noch so unvernünftig ist. Doch die bestehende Garanten- und allgemeine Hilfeleistungspflicht des Rettungsfachpersonals und/oder eines (Not-)Arztes entfällt nur, wenn der Patient davon rechtswirksam entbunden hat.

Für eine **rechtswirksame** Behandlungs- oder Transportverweigerung muss ein Patient **entscheidungs- bzw. verweigerungsfähig** sein. Das ist ein Patient nur, wenn er die Bedeutung und Tragweite seiner Entscheidung, sich nicht behandeln und/oder nicht in ein Krankenhaus transportieren zu lassen, vollständig überblicken kann und entsprechende Verstandesreife und Urteilsfähigkeit hat. Wann dies der Fall ist, hängt vom Einzelfall ab. Keinesfalls reicht allein die Äußerungsfähigkeit aus. Als Richtschnur lässt sich festhalten, dass ein Patient jedenfalls kaum verweigerungsfähig sein kann, wenn er bereits zur aktuellen Situation (u. a. zur Person, Zeit, Ort), insbesondere zu akuten Verletzungen oder Erkrankungen, nicht orientiert ist. Verweigerungs**un**fähigkeit liegt i. d. R. bei Patienten mit starker Alkoholisierung oder sonstigem Drogeneinfluss vor, aber auch bei psychiatrischen Erkrankungen (z. B. Suizidversuch), Demenz, Schock, Kopfverletzungen (Amnesie!), Hypoglykämie (zentralnervöse Reaktion, Verwirrtheit!) oder unmittelbar vorangegangenem Krampfanfall (Desorientierung, Amnesie!).

Entgegen einer weitverbreiteten Praxis reicht für eine **rechtswirksame** Behandlungs- oder Transportverweigerung eines Patienten, auch wenn dieser verweigerungsfähig ist, keineswegs allein das Unterschreiben eines Transportverweigerungsformulars durch diesen und weitere Zeugen, z. B. Angehörige, aus. Denn die Rechtsprechung verlangt zusätzlich zuvor eine **eindringliche** und **schonungslose** Aufklärung des Patienten über die möglichen gesundheitlichen Risiken seiner Behandlungs- bzw. Transportverweigerung. Auf keinen Fall darf das Rettungsfachpersonal den Patienten bei der ersten Äußerung eines Behandlungs- oder Transportverweigerungswillens verlassen. Zusätzlich ist der Patient eindringlich darauf hinzuweisen, dass er umgehend seinen Hausarzt rufen bzw. aufsuchen sollte.

Sodann ist auf dem **Transportverweigerungsformular** neben der eigentlichen Behandlungs- oder Transportverweigerung die Feststellung der Verweigerungsfähigkeit sowie die Aufklärung über die gesundheitlichen Risiken, auf die der Patient hingewiesen wurde, **im Einzelnen zu dokumentieren** (Beispiel: „*Patient wurde eindringlich über den Verdacht auf eine Gehirnerschütterung und deren mögliche Risiken wie Gehirnblutung, Bewusstlosigkeit und Tod hingewiesen.*"). Eine allgemein gehaltene, pauschale Standardformulierung (z. B. „*… wurde über die gesundheitlichen Risiken der Transportverweigerung aufgeklärt.*") reicht dazu keinesfalls aus. Zusätzlich sind stets die erhobenen Untersuchungsbefunde, insbesondere die Vitalparameter, im üblichen Einsatzprotokoll zu dokumentieren (➤ Kap. 48.4).

Will ein verweigerungsfähiger Patient nach rechtswirksamer Aufklärung über die Risiken einer Verweigerung das Verweigerungsformular nicht unterschreiben, ist dies durch das Rettungsfachpersonal festzuhalten und, wenn möglich, durch Zeugen, etwa durch Angehörige oder anwesende Polizeibeamte, bestätigen zu lassen. Für eine rechtswirksame Verweigerung ist eine Unterschrift des Patienten nicht erforderlich. Aus Beweisgründen ist es dennoch sehr zu empfehlen, diese einzuholen.

Möchte sich ein verweigerungs**un**fähiger Patient nicht behandeln und/oder transportieren lassen, besteht die Garanten- und allgemeine Hilfeleistungspflicht des Rettungsfachpersonals weiter. Zur Vermeidung von straf- und haftungsrechtlichen Risiken darf das Rettungsfachpersonal daher diesen nicht sich selbst überlassen. Vielmehr hat es einen Arzt (je nach den Umständen des Einzelfalles Notarzt, Hausarzt, ärztlicher Notdienst/Bereitschaftsdienst) und/oder in offensichtlichen Fällen (z. B. Suizidversuch, Fraktur mit Fehlstellung oder größere Wunde, die genäht werden muss) sofort die Polizei hinzuziehen. In Abhängigkeit vom Einzelfall und unter Einhaltung der Verhältnismäßigkeit kann bzw. muss die Polizei einen verweigerungs**un**fähigen Patienten bei gesundheitlicher Eigengefährdung dann zwangsweise einer medizinischen Behandlung zuführen (➤ Kap. 57.8.2). Unterlässt die Polizei dies, fällt es in ihren Verantwortungs- und Risikobereich und nicht mehr in den des Rettungsdienstes.

57.8.2 Gewahrsamnahme

Nicht der Rettungsdienst, sondern die **Polizei** ist befugt, über die vorläufige Gewahrsamnahme einer Person zum Schutz des Betroffenen oder der Allgemeinheit (Eigen- und/oder Fremdgefährdung) zu entscheiden und diese (zwangsweise) durchzuführen. Will die Polizei jemanden länger als bis zum Ende des Tages nach dem Ergreifen in Gewahrsam halten, muss hierüber ein Richter entscheiden (*Art. 104 Abs. 2 S. 3 GG*).

Es kommt immer wieder vor, dass der Rettungsdienst zu einem Notfall gerufen wird, eine medizinische Behandlungsindikation aber nicht gegeben, sondern aufgrund einer Eigengefährdung eine Gewahrsamnahme durch die Polizei geboten ist, z. B. zur Ausnüchterung einer hilflosen, jedoch nicht behandlungsbedürftigen Person. Dann muss das Rettungsfachpersonal aufgrund seiner Garanten- und allgemeinen Hilfeleistungspflicht die Polizei benachrichtigen und grundsätzlich – im Rahmen der Zumutbarkeit (Eigenschutz!) – bis zu deren Eintreffen bei der betroffenen Person verbleiben.

Die Beurteilung der gesundheitlichen Gewahrsams- oder Haftfähigkeit von Personen ist ausschließlich eine ärztliche Aufgabe.

57.8.3 Zwangsmaßnahmen gegen Patienten und Unterbringung von psychisch Kranken

Der Transport von psychisch kranken Personen (z. B. bei akuten Psychosen, bei akuten Neurosen oder nach Suizidversuchen) zur Unterbringung und Behandlung in einer psychiatrischen Fachklinik muss möglicherweise unter dem Einsatz von **Zwangsmaßnahmen** erfolgen. Das Rettungsfachpersonal ist grundsätzlich nicht zur Anwendung von Zwangsmaßnahmen oder körperlicher Gewalt befugt, da dies eine Nötigung, Freiheitsberaubung oder möglicherweise sogar eine Körperverletzung darstellen kann (> Kap. 57.4.1 und > Kap. 57.4.4). Ausnahme ist nur die akute Bedrohung des Rettungsfachpersonals oder Dritter sowie eine (drohende) Gesundheits-/Lebensschädigung des Patienten gegen sich selbst. Hier darf in angemessener Weise auch körperliche Gewalt durch das Rettungsfachpersonal angewendet werden (**Notwehr** bzw. **rechtfertigender Notstand,** gem. *§ 32 bzw. § 34 StGB,* > Kap. 57.4.4). Die Verhältnismäßigkeit der Mittel ist dabei zu beachten. Gewaltanwendung zur Durchsetzung einer Zwangseinweisung ist nur den Vollzugsbeamten der **Polizei** oder der nach Landesgesetz zuständigen Behörde erlaubt. Die Beamten sollten dann auch den Transport begleiten.

Die zwangsweise Unterbringung psychisch Kranker ist in landesrechtlichen **Gesetzen** (Baden-Württemberg und Bayern: **Unterbringungsgesetze,** Hessen: **Freiheitsentziehungsgesetz,** übrige Bundesländer: **Gesetze für psychisch Kranke bzw. psychische Krankheiten,** PsychKG) geregelt. In diesen Gesetzen sind die Zuständigkeit und das Verfahren für die Zwangseinweisungen festgelegt.

Eine Zwangseinweisung darf nur durchgeführt werden, wenn eine **akute Selbst- oder Fremdgefährdung** des Patienten vorliegt. Eine zwangsweise Unterbringung in der Psychiatrie länger als bis zum Ende des Tages, der der Einweisung folgt, ist nicht ohne richterliche Entscheidung zulässig.

Rettungsfachpersonal darf nicht selbstständig eine Zwangseinweisung anordnen oder durchführen. Soweit die Situation offensichtlich ist, kann die Polizei den Patienten zunächst einmal – was in der Praxis häufig geschieht – nach Polizeirecht in Gewahrsam nehmen (> Kap. 57.8.2), bis über eine Zwangseinweisung nach dem dafür vorgesehenen Verfahren entschieden ist.

57.8.4 Patientenverfügung

Unter einer **Patientenverfügung** versteht man die schriftliche Festlegung eines einwilligungsfähigen Volljährigen, dass er in bestimmte, zum Zeitpunkt der Festlegung noch nicht unmittelbar bevorstehende Untersuchungen seines Gesundheitszustands, Heilbehandlungen oder ärztliche Eingriffe einwilligt oder diese untersagt (*§ 1901a Abs. 1 S. 1 BGB*), z. B. Reanimationsmaßnahmen.

Seit September 2009 ist die Patientenverfügung gesetzlich geregelt (*§§ 1901a ff. BGB*). Es wurde gesetzlich festgelegt, was zuvor bereits die Rechtsprechung entschieden hatte, nämlich dass eine Patientenverfügung **grundsätzlich verbindlich** ist. Allerdings ist die gesetzliche Regelung wegen der mit einer Patientenverfügung verbundenen sehr schwierigen tatsächlichen und ethischen Fragen so kompliziert ausgefallen, dass sie für die tägliche Einsatzpraxis des Rettungsdienstes keine Rechtssicherheit bringt (> Kap. 45.2.3).

Ohne an dieser Stelle auf die neue gesetzliche Regelung im Detail eingehen zu können, gilt daher für den Rettungsdienst im Umgang mit Patientenverfügungen weiterhin, was bereits zuvor gegolten hat: Eine **Patientenverfügung ist in der Notfallrettung grundsätzlich unbeachtlich,** sodass stets mit lebensrettenden Maßnahmen, wie z. B. Reanimationsmaßnahmen, zu beginnen ist. Über einen Behandlungsabbruch ist dann in aller Ruhe mit der erforderlichen Sorgfalt und nach einer rechtlichen Detailprüfung im Krankenhaus (meist auf der Intensivstation) zu entscheiden. Denn ob eine rechtswirksame, den gesetzlichen Anforderungen genügende und den konkreten Einsatzanlass erfassende Patientenverfügung vorliegt, lässt sich in Notsituationen vom Rettungsfachpersonal nicht innerhalb weniger Sekunden oder Minuten überprüfen. So kann das Rettungsfachpersonal in der gebotenen Eile bereits nicht mit der erforderlichen Sorgfalt nachprüfen, ob eine ihm vorgelegte Patientenverfügung tatsächlich vom Patienten selbst verfasst ist und dieser beim Verfassen die erforderliche Einwilligungsfähigkeit hatte. Außerdem können schriftliche Patientenverfügungen jederzeit formlos, d. h. auch mündlich widerrufen werden.

Zudem ist die neue gesetzliche Regelung von vornherein nicht auf Eilentscheidungen bei präklinischen, lebensbedrohlichen Notfällen ausgelegt. Denn es ist vor dem Treffen einer (Behandlungsabbruch-)Entscheidung zusätzlich u. a. zwingend ein ausführliches ärztliches Gespräch mit dem Betreuer des Patienten zur Feststellung des Patientenwillens vorgeschrieben, bei dem auch nahen Angehörigen und sonstigen Vertrauenspersonen hinsichtlich des Patientenwillens Gelegenheit zur Äußerung zu geben ist (*§ 1901b Abs. 1 u. 2 BGB*). **Dies ist bei Notfalleinsätzen regelmäßig unmöglich.**

Selbstverständlich hat das Rettungsfachpersonal eine ihm vorgelegte Patientenverfügung an die weiterbehandelnde Einrichtung zu übergeben bzw. diese über die Existenz einer solchen zu informieren und dies im Einsatzprotokoll entsprechend zu dokumentieren.

57.8.5 Todesfeststellung und Leichenschau

Die **Todesfeststellung,** d. h., die Feststellung des Hirntodes (> Kap. 45.3.1) oder des biologischen Todes, bei dem eine Reanimation nicht mehr möglich ist (> Kap. 45.4), ist grundsätzlich eine ärztliche Aufgabe. Allerdings darf Rettungsfachpersonal auch ohne Anwesenheit eines Arztes von lebensrettenden Maßnahmen absehen, wenn **sichere Todeszeichen** wie Leichenflecken, Leichenstarre, Fäulnis oder mit dem Leben nicht vereinbare Verletzungen (z. B. Abtrennung des Kopfes) vorliegen.

Sowohl die Todesfeststellung als auch die **Leichenschau** gehören traditionell zum Friedhofs- und Bestattungsrecht und fallen in die Gesetzgebungskompetenz der Bundesländer. Die einzelnen Ländergesetze weisen erhebliche Unterschiede auf. Grundsätzlich ist ein Notarzt, in manchen Bundesländern auch ein Arzt im ärztlichen Notdienst/Bereitschaftsdienst, nur zur Feststellung des Todes, nicht jedoch zur Durchführung einer fachgerechten äußeren Leichenschau verpflichtet. Er muss dann, z. B. in Baden-Württemberg, nach Todesfeststellung nur eine „Todesbescheinigung ohne Ursachenfeststellung" ausfüllen. Er hat jedoch die unverzügliche Durchführung der Leichenschau durch den dafür zuständigen Arzt zu veranlassen. Gibt es Anhaltspunkte für einen nicht natürlichen Tod oder handelt es sich um die Leiche einer unbekannten Person, ist die Polizei zu benachrichtigen und von Veränderungen an der Leiche abzusehen.

57.8.6 Kindesmisshandlung

Auch im Rettungsdienst kommt gelegentlich der Verdacht auf **Kindesmisshandlung** auf. Kindesmisshandlung bzw. Kindesmissbrauch (► Kap. 35.2.3) ist – je nach den Umständen des Einzelfalls – strafbar als Körperverletzung, als gefährliche oder schwere Körperverletzung, als Misshandlung von Schutzbefohlenen und/oder als Straftat gegen die sexuelle Selbstbestimmung (*§§ 174, 223, 224, 225, 226 StGB*).

Soweit eine Misshandlung nicht sicher festzustellen ist, was im Rettungsdienst der Regelfall sein dürfte, sollte das Rettungsdienstpersonal die Erziehungsberechtigten nicht vorschnell mit dem entsprechenden Verdacht konfrontieren. Vielmehr sollte das Kind/der Säugling – notfalls unter einem Vorwand – in eine Kinderklinik transportiert werden, ohne den Erziehungsberechtigten den Verdacht mitzuteilen. Die Kinderklinik sollte über den Verdacht informiert und um weitere medizinische Abklärung gebeten werden. In der Kinderklinik kann der Verdacht dann in aller Ruhe fachärztlich geprüft und über weitere Maßnahmen entschieden werden, z. B. über die Benachrichtigung von Polizei und/oder Jugendamt. Ein Verstoß gegen die Schweigepflicht ist jedenfalls aufgrund rechtfertigenden Notstands (*§ 34 StGB*) nicht strafbar.

Durch dieses Vorgehen wird einerseits vermieden, dass die Erziehungsberechtigten vorschnell mit Misshandlungs- und Missbrauchsvorwürfen konfrontiert werden. Andererseits kommt der Rettungsdienst seiner Garantenpflicht gegenüber dem Kind nach und macht sich nicht durch Unterlassen strafbar.

57.8.7 Behinderung des Rettungsdienstes und tätliche Angriffe

Werden Hilfeleistende des Rettungsdienstes, der Feuerwehr oder des Katastrophenschutzes während eines Einsatzes durch Gewalt oder Drohung mit Gewalt behindert oder tätlich angegriffen, ist dies – über die bisherige Strafbarkeit wegen Körperverletzung, Nötigung und Beleidigung hinaus – seit November 2011 auch als **Widerstand gegen Personen, die Vollstreckungsbeamten gleichstehen** nach *§ 114 Abs. 3 i. V. m. § 113 StGB* mit Freiheitsstrafe bis zu 3 Jahren, in besonders schweren Fällen bis zu 5 Jahren ebenso strafbar, wie Widerstand gegen Polizeibeamte. Denn insbesondere in großstädtischen Einsatzbereichen haben Gewaltübergriffe auf Rettungsdienst- und Feuerwehrpersonal in den letzten Jahren enorm zugenommen.

Rettungsdienstpersonal sollte entsprechende Strafanzeigen stets in aller Konsequenz stellen, damit alle derartigen Straftaten statistisch erfasst und geahndet werden. Es dürfte sich anbieten, dafür – in Abstimmung mit der örtlich zuständigen Polizeidienststelle und der Staatsanwaltschaft – ein entsprechendes Formular zu entwickeln.

57.8.8 Massenanfall an Verletzten

Zu den Aufgaben des Rettungsdienstes gehört auch die Bewältigung von Notfallereignissen unterhalb der Katastrophenschwelle mit einer größeren Anzahl von Verletzten oder Erkrankten (z. B. Bus- oder Zugunfälle). Man spricht auch von einem **Massenanfall an Verletzten bzw. Erkrankten** (MANV) bzw. einem **Großschadensereignis** (► Kap. 46.3). Dieser zeichnet sich ebenso wie ein Katastrophenfall dadurch aus, dass es zumindest am Anfang ein Missverhältnis von benötigten und tatsächlich vorhandenen Einsatzkräften und Einsatzmitteln gibt.

Bei einem MANV verlangt die Rechtsordnung – ebenso wie bei einem Katastrophenfall – nichts Unmögliches, d. h., der Rettungsdienst ist selbstverständlich nicht verpflichtet, alle Patienten gleichzeitig bestmöglich zu versorgen. Vielmehr sind die ersteintreffenden Rettungsdienstkräfte im Rahmen eines fachgerechten Vorgehens erst einmal überhaupt nicht zu einer individualmedizinischen Versorgung einzelner Patienten verpflichtet, sondern u. a. dazu, sich zunächst einen Überblick über die Lage zu verschaffen, Rückmeldung an die Leitstelle zu geben, alle Patienten zu sichten sowie vorübergehend die Einsatzleitung zu übernehmen, bis die nach dem jeweiligen Bundesland vorgesehene Einsatzleitung eingetroffen ist.

57.8.9 Katastrophenschutz

Der **Katastrophenschutz** (KatS) ist nicht Teil des Rettungsdienstes, sondern für die Bewältigung eines **Katastrophenfalls** zuständig (► Kap. 46.4.4 und ► Kap. 50.1.2). Unter einer **Katastrophe** in diesem Sinne versteht man ein Geschehen, das Leben oder Gesundheit zahlreicher Menschen oder Tiere, die Umwelt, erhebliche Sachwerte oder die lebensnotwendige Versorgung der Bevölkerung in so ungewöhnlichem Maße gefährdet oder schädigt, dass es geboten erscheint, ein zu seiner Abwehr und Bekämpfung erforderliches Zusammenwirken von Behörden, Stellen und Organisationen unter die einheitliche Leitung der Katastrophenschutzbehörde zu stellen.

Die Gesetzgebungszuständigkeit für den Katastrophenschutz liegt bei den Bundesländern (*Art. 70 Abs. 1 GG*). Daher gibt es auch hier eine Vielzahl von unterschiedlichen gesetzlichen Regelungen. Der Katastrophenschutz ist teilweise im selben Gesetz wie die Feuerwehr (z. B. Brandenburg, Hessen, Nordrhein-Westfalen, Rheinland-Pfalz, Thüringen) oder die Feuerwehr und der Rettungsdienst (z. B. Bremen und Sachsen) oder in gesonderten Katastrophenschutzgesetzen (in den restlichen Bundesländern) geregelt.

57.8.10 Ersthelfergruppen

Ersthelfergruppen, d. h., örtliche Einrichtungen organisierter Erster Hilfe/First Responder (➤ Kap. 50.7), sind weder organisatorisch noch rechtlich Bestandteil des Rettungsdienstes. Sie haben keinen Einfluss auf die vom Rettungsdienst einzuhaltenden Hilfsfristen. Organisierten Ersthelfern stehen daher im Straßenverkehr keine Sonderrechte zu (➤ Kap. 57.6.2).

Zwischen dem Rettungsdienstträger, dem Betreiber der Leitstelle und den Organisationen, die ein Ersthelfersystem betreiben, sind **schriftliche Vereinbarungen** über die Einzelheiten der Organisation des konkreten Ersthelfersystems zu treffen (z. B. über Qualifikation und Ausrüstung der Helfer, Alarmierungskriterien, Dokumentationsstandards, Schweigepflicht, Datenschutz, Haftpflicht- und Unfallversicherung).

Organisierte Ersthelfer sollten sich vergewissern bzw. darauf hinwirken, dass sie über ihre Organisation für die Tätigkeit als Ersthelfer **haftpflicht- und unfallversichert** sind. Die von den Ersthelfern eingesetzten (Privat-)Fahrzeuge sollten für die Tätigkeit als Ersthelfer versichert sein.

Obwohl organisierte Ersthelfer durch die Leitstellen alarmiert werden, haften für deren Fehler nicht die Rettungsdienstträger oder die Betreiber der Rettungsleitstellen, sondern die einzelnen Helfer und deren Organisation. Allerdings kommt organisierten Ersthelfern, soweit sie nur medizinische Maßnahmen durchführen, die ihrem Ausbildungsstand entsprechen, das Haftungsprivileg von Laienhelfern zugute: Sie haften gegenüber Patienten nur für grobe Fahrlässigkeit. Soweit organisierte Ersthelfer mit gesundem Menschenverstand tätig werden, ist ihr Haftungsrisiko wegen fehlerhafter Maßnahmen daher minimal.

57.8.11 Sanitätsdienst

Sanitätsdienst bei Veranstaltungen ist die i. d. R. im Auftrag des Veranstalters erfolgende medizinische Absicherung von Veranstaltungen und die medizinische Betreuung von Patienten am Veranstaltungsort. Für den Sanitätsdienst gilt das in diesem Kapitel Dargestellte weitgehend entsprechend, z. B. hinsichtlich der Sorgfaltspflichten, Schweigepflicht, Garanten- und allgemeinen Hilfeleistungspflicht sowie hinsichtlich des Medizinprodukterechts.

Es ist **dringend zu empfehlen,** mit dem Auftraggeber eine schriftliche Vereinbarung über die Einzelheiten eines Sanitätsdienstes (z. B. Anzahl und Qualifikation der eingesetzten Kräfte, Ausrüstung, Rettungsmittel, Kosten) zu schließen. Hierbei gehört es zu den Pflichten der Hilfsorganisation, den Auftraggeber auf Basis seiner Auskünfte über die Veranstaltung (z. B. Art der Veranstaltung, erwartete Besucherzahl, örtliche Gegebenheiten des Veranstaltungsortes) sorgfältig über die mindestens benötigten Kräfte (z. B. Anzahl, Qualifikation, Ausrüstung, Rettungsmittel) fachkundig zu beraten. Teilweise existieren landesrechtliche Vorgaben zur Planung und Ausführung von Sanitätsdiensten bei (Groß-)Veranstaltungen. Für bestimmte Sportveranstaltungen, z. B. Reitturniere und Motorsportveranstaltungen, gibt es zusätzlich verbandsinterne Vorgaben der übergeordneten Sportverbände. Auch stellen die Genehmigungsbehörden von (Groß-)Veranstaltungen teilweise konkrete (Mindest-)Vorgaben für den vorzuhaltenden Sanitätsdienst auf.

Bei der Betreuung, Untersuchung, Versorgung oder Behandlung eines konkreten Patienten im Rahmen eines Sanitätsdienstes kommt zwischen der Hilfsorganisation und dem Patienten ein (unentgeltliches) **Rechtsverhältnis** zustande. Im Fall einer fehlerhaften oder sonst unzureichenden Versorgung oder Behandlung eines Patienten haftet sowohl die **Hilfsorganisation** als auch der **einzelne Mitarbeiter.** Bei sämtlichen ambulanten Versorgungen sind die Patienten in Abhängigkeit von ihren konkreten Beschwerden aufzuklären und eindringlich darauf hinzuweisen, dass sie nochmals die Sanitätsstation bzw. (Unfall-)Hilfsstelle oder einen Arzt aufsuchen müssen, wenn sich die entsprechenden Beschwerden nicht bessern oder wenn sich eine versorgte Wunde entzündet. Um straf- und haftungsrechtliche Konsequenzen zu vermeiden, muss im Fall einer rettungsdienstlichen Einsatzindikation und/oder einer fachlichen Überforderung des sanitätsdienstlichen Personals parallel zur Erstversorgung des Patienten sofort der reguläre Rettungsdienst verständigt werden.

Das bei einem Sanitätsdienst eingesetzte Personal ist grundsätzlich nicht für die endgültige Versorgung von Notfallpatienten zuständig. Weiterhin gehört der Transport der Patienten vom Veranstaltungsort in eine weiterbehandelnde Einrichtung **nicht** zu den Aufgaben der bei einem Sanitätsdienst eingesetzten Kräfte, unabhängig von deren Qualifikation. Hierfür ist kraft Gesetzes der öffentliche Rettungsdienst zuständig.

Wiederholungsfragen

1. Nennen Sie die gesetzlich vorgeschriebenen fachlichen Mindestqualifikationen der Fahrzeugbesatzungen für KTW, RTW und NEF in Ihrem Bundesland (➤ Tab. 57.1).
2. Beschreiben Sie die Ausbildung zum Rettungshelfer, Rettungssanitäter, Rettungsassistent und Notfallsanitäter. Welche Aufgaben haben diese jeweils (➤ Kap. 57.2.1)?
3. Nennen Sie die dienstlichen Pflichten, die für Rettungsfachpersonal bestehen (➤ Kap. 57.3.2).
4. Nennen Sie die Voraussetzungen für das Ergreifen von Maßnahmen in „Notkompetenz" (➤ Kap. 57.3.3).
5. Unter welchen Voraussetzungen ist eine invasive medizinische Maßnahme nicht als Körperverletzung strafbar? Welche Arten von Einwilligung unterscheidet man? Unter welchen Umständen kann man eine mutmaßliche Einwilligung annehmen (➤ Kap. 57.4.1)?

6. Welche Pflichten ergeben sich für das Rettungsfachpersonal aus der Garantenpflicht gegenüber Patienten (➤ Kap. 57.4.1)?
7. Wann liegt eine unterlassene Hilfeleistung vor? Darf Rettungsfachpersonal die Versorgung eines Patienten wegen einer möglichen Infektionsgefahr ablehnen? Welche Anforderungen ergeben sich aus § 323c StGB für Hilfeleistungen durch Rettungsfachpersonal (➤ Kap. 57.4.2)?
8. Nennen Sie Beispiele für ein Übernahmeverschulden (➤ Kap. 57.4.1, ➤ Kap. 57.5.2).
9. Nennen Sie alle Informationen, die unter die Schweigepflicht fallen. Wann ist die Weitergabe von Informationen nicht strafbar (➤ Kap. 57.4.3)?
10. Der Arzt in der Notaufnahme weigert sich, einen Transportschein zu unterschreiben. Dürfen Sie als Notfallsanitäter selbst unterschreiben (➤ Kap. 57.4.4)?
11. Können Sie als Notfallsanitäter von ihrem Arbeitgeber in Regress genommen werden, wenn dieser einem Patienten wegen eines Behandlungsfehlers Schadensersatz leisten muss (➤ Kap. 57.5.1, ➤ Kap. 57.5.2)?
12. Ist es zulässig, dass der höherqualifizierte Kollege während eines Patiententransports das Rettungsdienstfahrzeug steuert (➤ Kap. 57.5.2)?
13. Nennen Sie wichtige Sorgfaltspflichten des Rettungsfachpersonals (➤ Kap. 57.5.2).
14. Welche beweisrechtlichen Besonderheiten kann es bei Prozessen wegen unterlassener oder fehlerhafter Behandlung geben? In welchen Fällen greifen diese (➤ Kap. 57.5.3)?
15. Welche Rechte gewährt die Straßenverkehrsordnung Fahrzeugen des Rettungsdienstes, um einen Einsatzort schneller zu erreichen? Erläutern Sie diese und ihre Unterschiede. Welche Sorgfaltspflichten bestehen bei Fahrten mit Sonderrechten und Wegerecht (➤ Kap. 57.6.2, ➤ Kap. 57.6.3)?
16. Um den Rettungswagen Ihrer Hilfsorganisation mit 5,0 t zulässiger Gesamtmasse fahren zu können, haben Sie als ehrenamtlicher Rettungsdienstmitarbeiter eine Sonderfahrberechtigung für Einsatzfahrzeuge erworben. Dürfen Sie diesen Rettungswagen auch rechtmäßig fahren, wenn Sie, z. B. in den Semesterferien („befristeter Vertrag"), neben- oder hauptberuflich im Rettungsdienst arbeiten (➤ Kap. 57.6.5)?
17. Nennen Sie zehn Beispiele für Medizinprodukte (➤ Kap. 57.7.3).
18. Was müssen Sie bei der Anwendung von Medizinprodukten beachten (➤ Kap. 57.7.3)?
19. Nennen Sie die Voraussetzungen einer rechtswirksamen Transportverweigerung. Wie gehen Sie vor, wenn ein Patient den Transport aufgrund starker Alkoholisierung nicht rechtswirksam verweigern kann (➤ Kap. 57.8.1)?
20. Wie verhalten Sie sich, wenn bei einer Person zwar keine medizinische Behandlungsindikation gegeben ist, jedoch Anhaltspunkte für eine Eigengefährdung vorliegen (➤ Kap. 57.8.2)?
21. Wessen Aufgabe ist die Todesfeststellung (➤ Kap. 57.8.5)?
22. Was müssen Sie bei der Planung und Durchführung eines Sanitätsdienstes beachten (➤ Kap. 57.8.11)?

Fortsetzung des Szenarios

Die Behauptung des Notarztes ist falsch. Zwar ist die Gabe der verabreichten Arzneimittel grundsätzlich eine ärztliche Maßnahme, doch durfte der Notfallsanitäter diese heilkundliche Maßnahme aufgrund der ihm zustehenden Notkompetenz dennoch rechtmäßig ausführen (➤ 57.3.3).

Auch das Legen der großlumigen Zugänge konnte er in Notkompetenz ausführen. Denn es war kein Arzt vor Ort und der Patient schwebte in akuter Lebensgefahr. Diese wäre allein mit den Basismaßnahmen nicht zu beseitigen gewesen. Aufgrund der der RTW-Besatzung bekannten Entfernung des NEF-Standorts war von vornherein klar, dass das NEF erst ca. 18 Minuten nach der RTW-Besatzung eintreffen würde.

WEITERFÜHRENDE LITERATUR

Bens, D., Lipp, R.: Notfallsanitätergesetz, Herausforderungen und Chancen. Stumpf + Kossendey, Edewecht, 2014

Fehn, K., Selen, S.: Rechtshandbuch für Feuerwehr-, Rettungs- und Notarztdienst. Stumpf + Kossendey, Edewecht, 3. Aufl., 2010

Lissel, P.: Rechtsfragen im Rettungswesen. Richard Boorberg Verlag, Stuttgart, 3. Aufl., 2014

Müller, D.: Einsatzfahrten, Checklisten zu Rechtmäßigkeit und Rechtsfolgen. Richard Boorberg Verlag, Stuttgart, 3. Aufl., 2010

Anhang

Muster-Algorithmen zur Umsetzung des
Pyramidenprozesses im Rahmen des NotSanG 1215

Abkürzungsverzeichnis 1255

Literaturverzeichnis 1263

Abbildungs- und Tabellennachweis 1274

Sachregister 1277

Arzneimittelregister 1298

Muster-Algorithmen zur Umsetzung des Pyramidenprozesses im Rahmen des NotSanG

Die folgenden Algorithmen wurden vom Deutschen Berufsverband Rettungsdienst e. V. (DBRD) entwickelt. Sie bilden insbesondere die invasiven Maßnahmen und Medikamente ab, die Gegenstand des Pyramidenprozesses sind. Die Algorithmen sind nach Auffassung der Herausgeber nur nach ausdrücklicher Freigabe des jeweiligen Ärztlichen Leiters Rettungsdienst regelhaft umsetzbar. Voraussetzung ist zudem eine umfassende Schulung im jeweiligen Rettungsdienstbereich und eine Anpassung an die lokalen Gegebenheiten. Die Algorithmen ersetzen nicht die individuelle Beurteilung in der Einsatzsituation.

Leitalgorithmus Akuter Thoraxschmerz (ACS) 1216
V. a. ACS – Morphin + Antiemetika 1217
V. a. ACS – Glyceroltrinitrat-Spray 1218
V. a. ACS – Acetylsalicylsäure + Heparin 1219
V. a. ACS – Diazepam 1220
Leitalgorithmus Akuter Thoraxschmerz – Bemerkungen ... 1221
Leitalgorithmus Kardiales Lungenödem 1222
Kardiales Lungenödem – Glyceroltrinitrat + Furosemid ... 1223
Respiratorisches/ventilatorisches Versagen – NIV 1224
Hypertensiver Notfall – Urapidil 1225
Hypertensiver Notfall – Nitrendipin 1226
Bedrohliche Bradykardie 1227
Transthorakale Schrittmachertherapie 1228
Tachykarde Herzrhythmusstörungen 1229
Notfallkardioversion 1230
Bronchoobstruktion beim Erwachsenen 1231
Dyspnoe beim Kind 1232
Erkennen des kritisch kranken Kindes 1233
Bronchoobstruktion – Asthma – beim Kind 1234
Pseudokrupp – Adrenalin + Glukokortikoide 1235
Fremdkörperentfernung beim Kind 1236
Respiratorisches Versagen beim Kind 1237
Anaphylaxie beim Erwachsenen 1238
Anaphylaxie beim Kind 1239
Bewusstseinsstörung/V. a. Hypoglykämie 1240
Krampfanfall beim Erwachsenen 1241
Krampfanfall beim Kind 1242
Leitalgorithmus Starke Schmerzzustände (NRS ≥ 4) 1243
Schmerzen (NRS ≥ 4) bei Trauma, Lumbalgie, ... – Esketamin 1244
Schmerzen (NRS ≥ 4) bei Trauma, Lumbalgie, ... – Esketamin 1245
Schmerzen bei Trauma – Algorithmus Morphin 1246
Abdominelle Schmerzen/Koliken beim Erwachsenen 1247
Opiatintoxikation – Naloxon 1248
Alkylphosphatintoxikation – Atropin 1249
Massive Übelkeit/Erbrechen beim Erwachsenen – Antiemetikum 1250
V. a. Spannungspneumothorax – Entlastungspunktion ... 1251
i. v. Zugang 1252
Interaossärer Zugang beim Erwachsenen 1253
Interaossärer Zugang beim Kind 1254

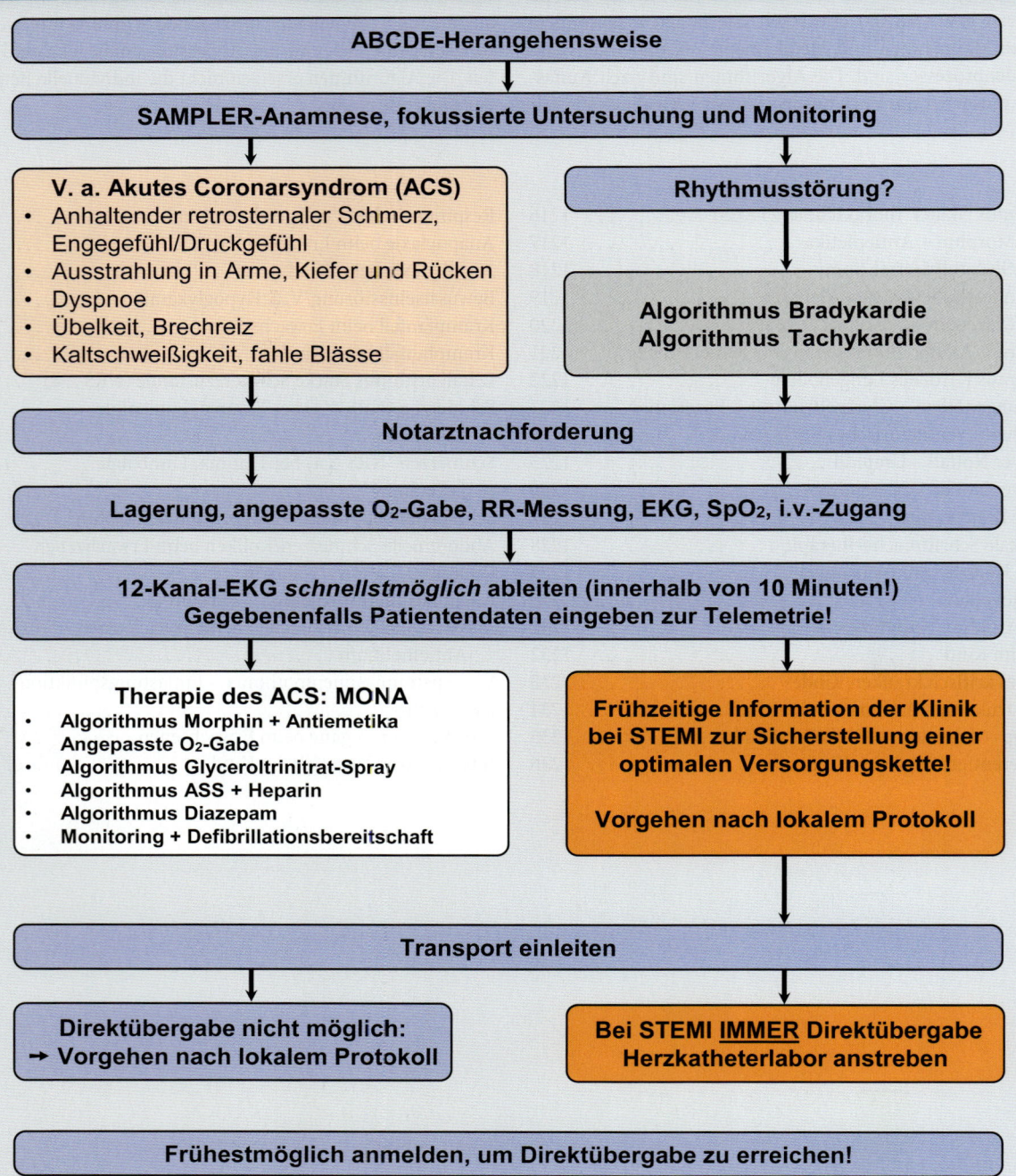

Abb. A.1 Leitalgorithmus Akuter Thoraxschmerz (ACS) [W924]

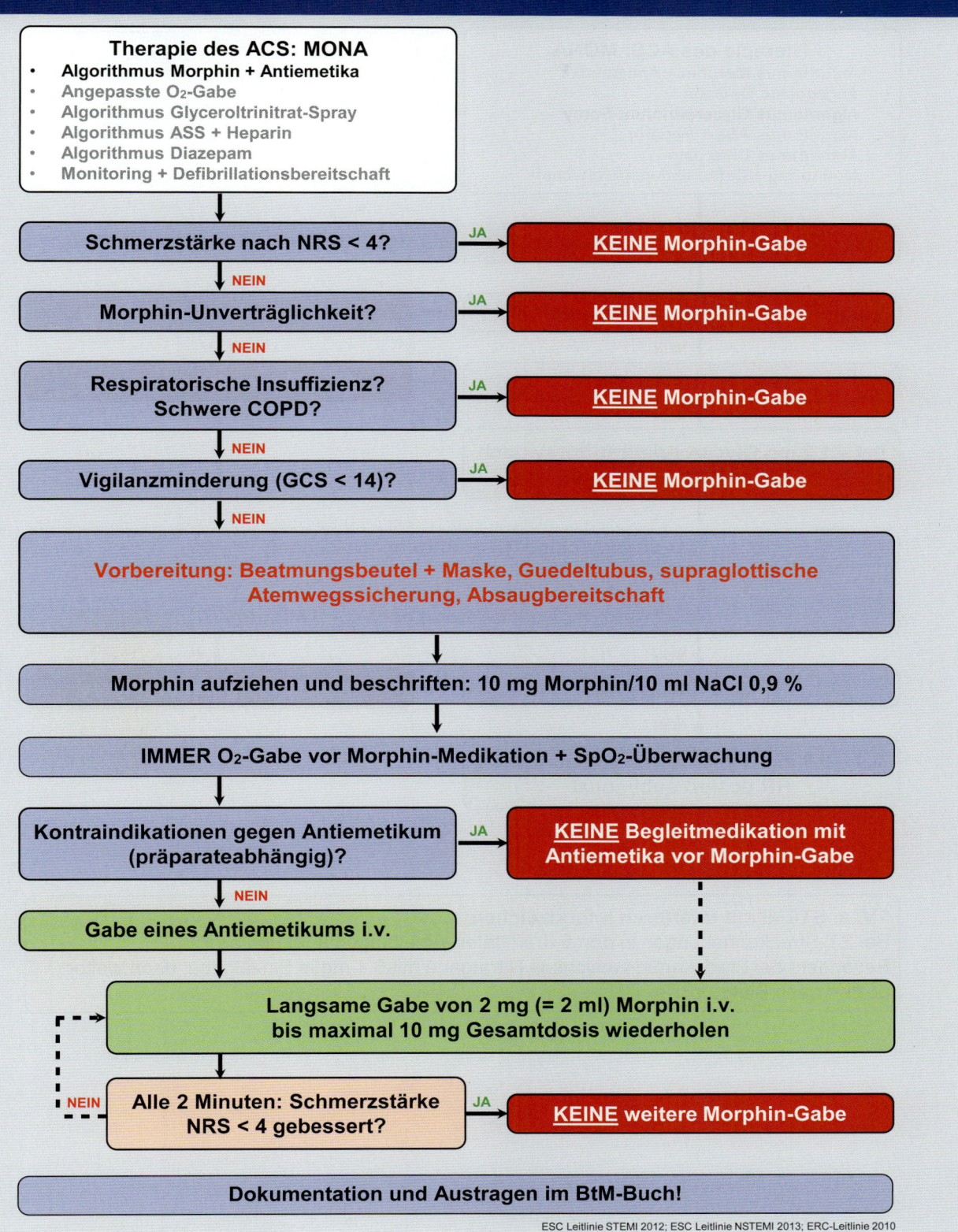

Abb. A.2 V. a. ACS – Morphin + Antiemetika [W924]

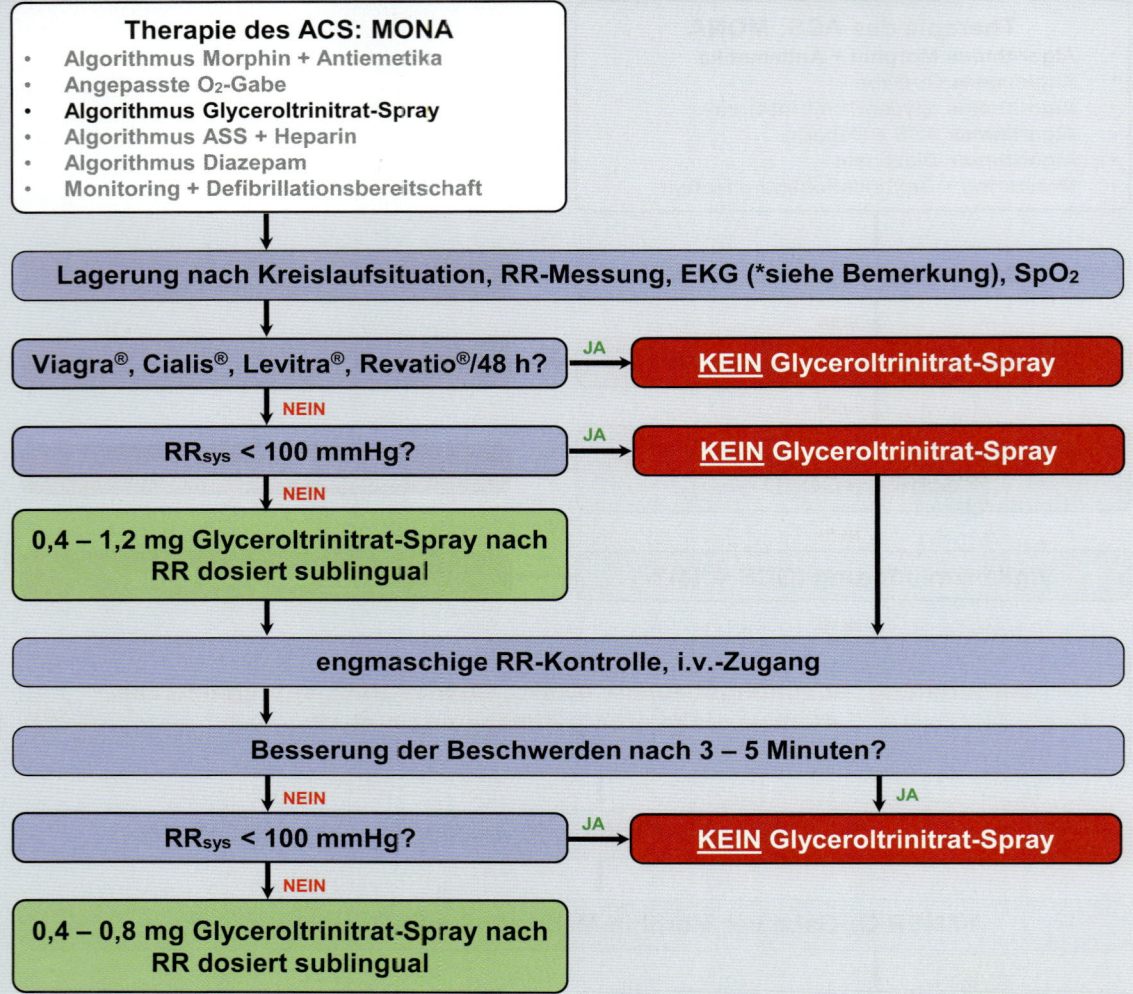

Abb. A.3 V. a. ACS – Glyceroltrinitrat-Spray [W924]

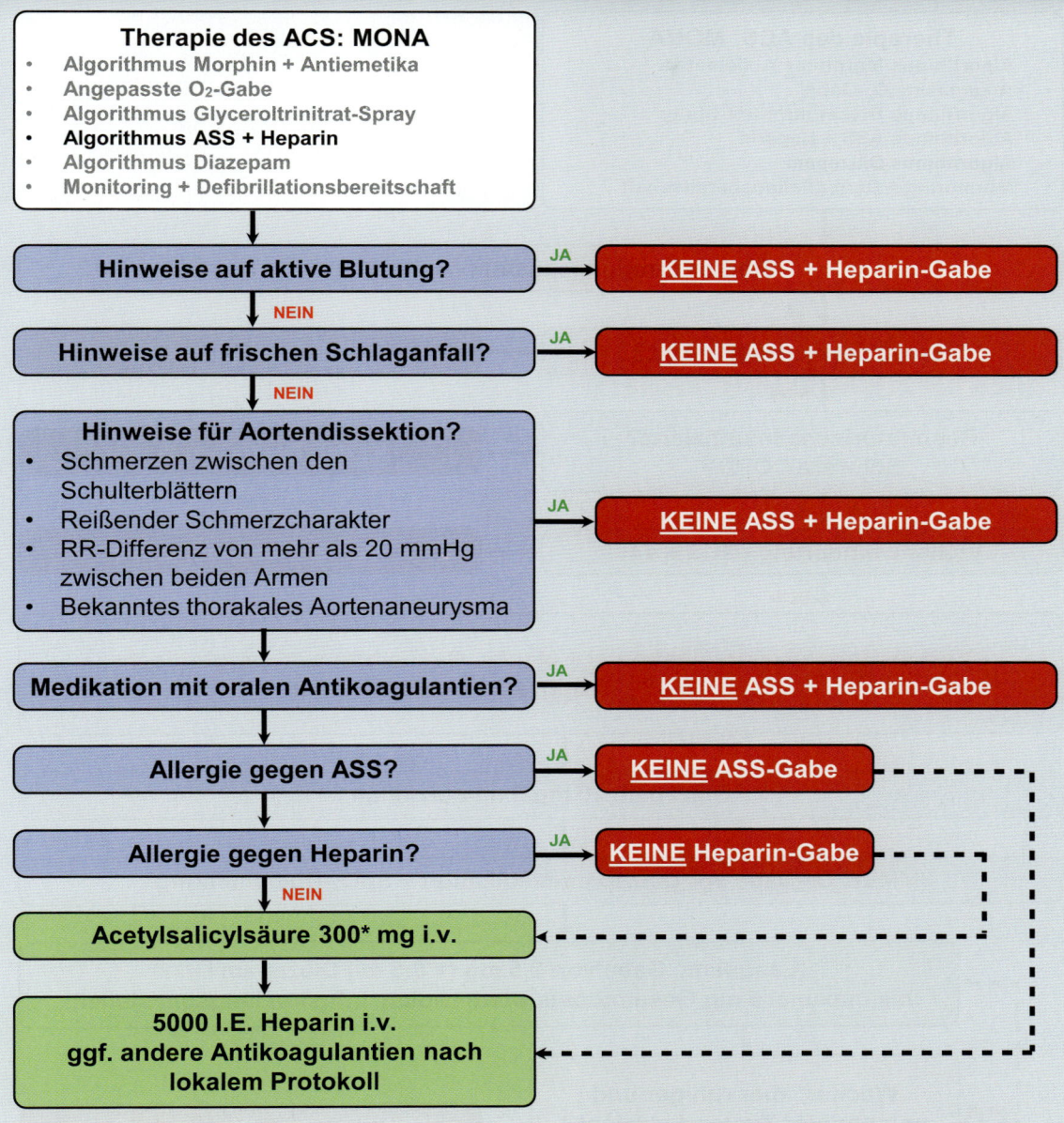

Abb. A.4 V. a. ACS – Acetylsalicylsäure + Heparin [W924]

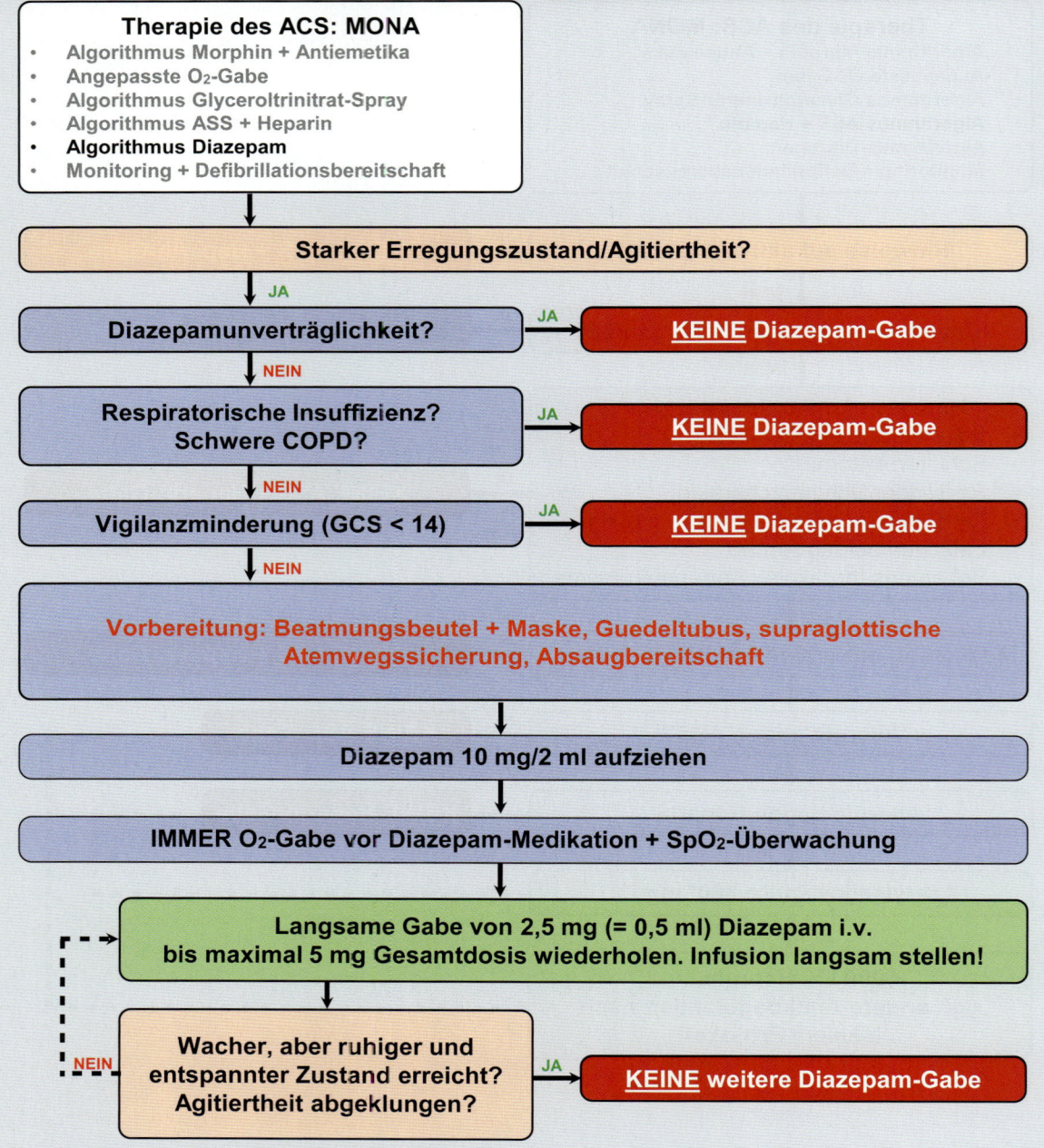

Abb. A.5 V. a. ACS – Diazepam [W924]

Leitsymptom Akuter Thoraxschmerz – Bemerkungen

Bemerkungen zum Akuten Coronarsyndrom (ACS):

Symptomenkomplex:
Die Diagnose eines ACS wird klinisch gestellt. Dabei liegen häufig folgende Symptome vor:
- Starke, meist länger anhaltende retrosternale Schmerzen
- Oft Ausstrahlung in Arme, Schulterblätter, Hals, Kiefer oder Oberbauch
- Thorakales Engegefühl oder Druckgefühl, Brennen im Brustkorb
- Dyspnoe
- Blässe, Kaltschweißigkeit
- Palpitationen, Synkope
- Schwächegefühl (auch ohne Schmerz), Bewusstlosigkeit
- Übelkeit, Brechreiz, Angst
- Evtl. KHK bereits bekannt

Standardversorgung:
- Vorgehen nach ABCDE + SAMPLER + fokussierter Untersuchung
- Angepasste O_2-Gabe
- Kontinuierliches Monitoring schnellstmöglich
- Lagerung: Ansprechbare Patienten sitzend oder in OHL 30°, beengende Kleidung entfernen
- Nachforderung eines Notarztes, falls noch nicht alarmiert
- Schnellstmögliche Ableitung eines 12-Kanal-EKG (innerhalb von 10 Minuten)
- **Telemetrie bei STEMI und telefonische Voranmeldung so früh wie möglich**
- Anlage eines i.v.-Zuganges
- Therapie mit Glyceroltrinitrat-Spray nach Algorithmus
- Therapie mit ASS und Heparin nach Algorithmus
- Therapie mit Morphin nach Algorithmus
- Therapie mit Benzodiazepinen nach Algorithmus, falls erforderlich

EKG-Kriterien STEMI (nach ESC-Leitlinie 2012):
ST-Strecken-Hebungen in 2 benachbarten Ableitungen:
- **ST-Strecken-Hebungen in V_2–V_3:**
    - ≥ 0,25 mV bei Männern <u>unter</u> 40 Jahren
    - ≥ 0,2 mV bei Männern <u>über</u> 40 Jahren
    - ≥ 0,15 mV bei Frauen
- **ST-Strecken-Hebungen ≥ 0,1mV in 2 benachbarten Ableitungen in allen anderen Ableitungsabschnitten (Extremitäten- und Brustwandableitungen außer V_2–V_3)**
- (vermutlich) neu aufgetretener Linksschenkelblock
- Bei ST-Strecken-Senkungen in V_1–V_3 sollen V_{7-9} abgeleitet werden. V.a. akuten STEMI dann bei ST-Strecken-Hebungen ≥ 0,05 mV in V_7-V_9
- Zur Auswertung dieser feinen EKG-Veränderungen müsste immer eine Amplitudeneinstellung von 20 mm/mV herangezogen werden!

Um eine beschulbare, vereinfachte Version anzubieten, empfehlen wir:
- ST-Streckenhebungen von > 0,2 mV in V_{2-3}
- ST-Streckenhebungen ≥ 0,1 mV in 2 benachbarten Ableitungen in allen anderen Ableitungsabschnitten (Extremitäten- und Brustwandableitungen außer V_{2-3})
- Vermutlich neu aufgetretener Linksschenkelblock

Ziel ist eine „Contact-to-ballon-Zeit" von < 90 Minuten!

ESC Leitlinie STEMI 2012; ESC Leitlinie NSTEMI 2013; ERC-Leitlinie 2010; Nitrolingual-Fachinfo

Abb. A.6 Leitalgorithmus Akuter Thoraxschmerz – Bemerkungen [W924]

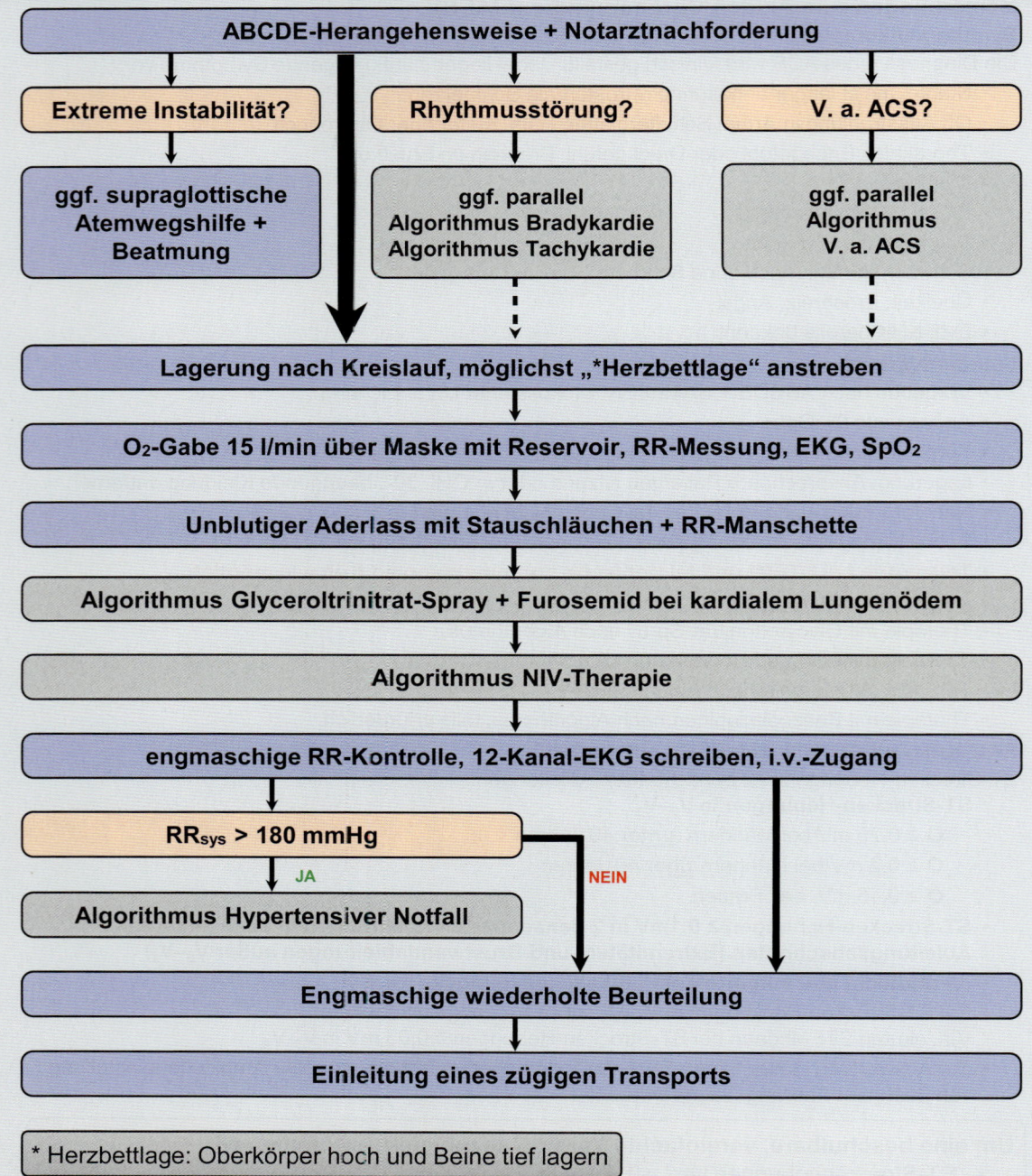

Abb. A.7 Leitalgorithmus Kardiales Lungenödem [W924]

Muster-Algorithmen zur Umsetzung des Pyramidenprozesses im Rahmen des NotSanG

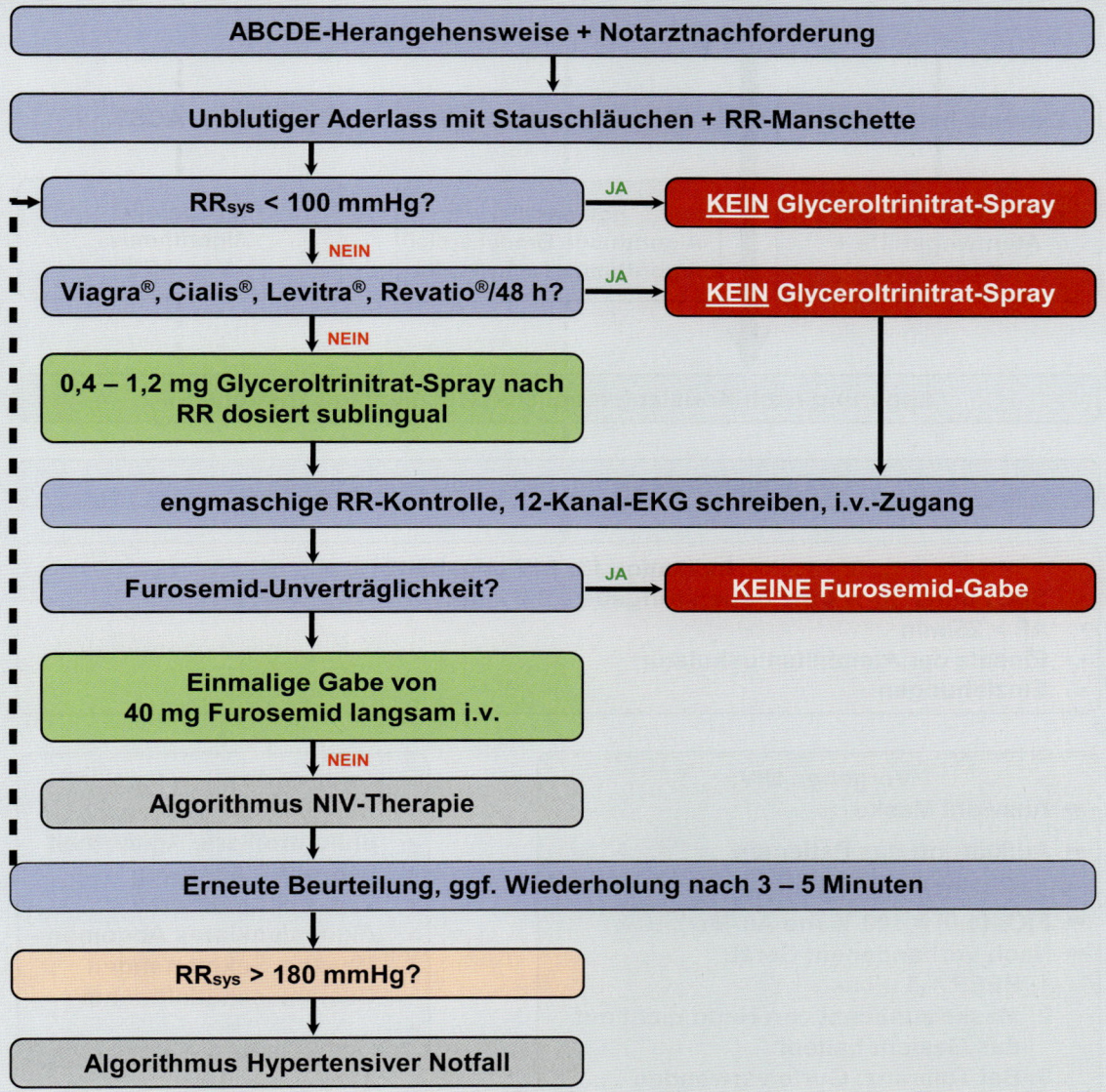

Abb. A.8 Kardiales Lungenödem – Glyceroltrinitrat + Furosemid [W924]

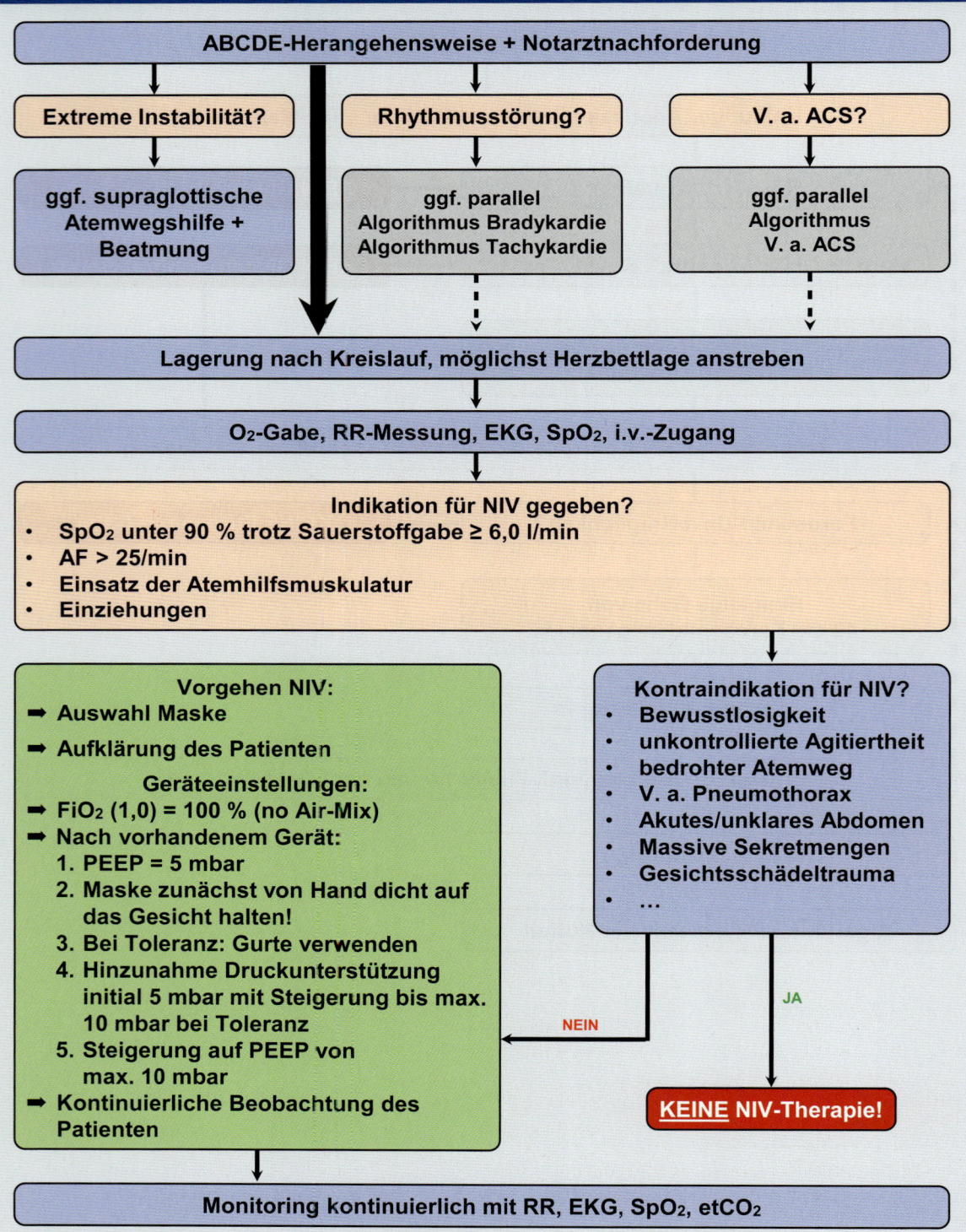

Abb. A.9 Respiratorisches/ventilatorisches Versagen – NIV [W924]

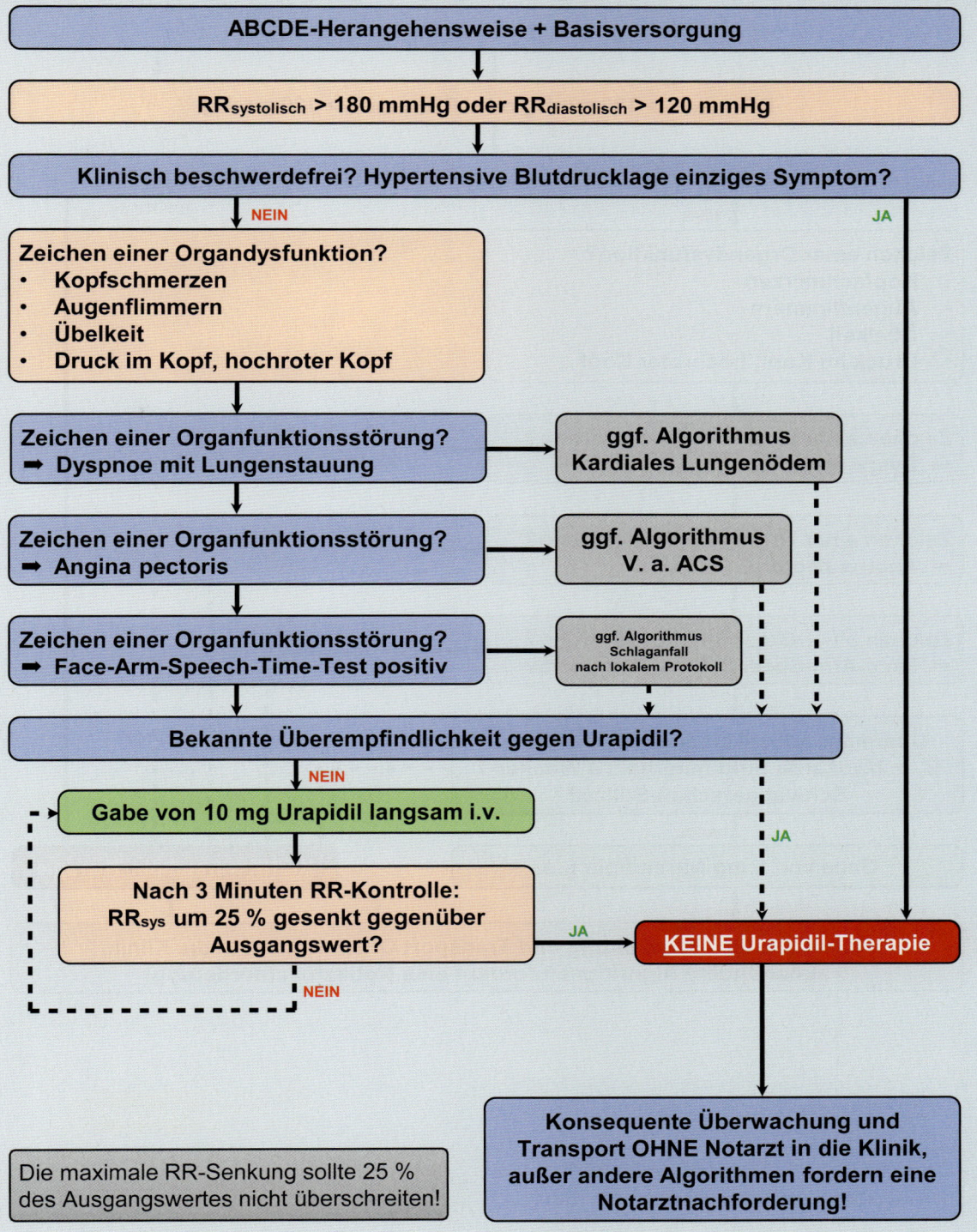

Abb. A.10 Hypertensiver Notfall – Urapidil [W924]

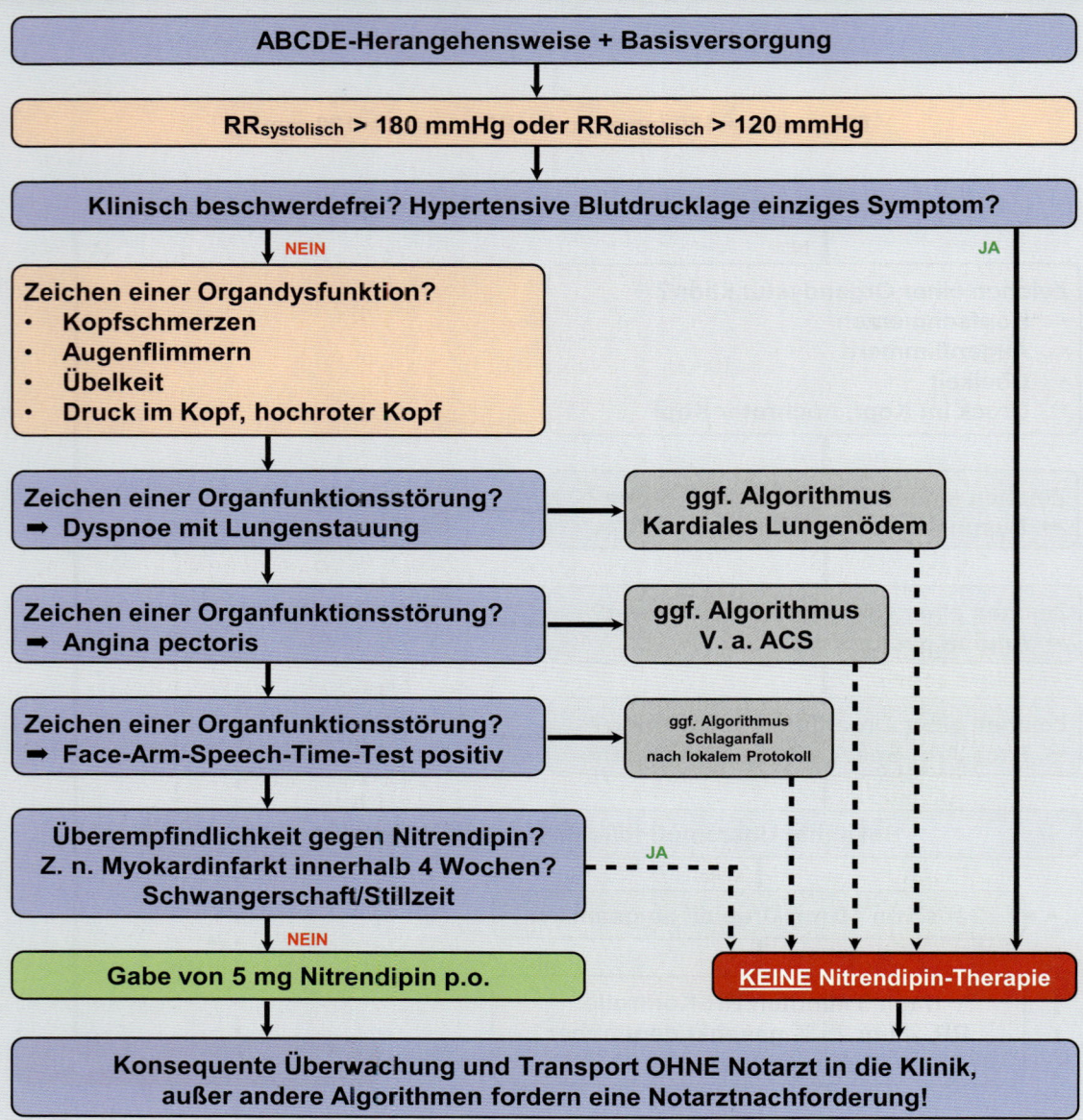

Abb. A.11 Hypertensiver Notfall – Nitrendipin [W924]

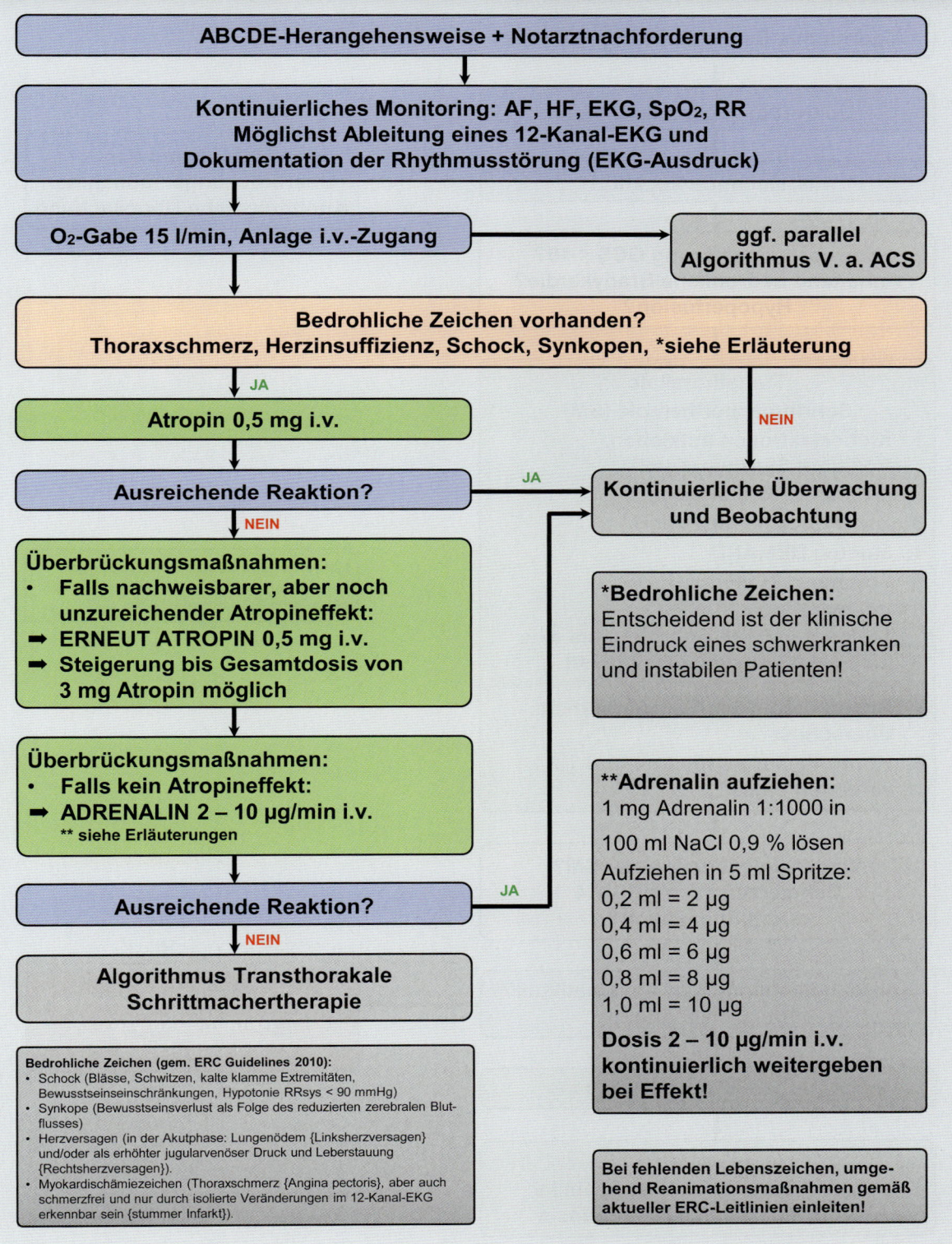

Abb. A.12 Bedrohliche Bradykardie [W924]

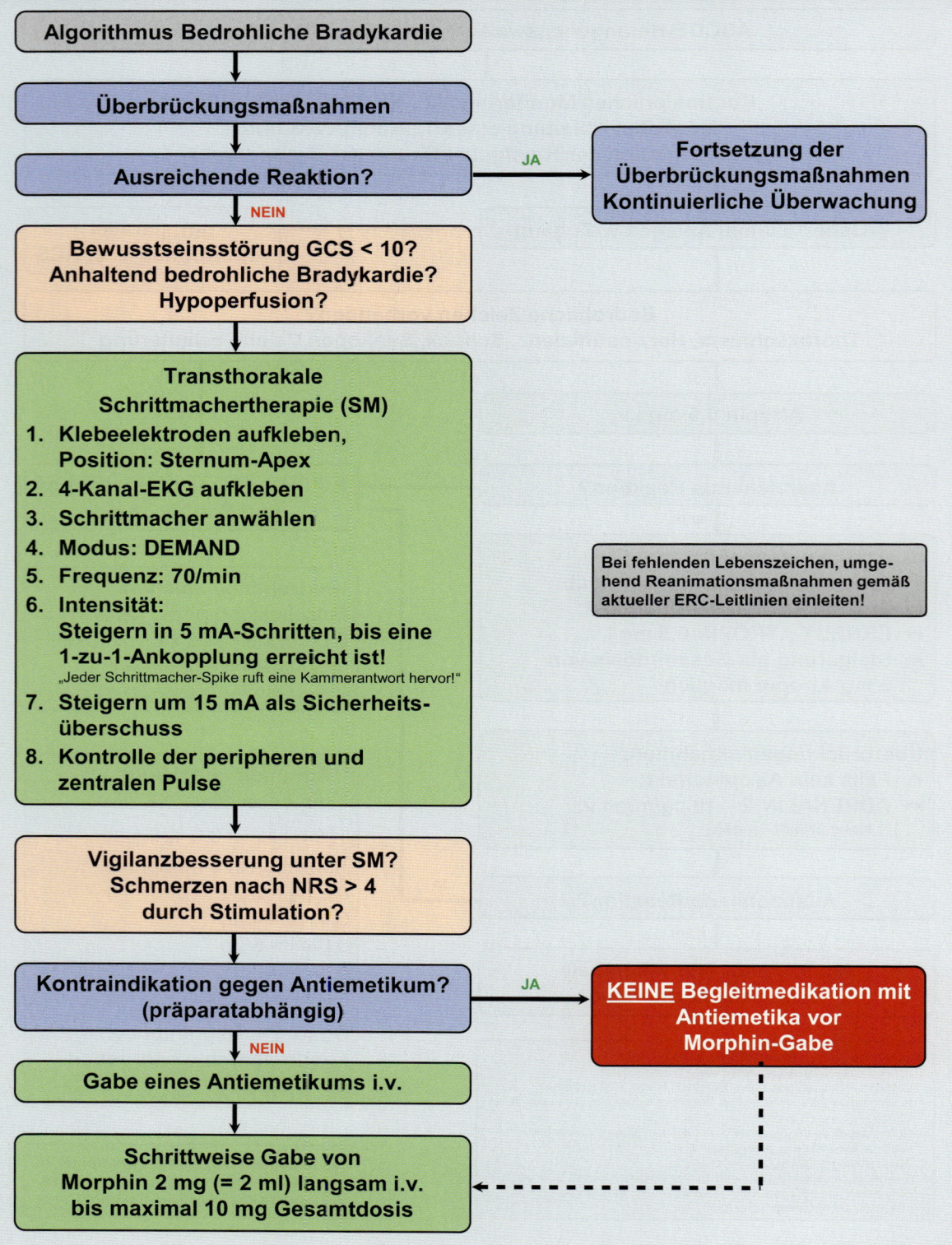

Abb. A.13 Transthorakale Schrittmachertherapie [W924]

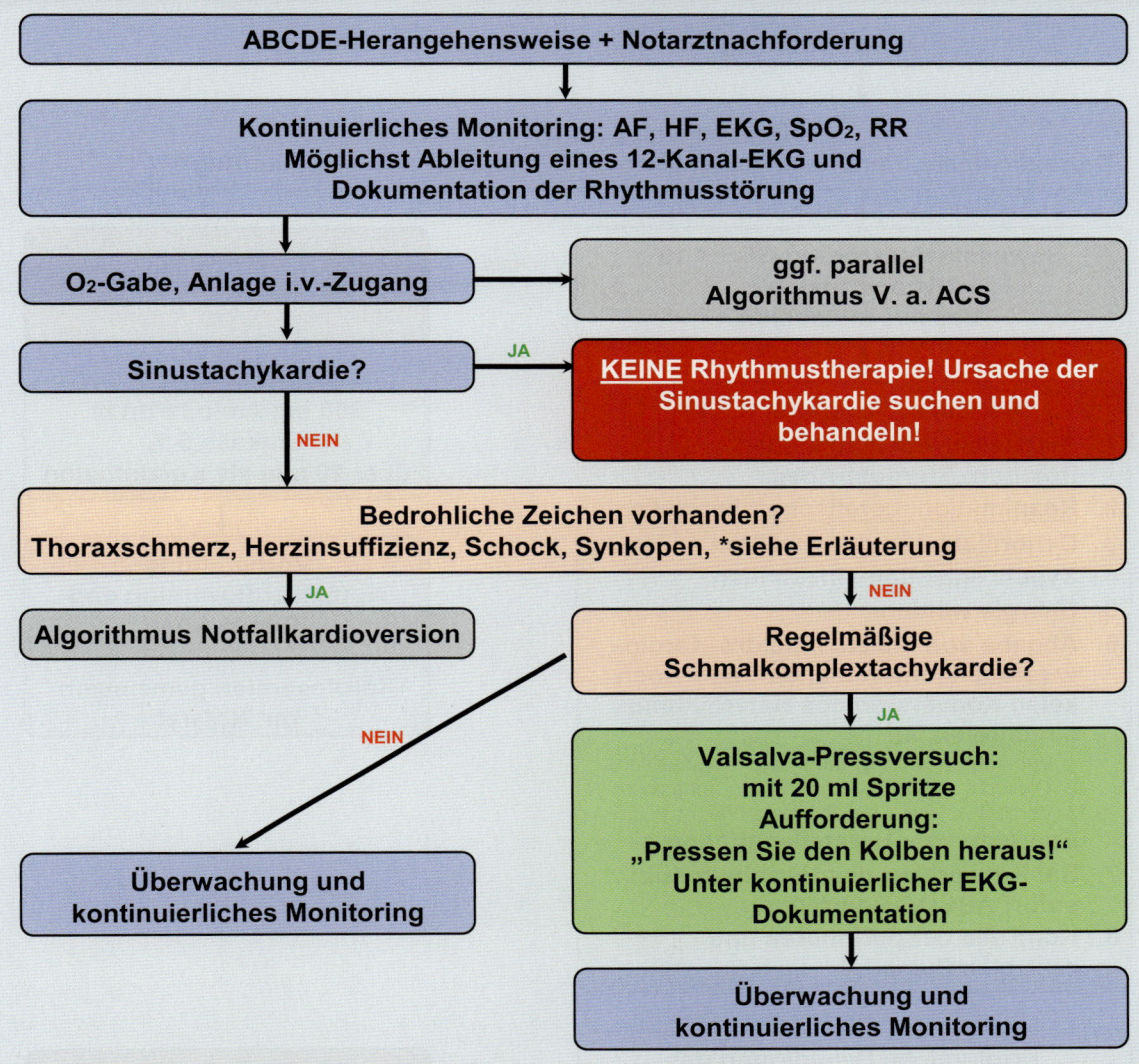

Abb. A.14 Tachykarde Herzrhythmusstörungen [W924]

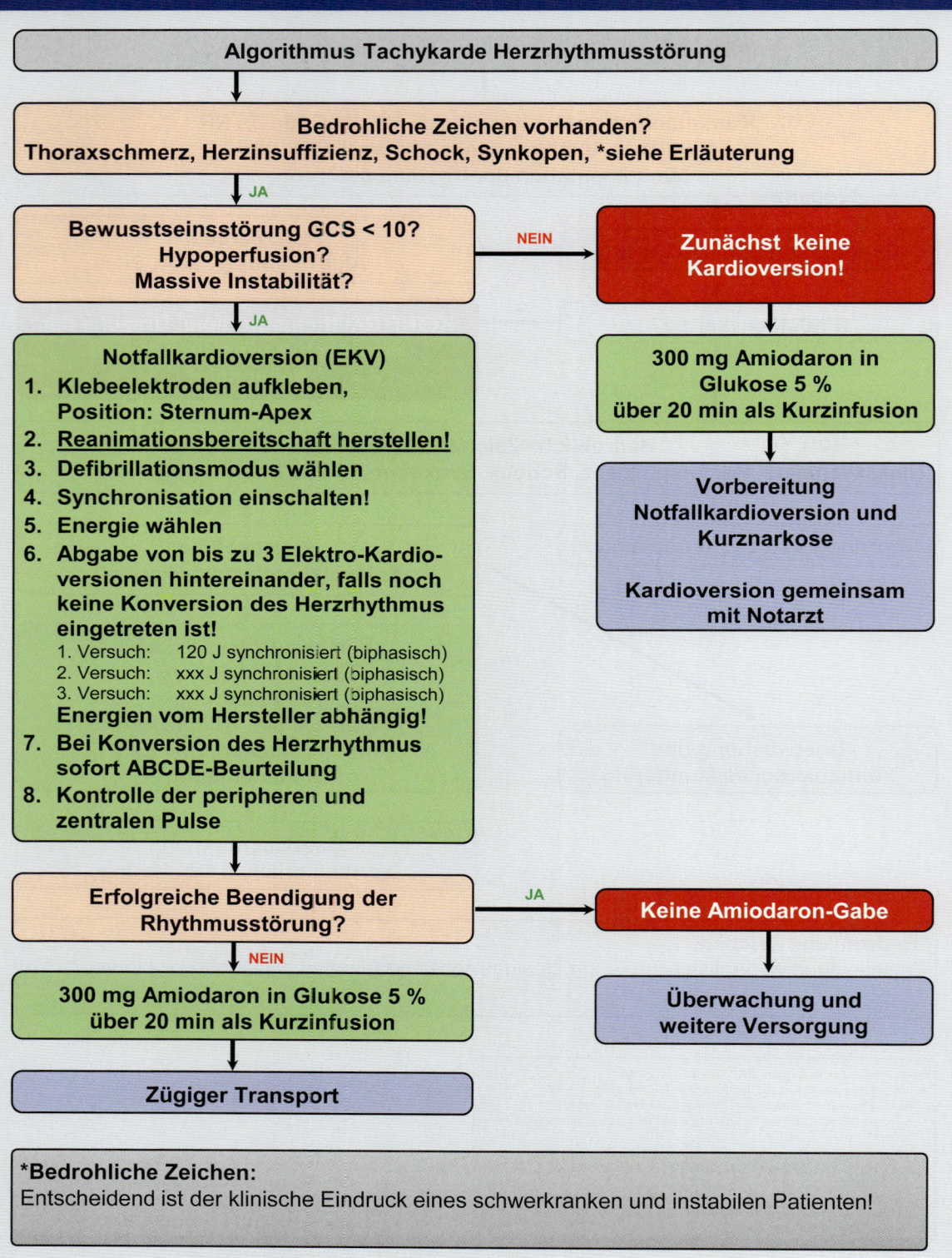

Abb. A.15 Notfallkardioversion [W924]

Muster-Algorithmen zur Umsetzung des Pyramidenprozesses im Rahmen des NotSanG　　1231

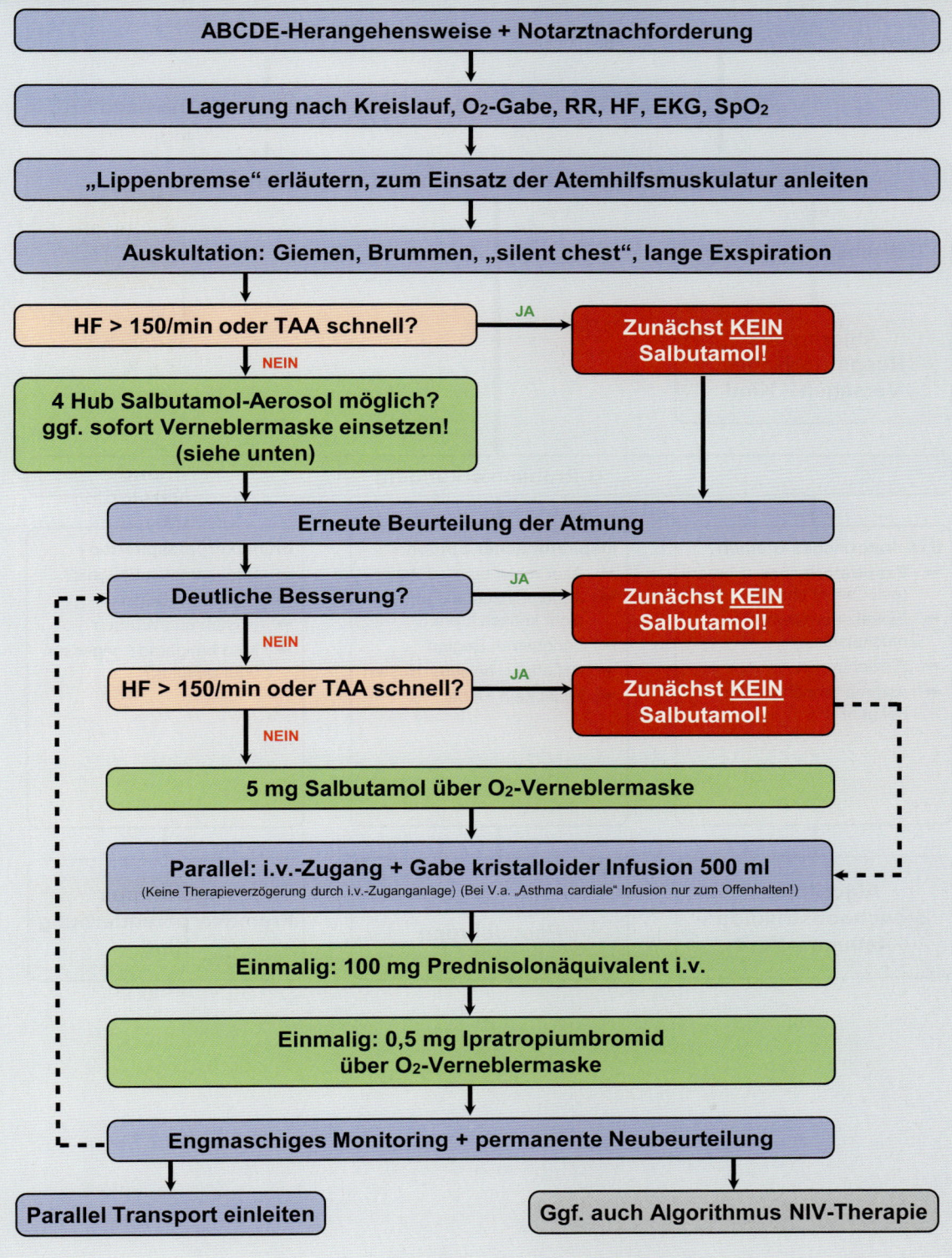

Abb. A.16　Bronchoobstruktion beim Erwachsenen [W924]

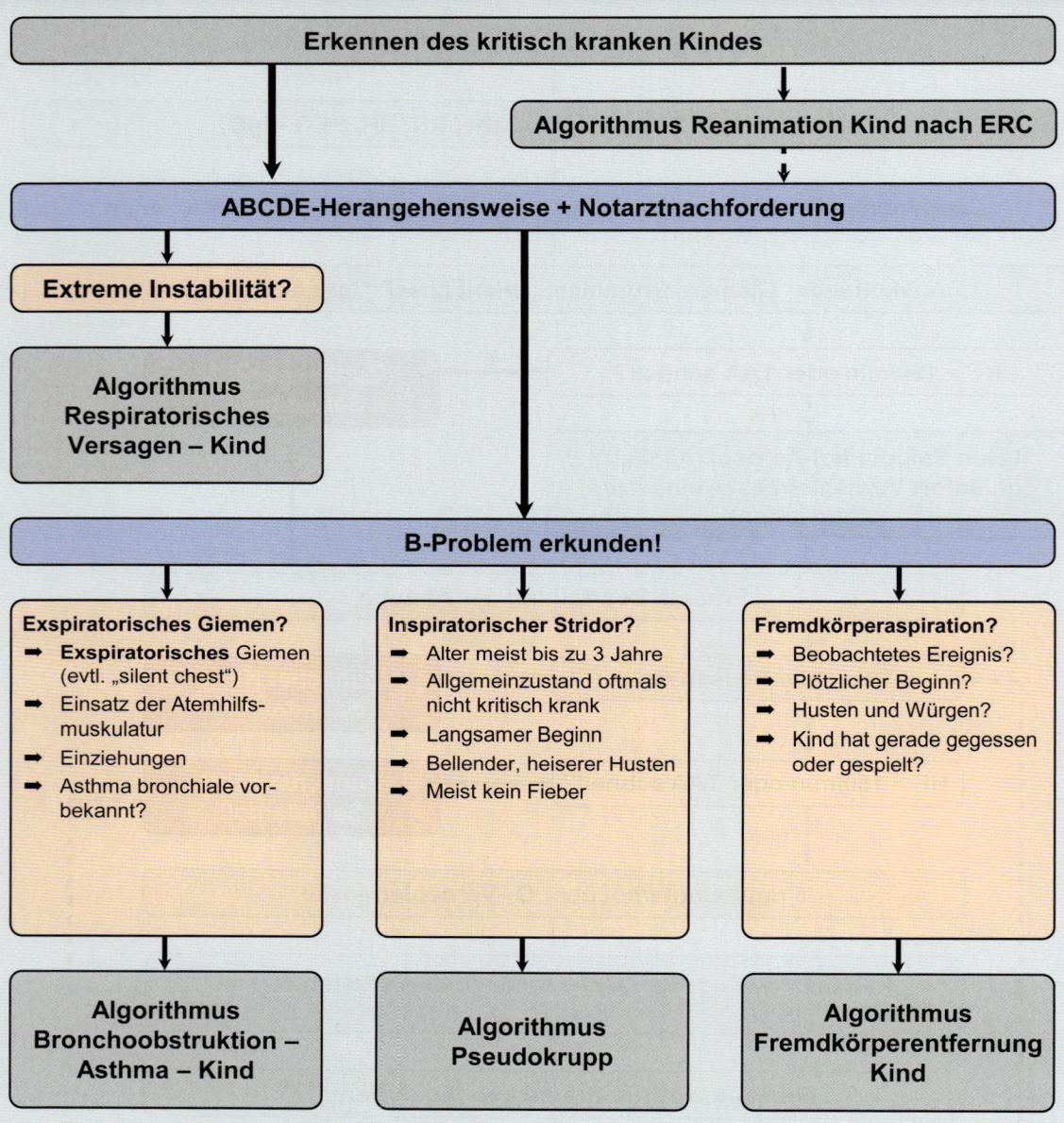

Abb. A.17 Dyspnoe beim Kind [W924]

Muster-Algorithmen zur Umsetzung des Pyramidenprozesses im Rahmen des NotSanG 1233

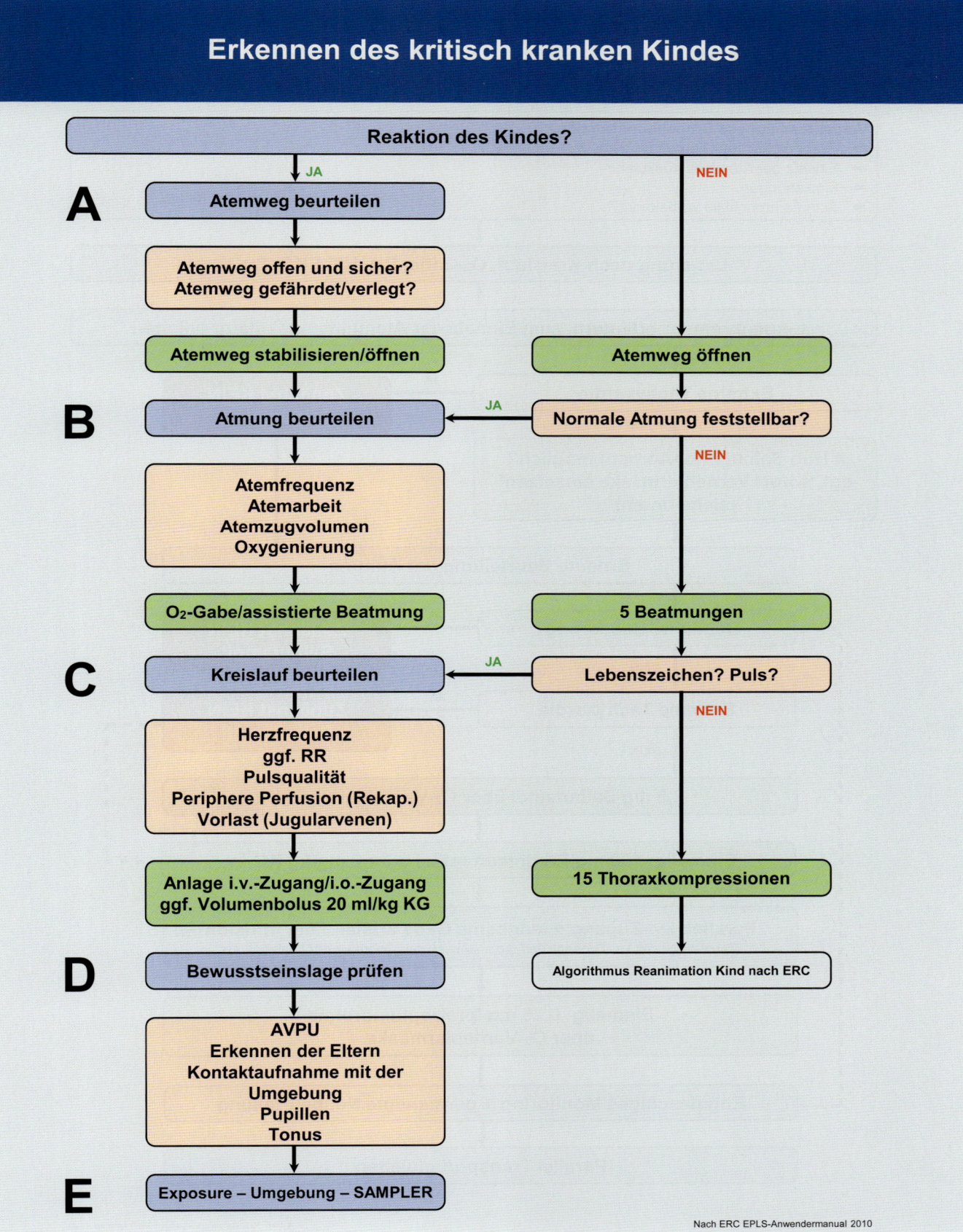

Abb. A.18 Erkennen des kritisch kranken Kindes [W924]

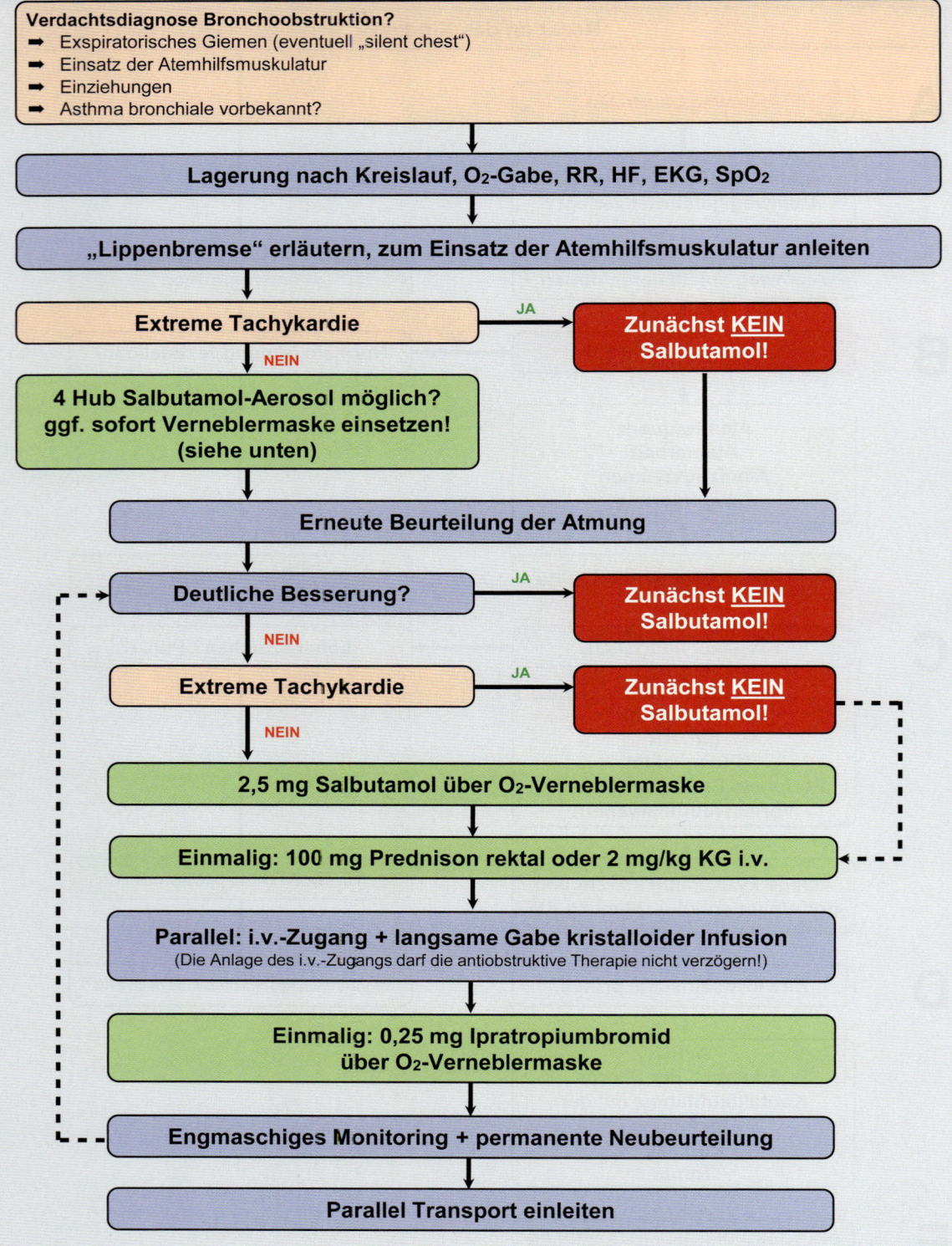

Abb. A.19 Bronchoobstruktion – Asthma – beim Kind [W924]

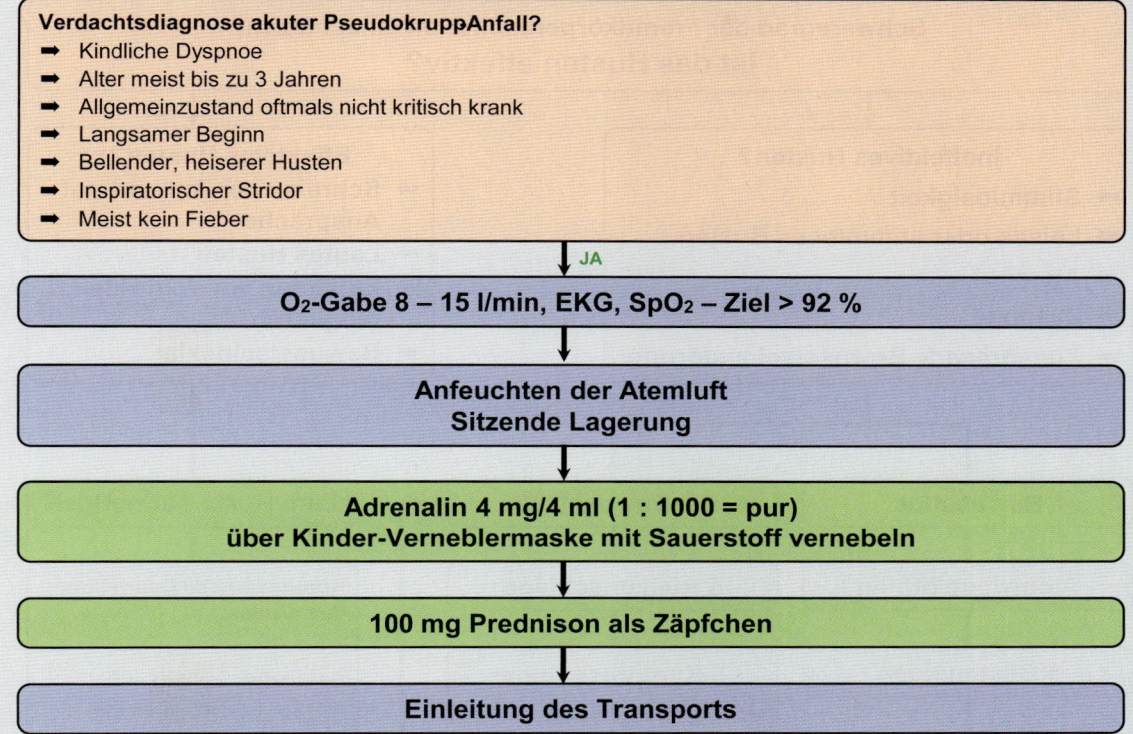

Abb. A.20 Pseudokrupp – Adrenalin + Glukokortikoide [W924]

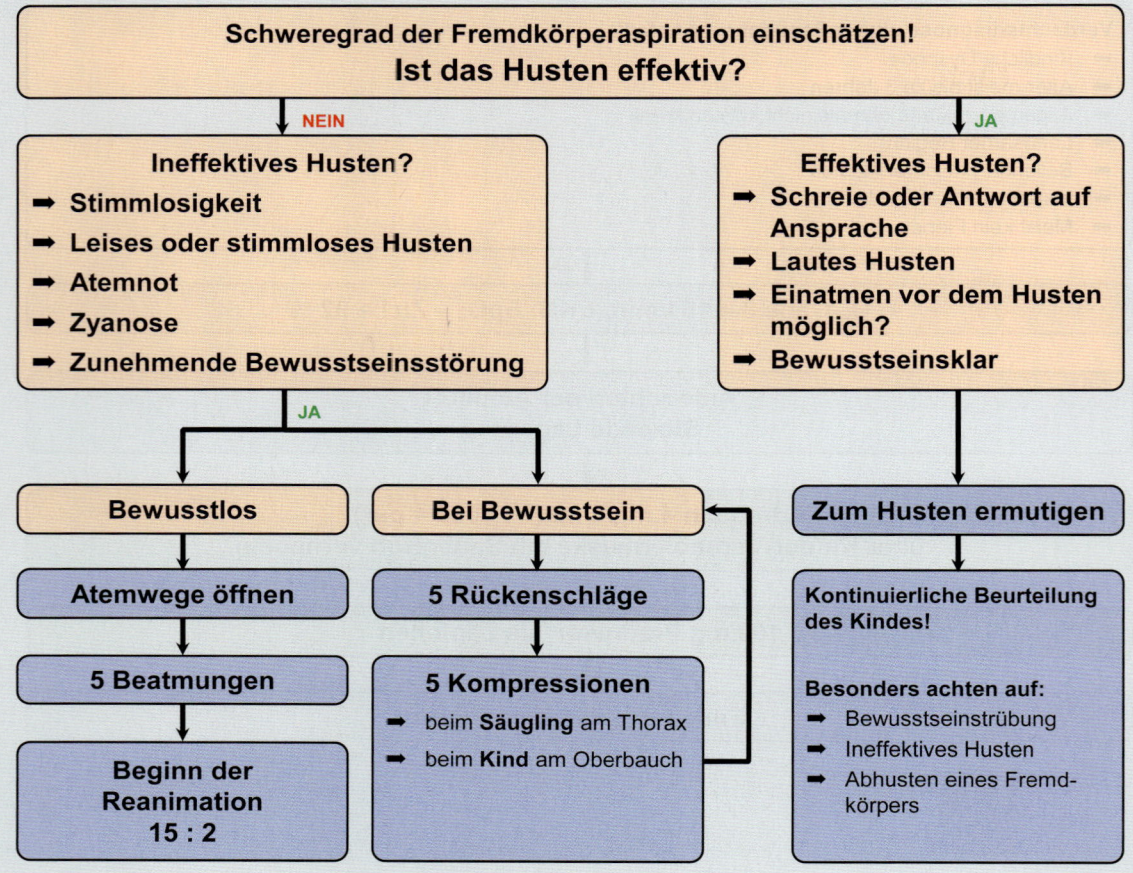

Abb. A.21 Fremdkörperentfernung beim Kind [W924]

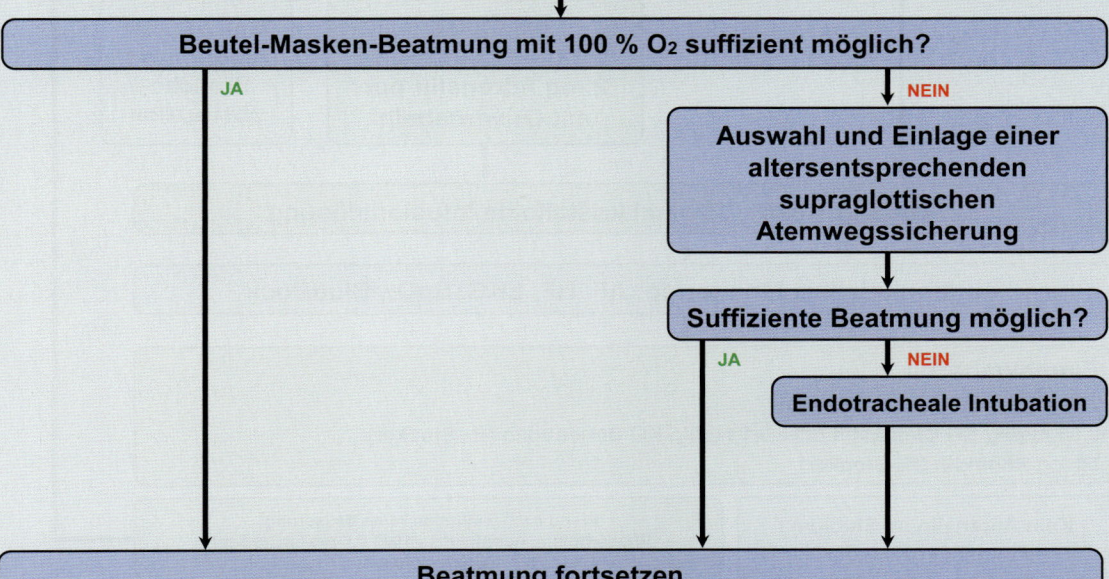

Abb. A.22 Respiratorisches Versagen beim Kind [W924]

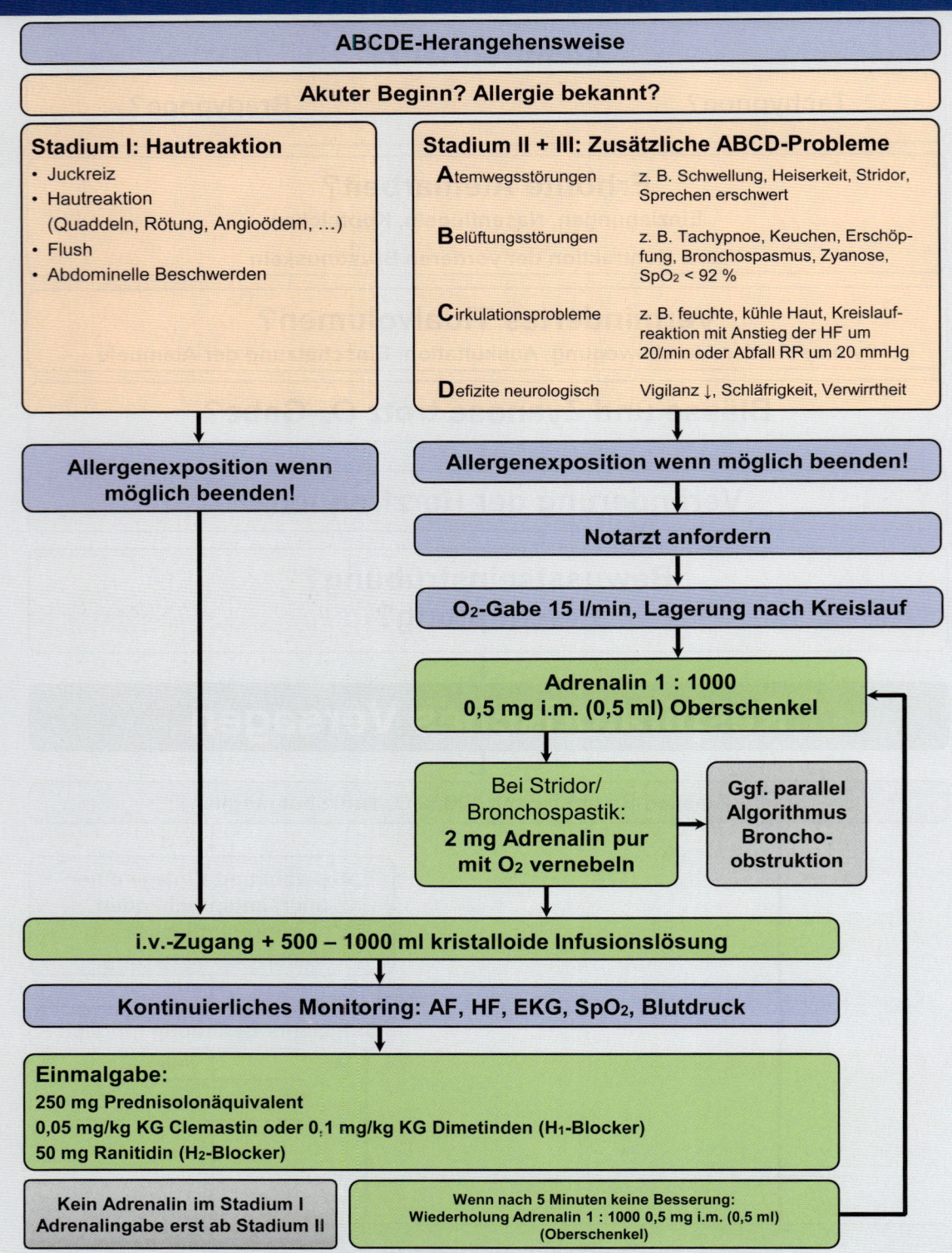

Abb. A.23 Anaphylaxie beim Erwachsenen [W924]

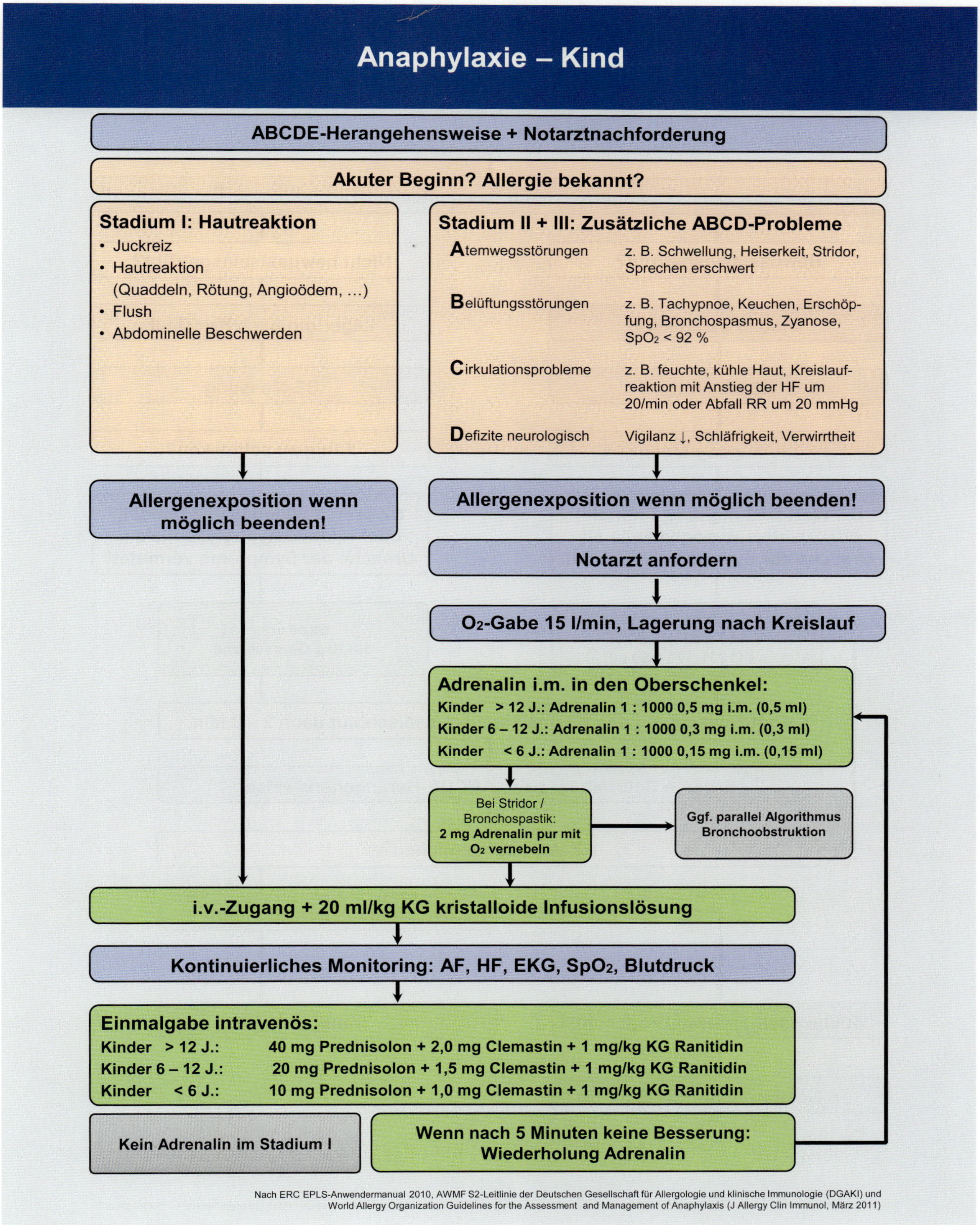

Anaphylaxie – Kind

ABCDE-Herangehensweise + Notarztnachforderung

Akuter Beginn? Allergie bekannt?

Stadium I: Hautreaktion
- Juckreiz
- Hautreaktion (Quaddeln, Rötung, Angioödem, …)
- Flush
- Abdominelle Beschwerden

Stadium II + III: Zusätzliche ABCD-Probleme

Atemwegsstörungen	z. B. Schwellung, Heiserkeit, Stridor, Sprechen erschwert
Belüftungsstörungen	z. B. Tachypnoe, Keuchen, Erschöpfung, Bronchospasmus, Zyanose, SpO_2 < 92 %
Cirkulationsprobleme	z. B. feuchte, kühle Haut, Kreislaufreaktion mit Anstieg der HF um 20/min oder Abfall RR um 20 mmHg
Defizite neurologisch	Vigilanz ↓, Schläfrigkeit, Verwirrtheit

Allergenexposition wenn möglich beenden!

Allergenexposition wenn möglich beenden!

Notarzt anfordern

O_2-Gabe 15 l/min, Lagerung nach Kreislauf

Adrenalin i.m. in den Oberschenkel:
Kinder > 12 J.: Adrenalin 1 : 1000 0,5 mg i.m. (0,5 ml)
Kinder 6 – 12 J.: Adrenalin 1 : 1000 0,3 mg i.m. (0,3 ml)
Kinder < 6 J.: Adrenalin 1 : 1000 0,15 mg i.m. (0,15 ml)

Bei Stridor / Bronchospastik: 2 mg Adrenalin pur mit O_2 vernebeln

Ggf. parallel Algorithmus Bronchoobstruktion

i.v.-Zugang + 20 ml/kg KG kristalloide Infusionslösung

Kontinuierliches Monitoring: AF, HF, EKG, SpO_2, Blutdruck

Einmalgabe intravenös:
Kinder > 12 J.: 40 mg Prednisolon + 2,0 mg Clemastin + 1 mg/kg KG Ranitidin
Kinder 6 – 12 J.: 20 mg Prednisolon + 1,5 mg Clemastin + 1 mg/kg KG Ranitidin
Kinder < 6 J.: 10 mg Prednisolon + 1,0 mg Clemastin + 1 mg/kg KG Ranitidin

Kein Adrenalin im Stadium I

Wenn nach 5 Minuten keine Besserung: Wiederholung Adrenalin

Nach ERC EPLS-Anwendermanual 2010, AWMF S2-Leitlinie der Deutschen Gesellschaft für Allergologie und klinische Immunologie (DGAKI) und World Allergy Organization Guidelines for the Assessment and Management of Anaphylaxis (J Allergy Clin Immunol, März 2011)

Abb. A.24 Anaphylaxie beim Kind [W924]

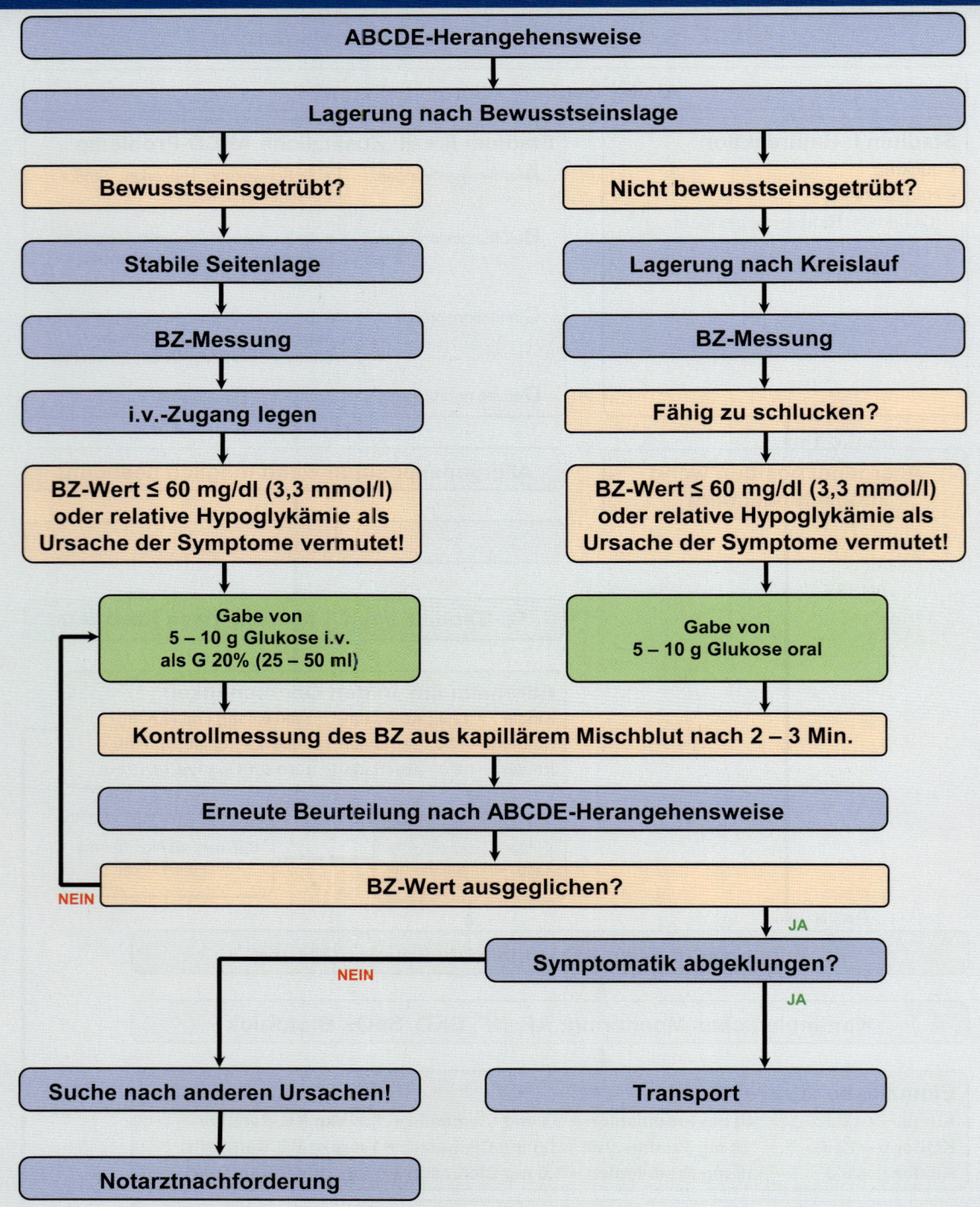

Abb. A.25 Bewusstseinsstörung/V. a. Hypoglykämie [W924]

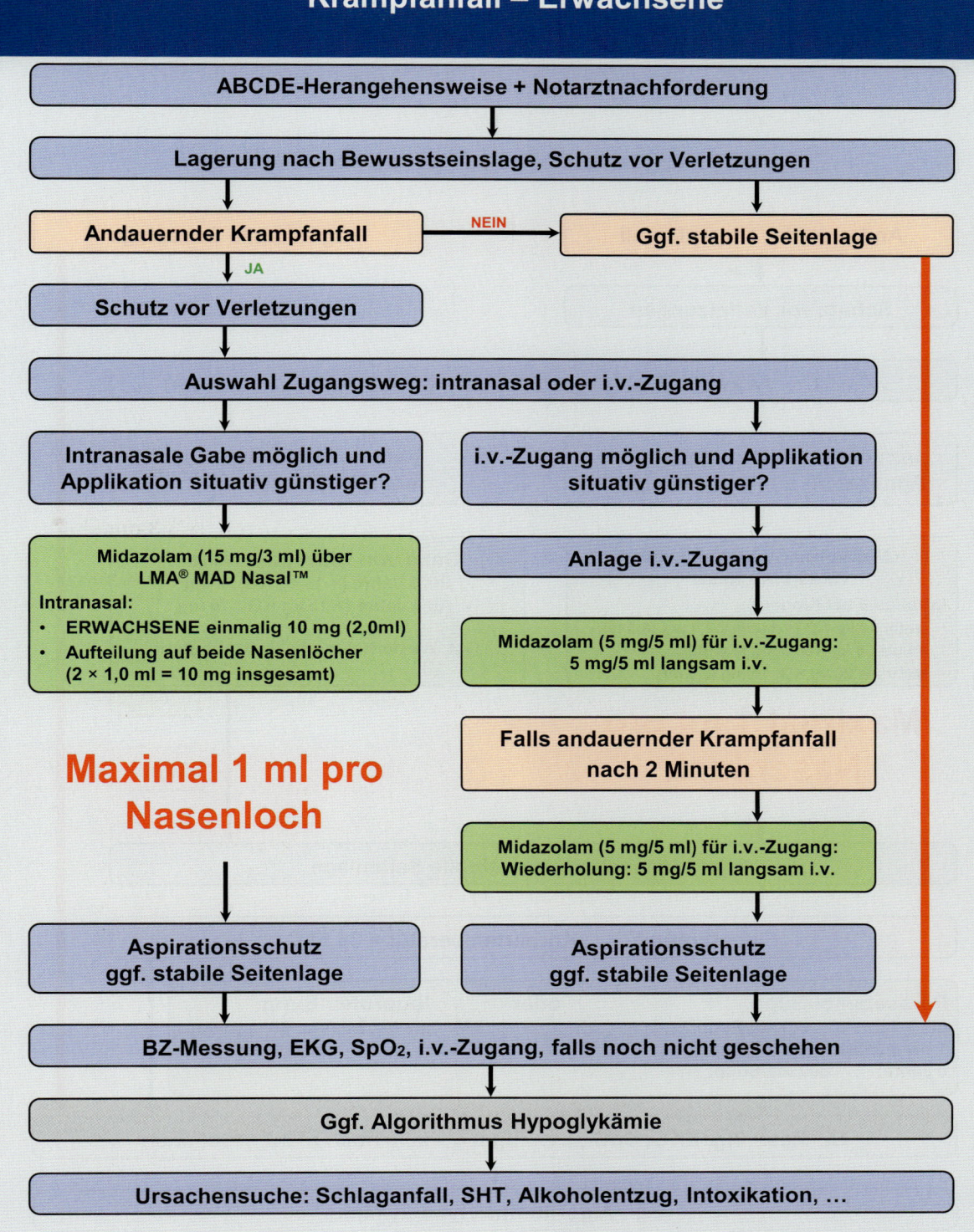

Abb. A.26 Krampfanfall beim Erwachsenen [W924]

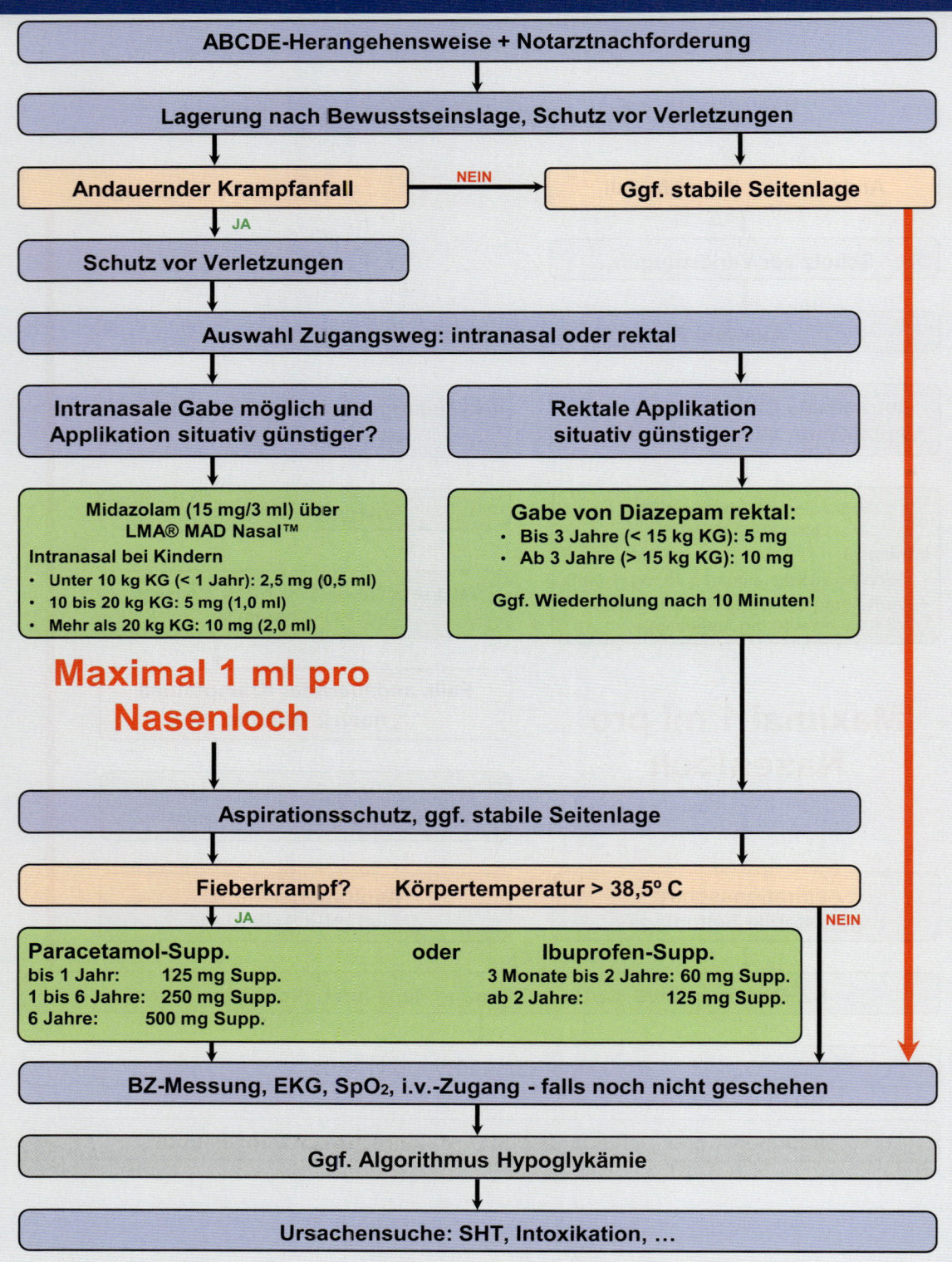

Abb. A.27 Krampfanfall beim Kind [W924]

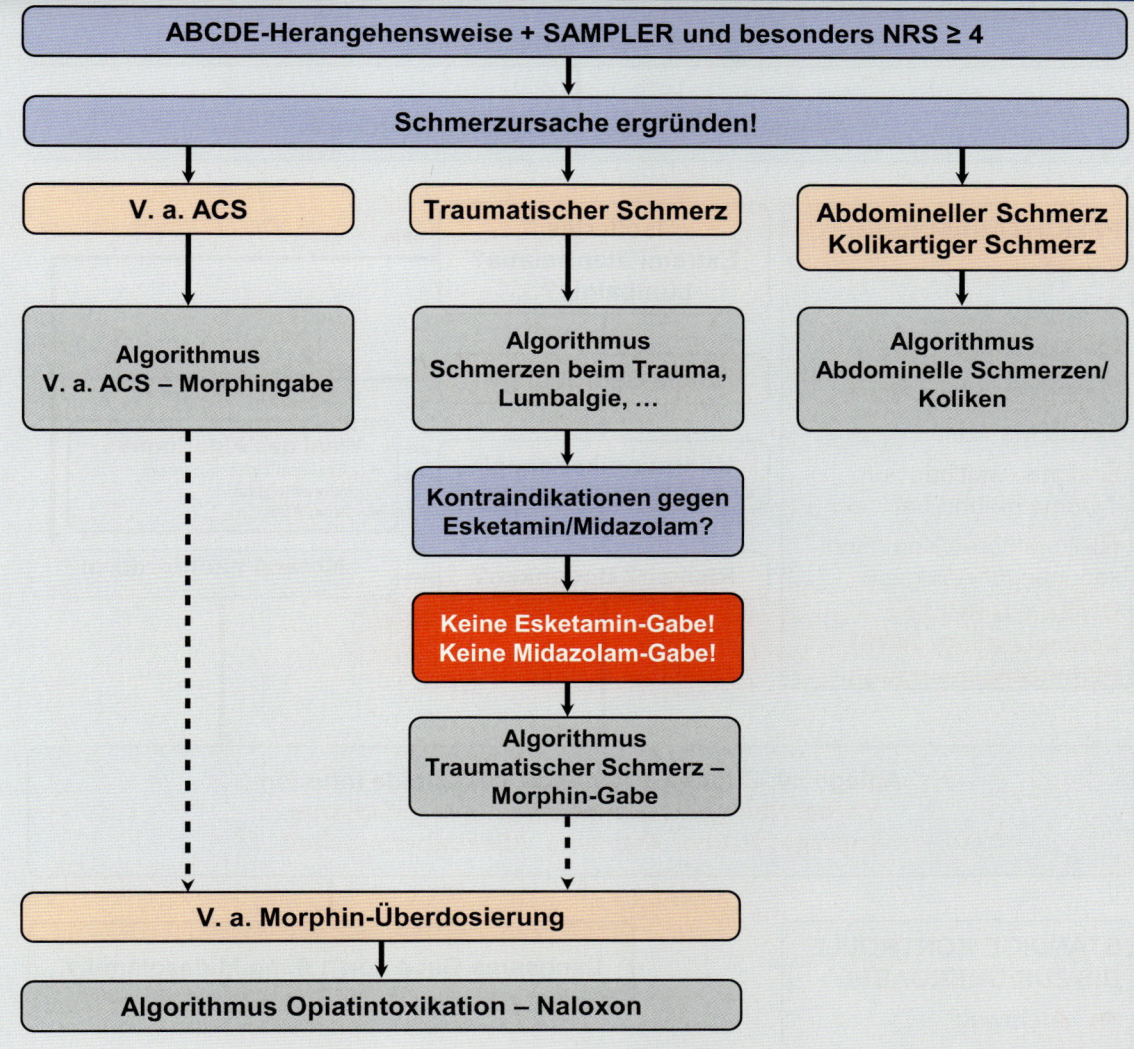

Abb. A.28 Leitalgorithmus Starke Schmerzzustände (NRS ≥ 4) [W924]

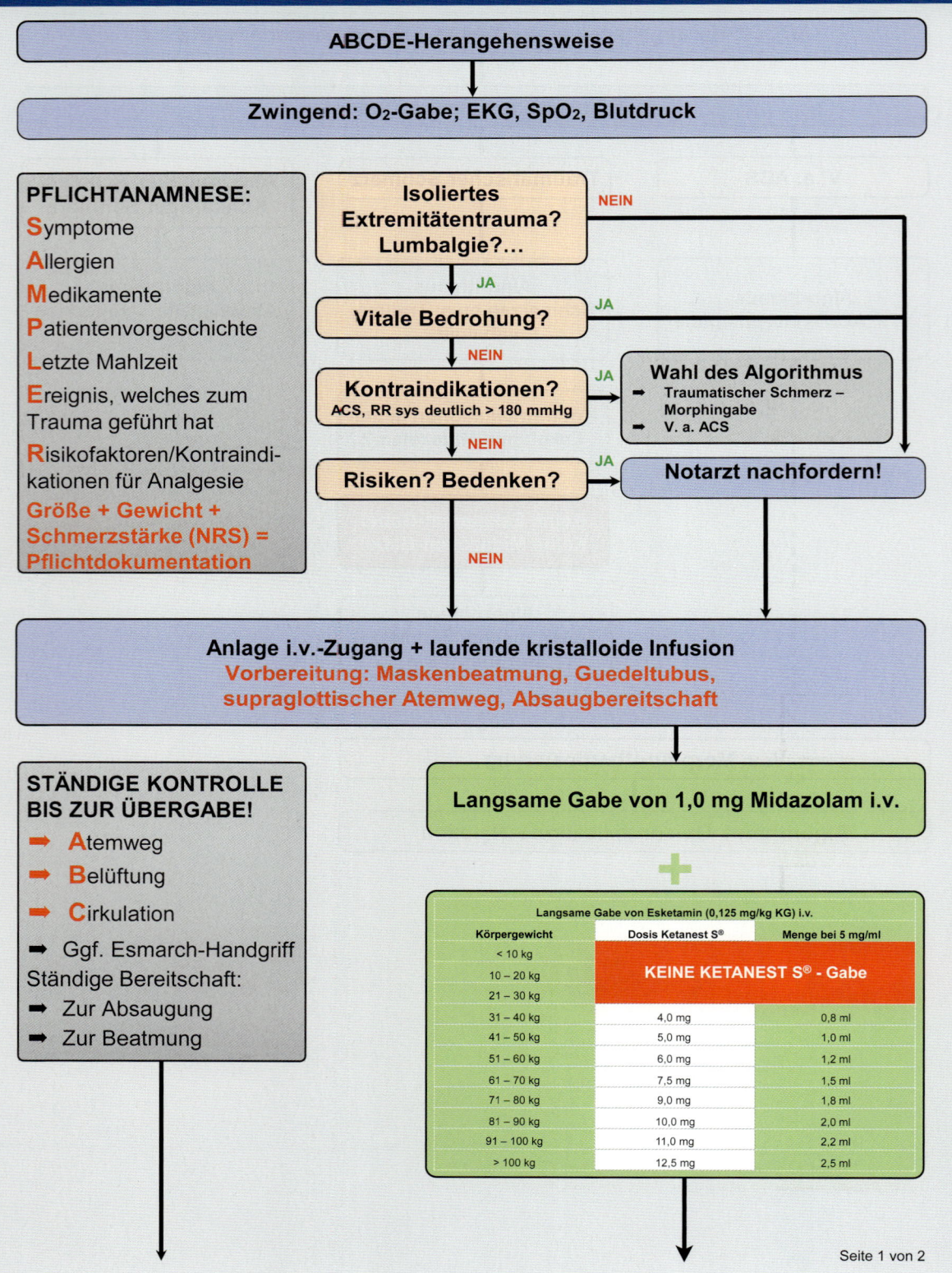

Abb. A.29 Schmerzen (NRS ≥ 4) bei Trauma, Lumbalgie, ... – Esketamin [W924]

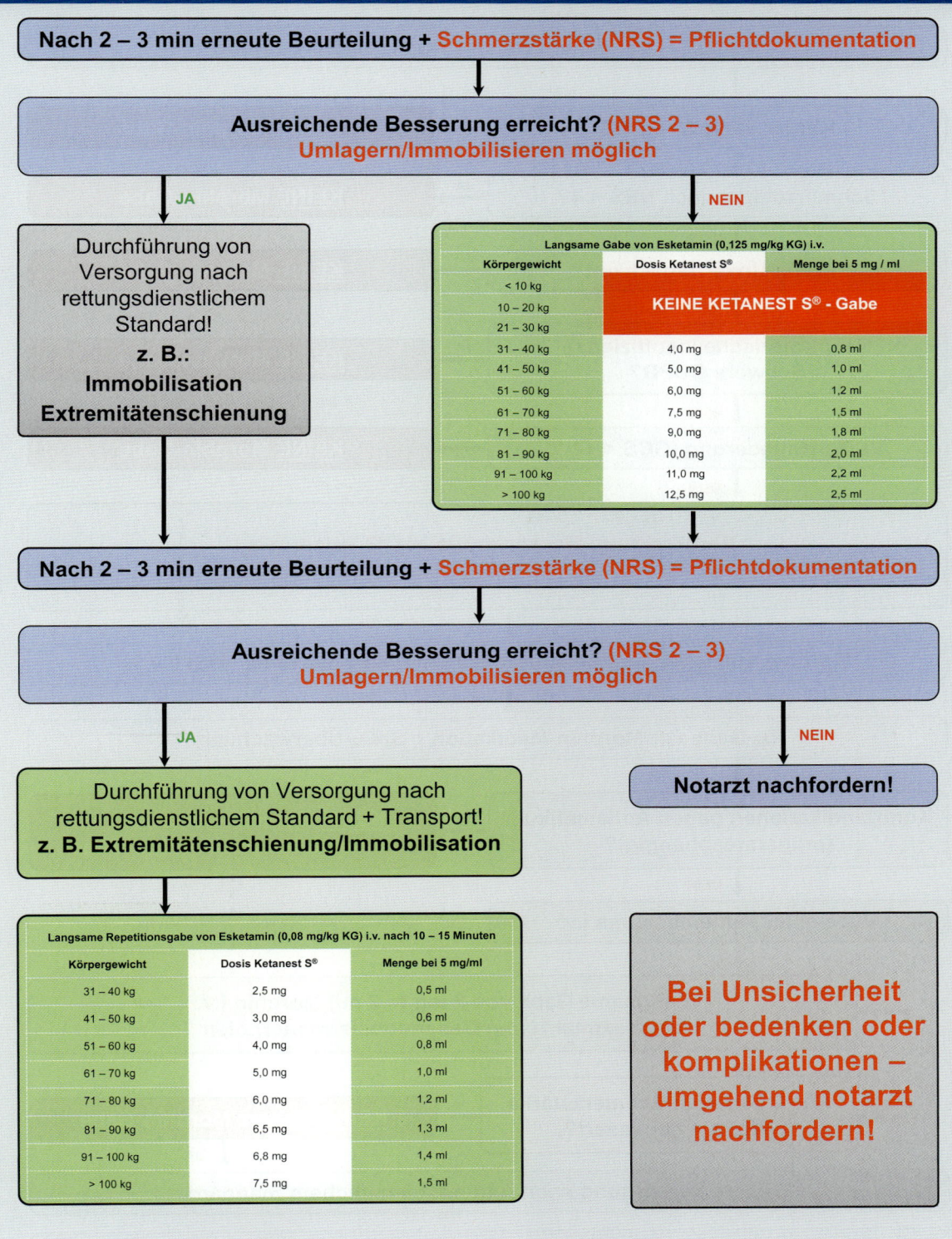

Abb. A.30 Schmerzen (NRS ≥ 4) bei Trauma, Lumbalgie, ... – Esketamin [W924]

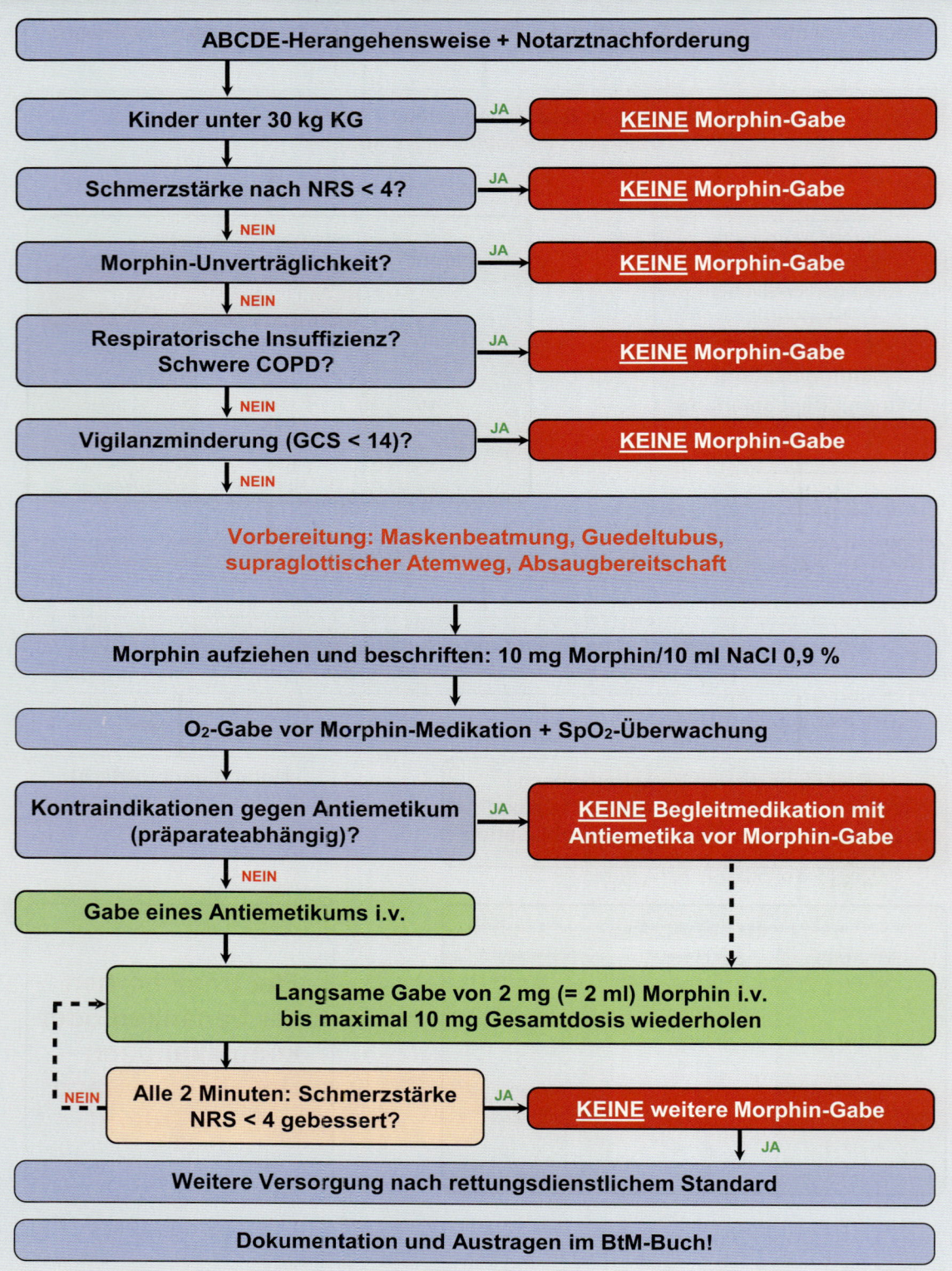

Abb. A.31 Schmerzen bei Trauma – Algorithmus Morphin [W924]

Muster-Algorithmen zur Umsetzung des Pyramidenprozesses im Rahmen des NotSanG 1247

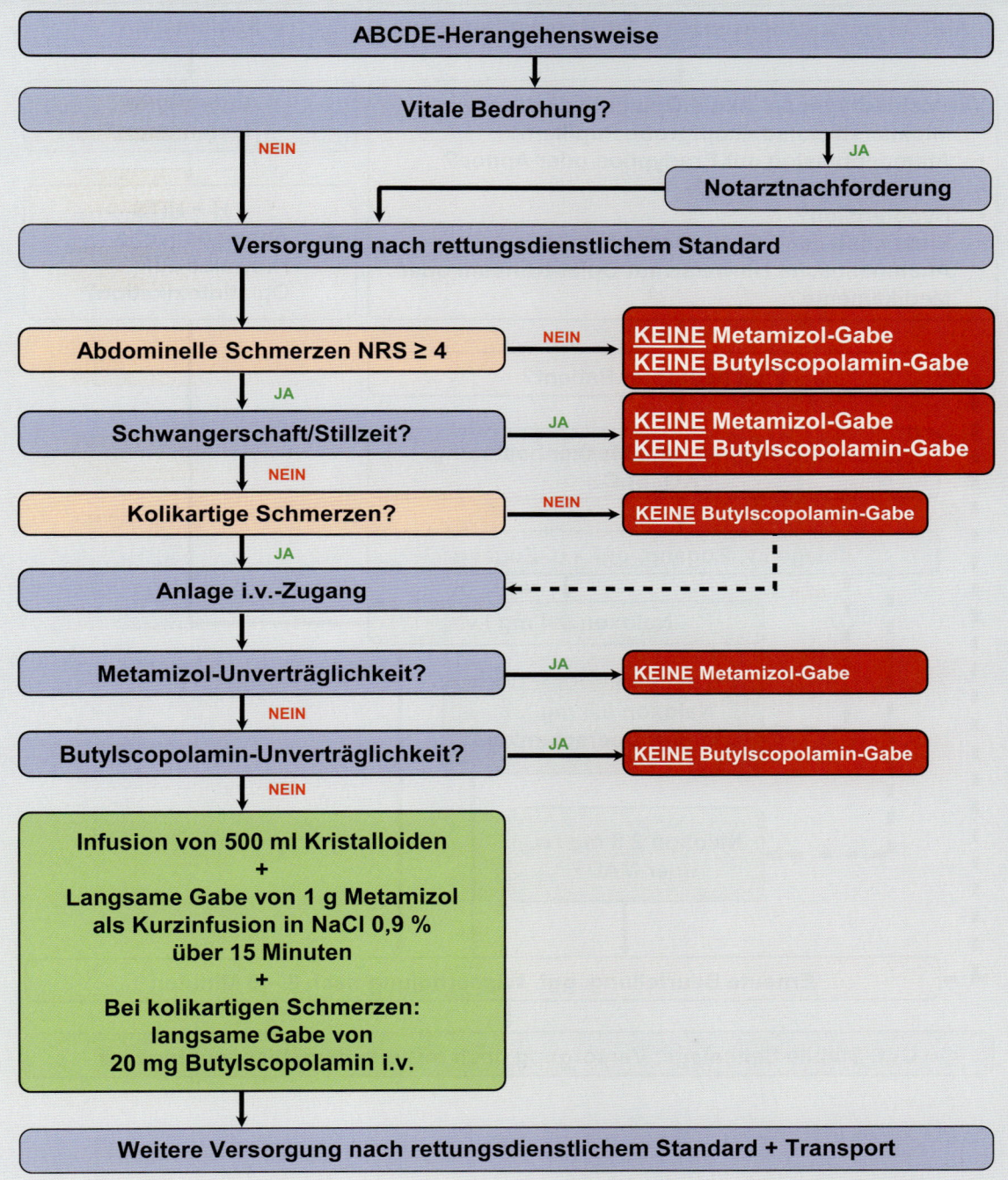

Abb. A.32 Abdominelle Schmerzen/Koliken beim Erwachsenen [W924]

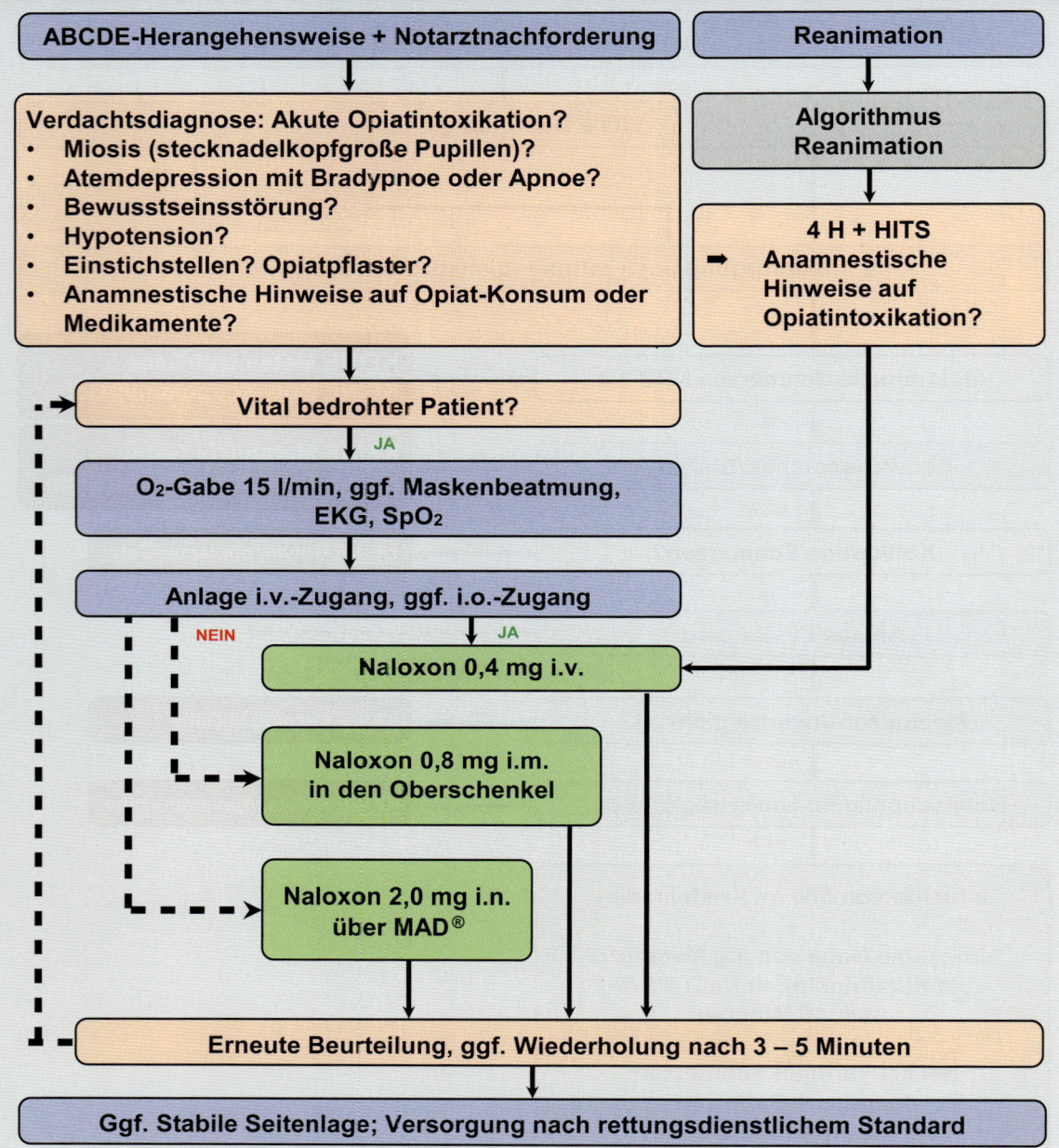

Abb. A.33 Opiatintoxikation – Naloxon [W924]

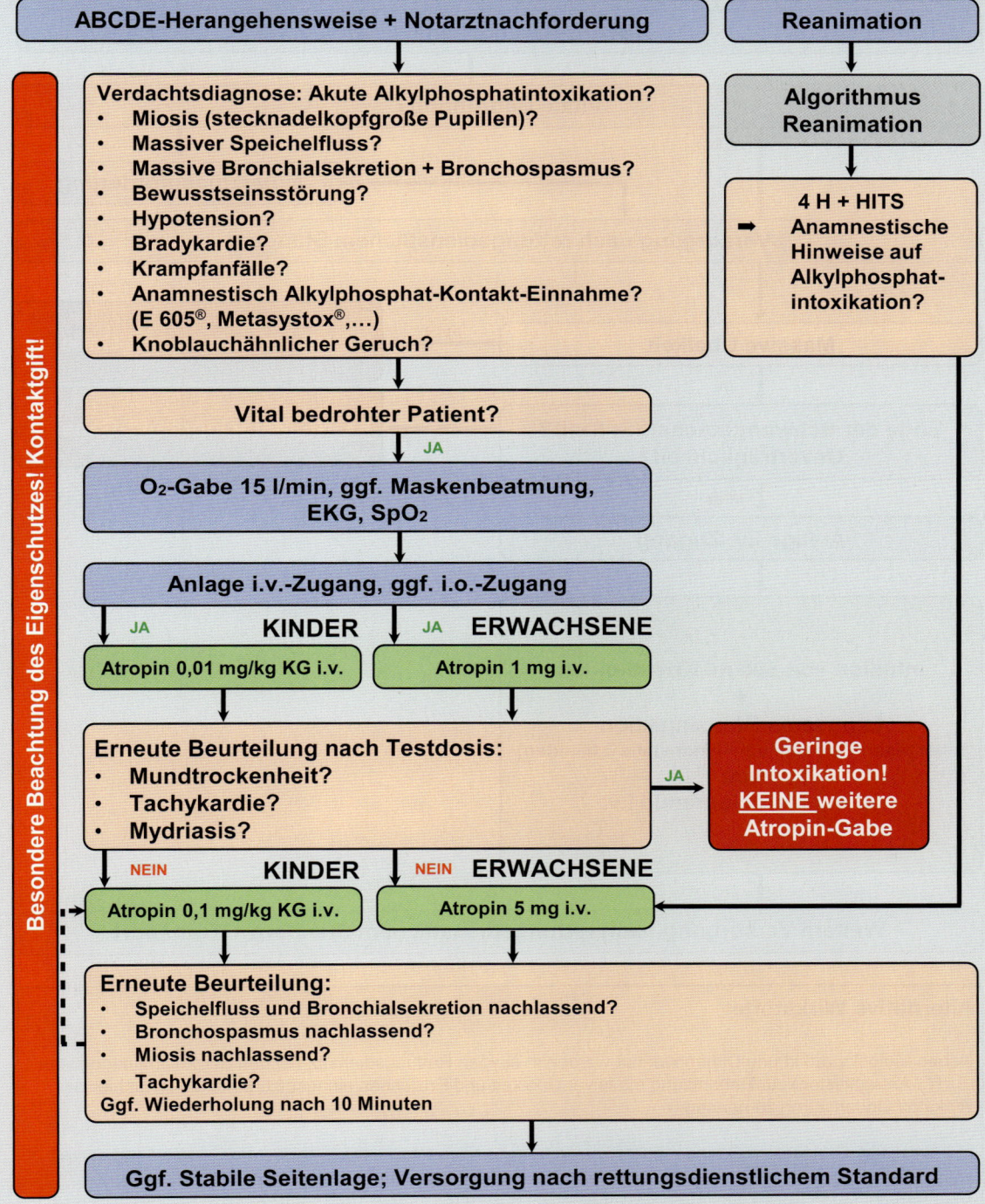

Abb. A.34 Alkylphosphatintoxikation – Atropin [W924]

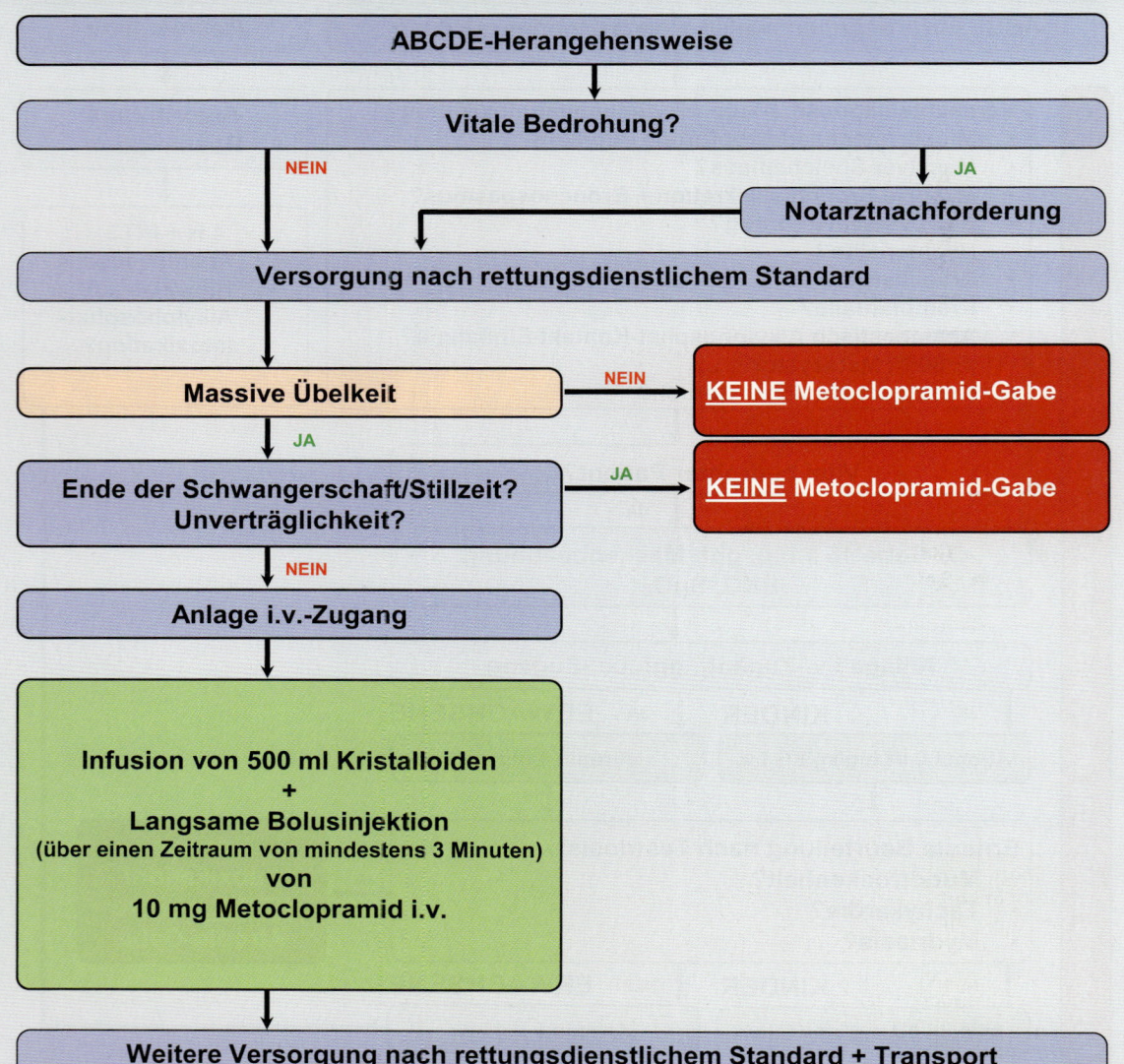

Abb. A.35 Massive Übelkeit/Erbrechen beim Erwachsener – Antiemetikum [W924]

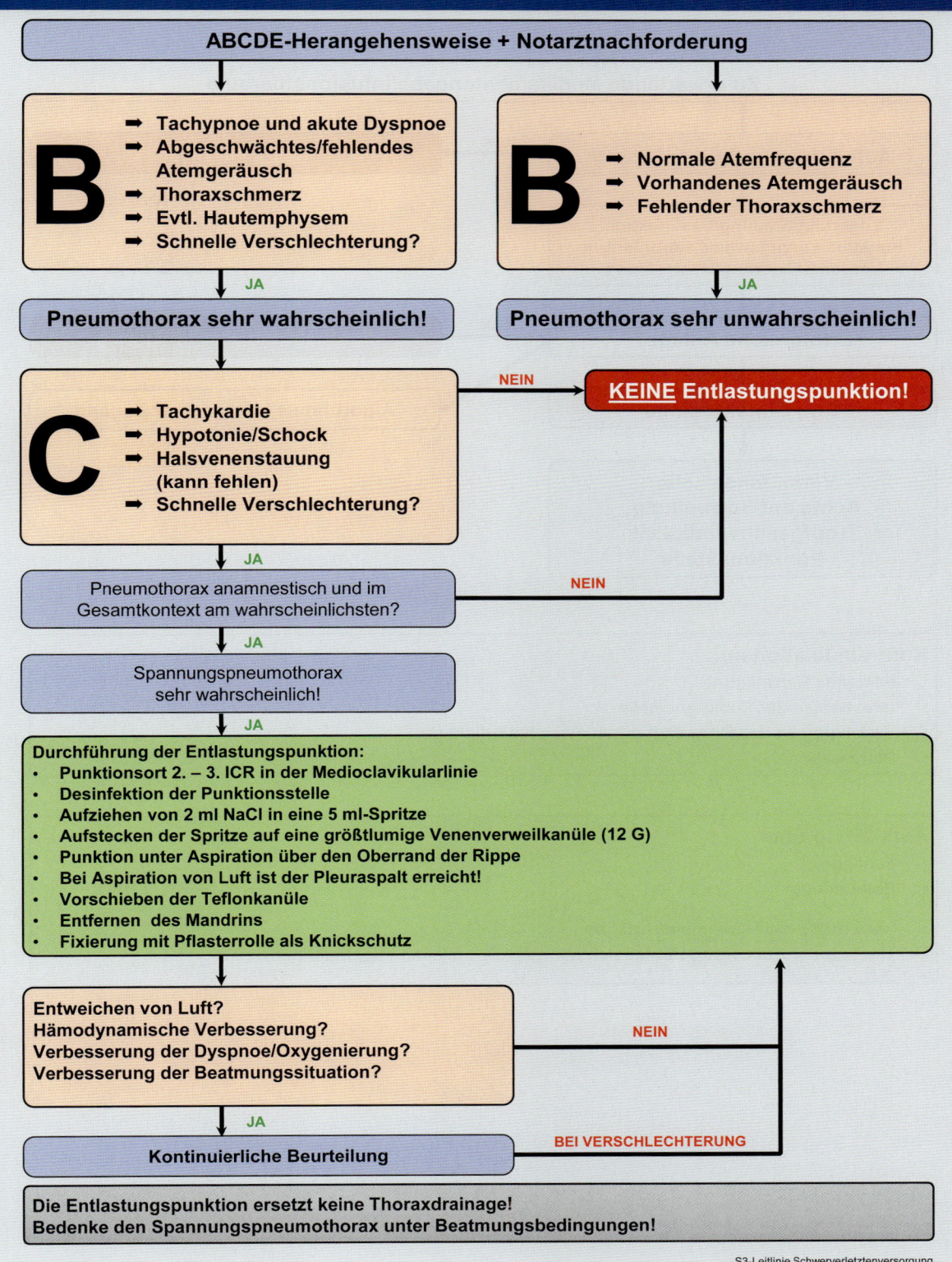

Abb. A.36 V. a. Spannungspneumothorax – Entlastungspunktion [W924]

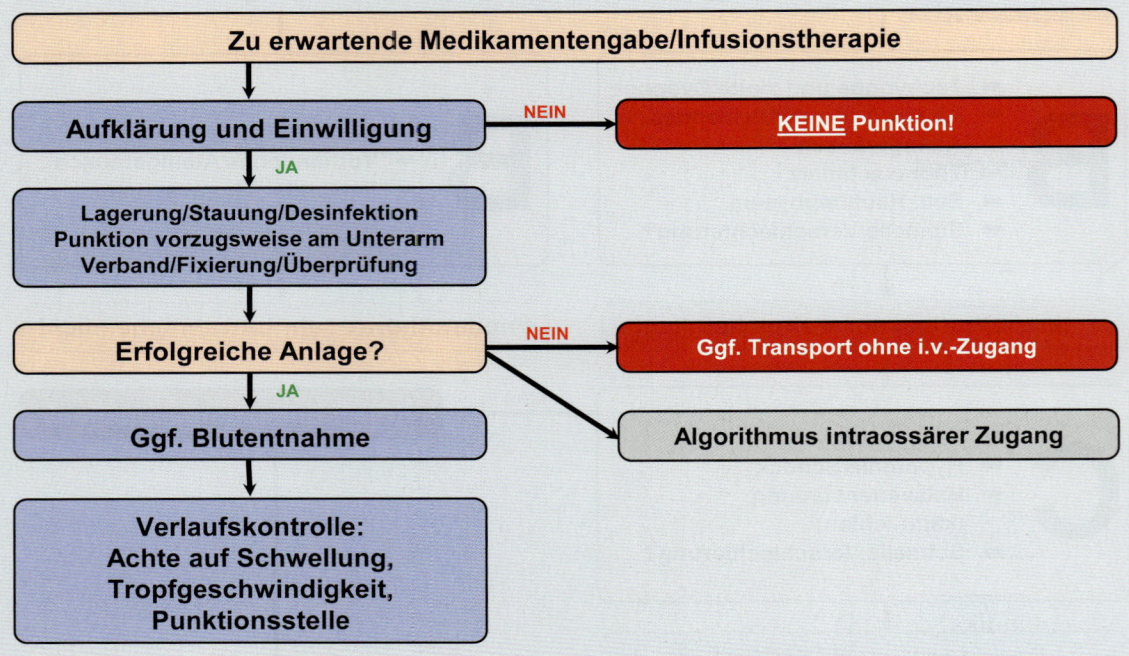

Abb. A.37 i.v. Zugang [W924]

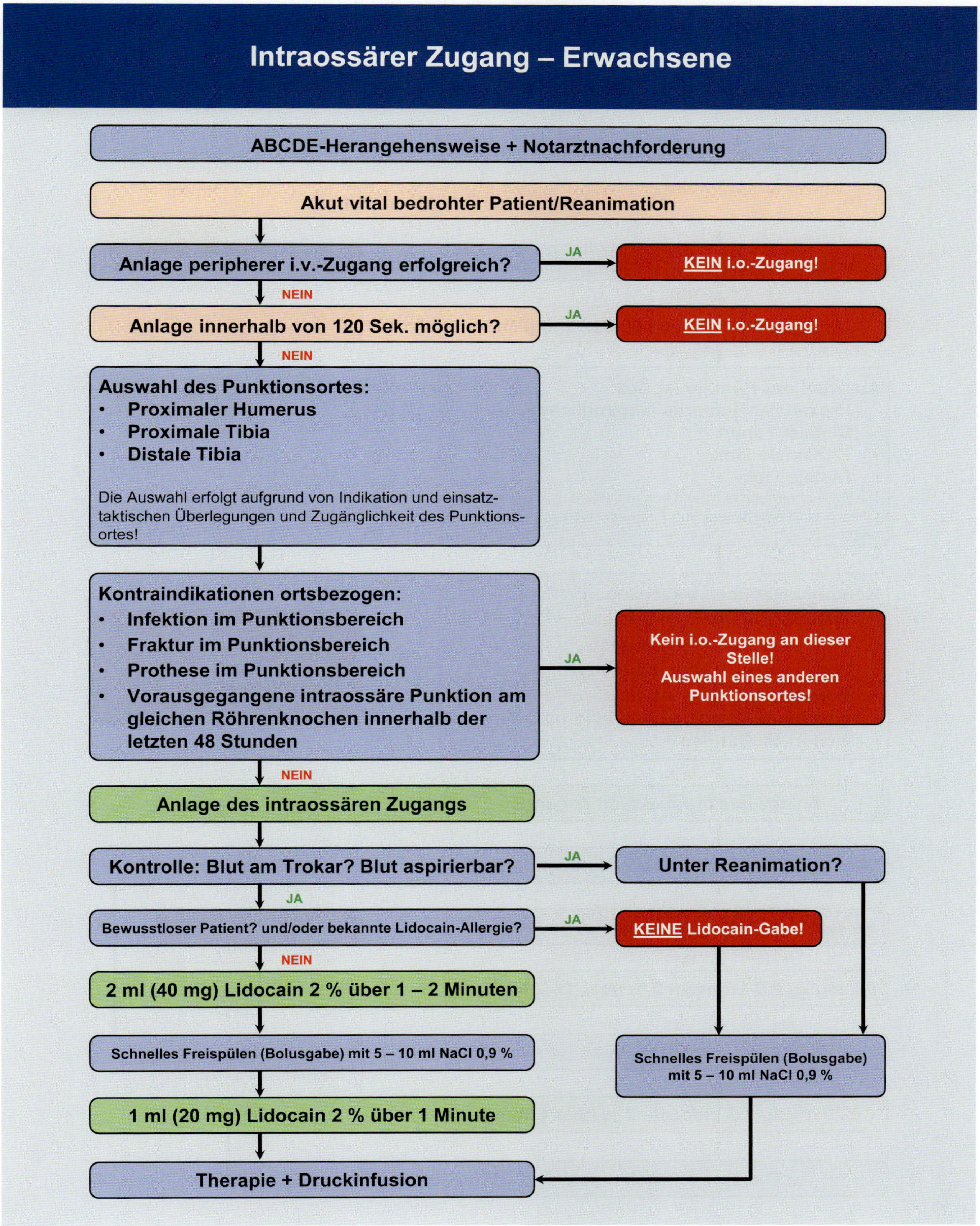

Intraossärer Zugang – Erwachsene

ABCDE-Herangehensweise + Notarztnachforderung

↓

Akut vital bedrohter Patient/Reanimation

↓

Anlage peripherer i.v.-Zugang erfolgreich? — JA → **KEIN i.o.-Zugang!**

↓ NEIN

Anlage innerhalb von 120 Sek. möglich? — JA → **KEIN i.o.-Zugang!**

↓ NEIN

Auswahl des Punktionsortes:
- Proximaler Humerus
- Proximale Tibia
- Distale Tibia

Die Auswahl erfolgt aufgrund von Indikation und einsatztaktischen Überlegungen und Zugänglichkeit des Punktionsortes!

↓

Kontraindikationen ortsbezogen:
- Infektion im Punktionsbereich
- Fraktur im Punktionsbereich
- Prothese im Punktionsbereich
- Vorausgegangene intraossäre Punktion am gleichen Röhrenknochen innerhalb der letzten 48 Stunden

— JA → **Kein i.o.-Zugang an dieser Stelle! Auswahl eines anderen Punktionsortes!**

↓ NEIN

Anlage des intraossären Zugangs

↓

Kontrolle: Blut am Trokar? Blut aspirierbar? — JA → **Unter Reanimation?**

↓ JA

Bewusstloser Patient? und/oder bekannte Lidocain-Allergie? — JA → **KEINE Lidocain-Gabe!**

↓ NEIN

2 ml (40 mg) Lidocain 2 % über 1 – 2 Minuten

↓

Schnelles Freispülen (Bolusgabe) mit 5 – 10 ml NaCl 0,9 %

↓

1 ml (20 mg) Lidocain 2 % über 1 Minute

↓

Therapie + Druckinfusion ← **Schnelles Freispülen (Bolusgabe) mit 5 – 10 ml NaCl 0,9 %**

Abb. A.38 Interaossärer Zugang beim Erwachsenen [W924]

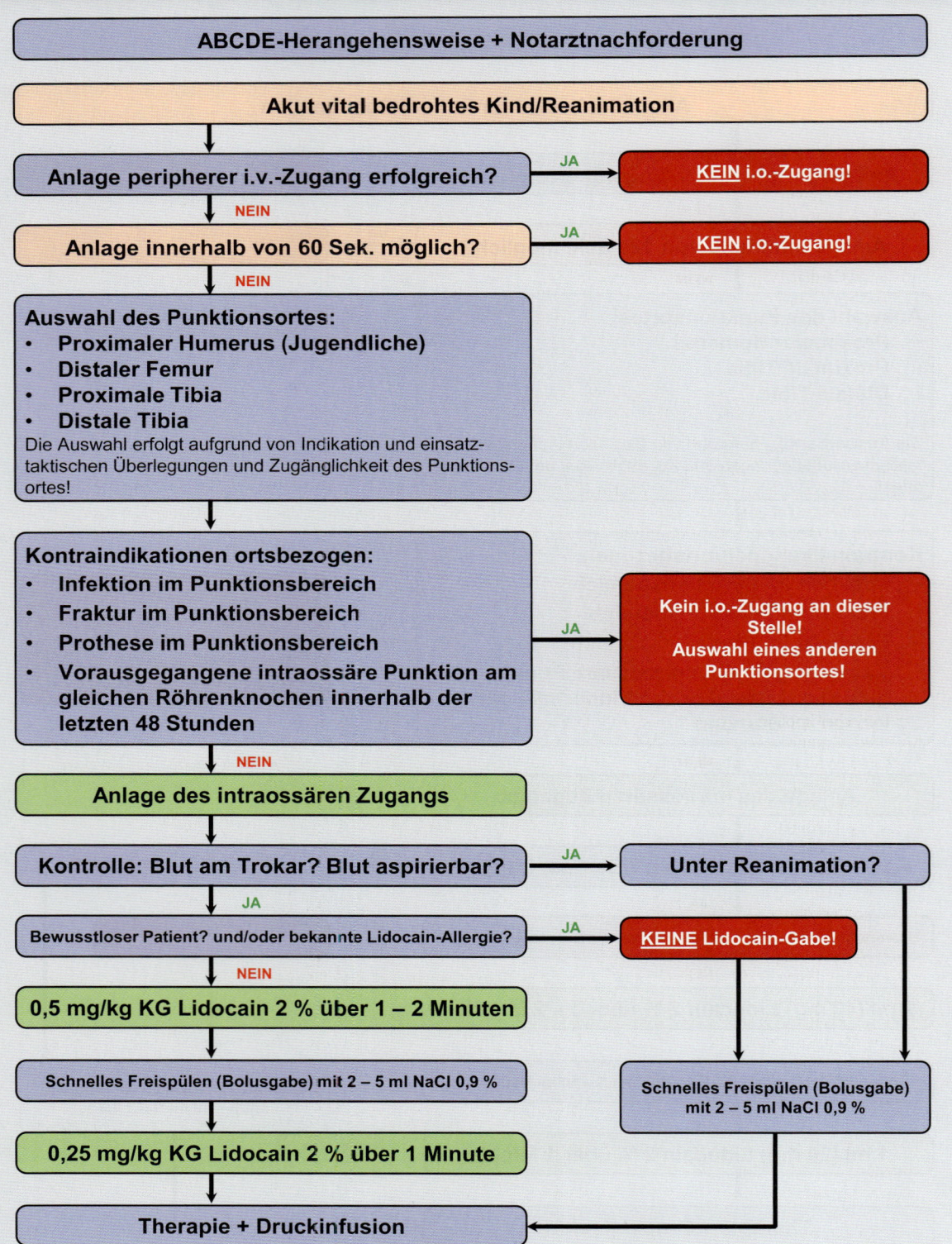

Abb. A.39 Interaossärer Zugang beim Kind [W924]

Abkürzungsverzeichnis

A
a	Beschleunigung
A	Ampere
A	Amplitude
A	Fläche
A.	Arteria
Aa.	Arterien
AA	Arbeitsanweisung
AAO	Alarm- und Ausrückeordnung
AB	Abrollbehälter
ABS	Antiblockiersystem
Abs.	Absatz
ACD	Automatic Call Distribution
ACE	Angiotensin-Converting-Enzym
ACLS	Advanced Cardiac Life Support – Reanimation
ACRM	Aeromedical Crew Resource Management
ACS	akutes Koronarsyndrom
ACTH	adrenocorticotropes Hormon
ADAC	Allgemeiner Deutscher Automobilclub
ADH	antidiuretisches Hormon
ADNR	Verordnung über die Beförderung gefährlicher Güter auf dem Rhein
ADP	Adenosindiphosphat
ADR	Europäisches Übereinkommen für die internationale Beförderung gefährlicher Güter auf der Straße
AECOPD	akut exazerbierte chronisch obstruktive Lungenerkrankung
AED	automatische externe Defibrillation
AF	Atemfrequenz
AFZ	Ambulanzflugzeug
AGBF	Arbeitsgemeinschaft der Leiter der Berufsfeuerwehren
AGE	arterielle Gasembolie
AGNN	Arbeitsgemeinschaft in Norddeutschland tätiger Notärzte
AHA	American Heart Association
AHF	akute Herzinsuffizienz
AHRQ	Agency for Healthcare Research and Quality
AICD	automatischer implantierter Kardioverter/Defibrillator
AIDS	Acquired Immune Deficiency Syndrome
ÄLRD	Ärztlicher Leiter Rettungsdienst
ALS	Advanced Life Support, amyotropher Lateralsklerose
AMG	Arzneimittelgesetz
AMI	akuter Myokardinfarkt
AMLS	Advanced Medical Life Support
AMPDS	Advanced Medical Priority Dispatch
AMS	Acute Mountain Sickness
AMV	Atemminutenvolumen
ÄND	Ärztlicher Notdienst
ANV	akutes Nierenversagen
ANZCOR	Australian and New Zealand Committee on Resuscitation
AP	Angina pectoris, Aktionspotenzial
APORettSan	Hessische Ausbildungs- und Prüfungsordnung für Rettungssanitäterinnen und Rettungssanitäter
APORettSanLSA	Ausbildungs- und Prüfungsordnung für Rettungssanitäterinnen und Rettungssanitäter im Land Sachsen-Anhalt
APSAC	p-anisoylierter Lys-Plasminogen-Streptase-Aktivator-Komplex
APVO-RettSan	Ausbildungs- und Prüfungsverordnung für Rettungssanitäter
ArbMedVV	Verordnung zur arbeitsmedizinischen Vorsorge
ArbSchG	Arbeitsschutzgesetz
ArbStättV	Arbeitsstättenverordnung
ArbZG	Arbeitszeitgesetz
ARDS	Acute Respiratory Distress Syndrome
ARI	akute respiratorische Insuffizienz
Art.	Artikel
AS	autorisierte Stellen
ASA	Arbeitsschutzausschuss
ASB	Arbeiter-Samariter-Bund, Assisted Spontaneous Breathing
ASR	Achillessehnenreflex
ASS	akutes Strahlensyndrom
ASS	Acetylsalicylsäure
ATLS	Advanced Trauma Life Support
ATP	Adenosintriphosphat
ATV	All Terrain Vehicles
AV-Block	atrioventrikulärer Block
AV-Knoten	Atrioventrikularknoten
AWMF	Arbeitsgemeinschaft der Wissenschaftlichen Medizinischen Fachgesellschaften
AZV	Atemzugvolumen

B
BAA	Bauchaortenaneurysma
BAFzA	Bundesamt für Familie und zivilgesellschaftliche Aufgaben
BAG	Bundesarbeitsgericht
BAGEH	Bundesarbeitsgemeinschaft Erste Hilfe
BAK	Blutalkoholkonzentration
BÄK	Bundesärztekammer
BAK-Schema	elementarer Basischeck (Bewusstsein, Atmung, Kreislauf)
BAND	Bundesvereinigung der Arbeitsgemeinschaften der Notärzte Deutschlands
BAST	Bundesanstalt für das Straßenwesen
BayRDG	Bayerisches Rettungsdienstgesetz
BayRettSanV	Bayerische Rettungssanitäterverordnung
BAZ	Bundesamt für Zivildienst
BB	Brandenburg
BbgRettG	Brandenburgisches Rettungsdienstgesetz
BBiG	Berufsbildungsgesetz
BBK	Bundesamt für Bevölkerungsschutz und Katastrophenhilfe
BDBOS	Bundesanstalt für den Digitalfunk der Behörden und Organisationen mit Sicherheitsaufgaben
BDSG	Bundesdatenschutzgesetz
BE	Basenüberschuss, Berlin
BetrSichV	Betriebssicherungsverordnung
BfArM	Bundesinstitut für Arzneimittel und Medizinprodukte
BFD	Bundesfreiwilligendienst
BFDG	Gesetz über den Bundesfreiwilligendienst, Bundesfreiwilligendienstgesetz
bG	bedingter Gegenverkehr
BG	Berufsgenossenschaft
BGA	Blutgasanalyse
BGB	Bürgerliches Gesetzbuch
BGBl.	Bundesgesetzblatt
BGF	betriebliche Gesundheitsförderung
BGH	Bundesgerichtshof
BGR	Berufsgenossenschaftliche Regeln
BGS	Bundesgrenzschutz
BGW	Berufsgenossenschaft für Gesundheitsdienst und Wohlfahrtspflege
BIPAP	Biphasic Positive Airway Pressure
BKS	Unternehmerverband privater Rettungsdienste e. V.
BLAR	Bund-Länder-Ausschuss Rettungswesen
BLS	Basic Life Support (Basismaßnahmen der Reanimation)
BM	Bone Marrow

BMB	Beutel-Masken-Beatmung	**D**	
BMI	Bundesministerium des Innern	d. h.	das heißt
BMV	Beutel-Masken-Ventilation	Da	Dalton (Einheit der Molekülmasse, Molekulargewicht)
BMVBW	Bundesministerium für Verkehr, Bau- und Wohnungswesen	DAG	Deutsche Angestellten-Gewerkschaft
		DAG	digitaler Alarmgeber
BOKraft	Verordnung über den Betrieb von Kraftfahrunternehmen im Personenverkehr	DAU	digitale Alarmumsetzung
		dB	Dezibel
BOS	Behörden und Organisationen mit Sicherheitsaufgaben	DBRD	Deutscher Berufsverband für den Rettungsdienst e. V.
BRD	Bundesrepublik Deutschland	DCM	dilatative Kardiomyopathie
BremHilfeG	Bremisches Hilfeleistungsgesetz	DCS	Decompression Sickness, Dekompressionskrankheit
BRK	Bayerisches Rotes Kreuz	DDR	Deutsche Demokratische Republik
BSG	Bundesseuchengesetz	DESC	Diplôme des Etudes Specialisés Complémentaires de Médecine d'Urgence
BSI	Bundesamt für Sicherheits- und Informationstechnik		
BtM	Betäubungsmittel	DGAI	Deutsche Gesellschaft für Anästhesiologie und Intensivmedizin e. V.
BtMG	Betäubungsmittelgesetz		
BtMVV	Betäubungsmittel-Verschreibungsverordnung	DGHM	Deutsche Gesellschaft für Hygiene und Mikrobiologie
BURP	Backward Upward Rightward Pressure	DGHWi	Deutsche Gesellschaft für Hebammenwissenschaft
BvB	Maßnahmen der Arbeitsagentur	DGINA	Deutsche Gesellschaft interdisziplinäre Notfall- und Akutmedizin e. V.
BVJ	Berufsvorbereitungsjahr		
BVK	Bezirksverbindungskommandos	DGSV	Deutsche Gesellschaft für Supervision
BVRD	Berufsverband für den Rettungsdienst e. V.	DGU	Deutsche Gesellschaft für Unfallchirurgie
BW	Baden-Württemberg	DGzRS	Deutsche Gesellschaft zur Rettung Schiffbrüchiger
BW	Bundeswehr	DHD	Dringlicher Hausbesuchsdienst
BWS	Brustwirbelsäule	DHS	Deutsche Hauptstelle für Suchtfragen
BY	Bayern	DIC	Disseminated Intravascular Coagulation
BZ	Blutzucker	DIN	Deutsche Industrienorm
BZgA	Bundeszentrale für gesundheitliche Aufklärung	DINK	Deutscher Interdisziplinärer Notfallmedizin Kongress
bzw.	beziehungsweise	DIVI	Deutsche Interdisziplinäre Vereinigung für Intensivmedizin
C			
C	Celsius, Compliance	DK	Dringlichkeitskategorie
ca.	circa	DKG	Deutsche Krankenhausgesellschaft
CAGE	zerebrale Gasembolie	DkHD	Dringlicher kinderärztlicher Hausbesuchsdienst
CBF	zerebraler Blutfluss	DKOU	Deutsche Kongress für Orthopädie und Unfallchirurgie
CEN	Commité Européen de Normalisation	dl	Deziliter
Ch	Charrière	DLA (K)	Drehleitern mit Rettungskorb
CHEOPS	Children's Hospital of Eastern Ontario Pain Scale	DLRG	Deutsche Lebensrettungsgesellschaft
		DMAP	Dimethylaminophenol
CISD	Critical Incident Stress Debriefing	DMH	Dringliche Medizinische Hilfe
CISM	Critical Incident Stress Management	DMO	Direct Mode Operation
CIRS	Critical Incident Reporting System	dMR	depolarisierende Muskelrelaxanzien
CK	Kreatinkinase	DNA	Deutscher Normenausschuss
CMV	Continuous Mandatory Ventilation	DNS	Desoxyribonukleinsäure
CNI	chronische Niereninsuffizienz	DPS	Dynamische Patientensimulation
C. N. S. A.S	Corpo Nazionale Soccorso Alpino e Speleologico	DQR	Deutscher Qualifikationsrahmen
CO	Kohlenmonoxid	DRF	Deutsche Rettungsflugwacht
CO_2	Kohlendioxid	DRK	Deutsches Rotes Kreuz
CoA	Coenzym A	DSL	Digital Subscriber Line
COPD	Chronic Obstructive Pulmonary Disease (chronisch obstruktive Lungenerkrankung)	DV	Dienstvorschrift
		E	
CoSTR	Consensus on Science with Treatment Recommendations	E	Einheit
CPAP	Continuous Positive Airway Pressure (Beatmungsform)	EA	Emergency Ambulance
		EASA	European Aviation Safety Agency
CPK	Kreatininphosphokinase	EBM	evidenzbasierte Medizin
CPP	zerebraler Perfusionsdruck	EBV	Epstein-Barr-Virus
CPPV	Continuous Positive Pressure Ventilation	ECMO	extrakorporale Membranoxigenierung
CPR	kardiopulmonale Reanimation	ED_{50}	Effektivdosis
CPU	Chest Pain Unit	EDH	epidurales Hämatom
CRIES	Crying, Requires Oxygen Administration, Increased Vital Signs, Expression, Sleeplessness	EDV	elektronische Datenverarbeitung
		EEG	Elektroenzephalogramm
CRM	Crew Resource Management	EFQM	European Foundation for Quality Management
CRT	kardiale Resynchronisationstherapie, kapilläre Füllungszeit	EGA	extraglottische Atemwege
		eGBR	Fachbeirat für den Aufbau eines elektronischen Gesundheitsberuferegisters
CT	Computertomografie		
CuS	Chemie- und Strahlenschutz	eGK	elektronische Gesundheitskarte
CVCI	Cannot Ventilate Cannot Intubate	EHA	Erste-Hilfe-Aufbaulehrgang
CVR	zerebraler Gefäßwiderstand		

EK	Erythrozytenkonzentrat	GCS	Glasgow Coma Scale
EKG	Elektrokardiogramm	GEL	Gesamteinsatzleiter
ELA	wachinterne Alarmierungs- und Durchsageanlage	GEMS	Geriatric Education for Emergency Medical Services
ELS	erweiterte lebensrettende Maßnahmen	GG	Grundgesetz
ELRD	Einsatzleiter Rettungsdienst	ggf.	gegebenenfalls
ELW	Einsatzleitwagen	GGVE	Verordnung für die Beförderungen gefährlicher Güter mit Eisenbahnen
EMA	Europäische Arzneimittel-Agentur	GGVS	Verordnung für die Beförderungen gefährlicher Güter auf der Straße
EMD	elektromechanische Dissoziation		
EMS	Emergency Medical Services	GGVSee	Verordnung für die Beförderungen gefährlicher Güter mit Seeschiffen
EMT-A	Emergency Medical Technician – Ambulance		
EMT-B	Emergency Medical Technician – Basic	GHB	Gammahydroxybuttersäure
EMT-I	Emergency Medical Technician – Intermediate	GHz	Gigahertz
EMT-P	Emergency Medical Technician – Paramedic	GI-Blutung	gastrointestinale Blutung
EN	Europäische Norm	GKTW	Großraum-Krankentransportwagen
EPAMU	Ecole Provinciale d'Aide Médicale Urgente	GKV	gesetzliche Krankenversicherung
EPC	Emergency Pediatric Care	GMG	Gesetz zur Modernisierung der Gesetzlichen Krankenversicherung
EPLS	European Pediatric Life Support		
EQ	Einstiegsqualifizierung	GMN	Gesellschaft für Maritimes Notfallmanagement
EQR	Europäischer Qualifikationsrahmen	GOT	Glutamat-Oxalacetat-Transaminase
ER	endoplasmatisches Retikulum	GPS	Global Positioning System
ERC	European Resuscitation Council	GRC	German Resuscitation Council – Deutscher Rat für Wiederbelebung
ERC ALS	European Resuscitation Council Advanced Life Support		
ERV	exspiratorisches Reservevolumen	G-RTW	Großraum-Rettungswagen
ESBL	Extended-Spectrum-Betalaktamase	GSG	Grenzschutzgruppe
ESC	Europäische Gesellschaft für Kardiologie (European Society of Cardiology)	GSM	Global System for Mobile Communications
		GVG	Gerichtsverfassungsgesetz
ET	endotracheale Intubation	Gx	horizontale Beschleunigung
etCO$_2$	exspiratorischer CO$_2$-Wert	Gy	Gray
ETI	endotracheale Intubation	Gy	laterale Beschleunigung
ETSI	Europäisches Institut für Telekommunikationsnormen	Gz	vertikale Beschleunigung
EU	Europäische Union	H	
EUG	Extrauteringravidität	h	Stunde
EuGH	Europäischer Gerichtshof	H$_2$O	Wasserstoffoxid, Wasser
EuSEM	European Society for Emergency Medicine	HACE	High Altitude Cerebrale Edema
eVM	erweiterte Versorgungsmaßnahmen	HAES/HES	Hydroxyäthylstärke
evtl.	eventuell	HAI	Hauptstadtanästhesiekongress
EWR	Europäischer Wirtschaftsrat	HAPE	High Altitude Pulmonary Edema
EZR	Extrazellulärraum	HART	Hazardous Area Response Team
F		HAV	Hepatitis-A-Virus
f	(Beatmungs)Frequenz	HB	Bremen
F	Kraft	Hb	Hämoglobin
FAD	Flavin-Adenin-Dinukleotid	HbCO$_2$	Carboxyhämoglobin
FAST	Face-Arm-Speech-Test	HBO	hyperbare Oxygenierung
fdGO	freiheitlich-demokratische Grundordnung	HbO$_2$	Oxyhämoglobin
FeV	Fahrerlaubnis-Verordnung	HBV	Hepatitis-B-Virus
FEZ	Feuerwehreinsatzzentrale	HCG	humanes Choriongonadotropin
FiO$_2$	inspiratorische Sauerstoffkonzentration	HCM	Helicopter Crew Member
FLSt	Feuerwehrleitstelle	HCPC	Health and Care Professions Council
FME	Funkmeldeempfänger	HDM	Herzdruckmassage
FMS	Funkmeldesystem, Flight Management System	HE	Hessen
FRC	funktionelle Residualkapazität	HeilprG	Heilpraktikergesetz
FRT	Fixed Radio Terminal (Einbaufunkgerät Leitstelle)	HES	Hydroxethylstärke
		HEMS	Helicopter Emergency Medical Service
FSD	Freiwilliger Seenot-Dienst	HEMS-TC	Helicopter Emergency Medical Service – Technical Crew
FSH	follikelstimulierendes Hormon		
FSJ	Freiwilliges Soziales Jahr	HES	Hydroyethylstärke
FSME	Frühsommer-Meningoenzephalitis	HF	Herzfrequenz
ft	foot (1 ft = 30,48 cm)	HH	Hamburg
FuG	Funkgerät	HI	Herzinfarkt
FwDV	Feuerwehr-Dienstvorschrift	HIV	humanes Immundefizienz-Virus
G		Hkt	Hämatokrit
G	Fallbeschleunigung, Gauge, Gegenverkehr	HLF	Hilfeleistungslöschfahrzeug
g	Gramm	HLW	Herz-Lungen-Wiederbelebung
GABA	Gammaaminobuttersäure	HmbRDG	Hamburgisches Rettungsdienstgesetz
G-BA	Gemeinsamer Bundesausschuss		

HmbRett-SanAPO	Hamburgische Ausbildungs- und Prüfungsordnung für Rettungssanitäterinnen und Rettungssanitäter	ITLS	International Trauma Life Support
HME	Heat and Moisture Exchanger, Wärme- und Feuchtigkeitsaustauscher	ITN	Intubationsnarkose
		ITW	Intensivtransportwagen
HMV	Herzminutenvolumen	IVR	Interverband für Rettungswesen
HN	Hirnnerven	IZR	Intrazellulärraum
HNO	Hals-Nasen-Ohren		
HOPS	hirnorganisches Psychosyndrom	J	
HPT	Hyperparathyreoidismus	J	Joule
HRDG	Hessisches Rettungsdienstgesetz	JAA	Joint Aviation Authorities
HRST	Herzrhythmusstörungen	JAR-OPS	Joint Aviation Requirements-Operations (Betriebsvorschriften)
HRT	Handheld Radio Terminal (Handfunkgerät)	JEMS	Journal of Emergency Medical Service
HSFC	Heart and Stroke Foundation of Canada	JFDG	Gesetz zur Förderung von Jugendfreiwilligendiensten (Jugendfreiwilligendienstegesetz)
HSM	Herzschrittmacher		
HSV	Herzschlagvolumen	JUH	Johanniter-Unfall-Hilfe
HSV-1	Herpes-simplex-Virus Typ 1		
HVB	Hauptverwaltungsbeamter	K	
HWS	Halswirbelsäule	K	Kelvin
HWZ	Halbwertszeit	KatS	Katastrophenschutz(-einheiten)
Hz	Hertz	kbit	Kilobit
HZV	Herzzeitvolumen	KBV	Kassenärztliche Bundesvereinigung
		kByte	Kilobyte
I		kcal	Kilokalorie
I	Stromstärke	Kfz	Kraftfahrzeug
i. a.	intraarteriell	kg	Kilogramm
i. d. R.	in der Regel	KG	Körpergewicht
I. E.	Internationale Einheit	KHK	koronare Herzkrankheit
i. m.	intramuskulär	kHz	Kilohertz
i. o.	intraoral	KI	Kontraindikation
i. P.	im Praktikum	KIT	Kriseninterventionsteam
i. v.	intravenös	kJ	Kilojoule
i. V. m.	in Verbindung mit	KKK	Körperkerntemperatur
IA	Inspiratory Assist	km/h	Stundenkilometer, Kilometer pro Stunde
IABP	intraaortale Ballongegenpulsation	KMK	Kultusministerkonferenz
IAG	Interdisziplinäre Arbeitsgruppe	KOD	kolloidosmotischer Druck
IAHF	Inter American Heart Foundation	KOF	Körperoberfläche
iAP	instabile Angina pectoris	Kps.	Kapsel
IASP	International Association for the Study of Pain	KrKw	Krankenkraftwagen
IATA	Internationaler Verband der Luftverkehrsgesellschaften	KRLS	kooperative Leitstelle
		KrPflG	Krankenpflegegesetz
IBP	invasive Blutdruckmessung	KSL	Katastrophenschutzleitung
ICAO	International Civil Aviation Organisation	KTQ	Kooperation für Transparenz und Qualität im Gesundheitswesen
ICB	intrazerebrale Blutung, intrakranielle Blutung		
ICD	implantierter Kardioverter-Defibrillator	KTW	Krankentransportwagen
ICHD	Inter-Society Commission for Heart Disease	KUSS	kindliche Unbehagens- und Schmerzskala
ICP	intrazerebraler Druck	KV	Kassenärztliche Vereinigung
ICR	Interkostalraum	KVK	Kreisverbindungskommando
ID	Innendurchmesser	KZBV	Kassenzahnärztliche Bundesvereinigung
IDDM	Insulin Dependent Diabetes Mellitus		
IFA	Internationale Flugwacht, Inspiratory Flow Assistance	L	
IfSG	Infektionsschutzgesetz	l	Länge
ILA	interventionelle extrakorporale Lungenunterstützung	l	Liter
		LAE	Lungenarterienembolie
ILCOR	International Liason Committee on Resuscitation	LAG	Landesarbeitsgericht
ILS	integrierte Leistelle	LAH	linksanteriorer Hemiblock
InfSG	Infektionsschutzgesetz	LAN	lokales Netzwerk
Inj.	Injektion, Injektions-	LBA	Luftfahrt-Bundesamt
INN	Internationaler Freiname (International Nonproprietary Name)	LBKG	Landesgesetz über den Brandschutz, die allgemeine Hilfe und den Katastrophenschutz
IPPAF-Schema	Untersuchungsschema (Inspektion, Palpation, Perkussion, Auskultation, Funktionskontrolle)		
		LD_{50}	Letaldosis
IPPV	Intermittent Positive Pressure Ventilation	LDH	Laktat-Dehydrogenase
IPS	Inspiratory Pressure Support	LF	Löschgruppenfahrzeug
IRLS	integrierte Regionalleitstelle	LH	luteinisierendes Hormon
IRV	inspiratorisches Reservevolumen	Lig.	Ligamentum
ISDN	Integrated Service Digital Network	LKdo	Landeskommando
ISO	Internationale Standardisierungs-Organisation	LMA	Larynxmaske
ITH	Intensivtransporthubschrauber		

LNA	Leitender Notarzt		N	
LNG	Leitende Notarztgruppe		N	Newton
LPH	linksposteriorer Hemiblock		N.	Nervus
LPR	Lotnicze Pogotowie Ratunkowe		NACA	National Advisory Committee for Aeronautics
L PSNV	Leiter psychosoziale Notfallversorgung		NAD	Nikotinamid-Adenin-Dinukleotid
LRA	Lehrrettungsassistent		NAD	Notarztdienst
LRDG	Landes-Rettungsdienstgesetz		NARK	Normenausschuss Rettungsdienst und Krankenhaus
LSB	Linksschenkelblock		NAS	numerische Analogskala
Lsg.	Lösung		NATO	North Atlantic Treaty Organization
LT	Larynxtubus		NAW	Notarztwagen
LTH	luteotropes Hormon		ndMR	nicht depolarisierende Muskelrelaxanzien
LWS	Lendenwirbelsäule		NEF	Notarzteinsatzfahrzeug

M

µm	Mikrometer		NFS	Notfallsanitäter, Notfallseelsorger
m	Masse		NFZ	Narodowy Fundusz Zdrowia
m	Meter		NHS	National Health Service
M.	Morbus		NI	Niedersachsen
M.	Musculus		NIBP	nichtinvasive Blutdruckmessung
mA	Milliampere		NIDDM	Non-Insulin-Dependent Diabetes mellitus
MAAS-BGW	Managementanforderungen der BGW zum Arbeitsschutz		NIPPV	Non-invasive Positive Pressure Ventilation
MAD	Muscosal Atomization Device		NIPS	Neonatal Infant Pain Scale
MAK	maximale Arbeitsplatzkonzentration		NIV	nichtinvasive Beatmung (Non-invasive Ventilation)
MAL	mittlere Axillarlinie		NLS	New Born Life Support
MANV	Massenanfall von Verletzten		Nn.	Nervi
MAP	mittlerer arterieller Blutdruck		NNM	Nebennierenmark
MAT	maschinelle Autotransfusion		NNR	Nebennierenrinde
max.	maximal		NO	Stickoxid, Stickstoffmonoxid
mbar	Millibar		NOAK	neueres orales Antikoagulans
MBO-Ä	(Muster-)Berufsordnung der deutschen Ärztinnen und Ärzte		NotSan	Notfallsanitäter
			NotSan-APrV	Ausbildungs- und Prüfungsverordnung für Notfallsanitäterinnen und Notfallsanitäter
MCL	Medioklavikularlinie		NotSanG	Gesetz über den Beruf der Notfallsanitäterin und des Notfallsanitäters, Notfallsanitätergesetz
MCP	Metoclopramid			
MdB	Mitglied des Bundestages		NPV	Negative Pressure Ventilation (Negativdruckbeatmung)
MDMA	Methyldioxymethamphetamin		NRettDG	Niedersächsisches Rettungsdienstgesetz
MedEvac	Medical Evacuation		NRW, NW	Nordrhein-Westfalen
MEES	Mainzer Emergency Evaluation Score		NRS	numerische Rating-Skala
MER	Muskeleigenreflex		NS	Nervensystem
mg	Milligramm		NSAR	nichtsteroidales Antirheumatikum
MHD	Malteser-Hilfsdienst		NSTEMI	Nicht-ST-Strecken-Hebungsinfarkt (Myokardinfarkt ohne ST-Hebung)
MHz	Megahertz			

O

MICU	Mobile Intensive Care Unit		o. ä. (Ä.)	oder ähnlich (Ähnliches)
MIT	modifizierte Insertionstechnik		o. g.	oben genannt(e)
Min.	Minute		O_2	Sauerstoff
MIND	Minimaler Datensatz		OECD	Organization for Economic Cooperation and Development
ml	Milliliter		ÖAMTC	Österreichischer Automobil-, Motorrad- und Touring Club
mmHg	Millimeter Quecksilbersäule		ÖEL	Örtliche Einsatzleitung
MODS	Multiorgandysfunktionssyndrom		OHS	Obesitas-Hypoventilationssyndrom
MOV	Multiorganversagen		OHSAS	Occupational Health- and Safety Assessment Series
MPBetreibV	Medizinprodukte-Betreiberverordnung		OP	Operationssaal
MPG	Medizinproduktegesetz		OPTA	Operativ-taktische Adresse
MPSV	Medizinprodukte-Sicherheitsplanverordnung		OrgL	Organisatorischer Leiter
MRCC	Maritime Rescue Coordination Center		OrgLRD	Organisatorischer Leiter Rettungsdienst
MRGN	multiresistente gramnegative Erreger		ORVC	Pressure Regulated Volume Controlled Ventilation
MRSA	Methicillin-multiresistenter Staphylococcus aureus		OSA	obstruktive Schlafapnoe
MRT	Mobile Radio Terminal (Einbaufunkgerät Fahrzeug)		ÖTV	Gewerkschaft Öffentliche Dienste, Transport und Verkehr
ms	Millisekunde		OWiG	Ordnungswidrigkeitengesetz
MSH	Melanozyten-stimulierendes Hormon		OZ	Ordnungszahl
MTAF	medizinisch-technische/r Assistent/in für Funktionsdiagnostik			

P

MTF	Medical Task Force			
MTK	messtechnische Kontrolle		p	Druck
MTLA	medizinisch-technische/r Laborassistent/in		P_{max}	maximaler inspiratorischer Atemwegsdruck
MTRA	medizinisch-technische Radiologieassistent/in		$p(a)CO_2$	(arterieller) Kohlendioxidpartialdruck
MV	Mecklenburg-Vorpommern		$p(a)O_2$	(arterieller) Sauerstoffpartialdruck
MZF	Mehrzweckfahrzeug		p. o.	per os

P. p.	Placenta praevis	RCSA	Resuscitation Council of Southern Africa
Pa	Pascal	RCX	Ramus circumflexus
PAI	Plasminogen-Aktivator-Inhibitor	RD	Rettungsdienst
PALS	Pediatric Advanced Life Support	RDG	Rettungsdienstgesetz
palvO$_2$	alveolärer Sauerstoffpartialdruck	RDG M-V	Gesetz über den Rettungsdienst für das Land Mecklenburg-Vorpommern
pAVK	periphere arterielle Verschlusskrankheit		
PBefG	Personenbeförderungsgesetz	REBOA	Resuscitative Endovascular Balloon Occlusion of the Aorta
PBLS	Pediatric Basic Life Support	Rega	Schweizerische Rettungsflugwacht
PBT	pulmonales Barotrauma	RettAPO	Ausbildungs- und Prüfungsordnung für Rettungssanitäterinnen und Rettungssanitäter und Rettungshelferinnen und Rettungshelfer
PC-CMV	Pressure Controlled Continuous Mandatory Ventilation		
PCI	perkutane Koronarintervention		
PCV	Pressure Controlled Ventilation	RettAss	Rettungsassistent
PDCA	Plan, Do, Check, Act	RettAssAPrV	Rettungsassistenten-Ausbildungs- und Prüfungsverordnung
PDE 5	Phosphodiesterase-5-Hemmstoffe		
PDF	Portable Document Format	RettAssG	Rettungsassistentengesetz
PEA	pulslose elektrische Aktivität	RettASS i. P.	Rettungsassistent im Praktikum
PECLA	Pumpless Extra Corporeal Lung Assist	RettDG	Rettungsdienstgesetz
PEEP	positiver endexspiratorischer Druck (Positive End Expiratory Pressure)	RettDG LSA	Rettungsdienstgesetz des Landes Sachsen-Anhalt
		RettG	Rettungsdienstgesetz
PEG	perkutane endoskopische Gastrostomie	RettG NRW	Rettungsdienstgesetz Nordrhein-Westfalen
PEH	psychische Erste Hilfe	RettHelf	Rettungshelfer
PFO	persistierendes Foramen ovale	RettHelfAPO	Ausbildungs- und Prüfungsverordnung für Rettungshelferinnen und Rettungshelfer
PhD	Doctor of Philosophy		
PHTLS	Prehospital Trauma Life Support	RettSan	Rettungssanitäter
PIPP	Premature Infant Pain Profile	RettSanAPrV	Rettungssanitäterausbildungs- und Prüfungsverordnung
PIT	Paramedisch Interventie Team	RettSan-APVO	Landesverordnung über die Ausbildung und Prüfung von Rettungssanitäterinnen und Rettungssanitäter
PLS	Patienten-Leit-System, Pediatric Life Support		
PNS	peripheres Nervensystem	RH	Rettungshelfer
PONV	postoperative Nausea und Vomitus	RID	Internationale Verordnung für die Beförderung gefährlicher Güter mit der Eisenbahn
PPV	Positive Pressure Ventilation		
(P)RIND	(prolongiertes) reversibles ischämisches neurologisches Defizit	RIND	reversibles ischämisches neurologisches Defizit
		RIVA	Ramus interventricularis anterior
ppm	parts per million (Konzentrationsangabe)	RKI	Robert-Koch-Institut
PRG	Patientenrechtegesetz	RLSt	Rettungsleitstelle
PRIOR	Primäres Ranking zur Initialen Orientierung im Rettungsdienst	RNS	Ribonukleinsäure
		ROSC	Return of Spontaneous Circulation (Spontankreislauf)
PS	Pressure Support	RP	Rheinland-Pfalz
PSA	persönliche Schutzausrüstung	RR	Riva Rocci (Blutdruckmessung)
PSE	Periodensystem der Elemente	RS	Rettungssanitäter
PSNV	psychosoziale Notfallversorgung	RSB	Rechtsschenkelblock
PSU	psychosoziale Unterstützung	RSI	Rapid Sequence Induction
PSV	Pressure Support Ventilation	RTH	Rettungstransporthubschrauber
PsychKG	Landesgesetze für psychisch kranke Personen	RTW	Rettungswagen
PTA	Patient Transport Ambulance, pharmazeutisch-technische/r Assistent/in	RTZ	Rettungszug
		RV	Residualvolumen
PTBS	posttraumatische Belastungsstörung	RW	Rüstwagen
PTC	Patient Transportion Compartment		
PTCA	perkutane transluminale Koronarangioplastie	**S**	
		s	Strecke
PTH	Parathormon	s.	siehe
PTSD	Posttraumatic Stress Disorder	s. a.	siehe auch
PTV	perkutane transtracheale Ventilation	s. c.	subkutan
PVC	Polyvinylchlorid	s. o.	siehe oben
pVT	pulslose ventrikuläre Tachykardie	s. u.	siehe unten
		SAB	Subarachnoidalblutung
Q		SA-Block	sinuatrialer Block
QB	Qualitätsbeauftragter	SächsBRKG	Sächsisches Gesetz über den Brandschutz, Rettungsdienst und Katastrophenschutz
QM	Qualitätsmanagement		
QMB	Qualitätsmanagementbeauftragter	SAMU	Service d'Aide Médicale Urgente
QMH	Qualitätsmanagementhandbuch	SanEL	Sanitätseinsatzleitung
QSH	Qualitätssicherungshandbuch	SanH	Sanitätshelfer
		SAR	Search and Rescue
R		SbE	Stressbearbeitung nach belastenden Einsätzen
R	Gaskonstante, Relaisverkehr, Widerstand (Resistance)	S-CMV	Synchronized Continuous Mandatory Ventilation
RA	Rettungsassistent	SDH	subdurales Hämatom
RAEP	Rahmenalarm- und Einsatzplan	SDL	Sanitätsdienstlehrgang
RCA	Resuscitation Council of Asia, rechte Koronararterie		

SDS	Short Data Service	TCA	trizyklische Antidepressiva
SEEBA	Schnelle Einsatzeinheit Bergung im Ausland	TCCC	Tactical Combat Casualty Care
SEEWA	Schnelle Einsatzeinheit Wasseraufbereitung im Ausland	TDMA	Time Division Multiple Access
SEG	Schnelleinsatzgruppe	TEL	Technische Einsatzleitung
Sek. (s)	Sekunde	TemRas	telemedizinisches Rettungsassistenzsystem
SEK	Spezialeinsatzkommando	TETRA	Terrestrial Trunked Radio
SEL	Sanitätseinsatzleitung	TH	Thüringen
SGA	supraglottische Atemwege	THC	Tetrahydrocannibol
SGB	Sozialgesetzbuch	ThürRettG	Thüringisches Rettungsdienstgesetz
SGNOR	Schweizerischen Gesellschaft für Notfall- und Rettungsmedizin	THW	Technisches Hilfswerk
		TIA	transitorisch-ischämische Attacke
SH	Schleswig-Holstein	TIVA	totale intravenöse Anästhesie
SHL	Sanitätshelferlehrgang	TLC	Totalkapazität
SHT	Schädel-Hirn-Trauma	TLF	Tanklöschfahrzeuge
SI	Système international d'unités	TMO	Trunked Mode Operation
SiB	Sicherheitsbeauftragter	t-PA	Tissue Plasminogen Activator
SIDS	Sudden Infant Death Syndrome	TQM	Total Quality Management
SIH	schwangerschaftsinduzierte Hypertonie	TRBA	Technische Regeln für Biologische Arbeitsstoffe
S-IPPV	Synchronized Intermittent Positive Pressure Ventilation	TRV	Totraumvolumen
SIRS	Systemic Inflammatory Response Syndrome	TSH	Thyreotropin
SIT	Standardinsertionstechnik	TUIS	Transportunfall-, Informations- und Hilfeleistungssystem
SK	Seenotrettungskreuzer	TV	Tidalvolumen
SKK	Ständige Konferenz für Katastrophenvorsorge und Katastrophenschutz	TVT	tiefe Venenthrombose
		TXA	Tranexamsäure
SL	Saarland	TZ	Technischer Zug
SM	(Herz-)Schrittmacher		
SMH	Schnelle Medizinische Hilfe	U	
SMS	Short Message Service	U	Spannung
SMUR	Service Mobile d'Urgence et de Réanimation	u. a.	unter anderem
SN	Sachsen	u. U.	unter Umständen
SOC	Sense of Coherence	UEMS	Union Européenne des Médecins Spécialistes
SOP	Standard Operating Procedures	UHF	Ultrahochfrequenz
$S_{cv}O_2$	zentralvenöse Sauerstoffsättigung	ÜMANV	überregionale Hilfeleistung bei einem Massenanfall von Verletzten
SpO_2	periphäre oder pulsoxymetrische Sauerstoffsättigung		
SRB	Seenotrettungsboot	UN	United Nations (Vereinte Nationen)
SRD	Sanitäter Rettungsdienst	UNESCO	United National Educational, Scientific and Cultural Organization
SRettG	Saarländisches Rettungsdienstgesetz		
SRK	Schweizerisches Rotes Kreuz	UNO	United Nations Organization
S-RTW	Schwerlast-Rettungswagen	usw.	und so weiter
SSAI	Skandinavische Gesellschaft für Anästhesiologie und Intensivmedizin	UTMS	Universal Mobile Telecommunications System
		UVV	Unfall-Versicherungsvorschrift
SSRI	Serotonin-Wiederaufnahmehemmer		
SSW	Schwangerschaftswoche	V	
ST	Sachsen-Anhalt	v	Geschwindigkeit
STEMI	ST-Strecken-Hebungsinfarkt	V	Volt
StGB	Strafgesetzbuch	V	Volumen
STH	somatotropes Hormon	V_t	Tidalvolumen
STIKO	Ständige Impfkommission	V.	Vena
STK	sicherheitstechnische Kontrolle	v. a.	vor allem
StPO	Strafprozessordnung	V. a.	Verdacht auf
StVG	Straßenverkehrsgesetz	VA	Verfahrensanweisung
StVO	Straßenverkehrsordnung	VAL	vordere Axillarlinie
StVZO	Straßenverkehrs-Zulassungs-Ordnung	VAP	Ventilator Associated Pneumonia
SV	Schlagvolumen	VAS	visuelle Analogskala
SVES	supraventrikuläre Extrasystole	VBG	Unfallverhütungsvorschriften
SVR	Small Volume Resuscitation	VC-AC	Volume Controlled-Assist Control Ventilation
		VCV	Volume Controlled Ventilation
T		VDE	Verband der Elektrotechnik Elektronik Informationstechnik
T	Temperatur		
t	Zeit	VDRS	Verband Deutscher Rettungsassistenten und Rettungssanitäter e. V.
T_3	Trijodthyronin		
T_4	Thyroxin	VES	ventrikuläre Extrasystolen
T_{plat}	Plateauzeit	VF	Kammerflimmern
TAA	thorakales Aortenaneurysma	VHF	Vorhofflimmern
TAVI	Transcatheter Aortic Valve Implantation	VIDD	Ventilator Induced Diaphragmatic Dysfunction
TC	Technikal Crew Member	VILI	Ventilator Induced Lung Injury

VKOF	verbrannte Körperoberfläche	**Z**	
Vol. %	Volumenprozent	z. B.	zum Beispiel
VPN	Virtual Private Network	Z. n.	Zustand nach
VRS	verbale Ratingskala	z. T.	zum Teil
vs.	versus	ZAS	zentrales anticholinerges Syndrom
VT	ventrikuläre Tachykardie, Atemvolumen, Tidalvolumen	ZDG	Gesetz über den Zivildienst der Kriegsdienstverweigerer, Zivildienstgesetz
Vv.	Venae	ZDL	Zivildienstleistender
VwV	Verwaltungsvorschrift	ZMZ	Zivilmilitärischen Zusammenarbeit
VZV	Varizellen-Zoster-Virus	ZNS	Zentralnervensystem
		ZPO	Zivilprozessordnung
W		ZVD	zentralvenöser Druck
W	Arbeit, Watt, Wechselverkehr	ZSA	Zentrum für Organisation und Ausbildung
WFNS	World Federation of Neurosurgical Societies	ZVK	zentraler Venenkatheter
WHO	World Health Organization		
WLAN	Wireless Local Area Network		
WLF	Wechselladerfahrzeuge		
WPW	Wolff-Parkinson-White-Syndrom		
WS	Wirbelsäule		

Literaturverzeichnis

ALLGEMEINE UND KAPITELÜBERGREIFENDE PUBLIKATIONEN

Aktories, K., Förstermann, U., Hofmann, F. B., Starke, K. (Hrsg.): Allgemeine und spezielle Pharmakologie und Toxikologie. Elsevier/Urban & Fischer, München, 10., überarbeitete Aufl., 2009

Ausbildungs- und Prüfungsverordnung für Notfallsanitäterinnen und Notfallsanitäter (NotSan-APrV vom 16.12.2013. BGBl, S. 4280)

Bartels, H., Bartels, R.: Physiologie. Elsevier/Urban & Fischer, München, 7. Aufl., 2004

Bose, H. J. v.: Krankheitslehre. Springer, Berlin/Heidelberg/New York, 6. Aufl., 1998

Caspar, W.: Medizinische Terminologie. Thieme, Stuttgart, 2. Aufl., 2007

Dick, W. F., Ahnefeld, F. W., Knuth, P.: Logbuch der Notfallmedizin, Springer, Heidelberg/Berlin/New York, 3. Aufl., 2003

Dirks, B. (Hrsg.): Die Notfallmedizin. Springer, Berlin/Heidelberg/New York, 2007

Dönitz, S., Flake, F.: Mensch, Körper, Krankheit für den Rettungsdienst. Elsevier/Urban & Fischer, München, 2014

Dörner, K.: Taschenlehrbuch Klinische Chemie und Hämatologie. Thieme, Stuttgart, 8. Aufl., 2013

Ellinger, K., Genzwürker, H. (Hrsg.): Kursbuch Notfallmedizin. Deutscher Ärzte Verlag, Köln, 2. Aufl., 2011

Flake, F., Hoffmann, B.: Leitfaden Rettungsdienst. Notfallmanagement, Organisation, Arbeitstechniken, Algorithmen. Elsevier/Urban & Fischer, München, 5. Aufl., 2011

Flake, F., Runggaldier, K. (Hrsg.): Arbeitstechniken A–Z für den Rettungsdienst. Bildatlas Rettungsdienst. Elsevier/Urban & Fischer, München, 2. Aufl., 2012

Goretzki, G., Maurer, A.: Physik, Chemie und Strahlenkunde für Pflegeberufe. Elsevier/Urban & Fischer, München, 6. Aufl., 2003

Grant, H., Murray B., Bergeron, J. D.: Emergency Care. Brady, Prentice Hall, Upper Saddle River, NJ, 11. Aufl., 2008

Kahle, W., Frotscher, M.: Taschenatlas der Anatomie. Thieme, Stuttgart, 11. Aufl., 2013

Kochen, M. M. (Hrsg.): Allgemeinmedizin und Familienmedizin. Thieme, Stuttgart, 4. Aufl., 2012

Lippert, H.: Anatomie. Elsevier/Urban & Fischer, München, 8. Aufl., 2011

Lüllmann, H., Mohr, K., Ziegler, A.: Taschenatlas der Pharmakologie. Thieme, Stuttgart/New York, 5. Aufl., 2004

Madler, C. et al. (Hrsg.): Akutmedizin. Die ersten 24 Stunden. Das NAW-Buch. Elsevier/Urban & Fischer, München, 4. Auflage, 2009

Mendel, K., Hennes, P. (Hrsg.): Handbuch des Rettungswesens. Mendel, Witten, 2012

Mutschler, E.: Arzneimittelwirkungen. Wissenschaftliche Verlagsgesellschaft, Stuttgart, 8. Aufl., 2001

Piper, W.: Innere Medizin. Springer, Berlin/Heidelberg, 2. Aufl., 2013

Riede, U. N. et al. (Hrsg.): Allgemeine und spezielle Pathologie. Thieme, Stuttgart/New York, 5. Aufl., 2003

Schmidt, R. F., Lang, F., Heckmann, M.: Physiologie des Menschen mit Pathophysiologie. Springer, Berlin/Heidelberg, 31. Aufl., 2010

Scholz, J. et al. (Hrsg.) Notfallmedizin. Thieme, Stuttgart, 3. Aufl., 2012

Silbernagl, S., Despopoulos, A.: Taschenatlas Physiologie. Thieme, Stuttgart, 8. Aufl., 2012

Thews, G., Mutschler, E., Vaupel, P.: Anatomie, Physiologie, Pathophysiologie des Menschen. Stuttgart, 6. Aufl., 2007

KAPITEL 1 AUSBILDUNG UND BERUF DES NOTFALLSANITÄTERS

Ausbildungs- und Prüfungsverordnung für Notfallsanitäterinnen und Notfallsanitäter (NotSan-APrV). www.gesetze-im-internet.de/notsan-aprv

Gesetz über den Beruf der Notfallsanitäterin und des Notfallsanitäters (Notfallsanitätergesetz – NotSanG). www.gesetze-im-internet.de/notsang

Kommentar und Erläuterung zur NotSan-APrV, Bundesrat BR-Drucksache 728/13

Kommentar und Erläuterung zum NotSanG

Häske, D., Runggaldier, K., Behrendt, H., Zimmermann, C.: Prozess- und Ergebnisqualität von erweiterten Versorgungsmaßnahmen durch Rettungsassistenten im Landkreis Reutlingen – Eine retrospektive Analyse. In: Handbuch des Rettungswesens A 5.2 [73]. Mendel, Witten, 2010

KAPITEL 2 BERUFSBILDUNG

Bundesministerium für Bildung und Forschung: Bestandsaufnahme der Ausbildung in den Gesundheitsfachberufen im europäischen Vergleich. Bertelsmann, Bielefeld, 2014

Bund-Länder-Koordinierungsstelle für den Deutschen Qualifikationsrahmen für lebenslanges Lernen (Hrsg.): Handbuch zum Deutschen Qualifikationsrahmen. Struktur-Zuordnungen-Verfahren-Zuständigkeiten 2013

Deutscher Qualifikationsrahmen für lebenslanges Lernen: Expertenvotum zur zweiten Erarbeitungsphase des Deutschen Qualifikationsrahmens. Votum AG Gesundheit. Online unter URL: http://www.netz3l.de/fileadmin/user_upload/n3l/Überarbeitung_Andrea/Arbeitsordnerbestückung/Rahmenbedingungen_und_Instrumente/Deutschland/DQR_Teil_B_AG_Gesundheit.pdf (letzter Zugriff: 15.8.2015)

Deutsches Rotes Kreuz, Notfallrettung: http://www.drk-tuebingen.de/rettungsdienst/notfallrettung/geschichte.html (letzter Zugriff: 15.8.2015)

Kuhlmey, A.: Kooperation der Gesundheitsberufe. In: Robert-Bosch-Stiftung (Hrsg.): Memorandum Kooperation der Gesundheitsberufe. Robert-Bosch-Stiftung, Stuttgart, 2011

RettAssG

RettAss-APrV

Runggaldier, K.: Rettungsassistentinnen und Rettungsassistenten – Underdogs der Berufsbildung!? Rettungsdienst 6 (1995), 6–16

Thamm, A., Hecker, F.: Vom Krankenträger zum Notfallsanitäter. Der Notfallsanitäter 1/2. Jahrg. (2014)

Zöller, M.: Gesundheitsfachberufe im Überblick. In: Bundesinstitut für Berufsbildung: Wissenschaftliche Diskussionspapiere, Heft 153 (2014)

KAPITEL 3 KOMPETENZENTWICKLUNG, PROFESSIONALISIERUNG UND AKADEMISIERUNG

Bundesministerium für Bildung und Forschung. Bestandsaufnahme der Ausbildung in den Gesundheitsfachberufen im europäischen Vergleich. Bertelsmann, Bielefeld, 2014

Erpenbeck, J., Rosenstiel, L. (Hrsg.): Handbuch Kompetenzmessung. Erkennen, verstehen und bewerten von Kompetenzen in der betrieblichen, pädagogischen und psychologischen Praxis. Schäffer-Poeschel, Stuttgart, 2007

Herold, C., Herold, M.: Selbstorganisiertes Lernen in Schule und Beruf. Gestaltung wirksamer und nachhaltiger Lernumgebungen. Beltz, Weinheim/Basel, 2011

Hurrelmann, K., Richter, M.: Gesundheits- und Medizinsoziologie. Eine Einführung in sozialwissenschaftliche Gesundheitsforschung. Beltz, Weinheim/Basel, 2013

Jung, E.: Kompetenzerwerb. Grundlagen, Didaktik, Überprüfbarkeit. Oldenbourg, München, 2010

Karutz, H.: Pädagogische Überlegungen zur Notfallsanitäter-Ausbildung: Kompetenzentwicklung der künftigen Notfallsanitäter. In: Rettungsdienst 37 (2014), 22–27

Ohder, M.: Notfallsanitäter-Curriculum. Baden-Württemberger Modell für eine bundesweite Ausbildung. Stuttgart, Kohlhammer, 2014

Pätzold, G.: Berufliche Handlungskompetenz. In: Kaiser, F. J., Pätzold, G.: Wörterbuch Berufs- und Wirtschaftspädagogik. Klinkhardt, Bad Heilbrunn, 2006

Schott, F., Azizi Ghanbari, S.: Kompetenzdiagnostik, Kompetenzmodelle, kompetenzorientierter Unterricht. Waxmann, Münster, New York, München, Berlin, 2008

Sekretariat der Kultusministerkonferenz: Handreichung für die Erarbeitung von Rahmenlehrplänen der Kultusministerkonferenz für den berufsbezogenen Unterricht in der Berufsschule und ihre Abstimmung mit Ausbildungsordnungen des Bundes für anerkannte Ausbildungsberufe. KMK, Berlin, 2011

Springer Gabler Verlag (Hrsg.): Gabler Wirtschaftslexikon, Stichwort: Fachkompetenz, online im Internet: www.wirtschaftslexikon.gabler.de/Archiv/85641/fachkompetenz-v7.html

Studienbriefe der freien Schule für Gesundheitsberufe, zum Ausbildungsgang „Dozent in der Erwachsenenausbildung" Impuls Wuppertal

Wissenschaftsrat (Hrsg.): Empfehlungen zu hochschulischen Qualifikationen für das Gesundheitswesen. Berlin: Drucksache des Wissenschaftsrats 2411–12, 2012

www.kompetenzbilanz-online.de/glossar/glossar/Personale_Kompetenz//P/

KAPITEL 4 ERKENNTNISGEWINNUNG UND BERUFSPOLITIK

Behrendt, H., Runggaldier, K.: Statistische Methoden für den Rettungsdienst. Eine allgemeine Einführung. Stumpf & Kossendey, Edewecht, 2005

Brokmann, J. C. et al.: Evidenzbasierte Medizin in der notfallmedizinischen Fort- und Weiterbildung. In: Notfall Rettungsmed 12 (2009), 360–365

Häske. D. et al.: Standardisierte Kursformate. In: Lege artis 5 (2015), 110–116

Klemperer, D.: Sozialmedizin – Public Health. Lehrbuch für Gesundheits- und Sozialberufe. Huber, Bern, 2013

Mitteilungen des DBRD in Notfall + Rettungsmedizin

Mitteilungen der DGINA in Notfall + Rettungsmedizin

Mitteilungen des GRC in Notfall + Rettungsmedizin

KAPITEL 5 POSITIONIERUNG DES NOTFALLSANITÄTERBERUFS

Beck, U., Brater, M., Daheim, H.: Soziologie der Arbeit und der Berufe. Rowohlt, Reinbeck bei Hamburg, 1980

Behrendt, H., Runggaldier, K.: Ein Problemaufriss über den demographischen Wandel in der Bundesrepublik Deutschland. Auswirkungen auf die präklinische Notfallmedizin. Notfall & Rettungsmedizin 1 (2009), 45–50

Behrendt, H., Runggaldier, K.: Rettungsdienst bis 2050. Auswirkungen des demographischen Wandels in der Bundesrepublik Deutschland auf die präklinische Notfallmedizin. In: Mendel, F. Hennes, P. (Hrsg.): Handbuch des Rettungswesens. Loseblattsammlung. Bd. 2, Mendel, Witten, 2008 (Grundwerk ohne Jahrgang), A1.1 31, 1–8

Hirche, H.: Patientenzufriedenheit & TQM im Rettungsdienst. Grundlagen, Modelle, Evaluation. VDM Verlag, Saarbrücken, 2008

Karutz, H., Lasogga, F.: Positive Aspekte der Arbeit im Rettungsdienst: Helfen können und Dankbarkeit erfahren. In: Rettungsdienst 28(12) (2005), 1 182–1 186

Klemperer, D.: Sozialmedizin – Public Health. Lehrbuch für Gesundheits- und Sozialberufe. Huber, Bern, 2010

Kuhlmey, A., Schaeffer, D.(Hrsg.): Alter, Gesundheit und Krankheit. Huber, Bern, 2008

Niehues, C.: Notfallversorgung in Deutschland. Analyse des Status quo und Empfehlungen für ein patientenorientiertes und effizientes Notfallmanagement. Kohlhammer, Stuttgart, 2012

Tietze, K.: Kollegiale Beratung. Problemlösungen gemeinsam entwickeln. Rowohlt Verlag, Reinbek 5. Aufl., 2012

KAPITEL 6 BERUFLICHE ETHIK

Beauchamp, T. L., Childress, J. F.: Principles of Biomedical Ethics. University Press, Oxford, 7. Aufl., 2013

Bundesärztekammer: Umgang mit Vorsorgevollmacht und Patientenverfügung in der ärztlichen Praxis. Empfehlungen der Bundesärztekammer und der zentralen Ethikkommission bei der Bundesärztekammer. In: Deutsches Ärzteblatt 110(33–34) (2013), 1580–1585

Fuchs-Heinritz, W., Klimke, D.: Lexikon zur Soziologie. VS Verlag für Sozialwissenschaften, Wiesbaden, 5. Aufl., 2011

Hick, C. et al.: Ethik in der präklinischen Notfallversorgung. In: Institut für Rettungsdienst des Deutschen Roten Kreuzes (Hrsg.). Schriftenreihe zum Rettungswesen 24. Verlags- und Vertriebsgesellschaft des DRK, Landesverband Westfalen-Lippe, Nottuln, 1998

Karutz, H.: Ethik im Rettungsdienst. Themenskript zur Rettungsassistenten-Ausbildung. Notfallpädagogisches Institut, Essen, 2014

Karutz, H.: Ethische und psychologische Aspekte der Reanimation im Rettungsdienst. In: Rettungsdienst 30(12) (2007), 14–17

Maio, G.: Mittelpunkt Mensch: Ethik in der Medizin. Schattauer, Stuttgart, 2011

May, A. T., Mann, R.: Soziale Kompetenz im Notfall. Praxisanleitung nicht nur für den Rettungsdienst. Lit-Verlag, Münster, 2005

Mohr, M., Kettler, D.: Ethische Aspekte bei der Reanimation. In: Intensivmedizin 39(1) (2002), 3–12

Padberg, J. et al.: Ethische Probleme im Umgang mit Reanimation und Patientenverfügung in der Notaufnahme. In: Notfall- und Rettungsmedizin 17(6) (2014), 500–506

Salomon, F.: Ethische Aspekte in der Entscheidungsfindung. In: Madler, C. et al. (Hrsg.): Akutmedizin – Die ersten 24 Stunden. Das NAW-Buch. Elsevier/Urban & Fischer, München, 4. Aufl., 2009, 161–167

Sass, H.-M.: Medizinische Ethik bei Notstand, Krieg und Terror. In: May, B., Sass, H.-M., Zenz, M. (Hrsg.): Medizinethische Materialien 165. Zentrum für Medizinische Ethik, Bochum, 2006

Trzeczak, S.: Ethische Kompetenz und praktische Erfahrung. In: Deutsches Ärzteblatt 110(15) (2013), 706–707

Waterstraat, F.: Bewährung in plötzlicher Not – Elemente einer biblischen Ethik der Notfallmedizin. In: Notfallmedizin up2date, 7(3) (2012), 199–206

KAPITEL 7 PSYCHOHYGIENE, GESUNDHEITSFÖRDERUNG UND KRANKHEITSPRÄVENTION

Antonovsky, A.: Salutogenese: Zur Entmystifizierung der Gesundheit. dgvt-Verlag, Tübingen, 1997

Balanck, J.-C.: Die gesundheitsrelevante Bedeutung des Vorgesetztenverhaltens im Rettungsdienst. In: Rettungsdienst 34 (2011), 336–341 (Teil 1), 414–418 (Teil 2) und 514–518 (Teil 3)

Badura, B., Hehlmann, T.: Betriebliche Gesundheitspolitik. Springer Verlag, Berlin, 2003

Bengel, J., Heinrichs, M.: Psychische Belastungen des Rettungsdienstpersonals. In: Bengel, J. (Hrsg.): Psychologie in Notfallmedizin und Rettungsdienst. Springer, Berlin, 2. vollständig neu bearbeitete Aufl., 2004, 25–43

DiClemente, C. C., Prochaska, J. O., Fairhurst, S. K. et al.: The process of smoking cessation: an analysis of precontemplation, contemplation, and preparation stages of change. Journal of Consulting and Clinical Psychology, 59(2) (1991), 295–304

Dix, K., Klewer, J.: Gesundheitsförderung im Rettungsdienst: Welche Belastungen wirken auf die Mitarbeiter ein? In: Rettungsdienst 32 (2009,) 20–24

Düringer, G., Buehler, A.: Prävention von Suchterkrankungen. In: Hurrelmann, K., Klotz, T Haisch, J.: Lehrbuch Prävention und Gesundheitsförderung . Verlag Hans Huber, Bern, 2010, 249–258

Esslinger, A. S., Schobert, D. B. (Hrsg.): Erfolgreiche Umsetzung von Work-Life-Balance in Organisationen: Strategien, Konzepte, Maßnahmen. Deutscher Universitätsverlag, Wiesbaden, 2012

Gebhardt, H., Klußmann, A., Maßbeck, P., Topp, S., Steinberg, U.: Sicherheit und Gesundheit im Rettungsdienst. Schriftenreihe der Bundesanstalt für Arbeitsschutz und Arbeitsmedizin. NW-Verlag, Berlin, 2006

GÖG/ÖBIG: Österreichische Gesundheitsbefragung (2006/2007) Schichtet man die Bevölkerung nach Einkommen, Bildung und Beruf so haben die unteren 20 % ein doppelt so hohes für schwere Verletzungen und Erkrankungen sowie frühzeitiges Sterben wie die oberen 20 %. Vgl. E&C Stiftung SPI (Hrsg.), 2003, 48

Gorißen, B.: Psychische Belastungen im Wachalltag von Berufsfeuerwehren. Ein arbeitspsychologischer Vergleich von Einsatz und Wachalltag. In: Trauma und Gewalt 3 (2009), 278–293

Hering, T., Beerlage, I.: Arbeitsbedingungen, Belastungen und Burnout im Rettungsdienst. In: Notfall- und Rettungsmedizin 7 (2004), 415–424

Hering, T., Beerlage, I.: Retten als Arbeit zwischen Routine und Katastrophe. Gesundheit, Belastungen und Burn-out im Rettungsdienst. Profil, München, 2004

Hering, T., Schulze, D., Sonnenberg, D., Beerlage, I.: Was belastet in der Feuerwehr? Primärprävention gesundheitlicher Beeinträchtigungen aus einer arbeitsorganisatorischen Perspektive. In: Notfall- und Rettungsmedizin 8 (2005), 412–421

Heringshausen, G., Hering, T., Nübling, M., Brauchle, G.: Auswirkungen von Arbeitszeitschichtmodellen auf die Gesundheit von Rettungsdienstpersonal. In: ErgoMed 4 (2009), 104–110

Heringshausen, G., Karutz, H., Brauchle, G.: Wohlbefinden, Lebenszufriedenheit und Work-Family-Konflikt bei Einsatzkräften im Rettungsdienst. In: Notfall & Rettungsmedizin 13 (2010), 1–7

Hollmann, W.: Prävention durch körperliche Aktivität. In: Hurrelmann, K.: Lehrbuch Prävention und Gesundheitsförderung. Verlag Hans Huber, Bern, 2007, 139–152

Hurrelmann, K.: Gesundheitssoziologie. Juventa, Weinheim, 2006, 19–25

Karutz, H.: Debriefing: Pro und Contra. In: Rettungsdienst 31 (2008), 352–360

Karutz, H.: Wenn die Belastungsgrenze erreicht ist: Psychologische Selbsthilfe in Extremsituationen. In: Rettungsdienst 12 (2009), 1172–1177

Krüsmann, M., Karl, R., Butollo, W.: Abschlussbericht für das Forschungsprojekt: Untersuchung bestehender Maßnahmen zur sekundären Prävention und Entwicklung einer Methodik und eines zielgruppenorientierten Programms zur sekundären Prävention einsatzbedingter Belastungsreaktionen und -störungen. Ludwig-Maximilians-Universität, München, 2006

Krüsmann, M., Metz, A., Kühling, M., Seifert, L., Süss, B., Butollo, W.: Abschlussbericht für das Forschungsprojekt: Untersuchung des langfristigen Adaptionsprozesses nach unterschiedlichen Nachsorgemaßnahmen im Kontext von Katastrophen und extrem belastenden Einsätzen. Ludwig-Maximilians-Universität, München, 2008

Mitchell, J.: Handbuch Einsatznachsorge: Stressbearbeitung nach belastenden Ereignissen. Stumpf & Kossendey, Edewecht, 2005

Naidoo, J., Wills, J. et al (Hrsg.): Lehrbuch der Gesundheitsförderung. Verlag für Gesundheitsförderung, Köln, 2003

Redelsteiner, C.: Professionen der Präklinik — Ein internationaler Überblick. In: Referatesammlung Niederösterreichischer Gesundheits- und Sozialfonds. http://www.noegus.at/content/presse/paramedics-enquete.php, St. Pölten, 2014

Redelsteiner, C., Worlicek, W., Binder-Krieglstein, C., Dörner, C.: Stress und Burn-out. In: Redelsteiner, C., Kuderna, H. et al (Hrsg.): Handbuch für Notfall- und Rettungssanitäter. Braumüller, Wien, 2011, 638–650

Regiestelle Entwicklung und Chancen junger Menschen in sozialen Brennpunkten der Stiftung SPI Hrsh: Vernetzung – Macht – Gesundheit: Kooperationen zwischen Jugendhilfe und Gesundheitswesen in sozialen Brennpunkten, Berlin, 2003

Roth, T.: Psychosoziale Belastungen im Rettungsdienst. Dr. Kovac, Hamburg, 2009

Schmitt, L., Runggaldier, K.: Gesundheitsschutz und betriebliches Gesundheitsmanagement: Eine vernachlässigte Aufgabe im Rettungsdienst. Rettungsdienst 33 (2010), 36–41

Schumann, H.: Gesundheit von Einsatzkräften im deutschen Rettungsdienst. Ein Vergleich zwischen der Berufsfeuerwehr und den Hilfsorganisationen – Ergebnisse einer quantitativen Querschnittsstudie. Grin, Norderstedt, 2011

Sehring, J., Geier, W.: Führung, Teamarbeit und Supervision. In: Bengel, J. (Hrsg.): Psychologie in Notfallmedizin und Rettungsdienst. Springer, Berlin, 2. vollständig neu bearbeitete Aufl., 2004, 25–43

KAPITEL 8 PSYCHOLOGISCHE, PÄDAGOGISCHE UND SOZIOLOGISCHE GRUNDLAGEN

Adler, R.: Einführung in die biopsychosoziale Medizin. Schattauer, Stuttgart, 2005

Bowlby, J.: Bindung. Eine Analyse der Mutter-Kind-Beziehung. Kindler, München, 1975

Erikson, E. H.: Der vollständige Lebenszyklus. Suhrkamp, Frankfurt, 1988

Fischer, L., Wiswede, G.: Grundlagen der Sozialpsychologie. Oldenbourg, München, 3., völlig neu bearbeitete Aufl., 2009

Grundmann, M. Sozialisation. Skizze einer allgemeinen Theorie. UVK, Konstanz, 2006

Hausmann, C., Koller, M.: Psychologie, Soziologie und Pädagogik. Ein Lehrbuch für Pflege- und Gesundheitsberufe. Facultas, Wien, 2. Aufl., 2013

Hausmann, C.: Psychologie und Kommunikation für Pflegeberufe. Facultas, Wien, 3. Aufl., 2013

Hurrelmann, K.: Gesundheitssoziologie. Eine Einführung in sozialwissenschaftliche Theorien von Krankheitsprävention und Gesundheitsförderung. Juventa, Weinheim, 7. Aufl., 2010

Kaiser, A., Kaiser, R.: Studienbuch Pädagogik. Grund- und Prüfungswissen. Cornelsen Scriptor, Frankfurt, 10. Aufl., 2001

Karutz, H.: Stress und Betroffenheit von Rettungsdienstpersonal bei der Konfrontation mit persönlich bekannten Notfallopfern. In: Rettungsdienst 34 (2011), 840–844

Kratz, C. D. et al.: Pharmakologische Besonderheiten und Probleme des älteren Patienten. In: Anaesthesist 54 (2005), 467–475

Lenzen, D. (Hrsg.): Erziehungswissenschaft. Ein Grundkurs. Rowohlt, Reinbeck bei Hamburg, 2004

Mielck, A.: Soziale Ungleichheit und Gesundheit: Einführung in die aktuelle Diskussion. Huber, Bern, 2005

KAPITEL 9 KOMMUNIKATION UND INTERAKTION

Boscher, A., Ruppert, M., Lackner, C. K.: Notfallpatienten ohne festen Wohnsitz. In. Notfall- und Rettungsmedizin 5 (2002), 512–515

Büdenbender, K.: Informationen für die Polizei, Feuerwehr und den Rettungsdienst zum Umgang mit hörgeschädigten Menschen (Faltblatt). Deutscher Schwerhörigenbund e. V. (Hrsg.), 5., überarbeitete Aufl., 2007

Delport, K., Lüthy, M., Bingisser, R., Jakob, M., Nickel, C. H.: Geriatrische Notfälle. In: Notarzt 28 (2012), 171–180

Bengel, J. (Hrsg.).: Psychologie in Notfallmedizin und Rettungsdienst. Springer, Berlin, 2. vollständig neu bearbeitete Aufl., 2004

Erim, Y., Möllering, A.: Psychologische Betreuung von Migranten. In: Bengel, J. (Hrsg.): Psychologie in Notfallmedizin und Rettungsdienst. Springer, Berlin, 2. vollständig neu bearbeitete Aufl., 2004, 175–182

Hannich, H.-J.: Psychologie der Notfallsituation. In: Bengel, J. (Hrsg.): Psychologie in Notfallmedizin und Rettungsdienst. Springer, Berlin, 2. vollständig neu bearbeitete Aufl., 2004, 1–12

Hausmann, C.: Notfallpsychologie und Traumabewältigung. Ein Handbuch. Facultas, Wien, 3., vollständig revidierte u. aktualisierte Aufl., 2010

Hausmann, C.: Psychologie und Kommunikation für Pflegeberufe. Facultas, Wien, 3. erweiterte Aufl., 2013

Hausmann, C.: Kommunikation in der Pflege. Grundlagen für die Praxis. Facultas, Wien, 2014

Hausmann, C.: Interventionen in der Notfallpsychologie. Facultas, Wien, 2016

Karutz, H.: KASPERLE: Psychische Erste Hilfe bei Kindern. In: Rettungsdienst 22 (1999), 1008–1011

Karutz, H.: Kindgerechte Rettung: Psychosoziale Kompetenzen für die Kleinsten. In: Rettungsdienst 36 (2013), 972–977

Karutz, H.: Der psychosoziale Notfall – für den Rettungsdienst ein Fehleinsatz? In: Rettungsdienst 37 (2014), 632–637

Karutz, H., Lasogga, F.: Kinder in Notfällen. Stumpf & Kossendey, Edewecht: 2. Aufl., 2015

Karutz, H., Richwin, R.: Kommunikation im Krankentransport: Eine persönliche Herausforderung. In: Rettungsdienst 37 (2014), 1 162–1 167

Kratzer, D.: Suizidalität. In: Juen, B., Kratzer, D. (Hrsg.).: Krisenintervention und Notfallpsychologie. Studia, Innsbruck 2012, 121–149

Köller, M.: Geriatrische Aspekte bei betagten Notfallpatienten. In: Notfall- und Rettungsmedizin 17 (2014), 484–487

Lasogga, F., Frommberger, U.: Psychische Situation und Reaktionen von Unfallpatienten. In: Bengel, J. (Hrsg.): Psychologie in Notfallmedizin und Rettungsdienst. Springer, Berlin, 2. vollständig neu bearbeitete Aufl., 2004, 13–24

Lasogga, F., Gasch, B.: Psychische Erste Hilfe. Kompensation eines Defizits. Stumpf & Kossendey, Edewecht, 5. Aufl., 2013
Luiz, T.: Der psychosoziale Notfall. In: Notfall- und Rettungsmedizin 11 (2008), 547–551
Luiz, T., Schmitt, T. K., Madler, C.: Der Notarzt als Manager sozialer Krisen. In: Notfall- und Rettungsmedizin 5 (2002), 505–511
Meinlschmidt, G.: Zum Zusammenhang zwischen sozialer und gesundheitlicher Ungleichheit in Berlin. In: Notfall- und Rettungsmedizin 5 (2002), 492–497
Poloczek, S., Schmitt, T. K., Madler, C.: Psychosoziale Notfälle. In: Dirks, B. (Hrsg.): Die Notfallmedizin. Springer, Heidelberg, 2007, 314–319
Prückner, S., Martin, S., Kleinberger, T., Madler, C., Luiz, T.: Logistische Aspekte in der Notfallmedizin beim alten Menschen. In: Notfall- und Rettungsmedizin 14 (2011), 197–201
Schulz von Thun, F.: Miteinander reden. Störungen und Klärungen. Rowohlt, Reinbeck, 1981
Singler, K., Heppner, H. J.: Besonderheiten bei älteren Notfallpatienten. In: Notfall- und Rettungsmedizin 15 (2012), 255–264
Stephan, K. S., Pinilla, S.: Gehörlose Patienten in der Notfallmedizin. In: Notfall- und Rettungsmedizin 17 (2014), 449–462
Trabert, G.: Der obdachlose/wohnungslose Notfallpatient. In: Madler, C. et al. (Hrsg.): Das NAW-Buch. Elsevier/Urban & Fischer, München, 2005, 1104–1112
Yilmaz, A. T.: Psychologische Betreuung von ausländischen Mitbürgern. In: Bengel, J. (Hrsg.): Psychologie in Notfallmedizin und Rettungsdienst. Springer, Berlin, 1997, 197–203

KAPITEL 10 BERATUNG

Bürgi, A., Eberhart, H.: Beratung als strukturierter und kreativer Prozess. Ein Lehrbuch für die ressourcenorientierte Praxis. Vandenhoeck und Ruprecht, Göttingen, 2004
Borg-Laufs, M., Schmidtchen, S.: Beratung. In: Linden, M., Hautzinger, M. (Hrsg.): Verhaltenstherapiemanual. Springer, Heidelberg, 6. Aufl., 2008, 13–17
Brem-Gräser, L.: Handbuch der Beratung für helfende Berufe. Band 1. Ernst Reinhardt Verlag, München, Basel, 1993
Heringshausen, G., Karutz, H., Brauchle, G.: Wohlbefinden, Lebenszufriedenheit und Work-Family-Konflikt bei Einsatzkräften im Rettungsdienst. In: Notfall & Rettungsmedizin, 13 (2010), 1–7
Herringer, N.: Empowerment in der sozialen Arbeit. Eine Einführung. Kohlhammer, Stuttgart, 2. Aufl., 2010
Karutz, H.: Helfen lehren. Unterricht im Erste-Hilfe-Kurs. In: Im Einsatz 15 (2008), 190–194
Karutz, H.: Kollegen für Kollegen: Peers. In: Lasogga F., Gasch B. (Hrsg.): Notfallpsychologie. Lehrbuch für die Praxis. Springer, Heidelberg, 2. Aufl., 2011, 199–213
Karutz, H.: Inhouse-Security-Party: Notfallberatung zur Förderung der Selbsthilfekompetenz. In: Im Einsatz 19 (2012), 218–221
Karutz, H., Overhagen, M., Stum, J.: Psychische Belastungen im Wachalltag von Rettungsdienstmitarbeitern und Feuerwehrleuten. In: Gesundheitsförderung und Prävention, 8(3) (2013), 204–211
Koch-Straube, R.: Beratung in der Pflege. Hans Huber, Bern, 2. Aufl., 2008
London, F.: Informieren, Schulen, Beraten. Praxishandbuch zur Pflegebezogenen Patientenedukation. Hans Huber, Bern, 2. Aufl., 2010
Mutzeck, W.: Kooperative Beratung. Grundlagen und Methoden der Beratung und Supervision im Berufsalltag. Deutscher Studien Verlag, Weinheim, 1996

KAPITEL 11 TEAMARBEIT UND INTERDISZIPLINARITÄT

Janis, I. L.: Groupthink. Psychological Studies of Policy Decisions and Fiascoes. Houghton Mifflin, Boston, 1972
Johnson-Laird, P. N.: Mental Models in Cognitive Science, Cognitive Science 4 (1980), 71–115
Lendemanns, S.: Schnittstellen in der Notfallmedizin. Notfall- und Rettungsmedizin 15 (2012), 300–304
Rall, M., Gaba, D. M., Howard, S. K., Dieckmann, P.: Human Performance and Patient Safety. In: Miller R. D. et al. (eds.): Miller's Anesthesia, Elsevier/Saunders, Philadelphia, 7. Aufl., 2009
Rall, M., Glavin, R. J., Flin, R.: The ten-seconds-for-ten-minutes-principle' – Why things go wrong and stopping them getting worse. Bulletin of the Royal College of Anaesthetists 51 (2008), 2614–2616
Reason, J.: Managing the risks of organizational accidents. Ashgate, Aldershot, 1997
Salas, E., Sims, D. E., Burke, C. S.: Is there a "Big Five" in Teamwork? Small Group Research 36(5) (2005), 555–599
St. Pierre, M., Hofinger, G., Buerschaper, C.: Notfallmanagement. Human Factors in der Akutmedizin. Springer, Heidelberg, 2. Aufl., 2011
Tuckman, B. W., Jensen, M. A. C.: Stages of Small-Group Development Revisited. Group and Organization Studies 2(4) (1977), 419–427
Ungerer, D.: Stress und Stressbewältigung im Einsatz. Kohlhammer, Stuttgart, 1999

KAPITEL 12 ZUSAMMENARBEIT MIT ANDEREN BERUFSGRUPPEN, BEHÖRDEN UND ORGANISATIONEN

Adams, H. A. et al. (Hrsg.): Patientenversorgung beim Großschadensereignis und im Katastrophenfall. Deutscher Ärzteverlag, Köln, 2014
ARGE Rettungsdienstrecht e. V. (Hrsg.): Schnittstellen im Rettungsdienst. Tagungsband des 1. Symposiums Rettungsdienstrecht am 16.6.2012 an der Heinrich-Heine-Universität Düsseldorf. Stumpf & Kossendey, Edewecht, 2012
Bundesamt für Bevölkerungsschutz und Katastrophenhilfe (Hrsg.): Psychosoziale Notfallversorgung: Qualitätsstandards und Leitlinien, Teil I und II. Praxis im Bevölkerungsschutz Band 7. Eigenverlag, Bonn, 2012
Kaack, U., Claußen, S.: Die Seenotretter. 150 Jahre DGzRS. Sutton, Erfurt, 2015
Konferenz Evangelische Notfallseelsorge in Deutschland. Hamburger Thesen zur Evangelischen Notfallseelsorge in Deutschland. Aktualisierung der Kasseler Thesen von 1997. Hamburg, 2007
Lasogga, F., Gasch, B. (Hrsg.): Notfallpsychologie. Lehrbuch für die Praxis. Springer, Berlin, 2. Aufl., 2011
Lehmkühler, C.: Trügerische Spuren: Wie sich der Rettungsdienst am Tatort verhalten sollte. In: Rettungsdienst 37 (2014)
Lektorat Pflege (Hrsg.): Pflege Heute. Elsevier/Urban & Fischer, München, 6. Aufl., 2014
Luiz, T. et al. (Hrsg.): Medizinische Gefahrenabwehr: Katastrophenmedizin und Krisenmanagement im Bevölkerungsschutz. Elsevier/Urban & Fischer, München, 2009
Luxem, J.: Das Rettungszugkonzept der Deutschen Bundesbahn. Rettungsdienst 16 (1993), 332–334
Redaktion Brandschutz: Das Feuerwehr-Lehrbuch: Grundlagen, Technik, Einsatz. Kohlhammer, Stuttgart, 4., überarbeitete und erweiterte Aufl., 2015

KAPITEL 13 FÜHRUNG IM RETTUNGSDIENST

Blake, R., Mouton, J.: The New Managerial Grid. Jaico Publishing, Mumbai, 2005
Deutscher Gemeindeverlag: Führung und Leitung im Einsatz. Feuerwehrdienstvorschrift 100. Kohlhammer, Stuttgart, 2003
Heimann, R.: Führungskultur in hierarchischen Strukturen am Beispiel polizeilicher einsatzlagen. In: Strohschneider, S., Heimann, R. (Hrsg.): Kultur und sicheres Handeln. Verlag für Polizeiwissenschaft, Frankfurt, 2009, 50–62
Redelsteiner, C., Vergeiner, G.: Kommunikation und Interaktion mit Leitstellen, anderen Berufsgruppen und Einsatzdiensten. In: Redelsteiner, C. et al. (Hrsg.): Handbuch für Notfall- und Rettungssanitäter. Braumüller, Wien, 2011, 186–193
Ständige Konferenz für Katastrophenvorsorge und Katastrophenschutz: Führung und Leitung im Einsatz. Köln, 1999
Tannenbaum, R., Schmidt, W.: How to Choose a Leadership Pattern. Harvard Business Press, Reprint Boston, 2009

KAPITEL 14 ÜBERGABE UND ÜBERNAHME VON PATIENTEN

Redelsteiner, C.: Der Notfalleinsatz – Das System Rettungsdienst. In: Redelsteiner, C. et al. (Hrsg.): Handbuch für Notfall- und Rettungssanitäter. Braumüller, Wien, 2011, 2–18

Redelsteiner, C.: Qualitätsmanagement und Dokumentation. In: Redelsteiner, C. et al. (Hrsg.): Handbuch für Notfall- und Rettungssanitäter. Braumüller, Wien, 2011, 32–39

KAPITEL 15 NOTFALL- UND GEFAHRENSITUATIONEN

Adl-Amini, B.: Krisenpädagogik. Syllabus, Aschaffenburg, 2002

Ausschuss Feuerwehrangelegenheiten, Katastrophenschutz und zivile Verteidigung (AFKzV): Feuerwehrdienstvorschrift 500: Einheiten im ABC Einsatz. Stand: 01/2012

Bundesamt für Bevölkerungsschutz und Katastrophenhilfe (Hrsg.): Handlungsempfehlungen zur Eigensicherung für Einsatzkräfte der Katastrophenschutz- und Hilfsorganisationen bei einem Einsatz nach einem Anschlag. Eigenverlag, Bonn 2009

Bundesministerium für Arbeit und Soziales (BMAS): Technische Regeln für Arbeitsstätten, ASR A1.3 Sicherheits- und Gesundheitsschutzkennzeichnung. Stand: 02/2013

Bundesministerium für Justiz und Verbraucherschutz (BMJV): Verordnung über den Schutz vor Schäden durch ionisierende Strahlen. Stand: 2014

Bundesministerium für Justiz und Verbraucherschutz (BMJV): Verordnung über die innerstaatliche und grenzüberschreitende Beförderung gefährlicher Güter auf der Straße, mit Eisenbahnen und auf Binnengewässern. Stand: 2015

Bundesministerium für Verkehr und digitale Infrastruktur (BMVI): Europäisches Übereinkommen über die internationale Beförderung gefährlicher Güter auf der Straße (ADR). Stand: 2015

Bundesministerium für Verkehr und digitale Infrastruktur (BMVI): Ordnung für die internationale Eisenbahnbeförderung gefährlicher Güter (RID). Stand: 2013

Dikau, R., Weichselgartner, J.: Der unruhige Planet. Der Mensch und die Naturgewalten. Wissenschaftliche Buchgesellschaft, Darmstadt, 2014

DIN 14011: Begriffe aus dem Feuerwehrwesen. Stand: 06/2010

DIN EN ISO 7010: Graphische Symbole – Sicherheitsfarben und Sicherheitszeichen – Registrierte Sicherheitszeichen. Stand: 2012

Hommel, G. (Hrsg.): Hommel Handbuch der gefährlichen Güter. Erläuterungen und Synonymliste. Springer Vieweg, Wiesbaden, 27. Aufl., 2015

Jansch, A.: Taktische Notfallmedizin. Grundlagen, Bedeutung für den Rettungsdienst und die Anwendung bei Amoklagen. Verlag für Polizeiwissenschaft, Frankfurt, 2010

Karutz, H.: Notfallpädagogik. Konzepte und Ideen. Stumpf & Kossendey, Edewecht, 2011

Lasogga, F., Gasch, B.: Notfallpsychologie. Lehrbuch für die Praxis. Springer, Berlin/Wien, 2. Aufl., 2011

Perry, R. W., Quarantelli, E. L.: What is a disaster? New Answers to Old Questions. Xlibris, Bloomington, 2005

Scheithauer, H., Bondü, R.: Amoklauf und School Shooting. Bedeutung, Hintergründe und Prävention. Vandemhoeck & Ruprecht, Göttingen, 2011

Vereinigung zur Förderung des Deutschen Brandschutzes e. V.: Richtlinie 10/04 Dekontamination bei Einsätzen mit ABC-Gefahren. Stand: 10/2014

KAPITEL 16 GEFAHRENABWEHR

Deutsch-Österreichische Leitlinien zur Postexpositionellen Prophylaxe der HIV-Infektion. Deutsche AIDS-Gesellschaft. Berlin, 2013

Fischer, P., Küneth, T., Vorderauer, A.: Taschenbuch für Wasserretter. Ecomed Sicherheit, 1. Sonderauflage für BRK Landsberg, 2013

Händehygiene. Mitteilung der Kommission für Krankenhaushygiene und Infektionsprävention am Robert Koch-Institut. Bundesgesundheitsblatt 43 (2000), 230–233

Infektionsschutzgesetz vom 20.7.2000 (BGBl. I S. 1045), das zuletzt durch Art. 2 Abs. 36 und Art. 4 Abs. 21 des Gesetzes vom 7.8.2013 (BGBl. I S. 3154) geändert wurde

Liste der vom Robert Koch-Institut geprüften und anerkannten Desinfektionsmittel und -verfahren. Stand: 31.8.2013. Bundesgesundheitsblatt 56 (2013), 1706–1728

Schulz-Stübner, S.: Repetitorium Krankenhaushygiene und hygienebeauftragter Arzt. Springer, Heidelberg, 2013

KAPITEL 17 DIAGNOSTIK

Dönitz S., Flake F.: Mensch – Körper – Krankheit für den Rettungsdienst. Elsevier/Urban & Fischer, München, 2014

Flake, F., Hoffmann, B.: Leitfaden Rettungsdienst. Elsevier/Urban & Fischer, München, 5. Aufl., 2011

Flake F., Runggaldier K.: Arbeitstechniken A–Z für den Rettungsdienst. Elsevier/Urban & Fischer, München, 2. Aufl., 2012

Luxem, J., Kühn, D., Runggaldier, K.: Rettungsdienst heute. Elsevier/Urban & Fischer, München, 5. Aufl., 2010

Luxem, J., Kühn, D., Runggaldier, K.: Rettungsdienst RS/RH. Elsevier/Urban & Fischer, München, 3. Aufl., 2013

NAEMT (Hrsg.): Advanced Medical Life Support – Präklinisches und klinisches Notfallmanagement. Elsevier/Urban & Fischer, München, 1. Aufl., 2013

NAEMT (Hrsg.): Präklinisches Traumamanagement – Prehospital Trauma Life Support (PHTLS). Elsevier/Urban & Fischer, München, 2. Aufl., 2012

Semmel, T.: ABC-Die Beurteilung von Notfallpatienten. Elsevier/Urban & Fischer, München, 2008

KAPITEL 18 ATEMWEGSMANAGEMENT

Asai, T., Shingu, K.: Appropriate cuff volumes of the Laryngeal Tube. Anaesthesia 60(5) (2005), 486–489

Barton, E., Epperson, M., Hoyt, D. et al.: Prehospital needle aspiration and tube thoracostomy in trauma victims: a six-year experience withaeromedical crews. J Emerg Med 13 (1995), 155–163

Blevin, A. E. et al.: A comparison of the laryngeal mask with facemask and oropharyngeal airway for manual ventilation by first responder in children. Anaesthesia 64 (2009), 1312–1316

Bushby, N., Fitzgerald, M., Cameron, P. et al.: Prehospital intubation and chest decompression isassociated with unexpected survival in major thoracic blunt trauma. Emerg Med Australas 17 (2005), 443–449

Byhahn, C., Schalk, R., Russo, S. G.: Präklinische Atemwegssicherung. Ein Drama in 5 Akten. Anaesthesist 63 (2014) 543–545

Cobas, M., De la Pena, M. A., Manning, A., Varon, A. J.: Prehospital intubations and mortality: a level one trauma center perspective. Anesth Analg 109 (2009), 489–493

Committee on Trauma: Advanved Trauma Life Support (ATLS®) – Reference Manual. American College of Surgeons, Chicago [LoE 5] (2001)

Deutschen Gesellschaft für Unfallchirurgie (DGU): S3-Leitlinie „Schwerverletztenversorgung", 2011

Einführtechniken durch Erstanwender. http://publikationen.ub.uni-frankfurt.de/frontdoor/index/index/docId/26394

European Resuscitation Council: ALS Anwender Manual (2010)

Greiwe, A.-M. B.: Larynxtubus S Disposable: ein randomisierter Vergleich von zwei

Gries, A. et.al.: Realistische Bewertung des Notarztdienstes in Deutschland. Anaesthesist 55 (2006), 1080–1086

Hess, T., Stuhr, M., Knacke, P. G. et al.: Invasive Notfalltechniken – Koniotomie. Anästhesiol Intensivmed Notfallmed Schmerzther 49 (2014), 230–236

Hockney, A., Balance, J. et al.: ALS-Guidelines des ERC 2010

Inaba, K., Branco, B. C., Eckstein, M. et al.: Optimal positioning for emergent needle thoracostomy: a cadaver-based study. J Trauma 71 (2011), 1099–1103

Inaba, K., Ives, C., McClure, K. et al.: Radiologic evaluation of alternative sites for needle decompression of tension pneumothorax. Arch Surg 147(9) (2012), 813–818

Knacke, P.: Videolaryngoskopie – der Blick nach vorn. Rettungsdienst 01.2015 56–60

Lukas, R.-P. et.al: Einsatz des Larynxtubus durch Rettungsassistenten reduziert Unterbrechungen der Reanimation. Notfall und Rettungsmedizin 1 (2015), 29–34

Mohr, S., Weigand, M. A., Hofer, S. et al.: Developing the skill of laryngeal mask insertion. Anaesthesist 62 (2013), 447–452

National Association of Emergency Medical Technicians (NAEMT): Prehospital Trauma Life Support, 8. Aufl., 2014

Schalk, R.: Übernahme eines Patienten mit Larynxtubus aus der Präklinik. Med Klin Intensivmed Notfmed 108 (2013), 429–433

Stuermer, K. M., Neugebauer, E.: S3Leitlinie Polytrauma/Schwerverletztenversorgung AWMF-online. www.awmf.org/uploads/tx szleitlinien0191_s3_Polytrauma_Schwerverletztenbehandlung

Timmerman, A. et al.: Handlungsempfehlung für das präklinische Atemwegsmanagement. Anästh Intensivmed 53 (2012), 294–308

Timmermann, A., Braun, U., Panzer, W. et al.: Präklinisches Atemwegsmanagement in Norddeutschland. Anaesthesist 56 (2007), 323–334

Timmermann, A., Eich, C., Russo, S.G. et al.: Prehospital airway management: a prospective evaluation of anaesthesia trained emergency physicians. Resuscitation 70 (2006), 179–185

Timmermann, A., Russo, S.G., Eich C. et al.: The out-of-hospital esophageal and endobronchial intubations performed by emergency physicians. Anesth Analg 104 (2007), 619–623

von Goedecke, A., Herff, H., Paal, P. et al.: Field airway management disasters. Anesth Analg 104 (2007), 481–483

Wang, H.E., Mann, N.C., Mears, G. et al.: Out-of-hospital airway management in the United States. Resuscitation 82 (2011), 378–385

KAPITEL 19 MASCHINELLE BEATMUNG

Bein, T.: Aktuelle Konzepte der unterstützten Spontanatmung. Neue Wege zum differenzierten Weaning. Anaesthesist 63 (2014), 279–286

Biener, I. et al.: Lungenprotektive Beatmung bei ARDS. Med Klin Intensivmed Notfmed 108 (2013), 578–583

Bremer, F.: 1 × 1 der Beatmung. Lehmanns Media, München, 4. Aufl., 2014

Deja, M., Trefzer, T., Geffers, C.: Prävention der ventilatorassoziierten Pneumonie – Was ist evidenzbasiert? Anästhesiol Intensivmed Notfallmed Schmerzther 46 (2011), 560–567

Huttmann, S. E., Storre, J. H., Windisch, W.: Außerklinische Beatmung. Invasive und nichtinvasive Beatmungstherapie bei chronischer ventilatorischer Insuffizienz. Pneumologe 12 (2015), 73–82

Levin, M. A. et al.: Low intraoperative tidal volume ventilation with minimal PEEP is associated with increased mortality. British Journal of Anaesthesia 2014, doi:10.1093/bja/aeu054

Oczenski, W. et al.: Atmen – Atemhilfen. Thieme Verlag, Stuttgart, 9. Aufl., 2012

Oczenski, W., Hörmann, Ch.: ÖGARI-Leitlinien zur invasiven Beatmung von Intensivpatienten (2012). Download von: http://www.oegari.at/web_files/dateiarchiv/editor/leitlinie_invasiven_beatmung_von_intensivpatienten_2012.pdf

Peyn, T., Rutten, F.: AutoFlow®: Vereint die Vorteile freier Durchatembarkeit mit denen einer volumengesteuerten Beatmung. Drägerwerk AG & Co. KGaA, Lübeck, 2012

Rathgeber, J. et al. Grundlagen der maschinellen Beatmung. Thieme Verlag, Stuttgart, 2., vollständig überarbeitete und erweiterte Aufl., 2010

Schönhofer, B.: Nichtinvasive Beatmung beim Patienten mit persistierender Hyperkapnie. Med Klin Intensivmed Notfmed 2014, DOI 10.1007/s00063-014-0373-0

Schönhofer, B.: Nichtinvasive Beatmung – gestern, heute und morgen. Intensivmed 45 (2008), 182–193

Schönhofer, B. et al.: S3-Leitlinie NIV bei akuter respiratorischer Insuffizienz. Pneumologe 62 (2008), 449–479

Stein, M., Joannidis, M.: Beatmungsstrategien bei chronisch obstruktiver Lungenerkrankung. Med Klin Intensivmed Notfmed 107 (2012), 613–621

Ventilation with Lower Tidal Volumes as Compared with Traditional Tidal Volumes for Acute Lung Injury and the Acute Respiratory Distress Syndrome. The Acute Respiratory Distress Syndrome Network. N Engl J Med 342 (2000), 1 301–1 308

Von Hintzenstern, U., Bein, T.: Praxisbuch Beatmung. Urban & Fischer, München, 6. Aufl., 2015

Wan-Jie Gu, Fei Wang, Jing-Chen Liu: Effect of lung-protective ventilation with lower tidal volumes on clinical outcomes among patients undergoing surgery: a meta-analysis of randomized controlled trials. CMAJ (2014), DOI:10.1503/cmaj.141005

Westhoff, M., Rosseau, S.: Nichtinvasive Beatmung bei akuter respiratorischer Insuffizienz. Pneumologe 7 (2010), 89–99

KAPITEL 20 MEDIKAMENTÖSE THERAPIE

Aktories, K. et al. Allgemeine und spezielle Pharmakologie und Toxikologie. Elsevier/Urban & Fischer, München, 11. überarbeitete Aufl., 2013

Jelinek, A.: Arzneimittellehre für Pflegeberufe. Elsevier/Urban & Fischer, München, 2013

Karow, T., Lang-Roth, R.: Allgemeine und Spezielle Pharmakologie und Toxikologie. Thomas Karow, Pulheim, 19. Aufl., 2011

Lüllmann, H., Mohr, K., Hein, L.: Taschenatlas Pharmakologie. Thieme Verlag, Stuttgart, 6. Aufl., 2008

Schubert, A., Koch, T.: Infusionen und Injektionen – Schritt für Schritt in Wort und Bild. Elsevier/Urban & Fischer, München, 2010

Semmel, T. Rettungsdienst kompakt, Band 6 – Der intraossäre Zugang. Stumpf + Kossendey, Edewecht, 2. Aufl., 2014

Shakur, H. et al.: The importance of early treatment with tranexamic acid in bleeding trauma patients: an exploratory analysis of the CRASH-2 randomised controlled trial. In: Lancet 377 (2011), 1096–1101

KAPITEL 21 ANALGESIE IM RETTUNGSDIENST

Adams, H. A., Flemming, A.: Analgesie, Sedierung und Anästhesie in der Notfallmedizin. In: Anästhesiologie & Intensivmedizin 56 (2015), 75–90

Baumgärtner, U.: Nozizeptives System – Nozizeptoren, Fasertypen, spinale Bahnen und Projektionsareale. In: Schmerz 24 (2010), 105–113

Brune, K., Beyer, A., Schäfer, M.: Schmerz – Pathophysiologie, Pharmakologie, Therapie. Springer Verlag, Berlin, Heidelberg, 2001

Gallacchi, G., Pilger, B.: Schmerzkompendium – Schmerzen verstehen und behandeln. Thieme Verlag, Stuttgart, 2. neubearbeitete und aktualisierte Aufl., 2005

Maier, B.: Analgesie und Sedierung – Durchbrechen des Circulus vitiosus von Schmerz und Angst. In: Notfall + Rettungsmedizin 1 (1998), 49–63

Stork, B., Hofmann-Kiefer, K.: Analgesie in der Notfallmedizin. In: Notfall + Rettungsmedizin 11 (2008), 427–438

Wager, J., Zernikow, B.: Was ist Schmerz? In: Monatsschrift Kinderheilkunde 162 (2014), 12–18

KAPITEL 22 ANÄSTHESIE IM RETTUNGSDIENST

Bernhard, M. et al.: Developing the skill of endotracheal intubation: implication for emergency medicine. Acta Anaesthesiol. Scand. 56 (2012), 164–171

Bernhard, M. et al.: Wissenschaftlicher Arbeitskreis Notfallmedizin der DGAI. Handlungsempfehlung: Prähospitale Notfallnarkose beim Erwachsenen. Anästh Intensivmed 56 (2015), 317–335

Byhahn, C., Dörges, V., Graf, B. M.: Maskenbeatmung vor Relaxation. Vom Dogma zur Individualität. Anaesthesist 61 (2012) 397–398

Collins, J.S., Lemmens, H.J., Brodsky, J.B. et al.: Laryngoscopy and morbid obesity: A comparison of the „sniff" and „ramped" positions. Obes Surg 14 (2004), 1171–1175

Flake, F., Runggaldier, K. (Hrsg.): Rettungsdienst kompakt. Band 4: Narkose im Rettungsdienst. Stumpf & Kossendey, Edewecht, 2. Aufl., 2014

Hodges, R. J., Bennett, J. R., Tunstall, M. E., Knight, R. F.: General anaesthesia for operative obstetrics: with special reference to the use of thiopentone and suxamethonium. Br J Anaesth 31 (1959), 152–163

Jacomet, A., Schnider, T.: Obligate Maskenbeatmung vor Relaxation. Wo ist die Evidenz? Anaesthesist 61 (2012), 401–406

Jöhr, M.: Ende eines Irrwegs. Anästhesieeinleitung beim nicht nüchternen Kind. Anaesthesist 56 (2007), 1 209

Konrad, F. M. et al.: Anästhesie bei bariatrischer Chirurgie. Anaesthesist 60 (2011), 607–616

Luxen, J., Trentzsch, H., Urban, B.: Rocuronium und Sugammadex in der Notfallmedizin. Anforderungen an ein Muskelrelaxans für die „rapid sequence induction". Wien klin Mag 17(3) (2014), 44–49

Priebe, H. J.: Ileuseinleitung – was tun, was lassen? Aktuelles Wissen für Anästhesisten, Refresher Course 39 (2013)

Ramkumar, V., Umesh, G., Philip, F. A.: Preoxygenation with 20° headup tilt provides longer duration of non-hypoxic apnea than conventional preoxygenation in non-obese healthy adults. J Anesth 25 (2011), 189–194

Schmidt, J., Strauß, J. M., Becke, K., Giest, J., Schmidt, B.: Handlungsempfehlung zur Rapid-Sequence-Induction im Kindesalter. Anästh Intensivmed 48 (2007), 88–93

Sherren, P. B. et al.: Development of a standard operating procedure and checklist for rapid sequence induction in the critically ill. Scandinavian Journal of Trauma, Resuscitation and Emergency Medicine 22 (2014), Download: www.sjtrem.com/content/22/1/41

Sparr, H. J., Booij, L. H., Fuchs-Buder, T.: Sugammadex. Neues pharmakologisches Konzept

Stept, W. J., Safar, P.: Rapid induction-intubation for prevention of gastric-content aspiration. Anesth Analg 49 (1970), 633–636

Stürmer, K. M., Neugebauer, E.: S3-Leitlinie Polytrauma/Schwerverletzten-Behandlung. In: Deutsche Gesellschaft für Unfallchirurgie, AWMF-online (2011): www.awmf.org/leitlinien/detail/ll/012-019.html

Timmermann, A. et al.: The out-of-hospital esophageal and endobronchial Intubations performed by emergency physicians. Anaesth Analg 104 (2007), 619–623

Timmermann, A., Byhan, C.: Krikoiddruck. Schützender Handgriff oder etablierter Unfug? Anaesthesist 58 (2009), 663–664

Timmermann, A., Byhahn, C., Wenzel, V. et al.: Handlungsempfehlung für das präklinische Atemwegsmanagement. Anaesth Intensivmed 53 (2012), 294–308

Weiss, M., Gerber, A.: Anästhesieeinleitung und Intubation beim Kind mit vollem Magen – Zeit zum Umdenken! Anaesthesist 56 (2007), 1 210–1 216

Wetsch, W. A., Hinkelbein, J.: Current national recommendations on rapid sequence induction in Europe. How standardised is the "standard of care"? Eur J Anaesthesiol 31 (2014), 443–444

Wilcox, S. R. et al.: Neuromuscular blocking agent administration for emergent tracheal intubation is associated with decreased prevalence of procedure related complications. Crit. Care Med. 40 (2012), 1808–1813

Zur Antagonisierung von Rocuronium und Vecuronium. Anaesthesist 58 (2009), 66–80

KAPITEL 23 REANIMATION UND STABILISIERUNG DES KREISLAUFS

Erweiterte lebensrettende Maßnahmen. ERC-Leitlinie 2010. www.cprguidelines.eu/2010 (letzter Zugriff: 15.8.2015)

Erweiterte lebensrettende Maßnahmen. ERC-Leitlinie 2015. www.erc.edu (letzter Zugriff: 15.8.2015)

Fischer, M. et al.: Mechanische Reanimationshilfen. Anaesthesist 63 (2014), 186–197

Wik, L. et al.: Manual vs. integrated automatic load-distributing band CPR with equal survival after out of hospital cardiac arrest. The randomized CIRC trial. Resuscitation 85 (2014), 741–748

KAPITEL 24 WUNDBEURTEILUNG UND WUNDVERSORGUNG

Semmel, T.: Stopp die Blutung. Rettungsmagazin 3 (2014), 54–57

KAPITEL 25 LAGERUNG UND TRANSPORT

Flake, F., Hoffmann, B.: Leitfaden Rettungsdienst, Elsevier/Urban & Fischer, München, 5. Aufl., 2011

Flake, F.: Runggaldier, K.: Arbeitstechniken A–Z für den Rettungsdienst. Elsevier/Urban & Fischer, München 2. Aufl., 2012

Luxem, J., Kühn, D., Runggaldier, K.: Rettungsdienst heute. Elsevier/Urban & Fischer, München, 5. Aufl., 2010

Luxem, J., Kühn, D., Runggaldier, K.: Rettungsdienst RS/RH. Elsevier/Urban & Fischer, München, 3. Aufl., 2013

NAEMT (Hrsg.). Advanced Medical Life Support – Präklinisches und klinisches Notfallmanagement, Elsevier/Urban & Fischer, München, 2013

NAEMT (Hrsg.). Präklinisches Traumamanagement – Prehospital Trauma Life Support (PHTLS). Elsevier/Urban & Fischer, München, 2. Aufl., 2012

KAPITEL 26 MEDIZINISCHE GRUNDLAGEN

Glendinning, E., Holström, B.: English in Medicine. Cambridge University Press, 3. Aufl., 2005

Howard, R., Glendinning, E.: Professional English in Use. Klett, Stuttgart, 2007

Medizinisches Englisch Pocketcard Set. Börm Bruckmaier, Grünwald bei München, 2. Aufl., 2011

University of Pittsburgh: Clinical Terminology for international and US students. 2014

KAPITEL 27 KARDIOZIRKULATORISCHE NOTFÄLLE

Herold, G.: Innere Medizin 2015. Herold G., Köln, 2014

Leitlinien der Deutschen Gesellschaft für Kardiologie (DGK). www.leitlinien.dgk.org/ (letzter Zugriff: 15.8.2015)

KAPITEL 28 RESPIRATORISCHE NOTFÄLLE

Abholz, H. et al.: Nationale Versorgungsleitlinie Asthma 2009, zuletzt geändert 2013. www.leitlinien.de/nvl/asthma/ (letzter Zugriff: 15.8.2015)

Vestbo, J. et al.: Global Initiative for Chronic Obstructive Lung Disease: Global strategy for the diagnosis, management, and prevention of Chronic Obstructive Pulmonary Disease (updated 2015). www.goldcopd.org (letzter Zugriff: 15.8.2015)

KAPITEL 29 AKUTES ABDOMEN UND GASTROINTESTINALE NOTFÄLLE

Dönitz, S., Flake, F. (Hrsg.): Mensch Körper Krankheit für den Rettungsdienst. Elsevier/Urban & Fischer, München, 2014

Herold, G.: Innere Medizin 2015. Herold G., Köln, 2014

KAPITEL 30 ENDOKRINOLOGISCHE NOTFÄLLE

Dietrich, J. W.: Thyreotoxische Krise. Medizinische Klinik – Intensivmedizin und Notfallmedizin, 6 (107) (2012), 448–453

Herold, G.: Innere Medizin 2015. Herold G., Köln, 2014

KAPITEL 31 TRAUMATOLOGISCHE NOTFÄLLE

DGU: S3-Leitlinie Polytrauma/Schwerstverletzten-Behandlung. AWMF-Leitlinien-Register 012/019, 2014

NAEMT: Präklinisches Traumamanagement (PHTLS). Elsevier/Urban & Fischer, München, 2. Aufl., 2012

KAPITEL 32 SCHOCK UND STÖRUNGEN DES FLÜSSIGKEITSHAUSHALTS

Adams, H. A. et al. und IAG Schock: Die Definitionen der Schockformen. Die Intensivmedizin 38 (2001), 541–553

Adams, H. A. et al.: Empfehlungen zur Diagnostik und Therapie der Schockformen der IAG Schock der DIVI. Die Intensivmedizin 42 (2005), 96–105

Adams, H. A. et al.: Empfehlungen der Interdisziplinären Arbeitsgruppe Schock der DIVI. Anästhesiologie und Intensivmedizin 64 (2005), 111–124

Bickel, W. H.: Immediate versus delayed fluid resuscitation for hypotensive patients with penetrating torso injuries. New England Journal of Medicine, 17(331) (1994), 1 105–1 109

Fox, AD.: Spinal shock. Assessment and treatment of spinal cord injuries and neurogenic shock. Journal of Emergency Medical Systems, 39(11) (2014), 64–67

Hagen, E. M.: Acute complications of spinal cord injuries. World Journal of Orthopedics, 18 6(1) (2015), 17–23

Link, A., Böhm, M. In: Siegenthaler, W.: Klinische Pathophysiologie. Springer, Heidelberg, 2006

Phillips, A. A., Krassioukov, A. V.: Contemporary Cardiovascular Concerns after Spinal Cord Injury: Mechanisms, Maladaptations and Management. Journal of Neurotrauma, 12(5) (2015)
Ring J. et al.: Guideline for acute therapy und management of anaphylaxis. S2 guideline of DGAKI, AeDA, GPA, DAAU, BVKJ, ÖGAI, SGAI, DGAI, DGP, DGPM, AGATE and DAAB. Allergo Journal International, 23 (2014), 96–112
Schaefer, R. M., Kosch, M.: Störungen des Säure-Basen-Haushalts: Rationale Diagnostik und ökonomische Therapie. Deutsches Ärzteblatt, 102 (26) (2005)
Speckmann, E. J., Hescheler, J., Köhling, R.: Physiologie. Elsevier/Urban & Fischer, München, 6. Aufl., 2013
Topalian, S., Ginsberg, F., Parrillo, J. E.: Cardiogenic shock. Critical Care Medicine 36 (2008), 66–74
www.mh-hannover.de/fileadmin/organisation/stabsstellen_pm2/notfall_katastrophenmedizin/downloads/publikationen/Diagnostik_und_Therapie_Schockformen-IAG_Schock.pdf (letzter Zugriff: 15.8.2015)

KAPITEL 33 NEUROLOGISCHE NOTFÄLLE
Berkhemer, O. A., Franssen, P. S. S. et al for the MR CLEAN Investigators: A randomized trial of intraarterial treatment for acute ischemic stroke. NEJM 372 (2015), 11–20
Elger C et al.: Erster epileptischer Anfall und Epilepsien im Erwachsenenalter. In: Diener, H. C., Weimar, C. (Hrsg.): Leitlinien für Diagnostik und Therapie in der Neurologie. Kommission Leitlinien der Deutschen Gesellschaft für Neurologie, Thieme, Stuttgart, 2012
Hunt, W. E., Hess, R. M.: Surgical risk as related to time of intervention in the repair of itracranial aneurysms. Journal of Neurosurgery 28(1) (1968), 14–20
Teasdale, G., Jennett, B.: Assessment of coma and impaired conscoiusness. A practical scale. Lancet 2 (1974), 81–84
Teasdale, G., Maas, A. et al.: The Glasgow Coma Scale at 40 years: standing the test of time. The Lancet Neurology 13 (2014), 844–854
Veltkamp, R. et al.: Akuttherapie des ischämischen Schlaganfalls. In: Diener, H. C., Weimar, C. (Hrsg.): Leitlinien für Diagnostik und Therapie in der Neurologie. Kommission Leitlinien der Deutschen Gesellschaft für Neurologie, Thieme, Stuttgart, 2012

KAPITEL 34 GYNÄKOLOGISCHE NOTFÄLLE UND GEBURTSHILFE
Arzneimittelbrief, 45(6) (2011)
Deutsche Gesellschaft für Gynäkologie. S1-Leitlinie peripartale Blutungen. In: AWMF-Leitlinien-Register 2011, Nr.015/063
Goerke, K., Menche, N., Renz-Polster, H.: Pflege von Menschen mit gynäkologischen Erkrankungen und bei Schwangerschaft, Geburt und Wochenbett. In: Lauster, M., Drescher, A., Wiederhold, D. (Hrsg.): Pflege heute. Elsevier/Urban & Fischer, München, 2014
Heyl, W: Peripartale Notfälle. Notfall- und Rettungsmedizin, 15(2) (2012), 161–175
Strauss, A. et al.: Gynäkologische Notfälle.Der Notarzt, 29(5) (2013), 219–230
Strauss, A. et al.: Geburtshilfliche Notfälle I – Gefahrensituationen während der Schwangerschaft. Der Notarzt, 28(5) (2012), 217–226
Strauss, A. et al.: Geburtshilfliche Notfälle II – Peripartale Gefahrensituationen. Der Notarzt, 28(6) (2012), 259–272
Strauss, A. et al.: Geburtshilfliche Notfälle III – Präklinische Geburtshilfe. Der Notarzt, 29(3) (2013), 115–126

KAPITEL 35 PÄDIATRISCHE NOTFÄLLE
Fuchs, A.: Pädiatrie pocketcard Set. Börm Bruckmeier, 5. Aufl., 2014
Jöhr, M.: Kinderanästhesie. Elsevier/Urban & Fischer, München, 8. Aufl., 2013
Kaufmann, J.: Pädiatrisches Notfalllineal. 4. Aufl., 2014, www.notfalllineal.de (letzter Zugriff: 15.8.2015)
Nicolai, Th., Hoffmann, F.: Kindernotfall-ABC. Springer, Berlin/Wien, 2. Aufl., 2014
Nicolai, Th.: Pädiatrische Notfall- und Intensivmedizin. Springer, Berlin/Wien, 5. Aufl., 2014
Wigger, D., Stange, M.: Medikamente in der Pädiatrie. Elsevier/Urban & Fischer, München, 4. Aufl., 2013

KAPITEL 36 NEPHROLOGISCHE UND UROLOGISCHE NOTFÄLLE
Deutsche Gesellschaft für Urologie: S3-Leitlinie Harnwegsinfektionen. AWMF-Leitlinien-Register, 043/044, 2010
Deutsche Gesellschaft für Urologie: S2-Leitlinie Urolithiasis. AWMF-Leitlinien-Register, 043/025, 2009
Deutsche Gesellschaft für Kinderchirurgie: S1-Leitlinie Akutes Skrotum. AWMF-Leitlinien-Register, 006/023, 2010
Deutsche Gesellschaft für Urologie: S2-Leitlinie benigne Prostatahyperplasie. AWMF-Leitlinien-Register, 043/045, 2010
Herold, G.: Innere Medizin 2015. Herold G., Köln, 2014
Martinschek, A., Sparwasser, C.: Der urologische Notfall – die Harnleiterkolik. Der Notarzt, 30(6) 2014, 267–276
Menche, N.: Pflege von Menschen mit Erkrankungen der Niere und der ableitenden Harnwege. In: Lauster, M., Drescher, A., Wiederhold, D. (Hrsg.). Pflege heute. Elsevier/Urban & Fischer, München, 2014
Renz-Polster, H., Krautzig, S. (Hrsg.). Basislehrbuch Innere Medizin. Elsevier/Urban & Fischer, München, 5. Aufl., 2012
Zaak, D. et al.: Urologische Notfälle. Notfall – und Rettungsmedizin, 9(4) (2006), 403–418

KAPITEL 37 OPHTHALMOLOGISCHE NOTFÄLLE
Dick, H.-B.: Augenverletzungen im Kindesalter. Notfall- und Rettungsmedizin, (3) 2000, 288–292
Deutsche Gesellschaft für Mund-Kiefer-Gesichtschirurgie: S2-Leitlinie Mittelgesichtsfrakturen. AWMF-Leitlinien-Register, 007/016, 2014
Fröhlich, A. et al.: Pflege von Menschen mit Hals-Nasen-Ohrenerkrankungen. In: Lauster, M., Drescher, A., Wiederhold, D. (Hrsg.). Pflege heute. Elsevier/Urban & Fischer, München, 2014

KAPITEL 38 HNO-NOTFÄLLE
Bublitz, R., Dirks, B.: Notfälle im Gesichts-, Mund- und Halsbereich. Notfall- und Rettungsmedizin, 6(2) (2003), 127–136
Cordes, C., Fazel, A., Hoffmann, M.: Interdisziplinäres Vorgehen bei nicht traumatischen Notfällen im Bereich der HNO-Heilkunde. Der Notarzt, 27(1) (2011), 23–37
Grevers, G.: Pflege von Menschen mit Hals-Nasen-Ohrenerkrankungen. In: Lauster, M., Drescher, A., Wiederhold, D. (Hrsg.): Pflege heute. Elsevier/Urban & Fischer, München, 2014
Juncker, C. et al.: Epistaxis. Prinzipien der Notfallbehandlung. Der Notarzt, 14(1) (1998), 6–9
Müller, J., Scholtz, L.-U.: Differenzierung zwischen Innenohrschädigung und Schallleitungsschwerhörigkeit. Notfallmedizin, 29(3) (2003), 86–87
Müller, J., Scholtz, L.-U.: Zielgerichtetes Handeln bei Atemnot, Blutungen und versehentlich eingebrachten Fremdkörpern. Notfallmedizin, 29(3) (2003), 78–84
Suckfüll, M.: Hörsturz – Erwägungen zur Pathophysiologie und Therapie. Deutsches Ärzteblatt, 106(41) (2009), 669–676

KAPITEL 39 PSYCHIATRISCHE NOTFÄLLE
Klöcker, K.: Psychiatrische Notfälle und Krisenintervention. Notfall und Rettungsmedizin 3 (2000), 111–112
Kropp, S. et al.: Characteristics of psychiatric patients in the accident and emergency department. Psychiatrische Praxis 34 (2007), 72–75
Möller, H.J., Laux, G., Deister, A.: Psychiatrie und Psychotherapie. Thieme, Stuttgart, 4. Aufl., 2009
Mavrogiorgou, P., Brüne, M., Juckel, G.: The management of psychiatric emergencies. Deutsches Ärzteblatt International 108(13) (2011), 222–230
Pajonk, F. G.: Der aggressive Patient im Rettungsdienst und seine Herausforderungen. Notfall und Rettungsmedizin 4 (2001), 206–216

Pajonk, F. G., Poloczek, S., Schmitt, T. K.: Der psychiatrische Notfall. Notfall und Rettungsmedizin 3 (2000), 363–370
Tölle, R., Windgassen, K. (Hrsg.): Psychiatrie. Springer, Berlin/Wien, 17., überarbeitete Aufl., 2014
Wolfersdorf, M., Etzersdorfer, E.: Suizid und Suizidprävention. Kohlhammer, Stuttgart, 2011

KAPITEL 40 TOXIKOLOGISCHE NOTFÄLLE
Albrecht, K.: Intensivtherapie akuter Vergiftungen. Ullstein Mosby, Berlin/Wiesbaden, 1997
Beauchamp, R. O., Bus, J. S., Popp, J. A. et al.: A critical review of the literature on hydrogen sulfide toxicity. CRC Critical Reviews in Toxicology (13) (1984), 25–97
Bey, T., Walter, F.: Senfgas, Stickstofflost, Lewisit und Phosgenoxim – Hautschädigende Militärkampfstoffe und deren Bedeutung für die Rettungsdienste, Feuerwehren, Polizei und das Militär. Notfall und Rettungsmedizin 6 (2003), 327–336
Daunderer, M.: Drogenhandbuch für Klinik und Praxis. Ecomed, Landsberg/Lech, 2006
Flake, F., Runggaldier, K. (Hrsg.): Rettungsdienst kompakt. Band 1: Vergiftungen. Stumpf & Kossendey, Edewecht, 2006
Geschwinde, T.: Rauschdrogen. Marktformen und Wirkungsweisen. Springer, Berlin/Wien, 7. Aufl., 2012
Karow, T., Lang-Roth, R.: Allgemeine und Spezielle Pharmakologie und Toxikologie. Eigen-Verlag, Pulheim, 19. Aufl., 2011
Reichl, F.-X.: Taschenatlas Toxikologie. Thieme, Stuttgart, 3. Aufl., 2009
Rump, A.: Gift-, Chemie- und Brandunfälle. Schattauer, Stuttgart, 1999
Semmel, T.: Drogen aus dem Kräutergarten. Rettungsmagazin, Jan/Feb (2008), 60–64
Semmel, T.: Eine diagnostische Hilfe beim Vergiftungsnotfall: Toxische Syndrome. Rettungsdienst (27) (2004), 770–771
Semmel, T.: Toxikologische Notfälle: Alle Dinge sind Gift. Rettungsmagazin, Nov/Dez (2006), 66–70

KAPITEL 41 INFEKTIONSNOTFÄLLE
Bösl, E. et al.: Ebola – Umgang mit der persönlichen Schutzausrüstung (PSA). Intensiv- und Notfallbehandlung 39(4) (2014) (4. Quartal)
Dellinger, R. P. et al.: Surviving sepsis campaign: international guidelines for management of severe sepsis and septic shock. 2012. Critical Care Medicine 41(2) Feb (2013), 580–637
Deutsche Sepsisgesellschaft, www.sepsis-gesellschaft.de/ (letzter Zugriff: 15.8.2015)
Düllingen, M., Kirov, A., Unverricht, H.: Hygiene und medizinische Mikrobiologie. Schattauer, Stuttgart, 6. Aufl., 2012
Janssens, U.: Early goal directed therapy in severe sepsis. Medizinische Klinik – Intensivmedizin und Notfallmedizin 109(8) Nov (2014), 568–576
Kumar, A.: et al.: Duration of hypotension before initiation of effective antimicrobial therapy is the critical determinant of survival in human septic shock. Critical Care Medicine 6 Jun (2006), 1589–1596
Robert Koch-Institut, www.rki.de (letzter Zugriff: 15.8.2015)
Robert Koch-Institut: Hygienemaßnahmen bei Infektionen oder Besiedlung mit multiresistenten gramnegativen Stäbchen. Empfehlung der Kommission für Krankenhaushygiene und Infektionsprävention (KRINKO) beim Robert Koch-Institut (RKI). Bundesgesundheitsblatt 55 (2012), 1 311–1 354
Schneider, T. et al.: Norovirusinfektionen – häufigste Ursache akuter Gastroenteritiden in den Wintermonaten. Deutsches Ärzteblatt 28 (2005), 2 551–2 556
The ARISE Investigators and the ANZICS Clinical Trials Group: Goal-Directed Resuscitation for Patients with Early Septic Shock. The New England Journal of Medicine 371 (2014), 1 496–1 506
Wolf, T. et al.: Severe Ebola virus disease with vascular leakage and multiorgan failure: treatment of a patient in intensive care. Lancet 385(9976) (2015), 1428–35

KAPITEL 42 THERMISCHE NOTFÄLLE
Koop, M., Flake, F.: Organisation des menschlichen Körpers. Dönitz, S., Flake, F. (Hrsg.): Mensch Körper Krankheit für den Rettungsdienst. Elsevier/Urban & Fischer, München, 2014
Seeling, W.: Störungen im Wärmehaushalt: Hitzeschäden. Ahnefeld, F. W. et al. (Hrsg): Notfallmedizin. Springer, Berlin/Heidelberg, 2. Aufl., 1990
Soar, J. et al.: Kreislaufstillstand unter besonderen Umständen: Elektrolytveränderungen, Vergiftungen, Ertrinken, Unterkühlung, Hitzekrankheit, Asthma, Anaphylaxie, Herzchirurgie, Trauma, Schwangerschaft, Stromunfall. Notfall- und Rettungsmedizin 7(13) (2010), 679–722
Dönitz, S., Meinhold, H.-J.: Präklinische Versorgung von Brandverletzten. Der Notfallsanitäter 3(1) (2015), 20–28

KAPITEL 43 TAUCH- UND ERTRINKUNGSNOTFÄLLE
Hartig, F. et al.: Gesellschaft für Tauch- und Überdruckmedizin: Leitlinie Tauchunfall, Version 2011. www.gtuem.org (letzter Zugriff: 15.8.2015)
Soar, J. et al.: Kreislaufstillstand unter besonderen Umständen: Elektrolytstörungen, Vergiftungen, Ertrinken, Unterkühlung, Hitzekrankheit, Asthma, Anaphylaxie, Herzchirurgie, Trauma, Schwangerschaft, Stromunfall. Sektion 8 der Leitlinien zur Reanimation 2010 des European Resuscitation Council. Notfall und Rettungsmedizin 13 (2010), 679–722

KAPITEL 44 ABC-NOTFÄLLE
Bey, T., Walter, F.: Senfgas, Stickstofflost, Lewisit und Phosgenoxim – Hautschädigende Militärkampfstoffe und deren Bedeutung für die Rettungsdienste, Feuerwehren, Polizei und das Militär. Notfall- und Rettungsmedizin, 6(5) (2003), 327–336
Schäfer, A.: Bioterrorismus und biologische Waffen. Köster, Berlin, 2002
Schweizerische Unfallversicherungsanstalt. Der Strahlenunfall – Informationsschrift zur Behandlung von Strahlenverletzten. Suva, Luzern, 2001
Vogt, H. G., Schultz, H.: Grundzüge des praktischen Strahlenschutzes. Hanser, München, 4. Aufl., 2007

KAPITEL 45 STERBEN UND TOD IM RETTUNGSDIENST
Baskett, P. J. F., Stehen, P. A., Bossaert, L.: Ethik der Reanimation und Entscheidungen am Lebensende. Abschnitt 8 der Leitlinien zur Reanimation 2005 des European Resuscitation Council. In: Notfall und Rettungsmedizin, 9(3) (2006), 155–163
Buschmann, C. et al.: Obduktionsbefunde und Interpretation nach frustraner Reanimation. Der Notarzt, 28(3) (2012), 149–161
Buschmann, C., Kleber, C.: Entfernung notfallmedizinischer Verbrauchsmaterialien vom Leichnam nach frustraner Reanimation. Rettungsdienst, 36(1) (2013), 77–79
Buschmann, C. et al.: „Mit dem Leben nicht vereinbare Verletzung" – ein sicheres Todeszeichen? Rettungsdienst, 36(6) (2013), 32–34
Buschmann, C. et al.: Todesfeststellung im Rettungsdienst. Rettungsdienst, 37 (1) (2014), 52–60
Buschmann, C. et al.: Todesfeststellung im Rettungsdienst – Die Leichenschau. Rettungsdienst, 37(1) (2014), 64–70
Buschmann, C.: Todesfälle nach Trauma – Beurteilung und Interpretation notfallmedizinischer Maßnahmen bei Leichenschau und Obduktion. Habilitationsschrift, Medizinische Fakultät der Charité – Universitätsmedizin Berlin, 2014
Fleck-Bohaumilitzky, Ch.: Wenn Kinder trauern. Südwest Verlag, 2003
Klein, A., Lach, H., Püschel, K.: Ein weiterer Fall von Scheintod. Der Notarzt, 23(1) (2007), 10–14
Koller, K., Frank, St.: Tabu Tod? Bestattungskultur im Wandel der Zeit. (DVD) Lilo Film Verlag, www.Lilo-Filmverlag.de
Kübler-Ross, E.: Interviews mit Sterbenden. Herder, Freiburg i. Br., 6. Aufl., 2014
Kübler-Ross, E.: Verstehen, was Sterbende sagen wollen. Knaur, München, 2008
Nauck, F., Jaspers, B.: Behandlungsstrategien in der Palliativmedizin. Anästhesiologie und Intensivmedizin, 56(1) (2015), 13–22

Püschel, K. et al.: Ein weiterer Fall von „Lazarus-Phänomen"? Notfall- und Rettungsmedizin, 8(8) (2005), 528–532
Shah, H., Weber, Th.: Trauer und Trauma – die Hilflosigkeit der Betroffenen und der Helfer und warum es so schwer ist, die jeweils andere Seite zu verstehen. Asanger Verlag, 2013
Wiese, C. et al.: Göttinger Palliativkrisenbogen: Verbesserung der notfallmedizinischen Versorgung von ambulanten Palliativpatienten. Der Notarzt, 24(6) (2008), 191–196
Wiese, C. et al.: Palliative Notfälle. Der Notarzt, 27(5) (2011), 223–236

KAPITEL 46 EINSATZKONZEPTE
Bundesamt für Bevölkerungsschutz und Katastrophenhilfe – KatS Dv 100
Bundesamt für Bevölkerungsschutz und Katastrophenhilfe – Rahmenkonzept MTF
DIN 13050:2009–02. Beuth Verlag
DIN EN 1789:2010–11. Beuth Verlag
Feuerwehrdienstvorschrift 100
Flake, F., Runggaldier, K. (Hrsg.): Rettungsdienst kompakt. Band 2: Einsatztaktik. Stumpf & Kossendey, Edewecht, 2006
Haan, W., Grönheim, M., Willems, J. (Hrsg.): Sanitätsdienst. Elsevier/Urban & Fischer, München 2009
Peter, H.: Notarzt und Rettungsassistent beim MANV – Aufgaben des zuerst eintreffenden Rettungsteams. Stumpf und Kossendey, Edewecht, 3. Aufl., 2001
Positionspapier DBRD e. V. Künftige Qualifikation von Leitstellendisponenten
Schläfer, H.: Das Taktikschema: Grundlagen der Einsatzführung. Kohlhammer, Stuttgart, 4. Aufl., 1998
Secchi, A., Ziegenfuß, T.: Checkliste Notfallmedizin. Thieme, Stuttgart, 4. Aufl., 2009
Wölfl, C., Matthes, G.: Unfallrettung Einsatztaktik, Technik und Rettungsmittel. Schattauer, Stuttgart 2010
Zeitschrift Rettungsdienst. SK-Verlag 37. Jahrg. 8 (2014)

KAPITEL 47 BEHANDLUNGSALGORITHMEN (SOP – STANDARD OPERATION PROCEDURES)
Algorithmen Niedersachsen Vers. 2.0, Ergebnisse der Arbeitsgruppe NUN (Notfallsanitäter Umsetzung Niedersachsen), 2014
Peters, O., Runggaldier, K.: Algorithmen im Rettungsdienst, Elsevier/Urban & Fischer, München, 4. Aufl., 2011
Pyramidenprozess I und II, Bundesverband der ärztlichen Leiter, 2014

KAPITEL 48 STRUKTURIERUNG VON ABLÄUFEN
Brokmann, J. C. et al.: Telemedizin – Perspektiven für die ländliche Notfallversorgung. In: Notfall + Rettungsmedizin 17(3) (2014), 209–216
Peters, O., Müller-Lindloff, P.: Einsatzdokumentation im Rettungsdienst. Ein Mittel zur Qualiltätsverbesserung? Rettungsdienst 6 (2005), 50–56

KAPITEL 49 ORGANISATION DES GESUNDHEITSWESENS IN DEUTSCHLAND
Niehues, C.: Notfallversorgung in Deutschland – Analyse des Status quo und Empfehlungen für ein patientenorientiertes und effizientes Notfallmanagement. Kohlhammer, Stuttgart, 2012
Runggaldier, K., Sören, B., Kemp, C.: Das Gesundheitswesen in Deutschland. In: Kühn, D. et al. (Hrsg.): Rettungsdienst heute. Elsevier/Urban & Fischer, München, 2010, 937–950
Sachverständigenrat Gutachten 2007 des Sachverständigenrates zur Begutachtung der Entwicklung im Gesundheitswesen. Drucksache 16/6339
Schmiedel, R., Betzler, E.: Ökonomische Rahmenbedingungen im Rettungsdienst: Teil III. Notfall & Rettungsmedizin 2 (1999), 171–174
Spielberg, P.: Krankentransport versus Krankenfahrt: Entscheidend ist der Einzelfall. Dtsch Arztebl International 108(46) (2011), 2 508–2 510
Steiner, U.: Zur Lage des Arztes als freiem Beruf, in: Ahrens, H.-J. et al. (Hrsg.): Medizin und Haftung. Springer, Berlin, 2009, 635–646

KAPITEL 50 ORGANISATION VON GEFAHRENABWEHR UND RETTUNGSDIENST IN DEUTSCHLAND
Bertschat, F.-L, Möller, J.-H, Zander, J.-F. (Hrsg.): Lehrbuch für den Rettungsdienst. de Gruyter Verlag, Berlin, 1999
Hackstein, A.: Einsatztaktik. Stumpf + Kossendey, Edewecht, 2. Aufl., 2011
Kessel, N.: Geschichte des Rettungsdienstes 1945–1990. Peter Lang Verlag, Frankfurt a. M., 2008
Lüder, S. R.: Recht und Praxis der nichtpolizeilichen Gefahrenabwehr. Berliner Wissenschafts-Verlag, Berlin, 4. Aufl., 2014
Luiz, T. et al. (Hrsg.): Medizinische Gefahrenabwehr, Elsevier/Urban & Fischer, München, 2009
Luxem, J., Göbl, G.: Das Budapester Notarztsystem. Notfallmedizin 16 (1990), 854–868
Mendel, K., Hennes, P. (Hrsg.): Handbuch des Rettungswesens. Mendel-Verlag, Witten Loseblatt, 2015

KAPITEL 51 RETTUNGSDIENSTSYSTEME DER DEUTSCHEN NACHBARLÄNDER, IN GROSSBRITANNIEN UND DEN USA
Interviews mit folgenden Personen: Karin Schubert (Belgisches Rotes Kreuz Kelmis); Peter Jensen (Het Vlaamse Kruis, Belgien); Dr. med. Matthias Giebner, MSc (Ärztlicher Direktor Falck, Dänemark); Sylvie Giese (PH Urgences Adultes Médico-Chirurgicales CHU Rennes, Frankreich), Audrey Saulnier (Clermont-Ferrand, Frankreich); Rene Purgay (Rettungspfleger, Niederlande), Ron J. Brendel, MSc, RN (Educational Director, National Academy for Ambulance Care, Niederlande); Marek Dabrowski, Rescue and Disaster Medicine Department, Poznan University of Medical Sciences (PUMS; Poznan, Polen); Jan Marsalek (Rallye Rejvíz, Tschechien) Jan Mach (Mediprax, Tschechien) Dr. Adéla Michalcova (RTH Kryštof 13 – České Budějovice, ZZSZK Uhersky Brod, Tschechien/Donauspital Wien, Österreich); Dr. Jana Seblová (EMS of the Central Bohemian Region/Czech Society for Emergency and Disaster Medicine, Tschechien) Dr. Ondrej Franek (Zachranna Sluzba Praha, Tschechien); Günter Bildstein, MSc (Rettung St. Gallen, Schweiz) Martin Gappisch, MSc (Interverband für Rettungswesen IVR-IAS, Schweiz); Prof. Dr. Andy Newton (University of Surrey/East Coast Ambulance Service, UK); Prof. Mag. Dr. Rick Bissell und Prof. Dr. Jeffrey T. Mitchell (University of Maryland, Baltimore Campus, USA), A. J. Heightman (JEMS Chief Editor, USA)

KAPITEL 52 LUFT-, BERG- UND WASSERRETTUNG
Bartmann, H.: Moderne Wasserrettung aus der Luft. Handbuch für Wasserretter, Luftretter, Piloten und Taucher. Gentner, Stuttgart, 2009
Bartmann, H.: Wasserrettung mit Hubschraubern, ein neues Konzept in Bayern. Brandschutz Dt Feuerwehrzeitung 4 (2004)
Bartmann, H., Muth, C. M. (Hrsg.): Notfallmanager Tauchunfall. Praxishandbuch Taucher Rettungsdienst. Gentner , Stuttgart, 4. Aufl., 2012
Berghold, F., Schaffert, W.: Handbuch der Trekking- und Expeditionsmedizin. DAV Summit Club GmbH, München, 7. Aufl., 2009
Bergwachtzentrum für Sicherheit und Ausbildung www.bw-zsa.org (letzter Zugriff: 15.8.2015)
Biewiener, A., Aschenbrenner, U.: Impact of helicopter transport and hospital level on mortality of polytrauma patients. In: Journal Trauma, 56(1) (2004), 94–98
Bissinger, D., Stöhr, H., Tichy, M.: Ausbilderhandbuch Rettungsschwimmen. DLRG, Bad Nenndorf, Neuaufl., 2009
Brugger, H. et al.: On-site triage of avalanche victims with asystole by the emergency doctor. Resuscitation 31 (1996), 6–11
Brugger, H. et al.: Field management of avalanche victims. Resuscitation 51 (2001), 7–15
Deutscher Alpenverein e. V. (Hrsg.): Bergunfallstatistiken (2010)
Emergency Intubation and Ventilation on the field. IKAR Empfehlung. www.ikar-cisa.org (letzter Zugriff: 15.8.2015)
Engler, M., Mersch, J.: Snowcard. Lawinenrisikocheck. Bergverlag Rother, München,

Flora, G., Hölz, H. R.: Tödliche und überlebte Unfälle des Sturzes ins Seil. In: Flora, G. (Hrsg.): Der Sturz ins Seil. Der Schädelverletzte im alpinen Gelände. Werksverlag Dr. E. Banaschewski München-Gräfelfing, 1973

Forster, H.: Höhenrettung. Höhenrettung 2010. In: Wölfl, Ch., Matthes, G. (Hrsg.): Unfallrettung: Einsatztaktik, Technik und Rettungsmittel. Schattauer, Stuttgart, 2010, 223–243

Hochholzer, T.: Trekking und Höhenbergsteigen – Ein medizinischer Ratgeber. Lochner Verlag, München, 1996

IKAR-Empfehlung: A Medical Site Treatment of Hypothermia (RRECM 0014) www.ikar-cisa.org (letzter Zugriff: 15.8.2015)

IKAR-Empfehlung: On-site triage of avalanche victims with asystole by the emergency doctor (19999, RECM 0009) www.ikar-cisa.org (letzter Zugriff: 15.8.2015)

Iztok, T., Miljana, V., Janko, K.: Scand Factor impacting on the activation and approach times of helicopter emergency medical services in four alpine countries J Trauma Resuscitation Emerg Med 20 (2012), 56

Keil, W.: Rechtsmedizin. Elsevier/Urban & Fischer, München, 2009

Kottmann, A., Blancher, M., Brugger, H.: The avalanche victim resuscitation checklist, a new concept fort the management of avalanche victims. Resuscitation 19 (2015), S03000–9572(15)

Künneth, T., Vorderauer A., Fischer, P.: Taschenbuch für Wasserretter. Ecomed, Heidelberg, 2. Aufl., 2010

Lawinenhandbuch. Land Tirol, Tiroler Verlag, 2000

Lawinen. Risikomanagement im Wintersport. Bergverlag Rother, München, 4. Aufl., 2009

Lischke, V.: Unfallrettung. Höhenrettung 2010. In: Wölfl, Ch., Matthes, G. (Hrsg.): Unfallrettung: Einsatztaktik, Technik und Rettungsmittel. Schattauer, Stuttgart, 2010, 158–175

Lischke, V., Berner, A. et al.: Bergwacht im Deutschen Roten Kreuz: Organisation und rettungstechnische Grundlagen. Notfall und Rettungsmedizin 3 (2012), 234–240

Lischke, V. et al.: Herz-Kreislauf-Stillstand im winterlichen Hochgebirge, unterschiedliche Ursachen mit unterschiedlichem Outcome. Notarzt 30 (2014), 58–65

Lischke, V., Forster, H. et al.: Bergwacht, Grundausbildung Notfallmedizin. Mitglieder des Arbeitskreises Notfallmedizin der Bergwacht im DRK, ZSA 2008

Normenausschuss Rettungsdienst und Krankenhaus (NARK) im DIN: Medizinische Fahrzeuge und ihre Ausstattung – Luftfahrzeuge zum Patiententransport – Teil 2. Operationelle und technische Anforderungen an Luftfahrzeuge zum Patiententransport. Deutsches Institut für Normung e. V., Berlin, 2008

Pasquier, M., Geiser, V., Carron, P. N.: Helicopter rescue operations involving winching of an emergency physician. Injury 43 (2012), 1 377–1 380

Rall, M.: Mobile "in-situ"-Simulation – „Train where you work", in Simulation in der Medizin. In: St. Pierre, M., Breuer, G. (eds.): Springer: Berlin, Heidelberg, 2013, 193–209

Rall, M., Conrad, G.: Improving patient safety in air rescue: The importance of simulation team training with focus on human factors/CRM. AirRescue 3(1) (2013), 35–40

Rall, M., Lackner, C.: Crisis Resource Management (CRM) – Der Faktor Mensch in der Akutmedizin. Notfall Rettungsmed 13 (2010), 349–356

Stiftung Sicherheit im Skisport/Auswertungsstelle für Skiunfälle (Hrsg.): Unfälle und Verletzungen im alpinen Wintersport. Zahlen und Trends 2007/2008

Thomassen, O. et al. Does the horizontal position increase risk of recue death folloeing suspension trauma? Emerg Med J 26(12) (2009), 896–898

Wölfl, Ch., Matthes, G. (Hrsg.): Unfallrettung: Einsatztaktik, Technik und Rettungsmittel. Schattauer, Stuttgart, 2010

Zimmermann, M., Arlt, M., Drescher, J., Neumann, C.: Luftrettung in der Nacht. In: Notfall- und Rettungsmedizin 11 (2008), 37–45

KAPITEL 53 FAHRZEUGE

Springer Fachmedien Verlag München: Lehrbuch Zusatzwissen für die Klasse C, C1 und CE, C1E. Verlag Heinrich Vogel, München, 2008

Springer Fachmedien Verlag München: Grundwissen für alle Klassen B, BE, M, L und S. Verlag Heinrich Vogel, München, 2013

www.uk-bund.de/downloads/Fachinfornationen%20AP/Fachinfo_Risiko_Raus_Blaulichtseminar.pdf (Letzter Zugriff: 15.8.2015)

www.adac.de/_mmm/pdf/Flyer_Einsatzfahrt_Blaulicht_86649.pdf (Letzter Zugriff: 15.8.2015)

www.dguv.de/medien/risikoraus/PDF/Risiko_raus_Abschlussbericht.pdf (Letzter Zugriff: 15.8.2015)

www.sichere-einsatzfahrt.de/gesetzeslage-einsatzfahrten-in-deutschland/urteile-zu-unfllen-mit-einsatzfahrzeugen-deutschland/ (Letzter Zugriff: 15.8.2015)

KAPITEL 54 FUNK- UND KOMMUNIKATIONSMITTEL

www.bdbos.de (letzter Zugriff: 15.8.2015)
www.bfdi.bund.de (letzter Zugriff: 15.8.2015)

KAPITEL 55 QUALITÄTSMANAGEMENT

Hellmich, C.: Qualitätsmanagement und Zertifizierung im Rettungsdienst. Springer, Heidelberg, 2010

Neumayr, A., Schinnerl, A., Baubin, M.: Qualitätsmanagement im prähospitalen Notfallwesen. Springer, Wien, 2013

Redelsteiner, C. et al.: Qualitätsmanagement im Rettungsdienst. In: Kühn, D., Luxem, J., Runggaldier, K.: Rettungsdienst heute. Elsevier/Urban & Fischer, München, 5. Aufl., 2010

Schmiedel, R., Behrend, H., Betzler, E.: Bedarfsplanung im Rettungsdienst. Springer, Heidelberg, 2004

Schmiedel, R., Behrend, H., Betzler, E.: Regelwerk zur Bedarfsplanung im Rettungsdienst. Mendel-Verlag, Witten, 2012

Verordnung zur arbeitsmedizinischen Vorsorge (ArbMedVV)

KAPITEL 56 GRUNDLAGEN STAATLICHER ORDNUNG

Bundesrepublik Deutschland: Grundgesetz für die Bundesrepublik Deutschland vom 23. Mai 1949, Änderung vom 11. Juli 2012

KAPITEL 57 RECHTLICHE RAHMENBEDINGUNGEN DES RETTUNGSDIENSTES

Bahner, B.: Recht im Bereitschaftsdienst. Handbuch für Ärzte und Kliniken. Springer, Heidelberg 2013

Lentz, D.: Fall 6.7 (Weisungsbefugnis der Rettungsleitstelle und Doppelbefugnis), Fall 6.8 (Sorgfaltspflichten beim Patiententransport), Fall 6.9 (Unwirksame Transportverweigerung), Fall 6.10 (Kompetenzen des Rettungsfachpersonals). In: Flake, F., Runggaldier, K. (Hrsg.): 50 neue Fälle Rettungsdienst. Elsevier/Urban & Fischer, München, 2009.

Lentz, D.: Kap. 7.1 (Medizinprodukterecht), Kap. 18.3 (Zwangsmaßnahme gegen Patienten/Unterbringung von psychisch Kranken), Kap. 28.4 (Rettungsdienstpersonal), Kap. 32 (Rechtliche Grundlagen im Rettungsdienst). In: Luxem, J., Kühn, D., Runggaldier, K. (Hrsg.): Rettungsdienst RS/RH. Elsevier/Urban & Fischer, München, 3. Aufl., 2013

Lentz, D.: Patientenrechtegesetz. Bedeutung für den Rettungsdienst. In: retten! 2 (2014) 78 ff.

Abbildungs- und Tabellennachweis

Der Verweis auf die jeweilige Abbildungs- bzw. Tabellenquelle befindet sich bei allen Abbildungen und Tabellen im Werk am Ende des Legendentextes in eckigen Klammern.

A300	Reihe Klinik- und Praxisleitfaden, Elsevier/Urban & Fischer
A400	Reihe Pflege konkret, Elsevier/Urban & Fischer
E287	Raby N, Berman L, Lacey G de. Accident & Emergency Radiology, A survival guide. 2. A. : Elsevier Saunders, 2005
E339	Asensio J A, Trunkey D D. Current Therapy of Trauma and Surgical Critical Care. 1. A.:, Elsevier, Mosby, 2008
E355	Goldman, L; Ausiello, D.: Cecil Medicine, 23rd ed., Copyright Elsevier Saunders, 2008
E465	Rockwood CA: The Shoulder, 4th ed., Elsevier Saunders, 2009
E566	Behrman, Kliegman, Jenson: Nelson Textbook of Pediatrics, 17th ed., Mosby, 2004
E876	Miller, R. D.: Miller's Anesthesia, 7th ed., Elsevier Churchill Livingstone, 2009
F148-001	Hicks, C. L. et al.: The Faces Pain Scale – Revised: toward a common metric in pediatric pain measurement. In: Pain, 93(2), 173-183, 2001 (Fig. 1, Bottom) © International Association for the Study of Pain (IASP)
F210-007	Forrest JA, Finlayson ND, Shearman DJ: Endoscopy in gastrointestinal bleeding. In: Lancet, 304(7877), 1974. Elsevier GmbH
F201-008	Teasdale GM et al.: "The Glasgow Coma Scale: an update after 40 years." In: The Lancet Neurology, 13(8), 2014. Elsevier GmbH
F240-001	DeBakey ME et al.: Surgical management of dissecting aneurysms of the aorta"". In: The Journal of Thoracic and Cardiovascular Surgery, 49, 1965. Elsevier GmbH
F532	Taslimi, R., & Golshani, K.: Thrombotic and hemorrhagic presentation of congenital hypo/afibrinogenemia. The American Journal of Emergency Medicine, 29(5), 573.e3–573.e5, 2011
F234-001	Daily, PO. et al.: Management of acute aortic dissections. In: The Annals of Thorac Surgery, 10(3), 1970. Elsevier GmbH
F538	J. Aboulaitim, D. Gouicem, H. Kobeiter et al.: Early Type III endoleak with an endurant endograft. In: Journal of vascular surgery, 52(6), 1665-1667, Elsevier 2010
F582	A. R. Moore, A. I. Morris: Assessment and management of gastrointestinal (GI) haemorrhage. In: The Foundation Years, 4(7), 262-267, Elsevier 2008
F588-001	Conference: definitions for sepsis and organ failure and guidelines for the use of innovative therapies in sepsis. In: Critical Care Medicine, 20(6), 1992. Wolters Kluwer Health, Inc.
F641	Teasdale, G. M. et al.: A universal subarachnoid hemorrhage scale: report of a committee of the World Federation of Neurosurgical Societies. In: Journal of Neurology, Neurosurgery and Psychiatry, 51(11): 1457, 1988. BMJ Publishing Group Ltd.
F646	Hunt, W. E./Hess, R. M.: Surgical risk as related to time of intervention in the repair of intracranial aneurysms. In: Journal of Neurosurgery, 28(1): 14–20, 1968.
F781-002	Stephan K. S., Pinilla S. Gehörlose Patienten in der Notfallmedizin. In: Notfall- und Rettungsmedizin 2014; 17: 449-462; with kind permission from Springer Science and Business Media.
F781-005	Maconochie, I.K.: Lebensrettende Maßnahmen bei Kindern („paediatric life support"); In: Notfall & Rettungsmedizin, Springer, Dec 2015, Vol. 18, Issue 8, p. 932–963
F862-001	Fontaine R. et al.: Die chirugische Behandlung der peripheren Durchblutungsstörungen. In: Helvetica Chirurgica Acta, 21(5), 1954. Schweizerische Gesellschaft für Chirurgie (SGC).
F872-001	RETTUNGSDIENST 10/2013, www.skverlag.de
F873-001	Sherren et al. Development of a standard operating procedure and checklist for rapid sequence induction in the critically ill. Scandinavian Journal of Trauma, Resuscitation and Emergency Medicine 2014, 22:41, BioMed Central Ltd., London
G069	Law, M., Som, P. M., & Naidich, T. P. Problem Solving in Neuroradiology. Saunders, Copyright Elsevier 2011
G337	Reprinted from Bruce A., Loughnan M.: Anterior Eye Disease and Therapeutics A - Z, Elsevier Churchill Livingstone 2011, with permission from Elsevier Australia
G426	Linton A.D.: Introduction to Medical-Surgical Nursing, 4th edition, Elsevier Saunders, 2007
G448	tip doc, 3. Auflage, Setzer Verlag 2014, Stuttgart
J747	GraphikBureau, Kronsgaard
J748-099	Osterland - Fotolia.com
J748-100	photophonie - Fotolia.com
J748-101	athomass - Fotolia.com
J748-102	SMA Studio - Fotolia.com
J748-103	Köpenicker - Fotolia.com
J748-104	Imken - Fotolia.com
J748-105	tinadefortunata - Fotolia.com
J748-106	M.Schuppich - Fotolia.com
J748-107	awfoto - Fotolia.com
J748-108	Peter Eggermann - Fotolia.com
J748-109	emer - Fotolia.com
J787	Colourbox.com
J787-033	Coulourbox.com / Barabasa
J787-034	Coulourbox.com / Mikkel Bigandt
J788	ddp images GmbH, Hamburg
K105	H.G. Hornfeck, Bergheim
K106	Meinertz, Hamm
K115	Andreas Walle, Hamburg
K183	Eckhard Weimer, Würselen
K206	R. Frommann, Hamburg
L108	Rüdiger Himmelhan, Heidelberg
L115	R. Dunkel, Berlin
L126	Dr. med. Katja Dalkowski, Erlangen
L138	Martha Kosthorst, Borken
L143	Heike Hübner, Berlin
L157	Susanne Adler, Lübeck
L190	Gerda Raichle, Ulm
L215	Sabine Weinert-Spieß, Neu-Ulm
L231	Stefan Dangl, München
L238	Sonja Klebe, Löhne
M117	Prof. Dr. Gerhard Grevers, München
M185	Dr. med. Kurt Schwabe, Bad Schartau
M233	U. Meyer-Bothling, Hamburg
M234	Prof. Dr. Klaus Runggaldier, Bramsche
M235	Dr. Dr. Jürgen Luxem, Aschaffenburg
M237	H.H. Hellweg, Liebshausen
M430	Prof. Dr. med. W. Uhl, Bochum

M500	Prof. Dr. med. Günter W. Kauffmann, Radiologische Universitätsklinik, Universität Heidelberg
M502	Prof. Dr. med. Guido Wanner, Klinik für Unfallchirurgie, UniversitätsSpital Zürich
M582	Prof. Dr. med. Reinhard Larsen, Homburg
M839	Frank Flake, Oldenburg
M840	Stephan Dönitz, Schwarzenbek
M842	Achim Thamm, Breisach
M844	Thomas Semmel, Petersberg
O101	Dr. Andreas Callies, PRIOR-Gruppe, Diepholz
O144	Anita Lehmann, Ulm
O405	Heiko Krabbe, München
O427	Steiner, Großostheim
O429	Ralf Hettler, Aschaffenburg
O465	Jürgen Truckenmüller, Düsseldorf
O985	Marvin Thamm, Breisach
O986	Sascha Walther, Sport-Px, Reutlingen
O987	Mit freundlicher Genehmigung Dr. Peter Stahl, Hofgeismar
O988	Mit freundlicher Genehmigung Dr. M. Rall, Reutlingen
O989	Wolfgang Prinz, St. Johann
O990	Helge Plasger, Bad Iburg
O991	Martin Dove, Melle
O992	Hendrik Elias, Bonn
O993	Dirk Ziegler
O994	Dr. med. G. Bilitewski, Radiologische Klinik II, Katholisches Klinikum Essen
O996	Dr. med. Carsten Kopschina, Nürnberg
O997	Tobias Gruber, Hamburg
O998	Hilde Kampen-Wilczek
P094	Prof. Dr. phil. Harald Karutz, Mülheim
P094-001	Sammlung Prof. Dr. phil. Harald Karutz, Mülheim
P095	Marco Behns, Reibek
P096	Dr. med. Herbert Forster, Buchenberg/Heike Hübner, Berlin
P097	Gerson Conrad
P098	Prof. Dr. med. Christoph Redelsteiner, Wien
P099	Dr. med. Christopher Nieheus, Münster
P100	Stefan Dreesen, Essen
P101	Oliver Peters, Lohne
P102	David Häske, Reutlingen
P103	Martin Ohder, Bruchsal
P104	Verena Blank-Gorki, Köln
P105	Dr. med. Christian Pietsch, Aschaffenburg
P106	Priv.-Doz. Dr. med. Boris Hoffmann, Seevetal
P108	Timur Sellmann, Duisburg
P109	Dr. med. Manuel Wilhelm, Gelnhausen
P110	Sebastian Casu, Eppstein
P151	Matthias Klausmeier, Edingen-Neckarhausen
R123-10	Larsen, Anästhesie, 10.Aufl., Urban &Fischer 2013
R134	O. Peters, K. Runggaldier: Algorithmen für den Rettungsdienst Urban &Fischer, 1. Aufl. 2003
R134-3	O. Peters, K. Runggaldier: Algorithmen für den Rettungsdienst, 3. Aufl., Elsevier GmbH, Urban & Fischer, 2006
R172	Mims, C./et al.: Medical Microbiology. Elsevier/Mosby, 3. Aufl. 2004
R194-004	F. Kainer in Kiechle: Gynäkologie und Geburtshilfe, 1. Aufl., Elsevier GmbH, Urban & Fischer Verlag, München 2007
R236	M. Classen, V. Diehl, K, Kochsiek: Innere Medizin, 6. Aufl., Elsevier GmbH, Urban & Fischer Verlag 2009
T112	J. Bennek, em. Ordinarius für Kinderchirurgie der Universität Leipzig
T127	Prof. Dr. Dr. Peter Scriba, München
T128	U. Augenstein, Singen
T170	Dr. med. Eduard M. Walthers, Universitätsklinikum Marburg
T173	Dr. med. Ulrich Vogel, Tübingen
T194	S. Dieterle, Bochum
T195	R. Bühler, Giengen/Brenz
T197	Dr. med. Burkhardt Danz, Abteilung VIII Radiologie, Bundeswehrkrankenhaus Ulm
T355	S. Weber, Universitätsklinikum Dresden, Klinik für Anästhesie und Intensivtherapie
T381	Prof. Dr. med. Michael Freund, Institut für Radiologie und Neuroradiologie, Klinikum Aschaffenburg-Alzenau, Aschaffenburg
T800	Charité - Universitätsmedizin Berlin, Institut für Rechtsmedizin, Berlin
U120	Bode Chemie GmbH & Co., Hamburg
U230	Ratiopharm GmbH, Ulm
V083	Weinmann Geräte für Medizin GmbH + Co. KG, Hamburg
V112	St. Jude Medical GmbH, Eschborn
V162	Dräger Medical AG & Co. KGaA, Lübeck
V220	PAUL HARTMANN AG, Heidenheim
V220-001	Lippert, Hans; Piatek, Stefan; Kasnistik: „Calcinmalginate zur Behandlung diabetischer Ulzerationen"; HARTMANN Wundforum 2/1995; S. 19-20
V348	VBM Medizintechnik GmbH, Sulz a. N.
V420	Teleflex Medical GmbH, Kernen
V660	Tech2go Mobile Systems GmbH, Hamburg
V661	SELECTRIC Nachrichten-Systeme GmbH, Münster
V662	Motorola Solutions Germany GmbH, Idstein
V663	DokuForm Verlag GmbH, Lübeck
V664	Remote Diagnostic Technologies Ltd. (RDT), Hampshire/ England
V665	IQ.medworks GmbH, Klaus Graf, Freyung
V666	Mediaform Informationssysteme GmbH, Reinbeck
V667	Innovative Trauma Care, San Antonio/ USA
V668	Holthaus Medical GmbH & Co. KG, Remscheid
V669	Deutsche Lufthansa AG, Frankfurt
V670	Reprinted with permission of Thoratec Corporation/ Thoratec Europe Limited, Cambridgeshire, United Kingdom (UK)
V671	SSE Software GmbH, Augsburg
V672	ZOLL Medical Corporation, ZOLL Medical Deutschland GmbH, Köln
V673	Physio-Controll Germany Sales GmbH Deutschland, Meerbusch
W161-001	© ADAC Luftrettung gGmbH, München / Peter Schellig
W193	Statistisches Bundesamt, Wiesbaden
W214	© Deutscher Bundestag, Berlin/Marc-Steffen Unger
W257	Gemeinsamer Bundesausschuss (G-BA), juristische Person des öffentlichen Rechts, Siegburg
W272	International Atomic Energy Agency, Wien
W309	M. Richartz, Feuerwehr Bremen
W311	Edgar Hoffmann, modern design, Kaufbeuren
W320	Canadian Cardiovascular Society, Ottawa/Kanada.
W859	Bundeszentrale für politische Bildung/bpb, Berlin
W895	Deutsche Gesellschaft für Anästhesiologie und Intensivmedizin (DGAI), Nürnberg
W924	Deutscher Berufsverband Rettungsdienst e.V. (DBRD),Offenbach a. d. Queich
W925	Falck Rettungsdienst GmbH, Hamburg
W926	DRK Freiburg Rettungsdienst gGmbH, Freiburg i. Breisgau
W927	Deutsche Lebens-Rettungs-Gesellschaft e.V., Bad Nenndorf
W928	Bergwacht Bayern im Bayerischen Roten Kreuz, Bad Tölz

W929	Rettung St. Gallen, Günter Bildstein, Gossau/Schweiz	W947	DRF Stiftung Luftrettung gemeinnützige AG, Filderstadt
W930-001	Bericht über Maßnahmen auf dem Gebiet der Unfallverhütung im Straßenverkehr 2012 und 2013 (Unfallverhütungsbericht Straßenverkehr 2012/2013), Bundesanstalt für Straßenwesen, Bergisch Gladbach	W948-001	Bund-Länder-Koordinierungsstelle für den Deutschen Qualifikationsrahmen für lebenslanges Lernen (Hrsg.): „Handbuch zum Deutschen Qualifikationsrahmen. Struktur – Zuordnungen – Verfahren – Zuständigkeiten." August 2013, Bundesministerium für Bildung und Forschung
W931	Rettungsdienst-Kooperation in Schleswig-Holstein (RKiSH) gGmbH, Heide / fotografirma	W949-001	Reinhart, K. et al.: Prävention, Diagnose, Therapie und Nachsorge der Sepsis Empfehlungen der Deutschen Sepsis-Gesellschaft e.V. 1. Revision der S-2k Leitlinien der Deutschen Sepsis-Gesellschaft e.V. (DSG) und der Deutschen Interdisziplinären Vereinigung für Intensiv- und Notfallmedizin (DIVI), Februar 2010. Deutsche Sepsis-Gesellschaft e.V., Jena.
W933-001	Rall, M., Glavin, R. J., Flin, R. (September 2008). The '10-seconds-for-10-minutes principle'. Why things go wrong and stopping them getting worse. Bulletin of The Royal College of Anaesthetists, 51, 2614-2616. Mit freundlicher Genehmigung des Royal College of Anaesthetists		
W932	Berufsfeuerwehr Mülheim an der Ruhr		
W934	Deutsche Gesellschaft für Chirurgie e.V., Berlin		
W935	Björn Steiger Stiftung, Winnenden	W963	National Association of Emergency Medical Technicians (NAEMT), Clinton/USA
W936-001	DIE JOHANNITER, Johanniter-Unfall-Hilfe e.V., Regionalverband Weser-Ems, Oldenburg	W964-002	Arbeiter-Samariter-Bund, ASB Rettungsdienst Hamburg GmbH, Hamburg/Niendorf
W937	Deutsche Gesellschaft für Verbrennungsmedizin e.V (DGV e.V.)., Berlin	X221	Robert-Koch-Institut, Berlin.
W938	SOP-Schlaganfall des RDB Würzburg © AG Fortbildung	X350	Berufsrettung Wien/ NF 10
W945	National Highway Traffic Safety Administration, Office of Emergency Medical Services Washington, DC/USA	X351	Branddirektion Frankfurt am Main, Deutscher Schwerhörigenbund e.V., Frankfurt am Main
W946	Mit freundlicher Genehmigung ÖAMTC, Wien		

Sachregister

Symbole
8-R-Regel 423

A
Abbindung 513
ABCDE-Schema 301, 484, 708
– Airway/C-Spine Protection 301
– Breathing 302
– Circulation 302
– Disability 302
– Exposure/Environment 302
ABC-Notfälle 938
Abdomen
– akutes 321
– Trauma 681
Abdominaltrauma 681
Abfrageprotokoll 1142
Ablederung 511
Abort 764
Abrechnung 980, 1147
– des Einsatzes 980
Absaugen
– nasales 352
– Neugeborenes 773
Absaugpumpe 351
Absaugunterbrecher 351
Abschnittsführer 988
Abwehrspannung 323, 638
Achillessehne, Ruptur 701
Ackja 1103
Adams-Stokes-Anfall 608
Addison-Krise 657, 658
Advanced Life Support 489
AED, automatisierte externe Defibrillation 487
Aeromedical Crew Ressource Management (ACRM) 1100
Afterdrop 897, 1107
Agency for Healthcare Research and Quality (AHRQ) 48
Aggregatzustand 895
Aggressivität 839
Agonist 426
AIDS 887
Airbag 241
Akademisierung 40
Akren 315
Akronym
– ABCDE 301
– DOPES 311
– OPQRST 307
– SAMPLER 303
– SSS 300
akutes Abdomen 321, 638, 640
– Therapie 638
akutes Koronarsyndrom 591, 598
– Therapie 595
akutes Skrotum 811, 812
Akzentuierung 115
Alarmfahrt 982
Alarmierung
– digitale 1135
– Sirenen- 1135
– stille 1134
– über Funk 1134
Alarmierungsschleife 1134
Alarm- und Ausrückeordnung (AAO) 977
– Erstellung 978
Aldehyde, Desinfektion 273
Algorithmenkonzept 1010
Algorithmus 483, 1005
– Fortschreibung 1011
– Implementierung 1011
– Konzeption 1010
– Notarzt-Ruf 1006
– Paramedic-System 1006
– Phasen 1006
– Rechtssicherheit 1005
Alkalose 726
– respiratorische 325, 625, 726
Alkohol 96
– Vergiftung 868, 869
– zur Desinfektion 273
Alkylphosphat
– Intoxikation, Algorithmus 1249
– Vergiftung 861
Allgemeinanästhesie 462
allgemeine Lage 983
All Terrain Vehicles (ATV) 206
ALS, Advanced Life Support 489
Altersdisposition 566
Ambulanzflugzeug 1096
American Heart Associaction (AHA) 51
Amnesie 666
Amöben 881
Amöbenruhr 881
Amplitude 1132
Amputation 702
Amputationsverletzung 516, 702, 703
Amputatversorgung 702
Amtshaftung 1199
Analgesie 455
– Analgosedierung 457
– bei Extremitätenverletzung 697
– Indikationen 455
– Methoden 456
Analgetika
– opioide 428
Anamnese 306
– Eigen- 306
– Fremd- 306
Anaphylaxie 721
– Erwachsener, Algorithmus 1238
– Kind, Algorithmus 1239
Anästhesie 462
– Ausleitung 469
– Basismonitoring 466
– Blutdruckmessung 467
– EKG-Monitoring 467
– Kapnografie 467
– Kapnometrie 467
– Klinik 465
– Monitoring, erweitertes 467
– präklinische 470
– Pulsoxymetrie 467
– Regionalanästhesie 462
– Vorbereitung 465, 470
Anästhesiologie 462
Aneurysma 735
– dissecans 615
– spurium 615
– verum 615
Aneurysmaruptur, Maßnahmen 618
Anfahrt
– Alarmfahrt 982
– Großschadenslage 982
– Navigation 982
– Ortskunde 982
– zum Einsatzort 982
Anforderungs-Kontroll-Modell 66
Angebotsvorsorge 1160
Angehörigenedukation 175
Angel Dust 431
Angina nocturna 591
Angina pectoris 319, 579, 590
– instabile 592
Angiospasmen 767
Angstsyndrom 838
Anhalteweg 1115
Anhängekarte 985
Anhidrosis
– Hitzeerschöpfung 903
– Hitzschlag 905
Anion 914
Anordnungsverantwortung 1191
Anosmie 318
Antagonist 426
Anterior-anterior-Position 342
Anterior-posterior-Position 342
anticholinerges Syndrom 852, 857
Anticholinergika
– Vergiftung 856
Antidot 854
– Bremer Antidotliste 449
Antigen-Antikörper-Reaktion 721
Antigen, Substanzen 721
Antisepsis 272
Antonovsky, Aaron 120
Anurie 801, 810
Anus praeter naturalis 317
Anxiolyse 838
Anzeigepflicht 1169
Aortenaneurysma 615
– Bauch- 617
– thorakales 319, 616
Aortendissektion 319, 615
– Maßnahmen 618
Aortenklappeninsuffizienz 589
Aortenklappenstenose 589
Apexelektrode 491
Apgar-Schema 773
Aphasie 739
Apnoe 624, 626
Apnoetauchen 927
Apoplex 737
App 1139
Appendizitis 646

Applikation
– bukkale 417
– enterale 411
– inhalative 416
– intramuskuläre 417
– intranasale 415
– intraossäre 414
– intravasale 411
– orale 417
– parenterale 411
– rektale 418
– subkutane 418
– sublinguale 417
Approbation 1039
Arbeit 238
– rückenschonende 99
Arbeiter-Samariter-Bund (ASB) 1108
Arbeitsanweisung 1153
Arbeitsförderung 1033
Arbeitsgemeinschaft der Leiter der Berufsfeuerwehren (AGBF) 201
Arbeitsgemeinschaft der Wissenschaftlichen Medizinischen Fachgesellschaften (AWMF) 49
Arbeitslosenversicherung 1033
Arbeitsrhythmus 97
Arbeitsschutz 100, 1159
– arbeitsmedizinische Betreuung 1160
– Arbeitsunfälle 1161
– betriebliche Organisation 1159
– Elektroprüfung 1162
– Gefährdungsbeurteilungen 1160
– Gefahrstoffe 1161
– Schutzausrüstung 1160
– sicherheitstechnische Begehung 1160
– sozialer 100
– technischer 100
– Unterweisungen 1161
Arbeitsschutzausschuss (ASA) 1159
Arbeitsschutzgesetz 1159
Arbeitsschutzvorschrift 100
Arbeitsunfälle 1161
Aristoteles 75
Armaturenbrettverletzung 242
Armverband 519
Arrhythmie 337
– EKG 336
arterielle Gasembolie 931
Arteriosklerose 610
Arthropoden 880
Arzneimittel 422
– Dosierung 421
– Formen 424
– Kontrollregeln 423
– Lagerung im Rettungsdienst 421
– rechtliche Aspekte 423
– Transport 553
– Vergiftung 855
Arzneimittelgesetz (AMG) , 423
ärztlicher Notdienst 195
Asepsis 272
Äskulap 41
Äskulapstab 41
Aspiration 622
– bei Intubation 373

– Fremdkörper 789
Asthma bronchiale 632, 633
– Anfall, Auslöser 632
– beim Kind 788
– Formen 632
– Symptome 633
– Therapie 633
Asthma cardiale 600
Asystolie 492
Atelektase 400
Atembewegung 314
Atemfrequenz 391, 624
Atemgeräusch 314
Atemgifte 858
Atemhilfe 347
– Kinder 794
Atemhubvolumen (VT) 388, 392
Ateminsuffizienz 389, 622
– hypoxämische 389
– ventilatorische 389
Atemminutenvolumen 392
Atemnot 624
– beim Kind, Algorithmus 1232
– Palliativpatienten 958
Atemschutzreflex 622
Atemstillstand 484, 626
Atemtiefe 314
Atemwege
– Freihalten 353
– Schockreaktion 721
Atemwegshilfen, supraglottische (SGA) 360
Atemzeitverhältnis 392
Atemzugvolumen 388
Ätiologie 566
Atmung
– Beurteilung 313
– Hypoxiewirkung 551
– inverse 626
– paradoxe 626
Atomkraftwerk, Störfall 938
Audit 1153
Aufbewahrungspflicht 1023
Auffahrunfall 243
Aufstiegs-Blackout 928
Auge
– Fremdkörper 821, 822
– Prellung 822
– rotes 824
– Spülung 819
– Verletzung, perforierende 821, 822
Ausbildungsdauer 5
Ausbildungs- und Prüfungsverordnung für Notfallsanitäterinnen und Notfallsanitäter (NotSan-APrV) 5, 9
Ausbildungs- und Prüfungsverordnung für Rettungsassistenten (RettAssAPrV) 62
Ausführungsverantwortung 1191
Auskultation 306, 314
Ausscheidungen
– Urin 801
Ausscheidungen
– Beobachtung 316
– Erbrechen 316
– Stuhl 317
– Urin 317

Austreibungsperiode 769
Austrittswunde 260
Ausweisbezugskarte 997
Automatic Call Distribution (ACD) 1144
AV-Block 338, 604
AV-Knoten 336
AV-Knoten-Reentry-Tachykardie 607
Azetongeruch 654
Azidose 310, 726
– metabolische 625, 654, 726
– respiratorische 625, 726

B
Babinski-Zeichen 738
Baby-Beatmungsbeutel 358
Badesalzdrogen 872
Bahnunfall 288
Bakterien 877
– Wachstumsbedingungen 878
Bandscheibenvorfall 753
Bandwürmer 880
Barotrauma 925
– pulmonales 931
Barrierefreiheit 160
Basenüberschuss 726
Basic Life Support 483
Basismaßnahmen, Reanimation 483
Battle-Zeichen 318
Bauchaortenaneurysma 617
Bauchfellentzündung 642
Bauchhöhlenschwangerschaft 764
Bauchschmerz, akuter 321
Bauchspeicheldrüse
– Entzündung 645
– Verletzung 683
Bauchtrauma, stumpfes 681
Bauchverletzung 681
Baugerüst, Rettung 289
Baxter-Zellner, Infusion nach 910
Bazillen 877
BBiG 20
Beatmung
– assistierte 357
– Ateminsuffizienz 389
– BIPAP 397
– Compliance 385
– druckkontrollierte (PCV) 397
– Druckunterstützung 400
– Flow 393
– Formen 395
– Grundlagen 385
– im Rettungsdienst 357
– invasive 390
– Kapnografie 388
– Kapnometrie 404
– kontrollierte 357, 395
– mandatorische 395
– maschinelle 385
– Monitoring 404
– Nebenwirkungen 403
– nichtinvasive, Algorithmus 1224
– nichtinvasive (NIV) 401
– nichtinvasive (NIV, NIPPV) 390
– Parameter 394
– PEEP 394

– Resistance 385
– Respirator 405
– Spontanatmung 387
– Überwachung 404
– volumenkontrollierte (VCV) 396
Beatmungsbeutel
– Baby 358
– Kind 358, 794
– Komplikationen 549
Beatmungsdruck 360
Beatmungsfrequenz 391
Beatmungsgerät 385, 387
– Komplikationen 549
Beatmungsmaske 355
– Baby 503
– Kind 794
Beatmungsschlauch 387
Beauchamp, Tom 76
Beckengurt 240
Beckenverletzung 693
Bedarfsplanung 1162
Befehl 217
– Einzel- 217
– Gesamt- 217
– Kommando 217
– und Gehorsam 984
– Vor- 217
Befehlsgebung 217, 984
Befinden 121
Befragung 1017
Befreiungsöffnung 287
Befund 121
Befunderhebungsfehler 1200
Begehung, sicherheitstechnische 1160
Begleitkarte 997
Behandlungsfehler 1200
Behandlungsplatz 988, 1000
– Aufbau 989
Beibringungsgrundsatz 1023
Beinahe-Ertrinken 933
Beinverband 520
Beitragsstabilität 1035
Belgien, Rettungsdienst 1069
Benommenheit 731
Beobachtung 312, 1017
– Auge 315
– Notfallpatient 313
Beratung
– Ablauf 173
– Definition 171
– Edukation 175
– Grundlagen 171
– Intervision 177
– Leitgedanke 171
– Notfallvorsorge- 175
– Ziele 171
Bereitstellung 1001
Bergesack 1103
Bergrettung 1105
Bergungstod 1106
Bergwacht 206
Berufsausbildung
– duale 20
– Rettungsdienst 22
– vollschulische 20
Berufsbildungsgesetz (BBiG) 20

Berufsethik 72
Berufshaftpflichtversicherung 1198
Berufsprestige 63
Berufsverband 53
– für den Rettungsdienst e. V. (BVRD) 54
Berufszufriedenheit 64
Beruhigungsmittel 463
Besatzungszone 1167
Beschleunigung 239
– Flug 551
Betäubungsmittel (BtM) 1205
Betäubungsmittelgesetz (BtMG) 423, 1205
Betäubungsmittel-Verschreibungsverordnung (BtMVV) 423, 1205
betriebliche Gesundheitsförderung (BGF) 89
betriebliche Präventionsmaßnahme 100
Betriebsarzt 100
Betriebssanitäter 15, 1184
Betriebssport 98
Beutel-Masken-Beatmung (BMB) 357, 358
– Effektivität 360
– Gefahren, Nachteile 359
– Probleme 359
– Sauerstoffgabe 360
– Vorteile 360
Beutel-Masken-Ventilation (BMV) 357
Bevölkerungsschutz 1048
Bevölkerungsstruktur 127
Bewegung 97
– physikalisch 238
Bewegungsachsen 563
Bewegungsapparat, Verletzung 694
Beweislastumkehr 1023, 1201
Bewusstlosigkeit 733
– Untersuchung am Notfallort 307
– Ursachen 732
Bewusstsein 732
– Beurteilung 732
– gestörtes 313, 731, 840, 1240
– Kontrolle 313
Bewusstseinsstörung 313, 731, 840
– Algorithmus 1240
Bigeminus 339
Big Five 114
Bikarbonatsystem 726
Bildaufnahmen 1198
Bildung 92, 127
– formale 129
– materiale 129
Bildungsprozess 129
Binde
– elastische 517
– Ellenbogenverband 519
– Handverband 519
– Knieverband 520
– Kopfverband 518
– Schulterverband 519
Bindehaut, Beobachtung 315
biopsychosoziales Modell 119
Biorhythmus 97
Biot-Atmung 625
BIPAP 397
Bisswunde 512
BLAR 23
Blasenriss 814
Blasenstein 806, 808

Blastogenese 763
Blauer Eisenhut, Vergiftung 864
Blaulicht 1121
Blausäure, Vergiftung 858, 859
Blitz 913
Blitzunfall 912, 918
Block
– atrioventrikulärer 338
– Linksschenkel- 339
– Rechtsschenkel- 339
– sinuatrialer 337
Blockmanschette 367
BLS, Basismaßnahmen der kardiopulmonalen Reanimation 483
Blumberg-Zeichen 646
Blutdruck
– mittlerer arterieller (MAP) 329
– normotoner 315
– Verlaufsbeobachtung 329
Blutdruckmessung 308, 328
– auskultatorische 328
– automatische 329
– blutige arterielle 329
– Fehlerquellen 330
– Manschettenbreite 329
– nach Korotkow 328
– nach Riva Rocci 328
– palpatorische 328
Bluterbrechen 641
Blutfluss, zerebraler 665
Blutstillung 512
Blutstuhl 641
Bluttransport 552
Blutung
– bei Frakturen 695
– gastrointestinale 640
– HNO 828
– intrakranielle 745
– intrazerebrale 668
– lebensbedrohliche 512
– Mund 317, 829, 830
– Nase 318, 829
– Ohr 318, 830
– subarachnoidale 735
– vaginale 759
Blutverlust
– bei Frakturen 695
– Schock 719
Blutzucker 332
– Bestimmung 309, 332
– Normwert Neugeborenes 505
BMB-System 360
Bore-out 87
BOS, Behörden und Organisationen mit Sicherheitsaufgaben 1132
BOS-Funk 1131
BOS-GSM-System 1139
Boussignac-CPAP-System 390
Boyle-Mariotte-Gesetz 923
Bradykardie 314
– Algorithmus 1227
Bradykinin 721
Bradypnoe 314, 624
Brandbekämpfung 290, 981
Brandeinsatz 256
– Verletzungsgefahr 257

Brandgase 236
Brandklassen 291
Brandschutzgesetz 998
Brandverletzung 907
Brandwunden 512, 911
Brandwundentuch 517
Brandwundenverbandpäckchen 517
BRD, Bundesrepublik Deutschland 1167
Brechstange 285
Breite, therapeutische 427
Bremer Antidot-Liste 449
Bremsversagen 1117
Bremsweg 1115
Brillenhämatom 318
Broca-Aphasie 739
Broken-Heart-Syndrom 595
Bronchialkarzinom 635
Bronchitis, chronisch obstruktive 627
Bronchoobstruktion
– Erwachsener, Algorithmus 1231
– Kind, Algorithmus 1234
Bronchopneumonie 627
Bronchusverletzung 678
Brudzinski-Zeichen 751
Brustaortenaneurysma 616
Brustkrebsoperation, Blutdruckmessung 330
Brustschmerzen 579
Brustwirbelsäule, Fraktur 687
BSG, Bundesseuchengesetz 271
Bundesamt für Bevölkerungsschutz und
  Katastrophenhilfe (BBK) 196
Bundesarbeitsgemeinschaft Erste Hilfe
  (BAGEH) 53
Bundesärztekammer (BÄK) 55
Bundesdatenschutzgesetz (BDSG) 1146
Bundesfreiwilligendienst 1190
Bundesgericht 1174
Bundesgesetzblatt 1173, 1177
Bundesinstitut für Arzneimittel und
  Medizinprodukte (BfArM) 1206
Bundeskanzler 1178
Bundesländer 1169
Bundesministerium
– des Innern (Zivilschutz) 1093
– für Gesundheit 1034
– für Verkehr, Bau- und Wohnungswesen 1098
Bundespräsident 1169, 1177
Bundespräsidialamt 1177
Bundesrat 1176
Bundesregierung 1178
Bundesrepublik 1169
Bundesstaat 1169
Bundestag 1175, 1176
– Abgeordneter 1176
Bundestagspräsidenten 1175
Bundestagswahl 1176
Bundesverband der Ärztlichen Leiter
  Rettungsdienst Deutschland e. V. (ÄLRD) 55
Bundesvereinigung der Arbeitsgemeinschaften
  der Notärzte Deutschlands e. V. (BAND) 55
Bundeswehr 204
– Einsatzsanitäter 1186
Bund-Länder-Ausschuss Rettungswesen
  (BLAR) 23
Bürgerliches Gesetzbuch (BGB) 1174

Bürgerpflicht 1169
Burn-out 86
Burn Pac© 520
BURP-Manöver 475

C
CABCDE-Schema 302
Caisson-Krankheit 930
Candida 879
Cannabinoide 872
Canyonrettung 1103
Capture Beats 340
Carbamate, Vergiftung 862
Cardio Angel 1015
Cestoda 880
Chemikalien 236
Cheyne-Stokes-Atmung 625
Childress, James 76
„China-Restaurant"-Syndrom 853
chirurgische Koniotomie 376
Chitosan 515
Chlamydien 878
Cholezystitis 643
cholinerges Syndrom 852
Claudicatio intermittens 611
Clostridien 877
CO2-Narkose 625
Cochlea-Implantat 162
Coma diabeticum 653
CombiCarrier 1127
Commotio
– cerebri 666
– cordis 679
– spinalis 688
Compliance 121, 385
Compressio
– cerebri 666
– cordis 679
– spinalis 688
– thoracis 675
Contre-coup-Verletzung 666
Contusio
– cerebri 666
– cordis 679
– spinalis 688
– thoracis 675
COPD 627, 632
– GOLD-Stadien 628
– Krankheitsfolgen 628
– Symptome 628
– Therapie 629
Copiloting 1121
Cor pulmonale 628
Couplet 340
CPAP 399
CRBN-Lage 995
Credé-Handgriff 776
Crew Ressource Management (CRM) 1096
Crystal Meth 872
Cuff 367
– Blocken 370
– Druck 367
Cushing-Reflex 667, 902

D
Dalton-Gesetz 924
Dammschnitt 772
Dampfsterilisation 275
Dänemark, Rettungsdienst 1070
Darmspülung 851
Darmverletzung 683
Darmverschluss 642
Daten
– Erfassung, mobile elektronische 1020
– Erhebung 1017
– subjektive und objektive 1017
Datenschutz 1191
DDR, Deutsche Demokratische Republik 1167
Debriefing 103
Décollement 511
Defektheilung 570
Defibrillation
– automatisierte externe 487
– bei Herzschrittmachern 343
– bei Kammerflimmern 490
– beim Kind 500
– Energie 491
– Indikation 490
Defibrillator
– Anwendung 490
– implantierter 344
Defloration 761
Defusing 103
Dehydratation 725
Dekompensation 141
Dekompression 926
Dekompressionskrankheit 930
Dekompressionsunfall 930
Dekontamination, Vergiftung 851
Delir 732, 841, 842
Demenz 752
Demobilization 103
Demokratie 1169, 1171
– parlamentarische 1171
– Präsidial- 1171
Depersonalisierung 88
Depression 843
Derealisierung 88
Desault-Verband 698
Descartes, René 113
Designerdroge 871
Desinfektion 272
– Hände 273
– physikalische 274
– Routinemaßnahmen 274
Desinfektionsmittel,
  Anwendungsgrundsätze 272, 274
Desinfektionsplan 274
Desorientierung 840
Deutsche Bahn AG 206
– Notfallmanager 206
– Rettungszug (RTZ) 206
Deutsche Bergwacht 1101
Deutsche Berufsverband Rettungsdienst e. V.
  (DBRD) 53
Deutsche Gesellschaft für Anästhesiologie und
  Intensivmedizin e. V. (DGAI) 53
Deutsche Gesellschaft für Neurologie e. V.
  (DGN) 53

Deutsche Gesellschaft für Unfallchirurgie (DGU) 52
Deutsche Gesellschaft interdisziplinäre Notfall- und Akutmedizin e. V. (DGINA) 52
Deutsche Gesellschaft zur Rettung Schiffbrüchiger (DGzRS) 205, 1108
Deutsche Interdisziplinäre Vereinigung für Intensiv- und Notfallmedizin e. V. (DIVI) 52
Deutsche Krankenhausgesellschaft (DKG) 1033
Deutsche Lebens-Rettungs-Gesellschaft (DLRG) 1108
Deutsche Qualifikationsrahmen (DQR) 28
Deutsche Rettungsflugwacht (DRF) 1053, 1093
Deutscher Feuerwehrverband 201
Diabetes mellitus 651
– Begleiterkrankungen 653
– Langzeittherapie 652
– Typ 1 651
– Typ 2 652
Dialyse 803
Dienstleistung 1153
– Erstellung 1156
Dienstsport 98
DIN 13 232 1124
DIN 13 233 1124
DIN EN 1865 1124
DIN EN ISO 9000 ff. 1156
Direct Mode Operation (DMO) 991, 1137
Dirty Bomb 264
Diskusprolaps 753
Disposition 566
Divertikulitis 647
DMS-Test 696
DNR-Verfügung 957
Dokumentation 318, 1017
– Pflicht 1022, 1191
– Prinzip 1017
– Qualität 1017
– rechtliche Aspekte 1022
Don-Juan-Syndrom 259
DOPES 311
– Disokation des Tubus 311
– Equipmentversagen 311
– Obstruktion des Tubus 311
– Pneumothorax 311
– pulmonale Störungen 311
– Stomach (Magen) 312
Drainage
– bei Hydrozephalus 752
– Thorax 378
Drehfraktur 687
Drehleiter 286
Dreiecktuch 517
– Armverband 519
– Druckverband 514
– Ellenbogenverband 519
– Fersenverband 520
– Fußverband 520
– Handverband 519
– Knieverband 520
– Kopfverband 518
– Schulterverband 518
– Unterschenkelverband 520
Dreiecktuchkrawatte 517
Dreipunktgurt 240
Dressler-Syndrom 587

Dringlichkeit 1193
Drogen 97, 868
– Suchtberatung 97
Drogenmissbrauch 97
Druck
– Anstieg, intrakranieller 733, 734
– Begrenzung 360
– Höhenabhängigkeit 551, 1098
– kolloidosmotischer 724
– mittlerer, arterieller 665
– onkotischer 724
Druckschmerz 323
Druckverband 512, 513
Dual-Use-Modus 1093
Durchblutung 315
Durchmesser 740
Dynamische Patientensimulation (DPS) 988
Dyskinesie 749
Dysmenorrhö 761
Dyspnoe 624
– beim Kind, Algorithmus 1232

E
Ebola-Fieber 888
Ecstasy 872
Edukation 175
– Angehörige 175
– Patienten 175
Effektivdosis (ED50) 428
Ehrenamt 1169, 1190
Eibe, Vergiftung 864
Eid des Hippokrates 76
Eigenanamnese 306
eigene Lage 983
Eigenschaften
– kognitive 34
– psychische 34
– soziale 34
Eigenstaatlichkeit 1169
Eignungsuntersuchung 1160
Eileiterentzündung 759
Eingeweideschmerz 318
Einheit, deutsche 1167
Ein-Helfer-Methode, HDM 486
Einklemmung einer Person 286
Einsatz
– Abrechnung 986
– Abschnitt 988
– Anhängekarte 985
– Arten 525
– Bearbeitung, mit EDV 1142
– Dokumentation 985
– Ende 985
– Nachbesprechung 69, 78
– Nachsorge 102
– Taktik, technische 284
Einsatzbereitschaft 985
– Wiederherstellung 986
Einsatzeinheit 1062
– taktische Gliederung 1062
Einsatzleitung
– Großschadenslage 986
– technische 987
Einsatznachsorge 102
Einsatzprotokoll 225, 1020
– Grundprinzipien 1024

– Inhalt 1024
– praktische Tipps 1024
Einsatzsanitäter BW 1186
Einsatzstelle 234
– Gefahren 235
Einsatzstichwort 977
– rettungsdienstrelevantes 979
Einspruchsgesetz 1173
Eintrittswunde 260
Einweisungsfahrt 542
Einweisungstransport 542
EKG-Defibrillator-Einheit 342
EKG, Elektrokardiogramm 309, 314, 332
– Ableitungen 333
– Interpretation 335
Eklampsie 767, 768
Elektrizität 914
Elektrokardiografie 309
Elektrokardiogramm 309
Elektrolythaushalt 723
– Störungen 724
Elektroprüfung 1162
Eltern, bei Kindernotfall 781
Embolie 608
– paradoxe 612
Embolus 608
Embryogenese 763
Emesis 316
Empowerment 89
Endemie 270
Endokarditis 586
Endometriose 761
Endotoxin 877
Endotrachealtubus 367
Endsilbe 564
Energie 238
– elektrische, Wirkung auf den Körper 914
Energieerhaltungssatz 238
englische Fachsprache 570
– Abkürzungen 571
– Vor-/Nachsilben 573
Enterothorax 379, 683
Entgiftung 849
Entlassungsfahrt 543
Entlassungstransport 543
Entlastungspunktion 377
Entscheidungsbaum 78
Entwesung 272
Entwicklungspsychologie 116
Entwicklungsregulation 118
Entzündung 515, 568
– Hoden 812
– Schmerz 322
– Wurmfortsatz 646
Enzephalitis 750, 751
EPH-Gestose 767
Epidemie 270, 942
Epididymitis 812
Epiduralhämatom 667
Epiglottitis 787, 788
Epilepsie 746
– Anfälle 746, 749
Episiotomie 772
Epistaxis 829
Erbkrankheit 566
Erbrechen 316

– Algorithmus 1250
– bei Intubation 375
– induziertes 850
– Ursachen 433
Erfrierung 512, 899, 900
Ergebnisqualität 1155
Ernährung 94
Eröffnungsperiode 769
Erreger
– Bakterien 877
– bakterienähnliche 878
– Erregungssyndrom, psychomotorisches 839
– Vermehrung 877
– Viren 878
– Wachstumsbedingungen 878
Erregungsüberleitungsstörung 338
Ersteindruck 301
Ersthelfer 981
– Rechtsfragen 1211
Erststimme 1176
Ertrinken 290, 933
– Maßnahmen 934
– Physiologie 933
erweiterte Versorgungsmaßnahmen (eVM) 63
Erziehung 127, 128
– Mittel 128
– Stil 128
Esmarch-Handgriff 688
Ethik 72
– allgemeine Grundlagen 73
– im Rettungsdienst 75
– Pflicht- 74
– Prinzipien- 75
– Richtungen 74
– Tugend- 75
Ethikkommission 78
Ethikkonsil 78
Ethylenglykol, Vergiftung 862
Euler-Liljestrand-Mechanismus 551, 678
Eupnoe 313, 624
Europäischen Qualifikationsrahmen (EQR) 28
European Aviation Safety Agency (EASA) 1093
European Foundation for Quality Management (EFQM) 1158
European Resuscitation Council (ERC) 51, 424
European Society for Emergency Medicine (EuSEM) 52
European Society of Cardiology (ESC) 51, 424
Evidenzbasierte Medizin (EBM) 47
Exazerbation
– akute 629
– COPD 629
Exekutive 1173
Exhumierung 968
Exotoxin 877
Explosion 257
– Trauma 833
– Verletzung 257
– Wunde 512
extrakorporale Hämodialyse 803
extrapyramidal-motorisches Syndrom 853
Extrasystole
– polytope ventrikuläre 340
– supraventrikuläre 336
– ventrikuläre 336, 339
Extrauteringravidität 763, 764

Extremität
– Fraktur 694
– Verletzung, Schmerzbekämpfung 697

F
Fachbegriffe, medizinische 562
Fachgesellschaft 51
Fachkraft für Arbeitssicherheit 100
Fadenwürmer 880
Fahren
– bei Nacht 1117
– patientenschonendes 553
Fahrerlaubnis-Verordnung (FeV) 1119, 1201
fahrlässige Tötung 1195
Fahrlässigkeit 1199
Fahrzeug 1113
– Besatzung, fachliche Mindestqualifikation 1182
– Funkkennzahl 1134
– Überschlag 243
Fallpauschalensystem 1040
Fangleine 285
Fassrollmethode 1049
FAST, Face-Arm-Speech-Tests 741
Fäulnis 964
Faustschlag, präkordialer 491
Fäzes 317
Fazialisparese 738
Fehlernährung 567
Fehlgeburt 764
Fehlintubation 370, 372
– Kapnometrie 331
Fehllagen, Geburt 774
Feldscher 1049
Femur, Fraktur 700
Fernmeldegeheimnis 1134
Fernmeldezug 987
Feststoff 895
Fetogenese 763
Fetur 236
– Bekämpfung 290
Feuerlöscher 291
Feuerwehr 200, 282
– Kooperation mit 284
Feuerwehrführerschein 1205
Feuerwehrleitstelle (FEZ oder FLSt) 1141
FEV1 628
Fibrinolytikum 598
Fieber 309
– hämorrhagisches 888
Fieberkrampf 791
Filtrationsrate, glomeruläre 801
Fingerhut, Vergiftung 865
Fingerkuppenverband 520
Fingertip 351
First-Look-Effekt 115
First Responder 981, 1060
– Rechtsfragen 1211
Fitness
– körperliche 97
– Training 98
Fixed Radio Terminal (FRT) 1138
Fixiergurt 1127
Fixierung 537
Flatterwellen 606
Fliegenpilz, Vergiftung 867

Flight Crew 1098
Flight Management System (FMS) 1093
Flöhe 880
Flughöhe, Druck und Volumen 551
Flüssigkeit 895
Flüssigkeitshaushalt, Störungen 724
Flüssigkeitsraum 723
FME, Funkmeldeempfängern 1134
Föderalismus 1031, 1037, 1176
Folgetonhorn 1121
Foregger-Spatel 368
Formalin, Desinfektion 273
Fortbildung 40
– Pflicht 1191
– zertifizierte Kurssysteme 39
Fraktion 1176
Fraktur
– Blutverlust 695
– Brustwirbelsäule 687
– Femur 700
– Halswirbelsäule 686
– Hand 699
– Immobilisation 696
– Klavikula 697
– Knöchel 701
– Kompressions- 686
– Lagerung 696
– Luxations- 686
– Oberarm 698
– offene und geschlossene 694
– Patella 700
– Radius 699
– Reposition 701
– Rippen 676
– Schädel 671, 672
– Thorax 675
– Ulna 699
– Unterschenkel 701
Frakturzeichen 694
Frankreich, Rettungsdienst 1071
freiheitlich-demokratische Grundordnung (fdGO) 1171
Freiheitsberaubung 1197
Freiheitsentziehungsgesetz 1209
Freiheitsrecht 1168
Freiwillige, rechtliche Stellung 1190
Freiwillige Seenot-Dienst (FSD) 1108
Fremdanamnese 306
Fremdkörper
– Aspiration 789
– Entfernung, Algorithmus 1236
– in Wunden 516
Frequenz 1132
Fritsch-Lagerung 540, 759
Frontalebene 563
Frontalzusammenstoß 241
– K-Rad 245
Frühabort 764
Führung 213
– Auftragstaktik 217
– Befehlstaktik 217
– Fahrzeugbesatzung 217
– im Großschadensfall 987
– Modelle 987
– Organisation 986
– Selbst- 214

– situative 214
– Stil 213
– Strukturen 987
– Taktik 217
– Verantwortung 215
Führungsvorgang 216, 983
– Befehlsgebung 984
– Lagefeststellung 983
– Planung 984
Fünfprozentklausel 1176
Fünf-Ton-Folge 1134
Fungi 879
Funk 1131
– im Großschadensfall 990
Funkband 1132
Funkkanal 1132
Funkmeldesystem (FMS) 1134, 1135
Funkrufname 1134
Funktionskontrolle 306
Funkverkehr 1132, 1137
– Regeln 1133
Funkverkehrskreis 1133
Fürsorgepflicht des Staates 1169
Fußgängerunfall 245
– Erwachsener 245
– Kind 245
Fußschutz 280
Fußverband 520

G
Gallenblase
– Entzündung 643
– Kolik 643
– Perforation 643
Gallenkolik 321
GAMS-Regel 253
Garantenpflicht 1195
Gase 247, 895
Gasembolie, aterielle 931
Gassterilisation 275
Gasunfall 291
Gebärdendolmetscher 162
Gebirgstrage 1103
Geburt
– Komplikationen 774
– Not- 770
– regelrechte 769
Geburtshilfe 759
Gefährdung 235
– Beurteilung 100, 1160
Gefahrenabwehr, Organisation 1047
Gefahrenmatrix (4A, 1C, 4E) 983
Gefahrenschema 284
Gefahrgüter, Kennzeichnung 250, 251
Gefahrguttransporter 236
Gefahrgutunfall 246
gefährliche Stoffe 236
Gefahrnummer 252
Gefahrstoff 1161
– Betriebsanweisung 1161
– Kennzeichnung 250, 251
– Klassen 246
– Maßnahmen 253
– Verzeichnis 1162
Gefäßverschluss
– arterieller 610

– venöser 612
Gegenverkehr, Funk 1132
Gehirn
– Erschütterung 666
– Prellung 666
– Quetschung 666
Geiselnahme 264
Gemeinde 1170
Gemeinsamer Bundesauschuss (G-BA) 1033
Genfer Deklaration des Weltärztebundes 76
Genitalbereich
– Notfälle 759
– Verletzungen 761
Gericht, staatliches 1174
Gerichtsverfassungsgesetz 1174
German Resuscitation Council, Deutscher Rat für Wiederbelebung (GRC) 51
Gerüst, Rettung 289
Gesamteinsatzleiter 987
Gesamtsozialversicherungsbeitrag 1033
Geschichte
– der Notfallmedizin 1049
– deutsche 1167
Geschlechtsdisposition 566
Geschlechtsverkehr, Verletzung durch 761
Geschwindigkeit 239
Geschwür
– Magen 644
– Zwölffingerdarm 644
Gesellschaft für Maritimes Notfallmanagement (GNM) 1065
gesellschaftlicher Wandel 127
Gesellschaftsmerkmal 123
Gesetz
– für psychisch Kranke bzw. psychische Krankheiten 1209
– Gerichtsverfassung 1174
– Heilpraktiker 1192
– Landesrettungsdienst 1182
– Rettungsassistenten 1187
– StVO 1121
– über den Bundesfreiwilligendienst 1190
– Zivildienst 1190
– zur Förderung von Jugendfreiwilligendiensten 1190
– zur Verhütung und Bekämpfung von Infektionskrankheiten 271
Gesetzesinitiative 1172
Gesetzesvorlage 1172
gesetzgebende Gewalt 1172
Gesetzgebung 1172
Gesetz über den Beruf der Notfallsanitäterin und des Notfallsanitäters (Notfallsanitätergesetz – NotSanG) 5
Gesetz über den Beruf der Rettungsassistentin und des Rettungsassistenten (RettAssG) 62
Gesichtsausdruck 317
Gesprächsführung 139
– Basiskompetenzen 140
Gestationsdiabetes 651
Gesundheit 119, 566
Gesundheitsamt 1038
Gesundheitsfachberuf 21
Gesundheitsfonds 1033
Gesundheitsförderung 89
– betriebliche (BGF) 89

– Programm 100
Gesundheitskartenleser 1140
Gesundheitssicherungsmaßnahmen 100
Gesundheitsverhalten 90, 121
– Veränderungen 90
Gesundheitswesen 1030
– Definition 1030
– Organisationsformen 1030
Gewahrsamnahme 1197, 1208
Gewalt
– häusliche 1197
– richterliche 1174
– Staat 1166
– vollziehende 1173
Gewerkschaft 53
– komba 54
– ver.di 54
Gewohnheitsrecht 1174
Gift
– Aufnahme 849
– Elimination, primäre 849
– Elimination, sekundäre 851
– Exposition 849
– Wirkung 849
Giftinformationszentralen 854
Giftnotruf 854
Giftschlange 237
Gigahertz 1132
Gitter-Modell 215
GKTW, Großraum-Krankentransportwagen
– Funkkennzahl 1134
Glasgow Coma Scale 313, 732
Glaukom 824
Gleichheitsrecht 1168
Gleichspannung 914
Gleichstrom 914
Gleisanlagen 235
Gliederstaat 1169
Global System for Mobile Commuications (GSM) 1139
glomeruläre Filtrationsrate 801
Glukagon 650
Glukometer 332
Glukose 448
– Lösungen 448
– Stoffwechsel 650
Glykogen 650
Glykolyse 715
Gorcy-Apparat 1050
Gradient, souialer 92
Gram-Färbung 877
Grand-Mal-Anfall 746
Gratifikationskrise 66
Großbritannien, Rettungsdienst 1078
Großraum-Rettungswagen (G-RTW) 549
Großschadensereignis 1210
Großschadensfall, Phasen 992
Großschadenslage 986
– Gesamteinsatzleiter 987
– Organisations- und Befehlsstrukturen 986
Grube, Rettung 289
Grundgesetz (GG) 1166
Grundrechte 1167, 1168
Grundversorgung 1040
Gruppe 1062
GSM-System 1139

Gurte 240
Gürtelrose 320
GUV-R 250/TRBA 250 280
GUV-R 2106 280
GVG, Gerichtsverfassungsgesetz 1174
Gynäkologie 759

H
Halbwertszeit (HWZ) 425
halluzinogenes Syndrom 853
Halswirbelsäule, Fraktur 686
Hämatemesis 316
Hämatom
– epidurales 667
– intrazerebrales 667
– Rachen 317
– retroaurikuläres 318
– subarachnoidales 735
Hämatopnoe 678
Hämatothorax 676
Hämaturie 807, 808
Hamburger Thesen 197
Hamilton-Handgriff 776
Hämodialyse, extrakorporale 803
hämorrhagischer Insult 745
hämorrhagisches Fieber 888
Handbeatmungsbeutel 357
Händedesinfektion 273
Handeln, patientenzentriertes 312
Hand, Fraktur 699
Handheld Radio Terminal (HRT) 1138
Handlungskompetenz
– allgemeine 34
– berufliche 34
Handschutz 280
Handverband 519
Handy 1139
Hängetrauma 1107
Harnblasenverletzung 814
Harnentleerung 317
Harnleiterverletzung 814
Harnröhrenverletzung 814
Harnstein 806, 807
Harnverhalt, akuter 808, 810
Haushaltchemikalien 237
häusliche Gewalt 1197
Haut
– Beobachtung 315
– Farbe 314, 315
– Temperatur 315
– Turgor 315
Havariekommando 205
HDM, Herzdruckmassage 485
– Kind 498
Head-Zonen 323
Hebekissen 285
Hebelgesetz 99
Hebelwerkzeug 285
Heben, Grundregeln 99
Hefen 879
Heidelberger Klinomobil 1051
Heilpraktikergesetz 1192
Heilung 570
Heimlich-Rettungsgriff 530
Heißluftsterilisation 275
Helfer vor Ort 1060

HELLP-Syndrom 768
Helminthen 880
Hemianopsie 739
Hemiparese 738
HEMS-TC-Crew-Member 552
Henry-Gesetz 925
Hepatitis
– B 886
– C 886
– Viren 886
Herbstzeitlose, Vergiftung 864
Hernie, Hiatus 320
Herpes zoster 320
Hertz 1132
Herz
– Erkrankung, entzündliche 586
– Erschütterung 679
– Prellung 679
– Quetschung 679
– Untersuchung 314
– Verletzung 679
Herzbeuteltamponade 587
Herzfrequenz
– EKG 335
Herzinfarkt 319, 592
– EKG-Diagnostik 593
– Gefahren 593
Herzinsuffizienz 580, 584
– akute, Ursachen 581
– dekompensierte, Symptome 583
– kompensierte, Symptome 582
– NYHA-Stadien 581
– Therapie 583
Herzklappenfehler 587
Herz-Kreislauf-Funktion 314
Herz-Kreislauf-Stillstand 483
– Befunde 490
– Reihenfolge der Basismaßnahmen 485
– Symptomatik 484
Herz-Lungen-Wiederbelebung,
  Geschichte 1050
Herzrhythmus
– EKG 336
Herzrhythmusstörungen 604
– bradykarde 604
– tachykarde 606
– tachykarde, Algorithmus 1229
Herzschrittmacher 341
Hiatushernie 320
Hilfeleistung, unterlassene 1196
Hippokrates, Eid des 76
Hirndruck
– Erhöhung 733
– Zeichen 734
Hirnhautentzündung 750, 751
Hirninsult 737, 744
Hirnödem 665
hirnorganisches Psychosyndrom 841
Hirnschädigung 664
Hirntod 733, 959
Histamin 721
HITS
– Herzbeuteltamponade 310
– Intoxikationen 310
– Spannungspneumothorax 311
– thromboembolische Ursache 311

Hitzeerschöpfung 903, 904
Hitzekrampf 902
Hitzeschaden 568
Hitzschlag 904, 906
HIV 887
Hochspannung 235, 236
– Unfall 916
Hoden
– Entzündung 812
– Torsion 811
Höhenerkrankung 1107
Höhlenrettung 1103
Hohlorgan, Verletzung 682
Hollywood Code 77
Homer 1049
homo
– creatus 113
– imago dei 113
– sapiens 114
– sociologicus 113
Homöostase 724
Hornhautabschürfung 820, 821
Hörsturz 832
Hörverlust, akuter 832
Hosenträgergurt 241
4 Hs
– Elektrolytstörungen 310
– Hypothermie 310
– Hypovolämie 310
– Hypoxie 310
– pH-Wert-Entgleisungen 310
– und HITS 310
Hubschrauberlandeplatz 989
Hüftgelenksluxation 700
Humerus, Fraktur 698
Hydrozephalus 752
Hygiene 269
– Verordnung 272
Hyperarousal 88
Hyperglykämie 653, 655
Hyperhydratation 725, 726
Hyperkaliämie 310
– Dialyse 804, 805
Hypermenorrhö 761
Hyperpyrexie 904
hypertensive Krise 601, 602
hypertensiver Notfall 601, 602
Hyperthermie 309, 900
Hyperthyreose 658
Hypertonie 315
– arterielle 601
– Massenblutung 745
– schwangerschaftsinduzierte 767, 768
Hyperventilation 625
– Kußmaul-Atmung 625
– Tetanie 625
Hypervigilanz 88
Hypervigilität 732
Hypnose 463
Hypoglykämie 655
– Algorithmus 1240
Hypokaliämie 310
Hypokalzämie 310
Hypothermie 896, 898
– Ertrinken 934
– therapeutische, Postreanimation 505

Hypotonie 315
Hypoventilation 625
Hypovolämie 310, 716
– Schock 719
Hypoxie 310, 592
– Ertrinken 934
– Wirkung auf Atmung 551
– Wirkung auf Kreislauf 551

I

IfSG, Infektionsschutzgesetz 27, 271
Ileus 642
Immersion 933
– Lungenödem 933
Immobilisation 686
– der Wirbelsäule 688
– Extremitätenfraktur 696
Immunität 269
– aktive und passive 279
Imperativ, kategorischer 74
Individualmedizin 998
individuelle Ressourcen 102
Individuum 112
Inertgase 927
Infarkt 319, 591, 592
– ischämischer 740
Infektion 269
– nosokomial 889
– Pforte 271
– Quelle 270
– Vorbeugung 100
– Weg 270
Infektionskrankheit 270
Infektionsschutzgesetz (IfSG) 27, 271
Infektionstransport 550, 980
– Protokoll 550
Infusion 446
– bei Verbrennung 910
– Geschichte 1050
Inhalationstrauma 910
inhalative Applikation 416
Initial Assessment 301
Injektion
– intramuskuläre 417
– intramuskuläre, bei Gefäßverschluss 612
– subkutane 418
inklusive Notfallversorgung 160
Inkontinenz 317
Inputorientierung 37
Inspektion 305
Inspirationsdruck 392
Insuffizienz
– Herz 580, 584
– respiratorische 622
Insulin 650
Insult
– hämorrhagischer 737, 745
– ischämischer 737
Intensivtransport 544
– Besonderheiten 548
Intensivtransporthubschrauber (ITH) 1053, 1124
Interaktion, soziale 124
Interdependenz 182
Interessenvertretung 53
Interhospitaltransfer 1091

International Association for the Study of Pain (IASP) 452
International Civil Aviation Organisation (ICAO) 1093
International Liaison Comitee on Resuscitation (ILCOR) 51
Internetanwendung 1140
Interrollenkonflikt 125
Intervision 94, 177
Intoxikation 847
– beim Kind 791
intrakranieller Druckanstieg 733, 734
Intrarollenkonflikt 125
Intubation
– anatomische Probleme 373
– bei bestimmten Erkrankungsbildern/Verletzungsmustern 373
– beim Kind 795
– endotracheale (ETI) 365, 367
– Erbrechen bei 375
– Frühkomplikationen 371
– Führungsstab 369
– Hilfsmittel 368
– Kapnometrie 331
– Klinik 366
– Komplikationen 371
– Komplikationen, mechanische 373
– Komplikationen, reflektorische 373
– Komplikationen, technische 372
– Komplikationen, traumatische 372
– Lagekontrolle 370
– Lagerung 369
– Materialprobleme 374
– orotracheale 366
– Risikofaktoren 374
– Spätkomplikationen 375
– unter Notfallbedingungen 366
– von Kindern 371
– Vorbereitung 470
Intubationslarynxmaske 364
Intubationszange 369
Inversionsmethode 1049
Ionen 914
– intra- und extrazelluläre 723
IPPA(F)-Schema 623
Ischämie 592
ischämischer Insult 737, 744
– Akuttherapie 744
– Pathophysiologie 740
– Symptome 738
– Therapie 741
Ischurie 808, 810
ISO 9001 1156
– 2015 1156
Isohydrie 726
ISO, Internationale Standardisierungs-Organisation 1156
Isolationsphase 998
Isoosmolalität 724
Isopression 926
Isotonie 724
iTClamp 514

J

Jackson-Position, verbesserte 369
Joint Aviation Authorities (JAA) 1098

Judikative 1174
Justizbehörden 1174

K

Kaffee 95
Kaffeesatzerbrechen 316, 641
Kaliber 259
Kalibrierung 1153
Kalk, ungelöschter 820
kalte Lage 983
Kälteschaden 568
Kälteschutz im RTW 1127
Kammerextrasystole 339
Kammerflattern 340
Kammerflimmern 341, 490
– beim Kind 500
– Defibrillation 490
Kampf-Flucht-Reaktion 86
Kanal, Funk- 1132
Kant, Immanuel 74
Kanzler 1178
Kaolin 515
Kapazität, kognitive 182
Kaperbergung 1102, 1104
Kapnometrie 331, 404
Kardinalsymptome 569
Kardioverter 344
Karotissinussyndrom 336
Karteninformationssystem 1144
KASPERLE 156
Kassenärztliche Bundesvereinigung (KBV) 1033
Kassenzahnärztliche Bundesvereinigung (KZBV) 1033
Katastrophe 986
– abgeschlossene 998
– Definition 998
– Einsatzablauf 999
– nicht abgeschlossene 998
– Phasen 998
Katastrophenmedizin 998
Katastrophenschutz (KatS) 997, 1210
– Gesetz 998
kategorischer Imperativ 74
Kation 914
Kehlkopffraktur 673
Kennung, FMS 1135
Kentern 290
Kernig-Zeichen 751
Kerntemperatur 331
Ketoazidose 654
Kilohertz 1132
Kind
– als Notfallpatient 781
– Beatmungsbeutel 358
– Herzdruckmassage 498
– kritisch krankes, Algorithmus 1233
– misshandeltes 784
– Reanimation 155
– Reanimationsabbruch 502
– Tubusfixierung 500
– Tubusgröße 500
Kindesmissbrauch 1210
Kindesmisshandlung 237, 1197, 1210
Kindstod, plötzlicher 498
Kinetose 553

Kirschner, Martin 1050
KISS-Schema 693
Klavikulafraktur 697
Klinikphase 993
Klinomobil 1051
Knalltrauma 833
Knöchel, Fraktur 701
Knochenmarkraum, Punktion 797
Knochenschmerz 318
Knollenblätterpilz, Vergiftung 866
Knotenrhythmus 336
Koagulationsnekrose 819
Koalition 1175
Koffein 95
kognitive Kapazität 182
Kohabitation, Verletzung durch 761
Kohärenzerleben 120
Kohlendioxid, Vergiftung 860
Kohlenmonoxid
– Explosionsgefahr 257
– Vergiftung 859
– Vergiftung, Pulsoxymetrie 331
Kokain, Vergiftung 870
Kokken 877
Kolchizin 864
Kolik 318
– Schmerz 322
Kolliquationsnekrose 512, 819
Kollision 240
– frontale 241
– frontale, K-Rad 245
– seitliche 242
– seitliche, K-Rad 245
Kollumkarzinom 760
Koma 732, 733
– diabetisches 653, 655
– Einteilung 733
– hyperglykämisches 654, 655
– hyperkapnisches 625
– hyperosmolares 654
– hypoglykämisches 655, 657
– ketoazidotisches 654
komba 54
Kommando 217
Kommensalen 877
Kommunikation
– ältere Menschen 156
– Angehörige 151
– Angehörige anderer Kulturen 152
– Beziehungsebene 137
– Definition 135
– Dekompensation 141
– Demenzpatienten 157
– Einflussfaktoren 137
– Gesprächsführung 139
– im Großschadensfall 990
– inkongruente 137
– KASPERLE 156
– Kinder 154
– Kompetenz 146
– Konfliktsituationen 147
– kongruente 137
– Krisen- 146
– Menschen mit Behinderung 160
– Mittel 1131
– nonverbale 136

– Notfalleinsatz 144
– Organisationskultur 141
– paraverbale 157
– patronisierende 157
– psychiatrische Notfälle 157
– Sachebene 137
– Secondary Babytalk 157
– Techniken 141
– Touristen 152
– Validation 156
– verbale 136
Kompaktsystem 1056
Kompartmentsyndrom 694
Kompetenz
– Dimension 35
– fachliche 35
– Methoden- 35
– personale 35
– soziale 35
Kompetenzometer 36
Kompresse 517
Kompressionsfraktur 686
Kondensieren 895
Koniotomie 366, 375, 831
– chirurgische 376
– Gefahren 377
– Notfall- 375
– Punktions- 376
Konjugation 890
Konsensuskonferenz für die Psychosoziale
    Notfallversorgung (PSNV) 196
Konsiltransport 542
Kontamination 254, 269
Kontrolle
– messtechnische (MTK) 1206
– sicherheitstechnische (STK) 1206
Kontusionswunde 511
Konvektion 895
Kooperation für Transparenz und Qualität im
    Gesundheitswesen (KTQ) 1157
Kopf 280
– Augen- und Gesichtsschutz 280
– Stützen 241
– Verband 518
– Verletzung 664
Kornealreflex 733
Koronarangiografie 597
koronare Herzkrankheit 590
Koronarintervention, perkutane 597
Koronarsyndrom, akutes 591
– Algorithmus 1217, 1218, 1219, 1220
Körperkerntemperatur 895
– absinkende 896
– steigende 900
körperliche Fitness 97
Körpertemperatur 331
Körperverletzung 1194
– durch Unterlassen 1195
– fahrlässige 1195
– mit Todesfolge 1195
– Übernahmeverschulden 1195
– vorsätzliche 1194
Körperwasser, Verteilung 723
Korrekturmaßnahme 1153
Kosten
– Einsatz- 1163

– fixe 1163
– variable 1163
– Vorhalte- 1163
– Vorhaltungs- 1163
K. o.-Tropfen 872
Krampfanfall
– Epilepsie 746
– Erwachsener, Algorithmus 1241
– Fieber 791
– Kind, Algorithmus 1242
Krankenbeförderung 541
Krankenhaus 1058
Krankenkasse 1032
Krankenkraftwagen 1123
Krankenrolle 126
Krankentransport 541, 981, 1054
– Ablauf 541
– fachliche Mindestqualifikation 1182
– Gepäck 541
– Infektionspatient 542
– in Hospizeinrichtungen 543
– mit Heimbeatmungsgerät 542
– nicht qualifizierter 541
– öffentlicher 541
– Patientenbetreuung 541
– qualifizierter 541
– sitzender 541
Krankentransportrichtlinie 1041
Krankentransportwagen (KTW) 1059
Krankenversicherung 1032
– gesetzliche (GKV) 1032
Krankenversicherungspflicht 1032
Krankenwagen, Funkkennzahl 1134
Krankheit 119
– Ursachen 566
– Verhalten 121
– Verlauf 570
– Zeichen 569
Krankheitslehre 566
Krankheitstheorie, subjektive 120
Kreislauf
– Hypoxiewirkung 551
– Insuffizienz, akute 722
– Schock 722
– Stillstand, Diagnose 484
– Untersuchung 314
– Zentralisation 717
Kreismodell 287
Krepitation 260, 694
Krikoiddruck 475
Krise 147
– Addison- 657, 658
– hypertensive 601, 602
– thyreotoxische 658
Kriseninterventionsteams (KIT) 196
Krisenkommunikation 146
Kruppsyndrom 785
Kryptokokkus 879
KTW, Krankentransportwagen,
    Funkkennzahl 1134
Kulturhoheit 1169
Kultusministerkonferenz (KMK) 34
Kunde 1153
Kurztelegramm, FMS 1135
Kuscheltier 155
Kußmaul-Atmung 625, 654

L

Labeling 126
Ladung 914
Lage
– allgemeine 983
– Bezeichnungen 563
– eigene 983
– Erkundung 984
– Feststellung 983
– kalte 983
Lagerung
– bei Abdominaltrauma 540
– bei akutem Abdomen 540, 639
– bei arteriellem Verschluss 538
– bei Atemnot 537
– bei Extremitätenfraktur 696
– bei Gesichtsverletzungen 538
– bei Intubation 369
– bei kardialer Erkrankung 537
– bei Lungenödem 537
– bei Salpingitis 759
– bei Schock 540
– bei SHT 539
– bei speziellen Krankheitsbildern 537
– bei Thoraxtrauma 539
– bei unblutigem Aderlass 537
– bei vaginaler Blutung 540
– bei V.-cava-Kompressionssyndrom 541
– bei venösem Verschluss 538
– bei Wirbelsäulentrauma 539
– bei Wirbelsäulenverletzung 688
– Fixierung 537
– Fritsch- 540
– in der Schwangerschaft 541
– Recovery-Position 531
– Rückenlage 531
– stabile Seitenlage 531
– Vakuummatratze 533
Lagerungsart 531
Laienhelfer 1054
Lakatazidose, Mesenterialinfarkt 619
Landesrettungsdienstgesetz 1042, 1182
Längslage, Geburt 774
Langstreckentransport 1092
Lanz-Punkt 646
Laryngoskop 368
– Einführen 369
Laryngospasmus 931
– Ertrinken 933
Laryngotracheitis
– subglottische 785, 787
– supraglottische 787, 788
Larynxmaske (LMA) 363
– Fastrach 364
– Supreme 364
Larynxtubus (LT) 361
Lasègue-Zeichen 751
Lauge, Verätzung 819
Läuse 880
Laxanzien, bei Vergiftung 851
LBKG, Landesgesetz über den Brandschutz, die allgemeine Hilfe und den Katastrophenschutz 998
Lebensrhythmus 97
Leberruptur 682, 683
Legislative 1172

Leichenflecke 962
Leichenschau 962, 965, 1210
Leichenstarre 963
Leistung, elektrische 914
Leistungserstellungsprozess 1156
Leitende Notarztgruppe (LNG) 987
Leiter
– Behandlungsplatz 1000
– Bereitstellung 1001
– Transport 1000
Leitlinienabfrage 1142
Leitstelle 1057
– bei Großschadensfall 991
– Disponent 979, 1196
– Telefon 1144
Lenkerausbildung 1118
Lenkradverletzung 242
Lernen, lebenslanges 39, 129
Lernstrategie 130
Lerntheorie 129
Letaldosis (LD50) 428
Letalität 270
Leukotriene 721
Lichtbogenübertritt 913
Lid
– Spasmus 820
– Verletzung 825
Lieferant 1153
Liegetaxi 541
Linksappendizitis 647
Linksherzinsuffizienz 583
Linksschenkelblock 339
Livores 962
LMA MAD Nasal™ 416
LNA, Leitender Notarzt 987
– Aufgaben 993
– im Großschadensfall 991
Load and Go 543
Load, Go and Treat 543
Lobärpneumonie 627
Longline-Verfahren 1104
Löschmittel 291
Loslassschmerz 323
LSB, Linksschenkelblock 339
Ludwig XV., franz. König 1049
Luftdruck 923
Luftfahrzeug, Unfall mit 289
Luftfeuchtigkeit, im Flugzeug 552
Luftnot 831, 832
Luftrettung 1056, 1087, 1104
– Aufgaben 1090
– Ausbildung 1098
– flugphysiologische Grundlagen 550
– Geschichte 1053
– Primäreinsatz 1090
– Primärtransport 1091
– Sekundäreinsatz 1091
– Sicherheitsregeln 1094
Luftrettungsmittel 1060
Lufttransport 550
Lumboischialgie 754
Lunge
– abhören 314
Lungenarterienembolie 613
Lungenblutung 635
Lungenembolie 320, 613, 615

Lungenemphysem 627
– Tauchunfall 931
Lungenentzündung 320, 626
Lungenfibrose 635
Lungenkontusion 678
Lungenödem
– alveoläres 599
– Immersions- 933
– interstitielles 599
– kardiales 599, 600
– kardiales, Algorithmus 1222, 1223
Lungenprellung 678
Lungenquetschung 678
Lungenverletzung 678
Luxation
– Fraktur 686
– Hüftgelenk 700
– Schulter 698
Luxemburg, Rettungsdienst 1072
Lysetherapie 598

M

Macht, politische 1166
Macintosh-Spatel 368, 795
Magenspülung 849
Magenverletzung 683
Magic Mushrooms 866
Magill-Tubus 367
Magill-Zange 369
Mainzer Emergency Evaluation Score (MEES) 1023
Makroangiopathie 653, 740
Makrohämaturie 807
Makromyzeten 879
Malaria 881
Mandrin 369, 411
Mantrailing 205
Manualhilfe, Bracht 774
MAP, mittlerer arterieller Blutdruck 329
Marburg-Fieber 889
Marinetrage 289
Maritime Rescue Coordination Center (MRCC) 205
Maskenbeatmung 355
– beim Kind 795
Massenanfall an Verletzten bzw. Erkrankten (MANV) 1210
Massenblutung 745
Maßnahmen der Gesundheitssicherung 100
Materialcheck 1014
Materialtransport 552
Maximalversorgung 1040
Maximum-Prinzip 1155
McBurney-Punkt 646
McGinn-White-Syndrom 614
Mead, George Herbert 124
Mechanik 238
Medianebene 563
Mediastinalemphysem 678, 680
Mediastinalflattern 678
Mediatorsubstanzen 721
Medical Crew 1098
Medical English 570
Medical Evacuation (MedEvac) 204
Medical Task Forces (MTF) 1001
Medien 207

Medikament 422
Medikamentenmissbrauch 97
Medizin, evidenzbasierte (EBM) 47
Medizinischen Task Forces (MTF) 1062
Medizinproduktebeauftragter 26, 1206
Medizinprodukte-Betreiberverordnung
  (MPBetreibV) 1206
Medizinproduktegesetz (MPG) 26, 1206
Medizinprodukte-Sicherheitsplanverordnung
  (MPSV) 1206
Megahertz 1132
Mehrzweckfahrzeugstrategie 979
MELDEN-Schema 983
Meldepflicht 271
Melder 988
Menière-Erkrankung 833
Meningismus 733, 750
– Sonnenstich 902
Meningitis 750, 751
Meningoenzephalitis 750
Menschenbild 112
Menschenrechte 1167
Menstruationsstörung 761
mentales Modell 184
Mesenterialgefäßverschluss 619
Mesenterialinfarkt 619
Mesenterialriss 683
messtechnische Kontrolle (MTK) 1206
metabolisches Syndrom 652
Methanol, Vergiftung 862
Methicillin-resistenter Staphylococcus
  aureus 891
Methodenkompetenz 35
Midlife-Crisis 117
Mikroangiopathie 653
Mikrobiologie 877
Mikromyzeten 879
Mikroskopeffekt 149
Mikrozirkulationsstörungen 717
Miktion 317
Milben 880
Miller-Spatel 368, 795
Milzbrand 942
Milzruptur 682
Minimaler Datensatz (MIND) 1020
Mitralinsuffizienz 588
– akute 589
– chronische 588
Mitralklappeninsuffizienz 588
Mitralklappenstenose 588
Mitralstenose 588
Mittelstreckentransport 1092
mittlerer arterieller Druck 665
Mobbing 142
Mobile Radio Terminal (MRT) 1138
Mobitz-Blockbilder 338
Modell
– biopsychosoziales 119
– der beruflichen Gratifikationskrise 66
– der Salutogenese 120
– mentales 184
Modulation 1132
Monitoring
– Anästhesie 466
– Blutdruckmessung 328

Monokelhämatom 318
Monro-Kellie-Doktrin 733
Moral 73
Morbidität 156, 270
Mortalität 270
Motorradunfall 245
MPG 26
Multiorgandysfunktionssyndrom,
  Verbrennung 909
Multiorganversagen 885
– Verbrennung 909
multiresistente gramnegative Erreger 891
Multiresistenz 889
Mund
– Blutung 829, 830
– Inspektion 319
– zu-Mund-Beatmung, Geschichte 1049
Muskelrelaxation 463
Mutterkuchen 765
Mykoplasmen 878
Myokardinfarkt 319, 592
Myokarditis 586
Myzeten 879

N
Nabelschnur 774
Nabelschnurvorfall 775
NACA-Score 1023
Nachgeburtsperiode 770
Nachschlagewerke Gefahrgut 254
Nachschub 1001
Nachtschattengewächse, Vergiftung 863
Nachweis 1153
Nadeldekompression 377
Nagelbettprobe 315
Nahrungsaufnahme, gestörte 567
Narkose 462
– Atemwegssicherung 469
– Ausleitung 469
– Durchführung 468
– Einleitung 468
– klinische 464
– Muskelrelaxanzien 474
– präklinische 470
– Präoxygenierung 473
– Vorbereitung 470
narkotisches Syndrom 853
Nase
– Bluten 829
– Tamponade 829
– Untersuchung 317
Nasen-Rachen-Tubus 354
Nationaler Gesundheitsdienst 1030
Natriumbikarbonat 448
Natriumhaushalt, gestörter 724
Natriumhydrogenkarbonat 448
Naturereignisse 265
Navigation 982
– Geräte 1118
– System 1140
NAW, Notarztwagen, Funkkennzahl 1134
NAW-System 1052, 1189
Nebennierenrinde, Insuffizienz 657
NEF, Notarzteinsatzfahrzeug
– Funkkennzahl 1134

– Rendezvous-System 1124
NEF-System 1052
Nekrose 899
Nematoda 880
Nephrolithiasis 806, 807
Nephropathie, diabetische 653
Netzhautablösung 825
– nicht-rhegmatomatöse 825
– rhegmatomatöse 825
Netzwerk, soziales 93
Neugeborenes
– asphyktisches 504
– Erstversorgung 773
– Intubation 504
Neunerregel nach Wallace 908
Neuropathie, diabetische 653
Newtonsche Bewegungsgesetze 238
NEXUS-Kriterien 686
Niederlande, Rettungsdienst 1072
Niederspannungsunfall 915
Nierenberstung 813
Niereninsuffizienz 801
– chronische 802
– terminale 804
Nierenkontusion 813
Nierenprellung 813
Nierenruptur 813
Nierentrauma 813
Nierenverletzung 812, 813
Nierenversagen, akutes 801
Nikotin 95
NNR, Nebennierenrinde, Insuffizienz 657
No-Blame Culture 142
No-Flow-Phase 491
Normenausschuss Rettungsdienst und
  Krankenhaus (NARK) 1123
Norovirus 891
nosokomial 889
Notarzt 1059, 1189
– Leitender 987, 1189
Notarzteinsatzfahrzeug (NEF) 1059
Notarztindikationskatalog 1057
Notarztsystem 1055
Notarztwagen (NAW) 1059, 1189
– Geschichte 1051
Notdienst 1039
– ärztlicher 195
Notfall
– ABC- 938
– Definition
– durch radioaktive Stoffe 938
– endokrinologischer 649
– fachübergreifender 318
– gynäkologischer 759
– HNO- 828
– hypertensiver 601, 602
– hypertensiver, Algorithmus 1225, 1226
– neurologischer 729
– pädiatrischer 781
– palliativer 958
– respiratorischer beim Kind 785
– thermischer 893
Notfalleinsatz 981
Notfallhilfe 1060
Notfallkardioversion, Algorithmus 1230

Notfallkoffer, DIN 13 232 1124
Notfallkoniotomie 375
– Seldinger-Technik 376
– Techniken 376
Notfallmedikament 422
Notfallmedizin 1049
– Geschichte 1049
Notfallmeldung 1054
Notfallphraseologie 146
Notfallrettung
– fachliche Mindestqualifikation 1182
– in Deutschland 1054
Notfallsanitäter 1193
– Akademisierung 40
– Anforderungsprofil 33
– Arbeitsbedingungen 15
– Aufgaben 11
– Ausbildung 5
– Ausbildungsdauer 7
– Ausbildungsverhältnis 7
– Ausbildungsvertrag 7
– Beruf 60
– Berufsbezeichnung 5
– Berufsprestige 63
– Berufszufriedenheit 64
– besondere Aufgaben 14
– Betriebssanitäter 15
– Bußgeld 8
– Eigenschaften 34
– Einsatz 13
– Einsatzbereiche 14
– Erscheinungsbild 67
– Fortbildung 40
– Handlungskompetenz 34
– Kompetenz 34
– Kompetenzometer 36
– Krankentransport 14
– lebenslanges Lernen 39
– Leitstellentätigkeit 15
– Luftrettung 15
– Notfallrettung 14
– Performanz 37
– Professionalisierung 38
– Reflexion 78
– Rollenerwartungen 66
– Selbstreflexion 68
– Verhalten in der Öffentlichkeit 67
– Voraussetzungen 12, 34
– Weiterbildung 40
Notfallsanitätergesetz (NotSanG) 4, 5
Notfallseelsorger (NFS) 196
Notfalltransport 543
Notfallverlegung 545
Notfallversorgung 1037, 1040
– inklusive 160
Notfallvorsorgeberatung 175
Notgeburt 770
Nothilfepflicht 1169
Nötigung 1197
Notkompetenz 1193
– Dokumentation 1022
Notrufnummer 1057
NotSan-APrV 5, 9
– Prüfungsbestimmungen 9
– staatliche Ergänzungsprüfung 10
– staatliche Prüfung 10

NotSanG 4, 5
– Ausbildung 5
– Ausbildungsverhältnis 7
– Ausbildungsvertrag 7
– Berufsbezeichnung 5
Notstand, rechtfertigender 1209
Notwehr 1198
NSTEMI 591
NYHA-Stadien 581

O
Obduktion 967
Oberarm
– abbinden 513
– Fraktur 698
Oberband, Funkwellen 1132
Oberflächenschmerz 453
Oberschenkel
– abbinden 513
– Fraktur 700
Ödem
– Lungenödem, intestitielles 583
– Lungenödem, kardiales 599, 600
– Verbrennung 909
Ohmsches Gesetz 914
Ohr, Blutung 830
Oligurie 801, 810
operativ-taktische Adresse (OPTA) 1136
Opiate 428
– Intoxikation, Algorithmus 1248
– Vergiftung 869
Opposition 1175
OPQRST
– Befragung 306
– Onset 307
– Palliation, provocation 307
– Quality 307
– Region, radiation 307
– Severity 307
– Time 307
Orchitis 812
Organic-Brain-Syndrom 1107
Organisation, sanitätsdienstliche 988
Organisatorischer Leiter Rettungsdienst (OrgLRD) 28, 987, 997
Organophosphate, Vergiftung 861
Organschmerz 318
Organtransplantation 959
Organtransport 552
OrgLRD 28
Orthopnoe 624
Ortskenntnis 1118
Ortskunde 982
Osmolalität 723
Osmolarität 723
Ösophagitis 320
Ösophagusvarizenblutung 641
Österreich, Rettungsdienst 1075
Otoliquorrhö 318
Ottawa-Charta der WHO 89
Outputorientierung 37
Ovarialtorsion 760, 761
Ovulation 763

P
Pädagogik 111

Paddles 490
Palpation 305
Pandemie 270
Pankreas
– Entzündung 320
– Verletzung 683
Pankreatitis 320, 645
Pantherpilz, Vergiftung 867
Papiersackeffekt 242
Paramedic-System 1006, 1016, 1056
Paraphimose 811
Parasiten 877, 880
Paré, Ambroise 1049
Parlament 1171
Partei 1175
Partizipation 89
Patella, Fraktur 700
Pathogenese 120, 566
Pathophysiologie 566
Patientenbeobachtung 312
Patientenedukation 175
Patientenrechtegesetz (PRG) 14, 1201
Patientensimulation, dynamische (DPS) 988
Patientenübergabe 222
– Fehler 223
– Schema 224
– Störfaktoren 224
Patientenübernahme 222
– Fehler 223
– Störfaktoren 224
Patientenuntersuchung 300
Patientenverfügung 77, 957, 1209
Patientenverfügungsgesetz 78
Patient Transportion Compartment (PTC) 553
PDCA-Zyklus 1158
PEA, pulslose elektrische Aktivität 492
Peitschenhiebmechanismus 686
Pendelatmung 928
Perforationsschmerz 322
Perfusor
– bei Intensivtransport 545
– Komplikationen 549
Perfusionsdruck, zerebraler 665
Perikarditis 319, 587
peripher-arterielle Verschlusskrankheit 610
Peritonealdialyse 804
Peritonitis 642
Perkussion 306
perkutane Koronarintervention 597
Personalmittelbedarfsplanung 1162
Personenbeförderungsgesetz (PBefG) 1201
Persönlichkeit 112
Persönlichkeitsprofil 114
Pfählungsverletzung 261, 511
– Genitale 762
Pflaster 518
Pflegeversicherung 1033
Pflicht, Bürger- 1169
Pflichtethik 74
Pflichtvorsorge 1160
Pfötchenstellung 625
Pharmakokinetik 424, 426
Pharmakologie
– Arzneistoff 420
– Generika 420
– Grundlagen 418

– Hilfsstoff 420
– Indikation 420
– internationaler Freiname (INN) 420
– Kontraindikation 420
– Nebenwirkung 420
– Übersicht 421
– Wechselwirkung 420
– Wirkstoff 419
Phimose 811
Phlebothrombose 612
Pilze 879
– Vergiftung 865
Placenta praevia 765
Plasmodien 881
Platzwunde 511
Plazenta 765
– Insuffizienz 765
– Lösung, vorzeitige 765
Pleuraerguss 626
Pleuraverletzung 676
Pneumonie 320, 626
Pneumonitis 626
Pneumothorax 676, 678
– bei Kollision 242
– Spontan- 320
– Tauchunfall 931
Polen, Rettungsdienst 1073
Polizei 198
Polyneuropathie 318
Polytrauma 704, 710
– Kind 782
– Management 704
– Management, PHTLS 707
Postexpositionsprophylaxe 281
Postreanimationsphase 505
Präeklampsie 767
Präexzitation 341
Präfix 564
Präoxygenierung 369, 468
Präsidialdemokratie 1171
Prävention 89
– Maßnahme, betriebliche 100
Prehn-Zeichen 812
Prellung 511
– Gehirn 666
– Herz 679
– Lunge 678
– Rückenmark 688
Preparedness 175
Presse- und Öffentlichkeitsarbeit 208
Pressure Support Ventilation 395
Prevention 175
PRG 14
Priapismus 810
Primacy-Effekt 115
Primäreinsatz, Luftrettung 1090
Primäres Ranking zur Initialen Orientierung
 im Rettungsdienst (PRIOR) 995
Primary Assessment 301
Primary Survey 708
Prinzip
– der Achtung der Menschenwürde 77
– der Autonomie 76
– der Fürsorge 76
– der Gerechtigkeit 76
– der Wahrhaftigkeit 77

– des Nichtschadens 76
Prinzipienethik 75
Prinzmetal-Angina 591
PRIOR-Algorithmus 984, 995
Privatrecht 1174
Privatversicherungsmodell 1030
Problemlösungszyklus 1158
Professionalisierung 38, 1024
Professionalität 91
Prolaps 754
Pronationstrauma 701
Prostaglandine 721
Prostatavergrößerung 808
Proteinsystem 726
Proteinurie 767
Protokoll
– Einsatzprotokoll 1018, 1020
– Sichtung 997
– Transport 997
Protozoen 881
Protrusion 753
Prozess 1153, 1155
Prozessqualität 1155
Pseudokrupp 785, 787
– Algorithmus 1235
Pseudoperitonitis 642
Psoas-Schmerz 646
Psychologie 111
psychomotorisches Erregungssyndrom 839
psychosoziale Unterstützung (PSU) 100
Psychosyndrom, hirnorganisches 841
Puffer 726
Pufferbasen 726
Pufferlösungen 448
pulmonales Barotrauma 931
Pulmonalvenenisolation 607
Puls 308
– Aussage über Blutdruck 331
– Messung 308
Pulsoxymetrie 330
Punktion
– arterielle 415
– intraossäre 414
– intraossäre, beim Kind 797
– Kapillarblut 332
– Knochenmarkraum 797
– Koniotomie 376
– nach Bülau 377
– nach Monaldi 377
– Thoraxentlastung 377
– venöse 411
– venöse, beim Kind 796
Punktionskoniotomie 376
Punktionsset 413
Pupille, Beobachtung 315
Pyramidenprozess 1011

Q

Quadrigeminus 339
Quadunfall 245
Qualität 1153
– Definition 1153
– im Rettungsdienst 1154
– Merkmale 1152
– Ziel 1153
Qualitätsbeauftragter (QB) 1153

Qualitätsmanagement (QM) 1153
– ganzheitliches 1157
– im Rettungsdienst 1158
– Instrumente 1154
– Nutzen 1154
Qualitätsmanagementbeauftragter 26
Qualitätsmanagementhandbuch (QMH) 1153
Qualitätsmanagementsystem 1153, 1154
Qualitätspolitik 1153
Qualitätssicherung 1151
– Dokumentation 1023
– Leitung 1156
– Wirtschaftlichkeitsgebot 1035
Qualitätssicherungshandbuch (QSH) 1153
Quecksilberthermometer 332
Querlage, Geburt 774
Quetschung, Gehirn 666
Quetschwunde 511

R

Rachen, Hämatom 317
Radioaktivität 939
– Messgeräte 941
– Schäden durch 938
Radiowelle 1131
Radius, Fraktur 699
Rahmengesetzgebung 1172
Rapid Sequence Induction (RSI)
– Jugendliche und Erwachsene 472
– Kinder 472
Rauch 236
Rauchen 95
– COPD 628
R-auf-T-Phänomen 340
Rautek-Rettungsgriff 528
Reagenzstäbchen, Blutzucker 332
Reanimation 709
– Abbruch 487, 502
– Algorithmen 483
– Basismaßnahmen 483
– Beginn 487
– Dauer 487
– erweiterte Maßnahmen 489
– Geschichte 1050
– Kapnometrie 331
– Neugeborene 505
– Notfallmedikamente im Kindesalter 502
– Reihenfolge der Basismaßnahmen 485
Reanimationspatient 956
Recapping 275
Recht
– Amputat 516
– Behandlungs- oder
 Transportverweigerung 1208
– bürgerliches 1174
– Grund- 1167
– Menschen- 1167
– öffentliches 1174
– privates 1174
– Quellen 1174
– Rettungsdienst- 1182
– ziviles 1174
rechtfertigender Notstand 1209
– Kompetenzen 1193
Rechtsherzinsuffizienz 583
Rechts-links-Shunt 400

Rechtsprechung 1174, 1175
Rechtsschenkelblock 339
Rechtsstaat 1169
Recovery-Position 531
Reentry-Mechanismus 337, 340
Reflexion 78
Refluxkrankheit 320
Regelrettungsdienst 978
Regelversorgung 1040
Regierung 1175, 1178
Regionalanästhesie 462
Regionalleitstelle 978
Registrierung im Großschadensfall 990
Reifen, geplatzter 1117
Relaisfunkstelle 1132
Rendezvous-System 1055, 1124, 1189
Renin-Angiotensin-Aldosteron-System 716
Rentenversicherung 1032
Repatriierung 553, 1096
– Einsatzplanung 1097
– Indikation 1097
Replantation 702
Replantbeutel 702
Reposition 696
Reposition, Extremitätenfraktur 696
Represser 91
Resilienz 119, 120
Resistance 387
Resistenzen 890
Respirator 405
respiratorische Insuffizienz 622
Ressourcen
– individuelle 102
– Management 1156
Retinopathie, diabetische 653
Retroviren 879
RettAssG 4
Rettunghelfer, Kompetenzen 1192
Rettungsassistent
– Ausbildung 1187
– Berufsbild 1187
– Luftrettung 1093
– Notkompetenz 1193
– Notkompetenzmaßnahmen 1193
Rettungsassistentengesetz (RettAssG) 4, 1187
Rettungsdienst 1054
– Arbeitsschutz 1159
– Ärztlicher Leiter 1189
– Aufgaben 1055
– Belgien 1069
– Bundesfreiwilligendienst 1190
– Dänemark 1070
– Ehrenamt 1190
– Einrichtungen 1056
– Entwicklung in der DDR 1052
– Finanzierung 1040, 1056
– Frankreich 1071
– Freiwilliges Soziales Jahr 1190
– Geschichte 1049
– Gesetzgebungskompetenz 1182
– Großbritannien 1078
– haupt- und nebenberufliche Mitarbeiter 1190
– historische Entwicklung 61
– Leitender Notarzt 1189
– Luxemburg 1072
– Niederlande 1072

– Notarzt im 1189
– Organisation 1182
– Österreich 1075
– Polen 1073
– Presse- und Öffentlichkeitsarbeit 208
– Qualitätsmanagement 1158
– Schnelleinsatzgruppe 989
– Schweiz 1077
– Sonderrechte 1201
– Träger 1182
– Tschechien 1074
– Umweltschutz 1159
– USA 1080
– Wegerecht 1203
– Weisungsbefugnis 1191
– Wirtschaftlichkeitsanalyse 1163
– Zivildienst 1190
Rettungsdienstbedarfsplan 1049
Rettungsdienstleiter 27
Rettungsdienstpersonal 1182
Rettungsdienstrecht 1182
Rettungsdienstträger 1170
Rettungseinsatz, taktische Aspekte 283
Rettungsfachpersonal 1058, 1182, 1189
– Aufgabenspektrum 1005
– Ausbildung 1183
Rettungsgriff 528
– Heimlich- 530
– Rautek- 528
Rettungshelfer
– Ausbildung 1185
– Hessen 1185
– Notkompetenzmaßnahmen 1193
– NRW 1185
– Rheinland-Pfalz 1185
Rettungshubschrauber 1053
Rettungsleitstelle (RLSt) 977, 1141
Rettungsmedizin 998
Rettungsmittel 1059
– DIN EN 1865 1124
Rettungsmittelbedarfsplanung 1162
Rettungsmittelhalteplatz 989
Rettungsphase 999
Rettungssanitäter
– Ausbildung 1186
– Ausbildungsvorschriften 1186
– Kompetenzen 1192
– Notkompetenz 1193
– Notkompetenzmaßnahmen 1193
Rettungsschere 285
Rettungsschlitten 1103
Rettungsspreizer 285
Rettungswache 1057
Rettungswachenleiter 27
Rettungswagen 1059
Rettungswissenschaft 50
Rettungszug (RTZ) 206
Rettung, technische 281
Rezidiv 570
Rhabdomyolyse 904
Rhinoliquorrhö 318
Rhythmus
– Atem 313, 624
– Herz 308, 494, 604
– Lebens- 97
– zirkadianer 97

richterliche Gewalt 1174
Richtlinienkompetenz 1178
Richtungsbezeichnungen 563
Richtungsverkehr, Funk 1132
Rickettsien 878
Rigor mortis 963
Rippenserienfraktur 676
Rissquetschwunde 512
Risswunde 511
Role Making 124
Role Taking 124
Rolleninterpretation 124
Rollenkonflikt 125
Rollentrage, Anwendung 1126
Rollenwechsel 126
Rolle, soziale 124
Röntgenstrahlen 939
Röntgenstrahlung 939
Rotationstrauma 1107
Rotationsunfall 244
Rovsing-Zeichen 646
RSB, Rechtsschenkelblock 339
RTH, Rettungshubschrauber
– Ausrüstung 1092
– Modelle 1092
– Sicherheitsregeln 1094
RTW, Rettungswagen 1059
– Funkkennzahl 1134
Ruben-Beutel 1050
Rückenlage 531
Rückenmark
– Erschütterung 688
– Prellung 688
– Quetschung 688
– Verletzung 688
Rückenschmerz 754
rückenschonendes Arbeiten 99
Rückfallebenen 1146
Rüstwagen 282

S
SA-Block 337
SAB, Subarachnoidalblutung 735
– Diagnostik 736
– Symptome 735
– Therapie 736, 737
Safar, Peter, Dr. 1080
Sagittalebene 563
Salpingitis 759
Salutogenese, Modell der 120
Salve 340
Salzmangel-Hitzeerschöpfung 903
SAMPLER 303
– Allergies 303
– Anamnese 709
– Last Meal 305
– Medication 303
– Past Medical History 305
– Risc Factors 305
– Signs and Symptoms 303
Sanitäter 1184
– vor Ort 1060
Sanitätsausbildungen 1184
Sanitätsdienst, Rechtsfragen 1211
Sanitätsflugzeug 1053
Sanitätshelfer 1184

Sanitätspersonal 1183
Sarin 943
Sauerstoff
– Präoxygenierung 468
– Reanimation beim Kind 502
Sauerstoffbindungskurve 330
Sauerstoffintoxikation 930
Sauerstoffkonzentration, inspiratorische 391
Sauerstoffmaske 356
– Kind 795
Saugwürmer 881
Säuren- und Basen-Haushalt 726
Säure, Verätzung 819
Scene, Safety & Situation (SSS) 300
Schädel-Hirn-Trauma 664, 670
– Schweregrade 666
Schadensgebiet 999
Schadenslage 983
Schalentemperatur 309, 331
Schaufeltrage 1127
Schaufensterkrankheit 610
Schaukelatmung 626
Scheinreanimation 77
Scheintod 897, 965
Schenkelblock 339
Schenkelhalsbruch 700
Schichtdienst 97
Schienbein, Fraktur 701
Schienenfahrzeuge 235
– Unfälle mit 288
Schilddrüsenüberfunktion 658
Schimmelpilze 880
Schlafkrankheit 881
Schlafmittel 463
Schlangenbiss 512
Schlauchmull 517
– Fingerverband 519
– Fußverband 520
– Handverband 519
– Kopfverband 518
– Schulterverband 519
Schleifkorbtrage 286
Schlüsselbeinbruch 697
Schmauchspuren 260, 512
Schmerz 318
– abdomineller, Algorithmus 1247
– akuter Bauch- 321
– akuter Thorax- 319
– Algorithmus 1243, 1244, 1245, 1246
– antinozizeptives System 454
– Auswirkungen 455
– Beurteilung 319, 454
– Circulus vitiosus 455
– Definition 452
– Grundlagen 452
– neuropathischer 453
– nozizeptiver 453
– Oberflächen- 453
– Qualität 453
– somatischer 318, 323, 453
– Tiefen- 453
– viszeraler 318, 323, 453
– Wahrnehmung 318
Schmerzbekämpfung 463
– bei Extremitätenverletzung 697
Schmerzskala 454

Schnappatmung 484, 626
Schnellableitung EKG 333
Schnelle Einsatzeinheit Bergung im Ausland (SEEBA) 204
Schnelle Einsatzeinheit Wasseraufbereitung im Ausland (SEEWA) 204
Schnelleinsatzgruppe (SEG) 1061
Schnittwunde 511
Schnorcheln 928
Schnüffelposition 369
Schnüffelstoffe 871
Schock
– anaphylaktischer 721
– hämorrhagischer 719
– hypovolämischer 718
– kardiogener 720
– neurogener 723
– septischer 722, 882
– Stadien 716
– Verbrennung 909
Schockindex 718
Schocklage 540
School Shooting 262
Schrittmacher 343
– wandernder 337
Schrittmachersysteme 342
Schrittmachertherapie, transthorakale, Algorithmus 1228
Schulterluxation 698
Schürfwunde 511
Schussverletzung 259
Schusswaffe 259
Schusswunde 260, 511
Schutzausrüstung 280, 1160
Schutzbrille 280
Schutzhelm 280
Schutzimpfung 279
– für Rettungsfachkräfte 279
Schutzkleidung 280
Schwangerschaft 763
– ektopische 763, 764
Schwefelwasserstoff, Vergiftung 861
Schweigepflicht 208, 1196
Schweizerische Rettungsflugwacht (Rega) 1096
Schweiz, Rettungsdienst 1077
Schwellendosis 428
Schwerlast-Rettungswagen (S-RTW) 549
Schwerlasttransport 549
Schwerpunktversorgung 1040
Schwimmbad-Blackout 927
Schwindel, akuter 833
Scoop and Run 543
Secondary Assessment 303
Secondary Babytalk 157
Secondary Survey 709
Sedativa 431, 463
Seenotleitstelle 1108
Seenotrettung 205
Seenotrettungsboot (SRB) 205
Seenotrettungskreuzer (SK) 205
SEG, Schnelleinsatzgruppe 989
– Einsatz 981
Sehverlust, plötzlicher 825, 826
Seilbahnrettung 1104
Seitenlage, stabile 531
– im RTW 531

sektorale Trennung 1039
Sekundäreinsatz 544
– Ausrüstung 545
– Auswahl Transportmittel 1092
– dringlicher 544
– Durchführung 547
– Komplikationen 548
– Logistik 545
– Luftrettung 1091
– nicht dringlicher 544
– Organisationsschema 546
– Rettungsmittel 545
– Transportfähigkeit 546
Sekundärtransport 544
– Voraussetzungen 545
Selbstkostendeckungsprinzip 1040
Selbstorganisationsphase 992
Selbstreflexion 68
Sellick-Handgriff 475
Senfgas 943
Sengstaken-Blakemore-Sonde 641
Sense of Coherence (SOC) 120
Sensibilisierung 721
Sensitizer 91
Sepsis 881
– Pathophysiologie 882
– Therapie 884
Sequenzialität 115
serotonerges Syndrom 853
Serotonin 721
Show Code 77
SHT, Schädel-Hirn-Trauma 664
Shunt
– bei Hydrozephalus 752
– Blutdruckmessung bei 330
– Dialyse 805
Sicherheitsbeauftragter (SiB) 1159
Sicherheitsgurt 240
sicherheitstechnische Kontrolle (STK) 1206
Sicherheits- und Informationstechnik (BSI) 1021
Sicherstellungsauftrag 1039
Sichtung 994
– Arzt 996
– Dokumentation 997
– Kategorien 990, 993
– Nummerncode 997
– Organisation 995
– Protokoll 997
– Sanitätspersonal 997
Sichtungspunkt 997
Sick-Sinus-Syndrom 336, 337
SIDS, Sudden Infant Death Syndrome 790
Silent Lung 630
Simulant 121
Sinusarrhythmie 337
Sinusbradyarrhythmie 337
Sinusbradykardie 336, 337
Sinusknoten 336
Sinusknoten-Syndrom 337
Sinusstillstand 337
Sinustachyarrhythmie 337
Sinustachykardie 335, 336
Sirenenalarmierung 1135
SIRS, Systemic Inflammatory Response Sndrome 718, 881

Sitzverteilung, im RTW oder NAW 1126
Skalpierung 511
Sludge-Phänomen 718
Small Volume Resuscitation 709
Smartphone 1139
SM, Schrittmacher 341
– Codierung 343
– Defibrillation 343
– EKG 343
Solidarprinzip 1031
Somnolenz 731
Sondersignale 1121
– Grundregeln der Benutzung 1122
Sonder- und Wegerechte 982
Sonnenstich 901, 902
Sopor 732
soziale Interaktion 124
sozialer Gradient 92
soziale Rolle 124
soziales Netzwerk 93
Sozialgesetzbuch (SGB) 1031
Sozialisation 124
Sozialnot 159
Sozialrecht 1168
Sozialstaat 1169
Sozialstaatsprinzip 1031
Sozialversicherungsmodell 1030
Sozialversicherungssystem 1031
– fünf Säulen 1031
Soziologie 111
Spannung, elektrische 914, 915
Spannungspneumothorax 626, 634, 677
– Algorithmus 1251
Spätabort 764
Spatel 368
– Foregger 368
– Macintosh 368
– Miller 368
Spezialeinsatzkommando (SEK) 199
Spezialrettungsmittel 1060
Spineboard 1127
Spirochäten 877
Spitzenumkehr 340
Spitzenverband Bund der Krankenkassen (GKV-Spitzenverband) 1033
Spontanatmung 398
– druckunterstützte 400
Spontanpneumothorax 320, 633
Sporen 877
Sport 97
– Verletzung 258
Sprechfunk, Regeln 1133
Sprosspilze 879
SRS-A, Slow Reacting Substance Of Anaphylaxis 721
Staat 1166
– Aufgaben 1167
Staatsgewalt 1166
Staatsoberhaupt 1169, 1177
stabile Seitenlage 531
Standardeinsatzregel 981
Staphylococcus aureus, Methicillin-resistenter 891
Star, Grüner 824
Star of Life 41

Stationssystem 1052, 1056, 1189
Statusmeldung 1135
– FMS 1135
Statusziffern, FMS 1135
Stauchungsfraktur 687
Stay and Play 543
Steatorrhöe 317
Steißlage, Geburt 774
STEMI 591
Stenose 831
Sterbephasen 954
Stereotype 115
Sterilisation 272, 275
Sternumelektrode 491
Steuerpflicht 1169
Stichverletzung 261
Stichwunde 261, 511
Stieldrehung 760, 761
Stimmritzenkrampf 931
Stoffwechsel, Notfall 650
Straddle-Trauma 814
Strahlen
– krankheitsverursachende 568
– α-Strahlen 939
– β-Strahlen 939
– γ-Strahlen 939
Strahlensterilisation 275
Strahlensyndrom, akutes 940, 941
Strahlenverbrennung 939
Strahlung, elektromagnetische 938
Straßenverkehr 235
Straßenverkehrsgefährdung 1202
Straßenverkehrsgesetz (StVG) 1201
Straßenverkehrsordnung (StVO) 1115, 1201
Straßenverkehrs-Zulassungs-Ordnung (StVZO) 1201
Stressbelastung 101
Stressbewältigung 91
– Selbsthilfestrategien 101
Stress-Kardiomyopathie 595
Stressmanagement 91
Stroke Angel 1015
Stroke Unit 1015
Strom 914
Stromart 915
Stromschlag 916
Stromspannung 915
Stromstärke 914, 915
Stromunfall 235, 912, 918
Strömungsrettung 1109
Stromwirkdauer 915
Stropp, Ralf, Dr. 1055
Strukturqualität 1155
Stuhl 317
Stumpfversorgung 702
Sturz aus Höhen 259
StVO, Straßenverkehrsordnung 1115, 1201
– Sondersignale 1121
– Unfall 1122
Subduralhämatom 667
subjektive Krankheitstheorie 120
Submersion 933
Submissionsmodell 1056
Subsidiaritätsprinzip 1170
Sucht 95

Suchtberatung 97
Such- und Rettungsdienst (SAR) 1108
Such- und Rettungshundestaffel 205
Suffix 564
Suizidalität 158, 844
Suizidpatient 956
Supervision 94
Supinationstrauma 701
supraglottische Atemwegshilfen (SGA) 360
SVES, supraventrikuläre Extrasystole 336
Symbionten 877
Sympathieeffekt 116
sympathomimetisches Syndrom 853
Symptom 569
Syndrom 570
– anticholinerges 852, 857
– "China-Restaurant" 853
– cholinerges 852
– delirantes 841, 842
– extrapyramidal-motorisches 853
– halluzinogenes 853
– metabolisches 652
– narkotisches 853
– serotonerges 853
– sympathomimetisches 853
Synkope 603
– Symptome 603
– Therapie 604
– Ursachen 603

T
Tablet 1139
Tachykardie 314
– paroxysmale 337
– ventrikuläre 607
Tachypnoe 314, 624
Tag-Nacht-Ablauf 97
Tako-Tsubo-Syndrom 595
Taktik beim Rettungseinsatz 283
Tauberge-Einsatz 1103
Tauchausrüstung 929
Taucherdiurese 929
Taucherkrankheit 930
Tauchgang 925
Tauchunfall 932
TAVI 589
Team 183
– Adjourning 183
– Entwicklung 183
– Fixierungsfehler 185
– Forming 183
– Groupthink 185
– interprofessionelles 183
– Konflikte 185
– Merkmale 183
– Norming 183
– Performing 183
– Situationsbewusstsein 186
– Storming 183
– Störungen 185
Team Resource Management 186
Technical Crew Member (TC) 552
Technische Einsatzleitung (TEL) 999
– Rettungsdienst (TEL Rettungsdienst) 999
Technisches Hilfswerk (THW) 203

Teerstuhl 317, 641
Teilkennzahl 1134
Telefonreanimation 982
Telekommunikationsgeheimnis 1134
Telemedizin 1015
Telemedizinisches Rettungsassistenzsystem (TemRas) 1015
Telemetrie 1015
Telenotarzt 1064
– System 1015
– Zentrale 1015
Temperatur
– erhöhte 900
– erniedrigte 896
– im Flugzeug 552
– Messgerät 895
– Messung 309
– Sonde 331
Terminologie 562
– Wortanalyse 564
TETRA-Digitalfunk 1136
therapeutische Breite 427
therapeutische Hypothermie 505
Thermometer 309, 331, 895
Thorakozentese 377
Thorax
– Drainage 377, 379
– Entlastungspunktion 377
– Notfall 318
– Prellung 675
– Quetschung 675
– Schmerz 579
– Schmerz, akuter 319
– Schmerz, akuter, Algorithmus 1216, 1221
– Trauma 674
Thrombose 608
– venöse 612
Thrombozytensturz 718
Thrombus 608
thyreotoxische Krise 658
TIA, transitorisch ischämischen Attacke 737
Tibia, Fraktur 701
Tiefenrausch 929
Tiefenschmerz 453
Tiergifte 867
Tinnitus 832
Tod
– Hirn- 733
– klinischer 483
– Religion, Kultur 951
– Umgang mit 951
– Umgang mit, Rettungsdienst 955
– Vorstellungen 953
Todesbescheinigung 965
Todesfeststellung 961, 1209
Todeszeichen
– sichere 962
– unsichere 964
Tokolyse 771
Toleranz, chirurgische 462
Torsade de pointes 340
– Tachykardie 608
Torsionsfraktur 687
Tötung
– durch Unterlassen 1195
– fahrlässige 1195

– Übernahmeverschulden 1195
Tourniquet 514, 695
Toxidrome 852
Toxikologie
– allgemeine 849
– spezielle 855
Toxoplasmen 881
Toxoplasmose 881
TQM, Total Quality Management 1157
Traceauswertung 1023
Tracheaverletzung 678
Tracheotomie 366
Trage
– Anwendung 1126
– Schleifkorb- 286
Tragen, Grundregeln 99
Tragestuhl 1127
Traktorunfall 244
Transduktion 890
Transformation 890
Transport
– Arzneimittel- 553
– Blut- 552
– Infektions- 550, 980
– Intensiv- 544
– Koordination 1000
– Luft- 550
– Material- 552
– Notfall- 543
– Organ- 552
– qualifizierter 979
– Schwerlast- 549
– Sekundär- 544
Transportdienstleistung 1041
Transportmittel, Auswahl 1092
Transportrecht 249
Transportschein 980, 1198
Transportverweigerung 1208
– Formular 1208
Transversalebene 563
Trauma
– Chinlift 688
– Poly 704
– Schuss 260
– Verbrennung 906
Trematoda 881
Trennung, sektorale 1039
Treuepflicht 1169
Trigeminus 339
Trikeunfall 245
Triplet 340
Trommelfellriss 926
Trunked Mode Operation (TMO) 1137
Trupp 1062
Trypanosomen 881
Tschechien, Rettungsdienst 1074
Tubenruptur 764
Tubus
– Fixation beim Kind 500, 796
– Lagekontrolle 370
– Wendl- 354
Tubusgröße
– Erwachsener 367
– Kind 367, 500
Tubuslänge 368
Tugendethik 75

Tumor 569
– Lunge 635
– Schmerz 457
– Unterbauch 760
– weibliche Genitale 760
Turgor 315
Tür, verschlossene 291

U
Übelkeit
– Algorithmus 1250
– Ursachen 433
Überernährung 567
Übergabegespräch 223
Übergabeschema 224
Übergewicht, Rettung bei 291
Überlastung 568
Überleitungsstörung 338
Übernahmeverschulden 1191, 1195, 1200
Überwärmung 309, 900
Ulcus ventriculi et duodeni 644
Ulkusblutung 641
Ulna, Fraktur 699
Umgangsrecht 252
Umweltschutz 1159
Unfall
– Ertrinken 290
– Fußgänger 245
– Gas- 291
– mit Luftfahrzeug 289
– mit Schienenfahrzeug 288
– Verkehrs- 239
– Wasser- 290
Unfallverhütungsvorschrift 1160
Unfallversicherung, gesetzliche 1032
Unglücksfall 1196
Union Européenne des Médecins Spécialistes (UEMS) 52
Unterarmfraktur 699
Unterband, Funkwellen 1132
Unterbringungsgesetz 1209
Unterernährung 567
Unterkühlung 896
unterlassene Hilfeleistung 1196
Unterleibschmerz, akuter 759
Unterschenkelschaftfraktur 701
Unterstützung, psychosoziale (PSU) 100
Untersuchung 1017
– fokussierte 312
– Herz-Kreislauf-Funktion 314
– Leitsymptom 312
– strukturierte 300
– strukturierte, SSS 300
Unverletzlichkeitsrecht 1168
Urämie 802
Ureterverletzung 814
Urethraverletzung 814
Urin 317
Urkundenfälschung 1198
Urogenitaltrakt, Erkrankungen 806
Urolithiasis 806, 807
USA, Rettungsdienst 1080
Uterusatonie 775, 776
Utilitarismus 74

V

Vakuummatratze 533, 1127
Vakuumschiene 696
Validation 156
– Leitgedanken 156
Valsalva-Manöver 925
Vena-cava-Kompressionssyndrom 541, 768, 769
Venenpunktion 411
– beim Kind 796
Venenthrombose 612
– tiefe 612
Venenverweilkanüle 411
Venenzugang 411
– beim Kind 796
Ventilationsstörungen 623
ventrikuläre Tachykardie 608
Veranlagung 566
Verätzung 512
– Auge 819, 820
Verband 516, 1064
Verbandpäckchen 517
– Druckverband 513
– Ellenbogenverband 519
– Fingerverband 519
– Kopfverband 518
Verbandtechnik 518
Verblitzung 820, 821
Verbrauchskoagulopathie 718
Verbrennung 906
– Beatmung 911
– beim Kind 783
– Infusion 910
– Intubation 911
– Medikamente 911
– Pathophysiologie 908
– Schweregrade 907
– Therapie 910
– Transport 912
– Verband 517
Verbrennungskrankheit 909
Verbrennungsödem 909
Verbrennungsschock 909
Verbrühung
– beim Kind 783
– Verband 517
ver.di 54
Verdunstung 895
Vereisen 895
Verfahrensanweisung (VA) 1014, 1153
Verfassung 1167, 1171
Verfassungsorgane 1175
Vergewaltigung 761
Vergiftung 849, 854
– Alkohol 868
– Arzneimittel 855
– beim Kind 791, 792
– Benzodiazepine 856
– Betarezeptorenblocker 857
– Beurteilung, allgemeine 851
– Beurteilung, spezielle 852
– Blauer Eisenhut 864
– Blausäure 858
– Carbamate 862
– chemische Stoffe 943
– Cholinesterase-Hemmstoffe 861

– Designerdrogen 871
– Drogen 868
– Eibe 864
– Ethylenglykol 862
– Fingerhut 865
– Gase 858
– Herbstzeitlose 864
– Kohlendioxid 860
– Kohlenmonoxid 859
– Kokain 870
– Methanol 862
– Nachtschattengewächse 863
– Nichtopioid-Analgetika 855
– Opioide 869
– Organophosphate 861
– Paracetamol 855, 856
– Pflanzen 863
– Pilze 865
– Schnüffelstoffe 871
– Schwefelwasserstoff 861
– Tiergift 867
– trizyklische Antidepressiva 857
– Zyanide 858
Verhaltensregeln 123, 235
Verkehrsart, Funk 1132, 1137
Verkehrsunfall 239
– mit Personeneinklemmung 286
Verknüpfungsfehler 115
Verlegungstransport 542
Verletztenanhängekarte 990
Verletztenvorbereitungsraum 997
Verletzung 568
– Abdomen 681
– Analyse 240
– Becken 693
– Bewegungsapparat 694, 697
– Brustwand 675
– Darm 683
– Explosion 257
– Hals 672, 674
– Herz 679
– Kehlkopf 673
– Kopf 664
– Lunge 678
– Magen 683
– Mechanismus 239
– Muster 239, 240
– Nadelstich 281
– Pankreas 683
– penetrierende 259
– Pfählung 261
– Pleura 676
– Schuss- 259
– Sport- 258
– Stich- 261
– Sturz 259
– Thorax 674
– Trachea 678
– Wirbelsäule 684, 691
Vermittlungsausschuss 1173
Verordnung zur arbeitsmedizinischen Vorsorge (ArbMedVV) 1160
Versagen
– respiratorisches, Algorithmus 1224, 1237
– ventilatorisches, Algorithmus 1224
Verschlusskrankheit, peripher-arterielle 610

Versorgungsmaßnahmen, erweiterte (eVM) 63
Versorgungsöffnung 287
Versorgungsphase 992
Versorgungsstufe 1040
Versorgung, vor Ort 988
Verweilkanüle 411
Verwirrtheit 840
Verzögerung 239
Vesalius, Andreas 1049
VES, ventrikuläre Extrasystole 336
Vibices 963
Videolaryngoskopie 371, 462
Vier-Prinzipien-Modell der medizinischen Ethik 76
Vigilanz 313
Virchow-Trias 612
Virus 878
– Hepatitis 885
– hepatotropes 885
– Noro- 891
– Vermehrung 879
Vitalfunktion 731
Vitalparameter
– Analyse 308
– Blutdruck 328
– Puls 308
– Temperatur 331
Vita minima 897, 898, 965
Volk 1166
Volksherrschaft 1171
vollziehende Gewalt 1173
Volumen
– Höhenabhängigkeit 551
– Verlust 716
Volumenmangelschock 709
von Gersdorff, Hans 1049
von Humboldt, Alexander 1050
Vorhaltekosten 1163
Vorhofextrasystole 336
Vorhofflattern 337, 606
Vorhofflimmern 337, 606
Vorsatz 1199
Vorsilbe 564
Vulnerabilität 120

W

Wachheitsgrad 313
Waffen 259
Wahlen 1170, 1171
– Bundestags- 1176
Walking-through-Angina 591
Wandel, gesellschaftlicher 127
Wärmelehre 895
Wärmestrahlung 895
Wärmetransport 895
Wasserhaushalt 723
– Störungen 724
Wasserkopf 752
Wassermangel-Hitzeerschöpfung 903
Wasserrettung 290
– Geschichte 1049
– Mittel 1060
Wasserverteilung 723
Wasserwacht 1108
Water Jel© 520
Wechselschichtdienst 97

Wechselstrom 914
Wechselverkehr, Funk 1132
Wehrpflicht 1169
Weichteilverletzung
– Gesicht 671
– Schädel 671
Weiterbildung 40
– zertifizierte Kurssysteme 39
Welle, elektromagnetische 1131
Wellenbereich 1132
Wellenlänge 1132
Wenckebach-Periodik 338
Wendl-Tubus 354
Wenn-dann-Prinzip 1005
Wernicke-Aphasie 739
Wertvorstellung 123
Widerstand, elektrischer 914
Wiedereintrittsmechanismus 340
Wiedererwärmung 898
Wiederherstellungsphase 999
Wiedervereinigung 1167
Wirbelsäulenverletzung 684
Wirtschaftlichkeitsanalyse 1163
Wirtschaftlichkeitsgebot 1035
Wirtz, Felix 1049

Wir-und-die-Mentalität 185
Wolff-Parkinson-White-Syndrom 341
Work-Life-Balance 93
Wortstamm 564
WPW-Syndrom 341
Wunde 510
– Arten 511
– Heilung 515
– innere 260
– Schuss- 260
– Ursachen 510
Wundschnellverband 517
– Fingerverband 520
Wundverband 696
Wundversorgung 516
– Geschichte 1049
Wunschvorsorge 1160
Würmer 880
Wurmfortsatz, Entzündung 646

Z
Zecken 880
Zentralstaat 1169
zerebraler Blutfluss 665
zerebraler Perfusionsdruck 665

Zeugnispflicht 1169
Zielkrankenhaus 985
zirkadianer Rhythmus 97
Zivildienstgesetz 1190
Zivildienstleistende 1190
Zivilprozessordnung (ZPO) 1023
Zivilrecht 1174
Zoster 320
Zugang
– arterieller 415, 467
– intraossärer 414
– intraossärer, Algorithmus 1253, 1254
– intraossärer, beim Kind 797
– venöser 411
– venöser, Algorithmus 1252
– venöser, beim Kind 796
– zentralvenöse 415
– zentralvenöser 467
Zuhören, aktives 313
Zwangseinweisung 980, 1197, 1209
Zwangsmaßnahmen 1209
Zwei-Helfer-Methode 486
Zyanide, Vergiftung 858
Zyankali, Vergiftung 858
Zyanose 624

Arzneimittelregister

Symbole
β-2-Mimetika 433

A
Acetylsalicylsäure 423, 428, 440
Adenosin 434, 437, 438
– bei Reanimation 496
Adrekar® 438
– bei Reanimation 496
Adrenalin 442
– bei asphyktischem Neugeborenem 504
– bei Lungenembolie 615
– bei Reanimation 492
– bei Reanimation, Kind 502
Ajmalin 437
Akrinor® 440
– bei Apoplex 744
Aktivkohle, bei Vergiftungen 850
Amiodaron 437, 438
– bei Reanimation 492
Analgetika 428, 463
– nichtopioide 428
– opioide 428
Anithistaminika 444
– Vergiftung 856
Antiarrhythmika 437
Anticholinergika 438
Antidepressiva 843
– Vergiftung 857
Antidote 448
Antiemetika 432
Antihypertonika 439
Antihypnotika 439
Antikoagulanzien 440
Arterenol® 443
– bei akutem Abdomen 640
– bei Lungenembolie 615
Aspirin® 428, 429
– bei Erfrierung 900
Atosil® 432
– bei Erregungssyndrom 840
Atracurium 436
Atropin 439
Atropinsulfat 439
Atrovent® 434

B
Barbiturate 431
Bayotensin® 439
Beclometason 445
Beloc® 437
ben-u-ron® 429
Benzodiazepine 431
– Vergiftung 856
Betarezeptorenblocker 437, 438
– Vergiftung 857
Bridion® 474
Broncholytika 433
– Anticholinerika 434
– Parasympatholytika 434
– Theophyllin 434
– β-2-Mimetika 433

Buscopan® 445
– bei Gallenkolik 321
– bei Harnstein 807
– bei Harnverhalt 810
Butylscopolamin 445

C
Catapresan® 439
Cisatracurium 436
Clemastin 444
Clomethiazol 842
Clonazepam 431
Clonidin 439
Cordarex® 437
– bei Reanimation 492
– bei Stromunfall 918
Cormagnesin 400 443
Cyanokit®, bei Blausäurevergiftung 859
Cyklokapron® 446

D
Dexamethason, bei Addison-Krise 658
Diazepam 431
– bei Hypothermie 899
Diclofenac 645
– bei Hypothermie 899
Dimenhydrinat 432
– bei Hitzeerschöpfung 904
– bei Sonnenstich 902
Dimetinden 444
Dipidolor® 430, 814
– bei akutem Abdomen 640
– bei akutem Skrotum 812
– bei Harnstein 807
– bei Harnverhalt 810
– bei Polytrauma 783
– bei Verbrennung 912
Disoprivan® 435
Distraneurin® 842
Diuretika 440
– bei Herzinsuffizienz 585, 600
Dobutamin 442
– bei kardiogenem Schock 505, 584, 585
– bei Lungenembolie 615
Dobutrex® 442
– bei kardiogenem Schock 505, 584, 585
– bei Lungenembolie 615
Dormicum® 432, 672, 814
– bei Amputation 703
– bei Apoplex 744
– bei Erregungssyndrom 840
– bei Fraktur 697
– bei Pneumothorax 678
– bei Polytrauma 710
– bei Rippenfraktur 676
– bei SAB 737
– bei Trauma 682

E
Ebrantil® 439
– bei Apoplex 744
– bei hypertensiver Krise 603

– bei SAB 737
Epinephrin 442
Esketamin 431, 457
Esmeron® 436, 474
Etomidat 435
– bei Hypothermie 899
Expidet® 417

F
Fenistil® 444
Fenoterol 445
Fentanyl® 430, 672
– bei Amputation 703
– bei Fraktur 697
– bei Hypothermie 899
– bei intrakranieller Druckerhöhung 735
– bei Pneumothorax 678
– bei Polytrauma 710, 783
– bei Rippenfraktur 676
– bei SAB 737
– bei SHT 671, 759, 760
Fibrinolytika 441
Furosemid 423, 427, 440

G
Gilurytmal® 437
Glukose 448
– bei hypoglykämischem Koma 657
– bei Krampfanfall 749
Glyceroltrinitrat 442
Gynäkologika 445

H
HAES-steril® 447
Haldol® 432
– bei delirantem Syndrom 842, 844
– bei Erregungssyndrom 840
Haloperidol 432
Hämostatika 515
Hämostyptika 446
Heparin 423, 440
– bei Erfrierung 900
Hydroxyethylstärke (HES) 447
Hypnomidate® 672
– bei Apoplex 744
– bei SHT 671
Hypnotika 434, 463

I
Ibuprofen 429
Imbun® 429
Infectocortikrupp® 444, 788
Ipecacuanha 850
Ipratropiumbromid 434
– bei COPD 630
Isoptin® 438, 631
– bei Stromunfall 918

K
Kardiaka 437
Katecholamine 442
– bei Lungenembolie 615

Ketamin 431
– Kontraindikation 669
Ketanest® 431
– bei Amputation 703
– bei Asthma 633
– bei Fraktur 697
– bei Polytrauma 710, 783
– bei Verbrennung 912
– Kontraindikation 669
Kortikoide 444

L
Lasix® 440
– bei Anurie 810
– bei Oligurie 810
– bei Stromunfall 918
Lidocain 437, 443
Lokalanästhetika 443
Lorazepam 417, 431
Lysthenon® 5 436

M
Magnesiumsulfat 443
Metalyse® 441
Metamizol 429
Metformin 655
Methylprednisolon 445
Metoclopramid 432, 433
Metoprolol 437
Midazolam 431, 432
– bei Hitzschlag 906
– bei Hypothermie 899
Morphin 430
Morphium 490
– bei Apoplex 744
– bei Erfrierung 900
– bei Herpes zoster 320
– bei Hitzekrampf 903
– bei Hypothermie 899
– bei intrakranieller Druckerhöhung 735
– bei KHK 599
– bei SAB 737
– bei Strahlensyndrom 941
– bei Stromunfall 918
– bei Trauma 674, 691
Muskelrelaxanzien 435

N
Naloxon 449
– bei Reanimation Neugeborene 505
Narcanti® 505
Narkotika 434
Natriumthiosulfat, bei Blausäurevergiftung 859
N-Butylscopolamin 807
Neuroleptika 432
Nichtopioid-Analgetika 428, 457
– Vergiftung 855
Nimbex® 436

Nitrate 441
Nitrendipin 423, 439
Nitroglycerin 600
Nitrolingual® 417, 442
Noradrenalin 443
– bei Lungenembolie 615
Norcuron® 436
Norepinephrin 443
Novalgin®
– bei akutem Abdomen 640
– bei Gallenkolik 321
– bei Harnstein 807
– bei Harnverhalt 810
– bei Herpes zoster 320
– bei Meningitis 752
Novesine®
– bei Augenprellung 822
– bei Fremdkörper 822
– bei Hornhautabschürfung 821
– bei Lidkrampf 820

O
Ondansetron 433
Opioid-Analgetika 428, 457
– Vergiftung 869
Oxytocin 445
– bei Uterusatonie 776

P
Pancuronium 436
Paracetamol 429
– bei Hypothermie 899
Parasympatholytika 434
Partusisten® 445, 446, 771
Paspertin® 433
– bei Harnstein 807
– bei Harnverhalt 810
Perfalgan® 429
Phosphodiesterase-5-Hemmstoffe (PDE 5) 441
Physostigmin 449
Piritramid 430
Prednisolon 444, 445
Promethazin 432
Propofol 435
Psyquil®
– bei Erregungssyndrom 840
– bei Schwindel 833

R
Ranitidin 444
Ringer-Acetat-Lösung 447
Rivotril®, bei intrakranieller Druckerhöhung 735
Rocuronium 436, 474

S
Salbutamol 434
– bei COPD 630
Sedativa 431, 463

Solu-Decortin® 445
Spasmolytika 445
Succinylbicholin 436
Succinylcholin 474
Sugammadex 474
Suprarenin® 442, 504
– bei Lungenembolie 615
Suxamethonium 474
Suxamethoniumchlorid 436

T
Tavor® 417
– bei Angstsyndrom 838
Tenecteplase (TNK) 441
Theophyllin 434
Thiopental 435
Thrombozyten-Aggregationshemmstoffe 440
Tokolytika 445
Toloniumchlorid 448
Toluidinblau 448
Tramadol 430, 457
Tramal® 430, 457
– bei Harnstein 807
Tranexamsäure (TXA) 446
Trapanal® 435, 672
– bei intrakranieller Druckerhöhung 735
– bei SAB 737
– bei SHT 671

U
Urapidil 439, 450
– bei hypertensiver Krise 603
Uterotonika 445

V
Valium®
– bei Angstsyndrom 838
– bei Erregungssyndrom 840
– bei Harnstein 807
– bei intrakranieller Druckerhöhung 735
– bei Krampfanfall 749
– bei SAB 737
– bei Stromunfall 918
Vecuronium 436
Vollelektrolytlösung
– bei gynäkologischem Notfall 760
– bei Kopfverletzungen 672
– bei SHT 671
– bei Stromunfall 918
– bei Verbrennung 912
Vomex A®
– bei akutem Abdomen 640
– bei Harnstein 807
– bei Harnverhalt 810
– bei Strahlensyndrom 941

X
Xylocain 443

Die wichtigsten Krankheitsbilder in der Notfallmedizin

Krankheitsbild	Seite
Adams-Stokes-Anfall	608
Addison-Krise	658
Akutes Abdomen	640
Amputationsverletzung	703
Aneurysmaruptur	618
Aortendissektion	618
Apoplex (Hirninsult, Schlaganfall)	744
Asthma bronchiale	633
Asthma bronchiale beim Kind	788
Atemwegsverlegung	832
Augenverätzung	820
Augenverletzung durch Fremdkörper	822
COPD	632
Decompression Sickness	931
Delirantes Syndrom	842
Depression	843
Hirndruck	734
Eklampsie	768
Epiglottitis	788
Epileptischer Anfall (Krampfanfall)	749
Erfrierung	900
Extrauteringravidität (EUG)	764
Fieberkrampf	791
Fremdkörperaspiration beim Kind	789
Gallenblasenentzündung	644
Gallenblasenkolik	644
Glaukomanfall	824
Hämaturie	808
Harnstein	807
Harnverhalt	810
Herzinsuffizienz	584
Hitzeerschöpfung	904
Hitzekrampf	903
Hitzschlag	906
Hörverlust (Hörsturz)	832
Hyperglykämisches Koma	655
Hyperkaliämie beim Dialysepatienten	805
Hypertensiver Notfall	602
Hypertonie, schwangerschaftsinduzierte (SIH)	768
Hypoglykämisches Koma	657
Hypothermie	898
Infektion	751

Krankheitsbild	Seite
Intoxikation	854
Intoxikation beim Kind	792
Koronare Herzerkrankung	590
Koronarsyndrom	598
Leberruptur	683
Lungenembolie	615
Lungenödem, kardiales	600
Mesenterialinfarkt	619
Milzruptur	682
Nasenbluten (Epistaxis)	829
Pneumothorax	678
Polytrauma	710
Polytrauma beim Kind	782
Pseudokrupp	787
Psychomotorisches Erregungssyndrom (Aggressivität)	839
Rippenfraktur	676
Salpingitis	759
Sauerstoffintoxikation	930
Schädel-Hirn-Trauma (SHT)	670
Schock	717, 718
Schock, hypovolämischer	720
Schwindelanfall	833
Sehverlust	826
Skrotum, akutes	812
Sonnenstich	902
Stieldrehung	761
Strahlensyndrom	941
Stromunfall	918
Subarachnoidalblutung (SAB)	737
Tauchunfall	932
Thyreotoxische Krise	658
Tumorblutung	760
Urogenitalverletzung	813
Uterusatonie	776
Vena-cava-Kompressionssyndrom	769
Verbrennung beim Kind	784
Verbrennungstrauma	911
Vergiftung, Alkohol	869
Vergiftung, Kohlenmonoxid	860
Verletzung, Bewegungsapparat	697
Verletzung, Wirbelsäule	691
Verwirrtheitssyndrom (Desorientierung)	840